王琦男科学

WANGQI ANDROLOGY

（第3版）

主编　王　琦　秦国政

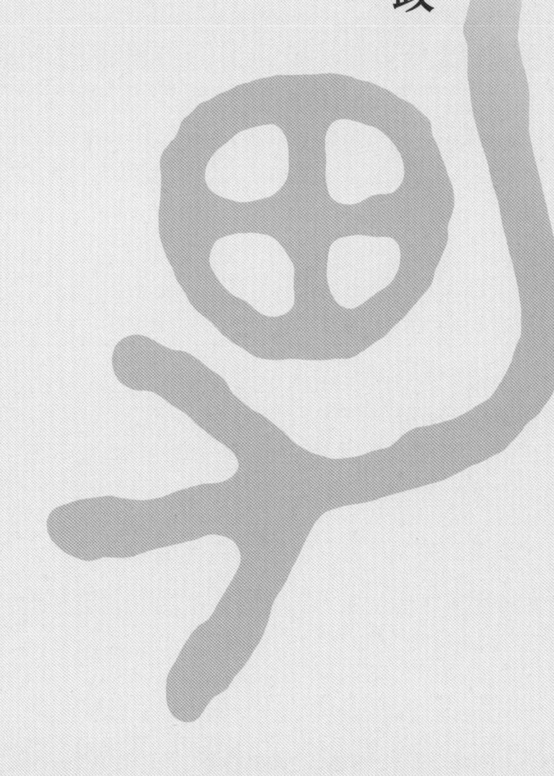

河南科学技术出版社
·郑州·

图书在版编目（CIP）数据

王琦男科学/王琦，秦国政主编．—3 版．—郑州：河南科学技术出版社，2021. 7
ISBN 978-7-5349-9737-2

Ⅰ．①王…　Ⅱ．①王…　②秦…　Ⅲ．①中医男科学　Ⅳ．①R277. 5

中国版本图书馆 CIP 数据核字（2019）第 253295 号

出版发行：河南科学技术出版社
地址：郑州市郑东新区祥盛街 27 号　　邮编：450016
电话：（0371）65737028　65788625
策划编辑：李娜娜　李明辉
责任编辑：李明辉
责任校对：董静云　张　雪　韩如月
封面设计：张　伟
责任印制：张艳芳
印　　刷：河南博雅彩印有限公司
经　　销：全国新华书店
开　　本：889mm×1194mm　1/16　印张：82. 25　彩插：4　字数：2400 千字
版　　次：2021 年 7 月第 3 版　　2021 年 7 月第 3 次印刷
定　　价：398. 00 元

主编简介

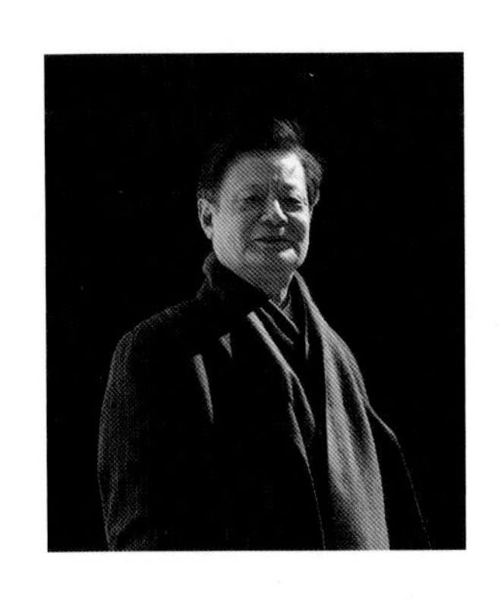

王琦，国医大师，北京中医药大学终身教授、主任医师、研究员、博士生导师、博士后合作导师，香港浸会大学、澳门科技大学、香港大学荣誉教授。享受国务院特殊津贴专家，全国老中医药专家学术经验继承工作指导老师，第四届中央保健委员会会诊专家，国际欧亚科学院院士，国家重点基础研究发展计划（“973”计划）首席科学家，全国优秀科技工作者，首都劳动奖章获得者。现任北京中医药大学国家中医体质与治未病研究院院长、世界体质辨识重点研究室主任，兼任中华中医药学会中医体质分会主任委员、世界中医药学会联合会体质研究专业委员会会长、中国医疗保健国际交流促进会中医分会主任委员。构建并完善中医体质学、中医男科学、中医藏象学、中医腹诊学四大学术体系，开拓中医原创思维、中医未病学等新的学科领域。先后主持国家级科研项目 14 项，以第一或通讯作者发表科研论文 390 篇，主编专著 67 部。获得国家科技进步二等奖 1 项、部级一等奖 8 项和二等奖 6 项、发明专利 15 项、何梁何利基金科技进步奖、中华中医药学会终身成就奖。

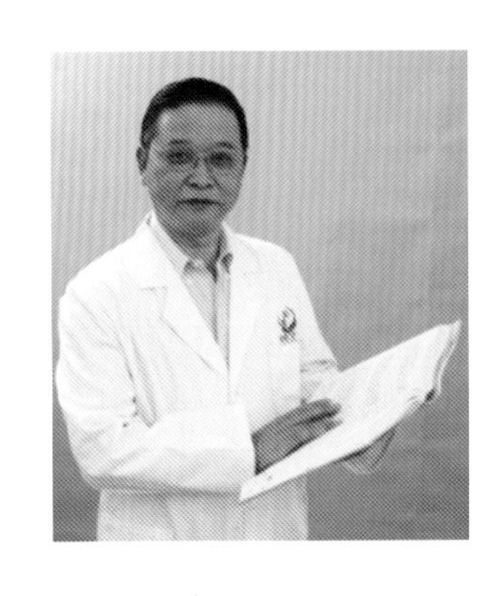

秦国政，云岭学者、云岭名医、云南省名中医、二级教授、一级主任医师、医学博士、博士后、博士生导师、博士后合作导师、全国第六批老中医药专家学术经验继承工作指导老师、享受国务院特殊津贴专家、全国卫生系统先进工作者、中国医师奖获得者、全国首届百名杰出青年中医。现任云南中医药大学学术委员会主任、国家中医药重点学科中医男科学学术学科带头人和慢性前列腺炎重点研究室主任、云南中医药大学国医大师王琦教授工作站负责人、国家药物临床试验机构中医男科专业负责人等职，兼任中华中医药学会理事暨男科分会主委、中国中医药研究促进会理事暨生殖医学分会副会长与男科医学研究院副院长、国家科技专家库专家、国家科学技术奖励评审专家、国家自然科学技术基金项目评审专家、国家药品注册审评专家咨询委员会委员、全国学位与研究生教育评估专家、云南省中医药学会常务副会长暨男科专业委员会主任委员和生殖医学专业委员会主任委员、云南省性学会副会长等职。2001 年来，先后主持国家级科研项目 4 项、部省级科研项目 3 项。发表学术论文 100 余篇，出版著作、教材、讲义 60 多部套。先后获云南省教学成果奖二等奖、世界中医药学会联合会发展中医男科杰出贡献奖、云南省科技进步奖一等奖等奖励。

副主编简介

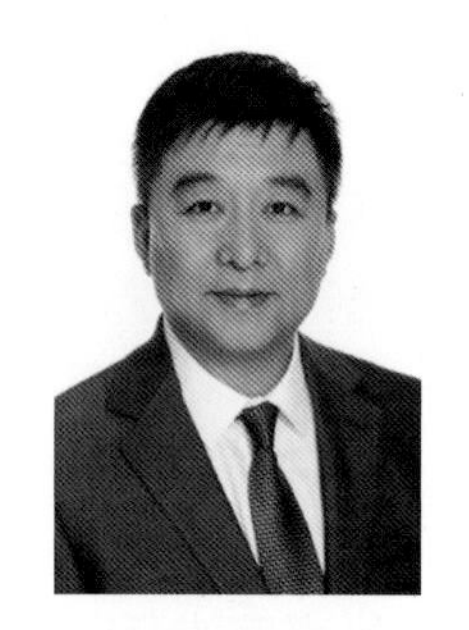

毕焕洲，医学博士、泌尿外科博士后，三级教授、主任中医师，博士后合作导师，辽宁中医药大学附属第二医院泌尿男科主任。师从国医大师卢芳教授学习中医内科。中华中医药学会男科分会副主委，中国中药协会男科药物研究专业委员会副主委，世界中医药学会联合会神志病分会副会长。承担国家及省市级科研课题18项，出版著作11部，发表论文50多篇。

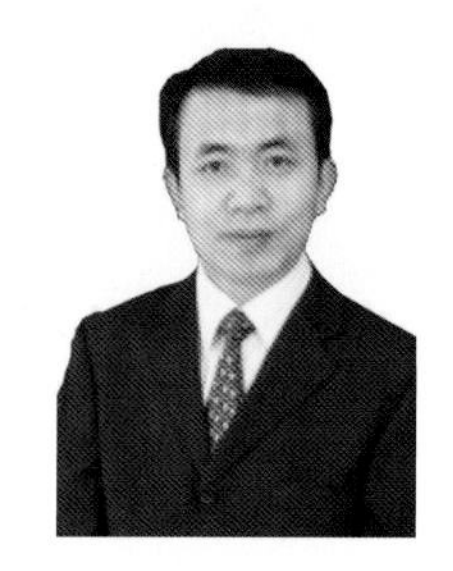

孙自学，医学硕士、二级教授、主任医师、博士生导师。享受国务院政府特殊津贴专家，首届中原名医，首届河南省名中医，河南省优秀专家，河南省中医临床学科领军人才，现任河南省中医院（河南中医药大学第二附属医院）中西医结合生殖与男科诊疗中心（生殖医学科）主任、河南中医药大学生殖医学研究所所长、国家中医药重点学科——中医男科学科带头人，兼任中华中医药学会生殖医学分会主任委员、中华中医药学会男科分会副主任委员、中国中西医结合学会男科专业委员会副主任委员、中国中医药研究促进会中医生殖医学分会副会长暨男科研究院副院长、世界中医药学会联合会生殖医学分会副会长、中国中医药信息研究会男科分会副会长、中国民族医药学会男科分会副会长等。近5来主持和承担国家级、省部级科研课题5项，获省部级科技进步奖3项和国家发明专利2项，以第一作者和通讯作者发表学术论文54篇，主编出版著作5部。

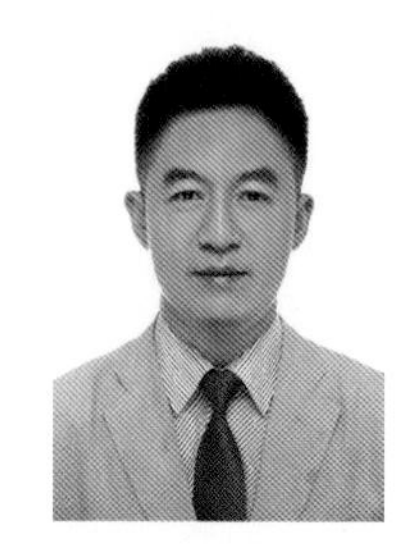

张春和，医学博士、主任医师、硕士生导师。全国百名杰出青年中医，云南省中青年学术和技术带头人，中华中医药学会男科分会副主任委员兼秘书长，中国中药协会男科药物研究专业委员会副主任委员，云南省中西医结合学会男科专业委员会主任委员，云南省中医药学会男科专业委员会常务副主任委员，云南省医学会男科学分会副主任委员，云南省中医药学会生殖医学专业委员会副主任委员。主持国家科研项目6项，省部级课题1项。以第一作者及通讯作者发表学术论文70余篇，主编著作3部，副主编著作9部，参编、教材著作16部。

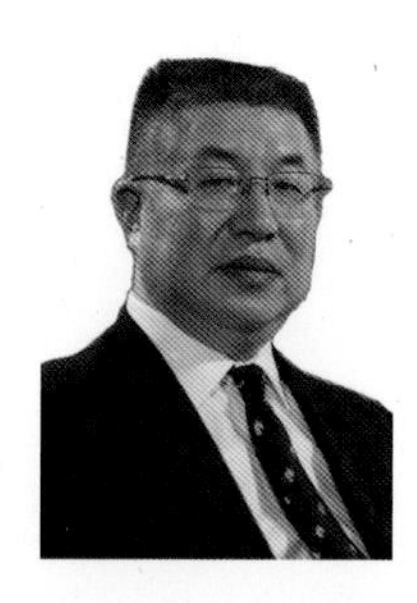

金保方，医学博士、博士后、主任医师、博士生导师，东南大学附属中大医院中西医结合男科主任、江苏省人民医院生殖中心特聘专家。中华中医药学会男科分会副主委，中国医师协会中西医结合男科专家委员会副主委，海峡两岸医药卫生交流协会理事兼不孕不育专业委员会副主委，《中华男科学杂志》副主编。主持国家自然科学基金面上项目3项，参与“973”子课题1项，发表论文200余篇，主编和参编专著20部。荣获中国中西医结合学会科技奖三等奖1项，江苏省中医药科技奖二等奖1项。

《王琦男科学》（第三版）编委会

主　编　王　琦　秦国政

副主编　（按姓氏笔画排序）

毕焕洲　孙自学　张春和　金保方

编　委　（按姓氏笔画排序）

王　琦　王传航　王祖龙　毕焕洲　刘保兴　刘艳骄　刘振权
孙自学　李晓阳　吴宏东　张春和　陈武山　金保方　胡海翔
秦国政　袁少英　袁曙光　黄　震　常德贵

编　者　（按姓氏笔画排序）

马　栋　王　停　王　琦　王　臻　王古道　王东坡　王传航
王祖龙　王家辉　卞廷松　邓龙生　邓伟民　邢益涛　毕焕洲
刘建国　刘保兴　刘艳骄　刘振权　汤　林　孙大林　孙自学
杜宝昕　李晓阳　李焱风　李湛民　杨毅坚　吴宏东　邹　强
邹如政　沈　涛　宋国宏　张　星　张秀平　张凯麟　张春和
张培海　张富刚　陈武山　金保方　庞保珍　胡海翔　俞旭君
秦国政　袁少英　袁卓珺　袁曙光　翁治委　高　明　郭通航
唐志安　黄　震　黄晓朋　曹继刚　常德贵　崔　云　董春来
董保福　韩　旭　韩树杰　曾庆琪　雷振华　蔡　滨

组织单位　云南中医药大学国医大师王琦教授工作站
国家中医药临床重点学科中医男科学云南省中医医院男科
中华中医药学会男科分会
云南省中西医结合男科研究中心
云南省高校中医男科学科技创新团队

《王琦男科学》（第二版）编委会

主　编　王　琦

副主编　秦国政

编　委　王　琦　刘艳骄　吴宏东　陈武山　陈和亮　陈金荣　张春和　邹积群　秦国政　袁曙光　黄　震　常德贵　谢建军

编　者　王　停　王　琦　王　健　王　臻　王东坡　王晓静　刘保兴　刘艳骄　吴少刚　吴宏东　陈武山　陈和亮　陈金荣　邹积群　张凯麟　张春和　骆庆峰　秦国政　袁曙光　钱彦方　郭贞山　黄　震　盖海山　常德贵　韩　旭　谢建军　廖　敦　戴西湖

《王琦男科学》（第一版）编委会

主　编　王　琦

副主编　秦国政

编　委　王　琦　吴少刚　杨　欣　陈武山　陈和亮　胡海翔　秦国政　贾海骅

编　者　王　琦　王传航　刘艳骄　许国振　吴少刚　何春水　杨　欣　陈武山　陈和亮　沈瑞超　罗夕佳　骆　斌　胥庆华　胡海翔　徐　远　秦国政　钱彦方　贾海骅　袁曙光　郭贞山　谢建军

第三版修订说明

《王琦男科学》由河南科学技术出版社出版，初版1992年启动编写、1997年面世，第二版2002年启动修订、2007年出版，初版获1997年度河南省优秀图书二等奖、全国首届中医药优秀图书二等奖（2001年），第二版获第二十二届（2006—2007年度）北方十省市（区）优秀科技图书二等奖。该书自出版以来，受到学术界高度评价，得到全国中医、中西医结合男科工作者的喜爱并已成为其案头必备参考书。

为了进一步充实第二版后十余年来国医大师王琦教授男科学术经验和全国中医男科学的研究进展及临床实践经验，进一步提高该书质量，推动中医男科学的发展，经国医大师王琦教授和河南科学技术出版社同意，拟对第二版《王琦男科学》进行修订，出版第三版《王琦男科学》。修订工作由云南中医药大学国医大师王琦工作站、国家中医药临床重点学科中医男科学云南省中医医院男科、中华中医药学会男科分会牵头，云南省中西医结合男科研究中心、云南省高校中医男科学科技创新团队协助，修订人员主要由第一、第二版编委中愿意继续参加修订的人员和中华中医药学会男科分会常委及以上自愿参加修订的专家组成，同时吸收部分优秀的青年中医男科硕士、博士或专家参加。

一、修订原则

1. 第三版《王琦男科学》仍保持原有大型、全面、实用兼具参考书与工具书性质的特点，重点突出实用性和全面性。实用性是指该书具有临床实用参考的性质，又具有检索功能的工具书特点。全面性不仅指全书内容全面、充实，从多角度多层次进行阐述，而且所列病种覆盖面要广，所收病种超过目前已出版或即将出版的男科专著所载的病种。总之，此次修订既突出大型、全面 、实用以及深度广度俱备的特点，又在理论与实践两方面充分反映自己的研究成果、体现自身特色。

2. 第三版《王琦男科学》框架保持首版和第二版体系，全书内容仍分为导论、解剖生理、病因病理、诊断辨证、治法护理、病症论治、药物气功、求嗣节育、保健优生9篇，另将男科检查正常值、古今中医性医学和男科学著作一览表、方剂索引和主要参考书目等内容列为附篇。

3. 为适应中医男科临床新的发展需求，修订时既删除了陈旧而不适宜的内容，又增补了能够充分反映男科学在病因、诊断、治疗、诊疗评价等方面新的认识和进展。同时反映学科前沿，并提出有待解决的问题，以为读者提供新的思路和努力方向。

4. 全书一般采用西医学病名为目。如传统中医男科的一些疾病在西医学中无相应的病名，则沿用传统病名。无论采用西医学病名，还是沿用中医传统病名，均在论述中对中西医两种病名加以对比，并列出相应的病名，以便交流和研究。

5. 充实“王琦学术经验”的内容，以更好体现本书特色。

6. 修订过程中充分体现“五性”即科学性、先进性、实用性、传统性和时代性的原则精神。科学性是指要以科学的态度进行合理的阐述，所论述的问题要符合实际而非主观臆测，要论有出处。先进性是指所论述的内容从理论到实践都要有新的观点、新的创造，要充分吸收现代研究的最新成果。传统性是指要充分反映中国传统男科特色及传统男科研究成果。时代性是指要充分反映现代中西医男科研究成果及进展。实用性已如前述。

二、修订的主要内容

根据修订原则对全书进行了修订，或删旧增新，或维持原貌，但总以符合实际而定。主要有：

1. 在导论篇“现代中医男科学的研究概况”和“中医男科学的优势与发展前景”等章节，根据中医男科学的发展增加了2002年来的新内容，并针对中医男科学的今后发展趋势提出了新的思路。

2. 在诊断辨证篇“现代男科检查方法”章，根据男科检查（检验技术）新的发展补充了新的内容；“男科病历的书写”章，根据国家新的有关规定重新撰写，以更符合临床实际与应用。

3. 在病症论治篇，以2002年以来的文献为依据，在各相关章节充实了王琦学术经验的内容，纳入了中医、中西医男科学界对男科病因病机和临床治疗研究的新认识、新观点、新成果以及新的诊断标准与疗效标准，提示目前学科前沿研究水平及目前尚待解决的问题，增写了男性生育二胎障碍和中医男科在辅助生殖中的地位与作用等相关内容，对极少数目前采用中医药治疗尚未见到明显疗效的病种仍予保留，以供研究和参考。

4. 在药物气功篇，鉴于气功方法在调神、调意等方面对治疗男科疾病尤其是与性有关的疾病的积极意义，恢复第一版气功与中医男科学的相关内容，充实了王琦男科用药经验和男科常用中药药理药效学研究进展的内容。

5. 对附录中的男科检查正常值、方剂索引、古今中医性医学和男科学著作一览表和主要参考书目等内容，根据新的标准和内容也进行了修订。

三、编委会的调整及其分工

因第一、二版编委会部分成员工作繁忙等原因不能参加《王琦男科学》第三版的修订工作，为了保证修订工作的正常顺利进行，经王琦教授同意，对原编委会组成人员进行了适当调整。新的编委会以王琦教授、秦国政教授为主编，毕焕洲、孙自学、张春和、金保方为副主编。

在主编王琦教授的指导下，由第二主编秦国政教授具体负责该书修订过程的组织、协调等工作。本次修订实行书稿三审制，导论篇、解剖生理篇、病因病理篇、诊断辨证篇第十三章和第十四章、治法护理篇、病症论治篇第二十七章、药物气功篇第三十一章和第三十二章及第三十四章、保健优生篇由秦国政修订并审稿；诊断辨证篇第十一章由王祖龙、马栋修订并由王祖龙审稿，第十二章由黄震、卞廷松、王古道修订并由黄震审稿，第十五章由袁少英、高明修订并由袁少英审稿；病症论治篇第十九章由王传航、王家辉、唐志安、翁治委修订并由王传航审稿，第二十章由常德贵、邓龙生、郭通航修订并由常德贵审稿，第二十一章由孙自学、袁卓珺、黄晓朋修订并由孙自学审稿，第二十二章由袁曙光、崔云、李湛民、刘建国、雷振华、沈涛修订并由袁曙光审稿，第二十三章由李晓阳、曾庆琪、宋国宏修订并由李晓阳审稿，第二十四章由毕焕洲、曹继刚、李焱风、张秀平修订并由毕焕洲审稿，第二十五章由金保方、韩旭、杨毅坚修订并由金保方审稿，第二十六章由张春和、董保福、杜宝昕修订并由张春和审稿，第二十八章由刘保兴、张星、张凯麟、张培海、董春来修订并由刘保兴审稿，第二十九章由陈武山、庞保珍、韩树杰、张富刚、邹强修订并由陈武山审稿，第三十章由刘艳骄、邹如政、王臻、俞旭君、邓伟民、孙大林、蔡滨修订并由刘艳骄审稿，王琦学术经验由吴宏东、王停、王东坡修订并由吴宏东审稿；药物气功篇第三十三章由刘振权修订审稿；求嗣节育篇由胡海翔修订审稿；附录男科检查正常值、方剂索引由秦国政、邢益涛修订并由秦国政审稿；古今中医性医学和男科学著作一览表、主要参考书目由秦国政、汤林修订并由秦国政审稿。书稿二审第十一章、第十二章、第十五章、第十九章、第二十章由毕焕洲负责，第二十一章、第二十二章、第二十三章、第二十四章由张春和负责，第二十五章、第二十六章、第二十八章、第二十九章由孙自学负责，第三十章、第三十三章、第三十五章、第三十六章、第三十七章由金保方负责，王琦学术经验由相应章节负责人二审，其他各章节由秦国政负责。全书最后由秦国政统稿、审稿、定稿。

此次对《王琦男科学》的修订，从2015年动议至今，我们虽尽了最大努力，但对许多男科问题的认识仍不完善，错误在所难免，诚望读者提出宝贵意见，以便在今后的修订再版中加以修正。书中引用古医学专著中的原文、剂量单位未做改动，有些原方中含有一些现在的保护动物的全部或部分，如穿山甲、象牙、犀角等，供参考，望读者理解；遇古今方药中含有木通等肾毒性中药时，请慎重使用。修订过程中，参考了现代中、西医相关学科专著及期刊文献，在此谨向原作者致以衷心感谢。

秦国政

2019 年 2 月 26 日

第一版诸序

中医学术的发展，其基础是临床实践。理论的突破，也常赖于临床的提炼与启示。王琦教授在中医男科学方面的成就，是中医男科临床实践与学术研究的深化，是历代中医男科知识经验的继承与发展。

病以人分，历来就有先例。昔扁鹊名闻天下，过邯郸，闻贵妇人，即为带下医；过洛阳，闻周人爱老人，即为耳目痹医；入咸阳，闻秦人爱小儿，即为小儿医，随俗为变。可见扁鹊是一个全科医生，他根据当地的需要，搞过妇科、老年病科、五官科、小儿科。对男科疾病，古人并非不重视，只是未作为专科对待就是了。《医宗金鉴》说："男妇两科同一治，所异调经崩带症，嗣育胎前并产后，前阴乳疾不相同。"说明妇科是在一般全科的基础上分化出来的，它并不治全部妇女的病，主要治胎产经带。今天，由于王琦教授及一批专家学者的努力，男科也进一步分化出来，但也并非治男子全部的病，主要治男性不育、男子性功能不全和男阴疾患等男性特有的病。王琦教授对中医学的贡献之一，在于把男科这样一个专科发展了，深化了，发育成为独立的临床学科，并有不少理论上的探索和创见。中医专科是学术发展的突破口，如果各个专科都有突破，整个中医学也就会提高到一个新的水平。

当然，中医男科还有很多未知的领域等待我们去开拓，临床的实践更需要科研的支持和引导。也许可以这样说，男科问题涉及生命科学中最深奥、最微妙的那一部分，值得我们重视和认真研究。我希望《王琦男科学》的问世，对整个中医学的发展有所启发，有所推动。

国家中医药管理局副局长　诸国本

1995年2月8日

第一版耿序

中国文化与医学，源远流长，在以结绳记事为基础的《易经》中，组合“八卦”的阴阳两种爻象，以大结—代表单、奇，小结--代表双、偶，从“大哉乾元，万物资始，至哉坤元，万物滋生”，至“乾道成男，坤道成女”，到万殊归于一体，道出“男女异性”“阴阳异质”这一人类发生衍化中的自然界的客观规律。

在医学具体运用中，男阳女阴，男刚女柔，区别鲜明。《黄帝内经》中早就将男女的生理特征、病理特征详加描摹，而在医学发展历史进程中，男女科的形成却有了很大差距。临床上，春秋战国时期已有带下医；理论上，唐代有了第一部女科专著《经效产宝》，宋代太医局增设产科，最有影响的当推陈自明《妇人良方大全》。而男科则不然，历代医籍中对男科病的证治虽散见所载，但一直未能确立理论体系，没有形成专科，也没有给后世留下一部完整的男科学专著。有人说，明代岳甫嘉著《男科证治全编》“是世界医学史上第一部男科专著”，其实此书早佚，后世乃见所未见，立论当难以为据。临潼武之望曾撰女科专著《济阴纲目》，《济阳纲目》是武氏于《济阴纲目》成书后2年所著，其书何名“济阳”？序中谓：“余自庚申岁，梓济阴纲目，业已行世，因念阴阳一理，济阴有书，济阳何可无书，而况人生负阴抱阳，一切奇异不经不治之疾，无论矣，如偶尔之风、寒、暑、热、内外感伤与治法之轻重缓急，君、臣、佐、使，所谓呼吸存亡之变，等于用兵……仿前纲目之例，命以济阳，共计卷一百有八，庶两仪并育，万类咸生。”可见该书是编写体例上类仿“济阴”，而名“济阳”，取阴阳两仪并育之意。查《济阳纲目》全书108卷，分论中风、中暑、感冒、疫疠、呃逆、吐酸、关格、泄泻、疟疾、郁证、肺痿、喘急、五疸、痞满、折伤、目病、耳病、口齿、鼻病等内外五官各科疾病，当不是“男科专著”。专著是对某种学术、技能特长的理论见解加以发挥的著作。清代傅青主著《傅青主男科》虽是以男科命名的书，实是后人辑傅氏原著《石室秘录》，据考该书为傅青主先生医学讲稿，更由其子傅眉及门徒与问业者补充插话，康熙间，山阴陈士铎得其传授，记录成书，参以己见，使之问世。名为“男科”，但是书中内、外、妇、儿各科杂证均分门别类，一览便知。搞考证、做学问当不能以名概实，所以至20世纪80年代初期，还没有一部“男科专著”问世。

中医男科学的迅速发展，是20世纪80年代中期。全国相继成立了多所男科病医院。在男科病的治疗上，有了新的创建性理论。我们通过文献机关的检索查新确认，王琦于1985年首次公开针对“以补肾法治疗阳痿”这千百年来为人们所固守的方法，明确提出“阳痿从肝论治”的新立论，从生理、病理及论治等方面一一作了全面系统的专门阐述。立论的提出对阳痿论治起到了继往开来的作用。

一门学科的确立，在于其理论体系的构建，并以其理论研究的深度反映总体水平。王琦等主编的《中医男科学》能全面地以发展源流、揭秘发微及创建性的论述，反映概括男科学的内容，填补了中医学现存没有男科学的空白，推动了整个学科的形成与发展。理论建设对于一门学科的重要性，在于科学理论都具有普遍规律和指导实践的价值。变革和创新才是事物发展的常态和本质属性，实践呼唤着理论的发展，实践需要不断更新、不断发展的理论，男科学亦无不是。

医药是一个国家整个社会事业中的一种重要文化，中医药本身的历史，是在继承发扬中阶段性前进发展的，要打破“古所有者无不是、外所来者无不非”的拘泥作风，要用科学方法以求改进，确立中医男科学在各科中的地位，使它在世界医学领域内展示自身的优势，更要从新的高度、新的层次、新的观念上追究男科学的发展提高。

近王琦教授又将潜心研究的成果《王琦男科学》书稿送余，观后觉是书以史为鉴，有纲领、有原委、有条贯、有创新，具有科学性、先进性、实用性和时代性，无论是在学术方面、史乘方面，超以象外，得其寰中。历代不少医家在总结经验的基础上，提出了许多具有理论指导意义的学说与主张，形成了以个人命名的著作，如《景岳全书》《丹溪心法》《万密斋医学全书》《徐灵胎医学全书》《陈修园医书》《张氏医通》等，使之流派纷呈，促进了学术的繁荣；近代在西方有《希氏内科学》，在中国有《黄家驷外科学》等，均蔚为大观，影响深远。诚然，一个学术观点的创立，一个学科著作的形成绝非易事，它是经过作者多年艰辛探索的结果，《王琦男科学》的形成也是继作者主编《中医男科学》《中华中医男科学丛书》等系列著作之后由博返约之作，其中突出反映了王琦同志许多独特的学术思想和治疗经验，具有较高的学术价值，值得载入专科史册。

王琦教授早年是我国首届中医研究生，多年躬身于临床实践之中，论述宏富，创建性著作甚多，创立开拓了“中医体质学说”及“腹诊学”，他乐业、敬业、勤勉、刻苦，在其科研、医疗、教学中所取得的成就，是以一种全新的思维方式、方法，形成一种新的学术理论体系展现在世人面前，贡献医林。今又得窥新著，不尽称羡，遂于病中，不计工拙，欣然为序。

耿鉴庭

甲戌年仲夏于西苑

第一版前言

20世纪80年代初期以来，中医男科学得到了较快的发展，理论与临床研究都取得了可喜的成就。为了进一步促进中医男科学术的发展，王琦教授继主编第一部中医男科专著《中医男科学》和第一套中医男科学丛书《中华中医男科学丛书》之后，又主持编写了《王琦男科学》。本书编写历时3年，力求在学术特色上突出以下方面：

一、进一步完善中医男科学学科体系的构建，丰富、充实、发展中医男科学的理论内涵

中医学蕴藏着丰富的男科理论认识和宝贵的临床经验，但从未形成系统专科。历史上虽有岳甫嘉氏《男科证治全编》，惜早亡佚，见所未见。清代的《傅青主男科》实为内科杂病，名实难副。作为一门独立的学科，需有其自身的理论体系、研究对象、范畴和任务。中医男科学作为一门独立的中医临床学科，其基本体系的构建和诞生以《中医男科学》的出版为标志。《中医男科学》出版至今已有10年，男科新经验、新理论不断涌现。学术发展需要新的系统专著，以进一步完善中医男科学理论体系的构建，丰富、充实、发展中医男科学的理论内涵。

（一）学科理论体系的进一步构建与完善

理论不是经验，它是实践过程中形成的学术见解，确立的概念和科学思想。理论的形成不外乎三：继承、学习前人的理论；在实践中进行理论变革；创立、构建新的理论。理论研究是学科建设的最高层次，它来源于实践，并对其发展起着指导作用。随着实践的积累，认识的延伸，理论也不断获得新的补充和完善。

1. 增收病种，进行病名的整理规范　《中医男科学》记载病种40个，《中华中医男科学丛书》增加至73个，而《王琦男科学》病症论治篇涉及男性性功能障碍、不育症、阴茎疾病、阴囊疾病、睾丸与附睾疾病、精索与输精管疾病、前列腺与精囊疾病、男性绝育术后并发症、房中病、男科杂病、性传播疾病等11类165种病症，并详列了17种男科常见症状的鉴别诊断与治疗。

针对既往男科病症名称混乱的情况，本书在每病之首，首先对疾病概念进行定性描述，且一般以西医学病名为主。对于传统中医男科中某些与西医学相应的病名，则加以对比，并列出相应的别名，以便交流和研究；对某些易于混淆的病名，如“淋症”与“淋病”，则加以区分；对中医男科中一病多名、一名多病的状况进行了初步整理，以使中医男科病名逐步规范。

2. 理论认识的新发展　中医男科学是一门临床学科。我们本着实用的目的，紧密结合男科临床，对每一病症，分别从概述、沿革、病因病理、辨病、类病辨别、辨证要点、治疗原则、论治、其他治疗、转归与预后、预防与护理、文献选录、现代研究进展、诊疗标准参考等方面进行全方位、多层次的阐述，不仅收集了古今中医男科在医疗实践中行之有效的单方、秘方、食疗方、成药及按摩、针灸等经验，而且汇集了现代中西医有关男科疾病的最新理论和诊疗方法。此外还对求嗣与节育、保健优生与男性，以及古代性医学、性药学等理论问题作了探讨。全书内容充实，占有资料丰富，系统全面地反映了现阶段中医男科理论与临床实践发展的全貌。

医学科学的发展及学科间的相互交叉渗透，为中医男科学术的发展提供了契机。随着医学模式的转变，检测手段的更新，新的致病因素不断发现，原有的传统理论已远远不能适应男科学临床的需求。我们在继承传统理论认识的基础上，引入现代研究的最新成果、观点，对男科某些概念、病因病机认识作了有意义的探索。如对男性“精室”的论述，从精室的主要功能（化生精液、主泌精液）、精室与脏腑（精室与肝、精室与肾及命门）、精室与经络（冲、任、督脉）、精室与天癸等的关系、精室对男性性生理的影响，到精室的病因、病机及主要病症（包括血精、脓精、少精、精冷、精稀、精淤、精液不化）等，均有不同于前人的新认识。又如对男性病因病机的阐述，强调指出，精瘀、痰凝、血瘀、湿浊、热毒、微生物等是多种男性病的主要病机，阳痿、阳强、淋浊、死精、射精不能、液化障碍、前列腺炎、前列腺增生、精索静脉曲张等病症则常与上述病机有关。对男性不育的认识，则综合解脲支原体感染、免疫异常、染色体异常、纤毛不动综合征等因素进行全面分析，丰富了诊疗内容。

（二）男科临床辨证模式及治疗思路的新拓展

1. *辨证模式的突破* 本书依据新的实践突破了原有的男科临床辨证模式的理论框架，已不仅是一病几型，而是以临床实际为准则，宏观与微观、辨病与辨证相结合，既有传统的脏腑辨证、病因分类法等，又有现代的辨病及根据病理发展的分期法等。如阴茎硬结症、阴茎短小症、尖锐湿疣等采取辨病论治；龟头包皮炎则按病变发展分期，即一期（红斑期）、二期（渗出期）、三期（溃疡期）分别论治；对阴茎癌，则根据癌体大小程度，有无浸润、转移等病理变化分期；对精液过敏则按特异体质诊断等，这样更切合临床实际，对确定治疗方案、判断预后更有指导作用。此外，我们在辨证论治客观化、标准化方面也做了一定努力，形成了新的诊疗格局。

2. *治疗思路的拓展* 男性生理病理过程中都存在着动与静这一对矛盾，必须调其偏颇以达平衡。本书在多病种的治疗上跳出重在补肾的框框，或补、或通、或通补结合，思路更加开阔。其他如专病专方专药的研究，中西医结合治疗方法的开拓等，为男科治疗学增添了新的内容。如在介绍治疗方法时，充分吸收现代性治疗学的行为疗法，如治疗早泄的“牵拉阴囊法”“挤捏疗法”“改良的停-动-停技术”；治疗阳痿的“性感集中训练法”，治疗免疫性不育的“避孕套疗法”，以及其他治疗各种性功能障碍和不育的技术指导等。

二、反映了王琦教授的学术思想和经验

王琦教授多年来在中医男性学的学科理论建设方面颇多贡献，并在实践中积累了丰富的经验，本书在诸多方面对其学术思想和经验进行了整理，成为本书的重要学术特色。

（一）理论思维的变革

理论思维方式影响着实践的方法、途径，决定着发展方向和自身水平。它使科学研究走出沼泽和误区，给学术带来柳暗花明，使整体水平得以升华和突破。事物本身是多角度、多层次的，如果仅以单一思维方式去认识它、把握它，往往陷入片面性的僵局。随着实践的积累，认识的升华，理论思维也产生变革。就具体病症而言，王琦教授突破了传统定式，明确提出许多新见解，补充、丰富了男科病因学、发病学、治疗学内容。如对阳痿的认识，不拘于传统肾虚论，主张“阳痿从肝论治”。指出男子亦有曲情，强调情志致病，治当理气疏导；宗筋为肝所主，治痿重在通络，肝肾乙癸同源，治宜兼顾，切忌盲目温补。对男性不育的认识，提出“肾虚夹湿热瘀毒虫”是男性不育的主要病机，拟补肾填精、活血化瘀、清热利湿、解毒杀虫之治疗大法。对慢性前列腺炎，从西医学角度揭示其中医发病机制是湿热为病、瘀浊阻滞，治以清热解毒、祛瘀排浊，并提出了前列腺炎分期论治的原则。对阳强的论治，结合血液流变学检测，注重活血化瘀等。这些理论独树一帜，自成体系，具有实际指导意义。

（二）临证经验丰富，选方用药独擅其长

王琦教授具有深厚的理论功底，男科临床经验丰富，疗效卓著。对男性性功能障碍、男性不育症、慢性前列腺炎的研究尤具心得。其临证处方精练，少则三四味，多不过十余味，颇具经方韵味。且喜用经方，如四逆散治阳痿、不射精；桂枝茯苓丸、当归贝母苦参丸等化裁治疗前列腺疾病；麻黄附子细辛汤、芍药甘草汤治疗睾丸痛等。对某些药物运用更具特色，如蜈蚣兴阳通络效佳，治阳痿必用；贝母化痰泄浊、鱼腥草清热解毒，治疗前列腺炎多用之；病见瘀滞，每选赤芍、红花，并以三七粉冲服等。临证强调辨证与辨病、宏观与微观相结合，根据西医学检测结果，酌情选用具有针对性的药物，如治疗精液不液化，常于方中加麦芽；治阴茎异常勃起，参入知母、黄柏以降低性神经兴奋性等，从而提高临床疗效。其选方用药的特点可概括为：精于辨证，药专力宏，融会新知，擅用经方。

总之，本书在编写过程中，遵循实用性、科学性、先进性原则，力求体现出大型、全面、实用、创新的特点。“全面”是指系统总结古今男科研究成果，进一步构建中医男科学学科体系，既从多角度、多层次进行阐述，又广收病种，以满足临床之需；治疗方法既有中医，又有西医，既有内治，又有外治，既有药物疗法，又有心理疗法和行为疗法，把生物-心理-社会医学模式的精神充分体现在临床实践中。所述内容既有深度，又有广度。“实用”是指既有临床实用参考书的作用，又有具备检索功能的工具书的特点；不仅可供中医使用，也可供西医使用。“创新”是指不仅反映出自身特色，包括从理论到实践的研究成果和心得，而且在理论上有所突破，对一些感性知识进行系统总结、分析归纳，使之上升到理性知识的高度，并对原有的一些不确切的男科理论进行重新认识，以勾画出一个新的论治体系，帮助读者根据疾病的基本病理变化及疾病在不同施加因素作用下产生的不同证的相关性和转移性，真正把握疾病的动态变化，突出疾病论治的特异性，不断提高诊疗水平。

在主编王琦教授主持和指导下，由秦国政负责本书编写过程的组织、协调工作。导论篇由王琦、秦国政、陈和亮执笔；解剖生理篇由秦国政执笔；病因病理篇由王琦、陈和亮执笔；诊断辨证篇由王琦、秦国政、杨欣、贾海骅执笔；治法护理篇由陈和亮、杨欣执笔；病症论治篇由袁曙光、王传航、陈武山、吴少刚、王琦、何春水、许国振、徐远、胥庆华、贾海骅、杨欣、骆斌、谢建军、钱彦方、郭贞山、秦国政、刘艳骄、胡海翔执笔；药物气功篇由秦国政、沈瑞超执笔；求嗣节育篇由胡海翔执笔；保健优生篇由秦国政、陈和亮执笔；附录由吴少刚、杨欣、秦国政执笔。全书由王琦教授及秦国政、罗夕佳、吴少刚、胡海翔、杨欣、贾海骅、王斌等同志进行统稿工作，最后由主编、副主编统一审改、定稿。此外，罗夕佳、王斌分别做了病因病理篇、附录部分稿件的整理工作。

编写这样大型的男科学专著尚属首次，对许多男科学问题的认识尚欠深入，错误在所难免，诚望读者提出宝贵意见，以便日后修正。书中引用古医学专著中的原文，其剂量单位未做改动；有些原方中含有一些现在的保护动物的全部或部分，如穿山甲、象牙、犀角等，供参考，望读者理解。本书的编写得到河南科学技术出版社的大力支持，李娜娜编审对本书提出了指导性意见，国家中医药管理局诸国本副局长及著名中医学家耿鉴庭教授为本书作序，在此一并表示衷心感谢。编写过程中，参考了大量的现代中西医相关学科专著及期刊文献，在此谨向原作者致以衷心感谢。

《王琦男科学》编委会

1994 年 12 月 12 日

第二版徐序

我与王琦教授是同邑、同辈、同道、同好。他天赋睿智，思维灵聪。融文史哲医为一体，乐医教研著而不疲。理论宏深，经验富邃，才华横溢，著作等身。其著述也，焚膏继晷，寒暑靡间，出口成诵，下笔成章，通宵达旦，如痴如醉，四十余年如一日。理论研究为体质学说之最，临床研究以男性学科称著。其成果之丰硕，贡献之卓著，吾侪无出其右者。王琦者，奇人之王、奇才之王也。1997年11月，由王琦教授、秦国政教授任正、副主编的《王琦男科学》，由河南科学技术出版社付梓以来，早已脍炙人口，誉满医林。全书洋洋43章，165病，160万言。勤求古训，融合新知，构建和完善了中医男科学的学科理论体系，丰富和拓展了中医男科学的临床辨证模式及治疗思路，总结和反映了王琦教授的男科学术思想和临床经验。它是有史以来中医男科学理论和临床的一次最系统、最全面的整理与升华，在继承的基础上有所发展，有所开拓，有所创新；它是既具有较高的学术水平、临床实用价值，又具有较为完整的检索功能的男科工具书，它是一部难得的中医男科学奠基之作。

古人云："事业无穷年""以不息为体，以日新为道"。中医是一门科学，科学追求真；医为仁术，仁者追求善；科学与仁术相融，结出硕果产生美。真善美的统一是演绎创新的灵魂。时隔不足10年，王琦、秦国政教授为了追求更高层次的真善美，又费时2年，精心组织、顺利完成了《王琦男科学》的大规模修订事宜。今天展示在读者面前的这部巨著，将以更加崭新的面貌，进一步体现作者对男科事业上下求索、精益求精的不懈努力，进一步反映《王琦男科学》的实用性、全面性、创新性的时代精神和历史意义，诚属可喜可贺，是为序。

中华中医药学会第二届男科分会主任委员
南京中医药大学男科学教授、博士生导师
江苏省中医院名医堂男科专家、主任医师

2006年8月于金陵莫愁湖畔

第二版前言

第二版修订说明

《王琦男科学》自1997年11月由河南科学技术出版社发行以来，受到学术界的较高评价。卫生部原部长张文康作了“发展中医男科，丰富中医临床”的题词，《北京中医药大学学报》《科技潮》等学术期刊先后发表专家评价性意见。中国中医科学院文献学专家余瀛鳌教授指出：“《王琦男科学》使中医男科的框架日趋完整，分篇内容更为充盈，呈现了‘学验俱丰，粲然可观’的学术风格。”北京中医药大学王沛教授认为：“《王琦男科学》编写体系中西互补，中西诊断病名规范，诊疗思路紧扣临床，学术思想承古创新，辨证用药经验独特。”北京中医药大学颜正华教授指出：“《王琦男科学》内容丰富、系统、全面、新颖，为中医男科的完善做出了新贡献。”该书于1999年获河南省优秀图书奖，2001年获全国中医药优秀图书二等奖。

为了进一步总结近10年来中医男科学的研究进展和临床实践经验，提高该书质量，推动中医男科学的发展，根据河南科学技术出版社的建议，我们用了两年的时间对《王琦男科学》进行了修订。

一、修订原则

1. 修订版《王琦男科学》继续保持首版大型、全面、实用兼具参考书与工具书性质的特点。修订时继续重点突出该书的实用性和全面性。实用性方面既要求具有临床实用参考书的性质，又要具有检索功能的工具书的特点。全面性不仅指全书内容要全面、充实，从多角度、多层次进行阐述，而且要求所列病种覆盖面广，所收病种要超过一般男科专著所载的病种。总之，修订此书必须突出大型、全面、实用以及深度与广度俱备的特点，在理论与实践两方面体现自身特色与成果。

2. 修订版《王琦男科学》框架保持首版体系。全书内容分为导论、解剖生理、病因病理、诊断辨证、治法护理、病症论治、药物、求嗣节育、保健优生九篇，另将男科检查正常值、古今中医性医学和男科学著作一览表、方剂索引和主要参考书目等内容列为附篇。

3. 为适应中医男科学临床新的发展需求，修订时删除了过时的内容，增补了能够充分反映男科学在病因、诊断、治疗等方面新的认识和进展。同时，还提出了有待解决的问题，以为读者提供新的思路和努力方向。

4. 增添“王琦学术经验”的内容，以更好地体现本书特色。

5. 修订过程中充分体现了“五性”，即科学性、先进性、实用性、传统性和时代性的原则。科学性是指以科学的态度进行合理的阐述，所论述的问题要符合实际而非主观臆测；先进性是指所论述的内容从理论到实践要有新的观点、新的创造，充分吸收现代研究的最新成果；传统性是指充分反映中国传统男科特色及其研究成果；时代性是指充分反映现代男科学研究成果及进展；实用性已如前述。

二、修订的主要内容

根据修订原则对全书进行了修订，或删旧增新，或维持原貌，但总以符合实际而定。主要有：

1. 书首增加了由秦国政教授撰写的《论王琦教授对中医男科学理论构建的贡献》一文，对王琦教授在构建中医男科学理论体系方面的贡献做了简要介绍。

2. 在导论篇“现代中医男科学的研究概况”和“中医男科学的优势与发展前景”等章节，根据中医男科学的发展增加了近年来的新内容，并针对21世纪中医男科学发展趋势提出了新的思路。

3. 在诊断辨证篇“现代男科检查方法”章，根据男科检查（检验技术）新的发展补充了新的内容；“男科病历的书写”章，根据国家新的有关规定重新撰写，以更符合临床实际与应用。

4. 在病症论治篇，一是在各相关章节增添了王琦学术经验的内容，除对男性性功能障碍、男性生育与不育、前列腺与精囊疾病等章节的相关内容作了增补外，还在常见症状鉴别诊断与治疗、阴茎疾病、阴囊疾病、睾丸与附睾疾病、精索与输精管疾病、男科杂病、男性绝育术后并发症、房中病、性传播疾病等章节增加了该项内容，在阳痿一节增添了“宗筋论”，在男性生育与不育一章增添了“精室论”；二是反映新的病因认识，如中医学者对肝郁致痿的流行病学调查等；三是反映新的诊断标准，如阳痿、前列腺炎、前列腺增生的国际诊断标准和分类等；四是反映新的中西医学治疗进展，如不育症新的治疗进展，包括中医对感染性不育及弓形虫等的治疗，以及西医辅助生育技术的发展等；五是重写了慢性前列腺炎一病。

对极少数目前采用中医药治疗尚未见到明显疗效的病种仍予保留，以供研究和参考；并根据实际情况在阴茎疾病一章中增加了“阴茎放线菌病”和“包皮结石”两种疾病。

5. 在药物气功篇，删去了气功相关内容，增写了“王琦男科方药思想与学术经验”（包括用方思想、用药思路、用药特色、药效钩玄、经方效用经验举隅、用药效用经验举隅等6节）和“男科常用中药药理药效学研究进展”两章，使该书从43章增加到44章。

6. 对附录中的男科检查正常值、方剂索引、古今中医性医学和男科学著作一览表和主要参考书目等内容，根据新的标准和内容也进行了修订。

三、编委会的调整及其分工

原编委会部分成员因工作繁忙等原因不能参加《王琦男科学》的修订工作，为了保证修订工作的正常顺利进行，故对原编委会组成人员进行了适当调整。新的编委会仍以王琦教授为主编，秦国政教授为副主编。原编委会成员吴少刚硕士为初版《王琦男科学》的编写做了大量工作，惜英年早逝，但在修订版中仍引用了他的生前著述，故仍列为编委。

在主编王琦教授的指导下，由副主编秦国政教授具体负责该书修订过程的组织、协调等工作。导论篇第一、三、五章由秦国政修订，第二章由陈和亮、秦国政修订，第四章由王琦修订；解剖生理篇、病因病理篇、求嗣节育篇、保健优生篇由秦国政修订；诊断辨证篇第十一、十二章由黄震、吴宏东修订，第十三、十四章由秦国政修订，第十五章由张春和、刘保兴修订；治法护理篇由戴西湖、秦国政修订；病证论治篇第十九至三十章依次分别由谢建军、常德贵和吴宏东、邹积群和吴宏东、袁曙光、钱彦方和王晓静、郭贞山、陈金荣、张春和、秦国政、张春和、陈武山、刘艳骄和王健修订；药物篇第三十一、三十四章由秦国政修订，第三十二章由秦国政根据王停、王臻、袁曙光、王东坡、廖敦、盖海山、张凯麟、骆庆峰、韩旭等整理的王琦男科方药经验和吴少刚生前所撰《王琦男科用药思路与特色》一文编辑而成，第三十三章由刘保兴编写；附录由韩旭、秦国政修订；第十九章、二十二至二十四章、二十六至三十章的“王琦学术经验”以及部分章节的“现代研究进展”由王琦、吴宏东修订。全书由王琦教授、秦国政教授统稿、定稿。

此次对《王琦男科学》的修订，我们虽尽了最大努力，但对许多男科问题的认识仍不完善，错误在所难免，诚望读者提出宝贵意见，以便在今后的修订再版中加以修正。书中引用古医学专著中的原文、剂量单位未做改动，有些原方中含有一些现在的保护动物的全部或部分，如穿山甲、象牙、犀角等，供参考，望读者理解；遇古今方药中含有木通等肾毒性中药时，请慎重使用。本书的修订得到河南科学技术出版社的大力支持，李娜娜编审对本书提出了指导性意见，在此一并表示衷心感谢。修订过程中，参考了现代中、西医相关学科专著及期刊文献，在此谨向原作者致以衷心感谢。

《王琦男科学》（修订版）编委会

2005年12月1日

目　录

治法护理篇

病症论治篇

药物气功篇

附录

论王琦教授对中医男科学理论构建的贡献

秦国政

"王琦教授对中医学的贡献之一，在于把男科这样一个专科发展了，深化了，发育成为独立的临床学科，并有不少理论上的探索和创见。中医专科是学术发展的突破口，如果各个专科都有突破，整个中医学也就会提高到一个新的水平。"

"王琦教授在中医男科学方面的成就，是中医男科临床实践与学术研究的深化，是历代中医男科知识经验的继承与发展。"

——国家中医药管理局原副局长诸国本《王琦男科学·诸序》

王琦教授是现代中医男科学的创始人和奠基人之一。他长期以来孜孜以求地致力于中医男科学学科体系的构建、充实、提高和完善工作，在中医男科学的学科理论探索及临床研究方面取得了丰硕的成果，多有建树。1988 年由他领衔主编的《中医男科学》的出版，填补了古今国内外中医药学科领域内没有中医男科学系统专著的空白，初步奠定了该学科的理论和临床基础。之后，由他组织编写的第一套中医男科学系列丛书——《中华中医男科学丛书》和我国首部大型、全面、实用并兼具参考书与工具书性质、衷中参西、中西合璧的男科学术专著——《王琦男科学》分别于 1990 年底和 1997 年底由华夏出版社和河南科学技术出版社出版发行，从而进一步深化、充实和完善了中医男科学的学科体系，进一步提高和夯实了中医男科学的学科理论水准和临床基础。王琦教授不仅从总体上为构建中医男科学的学科理论做出了卓越的贡献，还发展了中医男科学中三大类疾病的病因病机学说，拓宽了中医男科临床学的治疗思路。如认为阳痿多为肝之功能改变而致，故提出"阳痿从肝论治"；认为男性不育症的病因病机是以"肾虚夹湿热瘀毒"为主，故治以补肾填精、活血化瘀、清热利湿为原则，据此研制的中药新药黄精赞育胶囊临床疗效显著；认为慢性细菌性前列腺炎的主要病因病机为"热毒蕴结，瘀浊阻滞"，并据此提出了慢性细菌性前列腺炎的分期治疗论，即初中期治以清热解毒为主、辅以化瘀排浊，后期以化瘀排浊为主、辅以清热解毒等。以下谨对王琦教授在中医男科学理论构建方面所作的贡献做一简要介绍和论述。

一、理论架构的意义

理论来源于实践，是实践经验的总结，是在实践过程中通过理性思维对事物运动规律认识和感知的理性升华。实践需要理论的指导，没有正确理论指导的实践往往迷失方向，以致事倍功半，甚至一事无成。实践—理论—再实践——修正原有理论或创立新理论—新的实践，如此反复，如环无端，循环无穷。可见，理论随着实践的发展而发展，它的发展对整个实践的发展又产生着重大的影响。从理论与实践的关系中还可以看出，对于一门学科来说，学科的理论必须不断深化、充实、提高和完善。现代中医男科学是一门新兴的中医药学的临床分支学科，理论的构建对于临床实践和学科今后的发展有着至关重要的现实意义。王琦教授自 20 世纪 80 年代中期开始中医男科学的研究工作以来，特别强调学科理论构架对学科发展的重要性，并一直把现代中医男科学的学科理论构建工作放在首位。

理论不是经验，它是实践过程中逐渐形成的学术见解和确立的新概念与科学思想。理论的形成途径有三：学习、继承和深化前人的理论；实践中进行理论变革；创立、构建新的理论。理论研究是学科建设的最高层次，它既来源于实践，又对实践起着指导作用。实践呼唤着理论的发展，实践需要不断更新、发展的理论。随着实践的积累和认识的延伸，理论亦不断获得新的补充和完善。

理论思维是一门学科的最高层次，其思维方式影响着实践的方法、途径，决定着学科发展方向和自身水平。它使科学研究走出沼泽和误区，它给学术带来柳暗花明，它使学科整体水平得以升华和突破。理论思维对于一门医学学科的发展亦同样休戚相关。中医男科学从诞生短短的十多年来，之所以充满着蓬勃生机，从理论体系的构建，到新理论、新方法的出现，无不显示着理论思维的功绩，而中医男科学在未来实践的长河中，只有不断进行理论思维的研究才能加速自身的完善和发展。

新的发现和科学理论的建立，一般来说都必须有异于前人的思考，同时又都在前人探索的基础上有所前进，但若不是从新的角度做出思考，就难以跳出固有的理论圈子。它告诉人们，传统是科学相继关系中的量的积累，它只能使知识延续和储存，只有创造才能使知识扩大、发展和加深，因此大凡发现都是对习惯和传统的修正、补充和反对，唯有如此才能别开生面。

作为一门独立的学科，必有其自身的理论体系，有自身的研究对象、范畴和任务。而一门学科的建立，必先形成其独立的学术体系，并有自身的特点。随着实践经验的积累和理论研究的深入，学科体系则不断发展和完善。

王琦教授认为，对于中医男科学这门新兴的中医临床分支学科来说，理论建设尤为重要，理论的完备能给临床指明方向。因此他在中医男科学的理论和临床研究过程中，总是不断地进行着理论思维。他善于总结更善于思考，善于继承更善于发扬，善于辨伪存真，更善于开拓创新，不喜拘泥守旧而好开放纳新，因而总有新的发现和创造，给中医男科学术带来柳暗花明，使中医男科学的整体水平得以升华和突破，使中医男科学的理论体系逐步充实和完善。中医男科学有了自身的理论体系，从而也就保持了学科体系的相对独立性，并使学科今后的不断发展和完善有了坚实的理论基础。

二、构架形成理论体系

中医男科学的历史可以追溯到 2 000 多年前，但由于历史原因，至 20 世纪 80 年代以前，尚未形成自己的学科体系。进入 20 世纪 80 年代以后，以王琦教授为代表的中医药界有识之士开始从理论和临床两大方面构建中医男科学，至 20 世纪 80 年代后期，中医男科学的学科体系得以初步确立。

古往今来，中医学分科有内、外、妇、儿、眼、耳鼻喉等，而独缺男科。医学史上虽有明代岳甫嘉所著《男科证治全编》，惜早亡佚。清初有《傅青主男科》，但多为内科杂病，名实不符。因此，在 20 世纪 80 年代以前，有关中医药对男性特有疾病认识的文献还零散在内、外科和养生、杂著等各种医籍中，中医男科学从未形成自己的理论体系，更无完善的学科专著问世。即不论是在学术领域还是在临床领域都还没有一个真正意义上的中医男科，众多男性同胞有了隐曲疾病不知去何处就诊、求治，有“苦”无处诉，有“难”无人帮。有鉴于此，王琦教授开始从临床实践和理论体系两方面着手构建中医男科学的工作。在临床实践方面，1985 年他在中国中医研究院西苑医院首次开设中医男科专家门诊，为中医男科学的构建积累了大量丰富的临床档案；在理论研究方面，博览古今中医药书籍和期刊文献，广收有关中医男科的信息，为中医男科学的构建打下了坚实的理论底蕴。以此为基础，王琦教授率先组织部分热心中医男科学事业的学者编写了国内首部中医男科学的学科系统专著——《中医男科学》，并于 1988 年由天津科学技术出版社出版发行。《中医男科学》一书的问世，标志着这一学科的理论体系得以形成。

作为一门独立的学科，必有其自身的理论体系，有自身的研究对象、范畴和任务。而一门学科的建立，必先形成其独立的学术体系，并有自身的特点。随着实践经验的积累和理论研究的深入，学科体系则不断发展和完善。《中医男科学》分总论、各论两部分共 11 章，分别论述了中医男科学的学科特点、任务、范围、理论渊源和男性的解剖生理特点、病因病机特点及男科疾病的诊断、辨证与常用治法等中医男科理论问题，并从源流概说、病因病机、辨证论治、医案举例、预防与护理、名医论述和现代研究进展等方面对男性特有疾病详加论述，同时还对性事与男子保健作了有益的探讨，较全面地以发展源流、揭秘发微及创见性的论述，揭示了古今中医对男科学的认识和经验，从深度和广度两方面反映了该学科当时的总体水平，初步构建了中医男科学的基本理论体系，填补了中医学当时没有中医男科学系统学科专著的空白，推动了整个学科的形成与发展。

当然，一门学科的确立，除了必须有其理论体系的构建并明确其研究对象和范畴外，它还必须以某种特定的载体如出版物面世才能完成。而某部书籍所反映的学科内容是否先进、学术地位如何，则需要社会尤其是学术界来评判。《中医男科学》一经问世，便得到了社会的好评和学术界的公认。如新华社为宣传中国第一部中医男科学专著问世，分别于1988年11月11日和23日向国外国内发了新闻通稿。同时，该书的出版受到了国内一些著名中医药学家的高度称赞，如著名医史学家耿鉴庭教授称“《中医男科学》的出版，可谓适临床之急需，合学科发展之要求，标志了中医男科学研究的新起点。”该书的内容“充分体现了中医男科的学术思想体系”，“体现了中医男科的中医特色”，“是一部非常及时和成功的著作，它对中医男科这一新兴学科的建立与发展，起到了积极的作用”。[1] 著名图书馆学家薛清录教授认为《中医男科学》的出版“是中医界的一件大事，标志着中医学术发展取得了一个新的突破”，“实为目前所见到的第一部中医男科学专著。它的问世，反映了中医临床学科的新发展，也反映了整个医学科学发展的时代特征和趋势。”“一个临床学科的建立，必须具备其理论体系和论治思路，而该书对中医男科学从理论到临床均有较完整的阐述，可称为中医男科学的奠基作，从而标志着中医男科学作为一个独立的学科已经具备基本条件。”[2]。此外，《华夏男科》1991年创刊号、《中国建设》1989年第6期、《半月谈》1992年第10期等刊物还分别以《创建中医男科学的人》《王琦与中医男科学》《中医男科学的诞生》为题介绍了《中医男科学》的出版并作了充分的肯定。

曾有个别学者认为《男科证治全编》《医学正印种子编》《济阳纲目》和《傅青主男科》是中国古代最早的男科专著，并称“《男科证治全编》为我国、也是世界第一部男科专著”，但细考之，所述几部古代医籍均难以称之为男科专著[3]。《男科证治全编》系明代医家岳甫嘉所撰，但可惜早已亡佚，后世见所未见，称其为首部男科专著，立论当难以为据。《医学正印种子编》亦为岳甫嘉所撰，分男科、女科，上、下两卷，系不育不孕专著，而非男科专著，充其量可将其上卷男科称为男科专病著作。《济阳纲目》系明代武之望所撰，是在其女科专著《济阴纲目》成书两年后所著，其书何名“济阳”？序中谓：“余自庚申岁，梓济阴纲目，业已行世，因念阴阳一理，济阴有书，济阳何可无书，而况人生负阴抱阳，一切奇异不经不治之疾，无论矣，如偶尔之风、寒、暑、热、内外感伤与治法之轻重缓急，君、臣、佐、使，所谓呼吸存亡之变，等于用兵……仿前纲目之例，命以济阳，共计卷一百有八，庶两仪并育，万类咸生。”可见命名“济阳”是在编写体例上类仿“济阴”，取阴阳两仪并育之意。《济阳纲目》全书计108卷，分论中风、中暑、感冒、疫疠、呃逆、吐酸、关格、泄泻、疟疾、郁证、肺痿、喘急、五疸、痞满、折伤、目病、耳病、口齿、鼻病等除妇科之外的内外五官各科疾病，虽有男科病内容，但当不属男科专著。《傅青主男科》虽以“男科”命名，但实乃内科杂著，计分伤寒、火郁等25门，一览便知非男科专著。笔者通过查阅北京市几大图书馆馆藏临床古籍1 000余部，亦未见有男科专著。著名医史学家耿鉴庭教授经详细考证后亦得出了相同的结果[4]。因此，不难发现，直至20世纪80年代初期还没有一部真正意义上的中医男科学专著问世。

还有学者认为新中国成立后成书最早的男科专著是1984年出版的《中医男科证治》。不可否认，该书的确是最早论述中医男科某些问题的专门著述，但还不是完全意义上的中医男科学专著。专著是就某一学术专题撰写的著作。而作为一门独立学科意义上的学科专著，更需对其自身的理论体系以及研究对象、范畴和任务等进行全面的阐释。亦即一门学科的确立，在于其理论体系的构建，并以其理论研究的深度反映该学科的总体水平。然细览《中医男科证治》全书，并不具备前述条件。作为中医男性医学这门独立的中医临床学科的完整的学科概念即“中医男科学”，最早见于20世纪80年代中期的文献[5]，而标志这一学科基本理论体系的构建和诞生的学科专著则非《中医男科学》莫属[3]。

三、丰富充实理论体系

只有从来不满足于自己取得的成绩和成就，而不断探索、不断进取的人，才能取得更多更大的成绩和成就，王琦教授就是这样的学者。他一直认为，《中医男科学》的出版，虽然标志着中医男科学学科理论体系的形成，但只是迈出了构建中医男科学理论体系的第一步，中医男科学学科体系的充实和完善还有很长的路要走，中医男科学在未来实践的长河中，只有不断进行理论思维的研究，才能加速自身的发展和完善。

因此，为了进一步丰富和完善中医男科学的学科理论体系，王琦教授继主编第一部中医男科学专著后，又于1988年主持编写我国第一套大型系列中医男科学丛书——《中华中医男科学丛书》，丛书第一批包括《中医男科临床手册》《现代中医男科荟萃》《〈医心方〉男科奇览》《古今男科医案选按》《中医男科名方选议》等共5部，于1990年10月由华夏出版社出版发行。该丛书融古汇今，荟萃古今各家之论，集古今男科临床经验之大成，全面反映了中医男科学的丰厚内涵；丛书将零散分布在古今浩繁医籍文献中的男科学知识、经验、方法等综合、分析、提炼，升华到理论的高度，丰富了当代中医男科学的内容，充实了中医男科学的学科体系内涵。

在丛书出版之前，由中国中医研究院与华夏出版社联合召开了该丛书的出版座谈会，与会的尚尔寿、李经纬、余瀛鳌、王沛、傅景华等著名中医药学家及《人民日报》《科技日报》《健康报》《中国中医药报》等新闻单位的记者出席了座谈会，与会专家在发言中一致认为：这套丛书的编撰出版是一项具有开拓性的系统工程，是人类医疗保健事业的一件大事，具有深远的现实意义；它的出版对提高整个中医男科论治水平，促进中医男科的普及提高，推进中医男科研究的深入，必将起到积极的作用[6]。

中医学术发展的基础是临床实践。理论的突破赖于临床的提炼与启示，而临床诊疗水平的提高与理论思维的突破密切相关。随着时代的发展，不同学科相互渗透，检测手段日益更新，原有的一些传统理论、诊治方法已不能适应男科学的需求。因此，王琦教授主张从现代临床实际出发，结合西医男科学认识，突破原有理论框架，转变诊断与辨证模式，丰富治法治则，有助于拓宽本学科的临床研究思路和整体水平，不断完善中医男科学体系。他在临床实践的基础上，通过理论思维，提出了许多新观点，拓宽了中医男科临床的诊疗思路。王琦教授不仅从总体上为构建中医男科学的学科体系做出了卓越的贡献，而且发展了中医男科临床学中的诊治学说。以下仅对他在男科三大类疾病的病因病机学说和治疗学说上的贡献加以简要说明。

根据现代社会阳痿发病的实际情况，针对阳痿患者大多因情志失调、肝之功能改变所致，他首次明确提出了“阳痿从肝论治”的理论学说，指出临床治疗阳痿应以从肝论治为主，突破了几千年补肾壮阳为主治疗阳痿的定式。这一观点得到了中医男科界的广泛响应，在之后短短数年中，从肝论治阳痿的治疗体会和临床报道已达百余篇。

曾有个别学者认为“阳痿从肝论治”之说古已有之并非王琦教授首次提出，并举明代医家王节斋、薛己、王肯堂及清代医家韩善徵之说加以佐证。我通过对有关载有阳痿论治内容的131部古代医著的详细考证，尚未发现古代医家有明确提出“阳痿从肝论治”之说者[3]。诚然，古代医家的某些经验和认识为现代明确提出“阳痿从肝论治”的理论积累了丰富的文献底蕴。从肝阐述阳痿病因病机，源于《黄帝内经》中有关经络与前阴关系的论述，如《灵枢·经脉》认为足厥阴之脉“环阴器”；《灵枢·经筋》认为足厥阴之筋“结于阴器”，其病“阴器不用，伤于内则不起”，经筋之病“阴痿不用”。但汉、晋、唐、隋、宋期间的医家们对这些思想未予重视。到了金、明时期，以上思想得到了发展，并积累了一定的实践经验。金代李东垣在《兰室秘藏》和《东垣试效方》中记载了用固真汤和柴胡胜湿汤治疗阳痿的经验。明代薛己在《薛氏医案选·保婴撮要·下疳阴痿》中指出：

“下疳阴痿，皆属肝火湿热，或禀赋肝经阴虚……盖肝属木，得湛露则森茂，遇酷日则萎软……故云肝气热则茎痿”；在《明医杂著·男子阴痿》按语中则写道：“若因肝经湿热而患者，用龙胆泻肝汤以清肝火、导湿热；若因肝经燥热而患者，用六味地黄丸以滋肾水、养肝血而自安。”孙一奎在《赤水玄珠·前阴诸疾·阴痿》中认为：“阴痿，皆耗散过度，伤于肝经所致。经云：足厥阴之经，其病伤于内则不起是也。”朝鲜许浚等编《东医宝鉴》时采纳了孙氏的观点。到了清代，单从肝立论论述阳痿者仅程杏轩一人，其在《医述·脏腑·五脏外形》中说：“外肾者，筋之聚也……肝主筋，外肾不兴则肝衰也。”在明、清主张从多因论治阳痿的医家中，多数人虽认识到要考虑肝脏功能失调这一因素，但并非主张阳痿从肝论治，而是主张分类治疗，即所谓“辨证论治”。代表人物有明代周之干、王肯堂、王节斋、沈廷颋、刘纯，清代沈金鳌、华岫云、林佩琴、韩善徵等。如王肯堂分八味丸证、固真汤（或柴胡胜湿汤）证和滋肾丸（或封髓丹）证三类治疗（《证治准绳·杂病·前阴诸疾·阳痿》），沈金鳌分五精丸证、上丹（或还少丹）证、九仙灵应散证和达郁汤证四类治疗（《杂病源流犀烛·前阴后阴病源流》），韩善徵分肾阴虚、肝阴虚、胃阴虚、心阴虚、痰凝、暑热和血瘀七类治疗（《阳痿论》），等等。可见，只要考证时做到忠实原著，而不是肢解原著、断章取义或用现代语言“规范”、拔高古人的认识或经验，就很难得出“阳痿从肝论治”之说古已有之的结论。

还有人认为今人倡扬“阳痿从肝论治”之说者始于1980年，但通过对《中国科技期刊中医药文献索引（1949—1996）》和国家中医药管理局中医药文献情报检索中心计算机检索所得文献题录查阅的专论阳痿和与阳痿有关的近1 500篇首次文献的研究，此说难以成立[3]。在现代期刊中，从肝治疗阳痿的个案报道文献最早见于1982年的期刊，吴敬农在《肝郁阳痿》[7]中指出：“阳痿一证，多从心肾论治，然肝郁所致亦偶有之，临证不可不辨。”之后，1983年、1984年又分别各有刘士杰《肝郁阳痿》[8]和刘一民《逍遥散加味治疗阳痿》[9]两篇从肝治疗阳痿的个案报道面世。如刘士杰说：“肝郁阳痿治验是有先例的”；刘一民的经验是：“对久治不愈的阳痿患者，凡由暴受惊恐、情志抑郁、所愿不遂等精神因素引起者，常用逍遥散治疗。”至1985年，王琦教授总结了古今医家及自己从肝治疗阳痿的经验和认识，以《论阳痿从肝治》[10]为题首次明确提出了“阳痿从肝论治”的观点，使几千年来隐含不明的思想得以昌明，极大地丰富和拓展了中医论治阳痿的内容和思路。王琦教授不仅从肝与宗筋、肝藏血、情志所伤与阳痿等生理病理方面阐述了阳痿从肝论治的理论基础，而且所举案例已不独为肝郁。可见，王氏所言并非仅仅是经验之谈，而是已从感性认识上升到理性认识，使之形成一种理论。自王氏明确提出了“阳痿从肝论治”的理论观点后，每年都有阳痿从肝论治的文献见诸报刊，至今已有百余篇（专指文题标明阳痿从肝论治者）。自1989年起，分别又有孟令军（1989）、金殿春（1991）、邹志东（1992）、张思新与韩春生（1996）和严仲庆与郑行荣（1996）等从生理病理、发病特点和治疗方法等不同侧面对“阳痿从肝论治”这一理论作了进一步的阐释与补充，使之得以初步完善[3]。

在男性不育症方面，古今大多数医家以虚证立论，虚证中又以肾虚为主。但从西医学看，免疫异常、感染因素、毒素损害等属中医“邪实”范畴；精索静脉曲张属“血瘀”范畴；细菌性前列腺炎属“湿热”所致；吸烟、酗酒、食用棉籽油、接触农药或辐射等则属“毒”的范畴；先天发育异常、后天发育不良等则与肾虚密切相关，所有这些疾病或原因都能引起男性不育的发生。从这种中、西医学认识上的对比分析，不难发现肾虚、湿热、瘀血和毒已经成了现代男性不育症的主要病因病机。王琦教授根据大量的中医和西医临床实践，于1988年提出现代不育症病因病机以“肾虚夹湿热瘀毒”为主的新观点，故治以补肾填精、活血化瘀、清热利湿为原则。这一观点的提出，无疑拓宽了男性不育症的治疗思路，据此研制的中药新药黄精赞育胶囊应用于临床已取得显著疗效。

王琦教授根据西医学对慢性细菌性前列腺炎病因病理的认识和大量临床实践的体会，认为前列腺的细菌感染不同于一般的湿热下注，而是热毒之邪蕴结于前列腺；局部血液流变学的改变、纤维化的形成又当属瘀血阻滞；前列腺分泌旺盛形成的尿道滴白经久不愈则属于瘀浊阻滞。因而提出了慢性细菌性前列腺炎的主要病因病机是“热毒蕴结，瘀浊阻滞”，并据此提出了慢性细菌性前列腺炎的“分期论治”学说，即初中期治以清热解毒为主、辅以化瘀排浊；后期以化瘀排浊为主、辅以清热解毒。

王琦教授在男科临床中强调抓主要病机，以辨病为主，以及辨病与辨证、宏观与微观相结合的开放式的诊断治疗理论体系和思路，无疑对提高男科诊疗水平起到了积极的促进作用，也为从临床学角度充实和完善中医男科学的学科内容做出了积极的贡献。

四、发展理论体系

为了系统总结中医男科学体系建立以来的研究成果，进一步完善中医男科学学科体系，指导中医男科临床医疗、科学研究及教学工作的进一步开展，王琦教授于1992年又组织编写我国首部大型、全面、实用并兼具参考书与工具书性质、衷中参西、中西合璧的男科临床专著——《王琦男科学》。经过5年的辛勤工作，该书于1997年底由河南科学技术出版社出版发行，2001年获全国中医药优秀著作二等奖。

该书是在《中医男科学》《中华中医男科学丛书》的基础上，总结编著者和全国各地男科工作者10余年来理论探索、临床实践和科学研究的新成果，大量补充、修订而成。该书的编写体例系根据中医男科实际需要，采用中医学与西医学相结合的方法，既有继承，又有创新。全书分为导论、解剖生理、病因病理、诊断辨证、治法护理、病症论治、药物气功、求嗣节育、保健优生九篇，共45章，另设附录，使中医男科学的学科体系框架结构益趋完整，分篇内容更为充盈，呈现了“学验俱丰，粲然可观”的学术风貌。学科专著欲获得学术界的认可，导论的撰述和完整的学术体系至关重要。该书首列“导论篇”，对中医男科学的学科概念、研究范畴，古今男科论述的发展，直至当前产生新的学科以及研究的思维方法等予以一一阐述，并分析了中医男科学所具备的独特优势与今后发展前景的展望。导论的内容烛其幽隐，发其微义，既能使读者对中医男科学有一个明晰的、整体性的认识，又是学科今后发展的重要理论基础。“导论篇”之后，阐述了中医男科的解剖生理、病因病理、诊断辨证、治法护理等。在“病症论治篇”系统全面地从多角度、多层次论述了男性性功能障碍、不育症、阴茎疾病、阴囊疾病、睾丸疾病、附睾疾病、精索与输精管疾病、前列腺与精囊疾病、男性绝育术后并发症、房中病、男科杂病、性传播疾病等165个病症，并详列了17个男科常见症状的鉴别诊断与治疗。每个病症分别阐明其概念、沿革、病因病理、辨病、类病辨别、辨证要点、治疗要点与原则、论治、其他治疗、转归与预后、预防与护理、文献选录、现代研究进展、诊疗标准参考等。此外，还对药物气功、求嗣节育、保健优生等问题进行了探讨。全书内容充实，资料丰富，系统全面地反映了我国当时中医男科学的临床理论和临床实践的全貌。该书在诊断标准化方面提出了不少新观点，对中医男科学的病名进行了整理，基本采用西医学的名称，传统病名与现代病名相应者则加以对比，易混淆者则加以区分，对一病多名或一名多病者则加以整理，使中医男科病名逐步规范。在其他方面，如对病因病机、治疗等的论述，既有传统理论，又有现代新内容，衷中参西，并试图将中西学说之异同归于一统。总之，全书在学术上重视穷源溯流，在临床上重视实用超前，在体系上力求全面系统，论述详不至冗，简不至略，体现了编著者男科之术验多有超越前贤之处，使中医男科学的创建在学术与临床、医理与医义等方面较前均有了明显的提高。

由于该书不仅在深度和广度两方面对古今尤其是现代中医男科学的研究成果进行了系统总结，而且在理论和实践两方面充分反映了编著者自己的学术理论和研究成果，体现了浓郁的自身特色，因此该书一经出版，便受到了广大男科工作者的好评。一些著名的中医药学专家也给予了高度评价，如北京中医药大学东方医院博士研究生导师王沛教授在《北京中医药大学学报》1999年第4期上撰文指出，该书至少有5大特色：一是编写体例中西互补，二是中西诊断病名规范，三是诊疗思路紧扣临床，四是学术思想承古创新，五是辨病用药经验独特。并认为该书不仅大型、全面、实用，而且更具创新精神，因此该书具有较高的学术价值和临床实用价值[11]。《科技潮》1999年第7期以《中医男科学的奠基石——专家纵谈〈王琦男科学〉》为题，集中刊登了几位著名中医药学家对《王琦男科学》的评价。如：①中日友好医院焦树德教授认为：该书内容丰富，系统全面，立论有据，观念新颖，是一项巨大的系统工程和科研成果，具有科学性、先进性、实用性、创新性，学术价值很高，达到了本学科的国际先进水平，该书的问世，对中医药学的发展具有启发和推动作用。②中国中医研究院余瀛鳌研究员认为：该书在中医男科的学科创建性、中医男科学术临床的充实和提高、重视学科导论、突出诊疗中的方治等几个方面贡献卓著，是一部具有学科建设性和撰论十分丰硕、切于临床实用的临床学术专著，为该学科今后的进一步发展奠定了重要的、坚实的理论和临床基础，它对广大读者（特别是从事男科诊疗的医师）具有重要的借鉴参考价值。③北京中医药大学颜正华教授认为：该书系统总结了10余年来中医男科学科理论、临床医疗实践经验和研究的新成果，资料丰富，内容充实、系统、全面、新颖，既有继承，又有创新，不仅有很高的实用价值，而且为中医男科学的完善作出了新的贡献。④人民卫生出版社白永波副总编认为：该书有三大特点，一是该书作者创作思维具有开拓性，对男性疾病的分类是在科学研究和临床经验基础上的升华；二是该书所构建的学科框架布局合理，并系统全面地反映了现阶段中医男科临床理论与临床实践的全貌，因而具有很强的实用性，即对男科临床具有指导作用和重要的参考价值；三是该书引用资料丰富，条分缕析，加之作者的临床经验，所提出的学术新见解言而有据，是文献与临床最佳结合的典范，也是发展中医学术的必由之路，值得赞佩，值得提倡，并进一步指出从临床学术研究的角度，或从近些年来中医出版物的角度审视，该书都称得上是佳品之作[12]。国家中医药管理局原副局长诸国本在为该书所作的序言中，亦对该书给予了很高的评价，并希望该书的问世“对整个中医学的发展有所启发，有所推动”。

不难看出，王琦教授对中医男科学学科理论内涵的建设，从初步构建到不断丰富、充实和逐步完善，做出了积极的贡献，对现代中医男科学的发展功不可没。

参考文献

[1] 耿鉴庭，富强．一部创建男科体系的著作：喜读《中医男科学》[N]．健康报，1989-01-14.

[2] 薛清录，陈和亮．求实创新：评《中医男科学》[N]．中国中医药报，1989-01-09.

[3] 秦国政．《中医男科学考略》考辨 [J]．中国医药学报，2000，2：71.

[4] 耿鉴庭，刘慕伦．中医男科学源流考 [N]．中国中医研究院院报，1996-01-31.

[5] 秦国政．试论建立中医男科学学科体系 [N]．中医药信息报，1986-09-26（3）.

[6] 本报记者．构建中医男科理论体系，提高中医男科诊治水平：《中华中医男科学丛书》出版座谈会在我院召开 [N]．中国中医研究院院报，1990-07-30.

[7] 吴敬农．肝郁阳痿 [J]．江苏中医杂志，1982，2：64.

[8] 刘士杰．肝郁阳痿 [J]．山东中医杂志，1983，1：32.

[9] 刘一民．逍遥散加味治疗阳痿 [J]．浙江中医杂志，1984，9：395.

[10] 王琦，洪德华．论阳痿从肝治 [J]．天津中医，1985，5：15.

[11] 王沛．发展中医男科，丰富中医临床——评《王琦男科学》 [J]．北京中医药大学学报，1999，4：79.

[12] 焦树德．中医男科学的奠基石——专家纵谈《王琦男科学》[J]．科技潮，1999，7：68.

导论篇

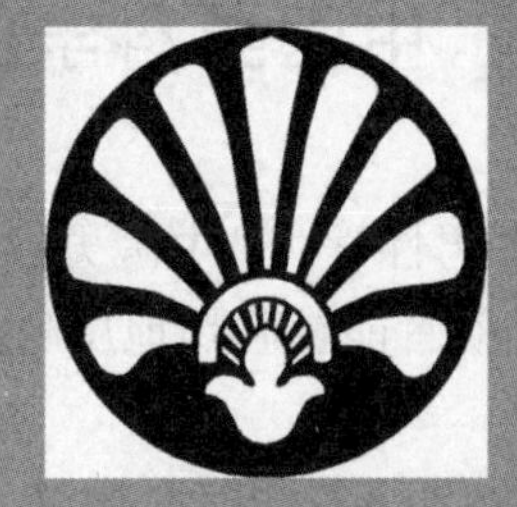

第一章　中医男科学的概念及研究范畴

中医男科学是运用中医药理论来认识和研究男性生理、病理、养生保健、优生特点以及男性特有疾病的发生、发展、转归、诊断、治疗和护理规律的一门中医临床学科。它的研究对象是男性，研究重点是男性特有疾病的诊断与治疗。

中医男科学作为一门独立的中医临床学科，其基本体系的构建和诞生，以王琦、曹开镛主编的《中医男科学》出版（天津科学技术出版社，1988）为标志。近年来，该学科在理论、临床、实验研究诸方面都取得了可喜的成绩，并向广度、深度发展。但因学科建立时间较短，故学科的命名、研究范畴等方面尚待进一步明确界定。

第一节　中医男科学的命名

中医男性医学的命名，目前有“中医男性学”“中医男性病学”“中医男性泌尿生殖病学”“中医男科”，以及“中医男科学”等。究竟何者能较确切地反映出中医男性医学的内涵，确有必要作一讨论。

“中医男性学”，是在西医学的“男性学”名称前面冠以“中医”而成，可以理解为用中医理论来研究“男性学”。然而，“男性学”应包容男性医学、男性社会学、男性心理学等，“男性医学”只是其研究的一个方面。

“中医男性病学”可理解为以中医理论为指导，研究男性疾病的发生、发展规律以及相应诊治方法的学科。但男性医学研究的范畴不仅限于疾病，故这一命名涵盖不全。

“中医男性泌尿生殖病学”可解释为用中医理论来研究男性泌尿生殖系统有关疾病的发生、发展规律，及其诊断和治疗等。但对男性医学这一学科似仍覆盖不够。

以“中医男科”命名，不符合学科的命名方法，不能体现中医男性医学作为一门独立的中医临床学科的体系。它反映的是临床疾病的一个分类。

“中医男科学”这一命名有四个特点：一是符合中医临床学科的命名习惯，如中医女性医学命名为“中医妇科学”，而不称为“中医女性学”或“中医女性病学”；二是有前人对男性医学命名的依据，如《男科证治全编》《医学正印种子编·男科》《傅青主男科》等，均以“男科”命名；三是这一命名能充分覆盖中医男性医学的学科内涵；四是与“中医妇科学”相对应，易被人们理解和接受。

综上所述，将中医男性医学这一中医临床学科命名为“中医男科学”较符合学科实际。事实上，现已出版的大部分中医男性医学专著和报纸杂志发表的相关文章多采用这一命名。

第二节　中医男科学的形成与发展

中医男科学从萌芽到形成，经历了漫长的过程，其起源可追溯到2000多年前。商周至秦汉时期的中医著作已涉及部分男科病名、治疗和有关病因、病机的内容，并对男性生殖发育、性医学等内容作了一定的描述。从殷墟出土的甲骨文及商周的著作中可发现，商周时代已认识到男女生殖器的结构和功能不同，提出了男科病的用药。马王堆西汉古墓出土的简帛医书《五十二病方》中也记载了一些男科病的病名及治法。尤其是现存最早的中医经典著作《黄帝内经》（以下简称《内经》），对男性性器官的基本结构与功能、男性性征和男性性生理已有一定的认识，而且对男科疾病的病名、病因病机、诊治方法及预防保健都有所论述，病名如前阴病、疝病、小便病、外科病、精气病、先天性疾病等；病因论及六淫侵袭、情志影响、房事太过、先天不足、人为损伤、自然变化等；诊断强调望、闻；治疗方法包括药物疗法和非药物疗法；预防重视保精养生等。有些理论至今仍有效地指导着中医男科临床，如《灵枢·经筋》阐述的“足厥阴之筋，其病阴器不用”“伤于内则不起”之阳痿病理观，为后世医家提出“阳痿从肝论治”的治疗思路提供了理论依据。东汉张仲景《伤寒杂病论》提出男科病多虚劳及有关男科病的辨证论治，对遗精、不育、阴冷等病症，突出体现了理法方药的一贯性。

对于性问题的研究，现代西方已形成了专门学科（Sexology），中国古代则称为“房中术”。从研究文化史的角度分析，“房中术”是中国古代“实用文化”的一个重要侧面，最早见于《汉书·艺文志》。马王堆西汉墓出土的《养生方》《十问》《合阴阳方》《天下至道谈》等，则记述了有关性事养生、男性性反应、性事体位等内容。

晋隋唐时期，男科病症诊疗范围扩大，治疗方法随之增多，性医学研究亦有所深入。《诸病源候论》首次对不育、遗精、阳痿、阳强等十余种男科病进行专门论述，对病机系统阐述，认为男科内伤诸疾，病位多在肾，病机多属虚，尤其强调不育症病位在肾，外阴痒疮肿痛之疾则多为邪伤肝肾、毒气蕴滞使然；指出男性养生宜房事适度、固护真元。敦煌医方《黑帝要略方》和《不知名医方第十七种》叙述了男子房损、阳痿、阴疮、卵肿、阴小等的治疗方法，内服药有汤剂、丸剂、粉剂，而以酒剂为多；外用药包括洗剂、涂剂、敷剂和坐药；此外，尚有灸法、食疗等。《外台秘要》与《备急千金要方》共记述了三十余种男科病症，收载和创制了一些男科专用方，如“七子散”“庆云散”等。

宋金元时期，男科病的治方增多，理论逐步深化，特别是金元四大家对疝症、遗精、精浊、下疳等做了详细的论述。如张子和提倡“疝病治肝”，认为疝病应以治肝为本，宜通勿塞，气疝、狐疝等当疏肝理气，寒疝、水疝宜温肝逐水，血疝宜柔肝活血，㿉疝当散肝祛湿，筋疝宜清肝宁心。这些理论至今于男科临床仍有现实意义。

明清时期，男科病的辨证施治较前完善，对男科病名、相关概念、鉴别诊断、诊治方药等认识的深度均远远超出上述各期，并相继出现了一些以“男科”命名的书籍或著述，如《男科证治全编》（已佚）、《医学正印种子编·男科》《傅青主男科》《素圃医案·男病治效》以及《阳痿论》等。这一时期的医家通过大量的男科临床实践，积累了不少经验，有稽可考的男科医案五百余例；对性传播疾病的诊治也积累了一定经验，并出现了《解围元薮》《霉疮秘录》等论著。

新中国成立以后，中医学得到了突飞猛进的发展，虽然因政治、经济等方面的原因，没有将男科医学作为一门独立的临床学科加以重视，但对男科医学的某些内容从理论到临床都进行了广泛的探讨，共发表了数百篇有价值的研究文章。著名中医学家秦伯未明确指出“由于男女生理上的特点，前阴症状各不相同……在病因方面，多因阳虚、气陷和肝火、湿热。一般以肾为男子的先天”。在

《中医临证备要》中记述了男子乳房结核、无子等十余种疾病。中医外科专家许履和对男科疾病尤其是前阴疾病的治疗很有创见，《许履和外科医案医话集》记述了睾丸血肿、子痰、阴茎痰核、阴囊血痣等近二十种男性外科病。索延昌《虚证论》一书中专立“男虚论”一章，对一些男科疾病加以论述，这是新中国成立后首次对男科疾病加以专门论述的文献。活血化瘀专家颜德馨《活血化瘀疗法临床实践》记载用活血化瘀法治疗阴囊萎缩等男性疾病，开创了活血化瘀法在男科临床中运用的新篇章。1984年出版的《男性不育》《中医男科证治》分别是新中国成立后出版的首部男科专病著作和男科专科著作。

进入20世纪70年代以后，随着国际“男性学”热潮的出现和国内经济的迅速发展、政治环境的相对宽松及社会的客观需求，中医界高度重视对男科学的研究，中医男科学的发展进入了高峰时期。如20世纪70年代中期江苏学者在中医外科下开设男性泌尿生殖专科门诊，并于1993年发展升格为医院一级临床科室中医男科。1980年初，云南学者开始收集整理古今散在的中医男科文献，着手构建中医男科学学科体系，并于1986年发表文章明确提出这一中医临床学科完整的学科概念“中医男科学”和构建中医男科学学科体系的设想；1983年上海学者在医疗机构中设立中医男性不育症专科门诊；1984年湖南、内蒙古学者分别开设男性科和中医男性学科，1986年成立沅陵县中医男性病医院（与湖南沅陵县中医医院共两块牌子一套班子）；1985年后北京、天津等地学者也开设独立的中医男科门诊或门诊部；1988年中医男科学学科专著《中医男科学》出版，标志着中医男科学作为中医临床医学的一个专门学科得以形成，其学科基本体系得以构建。随后出版的《中华中医男科学丛书》（王琦等）、《男科纲目》（徐福松等）、《中国男科学》（安崇辰等）、《实用中医男科学》（秦国政）以及《实用中西医结合泌尿男科学》（李曰庆等）、《王琦男科学》（王琦等）、《徐福松实用中医男科学》（徐福松等）、《实用中医男科学》（戚广崇等）、《新编实用中医男科学》（李曰庆等）等男科学专著，从深度、广度等方面充实、完善了中医男科学的内容，进一步完善了中医男科学学科体系的构建，丰富、充实和发展了中医男科学的理论内涵。近年各地出版的其他中医男科专著从古代房中文化的研究、临床、方剂等不同角度为中医男科学体系的更加完善做出了积极的贡献。

自1988年起上海学者开始举办中西医男科培训班非学历教育后，各地相继开始了相关继续教育工作。云南学者20世纪90年代末发表文章明确提出在中医药院校开设中医男科学教学课程的建议，2002年率先在全国领衔开办中医专业男科学方向本科学历教育，2012年主编出版首部高等中医药院校创新教材《中医男科学》，2017年主编出版首部普通高等教育“十三五”规划教材、全国高等医药院校规划教材《中医男科学》。目前，大多数高等中医药院校开设了中医男科学选修课程，中医男科学的人才培养已经形成本科、硕士、博士的教育体系。

1987年首个中医男科学术组织“中国中医药学会外科学会男性学专业委员会”（三级学会）在湖南沅陵成立，并召开了首届中华全国中医男性病学学术讨论会，至1999年共召开了七届男科学术研讨会。1994年成立了“中国中医药学会男科学会”（二级学会），并于1995年在上海召开了“中国首届中医男科学术大会”，至1998共召开了三届男科学术大会。为了更好地推动中医男科学事业的学术发展，中华中医药学会（原中国中医药学会）将中国中医药学会外科学会男性学专业委员会和中国中医药学会男科学会整合，成立“中华中医药学会男科分会”，终结了两会并存的局面。至此，两会合为一会并组织开展学术活动。目前全国大多数省、区、市中医药学会设有男科专业委员会并开展学术交流工作。

为了顺应男科专科和学科建设的需要及社会对男科诊疗的需求，绝大多数三级中医医院和少数二级中医医院设立了中医男科。2009年国家中医药管理局发布中医药学科目录，将中医男科学从内、外科中独立出来，成为与内、外、妇、儿、骨伤、眼、耳鼻喉等科并列的一级临床学科，并开始纳入国家中医药重点学科建设范围。到目前为止，纳入“十一五”重点学科建设的云南省中医医院（云南中医药大学第一附属医院）男科和纳入“十二五”重点学科建设的湖南中医药大学第一附属医院男科、北京中医药大学东直门医院男科、河南省中医院（河南中医药大学第二附属医院）男科、山东中医药大学第二附属医院男科（生殖医学科）、黑龙江省中医医院男科，已分别建成并通过国家验收。

有理由相信，随着社会男性和生殖健康问题的凸显、中医男科学科自身发展的必然需求，中医男科学的建设在今后将会得到更大的发展。

第三节　中医男科学的研究范畴

由于古代乃至20世纪80年代初，中医男性医学一直未形成自身的理论体系，其内容仅散见于中医内科、外科、儿科等临床学科中，因此，中医男科学的研究范畴尚未界定。

男科学研究的对象是男性，中医男科学研究的范畴应包括基础理论、临床实践和实验研究三方面与男性有关的医学问题。基础理论研究方面，包括中医男科文献及典籍的挖掘与整理、男性生理、病因与病机、诊断与辨证、治则与治法、治疗手段、药物与方剂、预防与护理、性事保健与养生优生等。临床实践包括性功能障碍、不育症、阴茎疾病、阴囊疾病、睾丸与附睾疾病、精索疾病、精囊与输精管道疾病、前列腺疾病、男性绝育术后病、性事疾病（房中病）、男科杂病（除上述外的男性特有疾病）和男性性保健，以及运用中医中药研究生育与节育等，不宜将血尿、遗尿、多尿、尿浊、斑秃、早秃等非男性特有疾病列入男科临床研究范畴。性传播疾病虽非男性特有疾病，但因其为性传播，加之目前尚未建立较完整的中医性病学体系，所以，这类疾病多归属于男科临床研究的范畴。实验研究主要是指在中医理论指导下，运用传统方法结合现代研究手段，对中医药治疗男科疾病的作用机制进行研究，如运用现代检测手段检测有关生理指标、动物造模等。开展中医男科实验研究工作，不仅能丰富和发展中医男科学理论的学术内涵，还能推动并指导临床研究的深入。

第四节　中医男科学与其他学科的关系

中医男科学虽是一门独立的中医临床学科，但亦受中医理论的指导，并与内、外、儿、泌尿等临床学科以及社会学、心理学等学科密切联系，因而研究中医男科学不仅要掌握该学科的专门知识和操作技能，同时还要学习和运用其他中医学科以及现代科学，尤其是西医男性学、社会学、心理学等学科的有关理论知识和技术。中医男科学与西医男性学有各自的研究内容和重点，研究手段和方法不尽相同，如能将二者有机结合起来，形成互补机制，必将推动男科学研究的发展。

第二章　中国古代学者对中医男科学的贡献

中医男科学源远流长，早在春秋战国至秦汉时期，就已出现中医男科学的萌芽，对男性及其生殖生理过程有一定认识，性医学研究亦已起步，有关文献亦载有治疗男性病的药物。晋隋唐时期，是男科发展的重要时期，在病因病机、治疗方药方面都有较大拓宽，出现了性教育专著。宋金元时期，程朱理学对性问题的研究有所影响，但治疗男科病的方剂增多是其特点。明清时期，性医学专著问世，对男科病及性传播疾病的论治方法日趋丰富。

第一节　春秋战国至秦汉时期

一、性观念

此期对性问题属性的认识极为精当，引导了后世学者对性医学的广泛深入研究，使古代中医性医学的研究领先于世。

有人认为儒家是禁欲学派，实际上儒学创始人孔孟认为，性欲是人的自然属性和生理需求，不能禁锢。“食、色，性也。”（《孟子·告子上》）“饮食、男女，人之大欲存焉。”（《礼记·礼运》）既然性欲是人的一种生理需求，就应当予以满足。这种性欲的满足不仅只属于统治者，普通百姓亦应享有。如《孟子·梁惠王下》曰：“昔者太王好色，爱厥妃。”《诗》云：“古公亶甫，来朝走马，率西水浒，至于岐下。爰及姜女，聿来胥宇。当是时也，内无怨女，外无旷夫。王如好色，与百姓同之，于王何有?”这种统治者自己要满足性需求，也应该让老百姓得到满足的观点，是儒家“食、色，性也”的具体体现。

虽然性欲是人的一种生理需求，但纵欲又可伤身。如《春秋·左传》记载，“昭公元年，晋侯求医于秦，秦伯使医和视之。曰：疾不可为也。是谓近女室，疾如蛊。非鬼非食，惑以丧志，良臣将死，天命不佑。公曰：女不可近乎？对曰：节之。”可见，中国在公元前5~6世纪已产生了节制性生活有益于养生的观念。《论语·季氏》“君子有三戒：少之时，血气未定，戒之在色；及其壮也，血气方刚，戒之在斗；及其老也，血气既衰，戒之在得。”认为性行为只能在人体脏腑功能及气血阴阳旺盛时进行，如年少脏腑柔弱、气血未充而行房，则有碍生机。

在婚配上，认为男女岁数不能相差太大，切忌老夫娶少妻，或老太适少夫。《易·大过》：“九五，枯杨生华，何可久也？老妇得其士夫，无咎，无誉……象曰：枯杨生华，何可久也？老妇士夫，亦可丑也。”（《周易大传》）结婚年龄，不宜过早。“公曰：男子十六通精，女子十四而化，是则可以生人矣。而《礼》男子三十而有室，女子二十而有夫也，岂不晚哉？孔子曰：夫《礼》言其极，不是过也。男子二十而冠，有为人父之端。女子十五而嫁，有适人之道，于此而往，则自婚矣。”（《孔子家语·本命解》）虽然男子16岁始排精，女子14岁始月事，男女于此际始能生育，但此时脏腑柔弱，气血未充，加之社会知识、心理准备亦不足，所以提倡晚婚。

性教育在汉代已开始。公元79年，《白虎通》载有这方面的内容。贵族男子当时10~20岁进入

“辟雍”这样的学府，学习文化及贵族所需要的技艺，其中亦包括父母不便传授之性知识。“父所以不自教子何？为渫渎也。又授之道，当极说阴阳夫妇变化之事，不可父子相教也。”（《白虎通·辟雍》）

二、马王堆出土医书的有关男科记载

1973年底，长沙马王堆三号汉墓曾出土了大批帛书、竹简，内容以古代哲学、历史为主，亦有部分自然科学的著作。其中医书14种，关于男科内容，主要集中在《五十二病方》《十问》《合阴阳方》《天下至道谈》《养生方》《杂疗方》中。这些古医籍都是汉文帝前元十二年（公元前168年）下葬的，距今已有2100多年，其成书年代很有可能为更早的先秦时期，是我国现已发现的成书最早的医书。所载的男科内容，是中医男科学的萌芽，主要反映男科病的治疗、方药以及男性养生、房中医学。

（一）《五十二病方》

该书记述了治疗52类疾病的283个处方，用药达247种。所载的男科病有癃闭、淋证、阴肿、疝气等。关于癃闭，治疗方法有外敷、内服、灸、熨等法，如干葱与盐熨脐与臀部，“久（灸）左足中指”等；药物如冬葵子、枣核、石韦、牡荆、蜗牛、薤白、陈年豆叶等，其中最常用的是冬葵子。《神农本草经》载冬葵子“主五脏六腑寒热羸瘦、五癃，利小便”，现代亦常用于治疗癃闭。对阴囊肿大，内实而皮黑，药用马屎澄清取汁，酸浆汁浸，合芥菜角外敷局部。对于㿗疝（这里主要指腹股沟斜疝），治疗方法有药物治疗、砭、灸、祝由，还有瓠壶、布托疝等外治法；用药有鸡子、蜂子、蚕卵、蜘蛛、牛胆等；外治以布托疝、用瓠壶盛疝，加叩击使疝回复，治法奇特，设计巧妙，开疝托、疝罩之先河。李经纬曾指出，《五十二病方》用“小瓠壶”与明代的疝气罩（江阴明墓出土）相比较，形状十分相似，只是所取材料各异。可见明代的疝气罩与“小瓠壶”有着渊源。

（二）《养生方》

养生方药（房中养生）是本书的主要内容，包括治疗阳痿方、一般壮阳方、一般补益方、增强筋力方、治疗阴肿方、女子用药方、房中补益方。

该书称阳痿为“老不起”“不起”，倡导多种途径综合治疗，并载有残缺的三个方剂。一方用天冬、芦根、秫米制成酸浆，“使人即起”。该方益阴养胃，适于治疗阴虚阳痿。一方用黍米、稻米制酒饮之。少量的酒能去除焦虑，改善精神压抑状态，有益于性功能的恢复。一方强调食疗，配合“气钩口仰”的气功治疗，以洁净甘甜的水煮粥食。还提到有关性卫生的内容，如“若已旋，以寒水溅”，此法可以预防一些外阴疾病的发生。

该书载有的一些促进性能力方药，多以酒送服，如松脂、茯苓、雄鸡、黄蜂蜜、露蜂房、蜗牛肉、鸡卵、乌卵、菟丝子等。这些药物多具有补益肾精、健脾的功效，性保健处方中多用。松脂有补益的功效，“久服轻身，不老延年”（《神农本草经》）。书中还介绍了用药巾（即把药物涂在布巾上或以布巾浸渍药汁）按摩外阴及其周围，促进性功能。这种从皮肤给药的方法，对后世（特别是明代）外用“春药”的发展影响较大。还载有促进男子性能力的药膳：醋渍蜗牛，与狗肉同煮食。另外，还有男子性欲减退、精清、精少的记载，如“男子用少而清”。惜其方药缺损不能辨认。

该书认为性交不当或纵欲均会对身体造成伤害，倡导正当（有规则）的性行为，“益产者食也，损产者色也，是以圣人必有法则。”房事时男子必须“三气俱至”，阴茎怒、大、热。“怒而不大者，肌不至也；大而不坚者，筋不至也；坚而不热者，气不至也。肌不至而用则垂；筋不至而用则避；气不至而用则惰。”总结出模仿动物动作的六种性交姿势，后世的《医心方》发展为三十式。指出性交时男子阴茎的七种运动方式：“一曰高之，二曰下之，三曰左之，四曰右之，五曰深之，六曰浅之，七曰兔骛。”《养生方》的房中术内容，在晋唐时的《洞玄子》《玉房秘诀》《素女经》《玉房指要》中得到发展与完善。可见，《养生方》对性医学的贡献较大。

（三）《杂疗方》

该书残缺严重，全貌已不可窥。从其中部分内容可了解到当时的男科诊疗情况。书中记载用药酒使男子精液增多，惜酒中何药已无可考。还载用鸡蛋入酒中搅拌内服，益体强身，促进男子性功能。具体方法为“益内利中，取醇酒半杯，温之勿热。毁鸡卵，注汁酒中，挠，饮之。恒以旦未食时饮之。始饮，饮一卵，明日饮二卵，明日饮三卵；其明日复饮二卵，明日饮一卵。恒到三卵而却，却到一卵复益。”书中还记载了外用促进男子阴茎勃起的方法：一为药丸外敷脐孔，二为药布外擦法。药布制法，乃将布渍药汁中，然后阴干保存备用。用法分揉摩和缠绕两种，皆以阴茎勃起为度。所用药物主要有白松脂、杜虞、赤脂、蓬蘽、桃毛、桂、姜、椒、皂荚、蜂螫之、犬肝、谷汁等。除无法考证之药名外，余皆辛香温热，具有益精延年、补肾壮阳功效。对阴茎异常勃起者，用淘米水或冷流水洗涤，这是现今已知最早记载的阳强不倒的治疗方法。

（四）《十问》

全书假托黄帝与天师、大成、曹熬、容成，尧与舜，王子巧父与彭祖，盘庚与耇老，禹与师癸，文执与齐威王，王期与秦昭王等互相质疑应对，就如何顺应天地阴阳四时的变化、注意起居饮食、气功导引及节制房事生活、房中养生及性保健等10个问题进行了探讨。如“黄帝问于大成曰……君必食阴以为当（常），助以柏实盛良，饮走兽泉英，可以却老复壮，曼泽有光。接阴将众……大成之起死食鸟精之道。”论述了房中食补，提倡服柏实、雀卵、母兽乳汁或动物阴茎或睾丸等，以达到补肾壮阳起死（治疗阳痿）的目的。睾丸含有大量的雄激素，现有人用羊睾丸提取液肌内注射治疗阳痿，取得了较好效果。雀卵、乳汁富含蛋白质，对机体有较强的营养作用。柏实，《神农本草经》谓：“久服令人悦泽美色，耳目聪明，不饥不老，轻身延年。”《证类本草》载：“雀卵味酸温无毒，主下气男子阴痿不起，食之令热多有子。”现代食疗亦常用这些食物。

《十问》关于房中养生论述较多。认为房中术“虚者可使充盈，壮者可使久荣，老者可使长生”，关键在于闭精勿泄，并列举了交而不泄的九种好处。这种说法之正确与否，还有待于进一步研究。“治气有经，务在积精，精盈必泄，精出必补。补泄之时，于卧为之，酒食五味，以志治气。”提出“精盈必泄，精出必补”，而补精之道在于调理情志、良好的睡眠与食补。“精盈必泄”，说明性欲的满足不仅是心理需求，也是生理现象。

书中还有这样的记载：“尧曰：人有九窍十二节，皆设而居，何故而阴与人具（俱）生而先身去？舜曰：饮食弗以，谋虑弗使，讳其名而匿其体。其使甚多，而无宽礼，故与身俱生而先身死。”提出男子生殖器与人体其他器官同时生长，但它的功能更容易衰退，此皆因不懂得房事养生规则，放纵性生活而致。这对于男子性保健有较大的启迪。“人气莫如竣（朘）精。竣（朘）气宛（菀）闭，百脉生疾；竣（朘）气不成，不能繁生，故寿尽在竣（朘）……坡（彼）生有央（殃），必其阴精扇（漏）泄，百脉宛（菀）废。”指出人体养生的关键在于保精。若精泄过多，百髓失养；精既无节制地排泄，又无导引使之运行全身，亦会造成精的郁闭状态，而“百脉生疾”。提出导引运精为保精之法。

阴茎短小或硬度不足者，现在多用药物或真空负压治疗。《十问》记载用气功导引的方法，可供现代治疗同样疾病时借鉴。如曰：“君必贵夫与身俱生而先身老者，弱者使之强，短者使长，贫者使多量。其事一虚一实，治之有节：一曰：垂枝（肢），直脊，挠尻；二曰：疏股，动阴，缩州；三曰：合疌（睫）毋听，翕气以充脑（脑）；四曰：含其五味，饮夫泉英（舌下津液）；五曰：群精皆上，翕其大明。至五而止，精神日抬（怡）。苟老妾（接）阴食神气之道。”

在性生活方面，强调男子情绪必须安静、集中，“接阴之道，以静为强，平心如水，灵路内藏，款以玉荚，心毋秫（怵）荡，五音进合。”并根据女子的性反应，调整性交方式。这种“以静为强”“五音进合”的观点，对于改善心理因素导致的阳痿，以及促进女子性兴奋具有一定的指导作用。

（五）《合阴阳》

本书系竹简，集中讨论了男女房中性技巧问题。

现代性医学把性交过程分成三步骤：性交前、性交中、性交后。《合阴阳》记载了性交前男子最重要的是抚摸，当抚摸激发起女子性兴奋（即五征俱至）时，阴茎才能“深内”，这是现今已知最早且较详细描述男子性交前行为的医学文献。“凡将合阴阳之方，握手，土揗阳，揗村（肘）房，抵夜（腋）旁，上灶纲，抵领乡，揗拯匡，覆周环，下缺盆，过醴津，陵勃海，上常山，入玄门，御交筋，上欱精神，乃能久视而与天地牟（侔）存。交筋者，玄门中交脉也，为得操揗之，使体皆乐痒，悦泽以好。虽欲勿为，作呴相抱，以次（恣）戏道。一曰气上而热，徐呴；二曰乳坚鼻汗，徐抱；三曰舌薄而滑，徐屯；四曰下汐股湿，徐操；五曰嗌干咽唾，徐撼。此谓五欲之征。征备乃上。”文意大体描述了男女性交时，开始先握手，男子先从腕部开始对女性抚摸，继而从臂肘触至腋下，再循肩至脖颈，绕颈一周，触至缺盆，经由乳房乳头，至上中下腹，到达耻骨，止于阴户。经由一番抚触后，女子出现面热、乳头坚挺、鼻汗、舌头不自主在口腔中搅拌、阴部潮湿、口干吞咽等性兴奋的五种征象时，才可进行交合。在女子五征出现过程中，要进行接吻、拥抱以及外阴的碰撞。特别指出“交筋”（即阴蒂）是性敏感的中心，触摸它，能激发性欲、畅快心情。

在性交过程中，强调动而不泄。并可模仿动物活动姿势进行性交，即虎游式、蝉附、尺蠖缘木、獐鹿角触、蝗虫或凤凰展翅、猿猴攀引、蟾蜍及兔子奔跪、蜻蛉或鱼逐食饵等十种动作，又谓之“十节”。男子阴茎的交合动作有“十修”，即“一曰上之，二曰下之，三曰左之，四曰右之，五曰疾之，六曰徐之，七曰希之，八曰数之，九曰浅之，十曰深之”。文中还认为性交时阴茎的运动，带动了皮肤气血的运动，所以能“发闭通塞”。

（六）《天下至道谈》

《天下至道谈》亦为竹简。此篇专论性保健之“至道”。书中认为性事不当会成为损伤身体的主要原因。如篇中写道：“人产而所不学者二，一曰息，二曰食。非此二者，无非学与服。故贰生者食也，孙（损）生者色也。是以圣人合男女必有则也。”

书中对精的固闭和宣泄与养生的关系作了深刻的揭示：“神明之事，在于所闭。审操玉闭，神明将至。凡彼治身，务在积精。精嬴（赢）必舍，精缺必布（补）。布（补）舍之时，精缺为之……虖（虚）实有常，慎用勿忘，勿困勿穷，筋骨凌强，踵以玉泉，食以粉（芬）放（芳）。微出微入，侍（待）盈是常。三种气至，坚劲以强。”认为人要精力充沛，神思敏捷，就应闭精不泄，闭精就能积精。精积而满，方可泄精。泄精后又要补精。补精之法在于咽津、呼吸新鲜空气与闭精勿泄。这种积精与泄精的交替，都是身体健康所必需的，这样才能保持良好的性能力，使阴茎勃起时怒、大、热。并对闭精不泄的十种功效作了描述，其科学性还有待于进一步论证。

《素问·阴阳应象大论》曰：“能知七损八益，则二者（指阴阳）可调，不知用此，则早衰之节也。”历代医家对“七损八益”众说纷纭，《天下至道谈》的出土，使群疑冰释。《天下至道谈》云：“气有八益，又有七损，不能用八益去七损，则行年卌而阴气自半也……今之复壮有道，去七损以振其病，用八益以贰其气。”《内经》七损八益之说，即源于此。八益，是指房事中于人体有益的八种方法。“八益：一曰治气，二曰致沫，三曰智（知）时，四曰畜气，五曰和沫，六曰窃气，七曰寺（待）赢，八曰定顷（倾）。”七损，是七种有害于人体的房事方法。“七孙（损）：一曰闭，二曰泄，三曰渴（竭），四曰勿，五曰烦，六曰绝，七曰费。”《玉房秘诀》中的“七损八益”也源于此，只是更加明了。

三、《内经》男科理论的贡献

《内经》在男性解剖、生理发育，以及男科疾病的病因病机方面都有许多阐发，所涉及的男科病证，有遗精、早泄、阳痿、阳强、性厌恶、缩阳、不射精、房事茎痛、睾丸疼痛、不育、淋证、癃闭、下疳、疝气、绣球风、白淫、更年期综合征、房劳等近二十种。

生理方面，《内经》揭示了男性生、长、壮、老的发展过程及生殖机制，指出男子随肾气之逐渐旺盛，到16岁左右“天癸至”，表明男性生殖器官已发育成熟，并具有排精的功能。故反映唐代以前医疗成就的《医心方》在促进阴茎发育的治疗中，主要选用温肾益精之药，以壮肾气。

“肾藏精”（《灵枢·本神》），“两精相抟，合而成形，常先身生，是谓精”（《灵枢·决气》）。生殖之精产生于肾。男女生殖之精相合，就能孕育新的生命，所以古今论治男性不育多以治肾为主。

对男子衰老机制，《内经》亦做了阐述：“五八，肾气衰，发坠齿槁；六八，阳气衰竭于上，面焦，发鬓斑白；七八，肝气衰，筋不能动，天癸竭，精少，肾脏衰，形体皆极；八八，则齿发去。”（《素问·上古天真论》）揭示肝肾之气衰弱，是男子衰老的根本原因，男子养生保健，应重视滋补肝肾之精。

《内经》认为，人的精神意识受肾精的影响，“肾藏精，精舍志”（《灵枢·本神》）。男子40岁以后，肾精逐渐衰弱，不仅生殖功能减退，形体虚损，而且人的精神状态亦会出现“昼不精，夜不瞑”（《灵枢·本神》）、心悸失眠、烦躁、眩晕等一系列精神神经系统失调的病症，类似今之男性更年期综合征。西医学认为，该综合征主要与男性激素水平下降和睾丸组织退行性变有关。根据《内经》理论，今人多认为该综合征与肾病有关，补肾为其基本治法。

“肾者，主蛰；封藏之本，精之处也。”（《素问·六节脏象论》）指出肾对精液具有固摄作用，故在遗精、早泄病治疗中，古今俱视补肾固精为一重要法则。

病因方面，《内经》强调情志因素。房事不节，以及热、寒、湿与男科发病有密切联系。《素问·疏五过论》曰：“离绝菀结，忧恐喜怒，五脏空虚，血气离守”。《灵枢·本神》曰：“怵惕思虑则伤神，神伤则恐惧，流淫而不止。恐惧而不解则伤精，精伤则骨酸痿厥，精时自下。”《素问·痿论》又曰：“思想无穷，所愿不得，意淫于外，入房太甚，宗筋弛纵，发为筋痿，乃为白淫。”指出情志因素可导致虚劳、阳痿、白浊、遗精、早泄等病。后世医家以此为据，对精神因素所致的病症，在病因和治疗方面都进行了补充与发挥。

房事不节，如纵欲、醉后行房等，会给人体造成危害。“若醉入房中，气竭肝伤。”（《素问·腹中论》）“今时之人不然也，以酒为浆，以妄为常，醉以入房，以欲竭其精，以耗散其真；不知持满，不时御神，务快其心，逆于生乐，起居无节，故半百而衰也。”（《素问·上古天真论》）以此告诫人们节欲。热病后、大病初愈及虚劳，尤当戒欲。对于房劳者，应滋补肝肾之精。

“足厥阴之筋……伤于寒则阴缩入。”（《灵枢·经筋》）是其寒主收引理论的延伸。不仅寒能导致阳痿，热亦致之：“足厥阴之筋……伤于热，则纵挺不收，治在行水清阴气。”（《灵枢·经筋》）“经筋之病……热则筋弛纵不收，阴痿不用。”（《灵枢·经筋》）湿邪亦可致阳痿，“太阴司天，湿气下临，肾气上从……胸中不利，阴痿气大衰而不起不用。”（《素问·五常政大论》）男性生殖器官处于人体下部，湿性重浊，最易侵袭下焦，“清湿袭虚，则病起于下。”（《灵枢·百病始生》）“伤于湿者，下先受之。”（《灵枢·邪气脏腑病形》）

《内经》认为前阴为肝经所主，为肝筋之所合，“肝足厥阴之脉……循股阴，入毛中，过阴器，抵少腹。”（《灵枢·经脉》）“肝者，筋之合也；筋者，聚于阴器。”（《灵枢·经筋》）如果肝的功能失常，或肝经受邪，便会导致男科病的发生。《内经》提出“阴缩”“筋痿”“溃疝”“狐疝”“睾肿卒疝”“纵挺不收”“卵上缩”“闭癃”等病，大多是肝经受邪的结果，根据《内经》的理论，王琦等学者提出了“阳痿从肝论治”的观点。

《内经》认为“天宦”——先天性生殖器发育不全，是冲任二脉虚损之故。“其有天宦者……此天之所不足也；其任冲不盛，宗筋不成，有气无血，唇口不荣，故须不生。”（《灵枢·五音五味》）认识到太监去掉睾丸，而不长胡须；而有的人虽伤了外阴，阳痿不用，但男性特征正常，胡须仍正常生长。如“士人有伤于阴，阴气绝而不起，阴不用，然其须不去，其故何也？宦者独去，何也？愿闻其故。岐伯曰：宦者去其宗筋，伤其冲脉，血泻不复，皮肤内结，唇口不荣，故须不生焉。”（《灵

枢·五音五味》）

四、张仲景对男科病证治的贡献

公元2~3世纪，东汉张仲景所著《伤寒论》与《金匮要略》对男子失精、精冷无子、淋证、阴狐疝气等男科病证多有论述。

对阴缩之候，《伤寒论》指出："病胁下素有痞，连在脐旁，病引少腹入阴器者，此为脏结，死。"对大病新愈，气血尚虚，体力未复，余邪未尽，因犯房事而出现的"阴阳易"证做了详细描述。在精病方面，《金匮要略·血痹虚劳病脉证并治》提出，遗精、滑精、性功能障碍、两腿酸痛溲痛的阴虚型虚劳，其病与季节性有关。"劳之为病，其脉浮大，手足烦，春夏剧，秋冬瘥，阴寒（指性功能障碍）精自出，酸削不能行。""男子脉浮弱而涩，为无子，精气清冷。"指出了阳虚精亏型男子不育的脉象。"夫失精家，少腹弦急，阴头寒，目眩发落……脉得诸芤动微紧，男子失精，女子梦交，桂枝加龙骨牡蛎汤主之。"对阴阳俱虚的梦遗滑精，用调和阴阳、潜纳固摄的方法治疗。阳虚失摄用天雄散；革脉为"亡血失精"，"虚劳里急，悸，衄，腹中痛，梦失精"，用小建中汤运中气、调和阴阳等。

第二节　晋隋唐时期

晋隋唐时期，男科又有新的发展。主要反映在治疗方剂增多，病因病机进一步阐发，病证范围扩大，性医学研究更加深入。

一、著名医家的贡献

西晋王叔和《脉经》提出"精液清冷"等病名。皇甫谧《针灸甲乙经》从望五色断男子病的同时，对阴疝、阴纵、阴痿、茎中痛等多种男科病证采用针刺疗法，并已有用针刺放水治疗睾丸鞘膜积液的记载。葛洪《肘后方》中记载了许多男科病的简易疗法，治男子阴卒肿痛、睾丸卒缩入腹急痛欲死、阴茎中痛不可忍、男子阴疮损烂、阴痒汗出、阴囊肿痛皮剥等单方验方，皆简便实用。如引《梅师方》治"外肾偏肿疼痛，大黄米和醋涂之"，"男子阴疮损烂，煮黄柏洗之"。还提出精囊炎血精的治疗，"治失精精中有血方：父蛾二七枚，阴干之玄参称半分，合捣米，以米汁同咀，一服令尽之。"

南齐褚澄《褚氏遗书》设有"求嗣"一门，对孕育等有关问题做了讨论。

隋代巢元方《诸病源候论》对诸多精病（虚劳失精、尿精、遗精、少精、血精）及男性不育多从肾虚立论。如血精："肾藏精，精者血之所成也，虚劳则生七伤六极，气血俱损，肾家偏虚不能藏精，故精血俱出。"遗滑精："肾虚为邪所乘，邪客于阴，则梦交接，令肾虚弱不能制于精，故曰梦感动而泄精。"尿精："肾藏精，而气通于阴，劳伤肾虚不能藏于精，故见小便而精液出。"认为阴茎肿系热毒所致，"时气阴茎肿候：此由肾脏虚所致。肾气通于阴，今肾为热邪所伤，毒气下流，故令阴肿。"另外，该书还记载了类似"附睾结核"等病症。

孙思邈《备急千金要方》与王焘《外台秘要》是唐代两部大型综合性医书，载有疝气、核肿、囊肿、阴囊肿痛湿痒、㿗癞疝、卵偏、阴卒痛、阴卵大、核痛、阴肿、阴缩、阴痿、阴下湿痒生疮、失精、少精、尿精、阴冷、阴痛、遗精、茎中痛、精血出等三十多种男科病，反映了唐代对男科病认识范围的扩大。《外台秘要》载虚劳失精方5首，虚劳梦泄方10首。《备急千金要方》载遗精方14首，治阴痿、失精等方29首。《千金翼方》载小便失精12种灸法。这个时期对病证重视综合治疗，如《外台秘要》载治疗疝气的方法就有针灸、内服药、外用药等多种方法。《备急千金要方》认识到男女均可不孕不育，不能仅责女子。其倡补肾温阳益精的七子散"治丈夫风虚目暗，精气衰少，无子，补不足”。现代有人用该方治疗少精、精子活力低等导致的不育，取得较好疗效。对于“每欲小便即茎头痛”，用榆白皮、滑石、黄芩、通草、瞿麦、石韦、冬葵子、车前草等水煎服。

二、从《医心方》看唐以前男科学部分成就

《医心方》是一部综合性医学类书，日本丹波康赖编撰于公元982年。系辑录中国晋隋唐间几十部医籍而成，包括《小品方》《杂酒方》《医门方》《集验方》《极要方》《僧深方》《新录方》《录验方》《耆婆方》《新罗法师秘密方》等，这些著述已散佚，难以复见，但《医心方》中多予以收载，故通过该书可较完整地了解晋唐间男科成就与论治特点。

（一）男性不育

婚后无子，非专咎于妇人，丈夫有疾亦可致不育。《诸病源候论》明确提出：“夫病妇疾皆使无子。”认为男子阳虚阴盛，精窍及宗筋失去温煦而精清如水，宗筋冷如铁，或某种原因造成不射精，皆令不育。《备急千金要方》认为五劳七伤致气血虚少可致男性不育。《僧深方》认为男性阳气不足可致不育。可见，虚损、阳气不足是古医家对男性不育的共识。治疗上，《备急千金要方》用七子散，全方益肾壮阳、益气养阴，以壮阳为主，适于阳虚为主的不育症。《僧深方》倡庆云散（天冬、菟丝子、桑寄生、紫石英、覆盆子、五味子、天雄、石斛、白术）以温肾益阳、固精，适于不育症属阴阳俱虚者。

（二）精液方面的疾病

1. 少精　少精之因有四：一者，阳虚精血不足，《备急千金要方》用鹿角一味为丸治疗；二者，阴虚内热，煎熬精液，源泉不足，《备急千金要方》用大量生地黄泡酒内服；三者，肝郁，宗筋气血不畅，《备急千金要方》用蒺藜水煎温洗宗筋治之；四者，湿热郁阻下焦精窍，煎熬精液，《杂酒方》用桑白皮泡酒内服。阳虚精血不足、阴虚内热、湿热郁阻精窍、肝郁等，是古医家对少精病因病机的主要认识。上述有两方用酒泡内服，另一方温洗。酒能通经和血，温洗具有温通之功。可见，唐以前医家在治疗中多兼顾通经。

2. 遗精（包括滑精）　《诸病源候论》认为，肾虚为邪所扰而精不固，是遗精的主要病因病机。据丹波康赖所录方推测，“邪”可以是心火、湿热等。心火亢，则相火妄动，扰乱精室；或湿热蕴结下焦，精关不固而致遗精。

古医家治遗精可分三大法。①温肾涩精法：用于肾阳不足而不能固精。阳虚重者，用干姜、肉桂、生姜、零陵香、龙骨（《小品方》）；兼脾气不足，用天雄、肉桂、白术、龙骨（《葛氏方》）；阳虚不甚，可单用大量韭菜根捣汁服（《新录方》），或韭菜子一味为散服（《集验方》），以温阳固精。若阳虚不甚，兼脾虚，用韭菜子配粳米（《僧深方》《葛氏方》）；若阳虚不甚而标急者，可加重固涩药，如韭菜子加桑螵蛸（《新录方》），或韭菜子加龙骨（《医门方》），或再加赤石脂（《小品方》）。②养阴清利涩精法：用于肾阴虚兼湿热蕴结下焦。《极要方》用麦冬、车前子、菟丝子、韭子、川芎、龙骨。③清泄相火法：用于相火妄动、燥扰精室之遗精。《葛氏方》用炙牡丹皮内服，或用雄鸡肝、鲤鱼胆涂外生殖器。若遗滑精标急，亦可先用石榴皮为散以涩精（《新录方》）。

从以上方药分析，得知古代医家治遗精的显著特点之一即固涩药多而量重。13方中有8方用固涩药，如桑螵蛸、龙骨、赤石脂、石榴皮，其中使用最多的是龙骨。其次，韭子被广泛用于方中，13方中，有9方用韭菜子，一方用韭根（功效相同），许多方都以它为主药，或单独用它来治疗，且用量颇大。《本草纲目》载：“韭子，辛、甘、温，主治梦中泄精溺白，暖腰膝，治鬼交，补肝及命门。”

3. 尿精　《葛氏方》给尿精下了定义：“男子溺精如米汁，及小便前后去精如鼻涕，或溺有余沥污衣。”在病因病机上，《葛氏方》认为是内伤虚绝，《诸病源候论》认为是肾虚不能固精。治疗上有两大法：①补肾法：对肾虚阴阳俱不足而不能固精者，《录验方》用石斛、巴戟天、桑螵蛸、杜仲以滋阴养阳，益肾涩精；若肾阳不足兼脾虚，用韭菜子、粳米以补肾健脾涩精（《备急千金要方》）。

②清热利湿法：湿热扰乱精室，精窍失利，精关开合失常而尿精。用瓜蒌、滑石、石韦等药以清利（《葛氏方》）；若心火亢，引相火妄动，迫精外出，则清涩并施，用甘草配赤石脂（《葛氏方》）；若肾阴阳俱不足，又兼湿热下注，则补肾与清利并施，《医门方》用韭菜子、龙骨、菟丝子、麦冬、车前子、泽泻、人参、硫黄。

可见古医家对尿精病因的认识不局限于肾虚，亦重视湿热为害，或两者相兼为病。除针对病因施治外，固涩药亦多选用，标本同治。

（三）性功能障碍

1. 性欲低下　《备急千金要方》云："彭祖曰：使人丁强不老，房事不劳气力，颜色不衰者，莫过鹿角也。"鹿角有壮阳、填补精血之功，能预防房事造成的伤损。在丹波康赖所辑录的大量治疗性欲低下的处方中，多用鹿角。丹波康赖还从《新罗法师秘密方》中辑录了用八月露蜂房六钱烧灰，酒服三钱，再用三钱唾液调涂于胯骰间，连用四旬，以促进性功能与防止房劳伤损的方法。《唐本草》亦有以露蜂房"灰之，酒服，主阳痿"的相似记载。

2. 阳痿　是性功能障碍中的一种常见病。丹波康赖从《备急千金要方》《玉房秘诀》《玉房指要》《极要方》《耆婆方》《葛氏方》与《洞玄子》中辑录了12首治阳痿的方剂。如《范汪方》："肉苁蓉丸：治男子五劳七伤，阴痿不起，积有十年，痒湿，小便淋沥，尿时赤时黄。服此药养性、益气力，令人健，合阴阳。阴痿不起，起而不坚，坚而不怒，怒而不洪，入便自死……方用：肉苁蓉、菟丝子、蛇床子、五味子、远志、续断、杜仲（各四分），上七物，捣筛，蜜和为丸，丸如梧子。平旦服五丸，日再。长跪东向面，不知，药异至七丸，服三十日知，五十日阴阳大起。阴弱加蛇床子，不怒加远志，少精加五味子，欲令洪大加苁蓉，腰痛加杜仲，欲长加续断，所加者，倍之。年八十老公服如四十时，数用有验；无妇人不可服。禁如常法。"

从十二方可看出古代医家治阳痿有以下特点：①喜用丸、散剂，取其缓而留中，药力渐达肝肾宗筋之效。十二方中，有7方用酒服，取其使宗筋气血畅通之功。②重视益肾。十二方中，每方都有益肾之品，可推测阳痿病治疗中补肾是重要法则。十二方中，肉苁蓉出现9次，菟丝子8次，续断5次，鹿角2次，枸杞、杜仲、巴戟天各1次，均未使用附子、肉桂、干姜等燥热之品，而是以益肾气、稍偏温润为主。③重视辨病，善用专药。十二方中，蛇床子出现11次，远志8次，五味子5次，薯蓣2次，石菖蒲、车前子、柏子仁、枳实、防风、钟乳各1次。从统计分析，蛇床子、远志是治疗阳痿的专药。据《神农本草经》载：蛇床子能治"阴痿、湿痒"；远志"补不足，除邪气，利九窍，益智聪明"，有祛邪通窍之功，可通利宗筋而起痿。④十二方中，用药共17味，其方药组成主要为益肾（稍偏温润）之药，加上一些治疗阳痿的专药。

3. 性欲亢进　男性性欲亢进，能伤肾精，损害身体健康。《医心方》记录了抑制性欲亢进的宝贵文献。如"《葛氏方》云，欲令阴痿弱方：取水银、鹿茸、巴豆杂捣末，和调以真麋脂，和傅茎及囊，帛苞之。"《新修本草》曰："麋脂不可近丈夫阴。"《陶景本草》亦曰："枳实被霜之后，食之，令阴不强。"

（四）外阴疾病

1. 外阴瘙痒　对外阴瘙痒，多采用外治法，以药物外敷、外洗为主。主要药物有黄柏、蛇床子、黄连、干姜、芜菁子、薤白、桃仁（烧灰）、黑芝麻、牡蛎、吴茱萸、蒲黄、甘草等。如"《录验方》治阴痒、疮多少有汁者方：煮黄柏汁，冷洗，渍。傅蛇床子、黄连末"。亦有用灸法治疗者，如《新录要方》"旷灸脊尻骨，名龟尾；依年壮，或七壮。又灸足大指丛毛中，多至七壮。并良"。

2. 外阴溃疡　对于外阴溃疡，古代医家多采用清热解毒药外洗或以粉外扑。药用黄柏、黄连、地榆、芜菁、甘草、仙鹤草、龙胆草。亦用收敛药物，如鳖甲灰、海螵蛸。还有一些少见的偏方，如《随时方》治阴恶疮方："取薤白和苏（紫苏）傅之，当时即瘥。"书中还载有治疗类似尖锐湿疣的宝贵资料。《今李方》治阴劳创（性生活不当所致）："生息肉，烂破痛，医所不能治。矾石散方：矾石（烧）一分，细辛一分，白芷一分。凡三物治蓰，以温水洗创，乃粉。”

3. 睾丸鞘膜积液　这种疾病古医家多称为“阴卵偏大”，主张内服药及针灸治疗。如《小品方》载牡丹五等散，治癞疝阴卵偏大，“有气上下胀大，行走肿大为妨，服此方良验。牡丹（去心）、防风、桂心、豉（熬）、黄柏各一分。凡五物，治下筛，酒服一刀圭，廿日愈。”所灸穴位有肩井、关元、三阴交、玉泉等穴。亦有经验穴，如《小品方》癞疝阴卒肿者方：“合并足，缚两大趾，令爪相并，以艾丸灸两爪端方角处一丸，半上爪上，佳；灸七壮愈。”

4. 小便困难　即癃闭，常见于前列腺增生、慢性前列腺炎。其用药多以清利为主，或辅以外治法。内服药有冬葵子、车前子、滑石、豆豉、通草、石韦、瞿麦，亦有化瘀通利的乱发灰、鱼脑石粉等。外治法如《葛氏方》治小便不通方：“熬盐令热，内囊中，以熨少腹上。又方：以盐满脐，灸上三壮。”《医门方》疗小便不通、小腹满闷、不急疗杀人方：“葱白切一合，盐少许捣，绞取汁，灌三五豆粒许入水道中，小便出。极效。”

三、性医学专著的出现

这个时期性医学的研究在基础与临床方面都有大的进展，并出现了性医学专著。这些专著有《素女经》《玉房秘诀》《玉房指要》《素女方》《洞玄子》等。这些书籍著于晋隋之间，具体著者已不可考。其原本虽佚，但文字大多存于《医心方》中。

（一）《素女经》

《素女经》是一部重要的古代性医学文献。卷首强调，正确的性知识并非生而知之，而要通过学习才能获得，正确的性事能享乐而不伤身。“能知阴阳之道，悉成五乐；不知之者，身命将夭；何得欢乐？不可慎哉……爱精养神，服食众药，可得长生。然不知交接之道，虽服药无益也。”

人能否绝欲，绝欲于身体是否有益，书中做了明确的回答：“男女相成，犹天地相生也；天地得交会之道，故无终竟之限，人失交绝之道，故有夭折之渐。”而长期不性交的病理机制在于气机不得宣通。“天地有开合，阴阳有施化，人法阴阳，随四时，今欲不交接，神气不宣布，阴阳闭隔。”若久无性事，则易致阳痿与性欲淡漠。故《素女经》指出：“玉茎不动，则辟死其舍，所以常行以当导引。”保持一定的性活动或对性器官的自慰，以维持性能力。“夫阴阳交接，节度为之奈何？素女曰：交接之道，故有形状，男致不衰，女除百病，心意娱乐，气力强然。”指出适度的性生活，是房事后男女无倦怠感，心情愉快。若房事后，次日感到倦怠乏力，精神萎靡不振，则是性事过度的征兆。

《素女经》还提出了男女性事的总原则：“欲知其道，在于定气、安心、和志。三气皆至，神明统归；不寒不热，不饥不饱，亭身，定体，性必舒迟。浅内徐动，出入欲希。女快意，男盛不衰，以此为节。”在精神状态方面，强调要心境愉快，不忧不怒，不考虑事情，将注意力集中到性爱中。体质方面，勿过劳，充分休息；勿饱食或过饥，寒热避之有时。性操作忌急躁，宜动作舒缓，注意性的感受，并希望女方能达到性高潮。这种性事原则的提出，与现代性医学的认识殊途同归，而且更为完善。

书中强调要完成高质量的性活动，以及性过程中男女性器官功能的正常，必须以男女双方均有强烈的性要求为基础。如“交接之时，女或不悦，其质不动，其液不出，玉茎不强，小而不势，何以尔也。玄女曰：阴阳者，相感而应耳。故阳不得阴则不喜，阴不得阳则不起。男欲接而女不乐，女欲接而男不欲，二心不和，精气不感；加以卒上暴下，爱乐未施。”若两相情愿，俱表现出对性活动热心，则男女性器官都能发挥大的效应，获得性高潮。书曰：“男欲求女，女欲求男，情意合同，俱有悦心；故女质振，感男茎盛，男势营，扣俞鼠，精液流溢，玉茎施纵，乍缓乍急，玉户开翕，或实作而不劳，强敌自佚。”

《素女经》对性过程做了较详细的描述：“临御女时，先令妇人放平安身，屈两脚，男入其间，衔其口，吮其舌，拊搏其玉茎，击其门户东西两傍，如食顷，徐徐内入玉茎。”强调性交前充分爱抚。性交过程中，注重男女的相互配合。由于性反应男快女缓，所以《素女经》认为男子要根据女子的性反应表现而采取相应措施。如“五征”“五欲”“十动”。“五征之候：一曰面赤，则徐徐合之；二曰乳坚鼻汗，则徐徐内之；三曰嗌干咽唾，则徐徐摇之；四曰阴滑，则徐徐深之；五曰尻传液，则徐徐引之。”文中“面赤”“乳坚”等指女子性反应；而“合之”“内之”是男子应采取的性方式。“五欲”是通过女子的性反应来推测女子的性兴奋程度。“一曰意欲得之，则屏息屏气；二曰阴欲得之，则鼻口两张；三曰精欲烦者，则振掉而抱男；四曰心欲满者，则汗流湿衣裳；五曰其快欲之甚者，身直目眠。”“十动”是女子十种性表达，反映了她们的性需求。“素女曰：十动之效，一曰两手抱人者，欲体相薄，阴相当也；二曰伸其两肶者，切磨其上方也；三曰张腹者，欲其浅也；四曰尻动者，快善也；五曰举两脚拘人者，欲其深也；六曰交其两股者，内痒淫淫也；七曰侧摇者，欲深切其左右也；八曰举身迫人，淫乐甚也；九曰身布纵者，支体快也；十曰阴液滑者，精已泄也。见其效，以知女之快。”

马王堆医书只记载了七损八益之名，未记载其具体内容。《素女经》广其义，具体描述了各损、益的内容与方法。如“三益曰：利藏。令女人侧卧，屈其两股，男横卧，却刺之，行四九数，数毕止，令人气和。”“一损谓绝气。绝气者，心意不欲而强用之，则汗泄气少，令心热目瞑瞑。治之法，令女正卧，男担其两股，深案之，令女自摇，女精出止，男勿得快。”七损八益，指性保健，七损即七种性方式有损于人体健康；八益指八种有益于人体健康的性方式。

《素女经》首次提出了男性体质盛衰的判断标准。性欲的产生基于人体气血精充盈及神旺，性交的完成是五脏百骸筋骨都参与的整体活动。精源于血，由肾气的作用化生。《素女经》根据男性性功能及精液情况来判断体质。如“男之盛衰何以为候？彭祖曰：阳盛得气则玉茎当热，阳精浓而凝也。其衰有五：一曰精泄而出，则气伤也；二曰精清而少，此肉伤也；三曰精变而臭，此筋伤也；四曰精出不射，此骨伤也；五曰阴衰不起，此体伤也。”认为男子体衰及性功能的衰退，皆由性事不当所致。“凡此众伤，皆由不徐交接，而卒暴施泻之所致也。治之法，但御而不施，不过百日，气力必致百倍。”

《素女经》亦记载了关于优生的内容，反映了唐代以前的优生观。认为夫妇双方年轻无病，精神饱满，精力充沛，心境安定无虑，于“夜半之后，鸡鸣之前嬉戏，令女盛动，乃往从之，适其道理，同其快乐，却身施泻……若依道术，有子贤良，老寿也。”其夜半子时之后性交的观点，主要是“常乘生气”；其“令女盛动”，乃使女方先达性高潮，而易生男，反映了古代重男轻女的思想。《素女经》提出优生性事的禁忌，其“九殃”之说曰：“夫合阴阳之时，必避九殃。九殃者，日中之子，生则殴逆，一也。夜半之子，天地闭塞，不喑则聋盲，二也。日蚀之子，体戚毁伤，三也。雷电之子，天怒兴威，必易服狂，四也。月蚀之子，与母俱凶，五也。虹霓之子，若作不祥，六也。冬夏日至之子，生害父母，七也。弦望之子，必为乱兵风盲，八也。醉饱之子，必为病癫疽痔有疮，九也。”这些说法有些带有迷信色彩，或缺乏充分的科学依据，但并非一无是处，至少是反映了古医家在优生方面重视人体与自然环境的关系。

（二）《玉房秘诀》

该书系叶德辉从《医心方》中辑出，乃晋唐时冲和子著，专论性治疗与性保健。书中提出性频率为“年廿，常二日一施；卅，三日一施；四十，四日一施；五十，五日一施；年过六十以去，勿复施泻。”据《素女经》所论，年过六十，若身体壮实，有性的欲望，仍可有一定的房事，但不能勉强。

《玉房秘诀》在性医学史上最大的贡献，是提出了对性交不当造成的疾病的性治疗。“夫极情逞欲，必有损伤之病，斯乃交验之著明者也。既以斯病，亦以斯愈。解酲以酒，足为喻也。”其治疗手段为后世临床提示了思路。具体内容如下：

交接开目，相见形体，夜燃火视图书，即病目瞑青盲。治之法：夜闭目而交，愈。

交接取敌人着腹上者，从下举腰应之，则苦腰痛，少腹里急，两脚拘，背曲。治之法：覆体正身徐戏，愈。

交接侧斯旁向敌，手举敌尻，病胁痛。治之法：正卧徐戏，愈。

交接低头延颈，则病头重项强。治之法：以头置敌人额上，不低之，愈。

交接侵饱，谓夜半饭气未消而以戏，即病创，胸气满，胁下如拔，胸中若裂，不欲饮食，心下结塞，时呕吐青黄，胃气实结脉。若衄，吐血，若胁下坚痛，面生恶创。治之法：过夜半，向晨交，愈。

交接侵酒，谓醉而后交接，戏用力深极，即病黄疸、黑瘅、胁下痛，有气接，接动手下，髀里若囊盛水，撒脐上，引肩膊；甚者，胸背痛，咳吐血，上气。治之法：勿复乘酒热，向晨交接，戏徐缓体，愈。

当溺不溺，以交接，则病淋，少腹气急，小便难，茎中疼痛，常欲手撮持，须臾乃欲出。治之法：先小便，还卧自定，半饭之顷，乃徐交接，愈。

当大便不大便而交接，即病痔，大便难至……治之法：用鸡鸣际，先起更衣，还卧自定，徐相戏弄，完体缓意，令滑泽而退，病愈。

交接过度，汗如珠子，屈伸转侧，风生被里，精虚气竭，风邪入体，则病缓弱，为跛蹇，手不上头。治之法：爱养精神，服地黄煎。

巫子都曰：令人目明之道，临动欲施时，仰头闭气大呼，嗔目左右视，缩腹还精气，令人百脉中也。

令耳不聋之法：临欲施泻，大咽气，合齿闭气，令耳中萧萧声，复缩腹合气，流布至坚，至老不聋。

调五藏，消食疗百病之道：临施张腹，以意内气，缩后精散而还归百脉也。九浅一深，至琴弦、麦齿之间，正气还，邪气散去。

《玉房秘诀》记述了性禁忌的“七忌”，以及触犯性禁忌生育的恶果。这方面内容与《素女经》大体相同。

《玉房秘诀》认为阳痿有不起与不硬两方面，用补肾益精法治疗。如“治男子阴痿不起，起而不强，就事如无情，此阳气少、肾源微也”。一方用苁蓉、五味子、蛇床子、菟丝子、枳实，一方用雄蚕蛾、细辛、蛇床子。在促进男子外阴发育方面，《玉房秘诀》亦有载述，这是性医学史上的罕有文献。欲令男子阴大方：“蜀椒、细辛、肉苁蓉，凡三味，分等，治下筛，以内狗胆中，悬所居屋上卅日，以磨阴长一寸。”

《玉房指要》只有近千字，是《素女经》与《玉房秘诀》的摘要。《素女方》记载了治疗房事伤损及养生保健的7个处方。这7个处方均以茯苓为主药，同时归纳了7个方面性禁忌的内容，以及由此产生的对身体的伤害。《洞玄子》详细地叙述了性过程，强调男女双方获得性高潮的方法，同时记述了性交30式。这些内容，对于今天性治疗中提高性爱技巧，治疗性功能障碍有所裨益。但该书许多内容要予以甄别，其宣扬性养生以御女多的观点，应予批判。

综上，可见晋唐时期我国性医学研究内容的广泛、深入，反映了古代中医性医学在当时就处于世界领先地位。

第三节　宋金元时期

宋金元时期，随着方书的增多及其容量的增大，男科用方亦增多。但因程朱理学的影响，在男科基础理论研究方面发展缓慢。

一、三大方书中男科用方增多

《太平圣惠方》《太平惠民和剂局方》《圣济总录》是宋代著名的三大官修方书，其载方之多，史无前例。男科方收载丰富，反映了宋金元时期男科病治法的创新和进展。

《太平圣惠方》中载治遗滑精方13首、阳痿方10首、少精方7首、阴疮方4首。对遗精的治疗分四法：①温肾涩精法：温补药常与其他养阴益精之品合用，使温而不燥；②益气养血涩精法；③养心安神、温阳疏肝、清利涩精法；④清肝涩精法。其方有两个显著特点：其一，于温补肾阳药中配伍清热利湿药，如常以桂心与车前子配伍；其二，多用涩精药以治其标。对阳痿的治疗，10方中有9方用温肾育阴法，重视调补肾气。该书亦有用动物内脏治疗阳痿的记载，如用“雄鸡肝一具，鲤鱼胆一枚。右件药，阴干，捣罗为末，用雀卵和丸如小豆大，每服食前以温酒下五丸。”治阳痿方的温阳药常用鹿茸、蛇床子、阳起石、巴戟天、肉苁蓉、干姜、天雄，滋阴药常用地黄、五味子、石斛、山茱萸、麦冬，平补肾气之药常用菟丝子、枸杞子、覆盆子、杜仲、续断，养心安神的远志亦常用。男子精少，用滋阴益精、温阳益精、阴阳双补三法。对男子阴疮的治疗，《太平圣惠方》以清热解毒、敛疮为主，或佐以通络。该书所载方，多同时将病因病机与主症、兼症简要列出。如《太平圣惠方卷三十·治虚劳梦泄诸方》中“治虚劳羸瘦、肾虚、梦泄不知，韭子丸方”即是。

《太平惠民和剂局方》所载方剂较《太平圣惠方》少，且方剂药物组成味数较多，主治症叙述繁杂，药效不专。

《圣济总录》是我国现存最大方书之一，载方67 000多首。其中白淫方14首、阴疝方9首。该书将疝分广义与狭义。广义之疝，指以腹部疼痛为主的一些病证，“疝者，痛也。阴气积于内，复为寒气所加，使荣卫不调，血气虚弱，故风冷入腹而成疝也；或少腹痛而不得大小便；或手足厥；或绕脐痛，白汗出；或气逆上抢心，令腹心痛；或里急腹痛。又有五疝，其症非一。故云诸疝，当诊其脉弦而急者，是谓疝也。”而“阴疝”是指男性以睾丸部位为主的疼痛性病症，“邪气聚于阴，致阴器肿大而痛者，阴疝也，一名㿗疝。其类有四，即肠㿗、卵胀、气㿗、水㿗是也。……下焦受寒，皆能致阴卵肿大，或发疝痛，故通称曰阴疝。若寒湿之气，有连于小肠者，即少腹控睾而痛，阴丸上下，谓之肠㿗。寒气客于经筋，足厥阴脉受邪，脉胀不通，邪结于睾卵，谓之卵胀。肾虚之人，因饮食不节，喜怒不时，津液内溢，下流于睾，寒气结聚不散，谓之气㿗。水气盛则津液内结，谓之水㿗。水㿗、气㿗，病生于标，故针灸可治，其疾易愈。肠㿗、卵胀，病生于本，邪气入深，其治难瘥。”这种分类方法，得到后世严用和等医家的赞同。

二、其他方书的论治贡献

《澹寮集验方》认为，男女思淫不遂，久虑不竭，易致劳伤，使五脏亏虚。除用药治疗外，还主张心理治疗，矫正心理变态。“世有童男室女，积想在心，思虑过当，多致劳损。男子则神色先散，女子则月水先闭。盖忧愁思虑则伤心，心伤则血逆竭，血逆竭故神色先散，而月水先闭也。火既受病，不能荣养其子，故不嗜食；脾即虚则金气亏，故发嗽。嗽即作则水气绝，故四肢干；木气不充，故多怒，鬓发焦，筋骨痿软。俟五脏传遍，故卒不死，然终死矣。此一种于诸劳中最为难治。盖病起五脏之中，无有已期，药力不可及也。若或自能改易心志，用药扶接，如此则九死一生。”该书还载录了《医说》一个类似软下疳的病案：“有富家子唐靖，年十八九，未娶，忽于阴头上生疮，初只针眼来大，畏疼不敢洗刮，日久攻入皮内，连茎烂壹贰寸许，医只用膏药贴之，愈疼。有道人周守真，谓此名下疳疮……若欲治此疮，须是断房事数月。先用荆芥、黄柏皮、马鞭草、甘草，剉入葱，煎汤洗。令去脓面，以诃子烧灰，入麝香干渗患处。”即先以清热解毒法治之，后以敛疮生肌法善其后。在“疮疥门”载录了几个治阴疮的单验方，如“女男阴蚀疮：生硫黄。右为末，先以葱椒白矾汤洗净，次以此药傅之。”“丈夫阴头痈，师不能疗：别甲一枚，右烧为末，鸡子白调敷。”

《御药院方》提出老年性阳痿的预防。老年因脏腑渐亏，气血阴阳渐弱而阳道渐衰，必须于身体衰弱之前培补，方使老年阳道不弱。如“金锁丹：凡人中年之后，急务建助秘真之术，以代残年不衰矣。若每日一服，至耄无痿之理，其治不可具陈。”药用桑螵蛸、晚蚕蛾、紫梢花、蛇床子、远志、鹿茸、川茴香、穿山甲、海马、续断、石燕子、麝香、乳香、木香、牵牛等。可见，元代阳痿治法较宋代补肾温阳有所发展，已注意到了心火、湿热、阴虚火旺、气血瘀滞等病因，为明清对阳痿辨证论治体系的形成起了奠基作用。对于性功能亢进，该书认为乃阴虚心火亢盛之过。如“秘真丸：治肾水真阴本虚，心火狂，阳过甚，心有所欲，速于感动，应之于肾，疾于施泄，故服此药，秘固真元，降心火，益肾水。”

宋代窦材《扁鹊心书》设“阴茎出脓”病篇，认为其由“酒色过度，真气虚耗，故血化为脓”。其描述与性传播疾病中“淋病”相似。

元代李仲南《永类钤方》认为精五脏皆有，而藏积于肾；精的施泻由心主宰。如谓“五脏六腑皆有精，肾为都会之所，听命于心”。该书对男子阴疮倡导以清热解毒燥湿之法治疗，如“疮烂痛不可忍，香豉一合，地龙新粪，水少和成膏涂之。地榆、黄柏，又或桑枝、葱，煎汤洗。”

三、《三元延寿参赞书》在性生理与性事养生方面的贡献

该书是一本养生专著。认为性是人长生保健的重要方面。指出“肾藏精气”，因“肾间动气”使之分布于人体内外，营养四肢百骸，灌溉五脏六腑，当性兴奋时，欲火炽盛，将固身之精气集于下焦肾脏，从精道泄出。性欲的产生属于一种自然发生的生理现象，当人体精气充旺时，就会产生强烈的性渴望，所谓“精盛则思室”。

该书提出了著名的性保健箴言：“欲不可绝”“欲不可早”“欲不可纵”“欲不可强”“欲有所忌”“欲有所避”。

其《欲不可绝》篇阐述了性生活对人体健康的必要性。强调阴阳交合是自然界必须遵循的规律，男女的交合亦然。“黄帝曰：一阴一阳之谓道，偏阴偏阳之谓疾。又曰：两者不和，若春无秋，若冬无夏，因而和之，是谓圣度。圣人不绝和合之道，但遗于闭密以守天真也。”

“男不可无女，女不可无男。若念头真正无可思者，大佳，长年也。”然而，“精盛则思室”，对性的渴求是人类自身的一种生理现象，不能通过抑制、禁锢解除。“久而不泄，致生痈疾”，“思欲无穷，所愿不得，意淫于外，为白淫而下。”故谓：“若孤阳绝阴，独阴无阳，欲心炽而不遂，则阴阳交争，乍寒乍热，久而为劳。”

房事不可无，亦不可过频，若次数适中，两情愉悦，阴阳平衡，有利于养生。“素女曰：人年二十者，四日一泄；三十者，八日一泄；四十者，十六日一泄；五十者，二十日一泄。此法语也。所禀者厚，食饮多，精力健，或少过其度。……若所禀者薄，元气本弱，又食减，精耗损，强而为之，是怯夫而试冯妇之术，适以刺虎牙耳。”指出性事频率因人而异，先天禀赋充足、体质强壮、食欲旺盛、生活条件优裕者，其房事次数可适当增加，反之则减。“人年六十者，当闭精勿泄。若气力尚壮盛者，亦不可强忍。久而不泄，致生痈疾。”老年人体质犹壮者，亦应有适度的性生活，这对增强老人生活的勇气及健康长寿，都有裨益。

《欲不可纵》篇陈述了纵欲的害处，反对恣情纵欲。认为纵欲的危害主要是伤精，精伤则易造成虚损性疾病，不能享尽天年。“欲多则损精。人可保者命，可惜者身，可重者精。肝精不固，目眩无光；肺精不交，肌肉消瘦；肾精不固，神气减少；脾精不坚，齿发浮落。若耗散真精不已，疾病随生，死亡随至。”若老年人忽对性要求强烈，异于常态，恐为油尽灯灭，残灯复明之恶兆，更应节制性生活。如“年高之时，血气即弱，觉阳事辄盛，心慎而抑之，不可纵心竭意。一度不泄，一度火灭；一度火灭，一度增油。若不制而纵情，则膏火将去，更去其油。”指出养生的关键在于爱惜和固护肾精。

《欲不可强》篇着重指出了不可强力入房，认为强力入房易耗伤肾精。其“欲不可强”主要指两方面：其一，不可以壮阳之药来助房事，特别是在发生阳痿及性功能低下时。“阴痿不能快欲，强服

丹石以助阳，肾水枯竭，心火如焚，五脏干燥，消渴立至……少水不能灭盛火，或为疮疡。”丹石多为燥热之品，燥热伤精，故危害甚。“春药”亦多燥烈，故亦不能用“春药”来助性事。其二，在体力不支或精少而不思室的情况下，不能进行性活动。“真人曰：养性之道，莫强所不能堪尔。《抱朴子》曰：才不逮，强思之，力不胜，强举之，伤也，甚矣。强之一字，真戕生伐寿之本。……欲而强，元精去，元神离，元气散，戒之。”

《欲有所忌》篇指出某些情况下不能行房，包括：饱食后、醉后、燃烛行房、情绪过激时、远行后、月经未尽、伤口未愈合、忍小便、服樟脑及麝香后、目赤、疾病刚愈或亏虚未复等。若不避禁忌，必致偾事。如“忿怒中尽力房事，清虚气结，发为痈疽。恐惧中入房，阴阳偏虚，发厥，自汗盗汗，积而成劳”。

《欲有所避》篇讨论了有关气候变化与地理环境方面的性禁忌问题。其内容多见于《医心方》及《备急千金要方》。该篇有关诸日期禁忌之说，无科学依据。如“今人勿犯长命及诸神降日，犯淫者促寿。及《保命诀》所载：朔日减一纪，望日减十年……”众多日期之戒，仅寓节欲之意。

四、金元四大家的贡献

金元四大家无男科学专著，但他们的学术思想给男科学的理论研究及临证论治以启迪。

（一）刘完素

刘完素（1120—1200）是河间学派的开山祖，倡“火热”论。认为火热邪气造成的疾病最多，善于辛苦寒、宣清通并用治疗火热病证，其代表方为防风通圣丸，被后世广泛用于治疗淋病、梅毒、软下疳、鱼口横痃、阴囊湿疹等病。刘氏认为遗精系劳伤、思欲或房劳太过所致，以健脾育阴坚肾之秘真丸治疗。

（二）张从正

张从正（约1156—1228）反对当时囿于“局方”滥用温燥的时弊，理论上力倡攻邪，认为邪去则正安，善用汗、吐、下三法。其在《儒门事亲》中将阳痿、遗精归于男子“疝”病范畴，称“遗溺、癃闭、阴痿、脬痹、精滑、白淫，皆男子之疝”。认为下疳疮久不愈者，是肝失疏泄，湿热下注所致。其论男子七疝形象而具体，对阴囊水肿之“囊腿”用凉而消散之琥珀通经散治疗。他倡导“气血以流通为贵”，给今人治疗阳痿、阳强、不育不孕、不射精等疾病以启迪。

（三）李杲

李杲（1180—1251）提出脾胃内伤、脾气不升，致湿热下流、湿热邪气是外阴疾病的常见病因。李氏对湿热郁阻宗筋，阳气不得宣通所致之阳痿，辨证治疗极有新意。如《兰室秘藏》载：“固真汤，治两丸冷，前阴萎弱，阴汗如水，小便后有余滴，尻臀并前阴冷，恶寒而喜热，膝下亦冷。”证属阳热怫郁，真寒假热，法宜升阳开郁，透达邪气，清热利湿，药用升麻、羌活、柴胡、炙甘草、龙胆草、泽泻、黄柏、知母。所创制治疗肝经湿热下注的名方龙胆泻肝汤，被广泛用于男科疾病，如阳强、淋病、软下疳、睾丸炎、龟头炎等。

（四）朱震亨

朱震亨（1281—1358）倡“阳常有余，阴常不足”论，主张滋阴降火、节欲保精以养生，提出不可恣情纵欲。在《格致余论·色欲箴》中说：“惟人之生，与天地参，坤道成女，乾道成男。配为夫妇，生育攸寄，血气方刚，惟其时矣。成之以礼，接之以时，父子之亲，其要在兹……昧者，徇情纵欲，唯恐不及，济以燥毒。气阳血阴，人身之神，阴平阳秘，我体长春。血气几何？而不自惜！我之所生，翻为我贼。女之耽兮，其欲实多，闺房之肃，门庭之和。士之耽兮，其家自废，既丧厥德，此身亦瘁。远彼帷薄，放心乃收，饮食甘美，身安病瘳。”朱氏认为人体阴平阳秘、气血阴阳充沛是健康根本。若耽于房事，损伤精血，不仅身体亏虚，亦易造成家庭不和。如以燥热壮阳之药助其纵欲，对身体危害甚大，应加戒慎。

对于真假两性人（俗称阴阳人），称之为“兼形”。在《格致余论》中谓：“兼形者，由阴为驳气所乘而成，其类不一。以女函男有二：一则遇男为妻，遇女为夫；一则可妻而不可夫。其有女具男之全者，此又驳之甚者。或曰：驳气所乘，独见于阴，而所乘之形，又若是之不同耶？予曰：阴体虚，驳气易于乘也。驳气所乘，阴阳相混，无所为主，不可属左，不可属右，受气于两气之间，随所得驳气之轻重而成形。故所兼之形，有不可得而同也。"其认为两性畸形为杂乱之气（驳气）乘袭母体所致。

《格致余论·房中补益论》阐述了房中养生的观点："《千金方》有房中补益法，可用否？予应之曰：《传》曰吉凶悔吝生乎动，故人之疾病亦生于动，其动之极也，病而死矣。人之有生，心为火居上，肾为水居下，水能升而火能降，一升一降，无有穷已，故生意存焉。水之体静，火之体动，动易而静难，圣人于此未尝忘言也。儒者立教曰：正心、收心、养心。皆所以防此火之动于妄也。医者立教恬淡虚无，精神内守，亦所以遏此火之动于妄也。盖相火藏于肝肾阴分，君火不妄动，相火唯有禀命守位而已，焉有燔灼之虐焰，飞走之狂势也哉？……窃详《千金》之意，彼壮年贪纵者，水之体非向日之静也，故著房中之法为补益之助。此可用于质壮心静、遇敌不动之人也。苟无圣贤之心、神仙之骨，未易为也。女法水、男法火，水能制火，一乐于兴，一乐于取，此自然之理也。若以房中为补，杀人多矣。况中古以下，风俗日偷，资禀日薄，说梦向痴，难矣！"

朱氏之论反映了两种观点：其一，人体动静结合，水火升降相济而生。但阴精易亏，相火易亢，治疗宜滋阴降火。精神保健强调"正心、收心、养心"；若纵欲，不仅阴亏，且使相火更易妄动。其二，房中补益之法，只适于体壮心静，不易为色所动之人。若体弱贪色之人，房中之术更易煽其相火燔灼，故不宜提倡。

在性生理方面，认为性兴奋是肝、肾、心三脏及君火、相火协调作用的结果。如谓："主闭藏者，肾也。司疏泄者，肝也。二脏皆有相火，而其系上属于心。心，君火也，为物所感则易动，心动则相火亦动，动则精自走，相火翕然而起，虽不交会，亦暗流而疏泄矣。"（《格致余论》）即精液藏于肾，疏泄在于肝。性兴奋与射精是君、相火动之故。心属君火，肝、肾属相火；君火为性刺激所诱发则炽盛，从而引起相火妄动则发生性兴奋。妄动之相火扰动精室，肝疏泄而射精。其论有较高的临床指导意义。如后世多以清君、相火之法治疗遗精和早泄等，即导源于此。

性心理方面，认为对性的要求人皆有之，"古人谓不见所欲，使心不乱。夫以温柔之盛于体，声音之盛于耳，颜色之盛于目，馨香之盛于鼻，谁是铁汉，心不为之动也？"指出性的刺激方式包括目视、耳听、鼻嗅及肌肤的接触等。然性欲产生的关键，是诸多因素引起"心动"。故朱氏提出控制人性冲动的方法是"不见所欲，使心不乱"及"养心收心"。以清心为主治疗性功能亢进、遗滑精，有较高的临床价值。

《丹溪心法》中提出，"梦遗，专主乎热"，突破了宋以前肾虚不固以补肾为主的论治框架。朱氏所创的大补阴丸、知柏地黄丸等名方，至今在阳痿、阳强、不育、更年期综合征的治疗中沿用不衰。

朱氏提出的热毒遗婴的学术观点，丰富了中医学优生内容。"郑廉使之子，年十六，求医曰：我生七个月患淋病，五日、七日必一发。其发也大痛，扪地叫天，水道方行，状如漆和粟者，约一盏许，然后定。诊其脉轻则涩，重则弦。视其形瘦而稍长，其色青而苍。意其父必因多服下部药，遗热在胎，留于子之命门而然。遂以紫雪和黄柏细末，丸梧子大，晒十分干，而与二百丸作一服，率以热汤下，以食物压之。又经半日，痛大作连腰腹，水道乃行，下如漆和粟者一大碗许，其病减十分之八。后张子忠以陈皮一两，桔梗、木通各半两，作一帖与之，又下漆和粟者一合许，遂安。父得燥热且能病子，况母得之者乎？"（《格致余论》）

综上所述，宋金元时期男科学的发展虽较为缓慢，但方剂增多是其特点，这为明清男科病辨证论治思想的形成奠定了基础。

第四节　明清时期

明清时期，男科病的理论进一步丰富发展，辨证施治渐趋完善，对性传播疾病亦作了一些研究。

一、性与生殖专著的出现

（一）《广嗣要语》精血论

该书系明代俞桥所撰。认为男精女血是孕育胎始的两种基本物质，精血的充盛，是孕育胎始的基本条件。“夫精者，血也，水也，阴也；盖以有形言之也。有形而能射者，则又为气为火为阳所使然也。精兼气血，兼水火，兼阴阳，总属肾与命门二脉，以沉静为平。”俞氏之论有两层意思：其一，精由血所化生，有形质，藏于肾与命门。精虽属阴，但兼具水火气血阴阳，纵欲能使气血阴阳俱亏；其二，精性喜沉静，其躁动与射出，则有赖于气、阳、火的鼓动。寡欲养生，心境安定，欲念宁静，则精不妄动。这种精为阳使、清心养精的观点，给遗精、早泄、性功能亢进等疾病的论治以较大启迪。

《广嗣要语》“刻漏真诀”专论择时种子优生，认为最好选在人体生气旺盛的“午前子后”，“以致两情绸缪，方可交感，得生子形容肥壮充实而秀丽”。

（二）《医学正印种子编》论不育治疗

该书为明代岳甫嘉撰，分男科、女科各一卷。上卷“男科”是论治男性不育的专篇，载方52首。认为不育有肾之本经病与他经病之不同。肾的功能失常是该病的直接原因，七情、六淫等病因也可导致肾的功能失常而不育。论治应重视审因求本，先治他经之疾，除去病源，继以补肾。反对不审因辨证而妄施蛮补。肾为先天之本，靠后天脾胃运化精微不断充养。故在调补肝肾阴阳的同时，宜兼养脾胃，或先调脾胃继补肝肾。此外，还提出清心滋肾、固肾宁心、宁心疏肝、养心温肾、活血安神等治法，调理心神。总以补阴阳之虚，以平和为期。

古代医家在不育用方中多加固精涩精之药，岳氏对此提出异议：“种子之法，要在固精，而涩精之药，尤种子所忌。如龙骨、牡蛎等，可入治虚损，不入种子方。以涩则施精不全，非求嗣者所宜也。”认为，涩精药须伍以疏利肾气之品（如车前子等），方可用于不育方中。

（三）《阳痿论》对阳痿论治的发挥

《阳痿论》，二卷（未刻本），清末韩善徵著，是我国现存最早的阳痿病论治专著。阐述阳痿病名曰：“阳者，男子之外肾；痿者，弱也；弱而不用，欲举而不能之谓。”“夫痿者，非不欲举之谓，乃不能举之谓。”认为只要辨治精当，阳痿亦非难治。其论阳痿的独到之处，在于揭示阳痿“因于阳虚者少，因于阴虚者多”的发病规律，一扫前人将阳痿与阳虚等同之偏见。他反对滥用温热之药治疗阳痿，指出其危害匪浅：“独怪世之医家，一遇阳痿，不问虚实内外，概予温补燥热。若系阳虚，幸而偶中，遂自以为切病；凡遇阴虚及他因者，皆施此法，每有阴茎反见强硬，流精不止，而为强中者。且有坐受温热之酷烈，而精枯液涸以死者。”

韩氏将阴虚所致阳痿分成四型，即肾阴虚（二至丸、聚精丸）、肝阴虚（养肝和阴方）、胃阴虚（麦冬汤）、心阴虚（远志丸加柏子仁、枣仁、麦冬、熟地黄）等。论述了因痰、因暑、因瘀等所致之阳痿。其因痰所致者，多见于体丰气旺之人，必兼见痰凝气逆之候，治疗最忌峻补，方用清气化痰丸（半夏、胆南星、橘红、枳实、杏仁、瓜蒌、茯苓）。若夏月患阳痿，而有壮热心烦，口渴欲饮，蒸蒸自汗，喘咳面垢齿燥等，属暑热所致，切勿温热峻补，宜黄连解毒汤合生脉饮治之。于“跌仆”所致的阳痿，韩氏责之“瘀”，认为瘀滞精窍，真阳之气难达阴茎，势遂不举，治宜通瘀利窍，用通瘀利窍方（桃仁、牛膝、两头尖、归尾、韭白、九制大黄、麝香调匀，法丸）。韩氏分析了男子欲火大动，欲交媾，因事或女子“阻逆”而致阳痿的产生机制：“欲交媾则阳已举，而肾火已动，精气将聚于前阴，逆之则气凝精积而不得泄，阻塞于内，虽欲再举，而新运之精气，因旧结之精气所遏，无以直达于下，故阳痿。”古代常以“滑利精窍”之秃笔灰治疗此型阳痿。韩氏还指出，胃气之强弱与性欲之强弱密切相关：“胃强善啖之人，其于欲事必强；否则痿。是胃气能为肾气之助。”

二、重要医著的男科思想

明清时期的许多重要医著，对男科都有所阐发。

（一）《广嗣纪要》

该书由明代万全撰。对男性不育主张用益精固精法，“用枸杞子、菟丝子、柏子仁以生其精，使不至于易亏；山茱萸、山药、芡实以固其精，使不至于易泄。”指出男性不育的五种情况，即“五不男”：“一曰：夭，原身细小，曾不举发；二曰：犍，外肾只有一子，或全无者；三曰：漏，未至十六其精自行，或中年多有白浊；四曰：变，二窍俱有，俗谓二仪子也；五曰：妒，妒者，忌也，阴毒不良。男子有五病不能配合太阴，乏其后嗣也。”认识到原发性阳痿、睾丸先天发育不良、隐睾、性病、两性人等，均可致男性不育。

性事方面，认为人正常性欲的自发产生，以精液充盛于体内为基础：“男子精盛以思室。”精辟地阐述了阴茎勃起的机制，“肾藏精，肝之脉环于阴器而出其挺末，心不妄动则精常溢泻，肝实而阳道奋发矣。”说明精虽是性欲产生的物质基础，但心肾二脏的功能正常亦起重要作用。而阴茎的勃起，主要由肝所主，有赖于肝脏的藏血、疏泄、生发功能。男子性兴奋的标志，是“三至”俱至：“男有三至者：谓阳道奋昂而振者，肝气至也；壮大而热者，心气至也；坚劲而久者，肾气至也。三气俱足，女心之所悦也。”并在医学史上第一次提出了早泄的病名，曰：“若男性已至，而女情未动，则精早泄，谓之‘孤阳’。”并认为其治疗在于加强性事前的爱抚和提高性技巧。对于男子射精无力，认为是心气不足，神不安宅。其曰：“有交接之时，其精易泄，流而不射，散而不聚，冷而不热者，此神内乱，心气不足也。”

（二）《遵生八笺》

该书由明代高濂所撰，阐述了纵欲使五脏俱损的机制。“水先枯竭，则木无以主，而肝病矣。木病则火无所制而心困矣。火焰则土燥而脾败矣。脾败则肺金无资，五行受伤。”认为“养生之方，首先节欲”。

古代许多医籍都载有性禁忌的条目，夹杂了许多封建迷信的神鬼忌日，谓犯者减寿。而高氏则认为，古医家列众多时日禁忌的本意，是示人节欲。其曰：“立教太严，使人反不相信。然而，立教之意，戒人节欲，借时日以惧之耳。”并将古医家性禁忌内容精炼提要，归纳为十个方面，即：阴阳好合，接御有度；入房有术，对景能妄；妖艳莫贪，市妆莫近；惜精如金，惜身如宝；勤服药物，补益下元；外色莫贪，自心莫乱；勿作妄想，勿败梦交；少不贪欢，老能知戒；避色如仇，对欲知禁。认为谨守之有益于养生。

高氏还指出：“情欲出于五内，魂定魄静，生也。情欲出于胸臆，精散神惑，死也。”即性欲的产生是在五脏精血充足的基础上，在这样的情况下进行交合，能缓解性紧张，稳定情绪，于身心有益。所以，应注意延长交合的间隔时间，利于积精。若性欲的产生不是在五脏精血充足基础上，而是外界的色淫刺激诱发，其交合就会伤精及元气，使精神恍惚，神气内乱。

古代春药盛行，这是在当时有钱人妻妾成群的基础上产生的。“纵而无厌，疲困不胜，乃寻药石以强之，务快斯欲。因而术人方士得以投其好而逞其技矣。”《遵生八笺》中载述了多种春方、春药的方名、药名、用法、危害及作用机制。如“拘热毒之药，称海上奇方。入于耳者，有耳珠丹；入于鼻者，有助情香；入于口者，有沉香；合于手者，有紫金铃；封于脐者，有保真膏、一丸金、蒸脐饼、火龙符；固于腰者，有蜘蛛膏、摩腰膏；含于龟者，有先于一粒丹；抹其龟者，有三厘散、七日一新方；缚其龟根者，有吕公绦、硫黄匝、蜈蚣带、宝带良香短、香罗帕；兜其小腹者，有顺风旗、玉蟾㖠、龙虎衣；搓其龟者，有长茎方、掌中金；纳其阴户者，有揭被香、暖炉散、窄阴膏、夜夜春；塞其肛门者，有金刚楔。此皆用于皮肤，以气感肾家相火。其时坚举，为助情逸乐。用之不已，其毒或流为腰疽，聚为便痈，或腐其龟首，烂其肛门。害虽横焰，尚可解脱，内有一二得理，未必尽虎狼也。若服食之药，其名种种。如桃源秘宝丹、雄狗丸、闭精符之类颇多。药毒误人，十服九毙，不可救解。往往奇祸惨疾，溃肠裂肤。前车可鉴，此岂人不知也。”所论极富真知灼见。

高氏认为春药多属辛热燥烈之品，其作用机制是以火济火，用热药引动肾间相火而促发性能力，这种性能力的旺盛是短暂的，因欲火的产生无阴精的资助，是无根之火。春药给人体造成的危害主要表现为火热伤阴，煎灼精血，以致人体虚亏，或发生疮疡等，以内服药为最剧，外用药次之。通过对春药作用机制的分析，有的还可借用于性功能障碍的治疗。

（三）《景岳全书》

该书为明代医家张景岳所著，在男科临证方面有许多独到见解。书中对寒疝、癞疝、狐疝、水疝、筋疝、血疝、气疝的症状、病因及治则做了较详细的阐述，认为：“疝气之病，有寒证亦有热证。”主张“治疝必治气”。对于淋证，认为：“淋之初病，则无不由于热剧，无言辨矣。但有久服寒凉而不愈者，又有淋久不止及痛涩皆去，而膏液不已，淋如白浊者，此惟中气下陷及命门不固征也，固必以脉以征，而察其为寒为热为虚，庶乎治不致误。”主张以升提、补虚、温补命门为治疗原则。

“癃”“淋”在明代前常统而论之，自明代始将二病分开。《景岳全书》设“癃闭”专篇，其对病因论述精辟：“凡癃闭之证其因有四，最当辨其虚实。有因火邪结聚膀胱者，此以水泉干涸而气门热闭不通也。有因热居肝肾者，则或以败精，或以槁血，阻塞水道而不通也。若此者，本非无水之证，不过壅闭而然。病因有余，可清可利，或用法以通之，是皆癃闭之轻证也。惟是气闭之证，则尤为危候。然气闭之义有二焉，有气实而闭者，有气虚而闭者。夫膀胱为藏水之腑，而水之入也，由气以化水，故有气斯有水；水之出也，由水以达气，故水始有溺……病气虚而闭者，必以真阳下竭，元海无根，水火不交，阴阳痞隔，所以气自气，而气不化水，水自水，而水蓄不行。气不化水，则水腑枯竭者有之，水蓄不行，则浸渍腐败者有之。气既不能化，而欲强为通利，果能行乎？阴中已无阳，而再用苦寒之剂，能无甚乎？”张氏之论，迄今临证仍不失指导作用。

对于血精，认为病位在精宫血海：“精道血海，必自精宫血海，而出于命门。”病因病机系房事过度，火扰营血所致。其分四型论治：三焦火盛者，宜清火凉血为主，以生地黄、芍药、牡丹皮、地骨皮、茜根、栀子、槐花及芩连知柏之类主之。肾阴不足而精血不固者，宜养阴养血为主，以左归饮之类主之。肾虚不禁，或病久精血滑泄者，宜固涩为主，以秘元煎主之。心气不定，精神外驰，精血失守者，宜养心安神为主，以天王补心丹之类主之。气虚下陷，不能摄血者，宜归脾汤主之。并就血精与尿血进行了鉴别。其卷三十“血证”篇，是古代医籍中关于血精论述最全面的文献。

对于遗精，认为病变与心关系密切。“遗精之始，无不病由乎心。心为君火，肾为相火，心神不安，心君火动，肾之相火必与之相感应。故凡以少年多欲之人，或心有妄思，或外有妄遇，以致君火摇于上，相火炽于下，则水不能藏，而精随以泄。初泄者，不以为意，至再至三，渐至不已，及其久而精道滑则随触皆遗。”指出了精神因素淫思妄想对遗精的发病意义。所以，“求治则尤当以持心为先，然后随证调理，自无不愈。使不知求本之道，全恃药饵而欲望成功者，盖亦几希矣”。这是中医史上首次提出遗精先予心理疗法的文献。

对于阳痿，主张辨证论治。命门火衰者，用右归丸；血气薄弱者，用左归丸；思虑惊恐过度者，用归脾汤；肝肾湿热者，用滋阴八味丸。

张景岳所创的左归丸、右归丸、赞育丹，在男性性功能障碍、虚劳等疾病中被广泛应用。其阳中求阴、阴中求阳的组方原则，给少精子症的治疗有较大启示。

（四）《辨证录》

该书由清代陈士铎著，认为宗筋之大小，是由肝气的盛衰而定。“人之阳物，修伟者，因其肝气之有余；阳物细小者，由于肝气之不足；以阴器为筋之余也。又属宗筋之会，肝气旺而宗筋伸；肝气虚则宗筋缩；肝气寒则阴器缩；肝气热则阴器伸；是阳物之大小全在肝经盛衰寒热之故也。”其学术观点，源于《内经》“肝主筋”及“前阴者，宗筋之所聚”。肝主宗筋，足厥阴肝经过前阴，肝有疏泄精血功能，生发条达等生理特性。由此提出病理方面的佐证，如寒袭肝经，则可发生缩阴症；肝经湿热，则可诱发强中症，较为切合临床实际。

对于男子生殖器先天发育不良，阴茎细小，并兼见不育者，以滋补肝肾为主，佐以养心安神治疗。如云：“男子有天生阳物细小而不得子者……要使小者增大，要非补肝不可。然而，肾为肝之母，心为肝之子，补肝而不补其肾，则肝之气无所生；补肝而不补其心，则肝之气有所耗，皆不能助肝以伸其筋，助筋以壮其势。故必三经同补，始获其验。方用夺天丹。”药用龙骨、驴肾、人参、当归、白芍、补骨脂、菟丝子、杜仲、白术、鹿茸、山药、五味子、熟地黄、山茱萸、黄芪、附子、茯苓、柏子仁、砂仁、地龙等。其理论和所设方药为现代治疗阴茎及睾丸先天性发育不良提供了启示。

对男科病论治重视病因论治。“人有用心过度，心动不宁，以致梦遗”者，用益气滋阴养心安神的静心汤。“人有朝朝纵欲，酒色不厌，遂至梦遗不能止”者，用滋阴清热涩精的旺水汤。“人有怒气伤肝，忽然梦遗，久而不止。凡增烦恼泄精更多”者，用养血柔肝、清热健脾的润木安魂汤。“人有素常纵欲，又加劳心思虑，终宵仍然交合，以致梦遗不止”者，用滋阴清心的两宁汤。“人有专攻书史，诵读不辍，至四鼓不寝，遂成梦遗之症。久则玉茎著被，精随外泄，不著则否”者，用气血双补、滋阴安神的绝梦丹。其治疗梦遗以滋阴为基本方法，兼佐清热、益气、安神等，温阳药则从未出现。

该书对不射精与早泄亦有载述。认为不射精可由纵欲伤精、阴阳虚损而致。如“人有过于好色入房，屡战以博欢趣，则鼓勇而战，不易泄精。……治法必须大补肾中之水……方用六味汤大剂煎饮。服至两月后，加入肉桂、附子以培补命门之真火，则水火有既济之妙。”对于早泄，书中有各种不同称谓，虽无专章论述，但多条论述散见各篇。“人有天分最薄，无风而寒，未秋而冷。遇严冬冰雪，虽披重裘，其身不温。一遇交感，数合之后，即望门而流。此命门之火太微也。”方用温阳益阴、补气安神的扶命生火丹。“人有精薄精冷，虽已能交接，然半途而废，或临门即泄。”乃脾肾阳虚，用益气健脾、温阳补肾的火土既济丹。“男子有精滑之极，一到妇女之门，即便泄精。欲勉强图欢，不可得；且泄精甚薄。治法：补心火之不足，不可泻相火之有余。”用温阳益精、益气安神，兼有清心涩精功效的济火延嗣丹。以上三证，认为皆属阳虚，故治以温阳为主，于阴中求阳。然阴虚火旺亦可致早泄，其特点是易泄易举，治用滋阴清热法：“人有终日举阳，绝不肯倒。然一与女合，又立时泄精。精泄之后，随又兴起。人以为命门之火，谁知阴衰之极乎。……方用平阳汤：玄参三两，山茱萸一两，沙参二两，地骨皮一两，丹皮一两。水煎服。”

对强中症，认为系“火”致。“人有终日操心，勤于诵读。作文之时，刻苦搜索。及至入房又复鼓勇酣战，遂至阳举不倒，胸中烦躁，口中作渴，两目红肿，饮之以水不解。人以为阳旺之极，谁知心肾二火之齐动乎。”从心肾失交的角度进行了深刻阐发：“若日劳其心，则心不交于肾。夜劳其肾，则肾亦不交于心，心肾不交，则水火无既济之好，觉一身上下无非火气。……火尽上升，阳无所寄，势不得不仍归于下。下又难藏，因走于宗筋阴器之间，阳乃作强而不可倒矣。”治疗用滋阴清热引火归原法：“此等之病，至危之症，非迅解二火，阳何能倒然。……盖二炎乃虚火，而非实火；唯有引火归经，少用微寒之品，以退浮游之火，则火自归源。方用引火两安汤：玄参一两、麦冬二两、牡丹皮五钱、沙参一两、黄连一钱、肉桂一钱。水煎服。”

陈氏在300年前就提出精神因素对性功能的影响。认为精神愉快有益于性功能；精神抑郁、情绪低落，则会降低性能力，甚至诱发阳痿。“忧愁则火气不扬，欢愉则火气大发。而木性条达，摧阻则木气抑而不伸，悠扬则木气直而不屈。处境之坎坷，值人伦之乖戾，心欲怡悦则不能，肝欲坦适而不得；势必兴尽致索，何风月之动于中，房帷之移其念哉！久则阳痿不振。”指出“心肝二气之滞”是忧郁导致阳痿的主要病机。治疗除心理疏导外，应以药物疏达心肝之郁滞：“舒其心气，则火得遂其炎上之性；吾顺其肝气，则木得遂其条达之性矣。自然木火相通，心肾相合，可以久战以消愁，可以尽欢以取乐。”方用忘忧散：白术、茯神、远志、柴胡、郁金、白芍、当归、巴戟天、陈皮、白芥子、神曲、麦冬、牡丹皮。

男子房事昏厥俗称“阳脱”。陈氏认为，房事昏厥无论男女，均属阴阳虚脱：“人皆以男脱精为阳脱，女脱精为阴脱。其实，男女俱有阴阳之脱。”倡益气回阳法，补气以助阳气，阳旺而阴自能生。方用续阴救绝汤（人参、白术、附子、巴戟天）。

（五）《仁寿镜》

该书系清代孟葑编著。正常的性事是否亦给人带来损害？这个问题许多医家都予回避，不作正面回答，而单纯强调性事“耗精”的一面。孟葑则明确提出正常的性交合能使“周身血脉通泰，气畅情欢。此在强壮之年则然。乃至中年交感，本已精涸髓枯，虽泄不畅，亦不甚乐。此等情状，人人可以自验者”。性活动是一种需要全身参与的活动，脏腑经络百骸对整个性活动的完成都发挥了作用，运动本身就具有舒经活络的作用。交媾之时，君相火旺，还可促进血液运行。健康愉快的性活动可加强夫妇感情交流与升华，使男女享受到难以言喻的性快感，缓解夫妇的性紧张，发泄身体积蓄的能量，故性事能使“气畅情欢”。孟氏认为中年以后，身体渐衰，精力不如青壮年充沛，故性感受亦稍逊。

在优生方面，认为酒生湿热，酒能“乱精”，男子在此间性交，孕育的后代易患某些热性病：“除生冷煎熬炙爆外，惟酒最不宜多饮。盖胎元先天之气，极宜清楚，极宜充实。而酒性淫热，非惟乱性，亦宜乱精。精为酒乱，则湿热已居半，真精只居半矣。精不充实，则胎元不固。精多湿热，则他日胎毒疮疡、痘疹、惊风脾败之类，率已造端于混沌之初。”

（六）其他

关于脱囊，明清医家指出系湿热下注所致，多认为并非不治之症。《外科理例·精要》谓：“痈入囊者死，将以为属肾耶。予治数人，悉以湿热入肝经施治，而以补阴佐之，虽脓溃皮脱，睾丸悬挂，亦不死。”《医宗金鉴》：“肾囊红肿发为痈，寒热口干焮痛疼，肝经湿热流注此，失治溃深露睾凶。”清代高锦庭首次提出“脱囊”之名，并对其发生、发展和转归作了详尽论述：“脱囊起时寒热交作，囊红睾肿，皮肤湿裂，隔日即黑，间日腐烂，不数日，其囊尽脱，睾丸外悬。势若险重，其实不妨，皆由湿热下注所致。”（《疡科心得集》）

缩阳症，古代多称“阴缩”。清代沈金鳌指出本病与伤寒厥阴病迥然不同：“阴缩：凡人一身之筋，皆以宗筋为主，宗筋在毛际，系阴器，寒邪乘之，则宗筋急而阴必缩”（《杂病源流犀烛》）。其用茱萸内消散（山茱萸、吴茱萸、马兰花、小茴、青皮、木香、山药、肉桂）治之。

古医家对阴茎疼痛多从热论。明代《医学准绳》指出茎痛是“足厥阴经气滞热”。清代《血证论》指出：“前阴属肝，肝火怒动，茎中不利，其则割痛。”

阴冷，是男子自觉前阴寒冷的一种病症。清代医家指出，该病亦有寒热，不能概以寒证论之。其因热而冷者，多系阳热怫郁所致。如《杂病源流犀烛》曰：“阴冷，大约下部阳虚，阴寒之气凝结于肾，致成此疾，宜金匮肾气丸加鹿茸。又有命门火衰、元阳虚备，常痿不起，亦成此疾，宜加减内固丸……又有阳气怫郁，卒然阴结，亦成此疾。宜助阳散、回春散。”《张氏医通》谓：“阴痿弱而两丸冷，阴汗如水，小便后有余滴臊气，尻臀并前阴冷，恶寒而喜热，膝亦冷，此肝经湿热。”

三、性病防治的成熟

明清时期，随着中外交往的增多，性病亦开始蔓延，这给医学研究提出了新的课题。此期医家对性病的治疗积累了丰富的经验。

（一）淋病

对于淋病始于何时在我国蔓延，争议较大，但在明清时期已较为流行。从明清医籍中可以看出，淋病不与淋证等同，关于淋病的记载多见于淋证、赤白浊、筋疝、白淫等病的论述中。如“筋疝：

阴茎肿胀，或溃或脓，或里急筋缩，茎中痛，或白物如精，随溲而下，宜降心之药为主，导赤散、乌头栀子汤”（《名论集览》）。“其或房劳邪术损伤肾气，茎中时痛时痒，白物随溲而下，或阴茎纵不收，名为白淫。宜先服泻心汤以降火，次服白龙丸以补肾”（《杂病源流犀烛》）。

古代医家认为淋病是性事所伤。《内外验方秘传》谓其是“少年淫中受毒”。张子和曰：“茎中作痛，痛极则痒，或阴茎挺纵不收，或出白物如精，随溲而下，得之于房事劳伤及邪术所使，宜以降心火之剂下之，宜服泻心汤、清心莲子饮”（《医宗损益》）。该病病机，诸多医家认为是湿热蕴结，或败精瘀阻，或中气下陷。在慢性期或恢复期，由于尿道不痛，阴茎不肿，溢出物少，多认为是中气下陷，脾气虚弱，这种认识有欠妥之处。急性期，主要为湿热所致。如《杂病源流犀烛》曰：“浊病之源，大抵由精败而腐者，居半；由湿热流注者，居半。其证茎中皆如刀割火灼，而溺自清利，惟窍端时有秽物如米泔，如米粉糊，如疮脓，如目眵，淋漓不断，与便尿毫不相混。故曰是精病，非溺病也。”《万病回春》曰：“赤白浊状，漩面如油，光彩不定，漩脚澄下，凝如膏糊，或如米泔赤脓，皆湿热所伤。”《增补病机沙篆》曰：“浊之为症，茎中热痛，浑如火灼刀刺，而溲溺仍清，惟窍端时流秽浊如脓，淋沥不断。由败精瘀腐者十之七八，由湿热流注与脾虚下陷者十之二三。”有的根据淋病急性期表现的尿道脓稠及疼痛，辨证为败精瘀塞，败精与湿热下注在病机和治疗上无大区别。如“有稠黏如胶，茎中痛甚，此非热淋，乃败精瘀塞。加味清心饮”（《增补病机沙篆》）。该方由茯苓、车前子、泽泻、牛膝、石菖蒲、益智仁、远志、莲子、人参、地骨皮、黄芩等药组成。

《张氏医通》还描述了淋病尿道口溢脓的证候：“色白如泔，或如腐花腐浆而马口不干结者，为湿；色黄赤而马口干靥者，为火。此皆为浊，胃中湿热下流也。”淋病急性期，尿道溢脓较多，如豆浆和豆腐脑；急性期恢复阶段或慢性淋病，尿道溢脓较少且清稀，晨间醒后尿道口常有一层黄色脓痂。出现脓痂者，其病轻；脓多而不干者，其病重。

对淋病的治疗，急性期以清热利湿解毒为主，慢性期及恢复阶段可佐以健脾渗湿。如《内外验方秘传》：“少年淫中受毒，淋浊当泻：知母二钱、泽泻三钱、瞿麦五钱、生军三钱、黄柏二钱、木通一钱、石韦五钱、芒硝（冲服）三钱、琥珀四分（冲服）。”水煎服。《同寿录》：“治房劳忍精，致成白浊，便短刺痛，或大便后急等症，用刘寄奴一两、车前子五钱、黄柏五分、白术一两。水煎服，一剂即愈。”有的医家以五淋散（赤芍、山栀子、茯苓、当归、甘草、黄芩）加减治疗。“久患淋病，顷阴茎肿，脓出，足常冷，加生地黄、牛膝、牛蒡子、牡丹皮、连翘、木通，去黄芩而安。淋病脓出，涩痛、尿黄、脉迟，去黄芩，加生地黄、木通、连翘、牛膝、牛蒡子、灯心草”（《增补众方规矩》）。

明代时期日本人编写的《医法明鉴》认为，慢性淋病系由湿热秽毒所致，其尿中见淋丝（即“出髓条”）者，治疗以健脾为主。如“治白浊出髓条：酸（炒）、术、参、苓、破（炒）、益、茴、蛎（煅）、青盐各等分。右酒糊为丸，酒或米汤饮下。”慢性淋病，或急性期的恢复阶段，治以清利为主，佐以健脾，利于该病彻底治愈。

（二）梅毒

梅毒在古代有多种不同的称谓。一期梅毒硬下疳形似杨梅或草莓，故命名为杨梅疮、霉疮、梅毒；其硬下疳范围较大者，称为翻花疮；亦有将硬下疳称为杨梅疳者。根据二三期梅毒疹的形态，命名有果子疮、砂仁疮、大风痘、茱萸疮；有据二三期黏膜皮损形态，命名为棉花疮者。亦有将二期梅毒中的扁平湿疣称为木棉疔的；有根据其传染流行的特点，称为时疮、天疱疮的。由于该病是由广东渐渐传入内地，故又将其称为广疮、广痘。如明代《景岳全书·杨梅疮》曰：“杨梅疮一证，以其肿突红烂，状如杨梅，故尔名之。其在西北，人则名为天疱疮；东南人又谓之广东疮。凡毒轻而小者，状类茱萸，故名茱萸疮；毒甚而大者，泛烂可畏，形如棉花，故名棉花疮。”

清代《医宗金鉴》对本病病名做了较为系统的论述：“此症一名广疮，因其毒出自岭南；一名时疮，以时气乖变，邪气凑袭之故；一名棉花疮，因其缠绵不已也；一名翻花杨梅，因窠粒破烂，肉反突于外，如黄蜡色；一名天疱疮，因其夹湿而生疮也；有形如赤豆嵌于肉内，坚硬如铁，名杨梅痘；有形如风疹作痒，名杨梅疹；先起红晕后发斑点者，名杨梅斑；色红作痒，其圈大小不一，二、三相套，因食秽毒之物入大肠而发，名杨梅圈。”

宋代以前，我国没有梅毒病，医籍中亦无该病论治的记载。随着当时资本主义势力的扩张，明代交通航海日趋发达，中外交流日益频繁，梅毒亦就此传入我国。先自沿海口岸流行，逐渐传遍全国。如李时珍《本草纲目》卷十八曰："杨梅疮古方不载，亦无病者，近时起于岭表，传及四方。盖岭表风土卑炎，岚瘴熏蒸，饮啖辛热，男女淫猥，湿热之邪积既深，发为毒疮，遂致互相传染，自南而北，遍及海宇。”据当代著名医史学家程之范考证，梅毒传入我国应在公元1500年左右，并于16世纪、17世纪流行全国。

我国最早记载梅毒病的医书是释继洪的《岭南卫生方·卷三》。该卷最末记有“治杨梅疮方”，用轻粉口服和外敷。释继洪是13世纪人，如果此书确属释氏所撰，则说明13世纪我国已有梅毒，但该书的最早版本是日本传抄明万历刻本，书中记有明正德八年（1513年）“中奉大夫，广东等处承宣布政史司左布政使古田罗荣”的序：“《岭南卫生方》，前元海北廉所刻，景泰间重锓于省署。唯其言为岭南则一方之书也。抑粤俗重巫轻医，故传布弗广，岁久版不复存。北客入南，首询孳孳，俗医既乏师承，应求草率，鲜有寻其绪者。予甚患之，思得是书以嘉惠兹土，访购实殷。今总镇笃庵潘公，适出所藏抄本，藩臬群僚，是见者忻扑，遂梓以传。”从这段序言分析，此书已非原版，而是16世纪初年潘笃庵的抄本，有可能是潘氏将杨梅疮方附载于此书之末。书中只有杨梅疮之名，并附一方，对症状并未述及。再者，同为释继洪所著的《澹寮集验方》中，虽有阴头生疮、阴蚀疮等，但并未记载杨梅疮之名。因此不足以说明13世纪梅毒已存在于我国。

16世纪初明确记载梅毒的医书，是明代韩懋1522年所著的《韩氏医通》，卷下载“近时霉疮亦以霞天膏入防风通圣散治愈，另著《杨梅疮论治方》一卷，滇壶简易方一纸为远近所传，用者辄效”。这里所谈到的《杨梅疮论治方》是最早的梅毒专著，惜该书失传，无法知其内容。

明代医家薛己在1525年著的《外科心法·卷五》，记有“杨梅疮”的病名和早、晚期梅毒的病例。如“一男子下部生疳，诸药不应，延及遍身，突肿状似番花，及筋挛骨痛，至夜尤甚”。所记述的是硬下疳及二期梅毒皮肤溃疡、骨膜炎，薛氏已认识到夜间疼痛是梅毒骨关节疼痛的特点。在“卷六”咽喉录载有“一男子咽间先患，及于身，服轻粉之剂稍愈，已而复发。仍服之亦稍愈，而后大发。上腭溃蚀与鼻相通，臂腿数枚，其状如桃大，溃年余不敛，神思倦怠，饮食少思，虚症悉具”。记述了三期梅毒树胶肿溃烂的病例。与薛己同时期的医家汪机，在《外科理例》中记载了几例梅毒病案，指出了滥用水银造成汞中毒的恶果。认为该病由淫乱所致，其易感性与体内有无湿热有关。若湿热体质，则易发病。

1617年，陈实功《外科正宗》记载了梅毒早期治疗不彻底，晚发三期神经性梅毒的病例：“庠生患此月余，乃求速愈……用水银、胆矾等药擦手足之心，半月内其疮果愈，随后骨疼，诸药不应。半年后内毒方出作烂，疼不堪言，遍腿相串，并无一空。又二年，腿脚曲而不直，径成疲疾终身；又兼耳聋，全不相听。”

明末陈司成（1632年）所著《霉疮秘录》，是我国现存第一部梅毒论治专著，总结了16~17世纪中国医学对梅毒的论治成就，反映了当时对该病的认识已达到了相当高的水平。该书的出版，促进了明清（主要是清代）对梅毒论治的普及与提高。对梅毒的病因与传播，有相当清醒的认识：“迩来世薄人妄，沉溺花柳者众，忽于避忌。一犯有毒之妓，淫火交炽；真元弱者，毒气乘虚而袭，初不知觉，或传于妻妾，或传于姣童。上世鲜有方书可正，故有传染不已之意。”

该书用问答方式记述了梅毒的病因、病机、病理和各期的症状。认为梅毒可发于身体的大多数部位，根据脏腑经络的理论，将各种梅毒归于五脏病变。“毒中肾经始生下疳，继而骨痛。疮标耳内、阴囊、头顶、背脊，形如烂柿，名曰杨梅疮……毒中肝经先发便毒，嗣作筋疼。疮标耳顶、胁肋，形如砂仁，俗以砂仁疮名之……毒中脾经，疮标发际、口吻，或堆肛门，形如鼓钉，俗以广痘名之……毒中肺经，疮标腋下、胸膛、面颊，形如花朵，俗以棉花疮名之……毒中心经，疮标肩臂，两手紫黑，酷似杨梅，俗以杨梅疮名之。”

陈氏的记载，包括了一、二、三期梅毒的证候，如一期硬下疳；二期梅毒疹、黏膜梅毒、梅毒性白斑、梅毒性脱发、骨骼梅毒、梅毒性甲床炎；三期梅毒性结节、树胶肿、黏膜梅毒、内脏梅毒等。关于二期梅毒扁平湿疣的记载，其他文献中少见。

《霉疮秘录》亦记述了早期先天梅毒。阐述了胎传梅毒的起因及早期胎传皮肤梅毒的浸润性红斑与斑丘疹的特有症状。“词客染杨梅疮传于内室，多方调治仅愈；惟生儿多夭，就商于余。曰：此乃先天遗毒使然。或初生无皮，或月内生疮，或作游风丹肿，或发块，或生癣，皆霉疮之遗毒也。”

对于治疗，反对用轻粉内服，以防水银中毒，而倡用生生乳。其治疗各期梅毒方均包括生生乳。生生乳系用煅矾石、云母石、硝石、朱砂、晋矾、绿矾、食盐、枯矾、青盐等火烧炼成，工艺较为复杂。

清代对该病的研究更加深入。莫琇“杨梅论”对其发病机制进行了发挥：“杨梅一毒……每交媾，则欲火冲开窍衣，精从窍泄；偶遇不洁之妇，内藏恶毒之气，乘其精出而窍空，恶气鼓射而入，窍衣闭合，其毒逆上泥丸，转降转泄，传入五脏，散及周身，疮始出焉。”阐发了梅毒由性交传染，发展成全身性疾病的过程。

李景华《广济秘籍·卷一》指出梅毒有直接与间接传染的不同，传染因子包括淫乱、污染物及患病的乳母：“传染有精道、溺道、乳道。精道，因房事。尿道，同溲（一器十人相染）。虽无病之儿，饮蛊人之乳，形症俱出；屏去乳母，用黑豆丸。有同房而不染者，骨法各异故也。”

关于梅毒的病性，许多医家进行了探索，多认为其性属湿热。由于二期梅毒常发斑疹，所以，有的医家又认为其病性属风湿热。如惠庵《医宗损益·卷十》“天疱疮，一名杨梅疮，与癞大同；多由肝脾肾风湿热之毒。因男女房事传染，形如杨梅，焮红湿烂。”《广济秘籍·卷一》“天疱疮”：“盖岭表风土卑炎，岚瘴熏蒸，饮啖辛热。男女淫猥，温热之邪积蓄既久，发为疮毒，遂致互相传染。自南而北，皆是淫邪之人病之……此病多以湿热为源。”王化贞《普门医品·卷十九》曰：“旧名天疱，今名杨梅，其实一名。本肝肾二经湿热所致。然由传染而得。多湿胜者，宜先导湿，用导水丸。表实者，宜先解表，用荆防败毒散。里实者，宜先疏里，用黄连解毒汤。表里俱实者，解表攻里，用防风通圣散。虚者宜补，用八珍汤加土茯苓。”对病性的深入研究，则有益于指导临床立法用药。

用轻粉治疗梅毒，明清医家争论较大。如李景华《广济秘籍·卷一》曰：杨梅疮“药用轻粉，愈而复发，久则拘挛，变为痈漏，绵延日久，终成废人……盖轻粉燥热之毒，入于阳明，郁为湿热。初病服此无效者，湿未郁也。大盖铅汞号为刚剂，朝服暮效；浸淫者成痂，痒痛者此息然。殊不知决人经络，遗毒脏腑，重以不善调摄，远则十年，近则一二年复发为疮，为漏，必死乃已。”认为轻粉治疗梅毒弊大于利，不可滥用。轻粉外用有杀菌作用，又能拔腐生肌、敛疮，如用量恰当，对改善梅毒硬下疳、湿丘疹、扁平湿疣的症状效果较好，但不能阻断梅毒的发展。明清医籍中外用方用轻粉较多，总结了不少经验。如：“治杨梅疮：雄黄二钱半，真轻粉一钱，杏仁（去皮尖）三十个。右研为细末，入杏仁再研如泥，用雄猪胆汁调涂，疮先洗净，拭干搽药，二三日即愈。”（《济世全书·卷八》）。“杨梅遗毒搽药方：儿茶三钱，冰片一分，麝香一分，轻粉三分或五分。共研细末搽之，干则香油搽之”（《杨梅结毒等方》）。亦有以水银等药外擦摩脚心，如《普门医品·卷十九》“捷法：治杨梅疮不问新旧，不过旬日即愈。胆矾（末）、白矾（末）、水银各三钱半，八香油、津唾各少许，和匀，坐无风处，取药少许，涂两脚心。以两手心对脚心，擦摩良久，再涂药少许，仍前再擦，用药尽。即卧汗出，或大便出垢，口出秽涎为验。连擦三日，煎防风通圣散洗澡，更服内疏黄连汤，或荆防败毒散。愈后服革薢汤”。

轻粉内服，不能清除湿热，亦不能杀菌，且易造成汞中毒，甚至危及生命。如清代胡增彬《经验选秘·卷二》曰："杨梅结毒……忌服轻粉，升药则毒留筋骨，难以断根，抑且不能生子，致伤人命"。《外科理例》曰："世人欲求速效，皆用轻粉，湿疾被劫，三五日间疮固暂愈，然燥热尚存，不一二旬疮又复作。翻思前药又劫又愈，愈又复发，辗转不休。殊不知用一次劫药，增一次燥热，由是肢体或痈溃，或挛曲，遂成痼废。"明清时期有的学者甚至认为二三期梅毒是内服轻粉导致。"轻粉多用，兼以麝香透入骨节，遂成风块，经年痛痹、脓烂"（《医法明鉴·卷四》）。与此同时，还有不少治疗轻粉中毒的方剂问世。如"治杨梅疮误服轻粉，发出余毒溃烂：防风三钱，金银花五钱，川牛膝三钱，黑铅一两半（打薄片），土茯苓四两，公猪肉四两。右共作一大剂，水六碗，煎至四五碗，一日服尽，一日一剂，十日全安。不拘远近，伤筋见骨并效"（《济世全书·卷八》）。

对梅毒的治疗，医家强调服药时间要长，即使症状消失后，亦要坚持多服一段时间。如张景岳曰："设初起时，去毒不净，或治失其宜，而随至败烂损命者，盖不少矣。或至二三十年之后，犹然发为疯毒，或至烂头，或至烂鼻，或四肢幽隐之处臭烂不可收拾，或遗毒儿女，致患终身"（《景岳全书·杨梅疮》）。明代《济世全书·卷八》则称："治杨梅疮……俱先要服防风通圣散十数剂，后服秘方，拔去病根，永无后患"。

对梅毒的治疗还强调辨病与辨证论治相结合，而以辨病论治为主。因梅毒病性属湿热，所以该病治疗应清热去湿解毒，根据病情与体质，相应调治，常内、外治结合。如"广疮治法：凡其初起而元阳未伤，毒亦未甚，宜速用清利，使从小便利去其毒，惟换肌消毒散为第一……凡生疮毒者，宜服槐花蕊，至二三升，则毒从小便泄去，可免终身之患"（《景岳全书·杨梅疮》）。槐花蕊为清利下焦湿热的常用药，即单验方亦体现了其清利大法。

明清医家对梅毒治疗思路约有三种。一者，将一期梅毒与二、三期梅毒分治；二者，一方（或加减）统治；三者，几个方先后使用，形成一套完整的治疗方案。

一期梅毒的主要表现是硬下疳，明清医家对此期治疗以清热去湿解毒、敛疮去腐为主。如《济世良方·卷三》曰："杨梅疳毒臭烂不堪，橄榄核一个（烧灰存性），真冰片三厘，共为细末，用麻油调涂即愈。用五倍子烧灰存性为末，加真冰片少许，掺患处亦效。用大诃子烧灰，入麋香少许，为末。以荆芥、黄柏、甘草、马鞭草、葱白煎汤，将疳洗净。然后敷前药，即玉茎烂一二寸，用此效愈。""消疳散：治结毒下疳神效。苦参、儿茶、陀僧、蛤粉等份，为末，湿则干上，干则用猪脂油调搽，日三四次。重者，七日痊愈"（《仙拈集·卷四》）。内服药重在清热解毒祛湿，兼以通络开郁。如"初起宜消风败毒散：川芎、归尾、赤芍、生地黄、升麻、干葛、黄芩各一钱，黄连、黄柏、连翘、防风各八分，羌活、金银花、甘草各五分，蝉蜕二个。初服加大黄二钱，芒硝一钱半，通利恶物，去净后勿用。上锉一剂，水煎热服，毒发出宜"（《万病回春·卷八》）。"初起即服防风通圣散一帖（去麻黄），以去内毒。再用一帖去硝黄，发汗以去外毒；以后加减通圣丸多服之，此为首尾要药"（《医宗损益·卷十》）。加减通圣丸，由牛蒡子、防风、白鲜皮、赤芍、连翘、黄芩、金银花、荆芥、栀子、槐花、白僵蚕、甘草、苦参等组成。

二期梅毒多在感染后3个月至4年内发生，其临床主要表现为梅毒疹。三期梅毒多在感染后4年至数十年后出现，以结节性梅毒疹及树胶肿多见。二、三期梅毒病程已久，明清医家治疗以清热解毒、通络化痰祛湿为主。如五宝神丹："凡人病过杨梅、天疱、棉花等疮，致成一切荏苒之疾……钟乳粉三分，大丹砂二分，琥珀半分，冰片半分，珍珠三厘半。右为细末，每服五厘，另入飞白霜二分半（炒过），合作一服，每一料分作十二贴，每一日用土茯苓一斤，用水煎作十二碗，去渣。清晨，以一碗入药一贴，搅匀温服。其（土）茯苓汤须一日服尽，不可别用汤水并茶。日日如是，服尽一料已足，十二日即愈。或有不终剂而愈者；如病重，须再服一料无不愈矣"（《济世全书·卷八》）。清代莫琇以清热解毒、通络去湿的总配十宝丹统治二、三期梅毒："牛黄一分，粉霜三钱，归尾、白芷梢、小丁香、乳香、没药、雄黄各五钱。共研细末，老米醋打糊为丸，卜子大，每服五七丸，日进五次；用土茯苓四两，牙皂一夹，煎汤三碗，分作五次服"（《杨梅结毒等方》）。方后有14种加减，用于治疗二、三期的各种梅毒。

对于二期梅毒中的脓疱性梅毒疹、痘疮样梅毒疹，明代《杏苑生春》用疏风清热祛湿、兼通络散结之法治疗："治杨梅如无疱疮，兼治发背毒疮方，神仙汤：防风、牛膝、威灵仙、白芷、当归、连翘、白鲜皮各一两，牙皂、木香、皂角刺、天麻各三钱，白豆蔻一剂用三个，土茯苓二斤。右㕮咀，二十剂，水煎早晚各一服，服尽除根"（《杏苑生春·卷八》）。

对于二期梅毒发于手掌部的脱屑性斑疹，古医家称"鹅掌风癣""鹅掌风"，其治疗以疏风清热祛湿为主。如"治杨梅疮已服轻粉，愈后手发癣，或手掌上皮退一层，又退一层，生生不绝者，名鹅掌风。方，苍耳散：苍耳子、金银花、皂角刺、防风、荆芥、连翘各一钱，天麻、前胡、蛇床子各五分，牙皂、甘草、土茯苓各三钱。右㕮咀，用生姜三片，川椒一撮。水煎，不拘时服"（《杏苑生春·卷八》）。从明清医家的用方分析，对二期梅毒斑疹的治疗，均重视祛风清热祛湿药物的运用。

对二期梅毒斑疹愈后遗留的暂时性色素沉着，明代龚廷贤以清热祛湿的外用药治疗。"治杨梅无疱愈后瘢痕黑红，用大黄、白矾各等份，同研，擦患处，痕即去，而色即复旧"（《济世全书·卷八》）。

对三期梅毒树胶肿所致的穿掘性病损，有的古医家亦设专方治疗，以清热通络为主。如"西圣复煎丸：治杨梅疮后，肿块经年，破而难愈，以至垂危，百方不效，用此如神。乳香、没药、儿茶、丁香（焙）各一两，阿魏、白花蛇、血竭各四钱（俱为末），白面（炒）一斤，蜂蜜（炼熟）六两，香油四两（煎熟），枣肉半斤（水煮去皮核）。上共一处为末，捣千余下，丸如弹子大。每用一丸，土茯苓四两，水四碗，煎至二碗，入丸煎化，去渣温服"（《万病回春·卷八》）。"透顶神功散：治杨梅疮，远年近日，结毒穿心灌顶。鹿茸（酥炙）五钱，白芷四钱，僵蚕四钱（炒），川贝四钱（去心），大黄一两，甲珠三钱，麝香一分，乳香、没药各二钱（去油）。三味俱务研细末。右用黄酒二大碗，水二碗，先用大黄五钱，同甲珠以上五味煎至八分。再入大黄五钱，略滚，去渣露一宿。次早再将后三味细末入内搅匀温服。大便行二三次，痊愈"（《一囊春·下编》）。因三期梅毒病程已久，正气已亏；后方用鹿茸之意，在于补虚扶正以利驱邪。

对于二、三期骨骼梅毒（主要是骨膜炎）引起的骨关节疼痛，以疏风止痛、清热祛湿通络治疗。如"杨梅风筋骨疼痛服此方：防风七钱、荆芥七钱、连翘七钱、防已七钱、黄芩七钱、僵蚕七钱、黄柏七钱，白芍七钱、知母七钱、羌活七钱、甘草七钱、独活一两、白术一两五钱、归尾一两五钱、牛黄一两五钱、皂角刺七钱、茯苓七钱、川芎七钱、土茯苓二十两、续断一两五钱。上药分为十剂，水二碗煎服"（《医方秘录》）。

有的医家对梅毒以一方统治，如清代时期朝鲜人李景华用杀匿散治疗。方用"淫羊藿、牛膝各（酒洗）一钱半，当归、白茯苓、干漆（炒烟绝）、川芎、萬苣子（研）各一钱，黄芩（酒洗）、白芷、黄柏（盐水炒黑）、甘草各五分。水煎，临服和麝香三厘，空心服"（《广济秘籍·卷一》）。并列举各种加减法于方后。

清代莫琇制定了由六方组成的一套完整的方案治疗梅毒，以清热解毒、祛湿通络、搜逐经络脏腑之邪为主。按十药解毒汤、九龙丹、七始汤、七终汤、五仙救苦汤、红粉丸的顺序治疗。明清乃至现代中医书籍中，如此循序渐进的完整治疗方案实属罕见。

对婴儿早期先天梅毒，《广济秘籍》用黑豆丸治疗。"黑豆丸：雄黑豆五钱（细末），次入朱砂五分，轻粉三分，合再研。蒸枣（去皮取肉）和丸，小豆大。……甘草膏化下。间日。初生儿半丸，一岁儿一丸，二岁儿二丸，三岁儿三丸"（《广济秘籍·卷一》）。强调治疗患儿必须与治疗母体梅毒同时进行。《杨梅结毒等方》治疗患儿在服法上有创新："八仙解毒丸：专治小儿遗毒。乳香一钱、没药一钱、儿茶一钱、红花二钱、茶叶二钱、轻粉二钱、核桃一个、小枣三个。右药先将小枣煮熟，去皮核，再将前药研为细末，共合一处，抿在乳头上，给小儿吃，以好为度。"

明清治疗梅毒最常用的药物是土茯苓，它具有清热利湿解毒的功效。对各期各种梅毒均适宜，是治疗梅毒的专药，于各方中均可加入。如服丸散剂，常以该药煎汤送服。《本草纲目》卷十八日土茯苓“昔人不知用此，近时弘治（1488—1505）、正德（1506—1521）间杨梅疮盛行，率用轻粉取效，毒留筋骨溃烂终身，至今用此药为要药”。土茯苓治疗梅毒的用量较大，常在 30 g 以上。

（三）软下疳

软下疳是由软下疳链杆菌经性交传染的一种性病性阴部溃疡。

古代医著没有“软下疳”病名，其称“下疳”，主要指软下疳。梅毒引起的外阴溃疡——硬下疳，则称为“梅疮”或“杨梅疳”。许多医籍既列“杨梅疮门”，又列“下疳疮门”。如《济世全书·卷八》“治蜡烛发神方：治下疳肿痛溃疡。钟乳石二分，朱砂三分，珍珠二分，琥珀一分半，片脑一分半。右为细末，每用土茯苓四两，猪蹄一只，煎水三碗，调前药末四厘，午间服一碗；调药末四厘，晚间服一碗……十日服尽，其疮必愈。按：右方治疳疮、梅疮神效。”从作者的按语看出，古代医家所谓的“下疳”不包括硬下疳。然而此论非绝对，如《广济秘籍·卷一》曰：“阴蚀疮，一名下疳疱，淫夫淫妇有之，阴茎生疮紫黑色，或痛或不痛。”这里说的下疳就包括了硬下疳。不过，持此种认识的医家极少。古代很少使用化学药物，故所论的下疳疮不包括药物过敏引起的外阴溃疡。古代医家所指的下疳疮，多属软下疳范畴。如“下疳，生阴茎上。属肝经湿热，或阴虚火燥，或交接过度，或受不洁之妇污秽之毒，均能致此。而斯证之发，又当以阴虚火燥为本，肿痛寒热为标”（《杂病源流犀烛·卷二十八》）。“下疳者，阴头肿痛而生疮也。乃厥阴肝经主病”（《万病回春·卷八》）。

在病因方面，认识到多发于“淫夫淫妇”或“交接不洁”。其病性属于湿热。如《景岳全书·杨梅疮》曰：“下疳一证，本肝肾湿热证也。”湿热壅滞，肉腐为脓，故为肿痛破溃流脓。

治疗以清热解毒祛湿为主，外用药常兼以燥湿敛疮，内服药常兼活血通络，或辛散开郁。如“疳疮鱼口方：连翘一钱五分，黄柏八分，生栀子一钱，山甲二钱（炒），赤芍一钱五分，金银花三钱，全蝎二钱，羌虫二钱，大蜈蚣六条。用酒水各半煎，空心服，一次愈”（《济世良方·卷三》）。“消疳败毒散：专治下疳疮。柴胡一钱半，防风、独活各六分，连翘、荆芥、黄芩、苍术、知母、黄柏、赤芍、赤茯苓、木通、龙胆草各九分，甘草三分。右入灯草二十四枝，水煎服”（《增补众方规矩·卷四》）。有的仅以清热解毒去湿治疗。

古医家对下疳疮的治疗必用外治，常先用洗方，后用掺药。“洗药，洗下疳疮：黄连、黄柏、当归、白芷、独活、防风、朴硝、荆芥各等份。右锉，入铜钱五十枚，乌梅五个，盐一匙，水煎温汤日洗五七次，洗后敷药。敷药：木香、槟榔、黄连、铜青、轻粉、枯矾、螵蛸各等份，麝香少许。右为末，至夜敷上”（《济阳纲目·卷九十八》）。又如沈金鳌曰：“至外治法，不过用药水净洗，宜甘草大豆汤（甘草三两，赤皮葱三个，大豆一合，水三升，槐条一把。同煮烂熟为度，滤清汁，热淋），再用药或敷或掺之。宜博金散、丁泥散、炉甘石散、黄柏散、香珠散”（《杂病源流犀烛·卷二十八》）。其黄柏散用黄柏（猪胆炙）、橄榄（烧灰存性）、陈螺蛳壳（烧存性）、儿茶、轻粉、甘草等药研末。

（四）尖锐湿疣

尖锐湿疣亦称阴部疣、阴肛湿疣、尖圭湿疣、性病疣等。古医籍没有“尖锐湿疣”病名的记载，常将此病归入“阴疮”，其零星记载散见各卷。如《类证治裁·卷八》“阴蚀……其外症突出如蛇头，或如鸡冠，肿痛湿痒，溃烂出水。其内症，口干内热，经候不调，饮食无味，体倦发热，胸膈不利，小腹痞胀，赤白带下。”准确地描述了女外阴尖锐湿疣的体征及症状。女性外阴尖锐湿疣由于受分泌物的长期刺激，其损害性生长常较男性快。清代《良朋汇集经验神方·上集》亦载有该病的表现与治疗：“治搔疳诸疮，凡有疔肉腐肉方；红粉一两（甘草水煮），珍珠二钱，冰片一钱。右研细末，收贮听用。凡遇疳疮，先用甘草、黄柏煎水洗净，然后擦药。神效。”

此外，在唐代以前的《今李方》中，亦记述该病由于性生活所伤而致，如《今李方》载：“阴劳创，生息肉，烂破痛，医所不能治。矾石散方：矾石（烧）一分，细辛一分，白芷一分。凡三物治从（即研末），以温水洗创，乃粉”（《医心方·卷七》）。

第三章　现代中医男科学的研究概况

现代中医男科学自建立以来，在学科建设、理论研究、基础研究、临床研究等方面已取得可喜成绩。

第一节　学科建设

近20年来中医男科学的发展步伐较快，学科建设主要表现在开展学术交流、培训专科人才、建设专科机构及出版学术专著四个方面。

一、开展学术交流

自1987年首个中医男科学术组织“中国中医药学会外科学会男性学专业委员会”（三级学会）在湖南沅陵成立，并召开了首届中华全国中医男性病学学术讨论会后，区域性和省级的中医男科学学术讨论会亦相继召开。1994年成立了“中国中医药学会男科学会”（二级学会）并于1995年在上海召开了“中国首届中医男科学术大会”，至1998年共召开了三届男科学术大会。为了更好地推动中医男科学事业的学术发展，中华中医药学会（原中国中医药学会）将中国中医药学会外科学会男性学专业委员会和中国中医药学会男科学会整合，成立“中华中医药学会男科分会”，终结了两会并存的局面。至此，两会并为一会并组织开展学术活动。目前全国大多数省、区、市中医药学会设有男科专业委员会并开展学术交流工作。这些会议从多方面开展学术交流，反映了各个时期中医男科学研究的水平、现状与进展，对男性不育、性功能障碍、前列腺炎、前列腺肥大等男科疾病的诊治研究贡献尤为突出。一些中医报刊和部分西医报刊发表的中医男科学研究的文章，也促进了中医男科学的学术交流，对中医男科学的发展起到了积极的推进作用。

二、培训专科人才

自1988年起上海学者开始举办中西医男科培训班非学历教育后，各地相继开始了相关继续教育工作。近年来，中华中医药学会男科分会、中国中西医结合学会男科专业委员会、中国民族医药学会男科分会、中国中医药信息学会男科分会等国家级学术组织和一些地方的中医男科学术组织，也不断举办中医男科学的培训班、研修班。云南学者20世纪90年代末发表文章明确提出在中医药院校开设中医男科学教学课程的建议，2002年率先在全国领衔开办中医专业男科学方向本科学历教育，2012年主编出版首部高等中医药院校创新教材《中医男科学》，2017年主编出版首部普通高等教育“十三五”规划教材·全国高等医药院校规划教材《中医男科学》。自南京中医药大学率先开设了中医男性学治疗学课程后，大多数高等中医药院校陆续开设了中医男科学选修课程。目前，中医男科学的人才培养已经形成本科、硕士、博士的教育体系，使中医男科学队伍的人数不断壮大，层次不断提高。

三、建设专科机构

为了适应中医男科学临床、科研和学术交流的需要，全国各地各级医院广泛开设了中医男科门诊，江苏、云南、湖南、河南、广东等省级中医院还先后成建制地建立了属于一级临床科室的中医男科，部分地区建立了民办的中医男科医院。北京中医药大学成立了中医体质与生殖医学中心，一些地方建立了民办的不育症研究所、男性病研究所，公办的男科研究机构亦开始出现，如云南省中西医结合男科研究中心等。这些中医男科临床、科研机构的建立，为进一步深入研究中医男科学提供了组织和基地保障。同时，这些机构的建立，也促进了该学科的纵深发展，在各方面都取得了显著成绩。

四、出版学术专著及学科建设

系统总结中医男科学的研究成果而出版中医男科专著，是学科建设中的重要一环。1988 年王琦、曹开镛主编的《中医男科学》的出版，构建了中医男科学体系，标志着中医男科学的正式形成，被认为是中医男科学的奠基之作。全书分总论和各论两大部分，总论阐述中医男科发展源流、男性生理特点、男性病因病理特点及辨证论治的方法；各论讨论了精病、性事疾病、睾丸附睾前列腺病、不育与节育、杂病等 40 种男科病症的诊治以及性事与男子保健等。此后出版的系统性较强、影响较大的中医男科学专著有《中华中医男科学丛书》《男科纲目》《中国男科学》《实用中医男科学》《实用中西医结合泌尿男科学》《王琦男科学》《实用中国男性学》《中医男性病学》《中医男科学丛书》《中医男科临床治疗学》《男性病治疗》《现代中医男科学》《男科证治指南》《中西医结合男科治疗学》《男科疾病中西医汇通》《新编实用中医男科学》等；男科专病、方药、医案、手册、理论探讨、针灸、外治等其他非学科系统性的著作则更多，如《男子不育》《前列腺疾病中医诊疗学》《男科病奇效良方》《中国男性病方药全书》《中国男科医案》《实用男科临床手册》《男科理论与临床》《针灸男科秘验集》等（具体书目参阅本书附录《古今中医性医学和男科学著作一览表》）。这些专著的出版对中医男科学理论体系的构建和完善做出了不可磨灭的贡献。

为了顺应男科专科和学科建设的需要及社会对男科诊疗的需求，绝大多数三级中医医院和少数二级中医医院设立了中医男科。2009 年国家中医药管理局发布中医药学科目录，将中医男科学从内、外科中独立出来，成为与内、外、妇、儿、骨伤、眼、耳鼻喉等科并列的一级临床学科，并开始纳入国家中医药重点学科建设范围。到目前为止，纳入“十一五”重点学科建设的云南省中医医院（云南中医药大学第一附属医院）男科和纳入“十二五”重点学科建设的湖南中医药大学第一附属医院男科、北京中医药大学东直门医院男科、河南省中医院（河南中医药大学第二附属医院）男科、山东中医药大学第二附属医院男科（生殖医学科）、黑龙江省中医医院男科，已分别建成并通过国家验收。

第二节　理论研究

理论研究丰富和发展了中医男科学内涵，为学科研究的纵深发展提供了理论依据和新的思路。近年来，男科学理论研究活跃，涉及的内容多角度多层次。归纳起来，主要有以下几个方面。

一、古代文献研究

古代虽未见系统论述男科的综合性医著，但在浩如烟海的中医古籍及其他门类的古籍中，蕴藏着丰富的男科学内容。因此，对古代文献尤其是中医古籍中的男科学内容进行系统的挖掘、整理和研究，不仅可以反映出学术源流，指导现代中医男科临床，而且对西医学发展和改进治疗男性疾病的方法与途径、提高疗效等都能起到积极的促进作用。多年来，不少研究者阐述了《黄帝内经》《金匮要略》《备急千金要方》《诸病源候论》《广嗣纪要》《景岳全书》《医心方》《养生四要》《医学正印种子编》《傅青主男科》《秘本种子金丹》《辨证录》《血证论》《医学衷中参西录》等著述对中医男科学的认识和贡献，总结了张仲景、金元四大家及叶天士、韩善徵等古代医家的男科证治经验，对古代性医学、避孕中药、男科用药等问题进行了探讨（有关古代中医男科文献研究的成果请参阅本书《中国古代学者对中医男科学的贡献》章）。

此外，有的学者一改以书为纲的研究方法，以病为纲来研究古代中医男科的内容。如秦国政通过对131部载有阳痿论治内容的古医籍的研究，发现古代医家总体上认为阳痿病因多为七情所伤和房事不当，病机多为肾脏功能失调，论治多从肾虚立论，以温补肾阳为治法之主流，用药以植物药为主并辅以动物、矿物药；内治方喜用酒盐汤为引，善佐行气、开窍、活血药；外治方喜用温热、活血、开窍之品，开尿道给药治疗阳痿之先河；从医学发展史分析，宋以前的医家几乎以肾为中心，以温补为大法治疗阳痿，自金起，主张单从肾脏论治的医家逐渐减少，开始出现主张从多脏多因论治阳痿的医家，至清时辨证论治阳痿的体系已趋成熟。

二、现代男科理论探讨

中医男科学基础理论在古籍中缺乏系统、详细的阐述，致使中医男科学在相当长时间内发展缓慢。近年来对现代男科理论的探讨，不仅丰富了学科内涵，对提高男科临床疗效也起到了积极的促进作用。

（一）阐释男性生理

一些学者对男性衰老的生理特点、男子冲任督脉的起源、男子血室与精室、睾丸双重功能等的阐释，丰富了男科生理的研究内容。如认为男性衰老的生理特点是发育早则衰老早，发育较迟则衰老亦较迟。其衰老始于肾亏，即精气先亏，故男性老年病多有肾虚倾向，其治疗应以补肾为主；男子的生殖功能与冲任督三脉密切相关，提出冲任督三脉在男子起源于外肾（睾丸或精囊和前列腺）的新论点。冲任为病在男子多系泌尿生殖系统的异常，表现为邪客冲任，里急阴寒，精瘀不畅及湿热下注，冲任亏损、精血不足等，故男科病的治疗应当重视调理冲任。秦国政从精室与男子胞、精室位置与生理、精室病病因病理、精室病论治等方面探讨了精室的生理病理与证治，所倡之精室系男子奇恒之腑及精室病辨证方法和论治原则，于男科临床具有较强的指导意义。宗筋一词源出《内经》，其中广义者泛指男子前阴部位，如《素问·厥论篇》云："前阴者，宗筋之所聚。"王琦教授从宗筋与足厥阴肝经、足少阴肾经、足阳明胃经、奇经八脉的关系探讨了宗筋的生理，指出宗筋论治宜分别采用疏肝解郁、清热利湿、健脾益气、活血化瘀等法，并非仅治肾一途，临床所患各端，依其宗筋论治，其要一矣，临证之际，可举一反三，触类旁通，把握中心而不致偏移，则效当彰著。丰富了阳痿从宗筋论治的思想，对临床治疗阳痿有很强的指导作用。

（二）多角度探讨病因病机

通过理论深化和实践探索，发现男科疾病之病因、病机有其自身的特点和规律，如将病因归纳为湿热寒邪、生活所伤、内伤七情、体质差异、先天因素五类十六种。尤为可喜的是根据新的临床探索，对男科疾病的病因病机从不同角度提出了一些新的观点和理论，如对男科瘀证、痰病、肾精瘀、精瘀、郁证、精脱动风等男科病病机的认识和治法的探讨，提高了男科病因病机研究的整体理论水平，突破了传统男科病因学的认识，从而摆脱了男科疾病以肾虚为主的传统框架。实践证明，精血瘀滞、痰凝、湿阻、热毒、酒烟之毒等实邪是构成男性病的主要病因，非独为虚；其病位在肾、在肝，与心、肺、脾关系也极为密切，而非独在肾。

（三）探索男性养生与优生方法

一些学者从不同角度对男性性保健与养生、优生等问题进行了探讨。秦国政提出优生并非只是女方的事，男方也至关重要，将男子保精养生和优生的方法归纳为十大措施和五大原则，认为男子养生必先保精。保精之道历代多重节欲，但不惟节欲一法，还包括了宁心神、戒手淫、和七情、适劳逸、疗疾病、药食养、洁外肾、慎药石以及除不良嗜好等十法。节欲之含义，示人晚婚勿早泄、婚后勿过泄、老年慎施泄、独卧远房帏、自然勿过涩、入房慎禁忌，贵在节、少、和，当节不当绝。男子保精可以养生优生。胎儿素质的优劣直接受精子质量的影响。精充质优，生育后代多发育正常，体质健壮；反之，则不育，或育而质弱多病，或愚笨迟钝。优生还应当杜绝近亲结婚，婚育年龄适当，婚前查疾，种子适时等。

（四）探索中医男科学与时间医学的关系

通过临床调研，发现阳痿发病的年节律：即秋季发病率最高，其次为冬季和夏季，春季最低。有学者研究发现，血浆睾酮浓度至春始逐渐上升，夏初最高，此后又逐渐下降，秋季最低，其季节性变化与人体阳气随四时变化而盛衰的消长规律十分相似。还有人观察了精液量、精子浓度和精子活动力三项指标的季节变化，发现精液量和精子浓度以秋冬最高，春季下降，夏季最低，以后逐渐上升，与人体阴气四季盛衰的变化规律基本一致；精子活动力的四季变化规律则与前两项指标的变化相反，而与人体阳气四季盛衰的变化规律基本一致。这些研究提示，若临证时能结合四时阴阳的变化调整方药，会使治疗的针对性更强，临床疗效更显著。

三、诊断辨证研究

在男科疾病的诊断方面出现了新的模式。对古代某些比较笼统的病症进行微观诊断，对概念不清晰的病名多代之以内涵外延明确的病名，对古代未做记载的现代病名直接吸收移植；用现代检测手段与中医辨证相结合制定了男科疾病的诊断标准。辨证思路不断开阔，从单纯的辨证发展到辨证，辨病、辨病加辨证多种方法。这些工作的深入研究将会对中医男科疾病的诊断规范化起到不可低估的积极作用。

四、治法方药研究

近年来，对中医男科的治法方药进行了深入研究。论治男科病，古代多从治肾入手，补多泻少，如温补肾阳、滋补肾阴、填精益髓、补益肾气等。但男科病非只肾虚一证，其病机错综复杂，治疗亦无定法，应针对疾病的基本病理变化而设。如精病为男科常见病，治精之法包括了益气生精、补血生精、补肾填精、敛气固精、益肾涩精、解毒生精、活血通精、止血益精、降气归精和抑阳助阴等法。脏腑论治是治疗男科病的常法，但现代研究已从单独治肾发展到从肾、从肝、从脾、从心、从肺等多脏论治，具体到各脏又有多种变化，随病机而定，如治肝有温肝、平肝、疏肝、柔肝、清肝、滋肝等不同。治疗原则已突破传统重补的定式，或补，或泻，或补泻兼施。由于现代病机多实，活血化瘀、祛痰化饮、痰瘀同治、开窍通精、清热利湿等泻法的运用更为重要。还有学者认为，由于男性生理病理过程中存在着动与静这一对矛盾，应采取相应的治法调其偏颇以达平衡。

研究发现，古籍中记载治疗男科病的药物有鹿茸、锁阳、淫羊藿等数十种。现在将中医用以治疗性功能障碍的药物称为性药，根据临床效用，可将其分为补肾壮阳、滋补肝肾、益气养血、宁心安神、清热利湿、疏肝解郁、祛瘀化痰和涩精止遗八类。其中，动物类药物如蜻蜓、蚕蛾、蚂蚁、蜈蚣、蝼蛄、蟋蟀、僵蚕、九香虫、蜂房、水蛭等治疗男性性功能障碍有不可忽视的特殊功效。

现代男科学除拟定了大量的新方用以治疗男科病外，还对古方进行了重点研究。主要是：①研究古代性方药组方规律。研究发现，古代性方药组方有三个规律，一是采用植物类药为主，适当佐以血肉有情之动物药，使用率较高的依次为肉苁蓉、菟丝子、熟地黄、远志等，大多辛温、沉降、归肾经；二是喜用性质甘、温、润的补肾填精药，慎用辛温燥热之品；三是多数方药以蜜为丸，黄酒送服。②探索古方新效用。许多古方没有治男科病的记载，但通过方与证关系的研究，将古方试用于男科临床，收到良好效果，如用麻黄细辛附子汤治疗阳痿、阴茎痛、睾丸痛等，用三仁汤治疗阳痿、早泄、不射精、不育、水疝等，用少腹逐瘀汤治疗睾丸疼痛、不射精、无精子、阳痿、缩阳、血精等，用阳和汤治疗前列腺肥大、子痈、精液不液化、阴茎痰核、男子乳疬、阳痿、不射精、不育等，用苓桂术甘汤治疗血精、不射精、阳痿等，用当归四逆汤治疗阳痿、精液不液化、前列腺肥大、输精管结扎术后遗症等，用甘草泻心汤治疗龟头炎、前列腺炎、不射精等，用三妙丸治疗阳痿、早泄、不育等，用桂枝茯苓丸治疗前列腺炎、前列腺肥大、阴茎外伤等。③以多方治一病。如分别用右归丸、五子衍宗丸、肾气丸、补中益气汤、六味地黄丸、知柏地黄丸、三才封髓丹、天雄丸、大补元煎、七宝美髯丹、柴胡疏肝散、血府逐瘀汤、少腹逐瘀汤、桃红四物汤、导赤散、化肝煎、酸枣仁散、桂枝龙牡汤、当归生姜羊肉汤、生髓育麟丹、竹皮大丸、乌梅丸、蜘蛛散等治疗男性不育。④以一方治多病。如用龙胆泻肝汤治疗阴肿、子痈、血精、阳痿、遗精、阳强、不射精、龟头炎、脓精、阴囊湿疹、缩阳、前列腺炎、前列腺肥大、精液不液化、囊痈、下疳、疝气、早泄等，用五子衍宗丸治疗阳痿、性功能衰退、不射精、遗精、精子发育不良、死精、无精子等。⑤试用妇科专方治疗男科病。如用定经汤治疗精液异常、阳痿、不射精、男性更年期综合征等，用清带汤治疗血精、遗精等，用乌鸡白凤丸治疗性欲低下、阳痿等。通过上述几个方面的探索，丰富了男科学方剂内容，拓宽了临证选方领域。

第三节　基础研究

基础研究的开展推动并指导了男科临床研究的深入。近年来，围绕中药对性腺轴的作用、中药提高精液精子质量、中药治疗不育等男科疾病的机制以及寻找节育中草药等问题做了大量工作，并已取得一定成绩。

一、生理病理研究

除前述探讨男性血浆睾酮浓度和精液量、精子浓度及精子活动力三项精液指标的季节性变化规律，符合“人与天地相参”“人与日月相应”的天人相应理论外，对男科病理也进行了一些研究。如从睾丸病理学的角度对肝肾阴虚证的研究，发现肝肾阴虚患者的睾丸明显萎缩，间质水肿，生精小管分散，基底膜轻度增生，精细胞层减少，且发现睾丸萎缩的程度与阴虚病情的轻重有关，说明肝肾病变可以影响睾丸的生理功能，为睾丸疾病从肝肾论治提供了理论依据。以血清 T、E_2、LH、HCG 浓度和 LRH 兴奋试验为指标，分别对肾阳虚、性功能异常、老年和正常成年等不同对象做性腺轴（男性）功能的系统测定与对比观察发现，肾阳虚患者性腺轴功能的亚临床改变提示存在着以下丘脑功能减退为主的多环节功能损害，为“肾主生殖”的中医理论提供了实验佐证。还有学者对 90 例死于急性损伤及慢性消耗性疾病患者的睾丸进行组织切片观察，发现精子成熟过程受阻及间质细胞变性自急性发病后第二天即开始，病程越长，病变越重，这些病例的睾丸病变是明确的，且逐步进展。在慢性疾患中，睾丸病变更为严重，多属晚期。因此认为睾丸病变是全身性病变的一个组成部分，也可能是一个重要的病机环节。这一观察提示治疗睾丸疾病时，不仅要考虑局部病变，还应考虑全身脏腑功能状况，局部与整体相结合论治。

二、动物实验研究

有学者研究了填精补肾药对动物性腺轴的作用，发现中药的作用是多层次的，既可以在靶腺（睾丸）以上，又可以在靶腺，并对中枢系统呈双相调节作用，其性激素及促性腺激素样作用对前列腺、睾丸等均产生作用。对补肾法促进睾丸生精原理的研究发现，育精阳合剂（官桂、韭菜子、淫羊藿、巴戟天等）和育精阴合剂（当归身、熟地黄、女贞子、菟丝子等）能使损害的大白鼠睾丸增重，睾丸生殖上皮恢复正常，生精小管、间质细胞功能得到改善和恢复，生精小管管腔内精子明显增多，同时还具有类似性激素和促性腺激素的效果。通过对二仙汤（仙茅、淫羊藿、巴戟天、当归、知母、黄柏）及其拆方对老年大鼠精子细胞和精子的亚微结构及琥珀酸脱氢酶（SDH）作用的研究，表明二仙汤及其拆方能不同程度地改善老年大鼠精子细胞和精子细胞的顶体、高尔基体、精子尾部中段线粒体鞘等亚微结构，使精子尾部中段 SDH 反应颗粒增多，能不同程度延缓大鼠睾丸生精上皮衰老进程。其中泻火组（知母、黄柏）精子细胞和精子的亚微结构最为完善，与古代补肾坚阴之说吻合，而克伐阳气的副作用尚缺乏特殊的变化；温肾组精子和精子的亚微结构改善最小，次于其余两个用药组，可能是久服温肾药助火生热、伤精耗气的副作用在生精上皮水平上的表现，但该组精子尾部中段SDH反应略强于全方组与泻火组，提示温肾药对精子SDH活性似有选择性增强作用，可提高精子的活动，符合温肾药温肾壮阳的理论；全方对老年大鼠精子细胞和精子的改善作用优于温热组，进一步证实了温肾药有伤精耗气的副作用，而泻火药起到了抑制其副作用的作用。有学者采用大剂量氢化可的松造成大鼠肾阳虚模型，使其精子活动力减弱，然后观察艾灸肾俞、关元穴对大鼠精子活动力的影响，结果显示艾灸能促进精子在附睾中“获能”的成熟过程。有学者还对中药对肾阳虚睾丸损害的作用进行研究，发现右归丸可以扭转腺嘌呤导致的大白鼠睾丸损害过程。

动物实验研究的开展，对男科治疗机制认识的深化能起到积极的促进作用，但目前运用中医男科理论制造的动物模型还很少，只有建立更多更好的男科动物模型，才能使中医男科的动物实验研究进一步发展。

三、杀精药物的研究

为了寻找有效而不良反应小的男性避孕药，国内外都在从天然药物中寻找新的杀精子剂，并已取得了一些进展。经研究发现，棉花籽、雷公藤、七叶一枝花、蚯蚓、苦参、油茶籽、土贝母、山慈菇、蛇床子、佛顶珠、猪胆汁等中草药具有体内抑制精子生长发育或体外杀精作用，不仅为男性节育药的研究开辟了新的天地，同时也为临床上寻找不育症的原因和治疗不育症提供了有无药源性因素的新启示，对不育患者要慎用或不用这些药物。

四、常见病症的研究

近年来，围绕男性不育、男性性功能障碍和前列腺疾病三大类男性主要疾病生理病理变化以及治疗机制进行了研究，使基础研究与临床研究紧密结合在一起，提高了中医男科临床的诊治水平。

（一）男性不育症

男性不育症除由机体疾病所致外，精神社会因素、物理因素、化学因素以及药源性因素等也是不可忽视的重要原因。研究不育症患者的生理病理变化，可为治疗提供依据。锌是维持机体生长发育的一种必需微量元素，在男性生殖生理中起着重要的作用，测定不育症患者和正常人头发中锌元素含量，两者之间有显著差别，不育者其发锌含量明显低于正常人（$P<0.001$），说明机体内锌含量降低是引起不育的原因之一，为用锌制剂或补肾中药治疗不育症提供了实验依据。用现代科学方法对300例肾虚不育者进行研究，表明肾虚与下丘脑-垂体-睾丸轴功能紊乱有密切的内在联系。运用放射免疫测定技术对少精子症患者垂体激素水平进行检测，结果表明少精子症患者中66.7%的病例有垂体激素的改变，而且还观察到不仅肾虚者有变化，湿热型、瘀血型、痰湿型者也存在着垂体激素的变化。从研究中得出这样的启示：临床治疗应调整下丘脑-垂体-睾丸轴的功能异常，除补肾之外，还有利湿清热、祛痰化湿、活血化瘀等法。从全息理论的观点出发，对精液24 h不液化症患者的血液流变学指标进行随机检测，发现全血黏度、血浆比黏度、血细胞比容均有显著变化。这一结果提示精液不液化症存在着血瘀的病理变化，不仅为传统理论责之于阴虚火旺或痰湿凝聚的病机上增添了新的内容，而且还为运用活血化瘀治疗提供了现代理论依据。

中医治疗不育症的作用机制的研究也取得了一些成效。①补肾壮阳法（菟丝子、淫羊藿、巴戟天、仙茅、枸杞、沙苑子、肉苁蓉、当归）能提高精浆中锌含量、精子浓度、精子活率、精子前向运动力以及前列腺与精囊重量。②五子壮阳汤（覆盆子、枸杞、菟丝子、五味子等）是治疗不育症之有效方药，能使幼龄小白鼠睾丸、去势大白鼠包皮腺和前列腺与精囊腺增重，能使受环磷酰胺损害的小白鼠之睾丸重量、精子计数增加，提高精子活动率并降低精子畸形率，能使受环磷酰胺影响而降低的生精细胞核分裂率提高等，因而能增强雄性小鼠生育力。③男性不育Ⅰ号（枸杞子、川续断、牛膝等）可增强小鼠体力和增加附睾组织的重量；男性不育Ⅱ号（知母、黄柏、生地黄等）可使小鼠体重增加，睾丸组织增重。④男性高泌乳素血症是引起不育症的原因之一，抑乳汤（淫羊藿、鹿角胶、肉苁蓉、威灵仙、土鳖虫等）能降低血清催乳素水平，解除对性腺轴的抑制，促进性腺激素的释放，作用于睾丸，促进精子产生、成熟。⑤助孕育儿丸（五子衍宗丸加减）能使幼鼠睾丸、提睾肌、球海绵体肌重量增加，并能提高雄性小鼠性功能与大鼠附睾尾精子数和活动率。⑥肾气丸是治疗男性不育症的经典方剂，经过研究，其有效机制有三：一是改善睾丸、附睾血液循环，提高睾丸造精功能，增加老龄大鼠睾丸内谷胱甘肽浓度，影响酶的代谢，增强造精功能；二是使前列腺的二氢睾酮感受器的结合部位增加；三是改善血液循环、收缩输精管，从而促进精子的成熟与运输。

从近年的文献资料分析，各地对中药治疗男性不育症的机制进行了深入的研究，但仅局限于补肾一法。对补肾法研究的作用机制有三大方面：一是调整人体内分泌尤其是异常的下丘脑-垂体-睾丸性腺轴的功能，作用部位既可在靶腺（睾丸）以上，又可在靶腺，对中枢神经系统呈双相调节作用，能降低血液中催乳素浓度及血浆雌二醇与血浆睾酮的比值，提高血中睾酮浓度。二是改善睾丸、附睾血液循环，增强造精功能，促进精子的产生与成熟。三是改善生精内环境，提高精浆中锌含量、精子浓度、精子活动率、精子前向运动能力，改善或消除精液、精子凝集状态。

（二）阳痿

通过研究发现肾虚型阳痿患者性激素水平有所改变，不论是肾阳虚还是肾阴虚患者，血浆睾酮水平均降低，尤以肾阳虚者降低明显，运用补肾法治疗后，性激素水平可以得到恢复。提示补肾法可以调整异常的下丘脑-垂体-性腺轴的功能。如白山雄栓（人参茎叶皂苷、鹿茸、淫羊藿、水蛭等）能增加大鼠包皮腺和精囊腺重量，增高去势大鼠睾酮含量，减缓实验性肾阳虚小鼠肾上腺重量的下降，明显增加家兔在 20 min 内出现性行为的次数，从而表明该药具有一定的雄性激素样作用，有保护肾上腺免受外源性激素的影响。如延龄长春丹（鹿茸、海马、蛤蚧、龟甲、生晒参、大海米、淫羊藿叶、蛇床子等）可使未成年大白鼠包皮腺湿重增加，使前列腺贮精、湿重增加，升高小鼠血浆睾酮水平等，提示该方具有促性腺激素样作用。

阳痿患者的血液流变学指标亦呈现异常。有学者通过对 102 例阳痿患者血液流变学的测定表明，阳痿患者的红细胞变形性异常率明显高于健康者，血液黏度有不同程度的改变。由于血液黏度增高，从而影响外周血管的血液灌注。阴茎动脉血流灌注不足则可导致勃起缓慢或痿软。这一研究提示，运用活血化瘀法治疗阳痿不仅有效，而且有其生理病理基础。如衡法Ⅱ号（黄芪、当归、赤芍、红花等）对慢性应激负荷雄性小鼠性机能和性行为有明显促进作用。

（三）前列腺炎

研究发现，慢性前列腺炎患者前列腺液锌含量明显降低，前列腺液细菌培养阳性者锌含量降低更为显著。而用前列腺汤（丹参、泽兰、穿山甲、败酱草等）治疗后，可使前列腺液锌含量明显增加。经电镜观察，用本方治疗后前列腺细胞分泌功能增强，腺胞内锌金属颗粒增多。该方对大鼠实验性前列腺炎病理模型的炎细胞浸润和纤维组织增生有明显抑制作用。可见，前列腺汤具有改善前列腺炎所致的组织损伤和功能恢复作用，从而可促进其对锌的吸收，增强前列腺局部的抗感染能力，以促使炎症消退。日本学者原田一哲观察到前列腺炎患者的血黏度明显高于健康人，其中一部分呈高黏度血症，经予以桂枝茯苓丸和桃核承气汤治疗后，不仅获得了96%的临床有效率，且血黏度也明显降低。研究证实，化瘀清热方药（牛膝、丹参、益母草、大黄、黄柏、知母等）能改善循环，使前列腺局部血流量增加，促进炎症吸收及组织软化，并能疏通腺管。而固精导浊汤（萆薢、菟丝子、牛膝、云茯苓、泽泻、车前子、乌药等）治疗该病的机制，与其能改善全身和局部免疫功能、调节前列腺液酸碱度及抗菌消炎、通畅前列腺局部引流有关。由此可知，中药治疗慢性前列腺炎的作用机制是多方面的，既有局部作用，又有整体作用。

第四节　临床研究

随着中医男科学研究的不断深入，中医男科临床的研究已经突破原有单一的传统方法，采用现代研究方法与传统方法相结合，不断引进、移植、扩大、创新。

一、拓宽中医诊治男科疾病病种范围

中医男科学研究的起始阶段，仅局限于阳痿、遗精、不育、前列腺炎等少数疾病，随着男科临床研究的深入和发展，诊治病种范围已逐步扩大。1988 年出版的《中医男科学》涉及病种为 40 个，1990 年的《中华中医男科学丛书》已将中医治疗的男科病种增加到 73 个。近年来零星治疗男科疾病的报道不断增加。目前用中医治疗的男科疾病已近 200 种。

二、大中样本的临床调研与研究增多

大中样本的临床调研与研究表明，运用科学方法，揭示发病及辨治规律已成为研究热点。如通过对 1988 年底以前中国期刊上 163 篇文献 8 506 例男性不育症的论治分析，对男性不育症的病因、辨证、处方用药等进行归纳、分析，得出了一些普遍性的认识；通过对处方用药的统计，表明成方的使用主要是六味地黄丸及其变方（包括肾气丸、知柏地黄丸等），其中以知柏地黄丸的使用率最高，其次是五子衍宗丸。药物运用频率的顺序，补阳药物依次是淫羊藿、菟丝子、鹿角胶、肉苁蓉、仙茅、肉桂、巴戟天、附子、锁阳等；补阴药物依次是熟地黄、枸杞、山茱萸、五味子、覆盆子、生地黄、女贞子等；补脾益气、养血药物依次是茯苓、山药、当归、党参、黄芪、白术、白芍等；活血祛瘀药物依次是牡丹皮、红花、路路通、丹参、赤芍、桃仁等；淡渗利水药物依次是泽泻、车前子、木通等；清利下焦湿热药物依次是黄柏、知母、龙胆草、栀子等。又如对 513 例阳痿患者进行分组治疗的对照研究，发现针灸与中药结合治疗组疗程最短，疗效最高，提示临床治疗阳痿针药联合应用可提高疗效。北京、云南等地先后采用流行病学的方法对不育、前列腺炎、男性更年期综合征等疾病的证候学规律等做了大样本研究，加深了对其证候表现规律的认识。

再如，秦国政等采用流行病学中横断面研究和病例-对照研究相结合的方法对阳痿发病的有关因素及中医发病学规律与证候学规律从医学、心理学、社会学等角度进行了深入研究，通过对来自中国大陆东北、华北、西北、华东、华中、西南、华南地区 18 个省（市）的 2 045 例样本的分析和研究，对阳痿发病的有关因素及中医发病学规律与证候学规律提出了一些新的观点。调查结果显示，与阳痿有关的因素包括易发（诱发）因素、促成（加重）因素和维持（持续）因素。部分因素既是易发因素、促成因素，又是维持因素。易发和促成因素主要包括紧张、压抑、忧虑、分居、离异、丧偶、夫妻性关系不和谐、性知识缺乏、性生活不协调、性欲明显降低、性生活质量低下、婚外性关系、性活动积极性不高、畏惧或厌恶性活动、配偶性欲比男性强、缺乏性交流、性交体位呆板、性生活中缺乏乐趣、夫妻婚前感情差、夫妻感情不好、婚姻不幸福、体质差异、器质性疾病、药物影响等。维持因素包括自身性因素、配偶性因素和医源性因素三类。自身性因素主要包括对性活动紧张、厌恶、畏惧、消极、回避，对性生活缺乏兴趣，缺乏性交流，缺乏性知识，对今后性功能产生忧郁、悲观情绪等；配偶性因素主要包括配偶对患者不友好、不理解、不体贴、不积极配合治疗；医源性因素主要包括医生在诊疗过程中语言不妥、用词不当、神态异常及态度不好等，继续使用治疗其他疾病但对性功能有影响的药物，使用某些根本无效或不对症的治疗阳痿的药物等。发病学规律研究表明，在当代社会环境条件下，对于病因学来说，房劳损伤已不再是主要原因，情志之变则是主要病因学基础，不良生活习惯是不可忽视的因素；对于病机学来说，实多虚少是病机转变的普遍规律，脏腑功能改变以肝肾为中心而涉及其他脏腑；对于基本病理学来说，最基本的病理变化是肝郁肾虚血瘀，其中肝郁是主要病理特点和重要环节，肾虚是主要病理趋势，血瘀是最终病理趋势，而且三者有机联系，互为因果，共同作用。证候学规律研究表明，在当代社会环境条件下，阳痿患者的常见伴随症状是射精无力、早泄、精神苦闷、情绪不畅、面部烘热、郁闷不舒、夜寐多梦、兴趣下降、尿频、自责、精神萎靡、射精不爽、耳鸣等；证候的发展变化与体质的特异性有关，表现为阳痿证候性质的发展变化与体质类型趋同化；决定证候变化的主要病因病机是肾虚、肝郁，阴虚、湿热、脾虚、肝虚依次次之，而气滞、痰湿、阳虚、血瘀、寒邪、火邪、肺虚等引起阳痿的概率依次减少；在证候性质方面，有虚证、实证、寒证、热证、阴虚、阳虚，具体而言，在证候虚实性质上，实证多，虚证居中，虚实夹杂最少；在阴阳虚实性质上，阴虚多，阳虚少，肾阳虚更少；在寒热性质上，热证多，寒证少；在脏腑定位上，与肝、肾的关系最为密切，尤与肝关系明显，与脾的关系次之，与心、胆、胃、肺有一定关系；在证候结构上，复合证候多，单一证候少；最常见（发生率>5%）的证候有六种，依次是肝郁肾虚、肝肾阴虚、湿热下注、肝郁脾虚、肝经湿热、肝郁气滞，脾肾两虚证在横断面研究组中位居第三，但对照研究中无显著性差异。

三、内治法突破传统认识不断发展创新

随着对男科疾病病因病机认识的不断深化和发展，内治法则也随之有所创新。这不仅丰富了中医男科学的基础理论，而且提高了中医男科学的临床疗效。传统治疗阳痿，多从温补肾脏入手，但效果并不十分理想，说明阳痿并非皆系肾阳亏虚所致。1985 年王琦教授明确提出“阳痿从肝论治”的观点，突破了“补肾治痿”之定式。此后，各地从肝论治阳痿获效的报道逐渐增多，说明从肝论治阳痿是治疗该病的有效方法。阳道振奋必须元神清灵、经络畅通、五脏功能正常，若髓海空虚、经络不畅、五脏功能失常，亦可发生阳痿。故从肾论治发展到从肝论治，进而发展到从脾胃、从心、从肺、从脑与三焦、从经络、从宗筋论治，五脏均宜调治。在治疗原则上，突破了传统补法，根据其瘀血阻络、痰湿过盛、湿热浸淫的不同病机，从补虚发展到泻实，或从瘀治，或从痰治，或从湿热治。

不育一症，传统认为乃肾精亏虚所致，多以补肾填精之法治疗。但随着对不育一症发病原因与发病机制认识的深化，认识到导致不育有多种因素，如各种物理因素、化学因素、微生物因素的影响，诸如气温过高、酗酒嗜烟、电力辐射、生殖系支原体感染等，从而将传统认为由虚所致的理论扩充到了由“痰、湿、瘀、毒、热”等实邪所致，治疗方法也从单一的补虚发展到补虚、泻实、补泻兼施，或益精，或祛痰，或化瘀，或解毒，或清热。在脏腑论治方面也由从肾论治的定式发展到从肾、从肝、从脾、从心、从肺等多脏论治。对无症状性少弱精子不育的研究也取得良好进展，从健脾益肾、活血养精治疗取得可喜疗效。

一般认为前列腺炎，乃湿热下注所致，多按“淋证”论治。通过临床进一步深入研究，认识到湿热下注只是该病的一种表现，其基本病理变化乃瘀浊互阻，病性或热或寒，或寒热错杂，其治法则从单一的清利下焦湿热发展到清热化瘀、导浊通滞、解毒活血等。近年来，从疮疡论治慢性前列腺炎的临床研究也取得不少进展，并发表了专家共识。

阳强病（阴茎异常勃起），古代认为乃阴虚火旺所致，治疗仅滋阴清热泻火一法。通过临床研究，发现该病的病理变化是阴茎血脉阻滞，血瘀不畅，故采用活血通滞软坚法治疗，提高了临床疗效。

此外，对运用化瘀、祛痰、化湿等法治疗男科疾病的临床研究正在不断深入，其中对化瘀法的研究尤为广泛。男科瘀证概念的提出，为运用化瘀法治疗男科疾病提供了理论基础。针对患者不同疾病、不同体质、不同兼证的特异性，化瘀之法的运用灵活多变，如偏血瘀者，化瘀活血；偏精瘀者，化瘀通精；精血瘀阻者，活血通精；痰瘀互结者，祛痰化瘀；血瘀精亏者，化瘀生精；气滞血瘀者，理气活血；寒凝血瘀者，散寒活血；热蕴血瘀者，清热化瘀；肾虚血瘀者，益肾活血；肝郁血瘀者，疏肝活血；气虚血瘀者，益气活血；阳虚血瘀者，温阳活血；精浊瘀滞者，通精导滞等。据报道，近年运用化瘀法治疗的男科病共有 30 余种，如混合性精液精子质量异常不育、精液不液化、精索静脉

曲张、无精子症、免疫性不育、阳痿、遗精、慢性前列腺炎、前列腺增生、不射精、男性乳腺异常发育及输精管结扎术后综合征、痛性结节、附睾郁积、术后创伤反应和阴囊血肿等。据文献资料统计，用化瘀法治疗上述16种男科病2 444例，治愈率为63.42%。

四、治疗方法多种多样，不拘一格

在男科临床研究中，男科病的治疗方法不断创新，五彩纷呈。除中药内服治疗外，药物外治、针灸、食疗、按摩、气功、心理、中西医结合等疗法均广泛运用于男科病临床治疗。普遍认为以药物外治、针灸、食疗收效显著，方便易行，无副作用。药物外治法包含热熨、熏洗、敷贴、脐疗、涂擦、坐浴、扑粉、中药离子透入、直肠灌注、肛门栓塞等10种。外治治疗男科疾病达20余种，如慢性前列腺炎、阳痿、遗精、早泄、阴囊湿疹、睾丸附睾炎、龟头包皮炎、鞘膜积液、阴茎阴囊水肿、前列腺肥大、尖锐湿疣、阳强、血精、痛性结节等。通过对2 583例男科疾病的疗效统计，总有效率达95.70%，除前列腺炎、前列腺肥大和阳痿外，其余疾病的治愈率为89.22%。针灸疗法分针刺、艾灸、隔姜灸、耳针、埋针、电针、电针加灸、穴位注射、穴位放血、穴位挑治、穴位割治等10种方法，运用针灸疗法治疗的男科病达20余种，如阳痿、不射精、不育症、慢性前列腺炎、阴囊湿疹、疝气、睾丸炎、附睾炎、附睾郁积、痛性结节、缩阳、精索炎、精索神经痛、前列腺肥大尿潴留、男性更年期综合征等。通过对93篇文献的资料统计，用针灸疗法治疗男科疾病6036例，治愈和显效率为82.67%，总有效率为91.96%。

各种男科用药的新剂型不断出现，以中医理论为指导的理疗仪器的运用，电子计算机诊治男性不育专家系统的成功研制，从不同角度丰富了中医男科的治疗方法。

五、注重临床研究与基础研究相结合

随着中医男科学研究的不断深入，以临床研究与基础研究相结合，探索中药治疗男科疾病的机制，提高辨证用药的针对性和准确性已被有远见卓识的专家所注重。王琦与中国科学院有关科研人员合作，于1988年报告运用超薄切片和冷冻蚀刻的电镜超微结构观察了治疗不育症有效的王氏生精汤（黄精、何首乌、蜂房、鹿衔草、菟丝子、枸杞子、蛇床子、淫羊藿、丹参等）对人精子的作用，该研究表明服用中药后能使精子发生过程的病理状态向常态转变，逆转病理性精子的膜结构，药理作用部位表现在精子头部（顶体和细胞）、中段线粒体以及尾部。这一研究在国内外属于首创，可直接观察到电镜下中药治疗前后精子形态结构的变化，表明我国中医男科学的研究进入了细胞病理水平。还有学者采用显微荧光定量和生物物理等技术方法研究了生精种子汤（黄芪、淫羊藿、何首乌、当归等）对不育患者精子膜的作用，结果发现精子膜表面麦胚凝集素（WGA）受体明显增多、功能增强，精子膜蛋白质大分子疏水区大分子的荧光强度接近正常，提高了精子IDHx的活性。通过基础研究和临床与基础相结合的研究，证实中药复方能够增强人类免疫能力和体力，改善生精内环境，逆转精子病理演化过程，提高人类精液、精子的数量和质量。这些作用是通过对性腺轴各个层次及全身功能的普遍作用得以实现的。

第四章　中医男科学研究的思维方法

理论思维是一门科学的最高层次，其思维方式影响着实践的方法、途径，决定着学科发展方向和自身水平。它使科学研究走出沼泽和误区，它给学术带来柳暗花明，它使整体水平得以升华和突破。理论思维之于一门医学学科的发展同样是休戚相关。中医男科学诞生的十几年来，之所以充满着蓬勃生机，从理论体系的构建，到新理论、新方法的出现，无不显示着理论思维的功绩；而中医男科在未来实践的长河中，只有不断进行理论思维的研究才能加速自身的完善和发展。

本章在对中医男科临床进行综合考察的基础上，结合个人的研究工作，从理论思维的角度作一论述，以期有助于拓宽本学科的临床研究思路和整体水平。

第一节　突破传统对男科病因病机认识的定式

病因病机，是中医临床对疾病发生的原因和发展变化机制的认识，对其认识的清晰度和深度决定着治疗的方向和成败，今天的中医男科临床依其新的实践依据对不少病症的病因病机提出了新的观念，从而突破了原有的理论框架，产生了新局面。

中医男科既往对许多男性疾病多责之于肾，并有“肾无实证”之说，《金匮要略》专列有“男子虚劳篇”。故男子非肾阳式微、命门火衰，即肾阴不足、肾精亏损。有人从汉唐至明清的39部名著中列出400余首治疗阳痿、早泄、遗精、滑精、不孕不育、早衰健忘、腰膝酸软的方剂，皆多从温补下元、补暖肾经立意，其中温阳药占82%以上，可见壮阳补肾占有主导地位。

但现代中医男科研究表明：精瘀、痰凝、血瘀、湿浊、热毒是构成多种男性病的主要病机。阳痿、阳强、淋浊、死精、射精不能、液化障碍、前列腺炎、前列腺肥大、精索静脉曲张等病证常与上述因素有关，若固守补肾一说则将导致临床的困惑。以阳痿为例，阳痿从肾论治的理论继《内经》之后，《诸病源候论》最早阐述了阳痿病机为肾阴阳两虚，指出“肾开窍于阴，若劳伤于肾，肾虚不能荣于阴器，故痿弱也”。至唐代多认为阳气在男子性功能活动中起着至关重要的作用，其治阳痿，多从温肾壮阳入手，并注重顾护阴精，在其所列的约30首治阳痿方中，如五补丸、肾气丸、天雄丸、石硫黄散等，均以补肾壮阳治疗阳痿。《景岳全书》中提出“凡男子阳痿不起，多由命门火衰、精气清冷……但火衰者，十居七八，而火盛者，仅有之耳”的论断。可见补肾法治疗阳痿一直作为主流并影响至今。

为了探讨当今社会条件下阳痿的证型分布规律以及相关因素对阳痿证型的影响，王琦教授等对340例阳痿患者进行了临床证型分布的调研。阳痿证型分布规律提示，阳痿因于肝者，有肝经自病、邪客肝脉、肝与他脏相病和其他证候。本组340例阳痿患者，其病机与肝有关系者为298例，占总病例数的87.65%，肝经湿热、肝气郁结是本组阳痿患者最常见的证型（各占20%以上）；瘀血阻络、命门火衰、肝郁脾虚、肝气横逆亦较为常见（6%~10%）；其他所占比例均小于6%。340例阳痿患者病机分析，情志刺激144例，占42.35%；湿热浸淫78例，占22.94%；瘀血阻络53例，占15.59%。

提示情志刺激、湿热浸淫、瘀血阻络是阳痿病最常见的病因病机。秦国政通过对阳痿患者进行较大样本的临床资料调研也发现：在当代社会环境条件下，对于病因学来说，房劳损伤已不再是阳痿的主要原因，情志之变是其主要病因学基础，不良生活习惯是不可忽视的因素；对于病机学来说，实多虚少是病机转变的普遍规律，脏腑功能改变以肝肾为中心，涉及其他脏腑；对于基本病理学来说，最基本的病理变化是肝郁、肾虚、血瘀，其中肝郁是主要病理特点，肾虚是主要病理趋势，血瘀是最终病理趋势，而且三者有机联系，互为因果，共同作用。

王琦教授根据现代社会阳痿发病的实际情况，于1985年首次明确提出“阳痿发病因于肝者居多”，临床应以“从肝论治”为主的学术观点。这一观点，突破了以补肾为主治疗阳痿的定式，并得到了男科学术界的广泛响应。至1997年底，从肝论治阳痿的治疗体会报道达71篇，从肝论治的辨证用方亦日趋丰富。如肝气郁结者，用四逆散、逍遥散、柴胡疏肝散、四妙散、越鞠丸之属；肝经湿热者，用龙胆泻肝汤类；治疗因酒毒致湿热的阳痿患者，用刘完素清震汤；肝血瘀阻者用血府逐瘀汤、化精赞育汤、通窍活血汤之类；肝阴血亏虚者，用一贯煎等；寒滞肝脉者，用暖肝煎、天台乌药散加减。

阴茎勃起是一个复杂的心理-生理过程，其本质是一系列的神经-血管活动。阴茎海绵体平滑肌舒张、动脉血流入、静脉关闭是阴茎勃起的3个要素。过去认为心理性阳痿最为多见，目前确信有器质性因素存在的阳痿占全部患者的80%以上，阳痿被认为是一种血管病变。王琦教授在“阳痿从肝论治”的基础上，提出了治疗血管性阳痿以“调和气血，充润宗筋”为治则的观点。动脉性阳痿以“瘀”为着重点，治疗以活血药物为主，改善阴茎供血；静脉性阳痿注重“气”，其病机是气血不和、气的摄血功能失常，因其血液的运行需靠气的调节，也就是说静脉的关闭有赖于气的维系，治疗宜气血双顾。

在男性不育症辨证论治方面、古今大多数医家以虚证立论，虚证中又以肾虚为主，《备急千金要方》指出，“凡人无子，当夫妻具有五劳七伤、虚羸百病所致”；《诸病源候论》亦说，“肾主骨髓而藏精，虚劳肾气虚弱，故精液少也”，表达出古代医家对男性不育辨证的重心所在。

《秘本种子金丹》的论述有代表性：“疾病之关于胎育者，男子则在精，女子则在血，无非不足而然”，说明从虚证尤以肾虚为主辨治一直是临床辨证的主题思路。尽管一些医家提出勿拘泥于补虚、勿执补肾一端的学术观点，但始终未能成为该病辨证思想的主流。

现代中医男科临床在继承古人病因病机认识的基础之上，吸取当今医学检测、检查、诊断方面的成果，认识到传统中医学中从未论述过的许多不育病因病机，如精索静脉曲张、免疫异常、染色体异常、前列腺疾病、纤毛不动综合征等均可导致不育，并利用体检、精液检测和各种化验协助分析致病原因和发病机制，结合宏观观察与微观研究综合判断。近几年对男性不育症病因病机的探索日趋深入全面，提出了一些新的观点。王琦教授于1988年提出了“肾虚夹湿热瘀毒”是男性不育的主要病机。从生理方面看，育龄是男性从“肾气盛，天癸至，精气溢泻”到“筋骨隆盛，肌肉壮满”的时期，机体精力旺盛，体力充沛，邪气难袭，若病，亦以邪实居多，正虚为少。从不育病因病机方面，情志内伤、病邪外感、过食肥甘等多为实邪，最易导致气血瘀滞、湿热下注。虽有先天禀赋不足、精气虚衰所致者，为数亦少。现代生活方式的变化、生存环境的影响（如污染等）、营养状况的改善、饮食结构的变化、疾病谱的推移，使正虚的发病率大大降低，而产生湿热、血瘀、痰湿的机会增加。国外研究已证实，由于环境污染，近几十年男性精子的数量、质量逐年降低。从临床症状方面看，男性不育患者表现出腰膝酸软、足痿无力、头晕目眩、发脱齿摇、精神萎靡、健忘恍惚、食少纳呆等虚性症状者已不多见，多数患者临床见症为阴囊潮湿、坠胀疼痛、阴囊静脉纡曲成团、腰痛、尿黄、尿浊、性情烦躁、舌红苔腻等湿热血瘀类实性表现。从西医学角度来看，男性不育症发生发展与各种发育异常、免疫异常、感染因素、精索静脉曲张、毒素损害等多种因素有关，这些因素大多属于中医学“实邪”的范畴。现代研究认为精索静脉曲张、前列腺炎是引起不育的重要原因，在不育患者中发生率分别为35.57%和15.42%。一些先天发育异常、性器异常和器质性病变也是不育症常见的病因。精索静脉曲张的病理表现为局部静脉迂曲延长，血液回流减慢，与中医“血瘀”内容一致。前列腺炎中的有菌炎症属中医学“湿热毒邪”，吸烟（尼古丁中毒）、饮酒（酒精中毒）、食用棉籽油（棉酚）、接触农药或辐射及某些传染病均可属“毒”的范畴；无菌炎型病理表现为腺体充血、增生，似属中医“血瘀”“痰凝”范畴；从临床症状上看，前列腺炎表现为尿频、尿急、尿痛、尿浊、腰酸疼痛、会阴部不适、小腹胀闷等，基本属于湿热下注和瘀血内停的病症范围。先天发育不良、性器异常、性征异常或发育不良、染色体异常等病变，从临床表现为“先天禀赋不足”，与肾虚有直接关系。这些认识从某种程度上说明了瘀血、肾虚、湿热三种病变（证型）多见于男性不育症的原因，为中医辨证分型、辨证求因、分析病机提供了一定的依据。在治疗上，将活血化瘀、清利湿热、补肾填精方法辨证使用或综合运用取得较好疗效，也证实上述分型归纳、病机分析反映了该病辨证的一些规律。

王琦教授等通过对438例男性不育症的临床调研，实证最多（237例，占54.11%），其次为虚证（92例，占21.0%）；无证可辨者占有一定的比例（60例，占13.70%），已超过虚实夹杂证的比例数。在实证中瘀血阻络与湿热下注居前两位（21.69%和15.75%），虚证以肾阳不足和肾精亏虚为主（7.76%和7.08%），虚实夹杂证以肾虚夹瘀、肾虚湿热居多（4.11%和3.89%）。从而可看出：瘀血阻络、湿热下注、湿热夹瘀、肾阳不足和肾精亏虚是男性不育最常见的五种证型（均大于7%，本调查结果表明，男性不育症实证和虚证夹杂证占据了证型中的大部分，单纯虚证仅有一小部分即21%）；在实证中瘀血阻络和湿热下注两种证型出现概率远高于其他证型；在虚证中以肾虚为主，肾虚以肾阳不足和肾精亏虚常见，肾阳不足在肾虚中仅占15%左右。结果表明瘀血、肾虚、湿热三者构成不育症病变核心，它们单独为患或相互作用导致了疾病的发生、发展，三者各占约1/3比例，对疾病发生发展及演变所起的作用是基本相同的。通过对男性不育致病（病变）因素的分析和对其主要病因的筛选，再结合传统病机认识，我们认为不育症主要病机为“肾虚夹湿热瘀毒”具有理论与实践意义。调查分析结果一方面证实了前人认识的某些正确性，另一方面显示出在辨证虚实观、分型主次、脏腑定位重点和病机分析方面与前人有所不同，能较好反映疾病内在规律。

新的发现和科学理论的建立，一般来说都必须有异于前人的思考，同时又都在前人探索的基础上有所前进。若不从新的角度做出思考，就很难跳出固有理论的圈子。它告诉人们，传统是科学相继关系中量的积累，它只能使知识延续和储存，只有创造才能使知识扩大、发展和加深，因此大凡发现都是对习惯和传统的修正补充或反思，唯其如此才能别开生面。

第二节 转变男科疾病的诊断与辨证模式

对疾病的诊断与辨证应反映当代先进的认识水平和符合临床实际的辨证规律，才能使该门医学获得发展。中医男科虽起步较晚，但能根据学科自身特点，摆脱旧的思维束缚，出现新的模式。

一、规范病名诊断

1. 对某些古代比较笼统的病名，多进入微观诊断 如男子不育，古称“男子绝子”“男子无嗣”等，现均已统称“男性不育”。由于男性不育既是一个独立的疾病，又是其他疾病或因素的结果，针对不同情况又做出相应诊断，如免疫性不育、特发性不育等，有的则根据精液分析，具体诊断为无精子症、弱精子症、少精子症、死精症、精子凝集症等，病名本身反映了对疾病认识的深化。

2. 对易混的病名，多不采用 如既往认为急慢性前列腺炎多属于中医“淋证”范畴，而淋证又有热淋、劳淋、气淋、淋浊的不同，其病名又易与现代性传染病的“淋病”相混，故目前中医男科文献报道已直接使用急性前列腺炎或慢性前列腺炎的病名。

3. 对古代未做记载的病名，直接吸收 如精索静脉曲张、精索炎等。像艾滋病这样新的疾病，尽管有人热心于在古代文献中找出其出处，对号入座，但多数学者仍尊重客观事实，直接使用西医学病名。

鉴于许多男性疾病仅仅依靠传统的“望、闻、问、切”已难做出诊断（如“无精子症”切脉是切不出来的），故必须善于吸收现代新的诊察手段才能做出正确判断。而且有些中医诊断须重新判断，如阳痿，仅凭主诉并不能确定，究竟勃起与否、勃起程度如何，要做“阴茎夜间胀大试验”，有条件者进行“硬度计”的检测，才能客观反映勃起及膨胀程度；而“血管性阳痿”“内分泌性阳痿”更需一系列检测才能得出正确结论，如“静脉漏”引起的阳痿，患者不采用结扎术而用药物治疗往往是事倍功半。

二、转变辨证模式

辨证模式已不仅是一病几型，还有脏腑辨证分类、病因分类、寒热虚实属性分类或上述兼顾分类等，但不少情况下，应按疾病自身特点进行灵活变化。

1. 单纯辨病 如阴茎硬结症、阴茎短小症、尖锐湿疣等，一般不做分类。

2. 按病变发展分期 如龟头包皮炎分一期（红斑期）、二期（渗出期）、三期（溃烂期），分别论治。

3. 按病理变化分期 如阴茎癌，根据癌体大小程度、有无浸润及转移等确定。

4. 按特异体质诊断 如精液过敏症等。

总之，有辨证的、辨病的、辨病加辨证的等模式，呈现了多样性，丰富了辨证思路。事物本身是多角度、多层次的，人们反映事物的手段也应该是多角度、多层次的，仅以单一的思维去展现其面貌，往往陷入片面性。面对男科学临床的实际，采取多种思维结构，必然能更全面地反映疾病的复杂状态，产生新的知识系统。

第三节 丰富和发展男科治则与治法内容

一、整体调节，因人制宜

中医药治疗男性病症，注重整体性。中药对人体性腺轴有双向调节作用，作用于机体各个部分，对维护该轴的正负反馈功能有很大的帮助。以临床上男性乳房发育的治疗为例，中医思路是疏肝理气，调理整体内分泌功能，而非单纯激素疗法。在调护上，中医男科的节欲、食疗、气功、导引等方法，均从人的整体入手。作为祖国医学的一部分，中医男科学已具有生物-心理-社会医学模式的特点，而非单纯的生物医学模式，具有比较先进的医学思想。中医男科学继承了因人制宜的优点，根据人的体质不同、性格差异、环境因素变化等，进行相应的治疗。同时，中医男科的治疗方法寓心理治疗于针药之中，考虑到未病先防、已病防变等因素，取得了单纯药物治疗不能达到的效果。

二、进行针对性或特异性治疗

方有专用、药有专司的专方专药与辨证论治是并行不悖、相辅相成的，在男性疾病中，亦能充分体现这一点。如免疫性不育，以中药脱敏汤进行脱敏治疗。前列腺增生出现的尿路阻塞主要解决小便不通问题，尖锐湿疣以五妙水仙膏外用，均反映了这一思想。土茯苓作为淋病专药，多年来被广泛运用于临床。

三、突破传统治疗观念，层次多样化

如前所说，古代中医在许多男科疾病治疗中以补法占统治地位，而现在随着对病机认识的深化，治疗思想演变为由补变通或通补兼施，而通法的运用发展成为通关利尿、通利精窍、通利小便、通里

攻下、清利湿热、活血化瘀、化瘀散结等。对某一类病的治法也逐步完善，如华良才对治精法归纳为以下几个方面：益气生精法、补血生精法、补肾填精法、益肾涩精法、解毒增精法、活血通精法、止血益精法、降气归精法、抑阳助阴法等。

四、治疗手段多种多样

中医男科学的治疗方法有中药、针灸、按摩、气功、药浴、外治等，近年还出现了电针、电针加灸、挑治、雀啄灸、中药注射、中药喷洒、搽剂等一些新方法。

五、开展中西医结合治疗

1. *发挥各自优势，互相补充*　如前列腺增生出现尿闭，采用导尿后保留导尿管加用中药制剂或电针刺激，有效率显著提高。

2. *药物互补*　如精液不液化除用滋阴降火中药外，外用颠茄合剂效果更为满意。用补中益气汤加氯酚胺治少精子症，比单用其中任何一种药物效果更好。

3. *先后治疗*　如隐睾症的中西药药物治疗无效应及时手术。

临床医学以其实用性为特征，唯其更具广泛性，其思维应该具有开放、活跃及发散的特点，才能对多种疾病做出策应。

第四节　拓展临床研究方法

临床研究方法已突破原有单一的传统方法，采用现代研究方法与传统研究方法相结合，不断引进、移植、扩大、创新。表现在：

一、增加大、中样本的临床调研

大、中样本临床调研的增加表明临床研究已注意运用科学方法，随之一些规律被揭示。李彪等通过对 8 506 例论治分析，对男性不育症的治疗进展做了论述，从病因分类、辨证分型、处方用药等十二个方面进行了较为系统的归纳、分析。王根基等对阳痿 513 例进行了分组治疗的对照研究，发现针灸、中药结合组疗程最短，疗效最高，在治愈病例中，针药结合组比单纯针灸或单纯中药组疗程为短。

二、临床研究应与基础研究相结合

临床研究与基础研究相结合提高了辨证用药的针对性。王琦等对王氏生精汤提高人类精子质量的作用进行了电镜及光镜的观察研究，在国内外首次报道了电镜下中药治疗前后精子形态结构的变化，结果发现中药王氏生精汤能使精子发生的病理状态转变为常态，证实了中药疗效之所在。张越林等根据中药肾虚的辨证分型（肾阴虚、肾阳虚、肾阴阳两虚等），采用现代科学方法对 300 例男性不育症进行临床观察与研究，治疗总有效率为 98%，受孕率为 52.66%。证实肾虚与下丘脑-垂体-睾丸轴功能紊乱有密切的内在联系，补肾益精法具有调节性腺轴功能的作用。这些研究，证实中药复方能够提高人类精液、精子的质量、数量，逆转病理演化过程，这种效果通过对性腺轴各个层次的普遍作用而实现。

三、开展实验研究

实验研究的开展，推动并指导着临床研究的深入。近年来的实验研究，围绕中药对性腺轴作用的问题进行了大量工作。马正立、赵伟康等分别研究了填精补肾药物对动物性腺轴的作用，发现中药的作用是多层次的，可以在靶腺（睾丸）以上，也可以在靶腺；对中枢神经系统呈双相作用；中药的性激素及促性腺激素样作用对前列腺、卵巢、睾丸等性腺均产生作用。男科实验研究的新方法如动物造模研究也已开始。郑平东等对肾虚睾丸损害进行了动物模型研究，发现中药可以扭转腺嘌呤导致的动物睾丸损害过程。总之，目前的实验研究不是拘于传统方法，而是力求创新和多样化。

中医男科学作为姗姗来迟的学科而能“红杏出墙”，打破了长期仅靠经验积累的传统，而且一开始就把临床实验与科学实验紧密结合，尽管其方法尚不成熟，但敢于在新领域里及早涉足，使其品位得到了升格。只要随着科学前进的步伐努力开拓，不懈求索，必能“探骊得珠”。

第五节　转换思维角度，进行新的探索

一、进行更多的思维移植

对一些疾病发病机制的认识须深化，如对“阳强”症，过去认为，应以泻火为治则。而实际上，真正的“阴茎异常勃起”是由于阴茎海绵体的静脉回流不畅，循环障碍，导致纤维化发生的血流动力学的改变，如一味“泻火”，是泻不倒的。笔者曾治一异常勃起患者，原先由于思路不对，毫无效果，后改用活血化瘀法治愈。可见，用新的学科知识进行移植补偿思维，能够提供思维过程中的转换与更替条件，对进行新的探索是很有帮助的。

二、对一些新的疾病要在实践中探索

如艾滋病，将致全球性灾难，面对危及人类的病毒我们不能束手无策，关键在于我们自己要加快研究。对性传染病，多数认为是通过性交传染的经典性病，即梅毒、淋病、软性下疳和性病淋巴肉芽肿。其实近年来已确定，凡能通过性行为传播的疾病，如外阴炎、阴道炎、宫颈炎、尿道炎、生殖器疣，及生殖器以外性病综合征如肝周炎、肝炎、直肠炎、关节炎等，均称为性传播疾病，如乙型肝炎病毒已证实可经性传播，而关节炎是与性传播有关的最重要的病症之一。

综上所述，事物是不断变化的，新观念和新事物的认识过程，无不伴随着逻辑思维。只有站在逻辑思维的高度，才能“会当凌绝顶”，进行全方位的审视和思考，获得长足发展。

第五章　中医男科学的优势与发展前景

中医男科学这门新兴而古老的临床学科近年发展很快，自20世纪80年代其体系形成以来，便以全新的姿态立足于中医临床各学科之列，备受瞩目。随着中医男科学研究的进一步深入，越来越显示出该学科的优势与强大的生命力。作为一门独立的中医临床学科，男科学系统理论形成的时间尚短，在发展过程中还存在着不少尚待解决的问题，必须进一步改进研究方法，使之渐臻完善。对中医男科学的优势固当予以发扬光大，但也要敢于正视其不足并加以修正，才能加快其发展速度。

第一节　中医男科学的优势与特色

现代中医男科学的优势和特色是与现代西医男性学相对而言。中医男科学与现代西医男性学研究的对象虽然同属男性，但各自的研究方法和手段有别，因而也就有各自不同的优势与特色。中医男科学的优势与特色主要表现在以下几方面。

一、发展基础坚固扎实

中医男科学虽于20世纪80年代才形成独立学科，但其发展源远流长。大量考古资料表明，早在新石器时代古人就开始重视男性生殖器官，说明当时已认识到男性在生育繁衍过程中的重要作用。殷商时代已有男女生殖器差异的记载，并对男性泌尿生殖系统疾病有一定的认识。春秋战国时期随着“房中术”的出现，对男性生殖器官及男性疾病的认识逐步加深，积累了大量的经验。秦汉时代的医学家对男性医学知识进行总结，奠定了中医男科的基本理论，并以此指导男性病的诊断与治疗，集中反映在中医经典著作《黄帝内经》和《伤寒杂病论》两书中。魏晋南北朝中医男性疾病临证得到了进一步发展，男性病的治疗方法增多，病症范围扩大，相关理论也得到不断深化。明清时期，对男性病的病名、概念、鉴别诊断、诊治方法以及理论探索等的贡献远远超出以前时代，而且出现了世界上最早的男科学专著《男科证治全编》，该书虽亡佚，但从同一医家所著的《医学正印种子编·男科》中可以看出，当时的男科既重视整理前人的经验，又重视实践探索，继承与发扬并重。

古代医家的临床实践与理论探索，为现代中医男科学的形成与发展打下了坚实基础。在古代中医专著、房中医学专著中记载了大量有关男科学的内容。据统计，仅明清两代涉及中医男科内容的中医典籍达百余种，有稽可考的男科医案有500余则。与男科学关系非常密切的房中术著作甚多，其对性生理、性保健、性养生等性医学内容的论述在东方文化乃至世界文化中都是独一无二的。其中许多理论已被现代研究所证实。古代蕴含丰富男科学内容的医籍宝藏无疑是现代中医男科学坚固扎实的理论基础，挖掘、整理这些宝贵遗产，将有助于中医男科学的发展。

二、辨病辨证相互结合

在诊断上既辨病又辨证，在治疗上既辨病论治又辨证论治，是中医男科临证的特色。这种病与证结合诊治的方法，不仅能把握疾病的全过程而给予相应的治疗，又能根据疾病的不同阶段或不同个体的变化给予对症治疗。而西医学对许多男科疾病虽然有较为详尽的诊察方法和手段，但尚缺乏特异性的治疗方法，如对病理性遗精、顽固性早泄、不射精、阳痿、阴茎异常勃起、输精管绝育术后遗症、免疫性不育、性欲亢进等均是如此。

在病名诊断上，中医男科学继承了传统中医辨病方法，充分借鉴现代检查方法和手段，以提高对疾病诊断的准确性，结合中西医认识，全面把握疾病的发生、发展及演变规律。在病名诊断确定后，再据当时疾病的具体表现进行辨证，掌握疾病的阶段性变化。通过临床观察发现，某些证与病之间有一定的对应关系，如不育症表现出湿热蕴结下焦证候者，精液常规检查多出现死精或畸形精子数增多；表现为脾肾两虚证候者，多有精子数量不足或精子活动能力低下等。

在诊断上既辨病又辨证，使病与证有机地结合起来，可以更好地指导临床辨病论治与辨证论治的立法用药，提高治疗效果。如精神性阳痿，情志不舒、气血不畅是其病机特点，但所表现的证候却又有肝郁气滞、心脾两虚、气滞血瘀、湿热下注等不同，治疗应在疏肝解郁辨病治疗的基础上，或理气行滞，或健脾养心，或行气活血，或清利湿热等。再如免疫性不育一症，西医学认为是由于抗精子抗体的产生而引起，但根据中医男科辨证，本病可表现为气滞血瘀、湿热蕴滞等不同证候，因而在治疗时除选用一些对免疫反应有针对性的药物治疗外，还应结合证候的不同而辅以相应的治法，如清利湿热、化瘀通窍等，这种病证结合论治的方法较单纯运用免疫抑制剂更为优越。

三、三因制宜，标本兼顾

西医对男科病的治疗多采用对症治疗，重视局部治疗。而中医治疗男科病症，不仅具有针对性，而且作用层次多，既注重调治局部病变，又重视整体功能的调节，局部与整体兼顾。从药物作用角度分析，中药对性腺轴的作用既能作用于靶器官睾丸，又能作用于下丘脑与垂体，而且表现为双向调节，可维护该轴的正负反馈功能。从临床治疗方法来看，亦多标本兼顾。如治疗男性乳房异常发育症，并非采用单纯的激素疗法，而是针对本病的基本病理变化，予以疏肝调肾、调整机体内分泌功能的同时，根据局部痰瘀互结的病机辅以活血化痰、软坚散结之法。再如治疗阳痿，既调理肝肾等脏腑以求整体功能协调，又用活血化瘀法以改善局部血液循环，从而达到恢复性功能的目的。在调护上，中医男科的节欲、食疗、气功、针灸、按摩以及情志疗法等，皆从调整整体功能着手，同时兼顾局部。

作为中医学的一个重要组成部分，中医男科学处处体现了整体观的特点，综合认识男性的生理、心理及其与社会的关系，因而具备生物-心理-社会医学模式的特点。中医男科学继承了传统医学因人、因时、因地三因制宜的优点，根据男性体质的不同、性格的差异以及环境因素、季节变化等进行相应的治疗。如西医治疗性功能障碍，不论患者所处地理环境、体质强弱、性情刚柔等，用药几乎相同；而中医则根据天、地、人三者对患者的影响而采用不同的治疗方法。以体质而言，青壮年患者多实证，治以祛邪为主；中老年患者多虚证，治以扶正为主；素体阳虚者多寒，治以温阳为主；素体阴虚者多热，治以滋阴为主；平素性情抑郁者多肝郁不舒，治以疏肝解郁为主导。中医男科学还寓心理治疗于针药之中，并且重视未病先防、既病防变等因素，因而取得了单纯药物治疗不能达到的效果。

四、治疗手段丰富实用

中医男科学的治疗手段有内治、外治，有药物治疗、非药物治疗，治疗方法达数十种，如药物口服、药物外治、针灸、按摩、拔罐、食疗、理疗、体疗、精神调治等。中医男科学多采用综合调治、中西医结合治疗，同时辅以情志、起居、劳逸、房事、饮食等方面的调摄。

各种治疗方法中，一法包括多种治法。如针灸治疗有体针、艾灸、穴位注射、穴位放血、穴位割治、穴位挑治、穴位埋针、电针、耳针、激光针灸、氦氖激光穴位照射、音频穴位治疗、温针等，艾灸又有雀啄灸、悬灸、隔姜灸、隔蒜灸、药艾灸、温针灸、艾炷灸等，用针灸治疗有效的男科病多达20余种。药物外治法有热熨、熏洗、敷贴、涂擦、脐疗、扑粉、坐浴、中药离子透入、直肠灌注、中药喷洒、肛门栓塞等多种方法，用药物外治法治疗有效的男科病目前已达20余种。

中医男科的治法各有特点。如药物外治使药物与皮肤或黏膜直接接触，渗透吸收快，不仅能改善生殖器官局部的血液淋巴循环，增强毛细血管通透性，促进局部组织的修复与再生，起到消炎、消肿、调节局部功能的作用，而且还能通过血液循环达到调节整体功能的作用，可以避免内服药物引起的副作用。中医男科学的治疗手段丰富多彩，可根据病情灵活选用，可单用一种治疗方法，也可多种治疗方法联合运用。其治疗方法与所用药物符合当今世界“回归大自然”的潮流，且因其疗效确切、稳定，不良反应低，无创伤，少痛苦，而且经济、方便，适合我国国情，因此易被患者接受。

五、临床治疗效果显著

西医学对许多男科疾病的发病机制研究较为深入细致，诊察手段先进，但对某些疾病如性功能障碍中的阴茎异常勃起、病理性遗精、阳痿，不育症中的抗精子抗体阳性、精子浓度过高、无精子等以及生殖器官疾病中的阴茎硬结症、前列腺炎等尚无特殊疗法，药物作用环节单一，易产生副作用。而中医男科学采用辨病与辨证论治相结合的方法，或内治，或外治，或内外结合，往往可收到显著效果。

中医男科学之所以具有强大的生命力，关键在于其具备了很好的临床疗效。中医男科学的临床治疗范围已从最初重点诊治性功能障碍、前列腺疾病和不育三大类疾病拓宽到其他男科疾病，目前中医诊治的男科病已近二百种，收治病种的范围正不断扩大，治疗效果亦令人满意。

如不育症，中医男科学者李彪对1988年底以前中国期刊上报道的163篇文献进行分析统计，共治不育症8 506例，总有效率为88.33%。其中对引起不育的各种疾病治疗的有效率是：精液不液化症（包括前列腺炎）为95.60%，无精子症为58.14%，少精子症为87.79%，精子活力低下症为86.11%，不射精症为72.47%，阳痿为94.73%，血精症为92.11%，精索静脉曲张为85.09%，睾丸病变为85.71%，其他病症为83.97%。随着对不育症研究的深入，收治范围增加，疗效也有所提高。如用王氏生精胶囊治疗精液异常不育，有效率为93.49%；用三育散治疗因不射精、无精子、精子活力低下所致不育，有效率98.67%，生育率为86.23%；以桃红四物汤加味、消抗汤、针灸等治疗抗精子抗体阳性不育112例，有效率90.18%，转阴率79.48%，生育率45.54%；以生精汤、淫羊藿汤等治疗死精子不育510例，有效率87.25%，治愈率40.98%；以解毒益精汤等治疗脓精症不育150例，有效率96.67%，治愈率72.00%；以抑乳汤等治疗男性高泌乳素血症不育145例，有效率87.58%，生育率45.51%；用六味地黄汤加味治精子浓度过高不育12例，全部有效，生育7例；等等。

对1992年以前的文献进行统计分析，用中药内服治疗男科常见病，效果较好。如治疗前列腺肥大1 622例，有效率91.77%；治疗前列腺炎2 210例，有效率91.95%；治疗阳痿3 249例，有效率90.73%；治疗乳房发育异常症348例，有效率92.53%，治愈率69.25%；治疗输精管结扎术后并发症682例，有效率92.48%，治愈率66.57%等。活血化瘀法是中医男科临床中常用的治法，据1992年以前的文献统计，用此法治疗的男科疾病达30余种。对51篇文献进行统计分析，用活血化瘀法共治男科疾病16种2 444例，治愈率为63.42%，治愈显效率为74.12%，总有效率为92.45%。其中不射精、输精管结扎术后并发症、阳痿、前列腺肥大、不育症（精液精子异常所致）、慢性前列腺炎的治愈率分别为91.93%、86.17%、83.06%、55.47%、53.39%和46.27%。

药物外治和针灸治疗男科病也收到较好效果。据近20年来58篇文献资料统计，用药物外治法共治男科疾病15种2 583例，总有效率95.70%。其中慢性前列腺炎的治愈率为33.23%，治愈显效率为58.12%，总有效率94.19%；阳痿的治愈显效率70.75%，总有效率94.25%；其余12种疾病（包括遗精、早泄、阴囊湿疹、睾丸附睾炎、龟头包皮炎、鞘膜积液、阴茎阴囊水肿、尖锐湿疣、血精、痛性结节、阴茎异常勃起等）的治愈率平均为89.22%。对1992年以前的85篇文献进行统计，共用针灸治疗男科疾病17种6 036例，平均治愈显效率为82.67%；总有效率为91.96%。其中治疗阳痿

3408例，治愈率77.70%，在针灸治疗阳痿中，毫针针刺法的治愈率73.72%，穴位药物注射的治愈率79.70%；治疗不射精675例，治愈率87.41%；治疗精液精子异常不育388例，治愈率65.72%；治疗慢性前列腺炎940例，治愈显效率65.53%；治疗阴囊湿疹176例，治愈率94.88%；治疗输精管结扎术后并发症230例，治愈率60.87%，治愈显效率78.70%。

以上分析可以看出，不论是内服中药治疗，还是药物外治；不论运用单一治法，还是采用综合疗法，均取得了较满意的疗效。

第二节　中医男科学的发展趋势与前景

由于中医男科学独成体系的时间尚短，因而不可避免地存在一些尚待解决的问题。只有探讨和克服学科自身存在的不足，才能促使其进一步发展和完善。

一、中医男科学发展中存在的问题

中医男科学虽然在各方面都取得了显著成绩，但在学科建设、理论研究、临床研究等方面还存在着许多问题。

1. 学科地位不明确　虽然2009年国家中医药管理局发布中医药学科目录将中医男科学从内、外科中独立出来，成为与内、外、妇、儿、骨伤、眼、耳鼻喉等科并列的一级临床学科，但中医男科学的学科地位尚未完全巩固，在临床科室和临床教学课程设置中尚未得到体现。

2. 学科建设不健全　主要表现为：①男科队伍人员少，且多集中于大中城市和沿海开放地区，难以满足广大患者诊治疾病的需求；②男科临床机构不多，尤其是一些边远地区，尚未开展中医男科的临床工作；③学术机构不健全，全国一些省级中医男科学专业委员会尚未建立；④男科人员知识结构不全面，水平参差不齐，目前的中医男科人员经过系统培训者甚少；⑤缺乏必要的人才培养基地，中医院校基本未开设中医男科课程，有关学术机构开办的培训班、讲习班等也由于各方面的原因难以开展常规性工作；⑥科研机构不健全，国家主办的男科专门研究机构凤毛麟角，现有科研机构的理论及临床研究也仅仅涉及中医男科学的一部分。

3. 理论研究欠深入　作为一门临床学科，必须有完备的理论基础，才能更好地指导临床实践和科学研究，并有利于专门人才的培养。目前，中医男科学的理论研究者甚少，且多局限于对古代医籍的挖掘整理，新的发现和突破较少。

4. 临床研究不规范　任何一门临床学科，只有规范化，其研究结果才能具备科学性和指导意义。从目前发表的论文来看，其所表述的研究方法和内容都存在着许多不规范之处。主要表现为：①男性生理与解剖名称使用不当。②缺乏权威的诊断与疗效标准。③病名使用不规范，证型诊断混乱，疗效标准不一。由于没有统一标准，很难评价各地临床成果的优劣，妨碍了科研成果的推广。④科研中缺乏对照，统计方法不当，如以极小的样本甚至个案为资料得出某个结论等。⑤缺乏全面的规划和协作，临床研究分散。

5. 实验研究局限　目前开展实验研究的单位或人员较少，对男科用药的药理研究多局限于补肾药对下丘脑-垂体-性腺轴的影响，以中医男科理论为指导建立的动物模型研究很少，基础与临床相结合的研究仅有不育与阳痿两种疾病。

二、中医男科学学科建设应采取的措施

1. 明确学科地位　在临床课时和临床教学课程设置中，将其定格为一级临床科室和一级临床教学课程，改变目前多数医院将中医男科归属中医内科或中医外科的混乱局面，将《中医男科学》列为一级教学课程，并在国家医院诊疗科目、教学课程目录中加以明确。

2. 加强学科的基础建设　中医男科学的基础建设包括学科建设、人才培养、学术交流等方面。

（1）加快机构建设：机构建设最重要的是临床基地。任何一门临床学科，没有足够的临床基地作为实践场所是很难发展的。理论来源于实践，理论的正确与否必须在实践中去验证，因此，在具备条件的县级以上的中医院均应增设中医男科，在有条件的地区建立门类齐全的中医男科医院。男科基地的建立与健全，不仅能使男科工作者有机会得到专门的技能训练，而且能扩大中医男科的临床领域，为男科理论的提高打下基础。其次是科研机构的建设。建立男科学科研机构，有重点、有目的地对中医男科学中的一些重点、难点或亟待解决的课题进行专题研究，集中攻关，以此带动中医男科学的科学研究工作。在现有条件下健全已成立的男科研究机构，有条件时要建立中央级的中医男科学研究机构，以利对中医男科学进行全方位的研究，并协调各地的男科研究工作，培养中高级中医男科学科研人才。

（2）重视人才培养：发展中医男科学，人才培养是关键。对中医男科学人才的培养，一是重视男科学初级人才的培养，二是现行男科学工作者的自身提高，三是中高级男科学人才的培养。男科学人才的培养，主要由中医院校来完成。在各级中医院校中开设《中医男科学》课程，使在校学生接受中医男科学基本理论、基础知识和基本技能的“三基”教育，毕业时具备开展中医男科学基础工作的能力。其次，具备条件的地方以中医男科培训班、函授班等方式，对有志于学习中医男科学并已从中医院校毕业的医务人员进行中医男科学知识的系统培训，使之经过培训后能独立从事中医男科工作。

目前从事中医男科工作人员的自身提高，应通过参加男科进修班、提高班的学习和自学来实现，自学应结合实际工作中遇到的问题进行。不论通过何种途径，既要学深学透中医男科学的相关内容，如中医男科学的历史、文献、基本理论、基础知识和临证基本技能等，又要学习和掌握一定的西医男性学、泌尿科学的知识，性科学中的性心理学、性生理学、性药学、性诊疗学、性社会学，以及医学科研设计与统计等边缘学科的知识。

中高级男科学专门人才的培养是一个关系到中医男科学的发展能否产生质的飞跃的关键环节。由于学科的特殊性，这就要求作为一个中医男科学的中高级尤其是高级专门人才，不仅要有扎实的男科学功底，还应有相当程度的西医泌尿科学、男性学基础以及心理学、性科学、社会学和医学科研设计与统计等方面的知识。不仅知识结构要全面，而且要具备较强的实践操作技能。可由现有的男科学高级专门人才培养研究生或采取师带徒的方式，经过几年的专门培训和实践可望实现。招收研究生或高徒，应挑选有一定男科学理论基础和实践经验并有志于中医男科学研究的中青年人员。

（3）搞好学术交流：学术交流有利于学术成果的推广，从而推动中医男科学的发展。学术交流可以通过召开学术交流会和发表论文等方式进行。一是加强全国或省级中医男科学学术机构的建设，有计划地安排学术交流，定期召开全国性与地方性学术会议。二是在中医刊物上开辟男科学专栏，发表更多的男科学论文，尽快创办全国性的中医男科学专业杂志。

3. 深入基础理论的研究　中医男科理论基础的研究主要是对古代男科文献的挖掘、整理及新理论、新学说的探索。要遵照辩证唯物主义和历史唯物主义的观点，通过临床实践，进一步探索男科疾病的发病与证治规律，提出新的观点、新的理论，从而使中医男科理论不断充实、系统、完善。

4. 临床研究应规范化　临床研究的规范化，不仅有利于临床成果的评价与推广，还有利于中医、中西医男性医学之间的交流和国际之间的学术交流。

（1）疾病名称的规范化：正确运用疾病名称是研究疾病证治规律的前提。目前中医男科的疾病命名存在着一病多名、多病一名及病名笼统含混等现象。如阴茎硬结症有“阴茎痰核”“玉茎结疸”之谓；阴茎异常勃起有“阳强”“强中”“阳纵”之说；多种疾病引起的小便异常如尿频、尿急、尿痛、尿浊等统称为“淋证”；如出现小便点滴而下，或点滴不通，则又称为“癃闭”；有以“淋证”指代前列腺炎、以“癃闭”指代前列腺肥大者；用以指代前列腺炎的名称还有“精浊”“白浊”“白淫”等混乱现象。男科病名既要反映疾病的本质，又不能产生歧义。男科疾病名称的规范问题除本书第四章所述三条外，还有两条原则：①古代医籍中记载有而西医学无类似病名者，当沿用古代名称，如“夹阴伤寒”等；②古医籍所载病名与西医学病名所指属同一疾病者，既可用中医病名，也可用西医病名，并以相互注释的方法加以说明，如发生于阴茎海绵体的纤维性硬结，既可用“阴茎痰核”，又可用“阴茎硬结症”名之。

（2）诊疗标准的规范化：目前虽拟订了少数全国性或地方性的男科疾病诊疗标准，但尚未取得共识，难以推广应用。如对阳痿的诊断标准，有的主张将性欲的有无、强弱作为诊断依据之一，有的则认为阳痿仅是阴茎的勃起功能障碍而与性欲无关。因为即使性欲低下，只要阴茎勃起功能正常，同样可以进行正常的性生活；而一些人即使有性欲或性欲要求强烈，但因阴茎勃起障碍，难以进行正常的性生活。再如对不育症的疗效评定标准，有的将精液常规检查恢复到正常状态或水平（这个正常状态或水平的标准尚未完全统一）者定为治愈，有的将治疗后患者配偶怀孕或生育定为治愈。但因极少数患者精液常规检查在正常水平以下而能生育，而女方怀孕或生育又不能绝对排除非治疗因素的存在，故不育症的疗效标准也不统一。由于没有公认的、能反映疾病本身内在规律的、科学的诊疗标准，因而就难以评定和对比各种治疗方法的优劣。因此，目前迫切需要在病名规范的基础上制定阳痿、不育症、前列腺炎、前列腺肥大等男科常见疾病和重点疾病的全国统一诊疗标准，以促进临床研究的规范和深入。

此外，在诊断标准上，还应当重视证型诊断的统一和规范。目前对同一男科疾病的证型诊断，有从脏腑定位分型者，有从八纲定性分型者，有从病因病机分型者，有从病理产物分型者，有结合西医学知识分型者，不一而足，以致一个疾病的证型庞杂繁多，既难以反映每一个疾病变化过程中的阶段性基本病理改变，又不得要领。因此，对每一疾病用何种方法辨证和分为几个证型，才能更好地反映疾病本质，才能更符合临床实际和便于运用，也是一个必须及时研究的课题。病名诊断规范化，证型诊断不规范，同样影响临床研究的规范和深入。

（3）生理和解剖名称的规范化：在拟订研究计划和总结临床研究成果时，对男科学中有关生理和解剖名称的使用也应规范化。因中医男科发展源远流长，某些生理解剖位置在不同时期有不同称谓，如不加以辨析，则易生歧义。如“阴茎”这一名称，在古代文献中有“玉茎”“宗筋”“外肾”“阳物”“肾”“茎”“茎物”“溺茎”“阴”“阳”等多种称谓，而这些名称有的又非专有名词，而是一词多义，如“宗筋”在古代医籍中除指阴茎外，有时又指整个男性外生殖器；“外肾”除指阴茎外，有时又指睾丸，或指外生殖器；“肾”有时指阴茎，有时又指内在的实质性器官的肾或功能概念的肾；而“阳物”“阳”“阴”等一旦离开具体的语言环境时，就是更为模糊的概念，使人不知所云。再如睾丸又称为“阴卵”“睾卵”“卵子”“睾”“丸”“肾子”“外肾”等，阴囊又称为“肾囊”“睾囊”“囊”等。这种对同一物有多种不同称谓且所用名称内涵外延均不确定的现象，往往使人困惑，不仅有碍于中医男科学走向世界，即使在国内也会给中、西医的沟通和交流带来困难。因此，在表述临床研究成果时，凡涉及有关生理、解剖名称，应采用公认的或易于被接受的名称，并使之逐步规范化。

（4）研究方法的科学化：目前中医界的某些科研成果很难经得起重复验证，难以在实践中推广运用。主要是对科研成果的评价因某种原因缺乏客观公正的准确标准；没有运用正确的科学研究方法。在中医男科学临床研究中亦有类似的问题。因此，进行男科学临床研究除必须坚持严肃的科学态度和实事求是的学风，恰如其分、客观准确地评价研究成果外，还必须正确运用科学研究方法。

中医男科学临床研究应从三方面努力。①除对比较少见的病种或特殊的治法可作个案或小样本研究外，一般宜采用大、中样本进行研究。因为样本太少，结果往往带有偶然性；只有足量的样本，结果才较为接近客观规律。②设立对照组，可采用自身对照、随机分组对照、中西医分组对照、与既往公认的有效方法对照等不同对照方法。只有设立对照研究，所得出的结果才有可比性和真实性。③根据研究的目的、资料的类型，正确运用相应的统计学方法对研究资料加以处理、分析，在此基础上进行统计、推断，借以排除差异带来的偶然性。运用统计方法有两点值得注意，一是统计方法在进行课题设计时就要选定；二是从研究工作一开始，所有纳入研究的对象（即受试对象）和处理方法（即施加因素）的资料都要进行统计。应将上述三项工作贯穿于同一研究课题的全过程。唯有如此，研究成果才具有科学性，得出的结论才符合客观规律，科研成果才能经得起临床实践的进一步检验。

5. *广泛开展男科学实验研究*　目前的许多男科学临床研究多数是在同一水平上的重复，其原因之一是与男科学实验研究开展的局限性有关。开展实验研究，是将男科学宏观研究深入到微观研究的必然途径，也是将男科学研究的宏观水平上升到微观水平必须采取的措施。它可以进一步揭示更深层次的事物本质，既可阐释男性疾病的发生机制，又可说明治疗方法的效应机制等。因此，广泛开展男科学实验研究将有助于进一步提高中医男科学的总体水平。进行男科学实验研究，一是建立动物模型必须以中医男科学理论为指导，不能用纯西医的方法建立中医男科学的动物模型；二是研究范围要拓宽，在增加病种范围的同时，对男性生理的研究也应结合男科学理论进行；三是对男科用药的机制研究要拓宽到非补肾或非补益药的范围；四是要坚持基础研究与临床研究相结合，这样实验研究才具有生命力。

6. *进一步提高临床疗效*　临床疗效是中医男科学的生命力，高水平的诊断和治疗是中医男科学研究所追求的目标。要发展中医男科学事业，就必须不断地提高临床诊疗水平。如前所述，中医药治疗某些男科疾病如免疫性不育、无精子症、阳痿、慢性前列腺炎、阴茎异常勃起症等难治性疾病取得了较满意的疗效，但整体诊疗水平还亟待加强。提高男科临床诊疗水平的方法有以下几个方面。

（1）以中医方法为主，结合现代检测技术进行临床诊断：中西医结合诊断可以提高临床诊断的水平，为临床治疗提供可靠的依据，使治疗有的放矢。如不育症，单靠中医方法很难确定引起不育的原因，因而治疗也就无从下手；有的不育症，如先天性输精管阙如、性颠倒综合征、Klinefelter 综合征等引起的不育，若不借助现代检测技术，就难以明确诊断。性功能障碍、前列腺炎等疾病，都应进行中西医结合诊断。

（2）深入研究男科疾病的发生发展规律：探索各种疾病贯穿始终的基本病理变化，以及不同个体、不同地域、不同季节的特异性，只有在熟悉病理变化规律的基础上，才能做出有效的、针对性强的处理。

（3）筛选有效的治疗方法：中医内治法包括补法、泻法、补泻并用等。近年来各地运用活血化瘀法治疗男科疾病已取得显著效果，拓宽了中医男科内治法的思路。在治疗手段上，除药物内服外，有药物外治、针灸等，均具有较好的疗效。筛选针对性强的专方专药也是提高临床疗效的途径。

（4）辨病与辨证论治相结合：辨病不仅要明确病名诊断，更重要的还在于把握疾病发生、发展全过程的病理变化规律。相同的证可以出现在不同的疾病过程中，但不同的疾病出现的“相同证候”却有很大差异。因此，将辨病治疗与辨证论治有机地结合起来，既把握疾病的整个病理变化，又能针对疾病在某一阶段的特殊变化而予以相应的治疗。

（5）全国协作攻关：对男科的常见或难治性疾病，应当制订统一的攻关计划，进行全面的协作研究。一种是制定统一的诊疗标准、观察检测指标及治疗措施，然后分工合作；另一种是只制定统一的诊疗标准和观察检测指标，具体治疗方法由各地自行拟定。前者能统一时间、统一步伐；后者能充分发挥各地所长，有利于筛选出更为有效的治疗方法。

（6）将基础研究与临床诊疗有机地结合起来：临床研究能为基础研究提供方向，而基础研究则能指导临床研究的深入。当二者形成临床—基础—临床的良性循环时，将对提高临床疗效起积极的促进作用。

（7）对经过严密考察、客观评价后确认的有显著疗效的治法方药，应及时进行总结、推广，使之很快在大范围内得以应用。这样，既能从总体上提高中医男科临床疗效，又能减少各地的重复研究。

三、创建具有中国特色的现代中医男科学

现代中医男科学应在继承传统中医男科相关内容和广泛临床实践的基础上，吸收西医学科学技术而形成。

1. 用生物-心理-社会医学模式研究中医男科学　男性疾病的病因病机、诊断和治疗不仅与生物因素有关系，而且与心理因素、社会因素密切相关，因此必须从生物学、心理学、社会学等多学科角度来研究男性疾病的发生、发展与转归，以及诊断、治疗与预防。

2. 结合现代科学技术研究中医男科学　运用传统方法与现代研究方法相结合，是发展现代中医男科学的重要途径。中医男科学应与西医男性学、性医学等交叉、渗透，借助西医学实验方法，开展中医男科学理论、临床与实验研究。

四、中医男科学的发展趋势

中医男科学是从中医学中分化出来的一门独立的临床学科，是人类对男性性生理病理及疾病防治知识的长久积累与特定的时代环境相互作用的产物。无论从时代的需要出发，还是从学科自身发展的规律分析，中医男科学都具有广阔的发展前景，在 21 世纪将会成为一门十分重要的中医临床学科。展望未来，到 21 世纪中叶前后，中医男科学将在多方面取得辉煌成就。

1. 学科自身的系统完善　在理论方面，传统中医男科学的学术经验得到进一步发掘与整理，在继承古代医家经验的基础上，结合新的临床实践，提出新的观点、理论，使中医男科学理论有所发展和创新，渐趋系统、完善。

2. 诊疗水平明显提高　男科主要疾病的辨病与辨证论治的诊断标准、疗效评定标准趋于规范和统一；在临床治疗方面，不仅常见男科疾病的治疗涌现出一批疗效显著的治法与方药，而且对某些男科难治性疾病，如前列腺炎、前列腺增生、器质性阳痿，以及不育症中的免疫性不育、真性无精子不育等的治疗效果也大大提高。

3. 保健优生将取得一定进展　对传统男性保健养生方法进行深入研究和整理，并结合时代特征以及现代男性的身心特点，提出符合实际的男性保健养生方法，这些方法包括男性婚姻保健、性保健及一般保健等方法和措施。古代择偶、保精以及天人相应、择时种子等男性优生理论与方法将得到系统整理，并在此基础上结合现代影响人类生殖生育的种种因素，探索现代社会条件下的男性优生理论与方法。

4. 研究方法先进化、科学化　在中医男科学理论指导下，借助现代科学手段，宏观与微观相结合，对男性生理、病理以及治法方药进行深入研究。常用的中医男科动物模型已建立，严格按照科学要求的研究方法已运用于男科学基础与临床研究。

5. 男性节育取得阶段性成果　传统中医男性节育方法被引起重视，并得到系统挖掘与整理。从中草药中寻找安全、有效的男性节育药物的研究取得了明显进展。

现代人类不仅追求丰富的物质生活，而且更期求生活质量的提高，同时也期望性生活美满和谐。有学者预测，随着生活节奏的加快，激烈的社会竞争以及环境的污染等原因，男性疾病的发生将逐渐增多，可能成为 21 世纪危害男性身心健康的主要疾病有不育和性功能障碍。中医男科学理应为防治男性疾病、保障男性身心健康以及家庭婚姻的美满与和谐、社会的安宁与稳定做出更多的贡献。

解剖生理篇

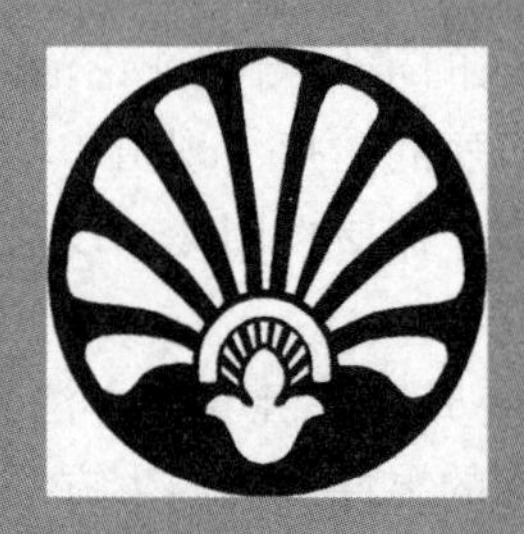

第六章　中医对男性解剖与生理的认识

第一节　男性的生理特点

男女之别在于有不同的生殖系统和各自的生理特点。男性有睾丸、阴茎、前列腺等生殖器官，具备生精、藏精、排精、种子四大生理功能。本章所讨论的男性解剖与生理，仅限于有别于女性的生殖生理及有关的生理功能。

中医对男性生理特点的认识是通过“肾主生殖”等有关理论来阐述的。中医学认为，肾藏精，主生殖，在男性生长发育和生殖生理方面起着重要作用，肾的功能正常决定了男性生理功能的正常发挥，而肾功能的正常必赖于其他脏腑功能的正常与协调。肾的阴阳失调，或其他脏腑功能失常或其与肾的协调功能受到破坏，均可影响到男性的生理功能。我国最早的医学著作《黄帝内经》对男性的生理特点做过高度的概括，如《素问·上古天真论》：“丈夫八岁，肾气实，发长齿更；二八，肾气盛，天癸至，精气溢泻，阴阳和，故能有子；三八，肾气平均，筋骨劲强，故真牙生而长极；四八，筋骨隆盛，肌肉满壮；五八，肾气衰，发堕齿槁；六八，阳气衰竭于上，面焦，发鬓颁白；七八，肝气衰，筋不能动，天癸竭，精少，肾脏衰，形体皆极；八八，则齿发去。肾者主水，受五脏六腑之精而藏之，故五脏盛，乃能泄；今五脏皆衰，筋骨解堕，天癸尽矣，故发鬓白，身体重，行步不正，而无子耳。”该书以 8 岁为一个年龄周期，记述了男性在生长、发育、生殖机能成熟和衰退的生理变化过程中的特点，突出反映了肾气、天癸、精三者在人体生理活动和生殖功能方面的重要作用。

中医学认为，男子生殖系统的发育以及生精、种子等功能与肾气密切相关，而肾气之盛衰又与天癸之至与竭有直接关系。肾气虚可导致天癸迟至或天癸早竭，天癸迟至则性机能不得成熟，天癸早竭则性机能过早衰退。肾气虚者性机能多低下，或引起无精子、无精液、不育等病症。男子到了 16 岁前后的青春期，肾气始盛，天癸充盈，发育迅速，尤其是性器官和性征的发育最为明显，性机能和生殖能力趋于成熟，并开始出现排精现象，初步具备了生育能力。24～30 岁是男性发育的鼎盛时期，此时肾气充实，天癸充足，为最佳生育年龄，故《周易》谓“男子三十而娶”。56 岁左右，肾气始衰，天癸渐竭，性机能和生殖能力逐渐衰退。约 65 岁开始，性能力明显下降，一般不再有生育能力。个别善于养生、先天禀赋充足者或许有生育可能，因其“道者能却老而全形，身年虽寿，能生子也”（《素问·上古天真论》）。

男性天癸是促进男性机体生长发育、生殖机能旺盛、精液精子产生、第二性征维持以及种子生育的一种物质，而非男子之精。天癸蕴育于胚胎时期，贮藏于肾，并受肾气盛衰的影响和后天水谷精微之充养。“二八”以后，天癸充，精满溢泄，初具种子能力；“七八”以后，天癸衰，精少，种子能力减退。天癸在心肾等脏腑及经络、气血功能的协同作用下发挥其生理功能。天癸的产生、成熟、竭尽及量之多少，可从机体的生理病理等方面反映出来，并可提示某些疾病的病因病机，从而指导临床治疗。

生殖之精的生成与排泄是男性特有的生理特点之一。生殖之精的生成以脏腑、经络、气血的功能正常及其协调作用为基础，以肾气的强弱和天癸的至竭为决定性因素，即生殖之精生成的多少直接受肾气、天癸的控制。心主调神，肾主藏精，肝主疏泄，脾主统摄，肺朝百脉，诸脏功能正常并协同作用，维持着排精功能的正常进行。“肾者作强之官，伎巧出焉”的功能正常，有了足量、质高的生殖之精，男性便具备了种子功能。

综上所述，肾主宰着人体的生长、发育、衰老过程和生殖活动，男子一生的自然盛衰现象正是肾气自然盛衰的外在表现。中医学还精辟地揭示男子性能力和生殖能力的基础是肾气、天癸和生殖之精三大物质。三大物质之间既相互区别，又紧密联系。天癸来源于先天之精气，靠后天水谷滋养；肾气的充实促使天癸充盛，随着天癸的充实，精室产生成熟精子而精液溢泄。三者之中，天癸是促进男性性能力和生殖能力旺盛的关键物质，性能力和生殖能力的强弱随着天癸的盛衰而发生变化。因此，男性的生理特点是以肾主生殖为中心，以肾气、天癸、精三大物质为基础，以肾气-天癸-精为主轴的功能活动正常并协同作用的动态变化过程。中医学的这种认识较为正确地揭示了男性性生理的发生机制和变化过程，西医男性学对男性性生理的研究结果与此有相似之处。

第二节　外肾解剖与生理

古代将性器官统称为“阴”或“阴器”。“阴”有双层含义，一指性器官位于人体下部，下为阴，故称阴器；一指隐蔽，“阴”者隐也，指性器官位于人体隐秘之处。“阴”或“阴器”有时除指整个生殖器官外，还指代生殖器官的某一具体部位，如《素问·厥论》之“宗筋会于阴器”，《诸病源候论》之“肾荣于阴器”，此“阴器”即指整个性器官而言；“阴疮”“阴肿”中的“阴”则指阴茎或阴囊。古时用“朘”指代男性儿童的性器官，《说文解字》曰：“朘，赤子阴也。”有时又指成年男性性器官，如马王堆出土医书《十问》中有“人气莫如朘精”的记载。后世有将男性性器官统称“外肾”者。男子外肾包括阴茎、阴囊、睾丸、精室、子系等。现分述如下。

一、阴茎

阴茎在古代医书中的称谓有“茎”“玉茎”“茎物”“溺茎”“阳物”“玉荚”“赤子”“势”“阳峰”“阴干”“阳”等。如《玄女经》：“女或不悦，其质不动，其液不出，玉茎不强。”《十问》：“大上势遇”，“觉悟毋变侵刑探余去势”等。阴茎状如树干或狭长之豆，故以“茎”或“荚”名之，“玉”则譬其珍贵，“赤子”言其娇嫩，“阳物”则指阴茎为男性专有。古人还认为阴茎是由众多的“筋”所组成，故又称之为“宗筋”，如《素问·痿论》：“阳明者，五脏六腑之海，主润宗筋”，“入房太甚，宗筋弛纵”；《素问·厥论》：“前阴者，宗筋之所聚，太阴阳明之所合也”。

龟头，古代医书称为“阴头”，如《金匮要略》有“阴头寒”，《诸病源候论》有“精不射出，但聚于阴头”，《外台秘要》有“男在阴头节下”等说。龟头中间的开口处为前尿道口，是精液和尿液排出的外口，古医书称为“马口”，如《疡科心得集》：“夫肾岩翻花者……初起，马口之内生肉一粒。”有称之为“精窍”或“精孔”者，指此为精液排出之窍道。如《寓意草》：“漏精，乃精窍之病。”由于男性尿道具有排精、排尿的双重功能，故古人将其称为“精道”“溺道”或“水道”。

关于阴茎的生理功能，《灵枢·刺节真邪篇》有“茎垂者，身中之机，阴精之候，津液之道”的论述，认识到阴茎是男子性交器官，同时又主尿液的排出。《素女经》用“怒”“大”“坚”“热”来描述阴茎的充血、壮大、温暖和持久等变化，称之为“四至”，“夫欲交接之道，男候四至。”四至不至的原因是“玉茎不怒，和气不至；怒而不大，肌气不至；大而不坚，骨气不至；坚而不热，神气不至”。阴茎的怒、大、坚、热四至俱备，为性器官正常生理反应。即“怒者，精之明；大者，精之关；坚者，精之户；热者，精之门”。后世之用“三至”来描述阴茎活动，认为心、肝、肾三脏功能的正常与否是阴茎能否充血竖起、粗大发热和坚硬持久的关键，如《广嗣纪要》中记载：“男女未交合之时，男有三至……三至者，谓阳道奋昂而振者，肝气至也；壮大而热者，心气至也；坚劲而久者，肾气至也。三至俱足，女心之所悦也。若萎而不举者，肝气未至也，肝气未至而强合则伤其筋，其精流滴而不射也；壮而不热者，心气未至也，心气未至而强合则伤其血，其精清冷而不暖也；坚而不久者，肾气未至也，肾气未至而强合则伤其骨，其精不出，虽出亦少矣。”古人的这种认识对阳痿的诊治具有一定的指导意义，提示治疗阳痿不仅从肾，心、肝等其他脏腑功能的异常也可导致阳痿。

阴茎夜间能否勃起，是初步鉴别功能性阳痿和器质性阳痿的依据之一。肾主生长发育，肾气充足则生命力强，多长寿；肾气亏损则生命力弱，易早衰。发育成熟的成年男性反映肾气强弱的外在征象便是阴茎的勃起以及勃起的坚度和持久时间、次数等。西医学认为，性欲的有无往往反映机体功能的正常与否，老年以后则能反映机体是否衰老。性衰老较早者，机体衰老也较早；而性衰老较迟者，机体衰老也较迟。调查结果表明，老年期仍有正常性欲和正常性生活者，机体功能多良好，往往老而未衰，健康长寿。

阴茎由筋组成，肝主筋；又阴茎内有精道通过，故《医林绳墨》认为“阴茎之病，亦从乎肝治”，“精道之病，当从乎肾治”。这为外肾疾病分脏论治提供了一定理论基础。

二、阴囊

“阴囊”之名，首见于晋代，《肘后备急方》：“阴囊下湿痒，皮剥。”阴囊，也称“肾囊”“脬囊”或“睾囊”。在《内经》则称为“囊”或“垂”，或将阴囊、阴茎、睾丸合而称为“阴”。“囊”是形容其状似囊袋而能盛物，“垂”则言其位置悬垂于人体会阴之处。《素问·热论》云：“厥阴脉循阴器而络于肝，故烦满而囊缩”，“厥阴病衰，囊纵”。囊缩指阴囊挛缩，囊纵指阴囊松弛。《灵枢·刺节真邪》云：“茎垂者，身中之机。”这里的“垂”是指包括睾丸在内的阴囊组织。

阴囊状似囊袋，悬垂于人体会阴之处，内盛睾丸等组织，其外壁皮肤伸缩性很大，可随外界温度和体内温度变化而伸缩，一以调节阴囊内温度，有利于精子的生成和储存；又因其宽松柔软，缓冲力大，从而保护睾丸，避免或减轻外力的损伤。观察阴囊的松紧、大小、颜色等变化，可以了解整体病变的情况，为疾病的诊治提供依据。肝、肾二脏与阴囊的生理病理有密切关系，但亦有人认为，阴囊由肌肉组成，肌肉属脾所主，故阴囊之病当从脾治，如《医林绳墨》：“阴囊之病，当从乎脾治。”但因肝、肾与阴囊也有密切关系，故其病还应考虑从肝、肾论治。

三、睾丸

马王堆医书《五十二病方》中称睾丸为“卵”。其后的《黄帝内经》沿用这一称谓，亦以“睾”“丸”“阴卵”等名冠之。如《灵枢·邪气脏腑病形》：“小肠病者，小腹痛，腰背控睾而痛。”《灵枢·始终》：“厥阴终者……甚则舌卷卵上缩。”《素问·骨空论》：“腰痛不可以转摇，急引阴卵。”以上名称多为后世沿用。称之“卵”“丸”者，是因睾丸状如卵或丸。对睾丸的称谓还有“阴丸”“阴核”“卵核”“肾子”“子”等多种称呼。如晋代《肘后备急方》：“治阴丸卒缩入腹急痛”；宋代《诸病源候论》：“㿗病之状阴核肿大有时小，歇时终大于常，劳冷阴雨便发，发则胀大”；清代《医学真传》则称“阴囊、卵核乃厥阴肝经之所属”；《疮疡经验全书》称之为“肾子”，有“肾子悬挂”之说等。所谓“丸”“核”“子”均是对睾丸的形象比喻。“睾丸”之名为金元医家张子和所创，其著《儒门事亲》说：“睾丸，囊中之丸。”张氏之后医家多沿用“睾丸”之名称。如元代朱丹溪《格致余论》：“疝气有甚者，睾丸连小腹急痛也。”清代《医林绳墨》：“肾有二子，名曰睾丸。”

古人认识到睾丸与“肾脏”有密切联系，故将睾丸称为“外肾”。如《奇效良方》：“㿗疝者，外肾坚肿。”即指睾丸坚硬肿大。这种命名显然有意将肾脏分为内外，意识到生殖之精是由“外肾”产生，这与现代解剖生理学的认识相一致。难能可贵之处还在于古代医家已经发现睾丸是男性生育的决定性因素之一，如《广嗣纪要》记载了男子“乏其后嗣”的5种病，其中之一为“犍”，即“外肾只有一子，或全无者”，这种病实际上就是无睾症或独睾症。

睾丸位于阴囊之内，左右各一，状如雀卵，产生生殖之精。男性性特征之一的胡须与睾丸有密切的内在联系。《灵枢·五音五味》："士人有伤于阴，阴气绝而不起，阴不用，然其须不去，其何故也……宦者，去其宗筋，伤其冲脉，血泄不复，皮肤内结，唇口不荣，故须不生。""其有天宦者，未尝被伤，不脱于血，然其须不生，其何故也？……此天之所不足也，其冲任不盛，宗筋不成，有气无血，唇口不荣，故须不生。"明确指出胡须的生长与否与睾丸的有无或功能的正常与否有关，与阴茎无关。虽阴茎受伤而痿软不用，但睾丸未伤，故胡须照样生长。宦官不生胡须的原因是少时阉割（睾丸被切除）的结果；天宦之人（天阉）没有胡须则是由于先天不足，睾丸阙如或睾丸先天发育不良所致，这种人不仅不生长胡须，连正常的性能力和生殖能力都没有。这是对男性先天性性腺疾病的最早记载。

明代医家方隅认为睾丸乃筋之成，肝为筋之主，故其病当从肝治。《医林绳墨》说："凡遇阴子之病，当从乎肝治。""阴子"即睾丸。但因睾丸寄肾而生，肾为其主，故其病又当从肾治。

四、精室

精室，又名精房或精宫，为男性生殖之精藏蓄之处所。中医对于男性生殖之精藏于何处的认识，经历了一个漫长的过程。

《内经》认为，精（含水谷之精和生殖之精）藏于肾。《素问·六节脏象论》说："肾者，主蛰，封藏之本，精之处也。"《素问·上古天真论》："肾者，主水，受五脏六腑之精而藏之，故五脏盛，乃能泻。"

《难经》认为生殖之精不藏于肾，而藏于命门。其所指"命门"不是《灵枢·根结》"命门者，目也"之含义，而是认为肾有两脏，但非皆肾："其左为肾，右为命门。命门者，精神之所舍也，男子以藏精，女子以系胞，其气与肾通。"（《难经·三十九难》）历代对命门位于何处的认识不一，除以《难经》为代表的"右肾说"外，尚有"子宫说""两肾之间说""七节之傍小心说""无形说""女为产门、男为精关说""冲脉说"等。明代张景岳则认为命门为藏精处所，先天立命之门户："父母交会之际，男之施由此门而出，女之摄由此门而入，及胎元既足，复由此出。其出其入，皆由此门，谓非先天立命之门户乎？""既知此处为命门，则男之藏精，女之系胞，皆有归着。"（《类经附翼》）对内生殖器命门的描述颇为详细："子宫之下有一门，其在女者，可以手探而得，俗人名为产门；其在男者，于精泄之时，自有关阑感觉。"《医学实在易》明确指出："命门在女性为产门，在男子为精关。"

男性生殖之精究竟藏于何处？一些医家认为男子胞亦即精室。《内经》虽没有"精室"之名，但有"胞"之称，如《灵枢·五音五味》："冲脉、任脉皆起于胞中。"故有冲任督三脉皆起于胞中，一源而三歧之说。对于"胞"的理解，一般认为专指"女子胞"而言，《素问·五脏别论》说："脑、髓、骨、脉、胆、女子胞，此六者地气之所生也。皆藏于阴而象于地，故藏而不泻，名曰奇恒之腑。"奇恒之腑有六，若男子无"胞"，则男子奇恒之腑缺一。冲、任、督三脉与人体生殖器官及其功能有密切联系，均起于胞中，男女皆有。在男子则称"男子胞"。后世医家对此有论述，如《石室秘录》说："胞胎为一脏，男女皆有。"《中国医学大辞典》说："胞，男女均有之。""胞"分"女子胞"和"男子胞"，居处和功能各有不同，女子胞又名胞宫，位于女子下腹，具有主持月经、孕育胎儿的功能。男子胞有何功能？居于何处？诸多医家意见不甚统一。一些医家为区别二者功能，把"男子胞"叫"精室"，如张景岳说："胞，子宫也。在男子则为精室，在女子则为血室"（《类经》）。清代唐容川之论更为直接："男子之胞，一名精室，乃藏精之所"（《血证论》）。余如《医经精义》称："男子之胞，名丹田，名气海，名精室，以其为呼吸之根，藏精之所也"《续名医类案》，则称之为"精脏"。但以男子胞为精室，可贮藏生殖之精则所论略同。

精室的位置，明代《类经附翼》认为居于腹内："居直肠之前，膀胱之后，当关元、气海之间。"《医学衷中参西录》指出精室通于肾，位大肠、膀胱之间，与任督相通。《医经精义》则明确指出精室通于精窍："前阴有精窍，与溺窍相对，而各有不同。溺窍内通膀胱，精窍内通精室。"精窍当指射精管口。因此，精室可与现代解剖学上的附睾、精囊腺等某些实体器官相对应，或理解为附睾、精囊腺、输精管壶腹、前列腺以及尿道球腺等器官主要功能的概括。

精室的生理功能，除前述提到的"藏精"（生殖之精）外，《医经精义》说："精室，乃气血交会，化精成胎之所，最关紧要。""男子藏精之所，尤为肾所司。"《医学衷中参西录》则认为精室为"生精之处"和"化精之所"。可见，精室有促成生殖之精成熟以及藏精和生育的功能。

精室在形态上中空似腑；在功能上可化生和贮藏生殖之精而具备脏的功能，又能输送和排泄生殖之精而具有腑的特性，故具有奇恒之腑的特点。精室的生理特性是对精液的贮藏、溢泄，既非藏而不泻，也非泻不秘藏，而是在肾之秘固、肝之疏泄、心之主宰以及脾肺之升摄等脏腑功能的协同作用下，其开启与密闭、满盈与溢泻维持于动态平衡。这种生理特性对于维持男性的性与生殖能力至关重要。"精满则溢"，成年男性若年长未婚，或虽婚长期分居等，皆会造成精室瘀阻不畅，影响身心健康。如《十问》曰："竣气宛闭（精窍闭塞不通），百脉生疾。"《备急千金要方》："强抑郁闭之，难持易失，使人漏精尿浊"，"亦不可抑忍，久而不泄，致生痈疽"等。但若恣情纵欲，房事过度，不仅耗伤精气，加重精室负担，也会导致疾病的发生。因此既不能强调保精而走向禁欲的极端，也不能因担心精室郁闭而纵欲。房事生活应当适度，当节不当绝，以和为贵。这种认识从中医理论上来讲，与奇恒之腑的生理特点极相吻合，也与现代性医学研究的结果相一致。

把精室视为奇恒之腑，不仅解决了冲、任、督三脉在男子的起源问题，同时也了结了自《内经》以来几千年在中医理论中男子奇恒之腑缺一的悬案，为精室疾病的治疗提供了理论根据。腑病多实宜通，脏病多虚宜补，精室兼具脏腑特性，其病有实有虚，故治疗宜视病情或通或补，不能拘泥于精病宜补之一途；精室与肾、肝、心、脾、肺五脏均有联系，应从多脏论治非治肾之一法。

五、子系

子系，顾名思义，指维系肾子即睾丸的组织，故又叫"睾系"或"阴筋"。《灵枢·四时气》说："小腹控睾，引腰背，上冲心，邪在小肠者，连睾系。"《证治准绳》说："肾与膀胱，一脏一腑，其气通于外肾，小肠系于睾丸，系会故也。"《医门法律》则曰："凡治水肿病，痛引阴筋，卒然无就。"古人认为睾丸系带是由"筋"组成的柔软的束状组织，故以"系"或"筋"为名。如从现代解剖学看，子系相当于精索。子系之功能一是维系悬挂睾丸；二是肾等脏腑的气血精微物质以此为通道供给睾丸营养；三是生殖之精以此为通道排入女性体内而生育。子系有病，通道不畅，睾丸失去肾气等精微物质的温煦濡养，或生殖之精排泄障碍，可以导致阳痿、不育等疾病。子系之病，主要从肝调治。

第三节　脏腑功能与男性生理

脏腑功能的正常活动，是人体生命活动的基础。脏腑是一个有机的整体，既相对独立又紧密联系。《景岳全书·治形论》说："诸血藏于肝而化于脾胃，精髓主于肾而受之于五脏。"五脏虽各有所主，如心主血、肺主气、肝藏血、脾统血、肾藏精，但各脏功能又相互依存，如气精互化、气血相生、精血同源等。男性生理的正常活动也是在脏腑功能的共同作用下进行的。

一、肾与男性生理

中医学理论所谓的"肾"，多指一个功能系统，很少指代实质器官。中医男科学肾的概念也是如此。肾的功能，在男科学中一般指泌尿生殖系统及其相关系统的功能。男性的外阴、内生殖器官与肾通过经络直接联系，天癸的充实和精的生成与排泄，均与肾密切相关。肾在男性生理活动中起着他脏不可代替的作用。

（一）藏精气，主人体生长发育

肾藏之精，包括先天之精和后天之精。先天之精禀赋于父母，后天之精来源于脾脏化生的水谷精微。精化气，气生精。肾中精气，内寓元阴元阳，即肾阴肾阳，是维持人体阴阳平衡的基础。肾阳又称元阳、真阳、命门真火、先天真火等，是肾生理活动的原动力，为人体阳气的根本，对全身脏腑、四肢百骸等起着温煦作用，凡男性生殖、性生理活动，包括内外生殖器官的生长、发育及其功能的维持，都需要肾阳的温养。肾阴即肾之阴液，又称元阴、真阴、肾水、先天真水等，是肾生理活动的物质基础，人体阴液之源泉，对脏腑、四肢百骸等起着濡养作用，对维持男性性器官的生殖生理功能，与肾阳同等重要。《景岳全书·命门余义》说："五脏之阴气，非此不能滋；五脏之阳气，非此不能发。"

肾气以肾精为物质基础。凡肾精充足，则肾气旺盛，阴平阳秘；肾精不足，则肾气虚衰，阴阳失调。肾精、肾气、肾阴、肾阳四者相互作用，共同维持肾生理活动的正常进行。

肾气盛衰反映男性生长发育之生理过程。男子一生的生长、发育、壮盛、衰老等过程，就是肾气盛衰的全过程，肾气内在的盛衰可通过外在生理特征的盛衰来体现。

（二）充天癸，化生生殖之精

天癸蕴育于人体胚胎时期，随着肾气的发育旺盛而渐趋成熟。天癸经肾气充养到一定程度，才能促使人体化生生殖之精，人的生殖功能的生理活动才会有足够的物质基础。天癸通过冲任二脉促使生殖之精的化生、发育和成熟。生殖之精藏于外肾，是繁衍生命的物质基础，是胚胎形成的始基。

（三）主气化，司津液

肾主水液，肾的气化是调节人体水液代谢平衡的中心环节。《素问·逆调论》指出："肾者，水脏，主津液。"肾气充盛，气化正常，开阖适度，水液的输布与排泄方能正常进行。如肾之气化功能失常，开阖失度，则会出现病态。若开多阖少，可致夜尿增多、尿崩或失禁；阖多开少，则会出现排尿无力、小便滴沥不尽或尿闭。

（四）主前阴二窍，司尿与精液之排泄

男子前阴之中有二窍：一为精窍，一为溺窍。二窍之外口为一，通过冲任二脉得肾阴液的滋养。在肾的协同作用下，精窍司精室的开阖，主精液排泄，《素问·灵兰秘典论》："肾者，作强之官，伎巧出焉。"即指肾主前阴二窍，能使阴茎勃起，开启精关，从精窍排泄生殖之精，从而繁衍新的生命；在肾与膀胱的协同作用下，调节尿液之排泄，由溺窍而出。

二、肝与男性生理

肝是人体血液藏泄的调节中心，且能主润全身筋膜。在男科中，肝与男性生理主要通过肝主润宗筋、协同精液排泄以及精血互生等来体现。

（一）主藏血，濡养外肾

肝藏血，指肝具有对血液流通、血量以及血液贮藏等进行调控的作用。宗筋为肝所主，有广义和狭义之分，广义泛指身之筋膜；狭义则专指外肾，即位于前阴的生殖器官，包括阴茎、阴囊、睾丸等。

外肾受肝血之濡养，对血液的需求较高，在性事活动中，肝一方面能及时、充分地供给外肾足够的血液，使阴茎骤然勃起和持续坚硬以完成性事的全过程；一方面又在性事完成后，及时迅速地调节外肾过多的血量而使阴茎松弛恢复常态。

在病理条件下，如肝血不足或肝疏泄功能障碍，外肾失于濡养可出现生殖器官发育不良或萎缩等；性事活动时则因外肾没有足够的血液及时供给，致使阴茎不能勃起而出现阳痿；或性事结束后因肝脏不能及时调节外肾过多的血量，阴茎仍异常勃起等一系列性事障碍。凡肝血亏虚、肝气虚衰、肝气不疏，或寒热诸邪等致病因子作用于肝，均可引起男科病，如《灵枢·经筋》认为，足厥阴肝病

则“阴器不用。伤于内则不起，伤于寒则阴缩入，伤于热则纵挺不收”。《素问·痿论》说：“筋痿者，生于肝，使内也。”《医述》引《医参》云：“肝主筋，外肾不兴则肝衰矣。”肝脏本病时，其病邪还可循肝之经络伤及外肾，影响性功能，如肝经湿热下注可致阳痿、阳强、精闭、精血、缩阳等。《素问·热论》说：“厥阴经循阴器而络于肝，故烦满而囊缩。”

（二）主疏泄，协助性功能的正常进行

肝主疏泄，除对全身气机升降、出入等运动有疏畅作用，对精神情志活动也有疏达调畅的作用。对男性生理来说，肝主疏泄，除助心行血濡养外肾外，同时对性活动也起着重要的协同作用。

性活动以天癸为主要物质基础，受心神的支配，与肝气的疏泄亦至关重要。肝气以行畅条达为顺，最忌郁结。只有在肝气调达、气机疏畅的情况下，人才能产生性欲并实施性行为。如肝气郁结，或肝气横逆，致肝疏泄功能失职、气机不畅，就会发生性功能异常。肝之疏泄不及、情志不畅，多表现为性的抑制，如性欲低下、性欲淡漠、阳痿等，性活动也随之减少或停止；肝之疏泄太过，肝火偏亢，则往往表现为精神亢奋，从而出现性欲亢进、性活动增加、早泄、遗精等。古代医家对此多有论述，如《景岳全书》说：“忧郁太过，多致阳痿。”《慎斋遗书》说：“郁郁不乐，遂成伤肝，肝木不能疏达，亦致阳痿不起。”《读医随笔》以性欲亢进为例，从病理上对肝之疏泄功能对性功能的影响予以精辟分析：“凡肝热郁勃之人，于欲事每迫不可遏，必待一泄，始得舒快。此肝阳不得宣达而下陷于肾，是怒气激起志气，使志不得静也。肝以疏泄为性，既不得疏于上，而陷于下，遂不得不泄于下。”

在性活动中，精液的排泄与肝之疏泄有密切关系。《格致余论》论述精液的疏藏时说：“主闭藏者肾也，司疏泄者肝也。”即指精之固约机制在肾，而精液之排泄由肝所司。可见，精液的排泄是肝之疏泄功能对性活动进行调节的途径之一。肝在精液排泄中的作用是通过肝气对精关开启与闭合的制约来实现的。肝气调达疏畅，则精关开阖适度，精液排泄正常；如肝郁气滞，疏泄不及，精关开启缓慢或阖而不开，则可引起射精迟缓或不射精；如肝火过亢、疏泄太过，精关提前开启，则可导致早泄。

从上可见，肝之疏泄功能与男性性功能有密切关系。凡肝之疏泄功能正常，则性欲正常，交合有度，泄精应时；反之，则性欲异常，交合失度，泄精失时。

肝之经脉布胸胁，经胸膺乳下，所以男子乳房的正常发育与肝有关，若肝气郁结，疏泄不畅，可致乳房肿胀、结块、疼痛等。

肝主疏泄，能调畅三焦气机，协助上、中、下三焦调节水液代谢。若肝失疏泄，三焦气机不畅，还可发生癃、闭、淋诸疾。

（三）与肾同源，精血互生

生殖之精是在天癸作用下由外肾化生，贮藏于精室。肾受五脏六腑之精而藏之，故五脏均能影响生殖之精的化生。由于肝肾同源、精血互化，肝血能滋养肾精，故肝血的盛衰对肾精的化生尤有重要作用。肝血充足，则肾精生化无穷；反之，如果肝血不足，或肝血瘀滞，则肾精生化无源。临床中对某些不育患者从补肝血或疏肝化瘀治疗，往往能收到明显效果。

三、脾与男性生理

脾主运化，吸收水谷精微以充养各组织器官。脾与胃相表里，纳运结合，燥湿相济，升降相因，共同完成饮食水谷精微的消化与吸收，同为气血生化之源。脾胃与男性生理的关系主要是营润外肾与充养天癸和肾精。

（一）主运化，营润外肾

脾胃消化吸收的水谷精微通过经络而达外阴，对外肾起着营养和滋润作用，以维持和加强性功能，如《素问·痿论》说：“阳明者，五脏六腑之海，主润宗筋。宗筋主束骨而利机关也。”后世注家多将机关解释为关节，宗筋为附着关节的筋膜。我们认为，男子宗筋包括了阴茎、阴囊、睾丸等生

殖器官，而“机关”可理解为阴茎排泄精液和尿液之功能。《内经》也习惯将前阴称为宗筋。宗筋在男科中一般指以阴茎为主的前阴生殖器官，即广义之外肾。所谓“太阴阳明之所合”，是指脾胃运化的水谷精微对外阴生殖器的营养作用。脾胃运化功能正常则外肾营养充足，发育正常，能维持良好的性事活动；如脾胃失于健运，则气血生化之源匮乏，外肾营养不足，不仅发育会受到影响，功能活动也随之减退，从而发生性欲低下甚至阳痿、不育等病症。在病理上，脾胃与外肾有经络相通，故脾胃之邪可循经下注，致性器官功能受扰而发生遗精等疾病。

鉴于脾胃与外肾生理上的密切联系，故男科疾病可从脾胃论治。《素问·痿论》中“治痿独取阳明”的治疗法则的提出，也为男科治疗阳痿等疾病提供了又一途径。如《临证指南医案》说：“盖胃为谷之海，纳食不旺，精气必虚，况男子外肾，其名为势，若谷气不充，欲求其势之雄壮坚举，不亦难乎？治惟通补阳明而已。”然而从脾胃论治男科病，亦非补之一途，而应根据脾胃病理变化之机制，决定补虚泻实之治则。

（二）化气血以充养天癸和生殖之精

生殖之精是在天癸的作用下，由精室化生而成。天癸、生殖之精虽靠肾气的作用才能充实和成熟，但亦赖后天水谷精微化生气血的不断滋养。《景岳全书·杂证谟》说：“人之始生，本乎精血之源；人之既生，由乎水谷之养……非精血，无以立形体之基；非水谷，无以成形体之壮。精血之司在命门，水谷之司在脾胃，故命门得先天之气，脾胃得后天之气也。是以水谷之海本赖先天为之主，而精血之海又必赖后天为之资。”在生理情况下，脾胃健运，气血充足，则精之化生有源，精血旺盛，以保证生殖生理功能的完成。在病理条件下，如脾胃运化失常，气血生化不足，则生殖之精化源匮乏，因而亏虚或质量低下，从而发生精子数量减少或精子活动不良等病症。因此，治疗不育一病，可以治脾胃为主，稍佐治肾。

脾胃化生之水谷精微可以充养天癸和生殖之精，如偏嗜有害食物或药物亦可损伤肾精。如现代发现食用大量棉籽油可使精子数量明显减少，质量下降，从而导致不育；长期、过量服用某些苦寒中药如雷公藤等，也会使精子数量减少和质量低劣。嗜酒会直接影响精子的质量。如《景岳全书·妇人规》说：“凡饮食之类，则人之脏器各有所宜，似不必过为拘执。唯酒多者为不宜。盖胎种先天之气，极宜清楚，极宜充实。而酒性淫热，非惟乱性，亦且乱精。精为酒乱，则湿热其半，真精其半耳。精不充实，则胎元不固；精多湿热，则他日痘疹、惊风、脾败之类，率已受造于此矣。故凡欲择期布种者，必宜先有所慎，与其多饮，不如少饮；与其少饮，犹不如不饮。”因此，男性除保证足够的营养外，还应戒除各种不良嗜好，尤其是种子之期不得嗜酒。从脾胃论治不育、阳痿等疾病，也不宜一概施之以补，还应根据病情选用清解酒毒湿热等祛邪之法。

此外，脾气主升，有统摄作用，肾精之闭藏虽在肾，但又需脾气的统摄，若脾虚气陷，统摄失职，则可致精无所固摄而泄下，出现滑精、精浊、尿浊等疾病。因此，遗精之疾，治以健脾益气固摄，往往收效明显。

四、心与男性生理

心藏神，主神明，为人身脏腑之大主。人之精神、生理活动都必须在心神的支配下才能完成。在男性生理活动中，心的功能主要表现为主血脉以养外肾和主神明以司性欲。

（一）主血脉以养外肾

心具有推动、约束血液在脉管中循环运行，输送营养物质于全身的作用。全身脏腑的功能活动均需赖心脏推动血液为基础。男子外肾悬于身体下部，亦需心血之营养，才能正常发育并维持其功能。若心气、心血不足，或脉道不利，血行瘀阻，则外肾失养，可发生阴囊与睾丸的萎缩、阳痿、精子数量减少等病症。

（二）主神明而司性欲

心藏神而主神明。“神”包括人的精神、情志、思维、感觉等生命活动。《灵枢·本神》篇说：

“所以任物者谓之心，心有所忆谓之意，意之所存谓之志。”任物，即指心神对人体自身行为的支配作用。性活动属于人的精神活动，性行为由心神支配。性欲的产生，必须是心神有所触动才会引起。心神不仅司性欲，而且对天癸和生殖之精的化生也起支配作用。

关于心神在性欲及性活动过程中的作用，古代医家认识比较深刻。《格致余论》曰：“主闭藏者肾也，司疏泄者肝也。二脏皆有相火，而其系上属于心。心，君火也，为物所感则易动，心动则相火亦动，动则精自走，相火翕然而起，虽不交会，亦暗流而疏泄矣。所以，圣人只是教人收心养心，其旨深矣。”《杂病源流犀烛·遗泄源流》说：“心为君，肝肾为相。未有君火动而相火不随之者。故寐时神游于外，欲为云雨，则魂化为形，从而行焉，精亦不容不泄矣。”《临证指南医案》说：“精之藏制在肾，而精之主宰在心。”《金匮翼》也云：“动于心者，神摇于上，则精遗于下也。”如果心神活动正常，则由性意识支配的性欲也正常，性活动就会得以正常进行；如果心神活动失常，性欲就会发生异常，或亢进，或减退，甚则阳痿。现代研究证实，外界的强烈刺激会导致精神心理障碍，从而影响生殖能力以致阳痿、不育等。

五、肺与男性生理

肺为相辅之官，具有主气、主治节，朝会百脉，宣发气血精津以养全身的功能。临床实践观察及研究结果表明，肺与男性生理亦有密不可分的关系。

（一）主治节朝百脉以养外肾

肺对全身脏器的治理和调节作用，是通过“主气”“朝百脉”来完成。《医学实在易》说：“气通于肺，凡脏腑经络之气，皆肺气之所宣。”肺主气，气血津液的运行需赖肺气之敷布散发，肺朝百脉，气血运行都要经肺脏进行物质交换。在生理条件下，肺主治节的功能正常，气血津液运行全身，则外肾亦得以濡润。如肺病导致气血津液敷布障碍，则外肾失于濡养，可发生功能上的病理改变。如肺气亏虚，不能宣发气血津液，宗筋无以充养，且母病每多及子，肾脏受累，肾气也虚；或肺失通调，聚水生湿，或湿热下注宗筋；或肺热叶焦宗筋失润，或痰浊内生，肺失宣降等，均可导致性欲减退、阳痿、癃、闭等疾病。临床中常见肺功能失常引起性功能障碍和生殖能力的下降。如某些反复发作的哮喘或慢性支气管炎患者在发作期，或甚至患有慢性肺气肿、肺心病的情况下，多伴有性欲低下或阳痿。如从肺治或在治肾之药中加入适当温宣肺气之品，可以使性功能得以恢复正常。

（二）肺肾相生，金水互化

“肺为气之主，肾为气之根”，肺肾共司人身之气机升降，肺属金，肾属水，肺肾之阴相互资生，金水互化。肺肾相生，在男性生理中主要体现为肺对生殖之精的影响。如肺肾协调，肺气清肃下行，则肾的气化功能正常，生殖之精也能正常化生。在病理条件下，或肺失宣清，则影响肾之气化；或肺肾阴虚，肾精化源不足，生殖之精亦匮乏，甚则宗筋失养，发生性欲减退、阳痿、不育等疾病。

西医学的有关研究成果提示：

1. 慢性呼吸道疾病与不育有关　长期慢性呼吸道感染，如慢性支气管炎、支气管扩张、鼻窦炎等可以造成男性不育。这类患者的精子计数及相关激素水平可正常，只是精子不运动。进一步的研究发现，造成精子不能运动的原因是精子尾部鞭毛的轴丝上的动力蛋白臂的细微结构畸变或阙如，同时还发现呼吸道黏膜上的纤毛细胞结构也有类似的不同程度的缺陷。故认为这种不育是因纤毛细胞异常引起的，称之为“纤毛不动综合征”，也叫“纤毛呆滞综合征”或“男性鞭毛异常症”。其特点是在儿童时期即患有慢性呼吸道疾病，治疗较为困难。呼吸道疾病引起不育的另外一种表现是精液中无精子或精子数量减少，称之为与呼吸道疾病有关的阻断性无精子症及少精子症，其机制尚未明了。

2. 吸烟与精子畸形有关　吸烟时大量的烟雾经肺吸收，不仅会引起呼吸道疾病，同时还能影响生育能力和性功能。吸烟对精子的生成、成熟以及畸形精子的比例都有明显的影响。在不育患者中发现，吸烟者正常精子的数量减少，平均减少10%。在精液浓度大致相同的情况下，吸烟者畸形精子的比例远远高于不吸烟者。若每天吸21~30支香烟时，不仅畸形精子发生率显著增高，精子的数量也显著减少；吸31支以上者，精子形态和数量的改变更明显。吸烟时间越长，畸形精子越多；随着正常精子数目的不断减少，精子活动力也减弱。据研究，这种情况可能由于精子接触了香烟中的有毒物质，使精子的发育受到影响、形态发生改变所致。如尼古丁会使精子透明带的能力降低12%~16%。吸烟不仅会引起不育，而且因吸烟降低了精子的质量，即使怀孕，其胎儿流产率、胎儿产前死亡率、先天畸形儿出生率等均大大增加。在男科临床中，王琦教授曾遇一例长期大量吸烟后导致精子形态改变而引起不育的患者，经戒烟和服用解毒生精中药后，精子形态恢复正常而生育。

3. 吸烟与阳痿有关　欧洲阳痿研究中心曾对平均年龄46.8岁的440名阳痿患者作了阴茎血压指数测定，发现器质性阳痿患者中，53%是动脉血管受损而引起，而吸烟是动脉血管受损，尤其动脉硬化的常见危险因素之一，可以导致阴茎动脉的供血不全。在上述440名阳痿患者中，吸烟者占64%。

4. 前列腺素与性功能有关　现代生理学研究发现，与人类性功能关系极为密切的生物活性物质前列腺素可以直接作用于生殖器官平滑肌，参与性功能的调节，用其治疗性功能障碍及不孕、不育症收效明显。以往认为是由前列腺产生的前列腺素，在肺中的含量却最高。肺中不仅含有大量的前列腺素合成酶以制造前列腺素，而且各种前列腺素又必须在肺中灭活，即前列腺素代谢的关键场所是肺。所以，肺可以通过前列腺素系统影响性功能。

以上研究成果，不仅证明了肺与男性生理的联系，同时也为中医男科疾病从肺论治提供了有力的理论依据。

第四节　气血与男性生理

气血是人体生命活动的物质基础，既是脏腑功能活动的动力和源泉，又是脏腑活动的产物。气血禀脏腑而化生，由经脉输送以营养全身组织，同时，脏腑、经脉的生理活动又需气血充养才能进行。因此，男性生理与气血有密切关系。

一、气与男性生理

气是维持人体生命活动的物质基础，人体的各种功能活动都要靠气的推动才能完成。男性生理同样以气为原动力。如肾气既能充实天癸以促进性功能的成熟，又能维持性机能的完整。如果在16岁以前肾气不盛，天癸难充，则会影响外肾的发育和性机能的成熟；16岁以后肾气亏损，性机能的完整性则难以维持，因而肾气的盈亏可以通过性机能的变化得到反映。肝气、脾气、肺气、心气等脏腑之气与男性生理也有联系，如其中一脏之气不足或被病邪扰乱，都会影响男性生理功能（参看本章第三节“脏腑功能与男性生理”）。

气在男性生理活动中的功能有四个方面：一是推动血液等精微物质以营养外肾。如气虚、气滞，则血行不畅，外肾失养可影响性行为，甚则精子减少、排精无力等。二是对外肾及精室的温煦作用。如果阳气虚衰，温煦作用降低，则可出现寒疝、精寒、精稀等病。三是对精血的固摄作用。如中气下陷，可发生气疝、狐疝；气不摄血，可致血精；气虚无力摄精，可致遗精、早泄等病症。四是气化作用。气化可使精血互化，血化精，精生血，精化气。气化正常，男性生殖功能和性功能才能得以正常进行。

气的病变对男性生理活动会产生直接影响。气有余，便是火，如心气亢盛化火，下扰精室，可致遗精早泄；肝气有余，疏泄太过或化火，可致阳强、遗精、早泄等；气滞血瘀、精关闭阻，可致射精迟缓或不射精、逆行射精等。

二、血与男性生理

血为水谷所化，血来源于脾，输布于肺，藏受于肝，总统于心，濡养四肢百骸、五官九窍。血与男性生理功能的关系，主要表现为血养外肾和精血互化两个方面。“血主濡之”，男子外肾必须得到血液的滋养，才能正常发育并维持其功能。如血虚脉络空虚，外肾失于濡养，久则废痿；血瘀也致外肾营养匮乏，而致性功能减退、阳痿，甚则阴器萎缩；血为热扰，溢于脉外，与精并出则成血精。

男子以精为本，精赖血液化生。精乃血之粹，血为精之源。在生理条件下，水谷精微经中焦受气，变化为赤，是为血。血液化生无穷，则精之生化有源，精子发育正常，可繁衍后代。在病理条件下，如血虚或血瘀，精室供血不足，精之化源减少，精子发育不良甚则无精或少精，进而丧失生殖能力；血热扰动精室、煎熬精液，可致血精、精液稠厚、精子活动不良或不活动等病症。

气血对男性生理有极为重要的作用，故在男科临床实践中，亦应考虑从气血论治男科病。

第五节　经络与男性生理

经络是经脉和络脉之简称，其主干称为“经”，分支称为“络”，主要包括十二正经与奇经八脉。经络系统内属于脏腑，外络于肢节，具有联系内外，沟通表里，贯穿上下，运行精微物质以养脏腑、充肌肉、泽皮毛、濡百骸和传递信息等重要生理功能。“十二正经”分属五脏和六腑。脏腑在男子生理中的作用是通过本脏的经络来实现的。“奇经八脉”不仅与男性生殖系统有直接联系，而且对十二经脉、经别、络脉起着广泛的联系作用，并能调节和蓄溢全身精微物质。与男性生理关系最为密切的经络是冲脉、督脉、任脉、带脉、足太阴脾经、足少阴肾经、足厥阴肝经和足阳明胃经等。

一、冲脉

冲脉之起源众说不一。一说起于气街，如《素问・骨空论》：“冲脉者，起于气街，并少阴之经，挟脐上行，至胸中而散。”一说起于胞中，如《灵枢・五音五味》：“冲脉、任脉，皆起于胞中，上循背里，为经络之海，其浮而外者，循腹右上行，会于咽喉，而别络唇口。”一般认为，冲脉起于小腹之内，下出于会阴部，上行于脊柱之内，其外行者经气冲穴与足少阴交会，沿腹股两侧，上达咽喉，环绕口唇而终。在循行途中，与任脉、胃经、肾经、督脉等经脉相通，与肝经相络。胃为水谷之海，冲脉在胃经气冲穴与之交会，受后天水谷精微的供养；与肾经交会，得先天精气之资助；同时又受肝血充养，先天、后天之精气和脏腑之气血均能汇于冲脉，故冲脉成为人体精血之要冲，有冲为“血海”“五脏六腑之海”“十二经之海”之论。

冲脉在男子起于精室，对男性生殖生理起着重要的作用，主要表现为以下几方面：

1. *运行天癸*　天癸经由冲脉与任脉输送往各有关脏腑器官。男子“二八”“天癸至，任脉通，太冲脉盛”，冲脉充盛，第二性征得以发育并维持，从而产生生殖之精并具备生育能力。《黄帝内经集注》说：“男子天癸溢于冲任，充肤热肉而生髭须。”即指天癸通过冲任二脉的运行而发挥促进第二性征发育的作用。如果冲脉损伤，则会出现性征的变化。《灵枢・五音五味》说：“宦者去其宗筋，伤其冲脉，血泻不复，皮肤内结，唇口不荣，故须不生。”丹波元简注云：“宦者少小时去其势，故须不生。势，阴丸也，此言宗筋，亦称睾丸而言。”说明冲脉有运行天癸以发挥作用的功能。

2. *滋生精液*　冲脉起于精室，隶属于肾。天癸、肾气可经冲脉直达精室，促进生殖之精的产生与成熟。冲为血海，血能化精，是精的物质基础，冲脉充盛，则精液之化源丰富，正如《临证指南》所说：“血海者，即冲脉也，男子藏精，女子系胞，不孕、经不调，冲脉病也。”如冲脉血亏，可致不育等病症。

3. *充养外肾*　外肾的发育和性功能的发挥，必须有大量的气血供给，气血来源于脾胃所吸收的后天水谷精微。外肾则受阳明经与冲脉输送的气血以充养。如《素问・痿论》说：“冲脉者，经脉之海也，主渗灌溪谷，与阳明合于宗筋，阴阳总宗筋之会。”

二、任脉

任脉之起源，有谓起于中极之下者，如《素问·骨空论》："任脉者，起于中极之下，以上毛际，循腹里上关元，至咽喉，上颐，循面入目。"有谓起于胞中者，如《灵枢·五音五味》说："冲脉、任脉，皆起于胞中。"现多认为起于小腹内，出于会阴，过外阴部，沿腹部正中线上行，最后经面部进入目眶下。任脉主一身之阴经，为阴脉之海，通过经络与全身阴脉会于膻中穴。任脉与冲脉在男子均起于精室，与男性生殖生理关系密切。

1. *通行天癸，维系性征* 任脉与冲脉共同发挥通天癸、促性发育的作用。先天冲任不盛，可影响外肾、胡须等性征的发育，损伤冲任二脉还可导致性征的丧失。《灵枢·五音五味》说："其有天宦者，未尝被伤，不脱于血，然其须不生……此天之所不足也，其冲任不盛，宗筋不成，有气无血，唇口不荣，故须不生。"说明任脉对维系性征起着重要作用。

2. *化生精液以生育* 男子二八任脉通，天癸至，促使精室化生生殖之精；任脉还统摄全身属于阴的精微物质，而这些物质是生殖之精化生的物质基础。男子任脉充盛，精化有源，精室的生殖之精才能正常产生、充满和溢泻，才能备具生育能力。

由于任脉具有促进男性外肾与副性征的发育并能化生生殖之精而主生育的特殊功能，故任脉为病可导致外肾发育不良、生育力低下以及性征丧失或出现疝气等疾病，如《素问·骨空论》所说："任脉为病，男子内结七疝。"

三、督脉

督脉为阳经总汇，总督一身之阳，《素问·骨空论》说："督脉者，起于少腹以下骨中央，女子入系廷孔。其孔，溺孔之端也。其络循阴器，合篡间……其男子循茎下至篡，与女子等。"《奇经八脉考》指出："督为阳明之海，起于肾下胞中。"张子和则认为督脉与冲任二脉同出一源，即"一源三歧"。一般认为督脉源于小腹之内，下出会阴部，向背部正中往上循行，入脑中，上巅顶，沿前额下行于唇下承浆穴处与任脉相接。督脉在头部与诸阳经交会，与任脉相辅相成，共同维系人体阴阳的平衡。

督脉在男子起源于精室，对生殖功能有资助调节作用。生殖之精的产生与溢泻，除了冲任的充养外，还需要督脉之阳气的温煦与推动。如督脉之气亏虚，精室失于温煦，则可出现精冷、精清、精薄等而致不育；督脉阳气不足，外肾失温，则可导致阴冷、性欲减退、阳痿等病症。

四、带脉

带脉始于季肋，绕身一周，维系腰腹，状如束带。其功能为约束上下走行的经脉，对全身经脉起协调和连络作用，故有"诸脉皆属于带"之说。

在男性生理中，带脉的生理功能主要是约束冲、任、督三条经脉，协调其对外肾的作用。《儒门事亲》说："冲、任、督三脉，同起而异行，一源而三歧，皆络于带脉。"带脉在男性生理中的作用有以下两个方面：

1. *束养宗筋* 宗筋（即阴茎）的伸展与收缩、勃起与痿软，均与带脉的功能有关。带脉约束冲、任、督三脉，张弛得宜，既使宗筋得到充养，又使宗筋受到收束。如果带脉束养宗筋功能低下，则可发生阳痿以及阴囊松弛下坠等病症。

2. *固约精关* 带脉不仅对外肾有固护维系和调节的作用，而且对精关的开启与关闭也有固约作用，一旦带脉对精关的固摄和调节作用失常，则可导致遗精、早泄等病症。

五、足少阴肾经

足少阴肾经脉与外肾无直接的联系，但足少阴之筋并太阴之筋而上，循阴股，结于阴器，故有"肾主阴器"之说。肾为先天之本，阴精之海，元气之根，生命之本，肾气赖足少阴之筋以传输，肾精亦赖此以运送于外肾。少阴肾经对生殖之精的化生、储藏与排泄起着主导作用。如肾经功能失调，则可影响外肾，导致阳痿、遗精等疾病的发生。

六、足厥阴肝经

足厥阴肝经与男性生理极为密切，其经、筋、别均与外肾直接相通。足厥阴脉循阴器而络于肝，故有“肝司阴器”之说。《灵枢·经脉》指出足厥阴肝经之脉“循股阴，入毛际，环阴器，抵少腹”、足厥阴之别“循胫上睾，结于茎”，《灵枢·经筋》云足厥阴之筋“上循阴股，结于阴器，络诸经”。

肝主筋，外肾为宗筋之聚，《灵枢·经脉》说：“肝者，筋之合也。筋者，聚于阴器。”肝通过其经、筋、别等输送气血以充养外肾，若肝血充盈，“淫气于筋”，使外肾得以濡养，从而维持其正常活动。肝主疏泄，对阴茎的勃起与软缩、精关的开启与闭合等起调节作用。

若肝之经络发生病变，通道不畅，肝血难以输送至外肾，难以行其疏泄之能，则可引起多种男性疾病的发生，《灵枢·经脉》说足厥阴肝脉“是动则病腰痛不可俯仰，丈夫㿗疝”，“是主肝所生病者……狐疝，遗溺，闭癃”，足厥阴之别“其病气逆则睾肿卒疝，实则挺长，虚则暴痒”。《灵枢·经筋》云足厥阴之筋“其病……阴股痛，转筋，阴器不用，伤于内则不起，伤于寒则阴缩入，伤于热则纵挺不收”。由此可见，若肝血失于充养，或因经脉之气郁滞，或伤于寒、热，均可影响外肾功能的正常运行而发生多种疾病，如阳痿、缩阳、阳强、疝气、遗精、早泄、不射精、射精疼痛、癃闭、不育等。

由于肝之经络与男性生理、病理关系极为密切，因此，在男科临床中，必须充分考虑到从肝论治男科病的重要性，“肝司阴器”与“肾主阴器”并不矛盾，二者相辅相成，共同与其他脏腑一起维系男性正常的生殖生理功能。

七、足太阴脾经

脾之经脉不仅与胃之经脉连于外肾，且其筋亦与外肾相连，《灵枢·经筋》说：“足太阴之筋……结于膝内辅骨，上循阴股，结于髀，聚于阴器。”脾为后天之本，运化水谷精微以养全身。外肾必赖脾之经络输送的水谷精微以滋养。如脾之健运失常，湿邪内生也可循经下注外肾而致病，如《灵枢·经筋》指出，如足太阴脾经脉气失调则引起“阴股引髀而痛，阴器扭痛”等。此外，如脾气亏虚，气虚不摄，可导致遗精；水湿或湿热循经下注，则可引起水疝、遗精、肾囊风、血精、子痈、不育等病症。

八、足阳明胃经

足阳明胃经与外肾亦有直接的联系，《素问·厥论》说：“前阴者，宗筋之所聚，太阴阳明之所合也。”《灵枢·经筋》云：“足阳明之筋……其直者，上循伏兔，上结于髀，聚于阴器。”胃主受纳，腐熟水谷，故阳明为多气多血之经，后天水谷所化之精微通过其经脉、经筋输送到外肾，发挥濡养作用并维持其正常的生理活动，《素问·痿论》之“阳明者，五脏六腑之海，主润宗筋”即指此意。如阳明经脉功能失调，气血不能循经下行以养宗筋，或胃中之邪循经下注外肾，均可影响外肾正常生理而引起性欲减退、阳痿、遗精、不育等病症。

九、其他经脉

《灵枢·经脉》说：“胆足少阳之脉……其支者……出气街，绕毛际，横入髀厌中。”《灵枢·脉度》云：“跷脉者……起于然骨之后，上内踝之上，直上循阴股入阴。”提示足少阳胆经与跷脉和男子外肾也有联系。胆经湿热下注外肾，可致遗精、阳痿、阴痒、囊痈等；胆气不足则可致性欲减退、阳痿等。

综上所述，经络与男性生理的关系主要表现在精微物质需通过经络输送到外肾以充养之，脏腑功能活动的信息通过经络传递到外肾以调节之。也即外肾与脏腑通过经络的联系极为密切。张景岳在《类经》中曾说：“阴器者，合太阳、厥阴、阳明、少阴及冲、任、督之脉，皆聚于此，故曰宗筋。”

"前阴者，阴器也，宗筋者，众筋之所聚也，始足之三阴、阳明、少阳及冲任督跷九脉皆聚于此，故曰宗筋。"经脉功能失调，不能传输精微，或病邪循经下注外肾等均可引起男性疾病的发生。因此，临床诊治男科疾病时，必须把握整体，既重视局部病变，又兼顾整体调节，才能取得更好疗效。

第六节　天癸与男性生理

天癸，是指能促进男性机体生长发育和精液精子产生、维持正常生育能力和男性第二性征的物质。天癸蕴育于胚胎时期，贮藏于肾，受肾气和后天水谷精微的充养，在脏腑经络的协同作用下发挥其生理功能。天癸的至竭与衰旺，可从机体的生理、病理等方面反映出来，从而提示男科疾病的病因病机，为正确的诊断和治疗提供依据。

一、天癸的概念

天癸一词，最早见于《内经》。《素问·上古天真论》在论述人体生长发育直至衰老过程时，于青春期和衰老期均提到了天癸，且同时与肾气和生殖之精两个概念联系。如"女子七岁，肾气盛……二七而天癸至……故有子……七七任脉虚，太冲脉衰少，天癸竭，地道不通，故形坏而无子也。""丈夫八岁，肾气实……二八，肾气盛，天癸至，精气溢泻，阴阳和，故能有子……七八……天癸竭，精少，肾脏衰，形体皆极。"可见，在《内经》的概念中，天癸既非肾气，亦非男女孕育之精。但天癸究为何物，后世研究者众，争议颇大，仁者见仁，智者见智。粗略归纳，其说有六：①认为天癸即阴精，如马云台说："天癸者，阴精也。盖肾属水，癸亦属水，由先天之气蓄积而生，故谓阴精为天癸也。"②认为天癸即精血，如《保命歌括》中说："在男子即为精，在女子则为血，皆曰天癸。"③认为天癸乃男女之精，如王冰说："以月事为天癸者非也，男女之精，皆可以天癸称。"④认为天癸即月事，王冰一方面指出天癸非月事，但却又云："肾气全盛，冲任流通，经血渐盈，应时而下，天真之气降，与之从事，故云天癸也。"一代大家王冰也未弄清天癸为何物。⑤认为天癸即元阴元精，如《沈氏女科辑要笺正》说："癸水是肾脏真阴。"《质疑录》说："天癸者，天一所生之真水，在人身是为元阴。"《类经》则云："元阴者无形之水，以长以立天癸是也，强弱系之，故亦曰元精。"⑥认为天癸即肾水，如《沈氏女科辑要笺正》引徐亚枝说："谓天癸者，指肾水本体而言。癸者，水也。肾为水脏，天一生水，故谓肾水为天癸。"以上认识虽然立论不一，但又都认识到天癸是一种物质，与人的生长、发育和生殖有密切联系，此乃其共同之处。

天癸究为何物？从字面上分析，"天"，指天然，先身而生；"癸"，指肾脏，"天癸"合而为一，便是指来源于父母而贮藏于肾的一种物质。天癸孕育于胎元，依靠先后天精气的充养，随肾气充旺而至，继肾气之衰而竭，具有促进机体生长发育、生殖机能旺盛和维持第二性征的作用。天癸既非男精女血，也非肾气肾水，而是一种直接作用于性发育、性功能乃至人类生育繁衍的一种精微物质。

二、天癸的来源与盛衰

天癸禀受于父精母血，蕴育于胚胎时期，出生后受后天的滋养充实。《类经》说天癸者"人之未生，则此气蕴于父母……人之既生，则此气化于吾身。"由于肾气的激发和后天水谷精微的滋养，天癸逐渐充盈而趋于成熟，从而发挥其生理作用；随着年龄进一步增长，肾气逐渐虚衰，天癸也随之衰减。

天癸的充盈与衰竭，与肾气密切相关。天癸虽蕴于胚胎时期，但出生后必须在肾气的启动下，才能逐渐充盈，积蓄到一定年龄阶段，才能明显地显示出其生理作用。肾气不充，天癸亦微；肾气充实则天癸亦盛，肾气渐衰则天癸渐竭。

后天水谷精微对天癸的盛衰也有直接的关系。如脏腑功能失调，尤其是脾胃运化失健，致使水谷精微不充，天癸失于滋养亦难充盈，可直接影响机体的生长、发育和生殖功能。

在天癸得先天、后天充养的基础上，其盛衰还表现出自然生理变化的阶段性过程，出现逐渐充盈到逐渐衰减的消长变化。男性在8岁之后，肾气开始充实，天癸始充，表现于外的是外肾的发育较快，睾丸体积开始增大，阴茎长度增加，这一时期可称为天癸的上升期；二八之后，肾气盛，天癸开始进入充实阶段，外在表现是外肾系统充分发育，第二性征明显显露，性功能与生殖功能开始成熟，男性由此至五八之时，肾气平均，天癸在体内一直保持着较高水平，使人具有旺盛的性能力和生育能力，这一时期可称为天癸的稳定期；五八之后，肾气开始衰减，天癸水平开始下降，到了八八之后，天癸水平已很低，五八至八八之时，由于天癸渐竭，形体衰老，性能力和生育能力逐渐降低以至于不能生育，这一时期为天癸的下降期。天癸至竭与盛衰的自然消长规律与先天禀赋、种族、地理气候、饮食营养等因素有关，具体表现为天癸至与竭的提前或推迟。若先天禀赋充足，后天调养有素，则天癸下降的速度较慢，在一定时期内仍有比较旺盛的性能力和生殖能力，如《素问·上古天真论》指出："年已老而有子"，是因"其天寿过度，气脉常通，而肾气有余"；"年皆百岁"也"能有子"，则是由于"道者能却老而全形，身年虽寿，能生子也"。

如先天禀赋不足，或后天失养，或疾病影响等，可对天癸之自然消长变化产生不良影响，导致天癸水平低下，上升期延迟，外肾发育不良，性功能和生殖功能不全，甚至发生天宦等症；或因外来因素的刺激，导致天癸水平的上升期提前或天癸水平明显升高，则可出现外肾过早发育、性功能和生殖能力早熟或性欲亢进等病态。

三、天癸在男性生理中的作用

天癸是男女皆有、能影响人体生长发育以及男女性能力和生殖功能的关键物质。天癸于女性生理，主要表现在经带胎产方面，天癸竭，便"形坏而无子"。天癸在男性生理中具有促进外肾发育、维系男子第二性征、启动性功能、激发生殖之精的化生等作用。

1. 促进外肾发育　外肾系统在男性包括阴茎、阴囊、睾丸等生殖器官，其生长、发育受天癸的影响。男性8岁左右，天癸水平开始上升，外肾发育较快，睾丸体积明显增大，阴茎长度增加，至二八前后时天癸水平处于稳定期时，外肾发育已臻成熟，近似于成年人。进入天癸水平的下降期后，外肾开始萎缩，睾丸渐小，阴茎渐短。现代研究发现，睾丸的大小、重量随年龄增长而变化，学龄儿童时期睾丸的发育很慢；青春前期时睾丸发育明显加快，体积增大，重量增加；青春期睾丸发育基本成熟；青壮年时期不再发育增长，少数人还会发生睾丸的退行性变化；约从50岁始，睾丸逐渐萎缩，重量逐渐减轻；60~70岁时更为明显，70岁时睾丸的大小与10岁左右时相似，同时睾丸的硬度也减低，这是由于睾丸间质细胞、生精小管等组织发生退行性改变而引起。如天癸不充，则可出现阴茎短小、睾丸如豆或无睾丸等外肾发育不良的病症。

2. 维系男性第二性征　男女之别，除了生殖器官形态不同外，还有第二性征的差异。男性第二性征是男子外在的征象，如胡须、腋毛、阴毛多，喉结突出，声调低沉，骨骼健壮，肌肉发达等。男性第二性征是肾气充盛、天癸充实的外在表现，是天癸作用的结果。《黄帝内经集注》说："男子天癸溢于冲任，充肤热肉而生髭须。"《医部全录》在阐述男子胡须生长的机制时也指出："男子天癸至，泄肾之精，化赤为血，溢于冲任，生髭须。"男女天癸属性不同，刚柔有别，男性天癸多禀阳刚之气，其外在性征以阳为主。天癸通过经络运行输送到各有关组织器官而发挥其维系第二性征的作用，如天癸作用于冲任二脉之气血，使气血上行，荣养口唇而生髭须；鼓动气道而喉结粗大突出；荣养四肢百骸而使体格魁伟健壮；外荣肌肉、皮肤，而使肌肉强健有力，皮肤坚韧理粗；作用于外阴，阴毛粗黑而硬，行房时外肾雄壮勃大。反之，若先天禀赋薄弱，后天又乏调养，天癸不盛不充，则可见胡须不生或胡须稀少枯黄，且腋毛、阴毛不多，甚或出现声音尖细、肌肤细腻等，从而失去男性阳刚之气。

3. 激发性功能　天癸水平上升到一定程度，积蓄到一定量时，便可激发男性产生性冲动和性要求，即天癸具有激发性功能的作用。《沈氏女科辑要笺正》引徐亚枝说："女子二七，男子二八，肾气始盛，而肾水乃足。盖人身五脏，唯肾生最先，而肾足最迟，肾衰独早，故孩提能悲能喜，能怒能思，而绝无欲念。适肾气衰，癸水绝，则欲念自泯矣。"书中所说欲念即指机体发育成熟后对异性产生爱恋而出现的性冲动和性要求。性欲的产生，是以肾气充盛和天癸充实为物质基础，当肾气充盛、天癸充足后，机体才会产生性欲而具备性功能，并在一段时期内呈维持状态。二八之前，虽有思想意识和情感变化，但因肾气未盛，天癸不充，故不会产生性的欲望；二八及其以后的一段时间，肾气盛而天癸充，从而激发起对性的要求，具有旺盛的性功能；五八之后，肾气始衰，天癸渐少，因而性的欲望也逐渐降低。但性欲望以及性功能不会同生育能力一同消失殆尽，老年失去生育能力后，在很长的时期内仍有一定的性欲望和性能力，是由于虽处于下降水平的天癸仍然发挥其作用的缘故。因所谓的"天癸竭"并非天癸的完全消失，而只是一种水平上的大幅度下降，且这种下降的速度又有个体差异。

4. 化生精液以主生殖　随着天癸水平的上升，二八肾气盛，天癸充，任脉通，太冲脉盛，天癸作用于外肾，促使精室化生生殖之精，并开启精关，使精液溢泄，若阴阳相合便能有子。经过一定时期后，因肾气渐衰，天癸随之渐少，精室化生生殖之精的能力也相应减退，从而导致精液衰少，生殖能力下降。可见天癸与生殖能力的有无和强弱相关。

生殖之精的盛衰与天癸的多少有关，并受天癸作用的调控。《素问·上古天真论》说："丈夫……二八，肾气盛，天癸至，精气溢泻，阴阳和，故能有子……七八，肝气衰，筋不能动，天癸竭，精少……八八，则……天癸尽……而无子耳。"人之初生到二八之前，虽有精室，但天癸不充，故而一般不化生生殖之精；二八前后，天癸渐充，精室开始化生精液，随着天癸的进一步增多，生殖之精化生加快，精满溢泄而能有子。张景岳说："小儿初生之时，形体虽成，而精气未裕。所以必女十四、男十六，而后天癸至，天癸既至，精气将盛也。天癸未至，精气未盛也。""天癸……初生，真阴甚微；及其既盛，精血乃旺。故女必二七、男必二八而后天癸至。天癸既至，在女子则月事以时下，在男子则精气溢泄。"这里的"精气""精"，在男子即指生殖之精而言。由于天癸在体内的水平是从上升到稳定，从稳定再下降的有规律的变化，因此，精室化生精液的规律也与天癸的变化相似，即表现为缓慢化生期、旺盛化生期和化生衰退期。一八至二八之间可称为缓慢化生期；二八至五八之间为旺盛化生期；五八之后，天癸渐少，精液的化生也逐渐衰退，称为化生衰退期。《内经》以五八为界限的阶段划分法与现代男性学研究的结果有相似之处。现代研究发现，20~39 岁的男性，约 90%的生精小管含有精子细胞，而 41~50 岁时则降到 50%；40 岁时，生精小管开始发生退行性变化，50 岁左右时生精小管管壁急剧增厚，生精功能严重障碍；40~50 岁时，精液中精子数减少，畸形精子数增多，精子的活动率降低。可见，精液的质和量随年龄的增加而出现相应的变化。

如因各种原因导致天癸不充，则精室难以化生生殖之精，从而使生育能力丧失。因此，临床治疗男性不育症时，除考虑其他因素外，还应考虑从天癸论治。

四、天癸与性激素

从天癸的自然消长过程和发挥的生理功能来看，其实质类似于西医学所说的性激素物质，在男性主要类似于雄性激素类物质。试以天癸的盛衰变化与血浆睾酮水平做一对比分析：中医理论认为，一八至二八时期是天癸水平的上升期，二八至五八之间为天癸的稳定期，五八以后天癸开始减少是为下降期。据现代研究，血浆睾酮浓度升高的年龄为 12~17 岁，血浆中睾酮由几乎测不出升高到 13.86 nmol/L；20~30 岁时血浆睾酮水平可达 20.80 nmol/L；40 岁以后血浆睾酮水平下降，50 岁以后下降更明显，由 20.80 nmol/L 逐渐降到 17.33~6.93 nmol/L。可见，二者的变化规律有一定的相似性，从下面的另一组资料的对比（表 6-1）也可看出这种规律。

表 6-1　天癸与血浆睾酮水平对比表

组别	《内经》论天癸	血浆睾酮含量（nmol/L）
青春期前儿童	肾气实，齿更发长	0.69~2.77
青春期前少年	天癸至，精气溢泄	4.16~20.80
成年男性	肾气平均，天癸旺盛	13.34~34.66
性腺功能低下、老年	肾气虚，天癸衰少	3.47~10.39

* 依据《中国传统性医学》。

天癸虽与性激素不能等同，但若将二者联系起来理解，可以加深对中医男科学的认识。

第七节　生殖之精与男性生理

精在中医理论中有多层含义，一是指精、血、津、液等广义之精，如《素问·经脉别论》中所述的“散精于肝”“淫精于脉”“输精于皮毛”“毛脉合精”“脾气散精”“水精四布”等，包括了气、血、津、液、水谷精微在内的精微物质。二是指男精女卵的结合体，也即今之受精卵，如《素问·金匮真言论》之“精者，身之本也”，《灵枢·本神》之“生之来谓之精”，《灵枢·决气》之“两神相搏，合而成形，常先身生，是为精”等，即指此意。目前普遍将第二种含义之精理解为“先天之精”或“生殖之精”，但这与《内经》原意不相吻合，解释为“男精女卵的结合体”较妥。《灵枢·经脉》对此做了形象的描述：“人始生，先成精，精成而脑髓生，骨为干，脉为营，筋为刚，肉为墙，皮肤坚而毛发长。”这不仅指出此精是男精女卵的结合体，而且还对这个结合体如何发育成胎儿作了大致的叙述。三是专指男性生殖之精，也即精液。《素问·上古天真论》中所说之“精气溢泄”“精少”的精即指男性生殖之精。精液的生成与溢泄，是男性特有的生理，与脏腑经络的生理活动密切相关，受肾气与天癸的激发而化生，赖后天水谷精微以充养。本节要讨论的即这种与男性生理极为密切的生殖之精。

一、精液的生理特性

精液的初次排泄是男性性发育成熟的标志，是精液生理现象最显著的外在征象，它标志着男性已初具生殖能力。关于首次泄精的时间，《内经》记载是 16 岁左右。据北京市 1963~1964 年的调查统计，当时男子首次遗精的平均年龄为 16.6 岁，与《内经》所言基本吻合。但随着生活水平提高等因素的影响，男性首次遗精的时间有所提前，分别由姚佩宽（1988 年）、刘达临（1989~1990 年）主持调查的结果表明，1988~1990 年我国男中学生首次遗精出现的平均年龄为 14.4 岁，比 20 世纪 60 年代提前了 2 岁。首次排精之后 25 年左右的时间，生殖之精的化生与排泄处于旺盛的平稳时期；40 岁以后生精能力逐渐减弱；55 岁以后明显衰退，精液量减少，精子数目也减少，畸形精子及不活动精子明显增多，但直到 70 岁以后仍能化生精液，极少数甚至还有生育能力。总之，生殖之精的化生与排泄如上所述，有一个自然盛衰的变化过程。

精液的生理特性之一是精满则溢。精液在后天水谷精微的不断充养下，生生化化，充盈精室，精满则溢。未婚之前，多梦而泄；既婚之后，则交合而出。精宜秘，亦恶滞。如强闭其精，往往导致精室瘀阻而变生疾病。《素女经》说：“天地有开阖，阴阳有施化，人法阴阳随四时，今欲不交接，神气不宣布，阴阳闭隔……玉茎不动，则辟死其舍。”意即男不与女交合，精液不通泄，则阻于精窍而发病。《十问》云：“竣气宛闭，百脉生疾。”也指因不合房事，精窍闭塞而生疾。说明精液满盈则要溢泄，如长期禁欲，精液不泄，不仅可引起疾病，而且于养生也极为不利。现代研究认为，禁欲者由于性器官的正常兴奋不能宣泄，而致局部充血，引起腰背疼痛。男性长期没有性生活，精液留滞过久，可使前列腺梗阻不畅，并有可能成为前列腺癌的发病原因之一，僧侣及神父前列腺癌的发病率较之有正常性生活的人高，可能与此有关。由于禁欲不仅导致生殖器官的功能异常，而且还会影响整个人体的生理、心理，从而对人体的寿命产生一定的影响。可见，纵欲过度而妄加施泄对身体不利，但强抑闭固而不泄精，对机体也会产生不良影响，只有顺精液之性，满则溢泄，适时疏通精窍，才能保障精液生理活动的正常。

精液的生理特性之二是易亏难盛。精液在肾气、天癸的激发下化生，赖后天水谷精微以充养。二八之前，肾气不充，天癸不盛，故精液化生非常缓慢；二八至五八之间，肾气盛，天癸充，精液化生旺盛，此期一般房事较频；五八之后，精液化生逐渐减少，如不节欲而妄加施泄，则使精液更少。由男性的生理状况决定，精液总处于一个难盛易亏的变化过程中，临床对此要加以注意。

精液的生理特性之三是喜温恶燥。精液的化生必须有一个良好的内环境。过于寒凉易抑制精液的化生，过于燥热则易损伤已化生之精液，从而导致不育等疾病。现代研究也认为，阴囊睾丸的温度必须保持在一个恒定的范围，内环境温度过低或过高都不利于生精小管的生精活动。因此，在男科临床中，无论治疗还是护理保健，都必须重视精液的生长特性，用药上，不可过于苦寒或燥热，而以甘润平和为贵。育龄男性保健上，不要长期从事高温或低温工作，不长时间洗温度过高的热水浴，戒烟限酒及少食煎炒炙爆等辛香燥热之品等。

二、精液的产生

精液化生于外肾精室，受肾气、天癸的调节，赖后天水谷精微以充养。因此，脏腑、气血、经络的协调作用是精室化生精液的基础。

1. *脏腑与精液*　脏腑是人体气血生化之源，肺主气、心主血、肝藏血、脾统血、肾藏精气。肺气的宣畅，肝气的条达，脾胃的健运，心血的旺盛，肾气的充实，都能促使精液化生旺盛而充盈。其中，精液的化生尤与肾、脾二脏关系密切。

肾藏五脏之精，《素问·上古天真论》说："肾者，主水，受五脏六腑之精而藏之。故五脏盛，乃能泄。"然而，肾中精气只是促使生殖之精化生的物质之一。二八以前，肾中精气不充，天癸不实，则生殖之精不化或化生不成熟；二八之后，肾中精气充盛，天癸充实，精室化生精液功能健全，精液充满；五八之后，肾中精气渐衰，天癸渐竭，则精液随之衰少。说明肾中精气的盛衰与精液的化生有直接的关系。但肾中精气与精液不是同一物质。

生殖之精的化生必赖后天水谷精微以滋养才能成熟而具备生殖繁衍后代的功能。脾胃为后天之本，气血生化之源，人体出生后，水谷入胃，经胃的腐熟，脾的转输，将水谷精微运往全身以营养机体。外肾生化的生殖之精，亦须脾胃的精微物质滋养，方能发育、成熟。若脾胃健运失常，或水谷不充，则精微物质匮乏，终致生殖之精失于滋养，引起不育、阳痿等病症。

此外，肺主气朝会百脉、肝藏血主疏泄、心主运行血液，肾为生殖之精的化生提供物质基础或动力。

2. *天癸与精液*　天癸产生后，经过冲任二脉作用于精室，激发精室化生精液。天癸秉承于父母，蕴育于胚胎，充实于后天。因而，天癸带有父母机体的生命信息以及其体质禀赋的特征。天癸在激发精室化生精液的同时，已将这些生命信息储存于生殖之精中。如两性相合，这些信息又可通过男精女卵的结合体而传给下一代。生殖之精的多少随天癸水平的高低而变化，天癸水平下降后，生殖之精不仅在数量上会减少，质量也会降低。从天癸水平自然盛衰的变化过程来看，男性三八至五八这一时期，天癸最为旺盛，因而生殖之精的化生也最活跃，不仅数量充足，且质量较高，所以是男性的最佳生育阶段。

3. *气血与精液*　气血是脏腑功能活动的物质基础，同时又是脏腑功能活动的产物。生殖之精的化生，除脏腑功能活动的协调配合与天癸的激发外，与气血的生理活动也有关联。气对生殖之精的化生具有推动、温煦、气化的作用（这里的气包括脏腑之气，如肾气、脾气、肺气、肝气、心气等）。

血能滋养生殖之精，是精液化生过程中的主要物质基础，精室得血之滋养，则精液化生有源；如精室失于血之濡养，不仅精液化生乏源而致生殖之精减少，同时还会导致外肾的发育不良或萎缩。传统中医理论中把血与精液的关系表述为“精血同源，血能化精”。因此，临床论治精液精子数量减少、质量低下等所致的不育症时，应充分考虑到气血在精液化生中的作用，而给予相应的调治。

4. 经络与精液　经络在精液化生的过程中，作为运送脏腑精微、天癸、气血等物质的通道，如冲任之输送天癸、气血于精室；脾胃、肝、肾等均有经络与外肾精室相通，其他脏腑也通过经络的网络作用与外肾相联系。因此，各脏腑的精微物质和功能活动的信息均可通过经络传送到外肾、精室，参与生殖之精的化生。

总之，精液的产生是在脏腑、气血、经络生理作用的协调下，加上天癸对精室的激发而化生的，它是整个机体协同作用的结果。脏腑经络功能活动的失调，都有可能导致生殖之精的化生障碍。因此，男科临床治疗精液类疾病时，既要重视精室局部的问题，又要重视全身各脏腑功能活动的整体情况。

三、精液的排泄与闭藏

精液的排泄与闭藏，受肾、肝、心、脾、肺五脏功能的调节。

精液排泄的前提条件之一是阴茎勃起，阴茎勃起是男性内在性欲表现于外的生理象征。关于阴茎勃起的机制，古代有比较详细的论述，如《素女经》用怒、大、坚、热“四至”来描述阴茎的勃起：“夫欲交接之道，男候四至”，“四至”不至的原因是“玉茎不怒，和气不至；怒而不大，肌气不至；大而不坚，骨气不致；坚而不热，神气不至”。阴茎怒大坚热四至，为同房泄精提供了充分准备，即“怒者，精之明；大者，精之关；坚者，精之户；热者，精之门”。还有以“三至”来阐释阴茎勃起之理者，如《广嗣纪要》云：“男女未交合之时，男有三至……三至者，谓阳道昂奋而振者，肝气至也；壮大而热者，心气至也；坚劲而大者，肾气至也。”可见，阴茎的勃起与肝、肾、心、脾等脏腑的功能活动密切相关。

阴茎勃起同房后能否泄精，也受脏腑功能活动的调节。肝司阴器，肾主阴器，肝主疏泄，肾主固摄，因此，肝肾在精液的排泄过程中发挥着重要作用。在天癸的激发作用下，肝之疏泄可以开启精关而助肾气推动精液外出，肾气的推动可助肝之疏泄，二者相互协调，共同促使精液外泄。心气的下煦，肺气的肃降等也为精液外泄发挥辅助作用。

精液虽藏于精室，但其主宰在心，固涩在肾，升摄在脾，疏泄在肝，宣肃在肺。若五脏功能正常，则精之藏泄有度，如脏腑活动失调，则可致精液或闭藏难泄，或疏泄太过而不秘。如肝之疏泄太过，或肺之宣肃过极，或肾气不固，或脾气下陷失于升摄，或心神失主等，均可致精关易启而发生遗精、早泄等病症；如失于疏泄、宣肃，或固摄太过，或心气虚弱难于下煦，又可导致精关难启或精关不启，引起不射精、射精迟缓、射精无力等病症。

四、精液的生理功能

精液的生理功能主要是主生殖以繁衍后代。二八之后，肾气盛，天癸充，精液化生成熟，如男女交合，男精女卵相合便能孕育胚胎，繁衍后代。生殖之精带有父代机体禀赋强弱等生命信息，其质量的高低直接影响后代体质的强弱禀赋，因此，男性注意自身调养以保证生殖之精具有足够的数量和良好的质量，是生育素质优良的后代的先决条件。二八之时，生殖之精尚未完全成熟；五八之后，生殖之精的数量减少且质量下降，都不是适宜的生育时期。而三八至五八之间，精液量足质优，加之体力旺盛，精力充沛，这一时期所育后代多体质强壮且聪慧。这一点已被西医学研究所证实。从提高后代禀赋素质的优生角度出发，男性以25~40岁生育最为适宜。

精液的另一生理功能是对机体的健康有间接的作用。生殖之精对男性自身的状况虽无直接的影响，但若过度施泄或过于闭涩，可影响机体健康。生殖之精的化生必须有天癸的激发和脏腑精微物质的充养，如恣情纵欲，施泄过度，必然会反馈性地引起精室化生生殖之精的功能加强，从而消耗更多天癸和脏腑精微物质，影响整个机体功能活动的正常进行，导致阳痿等疾病的发生。现代研究证实，过度的性生活因过量排泄精液，体内一些必需物质大量丢失，从而导致机体生理功能紊乱。可见，传统中医强调保精养生不无道理。至于过于闭涩，违反生理的自然规律，长期人为地固秘精液，也可导致机体生理功能紊乱而发生疾病。

第八节 种 子

繁衍后代，是男女双方共同作用的结果。在繁衍后代的过程中，古人把属于男性的功能活动称为种子，把属于女性的功能活动称作孕胎。所谓繁衍，是指男女在共同生育后代的过程中，相互交合，男性生殖之精通过精道进入女子胞，与女性卵子结合，然后在女子胞内生长发育，胎儿在母体孕育成熟后娩出母体而成为一个新的生命，从而达到延续人类种族的目的。中医把男性将生殖之精送入女性体内而后在女子胞内与女卵结合发育成人的作用比作像在土地上种植谷物一样，播下种子，其才能发芽、生长、开花、结果，故将男性生育后代称为“种子”。

人的一生中，男女合房是正常的生理现象，即性的需求，但非每次交合都能生育后代。怎样交合、如何调养等才能生育，尤其是生育高质量后代的问题，便成了古今医家们研究的课题。男性种子之术也即求子之法，涉及内容繁多，如调治疾病、蓄养精液、交合有时、求子合房禁忌、婚育适龄等。具体内容可参阅本书《中医求嗣论述》和《男性与优生》两章及相关章节。在此提出种子问题，目的在于强调种子是男性特有的生理功能，是人类繁衍后代不可缺少的先决条件之一，从而提示临床治疗妇女不孕症时要充分考虑到男性的因素，以免延误治疗时机。

第七章　中医对男性体质的认识

男性生理的特点表现在男女体质方面的差异。男女两性在外形、解剖、功能等生理方面的差异，早为人们认识，《礼记·效特性》中就有“男女有别”之说。探索男性体质的特点，能更好地指导男性保健养生与疾病防治，从而促进中医男科学的深入发展。本章将从男女体质差异、男性不同时期的体质特点、男性体质与衰老以及男性体质的常见类型等方面进行讨论。

第一节　男女体质差异

男女体质的差异主要表现在阴阳禀赋的强弱、性器官的位置和功能、生长发育时间的早迟、精血作用的偏颇、脏腑功能的侧重等方面。

一、先天禀赋男阳女阴

古人认为，男女体质差异与先天禀赋关系密切，《灵枢·寿夭刚柔》说：“人之生也，有刚有柔，有弱有强，有短有长，有阴有阳。”认为，男性禀赋以父母之阳为主，女性禀赋以父母之阴为主。故男性体质呈现身形魁梧、声音洪亮、争强好胜、力大剽悍等一派阳刚之气的征象，构成了雄壮、勇敢、刚毅、果断的男子气概；女性先天禀赋阴气较多，故体质特点表现为身形娇小、柔顺胆怯、声音尖细、力小柔弱等一派阴柔之气的征象。禀赋的阴阳差异，形成了“男刚女柔”的体质差异。对于男女的这种阴阳体质差异特点，易经分别以“乾”“坤”二字加以概括。乾，阳物也，健，像男；坤，阴物也，顺，像女。

男性虽禀赋多阳，而呈现阳刚气质，但个体本身则处于阴阳相对平衡状态。阳气推动男性生长发育，成年后繁重的体力和智力劳动又要消耗大量阳气；中老年时，阳气开始自然衰减。因此，男性养生防病，不能克伐阳气，而要处处顾护阳气。

二、生殖器官男外女内

男女两性的生殖器官解剖结构和生理功能截然不同，其所处位置也不一样，一在腹腔之外，一在腹腔之内。西医学认为，男女性器官的不同是由于胚胎的基因不同所决定，胚胎的性染色体为XY时，其原始性腺、原始生殖管道以及生殖器官始基（即生殖结节、生殖皱褶和阴唇-阴囊隆起）分化发育为睾丸、男性生殖管道和男性外生殖器；胚胎的性染色体为XX时，则分化为卵巢、女性生殖管道和女性外生殖器。一般认为，男性生殖器官位于外，是便于睾丸生精和阴茎交合；女性生殖器官位于内，是便于孕育胎儿和接纳阴茎。

中医传统理论认为，生殖器官的男外女内是由于阴阳禀赋的强弱不同和阴阳的性质决定。男女两精相合，禀赋阳气多者发育为男，反之发育为女。阳主动，强健而行；阴主静，柔顺静守，故生殖器官男外女内。根据阴阳学说理论，外为阳，内为阴，故男性生殖器官为阳，女性生殖器官为阴。有人认为，男性外生殖器官的形状用象形符号“—”表示，而女性外生殖器官的形状则用象形符号“--”

表示。《易经》卦象中的爻象符号阳爻“—”和阴爻“--”便是根据男女外生殖器官的形状而定的。著名学者钱玄同在《答顾颉刚先生书》中写道：“原始的易卦，是生殖器崇拜时代的东西；乾、坤二卦即是两性的生殖器记号。”史学家周予同撰文论“孝”与“生殖器崇拜”时说：“《易》的‘—’就是最明显的生殖器崇拜时代的符号。‘—’表示男性的性器官，‘--’表示女性的性器官。”郭沫若先生之《〈周易〉时代的社会生活》中说得更详细：“八卦的根柢，我们很鲜明地可以看出是古代生殖器崇拜的孑遗。画—以象男根，分而为二以象女阴；所以由此而演出男女、父母、阴阳、刚柔、天地的观念。”古人何以要用符号“—”代表阳，用“--”代表阴？这与两性交合中男女生殖器官的活动有关。男性的阴茎等性器官明显裸露于躯体之外，在两性交合中阴茎动而勃起，排精种子；而女性的性器官则相对深藏于内，在两性交合中阴道弛张而相对静柔，受纳男性之精，分别与阳动、阴静的含义相同，故以“—”为阳，以“--”为阴。男根体阴用阳，阳旺则其势展，阳衰则其势难振。

男性性器官属阳主动，与整体阳刚型的体质互为一体，对于男女交合、繁衍后代以及男性保健养生具有重要意义。

三、生长发育男迟女早

男女一生的生长发育在年龄阶段上不太一致，女性生长发育相对稍早，男性生长发育较迟、较慢。在性发育上，男性的性成熟晚于女性；天癸的充盈亦以男性为晚。作为性发育趋于成熟标志的月经来潮与精液溢泄，女性出现较早，如《素问·上古天真论》说女子“二七而天癸至，任脉通，太冲脉盛，月事以时下”，而男子则“二八肾气盛，天癸至，精气溢泄”。因此，根据体质特点，男性结婚年龄应较女性为晚。

男性的性衰竭亦晚于女性。丈夫“八八天癸竭，精少”，女子则“七七任脉虚，太冲脉衰少，天癸竭，地道不通”。“男不过尽八八，女不过尽七七”，表明男性的性衰退较晚。如与同龄女性同时衰退，则表明男性性衰退属早衰而非自然之理。男性从中年起就应及早调补，房事适度，避免性功能过早衰退。

按照《内经》理论，男性的其他生长发育指征，诸如乳牙更换、头发生长、筋骨坚强、肌肉丰满等，都较女性为晚，衰老征象亦出现较晚。

四、物质基础男贵精女贵血

精血男女俱有，是人体不可缺少的基本物质。精于男性尤为重要，血对女性至关宝贵。正如明代医家万全所说：“男子以精为主，女子以血为主。”精有广义之精、肾精与生殖之精的不同，广义之精包括津、血、津、液、精等，肾精指肾之精气。在生理上，肾精乃人体精微物质所化生，肾之精气又能促使生殖之精的化生，生殖之精还需精微物质之滋养。若男性性生活过度，不仅会大量消耗肾之精气和精微物质，出现精亏、精少；另一方面，男性在社会上承担的工作及责任，其强度一般超过女性，也易消耗过多的肾精，从而决定了男性精气易亏的体质特点，故男性贵在保精。女子的月经、胎孕、产育、哺乳等过程则更易耗血，如月经过多、生育过多等易致血虚，故女子贵在养血。

男性易于精亏，因此，在男性保健养生中尤应重视保精。在诊治男科疾病时，应当注意顾护肾精，用药不宜过于克伐，以免损伤肾精。

五、脏腑功能男重肝肾

男性特有的生理功能决定了应当重视维护肾肝两脏的功能及其协同作用。古人有“男子以肾为先天，女子以肝为先天”之说。肾在男性生理过程中起着相当重要的作用，肾藏精气主男性生长发育，充天癸而化生生殖之精，主气化，司津液，主前阴二窍，司尿与精液之排泄，肾在充养天癸、激发第二性征、促进性器官发育、产生精液、藏泄精液，从而保证男性特有的生理活动过程中发挥着他脏不能替代的作用。

男子以肾为先天，以精为本，但又以气为用，气机之疏泄畅达与男性生理功能的正常密切相关。肝肾同源，精血互生。肝藏血输血以养外肾，主疏泄协助精关开启。外肾为肾所主，亦为肝所司，外肾之营养、阴茎之勃发、性欲之产生等都必须在肝气条达疏畅的情况下才能正常进行。在生理情况下，肝气推动血液以滋润和濡养外肾；在性事活动中，肝一方面能及时、充分地供给外肾足量的血液而使阴茎骤然勃起和持续坚硬完成性事，一方面又能在性事完成后及时迅速地调节外肾过多的血量使之松弛。性欲的产生与精神情志活动有关，肝主疏泄，调畅情志，肝气条达，情志舒畅，则性欲和性活动都正常。精为男性之本，但其化生、司泄，又全赖气之推动；精喜动而恶滞，只有肝之疏泄功能正常，气机条达，精之化生、排泄才能正常进行。若气郁不畅，疏泄失常，可致精的流通与排泄障碍。肝之疏泄功能正常，则精化有源，外肾得养，性欲正常，交合有度，泄精应时。

可见，在男性生殖生理活动中，肝肾二脏的功能非常重要，肾主外肾，肝司外肾，主闭藏者肾，司泄泻者肝。主司结合，疏藏协调，共同维持男性的性与生殖活动。因此，在男性养生保健和疾病防治中，不能拘泥于传统唯肾之说，而必须肾肝并重。

综上所述，中医对男性体质的总认识是禀阳多、贵精气、重肾肝，发育迟衰老也迟。掌握男性体质特点，对于探索男性疾病的病因病机，指导养生保健以及疾病的诊治都有积极的作用。

第二节 男性不同时期的体质差异

男性一生中，因生长发育阶段的不同，在各个时期又有不同的体质特点。《素问·上古天真论》以 8 岁为一年龄段，论述了男性在不同发育时期的生理变化，其中也包含了男性在不同生长时期的体质差异。一般而言，男性在儿少期（二八之前）为稚阳稚阴之体，肾气不盛，天癸不充，倘若先天禀赋不足或后天失养，或久病耗伤，更易出现肾气、天癸的亏虚，而导致生长发育缓慢、生殖器官发育不良或发育迟缓。若滥服药物或某些疾病的影响而致天癸和肾气非正常地迅速充盛，则又可能导致性发育早熟。因此，在男性儿少期，既不能乱用滋补药，又不能用过于苦寒攻伐之品。

男性到了青壮年时期（二八至五八之间），肾气盛，天癸充，机体的生长发育趋于稳定。这一时期的体质特点是形体完整，筋骨坚劲，精力充沛，体力强盛，性与生殖功能处于最旺盛时期。但此期男性每多因婚姻、家庭、事业等诸多方面的因素难以尽如人意而致肝气郁滞，或纵欲而损伤肝肾。故多易发生肝肾病变，导致性功能与生殖功能障碍以及某些生殖器官的疾病。根据这一时期的体质特点，在保健养生上，既要达观开朗，知足常乐，也不能过劳伤身，恣情纵欲，应当避免各种理化因素的不良影响与损伤。在疾病治疗方面，以调理肝肾为主，补泻得宜。

到了中老年期（五八以后），肾气渐衰，天癸渐竭，身体由壮盛逐渐走向衰老，生殖功能和性功能也逐渐衰退。如不注意调摄，则易未老先衰，诸病丛生，如性功能障碍以及某些生殖器官疾病（如前列腺肥大、睾丸萎缩等）。因此，男性进入中年后，更应注意调养，要做到房事适度，饮食合理，劳逸有节，情志舒调，注重保护阳气，并根据具体情况服食一些药性平和的补益药物和食物。在治疗上，以补肾为主，但不应呆补蛮补，宜疏调而不滋腻。

第三节 男性常见体质类型

一、平和质

平和质者，先天禀赋良好，后天调养得当。面色、肤色润泽，头发稠密有光泽，目光有神，鼻色明润，嗅觉通利，口和，唇色红润，不易疲劳，精力充沛，耐受寒热，睡眠良好，胃纳佳，二便正常，舌色淡红，苔薄白，脉和有神；性格随和开朗；对自然环境和社会环境适应能力较强。平和质者，平素患病较少。平和体质的调摄宜视其寒热虚实，权衡补泻施用，忌妄攻妄补。

二、气虚质

气虚质多由先天本弱、后天失养或病后气亏所致。肌肉不健壮；平素语音低怯，气短懒言，肢体容易疲乏，精神不振，易出汗，舌淡红，舌体胖大、边有齿痕，脉象虚缓，面色偏黄或白，目光少神，口淡，唇色少华，毛发不华，头晕，健忘，大便正常，或有便秘但不结硬，或大便不成形，便后仍觉未尽，小便正常或偏多；性格内向，情绪不稳定，胆小不喜欢冒险；不耐受寒邪、风邪、暑邪。气虚质男性平素体质虚弱，病后抗病能力弱，易致某些男科疾病迁延不愈，反复发作；易患房事感冒、腹股沟斜疝等男科疾病。在辨病辨证的同时，气虚质的治疗宜补气培元，忌耗散克伐。

三、阳虚质

阳虚质多由先天不足，或病后阳亏所致。多形体白胖，肌肉不健壮；平素畏冷，手足不温，喜热饮食，精神不振，睡眠偏多，舌淡胖嫩边有齿痕，苔润，脉象沉迟而弱；面色柔白，目胞晦黯，口唇色淡，毛发易落，易出汗，大便溏薄，小便清长；性格多沉静、内向；不耐受寒邪，耐夏不耐冬，易感湿邪。阳虚质男性易发生性欲低下、阳痿、精液流而不射、男子阴冷、缩阳、寒疝、排尿无力或癃闭、男性不育、子痛、男性更年期综合征等男科疾病。在辨病辨证的同时，阳虚质的治疗宜益火温补，忌苦寒泻火妄伐伤正。

四、阴虚质

阴虚质多由先天不足，或久病失血，纵欲耗精，积劳伤阴。体形瘦长；手足心热，平素易口燥咽干，鼻微干，口渴喜冷饮，大便干燥，舌红少津少苔，面色潮红、有烘热感，目干涩，视物花，唇红微干，皮肤偏干、易生皱纹，眩晕耳鸣，睡眠差，小便短涩，脉象细弦或数；性情急躁，外向好动，活泼；平素不耐热邪，耐冬不耐夏；不耐受燥邪。阴虚质男性易发生性欲亢进、阴茎异常勃起、早泄、遗精、男性更年期综合征等男科疾病。在辨病辨证的同时，阴虚质的治疗宜甘寒清润，忌苦寒沉降、辛热温散，饮食当避辛辣。

五、痰湿质

痰湿质多由先天遗传，或后天过食肥甘所致。体形肥胖，腹部肥满松软；面部皮肤油脂较多，多汗且黏，胸闷，痰多；面色淡黄而暗，眼胞微浮，容易困倦，平素舌体胖大，舌苔白腻，口黏腻或甜，身重不爽，脉滑，喜食肥甘甜黏，大便正常或不实，小便不多或微浑；性格偏温和，稳重谦恭、和达，多善于忍耐：对梅雨季节及湿环境适应能力差。痰湿质男性易发生性欲低下、阳痿、精液不液化或液化时间过长、男性不育、阴茎痰核等男科疾病。在辨病辨证的同时，痰湿质的治疗宜健脾化痰，忌阴柔滋补。

六、湿热质

湿热质多由先天禀赋，或久居湿地、善食肥甘，或长期饮酒，火热内蕴所致。形体特征：形体偏胖或苍瘦；平素面垢油光，易生痤疮，舌质偏红、苔黄腻，容易口苦口干，身重困倦；体偏胖或苍瘦，心烦懈怠，眼筋红赤，大便燥结或黏滞，小便短赤，男易阴囊潮湿，脉象多见滑数；性格多急躁易怒；对湿环境或气温偏高，尤其夏末秋初，湿热交蒸气候较难适应。湿热质男性易发生阳痿、早泄、遗精、精子活率降低、死精或畸形精于过多、精液不液化或液化时间过长、囊痈、男子阴汗、包皮龟头炎、前列腺炎等男科疾病。在辨病辨证的同时，湿热质的治疗宜清利湿热，忌刚燥温热、甜腻柔润滋补厚味。

七、瘀血质

瘀血质多由先天禀赋，或后天损伤，忧郁气滞，久病入络所致。瘦人居多；平素面色晦黯，皮肤偏暗或色素沉着，容易出现瘀斑、易患疼痛，口唇暗淡或色紫，舌质暗，有点片状瘀斑，舌下静脉曲张，脉象细涩或结代，眼眶暗黑，鼻部暗滞，发易脱落，肌肤干；性格心情易烦，急躁健忘；不耐受风邪、寒邪。瘀血质男性易发生血管性阳痿、阴茎异常勃起、慢性前列腺炎、精索静脉曲张、男科痛症、精囊炎等男科疾病。在辨病辨证的同时，瘀血质的治疗宜疏通血气，忌固涩收敛。

八、气郁质

气郁质多由先天遗传，或因精神刺激，暴受惊恐，所欲不遂，忧郁思虑等所致。形体瘦者为多；性格内向不稳定、忧郁脆弱、敏感多疑，对精神刺激适应能力较差，平素忧郁面貌，神情多烦闷不乐，胸胁胀满，或走窜疼痛，多伴善太息，或嗳气呃逆，或咽间有异物感，或乳房胀痛，睡眠较差，食欲减退，惊悸怔忡，健忘，痰多，大便多干，小便正常，舌淡红，苔薄白，脉象弦细；性格内向不稳定、忧郁脆弱、敏感多疑；对精神刺激适应能力较差；不喜欢阴雨天气。气郁质男性易发生阳痿、不射精症、慢性前列腺炎、子痈、男性乳房异常发育、男性更年期综合征、输精管结扎术后并发症等男科疾病。在辨病辨证的同时，气郁质的治疗宜疏肝调气，忌燥热滋补。

九、特禀质

特禀质多由先天因素、遗传因素、或环境因素，药物因素等所致。有畸形或有先天生理缺陷；遗传性疾病有垂直遗传，先天性、家族性特征；胎传性疾病为母体影响胎儿个体生长发育及相关疾病特征；因禀质特异情况而不同；适应能力差，如过敏体质者对过敏季节适应能力差，易引发宿疾。特禀质男性易发生免疫性不育，药物性阴茎皮炎，接触性阴茎皮炎，腮腺炎性睾丸炎，阴囊湿疹等男科疾病。特禀质的治疗，宜结合辨病辨证，视不同情况施治。

第四节　男性体质与衰老

男女两性由于体质的不同，衰老进程也有差异，因而防治方法各不相同。一般而言，男性衰老的早与迟，与其发育成熟的早迟有关。发育快、成熟早者，其衰老较早；反之，发育较慢、成熟迟者，衰老亦较迟。男性的衰老始于肾。肾主闭藏精气，为元气之根，肾之精气既促进人体的生长发育，又促进生殖之精的化生。少阴肾经的盛衰，最能反映人体精气的多寡及封藏固秘的情况，肾中精气持续性亏损，必然引起男性的衰老。男子在衰老过程中多表现为肾之精气先亏。由于肾藏之精气与人的性功能、生殖能力有关，并能主骨生髓，坚齿荣发，因此当男性进入“五八”肾气开始衰退时，就可能出现衰老征象，如头发脱落，甚则谢顶，鬓发斑白，牙齿松动，性欲不如青壮年时期旺盛等。男性为阳刚之体，好动多劳，故多耗肾中之气而致肾的精气易亏。何况男性精液虽藏于精室，实乃肾精所化生，贵充盈而不宜妄泄。男性“阳道易兴，精关难固”，稍失于节制，极易耗损肾中精气。以上几方面是男性衰老始于肾的根本原因。

精者身之本，为性命之根，在一定程度上决定了人的夭寿长短。经调查统计，女性平均寿命要比男性长8岁左右。西医学从遗传等各方面进行了广泛的研究，学说颇多，尚未形成统一的认识。从中医学角度来分析，男性肾中精气易亏是其寿命短于女性的主要因素。其原因主要有：①男性乃阳刚之体，脏腑功能旺盛，自然消耗较大；②劳动强度大，家庭、婚姻、事业、社会等对男性的思想压力大；③许多包含物理、化学、生物等有害因素的工作大部分由男性承担，那些有害有毒物质易损伤肾之精气，由于职业、环境、社会以及禀赋等方面的原因，某些疾病的患病率男性高于女性；④男性不良嗜好较女性为多，如吸烟、酗酒、嗜饮浓茶等；⑤性生活中，男施女受，男子消耗的体力、能量大大超过女性，因而肾中精气的耗损远较女性为多。在上述因素基础上，若保健养生不得法或不加以调摄保健，则更易耗损肾中精气。

肾中精气的盛衰有其自身的规律，但仍可以通过摄生养老防病的办法延缓肾中精气的衰退。男性养生寿老之术不唯节欲一法，还应针对易引起肾中精气亏损的各种原因而取综合养生之道，防止早衰；同时可根据身体情况进行药食调养、气功导引等法益肾强精，延缓衰老。

由于男性肾中精气易亏，因此，不能等待衰老征兆出现后才开始调摄，而应当防微杜渐，未老先防。从四八始就当注意调养，到五八肾气自然始衰之期，更当重视摄养之法。当衰老征象始现时，除加强保健摄养外，还当根据不同体质选用相应药物，以补益肾中精气。

病因病理篇

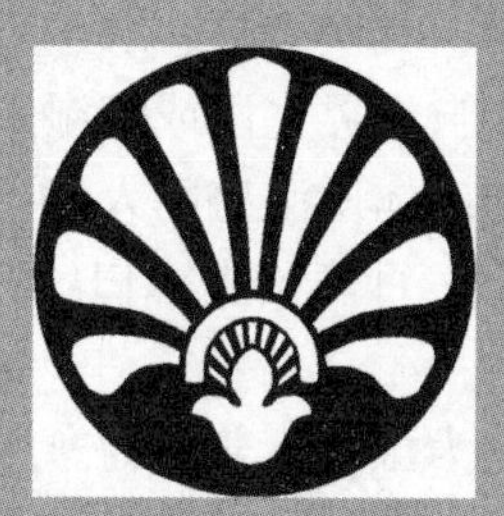

第八章 中医对男科病因的认识

中医学认为，疾病的发生是致病因素作用于人体后使正常的生理活动遭到破坏，导致脏腑经络、阴阳气血功能失调所造成。男科病因亦是如此。但由于男科疾病与男性生殖相关，从而决定了男科病因有自身特异性。

第一节 外 因

一、外感六淫

六淫中，湿是男科疾病最常见的病因，其次为热、寒、风。

湿，又称湿邪，为长夏主气。外湿指自然界多雨或潮湿的气候环境，多发生在夏秋之交，属六气之一。这种气候或环境状态会使正气虚弱或体质湿盛的人发生疾病。湿为阴邪，其性重浊黏滞，易阻遏气机；湿性趋下，易袭阴位。故《灵枢·百病始生》曰："清湿袭虚，则病起于下。"《素问·太阴阳明篇》曰："伤于湿者，下先受之。"

湿为有形之邪，常兼夹为患，如兼热为湿热，兼寒为寒湿等。

湿热为病，男科最为常见，多有肿胀、渗出及人体各种分泌物秽浊不清，如滴白、小便混浊等表现。多见于阴部疾病，如龟头炎、阴茎海绵体炎、睾丸炎、附睾炎及急性与慢性前列腺炎等。湿热阻滞气机，耗气伤阴，常可导致阳痿；湿热郁久，能使气血壅滞，酿生脓毒，而见化脓性疾病，如睾丸脓肿、阴囊脓肿等，并且易形成瘘管，而见病久难愈、正虚邪恋之证。湿热造成的男科病在南方多见，尤以沿海为最。

寒湿相合，易阻滞气机，损伤阳气，致性欲淡漠、阳痿、睾丸疼痛等病症。寒湿初侵，病轻易愈；久之，常因阳气损耗，正气虚衰，病重难愈。

热为阳邪，其性炎上，最易迫津外泄，消灼津液。热为温之渐，火为热之极，伤于人，可见高热、恶热、烦渴、汗出、脉洪数等，还能导致痈肿疮疡。火热为病，或迫血妄行，损伤经络，而见血证，如血精症等；或阳气怫郁，壅遏气血，变生脓肿。如《灵枢·痈疽》曰："大热不止，热盛则肉腐，肉腐则为脓。"临床见于前列腺脓肿、阴囊坏疽等。热邪耗伤阴液，日久难复，常可导致组织不可逆性损害，如睾丸炎引起的睾丸萎缩等。火热之疾，其症较剧，常可表现为典型的红、肿、热、痛等临床证候。

寒为阴邪，为冬季主气，其性收引、凝滞。寒邪为病，易直中经络，损伤阳气，影响气血津液正常运行。寒邪直中肾经，损伤肾阳，不能蒸腾汽化，则水湿不运，可导致外阴局部病变，如阴茎包皮水肿等。如清代赵濂《医门补要》："欲后下床小便，寒邪乘虚侵入肾经，玉茎肿亮不痛。"寒邪直中肝经，寒凝血脉，气血运行受阻，可见少腹拘急、睾丸冷痛、阴囊潮湿、舌润苔白、脉弦迟等寒凝肝脉之证，甚则阴茎内缩。如《素问·举痛论》："寒气客于厥阴之脉，厥阴之脉者，络阴器，系于肝，寒气客于脉中，则血泣脉急，故胁肋与少腹相引痛矣。"《灵枢·经筋》亦曰："足厥阴之筋……其病……阴器不用，伤于内则不起，伤于寒则缩入。”

风为阳邪，为春季主气，但四季皆有，故外风致病无季节性。寒、湿、燥、热（火）等邪多依附风而侵犯人体，故风被称为“百病之长”。风性轻扬开泄，善动不居，具有升发、向外、向上的特点，致病突发多变。《素问·风论》曰：“风气藏于皮肤之间。”风多与湿、热合并，可引起外阴皮肤疾病，如急性阴囊湿疹以及某些过敏性男科疾病，多有瘙痒难忍的临床表现，且病位迅移，行无定处，消退后常不留痕迹。

二、邪毒内侵

肝经绕阴器，肾开窍于二阴。若男子交媾不洁，邪毒可乘肝肾之虚而入于里。在发展过程中可累及人体脏腑和组织器官，影响患者的形、气、神各个方面，迁延不愈不仅使患者丧失劳动力，重者还可危及生命。

如梅毒的病因为感受霉疮毒气，其传染途径主要有三种。一是精化传染：由性交时不洁阴器直接传染而得，为该病的最主要感染途径，占发病的95%~98%。病初多局限在阴部外表，邪毒浸渍发为疮毒；继而毒气由精道伤及冲任督脉，并波及骨髓，深入脏腑。二是气化传染，即非性交传染（间接传染），多因与患者密切接触而致。三是胎传，即母体感染后，毒气由胎盘内传胎儿，而致毒气内伤气血脏腑。

可见，不洁性交可导致湿热毒邪、虫毒等感染，如尖锐湿疣、性病性淋巴肉芽肿、生殖器疱疹、性病性念珠菌病、滴虫、阴虱、疥疮等，其发病迅速，常给患者造成严重的身心损害。

艾滋病为新近发现之病，祖国医学无此论述。根据西医学对其的认识，结合其临床表现分析，艾滋病为感染疫毒邪气所致。疫毒为湿热秽浊毒气，具有毒性大、传染性强及明显的趋内恶聚性，通过精窍或皮毛黏膜内侵，迅速传内恶化，以致正气衰败，五脏虚极，气血津液耗竭，阴阳不能维系，则阴阳离绝而死亡。

三、药物伤害

药物有补偏救弊、调和阴阳的作用。如运用不当，反致阴阳平衡失调，使体质衰退，或影响性功能，或影响睾丸生精功能，导致男科疾病的发生。

滥用补肾壮阳药治疗阳痿，不唯难以改善性功能，且多带来严重后果。早在明清时代的医家已经注意到滥用温阳药治疗阳痿的弊端，如明代周臣《厚生训纂·御情》曰：“阳痿不能快欲，强服丹石，肾水枯竭，心火如焚，五脏干燥，消渴立至。”清代林佩琴《类证治裁》亦云：“纯用刚热燥涩之剂，恐有偏胜之害。”即使健康男性，如屡服壮阳药（如鹿茸、海马、附子、肉桂、淫羊藿、巴戟天及各种壮阳中成药），也会导致阳亢，出现早泄、遗精、阳易举而疲软等。壮阳药还可诱发痈疽疮疡。清代高廉认为，壮阳春药“譬之以烈火灼水，燔焰煎爆，故肾脏一时感热而发，岂果仙丹神药，乃尔效验神速耶?”故“其毒或流为腰疽，聚为便痈，或腐其龟首，烂其肛门……药毒误人，十服九毙，不可救解，往往奇祸惨疾，溃肠裂肤”（《遵生八笺》）。

目前市场上治疗阳痿的中成药，90%是同一类药，尽管其名称不一，但组成大多是鹿茸、鹿鞭、海马、淫羊藿、阳起石等，以温肾壮阳为主。我们曾对400例阳痿患者进行了分析，肾阳虚型仅占7.06%，说明肾阳虚并非阳痿的主要病机。故妄用温肾壮阳药，往往误事。如纪晓岚在《阅微草堂笔记》中曰：“艺花者培以硫黄，则冒寒吐蕊，然盛开之后，其树必枯。盖郁热蒸于下，则精华涌于上，涌尽则立枯耳。”自然界万物生化之理同，温燥壮阳之弊与药催花发无异。

此外，若误服剧烈泻药，或长期过用苦寒，皆可导致脾胃衰败，气阴两虚，体质亏损一时难以恢复，出现性欲淡漠、阳痿、不射精等。

第二节 内 因

一、禀赋不足

由于父母体弱多病，或近亲婚配，或早婚多育，或老而得子，或其母孕期劳欲不节，常服药物，临盆子痫难产等，皆足以导致胎儿禀赋不充，出现生殖功能及第二性征发育不全。

肾藏精，为先天之本。因禀赋不足，肾精亏虚，元阴元阳不足，发生之机亦衰，易患早泄、阳痿、不射精、虚劳等疾；亦有因先天不足，生殖之精亦弱，导致不育者。明代绮石《理虚元鉴》说："因先天者，指受气之初，父母或已衰老，或乘虚入房，或病后入房，或妊娠失调，此皆精血不旺，致令所生之子夭弱。"肾气和精是构成男子正常生育功能的两个关键因素，肾气提供精生成的内环境，维持男子正常性功能活动；精是繁衍生育的基本物质。若禀受薄弱，先天不足，必累自身，故可导致生殖病变。这种病因引起的男性病，调治殊感棘手，如《冯氏锦囊秘录》曰："盖先天二阴中一点元气，谓之祖气，此气禀之若旺，则后天虽有不节，其发生之势无穷。若禀受真阳不足，则阴精无自而生，虽投补益，总属后天，服之则旺，已之则衰，终非若祖气根深蒂固，生生不竭也。"

肾气强弱亦关乎体质因素。《素问·上古天真论》曾论及："有其年已老而有子者何也？岐伯曰：此天寿过度，气脉常通，而肾气有余也。"反之，肾气不足，则易早衰无子。亦有禀赋异常，为阴虚、痰湿、湿热体质者，易为其偏盛体质诱发不同男科疾病。

先天禀赋异常，可导致泌尿生殖系畸形，中医称为"胎疾"。如无睾症、天阉等皆与先天有关。《灵枢·五音五味》说："其有天宦者，未尝被伤，不脱于血，然其须不生，其何故也？岐伯曰：此天之所不足也，其冲任不盛，宗筋不成，有气无血，口唇不荣，故须不生。"《广嗣纪要》记载的"五不男"，（天、漏、犍、怯、变）皆归咎于先天因素，如清代沈金鳌《幼科释谜》曰："由在母腹，感受淫汗，或伤冷热，或被惊哗，烹色燔炙，酒醴纷奢，乱气狡愤，阴血周遮，酿灾蕴毒，贻害胎芽。"

二、七情内伤

七情即喜、怒、忧、思、悲、恐、惊七种情志变化，是人体对客观事物不同反应而引发的精神活动状态。人的情志活动与内脏有密切的关系。《素问·阴阳应象大论》说："人有五脏化五气，以生喜怒悲忧恐。"可见精神活动必须以五脏精气作为物质基础。不同的情志变化对各脏腑又有不同的影响，心"在志为喜"，肝"在志为怒"，脾"在志为思"，肺"在志为忧"，肾"在志为恐"。正常的情志变化不能使人致病，但突然剧烈或持久的情志刺激，超过了正常生理活动范围，可使气机逆乱，脏腑气血阴阳失调，从而导致疾病，称为"内伤七情"。七情之中，以忧、怒、恐、悲对男子的影响较大。

如劳心积虑，曲运神机；或见色忘情，慕恋不遂，思则气结，忧思过度则伤脾。脾为气血生化之源，又为统血之脏，脾气耗损则气虚血少，血少则不能化气生精，精少则精室空虚，气衰则不能鼓动推荡，以致宗筋失养，阳道不振，甚则精室虚寒或精室阻滞，导致不育。如《景岳全书·阳痿》所说："若以忧思太过，抑损心脾，而病及阳明冲脉，而水谷气血之海，必有所亏，气血亏而阳道斯不振矣。"

怒为肝志，肝之疏泄太过，可出现阴茎异常勃起。清代唐容川《血证论》："前阴属肝，肝火怒动，茎中不利，甚或割痛，或兼血淋。"若情志不畅，郁怒难释，肝气郁结，肝之疏泄失职，则男子生精、排精功能障碍，可见交接不泄；或肝木失于条达，宗筋疲而不用，而引起阳痿。如清代沈金鳌《杂病源流犀烛·脏腑门》曰："失志之人，抑郁伤肝，肝木不能疏达，亦致阴痿不起。"其在《妇科玉尺》中亦曰："气郁者，肝气郁塞，不能生胞中之火，则怀抱忧愁，而阳事因之不振。"临床以肝伤所致的阳痿最为多见。

恐为肾志。恐则气下，惊恐伤肾，以阳痿、遗精、早泄、滑精、性欲淡漠等症多见。《灵枢·本神》："恐惧不解则伤精，精伤则骨酸萎厥，精时自下。"惊恐易致阳痿，尤其是性交时的意外受惊，常为导致阳痿的直接原因。《景岳全书·阳痿》："凡惊恐不释者，亦致阳痿。经曰：恐伤肾，即此谓也。故凡遇大惊卒恐，能令人遗失小便，即伤肾之验也。""阳旺之时，忽有惊恐，则阳道立痿。"

悲为肺志。悲则气消，往往令人兴味索然。久之，难以激发气血至宗筋，亦不能激发君相生火，可致性欲减弱或消失，甚至阳痿。临床常见于大悲之后，阳事一蹶不振，极难恢复者。

三、房事过度

房事过度，是指性生活不节，损伤肾精而言。肾藏精，主封藏，肾精不宜过度耗泄。若房事过频则肾精耗伤，而致肾气亏损，身体羸弱。如《素问·痿论》说："入房太甚，宗筋弛纵，发为筋痿。"《灵枢·经筋》："足厥阴之筋病，阴器不用，伤于内则不起。"

纵欲，伤精耗气，是房劳的根源。由于精气两亏，神失所养，致维持人体活动的基本物质——精、气、神俱伤，表现为精神萎靡、形体消瘦、腰膝酸软、头晕目眩、视力减弱、阳痿、早泄、不射精、脱发、体弱；或五心烦热，咽干盗汗；或形寒肢凉，精滑精冷。纵欲精少，精子生发不及，是不育的原因之一。

纵欲日久，五脏俱亏，脏腑功能衰退，尤易被病邪侵袭。肝肾精亏，则水不济火；心肾不交，则心神不安其宅；脑为髓海，精亏则脑髓空虚，故神思呆滞，反应迟钝，几成废人；心火不足，不能生土，使脾胃气衰，纳食无味，日渐消瘦；肾阴虚不能上润于肺，则肺气不足，呼吸气短，易罹感冒之疾。所以，清代沈金鳌《杂病源流犀烛》说："肾精耗，则诸脏之精亦耗，肾精竭，则诸脏之精亦竭。"

四、劳逸失度

劳，亦称劳倦，包括神劳、形劳等方面；逸，指过度安逸。正常的脑力、体力劳动和体育运动，有助于气血流通，可以增强体质，加强机体的抵抗力。必要的休息，可以消除疲劳，恢复脑力和体力而不使人致病。若过度劳神、劳形，或过于安逸，都可导致男科疾病的发生。

神劳，是指思虑太过，损伤心神。亦可见于为物欲所惑而殚精竭虑、孜孜以求者。《灵枢·本神》曰："怵惕思虑则伤神，神伤则恐惧而流淫不止。"指出心神失养、肾气不固，而发流淫、遗泄耗精诸症多与心神弛越有关。朱丹溪认为"为物欲所惑而妄动"是阴精暗泄的主要原因："主闭藏者肾也，司疏泄者肝也，二脏皆有相火，而其系上属于心。心君火也，为物所感则易动，心动则相火亦动，动则精自走，相火翕然而起，虽不交合，亦暗流而疏泄矣。所以圣贤只教人收心、养心，其旨深矣。"他还说："古人谓不见所欲，使心不乱。夫以温柔之盛于体，声音之盛于耳，颜色之盛于目，馨香之盛于鼻，谁是铁汉，心不为之动也。"指出凡此温柔、声音、颜色、馨香诸物欲，均为邪火易动的外在因素。由此可见思想无穷，心神所伤，意淫于外，对男子发病影响之一斑。神劳还可导致阳痿。

劳形，亦称体劳，指劳力过度。《素问·举痛论》说："劳则气耗""劳则喘息汗出，外内皆越，故气耗矣"。《素问·宣明五气论》曰："久立伤骨，久行伤筋。"男子负重，每易罹患。劳力过度则伤气，久则气少力衰，神疲消瘦。长期持久地进行某种劳动，超过人体所能承受的限度，亦可由劳而倦，由倦而耗伤气血，影响脏腑功能。劳倦后勉强同房，多致阳痿、腰膝酸软，甚而久久难复。

逸，指过度安逸。《素问·宣明五气篇》曰："久卧伤气，久坐伤肉。"过逸少劳，甚则终日坐卧，则气血流动缓慢，脏腑功能活动降低，肌肉筋骨活动能力减弱，消化功能减退，抗病能力低下。轻则仅见两足痿弱，肢体乏力，饮食减少；重则影响肾之作强，而病阳痿、早泄之疾。过逸之人大多痰湿内盛，其体虚胖，腹部膨隆，阴下冷湿，易发毛囊炎、外阴瘙痒等皮肤疾患。

五、饮食所伤

人之生长发育，赖饮食之营养以维护。然而饮食失宜可以引起疾病。《素问·痹论》早就指出："饮食自倍，肠胃乃伤。"凡过嗜烟酒及辛燥食品，或过食寒凉生冷，或饥饱失常，或暴食暴饮，或食物不洁，均可引起男科疾患。

若嗜食膏粱厚味，损伤脾胃，脾不升清，则湿浊内生，流注于下，蕴而生热。热扰精室，或因湿热流经肝脉，疏泄失度，产生遗精；或湿热蕴结，熏蒸宗筋致阴茎弛张，用事痿弱；或见尿道流白、阴囊湿疹、瘙痒等疾。

如过食辛热助阳之品，可使内热炽盛，冲任蕴热，热扰精室，而见遗精、早泄、阳强等症，甚则遗溺混浊，而见血精、血尿等。

过食寒凉生冷，损伤脾肾阳气，命火式微，可致精室虚寒，精气清冷。轻则性欲淡漠、早泄，重则阳痿、不育。

酒性温热，可通络壮阳。如过量饮酒，煎熬津液，可令湿热内生，流注下焦，影响水道通畅及气血运行，出现尿频、尿急、尿赤及灼热疼痛等症。酒性热善行，凡下焦及宗筋有炎性病变时，饮酒后可加速炎症扩散，加重病情。

酗酒之人，因酒毒煎烁精室，是直接导致生殖病变的主因，或生子愚笨孱弱，或发育异常，甚则因精子死亡导致不育。

六、自然衰退及其他

中医学把人的生、长、壮、老自然衰退的原因归咎于"肾虚"的结果。《素问·上古天真论》生动地描述了这一过程："丈夫八岁，肾气实，发长齿更；二八，肾气盛，天癸至，精气溢泄，阴阳和，故能有子；三八，肾气平均，筋骨劲强，故真牙生而长极；四八，筋骨隆盛，肌肉满壮；五八，肾气衰，发堕齿槁；六八，阳气衰竭于上，面焦，发鬓颁白；七八，肝气衰，筋不能动，天癸竭，精少，肾脏衰，形体皆极；八八，则齿发去……"指出男子到8岁左右，肾气开始充实；到16岁，肾气旺盛，天癸成熟，能排精液；24岁时，发育完全成熟，筋骨强劲，智齿生长；到了48岁，阳气渐衰；年过64岁，性功能已渐减退，生殖能力也随之丧失。

人的老化是不可违抗的自然规律，然而亦有因禀赋强壮及善养生者，能却老而全形。如《素问·上古天真论》说："此其天寿过度，气脉常通，而肾气有余"之故。人到中年，肾气渐衰，早泄、阳痿发病率较高，多尿道疾患（如尿频、沥涩不尽、滴白等）及前列腺增生、尿失禁等男科疾患。

老年人肝肾亏虚，体质衰退，如性交次数过频，易发房劳。老年人气血阴阳多不足或出现偏盛偏衰，房事昏厥也较中青年为多。

男子16岁左右，精气溢泄，属于正常的生理现象。如频繁手淫，或手淫后有焦虑、恐怖、内疚自责等病态心理，皆会影响性能力，甚则出现遗精、早泄或阳痿。

此外，禁欲或久旷之人，性交次数过少，也会导致男科疾病。《素女经》曰："玉茎不动，则辟死其舍，应常行以导引。""阴阳不交，则生瘀痈之疾；故幽、闭、怨、旷，多病而不寿。"阴茎缺少性活动的锻炼，久则可失去其功能。绝欲对生理的影响，主要是机体升降失常，形成郁阻状态。由于性事乃生理健康男子的正常欲望，能宣泄激情，使肝气疏畅，如强制性压抑性欲，可令肝气失调，气机遏阻，血行不畅，而使人心烦意乱，失眠焦虑，甚则头痛头晕等。

禁欲或性事过少，是阳痿病因之一。如《冯氏锦囊秘录·卷十四》曰阳痿"有因于久旷脉道闭绝，盖流水不污，户扃不朽，物之常也。唯阳气充足者，周行无间，无微不达，虽旷久而应日一举。阳不足者，运之则动，已之则静，久之则流行之脉络生疏，而虚阳不能单行于歧路。犹道路之愈亲逾近，日远日疏也。"

男子若有抑制性或环境性禁欲，难免因思念异性而暗耗真阴，甚则阴虚火旺，热扰精室，精关不固，从而频发遗精、梦泄。

第三节　外　　伤

男性外生殖器损伤，包括开放性损伤（切割伤、刺伤、贯通伤、横断伤等）和闭合性损伤。中国封建王朝中宦官须切除阴茎与睾丸，为完全性横断伤，由于横断伤伤其宗筋，故宦者无须，出现典型的“娘娘腔”。对“罪犯”施以残暴的“宫刑”，或征战中刀剑所伤，均属于开放性损伤的范畴。

闭合性损伤多为踢伤、骑跨伤、挤压伤，或从高处坠堕而致。如清代韩善徵《阳痿论》曰：“人有坠堕，恶血留内，腹中胀满，不得前后，先饮利药。盖跌仆则血妄行，每有瘀滞精窍，真阳之气难达阴茎，势遂不举。”瘀血阻络，气血痹阻，阴茎失养可造成阳痿。

第九章　中医对男科病机的认识

病机，是疾病发生、发展和变化的机制，即致病因素作用于人体后，破坏了机体阴阳的相对平衡，所出现的各种病理变化。男科疾病的临床表现虽然错综复杂，就其发病机制不外脏腑功能失常（与肾、肝关系最为密切）、气血津液失调与冲任督带损伤三个方面。

第一节　脏腑功能失常

一、肾

肾藏精，为水火之宅，职司封藏，为作强之官。精气禀受于父母，靠水谷精微的滋养，而由肾脏化生。“五脏之阴气非此不能滋，五脏之阳气非此不能发。”肾精是人体生命活动的源泉，并有促进生长发育和繁衍生殖等重要功能。精气包括肾阴、肾阳两部分，又叫元阴、元阳，分之则二，合之则一，二者相互依存，以保证机体之正常活动。若先天肾气不足，或早婚房劳，或手淫无度，或久病耗伤，肾脏藏精不足，则“水亏其源，则阴虚之病迭出；火衰其本，则阳虚之证叠生”（《类经附翼·求证录·真阴论》），而且阳事异常，作强不能，甚则不育不孕等病变也由之而生。

肾中精气的盛衰，直接关系人的生育能力，且与天癸的至与竭有直接关系。天癸从无到有到竭，是肾中精气由不盛到盛到竭所决定的。肾的精气不足，则生殖能力减退，甚至阙如。

阳事异常，是肾主生殖功能的又一障碍。《素问·脉要精微论》说：“夫五藏者，身之强也。”五脏是人身形强壮的根本，其中以肾最为重要，盖肾“受五脏六腑之精而藏之”（《素问·上古天真论》），为“作强之官，伎巧出焉”（《素问·灵兰秘典论》）。肾中精气充盛，则身体强壮，聪慧而敏；若肾精匮乏，不但发育迟缓，且形衰易老，痿软无力，作强不能。《灵枢·决气》曰：“两神相搏，合而成形，常先身生，是谓精。”男女之精相抟，是以交媾的形式实现的。它主要依靠肾中精气的作用，若精气不足，则性欲低下，男子阳痿早泄，女子经闭不育，均与元阳虚衰有关。如《景岳全书·阳痿》说，阳痿因于肾“火衰者十居七八，火盛者，仅有之耳”。肾阳虚则内寒丛生，故临证有明显寒象，临证可见阴头寒、阳痿、精气清冷、不育、性欲减退等病症。

肾阴亏损则精血不足，冲任失养而致精室空虚，可见无精、精竭、不育诸证。如阴虚生内热，虚火妄动，热扰精室，可致滑精；热伤血络可见血精；阴虚火旺也可出现阳强。由于阴虚可以及阳，阳损可以及阴，病程日久，往往出现肾之阴阳两虚，夹杂互见。

精来源于肾，其储藏和排泄也由肾主管。《素问·六节脏象论》曰：“肾者，主蛰，封藏之本，精之处也。”精气宜藏不宜泄，若肾封藏失职，不因交媾而精自出，是为遗精，多因精室受扰或精关不固所致。

精室受扰系心肝之君火、相火或湿热邪气等下注，扰动精室，影响其封藏功能，以致精液不安其宅而外溢。故《类证治裁·遗泄》说：肾精“恒扰于火，火动则肾之封藏不固。心为君火，肝肾为相火，君火一动，相火随之，而梦泄矣。”有时，相火亢盛，欲火内炽，阴不制阳，可见男子强中，女子白淫。

肾气虚衰亦可导致精关不固。在无火热邪气扰动精室的情况下，精之所以能安其处者，全在肾气充足，发挥其封藏的作用。若肾气虚损，则失其封藏之用，精不能安守而泄。

二、肝

肝藏血，为将军之官，以血为体，以气为用，其性刚强，故以疏泄条达柔和为顺。宗筋为肝所主，肝筋结于阴器。宗筋有两个含义，一指前阴部，如《素问·厥论》说："前阴者，宗筋之所聚。"一专指阴茎，如《素问·痿论》："宗筋弛纵，发为筋痿。"如素多抑郁或暴怒伤肝，或他脏影响，可使肝的疏泄功能失司，宗筋失养，出现前阴病变。

肝属木，喜条达而恶抑郁；肝主疏泄，具有调畅气机和情志的作用。肝的疏泄功能正常，则气机调畅，气血和调，经络通利，宗筋得以濡养，用事自如。若情志不遂，郁怒伤肝，或"思想无穷，所愿不得"（《素问·痿论》），可导致肝气不畅，肝郁气滞。疏泄不及，则气失于疏通畅达，形成气机不畅、气机郁滞的病理变化，导致经络不通，宗筋失养。或因肝火炽盛，暴怒难抑，疏泄太过，气机紊乱，升发太过，下降不及，形成肝气上逆、肝火上炎的病理变化，亦可导致肝郁、肝火，使气机不行或紊乱，宗筋失养，发为阳痿。

肝之疏泄功能失司，还可导致男子排精失常，出现遗精、早泄或性事病变，如肝郁气滞血行不畅，脉络受阻，临床可见精索静脉曲张、阳强等病证；气郁化火横逆可迫血妄行，而见血精、血淋等症。

肝之疏泄太过，气机逆乱，横逆犯脾，肝病传脾或中焦虚弱，化源不足，肝失所养，可致肝脾同病，临床可见阳痿不举，烦躁易怒，胸胁胀满，食少纳呆，舌淡脉弦等。

肝藏血，具有贮藏和调节血量的作用。若肝藏血功能正常，肝血充足，肝木得养，疏泄得以冲和条达，气血充盈，则宗筋得以濡养，阴茎怒、大、坚、热。反之，若肝失条达，肝血亏虚，则阴茎勃起无力，甚至阳痿。

无论何种原因所致之瘀血阻络，影响肝之气血流注于宗筋，亦可出现阳痿不举，睾丸和小腹刺痛，舌紫暗或有瘀点、瘀斑，脉涩。

平素嗜酒或过食肥甘，酿生湿热，或感受湿热之邪，客于肝脉，导致湿热蕴结，亦可见癃闭、白浊、阴疮、肾囊痈、阳痿等疾。

久卧冰冷之地，或天寒入水，或啖食生冷，或房事后受寒，寒邪侵袭机体，客于肝脉，导致寒滞肝脉，表现为阴茎痿软而缩，少腹拘紧疼痛，畏寒肢冷，小便清长，脉沉弦。

禀赋不足，或久病重病失养，或饮食化源不足，或失血，导致肝血亏虚，表现为阳痿不举或痿软无力。故《万氏家传广嗣纪要》说："阳痿不起不用者，筋气未至也，肝主筋，肝虚则筋气不足矣。"

若思虑忧郁太过，肝血暗耗，伤及肾精，或房事不节，肾精被伤，精血不能互生，导致肝肾亏虚，可见阳痿不举，耳鸣健忘，抑郁或易怒，五心烦热，腰膝酸软，失眠梦遗，舌红苔少，脉弦细数。

三、脾

素本脾气不足，饮食不节，或劳倦思虑过度，损伤脾气，皆可致脾虚，而出现脾失健运、脾虚失摄或湿痰内生等病理表现。

脾失健运，一方面不能运化水谷精微，气血生化之源不足，以致气虚血少，无以化精，则精室不能按期满盈，故精少、精竭，甚则不育。前阴为宗筋会聚之处，须得诸经尤其是阳明气血的温煦濡养，而后才能强劲有力，得行正常功能，即阳明盛则外势展。故阴器虽以筋为本，但以气血为用。阳事之用，以气血为本，而气血之盛衰则受阳明脾胃功能强弱之影响，脾胃功能强健，水谷化源充足，气血旺盛，如是则阴茎得以充养而能行房事。脾胃功能障碍，则宗筋弛纵，痿软不举。临床多见于脑力劳动者，发病原因多与饮食劳倦有关，阳痿常与脾胃疾病同见，多属虚证、寒证，间有虚实夹杂者。

脾不健运的另一方面表现为不能运化水湿，水湿停聚而痰浊内生。湿浊阻于精窍可见白浊、淋证、不射精等病症；若痰湿凝聚精室或玉茎，可见囊肿、子痈、子痰、玉茎结疽等病症。

四、心

心藏神，主神明，为君主之官，主血脉而司血液运行。“神”是指人的精神和思维活动，《灵枢·邪客》曰：心为“精神之所会”。《灵枢·本神》又曰：“所以任物者谓之心。”情欲之萌动，阴茎之兴举，必须先赖君火先动。心君功能正常，则阴茎兴举如常。如忧虑伤心，耗伤心血，或心火亢盛，或痰热扰心等，心病则神明失其所主，难行君主之令，从而致阴茎软而不举。

心属火，肾属水，肾水上济心火，心火下温肾水，心肾相交，以维持正常的生理功能。若肾阴不足，不能上济心火，心火独旺于上，躁扰精室，致精关不固，易发遗精、早泄、性欲亢奋等症。

血脉的病变，尤易引起血流瘀滞，特别是心脉痹阻，血不养心，对心的危害尤大，多因瘀血、痰浊阻络所致，《素问·痹论》：“心痹者，脉不通，烦则心下鼓，暴上气而喘。”这种“脉不通”的病理变化所导致的阳痿，多在心病基础上发生，或与心病同见，其证多虚，间或可见实证，伴有心经症状，且多见于劳心过度者。

五、肺

肺为相傅之官，具有主气、主宣发、朝会百脉的功能，宣发气血精津以养全身。一旦肺病，则气血精津运行障碍，宗筋失于气血充养而阳痿。肺气亏虚，不能宣发气血津精，宗筋无以充养，且母病每多及子，肾脏受累；或肺通调水道无能，聚水之邪，致生湿热，湿热下注宗筋；或热灼津伤，肺叶枯萎，宣降失司，不得朝会百脉，气血无以输布全身，宗筋失养；或痰浊内生，壅阻肺气，肺之朝会百脉、宣发功能障碍，气血无以充养宗筋均可导致阳痿。肺病导致阳痿的病理特点是：多有反复发作的慢性肺病史，或阳痿与肺病同见，多伴肺经症状。

肺属金，肾属水。肺为金母。如肺肾关系协调，肺气清肃下行，则肾的气化功能旺盛，肾精及生殖之精的化生也能正常进行。反之，如肺脏病变，肃降无权，则肾脏的气化活动必然受到影响，肾精化生不足，往往导致生殖之精的异常。

肺主卫，为机体对外抗邪之藩篱。如肺的卫外功能不足，外邪可循经直达阴器，引起生殖系统的病变。如温毒客犯人体，在引发上焦温病（如痄腮、大头瘟等）的同时，可内传下焦阴器的病变（如子肿、子痈等）。

第二节　气血功能失调

精、气、血是相互转化的，精可化气，气可生血，血可化精。男子生精种子全赖精气为本，而以血为用，故气血失调直接影响精之生成。气为血之帅，血为气之母，气病可以及血，血病可以及气，彼此有极密切的联系。其病理变化，则有主次之分。气病及血以病在气分为主，血病及气以病在血分为主。故临床有“在气”“在血”之称。男子病在气分者，有气虚、气郁、气逆、气陷、气闭和气脱；病在血分者，有血虚、血瘀、血热、血寒；气血皆病者，有气滞血瘀、气随血脱、血不荣于经脉。兹分述如下。

一、气病

1. 气虚　是因气的不足而使男子的性功能活动衰退。若素体羸弱，或久病、重病、过劳、五脏损伤、阳气不足等，均可导致气虚。气主运行推荡和统摄精液，并主卫外为固，故气虚可致冲任不固，精室蓄精、摄精、养精之功能衰退，容易出现遗精、白浊、早泄、遗尿、溲频等证。气虚日久，精乏充养，则生长发育迟缓，而见弱精、少精之证。气虚之甚或日久失治，由虚而下陷，则固摄之功更趋衰减，可见滑精、脱肛、血精、癞疝等病证。

2. 气郁　气贵流通，气机郁滞则其升降出入之功能失司，可出现精神抑郁、胸胁满闷，口苦脉结等症，并可导致男科疾病的发生，如阳痿、乳疬、不射精等。气郁日久化火，热伤血络，可见血精。

3. 气逆　为气机当降反升。男科病之气逆多系情志所伤，以肝气横逆为主。肝气横逆而上，血之与气并行逆乱，此时如房事不节，便有产生性交昏厥之可能。

4. 气闭　系指气机闭塞，多由浊邪外阻或气郁之极所致，从而出现突然昏闷而厥的病理状态。如房事过于激动而出现晕厥，痰浊阻塞尿道而癃闭，败精阻于精道不射精等。

5. 气脱　指正气持续衰弱，以致气不内守而外脱；或因大出血、大汗等气随血脱或气随津脱而致气脱，从而出现功能突然衰竭的病理状态。男子房事无度，持强努挣，致使气随精脱而出现昏厥即属此例。

二、血病

1. 血虚　是指血液不足或血之濡养功能减退的病理状态。导致血虚的原因很多，或禀赋不足，或久病重病失养，或脾胃虚弱，饮食营养不足，化生血液之功能减弱，或急慢性出血证等。血虚则无以化精，可致精室不盈，血虚则冲任失养，可令冲任虚损，故不育、无精等病证可随之而生。

2. 血瘀　是指血流迟缓或瘀阻的病理状态。气滞可致血行受阻，气虚无力推动可致血运迟缓。或寒邪入血而血凝，或热邪入血煎熬血液等原因，皆可导致血瘀。《素问·调经论》说："血气不和，百病乃变化而生。"瘀者，淤也。瘀血引起的种种病象，都与阻滞、不通有关，如疼痛之痛处固定不移，如针如锥，久久不愈，局部青紫或红肿，皆缘于血脉流通受阻。如瘀血阻于宗筋，致使经气不利，出现以疼痛为主的男科病，如阴茎异常勃起、房事茎痛、阴痛、精索静脉曲张等。其疼痛特点为痛有定处，得寒温不减，甚则形成肿块。

3. 血热　是指血分有热，血行加速的病理状态。血热与感受热邪或肝火炽盛有关。火热之性具有炎烈冲激作用，故热邪可以损伤血络而迫血妄行。血热动于精室可致血精；血热扰于膀胱可致血淋。血热之临床表现，以既有热象，又有耗血、动血及伤阴为其特征。

4. 血寒　与感受寒邪有关。一方面可由素体阳虚、寒从内生，以致阳气不运，影响精室之生化功能；一方面也可因外寒入侵客于精室，血为寒凝，经脉受阻，出现阴痛、缩阳等病证。

三、气血同病

1. 气血两虚　即气虚和血虚同时存在的病理状态。多因久病消耗，气血两伤所致；或先有失血而气随血耗，或先因气虚而血之生化无源，从而形成气血双虚。临证以面色淡白或萎黄，少气懒言，疲乏无力，形体消瘦，心悸失眠，肌肤干燥，肢体麻木等不足之证为特点，如阳痿、早泄、不育等证。

2. 气血不荣经脉　是指因气血虚衰或气血失和，对筋脉、筋肉、皮肤之濡养减弱，使肢体筋肉之运动失常或感觉异常的病理状态。如气血不养阴茎，则阴茎感觉功能丧失。

3. 气滞血瘀　系指气滞与血瘀同时存在的病理变化。由于气行不畅导致血运障碍，也可因闪挫外伤等因素造成。肝主疏泄而藏血，心主血脉而行血，故气滞血瘀与心肝之生理功能密切相关。如气滞血瘀见于精室，则精室、精液病变随时可生。

第三节　冲任督带损伤

冲脉、任脉、督脉、带脉属于奇经八脉，此四经对精室的影响颇为重要。

冲、任、督三脉皆起于胞中，一源而三歧，并与肾脏及其经脉有密切的联系。而“胞中”在女子为子宫，在男子为精室，是生殖之精的藏育之所。带脉有约束提系诸脉的作用。若冲、任、督、带损伤，皆可导致男科疾患。

冲、任二脉的病理变化，主要表现在对性征和生殖功能的影响。冲、任二脉起源于精室，循行于躯体之前，会于咽喉，络于唇口，故对第二性征的发育与成熟起重要作用，男女青春期前后出现的喉结、声音、胡须等两性分化，即是在冲任的作用下完成的。若先天不足，或后天损伤，皆会导致性征异常。如《灵枢·五音五味》说：“今妇人之生……冲任二脉不荣口唇，故须不生焉。”“宦者去其宗筋，伤其冲脉，血泻不复，皮肤内结，唇内不荣，故须不生。”冲脉为全身阴血汇聚之处，故有血海之称，为经络之要冲，若冲脉虚竭，势必导致精少、精竭而不育。任脉为阴经脉气总汇，所以其病表现于阴经，尤其是肝肾。如《素问·骨空论》曰：“任脉之病，男子内结七疝，女子带下瘕聚。”《脉经》：“动若少腹绕脐，下引横骨、阴中切痛”，“若腹中有气如指，上抢心，不得俯仰，拘急。”均说明任脉为病，多表现于阴中、腹部，如房事茎痛、少腹拘急而痛、疝瘕等。

冲、任二脉通过与其他经络的连属，贯穿内外表里，旁通博达，从而与五脏六腑及四肢百骸均有不同程度的联系。冲任二脉通过这些联系，将天癸的影响扩展到全身，正如《素问·上古天真论》所述：女子二七而天癸至，任脉通，太冲脉盛，月事以时下，故有子；七七任脉虚，太冲脉衰少，天癸竭，地道不通，故形坏而无子。男子二八肾气盛，天癸至，精气溢泄，阴阳和，故能有子；七八天癸竭，精少，肾脏衰，故无子。其中男子虽未提到冲任，但这是一种省略语法，因为冲任对男女在性方面的影响是对应的。即在天癸的作用下，促进性器官及第二性征的发育和成熟，促进生殖之精的化生，维持性功能。青春期后，人体无论在形体、气质及脏腑活动各方面均起了明显的变化，并出现男女之间的显著差异，即是这种影响的结果。而至七七、七八之后，天癸渐竭，冲任脉衰，二者对脏腑、肢体的影响骤然减退，冲任虚损，极易引起脏腑功能的失调，机体内部会发生一系列生理、病理改变，这是导致更年期变化的内在基础。

督脉有总督诸阳经的作用，能统摄真元。其循行部位与阴器的联系极为密切，且与心、脑相通，故其职能主要是传递心神对宗筋的支配信息，对男子阴茎的勃起及射精等性事活动有重要作用。且督脉总督一身之阳，为阳脉之海，男子的阳刚之气、阴茎的坚举有力，与督脉有密切的联系。如督脉功能受损，会出现阳气虚衰的病征。因其支别由少腹上行，故可发生“从少腹上冲心而痛”的“冲疝”。督脉循阴器而绕臀，故其病可影响阴器及生育，发生阳痿不举、射精困难等男科疾患。

带脉有约束提携诸脉的作用。带脉虚惫或受外寒所侵，可出现腰痛，“溶溶如坐水中”，甚而影响男子的性能力。若带脉失引，可致“阳明虚而诸经纵”，而见阴器痿软之疾，甚则阳痿失用。

第十章　西医对男性疾病病因的认识

西医学认为，男性疾病病因复杂。除一般病因外，尚包括精神性病因、器质性病因和环境、饮食等其他因素。男性疾病致病因素常相互影响，共同作用于人体导致男性疾病。

一、一般病因

（一）创伤

男性生殖器创伤，以睾丸损伤破裂为多见。因外力作用于局部，如砸塌伤、压迫伤、骑跨伤等，阴囊会阴部出现巨大血肿，睾丸肿大，疼痛剧烈，迨血肿吸收后，渐见睾丸萎缩，功能丧失；尿道断裂亦为多见，由于创伤、出血、炎症，形成尿道狭窄，影响正常排尿、排精，或使感染扩散；阴茎折断较为少见，由于阴茎白膜断裂，海绵体大血肿形成，晚期海绵体广泛纤维化，影响阴茎充血胀大，可致阳痿。

（二）感染

感染的发生除致病菌繁殖、毒素作用外，常与创伤、梗阻、畸形等有关。上下尿路之间、生殖与泌尿系之间感染常相互传递，播散扩展。感染破坏正常组织，致纤维组织增生，瘢痕狭窄，生理功能减退，每易招致复发。按致病菌种不同，感染常可分为非特异性和特异性两类。

1. 非特异性感染　以慢性感染多见，发病率较高。常见致病菌为葡萄球菌、链球菌、大肠杆菌、变形杆菌等，通过血液、尿道和生殖管道进入有关器官，酿成前列腺炎、精囊炎、附睾炎、精索炎等。阴囊感染常因皮炎、阴癣抓伤后细菌侵入，或睾丸、附睾炎症向外扩散所致。感染之初多侵犯一个器官，急性期充血、水肿，粒细胞浸润，有大量渗出物，内含细菌及坏死组织，体积增大，多有触痛；慢性期体积缩小，组织变硬，多呈实质性病变。如浆细胞、淋巴细胞浸润，纤维组织增生，腺泡分泌引流分泌不畅，易于复发，或扩散至邻近器官，或引起性功能障碍。

2. 特异性感染　常见如结核杆菌、丝虫、阿米巴原虫、病毒、淋病双球菌、梅毒苍白螺旋体、艾滋病病毒等，其传播方法、感染途径、侵犯器官及病理变化各有特征。如生殖道结核常为血源性感染，或继发于泌尿系结核，常侵犯附睾尾部，累及输精管、前列腺和精囊，致精道阻塞、精液稀薄而不育；成人流行性腮腺炎常并发睾丸炎；淋球菌、艾滋病病毒主要通过性行为传播等。

二、精神性病因

精神因素在男科疾病病因中占有重要地位。勃起功能障碍的发生机制与精神心理因素密切相关。心理因素可以是一些勃起功能障碍的唯一病因，这种情况尤其多见于年轻男性患者。然而，大多数患者的精神心理问题往往是性功能障碍的结果。一些常见的精神病理因素，如精神分裂症、抑郁症、焦虑、宗教禁忌、性恐怖或性倒错、性创伤史、过度强迫性格等，均与勃起功能障碍有关，此外，早泄、不射精症、性欲亢进、男性不育等均可能由精神因素引起或加重。

属于精神异常者，抑郁型者性功能和性欲皆减退；狂躁型者可出现性妄想，性欲有增强的倾向。夫妻关系冷淡、不信任或处于仇恨状态者，很难有正常性生活。

三、器质性病因

（一）内分泌系统失调

下丘脑、垂体或生殖腺有病变时，便会出现一系列器质性障碍，通称为“丘脑下部-垂体综合征”。如全垂体功能低下，致西蒙病性阳痿；垂体嗜碱性细胞瘤，促肾上腺皮质激素分泌过多的库欣综合征可见性器官发育不良，生殖无能；弗勒赫利希综合征、成人垂体瘤的肢端肥大症、垂体侏儒者，性生殖功能尽皆丧失。丘脑下部后位错构瘤会出现性早熟，性器官及第二特征发育提前。内分泌失调还会导致睾丸发育不全、睾酮低下。此外，甲状腺功能亢（简称“甲亢”）进及减退、肾上腺皮质或髓部的肿瘤及增生、糖尿病等内分泌系统疾病均可导致男子性功能障碍。

（二）免疫系统异常

目前已认识到精子表面有多种抗原物质，在正常情况下，于青春期才表现出抗原作用，因而不会让精子暴露于免疫系统。由于种种因素所致的血生精小管屏障的破坏，使精子暴露于免疫系统，从而产生抗精子抗体，造成免疫性不育。

（三）神经系统病变

属于神经系统传导异常者，多见于中枢或周围神经系统、自主神经系统，如脑病变、脑肿瘤会引起大脑皮质高级中枢功能紊乱，导致性及生殖功能障碍；脊髓损伤截瘫，会导致阴茎勃起障碍及射精障碍；糖尿病患者，由于代谢障碍和微血管病变，自主神经受累，也可以出现阳痿、早泄、性欲减退和排尿障碍等。

（四）男科疾病之间相互影响

男科疾病之间常互相影响。性功能障碍与射精障碍，如早泄、阳痿、不射精症、逆行射精症等，使成熟的精子无法通过阴道进入子宫，导致不育；前列腺炎、附睾炎、精囊炎或附睾输精管结核等均可引起输精管道梗阻，导致不育。

（五）医源性病因

1. *药物因素*　抗癌化疗药、利尿剂、雄激素、雌激素、阿司匹林类药物、甲氰脒胍、甲氧氯普胺、甲硝唑等皆可导致睾丸损害，或发生不可逆的少精子症、无精子症而致不育。抗高血压药、大麻、海洛因及雌激素等，皆可使男子性欲减退或消失，导致男性乳房增生、阳痿、延迟射精或不射精等。长期服用雄激素，可诱发前列腺癌。精神病患者服用中枢抑制剂，往往加重性功能障碍。

2. *手术因素*　外科手术通常损伤勃起所必需的神经和动脉而导致阳痿，特别是许多传统的损伤、较大的手术尤其如此。

（六）生殖泌尿道畸形

男性生殖泌尿系畸形分先天和后天两种，前者远远多于后者。先天性畸形胎儿在母体发育过程中感染病毒、接触放射线或药物不良反应等，或遗传缺陷所致，致使某些生殖器官不发育、发育障碍或发育不全。常见如阴茎过大或过小，因体积变化而不适交媾；包茎或尿道外口特别狭窄，或先天性输精管阙如等，使精液难以排出而影响生育；严重阴茎型尿道下裂、纤维束牵拉，阴茎勃起时弯曲、疼痛而出现阳痿；双侧隐睾，因腹腔内温度高而使睾丸萎缩，不能产生精子，并易恶变成癌；真假两性畸形，有生殖腺和生殖器外形结构等多种变化，不仅无法生育，而且难于性交等。

后天畸形为获得性，多因炎症、创伤、肿瘤等所致，如阴茎癌患者阴茎切除，影响性交和排尿等。

四、其他因素

（一）环境因素

大气污染已造成人类精子的浓度和质量明显下降。而不良环境中各种有害物质对睾丸造成的损害，常可导致不育。其共同特征为：破坏睾丸的正常组织结构，造成睾丸组织变性、萎缩，甚至坏死，影响生精过程。如长期接触镉、铅等重金属或农药等有毒物质，皆可干扰生精过程，或引起生精小管上皮变性、坏死等。

（二）饮食因素

酗酒、食用棉籽油皆可导致精子畸形、少精子症、弱精子症等而致不育。

诊断辨证篇

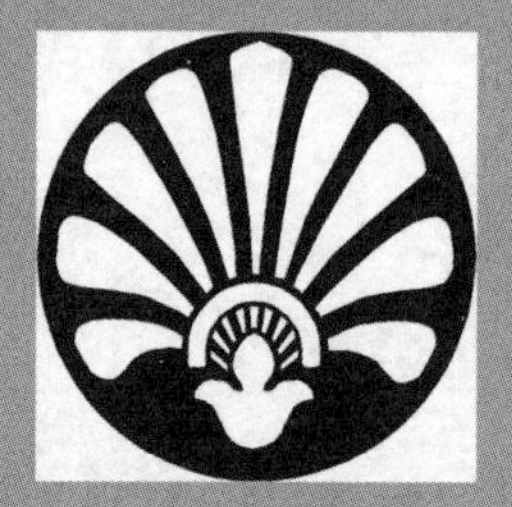

第十一章 四 诊

四诊，就是通过询问、观察、检查患者的症状及体征，借以了解疾病的发生、发展及其各种表现，帮助判断病情的方法，是中医学诊查疾病的主要手段。四诊是相互联系、不可分割的，其中任何一个环节都不可偏废，所谓“上工欲令其全，非备四诊不可”。《丹溪心法》指出：“欲知其内者，当以观乎外，诊于外者，斯以知其内。盖有诸内者，必形诸外……”强调了四诊在诊断中的重要性。由于男性具有独特的生理结构和功能，以及生、长、壮、老的规律，从而决定了男科疾病的诊察、辨证不同于其他各科的特点。在男科临床上，依据病证的不同，四诊的运用当有所侧重，必须“四诊合参”，局部与整体相结合，才能更全面、系统地了解病情。

第一节 问 诊

问诊，是医生通过对患者或陪诊者有步骤、有目的的询问，以期较全面地了解与疾病发生、发展有关的各种情况，为辨证论治提供可靠的依据。《素问·征四失论》说：“诊病不问其始，忧患饮食之失节，起居之过度，或伤于毒。不先言此，卒持寸口，何病能中。”明代张景岳在《景岳全书》中把问诊列于四诊之首，认为问诊是“诊治之要领，临证之首务”。问诊是男科临床诊查疾病获得病情资料的主要手段，也是患者就诊时最先进行的诊查步骤。其基本原则，除了遵循一般疾病病史的采集方法外，尚应注意男科病所特有的规律。

由于男科疾病病位较隐蔽，常涉及患者的性生活，患者往往具有各自不同的心理状态或出于某种顾虑，有的不愿如实反映病情，而指望医生凭切脉、望色诊断疾病；有的由于性知识贫乏，对自己的观点固执己见等。因此，问诊不仅是为了获得病情资料，还需通过问答途径，以纠正患者观念上的错误，解除其心理障碍。问诊应创造一个融洽的谈话气氛，医生要善于运用问诊艺术，对患者态度和蔼、富有同情心，耐心倾听患者的申述，并不失时机地给予疏导启发，减轻患者的心理负担，消除其顾虑，帮助患者建立起战胜疾病的信心。只有充分取得患者的信任与合作，才能获得真实、确切的病史资料。

男科问诊主要内容有：年龄、现病、旧病、精候、房事、婚育、生活、家族等。

一、问年龄

问年龄在男科疾病诊治中具有重要意义。男性的生长、发育有其自身规律。每个生理发育阶段，以生殖能力为主要标志。性功能是生殖的基础。人体生长发育分为生、长、壮、老各阶段，性功能和生殖能力的强弱，主要取决于肾所藏之精的盛衰。男子 16 岁左右，肾气充盛，天癸至，则精宫满实而出现首次遗精，并已有生殖能力。24 岁以后，肾气旺盛而稳定，天癸成熟，性功能与生殖能力已臻完善。到 56 岁以后则随着肾精的衰少，天癸渐竭，性功能与生殖能力亦衰退，乃至消失。由此可见，男子的生理、病理在不同的年龄阶段具有不同的特点，从而决定了男科疾病在不同年龄阶段亦具有不同疾病发生的趋向。因此，正确地了解年龄不仅有助于了解肾气的盛衰，也有助于诊断和用药。

少年期是男子性征及身体发育时期，若见年少而生喉结、胡须，或呈现成年男子性征者，是天癸早至，多为性早熟。青壮年是性功能旺盛时期，如饮食不节或为劳逸七情所伤，损伤肾气、阴精，则可发生遗精、阳痿、不育等诸疾。男子在50岁以后步入老年初期，由于肾气渐衰，命门之火不足，天癸渐少，机体阴阳失调，可见性欲减退、更年期综合征等。60岁以后属老年期，肾气大衰，天癸衰竭，可见前列腺肥大、睾丸肿瘤等病。性欲减退在青壮年当视为病候，暮年性欲及房事频度减少，则属生理变化。

二、问现病

现病史往往是促使患者就诊的原因。主要询问发病时间、诱发或加重原因、缓解因素、症状间有无相互影响、疾病发生变化的过程、治疗经过、用药及疗效如何等。通过现病史的问诊，抓住其主要矛盾，既可为其他相关问诊提供思路，又有助于鉴别诊断。如某些患者自诉患有“阳痿”，但并不一定是真正的阳痿，有的只是偶尔的不勃起，属正常现象。这种情况多由疲劳、心情不安、醉酒或急性病、焦虑等所致。在诊断时，就要通过详细询问，了解有无其他兼症，如早泄、遗精等，必要时可结合其他有关检查，以做出较准确的诊断，不可偏执一词，草率从事。又如房事茎痛，当区分射精疼痛与交接痛。射精痛是指射精时阴茎及睾丸疼痛；交接痛则是阴茎插入阴道即感阴茎疼痛，抽送时更甚。肾子痛当问其疼痛是单纯睾丸痛或阴囊痛或二者合并疼痛，以及疼痛的性质是冷痛、灼痛或胀痛，因其病机各不相同。房事腰痛，其疼痛部位多在腰骶部，以腰部酸困或隐痛为男科腰痛的特点。

三、问旧病

问旧病，即询问患者的既往病史，了解与现病及男科疾病有关的病证。患者既往身体健康状况如何，曾患过哪些疾病，用何药治疗，药物的剂量、疗程，是否有过敏反应等，对当前的诊断具有较大参考价值。如幼年时是否得过腮腺炎、隐睾症、睾丸疾病或外生殖器损伤；腹部或腹股沟、外阴部是否做过手术，手术的情况及结果，等等，这些因素都可能导致脉络损伤，气滞血瘀，生精、排精功能障碍而发生无精、不育等。某些疾病如结核病、肝炎、糖尿病、丝虫病、甲亢、严重贫血等，也可影响男性生殖器官功能，引起男科疾病；糖尿病易并发阳痿、癃闭；结核病易并发遗精等。

中医学十分重视神经精神因素在男科病发病中的作用。男科疾病因于情志者，多属功能性病变，各种恐惧心理均可造成阳痿。素有神经衰弱者，易患阳痿、早泄、性欲减退等。

某些药物如抗高血压药、雌激素、镇静催眠药等，可明显降低性欲，甚至造成阳痿。某些抗肿瘤药、棉酚类避孕药，常常损伤男性生殖器官，致生精功能障碍，导致不育。而麻黄碱、酚妥拉明、苯丙胺等药物，则又能增强性欲，引起性欲亢进。此外，还应该询问有无不洁性交史。因性行为不洁，感染疫毒，可导致淋病、梅毒、尖锐湿疣，甚至艾滋病等。

四、问精候

由于男子在解剖上有精室，生理上有生精、藏精、排精等功能，在病理情况下，亦多发生与生精、排精有关的疾病，因此，问精候对男科疾病的诊断有重要的价值。问精候，主要询问精液的量、色、质地、气味等有无异常；有无遗精、滑精、血精、早泄现象，次数多少；射精情况，排精时或排精后有无腰痛、眩晕等不适现象；有无不射精及射精迟缓、无力等。

正常精液一次排出2~6 mL，呈乳白或灰白色的不透明液体，质黏稠，略有腥味，排出后呈胶冻状，数分钟后化为均匀液状。若精液质稀透明、无味，为精液清冷，属命门火衰之虚寒证。精液黏稠不化，色黄、味臭，为脓精，多由湿热下注所致，见于精囊炎、前列腺炎等。精液带血呈鲜红或淡红色或夹血块者，为血精，多由阴虚火旺扰动精室，或脾肾两虚失于固摄所致，是精囊炎的重要特征。不因性生活而精液遗泄者，为遗精；无梦而遗，甚至清醒时精液流出者，为滑精。性交时间短即行排精，甚或交前即泄精者，为早泄。性交过程中，无精液排出，多是不射精或逆行射精。一般身体健康之男性或婚后久别者，1个月遗精1~2次，而无其他不适感觉者，属正常生理现象。总之，精液的情况，还应结合望诊或西医学有关检查，方能准确无误。

五、问房事

古人认为房事必须遵循一定的法则，才能有益于身心健康。否则，轻者致病，重者损寿。诸如性功能障碍、性病及性事相关疾病，莫不与房事失节有关。而性交时所出现的各种情况，是诊断时最直接、最客观的病史资料。但这些资料只能通过问诊获得。因此，问房事是男科问诊的重点。

问房事，主要了解患者及其配偶对性生活所持的态度、欲望；房事的频度、间隔时间、持续时间、采取的体位；同房时阴茎勃起状况，抽送的幅度及频率；性满意度，性高潮出现情况及射精时的感觉；有无性交中断、体外排精；有无早泄、阳痿、性交痛；有无婚前性行为或婚外性行为；有无逆情交合、强力入房、酒后入房或忍尿入房；房事后有无腰痛、倦怠、眩晕等不适感等。这些情况都要详细询问。同时，还应了解女方的身体状况、性交时的情感、合作情况等。因为满意的性生活有赖于男女双方完满的身心交流、充分的协调合作，任何一方的不快都会给对方造成心理压力，久之，可能会诱发某些性事疾病，如阳痿、早泄、性冷淡等。性欲望、性能力、交合频度及时间，在不同的人群中有很大差异性。而且与个体的年龄、体质、个性、感情、结婚时间长短、生活环境、性生活经验等因素有密切关系，尤其年龄的增长变化更为明显。一般情况下，青年体质健壮、婚后 2~3 年内者，性欲较强，房事较频，每夜 1 次或每周 2 次不等。而中壮年或结婚时间较长者，则房事欲望及频度有所减低，一般每周 1~2 次。因此，性欲的高或低，应视具体情况而定。每对夫妻间有各自的性交习惯，如性交时间、体位等。当生活或环境等因素改变这一习惯时，往往会产生不适应，出现暂时异常情况。对性生活缺乏正确的认识、性无知或把性交视为例行公事或性交时方法不当，阴茎抽送幅度小、频率低，未能达到足够的刺激强度，都可致不射精。而阴茎抽送过快、过强，易于达到性高潮，甚或早泄。性交过程突然中断或抽出阴茎，会使女方阴道充盈舒适感突然减弱或消失，从而影响双方的情感，久之或可引起阳痿。房事后一般多有疲乏感觉，经休息后仍觉倦怠、腰痛、头晕等，是房事过度，损伤肾气。有婚外性行为者，常因精神心理紧张，可诱发早泄、阳痿等。长期有意识地压抑性欲，禁忌房事，可致性欲减退、阳痿等病症。此外，强力入房、逆情交合或酒后入房等，均可造成肾精、气血损伤引起阳痿、房事茎痛等性功能障碍疾病。

六、问婚育

对已婚男子要询问其结婚年龄、生育情况；若系再婚者，当问其再婚年龄，两次婚姻间隔时间，妻子年龄及婚后健康状况，是否采取避孕措施。若结婚同房 1 年以上，未避孕而不孕育者，应建议男女双方同时检查，并询问检查结果。早婚往往耗伤气血，损及肾精导致肾虚。结婚过晚，气血已衰，精力不足，常发生阳痿、早泄等病症。因房事离异者，多伤及情感，心情抑郁，气血不调，易发生性欲减退、早泄、阳痿等。未婚行房或婚后未避孕，又恐惧怀孕者，常致心神不宁、情绪紧张、气血逆乱，易发生阳痿、早泄、不射精等。若再婚者，因一时不适应、双方配合不协调，亦可出现暂时的性无能。

七、问生活

问生活主要包括工作情况、生活环境、饮食习惯、有无烟酒嗜好、居住条件、卫生状况等内容。

繁忙的体力、脑力劳动，工作时间冗长，学习紧张，或事业受挫致意志消沉，或为经济拮据、生活困难所困扰，以及家庭纠纷、夫妻间不和睦等因素，均可致情志抑郁，肝失疏泄，宗筋不用，发生性欲低下、阳痿等。精之藏固在肾，而精之主宰在心。过激的情志活动势必伤神，神伤则志乱，或为早泄，或为遗精。

不良的饮食习惯，尤其是过嗜烟酒，常可导致某些男科疾病；过食生冷，损伤脾胃；或嗜食肥甘厚味，生湿生热，常可发生尿浊、尿中夹精、遗精等病。吸烟会影响精液的质量，如每日吸烟 20 支以上者，有 50%的人可能发生精液异常。少量饮酒可助性欲，大量酗酒，伤于酒毒者，则抑制性欲，甚至不能完成性行为。乙醇可直接损害睾丸生精细胞，导致生精功能障碍，发生无精子、少精或不育。中医学认为，烟酒皆属辛辣之品，过嗜则损伤脾胃，致生痰湿，蕴结下焦而发生相应男科疾病，如子痈、淋证、前列腺炎等。饮食偏嗜，又可致某些营养物质的缺乏，如维生素A缺乏，可致生精细胞的退化和变性；维生素B缺乏，可影响垂体功能；维生素C缺乏，可致精液凝集性增高等，均可导致不育。

家庭居住条件也会影响到夫妻的性心理、性生活。若住房拥挤、几代同室、住房隔音不好等，会使夫妻日常生活中难以有较多的亲密行为；同房时有所顾忌，也影响到性功能的发挥，导致阳痿、早泄、不射精等。

手淫现象，一般认为未婚青年有此习惯者占70%。手淫作为一种自我性刺激，是暂时的性补偿和性宣泄行为。长期手淫不能自制，耗伤肾精，克伐宗筋，易变生阳痿、不射精、血精、茎痛等。

睾丸的生精功能易受温度的影响，温度过高会阻碍生精过程。长期在高温环境下作业，或穿紧身裤，致使阴部散热不良，影响精子的发育及活动力；生精上皮细胞对放射线特别敏感，受大剂量放射线照射，可使生精细胞发生突变，生精障碍，导致少精、无精、死精、不育。生活在产棉区或经常食用棉籽油者，可因其中所含棉酚破坏生精细胞而引起不育。

缺乏卫生常识，不注意局部卫生，如包皮垢积留、男女交媾不洁或肛交等，常可致精浊、龟头包皮炎、阴囊湿疹、淋病等。

八、问家族

了解患者的父母、兄弟、姐妹、配偶及子女的健康状况，有无家族遗传疾病及性传播疾病史，其直系亲属的死因是否为生殖系统疾病所致。某些男科疾病不仅是通过性交传播，而且生活接触如生活用具、衣物等，亦可造成间接传染，如淋病、尖锐湿疣、疥疮等。艾滋病、梅毒等则可通过宫内或产道传染给胎儿。阴茎癌、睾丸及附睾肿瘤、前列腺癌等，或可有家族遗传因素。因此，了解家族史，有助于某些男科疾病的诊断。

第二节　望　　诊

望诊，即医者运用视觉来观察病情，是四诊的重要环节之一。人体的外部和五脏六腑有着密切的联系，脏腑气血阴阳失调，必然反映到体表。故通过望诊观察人体的外在表象，即可推断脏腑气血的功能状况，所谓“望而知之谓之神”。望诊对男科疾病的诊断有着重要的参考价值，这是由男性所独有的生理特性以及男科疾病病位的特殊性所决定的。通过对形体与性征，乳房，外肾，分泌物及排泄物的色、质、量等项内容的观察，不仅能够测知病情，而且也可直接观察某些生殖器官的结构状况。

一、望形态与性征

形态，即形体与动态。形体指人的外形、体质，动态指人的动静姿态。性征，即与机体发育阶段相适应的性功能的体征。望形态与性征即观察人的整个体质发育状况和身体活动功能。

人体是一个有机整体，内有五脏六腑，外应皮毛筋肉骨。肺合皮毛，脾合肌肉，心合血脉，肝合筋，肾合骨。形体的胖瘦、强弱，能体现内在脏腑气血阴阳的偏盛偏衰。《望诊遵经》说：“刚强者形气有余，柔弱者形气不足。肥者常多血少气，瘦者常多气少血。”所以望形体可测知脏腑的坚脆、气血的盛衰、邪正的消长。由于男性所独有的生理特点，在不同的年龄阶段具有相应的体态和性征。16岁左右，肾气充盛，天癸至，机体发育渐趋成熟。肌肉发达，体格健壮，轻劲有力；阴茎增长变粗；睾丸增大，阴囊皮色呈暗红色，皱褶增多；阴毛长出，口周长胡须。20岁左右，性发育成熟，阴器已呈成人型；肌肉坚实，骨骼粗大，肩宽平，臀部较窄；阴茎勃起后长达11~13cm，坚挺有力；

阴毛分布呈十字状或扁圆形，沿脐线向上分布，范围较大，毛较长，浓密茁壮；腋毛黑而润泽；颈前颌下有喉结，这些都是肾精充盛、脏腑功能健全的表现。

若年逾“二八”而身材矮小、瘦弱，肌肉枯削，阴毛及腋毛稀少、黄软，阴茎短小而细，睾丸小而软，为肾气先天不足、天癸迟至或不至。若身材瘦长，肌肉不丰，胡须阙如，阴毛、腋毛稀少，并见皮肤细腻，声音尖细，可能是天宦。若伴见皮下脂肪丰满，臀部肥大，呈女性外形，反不见喉结者，则可能是假男真女性或阴阳两性人，当辅以西医学的染色体检查以明确诊断。若形体过度肥胖，皮肤细白，肌肉软弱者，为形盛气虚，多有痰湿，少数人可影响生育。若形体干瘦，皮肤萎黄，肌肉瘦削，为阴血不足，常易阴虚火动，变生遗精、早泄、阳强等病证。若年龄小于16岁，而见胡须、阴毛、腋毛等男性性征者，为天癸早至，见于性早熟。

二、望乳房

乳房属肾，乳头属肝。正常男性无乳房发育，如乳房发育或肿大，皆属异常。若男子单侧或双侧乳房增大，宛如女性，皮色不红不热，多为肝失疏泄，气血瘀阻，是诊断乳疬的重要特征之一。若乳房肿硬、结块，推之不移，与体表皮肤不相粘连，多见于男性乳癌。

三、望外肾

“外肾”，与内肾相对而言。外肾与脏腑有着密切联系。《素问·厥论篇》说：“前阴者，宗筋之所聚，太阴阳明之所合也。”《灵枢·刺节真邪》亦说：“茎垂者，身中之机，阴精之候，津液之道也。”阴器为足厥阴肝经所过，其生长发育及功能又取决于肾之精气的盛衰。古代医家有“五不男”之称，即“天、漏、犍、怯、变”。其中的“天”，是指男性先天性外生殖器和睾丸缺陷的发育异常；“犍”，是指阴茎及睾丸切除者；“变”，是指两性畸形。因此，望外肾，不仅可以测知脏腑精气的盛衰，而且也可直接观察其结构状况，对男科疾病的诊断有着重要价值。

望外肾，包括望阴茎和望阴囊两部分内容。

望阴茎：主要观察阴茎的大小、形态，有无畸形，包皮的长短，有无包皮垢积留和包茎，尿道口是否开口于龟头顶端；注意阴茎及其附近组织有无皮疹、溃疡、糜烂以及颜色、形状，以便及时发现性传播疾病。正常成人的阴茎，一般静态长度平均为5~6cm，勃起时长度可达11~13cm。在临床上，包皮过长和包茎较常见，两者以包皮能否上翻露出龟头为鉴别点。一般不影响性生活，少数人可有早泄、遗精等。若不注意局部卫生，包皮过长或包茎易致包皮垢沉积，常可引起包皮龟头炎，甚至诱发阴茎癌。阴茎畸形并尿道下裂或尿道开口于阴茎根部，可致精液不能射入阴道，造成不育。阴茎短小而细、睾丸小而软，阴毛稀疏，为先天发育不良、肾气不充之征，可见于阴茎短小、无精子症或少精子症。阴茎平时大小正常，病时突然内缩入腹，并伴有小腹拘急疼痛者，多见于肾阳虚衰或寒客厥阴肝脉之缩阳证。龟头、阴茎肿痛，包皮红肿、溃烂，是诊断下疳的重要标志。龟头、尿道口、阴茎系带等处见有散在或密集的淡红色疣状增生物，是尖锐湿疣的特征。阴茎头痒痛肿大，包皮红肿、糜烂，见于龟头包皮炎。阴茎头有结节或慢性溃疡，不痛者，可能是阴茎结核。阴茎头部生出恶肉，如翻花状，触之坚硬，多为肾岩（阴茎癌），属恶候。阴茎焮红肿大者，多为热毒侵袭，属阳、属实、属热；肿而平塌不红者，多为寒痰流注，属阴、属虚、属寒；破溃渗液浸淫者，多为湿热下注；皮色青紫、肿胀或有结节者，多属瘀血、痰核。阳强易举者，多是肝肾阴虚有火；阴茎痿软不举者，是肾阳虚衰；阴茎弛纵不收者，是热伤宗筋。

阴囊望诊：注意阴囊大小、皮色，两侧是否对称，有无皮疹、窦道、肿胀等。阴囊皮松而下坠者，多属热证或体虚气弱；皮紧而收缩者，多属寒证或气盛形足。阴囊色淡、皮薄而嫩者，属虚；色紫黑而皮厚者，属实。阴囊皮肤青筋显露，一侧肿大下垂（多见于左侧），囊中隐见一团如麻绳或蚯蚓的软块，平卧时消失，站立或劳累后加重，为肝脉瘀滞或脾肾阳虚，肾气不充所致，见于精索静脉曲张。阴囊肿胀，皮色不变，为疝气的重要特征。若单侧肿大，站立则阴囊一侧下坠，卧则入腹如常者，为阴狐疝气。若阴囊两侧肿大，皮薄透亮，状若水晶者，为水疝。阴囊肿大、质硬，皮红灼热者，多见于子痈。阴囊潮湿或红肿，生疙瘩如赤粟，或淫浸黄水者，为肾囊风（阴囊湿疹），多由肾虚或风湿外邪侵袭阴器所致。阴囊红肿疼痛，有波动感及压痛，伴有全身恶寒高热者，多为外感湿毒或湿热下注所致的囊痈。单侧或整个阴囊体小上缩，站立时囊中空虚无物，多为隐睾或无睾症。

四、望精液

主要观察精液的色、质、量及黏稠度变化。借助西医学检查手段，可以进一步了解精子的活动力、数目、浓度、存活率及其形态等情况，是中医男科学望诊的延伸，对确诊男性精液病变及不育症有特殊意义。

正常精液呈灰白色或乳白色，质黏稠，排出体外时呈胶冻状，数分钟后（1 h 内）化成液状。若精液量多或少或正常，质稀薄如水，或患者自觉排出时有冷感，为精液清冷，由脾肾阳虚、命门火衰所致，见于少精子症、无精子症；精液排出体外呈块状，黏稠不化或液化时间大于 1 h 以上者，为精液不化，多由阴虚火旺或湿热蕴结所致。总之，望精液应结合问诊，并参考第十二章有关精液检查的内容进行综合分析，才能不失偏颇。

五、其他

男科望诊，除了上述内容以外，还应观察患者的神、色、舌及排泄物等方面的变化，有助于临床诊断与辨证。

（一）望神

神，即精神、意识、神志，是人体生命活动的外在表现。神源于先天之精气，且得后天水谷精微之滋养，“神者，水谷之精气也”（《灵枢·平人绝谷篇》）。精与神，两者不可分割，互为依存，所谓“有形可见者曰精，无形可见者曰神”。精能生神，神能御精，精与神共寓于形体中，故曰“形与神俱”（《素问·上古天真论》）。精气充盛，体健神旺，有病也轻；反之，精气亏虚，则体弱神衰，有病多重。因此，由外在形体的健羸可观察神的盛衰，进而诊察脏腑精气功能的正常或失调，衡量病情的轻重，判断疾病的发展与预后。男子以精为本，精气的盛衰，对男科疾病关系重大，直接影响到神的变化。如《灵枢·本神》说：“怵惕思虑者则伤神，神伤则恐惧流淫不止……恐惧而不解则伤精，精伤则骨酸痿厥，精时自下。”

望神，主要观察患者的形体的动静姿态、面部色泽和眼神表现、精神意识、言语气息及对外界环境的反应等。其中以目为要点，因为“五脏六腑之精气，皆上注于目而为之精”（《灵枢·大惑》）。如张景岳说：“视目之精明，诊神气也。”后世有“眼睛是心灵之窗”的说法。若形体壮实，肌肉丰满，精力充沛，面色明润含蓄，两目炯炯有神，言语不乱，对外界反应敏捷，行动灵活，提示精气充盛，是有神的表现。反之，若形体羸弱，大肉瘦削，精神萎靡，面色暗淡无华，目光晦暗，瞳仁呆滞，言语反常，对外界反应迟钝，则是精气大虚，为失神的表现。若患者怵惕易惊，形弱色苍，精神倦怠，多为遗精、早泄或房劳等精气损伤的病证。因此，望神有重要的临床意义。正如张景岳在《景岳全书》中所说：“善神之为义，此生死之本，不可不察也……”

（二）望面色

《素问·脉要精微论》说：“夫精明五色者，气之华也。”由于五气是五脏精气的外华，五脏精气的盛衰可以从其外华的色泽变化反映出来，因而，从五色的变化，就可以测知五脏的病变。

头为诸阳之会。“十二经脉，三百六十五络，其血气皆上于面而走空窍。”（《灵枢·邪气脏腑病形》）而面部内应五脏六腑，为经络所会，气化所通，神明所变。所以，面部是望色的主要部位。观察面部的色泽变化，有助于推断脏腑气血的盛衰和病情的虚实性质。《灵枢·五色》说：“以五色命脏，青为肝，赤为心，白为肺，黄为脾，黑为肾。”一般而言，青色属肝，主寒证、痛证、瘀证，多见于疝气、缩阳、睾丸精索扭转等病证。赤色属心，主热证，多见于射精疼痛、不射精、强中等病证。黄色属脾，主脾虚、湿证，多见于阳痿、早泄、遗精日久等病证。白色属肺，主虚证、寒证、失血，多见于缩阳、疝气、房劳伤等病证。黑色属肾，主寒证（肾阳虚）、热证（肾阴虚）、瘀血、水饮。若面色黑而晦黯，多为肾精亏损，见于房劳伤、遗精早泄等；若面色黧黑、口唇紫暗、肌肤甲错，多属瘀血，见于房事茎痛、房劳伤等病证；面黑色浅淡者，为肾病水寒。若面色或赤或黑或白者，是狐惑病的独有症状。面部一定部位的色泽变化，亦可反映男科疾病。如《灵枢·五色》说："男子色在于面王，为小腹痛，下为卵痛，其圆直为茎痛。"又如男科的"女劳疸"，以额现黑色为特征。总之，面部望诊，应结合全身情况，用于男科疾病的辨证。

（三）望舌

舌诊，包括望舌质和舌苔两部分。《形色外诊简摩》说："治病必察舌苔；而察病之吉凶，则关乎舌质。"《辨舌指南》则进一步指出："辨舌质可辨五脏之虚实，察舌苔可观六淫之深浅。"舌质主要反映脏腑的虚实、气血的盛衰；舌苔主要反映病位的深浅、病邪的性质、邪正的消长。男科临证诊舌的方法及临床意义，与其他各科大体相同，但应注意舌质与舌苔合参，并结合其他症状，综合分析。一般而言，舌质红苔黄腻，多为湿热或痰热为患，见于阳痿、遗精、子痈、前列腺炎等病证。舌质淡苔白，多为命门火衰或脾肾阳虚，多见于早泄、房劳伤、更年期综合征等病证。舌鲜红质嫩少苔，多为阴虚火旺，见于不射精、阳强、血精等病证。舌质青紫或有瘀斑、瘀点，为瘀血内停，见于不射精、房事茎痛等病证。舌质淡白、体胖嫩或边有齿痕者，多为脾阳虚损，气血不足，见于血精、女劳疸、更年期综合征等。

（四）望排泄物

望排泄物，主要观察精液、尿液及尿道异常分泌物等方面的变化，以协助诊断。小便清冷而长，属寒证，多由肾阳虚衰所致，见于早泄、阳痿、性欲减退等。小便短少赤涩者，属热证，多由湿热下注或阴虚火旺所致，见于阳痿、不射精、射精疼痛等。尿色白而混浊，为尿浊，逆行射精可见，尿常规可发现精子。小便频数涩痛，淋沥不爽者为"淋"，慢性前列腺炎可见。小便量少，点滴而出，甚至不出者为"癃闭"。癃闭者，老年人以前列腺增生症为多。尿中夹血，为尿血；尿中夹精者，为逆行射精；尿道中流出黄色脓液者，多为淋病；流出稀薄黏液者，则多为慢性前列腺炎。

第三节　闻　诊

"闻而知之谓之圣。"说明善于应用闻诊来诊察病情，是医者临证的一个重要技能。闻诊，包括闻语声和嗅气味两部分内容。

一、闻语声

闻语声，重点在聆听语声的高低、强弱、清浊、缓急和音调的变化，以测知病情。

语声是表达人的思想、感情的重要形式。正常语声可因个体的不同或感情变化而有大小、高低、急缓之差异。"闻而知之者，闻其五音以别其病"。（《难经》）即以"五声五音"的变化，推断其相应脏腑的病证，尤其是情志方面的病变。男子"二八"之年，声音开始变化。正常男性语声低沉重浊。若已届成年，仍语音如童，并见第二性征不明显者，为性发育不良，肾气不充，天癸迟至。患者呻吟不已或哀号啼叫，多属痛证，见于急性睾丸炎、缩阳、阴茎或睾丸外伤等。时太息者，多因情志抑郁，肝失疏泄，见于阳痿、遗精、乳疬等。睾丸肿瘤、前列腺癌、阴茎癌等患者，在病程中若现出咳嗽、喑哑等情况，则应考虑是否有癌肿转移至肺的可能。

二、嗅气味

人体在患病后，脏腑气血及其代谢产物，由于受到邪气的熏蒸，通过呼吸、排泄物等发出一种异常的气味。如《素问·金匮真言论》中有肝病其臭臊、心病其臭焦、脾病其臭香、肺病其臭腥、肾病其臭腐等的论述。所以，通过辨别患者的气息、身体及排泄物的气味，可以推测疾病的性质、病位，为辨证论治提供部分依据。

在男科临床，嗅气味主要是嗅精液、尿液、脓液的气味。一般而言，气味较正常浓郁，或有异常气味，多为湿热蕴结或湿热浸淫；若气味较淡或无味者，多属寒证。正常情况下，精液有一种特殊的腥味。若精液夹血腥味较大或臭秽者，多见于精囊炎。脓液腥臭，多由湿热为患，见于急性化脓性睾丸炎合并感染。脓液恶臭，多见于癌肿晚期。

第四节　切　　诊

切诊，是医者运用手指的触觉对患者进行触摸、按压，以获得病情资料的一种诊断方法，即《素问·脉要精微论》所谓："知内者，按而纪之"。切诊，包括脉诊和按诊两方面。

一、脉诊

脉诊，是四诊的主要部分，也是中医特有的诊法之一。《素问·五藏生成篇》说："夫脉之大小滑涩浮沉，可以指别。"就是说通过触摸、切按患者的脉搏，以探查脉象，了解病情，为辨证论治提供依据。

脉为血之府。心主血脉，又为五脏六腑之大主。所以，气血在脉中运行所反映出的脉象，不仅与心气、心血的盛衰有关，而且与五脏六腑的生理、病理变化密切相关。如《灵枢·逆顺》说："脉之盛衰者，所以候血气之虚实有余不足。"任何致病因素导致机体阴阳、气血、脏腑、经络发生病理变化，均能反映于血脉，从而引起脉象的变化。因此，根据脉的脉位、数律、形势等动态变化，可以测知疾病的病位、性质、邪正盛衰、病情轻重及其预后。如《金匮要略·血痹虚劳病脉证并治》说："男子脉浮弱而涩，为无子，精气清冷。"又说："夫失精家少腹弦急，阴头寒，目眩，发落，脉极虚芤迟，为清谷、亡血、失精。"所以，诊脉在男科疾病的诊断上有重要意义。

（一）男子常脉

《难经·十九难》说："男脉在关上，女脉在关下，是以男子尺脉恒弱，女子尺脉恒盛，是其常也……男得女脉为不足……女得男脉为太过。"男子之脉，一般较女子有力，但尺脉较弱，而寸脉较盛于尺脉。尺脉反映的是下焦、肾、精、天癸等生殖与性功能的多种信息。因此，在男科疾病的脉诊中，诊察尺脉尤为重要，如《素问·脉要精微论》谓："微妙在脉，不可不察"。此外，男子脉象与年龄、体质亦有一定关系。如少壮男子脉多实大，老年男子脉多虚弱；肥人脉沉，瘦人脉浮等。

（二）男子病脉

以常衡变，反常者病。一般而言，男子脉弦而紧，主寒证或痛证，见于阳痿、遗精、缩阳、房事茎痛等，亦可见精液清冷，年久不育者。脉滑数或弦数，多由湿热下注所致，见于遗精、阳痿、早泄、强中等病证。脉弦细而数，为阴虚火旺或肝肾阴虚，多见于强中、血精、房劳伤、乳痈等病证。尺脉弱而涩滞，多属下焦阳虚，命门火衰，主精冷、无子。脉弦而涩，多属寒滞肝脉或瘀血内阻，可见于子痈、前列腺炎、阴冷等病证。脉沉弱无力，主脾肾阳虚，气血不足，见于更年期综合征、性欲减退、早泄等病证。脉芤为气血肾精亏损，如非大病之后，必为房劳过度，精竭病重。双手尺脉过于旺盛，为下焦相火升腾之象，见于性欲亢进之人。所谓"尺偏旺者，好色少子"。尺脉细弱而滑，多为痰湿，主少精、不育。

二、按诊

男科按诊，主要是对患者的乳房、外肾及肛内等部位触摸、按压，以测知病变部位的冷热、软硬、有无压触痛及肿块等情况，从而判断疾病的部位和性质。多与望诊结合进行诊察。

（一）按乳房

正常男子肩宽胸平，无乳房发育。男子单侧或双侧乳房肿大，触之有块、有压痛，皮色不变者，多由肝郁不疏、血滞痰凝所致，见于乳疬。单侧乳房肿硬、结块、推之不移，与体表皮肤不相粘连，多为乳岩。亦有乳房呈弥漫性堆起，按之柔软不痛，多属于脂肪性乳房隆起，见于正常人，并非病态。

（二）按外肾

按外肾，即触摸、按压阴茎、阴囊、睾丸、精索、附睾以及前列腺等组织器官，以了解病情，判断病位。常与望诊结合进行。

触摸阴茎，应注意阴茎的长度、软硬度，有无牵拉痛、结节、肿块等。正常成人阴茎一般静态长5~6 cm，勃起时长度为11~13 cm，柔软、无牵拉痛。若阴茎小于此范围，状如未成年，并有男性性征退化表现者，多由先天不足、肝肾亏虚导致阴茎发育障碍。若阴茎背侧皮下有单个或多个椭圆形斑块，或条索状硬结，按之不痛，阴茎勃起时疼痛或勃起弯曲影响性交者，多由肝郁气滞、痰瘀凝结所致，见于阴茎痰核（阴茎硬结症）。若阴茎头部或体部有结节或慢性溃疡，不痛，分泌物较少，长期不愈，可能是阴茎结核，多由肝肾阴虚，复因湿热下注，聚于宗筋；或房事过度，交媾不洁，感染疫毒所致。若包皮红肿，阴茎头肿大，作痒刺痛，触之有硬韧肿块或见有典型菜花状肿物者，多为阴茎癌。

正常情况下，睾丸居于阴囊中，左右各一，有弹性。成人睾丸每个体积为（4~5）cm×（2~3）cm×（2~3）cm。睾丸后外侧附着有质地柔软的囊状附睾。触摸时，宜采取立位。以手掌轻托阴囊，四指与拇指轻捏推寻，检查睾丸之有无、数目、大小、软硬度、表面是否光滑及活动度等。如阴囊中无睾丸或仅一侧阙如，应检查腹股沟内外环、阴茎根部及会阴部有无隐睾。若两侧睾丸均小、质软，多由先天不足或后天失养，肾精亏损，失于荣养所致。睾丸肿大疼痛，多由肝经湿热或下焦热毒侵扰所致，见于急性化脓性睾丸炎。附睾有硬结、大小不等、凹凸不平或累累如串珠，子系增粗者，多为子痰，由肾虚痰湿或寒痰凝滞所致。睾丸肿大不痛，质地坚硬沉重，表面凹凸不平，弹性消失，附睾轮廓不清，透光试验阴性者，多为睾丸肿瘤。阴囊红肿，附睾肿大发硬，有压痛，多为附睾炎，由寒湿阻络或湿热下注所致。阴囊触及蚯蚓状团块物者，为精索静脉曲张，由寒凝厥阴肝脉或络脉瘀阻所致。阴囊肿胀，皮肤光滑，触按如水囊，柔软有波动，无压痛，睾丸、附睾不易摸到者，多为睾丸鞘膜积液（水疝），由正虚气滞或水湿内停所致。阴囊红肿，皮肤增厚，皱褶消失，有压痛及波动感，或伴有全身症状者，多为阴囊脓肿，由外感邪毒或湿热下注所致。

肛内触诊，一般采取膝胸位或立位、侧卧位及仰卧位。医者一手食指戴好指套后充分涂抹润滑剂，轻轻放入肛门。检查男子“精室”（前列腺、精囊腺）的大小、形态、硬度及有无触痛、结节等。正常前列腺呈板栗状，大小为（3.5~4）cm×2.5 cm×2.5 cm，表面光滑，中间有一纵向浅沟，无触压痛。若前列腺肿大，中间沟消失，触痛明显，则是由湿热下注或热毒蕴结所致的前列腺炎。若前列腺增大，表面光滑，富有弹性，中间沟变浅或消失者，多为前列腺增生症。若前列腺大小正常、硬度不均，触及数个结节者，多为前列腺结核。若前列腺肿大，质硬如石，凸凹不平者，多为前列腺癌。精囊腺正常的硬度与周围组织相同，一般不能触及。若触到前列腺向上有小蝴蝶样肿痛物者，多为精囊炎。

第十二章　现代男科检查方法

第一节　体格检查

一、全身检查

检测血压、身高、体重、体型、发育、营养、神志等；注意皮肤有无黄染及出血点，全身浅表淋巴结可否扪及；双眼巩膜、瞳孔等情况；心肺及肝、脾、肾检查；体毛生长和分布状况，乳房是否有男性女性化；脊柱及四肢是否畸形及运动状况，各种生理反射是否存在。

二、男性生殖器检查

男性生殖系统的体格检查是在收集病史的基础上进行的。临床上以望诊和触诊为主，切忌漫无头绪的检查，应按一定的顺序进行体检，并在条件允许的情况下进行必要的外科检查。对于某些疾病的检查，应向患者晓以利害，争取患者最大限度的配合，以利于疾病的诊断。

（一）阴毛

男性外生殖器检查应首先注意观察阴毛有无、多少和分布情况。一般在青春期启动期（12岁左右）阴毛开始生长，个别性早熟患者在10岁以下就有阴毛生长。正常成年男性的阴毛分布略呈正三角形，其上缘境界不明显，正中逐渐向上延伸到脐孔。如果阴毛分布反常，则有内分泌紊乱的可能。

（二）阴茎

首先观察包皮是否过长。翻起包皮，检查有无包茎、包皮口狭窄、包皮内肿块等。包皮过长和包茎是常见的疾病。检查包茎者必须把包皮翻回原状，否则易造成嵌顿。儿童及青少年包茎者，阴茎头部扪到的硬块往往是包皮垢。

其次要注意尿道口的位置、大小、数目，是否有创伤、畸形、炎症、肿物及异位排尿口，尿道口有无分泌物、出血、血迹；尿道有无压痛、肿块、硬结等。

正常阴茎大小差异很大，我国成年男子阴茎自然长度为4.1~12 cm，平均约5 cm，直径范围为2.1~3 cm，平均2.6 cm，只有在过分短小或过分巨大且伴功能异常者，方可认为不正常。注意阴茎有无瘀斑、硬结、肿块、溃疡等情况。成年男性阴茎部的无痛性硬结、溃疡都要考虑癌症的可能性。阴茎海绵体出现条索状硬块伴勃起时弯曲疼痛，常是阴茎海绵体硬结症。

（三）阴囊及其内容物

首先注意阴囊大小、形状、有无空虚，有无水肿、血肿、阴囊肿大，有无慢性炎症、溃疡、窦道、肿瘤及阴囊坏死、尿外渗等情况。

对于阴囊内肿块，首先应明确是来自阴囊，还是来自腹腔。可利用站立与平卧两种体位来检查区别。如阴囊肿块系腹股沟疝、交通性鞘膜积液或精索静脉曲张所致，常在平卧时消失或缩小，用手指压迫腹股沟外环站立时，肿块不再出现，移开手指后肿块重新降入阴囊内。其次触诊肿块的硬度，有无波动感或坚实感，触诊腹股沟外环有无咳嗽冲击感及回复性改变。认真分辨阴囊内肿块与睾丸、附睾及精索的关系。应常规做透光试验检查，睾丸鞘膜积液透光试验为阳性，但如鞘膜增厚或积液混浊则不能透光。有阴囊创伤史者，阴囊内的肿块常为鞘膜积血，触之肿块弹性大，阴囊皮肤有瘀斑，透光试验阴性。

1. *睾丸检查*　我国成年男子睾丸容积为15~25 mL，小于12 mL提示睾丸功能不良。应注意其大小、形状、硬度、重量、感觉有无异常。正常睾丸左侧低于右侧，有弹性，轻压之有酸痛感。睾丸萎缩时小而软，压迫时无痛感。睾丸肿瘤时其形状明显肿大，表面光滑，质较硬，托起睾丸有沉重感，此为睾丸肿瘤之特点，透光试验阴性。睾丸炎时压痛极为明显。

2. *附睾检查*　注意附睾头部、体部、尾部之大小、硬度、有无结节及触痛、有无脓肿或阴囊瘘管。附睾任何部位的增大均为病理表现。急性炎症时红肿压痛均明显，慢性炎症仅有肿大及轻压痛。附睾结核质硬，压痛不明显，有时形成冷脓肿和窦道。输精管结扎术后发生附睾郁积时，附睾肿大、压痛不明显，但是表面光滑，硬度均匀，有弹性。检查输精管有无增粗或结节。如有输精管结扎史并有压痛者，往往是输精管肉芽肿。

3. *精索检查*　注意精索内有无肿块，有无精索静脉曲张。如有精索静脉曲张，应仔细检查左肾或腹部有无肿块，以排除症状性精索静脉曲张。精索肿瘤较多见，以良性为多，如脂肪瘤；恶性精索肿瘤多为肉瘤，可在阴囊内触及质硬之肿块。精索肿块与输精管粘连者，常为丝虫性肉芽肿。精索囊性肿块大者常为精索囊肿或精索鞘膜内积液；小而靠近附睾者，常为精液囊肿。

（四）直肠指检及前列腺检查

1. *直肠指检*　检查前排空尿液。患者可采用膝胸位、侧卧位或前俯站位。检查者戴手套或指套，涂润滑剂，以食指在肛门周围轻轻揉摸使其适应，感觉肛周肌肉松弛后再缓慢轻柔地插入直肠。如患者诉疼痛，要注意是否有肛裂等肛门疾病，尽量减少痛苦。如无特殊情况，手指应尽量伸入，以便最大限度查清情况。正常前列腺大小形态像一颗中等大小的板栗，硬度如鼻尖，表面光滑，略能推动。正常前列腺只能触到左右两侧叶；后叶甚薄，遮在两侧叶后面，平时摸不到它的存在；前叶在前面，更摸不到。极消瘦的人偶可扪到中叶。前列腺增生症时，前列腺增大，表面光滑富弹性。按增大程度可分为三级：一级似鸡蛋大小，突入直肠1~2 cm，中间沟变浅；二级似鸭蛋大小，突入直肠2~3 cm，中间沟消失或略突出；三级似鹅蛋大小，突入直肠大于3 cm，中间沟明显突出，手指触不到其上缘。此外，触诊前列腺硬度、结节、压痛对临床诊断也有重要意义。如触及石块样坚硬之结节应疑为前列腺癌；急性前列腺炎可触摸到增大肿胀、触痛的前列腺；若有波动感说明已形成脓肿，此时禁用前列腺按摩与尿道器械的检查；慢性前列腺炎可触及表面不规则、硬度增加或硬度不均的前列腺，腺体大小不一，其周围固定；前列腺肉瘤时，前列腺明显增大，质软，似有囊性感；前列腺结核一般前列腺不大，硬度不均匀；前列腺结石质硬，应与癌肿鉴别。指检除注意前列腺的特征之外，尚需注意前列腺与直肠黏膜有无粘连及其与周围组织的关系；注意肛门括约肌功能，神经系统疾病的患者，肛管括约肌可能缺乏收缩力而松弛，且有排尿困难、尿失禁等症状。

在检查精囊时要注意，正常精囊的硬度与周围组织相同，其位置又较高，故直肠指诊时一般不能触及。当患急性精囊炎时偶可在前列腺两叶的外上方触及，有明显触痛，应注意有无结节或肿块。精囊结核可触及精囊有浸润或结节，而精囊癌时在精囊部可触及不规则的结节。

2. *前列腺按摩体位和插入直肠的步骤*　与直肠指检相同，按摩前列腺时要用均匀有力的动作，切忌使用暴力，避免造成损伤。在每一侧叶自外上向内下顺序按摩，每侧叶均按摩3~5次，最后沿中央沟自上而下地进行压挤，如上动作反复数次，直到有白色液体自尿道滴出为止。如按摩后无液体流出，可压按尿道。1次按摩如未流出液体，可再按摩1次，如仍未获液体，则应下次再取，不可强行收集标本。按摩过度可偶致射精，应予避免。

3. *尿道球腺检查*　直肠指诊触及前列腺下缘后，拇指置于会阴部肛门前缘，与肛门内食指相对扪诊。正常不能触及尿道球腺。若于会阴部中线两侧扪及球形、质软、表面光滑的肿物，即为肿大的尿道球腺，应注意有无触痛，并可按摩收集分泌物送检。

第二节　精液分析与检查

一、精液收集

采集精液前，要嘱患者禁欲2~7 d，其间也不可有遗精和手淫的发生，否则会影响精液检验的准确性。精液采集的频率应间隔1周，但不超过3周，共采集2~3次标本。因为男性精液分析结果可有相当大的波动，仅做一次精液标本的分析是不能做出诊断的。

采集精液时，最好在门诊附近一个安静、无干扰的房间内由本人手淫方法采集。不要嘱患者去厕所采精，因其精神紧张往往难以成功。在家中采精，事先要预约化验时间，采精后于1 h内送检，精液应保持在25 ℃左右。手淫方法不能采集者，应告诉患者将避孕套内的润滑剂洗干净后让其干燥再用。精液射出后应立即倒出。因乳胶薄膜会影响精子的活动力，使检查结果失真。如果要做生物学方面的检查，患者应先排尿并洗净双手和阴茎，然后射精于一无菌容器中。

不能用性交中断法采集精液，因用此法会失去开始射出的那部分精液，而这部分精液中精子密度最高，会直接影响检查结果。

从采集标本到送实验室检查这段时间中，标本必须保存在一定温度范围内（20~37 ℃）。盛精液的容器应洁净、干燥，患者自备玻璃瓶应嘱其洗净后晾干。冬天应保持一定的温度，没有保温会影响精子的活力。瓶上贴好号码，注明姓名、采集时间、日期、禁欲天数。如果未能收集到射出的全部精液，运送过程的时间过长（超过3 h），盛精液的容器有溢漏或污染，标本均不能做精液分析。

以上有关采集标本的各项注意事项，医生必须事先对患者交代清楚，以便患者充分配合，使每次检查都能获得较真实的结果。

二、精液物理检测

（一）凝固与液化

正常精液刚射出时呈黏稠的胶冻状，一般需经5~25 min后液化。观察标本时要准确记录从精液凝固至完全液化的时间。精液稠厚是精囊分泌的凝固蛋白所致。在25 ℃室温放置10 min后前列腺分泌酶分解精液，使之逐渐液化。如果精液在25 ℃下超过1 h不液化或精液中有较大的凝块出现，通常是因为前列腺分泌功能低下引起蛋白溶解酶缺乏之故，大量精子由于被凝固性物质网络以致影响精子穿透力，这是男性精液液化障碍而引起不育的原因。

（二）气味

正常精液的气味有类似角豆树或栗树花的特殊腥味，不应有异样的恶臭。这种腥味是由于前列腺分泌的精氨氧化的缘故。如患有前列腺炎等疾病，精液中就缺乏这种气味。

（三）数量

精液量的测定通常须待精液液化后进行，多采用10 mL的刻度离心管。正常每次排精1.5 mL（四版标准为2~6 mL）。其量受排精次数与频率的影响。一般认为，精液量少于0.5 mL，为无精液症；0.5~1.5 mL为少精液症。如患者长期存在精液量低，而有精子或精子前各级发育细胞存在，提示由于垂体功能减低所引起之性腺功能低下症。另射精过频或前列腺炎、精囊炎、泌尿生殖系统结核等都可使精液量减少。长期禁欲可引起精液量高，附性腺分泌过量，也可引起精液量过多而使精子浓度相应降低，这种精液可影响精子在女性生殖道输送，而致男性不育。

（四）颜色

正常精液刚射出时呈均质性、灰白色或灰黄色，自行液化后呈半透明的乳白色或灰黄色，排精间隔时间较长者可呈淡黄色。老年男性精液呈暗黄色。如为棕红色或带有血迹，则为血精，应考虑可能由精囊炎、前列腺炎以及结石、肿瘤等原因造成。如果精子浓度非常低，精液可显得透明些，白色透明或黄色清亮的精液提示无精子症，有些药物也可使精液带有颜色。

（五）黏稠度

一般用一滴管吸入精液，让精液依靠重力滴落并观察拉丝的长度，正常精液形成不连续的小滴从吸管口滴下，如果拉丝长度大于 2 cm，视为异常。也可以用一玻棒插入精液中，提起玻棒，观察拉丝长度，同样视长度大于 2 cm 为异常。高黏稠精液常伴有液化不全，也伴有精子穿透障碍。测定精液黏稠度为我们研究精浆的性质提供了一个客观的数据，因为精液是否液化直接关系到精子的活力，同时也能反映附属性腺的功能状况。

（六）酸碱度

用精密 pH 值试纸（6~10）检测，正常精液 pH 值为 7.2~8。精液偏酸时，精子的活动力和代谢水平呈直线下降；相反，如碱化达 8.4 时常见精子活力增加；而过于碱性时，精子活力又下降。若 pH 值增高到 8 以上，多见于急性附性腺炎症或附睾炎患者，而慢性附性腺炎可使精液 pH 值减至 7.2 以下。正常前列腺液的 pH 值低于 7，并伴随体积小和精子数量少，可能存在射精管阻塞或先天性双侧输精管阙如，以及精囊腺发育不良。第一部分精液是前列腺分泌的，所以 pH 值较低，而后部分由精囊分泌的精液偏碱，pH 值应在精液液化后立即测定，因为精液放置 1 h 后可引起 pH 值改变。

（七）精子计数和浓度

1. 方法Ⅰ（细胞计数器法）

（1）作为标准精液分析用杀精子液 20 倍混合稀释精液，可采用下列方法：①1 滴精液和 19 滴杀精子剂；②0.1 mL 精液加 1.9 mL 杀精子剂；③用白细胞吸管吸精液至 0.5 刻度，加杀精子剂至 11 刻度。可采用多种杀精子剂，常用的有 5%triphenyl tetrazolium 氯化物，用生理盐水配制，5%chlorazene 用生理盐水配制，5 g $NaHCO_3$ 和 1 mL 35%福尔马林加生理盐水至 100 mL。

（2）标本完全混合加于细胞计数板两侧。

（3）精子可在计数板放置 1 h，这样所有精子都沉淀在计数板上而不是浮动。

（4）在计数板上 400 倍或 100 倍显微镜下做精子计数。

（5）每毫升精子数和每次排出精液的总精子数都应算出。计数板上含 5 个大方格，图中间方格又分成 25 个小方格，四角上的小方格称 E_1、E_2、E_3、E_4，中间小方格称 E_5。大方格 E 的精子数都应计数，凡是在上边及右边接触之精子都计数在内，大格 E 长 1 mm，宽 1 mm，计数板和盖玻片之间隙厚 0.1 mm，总大格的容量是 0.1 mm^3（10^{-4} cm^3），因此大格 E 的精子数乘以 10 000 即为每毫升的精子数。若正常精液稀释 20 倍，两大格精子数×100 000 即得每毫升数。若每高倍视野少于 5 个精子时可不稀释直接计数；若高倍视野见 100 个以上精子，则可将精液稀释 100 倍计数。其精子密度计数法为：

精子浓度=精子数×放大倍数×稀释倍数

例：精子浓度=1 大格精子数×10 000×20

若数两大格精子数在其后加 5 个“0”即得每毫升精子数。

2. 方法Ⅱ（沉淀法）　当精子数极少，常规检查未发现精子，可将标本离心 15 min，去上清液，取沉淀物做镜检，才能确定是否为无精子症。

精子过多症是指每毫升精子数超过 2.5 亿（但精液总量应大于 1.5 mL）；若每毫升精子数少于 1500 万应认为少精子症，可使生育力低下，受孕率降低；无精子症是指精液中完全无精子。

精子数极少而难以测出的患者常致完全不育。只要有活精子存在就可能有生育力。但是精子在女性生殖道的运行过程中，精子数大量丧失。1 亿~5 亿精子沉积于阴道，只有 1 000~2 000 个精子进入输卵管与卵子接触。但精子数少的人也有可能受精，因此临床少精与无精之区别是重要的。无精子症常常由于输精管阙如或梗阻引起，其治疗困难，而少精子症则易治疗成功。

先天性无输精管引起的无精子症可以做精液果糖测定以明确诊断。果糖是精囊分泌的，精囊和输精管属同一胚胎结构来源，输精管阙如者常同时有精囊阙如。相反，由睾丸异常引起的无精子症，精液中可有果糖，并可有不成熟的精子和前驱精子细胞存在，精液量正常。精液量减少的无精子症，排精后立即排尿取尿液检查是否有精子。若有精子存在则提示为逆行射精，这是由于膀胱括约肌失调使精液逆流入膀胱之故。现在已能收集膀胱内精子进行体外处理做人工授精而取得成功。

精子浓度与精子总数都同样重要。若精子浓度正常而精液量低，使精子总数低于 3900 万者可引起生育力低下；反之，精子总数正常而精液量过高，精子浓度下降也可使生育力下降，这种患者可采用分步射精做人工授精。

细胞计数有一定的误差，因此最好重复两次计数，有人提出精子稀释 100～200 倍比稀释 20 倍测得的精子数更正确。

（八）精子活力分级

将精液标本完全混匀，液化后置清洁的载玻片上，立即用低倍或高倍镜检查精子活动力情况。精子的活动力直接反映了精子的质量，但精子的活动力可受多种因素的干扰，如时间、温度、精液的液化程度等，为了客观地反映精子的活动力，可按下述分级评价。

1. WHO 第四版将精子动力分为 a、b、c、d 四级

a 级：快速前向运动。

b 级：慢速或呆滞地前向运动。

c 级：非前向运动。

d 级：不动。

正常参考值：a 级≥25%或者 a 级+b 级≥50%，精子活动力率≥60%。

2. WHO 第五版使用简单的分类系统

前向运动（PR）：精子主动地呈直线或沿一个大圆周运动，不管其速度如何。

非前向运动（NP）：所有其他非前向运动的形式，如以小圆周泳动，尾部动力几乎不能驱使头部移动，或者只能观察到尾部摆动。

不活动（IM）：没有运动。

正常参考值：前向运动精子（PR）≥32%，精子总活力（PR+NP）≥40%。

精子活动力降低，称为弱精子症，病因复杂，可能与附属性腺或附睾炎有关。

（九）精子存活率（活精子和死精子的染色法）

1. 伊红-苯胺黑试验

（1）取 50 μL 精液与 50 μL 伊红-苯胺黑悬液混匀。

（2）30 s 后用每个悬液在载玻片上制成涂片。

（3）空气中干燥后立即检查。用亮视野显微镜在 1000 倍油镜下观察。

（4）活精子头部呈白色，死精子头部呈红色或暗粉红色。

2. 伊红试验

（1）5 μL 精液和 5 μL 伊红溶液置于载玻片上，用移液器吸头混合、搅拌玻片上的样本。

（2）覆盖 22 mm×22 mm 盖玻片，静止 30 s。

（3）再次混匀精液标本，取一份重复样本，与伊红溶液混匀。

（4）检查每张玻片，在 200 倍或 400 倍镜下观察。

（5）染色精子为死精子，非染色精子为活精子。

3. 低渗膨胀试验

（1）取 1 mL 膨胀液或 1 mL 1+1（1：2）稀释溶液，置于一支加盖的微量离心管中，37 ℃温热

5 min。

（2）取 100 μL 精液，加入膨胀液中，混匀。

（3）37 ℃孵育 5 min，然后取 10 μL 加到玻片上，覆盖 22 mm×22 mm 盖玻片。

（4）在 200 倍或 400 倍镜下观察。

（5）未膨胀的为死精子，膨胀的为活精子。

正常参考值：精液中膜完整精子的总数具有生物学意义，正常精子存活率≥58%。

精子存活率可用以核实精子活力分析的准确性，精子存活率一般高于精子活动率，因为死精子的比例不应超过不动精子的比例。如果活的但不动的精子占很大的比例，应怀疑精子鞭毛结构有缺陷。

（十）精子形态

正常精子分为头、体、尾三部分。头部正面为卵圆形，侧面为扁平形；尾部长而弯曲，外形如蝌蚪。但正常精子有时亦可存在大头、小头、圆头、尖头等生理变异。正常精子还包括幼稚型和衰老型精子，幼稚型精子有小头，头部有附加帽或体部有附加物等表现；衰老型精子有头部胞浆出现黑点、头部全部着色、头部不着色等特点。

畸形精子亦可在头部、体部、尾部出现形态变异，或头部混合畸形。常见的头部缺陷有大头、小头、锥形头、梨形头、圆头、不定型头、有空泡的头、顶体后区有空泡、顶体区过小或过大、双头，或上述缺陷的任何组合。颈部和中段的缺陷有中段非对称地接在头部、粗的或不规则、锐角弯曲、异常细的中段，或上述缺陷的任何组合。主段缺陷有短尾、多尾、断尾、发卡形平滑弯曲、锐角弯曲、宽度不规则、卷曲，或上述缺陷的任何组合。

观察方法：将精液涂片置空气中干燥，若精子浓度低于 20×10^6/mL，标本在 2000 r/min 离心 15 min做沉淀物涂片检查；涂片固定染色，常用的有伊红苏木精染色和巴氏染色法，后者对精子结构看得更清楚；在 400 倍显微镜下或 1 000～1 250 倍油镜下计算 200 个精子中正常精子及各类畸形精子所占百分率，正常形态精子百分率的范围大致为 0～30%，很少有精液标本中正常形态精子百分率超过 25%。试管婴儿、宫腔内人工授精及自然受孕的研究中确实发现，正常形态精子的参考值为 3%～5%。如精子畸形率增高，可间接反映睾丸生精功能的障碍，由此必然影响精子的活力和受精能力。

三、精子活动力观察测定

（一）穿透试验

穿透试验为宫颈黏液与精子适应性的检查方法。常用的方法有：

1. Botella-Unsia 试验　用 1 mL 容量的注射器，吸取 0. 2 mL 患者妻子的宫颈黏液，注射器接头上套一 2 cm 长的细管，管内也充满子宫颈黏液，将注射器与细管置于一玻璃试管内，试管底部滴入一滴精液，使注射器前端的细管与精液接触，将注射器在试管口处用胶布固定，然后将试管置于恒温水浴箱内，保持 37 ℃2　h。以后取出注射器，拔掉细管，将针筒内 0. 2 mL 的子宫颈黏液置于计数板上，计数其中的精子数。

结果阳性：精子穿透力良好，计数到较多精子，说明有生育力。阴性：精子无穿透力，计数不到精子，说明无生育力。

2. Ruiz-Velasco 试验　按上述精子穿透试验方法，分别用不育症者妻子的子宫颈黏液和有生育能力的排卵期妇女的宫颈黏液充满精子穿透试验的测试针筒，分别用丈夫的精液及有生育能力的男子精液进行穿透试验。先用丈夫的精液与妻子的宫颈黏液做穿透试验，若为阳性，说明丈夫的精子能穿过妻子的宫颈黏液，则应进一步寻找其他不育的因素；若为阴性，则应进一步分别用妻子宫颈黏液与正常精液、丈夫的精液与正常女性的宫颈黏液做精子穿透试验。当丈夫精子能穿过正常的宫颈黏液而正常精液精子不能穿透不育妻子的宫颈黏液者，不育原因在女方；当丈夫精液精子不能穿透正常宫颈黏液而正常精子能穿透不育症妻子的宫颈黏液者，不育原因在男方；若二种穿透试验均阴性，则为双方因素引起的不育。

3. Hühner 试验　禁欲数日后，在妻子排卵期或接近排卵期行正常性交后，静卧 30~60 min，2 h 后取子颈管黏液镜检，每高倍视野有活动精子 15 个以上为阳性，表示精子穿过子宫颈管上行；若仅见活动力弱或不活动的死精子则为阴性，表示子颈管黏液对精子有杀伤作用或阴道内分泌物使精子衰亡。如阴道后穹隆有正常精子，而颈管内阙如，说明精子不能进入颈管。以上情况将影响生育能力，而这些情况的病因多在男方。

（二）速度试验

速度试验利用精子自身运动的能力，将排出体外液化的精液注入特制计数板内，通过显微镜观测 100 个活动精子通过固定距离 A（长 50 μm）所需时间。用公式计算出 100 个精子运动的平均速度。

方法：取被检者新鲜液化精液 1 滴，缓慢滴入预温 37 ℃特制计数板内，滴入量要适当。随后将计数板放入有温度控制（25~37 ℃）的显微镜载物台上，在 10×20 倍镜下观察，把方格的一侧边线视为固定距离，观察 100 个活动精子从不同方向通过固定距离所需要的累计时间。数据代入下列计算公式：

$$V\ (\mu m/s) = \frac{N}{D \times Q \times T \times \cos 45^\circ}$$

V = 精子平均运动速度（μm/s）

D = 精子浓度（100 万/ml）

$Q = 0.001mm^2$

N = 100

T = 100 个活动精子通过固定距离的累计时间

$\cos 45^\circ \approx 0.70$

国内报道，用精子速度试验（室温 28~34 ℃）检测 159 例生育力正常者排精后 1 h 内精液标本，其平均速度为（44.09±21）μm/s，范围为 4.32~109.65 μm/s。

四、精液中非精子细胞检测

精液中非精子细胞分三大类：①未成熟生精细胞，包括精原细胞、初级精母细胞、次级精母细胞、早期和晚期精子细胞、无核胞质体。②白细胞，包括巨噬细胞、多形核细胞、淋巴细胞及其亚群 CD3、CD4、CD8 等抗原阳性细胞。③支持细胞、脱落上皮细胞等其他细胞。精液中精子及生精细胞的形态学检查，是评价男性生育能力的重要指标。睾丸是精子形态成熟的器官，由于疾病、高温、药物、辐射等原因，可以出现睾丸生精细胞分化成精子的复杂过程中断，而出现少精或无精子，精液中可见各级不成熟生精细胞。

正常参考值：生育男性的平均值：精原细胞为 0.8%；初级精母与次级精母细胞分别为 8% 和 7%；精原细胞为 7%。最常见的是精母细胞成熟发生障碍，尤以初级精母细胞比例增加多见；其次是精原细胞比例增加，精子细胞比例降低和精子生成减少。

生育与不育患者的精液中均有精子和生精细胞，若精液中找不到精子及其他有形成分，临床表现为无精子症。由于睾丸生精小管的基膜发生障碍，属原发性睾丸生精障碍，治疗上比较困难。

精液中各级生精细胞均可见形态异常，尤以胞膜异常最为明显。

在正常男性精液中偶可见到呈柱状或立方形、圆形以及多边形的前列腺上皮细胞，以及精囊细胞、尿脱落细胞。慢性前列腺炎可见上皮细胞。在原因不明的男性不育症和支原体阳性不育症者精液中，非精子细胞的各种成分除支持细胞外均有增加。与正常生育力者精液相比，不育症患者的精液非精子细胞总量为正常生育男子精液的 3.7 倍，其中未成熟的生精细胞增加 2.38 倍，白细胞增加 4.6 倍，巨噬细胞增加 5.2 倍，淋巴细胞则增加 11.3 倍，并且主要增加的是 $CD4^+$ 细胞。

五、计算机辅助精液分析（CASA）

计算机辅助精液分析（computer-aided sperm analysis，CASA）是 20 世纪 80 年代发展起来的新技

术，现已逐步应用于男科实验室常规分析。它具有客观、高效、高精度的特点，尤其能分析与精子运动功能相关的多种参数。由于CASA系统的设置缺乏统一的国际标准，不同厂商和型号的CASA分析结果可比性差，尤其是分析精子浓度和活动率。

CASA系统识别精子是根据人为设定的大小和灰度来判断的，准确性受精液中细胞成分和非细胞颗粒的影响。计算精子活动率时，精子只有产生了一定的位移，CASA系统才认为是活动精子，而对原地摆动的精子则判为不活动精子，测出的值低于实际结果。CASA难以将精子从非细胞颗粒碎片区别出来，但随着技术的进步，特别是使用DNA荧光染色CASA，现在已可以进行精子浓度的检测。对高浓度精子的标本，因增加了精子碰撞的频率往往会出现错误的结果，应采用同份精浆稀释，在（25~50）$\times10^6$/mL范围内检测结果较理想。精子浓度较低时应多选几个视野采样。随着系统软件的不断改进，新的CASA系统可检测较大浓度范围的精液指标。CASA系统参数的设置、阈值的设定、视屏取像率等都可以影响最终结果。CASA系统的基本组成有：①相差显微镜、恒温装置和专用计算板（Macro板或Macrocel计数池等）组成摄像系统；②高速、高分辨率的摄像机和电视监视器组成摄像系统；③计算机分析处理系统及打印机打印输出。精液分析的自动化还需进一步完善。

六、精液中白细胞检查

大多数人精液中存在白细胞，主要是多形核白细胞（PMN，中性粒细胞）。有时可以通过巴氏染色方法，将白细胞与精液涂片的精子细胞和精母细胞区分开来。分辨白细胞主要基于着色、核的大小及形态的不同。多形核白细胞在形态学上容易与多核精子细胞混淆，但是多形核白细胞染色呈浅蓝色，而精子细胞呈浅红色。核的大小也有助于鉴别：单核白细胞核大小的波动范围较大，从约7μm的淋巴细胞，到大于15μm的巨噬细胞。这些大小仅作为参考，因为退化和分裂会影响核的大小。

还有几种技术可以定量测出精液中白细胞的数目。由于过氧化物酶阳性的粒细胞是精液中主要类型的白细胞，因此过氧化物酶活性的常规分析法有助于白细胞初筛。

精液中过氧化物酶阳性细胞浓度等于检测到的细胞数目（N）除以计数重复样本的全部网格数目（n）的容积（这里1个网格的容积为100 nL），再乘以稀释因子。如果以1+9（1∶10）稀释，则浓度计算为C=（N/n）×（1/100）×10细胞/nL=（N/n）×（1/10）细胞/nL。这样过氧化物阳性细胞浓度（10^6细胞/mL）为（N/n）×（1/10）细胞/nL。

当血细胞计数板的每个计数池的所有9个网格全部被评估时，过氧化物酶阳性细胞总数除以两个计数池的容积（1.8 μL），再乘以稀释因子（10），即可得到每微升的细胞数（10^3细胞/mL）。

有生育力男性精液中过氧化物酶阳性细胞的浓度<1×10^6/mL。

七、精液中凋亡细胞检查

细胞凋亡是由基因控制的细胞自我消亡的过程，其最突出的特点是染色质的有控降解，它可能是人体清除剩余或缺陷生精细胞的正常生理机制，也可能是引起不育的病理环节。检测生殖系细胞的凋亡对于不育的治疗与预后有重要意义。瑞-姬染色法简便实用，TUNEL法操作烦琐不宜常规使用。

（一）瑞-姬染色

（1）手淫留取全份精液于清洁容器中，37 ℃恒温水浴30 min，液化后，1500 r/min离心5 min后弃去精浆，沉淀用生理盐水洗涤3次，离心涂片晾干，用95%乙醇固定10 min。

（2）瑞-姬染液临用前依9∶1的比例新鲜配制。

（3）将固定的涂片用瑞-姬液染色30~60 s，加等量磷酸盐缓冲液，染色10 min。

（4）细胞核染色质固缩，在核周聚集，呈境界分明的新月形块状小体；胞膜皱褶或起泡，出现边界分明的含或不含核的物质，即为凋亡小体。观察全片，计数凋亡的精母细胞（包括初级精母细胞与次级精母细胞）、精子细胞，并计算其占同类细胞的百分比。

（5）精母细胞凋亡率参考值（$\bar{x}\pm s$）（%）：1.4±0.9

精子细胞凋亡率参考值（$\bar{X}\pm s$）（%）：1.7±0.8

（二）TUNEL 法

（1）手淫留取全份精液于清洁容器中，37℃恒温水浴 30 min，液化后，1500 r/min 离心 5 min 后弃去精浆，沉淀用生理盐水洗涤 3 次，离心涂片，晾干，用 95%乙醇固定 10 min。

（2）将固定的涂片用 3%H_2O_2 甲醇溶液封闭 30 min。

（3）用 Triton X-100 通透细胞。

（4）TUNEL 混合液混孵 60 min。

（5）POD 转换液混孵 30 min。

（6）加 DAB 底物显色。

（7）观察全片，细胞呈现棕黄色为凋亡细胞。计数凋亡的精母细胞（包括初级精母细胞与次级精母细胞）、精子细胞，并计算其占同类细胞的百分比。

精母细胞凋亡率参考值（$\bar{X}\pm s$）（%）：4.3±1.8

精子细胞凋亡率参考值（$\bar{X}\pm s$）（%）：4.3±2.6

八、流式细胞术在精子及生精细胞检查中的应用

流式细胞术（flow cytometry，FCM）的原理是让待测的染色细胞在特制的样品管里稳定地流动，细胞依次经过 50~100 μm 的小孔，恒速通过激光束的焦斑区时产生电信号，这些信号代表荧光、光散射、光吸收或细胞的阻抗等，这些信号被摄取处理，于是细胞的一系列特性就被快速地、大量地测定。还可根据有关的参数把指定的细胞亚群从整个细胞体中分选出来。染色过程如下：

（1）手淫留取全份精液于玻璃容器中，置 37 ℃恒温箱中液化后，加 PBS 液洗涤，离心，去上清液，重复洗涤 2 次，将精子冻存在-80 ℃冰箱内备用。

（2）用冷 PBS 液稀释精子悬液，取 1×10^6 个精子于试管中，加 PBS 液洗涤离心，去上清液，重复洗涤 1 次，用孵育缓冲液 1 mL 重悬浮，取 100 μL 放入试管中，加入 FITc-Annexin10 μL 和 PI 0.3 μg染色，室温下避光静置 15 min 后加 400 μL 孵育缓冲液，用 FCM 检测，阴性对照组的孵育缓冲液中不加钙离子。

（3）FCM 是集激光、计算机、半导体、统计学等于一体的高科技技术，把定性的描述过渡到定量研究，可由此获得精液或睾丸组织中各类细胞相对比例的精确数据及精子形态学等指标，对精子发生障碍的性质和程度作出客观精确的评价，尤其对少精子症和无精子症的诊断及判定疗效预后有明显优点，可替代睾丸活检。同时可采用穿刺的方法取样本，并在必要时多次穿刺，而不必活检睾丸组织，减少了患者痛苦。

九、精子 DNA 碎片检测

精液处理：新鲜精液常规检查后用生理盐水调节至（5~10）$\times10^6\cdot mL^{-1}$。易熔凝胶管 80 ℃温浴 20 min，37 ℃复温 5 min。取出待测标本 60 μL 加入上述易熔胶管中，充分混匀，加入 30 μL 精子混合液在经过 0.65%正常熔点琼脂预处理过的载玻片上，盖上 22 cm×22 cm 盖玻片，4 ℃ 5 min 后小心平行移去盖玻片。精子变性裂解：将载玻片立即垂直浸入反应液 A（含 0.09%过氧化氢的醋酸溶液）中，室温 7 min，吸干多余液体，然后将载玻片垂直浸入反应液 B（含 0.5%十二烷基硫酸钠的 Tris-HCL 缓冲液）中，室温 25 min，再将载玻片水平浸入大量的纯化水中 1~2 min，换水 1~2 次。脱水：吸干多余水分，将载玻片依次放入 70%、90%和 100%乙醇中各 2 min，空气干燥。染色：最后每张载玻片进行瑞氏染液室温 15 min，流水冲洗，空气干燥。观察：普通光学显微镜下观察 500 个精子，计数存在 DNA 碎片的精子数量。精子存在 DNA 碎片的标准：精子头部仅产生较小光晕或无光晕，单侧光晕厚度不超过精子头部最小直径的 1/3。计算 DFI% = 存在 DNA 碎片精子数/被观察精子总数×100%。

有研究发现随着年龄的增长，DFI 率呈增高趋势。DFI 与精子浓度呈负相关，说明少精子症患者的精子存在着较高的 DNA 碎片化水平。随着精子 DFI 值的增高，精子总活动率及前向运动率均呈下降趋势，DFI>30%时，精子总活动率、前向运动率、正常形态率及诱发顶体反应率均显著降低，相关性分析也证实 DFI 与精子浓度、总活动率、前向运动率、正常形态率及诱发顶体反应率呈显著负相关。DFI 与精子正常形态率呈负相关提示形态异常的精子同时存在较高的 DNA 损伤，畸形精子症患者应该进行精子 DNA 碎片化程度检测。而 DFI 与精子诱发顶体反应率呈负相关，提示顶体结构异常、诱发顶体反应率下降的精子也同时存在较多的 DNA 碎片，这可能是由于精子的形态影响其顶体功能所致。

十、生物化学检测

（一）精浆果糖的测定

精液标本以 1000 g 离心 10 min，倾倒并储存去精子的精浆于-20 ℃待分析。去精子的精浆标本可与其他精浆标本混合在一起。解冻去精子的精浆，在涡旋器上充分混匀。同时解冻和混匀 1 份用于内质控的混合精浆。每例精浆标本重复稀释 2 份：在 2 个 1. 5 mL 试管中各加入 50 μL 纯水，再各加入 5 μL精浆，混匀。脱蛋白：向 55 μL 已稀释的标本加入 12. 5 μL63 μmol/L$ZnSO_4$ 和 12. 5 μL 0. 1 mol/LNaOH，混匀。室温下放置 15 min，然后以 8000 g 离心 5 min。取每例标本 50 μL 上清液移入检测管。包括 2 份空白（50 μL 纯水）和 2 份 50 μL 每种标准液。向每支检测管加入 50 μL 吲哚液，混匀。向每支检测管加入 0. 5 mL 浓盐酸（HCl，32%v/v），用实验室模压封膜封管口，在通风橱内小心地混匀。在 50 ℃热水浴中放置 20 min。混匀，在冰水中冷却 15 min。在通风橱内用正向置换式移液器将 250 μL 检测管液体小心地移入 96 孔板中。用实验室透明贴膜将 96 孔板封闭，在 470 nm 波长处读取结果，用水空白调零。

果糖正常值：每次射精≥13 μmoL。精液中低果糖浓度是射精管阻塞、双侧输精管先天性阙如、不完全逆行射精和雄激素缺乏的特征。

（二）精浆中性 α-葡糖苷酶的测定

精液标本以 1000 g 离心 10 min，倾倒并储存去精子的精浆于-20 ℃，待分析。去精子的精浆标本可与其他精浆标本混合在一起，为将来测试提供一个内质控的标准样品。解冻去精子的精浆，在涡旋器上充分混匀。同时解冻和混匀 1 份用于内质控的混合精浆。用正向置换式移液器重复取 15 μL 精浆标本分别加入 2 个 1. 5 mL 试管中。包括 2 份空白（15 μL 纯水）。取一式 4 份 15 μL 作为内质量控制的混合的精浆样本。向 2 个内质量控制样本各加入 8 μL 1 mmol/Lcastanospermine，以提供精浆空白值。向每管分别加入约 37 ℃的 100 μL PNPG 底物液。旋转混匀每个试管，37 ℃孵育 2 h。2 h 后，向每个试管中 1 mL 显色剂 1 以终止孵育，并混匀。移取 250 μL 标本和 250 μL 标准液至 96 孔板。60 min内，在 405 nm 波长处读取结果，用水空白调零。

α-葡糖苷酶正常值：每次射精≥20 mU。糖苷酶由附睾上皮分泌，是反映附睾功能的指标。糖苷酶催化多糖或糖蛋白中糖类分解成葡萄糖，为精子运动提供能量。精子成熟、获能及受精过程伴有的比较活跃的糖基反应亦都与此酶活力有关。无精子症患者精浆糖苷酶活性显著降低。这可能是由于睾丸生精过程及该酶活性水平都受到雄性激素调节所致。糖苷酶活性与精子活力呈显著正相关，糖苷酶活性异常提示附睾功能障碍，导致精子成熟障碍，使精液中未成熟精子比例增加。

（三）酸性磷酸酶的测定

酸性磷酸酶是一种催化磷酸酯水解的酶，最适合的 pH 值低于 7。测定方法：根据此酶使对硝基苯酚磷酸酯在加入碱性试剂时，使磷酸链断裂，释放出的对硝基苯酚呈黄色。这种颜色在 410 nm 波长处具有最大的吸收峰。用碱化的对硝基苯酚绘制标准曲线，即可测定酸性磷酸酶的活性。正常值为 470~1300 u/L。

精浆中酸性磷酸酶在室温中放置会使酶活性丧失，因此，精液液化后应迅速分析，或在冰箱中保存备用。标准曲线应当天绘制，并考虑用市售有活性的酸性磷酸酶做对照。

（四）柠檬酸的测定

柠檬酸的测定方法有酶学法、荧光技术、电泳、气相层析以及各种层析技术，如纸层析、薄层层析和柱层析等。常用方法：将去蛋白精浆用热醋酐加吡啶保温，经保温后，柠檬酸显示为胭脂红色。颜色的深浅与柠檬酸的含量成正比，在 400 nm 波长处用吸收光谱法测定。正常值为 36~76 mg/L。

由于上述反应产生的颜色对温度很敏感，因此保温时温度必须保持在（60±1）℃。一旦产生颜色就比较稳定，但应该在反应后 1 h 内完成比色。假如首次建立分析，则应把已知含量的柠檬酸加到精液中进行测定，而且所有样品测定 2 次。如果所用的精浆样品量较少时，可将 25%三氯醋酸加到样品中，至体积为 1 mL 为止。

（五）镁的测定

镁的测定方法很多，较多的是用原子吸收光谱法进行测定，这种方法简单、准确，并能对精液中许多金属离子进行测定，但所需设备昂贵，因而尚不能广泛利用。另一种分析法，是根据镁与碱性达旦黄黄色液混合时显橘红色，与聚乙烯醇形成稳定的颜色，在 555 nm 波长处用比色法测定，吸光度与镁含量成正比。测定过程中应注意任何金属元素的分析都需要应用极纯的化学试剂、绝对清洁的玻璃器皿和纯的水，经 2 次样品测定平均值结果应大于 95%。

（六）锌的测定

去精子的精浆储存于-20 ℃环境中。与其他精浆标本混合在一起，为将来的测试提供一个内质控标准样品。解冻去精子的精浆，在涡旋器上充分混匀。同时解冻和混匀 1 份用于内质控的混合精浆。每例的精浆标本重复稀释 2 份：在 2 个 1. 5 mL 试管中各加入 300 μL 纯水，再各加入 5 μL 精浆，并用涡旋器混匀 5 s。重复取双份 40 μL 按步骤 3 所稀释的精浆样本，加入 96 孔板中。包括 2 份空白（40 μL纯水），2 份 40 μL 的每种标准液。加 200 μL 显色液到每 1 孔，在 96 孔板振荡器上混匀 5 min。在 560 nm 波长处读取结果，用水空白调零。

锌的正常值：每次射精≥2. 4 μmoL。临床意义：①锌是前列腺功能评价指标，与抗细菌感染有关，病原微生物感染可引起前列腺炎，常表现为精液液化迟缓和精浆锌含量降低。②锌直接参与精子的生成、成熟、激活和获能过程，精浆锌缺乏可导致精子活力降低。③锌是超氧化物歧化酶（SOD）中重要组成成分，通过 SOD 可清除精浆中自由基，从而抑制细胞膜发生脂质过氧化反应，保证精子的形态结构和功能免受损伤，精浆锌缺乏可导致精子畸形率增高和受精能力降低。④在阻塞性无精子症或死精子症患者中，精浆锌含量明显增高。

（七）蛋白质测定

蛋白质测定可用紫外吸收、定氮以及多种化学分析法，其中应用最广泛的是根据 Lowry 改良的 Eggstein 操作法。这个方法是根据蛋白质与 Fobin-ciocatten 试剂保温产生蓝颜色而进行分析。

（八）甘油磷酸胆碱

甘油磷酸胆碱可用荧光酶学分析法、纸层析或通过酸水解出胆碱来测定。荧光光度计较昂贵，一般可采用水解方法。人类精液中，胆碱是以游离胆碱、磷酸胆碱和甘油磷酸胆碱的方式混合存在的。游离胆碱用三碘化钾处理样品后，不需要水解就可直接测定。样品经三碘化钾处理后，使胆碱以过碘酸胆碱的形式沉淀出来，形成结晶的过碘酸复合物，此复合物用二氯乙烯溶解，在 365 nm 波长处测定，吸光度与胆碱的含量成正比。当在 37 ℃保温 90 min 时，磷酸胆碱不稳定，磷酸胆碱的测定要在胆碱释放之前把样品置 37 ℃保温 90 min 后进行，待酸解后再测定总胆碱的量。因为经酸解后，全部胆碱都转变为游离胆碱，总胆碱的含量减去游离胆碱和磷酸胆碱的含量，则可算出甘油磷酸胆碱的浓度。

甘油磷酸胆碱是一个相对稳定的化合物，然而，精液中的磷酸胆碱则不稳定，甚至在-15 ℃冷冻下储存，磷酸胆碱还会分解，这是应注意的。

（九）精氨酸

精液中的精氨酸可用离子交换层析的氨基酸自动分析仪和Sakaguchi反应来测定。氨基酸自动分析仪价格昂贵，不适合临床应用。Sakaguchi反应的方法是在有取代胍基参与的情况下产生有色物质。这种复合物在515 nm波长处有最大的吸收峰。注意在采用Sakaguchi反应时颜色的测定，全部试剂必须当天新鲜配制。这是由于储存后其他的取代胍基可能对结果有干扰。

（十）精液素

精液素是一种精液蛋白酶，其相对分子质量约为33 000，最适活性pH值为6.5~8.0。该酶不能被化学合成物和天然的胰蛋白酶抑制剂所抑制，而金属离子则影响其活性。测定精液素的活性有两种主要的化学方法，即通过对明胶的蛋白水解作用和对苯甲酰酪氨酸乙酯的酯解作用来测定。前者是通过精浆水解一定量的明胶与用牛胰蛋白酶水解明胶相比较来完成的。其主要优点是：样品中存在的非特异性酯酶对此分析方法无干扰。第二种方法是根据精液素能水解苯甲酰乙酯中的酯链，用分光光度法测定苯甲酰乙酯和苯甲酰酪氨酸在256 nm波长处产生的最大吸收峰的差别来检查，这种方法的优点是样品中的蛋白酶对这种测定无干扰。

明胶水解法的精确测定需稀释精浆，稀释的样品应重复测定，并加入大豆胰蛋白酶抑制剂500 μg/mL，使样品中其他蛋白酶的活性减少到最小。而酯水解法为了保证开始时的酶促动力学，不需稀释精浆。每分钟吸光度的变化不能超过0.06，用市售的牛胰蛋白酶作为对试剂和操作的校准。

（十一）前列腺素

13种精液前列腺素被分为四个系列：PGA、PGB、PGE和PGF。前列腺素可用系列硅胶层析分离法分析，每个组衍生物的测定按下列方法进行：紫外吸收、光旋转分散学、测光密度法、放射免疫分析、酶学分析、同位素方法和生物分析操作以及结合气相层析和大量的光谱学测定技术进行。这些分析技术复杂而费时，一般难以被临床单位采用，只适用于科研单位。

精浆的生化分析是一种判断附属性腺分泌物的简便方法，如新鲜精液不凝固并缺乏果糖，pH值低于6.7，精液量低而睾丸活检证实有正常精子发生，而精液中无精子，则可拟诊为精囊腺分泌缺乏，或两侧射精管阻塞或输精管先天性阙如；若精液凝块不液化，精液量少，或缺乏柠檬酸和酸性磷酸酶，则表明前列腺液缺乏，这可能是前列腺炎或前列腺管道阻塞的结果。又如锌含量不足可影响到精子活动力、浓度，同时也会影响性腺的发育，最终导致精液的质量差。

十一、精子-宫颈黏液的相互作用

月经周期的有限时间里（月经中期）宫颈黏液适宜接纳精子，此时受雌激素影响的宫颈黏液有利于精子穿透。不同女性精子能够穿透宫颈黏液的时间长短变化很大，即使同一个体，不同的月经周期也不尽相同。

（一）体内试验（性交后试验）

（1）将未涂润滑剂的阴道内窥器置入阴道。

（2）用结核菌素注射器（不带针头）、移液管或聚乙烯管，尽可能多地吸取阴道后穹隆精液池中的液体。

（3）用另一个注射器或导管尽可能多地吸取宫颈管内的黏液。

（4）将黏液标本置于载玻片上，并用盖玻片（22 mm×22 mm）压平黏液。

（5）用相差显微镜以400倍检查制备的玻片。

结果阴性：性交后9~14 h子宫颈内黏液中存在任何快速前向运动精子，可以排除宫颈因素，以及男方或女方的精子自身免疫因素导致不育的可能。阳性：当观察到非前向运动精子显示颤动现象，提示宫颈黏液中或者精子表面可能存在抗精子抗体。

（二）体外试验

（1）将1滴宫颈黏液置于载玻片上，用盖玻片（22 mm×22 mm）压平黏液。

（2）在盖玻片两侧各滴1滴精液，使其与盖玻片边缘接触，精液借助毛细作用在盖玻片下面移动。以这样的方式，宫颈黏液与精液之间形成清晰的界面。

（3）室温下在湿盒内水平放置玻片30 min。

（4）用相差显微镜400倍检查界面。

结果阴性：精子穿透入宫颈黏液相，并且>90%精子具有明确的前向运动。阳性：①虽然精子穿透进入宫颈黏液中，但很快变得不活动或显示“颤动”。②精子没有穿透入精液-宫颈黏液的分界面。这提示宫颈黏液中或者精子表面存在抗精子抗体。

（三）毛细管试验

（1）在每个精液储池置入100 μL射精不超过1 h的液化精液。

（2）将宫颈黏液吸入每个毛细管，并确保没有吸入气泡。

（3）每个管的一端用毛细管密封剂、橡皮泥或类似物封闭。

（4）放置毛细管的开口端在玻片上，使它深入含有精液标本的储池内0.5 cm。

（5）将穿透计水平放置在37 ℃湿盒内2 h。

（6）用相差显微镜100倍检查毛细管。

（7）将穿透计放回37 ℃孵箱，24 h后再次检查毛细管内前向运动精子的存在情况。

结果分为阴性、差和好3个等级（表12-1）。

表12-1 毛细管试验结果的分级

移动距离（cm）		最高穿透密度（1 cm或4.5 cm处每低倍视野的精子数）		从1 cm到4.5 cm的移动减少（等级顺序数的减少）		在宫颈黏液中前向运动的时间（h）	分级
1		0			—	—	阴性
<3	或	<10	或	>3	或	2	差
4.5	和	>50	和	<3	和	>24	好

十二、人类精子去透明带仓鼠卵穿透试验及其应用

现在临床常用的精液分析法只能非常粗略地评价人精子的受精能力，而自1976年以来建立的人类精子去透明带仓鼠卵穿透试验则大大弥补了这方面的不足，为精确检测精子的受精能力提供了可靠方法。

（一）培养液的组成

1. BWW贮备液（Biggers whitten and Whittingham medium）

NaCl	5.54 g
KCl	0.356 g
$CaCl_2$（$2H_2O$）	0.25 g
K_2HPO_4	0.762 s
$MgSO_4$（$7H_2O$）	0.294 g
$NaHCO_3$	2.1 g
酚红溶液	1 mL

用重蒸馏水加至1000 mL

2. BWW培养液

乳酸钠（60%浆状体）	0.37 mL
丙酮酸钠	0.0028 g
葡萄糖	0.1 g

青霉素、链霉素　　各 0.1×10^6 单位/mL
人血白蛋白　　300 mg
Hepes 缓冲液　　2 mL
用 100 mL BWW 贮备液溶解上述药品，通入 CO_2 气体调 pH 值为 7.4。
3. 高渗 BWW 溶液（获能液）　100 mL BWW 培养液加入 0.4 g 氯化钠。
4. 高渗人血白蛋白 BWW 溶液　用 10 mL BWW 培养液加入 0.15 g 人血清白蛋白。

（二）精子的制备

手淫方法收集禁欲 3~7 d 的精液，30 min 液化后，用 BWW 培养液 3 倍量混匀洗涤精浆，离心（600 r/min），5 min，弃上清液，再次重复洗涤 1 次。用精子获能液在 37 ℃、5%CO_2，恒温箱中培养 3 h，使之获能。获能后的精子离心 600 r/min，5 min，弃掉含有氯化钠的获能液，将精子移入高渗人血清蛋白液中，调整精子数为 1000 万/mL 备用。

（三）卵的制备

仓鼠卵用激素刺激超排卵方法获得。孕马血清促性腺激素（PMSG）具有 FSH 作用，可促进卵泡生长，增加卵泡的成熟度；人绒毛膜促性腺激素（HCG）有诱发排卵作用。选用 8~10 周龄的雌性仓鼠，在动情前期腹腔内注射 PMSG 25~50 单位，56 h 后再注射 HCG 30~50 单位。注射 HCG 后 15~16 h 处死动物，输卵管从伞端切断，取出卵巢，浸泡在盛有 BWW 培养液的培养皿中。在立体显微镜下，从伞部插入针头，刺破卵泡，冲洗卵泡腔，获得成熟的卵。通常从 1 个超排卵的仓鼠可获得 30~50 个卵。将带有卵丘细胞的卵移入 0.1%透明质酸酶的 BWW 培养液内洗 5~10 min，卵丘细胞脱落散开，再用 BWW 液洗涤 1 次，将脱掉卵丘细胞的卵又移入含 0.1%胰蛋白酶液中除去透明带。除去透明带的卵用 BWW 液洗 2 次备用。

（四）受精

在一个无菌的小培养皿中盛入 2~3 mL 液状石蜡，取准备好的获能精子 0.1 mL 注入液状石蜡下，然后取去透明带仓鼠卵注入精子获能滴内。通常每一个获能滴内注入仓鼠卵 15~20 个，在 37 ℃含 5%CO_2空气恒温箱中孵育 2~3 h，吸出卵子，用 BWW 培养液洗 3 次，除去表面未穿透卵的精子。将受精卵放在载玻片上，四周涂抹少许凡士林，轻轻将盖玻片盖在受精卵上，用相差显微镜检测。已受精的卵胞浆中有肿大的精子头，并附有精子尾。余下的卵细胞固定于乙醇-冰醋酸（3∶1）液 2 h，用2%~4%吉姆萨（0.15 mol/L 磷酸盐缓冲液）染色 8~10 min，显微镜下观察精子穿透卵的受精率。

（五）临床应用

在临床实践中，精子-仓鼠卵穿透试验可用于以下几方面：

（1）对原因不明的不育者，检测其精子的功能。

（2）在女方进行强有力的治疗，如促性腺激素治疗和输卵管成形术前，确定其丈夫精子的受精能力。

（3）估计不育患者精液异常的严重程度，观察治疗效果。

（4）IVF-EF 时估计供精者精液样本的质量和做受孕率的估计。

（5）检测生殖抗体（如抗精子抗体）对生殖的影响。

（6）输精管结扎前，男性受精能力监测。

（7）评价化疗或放疗对男性肿瘤患者生育力的影响。

（8）估计化学药品、环境中的毒物和药物对人精子受精能力的影响。

第三节　附睾及附属性腺功能检测

人类精浆是各种附属性腺分泌液混合组成的，其中前列腺液约占 30%，精囊腺液占 60%~70%，附睾及尿道球腺液等占 5%～10%。通过检测精浆生化标志可反映附属性腺功能。可以用此评价男性不育的发病原因和机制。

一、前列腺功能测定

（一）前列腺液检查

正常时，前列腺液稀薄呈淡乳白色，有蛋白光泽，每日分泌量为 0.5～2 mL，呈弱酸性。炎症严重时分泌物浓厚，色泽变黄或呈淡红色，混浊或含絮状物，并可有黏丝。

镜检，正常前列腺液中卵磷脂小体几乎布满视野，呈圆球状，与脂滴相似，发亮，折光性强，分布均匀。其大小不等，可略小于红细胞，也可小至红细胞的 1/4。前列腺炎症时卵磷脂小体减少，且有成堆的倾向，这时巨噬细胞吞噬大量脂类所致。如前列腺液呈血性，可能为精囊炎症、肿瘤或按摩太重引起。

正常前列腺液内白细胞散在，不超过 10 个/HP；炎症时超过 10～15 个/HP，即可诊断为前列腺炎。有人认为中国正常成人前列腺液的白细胞数，以 5 个/HP 较为合理，即 1×10^{9}/L（1000/μL）。

正常前列腺液内红细胞极少，炎症或按摩过重镜检可见多数红细胞，按压至精囊还可检出精子。

在炎症或老年人中还可见到体积较大的颗粒细胞。淀粉颗粒呈圆或卵圆形，微黄或微褐色，随年龄而增加，与疾病无关。

检查滴虫，可将前列腺液加适量盐水后立即镜检。将前列腺液制成均匀薄片，待干后通过火焰固定，做革兰或抗酸染色，油镜检查。炎症时可见大量细菌，以葡萄球菌最为常见，链球菌次之。细菌检查阳性率一般不足 50%。

前列腺脱落细胞检查有助于炎症、肿瘤等疾病的诊断。将前列腺液制成均匀涂片，室温干燥，用乙醚乙醇固定液（95%乙醇 49.5 mL，乙醚 49.5 mL 和冰醋酸 1 mL）固定 10 min，待其挥发干燥。可选择巴氏染色法，苏木精-伊红染色法，荧光素、吖啶橙染色法和瑞氏染色法等，若酸性细胞增多时，可诊断为过敏性或变态反应性前列腺炎。前列腺液中有时可找到成堆的癌细胞，也可单个散在，或呈不规则腺泡样，可作为前列腺癌的辅助诊断。

（二）前列腺特异抗原 PSA 测定

PSA 是公认的前列腺癌最有价值的肿瘤标记物，目前常用的 PSA 和 Free-PSA（游离 PSA）检测方法多为双抗体夹心 ELISA 法。

1. 试剂盒

（1）PSA 抗体包装管。

（2）^{125}I-PSA 抗体：2 瓶冻干粉，内含 ^{125}I 标记的抗 PSA 鼠单抗，加 5.5 mL 蒸馏水，10 min 后混匀。2～8 ℃保存 30 d。

（3）PSA 标准液：标准液浓度为 0、1.5 μg/L、3.1 μg/L、50 μg/L、100 μg/L、150 μg/L。

（4）PSA 分析缓冲液。

（5）缓冲清洗液：使用时加入 600 mL 蒸馏水。

2. 操作步骤聚苯乙烯试管编号后按表 12-2 进行操作。

表 12-2　PSA 测定操作程序

NSB	T	标准曲线	QC	标本	
标本量（μL）	—	—	50	50	50
分析缓冲液（μL）	100		100	100	100

聚苯乙烯试管在振荡器上振荡 30 min，彻底倾倒上清液，加 2 mL 缓冲清洗液到每一个试管，2 min后，倾倒上清液。每管中加 100 μL ^{125}I-PSAAb，振荡器上振荡 30 min。倾倒上清液，每管中加

2 mL缓冲清洗液，2 min 后倾倒上清液。再重复一次后测定试管的放射性强度。

以测定管每分钟计数为纵坐标，标准曲线标准浓度为横坐标，绘制标准曲线。样品和质控分别从标准曲线上查得。正常值<4 μg/L。前列腺癌患者血清 PSA 显著增高，且随病情加重和恶化迅速上升；病情缓解，PSA 值下降。另外前列腺良性增生及一些泌尿系器官感染的患者中血清 PSA 上升得较多。

二、精囊腺功能测定

内容见精浆果糖的测定。

三、附睾功能测定

附睾上皮分泌 α-葡糖苷酶、唾液酸等功能标记物，并可浓缩肉毒碱于头部远端和体部，与精子成熟和精子运动密切相关。精浆 α-葡糖苷酶测定及精浆肉毒碱测定都是常用的检测方法，精浆 α-葡糖苷酶测定方法见前面内容；埃尔曼试剂法求出精浆肉毒碱的含量，参考值为（461.56±191.63）nmol/L。

四、尿道球腺功能测定

（1）手淫使阴茎充分勃起，达到性高潮时，尿道口分泌出蛋清样透明黏液，用毛细滴管吸取后备检。

（2）参阅宫颈黏液干燥后结晶形态的观察。将尿道黏液涂于洁净载玻片上，自然干燥后镜检(1 000×)。

（3）结晶形态分为四型。0 型：无结晶；Ⅰ型：非典型结晶；Ⅱ型：有主干和二级干的结晶；Ⅲ型：有三级干或四级干的结晶。

（4）国内报道，52 例生育男性中，尿道黏液结晶为Ⅲ型者 38 例（73.1%），Ⅱ型者 14 例（26.9%），未见 0 型与Ⅰ型者；不育男性 97 例中，Ⅲ型结晶仅占 24.7%，Ⅱ型较多，占 44.3%，0 型与Ⅰ型占 30.9%；妻子发生流产的男性 38 例，Ⅲ型与Ⅱ型结晶分别占 21.1%与 50.0%；Ⅰ型占 29.0%。后两组与生育组比较，0 型、Ⅰ型、Ⅱ型结晶比例显著增高（$P<0.005$）。

另外，分析尿道黏液结晶与精子活率、活力、浓度的关系发现，精子活率≤50%，或活力不良者中，Ⅱ、Ⅲ型结晶所占比例分别为 44.0%与 47.8%；精子浓度≤0.2 亿/mL 的患者，有Ⅱ、Ⅲ型结晶者仅占 42.1%，均显著低于精液常规检查正常者（有Ⅱ、Ⅲ型结晶者达 92.8%），$P<0.005$。但尿道黏液结晶形态与血清及精浆中是否存在抗精子抗体无关。

附：

表 12-3　精液特性的参考值下限（第五版）

参数	参考值下限
精液体积（mL）	1.5（1.4~1.7）
精子总数（10^6/一次射精）	39（33~46）
精子浓度（10^6/mL）	15（12~16）
总活力（PR+NP,%）	40（38~42）
前向运动（PR,%）	32（31~34）
存活率（活精子,%）	58（55~63）
精子形态学（正常形态,%）	4（3~4）
其他共识临界值	
pH 值	≥7.2

续表

参数	参考值下限
过氧化物酶阳性白细胞（10^6/ml）	<1.0
MAR 试验（与颗粒结合的活动精子,%）	<50
免疫珠试验（与免疫珠结合的活动精子,%）	<50
精浆锌（μmoL/一次射精）	≥2.4
精浆果糖（μmoL/一次射精）	≥13
精浆中性葡萄糖苷酶（mU/一次射精）	≥20

参考文献

[1] 世界卫生组织．世界卫生组织人类精液检查与处理实验室手册［M］.5 版．国家人口和计划生育委员会技术研究所，中华医学会男科学分会，中华医学会生殖医学分会精子库管理学组，译．北京：人民卫生出版社，2011.

[2] 李宏军，黄宇烽．实用男科学［M］.2 版．北京：科学出版社，2015.

第四节　尿动力学检查

尿动力学检查是测定尿路尿流动力的方法，用以诊断尿路梗阻，研究排尿功能障碍的病因及评价治疗效果。

一、上尿路动力学检查

上尿路动力学检查主要用于上尿路梗阻的诊断。

（一）肾盂内压测定

采用肾盂测压装置或自制玻璃管压力计，做肾盂穿刺或通过肾造瘘管行肾盂灌注及测压。

以每分钟 10 mL 的恒定速度，滴入生理盐水或对比剂，滴入液体至充满上尿路，当液体注入肾盂或流入膀胱的速度相等时，测得的肾盂内压力为肾盂绝对压力。同时，通过导尿管测定膀胱内压。将肾盂绝对压减去膀胱内压即为肾盂相对压。正常肾盂相对压在 1.18~1.47 kPa 或以下；>1.47 kPa 者为轻度梗阻；>2.16 kPa 者为中度梗阻；>3.92 kPa 者为重度梗阻。

（二）数字化动态观察下肾盂和输尿管造影

静脉滴注入大剂量对比剂，应用 X 线电视动态观察平片及 X 线电视动态观察征象观察对比剂在肾盂和输尿管内流动情况。了解肾盂输尿管交界处、输尿管口或输尿管其他部位有无停滞现象，观察肾盂输尿管的蠕动及有无狭窄或扩张，以判断有无梗阻、梗阻部位及程度。

二、下尿路动力学检查

（一）膀胱逼尿肌功能检查

1. *充盈期膀胱内压测定*　用液体或气体注入膀胱，在膀胱充盈过程中测定膀胱内压，并给出膀胱内压曲线，以了解其与容量的关系。如用气体，注入速度可达每分钟 300 mL。因注入气体速度快，易激发逼尿肌无抑制性收缩（系指膀胱内压波动幅度超过 1.47 kPa）。膀胱内压曲线坡度显示充盈期膀胱内压与容量的关系，以及逼尿肌的张力状况。长期膨胀的膀胱，逼尿肌张力减弱或丧失则曲线坡度降低。若同时伴有膀胱感觉迟钝或丧失，则表示膀胱的神经末梢因长期受压而受到损害。

正常膀胱内压，排尿前一般在 2.45 kPa（25 cm H_2O）以下。当膀胱充盈容量达 150~250 mL 时，耻骨上有膨胀感，在充盈过程中没有无抑制性收缩。膀胱胀满时，有排尿急迫感，但能随意起始或终止排尿。

逼尿肌反射亢进：在膀胱充盈过程中，或采用激发方法如咳嗽、体位变动、原位踏步，必要时皮下注射氯贝胆碱 2.5 mg，逼尿肌出现无抑制性收缩，临床表现有尿频、尿急、膀胱容量缩小。

逼尿肌无反射：在膀胱充盈过程中及采用激发方法后，逼尿肌不出现无抑制性收缩，临床表现排尿困难，需增加腹压方能排尿，严重者出现尿潴留。

2. *排尿期膀胱内压测定* 常用方法是经尿道或耻骨上膀胱穿刺，插入一细导管至膀胱，注入无菌生理盐水充盈膀胱，在患者自行排出液体时，测定膀胱内压，其代表膀胱逼尿肌内压和腹腔内压的总和。膀胱功能正常、下尿路无梗阻者，排尿时最大膀胱内压为 3.43~6.86 kPa，一般在 4.90 kPa 以下；超过 6.86 kPa 可确定为下尿路梗阻。

3. *膀胱去神经超敏试验* 是一种确定由神经病变引起膀胱排尿功能障碍的特异性测定方法。在膀胱逼尿肌失去神经控制后，由于对神经介质感受面扩大而使逼尿肌出现超敏现象，膀胱内压升高。先后测定膀胱充盈至 100 mL 和皮下注射氯贝胆碱 2.5 mg 后的膀胱内压，若注药后的膀胱内压较前升高 1.47 kPa 以上，可确诊为下运动神经元病变所致的神经源性膀胱。如有逼尿肌反射亢进，应于次日在腰麻或阿福那特麻醉下重复上述检查。如注射氯贝胆碱后，膀胱内压仍较注药前高 1.47 kPa 时，则诊断为上运动神经元病变所致的神经源性膀胱，该试验可有假阴性或假阳性结果。

4. *膀胱残余尿量测定* 排尿或导尿后立即 B 超检查测定膀胱内残余尿量。正常人的残余尿量为 5~12 mL。一般认为排尿后残余尿量大于 50~60 mL 者即提示膀胱逼尿肌失代偿。残余尿的出现表示膀胱排尿功能已代偿不全。残余尿量与下尿路梗阻程度成正比。在下尿路梗阻治疗过程中，重复测定残余尿量可判断疗效。

5. *膀胱冰水试验* 用 F-16 号导管排空膀胱，将 4 ℃冰水 50~60 mL 快速注入膀胱，逼尿肌反射亢进时，数秒钟内冰水连同导尿管自尿道口喷射出来；如逼尿肌无反射时，则冰水从导尿管中缓慢流出。

6. *肛门括约肌张力检查* 用手指插入肛门了解括约肌张力，如括约肌松弛，提示下运动神经元病变，表示脊髓中枢活动减弱或消失。若括约肌张力过高，则提示上运动神经元病变所致，脊髓中枢活动亢进。

7. *肛门反射测试* 用针轻轻刺激肛门口皮肤黏膜交界处，如肛门括约肌松弛，表示有下运动神经元病变。

（二）尿道功能检查

1. *尿道闭合压力测定* 将 1 根特制的细导管插入膀胱，用自动牵拉器恒定后缓慢地向尿道内拉出，同时注入 CO_2或液体，使之自导管前端小孔排出，由导管上换能器连续测定尿道全长内压，并自动描绘出尿道内压曲线即尿道闭合压力图。依此查出尿道最大压力、尿道最大闭合压、功能性尿道长度等数据，另有一种附有电极的尿道压力测定导管，可同步检查尿道闭合压力图及尿道外括约肌肌电图。

此法用于尿失禁和神经源性膀胱的诊断，也用于尿失禁手术前后的检查。

2. *尿道括约肌阻力测定* 用 F-16 号导尿管插至球部尿道，连接 1 个三通管，一端接测压计，另一端接无菌生理盐水吊瓶，连续滴入液体至尿道，用手握紧阴茎以阻止液体自尿道逸出，测压管内水柱上升至最高水平，即为尿道括约肌阻力，正常人为 7.84~9.81 kPa。

3. *括约肌肌电图* 尿道括约肌与肛门括约肌同受阴部神经控制。通过一刺入肛门外括约肌的电极或塞入肛门的电极塞，记录肛门外括约肌的肌电图，可反映尿道外括约肌的情况。正常排尿时膀胱逼尿肌收缩，膀胱内压升高，同时尿道外括约肌肌电活动减弱或停止，产生正常排尿的尿流率曲线。当协同失调时逼尿肌收缩，而尿道外括约肌活动不减弱，仍处于痉挛状态，则产生排尿不畅的尿流率曲线；或逼尿肌不收缩，而尿道外括约肌活动减弱，则产生尿失禁。

（三）排尿功能检查

1. *尿流率测定* 应用尿流计记录排尿过程中每秒钟的尿流率并绘成曲线，以了解下尿路有无梗阻，根据尿流率曲线，推算出各个尿流率参数，包括最大尿流率、尿流时间、平均尿流率、最大尿流率时间、2 s 尿流率及总尿量等。其中最大尿流率及排尿时间是衡量排尿功能最重要的参数。总尿量少于 200 mL 时，测定结果的准确性差。正常尿流率参数依总尿量的多少而异，因此测定结果须与该总尿量的各正常参数做对照，才能判断测量结果是否正常。一般认为最大尿流率在 25 mL/s 以上者可排除梗阻，在 10 mL/s 以下者提示梗阻存在，两者之间为可疑梗阻。

2. *下尿路尿流动力学的同步检查* 包括 6 种同步检查，即膀胱内压、直肠内压、从膀胱内压中减去直肠内压的逼尿肌内压、尿流率、充盈膀胱的液体量及排尿电视。其检查结果可全面地显示排尿功能障碍的原因。

第五节 活组织检查

一、睾丸组织活检

睾丸活组织检查适用于诊断男子不育症及其他男科疾病。其适应证为：鉴别生殖道阻塞或睾丸生精障碍的无精子症；至少两次精液分析均提示无精子症并排除逆行射精；严重少精子症诊断和预后判断；评价睾丸固定术、精索静脉曲张术后效果。不育男性的精子浓度小于 250 万/mL 者，就应做睾丸活检，以鉴别属于阻塞性无精子症，还是由于睾丸发育不良或睾丸萎缩而致精子发生障碍的无精子症。前者睾丸生精小管发生精子的功能基本正常，而后者睾丸生精小管生精功能严重障碍。此外，睾丸活检还可以诊断和估计因内分泌功能紊乱所致睾丸精子发生不全的程度，为选择内分泌药物或为手术治疗以及激素治疗的疗效估计提供可靠依据。睾丸活检还可以确定是原发性还是继发性性腺功能低下症。一般情况下，无精子症患者生精功能异常而输精管却正常时，应做双侧睾丸活检。操作方法：

1. *切开法活检* 阴囊皮肤消毒后，局部麻醉，用手固定接受检查的睾丸，使表面的阴囊皮肤绷紧，选择血管少的部位，做 1~2 cm 的切口，切口垂直通过皮肤、内膜及鞘膜。睾丸白膜作“∧”形切口，长约 0.5 cm，轻轻挤压睾丸，使睾丸实质暴露，取一丁点儿睾丸组织作为标本，送病理做病理组织检查。手术时严格消毒，认真操作，一般不会引起感染、血肿或疼痛。少数患者于取睾丸组织后短期内精子数量下降，约需 4 个月可逐渐恢复。

切开皮肤及睾丸，取出睾丸中的曲细精管，这样取材非常完整，能够准确反映睾丸的生精功能，不易出现误差，结果可靠。不过此检查方法虽然结果准确，但创伤大，需要做皮肤、睾丸白膜的切开，术后需要缝合拆线，给患者带来更多的痛苦和不便，所以临床不便于开展。

2. *穿刺法* 患者取膀胱结石位，常规铺消毒巾，1%利多卡因局麻后，将穿刺针经阴囊皮肤穿刺刺入睾丸，抽出针芯，抽吸针管获得少许睾丸组织，然后拔出穿刺针。若一次抽出的组织过少，则可不同部位多次抽吸。结束后包扎穿刺部位，将睾丸组织送检。

此方法与切开法相比损伤小，痛苦小，不需要做缝合，它的不足是针吸细胞学检查只能得到少数组织细胞，看不到组织的整体结构，所以不能准确反映睾丸生精功能，有出现假阳性和假阴性的误差，检查的结果不可靠，容易误诊。

术后卧床 24 h，注意观察阴囊出血，预防切口感染。

二、前列腺组织活检

前列腺穿刺活组织检查是一种诊断前列腺癌的可靠方法，对制订治疗方案及观察治疗结果具有一定意义。前列腺组织活检方法有经尿道、经会阴、经直肠和经手术开放活检四种方法。其中，经直肠穿刺前列腺活组织检查比较直接，命中率高，并发症少，是目前广泛采用的一种方法。另外，经会阴部穿刺活检法也是临床常用的检查方法。

（一）经会阴部穿刺活检法

患者取截石位或侧卧位。常规消毒及局部浸润麻醉。在会阴中心至肛门中点处切一小口，右手持穿刺针刺入切口，左手食指插入直肠内，在左手食指感觉下引导穿刺针穿入前列腺包膜内，将针芯推入 3~4 cm 以穿刺病变部位。左手食指持续向上压，使组织嵌入取物槽内，然后将套管针向前推进，直达针芯尖端。此时，套管壁即将嵌入取物槽内的前列腺组织切下。将套管针连同针芯一起迅速拔出，推出针芯后即见所取的前列腺标本。左手食指继续向上压迫 2~5 min 以达完全止血。

（二）经直肠穿刺活检法

术前 3 d 肌内注射抗生素，术前 1 d 1：5000 氯己定溶液低位清洁灌肠。蛛网膜下腔阻滞或骶管麻醉。患者取截石位，肛门及直肠前壁前列腺所在部位予以消毒，将穿刺针尖端紧贴左手食指掌面一起进入直肠腔，当左手食指感觉到前列腺病变处时，右手将穿刺针向前推进，使之通过直肠黏膜，进入前列腺包膜内，将针芯继续推入 2~3 cm，固定针芯，将套管针向前推进，直达针芯尖端。此时，管壁即将嵌入取物槽内的前列腺组织切下，将套管针连同针芯一起迅速拔出，推出针芯后即可见所取的前列腺标本。左手食指压迫止血，直至直肠黏膜停止出血，必要时可电凝止血。

所取组织可直接培养以供细菌学检查，另外，放入福尔马林溶液中送病理学检查。经直肠途径比经会阴部途径失败率低，但感染机会较大。

第六节　细胞遗传学检查

随着西医学的不断发展，染色体技术的进步，细胞遗传学检查在疾病诊断、预防和治疗方面发挥着越来越重要的作用。男科疾病由染色体异常引起者并不少见，这些疾病可影响到男性生育能力。本节介绍几种常用的细胞遗传学检查方法。

一、鼓槌体的检查

鼓槌体的检查常用于初步鉴定男女性别，方法是采外周血于干净载玻片上，推成薄片，晾干。用 Wright 液染色，镜检 500 个嗜中性粒细胞，统计出嗜中性粒细胞中含鼓槌体的百分数。一般女性多核白细胞的核鼓槌出现率为 2%~3%，而男性几乎没有。正常值：男性<1%，女性>1.5%。

二、性染色质检查

性染色质检查常用于鉴别男女性别，并可推算出染色体的数目。方法是用牙签从口腔颊部黏膜上刮取少许上皮细胞，均匀涂于干净载玻片上，经固定、脱水和硫堇染色后，中性树胶封片。镜检 300 个细胞，统计细胞核膜边缘有性染色质的百分数。男性为 10%以下或无，在女性含此种性染色质的细胞占 40%以上。

三、染色体核型分析

染色体核型分析是诊断染色体疾病的重要方法。操作方法是抽取静脉血 0.5 mL，注入装有 5 mL 培养液的培养瓶中，培养液加有少量植物凝血素，以刺激淋巴细胞分裂，使之转化为淋巴母细胞，从而进入有丝分裂。将培养瓶置于 37 ℃恒温箱中培养 64~66 h，加入秋水仙素液阻止分裂，摇匀后再培养 4~6 h。取其瓶底培养物滴片，低渗处理后固定，用吉姆萨染色，在显微镜油镜下观察 50~100 个细胞的染色体数目及形态。挑选 2~3 个细胞做显微摄影，照片冲洗、放大后，把每个染色体的照片剪下，按国际标准排列、配对、编组，制成染色体核型图。正常人染色体共 23 对，22 对为常染色体，以1~22编号；一对性染色体以X和Y命名；共分7组，一般用字母A~G代表。

生殖细胞通过减数分裂，使每个精子只含有23条染色体。观察睾丸组织的减数分裂可提供精子生成的动态情况，了解减数分裂的障碍发生在哪一期，这比常规睾丸活检可靠。对精索静脉曲张导致生育力减弱的病例，分析减数分裂的情况可预测手术的效果。

参考文献

[1] 周晓珊，曾群力，程昌良，等．数字化动态观察下静脉肾盂造影应用的体会［J］．新疆医科大学学报，2009，32（9）：1338-1339.

[2] 孙福振，庞国勋，王振显，等．不同方法测定残余尿量的比较［J］．河北医药，2010，32（03）：345-346.

[3] 郭应禄，胡礼泉．男科学［M］．北京：人民卫生出版社，2004.

[4] TomomotoIshikawa. 非梗阻性无精子症患者的手术取精技术［J］．亚洲男性学杂志：英文版，2012，1：109-115.

第七节 免疫学检验

精子固有的细胞膜抗原由种属特异性抗原、组织相容性抗原等构成，其中器官特异性抗原可引起同种和自身精子免疫反应。此外，精子的特异性酶是细胞膜上的乳酸脱氢酶（LDH-C4）和酶前体acrosin（顶体蛋白），它们的相应抗体可引起受精障碍。

精子对女性是一个同种异体抗原，性交活动可视为一个反复注射抗原的过程。射入阴道内的精液中，可溶性抗原可被阴道黏膜吸收，精子及其附着的精浆抗原可被巨噬细胞摄取，经过抗原识别，诱发全身或局部的免疫应答。当然由于精浆自身和其他抑制因素的存在，这种情况在大多数健康妇女不会发生。

输精管结扎男性患者血清中可出现抗精子抗体，术后半年阳性率及抗体滴度均明显增高。睾丸活检后也可产生抗精子抗体。此外，其他原因所致的输精管阻塞、睾丸的损伤和炎症、附睾等副性腺的感染，均可造成精子抗原的外溢，与机体免疫系统发生反应而产生抗精子抗体。

抗精子抗体可使精子制动或黏附在宫颈黏液上而难以通过子宫颈，也可抑制镜子顶体酶的活性，使精子不易穿透包绕卵细胞的卵丘、放射冠和透明带，阻碍了精子与卵细胞的结合，甚至导致胚胎死亡和流产。

一、精子包被抗体的检测

如果精子显示出凝集，如活动精子以头-头、尾-尾或混合的形式相互黏附，精子抗体的存在可能是其原因。

精液中的抗精子抗体几乎都属于两类免疫球蛋白：IgA和IgG，IgM抗体由于其分子量较大，在精液中极少出现。IgA抗体可能比IgG抗体更具有重要的临床意义，应用相关的筛查试验，可以在精子表面或体液中检测出这两类抗体。直接检测精子表面抗体的试验又称为直接试验，包括有混合抗球蛋白反应试验（MAR）和免疫珠试验（IB）。MAR试验采用新鲜的精液标本，而IB试验采用洗涤过的精子，这两种试验有时结果可能不一致。但IB试验的结果与检测血清抗体的制动试验的结果相关性很好，IB试验和MAR试验的实验方案有些不同，但这两种试验的精子/微珠制备均在显微镜下检查。微珠黏附于带有表面结合抗体的活动和不活动的精子上，记录黏附有微珠活动精子的百分率。

检测没有精子的体液，如精浆、血清、溶解后的宫颈黏液中抗精子抗体的试验称为间接试验。在这些试验中，怀疑含有抗精子抗体的灭活和稀释的体液，与没有抗体、洗涤去除了精浆的供者精子相孵育。在可疑体液中的任何抗精子抗体会特异性结合到供者精子上，然后采用上述介绍的直接试验来检测精子。因为需要 10 min 时间可以观察到混合凝集，为了获得可靠的结果，让精子-抗体相互作用充足时间是重要的，但是，应该注意精子活力随时间而下降，而这些试验取决于有活动精子存在。

（一）混合抗球蛋白反应试验

混合抗球蛋白反应（MAR）试验是一项廉价的、快速和敏感的筛查试验，但它提供的信息不少于直接免疫珠试验。在 MAR 试验中，“桥连”抗体（抗 IgG 或 IgA）将包被了抗体的微珠带去与精液中未洗涤精子表面露出的 IgG 或 IgA 相接触。直接 IG 和 IA 的 MAR 试验，是用未经处理的新鲜精液，与包被人 IgG 或 IgA 的乳胶颗粒（微珠）或处理过的红细胞相混合。向悬浮液中加入特异性的抗人 IgG 或抗人 IgA，颗粒与活动精子之间形成混合凝集，提示精子表面存在 IgG 或 IgA 抗体，微珠之间的凝集作为抗体-抗原识别的阳性对照。

1. 操作步骤

（1）充分混匀精液标本。

（2）吸取 3.5 μL 精液 2 份，分别滴在 2 张载玻片上。

（3）每次直接试验，包括 1 张滴在 3.5 μL 抗精子抗体阳性精液玻片和 1 张滴在抗精子阴性精液玻片作为对照，对照精液应该分别从先前直接 MAR 试验显示带有和不带有抗精子抗体的男性中获取。另一种方法是通过与已知含有抗体的血清相孵育来产生阳性精子。

（4）加 3.5 μL 包被了 IgG 的乳胶颗粒（微珠）至每滴待测精液和对照精液中，并用移液器吸头搅匀。

（5）加 3.5 μL 抗人 IgG 抗血清至每滴精液-微珠混合液中，并用移液器吸头搅匀。

（6）在混合液上放置盖玻片，以使液层高度约为 20 μm。

（7）室温下在湿盒内水平放置 3 min，以避免干燥。

（8）3 min 后，用相差显微镜，在 200 或 400 倍镜下检查湿片，10 min 后再检查 1 次。

（9）用包被 IgA 的微珠替代 IgG 的微珠，用抗 IgA 抗体替代抗 IgG 抗体，重复上述步骤。

2. 评分　如果精子表面有抗体，乳胶微珠会黏附到精子上，开始时会看到活动精子附着几个或一团颗粒在泳动，后来凝集团变得很大，以致严重抑制精子运动，而没有包被抗体的精子在颗粒之间自由地泳动。

这项实验的目的是测定黏附有微珠的活动精子的百分率，出现的一个普遍问题是非前向运动精子靠近微珠，但是没有黏附上去。这些微珠是否能够黏附到精子上，通常用小的移液器头轻轻地叩击盖玻片来检验，微珠移动与精子的活动一致提示有阳性结合。

（1）仅评定活动精子和测定黏附有 2 个或 2 个以上乳胶颗粒的活动精子的百分率，忽略精子尾尖的结合。

（2）为了获得可接受的低取样误差，每次重复测试至少评价 200 个活动精子。

（3）计算黏附有颗粒的活动精子的百分率。

（4）记录免疫球蛋白的类型 IgG 或 IgA，以及乳胶颗粒结合到精子的部位（头、中段、主段），忽略精子尾尖的结合。

3. 参考值　目前尚没有来自生育力男性精液 MAR 试验的结合抗体精子的参考值，WHO《人类精液及精子-宫颈黏液相互作用实验室检验手册（第五版）》推荐以 50%活动精子黏附颗粒作为临界值。

（二）直接免疫珠试验

这项试验比混合抗球蛋白反应（MAR）试验耗费更多的时间，但它提供了去除精浆可能遮蔽成分的精子表面抗体的信息。

在直接免疫珠（IB）试验中，将包被共价键结合的抗 IgG 或 IgA 的兔抗人免疫球蛋白的微珠直接与洗涤过的精子相混合，带有抗人 IgG 或 IgA 的微珠结合到活动精子上提示该精子表面有 IgG 或 IgA 抗体。

1. 试剂

（1）Dulbecco's 葡萄糖-磷酸缓冲液（PBS）-牛血清白蛋白（BSA），或 Tyrode's-BSA。

（2）缓冲液Ⅰ：加 0.3 g BSACohn 片段 V 至 100 mL Dulbecco'sPBS 液或 Tyrode's 液中。

（3）缓冲液Ⅱ：加 5 g BSACohn 片段 V 至 100 mL Dulbecco'sPBS 液或 Tyrode's 液中。

（4）所有溶液经 0.45 μm 微孔过滤器过滤，使用前复温至 25~35 ℃。

2. 制备免疫珠

（1）对于每种类型免疫珠（IgG，IgA），在离心管中分别将 0.2 mL 免疫珠储备悬液加至 10 mL 缓冲液Ⅰ中。

（2）以 500 g 或 600 g 离心 5~10 min。

（3）从已洗涤的免疫珠上，倾倒弃去上清液。

（4）用 0.2 mL 缓冲液Ⅱ轻轻地重新悬浮免疫珠。

3. 制备精子　这些试验所需的精液量由精子浓度和精子活力来决定，见表。

（1）充分混匀精液标本。

（2）吸取所需的精液量至离心管，并加缓冲液Ⅰ至 10 mL。

（3）以 500 g 离心 5~10 min。

（4）从已洗涤的精子上，倾倒弃去上清液。

（5）在 10 mL 新鲜缓冲液Ⅰ中轻轻地重新悬浮精子。

（6）再次以 500 g 离心 5~10 min。

（7）倾倒弃去上清液。

（8）用 0.2 mL 缓冲液Ⅱ轻轻地重新悬浮精子液团。

表 12-4　用于免疫珠试验的精液量

精子浓度（10^6/mL）	精子活力（PR）（%）	所需精液体积（mL）
>50	—	0.2
21~50	>40	0.4
21~50	10~40	0.8
10~20	>40	1.0
10~20	10~40	2.0
5~10	>10	>2.0

4. 步骤　每次试验应该包括抗精子抗体阳性精子和抗精子抗体阴性精子作为对照，精液应该分别取自于带有和不带有抗精子抗体的男性，先前用直接免疫珠试验检测过这些精液。

（1）取 5 μL 已洗涤的待测精子悬液滴在载玻片上。

（2）准备 2 张载玻片，分别滴上 5 μL 抗精子抗体阳性精子悬液和 5 μL 抗精子抗体阴性精子悬液。

（3）在每个精子悬液滴的旁边加 5 μL 抗 IgG 免疫珠悬液。

（4）用移液器吸头将每份抗 IgG 免疫珠悬液与精子悬液充分搅和、混匀。

（5）在混合液上盖上盖玻片，以使液层深度约为 20 μm。

（6）室温下在湿盒内水平放置玻片 3~10 min，检测玻片前的等待时间不超过 10 min。

（7）用相差显微镜 200 或 400 倍观察玻片。

（8）评定黏附有1个或多个免疫珠的活动精子，忽略精子尾尖的结合。

（9）用抗IgA免疫珠悬液重复上述步骤。

5. 参考值 目前尚没有来自有生育力男性精液的IB试验结合抗体精子的参考值，在等待新证据出现之前，WHO《人类精液及精子-宫颈黏液相互作用实验室检验手册（第五版）》仍保留以50%活动精子黏附免疫珠作为临界值。

（三）间接免疫珠试验

间接免疫珠试验用于检测已热灭活、不含精子的体液，如血清、睾网液、精浆或菠萝蛋白酶促溶的宫颈黏液中的抗精子抗体。无抗体的供者精子吸附了待测定液中的抗精子抗体，然后用直接免疫珠试验来检测。

1. 试剂 见直接免疫珠试验的试剂部分。

如果检测宫颈黏液，要制备10 IU/mL菠萝蛋白酶，它是一种广谱的蛋白水解酶。

2. 制备免疫珠 见直接免疫珠试验的相应部分。

3. 制备供者精子 见直接免疫珠试验的相应部分。

4. 制备待测定的体液

（1）如果测试宫颈黏液，用10 IU/mL菠萝蛋白酶液以1+1（1∶2）稀释，用移液器吸头搅匀，在37 ℃孵育10 min。当宫颈黏液完全液化，以2 000 g离心10 min。立即取上清液测定，或者置于-70 ℃冻储。

（2）促溶的宫颈黏液、血清、精浆、睾网液，置56 ℃、热处理30~45 min，灭活体液中的补体。

（3）用缓冲液以1+4（1∶5）稀释已热灭活的标本。

（4）在每次间接试验中，包括已知阳性和阴性的标本用作每次间接试验的对照。例如从带有和不带有抗精子抗体的男性中分别取得的血清，先前用间接免疫珠实验检测过这些血清。已经结扎输精管的男性，血清如果阳性可以作为阳性对照血清（>50%的活动精子结合了免疫珠，不包括尾尖的结合）。

5. 孵育待测定标本与供者精子

（1）将50 μL已洗涤的供者精子悬液与按1+4（1∶5）稀释的待测定体液相结合。

（2）37 ℃孵育1 h。

（3）500 g离心5~10 min。

（4）倾倒弃去上清液。

（5）在10 mL新鲜缓冲液Ⅰ中轻轻地重新悬浮精子。

（6）再次以500 g离心5~10 min。

（7）倾倒弃去上清液。

（8）重复上述第5、6、7洗涤步骤。

（9）用0.2 mL缓冲液Ⅱ轻轻地重新悬浮精子团。

6. 免疫珠试验

（1）用经体液孵育过的供者精子，按照直接免疫珠相应试验进行。

（2）按照直接免疫珠试验相应方法评定和解释实验结果。

二、精子DNA完整性测定

精子核是精子重要的细胞器，包含了父方遗传物质。精子发生过程中各期生精细胞核内DNA的含量发生规律性变化，与核DNA结合的核蛋白也发生组型转换，即从组蛋白-过渡蛋白-鱼精蛋白。成熟的精子核DNA与鱼精蛋白紧密结合，高度浓缩，抑制了基因的表达，使遗传物质保持稳定。精子核成熟度直接影响着精子受精能力和受精后原核的形成及胚胎的着床。

研究发现，不育男性的精子核有多种异常，包括染色质结构异常、微缺失、染色质结构重排、非整倍体和DNA链的断裂（DNA单链和双链断裂）。导致精子DNA损伤的原因多种多样，可能与疾病(生殖道感染和精索静脉曲张等)、药物、化学和放射治疗、高热、睾丸温度升高、空气污染、吸烟、激素和年龄增长等因素有关。核未成熟或DNA损伤的精子会导致受精失败或影响受精后原核的形成、胚胎着床及子代的健康。有研究证实，男性不育患者精子的形态及头部完整性与核DNA完整性不一致。可对精子DNA损伤程度进行客观评价，即可定量检测精子中异常的DNA数量。评价精子DNA的完整性有很多方法。

（一）精子染色质结构分析（SCSA）

该方法的原理是受损的DNA在酸的作用下变成单链，吖啶橙（AO）与双链DNA结合发出绿色荧光，与单链DNA结合发出红或黄色荧光，可通过流式细胞仪进行分析，该方法为定量检测，客观、便于标准化。SCSA参数是独立于常规精液参数以外的特殊检验参数，反映了不同精子染色质构象结构的异质性，该方法快速、简便，已成为检测染色质完整性的“金标准”。

（二）末端脱氧核苷酸转移酶介导的脱氧尿苷三磷酸标记（TUNEL）法

该方法的原理是使用末端转移酶将一段标记的核糖核酸连接到断裂的DNA片段的3′羟基末端，可在光镜下、荧光显微镜下观察，也可用流式细胞仪检测。该方法主要检测凋亡所致的精子双链DNA损伤，对DNA断裂具有较高的特异度和敏感度，但操作复杂、成本高、变异性较大。

（三）精子染色质扩散（SCD）试验

该试验原理为没有DNA碎片的精子在经过酸性变和去掉核蛋白后DNA扩散形成特征性光晕，而带有DNA碎片的精子不会产生该光晕，因此可根据光晕的大小来判断精子的DNA碎片化程度。该方法简单、快捷、廉价，但尚不成熟。2005年对SCD方法进行改造后形成的Halosperm试剂盒，可使用光学显微镜观察结果，保持精子尾部的完整性，从而很容易区分精子和非精子成分。SCD检测方法的组内差异和组间差异很小，是一种简洁、快速、准确、廉价、结果易于分辨的方法。

（四）“彗星”试验（Cometassay）

该试验又称单细胞凝胶电泳，其原理为当精子细胞DNA出现断裂时，损伤DNA片段在电场力的作用下向阳极迁移，从而形成“彗星”样拖尾，在荧光显微镜下观察，根据“彗星”细胞的头、尾长度评估精子DNA的碎片化程度。用来检测精子DNA双链和单链断裂损伤、抗氧化损伤，可进行遗传毒理学等研究。该方法定量检测，所需样品和细胞数量少，且灵敏度较高。但检测时间长，方法复杂，标准化困难。

（五）8-羟基脱氧鸟嘌呤核苷（8-hydroxyde xyguanosine，8-OHdG）法

该方法采用高效液相色谱分析法检测DNA损伤标记物8-OHdG。该方法为定量检测，敏感度高，客观，需样品量小，非损伤性而且快速，但操作复杂、成本高。缺点是可因存在DNA的不完全酶解导致检测值比真实值偏高。

（六）荧光原位杂交技术（FISH）

该方法原理是用已知的荧光标记核酸探针与处理后待测的精子染色体进行杂交，在荧光显微镜下观察荧光染色信号。以检测精子染色体的多种异常，并可同时对多条染色体进行非整倍体率的分析研究，能够更全面地了解非整倍体与男性不育的关系。此方法简便，特异度高，可大批量分析，但目前应用面较窄。

（七）聚合酶链反应（PCR）

该方法可更精细地研究精子DNA的完整性是否异常，如缺失、突变等引起的不育。

第八节　内分泌学检查

生殖是种系繁殖和生物延续的重要生命活动。在这个生命活动中，专门调节生殖过程的激素称为“生殖激素”。下丘脑分泌的促性腺释放激素（GnRH）、垂体前叶分泌的卵泡刺激素（FSH）、黄体生成素（LH）、泌乳素（PRL），睾丸分泌的睾酮（T），睾丸通过其分泌的性激素控制第二性征和附性腺器官，其本身的生长、发育和分泌功能均受到垂体的控制。

垂体所分泌的激素控制动物的生长、发育、行为、生殖、泌乳并影响到蛋白质、糖、脂肪三大物质代谢。垂体这些功能的完成，依赖于下丘脑的正常功能活动。改变下丘脑的正常调节，就会影响垂体的分泌，从而影响靶器官的功能。反之，周围靶器官所分泌的激素也作用于下丘脑与垂体，使下丘脑和垂体所分泌的激素受到“正”或“负”的反馈调节。与生殖有密切关系的下丘脑-垂体-性腺轴不断调节各器官的活动，使生殖激素维持一定的水平。

下丘脑的促垂体神经分泌细胞分泌 GnRH，通过垂体门脉系统 GnRH 进入垂体，与垂体的促性腺细胞的特异性结合，激活腺苷酸环化酶-c-AMP-蛋白质激酶系统，促进垂体合成和释放 LH 和 FSH，GnRH 对 LH 生成的刺激作用比 FSH 要强，LH 分泌的量，一方面取决于 GnRH 的刺激，另一方面也决定于雌激素对垂体的反馈作用。GnRH 对 FSH 释放作用与 LH 相似，但引起 FSH 的释放比 LH 要慢，其升高峰值也低于 LH 峰，保持高水平的持续时间较长。通过血液循环，LH 和 FSH 到达靶器官，在男性，LH 与睾丸间质细胞上的受体结合，促进睾丸间质细胞增生，刺激间质细胞合成和分泌雄激素 T，T 扩散进入曲细精管，供精子生成的需要。它主要是通过 c-AMP 促使胆固醇转变为孕烯醇酮，同时促进合成 T 所必需的酶。睾丸 Leydig 细胞在 LH 脉冲式释放的生理刺激下连续不断地生成和分泌 T，并无明显的脉冲波动，可能与两种蛋白 PBR 和 30kDa 有关，揭示雄激素合成与释放的调控机制十分复杂。FSH 随着血液循环到睾丸，与曲细精管的支持细胞膜受体结合，刺激性激素结合蛋白（TBG）的生成，高浓度 TBG 使曲细精管腔内 T 的浓度维持在较高的水平，这样高浓度 T 促进生殖细胞分化为成熟的精子。所以精子的生成和完全成熟不但需要 FSH，而且也需要 T 的参加。睾酮对下丘脑 GnRH 的分泌具有负反馈作用，高浓度的睾酮使下丘脑 GnRH 分泌减少，相应垂体分泌的 LH 和 FSH 将随之减少。这可能是由于 T 通过芳香化转变为雌激素，而雌激素明显抑制 GnRH 的释放，同时也改变垂体对 GnRH 的反应性，也可能是在垂体和下丘脑中 T 通过 5a 还原酶的作用转变为 DHT，DHT 对下丘脑 GnRH 的释放也有较弱的抑制作用。

一、睾酮测定

睾酮（testosterone，T）主要由男性睾丸 leydig 细胞合成，肾上腺和女性卵巢也能少量分泌。分泌入血后，98%以上的睾酮与白蛋白和性激素结合蛋白结合，少量以游离状态存在。男性中，睾酮的主要功能是诱导男性性功能，促进蛋白质合成和骨骼生长，增加基础代谢等。此外，睾酮与 LH 共同促进精子的形成及成熟，并与精子活动力和曲细精管的代谢有关。女性中睾酮对于维持女性青春期正常生长发育及某些代谢的调节有重要作用。

睾酮的测定一般采用化学发光免疫测定法（CLIA）和电化学发光免疫测定（ECLIA）法。

（一）化学发光免疫测定法

1. *原理*　采用竞争结合酶免疫法测定。将样本和样本处理液、小鼠抗人睾酮单克隆抗体、碱性磷酸酶（ALP）标记的睾酮以及包被着山羊抗小鼠多克隆抗体的顺磁性微粒一起添加到反应管中。经样本处理液作用，样本中睾酮从载体蛋白中释放出来，并与睾酮-ALP 结合物竞争结合于特异的抗睾酮单克隆抗体。捕获抗体将生成的抗原-抗体复合物结合在固相上，在反应管内完成温育后，结合在固相上的物质将置于一个磁场内被吸住，而未结合的物质将被冲洗除去。然后将化学发光底物添加到反应管内，它在ALP的作用下迅速发光，所产生的光量与样本内睾酮的浓度成反比，通过多点校准曲线确定样本中睾酮的量。

2. 试剂　与分析仪配套的商品化睾酮测定成套试剂盒。

3. 操作　按仪器和试剂说明书设定测定条件，进行定标品、质控品和待测样品的测定。

4. 参考区间　男性：4.94~32.01 nmol/L（此参考区间引自商品化试剂说明书）。

5. 注意事项

（1）标本类型及稳定性：推荐使用血清或肝素抗凝血浆样本进行检测，不推荐EDAT抗凝血浆，同一实验室不可交互使用两种类型的样本，样本在2~8 ℃可保存14 h，在-20 ℃可保存6个月，避免反复冻融。

（2）结果报告：在介于检测下限和最高定标品值之间的分析范围内，可进行样本的定量测定，若样本含量低于测定下限，以小于该值报告结果；若样本含量高于最高定标品值，则以大于该值报告结果。也可将样本用“S0”定标品1∶1稀释后重新测定。

（3）干扰因素：应注意某些患者体内可能存在的异嗜性抗体对测定结果的影响。

（二）电化学发光免疫测定法

1. 原理　采用竞争法测定，样本和生物素化的抗人睾酮单克隆抗体一起孵育，睾酮与标记抗体的结合位点结合形成免疫复合物。在反应体系中添加链霉素包被的磁珠微粒和钌标记的睾酮衍生物，钌标记的睾酮衍生物与未被占用的生物素化睾酮抗体结合形成抗体-半抗原复合物。上述两种复合物通过生物素-链霉素之间的反应结合到固相载体上。将反应液吸入测量池中，通过电磁作用将磁珠吸附到电极表面，未与磁珠结合的物质被除去。给电极加以一定的电压，使复合体化学发光，发光强度与样本中的睾酮含量呈反比，通过分析仪的定标曲线得到睾酮的测定结果。

2. 试剂　与分析仪配套的商品化睾酮测定成套试剂盒。

3. 操作　按仪器和试剂说明书设定测定条件，进行定标品、质控品和待测样品的测定。

4. 参考区间　男性：4.94~32.01 nmol/L。（此参考区间引自商品化试剂说明书）。

5. 注意事项

（1）标本类型及稳定性：血清和Li-肝素、EDTA抗凝血浆均可用于测定。样本在2~8 ℃可保存14 h；在-20 ℃可保存6个月，避免反复冻融。检测前离心去除样品中的沉淀。冷藏试剂盒样本在室温中平衡至20~25 ℃再上机检测。

（2）干扰因素：应注意少数病例中极高浓度的分析物特异性抗体、链霉亲和素或钌抗体对检测结果的影响。药物诺龙（INN国际通用命名，WHO）对测定结果会产生明显的干扰，使用该药物进行治疗的患者不建议进行睾酮检测。女性出现异常升高的睾酮值时必须使用萃取法或经过验证的LC-MS/MS串联质谱方法进行确定。

（三）临床意义

（1）男性体内睾酮水平减低时，可见于生殖功能障碍、垂体功能减退、泌乳素过高症、肝硬化、慢性肾功能不全及klinefelter综合征等。

（2）男性体内睾酮水平升高时，可能由于先天性肾上腺增生症、良性睾丸间质细胞瘤及下丘脑-垂体-睾丸轴异常等原因所致。

（3）女性体内睾酮水平上升可能提示雄激素综合征（AGS）、多囊卵巢综合征（PCOS）、卵泡膜细胞增殖症、先天性肾上腺增生症、卵巢肿瘤、肾上腺肿瘤、肾上腺发育不良、卵巢功能障碍或下丘脑-垂体-卵巢轴紊乱等。

二、促黄体生成素和卵泡刺激素

促黄体生成素（luteinizing hormone，LH）和卵泡刺激素（follicle stimulating hormone，FSH）均是由垂体分泌产生的，二者均含有α和β两个多肽亚基的糖蛋白，它们的α亚基高度同源，氨基酸残基相近，其不同的生理作用取决于 β 亚基。卵泡刺激素的 β 亚基与人绒毛膜促性腺激素的结构也相似，只是绒毛膜促性腺激素较卵泡刺激素的 β 亚基多出 32 个氨基酸残基，以及在羧基端存在着一个糖类侧链。在黄体生成素和人绒毛膜促性腺激素的羧基端常出现一个唾液酸，这个唾液酸并不是受体结合的必需片段，它可以降低黄体生成素和人绒毛膜促性腺激素在机体内的清除率。

在正常情况下，下丘脑-垂体-性腺系统通过促性腺激素释放激素（GnRH）刺激 LH 和 FSH 呈脉冲式释放。在女性，卵泡期释放频率最高，每 24 h 达 17 次，黄体中期每 24 h 仅 7 次。

在男性，LH 的主要生理功能是促进睾丸间质细胞增殖并合成雄激素，促进间质细胞分泌睾酮协同促卵泡生成素促进精子成熟。FSH 的生理功能是刺激睾丸支持细胞发育，并促进产生性激素结合蛋白（TBG），使发育的生殖细胞获得稳定又高浓度的雄性激素，促进生殖细胞发育、分化为成熟精子。

在女性，LH 的生理功能是在卵泡期可与一定量的促卵泡生成素共同作用，促进卵泡成熟及雌激素的合成，继而引起排卵。排卵后促使卵泡转变为黄体，促进间质生长以及黄体酮合成。FSH 的生理功能是在月经期中 FSH 与 LH 同步变化，促进卵泡细胞生长发育、成熟，促进颗粒细胞增殖，激活颗粒细胞内的芳香化酶，使卵泡膜细胞产生的雄激素转化为雌激素，并诱导卵泡 LH 受体生成，增加卵泡甾体激素合成的能力，为排卵做准备。

黄体生成素和卵泡刺激素的测定一般采用化学发光免疫测定法（CLIA）和电化学发光免疫测定（ECLIA）法。

（一）促黄体生成素化学发光法测定

1. *原理*　待测抗原（LH）与鼠抗人 LH 单克隆抗体及碱性磷酸酶（ALP）标记的羊抗人 LH 抗体（ALP-gAb）反应，形成大的抗原抗体复合物。当反应达平衡时加入连有羊抗鼠 IgG 抗体的磁性颗粒，即可捕获 mAb-LH-ALP-gAb 复合物，在磁场中自行沉淀，经洗涤并去除废液后加入发光底物 AMPPD，后者在 ALP 的作用下迅速发出稳定的光量子，光子的产出量与 LH 的量成正比。

2. *试剂*　与分析仪配套的商品化睾酮测定成套试剂盒。

3. *操作*　按仪器和试剂说明书设定测定条件，进行定标品、质控品和待测样品的测定。

4. *参考区间*　男性：1.14~8.75 mIU/mL。

此参考区间引自商品化试剂说明书。

5. *注意事项*

（1）严重溶血的标本会影响检测结果。标本如不能及时检测，应置于-20 ℃存放，并避免反复冻融。

（2）由于 LH 呈脉冲式分泌，故在血中浓度变化较大，不能将一次检测结果作为临床诊断的依据。

（3）某些激素、药物及体内一些活性物质对检测结果有影响。

（二）促黄体生成素电化学发光法测定

1. *原理*　待测血清、生物素化的抗 LH 单克隆抗体与三氯联吡啶钌标记的抗 LH 另一位点单克隆抗体在反应体系中混匀，形成双抗体夹心的抗原抗体复合物。加入链霉亲和素包被的磁性微粒与之结合，在磁场的作用下抗原抗体复合物结合的磁性微粒吸附到电极上，未结合部分洗涤弃去。电极加压后启动电化学发光反应，产生光信号，并与待测样本中一定范围的 LH 含量成正比。

2. *试剂*　与分析仪配套的商品化睾酮测定成套试剂盒。

3. *操作*　按仪器和试剂说明书设定测定条件，进行定标品、质控品和待测样品的测定。

4. *参考区间*　男性：1.14~8.75 mIU/mL。（此参考区间引自商品化试剂说明书）。

5. *注意事项*

（1）溶血、脂血、黄疸标本不影响本法测定 LH。

（2）标本不能及时检测，应置于-20 ℃存放，并避免反复冻融。

（3）试剂在使用前应恢复至室温（18~25 ℃）后再进行检测。

（4）批号不同的试剂不能混用，每批试剂应分别制作标准曲线。

（三）卵泡刺激素化学发光法测定

1. 原理　为夹心法，待测抗原（FSH）与鼠抗人 FSH 单克隆抗体及碱性磷酸酶（ALP）标记的羊抗人 FSH 抗体（ALP-gAb）反应，形成 mAb-FSH-ALP-gAb 双抗体夹心复合物。当反应达到平衡后，加入连有羊抗鼠 IgG 抗体的磁性颗粒，即将该复合物捕获，在磁场的作用下自行沉淀，经洗涤并吸弃废液后加入发光底物 AMPPD。后者在 ALP 的作用下迅速去磷酸化生成不稳定的中介体 AMPD，AMPD 产生单线激发产物，发出稳定的光量子，光子的产出量与 mAb-FSH-ALP-gAb 的量成正比，即与待测样本中的 FSH 的量成正比。

2. 试剂　与分析仪配套的商品化睾酮测定成套试剂盒。

3. 操作　按仪器和试剂说明书设定测定条件，进行定标品、质控品和待测样品的测定。

4. 参考区间　男性：0. 95~11. 95 mIU/mL。(此参考区间引自商品化试剂说明书)。

5. 注意事项

（1）严重溶血的标本会影响检测结果，标本如不能及时检测，应置于-20 ℃存放，并避免反复冻融。

（2）由于 FSH 呈脉冲式分泌，在血中浓度变化较大，不能将一次检测结果作为临床诊断的依据。

（3）某些药物、激素及体内一些活性物质对测定结果有影响，妊娠时血中高浓度的绒毛膜促性腺激素水平也会影响测定的结果。

（四）卵泡刺激素电化学发光法测定

1. 原理　待测标本、生物素化的抗 FSH 单克隆抗体与三氯联吡啶钌标记的抗 FSH 另一位点单克隆抗体在反应中混匀，形成双抗体夹心的抗原抗体复合物。加入链霉亲和素包被的磁性颗粒与之结合，在磁场中磁性微粒及其捕获的抗原抗体复合物被吸附在电极上，各种游离成分被弃去。电极加压后产生光信号，并与待检样本中一定范围的 FSH 含量成正比。

2. 试剂　与分析仪配套的商品化睾酮测定成套试剂盒。

3. 操作　按仪器和试剂说明书设定测定条件，进行定标品、质控品和待测样品的测定。

4. 参考区间　男性：0. 95~11. 95 mIU/mL（此参考区间引自商品化试剂说明书）。

5. 注意事项

（1）溶血、脂血、黄疸标本不影响本法测定 LH，标本如不能及时检测，应置于-20 ℃存放，并避免反复冻融。

（2）试剂在使用前应恢复至室温（18 ~ 25 ℃）后再进行检测，并避免过度振摇产生泡沫影响检测。

（3）批号不同的试剂不能混用，每批试剂应分别制作标准曲线。

（五）临床意义

LH 与 FSH 联合测定是判断下丘脑-垂体-性腺轴功能的常规检查方法，主要具有下列临床意义：

（1）FSH 和 LH 增高：常见于性腺原发性病变，如卵巢功能早衰、性腺发育不全、原发性闭经、原发性性腺功能低下、精曲小管发育障碍、完全性（真性）性早熟。

（2）FSH 和 LH 降低：见于垂体或下丘脑性闭经、不完全性（假性）性早熟。

（3）通过静脉或肌内注射促黄体素释放激素（LHRH）50 ~ 100 μg 后，观察 LH、FSH 的浓度变化，可以动态测定垂体分泌 LH 的储备功能。正常人注射后可提高 3 倍以上。反应减弱或无反应主要见于：垂体病变、未经甲状腺激素治疗的原发性甲状腺功能减退伴继发性闭经等。反应正常或延迟主要见于下丘脑功能紊乱等。反应性增高则见于原发性功能低下及性早熟等。

三、血清泌乳素测定

泌乳素来自垂体，由199个氨基酸组成，相对分子量为22 000，泌乳素分泌具有脉冲性，可被下丘脑泌乳素抑制释放因子-多巴胺和其他多种泌乳素释放因子协同调节。泌乳素是垂体中唯一的在正常生理条件下出现抑制状态的激素。下丘脑及其神经核团释放神经递质-多巴胺来抑制垂体释放泌乳素。多巴胺通过与泌乳素合成细胞膜上的D_2受体结合，抑制腺苷酸环化酶，从而抑制泌乳素的合成和释放。促进泌乳素释放因子主要包括促甲状腺素、血管活性肠肽和血管活性肠肽类似物等。这些活性因子均来源于垂体细胞，主要通过旁分泌途径调节泌乳素的分泌。

目前检测泌乳素的方法有化学发光法免疫分析法（CLIA）和电化学发光免疫分析法（ECLIA）。

（一）血清泌乳素化学发光法测定

1. *原理* 待测血清中PRL与鼠抗人PRL单克隆抗体及碱性磷酸酶（ALP）标记的羊抗人PRL抗体（ALP-gAb）反应，形成mAb-PRL-ALP-gAb双抗体夹心复合物。当反应达到平衡后，加入连有羊抗鼠IgG抗体的磁性颗粒捕获该复合物，在磁场的作用下自行沉淀，经洗涤并吸弃废液后加入发光底物AMPPD。后者在ALP的作用下迅速发出稳定的光量子，光子量与抗原抗体复合物的量成正比，即与待测样本中PRL的量成正比。

2. *试剂* 与分析仪配套的商品化睾酮测定成套试剂盒。

3. *操作* 按仪器和试剂说明书设定测定条件，进行定标品、质控品和待测样品的测定。

4. *参考区间* 男性：3.46~19.4 ng/mL（此参考区间引自商品化试剂说明书）。

5. *注意事项*

（1）严重溶血的标本会影响检测结果。

（2）标本不能及时检测，应置于-20 ℃存放，并避免反复冻融。

（3）不能使用批号不同的试剂，每批试剂应分别制作标准曲线。

（二）血清泌乳素电化学发光法测定

1. *原理* 待测标本、生物素化的抗PRL单克隆抗体与三氯联吡啶钌标记的抗PRL另一位点单克隆抗体在反应中混匀，形成双抗体夹心的抗原抗体复合物。加入链霉亲和素包被的磁性颗粒与之结合，在磁场中磁性微粒及其捕获的抗原抗体复合物被吸附在电极上，各种游离成分被弃去。电极加压后产生光信号，并与待检样本中一定范围的PRL含量成正比。

2. *试剂* 与分析仪配套的商品化睾酮测定成套试剂盒。

3. *操作* 按仪器和试剂说明书设定测定条件，进行定标品、质控品和待测样品的测定。

4. *参考区间* 男性：3.46~19.4 ng/mL。（此参考区间引自商品化试剂说明书）。

5. *注意事项*

（1）溶血、脂血、黄疸标本与类风湿因子不影响结果。

（2）标本应置于-20 ℃存放，并避免反复冻融，待测标本及试剂上机前注意恢复至室温，避免过度振摇产生泡沫影响测试。

（3）批号不同的试剂不能混用，每批试剂应分别制作标准曲线。

（4）标本与质控品禁用叠氮化钠防腐。

（三）临床意义

（1）PRL增高主要见于PRL瘤，是常见的一种垂体瘤，有自主性分泌PRL功能，促进血中PRL升高。还见于下丘脑损伤、肿瘤、肉芽肿疾病和头颅部的辐射等。垂体疾病的肢端肥大症、库欣病、垂体柄离断、空蝶鞍综合征等。原发性甲状腺功能减退症、肾上腺功能减退等疾病对于下丘脑的反馈作用减弱亦使PRL的分泌增加。另外，在肝、肾疾病时由于PRL的清除代谢减少也会使血中PRL的浓度升高。

（2）PRL降低在腺垂体功能减低时，如希恩综合征、垂体嫌色细胞瘤等PRL的分泌减少，此时也伴有其他垂体激素减少。一些药物如左旋多巴、去甲肾上腺素、降钙素等可间接或直接抑制 PRL 的分泌与释放，使血中 PRL 浓度下降。

四、血清雌二醇测定

雌二醇是雌激素中生物活性最强的一种，主要来源于卵泡黄体和胎盘，男性少量的 E_2 主要来自睾丸。E_2 属 19 碳类固醇激素，主要在肝脏进行降解，E_3 是其主要的降解产物。E_2 的分泌受下丘脑-垂体-性腺轴的调控，并在排卵的控制机制中起核心作用。其主要生理功能是促使女性生殖器官的生长发育，维持女性副性征，增强阴道对细菌抵抗能力。妊娠期使子宫肌肉增厚，分娩时能产生较大收缩力。月经周期中刺激子宫内膜增生，对蛋白质、糖、脂类、水、电解质和钙磷代谢有一定的影响。

雌二醇的测定一般有化学发光免疫测定法（CLIA）和电化学发光免疫测定法（ECLIA）。

（一）血清雌二醇化学发光法测定

1. 原理　待测抗原（E_2）与碱性磷酸酶标记抗原（ALP-E_2）竞争性结合相应的抗体（Ab）。当反应达到平衡时，加入连有羊抗鼠 IgG 抗体的磁性颗粒，吸附上清液后洗涤吸弃废液后，加入发光底物 AMPPD。后者在 ALP 的作用下迅速发出稳定的光量子，光子量与 ALP-E_2-Ab 的量成正比，与待测 E_2 量成反比。以光量子的产出作为纵坐标，E_2 浓度作为横坐标绘制标准曲线。将待测标本同样处理即可于校正曲线下查得 E_2 的浓度。

2. 试剂　与分析仪配套的商品化睾酮测定成套试剂盒。

3. 操作　按仪器和试剂说明书设定测定条件，进行定标品、质控品和待测样品的测定。

4. 参考区间　男性：3.46~19.4 ng/mL（此参考区间引自商品化试剂说明书）。

5. 注意事项

（1）严重溶血的标本会影响检测结果。

（2）标本不能及时检测，应置于-20 ℃存放，并避免反复冻融。

（3）不能使用批号不同的试剂，每批试剂应分别制作标准曲线。

（二）血清雌二醇电化学发光法测定

1. 原理　待测抗原 E_2、三氯联吡啶钌标记的 E_2 竞争性地与生物素化的抗 E_2 单克隆抗体结合，待测抗原 E_2 的量与三氯联吡啶钌标记的 E_2 和生物素化的抗 E_2 单克隆抗体所形成的免疫复合物的量成反比，加入链霉亲和素包被的磁性微粒捕获上述免疫复合物，在磁场中磁性微粒被吸附至电极上，吸弃未结合部分。电极加压后产生光信号，其强度与样本中的一定范围的 E_2 含量成反比。

2. 试剂　与分析仪配套的商品化睾酮测定成套试剂盒。

3. 操作　按仪器和试剂说明书设定测定条件，进行定标品、质控品和待测样品的测定。

4. 参考区间　男性：3.46~19.4 ng/mL（此参考区间引自商品化试剂说明书）。

5. 注意事项

（1）溶血、脂血、黄疸标本与类风湿因子不影响结果。

（2）标本应置于-20 ℃存放，并避免反复冻融，待测标本及试剂上机前注意恢复至室温，避免过度振摇产生泡沫影响测试。

（3）批号不同的试剂不能混用，每批试剂应分别制作标准曲线。

（4）标本与质控品禁用叠氮化钠防腐。

（三）临床意义

（1）E_2 增高常见于女性性早熟，男性女性化，卵巢肿瘤以及性腺母细胞瘤、垂体瘤等。也可见于肝硬化、妊娠期。男性随年龄增长，E_2 水平也逐渐增高。

（2）E_2 降低常见于各种原因所致的原发性性腺功能减退，如卵巢发育不全，也可见于下丘脑和垂体病变所致的继发性性腺功能减退等。卵巢切除、青春期延迟、原发性或继发性闭经、绝经、口服

避孕药等也可使 E_2 减低。

第九节 其他检查

随着科学技术的发展，影像学检查技术日新月异，在临床工作中的应用也越来越成熟，为诊断和治疗疾病提供了前所未有的便利。在诊断男科生殖系统疾病中除了常规的 X 线检查外，CT、MRI 及彩色多普勒超声能提供更清晰的影像，而放射性核素检查还能了解组织器官的功能，检查的损伤性越来越小，与其他检查配合将会使人们对男性疾病的了解更加深入。

一、超声检查

超声诊断仪产生的超声波束发射到人体待检测部位，经过不同的组织界面，因声阻差异而发出的反射波被仪器接收，在荧光屏上显示脏器断面的声像图，依此可判断器官组织有无病变及其病变的性质。

检查时患者体位依受检脏器部位而异。探头在受检部位做一系列纵、横断面扫描，择其清晰而有代表性的声像图作为诊断依据，必要时照片或录像。

超声检查是对肾上腺、肾脏、膀胱、前列腺及睾丸疾病的辅助诊断方法。尤其适于下述情况：肾上腺肿瘤，测定肾脏位置、形态及活动度，肾脏囊性疾病，肾实质性肿块，肾结核，肾结石，肾周围血肿或脓肿，肾脏移植后排异反应，膀胱肿瘤、结石，膀胱残余尿的测定，膀胱憩室，前列腺增生，前列腺癌，前列腺结石，睾丸肿瘤、鞘膜积液，非特异性附睾炎等。

二、放射线检查

（一）X 线平片

X 线平片检查能显示生殖器有无异常钙化影或结石，常用于诊断输精管道中的结石，前列腺、附睾、输精管及精囊部位的炎症性钙化。另外对阴茎硬结症和阴茎骨化症等也有辅助诊断意义。有时排泄性尿路造影也能反映出生殖系统疾病，如前列腺增生症患者，排泄性尿路造影 X 线片可见膀胱底部抬高，其平面可高于耻骨。

（二）造影检查

1. *输精管精囊造影* 检查的目的是了解有无输精管道梗阻及输精管道中有无精子，指征为：无精子症，睾丸活检证实有成熟的精子并且要求至少有一根可以触摸到的输精管。其他相对指征为睾丸活检正常伴有严重的少精子症，抗精子抗体强阳性；精液容量少伴有活动力差者，怀疑射精管部分梗阻者。

（1）方法：

1）经输精管法。采取平卧位，在常规会阴处皮肤消毒后，用 1%的普鲁卡因或利多卡因做局部浸润麻醉，切开阴囊皮肤，暴露需要检查的单侧或双侧输精管，将穿刺点部位的输精管游离 1 cm，通过输精管穿刺向输精管内注入 50%泛影葡胺 1.5~2 mL，注射完即可拍片。要求所拍摄范围包括双侧输精管、壶腹及射精管。

2）经尿道逆行插管法。采用截石位，尿道表面麻醉，通过膀胱尿道镜在后尿道找到精阜，在直视下向射精管逆行插管，在注射造影剂后摄片。

3）经皮穿刺输精管造影。用专用钳子经阴囊皮肤固定输精管，用 22 号穿刺针穿刺，用 24 号钝头的穿刺针沿原穿刺通道进入，并进行输精管道造影。

（2）疾病的诊断：

1）前列腺疾病：前列腺中叶增生时，射精管受压弯曲；侧叶增生时，射精管可向中线移位，精囊壶腹部位则呈受压和上移迹象。

2）前列腺癌：射精管变形、狭窄、僵硬和梗阻，而精囊与壶腹部位可因肿瘤侵犯而遭受破坏、压迫或移位。在男性不育症输精管与附睾部位有梗阻的患者中，可发现造影剂在附睾部位受阻。

（3）并发症：多次操作机穿刺损伤可造成输精管狭窄和血肿、穿刺部位闭合不良可造成精液肉芽肿，穿刺部位缺血坏死、梗阻及去神经化可造成输精管血供破坏。要求在操作中仔细、轻柔、减少周围组织损伤及有条件时采用显微外科手术。

2. 精索静脉造影

（1）操作方法：从股静脉经皮穿刺插入导管经下腔静脉至左肾静脉，使导管开口于左精索静脉开口处，推注造影剂 10~30 mL，以每秒 1 张的速度拍片，共 10 张。精索静脉曲张者可见精索静脉明显增粗扩张，呈蜿蜒迂曲状，周围的侧支血管也明显增多和扩张。

（2）适应证：为精索静脉瓣膜功能不全，发生精索静脉曲张并导致不育的患者。精索静脉造影是诊断精索静脉曲张的金标准，尤其是对临床体征不典型者，但由于该检查的损伤性，不推荐为常规检查。

3. 阴茎海绵体造影　操作方法为用 1%的普鲁卡因或利多卡因作阴茎侧面皮肤及海绵体局部浸润麻醉，然后在麻醉部位穿刺，用 15%的泛影葡胺 20 mL 注入海绵体内，在电视下观察到造影剂在海绵体内充盈后，拍正位及斜位片。在静脉瘘性的阳痿患者中，造影剂出现分流，可见海绵体周围有分流静脉。而阴茎异常勃起者，造影剂在海绵体中滞留。阴茎硬结者，可见硬结部位造影剂充盈不完全，阴茎海绵体变形缩小。

三、计算机断层扫描（CT）检查

利用 CT 能清楚显示内外生殖器官的解剖结构，通过 CT 横断面、冠状面及矢状面重组图像能准确地了解生殖器官正常和异常的解剖结构，并能了解病变与周围组织的关系。CT 检查简便、迅速、无痛苦，通过测定不同组织对 X 线的吸收系数，可以进行定量分析。

（一）前列腺

通过 CT 可测量前列腺的大小和体积，正常的前列腺上下径平均为 30 mm、前后径为 23 mm、左右径为 31 mm。60~70 岁老年人上下径平均为 50 mm、前后径 43 mm、左右径 48 mm。用 CT 做5 mm 层厚连续扫描，盆腔及其部位应用 10 mm 层厚扫描，可见前列腺为密度均匀的软组织影。

1. 前列腺增生症所见　增生的前列腺多见于两侧叶或中叶，一般前列腺上缘超过耻骨联合平面 20~30 mm 时可视为前列腺增生，增生的前列腺可比正常时大 2~4 倍。密度与软组织相似，可为弥漫性或单个结节，中叶肥大时前列腺向膀胱内突出，表现为膀胱内占位病变，此时应与膀胱肿瘤进行鉴别。

2. 前列腺癌所见　多发生在前列腺后叶，早期限于前列腺内的病灶，表现为前列腺外形不对称性膨隆，可见密度不均或密度稍低的癌结节。较晚期膀胱精囊角消失为癌肿向外侵犯的征象。CT 检查对检出有无盆腔淋巴结转移十分有效。

3. 前列腺炎所见　非特异性炎症更为常见，反复慢性炎症可致前列腺缩小，前列腺包膜毛糙，在有前列腺结石时，前列腺内可见点状或圆形钙化影。对前列腺炎的诊断主要应结合临床症状、体检及其他辅助检查。

（二）精囊腺

从 CT 图像中可见精囊腺位于膀胱和直肠之间，在前列腺上方的层面，为两侧对称的卵圆形，两侧全长约 60 mm。精囊腺炎表现为患侧精囊腺体积增大，密度降低，造影剂增强后可见强化；而精囊腺结石呈点状高密度影。精囊腺原发性肿瘤少见，多为乳头状瘤、癌或囊肿，CT 检查中可见精囊腺不规则扩大，与周围脂肪边界不清，精囊腺角消失。精囊腺囊肿通过造影剂增强后效果更为明显，为边缘光滑的低密度区。

（三）睾丸

因CT检查仅仅在检出未降睾丸的位置及确定睾丸肿瘤转移的情况下应用，MRI更适合各类睾丸疾病的诊断。

四、磁共振成像（MRI）

磁共振（MRI）是利用人体组织中氢原子核的质子密度和质子的弛豫时间常数（T1和T2）作为成像的基础，扫描层厚为5 mm或10 mm，成像清楚，有很高的分辨能力。

对睾丸肿瘤的诊断如同CT一样能早期发现有无肿瘤转移，诊断精原细胞瘤时，T1加权图像表现与正常睾丸相等的信号，T2加权图像呈低信号。如白膜信号消失或中断，常表示肿瘤向睾丸外侵犯。

MRI在诊断睾丸鞘膜积液时能通过矢状面及冠状面图像来判断积液是否为交通型，有无睾丸萎缩及其他伴发的畸形。当积液为清亮液体时，T1加权图像为低信号；如积液蛋白含量高或积血时，T1及T2加权图像均为高信号。

睾丸损伤时，若为挫伤，T1加权图像睾丸组织表现为低信号；如有白膜裂伤，T2加权图像可见白膜的低信号中断。当睾丸脱位时也能通过MRI确定。

在睾丸及附睾发生炎症时，MRI显示睾丸或附睾体积增大，附睾与睾丸的分界模糊，T1加权信号降低，T2信号呈不均匀升高。如发现睾丸中T2加权图像有不规则低信号与睾丸肿瘤相鉴别。对诊断前列腺疾病MRI尤其独到之处，能多方位显示前列腺及其邻近组织的图像。

五、放射性核素检查

由于增长较快的肿瘤组织对磷的吸收和代谢均加速，磷的积聚量也明显多于正常组织，而恶性肿瘤的积聚量又多于良性，因此常用^{32}P来诊断前列腺癌及睾丸恶性肿瘤。用亲骨性放射性核素99 mTc-焦磷酸盐做骨扫描，有助于前列腺癌骨转移的早期发现。

精索静脉曲张在阴囊精索扩张静脉内有较多的血液积聚，利用放射性核素99 mTc做阴囊血液扫描对隐匿性精索静脉曲张的诊断有一定价值。由于隐匿性精索静脉曲张是引起男性不育的常见原因之一，因此，对根据阴囊血液扫描确诊的隐性精索静脉曲张及时采用手术治疗，可使患者获得生育力。

六、彩色多普勒检查

彩色多普勒检查能确定血流及血流速度，可了解动脉狭窄程度及静脉瓣关闭不全，使男科疾病诊断更为科学，适用于血管性阳痿患者的诊断和鉴别诊断。对精索静脉曲张、睾丸扭转及睾丸肿瘤也有一定诊断价值。

（一）阴茎血流测定

测定方法：先测定松弛状态下左右海绵体动脉直径，测定血流。而后在阴茎根部扎一根止血带，进行皮肤消毒后，向阴茎海绵体内注射30 mg罂粟碱，2 min后松开止血带，5 min后测定海绵体动脉直径及收缩期峰值流速。通过收缩期峰值流速的变化判断有无动脉供血不全。

对注射罂粟碱后阴茎能勃起，但维持时间不长的患者，应了解有无阴茎背静脉瘘。在用多普勒评价血管性阳痿的患者时，通过测定阴茎动脉压并与前臂进行比较，结合血流图形，有助于患者的诊断。

（二）精索静脉曲张

多普勒检查时采用平卧位和立位结果对比的方式，并通过valsalva法进行鉴别。先让患者保持直立位平静呼吸状态，使用valsalva法进行测定，取得基本数据。严重法精索静脉曲张在吸气和呼气时均有连续大量的静脉血流，呼吸对血流无明显的影响，而轻度精索静脉曲张在平静呼吸状态下不易检出，采用valsalva法常能发现血液反流，血液反流程度与精索静脉曲张程度成正比。

实时扫描可见曲张的精索静脉表现为直径1.5 mm的多囊状，有时直径可达5 mm。诊断标准为在多支静脉血管中有一根直径达到3 mm或3 mm以上。

（三）睾丸血流测定

多普勒能有效地测定睾丸血流的情况，对邻近阴囊皮肤充血而附睾血流减少的情况也能做出准确的诊断。检查时可将健侧睾丸作为对照，如两侧血流相仿，可压迫精索血管，此时若血流减少视为阴性（即无睾丸扭转）。如发现睾丸血流障碍，可在静脉麻醉下施行手法复位，并通过多普勒观察血流情况，如手法复位成功，进一步的治疗应该为睾丸固定手术。

七、内窥镜检查

（一）膀胱镜检查

1. 适应证

（1）需要观察膀胱内部情况，确定上尿路及泌尿系统邻近器官病变是否累及泌尿系统者。

（2）需行输尿管插管进行逆行性肾盂造影，留取两侧肾盂尿，鉴别两侧肾功能及术前准备者。

（3）通过膀胱镜进行活体组织检查及治疗性操作，如肾盂冲洗、灌注药物、膀胱电灼、膀胱碎石、取石、取异物、息肉切除术、输尿管扩张、套石、插入肾盂镜、插入镭针、电切等。

2. 禁忌证

（1）泌尿生殖系统有急性感染时。

（2）全身病情严重或肾功能极度不良者。

（3）包茎、尿道狭窄等及骨关节疾病体位异常，无法插入膀胱镜者。

（4）膀胱容量小于 50 mL 者。

3. 检查方法

（1）根据检查目的准备膀胱镜，应用福尔马林蒸气消毒或福尔马林液浸泡消毒。行膀胱镜检查的患者，可按麻醉前常规准备。如要进行 X 线造影者，必须进行肠道准备。

（2）患者排尿后取截石位。尿道口及附近皮肤用肥皂水、无菌水刷洗，以 0.1%新洁尔灭或 0.1%硫柳汞消毒，铺盖无菌单。

（3）一般应用尿道表面麻醉，可用 0.5%丁卡因 10 mL。调节光源亮度。

（4）按常规操作插入膀胱镜，抽出闭孔器，测定残余尿量；然后插窥镜充盈膀胱，测定膀胱容量；进行系统全面的观察。膀胱三角区是检查的重要部位，其次是两侧输尿管开口，必要时可通过静脉注射靛胭脂协助找寻输尿管口。

（5）做输尿管插入时，将观察镜取出换用操作镜；找到输尿管口，插入输尿管导管，插入输尿管导管成人男性约需 27 cm。导管远端做好记号辨别左右，拔出膀胱镜，仅留导管于尿路内，收集两侧肾盂液做常规检查及其他检查。

（6）如行逆行肾盂造影，应分别由输尿管导管注入泛影葡胺造影剂 7 mL，进行 X 线摄片，待照片冲洗认为满意时，拔出输尿管导管。

（7）最后填写膀胱镜检查记录及各种检查申请单。

4. 膀胱镜检查术后处理及并发症　膀胱镜检查只要掌握适应证，操作轻柔，绝大多数患者无特殊反应，偶有轻度血尿或局部疼痛，通常 2~5 d 内逐渐减轻消失。术后嘱患者多喝水，必要时用解痉剂、止痛剂及尿路消毒剂。

膀胱镜检查可能发生的并发症有：

（1）损伤由于操作粗暴或用力不当，尤其在腰麻、鞍麻下损伤更易发生。轻则造成尿道挫裂伤，重则形成假道或尿道直肠穿透伤、膀胱破裂。亦有因膀胱本身病变如膀胱结核、憩室等，膀胱壁缺乏弹性，膀胱镜操作后，可导致病变部位的发作，但属少数。

（2）严重出血因操作使膀胱肿瘤、溃疡性膀胱炎等病变组织损伤或操作引起尿道挫裂伤、膀胱破裂等并发症时，可发生严重出血。

（3）感染主要由于无菌操作不严，肾盂原有感染或由尿道慢性感染扩散以及污染所致，轻则造成泌尿系统感染，重则可引起败血症、脓毒症休克，故应高度重视。

（二）尿道镜检查

1. 适应证

（1）需要观察尿道内部与膀胱颈部有无瓣膜、结石、憩室、肿瘤、溃疡、异物等病变。

（2）通过尿道镜取出异物、结石，或施行电灼、电切、涂敷药物等。

2. 检查方法 术前准备、患者体位、麻醉和操作，与膀胱镜检查基本相同。但应注意以下两点。

（1）膀胱冲洗清晰后，应保持空虚。

（2）检查时冲洗液经进水口持续滴入。尿道镜从膀胱颈部开始，逐渐退向尿道口，边退边观察各段尿道，不宜在尿道内前后进退反复移动。如需重新观察后尿道时，必须重新将尿道镜插入。

（三）肾盂镜检查

肾盂镜分为直接观察的肾盂镜和经膀胱向输尿管送入的输尿管肾盂镜两种。前者的构造与膀胱镜基本相同，但前端可弯曲，供肾脏手术时或经肾造瘘时使用。通过手术时肾盂切口插入肾盂及肾大盏，以检查肾脏内部病变，如小的动静脉畸形出血、小的低度恶性乳头状瘤、白斑病、多囊性肾盂炎、肾乳头坏死、肿瘤或肾盂输尿管连接处的坏死等；也可以通过肾盂镜将结石击碎，然后用活检钳取碎石，用水冲洗碎石微粒，可使患者免去手术痛苦。

输尿管肾盂镜是从肾造瘘口、输尿管造瘘口及输尿管开口处插入以窥视尿管、肾盂及肾盏的窥镜。一般是以光导纤维束传递光源，质地柔韧可变，端部易于弯曲。

常用于下列情况：

（1）用于诊断引起上尿路梗阻的病变，如肾肿瘤、输尿管结核、肾盂肾炎、狭窄、乳头坏死等。

（2）充盈肾盂或输尿管可发现病变，如不透光结石、乳头状瘤、血块等。

（3）用于测定功能，如节段肾功能、输尿管肾盂连接处或输尿管膀胱连接处的功能。

（4）用于输尿管扩张、活检、套石、电灼等。

参考文献

[1] 尚红，王毓三，申子瑜．全国临床检验操作规程［M］．4 版．北京：人民卫生出版社，2015.

[2] 世界卫生组织．世界卫生组织人类精液检查与处理实验室手册［M］．5 版．国家人口和计划生育委员会科学技术研究所，中华医学会男科分会，中华医学会生殖医学分会精子库管理学组，译．北京：人民卫生出版社，2011.

[3] 黄宇烽，许瑞吉．男科诊断学［M］．上海：第二军医大学出版社，1999.

[4] 中华医学会男科学分会．中国男科疾病诊断治疗指南与专家共识（2016 版）［M］．北京：人民卫生出版社，2017.

[5] 王庸晋．现代临床检验［M］．2 版．北京：人民军医出版社，2004.

第十三章　男科辨病与辨证

通过对四诊及现代检查所得资料进行分析研究，对男科疾病做出确切的诊断，为临床治疗提供可靠的依据，是男科临床实践工作中极为重要的一环。诊断的正确与否，直接影响疗效的好坏。中医男科的临床诊断应辨病与辨证相结合，先辨病，后辨证，证从病辨，以病统证。重视疾病病名的诊断与鉴别诊断，在病名诊断确定的基础上，再进行辨证。确定病名可从总体掌握疾病的发生、发展与转归，辨证则可以了解疾病在不同阶段、不同个体的特殊性。只有对疾病的总体情况和不同阶段表现出来的特殊性有了全面的了解后，才能制定出既顾及疾病总体又针对不同阶段的治疗方法；只有将辨病论治与辨证论治有机地结合在一起，才能更好地提高男科临床的治疗效果。

第一节　辨　　病

辨病，即对临床所表现出的症状、体征以及实验室检查结果进行全面分析和类病辨别，从而为疾病做出病名诊断。许多男科疾病临床上可以表现出类似的症状，必须透过错综复杂的症状找出其本质，才能对疾病做出正确的诊断，为治疗提供可靠的依据。下面对男科辨病的意义、步骤与方法做扼要介绍。

一、男科辨病的意义

男科辨病，是对男科疾病发生、发展、转归等总体规律和不同特点的认识与把握。对男科疾病进行准确的病名诊断，根据疾病的总体规律而制定贯穿疾病始终的治疗原则，即辨病论治。辨病不仅可以从整体上指导疾病的治疗，还能对疾病的转归和预后做出预测。辨病为辨病论治打基础，辨病治疗是针对某一疾病贯穿始终的基本病理变化进行治疗，不论为何因何证，选用有针对性的专方、专药进行治疗，均有助于疗效的提高，如蜈蚣之治阳痿、路路通之治疗不射精等。只辨证，不辨病，则很难把握疾病的全貌，从而治疗也往往难以取得较好效果。如睾丸疼痛可由睾丸炎、附睾炎、附睾结核、睾丸血肿、睾丸肿瘤、痛性结节、附睾郁积、寒冷刺激等引起，不育可因性功能障碍、精液精子异常、免疫性疾病、生殖系感染、生殖器官器质性疾病及精神因素、物理因素、化学因素、药物因素、性技术因素等引起，不对引起睾丸疼痛或不育的疾病做出准确的病名诊断，就难以从整体上把握疾病的病理变化，进而采取针对性的辨病治疗方法。仅靠辨证论治只能解决疾病在某一阶段的主要矛盾，对整个疾病的治疗效果必然不理想。所以，男科辨病的意义就在于做出准确的病名诊断，把握疾病总体情况，为辨病论治方法的确立提供依据。

辨病与辨病论治固然重要，然而也不应忽视辨证论治。而是应在辨病准确、辨证清楚的前提下，将辨病论治与辨证论治的方法有机地结合起来，对疾病进行诊断。

二、男科辨病的步骤与方法

对症状表现不复杂的疾病，辨病相对容易，一般只要根据主要表现以及症状发生的先后顺序，结合体征和西医学检查，就可做出病名诊断。但对症状表现复杂或没有自觉症状的疾病，或一种症状可见于多种疾病时，要作出准确的病名诊断则相对较难。在临床实践中，男科辨病的步骤和方法可按抓住症状表现特点、明察局部病变特征、认真鉴别疑似病症、借助现代检测技术等顺序进行。

1. 抓住症状表现特点　详细询问病史，抓住症状表现特点，是进行男科辨病的第一步。抓住症状表现特点，就是从患者诸多症状中，找出在其中占主导地位、患者感到最痛苦或最需要解决的一个或几个症状，为辨病打下基础。有时根据患者的主要症状就可做出病名诊断，如患者主诉同房时阴茎不能勃起或勃起不坚，不能插入阴道者，一般可辨病为阳痿；如患者主诉在同房时，阴茎虽能勃起，但在阴茎尚未进入阴道或刚进入阴道时就难以抑制地射精者，一般可辨病为早泄；如患者主诉经常在睡梦中发生射精且感到身体不适者，一般可辨病为遗精病；如患者主诉结婚两年没有孩子，且女方各种检查正常并未采取任何避孕措施者，一般可辨病为男性不育症，等等。

对于病情简单、症状较少、主要症状一目了然者，可以根据主症做出病名诊断，如上所述。但有的患者，不仅病程较长，病情复杂，而且症状表现多而杂乱，患者诉说的主要症状又不止一个，这时就不能轻易根据患者的主诉做出诊断，而应根据男科学的有关基本理论和基础知识，从症状出现的先后顺序、症状之间的相互关系、各种症状的轻重程度等各种因素分析、比较、筛选，找出贯穿疾病始终且程度最重的主要症状，然后再据主要症状做出诊断。如患者诉说同房时阴茎不能勃起、夜梦射精、腰骶坠胀疼痛、会阴酸胀、尿道滴白等，而患者感到最痛苦的是不能过正常的性生活。根据患者的主诉，似乎可以辨病为阳痿和遗精。但进一步分析，腰骶、会阴酸坠疼痛、尿道滴白发生的时间最早，且贯穿于整个疾病过程，而同房阴茎不能勃起和夜梦遗精是疾病发展到一定时候才出现的，故对这一疾病可初步辨病为慢性前列腺炎。有的患者诉说了很多症状，而这些症状有许多是其中的主症诱发的，如诉夜梦射精、同房时阴茎尚未进入阴道即射精、阴茎勃起时弯曲疼痛，伴失眠、心悸、食少、头昏等症状。根据这一组症状似可辨病为遗精、早泄等，但再仔细询问，得知由于阴茎勃起时弯曲疼痛，很难过正常的性生活，因而精神紧张、心绪不宁，继而发生早泄、遗精，随着遗精、早泄的出现，失眠、心悸、头昏、食少等症状亦同时兼见。可见，阴茎勃起弯曲疼痛是这一组症状中的主要症状，其他症状都是继发于主症的次要症状或由主症所诱发，主症是阴茎痰核（阴茎硬结症）的特征性症状，因此对这一患者所患疾病可辨病为阴茎痰核。针对阴茎痰核辨病辨证治疗，主症消除能正常同房后，其他症状也随之消除。如辨病不准确，而诊断为早泄、遗精，采用收敛固涩的方法治疗，不仅不会取效，反会加重病情。

还有的患者，由于某种原因，在叙述病情时，隐瞒了对辨病起关键作用的症状，这就要求医者不仅要取得患者的充分信任，使其与自己合作。同时还要从患者的职业、与所述症状有关联的疾病等各种因素中去推断、分析，寻找正确答案。如曾遇一推销员患者，因失眠、夜间易惊、听见响声后即心悸不宁而求诊。患者患病已 3 年余，曾去许多医院诊治，多诊断为神经衰弱（西医）或惊悸（中医），治疗无效。后经反复诱导，患者才告知已不能同房 3 年，其原因是在一次外遇中，公安机关对旅馆进行例行查房时患者被惊吓所致，辨病为阳痿。经心理疏导和药物治疗，半个月之后能过正常性生活，其他症状也随之消除。

2. 明察局部病变特征　男性疾病中的许多疾病具有外科疾病的特征，即疾病的外在体征明显，只要通过一看二触，便可做出诊断。因此，应对患者进行全面的体格检查，明察局部的病变特征。如主诉性交时阴茎疼痛，在阴茎背侧有单个椭圆形斑块或条索状硬结者，可以辨病为阴茎痰核；阴囊内睾丸阙如或只有一个睾丸者，可辨病为隐睾症；阴囊皮肤瘙痒、丘疹、水疱、糜烂、渗液者，可辨病为急性阴囊湿疹；男性乳房大如妇人、乳中有硬结者，可辨病为男子乳疬（男性乳房异常发育症）等。总之，男科中的阴茎疾病、睾丸疾病、阴囊疾病、前列腺疾病等通过仔细的局部检查，一般都可做出准确的病名诊断。

3. 认真鉴别疑似病症　不同的男科疾病可以表现出相同或类似的症状；一个症状可出现于多种

男科疾病中。因此，必须从主症、局部病变特征等多方面加以分析，认真进行疑似病症的鉴别诊断。如阴茎疼痛、睾丸疼痛、阴囊肿大以及不射精与阳强、遗精、逆行射精等的鉴别诊断等。如阴茎疼痛是男科常见的一个症状，可由多种疾病引起，诸如阴茎外伤、阴茎癌、尿道结石或异物、尿道炎、龟头包皮炎、阴茎异常勃起、阴茎硬结症等。这些疾病除有阴茎疼痛这一症状外，又都有各自的不同特征，只要对患者伴随的症状及体征进行认真分析，就可做出诊断。如阴茎疼痛有外伤史，且伴局部青紫或瘀斑者，可辨病为阴茎外伤；阴茎疼痛伴局部肿物凸出外翻如菜花状，且溃烂流脓血者，可辨病为阴茎癌；伴排尿困难或尿流突然中断或新鲜血尿者，可辨病为尿道结石或异物；伴尿频、尿急、尿道烧灼感者，可辨病为尿道炎；疼痛局限于龟头包皮处，伴局部红肿或糜烂者，可辨病为龟头包皮炎；伴阴茎勃起持续不软缩，阴茎胀硬甚则深红或暗红者，可辨病为阴茎异常勃起；阴茎疼痛只在勃起或性交时发生，伴勃起弯曲，且局部有结节状或条索状硬结者，可辨病为阴茎硬结症。

男科临床诊断对患者同时兼见的几种疾病应加以辨析，分清谁先谁后、谁主谁次，以及究竟属于何病，如果主次颠倒或辨病错误，会给治疗带来困难。如不射精与阴茎异常勃起、逆行射精、遗精等，其表现有类似之处或存在因果关系，应仔细辨别。不射精是指同房时阴茎能保持坚硬状态进入阴道，但性交过程中不射精，无性高潮出现。阴茎异常勃起症，指阴茎进入阴道后可以射精，但射精后阴茎仍不疲软，持续勃起且多伴疼痛。不射精症因性交时不射精而延长性交时间，因而阴茎勃起时间也较长，但退出阴道后即可软缩。两者的鉴别要点在于有无射精。不射精与逆行射精二者均是无精液排出体外，但不同的是不射精症在性交过程中无性欲高潮出现，也无射精的感觉；逆行射精症则在同房过程中有性欲高潮和射精的感觉，只是精液逆流入膀胱而不是从前尿道排出，性高潮后留取尿液离心沉淀涂片镜下观察可发现精子，或将尿液做果糖定性检查而呈阳性。不射精与遗精本是相互矛盾的两个疾病，但有部分不射精患者伴有遗精现象，它与单纯的遗精的共同点是在睡眠过程中均有精液溢泄，但不同的是遗精不仅睡眠泄精而且在同房时也射精，不射精伴遗精者则是睡眠时有精液流出而同房时不射精。不射精者出现的遗精是对同房不射精的一种泄精方式的补偿，是不射精症导致的伴随现象，因此，不能将其辨病为遗精。不射精伴有遗精现象者治疗较容易，不射精治愈后遗精也多随之消失。如误将其辨为遗精而施以收涩固精之法，不仅不能治愈遗精，反而会因精关更加瘀阻而加重不射精的病情。再如，早泄与阳痿、遗精的鉴别。早泄与阳痿都有不能进行正常性交的共同点，但各自又有其特点：早泄是阴茎能勃起，但在阴茎尚未进入阴道或刚进入即发生射精，不能达到性高潮，射精后阴茎软缩而不能进行性交或再行性交；阳痿则是阴茎不能勃起或勃起不坚而难以进入阴道进行正常性交，一般没有射精。早泄不及时治疗，有可能进一步发展成阳痿；某些阳痿可能是早泄进一步发展的结果，有的阳痿患者可同时伴有早泄。因此，对二者的辨病就要分清主次，谁先谁后。早泄与遗精都是非其时而精液外泄，但早泄为有性交准备，而且是在性交开始或尚未性交时其精自泄；遗精则是在无性交欲望而意念妄动引起的精液自泄。二者可以同时发生于一个患者身上，辨病时也应分清主次。

4. 借助现代检测技术　在临床中，对某些男科疾病的辨病仅靠望、闻、问、切四诊远远不够，需借助现代检测技术做详细的检查，才能对其做出进一步接近疾病本质的诊断。如阳痿病的诊断并不难，但要分清其属于精神性阳痿，还是属于器质性阳痿，以及器质性阳痿的血管性、神经性、内分泌性等的不同，就必须进一步借助仪器检查。再如不育症，凡结婚 1 年以上，女方身体健康又未采取避孕措施而未怀孕者，一般即可做出诊断，但引起不育症的原因非常复杂，如先天发育异常、内分泌功能紊乱、生殖器官疾病、全身性疾病、理化因素、生殖系感染、遗传因素、免疫因素、精液精子异常、性功能障碍等，仅其中的精液精子异常又有精液量的过少或过多、精子计数少或无精子、精子浓度过高、精子活动率降低、精子活力低下、死精或畸形精子过多、精液黏稠度增加或不液化、精液感染（如支原体感染）、精子抗体阳性等不同。只有借助现代检测技术进行检查，对阳痿、不育做出准确的亚型病名诊断，才能为治疗提供更好的依据。否则，临床治疗就难以取效，甚至劳而无功。如精神性阳痿容易治疗，而器质性阳痿治疗较困难，静脉漏引起的阳痿用药物治疗无效，高位截瘫所引起的阳痿也不可能用药物治愈。再如不育，属性功能障碍和某些精液精子异常所致者，较易治愈；如因小睾丸不产生精子、先天性输精管阙如等所致者，则是不可逆的。

综上所述，男科病诊断的方法，既要充分发挥传统四诊方法的优点和长处，又要借助现代先进的检查与检测手段，只有将传统方法与现代方法有机结合运用到男科实践中去，才能提高男科临床的诊断水平，这也是中医男科学今后应不断研究和探索的课题和方向之一。

第二节　辨　　证

辨证，就是将四诊所得资料，结合现代检测结果，通过分析归纳，以分辨疾病的原因、性质、病位及邪正盛衰，从而做出证型诊断的过程。证是疾病在发生发展过程中某一阶段主要矛盾的具体表现，疾病在不同的发展阶段，因其主要矛盾不同，可以表现出不同的证，故辨证具有一定的时限性。这就要求在临床实践中，即使是同一疾病，也要根据患者每次就诊时的病情变化从症状、体征进行辨证分析，辨证必须在辨病的基础上进行，根据脏腑阴阳气血的状况及病因病机等方面去推求疾病的本质，从而为辨证论治提供依据。

男科疾病有的属内伤杂病，有的属外科疾病，因此，在辨证时既要运用内科病的辨证方法，又要运用外科病的辨证方法。由于男科临床的特殊性，对一些疾病分证论治，对另外一些疾病则予以分期论治，皆以符合疾病实际为前提。同时还可将两种辨证方法有机地结合起来，对疾病既分证又分期，可更好地反映疾病的病理变化。男科辨证亦不外以脏腑阴阳气血辨证和病因辨证为基础，将其灵活运用，并反映出男科特色。本节对男科辨证的思路与方法以及男科辨证的重点方向加以扼要讨论。

一、男科辨证的思路与方法

1. *抓住病机特点*　病机特点是指贯穿于疾病始终的基本病理变化。只有牢牢抓住这一病变规律才能使辨证更准确。因为总的病理变化也是不同证候的病变实质。如子痰一病，属于痨瘵病范畴，其基本病机是痨虫侵蚀肾子，而在不同的发展阶段或在不同的个体上可表现出不同的证，如初期多表现为痰湿互结，化脓期多表现出痰热蕴结，溃后期多表现为气血亏虚。又如阴茎痰核一病，其总的病机是痰浊瘀结于阴茎肌腠之间，但在不同的患者或疾病发展的不同过程中可表现为肝郁气滞痰结、脾肾两虚痰阻，或偏于痰浊凝聚，或偏于血脉瘀滞，而这些证相应的临床表现，亦不外痰浊为患。再如慢性前列腺炎的整个病机是痰浊瘀阻，但因病程的长短不同，有无复感外邪等因素，在不同的时候可分别表现为湿热蕴结、阴虚火旺、肾阳亏虚、气滞血瘀等不同证型。因此，只有将疾病的总体病机与不同阶段的病理变化结合起来分析，才能做出既反映疾病总体规律又显示疾病不同阶段病机变化的证型诊断。

2. *分清疾病性质*　要做出证型诊断，必须对疾病的性质进行辨析。寒、热、虚、实是所有疾病在其变化过程中表现出来的基本性质，男科疾病的病性变化亦离不开这四个方面，不过需具有男科特点而已。

（1）寒证：是感受外寒或寒邪内生所表现的证候。多因外感寒湿，或过食生冷，阴寒内盛；或内伤久病，耗损阳气，阴寒内生等引起。男科疾病中的缩阳、阴冷、阳痿、寒疝、水疝、精清不凝、性交茎痛、慢性前列腺炎、精索静脉曲张、慢性睾丸炎、阴茎硬结症、精液囊肿等病都可表现出寒证。证候常表现为会阴部冷凉，阴囊收缩，睾丸冷痛，遇寒加重，得暖则舒，面色皖白，畏寒喜暖，肢冷蜷卧，口淡不渴，小便清长，大便稀溏，舌淡苔白，脉沉迟或沉紧等。

（2）热证：为感受湿热或热毒，或虚热内生所表现的证候。多因外感湿热、热毒之邪，或寒邪郁久化热，或七情内郁化火，或过食肥甘厚味和煎炒炙煿及嗜食烟酒而酿生湿热，或房事过度耗伤阴精而阴虚内热等引起。男科疾病中的遗精、不射精、血精、阴茎异常勃起、精液不液化、阴囊湿疹、急性睾丸炎、龟头包皮炎、急性前列腺炎、阴囊化脓性疾病等多表现为热证。证候表现有火热炎上的特点，如会阴部灼热，阴囊红肿热痛，性欲亢进，尿道灼痛，发热口渴，小便短黄，大便干结，舌红苔黄腻或黄燥，脉数有力等。

（3）虚证：是机体脏腑功能减退的证候。多因先天不足，饮食失调，七情内伤，劳倦过度，房事不节，久病、重病失于调护等引起。男科疾病中的隐睾、阴茎短小、性征发育不良、不育、阳痿、遗精、早泄、性欲低下、肿瘤晚期等多表现为虚证。证候表现为面色不华，精神萎靡，身倦乏力，形体消瘦，自汗盗汗，头晕目眩，形寒肢冷，腰膝酸软，排尿无力，性欲淡漠，大便溏薄，舌胖嫩或舌边齿痕，脉细弱或沉细无力等不足之征。

（4）实证：为机体感受外邪，或体内病理产物积蓄所表现出的证候。多因感受寒湿热毒，或痰浊、水湿、瘀血、败精等滞留不去而引起。男科疾病中的急性睾丸炎、阴囊血肿、睾丸血肿、阴茎异常勃起、急性前列腺炎、鞘膜积液、阴茎硬结症、痛性结节、精索静脉曲张等多表现为实证。证候表现为发热，生殖器官疼痛，尿道灼痛，阴囊丘疹糜烂，少腹胀满，大便秘结不通，舌质暗红或有瘀斑，舌苔厚，脉实有力等。

3. 明辨脏腑定位　详察病位，确定疾病与脏腑经络的关系，为临床治疗选择针对性方药提供依据。脏腑经络定位一般从发病诱因、既往病史、临床表现的脏腑经络症状三个方面进行分析。如阳痿病，见于青壮年患者，其发病与精神因素有关，既往有情志不调或肝系疾病史，临床表现出心烦易怒或抑郁不舒、胁肋胀痛、脉弦等肝经脉症，说明阳痿的发生与肝之功能失调有关，即脏腑定位在肝；如见于脑力劳动者，发病与饮食劳倦有关，既往有脾胃病史，临床表现出脾胃症状者，其病位可定在脾胃；如病见于老年或体弱患者，发病与恣情纵欲有关，既往有肾系病史，临床表现出肾系脉症者，即可定位于肾；如病见于中老年患者，发病与气候变化有关，既往有反复发作的慢性肺系病史，或阳痿与肺系疾病同见，临床表现出肺系脉症者，即可将病位定于肺；如病见于中老年患者或劳心过度者，发病与忧思劳倦有关，既往有心系疾病史，或阳痿与心系疾病同时并见，临床表现出心经脉症者，即可将病位定于心。对疾病进行准确的脏腑定位，才能方证相符，切中病机。如遗精因湿热下注所致者，宜分清系何脏湿热，选用具有针对性的方药，如属脾胃湿热下注者，当选三仁汤；属肝经湿热者，当选龙胆泻肝汤；属肾经湿热者，当选萆薢分清饮合四妙散；属膀胱湿热者，当选八正散。俾药证相符，以获效机。

4. 了解患者体质　男性禀赋以阳为主，但每一男性的体质又各不相同。体质的差异对男科疾病的发生、发展起着重要的作用。素体阴虚者，性欲多强，但阴茎勃起硬度不够，且易疲软，也易产生精子少、精液液化时间过长、早泄、房劳、生殖系结核等，其病理变化多有化热趋向，易见虚热或实热的证候。阳虚体质者，性欲多弱，易发生不射精或精液流而不射、阳痿、精子活力低下、阴茎短小、隐睾、阴冷、缩阳、房事伤寒、前列腺肥大等，其病理变化易向寒的趋向转变，表现出虚寒或寒实证候。如素体痰湿较多，或素体湿热较甚者，其病则多痰浊互阻或湿热下注等。

同一男科疾病发生于不同的个体会表现出不同的证，其差异由男性体质决定。详细了解患者的体质情况，不仅有助辨证，而且还能据此分析病理变化的发展倾向，从而防微杜渐，未病先防。

5. 把握形神关系　在男科临床中，有的形体疾病是由精神因素所致，而有的情志变化又为形体疾病所诱发。分清孰先孰后，把握形神关系，对指导临床治疗有重要意义。如工作繁重、思想压力较大，或新婚初次同房心情紧张，或夫妻感情不和而勉强同房等，皆可导致早泄、阴茎勃起不坚或阳痿等病的发生，这是情志乖违导致形体疾病。由外伤、内分泌疾病等导致的阳痿，因患者不能过正常性生活，可诱发失眠、心情烦躁或情绪抑郁苦闷等精神症状，这是形体疾病导致情志病变。现代社会竞争激烈，有的因工作负担、家庭、社会等因素的影响，感精神压抑，隐曲难伸，从而易致肝郁不舒，日久则气滞血瘀，从而引起阳痿、不射精、遗精等多种疾病，为男科临床常见的因精神因素导致的形体疾病。在房事过程中，以神御形，形随神动，形神相合，内外协调，则房事顺调。如脏腑气血亏虚，形体不支，虽有欲念，但形难随神，因而房事难成；如情志不遂，心神不悦，即使形体壮盛，因欲念淡漠，虽勉而为之，亦多不成功。前者乃形体之变，后者为情志之因。形体疾病与情志变化在男科疾病的发生、发展过程中，常互为因果，形成恶性循环。因此，辨证不仅要洞察形体之变，而且要了解情志之因，追本溯源，弄清因果关系，针对形神之变，采用不同治法。属形体疾病诱发情志病变者，以药物治疗为主；属情志异常导致形体疾病者，以心理治疗为主；或药物治疗与心理治疗相结合，形神双调，俾使形病除而情志安，情志调而形病愈。

6. *洞察证候转归*　证具有阶段性和时限性，随着疾病的发展，证候亦随之而变。因此，在辨证过程中，要熟悉疾病的演变规律，洞察证候转归，从而为治疗提供确切依据。如急性细菌性前列腺炎，初起一般表现为湿热蕴结下焦的证候；随着病情的发展，证候要随体质差异及热邪轻重发生变化：素体阴虚者，可演变为阴虚火旺的证候；素体阳虚者，可演变为阳虚湿滞的证候；或因热邪煎熬津液和湿阻气机等导致湿浊蕴滞、气滞血瘀，出现湿浊瘀滞的证候。从整个疾病的转归来看，就是由急性转变为慢性的过程。在制定治疗原则时，应根据证候的发展趋势而定，方因证立，药随病易。湿热下注的治法当清热利湿，如素体阴虚者，利湿之品不可多服久服，以免伤阴之弊；如素体阳虚者，苦寒清热之剂亦不可过用，以免更伤阳气使中阳式微，阳虚湿阻。治疗时还当佐以化瘀导滞之品，以免湿浊瘀阻更甚。如此有的放矢，机圆法活才能将急性前列腺炎彻底治愈而不转为慢性。又如腮腺炎性睾丸炎，因感受疫疠之毒引起，最初多表现为热毒壅盛的证候，随着病情的发展，热毒伤肾，可出现肾精亏虚的证候，甚则导致不育。因此，治疗之初必须运用大剂清热解毒药物，使疫毒在短期之内得以祛除，并少佐固护肝肾之品，以防疫毒伤精；继而应投补肝养肾之品以复精气。

再如睾丸的急性化脓性感染，初期多表现为热毒瘀滞证候，如不及时施治，热毒炽盛肉腐成脓，耗伤气血而出现气血两亏。因此，病变之初宜大剂清热解毒，佐以理气活血之品促痈肿消散，截断疾病向成脓期发展的途径。如失治误治，病已成脓，又当及时托里透毒排脓，使热毒随脓外泄，以免耗伤气血。脓尽毒去，则当补益气血，生肌收口。

从以上分析可以看出在辨证中把握疾病证候演变的重要性，它不仅可以推测疾病的预后，而且能为临床治疗的遣方选药拓宽思路。

二、男科辨证的重点

男科疾病的辨证同其他科疾病一样，在脏腑阴阳气血经络辨证以及病因辨证等方法的指导下进行，但因其生理、病理的特殊性，因而辨证的重点又有别于其他科疾病。男科临床中的辨证重点有二，一是以肝肾为中心的脏腑辨证；二是以痰湿热瘀为重点的病因辨证。

1. *以肝肾为中心进行脏腑辨证*　五脏六腑均与男科病的发生、发展有联系，但关系最为密切者，当首推肝肾二脏。男科疾病的脏腑辨证应以肝、肾为重点，围绕心、肝、脾、肺、肾进行。

肝之生理功能紊乱可以导致许多男科疾病，如阳痿、不射精、遗精、缩阳、乳疬、疝气等，伴见情志抑郁，或急躁易怒、胸胁胀满、少腹会阴坠胀、口苦、目眩、睾丸疼痛等症状。男科肝病证候有肝气郁结、肝经湿热、寒凝肝脉、肝脉瘀阻、肝阴不足等。

肾之生理功能异常可以引起阳痿、遗精、早泄、不育、隐睾、阴茎发育不良、睾丸萎缩、房劳诸症等男科疾病，多伴有腰膝酸软、耳鸣耳聋、小便频数、夜尿增多、早衰健忘等症状。在男科疾病中，肾病证候有肾阳虚、肾阴虚、阴阳两虚、肾气亏虚、肾精不足以及阴虚火旺等。

心之病理变化与性功能障碍有关，可以导致性欲减退或亢进、阳痿、早泄、遗精、梦交、更年期综合征等病症，伴有心悸、心烦、失眠、多梦、健忘等症状。心病在男科疾病中的证候类型主要有心血亏虚、心火亢盛、心神不宁等。

脾之生理功能异常，可以引起遗精、阳痿、生殖器官发育不良、阴冷、不育、早泄、小便闭癃、更年期综合征、水疝等男科疾病，伴见腹胀便溏、神疲乏力、面色萎黄、食欲不振、身倦体困、气短懒言等症状。脾病在男科疾病中较常出现的证候有脾（胃）阳虚、脾（胃）阴虚、脾（胃）湿热、中气下陷、脾湿下注等。

肺之生理功能异常也会导致男性疾病的发生，但一直未引起足够的重视。男性疾病中的阳痿、精子活动障碍引起的不育、腮腺炎性睾丸炎（卵子瘟）、前列腺肥大尿潴留、遗精等都可因肺之生理活动异常而引起。患者常伴有反复发作的咳嗽、形寒怕冷、痰多、咽干口燥、烦渴欲饮、呼吸气促等症状。肺病在男科疾病中的证候有肺热气壅、肺阴虚、肺气不足等。

2. *以痰湿热瘀为重点进行病因辨证*　随着男科疾病微观研究的深入，发现实邪导致男性疾病的情况很多，如痰、湿、热、瘀等。湿与热既可外受，也可内生；痰与瘀既为致病因子，又为病理产物。男科病以实邪为主的临床证候，常见的有以下几种。

（1）湿热蕴结证：多见阴囊丘疹糜烂，阴部瘙痒，尿急，尿频，尿痛，小便黄赤，茎中灼热涩痛，大便艰滞不爽，舌红苔黄腻，脉滑数或弦数等。

（2）痰浊凝结证：多见睾丸慢性肿块，阴茎皮下条索状或斑块状硬结，乳房结节，硬结局部皮色不红，少有疼痛或微痛，精液黏稠不化，舌淡苔腻，脉滑实有力等。

（3）瘀血阻滞证：常见证候表现为睾丸硬结，前列腺肿大，子系增粗且有串珠样结节，少腹、会阴、阴茎根部、睾丸、阴茎等局部刺痛，痛处不移，以夜间为甚，或局部皮色青紫、瘀斑、血肿，舌暗或瘀斑，脉涩等。

（4）热毒壅盛证：多见阴囊或龟头包皮处的红、肿、热、痛，前列腺脓肿，恶寒发热，口渴饮冷，小便赤热，大便燥结，舌质红苔黄，脉洪数有力等。

（5）败精瘀阻证：多见射精不爽或疼痛，或精不射出，会阴及睾丸坠胀疼痛，附睾肿胀而软，精液黏稠不化或呈团块状，死精或畸形精子增多，精子活动能力低下，舌质紫暗，脉沉涩等。此证型可见于慢性前列腺炎、附睾郁积、精液囊肿、不射精、遗精、精液不液化症、精子凝集症、死精或畸形精子增多症等男科疾病中。

病因辨证必须与脏腑辨证相结合，才能全面反映出疾病不同阶段的病理变化和证的实质。如湿热证因其具体证候不同而有脾胃湿热、肝经湿热、肾经湿热、膀胱湿热之别。辨明病邪所在，有利于针对性地选方遣药。

第十四章　男科病史的采集

采集病史是全面了解病情，掌握发病原因或线索的先导。书写病历是为了对患者负责，为今后进一步分析病情和确定治疗方案积累资料，是临床研究不可或缺的工作之一。

由于男性疾病的特殊性，要想获得真实、全面的病史资料，必须注意诊室环境、问诊技巧、询问病史的重点，同时，医者尤应树立良好的医德观念。

一、诊室环境和问诊技巧

男性疾病很多涉及生殖、性活动、性功能及其他生活隐私。在我国，由于传统文化的影响，以及社会、家庭、个人生活的种种原因，患者往往对自己的疾病讳莫如深，不仅不愿在公众场合谈论自己的疾病，即使面对医生尤其是女性医务人员，对其疾病或涉及私生活的情节也难以启齿。在普通诊室中，一般有几位医务人员同时工作，也许有几位患者同时就诊，男性病患者往往会感到一种心理压抑而不愿详细诉说病情，或避重就轻叙述一些与疾病关系不大的内容，从而导致病史采集的困难。故男科诊室必须另辟独间，每个诊室只宜有一位医务人员，每次只允许一位患者进入诊室单独进行诊治，其余患者应在门外候诊。即使所患疾病与配偶有关，一般情况下也不宜夫妻同时进入诊室，而应先后单独询问较妥。男性病患者在叙述病情时，声音多较轻，唯恐无关人员听到，因此诊室环境要安静，忌嘈杂，室内光线宜柔和，无刺激，墙壁上不宜张贴无关画片，窗户应悬挂窗帘，体检床四周应设有围帘。在这样的环境中，才能使患者情绪稳定，从而吐露真情。

在询问病史过程中，医务人员与患者之间的谈话要讲究技巧。一是医生要仪表端庄，态度亲切诚恳，给患者留下良好的、值得信赖的印象，愿意对其倾诉心中的隐秘。二是医生与患者之间保持适当距离，患者叙述病情时要认真倾听，让患者体验到医生的亲切感和责任感。三是询问病史不宜采用一问一答的简单形式，更不宜向患者简单地提一些只能回答是与不是的问题，而应采取交谈或谈心的方式进行。四是保证足够的时间，要让患者有充足的时间叙述病史，吐露病情。这样不仅可以采集到完整的病史资料，同时也能让患者减轻心中的苦闷。五是要对患者的叙述进行巧妙的诱导，有些患者在介绍自己的病史时往往抓不住重点而偏离主题。在倾听患者的叙述时，必须边听边分析，从患者纷乱繁杂的叙述中抓住与疾病有关的线索进行引导，让患者的叙述更接近于疾病的真实情况。六是边听患者叙述边做简要的病史记录，这不仅有助于记忆，而且让患者感到医生的认真负责，从而毫无保留地叙述病史。七是在采集病史过程中发现患者的错误认识要适时纠正。一些患者由于对性知识和自身生理特点的无知，盲目加重疾病的严重程度，如对遗精的恐怖感等。医务人员简明准确地讲解，能使患者消除顾虑，有利治疗。

二、男科病史采集的重点

男科病史的采集与一般病史的采集无异，但要做到重点突出。对与男性生理、病理特点有关的内容要详细了解，如生殖、泌尿系统及性功能等。男科病史采集的重点有：①年龄：男性的不同年龄有明显不同的发病趋向。②现病史：患者就诊时所患疾病发病情况。③精候：有关精液排泄的情况。④旧病：与现病有关的病史。⑤房事：包括对房事的态度、房事的次数与质量，以及房事的异常情况等。⑥婚育：即结婚与生育情况。⑦生活史与职业史：生活习惯，不良嗜好以及某些职业，对男性生殖生理、性功能会产生不良影响。⑧女方情况：包括婚育情况及性心理状态等。

三、对患者病史应遵守的道德原则

男科疾病涉及生殖与性的病史，有自身的特殊性，一般只有患者本人和应诊的医务人员知道(即使是患者配偶也不一定需要了解)，因此要求医务人员必须树立良好的医德观念。

1. *为患者保密原则* 对患者病史中的材料，不随便外传，更不能当作闲谈资料；在做病案报道时，一般隐去患者的姓名或身份；未征得患者同意，不拍患者的全身照片和录像；在做科研普查时，不要求调查对象登记详细身份，等等。

2. *不追问患者隐私原则* 医生在询问病史时，只问与诊治有关的问题，对与医学无关而患者又有所顾忌的性生活细节，不得因心怀好奇而追问不休。另外，医生的职责范畴，决定了医生只与患者的病情发生责任关系，而无权从伦理或法律角度对患者妄加斥责或质问。但可进行正面教育或诱导。如患者确有播散性疾病或影响社会安定的危险，应同有关部门联系，进行必要处理。

3. *不嫌弃患者原则* 生殖器官的疾病因与排泄器官相近和相对封闭而易出现脏、臭现象，有些疾病则有一定的传染性，经治医生不得因此而厌恶患者或放弃必要的检查。

4. *严肃适度地进行性教育原则* 男科医疗机构是进行性教育的重要场所。前来就诊的患者，特别是许多性功能障碍患者，绝大多数都需要进行一定的性知识教育。教育内容包括性器官的外在形态与内部结构，性交姿势及过程，性事卫生及保健，性欲及性心理的发生规律等。有时还要进行性伦理及有关性法律知识的教育。由于这些内容都是社会及人们极为敏感的问题，因此，必须以严肃的态度有节有度地进行。要根据患者年龄、疾病、性知识缺乏程度以及文化素养等具体情况，分别讲授不同的内容。讲授的观点要有严格的科学依据，同时还要符合我国的国情及道德、法律基础，不要“全盘西化”，照抄照搬欧美国家的观点及内容。

第十五章 男科病历的书写

病历是指医务人员在医疗活动过程中形成的文字、符号、图表、影像、切片等资料的总和，包括门（急）诊病历和住院病历。

第一节 病历书写基本要求

中医病历书写是指医务人员通过望、闻、问、切及查体、辅助检查、诊断、治疗、护理等医疗活动获得有关资料，并进行归纳、分析、整理形成医疗活动记录的行为，要求客观、真实、准确、及时、完整、规范。

中医病历应当使用蓝黑墨水、碳素墨水书写，须复写的病历资料可以使用蓝或黑色油水的圆珠笔。计算机打印的病历应当符合病历保存的要求。书写时应当使用中文，通用的外文缩写和无正式中文译名的症状、体征、疾病名称等可以使用外文。应规范使用医学术语，中医术语的使用依照相关标准、规范执行。疾病诊断、手术、各种治疗操作的名称书写和编码应符合《国际疾病分类》（ICD-10、ICD-9-CM-3）的规范要求。要求文字工整，字迹清晰，表述准确，语句通顺，标点正确。

若书写过程中出现错字时，应当用双线画在错字上，保留原记录清楚、可辨，并注明修改时间，修改人签名。不得采用刮、粘、涂等方法掩盖或去除原来的字迹。上级医务人员有审查修改下级医务人员书写的病历的责任。病历应当按照规定的内容书写，并由相应医务人员签名。实习医务人员、试用期医务人员书写的病历，应当经过本医疗机构注册的医务人员审阅、修改并签名。进修医务人员由医疗机构根据其胜任本专业工作实际情况认定后书写病历。

书写时一律使用阿拉伯数字书写日期和时间，采用 24 h 制记录。书写中涉及的诊断，包括中医诊断和西医诊断，其中中医诊断包括疾病诊断与证候诊断。中医治疗应当遵循辨证论治的原则。对需取得患者书面同意方可进行的医疗活动，应当由患者本人签署知情同意书。患者不具备完全民事行为能力时，应当由其法定代理人签字；患者因病无法签字时，应当由其授权的人员签字；为抢救患者，在法定代理人或被授权人无法及时签字的情况下，可由医疗机构负责人或者授权的负责人签字。因实施保护性医疗措施不宜向患者说明情况的，应当将有关情况告知患者近亲属，由患者近亲属签署知情同意书，并及时记录。患者无近亲属的或者患者近亲属无法签署同意书的，由患者的法定代理人或者关系人签署同意书。

男科病历的书写要充分反映现代中医男科学的特点，要将重点放在对男科疾病表现的描述上，既要具有传统性，又要具有时代特色；既要保持中医诊治体系的系统和完整性，又要有西医学的检查及诊治内容。病历应由专人保管，未经允许，无关人员不得随意翻阅男科病历，以免泄漏患者病情。

第二节　男科门（急）诊病历的书写

男科门（急）诊病历，内容包括门（急）诊病历首页［门（急）诊手册封面］、病历记录、化验单（检验报告）、医学影像检查资料等。书写要简明扼要，突出重点，既要体现中医男科特色，又要有西医男性学的相关内容。

门（急）诊病历封面应设有姓名、性别、出生年月、民族、婚姻、职业、住址、工作单位、药物过敏史、身份证号及门诊病历编号等栏目，并认真填写完整；每次就诊均应填写就诊日期（年、月、日）和就诊科别。门（急）诊病历记录应当由接诊医师在患者就诊时及时完成。分为初诊病历记录和复诊病历记录。初诊病历记录书写内容应当包括就诊时间、科别、主诉、现病史、既往史，中医四诊情况，阳性体征、必要的阴性体征和辅助检查结果，诊断及治疗意见和医师签名等。复诊病历记录书写内容应当包括就诊时间、科别、中医四诊情况，必要的体格检查和辅助检查结果、诊断、治疗处理意见和医师签名等。

书写就诊时间应当具体到分钟。时刻按24 h计。使用通用门（急）诊病历时，就诊医院应在紧接上一次门诊记录下空白处盖“××年××月××日××医院××科门诊”蓝色章，章内空白处由接诊医师填写。小儿患者、意识障碍患者、创伤患者及精神病患者就诊，须写明陪伴者姓名及与患者的关系，必要时写明陪伴者工作单位、住址和联系电话。患者在其他医院所做检查，应注明该医院名称及检查日期。急危重患者必须记录患者体温、脉搏、呼吸、血压、意识状态、诊断和抢救措施等。对收入急诊观察室的患者，应书写留院观察期间的记录，重点记录观察期间病情变化和诊疗措施，记录简明扼要，并注明患者去向。

实施中医治疗的，应记录中医四诊、辨证施治情况等。抢救危重患者时，应当书写抢救记录。门（急）诊抢救记录书写内容及要求按照住院病历抢救记录书写内容及要求执行。抢救无效的死亡病例，要记录抢救经过，参加抢救人员的姓名、职称或职务，死亡日期及时间，死亡诊断等。初步诊断、诊断、医师签名写于右下方。如需上级医师审核签名，则签在署名医师左侧并画斜线相隔，如×××/×××。医师应签全名，字迹应清楚易认。处理措施写在左半侧。法定传染病，应注明疫情报告情况。门诊病历、住院证可用圆珠笔书写，字迹应清晰易认。

男科门（急）诊病历的要求、内容及书写格式如下：

初诊病历

主诉：主要症状及持续时间。

病史：现病史要重点突出（包括本次患病的起病日期、主要症状、中医四诊情况，他院诊治情况及疗效），并简要叙述与本次疾病有关的过去史、个人史及家族史（不需列题）。

体格检查：一般情况，重点记录阳性体征及有助于鉴别诊断的阴性体征。

实验室检查、器械检查或会诊记录。

初步诊断：如暂不能明确，可在病名后用“?”，并尽可能注明复诊医师应注意的事项。

处理措施：①处方及治疗方法记录应分行列出。中药内治包括治则、方名、药物组成与剂量、煎服方法、注意事项等。其他治疗方法如针灸、按摩、外用药物、理疗、气功、食疗、心理治疗等也要记录其相应的治疗原则和方案、注意事项等。西药应记录药名、剂量、总量、用法。②进一步检查措施或建议。③生活调理注意事项、休息方式及期限。

实习医师（签名）

医师（签名）

复诊病历

复诊主诉：应当包括就诊时间、科别，上次诊治后的病情变化和治疗反应，不可用“病情同前”字样。

体格检查：着重记录原来阳性体征的变化和新的阳性发现。

实验室检查、器械检查或会诊记录：须补充的实验室或物理检查项目。

诊断：对于上次已确诊的患者，即使诊断无变更，也应写上原诊断。若有新发疾病或并发疾病，必须写上新诊断。三次不能确诊的患者，接诊医生应请上级医师会诊，上级医师应写明会诊意见、会诊日期和时间并签名。

处理措施：处理措施要求同初诊。对中药及其他疗法加减要全部列出。

实习医师（签名）

医师（签名）

为了做好男科临床研究工作，可以制作表格式男科专病门诊病历。勃起功能障碍、男性不育症和前列腺炎的表格式专病门诊病历介绍如下（表 15-1、表 15-2、表 15-3）。

表 15-1　勃起功能障碍门诊病历

年　月　日

姓名	年龄	婚否	民族	籍贯		
职业	住址	邮编	电话			
主诉						
发病情况	症状持续时间　年　月					
	发病情况　1. 突然发病　2. 逐渐发展					
	发病原因					
	勃起情况　1. 心理性勃起　2. 反射性勃起　3. 夜间勃起					
勃起功能国际问卷（IIEF-5）						
	0	1	2	3	4	5	得分
1. 对阴茎勃起和维持勃起有多少信心		很低	低	中等	高	很高	
2. 受到性刺激后有多少次阴茎能够坚挺进入阴道	无性活动	几乎没有或完全没有	只有几次	有时或大约一半时候	大多数时候	几乎每次或每次	
3. 性交时，有多少次能在进入阴道后保持阴茎勃起	没有尝试性交	几乎没有或完全没有	只有几次	有时或大约一半时候	大多数时候	几乎每次或每次	
4. 性交时，保持勃起至性交完毕有多大困难	没有尝试性交	非常困难	很困难	有困难	有点困难	不困难	
5. 尝试性交时是否感到满足	没有尝试性交	几乎没有或完全没有	只有几次	有时或大约一半时候	大多数时候	几乎每次或每次	
总分=							

续表

<table>
<tr><td rowspan="5">检查治疗情况</td><td>既往检查</td><td></td></tr>
<tr><td rowspan="4">治疗情况</td><td>西药</td></tr>
<tr><td>中药</td></tr>
<tr><td>其他</td></tr>
<tr><td>疗效</td></tr>
<tr><td>疾病史</td><td colspan="2">1. 全身性疾病 （1）高血压 （2）高脂血症 （3）糖尿病 （4）心脏病 （5）动脉粥样硬化 （6）肝脏病 （7）肾脏病 （8）结核病 （9）神经系统疾病 （10）精神系统疾病 （11）肾上腺疾病 （12）甲状腺疾病 （13）垂体疾病 （14）椎间盘病变 （15）其他
2. 生殖系统疾病 （1）隐睾 a 单侧 b 双侧 （2）前列腺炎 （3）精囊炎 （4）性病
3. 详细相关疾病病情（含实验室指标）：</td></tr>
<tr><td>用药史</td><td colspan="2">1. 抗高血压 种类： 剂量： 时间：
2. 抗精神病 种类： 剂量： 时间：
3. 抗雄激素 种类： 剂量： 时间：
4. 其他 种类： 剂量： 时间：</td></tr>
<tr><td>创伤与手术史</td><td colspan="2">1. 盆腔
2. 尿道
3. 其他</td></tr>
<tr><td rowspan="7">个人史</td><td>婚姻状况</td><td>1. 未婚 2. 已婚 3. 离婚 4. 丧偶 5. 同居
6. 分居 7. 配偶年龄 8. 结婚时间 年 月
9. 夫妻感情 好 一般 差</td></tr>
<tr><td>居住环境</td><td>1. 好 2. 一般 3. 差</td></tr>
<tr><td>饮食习惯</td><td>1. 辛辣 2. 清淡 3. 厚腻 4. 其他</td></tr>
<tr><td>吸烟史</td><td>1. 不吸烟 2. 偶尔 3. 经常支/d 年 4. 已戒烟 年</td></tr>
<tr><td>饮酒史</td><td>1. 不饮酒 2. 偶尔 3. 经常 g/d 年 4. 已戒酒 年</td></tr>
<tr><td>生育史</td><td>1. 尚无子女 2. 有子女</td></tr>
<tr><td>手淫史</td><td>1. 手淫 年 2. 现在 无 有 次/月</td></tr>
</table>

续表

<table>
<tr><td rowspan="12">体格检查</td><td>一般检查</td><td colspan="2">1. 身高　　cm　　2. 体重　　kg
3. 舌象　　4. 脉象</td></tr>
<tr><td>第二性征</td><td colspan="2">1. 胡须　2. 腋毛　3. 喉结　4. 乳房</td></tr>
<tr><td rowspan="7">生殖系统</td><td>阴茎</td><td>1. 疲软　　cm　2. 拉长　　cm　3. 包皮
4. 尿道外口　　5. 尿道下裂　　6. 海绵体硬结
7. 阴毛分布</td></tr>
<tr><td>阴囊</td><td>1. 纵裂　阴囊分叉
2. 湿疹　象皮肿　手术瘢痕　红肿、增厚
3. 阴囊胀大　鞘膜积液</td></tr>
<tr><td>睾丸</td><td>1. 体积　左　mL　右　mL
2. 质地　左　右
3. 隐睾　左　右　双侧　位置：
4. 阙如　左　右
5. 其他异常：</td></tr>
<tr><td>附睾</td><td></td></tr>
<tr><td>精索</td><td>输精管
静脉曲张　无　有（左　右　双）侧
分度：　Ⅰ°　Ⅱ°　Ⅲ°</td></tr>
<tr><td>前列腺</td><td>1. 体积　cm×　cm×　cm　2. 质地　3. 结节
4. 触痛　5. 中央沟</td></tr>
<tr><td>精囊</td><td></td></tr>
<tr><td>外周血管检查</td><td colspan="2">股动脉、足背动脉、阴茎背动脉的搏动情况。</td></tr>
<tr><td>神经系统检查</td><td colspan="2">会阴部感觉　腹壁反射（T_1-T_{12}）　提睾肌反射（L_1-L_2）
膝反射（L_1-S_1）　球海绵体肌反射（S_2-S_4）</td></tr>
<tr><td colspan="3"></td></tr>
<tr><td rowspan="3">实验室检查</td><td>性激素</td><td colspan="2">1. T　2. f T　3. FSH　4. LH　5. PRL　6. E_2</td></tr>
<tr><td>血糖</td><td colspan="2"></td></tr>
<tr><td>血脂</td><td colspan="2"></td></tr>
<tr><td rowspan="4">辅助检查</td><td>NPT（Rigiscan）</td><td colspan="2">1. 勃起次数　2. 最长一次勃起持续时间　min
3. 周长　根部　基础：　cm　勃起　cm
　　　　龟头　基础：　cm　勃起　cm
4. 硬度　根部　基础：　勃起　%
　　　　龟头　基础：　勃起　%</td></tr>
<tr><td>NPT（NEVA）</td><td colspan="2">1. 勃起次数　2. 勃起持续时间　min　3. 勃起周径　cm　4. 勃起长度　cm
5. 血容量变化　6. 勃起内腔压力　7. 勃起轴硬度　8. 龟头温度</td></tr>
<tr><td>ICI</td><td colspan="2">1. 注射药物
2. 勃起角度
3. 维持时间</td></tr>
<tr><td>阴茎超声</td><td colspan="2">1. 注射药物
2. PSV 5′　cm/s　10′　cm/s　15′　cm/s　20′　cm/s　30′　cm/s
3. EDV 5′　cm/s　10′　cm/s　15′　cm/s　20′　cm/s　30′　cm/s
4. RI</td></tr>
</table>

续表

<table>
<tr><td rowspan="3">辅助检查</td><td>动态灌注海绵体压力测定及海绵体造影</td><td colspan="2"></td></tr>
<tr><td>球海绵体反射潜伏时间</td><td colspan="2">潜伏时间 ms 波幅 V</td></tr>
<tr><td></td><td colspan="2"></td></tr>
<tr><td rowspan="2">诊断</td><td colspan="3">中医：(辨证分型)</td></tr>
<tr><td colspan="3">西医</td></tr>
<tr><td rowspan="4">治疗</td><td>中药内治</td><td colspan="2">治法
方名
处方
服法与注意事项</td></tr>
<tr><td>针灸</td><td colspan="2">治法
处方（穴位与手法）
注意事项</td></tr>
<tr><td>西药</td><td colspan="2">药名、剂量、总量
用法与注意事项</td></tr>
<tr><td>其他治疗</td><td colspan="2">原则
方案
注意事项</td></tr>
</table>

表 15-2　男性不育症门诊病历

年　　月　　日

姓名	年龄	婚否	民族	籍贯
职业	住址	邮编	电话	
主诉				
现病史及治疗经过	症状 治疗经过 舌象　　　　　　脉象			
既往史	疾病史	腮腺炎　隐睾　生殖系结核　高热　其他		
	用药史			
	创伤史	手术史		
个人生活史	工作环境	高温　放射线　有毒有害物质　其他		
	生活习惯	热水浴　长期穿紧身裤　长期吃棉籽油		
	烟酒史	吸烟　年　支/d　饮酒　年　g/d		
婚姻及生育史	婚姻状况　1. 已婚　2. 再婚	子女　1. 有　2. 无		
	配偶情况	年龄	健康状况	近亲结婚　是　否	再婚　是　否
		子女　有　无		自然流产　是　次数　时间　否	
		自然流产　有　次数　时间　无		引产　有　无	
		死胎　有　次数　原因　无		畸胎　有　无	
		生殖系统检查			
性功能情况	性交：　平均　次/周	性欲：　正常　亢进　低下		
	勃起功能：正常　减退	射精功能：正常　早泄不射精		

体格检查			
一般检查	1. 身高　cm　2. 体重　kg 3. 营养　差　一般　良好		
第二性征	1. 胡须　2. 腋毛　3. 喉结　4. 乳房		
生殖系统	阴茎	1. 疲软　cm　2. 拉长　cm　3. 包皮 4. 尿道外口　5. 尿道下裂　6. 海绵体硬结 7. 阴毛分布	
	阴囊	1. 纵裂　阴囊分叉 2. 湿疹　象皮肿　手术瘢痕　红肿、增厚 3. 阴囊胀大　鞘膜积液	
	睾丸	1. 体积　左　mL　右　mL 2. 质地　左　右 3. 隐睾　左　右　双侧　位置： 4. 阙如　左　右 5. 其他异常：	
	附睾		
	精索	输精管 静脉曲张　无　有（左　右　双）侧 分度：　Ⅰ°　Ⅱ°　Ⅲ°	
	前列腺	1. 体积　cm　×　cm×　cm　2. 质地　3. 结节 4. 触痛　5. 中央沟	
	精囊		

续表

实验室检查	精液分析	1. 外观：　2. 精液体积　mL 3. pH 值　4. 液化时间　5. 黏稠度： 6. 精子浓度　10^6/mL　7. 精子总数　10^6/一次射精 8. 存活率　%　9. 总活力（PR+NP,）　% 10. 前向运动（PR）　%　11. 精子形态学（正常形态）　% 11. 过氧化物酶阳性白细胞　10^6/ml
	精浆生化	1. 中性 α-葡糖苷酶　2. 锌 3. 果糖　4. 酸性磷酸酶 5. 弹性硬蛋白酶　6. 肉碱 7. 精子顶体完整率　8. 顶体反应发生率 9. 顶体酶活性　10. 柠檬酸 11. γ-谷氨酰转肽酶　12. 精浆尿酸
	性激素	1. T　2. fT　3. FSH　4. LH 5. PRL　6. E_2　7. InhB
	免疫学	精浆 IgA（　）　IgG（　）　IgM（　）
		血清 IgA（　）　IgG（　）　IgM（　）
		免疫珠试验（与免疫珠结合的活动精子,%）
		MAR 试验（与颗粒结合的活动精子,%）
	细菌学	细菌培养　支原体　衣原体
	遗传学	1. 染色体核型 2. Y 染色体微缺失
	精子功能检测	1. 精子顶体分析 2. 精子 DNA 碎片指数 3. 精子膜功能测定 4. 精子—宫颈黏液相互作用试验 5. 精子穿透去透明带金黄地鼠卵试验
	生殖系统超声检查	
	输精管 精囊 造影	
诊断		中医（证型）
		西医

续表

<table>
<tr><td rowspan="4">治疗</td><td>中药内治</td><td>治法
方名
处方

服法与注意事项</td></tr>
<tr><td>针灸</td><td>治法
处方（穴位与手法）

注意事项</td></tr>
<tr><td>西药</td><td>药名、剂量、总量
用法与注意事项</td></tr>
<tr><td>其他治疗</td><td>原则
方案

注意事项</td></tr>
</table>

表 15-3 前列腺炎门诊病历

年 月 日

<table>
<tr><td>姓名</td><td colspan="2">年龄</td><td>婚否</td><td>民族</td><td>籍贯</td></tr>
<tr><td>职业</td><td colspan="3">住址</td><td>邮编</td><td>电话</td></tr>
<tr><td colspan="6">主诉</td></tr>
<tr><td rowspan="2">发病情况</td><td colspan="5">发病情况 1. 突然发病 2. 逐渐发展</td></tr>
<tr><td colspan="5">发病原因 1. 饮酒 2. 劳累 3. 性生活 4. 其他</td></tr>
<tr><td colspan="6">慢性前列腺炎症状评分（CPSI）</td></tr>
<tr><td colspan="6">疼痛或不适症状评分
Ⅰ在过去的 1 周，在下述部位出现过疼痛或不适吗？
a. 在直肠（肛门）和睾丸（阴囊）之间即会阴部 是（ ）1 否（ ）0
b. 睾丸 是（ ）1 否（ ）0
c. 阴茎头部 是（ ）1 否（ ）0
d. 腰部以下、耻骨上或膀胱区域 是（ ）1 否（ ）0
Ⅱ在过去的 1 周，你是否经历过以下事件？
a. 排尿时有尿道疼痛或烧灼感 是（ ）1 否（ ）0
b. 性高潮后（射精）或性交期间有疼痛和或不适 是（ ）1 否（ ）0
Ⅲ在过去的 1 周是否总是感觉到这些部位疼痛或不适？
（ ）0 a. 从不 （ ）1 b. 少数几次 （ ）2 c. 有时
（ ）3 d. 多数时候 （ ）4 e. 几乎总是 （ ）5 f. 总是
Ⅳ下列哪一个数字最可以描述你过去 1 周内发生疼痛或不适时的“平均程度”？
0. 1. 2. 3. 4. 5. 6. 7. 8. 9. 10.
（ ）（ ）（ ）（ ）（ ）（ ）（ ）（ ）（ ）（ ）（ ）
“0”表示无疼痛，依次递增到最严重为“10”表示可以想象到的最严重的疼痛</td></tr>
</table>

续表

排尿 Ⅴ在过去的1周，排尿结束后是否经常有排尿不尽感？ 0　a. 根本没有　　1　b. 5次中少于1次　　2　c. 少于一半时间 3　d. 大约一半时间　　4　e. 多于一半时间　　5　f. 几乎每次都有 Ⅵ在过去2周内，排尿后少于2 h内是否经常感到又要排尿？ 0　a. 根本没有　　1　b. 5次中少于1次　　2　c. 少于一半时间 3　d. 大约一半时间　　4　e. 多于一半时间
症状的影响 Ⅶ在过去的1周内，你的症状是否总在影响你的日常工作？ 0　a. 没有　　1　b. 几乎不　　2　c. 有时　　3　d. 许多时候 Ⅷ在过去的1周里，你是否总是想到你的症状 0　a. 没有　　1　b. 几乎不　　2　c. 有时　　3　d. 许多时候
生活质量 Ⅸ如果在你以后的日常生活中，过去1周出现的症状总是伴随着你，你的感觉怎么样？ 0　a. 快乐　　1　b. 高兴　　2　c. 大多数时候满意　　3　d. 满意和不高兴各占一半 4　e. 大多数时候都不满意　　5　f. 不高兴　　6　g. 难受
CPSI总分=

治疗经过	1. 口服药物 a. 中药 b. 西药 2. 静脉给药 4. 前列腺局部注射 6. 经直肠给药 8. 定期前列腺按摩 10. 其他治疗		3. 肌内注射 5. 经尿道给药 7. 针灸 9. 热水坐浴
既往史	疾病史	腮腺炎　隐睾　生殖系结核　高热　其他	
	用药史		
	创伤史		手术史
个人生活史	工作环境	1. 高温　2. 放射线　3. 有毒有害物质　4. 久坐　5. 冰凉潮湿　6. 其他	
	性格	1. 外向　2. 内向　3. 一般	
	烟酒史	1. 不吸烟　2. 偶尔　3. 经常　支/d　年　4. 已戒烟　年 1. 不饮酒　2. 偶尔　3. 经常　g/d　年　4. 已戒酒　年	
	饮食习惯	1. 辛辣　2. 清淡　3. 厚腻　4. 其他	
	手淫史	1. 手淫　年　2. 现在　无　有　次/月	
性生活史	1. 未婚　2. 已婚　年　3. 同居　4. 已婚但两地生活 5. 性欲　a. 亢进　b. 减退　c. 正常　6. 性交　次/周 7. 婚外性交　无　有　8. 不洁性交　无　有		
配偶情况	1. 年龄　岁　2. 健康状况　a. 良好　b. 一般　c. 差 3. 生育状况　子女　有　无　4. 妇科疾病		

续表

<table>
<tr><td rowspan="12">体格检查</td><td>一般检查</td><td colspan="2">1. 身高 cm 2. 体重 kg 3. 体质 4. 舌象 5. 脉象</td></tr>
<tr><td>第二性征</td><td colspan="2">1. 胡须 2. 腋毛 3. 喉结 4. 乳房</td></tr>
<tr><td>全身系统</td><td colspan="2">1. 头颈 2. 心肺 3. 肺部 4. 脊柱四肢 5. 神经系统</td></tr>
<tr><td rowspan="7">生殖系统</td><td>阴茎</td><td>1. 疲软 cm 2. 拉长 cm 3. 包皮
4. 尿道外口 5. 尿道下裂 6. 海绵体硬结
7. 阴毛分布</td></tr>
<tr><td>阴囊</td><td>1. 纵裂 阴囊分叉
2. 湿疹 象皮肿 手术瘢痕 红肿、增厚
3. 阴囊胀大 鞘膜积液</td></tr>
<tr><td>睾丸</td><td>1. 体积 左 mL 右 mL
2. 质地 左 右
3. 隐睾 左 右 双侧 位置：
4. 阙如 左 右
5. 其他异常</td></tr>
<tr><td>附睾</td><td></td></tr>
<tr><td>精索</td><td>输精管
静脉曲张 无 有（左 右 双）侧
分度： Ⅰ° Ⅱ° Ⅲ°</td></tr>
<tr><td>前列腺</td><td>1. 体积 cm× cm× cm 2. 质地 3. 结节
4. 触痛 5. 中央沟</td></tr>
<tr><td>精囊</td><td></td></tr>
<tr><td colspan="3"></td></tr>
<tr><td colspan="3"></td></tr>
<tr><td rowspan="4">实验室检查</td><td>尿常规</td><td colspan="2">1. WBC 2. RBC 3. 蛋白 4. 尿糖</td></tr>
<tr><td>前列腺液</td><td colspan="2">1. 量 mL 2. 外观 3. pH 值
4. 卵磷脂小体 5. WBC 6. RBC 7. 其他</td></tr>
<tr><td>精液常规</td><td colspan="2">1. 外观： 2. 精液体积 mL
3. pH 值 4. 液化时间 5. 黏稠度
6. 精子浓度 10^6/mL 7. 精子总数 10^6/一次射精
8. 存活率 % 9. 总活力（PR+NP，） %
10. 前向运动（PR） % 11. 精子形态学（正常形态） %
11. 过氧化物酶阳性白细胞 10^6/mL</td></tr>
<tr><td>病原学检查</td><td colspan="2">1. 前列腺液细菌培养
2. 四杯定位细菌培养法 VB_1 VB_2 EPS VB_3
或两杯定位细菌培养法 VB_2 EPS VB_3
3. 解脲支原体 4. 人型支原体
5. 生殖支原体 6. 沙眼衣原体</td></tr>
<tr><td rowspan="2">辅助检查</td><td>经腹部或直肠 B 超</td><td colspan="2"></td></tr>
<tr><td>CT 或 MR</td><td colspan="2"></td></tr>
</table>

续表

<table>
<tr><td rowspan="2">诊断</td><td colspan="2">中医（证型）</td></tr>
<tr><td colspan="2">西医</td></tr>
<tr><td rowspan="4">治疗</td><td>中药内治</td><td>治法
方名
处方

服法与注意事项</td></tr>
<tr><td>针灸</td><td>治法
处方（穴位与手法）

注意事项</td></tr>
<tr><td>西药</td><td>药名、剂量、总量

用法与注意事项</td></tr>
<tr><td>其他治疗</td><td>原则
方案

注意事项</td></tr>
</table>

第三节　男科住院病历的书写

住院病历内容包括住院病历首页、入院记录、病程记录、手术同意书、麻醉同意书、输血治疗知情同意书、特殊检查（特殊治疗）同意书、病危（重）通知书、医嘱单、辅助检查报告单、体温单、医学影像检查资料、病理资料等。男性疾病的病情及诊断、治疗有其自身的特点，其病历书写的内容、重点和病历格式，有别于一般的中医病历。男科住院病历是对男性所患疾病的病史资料、检查结果、辨证论治等所有资料的全面详细记录，是进行男科临床、科研不可缺少的资料之一。因此，每一个现代中医男科工作者都应掌握并能准确地书写男科住院病历。

入院记录：是指患者入院后，由经治医师通过望、闻、问、切及查体、辅助检查获得有关资料，并对这些资料归纳分析书写而成的记录。可分为入院记录、再次或多次入院记录、24 h 内入出院记录、24 h 内入院死亡记录。入院记录、再次或多次入院记录应当于患者入院后 24 h 内完成；24 h 内入出院记录应当于患者出院后 24 h 内完成，24 h 内入院死亡记录应当于患者死亡后 24 h 内完成。入院记录的要求、内容及书写格式如下：

入　院　记　录

姓名：	出生地：
性别：	年龄：
民族：	入院时间：　年　月　日　时
婚况：	纪录日期：　年　月　日　时
职业：	病史陈述者：
发病节气：	病史可靠程度：
常住地址：	工作单位：

主诉：简要记载患者就诊时自觉最痛苦或感受最明显的主要症状及其部位、特点和持续时间。如“阴茎持续勃起、胀痛 3 d”“同房时阴茎不能勃起半年”等。切忌用诊断病名代替主要症状，如“阳痿 1 年”“精索静脉曲张 2 年”等。

现病史：记录患者病情发生、发展及就诊前的诊治经过、治疗效果、就诊时的病情等。应当按时间顺序书写，要突出以下几方面的内容：①起病情况：包括发病日期、地点、初起症状及其特点、症状出现的先后次序、可能的发病原因或诱因等。有无精神情绪影响，工作生活压力如何，夫妻关系如何。②发展过程：包括初发症状的加剧或消失，所出现的症状，症状的性质或特有的规律性变化，病情的间断发作或持续存在，病情加重或发作的诱因等演变发展情况。③伴随症状：记录伴随症状，描述伴随症状与主要症状之间的相互关系。④诊治经过：此次就诊前是否曾诊治过，如曾诊治过，则要详细记录发病后曾做过的检查或检测结果、诊断结论、治疗方法、所用药物名称和剂量、服药方法与经过、治疗效果及有否发生不良事件等。⑤现在情况：详细记录主诉的症状及其特征和患者就诊时所有的各种症状及有鉴别意义的表现。记录要重点突出男科病情的特点。⑥精候情况：包括首次遗精的年龄，射精情况，精液的量、色、质地、气味等，有无病理性遗精及滑精、血精、早泄等，生理性遗精的次数等。⑦房事情况：记录患者平素对性的态度、欲望，性交频度，性交间隔时间和持续时间，性交习惯。同房时阴茎的勃起程度，性高潮及射精感受，阴茎在阴道内抽送的幅度及频率，有无性交中断和性交痛，配偶在性生活中的态度及表现，性交后有无异常感受，同房时的场所与环境，有无婚前或婚外性行为，婚内和婚外性行为与性功能的关系，有无逆情交合、强力入房、酒后入房、病中入房等。所患疾病属性功能障碍者，此项内容要详细记录。记录的内容要求准确具体，避免流水账式的记录。如果两种或两种以上疾病同时发病，应分段记录。⑧发病以来一般情况：结合十问简要记录患者发病后的寒热、饮食、睡眠、情志、二便、体重等情况。与本次疾病虽无紧密关系、但仍需治疗的其他疾病情况，可在现病史后另起一段予以记录。

既往史：记录患者过去的健康情况、外伤史、手术史、传染病史、预防接种史、与男性疾病有关的病变，如心血管疾病、神经精神疾病、内分泌疾病、呼吸系统疾病；男科疾病史，如腮腺炎性睾丸炎、隐睾症、附睾结核、生殖器发育不良等；药物治疗史（记录患者曾使用过的有碍生殖与性功能的药物种类、使用时间）、不洁性交史等。

过敏史：记录致敏药物、食物及接触物等名称及其表现。

个人史：记录患者的出生地、生活地区、生活习惯、卫生习惯、居住环境、职业情况（如有无接触高温、放射线、化学物品以及水下作业等）、精神情志情况、劳逸情况，以及饮食和烟酒嗜好（写明烟酒嗜好的时间、数量）等，有无性病接触史及冶游史。

婚育史：记录患者的结婚年龄，离异或丧偶的时限，再婚年龄，生育情况，避孕措施。配偶结婚的年龄，健康状况，再婚前的生育情况，以及年龄、职业、文化程度等。

家族史：记录直系亲属及与本人生活有密切关系的亲属的健康状况与患病情况。特别要记录与男科有关的生殖系疾病、遗传病以及性传播疾病。

体格检查

一般状况：

体温（T）、脉搏（P）、呼吸（R）、血压（BP）。

整体状况：

望神、望色、望形、望态、声音、气味、舌象、脉象。

皮肤、黏膜及淋巴结：皮肤、黏膜、淋巴结。

头面部：头颅、眼、耳、鼻、口腔。

颈项：形、态、气管、甲状腺、颈部血管。

胸部：胸廓、乳房、肺脏、心脏、血管。

腹部：肝脏、胆囊、脾脏、肾脏、膀胱。

外生殖器及肛门直肠：详见专科情况。

脊柱四肢：脊柱、四肢、指（趾）甲。

神经系统：感觉、运动、浅反射、深反射、病理反射。

中医望、闻、问、切诊记录，应当记录神色、形态、语声、气息、舌象、脉象等。

值得注意的是男性性征的检查是全身检查的重要组成部分，包括体毛的分布和疏密程度，如胡须、腋毛的生长类型及前额发际线类型及上移程度。观察有无喉结、音调的高低、有无男性乳房发育以及皮肤、骨骼肌肉发育情况、肌肉力量。第二性征发育通常参照 Tanner 青春期发育阶段标准分级。此外，还应注意患者的体型、营养状况、脂肪分布，是否特别肥胖或过于消瘦，有无内分泌异常的临床表现，这对提示有无皮质醇症、甲状腺疾病、高泌乳素血症、睾丸和肾上腺肿瘤等有重要意义。

专科情况：按男性泌尿生殖系专科特点进行书写。记录的内容主要包括：阴毛的分部情况；阴茎的大小、形态，位置，有无发育畸形、包皮过长或包茎、包皮垢积留、红肿、溃疡、皮疹、糜烂、软硬度，有无触压痛、牵拉痛、肿块、结节等变化，尿道口检查时要注意有无狭窄或异位，有无分泌物等分开尿道口，寻找舟状窝内有无肿块或炎性病变；阴囊发育情况，有无阴囊纵裂或阴囊分叉、有无阴囊湿疹、阴囊象皮肿，有无手术瘢痕，阴囊皮肤有无红肿、增厚，阴囊是否胀大，阴囊内有无鞘膜积液和静脉曲张，对所有阴囊内肿块均应做透光试验；睾丸有否异位、下降不全、回缩或阙如；睾丸及附睾的大小、形状、硬度、表面光滑度，有无压痛、肿块、结节；精索是否增粗、有无触压痛或结节，输精管触诊情况，结合 Valsalva 试验判断精索静脉是否曲张及其程度；腹股沟处是否有包块和淋巴结肿大；前列腺的大小、形状、硬度，有无肿胀、结节，压痛程度；中央沟是否居中、变浅或消失；腺体是否固定、触诊是否疼痛等。同时了解肛门括约肌、直肠及精囊情况等。

辅助检查：采集病史时已获得的本院及外院的重要检查结果。包括精液检查、前列腺液检查、内分泌检查等有关男科实验室检查的结果，性病实验室检查结果，血、尿常规检查以及 X 线、B 超等影像检查也应记录。应分类按检查时间顺序记录检查结果，如系在其他医疗机构所做检查，应当写明该机构名称及检查号。

初步诊断：是指经治医师根据患者入院时情况，综合分析所做出的诊断。如初步诊断为多项时，应当主次分明。对待查病例应列出可能性较大的诊断。

中医诊断：中医诊断内容包括病名诊断与证型诊断两项。病名诊断按重轻急缓原则排列，即重要的、急性的病名排列在先，不重要的、较缓的病名排列于后。证型诊断按主证、兼证顺序书写。

西医诊断：西医诊断包括主要疾病和其他疾病。按诊断的先后顺序分行记录。

实习医师（签名）

住院医师（签名）

主治医师（签名）

修正诊断：病名

日期：　　　年　　月　　日　医师（签名）

补充诊断：病名

日期：　　　年　　月　　日　医师（签名）

确定诊断：病名

日期：　　　年　　月　　日　医师（签名）

首次病程记录：系指患者入院后由经治医师或值班医师书写的第一次病程记录（不需列题），应当在患者入院后8 h内完成，注明书写时间。摘要记述和分析疾病特征，提出诊断依据及鉴别诊断，制订诊疗计划，写明即予施行的诊疗措施。对诊断不明确的病例应作诊断讨论，列出拟诊依据及主要鉴别诊断。诊断依据包括中医辨病辨证依据与西医诊断依据，鉴别诊断包括中医鉴别诊断与西医鉴别诊断。诊疗计划包括提出具体的检查、中西医治疗措施及中医调护等。首次病程记录的要求、内容及书写格式如下：

首次病程记录

时间：　年　月　日　时　分

患者姓名、性别、年龄、主诉、入院时间（年、月、日、时）、入院途径（门诊、急诊或转院），以何主诉入院。

病例特点：包括病史、症状、体征、辅助检查、舌象和脉象。

初步诊断：

中医诊断：中医诊断内容包括病名诊断与证型诊断两项。病名诊断按重轻急缓原则排列，即重要的、急性的病名排列在先，不重要的、较缓的病名排列于后。证型诊断按主证、兼证顺序书写。

西医诊断：包括主要疾病和其他疾病。按诊断的先后顺序分行记录。

中医辨病辨证依据：运用中医临床辨证思维方法，对疾病发生、发展、转归的整个病理变化及对就诊时的证候依据四诊资料做出病位、病性、病因分析，对疾病及证候的演变、预后做出预测，并详细记录。

中医鉴别诊断依据：列出所有具有相同或相似症状、体征的疾病，根据四诊及其他辅助检查资料，运用中医临床辨证思维方法，指出二者病位、病性的根本不同之处，作为鉴别诊断依据。

西医诊断依据：从病史、症状、体征和实验室检查等几个方面总结出主要疾病的诊断依据。

西医鉴别诊断依据：列出所有具有相同或相似症状、体征的疾病，根据四诊及其他辅助检查资料，指出二者病位、病性的根本不同之处，作为鉴别诊断依据。

诊疗计划：制订诊治计划，目前进行的诊疗措施、治法、方药，对调摄、护理、生活起居宜忌的具体要求。①中药内治：包括治则、方名、药物组成与剂量、煎服方法、注意事项等。②其他治法：分别记录西药、针灸、按摩、外用药物、理疗、气功、食疗、心理治疗等其他治疗方法的原则和方案。

实习医师（签名）
住院医师（签名）
主治医师（签名）

日常病程记录：是指对患者住院期间诊疗过程的经常性、连续性记录。由经治医师书写，也可以由实习医务人员或试用期医务人员书写，但应有经治医师签名。书写日常病程记录时，首先标明记录时间，另起一行记录具体内容。对病危患者应当根据病情变化随时书写病程记录，每天至少1次，记录时间应当具体到分钟。对病重患者，至少2 d记录一次病程记录。对病情稳定的患者，至少3 d记录一次病程记录。日常病程记录应反映四诊情况及治法、方药变化及其变化依据等。

上级医师查房记录：是指上级医师查房时对患者病情、诊断、鉴别诊断、当前治疗措施疗效的分析及下一步诊疗意见等的记录。主治医师首次查房记录应当于患者入院 48 h 内完成。内容包括查房医师的姓名、专业技术职务、补充的病史和体征、理法方药分析、诊断依据与鉴别诊断的分析及诊疗计划等。主治医师日常查房记录间隔时间视病情和诊疗情况确定，内容包括查房医师的姓名、专业技术职务、对病情的分析和诊疗意见等。科主任或具有副主任医师以上专业技术职务任职资格医师查房的记录，内容包括查房医师的姓名、专业技术职务、对病情和理法方药的分析及诊疗意见等。

疑难病例讨论记录：是指由科主任或具有副主任医师以上专业技术任职资格的医师主持、召集有关医务人员对确诊困难或疗效不确切病例讨论的记录。内容包括讨论日期、主持人、参加人员姓名及专业技术职务、具体讨论意见及主持人小结意见等。

交（接）班记录：是指患者经治医师发生变更之际，交班医师和接班医师分别对患者病情及诊疗情况进行简要总结的记录。交班记录应当在交班前由交班医师书写完成；接班记录应当由接班医师于接班后 24 h 内完成。交（接）班记录的内容包括入院日期、交班或接班日期、患者姓名、性别、年龄、主诉、入院情况、入院诊断、诊疗经过、目前情况、目前诊断、交班注意事项或接班诊疗计划、医师签名等。

转科记录：是指患者住院期间需要转科时，经转入科室医师会诊并同意接收后，由转出科室和转入科室医师分别书写的记录。包括转出记录和转入记录。转出记录由转出科室医师在患者转出科室前书写完成（紧急情况除外）；转入记录由转入科室医师于患者转入后 24 h 内完成。转科记录内容包括入院日期、转出或转入日期，转出、转入科室，患者姓名、性别、年龄、主诉、入院情况、入院诊断、诊疗经过、目前情况、目前诊断、转科目的及注意事项或转入诊疗计划、医师签名等。

阶段小结：是指患者住院时间较长，由经治医师每个月所作病情及诊疗情况总结。阶段小结的内容包括入院日期、小结日期，患者姓名、性别、年龄、主诉、入院情况、入院诊断、诊疗经过、目前情况、目前诊断、诊疗计划、医师签名等。交（接）班记录、转科记录可代替阶段小结。

抢救记录：是指患者病情危重，采取抢救措施时作的记录。因抢救急危患者，未能及时书写病历的，有关医务人员应当在抢救结束后 6 h 内据实补记，并加以注明。内容包括病情变化情况、抢救时间及措施、参加抢救的医务人员姓名及专业技术职称等。记录抢救时间应当具体到分钟。

有创诊疗操作记录：是指在临床诊疗活动过程中进行的各种诊断、治疗性操作（如胸腔穿刺、腹腔穿刺等）的记录。应当在操作完成后即刻书写。内容包括操作名称、操作时间、操作步骤、结果及患者一般情况，记录过程是否顺利、有无不良反应，术后注意事项及是否向患者说明，操作医师签名。

会诊记录（含会诊意见）：是指患者在住院期间需要其他科室或者其他医疗机构协助诊疗时，分别由申请医师和会诊医师书写的记录。会诊记录应另页书写。内容包括申请会诊记录和会诊意见记录。申请会诊记录应当简要载明患者病情及诊疗情况、申请会诊的理由和目的，申请会诊医师签名等。常规会诊意见记录应当由会诊医师在会诊申请发出后 48 h 内完成，急会诊时会诊医师应当在会诊申请发出后 10 min 内到场，并在会诊结束后即刻完成会诊记录。会诊记录内容包括会诊意见、会诊医师所在的科别或者医疗机构名称、会诊时间及会诊医师签名等。申请会诊医师应在病程记录中记录会诊意见执行情况。

术前小结：是指在患者手术前，由经治医师对患者病情所做的总结。内容包括简要病情、术前诊断、手术指征、拟施手术名称和方式、拟施麻醉方式、注意事项，并记录手术者术前查看患者相关情况等。

术前讨论记录：是指因患者病情较重或手术难度较大，手术前在上级医师主持下，对拟实施手术方式和术中可能出现的问题及应对措施所做的讨论。讨论内容包括术前准备情况、手术指征、手术方案、可能出现的意外及防范措施、参加讨论者的姓名及专业技术职务、具体讨论意见及主持人小结意见、讨论日期、记录者的签名等。

麻醉术前访视记录：是指在麻醉实施前，由麻醉医师对患者拟施麻醉进行风险评估的记录。麻醉术前访视可另立单页，也可在病程中记录。内容包括姓名、性别、年龄、科别、病案号，患者一般情况、简要病史、与麻醉相关的辅助检查结果、拟行手术方式、拟行麻醉方式、麻醉适应证及麻醉中需注意的问题、术前麻醉医嘱、麻醉医师签字并填写日期。

麻醉记录：是指麻醉医师在麻醉实施中书写的麻醉经过及处理措施的记录。麻醉记录应当另页书写，内容包括患者一般情况、术前特殊情况、麻醉前用药、术前诊断、术中诊断、手术方式及日期、麻醉方式、麻醉诱导及各项操作开始及结束时间、麻醉期间用药名称、方式及剂量、麻醉期间特殊或突发情况及处理、手术起止时间、麻醉医师签名等。

手术记录：是指手术者书写的反映手术一般情况、手术经过、术中发现及处理等情况的特殊记录，应当在术后 24 h 内完成。特殊情况下由第一助手书写时，应由手术者签名。手术记录应当另页书写，内容包括一般项目（患者姓名、性别、科别、病房、床位号、住院病历号或病案号）、手术日期、术前诊断、术中诊断、手术名称、手术者及助手姓名、麻醉方法、手术经过、术中出现的情况及处理等。

手术安全核查记录：是指由手术医师、麻醉医师和巡回护士三方，在麻醉实施前、手术开始前和患者离室前，共同对患者身份、手术部位、手术方式、麻醉及手术风险、手术使用物品清点等内容进行核对的记录，输血的患者还应对血型、用血量进行核对。应有手术医师、麻醉医师和巡回护士三方核对、确认并签字。

手术清点记录：是指巡回护士对手术患者术中所用血液、器械、敷料等的记录，应当在手术结束后即时完成。手术清点记录应当另页书写，内容包括患者姓名、住院病历号（或病案号）、手术日期、手术名称、术中所用各种器械和敷料数量的清点核对、巡回护士和手术器械护士签名等。

术后首次病程记录：是指参加手术的医师在患者术后即时完成的病程记录。内容包括手术时间、术中诊断、麻醉方式、手术方式、手术简要经过、术后处理措施、术后应当特别注意观察的事项等。

麻醉术后访视记录：是指麻醉实施后，由麻醉医师对术后患者麻醉恢复情况进行访视的记录。麻醉术后访视可另立单页，也可在病程中记录。内容包括姓名、性别、年龄、科别、病案号，患者一般情况、麻醉恢复情况、清醒时间、术后医嘱、是否拔除气管插管等，如有特殊情况应详细记录，麻醉医师签字并填写日期。

出院记录：是指经治医师对患者此次住院期间诊疗情况的总结，应当在患者出院后 24 h 内完成。内容主要包括入院日期、出院日期、入院情况、入院诊断、诊疗经过、出院诊断、出院情况、出院医嘱、中医调护、医师签名等。

死亡记录：是指经治医师对死亡患者住院期间诊疗和抢救经过的记录，应当在患者死亡后 24 h 内完成。内容包括入院日期、死亡时间、入院情况、入院诊断、诊疗经过（重点记录病情演变、抢救经过）、死亡原因、死亡诊断等。记录死亡时间应当具体到分钟。

死亡病例讨论记录：是指在患者死亡一周内，由科主任或具有副主任医师以上专业技术职务任职资格的医师主持，对死亡病例进行讨论、分析的记录。内容包括讨论日期、主持人及参加人员姓名、专业技术职务、具体讨论意见及主持人小结意见、记录者的签名等。

病重（病危）患者护理记录：是指护士根据医嘱和病情对病重（病危）患者住院期间护理过程的客观记录。病重（病危）患者护理记录应当根据相应专科的护理特点书写。内容包括患者姓名、科别、住院病历号（或病案号）、床位号、页码、记录日期和时间、出入液量、体温、脉搏、呼吸、血压等病情观察、护理措施和效果、护士签名等。记录时间应当具体到分钟。采取中医护理措施应当体现辨证施护。

手术同意书：是指手术前，经治医师向患者告知拟施手术的相关情况，并由患者签署是否同意手术的医学文书。内容包括术前诊断、手术名称、术中或术后可能出现的并发症、手术风险、患者签署意见并签名、经治医师和术者签名等。

麻醉同意书：是指麻醉前，麻醉医师向患者告知拟施麻醉的相关情况，并由患者签署是否同意麻醉意见的医学文书。内容包括患者姓名、性别、年龄、病案号、科别、术前诊断、拟行手术方式、拟行麻醉方式，患者基础疾病及可能对麻醉产生影响的特殊情况，麻醉中拟行的有创操作和监测，麻醉风险、可能发生的并发症及意外情况，患者签署意见并签名、麻醉医师签名并填写日期。

输血治疗知情同意书：是指输血前，经治医师向患者告知输血的相关情况，并由患者签署是否同意输血的医学文书。输血治疗知情同意书内容包括患者姓名、性别、年龄、科别、病案号、诊断、输血指征、拟输血成分、输血前有关检查结果、输血风险及可能产生的不良后果、患者签署意见并签名、医师签名并填写日期。

特殊检查、特殊治疗同意书：是指在实施特殊检查、特殊治疗前，经治医师向患者告知特殊检查、特殊治疗的相关情况，并由患者签署是否同意检查、治疗的医学文书。内容包括特殊检查、特殊治疗项目名称、目的、可能出现的并发症及风险、患者签名、医师签名等。

病危（重）通知书：是指因患者病情危、重时，由经治医师或值班医师向患者家属告知病情，并由患方签名的医疗文书。内容包括患者姓名、性别、年龄、科别，目前诊断及病情危重情况，患方签名、医师签名并填写日期。一式两份，一份交患方保存，另一份归病历中保存。

传染病报告：如果患者患有法定需要报告的传染病，应按时上报，并记录疫情报告情况。

医嘱：是指医师在医疗活动中下达的医学指令。医嘱单分为长期医嘱单和临时医嘱单。长期医嘱单内容包括患者姓名、科别、住院病历号（或病案号）、页码、起始日期和时间、长期医嘱内容、停止日期和时间、医师签名、执行时间、执行护士签名。临时医嘱单内容包括医嘱时间、临时医嘱内容、医师签名、执行时间、执行护士签名等。医嘱内容及起始、停止时间应当由医师书写。医嘱内容应当准确、清楚，每项医嘱应当只包含一个内容，并注明下达时间，应当具体到分钟。医嘱不得涂改。需要取消时，应当使用红色墨水标注“取消”字样并签名。

一般情况下，医师不得下达口头医嘱。因抢救急危患者需要下达口头医嘱时，护士应当复诵一遍。抢救结束后，医师应当即刻据实补记医嘱。

辅助检查报告单：是指患者住院期间所做各项检验、检查结果的记录。内容包括患者姓名、性别、年龄、住院病历号（或病案号）、检查项目、检查结果、报告日期、报告人员签名或者印章等。

体温单：以护士填写为主。内容包括患者姓名、科室、床号、入院日期、住院病历号（或病案号）、日期、手术后天数、体温、脉搏、呼吸、血压、大便次数、出入液量、体重、住院周数等。

第四节　病历打印

打印病历是指应用字处理软件编辑生成并打印的病历（如 Word 文档、WPS 文档等）。打印病历应当按照本规定的内容录入并及时打印，由相应医务人员手写签名。医疗机构打印病历应当统一纸张、字体、字号及排版格式。打印字迹应清楚易认，符合病历保存期限和复印的要求。打印病历编辑过程中应当按照权限要求进行修改，已完成录入打印并签名的病历不得修改。

（参照 2011 年国家中医药管理局《中医病历书写基本规范》修订。）

治法护理篇

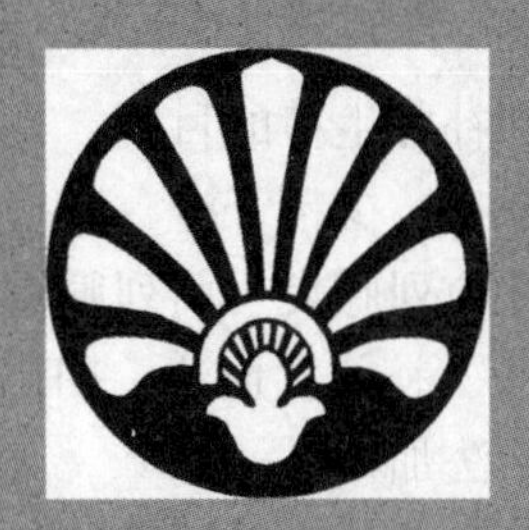

第十六章　常用内治法

内治法是男科病的常用治法，主要有扶正、祛邪以及扶正祛邪同用三类。

第一节　扶正治法类

扶正，即补益五脏、补益气血阴阳等。有增强体质、促进脏腑功能、使气血阴阳肾精充足的功能，亦能增加机体抗病能力，促进疾病康复。在男科中主要用于性功能障碍、不育及其他男科疾病康复的后期。

一、补肾填精法

该法主要用补肾益精的药物，来达到补肾生精的目的，具有促进精子生长、使精液量增多、提高性功能、抗衰老等作用。主要用于无精子症、少精子症、阳痿、早泄、更年期综合征、性欲淡漠、房劳、早衰、先天发育不良等。在治疗慢性前列腺炎、前列腺增生、阴茎发育不良等病时，亦常加入补肾益精药。在以其他治法（如固肾涩精法、补益气血法、回阳救逆法、健脾补心法、温补脾肾法等）为主的治疗中，补肾填精法亦常作为兼治法加入。

补肾填精法亦有偏温偏凉的不同。偏凉者，主要用于偏肾阴虚者，药如熟地黄、鸡子黄、制何首乌、天冬、龟甲胶、黑芝麻、海参、紫河车、阿胶、乌龟、黄精、猪脊髓、雄鳖肝等；偏温者，主要用于偏肾阳虚者，药如肉苁蓉、鹿茸、菟丝子、枸杞子、蚕蛾、雀卵、蛤蚧、海马、腽肭脐、黄狗肾、雀肉、冬虫夏草、虾、羊鞭、雀脑、蚂蚁、牛骨髓等。方如：①龟鹿补肾汤：治疗阳痿（肾阳虚者），药用鹿角胶（熔化）、龟甲胶（熔化）、枸杞子、肉苁蓉、炙黄芪、熟地黄、淫羊藿、益智仁、巴戟天、阳起石（打碎先煎）。水煎服。②龟鹿五子地黄汤：治疗不育症，药用熟地黄、怀山药、山茱萸、牡丹皮、茯苓、泽泻、五味子、车前子、菟丝子、枸杞子、覆盆子、龟胶、鹿胶。水煎服。

二、固肾涩精法

该法主要用固肾涩精的药物，来恢复精关开启功能，达到控制精室容易开启的目的。主要用于肾虚所致的遗精、滑精、早泄等。在治疗慢性前列腺炎、不育、阳痿、男子更年期综合征、房劳等病中，亦常加入补肾固精药。单独运用固肾涩精法者较少，常辅以补肾阴、补肾阳、健脾益气，或清利法。常用的固肾涩精药如五味子、金樱子、莲子肉、山茱萸、桑螵蛸、肉豆蔻、赤石脂、芡实、覆盆子、益智仁、煅龙骨、煅牡蛎、刺猬皮等。方如金锁固精丸、秘精丸等。

三、补益气血法

该法主要用补气补血的药物，来恢复身体气血虚弱状态，从而达到强壮身体、恢复性能力、提高精液质量的目的。主要用于气血虚弱所致的阳痿、遗精、早泄、早衰、精液质量不佳等病症。在治疗慢性前列腺炎、男性更年期综合征、不育、生殖系结核等病中亦常加入。常与补肾法、固涩肾精法、活血化瘀法、软坚散结法合用。常用的补益气血药物有党参、黄芪、炙甘草、沙参、人参、当归、白芍、熟地黄、鸡血藤、阿胶、何首乌、紫河车等。方如补气黄芪汤（黄芪、人参、茯神、麦冬、白术、五味子、肉桂、熟地黄、陈皮、阿胶、当归、芍药、牛膝、炙甘草，为散服）。

四、回阳救逆法

该法主要用温阳益气药，来峻补暴脱之阳，从而达到回阳救急散寒的作用。主要用于阳气暴脱、元气不固所致的房事昏厥、缩阳症。常用燥烈温阳散寒药与峻补元气之药组成。常用的回阳救逆药物如人参、黄芪、附片、肉桂、干姜等，方如四逆加人参汤。

五、健脾补心法

该法主要用健脾养心安神的药物，来恢复脾脏的运化功能、脾气的固摄功能及心神的安定，从而达到气旺神安的作用。主要用于思虑过度，或体力劳动过久造成心脾亏虚、心神不安所致的阳痿、遗精、早泄、性欲淡漠等。在不育、更年期综合征治疗中，亦常加入该法。常与补肾法、固肾涩精法、疏肝解郁法联合运用。常用的健脾补心药物如党参、人参、龙眼肉、牡蛎、龙骨等，方如归脾汤。

六、温补脾肾法

该法用温补脾肾之药，来恢复人体脾肾之阳。恢复人体衰弱的阳气，具有振奋精神、恢复体质、提高精子活力、提高与恢复性能力的作用。主要用于久病脾肾阳虚，或脾阳虚日久损及肾阳，或年老阳气渐衰，或房劳等阴损及阳所致的性欲淡漠、阳痿、滑精、尿频、尿失禁、前列腺增生症、先天性睾丸发育不良、小阴茎、无精子症、死精症、精子活力低下、阴冷等病症。在更年期综合征、房劳、生殖系结核、睾丸鞘膜积液、生殖系肿瘤、房事眩晕、房事尿床、性快感不足、性幼稚低肌张力证候群等症中亦常加入温补脾肾法。常与滋阴填精、益气血、养心、活血化瘀、疏肝解郁、化痰、软坚等法联合运用。常用的温补脾肾药如干姜、荜澄茄、附子、肉桂、鹿茸、肉苁蓉、淫羊藿、蛇床子、补骨脂、益智仁、蛤蚧、冬虫夏草、巴戟天、锁阳、胡桃仁、仙茅、韭菜子、阳起石等，方如寒谷春生丹（熟地黄、白术、当归、枸杞子、杜仲、仙茅、巴戟肉、山茱萸、淫羊藿、韭菜子、肉苁蓉、蛇床子、制附子、肉桂。蜜丸，盐汤或温酒送服）。

第二节　祛邪治法类

祛邪，即祛除体内病邪及病理产物，改善机体功能紊乱状态。在男科治疗中，祛邪主要是祛除湿热秽毒、水湿、瘀血、痰结，以及气机失调等。在男科治疗中，主要有疏肝解郁法、活血化瘀法、清热解毒法、软坚散结法、清热利湿法、活血通精法、利湿化痰法。这些治法分别在男科各类疾病中广泛运用。

一、疏肝解郁法

该法运用疏肝理气和血的药物，来解除肝气郁而不舒所致的各类男科疾病。因肝气郁，则致气血郁滞，所以理气和血是疏肝必不可少的治法，具有解除精神抑郁，使心情畅达、宗筋气血通利的作用。主要用于因各种境遇因素使心理压力长期不得缓解，或一时性的抑郁过激，或恐惧等所致肝气抑郁而造成的阳痿、早泄、不射精、性欲淡漠、阴茎异常勃起症等病症。因肝主宗筋，又男科许多疾病造成患者心理压力大，心境不舒，且许多男科疾病病程较久，气血凝滞。所以在用其他治法治疗男科疾病中，亦常加入疏肝之法。常用的疏肝解郁药物如柴胡、郁金、刺蒺藜、白芍、青皮、青木香、川芎、香附、枳壳、蜈蚣、合欢皮、川楝子等，方如柴胡疏肝散、逍遥散、四逆散等。

二、活血化瘀法

该法用通经祛瘀活血的药物，以达到畅通血行，使瘀阻通达的目的，具有改善睾丸供血，使曲张之精索静脉血行加快，改善精子活力、活率，改善与延缓前列腺的纤维化、增生状态，加快生殖系炎症渗出的改善与吸收的作用。主要用于慢性附睾炎（包括结核性）、输精管炎、前列腺慢性炎症、前列腺增生、生殖系外伤所致肿胀疼痛、精瘀症、阴茎硬结症、外伤所致的阳痿、不射精、阴茎异常勃起症、生殖系肿瘤等病症。在治疗生殖系的其他炎症、不育、性功能障碍、精索静脉曲张等时亦常加入活血化瘀药物。活血化瘀法常用药物有钟乳石、血竭、丹参、莪术、延胡索、水蛭、红藤、皂角刺、姜黄、乳香、牛膝、全蝎、没药、红花、川芎、番木鳖、地龙、笔头灰、急性子、王不留行、路路通、桃仁、赤芍、当归等，方如通窍活血汤、血府逐瘀汤、少腹逐瘀汤等。

三、清热解毒法

该法用清热解毒的药物，来解除热毒蕴结所致的各种生殖系急性炎症。急性炎症常有红肿热痛的特点，或肉腐为脓。该法具有消炎抗菌、消肿、对抗炎症造成渗出的作用。内服主要用于生殖系内在炎症，外用可用于生殖系外表炎症。该法用于生殖系各种急性炎症，如睾丸炎、附睾炎、输精管炎、急性前列腺炎、阴囊炎、阴茎海绵体炎、软下疳、性病性淋巴肉芽肿；外用主要用于包皮炎、龟头炎、外阴部溃疡等。常与清利湿热法、活血化瘀法、滋阴法合用。清热解毒法常用药物有大青叶、板蓝根、败酱草、马鞭草、虎杖、黄连、黄芩、栀子、黄柏、金银花、蒲公英、连翘、龙胆草、苦参、黄药子、生地黄、地丁、凤眼草、大黄等。方如仙方活命饮、五味消毒饮等。

四、软坚散结法

该法运用具有化痰软坚散结作用的药物，治疗浊痰瘀血结聚而形成的阴茎硬结症、生殖系肿瘤等。在治疗前列腺增生症及病程较久的慢性前列腺炎、慢性附睾炎、输精管炎性堵塞等病中，常加入此法。软坚散结常用药物有昆布、海藻、三棱、莪术、牡蛎、浙贝母、皂角刺、虻虫、夏枯草等。方如丹参散结汤等。

五、清热利湿法

该法主要运用清利湿热药，达到消除生殖系湿热的作用，该类药物多具有消肿、抗炎、改善炎症造成的血液循环瘀滞状态的功效。主要用于淋病、非淋菌性尿道炎、后尿道感染性或充血性炎症、前列腺感染性炎症、输精管炎、生殖系疱疹、阴囊湿疹、阴囊急性蜂窝组织炎、阴茎接触性皮炎、脓精症等，即适于下焦湿热所致男科疾病。亦常加入治疗阳痿、精索静脉曲张、精液液化迟缓、射精障碍、慢性前列腺炎、前列腺增生症、精阜炎、睾丸炎、附睾炎等症的其他治法中。并常与活血化瘀法、补肾法、疏肝解郁法、清热解法合用。常用的清热利湿药有栀子、石韦、泽泻、黄柏、木通、萹蓄、瞿麦、滑石、茵陈、地肤子、通草、车前子等，方如龙胆泻肝汤。

六、活血通精法

该法主要运用活血化瘀或兼理气的药物，达到活血通精的目的，具有畅通精道及改善精液瘀滞状态的作用。主要用于不射精症、阻塞性无精子症（或精道的不完全阻塞）、少精子症、精瘀症、阴茎异常勃起症等。在治疗不育症、阳痿、精索静脉曲张、慢性附睾炎时，亦常加入此法。并常与益气法、补肾填精法、清热利湿法、疏肝解郁法合用。活血通精法常用药物有急性子、路路通、牛膝、地龙、水蛭、穿山甲、桃仁、笔头灰、青木香、白芷、丁香、蜈蚣、延胡索、郁金、青皮、三七等。方如活血通精汤。

七、利湿化痰法

该法主要运用化痰祛浊利湿的药物，来消除生殖系的痰湿凝聚与水肿，主要用于生殖系过敏所致的包皮水肿、精液液化不良、精液黏稠、阴囊水肿、阴囊脂肪过多症、鞘膜积液、精液囊肿、外阴浆液性囊肿等。在治疗生殖系肿瘤、前列腺增生、慢性前列腺炎等病中，亦常加入此法。利湿化痰法常用药物有石菖蒲、萆薢、贝母、胆南星、苍术、牵牛子、防己、百部、白芷、蝼蛄、白芥子、僵蚕、法半夏、云茯苓、白术等，方如五苓散加味方。

第三节　扶正祛邪治法类

扶正祛邪，即补益与祛邪合用。有的疾病，正气已伤，而外邪亦盛，只补正而邪不去，只祛邪则正不盛。所以，应该采用扶正祛邪之法。

一、温肝散寒法

该法主要运用温阳与散寒药物治疗生殖系统受寒而发之疾病。主要用于寒邪直中肝经所致的阳痿、缩阳、阴囊汗多、阴冷等。常用的温肝散寒药有附子、肉桂、干姜、小茴香、台乌药、苍术、硫黄、吴茱萸、炮姜、丁香、蛇床子等，方如九仙灵应散。

二、滋阴清热法

该法主要以滋阴药与清热药合用，治疗阴虚内热所致的男科疾病。常用于治疗阳痿、早泄、遗精、男性更年期综合征、房劳、性欲亢进等。常用药物有生地黄、熟地黄、山药、山茱萸、天冬、麦冬、阿胶、何首乌、黄精、黄柏、知母、黄芩、牡丹皮等，方如知柏地黄丸。

三、交通心肾法

该法运用泻心火、安心神、滋肾水的药物，治疗心肾不交所致的男科疾病。在正常情况下，心阳下交于肾阴，肾阴上济于心阳，阴阳彼此协调，达到平衡，维持正常的生理活动。若肾阴不足、心火独亢；或心火亢于上，不能下交于肾，心肾阴阳失去了协调既济的关系，即为心肾不交。如因心神过劳，耗血伤阴，心火日旺，肾阴耗损，不足以上济心阳，即出现遗精、早泄、阳强等症。治疗这类疾病，宜用交通心肾法，两脏同治。常用药物有黄连、栀子、竹叶、灯心草、莲子心、茯神、远志、龙眼肉、龙齿、生地黄、熟地黄、山茱萸、天冬、枸杞、墨旱莲等，方如黄连阿胶汤。

第十七章　治疗手段

男科病治疗手段很多，基本上包括了中医所有的治疗方法，如内治、外治、食疗、针灸、按摩、气功、拔罐、理疗、阴囊托、手术、中西医结合、心理治疗、综合治疗等。

第一节　药物内治法

药物内治法是男科病的主要治法，亦是最常用的治法。基本上所有男科疾病都可以用内治法(除某些须手术的疾病外)。内治法所用剂型有汤剂、丸剂、散剂、酒剂、膏剂、片剂等的不同。汤剂是最常用的，各种急、慢性男科病都可服。通常每剂药每日煎2次，服2次。因男科病在下焦，所以多饭前服药。丸剂、散剂、膏剂、片剂，多用于慢性男性疾病，治疗时间较长，且服用方便。酒剂，多用于男性保健，促进性功能与治疗性功能障碍。酒剂治疗性功能障碍与促进性功能，要掌握量少、慢呷、细饮的原则，如此则有助于改善疲劳、放松肌肉筋骨、缓解精神神经紧张，有利于恢复与促进性功能。

第二节　药物外治法

男科药物外治法方法很多，有热熨、熏洗、敷贴、脐疗、涂搽、坐浴、罨包、直肠灌注、肛门栓塞、药物离子透入等。外治法多施于病变部分附近的皮肤与黏膜。

一、热熨

热熨法，是男性疾病中常用的外治法，在民间甚为流传。热熨，即通过热的作用，将药力渗透到病变部位。常将药炒热或蒸热，装入布袋中，放在病变部位附近的皮肤上，如神阙、气海、关元、中极等。亦有的将药碾碎，将药放在上述部位，再在药上放盛满热水的锡壶或热水袋、酒壶。待温度下降低于体温后，再将药炒热，又重新装入药袋使用，或重新换热水。

热熨法常用的药物多是温阳理气或通关开窍之品，如青盐、葱头、丁香、干姜、艾叶、石菖蒲、车前草、吴茱萸、肉桂、小茴香等。

该法具有温阳散寒、助阳通关开窍的作用，常用于治疗阳痿、缩阳、不射精、前列腺增生等症。

用青盐、葱头、车前草的热熨法，常用于治疗前列腺增生症；吴茱萸、青盐、丁香等，常用于治疗不射精；青盐、丁香、干姜、艾叶、石菖蒲、肉桂、小茴香等，常用于治疗阳痿、缩阳等。

亦有用石块或青砖烧热，布裹熨脐或小腹，治疗缩阳与阳痿等。

二、熏洗

熏洗法，即将药水煎后滤去渣，倒入罐中或大杯中，将患处放于罐口或杯口熏，然后再用药水洗患处。此法借助药力与热力来达到治疗目的。热力有助于药物渗透。但若是炎症或过敏性疾病，水温不宜太高，与体温相近即可。其他疾病则药水温度以能忍耐为度。

熏洗法在男科疾病中常用，大部分疾病都可使用该法。该法作用直接，多有开发腠理、消肿、促进血液循环的作用。使用的药物因不同的男科疾病而异。在该法中，洗是主要的，熏是次要的。

在龟头包皮炎中，药水稍凉后熏，药水不能温度高，以免加重炎症反应。常用清热、解毒、燥湿的药物来熏洗，如苦参、黄芩、黄连、金银花、明矾、冰片、土茯苓等。

对于缩阳症，多用温阳理气的药物熏洗，药水温度要高，以能耐受为度。药如小茴香、吴茱萸、肉桂等。

对于阳强症，选用泻火通络的药物熏洗。民间常流传皮硝水煎后，趁热熏洗会阴的方法。

对于阴囊阴茎象皮肿，常选用祛湿通络的药物熏洗。药如威灵仙、山藿香、土牛膝、五加皮、生姜皮等。

总之，应根据各种男科病的病因病机来选择药物及药水温度来熏洗。

三、敷贴

敷贴又叫围药、箍围药、敷药。根据症情选药，研为细粉，再酌情选用醋、酒、菊花汁、西瓜汁、水或油类，调敷患处四周。其作用常为截毒、束毒、拔毒、温化、行瘀、清热、定痛、排脓。该法的特点是作用直接、持久，在男科病治疗中亦较常用。

男科疾病用敷贴的选药，同熏洗法一样，根据病因病机而定。但对龟头及包皮疾病的敷贴，不能选刺激性太强的药物。如对阴囊水肿性疾病，主要选用燥湿、祛湿、通络的药物外敷，如赤小豆、风化硝、赤芍、枳壳、商陆，研细末，用侧柏叶煎汤，冷后调匀敷肿处。对于外阴溃疡，主要选用清热解毒、燥湿去脓，或生肌收口、活血的药物敷贴，如乳香粉 50 g、青黛面 50 g、黄连膏 400 g，调匀成膏外敷患处。对于外阴部的男科病，多敷贴局部；其他男科病（如前列腺增生、阳痿、遗精、慢性前列腺炎等）多敷贴会阴部或脐部、关元，亦有的敷贴足心或手心。

四、脐疗

运用各种药物，或非药物疗法（如灸法）直接作用于脐来治疗男性疾病的方法，叫脐疗。脐，为任脉穴，与肾气相通。因男科许多疾病都与肝肾有关，所以脐疗在男科病中亦常用。脐疗在男科病中主要用于阳痿、性欲淡漠、遗精、早泄、阴茎异常勃起、房劳、慢性前列腺炎、前列腺增生等。

脐疗的方法很多，但有 3 种基本方法：加热源，或药物上加热源，或直接用药物作用于脐上的方法。所用药物多是温热辛散之品，如附子、肉桂、桂枝、艾叶、硫黄、生姜、大葱、胡椒、小茴香、麝香、吴茱萸等。脐疗多有温阳散寒、理气通络的作用。如以小茴香适量，打碎和青盐炒，布包烫熨脐下，每次 20 min，2~3 次/d，治疗缩阳；用露蜂房、白芷各 10 g，二药烘干发脆，共研细末，醋调成面团状，临睡前敷脐上，外用纱布盖上，橡皮膏固定，1 次/d，或间日 1 次，连用 3~5 次，治疗早泄。用樟脑、龙脑、薄荷脑各等份，匀和捣碎密封，用时取 0. 65~1 g，纳脐中，再滴入白酒 1~2 滴，外以胶布封固，傍晚上药，性交后去掉，治疗不射精。

五、涂搽

涂搽法是直接将药物作用于患处的一种治疗方法，机制与敷贴法大致相同。涂搽药物可以是浓煎剂、浸膏、提取液、浸泡液、粉剂，或用香油、醋等其他液体调药粉外涂。适用于病变部位表浅之男性病，如包皮龟头炎、阴囊湿疹、阴茎结核、睾丸肿痛、阳强、早泄等症。

涂搽法在男科病治疗中的选药，主要根据疾病性质而定，并且注重药物的渗透性。如睾丸肿痛，选用金黄散等；阴囊湿疹选用清利湿热、燥湿的药物，如苦参、滑石、炉甘石、地龙、黄柏、黄连、苍术等。如用狼毒、川花椒、硫黄、五倍子、大枫子仁、蛇床子各等份，研细末，取一大盅香油熬开，纳入猪胆汁 1~2 个和药末，涂抹患部，治疗阴囊湿疹；用蛇床子 100 g、远志 100 g、蜂房 100 g、五味子 100 g、细辛 100 g、韭菜子 100 g、白胡椒 200 g，共为细末，装入纱布袋，外用纸袋装好，行房前 10 min，取出药袋，将药涂于用温水浸湿的阴茎上，或将药袋用温水浸湿，慢慢擦其阴茎上（主要是龟头），也可将药袋裹托于阴茎下方，可治阳痿。待阳物舒展粗大坚举之后，洗去药物，即可行房事。

六、坐浴

坐浴是将药物用水 1 500 mL 以上煎煮，用此药液放入大盆中坐浴，通常坐浴 20~30 min。这是男科病的一种重要辅助疗法，有时亦单独用此法治疗。但应注意药液的温度不能太高，以防烫伤皮肤，以皮肤能忍受为度。

坐浴的治疗机制是通过药物的渗透达到治疗作用。其选药系根据病变性质而定，如前列腺增生坐浴常用红花、毛冬青；阳痿常选用蛇床子、川芎、细辛等。但用量较内服时大。该法常用于治疗阳痿、前列腺增生、慢性前列腺炎、阴囊湿疹、睾丸鞘膜积液、尖锐湿疣等。

七、直肠灌注

直肠灌注，即将药液灌注于直肠，通过直肠黏膜吸收药物，达到治疗男科疾病的方法。该法常用于治疗前列腺增生、慢性前列腺炎、阳痿、性欲淡漠、阳强、早泄等症。

该法是男科病的常用治法，选药与内服法基本相同。如治疗早泄，用当归 20 g、王不留行 50 g、延胡索 25 g、赤芍 25 g、甲珠 10 g、木香 10 g、牡丹皮 15 g、淫羊藿 30 g、枸杞 50 g、仙茅 20 g、桑螵蛸 30 g、生牡蛎 50 g、生龙骨 50 g、生芡实 50 g，加水适量水煎两遍，每遍滤出药液各 100 mL，混合后用纱布过滤，用 100 mL 注射器抽药液 100 mL，接上导尿管，前端蘸润滑剂，插入肛门 5~8 cm，将药液注入直肠，注药后嘱患者收缩肛门 30 次，胸膝卧位 15~30 min。2 次/d。治疗前列腺炎，用生栀子、白芷各 120 g，以水 1 500 mL 煎煮，取液过滤沉淀后取上清液备用；每次取药液 50 mL，加温至 40~50 ℃灌入直肠；以直流电感应治疗机之阴极、阳极分别置于会阴、曲骨两穴，电流强度 3~4 mA，时间 25 min。治疗男子性欲减退，用巴戟天 20 g、菟丝子 30 g、黄芪 50 g、党参 20 g、当归 20 g、延胡索 25 g、王不留行 50 g、赤芍 25 g、甲珠 10 g、木香 10 g、牡丹皮 15 g、淫羊藿 30 g、枸杞 50 g、仙茅 20 g，加水适量，水煎两遍，每遍滤出药液各 100 mL 混合后，用纱布过滤备用；用时将药稍加温，用 100 mL 注射器抽药液 100 mL，接上导尿管，前端蘸润滑剂（如液状石蜡或甘油），插入肛门 5~8 cm，将药液注入直肠；注药后嘱患者收缩肛门 30 次，胸膝卧位 15~30 min，2 次/d。

八、肛门栓塞

肛门栓塞法，即将药研成粉，制成药栓或成糊状，塞入肛门，以达到治疗目的的一种方法。该法在男科治疗中，主要用于治疗慢性前列腺炎、前列腺增生、阳痿。其作用机制系药物渗透吸收（通过直肠黏膜）后达到治疗直肠附近男科疾病的目的。但应注意避免有腐蚀作用的药物，如白山雄栓治疗阳痿等。

九、药物离子透入

药物离子透入法，是新近发明的外治法，现在在男科病治疗中亦渐使用。主要用于前列腺疾病与性功能障碍。其治疗原理为电流使电极板下浸有中药药液的纱布垫释放中药离子，并定向导入病变部分及有关穴位，选药与内服法基本相同。首先要将药物煎成药液，然后在药物离子透入机的协助下，达到治疗作用。如有人治疗慢性前列腺炎，用赤芍、牡丹皮、穿山甲、皂角刺、三棱、莪术、紫花地丁、黄柏、败酱草、牛膝煎取药液，用无菌空针管抽取药液 50 mL，温度 36~40 ℃，患者取膝胸位，无菌导尿管插入肛门 3~5 cm，缓慢注入直肠。操作前嘱患者排空大小便。灌注药液后起坐片刻，取仰卧位或取坐位，用 DL-Z 型直流电感应治疗机，在体表腰骶-耻骨联合部通直流电。电极放置方法为：主极放在患者腰骶部，辅极放在耻骨联合部。主极辅极交替，即主极本次连接阳极，下次则连接阴极，极板面积为 10 cm×10 cm，直流强度以患者耐受限为佳，通电时间每次 25 min，每日或隔日 1

次，14 次为 1 个疗程。

第三节 食 疗

一、男性学中的食疗原则

食疗，在男性学中非常受重视。它不是治疗的主要手段，而是作为养生与疾病康复的辅助疗法。在促进与增强性功能方面，食疗显得非常重要。

饮食疗法主要根据食物的寒热之性选用。阳虚者，食温热性的食物；阴虚者，食寒凉性的食物。阴阳不虚者，食平性的食物。

温性食物一般多具有温阳益气之功，适合于阳气虚弱的男科病患者或阳气虚弱的男性。这些人多具有形寒怕冷、易感风寒、纳差、肠胃功能低下、性欲低下（或阳痿）、舌淡胖、脉沉等表现。常用的温性食物有糯米、黄豆、蚕豆、刀豆、面粉、狗肉、羊肉、牛肉、鸡肉、雀肉、虾、白花蛇肉、乌梢蛇肉、淡菜、胡萝卜、葱、蒜、辣椒、韭菜、芥菜、油菜、香菜、胡椒、红糖、羊乳等。

寒性食物一般多具有养阴之功，适于阴血不足或阴虚火旺的男科病患者，也可用于阴虚之男性。这些人多有面赤、咽干、体瘦、性欲亢进、阴茎易举易软、舌尖红而少苔、脉细等表现。常用的寒性食物有小麦、大麦、绿豆、小米、猪肉、鳖肉、牡蛎肉、鸭肉、兔肉、鹅肉、菠菜、白菜、豆芽、芹菜、苋菜、黄瓜、竹笋、茄子、冬瓜、紫菜、梨、西瓜、柑、橙、柚、白砂糖、生蜂蜜等。

二、增强男子性功能的食物与药膳

（一）食物

1. 羊肉和羊肾　羊肉有温中暖下、益气补虚之功；羊肾即成熟公羊的睾丸，功能补肾、益精、助阳。根据西医学分析，羊肾中含有一定的雄性激素。食用羊肾和羊肉，对肾虚所致阳痿、尿频、腰膝酸痛等症，具有良好的效果。一般可用其煮成汤羹或粥等食用。

2. 狗肉　具有温肾补中、助阳道、填精髓等作用，对脾肾虚衰、性功能减退引起的阳痿、不育、早泄、遗精等症，均有佳效。

3. 雀肉和雀蛋　麻雀的肉、蛋和脑，自古就被视为壮阳益精、补益肾脏、强腰的佳品，能改善性功能而“起阳道，令人有子”。

4. 鸭肉　有温补肾阳、强壮腰膝之功。《本草纲目拾遗》认为“其性淫，雌雄相交，日必四五次，故房术用之。助阳道、健腰膝、补命门、暖水脏”。男子阳痿、畏寒、腰膝酸软者食之最宜。

5. 米油　有滋阴填精之功，男子精液清稀食之最宜。《随息居饮食谱》指出：“米油可代参汤……补液填液，有裨赢老。”《紫林单方》认为：“以米油加炼过食盐少许，空腹调服，治男子精清不孕，久服其精自浓，即孕矣。”

6. 虾　虾为补肾精佳品。《本草纲目》载：“虾，下乳汁，壮阳道。”其对肾虚阳痿、腰膝酸软等症有良效。

7. 韭菜　另称壮阳草、起阳草，顾名思义，它是一味补肾助阳的蔬菜。如常用韭菜（茎最好）适量炒熟吃，或煮粥喝，对于肾阳不足造成的阳痿、早泄、遗精等症，有良好效果。

8. 胡桃肉　亦名核桃仁，具有补肾固精、“强阴起阳”作用。肾虚阳痿、遗精，食之最宜。

表 17-1 部分增强男性功能食物一览表

谷米类	粳米、粟、荞麦、刀豆、蚕豆、豇豆、白豆、葫芦巴、黑大豆等
肉食类	羊骨、火腿、牛髓、牛肾、野马鞭、鸡、鸡肝、鸡肠、鸡内金、黄母鸡肉、英鸡肉、雪鸡肉、鸭肉、石燕肉、鸽、石龙子、狼肉、獐骨、鹿肉、鹿胎、鹿血、鹿髓、鹿茸、鹿角、鹿鞭、鹿尾、麋肉、麋角等
水产类	鳗鱼、黑鱼、鳇鱼、塘鳢鱼、鲈鱼、黑鲢、鲤鱼、鳘鱼、鳑鲏鱼、金钱鱼、鲃鱼、鲇鱼、泥鳅、黄鳝、鲳鱼、虾虎鱼、海鹞鱼、黄鱼、乌贼鱼、乌贼鱼卵、鱼鳔、鳖肉、乌龟肉、蛤蜊、魁蛤、淡菜、鲍鱼、海燕、海牛、海参、海狗肾、海龙、龙涎香、芡实、裙带菜等
昆虫类	蚂蚁、蜗牛、蟋蟀、九香虫、龙虱、雄蚕蛾、蚕蛹、蝗虫、蜻蜓、灰花蛾、桂花蝉、枸杞虫、芝麻虫、青蚨等
果品类	枸杞子、五味子、覆盆子、金樱子、葡萄、乌梅、龙眼、荔枝、樱桃、花红、石榴、桑椹、沙枣、枣、乌饭果、凉粉果、托盘果、白果、核桃仁、栗子、锥栗、橡实、莲子、莲须、莲子心等
蔬菜香料类	韭菜子、甘蓝、油菜籽、萝藦、萝藦子、楤木叶、五加皮、香椿头、胡萝卜、芋头、山药、马铃薯、红薯、黄精根、肉苁蓉、芝麻、肉桂、花椒、丁香、八角、茴香、胡椒、葱、蒜等
菌类	白木耳、石衣、石花、地耳、冬虫夏草等
其他	酒、茶、咖啡、人乳、羊乳、胎盘、燕窝、蛤士蟆油、蛤蚧、花粉、蜂蜜、蜂乳、蜂玉胚、酪、酥、醍醐等

（二）药膳

1. 菜肴

（1）虫草炖蛤蚧：

配方　蛤蚧 1 对，冬虫夏草 9~15 g，瘦肉 120 g。

制作　将鲜蛤蚧剖腹去内脏（勿去尾），与瘦肉、冬虫夏草共放炖盅内，加水 1 碗，隔水清炖 3 h。若是蛤蚧干品，则炖 4 h。

功用　补肺肾、益精固阳。常食可增强阴茎硬度和射精程度，并治阳痿。

（2）神仙鸭：

配方　鸭 1 只，莲子 49 枚，大枣 49 枚，白果 49 枚，人参 3 g。

制作　宰鸭褪毛，去除内脏，剁去脚掌，洗净沥干，将绍酒、酱油和匀搽在鸭子皮表及腹内，填入去核大枣、去芯白果、去芯莲子（三物打烂和匀），拌入人参，武火蒸 3 h 即可。

功用　补脾益气、填精敛精。早泄、遗精及精亏者，食之最宜。

（3）泥鳅煮韭菜子：

配方　泥鳅 250 g，韭菜子 50 g，盐少许。

制作　去掉泥鳅内脏，洗净。韭菜子洗净后用纱布捆包，略加盐，加水 500 mL，一起置锅中，小火煮至 250 mL 时取下，吃肉喝汤，每日 1 次。

功用　固精壮阳。男子阳痿、遗精宜食。

（4）龙马童子鸡：

配方　虾仁 15 g，海马 10 g，小公鸡 500 g，料酒、味精、盐、姜、葱、小豆粉、清汤各适量。

制作　将小公鸡去毛和内脏，洗净。用温水洗净海马、虾仁，泡 10 min，分放在鸡肉上，加葱、姜、料酒、清汤适量，上笼蒸熟。

小公鸡出笼后，拣出葱、姜，放入味精、食盐，另用收汁勾芡的豆粉浇于鸡上即成。分数次吃完。

功用　温肾壮阳、益气补精。阳痿、早泄、小便频数之男子尤宜食用。

（5）鹿尾炖鸡：

配方　鹿尾15~25 g，公鸡500 g，料酒、酱油、味精、姜、葱各适量。

制作　鹿尾去毛、洗净、切片，公鸡去毛和内脏，加佐料及适量水同炖熟。吃肉喝汤，每周服1~2次。

功用　适用于男子性欲减退或畏寒肢冷、齿落脱发者。

（6）核桃仁炖蚕蛹：

配方　核桃仁100 g，蚕蛹50 g，盐、葱、蒜、味精各适量。

制作　将蚕蛹放入油锅内，同佐料一起炒出香味，再加适量水和核桃仁炖熟，撒味精，即可食用。

功用　补肾壮阳，适用于肾阳虚所致的阳痿、遗精、夜尿频繁、腰膝酸软之男子。

（7）枸杞炖狗鞭：

配方　狗鞭1具，枸杞30 g，花生油、葱、姜、花椒、料酒、味精各适量。

制作　洗净狗鞭，切小段，沥干水后，放入热油锅中，加葱、姜、花椒、料酒煸炒，再加水和洗净的枸杞炖至熟，撒味精即可食。吃肉喝汤。每周食1具，连食3周。

功用 暖肾壮阳、益精。适用于阳痿、早泄、男性性功能低下。

（8）虾米茶：

配方　虾米500 g，盐、白糖各适量。

制作　将新鲜虾洗净，拌少许盐，水烧开后，把虾放锅内煮熟，捞出晾干，剥去虾皮，装罐内密封。饮食时，将虾米、白糖各适量放杯内，加开水闷泡5 min即可服用。

功用　温肾壮阳。适用于男子肾亏阳痿、精冷清稀。

2. 粥食

（1）米油粥：

配方　粳米200 g，鸡蛋1个。

制作　将鸡蛋磕入碗内加适量盐，打散。粳米洗净，加水适量，上火烧沸，待米汤渐浓时，将米粒捞出，继续熬煮，待米汤浓缩后冲入鸡蛋液中，即可食用。

功用　填精补液、利尿通淋。适用于男子精清不育、小便淋涩。

（2）狗肉粥：

配方　狗肉100 g，大米150 g。

制作　将狗肉洗净，切成碎末。洗净大米，放锅中加水煮，待半熟时加狗肉末搅匀，煮烂即可食。

功用　健脾补肾、壮阳益精。适用于男子肾亏阳痿、遗精、遗尿、腰膝酸软、畏寒等。

（3）鹿角胶粥：

配方　鹿角胶20 g，粳米100 g，生姜3片。

制作　先下粳米入锅，烧沸后，再加鹿角胶、生姜，同煮为粥服食。

功用　补肾壮阳。适用于男子阳痿、早泄等。

（4）金樱子粥：

配方　金樱子15 g，粳米100 g。

制作　金樱子水煎，弃渣取汁。粳米洗净，放入药汁内煮粥，早晚温热服用。

功用　补虚涩精。适用于男子早泄、遗精、遗尿、夜尿频多等症。

（5）何首乌粥：

配方　何首乌300 g，粳米50 g。

制作　洗净何首乌放入砂锅，兑水煎取浓汁，去渣，兑入粳米，慢火煮成稀粥，放入白糖1勺调匀食之。

功用　补肝肾、抗衰老、添精髓、黑须发。适于男子肝肾亏损、精液老化、头发早白、头晕耳鸣、神经衰弱、贫血、疖肿、动脉硬化等。

(6) 肉苁蓉粥：

配方　粳米 50 g，肉苁蓉 30 g。

制作　先将肉苁蓉放入砂锅，兑水 1 000 g，先煎适度，再入粳米，共同煮成粥。粥熟后，调入白蜜 1 勺即可。

功用　补肚肾，益精血，壮阳气，抗衰老。男子肾虚阳痿、腰膝冷痛、筋骨无力、性功能衰退者宜食之。

(7) 胡桃仁粥：

配方　胡桃仁 10 个，粳米 50 g。

制作　将胡桃仁捣细，与粳米加水同煮为粥。

功用　补肾壮阳、强筋健骨、润肠通便、抗老防衰。适用于男子肾亏阳痿、腰膝酸痛、肌肤不泽、肺虚气喘、便秘尿涩等。

清代医家王孟英治石淋痛楚，即用“胡桃肉 1 斤，同细米煮浆粥，日日食之”。现临床验证，认为一般在服食胡桃仁后，10 d 左右即 1 次或数次排石，分解于尿液中而呈乳白色，故可用于防治泌尿系结石。

3. 药酒

(1) 板栗酒：

配方　板栗 500 g，白酒 1 500 mL。

制作　与用法洗净板栗，逐个切口，放入白酒中浸泡 7 d 后饮用。每次性交前适量饮用。

功用　滋补心脾、补肾助阳。适用于男子阳痿、滑精等。

(2) 蚂蚁酒：

配方　蚂蚁 50 g（干品），白酒 500 mL。

制作　与用法将夏季晾干的蚂蚁浸入白酒中，1 个月后弃蚂蚁饮用。立冬后，每日饮用 20 mL。

功用　补肾益气、壮力泽容、抗衰老。适用于男子阳痿、早泄、性欲低下、病后脱发等。

(3) 其他增强男性性功能的药酒：并至宝三鞭酒、龟龄集酒、五龙二虎酒、蛤蚧大补酒、参杞酒、海龙酒、参茸多鞭酒、荣春酒、鹿茸酒、龟鹿酒、灵芝补酒、鹿尾巴补酒、全鹿酒、鹿筋补酒、虫草补酒、炮天红酒、媚宫酒、仙茅酒、金刚酒、中国养生酒、中华明萃酒、老神童酒、娥宫酒、皇宫酒等。

三、不利于男性性功能的食物

1. 菱角　性味甘凉。具有利尿通乳、养神强志之功。但易伤阳气，影响阴茎勃起。《食疗本草》认为：“此物最发冷气，不能治众疾。损阳，令玉茎消衰。”

2. 茭白　性味甘凉。虽有解热毒、除烦渴、催乳的作用，但伤阳、滑精，影响阴茎勃起。《食疗本草》认为其“性滑，发冷气，令人下焦寒，伤阳道”。《随息居饮食谱》指出：“精滑、便泻者勿食。”

3. 冬瓜　性味甘凉。是一种利尿通淋、清热解毒、消肿减肥的食物。但易伤阳气，肾阳虚寒之男子勿食。

4. 芥蓝　性味甘辛而凉，具有利水化痰、解毒祛风作用。《本草求原》指出其“损气耗血”，经验证明，食后有滑泄、遗精现象。

5. 蕨菜　性味甘寒，功用清热滑肠、降气化痰。《食疗本草》指出：“令人脚弱不能行，消阳事……缩玉茎，多食令人发落，鼻塞目暗。”现代研究还发现其含有致癌物蕨内酰胺。

6. 黑木耳　本品虽含有丰富的营养物质，性味甘平，有益气益志、活血润燥之效。但古代医家认为其有衰精冷肾之弊。如《本草纲目》云：“木耳乃朽木所生，得一阴之气，故有衰精冷肾之害也。”

7. 火麻仁　性味甘平，为润燥滑肠之品。但《食疗本草》指出：“多食损血脉、滑精气、痿阳事。妇人多食，即发带疾，以其滑利下行。”

8. 海松子　性味甘温，含有大量脂肪油，具有润肺滑肠养液之效，但易致滑精。脾虚便溏、肾亏遗精、滑精者不宜多食。

9. 李核仁　性味甘味平，功用散瘀、利水、润肠。《备急千金要方》指出：“不可多食，令人虚。”《四川中药志》认为：“脾虚便溏、肾虚遗精及孕妇禁服。”

10. 兔肉　性味甘凉，富含蛋白质等营养成分，有凉血、祛湿、疗疮、解热毒、利大肠的作用。但《食疗本草》《随息居饮食谱》《饮膳正要》等均认为其“损房事”。

11. 猪脑　甘寒、有毒，补骨髓。治头风、眩晕。但《本草纲目》等书认为其“损男子阳道”。

12. 羊脑　性味甘温，可润皮肤，治风寒头痛等症。但《备急千金要方》指出：“羊脑、猪脑，男子食之损精气、少子。”《本草纲目》也说“诸脑损阳滑精”。

13. 水獭肉　甘咸而凉，清血热，理骨蒸，祛毒风。但《日华子本草》云：“消男子阳气，不宜多食。”《随息居饮食谱》也指出“多食消男子阳气”。

14. 麋脂　性味辛温，能通血脉、润皮肤。疗风寒湿痹、恶疮痈肿。《神农本草经》和《名医别录》都指出可致阳痿。

15. 粗棉籽油　辛热、微毒。含有有毒的棉酚，长期食用可引起生殖功能损害。成年男子每天服棉酚 59~91 mL，连服 35 d，总剂量 2.4~2.5 g，一般于疗程结束后短期内精子全被杀死，并逐渐从精液中消失，对性生活则基本无影响。

第四节　针　　灸

针灸疗法，是仅次于内、外治法的男性病常用治法。包括体针、灸法、埋针、电针、穴位挑治、穴位放血、穴位割治、穴位注射、温针、耳针。

一、体针与电针

体针，是男性病治疗中最常用的针法。多用于性功能障碍，以补法为主。

电针是在体针针刺腧穴得气后，在针上通以接近人体生物电的微弱电流以防治疾病的一种疗法。其作用与体针相同，而用电流代替手法运针、节省人力是其优点。

因为生殖与性由人体肾脏所主，而肝经过阴器、肾与膀胱相表里，所以，男性病体针治疗主要选肝经、肾经、膀胱经、任脉、督脉的穴位。常选八髎穴、肾俞、至阴、肝俞、心俞、涌泉、太溪、然谷、大敦、太冲、长强、腰俞、腰阳关、命门、会阴、曲骨、中极、关元、石门、气海等穴。其他穴如三阴交亦常选用。

二、灸法与温针

灸法，是借灸火的热力，给人体以温热性刺激，通过经络腧穴的作用，以达到治病、防病的目的。灸法主要有艾炷灸与艾卷灸，两者在男科病中均常用。在男性病治疗中，主要通过灸的温阳益气之功，用于性功能障碍、房劳、男性更年期综合征、缩阳等一切阳虚或寒盛的男科疾病。

灸法在男性病治疗中的选穴，与体针基本相同，但更偏重于生殖器前后周围的局部穴位，如八髎、关元、气海、会阴、中极等穴。

温针灸，是针刺与艾灸结合应用的一种方法。操作方法是：将针刺入腧穴得气后给予适当补泻手法而留针时，将纯净细软的艾绒捏在针尾上，或用长约 2 cm 艾条一段插在针柄上，点燃施灸。待艾绒烧完后除去灰烬，将针取出。此法适于既可针刺又宜艾灸的病症。在男性病中，适于阳气虚或阴阳俱虚，或阴寒内盛的男科病。

三、其他针法

埋针，又叫皮内针，《素问·离合真邪篇》有“静以久留”之刺法，埋针是久留针的一种发展。它是将特制的图钉型或麦粒型针具刺入皮内，固定留置一定时间，给皮部以弱而长时间的刺激，调整经络脏腑功能，达到防治疾病目的的一种方法。该法在男性病治疗中所选穴位与体针基本相同，适于治疗慢性疾病，如阳痿、不射精、慢性前列腺炎、男性更年期综合征、房劳等。如治疗阳痿，采用耳针在双侧三阴交穴位埋针。

耳针，是在耳郭穴位用针刺等刺激防治疾病的一种方法。耳针是近 30 多年发展起来的针刺方法，是在生物全息理论指导下产生的。其理论认为耳郭好像一个倒置的胎儿，头部朝下，臀部朝上，其分布规律是：与头面部相应的穴位在耳垂或耳垂邻近；与上肢相应的穴位在耳舟；与躯干和下肢相应的穴位在对耳轮和对耳轮上、下脚；与内脏相应的穴位多集中在耳甲艇和耳甲腔；消化道在耳轮脚周围环形排列。耳针对男性病的治疗尚在探索之中，可作为一种辅助疗法治疗慢性男性疾病，如遗精、更年期综合征等。常选肾上腺、睾丸、内分泌、肾、肝、尿道、外生殖器、膀胱、脑等穴。

其他尚有穴位挑治、穴位放血、穴位割治、穴位注射等法，以穴位注射在男科病治疗中最常用。

穴位注射，又叫水针，是将药液注入穴位以防治疾病的一种疗法，它把针刺与药液等对穴位的渗透刺激作用结合在一起发挥综合效能。所取穴位根据辨证而选，与体针基本相同。凡是可供肌内注射用的药物，都可供水针用。基本上能用体针治疗的男性疾病，都可用穴位注射治疗。药物根据病症具体而选，所用剂量一般用治疗量的 1/5~1/2。该法常用于阴囊湿疹、慢性前列腺炎、阳痿、不射精等。阴囊湿疹常选当归注射液、普鲁卡因注射液、维生素 B_6 注射液；慢性前列腺炎常选用庆大霉素、地塞米松、利多卡因；阳痿常选用鹿茸注射液、胎盘组织液、维生素 B_{12}、丙酸睾酮注射液、狗睾丸水解提取液、士的宁、罂粟碱、丹参注射液、当归注射液；不射精常用士的宁、左旋多巴。

第五节　其他疗法

其他疗法包括按摩、拔罐、理疗手术、中西医结合治疗、心理治疗、综合治疗、气功疗法等。

1. 按摩　是在人体一定部位上，运用各种按摩手法和进行特定的肢体活动来防治疾病的方法。该法有疏通经络、滑利关节、促进气血运行、调整脏腑功能、增强人体抗病能力等作用。在男科病治疗中，按摩是一种辅助疗法，或在疾病康复过程中运用。常选用任脉、督脉、膀胱经及病变局部按摩，多用于阳痿、早泄、遗精、不射精、慢性前列腺炎、精瘀等病症。如治疗阳痿，用手按摩双脚涌泉穴，每日起床和睡前各 1 次，左右各 100 次，同时可配合健身锻炼法；治疗前列腺增生引起的尿潴留，取中极、关元、阴陵泉、三阴交，用拇指按压上穴几分钟，或艾炷加灸气海穴，少时小便即可自利。

2. 拔罐　是以罐为工具，利用燃烧排除罐内空气，造成负压，使之吸附于腧穴或应拔部分的体表，产生刺激，使被拔部位的皮肤充血、瘀血，以达到防治疾病的作用。该法在男科病治疗中偶用。如治疗遗精、阳痿，选肾俞、复溜、关元、膀胱俞。取肾俞、复溜两穴，施行皮肤针罐法；关元、膀胱俞上施行单纯罐法，留罐 10~15 min，隔日 1 次。

3. 理疗　在男科病治疗中是一种不常用的辅助疗法，常用于治疗性功能障碍、慢性炎症等。

4. 阴囊托　常用于老年性疝气，或症状明显而又不愿手术的精索静脉曲张患者。

5. 手术　是男科病治疗中的常用与重要方法之一。许多疾病非手术治疗不可，如包茎、尿道下裂、严重的精索静脉曲张、生殖系肿瘤与外伤。

6. 中西医结合治疗　是男科病治疗中的重要手段之一。许多疾病仅单纯用中药或西药，疗效均不理想，若中西医结合则能提高疗效，如生殖系结核、急性前列腺炎、生殖系的其他急性炎症、淋病、梅毒、脓精症、高泌乳素血症等。

7. 心理治疗　是男科病治疗的一种重要手段，特别对精神、神经性疾病，那些因不了解男性知识而产生的恐惧与所导致的心理障碍，必须进行心理治疗与咨询。如部分文化程度较低者，常认为“撞红”会对男性产生极大危害；有的不育是因性交方式不当，或极少在排卵期性交，性交次数过少或过频，有的因为恐惧、焦虑，或环境不当，或家庭关系、经济关系等；亦有的将珍珠样阴茎丘疹误为肿瘤或尖锐湿疣等。诸如此类，都需要心理治疗与咨询。医生必须掌握社会学、心理学、性医学、男科学、伦理道德等有关方面的知识，才能胜此重任。往往通过心理治疗，多年的痼疾与焦虑，在短时间内就得以解除，常使患者有如梦初醒之感，多获桴鼓之效。

8. 综合治疗　即将几种治疗方法同时用于一位患者。因为各种疗法都有其优缺点，几种疗法同时运用，取长补短，协同治疗，往往比单一治法好。如生殖器疱疹，服用中药与外用药结合，内服药清热解毒，外用药清热燥湿；阳痿，亦可用内服药、针灸、理疗综合治疗；早泄，常以外用药与心理咨询相结合；性欲亢进，常以内服药治疗；精索静脉曲张引起的不育，常以手术与内服中药相结合。

9. 气功疗法　是通过气功锻炼来治疗疾病的方法，本书另作专章介绍。

总之，男科病的治法很多，随着男科学的发展，治疗方法将更加丰富。但是，必须掌握各种治法的长处，才能扬长避短地选用恰当的治法，促进患者早日康复。

第十八章 男科护理

“人以性繁衍。”男科疾病直接涉及人类的性及生殖问题。由于性观念的禁锢，人们长期受到封建意识的影响，往往“谈性色变”。男科病患者，由于受到社会、家庭乃至个人等种种因素的影响，大多具有特殊的心理状态，患者常常羞于启齿，讳疾忌医，更不愿公开诉说，以致长期默默承受着沉重的心理负担。有些健康人由于缺乏性知识，常常怀疑自己患有某种男科疾病，为此而感到内疚、自责、恐惧不安，以致严重地影响了工作、学习以及家庭的和睦，同时，给临床治疗也带来了一定困难。因此，男科护理工作就显得尤为重要。在充分重视由社会、家庭等诸多因素给患者造成的心理影响的基础上，根据病情，针对不同的个体，精心地辨证施护，亦是防治男科疾病、缩短疗程、提高疗效的重要一环。

第一节 医疗护理

在医疗过程中，由于医者言行不慎、态度粗暴，或医疗技术不精、用药不当等因素，会给患者造成肉体或精神、心理上的痛苦，不利于疾病的治疗，甚或加重病情。男科病患者尤其如此。因此，加强医疗过程中的各种护理，有助于减轻、消除患者的病痛，使其康复。

一、用药护理

随着医学科学的不断发展，对男科病病因的认识在不断深化，药物对男性性生理功能的影响日益受到人们的重视。药物是防治疾病的主要手段，正确合理地用药是取得良好疗效的前提。反之，则会给人体造成不应有的损害。

任何药物，凡能导致机体阴阳失衡，脏腑间生克关系失调，气血运行障碍或紊乱等，都可能导致男性性功能障碍或精液（子）生成受制，而诱发或加重男科疾病。临床研究表明，药物不仅能影响患者正常性生活的维持和心理情绪，而且在一定程度上还可影响患者原有疾病的治愈。因此，在男科临床治疗中，如何有效地使用药物而不至于给患者造成不良的影响，是一个值得重视和深入研究的问题。

（一）用药宜忌与护理

男科用药宜忌包括药物配伍禁忌、服药饮食宜忌、病证用药宜忌等三个方面。

1. 药物配伍禁忌　中医治病用药，以复方为主，单味药物经配伍组成复方，由于药物间相互作用而产生的多靶位整体功效，更适合于复杂的病情。药物配伍得当与否，直接影响着整体效应。配伍得当，能增强疗效，减低不良反应；反之，配伍不当，则会降低原有药效，甚至产生不良反应。

早在金元时期，古代医家概括出了“十八反”“十九畏”作为中药配伍禁忌。并已被收载《中华人民共和国药典》（以下简称《药典》），至今仍为中医临床用药的一项常规。尽管某些有名古方的用药超出“十八反”“十九畏”的界限，如感应丸中巴豆与牵牛子同用；甘遂半夏汤中甘草、甘遂并列；以及海藻玉壶汤中甘草与海藻合用，等等。近年来亦有报道人参配五灵脂、丁香配郁金能增强疗效，未见毒性反应，说明“十八反”“十九畏”中的某些内容同实际存在着出入，但无论文献记载、临床应用、实验研究，都没有肯定的结论。因此，在尚未弄清药物相互配伍作用机制之前，应持审慎态度。若无足够根据及实用经验，当尽量避免盲目使用，以《药典》为据，将“十八反”“十九畏”仍作为男科临床用药禁忌为宜。

2. 服药饮食宜　忌服药饮食禁忌，俗称“忌口”。在服药时，应宜忌哪些食物，对药效的发挥有着不可忽视的影响。

食物同药物一样，也具有性味、功能、主治。某些食物本身又是药物，如大枣、莲子、龙眼肉、生姜、桑椹、山药、乌梅、山楂、大麦、小麦、赤小豆、薏苡仁、海带等，故有“药食同源”之说。服用某药，应忌食某些食物，以避免药物与食物间相互作用而影响疗效。如服人参或人参制剂忌食萝卜；服含有生物碱的中药，应忌饮牛奶；服含有铁质的中药，应忌饮茶等。

古代医学文献中有常山忌葱，地黄与何首乌忌葱、蒜、萝卜，薄荷忌鳖肉，鳖甲忌苋菜，茯苓忌醋，蜜反生葱等记载。此外，还有乌梅不宜与猪肉同食，螃蟹不宜与柿、荆芥同食，鸡肉不宜与胡桃、荞麦同食，鸭肉不宜同大蒜、鳖肉同食，等等。

根据病证的不同，忌食某些食物，是忌口的另一项内容。《内经》中有“心病忌温食，肺病忌寒食”。《灵枢·五味》亦有肝病禁辛、心病禁咸、脾病禁酸、肾病禁甘、肺病禁苦等记载，指出了某经疾病忌食某性质的食物。同时，也提出了五脏精气不足的“五宜”饮食方案。如《灵枢·五味》说：“脾病者，宜食糠米饭、牛肉、枣、葵；心病者，宜食麦、羊肉、杏、薤；肾病者，宜食大豆黄卷、猪肉、粟、藿；肝病者，宜食麻犬肉、李、韭；肺病者，宜食黄黍、鸡肉、桃、葱”等。《金匮要略》则列“禽兽虫鱼禁忌并治”“果实菜谷禁忌并治”专篇讨论饮食禁忌。

一般而言，疾病饮食禁忌总的原则是温热性病证忌食辛辣、油腻食物，寒性病证忌食生冷饮食，虚性病证忌食滑泄食物，实性病证忌食温补食物。具体来讲，如遗精、早泄者，不宜食滋腻、辛辣食物，如酒、葱、蒜、莲子、肥肉、油炸食品等，以免生热助湿。龟头包皮炎、阴茎冠状沟炎、坏疽性龟头炎、阴茎带状疱疹、阴囊湿疹、股癣等病，忌食鱼、虾、蟹、猪头肉、猪蹄、鹅肉、鸡肉等腥荤发物。药物性阴茎皮炎、包皮过敏水肿、阴茎头包皮固定性药疹等有过敏体质的患者，在服药时不宜同食鱼、虾、蟹、羊肉等含有异性蛋白的食物，以免诱发或加重病情。素体阳虚者不宜食生冷食物，如冷饮、冬瓜、丝瓜、南瓜、绿豆等，以免损伤中阳。素体偏阴虚者，不宜食温热食物，如羊肉、狗肉、鹿鞭、海虾、雀肉、雀蛋、大枣、鲫鱼、韭菜等，以防助热伤阴。

3. 病证用药禁忌　辨证用药，是中医治疗学的精华。一般情况下，青壮年多体格壮实，肾气充盛，生机奋发，当避免妄用温补之品；而老年时期体衰肾气不足，或久病、重病，元气受损，则宜适当使用补肾助阳药物。如阳痿一病，青年患者少有肾虚、气血衰少的表现，其治重在心肝；而老年患者，则治在脾肾。对于素有脾胃病者，应慎用苦寒药物，以免重伤胃气。

4. 慎用相关的西药　在中西医结合过程中，往往配西药治疗，凡是对性欲、性功能、射精过程及睾丸生精功能有影响的药物应严格按所需的剂量，不宜过量，如某些抗高血压药、抗精神病药、皮质激素及避孕药、抗雄性激素药、组胺拮抗剂等，过量或久服均可引起男性科方面的一些改变，一旦发现就应减量或停服，以免产生严重后果。

（二）不同途径给药方法与护理

男科临床常用的药物剂型有汤剂、丸剂、胶囊、散剂、冲剂、栓剂等。中药的不同剂型有不同的给药途径，因而护理措施也异。

1. 内服给药　一般而言，补益药以饭前或空腹服为佳；补阴药，宜晚上一次服，可提高疗效；补肾药，宜在早晚空腹淡盐水送服，可引药入肾，以助药力；健胃药，用于开胃的宜饭前服，用于消食导滞的宜饭后服；刺激性较大的药物，宜餐后服或同时进少许食物，以减轻对胃黏膜的刺激。为防止食物影响药物的吸收或消化酶对药物的破坏，可在空腹或两餐之间服药。中、西药同用者，若有配伍禁忌，则应错开服药时间。

药物剂型不同，服药方法亦各异。汤剂有分服、顿服、频服、连服之不同，应根据病情需要、药物的性质及患者体质状况来选用。其他剂型的药物服法，如丸剂、胶囊宜用开水或药引、汤剂送服；水丸、糊丸应整个吞服；大蜜丸宜掰成小块吞服或嚼服；散剂、冲剂以及贵重中药或芳香药物，如三七、琥珀、麝香等，宜用药引或汤剂冲服。

服药时还应注意药物的温度和剂量问题。服药温度，首先是指中药汤剂的药液温度，一般有冷服、热服、温服之分；其次，是指送服中成药或西药的开水、药引等的温度。总的原则是寒证用热药，宜热服，即“寒者热之”；热证用寒药，宜冷服，即“热者寒之”。不论汤剂或中成药，大凡止血、收敛、清热、解毒之剂宜冷服；理气、活血、化瘀、补益之剂宜热服。

服药剂量有1日剂量和1次剂量之分。药物剂量的大小，直接关系到药物的疗效和不良反应，剂量过大会引起药物中毒，而剂量过小又达不到治疗的目的。对一些峻烈有毒性的中药，如附子、肉桂、阳起石、细辛、天雄、淫羊藿等，更应注意剂量。在已知能引起性功能障碍的西药中，药物剂量的大小与性功能障碍有明显关系，如胍乙啶每日给药剂量在25 mg以上时，50%~60%的男性出现射精延迟或不能射精；甲基多巴每日剂量在1~1.5 g，则有16%~25%的男性发生性功能障碍等。因此，必须合理用药，严格掌握药物的适应证及副作用，既达到治疗目的，又防止药物对性功能的损害。

2. *药物外治*　《理瀹骈文》说：“外治之理，即内治之理；外治之药，即内治之药，所异者法耳。”药物外治法是利用药物直接作用于患者体表某部或病变部位，借冷热温度差和摩擦熏熨，使药物通过皮肤和黏膜吸收，而达到治疗作用。常用的有热熨、熏洗、巾敷、脐疗、坐浴、涂搽、直肠灌注及肛门栓塞等。

保留灌肠的中药，如慢性前列腺炎或前列腺增生伴炎症时，可根据辨证确定方药、剂型。一般灌肠药剂量要比内服药剂量大，宜用浓缩煎剂，药量100~150 mL，药液温度不宜过高（35~38 ℃），以减少对黏膜的刺激。灌肠前，嘱患者排空大便，以避免妨碍药物吸收。患者取侧卧位，使用硬质橡胶粗导管或肛管，蘸润滑剂后缓慢插入，深度为25~30 cm，灌药速度不宜太快。灌药后，嘱患者保持平卧0.5 h，以达到保留目的。

肛门栓塞，如前列安栓等栓剂，宜低温（2~5 ℃）保存，以防被室温软化。临用时取出，嘱患者取侧卧位或胸膝位，给药者的食指戴上指套，蘸上润滑剂，将药栓轻轻纳入肛门。

（三）疗效与不良反应观察

给药前要注意患者的精神状态、体质、体力能否承受药物的治疗以及服药后可能出现的反应。根据患者当时的实际情况，如发现原医嘱在药材品种、剂量、给药途径、给药时间等方面，有不利于患者精神状态、体质及体力的问题，应及时做出妥善的处理。同时还要设法消除患者的紧张、恐惧、忧虑、烦恼、愤怒或漫不经心的不良情绪，及时帮助患者树立起战胜疾病的信心，积极配合治疗，提高医疗效果。同时还应了解患者对药物尤其是即将给予的药物有无过敏史。如过去对板蓝根有过敏时，即使在汤剂或中药中含有板蓝根也是不允许服用的。要注意用药饮食禁忌，在古代文献上有常山忌葱、薄荷忌鳖肉、茯苓忌醋等记载。

服药后应注意观察患者的用药反应，原有症状减轻，说明病情好转；原有症状加重，说明病情在发展。如肝气郁结型阳痿，服药后精神状态好转，勃起功能好转，则说明药物有疗效，反之为无效。医护人员必须熟悉有关病症，特别是危重病证的诊断、治疗和转归，及时处理。

医护人员必须熟悉中药的性味、功效、主治、剂量、不良反应，以及常用抢救方法等知识，以便做到合理用药，避免不良反应的发生，并能及时协助做好中药中毒解救工作。

二、局部护理

男科疾病主要是房事和阴部疾患。由于疾病部位隐蔽，不易被重视，常因局部卫生或衣服的摩擦影响疗效或加重病情。因此，做好局部护理，有助于提高疗效，缩短疗程。具体有以下几个方面。

（1）注意个人卫生，勤洗澡，以淋浴为好，水温不宜过高，经常保持阴部洁净。

（2）内裤应宽大，忌穿紧身裤，以利于阴部的血液通畅及阴囊散热。勤换内衣裤。患病期间，不宜骑车时间过长。久坐时应定时做缩肛运动，以改善久坐引起的会阴部瘀血。

（3）包皮过长、包茎者，宜早日施行包皮环切术。及时清洗外阴，避免包皮垢积存，减少对局部刺激。

（4）阴茎、阴囊部疾患，可用中药煎出液或浸出液浸透纱布后湿敷患部或趁热熏洗，以利于炎症吸收，促进局部血液循环。

（5）睾丸、附睾、阴囊等部位疾患，在治疗期间，可用阴囊托兜起阴囊。急性期者，可给予冷敷，以减轻充血、水肿、疼痛。慢性期者，可给予热敷。保持阴囊清洁、干燥，减少感染。

（6）由于手淫、房事过度而发病者，应戒除手淫，并停止房事一段时间，以利康复。

（7）晚上睡前，可用温水浸泡足部，养成侧卧习惯。睡觉时不得将手置放在外生殖器部位。

（8）医生检查、治疗前列腺疾患时，手法要轻柔、和缓，按摩用力不宜过大，时间不宜过长，次数不宜过频。在急性期，禁忌按摩。亦可用中药如当归、苦参、蛇床子、野菊花、红花、败酱草等煎汤趁热熏洗会阴部，待水温适宜后坐浴，以促进炎症吸收。

（9）患有性传播疾病时，如淋病、尖锐湿疣等，治愈前禁止同房，不可自行用手捏、抓，以防继发感染。

第二节　精神心理护理

随着生物医学模式向生物—心理—社会医学模式的转变，出现了医学与相关学科，特别是心理学、社会学之间的相互交叉渗透，这种趋势在男科学范畴内表现得尤为显著。华佗曰：“……是以善医先医其心，而后医其身……”朱丹溪亦云：“因七情而起之病，宜以人事剖之，非药石所能疗也。”说明先贤们十分强调心理治疗的重要性。

人是自然、社会、思维的统一体，在人的健康和疾病中，无疑包含着这三个方面的因素。在男科疾病中，社会、心理因素在影响、制约人的正常性活动的同时，也显现出比生物因素更重要的致病作用。临床研究和大量事实表明，精神心理状态对许多男科疾病的发生、发展、转归、预后有着重要的影响。尤其是心理素质脆弱者，更容易受到外界事物、环境的影响，而产生焦虑、抑郁交织的心理紊乱状态。这些紊乱现象并非药物所能解决，而应施以心理治疗，此时心理治疗显得比药物治疗更为重要，正如马克思所说：“一种美好的心情，比十服良药更能解除心理上的疲惫和痛楚。”

由于男科病特定的病位、病情，加之受传统封建观念的影响，患者往往讳疾忌医，不愿公开求治或不能全面真实地反映病状，不仅影响了疾病的诊治，且患者也承受着沉重的精神、心理负担，陷入矛盾的心理冲突之中。因此，对男科疾病的治疗，应不单是解除患者身体的痛苦，更要医治患者精神、心理方面的创伤。

“情欲之惑，非药可愈；七情之病，当以情治”（《理瀹骈文》）。针对不同男科病证患者的心理特点，因人而异采取相应的心理护理措施，是男科疾病治疗的一项重要工作。

一、性功能障碍患者的心理护理

男子的性功能包括性欲、阴茎勃起、性交、情欲高潮和射精等几个方面，整个过程由一系列复杂的条件反射和非条件反射构成。因此，具有正常的男性生殖器官、正常的内分泌系统和神经的生理、生化反应及正常的精神心理状态，是维持男性正常性活动的基础。

精神心理因素在男性性功能障碍的发生、发展过程中占有重要地位。它既可以是直接或间接的致病因素，也可以是疾病过程中继发或伴随的现象。据不完全统计，心因性性功能障碍约占性功能障碍患者的50%。某些器质性性功能障碍患者甚至在治愈后，依然存在着精神心理因素，影响着性功能的恢复。

性功能障碍是男性性行为和性感觉的障碍，表现为性生理反常及缺失。对许多男性来说，性能力是自我力量和自尊心的重要象征。由于个体对环境要求与自身应付能力认知的不平衡，就会引起心理应激反应，并通过非特异性心理与生理反应表现出来，诸如焦虑、抑郁、恐惧、失望、自信力差、敏感多疑等。心理应激一旦产生，反过来又影响着性生理反应的唤起与表达，从而形成担心失败—引起失败—加重畏惧心理—再次失败的恶性循环。因此，心理护理的目的，就在于打破这种恶性循环，帮助患者克服心理障碍，消除或减少情绪反应的不良影响，促使其恢复性交能力。

（1）医护人员必须充分了解患者的心理状态，关心同情患者，增强其治病信心。建立良好的医患关系，赢得患者及其家属的信任与合作，是取得疗效的关键。

（2）指导夫妻间的性操作技术，消除因单调、呆板的性交方式所带来的厌倦情绪，可防止由缺乏性知识而导致的性行为失败。

（3）通过夫妻间的语言或非语言密切交流，融洽感情，改善夫妻性生活关系，协调性生活，消除潜在的心理应激源。

（4）在性功能障碍的治疗中，妻子起着重要的辅助治疗作用。妻子应主动参与治疗，而不要做旁观者。妻子的温柔、体贴、劝慰，可减轻丈夫的“性操作焦虑”，增强其自信心。

（5）为性活动选择适当的时机，避开情绪不佳、疲倦、身体不适等时间。

（6）改善不利于性活动的环境条件，减轻精神、心理压力。

（7）通过性教育，纠正患者以往形成的错误观点、习惯，让患者认识到，性生活并非简单的性交，性活动是一种自然的生理心理过程，是一种生活乐趣，而不是一种责任、负担，排除其不必要的思想顾虑，使其适应性功能的自然性。

（8）疏导启发患者“移情易性”，增强其自我调整能力，将精神注意力从疾病转向其他方面，积极参与有益于身心健康的活动，如读书、散步、旅游等。

二、前列腺疾病患者的心理护理

前列腺疾病会给人们的心理产生巨大的压力。同时，作为一种心身疾病所引起的心理应激反应，也对前列腺功能有着深刻的影响。特别是慢性前列腺炎，病程冗长，反复发作，症状时好时坏，常常会扰乱患者的“情绪性稳态”，引起一些全身症状，如乏力、困倦，以及各种神经衰弱症状，如健忘、失眠等。由于前列腺的慢性充血、水肿以及炎症的存在，在性兴奋时，易引起前列腺的痉挛性、疼痛性收缩，从而导致直肠、睾丸或阴茎的疼痛，造成患者的焦虑、恐惧心理，甚至诱发性功能障碍，出现性欲低下、早泄、血精等。

因此，对前列腺疾病采取综合治疗的同时，应辅以适当的护理措施，如让患者知道本病虽难根治，容易复发，但对身体健康并无大害；纠正患者不正常的性欲思虑和过度房事；调节情志，排除心理障碍等，对疾病的康复，无疑大有裨益。

三、不育症患者的心理护理

男性不育症本身并非一种独立的疾病，可以是几种疾病如精子发生障碍、精液异常、输精管道阻塞或性功能障碍、精液不能进入阴道等引起的一种后果。据统计，已婚夫妇不育约占15%，而不育因素的35%~40%归于男方。同时，也有一定数量是由于夫妇双方生育能力较低造成的。

“不孝有三，无后为大”的传统观念常给婚后不育的夫妇造成巨大的精神压力。可以认为“不育是生活危机、心理性威胁及情绪应激的复合体”（Menning，1975），“每对因不育症而求医的夫妇都受到一种绝望情感的折磨”（Berger，1980）。

性是人类的一种本能，生育是性活动的直接结果。大多数已婚夫妇都期望能够有自己的孩子，不育症往往是构成家庭这个小社会中的重要应激源，由于不育而使患者身受社会、家庭、心理、躯体冲击，导致心理障碍的发生。

患者在治疗前，夫妇双方很可能已经为不孕的问题发生矛盾，给感情蒙上了一层阴影；在看到同龄人或别人家的孩子时，心理会产生某种压力和负罪感；因为没怀孕，夫妻双方可能会相互埋怨、猜疑；为了怀孕，就会明确或含蓄地要求频繁的性生活，而频繁的性交，不仅导致生精紊乱，精液（子）量减少、质量不高，降低了受孕能力，而且会造成过度疲劳、精神紧张，增加了心理压抑感而削弱了性的亲近和欢乐。盼子不得，男方会错误地认为自己没有做父亲的能力就等于失去了男性的阳刚气概而变得忧郁、沮丧。

由于造成不育症的原因很多，而每位不育症患者又可能存在多种致病因素，因而，对心理功能的冲击是多因素的复合作用。对不育症的治疗也是多方面、综合的，其中心理护理是一项不可忽视的内容。

（1）指导患者夫妇双方彻底检查造成不育的原因，针对病因积极治疗。

（2）通过性知识教育，消除患者对性征、生殖解剖和生殖生理的神秘感，使之对自己的病状有正确的认识，利于治疗。

（3）夫妻间真诚相待，通过坦率交流，表达相互间的渴望或担忧，沟通思想，增进夫妇之间非性交的爱抚和亲近，创建和谐的性生活。

（4）对怀孕受挫和性交困难而丧失信心的夫妇给予疏导、启发，并做适当性技术指导，减轻其紧张心理。

（5）调动患者自身的积极因素，调畅情志，增强其治愈的信心。

此外，对不具备生育条件的夫妇，如小睾丸、无精子症、女性输卵管阻塞等，可以详细介绍辅助生殖技术，如人工授精、试管婴儿等，以免产生绝望心理。

四、生殖系统肿瘤患者的心理护理

癌症是一种心身疾病，已为世人所公认。早在1883年英国学者Snow用统计学方法分析情绪反应与癌的关系时，就指出“精神因素是癌症病因中最强烈的因素”。这一结论，亦被近年的神经-内分泌-免疫机制的研究所证实。

心理防御机制是尚未确诊的早期癌症患者用来消除对癌症恐惧的主要方式。一旦癌肿被确诊，患者由原有的恐癌心理进而陷入极度的恐惧，常表现出立即丧失工作能力、情绪抑郁、多疑、食欲下降、失眠、体重减轻，甚至举止失措。这种强烈的心理应激状态，对癌症的发生、发展、治疗效果以及术后的康复，都产生着重大影响。

癌症患者之所以发病，与其心理社会适应能力有着密切关系。由于患者没有能力改变外部客观环境，而对之又缺乏应付能力，要求-能力的不平衡，常导致心境压抑和情绪低落，使免疫功能受到抑制而诱发致病。因此，增强患者的心理社会适应能力，是康复和防止复发的综合性措施的关键。

（1）根据患者的具体情况，因人而异制订切实可行的护理措施，帮助患者树立和增强活下去的信心。可告诉患者，在医学科学高度发达的今天，人类完全有能力与之较量，大可不必听天由命，唉声叹气。具有权威性的世界卫生组织（WHO）明确地宣告：利用人类目前掌握的知识和方法，1/3的癌症是可以预防的，1/3的癌症经过早期检查、诊断与治疗是可治愈的，余下的1/3患者经过积极有效的治疗、护理，可改善生存质量，减轻痛苦，延长生命。让患者充满治愈信心，治疗便可事半功倍。

（2）医护人员及其家属应从生活、情感上关心、体贴患者，让其感受到亲情的抚慰，避免不良的精神刺激。

（3）使患者认识到提高对家庭和社会环境适应能力的重要性，必须努力改变自身的心理应对方式，调整人际关系，摆脱心理困境。

五、性传播疾病患者的心理护理

由于患者对性病知识的缺乏，加上家庭、社会舆论的压力，使其精神上极度紧张，不敢正视自己的问题。具体表现为犯罪感、自卑、恐惧、羞怯、报复心理、盲动心理，甚至麻木冷淡、无所谓心理等复杂的心理状态。因而，性病患者讳疾忌医现象十分严重，延误病情，也使性病蔓延难以控制。即使求医，也不愿吐露真实姓名、职业、住址。这些心理变化将直接影响患者对医务人员的信任而妨碍治疗效果。因此，根据患者各种心理障碍产生的原因，给予心理护理及指导，是性病防治工作的重要内容。

（1）通过性知识教育（包括性卫生、性生理、性道德以及性病防治等知识），提高患者的认识能力，使其敢于正视自己的问题，积极配合治疗。

（2）医护人员对患者要态度诚恳、言语温和，不应歧视、责怪患者，以免引起其反感和压抑的心理。

（3）尊重患者的隐私权，对其病情予以保密，使其有安全感，增加患者的自信心和对医护人员的信任感。

（4）因势利导，耐心启发，帮助患者从思想上树立正确的人生观，做到洁身自爱。

第三节　生活康复护理

性活动作为人类生存、繁衍的一种自然本能，属精神生活，是生活的一部分。生活与性事密切相关，二者是一个有机的整体。没有性，则生活缺乏情趣，离开了生活，则性活动失去了赖以存在的物质基础。健康、和谐的性生活，给日常生活增添了无穷的乐趣，是维系家庭的纽带、社会安定的有利因素。从这个意义上讲，性治疗不只是为了性生活的美满，而是为了美满的生活，为了保持人的健康体魄，也是优生优育、优化民族素质的需要。因此，生活与康复护理工作对性事疾病的防治有着极其重要的意义。

一、调理饮食，顾护脾胃

古人很早就已认识到饮食对养生、性事保健的重要作用。如《素问·藏气法时论》说：“五谷为食，五果为助，五畜为益，五菜为充，气味合而服之，以补精益气。”《备急千金要方》则把食疗列为医疗疾病诸法之首，书中说：“夫为医者，当须先洞晓病源，知其所犯，以食治之，食疗不愈，然后命药。”并认为“食能排邪而安脏腑，悦神爽志以资气血”，可延年益寿，还可举“阳道”，兴“阳事”，延缓性衰竭，又能调理脏腑功能，利于病体的康复，备受历代医家推崇。

精是人体极重要的精微物质，是保持性欲和性功能正常的物质基础。男子以精为主，脾胃为后天之本，气血生化之源，具有润宗筋和充养生殖之精的功能。由于脾与肾、先天与后天的相互资生、促进，从而保证了生殖器官的生长、发育及性事活动的物质需要。若饮食不节，损伤脾胃，常可导致许多男科疾病发生，诸如阳痿、遗精、不育症等。如《临证指南医案》说：“又有阳明虚，则宗筋纵……”《杂病源流犀烛》亦说：“有因脾胃湿热，气化不清，而分注膀胱者……精随而出。”说明由于脾胃病变，一则致水谷精微乏源，宗筋失养不用；二则脾胃不运，精微变生湿浊而下流，导致阳痿、遗精等病证。由于饮食有荤素之分、五味之别以及五味与五脏间有着特殊的亲和性，而生殖之精的化生对五味的比例有一定的需求，太过或不足，均可产生不利的影响。如《素问·六节藏象论》说：“五味入口，藏于肠胃，味有所藏，以养五气。气和而生，津液相成，神乃自生。”《金匮要略·脏腑经络先后病脉证第一》说：“五脏病各有所得者愈，五脏病各有所恶，各随其所不喜者为病。”说明饮食五味的协调有致，才能保证脏腑功能的正常和机体的健康。若饮食失节，五味偏嗜，既要直接影响到精气的化生，也可间接地通过脏腑的偏盛偏衰影响到性功能的正常发挥。西医学研究证明，某些微量元素、维生素及酶类的缺乏，会影响性功能的健全，而产生相应的男科疾病。如缺钙，会引起性交后腰痛、手足抽动；缺铁可致性交后疲劳乏力；缺锌可使睾丸萎缩，性欲减退。而钙、磷、锌等微量元素对激发精子活力有特殊功效。维生素能促进蛋白质合成，参与糖、脂肪代谢。各类维生素缺乏，可影响生殖腺功能和精子的生成与活力。如维生素 A 缺乏，可致精子产生能力减弱；维生素 E 缺乏，能造成睾丸损害等，从而引起少精、性功能减退，甚至不育。

性功能障碍患者，多有身体虚弱，或先天不足，后天失养，机体阴阳失调，精血亏损。尤宜调理饮食，调整脾胃功能，使气血生化有源，精血充盈，促进疾病向愈或病后的康复。饮食护理，首先要做到饮食有节，不偏嗜，适当选用富含矿物质和微量元素的食物如海带、虾皮、紫菜、豆制品、粳米、黑大豆及动物的肝脏等；各类富含维生素的食物如植物油、芝麻、花生、乳类或乳制品、蛋类等，含优质蛋白质的食物如肉类、乳类、鱼类、胎盘，等等。由于食物的种类繁多，有五谷、五果、五畜、五菜之类，且有主次之分，应根据食物的性味、机体阴阳偏盛偏衰、疾病性质等，辨证择食。同时，注意食物间的搭配和食型的选择。如鲜胎盘与黄豆、大枣炖服，能补肾益精，补养气血；猪肾配胡桃仁，可益肾固精；莲子同粳米煮粥，健脾益气等。在烹调动物类食物时，可适当伍入少许佐料，既避免腥味，又增加效果。如养阴食物中加入胡椒、花椒、生姜、肉桂等辛热调味品，可防其滋腻太过；助阳食物中加用木耳、香菇、冬笋等甘润之品，能制其辛燥之偏。食型，有饭、汤、粥、饼、包子等，根据治疗需要，可灵活选择。

二、起居有常，劳逸结合

《内经》认为“起居有常，不妄劳作”，是却病延年的必要保健措施之一。如若“起居无节”，“以妄为常”，又“不知持满，不时御神”，势必损形伤神，耗竭真精，致生疾病。正常的性功能有赖于健康的心理和体魄，而有规律的生活、充足的睡眠是保证心脑健康的前提条件。西医学认为，大脑是人类生命活动的中枢，人的一切活动都是在大脑皮质高级中枢和皮质下中枢的调节下进行的。正常的性反应有赖于性刺激“感受传入—中枢整合—反射传出”这一经典反射弧的完整性和健全性。其中任何一个环节障碍，出现性兴奋或性抑制，都会导致阴茎勃起或射精障碍。许多性事疾病患者，由于情绪紧张、精神恐惧，常处于焦虑、抑郁的心理状态，以致严重的睡眠不足，伴见有失眠多梦、心烦易惊等症状，反过来又导致大脑皮质性中枢的应激性失调，从而影响疾病的康复。临床观察表明，阳痿患者在睡眠充足之后，心神宁静，往往阴茎勃起有力；早泄患者，睡眠后性兴奋性降低，可以延长性交时间。西医学用镇静催眠剂治疗性功能障碍，其道理即在于此。因此对男科病患者来说，起居有常、保持充足的睡眠，尤其重要。要安排好每天的生活作息，形成规律，养成习惯，持之以恒，保证形体与精神的健康，以利于疾病的康复。

“劳作”，包括劳力、劳心、房劳等方面。适当的劳作为人们日常生活之必需，但烦劳过度，则于人体有害。如《景岳全书》说：“劳倦不顾者，多成劳损。”“不知自量，而务从勉强，则一应妄作妄为，皆能致损。”《医家四要》也指出：“曲运神机则劳心，尽心谋虑则劳肝，意外过思则劳脾，遇事而忧则劳肺，色欲过度则劳肾。”在各种劳损中，尤以忧郁思虑、烦劳过度损伤心脾，恣情纵欲、房劳伤肾，导致男科疾病者比较多见。如《三元延寿参赞书》认为“强勉房劳者，成精极”，能导致“体瘦尪羸、惊悸梦泄、遗沥便浊、阴痿、小腹里急、面黑耳聋”等虚损病证。但过度的安逸，也会使气血涩滞，或损气伤肉，导致男科疾病。因此，要劳逸适度，对久病初愈体未复原者尤须注意，不可勉强施为。

三、调畅情志，和利血脉

情志活动受心的主导、制约，有赖于肝气的疏泄、调达，太过或不及都可成为致病因素。在男科疾病的发生、发展和转归的过程中，情志致病作用尤为突出。情志致病，一是直接伤及内脏，二是影响脏腑气机，导致脏腑功能紊乱，气血不畅，天癸节律紊乱或精关开阖失常，引起性欲低下或亢进、阳痿、不射精等。因此，要调畅情志，和利血脉，避免五志过激，郁怒伤肝。

四、房事适度，节欲保精

“夫精者，生之本也。”精是生命的基础，既关系到人类生殖和生长发育能力，更关系到人体性活动的能力。精盛则生命力强，能适应外界环境的变化，而不易受病；精衰则生命弱，适应能力及抗病能力均随之降低。同时，精的盛衰也是决定性能力的物质基础。

人的性欲既不可绝无，更不能恣纵，当有节度。纵欲的危害，为历代医家所重视，一再强调恣情纵欲是导致疾病、早衰短寿的主要原因之一。纵欲是引起性事疾病尤其是性功能障碍的主要原因。早在《内经》中就有“入房太甚，宗筋弛纵，发为筋痿”之论。《万氏家传养生四要》说：“交接多则伤筋；施泄多则伤精。肝主筋，阴之阳也，筋伤则阳虚而易痿。肾主精，阴中之阴也，精伤则阴虚而易举。阴阳俱虚，则时举时痿，精液自出，念虑虽萌，隐曲不得矣。”欲多伤精。纵欲的直接后果是损精伤肾，继而导致脏腑之精不足，髓海不充，产生相应的病证，诸如腰痛、头晕、耳鸣、健忘、阳痿、早泄、不射精等。频繁的性交，不但影响精子的质量和数量，还会影响精子与卵子的结合和着床，是导致不孕不育的原因之一。凡贪色者，谓之淫。而婚外的两性乱交等，不仅损及个体，更是危害家庭、社会的祸根，尤其是作为性传播疾病的主要传染途径和方式，当禁绝之。

适度的房事生活能给人增添活力，使人精神愉快，心情舒畅，同时，亦给家庭带来和睦、安宁和幸福。“适度”，主要是指行房的频率。对此，古代医家出于固护精液，以养生延年为宗旨，有过诸多论述，不一而足。总的来讲，古人对同房施泄频度，认为应根据年龄不同、体质强弱、阳气盛衰而异，并考虑到季节的差异。一般而言，行房的次数，会随着年龄的增长而逐渐减少，这是性生理特点。究竟正常的标准是多少，很难有统一规定，在考虑个人的体质、精力、年龄、情绪、环境等诸多因素的基础上，总以行房后第二天精神是否饱满、身心是否愉快等来衡量，以不出现周身倦怠、精力懒散不集中、腰膝酸软、阴茎不适感等症状为宜。大凡在不同的年龄层次，不顾自身条件，超越正常的施泄频度而行房过多的，均可视为纵欲。患性事疾病者，尤当节制房事，而久病、大病初愈，元气犹怯者，不宜过早行房，避免疾病复发。如《伤寒指掌》说：“病后气阴两虚，早犯房事，真元大伤，而复着外邪，邪入下焦阴分，销烁阴精，为病极重。”

五、戒除陋习，健身祛病

不良的生活习惯是许多男科疾病的发病原因之一。尤其是手淫、吸烟、酗酒等为害最深。手淫，古代中医称为“外淫”“强泄”等。在现代性医学中，属自身性行为的一种。一般是指自己用手刺激外生殖器，以满足性欲的活动。作为一种补偿行为和性宣泄手段，在性要求一时得不到满足的情况下，通过手淫可以达到性的暂时性满足和自我安慰。从有关文献来看，手淫现象在各个年龄层次都有发生，而未婚青年有此现象者约占 70%。已婚者，则被作为性要求的补偿方式。在幼儿和青少年，手淫是一种习得性行为；在成人，则是缓和性张力的最常见方法。偶尔手淫，并无害处。若成习惯或强迫性手淫，则会给身心健康带来损害。手淫过度，不只是造成肾精的亏损，宗筋损伤，出现精神萎靡、头晕头痛、健忘失眠、腰膝酸软、阴茎不适感等表现，更重要的是对心理健康的影响。“长期与过度的手淫所发生的最清楚的一种结果是自觉或自我意识的畸形发展，或近乎病态的发展，而和自觉的心理相须相成的自尊的心理则不发展。”（《性心理学》，潘光旦译）手淫作为一种非正常的性发泄手段，与社会风尚、行为规范、生活习俗等相悖。染上手淫恶习的人往往陷入十分矛盾的心理状态，表现为高度的情绪紧张、焦虑、悔恨、自责、烦恼等，并成为阳痿、早泄、不射精、性欲减退、前列腺炎等男科疾病的病因。因此，戒除手淫，消除心理障碍，不仅有利于健康，且有利于男科疾病的康复。

中医学把酒后入房列为性事禁忌之一。认为“饮食之类……唯酒不宜”（《竹林女科》）。如若

“以酒为浆，以妄为常，醉以入房，欲竭其精，以耗其真，不知持满，不时御神，务快其心，逆于生乐，起居无节，故半百而衰也。”（《素问·上古天真论》）认为饮酒入房，贪图淫乐，耗散真元，损伤肾精，是伤生损寿的根本原因，并可造成多种疾病。因酒醉入房，气竭伤肝者，于男子则精液衰少，阳痿不举。且“酒性淫热，非唯乱性，且亦乱精，精为酒乱则湿热其半，真精其半……”（《竹林女科》）亦是不育症的常见原因之一。西医学认为，烟酒是性功能障碍的病理因素。酒精对性唤起和性能力有衰减作用。少量饮酒可产生刺激或减少对性的抑制；酒量过多，即使未达到酒醉水平，也将会迅速抑制性唤起人的一般性行为。据文献报道，酒精是导致性功能障碍的常见原因之一。慢性酒精中毒的男性，大约40%有阳痿，5%～10%有射精障碍。由于大量酒精摄入能触发焦虑不安情绪而导致勃起失败，形成失败-焦虑-失败的恶性循环，在紧张、焦虑情绪影响下使勃起功能丧失。同时，慢性酒精中毒者，常伴有明显的肝脏损害及内分泌紊乱，也可影响性功能和性欲。此外，过嗜烟酒，对精子的生成、成熟及畸形精子的比例都有明显影响，从而诱发不育症。因此，戒烟戒酒，是治疗男科疾病的先决条件。

很多慢性疾病都直接或间接地对男性性功能有不同程度的影响，诸如冠心病、高血压、糖尿病、慢性肾脏疾病以及泌尿生殖系统疾病等。除了疾病本身所造成性解剖和性生理方面的影响外，大多数患者还夹杂着心理因素，表现为性欲降低、阴茎勃起障碍、射精障碍、心理负担加重等。据估计，男性糖尿病患者中，有40%～60%伴有阳痿。而患有高血压病应用抗高血压药物治疗者，有10%～15%的人可因药物的副作用引起性功能障碍。因此，加强体育锻炼，增强体质，减少疾病的发生，也是防治男科疾病的一个重要环节。临床上许多男科病患者，往往由于病程迁延，加之沉重的精神心理负担，以致体质虚弱，脏腑功能失调，气血不足，抗病能力降低，有碍于疾病的治疗与康复，更需要通过适当的体育锻炼，增强体质，以促进男科疾病的康复。

病症论治篇

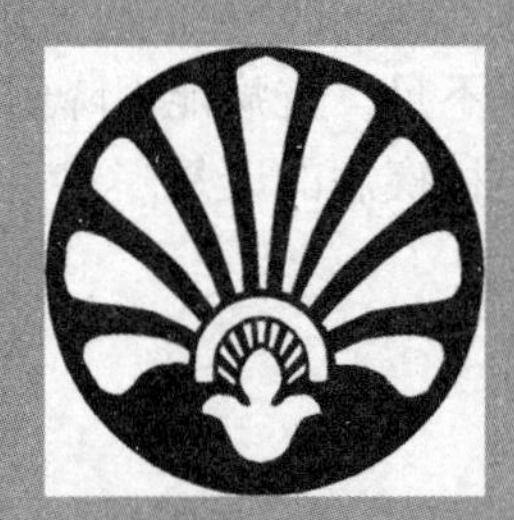

第十九章　男科常见症状鉴别诊断与治疗

第一节　尿　痛

一、概述

尿痛是指排尿时尿道及耻骨上区，甚则整个会阴部位出现疼痛的症状。它是泌尿系常见症状之一，也为男科临床常见。因其在排尿时出现或加重，故与参与排尿的组织器官发生病变有关。尿痛多见于中医的“淋证”，如《医学入门》曰：“淋，小便涩痛……”《景岳全书》亦曰：“淋之为病，小便涩痛……”

二、病因病理

造成排尿疼痛的常见原因有泌尿系统感染、结石、结核、肿瘤和异物等。膀胱炎、尿道炎引起的最为多见，主要是炎症对膀胱或尿道黏膜，甚则深层组织的刺激，引起膀胱或尿道的痉挛性收缩及神经反射所致。排尿时，膀胱尿道等处肌肉收缩，刺激炎症部位以及尿液本身的刺激，可出现排尿时疼痛加重。另外，前列腺炎多伴发尿路感染，所以也常造成尿痛。其次是尿路梗阻引起的疼痛，主要有结石、异物、肿瘤压迫、先天畸形等。由于尿路不通，排尿时压力增加，肌肉痉挛收缩而出现尿痛。梗阻日久，则易并发感染而加重疼痛。此外，癌细胞对组织的浸润，也可引起疼痛。

三、类病辨别

尿痛可出现于多种疾病之中。不同疾病的尿痛，又有不同特点和伴随症状，故临床上应根据症状、体征、理化检查等加以鉴别。

1. 膀胱炎　尿痛多在排尿终末时加重，在会阴部或耻骨上区亦有痛感，伴有尿频、尿急，严重感染时类似尿失禁，可出现脓尿、终末血尿或全血尿。单纯膀胱炎多无全身症状，急性期可有发热。尿培养细菌计数>10万/mL有临床意义，但不足10万/mL并不说明无感染。尿常规检查可见脓、白细胞。

2. 尿道炎　尿痛常伴尿频、尿急等膀胱刺激症状，尿道口常有分泌物，甚则脓性分物。尿常规检查可见脓、白细胞。做尿道分泌物检查和尿培养，可明确诊断。

膀胱炎、尿道炎均为下尿路感染，临床最为多见，以膀胱刺激症状为主。

3. 肾盂肾炎　急性肾盂肾炎除有尿路刺激症状外，还有腰痛、肋脊角压痛或叩痛，或全身感染症状如寒战、发热、头痛、腹痛、恶心、呕吐、血白细胞数升高等。血培养可能阳性，尿常规检查可见尿蛋白、红细胞、白细胞和白细胞管型。慢性肾盂肾炎则反复出现尿路感染症状，或伴腰酸腰痛，但症状较轻，影像学检查发现有局部粗糙的肾皮质瘢痕，伴有相应的肾盏变形者可确诊为慢性肾盂肾炎。

4. 前列腺炎　临床亦常出现尿痛，尤其是并发膀胱炎时。急性前列腺炎多起病急，全身症状可表现为发热、恶寒、乏力等；局部表现尿痛、尿频、尿急、排尿困难、终末血尿、腰骶部或耻骨上区疼痛及直肠刺激症状，里急后重等。直肠指诊可触及前列腺肿大、压痛、表面光滑，边界规则。慢性前列腺炎多无全身症状，局部有轻度排尿不适、尿痛、尿频、尿急、会阴不适、腰痛、性功能障碍、甚者精液不液化等。前列腺液化验，卵磷脂小体减少，白细胞每高倍视野>10 个或者前列腺液 pH 值下降。

5. *泌尿系结石* 膀胱、尿道结石引起的尿痛，疼痛较剧烈，并伴有排尿困难、血尿等，经膀胱、尿道 X 线造影或 B 超检查、膀胱镜检查可明确诊断。

另外，尿道综合征、泌尿系结核、肿瘤等也常引起排尿疼痛，结合临床表现、体征、理化检查等多可确诊，具体参看有关章节。

四、中医论治

中医认为引起尿痛的原因较多，可以是外感、内伤、情志等。其病机有湿热蕴结、气滞血瘀、脾肾亏虚等。临床既有实证也有虚证，或虚实夹杂之证。病变初期，实证、热证多见；久病不愈，则多见虚证、寒证。治疗当以实则泻之，虚则补之为原则。临床上还要注意根据不同病机，结合体质、季节、气候环境等因素，针对具体病情，采取相应的治疗方法。

（一）湿热蕴结

1. *临床表现* 尿痛为灼热涩痛，伴尿频，尿急，小便混浊，赤涩不爽，心烦口苦。舌红、苔黄腻，脉滑数。

2. *治则* 治宜清热利湿为法。

3. *方药* 方选萆薢分清饮、龙胆泻肝汤、八正散或用王琦教授的经验方五草汤等。

（二）气滞血瘀

1. *临床表现* 尿痛为涩痛、胀痛或刺痛，疼痛较剧烈，可伴胸胁胀满，易怒。舌质红或有瘀点瘀斑，脉沉细涩。

2. *治则* 治宜行气活血为法。

3. *方药* 方选血府逐瘀汤、少腹逐瘀汤、抵当汤、石韦散等。

（三）脾肾亏虚

1. *临床表现* 尿痛多为隐痛，劳则加重，病程较久，伴小便无力，少尿或多尿，身倦乏力，腰膝酸软。舌淡苔薄，脉沉细无力。

2. *治则* 治宜益气健脾，温阳补肾为法。

3. *方药* 方选补中益气汤、金匮肾气丸、济生肾气丸等。

此外，还应结合辨病治疗，如由结石引起者，当排石通淋，加金钱草、海金砂、鸡内金等排石之品。急性炎症引起者，当以清热解毒消炎为主，加蒲公英、紫花地丁、败酱草、黄柏等清热解毒之品。

第二节 尿 频

一、概述

尿频是指每日排尿次数明显增加而每次尿量减少的症状。中医称为小便频数、小便数、溲数等。《灵枢·经脉》就有“……风寒，汗出中风，小便数而欠”的记载。正常成人每日排尿 4~5 次，夜间 0~1 次，饮水多或气候寒冷排尿可稍增加；老年人因肾血管硬化，缩尿的功能减退，每日排尿次数也可稍增加，这些均为生理现象。若每日排尿次数过多，次频量少，则为病理性尿频。尿频患者轻者每日排尿 6~7 次，重者可达十数至上百次，但排尿的总量可以是正常的。

二、病因病理

尿频常见于泌尿系炎症，以尿道和膀胱感染为最。在膀胱炎时，由于膀胱黏膜充血、水肿、糜烂，膀胱的传入神经感应性增高，此时少量尿液即对膀胱形成刺激，引起膀胱收缩，而出现尿意。其次肾盂肾炎、输尿管下段结石、小儿慢性包皮阴茎头炎、外阴炎，以及膀胱邻近器官的病变，如阑尾炎、盆腔脓肿的刺激等，引起尿频症状。再次是前列腺增生，初期患者由于前列腺增大，压迫尿道，造成排尿不畅，为了克服梗阻以排空膀胱，膀胱肌肉变肥厚，从而增强了膀胱的静止紧张力，致使膀胱内尿量尚未达到正常容积前，就产生尿意而形成尿频症状；在梗阻晚期，膀胱肌肉逐渐失去代偿能力，膀胱不能完全排空，残余尿量逐渐增多，膀胱的有效容量逐渐减少，进一步使尿频加重。此外，尿道综合征，由于膀胱神经功能失调而出现尿频；精神性尿频，则为精神过度紧张，反射性地引起尿意而出现尿频。其他还可见于糖尿病、尿崩症、双侧肾积水、急性肾功能衰竭多尿期、醛固酮增多症等。

三、类病辨别

1. *泌尿系炎症*　一般均伴有尿急、尿痛等症状。急性期，尤其是急性肾盂肾炎可伴有发热、恶心等全身症状。尿常规可发现脓、白细胞，尿培养细菌计数多超过 10 万/mL。若为结核引起，多伴有消瘦、低热、盗汗、持续血尿等。

2. *前列腺肥大*　多在夜间小便次数明显增加，且伴有排尿困难、排尿无力、尿细如线或有分叉，多见于 50 岁以上者。直肠指检：前列腺表面光滑，中央沟变浅或消失，前列腺向直肠壁凸出。B 超检查可见前列腺肥大，排尿后膀胱内有残余尿量。

3. *结石、肿瘤、异物等*　多伴有排尿困难、尿痛，甚则出现血尿，若合并感染则出现炎症表现。X 线片或尿道造影或膀胱镜检查及 B 超可明确诊断。

4. *精神因素*　多有精神紧张，怕出现排尿，尿频多在白天或晚间入睡前明显。分散注意力后，可较长时间不排尿，入睡后尿频症状则完全消失，多见于尿道综合征。一般常规理化检查无异常。

另外，糖尿病、尿崩症、双侧肾积水、急性肾功能衰竭多尿期、醛固酮增多症等病变引起的尿频，其每次尿量多为正常，但 24 h 总尿量明显增多。结合其他理化检查较易鉴别。

四、中医论治

中医认为小便频数可由多种原因引起，病变主要涉及肾和膀胱，且与肺、肝、脾有一定关系。《诸病源候论·小便数候》说："小便数者，膀胱与肾俱虚，而有客热乘之故也。肾与膀胱为表里，俱主水，肾气下通于阴。此二经既虚，致受于客热。虚则不能制水，故令数小便热则水行涩，涩则小便不快，故令数起也。"临床上该病既可见于虚证，也可见于实证。虚证多为肾虚精亏，肾气不固，封藏功能失职、不能制约；或气虚下陷，固摄无力，以致膀胱气化失司，不能约束而致小便频数。实证多为湿热下注，蕴结下焦，影响膀胱气化功能，以致膀胱约束不利；或肝失疏泄，气机郁闭，尿液排泄失常而见小便频数。

尿频主要涉及肾与膀胱，与肺、肝、脾有关，既可见于虚证，又可见于实证。对尿频的治疗，当根据虚实进行论治，切忌一味补涩。属邪实者，当以清利为主，并防伤正；属正虚者，当以补虚固涩为主。

（一）脾肾亏虚

1. *临床表现*　小便频数，夜尿增多，或小便清长，尿失禁，伴身倦乏力，头晕目眩，腰膝酸软。舌淡、苔薄，脉沉细无力。

2. *治则*　治宜健脾益气，固肾涩尿为主。

3. *方药*　方选补中益气汤、金匮肾气丸、缩泉丸、水陆二仙丹、桑螵蛸散、滋肾通关丸等。

（二）气机郁滞

1. *临床表现* 小便频，量小窘急。伴胸腹胀满，情志不舒。舌质淡红，脉弦。

2. *治则* 治宜疏肝理气，调畅气机为主。

3. *方药* 方选逍遥散、柴胡疏肝散、沉香散等加减。

（三）湿热蕴结下焦

1. *临床表现* 小便频数短赤，滴沥涩痛，或尿混浊而有热感，伴心烦口苦，大便不畅。舌质红、苔黄腻，脉弦滑数。

2. *治则* 治宜清利湿热为主。

3. *方药* 方选八正散、程氏萆薢分清饮等加减。

总之，尿频之症在临床上应注意区分虚实，并结合辨病进行论治。在病变初期，尿频常伴有尿急、尿痛、发热等症状，以急性泌尿系感染为多见，多为实证热证，治疗重在清利。患病日久，起病较缓，尿频伴有遗尿、尿失禁者，以老年前列腺肥大、肾功能衰竭等为多见，多为虚证寒证，治疗又当以补虚涩尿为主。

尿频的转归首先是虚实的转化，湿热未尽，正气已伤，可表现为虚实夹杂，久病体虚复感外邪，亦可因虚致实。本证及时治疗可以痊愈，如迁延时日则可致湿热留恋反复发作，长期不愈，以致气阴日衰。也有湿热深结，小便点滴不通而成癃闭重证者。

第三节 尿 急

一、概述

尿急是指一有尿意，就迫不及待地要排尿，即排尿时有一种急迫感，是泌尿系统疾病的常见症状之一。正常人排尿是一种高级神经中枢与脊髓排尿中枢的协调反应，并受人体自主意识控制的生理活动。当膀胱内尿液充盈到一定程度时，膀胱伸张刺激引起的排尿信息反射到大脑中枢，由大脑中枢发出的神经信息经盆神经传递至膀胱，解除副交感神经对逼尿肌的抑制作用，并使后者收缩，而出现排尿活动。如果情况不允许排尿，高级中枢能暂时抑制排尿。但如果参与排尿的神经及膀胱、尿道、前列腺等处发生病变时，则可出现一种不能控制的排尿急迫感，这就是尿急症状。临床上尿急常与尿频、尿痛、排尿困难等症状同时出现，甚则出现急迫性尿失禁。

二、病因病理

尿急发生的机制主要是膀胱、尿道的神经末梢受到较强烈的刺激，脊髓排尿中枢的兴奋性超过了脊髓之上排尿中枢的抑制作用，或脊髓之上排尿中枢对脊髓中枢的抑制作用出现了障碍。引起尿急的常见原因主要有以下几个方面。

1. *炎症刺激* 如膀胱炎、尿道炎、肾盂肾炎等炎性病变。

2. *下尿路梗阻* 如前列腺肥大、结石等造成逼尿肌反射亢进。

3. *神经病变* 如神经源性膀胱逼尿肌反射亢进造成尿急，脊髓损伤使脊髓中枢抑制作用发生障碍。

4. *精神因素* 少数尿急为精神因素所造成，如精神紧张、害怕排尿等。

三、类病辨别

尿急之症临床上很少单独出现，一般多伴随其他症状。不同的疾病伴随症状也不同，故临床上应根据伴随症状及理化检查进行鉴别。

1. *泌尿系感染* 以膀胱炎、尿道炎及肾盂肾炎多见。除尿急症状外，多伴有尿频、尿痛等膀胱刺激症状，尤其是急性期，症状更为明显，且耻骨上区明显压痛，严重时还可出现血尿、脓尿。尿常规检查可发现有脓、白细胞，尿培养细菌计数>10 万/mL 以上。

2. 下尿路梗阻　以前列腺增生症为多见。患者多为 55 岁以上，初期以尿频、尿急、夜尿增多为主，进而则表现排尿迟缓、排尿无力、尿细如线、分叉等。肛门指检可发现前列腺肿大，中央沟变浅或消失，表面光滑，有时可扪及结节。超声波检查可明确诊断。其次是结石引起的尿急，通常是下尿路结石，如膀胱、尿道结石，此时多有尿痛、血尿等症状，经 X 线腹部平片及 B 超即可确诊。

3. 神经系统病变　主要是排尿的中枢神经或周围神经受到损害而引起的神经源性膀胱，有逼尿肌反射亢进一类症状，如尿频、尿急、急迫性尿失禁等，且有手术、外伤史或糖尿病神经病变史，以及神经系统检查阳性体征。

4. 精神因素　多有精神紧张、情绪异动、害怕排尿等。临床各项理化检查多无异常。

四、中医论治

中医认为尿急多由于情怀不悦，肝气郁结，三焦壅遏，不得宣通；湿热下注，膀胱气化失宣，水道运行不利；病久不愈，或过用苦寒，脾胃受损，气虚下陷，摄纳无权。尿急之症多与肝、肾和膀胱有关，既有正气不足之虚证，又有邪气有余之实证，故治疗当注意区分虚实，实则清利，虚则补益，虚实夹杂者又当清补并用。主要有以下证型：

（一）下焦湿热

1. 临床表现　小便频急，量少而色黄，或淋涩不尽，或排尿疼痛，伴胸胁苦满，心烦口苦。舌质红、苔黄腻，脉弦数。

2. 治则　治宜清利湿热为主。

3. 方药　方选八正散、程氏萆薢分清饮等加减。

（二）肾气不固

1. 临床表现　小便急迫，甚则尿失禁，伴腰膝酸软，身倦乏力，面色㿠白。舌质淡而胖大，边有齿痕，脉沉细无力。

2. 治则　治宜补肾益气、涩尿为主。

3. 方药　方选金匮肾气丸、缩泉丸等。如中气不足，气虚不固者，当以补中益气汤加减。

另外，尿急之症的治疗还应注意结合辨病论治。如尿急是由炎症引起的，当以清热解毒消炎为主；由前列腺增生引起的，治以软坚散结，化瘀泄浊；由尿路结石引起者，又当以利尿排石为主；对年老体衰者，还应注意益气补肾之法，扶正兼以祛邪；对精神因素引起的可采用心理暗示疗法及转移注意力。

第四节　尿　　浊

一、概述

尿浊是指排出的尿液混浊不清。中医又称白浊、精浊、便浊、溲浊、漩浊等。相当于西医学的脓尿、乳糜尿、脂肪尿、结晶尿等。正常尿液应为淡黄色而透明，若出现混浊不清，则为病态，可由泌尿生殖系统炎症、肿瘤、寄生虫等所引起。中医认为本症多由湿热引起，亦有因脾肾亏虚，精微不固而下注所致者。如《医学正传·便浊遗精》：“夫便浊之症，因脾胃之湿热下流，渗入膀胱，故使便溲或白或赤而混浊不清也。”《证治汇补·便浊》：“又有思虑劳心者，房欲伤肾者，脾虚下陷者。”湿热者属实，治当清热利湿为法；脾肾亏虚者属虚，治当健脾补肾为法。

二、病因病理

西医学认为小便混浊之症，主要是尿液中含有大量脓细胞、乳糜、蛋白质、磷酸盐、尿酸盐等所致，其病因多为泌尿生殖系统炎症、丝虫病感染以及肿瘤等。

1. 泌尿生殖系统感染　如肾盂肾炎、尿道炎、膀胱炎、前列腺炎等，均可令尿液混浊或形成脓尿。

2. 丝虫病感染　造成乳糜尿而令尿液混浊。

3. 肿瘤　腹腔和泌尿系的肿瘤压迫，以致淋巴管阻塞、狭窄，淋巴液反流而引起尿液混浊。

4. 肾病综合征　临床上各种原因所致的肾病综合征，特别是类脂性肾炎，其次为糖尿病肾炎、狼疮性肾炎、骨折、Fabry 病，或磷、砷、一氧化碳中毒等可引起脂肪尿而出现尿液混浊。

此外，由于尿中含有较多的有机及无机物质，在饱和状态下，这些物质可因温度、尿液酸碱度等因素而发生沉淀、结晶，形成结晶尿，出现尿浊。

三、类病辨别

不同疾病引起的尿浊都有不同的特征和伴随症状，临床上根据临床表现和体征结合西医学检查，不难鉴别。

1. 泌尿系感染　尿浊多为脓尿，尿液中有大量的白细胞或脓细胞，每高倍视野大于 10 个。若兼有大量红细胞则为脓血尿。排尿开始出现脓尿多为前尿道炎症，以淋病性尿道炎为多见，龟头包皮炎也可出现；终末脓尿多为前列腺、精囊炎症；若全程脓尿则多为膀胱、肾脏等炎症。由炎症引起的尿浊一般多伴有尿频、尿急、尿痛等膀胱刺激症状，在急性期还可伴有高热、恶寒等全身症状。如为前列腺炎引起，多见大便后，尿末发现有乳白色黏液自尿道口滴出，直肠指诊可扪及前列腺肿大、压痛，前列腺液检查有脓细胞、卵磷脂小体减少等。

2. 丝虫病　排出的尿液混浊如淘米水，多为乳白色；若同时伴有血尿，则为粉红色和酱油色。放置数分钟后可出现分层，上层为白色脂肪，中层为粉红色的乳糜胨，下层为红、白细胞及沉渣。镜检常可找到脂肪滴及淋巴细胞，乙醚试验阳性。患者多为间歇发作，劳累、进食高脂食物后加重，一般无尿频、尿急、尿痛等膀胱刺激征。可出现消瘦、乏力、贫血、水肿等营养不良症状。由于丝虫感染，还可伴见阴茎及阴囊象皮肿。

3. 肿瘤　乳糜尿多为肿瘤压迫淋巴管以致淋巴管狭窄、淋巴液反流而成，多伴有肿瘤压迫症状，如血尿、疼痛等。泌尿系造影、B 超可协助诊断，活检可明确诊断。

4. 肾病综合征　排出的尿液多为脂肪尿，与乳糜尿不同，脂肪尿不含纤维蛋白原，无凝结现象，离心沉淀后脂肪浮于尿液的上层，镜检可见大量的脂肪球。临床上常见于各种原因所致的肾病综合征，如类脂性肾病、糖尿病肾病、狼疮性肾炎等，根据其基础病的症状及实验室检查等不难鉴别。

结晶尿一般多无明显不适症状。如结晶为尿酸盐，多于气温降低时出现，加温后即溶解；如结晶为磷酸盐则常见于碱性尿；含氨较多的尿中有分解尿素的细菌感染沉淀析出，加酸后尿混浊即消失。

四、中医论治

中医根据尿浊颜色分为赤浊和白浊。白浊相当于西医学的脓尿、乳糜尿和脂肪尿，赤浊相当于脓血尿、乳糜血尿。尿浊之症有虚实之不同。初起多为实证，且以湿热为主，病变部位主要在下焦膀胱；久病不愈多致脾肾亏虚。实证治疗以祛邪通利为主，虚证则以扶正补虚为法，虚实夹杂者又当祛邪与扶正兼施。常用治法有清热利湿、分清泌浊、益气健脾、升清化浊、温肾助阳、涩精止浊等。

（一）湿热内蕴

1. 临床表现　小便混浊，或赤或白，烦热口渴，胸胁苦满。舌质红、苔黄腻，脉弦数或滑数。

2. 治则　治宜清热利湿化浊为法。

3. 方药　方选程氏萆薢分清饮、导赤散、龙胆泻肝汤等加减。

（二）脾虚气陷

1. 临床表现　尿浊时作时止，白如泔浆，劳累及饮食不节时加重，小腹坠胀，大便稀溏，面色无华，纳呆，神疲。舌质淡、苔白，脉虚细无力。

2. *治则*　治宜健脾益气，升清固涩为法。

3. *方药*　方选补中益气汤或醒脾升陷汤等加减。

（三）阴虚火旺

1. *临床表现*　小便混浊而赤，五心烦热，口干盗汗，腰膝酸软。舌质红、少苔，脉细数。

2. *治则*　治宜滋阴清热，凉血化浊为法。

3. *方药*　方选知柏地黄丸、大补阴丸、二至丸等加减。

（四）肾阳虚衰

1. *临床表现*　尿浊日久不愈，形寒肢冷，精神委顿，或兼阳痿早泄。舌质淡胖大，脉沉迟。

2. *治则*　治宜温肾助阳固涩为主。

3. *方药*　方选鹿茸补涩丸、右归丸、菟丝子丸等加减。

总之，尿浊之症，可由多种原因引起，临床治疗当区分寒热虚实之不同。虚证、寒证宜补、宜温、宜涩；实证、热证宜清、宜泻；虚实夹兼者又当清补兼施。兼有血尿者，可酌加止血之品。另外，还需结合辨病论治，针对尿浊的病因、病位和具体病症进行治疗，则可明显提高临床疗效。

第五节　血　　尿

一、概述

血尿是指排出的尿液中含有红细胞，是泌尿系疾病常见症状之一。泌尿系统各种疾病引起泌尿系出血时都可出现血尿，个别生殖系疾病还可以血尿为首发症状。一些全身性疾病，如出血性紫癜也可引起血尿。排出的尿液呈血红色或洗肉水样，甚则有血块者，称为肉眼血尿；尿色外观无明显变化，仅显微镜下发现有较多的红细胞者，称为镜下血尿或显微镜血尿。正常人的尿液中可偶见红细胞，即排出的尿液离心后做显微镜检查，红细胞在0~2个/HP范围内。若尿液中含有的红细胞异常增多，即新鲜尿不经离心沉淀每高倍视野内红细胞超过3个，或做艾迪计数检查，红细胞排出率$>5\times10^5$/12 h尿，即可定为血尿。

中医称血尿为尿血、溺血、溲血。如《素问·气厥论》：“胞移热于膀胱，则癃、溺血。”《金匮要略·五脏风寒积聚病脉证治》：“热在下焦者，则尿血。”可见于泌尿生殖系统的多种疾病。无痛者，中医称为“尿血”（溺血）；伴有尿频、尿痛或肾绞痛者，中医称为“血淋”。朱丹溪所谓“痛者谓之淋，不痛者谓之溺血”是也。古代所言尿血皆为肉眼血尿，现代则包括了镜下血尿。

二、病因病理

血尿的原因很多，归纳起来主要有三个方面。

1. *尿路本身的疾病*　这是引起血尿的主要原因，在临床上最为多见，如尿路感染、阴茎海绵体损伤、肿瘤、结石、外伤及肾实质病变等。

2. *尿路邻近组织器官病变*　常见的有生殖系统、下消化道以及腹腔病变，如前列腺炎、前列腺癌、精囊炎、腹腔感染、腹腔肿瘤、阑尾炎、结肠炎等。

3. *全身性疾病*　常见的有血液病及出血性疾病、血管病变、感染性疾病等。

三、类病辨别

由于血尿可见于多种疾病，故临床上应注意详细了解病史，根据症状、体征，从多方面进行鉴别。

1. *颜色*　鲜红色血尿或伴有鲜红色血凝块者，多为膀胱的大量出血所致；暗红色或酱油色血尿为陈旧性远端出血，如来自肾脏或输尿管的出血。

2. 与排尿的关系　开始血尿，即排尿开始时有血色，以后逐渐变清，多提示病变在前尿道，临床常同时见有尿道口流血和内裤有血渍，可见于前尿道炎症、肿瘤和外伤等；终末血尿，即在排尿开始至大部尿排出时尚不见血色，只在排尿终末时出现血尿，多提示病变在膀胱颈、膀胱三角区或后尿道；全程血尿，即从排尿开始到终末，前、中、后三段尿液均为血色，多提示病变部位在膀胱或膀胱以上，如膀胱、输尿管或肾脏病变。

3. 伴随症状和诱因　血尿伴随尿频、尿急、尿痛等膀胱刺激症状者，应考虑泌尿系感染或结核；伴水肿、发热、高血压、蛋白尿等症状者应考虑肾炎；伴剧烈疼痛应考虑肾或输尿管结石；伴有尿液混浊者，如镜检有白细胞、脓细胞，伴低热、消瘦，应考虑为肾结核、肾结石、肾积水感染及肾盂肾炎等。如乙醚试验阳性则为乳糜血尿。不伴有任何症状的血尿，应首先考虑肿瘤的可能。但老年人患前列腺增生时偶可引起无痛性血尿。劳累或运动后血尿者应考虑肾下垂或肾结石。如血尿只在睡眠后出现，且无明显症状，应考虑阵发性睡眠性血红蛋白尿的可能。

4. 西医学检查　运用西医学检查方法，往往可明确疾病的诊断，如血尿同时出现尿蛋白、管型时，表示肾小球有损害；血尿同时伴有多量白细胞时表示泌尿系有感染，或结石、肿瘤等疾病合并泌尿系感染。泌尿系的X线造影、B超、膀胱镜、肾穿刺活检等，可明确诊断结石、肿瘤及出血、损伤的具体部位。此外，新鲜尿沉渣相差显微镜检查及尿红细胞容积分布曲线检查，也可帮助区分血尿来源。

另外，血尿还应注意和血红蛋白尿鉴别。血红蛋白尿由溶血疾病造成，并非泌尿系统本身的疾病，这种血尿检查时看不到红细胞或红细胞数很少，与血色不成比例，联苯胺试验阳性。

血尿还要与卟啉尿相区别。由于吡咯代谢障碍所致的血卟啉病或铅中毒时，可产生大量卟啉而引起卟啉尿。尿静置或晒太阳后尿色变为红色或棕红色或葡萄酒色，均匀不混浊，镜检无红细胞，联苯胺试验阴性，尿卟胆原试验阳性。同时，血尿也要与某些药物、染料试剂，如安替比林、山道年或大黄（在碱性尿中）、刚果红、氨苯磺胺、酚磺酞（酚红）、磺溴酞钠（四溴酚酞钠）等所致的红色尿相区别。后者尿液虽呈红色，但镜检无红细胞，联苯胺试验阴性。

四、中医论治

中医认为血尿病变部位主要在肾与膀胱，其病因主要为热邪迫血妄行，或气虚不摄，或瘀血阻滞，以致血不循经，血溢脉外，故治疗当根据不同病机分别采取清热凉血、益气止血、活血行血为法。对热伤血络、迫血妄行的尿血还应分清虚火、实火，实火可清热泻火，虚火则应滋阴降火。对瘀血者应注意活血止血，但不可活血太过。

（一）热邪炽盛，迫血妄行

1. 临床表现　尿色鲜红，初期可伴有发热、恶寒、尿频、尿急、尿痛或衄血、便血等，烦热口渴。舌质红、苔黄，脉弦数。

2. 治则　治宜清热泻火，凉血止血。

3. 方药　方选黄连解毒汤、导赤散、小蓟饮子等加减。若属阴虚火旺之虚火，可用知柏地黄汤或黄连阿胶汤加减。

（二）气虚不摄，血溢脉外

1. 临床表现　尿血日久不愈，色淡红，身倦乏力，面色萎黄，食少便溏，或兼便血、衄血。舌质淡，脉沉虚。

2. 治则　治宜健脾益气摄血。

3. 方药　方选补中益气汤、归脾汤加减。若偏于肾虚可用金匮肾气丸、右归饮等方加减。

（三）气滞血瘀，血不循经

1. 临床表现　尿血，尿色紫暗或有血块，尿血时轻时重，甚则尿痛，排尿困难。舌质暗，或有瘀点，脉沉细涩。

2. *治则*　治宜行气散瘀，活血止血。

3. *方药*　方选血府逐瘀汤或少腹逐瘀汤加减。

另外，临床中还应结合辨病治疗。首先查清尿血的原因和部位，根据具体病症进行治疗。属泌尿生殖系感染者，当注意清热解毒利尿消炎；属结石者注意利尿排石；属肿瘤者，则应以手术、化疗结合中药治疗为宜。尿血患者还应注意休息，避免剧烈活动，对手术后大量出血者要注意卧床休息，饮食宜清淡，忌烟酒辛辣燥热之品。

第六节　排尿不尽

一、概述

排尿不尽是指排尿后仍有尿意，或尿液不能完全排尽，点滴不已。该症多为炎症、结石、残余尿等刺激膀胱及尿道引起。临床多表现为尿频或点滴不尽，每次尿量极少，甚则数滴或无尿液排出，而尿后仍有尿意，无正常膀胱排空后的舒适感。该症中医又称余沥不尽、小便余沥、尿后余沥等，大致属于中医精浊、精癃、癃闭的范畴。

二、病因病别

排尿不尽之症多因膀胱、尿道、前列腺的炎症刺激引起，尤其是膀胱三角区和后尿道出现炎性水肿时，这一症状表现最为明显。其次是膀胱或尿道结石的刺激也可引起排尿不尽。此外，前列腺增生时，由于膀胱残余较多尿液，也可刺激膀胱而出现排尿不尽的症状。

三、类病辨别

排尿不尽多见于膀胱、尿道、前列腺等部位的病变之中，其中以炎症刺激为主。临床上应注意根据各种疾病的不同症状、体征及理化检查进行鉴别诊断。

1. *泌尿生殖系统炎症*

（1）膀胱炎除可出现排尿不尽感外，多以尿频、尿急、尿痛，甚则出现脓尿、血尿为主要症状，耻骨上区有压痛，尿常规可见脓白细胞和红细胞，尿培养可有细菌生长。尿道炎引起的排尿不尽，多同时伴有尿频、尿痛、尿道烧灼感和痒感，尿道口常有分泌物，耻骨上或会阴部钝痛，尿常规可见白细胞或脓细胞。

（2）前列腺炎引起的排尿不尽，在急性期可出现高热、寒战、乏力，同时伴有尿频、尿急、尿痛等尿路刺激症状，尿后有滴白浊现象，会阴或耻骨上坠胀不适；慢性期多无发热、寒战等全身症状。直肠指诊，前列腺可有压痛；前列腺液检查，可见卵磷脂小体减小，白细胞每高倍视野在10个以上。

2. *泌尿系统结石*　临床多伴有疼痛、排尿困难、尿血，尿路X线检查、B超可明确诊断。

3. *前列腺增生*　一般多为55岁以上，并伴有尿频，夜尿增多，排尿困难，尿流缓慢、变细、射程短，膀胱残余尿增多。前列腺B超或直肠指诊可见前列腺增大。

四、中医论治

中医认为由于肾主水液，膀胱有贮尿和排尿的功能，两者相为表里，对体内水液的输布和排泄起重要作用。当肾与膀胱的功能失常，则可引起一系列水液排泄异常的证候。排尿不尽之症是肾和膀胱气化功能失常的表现。因此临床治疗重点在肾与膀胱。应分清虚实寒热之不同，实证热证重在清利，虚证寒证则重在温补。结石者治以利尿排石，气机郁滞者又当行气解郁。

（一）下焦湿热

1. 临床表现　排尿不尽，尿有余沥，尿频而急，色黄而短少，或排尿疼痛，甚则尿血或小便混浊，心烦口苦。舌质红、苔黄腻，脉滑数。

2. 治则　治宜清热利尿。

3. 方药　方选八正散、石韦散、导赤散、萆薢分清饮等加减。若兼有结石者可加金钱草、海金砂、鸡内金等排石利尿之品。

（二）气机郁闭

1. 临床表现　排尿不尽，尿出不爽，淋沥不畅，少腹胀满或会阴胀痛，情志烦躁或抑郁。舌淡、苔薄白，脉弦。

2. 治则　治宜调畅气机，行气开郁。

3. 方药　方选沉香散、五磨饮子等加减。

（三）肾气亏虚

1. 临床表现　排尿不尽，尿出无力，甚则排尿困难，点滴不尽，腰膝酸痛，身重足肿，面色㿠白，头晕目眩。舌质淡、苔白滑，脉沉细无力。

2. 治则　治宜温肾益气，化气行水。

3. 方药　方选金匮肾气丸、济生肾气丸之类。

第七节　排尿困难

一、概述

排尿困难是指膀胱有尿而不能畅快排出，出现排尿费力、尿线变细、射程短、排尿时间延长，甚则点滴而出等不同程度的症状。多见于膀胱颈部以下的机械性梗阻病变，也见于神经性疾患引起的膀胱排尿功能障碍。轻者仅见排尿时需站立片刻方能排出，或需憋气用腹肌协助排尿，重者则需用手压迫腹部以增加腹压帮助排尿。排尿困难严重时即有膀胱不能排空的感觉，甚则因排不出尿而进一步造成尿潴留。

排尿困难中医称为小便不利、小便不通，属癃闭、淋症等范畴。排尿困难是指以小便点滴而出，甚则闭塞不通为临床特征的一种疾病。其中以小便不利，点滴而短少，病势较缓者称为“癃”；以小便闭塞，点滴全无，病势较急者称为“闭”。癃和闭虽有区别，但都是指排尿困难，只是轻重程度上的不同，因此多合称为癃闭。病情严重时，尚可出现头晕，胸闷气促，恶心呕吐，口气秽浊，水肿，甚至烦躁，神昏等症。

二、病因病理

排尿困难的病因主要分为梗阻性和非梗阻性两大类。

1. 梗阻性排尿困难　主要由膀胱颈部以下梗阻所引起。

（1）膀胱颈部病变：多见于膀胱内结石、异物、血块、有蒂肿瘤或膀胱颈部邻近器官病变等造成尿液不能顺利排出。

（2）后尿道病变：多见于前列腺增生、前列腺脓肿、前列腺癌或炎症性水肿，尿道先天性瓣膜、结石、异物等梗阻尿道，造成排尿困难。

（3）前尿道病变：尿道损伤、血块、结石、异物、包茎、阴茎异常勃起等，造成前尿道梗阻或尿道口狭窄不畅，引起排尿困难。

2. 非梗阻性排尿困难　由于神经性膀胱功能障碍，如脊髓病变、直肠或会阴部位手术后以及药物影响，造成膀胱的功能障碍，出现排尿困难。精神紧张、老年膀胱松弛亦可引起排尿困难。

三、类病辨别

排尿困难可出现于多种泌尿系疾病之中，其中以尿道、前列腺及膀胱颈部疾病最为常见。临床上还需根据各种疾病的临床特点、伴随症状及理化检查进行鉴别诊断。

1. 尿道损伤　患者多有会阴部的外伤史，排尿困难多伴有血尿、疼痛，与排尿无关的尿道出血，会阴部可见肿胀、瘀斑或血肿等体征，可做尿道造影以协助诊断。

2. 尿道狭窄　多为尿道损伤后引起，慢性尿道炎（多为淋菌性尿道炎）亦可引起尿道狭窄，少数为先天性尿道狭窄。外伤性尿道狭窄多有尿道损伤史。如狭窄在前尿道，多在会阴部可触及尿道的瘢痕硬结。损伤性尿道狭窄的排尿困难多发生在尿道损伤后3~6个月。由炎症造成者，多有慢性尿道炎病史。尿道造影可明确诊断，并可了解狭窄的程度和部位。

3. 前列腺疾病　主要为前列腺增生、纤维化和癌。其中以前列腺增生最为常见，多发生在55岁以上，早期表现尿频、夜尿增多，进而出现不同程度的排尿困难，并逐渐加重。后期可出现尿潴留、肾功能损害。直肠指诊可触及肿大的前列腺。如指诊发现结节不平，坚硬、固定而边界不清，疑为前列腺癌时，可以查血前列腺特异抗原（PSA），也可进一步做活检。B超、膀胱镜检查有助于诊断。

4. 尿道结石　多为膀胱或上尿路结石排出时嵌顿于尿道内，多表现为突然发生排尿困难、疼痛，甚则尿潴留。检查尿道局部常可触及结石，有时经尿道口即可直接见到。如并发感染，则可有脓性分泌物从尿道口流出。B超、尿道造影可明确诊断结石大小、梗阻部位等。

5. 神经源性膀胱　由于控制排尿的中枢或周围神经受到损伤，使逼尿肌失去神经支配，引起排尿困难。患者多有神经系统损伤史。表现为排尿困难、尿潴留、充溢性尿失禁、压力性尿失禁、大量残余尿等，严重时则引起肾积水及肾功能障碍。

四、中医论治

排尿困难主要见于中医的癃闭、淋症，二者临床上均以排尿困难为主要症状。中医认为小便不利可因肺失治节、脾失健运、肝失疏泄、肾关失司等，造成三焦气化失常、膀胱气化不利、水道不通而致，其中与肾和膀胱的气化功能失常关系最为密切。其病因病机有寒热虚实的不同。临床治疗当根据不同病机，分别采取通利和补益，或通补兼施的方法。还应结合辨病治疗，如属结石者，当予利尿排石；属外伤性尿道狭窄者，又当活血利尿。

（一）湿热蕴结

1. 临床表现　小便困难，点滴而下，甚则疼痛，小便黄赤而短少，或出现血尿，口苦心烦，大便干结。舌质红、苔黄腻，脉滑数。

2. 治则　治宜清热利尿。

3. 方药　方选八正散、导赤散、萆薢分清饮等加减。若出现血尿者酌加清热凉血药，如小蓟、白茅根、紫草、墨旱莲等。

（二）气滞血瘀

1. 临床表现　小便不利，淋漓不尽，或尿细如线，尿出血块，小腹憋胀，烦躁易怒，两胁胀痛。舌质暗红，或有瘀点，脉弦细或细涩。

2. 治则　治宜行气活血，通利水道。

3. 方药　方选抵当汤、沉香散、血府逐瘀汤等加减。

（三）砂石异物结聚

1. 临床表现　排尿艰涩不畅，尿细、尿痛，甚则突然尿闭不出，或尿中夹有砂石，或见血尿。舌质红，脉弦数。

2. 治则　治宜利尿通淋排石。

3. 方药　方选八正散、石韦汤加减。

(四) 肾气亏虚

1. 临床表现　排尿无力，尿有余沥甚则尿闭不出，身倦乏力，腰膝酸软，面色无华。舌淡胖大，脉弦细无力。

2. 治则　治宜温肾益气为主。

3. 方药　方选济生肾气丸、金匮肾气丸、右归丸等加减。如偏于中气下陷者，可用补中益气汤合春泽汤加减。

第八节　尿潴留

一、概述

尿潴留是指膀胱内充满尿液而不能自行排出的症状。可见于多种泌尿系疾病，常由排尿困难进一步发展而成。其发病原因多与排尿困难相同。临床上分为急性和慢性两种：急性尿潴留多为突然发生，在短时间内膀胱迅速膨胀，下腹部胀痛难忍，尿意急迫，但不能自行排出尿液；慢性尿潴留起病较缓慢，多由膀胱颈以下梗阻性病变所引起，耻骨上虽可触及膨胀的膀胱，但多无膀胱胀痛感，尚能排出少量尿液，当慢性尿潴留引起大量剩余尿时可以出现尿失禁，即假性尿失禁。由于膀胱内压持续升高，输尿管膀胱连接处的活瓣样作用丧失，引起膀胱输尿管逆流，造成双肾积水和肾功能损害，进而出现尿毒症。另外膀胱内尿液滞留，还容易继发尿路感染和形成结石，因此当出现尿潴留时，应积极进行治疗。

尿潴留中医称小便不通、小便闭，属癃闭、关格等病范畴。《医学心悟》云："小便不通，谓之癃闭……急满不通者为闭。"

二、病因病理

引起尿潴留的原因较多，可分机械性梗阻和非机械性梗阻两大类。

1. 机械性梗阻　膀胱颈部和尿道的任何梗阻性病变都可引起尿潴留，较常见的原因有：

(1) 膀胱病变　如膀胱肿瘤、结石、异物、憩室、膀胱颈硬化或炎性水肿。

(2) 前列腺病变　如前列腺增生、肿瘤、炎症、水肿、囊肿、脓肿等。

(3) 尿道梗阻性病变　如尿道肿瘤、炎症、狭窄、结石、异物、损伤和先天性瓣膜等。

(4) 其他　如直肠膀胱窝的肿物、包茎等。

2. 非机械性梗阻　主要见于中枢和周围神经系统损伤、炎症、肿瘤等，如腰部硬膜外阻滞麻醉及肛门会阴部位手术后的神经源性膀胱等疾病。另外，精神紧张及不习惯于卧床排尿等，也可发生尿潴留。

三、类病辨别

尿潴留主要由于膀胱尿道等部位的梗阻引起，可出现于多种病变之中，临床主要需注意以下疾病的鉴别诊断。

1. 前列腺增生　多因增生的前列腺使后尿道受压变曲，膀胱出口抬高，而造成尿液不能排出，引起尿潴留，多见于55岁以上男性。早期多有尿频、夜尿增多、排尿困难、尿线细且分叉。直肠指诊可触及前列腺增大，B超、膀胱镜检可明确诊断。

2. 尿道狭窄　多因先天性尿道狭窄，或因外伤、炎症等原因，使尿道海绵体纤维化或形成瘢痕，导致尿道管腔狭窄，甚则闭塞，出现尿潴留。根据病史及尿道造影即可明确诊断。

3. 膀胱颈梗阻　病变早期多有排尿迟缓、排尿困难、尿线无力，后期出现尿潴留。由炎症引起者，早期多伴有尿频、尿急、尿痛等膀胱刺激症状，尿液中可见大量的白细胞。膀胱镜检查可见到膀胱颈部后唇抬高或颈部呈环状隆起。排泄性膀胱尿道造影，排尿时膀胱颈部不能开放或不能完全开放，膀胱颈部的左右及后唇均突入尿道内口，呈环状狭窄。

4. 结石　主要为膀胱或尿道结石。多有排尿困难、疼痛、血尿等病史。如合并感染则可出现尿频、尿急、尿痛，尿液中有多量白细胞。尿道和膀胱造影、B 超可明确诊断。

5. 肿瘤　以膀胱颈部肿瘤、尿道肿瘤引起的尿潴留为多见。早期多出现排尿不畅、尿细、血尿等症状。膀胱镜、尿道造影、B 超、活组织检查可明确诊断。

6. 神经系统损伤　最常见的有神经源性膀胱。出现尿潴留的主要见于逼尿肌无反射类型，表现为排尿困难、尿潴留、充溢性尿失禁以及便秘或大便失禁。神经系统检查可发现逼尿肌对刺激无反射，电刺激脊髓反射试验中，肛门括约肌肌电图活动消失或减弱。B 超、膀胱镜、尿路造影有助诊断。详细询问病史对本病的诊断极为重要，患者往往有手术、外伤等病史。

另外，应注意尿潴留与无尿的不同，无尿是肾不分泌尿液，膀胱中无尿液，B 超、尿路造影即可明确诊断。

四、中医论治

尿潴留属中医的癃闭、关格病范畴。病变有虚实之分，当详察病性，实则清利，虚则补益，不可一见小便不通就滥施清利。如脾肾阳虚，阳气衰微出现癃闭，《寿世保元·小便闭》说：“论小便不通，服凉药过多，胀满几死，以附子理中汤加琥珀末，一服立通。”若用寒凉清利，必致偾事。《治病法轨·小便不通》也说：“小便不通，人但知用通利药，除通利之外，则束手无策矣。不知肾与膀胱相为表里，经云：北方黑色，入通于肾，开窍于二阴，是大小便皆肾司其权也。”临床治疗应根据不同病机进行论治。

（一）肺热壅盛

1. 临床表现　小便点滴难出，或闭塞不通，呼吸急促，咳嗽，痰黄，或兼发热，恶寒，咽干，便秘。舌质红、苔黄，脉数。

2. 治则　治宜清热宣肺，通调水道。

3. 方药　方选清肺饮、麻杏石甘汤、泻白散等加减。

（二）下焦湿热

1. 临床表现　小便滴沥不爽，尿黄，小腹憋胀难忍，口苦咽干，大便不畅。舌质红、苔黄腻，脉弦滑。

2. 治则　治宜清热利湿，通利小便。

3. 方药　方选八正散、大分清饮等加减。

（三）气机郁滞

1. 临床表现　小便不利或闭塞不通，胸腹胀满，烦躁易怒，或情志抑郁。舌质淡红、苔薄白，脉弦。

2. 治则　治宜疏肝理气，行气利尿。

3. 方药　方选沉香散、六磨汤、逍遥散，加车前子、木通、牛膝等。

（四）尿路阻塞

1. 临床表现　小便滴沥不畅，尿细如线，或突然中断，点滴不通，疼痛，或见血尿，小腹胀痛。舌质暗或有瘀点，脉沉涩。

2. 治则　治宜祛瘀散结，通利小便。

3. 方药　方选抵当汤、血府逐瘀汤、八正散等加减。对有结石者可加金钱草、海金砂等利尿排石之品。

（五）中气亏虚

1. 临床表现　小便欲出不出，排尿无力，甚则尿闭不出，身倦乏力，神疲气短，少腹坠胀。舌质淡，脉沉细无力。

2. 治则　治宜补中益气，化气行水。

3. 方药　方选补中益气汤、五苓散、保元汤、升陷汤等加减。

（六）肾阳衰微

1. 临床表现　小便不通，或点滴难出，畏寒肢冷，面色㿠白，或下肢水肿，腰膝酸软，阳痿早泄。舌质淡、苔薄白，脉沉迟无力。

2. 治则　治宜温肾助阳、化气行水。

3. 方药　方选济生肾气丸、真武汤、金匮肾气丸等加减。

值得注意的是，尿潴留见小便点滴不通，膀胱憋胀难忍，病情危急者，单纯内服汤药则缓不济急，应结合针灸治疗，或用导尿方法急治其标，病情缓解后再图治本。

第九节　阴茎痛

一、概述

阴茎痛是指阴茎部位出现疼痛症状。多见于阴茎局部的病变，也可由其他部位的病变疼痛放射至阴茎。男子的前尿道是阴茎的一部分，前尿道疼痛，可表现为阴茎痛。阴茎既为生殖器官，又为泌尿器官，因此阴茎痛多与排尿、性交有关，常在排尿、性交甚至活动时出现或加重。

中医称阴茎痛为茎痛、茎中痛。早在《灵枢·经筋》篇就有“阴器纽痛”的记载。《儒门事亲》指出：“茎中痛者，先宜清剂夺之，后以淡剂甘剂分之。”

二、病因病理

阴茎痛的原因以局部病变为主，常见的有阴茎损伤、阴茎癌、尿道结石或异物、尿道炎、龟头炎、阴茎异常勃起、阴茎硬结症等。另外，前列腺炎有时疼痛也可放射至阴茎，出现阴茎疼痛。

三、类病辨别

1. 阴茎损伤　有阴茎损伤史，症见阴茎局部疼痛、出血，或出现瘀斑、血肿甚则坏死，并可出现排尿障碍、勃起障碍或疼痛。

2. 阴茎癌　多有包茎或包皮过长，早期多见阴茎头、冠状沟附近出现丘疹，自觉刺痒，继则溃疡、疼痛或烧灼样刺痛，病灶处有脓性分泌物流出，肿瘤可呈菜花状或疣状。晚期可伴消瘦、贫血、发热、食欲不振等，做活组织检查可明确诊断。

3. 尿道结石、异物　除有阴茎疼痛外，往往有明显的排尿困难，或突然尿流中断，尿线变细、分叉、无力，甚则出现急性尿潴留。疼痛多剧烈，并可放射至阴茎头、会阴、直肠。B超及尿道造影可明确诊断。

4. 尿道炎、龟头炎　尿道炎多以尿频、尿急、尿道烧灼样疼痛为主要表现，其疼痛为阴茎内疼痛，尿道口可出现红肿，或有脓性分泌物排出，尿常规检查可见白细胞和脓细胞；龟头炎则多表现为阴茎头及包皮处灼热疼痛，并可见龟头处潮湿红肿，甚则糜烂或溃疡。

5. 阴茎异常勃起　表现为无性欲刺激情况下的阴茎持续性痛性勃起，甚则水肿，排尿困难或潴留。触诊可见阴茎海绵体明显胀满、张力大、触痛等。患者可有类似病史，或损伤史或阴茎海绵体血管舒张药注射史。

6. 阴茎硬结症　表现为阴茎勃起时疼痛、弯曲、不坚，甚则出现排尿疼痛、阳痿。阴茎检查可发现阴茎海绵体有结节状或条索状硬结。

四、中医论治

中医认为“不通则痛”“不荣则痛”，阴茎疼痛主要与尿道和阴茎血络瘀阻密切相关。常见的原因有寒凝痰阻、气滞血瘀、湿热蕴结、房劳损伤、肾虚精亏。临床治疗当以通为主，但肾虚者又当注意补肾益精。

（一）寒凝痰阻

1. *临床表现*　阴茎疼痛，阴部发冷，或见阴茎有痰核结聚，遇寒加重，得热减轻。舌淡、苔白，脉弦紧。

2. *治则*　治宜温经散寒，化痰散结。

3. *方药*　方选温胆汤、暖肝煎等加减。

（二）气滞血瘀

1. *临床表现*　阴茎疼痛、紫暗或有瘀斑，痛如针刺，勃起时加重。舌质暗红或有瘀斑，脉细涩。

2. *治则*　治宜行气活血，通络止痛。

3. *方药*　方选桃红四物汤、身痛逐瘀汤、桃核承气汤等加减。

（三）湿热蕴结

1. *临床表现*　阴茎红肿疼痛，会阴潮湿，甚则尿道口流出浊物，烦热口渴，小便黄赤，或小便不利。舌质红、苔黄腻，脉滑数。

2. *治则*　治宜清热泻火，解毒利湿。

3. *方药*　方选龙胆泻肝汤、黄连解毒汤、八正散等加减。

（四）肾虚茎痛

1. *临床表现*　阴茎隐痛，多有房劳史。性欲低下，勃起不坚，甚则阳痿早泄。舌淡胖大，脉沉细无力。

2. *治则*　治宜补肾益精。

3. *方药*　方选金匮肾气丸、右归丸等加减。

第十节　尿道痛

一、概述

尿道痛是指包括前尿道和后尿道部位的疼痛症状。可以是排尿痛，也可以是静止时疼痛。以尿道病变多见，多呈烧灼痛或刀割样疼痛，排尿时加重，可伴有尿频、尿急等症状。后尿道病变的疼痛可反映在阴茎或前尿道处，前尿道病变的疼痛可反映在尿道外口处。尿道疼痛除尿道局部病变外，输尿管或膀胱结石、异物等刺激，以及前列腺疾病亦可产生尿道疼痛。因此，对尿道疼痛患者，还需注意是否由尿道以外疾病所引起。

二、病因病理

尿道疼痛主要是由于炎症或结石、异物等刺激尿道黏膜或深层组织，引起尿道痉挛性收缩或神经反射所致。其常见原因为尿道本身病变和其他部位病变反射至尿道。

1. *尿道疾病*　淋菌性尿道炎、非淋菌性尿道炎、其他非特异性尿道炎、尿道周围炎、尿道结石、尿道肿瘤、尿道异物等。

2. *泌尿系结石*　输尿管、膀胱结石引起的疼痛放射至尿道。

3. *前列腺炎、前列腺脓肿*　前列腺炎、前列腺脓肿所引起的疼痛放射至尿道。

三、类病辨别

1. *尿道炎症*　为烧灼样疼痛，并伴有尿频、尿急，排尿时疼痛加重，尿道口可见红肿或有黏液性、脓性分泌物。尿液中可有大量白细胞、脓细胞。淋菌性尿道炎尿道口分泌物涂片检查可以查到革兰氏阴性双球菌。非淋菌性尿道炎用尿道拭子取样检查可以检测到衣原体或支原体。其他非特异性尿道炎可以做细菌培养。

2. *尿道肿瘤*　多伴有血尿或有血性分泌物，排尿困难，尿线变细，并发感染时也可出现尿频、尿急、尿道烧灼感，甚则尿道周围脓肿。尿道造影、活检可明确诊断。

3. *尿道结石、异物*　多伴有排尿困难，尿线细、分叉，甚则尿潴留。尿道损伤或感染时则可见尿频、尿急、尿痛，终末血尿或尿初血尿。B超、尿道X线平片及尿道造影可明确诊断。

4. *输尿管、膀胱结石*　疼痛常放射到尿道及阴茎头部。经B超、尿路造影、膀胱镜检查多可明确诊断。

5. *前列腺炎、前列腺脓肿*　疼痛有时也可放射至尿道，出现尿道痛，在急性期多有发热、恶寒、尿频、尿急、尿痛等尿路刺激症状，还可出现排尿困难、终末血尿。慢性前列腺炎可取前列腺液化验，可见卵磷脂小体减少，白细胞每高倍视野在10个以上。如前列腺脓肿形成，B超有助于诊断。

四、中医论治

对尿道痛的治疗，以辨病论治为宜。由炎症引起者，多为下焦湿热，治宜清热解毒利湿为主；属结石、异物阻塞引起者，治宜排石通淋为主；兼有虚象者，应佐补益扶正之法。

（一）炎症

1. *临床表现*　尿道多为烧灼样疼痛，兼见尿频、尿急、尿痛，小便黄赤，甚则小便混浊、尿血，烦热口渴或发热、恶寒，大便干结或不爽。舌质红、苔黄腻，脉滑数。

2. *治则*　治宜清热利湿，解毒消炎。

3. *方药*　方选八正散、龙胆泻肝汤、萆薢分清饮等加减。若属阴虚火旺者，又当以滋阴清热为法，方用知柏地黄丸、大补阴丸之类。

（二）结石

1. *临床表现*　尿道疼痛较剧，甚则如刀割，排尿困难，或突然尿流中断，血尿，腰痛，会阴胀痛不适，脉弦紧。

2. *治则*　治宜排石通淋。

3. *方药*　方选石韦散、八正散等加金钱草、海金砂、鸡内金等药。兼肾虚者，当酌加补肾之品；兼气滞血瘀者，可用逐瘀汤之类。

（三）肿瘤

1. *临床表现*　尿道疼痛多伴血尿、排尿困难；如合并感染，则见尿频、尿急、尿痛及尿道烧灼感。患者逐渐消瘦、乏力、食欲不振等。

2. *治则*　治疗早期宜手术。不宜手术或术后者可结合中药治疗。

3. *方药*　早期以清热解毒利湿为主，晚期以补益气血为法，酌情选用龙胆泻肝汤、仙方活命饮、知柏地黄汤、八珍汤等加减。

第十一节　尿道异物感

一、概述

尿道异物感是指由于异物、结石进入尿道，或者由于尿路感染等其他原因导致尿道不适并有异物的感觉。由于男性尿道较长，且有两个自然弯曲，异物易在尿道停留。特别是表面粗糙或带钩的异物、结石，常刺激尿道而产生尿道不适。另外，尿道的炎症、脓肿等刺激，有时也可出现尿道异物感。尿道异物造成的症状基本上与尿道结石相同，其直接造成尿道的机械性刺激与损伤，造成尿道及其周围组织感染，从而出现尿道不适、异物感、灼痛、排尿障碍、血尿等症状。

二、病因病理

1. *尿道异物* 由尿道外口插入，或开放性损伤时进入尿道，也可因手术、尿道膀胱镜检查等操作时遗留于尿道，或由膀胱排出后停留于尿道。异物多为塑料绳、电线、麦秆、铁钉、竹针等。

2. *尿道结石* 为膀胱、输尿管、肾脏结石下降至尿道后，停留于尿道而成。尿道的感染、脓肿等炎症刺激尿道，有时也可出现尿道异物感。留置导尿管拔除后有的也会有尿道异物感。

三、类病辨别

1. *尿道异物* 患者多有将异物插入尿道史（但患者多伪称他因）。表现为尿道异物感、尿道痒痛、血尿、排尿困难、尿线细分叉，甚则尿潴留。并发感染则出现尿频、尿急、尿痛等尿道刺激症状。尿道造影、X 线平片、尿道镜检查可明确诊断。

2. *尿道结石* 可有肾绞痛史。表现为排尿困难、尿线细，甚则突然尿流中断、尿潴留，局部剧烈疼痛，排尿时加重，可放射至阴茎头、会阴或直肠，可出现血尿。尿道造影、尿道镜检查可明确诊断。

3. *尿道感染、脓肿* 尿道炎、尿道脓肿患者也可出现尿道不适，有异物感，尿道灼痛。常同时伴有尿频、尿急、尿痛，尿道口红肿有脓性分泌物。有时可出现尿道痉挛。尿常规检查可见脓细胞、白细胞。

四、中医论治

当详细了解尿道异物感患者的病史，审因论治，必要时需手术治疗。位于前尿道的异物、结石，如表面光滑，可捏紧尿道外口，在用力排尿时突然放松尿道外口，将异物、结石冲出。无效者，可用血管钳或镊子将其取出。后尿道的异物、结石，可试用膀胱镜钳取出。用中药内服，则以通利为法。属湿热者以清热利湿为主；兼结石者，利尿排石；兼气虚者，又当注意补肾益气。

（一）膀胱湿热

1. *临床表现* 尿道灼热，有异物感，尿频、尿急、尿痛，小便不利，或点滴而出，甚则小便突然中断，尿闭不出，或见血尿。舌质红、苔黄腻，脉滑数。

2. *治则* 治宜清热利湿，利尿通淋。

3. *方药* 方选八正散、导赤散、石韦散等加减，酌加金钱草、海金砂、川牛膝、鸡内金等药。

（二）正虚邪恋

1. *临床表现* 尿道不适如有异物，或痛或痒，小便不畅，淋漓不尽，日久不愈，腰膝酸软，身倦乏力。舌淡红，脉沉细。

2. *治则* 治宜补肾益气，利尿通淋。

3. *方药* 方选济生肾气丸、金匮肾气丸、补中益气汤等加减，酌加金钱草、石韦、海金砂、木通等。

治疗效果不明显或病情急重，尿道异物、结石诊断明确者，宜手术治疗。

第十二节 会阴瘙痒

一、概述

会阴瘙痒是指外生殖器（阴茎、阴囊）至肛门部位自觉瘙痒的症状，又称为阴部瘙痒。多见于会阴部位的皮肤病变，男性以阴囊瘙痒最为常见。表现为会阴皮肤瘙痒难忍，或起红色丘疹，搔破后流黄水，甚则皮肤糜烂、感染；或皮肤表面干燥、脱屑，皮肤粗糙、增厚等。外生殖器的皮肤黏膜薄嫩，对各种刺激的耐受性较差，各种化学的、机械的刺激及温度的改变等均可使其产生痒感。会阴部位有衣裤遮盖，透气性差，而男性阴囊部位的皮肤汗腺分泌较旺盛，尤其是暑热天气，若不注意清洗，极易发生会阴部瘙痒。

中医的肾囊风、阴部湿疮均指以阴部瘙痒为主症的疾病。如《外科正宗》说："肾囊风乃肝经风湿而成，其患作痒，喜浴热汤，甚者疙瘩顽麻，破流脂水。"

二、病因病理

会阴瘙痒可由多种原因引起，最常见的有会阴部位的皮肤感染、湿疹、寄生虫、过敏等。如阴囊湿疹、阴虱疮、会阴苔藓、银屑病、疥疮、会阴神经性皮炎等均可引起会阴部位瘙痒。

三、类病辨别

1. 阴囊及会阴湿疹　多见于成年以后。急性期可见阴囊或会阴部皮肤发红、水肿，有红色丘疹或疱疹，有渗出糜烂，易继发感染，奇痒难忍，疼痛；慢性则阴囊皮肤变厚、发红、有鳞屑，瘙痒以夜间为甚。

2. 阴虱疮　多有不洁性交史，阴部皮肤丘疹或青色斑，瘙痒较湿疹轻，搔抓后有抓痕、血痂，严重者可继发感染。阴毛或皮肤上可见灰黄色的阴虱，并在阴毛上有铁锈色或淡红色虱卵。

3. 会阴苔藓　为真菌感染，皮肤有针尖大小丘疹，排列成环状，边界清楚，伴糠状脱屑。取鳞屑做真菌直接检查可见菌丝或孢子。

4. 会阴银屑病　多有明显的皮肤损害，男性多发于龟头和包皮内侧，为点片状、斑块状，表面覆有银白色鳞屑，刮去鳞屑，基底为一薄膜，可有出血点。患者多见其他部位类似损害，瘙痒一般较轻。

5. 疥疮　常有接触病史，好发于双手指缝间、手腕部、外生殖器、会阴部，有奇痒难忍感，夜间尤甚。有以丘疱疹为主的皮疹。取丘疱疹液在显微镜下可见到虫和虫卵。

6. 神经性皮炎　阴囊及会阴部皮肤瘙痒剧烈，搔抓后逐渐出现粟粒或绿豆大小丘疹，丘疹日渐增多，融合成苔藓样斑块，皮肤肥厚，病程较长，日久不愈。

四、中医论治

中医认为会阴瘙痒与外感风热之邪、肝经湿热下注、血虚风燥有关。治疗当根据不同病机，采用祛风清热、清肝利湿、养血息风等法，结合外治，以加速疗效。

（一）风热外袭

1. 临床表现　会阴部瘙痒，尤其是阴囊干燥作痒，搔抓后则起疙瘩或丘疹，破后流黄水，或伴发热、恶风。舌质红、苔黄，脉弦数。

2. 治则　治宜清热祛风止痒。

3. 方药　方选消风散、银翘散、防风通圣散等加减。

（二）湿热下注

1. 临床表现　会阴与阴囊瘙痒难忍，皮肤起丘疹，浸润，潮红，阴囊潮湿，丘疹破后流黄水，甚则糜烂，小便黄赤。舌质红、苔黄腻，脉滑数。

2. *治则*　治宜清热利湿止痒。

3. *方药*　方选龙胆泻肝汤、仙方活命饮、萆薢渗湿汤合二妙散等加减。

（三）血虚风燥

1. *临床表现*　会阴或阴囊部位皮肤干燥，阴囊肥厚。瘙痒反复发作，日久不愈。搔抓后可见脱屑。夜间瘙痒为甚，五心烦热，口干。舌质红，脉细数。

2. *治则*　治宜养血滋阴，祛风止痒。

3. *方药*　方选滋阴除湿汤、四物汤、滋水清肝饮等加减。

另外，饮食上要清淡，忌食辛辣、醇酒、鱼虾等刺激性食物。中医外治法，参见有关章节。

第十三节　会阴疼痛

一、概述

会阴疼痛是指某些疾病引起的会阴部疼痛，可呈灼痛、割痛、抽痛、跳痛等。除会阴局部病变外，其他部位的病变也可放射至会阴，出现会阴疼痛。由于会阴部位包括了外生殖器官，故广义的男性会阴疼痛，包括阴茎痛和睾丸痛。

二、病因病理

会阴疼痛以会阴局部病变为主，泌尿生殖系统病变及其他部位如下消化道病变也可引起会阴部位的疼痛。常见原因有：

1. *前列腺病变*　前列腺炎、前列腺脓肿、前列腺癌、前列腺结石均可引起会阴部位疼痛。

2. *尿路结石*　尿道结石、膀胱结石、输尿管下段结石等。

3. *泌尿生殖系感染*　尿道炎、膀胱炎、精囊炎等。

4. *会阴局部损伤*　如骑跨伤等。

5. *肛门直肠等部位其他疾病*　如直肠癌、直肠周围脓肿、肛瘘、痔疮、肛裂等。

三、类病辨别

会阴疼痛，既应考虑局部病变，也应注意其他部位病变放射至会阴部。分析疼痛的性质、程度、久暂、局限或放射等，有助于鉴别病因。

1. *前列腺病变*　前列腺病变引起的会阴疼痛最为常见。前列腺炎引起的疼痛，多放射至会阴及阴茎头，且有尿频、尿急、尿痛等症状。急性期疼痛较剧烈，可伴发热、恶寒；慢性期多为隐痛，反复发作，尿后滴白等。前列腺癌引起的会阴疼痛，多伴排尿困难，直肠指诊可在前列腺后叶触及腺体肿大、坚硬、结节、固定。活体组织检查可明确诊断，B 超也有助诊断。如属前列腺结石引起会阴疼痛，多为会阴腹股沟及骶骨部隐痛，性交射精时疼痛剧烈，或见血精，B 超检查有助于诊断。

2. *尿路结石*　几乎所有部位的尿路结石引起的疼痛均可放射至会阴部位，但临床以输尿管下段以下结石为多见，临床除会阴疼痛外，多伴有排尿困难、排尿时疼痛加重，血尿或尿流突然中断等。尿路造影、膀胱镜、B 超可明确诊断结石的部位及大小。

3. *泌尿生殖系感染*　尿道炎、膀胱炎引起的会阴疼痛，多同时伴见尿频、尿急、尿痛，尿检可见多量脓、白细胞，尿培养可见致病菌生长。由精囊炎引起的会阴疼痛，多为性交射精时加重，并出现血精。

4. *会阴部位损伤*　常见的有骑跨伤。多有骑跨损伤病史，会阴部位可见肿块、瘀斑等。如伴有尿路损伤，还可出现排尿困难、血尿等。

5. 肛门直肠等其他疾病　以直肠癌、直肠周围脓肿、肛瘘、痔疮、肛裂引起的会阴疼痛多见，同时伴见大便异常、便血、便脓等。乙状结肠镜检查、活体组织检查可明确诊断。

四、中医论治

应详细鉴别引起会阴疼痛的原因和病变部位，并根据临床表现进行治疗。感染者，当以清热利湿、解毒消炎为主；尿路结石者，又当以利尿通淋、排石为法；外伤引起者，应予以活血化瘀、止痛。

（一）下焦湿热

1. 临床表现　会阴胀痛、尿频、尿急、尿痛、小便短赤或混浊，会阴潮湿，心烦口苦。舌质红、苔黄腻，脉滑数。

2. 治则　治宜以清热利湿、泻火解毒为主。

3. 方药　方选八正散、龙胆泻肝汤、萆薢分清饮等加减。

（二）尿路阻塞

1. 临床表现　疼痛放射至会阴，小便困难，尿线细，或小便滴沥，尿血或见砂石排出。舌质红，脉沉细。

2. 治则　治宜清热利湿，利尿通淋为法。

3. 方药　方选八正散、石韦散等加金钱草、海金砂、鸡内金等。

（三）会阴损伤

1. 临床表现　会阴刺痛，痛处固定不移，多有外伤病史。会阴部可见肿块、瘀斑，或小便困难、血尿或血块。舌质暗红有瘀点，脉细涩。

2. 治则　治宜活血化瘀、散结止痛为法。

3. 方药　方选血府逐瘀汤、少腹逐瘀汤、桃核承气汤等加减。

另外，对直肠病变引起的会阴部位疼痛，应根据不同病机进行论治。属湿热蕴毒者，当以清热利湿、解毒凉血为法，用白头翁汤、芍药汤等；属脾肾亏虚者，治以健脾益气、补肾涩肠为法，用四君子汤、四神丸等加减。

第十四节　会阴及外生殖器溃疡

一、概述

会阴及外生殖器溃疡是指会阴部位及外生殖器官（阴茎、阴囊）发生溃疡。溃疡是皮肤或黏膜坏死脱落后形成的缺损，由于局部感染、外伤、血液循环障碍、营养功能失调或神经系统反射性营养障碍等引起。此外，尚有一些不明原因的溃疡。人类性器官部位的皮肤较薄，对外界刺激的反应很敏感，抵抗力较弱。会阴及外生殖器官位于两大腿之间，又有衣裤遮盖，透气性较差。分泌的汗液不易及时散发，所以易于感染。如感染或外伤后治疗不及时，则造成局部糜烂溃疡。恶性肿瘤组织坏死后形成的溃疡为恶性溃疡。

二、病因病理

会阴及外生殖器的感染、外伤、肿瘤以及多种性器官皮肤病，均可造成会阴及外生殖器的溃疡，其中以阴茎、阴囊溃疡为多见。常见有阴茎龟头炎、包皮炎、阴茎癌、阴茎疱疹、阴囊恶性肿瘤、阴茎及（或）阴囊外伤后、梅毒感染、下疳型脓皮病、会阴部位的湿疹、白塞病等。这些病变造成皮肤损害后，均可出现溃疡或糜烂。

三、类病辨别

1. 阴茎龟头包皮炎　多有包茎或包皮过长病史。初期龟头包皮处红肿、痒痛，严重者伴发热、恶寒，排尿困难。其溃疡分泌物有特殊臭味。

2. 梅毒　多有不洁性交史。早期外生殖器及会阴部有硬下疳、梅毒疹出现，进而出现皮损、溃疡及多脏器的损害。梅毒血清反应阳性。

3. 软下疳　由杜克雷嗜血杆菌引起，主要通过性接触传播。以生殖器 1 处或多处疼痛性溃疡为特征，常伴有腹股沟淋巴结化脓性病变。

4. 肿瘤　多伴消瘦、贫血、食欲不振，溃疡日久不愈，晚期溃疡病变呈菜花状。活体组织检查可明确诊断。

5. 外伤　有会阴生殖器损伤史，早期可局部肿痛，水肿、瘀血、溃烂，溃破后流黄水。如患者有糖尿病，其溃疡多久不收口。

6. 白塞病　生殖器的溃疡多与口腔、眼、皮肤等处的溃疡同时出现，且长期反复发作，以青年为多见。活动期可出现红细胞沉降率升高。

四、中医论治

（一）湿热下注

1. 临床表现　会阴及外生殖器溃疡、糜烂，流出脓脂浊水，恶臭异常，烦热口苦，小便黄赤，大便不爽。舌质红、苔黄腻，脉滑数。

2. 治则　治宜清热渗湿，疏风解毒。

3. 方药　方选萆薢渗湿汤、四妙散、龙胆泻肝汤等加减。

（二）气滞血瘀

1. 临床表现　会阴或外生殖器局部皮肤紫暗、溃烂，疼痛剧烈，胸胁胀满。舌质暗红，脉细涩。

2. 治则　治宜行气活血，化瘀祛浊。

3. 方药　方选桃红四物汤、血府逐瘀汤等加减。

（三）正虚邪恋

1. 临床表现　会阴及生殖器溃疡日久不愈，局部漫肿微痛，身倦乏力，腰膝酸软，食欲不振，形体消瘦。舌质淡，脉沉虚。

2. 治则　治宜健脾益气，补肾养肝，佐以化浊祛邪为法。

3. 方药　方选四君子汤、补中益气汤、金匮肾气丸、右归丸等，酌加萆薢、薏苡仁、牛膝、泽泻。

需注意的是，会阴及外生殖器溃疡应结合外治法。平时注意会阴部的清洁，避免不洁性交。饮食宜清淡，忌烟酒及鱼虾。

第十五节　睾丸下坠

一、概述

睾丸下坠包括患者自觉睾丸下坠和检查可见睾丸、阴囊下坠的症状。临床既可表现为一侧睾丸下坠，也可表现为两侧睾丸均下坠，以单侧睾丸下坠为多见。睾丸由精索悬系，因此其下坠与精索和睾丸病变有密切关系。炎症、肿瘤、积液、疝气等病亦可出现睾丸、阴囊的下坠。该症状可见于中医的疝证、子痛等病。中医认为睾丸下坠是由于气虚下陷和湿热下注等原因所引起。

二、病理

由于睾丸和附睾是由精索悬系，故其下坠与精索病变密切相关。造成睾丸下坠的常见原因有精索静脉曲张、精索鞘膜积液等；睾丸、附睾等阴囊内容物发生感染、水肿、积液、肿瘤等病变时，也可出现睾丸或阴囊下坠感，如睾丸炎、附睾炎、睾丸结核、附睾结核、睾丸肿瘤、附睾肿瘤、精液囊肿等均可出现睾丸或阴囊下坠。

三、类别辨别

1. 精索静脉曲张　常感阴囊睾丸坠胀不适，并向会阴、下腹部放射，站立、行走和劳累后加重，平卧减轻。站立时一侧阴囊胀大，睾丸下坠，并可见或触及蚯蚓状曲张的静脉团。

2. 精索鞘膜积液　症见阴囊睾丸坠胀疼痛及牵扯感，阴囊内可触及沿精索走行的卵圆形或柱形囊性肿物，其下方可触及正常的睾丸、附睾。囊肿较大时，透光试验阳性。牵扯睾丸或精索，肿物随之下降。

3. 慢性睾丸炎、附睾炎　常有阴囊、睾丸疼痛和坠胀不适感，疼痛可向下腹、股部放射。检查可见睾丸、附睾增大，压痛明显。

4. 睾丸、附睾结核　多有泌尿或其他系统的结核病史。症见阴囊睾丸坠胀疼痛，偶见血精、血尿。检查可见阴囊肿胀，睾丸、附睾有不规则结节，与阴囊粘连，可形成窦道，按压窦道可挤出脓液，或伴有少量鞘膜积液，输精管增厚变硬，有多处硬结，呈串珠样。

5. 睾丸、附睾肿瘤　肿瘤较大时可引起睾丸阴囊坠胀感或疼痛，晚期可出现全身乏力、消瘦、发热等。检查可见睾丸、附睾肿大变硬，表面不光滑。活体组织检查可明确诊断。

6. 睾丸鞘膜积液　症见阴囊内囊性肿块，下坠感或伴疼痛。囊肿大者，可影响活动、排尿及性生活。检查可发现阴囊内囊肿呈球形或梨形，表面光滑有波动感，睾丸、附睾多被积液包裹而不易摸清。穿刺可抽出液体，透光试验阳性。

7. 精液囊肿　表现为阴囊轻度疼痛及下坠感，检查时可在睾丸后上方或精索近附睾段触及边界清楚、表面光滑、有弹性感的小囊肿，状似双睾。囊壁薄，透光试验阳性，也可与鞘膜积液并存。穿刺可抽出乳白色液体，内有不活动的精子。

四、中医论治

睾丸下坠症的证候有虚实之分，实证多由湿热下注，或气血瘀滞所致；虚证多由中气下陷，或肾虚精亏而成。治疗当详辨虚实，分别采用清利湿热、行气活血或补中益气、补肾益精之法。

（一）湿热下注

1. 临床表现　睾丸下坠不适，或坠胀疼痛，阴囊潮湿，小便短赤或混浊不清，淋漓不尽，大便不爽，心烦口苦。舌质红、苔黄腻，脉滑数或弦数。

2. 治则　治宜清热利湿，泻火解毒为法。

3. 方药　方选龙胆泻肝汤、萆薢分清饮、八正散等加减。

（二）气滞血瘀

1. 临床表现　睾丸坠胀疼痛，痛处固定，或有外伤史，可见阴囊肿块，或阴囊脉络瘀阻曲张。舌质暗红或有瘀斑、瘀点，脉沉细涩。

2. 治则　治宜行气活血，通络止痛。

3. 方药　方选少腹逐瘀汤、桃红四物汤等加减。

（三）中气下陷

1. 临床表现　睾丸阴囊坠胀不适，甚则牵及小腹下坠，站立、活动后加重，身倦乏力，食欲不振，大便稀溏，气短懒言。舌质淡、苔薄白，脉沉细无力。

2. 治则　治宜补中益气，升阳举陷。

3. 方药　方选补中益气汤、举元煎等加减。

（四）肾虚精亏

1. 临床表现　自觉阴囊睾丸坠胀、隐痛，腰膝酸软，头晕目眩，或五心烦热，潮热盗汗，或形寒肢冷，阳痿，早泄。舌质淡或红，脉沉细数或沉迟。

2. 治则　治宜补肾益气，滋肾养精。

3. 方药　方选金匮肾气丸、右归丸、六味地黄丸、知柏地黄丸等随证加减。

第十六节　睾丸疼痛

一、概述

睾丸疼痛是指因感染、肿瘤、外伤等原因引起的睾丸不同性质和不同程度的疼痛，是男科常见症状之一。其疼痛性质有胀痛、坠痛、刀割样疼痛等；疼痛的程度有隐痛、剧痛等。除睾丸本身病变引起疼痛外，阴囊内的附睾、精索的病变均可出现睾丸疼痛。其他如膀胱、前列腺等部位的病变所产生的疼痛也可放射到阴囊、睾丸。因此对睾丸疼痛之症，还需注意其他部位的病变。

睾丸疼痛中医称之为卵痛、子痛、肾子痛。《灵枢·五色》说："男子色在于面王，为小腹痛，下为卵痛。"由于肝之经脉循行于前阴，且主疏泄而藏血，故中医认为睾丸疼痛与肝的关系最为密切。

二、病因病理

引起睾丸疼痛的常见原因主要有感染、肿瘤、外伤及血脉瘀阻、曲张等，临床常见于以下病变：

1. 感染　睾丸炎、附睾炎、睾丸结核、附睾结核、精索炎、前列腺炎等均可引起睾丸的疼痛。

2. 肿瘤　睾丸肿瘤、附睾肿瘤等。

3. 外伤　睾丸损伤、附睾损伤、睾丸扭转、输精管结扎术后等。

4. 其他　如精索静脉曲张、精索鞘膜积液。

三、类病辨别

1. 感染　非特异性感染的睾丸炎、附睾炎，患者睾丸疼痛较剧烈，甚则如刀割样，可伴有发热、恶寒等全身症状，阴囊红肿，睾丸、附睾肿大，触痛明显。结核感染者，多有泌尿系或其他部位的结核病史，多为隐痛、坠痛，阴囊肿胀，以后可破溃流脓，可触及睾丸或附睾有不规则的局限性结节，质硬，有明显触痛，可与阴囊皮肤粘连。由前列腺炎引起者，多伴会阴部坠胀不适感，可有尿频、尿急、尿痛、排尿困难等，前列腺液检查可见卵磷脂小体减少，白细胞增多。精索炎引起者，其疼痛较剧烈，多有手术外伤史，精索明显肿胀，血常规检查，可见中性粒细胞增高。

2. 肿瘤　睾丸和附睾肿瘤，其疼痛多为胀痛或坠痛，可有异位睾丸和睾丸下降不全的病史。睾丸肿大，质地坚硬，表面不平，透光试验阴性。附睾肿瘤多发于附睾尾部。良性的表面光滑，边界清楚，有弹性感；恶性的表面不光滑，结节状，边界不清，质地硬韧。

3. 局部损伤　睾丸损伤、附睾损伤和睾丸扭转，多有外伤或剧烈运动史，睾丸疼痛剧烈，疼痛可向下腹、腰部放射，甚则引起痛性休克，并可伴有恶心、呕吐，阴囊肿胀，皮肤青紫瘀血，睾丸肿胀坚硬，触痛明显，可出现鞘膜积血或积液，穿刺可抽出血液。后期出现睾丸萎缩时，睾丸小而软。睾丸扭转者，可触及精索呈麻绳状扭曲，托起阴囊时，疼痛加剧。

4. 其他　精索静脉曲张、精索鞘膜积液，疼痛均较轻，多表现为阴囊牵扯样疼痛，以坠胀不适感为主，轻者也可无症状。精索静脉曲张多见于青壮年，站立时可见一侧阴囊胀大，睾丸下垂，并可见或触及蚯蚓状曲张的静脉团，平卧或托起阴囊时扩张之静脉团缩小，站立时再度充盈。精索鞘膜积液者，在阴囊上方可触及沿精索走行的卵圆形或柱形囊性肿物，囊性肿物较大时，透光试验阳性。

四、中医论治

中医认为睾丸与肝经有着密切关系，其疼痛与肝经受病有关。睾丸疼痛多为邪实，治疗宜通经散寒活血。肝经湿热者，治当清利肝经湿热；寒湿凝滞者，治当温肝散寒；气滞血瘀者，治当行气活血；肝肾亏虚者，又当补益肝肾为主。

（一）湿热下注

1. 临床表现　睾丸疼痛剧烈，阴囊潮湿、红肿而触痛，小便短赤，淋沥不尽，大便不爽，口苦心烦。舌质红、苔黄腻，脉滑数。

2. 治则　治宜清肝利湿，化浊止痛。

3. 方药　方选龙胆泻肝汤、八正散等加减。

（二）寒湿凝滞

1. 临床表现　睾丸疼痛，牵及下腹，遇寒加重，得热痛减，会阴冷汗出，阴囊外观无红肿，自觉睾丸、阴囊、小腹寒冷，小便清。舌质淡、苔白滑，脉沉弦。

2. 治则　治宜温肝散寒，化湿理气为法。

3. 方药　方选天台乌药散、暖肝煎、金铃子散等加减。并可酌加吴茱萸、干姜、肉桂等散寒之品。

（三）气滞血瘀

1. 临床表现　睾丸胀痛、刺痛，可见阴囊青紫瘀斑，脉络曲张，触痛明显，或可触及肿块。舌质紫暗或有瘀斑、瘀点，脉细涩。

2. 治则　治宜活血散瘀，行气止痛为法。

3. 方药　方选少腹逐瘀汤、复元活血汤、橘核丸等加减。

（四）脾肾亏虚

1. 临床表现　睾丸疼痛，并有下坠感，时重时轻，日久不愈，活动后加重，阴囊睾丸不红不肿，身倦乏力，腰膝酸软，小便清长，大便稀溏，或见阳痿、早泄。舌质淡，脉沉细无力。

2. 治则　治宜健脾益气，温阳补肾为主。

3. 方药　方选补中益气汤、金匮肾气丸、右归饮等加减。

参考文献

[1] 王琦，曹开镛．中医男科学［M］．天津：天津科学技术出版社，1988.
[2] 李宏军，黄宇烽．实用男科学［M］．2 版．北京：科学出版社，2015.

第十七节　气　　尿

一、概述

排尿时尿中出现气体称为气尿。多为排尿过程中随尿液排出小气泡，或尿道中仅有气体排出，并有气体排出时的细小声音。气尿的发生多由于肠道与尿路有瘘管相通，致使肠道内气体进入尿路；或尿路内有产气细菌感染，产生气体随尿排出而成气尿。

中医一般称女性阴道有气排出为“阴吹”，也将尿道气体排出（即气尿）称为“阴吹”，以女性多见，男性偶见。如《诊余集》：“阴吹……男子亦有之，盂河有一男，前阴茎中溺孔有气出，如转矢气而有声。”古代一部分气尿的文献见于“交肠”。

二、病因病理

产生气尿的原因主要有以下几个方面：

1. 病理性瘘管　肿瘤、结核、严重的感染、创伤、手术等，使尿道与肠道形成病理性沟通，肠道内气体进入尿道而出现气尿。

2. 先天性异常　常见的有尿道直肠隔缺损，后尿道与直肠相通，形成后尿道直肠瘘。如缺损严重，膀胱后尿道直肠相互沟通。

3. 尿路产气细菌感染　如糖尿病，尿液中因乳酸菌或酵母菌等使糖分解、发酵而产生气体。某些顽固性膀胱炎，因大肠杆菌或乳酸杆菌等使尿中蛋白分解也可产生气体，造成气尿。

三、类病辨别

1. 病理性瘘管　常有尿道或肠道的肿瘤、结核、脓肿，或有手术、外伤史。表现为排尿时有气体随尿液排出，有时可听到气体排出的声响，尿液中可夹有粪便。经尿道膀胱镜检查或直肠镜检查可发现尿道与肠道之间的瘘管。

2. 先天性尿道直肠瘘　多见于小儿，排尿时有气体排出，或直肠有尿液排出。通过直肠镜可看到瘘孔或瘘孔处凹陷，经直肠以亚甲蓝液灌肠后，尿液则呈蓝色，这些均有助于诊断。病史中无发病原因，即排除继发性瘘管。

3. 尿路产气细菌感染　多有糖尿病史，或反复发作的膀胱炎病史。如经尿道膀胱镜、直肠镜检查，排除尿道直肠瘘，尿培养有产气细菌，即可明确诊断。

四、中医论治

中医认为“阴吹”以虚证为多见，多见于先天不足，或久病重病之后。其发病与中气下陷，肠燥津枯，肾气亏虚，肝气郁结等有关。治疗当根据不同病机进行论治。

（一）肝气郁结

1. 临床表现　尿道常有气体排出，或随尿液排出，或气出有声，小腹及胸胁胀满，烦躁易怒、嗳气呕恶。舌质红、脉弦。

2. 治则　治宜疏肝理气，调畅气机。

3. 方药　方选柴胡疏肝散、逍遥散等加减。

（二）中气下陷

1. 临床表现　大病久病之后，尿中有气体排出，小腹坠胀，大便稀溏，身倦乏力，食欲不振，气短懒言。舌质淡、苔薄白，脉沉细无力。

2. 治则　治宜补中益气，健脾养胃。

3. 方药　方选补中益气汤、参苓白术散等加减。

（三）肠燥津枯

1. 临床表现　溺孔时有气体排出，伴大便干结，脘腹胀满，口干渴。舌质红、少苔，脉细数。

2. 治则　治宜滋阴润燥，润肠通便。

3. 方药　方选增液汤、麻子仁丸等加减。

（四）肾气亏虚

1. 临床表现　尿时有气体排出，腰膝酸软，小便短小或清长，头晕目眩，或阳痿、早泄。舌淡、苔薄白，脉沉细。

2. 治则　治宜补肾益气。

3. 方药　方选金匮肾气丸、济生肾气丸等加减。肾虚寒滞可用吴茱萸汤合当归四逆汤加减。

值得提出的是，凡确诊为尿道瘘引起者，应手术修补瘘管。同时注意避免阴部受寒及房事过度，保持大便通畅。

第十八节 王琦学术经验

一、血尿治疗经验

王琦教授临证论治血尿颇具心得，疗效显著。

（一）审证求因，强调热、瘀为患

血尿（包括镜下血尿和肉眼血尿）是临床常见病症，以小便中混有血液或血块为特征。本病既可单独出现，也可兼见腰腹疼痛、尿路刺激征、水肿或一些全身症状。发病原因，多由外感六淫之邪，传经于腑；或素体阳盛，情志内伤等，致心、小肠、肝等脏腑之火热下迫；或素体阴虚，热病津伤，劳损肾精，阴虚火旺，可致热客下焦，结于肾与膀胱，损伤血脉，血溢于外而成血尿。热邪稽留，阴络损伤，血溢脉外，或因热伤气阴，血运不畅，瘀血遂生。因此，本病病位在肾与膀胱，病因病机有热、瘀二端。热为主因主证，瘀为后果兼证，而瘀热互结，深入血络，致络脉瘀滞，是血尿反复发作、缠绵难愈的主要病理。

（二）临床辨治，当分虚、实两类

王琦教授认为血尿的临床分类不宜过繁，主张分实热和虚热两类施治。凡由感受外邪，热结膀胱，火毒迫血，或因情志所伤，心肝火旺，移热下焦，迫血妄行致血尿者，属实证。辨证要点为：起病急，血尿色鲜红，尿路刺激症状明显，舌苔黄或黄腻，脉弦数或滑数；伴见腰痛、小腹胀痛、肾区叩痛等。因素体阴虚，相火旺盛，或热病之后，余热久羁，耗伤气阴，火灼血络所致血尿者，属虚证。辨证要点为：病程日久，血尿色淡红，除血尿外兼见腰膝酸软，舌红口干，五心烦热，脉细数或细弱，亦可表现为长期低热兼镜下血尿者。然无论虚、实均可兼瘀，症见面色晦黯，腰痛，痛处固定，舌紫黯尖边有瘀点，舌下静脉紫黯等，尤其对病程较久，血尿时作时休，用诸法治疗无效者，更应考虑有瘀血存在。

（三）清热为主，兼顾祛瘀通络

血尿的治疗，应辨病与辨证相结合，抓住主要矛盾，分清主次虚实，总以清、化为要。实热血尿治当清热泻火，凉血止血，方用五草汤（鱼腥草、茜草、益母草、白花蛇舌草、车前草）、柴芩二丁汤（柴胡、黄芩、蒲公英、紫花地丁、半枝莲）。前者功在清热解毒、利水通淋，兼化瘀止血，适于血淋、热淋及血尿反复发作证属实热者；后者则解表泄热、利水通淋止血，适于血尿兼有寒热表证者。此两首方剂皆为王琦教授临证经验效方，单用或合用对急性尿道炎，膀胱炎，急、慢性肾盂肾炎等所致血尿疗效甚佳，能较快控制血尿，消除尿路刺激症状。虚热血尿治宜滋阴清热，凉血止血，方用猪苓汤化裁。在上述分型施治的基础上，根据症状酌情配以化瘀止血之品，常用茜草、益母草、熟大黄、炮穿山甲、三七粉、琥珀粉等。茜草能清、能化、能止，止血而无留瘀之弊，凡治血尿必不可少；炮穿山甲软坚散结，对血尿有效；琥珀擅治血淋，三七止血功良，皆为化瘀止血之佳品，常研末随药冲服，对结石血尿尤效；此外，临证常用的加减法如症见颜面、肢体水肿，加白茅根、薏苡仁、赤小豆、冬瓜皮，或用白茅根煎汤代水煎服；热毒炽盛者，加木贼草、山栀子，并用人工牛黄随药冲服；结石血尿者，加鸡内金；结核血尿者，加百部；肿瘤血尿，加仙鹤草；过敏性或肾小球性肾病血尿，加蝉蜕、乌梅、防风；病损及脾者，加黄芪、炒白术；伤阴明显，加女贞子、墨旱莲等。

（四）典型病例

病例1　周某，女，45岁，1994年5月6日初诊。5 d前突见肉眼血尿，伴腰痛、尿频、尿急、尿道灼痛等，曾在某医院尿常规检查白细胞（++++），蛋白（+++），红细胞满视野，给予呋喃妥因、诺氟沙星等治疗，肉眼血尿得以控制，但镜下血尿仍存，且腰痛、尿路刺激症状无明显缓解。症状：颜面、肢体无水肿，咽部无充血，双侧肾区轻度叩痛，无发热，舌苔黄腻，脉滑数。尿常规：隐血（+++），蛋白（++），白细胞10~20/HP。证属实热血尿，系热结膀胱，气化不利，络伤血溢所致。治宜清热通淋，化瘀止血，方拟五草汤加味。处方：鱼腥草、白花蛇舌草、蒲公英各15 g，茜草、益母草、车前草各10 g，琥珀粉（冲服）3 g。3剂，日1剂，水煎服。服药后腰痛、尿频、尿急等症状基本控制，尿常规：隐血（+），蛋白（-），白细胞0~5/HP，唯觉尿道灼热，排尿时痛，口干。此乃余热未清，原方加白茅根20 g，天花粉10 g，4剂后症状消失，尿检3次均阴性，改知柏地黄丸巩固治疗2周。

病例2　杨某，男，28岁，工人，1995年4月20日初诊。间歇性血尿10年。于1985年、1988年两次感冒发烧后出现肉眼全程血尿，排尿畅，无尿频、尿急、腰痛等症，曾在外地医院尿常规检查示白细胞10~15/HP，红细胞（++）~（+++）/HP，蛋白（+）~（++），但肝肾功能、肾脏B超、肾血流图、IVP、中段尿培养等检查均无异常，拟诊为慢性肾炎、怀疑IgA肾病（未经肾脏穿刺确诊），给予青霉素、双嘧达莫、卡巴克洛、维生素B_6、复方路通等西药及中药汤剂治疗，血尿始终未消失，病情时轻时重，镜检尿隐血（++）~（+++），蛋白（+）~（++），感冒、劳累后则见肉眼血尿。症状：形体消瘦，颜面肢体无水肿，无贫血貌，腰酸痛，神疲乏力，舌淡、苔薄白，脉沉细。血压13.3/8 kPa，肾区无叩痛。尿常规：隐血（+++），蛋白（++），颗粒管型偶见，白细胞0~1/HP。既往无结核病史，无过敏史。中医辨证属气阴两虚，从虚热论治。宜清热凉血，益气滋阴，化瘀止血，方用猪苓汤加味。处方：猪苓、茯苓、滑石粉（包煎）、泽泻、白术、防风、乌梅、阿胶（烊化）各10 g，黄芪、白茅根、茜草各15 g，蝉蜕6 g，人工牛黄（冲服）2 g。14剂，水煎服，日1剂。服药后精神转佳，尿检隐血（+），蛋白（+），仍觉腰酸痛，上方加鸡内金、续断各15 g，再进7剂症状消失，尿检阴性，改六味地黄丸巩固治疗1个月，未复发。

二、男科痛症治疗经验

疼痛是机体对多种病理损害的一种保护性反应，为临床常见症状。中医认为其形成机制主要有两个：一是风、寒、湿、热、瘀、痰等邪气侵袭人体，闭阻经络，气血运行不畅所致，即“不通则痛”；二是气血津液缺乏，使脏腑、肌肉、筋骨、关节失于濡养所致，即“不荣则痛”。中医男科常见痛症有小腹痛、少腹痛、腰痛、尾骶痛、会阴痛、阴囊及睾丸痛、茎中痛、尿痛、射精痛、前列腺痛等。王琦教授治疗男科痛症，常用如下五法。

（一）和营止痛

病例　刘某，男，64岁，干部，1998年3月26日就诊。间断性双侧睾丸胀痛1年。1年前行前列腺增生切除术后出现睾丸胀痛，右睾丸有拇指大硬结。多家医院诊为慢性睾丸炎，服甲硝唑、吲哚美辛等药疗效不佳。伴夜尿多（6~9次/夜）、自汗，口不渴，舌淡苔薄，脉浮缓。患者素体弱，易感冒。西医诊断：慢性睾丸炎。中医诊断：子痛（气滞血瘀证）。治法：行气化瘀、散结止痛。处方：四逆散合当归贝母苦参丸加味，服上方7剂，鲜有效机，二诊出现恶心、头痛，舌脉同前。辨证：营卫不和。治法：调和营卫。处方：桂枝汤合当归贝母苦参丸加味，药用桂枝10 g，白芍10 g，炙甘草3 g，生姜3 g，红枣3枚，当归10 g，大贝母10 g，苦参10 g，煅龙骨30 g（先煎）。服上方6剂，睾丸胀痛大减，自汗及恶心、头痛均止，夜尿减少（2~5次/夜）。继服上方12剂，睾丸胀痛消失，小便正常，右睾丸结节缩小约小指头大。

按：本例治法为和营止痛。王琦教授认为，男科治痛必审表里。此例患者已届老年，素体弱，易感冒自汗，属腠理不固，卫气外泄，营阴不得内守，肺胃失和，因其表虚，故苔薄脉浮，口不渴。初诊见胀痛、结节，治以行气化瘀、散结止痛无效，反见恶心、头痛；二诊后改用调和营卫，其效昭然。王琦教授指出，不只外感风寒表虚证，凡病后、产后，术后体虚者，皆可因表卫不固、腠理不密、卫气外泄、营阴不得内守而致营卫不和，即《伤寒论》所说“以卫气不共营气谐和故尔”。桂枝汤出自《伤寒论》，以桂枝为君，解肌走卫；芍药为臣，益阴敛营，为调和营卫代表方剂。尤怡在《金匮要略心典》中引徐彬氏之说“桂枝汤，外证得之，为解肌和营；内证得之，为化气和阴阳”。

本例营卫调、阴阳和，和则不痛，诸症得平。

（二）补虚止痛

病例　李某，男，28岁，1998年6月11日就诊。反复腰部酸痛6年，加重2年。在北京医科大学第三医院诊为慢性腰肌劳损，先后服用吡罗昔康、氯唑沙宗、六味地黄丸等疗效不佳。腰痛喜揉按，劳后加剧，伴食少、嗳气、膝软、乏力，大便稀溏，性欲低，耳鸣，舌淡苔薄，脉细缓。6年前在部队时常睡湿地。西医诊断：慢性腰肌劳损。中医诊断：腰痛（脾肾气虚）。治法：健脾益肾。处方：香砂六君子汤加减，药用人参15 g，茯苓10 g，白术10 g，炙甘草6 g，木香6 g，砂仁6 g（后下），川牛膝9 g，薏苡仁10 g。服上方12剂，二诊腰痛大减、嗳气止，大便调，余症均有所缓，舌脉同前。继服上方12剂，三诊腰痛、膝酸、耳鸣基本消失，余症明显减轻，舌淡苔薄，脉缓。上方加赤芍9 g、白芍9 g，继服20剂以巩固疗效。

按：本案为因虚致痛。王琦教授认为，男科治痛必别虚实。此例患者虽然年青，先因于湿，久治不愈，由实致虚。肾为先天之本，脾为后天之本，后天不养先天，独用六味地黄无效。治当健脾为主。张璐云："无论寒热补泻，先培中土，使药气四达，则周身之机运流通，水谷之精微敷布，何患其药不效哉？"香砂六君子汤方出自《医方集解》，健脾和胃，理气止痛；人参甘温，大补元气，健脾养胃，用为君药；白术为臣，苦温健脾燥湿。药后脾健湿除，肾气渐复，病所得荣，荣则不痛。王琦教授指出不可拘于"不通则痛"而淡化"不荣则痛"。

（三）通阳止痛

病例　王某，男，38岁，司机。1997年10月15日就诊。劳累后洗凉水澡致反复阴茎冷痛2个月。数家医院诊为无菌性前列腺炎。服用消炎药物效差。畏寒肢冷，会阴部发凉，阴囊收引上提，痛时喜热敷。口不渴，溲清，舌淡苔白，脉弦紧。素不耐寒。西医诊断：无菌性前列腺炎。中医诊断：茎中痛（寒滞肝脉证）。治法：通阳散寒。处方：阳和汤加减，药用熟地黄30 g，肉桂3 g，麻黄6 g，鹿角胶9 g（另烊），炮姜3 g，生甘草3 g，制附片（先煎）3 g，细辛3 g，白芍6 g。服上方6剂，二诊阴茎冷痛大减，畏寒、肢冷及会阴发凉等症状消失，溲淡黄，舌淡苔薄，脉弦。上方去附片、细辛，加木通6 g。连用6剂，诸症消失，舌脉同上。改用参苓白术丸善后。嘱避风寒、忌生冷。

按：本案为劳后洗凉水澡诱发。王琦教授认为，男科治痛必辨寒热。此例体质偏寒，症状典型，寒热易明。临床纵无如此典型脉症，亦常有局部喜温，阴囊收引、缩阳，性欲下降可凭。本例因于外寒内侵。寒为阴邪，易伤阳气，主收引、疼痛。治以通阳散寒。阳和汤方出《外科全生集》，用作治疗外科阳虚寒凝之阴疽。方中重用熟地黄、鹿角胶温补，炮姜、肉桂温中有通，麻黄既可温通也可利小便，共达通阳之效。二诊减温热之品，以防化火。三诊健脾，以资阳气。王琦教授认为体质有一定的稳定性，平素阳虚体质者，治其疼痛尤要辨体论治，温阳通阳方剂每可获效。

（四）解郁止痛

病例　杜某，男，22岁，教师，1998年8月20日就诊。间断会阴部胀痛5年余。多家医院诊为精索静脉曲张。1年前因睾丸鞘膜积液而行鞘膜翻转术。会阴、阴茎、睾丸胀痛，精索迂曲，右睾丸略大，口苦，溲赤，舌红苔黄，脉弦。西医诊断：精索静脉曲张。中医诊断：会阴痛（肝郁化火证）。治法：疏肝解郁，泻火止痛，辅以心理疏导。处方：金铃子散加味，药用川楝子10 g，延胡索10 g，柴胡10 g，败酱草10 g，浙贝母10 g，黄柏10 g，乌药10 g，刘寄奴15 g，三七粉1. 5 g（冲服），丹参15 g，制乳香3 g，制没药3 g，当归10 g，薏苡仁15 g，小茴香10 g，淡附片3 g（先煎）。此后来电述会阴胀痛明显缓解，余症均有改善。

按：王琦教授认为，男科治痛，必察气机。患者郁郁而来，神情惆怅，会阴及阴器胀痛，口苦溲赤，舌红苔黄脉弦，是肝经气滞，郁久化火。久治不效，郁闷不舒，气郁而结，胀痛更甚。应注重心理、情志调节，心药、汤药齐下。故应析其病之由，解其郁、坚其志、舒其情。是先于药石已抵心药一剂。金铃子散方出《素问病机气宜保命集》，以金铃子疏肝泻肝为君，延胡索行气活血为臣使。病久必瘀，故伍乳香、没药、参三七，寒温并用，有冲和反佐之意；心药、汤药并下，自可获效。

（五）化瘀止痛

病例　余某，男，35岁，1998年6月11日就诊。反复睾丸隐痛4个月。4个月前因睾丸隐痛在武汉市某医院诊为精索静脉曲张，行手术治疗效差。双侧睾丸隐痛，时伴少腹及会阴部疼痛。左侧睾丸较大，轻微压痛，无硬结。阴茎轻度紫暗，尿道口色暗瘀。舌边有瘀点，脉弦。西医诊断：精索静脉曲张术后。中医诊断：子痛（瘀阻血脉证）。治法：活血化瘀、通络止痛。处方：少腹逐瘀汤加减，药用桃仁10 g，红花6 g，赤芍10 g，川芎10 g，当归10 g，蒲黄10 g（包煎），枳壳10 g，柴胡10 g，乌药10 g，川牛膝10 g，肉桂3 g。服上方6剂，二诊睾丸疼痛明显减轻，少腹及会阴部疼痛消失，阴茎及尿道口已无紫暗。舌上瘀点减少，脉弦。继守上方。后来电话回访，述药后睾丸疼痛消失。

按：本例因瘀致痛。王琦教授认为，男科治痛，必观血运，血宜行，行宜畅。此例瘀阻脉络，血行不畅，其瘀与手术损伤有关。化瘀止痛是临床常用治法，应注意辨病与辨证相结合。少腹逐瘀汤出自《医林改错》，以当归、川芎、赤芍养营活血；蒲黄化瘀止痛；肉桂温经止痛；桃仁、红花散瘀破血。药证合拍，应手而瘥。

总之，王琦教授治男科痛症强调辨寒热、别虚实、审表里、观血运、察气机，常用和营、补虚、通阳、解郁、化瘀五法。

三、前列腺痛治疗经验

前列腺痛是以会阴、睾丸、阴茎、肛门、小腹、耻骨上区、腰骶疼痛不适为主要表现的综合征，可伴有排尿踌躇、排尿中断、尿细无力、尿频、尿急、尿滴沥、尿不尽等排尿异常改变。王琦教授根据叶天士“病入血络，经年延绵”“久痛必入络，气血不行”等相关认识，结合前列腺痛病情缠绵难愈的特点，提出从络论治前列腺痛的见解。王琦教授认为，前列腺位居膀胱下部，包绕男性尿道，属男性前阴器官，与肝、任、督三经关系最为密切，也与足少阴、足太阴、足阳明等经脉相关。精微物质需通过络脉输送到前列腺以充养之；反之，前列腺疾病的相关信息也通过络脉反馈到与其相联系的脏腑，并反映于体表的相应部位。前列腺络脉中气血津液以通为顺，以阻为逆。瘀血、湿热、寒凝是前列腺络病的主要病因，络脉不通不畅是其基本病机。临床应按瘀血阻络、湿热阻络、寒邪阻络分别论治。

（一）瘀血阻络

瘀血阻络的成因有两个方面：一为寒凝、湿热客居络脉日久，阻滞气机，导致瘀血停滞，络脉瘀阻。王琦教授认为，前列腺痛病久必入血入络，瘀血阻络是各种外邪伤络的最终转归，瘀血是络脉阻滞不通的直接原因，只有通过活血化瘀解除络脉阻滞，才能达到治疗目的。二为肝郁气滞，瘀血阻络。因前列腺痛患者常情绪不稳定，精神紧张、压抑，比正常人对身体的不适和疼痛有更多的关注、焦虑；且肝主疏泄，调畅气机，前列腺与足厥阴肝经的关系最为密切，故认为肝郁气滞是瘀血阻络的主要成因。临床常见会阴、腰骶、睾丸胀痛或刺痛，固定不移，两胁胀痛，善太息，常伴有勃起功能障碍及尿频、尿滴沥等排尿异常，舌质暗，可见舌下静脉青紫，脉弦涩。治宜化瘀通络，佐以疏肝行气。王琦教授常用复元活血汤加减治疗。以大黄荡涤留瘀败血，以桃仁、当归、红花活血祛瘀，以穿山甲破瘀通络，以天花粉消瘀散结，以甘草调和诸药，用柴胡疏肝调气，气畅则血行。

若肝郁明显者，可加用香附、薄荷、青皮、枳壳以加强疏肝解郁之力；疼痛明显者，可配伍《医学衷中参西录》之活络效灵丹（当归、丹参、乳香、没药）活血通络止痛。

病例　赵某，男，32岁，已婚，2005年6月22日初诊。因尿频、尿分叉、小腹不适及会阴部刺痛、肛门坠胀2年就诊。前列腺液检查提示脓细胞40～50个/HP，卵磷脂小体极少。脉微弦带滑，苔中薄黄边白，舌边有齿痕。病属慢性前列腺炎急性感染、前列腺痛综合征，证属湿热阻络、气滞血瘀，治以疏肝通络、活血化瘀、清热利湿，方以复元活血汤、五草汤（益母草、白花蛇舌草、鱼腥草、败酱草、茜草）合当归贝母苦参丸。处方：益母草、白花蛇舌草、鱼腥草、败酱草、天花粉各15 g，柴胡、茜草各12 g，当归、桃仁、浙贝母、苦参各10 g，炮穿山甲、红花、制大黄、炙甘草各6

g，14剂，水煎服，每日2次。9月7日二诊：尿频、少腹痛、肛门坠胀感均明显减轻；目前以尿等待为主要症状，同时伴有睡眠不佳，舌淡红，前有朱砂点，脉弦；前列腺液脓细胞3~8个/HP，卵磷脂小体少量。上方去五草汤，加入生蒲黄（包煎）、滑石（包煎）各10 g，夏枯草15 g，14剂。10月12日三诊：尿时等待症状明显好转，仍有会阴部微痛不适，脉弦，舌淡、苔薄白。仍以复元活血汤治疗以巩固疗效。

（二）寒凝络阻

根据"寒气客于脉中，则血泣脉急"（《素问·举痛论》）的相关认识，王琦教授认为，寒凝则络脉绌急，络脉绌急则气滞，气滞日久则瘀血内生，阻于络道，导致络脉不通。常见会阴部冷感，睾丸冷痛，自觉阴冷囊缩，龟头发凉，肛门疼痛，伴有小便频数、量多，舌质淡、苔白润，脉弦紧或沉弦。若阳虚阴凝、寒痰阻络所致的肛门疼痛，常用阳和汤治疗。以熟地黄温补营血，鹿角胶填精补髓，炮姜、肉桂温通经脉，麻黄开达腠理，白芥子祛皮里膜外之痰，生甘草解毒、调和诸药。若肝肾虚寒，寒凝络阻者，常用暖肝煎、天台乌药散、橘核丸加减。常用药为吴茱萸、肉桂、丁香、小茴香、乌药、沉香、青皮、木香、高良姜、细辛、槟榔、橘核、延胡索。睾丸痛甚者重用小茴香、荔枝核、橘核、青皮；少腹及睾丸冷痛者重用肉桂、制附子、小茴香、吴茱萸；若附睾炎出现硬结疼痛者，可用海藻、昆布、桃仁软坚散结通络；偏于肝肾不足者，可加当归、枸杞子温补肝肾。

病例　高某，男，30岁，未婚，2004年9月29日初诊。因双侧睾丸坠胀、发凉，会阴部不适8年余就诊。自感勃起不坚，性欲下降，苔白润，质微暗，脉弦，有慢性前列腺炎病史。病属前列腺痛综合征、勃起障碍，证属肝郁寒凝络阻，治以疏肝和络、缓急兼以温通。处方：柴胡、枳壳各12 g，白芍30 g，炙甘草10 g，丁香6 g，蜈蚣2条，苏木10 g，刘寄奴15 g，细辛3 g，14剂，水煎服，每日2次。10月16日二诊：服上方后睾丸痛、坠感较前改善，凉感依然，勃起亦较前好转，舌淡红、苔薄白。拟方用天台乌药散合橘核丸化裁。处方：乌药、丁香、小茴香、川楝子、橘核、海藻、昆布、枳壳、延胡索各10 g，蜈蚣2条，荔枝核15 g，14剂。11月2日三诊：睾丸痛、凉、坠感明显减轻，勃起功能及性欲较前改善，仍从前阴络病论治，继予四逆散、蜈蚣丁香散、天台乌药散、橘核丸加减治疗以巩固疗效。

（三）湿热阻络

王琦教授认为，湿为重浊之邪，易趋下位，湿热之邪常胶结难解，壅结于前列腺，可致前列腺导管痉挛、狭窄，甚至闭阻不通，使导管内分泌物不能排出，变成秽浊之物，阻滞气机，进而导致瘀血停滞，加重络阻症状，形成"湿热为病，瘀浊阻滞"的病理状态。因前列腺毗邻肛门、直肠，临床常见会阴胀痛，以肛门为甚，伴有尿频、尿急等尿路刺激症状，甚则伴有勃起功能障碍，舌质红、苔黄腻，脉弦滑。治宜清热燥湿通络，用止痛如神汤（当归、秦艽、桃仁、皂角子、苍术、防风、泽泻、黄柏、槟榔、大黄）治疗。本方出自《医宗金鉴·外科心法要诀》，治痔疮初起，风、湿、燥、热所致的肛门肿痛，其效如神。王琦教授认为，以肛门疼痛不适为主的前列腺痛且伴有湿热之象者，可用此方治疗。疼痛甚者，可加芍药甘草汤缓急止痛，解除前阴器官平滑肌痉挛；如小便涩数不通者，加赤茯苓、车前子、灯心草、萹蓄。

病例　王某，男，38岁，因肛门胀痛3年于2004年4月7日初诊。2001年出现肛门内胀痛，诊断为"前列腺炎"。诊见形瘦色苍，便结不爽，会阴部灼热而痛，寤难成寐。脉弦滑有力，苔中黄。病属前列腺痛综合征，证为湿热蕴结，治宜清热燥湿通络，用止痛如神汤加减。处方：秦艽15 g，白术15 g，当归20 g，桃仁10 g，枳实10 g，泽泻10 g，皂角子6 g，莱菔子10 g，槟榔15 g，柏子仁20 g，厚朴6 g，14剂。4月23日二诊：面色晦黯已退大半，苔根黄腻亦退，大便每日1次，便下黏滞难尽，腹胀矢气不畅，小便混浊，睡眠可达6 h，口微干而苦，脉象弦滑，舌质淡红、苔薄。上方加白头翁、秦皮各10 g，败酱草、茵陈各15 g，14剂。5月10日三诊：肛门微感胀痛，大便成形，舌质淡红、苔薄黄，脉弦。上方去白头翁、秦皮、败酱草、茵陈、厚朴，继服14剂以巩固疗效。

第二十章　男性性功能障碍

第一节　概　　说

一、男性性生理

男性性生理包括性功能的内分泌调节、睾丸生理、阴茎勃起生理、射精生理、性反应周期等。

（一）性生理的内分泌调节

下丘脑-垂体-性腺轴的神经内分泌调节对维持男性正常性功能起着重要作用，是男性性生理的重要组成部分，此轴又受中枢神经系统的控制。

1. 下丘脑-垂体-性腺轴的内分泌调节　下丘脑分泌两大类型的多肽类物质，即兴奋性神经多肽和抑制性神经多肽。这些激素类物质具有高度的神经活性，只需极少量即可产生高度的生物活性。其中与男性性功能调节有关的激素是促性腺激素释放激素（GnRH）和催乳激素抑制因子（PIF）。

垂体分泌促性腺激素，包括两个具有完全不同的生物效应和理化性质的组成部分，即卵泡刺激素（FSH）和促黄体生成素（LH），在男性LH称为间质细胞刺激素（ICSH）。FSH作用于生精小管，刺激支持细胞合成雄激素结合蛋白；LH作用于间质细胞，使之合成雄激素。垂体还分泌催乳激素（PRL）。生理量PRL可刺激LH以促进睾酮的分泌，从而对睾丸具有刺激作用；而高PRL血症则对性腺包括副性器官在内有抑制作用。

睾丸分泌的雄性激素活性甾体有多种，主要有睾酮、雄烯二酮、脱氢表雄酮及雌酮4种，其中以睾酮的活性最高。雄激素对促进精子发生、维持第二性征与性功能有重要作用。雄激素的生理作用主要是通过与雄激素靶细胞上的雄激素受体结合而体现。这个受体对雄激素有特异的亲和力，雄激素受体的质与量是决定雄激素效应的重要因素。许多其他激素及神经的刺激可以改变受体的特异性与受体的数量，从而调节雄激素的效应。

2. 下丘脑-垂体-性腺轴的反馈机制　男性生殖功能的调节是由下丘脑分泌GnRH，刺激垂体分泌促性腺激素FSH和LH，在促性腺激素的影响下，睾丸分泌雄激素和产生精子，雄激素作用于靶细胞而发生生物效应，这是正反馈机制。当睾丸激素在下丘脑-垂体的兴奋刺激下分泌增多时，可以反过来抑制下丘脑-垂体激素的分泌，使之减少；当睾丸激素分泌减少时，则可反馈性地兴奋下丘脑-垂体激素的分泌，使之增多，使睾丸激素维持在正常水平，以便保持男性性功能的正常，这是负反馈机制。

除正负反馈调节外，还可根据各腺体间反馈调节的关系，分为三套反馈机制：

（1）长反馈调节由睾丸可能还有肾上腺产生的甾体激素提供抑制信号。

（2）短反馈调节由腺垂体分泌的促性腺激素提供抑制信号。

（3）超短反馈调节由血液中的GnRH浓度的变化反过来作用于下丘脑，以此来调节自身的分泌。

（二）阴茎勃起生理

1. 勃起的生理原则　由于思维想象、听觉、嗅觉、视觉、味觉、触觉等刺激，兴奋大脑皮质中枢，并通过脊髓胸腰段（T_{12}~L_3）勃起中枢由交感神经传出，或可通过脊髓骶段（S_2~S_4）勃起中枢由副交感神经传出，支配勃起组织引起的勃起，称为精神性勃起。来自生殖器的外感受器刺激及来自内脏器官（包括直肠和膀胱）的内感受器刺激，通过阴部神经传入，经骶部（S_2~S_4）副交感神经传出，支配勃起组织引起的勃起，称为反射性勃起。精神性刺激和反射性刺激常协同作用引起勃起，但也可各自独立作用，而且精神性刺激常可潜意识地抑制和阻碍反射性勃起。

2. 勃起的神经生理学　大脑中的勃起中枢多数位于边缘系统中。边缘核包括嗅区、杏仁核、海马回及扣带回。这些核又都与丘脑、下丘脑及皮质上组织的许多区有明显的相互联系。刺激上述区域可产生阴茎勃起。

大脑皮质接受性刺激后，输出冲动传至脊髓。从下丘脑前部来的冲动投射到脊髓骶段中枢，从下丘脑后部来的冲动则通过中脑被盖投射到脊髓胸腰段中枢。

副交感神经纤维从骶髓（S_2~S_4）离开脊髓前根经盆神经支配阴茎，交感神经纤维从胸腰髓（T_{12}~L_3）经腹下神经丛支配阴茎。所以阴茎受交感神经肾上腺素能纤维与副交感神经胆碱能纤维双重支配。

阴部神经属体神经系，起自骶髓（S_2~S_4），含感觉、运动及节后交感神经纤维，分支为肛神经、会阴神经及阴茎背神经。阴茎背神经进入泌尿生殖膈的后缘，支配球海绵体肌及坐骨海绵体肌，再进入泌尿生殖膈下筋膜后分支，支配阴茎海绵体、尿道海绵体及尿道，再于阴茎悬韧带间向前在阴茎背面分支，支配皮肤、包皮及龟头。阴茎中有丰富的感觉受体，通过阴部神经将传入冲动送至骶髓，与副交感传出神经连接引起勃起。

3. 勃起的血流动力学勃起与勃起消退的生理学实际上是一个器官在一定容量下，所呈现出的流入与流出的血流动力学变化。根据阴茎的大小，勃起时容量的增加一般为 80~200 mL。阴茎勃起时，阴茎内动脉血流量比松弛时大许多倍，阴茎动脉 4 个分支的血流量明显增加。阴茎勃起是由神经控制的一种血流动力学现象。有人将阴茎勃起分成 3 个相，即：

（1）血管相（主动的）：通过脊髓和皮质的反射作用，在副交感神经的影响下，动脉内腔扩大，功能性静脉收缩并在勃起垫的帮助下主动地关闭，从而使勃起体增大。

（2）筋膜相（被动的）：由于勃起体的增大，深静脉系统受到阴茎筋膜的压缩。

（3）白膜相：通过白膜的剪切机制闭合穿越白膜的所有静脉，勃起成为坚挺。

阴茎弛软时海绵体小动脉及窦状隙收缩，通过的少量血流仅供组织营养。后者的收缩使窦状隙壁间的小静脉及窦状隙壁与白膜间的中间静脉血液充分地回流至阴茎外静脉。在勃起时，窦状隙及小动脉平滑肌松弛，动脉扩张，使周围阻力减至最小，动脉血流量迅即增加，使窦状隙充盈，窦状隙内压力可达到 80%的收缩压。充盈的窦状隙被局限在不能伸展的白膜内，导致窦状隙壁间小静脉以及中间静脉进一步压缩，使静脉容积减至最小，有效地获得并维持阴茎海绵体勃起，而不至于过多地耗去心排血量。另一方面，龟头没有白膜，与背深静脉相连的大、小静脉很多，勃起时形成功能性动静脉瘘。压缩龟头驱使血液流至背侧静脉时，阴茎海绵体压缩进一步关闭静脉回流，使海绵体成一闭合空隙，这种解剖学差异解释了“硬”的海绵体与“软”的龟头。

（三）射精生理

男性正常的射精活动包括 3 个生理过程，即泄精（精液排泄至后尿道）、射精（后尿道之精液达到一定量后经尿道外口射出体外）和尿道内口闭合（射精的同时尿道内口闭合，以防精液逆流至膀胱）。情欲高潮系伴随上述生理活动的射精时的顶峰感觉。

1. 射精的高位中枢　位于下丘脑前叶，特别是内侧视索前区，海马和嗅球也参与作用，但这些区域抵达脊髓的确切路径和具体部位，尚未完全明了。射精活动受到脑内儿茶酚胺系统和 5-羟色胺系统的调节，前者为射精的激活系统，后者则为射精的抑制系统，正常时则有赖于上述两系统的协调和统一。

2. 射精的脊髓中枢 以往认为，射精的脊髓中枢位于下段胸髓和上段腰髓，由阴部神经传入向心冲动，而经胸腰部交感神经干和下腹神经发放远心冲动，引起泄精，再由阴部神经的远心冲动促使尿道周围肌群和会阴肌群收缩，从而引起射精。

但据最近的研究发现，在整个射精过程中，有内脏神经、下腹神经、阴部神经和盆神经等协同参与，而从这些神经的脊髓起源可知，射精的脊髓中枢不仅涉及下段胸髓及上段腰髓，而且还包括全段腰髓和骶髓。

3. 射精的末梢神经支配 泄精、射精和尿道口闭合这3个连续的生理活动过程，受到交感神经和副交感神经的精细调节，特别有赖于交感神经和α-肾上腺素受体功能的完整性。泄精是由下腹神经兴奋所引发，但正常的盆神经亦为其必要条件之一。射精不但与阴部神经有关联，亦需有下腹神经参与。下腹神经的远心冲动不但可引起泄精，同时可使尿道内口闭锁，以防精液逆流入膀胱。

4. 射精的受体机制 实验证明，泄精和射精是通过α-肾上腺素受体引起的，β-受体与泄精和射精并无关联。在射精活动中似乎并无胆碱能受体机制参与。有关泄精和射精的神经纤维，在靶器官内或在其周围并不变换神经元。

对于射精时尿道内口的影响，α-肾上腺素受体兴奋剂可引起尿道口收缩，而α-肾上腺素受体阻滞剂则使之松弛，从而证实有α-肾上腺素受体参与。尿道内口亦存在α-肾上腺素受体，但一般认为不直接参与射精时的尿道内口闭锁。

（四）男性性反应周期

人类性反应周期的概念是 Masters 和 Johnson 在实验室研究的广泛基础上确立的。人类性反应周期包括兴奋期、平台期、高潮期和消退期4期。

1. 兴奋期 男性对有效性刺激的第一个生理反应是阴茎的勃起，阴茎勃起是兴奋期的主要特征。性刺激的变异和强度，可使阴茎勃起维持的时间延长。阴囊皮肤和被膜增厚，睾丸部分升高。在兴奋晚期可有乳头勃起及附加的乳头肿胀。

2. 平台期 兴奋期显然已达充分勃起的阴茎，在高潮期接近时，有一个较小的充血性的直径增加，这一附加的平台期肿胀主要地局限于阴茎龟头的头冠区域。平台晚期可能发生阴茎龟头的颜色变深。睾丸体积增大，充分升高。可有乳头勃起、肌强直和直肠外括约肌收缩和性红晕。

3. 高潮期 性高潮的阴茎射精反应起自尿道括约肌、尿道海绵体肌、坐骨海绵体肌以及会阴浅横肌和会阴深横肌规律性的收缩。射精的收缩包括尿道阴茎部的全长，并迫使精液内容从尿道的前列腺部和膜部排向并通过尿道口。在这组肌肉不随意但又协调一致的收缩产生的强大压力下，精液经由尿道阴茎部的全长而被排出。同时，输精管、精囊腺、射精管和前列腺收缩，膀胱外括约肌松弛，肌强直和直肠外括约肌不随意地收缩，性红晕继续发展。

4. 消退期 男性于射精后进入不应期。在不应期内，尽管有时候部分或完全勃起还可以继续维持，但不能发生再次射精。不应期往往持续几分钟直至若干小时。

男性性消退期的特征为勃起迅速消退，骨盆充血作用迅速消失，乳头勃起消退，性红晕迅速消退，可出现不随意的出汗反应，通常局限在脚底和手掌。

二、男性性功能的相关影响因素

（一）男性性功能的增龄性变化

众所周知，男性从中年到老年，随着年龄的增长，性功能亦与其他生理功能一样，有着正常的衰退过程。性腺、附属性器官、内分泌、性欲及性能力等均随年龄的递增而有所变化。

1. 睾丸功能的增龄性变化 人的衰老和人的性腺功能的关系很密切，虽然每个人开始衰老的时间不同，但或早或晚总会发生。男性在40~55岁，就会出现性腺功能由盛而衰的转变过程，并表现出情绪、心理、志趣、精力、食欲和性欲等多方面的变化。

在其他脏器衰老之前，睾丸组织先有退行性变化，表现为睾丸缓慢地发生进行性萎缩，睾丸活检可证实组织的退行性变化。睾丸组织生理性退化的年龄与速度往往因人而异，有个体差异。这种变化常随年龄增长而加重。

衰老使生精小管的固有膜和基底膜增厚，以后生精上皮变薄，生精小管直径变小，管腔闭塞。细胞周围间质逐渐发生局部纤维性变，使相邻的生精小管有的完全纤维化，有的仍正常。睾丸的退行性变化常伴有血液循环量的减少。继而发生射精量、精子总数减少，无活力、异常精子百分比增多，精浆的质量也有所下降。

睾丸重量和体积的减少，雄激素活性的降低，下丘脑、垂体、肾上腺和性腺功能的低下等问题都与睾丸的衰老有关。睾丸在青春期的迅速发育曾给机体带来种种神奇的变化，现在它的缓慢退化也会对全身发生重要影响。这些形态和生理的改变要到50岁以后才会变得明显，而更年期性功能减退的主观感觉则差不多要早10年。

2. 男性附属性器官的增龄性变化　老年男性精囊腺黏膜皱褶数目减少，管壁肌层萎缩，为结缔组织所代替。十几岁时精囊腺的分泌量为1.8 mL，青壮年期增到5 mL，更年期后降至2.3 mL。在更年期后，前列腺上皮细胞由柱状渐变为立方形，组织内肌纤维消失，代之以致密的胶原纤维，某些小叶出现明显的萎缩性变化。与此同时，腺泡肥大，腺上皮失去分泌活性。总之，由于附属性腺的逐渐萎缩老化，精液量将减少。

3. 阴茎的增龄性变化　老年人阴茎长度和周长略微缩小，是老化过程中必有的现象。阴茎萎缩变小有两种情形。第一种情形是正常的软化状态下比年轻时期为小，这是全身衰老退化的表现之一，是阴茎皮肤及皮下组织变薄的缘故。这种情况不一定影响性能力，无须治疗。第二种情形是在勃起状态下阴茎尺度比年轻时期为小，这可能是老年人血管硬化，血液不能顺利进入阴茎的缘故。这种情况常会影响勃起能力，严重时需要治疗。

4. 内分泌功能的增龄性改变　进入老年前期或老年期后，睾丸间质细胞分泌的睾酮减少，而睾酮结合蛋白质的结合力增高，从而使血中游离的睾酮减少。

老年男性血中促性腺激素水平高于50岁以下的男人。但与绝经期妇女相比，男性血中促性腺激素随年龄增加较少且缓慢，这说明老年男性性激素对促性腺激素分泌的负反馈抑制尚能维持于相当的程度。

5. 性欲、性能力、性活动的增龄性变化　由于睾丸功能和内分泌功能的增龄性改变，男性的性欲必将受到影响，并影响到性能力和性活动频率。男性性能力在18岁时最强，此后缓慢减弱，50岁以后减弱更甚。支配青壮年男性的性欲多为“胀满缓解欲”；而“接触欲”则是终生存在的，是支配老年男性的主要性欲。

据日本学者对500名老年男女的调查有10%表示有性欲；美国库克大学1971年调查261名66~71岁的男性，对性有兴趣者占90%，具有“强烈关心”的占10%；丹麦哥本哈根大学性科学研究会在1976年对6 200名老年男性的调查中发现，在86~90岁的年龄层中，对性表示有兴趣者占50%。

关于男子性功能在一生中的波动特点，我国学者吕德滨（1984）从分析每例每月平均性交次数中发现，20~29岁是性欲最旺盛时期。40~59岁中年与老年前期两个年龄段为性功能剧烈变动时期，每月平均性交次数减少幅度也较大。阴茎勃起力以青春期为最强，随年龄增长逐渐变弱，中年时期变化也较为明显。性交持续时间长短的变化可分为四种类型：第一种是随着年龄增长，性交持续时间也逐渐延长，约占21.34%。其机制可能有二，一是随年龄增长，自我控制能力增强，射精中枢兴奋性降低，提高了射精中枢的阈值；二是性生活中夫妻间配合日渐和谐。第二种类型是随年龄增长，性交持续时间也逐渐缩短，这种变化在青壮年时期较轻，中老年时期则明显。其原因除体力与精力均逐渐衰减外，性功能受到心理与精神因素影响较大也是重要原因，对于老年人尤其明显，此型约占了18.96%。第三种是随着年龄增长，性交持续时间也逐渐延长，但由中年至老年这一转变时期中，持续时间又变短，此型约占17.96%。第四种是性交持续时间长短在一生中虽有波动，但总的变化并不显著，此型约占42.7%。这四种类型出现的机制，尚待今后进一步探讨。

（二）疾病对男性性功能的影响

某些疾病可以影响男性性功能。各种疾病与性功能的因果关系很复杂，如有的疾病开始症状并不明显，而首先引起患者注意的却是性功能的改变，如糖尿病患者的阳痿。有人认为治疗糖尿病的药物即可引起性功能的减退。有些外科手术损伤了有关神经、血管也会影响性功能。

1. *糖尿病与性功能*　糖尿病所产生的代谢紊乱和退行性病变不断损害周围神经、自主神经和小血管，从而导致性功能障碍。男性糖尿病患者发生阳痿的倾向约占27.5%，且随发病年龄的增长而升高。病程愈长，发病率愈高。周围神经的病变可影响阴茎的触觉感受，从而降低勃起反应；自主神经病变则使其失去对勃起组织血管的控制调节作用；周围动脉病变则影响阴茎的供血，造成性功能障碍。有的发生焦虑性神经官能症，表现为早泄；有的出现排精障碍，从而使患者厌恶性生活。

糖尿病患者的性功能障碍有的属于病理改变过程，有的是心理精神因素，或两者兼而有之。

2. *心血管疾病与性功能*　常见的心血管疾病包括动脉粥样硬化、动脉狭窄和原发性高血压。一般认为动脉血管对组织供血不足是勃起障碍的直接原因。原发性高血压和心肌梗死本身对性功能的影响不大，但二者都有程度不同的周围血管病变。治疗心血管疾病时，某些降压药和调节心律的药可能会影响性功能。Masters 和 Johnson 的实验数据认为，男性高潮期收缩压增高5.33~13.33 kPa（40~100 mmHg），舒张压增高2.67~6.67 kPa（20~50 mmHg），这些数字对患者具有威胁性。

有人认为心肌梗死后阳痿的发生率为10%~40%，由于心肌梗死常发生于老年，所以对性功能障碍的出现也就容易理解。

有些人认为性生活时，呼吸和心跳都加快，心肌耗氧量增加，有时可使冠心病患者诱发心肌梗死；原发性高血压患者有时可诱发脑卒中。所以，凡有心血管疾病的人，应节制性生活，或在医生同意后方可适当过性生活。性交时采取最省力的体位，减少体力消耗。

3. *肥胖症与性功能*　肥胖症可由于内分泌或神经系统的病变引起，饮食习惯亦能决定体内脂肪组织的数量。有些男性肥胖者雄激素下降，性欲低下。有的人性欲虽无改变，但因耻骨前脂肪堆积而有性行为缺陷，这可用体位矫正。

4. *慢性肾衰竭与性功能*　有人认为，90%的男性慢性肾衰竭的患者有性欲减退、阳痿、睾丸萎缩、男性类固醇激素合成与精子生成受损。透析疗法可以补锌，能够改善性欲，有助于阴茎的勃起。成功的肾移植术可能有助于性功能的恢复。

5. *神经官能症与性功能*　有神经官能症的人有时也会产生性功能障碍，主要表现为阳痿、早泄、性高潮缺乏和性欲减退。也有的人是由于性功能障碍而得了神经衰弱，二者可互为因果。

6. *精神病与性功能*　精神病分为抑郁型和躁狂型。抑郁型的性功能主要受抑郁心情的影响，可有勃起障碍、不射精等。躁狂型的性功能可完全紊乱，出现性欲增强、性行为异常、纠缠女性，甚至在公共场合暴露性器官和乱交等。某些治疗精神病的药物亦可能对性功能有影响。

7. *脊髓损害后的性功能*　有人观察完全性高位截瘫的男人，发现90%的人在刺激生殖器和周围皮肤时可以引起阴茎反射性勃起，4%还能够射精。而不完全性高位截瘫的男性，则99%可以有反射性勃起，30%保留射精能力。完全性脊髓骶部损害的低位截瘫男性，虽然低级性功能中枢遭到了损害，可是仍然有26%的人在大脑皮质的支配下出现精神性勃起，他们中间18%还能勃起。不完全损害的低位截瘫男人，约有90%能够勃起，其中70%能射精。

由此可见，高位和低位截瘫的男性性功能有些不同，高位截瘫的患者与低位截瘫者相比，性功能保持得较好，而且可有一定的射精能力。

此外，男性性功能还与思维活动、精神状态、婚姻状况、社会地位、语言等因素有密切关系，受这些因素的影响。由于这些内容涉及社会心理学、人际关系学等领域，已超出本书范围，在此不一一论述。

三、男性性功能障碍的概念及其分类

男性性功能是一个复杂的生理过程，正常男性的性功能包括性欲、阴茎勃起、性交射精、性高潮、勃起消退等几个环节。这些过程不仅需要神经系统、血管系统、内分泌系统及生殖器官的协同作用，而且还要有健全的精神心理状态才能正常进行。如果上述任何环节发生障碍，则可引起性行为或性感觉的反常及缺失，影响性生活的顺利完成。当影响到性功能完善时，通常统称为男性性功能障碍。性功能障碍是一组临床证候群，其病因比较复杂，目前尚无统一分类。一般来说，性功能障碍的分类方法有：①按病因分类：分为器质性和精神性 2 种。②按发生时间分类：分为原发性（即第一次性接触即已存在的障碍）和继发性（即性功能障碍发生前已有过 1 次以上正常的性接触者）。③按性过程分类：可分为性欲障碍、勃起异常、性交障碍、射精障碍和性感觉障碍，性功能障碍可发生于性过程中的任何一期。按性过程分类的方法，对于临床诊断和治疗来说较为便利。

（一）性欲障碍

性欲方面的障碍主要有性欲减退、性厌恶和性欲亢进 3 种。其原因可由于器质性异常，也可由于心理性异常，常伴有其他性功能障碍，因而不能达到和谐的性关系。

（二）勃起异常

阴茎勃起的异常可分为 2 种。

1. *阳痿*　即阴茎不能达到或保持足以完成性交的勃起。病因可以是精神性的，也可以是器质性的。

2. *阴茎异常勃起*　是指阴茎长时间持续勃起，并产生疼痛，常为器质性病变所致。

（三）性交疼痛

虽然性交疼痛多见于女性，但也可发生于男性。常由阴茎损伤、包茎等器质性异常所致，但有部分病例是精神性的，如龟头被接触时产生恐惧反应而引起疼痛等。

（四）射精障碍

1. *射精过程中时间上的障碍*　如早泄、延迟射精。由于个体差异，所以除了阴道纳入前即已射精之外，究竟是提早多少或延迟多少时间才算不正常，往往很难确立，目前尚无时间上的统一规定。

2. *射精过程本身发生障碍*　如不射精、逆行射精等。二者很易区分，前者是既无性欲高潮，也无精液射出；后者是虽有性欲高潮，但无精液射出，精液逆行射入膀胱。

3. *其他*　精溢，即精液不是射出而是点滴流出，因而也无性高潮；血精，精液中含有大量红细胞；脓精，精液中含有大量白细胞；频繁遗精或滑精等。

此外，性消退期或不应期中发生的障碍，如性厌恶、性欲倒错等，严格地说应不属于性功能障碍的范围，而是对性接触和性交态度的问题。由于在性功能障碍的门诊中经常遇到上述情况，所以亦将其列入性功能障碍章节中论述。

（五）性感觉障碍

感觉障碍也是性功能障碍的原因之一。常见的有：

1. *痛性勃起*　勃起时疼痛常见于纤维性海绵体炎或阴茎异常勃起，也可发生于包皮炎及龟头炎患者。

2. *痛性射精*　可发生于精囊炎或前列腺炎患者，也可以是功能性异常。

3. *外生殖器的感觉异常*　大多是无感觉或异常感觉。常是特发性，或继发于已知疾病或损伤，无特殊治疗。

4. *性高潮的感觉减退*　这种患者的检查大多正常，性高潮的感觉性质常由心理因素决定，应行心理治疗。

四、论治原则

（一）男性性功能在生命活动中的重要性

《家藏蒙筌·阳痿》说："夫阳为生人之本，天地造化之机。得而保之，可以长生；得而纵之，是以损命。"这里的"阳"，乃专指男性性功能而言。保持正常的性功能，是人健康长寿的前提；若恣情纵欲，损伤根本，则疾病缠身，甚至夭折短寿。足见性功能在男性生命活动中的重要性。

（二）男性性功能与脏腑经络的关系

男性性功能与多个脏腑经络关系密切，只有依靠机体各脏腑经络的协调统一，才能维持性功能的正常。各脏腑经络的病变亦可以对性功能产生影响，甚至引起性功能障碍。如心主神明，主明则下安，阳道功能自如；凡内伤七情，思虑过度，狂喜大忧，恐惧怵惕，则神明失主而下不安，阳道无能。肾主生殖，内寓元阴元阳，少火旺盛则功能正常；若肾不摄精，或命门火衰，可导致阳痿、早泄、性欲低下、遗精等性功能障碍。肝为将军之官，主疏泄条达，体阴而用阳；若肝失疏泄，阳事失其主，可致阳痿、强中、早泄、不射精、性欲倒错等疾患。脾主运化，主输布精微，宗筋得养则性功能正常；若以酒为浆，过食肥甘，损伤脾胃，湿热内生，下注宗筋，或扰动精室，可导致阳痿、强中、遗精、早泄、性欲低下等症。

各脏腑经络的病变均可影响男性性功能，其中与肝肾二脏关系最为密切。《家藏蒙筌·阳痿》说："夫阳道为宗筋之所会，肝肾之所钟，元阳之所聚。"肾脏在男性性生理活动中的重要性一直受到历代医家的重视，素有"先天之本""生命之根"之称。《内经》确立了以"肾"为轴心的生殖功能学说；《难经》进一步提出肾间动气、命门之火及元气的理论；《诸病源候论》从脉证和病因病理的角度，阐发多种性功能障碍与肾的关系；《备急千金要方》《外台秘要》将肾主生殖的理论运用于临床，从实践的角度确立了上述理论的临床地位；宋元至明清，这一理论已臻完善，其主要强调肾气、命门之火与男性性功能的关系，特别重视阳气在性生理活动中的重要性。

肝在男性生理病理中的作用，《内经》亦有精辟的论述，认为前阴为肝之经络循行部位，宗筋为肝所主，肝筋结于阴器，肝主疏泄和肝藏血等。如《灵枢·经筋》曰："足厥阴之筋……上循阴股，结于阴器……其病……阴器不用，伤于内则不起，伤于寒则阴缩入……"《素问·痿论》进一步阐明阳痿病因和定位于肝："思想无穷，所愿不得，意淫于外，入房太甚，宗筋弛纵，发为筋痿，及为白淫。故下经曰：筋痿者，生于肝使内也。"肝主疏泄气机，气行则血行通畅，宗筋得养，则性功能正常；反之，肝疏泄失职，气血失畅，瘀血阻于宗筋络脉，可导致阳痿、强中、精射不出等多种性功能障碍。

（三）男性性功能障碍的论治原则

男性性功能障碍的病因病机有肝气郁结、肝经湿热、肝肾亏虚、瘀血阻络、心肾不交、命门火衰等。其木郁者宜达之，湿热者宜清利之，亏虚者宜补之，血瘀者宜活血通络，火衰者宜温之。有时病机错综复杂，虚实夹杂者多见。如肝郁肾虚血瘀、肾阴虚湿阻等。宜审证求因，疏肝、补肾、活血等治法同时应用，才能取得较好的临床疗效。

第二节　阳　　痿

一、概述

阳痿是临床上最常见的男性性功能障碍，是指性交时阴茎不能勃起，或虽勃起但勃起不坚，或勃起不能维持，以致不能完成性交全过程的一种病症。由于阳痿一词带有一定歧视性的意义，该诊断对患者的心理可造成一定的压力，而影响其就诊或治疗，所以，现在一般将"阳痿"改称为勃起功能障碍。美国国立卫生研究院（NIH）对勃起功能障碍的定义为：勃起功能障碍是指持续不能达到或维持充分的勃起以获得满意的性生活。该定义已获国际男科学界的广泛认可。勃起功能障碍按其程度可分为轻、中、重三度，按病因分为心理性勃起功能障碍、器质性勃起功能障碍、混合性勃起功能障碍三大类。

阳痿，古代又称“阴痿”“筋痿”“阴器不用”“不起”等。明代《慎斋遗书》见阳痿病名，此后该病名逐渐被后世医家所沿用。目前“阳痿”与“阳萎”病名通用。

在西方，20世纪40年代，美国Kinsy等人（1948）的调查发现：1.6%的男性“或多或少地出现过持续性阳痿”，其同事Gebhard（1979）重温当年的会晤资料及旁注后指出：35%的男性“偶然出现阳痿症状”，7.1%的男性“经常出现”。20世纪70年代初80年代末，Bulpitt等（1976）调查平均年龄53岁、血压正常的中老年，发现6.9%的人患有阳痿，10个月后随访时患阳痿者比率增加到12.8%。1985年和1987年Sander对全英各地区15 000名女性和5 000名男性进行了问卷调查，结果7%的男性承认自己有阳痿，8%的女性认为自己的丈夫患有阳痿。美国精神病学会（APA，1987）总结欧美学者调查资料，提出普通人群中勃起障碍约占8%。但以后的调查提示，阳痿发病率似有增加趋势，Feldman氏等（1994）对城乡普通人群中40~70岁的1290名男性进行调查，结果发现有不同程度阳痿者占52.0%±1.3%。其中，轻度者17.2%，中度者25.2%，完全性9.6%。

在东方，对阳痿的发病率也做了一些调查。日本学者调查发现，日本国的阳痿患者为300万左右。我国虽然有学者先后进行了阳痿流行情况调查的尝试，但目前尚缺乏具有说服力的调查结论。阳痿作为一种心身疾病，虽然没有发现与地理因素有关，但在其发生和流行过程中，会呈现出与当地社区文化相应的特点。因此，不能以西方的统计资料来推算我国阳痿病的发病率。不过，一些零星的调查资料及临床经验提示，阳痿亦是我国成年男性的一种常见病。何展鹏等对130名已婚男性（平均年龄41.1岁，平均婚龄14.7年）进行调查，阳痿发生率5.4%，偶发25.4%。吴阶平、马永江等学者估计，阳痿在我国的发生率约为10%，这是国内目前比较公认的阳痿发生率。若按5%~10%的发病率推算，全中国有1 500万~3 000万阳痿患者，以文化传统与中国接近的日本国的阳痿患者总数来估算我国阳痿发病总人数也基本接近这个数目。国内最新调查结果表明，我国城市男性的阳痿总患病率为26.1%，而40岁以上中老年男子阳痿的患病率为40.2%~73.1%，且随年龄增长而上升，60岁以上者上升幅度尤为明显。在不同的年龄段，阳痿的发生率不同，其发病率随年龄段递增，与年龄呈正相关。

阳痿的发病，既往多责之于肾，但通过进一步的研究发现，情志因素所致肝气郁结、肝失疏泄以及湿热下注、瘀血阻络亦为阳痿发病之主要病机。阳痿之病位在肝，临床应从肝论治。我们通过对340例阳痿患者证候的临床调查，发现阳痿的证候表现有一定规律，即其证候多与肝有关系。情志刺激和湿热浸淫是阳痿的重要病因；肝脉瘀阻，瘀血阻于宗筋络脉是阳痿发病的常见病机；正虚或虚实夹杂是老年阳痿患者的病机特点；而宗筋失充是这些病理实质必然的外在表现。

二、沿革

（一）古代医家论治阳痿

现存最早的中医文献马王堆出土医书，已对阳痿有了初步的认识。竹简《十问》认为生殖器官“与身俱生而先身死”的原因为“其使甚多，而无宽礼”。竹简《天下至道谈》指出性功能早衰的原因是“卒而暴用，不待其壮，不忍两热，是故亟伤”。这是对老年性阳痿最早的病因学认识。帛书《养生方》和竹简《天下至道谈》认为勃起“不大”“不坚”“不热”的病机为肌（肤）、筋、气三者不至，“三至乃人”。这是对阳痿病机的最早论述。

《内经》论述了前阴与经脉、络脉、经筋的关系，并认识到阳痿的发病与肝关系密切，为后世医家从肝论治阳痿提供了理论依据。《内经》的肾气理论，对补肾法治疗阳痿理论的形成有一定影响。

《神农本草经》载治疗阳痿药物：白石英、巴戟天、石斛、肉苁蓉、五味子、蛇床子、桑螵蛸、阳起石、淫羊藿、白马茎、牡狗阴茎、羚羊角、樗鸡、虎掌、陆英、腐婢，这些药物大多为后世医家治疗阳痿所沿用。

自隋代巢元方《诸病源候论》，至清末韩善徵《阳痿论》专著的出现，对于阳痿的论治大多有所发挥。其治法主流为补肾法，亦有论及其他治法者。如《辨证录》主张阳痿应治心，创治“心包火大动”之莲心清火汤，治“君火先衰，不能自主”之起阴汤，治“心火抑郁而不开”之宣志汤、启阳娱心丹，治“心包火衰”之救阳汤，善用莲子、远志、柏子仁、石菖蒲、枣仁、茯神等治疗阳痿。《临证指南医案》将阳痿分为6种证候，并分列治法，少壮及中年患此，色欲伤及肝肾，用峻补真元、兼血肉温润之品缓调之；恐惧伤肾，治宜固肾，稍佐升阳；思虑烦劳而成者，心脾肾兼治；郁损生阳者，必从胆治；湿热为患者，治用苦味坚阴，淡渗去湿，湿去热渍而病退；阳明虚宗筋纵者，通补阳明。《阳痿论》重视辨证，以虚实论阳痿，反对滥用燥烈温补，指出：“独怪世之医家，一遇阳痿，不问虚实内外，概予温补燥热。若系阳虚，幸而偶中，遂自以为切病；凡遇阴虚及他因者，皆施此法，每用阴茎反见强硬，流精不止，而为强中者；且有坐受温热之酷烈，而精枯液涸以死者。”说明古代医家已经认识到不问病机，但求温肾壮阳之危害。

（二）补肾法治疗阳痿的产生和发展

阳痿从肾论治的理论依据，是《内经》关于肾气的理论和肾生理特点的阐述。《素问·上古天真论》指出：“丈夫二八，肾气盛，天癸至，精气溢泄，阴阳和，故能有子。”说明肾气盛才能天癸至，具有精气充盛的物质基础，才能够男女和合。《诸病源候论》首先阐述阳痿病机为肾阴阳两虚，指出：“肾开窍于阴，若劳伤于肾，肾虚不能荣于阴器，故痿弱也。诊其脉，瞥瞥如羹上肥者，阳气微；连连如蜘蛛丝者，阴气衰。阴阳衰微，风邪入于肾经，故阴不起，或引小腹痛也。”故巢氏是最早主张阳痿从肾虚立论的医家。

至唐代补肾法已成为阳痿的主要治法。孙思邈特别注重男子的阳气，认为阳气在男子性功能活动中起着至关重要的作用，指出：“男子者，众阳所归，常居于燥，阳气游动，强力施泄，则成虚损伤之病。”其治阳痿，多从温肾壮阳入手，并注重固护阴精，在其所列的约30首治阳痿方中，如五补丸、肾气丸、天雄丸、石硫黄散等，均以补肾壮阳药为主。

明代是补肾法治疗阳痿的鼎盛时期。张景岳集前人补肾法治疗阳痿之大成，认为“阳气者，若天与日，失其所则折寿而不彰”，“肾者主水，受五脏六腑之精而藏之”，倡“阳非有余，真阴不足”论；宜“壮水之主，以制阳光；益火之源，以消阴翳”，在“六味”“八味”启发下，创“阴中求阳”“阳中求阴”之左归、右归，以峻补肾阴、肾阳治疗阳痿，提出“凡男子阳痿不起，多由命门火衰，精气清冷……但火衰者，十居七八，而火盛者，仅有之耳”的著名论断。

（三）阳痿从肝论治的理论与实践

1.《内经》为阳痿从肝论治提供了理论上的依据

（1）阴器为肝之经络循行部位：《内经》详细阐述了前阴与经脉、络脉的关系。《灵枢·经脉》曰：“肝足厥阴之脉，起于大指丛毛之际……上腘内廉，循股阴，入毛中，过阴器，抵小腹，挟胃属肝络胆”，“足厥阴之别……经胫上睾，结于茎。”在十二经脉和十五络脉中，唯有肝经和其络脉循行于前阴。

（2）宗筋为肝所主，肝筋结于阴器：在《内经》中宗筋有两方面的含义。一指“主束骨而利关节”之总筋；一指前阴部或阴茎，如“前阴者，宗筋之所聚”，“宦者，去其宗筋”。

肝主筋，而肝之经筋亦结于阴器。如“足厥阴之筋，起于大指之上……上循阴股，结于阴器，络诸筋。其病……阴器不用，伤于内则不起，伤于寒则阴缩入，伤于热则纵挺不收”，明确指出肝之经筋聚结于阴器，并在该部位与诸筋相连。若房事不节，耗伤精血，经筋失于濡养，或伤于寒热之邪，可导致阴器不用，阳事不举。

《内经》有关阴器、宗筋的论述，涉及肝、脾、胃、肾等脏腑经脉。虽然脾、胃、肾之经筋皆

"聚于阴器""结于阴器"，然前阴与肝最为密切，正如李士材所云："阴器者，宗筋之所系也。而脾胃肝肾之筋，皆结于阴器，然厥阴主筋，故诸筋统属于肝也。"

(3) 气机调畅，则宗筋和、用事彰：人的情志活动，有赖气血的正常运行。肝疏泄气机，使气血运行正常，人的情志活动与肝的疏泄功能密切相关。若肝之疏泄正常，气机调畅，气血和调，肝血充盈，则阳事正常。如气机郁滞，情志不畅，宗筋失养，可导致阳痿。

2. 古代医家从肝论治阳痿的实践　从肝论治阳痿，《内经》虽倡导在前，但至明代始有临床的实践。明清医家从肝论治者，虽大多仍以补肾药为主，但亦有医家不同于此。如王伦在《明医杂著》中指出："男子阳痿不起，古方多云命门火衰，精气虚冷，固有之矣。然亦有郁火甚而致痿者。"并主张肝经湿热和肝经燥热分别用龙胆泻肝汤和六味地黄丸治疗。周慎斋《慎斋遗书》亦重视肝气郁结所致阳痿，指出："少年贫贱之人犯之，多属于郁。"主张用逍遥散合白蒺藜丸治疗。

《内经》对男性病虽未提出具体的一方一法，但其理论具有重要的临床指导作用。历代医家从肾论治者多，然临床用治肾法往往收效不显，究其病由，常因情志所伤。而性交乃宗筋用事，《素问·痿论》有"筋痿者，生于肝，使内也"之论，故从肝论治，颇收良效。

三、病因病理

（一）中医病因病机

1. 病因

(1) 情志刺激：①所欲不遂，或悲伤过度，郁郁寡欢，致肝气郁结；暴怒气逆，肝疏泄太过，均可致肝失条达，气血不畅，宗筋失充，致阳痿不举。②忧思气结，伤及脾胃，水谷不化，精微不布，无以"散精于肝，淫气于筋"，致宗筋失养，发为阳痿。③卒受惊恐，突遭不测，或乍视恶物，或素来胆怯，多疑善虑，房帏之中突遇惊恐之事，以致恐则气下，阳事不振，而为阳痿，此即张景岳所谓"阳旺之时，忽有惊恐，则阳道立痿，亦其验也"。

(2) 戕丧过度：房事不节，恣情纵欲，或手淫过度，均可伤精耗血，损及真阳，以致肾气虚惫，命门火衰，渐成阳痿。或因外伤，玉茎络脉受损而致痿者。

(3) 六淫侵袭：气候乍寒，或涉入冰水，寒邪侵袭，久滞肝脉，或久居湿地，或酷暑蒸腾，湿令不去，皆可致阳痿，正如《素问·五常政大论篇》曰："太阴司天，湿气下临，肾气上从，黑起水变，埃冒云雨，胸中不利，阴痿气大衰，而不起不用。"

(4) 饮食不当：膏粱厚味，过食肥甘，或嗜酒过度，酿湿生热，内阻中焦，郁蒸肝胆；或伤及脾胃，酿湿生痰，均可下注宗筋，致成阳痿。过于偏食，或因贫困摄入不足，宗筋失养，亦可致痿。

(5) 跌仆损伤：伤及肾府、外肾或玉茎，致经络伤损，气血无以舒通，或致瘀血阻于宗筋络脉，发为阳痿。

(6) 久病所累：久病之人，正气虚惫，且易生痰、湿、瘀等病理产物，往往正虚邪实，损伤阳气，导致阳痿。正如《济生方·虚损》所说："五劳七伤，真阳衰惫……阳事不举。"

(7) 禀赋不足：父母体衰，或有重病大疾在身，所生之子往往禀赋不足。若少年失于调养，影响发育，或先天畸形，均可导致阳痿。故曰："人之始生，以母为基，以父为楯。"（《内经》）"先天禀弱，或后天食少……而致阳痿。"（《类证治裁》）

(8) 年高体衰：老年天癸渐竭，气血不充，往往多虚多瘀，阻遏阳道，宗筋失养，发为阳痿。

此外，鳏夫孤居，或夫妇长期两地分居，久旷房事，亦可致败精阻窍，阳事不用；少年男子过早婚配，损伤稚阳，亦易患阳痿。

上述阳痿的病因，可单独致病，但亦可两种以上病因同时致病，导致较为复杂的证候变化。

2. 病机　肾藏精，内寓真阴真阳。若元阳亏虚，真元虚惫，失于温煦，或耗伤阴精，阴损及阳，则精气虚冷，命门火衰，导致阳痿。而肝失疏泄，肝经湿热，肝血瘀阻，则是阳痿最常见的病机。忧思、恼怒、郁愤、思虑、猜忌等精神刺激，是情志发病主因。情志因素往往影响肝的疏泄功能，无论疏泄不及或太过，肝气郁结或横逆，都可导致气机不调，血行紊乱，经络失畅，宗筋失养，发为阳痿。

肝疏泄失职，还可使水道失畅，水湿留滞经络，郁久变生湿热；过食肥甘，嗜酒过度，亦可变生湿热，浸淫肝经，下注宗筋，而致阳痿。正如薛立斋所云："阴茎属肝之经络。盖肝者，木也。如木得湛露则森立，遇酷热则萎悴。"

无论何种病因形成的瘀血，均可导致阳痿，因瘀血阻于络脉，宗筋失养，难以充盈，致阴器不用。老年多虚，因虚亦可致瘀。如气虚失运，血停为瘀；血虚失润，涩滞为瘀；阳虚血寒，凝滞为瘀；阴虚血稠，黏滞而瘀。这是老年患者因瘀致痿的常见病机。

（二）西医病因病理

阳痿的发病原因分为器质性和非器质性病变。过去认为，心因性或功能性阳痿占其发病总数的90%以上，随着检查手段的深入和完善，器质性阳痿的比重日益增大。我国学者卫涛等（1989）统计410例阳痿患者，器质性病变占33.44%；而Sacks（1983）则认为，器质性阳痿已占60%，而精神性病变下降为40%。应该指出的是，器质性阳痿往往不同程度地伴有精神方面的改变。

1. 非器质性阳痿　通常由精神因素引发，常见的心理原因有：

（1）潜在因素：性知识缺乏，不和睦的家庭关系，不适当的性信息，孤独等。

（2）突发因素：不忠实，不实际的期望，女方的性障碍，年龄变化，抑郁或忧虑，害怕妊娠，恐惧染上性病，内疚感等。

（3）持续因素：对性交失败的预感、犯罪感，配偶之间彼此缺乏吸引力，交流贫乏，害怕亲昵，自我形象的损伤，性神秘，有限的抚爱，精神错乱，性欲倒错，早泄，持续疲劳等。

上述精神因素如果导致大脑皮质对性兴奋的抑制作用加强，则可引发阳痿。此外，长期频繁手淫或恣情纵欲，可使神经系统经常处于高度兴奋状态，最终因兴奋过度而衰竭，脊髓勃起中枢兴奋性减退，导致功能性阳痿。

2. 器质性阳痿　病因较为复杂，主要包括血管病变、神经源性、内分泌性、药物影响、炎症性、机械性、创伤及手术并发症、各器官系统病变及老年性改变等因素。其发病机制通常是受上述因素的影响，以致与阴茎勃起直接相关的血管、神经病变或内分泌失调。这类患者即使在强力性刺激下阴茎亦不能完全勃起，亦无夜间自发勃起。

（1）血管性原因：

1）静脉性因素：实质是静脉闭合机制障碍。静脉闭合功能正常发挥需要充足的动脉血注入海绵体、海绵体平滑肌正常舒张以及白膜功能正常。在20世纪80年代，已能通过造影发现静脉漏，继而手术结扎异常静脉，但术后观察效果并不佳。静脉性阳痿的具体机制尚不完全清楚。常见原因有异常静脉通道不足形成（先天性或后天手术），静脉闭塞障碍，如平滑肌功能异常（交感神经功能亢进/缺血/高胆固醇血症），平滑肌减少（缺血/衰老），白膜的静脉畸形。临床表现为不能维持正常已完成的勃起。

2）动脉性因素：勃起需要海绵体动脉血流量的急剧增加方能发生和维持，各种影响阴茎内动脉和阴茎外动脉的疾患，只要影响了其血流灌注，就可发生勃起功能障碍。最常见的动脉病变是动脉粥样硬化，发生于供应和支配阴茎营养的动脉，如主-髂动脉或阴部内动脉、阴茎背动脉、阴茎深动脉等，亦可引起阳痿。其病理改变有内膜增生、中层纤维化、钙化、管腔狭窄等，从而引起血管栓塞性病变，引发因素多为老年性改变、糖尿病及动脉发育不全。

3）动静脉瘘：常见于阴部内血管的动静脉瘘，使海绵体不能充盈。

（2）神经障碍：勃起是一种神经-血管活动，大脑、脊髓、海绵体神经、阴部神经以及神经末梢、小动脉及海绵体上的感受器的病变均可能引起勃起功能障碍。如脊髓损伤、脊髓肿瘤、颞叶病变、骨盆大面积损伤及服用降压药物（胍乙啶、利血平）等，都可因传导性兴奋的神经阻断而引起阳痿。

（3）内分泌功能紊乱：引起阳痿的内分泌紊乱因素很多，其中主要有糖尿病、下丘脑-垂体病变及原发性性腺功能不全，而甲状腺及肾上腺病因少见。

1）糖尿病：据统计，糖尿病患者的阳痿发病率约有35%~59%，较同龄正常人群高2~5倍。其主要原因是糖尿病患者同时存在血管和神经因素（NalsonRP，1988）。糖尿病造成的支配会阴部的副交感神经病变，引起闭孔动脉狭窄所致的阴茎血流降低，以及代谢紊乱、精神因素等，均可导致阳痿。

2）下丘脑-垂体病变：占阳痿病例的7%~19%。常见的异常为肿瘤，其他因素有周围病灶浸润或垂体血运障碍等。发生阳痿的原因多为促性腺激素释放激素（GnRH）减少，导致促卵泡生成激素（FSH）或黄体生成激素（LH）降低和催乳素（PRL）增加。

3）原发性性腺功能不全：约占阳痿病例的7%。常见的有先天性和后天性2种。前者如Klinefelter综合征及其他染色体缺乏病、先天性双侧无睾症；后者如流行性腮腺炎并发睾炎、血管疾患、化疗或放疗等。其病理机制通常为血中游离睾酮降低，LH及FSH增加而引起阳痿。

4）皮质醇增多症（库欣病）：皮质醇增多症的患者中约有7%患有阳痿。患者血中LH及睾酮降低，对GnRH治疗反应较差，活检显示生精小管增厚、精子生成减少。皮质醇增多可抑制促性腺激素及睾丸间质细胞分泌睾酮，这是引起阳痿的主要原因。

5）女性化肿瘤：可发生于肾上腺或睾丸间质细胞，实验室检查有雌激素增多的改变，临床表现为男性乳房发育、阳痿、睾丸萎缩及肾上腺或睾丸肿块。

6）甲状腺功能亢进：约71%的甲亢患者有性欲减退，56%患阳痿，临床还可有乳腺发育及精子生成障碍。阳痿与甲亢程度不呈正相关。甲亢伴阳痿的患者T_3、T_4、LH、总睾酮、ABP及17-β-雌二醇增高，而FSH及游离睾酮正常。甲亢患者注射HCG后，雄激素芳香化反应加快，雄烯二酮和睾酮分别转化为雌酮和雌二醇。雌激素含量增高可能是阳痿的主要原因。

7）甲状腺功能减退：患者的睾酮及睾酮结合球蛋白降低，催乳激素增多。其阳痿发病原因与全身蛋白合成障碍导致睾丸生精小管退行性病变及间质细胞减少有关。

8）肾上腺功能不足：这种病变引起阳痿的原因不太清楚，可能与消瘦、营养不良致垂体分泌LH及睾丸间质细胞分泌睾酮减少有关。

（4）药源性阳痿：滥用药物危害性很大，很多药物有可能对性功能产生很强的抑制作用，其引起阳痿的病理机制有下列几方面：

1）自主神经系作用：中枢抗交感药通过中枢或周围肾上腺素的阻滞，影响海绵体供血和射精。β-受体阻滞剂普萘洛尔是引起阳痿的常见药物，此药具有亲脂性，能渗入中枢神经系统，产生中枢性抗交感作用。一些新型β-受体阻滞剂如阿替洛尔能溶于水，故副作用轻微。血管紧张素转化酶抑制剂卡托普利和钙通道拮抗剂不引起阳痿。胍乙啶和甲基多巴具有α阻滞作用，影响勃起和射精。

2）中枢抑制或镇静作用：中枢抑制剂和抗胆碱能药物可引起阳痿。吩噻嗪类精神抑制剂如氯丙嗪、硫利达嗪和三环系抗抑郁药可阻止海绵体动脉扩张，减少供血。硫利达嗪、三环系抗抑郁药氟派丁苯和安宁与可影响催乳素分泌。由较老的三环素抗抑郁药如阿米替林或丙咪嗪衍生的新药，如氟哌三唑酮抗胆碱作用轻微，对勃起的改善很有效。

3）影响内分泌功能：利尿剂螺内酯具有抗雄激素作用，可降低睾酮并增加睾酮的清除，引起男子乳房女性化，降低性欲。西咪替丁和氯贝丁酯具有抗雄激素作用，与甲氧氯普胺合用可增加催乳素的分泌，引起阳痿。

（5）其他器质性疾病：包括炎性病变，如慢性前列腺炎；其他男性疾病的影响，如阴茎硬结症、阴囊积水、精索静脉曲张、包茎、阴囊象皮肿；各种手术并发症，如经会阴前列腺切除术、交感神经切除术、直肠癌根治术；毒性物质，如铅和除莠剂；外伤，如阴茎外伤、睾丸外伤、阉割等均可导致阳痿。

四、辨病要点

患者是否患有阳痿，单凭病史即可确定。但深入的诊断，尚需依靠查体和实验室检查，对患者进行病因分析。阳痿的病因较为复杂。有时可由单一因素引起，有时则几种病因同时存在。在对患者治疗之前，均应在心理学、神经病学、血管外科学及内分泌学等领域内对此病进行全面的分析和评价。

1. *病史分析*　详细的病史分析，对鉴别器质性或功能性阳痿方面有着不可忽略的意义。

（1）现病史：首先应了解阳痿的病程，发病和进展情况，是逐渐发生还是突然发生；是间断还是持续发作；在什么情况下能勃起，勃起角度如何，能维持多长时间；有无夜间勃起或早晨清醒前勃起。

（2）既往史：既往史中有无精神创伤，是否患过糖尿病及其他慢性病，如动脉粥样硬化、原发性高血压、高脂血症、慢性前列腺炎或精囊炎；有无施行过前列腺摘除术、绝育手术、下腹部手术史；有无外伤史；服用过何种药物。

（3）个人史：有无手淫习惯、吸烟或酗酒嗜好，与配偶的感情如何等。

2. *体格检查*　除全身范围外，应突出乳房、神经系统、睾丸及外生殖器方面的检查。注意患者的第二性征发育情况及有无男性乳房发育和乳头分泌物；注意肛门括约肌的张力，以了解球海绵体反射是否正常，有无前列腺疾病；注意下肢有无感觉丧失、运动障碍、异常深腱反射或异常 Babinski 反射，以排除任何明显的神经异常；重点检查生殖器，如有无睾丸，睾丸的大小和质地，阴囊及阴囊内异常，阴茎有无畸形、包茎、龟头炎、包皮炎，是否做过包皮手术，观察尿道外口的位置，仔细扪摸阴茎干有无阴茎硬结或阴茎弯曲等。

3. *实验室检查*

（1）夜间阴茎胀大实验（NPT）：阴茎夜间勃起是自主神经活动的一个组成部分，常发生于睡眠的快速动眼期（REM），一般每晚平均 2~3 次，总共时间约 100 min。其发生是由于中枢神经系统传导冲动至骶神经丛引起勃起所致。阴茎夜间勃起通常突然发生并很快达到最大硬度，但消退也快，约在 5 min 内完全消退，因此，有些男性在晨间清醒时并不知道有过勃起。其生理意义是可以把较多氧气带入阴茎，此外，临床上还可以依据 NPT，帮助区分是心理性勃起功能障碍还是器质性勃起功能障碍。

因为可影响勃起功能的情绪紧张、焦虑等精神心理因素在熟睡时并不存在，故凡由心理性原因引起的勃起功能障碍患者，仍会有正常夜间勃起（NPT）；相反，因血管性、神经性和内分泌性勃起功能障碍患者夜间勃起次数减少，硬度也明显减弱。然而，器质性勃起功能障碍患者早期也许仍然会有夜间勃起，另外因焦虑、抑郁引起心理性勃起功能障碍同时也影响睡眠质量而出现不正常夜间勃起，故临床解释夜间阴茎勃起试验结果时也应综合分析。

夜间阴茎勃起检测方法有：

1）纸带或 Snap-Gauge 试验：将含有三种不同拉力条带（分别为 10、15 和 20 盎司）的测试环于夜间临睡前固定在阴茎上，次晨观察是否有拉力带断裂，借此判断夜间阴茎有无阴茎勃起。该方法方便、廉价，可重复，但精确性差，无法记录勃起次数。

2）硬度测试仪（erectiometer）：夜间入睡前将两个测试环分别安置于阴茎前端和根部，分别同步记录阴茎粗细和硬度于捆绑在小腿的小型记录仪上，次日可打印出实测结果。该方法是目前国际上公认的唯一可测定阴茎夜间膨胀度和阴茎硬度的无创检查，可在任何场合下使用。正常夜间勃起参数：每夜勃起 3~6 次，每次持续 10~15 min，硬度>70%，膨胀>2~3 cm。

3）VISER 勃起功能障碍分析仪：在 1999 年 AUA 年会上加拿大 Laborie 公司依据法国 Pierre-Lavoisiter 医师思路的计算机化的设计，推出一种能监测阴茎粗细、硬度、海绵体内压曲线和血流的多参数手携式电脑大小的综合分析仪。

4）体积描记器：因周径的改变与阴茎整体的大小及硬度不呈线性比例，开始勃起时阴茎周径与阴茎血流增加的容量呈正比，但当阴茎充分勃起后血液只增加其充盈而不增加其周径，故测量阴茎体积较准确。现用的体积描记仪是通过测量阴茎大小的变化来反映勃起程度、勃起次数和勃起的持续时间。方法是用两根灌注汞的管子，一根均匀地绕置于阴茎头后部，另一根绕于阴茎体根部，再用电极连接。阴茎勃起后二者间的周径差别和勃起的持续时间可以经体积描记器放大后表现出来或记录于纸上。

（2）阴茎肱动脉血压指数（PBI）：将宽气囊束于阴茎根部，用多普勒超声探头监测血管波动，测定阴茎两侧动脉收缩压，若两侧结果相近则取均值，相差较大则分别记录，并与肱动脉进行比较。PBI 大于 0.75 kPa 为正常；PBI 小于 0.6 kPa 表明有血管供血不足；PBI 介于 0.6~0.75 kPa 之间，表明有供血不全，提示有血管病变。

（3）阴茎血流指数（PFI）：先用多普勒流量计超声探头以 45°对准桡动脉（R）测其血流速度，再测阴茎背动脉（A）及两侧阴茎背深动脉（B1/B2）血流速度，依下列公式计算 PFI：PFI＝R÷［（A+B1+B2）/3］。PFI 小于 6 为正常，PFI 大于 6 提示有血管病变。PFI 愈大，提示闭塞性病变愈接近阴茎小动脉。

（4）彩色双功能超声检查（CDU）：该检查无创伤，高频探头显示阴茎海绵体、尿道海绵体及白膜，观察阴茎有无病理性改变。同时可获得高分辨率的阴茎血管图像，测定血管的内径，记录疲软状态下阴茎动脉的管径，结合阴茎海绵体内注射血管活性物质（如 PGE_1），观察注射前后阴茎血流情况，对了解阴茎动脉血供及静脉闭合机制均有帮助。常用评价阴茎内血管功能的参数有：①收缩期阴茎动脉最大血流流率（PSV）：PSV 正常值大于 25 cm/s，低于此值存在海绵体动脉异常。②舒张末期血流流率（EDV）：EDV 正常值小于 5 cm/s，低于此值提示阴茎背静脉阻断不全。③阻力指数（RI）：指（PSV-EDV）/PSV 的比值。正常人的 RI 值为 0.99，单纯动脉功能不全的 RI 值为 0.96，但无统计学意义。RI 明显降低（<0.8）时，应考虑静脉瘘的存在。

（5）阴茎海绵体测压（CM）：CM 的检测诊断指标目前多采用维持勃起的灌注流率（MF），若灌注时海绵体内压不能达到平均收缩压、MF 超过 10 mL/min 或停止灌注后海绵体内压很快下降均提示静脉闭合不全。MF>40 mL/min 应考虑显著静脉关闭不全。

（6）选择性阴茎动脉造影：评价阴茎血供异常的定向、定位方法。用于骨盆骨折后勃起功能障碍、原发性勃起功能障碍疑有阴部动脉畸形、主动脉或髂动脉狭窄阻塞病变，以及经 NPT、多普勒等提示有阴茎供血不足，药物治疗无效，拟行血管重建术者。

（7）灌注性海绵体造影：待检者取仰卧位，倾斜 30°，经龟头插入海绵体两侧各 1 枚 21 号针。经灌注针头以正常速度注入生理盐水，逐步增加灌注速度诱发勃起，减慢流速维持勃起状态（流速为 80~120 mL/min，维持勃起的灌注流速为 20~40 mL/ min），注入 30%泛影葡胺 30~100 mL，30 s、60 s、90 s、120 s 及 900 s 时分别摄片。正常勃起状态，阴茎海绵体内注入对比剂只显影双侧海绵体，无龟头及静脉显影；若存在异常的静脉回流及静脉瘘，则在诱发状态下可显示造影。

（8）直接注入的海绵体造影 60%的泛影葡胺 50 mL 加生理盐水 25 mL 稀释后快速注入，注射中和注射后各摄一张方向相反的斜位片，10 min 后摄一张后位片。正常人对比剂排空时间大于 90 min；若造影剂排空时间小于 75 min，则表示海绵体有漏液。

（9）神经系统检查

1）体神经检查：①阴茎生物阈值试验；②球海绵体肌反射；③阴部诱发电位；④脊神经传导速度试验；⑤肛门或尿道括约肌肌电图。

2）自主神经检查：①心血管反射试验；②交感神经皮肤反应；③膀胱内压研究；④海绵体肌电图。

（10）性激素测定：包括血浆睾酮（T），成年男性正常值（下同）：12~34 nmol/L；黄体生成素（LH），正常值：0~25 IU/L；滤泡刺激素（FSH），正常值：1~5 IU/L；催乳素（PRL），正常值：< 20 μg/L 等。病变位于睾丸者，其血浆 LH 值增高，睾酮值下降。病变在垂体者，其血浆 LH 及睾酮值均低于正常。病变在下丘脑者，除血浆 LH 及睾酮值下降外，可有 PRL 增高，而 PRL 被认为有对抗血浆睾酮的作用，从而导致阳痿。

（11）心理学测试

1）明尼苏达多相个性调查表测试（MMPI）：明尼苏达多相个性调查表是一份包括 566 条是非题的调查表，供受试者回答。该表涉及范围广泛，包括健康、心身症状、神经障碍、动作失调、性欲、宗教、政治和社会态度、教育、职业、家庭和婚姻、各种精神病的行为表现等。受试者只要具有小学文化程度便可接受此测验。要避免任何恐惧、疲劳或紧张因素，以免影响测试结果。从受试开始到受试完毕，通常为 45 min 左右。临床量表达 70 分时有意义。

2）汉密尔顿焦虑量表（HAS）：用于诊断神经症性焦虑状态。列举 12 种症状，其中躯体症状又分为肌肉和感觉两种，最后再加一项在交谈时的行为，总共 14 项。主试者（医师）和受试者（患者）共同阅读焦虑量表的每一项内容。在患者认为适合自己的情况时，便在相应的级别档内划“√”。有时患者对有的项目不能判断时，医师可以稍加指点，但不可强加意识。HAS 将患者的症状量化，同时比较治疗前后的症状变化，对诊断功能性阳痿有不可低估的价值。

3）视听觉性刺激试验（VASS）：在实验室让受试者观看色情影像，同时用微变温度计测量阴茎皮肤温度，用水银压力计测定阴茎周径，用硬度计计算阴茎横向、纵向压力及阴茎硬度，描绘三条曲线，比较前后曲线变化。正常阴茎周径增大（29±6.4）%，可达到坚硬勃起。正常人及心理性阳痿患者三条曲线应均上升，而器质性阳痿病人三条曲线无变化。

五、辨证要点

勃起不坚通常是指在性交时，射精之前阴茎勃起不坚硬，可完成性交过程。往往因性交勃起不坚硬求诊，与阳痿患者之阴茎不能纳入阴道，或性交过程中因勃起不坚硬、勃起不能维持以致不能完成性交过程不同。具体辨证要点如下：

1. *分清虚实*　本病有虚实之分。肝气郁结，肝经湿热，瘀血阻络者属实证；命门火衰者则属虚证。青壮年多实证，老年人多虚证。临床上有相当比例的患者表现为虚实夹杂。

2. *明辨病位*　因病因侵犯的部位不同，阳痿的病位亦不同。因郁、怒等情志所伤者，病位在肝；突遇不测，大惊卒恐者，其病位多在胆、心、肾；湿热外袭者，病位多在肝经；内蕴湿热者，往往先犯脾，后侮肝；房事劳伤，命门火衰者，则病在肾。临床上有时单一脏腑发病，亦可累及多个脏腑经络。

3. *细审寒热*　因病机不同，阳痿的寒热性质亦不尽相同。热为阳邪，其性炎上，易伤阴津，易动血液。阳痿热证者，热邪常与湿邪夹杂侵犯肝经，临床多兼见阴囊潮湿，舌苔黄腻，脉象弦数。寒为阴邪，易伤阳气，其性收引凝聚。阳痿寒证者，多为寒邪入于肝经，临床多兼见阴囊湿冷，少腹拘急，舌苔白，脉沉弦或沉迟。

此外，阳痿尚有虚寒和虚热证者。阳痿虚寒证，多表现为命门火衰，临床可兼见腰膝酸冷，肢体畏寒，夜尿频作，小便清长，舌质淡，脉沉细迟。阳痿虚热证，多表现为肾阴亏虚，阴虚火旺，临床可兼见五心烦热，潮热盗汗，舌质红，舌苔薄黄或剥脱，脉象细数。

4. *审证求因*　了解三因在阳痿辨证过程中起着重要作用。阳痿有的由于暴怒伤肝，气机紊乱，影响气血运行，宗筋失充而致；有的由于忧思气结，伤及肝脾，精微失布，宗筋失养而引起；有的由于恣情纵欲，耗伤真元，命门火衰，宗筋失于温煦而致；有的因湿热侵袭，或内蕴湿热，循肝经下注宗筋，宗筋弛纵而引起；有的因久病正虚，五劳七伤，真阳衰惫而致；有的因先天禀弱或后天食少，禀赋不足而引起；有的因年高体衰，多痰多瘀，阻塞阳道而致。上述种种原因均可导致阳痿，这就需要结合临床其他症状，以及阳痿患者的病史、体征或实验室检查结果，进行详细审因，从中找出致病的主要原因，为辨证提供可靠的依据，做出确切的诊断。

六、治疗原则

本病的治疗，应根据不同的病因病机而确定治则。肝气郁结者，应以疏达肝气为主，常用药物如柴胡、白蒺藜、香附、厚朴、郁金、枳实、延胡索、川楝子、乌药等；肝经湿热者，以清热渗湿为主，常用药物如龙胆草、车前子、白茅根、薏苡仁、泽泻、益母草等；瘀血阻络者，以活血通络为治，常用药物如蜈蚣、水蛭、地龙、全蝎、路路通、丹参、川芎等；命门火衰者，则以温补肾阳为要，常用药物如淫羊藿、巴戟天、肉苁蓉、菟丝子、紫梢花、鹿茸、杜仲、雄蚕蛾等。

人之形体有肥瘦，气血有多寡，性格有刚柔，脏腑有强弱，阴阳有厚薄，虽是阳痿，亦有体质的差异，故阳痿论治，尤应注重体质，因人制宜。如面生痤疮，阴囊潮湿，舌苔黄腻的湿热体质，临床发病较多，治疗宜渗湿清热；体形肥胖，口中黏腻，目胞微浮，肢体沉重懒动，舌淡体胖大的痰湿体质者，治宜化痰消脂；面颊红丝赤缕，肤色暗滞或见斑点，舌质紫络隐现的瘀血质者，又当活血通络；阴虚体质的阳痿患者，多有烦热，面目潮红，目睛干涩，口燥舌红少苔，乃由阴不涵阳，阳无阴充，阴茎亦可痿而不举，治当养阴润燥以收功。

阳痿单纯由命门火衰所致者，临床上并不多见。若阳痿他证误用温肾壮火治疗，则可导致复杂的变证。如肝气郁结误用壮阳，则可肝郁化火，抑或徒伤肝肾之阴；肝经湿热误用壮阳，犹如火上加炭，使肝木焦萎；瘀血阻络误用壮阳，则伤津耗血，血液黏稠，血行更加不畅，反加重阳痿，临床尤应注意。

七、辨证论治

阳痿的论治，应紧紧围绕其病机特点展开。中青年患者，实证占多数，情志所伤，湿热浸淫，瘀血阻络是主要病机，说明阳痿从肝论治具有很强的临床适用性。肝病所致阳痿，不外肝经自病，邪客肝脉和他脏相病三类证候。从肝论治阳痿，关键是抓住肝郁以致气血不畅，运行障碍，宗筋失充这一病机特点，木郁者宜疏达之，湿热者宜清利之，痰瘀者宜通宜化，肝虚者宜补之。临床上常用的治肝法依次为疏肝调肝、活血通络、清热利湿、潜阳凉肝、培土抑木、滋水涵木、补气生血、暖肝散寒、益肝壮胆等九法。此外，从肝论治阳痿，重在情志疏导，不唯投以药石，亦应包括咨询指导，可谓异曲同工。首先是倾听患者陈述，详细了解病史，再根据不同情况进行疏导，改善患者的焦虑情绪，创造适宜性生活的环境，使其情绪悠然舒缓，即“必先和气，阴茎乃起”。还应根据病人的性知识了解情况、年龄、体质、伴发疾病的不同，给以必要的性知识和医学知识的解释，提高性生活技能。

老年患者，年高体衰，往往同时患有动脉硬化、高脂血症、糖尿病等老年病，虚证或虚实夹杂证占多数。肾阴阳两亏、脾肾亏虚、命门火衰、瘀血阻络、痰湿困阻等病机较多。临床应抓住正虚或正虚邪实这一病机核心，展开论治。肾虚者宜补之，命门火衰者宜温润之，瘀血者宜活血通络，痰湿者宜化宜利。临床常用治法有滋补肾水、温肾壮阳、活血通络、淡渗利湿、化痰通络等。对于命门火衰者，阳气既虚，其真阴亦必亏，切不可纯予燥烈温补，而应阴中求阳；对于正虚邪实证，则应标本兼治，祛实补虚。如临床上最常见肾虚瘀血证候，治宜补肾活血，祛其瘀血，补其不足，方可取得满意的临床疗效。

（一）肝气郁结证

1. 临床表现　阳痿伴见胸胁胀满，或窜痛，善太息，情志抑郁，咽部如物梗阻。舌淡少苔，脉弦。

2. 证候分析　肝主宗筋，肝气抑郁可致阳痿。肝主疏泄，疏泄不及则为肝气郁结，情志抑郁不畅；肝为刚脏，其性躁烈，肝气郁结，气机紊乱，则胸胁窜痛或胀满；气机不畅，阻于咽部则为梅核气；脉弦为肝气郁结的表现。阳痿之肝气郁结证患者，往往平素多疑善虑，性情懦弱，难以抵制外界情志刺激。

3. *治法*　疏肝解郁。肝郁化火者宜疏肝解郁清热。

4. *方药*　逍遥散合四逆散加白蒺藜、紫梢花、川楝子、醋延胡索。方中柴胡、枳实、薄荷疏肝解郁；当归、白芍柔肝养阴；炙甘草缓肝之急；白蒺藜入肝经，通阳气；紫梢花入肝经，专治阳痿；川楝子、醋延胡索一入气分，一入血分，可疏肝解郁止痛。诸药合用，共奏疏肝理气治疗阳痿之功。

肝气郁结久病不治，易郁久化火，表现为胸胁灼痛，目赤口干，舌红，苔薄黄，脉弦数，治宜丹栀逍遥散加味，以解肝郁，清肝热。

（二）肝气横逆证

1. *临床表现*　阳痿伴见胸胁胀满疼痛，急躁，易怒。舌淡苔薄，脉弦而有力。

2. *证候分析*　暴怒伤肝，气机逆乱，宗筋不用则为阳痿。肝为刚脏，疏泄太过则肝气逆乱，气机阻于胸胁，则胀满疼痛；气机上逆，则急躁易怒。气机逆乱于血脉，则脉象弦而有力。患者多平素性情急躁，稍有不顺，则易伤肝动气。

3. *治法*　平肝镇逆。

4. *方药*　逍遥散加龙骨、牡蛎、石决明、白蒺藜、羚羊角粉。上五药皆入肝经，平肝降气，肝气得舒，阳痿可愈。

（三）肝经湿热证

1. *临床表现*　阳痿伴见阴囊潮热，或臊臭坠胀，阴囊瘙痒，胸胁胀痛灼热，厌食，腹胀，口苦泛恶，大便不调，小便短赤，肢体困倦。舌质红，苔黄腻，脉滑数。

2. *证候分析*　肝经循行于阴器，若湿热客于肝经，循行下注，蕴结于阴器，则阳痿伴见阴囊潮热，甚或臊臭坠胀，阴囊瘙痒；肝经布胁肋，若湿热浸淫则胸胁胀痛灼热；湿热困脾，则厌食、腹胀、大便不调；湿热蕴蒸于上则口苦泛恶，蕴蒸于四肢则肢体困倦，湿热下注膀胱则小便短赤；舌质红、苔黄腻是肝经湿热证明显的外部指征；湿热充斥于脉道则脉象滑数。

3. *治法*　清热利湿。

4. *方药*　龙胆泻肝汤加蛇床子。方中龙胆草泻肝经实火，以柴胡为肝使，以甘草缓肝急，佐以茯苓、栀子、木通、泽泻、车前子清热利湿，使诸湿热从小便而去，蛇床子燥湿以助阳。加当归、生地黄以养肝。该方妙在泻肝之剂而反佐补肝之药，盖肝为藏血之脏，补血即所以补肝。蛇床子辛苦燥湿，专治阳痿。

（四）瘀血阻络证

1. *临床表现*　阳痿伴见睾丸刺痛，胸胁胀闷窜痛，性情急躁，胁下痞块，或腹、腰、阴部刺痛。舌质紫暗或有瘀斑瘀点，脉涩。

2. *证候分析*　气血运行不畅，瘀血阻于宗筋络脉，导致宗筋失养则发为阳痿，以老年男性多见。经络不通，瘀血阻于睾丸，则阳痿伴见睾丸刺痛；瘀血阻于胸胁，则胀闷窜痛；瘀血伤肝，则性情急躁、胁下痞块；瘀血阻于腹、腰、阴部，则可见上述部位的刺痛；外科手术，跌仆损伤往往易于造成瘀血阻滞；舌质紫暗或有瘀斑瘀点、脉涩是瘀血阻络的典型征象。

3. *治法*　活血化瘀通络。

4. *方药*　蜈蚣达络汤。方中蜈蚣为君药，通瘀达络，走窜之力最强；川芎、丹参、赤芍、水蛭、九香虫、白僵蚕为臣药，助蜈蚣达络之力；柴胡理气，黄芪补气，紫梢花理气壮阳，共为佐药；牛膝引药下行为使药。诸药配伍，共奏理气活血，通瘀达络以治阳痿之效。

亦可用血府逐瘀汤加水蛭、地龙、路路通。方中水蛭、地龙、路路通活血入络脉；当归、牛膝、红花、桃仁、赤芍、川芎养血活血化瘀；生地黄滋阴，柴胡疏肝理气；枳壳、桔梗、甘草宣利肺气，通利血脉。统观全方，共奏益气、和血、通络之功效。

（五）命门火衰证

1. *临床表现* 阳痿兼见面色㿠白或黧黑，头晕耳鸣，精神萎靡，腰膝酸软或疼痛，畏寒怕冷，或肢冷以下肢为甚，大便久泄不止，或完谷不化，或五更泄，水肿腰以下甚，按之不起。舌淡胖、苔白，脉沉细。

2. *证候分析* 命门少火的温养，是性功能正常的必备条件。命门火衰，宗筋失于温煦，则阳痿不举。元阳亏虚，失于温养，则面色㿠白或黧黑；元阳虚惫，无以上承精气于脑，则头晕耳鸣，精神萎靡；腰为肾之外府，命火衰微，失于温养，则腰膝酸软，甚则因虚而痛；命火不足，四肢失于温煦，则肢冷，以下肢为甚；下元亏虚，中焦失于温煦，则大便久泄不止，或完谷不化，或五更泄；元阳亏虚，水气不行，凝聚于下，则水肿腰以下甚，按之不起；舌淡胖、舌苔白，脉象沉细均为命门火衰之征象。

3. *治法* 温补命门之火。

4. *方药* 寒谷春生丹。该方原为《仙方合集》治疗“虚寒年迈，阳痿精衰无子”而设。方用鹿茸、淫羊藿、巴戟天、肉苁蓉、韭菜子、杜仲、仙茅、蛇床子、附子、肉桂温补命门之火；熟地黄、当归、枸杞子、山茱萸滋阴益肾补肝，取“善补阳者，必于阴中求阳”之意；人参、白术健脾益气，以助生化之源。诸药配伍，温阳益肾，填精补血，共奏培补肾中元阳以治阳痿的功效。

（六）肾阴亏虚证

1. *临床表现* 阳痿伴见腰膝酸软，眩晕耳鸣，失眠多梦，遗精，形体消瘦，潮热盗汗，五心烦热，咽干颧红，溲黄便干。舌红少津，脉细数。

2. *证候分析* 肾阴亏虚，宗筋失于濡养则为阳痿。腰为肾之府，肾阴亏虚，肾府无以濡养，则腰膝酸软；肾主骨生髓，脑为髓之海，肾开窍于耳，肾阴亏虚，脑髓空虚，则见眩晕耳鸣；肾阴亏于下，君火动于上，心肾不交，则失眠多梦、遗精频作；阴虚火旺，消烁肌肉，则形体消瘦；阴虚火旺，虚火蒸液，则潮热盗汗；虚火内扰，则五心烦热；虚火内灼，耗伤阴津，津液无以上承则咽干，外蒸则颧红，无水行舟则便干，虚火内灼则溲黄。舌红少津，脉虚数均为肾阴亏虚，阴虚火旺之征象。

3. *治法* 滋阴补肾。兼有阴虚火旺者，宜滋阴补肾，兼清虚热。

4. *方药* 左归丸。方中重用大怀熟地黄，滋肾以填真阴；枸杞子益精明目；山茱萸涩精收涩；龟鹿二胶，为血肉有情之品，鹿胶偏于补阳，龟胶偏于滋阴，二胶合力，沟通任督二脉，益精填髓，以阳中求阴；菟丝子配牛膝，强腰膝，健筋骨；山药益脾滋肾。诸药合用，共奏滋肾填阴，育阳潜阴以治疗阳痿之效。

阴虚火旺者，宜上方加生地黄、牡丹皮、女贞子、墨旱莲等清虚火药物，以滋阴降火。

（七）寒滞肝脉证

1. *临床表现* 阳痿伴见少腹牵引睾丸坠胀冷痛，或阴囊收缩引痛，受寒则甚，得热则缓。舌苔白滑，脉沉弦或迟。

2. *证候分析* 感受寒邪，凝滞肝脉，宗筋无以屈伸则为阳痿。肝之经络循行于前阴及小腹，寒性收引，寒邪客于肝脉，则少腹牵引睾丸坠胀冷痛，或阴囊收缩引痛；寒为阴邪，易伤阳气，寒滞肝脉，遇寒则伤阳更甚，故受寒则甚，得热则缓。舌苔白滑，脉沉弦或迟均为寒滞肝脉之征象。

3. *治法* 温经暖肝散寒。

4. *方药* 暖肝煎加山茱萸、九香虫、仙茅、淫羊藿、巴戟天。方中小茴香、肉桂温经祛寒止痛；乌药、沉香温肾散寒行气；枸杞子、当归滋补肝肾；茯苓健脾补中扶正。加山茱萸、九香虫、仙茅、淫羊藿、肉桂温肾壮阳，祛肝脉之寒邪。诸药合用，共奏温经散寒以治阳痿之功效。

（八）惊恐伤肾证

1. *临床表现* 阳痿伴见悸动易惊，胆怯多疑，夜多噩梦。舌苔薄白，脉弦细。

2. 证候分析 素来胆虚，多疑善虑，突遭不测，或房事时卒受惊恐，恐则气下，则阳道立痿。胆气不足，则胆怯多疑，悸动易惊；大惊卒恐，惊恐伤肾则夜多噩梦；舌苔薄白，脉弦细皆为胆虚惊恐伤肾之征象。

3. 治法 益肾补肝，壮胆宁神。

4. 方药 启阳娱心丹。启阳娱心丹原为《辨证录》治疗“志意不遂，阳气不舒，心火抑郁而不开，肾火虽旺而不应”之阳痿而设。方中人参、菟丝子、当归、白芍益肾补肝壮胆；远志、茯神、石菖蒲、生枣仁宁心安神治惊恐；砂仁、白术、山药、甘草健脾和胃益后天；柴胡、橘红理气，以行惊恐所致气郁。诸药配伍，共奏益肾壮胆宁神治阳痿之功。

（九）肝血虚证

1. 临床表现 阳痿伴见眩晕耳鸣，面色无华，夜寐多梦，肢体麻木，关节拘急不利，爪甲不荣，视力减退。舌淡苔白，脉细。

2. 证候分析 肝血亏虚，宗筋失养，则阳痿不举。血虚不能上荣，则眩晕耳鸣，面色无华；肝血亏虚，相火易动，则夜寐多梦；肝主筋，其华在爪，肝血亏虚，筋失所养，则肢体麻木，关节拘急不利，爪甲不荣；肝开窍于目，目之所视，赖肝血之濡养，肝血虚则视力减退。舌淡苔白，脉细均为肝血亏虚之征象。

3. 治法 补血养肝。

4. 方药 归脾汤。方中党参、黄芪、白术、甘草补脾益气以生血；当归、生地黄补血益阴；茯神、枣仁养心安神；少佐木香理气醒脾，使补而不滞。诸药合用，共奏荣血养筋以治阳痿之功。

（十）痰湿阻络证

1. 临床表现 阳痿伴见形体肥胖，胸闷心悸，目窠微浮，胃脘痞满，痰涎壅盛。舌胖大有齿痕、苔白腻，脉滑。

2. 证候分析 湿浊下注，聚于宗筋，经络受阻，则无以令阳器振兴；痰湿充斥于肌肉四肢，则形体肥胖；阻于胸腔，则胸闷心悸；上充于目，则目窠微浮；痰湿困脾，阻于中焦，运化失职，则胃脘痞满，痰涎壅盛；舌胖大有齿痕、苔白腻，脉滑均为痰湿内阻之征象。

3. 治法 化痰，祛湿，通络。

4. 方药 僵蚕达络饮。方中白僵蚕味辛性咸平，无毒，善化痰散结，活血通络以治阳痿，为君药；防己、苍术、半夏、陈皮、茯苓、瓜蒌、薏苡仁助君药祛湿化痰，为臣药；黄芪健脾，露蜂房温运脾阳，生蒲黄散瘀，九香虫和胃散滞，为佐药；桂枝、路路通理气通阳化痰，引诸药直达病所，为使药。诸药并用，共奏化痰、祛湿、通络以治阳痿之功。

（十一）脾胃气虚证

1. 临床表现 阳痿伴见纳少，腹胀，饭后尤甚，大便溏薄，肢体倦怠，少气懒言，面色萎黄或㿠白，水肿，或消瘦。舌淡苔白，脉缓弱。

2. 证候分析 阴器之用，以气血为本，而气血之盛衰受阳明脾胃功能强弱之影响。脾胃功能强健，水谷化源充足，气血旺盛，则阴茎得以充养而健。脾胃功能障碍，则宗筋弛纵，痿软不举。脾主运化，运化失职则纳少、腹胀、饭后尤甚，大便溏薄；脾主肌肉四肢，脾虚则肢体倦怠、少气懒言；脾虚精微无以敷布，则面色萎黄或㿠白；脾虚不能运化水湿，水湿溢于皮下则水肿；脾虚，精微不化，肌肉失养，则消瘦；舌淡苔白、脉缓弱均为脾胃气虚之征象。

3. 治法 补气，健脾，和胃。

4. 方药 九香长春饮。方中九香虫为君药，健脾益胃，善治阳痿；露蜂房、人参健脾益气起痿；黄芪、白术、茯苓、泽泻运脾治湿，为臣药；山药、白芍补脾益阴，防诸药之过，为佐药；桂枝醒脾通络，引药直达病所，炙甘草健脾和胃，调和诸药，为使药。诸药配伍，共奏治疗中焦气虚阳痿的功效。

八、其他治疗

（一）西药治疗

1. 磷酸二酯酶V抑制　剂有西地那非（万艾可）、他达拉非（希爱力）、伐地那非（艾力达）。

西地那非（万艾可）为特异性磷酸二酯酶V抑制剂，可抑制cGMP降解，提高cGMP浓度，起到治疗阳痿的效果。性生活前30~60 min口服，剂量因人而异，一般为50~100 mg，每日最多只服1次。西地那非对心理性、器质性和混合性勃起功能障碍均有效，但并不影响性欲和性兴趣，仍需正常性刺激存在来启动性活动。人与兔试验表明：西地那非可增强阴茎对电刺激、氮化物刺激的反应；麻醉状态下的狗应用西地那非后，电刺激盆腔神经及外源性硝酸化物可产生更高的海绵体内压，此时全身血压无改变，表明西地那非仅作用于阴茎，可降低平滑肌对性刺激反应的阈值，使平滑肌更易于对性刺激产生反应。实验室研究表明：西地那非使细胞内cGMP水平升高，增强NO作用强度，从而使平滑肌松弛，产生阴茎勃起。主要有头痛、鼻塞、面部潮红等可耐受性不良反应。对因心肌供血不足服用硝酸甘油者禁用，心功能差者应慎用。

此外，还有他达拉非（希爱力），每次20 mg，性生活前30 min服用；或每次5 mg，每日1次，口服。伐地那非（艾力达），每次10 mg，性生活前25~60 min服用。

2. 育亨宾　临床可试用于因神经衰弱等所致的功能性阳痿，亦可用于因糖尿病等所继发的阳痿，口服每次0.005~0.01 g，3次/d。重症者可皮下注射2%育亨宾溶液0.5~1 mL，2~3次/d，20次为1个疗程。

不良反应：有类似可卡因的局部麻醉作用，偶可有心悸、失眠、眩晕等症状出现。

3. 士的宁　能够选择性地提高脊髓兴奋功能，属中枢兴奋类药物。其治疗阳痿的机制可能在于兴奋脊髓节段两个影响勃起的中枢。常作为一般性兴奋剂与育亨宾等合用，用量一般在0.001~0.002 g。

不良反应：士的宁过量会引起中毒。可因强直性肌肉痉挛导致窒息缺氧或中枢神经系统（延髓中枢）麻痹致死。

4. 罂粟碱与酚妥拉明　均属于周围血管扩张药或血管活性药物，分别通过直接扩张小血管平滑肌和作用于肾上腺素受体（α-阻滞剂）而舒张周围血管。单用一种药物海绵体注射即可促使阴茎勃起，但二药联合注射，认为较注射一种为好，有利于勃起时间的控制。二药可扩张动脉，使血管窦松弛及静脉部分阻塞，阴茎海绵体充血。常用酚妥拉明0.5~1 mg和罂粟碱30 mg，阴茎海绵体内注射。

不良反应：可有阴茎异常勃起、阴茎痛及麻木感，不易达到性欲高潮及射精困难，阴茎瘀斑、肿胀等，长期应用可能引起局部纤维化。

5. 前列腺素E_1　该药是一种可引起血管扩张的平滑肌松弛剂，可用于阳痿的治疗（见本节辨病要点部分）。

6. 内分泌药物

（1）性激素及促性腺激素适用于下丘脑及垂体疾患、原发性性腺功能不全等。有报告雄激素类物质，尤其是促性腺激素，对男性更年期出现的阳痿有效。然而，用激素治疗激素分泌正常的患者虽然可使其性欲增强，但不能提高性交能力，故常使患者更为难堪。

（2）肾上腺皮质激素及甲状腺激素可分别对肾上腺皮质及甲状腺功能减退者有效。

（3）多巴胺增效剂或拟多巴胺类对下丘脑垂体疾患致高催乳激素血症者效果较好。

（4）纠正代谢紊乱如糖尿病酮症、代谢性酸中毒等，宜针对原发病进行病因性治疗。

（二）中成药治疗

1. 疏肝益阳胶囊　用于肝气郁结，肾虚血瘀所致阳痿。每次1.2 g，2次/d。

2. 金匮肾气丸　长期服用可增强体质，提高性兴奋，达到治疗阳痿的目的。每次1丸，2次/d。

3. 逍遥丸　用于肝气郁结所致阳痿。每次9 g，2次/d。

4. 龙胆泻肝丸　用于肝经湿热所致阳痿。每次9 g，2次/d。

5. 六味地黄丸　用于肝肾阴虚阳痿者。每次9 g，2次/d。

6. 龟龄集　用于肾阳亏虚之阳痿。胶囊剂，每次1丸，3次/d。

7. 五子衍宗口服液　用于肾虚遗精、阳痿、早泄、不育、小便后余沥不清者。每次10 mL，2次/d。

8. 杞菊地黄口服液　用于肝肾阴虚所致两眼昏花、视物不清、盗汗遗精之阳痿患者。每次10 mL，2次/d。

9. 海马补肾丸　用于气血两虚、肾气不足之头晕耳鸣、腰膝背痛、老年早衰、梦遗滑精、性功能减退等。每次10粒，2次/d。

10. 参茸补丸　用于体虚贫血、神经衰弱、腰膝酸软、盗汗乏力、阳痿遗精等。每次4粒，2~3次/d。

11. 补肾强身片　用于头晕眼花、心悸失眠、四肢无力、阳痿遗精。每次5片，3次/d。

12. 海参丸　用于肾虚腰痛、梦遗滑精、筋骨酸痛、头晕耳鸣、四肢乏力、神经衰弱、不育阳痿。每次9 g，2次/d。

13. 青娥丸　用于肾亏腰痛、膝软冷痛、头晕耳鸣、阳痿不举、须发早白。每次9 g，2次/d。

14. 多鞭精　用于体质虚弱、易感疲劳、腰背酸痛、神经衰弱、梦遗早泄、阳痿不举、久病亏损。每次1支，2次/d。

15. 花茸维雄　用于生殖器发育不良、无睾症、先天性睾丸发育不全、阳痿、早泄、性欲减退、中老年早衰、妇女更年期综合征等。每次1粒，2次/d。

16. 男宝（补肾胶囊）　用于肾阳不足、阳痿滑泄、腰腿酸痛、肾囊湿冷、精神萎靡、食欲不振。每次2~3粒，2次/d。

17. 梅花鹿鹿茸血（口服液）　用于男子性功能减退、阳痿早泄、腰膝酸痛，年老体衰等。每次1支，1次/d。

18. 右归丸　用于肾阳不足、命门火衰所致畏寒肢冷、年老体虚、久病虚弱、阳痿遗精、肢体酸软等。每次6~9 g，2次/d。

19. 古方神力补　用于先天不足、发育不良、病后虚弱、年老体衰、月经失调、头晕目眩、神疲乏力、心悸失眠、腰膝酸软、男子阳痿、女子不育、肾功能不佳、造血功能低下以及高血压、冠心病具有虚损症状者。每次10 mL，2次/d，饭前半小时服用。

20. 参茸片　用于阳虚怕冷、精神疲乏、腰膝酸软、阳痿遗精、心悸气短、贫血、营养不良、发育不良、神经衰弱、早衰、须发早白。每次3~5片，2次/d。

21. 三才封髓丹　用于肝肾不足、遗精腰酸、精神疲乏、须发早白、阳痿不举。每次6~9 g，2次/d。

22. 刺五加片　用于虚劳衰弱、腰膝酸软、失眠、阳痿等。每次3~4片，3次/d。

（三）针灸治疗

1. 体针疗法　常用有效穴位有中极、关元、气海、三阴交、肾俞、命门。也可根据证候取穴。如肝气郁结者，取会阴、曲骨为主穴，急脉、中极、行间为配穴；肾虚者，取关元、中脘、肾俞、三阴交、百会为主穴，印堂、气海、大椎、命门为配穴；心脾两虚者，取心俞、内关、三阴交、关元、肾俞为主穴，足三里、大椎、印堂为配穴；湿热下注者，取蠡沟、关元、三阴交、阳陵泉为主穴，肾俞、肝俞、胆俞、太冲为配穴；器质性阳痿者，取肾俞、八髎、命门、环跳、膈俞为主穴，关元、气海、阳陵泉、足三里、三阴交、太冲、百会、印堂为配穴。针刺下腹部穴位时，必须使针感传到会阴部或阴茎。

2. 针灸并用法　取关元、中极、太溪三穴，针刺得气后留针，并温针灸3~5壮；另取会阴穴以艾条温和灸与雀啄灸交替使用。也可针刺次髎、曲骨、阴廉和灸大敦、神阙为主进行治疗。

3. 穴位注射法　取主穴肾俞（左右交替）配合关元、三阴交，取壮阳注射液，皮试无反应后，穴位注射 2~4 mL，每日或隔日 1 次，10 次为 1 个疗程。

4. 针刺与穴位注射并用　针刺阳痿穴。阳痿穴是一组穴位，即由脐部（神阙穴）到耻骨联合上（曲骨穴）连线任脉上 1/3、中 1/3、下 1/3 各 1 穴，中 1/3 穴旁开各 1 寸 2 穴，共 5 个穴。隔日针刺 1 次，留针 20 min，用补法，12 次为 1 个疗程；针刺时以阴茎处有麻串感为度；同时针刺三阴交。穴位注射用穴长强，用 0.5%普鲁卡因 20 mL，7 号针头注射，每周 2 次，12 次为 1 个疗程。注射前做皮试，皮试无异常反应后，会阴局部常规消毒，顺长强穴刺入，沿尾骨上刺至坐骨直肠窝处将药物注入，切勿注入直肠。

5. 耳针　取耳穴肾、皮质下、外生殖器，以 0.6 cm×0.6 cm 胶布中央粘上王不留行籽贴于上述 3 穴，然后用指稍加压。两耳交替进行，每周 2 次，10 次为 1 个疗程。

（四）单验方治疗

1. 善水粥　方用清晨洁净甘甜的井水煮粥，固护阴气，使阳气坚固。（《马王堆医书·养生方》）

2. 颠棘为酱方　将麦冬制成带酸味的浆液，可强骨髓，益气力，治疗老不起。（《马王堆医书·养生方》）

3. 置之以醴方　以麦粥服雀卵，可滋阴壮阳，治疗阳痿。（《马王堆医书·十问》）

4. 治阴痿方　雄鸡肝 1 具，鲤鱼胆 4 枚，阴干为末，雀卵和，蚕豆大 1 丸。（《备急千金要方·膀胱腑》）

5. 治阳不起方　原蚕蛾（未连者）1 L，阴干去头、足、毛羽，末之，白蜜如梧子，夜卧服 1 丸。可行十室，菖蒲酒止之。（《备急千金要方·肾脏》）

6. 阳事痿弱方　紫梢花、生龙骨各 6 g，麝香少许，为末，蜜丸梧子大，每服 20 丸，烧酒下。欲解，引生姜甘草汤。（《杂病广要·阳痿》）

7. 干荷散　牡蛎（烧）、蛇床子、干荷叶、浮萍草各等份，筛粗末，每用两匙，水一大碗，同煎三五沸，滤去滓，淋谍洗下。治阴囊肿痛、湿润、瘙痒及阴痿弱。（《御药院方·补虚损门》）

8. 二肾助阳散　杜仲、肉苁蓉、巴戟天、小茴香、补骨脂、青盐、猪羊腰子同煨熟，衰老能令再少年。杜仲、肉苁蓉、巴戟天、淫羊藿、小茴香、补骨脂、青盐各等份，为细末，每次以不下水猪羊腰子各一枚，竹刀劈开，入前药各一钱，以线敷住，裹湿纸数层，入火灰内煨熟，临睡时细嚼，用好酒送下，不能饮酒者白汤代之。温肾助阳，治疗阳痿。（《广嗣全诀·求嗣论》）

9. 抗痿灵　蜈蚣 18 g，当归、白芍、甘草各 60 g，共研细末，分成 40 包。每服半包至 1 包，早晚各 1 次，空腹白酒或黄酒送服。15 d 为 1 个疗程。陈氏用此方治疗 737 例，近期治愈 655 例，好转并继续治疗者 77 例，无效 5 例。

10. 蜻蛾展势丹　大蜻蜓（去翅足，微火米炒）20 对，原蚕蛾（去翅足，微火微炒）15 对，大蜈蚣（不去头足，酒润后微火焙干）5 条，露蜂房（剪碎、酒润，略炒至微黄）、生枣仁、酒当归、制何首乌各 20 g，丁香、木香、桂芯各 10 g，胡椒 5 g。共为细末，炼蜜为丸，梧桐子大，每服 15 g；或为散，每服 10 g，2~3 次/d，空腹少许黄酒送服。

11. 蛤茸散　蛤蚧 2 对，去头足、黑皮，鹿茸 20 g，共为末，临睡黄酒送服 2 g。王氏治疗肾阳虚、精血亏损阳痿 57 例，疗效满意。

（五）按摩治疗

（1）每日起床、临睡前各按摩脚心 1 次，每次先以左手心按摩右脚心 100 下，再用右手心按摩左脚心 100 下。动作要缓和、连贯，轻重适宜。

健身法：每日早晨先练太极拳或气功，然后慢跑 15 min，再快走 25 min；晚饭后散步 30~60 min。

上述两法同时进行，4 d 为 1 个疗程。

（2）黎明未起床前，以两手紧贴天枢穴向下擦至曲骨穴，往返按摩，发热为止；复自脐下擦至耻骨部，擦热为止。

（3）田氏采用卢振芳老中医祖传按摩法治疗 10 例经中西医治疗无效之阳痿，有效率为 100%。其方法为：①腹部按摩。沿着腹壁由剑突部向耻骨联合部推动，由浅至深，由轻而重，循序渐进，每次 100 下。其次用左右手掌由两胁部向脐部推动 50 次。②精囊精索部按摩。医者用两手大拇指、食指、中指做揉搓样按摩精索 100 下，三指做揉泥球样按摩睾丸，由轻而重，循序渐进，每次 100 下。③最后在睾丸上以弹击样冲击睾丸 3~5 次（力不可过重）。疗程为 6 个月，50 岁以上可经常进行，时间愈长，效果愈好。

（六）食疗

1. 韭菜炒羊肝（《中医男科学》） 韭菜 90 g，洗净切段；羊肝 120 g 切片，铁锅急火炒熟后佐以醋食用。治疗命门火衰阳痿。

2. 肉苁蓉炖羊肾（《中医男科学》） 肉苁蓉 5~10 g，羊肾 1 对，共煮熟，调味服食，治命门火衰阳痿。

3. 子鸡乌龟汤（《现代中医男科荟萃》） 取未产过蛋、重约 1 000 g 的子鸡 1 只，去毛及内脏；另取重约 500 g 的乌龟 1 只，去甲；白胡椒 9 g，红糖 500 g，装入鸡腹腔内，与乌龟同置于砂罐中，加白酒 1 000 mL（不再加水），加盖，并用泥封固，以文火煨至肉烂为度。食汤和肉，2~3 d 吃完。隔 15 d 后如法配服。该方补肾滋阴，用于肾阴亏虚阳痿。

4. 药虾酱（《现代中医男科荟萃》） 取韭菜子 30 g，枸杞子、蛇床子各 15 g，菟丝子 10 g，以水煎服，每日 1 剂。另将大鲜虾 40 g 剪去头尾，略捣烂，加醋适量成 30 g 虾酱，1 次服完。用于肾阳亏虚之阳痿，该方温而不燥。

5. 蒸羊睾（《现代中医男科荟萃》） 取葱管数根，内装虾仁，以填满葱管为度，文火焙干，研细末，每日早晨冲服 6 g。另用羊睾丸 1 对，加陈酒少许蒸熟，每天早晨服下。1 个月为 1 个疗程。温肾壮阳，用于命门火衰阳痿。

6. 穿山甲佛手煲鸡蛋（《中医男科临床治疗学》） 穿山甲 12 g，佛手 20 g，鸡蛋 2 枚，加水同煮，蛋熟后去壳，取蛋再煎 15 min，吃蛋饮汤，隔日 1 次，连用半月。三物合用，能散郁结、补精气、鼓阳道，治疗肝气郁结阳痿。

7. 东坡羊肉 羊肉 240 g，土豆、胡萝卜各 45 g，酱油 60 g，料酒 6 g，糖 4. 5 g，大葱 9 g，生姜 3 g，大茴 0. 5 g，花椒 120 g，植物油 120 g。将羊肉切成小块，土豆、胡萝卜刮皮洗净，切成菱形的块。把大炒勺放在旺火上，倒入植物油，烧到油见烟时，把羊肉块放入，约炒 5 min，肉变金黄色时即可捞出。再把土豆、胡萝卜块放入油勺内，亦炸到金黄色捞出，倒去余油。把炒锅放在微火上，倒入炒好的羊肉块，加入清水，然后把上述调料一并放入，一直煨到肉烂约 2 h，再放入炸过的土豆、胡萝卜块，一起再煨 5 min 后倒入汤盆内即成。佐餐服食可补精血、助元阳，用于肾阳亏损所致的阳事不举。

8. 冬虫夏草鸭 雄鸭 1 只，冬虫夏草 10 g，食盐、姜、葱少许。雄鸭去毛，掏去内脏，洗净放砂锅中，加冬虫夏草及上述调料，水适量，用文火煨熟烂，佐餐食用。补虚助阳，用于治疗肾阳虚寒、命门火衰所致的阳痿、遗精，是长期调养的理想滋补食品。

9. 狗鞭散（《补品补药与补益良方》） 狗鞭 1 具。锅内放砂加热，入狗鞭于锅内炒至松泡后，取出研末。每服 3 g，每日 2 次，温开水送下。用于肾阳虚阳痿、精冷。

10. 炖狗肉（《补品补药与补益良方》） 黄狗肉 500~1 000 g，洗净切块，加入大茴香、小茴香、桂皮、草果、生姜和盐各适量，于锅内炖熟，食肉喝汤。用于脾肾阳虚阳痿。

（七）药酒治疗

1. 东北三宝酒　貉肾、驴肾、狗肾、海马、鹿茸、红参等制成。滋补腰肾、壮阳去寒，用于肾虚精冷之阳痿不举。

2. 参茸三鞭酒　由鹿茸、川椒、当归、杜仲、肉苁蓉、天冬、土地骨、川加皮、淫羊藿叶、羊鞭、枸杞子、白术、白芍、茯苓、黄精、怀牛膝、何首乌、补骨脂、牛鞭、狗鞭制成。固腰健肾，提神补气，用于气血不足，阳痿遗精。

3. 淫羊藿酒　用淫羊藿250 g，将药切碎，用白布袋盛，用白酒1 000 g浸，密封3d后开取，3次/d，每次空腹饮1杯。补骨壮阳，除风祛湿，强筋骨，用于腰腿软弱无力，阳痿早泄。

4. 腽肭脐酒　用腽肭脐30 g，白酒500 g。将腽肭脐切细，洗净，装入纱布袋内，扎紧口，放入酒罐内；将白酒倒入酒罐中，盖好，浸泡7 d即成。每日服3次，每次9~12 g。补下元，益精髓，用于肾阳虚衰、精气久亏之绝阳不举。

5. 菊花酒　甘菊花200 g，枸杞子60 g，生地黄100 g，当归60 g，米酒3 000 g。将药物破碎装入陶器内，加水超过药面，用文火煮半小时后待冷，再将米酒和药汁一起倒入缸中，加盖密封。14 d后饮用。2次/d，每次10~20 g。补肾填精，养肝明目，延年益寿，用于肝肾亏虚、精血不足引起的虚劳阳痿。

6. 五子酒　覆盆子60 g，菟丝子60 g，楮实子60 g，金樱子60 g，枸杞子60 g，桑螵蛸60 g，白酒2 500 g。将药物研细，盛大细纱布袋内，与白酒一起置于小坛内，加盖密封。每日晃动1次，14 d后饮用。2次/d，每次10 g。补益肝肾，生精填髓，固精缩尿，用于肝肾虚损所致的阳痿、遗精等。

7. 鹿茸酒　鹿茸15 g，山药30 g，白酒500 g。将鹿茸和山药切成薄片，置于白酒中，加盖密封。每日晃动1次，7 d后即可饮用。2次/d，每次10 g。温肾填精，补益虚损，用于肾阳不足、精血亏虚之阳痿不举。

8. 复方栀茶酒　山栀根皮、果仁各50 g，蛇床子、淫羊藿各30 g，红花3 g，地龙10 g，冰糖90~120 g。上药加米醋浸泡，1周后始服。每次20~25 mL，早晚各1次。温肾壮阳，滋阴补肾，用于肾虚阳痿。

（八）药物外治

1. 一行当百思想不忘方　蛇床子3 g，天雄、远志各2 g，桂芯1 g，没食子1枚，上五味为末，唾丸如梧子涂阴茎龟头，纳玉泉中，稍时遍身热。补肾壮阳，增进男女性功能。（《备急千金要方·肾脏》）

2. 阴痿不起方　蜂房灰，夜卧敷阴上，即热起，无妇不得敷之。（《备急千金要方·肾脏》）

3. 种子真阳膏　香油600 g，甘草60 g，天冬、麦冬、生地黄、熟地黄、川牛膝、远志、蛇床子（以上酒浸）、香附子、谷精草、官桂、川续断、杏仁、狗胫骨、紫梢花、番木鳖、肉苁蓉、淫羊藿各9 g，上药入器皿中，文武火煎枯滤其渣。再下松香120 g共煎，用槐柳不停搅动，不可太老。再下硫黄、龙骨、赤石脂各3 g，蟾酥6 g，黄占120 g，鹿茸120 g，煎至滴水成珠为度，不可老。出火之时，方下丁香、木香各6 g，乳香、没药各12 g，摊膏如钱大，贴脐中。50 d一换。用羊皮金摊贴，又贴左脚心。功效补肾壮阳。用于诸虚百损、阳虚无子、五劳七伤、阳痿不举，并妇人虚弱等证。（《同寿录·补遗》）

4. 贴脐膏　阳起石、蛇床子、香附、韭菜子各3 g，蝼蛄（去翅足煅）7个，大枫子（去壳）、麝香、硫黄各1.5 g，上药共研细末，炼蜜为丸如指顶大。同房前1 h以油纸护贴肚脐上，外用绢带固定，房事毕即去药。用于阳痿。（《阳痿遗精早泄特效方》）

5. 敷脐方　白蒺藜30 g，细辛30 g，生硫黄30 g，吴茱萸15 g，穿山甲10 g，制马钱子10 g，冰片5 g，上药共研细末，备用。每用3 g，津调敷脐，并敷曲骨穴，胶布固定，2 d一换，上用暖水袋熨之。用于阳痿。（《中医脐疗大全》）

（九）手术治疗

器质性阳痿可以用手术治疗，在决定手术之前要询问病史和详细检查。如确诊系器质性阳痿，可考虑手术治疗。

1. *血管再通手术* 适用于因阴部内动脉狭窄引起的阳痿。

（1）高容量性阴茎海绵体血供再通术 取一段大隐静脉作桥梁，做股动脉架桥后，与海绵体静脉窦直接吻合，使股动脉血液通过大隐静脉分流到海绵体。因股动脉血流压力甚高，使海绵体的流入量大于输出量，故易导致阴茎异常勃起；此外在海绵体与血管吻合处易发生纤维化，形成狭窄，导致阳痿复发。

（2）低容量性阴茎海绵体血供再通术 腹壁下动脉直接与阴茎海绵体吻合，或取一段大隐静脉与腹壁下动脉和海绵体吻合。因腹壁下动脉较细，术后常有吻合口狭窄的可能，后期效果尚不肯定。

（3）阴茎血管显微外科吻合术 腹壁下动脉与阴茎背动脉端侧吻合，或用大隐静脉架桥，与股动脉和阴茎背动脉，或和海绵体深动脉作吻合。但在术前一定先要明确阴茎所属动脉通畅，有一定宽度口径后始能进行手术。

2. *静脉引流异常的手术* 治疗适用于阴茎海绵体静脉引流异常引起的静脉功能不全性阳痿。

（1）背深静脉结扎术：于阴茎根部结扎背深静脉，同时结扎术野内白膜周围的小静脉。术前海绵体造影如发现因背深静脉功能不全致尿道海绵体显影，则在进入龟头处将其结扎。

（2）背深静脉切除术：做耻骨下或靠近龟头处横切口。然后向海绵体内注入亚甲蓝生理盐水混合液 50~100 mL，以显示扩张的背深静脉及其分支，以及阴茎海绵体侧方白膜上粗大的异位引流静脉。在阴茎海绵体背侧中部分出并向两个方向切除阴茎背深静脉，近侧至阴茎悬韧带，远端达龟头附近。同时将其两侧分支电凝或结扎。如海绵体造影时发现直接注入耻骨上静脉引流系统的粗大旋静脉，应在白膜水平将其切除。用铬肠线连续缝合关闭白膜上的较大缺损。

（3）尿道海绵体松解术：针对远端静脉瘘所致阳痿。全麻下先做包皮环切，将阴茎皮肤向根部牵拉并放置止血带。解剖尿道海绵体远端 1/2，并将龟头与阴茎海绵体顶端完全游离，将尿道海绵体远端和阴茎海绵体间的静脉分流全部切断。复位后用肠线缝合 Buck 筋膜。

3. *阴茎假体支撑疗法* 血管性阳痿、神经源性阳痿，甚至功能性阳痿，都可考虑做支撑疗法。

（1）阴茎假体的种类：可分为两大类。一为半硬性假体，包括 SmallCarrion 假体、Finney 假体及 Jonas 假体；二为 Scott 可膨性阴茎假体，其装置由一对胶质空心圆柱体（置入两侧阴茎海绵体内）、一个泵（置入阴囊肉膜下）和一个球形的贮水囊（置入 Retzius 间隙一侧）组成，其间有硅塑管道连接。贮水囊容纳不透 X 线的液体 60 mL，通过有充水/抽水装置的泵充入圆柱体内，从而使阴茎“勃起”。

（2）手术适应证与禁忌证：几乎所有有性要求的任何年龄及任何原因的阳痿患者均适宜接受阴茎造形术。禁忌证有：因增加性生活而使原有疾病恶化以致威胁生命者；有不可矫治的泌尿系统疾病以及因手术治疗阳痿而有可能导致原有精神症状加重的患者。

（3）手术途径：①半硬式假体阴茎造形术：有四种手术进路，即阴茎背侧纵切口、背侧冠状沟半环形切口、阴茎阴囊切口和会阴部切口。②Scott 可膨性假体阴茎造形术：有三种手术进路，即耻骨上正中切口、耻骨下横切口和阴囊中线切口。

（4）并发症：可能有感染、假体脱出、持续性疼痛、阴茎头扭曲、血肿、阴茎水肿等并发症。

（十）性功能训练

性功能障碍患者的日常家庭作业性功能训练，通常包括性器官意念转移、性器官意念集中、阴道含入和阴道含入时的移动四个阶段。大多数心理性阳痿的病例，男性在性器官意念转移或集中的练习期间，将开始产生勃起。一个较有用的策略就是建议男性在性治疗程序的初期阶段，尽量不要使阴茎勃起，这种建议除了消除要产生勃起的精神压力，往往有时会出现促使产生勃起的情况。这种方法称作“反论目的”。

配偶双方应在性器官抚摸时使用洗液剂，男方应当把全部注意力集中在他正在体验的性欲感觉上。有勃起困难的男性应不时注意自己是否能够产生勃起，如果能够勃起，应注意勃起的程度。一些配偶反映，在早晨散步之后马上进行“家庭作业”，通常能获得快感。在此时，男方能有最大限度地勃起反应。这对于年龄较大的配偶是一个非常有用的建议。

如果一对配偶已经花了两三个星期练习性器官意念集中，还没有开始勃起，或只是微弱勃起，治疗人员可以提出进一步建议。如果配偶双方可接受，男方可用性幻想来提高他的性欲快感，并排除消极的思想情绪；也可以采用刺激性器官的方法，如女方先刺激阴茎，然后抚摸男性的其他部位，特别是抚摸阴囊和大腿内侧，效果很好。也可以鼓励配偶双方进行“口交”，如果他们接受的话。

性器官意念集中练习若已顺利完成，男方应能产生勃起。这时应建议采用“盛衰技巧”。这种方法是：在做家庭作业时，一旦男方有了充分的勃起，他们应马上停止抚摸，让勃起消失，然后重新开始抚摸，女方应慢慢地抚摸男方的阴茎。男方通常发现勃起又重新开始。这个过程可以在一次家庭作业时，重复2~3次。这种方法对消除不能勃起的男性的恐惧心理非常有效，因为他们常常对自己不能勃起感到不安，然后自认为勃起不再恢复，“盛衰”过程有助于消除男性患者希望在整个爱抚练习中保持勃起的精神负担。

由于一些配偶认为射精应当在阴道里面产生，而且这种认识又给男方增加了一层压力（他总想到要在性交开始后保持勃起），因此，应当鼓励男方在阴道外射精。如前所述，插入阴道时通常给有勃起困难的男性带来很大的焦虑，因为这时他感到最大的压力，就是维持勃起。因此，阴道含入这一阶段是十分重要的，应当由女方来插入他的阴茎。因为男方任何笨拙的行动，都可能很快导致勃起的消失。一旦阴茎插入阴道，男方可轻轻向深部推进，以便使自己得到刺激，或者女方也可这样做。阴道含入的时间开始应是短暂的，在这时候，女方可以进一步扩大对男方的刺激。阴道含入练习一般都要经过几次失败后才能成功，治疗人员应当对此加以解释，并鼓励他们进行练习。配偶双方成功地完成了几次阴道含入练习后，就可以进行家庭作业程序中的其他部分。

（十一）心理治疗

阳痿患者因阳痿本身引起的痛苦远没有精神上的痛苦更严重，其配偶对性活动的要求不能获得满足所引发的责难和感情不融洽常可使阳痿症状更趋严重。因此，心理治疗须注意下列方面：

（1）对患者要有高度的同情心，要有充分的耐心，通过与患者的谈话可使患者对医生建立信心，对患者自己建立信心。接诊的场所应安静，时间要充裕，以便发现问题，予以解决。

（2）加强婚前教育，使男女在婚前获得一定的性知识，了解性交过程，不要产生恐惧感；对已发生阳痿者须补充这种教育，解除其烦恼和焦虑。如患者无明显器质性因素，则应从性交技术上进行指导。

（3）阳痿的精神治疗原则以简单、易于掌握为要，最好男女双方同时接受治疗，互相配合，方能获得良好效果。

此外，有时用药物或安慰剂对患者进行治疗，也可获得一定的疗效，但应注意药物的不良反应，宜在医师与药剂师指导下选择试用。

九、转归与预后

阳痿经过适宜的治疗后，大多数可以治愈或改善。但应注意，阳痿治疗的失败，取决于疾病的性质和发病的年龄。

一般来说，青壮年患阳痿较易治，见效快；老年人则不易治，收效慢，疗效亦较差，但有的老年患者在短期内亦可收到显著疗效。

精神性阳痿，经过精神疏导，心理压抑得到释放后，多数患者的性功能很快得到改善；用中药、针灸、推拿等中医疗法，也会取得疗效。但是，有些精神性阳痿则很难根治，往往容易复发。

器质性阳痿的预后差异较大。内分泌性阳痿，一旦确认系某种疾病所致（除先天性因素外），经相应治疗，其原发病改善后，阳痿也会得到纠正。血管性阳痿采用保守治疗，部分患者疗效满意，但大多数疗效不够理想。神经性阳痿，只要不属中枢性严重损伤，或盆腔手术创伤，经积极适当的治疗后，多数可以恢复性功能。生殖器及全身性疾病所致的阳痿，原发病得到妥善治疗后，预后会更好一些。药物性阳痿，在找出某种药物所致之后，根据病情程度，停药或换药后，性能力通常也会迅速恢复。

目前认为糖尿病性阳痿较为难治。在评价和确定治疗方案时，应记住糖尿病患者的阳痿并不一定皆由糖尿病本身所引起，要全面了解病情，看其是否存在心理方面或非糖尿病性器质性病变，不要轻率地下结论。糖尿病患者同其他人一样，对生活中的精神创伤很敏感，抑郁、焦虑等情志因素都可能引起阳痿。如果糖尿病患者的阳痿因于心理因素，常常可以治愈；若糖尿病患者的阳痿系所用某些药物诱发，则减少剂量或停用该药物后，常能恢复其性功能，预后较好。

对那些血糖控制一直很理想，但仍在病程早期出现阳痿的患者来说，阳痿治愈的机会较少。但是不论患者的阳痿是出现在病程的早期还是出现在发现糖尿病后数年，只要尚未被证实是糖尿病器质性因素所致，针对病因采取治疗，常有一定疗效。另一种较少见的类型是，在作出糖尿病诊断之前的患者，就已经出现了阳痿。其特点是阳痿症状的出现十分突然，有明显的性欲丧失。如果诊断及时，尽快纠正代谢紊乱，则患者的阳痿能得以迅速恢复。

目前对糖尿病的器质性因素，如糖尿病性神经病变、血管病变及内分泌紊乱所引起的阳痿，单纯地采用中医药治疗难度较大，采用中西医结合治疗可收到较为满意的效果。

十、预防与护理

1. 舒情怀　青壮年阳痿多与精神情志有密切关系，宜立志向，舒情怀，防郁怒，这是预防阳痿的重要一环。情绪要开朗，清心寡欲，注意生活调摄，加强锻炼，以增强体质，提高抗病能力。

2. 调饮食　要饮食有节，起居有常，不可以酒为浆，过食肥甘，以免湿热内生，酿成此患。

3. 节房劳　性生活是人类生活的一部分，不可无，亦不可过。切勿恣情纵欲，或手淫过度。在感到情绪不快、身体不适或性能力下降时，应暂时避免性的刺激，停止性生活一段时间，以保证性中枢和性器官得以调节和休息，利于情志的调节和疾病的恢复。

4. 普及性知识教育　正确对待性的自然生理功能；减轻对房事的焦虑心理，消除不必要的思想顾虑，避免精神性阳痿的发生。

5. 积极治疗其他疾病　积极治疗可能引致阳痿的各种疾病，避免服用可能引起阳痿的药物。与此同时，妻子应予以良好的精神护理，女方要体贴、谅解男方，帮助男方树立战胜疾病的信心。不可指责或轻视男方，使患者在谅解、温暖的气氛中增强信心，以有益于精神调养和疾病的康复。

6. 早期治疗　患阳痿不可忧虑惊慌，要及时诊治。男女双方都应正确对待，应向医生介绍全部疾病及其发展变化的情况，认真查清病因，以利于早期治疗。切忌讳疾忌医，隐瞒病情，贻误治疗时机。

十一、文献选录

尧曰：人有九窍十二节，皆设而居，何故而阴与人俱生而先身去？舜曰：饮食弗以，谋虑弗使，讳其名而匿其体，其使甚多而无宽礼，故与身俱生而先身死。（《马王堆医书·十问》）

怒而不大者，肌不至也；大而不坚者，筋不至也；坚而不热者，气不至也。（《马王堆医书·天下至道谈》）

湿气下临，肾气上从……阴痿，气大衰，而不起不用。（《素问·五常政大论》）

肝气热，则胆泄口苦，筋膜干，筋膜干则筋急而挛，发为筋痿。（《素问·痿论》）

经筋之病……热则筋纵不收，阴痿不用。（《灵枢·经筋》）

思想无穷，所愿不得，意淫于外，入房太甚，宗筋弛纵，发为筋痿……筋痿者，生于肝使内也。（《素问·痿论》）

肾开窍于阴，若劳伤于肾，肾虚不能荣于阴器，故痿弱也。诊其脉，瞥瞥如羹上肥，阳气微；连连如蜘蛛丝，阴气衰。阴阳衰微，而风邪入于肾经，故阴不起，或引小腹痛也。（《诸病源候论·虚劳阴萎候》）

男子者，众阳所归，常居于燥，阳气游动，强力施泄，则成虚损，损伤之病。（《千金要方·序例》）

夫肾者，元气之本，精志之藏。内主于骨，气通于阴。若人动作劳伤，情欲过度，气血衰损，阴阳不和，脏腑即虚，精气空竭，不能荣华，故令阳气萎弱。（《太平圣惠方·治肾脏虚损阳气萎弱诸方》）

夫虚劳阴痿者，缘肾气通于阴，若劳伤于肾，肾虚不能荣于阴气，故萎弱也。（《太平圣惠方·治虚劳阴痿诸方》）

元积冷伤惫，阳事不能，筋骨无力，或成下坠及小肠气痛，并肾脏风毒攻疰，脾胃不和，腰脚沉重……（《博济方·风证》）

恐则精却，却则上焦闭，闭则气还，还则下焦胀，故气不行矣。恐气所至……为阴痿；劳气所致……为阴痿。（《玉机微义·气证》）

男子阴痿不起，古方多云命门火衰……固有之矣。然亦有郁火甚而致痿者，经云壮火食气。譬如人在暑热而倦怠痿弱，遇冬寒而坚强也。

阴茎属肝之经络。盖肝者，木也。如木得湛露则森立，遇酷热则萎悴。若因肝经湿热而患者，用龙胆泻肝汤，以清肝火，导湿热；若因肝经燥热而患者，用六味丸，以滋肾水，养肝血而自安。（《明医杂著·男子阴痿》）

肾藏精，肝之脉环于阴器而出其挺末，心不妄动则精常溢泻，肝实而阳道奋发矣；苟心慕少艾，纵恣无度则精竭，精竭于内，阳衰于外，痿而不举，举而不坚，坚而不久。（《广嗣纪要·寡欲篇》）

阳道之不强者，由于肾肝之气不足也。肾者作强之官，肝者罢极之本。肝之罢极由于肾之作强也。故阴痿而不起不固者，筋气未至也，肝主筋，肝虚则筋气不足矣。阴起而不坚不振者，骨气未至也，肾主骨，肾虚则骨气不足矣。（《广嗣纪要·调元篇》）

男有三至者，谓阳道奋昂而振者，肝气至也；大而热者，心气至也；坚劲而久者，肾气至也。三气俱足，女之心所悦也。若痿而不举者，肝气未至，肝未至而强合则伤其筋，其精流滴而不射矣；壮而不热者，心气未至也，心未至而强合则伤其血，其精清冷而不暖也；坚而不久者，肾气未至也，肾气未至而强合则伤其肾，其精不出，虽出亦少矣。（《广嗣纪要·协期篇》）

阴痿，皆耗散过度，伤于肝筋所致。夫酒者，气味俱阳，能生湿热。（《医学纲目·前阴诸疾》）

阳痿，多属于寒，锁阳固精，肉苁蓉壮阳，菟丝子添精，杞子升发阳气，或建中汤以温之。

阳痿，少年贫贱之人犯之，多属于郁，宜逍遥散以通之，再用白蒺藜炒去刺成末，水法丸服，以其通阳也。（《慎斋遗书·阳痿》）

仲景八味丸，治阳事多痿不振。此法可治伤于内者。

阴痿弱两丸冷，阴汗如水，小便后有余滴，臊气，尻臀并前阴冷，恶寒而喜热，膝亦冷，此肝经湿热，宜固真汤、柴胡胜湿汤。此法可治湿土制肾者。（《证治准绳·阴痿》）

论证：凡男子阳痿不起，多由命门火衰，精气虚冷，或以七情劳倦，损伤生阳之气，多致此证。亦有湿热炽盛，以致宗筋弛纵而为痿弱者。譬以暑热之极，则诸物绵萎，经云壮火食气，亦此谓也。然有火无火，脉证可别，但火衰者，十居七八，而火盛者，仅有之耳。

凡思虑焦劳忧郁太过者，多致阳痿……若以忧思太过抑损心脾，则病及阳明冲脉，而水谷气血之海必有所亏。气血亏而阳道斯不振矣。

凡惊恐不释者亦致阳痿。经曰恐伤肾，即此谓也。故凡遇大惊卒恐，能令人遗失小便，即伤肾之验也。

论治：命门火衰，精气虚寒而阳痿者，宜右归丸……若火不甚衰，而止因血气薄弱者，必须培养心脾，使胃气渐充，则冲任始振，而元气可复也，宜……归脾汤之类主之。其有忧思恐惧太过者，每多抑阳气，若不益火，终无生意，宜七福饮加桂附枸杞之类。

凡肝肾湿热以致宗筋弛纵者，亦为阳痿，治宜清火以坚肾，然必有火证火脉……宜丹溪大补阴丸。（《景岳全书·阳痿》）

阴痿者，肾虚肝伤，八味丸主之，或保真丸。（《病机沙篆·前阴诸疾》）

人有心气素虚，力难久战，然又思慕美色，心中怦怦，遂至梦遗，其症阴痿不振……人以为心肾之两虚也，谁知是心包之火大动乎……此症用莲心清火汤亦效。（《辨证录·梦遗门》）

人有交感之时，忽然阴痿不举……是心气之不足乎。凡入房久战不衰，乃相火充其力也……故治阴痿之病，必须上补心，而下补肾，心肾两旺，后补命门之相火，故能起痿。方用起阴汤……世人不识补心以生火，则心气即衰，心火则焚之。

人有年少之时，因事体未遂，抑郁忧闷，遂致阴痿不振，举而不刚。人以为命门火衰，谁知是心火之闭塞乎……宜通其心中之抑郁，使志意舒泄，阳气开而阴痿立起。方用宣志汤……此症用启阳娱心丹甚佳……

人有中年之时，阳事不举，虽妇女扪弄而如故，即或振兴，旋即衰败，此心包之火气大衰也……治当温其心包，不必温其命门也。方用救阳汤。（《辨证录·阴痿门》）

老年多欲者寿，以其阳强而固也。则少年阳痿而夭之义已寓于中矣。

至于痿者，阳气败绝，阴道消亡，阴阳内竭之候。一则能动而心以节之、摄之；一则心欲动而物不为用也。

若不内填精血，固注元阳，求其至理而充之，误取外治辛热强阳之法益竭其内，尤非保生良法矣。

阳痿之由，有因早年戕丧过度……有因禀气不足……有因病后劳后不节……有因运用劳心忧愁思虑动作劳力太过……更有因子后行房……有因嗜欲凉水太过……有因纵酒嗜味太过……更有因于久旷……（《冯氏锦囊秘录·卷十四》）

男子以八为数，年逾六旬，而阳事痿者，理所当然也。若过此犹能生育者，此先天禀厚，所谓阳常有余也。若夫少壮及中年患此，则有色欲伤及肝肾而致者。先生之法，非峻补真元不可。盖因阳气既伤，真阴必损，若纯乎刚热燥涩之补，必有偏胜之害，每兼血肉温润之品缓调之。亦有因恐惧而得者，盖恐则伤肾，恐则气下，治宜固肾，稍佐生阳。有因思虑烦劳而成者，则心脾肾兼治；有郁损生阳者，必从胆治。盖经云，凡十一脏皆取决于胆。又云：少阳为枢，若得胆气舒展，何郁之有。更有湿热为患者，宗筋必弛纵，而不坚举，治用苦味坚阴，淡渗去湿，湿去热清而病退矣。又有阳阴虚而宗筋纵，盖胃为水谷之海，纳食不旺，精气必虚。况男子外肾，其名为势。若谷气不充，欲求其势之雄壮坚举，不亦难乎。治唯有通补阳明而已。（《临证指南医案·阳痿》）

阳者，男子之外肾；痿者，弱也。弱而不用，欲举而不能之谓。

夫痿者，非不欲举之谓，乃不能举之谓。

独怪世之医家，一遇阳痿，不问虚实内外，概与温补燥烈。若系阳虚，幸而偶中，遂自为切病；凡遇阴虚及他因者，皆施此法，每用反见阴茎强硬，流精不止，而为强中者，且有坐受温热之酷烈，而为精涸液枯以死者。（《阳痿论》）

十二、现代研究进展

阳痿作为最常见的男性性功能障碍，近年来已经得到较为广泛和深入的研究。其研究的学术领域日趋活跃，研究手段日趋多样，临床水平不断提高，显示出基础和临床研究的总体状况已有很大的改善。

（一）理论研究

1. *挖掘古医籍论治精华，探寻历代名医论治思想* 男科理论源出《内经》，《内经》在男性解剖、生理、生长发育以及男科疾病的病因病机等方面，均有许多阐发。王琦教授等认为，《内经》对男科疾病未提出具体的一方一法，但其理论具有重要的临床指导作用，其中肝主情志、肝主宗筋的理论，为阳痿"从肝论治"的提出奠定了理论基础。

《备急千金要方》倡导温肾壮火治疗阳痿。王传航就《备急千金要方》有关阳气的作用、性功能的维持因素及阳痿的方药进行了探讨，认为《备急千金要方》药物外涂阴茎治疗阳痿的方法，对于今天研制新的阳痿外用药，在方法和用药方面，仍有很大的参考价值。王明辉总结了张景岳对性医学研究的贡献，认为景岳合阴阳"十机"理论较明以前医家、房中家的认识有所深化和完善。夫妇性和谐与否，与男女双方的体质、情欲、动作、生活习惯密切相关，而不能断然地将性生活的失调归咎于男女的某一方。这一研究启发人们在治疗阳痿时，应使配偶双方相互配合，才能取得满意的疗效。古代文献的整理，更进一步充实了阳痿论治的理论，使其源流一体，有据可循。

秦国政曾经对阳痿一病的古今临床文献进行过系统的分析和研究，研究结果表明，古代医家认为阳痿的病位主要在肾，病性多虚、多寒，常见证候的类型是肾阳亏虚（命门火衰）；在古代，有43.24%医家治疗阳痿单从肾着手，5.41%的单从肝着手，2.70%的单从脾着手，48.65%的分因论治。分因论治者中虽然观察到的因证类型共有24种，但命门火衰（包括肾阳虚寒）最为常见，且所有人均认为在分因论治时必须考虑到肾的功能，因而古代医家便有91.89%的人重点从肾治疗阳痿。

2. *多角度探讨病因病机，深化对阳痿发病机制的认识* 对于阳痿的病因病机，王琦教授等综合了历年来的论述，指出阳痿病因病机多种多样，但有其规律性。一般认为属命门火衰、心脾受损、恐惧伤肾和湿热下注。《中医男科学》归纳为肝气郁结、肝胆湿热、大卒惊恐和命门火衰。临床研究表明，肾阳虚、肾阴虚、瘀血阻滞、脾胃病变、肾精瘀滞、痰浊阻络、心血不足都是常见病理，而怒、思、忧、恐等情志因素是主要诱发因素。一般年轻、体质好者，常与心肝有关，多为心神和情志病变；年龄大、体质弱者，常与脾肾有关，多为虚损病变。阳痿的发生无论何因，均与宗筋有关。王琦教授在临床实践的基础上，于1985年明确提出"阳痿从肝论治"的学术观点，并得到男科学术界的广泛响应。

徐福松认为"阳痿不外虚实两端，实者责之于肝，虚者责之于肾"，肝郁不舒、湿热下注、血脉瘀滞为肝实阳痿的主要病机。陈启石发挥了阳痿从肝论治说，认为肝气郁滞、肝经湿热下注、肝经寒凝气滞、肝阴不足而相火偏亢均可导致阳痿发病。万传贵认为阳痿属宗筋局部病损而继发，与痰湿瘀三因有关。柯梦笔提出痰热困扰神明可致阳痿，认为心为十二官之主，心神为痰热所扰，则宗筋失其所主以致弛纵不收，痿弱不用。陈健安指出心虚神扰可致阳痿，认为病位在肾，但与心有密切关系。王海江通过对26例阳痿患者的观察，证明下焦寒湿亦为阳痿的常见原因。石志超等提出阳痿治从阳明，认为阳明本身的虚实两大方面均可导致阳痿。虚者多为久病劳伤，正气虚弱，阳明受损，后天气乏，水谷难化精微，气血生化不足，宗筋失于濡养，则成阳痿不举。实者多因久食肥甘，饮食无节，或情志伤损，气机失畅，阳明失健，痰湿内主，阻遏宗筋脉络，或聚湿化热、灼伤宗筋，终成阳痿不用。以上表明，阳痿病因病机的认识，方位增多，并且有所深化。

秦国政曾采用流行病学研究方法通过较大样本从医学、心理学、社会学等角度对阳痿中医发病学进行调研，结果表明，在当代社会环境条件下，对于病因学来说，房劳损伤已不再是主要原因，情志之变则是主要病因学基础，不良生活习惯是不可忽视的因素；对于病机学来说，实多虚少是病机转变的普遍规律，脏腑功能改变以肝肾为中心而涉及其他脏腑；对于基本病理学来说，最基本的病理变化是肝郁肾虚血瘀，其中肝郁是主要病理特点，肾虚是主要病理趋势，血瘀是最终病理趋势，而且三者有机联系，互为因果，共同作用。

（二）临床研究

1. *临床与基础研究相结合，提高了辨证用药的针对性*　南征等对延龄长春丹（以壮阳中药为主）治疗阳痿的作用，进行了165例临床观察与研究，结果总有效率为88.50%，发现疗效与年龄、病程有关，年龄越小，疗效越佳；病程越短，疗效越好；延龄长春丹疗效优于传统的龟龄集。动物实验表明，延龄长春丹可使未成年小鼠包皮腺湿重增加，可使前列腺贮精，湿重增加，以及小鼠血浆睾酮水平上升，提示延龄长春丹具有促性腺激素样作用。另一种实验结果表明，延龄长春丹具有促进DNA和蛋白质合成作用，具有提高小鼠循环抗体IgG水平，增加雄性果蝇觅饮次数的作用，可见该药具有防衰抗老、调节蛋白质代谢的功效。这一研究表明，该类中药的作用部位，可能在下丘脑-垂体-性腺轴中靶腺（睾丸）之上，从而使中药治疗肾虚阳痿的作用机制再一次得到验证。

2. *大中样本的临床调研，说明临床疗效有所提高*　对于阳痿的临床大中样本的调研，以内服补肾中药的疗效观察为主。如延龄长春丹治疗阳痿165例，总有效率88.5%；仙子地黄汤治疗阳痿117例，总有效率为87%；淫羊藿菟丝子散治疗阳痿50例，总有效率为92%。这些以大中样本为主的临床调研，具有较强的说服力，说明阳痿临床治疗研究已建立在一定的统计学分析之上，对于寻求有效的治疗方法和筛选真正有效的中药具有较大的借鉴价值。

阳痿从肝论治的临床报道，已不仅局限于个案的治疗体会，较大样本的临床报告多从疏肝解郁、活血通络、清利湿热等方面予以阐述。如钱菁以基本方（柴胡、当归、赤白芍、川芎）加减治疗阳痿100例，总有效率94%；杨善栋用疏肝荣筋法治疗功能性阳痿57例，总有效率91.23%；曹安来用龙胆地龙起痿汤治疗湿热阳痿64例，总有效率92.18%。说明从肝论治阳痿的证候范围扩大，治疗方药拓宽，并出现了专方专药。

3. *著名专家经验的总结，促进了学术的发展*　钱彦方总结了王琦教授治疗阳痿的经验，其特点为：寻求病因，辨证与辨病相结合；注重体质，因人施治；注重调肝，以疏泄为主；不惟药石，兼顾咨询指导。石志超介绍了石春荣老中医治疗阳痿常用的10种虫类药物，分别是助阳的蜻蜓、蚕蛾、大蚂蚁，疏肝的蜈蚣，调补阳明的九香虫、露蜂房，活血化瘀的水蛭，利尿通阳的蝼蛄、蟋蟀，祛痰达络的白僵蚕，并对其使用及疗效进行了例证。著名专家的经验总结，使阳痿论治能够承上启下，以继承带动发扬，开拓了临床诊治思路。

4. *检测手段不断改进，诊断和疗效评定标准客观化*　在阳痿的诊断方面，阳痿的病因分析对诊断有重要意义。近20年，由于现代化诊断仪器和试剂的问世，使阳痿的诊断有了突破性进展。多普勒超声仪和分光镜的应用、阴茎动脉造影术、放射性核素阴茎显影术等，对动脉性阳痿的诊断意义重大；罂粟碱、酚妥拉明、前列腺素E_1等血管活性药物阴茎海绵体内注射，结合海绵体内测压及造影术，使静脉性阳痿的诊断取得重大突破；球海绵体肌反射潜伏时间的测定，给诊断神经性阳痿提供了参考依据；血清FSH、LH、PRL、T的测定，使内分泌性阳痿的诊断简便易行。卫涛等通过五步系列诊断法，即可靠的病史、罂粟碱人工勃起试验、阴茎海绵体造影、生理盐水海绵体灌注检查、多普勒超声检查血流量，对410例阳痿患者进行病因学分析，结果表明，心理性阳痿占67.56%，内分泌性占1.46%，神经性占1.95%，血管性占29.03%。检测手段的进步，将带动临床向更深的层次迈进，指导临床明确鉴别阳痿病因，从而提高治疗的针对性。

王琦教授制定了“阳痿病临床诊断和疗效评定标准”，按性生理五个过程和理化检查的异常程度，将阳痿分成轻、中、重三级，并制订出相应客观指标；其疗效的评定，就性欲改善、阴茎勃起的改善、性交能力的改善、射精过程、性感觉、理化检查、伴随症状及随访情况，分为痊愈、显效、有效、无效四级。这一标准的制定，有利于研究阳痿自身的规范化、客观化，有利于临床规律的探讨和治疗经验的总结、推广。

5. *治疗方法日益多样化，专方专药继续大量涌现*　目前，阳痿治疗的方法多种多样，层出不穷，如中药、针灸、气功、心理治疗、西药、手术等。如王至中等应用补肾活血的“白山雄栓”新剂型，肛门给药治疗阳痿120例，总有效率达85.8%。王根基等对513例阳痿患者，分为针刺组（选取阳痿穴、命门、次髎、太溪、中极、大赫、太冲等）、中药组（补益活血药物为主）、针药结合组（两种方法同时应用），进行了疗效比较。结果表明，治愈率和总有效率以针药结合组为最高，中药组次之，针刺组最低；在治愈病例中，针刺组和针药结合组疗程较短，中药组则疗程较长。杨日和针刺起阳、会阴穴治疗阳痿110例，总有效率达99.1%。这说明治疗方法有综合治疗势头，其目的在于提高疗效，对于西医学科技方法和手段，均持“取长补短”之态度。

近年来，专病专方专药的研究活跃，涌现出一批疗效较好的药物，如延龄长春丹治疗阳痿、白山雄栓治疗阳痿，以及专门用于阳痿治疗的10种虫类药等。这些专方专药正在或已经得到临床检验，精选后的专方专药将以简便、快速见效的特点服务于临床。

（三）实验研究

邝安堃等进行了助阳中药（附子、肉桂、淫羊藿、肉苁蓉4味）对正常雄性大鼠肾上腺皮质、睾丸及甲状腺激素浓度影响的研究，发现4种药物均有提高血皮质酮的作用，以肉苁蓉最为显著（$P<0.001$）；4药综合应用不是4药作用的叠加，而是基本反映了4药的平均作用，其中可能有相互制约机制。赵伟康等对固真方（由肉苁蓉、覆盆子等6味中药组成）对老年雄性大鼠下丘脑-垂体-性腺-胸腺轴的作用进行了实验研究，发现该方可延缓老年雄性大鼠胸腺年龄性退化，提高胸腺重量，增加胸腺蛋白质和核酸含量，对下丘脑-垂体-性腺-胸腺轴的各个层次的老龄变化均有不同程度的纠正作用。马正立等作了填精补肾中药对老年大鼠下丘脑-垂体-性腺-胸腺轴作用的形态学研究，发现中药能使视上核、室旁核的甲乙两型细胞比例得到改善，使垂体前叶GH细胞、LH细胞和FSH细胞数量增加，结构功能趋向正常，并能使生殖器官的形态结构和有关酶的活性得到改善和恢复。上述情况表明，近年来实验研究集中探讨中药与下丘脑-垂体-性腺-胸腺轴作用关系，对其作用部位、层次、机制、结果等做了较为详尽的研究，其研究在结构形态上处于细胞水平，对于弄清中药与生殖系的作用关系，无疑填补了空白，运用复方研究，更具说服力。

吴国忠等综述了壮阳中药的现代药理学研究进展，说明壮阳中药对中枢神经系统有双向作用，具有性激素及促性腺激素样作用，对动物前列腺、卵巢、睾丸、肛提肌等有增重作用，对免疫活性有促进作用，使人们对于壮阳中药药理作用的认识条理化、清晰化了。

十三、诊疗标准参考

（一）阳痿的分级诊断标准

临床上单凭病史即可确立阳痿的诊断，但阳痿的病情有轻重，病性有差异，所以在诊断时应有统一的标准。目前采用最多的是1997年Rosen设计的国际勃起功能指数问卷表（International Index of Erectile Function，IIEF）。1998年Rosen将IIEF的15个问题简化为5个问题的IIEH-5（表20-1）。将≤21分诊断为阳痿，>21分诊断为无勃起功能障碍，其敏感度为98%，特异性为88%。

患者根据国际勃起功能评分问卷（IIEF-5）进行评分，若得分≤21分，提示患者有阳痿，并根据得分情况将阳痿病情程度分为轻、中、重三度，得分12~21分者为轻度，得分8~11分者为中度，得分5~7分者为重度。

根据病史可初步获得鉴别功能性和器质性勃起功能障碍的印象。心理性勃起功能障碍往往有精神心理诱因，表现为突发性或间断性发生勃起功能障碍；而非性交时，如夜间、清晨、手淫等可有正常勃起，性欲与射精功能多无变化，无影响勃起的外伤手术史，未患过可能会影响勃起的各种疾病及未服用其药物，吸烟与酗酒比例低等，这些特点有助于与器质性勃起功能障碍（神经性、血管性、内分泌性、海绵体性等）相鉴别。

表 20-1 勃起功能国际问卷（IIEF-5）

请根据过去 6 个月内的情况评估：

	0	1	2	3	4	5	得分
1. 对阴茎勃起及维持勃起有多少信心		很低	低	中等	高	很高	
2. 受到性刺激后，有多少次阴茎能坚挺地进入阴道	无性活动	几乎没有或完全没有	只有几次	有时或大约一半时候	大多数时候	几乎每次或每次	
3. 性交时，有多少次能在进入阴道后维持阴茎勃起	没有尝试性交	几乎没有或完全没有	只有几次	有时或大约一半时候	大多数时候	几乎每次或每次	
4. 性交时，保持勃起至性交完毕有多大困难	没有尝试性交	非常困难	很困难	有困难	有点困难	不困难	
5. 尝试性交时是否感到满足	没有尝试性交	几乎没有或完全没有	只有几次	有时或大约一半时候	大多数时候	几乎每次或每次	

王琦根据国人的具体情况按性生理 5 个过程和理化检查的异常程度，将阳痿分成轻、中、重三级（表 20-2），能较客观地反映国人的实际情况。

表 20-2 阳痿的诊断依据

判断项目		Ⅰ（轻）	Ⅱ（中）	Ⅲ（重）
性欲状态（指对性欲要求）		基本正常	减退	淡漠或厌恶
阴茎勃起情况	自发勃起频率（夜昼）（次）	常有	少有	无
	自发勃起力	可	差	无
	条件刺激后可应率	<70%	<40%	不应
性交能力	勃起的程度	80°~90°	75°	0°
	勃起的能力	较硬	举而不坚	软
	性交持续时间（min）	1~2	<0.50	0
	性交成功率	40%~60%	<30%	0
射精过程	时间（min）	<1	<0.50	0
	压力和强度	较强	弱	无
性感觉	全过程	完整（性高潮）	阙如（无高潮）	阙如（无高潮）
	满足感	尚可	差	无
理化检查	阴茎/臂动脉收缩压指数	<0.6	<0.4	<0.2
	其他检查	少有异常	部分异常	大部异常

王琦．阳痿的诊断及疗效评定标准．全国中医中西医结合男科学习班讲稿．1989。

（二）阳痿的年龄分类标准

阳痿按年龄共分 4 型。

1. Ⅰ型　20 岁以下未能进行正常初次和维持足够勃起的青年，称为原发性阳痿。产生原因为家庭不和、精神性创伤、虔诚教徒、同性恋、第一次有“创伤性”性交史，经常处于高度不安和焦虑状态，除了找泌尿科检查外，经常由精神科加以处理。这一类型较难治疗。

2. Ⅱ型　20~35 岁，平均 25 岁男性，主要在“蜜月”中精神过度紧张而无法完成性交；有时曾有或有过“手淫”史，早晨有异常的精神性勃起能力及有性欲过度情况。这一类型应用精神治疗，治愈率较高。

3. Ⅲ型　30~35岁中年男性，开始勃起困难为隐匿性，任何情况下均无法激起性欲和激情。与Ⅰ型个体相反，其性兴趣较Ⅱ型为淡漠，此型晨间精神性勃起能力明显降低，手淫能力减低，应及时得到配偶的支持与配合。这一类型治愈率处于较低水平。

4. Ⅳ型　50~70岁间，精神曾有较大刺激或打击，如配偶死亡、离婚或生殖尿道手术导致勃起失败和性欲减退。在急性发病患者中，往往起源于动脉粥样硬化、糖尿病、酒精中毒、药物性中毒等。治愈率最低。

（三）阳痿的病因分类标准

阳痿按发病原因可分为两大类。

1. *器质性阳痿*　引起器质性阳痿的病因众多，包括炎症性、机械性、手术、创伤、血管病变、机体耐受力降低、神经源性、药源性、内分泌性等因素。归纳起来主要是与勃起机制直接相关的血管、神经损伤或内分泌紊乱以及药物影响等。

2. *心因性（心理性、精神性）阳痿*　常系纵欲、饮酒过度、宗教、家庭压力、夫妇不和、忧愁恐惧等因素所致。随着现代诊断水平的提高，其中有相当部分的器质性病变可被检查出来。

（四）阳痿的发病机制分类标准

阳痿按发病机制可分为2类。

1. *原发性阳痿*　原发性阳痿系指患者从无一次成功的性交。经过现代化的检查后，可能找到一定的器质性病变。

2. *继发性阳痿*　阳痿患者中大部分属于继发性阳痿，即继发于疾病、创伤、感染、药物应用等。此类患者原先有过多次成功的性交或性生活。一般找出继发的病因进行治疗，性功能可望恢复。（许士凯．性药学［M］．上海：上海中医学院出版社，1989.）

（五）阳痿的病型分类标准

阳痿按临床表现可分为3型。

1. Ⅰ型　（举而不久型）勉强能性交，性交前勃起角度≥90°，但性交持续时间≤2 min，不能至射精即痿软。

2. Ⅱ型　（不坚不久型）勉强能性交，但性交前勃起角<90°，性交持续时间≤2 min，不能至射精即痿软。

3. Ⅲ型　（痿而不举型）不能性交。

（六）疗效评定标准

参考阳痿的疗效评定有助于检验疗效高低和治疗经验的推广。下面列举几则较有代表性的疗效评定标准，供参考。

1. *四级疗效评定法*

（1）乔氏根据勃起和性交能力的改善，将疗效评定为4级。

1）治愈：性想象或性刺激下可迅速勃起，坚硬有力，可完成满意性交，随访3个月效果巩固者。

2）显效：性刺激下可缓慢勃起，较坚硬，3个月内大部分时间可完成性交者。

3）有效性：刺激下可勉强勃起，偶尔可完成性交者。

4）无效性：刺激下不能勃起，或勉强勃起，无法完成性交者。

（2）王氏根据治疗前后性交能力的改善程度，将疗效评定为4级。

1）痊愈：性交完全正常，性交前勃起角度≥90°，性交持续时间≥3 min，性满足感良好。

2）显效：治疗前不能性交，治疗后虽能性交，但达不到痊愈标准。

3）有效：治疗前勉强能性交，治疗后性交勃起角及性交持续时间虽有进步，但达不到痊愈标准。

4）无效：治疗前后性交勃起状况无改善。

（3）王氏根据性欲改善、阴茎勃起的改善、性交能力的改善，将疗效评定为痊愈、显效、有效、无效4级（表20-3）。

表20-3　阳痿的临床疗效评定标准

判断项目		Ⅰ（痊愈）	Ⅱ（显效）	Ⅲ（有效）	Ⅳ（无效）
性欲改善		复常	明显	少有	无
阴茎勃起改善	自发勃起频率	正常	基本正常	偶尔	无
	自发勃起力	坚硬有力	坚硬有力	有力	无
	条件刺激可应率	>70%	<70%	<40%	0
性交能力的改变	阴茎勃起力	坚硬有力	较坚硬	有力	无力
	性交持续时间（min）	5	<3	1～2	<0.5
	勃起的程度	>90°	80°～90°	75°	0°
	性交成功率	>70%	40%～60%	<30%	0%
射精过程	控制力	强	较强	弱	无
	时间（性交至射精，min）	正常	3	<0.50	0
性感觉	全过程	完整	完整	阙如，无高潮	无
	满足感*	有	有	少有	无
理化检查	阴茎/臂收缩压指数	>0.6	0.6	0.6	0.4
	其他检查（改善）	基本复常	<70%	<50%	<30%
伴随症状	消失		消失	少有	未见改善
随访半年	未复发		未复发	偶有反复	病如旧

*性感觉的满足指心理和生理上满足。

王琦．阳痿的诊断及疗效评定标准．全国中医中西医结合男科学习班讲稿．1989。

2. 三级疗效评定法

（1）《实用中医内科学》根据同房是否成功，将疗效评定为3级。

1）显效：（近期治愈）阴茎勃起坚而有力，同房成功。

2）有效：阴茎勃起时坚而有力，但时好时差，同房勉强成功或不成功。

3）无效：阴茎勃起虽有进步，但同房不成功或治疗后无明显变化。

（2）张氏参考国内外有关资料，将疗效评定为3级。

1）显效：能达到性高潮，勃起坚而有力，圆满完成性交过程，持续10 min左右，血清激素测定各项指标记达到正常。

2）有效：基本达到性高潮，能完成性交过程，但时好时差，或从Ⅱ级达到Ⅰ级的标准，血清激素测定各项指标明显好转。

3）无效：连续治疗3个月以上，病情无明显变化，血清激素测定各项指标均无好转。

（3）钱氏根据性交时勃起的改善情况，将疗效评定为3级。

1）痊愈：以同房能完全勃起，完成正常性交者为痊愈。

2）好转：在多数情况下能勃起、能性交，但有时性交仍出现勃起不坚者。

3）无效：在性交时仍不能勃起者。

鉴于目前阳痿的诊断和疗效评定标准尚不统一，往往造成临床报道的疗效高低不一，治疗方法缺乏重复性，有些疗效缺乏说服力，所以，阳痿的诊疗标准亟待统一。

参考文献

[1] 王明辉．张景岳对性医学研究的贡献［J］．江西中医药，1988（5）：16-18.
[2] 王琦，秦国政．中医诊治阳痿述评［J］．江苏中医，1989（8）：41.
[3] 王琦，曹开镛．中医男科学［M］．天津：天津科学技术出版社，1988.
[4] 石志超，樊友平．论阳痿治从阳明［J］．河北中医，1989（1）：33-34.
[5] 王琦，洪德华．论阳痿从肝治［J］．天津中医，1985（5）：15-16.
[6] 徐福松．专家论治阳痿［J］．上海中医药杂志，1989（10）：28.
[7] 陈启石．阳痿从肝论治［J］．南京中医学院学报，1989（3）：9，12.
[8] 万传贵．回春丹治阳痿症举隅［J］．湖北中医杂志，1989（3）：27.
[9] 柯梦笔．温胆汤治愈阳痿［J］．四川中医，1989（1）：31.
[10] 陈健安．益肾养心法治疗阳痿［J］．四川中医，1989（11）：31.
[11] 王海红．肾着汤加味治疗阳痿症 26 例观察［J］．河北中医，1990（1）：32.
[12] 南征，任喜尧．延龄长春丹治疗阳痿证 165 例临床疗效分析及其实验研究［J］．江西中医药，1990（1）：17.
[13] 汤清明，陈国林．仙子地黄汤治疗阳痿——附 117 例临床观察［J］．湖南中医杂志，1989（3）：9-11.
[14] 殷爱华，赵玉翠，庆进卿．淫羊藿菟丝子散治疗阳痿 50 例［J］．云南中医杂志，1989（6）：13.
[15] 钱菁．阳痿从肝论治 100 例［J］．上海中医药杂志，1990（4）：23.
[16] 杨善栋．疏肝荣筋法治疗功能性阳痿 57 例［J］．安徽中医学院学报，1991（4）：37.
[17] 曹安来，张玉祥．龙胆地龙起痿汤治疗湿热阳痿 64 例［J］．中医杂志，1990（8）：54.
[18] 钱彦方．王琦治疗阳痿琐谈［J］．中医杂志，1990（2）：21-22.
[19] 石志超．石春荣治疗阳痿常用的 10 种虫类药［J］．吉林中医药，1989（2）：6-8，5.
[20] 卫焘，张博威，朱跃龙，等．阳痿症的病因分析（附 410 例资料分析）［J］．中华泌尿外科杂志 1989，1989（3）：136-138.
[21] 王至中，高鹏翔，罗瑞祥，等．“长白雄栓”治疗阳痿 120 例临床分析［J］．吉林中医药，1989（2）：11.
[22] 王根基，徐薇．阳痿分组治疗 513 例临床分析［J］．河北中医，1989（6）：31-32.
[23] 杨日和．起阳、会阴穴治疗阳痿的临床观察［J］．福建中医药，1989（5）：33.
[24] 邝安堃，陈家伦，陈名道，等．助阳中药对正常雄性大鼠肾上腺皮质、睾丸及甲状腺激素浓度的影响［J］．中西医结合杂志，1989（12）：737-738，710.
[25] 赵伟康，金国琴，李文，等．固真方对老年大鼠海马和下丘脑-垂体-肾上腺-胸腺轴作用的研究［J］．中医杂志，1989（12）：43.
[26] 马正立，施玉华，汪丽亚，等．填精补肾中药对老年林鼠下丘脑-垂体-性腺-胸腺轴的形态学研究［J］．中医杂志，1989（8）：45.
[27] 吴国忠，许士凯，严永清．壮阳中药的现代药理学研究进展［J］．中医药研究，1989（5），33-35.
[28] 秦国政．古代中医辨治阳痿的文献研究［J］．南京中医药大学学报，1999（5）：4.
[29] 秦国政．勃起功能障碍（阳痿）中医发病学规律研究［J］．云南中医学院学报，2003，（4）：5-9；2004，（01）：6-8，26.

第三节　阴茎异常勃起

一、概述

阴茎异常勃起是指无性要求的、持续长时间的阴茎痛性勃起，中医称作强中、阳强。古代亦有称作强阳、阳强不倒、阳举不倒、茎强不痿、玉茎长硬、不痿、阳茎挺长、阴纵、阴纵不收、阳物挺长不收、阴挺、肾漏者。

性功能正常的健康男性，在有性刺激或性欲要求时，阴茎勃起可达数分钟至 1 h 以上，一般不会有不适的感觉。但若在无性欲和性刺激情况下，阴茎持续勃起数小时以上，并伴有阴茎疼痛，则为阴茎异常勃起。有关本病发病率的统计，所见报道不多，国外有的报道本病的发病率较高，占泌尿科住院患者的 0.4%。但国内一般认为本病发病率不高。本病可发生于任何年龄，常与某些特定病因有关系。

阴茎异常勃起是一种急症，发病后一般不会自行缓解。这时患者常不能自行排尿或排尿困难，往往需导尿才能使膀胱排空。中医认为，足厥阴肝经循行于阴器，肝之经筋结于阴器、络诸筋，故肝主宗筋。若肝经热盛，络脉瘀阻，则宗筋纵挺不收。所以，阴茎异常勃起的病位多在肝，病性多为实证、热证，肝经脉络瘀阻是本病的病机特点。化瘀通络软坚、清泄肝经实火是治疗本病的关键。

二、沿革

阴茎异常勃起，古代医籍多有类似的论述。《内经》最先指出其病机为肝之经筋伤于热邪所致，如《灵枢·经筋》曰："足厥阴之筋……伤于寒则阴缩入，伤于热则纵挺不收。"认为本病的成因是肝经实热所致。《诸病源候论·消渴病候》描述了强中的病状，指出："强中病者，茎长兴盛不衰，精液自出。"说明本病发病时，在阴茎持续勃起的同时，常有精液流出。《备急千金要方》认为本病皆由"肾中石热"所致，并创猪肾荠苨汤和白鸭通丸治疗本病。《本草经疏》认为本病属"命门火实，孤阳无阴"所致，治法上主张"忌补气、温热，宜苦寒、甘寒、咸寒"，为本病提供了治疗大法。《东医宝鉴》认识到本病为痛性持续勃起，"刮日久连茎溃烂痛楚日甚"，预后不佳。《辨证录》认为，本病多因日劳其心，心火亢于上；夜劳于肾，肾水枯于下，心肾不交所致。并认识到本病为"至危之疾"，必须迅速清解心肾二火，则阳能倒。《石室秘录》则认为本病因金不生水，肾水亏虚，虚火上炎所致，用玄参、肉桂、麦冬肺肾同治，滋阴降火，引火归原，有独到之处。《类证治裁》发挥《内经》关于本病病机的论述，认为其病机为"肝之筋伤热""肝火太强"，治宜"泻火解毒"，用知母、石膏、生地黄、大豆等治之，可资借鉴。《杂病源流犀烛》详细阐述本病的症状、病机、预后，认识到本病可因持续勃起导致阳痿，最后影响全身，致"两肋气逆上，手足倦弱"。主张内服柴胡清肝汤配合药物外敷（丝瓜汁调五倍子末敷之）治疗本病。

三、病因病理

（一）中医病因病机

1. 病因

（1）情志所伤：情志不遂，抑郁伤肝，肝失疏泄；或大急暴怒，气逆伤肝，肝疏泄过度，气机紊乱，导致肝经实火，循经下扰，宗筋热盛，则可发生阳强不倒，此即《类证治裁》所谓"阴纵不收，肝之筋伤热"是也。

（2）饮食不当：终日善饮啖肥，膏脂厚味，以酒助兴，嗜酒成癖，以致酿生湿热，蕴结于肝经，循经下注，热毒内伏，炽于宗筋，热毒妄动难抑，则玉茎坚举不收。

（3）药石所伤：为提高性欲，嗜温补壮阳，终致相火过旺，或用丹石房术取快一时，热药积于肾中，致热毒伤及宗筋，阳举不倒。正如《诸病源候论》所说："夫强中病者……由少腹五石，石热住于肾中，下焦虚热。”

（4）纵欲过度：新婚性欲亢奋，妄施兴举，交合无度，或持续手淫，阴精耗损，不能抑制相火，发为强中，挺而不收。

（5）跌打损伤：不慎跌仆，腰骶或阴部外伤，瘀血阻滞于玉茎络脉，或阳强经久不愈，瘀血停聚，茎络被阻，亦可引发或加重阴茎异常勃起。

2. 病机　在阳强的各种致病因素中，皆有热毒之存在。如肝气郁结，郁久可化热；暴怒伤肝，起亟可致热；酒浆汤醴、肥甘厚味，可酿生热毒；三鞭参茸、房术五石，可致肾中积热；恣情纵欲，肝肾阴伤，可致相火亢奋；跌打损伤，瘀久生热等，而各种因素均可致阴茎脉络瘀阻，所以热毒瘀血阻于宗筋是阴茎异常勃起的病理基础。

在正常生理情况下，男子性交时气血循络脉充盈于宗筋，阴茎怒、大、坚、热，交合事毕则气血归于经脉，阴茎弛软。若因情志、饮食、药石、房劳及跌仆等因素所伤，或败精瘀血阻于宗筋，则致阴茎久挺不收。其坚挺不衰，则更可致瘀血加重。所以，茎络瘀阻是阴茎异常勃起病变过程中必然出现的病理转归。

（二）西医病因病理

1. 致病原因　阴茎异常勃起常与某些疾病有关，已知的疾病如糖尿病、肿瘤、白血病、镰状细胞病、外伤等均可导致本病发生。有些患者病因不明，称为特发性阴茎异常勃起。常见致病原因有如下几方面。

（1）神经性病因：脊髓损伤、脊髓横断、脑干病变、脊髓中枢过度兴奋、反射性神经活动增强，均可引发本病；会阴或阴茎外伤，局部神经受损或静脉栓塞，造成阳强。由于损伤引起者可发生于任何年龄。

（2）炎症病变：前列腺及后尿道的炎症，造成前列腺静脉丛栓塞，静脉回流受阻；阴茎背静脉血栓性静脉炎等，均可导致本病发生。

（3）血液疾病：多见于镰状细胞病、白血病，阴茎异常勃起可发生于青春期前。亦可见于红细胞增多症、血小板减少症等。

（4）机械性原因：原发或转移性肿瘤浸润阴茎，或盆腔的晚期肿瘤持续压迫，造成神经功能不协调而发生血管病变，或因肿瘤压迫影响静脉回流；亦可因局部反射性刺激（如包皮过长、泌尿生殖系炎症）等引起。若因肿瘤引起，则多见于中老年人。

（5）药物影响：某些药物也可引起阴茎异常勃起，如噻嗪类利尿药、肝素、睾酮、降压药等。酚妥拉明、罂粟碱阴茎海绵体内注射，亦可致阴茎异常勃起。

（6）特发性病因：致病原因尚不清楚，可能与性的刺激有密切关系，常见于性活动最多的年龄（16~50岁）。

2. 生理病理　阴茎异常勃起，临床表现为阴茎海绵体充盈，张力增大，龟头及尿道海绵体痿软。一般认为，本病是阴茎恢复不到不充血的正常状态的功能失调。在持续勃起超过正常时间后，郁积于海绵体中的血因缺氧和二氧化碳积聚，血液颜色变深，黏稠度增高，间质发生水肿，血液中的细胞成分瘀积，使阴茎出现持续的明显肿胀和疼痛，最后可导致血管腔的栓塞。在晚期，海绵体组织纤维化，将最终丧失勃起能力，阴茎可呈木状，中度增大。

通常认为，阴茎异常勃起是由于各种原因引起阴茎静脉回流受阻所致，但国外有人提出，本病的发病机制不在于静脉回流受阻，而是由于动脉血流量过多所致（Nerman，1964；Wear 等，1977）。有人曾给患者行阴茎海绵体穿刺抽吸，抽出压力很高的动脉血 300 mL，加压包扎 4 d 后，勃起消退情况改善 50%，24 h 后又复发。经用自体血凝块注入患者的阴部内动脉，阴茎方松软，从而证实了 Nerman 的理论。静脉回流受阻和动脉血流量过多是两个概念不同的发病机制，它们之间的关系至今尚未清楚。

四、辨病要点

1. 持续性痛性勃起 症状在没有性冲动和性刺激时，阴茎持续性痛性勃起，超过6 h；或性交完毕后，阴茎仍持续勃起，明显肿胀疼痛，难以耐受。

2. 体征体检 应证实阴茎海绵体明显胀满，张力大，而龟头及尿道海绵体痿软。若龟头及尿道海绵体也胀满，则可能是由于炎症性或神经性原因引起的长期勃起，此种病变有可逆性，胀满的阴茎海绵体呈弹性，稍可压缩，而不是木状。局部有瘀血斑应考虑损伤引起。有皮肤瘀点、淋巴结或脾脏肿大提示有血液学异常。神经系检查有助于识别神经功能方面的障碍。前列腺及前列腺液的检查，可发现前列腺炎症。

3. 实验室检查 应作尿三杯试验及分析、尿液培养、血细胞及血小板计数、血红蛋白电泳、空腹血糖及肌酐测定、胸部摄片、心电图等。阴茎海绵体造影对证实阴茎背深静脉等的阻塞有意义。

五、鉴别诊断

1. 阴茎易举 是指在性刺激或无明显性刺激情况下，阴茎经常勃起，在射精后或注意力转移后可自行消退，中医又叫阳物易举（清・胡增彬《类证治裁》）。其与阴茎异常勃起的不同点在于无阴茎持续性痛性勃起，可自行消退。阴茎易举多为生理性勃起，亦可见于某些疾病，如垂体LH分泌瘤、睾丸间质细胞瘤等，可同时有性欲亢进。

2. 不射精症 中医又称“精不射出”，指同房时无精液排出。西医学则指性兴奋正常，阴茎勃起功能良好，性交活动亦正常，但不能达到性欲高潮，即无射精快感终至不能在性交结束时射精的病症。不射精症与阴茎异常勃起的区别：不射精症是久交不泄，阴茎勃起较久，但移时即软缩；强中症是能泄精，但阴茎长时间勃起坚挺，有的达数天或数十天以上，两者不能混淆，病理与治疗均有差异。

六、辨证要点

1. 分清虚实 本病有虚实两端，虚者多因房劳过度，肝肾阴亏，相火偏亢，或妄服温肾壮阳之品，消灼肾阴，阴虚阳亢而致；实者多因肝经火盛，湿热蕴蒸，或跌打损伤，致瘀血停滞而致。

2. 明辨病位 病因病机不同，病位亦异。情志所伤，肝经实火，病位在肝；膏粱厚味，嗜酒过度，酿生湿热，循肝经下注宗筋，病位在肝；跌打损伤，瘀血阻滞肝筋，病位亦在肝；参茸、五石所伤，肾中积热，病位在肾；恣情纵欲，相火亢奋，病位在肝肾。本病发病多与肝有关系，但切勿一概认为病位在肝。

七、治疗原则

阴茎异常勃起的治疗，首先应根据本病发病的病机特点制订治则。如前所述，热毒阻于宗筋是阴茎异常勃起的病理基础，茎络瘀阻是本病病变过程中必然出现的病理转归。在治疗上应热则寒之，瘀则通之，以清热解毒、活血通络为本病治疗大法。常用清热泻火药如龙胆草、木通、黄柏、柴胡，活血药如王不留行、路路通、地龙、水蛭等治疗。

其次，应根据患病个体的不同病因而确立治法。肝郁化火者，宜疏肝解郁、清泄肝火为主；湿热下注者，宜清热利湿为主；阴虚火旺者，宜滋阴降火为主；茎伤血瘀者，则宜活血化瘀通络。

八、辨证论治

阴茎异常勃起作为一种男科急症，保守的药物治疗已有弃用之势，西医主张手术。然而，根据大量的古代文献记载，和近年来中医药治疗本病的临床报道，证明中医药疗效尚好，是一条非手术治疗本病的良好途径。本病治疗成功的标志，是恢复正常的阴茎海绵体血液循环，使持续的勃起消退，并保存正常的性功能；如果处理不当，容易引起阳痿等后遗症，给患者造成严重的肉体和精神创伤。寻求在使异常勃起迅速消退的同时，又能保持正常性功能的最佳治疗方法，是需要深入研究的重要课题。

本病多为热证、实证，亦可见本虚标实证，病久则有瘀血内停。治疗应紧紧围绕病机及病理转归，以解毒软坚、化瘀通络为法。

（一）肝经火盛证

1. 临床表现　阴茎持续勃起疼痛，纵挺不收，伴烦躁易怒，面红目赤，口苦咽干，目眩耳鸣。舌质红绛，舌苔干黄，脉弦而有力。

2. 证候分析　肝之经脉循股阴，入毛中，过阴器，肝之经筋结聚于前阴，肝主宗筋，肝经火盛，燔灼宗筋则阴茎胀硬不休，持续勃起，疼痛不止。肝经火旺，疏泄失职，则烦躁易怒；火邪循肝经支脉上灼，则面红目赤；耗灼津液则口干；肝与胆相表里，肝经实火燔灼，胆汁上逆，则口苦；肝火上炽则目眩；胆经循行于耳，肝胆火盛则耳鸣。舌红绛、苔干黄、脉弦而有力均为肝经火盛之征象。

3. 治法　清肝泻火，化瘀软坚。

4. 方药　当归龙荟丸加味。方用全当归、龙胆草、芦荟入肝经，清泻肝经火邪；辅以黄连、黄芩清心肺之火，黄柏泻下焦相火，栀子仁清泻上、中、下三焦火邪，并引火邪从二便而出；佐以炒酒浸大黄凉血活血；木香、麝香行气开窍，灵通化瘀。诸药合用，共奏清肝泻火，化瘀软坚之功。酌加赤芍、虎杖、延胡索、川楝子、水蛭等活血化瘀，疗效更佳。

（二）肝经湿热证

1. 临床表现　阴茎长硬不衰，颜色晦黯，肿胀疼痛，伴阴囊湿热，口干不欲饮，肢体困倦，汗出黏腻，排尿困难，小便黄赤。舌红绛，舌体胖大，边有齿痕，舌苔黄腻，脉滑数或弦数。

2. 证候分析　肝脉绕阴器，肝经湿热，循经下注，熏炽于宗筋，则阴茎长硬不衰；肿胀疼痛，病久则颜色晦黯；湿热下注，则阴囊潮湿而热；湿热之邪阻于下焦，水道不通，则排尿困难、小便黄赤；湿热熏蒸于里，则汗出黏腻；津不上承则口干不欲饮；湿热之邪黏腻留滞于四肢，则肢体困倦；舌质红绛、舌体胖大、边有齿痕、苔黄腻、脉滑数或弦数均为肝经湿热之征象。

3. 治法　清热利湿，散瘀软坚。

4. 方药　龙胆泻肝汤加味。方用龙胆草清泻肝火；柴胡疏肝达郁，助龙胆草之清泄；山栀子清泻三焦火邪；车前子、泽泻、木通清热利湿，使湿热之邪从小便而去；黄芩清热燥湿，泻火解毒，使上焦通宣则下焦通利而不郁；苦寒直折，易伤肝气，佐以当归、生地黄补血养肝，且可凉血活血。诸药合用，共奏清泻肝经湿热之功。可酌加赤芍、白芍、桃仁、红花、炙甘草、黑豆等，以活血散瘀通络、缓急止痛解毒。

（三）阴虚阳亢证

1. 临床表现　阴茎坚挺不倒，硬胀疼痛，或交接后仍坚挺不收，可伴见流精不止，睾丸发胀疼痛，潮热盗汗，心烦少寐，腰膝酸软，颧红口干，小便困难短少。舌红苔少，脉细数。

2. 证候分析　肝肾阴亏，无以制火，相火偏亢，热扰宗筋，则阴茎坚挺不收，硬胀疼痛。多缘房事不节、淫欲过度，相火扰动精室则流精不止；虚火灼液，血液黏滞不行则睾丸发胀疼痛；内热迫蒸则潮热盗汗；肾水不能上济于心，致心火亢盛，故心烦少寐；虚火上浮则颧红；虚热伤津则口燥咽干；阴虚津少，无以排泄，故小便困难短少。腰为肾之府，肾阴不足，肾府空虚则腰膝酸软。舌红苔少、脉细数均为阴虚阳亢之征象。

3. 治法　滋肾养肝，泻火软坚。

4. 方药　知柏地黄汤合大补阴丸加味。方中熟地黄、怀山药、山茱萸、龟甲、猪脊髓滋补肝肾之阴；牡丹皮、泽泻、茯苓清热利水，防滋腻太过；知母、黄柏泻偏亢之相火。若酌加龙胆草、柴胡、木通苦寒直折相火，加王不留行、地龙、水蛭行枯滞之血则更佳。

（四）瘀血阻络证

1. 临床表现　阳物强硬，久而不倒，茎肿而皮色紫暗，刺痛难耐，可兼见少腹拘急，尿涩而痛，烦躁不安。舌质紫暗或有瘀斑、瘀点，脉沉涩。

2. 证候分析　本证候可由跌扑损伤、茎伤血瘀而致，亦可由其他证候发展而来，瘀血阻于阴茎络脉，血滞而不归经，则见阳物强硬，久而不倒；瘀久则茎肿而皮色紫暗；络脉不通，则刺痛难耐；茎络阻滞，经脉失和，则少腹拘急；败血阻窍，气化不利，则尿涩滞不爽疼痛；瘀久热扰则烦躁不安；舌质紫暗或有瘀斑瘀点、脉涩沉均为瘀血内阻之征象。

3. 治法　化瘀通络，活血软坚，消肿止痛。

4. 方药　虎杖散合红花散瘀汤加减。虎杖微苦入肝经，活血通络止痛；麝香通下窍以活血；当归尾、红花、苏木、乳香、大黄活血化瘀、通络止痛；僵蚕、连翘、贝母散结解毒；穿山甲、皂角刺通经活络止痛。可酌加王不留行、川牛膝、水蛭、地龙以活血；加黑豆、柴胡、木通、车前子以增强清热、消肿、解毒之力。

九、其他治疗

（一）西药治疗

西药治疗，可用于阴茎异常勃起的急救。常用的有以下几类。

1. 镇静药　地西泮 5 mg 肌内注射或口服；利眠宁 10 mg 口服；苯巴比妥 30 mg 口服。

2. 镇痛药　普通镇痛药常无济于事，可用四氢帕马丁 50 mg 口服或 60 mg 肌内注射、皮下注射；布桂嗪 60 mg 口服或 100 mg 肌内注射。哌替啶有使血压下降趋势，一般不用。

3. 扩血管药　可用亚硝酸异戊酯 1 支（0.2 mL）吸入，以扩张小动脉；或妥拉苏林 25 mg，3 次/d口服，或 25 mg，1~2 次/d，肌内注射，可缓解周围血管痉挛。

4. 雌激素　己烯雌酚 3~5 mg，3 次/d 口服。

5. 抗凝药　可选用肝素、纤维蛋白溶解剂、链激酶、尿激酶、双香豆素或低分子右旋糖酐等，有助阴茎局部血栓溶解。

6. 其他西药　国外 Ravindran 等报道，联合应用静脉麻醉药氯胺酮与胆碱酯酶抑制剂毒扁豆碱，氯胺酮 0.5 mg/kg（体重），毒扁豆碱从 0.5 mg 起，10 min 内增至总量 1.5 mg，联合静脉注射，可使阴茎异常勃起消退。故认为这两种药物矫正了阴茎异常勃起的病理生理。其临床疗效尚待临床进一步观察。

（二）中成药治疗

根据证候，可选用下述中成药治疗。

1. 丹栀逍遥散　疏肝理气，清泻肝火，适用于阳强伴有胸胁不舒、烦躁易怒、胸胁胀痛、口苦烦躁、舌红苔黄、脉弦数之肝郁化火证候者。每次 1 袋，2 次/d。

2. 泻青丸　清泻肝火，活血通络，适用于肝经实火之阴茎异常勃起。每次 1 丸，2 次/d。

3. 龙胆泻肝丸　清热利湿，软坚通结，适用于肝经湿热之阳强。每次 1 袋，2 次/d。

4. 知柏地黄丸　滋阴清热，软坚潜阳，适用于阳强之阴虚阳亢证候者。每次 1 丸，2 次/d。

5. 大黄䗪虫丸　祛瘀通络，消肿止痛，适用于阳强之瘀血阻络证候者。每次 1 丸，2 次/d。

6. 血竭散　祛瘀通络，消肿止痛，适用于阳强之瘀血阻络证候者。每次半袋，2 次/d。

应该指出的是，中成药一般药力较缓，在服用中成药治疗本病的同时，还应采用其他治疗方法。亦可在勃起消退后应用，以针对证候，改善患者全身症状，预防复发。

（三）针灸治疗

治疗阳强的常用穴为蠡沟、照海、气海、丰隆、八髎、三阴交、关元、肾俞，根据辨证可加减应用。

1. 方法一

（1）取穴太冲、三阴交、行间、肝俞、胆俞。

（2）方法施泻法，留针 30 min，每隔 5 min 行针 1 次。

（3）适应证用于肝经实热、相火亢盛所致之阳强，以达清泻肝火之功用。

2. *方法二*

（1）取穴肝俞、太冲、少府、内庭、神门。

（2）方法以泻为主，留针 30 min。

（3）适应证用于肝经实火所致之阳强，以清泻肝火。

3. *方法三*

（1）取穴行间、太冲、膀胱俞、三阴交、阳陵泉。

（2）方法施泻法，留针 30 min，每隔 5 min 行针 1 次。

（3）适应证用于阳强之肝经湿热证候，以平肝泻火、清利湿热。

4. *方法四*

（1）取穴太溪、气海、照海、行间。

（2）方法平补平泻法，留针 30 min。

（3）适应证用于阳强之阴精亏少、肾火亢盛证候，以达滋阴降火之功用。

5. *方法五*

（1）取穴太溪、水泉、行间、太冲、中极、曲骨。

（2）方法平补平泻法，留针 30 min。

（3）适应证用于阳强之阴虚阳亢证候者，以达滋阴清热之功用。

6. *方法六*

（1）取穴秩边、三阴交。

（2）方法施泻法，留针 30 min，每隔 5 min 行针 1 次。

（3）适应证用于阳强之瘀血阻络证候者，以达活血通络之功用。

（四）单验方治疗

（1）泽泻 15 g 煎汤代茶饮。

（2）桃红饮：桃仁、红花、升麻、肉苁蓉、黄柏各 9 g，王不留行、菟丝子各 12 g，党参、黄芪各 15 g，桔梗 6 g。水煎，每日 1 剂，分 2 次温服。

（3）柴胡 10 g，条芩 10 g，半夏 7 g，党参 7 g，酒炒黄柏 10 g，车前子 15 g，山泽泻 12 g，佩兰 10 g，姜、枣各 5 g。水煎服，每日 1 剂。适用于湿热内蕴、肝郁化火，循经下注、耗精伐肾之强中证。

（4）知母、黄柏各 12 g，制何首乌、熟地黄、龟甲、牡丹皮、赤芍、山药、枸杞各 15 g，生地黄、女贞子各 20 g，肉桂 3 g。水煎服，每日 1 剂。滋阴补肾，引火归原。

（5）玄参 90 g，麦冬 90 g，肉桂 3 g，白芍 60 g，甘草 10 g。每日 1 剂，水煎服。治疗 1 例强中患者，连服 10 剂，诸证悉平。

（6）沙参、枸杞子、生地黄、麦冬各 15 g，当归、川楝子、桃仁、川芎、赤芍、红花各 10 g。水煎服，每日 1 剂。

（7）引火两安汤：玄参 30 g，山麦冬 60 g，牡丹皮 15 g，沙参 30 g，黄连 3 g，肉桂 3 g。水煎服。清心补肾，迅解心肾二火。用于心肾二火齐动之阳举不倒。

（8）猪肾荠苨汤：猪肾 1 只去脂膜，大豆 1 L，荠苨 90 g，人参 60 g，磁石 60 g（碎），知母 60 g，葛根 60 g，黄芩 60 g，瓜蒌 60 g，甘草 60 g，石膏 90 g。水煎服。解肾中石热，用于服用五石之强中。

（五）药物外治

（1）缩阳丹　水蛭 9 条，入水盆养至（农历）七月七日，取出阴干，称有多少，麝香、苏叶三味各等份，研细末，蜜和为饼，用少许擦左脚心，立刻缩阳。

（2）芒硝 120 g，两手捧住，任其流水，阳自缩。

（3）丝瓜汁调五倍子末敷之即愈。

（六）手术治疗

1. 手术适应证　患者无全身性或下泌尿道细菌性感染，一经确诊，宜及早手术治疗。临床实践证明，多数患者保守治疗的效果不佳，有些病例难以恢复正常的性功能。若异常勃起超过 24 h，易造成阴茎海绵体纤维化，增加阳痿发生的可能。手术时机的把握，是治疗成功的关键，宜在血栓尚未形成之前实施手术。早期治疗成功者一般都能保存正常的性功能。

2. 手术目的

（1）减少阴茎动脉血流供应，使勃起消退。

（2）增加静脉血液流出，消除瘀血，使勃起的阴茎尽快松软。

（3）保存正常性功能。

3. 常用术式

（1）大隐静脉阴茎海绵体分流术：于腹股沟韧带下股动脉搏动明显的部位，作与腹股沟韧带平行的斜切口，从卵圆窝向内下游离大隐静脉，近端结扎，远端在无损伤钳夹持下通过阴茎根部皮下隧道，在精索前与海绵体接近。切除一小块阴茎海绵体及白膜组织，排除瘀血，并用肝素化盐水冲洗直至阴茎完全痿软。再施行大隐静脉-阴茎海绵体吻合，关闭切口。如术后静脉回流过多，可出现阳痿，此时如再结扎大隐静脉，仍有可能恢复勃起功能。

（2）阴茎背静脉阴茎海绵体分流术：于阴茎根部背侧正中作切口。暴露背浅静脉或背深静脉，远端结扎，近端剪成斜面；牵开背神经及背动脉，切开并冲洗一侧阴茎海绵体，吻合静脉与海绵体。由于背静脉管径较小，在阴茎勃起时进行手术比较困难，所以一般不常使用，但仍不失为一种有效术式。

（3）阴茎海绵体-尿道海绵体分流术：于阴茎、阴囊交界处腹侧正中作纵切口，切开阴茎海绵体，挤出黏稠血液，并用肝素化盐水反复冲洗，然后切开近邻尿道海绵体，用 5-0 号手术线施行吻合术，仔细止血，逐层缝合切口，皮下置引流条。此手术效果较好，简单实用。性功能于术后 1～3 个月可部分或全部恢复。手术后可发生尿道皮肤瘘、海绵体尿道瘘及尿道狭窄等并发症，故术中应注意勿损伤尿道。

（4）阴茎头-阴茎海绵体分流术：局麻下，在阴茎头冠状沟远端中线，用活检针、咬骨钳或皮肤活检冲空器刺入阴茎头，使之斜向阴茎海绵体白膜，将白膜凿通或打洞，挤压阴茎，排除瘀血，并用肝素盐水冲洗，直至阴茎海绵体流出新鲜血液，恢复阴茎海绵体循环；然后采用尖刀，直视下于距冠状沟 1 cm 处做 2 cm 长的横切口，直达两侧阴茎海绵体，剜除 0. 5 m 直径白膜各 1 块，缝合切口。此手术在直视下操作，能提供较大分流，效果较为可靠，亦可避免发生阳痿，较适宜于特发性阴茎异常勃起的手术治疗。

上述 4 种术式，目的在于使阴茎静脉血液流出增多，促使阴茎松软。国外 Wear 等（1977）从股动脉插管至左阴部内动脉，注入自体血凝块 3 mL，使远端阴部内动脉及其分支完全阻塞，减少阴茎动脉血流，使阴茎松软。此法操作较为复杂，并需特殊设备。

4. 手术治疗的注意问题

（1）特发性阴茎异常勃起因不会致命，故有严重禁忌证时应推迟手术。有感染者应在控制之前继续应用非手术治疗，积极准备手术治疗。但应使患者了解手术后有发生阳痿的可能性。

（2）手术的疗效可靠，但不是唯一有效的治疗手段，应在保守治疗无效后应用。

（3）手术的最佳时间尚无统一规定。阴茎异常勃起 24 h 内采取保守治疗仍然可能有效。

（4）局麻和腰麻各有利弊，所以，在选择麻醉方法时要根据医师的习惯和技术熟练程度来决定。

（5）术后进行抗生素治疗以防止感染。

十、转归与预后

阴茎异常勃起是一种男科急症，发病急。由动脉血流量过多引起者，发病时间即使达数天，甚至数月，仍有可能治愈，且后遗症少，预后较好；由静脉回流受阻引起者，必须尽快处理，否则容易引起阴茎海绵体纤维化，最终导致永久性阳痿。

十一、预防与护理

（1）注意精神调节，不可郁怒伤肝，注意劳逸结合，不宜长期曲运心脾。

（2）节制房事，戒除手淫，以免损伤肾精；避免各种强烈的性刺激。

（3）不宜过服五石（白石英、赤石脂、紫石英、硫黄、钟乳石）等壮肾温热药，以免肾中积热发生阳强。

（4）少食肥甘厚味，不宜嗜酒成癖，免生湿热。

（5）行房不能排精时，应及时检查治疗，以排除其他疾病引起阳强的可能。

（6）一旦患病，不要精神紧张，应及早就医治疗。

十二、文献选录

病源。夫强中病者，茎长兴盛不痿，精液自出是也。由少服五石，石热住于肾中，下焦虚热。少壮之时，血气尚丰，能制于石，及至年衰血气减少，肾虚不能制精液也。若精液竭则诸病生矣。（《外台秘要·强中生诸病方》）

年少，阳道尖强，当泄不泄，不泄强泄，胀断嫩皮，初如针眼，畏痛不敢泄，刮日久连茎溃烂痛楚，日甚。（《东医宝鉴·杂病篇》）

玉茎强硬不痿，精流不止，痛如针刺，病名强中，乃肾滞漏疾也。（《普门医品·卷十九》）

人有终日操心，勤于诵读，作事之时，刻苦搜索，及至入房，又复鼓勇酣战，遂至阳举不倒，胸中烦躁，口中作渴，两目红肿，饮之以水不解，人以方阳旺之极，谁知心肾二火之齐动乎？心肾无一刻不交，心交于肾，则肾火无飞腾之祸；肾交于心，则心火无亢烈之忧。若日劳其心，则心不交于肾；夜劳于肾，则肾亦不交于心。心肾不交，则水火无既济之好，觉一身上下无非火气……火尽上升，阳无所寄，势不得不仍归于下，下又难藏，因走于宗筋阳器之间，阳乃作强而不可倒矣。此等之病，至危之疾，非迅解二火，阳何能倒矣。（《辨证录·阳强不倒门》）

阴纵，亦名阴挺，由前阴受热，则玉茎挺长不收，或肿胀而痿，或与股相磨难行，甚至两胁气逆上，手足倦弱。（《杂病源流犀烛·前阴后阴》）

阳强不倒，此虚火炎上而肺气不能下行故耳。（《傅青主男科·虚若门》）

强阳，命门火衰也。（《医纲提要·卷二》）

又强中证，茎举不衰，精流不止，或由肝火太强，或由金石性发，宜泻火解毒。（《类证治裁·阳痿》）

强中，一名肾漏，玉茎硬而不痿，精流不已。（《医谈真传·前阴门》）

肾漏，长硬不衰，精出捍之，则脆痒如针刺。（《仙方合集·上卷》）

阳强不倒，精自流出，此名强中，乃阳盛实也，不急治，必发大痈难治。（《经验选秘·卷一》）

十三、现代研究进展

阴茎异常勃起症是一种无性欲要求的海绵体长时间痛性勃起。具有发病急、易留有永久性阳痿后遗症的特点。本病相当于祖国医学的阳强，亦称强中或强阳不倒。近年来有关本症的中医药治验报道较多，现扼要综述如下。

（一）病因病机

（1）肝胆湿热下注，湿热熏蒸，充盈脉道，以致阴举不衰，阳强不倒。即《灵枢·经筋》所谓“伤于热则纵挺不收”。

（2）色欲过度，房事不节，致肾水匮乏，相火妄动；或过服温补升阳之药致阳旺阴衰，火胜水涸，相火无制而致强中不得收。

（3）腰骶或阴部损伤，瘀血进入阴茎脉络；或久病入络，阳强日久不愈，以致阴茎脉络瘀血阻滞。

（4）好酒贪杯，恣食厚味，酿生痰热，痰火互结，下注阴器，以致阳强不倒。

（5）虚火上炎，肺金清肃之令失常，阴亏火旺，致阳强不倒。

（二）分型论治

1. 肝经湿热型　阴茎异常勃起，持续时间较长，疼痛较剧烈，排尿困难，尿赤涩痛，便秘，口干苦，苔黄，脉弦有力。治法以清肝泻火为主，常用方有：

（1）龙胆泻肝汤加知母、黄柏等，认为阳强重在治肝，上方泻火而不伤阴，用于此症最为适宜。

（2）龙胆泻肝汤合甘草黑豆汤再加桃仁、红花、琥珀粉、山甲珠、延胡索等。认为本证的治疗，首须驱逐厥阴湿热之毒，佐以消散阴茎血脉瘀阻，终必养血益肾，庶可收全功。也有认为本症初期治疗，用黄柏、知母等苦寒滋阴之品清相火的方法欠妥；而黑豆、甘草治疗本症，对恢复性功能有一定的作用。

（3）龙胆泻肝汤加王不留行、白芍、滑石、路路通等治疗36例阳强不射精，取得满意疗效。

（4）龙胆泻肝汤加丹参、海藻、昆布、生牡蛎等，认为治疗本病宜先清泄肝胆湿热，佐加活血、软坚之品。湿热清除，血脉畅通，阴茎异常勃起即可清除。此外，对本型症状较轻者，也有主张用小柴胡汤加酒炒黄柏或柴胡清肝饮加减治疗者，亦有以龙胆泻肝汤加牛膝、三七、茅根、甘草治愈本症者。

2. 阴虚火旺型　阴茎异常勃起持续时间较短，阴茎色青灰，疼痛轻，或时有精液自出，口干，舌红，脉细数。治法以滋阴降火为主，常用方药有；

（1）知柏地黄汤（丸）加减。

（2）大补阴丸加减。

（3）六味地黄汤加柴胡、龙胆草。

（4）石子荠苨汤加减。

（5）“阳强不倒方”加味。

此外，亦有用黄柏、知母、玄参、白芍、龙胆草、龟甲，水煎服治愈本症者。在本型的治疗中，有人主张在滋阴降火剂中加入少量吴茱萸、肉桂等以引火归原；有人则合交泰丸以交通心肾；有人加入大剂量的玄参、麦冬、天冬，俾使肺气清肃下降以生肾水。

3. 瘀血阻滞型　现代研究表明，阴茎异常勃起的主要原因是阴茎静脉回流受阻，血液郁积，进而导致阴茎血栓形成，小动脉栓塞。因此，本型可以是原发的，也可以是继发的。临床特点是，或有局部外伤史，或阴茎异常勃起日久不衰，久治不愈，阴茎色青紫，坚硬无弹性或疼痛剧烈，口唇及舌质可见瘀斑，脉细涩。此证可以结合阴茎海绵体静脉造影及穿刺辅助确诊。本型治法以活血化瘀为主，常用方药有：

（1）活络效灵丹加减，或用穿山甲、鳖甲、当归、赤芍、益智仁、路路通、甘草，水煎服，并用红花煎汤外敷阴茎等。

（2）活血化瘀佐以补气益肾，药用桃仁、红花、王不留行、党参、黄芪、升麻、桔梗、菟丝子、肉苁蓉、黄柏。

（3）有以滋阴降火结合活血化瘀，药用知母、黄柏、龙胆草、山茱萸、茯苓、牡丹皮、赤芍、红花、夏枯草、肉桂，并加服复方丹参片治愈本症。

（4）有以静制动为主要治则，好转期如局部瘀血未消，佐以化瘀通络，不可骤然单用寒凉药，必兼温散，少佐肉桂、吴茱萸之类。

（5）先祛肝经湿热，再拟活血散瘀。用龙胆泻肝汤，加桃仁、红花、琥珀粉、炮甲珠、延胡索等药，散瘀通络治之。

（6）有因情志不遂，气滞不行、血运障碍，败精瘀血阻塞精窍之阳强不射精，用活血化瘀、行气通窍法，方用血府逐瘀汤加穿山甲、丹参、皂角刺、路路通。

4. *痰火郁结型* 本型患者体质多肥胖，且平素多恣食肥甘厚味及嗜酒无度，症见阴茎异常勃起，较坚硬，并伴有口腻而苦，渴不欲饮，便秘或黏腻不爽，尿赤，舌红，苔黄厚或黄腻，脉弦滑或滑数。治法以泻火化痰为主：

（1）泻火化痰佐以育阴之法，方用胆南星、远志、柏子仁、龙胆草、玄参、麦冬、知母、黄柏、地骨皮、玄明粉、姜竹茹、甘草；外用玄明粉冲水浸洗阴茎。

（2）龙胆泻肝汤加胆南星、远志、夏枯草、元明粉，以化痰散结治愈本证。

（三）针灸疗法

1. *疗法一* 有人以针刺方法治愈本症4例，取穴均为蠡沟（双），用泻法；照海（双）用平补平泻法，1次/d。有人以滋阴补肾法治愈本症，取穴：①中极、三阴交、太溪；②大赫、太溪、太冲。两组穴位交替针刺，留针20 min，用捻转补法配合呼吸补法，1次/d。亦有人针刺气海、丰隆穴治愈本症。

2. *疗法二* 范月友临床常取蠡沟，配以太冲、次髎、三阴交、会阴、阴陵泉（双侧），施重泻手法治疗强中症。蠡沟为足厥阴肝经的络穴，为主治阴挺之主穴。取蠡沟，通调肝气，调整经络，配以太冲、阴陵泉，清理下焦湿热，三阴交调理肝肾，次髎泻膀胱热邪，与三阴交为伍共奏清湿热，泻相火，通调水道，使湿热之邪自膀胱而泄，会阴通任督而调气机，诸穴合用，共奏奇功。

（四）外治

可用活血祛瘀的水蛭9条，辅以芳香通络的麝香、苏合香各3 g，共研敷于左脚心，俾相火下移，玉茎即时萎缩。曾氏用泻阳药布缠渍阴茎治疗肝火亢盛引起的强中。药用：龙胆草5 g，五灵脂、黄柏、栀子、大黄各10 g，寒水石（先煎）、滑石（包）各30 g，干地龙15 g，木通5 g，青黛、人中黄各3 g，嘱水煎存液300 mL，药布浸汲，缠渍阴茎，每日早晚各30 min，疗效满意。

（五）其他疗法

有人用一味泽泻（15 g），煎汤代茶，1次/d，治疗本症3例获愈。有人用玄明粉5~6 g，放在左手掌心中，旋以右手盖上，两手频频搓擦，药粉搓化成水即可，一般药粉搓化成水，阳强即倒。

西医学治疗本症有用间羟胺注射液注于阴茎海绵体；有用19号蝶形针头插入一侧阴茎海绵体，取下针塞让海绵体内瘀血流出；有应用分流手术减压。

如何在治愈阴茎异常勃起的同时，又不损害性功能，是需要在今后运用中医药治疗本症的实践中进一步探讨的重要课题。

参考文献

[1] 赵金铎．中医症状鉴别诊断学［M］．北京：人民卫生出版社，1985.

[2] 乔艾乐．中医治疗阴茎异常勃起5例［J］．中西医结合杂志，1986，(9)：566.

[3] 江淑安．强中症治验［M］．河南中医，1983（1）：40.

[4] 孙月蟾，黄永杰．龙胆泻肝汤的临床应用［J］．吉林中医药，1984（4）：24.

[5] 安身谦．阳痿与阳强论治一得［M］．浙江中医杂志，1987，22（1）：19.

[6] 史道生．治疗阴茎异常勃起的临床体会［J］．湖北中医杂志，1982（2）：30-32.

[7] 李冰清等．减压法治疗阴茎异常勃起［M］．中华泌尿外科杂志，1980，1（4）：234.

[8] 唐承孝．阳强异治［M］．浙江中医杂志，1987，22（5）：206.

[9] 陈若崑，张庆昌．阳中证二例治验［J］．黑龙江中医药，1984（3）：51.

［10］金谷成．阳强治验［M］．山东中医杂志，1982（5）：291.
［11］王云龙．强中［M］．山东中医杂志，1984（6）：492.
［12］严育斌．阳强治验举隅［J］．陕西中医，1985，（12）：550.
［13］赵逢玉，吕惠萍．老年阳强一例治验［M］．江苏中医药，1986，7（4）：30.
［14］朱久之．阳强治验［M］．江苏中医杂志，1986，7（4）：30.
［15］罗四维．阳强治验［J］．江西中医药，1987，（2）：12.
［16］王少金．男性生殖系疾病［M］．长春：吉林科学技术出版社，1985.
［17］张志敏．阴茎异常勃起的机制探讨［M］．国内医学，泌尿系统分册，1987（6）：3.
［18］张长生．中药治疗外伤性阴茎勃起症1例［J］．中医杂志，1982，（4）：48.
［19］周翠英．阳强1例治验［M］．山东中医杂志，1985（1）：43.
［20］朱曾柏，等．阳强重症1例治验［M］．辽宁中医杂志，1986（4）：30.
［21］孙维民．强中病针刺治验［J］．山东中医杂志，1985（4）：5.
［22］庄柏青．泽泻治强中症［J］．中医杂志，1987，（10）：65.
［23］秦昌国．龙胆泻肝汤加减治疗阴茎异常勃起［J］．四川中医，1989（2）：1.
［24］许鹏飞．阳强验案2则［M］．江苏中医，1984（4）：36.
［25］毛景生．治疗同房不射精60例［M］．河北中医，1987（1）：13.
［26］吕文广．阳强琐谈［M］．山东中医杂志，1985（3）：45-46.
［27］李庆升．不射精症治验3则［M］．北京中医杂志，1988（1）：53.
［28］曲锡萍，林宏益．活血化瘀法在男性生殖疾病中的运用［J］．河北中医，1987（5），47-48.
［29］杨元德．阳强治验［J］．河北中医，1989（4）：40.
［30］郑东利．中医药治疗阴茎异常勃起近况［J］．江苏中医，1988（11）：44-45.
［31］黄仲阳．《古今医鉴》外治法特色及贡献［J］．江西中医药，1997，（1）：2.
［32］曾庆琪，王劲松．外治验案举隅［J］．安徽中医学院学报，1998，（3）：2.
［33］范月友．针刺治愈“强中”症1例［J］．上海针灸杂志，2001，（1）：47.

第四节　早　　泄

一、概述

早泄是指性交时间极短，甚则在阴茎尚未插入阴道前即已射精，且不能自我控制，以致不能继续进行性交的病症。是一种较常见的性功能障碍。早泄为中医、西医通用之病名。此外西医又称之为射精过早症，中医又称之为鸡精。早在《辨证录·种嗣门》中就有“男子有精滑之极，一到妇女之门，即便泄精，欲勉强图欢不得，且泄精甚薄，人以为天分之弱也，谁知心肾两虚乎”的记载，强调了遗精日久是造成早泄的病因，心肾两虚是其病机所在。《秘本种子金丹》中说：“男子玉茎包皮柔嫩，少一挨，痒不可当，故每次交合阳精已泄，阴精未流，名曰鸡精。”指出早泄与男子阴茎包皮有关，并提出了鸡精之名。

射精发生在阴茎插入阴道以前或刚插入阴道时，为公认的早泄现象，但由于性反应的快慢程度个体差异很大，对阴茎插入阴道后多长时间内射精就算早泄，目前尚无统一标准，有认为性交不足2 min或不足5 min者，有认为阴茎在阴道内抽插次数不足10次者，有认为性交中不能适当控制射精者；有认为性交中使性功能正常的女性至少在50%的正常性交中得不到满足者，等等。需要指出的是，不能仅以女方性满足与否来判断是否早泄，因为男子的性冲动出现较快，性交时易出现性高潮，故完成性交时间也快；而女性的性冲动和性高潮出现较慢，所以男女性反应有一个很明显的时间差别，这种差别往往造成性生活的不和谐，但这不能与早泄之病相混淆。一些患者由于不能及时治疗，或由于一两次的过早射精，而造成精神上的恐惧、焦虑，甚则认为是性功能衰竭，进一步加重了病情，以致出现阳痿、性欲低下等。由于该病与精神因素有密切关系，所以心理疏导非常重要。中医认为早泄主要为湿热或相火扰动，或肾气亏虚，精关失固，精液封藏失职而成。疾病初期及青壮年发病者，以实证热证为多，久病及体虚年老者，多为虚证寒证。对该病的治疗，应根据不同病机分别采用清利湿热、清泻相火、补肾固精等法。临床上早泄亦常与阳痿、遗精等有关，治疗上也可同时兼治。

二、病因病理

（一）中医病因病机

1. 病因

（1）房事不节，恣情纵欲，耗伤阴精，阴虚火旺，相火妄动，精室受灼，精关易开，而成早泄。

（2）情志失调，肝气郁结，郁而化火，或外感湿热，或过食肥甘厚味，湿热内生，湿热之邪循肝经下注阴器，扰及精关，以致精关约束无权，精液失控，故初交则精泄。

（3）素体亏虚，或年老体衰，或久病房劳，肾气亏虚，封藏失职，固摄无权，精关易开，故致早泄。

2. 病机　肾主藏精，肝主疏泄，两脏均司精关开合，故与精液的闭藏和施泄密切相关。上述各种原因，无论是阴虚火旺，还是湿热下注，或肾气亏虚，均可影响肝之疏泄，肾之封藏，以致疏泄不利，封藏失职，精关约束无权，精关易开，精液外泄，而见交则早泄。该病与肝肾关系最为密切，其基本病机是精关约束无权，精液封藏失职。

（二）西医病因病理

1. 精神心理因素　早泄发生的确切机制尚不十分明确，但一般认为多与精神因素有关。由于射精是受大脑中枢调节的一种反射，所以病因多由大脑病理性兴奋或脊髓中枢兴奋性增强所致。因此，即使没有性交，只要这些中枢兴奋抑制不平衡或受到过度刺激时，也可以射精。当然，除了神经反射外，内分泌的调节、心理因素的影响也是重要的。因而认为性交时紧张、恐惧、焦虑是造成早泄的主要原因，尤其是首次性交在害怕被发现的环境下进行（如婚前性交），结果形成了快速射精的习惯。另外夫妇由于缺乏性知识，性交时双方不能很好配合，或过度疲劳，强行性交，均可造成早泄。早泄患者其射精所需的刺激阈值较低，性交时稍有性刺激，就易达到性高潮而出现射精现象，且不能自我控制。总之，早泄发生的原因，大多数是精神的、心理的或中枢神经系统功能紊乱，导致过度兴奋和紧张而发生早泄。

在精神心理因素中，其主要的表现形式是焦虑，它是几乎所有性功能障碍的共同特征。至于造成焦虑的原因则是多种多样的。焦虑可以掩盖或妨碍患者对射精即将来临感知的警觉。由于潜在焦虑常常导致早泄患者对时间概念具有一种主观上的扭曲，这自然会影响到他们的性表现能力。患者似乎被卷入一个时间的漩涡，它否定了射精之前的先兆感受和这两种感受的先后顺序。在这一关键时刻的感知错位和焦虑使他们不可能把欲望和满足感正确地区分开来。这些患者往往具有对女性的病态畏惧，他们很可能是在女性处于主导地位的环境中成长起来的，他们在对女性的专制下变得十分压抑或战战兢兢的，所以他们会对女性持有一种特别强烈的敌意和侵犯性。然而，他们缺乏为插入所必需的那种侵犯能力。当然所有类型的焦虑都会导致乙酰胆碱分泌的增加和自主神经活动紊乱。

2. 器质性因素　器质性疾病所致早泄较少见。曾经认为慢性前列腺炎和精囊炎是造成早泄常见的器质性原因，但经过近年来大量的调查，认为与早泄无明显关系。在发生充血时，前列腺和精囊的代谢和分泌发生紊乱的情况下，局部的刺激可能会对部分人引起暂时的早泄，因为对刺激的反应处于敏感的临界状态，就会很快发生射精。精阜炎和精阜增生常可发生早泄，因而电灼精阜也是治疗早泄的一种手段。包茎和包皮过长的患者，由于龟头及系带平时都处于包蔽的情况下，性交时一旦翻转，对性交和摩擦极其敏感，容易造成早泄。同样的原因，包皮口过紧、系带太短者也易发生早泄。前列腺肥大、后尿道炎、附睾炎，因泌尿生殖器官局部炎性和病变刺激，使射精中枢过度兴奋，也容易发生早泄。神经系统的疾病，如多发性硬化症、脊髓肿瘤、癫痫、颅内肿瘤、脑血管意外等，由于对皮质及射精中枢的刺激，均可造成射精失控而发生早泄。

三、辨病要点

该病的诊断，目前主要根据临床表现。典型的早泄较易诊断，即性交时阴茎尚未插入阴道即已射精，或刚插入即射精。至于阴茎插入阴道后持续多长时间则不属早泄，由于个体的差异性及男女双方之间的性和谐等原因，至今尚无标准。除那些典型严重的早泄外，临床上许多所谓早泄患者，多无任何异常，只是自认为性交时间不够长而已。所以对阴茎插入阴道后维持多长时间为正常，还需要考虑到男女双方的性欲差别和性反应迟缓等情况，总之不能单纯以女方性满足与否来判断是否早泄，而应以同房时男方过早射精，不能继续性交，且未满足为诊断依据。

四、类病辨别

临床上早泄应与阳痿、遗精相辨别。

1. 阳痿　指阴茎不能勃起，或勃起不坚，而不能进行性交；早泄则是性交时阴茎能勃起，但因过早射精，以致影响正常性交。但两者也有一定关系，早泄的进一步发展，可出现阳痿。临床上不少阳痿患者，在发病初期多有早泄现象。早泄是由性兴奋性增高而致，由于性兴奋增高，以致中枢负担过重，最终导致衰竭，而进入抑制状态，这时即可出现阳痿。可以认为，阳痿、早泄因精神因素引起者，是同一类障碍的两个过程和两种形式。早泄主要为功能性的；而阳痿除功能性外，也有一部分为器质性的。早泄经药物和心理治疗后预后较好；阳痿属功能性的预后较好，而器质性的药物和心理治疗效果较差，甚则无效。

2. 遗精　遗精是在无性交状态下，频繁出现精液遗泄，当进行性交时，可以是完全正常的；早泄则是在进行性交时，阴茎刚插入阴道或尚未插入阴道即射精，以致不能正常进行性交。临床上两者也多兼见，但其预后一般较好。

五、辨证要点

1. 主要特征　早泄是以多次性交中出现阴茎尚未插入阴道，或刚插入阴道时间极短即射精，且不能控制，以致不能继续进行正常性交为主要特征。

2. 分清虚实　早泄之病由于体质及致病因素不同，也有虚实之分。实证早泄多为湿热所致，多见于体健年少者，伴性欲亢进，心烦易怒，口苦咽干，小便黄赤；虚证早泄多为肾阴、肾阳亏虚所致，多见于久病体衰者，伴性欲减退、腰膝酸软、小便清长。另外尚有阴虚兼火旺的虚中挟实证，多伴阳事易举，五心烦热，潮热盗汗。临证时当详细辨别，分清虚实。

3. 详察病情　由于早泄与精神心理因素有密切关系，与男女双方性生活协调与否有密切关系。所以应详细了解患者有关心理情况和性生活情况，必要时还要向女方详细了解，以便针对具体情况，采取相应的治疗方法。

4. 洞察转归　早泄之病在发生发展和治疗过程中，可向轻重两方面转化。早泄经治疗后，如性交时间逐渐延长，伴随症状逐渐减轻，能自我控制射精时间，则为病情转轻。若能正常与女方性交，保持足够的性交时间则为痊愈。若早泄日久不愈，性交时间进一步缩短，以致性交时阴茎不能勃起，出现阳痿，则为病情加重。

六、治疗原则

对早泄的治疗，当根据不同病机，采取虚则补之、实则泻之的治疗原则。属于湿热者重在清利，慎用补涩，中病即止，不可过剂，以防伤正。阴虚火旺者，既要滋阴，又要清虚火。阴阳两虚者，应阴阳双补。总以调理精关，使精关开合有度，精泄得控。另外由于早泄多与精神心理因素有关，临床上应注意心理疏导，给予性生活指导。在药物治疗的同时，打消患者的思想顾虑。

七、辨证论治

早泄的治疗，临床上应根据不同病机，采取分证治疗。常见的证候有肝经湿热、阴虚火旺、阴阳两虚等。其中肝经湿热型多见于早泄初期、年少体壮者，且有饮酒嗜好者为多，而该型患者若日久不愈或治疗过用苦燥之品，也可损伤阴津，造成阴虚内热，出现阴虚火旺之型。而阴虚日久，阴损及阳，则可造成阴阳两虚。对湿热病治疗者，应中病即止，不可过剂，以防苦燥太过伤正；对阴虚火旺者，不可用温热之品，以防助长君相之火，反加重病情。早泄日久，久病体虚、年老体衰者，以虚证为多，治疗当以补虚固精为主。

（一）肝经湿热证

1. *临床表现* 性欲亢进，交则早泄，伴头晕目眩，口苦咽干，心烦易怒，阴囊湿痒，小便黄赤。舌质红，苔黄腻，脉弦滑或弦数。

2. *证候分析* 该证主要为情志不调，肝郁化火，或外感湿热或内生湿热，以致湿热之邪循肝经下扰而成，由于肝火偏旺，故性欲亢进，交则早泄；肝火上扰，故头晕目眩、口苦心烦；肝经湿热循经下注，故小便黄赤，阴囊湿痒；舌脉均为肝经湿热之象。

3. *治法* 清泻肝经湿热。

4. *方药* 龙胆泻肝汤加减。方中龙胆草、栀子、黄芩清肝胆实火，泻肝经湿热；泽泻、木通、车前子清利下焦湿热，使湿热从小便而出；当归、生地黄养血益阴以和肝，并防止苦燥伤阴；柴胡疏肝利胆以调郁火；甘草调和诸药。

（二）阴虚火旺证

1. *临床表现* 早泄，阳事易举，伴五心烦热，潮热，盗汗，腰膝酸软。舌红少苔，脉细数。

2. *证候分析* 恣情纵欲，耗伤阴精，阴虚火旺，精室受灼，故精关易开，而见早泄；相火妄动，故阳事易举；腰为肾府，肾阴亏虚，故腰膝酸软；虚火内扰，迫津外出，故五心烦热，潮热盗汗。舌脉均为阴虚火旺之象。其病变部位主要在下焦肝肾，以阴虚相火妄动为主。

3. *治法* 滋阴降火。

4. *方药* 知柏地黄丸或大补阴丸加减。方中生地黄、山茱萸、山药滋阴补肾；知母、黄柏、泽泻、牡丹皮清降虚火，土茯苓渗利。加金樱子、沙苑蒺藜益肾固精；加龙骨、牡蛎滋阴潜阳，兼以涩精。诸药合用，则阴精得充，虚火得清，早泄自愈。

（三）肾气不固证

1. *临床表现* 性欲减退，早泄，伴遗精，甚则阳痿，腰膝酸软，小便清长，或不利，面色㿠白。舌淡苔白，脉沉弱。

2. *证候分析* 房劳或久病体衰，肾气不固，封藏失职而早泄；肾气亏虚，命门火衰，故性欲减退，甚则遗精阳痿；腰为肾之府，肾虚故腰膝酸软；肾阳虚衰，失于温煦，膀胱气化不利，则小便清长或不利，面色㿠白、舌淡脉沉弱均为肾气亏虚之象。该型的病变部位主要在肾，以正虚为主。

3. *治法* 补肾固精，滋阴温阳。

4. *方药* 金匮肾气丸加减。方中六味地黄滋阴补肾，肉桂、附子温肾助阳，诸药合用，以双补肾之阴阳。另外可酌加金樱子、桑螵蛸，以益肾涩精。

八、其他治疗

（一）西药治疗

可使用降低兴奋性的镇静药物。如氯丙咪嗪 25 mg，3 次/d，口服。该药可使脑内去甲肾上腺素能神经递质及 5-羟色胺含量升高，阻断去甲肾上腺素能神经递质对大脑皮质性唤醒作用，使 5-羟色胺对性抑制加强，解除焦虑，控制早泄，若大剂量应用可引起不射精。另外可使用甲基多巴、胍乙啶、苯巴比妥等药，但需注意，该类药物一般不宜长期使用，剂量也不宜过大。选择性5-羟色胺再摄取抑制剂（SSRIS），包括氯西汀、舍曲林、帕罗西汀、达泊西汀（必利劲）等，是近年来广泛使用的新型抗抑郁剂，因为副作用少、安全性高，几乎没有致死量，而深受精神科医生和患者的青睐。SSRIS治疗早泄也是在发现它们有延迟射精的药物副作用时开始的，那么延迟射精的副作用也就反过来证明有治疗早泄的潜力；曲唑酮是一种三唑吡啶类抗抑郁药，其作用机制是选择性抑制5-羟色胺再摄取，同时能较强抑制去甲肾上腺素再摄取。曲唑酮治疗早泄疗效与氯丙咪嗪相似，但可增强性欲及勃起功能，因此是治疗早泄，特别是合并ED患者的理想药物。α-肾上腺素能神经阻滞剂如酚苄明有治疗早泄、延长射精的作用。类似的药物如酚苄明等也有抑制射精中枢兴奋的作用，产生很好的治疗效果。目前面临的问题是这些药物的作用都是暂时的，停药后常常又会失去射精的控制力。

龟头及阴茎涂抹麻醉剂、乳剂、软膏等均可降低龟头、系带处的神经敏感性。例如内含1%的丁卡因，或1%的达克罗宁油膏，或3%氨基苯甲酸乙酯涂霜等均属于此类药物。外用的涂抹药物要适量，于性交前10~30 min使用，最好外套阴茎套，既可充分保持药效，也可避免用量过大、过多造成女方阴道吸收而引起副作用。

（二）中成药治疗

（1）肝经湿热者，可服用龙胆泻肝丸6 g，3次/d。

（2）阴虚火旺者，可用知柏地黄丸1丸，2次/d。

（3）肾气不固者，可用金匮肾气丸1丸，2次/d；或用金锁固精丸6 g，3次/d。

（三）饮食疗法

1. 车前草煲猪小肚（《家庭药膳手册》）　鲜车前草60~90 g，猪小肚200 g。将猪小肚切成小块加水，与车前草煲汤，加适量盐。饮汤食肚。有清利湿热之功，用于湿热蕴结下焦之早泄。

2. 雀儿药粥（《太平圣惠方》）　麻雀5只，菟丝子30~45 g，覆盆子10~15 g，枸杞子20~30 g，粳米100 g。先将麻雀去毛及内脏，洗净用酒炒。用砂锅煎菟丝子、覆盆子、枸杞子，去药渣用汤与雀肉、粳米同煮成粥，将熟时加入少许盐、葱、姜。随意服食，有壮阳益精、补肾养肝之功，用于肾气不足之遗精、早泄。

3. 胡桃栗子糖羹（《实用中医营养学》）　胡桃肉30~50 g，栗子30~50 g。先将栗子炒熟去皮，与胡桃肉同捣成泥，加入白糖适量拌匀即可食用。有补肾益精之功，用于肾虚精亏之早泄。

4. 枸杞酒（《饮膳正要》）　枸杞60 g，白酒500 g。将枸杞洗净，泡入酒中密封，浸泡7 d以上，每晚睡前饮1小盅。有补虚益精、温阳散寒之功，用于阴阳两虚之遗精、早泄。

5. 芡实粉粥（《本草纲目》）　芡实粉60 g，粳米90 g。用粳米煮粥，半熟时加入芡实粉，调匀成粥。作早餐食。有补肾涩精之功，用于肾气虚损之早泄、遗精。

6. 芡实莲子炖龙虱（《疾病的食疗与验方》）　莲子肉15 g，去皮、芯，发透；龙虱放锅内稍煮去尿，洗净；芡实20 g洗净。均放大锅内，加水适量，盖严，炖熟，调味饮汤。有补脾涩精之功，治气虚不固之早泄。

7. 牛髓膏子（《饮膳正要》）　黄精膏150 g，地黄膏100 g，天冬膏30 g，牛骨髓熬取油60 g。将3种膏与牛骨髓油合并，搅令冷定成膏，每日早晨空腹，取1匙，温黄酒送服食。有补精养血益肾之功，用于精血亏损、肾气不固之遗精早泄。

8. 五味子膏（《本草纲目》）　北五味子100 g，蜂蜜1 000 g。将五味子水浸后去核，再用水洗核，尽量取尽其味，过滤，加入上等蜜。在火上慢熬成膏，收存瓶中，经过5 d出火性后食用，每次1~2匙。有滋阴涩精之功，用于肺肾阴虚之遗精、早泄。

9. 黄芪粥（《食医心鉴》）　黄芪30 g，粳米50 g。先用水煮黄芪取汁去滓，再用药汁煮米成粥，作早餐食。有健脾益气之功，用于脾虚气亏之早泄。

10. 莲子茯苓糕（《实用中医营养学》）　莲子肉、茯苓、麦冬各等份，研成细末，加入白糖、桂花适量，拌匀，用水和面蒸成糕。有宁心健脾之功，用于心脾气阴不足之遗精、早泄。

（四）针灸治疗

常用穴肾俞、关元、气海、三阴交、大赫等，一般以平补平泻为法，还需根据病情进行加减配穴。肝经湿热者加太冲、八髎、丘墟、太溪，用泻法；阴虚火旺者加内关、太冲、太溪，宜平补平泻；肾气亏虚者加命门、中极，用补法，并可加用灸法。一般每日1次，10 d为1个疗程。

（五）药物外治

（1）用五倍子适量煎汤，于性交前外洗会阴部及阴茎。

（2）用细辛、丁香各15 g，浸入95%乙醇100 mL内，15 d后，以浸出液于性交前3 min涂擦阴茎龟头部位。

（3）可用麻醉剂（1%丁卡因、1%达克罗宁油膏等）涂龟头表面，以降低龟头的敏感性。

（4）六神丸，一滴水化开，涂抹龟头，待有热感，洗掉，可降低龟头的敏感性。

（六）心理疏导

由于早泄的发生与精神因素密切相关，故心理疏导对早泄的治疗有着非常重要的作用。首先应让患者了解一些性知识，注意在性交过程中彻底放松，提倡性事前夫妇之间的爱抚，因男女的性欲和性兴奋有一定的差异，通过爱抚过程则可使男女之间情欲协调，达到性事和谐。即使偶尔出现早泄，也不要恐惧、焦虑，女方更不要责备、埋怨，而应当表示理解，给予鼓励，为下次性生活打下良好的基础。

（七）阴茎挤捏法

该法又称耐受性训练法，主要是通过女方对男子阴茎逐渐增加刺激，以提高男子射精的阈值，从而达到延长和控制射精的目的。其方法是女方对阴茎不断进行刺激，促使男子出现射精紧迫感时，立即停止刺激，并把拇指放在阴茎系带的部位，食指与中指放在阴茎背侧，挤捏阴茎头，使射精紧迫感消失后，再行刺激。如此反复进行，直至男方能耐受大量的刺激而又不射精为止。进一步可在正常性交中进行，当有射精紧迫感时，抽出阴茎，按上法挤捏，然后再插入，再挤捏。在女方刺激阴茎时，或在性交中，男子要将注意力集中在阴茎所产感觉上；另外要注意，挤捏所用压力的轻重应与阴茎勃起的程度成正比，勃起坚硬者用力挤捏，较软者用中等力量挤捏。一般坚持使用这种方法，早泄现象均能明显改善。待早泄现象改善后，再坚持使用这种方法治疗3个月，以巩固疗效。

（八）牵拉阴囊法

于性交时由女方牵拉阴囊和睾丸，可降低性兴奋性，以延缓射精。

九、转归与预后

早泄多由精神因素造成。若能及时治疗，正确使用药物和心理及手法治疗后，往往可使性交时间逐渐延长，性生活逐渐协调，直至早泄现象完全消失，其预后较好。但若不能及时治疗，甚则进一步精神紧张恐惧，则可加重病情，甚则不能勃起，其预后也较差。

十、预防与护理

（1）患者应多了解一些性知识，一旦出现早泄也不要紧张恐惧，注意夫妻之间的相互体贴与配合。

（2）消除性交前的紧张、恐惧心理，延长性交前的爱抚过程，避免仓促行事和剧烈的性欲冲动。

（3）加强体育锻炼，增强体质。加强营养，并可配合食疗，如乌龟炖鸡等。

十一、现代研究进展

早泄曾被认为是无法医治的性功能障碍疾病。近年来由于人们逐渐认识到早泄的发生多与精神因素密切相关，故从20世纪70年代起，西医开始使用精神分析、性感集中疗法、阴茎挤压、药物和其他综合疗法，使早泄成为完全能治愈的性功能障碍。近年来运用中医中药治疗早泄的报道逐渐增多，治法从单纯的补益发展到补益、泻实，从固涩到通泄，从而提高了临床疗效。

（一）治疗法则

有学者将早泄治法分为6种：固肾涩精法，方用金匮肾气丸、右归丸合金锁固精丸；补益心脾法，方用归脾汤、人参养荣丸；交通心肾法，方用交泰丸、桂枝龙牡汤合酸枣仁汤、天王补心丹、黄连阿胶汤；升阳固摄法，方用补中益气汤；清肝利湿法，方用龙胆泻肝汤；滋阴潜阳法，方用知柏地黄丸、大补阴丸。但不论何法治疗，都宜佐以心理疏导。

（二）辨证论治

根据近年有关报道，将本病分为5型论治。阴虚内热型，治以滋阴降火，方用知柏地黄丸、大补阴丸，或自拟方；肝郁化火型，治以清热泻火，方用龙胆泻肝汤、清心丸、知柏地黄丸等；肾气不固型，治以益肾固精，方用肾气丸、右归饮等；心肾不交型，治以交通心肾，方用交泰丸、桂枝龙牡汤合酸枣仁汤等；劳伤心脾型，治以补益心脾，方用人参归脾汤或补中益气汤、举陷汤、升陷汤合桂甘龙牡汤。

王劲松等认为早泄见于《辨证录·种嗣门》，常与遗精、阳痿等相并而作，其症缠绵难愈，病情复杂，病因繁多，尤以心、肝、脾、肾、精室病变为主，临证应当执简驭繁，分属脏腑辨证施治。

（1）降心火，滋肾水，交通心肾。

（2）滋肝肾，引相火，秘固精室。

（3）益肾气，填精血，温肾固涩。

（4）补心脾，化气血，充养阳道。

（5）疏肝郁，悦情欲，濡肝宁神。

（6）养阴血，舒经络，畅达筋道。

（7）化湿浊，去热毒，洁净精室。

李湘均等将早泄分为肾气不固型、阴虚阳亢型、心肾不交型、心脾两虚型、肝气郁结型、肝胆湿热型等6型论治。

毕焕洲等应用循证医学方法，对早泄的证候及治疗方法进行总结，并主持了中华中医药学会《早泄临床诊疗指南》（ZYYXH/T462-2015）编写。《早泄临床诊疗指南》将早泄分为4型：湿热下注，治以清热泻火，利湿涩精，方用龙胆泻肝汤治疗；阴虚火旺，治以滋阴降火，补肾涩精，方用三才封髓丹治疗；肾气不固，治以补肾助阳，益气固精，方用金锁固精丸治疗；心脾两虚，治以养心健脾，安神摄精，方用归脾汤治疗。该指南于2015年11月16日由中华中医药学会发布，并于2015年11月24日开始实施。

（三）专方专药

有以辛香酊外涂龟头、五倍子粉敷脐或煎水外洗阴茎龟头治疗获效者。

（四）其他疗法

1. *穴位注射*　取肾俞（双）、气海、小肠俞、关元、中极、膀胱俞等穴，用维生素 B_1 1 mL 加0.5%普鲁卡因10 mL分注于以上穴位。

2. *脱敏疗法*　具体方法分以下5步进行。第一步是阴茎拍打法，用左手掌紧托阴茎头、冠状沟及系带部位，右手背有节奏地拍打阴茎头部及冠状沟部位，开始拍打100次，以后每天增加50~100次；第二步是用冰水浸泡阴茎头部及冠状沟周围5 min；第三步用热水浸泡阴茎头部及冠状沟5 min，从35 ℃开始每天增加0.5 ℃，直至42 ℃为止，以后可维持在42 ℃（也可根据情况加入适量的中药）；第四步是液体石蜡摩擦阴茎头及冠状沟，用适量液体石蜡涂于阴茎头及冠状沟周围，再用手指上下左右摩擦阴茎及冠状沟，开始第一次摩擦100次，以后每天增加50~100次，以每次不射精为原则；第五步是抽动阴茎：开始100次，以后每天增加50~100次，以不射精为原则，每天1次，15次为1个疗程。随访半年者138例，治愈90例，显效15例，进步18例，无效15例，总有效率89.1%。

3. 落水冲击法　采用普通淋浴器用纱布包绕莲蓬头，使水流形成柱状，将水温调控适中，患者裸体立于水柱旁用手平托阴茎，使落水直接冲击龟头及冠状沟处。此时阴茎会勃起并有快感，当出现射精预感时即离开水柱，待阴茎稍有痿软再重复前法。每次5~15 min，可酌情逐渐延长。在此过程中应让患者精神放松，注意力集中于龟头的感受，并作相应性交幻想，一旦射精应充分感受此时的快感。每隔1~2d 1次。理疗采用电脑男性病治疗仪，取气海、关元、会阴、上（左右）、中（左右）、涌泉（左右）穴，隔日1次，均30 d为1个疗程。在治疗2个疗程后随访，结果获得随访102例。治愈76例，占74.5%；显效11例，占10.8%；有效8例，占7.8%；无效7例，占6.9%，总有效率93.1%。

参考文献

[1] 刘俭．中药青春乐1、2、3号治疗500例阳痿、早泄、遗精的临床研究［J］．山西中医，1990（6）：15-17.

[2] 金宇安．早泄的辨证治疗［J］．吉林中医药，1993（2）：8.

[3] 曾庆余．五倍子敷脐治自汗盗汗早泄遗精梦交［J］．四川中医，1992（11）：2.

[4] 滕晓林．金锁固精丸加味治早泄［J］．四川中医，1992（3）：2.

[5] 周午平．辛香酊可治早泄［J］．新中医，1988（4）：1.

[6] 卓显良．早泄治疗四法［J］．中医药信息，1991（6）：22.

[7] 俞大毛．早泄治疗六法［J］．浙江中医学院学报，1992（3）：15.

[8] 陈凯．脱敏疗法治疗早泄［J］．男性学杂志，1992（1）：30-31.

[9] 王劲松，曾庆琪，徐福松［J］．早泄辨治七法［J］．四川中医，2005（1）：11-12.

[10] 李湘均．早泄辨证施治［J］．实用中西医结合临床，2004（4）：65-66.

[11] 董和平．落水冲击法及理疗治疗早泄［J］．辽宁中医杂志，2003（10）：828.

[12] 毕焕洲，赵永厚．中医诊治早泄的循证医学研究［J］，辽宁中医杂志．2013．40（7）：1327-1330.

[13] 中华中医药学会．中华中医药学会标准：中医神志病临床诊疗指南［S］．北京：中国中医药出版社，2015.

第五节　不射精

一、概述

不射精是指男子在性生活中阴茎能够维持正常勃起，插入阴道并有正常抽送动作，但性交时无性高潮及射精动作，亦无精液射出的一种病症。不射精，古代又称“能交接而不施泄”“精射不出”“精瘀”等。中医对本病无单独论述，多将其归入不育、阳强等病中。如隋《诸病源候论·虚劳无子候》：“丈夫无子者……泄精，精不射出，但聚于阴头，亦无子。”唐《备急千金要方》有“能交接，接而不施泄”的记载。现代中医亦称该病为精闭。该病在男子性功能障碍中并非少见，国内研究报道不射精症约占男子性功能障碍就诊者的31.06%，且该病常导致男性不育症，约占性功能障碍引起不育症的72%。有人统计功能性不射精症多见，约占不射精症的90%。西医学多认为本病与大脑皮质、丘脑下部高级中枢功能紊乱，射精中枢的兴奋性降低，性交时性刺激无法达到射精反射所需的阈值有关。而睡眠时皮质下中枢活动加强，性梦时则可使射精中枢兴奋而引起射精。也有一部分不射精为器质性疾病所致，这类患者无论在任何情况下均无射精现象。功能性不射精症经性指导、心理及药物治疗后效果较好；而器质性引起者，要积极治疗原发病，其疗程也较长。该病多造成男子不育症，个别的可并发其他性功能障碍。中医认为该病主要为湿热瘀血阻滞精道，或肝失疏泄，肾虚精亏，精关开合失调所致。病变主要在肝肾，其治疗当以利湿活血、疏肝通窍、补肾填精为主。

另外，在射精障碍中还有几种与不射精有一定关系的射精异常现象。一是射精迟缓，即性交时间明显延长（不包括人为控制），但最终均能达到性高潮而出现射精。其病变也多由脊髓射精中枢兴奋性减弱，功能衰竭而致，但长时间强刺激后，尚能获得高潮而出现射精，其病变较不射精为轻。二是射精无力，即性交射精时，自觉阴茎抽动无力，精液从尿道口流出而非射出，该病主要是射精时，输精管、精囊、前列腺、尿道等处肌肉收缩无力而致。还有一种是射精不完全，即每次性交射精时，进入后尿道的精液未能完全排出，而致射精不完全，其病变多与精神心理因素有关，故多为功能性。这三种射精异常的治疗，均可参照不射精症。

二、病因病理

（一）中医病因病理

1. 病因

（1）情志失调，郁怒伤肝，以致肝气郁结，疏泄失常，经气不利，精关开合不利，则不能射精。或气滞日久，或阴部外伤，瘀血阻滞，痹阻精道而射精不能。

（2）嗜食肥甘、辛辣之品，湿热内生，或外感湿邪，影响脾胃运化，致湿热蕴结，阻滞精窍，精关不开，以致交而不射。

（3）先天禀赋不足，或房劳过度，肾精亏虚，或久病体虚，肾气不充，以致造成无精排出，或排精无力，终成不射精。

2. 病机　无论是外感六淫，或情志失调、饮食所伤，凡造成湿热郁结及气滞血瘀等，均可引起脏腑功能失调，三焦不利，气机不畅，湿热瘀血等闭阻精窍，影响精液正常排泄而致不射精，其病以邪实为主。另外本病也可由禀赋不足，久病体虚或房劳过度等损伤肝肾，以致肾虚精亏，气虚无力，精关不开而致不射精，其病以正虚为主。不射精症的病机，可概括为两个方面：一是湿热瘀血等病邪闭阻精窍，以致精道瘀阻，不能射精；一是肝肾亏虚，精关开合失调，而致不能射精。而无论虚证还是实证，其根本又都由于精道阻滞，精关开合失司，以致精液不能外泄。

（二）西医病因病理

1. 病因

（1）精神因素：不正确的性教育影响，如认为性生活是不健康事情等，对配偶不满意或敌视、排斥以及害怕对方怀孕，生活压力大，性生活环境影响等，均可造成大脑皮质及性中枢神经功能紊乱，处于抑制状态。

1）缺乏性知识，性兴奋的强度不够：性伴侣双方没有进行性交前的语言交流和抚摸、性行为接触等调情活动，所感受到的性兴奋较低，性交方式、姿势、动作等知识缺失；阴茎进入阴道未能进行较大幅度的抽插、或时间不够，不能使射精中枢兴奋达到射精反射所需的性兴奋阈值，是不射精的一个原因。另外，长期的手淫使阴茎受到手淫的强刺激，由于性交刺激强度不如手淫的强度，导致射精中枢的兴奋阈值过高，也会引起不射精。一部分男性出现不射精与其过频的性生活有关，一般来说每周性生活以2~3次，且身体不感到疲倦为宜，而有些性伴侣每周4~6次性生活，且性生活后疲倦，表明其性交次数过多，使射精中枢经常处于兴奋状态，可造成性神经调节紊乱，以致使射精中枢因过度兴奋而趋于抑制状态，所以出现性交过程中不能射精。一般来说射精时间的快慢与两次性生活间隔时间的长短存在如下关系：如果两次性生活之间的间隔越长，射精出现的时间越短；两次性生活间隔时间越短，射精出现的时间则越长，甚至不能射精。更有甚者，有些性伴侣双方均缺乏性生活知识，不知道性交是怎么回事；不知道性交的部位，长期进行肛门和尿道的性交，也有不知道性交时阴茎放入阴道内要抽动，而且应有一定的幅度与频率，甚至从来不知道性交的高潮到来时要有射精行为等，这些严重的性知识缺乏行为，降低了性生活的质量，很容易导致不射精。

2）精神及感情因素：家庭、父母、社会不恰当的教育和暗示，错误的道听途说等，尤其是宗教、伦理道德的说教，使患者潜意识中把性活动看作下流、肮脏、淫秽的行为，对性生活怀有畏惧犯罪的心理；夫妻感情紧张，对配偶的不满、感情失和甚至敌视，怀疑妻子不贞；性生活遭女方冷遇、反对或斥责；性交过程中突遭惊吓，导致阴茎痿软而不射精；婚前性生活女方怀孕指责，导致婚后不射精；其他精神思想上的压力，如工作紧张、债务累累等，均致性交中不能达到高潮而不射精，久之可使性欲由受抑制而完全丧失。

3）女方因素：女方性交时过于紧张，害怕性交疼痛，尤其是第一次性交中，由于男方的动作粗鲁，引起女方阴道剧痛，而产生持久的惧怕心理，怕阴茎插入阴道过深、抽动频率过快而损伤阴道和其他内脏器官，害怕引起感染，因而限制男方性交中阴茎抽动和摩擦，拒绝可使男方达到高潮的姿势和体位。有的女方体弱多病，厌倦性活动，而使男方的性冲动屡屡受挫。另外一些女性担心受孕，对性生活厌烦，而使男方对射精高度恐惧，久之在性活动中会产生强烈的焦虑状态，而抑制性交中的射精活动。

4）环境等因素：居住、环境制约，数代同居一室，周围环境繁杂，担心被人窥见，或出现声响，缺乏安全感，造成性干扰，分散了注意力，均可形成对性的抑制不能射精；或夫妻作息时间不一，或长期两地分居等造成性生活不规律和谐导致射精不能。

（2）器质性疾病：

1）生殖器病变：膀胱颈松弛、精阜肥大、阴茎外伤、硬结、瘢痕、严重尿道下裂及上裂、严重阴茎弯曲等。

2）神经因素：脊髓损伤，横贯性脊髓炎，中枢神经病变，帕金森病等，病变造成脊髓射精中枢及 T_{12}~L_1、S_4~S_5 损伤或功能紊乱导致不射精；马尾、脊髓下段损伤导致射精传递兴奋显著减少或消失而不射精；糖尿病神经病变，手术、外伤等造成脊髓、腰骶交感神经节损伤等。

3）先天性发育异常：先天性睾丸发育不全，输精管发育不良，精囊、前列腺阙如，先天性射精管梗阻等。

4）内分泌功能紊乱：甲亢、垂体功能低下、肢端肥大症、黏液水肿等。

（3）药物影响：精神性药物、镇静药、降压药等可造成不射精，如胍乙啶、吩噻嗪类药物及利血平、单胺氧化酶抑制剂等。

（4）毒物影响：慢性酒精中毒、尼古丁中毒、吗啡成瘾都会抑制射精。

2. 病理

（1）射精中枢抑制：各种原因造成大脑皮质对射精中枢的抑制过强，使射精中枢兴奋所需的刺激阈值过高，及某些药物的作用造成射精中枢处于抑制状态，而难以唤起兴奋。

（2）输精管道不通：先天性双侧输精管缺失、阻塞或畸形；泌尿生殖器官结核如前列腺、精囊腺、输精管、附睾等结核，精囊炎、附睾炎等炎性病变，造成输精管水肿、纤维化等；前列腺炎造成前列腺充血水肿，压迫输精管口，导致输精管阻塞；精索囊肿、钙化、萎缩，可使输精管受压或纤维化，阻碍精液排出，及手术外伤等造成输精管的狭窄阻塞等。

三、辨病要点

1. 症状　男子在性生活中阴茎能够维持正常勃起，插入阴道并有正常抽送动作，但性交时无性高潮及射精动作，亦无精液射出。原发性不射精指无论在任何情况下从未有过射精；继发性不射精有两种情况。其一原来性交时能正常射精，后因某种原因影响发生了不射精；其二是在阴道内无法射精，而通过手淫或其他方式可射精。功能性不射精，一般仅在性交中无性高潮和精液射出，而手淫或梦中有射精现象；器质性不射精，则为任何情况下均无射精现象。

2. 实验室检查　可做排泄性尿路造影和输精管造影，以明确是否有先天畸形存在。做精囊、前列腺彩超了解有无病变。做性交后尿液检查有无精子和果糖。另外还可做一些神经内分泌检查。

四、类病辨别

临床中本病应与逆行射精和阴茎异常勃起相鉴别。

1. 逆行射精　是指性交时能出现射精高潮，亦有射精动作，但无精液射出，其病理主要是在性交射精时，膀胱内括约肌关闭不全，导致精液逆行射入膀胱内，其病以器质性病变为主。确诊的依据是性交后尿液检查可有精子和果糖存在。而不射精症是指性交时无精液射出，性交中既无性欲高潮出现，又无射精动作。其病主要为射精中枢处于抑制状态，精道不通，精液不能射出而成，其病以功能性病变为主，性交后尿液检查无精子和果糖存在。

2. 阴茎异常勃起症　中医又称为阳强，是指阴茎长时间不因性刺激而引起的异常勃起，有时可达数天，甚则数十天。持续勃起，且在性交时能够射精，但射精后仍不痿软，多伴有阴茎疼痛，多为血管病变所造成，阴茎海绵体突然持续性痛性勃起、肿胀。而不射精症则是性交时久交不泄，阴茎虽勃起时间较长，但移出时即可痿软，且多以功能性为主。

五、辨证要点

1. 掌握特征　不射精症是以在性交中无性高潮及射精动作不能射出精液为主要特征，性交后首次尿液中无精子和果糖检出。

2. 分清虚实

（1）实证：多为肝气郁结、湿热瘀血阻滞所致。临床多表现性欲亢进，阴茎勃起久交不射精，烦躁易怒，失眠多梦，舌质暗红，苔黄腻，脉弦数或细涩。对于实证还应注意区别偏重气滞或血瘀、湿热。

（2）虚证：多为肾虚精亏，精关开合失调而致。临床多表现性欲减退，阴茎勃起性交不射精，头晕乏力，腰膝酸软，舌质淡，苔薄白，脉沉细或细数。对虚证还应注意偏重于阴虚还是阳虚，或是阴阳两虚。

3. 了解病史　对不射精症首先应详细了解病史，区别原发性还是继发性，功能性还是器质性。一般来说，从未有过性交射精者为原发性；以往性交能正常射精，后因某种原因出现性交时不能射精者为继发性。手淫或梦中有遗精，而仅性交时不能射精者，则多为功能性不射精；而器质性多为神经系统受损害或输精道有缺失、阻塞或畸形等，一般表现为在任何情况下均不能射精。另外还应详细了解患者性交的环境和精神情况，及夫妻之间感情等，以便分析病因。

4. 洞察转归　不射精症经过治疗后，若由开始无射精，逐渐出现偶然有一次射精或有少量的精液排出，则为病势转轻；若原有少量精液排出，变为全无精液排出，甚则出现阴茎勃起困难等，则为病势转重。

六、治疗原则

由于不射精的根本病机在于精道阻滞，精窍不开，以致精不能外泄，故其总的治疗原则是开窍通精。在此基础上还应根据疾病的虚实，采取实则泻之、虚则补之的治疗原则。其中实证中以肝郁气滞为主者，应疏肝理气；以瘀血阻滞为主者，应活血通瘀；以痰湿阻滞为主者，应化痰利湿。虚证中，肾精亏虚者，应补肾填精；肾阳虚者，应温肾通阳。无论何种证型，均可加用开窍通精之品，如蜈蚣、蜂房、路路通、王不留行、石菖蒲等。

七、辨证论治

不射精的治疗，当以分证论治。临床上常见有肝气郁结、瘀血阻滞、痰湿瘀滞、肾精亏虚、肾气不足等证候，而这些证候之间往往也可相互转化，或同时出现。如由于情志不调，肝失疏泄，可出现肝气郁结，气滞则血行不畅，进一步则可出现气滞血瘀；而肝失疏泄，气机不畅，也可造成水湿停滞，蕴久化热，而成湿热蕴结之证。肾气亏虚，气化不利，水湿不化，或阳气亏虚，失于温煦也可造成湿阻血瘀。所以在临床治疗中就要根据不同的病机变化，对症治疗。

（一）肝郁气滞证

1. 临床表现　阴茎勃起坚硬，交而不射，少腹及睾丸胀痛，多有情志波动史，伴烦躁易怒，或情志抑郁，胸胁胀满，善太息，梦中可有遗精。舌质淡红，脉弦。

2. 证候分析　肝主疏泄，其经脉下循阴器，故与泄精有着密切关系。若肝失疏泄，气失调达，精关郁闭不开，则不射精；情志不畅，肝气郁结，故烦躁或抑郁；肝失疏泄，气机不畅，则胸胁胀满，善太息；肝经下循少腹及阴器，肝失疏泄故少腹及睾丸胀痛不适。舌脉均为肝郁气滞之象。

3. 治法　疏肝解郁，通精开窍。

4. 方药　柴胡疏肝散或四逆散加减。方中柴胡疏肝解郁，枳壳、香附、陈皮行气散结，白芍行气柔肝，川芎行血中之气。可加路路通、石菖蒲以通精开窍。若肝郁化火者，可加龙胆草、栀子、黄芩等以清肝泻火。若湿热蕴结者，可加黄柏、萆薢。若久郁不解，伤及肾气，也可酌加补肾之品。

（二）瘀血阻滞证

1. 临床表现　阴茎勃起色紫暗，或兼疼痛，交不射精，阴部胀痛，伴心烦易怒。舌质紫暗，或有瘀斑瘀点，脉沉细涩。

2. 证候分析　由于病程日久，气滞血瘀，瘀血阻滞精道，致精液不得外泄。气滞血瘀，脉络瘀阻，故阴茎紫暗疼痛；气机郁滞则阴部胀痛，心烦易怒；瘀血阻滞，脉络不通，故舌质紫暗，或有瘀斑瘀点，脉沉细涩。

3. 治法　活血化瘀，行气通精。

4. 方药　血府逐瘀汤或少腹逐瘀汤加减。方中川芎、赤芍、红花、桃仁活血化瘀，柴胡、香附、桔梗行气止痛，疏畅经络；生地黄、当归活血养血，牛膝活血祛瘀通血脉。另外可加穿山甲、路路通、蜈蚣、石菖蒲。

（三）湿热蕴结证

1. 临床表现　阴茎勃起，久交不射，可有遗精，伴头晕身重，胸脘痞闷，食少纳差，小便短赤，或尿后白浊；阴囊湿痒。舌质红，苔黄腻，脉滑数。

2. 证候分析　外感或内生湿热，流注下焦，蕴结不散，阻遏精道，精关不开，故阴茎勃起，久交不射；湿热内扰，精关开合失司，故可见梦淫遗精；湿热熏蒸，故可见头晕身重；中焦阻滞，故胸脘痞满，食少纳呆；湿热下注，故小便短赤，尿有白浊，阴囊湿痒。舌脉均为湿热内蕴之象。

3. 治法　清热利湿，通精利窍。

4. 方药　四妙散加味。方中苍术、黄柏清热化湿，薏苡仁健脾利湿，牛膝活血通利。可加路路通、石菖蒲以通精利窍。若偏于下焦湿热，可用程氏萆薢分清饮。

（四）肾虚精亏证

1. 临床表现　性欲减退，交而不射精，伴遗精，腰膝酸软，头晕神疲，小便短少。舌淡，脉沉细无力。偏阴虚可见五心烦热，潮热盗汗，舌红，少苔，脉细数；偏阳虚则见畏寒肢冷或阳痿，舌淡，脉沉迟。

2. 证候分析　肾虚精亏，封藏不利，阴阳失调，精关开合不利，故交不射精，且见梦遗；肾气亏虚，命门火衰故性欲减退；腰为肾府，脑为髓海，肾虚精亏，故腰膝酸软，头晕神疲；肾气亏虚，膀胱气化不利，故小便短少。舌淡、脉细数均为肾虚精亏之象。阴虚则虚火上炎，故见潮热、盗汗等虚热之象。阳虚则失于温煦，故见畏寒肢冷等寒象。

3. 治法　补肾益精，温阳通窍。

4. 方药　右归丸加减。方中熟地黄、山药、山茱萸、枸杞子、当归补肾益精；鹿角胶、肉桂、附子温肾助阳。可加川牛膝、路路通、王不留行通精利窍。若偏阳虚还可加淫羊藿、巴戟天。偏阴虚的也可用知柏地黄丸。

八、其他治疗

（一）西药治疗

性交前半小时服用麻黄素 50 mg。麻黄素为肾上腺素受体兴奋剂，可促使精道平滑肌收缩，中枢神经系统的兴奋性增高，在正常情况下有助排精，高血压、冠心病、甲状腺功能亢进者禁用。也可于性交前静脉注射 60 mg 的脱羟肾上腺素。对雄激素水平偏低，伴性功能减退的，可适当补充雄性激素，如丙酸睾酮、绒毛膜促性腺激素。由糖尿病等疾病引起的不射精首选考虑治疗原发疾病。对前列腺炎或其他泌尿系感染而引起的炎症水肿、充血等造成的不射精，可采取抗感染治疗，用诺氟沙星 0.2 g，3 次/d，复方新诺明 2 片，2 次/d。对有神经系统损伤者，可用维生素 B_1 10 mg，3 次/d。维生素 E 100 mg，3 次/d。

（二）针灸治疗

由于不射精以功能性为主，多为大脑皮质、脊髓射精中枢抑制所致，通过针灸治疗，可对神经系统起到明显的兴奋调节作用。因此针灸治疗为不射精症的主要治疗方法之一。常用穴位有关元、中极、曲骨、三阴交、太冲、太溪、会阴、会阳、八髎、肾俞等。一般多采用强刺激，或用平补平泻，也可用电针。留针 20 min，1 次/d，10 d 为 1 个疗程。对有明显阳虚者可加用艾条灸上述穴位。耳针可选肝、肾、神门、内分泌、皮质下等按压。如与中药辨证治疗及性生活指导相结合，更能明显提高疗效。

（三）单验方治疗

（1）麝香 0.3 g，敷脐，以通精窍，可用于各种类型不射精。

（2）远志 9 g，石菖蒲 9 g，水煎服，每日 1 剂。

（3）桂枝 10 g，茯苓 10 g，牡丹皮 10 g，桃仁 9 g，车前子 10 g（包煎），柴胡 9 g，麻黄 6 g，王不留行 15 g，赤芍 15 g，路路通 15 g。煎汤送服，1 次/d，30 d 为 1 个疗程。

（4）柴胡 10 g，当归 10 g，八月札 10 g，王不留行 10 g，石菖蒲 10 g，白芍 10 g，郁金 15 g，香附 15 g，路路通 15 g，丹参 20 g，炮山甲 6 g，生麻黄 6 g，水煎服，每日 1 剂，30 d 为 1 个疗程。

（5）同房前，用甘松 15 g 煎汤，外洗会阴部。

（四）按摩治疗

1. 手搓睾丸　患者自然仰卧位，双腿自然放松，双手四指并拢，托住阴囊，轻轻挤压睾丸；前、后轻柔搓动，每天睡前及早晨起床前，各做 5 min，半月 1 个疗程。

2. 电动按摩器　利用按摩器的头部振动作用，刺激龟头及冠状沟等敏感区，促使其产生性欲高潮及发生射精。也可辅以视觉性刺激等方法诱发射精，使患者体会到射精感觉，从而建立起正常的射精反射。这种方法对功能性不射精有较好疗效。

患者平仰卧位，取气海、关元、中极穴，以圆尖头形电动按摩器轻压穴位，使患者阴茎充盈、勃起、坚挺。当有射精的感觉时，即改用伞状型按摩头，持续不断地按摩阴茎头及冠状沟，并增强刺激强度，从而正常射精。

（五）食疗

1. 葵菜粥（《本草纲目》）　葵菜 500 g，葱白 3 段，粳米 50 g。先煮葵菜取滤汁，用汁煮米成粥，放大葱白，临熟放酱汁少许，晨起空腹服食。有清热通利下窍之功，用于湿热蕴结之不射精。

2. 黄花菜马齿苋饮　黄花菜 30 g，马齿苋 20 g，煎水代茶饮。有疏肝泄热之功，用于肝经郁热之不射精。

3. 赤小豆粥（《饮食辨录》）　赤小豆 30 g，白米 50 g。先煮赤小豆至熟，再入白米煮成粥，加适量白糖作早餐食。有清湿热利小便之功，用于湿热下注不射精。

4. 青小豆粥（《食医心鉴》）　青小豆、小麦各 50 g，通草 5 g。先以通草水煮取汁，用汁煮青小豆和小麦成粥，加适量白糖作早餐食用。有清利湿热之功，用于湿热阻遏之不射精。

5. 桃仁粥（《食医心鉴》） 桃仁（去皮尖）10 g，青粱米（或粳米）50 g。先将桃仁研碎，与米同煮成粥，加少许红糖作早餐食用。有活血祛瘀之功，用于瘀血阻滞之不射精。

6. 桃仁墨鱼（《食物与治疗》） 墨鱼1条，桃仁6 g。将墨鱼骨皮洗净与桃仁同煮，鱼熟后去汤，只食鱼肉。有活血行瘀通经之功，用于瘀血阻滞之不射精。

7. 葱炖猪蹄 猪蹄4个，葱50 g。将猪蹄洗净划口，加葱置锅中，先用旺火煮沸，再用小火炖烂。佐餐食用。有补肾滋阴之功，用于肾虚精亏之不射精。

8. 白羊肾羹（《饮膳正要》） 白羊肾2具切片，肉苁蓉30 g酒浸切片，羊脂120 g切片，胡椒6 g，陈皮3 g，荜茇6 g，草果6 g，葱、盐、姜适量。先将肉苁蓉、胡椒、陈皮、荜茇、草果放入绢袋内扎口，与羊肾、羊脂、葱、盐、姜同煮作汤，汤热再加入面做羹食之。有温肾壮阳之功，用于肾阳不足、命门火衰之不射精症。

9. 麻雀肉（《食物与治病》） 麻雀3~5只，葱、姜、盐适量。先将麻雀去毛、去肚肠，洗净，置锅中放佐料炖煮，食肉喝汤。有壮阳益气、补肾填精之功，用于阳虚精少之不射精。

10. 远志枣仁粥 远志肉、炒枣仁各10 g，粳米50 g，洗净后置锅中加水煮成粥，做夜宵食之。有宁心安神、交通心肾之功，用于心肾不交之不射精。

11. 山药莲子粥 山药30 g，莲子20 g，粳米100 g，洗净后置锅中加水煮成粥。有补脾益肾之功，用于脾虚精少之不射精。

（六）手术治疗

对明确阻塞部位和性质的一些不射精症，可采用外科手术治疗。如输精管有阻塞或先天畸形的，可将梗阻远端机器人辅助输精管再通术；如病变部位在附睾尾部，可做输精管与附睾头体部的吻合术；对肿瘤或囊肿压迫造成的阻塞，可做肿瘤或囊肿切除术。

（七）心理治疗

首先要消除各种精神因素，解除焦虑、恐惧心理。由于性交是夫妻双方共同参与的行为，双方常相互影响，出现性功能障碍时不应责怪任何一方，鼓励女方主动配合，发挥女性在治疗中的作用，减少忧虑，增强性感觉，建立起正常的性反射。

（八）性行为指导

性行为指导对功能性不射精有着非常重要的作用和较好的疗效，尤其是对性知识缺乏者，经性行为指导后多能出现射精。夫妻双方多了解一些性知识，共同参与到性行为治疗中。有以下几种方法：第一、性感集中训练，它包括四个过程：非生殖器性感集中训练，生殖器性感集中训练，阴道容纳，阴道容纳并抽动。从而使患者逐步适应、熟悉性交的过程，享受性交的快感，最终射精。第二、性交中，男方要注意加大阴茎在阴道中提插幅度和加快提插频度，以增强阴道壁对阴茎龟头的刺激，同时女方用手托男方的阴囊，并压向耻骨联合方向，可促使性高潮的到来而发生射精。第三、采用让女方用手刺激引起射精。具体方法是让女方用手刺激阴茎龟头及冠状沟等敏感部位，使男方达到高度性兴奋，当男方感到快要射精时，采取女上位姿势，由女方快速把阴茎插入阴道，在插入时继续给以刺激。若男方在一短期用力摩擦后不能射精，女方仍然用手刺激阴茎，当有射精紧迫感时再把阴茎插入阴道，进入阴道后仍注意增大增快提插，以增强刺激，一旦在阴道内有过一次射精后，即可改变此功能障碍。如采取上法仍不能产生阴道内射精，也可先使其在阴道外射精，以后再逐渐过渡到阴道内射精。

九、转归与预后

功能性不射精症，经过系统的心理、性指导及药物、针灸等治疗，多能获得痊愈，所以其预后较好。器质性不射精症，如神经系统健全，在原发病治愈后，也多能获得改善。若神经系统受到损伤，如腰部交感神经切除术、脊髓损伤及先天性附属性腺发育不良等，其预后均较差。在疾病的治疗过程中，患者由不射精变为有少量精液排出，或偶有一次正常射精则为病情转轻、病将向愈之兆。若原有偶然一次射精，或有少量精液排泄，逐渐出现无精液排出，则多为病势加重，进一步发展也可出现性欲减退、阳痿等性功能障碍。

十、预防与护理

（1）建立美满、健康、和谐的家庭环境注意夫妻之间的相互体贴、配合，一旦出现不射精，女方主动鼓励患者，通过性行为指导加强治疗。

（2）注意婚前性教育和性指导掌握一些性解剖及性生活知识，了解和掌握正常的性交方法和性反应过程，注意适度性生活，不应长期禁欲，也不宜过频。

（3）注意生活要有规律加强体育锻炼，如打太极拳、散步等，劳逸结合，养心健体。

十一、现代研究进展

西医学已认识到不射精症多为功能性的，患者虽然性交中不射精，但多有梦遗或用手淫或其他方式可射精。病因多由缺乏性知识、不能正确看待性问题、性焦虑、性交恐惧及居住、环境制约等造成。这类病人的治疗，主张以性指导、心理、中药辨证及针灸治疗相结合为主。可结合应用神经兴奋剂，经系统治疗后多能治愈。少数患者为器质性病变所引起，其中主要为神经系统损伤或先天性睾丸发育不全，输精管发育不良等。这类病人的治疗，西医尚无满意的治疗方法。近年来有人报道用电震器治疗多种脊髓损伤引起的不射精症获得一定疗效。对一些目前尚不能治疗的不射精症引起的不育，可采用辅助生殖技术的方法。

中医治疗不射精症，近年来取得了较大进展，充分发挥了中医的特长，在理论和治疗上都得到了丰富和发展，临床疗效有明显提高。现就近年的临床研究进展概述如下。

（一）病因病机

随着辨证治疗水平的提高和对病因病机认识的深化，近年来人们对不射精的病因病机有了更进一步的认识，提出了一些新的观点。有人认为肝失疏泄，精关开合不利是本病的重要因素，提出“疏肝通窍法”治疗；还有人认为此类疾病常间杂其他疾病，呈慢性，以实证为主，多由“气血瘀滞，精道受阻”所致。多数医家认为不射精的基本病机为多种原因造成精关开合失调。临床有虚实两端，实证主要为肝气郁结，湿热下注，气滞血瘀，痰瘀互结等，造成精道阻塞，精关不开；虚证主要为肾精亏虚，精窍不开，或心脾亏虚，精少不射等。

（二）辨证论治

1. 郭氏分为4型进行论治　①肝郁气滞证，用柴胡疏肝散（柴胡、白芍、枳壳、陈皮、香附、当归、路路通、石菖蒲、王不留行）加减；②肾虚精亏证，用不射精方（淫羊藿、山茱萸、枸杞、韭菜子、黄芪、太子参、白术、柴胡、石菖蒲、路路通）加减；③湿热瘀阻证，用龙胆泻肝汤加减；④痰湿阻滞证，用导痰汤（半夏、茯苓、陈皮、枳壳、石菖蒲、柴胡、王不留行、路路通）加减。

2. 李氏分3型进行论治　①肾精不足、阳气亏虚型，用肉苁蓉黄精药对加减（肉苁蓉、黄精、枸杞子、菟丝子、沙苑子、黄芪）；②气滞血瘀、败精阻窍型，用琥珀王不留行药对加减（琥珀、王不留行、炮山甲、黄芪）；③肝气郁结、湿热下注型，用柴胡刺蒺藜药对加减（柴胡、白芍、刺蒺藜、威灵仙、路路通）。

3. 高氏分6型进行论治　①阴虚火旺型，用六味地黄丸和二至丸加减；②肝郁化火型，用龙胆泻肝汤和逍遥散加减；③肾阳不足型，用右归丸加减；④心肾不交型，用交泰丸和柴胡疏肝散加减；⑤湿热下注型，用四妙丸加减；⑥心脾两虚型，用归脾汤加减。

（三）专方专药

范氏用射精汤（知母10 g、黄柏10 g、麻黄5 g、熟地黄15 g、石菖蒲12 g）治疗86例，治愈58例，好转18例，无效10例。陈氏自拟疏肝通窍法（柴胡10 g、白芍10 g、当归10 g、八月札10 g、香附 15 g、王不留行 10 g、石菖蒲 10 g、郁金 15 g、路路通 15 g、炮山甲 6 g、丹参 20 g、生麻黄 6 g）治疗 76 例，总有效率达 77.63%。温氏用通窍活血汤（桃仁 9 g，赤芍 3 g，川芎 3 g，老葱 3 g，红枣 5 g，麝香 0.15 g，黄酒 250 g）取得较好疗效。陈氏用桂枝茯苓丸（桂枝 10 g、茯苓 20 g、桃仁 10 g、赤芍 15 g、牡丹皮 10 g、郁金 10 g）为基本方，并随证加减，治疗 42 例，总有效率达 83.3%。段氏用自拟强精汤（黄芪 20 g、当归 15 g、熟地黄 10 g、五味子 10 g、菟丝子 15 g、何首乌 10 g、覆盆子 10 g、肉苁蓉 20 g、淫羊藿 10 g、川牛膝 15 g、蜈蚣 2 条）治疗 52 例，治愈 21 例。韩氏用通精活血汤（麻黄 5 g、当归 10 g、王不留行 20 g、地龙 15 g、僵蚕 10 g、穿山甲 10 g、柴胡 10 g、川芎 10 g、石菖蒲 20 g、川牛膝 15 g、全蝎 6 g、丹参 20 g、蜈蚣 5 g）治疗 32 例，治愈 21 例。

（四）针灸治疗

不射精近年来报道较多，疗效也满意。赵氏以主穴取①肾俞、太溪、命门；②曲骨、三阴交、关元、足三里。两组穴位交替治疗，针刺加灸，每日 1 次，留针 30 min，重灸大敦，灸 10 min，行针 1 次。20 次为 1 个疗程，休息 5~7 d，共治 3 个疗程。治疗 16 例，痊愈 6 例，4 例无效。杜氏取穴：肝俞、肾俞、大肠俞、膀胱俞、关元。治疗手法：平刺 1.2~1.5 寸得气后，单向捻转使纤维缠绕针体，然后做小幅度快速牵拉，每日针刺 1 次，10 d 为 1 个疗程，休息 5 d，再行第 2 个疗程，共治 6 个疗程。治疗 116 例，痊愈 98 例，无效 18 例。郎氏治疗原发性不射精 101 例，治疗方法：头针额旁三线、大赫、归来、曲骨、三阴交、次髎。用抽气法；大赫、归来斜向耻骨联合刺 1.5~2 寸；曲骨稍斜向会阴部刺 1.5 寸；腹部诸穴要求针感到阴茎或会阴部；次髎穴采用点刺，深约 1.5~2 寸，使针感至前阴部。每日治疗 1 次，10 次为 1 个疗程。

（五）综合疗法

王氏以通精汤（蜈蚣 2 条、穿山甲 10 g、牛膝 10 g、地龙 10 g、郁金 10 g、皂角刺 10 g、柴胡 10 g、滑石 10 g、香附 6 g），同时电针刺激督脉百会、命门二穴，任脉曲骨、中脘二穴，持续 20 min，每 2 日 1 次，1 个月为 1 个疗程，治疗 30 例，治愈 16 例，有效 10 例，无效 4 例。张氏方用通窍活血汤（炙麻黄 5 g、当归 10 g、王不留行子 10 g、川牛膝 10 g、石菖蒲 10 g、枸杞子 10 g、川楝子 10 g、皂角刺 30 g、紫丹参 20 g、炮山甲 20 g、车前子 30 g），每日水煎两次口服。同时选用电针灸加艾灸，取穴：1 组三阴交、关元、中极、曲骨；2 组会阴、肾俞、会阳，每日选取一组穴，轮流交替，15 d 为 1 个疗程，治疗 27 例，治愈 19 例，有效 5 例，无效 3 例。孙氏等采用立体综合疗法：性教育疗法、心理疗法、妻爱行为疗法、局部疗法、对症疗法和药物疗法自拟通精汤（菟丝子 10 g、淫羊藿 10 g、红参 2 g、韭菜子 10 g、熟地黄 10 g、甲珠 10 g、枸杞子 10 g、丹参 10 g、蒲公英 20 g、路通 10 g、蜈蚣 1~2 条、地丁 15 g）治疗 56 例，治愈 54 例。

随着人们对不射精病因病机认识的不断深化，多数医家逐渐重视性行为指导、心理疏导和针灸疗法，认为综合治疗较单纯一方一药为优，可大大提高临床疗效。根据近年的临床报道，中医治疗不射精症，平均治愈率为 80%~96%，充分表明中医在治疗不射精症方面具有明显的优势。但也存在一些有待进一步解决的问题，如尚缺乏统一的诊疗标准，中药及针灸的作用机制尚不明确，这些都需今后进一步深入研究，并制定出统一的诊疗标准，以便于临床观察和广泛交流。

参考文献

[1] 秦国政，张春和．中医男科学［J］．北京：科学出版社，2017.

[2] 蒋平，余欣慧．针灸中药结合治疗不射精症的研究［J］．中西医结合研究，2016，8（1）：31-32.

[3] 刘建国，魏文娟，金保方，等．金保方教授射精功能障碍辨治验案举隅［J］．中华中医药学刊，2013，31（9）：1850-1852.

[4] 马健雄，祝雨田，王继升，等．李海松教授治疗不射精症药对浅析［J］．环球中医药，2016，9

（12）：1512-1514.
[5] 李基錫，耿强，张强，等．郭军治疗功能性不射精症临证经验［J］．中国中医基础医学杂志，2012，18（3）：342-343.
[6] 孟祥虎，樊龙昌，王涛，等．不射精症的诊治［J］．中国男科学杂志，2010，24（12）：56-58.
[7] 宾彬，郑海棠．中西医结合男科学［M］．广州：广东高等教育出版社，2012.
[8] 陈在贤．实用男科学［M］.2 版．北京：人民军医出版社，2013.
[9] 陈利生，唐庆来，吉正国，等．射精障碍所致男性不育的诊治［J］．中国性科学，2005，（2）：7-10.
[10] 陈成博，陈舒，张胜，等．疏肝通窍法治疗功能性不射精症 76 例［J］．浙江中医杂志，2010，45（5）：343.
[11] 杨凯，严丰，朱勇，等．曾庆琪运用桂枝茯苓丸治疗男科病验案 3 则［J］．山东中医杂志，2017，36（9）：811-812.
[12] 杨竣，余哲，王涛，等．机器人辅助显微手术在男科中的应用进展［J］．临床外科杂志，2018，26（2）：145-148.
[13] 孙大林，金保方，等．柴胡加龙骨牡蛎汤在男科疾病中的应用［J］．中华中医药杂志，2017，32（11）：4960-4963.
[14] 刘丽娟，贺菊乔．贺菊乔治疗不射精症经验［J］．湖南中医杂志，2015，31（4）：43-44.
[15] 吴秀全，王福．郭军治疗功能性不射精症的经验［J］．国医论坛，2017，32（4）：16-17.
[16] 王琦．男科疾病中西医汇通［M］．沈阳：辽宁科学技术出版社，2003.
[17] 范栋贤．射精汤为主治疗不射精不育症 86 例［J］．河南中医，2003（11）：26-27.
[18] 温泉盛．通窍活血汤治疗中年男子功能性不射精 38 例［J］．中医药临床杂志，2013，25（2）：157.
[19] 陈其华．桂枝茯苓丸加减治疗功能性不射精症 42 例临床观察［J］．中国中医药科技，2014，21（5）：580-581.
[20] 段雪光．自拟强精汤治疗不射精症 52 例［J］．中国中医药科技，2013，20（1）：11.
[21] 韩福谦．通精活血汤治疗功能性不射精症 32 例临床观察［J］．四川中医，2012，30（10）：103-104.
[22] 王良生．通精汤加减治疗功能性不射精症临床观察［J］．中医药临床杂志，2011，23（9）：786-787.
[23] 张明山．自拟通窍活血汤治疗功能性不射精 27 例临床观察［J］．安徽卫生职业技术学院学报，2009，8（4）：49.
[24] 孙金发，孙玉苏．立体综合疗法治疗不射精症［J］．中国性科学，2005（08）：19.
[25] 赵琍珏．针灸治疗男性不育及性功能障碍疗效及微量元素分析［J］．针灸临床杂志，2003（2）：3.
[26] 郎伯旭，金灵青，徐文斌等．头针配合体针治疗原发性不射精症临床观察［J］．上海针灸杂志，2018，37（4）：395-398.

第六节　逆行射精

一、概述

逆行射精是指阴茎能正常勃起，性交时有性欲高潮和射精动作出现，但无精液从尿道外口射出，而是从后尿道逆行射入膀胱的一种病症。该病又称逆射精和后向性射精。此病中医文献中无完整的论述，也未见有关病名的记载，多归属于不育、少精等病中。

逆行射精在临床上的发病率不高，但因逆行射精，其精液不能进入女方阴道，常造成不孕，故受到临床重视。在性交的正常射精过程中，膀胱内括约肌处于痉挛收缩状态，外括约肌松弛，输精管和膀胱之间形成一反压力差，迫使精液从压力低的尿道外口射出。如果膀胱内括约肌松弛，关闭不全，而外括约肌反收缩，则会使部分或全部精液逆向射入膀胱而造成逆行射精。造成膀胱颈部括约肌收缩功能失调的原因，可见于手术、神经损伤、膀胱括约肌局部的损伤、尿道括约肌关闭功能失调、内分泌疾病（如糖尿病）引起膀胱颈部共济失调和一些药物的影响等。

中医认为该病主要为肾气亏虚，阴阳失调，推动无力，膀胱开合失度，以致精液逆行入里；或为气滞血瘀，湿浊内阻精道，致使精液不循常道，逆走旁道而成。其病变主要在下焦，涉及肝肾二脏。其中肾气亏虚者为虚，治当补益为主；气、血、湿阻滞者为实，治当以通利为主；但也可出现虚实夹杂者，又当注意补正祛邪。如经治疗，由原来无精液从尿道口射出，出现有少量精液射出，则为病势转轻，病将向愈。

二、病因病理

（一）中医病因病机

1. 病因

（1）先天禀赋不足，素体亏虚，或房劳过度，或大病久病，损伤肾气，以致肾气不足，司精失职，无力摄精以行正道，膀胱失约，当合不合，故性交时精液逆行进入膀胱。

（2）情志不调，气机郁滞，或外伤、手术损及阴器，气血瘀滞，或败精久留，或寒凝经脉，以致瘀血阻滞，闭阻精道，以致精液不循常道而逆行进入膀胱。

（3）外感湿邪侵袭，或内伤所致水湿内停，或过食生冷，饮食不节，致脾失健运，湿浊内生，闭阻正常之精道，以致精液逆行而入膀胱。

2. 病机　以上各种原因，或因肾气亏虚，推动无力，膀胱开合失度，以致精液无力射出，反逆行流入膀胱；或源于气滞、血瘀、湿阻等，正常精道被阻塞，精液不能循常道而泄，逆向泄入膀胱而成。其病机包括肾气亏虚和精道瘀阻。前者属虚，后者属实，但两者常相互影响。如肾气亏虚，推摄无力，则可造成败精、瘀血等阻滞；而精道瘀阻，日久不通，也可损伤肾气，从而出现虚实夹杂现象。

（二）西医病因病理

1. 病因

（1）手术外伤：外伤或手术等损伤交感神经，如直肠癌经腹会阴联合切除术后、腹膜后广泛性淋巴结清扫术后、腹主动脉瘤切除术后，胸腰部交感神经切除术，各种膀胱颈部手术均可阻断膀胱颈部的交感神经支配，使膀胱颈部关闭不全。还有盆腔骨折、尿道撕裂、手术损伤膀胱颈部括约肌及经尿道切除前列腺和膀胱颈部等，均可造成膀胱颈部括约肌功能丧失，致射精时膀胱颈部不能关闭。

（2）先天性因素：膀胱憩室、尿道瓣膜症、先天性脊柱裂、先天性宽膀胱颈。

（3）内分泌疾病：如糖尿病神经病变，使周围神经末梢脱髓样改变引起的膀胱颈部共济失调。

（4）药物影响：如胍乙啶、利血平、盐酸甲硫哒嗪、溴苄胺及苯甲胍等具有阻滞肾上腺素神经的药物及抗精神病、抗高血压药物等。

2. 病理　人类的正常射精过程分为精液进入后尿道，尿道内口关闭，内括约肌收缩、外括约肌放松，将泄入后尿道的精液射出尿道。该病主要是各种原因造成膀胱颈部的内括约肌松弛，关闭不全，而外括约肌反收缩，则会使部分或全部精液逆向射入膀胱而造成逆行射精，其病变以器质性多见。根据原发病的不同，又有不同的病理变化。

三、辨病要点

1. 症状　性交或手淫时有性欲高潮及射精快感出现，但尿道口无精液射出。性交后第1次排尿时可出现白浊尿。

2. 病史　可有泌尿生殖道及神经系统的手术外伤史，脊髓损伤、引起尿道狭窄的某些疾病史，糖尿病史及应用肾上腺素能阻滞剂等病史。

3. 实验室检查　性交后第1次尿液化验，可发现大量精子和果糖。X线造影可见尿道内口增大，边缘不整齐或畸形等。

通过临床表现及实验室检查，结合病史等即可确诊。

四、类病辨别

临床上本病应与不射精症相辨别。

不射精是指性交时，阴茎能正常勃起，性交持续时间较长，插入阴道并有正常抽送动作，但达不到性高潮，无射精动作出现，且无精液射出；而逆行射精则是性交中能勃起，出现性欲高潮和射精动作，仅是无精液从尿道外口射出。不射精的病理主要是射精中枢抑制，性刺激达不到射精阈值，而不能产生射精动作，其病以功能性病变为主，性交后第1次尿液中无精子和果糖；逆行射精的病理则主要是性交射精时膀胱颈部括约肌收缩功能失调，关闭不全，射出的精液逆向进入膀胱，其射精中枢往往正常，故有射精动作和性欲高潮，性交后第1次尿液中有大量精子和果糖。两者的辨证要点是：不射精症，性交中无性高潮和射精动作，由于无射精故阴茎勃起时间较长，性交后第1次尿液中无精子和果糖；逆行射精，在性交中有性欲高潮及射精动作出现，射精后则阴茎痿软，性交后第1次尿液中有大量精子和果糖。另外，不射精以功能性为主，而逆行射精以器质性为主。中医治疗两者有相同之处。

五、辨证要点

1. 掌握特征　逆行射精是以性交中有性欲高潮及射精动作出现，但无精液从尿道外口射出为特征。性交后第1次尿液检查，有大量精子和果糖亦为本病的可靠依据，需借助实验室检查手段。

2. 分清虚实　对逆行射精要注意分清虚实。实证多为气滞、血瘀、湿阻，临床表现多见有瘀滞不通的症状，根据气、血、湿的不同又各有不同特点。虚证多为肾气不足，临床表现多有肾虚症状，辨证时需详细辨别。另外临床也可见虚实夹杂者，当详细分辨。

3. 病史　应注意既往有无外伤及手术史，有无糖尿病史，有无服用过肾上腺素能阻滞剂史，有无服用过抗精神病、抗高血压药物史等情况，以便明确造成逆行射精的原因。

六、治疗原则

根据逆行射精多为肾气亏虚和精道瘀阻的病机特点，治疗当根据虚实以补肾和通利为原则。其中偏于肾阳虚者以温肾助阳为主，偏于肾阴虚者以滋阴补肾为主，气滞血瘀者以行气活血为主，湿热阻滞者以清利湿热为主。对虚实夹杂者，又应补益与通利并用。

七、辨证论治

由于逆行射精是精液逆行射入膀胱，使精液不能进入阴道，造成不能孕育，而患者性功能表现多是正常的，所以其论治目的主要是促使精液顺行射出，进入阴道，解决不育问题。临床上应分证论治。临床常见肾气不足、气滞血瘀、湿浊瘀阻等型，而各证之间也可相互影响和相互转化。肾气不足，日久则可造成瘀血，湿浊阻滞精道，更影响精液的顺行排泄；而精道阻滞日久，则会损伤肾气，故可出现肾气亏虚与瘀血湿浊等阻滞精道同时存在的虚实夹杂证，治疗就应注意各证之间的相互影响和转化，以便随证治之。因逆行射精与不射精的治疗均以使精液从尿道外口射出为目的，故治疗上也有许多相同之处。

（一）肾气亏虚证

1. 临床表现　性交逆行射精、无力，但有性快感，随即阴茎痿软，性交后尿液可见白浊，伴性欲低下，或阴茎勃起不坚，腰膝酸软，头晕神疲或畏寒肢冷。舌淡，脉沉细无力。

2. 证候分析　肾气亏虚，司精失职，推摄无力，性交时精液不能循精道排出，反逆流入膀胱，故见交不射精，交后尿液中带精而见白浊；肾气亏虚，命门火衰，故见性欲低下，勃起不坚，畏寒肢冷；腰为肾府，脑为髓海，肾虚故见腰酸头晕；舌脉均为肾气亏虚之象。

3. 治法　温肾助阳，益气填精。

4. 方药　金匮肾气丸加减。方中附子、肉桂温肾助阳；六味地黄汤滋肾填精，肾精足、阳气充则推摄有力，精液可循常道而出。另外本方宜加蜈蚣、蜂房，以增通利之功。若偏阴虚火旺改用知柏地黄丸。若短气懒言者，加黄芪、党参补益脾气。

（二）气滞血瘀证

1. 临床表现　阴茎勃起紫暗，交有快感，而无精液射出，或有外伤手术史，伴少腹胀痛，牵及睾丸，会阴部疼痛，或有胁肋胀痛，烦躁易怒。舌质紫暗或有瘀点，脉细涩。

2. 证候分析　气机郁结，血行不畅，以致气滞血瘀，精道不通，精液不能循常道而出，逆行入里，故交有快感，而无精液射出；瘀血阻络，则阴茎紫暗；气滞血瘀，故少腹胀痛，牵及睾丸，会阴部疼痛；气机郁结，情志失调，故胁肋胀痛，烦躁易怒；舌脉均为瘀血阻滞之象。

3. 治法　理气活血，温阳通窍。

4. 方药　少腹逐瘀汤加减。方中当归、川芎、赤芍活血化瘀；延胡索、没药理气活血、散瘀止痛；小茴香、炮姜、肉桂温阳散寒，辛温通利；五灵脂、蒲黄活血祛瘀，行血止痛。另外可加蜈蚣、路路通、牛膝等活血通络之药。若少腹冷痛者，可加小茴香、肉桂温经止痛。

（三）湿浊瘀阻证

1. 临床表现　交有快感，无精液射出，伴小便混浊，淋漓不尽或小便短赤，阴囊潮湿，甚则湿痒流水，下肢困重。舌红，苔厚腻，脉弦滑或滑数。

2. 证候分析　湿性黏滞，湿浊瘀阻精道，则精液不能循精道而出，反逆行射入膀胱，故交有快感无精液射出；湿阻下焦，气化失司，清浊不分，故小便混浊，淋漓不尽；若湿郁化热则见小便短赤；湿浊瘀阻，循经下注阴器，故阴囊潮湿，甚则湿痒流水，下肢困重。舌红、苔厚腻、脉弦滑或滑数均为内有湿浊阻滞或湿郁化热之象。

3. 治法　利湿化浊，通关利窍。

4. 方药　程氏革薢分清饮加减。方中革薢化浊利湿，石韦、车前子、茯苓通利湿浊，石菖蒲通关利窍，莲子芯、灯心草、黄柏清热利湿。若湿郁化热者，可加导赤散。湿痒甚者，可加苍术、白鲜皮祛湿止痒。

八、其他治疗

1. 西药治疗　对逆行射精可根据情况选用一些兴奋交感神经和降低副交感神经活性的药物。如一些拟肾上腺素药、抗胆碱药、抗组胺药等。通过这类药物可兴奋交感神经、降低副交感神经活性，从而提高膀胱颈部张力，以防止精液逆流入膀胱。肾上腺素能兴奋剂药如溴苯吡胺、米多君、丙咪嗪、去甲肾上腺素等可刺激肾上腺素受体，增加膀胱内括约肌的关闭能力。麻黄素，对治疗腹膜后淋巴结切除和交感神经切断术引起的逆行射精，具有一定的疗效。可于性交前 0.5~1 h 口服盐酸麻黄素

50~75 mg，或用脱羟肾上腺素60 mg性交前静脉注射，或用米多君2.5 mg每天3次，连续服用4周。溴苯吡胺和苯咪嗪具有抗组胺和抗胆碱能的特性，可治疗糖尿病神经病变引起的逆行射精。

2. *针灸治疗*　常用穴中极、关元、三阴交、太溪。用平补平泻法，1次/d，每次留针30 min，15 d为1个疗程。加减肾气亏虚者，以气海、关元、太溪、足三里为主穴。气滞血瘀者，以关元、曲泉、秩边、次髎为主穴。湿热瘀阻者，以三阴交、中极、阴陵泉为主穴。耳针可选内分泌、肾、神门、内分泌、外生殖器等，每周2次。

3. *手术治疗*　严重者，可用手术方法，手术治疗目的是使松弛而扩大的膀胱颈口紧缩，重建内括约肌，从而顺行射精。对于膀胱颈术后不完整，重建膀胱颈，用肠线紧缩膀胱颈口，对阻止精液逆向射入膀胱有较好疗效。对于严重尿道狭窄，行手术解除尿道狭窄。

4. *人工授精法*　为了解决逆行射精患者的生育问题，有人采用一种提取和保存逆行射入膀胱的精子的技术，再通过人工授精方法，成功地解决了许多逆行射精患者的不育问题。提取和保存尿液中精子，是人工授精成功的关键，具体方法是口服碳酸氢钠，每次0.5~1.0 g，每日3~4次或用等张碱性溶液冲洗膀胱或用葡萄糖溶液洗涤精液，以达到碱化尿液、提高膀胱内尿液的渗透压，防止逆流精子受损的目的，保证人工授精成功。如果人工授精多次失败者，可行体外受精—胚胎移植或卵胞浆内单精子注射技术。

九、预防与护理

1. 注意防治膀胱炎、尿道炎、糖尿病等原发病，以减少引起膀胱颈部内括约肌功能紊乱的因素。防止加重逆行射精病情。

2. 调摄精神，保持心情舒畅，加强体育锻炼，进行性教育，切忌房事过频。

3. 禁服肾上腺素能阻滞剂，如胍乙啶、利血平等药物。

十、现代研究进展

逆行射精中医多归属于无子、不育、少精等病症中。中医治疗逆行射精只有散在的个案报道。如王良生运用顺精汤（菟丝子15 g、牛膝15 g、巴戟天10 g、当归10 g、山药10 g、黄精10 g、金银花15 g、蜈蚣2条、路路通10 g）治疗15例，有效率66.7%。冯保华运用逍遥散（柴胡10 g、当归15 g、白芍15 g、白术15 g、茯苓15 g、甘草3 g、龙骨30 g、牡蛎30 g、怀牛膝12 g、代赭石24 g、黄芪24 g、夏枯草18 g、蝉蜕18 g）治疗98例，治愈85例，好转11例，无效2例。秦国政报道1例逆行射精，辨证为肾虚血瘀、瘀阻精道，治以益肾活血，疏通精道。选用炒柴胡10 g，白芍30 g，桃仁10 g，红花10 g，当归15 g，川芎15 g，熟地黄15 g，炒枳实10 g，川牛膝10 g，桔梗10 g，丹参30 g，枸杞子30 g，麻黄10 g，石菖蒲10 g，地龙10 g，射干10 g。服70剂成功留取精液标本。

参考文献

[1] 秦国政，张春和．中医男科学［M］．北京：科学出版社，2017.
[2] 王琦．男科疾病中西医汇通［M］．沈阳：辽宁科学技术出版社，2003.
[3] 王新果，韩艳荣，唐文家，等．逆行射精致男性不育诊治的临床研究［J］．中国性科学，2012，21（10）：27-28，31.
[4] 宾彬，郑泽棠．中西医结合男科学［M］．广州：广东高等教育出版社，2012.
[5] 张闯，冷兴川，杨庆，等．逆行射精的中西医诊疗现状［J］．实用中西医结合临床，2016，16（2）：92-94.
[6] 陈在贤．实用男科学［M］．2版．北京：人民军医出版社，2013.
[7] 陈兴良，陈自学，王久源，等．逆行射精的诊治现状［J］．四川医学，2004（11）：1251-1252.

[8] 王良生.3种疗法对逆行射精临床疗效的对比观察［J］. 中医药临床杂志，2011，23（7）：619-620.
[9] 赵增涛，任洪胜.6例男性逆行射精诊治体会［J］. 中国计划生育学杂志，2006（3）：173-174.
[10] 李光丽等. 逆行射精［J］. 云南医药，2013，34（4）：348-350.
[11] 王力，孙伟. 逆行射精患者的精子处理方法［J］. 国外医学（计划生育分册），2005（1）：4-7.
[12] 冯保华. 逍遥散加减治疗逆行射精98例［J］. 中国社区医师（医学专业半月刊），2008（12）：81.
[13] 冯青，袁卓珺，李杰，等. 秦国政教授治疗逆行射精验案举隅［J］. 中国民族民间医药，2017，26（10）：90-91.

第七节　射精疼痛

一、概述

射精疼痛是指男子在性交射精过程中发生的阴茎、睾丸、会阴及下腹部等部位的疼痛。中医文献尚无该病名的记载，现多归入阴痛、阴茎痛中。如《诸病源候论·虚劳阴痛候》中说："肾气虚损，为风邪所侵，邪气流入于肾经与阴气相击，正邪交争故令阴痛。"唐容川《血证论》提出"前阴属肝，肝火怒动，茎中不利，甚则割痛"。现代中医又称为房事茎痛、交接痛。射精过程是男子在性高潮阶段，在神经支配和内分泌激素作用下，由生殖器官，主要包括附睾、精囊、输精管、前列腺和尿道等肌肉收缩而发生的。正常的射精不但不会出现疼痛，相反，伴随着射精过程，会产生一种快感。而当参与射精的这些器官和组织发生病变时，则可引起射精疼痛，其中以这些器官和组织的炎性病变引起者最为常见，即射精时，由于肌肉的节律性收缩，引起炎症部位疼痛。其次，一些生殖器官的肿瘤、结石等病变，在性交过程中也会引起射精疼痛。所以射精疼痛，以器质性病变引起者为主，它常为某些泌尿生殖系统疾病的主要临床表现。因此对射精疼痛的治疗，不能仅仅以止痛为主，还要注意对原发病的治疗。另外，偶尔因性交时过于兴奋或动作过于剧烈，也会出现射精疼痛，只要稍加注意，症状即可消失。

中医认为"不通则痛"，射精疼痛，以精道闭阻不通为主要病机。或为气滞血瘀，或为湿热郁闭，精道不利而成，其治疗当以通利散瘀为主。其病变以下焦局部为主。临床以实证热证为多见，一般经治疗后，邪去正复多可获愈，如不能及时治疗或治疗不当，可使病情加重，出现性欲减退、阳痿等症。

二、病因病理

（一）中医病因病机

1. 病因

（1）情志抑郁、喜怒不节，肝气不舒，气机郁滞，血行不畅，日久则气滞血瘀，或手术外伤，瘀血阻滞精道，射精不畅，不通则痛。

（2）外感六淫，郁而化热，留注下焦，蕴结阴器，或饮食所伤，湿热内生，湿热蕴结下焦，筋脉不利，精道郁阻，而致射精疼痛。

（3）先天不足，或后天失养，或恣情纵欲，或房劳过度，阴精亏虚，阴虚火旺，虚热内扰，宗筋失养，精窍不利而成射精疼痛。

2. 病机　以上各种原因的作用，均可造成气滞血瘀，或湿热蕴结，精道不利，宗筋失养，不通则痛，故见射精疼痛。该病的基本病机为精道不利，宗筋失养。疾病初期、年少体壮及素体阳盛者，多以邪实热盛为主，或为气滞血瘀，或为湿热蕴结。而久病之后，或年老体衰者，肾虚精亏，宗筋失养，则可出现正虚或虚实夹杂之证。

（二）西医病因病理

1. 病因

（1）疾病因素

1）泌尿系炎症：附睾炎、精囊炎、前列腺炎、阴茎头炎、包皮炎、精阜炎、精索炎、淋病性尿道炎等。

2）泌尿系肿瘤：前列腺癌、精囊癌，附睾、输精管或后尿道等部位肿瘤。

3）泌尿系结石：膀胱结石、尿道结石、输尿管下段结石、前列腺结石等。

4）其他疾病：尿道狭窄及阴茎硬结症等。

（2）性交因素：性交动作过于猛烈，或性交时女性性器官过分干燥，或性交次数频繁，而造成性器官过度工作等。

2. 病理　炎症引起者，多表现为附睾、精囊、前列腺、尿道等部位发生炎性水肿、充血等，当射精时，伴随着这些器官肌肉的节律收缩，刺激炎性病变部位，而引起疼痛。肿瘤、结石引起者，多为肿瘤、结石的压迫造成输精管等狭窄不畅，血液供应不良，甚则引起水肿，当射精时，随着肌肉的收缩，则引起疼痛。

三、辨病要点

该病的诊断，主要根据临床表现，即性交过程中，当出现性高潮产生射精时，阴茎、睾丸、会阴及下腹部等部位发生阵发性的隐痛或绞痛，即可诊断为射精疼痛。由于引起射精疼痛的原因不同，还可伴有不同表现，如因前列腺炎所致者，可有直肠指诊和前列腺液化验异常；因精囊炎所致者，多有血精；由尿道炎所致者，多伴有尿频、尿急、尿痛等症。对这些原发病的诊断，可参考有关章节。

四、类病辨别

本病是在性交出现性高潮时，伴随着射精过程而出现会阴及下腹部的疼痛，这一特点足资与其他任何疼痛鉴别。

五、辨证要点

1. 掌握特征　本病的特征是在性交过程中，达到性高潮，产生节律性射精动作时，出现阴茎、睾丸、会阴部及小腹部的隐痛或绞痛。

2. 结合辨病　由于射精疼痛多为某些泌尿生殖系统疾病的主要临床症状，故临床辨证中要注意结合辨病方法，辨清引起射精疼痛的原发病，以便为该病的治疗提供可靠依据。一般由炎症感染引起者，其初期阶段，尤其是急性感染期，多属湿热型；而外伤手术后所引起者，又多属血瘀型；一些慢性炎症日久不愈及肿瘤后期者，又多兼有肾虚之象。具体对这些原发病的辨病要点，可参看有关章节内容。

3. 分清虚实　该病临床上以实证为多见，但实证之中又要注意有湿热、气滞、血瘀的偏重。其中湿热郁阻者，多有心烦口苦，小便短赤，会阴潮湿等湿热之症；气滞者多有胸胁少腹胀痛，与情志波动有关等症；血瘀者则有疼痛较剧，舌质暗红或有瘀点等症。久病不愈，年老体衰，也有出现虚证或虚实夹杂者，此时疼痛一般多不剧烈，伴腰酸乏力等症。

六、治疗原则

射精疼痛多为器质性疾病所引起，临床上以实证为主，尤其是早期多以邪实为多见。治疗当以实则泻之为原则，其中以湿热蕴结为主者，重在清利湿热；以气滞血瘀为主者，重在行气活血。患病日久，年老体弱者又每兼虚象，治疗又当兼顾补益，以扶正祛邪为主。另外需注意对原发病的治疗原则，即炎症者注意清热解毒消炎，结石、瘀血者注意通利排石活血化瘀，肿瘤者注意扶正祛邪、散结消瘤等。

七、辨证论治

由于射精疼痛多为某些泌尿生殖系统的病变所致，故临床上治疗当以辨证和辨病相结合进行论治较为符合临床实际。一般来说由某些炎性病变造成者，临床多表现为湿热蕴结型，治疗当以清热利湿、解毒消炎为主。由外伤手术造成者，多表现为气滞血瘀型，治疗当以行气活血，散瘀止痛为主。由结石、肿瘤压迫所致者，临床既可见湿热型，又可见气滞血瘀型，治疗又当注意结合排石通淋，软坚散结。久病之后及年老体衰者，又多见有虚象，治疗则当注意在扶正的基础上，兼以祛邪。

（一）湿热蕴结证

1. *临床表现* 性交出现性高潮时，随射精动作而出现阴茎、睾丸、会阴等部位的绞痛或隐痛，伴小便短赤，或淋漓不尽，心烦口苦，或见血精，阴囊潮湿，甚则肿大疼痛。舌质红，苔黄腻，脉滑数。

2. *证候分析* 湿热蕴结下焦，闭阻精道，精泄不利，故射精疼痛。湿热蕴结膀胱，膀胱气化不利，故小便短赤，淋漓不尽；邪热内扰故心烦口苦，热伤血络，故见血精；湿热循经下注阴器，故阴囊潮湿，甚则疼痛。舌质红、苔黄腻、脉滑数为湿热蕴结之象。

本型可见于睾丸炎、附睾炎、精囊炎、前列腺炎等炎症病变，以及结石、肿瘤的急性早期阶段。

3. *治法* 清热利湿，解毒散瘀。

4. *方药* 龙胆泻肝汤加减。方中龙胆草、黄芩、栀子清热利湿，泻火解毒，以除下焦湿热为主；泽泻、车前子利小便，使湿热从小便而出；柴胡疏肝行气，调畅气机，以利化湿；当归、生地黄活血养阴，以防苦燥伤阴。另外可加蒲公英、紫花地丁、牛膝、土茯苓等解毒活血药。

（二）气滞血瘀证

1. *临床表现* 性交时射精疼痛，疼痛剧烈，如针刺，伴两胁胀痛，多有情志不调，或手术外伤史。舌质紫暗，脉细涩。

2. *证候分析* 由于情志不调，气机郁结，或跌打损伤，或手术外伤，造成局部血瘀。气滞血瘀脉络不通，精道不利，故射精疼痛，且痛剧如针刺；气机郁结，肝失调达故两胁胀痛。舌脉均为气滞血瘀之象。

本症可见于手术外伤所致者，或结石兼有血瘀的患者。

3. *治法* 理气止痛，活血化瘀。

4. *方药* 血府逐瘀汤加减。方中当归、桃仁、红花、川芎、赤芍活血化瘀；柴胡、枳壳、桔梗行气通络，使气行而血畅；牛膝活血祛瘀，通利血脉，以达下焦；生地黄、当归活血养血；甘草调和诸药。可加延胡索、川楝子、蜈蚣、香附、陈皮等行气活络止痛。

（三）肾虚精亏证

1. *临床表现* 性交时射精疼痛，多为隐痛。伴腰膝酸软，头晕目眩，身倦乏力。舌淡或红，脉沉细或细数。

2. *证候分析* 肾虚精亏，宗筋失养，精行不利，故射精隐痛；腰为肾府，肾虚精亏，故腰膝酸软；脑为髓海，肾虚精亏，脑失所养故头晕目眩，身倦乏力。以肾阳虚为主则舌淡、脉沉细，以肾阴虚为主则舌红、脉细数。

本证型见于久病体虚者，及肿瘤晚期患者。

3. *治法* 滋肾填精，温肾助阳。

4. *方药* 以肾阴虚为主者，用知柏地黄丸加减；以肾阳虚为主者，用金匮肾气丸加减。方中六味地黄丸滋肾养阴，加知母、黄柏兼清虚热，加肉桂、附子以助肾阳。故两方可分别用于阴虚兼虚火者和肾阳虚衰者，另外，两方均可酌加白芍、炙甘草缓急止痛；余邪未尽者，当注意兼以祛邪，根据具体病情可酌加通利之品。

八、其他治疗

（一）西药治疗

对确诊为生殖器及泌尿系感染所引起者，治疗当以消炎为主。可用青霉素 80 万单位肌内注射，2 次/d，或用庆大霉素 8 万单位肌内注射，2 次/d。也可口服复方新诺明 2 片，2 次/d，或诺氟沙星 200 mg，3 次/d。对于其他原因者，性生活前 1 h，饭后口服吲哚美辛 25 mg。

（二）针灸治疗

湿热蕴结者，可选阴陵泉、三阴交、中极、太冲等穴，用泻法；气滞血瘀者，选中极、三阴交、血海、太冲等穴，用平补平泻法；肾精亏虚者，选用关元、气海、三阴交、肾俞等穴，宜用补法；肾阳虚衰者，仍选关元、气海、三阴交、肾俞等穴，用补法，并加用灸法。一般需每日 1 次，连治 10 d 为 1 个疗程，可连用 2~3 个疗程。

（三）单方验方治疗

（1）龟壳粉 2.4 g，鳖壳粉 2.4 g，朱砂 1.5 g，共为细末，米酒送服，立见奇效。

（2）滑石 30 g，甘草 6 g，水煎服，1 次/d，用于湿热型。

（3）海金沙 15 g，蒲公英 30 g，金钱草 15 g，石菖蒲 6 g，水煎服，每日 1 剂，主用于湿热、结石者。

（4）当归 10 g，牛膝 10 g，红花 10 g，生地黄 10 g，桃仁 10 g，枳壳 10 g，赤芍 10 g，川芎 10 g，橘核 10 g，地龙 10 g，柴胡 6 g，桔梗 6 g。水煎服，每日 1 剂，主用于为气滞血瘀型。

（5）延胡索 20 g，鸡蛋 2 枚，加水同煎，蛋熟后去壳，再煮片刻，去渣，吃蛋喝汤。用于瘀血阻滞者。

（6）土茯苓 30 g，蒲公英 15 g，白花蛇舌草 30 g，生地黄 15 g，赤芍 15 g，川楝子 10 g，延胡索 10 g，大黄（后入）10 g，六一散（冲）30 g，续断 15 g，牛膝 6 g，水煎服，每日 1 剂，主用于为湿热下注型。

（四）手术治疗

对早期肿瘤和结石所引起的射精疼痛，可采用手术切除方法治疗。

九、转归与预后

该病若经积极对症治疗多可获愈，故预后较佳。经治疗后，疼痛逐渐减轻或有时射精无疼痛，则预示病情渐轻，病将向愈；若疼痛逐渐加重，或其他伴随症状也加重，甚则出现性功能减退，则为病势加重，此时当积极治疗，以防病情进一步发展。

十、预防与护理

（1）积极预防泌尿系感染疾病，注意经常清洗阴部，保持外阴清洁。

（2）患病后应减少性交次数，切忌粗暴性交，转移集中于性问题上的注意力；为了配合治疗，也可在治疗期间停止性生活。

（3）饮食宜清淡，忌食辛辣、油腻食物，以防助湿生热。

（4）心情舒畅，生活有规律。

（5）性交前，用冷水毛巾冷敷阴茎、阴囊部位，以降低性器官局部的敏感性。

参考文献

[1] 姚德鸿．射精障碍诊疗近展［J］．中国男科学杂志，2002（3）：187-190.

[2] 吴华勇．戴锦成教授治疗男性病验案举隅［J］．福建中医药，2008（2）：17-18.

第八节 性欲低下

一、概述

性欲低下是指在体内外各种因素作用下，持续或反复出现对性幻想和性生活不感兴趣，也没有进行性交的欲望，使性生活能力和性行为水平皆降低的病症，也称性欲抑制或称无性欲。传统中医对此没有明确的命名。它与那些与配偶或性伙伴关系不和，或环境因素，或疾病，或药物引起的一时性欲不强不同，性欲低下的诊断往往是一种较为顽固的“疾病”。由于患者本身对性没有要求，就其本人而言，治疗与否没有多少意义，大部分患者都是在配偶不满意，甚至提出离异的情况下勉强来医院就诊的，因而给临床治疗带来很大困难。

在人群中还不能肯定是否有毫无性欲的人，即一直没有性欲的人，然而临床确实了解到一些人强烈地压抑性欲，以致在生活中似乎没有性欲。国内外一些研究表明，性欲低下发病率是相当高的，成年男性发病率约15%，成年女性中则为30%。对性活动无兴趣、性欲丧失有何区别，很难明确划分，但他们都同属于性欲低下，这是可以认可的。正常男子50岁以后性欲和性能力逐渐减退，70岁以上有性欲的比较少。

人与人之间有个体差异，对于性生活的要求、次数、习惯也不尽相同。对于那些夫妇双方对性活动兴趣有差异者，比如一方要求每日性交1次，而另一方要求每周1次，医生不能把次数少的一方说成是性欲低下或者说性功能不正常；同样，对次数多的一方也不能完全否定没有性问题。那些夫妇双方对性活动兴趣相差较大者，一般通过感情沟通或调解能使问题得到解决。因此，医生对这一疾病的诊断，必须非常实际和慎重。

中医学对于男性性欲低下的有关论述，往往归入阳痿病论治，对本病没有明确的认识。现代中医学者则对本病有了初步认识，认为本病的发生主要是因为先天不足，或思虑太过，或郁怒伤肝所致，主要责之于肾、心、脾、肝四脏，从这一认识着手，用中药、针灸等进行治疗，取得了一定疗效。

二、病因病理

（一）中医病因病机

1. 病因

（1）先天不足、天癸不充，或后天失养，久病体虚，或房劳过度，肾精亏虚，或年迈体衰等，均可致命火虚衰，性欲低下。

（2）劳心思虑过度，或后天失养，气虚神耗，损伤心脾，导致性欲低下。

（3）夫妻不睦，或精神抑郁，郁怒伤肝及久病伤阴耗血，肝络失养所致。

2. 病机　性欲的产生是由神气血协和而发，肾主生殖及元阳之气；心主神明、血脉；肝藏血而主疏泄；脾为后天之本，生血之源，产后天之气血。上述诸脏，无论何脏不足或损伤，则易引发性欲低下，特别是诸脏合病，病情发展更为明显。射精症的病机，可概括为三个方面：一是肾气亏虚，命火虚衰，而致性欲低下；二是心脾两虚，气血生化乏源，无以滋养肾精所致；三是肝气郁结，子病犯母，肾阳不振而致。

（二）西医病因病理

1. 病因

（1）精神心理性因素抑郁症，精神错乱，生活危机或悲伤影响，宗教戒律的束缚，女性伙伴变换，婚姻不和谐，性别认同矛盾，性活动失败的焦虑，性生活受到嘲讽等。

（2）内分泌因素雄性激素分泌不足，性腺功能减退，雄性激素抵抗等。

(3) 药物性因素抗高血压药，抗精神病药，乙醇，麻醉药，多巴胺受体阻滞药，抗雄性激素药，治疗胃十二指肠溃疡药等，如表 20-4 所示。

(4) 神经性因素部分癫痫，帕金森病，脑卒中晚期等。

2. 病理　事实上我们很难将器质性的和精神社会性的鉴别开来，只能应用大量的临床诊断方法而无法进行精确的实验测定，而且性欲低下现象的产生，也多是由疾病、心理、内分泌因素等几种原因综合作用的结果。因此，作为医生，耐心细致的临床工作是相当重要的。心理性因素导致干扰大脑皮层的功能，导致性欲低下。一些疾病可使原来的有效刺激不能对性反射和性器官产生足够的性兴奋终致性欲低下。

三、辨病要点

1. 症状　有规律的性生活中性欲突然降低，有性刺激亦无性欲产生，自觉无任何性要求。

2. 体征　一般无明显体征，由某种疾病引起者，多有相应临床体征。

3. 实验室检查　血清睾酮测定，部分患者可有降低；亦可见某些相应疾病的激素降低。

四、类病辨别

临床必须与性厌恶、阳痿等鉴别。

1. 性厌恶　是患者对性活动或性活动思想的一种持续性憎恶反应。他（她）们的性感觉及性功能往往是正常的，只是对性活动有厌恶、恐惧而回避的情绪，他们在性活动中暴露身体和触摸爱人比性交更为困难，而他们的性唤起多未受损，故男性性厌恶患者性交和射精活动往往正常。有些患者可能是处境性的，即仅在与某性伴侣性交中或与异性接触时发病。还有一种为病态性憎恶反应，是属生理性的，临床表现有周身出汗、恶心、呕吐、腹泻或心悸。性欲低下者只是对性活动不感兴趣，对他人的性活动及性活动思想则是理解的。另外，性厌恶患者年龄多在 40 岁以下，而性欲低下则可发生在任何年龄。

2. 阳痿　是指性交时阴茎不勃起或勃起不坚，或勃起不能完成性交，其性欲望较为正常。而性欲低下则没有性交的欲望或者说根本没有性活动思想。尽管大部分性欲低下患者也有阳痿现象，但有些患者则表现为性功能正常。必须指出的是，因精神因素影响，这两种病症往往容易相互转换，或合并发病。

表 20-4 使性欲降低的器质性疾患和药物等

明显降低性欲	有时降低性欲
艾迪生病	肢端肥大症
酒精中毒	淀粉样变性
慢性活动性肝炎	贫血
慢性肾功能衰竭	脑肿瘤
肝硬化	脑血管疾患
充血性心力衰竭	慢性阻塞性肺部疾患
库欣病	胶原病
药物瘾	口服药物
口服药	乙醇
抗雄性激素（男）	α-甲基多巴
雌激素（男）	抗组胺药
女性化肿瘤（男）	巴比妥
血色病	氯贝丁酯
高催乳激素血症（男）	可乐定
垂体功能减退	苯妥英钠

续表

明显降低性欲	有时降低性欲
甲状腺功能减退	大麻
Kallmann 综合征	单胺氧化酶抑制剂
Klinmeher 综合征	吩噻嗪
(生精小管发育不全)	普萘洛尔
男性更年期	利血平
肌强直性营养不良	螺内酯
帕金森病	醛固酮增多症
结核病	甲状腺功能亢进症
	低血糖症
	低血钾症
	吸收障碍
	多发性硬化症
	恶性疾患
	营养不足
	寄生虫侵染
	前列腺炎
	类肉瘤病
	韦格内肉芽肿

* 摘自吴阶平等编译《性医学》

五、辨证要点

1. 抓住特征　本病是指在体内外各种因素作用下，持续或反复出现对性幻想和性生活不感兴趣，也没有进行性交的欲望为特征。临床以先天不足、肾气亏虚，或劳思过度、心脾两虚，或郁怒伤肝、久病伤阴耗血为病因。

2. 分清虚实　性欲低下的产生有虚实之分，临证时当需分清虚实，才有利于疾病的诊治。若伴面色㿠白，腰酸腿软，形寒怕冷，或伴面色无华，失眠健忘，心悸胆怯，食欲不振，阳事日衰者为虚证；若伴情绪不宁，善叹息，胸胁胀满，失眠，舌淡苔薄者为虚实兼夹证。

3. 明辨病位　性欲低下主要与心肾肝脾四脏有关，其中每一脏腑病变都会引发该症，在治疗学上也各有特异性。先天发育不良者，多责之于肾；劳思过度者，多责之于心脾；郁怒伤肝者，多责之于肝。然脏腑相互关联，一脏有病可及他脏，发病终至五脏六腑合而为病，此时再图治疗，难度就更大。

4. 洞察转归　经治疗性欲提高，或临床症状消失或者减轻者，为病情好转；若仍性欲低下，临床症状如故或加重者，为病情无好转或加重。那些不愿接受治疗的患者，通过心理咨询变为同意接受治疗者，即有明显进步。

六、治疗原则

本病的产生与身体和精神心理因素有较为密切的关系，因此在治疗方法上，总的原则应该是身体治疗与心理治疗相结合。对于器质性引起的，治疗重点是积极治疗原发病变，消除病因。中医认为本病是由先天不足，肾气亏虚，或劳思过度，心脾两虚，或郁怒伤肝，久病伤阴耗血所致，病证以虚为主，少夹实证。因此，临床多以补虚为主法，其中有温补肾气，调养心脾，疏肝解郁，养血为原则，分别选用各组药物。

七、辨证论治

（一）先天不足、肾气亏虚证

1. 临床表现　性欲低下或无性欲，伴面色㿠白，腰酸腿软，形寒怕冷，神疲倦怠，或见阳痿。舌质淡胖，脉沉细尺弱。病位在肾，以命门火衰为主要见证，多见于先天不足之人。

2. 证候分析　肾主生殖，为元阳之本，若先天不足，天癸不充，肾气虚弱，则元阳之气亦衰；性事之兴奋，有赖于肾之元阳，元阳既不足，则不能引发性欲。又命门火衰，则面色㿠白，腰酸腿软，形寒怕冷，神疲倦怠。舌质淡胖、脉沉细尺弱，皆肾气亏虚之象。

3. 治法　温肾壮阳。

4. 方药　五子衍宗丸加味。方中韭菜子、菟丝子、巴戟天、淫羊藿、蛇床子、鹿角霜温肾壮阳；女贞子、枸杞子、覆盆子、五味子滋阴补肾，以阴中求阳；车前子固精道，泌水道。若夜寐不安加夜交藤、合欢皮；阴茎不易勃起加阳起石。

（二）劳思过度、心脾两虚证

1. 临床表现　性欲低下，多见善虑，心悸胆怯，失眠健忘，面色无华，头晕目眩，神疲乏力，食欲不振，阳事日衰。舌淡、脉细弱。病位在心脾，以气血虚弱为主要见证，多见于脑力劳动者或忧思过度之人。

2. 证候分析　劳思过度，损伤心脾，心脾受损，则两脏虚弱，终致脾不生血，心无以为养，出现善虑、心悸胆怯，面色无华等气血虚弱之征；脾气日衰，殃及肾本，则阳事日衰；舌淡、脉细弱则为气血不足之象。

3. 治法　补益心脾。

4. 方药　归脾汤加味。方中党参、黄芪、白术、龙眼肉、炙甘草健脾益气；当归合黄芪补血生气；茯神、远志、酸枣仁安神镇怯。加淫羊藿、鹿角霜、肉苁蓉振奋阳气、提高性欲。

（三）肝气郁结证

1. 临床表现　性欲低下，性快感不足，情绪不宁，善叹息，胸胁胀满，失眠，烦躁易怒。舌淡苔薄，脉弦细。病位在肝，以肝气郁结为主要见证，多见于夫妻感情不和之人。

2. 证候分析　肝主疏泄，调畅情志，今肝气不舒，气机不畅，则出现情绪不宁、善叹息；又因肝经循于两胁，肝气不畅，胸胁自然胀满不舒；情志不安，则见彻夜难眠，烦躁易怒。舌淡苔薄、脉弦细为肝郁之象。

3. 治法　疏肝解郁。

4. 方药　逍遥散加味。方中柴胡、白芍、当归、香附、茯苓、炙甘草、薄荷合用疏肝解郁；加枸杞子、女贞子滋肝阴；淫羊藿振奋阳气；茯神安神定志。

八、其他治疗

（一）针灸治疗

1. 选穴　肾俞、脾俞、命门、关元、气海、足三里。

方法　针刺用补法，适用肾气不足。

2. 选穴　脾俞、胃俞、足三里、心俞、气海、神门、内关。

方法　针刺用补法，适用心脾两虚。

3. 选穴　肝俞、神门、内关、三焦。

方法　肝俞、神门、内关用补法，三焦用泻法，适用肝郁气结。

4. 耳穴　肾、肝、内分泌、精宫、脑点。

方法　用王不留行籽压点，3~5 d 换 1 次，每日早、中、晚、睡前各刺激 5~10 min。

5. 水针　气海、关元。

药物　维生素 $B_1$100 mg/2 mL。

方法　常规消毒，每穴注射上药 1 mL，隔日 1 次，5 次为 1 个疗程。适用以上三型证候。

（二）食疗

1. 韭菜子粥　可补肾壮阳、健脾暖胃。7~10 d 为 1 个疗程，分早晚两次服食，每隔 3~5 d 再服。

2. 苁蓉羊肉汤　可补肾助阳、健脾养胃。日服 1 次，5~7 d 为 1 个疗程。

3. 雀儿药粥　可壮阳气、补精血、益肝肾、暖腰膝。每天 1 剂，3~5 d 为 1 个疗程。

4. 巴戟山药粥　可补肾健脾。日服 1 次，分早晚两次服食，5~7 d 为 1 个疗程。

5. 当归生姜枸杞羊肉汤　可补肾养血。日服 1 次，5~7 d 为 1 个疗程。

（三）心理治疗

除了一些药物引起或器质性病变所致者，必须治疗原发病外，对于大部分性欲低下的患者，心理治疗极为重要而且有效，在治疗本病中占主导地位。

分清是器质性的还是精神社会性的相当重要，这关系到治疗的成败。对于器质性或药物引起者，有时只要治疗原发病或停用某种药物，就能达到治疗的目的。但是由于引起性欲低下的原因相当复杂，而且病史较长，患者在精神方面也易受到严重影响，因此治疗这一类型性欲低下时，心理治疗也相当重要。而对于精神社会性的性欲低下者，多要从心理角度来解决，只有这样才能收到良好效果。

对于性欲低下的患者，在开始治疗之前，必须尽可能找出有关病因，并帮助其认识自己的病情，树立起战胜疾病的信心。要做到这一点相当困难，但医生必须这么做。一旦把病因找到了，治疗起来就相对简单些，临床的治疗效果亦较好。遗憾的是，往往很难找到确切的病因，尤其是那些病程较长者。对于病因不明者，应该让患者明了，成功地进行治疗是根据目前态度的变化、愿望和行为而定，而不是建立在分析既往史及其意义的基础上。

必须指出，改善夫妇性生活关系才是治疗的重点，而不是指出谁“有病”、谁“健康”，人为地添加另一种家庭气氛。许多性欲低下患者往往都是由当初的夫妇性生活关系所引起，夫妇间的性关系有一定补偿作用。当一方性欲正常，另一方性欲抑制，正常的一方就有可能表现为性欲增强，但这并不表明性欲亢进。而当性欲低下者治疗有一定疗效时，则有可能性欲增加，其对方则相反，会对性生活兴趣有所降低。因此，了解这一情况时，对于那些平时双方互有埋怨的夫妇，当他们知道性欲低下是由另一方所致，却同时又是治疗的有力支持者和协作者时，他们的夫妇性生活多能很快改善。这里当然还需医生的系统指导。

医生给患者的治疗计划必须周密，同时又必须根据每对夫妇的不同情况进行一些必要的处理。重要的是听取他们对治疗的想法和乐于采用的性行为方式方法。医生经过分析，认定一种有效方法，同他们商量实施，同时必须是夫妇俩同意的方式（当然也有丈夫喜欢而妻子则不尽然的某种方式，这时医生可以给妻子一方做工作，希望她能配合丈夫的治疗）。在治疗中，医生必须反复告诉患者，克服偏见，注意交流技巧和体验。这样，性欲低下的患者就会感到性生活是那样的耐人寻味。

在这里还必须澄清性欲低下患者几个可能有害的想法。

第一种想法，也可能是最常见的想法，即性欲低下患者认为性活动的满足和乐趣依其初始性兴趣而定。性欲低下实际上也是一种性欲抑制状态，只要性得以唤起，他们会对性产生较好的兴趣。而这种性唤起状态与性接受不同，不能认为自己对性缺乏兴趣，就认为自己不能参加性活动。事实上，这些患者一旦有机会，则其性活动兴趣和性唤起将随着性功能的恢复，一下得到解决，有时是根本性的。

第二种想法是多数人习惯于固定的或习以为常的定型性生活，对于那些打破旧框框的模式虽感兴趣，但在性生活中，又因违反旧框框时即对性生活缺乏舒适感。事实上，男人从心底里也希望女人能主动提出性要求，但当女人真的主动提出性要求时，又会感到不安或惊诧。对于这样一些患者采用触摸的性感集中练习及感情交流技术来克服这种困难，往往能收到较好效果。

性欲低下（性欲抑制）患者还常有另一种错误想法，即认为性活动一定会引起性交和性欲高潮。因此，当每一次勉强过性生活或开始性触摸时，因为没有达到潜意识中的理想效果，总认为没有完成这件事，而感到对性无兴趣。事实上，正常夫妇之间也不可能保证每次性活动都达到这一理想效果，在他们之间的性活动中至少有30%的性生活是“低水平”的。因此，性欲低下的患者完全没有必要对自己提过高的要求。性生活和谐也是一个渐进的过程。作为医生也必须明白患者的这一想法也是正常的，医生要做的事情是指导患者试用一种“特别”的性生活方式来活跃他们之间的情感，使他们在半自主中完成性交的全过程，以此来提高他们的性欲望。

治疗大体从两方面着手，一是鼓舞他们认识和交流这种感情，二是要求他们做具体的性感集中练习，情感交流可用语言或非语言交流，谈谈性生活体验，甚至可以谈谈自己听到或看到（如录像等）的性生活体验，以此来促进性欲低下患者产生性幻想、性感集中练习，不要把性唤起和性交成功当作目的，但开展性感集中练习后，要鼓励夫妇在无厌烦不适时即可进行性活动。

对于那些伴有阳痿或对方缺乏性欲高潮和欲望所致的性欲低下患者，有的只要解决了阳痿或唤起了女性性欲望后，这一情况就能得到解决。

还有一种可以试用的方法，那就是试着让其看一些带有情感色彩的有关性方面的录像，有时也许会起到意想不到的治疗效果。

另外，对于那些环境因素影响性生活者，只要改变一下环境也许这一切都会改变。例如，对于杂乱无章的卧室不能提起性欲者，只要把房间弄整洁，这一问题就能很快得到解决；而那些窗户外容易看到他人或他人容易看到室内的住处，有些人会不适应，只要加上厚些的窗帘，性欲低下的问题就会因此而解决。在寻找病因时，千万不要忽视这一类问题。

九、转归与预后

在同意接受治疗的患者中，大部分患者都能向好的方向发展，如果能得到一位好医生指导，一般都能够达到治愈的目的。对于那些不愿接受治疗或经治无效者，他们的情况也只是性欲低下的持续表现，极少人因为家庭及社会的原因，最后成为精神病患者。

十、预防与护理

（1）在生活中解除思想负担，夫妻双方互相体贴，建立和谐的性生活，从心理上共同努力治疗。

（2）男方应当温柔体贴女方，通过各种方式提高女方的性欲。

（3）加强夫妻间的情感交流和性体验交流；对于一时的性欲低下或阳痿，妻子要给予安慰，而不是埋怨；停用某些药物；一旦医生诊断为该病时，妻子要给予鼓励和关心，并自始至终配合心理医生的治疗。

（4）性生活频率适当减少，时间选在精力充沛的清晨。

十一、现代研究进展

对于中医有关性欲低下的研究，现代研究多从临床开始。在辨证分型研究及论治中，徐福松教授认为性欲低下的病因病机有命门火衰、肾精亏损、心肾不交、肝气郁结四型，治疗通过辨证和辨病论治，心理治疗和体育锻炼相结合。

陈代忠等以自拟疏活补肾汤：柴胡6 g，红花6 g，五味子6 g，当归10 g，白芍10 g，茯苓10 g，桃仁10 g，丹参10 g，淫羊藿10 g，巴戟天10 g，肉苁蓉10 g，枸杞子10 g，女贞子10 g，黄芪30 g等。每日1剂，早晚温服。治疗男性欲低下症60例，取得较好疗效。

参考文献

[1] 宾彬，郑泽棠．中西医结合男科学［M］．广东：广东高等教育出版社，2012.
[2] 王明晓，钟伟．男性性功能障碍病理生理与治疗学［M］．北京：人民军医出版社，2009.

[3] 戴西湖. 男科中西方药辑要［M］. 北京：军事医学科学出版社，2008.
[4] 张春亭，刘建国，金保方，等. 徐福松教授辨治性欲低下证治经验［J］. 南京中医药大学学报，2009，25（2）：143-144.
[5] 陈代忠，温泉盛. 疏活补肾汤治疗性欲低下60例［J］. 浙江中医杂志，2006（7）：418.

第九节　性厌恶

一、概述

性厌恶是患者对所有性活动或性想象的一种持续性憎恶反应，以总是、完全避免与性伴侣的生殖器官相接触为特征，轻者仅有厌倦感，重者则伴周身出汗、恶心、呕吐、心悸等。性厌恶的发病率是较低的，有些只是境遇性的，即仅在与某些性伴侣性交中或与异性接触时发病。典型患者是在和他人性接触时各方面都充满着对性的否定反应。男女皆可发病，但以女性为多。以往的研究显示男性患病率为0.5/100 000，女性为2/100 000。到目前为止尚缺乏被认可的大样本人群发病率的调查。近年来一项基于网络的性功能障碍问卷显示约2.4%的男性符合性厌恶的症状，提示性厌恶的发病率远比想象中要高。中医文献中曾有过“憎女子”的记载，但对这一患病的认识是不够明确的，只知是一种怪病，多从忧思惊恐来考虑。

对于性厌恶，西医的认识亦不明确，只是认为与精神心理因素关系密切，特别是与恐惧、焦虑等精神症状密切相关。美国精神病曾定义为“性交恐惧症”，但因“厌恶”是本病的主要特质，并非恐怖，后又从精神病系列删除。因此在治疗上基本以心理咨询为主要手段，并需要关注患者可能合并的其他心理活动异常。

现代中医学家也对这一疾病有所研究，一般认为与思虑过度伤及心脾，心神失养，或房事惊恐伤及肾阴，阴虚火旺，上扰心神所致。主要涉及心、脾、肾三脏，因此，临床治疗多从这些方面进行。加上心理咨询治疗，患者的治疗效果是令人满意的，而在另一些未经治疗的患者中，也有会最终出现“永久性”性厌恶者。

值得提出的是，性厌恶的诊断并不是指对某位异性有性反感或对某种性交方式（如口-生殖器性活动）反感，或某种状态下出现对性活动的厌恶情绪，真正的性厌恶患者是想到性交往时就毫无理由地感到不安和忧虑，常常可因一次接吻、拥抱或抚摸诱发这种反应，有的性想象比性活动本身更能引起忧虑，有的对于暴露身体和触摸爱人比性交更困难。事实上，性厌恶患者的性唤起多未受损，故男性性厌恶患者性交和射精活动往往正常。

二、病因病理

（一）中医病因病机

中医认为性厌恶与心、脾、肾三脏关系密切。其中心主神志精神，为思欲之源；脾主运化，为生气、生血之源；肾主生殖，与性关系甚密。三脏受损皆可为病，其中合而为病者，则较为复杂，概分为二。

1. *思虑过度，伤及心脾*　少年思欲不得，或青年求偶不成，思虑忧愁过度，日久伤及心脾，心神失养，则神志失控，出现性厌恶。

2. *房事惊恐，伤及肾阴*　房事时受到惊吓，或少年时因不良性刺激而惊恐。恐则伤肾，伤及肾阴，则阴虚火旺，上扰心神，心神不安，则精神异常，产生性厌恶。

（二）西医病因病理

西医对性厌恶的认识多从精神心理因素方面来考虑。男性青春期体质很差或自信心很低，如男孩有女性型乳房、过度肥胖，也经常使他们回避性生活；而那些孩提时代就受过不良性刺激的男性也常常易产生性厌恶；另外则因为在夫妇性活动中，由于阳痿、早泄或其他原因，屡遭妻子不满情绪的影响，或发现妻子有不检点行为，而拒绝性活动，最后这种抵触情绪很可能发展到讨厌性生活的地步；还有一些与精神疾患有关，如强迫性神经官能症、性格紊乱或焦虑性神经官能症等。但是，性厌恶患者有哪些病理性变化，就目前这方面的研究看来，尚未能找到一个实实在在的“因素”。值得注意的是，由于性活动的缺失，很多患者会以“性功能障碍”“不育症”等为主诉就诊，甚至于有些医生甚至患者自身都未能意识到疾病状态，仅仅以“缺少激情”“工作劳累”等为理由解释性活动缺失的原因，造成漏诊。

三、辨病要点

1. *症状*　对性活动或性活动思想有憎恶反应，对性生活厌倦，重者则周身出汗、恶心、呕吐、腹泻或心悸，精神多忧郁。

2. *体征*　发育多正常，体检无特异体征，部分患者有男性女性化体征及肥胖体形。

3. *实验室检查*　实验室一般检查无特异性。

四、类病辨别

临床性厌恶应与性欲低下相鉴别。性欲低下是指对性交及正常性刺激的反应迟钝，没有性交欲望，但对性生活并不感到厌倦，阴茎亦不易勃起；而性厌恶患者对性活动有明显的抵触情绪，甚或出现一些症状，而阴茎勃起功能及射精功能往往正常。

五、辨证要点

1. *细问病史*　本病多因受过不良性刺激或夫妻感情不和，或者患者有产生心理障碍的病因，对此必须细加询问。这样，医生可以了解病史、病因，同时也可为患者分析致病的原因，使他们对自己的病有清楚的认识，有利于开展心理治疗。

2. *抓住特征*　本病表现为持续性对性活动厌恶，多有同房精神创伤史或性生活不和谐的病史，对性生活厌倦，有时也表现为有少数的性生活，甚至一生只有1~2次。

3. *明辨病位*　本病发生多与心、脾、肾三脏关系密切，但由于致病原因有异，所致脏腑损害亦不尽相同，临证时，必须明辨病位的主次。忧思劳神者可伴见虚烦少寐，精神疲惫，饮食不振，甚则腹泻，全身出汗，时或心悸，病位多在心脾；房事惊恐者可伴闻性则恐，精神忧虑，睡眠不安，心悸怔忡，腰背酸痛，病位主要在肾。

4. *洞察转归*　患者恐惧心理症状减轻，或对谈论性及少量的性接触不产生反感者，为病情有好转；但若又增添精神症状者，有可能会最终成为精神病患者。

六、治疗原则

本病的治疗原则是药物与心理治疗相结合，根据病情而侧重点亦有不同。据中医理论，该病主要与心、脾、肾三脏虚损有关，因此，治疗法则应以补虚为主，思虑伤神者，养心安神；恐惧伤肾者，滋肾安神。

七、辨证论治

（一）思虑伤神证

1. *临床表现*　厌恶房事，虚烦少寐，精神疲惫，饮食不振，甚则腹泻，全身汗出，时或心悸。舌红少苔，脉细。病位在心脾，临床以心神失养为主要见证。多见于长期思欲不得或屡遭性拒绝之人。

2. *证候分析*　患者过于忧虑，日久伤及心脾，终致心神失养，精神失控，则出现厌恶房事，虚烦少寐，精神疲惫；脾伤及胃则不思饮食；脾运化失职见腹泻；汗为心液，心神失养则全身汗出，时或心悸。舌红少苔、脉细为心神失养之象。

3. 治法　养心安神。

4. 方药　天王补心丹加减。本方以补养心血、安神为主。恶心、呕吐者可加半夏、竹茹等。

（二）恐惧伤肾证

1. 临床表现　厌恶房事，闻之则恐，精神忧虑，睡眠不安，心悸怔忡，腰背酸痛。舌红少苔，脉沉细。病位在肾，以肾阴亏虚为主要见证。主要见于被性侵犯及房事时受惊吓之人。

2. 证候分析　肾主生殖，与性密切相关，房事惊恐伤肾，则出现肾阴亏虚，阴虚则火旺，上扰心神，心神不安，致厌恶房事，精神忧虑，睡眠不安，心悸怔忡；腰背酸痛为肾虚之象；阴虚火旺则舌红少苔，脉沉细。

3. 治法　滋肾安神。

4. 方药　安神定志丸。本方以滋肾安神为主。惊悸症状较重者加百合、合欢花等。

八、其他治疗

（一）针灸治疗

1. 选穴　肾俞、神门、三阴交、中极。

方法　针刺平补平泻，1次/d。

2. 耳穴　神门、心、皮质下、脑点。

方法　点刺或埋针，点刺隔日1次。

3. 穴位贴敷　取神阙穴。

药物　麝香、肉苁蓉、甘遂末少许，共成粉末。

方法　上药0.5~1 g放入神阙穴，外用胶布固定，3~5 d换1次。

（二）心理行为治疗

对于性厌恶的治疗，心理治疗是首选方法之一。在运用其他治疗方法时，心理治疗又是一种不可缺少的辅助治疗方法。

心理治疗开始时，必须首先确立性厌恶诊断，并且同时必须了解患者是否有要求治疗的愿望。对于那些根本就无意治疗的患者，心理咨询是相当困难的，甚至会起反作用，此种情况如果能首先进行一些药物治疗，再进行心理咨询会有一定效果。

准备进行心理咨询治疗时，可从了解病史，特别是既往的性行为史开始，这相当重要。医生详细了解了患者的性心理与病史的关系后，往往给患者夫妇讲解有关的病理因素，从而使他们“顿悟”。在治疗中，患者及配偶须与医生密切合作，而且在治疗早期阶段有必要把配偶的利益置于性厌恶患者之上，使其感觉到医生给患者的治疗是多么重要，更能促使她（他）主动参与合作。同时在开始治疗时，对患者的所有活动（包括性活动）都要加以控制。对于某些病例，在采用下述措施前还须抵制住配偶有害的引诱活动。

首先，必须调整性行为的基本技术。治疗开始时要求夫妇禁止任何性活动，而后遵照医嘱逐步进行一些性活动。医生在采集病史后，可以向患者及其配偶提出计划周密、进程缓慢的性感集中练习任务，以使患者认识到治疗是逐步开展的，并使患者在特殊性接触方式中产生舒适感觉，减少性生活中的忧虑感。整个治疗重点是使患者承认自己有忧虑感，而不是感到自己愚蠢无能。其目的是使患者认识到自己有克服忧虑的能力，并愿意在有限的时间内不再害怕暴露自己的困难，减少忧虑。同时，医生事先就要提醒患者夫妇认识到在采用陌生的方法时往往会感到不舒适，这也属正常现象，随着夫妇亲昵程度增加，舒适感觉一般也会随之增加。

有了以上的精神准备后，就可以开始性感集中练习。开始阶段，劝告患者停止性交和刺激生殖器的活动，这样既可以减少精神压力，又可以有机会进行新的非语言的交流和引起性感官的知觉。训练时患者互相接触身体，开始先不要接触乳房和生殖器，或由一方为主体进行，通过抚摸，把注意力集中于柔软的皮肤、身体的线条和温度上，激发起触觉感。同时，自己也被对方抚摸，以激起性欲。但医生要耐心向患者解释，这些练习的目的并不是要去引起对方的性激动，而是要把注意力集中于自己身体的感觉上，这应该是个缓慢的感受过程。通过相互抚摸达到感觉的集中，这就是性感集中练习。这样做并不是单纯是为了引起性兴奋，而是作为提高身体感受力的方法。通过这一训练，常可减少性交中的拘束感，改变原有老一套刻板的性活动方法，唤起自然的性反应。在相互触摸过程中，最为重要的是被触摸者的责任是告诉对方自己被触摸后有无不适感觉。性感集中练习的目的不是强调每次训练是为了达到性交活动，否则，这将有加重病情发展的可能。

另外，性感集中练习的细节必须因人而异，掌握这一点是性学医生的基本要求，以便起到普遍适用的目的。这种练习是为了周身性感，而消除各种忧虑，则是必须在进行性感集中练习前就做好的工作。

治疗进入中后期阶段，可以进一步触摸生殖器和乳房，这时一般能顺利进行，由少到多，呈渐进性。但是，也有的患者对此会产生忧虑感觉（病态性厌恶一般是一种非理性现象），这种忧虑也是客观存在的，重要的是医生必须强烈暗示患者有治愈的希望，鼓励患者克服困难，主要是克服估计忧虑程度的困难，就会提高患者治疗的积极性。另外，尽管医生反复强调治疗是缓慢的过程，但在进行治疗后，患者会努力配合。进展过快、性接触过多这一现象较为常见，这也正好说明患者正在从医生和自我治疗中收到了积极效果。

治疗后的一段时间内，尽管会出现这样那样的问题，如仍隐约有不适感觉或对性活动无兴趣，但其憎恶感觉一般都显著减少。在许多病例中，患者既往被憎恶感严重抑制的正常精神生理活动反应经治疗后也会自然地、有时是一帆风顺地恢复正常了。此时，患者对性活动的要求往往比其配偶还强烈，因为也许是他们尝到了性快感的无穷乐趣。

许多情况下，在开展性感集中练习的同时进行语言交流是非常必要的。这种在医生指导下的感情交流技巧，很可能完全改善原来不和睦的夫妻关系，并有助于澄清曾使他们性生活紧张的各种次要问题。此外，在某些患者的治疗中还要注意体像、自尊心和性幻想。

治疗性厌恶患者的主要目的是消除病理性厌恶后果和改善性生活方式。而有些情况下，消除性厌恶后果却比较困难，患者在最初性厌恶形成时有过剧烈疼痛或恐惧感觉，或患者长时间、间歇地重复了这一形成过程，其他类似情况加速了性厌恶过程，或患者对当初引起忧虑的环境记忆犹新等。尽管如此，但对性厌恶患者的治疗效果还是很令人满意的。

需要指出的是由于性厌恶的产生原因各不相同，某些由于偏见或误解导致的发病，可通过接触和了解，帮助患者逐步接受性活动；而另一部分由于不良刺激导致的性厌恶，如幼时遭受性侵或其他性行为伤害的患者，可能是患者躲避“伤害”的一种自我保护行为，为避免将治疗成为不良刺激的诱因，不宜过早或过于积极的实施行为疗法。

（三）补充治疗

由于性厌恶症的表现往往是多方面且抗拒意愿强烈，很多患者不仅存在夫妻情感障碍，并与心理性阴茎勃起障碍以及生育问题相关。因此适时使用帮助阴茎勃起的药物，如PDE-5抑制剂，有助于帮助患者树立的治愈的信心。及早地解决生育问题，如实施人工辅助生育，包括人工授精或体外受精等技术，对于一些希望生育的治疗的患者可以大大减轻思想负担，有利于康复。

九、转归与预后

性厌恶的产生主要是由于某种心理性刺激引起的，因此它对于精神活动反过来又有一定影响，如不加治疗，长期的精神压抑会使情绪变得更加异常，甚至终成精神病，而另一些性厌恶却是由精神病表现出来的。但是，性厌恶患者如能够得到积极治疗，夫妇双方与医生的指导密切配合，并且医生的性指导水平确实可靠，那么经过一段时间的系统治疗，大部分患者都能根除病因。但也有一部分人容易复发，还有一部分人的治疗无效。

十、预防与护理

预防该病的发生，避免不良的性刺激和夫妻感情和睦及对性有一个共同的理解和兴趣很重要。要努力建立起和谐的夫妻性关系，亦不要把其他情况下的不满发泄到夫妻性生活当中去。其中最为重要的是承认性活动是人类生活中的自然现象，也是一个重要部分。要努力学习性知识，交流性感觉。在患病期间，要尽量减少带有性交目的的性活动，特别是女方不能对男方有不满情绪，更不能将之表露于性接触及日常生活中，而要及时找医生进行咨询和治疗。千万要注意的是，妻子的埋怨一定要尽量避免。

参考文献

[1] Kedde, H., Donker, G., Leusink, P., & Kruijer, H. (2011). The incidence of sexual dysfunction in patients attending Dutch general practitioners [J]. International Journal of Sexual Health, 23, 269-277.

[2] Mason, E. C., & Richardson, R. (2012). Treating disgust in anxiety disorders [J]. Clinical Psychology: Science and Practice, 19, 180-194.

第十节　性欲亢进

一、概述

性欲亢进，又称性欲过盛，是指性兴奋出现过频、过快、过剧，表现为对性的不满足感，甚至一天几次性交仍不能满足的病证。另外，有的人在一天里四五次自慰，也算性欲亢进的表现。

在中医文献中，性欲亢进多被列入阳强病篇中论述。随着中医男科学的发展，对于男性疾病的认识亦不断深入，在参照现代性医学的基础上，把性欲亢进与阳强（多指西医学中的阴茎异常勃起）区别研究，二者的治疗方法也不尽相同。现代中医多认为性欲亢进的产生与思淫过度致相火妄动，或素体阴虚火旺有关；另外，瘿病、脏躁症也可诱发。西医多从思想（精神）因素和器质性病变两个方面来考虑，认为整日沉于酒色之人，有成瘾性，性欲会亢进；而另外一些脑部疾患因使激素水平紊乱，也容易诱发。

关于性欲亢进的发病率，国内外研究都比较少，国内尚未见有关调查数据。据美国性治疗专家帕特里克估计，近年在美国约有1%的人性欲亢进，男女比例没有多少差距，男人可能略多些。这些人每天要求数次性活动而且经常换性伴。在我国这种情况较为少见，就临床诊治情况来看，肯定小于1%这个数据。一般认为性欲亢进的临床症状包括性欲念强烈、性行为频繁、性成瘾（性自控力差）、性满足感缺乏并伴有焦虑、自责、羞耻感等不良的心理情绪。性欲亢进患者不论是进行性交还是自慰都会成瘾，这种性的成瘾支配他们的思维和生活，发展为每日的性成瘾活动，有时会对异性采取进攻行为，严重影响了一些人的生活和人际关系。这种性成瘾行为甚至在面对惩罚和威吓，或自己强烈表示悔恨和有罪之后仍不能改正。因此，进行治疗对人对己都是相当重要的。

在某些特殊的情况下只要一个人的性兴奋和行为是满意的，并没有不良后果，就不是病态。可见划分正常、健康的性欲与病态性欲并不是易事。

二、病因病理

（一）中医病因病机

中医认为性欲亢进主要与内火过旺有关，其中有以下两个方面为要：

1. 肝郁化火　青壮年相火偏旺，若思慕色欲，所愿不得而致肝郁，久郁化火，木火相煽，君火妄动，引起欲火内炽，终致性欲亢进。

2. 阴虚火旺　素体阴虚或恣情纵欲，或年少手淫过频，精失过多，耗伤肾阴。肾阴亏虚，不能濡养肝木而上济于心，以致君火动越于上，肝肾相火应之于下，欲火内炽，性欲亢进。

（二）西医病因病理

目前的研究认为性欲亢进是一种以性欲念和性行为失控为主要表现的心理-行为异常疾病，可表现为性唤醒的阈值低，性行为异常频繁，也可能仅表现为性欲求难以控制，但性行为频率仍在正常范围。目前认为性欲亢进是涉及许多神经递质参与的神经-精神-心理方面的疾病，其中多巴胺和去甲肾上与边缘系统神经回路的功能起关键作用。研究发现导致性欲亢进的病因主要有四大类：

1. 精神疾病　如躁郁症、焦虑症等，在本病人群中较为多见，并与病情严重程度存在一定的正相关关系；部分医生认为过度的性行为可能是患者心理上获得舒缓或掩饰病情的一种潜意识下的表现。

2. 药物治疗的不良反应　如使用左旋多巴、多巴胺、帕潘立酮、阿立哌唑等，均有导致性欲亢进的报道。

3. 药物诱导的反应　如既往有使用安非他命、育亨宾等治疗性欲低下，有导致性欲亢进的报道。

4. 神经系统的病理性疾病　特别是涉及额叶、杏仁核、海马、下丘脑等大脑区域的病理改变与性欲亢进关系密切，如帕金森病、Kleine-Levin 综合征、Klüver-Bucy 综合征、丘脑与海马部位的出血、脑梗死、垂体肿瘤等疾病，均有较高的性欲亢进发病表现。

此外近年来也有研究认为性欲亢进患者存在遗传方面的异常，包括基因异常和甲基化改变均有报道。

三、辨病要点

1. 症状体征

（1）性交过频、过快、过剧，甚者见异性即有性兴奋，烦躁不安。

（2）可有甲亢、脑部肿瘤或精神病病史，或服用一些特殊药物史。

（3）器质性疾病可有相应的阳性体征，功能性者则无。

2. 诊断要点

（1）反复发生的强烈的、难以抑制的性需求。

（2）性兴奋阈值低，可因简单的视听刺激、手淫、或性幻想诱发性冲动。

（3）性交频率高（部分患者可能实际的性交频率正常）。

（4）缺少正常的性唤醒-性兴奋-性高潮-性满足（消退期）的性反应周期，表现为性满足阶段缺失和反复的性唤醒。

（5）性活动后缺少愉悦的性满足感，反而因未能控制性冲动表现出抑郁、焦虑、烦躁、自责、挫败感等不良的精神心理情绪。

（6）有学者认为诊断以发病时间半年以上为宜。

性愉悦感缺失、反复的性唤醒以及性活动后的不良精神心理情绪是本病区别于正常性活跃人群的根本鉴别要点。

四、类病辨别

临床须与阴茎异常勃起及生理性性欲旺盛相鉴别。

1. 阴茎异常勃起　表现为阴茎勃起经久不衰，短则数小时，长则达数日之久。即便偶能性交，亦不能痿软。大部分患者因为阴茎伴有疼痛，或插入阴道时有不适感，而不欲性交。是属一种急症，如不及时处理，可致阴茎长期瘀血而坏死。而性欲亢进则表现为阴茎易勃起，性交欲望强烈，交后泄精则阴茎痿软或有时自动痿软，但很快又会产生性交欲望，屡交亦不能满足。

2. 生理性性欲旺盛　由于身体素质或年龄的关系，年轻、身体健壮、精力旺盛之人，多表现为一天能进行数次性交，特别有些青年男女，新婚宴尔，情投意合，水乳交融，房事较多，不该视为异常。他们多能得到性满足，而且这种一天数次性交的天数不会长久，随着身体情趣的改变，性生活会变得克制，和谐。还有一些长期分居，偶有同房机会的夫妇，有时亦表现为性欲旺盛，这些均为生理现象，这些对人对己都不会有害，必须与病理性性欲亢进相区别。

五、辨证要点

1. 细审病因　性欲亢进与许多因素有关，诸如患者对性的认识偏移、脑部疾患、精神分裂症、某些药物及毒品等等。临证时，必须细审病因，了解发病的原因，以便对因论治。

2. 分清虚实　中医认为性欲亢进与“火”有关，火有虚火实火，治法完全不同，因此，必须分清虚实。临床性欲亢进者伴见潮热盗汗、心烦少寐、口干、舌质红、苔少、脉细数者，为阴虚火旺；伴面色潮红、心烦口苦或口舌生疮、失眠多梦、舌质红、苔薄黄、脉弦数者，为肝郁化火。

六、治疗原则

本病以火“盛”为其主要病机，治疗之法当以泻火为原则，阴虚火旺者，当滋阴降火；肝郁化火者，疏肝泻火为主。

七、辨证论治

（一）肝郁化火证

1. 临床表现　性欲亢进，急躁易怒，面色潮红，心烦口苦、口干，或口舌生疮，失眠多梦，易汗出。舌质红、苔薄黄，脉弦数。病位在肝，以肝郁化火为主要见证。多见于青壮年相火偏旺，而思慕色欲日久之人。

2. 证候分析　思慕日久不得，则肝气郁结不疏，郁而化火，引动相火，则性欲亢进；相火上扰则急躁易怒，面色潮红，心烦口苦、口干，或口舌生疮；火扰心神，则失眠多梦、易汗出；舌质红，苔薄黄，脉弦数，为肝郁化火之象。

3. 治法　疏肝泻火。

4. 方药　丹栀逍遥散加减。牡丹皮、栀子泻火，加龙胆草加强泻肝火之力；余药疏肝理气解郁，合为疏肝泻火良方。

（二）阴虚火旺证

1. 临床表现　性欲亢进，阳兴梦遗，潮热盗汗，心烦少寐，性情急躁，口干，小便黄赤，大便秘结。舌质红、苔少，脉细数。病位在心肾，以阴虚相火妄动为主要见证。多见于素体阴虚或房事过频之人。

2. 证候分析　阴虚则阳亢，相火妄动，而出现性欲亢进；阳热之气下扰肾脏，上及心神，则阳兴梦遗、潮热盗汗、心烦少寐、性情急躁；阴虚津液不足，则出现口干、小便黄赤、大便秘结。舌质红、苔少，脉细数，为阴虚火旺之象。

3. 治法　滋阴降火。

4. 方药　大补阴丸加减。方中知母、黄柏、牡丹皮、黄连降火；生地黄、龟甲、生龙骨、生牡蛎滋中有降，养阴益水，以制亢阳；酸枣仁滋阴安神，协调诸药。

八、其他治疗

（一）西药治疗

性欲亢进的治疗遵循解决原发疾病、降低或消除药物的副作用、纠正心理异常（焦虑、抑郁）等，必要时需精神科医生配合控制心理行为异常的原发病，并无特定的药物或治疗方法。

既往有文献报道对病情较轻者使用安眠、镇静剂治疗，如安定，每服 2.5 mg，3 次/d，无效者，可加至每次 5~10 mg；利眠宁，每服 10 mg，3 次/d。晚上可加至 15 mg；谷维素，每服 10 mg，3 次/

d。严重者暂服少量雌激素，如己烯雌酚，每服0.5 mg，2次/d。使性中枢兴奋得以缓解。性早熟和性早熟犯罪者，可用雄激素拮抗剂，如醋酸甲基乙酰氧孕前酮（MPA），以降低性欲，但以上治疗均无稳定疗效报道。

（二）中成药治疗

（1）龙胆泻肝丸，每服6 g，3次/d。

（2）知柏地黄丸，每服6 g，3次/d。

（三）针灸治疗

1. 选穴　命门、肾俞、关元、曲泉、行间、劳宫、三阴交。

方法　命门、曲泉、行间、劳宫均用泻法；肾俞、关元先泻后补；三阴交补法。留针10～30 min，1～2次/d。适用于阴虚阳亢者。

2. 选穴　肝俞、期门、行间。

方法　肝俞、期门施以平补平泻，行间施以泻法，留针20 min，1次/d。适用于肝郁化火者。

九、转归与预后

该类患者，因为性欲得不到满足，更加重了他们的日夜思慕，严重消耗精力，影响正常工作和生活，甚则走向犯罪。如果不经治疗，亦可能因每日泄精耗气过多，出现房劳伤，身体变得极度虚弱，出现类似吸毒患者的体像。身体抵抗力差，易致各种病毒或细菌感染。在心理上，因夫妻感情不和，而出现诸多矛盾和纠纷。但是性欲亢进的患者，经合理治疗和调节日常生活，病情是较容易得到治愈的。对于脑部有疾病者，有时必须手术治疗，这部分患者预后大多良好。

十、预防与护理

青春期性欲亢进，多属生理性的，但必须从心理上给予正确指导，使之掌握一定的性知识；成年人性欲亢进，可能与一些疾病有关，必须仔细检查，找出病因，加以治疗，以防因为纵欲无度，引起性抑制；讲解性知识，教育未婚青年戒除手淫，远离色情刺激读物、影视等，参加健康文体活动，把注意力转移到健康的生活、学习中去。对性欲亢进者，服用抑制性欲的中西药物，宜暂不宜久，以免抑制过度，引起性欲减退。

十一、现代研究进展

临床所见，胃之强弱，与性欲之强弱成正比。体力劳动者，胃强善啖，精气多旺，其于欲事多强；脑力劳动者，纳谷不旺，精气多虚，其于欲事多弱，是胃气能为肾气之助。

治疗上，药理研究证明，知母不仅可清热解毒、抗菌消炎，且可降低神经系统的兴奋性，配黄柏能降低性神经的兴奋性（所谓泻相火）；酸枣仁可降低大脑皮质的过度兴奋，故能减少性冲动，有利于性功能恢复。

马晓年认为性欲亢进的治疗有4个方面：①心理治疗以获得对性欲过强症状的控制，以及对症处理当前问题，如羞耻感；②小组心理治疗；③行为治疗技术；④药物治疗。

方惠丽等认为自发育后，长期手淫造成肝肾阴亏，在此基础上，各种慢性消耗性疾病造成阴虚-阴虚阳亢、性欲亢进-长期无控制的泄精-肾阴更亏损-阳更亢-性欲更无法控制，这种恶性循环使体质渐下降。

参考文献

[1] 马晓年．性欲亢进的治疗［J］，中国男科学杂志，2002（5）：403.

[2] 方慧丽，沈有庸．浅谈男性性欲亢进的病机（附四十二例报告）［J］．浙江中医学院学报，1995（6）：19.

[3] Sidi H，Asiff M，Kumar J，et al. Hypersexuality as a Neuropsychiatric Disorder：The neurobiology and

treatment options. [J]. Current Drug Targets, 2017.
[4] Werner M, Štulhofer A, Waldorp L, et al. A Network Approach to Hypersexuality: Insights and Clinical Implications. [J]. Journal of Sexual Medicine, 2018, 15 (3): 373-386.
[5] Ba Reau M. Hypersexuality in Neurological Disorders: From Disinhibition to Impulsivity [J]. Front Neurol Neurosci, 2018, 41: 71-76.

第十一节　性欲倒错

性欲倒错又称性欲错位，又称性心理变态、性心理障碍。是指引起性兴奋的对象明显异常，或满足性欲的行为方式明显异常。性欲对象异常有同性恋、恋童癖、恋物癖等；性行为异常有窥阴癖、漏阴癖、性摩擦癖、性施虐癖、性受虐癖等。此外性别认同障碍，如异装癖、易性癖等。

一、发病原因

性欲倒错的发病原因目前尚不清楚。既往的生物医学研究虽然获得一定的认知，但远不能满足对诊断和治疗的需要，目前基本上被视为特殊的社会-心理行为，属于个人的行为特质，可为天生存在，或在某些特定的成长、生活环境的影响下，发生心理和行为的异常。除非造成他人伤害和不良社会影响，一般不做疾病讨论。因此医学文献研究甚少，更多时候属于司法范畴概念。

某些非正常的精神心理疾病如认知障碍、抑郁-狂躁症，或者过分偏差的性格特征，如过分阴柔、敏感、自卑等，与异常的性心理和性行为发生是有关的。也有学者认为发病具有一定的遗传因素。

二、临床表现

（一）性欲对象异常

1. *恋物癖*　以某些非生命的物质为性唤醒对象，通过触摸、闻嗅性交对象（或性幻想对象）的物品，如内衣、内裤、乳罩，甚至身体的一部分，如大腿、足部等达到性满足。

2. *恋童癖*　以儿童为性行为对象，多为性生活异常的男性，具有仇恨和欺凌的心理特征。

此外，还有恋兽癖、恋尸癖等少见的性对象异常行为。

（二）性行为异常

1. *露阴癖*　反复多次暴露本人性器官来满足性快感，缓解性紧张，缺乏行为的自控能力。
2. *窥阴癖*　反复多次以窥探性想象对象的外阴或性生活等，达到性满足。
3. *异装癖*　以穿异性服装达到性满足。
4. *易性别癖*　对自我的生理性别不认同，有强烈的更改性别的意愿。

此外还有性施虐癖、性受虐癖、性摩擦癖等。

三、治疗

本病的病因不清，目前治疗多以心理疏导和行为疗法为主，有报道称对恋物癖等厌恶疗法有效。以往报道曾有学者尝试使用5-羟色胺再摄取抑制剂来治疗性欲倒错，发现患者在性欲下降的同时，强迫性行为减少，部分患者有性行为改善的表现。推测可能与SSRIsA对前额叶功能的抑制有关。但由于缺乏足够的治疗证据，目前对性欲倒错的行为主要依靠司法约束，以避免对他人和社会的危害。

参考文献

[1] 方莉，胡赤怡. 5-羟色胺重吸收抑制剂治疗性欲倒错 [J]. 上海精神医学，1997 (4)：311-313.
[2] Brotto L A, Yule M. Asexuality: Sexual Orientation, Paraphilia, Sexual Dysfunction, or None of the A-

bove [J]. Archives of Sexual Behavior, 2016, 46 (3): 1-9.
[3] Kafka M P. Sertraline Pharmacotherapy for Paraphilias and Paraphilia-Related Disorders: An Open Trial [J]. Annals of Clinical Psychiatry Official Journal of the American Academy of Clinical Psychiatrists, 1994, 6 (3): 189.

第十二节　王琦学术经验

男性性功能障碍是指男性性生理反应发生障碍，临床上主要分为性欲障碍、勃起障碍、射精障碍和感觉障碍四个方面，其中勃起障碍、射精障碍尤为常见，如阳痿、阴茎异常勃起、早泄、不射精等。本节从上述四种疾病详述王琦教授的学术思想及治疗经验。

一、学术思想

（一）阳痿

阳痿为男科的常见病，治疗阳痿多从“肾虚”入手，但是王琦教授认为，本病纯虚无实者较少见，从“肾”论治只占10%，多数需要从“肝”论治，且要兼顾清利湿热、瘀血等实邪。

1. *年龄因素*　来就诊的阳痿患者大多属于青壮年，根据《黄帝内经》中关于男子肾精、天癸变化的叙述，男子从“一八”至“五八”经历了肾精充实、盈盛、平均、衰退的变化，标志着性功能的“天癸”从“二八”而至，至“七八”而竭，青壮年正属于肾精充盛的时期，纯虚无实者较少见。

2. *情志因素*　随着现代社会节奏加快、压力增大，个体承受忧思、恼怒、郁愤、思虑、猜忌等精神刺激是很常见的。患者个人心理素质差，承受外界刺激的阈值降低则是情志发病的内在原因。情志因素往往损害肝的疏泄功能，导致肝气疏泄太过或者不及。《灵枢·经筋》：“足厥阴之筋，上循阴股，结于阴器，络诸筋。其病…阴器不用”。可见，肝与阴器具有紧密的联系，宗筋乃肝所主，肝失疏泄，气血失调，经脉运行障碍，宗筋难得其养，肝的生理功能异常也会导致阳痿。

3. *湿热因素*　由于生活水平的提高，饮食结构的变化，平素恣食醇酒厚味，脾胃难以运化，变生湿热，湿热下注宗筋，而患阳痿。正如薛立斋所云：“阴茎属肝之经络。盖肝者，木也，如木得湛露则森立，遇酷热则萎悴。”

4. *瘀血因素*　瘀血既是机体病理变化的产物，又是致病因素。瘀血阻于络脉，阻碍气血正常运行，宗筋失养，难以充盈，导致阳痿。青壮年患者瘀血产生的原因多为木郁不达，气滞所致；湿热为患，灼伤津血，亦可导致血液黏滞而为瘀。而老年阳痿患者多是因虚致瘀，如气虚失运，血停为瘀；血虚失润，涩滞致瘀；阳虚血寒，凝滞而瘀；阴虚血稠，黏滞而瘀。临床上有些阳痿患者同时患有慢性前列腺炎、糖尿病、冠心病、原发性高血压、肝炎、腰椎间盘突出等病，或者正处手术后恢复期，这些情况常引起瘀血的病理变化，从而影响阳痿发病。

（二）阴茎异常勃起

1. *厥阴脉络，血液充斥*　厥阴肝经，入毛中，络阴器。若素体热盛，嗜食辛辣甘温之品，酿生湿热，下注肝经；或长期服食金石丹药（现代药物有治疗精神病、抗高血压、抗凝药等），火毒内感，燔灼肝经，肝经火旺，血运得火之推动，血液充斥厥阴脉络，则阴器久举不衰。

2. *血瘀水停，阻于脉络*　阴器久举不衰，血液瘀滞不通，水湿运行障碍，血瘀水停，阻于脉络，使阴茎异常勃起症状进一步加重，出现疼痛，海绵体呈木样硬，阴茎皮肤呈青灰色。

（三）早泄

1. *肝气郁结，气机失调*　本病属于肝气郁结、气机失调者甚多。肝属木，主疏泄，如性欲过旺，所欲不遂，或家庭不和、社会矛盾、事业坎坷等因素，均可导致情志不舒，肝气郁结，使肝脏疏泄精液的功能失常；或肝郁日久，横逆乘脾，脾之固摄的能力降低，同时肝之疏泄太过，或肝气郁久化火，相火扰动精室，而致早泄。

2. 素体虚弱，心虚胆怯　素体虚弱，加之性知识缺乏，每逢性交心惊胆怯，尤其是第一次性交失败之后，或女方性欲过旺，男方担心满足不了女方需要，长此以往，亦可引起早泄。

3. 过劳心动　本病的发生总由肾失固摄所致，而引起肾失固摄的原因是复杂多样的，或外感六淫，或七情内伤，这诸多方面的原因往往是通过心主神志功能的异常与肾失固摄相联系。心喜宁静，不喜过劳，过劳则心动，心动则火起而上炎，火上炎则水火相隔，心气不能下交于肾，肾关失灵则病早泄。

（四）不射精

1. 肝气郁结，疏泄失职　男子排精与肝的疏泄功能有密切的关系。肝气郁结，疏泄失职，精液难以射出。精液虽未射出，但由于肝郁化火，欲火煽动，精已离宫，致气滞血瘀，败精瘀阻，而见阴茎易于勃起，勃起坚硬难受，或有胀痛，时间较长，久之射精不得，渐渐痿软。

2. 肾气虚弱，无力鼓动　肾气虚弱，无力鼓动精液排出。肾气不充，阳事虽举，但勃起不甚坚硬，尤其龟头勃起欠佳，能插入性交，却性交时间不长，常无射精感觉而阴茎自痿，或见精液自流。

3. 性事不知，他病所致　不少患者因性知识缺乏，性交方法不正确，达不到性欲高潮而成不射精。亦有因精囊炎、前列腺炎等泌尿生殖系炎症，或包茎、包皮过长，或药物、外伤因素，或其他器质性病变，皆可致之。

（五）遗精

遗精有生理性和病理性之分。生理性遗精，一般指未婚青年男子或婚后长期分居者，平均每月遗精 1~2 次，或偶有增多但不伴有其他不适感，是精液积聚至一定量时通过遗精方式排泄体外的一种现象，即中医所称的“精满自溢”。病理性遗精，指成年男子遗精次数频繁，每周 4 次以上，或在清醒状态下有性意识活动即出现射精，并伴有头晕、腰酸、失眠等症状的病症。中医所论遗精，多指病理性遗精，论治极为丰富。青少年遗精原因较多，如精神紧张、温热食物、包皮过长（包皮炎）、前列腺炎等皆可诱发。

1. 紧张性遗精　大、中学生多见，尤见于考试紧张期间频发。此种遗精，既非相火妄动，亦非肾虚不固，而是由于精神紧张，致心神浮越、心肾不交。

2. 嗜食辛热　多食羊肉、牛肉、火锅等辛热之品，滋生胃火痰湿，胃火下扰精室则致遗精，此种情况临床屡能遇到。

3. 包皮过长　是遗精的一个诱因，若平时不注意卫生，常可致龟头炎而诱发阴茎勃起，出现遗精。

4. 炎症　遗精是慢性前列腺炎的一个常见症状，前列腺炎可致遗精，但遗精并非皆为炎症所致，因此临床上需结合前列腺液检查微观辨证。

二、用药经验

（一）阳痿

1. 疏肝通络是本病治疗大法　情志不畅，肝郁气滞为阳痿常见病因。《杂病源流犀烛·前阴后阴源流》中说“有失志之人，抑郁伤肝，肝木不能疏达，亦阳痿不起。”《医镜》又云：“少年阳痿有因意志不遂所致者，宜其抑郁，则阳气舒，痿立起，勿概作阳气补火。”《素问·厥论》云：“前阴者宗筋所聚”，故临床用柴胡、白蒺藜、石菖蒲等疏肝行气之品，使肝气条达，疏泄正常，气血得运而痿证可愈。西医学认为，阳痿是勃起中枢受到抑制所致，除部分器质性病变外，多数与心理因素有关，因精神刺激而导致神经内分泌调节失调，造成阴茎海绵体供血不足而致。因此，疏肝通络是其关键。

2. 肝肾并调　乙癸同源，肝藏血，肾藏精，二者有相互资生的关系；肝主疏泄，肾主封藏，二者又有相辅相成的关系。故治肝同时，勿忘治肾，使肝有所养，肾有所藏。临床常用滋肝益肾法，药用菟丝子、五味子、肉苁蓉等。

3. 兴阳振痿，慎用温补壮阳　目前临床上用于治疗阳痿、性欲减退多用温热壮阳之剂，但长期大量应用壮阳药会带来严重的不良反应，如久服阳起石出现痤疮、痈肿，久服硫黄消灼精液，二者均会引起中毒。对阳痿患者滥用壮阳类中成药或性激素，临床往往适得其反。过多地应用雄性激素，可抑制男性下丘脑-垂体-睾丸轴的兴奋性；另一个危险是可使男性前列腺肥大或前列腺癌加重。滥用肾上腺皮质激素，可使垂体分泌促性腺激素的量减少或受抑制。中药附子、鹿茸等温热壮阳之品有类似上述作用，有助火劫阴之弊，故尤需慎用。

4. 对病对症，注意药物的属性　在辨证施治选方的基础上，应对病对症，根据药物属性进行化裁。白蒺藜善治肝郁之阳痿，周慎斋云："阳痿，少年贫贱之人犯之，多属于郁……用白蒺藜炒去刺，水法丸服，以其通阳也。"蜈蚣善治阳痿，通达瘀脉，辛温入肝经，其"走窜力量速，内而脏腑，外而经络，凡气血凝聚之处皆能开之"（《医学衷中参西录》）。蛇床子"味苦平，主妇人阴中肿痛，男子阴痿湿痒"（《神农本草经》），与龙胆泻肝汤配伍，实为治疗肝经湿热阳痿之良药。水蛭、地龙、赤芍、路路通，皆为活血通络治痿之良药，其中水蛭咸平入肝经，善通经破滞。菟丝子、肉苁蓉、淫羊藿、巴戟天、紫梢花为治疗命门火衰阳痿的常用之品。茯神、远志、石菖蒲具有安神定志起痿之功，惊恐伤肾者多用之。露蜂房、九香虫、白僵蚕等皆为通络走窜之品，阳痿用药亦常选之。

5. 注重体质，药疗与食疗并用　在临证治痿的同时，应注重体质的改善，药物治疗与饮食调养互用。如面生痤疮、阴囊潮湿、舌苔黄腻的湿热体质，常以萆薢、地龙之属，渗湿清热，同时辅以冬瓜粥饮食调养；体形肥胖、口中黏腻、目胞微浮、肢体沉重懒动、舌淡体胖大的痰湿体质者，当以茯苓、苍术、荷叶、蒲黄为主药的轻健胶囊（自制），化痰消脂，配以食薏米粥、茯苓饼健脾祛痰；如面颊红丝赤缕、肤色暗滞、或见斑点、舌质紫络隐现的瘀血质者，又当以四物汤通血流，加牛膝、水蛭活血通络，并宜常食桃仁泥；阴虚体质的阳痿患者，多有烦热、面颊潮红、目睛干涩、口燥舌红少苔，乃由阴不涵阳、阳无阴充，阴茎亦可痿而不举，治之可用天冬、麦冬、生地黄、女贞子、枸杞子等滋阴润燥，平时可选食银耳羹、虫草炖水鸭、龟肉等，收养阴之功。不同年龄、体质特性的阳痿，调治亦有区别。年轻人体质多偏湿热、阴虚，治当侧重祛湿热、或养阴润燥；年高之人多源于肾气或肾精亏损，治当侧重滋补肝肾。

综上，王琦教授认为，论治阳痿应分清年龄与虚实。青壮年阳痿多责之于肝，情志不畅、湿热侵袭、瘀血内阻为主要发病原因。"肝失疏泄、湿热瘀血夹杂"是其主要病机，情志和湿热为患是其重要原因，"肝伤以致气血不调、运行障碍、宗筋失充"为本病的核心病机。辨明证候，法以证立。木郁者宜达之，湿热者宜清利之，痰瘀者宜通宜化，肝虚者宜补之。临床上应根据患者的具体情况进行调肝疏肝、活血通络、清热利湿、潜阳凉肝、培土抑木、滋水涵木、补气生血、暖肝散寒、益肝壮胆治疗。针对肝郁气滞阳痿，王琦教授自拟疏肝益阳方（由柴胡、枳壳、白芍、蜈蚣、白蒺藜等组成），其功效是疏肝通络，起萎兴阳，临床治疗疗效显著。此外，桃红四物汤、血府逐瘀汤、柴胡疏肝散等方剂亦为王师所常用。从肝论治阳痿，重在调理情志，不唯投以药石，除进行药物口服治疗之外，亦应包括心理咨询指导，使患者心情平静舒畅。

（二）阴茎异常勃起

阴茎异常勃起的治疗，应视病情而定。阴茎皮肤色泽和弹性尚好，无疼痛或疼痛不甚者，多系肝胆火旺，血随火运，阴茎血络充盛，治宜清肝泻火，方用龙胆泻肝汤加减。肝胆火旺，易伤阴液，故方中生地黄当重用30g以上；血络充盛，运行不畅，加用王不留行、路路通等通络之品；血脉不行，易生水湿，加重血脉回流障碍，故方中泽泻、车前子重用，有利于减轻血脉受阻。若阴茎疼痛剧烈，皮肤呈青灰色，海绵体呈木样硬，或见排尿困难，甚者出现尿潴留，系血瘀水停，预后欠佳，治疗当采用海绵体抽吸和α受体兴奋剂灌洗，甚则进行手术分流。中药内服可作为辅助疗法，采用行气化瘀、通窍法，治用血府逐瘀汤为主或选用虎杖、王不留行、水蛭、急性子、柴胡、枳壳、赤芍、川牛膝等。

（三）早泄

早泄因肝失疏泄者甚多。肝气郁结者，治宜疏肝解郁，方选四逆散加味；肝郁克脾者，治当疏肝健脾，方用逍遥散加减；肝气郁久化火，相火扰动精室，治宜清肝泻火，方用龙胆泻肝汤加味。若心胆虚弱，房事胆怯，临房早泄者，可选用柴胡加龙骨牡蛎汤加减治疗。此方具有和解少阳胆气、益气安神、收敛涩精之功，具有补中寓泄、涩中有通、通中有补之特点。若胆气不和，且胆郁日久，气郁生病，痰涎壅盛，治当温胆祛痰，方用温胆汤加味。

此外，由于本病的原因亦有器质性疾病所致，故应在辨证论治的基础上，重视对器质性疾病的治疗。如有精囊炎、前列腺炎等生殖系炎症，宜加用鹿衔草、蒲公英、茜草、夏枯草等清热解毒之品；尿道炎等泌尿系炎症，可加用车前草、益母草、蒲公英、瞿麦、萹蓄等清热利尿通淋之品。只有重视炎症的治疗，才能使疗效巩固。

对于功能性中枢性功能紊乱所致者，应重视心理疗法及性知识指导。对于本病的治疗若只采用一些专门补肾固涩收敛的药，效果往往不明显，采用心肾同治往往收到良好的治疗效果。加入一些具有养心安神作用的药物疗效更为明显。因为心主神志，若心神安定，心气下交于肾则肾关开阖有度。除此之外安神药还具有一定的固涩作用，王琦教授临证多用加味三才封髓丹加减，药用远志、茯苓、五味子、龙骨、牡蛎、磁石、天冬、熟地黄、党参、黄柏、砂仁等。临床经验表明，无论何种早泄，加入鸡内金、水蛭、刺猬皮等专药，往往有助疗效的提高。

（四）不射精

不射精症治疗应明辨虚实。实者为肝失疏泄，治宜疏肝理气、通利精窍，肝的疏泄功能正常则精液得排。本病的治疗，关键是在辨证施治的基础上，兼以通利精窍、水窍，故穿山甲、红花、王不留行、车前子等为必用之品，必要时还可选用其他活血破瘀、利水通窍之品。精水二窍，殊途同归，射精之时，精液通过精道、尿道排出体外，精水二窍通畅无阻，有利精液外射。此外，还应注意合并生殖系或泌尿系炎症的治疗，适当应用夏枯草、鹿衔草、蒲公英等解毒消炎之品。有的患者，需加强性生活指导，有助本病的治疗。

对于不射精属实证者王琦教授常用四逆散加味（柴胡、赤芍、枳实、炙甘草、蜈蚣、蜂房、王不留行、车前子、红花、穿山甲），若肝胆湿热，可加龙胆草、栀子、黄芩等清利湿热。虚者为肾气虚弱，治宜补肾通精，药用黄精、五味子、菟丝子、枸杞子、覆盆子、急性子、车前子、王不留行、红花、炮山甲。此方补肾气而不燥，通精窍，利水窍，祛瘀血。若属本虚标实阴虚火旺者，可用知柏地黄汤加车前子、王不留行、红花、炮山甲等。

（五）遗精

1. 紧张性遗精　治疗以安神定志为主，辅以滋养心肾，“清”“镇”“固”是治疗紧张性遗精的三个原则。镇静、清热可宁心安神，复予固涩以加强疗效。方以三才封髓丹加龙骨、牡蛎安神定志，加鸡内金以止遗。

2. 胃火痰湿下扰精室者　治宜清泄胃热，方用玉女煎加鸡内金等，食宜远辛辣厚味。

3. 龟头炎诱发遗精者　当先行术包皮切除术，后以清热解毒中药外洗以消除局部炎症，药如虎杖、黄柏、苦参、牡丹皮等。

4. 前列腺炎所致遗精属热毒内蕴、瘀浊阻滞者　治宜清热解毒，祛瘀排浊，方用当归贝母苦参丸合自拟五草汤，加虎杖、败酱草、冬瓜仁、鸡内金、乌药、黄柏等。

三、阳痿同病异治

（一）血管性阳痿

借鉴西医学对阴茎勃起生理及勃起功能障碍病理机制的认识，以中医气血理论为指导，以“调和气血，充润宗筋”为治则，在治疗时重“调肝气，通血脉”。气主行之，血主濡之；气为血之帅，血为气之母；气行则血行，气滞则血瘀。“气主行之”不仅是推动血液的运行，还包括调理动、静脉的协调，即血液在动脉和静脉流动的比例；“血主濡之”不仅是濡养，宗筋血脉的充盈有赖于血管的扩张，说明“血主濡之”还包括通畅血脉的功能，即改善血管的弹性。宗筋其用在血，为肝脉所主，故血管性阳痿的中医立法用方，应以气血理论为指导，即调和气血，充润宗筋，维持阴茎勃起的血液运行。

1. 动脉性阳痿　是阴茎动脉供血障碍，血脉瘀滞所致。动脉供血由“血行不畅”到“血脉瘀阻”。阴茎动脉供血不足，是血脉不畅“瘀滞”所致，通过活血化瘀，可以改善阴茎的供血。常用代表方为血府逐瘀汤、柴胡疏肝散加减。

2. 静脉性阳痿　是阴茎静脉关闭不全，血流增多是“气失固摄，或气血失调”。其病机是气血不和、气摄血功能失常。治疗宜气血双顾，常用代表方为当归补血汤加减，以补肝气、调肝血，使阴茎动脉气壮血旺，阴茎静脉气固血摄。

（二）高胆固醇血症性阳痿

高胆固醇血症是动脉粥样硬化的危险因素之一，同时也是阳痿的发病原因之一。总胆固醇水平每升高 1 mmol/L，则阳痿发生的危险性上升 1.32 倍。治疗高胆固醇血症阳痿的代表方为桃红四物汤加生山楂、蒲黄。

（三）酒精性阳痿

长期嗜酒可引起阳痿。酒是湿热之品，酒精中毒属毒的范畴。治疗时采用葛花解醒汤、血府逐瘀汤。葛根解酒毒，医书每有记载；羚羊粉为解肝经热毒之妙品，解毒又能凉血、清热，可适当配用。

（四）糖尿病性阳痿

是糖尿病的常见并发症，国外报道糖尿病患者阳痿的患病率约为 50%，国内报道为 39.6%，比非糖尿病性阳痿的患病率高 2～5 倍。糖尿病并发症以“瘀血阻滞”为中心病机，根据中医药理论，采用辨病与辨证相结合的方法，提出糖尿病阳痿的中医病因病机是由于“气血失调，经脉不充，阴虚内热”所致，“瘀血阻络”是其病理关键，并以“活血通络、益气清热”为治则。代表方为五黄桃红四物汤加味（黄芪、黄连、黄芩、生大黄、干地黄、桃仁、红花、当归、赤芍、川芎、葛根）。

（五）高泌乳素血症阳痿

高泌乳素血症是由多种因素引起的垂体前叶嗜酸性细胞分泌过多的泌乳素，高泌乳素作用于中枢神经系统而使性欲和勃起功能减退，临床表现为性欲低下、勃起功能障碍、溢乳、男子乳房女性化及生精异常。中医文献中无此病名，常归于“溢乳”“不育”“阳痿”等范畴论治，其病因病机主要责之于肝、肾功能失调，“肝郁肾虚”为本病的核心病机。调补肝肾、温阳解郁为临床治疗常用方法。代表方有芍药甘草汤、当归芍药散、加味逍遥散，王琦教授常采用加味四逆二仙汤治疗本病（柴胡 10 g，白芍 20 g，枳壳 15 g，仙茅 10 g，淫羊藿 15 g，巴戟天 10 g，当归 10 g，白蒺藜 30 g，生麦芽 40 g，生山楂 30 g，甘草 10 g）。以四逆汤疏肝解郁，二仙汤温阳补肾，加麦芽、山楂、白蒺藜活血回乳，临床疗效显著。

（六）甲状腺功能亢进及减退性阳痿

甲状腺功能亢进导致阳痿的机制尚不清楚，有人认为甲状腺素使性激素代谢清除率发生异常改变，造成雄激素与雌激素比例失调，激素测定表现为 LH 睾酮结合球蛋白及雌二醇升高，FSH 及游离睾酮正常。甲亢阳痿辨证为阴虚阳亢、痰火郁结，治疗时采用当归六黄汤、增液汤和消瘰丸。甲状腺功能低下使全身能量代谢降低，睾丸间质细胞及肾上腺皮质合成睾酮减少、雌激素与雄激素代谢发生改变。约80%甲状腺功能减退的男性患者性欲减退，40%~50%有不同程度的阳痿。甲减阳痿辨证为肾气虚弱、气血双亏，治法为补肾壮阳、益气养血，方以八珍二仙汤加鹿茸、金匮肾气丸、地黄饮子加减。

（七）药物性阳痿

常由某些抗精神病药物、抗抑郁药、抗高血压药物、糖尿病及其并发症治疗药、抗雄激素类药等所引起。这些药物具有双重作用，即在治疗原发病的同时也导致阳痿。药物性阳痿的另一个特点是对性功能作用的多环节性，如阿米替林和甲基多巴除了影响勃起功能外，还可影响性欲及射精功能。药物性阳痿属中医药毒的范畴，其病机是“药毒内蕴，肝郁血瘀”，治疗在疏理气血基础上，借鉴现代药理学成果治疗，达到既治疗阳痿又拮抗药物的不良反应的双重效果。抗精神病药物所致者，用柴胡加龙骨牡蛎汤，加用茯苓、远志、磁石、生龙骨、生牡蛎等安神定志之品，并且将重镇安神之品与醒神兴奋之品合用。抗高血压药物所致者，常用羚羊粉、葛根治疗。羚羊粉为解肝经热毒之妙品，其解毒又能凉血、清热；葛根解毒，医书每有记载，现代药理研究发现羚羊粉、葛根均有降压作用。此外还可用水蛭、地龙、益母草等活血祛瘀之品。

（八）更年期阳痿

男性更年期综合征（中老年男子部分雄激素缺乏综合征）是中老年男性常见病，其临床表现包括体能方面症状、血管舒缩症状、精神心理症状及性方面症状四部分。其中性方面症状的特征为性欲及勃起质量（特别是夜间勃起）减退。中医学认为男性更年期综合征相当于“六八”至“八八”这一年龄段。这一阶段，阳气衰、肝气衰、肾气衰，精血日趋不足，而出现肝阴血亏、肾之阴阳失调，男性更年期发病机制为“肾虚肝郁，阴阳失衡”，其治疗原则为“补肾疏肝，调补阴阳”。代表方为二仙汤加味（淫羊藿、仙茅、当归、巴戟天、知母、黄柏），该方阴阳双调，适用于肾阴阳两虚，在此基础上，肾阴虚多采用二至丸、左归丸；肾阳虚用右归丸；心虚胆怯、悲伤欲哭加甘麦大枣汤；肝气郁结用柴胡加龙骨牡蛎汤等。

（九）心理性阳痿

几乎所有器质性阳痿都伴有抑郁、焦虑、自卑、丧失自信等心理症状。近年来，抑郁症导致的阳痿愈发受到重视，25%~90%的抑郁患者因为其抑郁程度的不同而存在不同程度的阳痿，51%的严重抑郁症患者有中、重度阳痿。抑郁症状人群中的中度及完全性阳痿的患病率是无抑郁症状人群的1.82倍。进行抑郁症治疗的患者，阳痿患病率增加。治当从肝论治，肝气郁滞者多用逍遥散或柴胡疏肝散加蜈蚣，阳气遏抑不伸者用四逆散加蜈蚣或九香虫。

四、典型病例

（一）病例1（精神性阳痿）

于某，34岁，工程师，初诊日期1991年3月19日。患者于5年前结婚，初次性生活因精神过度紧张，加之连日劳累，未能成功，造成精神负担。后虽能勉强为之，因性交勃起时间短，亦甚不尽意。终因之于婚后3年离异鳏居1年，郁郁寡欢。后再婚，始勉能交媾，然常忆及初婚之不悦，心情沉重，举而难久。半年前与妻做爱后，因未如妻意，遂被恶语相加，终致完全不举。经北京医科大学第一医院进行“阳痿系列检查”，诊断为精神性阳痿。来诊时完全不能勃起半年，性欲正常，偶有清晨自发勃起。精神抑郁，胸胁胀满刺痛，舌质暗红，脉象沉弦。西医诊断：精神性阳痿。中医辨证：肝气郁结，瘀血阻络。治法：疏肝理气解郁，活血化瘀通络。方药：四逆散加减。柴胡12 g、枳实10 g、白芍15 g、白蒺藜30 g、丹参30 g、当归10 g、川牛膝10 g、大蜈蚣1条（研末冲服）、郁金10 g、香附10 g、九香虫10 g、水蛭3 g（研末冲服）、地龙2 g（研末冲服）、赤芍10 g、路路通6 g。水煎服，每日1剂。3月26日复诊：服上方7剂后，已能交媾，性交前勃起角约90°，性交持续时间约1 min。精神舒畅，胸肋胀满刺痛消失，舌脉同前，守上方再进7剂。4月2日三诊：服药后勃起硬度好，性交前勃起角度大于90°，性交持续时间约3 min。临床症状消失，舌淡红，苔薄白，脉象正常。病告痊愈。

（二）病例 2（静脉性阳痿）

胡某，男，34 岁，干部。阴茎勃起不坚 1 年余。服用十二酸睾酮及各种补肾中药无效。现性欲低下，偶有晨勃，不坚，性生活时阴茎虽可勃起，但难以维持，以致疲软，心情抑郁，多梦，大小便正常。舌质淡，苔薄白，脉弦细。平素身体健康。理化检查：①阴茎彩超：阴茎深静脉关闭不全。②性激素：FSH 8. 1 mIU/mL，LH 6. 9 mIU/mL，PRL 5. 6 ng/mL，T443 ng/dL。西医诊断：静脉性阳痿。中医诊断：阳痿（肝脉不和，气血失调）。治法：调和肝脉，疏理气血。方药：桃红四物汤加减（桃仁10 g、红花6 g、生地黄 15 g、当归 10 g、赤芍 10 g、川芎 10 g、香附 10 g、刺蒺藜 15 g、牛膝 10 g）。二诊：服上方 14 剂，晨勃次数增加，不坚。自己续用上方 7 剂，有性欲要求，但性生活阴茎勃起无力，不能插入行房，心情抑郁，多梦。舌质淡，苔薄白，脉弦细。药证相符，效不更方。三诊：继用上方 28 剂，晨勃变硬，次数明显增加，性欲增强，有性生活 2 次，阴茎勃起不坚，勉强插入，表明阴器血液运行渐调。但气郁日久，有碍于肝脉的进一步调和，法以疏理气血为主，用柴胡疏肝散加减（柴胡 10 g、香附 10 g、枳壳 10 g、川芎 10 g、赤芍 10 g、当归 10 g、桃仁 10 g、红花 6 g）。四诊：服上方后，晨勃良好，性欲明显增强，性生活 2 次/周，阴茎勃起坚硬，插入至射精 3 min 以上，有性高潮，心情愉快，寐安。舌质淡，苔薄白，脉弦。上方去桃仁，加刺蒺藜、丁香，服 28 剂，以巩固疗效。

（三）病例 3（动脉性阳痿）

黄某，男，46 岁，干部，1998 年 11 月 24 日初诊。阴茎勃起不坚 15 年余。患者 1984 年开始出现阴茎勃起不坚，服用育亨宾、十二酸睾酮及各种补肾中药无效。近半年性生活阴茎勃起困难、不坚，难以插入。现性欲低下，偶有晨勃、不坚，阴茎勃起软弱无力，难以插入，心情抑郁，喜叹息，寐欠安，大小便正常。舌质淡，苔薄白，脉弦滑。平素身体健康，理化检查：①性激素：FSH 8. 6 mIU/mL，LH 7. 8 mIU/mL，PR L5. 4 ng/mL，T559 ng/dL。②阴茎彩超：阴茎动脉供血不足。西医诊断：血管性阳痿（阴茎动脉供血不足）。中医诊断：阳痿（肾志不定，肝郁血瘀）。治法：安肾定志，疏肝活血。方药：孔圣枕中丹加减［灵磁石 30 g（先煎）、生龙骨 30 g（先煎）、石菖蒲 10 g、远志 10 g、丁香10 g、茯苓 15 g、刺蒺藜 30 g、川芎 10 g、香附 10 g］。二诊（1998 年 12 月 1 日）：服上方 7 剂，晨勃次数增加，性欲增强，有性梦，行房一次，阴茎勃起不坚，心情抑郁，喜叹息，寐欠安，多梦，大小便正常。舌质淡，苔薄白，脉弦细。三诊（1998 年 12 月 8 日）：服上方 7 剂，晨勃次数增加，性欲增强，有性梦，行房一次，阴茎勃起不坚，未插入即软，腰酸乏力，心情抑郁，喜叹息，寐欠安，多梦，大小便正常。舌质淡，苔薄白，脉弦细。上方加淫羊藿 30 g、肉苁蓉 15 g。四诊（1998 年 12 月 22 日）：服上方 14 剂，晨勃良好，性欲明显增强，行房一次，阴茎勃起不坚，插入即泄，腰酸减轻，心情抑郁，喜叹息，寐欠安，多梦，大小便正常。舌质淡，苔薄白，脉弦细。上方去石菖蒲 10 g、茯苓 10 g、五味子 10 g、加赤芍 10 g。五诊（1999 年 1 月 5 日）：服上方 14 剂，阴茎勃起功能增强，性生活阴茎可勃起插入，但时间较短，抽动数次即射精或未射精即软，腰酸明显减轻，心情好转，寐安，大小便正常。舌质淡，苔薄白，脉弦细。上方去远志 10 g、丁香 10 g，加桃仁 10 g、红花 10 g、丹参 10 g。六诊（1999 年 1 月 19 日）：服上方 14 剂，阴茎勃起较硬，性生活阴茎勃起可自行插入、抽动，时间较前延长，至射精可持续 1 min 左右，腰不酸，心情明显好转，寐安，大小便正常。舌质淡，苔薄白，脉弦细。药证相符，效不更方。七诊（1999 年 2 月 2 日）：服上方 14 剂，有夜间勃起及晨勃，阴茎勃起良好，性生活 2 次/周，性生活阴茎勃起坚硬，插入至射精 2 min 左右，有性高潮，腰不酸，心情愉快，寐安，大小便正常。舌质淡，苔薄白稍腻，脉弦细。拟方再图进步（灵磁石 30 g、生龙骨 30 g、远志 10 g、丁香 10 g、刺蒺藜 30 g、川芎 10 g、香附 10 g、丹参 10 g、淫羊藿 30 g、肉苁蓉 15 g），14 剂。

（四）病例 4（药物性阳痿）

王某，男，28 岁，建筑工人，1997 年 6 月 3 日初诊。阴茎不能勃起 2 年余。患者 1994 年因精神病服用多塞平、氯氮嗪、氯普噻吨、阿普唑仑等多种抗精神病药，阴茎渐不能勃起，无性生活，在北京数家医院服用育亨宾、睾酮及各种补肾中药无效，1995 年离婚。现精神症状基本控制（仍服用抗精神病药），精神略呆钝，面色晦黯，言语较多，声音洪亮，性欲低下，无晨勃及夜间勃起，性刺激阴茎不能勃起，无性生活，心烦易怒，喜叹息，寐差，大便秘结，小便正常。舌质红，苔黄腻，脉弦滑。理化检查：无。西医诊断：药物性阳痿。中医诊断：阳痿（热毒内蕴，肝郁血瘀）。治法：解毒安神，疏肝活血。方药：羚羊角汤合柴胡疏肝散加味（羚羊粉 0.3 g、茯苓 10 g、远志 10 g、柴胡 10 g、枳壳 10 g、赤芍条 10 g、生甘草 6 g、川芎 10 g、香附 10 g、刺蒺藜 30 g、磁石 20 g）。二诊（1997 年 6 月 10 日）：服上方 7 剂，患者有性意识则阴茎能勃起，但勃起不坚，寐不佳，大便仍干，4~5 d 1 次，舌质淡红，苔黄，脉弦滑。续以前方，加石菖蒲 10 g、肉苁蓉 30 g、决明子 15 g。三诊（1997 年 6 月 17 日）：服上方 7 剂，患者阴茎能勃起，硬度可，大便 2~3 d 1 次，寐不佳。舌质淡红，苔薄黄，脉弦。续以前方，减肉苁蓉、决明子、磁石、羚羊粉，加酸枣仁、丹皮、桃仁。四诊（1997 年 6 月 24 日）：服上方 7 剂，患者阴茎勃起正常，大便 2 d 1 次，仍诉寐不佳。舌质淡红，苔薄黄，脉弦。拟交泰丸加味（川连 6 g、肉桂 3 g、延胡索 10 g、法半夏 10 g、蝉衣 30 g、琥珀粉 3 g 冲服），7 剂，以善后。

（五）病例 5（阴茎异常勃起）

王某，男，30 岁。1993 年 6 月 18 日诊。患者 27 岁结婚，以往身体健康。患者 5 月 14 日下午与人玩打时，不慎被踢伤阴部，当时疼痛难忍，大汗，未行处理。近半年出现阴茎异常勃起，初为性交所诱发，伴有胀痛，射精后不减，可持续 1 h 左右，经局部按摩后可缓解，后来无明显诱因亦发作，每天 1 次，且时间明显延长，可达 5~6 h，疼痛加重，遇热勃起更坚硬，发后只能卧床休息，曾就诊于中医，服过知柏地黄丸、龙胆泻肝汤，症状均无缓解。遂到某大医院泌尿外科求治，诊断为“阴茎异常勃起”，经用解痉、雌激素等药物治疗 1 周，不见好转而来就诊。患者身体消瘦，头晕，目眩，心悸，经常低热，面部潮红，盗汗，咽喉干燥，神疲乏力，多梦。舌红，苔少而燥，脉细数。检查阴茎呈勃起状态，胀大变硬，有压痛，但阴茎头较柔软，阴茎皮下轻度水肿有瘀斑。此由心肾不交、虚火扰动、脉络瘀滞而成，治以滋阴泻火，化瘀通络。处方：生地黄、玄参、知母、赤芍、桃仁各 12 g，黄柏、地龙、牡丹皮各 10 g，水蛭 6 g。服药 6 剂后，阴茎恢复松软，已 2 d 未发，但水肿未退，眩晕、心悸、低热等症亦见减轻，再以前方去地龙加泽泻 10 g。服 7 剂，病即告愈。观察年余，未再复发，身体健康，性生活正常。

（六）病例 6（早泄）

魏某，男，37 岁。主诉：新婚 1 个月，只要一有性交念头即射精，因而不能过夫妻生活，以致夫妻不睦。诊见患者体质壮盛，舌红，苔黄厚腻，脉弦有力。此系患者年轻气盛，相火内扰，以致不能自制而早泄。治宜清肝泻火，方用龙胆泻肝汤。处方：龙胆草、黄芩、栀子、柴胡各 10 g，生地黄 30 g，龙骨、牡蛎各 20 g，泽泻 12 g，车前子 15 g，甘草 6 g。服药 1 周后患者来诊，诉能过夫妻生活，但性交仍不到半分钟即排射。嘱继服前方 7 剂，同时告之患者性交时女方用拇、食、中三指指腹在阴茎根部进行捏挤，阴茎插入阴道后，静止不要上下抽动，以此延长射精时间，持之以恒。2 个月后患者特来致谢，性生活正常，夫妻和谐。

（七）病例 7（早泄）

李某，男，41 岁，1999 年 10 月 7 日初诊。会阴部、睾丸肿胀疼痛 7 年，每周性生活 1~2 次，性生活时阴茎勃起正常，性交时间不到 1 min 即射精。曾在多家医院诊治，效果不佳，无尿频、尿急、尿痛等膀胱刺激症状。患者 7 年前初次性生活时因精神过度紧张，加之连日劳累，未能成功，造成精神负担，后虽勉强为之，但性交时间短，不甚尽意。患者精神抑郁，神志不安，表情呆滞，舌质淡暗，脉沉弦。辨证为神不守舍，肾失固摄。治以安志固肾为法。用加味三才封髓丹：远志 10 g、茯苓 15 g、五味子 10 g、龙骨 15 g（先煎）、牡蛎 15 g（先煎）、磁石 10 g（先煎）、熟地黄 15 g、天冬 10 g、党参 10 g、砂仁 10 g、黄柏 10 g。每日 1 剂，水煎服。服上方 13 剂，性交时间持续约 1 min。守上方再服 9 剂，性交时间已持续到 3 min，临床症状消失，精神好转，舌淡红，苔薄白，脉弦，病告痊愈。

（八）病例 8（不射精）

孟某，38 岁，农民，初诊日期 1993 年 12 月 14 日。婚后同居 8 年不射精。曾在当地医院及北京各大医院经中、西医治疗无效，于 1993 年 12 月 14 日来北京生殖医学门诊就诊。初诊：性生活无射精感觉及性欲高潮，性交时间可持续 30~90 min，性交体位为男上女下，抽拉频率较快，终因不射精而痿软，有遗精现象，2 次/月，无其他不适，大小便正常，舌质淡、苔薄白，脉弦。西医诊断：不射精症。中医辨证：肝失疏泄，精窍不利。治疗：疏肝解郁，通利精窍。方药：四逆散加减。柴胡 15 g，枳实 10 g，白芍 10 g，炙甘草 6 g，蜈蚣 1 条，车前子 10 g，五味子 10 g，炙麻黄 10 g，石菖蒲 10 g，香附 10 g，川芎 10 g，地龙 10 g，水蛭 6 g，川牛膝 10 g，路路通 10 g。1994 年 1 月 11 日二诊：诉服药 2 周后，性交时自觉有少量液体流出，流出后阴茎稍软，稍后阴茎复勃起坚硬。上方去香附、川芎，加茺蔚子 15 g、王不留行 10 g。加针刺三阴交、曲骨、足三里、中极四穴。2 月 1 日三诊：服上方及针刺后，性交有射精感，射后阴茎即软，但精液量很少。非性交时间有遗精现象。嘱继用上方及针刺治疗。2 月 22 日四诊：诉 2 月 4 日第 1 次成功射精，达性高潮，量约 10 mL，以后每次性交均能正常射精，遂告痊愈。

（九）病例 9（精神紧张性遗精）

黄某，男 23 岁，大学生，1997 年 11 月 18 日就诊。遗精 1 年余，在公安医院服用谷维素、抗生素及六味地黄丸等多种中成药无效。初诊：遗精每月 4 次以上，常于精神紧张时发生。考试期间遗精频繁，甚则每日 1 次，心烦，易汗出，口干，寐差，大便干，小便正常，舌质淡，苔薄白，脉细重按无力，有手淫史。西医诊断：自主神经功能紊乱。中医诊断：遗精（心神浮越，心肾不交）。治法：安神定志，滋养心肾。处方：三才封髓丹加味［天冬 10 g、生地黄 15 g、太子参 15 g、黄柏 10 g、砂仁 3 g、鸡内金 10 g、生龙骨 20 g（先煎）、生牡蛎 20 g（先煎）］。二诊（1997 年 12 月 2 日）：服上方 14 剂，遗精 1 次，情绪紧张缓解，夜寐渐安，口干，大便干，小便正常，舌质淡，苔薄白，脉渐有力。续以前方，加莲子肉 10 g、天花粉 20 g、生大黄 3 g。三诊（1997 年 12 月 9 日）：服二诊方 7 剂，遗精未作。心情有愉快感，寐可，口不干，大便日 1 行，小便正常，舌质淡，苔薄白，脉强有力。继以前方，去天花粉，加芡实 10 g、山药 10 g，1 剂，以善其后。

（十）病例 10（食物性遗精）

吴某，男，25 岁，技术员。1997 年 12 月 9 日就诊。遗精频发，至今 2 年余。曾在北京数家医院就诊，诊断为“无菌性前列腺炎”，服用多种抗生素及中药无效。经王琦教授诊治 2 周亦无效，三诊时王琦教授见其苔黄而厚，舌质偏红，口干，腹胀，便干。询其每次遗泄是否与食物有关，患者忽然悟及遗精每于食羊肉火锅后发生，甚则食羊肉、韭菜等辛热食物亦遗精。中医诊断：遗精（胃火偏盛，下扰精室）。治法：清胃泻火，滋阴益肾。处方：玉女煎加味（生石膏 20 g、知母 10 g、麦冬 10 g、熟地黄 15 g、怀牛膝 10 g、鸡内金 10 g）。二诊（1997 年 12 月 15 日）：服上方 7 剂，患者遗精未作，口不干，腹胀减轻，小便淡黄，大便正常，苔薄黄，脉弦。继以前方 7 剂。三诊（1997 年 12 月 30 日）：服上方 14 剂，患者其间食用羊肉火锅 2 次，遗精未作。嘱患者遗精虽愈，但羊肉火锅等辛热之品，仍少服为宜。

（十一）病例 11（前列腺炎遗精）

郭某，男，23 岁，农民。1997 年 7 月 8 日就诊。遗精 8 年。在河北省邯郸市等医院诊断为慢性前列腺炎，服用奥复星、阿奇霉素等未得控制。初诊：遗精 5~6 d 1 次，严重时 1 d 1 次，尿频，后尿道疼痛，小腹胀痛，腰酸不适，睾丸发凉，头痛（两颞部），寐差，舌质淡红，苔薄黄，脉弦滑。前列腺指诊：偏大，质偏硬，压痛。前列腺液常规：pH 值 6.7，白细胞满视野/Hp，卵磷脂小体（+）。西医诊断：慢性前列腺炎。中医诊断：遗精（热毒内蕴，瘀浊阻滞）。治法：清热解毒，祛瘀排浊。处方：当归贝母苦参丸加味（当归 10 g、浙贝母 10 g、苦参 10 g、虎杖 15 g、败酱草 15 g、冬瓜仁 15 g、鸡内金 10 g、乌药 10 g、黄柏 10 g）。二诊（1997 年 7 月 20 日）：服上方 14 剂，患者遗精 1 次，梦交、尿频、后尿道疼痛明显减轻，小腹不胀，头不痛，腰仍感不适，睾丸发凉，寐可，舌淡红，苔薄黄，脉弦。继以前方。三诊（1997 年 8 月 4 日）：服上方 14 剂，患者遗精未作，诸症明显缓解，偶有小腹胀及腰不适，舌质淡，苔薄黄，脉弦。前列腺液常规：pH 值 7.1，白细胞 10～15/HP，卵磷脂小体（+）。继用上方 14 剂，巩固疗效。

五、宗筋论

宗筋一词原出《内经》。综合历代医家之论，王琦教授首次对宗筋概念、生理功能与相关经脉的联系做了系统的论述，丰富了中医藏象理论；并指出阳痿从宗筋论治的理论意义及具体运用，从而为中医临床治疗阳痿提供了新的见解。

宗筋一词原出《内经》，其所指有二：广义者泛指男子前阴部位，如《素问·厥论篇》云："前阴者，宗筋之所聚"；狭义者则特指男子阴茎，如《素问·痿论》曰："宗筋弛纵，发为筋痿。"《灵枢·五音五味》云："宦者，去其宗筋，伤其冲任。"又《甲乙经》云："宦者，去其宗筋，伤其血脉，血泻不复，皮肤内结……天宦者，其任冲之脉不盛，宗筋不成……"这两种概念均被多数医家所引用，一直有效地指导着临床实践。

（一）宗筋生理

宗筋在生理上与足厥阴肝经、足少阴肾经、足阳明胃经及奇经八脉有着密切的关系，体现对生殖系统尤其对阴茎勃起功能的影响。

1. 宗筋与足厥阴肝的关系　足厥阴肝经、宗筋、阴器三者直接相连，《灵枢·经脉》云："肝者，筋之合也：筋者聚于阴器。"足厥阴肝之经脉，"过阴器"，经别"结于茎"，《灵枢·经筋》云："足厥阴之经筋，结于阴器，络诸筋。"《增补病机沙篆》有释云："阴器者，宗筋之所系也，而脾胃肝肾之筋，皆结于阴器，然厥阴主筋，故诸筋统属于肝也。"清代陈士铎《辨证奇闻》认为，宗筋之大小，是由肝气之盛衰而定，对于阴茎细小而不得子者，务当补肝。

肝与宗筋生理功能关系有三：一者肝气行于筋，肝之疏泄功能正常，则气机畅达，经脉通利，宗筋得养，则阴茎勃起和伸缩自如，张子和《儒门事亲·卷二》指出阴茎伸缩由宗筋所司，其谓"且《内经》男子宗筋，为束骨之会也。而肝主筋，睾者，囊中之丸。虽主外肾，非厥阴环而引之，与玉茎无由伸缩。……《灵枢》言足厥阴之经筋聚于阴器，其病伤于寒则阴缩入，伤于热则纵挺不收"；二者肝脉统阴器，阳道勃举有赖肝之阳气充盛而振奋；三者肝主藏血，调节血量，宗筋受血则能兴奋，肝血充盈则宗筋得以滋养，用事之时，以有形之血使阴茎胀大充盈。

2. 宗筋与足少阴肾经关系　足少阴肾之经络从"肾上贯肝"，与肝相络；又足厥阴肝经环络阴器，足少阴经筋亦结于阴器。

肾与宗筋生理功能有三：一者，肾藏精（《灵枢·本神》），主生殖，肾之精气充盛，则能产生并维持生殖与性功能正常。二者，肾司二阴（《素问·五常政大论》），二阴包括前阴外生殖器与后阴肛门，前阴是排尿和性事器官，《灵枢·刺节真邪》曰："茎垂者，身中之机，阴精之候，津液之道也。"三者，"肾者，作强之官，技巧出焉。"《素问·灵兰秘典论》"作强"指包括性功能、生殖功能在内的能力。王冰《注黄帝素问》云："强于作用，故曰作强。造化形容，故云技巧。在女则当其技巧，在男则正曰作强。"高士宗注曰："肾藏精，男女媾精者，鼓气，鼓力，故肾者犹作强之官，造化生人，使巧由之出焉。"

3. 足阳明胃经与宗筋关系　《素问·痿论》曰："治痿独取阳明何也？岐伯对曰：阳明者，五脏六腑之海，主润宗筋……故阳明虚，则宗筋纵……”张景岳曰：“前阴者，足之三阴、阳明、少阳及冲、任、督、跷九脉所会也。九者之中，则阳明为五脏六腑之海，冲为经脉之海，此一阴一阳总乎其间，故曰阴阳总宗筋之会也。”盖阳明主水谷精微之生成，为多气多血之经，主润宗筋而为十二经之长，故在治痿中具有重要的意义。

4. 宗筋与奇经八脉的关系 奇经八脉是督、任、冲、带、阴维、阳维、阴跷、阳跷八条经脉的总称，与宗筋有密切的关系。《素问·骨空论》曰：“督脉者……其络循阴器，合篡间……”明·李时珍《奇经八考》亦指出：“其脉起于肾下胞中，至于少腹，乃下行于横骨围之中央，系孔溺之端，男子循茎下至篡。”张景岳在《类经》中解释宗筋时指出：“宗筋者，众筋之所聚也，始之足三阴，阳明、少阳及冲任督跷九脉皆聚于此，故曰宗筋。”《轩歧救正论》云：“盖阴器者宗筋之所聚也，而足太阴阳明少阴厥阴之筋皆结聚于阴器，与冲任督三脉之所会。”清·林佩琴《类证治裁》云：“盖前阴为肝脉、督脉之所经，又为宗筋之所会。”由于奇经与肝肾等脏关系密切，并有调节十二经脉气血的作用，故与生殖器官的功能有关。

（二）宗筋论治

1. 抑郁伤肝，宗筋无能致痿

（1）源流：《素问·痿论》曰：“思想无穷，所愿不得，意淫于外，入房太甚，宗筋弛纵，发为筋痿，及为白淫”，故《下经》曰：“筋痿者，生于肝，使内也。”《杂病源流犀烛·前阴后阴源流》曰：“又有失志之人，抑郁伤肝，肝木不能舒达，亦致阴痿不起。”

（2）证候：阳痿不举，性欲淡漠，情绪抑郁或烦躁易怒，胸胁不舒。

（3）病机：情志不遂，郁怒伤肝，肝失疏泄；又肝主筋，阴器为宗筋所聚，条达失司，阳气不舒，宗筋所聚无能。

（4）治则：疏肝解郁，调达宗筋。

（5）方药：柴胡疏肝散（《景岳全书》）（柴胡、香附、枳壳、白芍、川芎、陈皮、炙甘草），沈氏达郁汤（《杂病源流犀烛》）（升麻、柴胡、香附、川芎、桑白皮、白蒺藜、橘叶）。

（6）指要：阳痿从肝论治，关乎宗筋，其义已明，但治疗上要把握两点：一则疏肝气，二则和肝血。《广嗣纪要·协期》曰：“阳道昂奋而振者，肝气至也。”阴茎为足厥阴肝脉所过，肝气行于宗筋，气至则血至，阴茎则勃起刚劲。肝主筋，阴茎为宗筋所聚，肝血不能濡养筋脉，血少不充，阴茎不怒，怒而不大，大而不坚，坚而不热，故酌加川芎、丹参、红花等活血之品更臻全面。晚清医家周声溢对阳痿治疗提出了补血的认识。“有人以阳痿证问余曰，此病确系火衰乎？鹿茸可服乎？余曰：此病谓之火衰，固有近似处，然专服补阳补火之品，则非徒无益而且有害。问曰：何也？余曰：生殖器为海绵体，非血壮不得举。其举也，血力尽灌注于此。君火、相火皆运筹帷幄者也，其决胜千里者则血也。血之热力足，则生殖器无痿理也……是则痿症不可不大补阴血也，专补阳火无济也。若服鹿茸则非以龟甲合服不可，且鹿不过五之一，龟则可五之三也。”（《周蓤生医学二种》）

2. 肾气不足，宗筋失养致痿

（1）源流：《灵枢·经筋》云；“足少阴之经……并太阴之经而上，循阴股，结于阴器。”

（2）证候：阳事不举，精神萎靡，头晕耳鸣，腰膝酸软，舌淡苔白，脉沉细无力。

（3）病机：年高肾虚或先天禀弱，恣情纵欲，色欲所伤，肾精亏虚，阳气萎弱。

（4）治则：温补下元，振阳起痿。

（5）方药：赞育丹（《景岳全书·杂证谟·阳痿》）加减：熟地黄，枸杞子，山茱萸，当归，肉苁蓉，巴戟天，鹿角胶，炒韭菜子，仙茅，淫羊藿，蛇床子，肉桂等。

（6）指要：一是补肾之法需辨水衰、火衰，《类证治裁》指出，水衰真阴匮乏，宜还少丹类，火衰精气虚寒，宜右归、八味丸类；二是补肾壮阳之剂，慎用阳起石、硫黄等刚热金石之品，恐有偏害；三是须明君相二火，注意心肾同调。《辨证录·阴痿门》指出：“人有交感之时，忽然阴痿不举，人以为命门火衰，谁知是心气不足乎……故治阴痿之病，必须上补心而下补肾，心肾两旺，后补命门之火，始能起痿，方用起阴汤（人参，白术，巴戟天，黄芪，五味子，熟地黄，肉桂，远志，柏子仁，山茱萸）。”

3. 湿热下注，宗筋弛纵致痿

（1）源流：《灵枢·经筋》曰：“伤于热则筋弛纵不收，阴痿不用。”《临证指南医案·阳痿》曰：“更有湿热为患者，宗筋弛纵而不坚。”《类证治裁》曰：“亦有湿热下注，宗筋弛纵而致阳痿者。”郭诚勋《证治针经》曰：“湿热为患，宗筋必弛纵而不坚举。”何梦瑶《医碥·卷四》“阴痿……一则湿热太盛，下注宗筋，弛纵不收也。其症多有阴汗臊臭，两股热者，或反冷，阴头两丸如冰者，不可误认为寒，盖湿热在脏腑，热亲上而湿流下，故证如此也。”

（2）证候：阴茎痿软，口苦，阴囊潮湿，瘙痒，臊臭，下肢酸困，小便黄赤，苔黄腻，脉濡数。

（3）病机：恣食醇酒炙煿，膏粱厚味，湿热阻遏宗筋而致不用。

（4）治则：清热利湿，苦味坚阴。

（5）方药：湿热固真汤（《医碥》）（升麻、柴胡、羌活、炙甘草、泽泻、龙胆草、知母、黄柏）；柴胡胜湿汤（《医碥》）（柴胡、泽泻、升麻、生甘草、黄柏、龙胆草、当归、羌活、麻黄根、汉防己、茯苓、红花、五味子）。

（6）指要：一是用苦味坚阴，《素问·脏气法时论》曰：“肾欲坚，急食苦味以坚之。”叶天士曰：“治用苦味坚阴”。二是恐苦寒化燥，需加滋阴柔润之品如生地黄、石斛之属。薛己《明医杂著·卷三》按语：“阴茎属肝之经络，盖肝者木也，如木得湛露则森立，遇酷热则痿悴。”三是淡渗利湿，《杂病源流犀烛》曰：“阴湿伤阳，阳气不能伸举，淡渗利湿，茯苓、泽泻、车前子。”叶天士曰：“淡渗利湿，湿去而病退矣。”

4. 阳明受损，宗筋失润致痿

（1）源流：《素问·痿论》曰：“阳明者，五脏六腑之海，主润宗筋。”“前阴者，宗筋所聚，太阴阳明之所合也。”《景岳全书·阳痿》曰：“凡思虑焦劳忧郁太过者，多致阳痿，盖阳明总宗筋之会……若以忧思太过，抑损心脾则病及阳明冲脉，宗筋为精血之孔道，阳明实宗筋之化源，阳明衰则宗筋不振，……气血亏而阳道斯不振矣。”《临证指南医案·阳痿》曰：“又有阳明虚则宗筋纵，盖胃为水谷之海，纳食不旺，精气必虚，况男子外肾，其名为势，若谷气不充，欲求其势之雄壮坚举不亦难乎？唯通补阳明而已。”

（2）证候：阳事不举，面色欠华，纳少腹胀，少气懒言，舌淡苔白，舌质红，脉缓弱。

（3）病机：阳明主胃，胃为水谷之海，主化营卫而润宗筋，饮食劳倦或思虑过度伤及脾胃，气血生化受损，宗筋失润，故“阳道外衰”。

（4）治则：健脾益气，兼顾心肾。

（5）方药：起痿汤（《辨证奇闻》）（人参、白术、黄芪、北五味子、巴戟天、熟地黄、肉桂、远志、柏子仁、山茱萸）；九香长春饮（《中医男科学》）（九香虫、人参、茯苓、黄芪、白术、泽泻、山药、桂枝、甘草等）。

（6）指要：从阳明治痿需把握三点：其一，脾气虚弱，故补气健脾，脾运健则化源足，化源足则宗筋充润。故古人治阳痿以起阳汤、宣志汤、交感丹等，方中均用茯苓、白术、黄芪、山药以补益脾气。其二，阳明虚，脾失健运，痰浊阻遏宗筋，症见形体肥胖，胸闷心悸，目窠微浮，胃脘痞满，舌胖大，苔白腻，脉滑等症，则当注意健脾化痰，如茯苓、橘红、郁金、威灵仙、远志、浙贝等。其三，由于宗筋为太阴阳明之所合，故治疗时应心脾两顾。

5. 血脉瘀滞，宗筋失充致痿

（1）源流：《证治概要》曰：“阴茎以筋为体，宗筋亦赖气煦血濡，而后自强劲有力。”清·韩善征《阳痿论》曰：“盖跌仆则血妄行，每有瘀滞精窍，真阳之气难达阴茎，势遂不举。”

（2）证候：阳痿不举，面色黧黑，阴茎色泽紫暗发凉或睾丸刺痛，舌紫暗或有瘀斑，舌下静脉怒张，脉涩等。

（3）病机：跌打损伤，或强力入房，久病伤络，气血运行不畅，瘀血阻滞，瘀血阻滞阴茎脉络，不能充盈宗筋，宗筋失其润养而难振。

（4）治则：活血化瘀。

（5）方药：血府逐瘀汤加减（《医林改错》）（柴胡、枳壳，当归、桃仁、红花、赤芍、川牛膝、水蛭、地龙、路路通、蜈蚣等）。

（6）指要：①阴茎以经脉为体，以气血为充，若宗筋经络正常，气血通畅，阴阳调和，则阴茎欲举而能勃起。若气血失和，血滞不通，络脉痹阻，宗筋失养，则阴茎痿弱，形成了瘀血络阻的病机，临床常予活血剂加蜈蚣、露蜂房等虫类通络走窜之品，其效更捷。《张氏医通·专方·虚损门》载用《内经》四乌鲗骨一芦茹丸治“丈夫阴痿精伤”，盖芦茹即茜草，色赤入营，专于行血活血之用。②亦有精血瘀阻致痿者，《杂病源流犀烛·前阴后阴病源流》曰：“又有精出非法，或强忍房事，有伤宗筋，亦致阴痿不起。”此时之治宜行气化瘀散结，升清降浊，用血府逐瘀汤原方加细辛、薤白等。③瘀血虽为实证，亦有气虚无力掣动血液运行，“无力帅血”之宗筋失充候，故静脉漏之阳痿常以补气摄血治之，于活血方中重用党参、黄芪。

综上所论，阳痿并非治肾一途，所患各端，然依其宗筋论治，其要一矣，临证之际，可举一反三，触类旁通，把握中心而不致偏移，则效当彰著。

（三）宗筋论的临床应用

《灵枢·经脉》曰：“肝者，筋之合也；筋者聚于阴器。”《广嗣纪要·协期》云：“肝气至也。”是以肝气行于宗筋，气行则血至，阴茎则勃起刚劲。王琦教授指出，治疗上要把握两点：一则疏肝气，二则行肝血。创制阳痿主方“疏肝振痿汤”：柴胡 12 g、枳壳 10 g、杭白芍 15~30 g、白蒺藜 9 g、合欢皮 20 g、丁香 6 g（后下）、蜈蚣 2 条、乳香 6 g、九香虫 10 g、炙甘草 6~10 g。具有疏肝通络、调达宗筋的功效。适用于阳痿不举，或举而不坚，性欲冷淡，情绪抑郁或烦躁易怒，胸胁不舒，脉弦。

阳道昂奋而振者，临证可在疏肝振痿汤的基础上，结合辨病、辨证、辨体加减化裁。辨病加减：动脉性阳痿，多由血瘀所致，可加桃仁、红花、牛膝等活血化瘀；静脉性阳痿，多由气不摄血所致，可合生黄芪、当归补气生血；高泌乳素血症阳痿者，应重用白芍、甘草；酒精性阳痿及抗高血压药物所致阳痿者，可加葛花或葛根、羚羊角粉解肝筋热毒；高胆固醇血症性阳痿者，酌加桃仁、红花、生山楂、生蒲黄等；抗精神病药所致阳痿者，改用柴胡加龙骨牡蛎汤加减。辨证加减：肾虚肝郁者，可合用王琦教授研制的国家级新药“疏肝益阳胶囊”（主要由柴胡、地龙、水蛭、蛇床子、远志、肉苁蓉等药物组成）；瘀血阻络者，加丹参、蜈蚣、水蛭、赤芍；痰瘀阻络者，加地龙、僵蚕；肝经湿热者，加龙胆草、泽泻、车前子、蛇床子；更年期阳痿属于肝气郁结者，改用柴胡加龙骨牡蛎汤加减。辨体加减：对于气郁体质者，可合柴胡疏肝散加减；血瘀体质者，常合血府逐瘀汤加减。

第二十一章　男性生育与不育

第一节　男性生育的必备条件

男性的生育能力是由多方面的条件综合决定的，但其中必备条件包括三个方面：生殖器官解剖正常，而且这些器官的功能正常；具有正常的性功能，能将精液输入女性生殖道；男性体内不应有使精子产生凝集和制动的抗精子抗体存在。

男性的生殖器官可分内生殖器和外生殖器两部分。内生殖器官包括生殖腺、输精管道和附属性腺。生殖腺即睾丸。输精管道包括附睾、输精管、射精管以及与排尿共用的尿道。附属性腺包括精囊、前列腺和尿道球腺等。外生殖器即阴茎和阴囊。这些生殖器官的畸形、缺损、炎症及功能异常，都可能影响男性的生育能力，导致不育。

男子的正常性功能包括性的兴奋、阴茎勃起、性交、射精和性欲高潮等过程。这一系列的反射活动，是健康的神经系统、内分泌系统和生殖系统综合作用的结果，同时，还需要夫妻双方密切配合，才能达到和谐协调。首先大脑皮质在性功能中起着主导作用，对低级中枢（勃起中枢和射精中枢）起着控制作用，或兴奋或抑制。如果大脑皮质的抑制作用不及时停止，则可能引起性功能的低下，也会致男性不育。其次，影响男性性功能的因素主要为脑垂体、肾上腺和睾丸内分泌功能。这些腺体所分泌的内分泌激素对生殖器官的发育和性功能的维持起着重要的作用。性功能发生障碍，如性欲改变、阳痿、射精障碍等都可致男性不育。

男性血液或精浆中存在抗精子抗体，就会影响精子的运动和受精能力，在这种情况下，即使生殖器官结构和功能正常，并且性功能也正常，但其会影响男性的生育能力，导致男性不育。

中医学对男性生育能力的认识，可以追溯到《黄帝内经》延生时代。《素问·上古天真论》所言：“丈夫二八，肾气盛，天癸至，精气溢泻，阴阳和，故能有子。”就提出了男性生育的一些必要条件，这些条件可以概括为：肾气旺盛，脏腑功能协调；天癸产生，启动生殖之精的化生；性功能正常，保证精气的排泄；男女生殖之精能相互融合，男精女血，孕育新的生命。此外，古人还认识到，男性性器官的结构完整无缺、功能正常是生育的必备条件。如阴器发育异常或性别特征不明显者，均可致男性不育。“五不男”中的“天”即天宦，泛指先天性外生殖器或睾丸缺损及第二性特征发育不全；“犍”即睾丸切除者；“变”，又称人疴，即两性畸形，俗称阴阳人。

第二节　精子与男性生育

一、精子的生发与成熟

由精原干细胞经过一系列复杂的发育变化，形态改变，演变成为精子的过程称为精子发生，又称精子分化，或精子形成。精子发生过程可以分成三个阶段：第一阶段，精原细胞经过数次有丝分裂、增殖、更新，分化为初级精母细胞；第二阶段，初级精母细胞经过两次成熟分裂，其间为短暂的过渡型次级精母细胞时相，变为精子细胞；第三阶段，精子细胞再进行分裂，经过变形，由圆形的精子细胞发育为蝌蚪状的精子。

由于少精子症或无精子症经常发生在减数分裂或精子生成这两个关键阶段，精子发生停止于初级精母细胞或精子细胞，因此掌握生精细胞的形态有助于男性不育的诊断与治疗。

1. *精原细胞的形态*　目前认为精原细胞是由一个精原干细胞经过数次分裂增殖形成三种形态（光镜下区分）的细胞：Ad（黑色型）细胞核呈圆形或椭圆形，着色深，核中央有一块苍白区不被染色；Ap（灰色型）细胞核呈卵圆形，着色浅，核内染色体颗粒较大；B型精原细胞的形态较圆，且细胞核较大，有粗大浓染的颗粒。

2. *初级精母细胞的形态*　细胞的体积比精原细胞大，细胞器也逐渐增多，随着发育阶段的推移，初级精母细胞由静止期（又称细线前期）到细线期（核内染色体呈细长的丝状），再到合线期（又称偶线期，同源染色体相互配合成对），直至粗线期（染色体变粗，同源染色体紧密排列）。

3. *次级精母细胞的形态*　初级精母细胞发育末期完成减数分裂后，产生两个较小的次级精母细胞，核呈圆形，着色较浅。

4. *精子细胞形态*　由次级精母细胞进一步发育而来。体积和细胞核更小，着色较深。这一过程又分为六个阶段，最终形成精子（图21-1）。

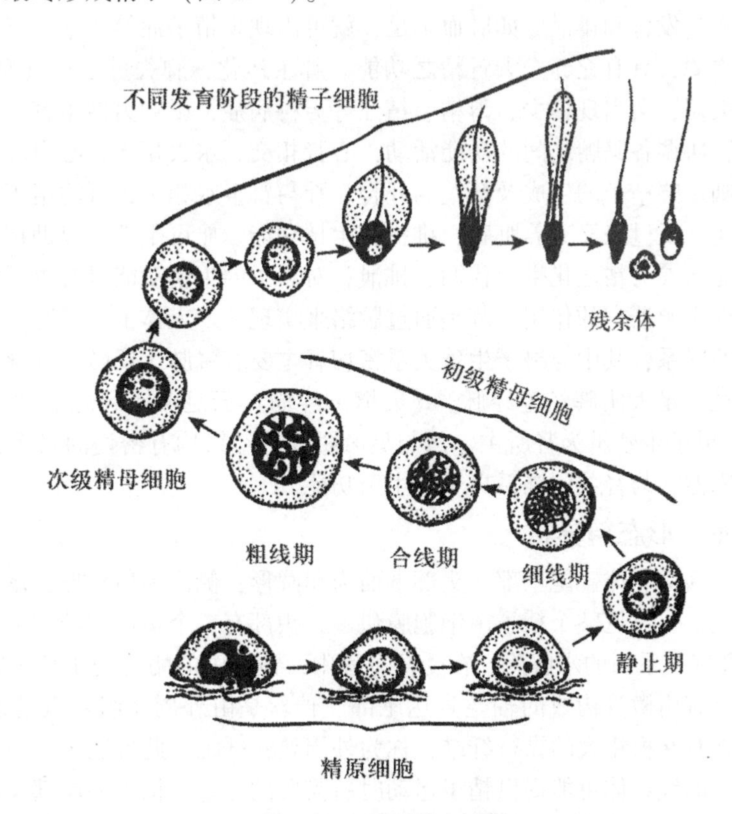

图21-1　精子发生过程

精子形成的间期是4.5个周期（约74 d）。精子发生的部位在睾丸的生精小管。正常男子每克睾丸组织每天约能产生1 000万个精子。精子发生的时间一般在14岁时开始，到16~17岁时达到性成熟，并出现遗精现象（近年由于生活、文化等因素此年龄有些提前），到40岁后生精能力逐渐减弱。精子发生过程受内分泌激素和精子本身生化代谢的调节和影响，这种调节机制一旦被破坏，无论是内分泌方面的原因，还是精子本身生化代谢方面的原因，都会直接影响生精功能，出现精子减少或无精子症，导致男性不育。

新形成的精子在睾丸内尚不成熟，需要进入附睾内停留3周左右，逐步获得运动和受精能力，才能成为功能成熟的精子。所有哺乳动物的精子均需要在附睾内成熟。附睾具有吸收、分泌、内分泌、屏障等功能，这类功能的正常与否，直接影响着精子的成熟。精子在附睾中的成熟过程包括形态改变、运动方式改变、核蛋白的改变、磷脂和脂肪酸含量的变化以及精子膜等改变。经过这一系列的变化，精子才具有运动和受精能力。同样，如果精子的成熟发生障碍，会直接影响精子的质量，出现形态、运动能力等方面的异常变化，影响男性生育能力。

中医学认为，生命体来源于父母的生殖之精。如《灵枢·本神篇》："生之来谓之精。"《灵枢·决气》："两精相搏，合而成形，常先身生，是谓精。"男子生殖之精的产生是天癸、脏腑、气血、经络协调作用于精室的生理现象，其中与肾的关系最为密切，认为"肾藏精，主生殖"。男子出生以后，在肾中先天之精的启动下，通过后天脾胃水谷精微的不断充养，大约在14~16岁时，产生生殖之精，这种生精功能，在40~50岁时开始减退。《素问·上古天真论》所述男子"八岁"至"七八"的变化，"二八肾气盛，天癸至，精气溢泻，阴阳和，故能有子……七八肝气衰，筋不能动，天癸竭，精少，肾脏衰，形体皆极……"就是描述男性的生殖生理过程的。

生殖之精的生发不仅与肾脏密切相关，还与其他脏器、气血和经络有联系。肝藏血，主疏泄，其经脉绕阴器，精血同源，相互化生，肝血濡养阴器，滋补阴精；肝脏阴血不足，肝胆湿热，肝失疏泄都会影响到精子的生成、发育和排泄。如肝血不足，就可出现少精子症等。

脾胃为气血生化之源，具有充养先天肾精之功能。脾主运化，脾失健运，气血不足，化源匮乏，脾之升清、固摄功能失司，会出现精少、滑精、精浊等男科病症，影响男性生育力。

心主血脉，藏神，协调各脏腑之间的功能活动，心肾相交，水火相济，心血旺盛，肾精充沛；水火失济，心肾不交，则影响精子的生成及精关的开合。肺与肾金水相生，可输精于肾，使肾精充盛。

气血是由脏腑生化，反过来又充养脏腑，维护其生精功能。血可生精，以助精液之生成；气有推动、温煦、气化之功能，参与精之化生及代谢、排泄，对男子的生精功能具有重要的作用。

脏腑、气血对男性生殖器官的作用，都是通过脉络来实现的。人体十二经脉以及奇经八脉都与男性生殖器官具有广泛的联系，其中与男子生殖关系密切者主要有督脉、任脉、冲脉、足厥阴肝经、足少阴肾经、足阳明胃经、足太阴脾经等经脉。《灵枢·经筋》云足厥阴经之筋"上循阴股，结于阴器，络诸筋"。可见，男子生殖虽为肾所主，然与足厥阴经等经络均有密切的联系，其中肝之气血通过足厥阴经脉以濡养阴器，与肾共同维系男子的生殖功能。

二、精子的功能、形态与异常

正常精子可大致分为头、体、尾三部。头部下面为卵圆形，侧面为扁平形，尾部长而弯曲，外形如蝌蚪。在电子显微镜下，可见整个精子由细胞膜包裹，头部有一个顶体和结构致密的细胞核。顶体覆盖在核前2/3，内含有一系列的水解酶。在受精过程中，顶体中的酶有助于精子穿透卵子的外膜而进入卵内。从头部开始有由微管构成的轴丝直达尾部。轴丝是由外周9组双微管及2根中央微管构成。在体部，轴丝之外有9根粗大的纵行纤维，称为外周致密纤维，此外还包有一层螺旋状排列的线粒体鞘，这些致密排列的线粒体可能提供精子运动时所需要的能量。精子的尾部又称鞭毛，构成尾部的轴心是轴丝，和由体部延伸成的外周致密纤维，还包有一层特殊的纤维鞘。精子尾部末段无鞘包裹，轴丝之外便是鞭毛膜（图21-2）。

正常精子有时亦可存在小头、大头、圆头及尖头等生理变异。此外还有幼稚型和衰老型的精子，幼稚型精子有小头、头部有附加帽或体部有附加物等表现；衰老型精子有头部胞浆出现黑点，头部全部着色或不着色等特点。

畸形精子包括头、体、尾的形态变异，或头体混合畸形。头部畸形有巨大头、头部核和胞浆倒转、蘑菇样头、双头；体部畸形有体大而粗、楔形、三角形等；尾部畸形有粗尾、粗短而分叉尾及双尾；头体混合畸形有头体增大、核畸形变长及头体混合变长等。正常情况下，畸形精子数一般不超过 96%（WHO 最新标准，争议较大，待探讨），如果畸形精子数目过高，尤其是精子的头畸形率高，很可能影响精子的活动力和受精能力，导致男性不育。

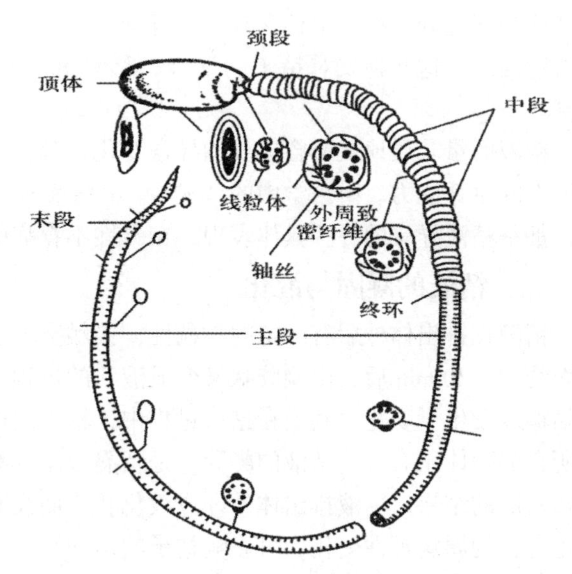

图 21-2　哺乳动物精子超微结构示意图

三、精子的获能

精子的获能是指精子获得能够使卵子受精的能力。刚进入女性生殖道的精子，还不具备使卵子受精的能力，因为精子头部所具有的能穿进卵子的顶体酶系，受到由附睾开始的整个男性生殖道都可产生的一种去能因子（简称 DF）的约束，只有将这种 DF 去除后，顶体酶系才能发挥作用。因此，精子在女性生殖道内去除 DF 的过程称为精子的获能。

精子的获能是一个多时相过程。第一时相是在子宫内进行的，而第二时相则是在输卵管内进行的。获能的步骤是：①宫颈和输卵管对精浆的初步处理：精子在阴道中尚未获能，精子穿过宫颈时，精浆中大量的 DF 及其他一些酶抑制剂均被阻挡，这对精子获能很重要。子宫是精子获能的主要场所，此外，输卵管分泌物也参与这种处理工作。②DF 的移去：束缚于精子表面的 DF 在水解酶，尤其是在 β-淀粉酶的作用下失活而移去。③输卵管液和卵泡液的作用：精子获能的同时，伴有氧耗量增加。而输卵管液可以刺激精子体内的氧化、磷酸化代谢，增加精子的能量，维持其前向运动，加速向卵子运转。此外，卵泡液中存在着两种因子，一种可以刺激精子活动，一种可诱导顶体反应。④顶体酶系激活精子穿入卵子：在此酶系的综合作用下，精子穿过透明带，与卵子相互辨识，发生受精作用。

第三节　精液与男性生育

一、精液的生物化学

精液是精浆和精子的混合物。精浆是由附睾、输精管、精囊腺、前列腺和尿道球腺等分泌出来的混合物构成，其中以前列腺和精囊腺的分泌物最多。

精液的化学成分比较复杂，其中主要含有果糖、柠檬酸、碱性磷酸酶、前列腺素以及一些无机离子。精液中果糖的含量相当丰富，果糖是由精囊腺所分泌的，在精液中的含量为 120~450 mg/dL。它是精液中精子所需能量的主要来源，其含量高低直接影响着精子的活力。精液中的柠檬酸是由前列腺分泌的。柠檬酸可以通过与钙离子的结合而影响排精后精液的凝固和液化过程，对维持精子和透明质酸酶的活性也具有重要的作用。精液中碱性磷酸酶的含量比体内任何组织和体液中都要高，它主要来自前列腺，通过磷酸化过程水解精液中的磷酸胆碱、磷酸甘油及核苷酸等物质，与精子的活力和代谢有密切的关系。精液中前列腺素的含量很高，主要由精囊腺生产，前列腺也产生一部分。前列腺素的含量与男性的生育功能有关，不育男性精液中前列腺素 E 的含量明显低于正常男子（正常值为 33~70 μg/mL）。

精液中 95%以上是精浆，精浆决定着精液的生理和生化学特征。精浆的化学成分与血浆的成分有某些相同之处。精浆中还含有一些特殊的成分，如前列腺素、蛋白酶抑制因子、二胺氧化酶、精胺和去能因子。这些物质对精子的活性、移动和受精能力均有一定的影响，如其异常，可引起男性不育。

精液的量、质地及所含成分的异常变化，都会影响到精子的质量，包括活动力、活动率，从而影响男性的生育能力。中医学中的“精少”“精稀薄”“精多”“脓精”“血精”“精寒”“精冷”等病症，都是精液异常的一些具体表现，在男性不育症的精液表现中常见。

二、精液的凝固与液化

精液在排出体外后有一定的黏稠性，接触空气会变成凝胶状，这一过程，称作精液的凝固。精液凝固约 10~30 min 后，由凝胶状又变成液状的过程，称精液的液化。表面看来，精液的凝固与液化只是黏稠度发生了变化，其实在这一过程中，精液内部却发生了一系列的化学变化。这种变化过程与精液所含的酶体系有关。精液的凝固，是精囊分泌的凝固蛋白所致；而液化则是由前列腺分泌的蛋白酶分解精液的结果。精液排出体外即成液化状态而没有液化过程，或在 25 ℃的室温下超过 60 min 而不液化者，均属病理性变化，可影响精子的运动和受精能力，而致男性不育。在生理条件下，因短期内多次射精，或者是长期禁欲，久不排精，都会引起精液黏稠度的变化，或过稀，或过稠。一般应以连续 2 次取样检查的结果为依据。

中医学认为精液稀薄多因阳气不足，阳不化阴；而精液浓稠多由湿热蕴积或阴虚内热，炼精所致。

三、精液抗原

男性生殖道有两种不完全相关的抗原系统：①睾丸、附睾和精子；②前列腺、精囊腺和精浆。睾丸抗原由生殖细胞携带，最初可能在精子顶体上。糖肽的成分和某些蛋白质使睾丸精子和精浆具有抗原性。至少有两种由遗传因素决定的抗原系统存在于精子膜上：ABO 系统和 HL-A 系统。ABO 抗原被视为分泌物质，而 HL-A 抗原则是在核控制下产生的。前列腺和精囊腺提供了抗原蛋白的组成成分。免疫球蛋白是具有抗体活性的蛋白。精浆含 IgG、IgA 和免疫球蛋白碎片。正常情况下精液不存在 IgM。某些免疫学技术，如精子凝集反应、精子制动反应和免疫荧光技术可以用来发现精子表面及其内部几种的抗原抗体。免疫荧光技术用于测定固定精子细胞膜结构下的抗原，其他方法则可用于测定细胞膜表面的抗原。

精子含有大量的质膜，质膜的某些区域嵌有特异性抗原。在多价抗体使精子交叉连接和物理连接时，即产生精子凝集。交叉连接涉及两类精子表面抗原：内抗原和包被抗原。内抗原实际上是精子质膜的一部分，是在精子发生时形成的。这些抗原包括酶、结构蛋白、糖蛋白，也可能有糖脂。包被抗原则是从其他组织中产生的，包括男性副性腺，包被抗原被吸附在精子膜的表面。包被抗原部分或全部由一种类似乳铁素（Lactoferrin）的物质即精子包被抗原铁蛋白组成，起一种制菌剂的作用，是对抗所有抗体的保护装置。血铁糖蛋白和乳铁素型蛋白也可以成为包被抗原。从精浆吸收的包被抗原给精子表面增添了新的抗原，以覆盖或遮蔽某些内抗原。

精子凝集反应由 IgA 和抗精子的分泌型 IgA 抗体，或者 IgG 抗体引起。在滴度为 1：64 或更高时，精子凝集抗体在精浆中局部产生。精子凝集抗体的滴度在精浆里通常比在血清里低，把抗血清加到细胞表面含有相应抗原的细胞悬浮液中，常常导致细胞凝集。例如，红细胞在抗相应血型抗原的抗血清作用下可以凝集。同样，当用抗精子血清检查对精子的作用时，可出现精子凝集反应和制动现象。凝集的精子汇集在一起，成为相当复杂的团块。精子凝集有多种形式：头对头、尾对尾、尾尖对尾尖的凝集。这些形式至少可以表明精子三处部位的不同抗原。精子的凝集限制了精子的运动与获能，从而妨碍受精。

精液抗原能起到自身或同种抗原的作用，即唤起带有抗体的个体或虽然同种但遗传性不同的个体分别产生自身抗体或同种抗体。精液的自身抗原和自身抗体的对抗作用，会导致不育或生殖系统发生病理改变。因此，精子的凝集反应和制动反应常用于诊断男性不育的免疫试验。这类不育是由于女性对精子的免疫性引起的。

双侧输精管结扎后不断吸收精子，起到慢性自身抗原的刺激作用。精子在输精管结扎术后停止生存1个月，但这种退行性变化很快会自然恢复。输精管结扎术后，大约有2/3的人可发生精子自身免疫。

第四节　男性不育论治概说

一、概述

最近的流行病学调查结果显示，男性不育占不育夫妇的50%左右。据美国权威机构统计，近年由于环境因素的影响和化学药品的作用，已使成年男子的精子较以往减少达50%~70%。许多学者认为，现代社会的紧张生活、环境污染以及性病的泛滥等，是影响生殖健康的重要社会因素。据世界卫生组织（WHO）预测：男性不育将是21世纪继心血管病和癌症之后，第三大威胁人类健康的疾病。

关于男性不育的定义，1995年WHO发表了《不育夫妇标准检查与诊断手册》（以下简称《诊断手册》），规定了一个较为科学的国际统一标准："至少有12个月不避孕的性生活史而仍未受孕者。"目前这个标准已得到广泛认可，其中每个词都是经得起推敲的，均有一定的科学性。

第一，关于不育的时间标准。所谓"至少12个月"，笔者理解有如下几层含意：首先提出确定诊断不育的下限时间；其次，采用月数而不用年也很有意义，一是以女性排卵周期为基础，二是可以累计，不是以结婚时间长短，而是以这种有效的性生活的月数为准，这里既包括了婚前性生活的月数，也除外了婚后因各种原因分居而没有进行性生活的月数。

第二，"不避孕性生活史"，指男女之间阴道内有效射精的月数，而口服避孕药、使用避孕器具、体外排精、手淫等性活动的时间均应排除在外。

另外，关于"夫妇"与"婚后"，以往男性不育的定义中都有这两个词。近年来在我国，婚前检查已基本普及。随着文化的影响，观念也在改变，未婚同居者在逐年增多。一些人往往在结婚之前到医院检查，一旦发现问题，大多希望先治好病再结婚。也有一些男性婚前与女方同居较长一段时间，没有采取任何避孕措施，女方仍未受孕，因而到医院检查，如果有病，则尽快治疗。上述情况，如果患者经检查精液，符合男性不育的诊断分类中的某一条标准，而仅仅因为不是"法定夫妻"或不在"婚后"就不能诊断为男性不育是没有道理的。从这点意义上讲，《诊断手册》中使用"男女"而不用"夫妇"，自然也不存在"婚后"问题，因而十分恰当。

近年，随着医学模式的转变，人们对许多医学问题有了新的认识。就"不育症"病名而言，有人认为应该用"生殖障碍"取而代之。因为"不育"一词同"阳痿"一样，用词本身对患者就是一个不良的精神刺激，易给患者造成精神压力。所谓"障碍"，即影响、困难、阻隔，是可以消除的因素，也是有希望恢复的。当然，严重障碍也可能是不可逆的，但毕竟是少数，起码可使患者得到心理上的安慰。其二，关于男性不育的时间标准，WHO定为12个月以上，国内学者最多定为36个月，即使如此，仍有一部分妇女在36个月以后自然受孕，也就是说，现行的不育症标准，除无精子等能导致绝对不育外，多数患者属于相对不育范畴。他们并不是没有期望生育，只是由于某种原因影响了生殖活动的某一个或某几个环节，从而造成了生殖障碍。有些患者，只因盼子心切而求医，并没有什么严重的器质性疾病。以往有过许多不育夫妇在领养孩子几年之后又有了自己的孩子的事例，就说明了这个问题。这些人用"生殖障碍"一词更为确切。其三，精液分析是一个综合的指标，即使其中一项或更多不正常仍有相当一部分人可以自然生育，这部分人不能定义为不育症，充其量也只不过是

“生殖障碍”，而不是不能生育。然而，本节仍以“不育”命名，不仅是上述观点尚未被学术界公认，普通百姓已接受“不育症”的诊断，而且也是“男性生殖障碍”最通俗易懂而简明的解释。

由于男性不育是由多种因素和疾病干扰了男性生殖生理活动的某一个或某几个环节而造成的结果，对其进行适当的分类，有助于我们认清这些因素或这些疾病，以便选择相应的治疗措施。WHO推荐了按发病过程和病因两种分类，其他分类列后，可供参考。

（一）根据发病过程或病史分类

根据发病过程或病史，不育症可分为原发性和继发性。

1. *原发男性不育*　指男性从未使女性受孕。

2. *继发男性不育*　指曾使女性伴侣妊娠，与这个女性是否为他目前配偶无关，也与最终的妊娠结局无关。

（二）按病因诊断分类

WHO将不育症按病因诊断分为17类（详见本节病因分类）。

（三）其他分类方法

根据受孕能力可将不孕症分为绝对不育和相对不育。绝对不育是指完全没有生育能力者，如睾丸切除、绝对无精子症等；相对不育，则指具有一定生育能力，但总的生育条件低于受孕所需的条件，如少精子症、弱精子症等。根据病史可将不孕症分为先天性不育与后天性不育。前者指男方有先天性疾病如生理缺陷等导致的不育；后者则指因后天的各种疾病影响了男性生殖生理活动的某个环节而导致的不育。其中，由器质性因素导致不育的叫器质性不育；由功能性因素引起不育的叫功能性不育。此外，还有生理性不育与病理性不育之别，永久性不育与暂时性不育之说等等，这些纯属学术上的分类，实际临床意义不是很大。

西医学对男性不育症的检查与治疗技术日趋先进，X线、超声波、免疫技术、血管造影技术、组织活检技术以及生精细胞检测技术、电子显微镜和计算机分析处理技术等被广泛应用于男性不育症的诊断。在治疗方面，除内科药物对因、对症治疗，外科手术治疗外，随着低温技术和显微外科的发展，以人工授精为主体的辅助生殖技术也日趋完善，已为全球许多不育家庭带来了希望和欢乐。尽管辅助生殖技术也引出了一些超出医学范围内的问题，如伦理道德问题、法律问题等，这些问题有待于今后逐步解决。至于将来克隆技术对男性不育的意义，目前尚难预料。

在中医学的历史上，对男性不育的认识，可以上溯到春秋战国时期。“不育”一词最早见于《周易》，书中有云“妇孕不育”。但这里的“不育”是指能够怀孕但因流产、早产或死产未得活婴者，非言男子无生育能力。后世文献屡有阐述，如《褚氏遗书·问子》及《妇人大全良方·诸尚书求男论》皆指出：“……皆欲阴阳完实，然后交合，则交而孕，孕而育，育而为子，健壮强寿。”又指出：“未完而伤，未实而动，是以交而孕，孕而不育，育而子脆不寿”“男子艰嗣”等。中医学对男性不育症的认识，有两个基本观点，一是整体观，二是肾精核心学说。所谓整体观，认为男性生育不是单纯生殖系的问题。生理上，男性生育能力是人体脏腑、气血、经络功能相互协调的综合表现；病理上，不育又是脏腑、气血、经络整体功能失调的表现，如唐代孙思邈在论及男性不育症的原因时指出：“凡人无子，当为夫妻俱有五劳七伤，虚劳百病所致，故有绝世之殃。”就是从发病学的角度，认为男性不育是全身许多疾病综合作用的结果。以肾精为核心的理论诞生于《内经》，以后经历代医家在此基础上不断总结，不断补充，日臻完善，一直沿传至今。其主要观点是强调肾精在男性生育中的重要作用，认为肾藏精，主生殖，肾精的盛衰，决定着男子的生育能力。生理上，男性生育以肾精为本；病理上，肾精亏虚为男性不育的主要病因。

当代中医对男子不育的认识在继承古人经验的基础上，又进一步充分借鉴西医学有关男性不育病因病理的研究成果，丰富和发展了中医男科学关于不育的理论与临床。对男性不育症的治疗亦有较大的发展。许多过去认为是不治之症的男性不育症，如死精症、无精子症、免疫性不育等，通过中医中药的方法，已有许多治愈的报道。在理论上，提出了许多前人所未发的新观点，如从肝论治男性不育、从瘀血论治男性不育、从脾胃论治男性不育等。

二、源流

西医学对男性不育症的研究起步较晚，对男性不育症的诊治始于1950年。近年来，世界范围内兴起对男性生理生殖学的研究，初步弄清了男性不育症的部分原因，诊断和治疗也取得了一定的发展。

中医对男性不育症的认识已有2 000多年的历史。《周易》中有“不育”之病名，《山海经·中山经》中已有许多治疗男性不育和增强男性生育能力的药物。如“幼鸟食之宜子孙”“鹿蜀佩之宜子孙”“圆叶而白附，赤华而黑理，其实如枳，食之宜子孙”等。《内经》中对男性的生殖生理有比较系统的论述，并且首次提出了以“肾”为轴心的男科学理论。认为肾精的盛衰，天癸的有无，脏腑功能的协调与否，直接决定着男性的生殖能力，同时论述许多可致男性不育的病症，如“精少”“精时自下”“阴痿”“白淫”“阴挺纵不收”等。

汉代张仲景将男性不育症归于虚劳范畴，认为男子精气亏虚而精冷不温是致不育的主要病因病机。《金匮要略·血痹虚劳病脉证并治》就有“男子脉浮弱而涩，为无子，精气清冷”的记载。

两晋南北朝时期，《神农本草经》称不育为“无子”“绝育”，记载了许多增强男性性功能和生育能力的药物。如五味子“强阴，益男子精”。南齐褚澄在《褚氏遗书》中设“求嗣”一节，专论孕育之道，认识到早婚伤精为男性不足的原因之一，《褚氏遗书·精血篇》有云：“男子精未通而遇女以通其精，则五体有不满之处，异日有难状之疾。阴已痿而思色以降其精，则精不出。”提出晚婚保精则易育，“合男女必当其年，男虽十六而精通，必三十而娶。”隋代巢元方之《诸病源候论》则从病因学、症状学的角度，论述男性不育的病因和临床表现，认为凡失精、不能射精均可致无子。将不育列入虚劳病类，认为“泄精、精不射出，但聚于阴头，亦无子。”（《诸病源候论·虚劳无子候》）。

唐代孙思邈认为男子无子之病因为“五劳七伤，虚劳百病所致”，制定专治男性不育的方剂“七子散”和“庆云散”，是继《神农本草经》之后，最早使用种子类药物治疗男性不育症。宋代陈自明《妇人大全良方》的求嗣篇亦加以引用。至明清，出现了许多生育专著，对不育症理法方药记载内容日趋丰富，其中著名的有万全的《广嗣纪要》、王肯堂的《女科准绳·求子篇》、叶天士的《秘本种子金丹》、岳甫嘉的《医学正印种子编》等。《广嗣纪要》将有子之道归纳为：“一曰修德，以积其庆；二曰寡欲，以全其真；三曰择配，以昌其后；四曰调元，以却其疾；五曰协期，以会其神。”而无子之因“多起于父子之不足”。这些认识包含了极为丰富的优生内容，即父亲品德的修养，适当的性生活，选择健康的女性配偶，调节元气，预防和治疗宿疾，在女性排卵期行房受孕。书中还有一些治疗男性不育症的专方，如螽斯丸、壮阳丹、养精种子方、滋阴大补丸、乌发种子方、补阴丸等。王肯堂在《女科准绳·求子篇》中不仅论述了男性不育的脉诊，同时提出了饮食、嗜好与男性不育有关，宜“戒酒”“慎味”。西医学直到20世纪80年代，才开始认识到一些饮食、嗜好影响男性的生精功能、性功能，出现生育能力的异常变化。

托名叶天士的《秘本种子金丹》一书，比较详尽地论述了男性不育的病因：“疾病之关于胎孕者，男子则在精，女子则在血，无非不足而然。男子之不足，则有精滑、精清、精冷，或临事不坚，或流而不射，或梦遗频数，或小便淋涩，或好女色以致阴虚，阴虚则多热，皆男子之病，不得尽诿之妇人也。尚得其源而医之，则事无不济也。”这些病因包括了精液异常、性功能障碍、全身性病症，认识到不孕不育不能全部归咎于女方，只要找出导致男性不育的病因，对症下药，是有希望治愈的。

应该说，明清时期，中医对男性不育症的病因、病机的认识，诊断和治疗方法已经达到了较高的水平。这一时期还有许多专论男性不育的专著，至今仍有参考价值。如徐春甫的《螽斯广育》、胡孝的《种子类纂》、俞桥的《广嗣要语》等。

综上所述，古代中医学家很早就注意到了肾精在不育症发病中所起的主导作用。中医认为肾藏精，人体精气的盛衰是生殖的根本。当然，也有一些医家认为，尚与五劳七伤、气郁痰多及先天性“五不男”等有密切关系。历代医家在从多角度阐述不育症的发病原因时，涉及的病因20余种，其中有脉浮而涩（阴虚血少），精气清冷、精液清稀如水、五劳七伤、虚羸百病、五不男、勤于色欲、施泄无度、精少、瘦弱、滑精、阳痿、火盛、鸡精（早泄）、精出非法、忍精房事、气衰、痰多、相火盛、气郁等。在发病学方面，古代医家总体上认为，本病的病位主要在肾，具体又有虚实之分；病性总体属虚，临床又有寒热之别。而且，随着时间的推移，经验的积累，认识也逐步加深。从医学发展史看，从汉代到隋代均以张仲景“精液清冷”立论不育症的病机；到了唐代，有关理论有了质的飞跃，诸如注意到不育症与男女双方均有关系和先天性“五不男”等观点；清代则又提出“精出非法”“忍精房事”等观点，丰富了中医学有关不育症的理论。

三、病因分类

（一）西医认识

WHO从病因学角度，将导致男性不育的因素分为以下方面。

1. 性功能和/或射精功能障碍

（1）性功能障碍　导致性功能障碍的因素主要包括以下几个方面：

1）行为心理性因素：在性功能障碍的患者中，行为心理性的因素占的比重较大，甚至可以说，几乎所有器质性病变的患者都可能存在不同程度的行为心理障碍。其主要原因是缺乏正确的性知识，缺少正确的教育，不懂性的一些功能。其次是心理创伤，在性生活时也会影响阴茎勃起功能。第三是性行为不正确，夫妻之间不能很好协调，造成男方心理紧张，也会产生阴茎勃起功能障碍。特别是几次性生活不成功以后，男方的心理将产生很大的障碍，每次性生活开始时会处于紧张的状态，从而引起阴茎勃起功能障碍。第四，性生活的场所不理想，如果不是在一个非常安全、安静、适宜的场所，往往会对性活动带来不良的影响，从而造成阴茎勃起功能障碍。第五，性生活本来是一个夫妻感情自然交流的方式，当久婚不育的时候，不仅常常因不能受孕而焦虑不安，甚至有负罪感，同时还要按照医生安排的排卵日期在没有情趣的情况下性交，这种压力往往影响性功能，也易导致内分泌紊乱。因此，WHO希望“最理想的是每个不育诊所应该有一个心理专家”。

2）器质性因素：一是阴茎本身先天的或后天的形态学改变，二是机体内分泌疾病、血管疾病、手术或者创伤等其他疾病，这些都属于器质性的因素。阴茎本身的病变，例如尿道下裂就影响阴茎的勃起功能；内分泌疾病，如雄性激素分泌过少，或糖尿病等，都会引起阴茎功能障碍；血管病变，如阴茎局部的动、静脉或全身的血管硬化或高血压等等，均会引起阴茎血管器质性病变，影响阴茎勃起。另外，手术或者创伤，特别是盆腔部位的手术，或者盆腔部位的创伤都会引起支配阴茎勃起神经的功能或者血管病变，产生性功能障碍。一些全身性的疾病，例如神经障碍性疾病，或者是高血压等都会作为器质性的因素，引起性功能障碍。

3）混合性因素：心理性因素和器质性因素同时存在。

（2）射精功能障碍　性交正常进行，但因功能或解剖的因素（如尿道下裂）没有射精（不射精）或在阴道外射精以及逆行射精（一种射精功能障碍的特殊形式，详见本书第二十章第六节）。

上述原因所致的勃起不足和/或性交频率不足，或不能有效及时地将精子送进阴道内而影响生育。

2. 免疫学病因　有三种免疫学因素与男性不育有关，即男性的自身免疫、女性的循环抗体和女性的组织抗体。男性的自身免疫抗体可使精子凝集而致精子不活动，导致不育，其发生率为15%。精子抗体的产生，与生殖系感染、外科损伤等原因有关。

3. 不明原因性不育　由于人类认识自然的能力尚有限，尤其对人类自身生殖原理的认识还很肤浅，今天的人类还不能充分地认识自己，尤其是还不能充分认识人类的始基——两性生殖细胞活动的奥秘。正是由于这个原因，使得我们对一些性功能和射精功能正常，而且精液分析正常，仍不能使妻子受孕的原因尚搞不明确。有人统计，性功能（包括射精功能）正常而且精液分级也正常，在排除女性配偶有病的前提下，男女在至少有12个月的不避孕性生活史之后，女方仍未怀孕，如果把上限推延到36个月左右，仍会有约10%的人不育。

4. 单纯精浆异常　包括精子正常，但是精浆的物理、生化或细菌学的成分异常或白细胞数量增多或有凝集，而精子正常患者的固相免疫分析或MAR实验却为阴性。这些患者不符合男性附属性腺感染或其他病理学诊断标准。单纯精浆的异常作为不育的原因，其意义尚未明确。

5. 医源性因素　医源性操作如腹腔、盆腔的手术，接触放射线致损伤，部分化学药物的使用等均可导致男性不育。

6. 全身疾病　如认为异常精子与系统性疾病和/或过多摄入酒精（通过抑制睾酮的生物合成干扰精子生成且降低性功能）和/或药物滥用和/或环境和职业因素和/或近期的高热有关，或此人患有精子尾部滞动综合征（弱精子，快速向前活动精子少于10%，并有慢性上呼吸道疾病史）。

7. 先天异常　主要包括睾丸下降不全、染色体核型异常、先天性精囊或（输精管）发育不全以及其他先天性疾病。

8. 继发性睾丸损伤　腮腺炎性睾丸炎，或可能引起睾丸损害，导致睾丸体积小于15 mL的病理变化，或单侧或双侧睾丸不能触及时均会导致精子异常。严重的睾丸创伤可以损伤血生精小管屏障，诱发产生抗精子抗体。

9. 精索静脉曲张　必须伴有精液分析的异常才能被认为是不育的一个原因。如果一个患有精索静脉曲张的男子而精液分析正常，其精索静脉曲张就不能考虑为不育原因。

10. 男性附属性腺感染　如果患者精液中查出大量的白细胞和/或脓细胞，多可伴有泌尿生殖系感染和/或性传播疾病的病史，由于炎症损伤附睾，导致梗阻性无精子，诱发抗精子抗体，导致尿道狭窄和射精功能障碍。

11. 内分泌原因　患有内分泌疾病所致不育者可能表现有性腺功能减退的体征，但是该病例的确诊则为血清FSH不升高，血浆睾酮低或泌乳素测定值反复增高。尚应做进一步检查，确认其病因（如视野、蝶鞍区摄像、LHRH、TRH试验）。

12. 特发性少精子症　精子总数或精子浓度低于参考值下限，但是$>0.0\times10^6$/mL，才可列为此症。

13. 特发性弱精子症　精子浓度正常，但是活力低下。

14. 特发性畸形精子症　精子浓度和活动力正常，但是形态学数据低。

15. 特发性隐匿精子症　新鲜精液制备的玻片中没有精子，但在离心沉淀团中可观察到精子

16. 梗阻性无精子症　精液分析为无精子症，而睾丸活检显示在任一生精小管中精子发生正常。

17. 特发性无精子症　由于无精子发生的原因不明，而诊断为特发性无精子症。例如，患者睾丸体积正常或偏小，或FSH水平增高，或在任何生精小管内均无精子。

（二）中医认识

中医学认为男性的生育功能是脏腑、气血、经络功能有机协调的综合表现，因此，脏腑（特别是肾）、气血及经络的任何一个环节出现异常，都有可能影响男性生育功能，导致男性不育。

当今社会日趋进步，思想观念的更新，生活方式的变化，生存环境的改变，致病因素也在变化。

1. 先天因素　包括先天禀赋不足及生殖系的先天畸形。先天禀赋不足，肾精不足，生殖之精难以化生，故难有子。而先天生殖系畸形，因不能正常交合，故难生育。

2. 房事过度　房事频繁而无节制，恣情纵欲，或手淫频频，均可引起精气内耗，生精及性功能减退而致不育。

3. 情志失调　男性的性功能及生育能力与情志因素有一定的关系，异常情志因素长期、强烈的刺激，会使人体脏腑气血功能紊乱，肾之阴阳失调，精气藏泄失宜而致性功能障碍。

4. 久病劳倦　久病不愈，调养不足；或长期熬夜，劳倦太过，均可伤及于肾，肾气耗伤，可致不育。另外，过劳还可以损伤筋脉，致筋脉不和，气血不畅，肾精瘀阻，也可致不育。

5. 饮食不节　过食生冷，损伤脾胃，一方面致气血生化无源，后天之精不充，肾精不足而不育；另一方面，脾胃虚弱，运化失司，水湿不化，痰湿阻滞精窍，也可致不育。若偏嗜辛辣厚味之品，长期酗酒，则易生热助火，生痰聚湿和积热，痰积、湿热下注，阻闭精窍，或损伤宗筋之络脉，亦致男性不育。长期食用棉籽油或部分化学药品，精室中毒，也能导致男性不育。

6. 毒邪侵袭　外阴不洁或不洁性交，秽浊内积，淫毒侵染，或感受风热、疫毒、风寒、湿热等邪，邪毒下注，可致梅毒、淋浊、血精、脓精、痄疮等症，这些病症，损伤精道，扰及精室，均可导致男性不育症。久居有毒、高温环境，接触电子辐射等，精室暗伤，生精不能，影响续嗣。

7. 外伤阴器　意外挫伤，殃及阴器，精室受损；瘀血内结，阻滞精道，可致不育。

四、病机分析

男性不育症的病机不外精子的产生障碍、精液异常、精子和卵子不能正常结合及性功能障碍四个方面。

精子的产生障碍和/或功能障碍可能由多种原因引起，如染色体异常、睾丸病变、性腺功能低下、肾上腺疾病、甲状腺疾病、糖尿病、感染性疾病累及睾丸、慢性呼吸系统疾病、营养不良、医源性损伤、药源性损伤、放射性损伤、精索静脉曲张、肿瘤以及环境和职业因素等，这些致病因素作用的结果是造成睾丸不能产生精子，或者是所产生的精子数量和质量发生异常变化，或者诱发抗精子抗体，以致难以受孕。

精子只有与卵子结合，才能孕育成为胚胎。生殖系特异性和非特异性炎症继发输精管狭窄、射精管狭窄或阻塞，输精管道的先天性畸形，逆行射精，男性或女性体内产生精子抗体，透明质酸酶缺乏等，可使精子在精道受阻或难以通过卵子透明带，最终都不能进入卵子内使其受精成孕。

男子的性功能包括性的兴奋、阴茎勃起、性交、排精、性欲高潮等一系列过程，这一生理过程是以健康的神经、内分泌系统和生殖系统为基础的。阳痿、早泄、不射精或逆行射精等都可导致性交频率低下和/或不能完成有效的阴道内射精，从而造成男性不育，其病理变化可能是以上的任何一种，也可能是两种或两种以上同时出现。

中医学认为，男性不育症的病机主要可概括为：肾阳虚衰，生精功能不足；肾阴虚损，阴精不足，相火妄动；脾肾阳虚，肾失温煦，肾精不化，脾失健运，水湿内停；气血亏损，精失化源；肝郁气滞，血脉瘀阻，疏泄失司；肝经湿热，扰动精室；脾失健运，痰湿内蕴；外伤损络，瘀血阻窍。

1. 肾虚是本　“肾主生殖”乃是本病的理论基础，肾精充足则生殖有主，肾精亏虚则生殖无能。造成肾虚的原因既有先天因素：禀赋不足，肾精匮乏，生殖之精难以化生，故难有子；先天生殖系的畸形如“五不男”等，不能正常交和而难有嗣。也有后天因素：房事频繁而无节制，恣情纵欲，或手淫频频，均可引起精气内耗，生精及性功能减退而致不育；至于劳倦太过，或大病久病之后，阴阳气血俱虚，后天之精不足以充养先天之精，同样能导致不育。

2. 湿热瘀毒虫是标

（1）湿热：长期生活紧张，熬夜少眠，过食肥甘，过量饮酒，偏嗜辛辣厚味之品，则易生热助火，生痰贮湿和积热，湿热下注，或精室被扰，或精窍阻闭，或宗筋之络脉损伤，均会导致男性不育。

（2）瘀：情志失调，肝失疏泄，气滞精瘀；脾胃虚弱，运化失司，痰湿瘀阻精窍；过度疲劳，损伤筋脉，致筋脉不和，气血不畅，肾精瘀阻，也可致不育。外伤子肾，络脉受损，瘀血内阻；忍精不射，瘀血败精，阻滞精道，可致不育。长期患病，瘀血痰饮内生，阻滞精道，影响生育。

（3）毒：主要指一些外界毒物（环境污染）对生精功能的损害。如多种化学药品、汽油、农药、棉酚、工业废气及辐射、高温作业等均对精子的数量和质量造成影响。

（4）虫：主要指各种致病微生物通过不洁性交等形式侵及人体（性病泛滥），伤及生育功能，导致不育，如支原体、衣原体、梅毒螺旋体、结核杆菌、弓形虫等。

五、诊断

要想对男性不育症作出确切的诊断，首先必须了解患者的病史，继而查明引起男性不育的确切病因，这样才能对因和对症进行治疗。诊断的程序包括：病史调查、体格检查、实验室检查、特殊的诊断检查、诊断标准（依据）等。

（一）病史调查

不育症病史调查意义“有助于诊断，有四分之一的不育患者通过病史资料可得出诊断，也可帮助判断预后和决定治疗策略”（《诊断手册》）。病史调查的主要内容包括：

1. *不育史*　应问清结婚年龄、结婚时间、配偶年龄及健康状况和月经情况，不育时间，以往怀孕史等。

2. *性生活史*　了解夫妻房事的协调情况，是否过频或过少，是否讲究时机，首次遗精时间，行房射精与否，射精迟速，阴茎能否勃起，性欲如何，以及性交技术、有否婚外性行为等。

3. *儿童期生殖系统发育及患病史*　有否睾丸下降迟缓，是否患过流行性腮腺炎性睾丸炎、附睾结核等疾病。

4. *既往病史*　主要是生殖系统疾病史，如前列腺炎、精囊炎、睾丸炎、各种尿道炎（包括性传播疾病）等；其次是心血管系统病史，如原发性高血压、高脂血症等；消化系统病史，如胰腺纤维囊性病、肝硬化等；呼吸系统病史，如慢性支气管炎、支气管哮喘、慢性鼻窦炎等；神经系统疾病。

5. *手术史*　特别是既往腹部或盆腔手术史。

6. *感染病史*　主要是生殖系统结核病史、性传播疾病感染史等。

7. *化学药品接触史*　WHO 认为，“某些药物治疗可能暂时或永久损害精子的生成，某些治疗药物可能干扰生育功能。”例如癌症化疗药物、部分激素、西咪替丁、螺内酯、呋喃妥因等。影响阴茎勃起功能的抗高血压药和镇静药也可影响生育功能。

8. *职业及生活方式*　长期酗酒、嗜烟如命、常洗桑拿、熬夜玩乐等不良生活方式，长期从事高温或低温作业，经常接触有毒气体、有害元素、各种放射线等均影响精子的发生及活动。

9. *家族遗传史*　了解有否染色体异常、常染色体畸变、减数分裂染色体异常、男性特纳综合征、唯支持细胞综合征及遗传性缺陷等。

10. *不育症的检查和治疗史*　应仔细询问曾经做过的有关男性不育的各项化验结果，一可了解病情的变化，二来有助于此次诊断。还要“注明以前的治疗方案如何、是否正确实施以及执行的结果等细节”（《诊断手册》），为下一步治疗提供参考。

WHO 认为：采集完整的病史费时，而且某些项目易被遗漏。因此，设计一个询问方案，有利于高效率地获得有关病史资料（表 21-1）。

表 21-1 男性不育症病史

男性配偶			年 月 日
		病史采集日期	□□□□□□
			年 月 日
		出生日期	□□□□□□
	不育史		
不育		□原发 □继发	
不育时间		□□□ 月	
既往不育检查和/或治疗		□无 □ 有*	
可能影响生育的疾病史			
各系统疾病史	□无	□糖尿病	□结核病
		□慢性呼吸道疾病	□胰腺纤维囊性病
		□神经系统疾病	□其他
各系统疾病治疗史	□无	□有*	
最近6个月高热	□无	□有*	
外科手术史	□无	□尿道狭窄	□尿道下裂
		□前列腺切除术	□膀胱颈手术
		□输精管切除术	□腹股沟疝
		□鞘膜积液切除术	□交感神经切除术
		□其他	
泌尿系统感染史	□无	□有*	
性传播性疾病史	□无	□梅毒	□淋病
		□衣原体	□其他*
附睾炎史	□无	□有*	左□右□
睾丸损伤疾病史	□无	□腮腺炎性睾丸炎	左□右□
		□其他睾丸炎性病变*	左□右□
		□损伤*	
		□扭转*	
精索静脉曲张治疗史	□无	□有*	左□右□
睾丸下降不全	□无	□有	左□右□
睾丸下降不全治疗史	□无	□有	□治疗年龄 □ 外科
可能影响生育的其他因素			
环境与职业因素	□无	□高温	□其他*
		□毒性因素 酗酒	□无 □有*
吸毒	□无	□有*	
吸烟	□无	□有*	每天吸烟支数□□
吸烟年限 □□			
性功能及射精功能			
每月平均性交频率	□正常	□不足*	
勃起	□正常	□障碍*	
射精	□正常	□障碍*	

*请提供附加情况

(二)体格检查

应该说，不育症与男女双方都可能有关，由于男性配偶检查简单、价廉、无痛苦，且易于迅速作出诊断，所以WHO提倡建立男性配偶首先检查的常规。不育症患者的体格检查应做到既全面，又具有针对性，从某种程度上讲，不必像内科病那样从上到下、从里到外全面检查，而是选择与不育相关的内容进行检查。按WHO要求，男性患者最好单独在20~22 ℃的温暖的房间中进行检查，其检查程序见表21-2。

表21-2　WHO提供的一般体格检查流程

项目						
身高（cm）	□□□					
体重（kg）	□□□					
血压（mmHg）	□□□收缩压	□□□舒张压				
一般体格检查	□正常	□异常＊				
男性化性征	□正常	□雄激素缺乏＊				
男性乳房女性化	□无	□Tanner发育阶段				
泌尿生殖系统检查						
阴茎	□正常	□瘢痕手术	□尿道下裂			
		□斑块硬结	□其他＊			
睾丸	□双侧可扪及	未扪及	□左□右			
	□双侧正常	异常＊	□左□右			
体积（mL）	□□左	□□右				
附睾	□双侧正常	增厚	□左□右	囊肿	□左□右	
触痛	□左□右	未扪及	□左□右			
输精管	□双侧正常	增粗	□左□右	未扪及	□左□右	
阴囊肿物	□无	鞘膜积液	□左□右	疝	□左□右	
精索静脉曲张	□无	Ⅲ度	□左□右	Ⅱ度	□左□右	
		Ⅰ度	□左□右	亚临床	□左□右	
腹股沟检查	□正常	淋巴结病	□左□右	手术瘢痕	□左□右	
感染性瘢痕	□左□右	疝	□左□右			
直肠检查	□正常					
前列腺	□正常	□软肿大	□触痛			
		□硬结	□其他			
精囊	□可触及					
接触性热影像仪检查	□正常	□异常＊				

1. 一般检查　主要检查身高、体重、血压、第二性征等，旨在发现与生育相关的异常体征。了解营养状况，是否特别肥胖或过于消瘦，总体重超标（体重指数≥30 kg/m^2）与睾丸容积减低有关，常提示睾丸生精功能受损。第二性征发育不良常提示先天性染色体异常和一些内分泌疾病。胸部检查应注意是否可触及乳腺组织。进行胸部检查时，要求患者双手最好放在脑后，以使胸肌展开。男子女性化乳房发育的程度，可参照Tanner分级（表21-3）。轻度男性乳房女性化在青春期男孩很常见，其无任何明显激素异常，而且有时乳房发育会持续到青春期过后。男性乳房发育症可见于Klinefelter综合征，也可能是接触雌激素类药物如洋地黄类药物和螺内酯等，罕见的病因是引起肾上腺或睾丸分泌雌激素的肿瘤。

表 21-3 Tanner 分级标准

分级阶段	发育状况
Ⅰ	青春前期，在胸部一侧或双侧的乳房部仅看到乳头突出
Ⅱ	乳腺开始发育，乳头像芽孢一样慢慢增大隆起，乳房软而有弹性地逐渐隆起，乳晕明显高出皮面，这时在皮下常可触摸到质地稍硬的块状物。
Ⅲ	此阶段乳房和乳晕进一步增大、隆起，乳晕色素增深，但轮廓无明显区别
Ⅳ	乳头和乳晕高居两侧乳峰之上，在乳腺轮廓之上形成另一个小丘状突起
Ⅴ	成熟阶段，发育到成人型，此阶段整个乳房发育得更大、更高、更丰满，乳头突起，乳晕凹进与乳腺轮廓持平。

2. 专科检查

(1) 阴茎：除因病所致幼稚型外，通常不影响精液送入阴道而导致不育。注意尿道口的情况：尿道上裂、尿道下裂、尿道口狭窄、严重包茎、外科创伤性瘢痕等均妨碍精子正常顺利进入阴道。尿道口异常分泌物和龟头包皮溃疡，提示有进一步除外性传播疾病的必要。阴茎海绵体的硬结往往使勃起的阴茎弯曲，致使夫妇因性交疼痛而终止尚未射精的性生活。

(2) 阴囊皮肤：注意有无术后瘢痕、结核、肿瘤或其他炎症后窦道、瘢痕遗迹、阴囊象皮肿等。左侧阴囊皮肤薄而下垂，扪之温度较高，是精索静脉曲张的体征之一。而阴囊空虚与发育不全则提示隐睾症。

(3) 睾丸：此项检查最为重要，要求最好取立位，在室温 20～22 ℃的环境中，阴囊皮肤比较舒缓而较薄，利于触诊。

1) 数量：正常阴囊内有 2 枚睾丸。若阴囊内仅有 1 枚或 2 枚均没有，一般有三种情况：一是先天性阙如，称为无睾症，尽管发病率非常低；二是睾丸未降，包括隐睾和异位睾，发病率较高；三是并睾，就是两侧睾丸在阴囊内或腹腔里互相融合地长在一处，也较罕见。

2) 位置：WHO《诊断手册》规定了睾丸部位的任何异常应按下列分类：①回缩性睾丸：必须与睾丸下降不全相区分，回缩性睾丸一般位于阴囊内，但伴随提睾肌反射，睾丸可以回缩到腹股沟管外环内，这种反射在 5 岁、6 岁儿童明显，但在成年人也可很显著。将睾丸回缩作为引起男性不育的因素，对其致病机制至今仍存在争议。此时与睾丸未降需严格区别。②异位睾丸：当睾丸下降背离正常路径，就视为异位睾丸。最常见的异位地点是腹股沟浅筋膜囊，睾丸异位于其他位置极少见，如股动脉鞘内、会阴部或对侧阴囊。③睾丸下降不全：睾丸可停留在正常下降途径中的任何一点，从后腹壁到腹股沟管外环之间均可。位于阴囊高处，如位于阴囊颈部；不可触及，即可位于腹股沟管内，也可位于腹腔，或完全性睾丸缺失。

3) 纵轴线：正常情况下，男子站立位时，睾丸应该垂直于阴囊之内，附睾位于其后或居中。如果睾丸呈水平位，则易发生睾丸扭转，如果此类患者有间歇性睾丸疼痛的病史，特别是睾丸体积变小或精子浓度低时，应考虑做睾丸固定的手术，以恢复生育功能。

4) 体积：WHO 要求医师在评估男性睾丸时最好让患者取仰卧位。测量睾丸体积的大小，对男子生育力的评估具有重要的意义。因为睾丸的体积，代表了生精小管的总量。左右两侧相加的睾丸总体积的多少，与每次射精时的精子数有明显的关系。测量方法：WHO 推荐用比拟法，即展平每侧睾丸表面阴囊的皮肤，避开附睾，展示的轮廓与相应的 Prader 椭圆形睾丸测量模型进行比较，以确定其体积。一般情况下，大于 15 mL 为正常睾丸体积，小于 12 mL 则提示睾丸功能不佳；介于二者之间，则要结合睾丸的质地与化验精子的结果来判断，若睾丸饱满，富有弹性，精子检查也在正常范围则可以算正常，即使精子化验稍有不足，预后较好；反之，睾丸质地较软，已提示生精功能较差，化验结果若再提示精子质量不佳（或生精细胞检测异常），则属异常，而且提示预后不良。克氏综合征患者的睾丸体积一般不超过 3 mL，低促性腺激素型性腺功能低下的患者也可以是小睾丸，一般在 5～12 mL。两侧睾丸不对称明显增大，若质地较硬，应排除肿瘤；质地富有弹性，也可能有鞘膜积液。若对称增大且质地正常则属少见的巨睾症。而睾丸体积正常化验却无精子，多考虑属梗阻性无精子症。

（4）附睾：主要靠扪诊，体位也以立位为好，其他条件同睾丸扪诊。WHO 要求附睾扪诊时应注意以下几点：一是附睾是否可被触及。二是与睾丸的解剖位置关系是否正常，即附睾是否贴近睾丸，其出现的位置如附睾可以位于睾丸前方（在外科手术如睾丸活检时有可能受到损伤）。三是附睾上有无囊肿、硬化、结节或其他异常；若有，是位于附睾的头部、体部还是尾部。四是轻柔的触诊是否会导致疼痛。另外，附睾的一些先天性畸形可能通过扪诊得知，如：①附睾阙如；②附睾头与睾丸之间不连接；③附睾中部发育不全；④附睾中部闭锁；⑤附睾尾部发育不全或闭锁；⑥附睾伸长；⑦附睾头部囊肿。若在附睾上扪得痛性结节为附睾炎或精子肉芽肿，发生在附睾头部，多提示为衣原体感染；发生在附睾尾部的痛性肿胀和/或结节，为淋球菌感染或一般尿道病菌如大肠杆菌、克雷伯菌等感染的体征。精子肉芽肿出现在附睾尾部，与输精管结扎有关。附睾的囊性畸形可能与梗阻有关。目前，我们可借助高分辨率超声，配备线阵高频探头 7.5～18 MHz 探头，在有经验的技师操作和解释下，配合扪诊，进行诊断。

（5）输精管：因其藏在精索里，所以在精索中细心触摸，两指对捏轻捻，其中一细硬管状结构，即是输精管。但对无精子症患者，特别是那些睾丸体积正常而射精量少的，一定要重复检查，确定有否输精管阙如。而且这种阙如多是双侧性的，罕见的单侧阙如往往同时合并有同侧的肾阙如。如果输精管增粗，有触压痛及结节，均提示炎症表现。

（6）精索静脉曲张：WHO 将精索静脉曲张分为四类。

1）Ⅲ级：阴囊皮肤表面可看到扩张的精索静脉丛，并且很容易被触及。

2）Ⅱ级：阴囊内静脉丛扩张可被触及，但不能观察到。

3）Ⅰ级：除非患者进行 ValsalvaManoeuvre 试验（咽鼓管捏鼻鼓气试验），否则不能观察到或触及扩张静脉。

4）亚临床：没有临床精索静脉曲张表现，但在阴囊温度红外线仪和多普勒超声检查时可发现精索静脉异常。

由于解剖学的原因，本病的发生多以左侧为主，表现为左侧的阴囊下坠，左侧的睾丸变软胀痛，牵引左侧少腹。由于重力的关系使得本症劳累后加重，平卧时减轻。需要说明的是，目前，国际上对精索静脉曲张在不育症病因中的作用仍有争议。有资料表明，精索静脉曲张与精液的异常、睾丸体积的变小以及 Leydig 细胞功能降低有关。有些精索静脉曲张的患者可增加合并副性腺感染以及附睾病变或免疫学因素的发生率。静脉曲张只有伴有精液分析异常时，才可以被认为是不育症的原因。

（7）阴囊肿物：疝气可在患侧腹股沟摸到疝囊，且平卧时可以还纳腹中。鞘膜积液则以透光阳性为特征。当然 B 超诊断最清楚。

WHO 推荐的“阴囊肿物检查流程图”（图 21-3），可供临床使用。

（8）腹股沟：主要是仔细检查腹股沟有否瘢痕。因为睾丸下降障碍或疝气手术可以留下这些瘢痕，但也可能留下了输精管可能受伤的依据。需要注意的是这种瘢痕常被阴毛所遮盖而难于发现。此外，腹股沟淋巴结结核或性病淋巴肉芽肿也可留下这种瘢痕，这两种病可以影响到睾丸而危及生育功能。至于腹股沟淋巴结病理性肿大，则可能是肿瘤的表现，也可能是梅毒，应予以记录，进一步检查。

（9）前列腺：WHO 认为，以膝胸位行直肠指诊为最好。至于肘膝卧位、前俯站立位、侧卧位等则随医师习惯选择。检查前嘱患者排空尿液，医生戴手套，指涂润滑剂后，前端指腹先轻揉患者肛门口数次，再缓慢轻柔地插入直肠。手指腹朝向会阴方向，即可触及一个栗子大小的脏器。触诊时应由

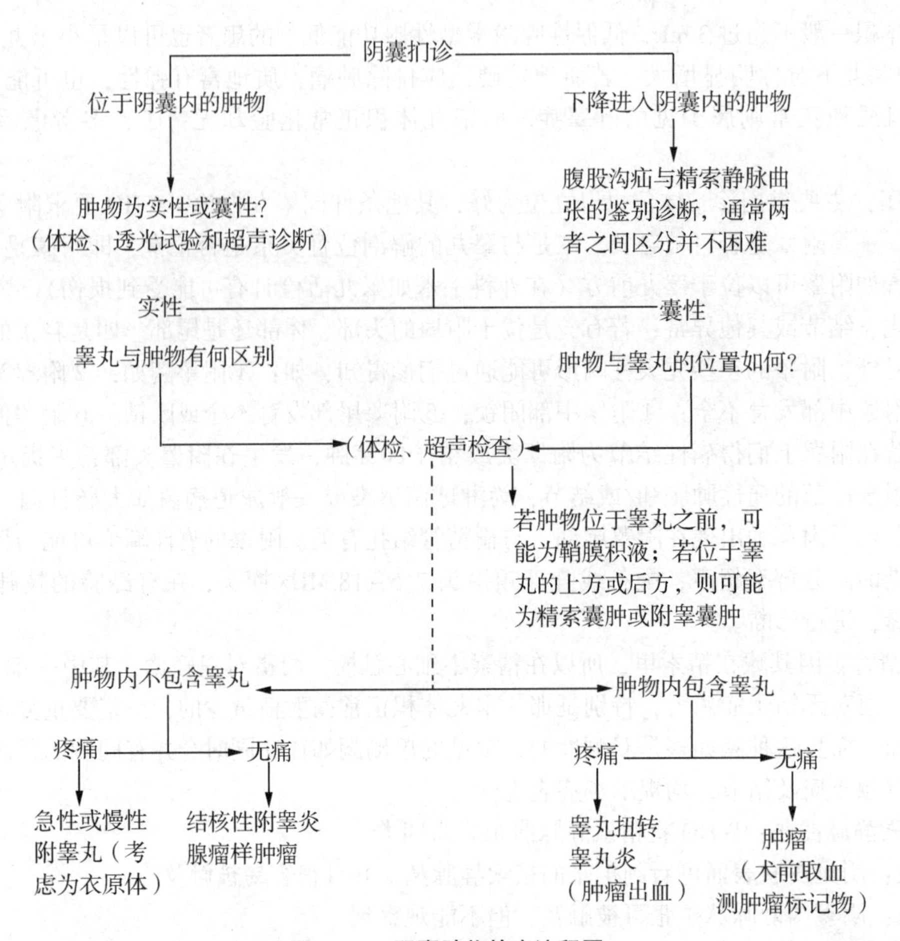

图 21-3 阴囊肿物检查流程图

前列腺顶部向尾部，再由两侧向中央。正常的前列腺在轻压时柔软、规则、无痛，很容易辨别中央沟，边缘清楚，表面光滑，无结节。疼痛的软性肿胀提示有炎症，而疼痛的轻重也提示炎症的轻重，且疼痛常表现为向阴茎尿道放射的灼热感或刺痛感。若再配合前列腺液的化验，基本可以确诊有无前列腺炎。

（10）精囊腺：方法和体位与前列腺的检查大体一致。由于精囊腺的位置较深，正常情况下触不到精囊腺，如果患有精囊炎时，可能在前列腺的上方扪及，触痛明显。一般说来精囊腺炎常合并前列腺炎。有些梗阻性无精子症患者与精囊腺的囊性畸形有关，也可能与精囊发育不良有关。若能通过直肠探头超声检查来辅助确诊，当然最理想。

（三）实验室检查

实验室检查，对有些男科疾病的诊断和治疗具有十分重要的作用。实验室检查的结果有时可以直接成为不育症诊断的唯一根据，因而常常以此命名，如少精子症、无精子症、死精子症等即是如此；而经过一段时间治疗之后的检验结果往往成为判断疗效的唯一依据。男性不育的实验室检查虽起步较晚，但由于及时借助了现代科学技术成果而发展极快，并极大地推动了男科学的发展。

男性不育的实验室检查内容较多，目前国内应用最多的是 WHO《人类精液及精子-宫颈黏液相互作用实验室检验手册》第四版和第五版，现分述于后。

1. 精液检查　精液分析是男性不育症诊断的基础检查。精液分析结果正常，基本可以排除不育症的男性方面的因素。精液分析的内容包括精液容量、精子计数、精子存活率、精子活力、精子形态以及精液中其他细胞成分的检查等（表 21-4）。

表 21-4　WHO 精液变量的参考值（第四版）

量：2 mL 或更多
pH 值：7.2 或更高
精子浓度：20×10^6/mL 或更多
总精子数：40×10^6精子/一次射精或更多
活力：射精后 60 min 内，50%或更多具有向前运动（即 a 级和 b 级），或 25%或更多具有快速前向运动（a 级）
形态：15%或更多
存活率：50%或更多存活，即不被着色
白细胞：小于 1×10^6/mL
免疫珠试验：附着珠上的活动精子少于 50%
MAR 实验：附着粒上的活动精子少于 10%

附：WHO《人类精液及精子-宫颈黏液相互作用实验室检验手册》（第五版）人类精液参数参考值

精液参数参考值下限

精液体积（mL）	1.5（1.4~1.7）
精子浓度（10^6/mL）	15（12~16）
精子总数（10^6/一次射精）	39（33~46）
总活力（PR+NP,%）	40（38~42）
前向运动（PR,%）	32（31~34）
存活率（活精子,%）	58%（55~63）
精子形态学（正常形态,%）	4（3.0~4.0）
pH 值	≥7.2
过氧化物酶阳性白细胞（10^6个/mL）	小于 1.0
免疫磁珠试验（%）	小于 50
MAR 试验（%）	小于 50
葡萄糖苷酶（中性）	20 mU 或更多/一次射精
精浆锌（μmol/L/一次射精）	≥2.4
精浆果糖（μmol/L/一次射精）	≥13

与精液质量相关的术语：

无精液症（aspermia）	无精液（没有精液射出或逆行射精）
弱精子症（asthenozoospermia）	前向运动（PR）精子百分率低于参考值下限
弱畸精子症（asthenoteratospermia）	前向运动（PR）精子百分率和正常形态精子百分率均低于参考值下限
无精子症（azoospermia）	精液中无精子（本手册检测方法未检出）
隐匿精子症（cryptozoospermia）	新鲜精液制备的玻片中没有精子，但在离心沉淀团中可观察到精子
血精症（haemospermia）	精液中有红细胞
白细胞精液症（脓性精液症）[leukospermia，（pyospermia）]	精液中的白细胞数超出临界值
坏死精子症（necrozoospermia）	精液中活精子百分率低，不活动精子百分率高
正常精子（normozoospermia）	精子总数（或浓度，取决于报告结果）*、前向运动

	(PR)精子百分率和正常形态精子百分率均等于或高于参考值下限
少弱精子症(oligoasthenospermia)	精子总数(或浓度,取决于报告结果)* 和前向运动(PR)精子百分率低于参考值下限
少弱畸形精子症(oligoasthenoteratozoospermia)	精子总数(或浓度,取决于报告结果)*、前向运动(PR)精子百分率和正常形态精子百分率均低于参考值下限
少畸精子症(oligoteratozoospermia)	精子总数(或浓度,取决于报告结果)* 和正常形态精子百分率低于参考值下限
少精子症(oligozoospermia)	精子总数(或浓度,取决于报告结果)* 低于参考值下限
畸形精子症(teratozoospermia)	正常形态精子百分率低于参考值下限

* 应该总是优先考虑精子总数,因为精子总数优于精子浓度。

几点说明:

第五版《检验手册》在第四版的基础上做了较大修订。

其一,第五版《检验手册》对"精子密度(spermdensity)"这一概念进行了纠正,由于通常指的是每毫升精液中的精子数量,所以用"精子浓度(sperm concentration)"更为恰当。精子浓度标准,第四版是 20×10^6/mL 以上,而第五版是 15×10^6/mL 以上,此外第五版《检验手册》认为精子总数的意义比精子浓度更为重要,精子总数可以评价睾丸产生精子的能力和男性输精管道的通畅性。其二,精液体积标准,第四版是 2 mL 以上,第五版是 1.5 mL 以上。其三,精子活力标准,第四版为 50%或更多前向运动精子(PR)或 25%或更多具有快速前向运动(a 级),第五版 PR 下限值为 32%,总活力(PR+NP)下限值为 40%。第五版《检验手册》未沿用第四版的 4 级分析系统,采用了更为简单的分类方法:前向运动(PR)、非前向运动(PN)和不动(IM)。这是由于第五版采用的是人工分析方法,技术人员很难区分 a 级和 b 级精子,这样分类可使人工分析方法更简单,结果更可靠。但是由于不再考虑前向运动精子的速度,这样就丢失了精子运动的一些重要信息,削弱了精液分析的临床意义。第四版《检验手册》分析精子活力时采用的是 CASA,较五版《检验手册》的人工分析法更为准确,此外 CASA 在国内应用更为广泛,质量利于控制,所以有 CASA 系统的单位,仍建议沿用 4 级分级系统较为合适。其四,存活率标准,第四版为 50%或更多,第五版下限值为 58%。其五,精子的形态标准,第四版为 15%以上,第五版更为严格仅为 4%,这是由于第五版精子形态学的判断标准更为严格,将所有临界形态的精子均计为不正常,这种形态学标准存在很多争议。

第二、关于精子计数:WHO 推荐使用 100 μm 深的血细胞计数板,并介绍了改良 Neubauer 血细胞计数板的稀释系数,以及质量控制方法。国际上血细胞计数也被认为是精子计数的"金标准",但是一部分学者认为由于血细胞计数板需要稀释及反复多次使用,会高估精子浓度。国内使用的计数板种类很多,如 Makler、Macro、Cell-VU、MacroCell 等。其中 Makler 的优点是简便、快速;精液不需要稀释,还可以分析活力。但是价格昂贵且准确度一直受到质疑。Macro 是国内研究小组研制成的,具有 Makler 的优点,因价格便宜,在国内 CASA 系统中有一定比例。Cell-VU 计数结果最接近标准乳胶珠溶液浓度的参考值,此外其优势是可一次性或反复多次使用。MacroCell 是一次性计数板,精液不用稀释,使用起来更方便,常被用于 CASA 系统,有研究显示会低估精子浓度。不论哪种计数板,实验室应定期对计数板深度进行校正,同时使用标准乳胶珠进行质控,以保证实验室检测结果的准确性。此外应建立一个中国人精液常规新标准,并与国际标准化接轨,从而提高我国男性不育的诊断水平。

2. *尿液检查*　尿液检查发现尿内有白细胞表示有尿道炎或前列腺炎，葡萄糖阳性需要进一步检查血糖以除外糖尿病。射精后立即检查尿液，如尿内精子>10个/高倍视野，并且精液量减少，则证明有逆行射精。

3. *内分泌检查*　内分泌检查必须有选择地进行，常测的项目有卵泡刺激素（FSH）、促黄体激素（LH）、睾酮（T）、泌乳素（PRL）以及雌二醇（E_2）等。促性腺激素低下、性腺功能减退者血清FSH和LH降低。男性促性腺激素不足提示有垂体瘤或其他垂体病变及丘脑损害。睾丸功能不良血清FSH和LH代偿性增加。生殖细胞功能丧失时，FSH进行性增加。无精子症或少精子症患者，FSH明显升高，说明睾丸的功能衰竭和预后不佳。血清T的测定可了解间质细胞功能，对青春期延迟、性欲减退和阳痿有诊断意义。血中睾酮含量有昼夜节律变化，高峰在清晨4~9时，所以一般取血时间以晨6~8时空腹为宜。PRL增高往往提示性欲低下和勃起障碍。E_2对生殖系统的影响与PRL基本一致。

4. *抗精子抗体测定*　不育症男性的抗精子抗体发生率较高，血清和精液中均可测到抗精子抗体。WHO介绍了两类试验方法："直接试验"和"间接试验"。"直接试验"是直接检测精子表面抗体的试验，如混合抗球蛋白反应（MAR）试验和直接免疫珠（IB）试验。"间接试验"用于检测没有精子的体液（例如，精浆、血清、溶解的宫颈黏液）中抗精子抗体，如间接免疫珠实验。

5. *仓鼠试验*　即精子穿卵试验。系用人的精子穿透去透明带的仓鼠的卵子，借以间接评价精子功能和受孕能力。

6. *宫颈黏液穿透试验*　宫颈黏液穿透试验主要用于客观评价精子的活动。临床上取正常妇女排卵期的宫颈黏液有一定的困难度，常用一些代替品，如动情期母牛宫颈黏液、含人血清精子营养液、含牛血清白蛋白精子营养液、鲜鸡蛋清以及精浆等。

7. *性传播疾病的有关检查*　对一些怀疑有性传播疾病病史的人，可选择性地进行淋病双球菌、支原体、衣原体、梅毒、艾滋病、生殖器疱疹以及乳头瘤病毒的检查。

（四）特殊检查

在常规检查还不能确诊男性不育症时，就必须做一些特殊的检查项目。临床上常用的特殊检查有：

1. *生精细胞学检测*　是一种代替睾丸活体组织检测的新方法。有学者认为：精液细胞学的研究，替代常规的有创伤的睾丸活检，是跨世纪男性学领域中带有创造性的项目。根据精液中生精细胞的数量、形态、比例等，鉴别出精液中生精细胞属正常范畴还是异常状态。如果是异常状态，应再判断出生精细胞数量、比率和形态三种类型中的哪一种出现异常，进而分析精液质量，推测睾丸功能，结合临床症状，找出病因，为临床诊断、治疗与观察疗效提供依据。

2. *睾丸活检*　是指通过手术方法，取出微量睾丸组织做病理检查，依照生殖细胞和组织结构来判断生殖力。这种检查方法有四个缺点：一是技术性强，基层单位开展困难；二是创伤大，术后出血易诱发抗精子抗体等并发症；三是痛苦与恐惧并存；四是所取组织极少，很难反映睾丸组织的全貌。因此，WHO严格限定本法的使用：①适应证：睾丸体积正常，血清FSH正常，不能解释的无精子症。除此之外，其他病症均不宜使用。②技术要求：具备显微外科技术，能够治疗输精道梗阻的水平。③术前准备：经过显微外科成员咨询，制定治疗方案。

3. *精液电脑自动分析系统*　是将现代化的计算机技术和先进的图像处理技术有机地结合起来，应用于精子质量的临床检验。计算机以WHO精液检验标准为依据，能在一个视野下可同时对上千个精子进行分析。精液质量不单是从精子浓度、活力、活率、速度等动态指标进行描述，还要对静态图像中精子的形态学（畸形率和畸形分类等）进行全面分析，经过图像处理、编辑功能，对染色后的精液涂片进行分析计算，并迅速得出结果。患者也可在候诊室通过监视器直接看到自己精子的运动情况。录像机可随时记录保留动态图像，以便日后用作分析诊断及科学研究，为检验男性生育能力提供了重要的科学、准确、直观的数据。还可应用数据库和编程语言保存大量病历和图像资料，检测过程及报告还可及时打印，直观可信，不仅为临床提供了有关精子质量各项指标的准确数据，也为临床科学研究提供了详细素材。

4. *输精管造影* 输精管造影可以了解梗阻平面。附睾梗阻时，可见明显扩张的小管。

5. *超声、接触式温度* 记录及静脉造影精索静脉曲张的多普勒听诊、接触式温度记录和静脉造影可帮助诊断某些不易确诊的精索静脉曲张。

6. *经直肠超声* 检查经直肠超声波检查主要是为了查明副性腺的病理变化，如前列腺和精囊病变。

表 21-5 是 WHO 提供的对不育症的实验室及其他检查的流程。

表 21-5 WHO 提供的实验室及其他检查流程

精子分析		
	第一次分析	第二次分析
日期	年月日	年月日
	□□□□□□	□□□□□□
禁欲期限（d）	□□	□□
精子分析		
浓度（$\times10^6$/mm^3）	□□□. □	□□□. □
活动力（%）		
（a）快速直线前进	□□□□	
（b）慢或非直线前进	□□ □未做	□□□未做
（c）非前进活动	□□□□	
（d）无活动力	□□□	□□□
活率（%存活）	□□ □未做	□□□未做
形态	□□	□□
免疫珠试验或 MAR 试验（%阳性）	□□□	□□□
	□无 □有	□无 □有
精浆分析		
量（mL）	□□. □	□□. □
外观和黏稠度	□都正常 □异常	□都正常 □异常
pH 值	□. □	□. □
生化	□正常 □异常	□正常 □异常
	□未做	□未做
白细胞（$\times10^6$/mm^3）	□□. □	□□. □
其他圆细胞（$\times10^6$/mm^3）	□□. □	□□. □
培养	□阴性 □阳性	□阴性□阳性
	□未做	□未做
精液分类		
包被抗体的精子	□	□

续表

正常精液	☐	☐		
正常精子有凝集，异常精浆或白细胞	☐	☐		
畸形精子	☐	☐		
少精子	☐	☐		
无精子	☐	☐		
无精液	☐	☐		
其他试验				
前列腺按摩后压出液和/或尿	☐正常	☐异常	☐未做	
性高潮后尿	☐无精子	☐有精子	☐未做	
血和尿常规检查	☐正常	☐异常	☐未做	
血浆 FSH（IU/L）	☐☐.☐	☐正常	☐异常	☐未做
血浆睾酮（nmoL/L）	☐☐☐☐.☐	☐正常	☐低	☐未做
泌乳素（mU/L）	☐☐☐☐☐	☐正常	☐升高	☐未做
重复泌乳素（mU/L）	☐☐☐☐☐	☐正常	☐升高	☐未做
白细胞核型		☐正常	☐异常	☐未做
睾丸活体组织检查		☐有精子	☐无精子	☐未做
超声记录		☐正常	☐异常	☐未做
蝶鞍像		☐正常	☐增大	☐未做
其他检查		☐正常	☐异常	☐未做

（五）中医检查方法

中医学诊断男性不育症，强调四诊合参，望诊既要望全身情况，也要望局部情况，同时还应望舌和排泄物。

在全身检查中，主要是望神、色、形态，尤其是神色的变化对不育症的诊断具有重要意义。不育症患者中，因情志创伤而引起和诱发性功能障碍占有相当大的比例。因此，了解患者情志的改变，如表情淡漠，沉默寡言，闷闷不乐或烦躁不安，急躁易怒或紧张恐惧等，对确诊病因、病位有比较大的帮助。色乃精气盛衰的外在表现。肾、肝、脾等脏腑的病变，均可由色的变化推知。如黑色主肾虚，或精关不固，或肾精久耗，均致不育。此外，望形态对了解患者体质，以及是否有先天性畸形等均有一定的作用。

局部望诊重点在于望前阴及体毛，借此可了解有无生殖器官畸形，同时也可以推测肾精的盛衰。望排泄物，包括痰涎、二便、精液等。观察小便是否是血尿、浊尿，精液望诊重点是观察精液的质地、颜色，以及精液排出体外后是否液化及液化时间等。

闻诊主要是闻声音和嗅气味。不育症患者语言的高低、强弱、清浊、缓急等变化，可以分辨病情寒热虚实。不育症者多有心理因素的不良影响，故当仔细辨听。嗅气味主要是嗅小便、精液的气味。正常精液略带腥味，若气味秽浊恶臭者，多属实热证，气味清淡者多属虚寒证。

切诊的重点是触摸肾子（即睾丸）、玉茎及切脉。肾子的大小、数量、质地等，直接反映肾气的盛衰、肾精的盈亏、续嗣能力的强弱。玉茎中有硬结，拒按，多为阴茎痰核；尿道口流脓，尿道部拒按为淋证；阴囊中空，或肾子如豆为先天不足之象；肾子红肿热痛且拒按多为子痈。肾囊内扪及蚯蚓状团块物多属筋瘤。肾囊肿大，按之如囊裹水不痛，多为水疝。肾虚者脉多沉，尤以尺部为明显；精疲亏少者脉多细涩；脉细小或虚弱者多为先天不足或后天失养，气血两虚；肝郁气滞不育者脉多见弦等。

（六）WHO 诊断标准与依据

1. 性功能和/或射精功能障碍

（1）性功能障碍：器质性和心理性原因引起勃起不充分和/或性交频率不足。

（2）射精功能紊乱：由于功能性或者解剖学原因，性交正常但没有精液射出（不射精）或者精液射在阴道外，如尿道下裂。

逆行射精是一种射精功能紊乱的特殊形式，精液没有射到体外而是射精至膀胱内。在这种病例中，患者表现为无精液排出和性高潮后排出的尿中有精子。

以下所有诊断要求患者有正常的性功能和射精功能。

2. 免疫学病因　至少在一份精液标本中，发现有50%或以上的活动精子包被有抗体才可以下诊断。这个诊断必须经过另外的评估抗体生物学重要性的实验加以证实。

3. 不明原因　如果不存在性功能异常和射精能力障碍，而且精液分级正常的话，可以作出此诊断。

4. 单纯精浆异常　精液中精子正常，但是精浆的物理性状、生化、细菌内容物异常或者白细胞数目增加，或者精液凝集异常，而免疫珠试验或MAR试验呈阴性。这些患者不符合男性附属性腺感染，或其他病理学诊断标准。单纯的精浆异常作为不育的原因学意义尚未明确。

只有当性功能和射精功能正常，精液分类为无精子症或者精子异常，才能作出下列病因学诊断。

5. 医源性因素　由医学或手术因素引起的精子异常，可作出此诊断。

该诊断需要符合以下条件：

（1）使用过可能对生育力有不良影响的药物。

（2）和/或有过可能影响生育能力的手术史。

6. 全身性的病因　如果精子异常与下列因素有关：全身性疾病、过度饮酒、吸毒、环境因素、最近高热或者纤毛不动综合征等（前向运动精子低于10%的弱精子症，且有慢性上呼吸道病史），应该记录在案。

该诊断需要符合以下条件：

（1）全身疾病史。

（2）和/或在最近6个月内有高热。

（3）和/或环境和/或职业因素。

（4）和/或酗酒和/或其他的不良生活习惯（如吸烟）。

（5）和/或吸毒。

7. 先天性异常　这些包括了睾丸下降异常、染色体核型异常以及由于先天性精囊和/或输精管发育不良所致的无精子的病史或临床证候。

（1）睾丸下降不全：

该诊断需要符合以下条件：

1）睾丸下降不全的病史。

2）和/或睾丸位置异常且两侧睾丸均可扪及；双侧睾丸不在阴囊内或者睾丸阙如。

3）和/或无睾丸外伤史，至少一侧睾丸不可扪及。

4）无睾丸切除手术史。

（2）染色体核型异常：

该诊断需要符合以下条件：

1）白细胞核型异常。

表 21-6　WHO 不育检查诊断流程表

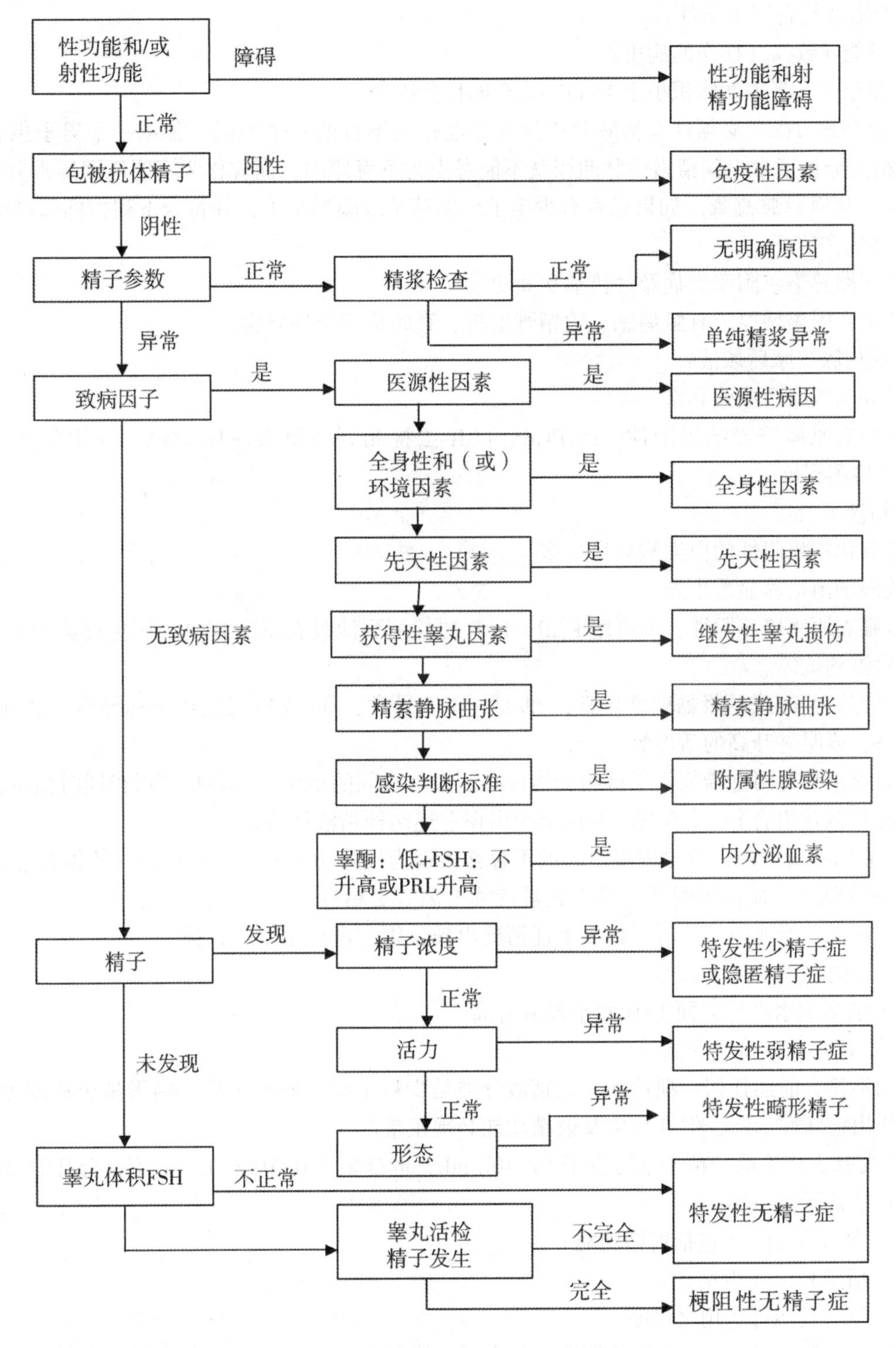

2）和/或 Y 染色体微缺失。

（3）先天性双侧输精管发育不良导致的无精子症：

该诊断需要符合以下条件：

1）精液量<2 mL，并且 pH 值<7。

2）或没有扪及输精管（双侧）。

8. *后天获得性睾丸损害*　由腮腺炎引发睾丸炎导致精子异常，或其他病理变化导致的睾丸损伤且睾丸体积小于 15 mL 或不能触及一侧或双侧睾丸，这些情况要记录在案。

该诊断需要符合以下条件：

（1）可能导致睾丸损伤的病史。

（2）和至少一侧睾丸体积小于 15 mL 或睾丸不能触及。

9. 精索静脉曲张　必须伴有精液分析异常才能作为不育的一个原因。如果一个男子患有精索静脉曲张而精液分析正常，其精索静脉曲张就不能考虑为不育原因，而应作为不明原因异常分类。

10. 男性附属性腺感染　如果患者有少精子或弱精子或畸形精子，并符合下列指标即可诊断：

（1）病史和体征：

1）有尿路感染、附睾炎症及性传播疾病史。

2）体征：附睾增厚或有触痛感、输精管增粗、直肠检查结果异常。

（2）前列腺按摩后尿液：

1）前列腺按摩后尿液异常。

2）沙眼衣原体培养结果阳性，或 PCR、LCR 法检测到沙眼衣原体 DNA，或用免疫荧光法或 ELISA 方法检测到抗原。

（3）精液征象：

1）过氧化物酶阳性的白细胞数目过多。

2）致病细菌培养显著生长。

3）沙眼衣原体培养阳性，或可用 PCR、LCR 法检测到沙眼衣原体 DNA，用免疫荧光法或 ELISA 的方法可检测到抗体。

4）异常外观和/或精浆黏稠度异常，和/或 pH 值异常，和/或精浆生化指标异常，和/或炎症反应标志物高，或明显升高的活性氧。

诊断要求至少有两个指征：①这两个指征必须来自不同的组别，如输精管增粗同时精浆生化指标异常（或任何其他组合）；②或每次射精至少出现上述两种精液征象。

11. 内分泌病因　由内分泌因素引起的不育常表现为性腺功能低下。但诊断的依据为患者具有血清 FSH 正常或低下、血清睾酮低，或泌乳素持续增高。更精确地检测病因，应进一步检查。这些患者有时会出现性功能或射精障碍。如果上述情况出现，则应进行相应地分类。

这些诊断需要满足以下条件：

（1）血清睾酮水平低，而 FSH 水平没有升高。

（2）和/或泌乳素持续升高。

假如均不符合前述任何一项诊断，而精液分类是少精子症、弱精子症、畸形精子症或无精子症，此时才能作出症状性诊断，但性功能及射精功能必须正常。

12. 特发性少精子症　精子浓度少于 15×10^6/mL，但是多于 0×10^6/mL，而不符合其他诊断。

该诊断必备下列条件：

（1）正常的性功能（包括射精功能）。

（2）和精子异常（少精子）。

（3）和没有其他可适用之诊断。

13. 特发性弱精子症　患者有正常的精子浓度，但前向运动精子的百分率低于实验室的参考值，且不符合其他诊断。

14. 特发性畸形精子症　患者精子浓度及活动力均正常，但精子形态正常率低于参考值，且不符合其他诊断。

15. 特发性隐匿精子症　若新鲜精液样本中未发现精子，但离心后的沉淀中可发现精子，且不符合其他诊断，可以作出此诊断。

16. 梗阻性无精子症　若精液特性分级为无精子症，而睾丸活检显示在任一精曲小管中有完整的精子发生，可作出此诊断。

诊断需要符合以下条件：

（1）睾丸活检标本中存在精子。

（2）并且睾丸总体积>30 mL 或单侧体积>15 mL。

（3）并且血浆中 FSH 正常。

（4）且不符合其他诊断。

17. 特发性无精子症　由于无精子发生的原因不明。例如，患者睾丸体积正常或偏小，或 FSH 水平增高，或在任何精曲小管内均无精子，可作出此诊断。

诊断必须满足以下情况：

（1）血清中 FSH 增高。

（2）和/或总睾丸体积≦30 mL 或单侧睾丸体积≤15 mL。

（3）睾丸活检中没有发现精子。

（4）并且不符合其他诊断。

六、治疗原则

对导致不育症之疾病诊断明确者，如精索静脉曲张、内分泌障碍、生殖器官异常、性功能障碍、生殖系统感染、免疫性不育等，西医的治疗原则以对因治疗为主，通过消除引起不育的病因而达到治疗目的。对其中病因难以确定的，如精液质量差者，治疗原则以对症治疗为主。通过不同的治疗手段来达到恢复生育能力的目的。

中医治疗男性不育症的原则仍然是辨证施治为纲，注重调整脏腑之阴阳，其中以肾之阴阳为主，补充肾之精气，疏通精道。虚证以补肾为主，兼顾肝脾，实证则以疏导为主，虚实夹杂者当攻补兼施，灵活变通。

七、注意事项

在治疗中必须注意的问题包括：

（1）普及性教育，使患者对性生理、生殖生理有所了解，消除不良情志因素的干扰，杜绝因缺乏必要的性知识而致不育者。

（2）按病程要求坚持服药，切忌时断时续。由于精子的生发过程是 3 个月左右，治疗少精症或死精症的药物，最少要用足一个生殖细胞生长周期。

（3）注意饮食调理，戒掉不良嗜好。适当的饮食，可以对不育症起着辅助治疗作用。营养不良者，应增加蛋白质的摄入。忌食辛辣油腻厚味之品，特别应戒烟、酒。

（4）避免有害因素的影响。一些有害的物理性、化学性和生物性因素对男性生育能力的影响是暂时的，应避免这些有害因素的刺激，如高温、放射性刺激等。加强体育文娱活动，以增强体质，陶冶情操，有利于不育症患者的心理康复，使其消除不必要的精神负担。

参考文献

[1] 李铮．世界卫生组织男性不育标准化检查与诊疗手册［M］．北京：人民卫生出版社，2007.

[2] 陆金春．我国男科实验室精液分析现状与应对策略［J］．中华临床实验室管理电子杂志，2017，5（02）：65-70.

[3] 王晓峰．男科疾病诊治进展［M］．北京：人民军医出版社，2012.

[4] 世界卫生组织．WHO 人类精液及精子-宫颈粘液相互作用实验室检验手册［M］.4 版．谷翊群，陈振文，于和鸣，等译．北京：人民卫生出版社，2001.

[5] 世界卫生组织．世界卫生组织人类精液检查与处理实验室手册［M］．5版．国家人口和计划生育委员会科学技术研究所，中华医学会男科学分会，中华医学会生殖医学分会精子库管理学组，译．北京：人民卫生出版社，2011.

第五节　精液量过多

一、概述

精液量过多是指男性精液质地稀薄、精子数很少的病症。国内有关精液量的标准是2~6 mL，若精液量超过6 mL，则可诊断为精液量过多，第四版WHO精液标准量为“2 mL或更多”，第五版WHO则为“1.5 mL或更多”。该症临床少见，然而也是导致男性不育的病因之一。精液量的多少与两次排精间隔时间的长短、精神因素、体质因素以及季节的变化等有一定的关系。长期不排精也可能出现精液量增多，这是一种生理性的精液量增多。

中医文献中无精液量多的记载。本症与“精清”“精寒”类似，其主要病因病机为阳虚不化和气虚不固，治以温阳化气和固肾摄精。

二、沿革

汉代医家张仲景在《金匮要略》中有“精气清冷”的记载，认为此乃无嗣之因。元代巢元方从病因证候的角度，将精寒无子描述为“其精清如水，冷如冰铁”。明清时期，众多医家对精清、精寒的认识日趋全面。《石室秘录》中认为精寒乃男子不育的病因之一，认为“虽射入子宫，女子胎胞不纳”；《医学正印种子编》和《女科经纶》中都认识到精清、精寒在于“房劳过度、施泄过多”。治疗上则主张“温其火，补其气”（《石室秘录》）。

三、病因病理

（一）中医病因病机

中医学认为，精液量过多主要原因是先天不足，禀赋素弱；或少年频繁手淫，肾气损伤；或房事不节，色欲过度；或大病久病初愈而犯房禁，以致肾气虚弱，固摄无权；或素体肾阳不足，命门火衰，阴寒内生；饮食不节，过嗜肥甘，酗酒成性，伤及脾胃，湿热下注，侵扰精室。可见，阳虚不化、气虚不固或湿热下注是导致精液量过多的主要病机。精液量虽多，但质地清稀，精子数少且活力差，故难以受孕。

（二）西医病因病理

西医学对精液量过多的病因病理尚不完全清楚。一般认为当肾上腺皮质功能亢进时，精液量会增多，并且超过正常值的上限。有人认为，前列腺炎急性期，炎性分泌物多，亦可致使精液量增多。精液量过多时则精液中精子的数量和质量低下，活力低而不能使卵子受精成孕。

四、辨病要点

凡精液量多于6 mL，并伴有精液稀薄、精子数少和活动率、活力低下者，方可诊断该病。患者往往兼有腰膝酸软、滑精、早泄、小便不利或尿频尿急、尿黄热痛等症。

五、类病辨别

精液量过多应与精液量生理性增多相鉴别。临床诊断时应连续留取两次标本，取其平均值测定结果。

六、辨证要点

本病多由肾虚所致，肾阳亏虚，命门火衰，久则脾阳失煦，而致脾肾两虚；肾阳虚，阴寒内生，内生之冷痼凝滞肝经，致血脉瘀阻不通，出现虚实夹杂之症。此外，若湿热下注，扰及精室，则多以实热为主。

七、治疗原则

本病以补肾固精为治疗原则。肾阳虚，命门火衰者当温补命门之火；肾气不固者当补肾气以固精收涩；脾阳不温者，则应酌加温阳健脾之品；阴寒内盛，经脉寒凝者，加以温经活血之品；兼有湿热者，以清热利湿之剂调之。

八、论治要点

根据脏腑辨证和八纲辨证，精液量过多症临床上多见于肾气不固、命门火衰和湿热下注，其中脾肾阳虚及阳虚阴寒凝滞经脉乃上述两个证型的变证。由于气属阳，因此肾气虚和肾阳虚可同时出现。

（一）肾气不固证

1. *临床表现* 精液量多而清稀，不育，伴腰酸神疲，滑泄、早泄，小便频数清长，尿后余沥。舌淡，脉细弱。

2. *证候分析* 肾主藏精，主生殖。肾气亏耗，精关不固，故精泄量多，不育，滑精，早泄。肾气虚弱，气血不充，故神疲。腰为肾之府，肾气不足，故腰酸。肾主水，司开合，主气化，肾气虚弱，气化失司，开合无权，故小便频数而清长，并有余沥。舌淡，脉细弱均为肾气虚弱之象。

3. *治法* 补肾固精，生精赞育。

4. *方药* 固精丸加味。用鹿茸、附子、肉苁蓉、阳起石、巴戟天、韭菜子补肾助阳以生精；赤石脂、鹿角霜、生龙骨收涩固精；加桑螵蛸、金樱子、益智仁加强涩精之功。诸药合用，共奏补肾固精、生精赞育之功。

（二）命门火衰证

1. *临床表现* 不育，精液量多而清冷，伴见形寒肢冷，腰膝酸软，面色淡白无华，头昏耳鸣，小便清长。舌淡嫩，脉沉细或微细。

2. *证候分析* 肾为水火之脏，内藏命门之火，为人体阳气之根本。命门火衰，阴精不化，故精液量多而清冷，不育；阳虚失煦，故形寒肢冷，面色淡白；腰为肾之府，膝为肾之络，肾虚阳损，则腰膝酸软而欠温；肾精亏虚，精不生髓充脑，故头晕耳鸣；肾阳虚衰，气化功能失司，故小便清长；舌淡胖嫩，脉沉细或微细均为命门火衰之征。

3. *治法* 温补命火，益肾生精。

4. *方药* 赞育丹加味。方中用附子、肉桂温补肾阳，助命门之火；用淫羊藿、韭菜子、巴戟天、蛇床子、仙茅、海狗肾加强温补肾阳之功，同时生精添髓；用肉苁蓉、山茱萸、枸杞子、杜仲补肾益精，强壮腰膝；白术、熟地黄、当归健脾益胃，益气养血，以助生精之源。诸药配伍，共奏温肾助火、益肾生精之功。若脾阳失温煦而致大便溏泻，脘腹痞满或腹痛腹泻者，可酌加干姜、党参、补骨脂以温中健脾；若阳虚阴寒内盛，寒凝经脉者，可见少腹不适或疼痛，或射精时掣痛，得温则减。可酌加乌药、小茴香、川芎、延胡索等温经散寒，活血止痛。

（三）湿热下注证

1. *临床表现* 不育，精液量多而淡黄，伴见口苦纳呆，尿频，尿急，尿黄，热痛，腰骶及小腹、会阴胀痛。舌胖而红，苔黄而腻，脉滑略数。此证多见于前列腺炎患者。

2. *证候分析* 湿热之邪，伤及脾胃，运化失司，则口苦纳呆；下注精室，则精液量多而淡黄而不育；下扰膀胱，故见尿频，尿急，尿黄，热痛；阻闭下焦经络，故腰骶及小腹、会阴胀痛。舌胖而红，苔黄而腻，脉滑略数为下焦湿热之象。

3. *治法* 清热利湿，调肾益精。

4. *方药* 八正散加减。方中萹蓄、瞿麦、车前子、滑石、败酱草清下焦之热而利湿；小剂量栀子、大黄导邪从二便下行；枸杞子调肾益精，甘草调和诸药。全方合用，共奏清热利湿、调精助育之功。热得清，湿得除，肾得调，精液自然减少而病愈。

九、其他治疗

（一）中成药治疗

肾气不固者可选用金锁固精丸；命门火衰者可选用右归丸；兼脾阳虚者，可加理中丸；兼寒凝血脉者，可加少腹逐瘀汤。

（二）西药治疗

若因肾上腺皮质功能亢进症而引起的精液量多症，可予以补钾、降压、降血脂、降血糖等对症治疗措施。若因前列腺炎所致的精液量多，在确定有菌或无菌之后，对症治疗。

（三）人工授精

可采用精子上游技术，吸取有效精子，行人工授精（AIH）。

（四）针灸治疗

肾气不固型，可针刺会阴、足三里、中极、命门、精宫，用补法，中等强度刺激，每天 1 次，1 周为 1 个疗程，可配绝骨、阴市、太溪等穴，针刺手法同上。命门火衰型选命门、肾俞、气海、委中，配以足三里、三阴交、阴陵泉等穴，针刺手法为补法，中度或强刺激，留针 10～15 min，每日 1 次，10 次为 1 个疗程。湿热下注取阴陵泉、丰隆、太冲、蠡沟。针刺手法为泻法，中度或强刺激，留针10～15 min，每日 1 次，10 次为 1 个疗程。

（五）饮食疗法

（1）莲子 15 g（去心），枸杞子、大米各 30 g，煮粥，熟后加白糖食用。适用于肾气不固之精液增多症。

（2）鹿茸、附子各 9 g，海马 10 g，黄狗肾 1 具。黄狗肾用酒浸泡后切薄片，以白酒 1 000 mL 浸泡 7 日后服用，每次 15～30 mL，每日 2 次，适宜于命门火衰型精液增多症。

十、转归与预后

本病疗程较长，若坚持治疗可痊愈，恢复生育能力，如果治疗不及时、不彻底，则难以孕育。

十一、预防与护理

（1）调理饮食，忌食生冷、辛辣等耗气之品。

（2）坚持按疗程服药，不可时断时续。

（3）因全身疾病引起精液量过多者，应加强原发病的治疗。

十二、文献选录

男子脉浮弱而涩，为无子，精气清冷。（《金匮要略·血痹虚劳病脉证并治》）

丈夫无子者，其精清如水，冷如冰铁，皆无子之候。（《诸病源候论·虚劳无子候》）

凡人无子，多是精血清冷，或禀赋薄弱。间有壮盛者，亦是房事过甚，以致肾水欠旺，不能直射子宫，故令无子。（《医学正印种子编》）

男子不能生子者有六病，……一精寒，二气衰……故精寒者温其火，气衰者补其气。（《石室秘录》）

十三、现代研究进展

该症现代临床上较少见，仅有少量的病案报道，因此缺乏系统的研究。临床主要从肾气不固和命门火衰论治，多能使精液量及精子质量恢复正常。

参考文献

[1] World Health Organisation. WHO Laboratory Manual for the Examination and Processing of Human

Semen [M]. 5th ed. Geneva：World Health Organization，2010.
[2] 孔立.《金匮要略》内科杂病学术思想研究 [D]. 济南：山东中医药大学，2005.
[3] 郭军，宋春生，耿强，等. 男性不育症辨证论治思路与方法总结 [J]. 北京中医药，2012，31(01)：65-66.

第六节　精液量过少

一、概述

精液量过少症是指成年男性一次排精的精液量少于1.5 mL，或2 mL（多于0 mL），或仅有数滴。当然，精液量的多少有很大的个体差异，与性交频率、体位、时间、性兴奋强弱以及精神状态、体质因素等有密切关系。

精液量过少是导致男性不育症的重要原因之一，Dubin等（1971）统计报道，由于精液量不足所引起的不育约占不育症的1.8%。精液中95%以上是精浆，精浆决定着精液的生化和生理学特征，故本病是以精浆不足为主。精浆的化学成分与血浆的成分有相同之处，精浆中还含有一些特殊的成分，如前列腺素、蛋白酶抑制因子、二胺氧化酶、精胺和除能因子。这些物质对精子的活性及受精能力均有一定影响。所以，如果精浆异常，常常会造成男性不育。

中医将本病症统称为“精少”，早在《内经》中即有收载。中医所言的精少，既包括精液量的减少，也包括精子数目的减少。精液量过少多因肾精亏损，热伤精室或精窍阻滞所致，有虚实之别。治疗上多以补肾益精为本，兼以清热驱邪，疏通精窍。

二、沿革

“精少”首见于《素问·上古天真论》，篇中认为精少可致无子，因其肝气衰，天癸竭。《诸病源候论》称“虚劳少精”，将本证列入虚劳范围，并对该证的病因病机和诊断作出比较系统的论述：“肾主骨髓，而藏于精，虚劳肾气虚弱，故精液少也，诊其脉，左手尺中阴绝者，无肾脉也。若是两髀里急，主精气竭少，为劳伤所致也。”《石室秘录》论及男性不育时，专设“精少”一证，并论述了精少不育的病机。

精少症的药物治疗，最早见于《备急千金要方》。书中载：“虚劳少精方：鹿角末白蜜和为丸，如核子，每服十丸，三十日大效；又方，浆水煮蒺藜子令熟，取汁洗阴二十日。”认为少精乃虚劳所致，治以血肉有情之品大补肾精，并辅以外治。清代医家陈士铎对精少证研究颇深，对该证的成因、病机、临床表现及治法方药都有精辟的论述。他在《辨证录·种嗣门》中云：“男子在泄精之时，只有一二点之精，此种人，亦不能生子……盖少精者，虽属之于天，未必不成之于人也，恃强而好用其力，苦思而过劳其心，多食而反伤其胃，皆足以耗精也。若能淡漠以死其心，节少以养其胃，益之补精髓之方，安在精少者，不可以多生乎……方用生髓育麟丹。”

三、病因病理

（一）中医病因病机

精液量减少多由先天不足，禀赋薄弱所致；久病不愈，气血俱伤；或劳伤心脾；或房劳太过；或饮食不节，过食辛辣厚味；或外感湿热之邪；或临房忍精不泄等。故而，精液量少的病机包括两大类：一则化源匮乏，生殖之精生成不足；二则精窍精道阻塞，精泄不畅，均可因精液量少而难以受孕。

（二）西医病因病理

西医学认为精液量过少的关键在于精浆量过少，其原因有以下几种：性腺功能减退和内分泌紊乱，使附属性腺发育不全，精囊和前列腺液分泌不足；生殖系统，特别是附属性腺的感染，影响分泌，如慢性前列腺及精囊结核时，精液量可减少至1~2滴，甚至无精液排出；精囊的肿瘤或囊肿、尿道狭窄、尿道憩室或生殖道手术引起输精管道损伤等；排精次数过于频繁。此外，各种原因所致精液生成障碍和精液排泄障碍都可能导致精浆量少。

由于精液中95%以上是精浆，其决定着精液的生化和生理学特征，其中所含物质对精子的活性及受精能力均有一定的影响。若精子活动所需的递质减少，性交后精子不能顺利到达宫颈而引起不育。

四、辨病要点

凡精液量多于0 mL、少于2 mL者均可诊断为本病。精液量少者临床上多伴有腰膝酸软，神疲乏力，形体瘦弱，或少腹胀痛，射精时刺痛等症。

五、类病辨别

精液量减少症应与由性交过频、遗精、滑精过频、射精不全和久病刚愈而出现的假性精液量减少相鉴别。

六、辨证要点

1. *分清虚实* 实证多伴少腹不适，或射精时疼痛等症；虚证则伴全身虚弱症状。

2. *明确病位* 本病位主要包括全身、肾及前阴三点。全身性多见于久病不愈或思虑过度，心脾两伤，气血不足；肾性多见于先天不足，或后天房劳致肾精亏损；前阴性则多见于精道阻塞。

3. *了解致病因素* 精液量过少症的致病原因有外感、外伤、饮食劳倦所伤，或禀赋不足。

七、治疗原则

本病以补肾益精、疏通精道为治疗原则。虚者当分补肾精和益气血；实者需根据瘀血和湿热等病邪的不同性质，采取活血化瘀和清利湿热之法。

八、论治要点

（一）肾精亏虚证

1. *临床表现* 临床以精液量少、不育为主症，可伴健忘耳鸣、腰膝酸软、神疲乏力等症。舌淡红，苔薄白，脉沉细。

2. *证候分析* 肾藏精，主生殖。肾精亏虚，故精液量少而不育。肾开窍于耳，肾虚则耳鸣。肾主骨，腰为肾之府，肾精不足，则腰膝酸软。肾精虚弱，故神疲乏力。舌淡苔薄白、脉沉细或弱均为肾精亏损之象。

3. *治法* 补肾填精。

4. *方药* 生髓育麟丹。方中人参、山药补气健脾，补后天以资生精之源；鹿茸、肉苁蓉、菟丝子、紫河车补肾温阳生精；熟地黄、当归、枸杞子、桑椹子、五味子、麦冬、龟甲胶滋阴血而填精；山茱萸补肾气，添精髓；柏子仁养心肾，安五脏。诸药共奏填补肾精之功。本方药性平和，阴阳兼顾，专治男性精液量少而不育者，为治肾精亏虚精液量少之首选方。另可选用鱼鳔丸、添精续嗣丹。

（二）热伤精室证

1. *临床表现* 精液量少，不育，伴见五心烦热、口咽干燥、心烦失眠等症。舌红少苔，脉细数。

2. *证候分析* 热伤精室，灼伤精液，故精液量少而不育。肾阴亏虚，津液不能上承，故口咽干燥。阴虚则内热，故五心烦热。热扰神明，阳不入阴，故心烦失眠。舌质红少苔，脉细数为阴虚内热之象。

3. *治法* 滋阴清热，补肾生精。

4. *方药* 首选大补阴丸，方中以知母、黄柏滋阴清热，泻降相火；熟地黄、龟甲、猪脊髓滋阴填精。若热象不太甚者，可去黄柏，加生地黄、玄参以养阴生津凉血；若精液量甚少者，可加服紫河车粉，以加强补肾生精之功。另可选用知柏地黄丸、大造丸。

（三）气血两虚证

1. 临床表现　临床以精液量少、婚后多年不育为主症，并见神疲乏力，形体消瘦，心悸气短，面色淡白无华。舌淡苔白，脉细弱。

2. 证候分析　精血同源，气血两虚，则精失化源，故精液量少而不育。元气不足，气血俱虚，脏腑功能衰退，故神疲乏力，形体消瘦。心气虚弱，故心悸气短。血虚不能上荣，故面色淡白无华。舌淡苔白，脉细弱均为气血不足之象。

3. 治则　气血双补，益肾填精。

4. 方药　八珍汤合五子衍宗丸加减。八珍汤由四君子汤和四物汤相合而成。方中以人参大补元气，鼓舞气血之生长；白术、茯苓、甘草健脾运湿，开气血生化之源；当归、熟地黄、白芍、川芎滋补阴血，活血柔肝。加五子衍宗丸，以五味子、菟丝子、覆盆子、枸杞子、车前子补肝肾，益精血。诸药配伍，益气补血，益肾生精。若精液量甚少或仅点滴而出者，可酌加紫河车、鹿角胶等血肉有情之品，以加强补肾填精之功效。

（四）湿热蕴阻证

1. 临床表现　精液量少而稠，不育。伴见小便黄浊，或尿后有白浊，少腹隐痛或不适，胸胁痞闷或胀痛，发热，口苦咽干等症。舌红苔黄腻，脉滑或数。

2. 证候分析　湿热之邪瘀阻精道，故精液量少而稠；湿热下注，清浊不分，故小便黄浊，尿后有白浊；湿热内蕴，气机阻滞，故小腹及胸胁胀满不适；湿热内蕴，津伤且不能上承，故发热，口苦咽干；舌红苔黄腻，脉滑或数，均为湿热内蕴之象。

3. 治则　清热利湿，疏通精道。

4. 方药　三妙丸合萆薢分清饮加减。方中用黄柏、萆薢清利下焦湿热；苍术、石菖蒲、茯苓利湿通窍；牛膝引药下行直达病所；乌药、益智仁温肾缩尿。诸药合用，疏通精道，清利湿热。若湿热盛者，可酌加龙胆草、车前子以加强清利湿热之功；湿热之邪瘀阻，致使射精或小便时小腹或阴茎疼痛者，可加路路通、穿山甲等活血祛瘀、通利精脉之品。

（五）瘀血阻滞证

1. 临床表现　精液量少而稠，不育，兼见阴部疼痛，或小腹、睾丸发凉抽痛等症。舌质暗红或有瘀点瘀斑，脉沉细而涩。

2. 证候分析　瘀血阻滞精道，精泄不畅，或精液量少而稠，不育。瘀血阻滞，气机不通畅，阳气被遏，或阴部疼痛，或见小腹睾丸发凉抽痛。舌质暗红或有瘀点瘀斑，脉沉细涩均为瘀血阻滞之象。

3. 治则　活血化瘀、疏通精道，兼以补肾益精。

4. 方药　血府逐瘀汤合五子衍宗丸加减。方中以当归、生地黄养血活血；桃仁、红花、赤芍、川芎活血化瘀，怀牛膝引药下行；柴胡、枳壳疏肝理气化滞；菟丝子、五味子、枸杞子、覆盆子温肾益精。诸药配伍，活血化瘀，疏通精道，补肾生精。若精液量极少者，可加皂角刺、路路通、穿山甲以加强疏通精道之功。

九、其他治疗

（一）西药治疗

因性腺功能减退所致精液量减少者，可予以人绒毛膜促性腺激素治疗，剂量为 2 000～4 000 单位，每周 2 次，肌内注射，8 周为 1 个疗程。前列腺炎及性腺结核致精液量减少者，可抗感染、抗结核治疗。

（二）手术治疗

尿道狭窄、尿道憩室者均可采用手术矫形治疗。

（三）中成药治疗

肾精不足证可选用五子衍宗丸、海马补肾丸；热伤阴虚证，可选用知柏地黄丸、滋肾丸；气血两虚者，可选用归脾丸、十全大补膏；湿热瘀阻证可选用分清止淋丸合三妙丸；瘀血阻塞证，可选用血府逐瘀丸、桂枝茯苓丸。

（四）单方验方治疗

生精汤药用淫羊藿、熟地黄、何首乌、桑椹子、覆盆子、五味子、党参、续断。水煎服，每日1剂。治疗精液量少症168例，结果总有效率达94.6%，女方妊娠率为31.3%。

（五）针灸治疗

1. 肾精亏损证　主穴取肾俞、志室、关元、精宫，配足三里、三阴交、委中。主穴中刺激，配穴用补法。隔日针刺1次，每次选3~5穴。

2. 气血两虚证　主穴选血海、肾俞、肝俞、胃俞、气海，配以上巨虚、梁丘、伏兔。方法是主穴中刺激，配穴采用补法，每日1次，1次选用3~5穴。15 d为1个疗程。

3. 热伤精室证　主穴选脾俞、肝俞三焦俞、精宫，配以三阴交、委中，足三里。针法为主穴中、重度刺激，留针10~15 min，配穴采用平补平泻手法，每日1次。

（六）饮食疗法

（1）白鸽1只、去毛及内脏，枸杞24 g，黄精50 g，共炖或蒸熟食；或用鸽蛋2枚，去壳，加桂圆肉、枸杞各15 g，放于碗内，加水蒸熟，加糖食。适用于肾精亏损之精液量少症。

（2）人参、白术、茯苓、熟地黄、当归、白芍、川芎、甘草各5 g，银耳50 g，海参50 g，青盐少许。用温水发泡海参，除去杂质，洗净，切片，将上药用纱布袋装好，一同放入砂锅，加水适量，放青盐少许，用文火煎熬。待银耳、海参熟透，将中药纱袋去掉，即可食用，一般每周服用1次。适用于气血两亏者。

（3）桑椹冰糖汤：鲜熟桑椹子50~75 g，用清水煮熟，加入适量冰糖，取汤饮用，每日2次，可作茶饮。适用于阴虚内热型。

（4）鱼鳔五子汤：鱼鳔15 g、沙苑子10 g、菟丝子12 g、女贞子15 g、枸杞子15 g、五味子9 g。六味共水煎，水沸1 h后，取汤饮用。每日1次。适用于肾精亏虚者，其他证型亦可饮用。

十、转归与预后

现代中西医结合治疗能使因精液量过少而致不育症患者中的大部分恢复生育能力。关键是要诊断正确，治疗及时和彻底。病程长短与疗效有关，患病时间越长者，治疗越棘手，而且疗程也延长。坚持按疗程服药者疗效一般都比较理想；相反，不坚持治疗用药，时断时续者，疗效一般较差。

十一、预防与护理

1. 普及性教育　使患者对性生理和生殖生理有所了解，科学地对待不育，消除心理上的种种顾虑，配合医生治疗。

2. 改变不良生活习惯　忌食辛辣厚味、油腻难消之物，戒烟戒酒。

3. 规律性生活　科学地进行性生活，不恣情纵欲，节制房事。

4. 减少外界损害　避免不良因素的接触，如性病、放射线和高温等。内裤应宽松，不宜穿紧身裤，不宜桑拿浴等。

十二、现代研究进展

临床上，单纯因精液量少而致不育的情况较少，精液量过少往往与精子数目少同时出现。临床上其他精液异常而伴精液量少的情况非常多见。如通过对685例男性不育症患者的精液检查发现，精液量少，1 次射精量小于 2 mL 者占 81.1%，其中小于 0.5 mL 者为 21.1%。

对精液量过少症的病因病机，陈氏通过对《医心方》的研究，概括为阳虚、精血不足、阴虚内热、湿热郁阻精窍、肝郁气血不畅。华氏力倡“精瘀”之说，认为精液量过少症有瘀血致病者。久用补肾填精之品而疗效不显著者，可以考虑精瘀的可能，治用活血通精汤，药用当归 10 g，制何首乌、益母草各 20 g，鸡血藤、怀牛膝、狗脊各 15 g，血竭 5 g，黄酒为引。

治疗上，补肾法仍不失为治该证之大法。金氏以生精汤（药见单验方法疗）治疗 168 例精液量减少症，结果总有效率达 94.4%，女方妊娠率为 31.3%。

刘氏发掘中医阴阳学说，将之应用于男性不育症的病因病机及治疗机制的解释，认为男子有无生育能力，完全取决于肾中真阴真阳的盛衰。并将精子的属性列为阴中之阳，而精液属水为阴，其中附睾、前列腺、精囊的分泌物视为阴中之阴。临床实践证明，大多数治疗男性不育症的方药都有不同程度的增加精液量的作用，尤其以滋补肾阳之品疗效最为显著。

黄氏认为，精液量少导致男性不育主要因为肾精亏虚，气血两虚，热伤精室，精脉阻塞而致。治疗依次选用生髓育麟丹、八珍溢精汤、大补阴丸、精脉疏通汤等治疗获效。

张氏等应用傅青主“两地汤”治疗精液量过少症 22 例，治愈 17 例，无效 5 例。疗效满意。

参考文献

[1] 段婷，丁晓萌，邵永，等. 男性不育患者精液 pH 值与精液参数相关性分析 [J]. 临床检验杂志，2015，33（02）：147-149.

[2] 高喜源，刘岩. 精液异常男性不育症的实验室检查与中医辨证分型 [J]. 中医药导报，2013，19（01）：38-40.

[3] 黄海波. 精液量少的辨证论治 [C] //男科研究新编：2002 年中医男科大会论文汇编，2002，4：238.

[4] 张宗圣，李爱梅. 两地汤男科新用 [C] //全国第三届中医暨中西医结合性学研讨会论文集，2002，8：146.

第七节　精液不液化

一、概述

正常情况下，精液排出体外 10~30 min 后即开始液化，若在 25~30 ℃温度下，超过 60 min 仍不能液化者，则称为精液不液化。临床上确诊精液不液化的依据主要是精液液化时间和精液的黏稠度。精液不液化是导致男性不育症常见原因之一，据统计 2.51%~42.65% 的不育症由精液不液化而致。精液凝固不化，使精子发生凝集或制动，减缓或抑制了精子的正常运动，使其不能通过宫颈而致不育。

中医古籍中无精液不液化记载。本症与淋浊、精寒、精热有关，当代中医称精液不液化症为“精滞”。精液的正常液化有赖于阳气的气化作用，“阳化气，阴成形”，精液又为肾所属，故与肾的气化功能有直接关系。凡阳不足，肾之阴阳失调，或湿热之邪，或寒凝血瘀，阻遏气机，均可导致气化失常，因而出现精液不液化。中医多从虚实辨治精液不液化症，且治疗关键在于使肾阴阳平衡，恢复其气化功能。

二、病因病理

（一）中医病因病机

（1）先天肾之阳气不足，失于温煦施化。

(2) 后天失养，大病久病及肾，致肾阳不足，气化失司。

(3) 寒湿、水湿之邪内侵，损伤阳气，致阳不化气行水。

(4) 酒后房劳过度，或劳心太过，或五志化火，肾阴受损，致虚火内灼精室。

(5) 嗜食辛辣醇甘厚味，或外感湿毒之邪致湿热下注，熏蒸精室。

(6) 久病入络，或外伤，或忍精不射，败精瘀浊内阻，气机阻滞，精液不液化。

(二) 西医病因病理

西医学认为，精液液化是由精液的酶系决定的，这些“液化因子”来源于前列腺和尿道球腺的分泌液。如果附属性腺感染或其他病变，则导致精液部分或完全不液化。据统计，90%的精液不液化患者有前列腺炎病史，而前列腺炎患者中，精液不液化者约占12%。由于精液不液化，使射入阴道后的精子运动困难，难以与卵子结合，而致不育。

三、辨病要点

凡精液排出体外，若在25~30 ℃温度下，60 min后及以上不能液化者，均可诊断为精液不液化症。临症还可见精液稠厚或黏稠如胶冻状，甚至呈块状。诊断该症时，还应同时检查是否合并前列腺及精囊炎症或先天性缺损。

四、类病辨别

生理性精液黏度增加者多见于长期禁欲，贮精不泄者。鉴别诊断的要点是：①液化时间；②精液黏度。生理性者液化时间虽然相对延长，但不超过1 h，仍在正常范围之内；精液黏度相对增高，但用细棒挑起精液时没有拉丝，或略有拉丝但挑起即断，黏度仍在正常值的范围之内。

五、辨证要点

1. 分清寒热虚实　肾阳不足为虚证寒证；寒邪直中，或寒凝血瘀者属实证寒证，或因虚致实证；水湿内停为因虚致实，虚中夹实证；肾阴亏损，阴虚内热为虚证热证；而湿热下注为实证热证。

2. 辨清病变部位　精液不液化，主要病位在肾。如湿热下注涉及肝胆、脾胃，气血瘀阻涉及肝、脾、肾，水湿内停涉及脾、肾和三焦。

六、治疗原则

本症的治疗以扶正祛邪、恢复气化功能为治疗原则。扶正包括温肾阳、滋肾阴；祛邪又分利水湿、清利湿热和活血化瘀。对虚实夹杂者，则攻补兼施。如阳虚水湿内停之精液不液化，既要温肾阳，又要利水湿。

七、论治要点

(一) 肾阳不足证

1. 临床表现　精冷不育，精液黏稠而不液化。伴见阳痿早泄，畏寒肢冷，夜尿频多，小便清长，腰膝酸软，眩晕耳鸣。舌淡苔白，脉沉迟而无力。

2. 证候分析　肾阳不足，气化失司，故精冷不育，精液黏稠而不能液化；肾阳虚不能化气行水，故夜尿多而清长；阳虚肢体失于温煦，是以畏寒肢冷；肾虚作强失职，腰膝酸软；精关不固，故阳痿早泄。舌质淡，苔薄白，脉沉迟无力均为肾阳不足之征。

3. 治法　温肾散寒，以助气化。

4. 方药　金匮肾气丸合保元汤加减。方中以附片、肉桂温肾散寒；山茱萸、熟地黄、山药、泽泻、牡丹皮、茯苓滋肾阴，助肾阳，即古人所谓“善补阳者，必以阴中求阳”之意；加人参、黄芪大补元气，使阳气旺盛，气化得复；甘草调和诸药。诸药配伍，共奏温肾阳、助气化之功。若阴寒盛者，可加小茴香、乌药、吴茱萸以行气化滞，温经散寒。

(二) 阳虚水湿内停证

1. 临床表现　精液黏稠不液化，不育，小便不利，兼见脘腹痞满，口渴不欲饮。舌淡，苔白腻或滑，脉沉缓。

2. 证候分析　阳虚失煦，湿浊内停，清浊相干，故精液黏稠而不能液化，婚后不育；水湿内停，水道不通，故小便不利；水湿内停，气机阻遏，津液不能上承，故脘腹痞满，口渴而不欲饮。舌淡、苔白滑，脉沉缓均为阳虚水湿内停之征。

3. 治法　温阳化气，利水化浊。

4. 方药　萆薢分清饮加味。方中以附子、益智仁温肾阳，助气化；萆薢、石菖蒲、车前子利湿通精窍，分清泌浊；桂枝、乌药通阳化气行滞；猪苓、茯苓、泽泻淡渗利湿。诸药合用，温肾通阳，分清化浊。若兼痰湿内阻，气血不畅者，可酌加陈皮、法半夏、生姜、路路通、穿山甲以化痰利湿，活血通络。

（三）肾阴亏损证

1. 临床表现　婚后不育，精液黏稠不液化，伴耳鸣盗汗，五心烦热，口咽干燥，腰膝酸软，失眠健忘，或性欲旺盛。舌质红，少苔或无苔，脉细数。

2. 证候分析　阴虚内热，虚热灼精炼液，精液黏稠而不液化，故婚后不育；肾开窍于耳，肾之阴精不足则耳鸣；虚热迫液外出则盗汗；阴虚相火旺，故五心烦热，性欲亢进；肾阴不足，津液不能循经上承，故口咽干燥；虚热扰神明，阳不入阴，故失眠健忘；肾之阴精不足，腰膝失于濡养，故见腰膝酸软。舌质红、少苔或无苔、脉细数均为阴虚火旺之候。

3. 治则　滋阴降火。

4. 方药　液化汤。方中以知母、黄柏、生地黄滋阴清热，清泻相火；丹参、赤芍凉血活血；麦冬、天花粉、白芍滋阴生津；车前草、玄参清热，解血分热毒；熟地黄、枸杞子滋补阴血，益肾填精；淫羊藿助阳以温化；竹叶清热除烦，透郁热外达。诸药配伍，共奏滋阴降火，清热生津，兼以益肾填精之功。

（四）湿热下注证

1. 临床表现　婚后多年不育，精液黏稠不液化，精液腥臭黄浊，小便淋沥不畅，尿道灼热，黄赤混浊，甚则尿血，尿痛，小腹拘急，腰痛。舌苔黄腻、脉濡数或滑数。

2. 证候分析　湿热下注，熏蒸精室，清浊相干，故精液黏稠不液化，不育，黏液气味腥臭，并有黄浊；湿热之邪扰及膀胱，故小便灼热、涩痛，频数淋沥，黄赤混浊；湿热下注，热伤血络，故见尿血；舌苔黄腻，脉濡数或滑数均为湿热熏蒸之征。

3. 治则　清热利湿，滋阴泻火。

4. 方药　龙胆泻肝汤合知柏地黄汤加减。方中以龙胆草清泻肝胆实火，除下焦湿热；黄芩、栀子清热泻火，清利肝胆湿热；泽泻、车前子清热利湿，引湿热之邪从小便而解；当归、生地活血养阴血；柴胡疏畅肝胆；甘草调和诸药。加知柏地黄丸以滋阴泻火。诸药合用，清热利湿，滋阴泻火，祛邪兼以扶正。

（五）气血瘀阻证

1. 临床表现　精液黏稠且不液化，量少不育而病程长，面色黧黑或皮肤色素沉着，少腹不适或胀痛，或射精时刺痛。舌质暗红有瘀斑，脉弦涩。

2. 证候分析　气血瘀阻，气机不利，故精液黏稠而不液化，精液量少而不育；久病入络，瘀血内阻，故病程长，面色黧黑，皮肤色素沉着；气血瘀阻，不通则痛，故少腹不适或胀痛、射精时刺痛。舌质暗红而有瘀斑，脉弦涩均为瘀血内阻、血脉不通之征。

3. 治法　活血化瘀，通利精道。

4. 方药　少腹逐瘀汤加减。方中用乌药、小茴香、干姜、肉桂温通经脉；以延胡索、川芎、五灵脂、赤芍、没药、当归、蒲黄活血化瘀，祛瘀生新，通络止痛；黄精扶正益精。诸药配伍，活血化瘀，通利精脉，兼以益肾精。若瘀血盛者，可加路路通、穿山甲加强通利精道之作用；若精少者，可加五子衍宗丸以益肾生精。

八、其他治疗

（一）西药治疗

对于精液不液化，可予以液化剂使其液化。常用液化剂有 Alevaire 清洁剂、胰脱氧核糖核酸酶和含 5%α-淀粉酶的 Locke 混悬液等。这些液化剂均不影响精子的活动率和活力。具体用法为：用 Alevaire 60 mL 作性交前阴道灌洗，可以辅助精液在阴道内液化；或在排卵期性交后用含 5%α-淀粉酶的混悬液 1 mL 注入阴道内，并使臀部抬高 30 min；亦可用 50 mg 的 α-淀粉酶与可可脂做成的坐药，在性交后立即塞入阴道，帮助精液在阴道内液化。感染者，可使用敏感抗生素。

（二）中成药治疗

肾阳不足者，可选用金匮肾气丸和五子衍宗丸；肾阴亏损者，可选用知柏地黄丸；水湿内停者，可选用萆薢分清丸；湿热下注型可选用龙胆泻肝丸（短期间断服用）或八正散；气血瘀阻型可以选用桂枝茯苓丸。

（三）单验方治疗

1. *液化生精汤* 药用牡丹皮、地骨皮、白芍、赤芍各 9 g，生地黄 12 g，玄参 12 g，生牡蛎 30 g，浙贝母 12 g，丹参 15 g，山茱萸 9 g，金银花 18 g，连翘、夏枯草、柴胡、竹叶、茯苓各 9 g，淫羊藿 12 g。水煎服，每日 1 剂，服 3 d 停 1 d，共服 24 剂为 1 个疗程。适用于相火偏旺，热灼精液所致精液不液化症。

2. *痰瘀同治方* 基础方组成：生晒参、川桂枝、细辛、蛇床子、小茴香、桔梗、皂角子、红花、路路通、竹节三七。水煎服，每日 1 剂。肾阳虚加淫羊藿、肉苁蓉；阴虚火旺加川黄柏、龙胆草、龟甲；脾虚湿热加山药、生薏苡仁、苍术、萆薢、滑石。

3. *液化丸* 药用生地黄 200 g，牡丹皮 50 g，萆薢、淫羊藿、车前子各 150 g，黄柏、石菖蒲、菟丝子、泽泻各 100 g。以生地黄、车前子、菟丝子浓煎，过滤取汁浓缩成膏，再将余药为末纳入膏中晾干，炼蜜为丸，每丸重 10 g。每次服 1 丸，早晚空腹时各服 1 次，1 个月为 1 个疗程。

（四）中西医结合治疗

中药用当归、知母各 12 g，赤芍、黄柏、泽泻、黄芩各 9 g，牡丹皮、乌药各 6 g，甘草 5 g。水煎服，每日 1 剂。西药用颠茄合剂 10 mL 口服，每日 3 次。另以超短波理疗前列腺部位。

九、转归与预后

本病经中药辨证论治，或西药治疗一般可使 90%以上的精液不液化症得到改善，能使 30%~40%的女方受孕。因先天附属性腺缺损的精液不液化症治疗较为困难；慢性前列腺炎所致精液不液化症疗程比较长，疗效比急性期要差。

十、预防与护理

（1）饮食合理，合理安排饮食，忌食辛辣油腻之品，戒烟酒。

（2）适当节制房事。

（3）治疗并发症，若患者伴有附属性腺原发性疾病，如前列腺、精囊腺炎症及结核、肿瘤者，须抗炎、抗结核和抗肿瘤治疗。

十一、现代研究进展

近年来，随着中医男科学的发展及现代诊断方法的运用，对精液不液化症的病因病机、治疗方法等方面的认识取得了一定的进展。

（一）中医病名

中医文献中无精液不液化病名，本病可能包括在中医学的“无子”“精热”“精稠”“精浊”等之中，现在临床上有学者称之为“精瘀”“精滞”。

（二）病因病机探讨

精液中存在精囊分泌的凝固因子及前列腺分泌的液化因子。研究证实，参与或影响精液液化的因子中，以蛋白酶系统最为重要。当前列腺感染，或其他因素，可引起前列腺的分泌活动降低，蛋白溶解酶的分泌量或酶的活性下降，从而导致精液液化不良。

中医病因病机，综合有关文献，可归纳为以下几点：

1. 肾阴亏虚　多因性交过频或手淫无度所致。肾阴亏损，阴虚火旺，虚热炼液灼精而致精液不能液化。

2. 湿热蕴结　湿热之邪，蕴结下焦，灼伤阴液，阻遏气机，均可致精液黏稠而不能液化。

3. 肾阳虚衰　肾阳虚衰，气化失司，精寒而凝，而致精液不液化。

4. 痰湿内蕴　多因平素嗜食肥甘厚味，伤及脾胃，痰湿内生，下扰精室，而致精液黏稠不化。

5. 瘀痰互结　久瘀入络，或忍精不泄，痰瘀败精留阻精室，亦可致精液不液化。

（三）治疗方法

1. 辨证论治

（1）肾阴亏虚　液化汤（知母、黄柏、生地黄、熟地黄、赤白芍、牡丹皮、天冬、天花粉、茯苓、车前子各9 g，连翘12 g，丹参30 g，淫羊藿15 g，生甘草6 g）治疗30例肾阴虚相火旺型精液不液化症，服药24剂为1个疗程，经1~2个疗程的治疗，24例精液液化转为正常，其中18例女方受孕。液化胶囊（知母、玄参、生地黄、蒲公英、麦冬各15 g，竹叶10 g）治疗200例精液不液化患者，服药50~100 d，显效148例，有效49例。液化丸（生地黄、熟地黄、玄参、生牡蛎、牡丹皮等）与六味地黄丸各观察治疗50例精液不液化症，服药3个月，结果，液化丸疗效96%，明显高于六味地黄丸。

（2）肾阳虚衰　温肾益精壮阳之法治疗，药用山茱萸、菟丝子、肉苁蓉各12 g，巴戟天、淫羊藿各15 g，海狗肾2具，浸酒泡服。2例精液不液化者经治后均愈。育精汤（制何首乌15 g，韭菜子、当归、熟地黄、菟丝子、覆盆子、淫羊藿，川牛膝各12 g）治疗90例肾气虚致精液不液化症，经1~3个月的治疗，有效率达90%。

（3）气血瘀阻　少腹逐瘀汤加黄精30 g，治疗20例阳虚寒凝、气血瘀阻之精液不液化症，经20~40 d治疗，全部液化正常。从“精瘀”论治精液不液化症，药用当归、鸡血藤、牛膝、益母草、何首乌、骨碎补、续断、狗脊，效果较好。

（4）湿热蕴结　该类证型精液化验常有脓细胞，黏稠度高而液化时间长，常用龙胆泻肝汤加减治疗，有效率达77.7%。

2. 中西医结合治疗　液化丸（方见单验方治疗项）配合颠茄片治疗40例精液不液化证，结果精液液经恢复正常者36例，女方受孕者12例。知柏地黄丸配合吡哌酸，并配合中药“助孕一号”外用，共治了36例精液不液化症，结果23例痊愈，9例好转，其中有7例女方受孕。

3. 针灸治疗　刘春等采用针药并用治疗精液不液化性不育症62例。方法：采用针刺穴位（气海、水道、左行间、左三阴交、肾俞、阳陵泉、太溪），配合中药生地黄、麦冬、玄参、知母、黄柏等煎汤内服，每日1剂，90 d为1个疗程。结果：治愈52例，显效5例，好转3例，无效2例。有效率96.8%。杨仲歧采用针灸疗法治疗该病48例，取得了较好疗效。

参考文献

[1] 杨俊，刘继红，刘卓，等. 2010年美国泌尿外科年会性功能障碍及男性不育专题简介［J］. 中国男科学杂志，2010，24（10）：58-61.

[2] 孙自学，庞保珍. 中医生殖医学［M］. 北京：人民卫生出版社，2017.

[3] 方培群，李伟豪. 育精丸治疗男性精液异常不育症临床疗效观察［J］. 吉林医学，2013，34

(09)：1682-1683.
[4] 张健斌．自拟液化生精汤治疗精液不液化症 86 例［J］．福建中医药，2006（05）：41，43.
[5] 耿金凤，赵爱民，张玉芬．液化丸治疗精液不液化症 108 例临床观察［J］．中国乡村医药，2004（01）：29-30.
[6] 田玉和，田乔．少腹逐瘀汤治疗精液不液化症的临床观察［J］．中国当代医药，2010，17（02）：81-82.
[7] 李猛．论“精瘀”的诊断辨证与治疗［J］．中医临床研究，2014，6（20）：37-38.
[8] 黄震洲．黄海波教授治疗精液不液化症经验［A］．中华中医药学会男科分会．中华中医药学会第十一届男科学术大会论文［C］．中华中医药学会男科分会：2011：2.
[9] 曹开镛．“液化胶囊”治疗男性不育症 200 例临床观察［J］．男科研究新编：2002 年中医男科大会论文汇编．2002：231-233.
[10] 陈红．液化丸治疗精液不液化症 100 例临床对比分析［J］．男科研究新编：2002 年中医男科大会论文汇编．2002，306-308.
[11] 沈坚华，李淑萍，邱云桥，等．加味两地汤治疗精液不液化症 31 例疗效观察［J］．新中医，2001，33（6）：23-24.
[12] 杨仲岐．针灸治疗精液不液化症 48 例小结［J］．江西中医药，2000，31（4）：17.
[13] 刘春，杨绍涛．针药结合治疗精液不液化性不育症 62 例［J］．陕西中医，2002，23（3）：224.

第八节　精液不凝固

一、概述

正常情况下，精液排出体外与空气接触即呈凝胶状态。如果精液排出体外不呈凝胶状，而直接呈液化状，甚至稀薄如水者，称精液不凝固症。该症发生率较高，多伴有精子状态的异常，因而常导致男性不育。

中医文献中虽无“精液不凝固”的名称，但许多中医证名与该症相似，如“精清”“精冷”“精寒”“精液稀薄”等。其主要表现为阳虚失于温化，如素体阳虚，阴寒痼冷内结，精液失于温化而致精液不凝固。此外，劳倦或痰湿内阻也可致本症。本病以虚证者多见，亦有虚中夹实者。治疗的关键是温肾阳，散阴寒。

二、沿革

早在《金匮要略》中就有“精气清冷”的记载，认为该病可致男性无子。《千金翼方》则有“精清”之说，其言：“精清而少，连连独泄……此由年少早娶，用过差，接合汗出藏，皆浮满当风卧湿，久醉不醒及坠车落马僵仆所致也。”指出该病症可与精液量少相兼出现，其致病因素为早婚房劳、寒湿及外伤瘀血、酗酒。《诸病源候论》对该病症的临床表现作了形象的描述，同时也认识到精清有可能导致男子不育。书中有云：“丈夫无子者，其精清如水，冷如冰铁，皆无子之候。”

《古今医鉴》中有“精寒”证的记载。《辨证奇闻》云：“人有精薄清冷……人以为命门之火衰也，谁知是脾肾之阳气不旺乎。”认为脾肾阳虚、肾阳虚是该病症的主要病因病机。

三、病因病理

（一）中医病因病机

（1）先天不足，禀赋素弱，或手淫太过，早婚早育，房事不节，色欲过度，肾阳肾气受损，或肾气不固摄，致肾阳温化不能，均可致精液不凝固。

（2）素本阳虚，阴寒痼冷内结，精之化生和温煦失常，亦可致精液不凝固。

（3）劳倦及思虑太过，心脾两虚，气血不足，后天之精难以充养肾精，且脾失统摄，故精液不凝固。

（二）西医病因病理

西医学认为，精液的凝固是由精囊腺所分泌的凝固蛋白的作用所致。精液的凝固与液化过程是由前列腺和精囊的分泌物共同参与完成的，精液凝固是由精囊产生的凝固因子引起，而精液液化是前列腺产生的蛋白分解酶等液化因子引起。当液化与凝固因子间的平衡被打破，精液可表现为液化异常。随着对精液液化机制的研究，目前已发现多种因素参与精液液化。前列腺特异性抗原（PSA）与精囊凝固蛋白 Se-menogelinI（SgI）、纤维连接蛋白 Fibronectin（FN）以及附睾蛋白酶抑制剂 Eppin 相互作用关系和液化机制等。

精液部分或全部不凝固是一种病态，其病因可能是先天性缺损一个或多个附属性腺，或男性生殖器官受到感染所致。精液不凝固致男性不育的机制不是很清楚，但主要与清稀清液中的精子数目、精子活力度及活率有关。

四、辨病要点

凡精液排出体外时即不呈凝胶状，而自动呈液化状，或清稀如水者，可伴有精子状态的异常，即可诊断为精液不凝固症。

五、类病辨别

精液不凝固症诊断的要点是精液质地清稀，没有凝固过程，也没有液化过程，客观指标上主要是精液的黏稠度低于正常值的下限。生理情况下，因性交次数过频，也会使精液稀薄，黏稠度下降，但仍在正常值范围内。

六、辨证要点

1. *辨别虚实*　本症以虚证、寒证多见，亦有虚中夹实者，必须认识，加以辨别，以免犯虚虚实实之戒。

2. *分清病因*　本症多因先天不足和内伤劳损所致，但亦有情志因素和寒、湿、瘀等外感内生之致病因素。

3. *弄清病位*　肾气亏耗、命门火衰之精液不凝固者，病位在肾；劳伤心脾或心肾不交者，病位涉及心、脾、肾；寒凝血瘀者病位在肾、肝或脾。

七、治疗原则

针对精液不凝固症的主要病因病机，治疗上以温肾助阳、温化阴液、温经散寒为治疗原则。其中肾阳虚损及脾阳者，当脾肾兼顾；心脾两虚，生化之源不足者，当心脾两补，气血兼顾。

八、论治要点

（一）肾气不足证

1. *临床表现*　精液清冷，稀薄而不凝固，婚后不育。伴见身体羸弱，面色无华，乏力气短，腰膝酸软，夜尿频多。舌淡，脉细尺弱。

2. *证候分析*　肾藏精，主生殖。肾气虚，则精难化生，肾气不固，故精液清稀而不凝固，婚后无子；肾精不足，血化无源，精不生血，故面色无华，身体羸弱，乏力短气；肾精不足，腰膝筋脉失养，故腰膝酸软；肾气不足，气化无力，故夜尿频多；舌淡，脉细尺弱均为肾气不足之象。

3. *治法*　补肾益精。

4. *方药*　五子衍宗丸合保元汤加减。方中以枸杞子、菟丝子、覆盆子、车前子、五味子补肾益精，温肾化精；人参、黄芪大补元气，气旺则精生精化；黄精、海狗肾温肾填精。诸药合用，大补元气，益肾生精。

（二）命门火衰证

1. 临床表现　精液稀薄清冷如水，不凝固，不育，伴见外阴及两股寒冷，畏寒肢冷，面色白，精神萎靡；腰酸腿软，小便清长频数。舌淡润有齿痕，脉沉微。

2. 证候分析　肾阳不足，命门火衰，温煦失职，故见精液稀薄而冷，不能凝固，婚后不育；肾阳虚衰已极，肢体失于温煦，故见外阴及两股寒冷，畏寒肢冷，面色㿠白，精神萎靡；肾阳不足，气化无权，故小便清长而频数；腰膝失于温养，故腰膝酸软。舌淡润有齿痕、脉沉微均为命门火衰，阳虚水泛之象。

3. 治法　温补命火。

4. 方药　右归丸合斑龙丸加减。方中以肉桂、附片温补命门之火；熟地黄、山茱萸、山药滋补肾阴，意欲“阴中求阳”；鹿角胶、菟丝子、补骨脂温肾益精。诸药合用，补命火，益肾精，恢复肾之温煦、气化等功能。若兼脾阳不足者，可加干姜、白术、党参以温运脾阳，健脾运湿。

（三）心脾两虚证

1. 临床表现　精液稀薄而不凝固，婚后不育，精液量或多或少。伴见心悸头晕，纳少乏力，神疲倦怠，面色无华，失眠多梦。舌淡，苔薄白，脉细弱。

2. 证候分析　思虑太过，心脾两虚，气血不足，后天之精化源不足，肾精失于充养，故见精液稀薄而不凝固，婚后不育；心血不足，故心悸头晕乏力，面色无华，失眠多梦；脾虚则纳少。舌淡、苔薄白、脉细弱均为心脾两虚、气血不足之征。

3. 治则　健脾益气，养心补血。

4. 方药　归脾汤加味。方中以党参、黄芪、白术、茯苓、甘草健脾益气，运脾化湿；桂圆肉、当归、大枣养心补血；酸枣仁、远志养心安神；木香行气化滞，使诸药补而不腻；生姜和胃。诸药合用，心脾两补，气血兼顾。

（四）寒凝血瘀证

1. 临床表现　精液清稀而冷，不育。并伴见阴部刺痛，少腹冷痛，胸胁胀闷，情绪抑郁面色晦黯。舌质紫暗或有瘀斑，脉细涩。

2. 证候分析　寒凝血瘀，气化不利，故精液清稀而冷，难以受精；瘀血阻滞，气机不畅，不通则痛，故阴部刺痛，少腹冷痛，胸胁胀闷，情绪抑郁；瘀血内阻，故面色晦黯；舌质紫暗或有瘀斑，脉细涩均为寒凝血瘀之象。

3. 治法　温经散寒，活血化瘀。

4. 方药　少腹逐瘀汤。方中用小茴香、干姜温经理气散寒；延胡索、赤芍、川芎、没药、当归、蒲黄、五灵脂活血化瘀，通利经脉；肉桂温肾助阳，温经散寒。加枸杞子、菟丝子以温肾益精。诸药配伍，温经散寒，活血化瘀、兼以温肾益精。

九、其他治疗

（一）西医治疗

对因前列腺和精囊腺炎症、结核所致者，须对症抗感染、抗结核治疗。

（二）手术治疗

附属性腺缺损者应作矫形手术治疗。

（三）单验方治疗

羊肉当归汤（《伤寒金匮发微》）羊肉、当归、生附子、生姜。后3味药合羊肉文火熬汤，待羊肉熟透，取汤去药，吃肉喝汤。对肾阳虚、命门火衰型精液不凝固症适宜。

（四）饮食疗法

1. *温肾活精汤*　巴戟天、菟丝子各 15 g，肉苁蓉 10 g，狗鞭 20 g，羊肉 100 g，肉桂 10 g，花椒、生姜、料酒、味精、猪油、食盐适量。将狗鞭用清水泡胀，洗净，用油炒酥，再用温水浸泡 30 min，然后与羊肉入锅中共煮。相继放入花椒、生姜、料酒、肉桂。煮至七成熟，再入诸药，诸药均以布袋包炖。待羊肉、狗鞭烂后捞出，加入调料，吃肉喝汤。凡肾气不足及命门火衰者均可食用。

2. *益气健精汤*　人参 15 g，黄芪、山药各 20 g，麻雀脑 5 个，母鸡 1 只，水发香菇 15 g，调料适当。将母鸡与麻雀脑入锅中同煮，等七成熟时，加入黄芪、山药、香菇和调料，用文火煨至肉烂。人参用开水泡开，上笼蒸半小时，喝汤吃肉和口嚼人参。凡肾精不足及气血不足者，可食用本汤。

十、转归与预后

中医药辨证治疗本症，疗效较好，但对附属性腺阙如者疗效差，必要时需配合西医手术治疗。

十一、预防与护理

（1）节制房事，切忌恣情纵欲。

（2）坚持按医嘱服药。

（3）注意饮食调理，忌食生冷食物。同时可药食并用，选择具有温补作用的食品，进行饮食辅助治疗。

十二、现代研究进展

现代对该症的理论、临床及实验研究报告甚少，仅见一些临床个案报道。如从命门火衰、肾精亏损论治本症 1 例，症见精液稀薄如水，精子活动率 40%，精子计数 2 200 万/mL。药用仙茅、淫羊藿、熟地黄各 15 g，河车粉、鹿角胶、附子各 10 g，肉桂 5 g。水煎服，每日 1 剂，经 3 个月治疗，女方已怀孕。从脾肾阳虚入手，治愈 1 例精稀量少之不育症，药用党参、山药、茯苓各 10 g，补骨脂、山茱萸、巴戟天各 8 g，菟丝子、肉苁蓉各 10 g，五味子 5 g。服药治疗 5 月余，复查精液，精子计数恢复正常，女方已受孕。还有以少腹逐瘀汤加杜仲、菟丝子、枸杞子治愈 1 例精液清稀而冷者，共加减服本方 60 余剂，使精液黏度、精子计数、精子活动度等恢复正常，女方怀孕。

参考文献

［1］谢磊，虞晓勇，叶琪辉，等．中西医结合治疗ⅢA 型前列腺炎伴精液不液化的临床观察［J］．中华男科学杂志，2007，13（10）：948-949.

［2］Wang Mc，valenzuela LA，Murphy GP，et al. Invest Urol 发 1979；17（2）：159-163.

［3］Richardson RT，Siveshanmugam P，Hall SH，et a1. Cloning andse-quencing of human Eppin：A novel family of protease inhibitors ex-pressed in the epididymis and tetis［J］. Gene，2001，270（1-2）：93-102.

［4］Wang Z，Widgren EE，Richardson RT，OPamd MG. Characterization of an eppin protein complex from human semen and spermatosoa［J］. Biol Reprod，2007. 77：476-484.

［5］Wang Z，Widgren EE，Sivashanmugam P，ORand MG，RichardsonRT. Association of Eppin with semenogelin on human spermatozoa［J］. Biol Reprod，2005，72（5）：1064-1070.

［6］ORand MG，Widgren EE，Wang Z，Richardson RT. Eppin：an effective target for male contraception［J］. Mol Cell Endocrinol，2006，250：157-162.

［7］Malm J. Jonsson M，Frohm B，et a1. FEBS J 2007，274（17）：4503-4510.

［8］中华医学会．中华医学会第八次全国生殖医学学术会议论文汇编［G］. 2014：216.

［9］李士平．男性不育验案二例［J］．河北中医，1987（4）：5.

［10］杨进，张文选．孟澍江治疗内科杂病经验［J］．中医杂志，1987（5）：29.

[11] 郭连澍．少腹逐瘀汤治疗男性疾病［J］．河北中医，1987（2）：31.

第九节 脓精症（精液白细胞过多症）

一、概述

正常情况下，精液中没有脓细胞，白细胞计数少于（等于）1×10^6/mL。如果精液中发现脓细胞，而且白细胞计数大于1×10^6/mL，且伴不育者，称为脓精症或精液白细胞过多症。脓精症是男性不育中的常见病，约占男性不育总数的17%左右，其主要因生殖系统感染所致。

中医学中虽无“脓精症”之名称，但认为本病与“精浊”“淋证”“精热”等证有关。湿、热、毒是其主要病因，基本病机为湿热积毒，疫邪不除，内蕴精室，日久不去，化腐成脓而致脓精。因此，治宜清热除湿，解毒化脓。

二、病因病理

（一）中医病因病机

1. 湿热下注　嗜食辛辣厚味、酗酒，生湿蕴热，湿热之邪循经下注；感受疫邪，治疗不彻底，邪伏精室，蕴积日久，化毒成腐，引起脓精。

2. 阴虚火旺　房劳太过，或嗜食温燥之品，或热病伤阴，致肾阴亏损，阴虚火旺，灼精炼液，化腐成脓。

（二）西医病因病理

西医学认为，脓精症是因生殖系统炎症，感染化脓，精液排出时脓细胞伴随而下所致。附属性腺有感染病灶，治疗不当，致使精液中白细胞数目增多。

三、辨病要点

脓精症的诊断依据是：①婚后1年不育；②精液中发现脓细胞；③精液中白细胞$>1 \times 10^6$/mL；④精液黏稠，色黄；⑤有感染史。

四、类病辨别

脓精症的诊断关键是精液中有脓细胞和白细胞计数增多。因长期未曾排精者，精液也可能变得黄稠，但精液化验未见脓细胞，白细胞计数也在正常值范围内，须与本症鉴别。

五、辨证要点

脓精症的病因病机，关键是湿、毒、疫、热。辨证的要点是辨别虚实。实证多因湿热下注，疫毒浸淫，热邪内蕴精室，化腐成脓所致；虚证则是阴虚火旺，精液被灼而成。虚实之证，治疗迥异，故当明辨。

六、治疗原则

针对脓精症的主要病因病机，治疗上以清热利湿，解毒排脓为治疗原则。其中实证者，当清利湿热，清热解毒，祛腐排脓；虚证者则宜滋阴清热，泻火解毒。对阴虚火旺而兼有湿毒之邪者，当虚实兼顾，既清热滋阴，又解毒除湿。

七、论治要点

（一）湿热蕴结证

1. 临床表现　婚后不育，精液浓稠，味腥臭，精液检验白细胞计数大于1×10^6/mL，伴见口苦咽干，胸胁痞满，少腹或会阴部不适，阴囊湿痒。舌红，苔黄腻，脉濡数或滑数。

2. 证候分析　湿热、伏疫之邪，蕴结精室，成毒化脓，故精液黄稠腥臭，婚久不育；肝经湿热阻滞，胆失疏泄，热伤津液，故口苦咽干；肝经气机不利，故胸胁痞满，少腹或会阴不适；湿热之邪循经浸淫，故阴囊湿痒。舌红苔黄腻、脉濡数或滑数均为湿热疫邪，蕴结成毒之象。

3. 治法　清热利湿，解毒排脓。

4. 方药　龙胆泻肝汤合五味消毒饮加减。龙胆草、黄柏、栀子清泻肝胆湿热；车前子、泽泻清热利湿，使湿浊之邪从小便而解；金银花、连翘、蒲公英、地丁清热泻火，解毒排脓；枸杞子、紫河车益肾生精。诸药配伍，清热利湿，解毒排脓，兼以益肾精。

（二）肾阴亏损证

1. 临床表现　精液量少黄稠，精液中有脓细胞，白细胞数大于 1×10^6/mL，婚逾 1 年不育。伴见形体羸瘦，潮热盗汗，五心烦热，性欲亢进，早泄。舌红少苔，脉细数。

2. 证候分析　肾阴亏损，相火内旺，灼精化腐，故精液量少而黄稠有脓，婚后不育；肾阴亏损，形体失于濡养，故形体羸瘦；阴虚内热，迫液外泄，故潮热盗汗；虚火内扰神明，故五心烦热；相火暗旺，精关开合不利，故性欲亢进，早泄。舌红少苔、脉细数均为阴虚火旺之象。

3. 治法　滋阴泻火。

4. 方药　知柏地黄丸加味。方中以知母、黄柏滋阴泻肾火；熟地黄、山茱萸、山药、茯苓、泽泻、牡丹皮滋肾阴，利湿浊；加土茯苓、金银花、蒲公英以清热解毒，利湿排脓。

八、其他治疗

（一）西药治疗

西药治疗原则是做精液的细菌培养，根据药敏试验的结果，选用敏感抗生素进行治疗。如果没有条件做培养，可根据感染部位，选用有针对性的抗生素。目前常用的药有喹诺酮类如氧氟沙星、司帕沙星等；四环素类如米诺环素、多西环素等；大环内酯类如罗红霉素、阿奇霉素等抗生素注射或口服。此外，复方新诺明、利福平、甲硝唑等亦可对症选用。

（二）中西医结合治疗

西药抗生素注射或口服治疗，同时辨证加服清热利湿、解毒排毒之药，比单纯使用抗生素或中药效果要好。

（三）单验方治疗

解毒益精汤　金银花、连翘各 24 g，蒲公英、地丁各 20 g，生地黄、当归、白芍、覆盆子各 15 g，黄柏、知母、龙胆草各 12 g，紫河车粉（冲服）15 g，生甘草 10 g。水煎服，每日 1 剂，煎 2 次，早晚各服 1 次。服药 10 d，复查精液。

九、转归与预后

本病不论中医还是西医治疗，均较理想。其中急性期治愈率较高，疗程较短；慢性期治愈率比急性期要低，病程相对较长。

十、预防与护理

（1）早发现，早治疗。该症急性期疗效好，而慢性期则相反，故本症治疗宜早。

（2）忌食辛辣、厚腻之品，戒酒。

（3）适当节制性生活，治疗期间最好禁止同房。

十一、现代研究进展

该症现代研究不多，主要是它常与精液不液化、血精、前列腺炎、精囊炎等病同时出现，在治疗这类疾病的同时，脓精也就自然而愈。

临床上，将该症的病因病机归纳为湿、热毒、阴虚、火旺。发病的关键是湿热和虚热之邪蕴积，化毒成腐成脓。治疗实证常用龙胆泻肝汤、五味消毒饮、甘露消毒丹等方化裁，而虚证则以大补阴丸、知柏地黄丸加减。不论是实证，还是虚证，或者是虚实夹杂之证，在对因治疗的同时，往往加一两味补肾益精之品，如枸杞子、覆盆子、紫河车等，一则是为了防止热邪继续伤及阴精；二则是益肾精以加强肾之藏精、主生殖之功能；三是有扶正祛邪之功。戚广崇治疗脓精症有特色：精室湿热，清热除湿以涤精；痰凝浊阻，蠲痰化浊以利精；阴虚火旺，降火滋阴以填精；气滞血瘀，理气活血以通精；肾气不足，益气补肾以增精。并且认为，脓精症急性期可考虑中西医结合治疗，往往可以提高疗效，缩短疗程。强调同时应戒绝烟酒及辛辣刺激性食物，多饮水，注意休息，节制房事。对女方应同时检查，如有感染应一起治疗，以免相互传染。对脓精症慢性期以中医辨证为主。

小样本的临床观察证明，中药辨证治疗脓精症的治愈率是74%，有效率是100%。西药抗生素治疗的治愈率是6%，有效率是96%。陈建设等，采用自拟“清解强精颗粒”治疗该病也获得一定疗效，在某些方面具有一定优势，值得深入研究。

国内外学者研究发现，精液中白细胞可直接或间接刺激内皮细胞分泌不同类型的炎性因子，炎症因子通过抑制细胞内蛋白的合成及趋化作用影响精子的发育及成熟，大量白细胞在生殖道上皮浸润，可引起附属腺体分泌功能紊乱，逐渐妨碍精子在生殖道中的运行过程。导致精子浓度、活力以及形态下降，精子获能和顶体反应也会受到影响，甚至损伤精子的DNA，从而引起男性不育。

一般认为白细胞精子症是影响临床妊娠的一个主要因素，但国外学者Barraud-Lange等观察了3 508个体外受精周期发现，白细胞精子症患者妊娠明显高于对照组。此外国内学者靖涛等观察了628个宫腔内人工授精周期得出的结果与其相似。说明白细胞精子症可能不会对妊娠造成影响。总之精液中白细胞的产生机制、对精液质量的影响以及对妊娠的有待进一步研究。

参考文献

[1] 秦国政，张春和．中医男科学［M］．北京：科学出版社，2017.
[2] 宾彬，郑泽棠．中西医结合男科学［M］．广州：广东高等教育出版社，2012.
[3] 陈建设，孙自学，毕海宁．清解强精颗粒治疗白细胞精子症临床观察［J］．中国中医基础医学杂志．2011，17（11）：1233+1235.
[4] 王琦．男科疾病中西医汇通［M］．沈阳：辽宁科学技术出版社，2003.
[5] 陈在贤．实用男科学［M］．北京：人民军医出版社，2013.
[6] 蒋序学．辨证治疗男性不育症46例［J］．福建中医药，1992，23（2）：17-18.
[7] 顾春生，时桂枝，任宝安．232例脓精症中西医治疗对比观察总结［J］．新中医，1993（2）：35-36.
[8] 吴庆昕．戚广崇治疗脓精症经验［J］．河南中医，1998，18（3）：157.
[9] 邱德泽．五子生精汤治疗男性不育症32例［J］．江西中医药，1988，19（3）：23.
[10] 孙自学，庞保珍．中医生殖医学［M］．北京：人民卫生出版社，2017.

第十节　少精子症

一、概述

少精子症，亦称精子减少症，或精子稀薄症。WHO称“少精子症”，其标准是精子计数（浓度）低于$20×10^6$/mL，和/或一次射精总的精子数低于$40×10^6$者（WHO四版标准）；或精子浓度低于$15×10^6$/mL，或一次射精总的精子数低于$39×10^6$（WHO五版标准）者。因精子数减少而致男性不育的发病率较高，是男性不育的主要原因之一。精子浓度与生育能力一般呈正相关，以往认为正常男性精子计数不应少于 6 000 万/mL，但临床发现亦有精子计数低于正常而受孕者。Smith 等（1977）报告，精子数低于 2 000 万/mL，仍有 19%的人使女方怀孕。因此，判断男性的生育能力，不能单纯以精子数的多少来决定，精子数低于 2 000 万/mL 这个标准，只能说明睾丸生精功能明显下降，生育机会明显减少，临床上还应根据精液的其他检测值综合分析。

中医文献中没有少精子症的记载。该症统属于中医的“精少”“精清”“精薄”等证中，属虚劳范畴。多因先天禀赋不足；或房劳太过伤肾精；或大病久病，气血两亏，肾精化源匮乏，最终导致肾精不足而成本症。本症在男性不育症中最为常见，中医辨证治疗效果亦较满意。

二、病因病理

（一）中医病因病机

（1）先天禀赋不足，肾精不充。

（2）房事不节，恣情纵欲，耗伤肾精而致精少不育。

（3）久病不愈，气血两虚，后天之精不足，化源空虚，肾精失于充养，致精少不育。

（4）饮食不节，过食辛辣厚味，酿湿生热，湿热下注精室，热灼阴液，湿阻精窍，均可致精少不育。

（5）久病入络，或外伤瘀血阻络，精道不畅，故精少而不育。

（二）西医病因病理

西医学认为，许多致病因素均可致精子数目减少，如促性腺激素缺乏、染色体异常、放射线照射、某些药物的不良反应、输精管及前列腺炎症、精索静脉曲张等。这些致病因素主要是导致精子的产生障碍或排输不畅，而出现精子数目减少，难以受孕。

当精子浓度或一次射精精子总数低于以上标准。如果性功能（包括射精功能）正常，但精液化验结果精子数目减少，又找不出其他可适用之诊断（即目前尚找不出确切的病因）时，WHO 称其为特发性少精子症。

三、辨病要点

本病的诊断要点为精液实验室检查精子计数在 2 000 万/mL 以下（3 次化验结果的平均值）和/或一次射精精子总数低于 40×10^6（WHO 四版标准）。或精子浓度低于 15×10^6/mL，或一次射精总的精子数低于 39×10^6（WHO 五版标准）者。或其他项目，如精子成活率、活动度、畸形率、精液量、黏稠度和液化时间等指标，可正常或异常。

四、类病辨别

国内外学者研究均证明，正常情况下，一个健康的成年男性，每克睾丸每秒钟可产生 500 个精子。如此计算，平均每对睾丸每天可产生上亿个精子。因此，射精频度与精子浓度无显著性差异。但对有生精障碍的人来说，精子计数可能受各种客观因素的影响，同一个体在不同的时间和不同环境下，精子计数会出现不同的结果。这些影响因素包括检验误差、病人禁欲时间、身体状况、精神因素等。因此，留取标本，仍需要间隔一定的时间（一般 3~7 d），而且应该连续检查 3 次以上方可作出结论。同时，在判断患者生育能力时，应该将精子成活率、精子活动力、精子畸形率等各项指标综合加以考虑，以免误诊。

五、辨证要点

1. *辨虚实*　精子减少症以虚证多见，肾精亏虚、肾阳虚衰、气血不足均属虚证；实证可见于湿热下注，精脉瘀阻；亦有虚实夹杂，或因虚致实，或因实致虚者。临证时必须辨别清楚，以免误诊误治。

2. *辨先天后天*　肾精不足有因于先天不足，也有后天失养，或先天、后天因素均有者。气血不足、湿热下注、瘀血阻滞者则为后天因素所致。

3. 辨病位　该病病位主要在肾，但也涉及心、肝、脾等脏。如气血两亏者，多责之心、脾和肾，而湿热下注证，则涉及脾、胃、肝、胆和肾。

六、治疗原则

少精子症以补肾益精，疏通精道为治疗原则。可根据阴阳、气血的不足，以及病邪的性质加以辨证论治。

七、论治要点

（一）肾精亏损证

1. 临床表现　婚后多年不育，精子减少，精液量少或稀薄。伴头晕耳鸣，精神疲惫，记忆减退。舌淡，苔白，脉弱。

2. 证候分析　肾精亏损，故精子减少而不育；肾精不足，髓海空虚，故头晕耳鸣，精神疲惫，记忆减退；腰为肾之府，肾精亏虚，故腰膝酸软。舌淡苔白，脉弱皆为肾精亏虚之征。

3. 治法　补肾填精。

4. 方药　五子衍宗丸合七宝美髯丹加减。方中以枸杞子、菟丝子、覆盆子补肾益精；五味子、何首乌、补骨脂、怀牛膝、当归补肝肾，益精血，强腰膝；车前子通利精窍而利小便；茯苓健脾利湿，使本方补而不腻。诸药合用，补肾益精，强壮腰膝。可酌加鱼鳔、紫河车以加强补肾生精之力；若偏于肾阴虚，伴精液不液化、死精子多者，可加牡丹皮、地骨皮、生地黄、白芍、玄参滋阴清热凉血。

（二）命门火衰证

1. 临床表现　婚后不育，精清冷，精子数目减少。伴腰膝酸软，畏寒肢冷，阳痿早泄，小便清长，夜尿频多，头晕耳鸣。舌质淡胖，脉沉细或沉迟。

2. 证候分析　命门火衰，不能温肾生精，故精冷精少不育；肾为作强之官，肾阳亏虚，不能作强而阳痿；精关不固，故早泄；腰膝失于温养，故腰膝酸软；阳虚肢体失于温煦，故形寒肢冷；气化不利，故小便清长，夜尿频多。舌淡质胖，脉沉细或沉迟无力，均为肾阳亏虚、命门火衰之象。

3. 治法　温肾壮阳，生精益肾。

4. 方药　金匮肾气丸合保元汤加味。方中以附片、肉桂温肾壮阳，助命门之火；人参、黄芪大补元气，以助肾精之化生；熟地黄、山药、山茱萸、牡丹皮、泽泻、茯苓滋补肾阴，所谓“阴中求阳”之意；生姜和胃，甘草调和诸药。若兼脾阳不足，运化失司者，可加干姜、白术以温运脾阳。诸药相伍，共奏温肾壮阳，生精益肾之功。

（三）气血两虚证

1. 临床表现　精子计数少，或精液量少，不育。伴面色萎黄，神倦乏力，心悸气短，失眠多梦，爪甲苍白，食少便溏。舌淡胖嫩，脉细而弱。

2. 证候分析　气血两虚，化精无源，故精少不育；肌体失荣，故面色萎黄、爪甲苍白，神疲乏力；心血不足，心神失养，故气短心悸，失眠多梦；脾气虚，故食少便溏。而舌淡胖嫩、脉细弱均为气血两虚之象。

3. 治法　补气养血，健脾补肾益精。

4. 方药　河车种子丸。方中以紫河车补肾填精，养气养血；人参、白术、茯苓、熟地黄、当归补气养血，益心健脾；肉桂、巴戟天、补骨脂、杜仲、锁阳、枸杞子、菟丝子、山茱萸温肾补阴，调补肝肾；覆盆子、五叶子、生地黄、天冬、麦冬滋阴养血，固肾涩精；山药补脾益肾；陈皮行气健脾；牛膝滋补肝血，引药下行；佐以黄柏清泻肾火。诸药配伍，补后天，益先天，气血双补，脾肾互益，共奏增精助育之功。

（四）湿热下注证

1. 临床表现　精子数目少，精液黏稠而不液化，婚久不育，口苦咽干，胸胁胀满，少腹或会阴部不适。舌红、苔黄腻、脉濡数或滑数。

2. *证候分析*　湿热下注，热灼阴精，致精少而黏稠，婚后不育；湿热之邪内阻，津不上承，故口苦咽干；湿热之邪阻滞气机，故胸胁胀满，少腹或会阴部不适或疼痛。舌红、苔黄腻，脉濡数或滑数均为湿热内蕴之征。

3. *治法*　清热利湿，兼补阴精。

4. *方药*　龙胆泻肝汤合六味地黄汤加减。方中用龙胆草清泻肝胆湿热；黄柏、栀子清热利湿；金银花、连翘清热解毒，透热外达；车前子、泽泻清利湿热，邪从小便而解；熟地黄、山茱萸、山药、牡丹皮滋阴益肾生精。诸药合用，共奏清利湿热、滋阴生精助育之功。

（五）气滞血瘀证

1. *临床表现*　精子数目少，精液量少，不育。伴面色紫暗，皮肤粗糙，少腹不适，茎中刺痛。舌暗红或有瘀斑，脉弦涩。

2. *证候分析*　气滞血瘀，精道不通利，瘀浊不去，新精不生，故精子数少，精液量少而不育；瘀血内阻，肌肤失于濡养，故面色紫暗，皮肤粗糙；气滞血瘀，经脉阻滞，不通则痛，故少腹不适，茎中刺痛。舌暗红或有瘀斑、脉弦涩均为瘀血内阻之征。

3. *治法*　行气活血，化瘀生精。

4. *方药*　血府逐瘀汤加减。方中以桃仁、红花、赤芍、川芎、当归活血化瘀；柴胡疏肝理气；路路通、穿山甲活血通利精窍。诸药合用，活血化瘀，通窍生精以助育。

八、其他治疗

（一）西药治疗

1. *氯米芬治疗*　用药方法有连续法和循环法。连续法每日口服 50 mg，连用 6 个月；循环法每日 1 次，每次口服 25 mg，连用 25 d 停 5 d，为 1 个疗程。一般连用 6 个疗程。

2. *精氨酸治疗*　每日服精氨酸 1 g，疗程一般为 6 个月，一般可使 65%的患者的精子数和活动力获得改善。

3. *睾酮治疗*　以十一酸睾酮口服（商品名：乐仕）每日 1 次；或十一酸睾酮肌内注射，每月 1 次，共 3 个月；或皮下植入内含睾酮 25 mg 的小丸，也可能使生精功能障碍获得改善。

（二）中成药治疗

1. *五子衍宗丸*　为治疗男性不育症的著名中成药，适用于肾精亏损所致的精子减少症。

2. *桂附八味丸*　即金匮肾气丸，适用于肾阳虚、命门火衰所致精子减少症。

3. *人参养荣丸*　适用于气血两虚之精子减少症。

4. *龙胆泻肝丸*　适用于湿热下注之精子减少症。

5. *血府逐瘀丸*　适用于气滞血瘀之少精子症。

（三）针灸治疗

1. *针法*　肾精亏损者，取双侧肾俞、志室、太溪、三阴交；气血不足者，取双侧脾俞、胃俞、肾俞、足三里、三阴交。施针方法为补法，留针 30 min，每日 1 次，10 次为 1 个疗程。

2. *隔姜灸法*　取命门、肾俞、关元、中极等为主穴，隔姜灸，以艾灸 3 壮为度。有温肾壮阳，益气培元之功。适用于命门火衰之精子减少症。

（四）单验方治疗

1. *温肾益精汤*　炮天雄 6~9 g，熟地黄、菟丝子、怀牛膝、枸杞子各 20 g，炙甘草 6 g，淫羊藿 10 g。水煎服，每日 1 剂。

2. *生精汤*　枸杞子、何首乌、党参、续断各 15 g，菟丝子、覆盆子、五味子、桑椹子、车前子、陈皮各 9 g，当归、熟地黄、淫羊藿各 12 g，黄芪 18 g。水煎服，每日 1 剂。主治精子数量少、成活率低、活动力差，临床表现为肾阳虚的不育者。

3. *五子生精汤* 沙苑子、菟丝子各30 g，枸杞子、韭菜子、车前子、怀牛膝、北沙参各15 g，五味子、覆盆子各10 g，水煎服，每日1剂。服药期间节制房事，增强营养，戒烟酒。

（五）饮食疗法

（1）韭菜、鲜虾仁各150 g，鸡蛋1枚，白酒50 g。韭菜炒虾仁、鸡蛋，佐膳，喝白酒，每天1次，10 d为1个疗程。适用于肾阳虚衰所致精少不育者。

（2）海参适量，糯米100 g。先将海参浸透，剖洗干净，切片煮烂，后加入糯米，煮成稀粥，调味服食。适用于肾精亏损不育者。

九、转归与预后

治疗得当，患者的精子数目和精子活力得到改善，疗程均在半年左右。隐睾及精索静脉曲张等因睾丸功能不佳所引起的少精子症疗效较差。

十、预防与护理

（1）适当节制房事，忌恣情纵欲。

（2）饮食宜清淡，忌食肥甘厚味和辛辣之品，药食配合治疗可提高疗效。

（3）避免不良因素的刺激，治疗原发病，如放射线、药物的作用，生殖腺及附属性腺感染等。

十一、现代研究进展

导致少精子症的因素，目前大家公认的有内分泌疾病、精索静脉曲张、免疫因素、生殖系感染、Y染色体微缺失、隐睾、辐射、化学药品及药物等。随着生物技术的发展，越来越多的研究深入到基因水平，为我们进一步认识特发性少、无精子症提供新的途径。

国外研究认为Pygo2基因在染色质重塑的伸长精细胞中表达，其功能受损会导致精子形成阻滞和精子生成减少而引发不育。国内一项实验亦证实，Pygo2基因蛋白质编码序列区SNPs可能是特发性少精子症和无精子症的诱发因素之一。吴齐飞等通过研究谷胱甘肽S-转移酶T1基因多态性（GSTT1）与特发性无精子症和少精子症的关系，认为GSTT1缺失基因型是特发性无精子症和少精子症发病的危险因素。李建波等研究认为，H19的DNA甲基化程度的降低与少精子症密切相关，且降低程度与精子浓度呈显著负相关，而与精子活力无关。

现代中医认为本病主要与中医之“精清”“精冷”“精薄”等证有关。临床治疗已不单纯从肾精亏虚角度来论治，而是从肾阴不足、脾胃虚弱、脾肾两虚、痰湿瘀血的病理角度来探讨少精子症的治疗。

从肾阴不足论治少精子症，周智恒等拟的生精汤治疗本症220例。药用熟地黄40 g，山茱萸20 g，淫羊藿30 g，山药20 g，泽泻、车前子、茯苓、牡丹皮各15 g，菟丝子、覆盆子、枸杞子各25 g，五味子20 g，龟甲胶、鹿角胶各15 g，每日1剂，水煎服。结果治愈86例，占39.1%；有效112例，占50.9%，总有效率为90%。

有医家宗“补肾不若补脾”之古训，以《证治准绳》之健脾丸加减治疗少精子症40例，其中有3例无精子，药用党参、白术、茯苓、焦三仙各9 g，木香、陈皮各6 g，山药12 g，黄连、煨豆蔻、甘草各4.5 g，后期酌加黄精、枸杞子、菟丝子等补肾益精之品。结果有32例痊愈，6例显效，无效2例，显效率为95%。

袁永斌等采用温补脾肾，活血生精之法，拟生精育子汤治疗精少不育，方用熟地黄25 g，制何首乌20 g，枸杞子、山茱萸、菟丝子、北五味、肉苁蓉、茯苓、当归、丹参、怀山药、补骨脂各15 g，龟甲、淫羊藿、巴戟天、大枣各12 g，肉桂6 g，黄芪24 g，党参18 g，柴胡10 g，甘草7 g。认为此方是治疗少精子症的理想方药。

田宝军等从脾肾论治，自拟生精散为主治疗少精子症获效。基本方：当归、山药、党参、菟丝子、山茱萸、沙苑子、牡丹皮、泽泻、仙茅、巴戟天、鹿角片、女贞子、三七、炮穿山甲。随症加减。

有医家采用利湿活血通窍法治疗男性不育症40例，其中16例精子计数少于0.2亿/mL，药用萆薢、茯苓、桃仁、车前子、丹参、石菖蒲、生牡蛎、枸杞子、五味子，取得了良好的疗效。

有医家采用补肾健脾、养血活血法辨证治疗63例，治愈52例，有效9例，无效2例，治愈82%，有效率96%，取得满意疗效。

实验研究方面，杨志博等对男宝治疗男性不育症的机制作了探讨，发现男宝可促进精子的生成，该作用与给药剂量和给药时间有关，给药时间越长，剂量越大，生成的精子数目越多，而且具有提高精子活动能力的作用。通过对51例男性不育症的治疗观察，精子数增加率为52.7%。亦有从补肾法促进睾丸生精的原理进行的实验研究，发现补肾中药能使动物的睾丸功能恢复，并具有类似性激素和促性腺激素样的作用，同时能促进睾丸组织（生精小管、间质细胞）的增生和生长。沈坚华等以大鼠少精子症用棉籽油造模，将大鼠随机分成给药造模组、给药正常组、单纯造模组、正常组，分别予以补肾调肝方治疗。结果各组在精子数、血清睾酮等方面比较，差异有显著性意义（$P<0.05$），说明补肾调肝方能有效提高少精子症大鼠的精子数，而对正常大鼠的精子数无明显的影响，同时能够稳定大鼠少精子症睾酮的含量，达到正常大鼠的睾酮水平。认为补肾调肝方可能有直接生精的作用，有效防止机体性激素水平的病理性升高，维持性激素水平的平衡。

参考文献

[1] 秦国政，张春和．中医男科学［M］．北京：科学出版社，2017.

[2] 王琦．男科疾病中西医汇通［M］．沈阳：辽宁科学技术出版社，2003.

[3] 宾彬，郑泽棠．中西医结合男科学［M］．广州：广东高等教育出版社，2012.

[4] 陈在贤．实用男科学［M］．北京：人民军医出版社，2013.

[5] 胡岩，郭教礼．精液异常类不育症中医药治疗现状与展望［J］．中医药信息，1991（2）：22-26.

[6] 白崇智．中西医结合治疗少精子症初探：附120例分析［J］．陕西中医学院学报，1989，12（04）：24-26.

[7] 杨志博，张宝凤，苏兴仁，等．中药“男宝”的药理作用研究（二）［J］．沈阳药学院学报，1987，4（3）：176-178.

[8] 周智恒，夏卫平，蒋学士，等．补肾法促进睾丸生精原理的实验研究［J］．上海中医药杂志，1992（7）：24-26.

[9] 内藤善文，吉田英机，今村一男，等．肾气丸对精子缺乏症的临床和内分泌学研究［J］．安徽中医学院学报，1987，(02)：61-62.

[10] 王平译．补中益气汤治疗精子缺乏症［J］．国外医学中医中药分册，1988（5）：43.

[11] 邱德泽．五子生精汤治疗男性不育症32例［J］．江西中医药，1988，19（3）：23.

[12] 袁永斌．生精育子汤治疗精少不育病［C］//男科研究新编：2002年中医男科大会论文汇编，2002：296.

[13] 田宝军．生精散为主治疗少精子症398例［C］//男科研究新编：2002年中医男科大会论文汇编,2002：301-302.

[14] 段颖姝，慕芳．少精子症的临床治疗［J］．吉林中医药，2003，23（10）：25.

[15] 沈坚华，王峻，陈铭，等．补肾调肝方对少精子症大鼠生精作用及睾酮影响的研究［J］．新中医，2003，35（1）：77-78.

[16] 孙自学，庞保珍．中医生殖医学［M］．北京：人民卫生出版社，2017.

第十一节 精子过多症

一、概述

精子计数超过正常值的上限（2亿/mL），甚至超过1~2倍，造成男性不育，称为精子过多症，亦称精子浓度过大症。此症尚无统一的国际标准，临床上较为少见，国外报道，该症约占男性不育症的0.2%。精子过多引起不育，其原因归咎于精子的质量问题。临床所见，精子增多的同时，多伴有成活率低、动力差或畸形率高，这些都可能是引起男性不育的主要原因。

中医文献中无此症记载。现代中医男科认为，该症的主要病机在于阳盛阴衰，肾虚邪阻。所谓阳盛，是指生成精子的功能病理性亢盛；而阴衰，则是指精子的生长成熟功能衰退。

二、病因病理

（一）中医病因病机

先天禀赋不足，或后天早婚多育，房劳太过，肾气虚弱，精室失主，生殖之精生长异常；饮食不节，或久病入络，致使湿热、瘀血等邪内阻，精室失调，生殖之精生长失控。

（二）西医病因病理

病因主要是内分泌因素，以及睾丸的炎症而致睾丸生精功能的异常变化。发病机制在于三个方面：一是精子数量虽多，但质量差；二是精子数多，精子运动时互相之间撞碰的机会增多，从而影响精子运动的速度，减少与卵子接触的机会，难以获能而使卵子受精；三是单位体积精子过多，相对精浆不足，营养不良，致使精子的活动力下降，从而影响受精。

三、辨病要点

精子过多症患者一般没有明显的临床症状，其诊断要点是：婚后不育，精子浓度超过2亿/mL，可伴精子状态异常者。

四、类病辨别

精子过多症应该与生理性的精子浓度增高相区别。生理性精子浓度增高多见于长久未排精者，偶然一次的精子计数超过正常值的上限。鉴别方法是在1周后复查，得出两次化验的平均值。生理性精子增多者可在第二次化验转为正常，或平均值会在正常值范围之内。

五、辨证要点

精子过多症多属阴阳格拒，本虚标实，精室失调之证。因此临床辨证时，重点认清以下几方面的问题：

1. *辨虚实* 本证以肾虚为本，邪实为标。肾虚又有阴阳之分，以肾阳（气）虚为多见；实证有湿热、瘀血内阻的不同，此外尚有虚实夹杂之证，须加以明辨。

2. *辨病因* 弄清病因精子过多症的病因主要可概括为虚损不足、湿热、瘀血内阻等三方面。

六、治疗原则

治疗当以滋阴扶正、祛邪调精为大法。

七、论治要点

本症分为肾气亏虚、湿热下注和瘀血内结三个证型。其中肾气虚弱者，当补益肾气；湿热内蕴者，当清利湿热；瘀血内阻者，当活血化瘀。

（一）肾气亏虚证

1. *临床表现* 婚后不育，精子数目大大超过正常值。伴见腰膝酸软，阳痿，早泄，耳鸣耳聋，头晕健忘，神疲乏力，短气自汗。舌淡，苔薄白，脉细弱或沉细无力。

2. *证候分析*　肾藏精，肾气虚弱，精室失司，生殖之精生长异常，故精子异常增多而不育；肾气亏虚，腰膝失于温养，故腰膝酸软；肾为作强之官，司精关之开合，肾气虚弱，不能作强，开合失司，故阳痿早泄；肾气虚弱，髓海空虚，故耳鸣耳聋，头昏健忘，神疲乏力；气虚不能敛阴，故自汗出。舌淡、苔薄白、脉沉细无力均为肾气虚弱之征。

3. *治法*　补肾益气，调精助育。

4. *方药*　金匮肾气丸。方中以熟地黄、山茱萸、山药滋肾益精；泽泻、牡丹皮、茯苓调肾利水，使补中有泻，补而不腻；肉桂、附子温补肾阳，以助调肾之气。诸药合用，肾气得益，肾精得调，精数恢复，助育有望。

（二）湿热下注证

1. *临床表现*　婚后不育，精子浓度成倍增高。伴尿频、尿急、尿痛、尿黄浊，少腹和会阴部灼痛。舌红，苔黄腻，脉滑而数。

2. *证候分析*　湿热之邪内结精室，生殖之精生长失调，则精子数目增多，精子异常，难以成孕；湿热下注膀胱，故尿频、尿急、尿痛，尿黄浊；湿热阻滞肝脉，气滞不通，则少腹和会阴部灼痛；舌红、苔黄腻、脉滑数均为湿热下注之象。

3. *治法*　清利湿热，调精助育。

4. *方药*　八正散加减。方中以栀子、灯心草、瞿麦、萹蓄清热利湿通淋，凉血活血；车前草、滑石、大黄清利湿热，导湿热之邪从二便而解；生甘草解毒。若热甚者，可加败酱草、金银花以清热解毒，透泄郁热。调和诸药，湿热得清，精室如常，精数自调而病除。

（三）瘀血内结证

1. *临床表现*　精子数目增多，婚后多年不育。伴面色暗紫，少腹或会阴胀闷不适，射精时刺痛，肌肤粗糙。舌紫暗或有瘀点，脉弦涩。

2. *证候分析*　瘀血内结精室，生殖之精异常生长，故精子过多，不育；瘀血内阻，气机不畅，故少腹或会阴胀闷不适；不通则痛，射精时气滞血瘀益甚故刺痛；肌肤粗糙乃瘀血内阻，新血不能润养所致。舌紫暗或有瘀点，脉弦涩，皆为瘀血内阻之象。

3. *治法*　活血化瘀，调精助育。

4. *方药*　血府逐瘀汤加减。方中用桃仁、红花、赤芍、川芎活血化瘀；加路路通通调经脉；柴胡、枳壳疏肝理气行滞；牛膝活血通经，引药下行至病所。加枸杞子、覆盆子益肾调精。诸药合用，共奏活血化瘀，调精助育之功。

八、其他治疗

中成药治疗

（1）补肾强身片：具有补肾强腰，调精固精之功。适用于肾精亏损，精室失司所致的精子过多症。口服，1次5片，每日3次。

（2）大黄䗪虫丸：具有破血逐瘀，调精助育之功。适于瘀血内结型精子过多症。

九、转归与预后

本病临床上比较少见，急性期治疗效果比较好，特别是中药辨证治疗者。进入慢性期治疗比较困难，如性腺和前列腺慢性炎症所致的精子过多症，疗程一般都在1年以上。

十、预防与护理

（1）饮食有节，忌食辛辣、厚味，戒烟酒。

（2）性生活适度，肾虚者当节制房事。

（3）按疗程坚持治疗，不可时断时续。

十一、现代研究进展

中医对此症的研究较少，但所提出的理论和治法较有实用性。理论上认为该症为“阳盛阴衰”之证，按“阳生阴长”的理论，其主要病机是“阳元生”，“阴不长”。治疗的关键是扶阴抑阳。

临床上，从阴虚、血分有郁热立论，药用黄连、焦栀、阿胶珠、墨旱莲各 10 g，水牛角、女贞子、杜仲炭、鸡血藤、益母草、生地黄、熟地黄各 15 g，制何首乌、鳖甲各 20 g，煎汤内服。

将活血化瘀治则引入精子过多症的治疗，药用路路通 30 g，三棱、莪术、桃仁各 15 g，红花、赤芍、川芎、知母、黄柏各 10 g，牛膝、枸杞子、覆盆子、牡丹皮各 30 g，水煎服，并兼服成药大黄䗪虫丸。

参考文献

[1] 华良才．精子过多症治验［J］．新中医，1988（12）：28.

[2] 曲锡萍，林宏益．活血化瘀法在男性生殖疾病中的应用［J］．河北中医，1987（5）：47-48.

第十二节　精子活力低下

一、概述

对于精子活力的评价，WHO 第四版人类精液检查手册的标准是：快速前向运动精子（a 级）在 25%以下，或前向运动精子（包括了 b 级精子，即慢速前向运动精子）低于 50%；第五版标准是：前向运动精子率不低于 32%。精子活力低下即前向运动精子率低于 32%。WHO 命名为弱精子症。有人统计，精子活力低下所致的不育占整个男性不育的 60%~80%，其中，有原发的，也有继发的；有单纯精子活力低下者，也不乏伴有精液其他异常者，因此是男性不育的主要原因之一。

由于本病是通过西医实验室检查进行诊断之病，因此，中医学中无“精子活力低下”之病名及记载。但本症与中医“精寒”“精冷”等证有关。多因先天禀赋不足，或久病体虚，或房劳过度，致肾阳亏虚，肾精不足，气血亏虚，或嗜肥甘茶酒，湿热内蕴，下注肝经而成。现代中医学家辨治本病体系已经形成，临床疗效也比较满意。

二、病因病理

（一）中医病因病机

（1）先天禀赋不足，或房劳太过，导致肾阳亏虚，气化失司，作强不利而致精子活力低下。

（2）久病体虚，气血不足，精失所养，则精子活力低下。

（3）饮食不节，嗜食肥甘，酗酒恋茶，酿湿积热，下注精室，阻遏阳气，气机不利而致精子活力低下。

（二）西医病因病理

西医学将精子活力低下之因责之于内分泌因素、精索静脉曲张、全身性疾病及生殖系统感染等。这些致病因素通过影响精子质量及活动所需的能量而使其活力下降，不能使卵子受精而致男性不育。

三、辨病要点

本病的诊断依据是精液中前向运动精子的比率，凡前向运动精子比率低于 32%者（五版），也可采用四版标准。皆可诊断为本病。目前由于国内不少医院仍采用第四版标准，因为有些专家认为，四版对精子活力的判定上，尤其对自然受孕的患者而言，更科学，更有临床指导价值。

四、类病辨别

本病应与精子存活率减少相鉴别。精子存活率减少是表示死精子数的比例，侧重于精子的存活与否，而本病则是侧重于精子的运动和运动的能力的下降，两者不能相混淆。

五、辨证要点

本病的辨证要点是要辨清虚实。肾阳亏虚、命门火衰、肾精不足、气血亏虚均属虚证，治疗上当以扶正为本，以恢复精子活力；而血脉瘀阻、湿热内蕴属实证，治宜活血行气、清热利湿以祛邪，邪去则精自安。

六、论治要点

（一）命门火衰证

1. *临床表现*　精子活力低于正常。婚久不育，阳痿早泄，形寒肢冷。伴见腰膝酸软，小便清长，夜尿频多。舌质淡胖，苔白润，脉沉弱，两尺尤甚，或脉微细。

2. *证候分析*　命门火衰，肾中生殖之精失于温煦，故精子活力低下，婚后多年不育；肾阳虚衰，不能作强，精关不固，故阳痿早泄；命门火衰，形体失于温煦，故形寒肢冷；肾阳亏虚，气化无权，故小便清长，夜尿频多；腰为肾之府，膝为肾之络，肾阳不足，下元虚惫，故腰膝酸软。舌质淡胖，苔白润，脉沉弱或细微均为肾阳虚疲、命门火衰之征。

3. *治法*　温肾助火，活精助育。

4. *方药*　右归丸加味。方中以附子、肉桂温补肾阳，助命门之火；熟地黄、鹿角胶、枸杞子、山茱萸、山药滋肾阴填精，乃取“阴中求阳”之意；当归补血生精，温通血脉；杜仲补肾强壮腰膝。加巴戟天、肉苁蓉、鹿茸以加强温肾壮阳之功。诸药合用，共奏温肾助火，活精助育之功。

（二）肾精亏虚证

1. *临床表现*　精子活力低下，不育。伴见腰膝酸软，头昏耳鸣，神疲乏力，健忘多梦。舌淡，苔薄白，脉沉细。

2. *证候分析*　肾精不足，生殖之精失于濡养，故精少而活力低下，婚后不育；肾藏精，精生髓，肾精亏损，髓海空虚，脑失所养，故头昏耳鸣，神疲乏力，健忘多梦。舌淡，苔薄白、脉沉细均为肾精不足之征。

3. *治法*　补肾益精，活精助育。

4. *方药*　五子衍宗丸加味。方中以枸杞子、覆盆子、菟丝子、五味子补肾益精；加紫河车、鹿角胶补肾填精，加强补肾益精之力；车前子通利精窍，补中有泻，使补而不腻。诸药合用，补肾生精，共奏活精助育之功。

（三）气血两虚证

1. *临床表现*　精子活力在正常标准以下，不育。伴见神疲乏力，面色萎黄，心悸气短，食少便溏，形体瘦弱。舌质淡胖，边有齿痕，脉弱。

2. *证候分析*　后天之精乏源，气血两虚，肾精失于充养，故精子活力低下，久婚不育；气血不足，清窍、肌肤失于充养，故神疲乏力，面色萎黄；气虚血行无力，血虚心失所养，故心悸气短；脾气虚弱，脾失健运，故食少便溏。舌质淡胖，边有齿痕，脉弱均为气血两虚之候。

3. *治法*　气血双补，益精助育。

4. *方药*　十全大补汤加味。方中以人参、黄芪、当归、熟地黄甘温益气养血；白术、茯苓健脾利湿，以助气血之化生；肉桂助阳气，鼓舞气血之生长；白芍、川芎养血活血；甘草益气调中，调和诸药。诸药合用，大补气血，益精助育。若兼遗精者，加金樱子、龙骨以固肾涩精；偏寒者，加淫羊藿以兴阳益精。

（四）血脉瘀阻证

1. *临床表现* 久婚未育，精子活力低于正常标准，小腹或会阴部坠胀、疼痛，可牵及睾丸、腹股沟；舌质暗，有瘀点或瘀斑，脉涩。

2. *证候分析* 气滞血瘀，阻于络道，血脉瘀滞，精失所养，故精子活力低下；血瘀阻于精室，故小腹或会阴坠胀，精室为奇恒之腑，以通为用，气血瘀阻则精化难熟；舌质暗，有瘀点或瘀斑，脉涩均为血脉瘀阻之候。

3. *治法* 活血通脉。

4. *方药* 桃红四物汤加味。方中桃仁、红花、川芎活血化瘀，熟地黄补血生精，改为生地黄可加强活血作用，当归补血养肝，活血止痛，白芍敛阴养肝，缓急止痛，换为赤芍可增强凉血化瘀作用。此方以活血为主，行中有补，则性而不泻；补中有行，则补而不滞，诸药共奏活血化瘀之功，养血通脉之功。

（五）湿热下注证

1. *临床表现* 精子活力低于正常标准，精液黏稠色黄，或不液化，婚后不育。伴两目红赤，胸胁胀痛，睾丸肿胀热痛，小便短赤，大便干结。舌红，苔黄腻，脉弦数。

2. *证候分析* 湿热之邪，扰及精室，故见精液异常，婚后不育；肝开窍于目，肝热上扰，故目红赤；肝经湿热蕴结，经气不利，疏泄失司，故胸胁胀痛，睾丸肿胀热痛；湿热下注，湿热蕴结，灼伤阴液，故小便短赤，大便干结；舌红，苔黄腻，脉弦数均为肝经湿热蕴结之征。

3. *治法* 清肝胆，泻湿热，益精助育。

4. *方药* 龙胆泻肝汤加减。方中龙胆草清泻肝胆实火，清利下焦湿热；黄芩、栀子清热泻火，以助龙胆草清泻肝胆湿热；泽泻、车前子清热利湿，使湿热之邪从小便而解；柴胡疏肝理气化滞。诸药合用，共奏清利肝胆湿热、益精助育之效。

七、其他治疗

（一）西药治疗

可根据病因针对性治疗，如内分泌功能异常者，可调整内分泌；对性腺或附属性腺感染者，可用敏感性抗生素等治疗。

（二）中成药治疗

肾阳虚弱、命门火衰者可选用肾气丸、男宝等成药；肾精亏损者，可选用紫河车粉、大补阴丸；气血两虚者，可选用十全大补膏、补中益气丸；湿热下注者，可选用龙胆泻肝丸治疗；肾虚湿热夹瘀者，可选用黄精赞育胶囊。

（三）单验方治疗

1. *温肾益精汤* 药用炮天雄6~9 g，熟地黄、菟丝子、怀牛膝、枸杞子各20 g，炙甘草6 g，淫羊藿10 g，水煎服，每日1剂。适用于肾阳虚，命门火衰之精子活力低下症。

2. *加味五子衍宗丸药* 用鱼鳔胶、车前子、五味子各10 g，菟丝子、枸杞子各20 g，沙苑子、覆盆子各15 g，改丸为汤，每日1剂，水煎分2次服用。适用于肾精亏损型精子活力低下症。

（四）饮食疗法

1. *青虾炒韭菜* 青虾250 g洗净，韭菜100 g洗净、切段。先以素油炒青虾，加入调料再加入韭菜煸炒，嫩熟即可食用。可常食，对肾阳亏虚、命门火衰而致精弱者有辅助治疗作用。

2. *羊脊粥* 羊脊骨1具，洗净，剁碎，肉苁蓉、菟丝子各30 g以纱布包扎，加水适量，共煮炖4 h，取汤加大米适量煮粥，粥熟后加入调料，即可食用。适用于肾精不足伴弱精者。

3. *薏苡仁粥* 每次取薏苡仁30~60 g，同大米100 g同煮粥，早晚各食1次，具有清利湿热之功。适于因湿热所致的精子活力低下症。

八、转归与预后

因性腺炎症所致者，急性期治疗疗效较满意，如果失治或误治转为慢性，则疗效较差。

九、预防与护理

（1）戒烟酒、浓茶及其他刺激性饮料和食物。

（2）治疗期间应避免不良因素的影响，如紧身裤、牛仔裤、蒸汽浴等。

（3）节制房事，禁恣情纵欲。

（4）增强信心，按医嘱坚持服药，不可时断时续。

十、现代研究进展

近年来，西医对弱精子症不育的研究也取得了较大进展。譬如，毒毛花苷与精子活力的关系引起了人们的关注。毒毛花苷又名哇巴因，是一种具有排尿、利钠和强心作用的甾体化合物。毒毛花苷是 Na^+-K^+-ATP 酶的特异性抑制剂，能特异性抑制 NKA 的生物学活性，从而发挥其一系列的生物学功能。人体成熟睾丸组织和成熟的精子中均特异存在 Na^+-K^+-ATP 酶的 α4 亚型（Na^+-K^+-ATPaseα4Isoform，NKA4）。NKA4 是影响精子活动力的重要因素之一，而且对毒毛花苷的抑制具有高度敏感性。毒毛花苷可由人体内源性分泌，而且有资料表明其在精液中的浓度要高于在血清中的浓度。NKA4 及其特异性抑制剂毒毛花苷的发现，为研究弱精子症的发生发展机制提供了新的突破口。目前，有学者通过毒毛花苷诱导建立了大鼠的弱精子症模型，这一成果为我们研究毒毛花苷的作用机制提供了一个重要的手段。

线粒体的研究在生殖领域逐步开展，mtDNA 与人类男性不育症的相关性研究已成热点。一系列研究发现，线粒体基因片段缺失如 4977bp 等以及发生在 POLG、ND4、tRNA、ATPase6 等线粒体基因上的点突变与弱精子症存在相关性。线粒体是为精子活动提供能量的重要细胞器，同时也是精子中唯一有自身基因的细胞器。据文献报道，线粒体基因的点突变和片段缺失与人类精子的活力减低和数量减少密切相关。大量的缺失会导致一些结构基因和线粒体基因中的 tRNA 基因完全移除和部分截断。缺失的 mtDNA 编码有缺陷的蛋白质亚基组装成的 nDNA 编码的亚基产生受损的呼吸酶，进一步提高活性氧和自由基数量，导致线粒体供应能量功能的进行性减退，进而导致精子活力减低。研究发现，线粒体 DNA 的突变与精子质量减低密切相关，有报道称在弱精子症患者中发现线粒体 DNA 的缺失或异常。

精子头部及鞭毛结构的异常都可能影响精子鞭毛的运动，导致精子运动能力下降，最终导致弱精子症的发生。鞭毛上的一些基因（如 ejin-2、DNAI1、DNAH5、DNAH11、AKAP4、SEPT4、Smcp 和 CRISP2）和蛋白（如精子蛋白 ACTB、ANXA5、PRM1、PRM2、SABP、CRISP2、Trx-3 等和精原蛋白 Tf、PSA、PAP、Fractalkine 等）被证实与弱精子症的发生有关。

中医学认为，精弱的关键在于生殖之精缺乏，肾之阳气的推动，肾之阴精的濡养，缺乏能量而活力低下，其中，肾阳虚弱、肾精亏虚为其主要病机。王琦教授认为现代社会条件下本病基本病机为肾虚夹湿热瘀毒虫，治疗当以补肾填精、活血化瘀、兼清湿热。但也有部分患者除精液常规异常外并无明显的临床症状与体征。秦国政通过流行病学研究发现，临床上有 34%的不育患者因证候表现不典型无法进行证候分类，即无证可辨；57.6%的不育患者体质类型为平和质（即最理想体质）。

临床治疗可从阳虚论治。如广东名医罗元恺提出“精子活力低当温阳益气”，并创温肾益精汤（方见单验方治疗节），方中以大辛大温之天雄为主药，补肾阳，助命火。已故名医赵锡武认为精子活力低下当责之于脾肾阳虚，常以《金匮要略》中的天雄散化裁治疗，每获治验。

亦可从阴虚用药。吴氏从肾精亏虚论治本症 1 143 例，药用覆盆子、枸杞子、菟丝子、五味子、车前子、当归、熟地黄、牡丹皮、白芡、石菖蒲为基本方加减。经治疗后精子活力普遍提高，而且对死精症亦有效。

针对无症状性弱精子症，秦国政提出从“脾肾两虚夹瘀”论治，在徐福松教授经验方聚精汤基础上化裁而创聚精助育汤（生黄芪、炙黄芪、生地黄、熟地黄、枸杞子、太子参、制何首乌、炙黄精、菟丝子、沙苑子、川续断、丹参、益母草、鸡血藤组成），取得满意临床疗效。

欧氏以自拟的“补肾养精汤”为主，随症加减治疗弱精子不育症136例，药用巴戟天12 g、菟丝子12 g、枸杞子12 g、熟地黄30 g、黄芪15 g、当归12 g、茯苓12 g、牡丹皮9 g、川芎6 g。肾阳不足者加淫羊藿、仙茅，肾阴虚者加制女贞子、制黄精，血虚甚者加制何首乌、桑椹子，瘀症明显者加桃仁、红花。每日1剂，30日为1个疗程，治疗1~3个疗程，有效率86.03%。

丰氏从脾肾两虚入手，治疗精少精子活力低下者32例，药用红参10 g，白术12 g，怀山药15 g，茯苓10 g，熟地黄24 g，枸杞子15 g，何首乌30 g，泽泻、牡丹皮、当归、仙茅各10 g，淫羊藿、鹿角胶、丹参各15 g，九香虫、海龙、海马各6 g。每日1剂，分3次煎服。治疗后精子活力改善者22例，精子活动率增加18.9%±4.85%。

此外，还有从寒热、湿热入手治疗本症的，如严氏以乌梅丸加黄芪、淫羊藿治疗本症16例，结果均治愈。

秦氏等从脾肾论治，用自拟的“生精汤”为主，辅以西药治疗弱精子症78例，有效率93.1%。药用仙茅、淫羊藿、五味子、菟丝子、枸杞子、覆盆子、车前子、金樱子、桑椹子、韭菜子、女贞子补肾，当归、生地黄、熟地黄、川芎、白芍、白术、茯苓、甘草、山药补脾。配合西药氯米芬、三磷酸腺苷、维生素A、维生素E、葡萄糖酸锌口服液等口服，连服3个月为1个疗程。疗效满意。庄天衢采用补肾疏肝法治疗弱精子症40例，方药：淫羊藿30 g、熟地黄30 g、枸杞子15 g、黄精15 g、何首乌15 g、柴胡10 g。水煎2次，共取汁300 mL，早晚各服150 mL，90 d为1个疗程。结果显效8例，占20%，有效24例，占64%，无效8例，占20%，总有效率为80%。与治疗前比较，a级精子、b级精子、精子活率均有明显改善，有显著性差异（$P<0.05$）。

实验研究方面，日本学者玉舍辉彦等研究发现中药补中益气汤具有提高精子活力的作用。国内学者也发现黄精赞育胶囊可以通过修复精子尾部线粒体功能，上调抗氧化能力，降调精子细胞凋亡率等途径提高精子活动力。

参考文献

[1] 史宇广，单书健. 当代名医临证精华：男科专辑［M］. 北京：中医古籍出版社，1992.

[2] 胡岩，郭敬礼. 精液异常类不育症中医药治疗现状与展望［J］. 中医药信息，1991（2）：22-26.

[3] 吴国忠，许士凯. 传统中成药及其方剂壮阳作用的研究进展［J］. 中成药，1989，10（7）：28-29.

[4] 玉舍辉彦. 补中益气汤治疗精子缺乏症［J］. 王平，译. 国外医学中医中药分册，1988（5）：13.

[5] 欧春. 弱精子不育症证治探讨［C］//男科研究新编：2002年中医男科大会论文汇编，2002，289-290.

[6] 秦晓晨. 中西医结合治疗弱精子症78例观察［C］//男科研究新编：2002年中医男科大会论文汇编，2002.

[7] 庄天衢. 补肾疏肝法治疗弱精子症40例临床观察［J］. 湖南中医药导报，2002，8（12）：763.

[8] 秦国政，李曰庆，裴晓华，等. “基于脾肾两虚夹瘀论治无症状性弱精子不育症”专家共识［J］. 中华中医药杂志，2016，31（6）：2235-2238.

[9] 胡剑麟，孙健，陈威，等. 黄精赞育胶囊对弱精子症患者精子线粒体膜电位的影响［J］. 中华男科学杂志，2017，23（12）：1116-1120.

[10] 安琪，邹练．生精类中成药治疗男性少、弱精子症的 Network Meta 分析和系统评价［J］．生殖与避孕，2016，36（01）：42-48，74.
[11] 秦国政，张春和．中医男科学［M］．北京：科学出版社，2017.
[12] 孙自学，庞保珍．中医生殖医学［M］．北京：人民卫生出版社，2017.

第十三节 死精症

一、概述

死精症一病，是指精子成活率下降，甚至无一活精，因而导致不育的一种病症。该症亦称死精子过多症。按 WHO《人类精液检查与处理实验室手册》第 5 版标准：禁欲 3～7 d，精液电脑分析中精子成活率降低，经伊红染色后死亡精子所占比例超过精子总数 42%的即可称为死精症。精子成活率低也是造成男性不育的主要原因之一，有人统计约占男性不育患者的 1.3%。并认为睾丸生精功能障碍、附属性腺感染、精索静脉曲张、隐睾、睾丸局部温度过高等因素均可导致死亡精子数目增加。

中医文献中没有“死精症”的病名，但中医所言“肾虚”“精寒艰嗣”与本症相关。认为该病的病因病机主要是肾虚精亏，脾胃虚弱、肝郁气滞以及血瘀等均可导致生殖之精失养引起。治疗的关键是补肾益精，疏肝化瘀。本病以肾虚为主，亦有虚中夹实，如湿热、瘀血等。

二、病因病理

（一）中医病因病机

（1）禀赋不足，先天肾气亏虚，精室空虚，不利于精子生存。

（2）早婚，房事不节，房劳过度，或手淫频繁，伤及肾气，或肾阴亏耗，或肾阳受损，生殖之精失去温煦和濡养，均可影响精子的生存，而出现死精症。

（3）素体阴血不足，或热病伤阴，或嗜食辛辣温燥之品，积热伤阴，致使肾阴不足，阴虚火旺，热灼精室而致死精症。

（4）情志不畅，肝郁气滞，瘀血内阻，疏泄不利，精道不畅，精室失养，影响精子的生存。

（5）素体脾胃虚弱，或饮食不节，伤及脾胃。脾为后天之本，脾胃虚弱，后天之精乏源，精室空虚，亦致死精症。

（二）西医病因病理

西医学认为，本症与生精功能缺陷、精索静脉曲张、精囊、前列腺和附睾感染，以及全身营养状况欠佳，维生素 A、维生素 E 缺乏等因素有关。这些致病因素都可以引起精子的生长发育不良而出现死精症。

三、辨病要点

死精症的诊断依据是精液实验室检查的结果。禁欲 3～7 d，精液电脑分析中精子成活率降低，经伊红染色后死亡精子所占比例超过精子总数 42%的即可称为死精症。

四、类病辨别

死精症必须与假死精子症相鉴别。所谓假死精症，一是指因检查方法不当或操作不规范而造成的人为死精子增多；二是将一些活而不动的精子误检计作死精。鉴别假死精子症，第一是采取科学的样本收集方法，并且要在规定的时间内检测。第二，用活体染色法区别真假死精症。

五、辨证要点

本症属虚证者多见，但虚中夹实者亦有，如肾阴不足、阴虚火旺证常兼有肝经湿热蕴结不化者；

而肝郁气滞血瘀则属实证，但又常伴见肝肾阴血不足之虚证。因此，辨证要点首先是要明辨虚实。

本症的病位主要在肾，可涉及脾、肝等脏。

六、治疗原则

根据该病的主要病机，临床上当以补肾益精、益胃健脾、疏通气机为治疗原则，治疗的目的是要恢复生殖之精的正常生长。具体而言，补肾又有温补肾阳肾气、滋补肾阴、滋补肝肾、温补脾肾的不同，疏通气机有疏肝理气、活血化瘀、清利湿热之别，临床必须根据病因的差异，区别对待。

七、论治要点

（一）肾气亏虚证

1. 临床表现　精液化验结果为死精数增多，不育，射精无力或早泄，腰膝酸软。伴见头晕耳鸣，神疲乏力，气短自汗。舌质淡，苔薄白，脉弱。

2. 证候分析　肾气虚弱，生殖之精失于温养，精室空虚，故死精子数增多而不育；肾气不足，鼓动无力，精关失固，故射精无力，早泄；肾气虚弱，腰府不充，故腰膝酸软；肾气虚弱，髓海失温养，故头晕耳鸣，神疲乏力；肾气虚弱，心气不足，卫气不固，故气短自汗；舌淡、苔薄白、脉弱均为肾气亏虚之征。

3. 治法　补肾益精，活精助育。

4. 方药　生精种玉汤。方中淫羊藿、川续断、菟丝子温肾壮阳，促进生殖之精的化生；何首乌、枸杞子、桑椹子滋补肝肾阴血，以资生精之源；覆盆子、五味子固肾摄精，以防精液之失泄；黄芪、当归益气养血，以助后天之精之化源，充养先天肾精。本方先天、后天兼顾，精血双补，补益肾精。诸药合用，精室得充，活精得生，死精得除。

（二）肾阳亏虚证

1. 临床表现　精清冷而死精多，婚久不育。伴见形寒肢冷，阳痿早泄，面色苍白，精神不振，腰膝酸软，小便清长，夜尿多。舌质胖，脉沉细或微。

2. 证候分析　肾阳衰弱，失于温煦，阴寒内生，故精冷不育，死精多，形寒肢冷，阳痿早泄；肾阳衰，气化无权，故小便清长，夜尿多；腰为肾之府，肾阳虚，肾不能生髓养骨，故见腰膝酸软。舌淡质胖，脉沉细或微均为肾阳虚衰、命火不足之象。

3. 治法　温肾壮阳，活精助育。

4. 方药　赞育丹加减。方中用炮附子、肉桂温补肾阳；仙茅、淫羊藿、巴戟天、蛇床子、韭菜子温肾壮阳；山茱萸，枸杞子、杜仲补肝肾，益精血，强壮腰膝；人参、熟地黄、当归、白术益气养血，以资生精之源；鹿茸温肾壮阳，填补精血。诸药合用，补肾火，益肾精。共奏温肾壮阳、活精助育之功。

（三）阴虚火旺证

1. 临床表现　精少而黄，死精多，婚久不育，腰膝酸软，耳鸣，并见五心烦热，潮热盗汗，口干咽燥，遗精。舌红，少苔或无苔，脉细数。

2. 证候分析　肾阴亏损，虚热内生，热扰精室，灼伤精液，故精液量少而黄，死精数目增多，婚久不育；肾阳亏虚，髓海不充，故头晕耳鸣；阴虚内热，故五心烦热，潮热盗汗，口干咽燥；热扰精室，精关开合不利，故遗精。舌红少苔或无苔，脉细数，均为阴虚内热之征。

3. 治法　滋阴清热，活精助育。

4. 方药　死精Ⅰ号方。方中用知母、黄柏、生地黄、白芍滋阴降火；丹参、赤芍、当归活血凉血；金银花、蒲公英、生甘草清热解毒；川续断益肾填精。诸药合用，滋阴清热，泻火解毒，对前列腺炎、精囊炎致死精症尤为适合。

（四）肝郁血瘀证

1. 临床表现　死精多，情志抑郁，不育，并见胸胁胀痛，腹不适，或射精时茎中作痛，或睾丸胀痛。舌暗红或有瘀点，脉弦或涩。

2. 证候分析　肝气郁结，疏泄失常，气滞血瘀，故死精多而不育，情志抑郁；肝经气机阻滞，瘀血内阻，故胸胁胀痛，少腹不适，或射精时茎中作痛，或睾丸胀痛；舌暗红或有瘀点，脉弦或涩均为肝郁气滞血瘀之象。

3. 治法　疏肝理气，行血活精。

4. 方药　以逍遥丸合乌药散加减。方中以柴胡、香附疏肝理气；乌药、沉香、橘核行气止痛，温通经脉；白芍、甘草缓急止痛；当归活血化瘀；仙茅、淫羊藿温肾生精。诸药合用，使肝气得舒，经脉得畅，肾气强盛，阴精化生复常。

（五）脾胃虚弱证

1. 临床表现　不育，精液化验死精多于25%。伴面色萎黄，形体消瘦，周身乏力，食欲不振，脘痞腹胀，肠鸣腹泻。舌质淡胖有齿痕，苔薄而白，脉缓无力。

2. 证候分析　脾胃虚弱，后天之精乏源，精室空虚，死精子多而影响生育；胃伤纳谷失司，脾伤运化失职，故见食欲不振，脘痞腹胀，肠鸣腹泻；后天不足，则面色萎黄，形体消瘦，周身乏力。舌质淡胖有齿痕、苔薄而白、脉缓无力乃脾胃虚弱之象。

3. 治法　健脾益胃，活精助育。

4. 方药　四君子汤加味。方中四君子补气健脾；藿香、陈皮、焦三仙行气和胃；黄芪、当归补气养血以益精；枸杞子补肾活精。诸药合用，共奏健脾益胃、活精助育之功。

八、其他治疗

（一）西药治疗

西药治疗主要是对症治疗。生精功能低下者，可采用睾酮口服、肌内注射或皮下植入治疗；前列腺和精囊炎症者，可抗感染治疗；维生素缺乏者，可口服维生素A、维生素E。

（二）手术治疗

对隐睾和精索静脉曲张引起的死精症患者要采用手术治疗。

（三）中成药治疗

肾气虚证可选用五子衍宗丸、男宝等成药；肾阳虚弱者可选用金匮肾气丸、右归丸；肾阴虚火旺者可选用知柏地黄丸、大补阴丸；肝郁气滞血瘀者，可选用逍遥丸、血府逐瘀丸等。

（四）饮食疗法

1. 蒸羊睾　取羊睾丸1对，仙茅、巴戟天各10 g。将睾丸切开，二药研末放入睾丸内合好，置锅中蒸熟，分4~6次服完。适用于肾阳虚弱者。

2. 羊肉粥　羊肉600 g，黄芪20 g，人参、白茯苓各10 g，大枣5枚，粳米100 g。先取精羊肉120 g，切细；余下羊肉与4味药物同煎，取汁300 mL，入米煮粥，待粥临熟时入切细的羊肉，调和，加调料即可食用。用于肾气虚弱者。

九、转归与预后

生精功能障碍者通过激素治疗，能使部分患者得到改善。中药辨证论治能使1/3的患者获愈，86%的病例治疗有效。前列腺、精囊慢性炎症所致的死精症治疗较困难，疗程长，疗效较差。

十、预防与护理

（1）节制房事，不恣情纵欲。

（2）饮食合理，忌食辛辣、生冷、烟、酒。

（3）遵守医嘱，按疗程用药，切忌时断时续地治疗用药。

十一、现代研究进展

《素问·阴阳应象大论》曰“阳化气，阴成形”，明确阐述了肾阳虚是导致“死精子”的主要原因，肾阳不足则阴寒内盛、温煦失司、精液必寒，寒水之地不能活鱼，故肾阳虚所致死精子较多；中气不足型、精室温热、瘀血内阻以及微量元素，药物、病理原因引起的不育症也较常见。

莫矜耀认为命门火衰，肾精亏虚等虚证固然有之，但不必拘泥于先贤独重温肾壮阳、补肾填精之法，应据证候辨别湿热内蕴，阴虚火旺，气滞血瘀等证型，分别治以清热利湿，滋阴降火，理气活血等法。尤其湿热内蕴是死精子症的主要原因，其影响了肾的藏精和肝的疏泄，下注精室，即可灼伤肾阴，又能阻遏肾阳，使病深不解，缠绵难愈。治疗不应重于补肾而应重于祛除下焦湿热，保证肝的正常疏泄。

王祖龙认为本病病机为“肾虚为本，虚实夹杂”，强调死精子症发病病位在肾，涉及肝脾，以肾虚、脾虚为本，血瘀、湿热、肝郁为标。根据症状进行聚类分析，得出肾精亏虚、肾虚血瘀、脾肾两虚、肾虚湿热、肾阴亏虚、肝郁肾虚 6 种证型，其中肾精亏虚、肾虚血瘀是临床最常见证型。

有人以益肾壮精汤治疗 182 例死精过多而不育者，治愈 67 例，显效 57 例，有效 36 例，无效 22 例，总有效率为 87.9%。其方药用熟地黄 30 g、淫羊藿 15 g、黄芪 15 g、当归 12 g、菟丝子 12 g、桃仁 9 g、红花 6 g、川芎 6 g。

周氏用益肾生精汤治疗死精症 68 例，治愈 30 例，显效 22 例，有效 8 例，总有效率 88.3%。基本药物组成：怀山药、黄芪各 20 g，熟地黄、甘枸杞、菟丝子、覆盆子、党参各 15 g，山茱萸、巴戟天、淫羊藿、鹿角胶（烊冲）、制附片、紫石英各 10 g，肉桂（后下）、五味子各 6 g。加减：阴虚内热者，加知母、黄柏各 10 g；湿热内蕴者，去附片、肉桂，加龙胆草 6 g、山栀 6 g、黄芩 10 g、土茯苓 15 g、车前草 15 g。上药水煎，日服 1 剂，连服 30 d。

此外，临床上应用得较多的专方有李氏的生精汤，傅氏的活精散。前方主要用于肾阴虚证，而后方则用于肾阳虚证，有效率均在 90% 以上。尚有补肾化瘀、利湿解毒等法为主治疗获效者。

弱精子症与死精症既有同样的病因，也有不同的病因，如纤毛不动综合征，患者的精子是存活的，但不能动。即使在同种致病因素的作用下，两者受损程度亦有轻重之分，因此，区分活精子与死精子，对不育症的诊断、治疗与预后均有很重要的意义。一般说来，死精子增多，与前列腺炎、附睾炎、精囊炎等生殖系统感染有关，同时还与内分泌、微量元素改变或微环境变化等有密切联系。叶氏发现通过低能量激光击打精子尾部是鉴别存活精子有效的方法，受低能量激光打击后有 90% 的活精子出现形态变化，而死精子形态无任何变化。

参考文献

[1] 李广文．男子不育症［J］．中医药研究，1989（1）：3.

[2] 史宇广，单书健．当代名医临证精华：男科专辑［M］．北京：中医古籍出版社，1992.

[3] 欧春，陈子胜．182 例死精过多症临床观察［J］．上海中医药杂志，1990（5）：28-29.

[4] 李保民．生精汤治疗死精症 28 例疗效小结［J］．新中医，1988（12）：29-30.

[5] 傅本善．活精散治疗男性不育［J］．四川中医，1987（12）：36-37.

[6] 周瑞芝．益肾生精汤治疗死精子过多症［C］//男科研究新编：2002 年中医男科大会论文汇编，2002：255.

[7] 蔡玉国．中药治疗死精子症观察［J］．实用中西医结合杂志，1997，10（10）：1004.

[8] 牛祖智，刘红英，尹亚君，等．死精子症的辨证论治［J］．云南中医中药杂志，2000，21（3）：3-4.

[9] 赵文，王祖龙，王诗琦，等．王祖龙教授治疗死精子症辨证规律分析［J］．中医药临床杂志，2017，29（12）：2062-2065.

[10] 叶明建，朱卫中，赵恩慧，等．低能量激光击打精子尾部鉴别存活精子中应用［J］．中国男科学杂志，2017，31（01）：27-30.

第十四节　畸形精子症

一、概述

畸形精子症，也是引起男性不育的一个重要因素，其诊断也是随着现代检测技术的进步，其标准也在改变。可能在当时看属于正常形态的精子，现在看是不正常了。最早标准是正常形态精子在30%之下，之后变为20%以下，到WHO第四版人类精液检查手册中则修订为15%之下，而到了第五版，正常形态精子率在修改为4%以下。低于这个标准即可诊断为畸形精子症。从目前国内规范的男科实验室的精液分析报告来看，这一指标还是比较客观的，正常形态精子率高于15%者很少，但低于4%者也较少见。

由于本病是化验结果诊断，所以中医学中无“畸形精子症”的名称。现代中医认为，本症多因于肾虚和湿热之邪下注，精失所养而出现畸形精子增多，导致男性不育。治疗上补肾益精为主，兼以清利湿热之邪。

二、病因病理

（一）中医病因病机

中医认为本病症的病因病机包括两个方面：一是房劳过度，久病或大病刚愈，致肾阴或肾阳虚弱，精失所养而致畸形精子增多；二是因饮食不节，湿热内生，或湿热毒邪内侵，蕴结精室，精子被邪毒所伤而致畸形精子增多，从而导致男性不育。

（二）西医病因病理

西医学认为，精子形态异常可能是感染、损伤、睾丸应激反应、内分泌不平衡，以及遗传因素等多种原因造成。由于畸形精子增多，受精困难而致不育。

三、辨病要点

凡通过规范的精液分析检查，正常精子形态率在4%以下者，即可诊断为畸形精子症。

四、类病辨别

本病必须与精子凝集相鉴别。精子凝集是由于精子抗原和精子抗体的抗原抗体反应，造成精子头对头，或尾对尾、或头对尾等集结在一起。而精子畸形则是指单个精子的形态异常，以及精液中形态异常精子数目的增多。

五、辨证要点

本病的辨证要点主要有两个方面。

1. 辨明虚实　本病虚证者多见，凡畸形精子增多而伴腰膝酸软、头昏耳鸣、阳痿、遗精、滑精等肾虚证候者属虚证；而畸形精子增多伴精液不液化、脓精和少腹会阴疼痛者多属实证。此外还有虚实夹杂之证。

2. 分清阴阳　肾虚有阴阳之分，凡肾阳虚者精液多清冷，并见形寒肢冷、小便清长；而肾阴虚者，精液多稠而量少，伴五心烦热，小便短赤。

六、治疗原则

针对本病的主要病机，宜以补肾益精、清热利湿解毒为治疗原则。以期使肾主生殖、生精及精子运动功能恢复正常。

七、论治要点

（一）肾阳虚证

1. 临床表现　精液清冷，精子畸形率增高，婚后不育，并见阳痿早泄，畏寒肢冷，腰膝酸软，小便清长，夜尿频多。舌淡胖，苔薄而滑，脉沉细或沉微。

2. 证候分析　肾阳虚衰，温煦失职，精失温养，故精液清冷，畸形精子增多，婚后不育，畏寒肢冷；肾为作强之官，肾藏精，命门火衰，肾不作强，精关不固，故阳痿早泄；肾阳虚，气化无权，故小便清长，夜尿多；舌淡胖，苔薄而滑，脉沉细或沉微均为肾阳虚衰、命门火衰之象。

3. 治法　温肾壮阳，生精助育。

4. 方药　以赞育丹加减。方中以熟附子、肉桂温补肾阳，助命门之火；加巴戟天、仙茅、淫羊藿、蛇床子、韭菜子、肉苁蓉温肾壮阳；熟地黄、当归、枸杞子、山茱萸滋肾阴益精血，以“阴中求阳”；白术健运脾阳。诸药合用，肾之阴阳两旺，则生精功能正常而畸形精子减少，共奏生精助育之功。

（二）肾阴不足证

1. 临床表现　精液量少而畸形精子增多，婚后多年不育，伴形体消瘦，腰膝酸软，五心烦热，头昏耳鸣。舌红，少苔，脉细而数。

2. 证候分析　肾阴不足，精失滋养，故精液量少而畸形精子多，婚久不育；肾阴虚，筋骨失养，髓海不充，故形体消瘦，腰膝酸软，头昏耳鸣；阴虚则内热，故五心烦热。舌红少苔、脉细而数均为阴虚内热之象。

3. 治法　滋阴补肾，降火益精。

4. 方药　六味地黄丸合五子衍宗丸加减。方中熟地黄、山药、山茱萸滋补肾阴；牡丹皮、泽泻凉血清泻肾火；菟丝子、五味子、枸杞子、覆盆子、车前子补肾固精。若虚热盛，精液中有脓细胞者，可加知母、黄柏以清降虚火解毒；若遗精滑精者，可加金樱子、龙骨以涩精止遗。诸药合用，共奏滋阴补肾，降火益精之功。

（三）湿热下注证

1. 临床表现　精液黏稠或不液化，镜检畸形精子数多，或白细胞增多，有脓细胞，婚后不育。并见腰酸，下肢沉重，小腹会阴胀痛不适，身倦乏力，口苦心烦。舌红，苔黄腻，脉沉弦或数。

2. 证候分析　湿热之邪蕴结精室，影响精子生长发育，故畸精增多，精黏稠或不液化，精中有脓细胞和白细胞；湿邪阻遏气机，经络不畅，故腰酸，下肢沉重，小腹会阴胀痛不适，身倦乏力；湿热之邪阻滞肝经，胆失疏泄，故口苦心烦。舌红、苔黄腻、脉沉弦或数均为湿热内蕴之征。

3. 治法　清热利湿，解毒生精。

4. 方药　利湿益肾汤。方中用萆薢、薏苡仁、土茯苓、车前子清热利湿解毒，引邪从小便而解；山药、白术健脾运湿；肉苁蓉、牛膝补肝肾，益肾精。若湿热甚者，可加黄柏、栀子清利下焦湿热；有瘀滞而见少腹会阴疼痛者，加桃仁、红花、穿山甲以行气活血，化瘀通经。诸药合用，共奏清热利湿、解毒生精之功。

八、其他治疗

（一）西药治疗

对症治疗为主。生精功能障碍者可用氯米芬治疗，每日 1 次，口服 50 mg，持续 12 周。前列腺炎和精囊炎者，须抗感染等治疗。

（二）中成药治疗

肾阳虚证可选用男宝、三肾丸以温肾壮阳，益肾生精；肾阴虚者可选用左归丸、知柏地黄丸、河车大造丸以滋肾益精，清降相火；湿热下注者可选用导赤丸、八正散等成药，以清利湿热。

（三）单验方治疗

1. 家韭子丸（《证治准绳》）　家韭子、鹿茸、肉苁蓉、牛膝、熟地黄、当归、菟丝子、巴戟天、杜仲、石斛、桂心、干姜，水煎服。适用于肾阳虚所致畸形精子症

2. 滋阴百补丸（《医方集成》）　熟地黄、山茱萸、炒山药、牡丹皮、泽泻、茯苓、枸杞子、牛膝、杜仲、肉苁蓉、补骨脂、巴戟天、莲须，水煎服。适用于肝肾不足所致畸形精子症。

3. 河车大造丸（《景岳全书》）　熟地黄、紫河车、天冬、麦冬、龟甲、黄柏、杜仲、牛膝，水煎服。适用于肝肾不足所致畸形精子症。

（四）饮食疗法

1. 清炒虾仁　取河虾肉 500 g、鸡蛋清 2 个、干淀粉等调料。先将虾肉洗净，用食盐拌和，再加入蛋清，搅拌，加干淀粉，和匀。另用油滑锅后，加入熟猪油，烧至四成熟，加入拌好的虾肉，熟之前加入调料，起锅，即可食用。具有温肾壮阳之功。

2. 枸杞粥　枸杞子 60 g、粳米 120 g。将枸杞子洗净后与粳米同煮成粥即可食用。具有滋补肝肾阴血之功。

（五）针灸治疗

（1）太冲、侠溪、风池、肝俞、胆俞，针而不灸，用补法或平补平泻法，隔日 1 次，留针 30 min。适用于肾精亏损证。

（2）肾俞、命门、三阴交、关元，针灸并用，用补法，隔日 1 次，留针 30 min。适用于肾阳不足证。

九、转归与预后

本病属内分泌因素引起的，用激素疗法，能使部分患者的畸形精子下降至正常范围。而因前列腺、精囊慢性炎症所致者，单纯的抗生素类难以根治，而且疗程较长，副作用较大。中药辨证治疗该病具有一定的疗效，一般治疗 3~5 个月，能使大部分患者精液逐渐恢复到正常，预后良好。

十、预防与护理

（1）饮食有节，戒烟酒、忌辛辣。

（2）注意个人卫生，特别是外生殖器的卫生，避免不良因素的接触，如不洁性交等。

（3）节制房事，不恣情纵欲。

（4）避免在高温、有毒、有放射性污染的环境中工作生活，内裤应宽松，不宜穿紧身裤，不宜进行桑拿浴、蒸汽浴。

（5）重视泌尿生殖系统炎症的防治。

十一、现代研究进展

中医临床常将此病与其他精液病统称为“精子异常”，认为该病的病机主要在于肾精虚或精道不畅，生殖之精失养。

在病因病机上，杜宝俊提出了畸形精子症的基本病机为虚、实两大类。虚者责之肾精之生成匮乏，多表现为脾肾阳虚或肾阴虚；实者源于肾精之排泄受扰，多因瘀血阻滞和湿热下注。倡导辨别虚实，分清病因，辨证施治。郭军认为该病病因多则之虚、瘀、湿热、痰湿，病变的核心病机在于肾精不足、瘀血阻道、湿热下注、痰湿困阻。

临床治疗上，王象礼用补肾活血法治疗畸形精子症取得较好疗效。陈小均等运用自拟金萆地黄汤治疗 81 例男性不育症合并畸形精子症患者，治疗 12 周后临床痊愈 34 例（42.0%），有效 26 例（32.1%），无效 31 例（38.3%），治疗后正常形态精子总数、正常形态前向运动精子总数均多于治疗前（$P<0.05$）。徐潘等运用左归丸加减治疗畸形精子症 98 例近三个月治疗后，总有效率 91.84%。

实验研究方面，对于余畸形精子症的研究取得了一定进展，有研究证实圆头精子症、精子核空

泡、断头精子症、残余胞质、纤维鞘发育不良（DFS）和原发性纤毛运动障碍（PCD）等特殊形态异常精子与 DPY19L2、AR、PRM1、GBA2、PCI、CREM、TH2A、TH2B、ODF1、Cntrob、OAZ-t、HOOK1、SPEM1、GAT1、PRSS21、15-LOX、Sptrx、AKAP3、AKAP4、DNAI1、DNAH5、RSPH4A、TXNDC3、CCDC39、LRRC6、LRRC50、KTU 等基因的分子有关。这为畸形精子症的致病机制研究提供依据。

参考文献

[1] 闫朋宣，杜宝俊．畸形精子症中医辨治心得［J］．中医杂志，2013，54（18）：1605-1607.
[2] 高庆和，王福，余国今，等．郭军辨治畸形精子症经验［J］．中国中医药信息杂志，2015，22（06）：103-104.
[3] 闫熙岳．王象礼运用补肾活血法治疗畸形精子症经验举隅［J］．山西中医，2014，30（03）：6-7.
[4] 陈小均，张志杰，宁鹏，等．金革地黄汤治疗男性不育症合并畸形精子症患者 81 例疗效观察［J］．中医杂志，2018，59（05）：411-414.
[5] 徐潘，陈盛镱，谢作钢．左归丸加减治疗畸形精子症 98 例临床观察［J］．浙江中医杂志，2015，50（01）：39.
[6] 刘睿智，武婧，王瑞雪．畸形精子症分子遗传学机制研究进展［J］．中华男科学杂志，2013，19（12）：1059-1067.
[7] 孙自学，庞保珍．中医生殖医学［M］．北京：人民卫生出版社，2017.

第十五节　无精子症

一、概述

无精子症是指连续 3 次以上实验室检查，所射精液中无精子，即可诊断为无精子症。该症是导致男性不育症的主要病因之一。约占男性不育症的 6%~10%。造成无精子症的原因概括起来有两大类，一是睾丸生精功能衰竭，二是输精管道阻塞。该病是男性不育症中的疑难顽症。

中医学中没有“无精子症”的病名，但许多病症与本症有密切的关系，如“无子”“绝孕”“不育”等。本症的病因可概括为虚、瘀、毒。所谓虚是指肾阴阳俱虚，肾精亏虚，或脾胃虚弱，气血化生不足；瘀则是指痰湿、寒积等结于精道，瘀血内阻；毒是指疫毒、热毒浸淫肾子而精不生。病机为肾气亏损，生殖之精难生，或精道阻塞，精阻难出。

《内经》将男子无子的原因归于“天癸竭”和“天地之精皆竭”。从肾精及后天水谷之精均竭立论，创“无子”为精竭之说。清代何梦瑶在《医碥》中载“卵子瘟”一证，认识到因痄腮而伴发的睾丸瘟证，可能损及睾丸的生精功能。

二、病因病理

（一）中医病因病机

（1）先天禀赋不足，或发育不良，肾气不充，肾子体小或阙如，而致无精。

（2）房事太过，恣情纵欲，而致肾精亏损，生殖之精不生。

（3）大病久病，虚损太过，脾失运化，精血乏源而致无精。

（4）饮食不洁，湿热内生，或感受疫毒之邪，精室被扰，精子难生，或侵犯精道，精阻难出。

（二）西医病因病理

西医学认为，无精子的原因包括两大类：一是睾丸本身不能产生精子；二是输精管道的阻塞，精子无法排出。造成睾丸生精功能障碍的原因有许多，有全身性疾病，如内分泌系统疾病、脊髓损伤等；有理化因素所致，如温热长期刺激、维生素缺乏、放射性照射等；也有睾丸本身的疾病。睾丸生精功能的损害有的是可逆的，有的则是不可逆的，如唯支持细胞综合征、睾丸未成熟型、生精小管透明变性、间质增生，以及几种病变同时存在的混合型等。

造成输精管道阻塞的原因也很多，有感染所致的局部水肿，也有因肿瘤或者附睾囊肿压迫，也有先天性输精管阙如或狭窄不通，也有精道的扭曲、手术瘢痕等。

三、辨病要点

凡连续3次（离心沉淀涂片）精液检查未发现精子者，便可以诊断为本症。生精细胞检测或睾丸活检能为本症确诊提供有力的依据。

四、类病辨别

1. *与无精液症鉴别*　无精液症是指射精时无精液排出（排除逆行射精）而无精子症则是指精液中没有精子

2. *按病因鉴别*　无精子症按病因可分为两大类：一种是睾丸生精功能障碍性无精子症，一种是梗阻性无精子症。前者是指睾丸生精细胞萎缩、退化，不能产生精子；后者睾丸有正常的生精功能，但由于输精管道的梗阻，精子不能排出。两者的鉴别对预后的判断及治疗方法的选择有十分重要的意义。因此临床应详细采集病史，主要应询问青春期到来之后，是否发生过睾丸疼痛（特别是腮腺炎性睾丸炎）、结核及持续高热。还应对睾丸、附睾及输精管局部的检查，观察有无睾丸发育不良、睾丸萎缩、附睾结节及输精管囊肿等情况。做血液染色体、精子发生基因、内分泌、精浆果糖、肉毒碱的检测。此外，彩超、精道造影特别是睾丸活检能为本症的诊断以及病因鉴别提供有力的依据。

五、辨证要点

1. *明辨虚实*　辨虚实是本病症的辨证关键之所在。本病以虚证多见，其中又以肾虚为主，包括肾阳虚、肾阴虚、肾阴阳俱虚及脾肾两虚；实证病机多为气滞血瘀或湿热瘀阻；此外，还有一些虚实夹杂之证，肾虚兼夹血瘀或肝郁等。

2. *辨明病因*　本病的病因有先天不足，有后天劳损，有气滞，有瘀血，有湿热，也有疫毒。澄清病因，能使治疗具有针对性。

六、治疗原则

针对本病的主要病机，治疗上当以补肾生精、疏通精道为原则。肾阳虚者当温补肾阳，肾阴虚者则须补肾阴；气滞血瘀者当理气活血化瘀；湿热蕴结，瘀热内结者，则须清利湿热，活血化瘀；瘟毒之邪下注者，当清热解毒。如果确属先天不足，肾子软小甚至阙如，则无望治愈生子，如无其他不适可不予治疗。

七、论治要点

（一）肾虚证

1. *临床表现*　以无精子、不育为主症，并见睾丸偏小偏软，性欲低下、阳痿早泄，腰膝酸软，自汗盗汗，头晕耳鸣，面色无华。舌红或淡，苔薄白，脉细弱。

2. *证候分析*　肾藏精，主生殖，肾亏精竭，故无精子，不育，睾丸体小而软；肾阴虚或阳虚，卫外不固，或自汗或盗汗；性欲低下，阳痿早泄为肾虚不能作强，精关开合不利所致。舌红或淡，苔薄白，脉细弱均为肾虚之象。

3. *治法*　补肾生精。

4. *方药*　聚精汤加减。方中用鱼鳔、胎盘、鹿茸等血肉有情之品温肾填精，精不足者补之以味；用地黄、沙苑子、何首乌、山茱萸补肝肾以助生精；当归、白芍补血生精，精血同源而互生；甘草梢为使，引诸药入精室。诸药合用，补肾生精。若偏于肾阳虚者，可加菟丝子、蛇床子、韭菜子以温补肾阳；偏于肾阴虚者，可加生地黄、牡丹皮、知母、黄柏以滋肾阴，泻相火；兼脾虚者，可加党参、白术、茯苓以健脾益气化湿，以化后天之精，充养先天之精。

（二）瘀热证

1. *临床表现* 无精子，不育，睾丸大小正常。伴见腰痛，会阴部疼痛，睾丸胀痛，小便末有白浊或尿后余沥不尽。舌边尖红或暗红，脉滑数或涩。

2. *证候分析* 瘀热结于精道，精子难以通过；疫毒留恋精室，阻滞精道，精子亦难以通过；故无精子而不育；瘀热阻滞，肝经气滞，不通则痛，故腰骶、会阴部及睾丸胀痛；瘀热阻滞膀胱，故小便不利或有白浊。舌边尖红或暗红，脉滑数或涩，为瘀热阻滞经脉所致。

3. *治法* 化瘀清热，通利精道。

4. *方药* 以红白皂龙汤加减。方中以夏枯草、金银花、蒲公英、车前子、泽泻、黄芩、黄柏清热利湿解毒；红花、皂角刺、地龙、泽兰、香附活血化瘀，理气通络。诸药合用，清热利湿，活血理气，解毒通精。

（三）肾虚血瘀证

1. *临床表现* 精液中无精子，久婚不育，久治不愈。伴腰膝酸软，头昏耳鸣，小便清长，夜尿多，少腹、会阴部不适或疼痛，射精时茎中刺痛。舌暗红或紫，脉沉细涩。

2. *证候分析* 肾气虚弱，生殖之精难生，精道不利，精难排泄，故无精子而不育；病机复杂，虚实夹杂，故久治不愈；肾虚精竭，髓海空虚，肾之气化无权，故膝腰酸软，头昏耳鸣，小便清长，夜尿多；瘀血内阻，气机阻滞，不通则痛，故少腹、会阴部及茎中疼痛；舌暗红或紫，脉沉细或涩均为肾虚精瘀之证。

3. *治法* 补肾益精，活血通精。

4. *方药* 以五子衍宗丸合血府逐瘀汤加减。方中以菟丝子、五味子、枸杞子、覆盆子、车前子补肾益精；桃仁、红花、当归、赤芍、川芎活血化瘀、疏通精道；柴胡疏肝行气，气行则血行。若肾虚甚者，可加仙茅、淫羊藿以加强温肾生精之力。诸药合用，共奏补肾益精、活血通精之功。

八、其他治疗

（一）西药疗法

对睾丸生精功能障碍者，在经检查证明尚有治疗希望时，可选用氯米芬、含锌制剂、维生素 E、绒毛膜促性腺激素等，具体用法参见本章“少精子症”节。

（二）手术治疗

精索静脉曲张、隐睾及输精管阻塞所引起的无精子症，可采用手术疗法。如精索静脉高位结扎、精索静脉与腹壁下静脉吻合、双侧输精管吻合、双侧隐睾固定等。

（三）中成药治疗

肾虚证可选用五子衍宗丸、生髓育麟丹；瘀热证可选血府逐瘀丸、活血四物丸；肾虚血瘀可选取五子衍宗丸配大黄䗪虫丸、桂枝茯苓丸。

（四）单验方治疗

1. *五子地黄汤* 药用枸杞子、车前子、泽泻、当归、茯苓、牡丹皮、白芍、生地黄、党参、菟丝子、覆盆子、怀山药各 12 g，五味子、甘草各 4.5 g。水煎服，每日 1 剂，以连服 100 剂为 1 个疗程。主治肾阴阳俱虚所致的无精子症。

2. *生育丸处方* 药用红参 40 g，鹿茸 10 g，鹿角胶、枣皮各 60 g，枸杞、熟地黄、黄芪、五味子各 80 g，海狗肾、蛤蚧各 1 对。将上药共为细末，炼蜜为丸，每日 2 次，每次 10 g。适用于肾精亏损、元气大伤所致无精子症。

3. *生精汤* 药用枸杞子 9 g，韭菜子、菟丝子、补骨脂、肉苁蓉、生地黄、熟地黄、紫河车各 12

g，淫羊藿、制何首乌各15 g。水煎服，每日1剂。适用于肾阳虚所致的无精子症。

4. 五子桃红四逆散　由五子衍宗丸合四逆散加桃仁、红花而成。适用于肾精虚损、瘀血阻滞精道、肝气郁结所致无精子症。水煎服，每3~4 d 1剂，每月服7~10剂。阳虚者加紫河车、狗肾、仙茅、淫羊藿、巴戟天、锁阳；阴虚加熟地黄、山药、山茱萸、天冬、麦冬、女贞子、墨旱莲；湿热者，加黄柏、知母、龙胆草、野菊花、淫羊藿、枸杞子等，益肾精，利湿热。

（五）针灸治疗

1. 针法　取肾俞、关元、三阴交、次髎、气海、足三里。针法用补法，每日1次，10次为1个疗程。

2. 针加灸法　针刺取任督、足少阴、足太阴穴为主，用补法；又隔姜灸关元、气海，针三阴交；或隔姜灸命门、肾俞，针太溪。每组各灸治5 d，每天1次，10次为1个疗程。

九、转归与预后

本症属男性不育症中的疑难重症，短期内难以获愈。其中，先天性输精管阙如、睾丸生精功能障碍等为不可逆的无精子症，治疗几乎无望，西药及手术治疗的治愈率也非常低。如不抓紧生育最佳年龄治疗，可逆性的无精子症可以转化为不可逆性无精子症。

十、预防与护理

（1）早发现，早治疗。

（2）避免不良因素的刺激，如放射线、高温、穿紧身牛仔裤等，预防和治疗腮腺炎。

（3）饮食有节，不吃棉籽油，不宜多食辛辣厚味，戒烟酒。进食高蛋白食物，尤以血肉有情之品为尚，如鸡蛋、鹌鹑蛋、乌骨鸡、动物内脏等。

（4）禁欲0.5~1年，做好夫妻双方的思想工作，耐心服药。

（5）必要时在双方同意，配偶妇科检查正常的情况下，可行人工授精法，解决不育问题。

十一、现代研究进展

关于本病的名称，目前中医多宗《内经》之说，统称为“精竭”证。并认为是导致男性不育的主要病因之一，认为其发病率约占生育期男性人群的1%，约有8.3%~30%的男性不育症是由于无精子症所致。

近年来对无精子症，尤其对既往认为的特发性无精子症的发生机制进行了较深入研究。如对Y染色体的研究。Y染色体上定位有睾丸决定因子及系列与精子发生相关的基因，这些基因的异常或突变可导致男性性腺发育低下或生精障碍。其中Y染色体长臂上的无精子症因子（azoospermiafactor，AZF）的缺失会引起男性生精障碍，进而导致不育。

近年研究显示，睾丸精子发生是局灶性和不均一的，即使大部分生精小管内未找到精子，并不能排除小部分生精小管内存在精子。因此，针对非梗阻性无精子症患者，尤其是睾丸活检证实为无精子症的患者，进行显微外科睾丸取精术，一部分患者可获得形态良好的精子，并可进一步通过卵细胞胞质内单精子注射技术获得后代，但成功率较低，需要与患者进行良好的沟通。胚胎干细胞（ESC）以及诱导多潜能干细胞（iPSC）诱导精子发生取得了巨大的研究进展，尤其是小鼠和人胚胎干细胞向生殖细胞分化的研究。

其发生的中医病因病机，曹开镛认为病因归责为肾精不足，肝气不疏，气滞血瘀。秦国政认为病因为肾精不足，精道瘀阻，湿热扰精，气血亏虚。

关于本病的证型分类和治疗，多数学者将本病分为肾虚证和瘀热证两大类，以实肾气、补天癸、疏肝郁、通精道为本病总的治则。阻塞性无精子症宜清热利湿，化瘀补肾；原发性无精子症则多采用补肾填精之法。

临床上有从虚论治，如王旭初等以经验方育子丸（淫羊藿、石斛、韭菜子、菟丝子、肉苁蓉、覆盆子、怀牛膝、桑寄生、蚕蛾、熟地黄、鹿角胶、枸杞子、当归）治疗无精子症。32例治疗3个月后，治愈2例，有效5例，无效25例。治愈率6.3%，总有效率21.9%。有从瘀论治，如董保福等以痰瘀同治，化痰通络为法，用化痰通络方（桃仁15g、红花12g、赤芍30g、生地黄15g、当归15g、法半夏15g、川芎12g、茯苓15g、白芥子30g、浙贝母15g、卷柏30g、银花藤30g、王不留行15g、蜈蚣3条、水蛭15g）治疗梗阻性无精子症取得一定疗效。马存亮将155例无精子症患者随机分成治疗组95例和对照组60例，治疗组以活血化瘀通络为治则，用活血化瘀通络汤（桃仁、红花各12g、路路通、丹参、王不留行各25g，刘寄奴、皂角刺、炒穿山甲各10g，水蛭6g，当归15g，川牛膝15g，川芎、甘草各12g）。对照组口服四环素、维生素E、维生素C治疗。治疗6个月，治疗组精子增升率为66.32%（63例），对照组精子增升率为36.67%（22例），两组比较差异有统计学意义（$P<0.01$）。从虚实夹杂论治。王劲松等自拟男性专科一号方（枸杞子10g、熟地黄10g、菟丝子10g、山茱萸10g、益智仁10g、丹参10g、王不留行10g、红花10g、怀牛膝15g、制杜仲10g、淫羊藿15g、巴戟天10g、泽泻10g、土茯苓15g、川芎6g、枳壳15g），从虚浊瘀论治无精子症1例，服140剂后，精子浓度11.89×10^6/mL，存活率36.36%，A级1.82%、B级9.09%、C级25.45%、D级63.54%，畸形率3.6%。

参考文献

［1］曹开镛．中医男科诊断治疗学［M］．北京：中国医药科技出版社，2007.
［2］秦国政．中医男科学［M］．北京：中国中医药出版社，2012.
［3］王旭初，刘文轩，王元松，等．中药治疗男性无精子症临床疗效观察［J］．中华中医药学刊，2007（02）：308-309.
［4］董保福，张伟鹏，陈金荣．从痰瘀互结理论论治梗阻性无精子症［J］．中国性科学，2014，23（01）：61-63.
［5］马存亮．活血化瘀通络汤治疗精道瘀阻型无精子症［J］．中医药学刊，2006（06）：1164-1166.
［6］王劲松，王心恒，徐福松．从虚浊瘀论治无精子症［J］．四川中医，2013，31（01）：123.
［7］孙自学，庞保珍．中医生殖医学［M］．北京：人民卫生出版社，2017.

第十六节　免疫性不育

一、概述

免疫性不育症是指由男性自身对抗精子的自身免疫反应所引起的不育症。WHO标准以精液化验值为主要依据，免疫珠试验：附着珠上的精子多于10%；MAR试验：附着颗粒上的精子多于10%。以往本症多称为“不明原因的男性不育症”，近年来，随着免疫学的发展，逐步发现男性的自身免疫反应与其生育能力密切相关。据WHO统计，体内存在AsAb可致不育，其占不育患者的20%~30%。对于免疫性不育症的治疗，目前尚缺乏特效疗法，西医多采用激素冲击疗法。

中医学无“免疫性不育”的记载。但许多理论如“正气”与免疫功能，“正邪相争”与免疫反应等均内涵免疫学思想。现代中医认为本病病位主要在肝肾，其次在肺脾。病因之本为体虚，标为损伤和外邪侵袭。病机主要是正虚邪恋。治疗以扶正祛邪为大法。

二、病因病理

（一）中医病因病机

（1）先天禀赋不足，肾气不充；或房事不节，耗损肾精，精室紊乱，精凝不散。

（2）饮食不节，过食辛辣厚味，嗜烟酗酒等，湿热内生，扰乱精室，精凝不散。

（3）情志抑郁，气机不畅，肝失疏泄，或不慎外伤，瘀血内结，气机阻滞，精凝不散。

（二）西医病因病理

西医学对免疫性不育症病因病理的认识主要认为与生殖系统的炎症、任何原因导致的睾丸损伤以及输精管梗阻等因素有关。这些因素诱发机体对自身精子发生免疫反应，产生抗体。抗精子抗体可能存在于男子精液、女性生殖道分泌液中，或者是男女双方的血液中。抗精子抗体通过与精子发生凝集反应而影响精子的发育、成熟、获能、运动及对卵子的受精，也可能影响受精卵的分裂、着床及胚胎的发育等环节而造成不育。

三、辨病要点

免疫性不育症患者临床可能既无症状也无体征，精液分析各项指标正常，既往常称为特发性不育。WHO 推荐的抗精子抗体检测方法：混合抗球白蛋白反应实验（MAR）和免疫珠实验（IBT）。至少在一份精液样本中，发现有 50%或以上的活动精子包被有抗体才可以诊断。同时，这一诊断必须经过精子-宫颈黏液接触实验加以证实。

四、类病辨别

本病需与精液不液化时，精子形成黏团物相鉴别。此外还需与慢性前列腺炎时出现的精子凝集现象相鉴别。鉴别的依据是精子凝集试验，本病免疫珠试验：附着珠上的精子多于 10%；MAR 试验：附着颗粒上的精子多于 50%。而上述两种病症的精子凝集试验结果均为阴性。

五、辨证要点

1. *辨虚实*　本症属正虚邪恋之证。凡肾阴阳不足者属虚证，而湿热、气郁血瘀所致者属实证。虚实也可同时存在，而出现虚实夹杂。当然本病也有无证可辨者。

2. *辨病位*　本病病位主要在肝肾，其次在肺脾。

六、治疗原则

针对该病症的主要病机，临床治疗以扶正祛邪为原则。具体而言，扶正包括调补肾之阴阳，滋补肝肾阴虚和补益肺脾；而祛邪包括清利湿热，疏通气机，祛除瘀血。

七、论治要点

（一）肝肾阴虚湿热证

1. *临床表现*　婚后多年不育，精子凝集试验阳性。并见午后潮热，五心烦热，口渴喜饮，腰膝酸软，尿黄便秘，夜寐盗汗。舌红苔少，脉细弦略数。

2. *证候分析*　房劳、损伤及感染诱发男子自身免疫反应，出现精子凝集，故婚久不育；肝肾阴虚生内热，故午后潮热，五心烦热，腰膝酸软，盗汗；湿热留恋不去，亦可见午后潮热，口渴喜饮，尿黄便秘。舌红少苔，脉弦细略数，均为肝肾阴虚生热之象。

3. *治法*　滋阴降火，清热利湿。

4. *方药*　知柏地黄汤加减。方中以生地黄、白芍、知母、牡丹皮、枸杞子滋肝肾，清虚热；泽泻、茯苓、车前子利湿热，泻肾火；加碧玉散以清利湿热。诸药合用，滋阴降火，清热利湿，标本兼顾，扶正而祛邪。

（二）肺虚气虚易感证

1. *临床表现*　以不育、精子凝集试验阳性为主症。伴见鼻塞，咽痛咳嗽，或有纳少便溏，腹胀腹痛，恶心欲吐，头昏自汗，面色无华，平素易感冒。舌淡，苔薄白，边有齿痕，脉细而弱。

2. *证候分析*　肺脾气虚，外邪易侵，诱导男子自身免疫反应，故精子凝集而不育；肺气虚感受外邪，故易感冒，鼻塞，咽痛咳嗽；脾气虚，运化失司，肠道热毒之邪留恋，故便溏纳少，腹胀腹痛，恶心欲吐；肺脾气虚，故面色无华，头昏自汗。舌淡，苔薄白，边有齿痕，脉细而弱。

3. 治法　补肺健脾，清肠泄热。

4. 方药　参苓白术散合香连丸加减。方中以人参、白术、黄芪、山药、茯苓益肺健脾，补气利湿；木香、砂仁理气化滞健脾；黄连清泄肠道热毒。

（三）气滞血瘀证

1. 临床表现　不育，射精量少，精液化验凝集试验及免疫珠试验均阳性。伴生殖系外伤史，或慢性附睾睾丸炎，或小腹、会阴时有刺痛，且痛处不移。舌质紫暗或有瘀斑，苔薄而白，脉弦或涩。

2. 证候分析　精道外伤，血瘀精室，精聚不散，精道不畅故致不育，射精量少，小腹刺痛不移。舌质紫暗或有瘀斑，苔薄而白，脉弦或涩为气滞血瘀之象。

3. 治法　活血破瘀，行气散结。

4. 方药　少腹逐瘀汤加减。方中桃仁、红花、当归、川芎、赤芍活血化瘀；延胡索、蒲黄、灵脂、没药破瘀散结止痛；小茴香行气；肉桂温经，以助活血之力。诸药合用，共奏活血破瘀、行气散结之功。

（四）阴阳平和证

1. 临床表现　一些患者，自觉无明显不适，既无症状，也无体征，以不育来诊，经精液化验，有大于10%的精子被抗体包被。

2. 证候分析　部分患者无证可辨，仅凭化验确诊。

3. 治法　脱敏散凝，调精助育。

4. 方药　王氏脱敏生育方（经验方）：由苍术、忍冬藤、当归、赤芍、青皮、泽泻、泽兰、车前子等组成。本方已制成冲剂。每次服1包，每日2次，开水冲服，连服3个月为1个疗程。

八、其他治疗

（一）西药治疗

西药目前主要是用大剂量激素冲击治疗。药用甲泼尼龙。于妻子月经周期的第21日至第28日内，丈夫每日进食服泼尼松90 mg，分3次给药（7 d疗法）。隔月1个疗程，可持续半年。另外一种方法是小剂量疗法，用小剂量泼尼松治疗，每次5 mg，每日3次，连续服12个月。

（二）人工授精疗法

人工授精过去主要适用于无精子症和少精子症患者，随着免疫技术的不断发展，通过在体外对精子表面的抗体做特殊的处理，使其失活，然后便可进行人工授精。

（三）中成药治疗

季德胜蛇药片　每次10片，每日3次，连服60 d为1个疗程。

（四）单验方治疗

清热除湿消凝汤　龙胆草、黄柏、淡竹叶、泽泻、牡丹皮、防己、苍术、赤芍，每日1剂，水煎服2次。

九、转归与预后

本症为男性不育症中的疑难病症，目前的治疗效果都还不很理想。大剂量激素冲击疗法疗效有限，而且不良反应较大。中药辨证治疗本症具有一定优势，但文献报道多为小样本临床试验，仍缺乏循证医学支持，需要进一步研究、探索。

十、预防与护理

（1）平时留意阴囊散热作用，高温环境下不可久留。避免放射性物质照射及镉、铅等对睾丸的损伤。

（2）加强体育锻炼，增强体质，提高本体免疫能力。防止感冒、腹泻，忌食烟酒辛辣刺激性食物等，是预防抗精子抗体发生的不可缺少的环节。

（3）若因精子抗原作用，致女性抗精子抗体阳性而不育者，在医治男性疾病同时，坚持避孕套隔离措施，待女子抗精子抗体滴度下降，则可恢复生育力。

（4）房事有节，注意个人卫生，保持外阴清洁卫生，避免生殖器官的外伤或手术损伤。

十一、现代研究进展

中医称该病为“精子凝集症”，认为该症多因先天不足，后天失养，肾气虚弱，机体的免疫机能低下，易受饮食、损伤、情志异常和感染因素的刺激以及外伤而致精子抗体的产生，出现免疫性不育症。

（一）病因病机

秦国政认为本病基本病理变化为“脾肾两虚夹湿热瘀阻”，具体病因主要有：①命门火衰，精失温煦而凝集；②肾阴亏损，虚火内扰精室，灼精伤液而凝；③湿热下注，浸淫精室，精稠易凝；④肝气郁结，疏泄无能，冲任不和，精凝不育；⑤禀赋不耐，体质有异，精液易凝集不化。周安方等认为本病病因之本为肾虚，肝实是其重要条件，基本病机不外虚实两端，且为虚实夹杂。虚者责之于肾气亏虚，实者责之于肝经湿热、肝经血瘀，故他们认为肾虚肝实、虚实夹杂是其基本病机。

（二）中医治疗

在治疗方面，常德贵将免疫性不育症分为肝肾亏虚、气滞血瘀以及湿热内蕴三型，偏于肝肾亏虚者，当以补益肝肾，益气养阴为先，方选左归丸化裁：重用黄芪、熟地黄、枸杞子，配伍川牛膝、山药、生地黄、续断、菟丝子、白芍、龟甲、何首乌等；气滞血瘀明显者，当以活血化瘀为主，方选失笑散合桃红四物汤化裁：药用桃仁、生地黄、赤芍、川芎、当归、蒲黄、红花、五灵脂、丹参、益母草等；偏于湿热内蕴者，以清热利湿为主，方选加味四妙散化裁：药用生薏苡仁、苍术、川牛膝、黄柏、土茯苓、虎杖、白花蛇舌草、徐长卿、蒲公英等。崔云等将男性免疫性不育症分为精道瘀阻、湿热内蕴、肝郁化火及肝肾阴虚四个证型。精道瘀阻明显者，治宜通道开窍、活血化瘀，方选桃红四物汤化裁，药用桃仁、红花、赤芍、当归、川芎、生地黄、丹参、生白术、川牛膝、黄芪等；偏于湿热内蕴者，治宜清利湿热、健脾化浊，方选三仁汤化裁，药用杏仁、白豆蔻仁、生薏苡仁、厚朴、半夏、佩兰、藿香、滑石等；偏于肝郁化火者，治宜清泻肝火、开郁散结，方选龙胆泻肝汤化裁，药用龙胆、黄芩、生栀子、泽泻、柴胡、当归、车前子、合欢皮、白芍、蝉蜕等；肝肾阴虚明显者，当以滋阴降火为先，治宜滋阴降火，方选知柏地黄丸化裁，药用山药、生地黄、茯苓、黄柏、山茱萸、泽泻、白芍、牡丹皮、柴胡、墨旱莲、女贞子、甘草等。

（三）中西医结合疗法

王祖龙等将120例男性免疫性不育症患者随机分为治疗组和对照组，两组均为60例，对照组给予泼尼松片治疗，治疗组采用消抗饮（败酱草30 g、红藤20 g、生薏苡仁30 g、茯苓15 g、牡丹皮15 g、赤芍15 g、桃仁6 g、丹参15 g、黄芪20 g、淫羊藿15 g、枸杞子15 g、川牛膝15 g、生甘草6 g）联合肠溶阿司匹林治疗，观察两组抗精子抗体（AsAb）转阴率、总有效率及精液参数指标的改变。治疗结果显示，治疗组较对照组疗效确切，两组AsAb转阴率、总有效率及精液参数指标比较，差异具有显著性（$P<0.05$）。齐风将男科门诊98例免疫性不育症患者随机均分为治疗组和对照组，对照组口服泼尼松，治疗组在对照组治疗基础上，给予口服中药抗免灵药液，组方：生黄芪30 g，山药20 g，丹参20 g，淫羊藿10 g，生地黄20 g，制何首乌、制黄精、续断、紫河车、山茱萸、枸杞子、五味子、楮实子、当归、川牛膝各10 g。治疗结果为，治疗组49例中，有效18例，怀孕26例，无效5例，总有效率89.80%；对照组49例中，有效22例，怀孕10例，无效17例，总有效率65.31%，两组总有效率比较，差异具有显著性（$P<0.05$）。

参考文献

[1] Dinitroma OK, Ka1aidzhiev SK, biakov LS, et al. Methodsfor the detection of antisperm antibotlies associateted with immunologica11y-reediated human inferti1 ity [J]. Akush Gineko1 (Sofiia), 2002, 41 (3): 43.

[2] 孙小勇，秦国政，袁卓珺，等．秦国政教授治疗男性免疫性不育症经验总结［J］．广西中医药，2012，35（04）：42-44.

[3] 周安方，舒劲松，曹继刚，等．男性免疫性不育的基本病机及治则探讨［J］．湖北中医杂志，2008（01）：24-25.

[4] 常德贵．男性免疫性不育的中医论治［J］．中国中西医结合杂志，2007（11）：969.

[5] 郜都，崔云．崔云教授治疗男性免疫性不育症经验撷菁［J］．中华中医药学刊，2014，32（02）：365-367.

[6] 王祖龙，宋竖旗．消抗饮联合肠溶阿司匹林治疗男性免疫性不育 60 例［J］．中国中医基础医学杂志，2010，16（09）：842-843.

[7] 齐凤．“抗免灵”联合强的松治疗男性免疫性不育症 49 例临床观察［J］．江苏中医药，2011，43（01）：37-38.

[8] 孙自学，庞保珍．中医生殖医学［M］．北京：人民卫生出版社，2017.

第十七节　男性生育二孩障碍问题

随着国家计划生育政策的调整，生育二孩逐步成为部分独生子女家庭的热议话题，生或是不生不仅仅是家庭意愿的问题，还与夫妻双方的生育能力密切相关，现就男性生育二孩的相关障碍因素分述如下：

一、年龄因素

年龄因素是一个不可忽视的重要原因，伴随着男性年龄的增长，其不仅影响生育能力，而且对辅助生殖的妊娠结局及子代出生后的健康问题也都有较大的影响。

男性生育能力随着年龄的增加而衰退，我国古代医家很早，就对男性的生殖机能作出了精辟论述，《素问·上古天真论》：“丈夫八岁，肾气实，发长齿更。二八，肾气盛，天癸至，精气溢泻，阴阳和，故能有子。三八，肾气平均，筋骨劲强，故真牙生而长极。四八，筋骨隆盛，肌肉满壮。五八，肾气衰，发堕齿槁。六八，阳气衰竭于上，面焦，发鬓颁白。七八，肝气衰，筋不能动。八八，天癸竭，精少，肾脏衰，形体皆极，则齿发去。肾者主水，受五脏六腑之精而藏之，故五脏盛乃能泻。今五脏皆衰，筋骨解堕，天癸尽矣。故发鬓白，身体重，行步不正，而无子耳。”而且现代医学研究亦表明随着男性年龄的增加，其生殖激素水平逐步出现下降，尤其是血清睾酮浓度受年龄影响尤重。同时其睾丸生精功能亦随之下降，其精液量、精子活力、精子浓度、精子形态及精子功能亦都明显下降，精子 DNA 碎片指数、精子畸形率逐步升高。即使通过人类辅助生殖技术仍可使女方受孕并生育子代，但其与男性年龄仍有密切的关联性。据有关研究表明：男性年龄与辅助生殖的胚胎着床率、妊娠率、流产率及活产率有关，年龄≥40 岁的男性通过体外受精-胚胎移植技术（IVF-ET）受孕失败的可能性是<30 岁男性的 1.7 倍，与女性年龄超过 35 岁相类似，男性年龄超过 40 岁也是生育的一个主要危险因素；同样，随着男性年龄升高，其胚胎着床率、妊娠率、活产率明显下降，而流产率上升，通过 Logistic 回归分析显示男性年龄每增加 5 岁，其活产率降低 26%，男性年龄越小，IVF-ET 成功率越高。同时随着男性年龄的增加，女方自然流产率明显上升；男性年龄超过 45 岁，其妻子

发生自然流产的概率是小于25岁男性的2倍；随着男性年龄的增加，精子基因突变的可能性随之升高，基因组的复制对碱基对交换、微缺失、微重叠等错误更为敏感，可能影响蛋白质编码和/或功能的新发突变累积，也可能由于精子成熟过程中表观遗传学的变化，导致胚胎发育不良、流产及其他负面影响。而且随着子代父亲年龄的增加，出生子代发生唇腭裂、先天性心脏病、先天性髋关节脱位、气管食管瘘、食管闭锁、脊柱裂及四肢畸形、白血病、中枢神经系统癌症、多发性硬化病及肥胖等疾病风险亦是增加。

二、身体因素

不少生育二孩的男性都步入中年，他们普遍存在着不同程度的身体素质下降。现代社会高速运转，男性承担了较大的工作生活压力，这些因素导致精神心理紧张，身体处于一个高压状态，久之就会逐步影响神经及内分泌系统的功能，降低男性的生育能力。又如长期吸烟饮酒的生活习惯、久坐少动的工作习惯、晚睡熬夜的不规律作息等诸多因素，亦导致男性生育机能的下降，尤其容易导致精子DNA损伤与精子畸形率的增高。而且现代越来越多的中年人被多种疾病困扰，如高血压、糖尿病、甲状腺系统、免疫系统疾病等，这些疾病在一定程度上也加剧了他们自身身体素质的下降，影响备育期间的身体状态。而且某些治疗药物的应用，对男性生育力亦造成较大影响。如治疗高血压的胍乙啶、硫利达嗪等药物均可使服药者射精量减少，甚至不射精。常见的一些免疫调节剂，像环磷酰胺、长春新碱、顺铂等药物，其毒性作用强，可直接扰乱精子DNA的合成，包括使遗传物质成分改变、染色体异常和精子畸形，这些因素不得不引起我们的重视。而且随着年龄增大，很多男性出现性欲下降、阴茎勃起功能障碍、早泄或射精困难等性功能障碍疾病，这些疾病会造成夫妻性生活不和谐、影响夫妻感情，严重时会也会造成不育。

三、职业因素

在生育一胎时，多数男性初入职场或工作不稳定，所以职业因素对其影响尚不明显，计划生育二孩时，职业因素的影响就逐步的凸显出来。尤其是对于在某些行业长期工作的男性来说，其影响更大。临床上研究发现从事以下职业的男性，目前已经成为不孕不育的高危风险职业，比如：油漆工、印刷工、厨师、司机、天天对着电脑的IT人士以及从事皮革化工的男性等等，他们长期接触如高温、放射线、高强度电磁、噪声等因素，及铅、汞、镉、砷等重金属，或某些化学物品、农药、食品添加剂如塑化剂等，这些物理和化学的因素会导致男性精子的基因变异，使精子质量下降，影响生育能力。

四、配偶因素

当然除了男性自身的因素外，配偶的生育能力同样值得重视。女性年龄超过35岁，其生殖能力明显下降。此外，引起女性继发性不孕的原因也较多，如人工流产、药物流产等，研究表明：人工流产有可能使子宫内膜受损导致闭经或月经量少，也可能引起子宫内膜炎、宫腔粘连等，使受精卵不能着床，引起继发不孕，同时亦可以造成附件炎致使输卵管不通、积水等，由此引起继发不孕。免疫性不孕亦是一个重要因素，有孕产史和人流史的人易产生抗精子抗体、抗子宫内膜抗体而造成免疫性不孕。同时部分继发不孕患者年龄偏大，卵巢功能欠佳，会导致卵泡发育不良和排卵障碍。而许多性传播疾病如淋病、衣原体、支原体等所致的宫颈糜烂、宫颈管炎会逆行感染形成子宫内膜炎、盆腔炎、输卵管炎，这些炎症会改变盆腔的内环境和功能从而影响受精卵的运送和着床等等。

五、社会因素

除了以上因素外，不可忽视的还有社会因素。随着社会经济水平的发展，抚养二孩所需要的社会成本及代价越来越大，在我国现阶段，家庭中的男性依然承担着较大部分的劳动与经济贡献，他们也面临着比以往更大的工作及生活压力，生育二孩所需要承受的经济压力、抚养压力、教育压力等一系列问题，都成为制约男性生育二孩的社会因素。

参考文献

[1] Kumar N, Singh AK, Choudhari AR. Impact of age on semen parameters in male partners of infertile couples in a rural tertiary care center of central India: A cross-sectional study [J]. Int J Reprod Biomed (Yazd). 2017 Aug; 15 (8): 497-502.

[2] 刘安娜. 男性不育患者年龄对精子形态及精子 DNA 完整性的影响分析 [J]. 中国优生与遗传杂志, 2014, 22 (5), 131, 63.

[3] de La Rochebrochard, de MouzonJ, Thépot F, etal. Fathers over40 and increased failure to conceive: the lessons of in vitro fertilization in France [J] Fertil Steril, 2006, 85 (5): 1420-1424.

[4] Robertshaw I, Khoury J, Abdallah ME, et al. The effect of paternal age on outcome in assisted reproductive technology using the ovumdonation model [J]. Reprod Sci, 2014, 21 (5): 590-593.

[5] Kleinhaus K, Perrin M, Friedlander Y, etal. Paternal age and spontaneous abortion [J]. Am J Epidemiol, 2006, 163 (11, S): S56.

[6] Slama R, Bouyer J, Windham G, etal. Influence of paternal age on the risk of spontaneous abortion [J]. Am J Epidemiol, 2005, 161 (9): 816-823.

第十八节　中医男科在辅助生殖中的地位与作用

中医男科学是以中医基础理论为指导，以中医男科疾病各个年龄段的患者为研究对象，研究和阐释中医男科常见病、多发病及疑难病的病因病机、诊断治疗和预防规律的一门学科。在国家有关中医药政策的支持下，在中医男科学界的共同努力下，近十几年来中医男科学的发展取得了累累硕果。近些年来中医男科开始从多角度、多途径干预生殖系统疾病，其在辅助生殖领域中发挥的作用亦越来越受到重视，其地位亦日趋凸显。

中医男科在辅助生殖技术（ART）中的主要优势在于中医药的介入，以改善精子的质量，从而提高人工授精的受孕率或胚胎移植成功率。虽然有相关临床报道表示：采用不同来源的精子进行卵胞浆内单精子注射（ICSI）治疗可获得相似的临床妊娠率，但是不同来源的精子的受精率仍有差异，表明质量高的精子受精率高，在妊娠率不变的情况下，需要更少的卵子。这对女方的影响较大，可能会影响最终的妊娠结局。经过中医药治疗，如果男方精子数量和质量能显著改善，对于决定选择 ART 的方式、节约成本、减少后代遗传风险都大有益处。有研究发现，五子衍宗丸加味可以通过改善精子 DNA 碎片指数、畸形率，提高精子浓度和活力，提高体外受精-胚胎移植技术（IVF-ET）和卵胞浆内单精子注射（ICSI）治疗中的受精率，并且还可能提高优胚率及妊娠率；又有学者研究表明中药补肾生精汤能够明显降低精液中活性氧水平，提高精子质量，提高严重少、弱精子症患者卵胞浆内单精子注射（ICSI）治疗时卵子受精率及临床妊娠率，并且还能使部分患者自然受孕。

这些临床研究均证实了中医男科在辅助生殖领域大有可为。

近年来 ART 取得了很大的发展，它不仅用于治疗女方因素导致的不孕，而且也为男性不育的治疗开辟了新的途径。与此同时，男科也在 ART 中担负起越来越多的职责，起到不可缺少的作用。任何一项 ART 的使用都离不开男科的参与，没有男科的参与就难以正确地选择适应证，同时男科的参与也有助于提高 ART 的成功率，降低 ART 的风险。

首先男科医师要对男方进行规范的检查和正确的诊断。正确的诊断是后续采取治疗的基础。男科应参与制定正确的治疗方案，男性不育治疗应从病因入手，采取个体化系统治疗，目的在于祛除致病因素，改善精液质量，提高 ART 的成功率。要注意避免两种极端，一是盲目地无限期地进行常规治疗，以至于丧失 ART 的最佳机会；二是轻易放弃常规治疗，不恰当地使用 ART。

其次要恰当地运用中医药方法，改善男方精液质量，增加自然妊娠机会或提高 ART 的成功率。

对于精子异常所致不育：《黄帝内经》提出了“肾藏精，主生殖”的中医理论，确立了不孕不育的病机学说。中医学认为先天禀赋不足或手淫过度，或房事不节，恣情纵欲，耗伐肾精，或大病久病，气血亏虚，后天之精乏源，肾精失于充养，或过食辛辣肥甘厚味，酿湿生热，下注精室，灼伤阴精，湿阻精窍，或跌仆外伤，瘀血阻络，或久病入络，精道不畅等病因病机均会引起精子异常，出现少精子症、弱精子症等。基于以上病因病机的认识，中医学治疗此类疾病主要以补肾填精为基础，可根据临床症状，佐以益气、活血、行气等法，并在临床亦取得了一定疗效。如对于因肾精亏虚引起者，治当补肾填精，方以五子衍宗丸加减；对于因肾气不足引起者，治当补肾益气，方以肾气丸加减；对于因气血亏虚引起者，治当补益气血，方以十全大补汤加减；对于因湿热下注引起者，治当清利湿热，方以柴胡渗湿汤加减；对于因瘀血阻滞引起者，治当活血化瘀，方以桃红四物汤加减。

并且有学者研究表明，补肾类基础方通过改善人体的生殖内分泌环境、附属性腺的分泌功能以及精子膜和精子核的功能，进而提高少、弱精子症患者的精子质量，能显著提高精子浓度、活力、DNA 完整性。

对于精浆异常所致不育：男性不育症患者的精浆异常主要表现在精液量少、精液不液化以及免疫性不育。中医学认为手淫过度、恣情纵欲、五志过极化火，灼耗肾阴，虚火内炽精室，或先天禀赋不足，后天失养，或大病久病及肾，致肾阳不足，气化失司，或嗜食辛辣肥甘厚味，蕴湿生热，下注精室，或外感湿热毒邪，熏蒸精室，或素食肥甘厚味，痰浊内生，或忍精不射，败精瘀阻，痰瘀交阻等病因病机均可导致精浆异常，出现精液量少、精液不液化以及免疫性不育等。基于以上病因病机的认识，中医学治疗此类疾病主要以辨证论治为主，如对于因阴虚火旺而引起者，治当滋阴降火，方用知柏地黄汤加减；对于因肾阳虚弱而引起者，治当温阳益肾，方用右归丸加减；对于因湿热下注而引起者，治当清利湿热，方以萆薢分清饮加减；对于因痰瘀交阻引起者，治当化湿利痰，活血通络，方用桂枝茯苓丸合二陈汤加减。

同时临床研究表明补肾类方药能促进精囊分泌果糖、促进前列腺的分泌，增加精液量，改善精子质量。血清和精浆抗精子抗体（AsAb）抗精子膜抗体（MAR）已被列为诊断免疫性不育的重要指标之一，西医多采用免疫抑制剂、抗生素等治疗，疗效不满意、不良反应较多。有学者运用补肾活血、清热利湿方治疗免疫性不育患者 132 例，AsAb 转阴率为 83.2%，妊娠率达 48.7%，显著高于泼尼松组，并且无明显副作用。

精索静脉曲张（VC）因素所致不育症：中医学认为本病多因寒邪凝滞肝脉，而致肝脉气滞血瘀，脉络筋缩，或饮食伤脾，脾虚气陷，气虚血瘀；过食肥甘，湿热内生，流注下焦，瘀滞脉络，或情志不舒，肝气郁结，气机阻滞，下焦血脉瘀阻日久，脉络显露于外，或纵欲房劳，耗伤肝肾精血，以至筋脉失养；或过度劳力，抬举重物，损伤筋脉，筋脉弛缓不收而分为本病。基于以上病因病机的认识，中医学治疗此类疾病主要从肝脾肾等脏腑出发，如对于因气滞血瘀而引起者，治当行气活血，化瘀通络，方以桃红四物汤加减；对于因寒凝肝脉而引起者，治当散寒温经，活血通络，方以当归四逆汤加减；对于因湿热瘀阻而引起者，治当清利湿热，活血通络，方以防己泽兰汤加减；对于因气虚下陷而引起者，治当补中益气，化瘀通络，方用补中益气汤加减；对于因肝肾亏虚而引起者，治当补益肝肾，活血通络，方以六味地黄丸加减。

而且现代临床研究表明：补肾活血方对实验性 VC 造成睾丸组织形态学改变有保护作用，降低生精细胞过度凋亡。此外有研究亦表明：疏肝通络强精方能明显下调睾丸组织转化生长因子 β_1（TGF-β_1）表达、上调表皮生长因子（EGF）的表达，从而提高精子质量。

虽然中医男科参与现代辅助生殖技术的起步较晚，但近些年来，其发挥的作用越来越受到重视，期待中医男科能够扩展其参与现代辅助生殖技术的深度与广度，从而真正发挥中医男科在辅助生殖中的作用。

参考文献

[1] 宋来新，张长城，袁丁，等．五子衍宗丸对生殖系统影响的研究进展［J］．中成药，2016，38（7）：1579-1582.

[2] 连方，孙金龙，孙振高．补肾法改善精子质量提高体外受精-胚胎移植技术受精率的初步研究［J］．中华男科学杂志，2011，17（4）：377-380.

[3] 张慧琴，赵洪鑫，张爱军，等．补肾生精汤与卵胞浆内单精子注射治疗男性严重少、弱精子症不育的临床观察［J］．中国中西医结合杂志，2007，27（11）：972-975.

[4] 张国锋，李朋，田占辉，等．补肾生精汤治疗精子活力低下的疗效观察［J］．现代中西医结合杂志，2012，21（18）：1997-1998.

[5] 温健中，刘红海．补肾生精汤治疗少弱精子症的临床研究［J］．中国医药科学，2014，4（15）：65-67.

[6] 梁志刚，王坤芳，薛云峰，等．补肾生精汤治疗弱精子症疗效观察［J］．山西中医，2014，30（3）：33+41.

[7] 孙振高，连方，姜鲲鹏，等．生精片对男性少弱精子症患者精液参数的影响及作用机制研究［J］．中华男科学杂志，2012，18（8）：764-767.

[8] 朱泉，江巍．中医补肾法提高男性血清睾酮水平的研究——基于7个临床对照试验的Meta分析［J］．医学信息，2005，18（9）：1153-1155.

[9] 徐福松，时永华，刘承勇，等．精泰来治疗男性免疫性不育的疗效和安全性［J］．中华男科学，2001，7（1）：67-70.

[10] 崔云，冯奕，郑武，等．通精灵对实验性精索静脉曲张大鼠生精细胞凋亡及Bcl-2表达的影响［J］．中国中西医结合外科杂志，2009，15（2）：173-177.

[11] 崔云，冯奕，郑武，等．通精灵对实验性精索静脉曲张大鼠生精细胞凋亡及Caspase-3Hsp60表达的影响［J］．中华中医药学刊，2008，26（12）：2593-2597.

[12] 方跃坤，崔云，郑军状，等．崔云运用疏肝通络强精法治疗精索静脉曲张不育症经验撷菁［J］．上海中医药杂志，2017，51（1）：29-31.

[13] 姚文亮，张端军，陈胜辉，等．疏肝通络强精方对改进型实验性精索静脉曲张大鼠睾丸EGF、TGF-$β_1$表达的影响［J］．中国医药导报，2012，9（36）：12-15.

第十九节　男性不育症的现代研究进展

男性不育，亦称男子绝子、无子、无嗣等，是指处在生育期的男女，至少有12个月不避孕的性生活史而仍未受孕者。不育症夫妇中，因男方因素而致不育的接近50%。在男性不育症的理论、临床及实验研究等方面，中医男科在近几年来取得了一些新的进展。

一、现代理论方面

现代中医男科学家将传统中医学与西医学理论有机地结合起来，一是重新阐释男性生理，对男性衰老的生理特点、男子冲任督脉的起源、男子血室与精室、睾丸双重功能的阐释等，其中秦国政所倡导的精室系男子奇恒之腑的观点和精室病辨证方法及论治原则对男性不育症临床均具有较强的指导意义。二是探索不育症与时间医学的关系，如血浆睾酮及精液量、精子密度、精子活动力三项指标与季节变化的关系，为男性不育辨时施治提供了一定的理论依据。徐福松氏等提出男科四大主证说，将男科疾病归纳为腺、性、精、育四大主证。并以每证为纲，每纲下设三个目，其中腺（指主性腺和副性腺疾病）为纲，睾系疾病、精囊腺疾病、前列腺疾病为目；性（指男子性器官和性功能为主的疾病）为纲，性器官疾病、性功能疾病、性传播疾病为目；精（指精液精子病变）为纲，排精异常、精液异常、精子异常为目；育（指与生育有关的其他内容）为纲，男子不育、男子节育及优生优育为目。这一理论，不仅对男性临床学科疾病谱指出了总的范围和研究方向，同时也为男性不育的主要病因病机学说研究起到了提纲挈领、执简驭繁的指导意义。对于男性不育的辨病、诊断与治疗具有以纲统目、纲举目张的作用，因此极有学术和临床价值。此外，有关肾主生殖理论与下丘脑-垂体-性腺轴的生理研究，肾虚证病机与下丘脑-垂体-性腺轴的病机探索等，为男性不育症的病机制论增添了新的内涵，拓宽了研究思路。

二、病因病机学方面

按照中医传统的观点，无子是一种全身性疾病。造成不育的原因多种多样，但概括起来不外乎两大类：先天性因素和后天性因素。先天性因素多为禀赋不足、肾气不充或生殖器官畸形缺损；后天性因素主要与房事不节、情志不畅、饮食失调、劳倦太过、感受外邪、受伤等原因有关。

王琦教授十余年前就提出了“肾虚加湿热瘀毒虫”为男性不育发病的主要病机之一，是其深厚的中医理论底蕴与多年临床实践摸索，再结合其创造性的理论思维方法的结晶。至今对男性不育的临床治疗仍具有极大的指导意义（详细内容见下节）。

秦国政临床实践中发现，一部分弱精子不育症患者除精液参数异常外，无其他临床症状表现，二便正常，舌脉也无异象。研究结果提示，临床上有34%的不育患者无法进行证候分类，也即无证可辨；57.6%的不育患者体质类型为平和质，按中医辨证论治或辨体论治要求，分证论治或依体论治都要以临床症状和体征为依据，而无症状或无相应体征者如何治疗就成了问题。再者，仅从脾肾入手健脾补肾和单健脾或单补肾治疗，有时又难以取得疗效。根据“脾肾相生”和“精血互化”的中医基本理论，提出“脾肾两虚夹瘀”是无症状性弱精子不育症贯穿疾病始终的基本病理变化，脾肾两虚是其发病的根本病理变化，瘀是无症状性弱精子不育症发病的基本病理趋势，脾肾两虚夹血瘀导致无症状性弱精子不育症缠绵难愈。该研究作为专家共识在全国推广应用，对现代男性不育症治疗具有一定指导意义。

现代研究则发现一些新的致病因素也可以导致男性不育。一是精神因素，如长期抑郁、紧张等，会导致内分泌紊乱、性功能障碍而致不育。二是物理因素，如长期接触放射线和超声波，气温过高或过低，特别是阴囊部位的温度异常，都会降低睾丸的生精功能，出现少精子症或无精子症。三是化学因素，如工业用品（墨水、染料、颜料、油漆、环氧树脂、去污剂、烃烷基化合物等）、农药、酒精、微量元素、重金属元素和某些有机化合物的影响，会降低性功能和睾丸生精功能。四是中药的副作用，如服用棉酚、雷公藤、复方汤剂（玄参、天冬各15 g，寒水石、黄柏各9 g，肉桂0.9 g）能影响生精功能和降低精子活力。一些中药还具有杀精作用，如地龙、猪胆汁、枳实等。五是寄生虫因素，如弓形虫病是由弓形虫侵入人体（也可侵入动物如猪、猫等体内），造成机体功能障碍，出现各种病变的一种具有传染性的寄生虫病，本病可通过胎传，也可通过食用未煮熟的肉类或饮入受囊合子污染的水而感染，对人体危害较大，尤其是侵入男性生殖系统，可造成男性不育，但中医对本病的认识尚不足。六是口腔病，有人发现一些男性不育的患者往往合并口腔疾病，经单纯口腔治疗，精子质量和失衡的免疫功能均有不同的改善，详细的中西医病因病理尚待探讨。华良才氏着重提出“肾精瘀”是男性不育重要的发病机制，认为精的病理停滞就是瘀，精瘀在男性不育症中主要表现为精液黏稠，液化迟缓，精液量偏少，精子过少，畸形精子过多等。对原因不明性男性不育，戚广崇氏总结为：形胖体丰，责之于痰湿；筋瘤作祟，责之于血瘀；久病致瘀，责之于肝；无证可辨，责之于肾虚。也有学者认为瘀血也是导致男性不育症的病因之一，根据瘀阻的部位不同，分别可以引起性功能障碍、生精功能异常和输精管道阻塞而致不育。此外还有一些大同小异的观点，如精血瘀滞、痰凝、湿阻、热毒、烟酒之毒、精瘀等也均可导致男性不育。

通过流行病学和统计学方法的研究，初步发现导致男性不育症病因学的规律性。李氏通过对文献报道的中医药方法诊断治疗的8506例男性不育症的统计分析，发现各种致病因素致男性不育症的百分率分别为：精液不液化9.14%，无精子症3.03%，少精子症14.6%，精子活力低下31.5%，不射精症5.81%，血精0.45%，阳痿15.88%，前列腺炎15.52%，精索静脉曲张2.68%，睾丸病变0.33%，其他1.54%。从中发现，精液异常是主要原因，其次是性功能障碍。刘氏对10000例男性不育症病例分析结果则表明，精液异常因素占64.8%，性功能障碍因素占21.1%，其他各种因素占14%。

三、诊断学方面

目前临床上除运用传统的四诊方法外，多结合现代实验室检测手段，使男性不育症的诊断水平不断提高。精液分析、精子免疫学检查、性激素的放射免疫学检查、睾丸活检、生精细胞学检测、电子显微镜和计算机分析处理技术等检测技术相继被用于男性不育症的诊断，形成了辨证、辨病、辨证与辨病相结合的多种格局。在诊断命名上出现了新的模式，如对古代某些比较笼统的病症进行微观诊断，对概念不清晰的病名多代之以内涵和外延明确的病名，对古代未做记载的现代病名直接吸收移植，用现代检测技术与中医四诊相结合制定了一些男性不育症的诊断标准。邹氏将WHO最新制定的《不育夫妇标准检查与诊断手册》分解，融入中医学的内容，使中医诊治男性不育与国际接轨，统一检查和诊断标准，具有较大意义。

四、治疗学方面

虽然临床上对男性不育症的中医药治疗方法多种多样，概括起来不外乎三大类，即中药治疗、中西医结合治疗和自然疗法。中药治疗的模式主要有三种：一是辨证论治，二是辨病论治（专方治专病），三是基础方随兼证而加味施治。自然疗法的种类很多，常用的有中药外治法、针灸疗法、气功疗法、心理疗法、饮食疗法等。

（一）辨证论治

男性不育症的病机相当复杂，目前临床证型分类多种多样，但是概括起来主要有几种基本证型，现分别叙述如下：

1. 肾精亏虚证　治宜补肾益精。方用五子衍宗丸合二仙汤、男子不育1号（五子衍宗丸加女贞子、沙苑子、紫河车、黄精、制何首乌、桑螵蛸、当归、鹿角胶、肉苁蓉）加减。

2. 肾阳虚证　治宜温补肾阳。方用右归丸、赞育丹、不育3号（不育1号加阳起石、淫羊藿、狗肾、锁阳）、天雄散等。

3. 肾阴不足证　治宜滋阴补肾，或清降相火，方用大补阴丸、六味地黄丸、知柏地黄丸、生精地黄汤（生地黄、熟地黄、山药、山茱萸、桑椹子、当归、菟丝子、枸杞子、覆盆子、五味子、女贞子、巴戟天）加减。

4. 肾阴阳两虚证　治宜补阳益阴。方以八味地黄丸加二仙汤加减。

5. 脾肾阳虚证　治宜温肾健脾。方用五子衍宗丸加四君子汤加减。

6. 肝肾阴虚证　治宜滋补肝肾，益精养血。药用肉苁蓉、淫羊藿、沙参、麦冬、枸杞子、五味子、白芍、当归、生地黄、熟地黄、女贞子、墨旱莲等，方选乙癸互济煎（五味子、黄精、枸杞子、龟甲胶、巴戟天、淡菜、冬虫夏草、熟地黄、鹿角胶、白芍）加减。

7. 气血两虚证　治宜补益气血。方选平补生精汤（党参、菟丝子、枸杞子、黄芪、当归、苍术、白芍、熟地黄、五味子、车前子、女贞子、茯苓）加减。

8. 气滞血瘀证　治宜疏肝理气，活血化瘀。方选血府逐瘀汤、桃红四物汤、大黄䗪虫丸、疏肝生精汤（黄芪、当归、菟丝子、枸杞子、丹参、赤芍、红花、柴胡、香附、荔枝核、淫羊藿、川楝子、覆盆子、肉苁蓉）加减。

9. 湿热下注证 治宜清利湿热。方用萆薢分清饮、龙胆泻肝汤、利湿解毒汤（苍术、车前子、萆薢、黄柏、滑石、蒲公英、金银花、石菖蒲、土茯苓、甘草梢）加减。

10. 痰湿闭阻证 治宜化痰利湿，通利精窍。药用薏苡仁、苍术、茯苓、陈皮、半夏、白芥子、石菖蒲、车前子、路路通、王不留行、穿山甲等，方选二陈汤、纯一丸加减。

11. 肝气郁滞证 治宜疏肝解郁。方用逍遥丸、柴胡疏肝饮、达郁汤、四逆散等加减。

12. 心肾不交证 治宜交通心肾，安神定志。药用桂枝、白芍、龙骨、牡蛎、远志、茯神、枣仁、石菖蒲、黄连、黄柏、生地黄等，方可选交泰丸、桂枝龙骨牡蛎汤、安神定志丸、封髓丹等加减。

（二）专方专药

专方专药治疗男性不育症是现代中医临床上辨病与辨证相结合的产物。主要有两种情况：一是一方一药治多病，二是一方一药治一病。其中比较常用的有：

1. 长春膏 用人参 100 g（为细粉），鹿茸 20 g（为细末），生地黄 500 g（另熬汁），砂仁 20 g（为细末），蜂蜜 750 g（炼净）。制法：先将生地黄熬汁，除药渣，浓缩为浸膏，加入蜂蜜炼稠，再加入人参、鹿茸、砂仁三药的细粉，搅匀，再煎熬收膏。每日早饭前空腹、晚饭后睡前，用温开水或温酒送服 1~2 匙。具有补益气血、补肾益精之功效，适用于阳痿、早泄、遗精、滑精、阳强、不射精、精子数量不足或畸形等症，病机属肾虚精亏、气血不足者。

2. 生精汤 处方用熟地黄 40 g，山茱萸、山药、五味子各 20 g，淫羊藿 30 g，覆盆子、枸杞子、菟丝子各 25 g，泽泻、茯苓、牡丹皮、车前子、龟胶、鹿角胶各 15 g。治疗精子减少症致不育 220 例，痊愈 86 例，有效 112 例，无效 22 例，有效率 90%。

3. 育精汤 药物用制何首乌、韭菜子、当归、熟地黄、覆盆子、淫羊藿、川牛膝各 12 g，菟丝子 10 g，水煎服，每日 1 剂，1 个月为 1 个疗程。治疗精液异常所致不育症 211 例，治愈率 45.5%，有效率 90%。

4. 金氏生精汤 药用枸杞、党参、何首乌、川续断各 15 g，菟丝子、覆盆子、五味子、桑椹子、车前子、陈皮各 9 g，当归、熟地黄、淫羊藿各 12 g，黄芪 18 g。水煎服，每日 1 剂。或制成流浸膏，每次服 20 mL，每日 3 次。30 d 为 1 个疗程。以本方治疗精子数量少、精子成活率低、精子活动力差所致不育症 151 例，总有效率为 95.4%，女方妊娠率为 31.3%。

5. 金氏液化汤 方用知母、黄柏、二地、天花粉、赤白芍、麦冬、玄参、枸杞子、淫羊藿、丹参、车前子、竹叶组成。治疗精液不液化所致不育症 197 例，有效 88 例，无效 9 例。

6. 液化丸药 用生地黄 200 g，牡丹皮 50 g，萆薢、淫羊藿、车前子各 150 g，黄柏、石菖蒲、菟丝子、泽泻各 100 g。以生地黄、车前子、菟丝子浓煎取汁，浓缩成膏，余药为细末入膏中，晾干，炼蜜为丸，每丸重 10 g。每次 1 丸，早晚空腹时各服 1 次，1 个月为 1 个疗程。治疗精液不液化所致不育症。

7. 脱敏生育方 药由苍术、忍冬藤、当归、赤芍、青皮、泽泻、泽兰、车前子等组成，制成冲剂，每次 1 包，1 日 2 次，3 个月为 1 个疗程，专治免疫性不育症。

8. 益肾壮精汤 药用熟地黄 30 g，淫羊藿、黄芪各 15 g，当归、菟丝子各 12 g，桃仁 9 g，红花、川芎各 6 g。治疗死精过多不育症 182 例，治愈 67 例，显效 57 例，有效 36 例，无效 22 例，总有效率 87.9%。

9. 冬蛤生精饮 药用麦冬、白芍、石菖蒲、合欢皮、茯苓、淫羊藿各 15 g，枸杞子、知母各 20 g，山药 10 g，蛤蚧 1 对。水煎服，每剂煎 10 次，每日 2 次，早晚分服 50 mL，3 个月为 1 个疗程。治疗无精子症不育者 60 例，痊愈 36 例，显效 8 例，好转 4 例，无效 12 例，有效率 80%。

（三）基础方加味

这种治疗模式主要适用于主要病机相同，但兼证和变证较多的不育症的治疗。

1. 益能Ⅱ号　基本方为生地黄、熟地黄、泽兰、益母草、川牛膝、鹿角霜、肉苁蓉、鸡血藤各15 g，杜仲、牡丹皮各12 g，丹参30 g，川芎15 g，生甘草3 g。主治精索静脉曲张所致不育症。精液异常者加菟丝子、紫河车；精子活动率低加淫羊藿、黄芪；有脓细胞者加上土茯苓、萆薢、生黄芪；少腹抽痛加乌药、小茴香、延胡索、橘核。治疗42例，痊愈15例，好转24例，无效3例，有效率为92.9%。

2. 生精赞育方　基本方组成为淫羊藿、肉苁蓉、山药、枸杞子，主治各种原因所致不育症。阳气不足者加附子、肉桂、巴戟天、菟丝子；阴精匮乏加制何首乌、熟地黄、女贞子、知母；精室湿热加黄柏、知母、龙胆草、野菊花；精脉瘀阻加丹参、红花、赤芍。水煎服，每日1剂，日服2次；或制成蜜丸，每丸重9 g，日服2次，每次2丸。

3. 益精灵　基本方用淫羊藿、锁阳、巴戟天、熟地黄、山茱萸、附片、肉苁蓉、枸杞子、黄芪、当归、韭菜子、车前子、菟丝子、桑椹子、龟甲胶、鹿角胶、茺蔚子、甘草。制成口服液，每次服25~50 mL，每日3次，主治精子异常所致的男性不育症。偏肾阳虚者，重用黄芪、肉桂、附片，加党参、黄精、阳起石、仙茅、海狗肾、金樱子；偏肾阴虚者，重用熟地黄、山茱萸、枸杞子、桑椹子，并加何首乌、桑寄生、女贞子。

4. 通精煎　基本方组成为紫丹参、莪术、川牛膝各15 g，当归尾、桃仁、柴胡各10 g，生牡蛎30 g，生黄芪20 g。主治精索静脉曲张所致不育症。睾丸偏坠、胀痛不舒、脉弦等肝经郁滞者，加橘叶、核各10 g，荔枝核15 g，小茴香10 g；阴囊湿痒、小便黄赤、舌苔黄腻等湿热者，加车前子15 g，知母、黄柏各10 g；阴囊睾丸下垂不收、神疲肢倦、脉细等气虚者加党参、白术各10 g；形寒畏冷、睾丸处阴冷、脉沉等阳虚者，可加熟附子、川桂枝各10 g；口干舌红、五心烦热、脉细数等阴虚者，加生地黄15 g、白芍20 g、炙鳖甲10 g。

5. 六味五子丸　主方即六味地黄丸合五子衍宗丸。肾阳虚加淫羊藿、鹿角霜、补骨脂、肉苁蓉、巴戟天、附片、仙茅；肾阴虚加桑椹子、生地黄、何首乌、女贞子；阴虚火旺加知母、玄参、竹叶、栀子、龙胆草；脾虚气弱加党参、黄芪、白术。本方治疗80例男性不育症，有效率93.7%，生育率41.2%。

6. 加味导赤散　药用生地黄、赤芍、茯苓各15~30 g，竹叶10~15 g，牡丹皮、泽泻、丹参各10~20 g，甘草梢3~6 g，黄柏6~10 g。尿浊加萆薢，腰酸加续断，会阴部坠胀加白芍，前列腺液或精液中有红、白细胞加女贞子、墨旱莲，或夹有脓细胞加蒲公英、滑石，或卵磷脂小体减少加何首乌、枸杞。本方适用于前列腺炎或精囊炎所致不育症，治疗20例，全部治愈。

（四）用药探讨

李彪氏对8 506例男性不育症的处方用药进行分析，结果发现经验方占绝大多数，经技术处理后，很多处方与古代成方相近，其中主要是六味地黄汤辈（包括左归丸、右归丸、金匮肾气丸、知柏地黄丸等），总出现频率高达84次；其次是五子衍宗丸，频率是42次。药物使用情况，常用药物不过55种，按使用频率从高到低排序：补阳药物依次是淫羊藿、菟丝子、鹿角胶、肉苁蓉、仙茅、肉桂、巴戟天、附子、锁阳等；补阴类药物依次是熟地黄、枸杞子、山茱萸、五味子、覆盆子、生地黄、女贞子等；补脾益气养血类药物依次是茯苓、山药、当归、党参、黄芪、白术、白芍等；活血化瘀类药物依次为牡丹皮、红花、路路通、丹参、赤芍、桃仁等；清利下焦湿热药物依次是黄柏、知母、龙胆草、栀子等。这些总结对于探讨男性不育症的处方用药规律具有较大的实际意义。

蔡氏主张治疗男性不育在辨证的基础上，加一些动物药，如鹿茸、蛤蚧、海马、海龙、海狗肾、穿山甲、蜈蚣、全蝎、紫河车、海螵蛸、牡蛎、桑螵蛸、九香虫、地龙、土鳖、水蛭等，其血肉有情，走窜攻坚之性强，可收相得益彰、事半功倍之效。

（五）名医用药心得

徐福松氏宗辨证以全身和局部相结合，诊断以宏观和微观相结合，治疗以辨证与辨病相结合。精浆异常和精子异常，以精子异常为主；精子异常中的数量与质量（形态），以精子质量（形态）为主；精子质量（形态）与精子自身免疫，以精子自身免疫为主。首创不育症从肺论治，常用麦冬、沙参、桑白皮、黄芩等为主；从胃论治，选用石膏、芦根、竹叶、山栀等。此两法可谓独树一帜。至于不育症的脾肾同治理论，更有独到见解。特别推崇“先天生后天”“后天养先天”之说，以脾肾同治立论。不育症虽以肾虚为轴心，治当以补肾为主，如熟地黄、鱼鳔、枸杞子、紫河车等。但先天之精的充养，有赖后天之精；后天之精的化生，有赖先天之精，故每于补肾药之中参以党参、茯苓、薏苡仁、黄精之属。在具体用药上，治疗精少不育，善用龟甲、紫河车、脐带、鹿角等血肉有情之品，取“精不足者补之以味”之意；治疗免疫性不育常选桑白皮、薏苡仁、牡蛎，用量多在30~50 g方能奏效；治无精子用大黄䗪虫，以求“兵贵神速”。治疗功能性不射精症，用紫石英、龟甲等，乃宗叶天士调冲任之法，同时稍加6~10 g石菖蒲，豁痰开精闭，意在轻可去实。治疗精液不液化，用乌梅、甘草取酸甘化阴之意；治疗阳痿所致不育时常选蜈蚣、蜂房，并加30~50 g白蒺藜辅之。治疗遗精、早泄等精病常选莲须、木瓜、桑螵蛸、白蔹或牡蛎、菟丝子、椿根皮、川续断等。

（六）自然疗法

1. *针灸疗法*　临床上，精液异常、性功能障碍及生殖系统炎症均可用针灸疗法治疗。如梁氏以针加灸法结合，治疗160例男性不育，均为精子异常所致。方法是第一组穴位为针大赫、曲骨、三阴交，灸关元、中极；第二组穴位为针八髎、肾俞、命门。结果治愈125例，好转33例，无效2例，治愈率为78.13%，有效率为98.75%。张氏针刺曲骨、阴廉，灸大敦，治疗110例功能性不射精症，结果痊愈94例，占85%。

2. *外治法*　陆氏用胎盘注射液，取双侧三阴交、足三里、关元作穴位注射，每穴2~4 mL，每月1次，治疗精液异常致不育症获得良好效果。

华氏治疗精子过多症，常常是内服与外治相结合，用药渣（第二次煎后）煎水坐浴10 min（水温不宜过高），疗效明显提高。

此外，气功、饮食及心理疗法也广泛应用于男性不育症的治疗。

五、实验研究方面

（一）发现正常精液三项指标的季节变化规律

庞氏等通过观察417例正常男性精液的量、精子浓度和精子活动力在不同季节中的变化，发现了这些指标呈季节性变化的规律。结论是精液量和精子浓度的四季变化规律相似，秋冬高，春季下降，夏季最低，以后逐渐上升；男子精子活动力的四季变化规律则与上两项指标变化规律相反。这一规律的发现，可为临床精液检查、治疗药物的寒热阴阳属性的调理，提供参考依据。

（二）滋阴与补阳中药对性机能作用的比较研究

通过动物实验证明，滋阴补肾与温补肾阳的中药复方对阉割公鸡的性征发育都有良性作用，而对一些主要指标的观察表明滋补肾阴的作用更为明显和持久，激素水平的测定显示两者之间无明显差异，而外周血液指标的测定也显示滋补肾阴者明显为优。这一发现告诫医生和患者，对男性性功能障碍者，不能一味追求温肾壮阳，滥用壮阳药。

（三）中药治疗男性不育的机制探讨

1. *对内分泌系统的作用*　周氏临床药理研究证明，补肾壮阳中药对下丘脑-垂体-性腺轴的性激素和促性腺激素有促进分泌和调节作用。王氏发现男性不育Ⅰ号方在动物身上表现出雄性激素样作用。张氏通过对200例不育症患者治疗前后的FSH测定，发现补肾中药复方能提高FSH水平。

2. *对性腺和附属性腺的作用*　许多补肾中药和复方都能促进性腺和附属性腺的生长和发育。如五子壮阳汤能使幼龄小白鼠睾丸明显增重，使去势大白鼠包皮腺、前列腺和精囊性增重，使环磷酰胺损害的小白鼠睾丸重量增加。

3. 对精子数量和质量的作用 袁氏通过观察益肾活血方对弱精子症模型大鼠质量影响发现其可以提高弱精子症大鼠精子活力及精子活率。金氏发现养精胶囊能增加患者精子浓度，提高精子活力。

4. 对精子受体的影响 刘氏采用微荧光定量和生物物理等方法测定，发现不育症患者精子膜表面麦胚凝集素（WGA）受体低下（$P<0.001$），精子膜蛋白质大分子疏水区 1.8-ANS 荧光强度过强（$P<0.05$）。经服中药（黄芪 30 g，淫羊藿 15~30 g，续断 12~15 g，何首乌 15 g，当归 12 g，桑椹子、枸杞子、五味子、菟丝子、覆盆子、车前子各 9 g）治疗后，精子表面 WGA 受体明显增加，1.8-ANS 荧光强度接近正常，从受体水平提示了中药治疗免疫性不育症的机制。

5. 对顶体酶的影响 周氏采用改良 Kennedy 法观察自拟淫羊藿育宝汤（淫羊藿、菟丝子、附子、肉桂、肉苁蓉、补骨脂、巴戟天、鹿茸、龟甲、枸杞、黄精、赤芍、当归）对肾阳亏虚型不育症患者精子顶体酶的影响，治疗后精子顶体酶值显著提高。

6. 对氧化应激反应的影响 袁氏通过比色法、荧光定量 PCR 法、Westernbloting 等方法研究发现，益肾活血方（生黄芪、炙黄芪、熟地黄、生地黄、丹参、太子参、制何首乌、制黄精等）可以增加睾丸组织清除活性氧、抵抗氧化损伤的能力，改善生精环境，实现提高精子活动力和精子活率，达到提高精子活动力的目的。刘氏发现五子衍宗丸含药血清可拮抗活性氧所致的大鼠精子的活力下降。孙氏发现益肾通络颗粒（熟地黄、黄芪、丹参、菟丝子、巴戟天、川牛膝等）可以就诊氧自由基对睾丸组织的损害，降低 NO 含量，升高 ATP 含量，提高精子活力。

7. 对精子细胞凋亡的影响 苏氏采用流式细胞仪检测精子的凋亡情况发现精子凋亡率的升高与精子形态学改变及精子活力下降呈一定的关联，精子凋亡率与精子存活率，前向运动精子数、正常形态精子数呈负相关。崔氏实验研究通精灵（丹参、红花、菟丝子、三七粉、蜂房、煅龙骨等）对精索静脉曲张（VC）模型大鼠生精细胞凋亡的影响，发现通精灵可显著降低大鼠睾丸生精细胞凋亡数量，减轻局部病理损伤程度。宾氏研究强精煎（菟丝子、枸杞子、党参、黄芪、当归、牡蛎、益母草等）对睾丸生精障碍模型大鼠睾丸细胞凋亡相关基因表达影响发现强精煎可以抑制 Bax、Fas 和 Fasl，并促进 Bcl-2 蛋白在受损伤小鼠睾丸实质组织中的表达，降低细胞凋亡率。

参考文献

[1] 金之刚，陈文伯. 男性不育与性功能障碍［M］. 北京：学苑出版社，1991.
[2] 史宇广，单书健. 当代名医临证精华：男科专辑［M］. 北京：中医古籍出版社，1992.
[3] 李振中. 男性不育症中医药研究概况［J］. 中医药信息，1991（6）：17-19.
[4] 任福堂，王树荣，朱仕明等. 任氏生精丸治疗男性不育症与实验讨论［J］. 江西中医药，1990（2）：13-14.
[5] 黎耀彬. 自拟补肾益精汤治疗男性不育症 30 例［J］. 广西中医药，1986（5）：16-17.
[6] 陈玉梅. “抗痿灵”治疗阳痿 737 例疗效观察［J］. 中医杂志，1981（4）：36.
[7] 郭智荣. “生精汤”治疗精子异常 72 例报告［J］. 江西中医药，1986（4）：29-30.
[8] 刘明汉. 益精灵治疗男性不育症 48 例总结［J］. 湖南中医杂志，1983（1）：9-10.
[9] 戚广崇. 强精煎治疗精液异常临床举隅［J］. 河北中医，1987（5）：21-22.
[10] 金维新. 液化升精汤治疗男性不育症 30 例［J］. 山东中医学院学报，1984（2）：29-30.
[11] 李彪，潘晓明. 8506 例男性不育症证治分析［J］. 湖南中医学院学报，1989（2）：77-79.
[12] 庞保珍，赵焕云，胥庆华. 男性精液三项指标季节性变化规律初探［J］. 中医杂志，1991（12）：26.
[13] 吴志奎，李承军，陈双厚，等. 滋阴与补阳中药对阉割公鸡影响的比较［J］. 中医杂志，1992（7）：46-48.

[14] 王琦．关于中药提高人类精子质量的报告［C］//第二届全国中医男科学术研讨会论文集，1988.
[15] 邹积群，贾淑兰．男性不育诊疗手册［M］．沈阳：沈阳出版社，1997.
[16] 徐福松．男科研究新编：2002年全国中医男科学术大会论文汇编［G］.2002.
[17] 秦国政．中医男科学高级研修班讲义（2002年国家中医药继续教育项目）.2002.
[18] 秦国政，李曰庆，裴晓华，等．《基于脾肾两虚夹瘀论治无症状性弱精子不育症》专家共识［J］．中华中医药杂志，2016，31（6）：2235-2238.
[19] 周伟强，林锦春，邵丹丹，等．淫羊藿育宝汤对肾阳亏虚型不育症患者精子顶体酶及精浆锌水平的影响［J］．湖北中医杂志，2016，38（03）：5-8.
[20] 袁卓珺，袁安，刘冰，等．益肾活血方对弱精子症模型大鼠精子质量的影响［J］．中医杂志，2015，56（22）：1958-1960.
[21] 金保方，黄宇烽，杨晓玉，等．养精胶囊治疗弱精子症的临床观察［J］．南京中医药大学学报，2006（05）：286-289.
[22] 刘保兴，张圣强，谢春雨，等．五子衍宗丸含药血清对活性氧致大鼠精子活力下降的保护作用［J］．北京中医药大学学报（中医临床版），2010，17（1）：13-15.
[23] 孙自学，蒋平，王春霞．益肾通络颗粒对实验性精索静脉曲张大鼠睾丸组织SOD、MDA、NO、ATP的影响［J］．中国中医基础医学杂志，2008（09）：660-661.
[24] 苏辉，马刚，乜春城．不育男性精子凋亡率与年龄及精液常规参数的相关性研究［J］．临床和实验医学杂志，2017，16（12）：1225-1227.
[25] 崔云，冯奕，郑武，等．通精灵对实验性精索静脉曲张大鼠生精细胞凋亡的影响［J］．现代实用医学，2008（10）：758-760，831.
[26] 宾彬，王杰，陈定雄，等．强精煎对小鼠睾丸生精细胞凋亡相关基因表达影响的研究［J］．辽宁中医药大学学报，2011，13（06）：10-12.

第二十节　王琦学术经验

男性不育本身不是一种独立的疾病，而是多种疾病或因素引起的一种结果。由于其原因很多，临床上除探明肯定原因之外，主要根据精液检查结果来进行诊断。本节论述的男性不育症为精液异常不育，包括精子浓度低下、成活率低下、活动力低下、精液白细胞过多、精子畸形过多和精液不液化等。

一、总体学术思想及经验

（一）学术思想

包括男性在内的人类自身生育能力的下降，是21世纪医学研究难题之一。西方医学对不育的优势主要表现为病因学研究不断进步、诊断方法先进、辅助生殖技术的应用等，但困惑是有的找到了明确原因，却缺少特异性治疗或因为其不良反应影响治疗。中药治疗不育的优势则为历史悠久，拥有大量有关“种子”生殖的方药，如五子衍宗丸、育麟丹、固本种子丸等数百首，可供进一步发掘与研究；中药对机体的整体调节作用显示出对丘脑-垂体-性腺轴具有双向调节作用，且有调节环核苷酸、补充微量元素和促进DNA合成等多环节作用，显示广泛的药理基础；显示促进精子生成，提高精子浓度、活力及抗精子抗体转阴作用等；对少、弱精子症、免疫性不育等进行大量临床实践，取得了较好疗效。

1. 精子异常

（1）病机：为“肾虚夹湿热瘀毒”：在不育症病机认识方面，传统上多认为应责乎肾之阴阳精气不足，虽不止于肾，亦不离于肾。1988 年，王琦教授根据自己多年临床实践，明确提出了“肾虚夹湿热瘀毒”（20 世纪 90 年代初又加上“虫”）是现代男性不育症的主要病机，并对 438 例男性不育症病例进行临床调查研究。结果提示瘀血、肾虚、湿热三者构成不育症病变核心，它们单独为患或相互作用导致了疾病的发生、发展；三者约各占 1/3 比例，对疾病发生发展及演变起着决定性的作用。

这里的“肾虚”，指先天禀赋不足，后天肾失滋养，肾精亏虚所致的生殖功能低下、无精子症、少精子症、弱精子症等；“湿热”，指过食肥甘辛辣或酗酒等，酿热生湿，或湿邪浸淫，损害生精功能等，包括前列腺炎症、精囊炎及其他生殖系统炎症等；“瘀”，指各种生殖系统慢性病变形成的血瘀、痰瘀等病理改变，例如精索静脉曲张、精液不液化等各种生殖系统慢性病变；“毒”是指化学药品、汽油、农药、工业废气及放射线辐射、食棉籽油等方面因素对生殖器官、生精功能的损害；“虫”指性传播疾病等各种微生物对生殖系统的损害，如结核杆菌、梅毒螺旋体、生殖道奈瑟菌、支原体、衣原体、滴虫、弓形虫以及部分病毒等。

（2）病性：是“邪实居多，正虚为少”：从生理方面看，育龄男性是从“肾气盛，天癸至，精气溢泻”到“筋骨隆盛，肌肉壮满”的时期，机体“阴平阳秘”，精力旺盛，体力充沛，正气充实，邪气难袭，若病亦以邪实居多，正虚为少。从不育病因病机方面看，情志内伤、病邪外感、过食肥甘、恣贪酒色等等，多为实邪，最易导致气血瘀滞、湿热下注，虽有先天禀赋不足、精气虚衰所致者，为数亦少。现代生活方式的变化、生存环境的影响（如污染等）、饮食结构的变化、疾病谱的改变，使正虚的发病率大大降低，而产生湿热、血瘀、痰湿的机会增加。

（3）病位上“重点把握肾、肝、脾三脏”：男性不育症发生发展是瘀血、肾虚、湿热三者单独为害或相互作用、夹杂的结果，其表现证型主要为瘀血阻络、湿热下注、湿热夹瘀、肾阴不足和肾精亏虚，提示临床辨证时，应主要着眼于这几方面，在病位上重点把握肾、肝脾三脏。肾虚以肾阴亏虚、精血不足居多，瘀血与肝的关系密切，湿热多见于肝经湿热和脾胃湿热下注。

2. 精液不液化　西医学认为，射出精液的液化物质（如纤溶酶原活化因子、类糜蛋白酶等）来源于前列腺和尿道球腺的分泌物，使精液排出体外后不久即液化。这些附属性腺的感染可致液化物质减少或缺失，使精液不能液化。精液液化又与激素变化有关，尤其是雄激素睾酮的变化，睾酮能调节附属性腺的分泌活性，对这些附属性腺代谢物的产生至为重要。因此，注重附属性腺的感染及激素的变化，均与治疗本症有关。

根据西医学认识及中医理论指导临床实践，附属性腺的感染多为湿热蕴结下集，湿热蕴蒸，阴津亏损，气化失常致精稠不化；激素的变化与肾阴不足密切相关，肾阴不足，则相火偏亢，热炼精稠。

（二）用药经验

1. 精子异常

（1）用药指导思想：“补肾填精、活血化瘀、兼清湿热”。

1）补肾填精：中医认为肾藏精，主生殖，肾的精气盛衰直接关系到人的生殖功能和生长发育。前人有谓“男子以精为主，女子以血为主”，肾精亏损是男性不育的主要病机之一；朱丹溪有谓“有精虚精弱不能成胎者”；清代陈士铎《辨证录》对男性不育亦有“精空”“精少”之论，其治疗原则为“精少者添其精”。因此，补肾填精是基本大法。现代临床所见，男性不育肾阳虚惫、命门火衰者较少，故不宜温肾壮阳火热之品，久用温热反致阴精耗损。补肾填精具有三方面内涵。

其一，育肾阴以填精。肾阴、肾精互为相依，同为肾的物质基础，故以黄精、枸杞子、五味子、熟地黄等滋阴填精。

其二，益肾气以生精。《内经》明训：“肾气盛，精气溢泻，阴阳和，故有子。”故以菟丝子、紫河车、淫羊藿等益肾气以生精。

其三，调气血以化精。气血相依，精血同源，故以党参、当归等品使气血充盛则精得化生。

现代研究亦证明，不少补肾之品具有三个方面的作用：①雄性激素及促性腺激素样作用，而且可以调节下丘脑-垂体-性腺轴功能紊乱及调节全身机能作用；②不少补肾药可通过调节细胞内第二信使物质 cAMP 和 cGMP 的活性和动态平衡而达到调整阴阳的目的；③肾虚的实质表现为丘脑、垂体、甲状腺、肾上腺、卵巢、睾丸等腺体呈退行性病变，而补肾药可改善其功能。上述方面提示补肾可促睾生精。

2）活血化瘀：男性不育所见之“瘀”可包括“精瘀”“血瘀”“冲任之瘀”。所谓“精瘀”是“精稠”或“精浊”；“血瘀”多见于精索静脉曲张及睾丸损伤；“冲任之瘀”，冲任之脉为运行气血、通调天癸之道，男子精路不通、脉络瘀阻常与冲任之瘀有关。活血化瘀药物可改善组织供血和循环，减少炎症反应及水肿，减少局部炎性渗出，抑制纤维增生，促进腺组织的软化和缩小。组织缺血、缺氧得到改善，可使睾丸、前列腺、精索静脉丛的血液循环得到改善，生精细胞功能得到重新调节，促进精子的产生、活力提高。因此在补肾药中配伍活血化瘀药能起到良好作用，故方中配以丹参、水蛭等活血化瘀之品。

3）清热利湿解毒：男子精子成活率降低与精浆的质量密切相关，精囊、前列腺等附属性腺炎症是影响精子成活率的常见原因，检查还可见精子畸形率高，精液中白细胞、脓细胞增多。近年来发现解脲支原体感染亦是影响精子质量的重要因素。因此，常选用蒲公英、败酱草、车前子等清热、利湿、泄浊、解毒之品，且现代药理研究亦证明这些药物对这些病原微生物有明显抑制作用。

（2）用药特色：“阴阳并调、补中有通、补中有清”等。

1）阴阳并调：肾阴肾阳是男子生长发育和生殖的基本物质和功能物质基础。补益肾阳常选用淫羊藿、菟丝子等，填补精髓多选用黄精、枸杞子、熟地黄等，使阳得阴助、阴得阳化而生化无穷。再则奇经空虚常为精少，淫羊藿、紫河车等皆为补益奇经之品。阴阳并调符合中医“精气溢泻，阴阳和，故能有子”的理论。

2）补中有通：精血喜动恶滞，若瘀滞不通或阻塞积聚，则可引起精液异常或生精障碍。近年研究表明，精索静脉曲张等血瘀症在男性不育中广泛存在，表现为血液流变学改变及生殖系统供血不良，故于补肾中通瘀可增强疗效。

3）补中有清：湿浊壅塞，精道不畅或精窍闭塞是男性不育常见病理机制。临床所见，慢性前列腺炎、精囊炎、附睾炎等引起不育，精液内有脓细胞、白细胞、红细胞等，应用蒲公英、败酱草等清热利湿解毒之品，可消除炎症，提高精子的数量和质量。

另外，在应用中医理论指导用药的同时，可吸收现代药理学研究成果，进行针对性（辨病）用药。男性不育症患者精浆中锌、锰水平明显低于正常人，黄精、枸杞子含锌较高，淫羊藿含锰较高，临床常配伍应用。蛇床子动物试验表明，本品有性激素样作用，能使正常小白鼠延长交尾期，去势的小白鼠出现交尾期。淫羊藿能兴奋性功能，主要是使精液分泌亢进，精液充满后刺激感觉神经，间接兴奋而起。蜂房有性激素样作用，促进性腺、性器官发育，有助精子生成。川续断含有丰富的维生素E，当归有抗维生素 E 缺乏症的作用，而维生素 E 与生育有密切的关系。

2. 精液不液化　湿热蕴结者，易阻碍气机，灼伤阴液，故治疗当以清热、利湿、通络、养阴为基本大法。药用黄柏、虎杖、草薢、土茯苓、车前子、茯苓、薏苡仁等清热、利湿，王不留行、地龙、泽兰叶等通络，天花粉、知母等清热养阴。若肝经湿热盛者，加龙胆草、栀子、夏枯草；瘀血明显者，加水蛭、赤芍、牡丹皮。阴虚火旺者，治宜滋阴清热，盖火旺由于阴亏，肾阴充盈，则相火自息，精液得化，药用黄精、生地黄、熟地黄、山茱萸、枸杞子滋肝肾之阴；天花粉、女贞子、知母滋阴清热；黄柏、夏枯草、泽泻清泻相火；泽兰、牡丹皮活血通络，以防阴伤络瘀；川续断补肝肾，川牛膝行血脉，补而不滞，防苦寒伤阳。只有清滋并行，滋中补肾水、益精气，清中泻相火、散瘀血，用药重甘寒、甘润而慎苦寒，才能常获效机。

在辨证用药同时，还需针对精液不液化病症加入溶酶之物，如鸡内金、麦芽、谷芽、山楂、乌梅、地龙等，尤其是助脾胃化生之品，可以调节全身酶的活性，有利于精液液化物质补充及功能的恢复。

二、辨治模式及经验

（一）强调“主病主方”，创制“升精赞育汤”

以“病”为纲的诊疗模式是中医学最起始诊疗的状态，有着重要的存在及发扬价值，其不同于现代医家最为看重的“辨证论治”模式。王琦教授学习徐大椿的“主病主方主药”的思想，提出“主病主方”不同于“专病专方”及“通治方”。主病主方是在把握贯穿整个病的主要病因病机的基础上，以“病”为统领，确定一临床疗效较好的主方，并根据病情、证候、体质等多样性以加减变化，即“知犯何逆，随证治之”，体现病-体-证一统观。

主病主方四级制方思路：①辨病审机是主病主方思想的基础，是制方的精髓，将疾病的病机辨识和方药的配伍原理结合起来，实现“方病对应”，临床以收良效。其病机主要包括两个方面：一为某种疾病的基本病机；二为某一类疾病的共同病机。临床实践中应重视密切把握病机，处方用药切合病机，需要注意的是一些疾病的病机与症状群之间并非对应关联。比如不育症中无症状性少弱精子症就是“症机分离”的一种情况，因此，诊治此类不育症应通过多种手段去辨识其病机，才能在临证中圆机活法，随机遣方用药。②专病专药是主病主方的特长。专药在主病主方中配伍要适宜，一般为君药、主药；其次，专药用量宜大，发挥专药其独特功效。临证中要遵循“药-病（症）对应”及“安全有效”的原则。比如，麦芽能健脾化精瘀，可有效改善男子精液不液化症状。③辨体制方是主病主方的根本。“辨体制方”是基于“体病相关”理论的“异病同治”原理而言，绝非单纯针对体质本身调治。“辨体论治”是“异病同治”的关键，要准确把握“体病相应”。④王老在临床中探索出移植成方、组合小方、新拟验方的主病主方制方方法。把握方证病机规律，圆机活法，合理制方。对于少弱精子症制出主方“升精赞育汤”。王老同时强调在临床中应灵活应用各种诊疗模式，不囿于某一方式、方法。

（二）辨病治疗学术思想及经验

1. *少精子症、弱精子症不育*　主要是指由特发性少精子症及活力低下和其他因素影响精子的浓度与活力而引起的不育。根据肾藏精，主生殖和补肾生精的理论，以调补肾阴肾阳、填补肾精或益气养血为治疗大法。肾阳不足之精子缺乏等症，治以温补肾阳、温肾填精，代表方为金匮肾气丸、右归饮，常用药为淫羊藿、菟丝子、鹿角胶（鹿茸/鹿角片）、肉苁蓉、仙茅、巴戟天、附子、肉桂、锁阳。肾精不足、虚火亢盛者，治以滋阴降火、补精益肾，代表方为六味地黄丸、大补阴丸，常用药为熟地黄、枸杞子、山茱萸、五味子、生地黄、女贞子、桑椹子。肾精亏虚者，治当阴中求阳、阳中求阴、补益肾精，代表方为五子衍宗丸，常用药为淫羊藿、枸杞子、黄精、何首乌、紫河车、菟丝子、肉苁蓉、吴茱萸、鱼鳔胶。气血亏虚者，治当益气养血种子，代表方为补中益气汤。

可根据药理研究成果选用相应药物，如对垂体重量有影响的有巴戟天、仙茅、当归；对前列腺有影响的有菟丝子、淫羊藿、枸杞子；对精囊腺有影响的有菟丝子、淫羊藿、沙苑子、肉苁蓉、枸杞子、当归；对环核苷酸有影响的有知母、黄柏、熟地黄、女贞子（滋阴药 cAMP，cGMP，促进精子形成及精液液化）；对精子有影响的有促进病理性精子膜结构改变的淫羊藿、黄精、当归、丹参、枸杞子等（主要是头部、中断线粒体及尾部），有改变精子蛋白质分子结构的黄芪、淫羊藿、何首乌、桑椹子、枸杞子等（改变精子蛋白质分子结构、特征，使精子膜结构功能达到精子成熟状态），有促进 DNA 合成的补中益气汤（增强 DNA、RNA 合成、蛋白质合成），有调节微量元素的枸杞子、女贞子、菟丝子、巴戟天、沙苑子、韭菜子、蛇床子、仙茅、淫羊藿、黄芪、当归（提高精子浓度、运动力、运动速度）。

2. *液化障碍不育*　精液不液化症，是指精液射出后超过 60 min 仍不液化。精液液化所需液化因子，主要为玻璃质酸酶，经透明质酸酶作用，水解透明质酸，使胶冻状精液水解为液化状态。若透明质酸含量过高，透明质酸酶含量低，精液难以水解而液化迟缓，使精子在精液凝块中的时间延长，降低活力，减缓或抑制精子的穿透力，引起不孕。西医采用酶制剂（α-淀粉酶、透明质酸酶）或精液体外处理。

中医既往主要以阴虚火旺、热灼津液等论治，以知柏地黄汤为主方滋阴降火；亦有从阳不化气、精冷血凝论治者，用金匮肾气丸之类。有关研究证实，精液不液化患者全血黏度、血浆比黏度及红细胞比容与正常值比较有显著差异，提示精液不液化与血瘀有关，因而近来提出"精凝"与血瘀之说（精血同源），用水蛭、丹参、赤芍等治疗以活化纤溶系统。现代药理研究证明水蛭含有水蛭素、抗血栓素等成分，能活化纤溶系统，与丹参、赤芍等活血化瘀药配伍，有降低血黏度、加速微循环等作用。精液 pH 值>8.8 时提示生殖道感染，予清热利湿药如天花粉、败酱草等可抑制生殖道炎症，改善液化因素。清热化痰药可促进酶的分解。代表方为知柏地黄丸加减，常用药为水蛭、丹参、赤芍、车前子、败酱草、天花粉、石膏、海浮石、浙贝母、牡蛎、天花粉。

3. 精索静脉曲张不育　根据睾丸上方精索静脉在平卧、站立和站立加 Valsalva 动作是否存在反流确诊和分级Ⅰ、Ⅱ、Ⅲ，精索静脉管径>0.2 cm，可确立诊断。精索静脉曲张合并精液异常者有临床意义，是畸形精子增多与精子活力降低的重要因素，在男性不育中占 15%～20%。西医采用精索静脉的高位结扎，综合文献报道，术后精液质量改善率为 50%～80%，女方受孕率为 30%以上。

中药对Ⅱ度以内的精索静脉曲张有一定疗效，主要治疗思路为行气、活血、化瘀、通络，常用方为血府逐瘀汤，常用药为丹参、莪术、川楝子、川牛膝、柴胡、生牡蛎、土鳖等。

4. 免疫性（抗精子抗体）不育　约占男性不育 6%。睾丸产生的精子有多种抗原，因前列腺炎、附睾炎、输精管炎等生殖系统感染、外伤、高温、化学损害，破坏血生精小管屏障，精子进入血流，刺激机体产生抗体。在女性，精子通过女性生殖道破损进入血流，附着精子表面的抗原，刺激机体产生抗体。抗精子抗体会影响精子生成，干扰精子正常运动，影响精子穿透宫颈黏液及穿透卵透明带，也可影响受精卵而引起胚胎死亡（有胚囊无胚芽）流产。西医用免疫抑制剂治疗，如低剂量的持续疗法：泼尼松 15 mg/d，分 3 次口服，3～12 个月，成功率 24%～56%；大剂量间歇疗法：甲泼尼龙 96 mg/d，每月连服 3 d、5 d 或 7 d，成功率为 22%～40%；妻子月经第 1～10 d，每日泼尼松龙 40 mg，待抗精子抗体滴度下降，增加至 80 mg/d，共用 9 个月经期，妊娠率为 33%。

中医对抗精子抗体（AsAb）的治疗有调节免疫功能的作用。主要治疗思路：补肾滋阴，以调节细胞免疫功能低下（知柏地黄丸加鳖甲、女贞子等）；凉血活血，抑制免疫反应（二至丸，赤芍、丹参、益母草等）；清热解毒，抑制免疫反应（白花蛇舌草、蒲公英、薏苡仁、金银花、天花粉等）；脱敏（忍冬藤、赤芍、当归、玉屏风散等）。代表方为知柏地黄丸加减，常用药为赤芍、牡丹皮、益母草、薏苡仁、丹参、白花蛇舌草。

5. 高泌乳素血症不育　血清泌乳素升高使下丘脑-垂体-性腺轴功能紊乱，睾酮分泌明显下降，导致性功能障碍，少精不育。西医用溴隐亭治疗，疗效 4%～5%，不良反应较大。

中药治疗可降低血清泌乳素水平，解除其对性腺轴抑制，促进性腺激素（FSH、LH）的释放，提高血中性激素含量。主要治疗思路：以芍药甘草汤有调节激素作用，可使血清睾酮、泌乳素水平正常化；以补肾药促进性激素水平；用疏肝解郁药消除乳房增大。代表方为芍药甘草汤加减，常用药为当归、蛤蚧、鹿角胶、柴胡、郁金、香附、川芎。

6. 弓形虫感染（TOX—DNA）不育　弓形虫是对人体危害较大的寄生虫，其引起的疾病称弓形虫病，是遍及世界的人畜共患传染病。我国有散在性分布，进入人体引起全身性感染，也可侵犯某个系统或器官，可通过 PCR 检测酶联免疫吸附性试验（ELISA）诊断，发病率为 8.1%～9.81%。弓形虫感染对生殖道的影响主要是直接破坏精子、生精细胞及精子繁殖，导致精子细胞死亡，生殖道感染引起免疫变化，产生抗体和毒性作用，使睾丸生精功能受到影响，引起早产、流产、胎儿死亡、先天性畸形。

主要治疗思路：清热解毒杀虫（土茯苓、贯众、仙鹤草、白花蛇舌草）、清热利湿（车前子等）、活血化瘀（牡丹皮、制大黄、钩藤等），常用中药为白花蛇舌草、丹参、牡丹皮、钩藤、制大黄。

7. 感染因素引起的不育　生殖系特异性和非特异性感染均可影响精子的发生、运动，抑制附属性腺分泌，生殖道炎、前列腺炎及与感染有关的精液不液化、免疫性不育已成为不育症最常见的病因。淋病、梅毒、结核、滴虫、白色念珠菌等感染可导致睾丸功能下降，精子活力下降。精液中可以查见许多病原微生物如淋球菌、肝炎病毒、支原体等。

（1）精液白细胞增多症：精液白细胞增多症是造成男性不育的重要原因之一，使精子质量（浓度、活力、速度）受到影响。主要治疗思路为清热解毒、利湿化浊，常用药为白花蛇舌草、土茯苓、车前子、黄柏、知母、柴胡、枳壳、蒲公英、败酱草。

（2）慢性前列腺炎：其与男子不育症的关系，日益引起国内外医学界的关注和重视，慢性前列腺炎在男性不育症中的地位不容忽视。本病大都为感染病原微生物所致，常见的病原菌有大肠杆菌、变形杆菌、克雷白杆菌、革兰阴性杆菌等杆菌类，和金黄色葡萄球菌、肠球菌、链球菌、淋菌等球菌类。此外，尚有真菌、病毒、滴虫、支原体等。主要治疗思路是清热解毒、活血化瘀，代表方为五味消毒饮，常用药为茯苓、车前子、丹参、牡丹皮、黄柏、冬瓜子、天花粉。

（3）支原体感染：支原体作为致病微生物，其大小介于病毒与细菌之间，在一组男性不育的病例中，精液中可发现解脲支原体阳性率达 48.3%。感染的支原体和衣原体可吸附在精子的头部和中段，进而改变精子的活动力，影响精子运动，抑制精子穿卵能力，对男性不育有着重要的影响，被称为“男性不育的新病源”。主要治疗思路为清热解毒、利湿杀虫，常用药为虎杖、土茯苓、马齿苋、山豆根、丹参、忍冬藤、海金沙、赤小豆、鱼腥草。

8. 无精子症不育　无精子症首先要分别梗阻性无精子症和非梗阻性无精子症，并需全面考察男性不育因素。真性无精子症是指睾丸缺乏生精能力，假性无精子症是指睾丸有生精功能但因输精管阻塞而不能排出精子。

中药对无精子症治疗报道虽多，因缺乏病因学分类，其疗效很难评估。一般说对梗阻性无精子症中因感染因素（输精管的梗阻大多是获得性的，其中感染造成的梗阻较常见，40%~50%的梗阻性无精子症的病因是感染，其中的淋病和结核是最常见的附睾性梗阻），常用方剂是血府逐瘀汤或桃红四物汤加三棱、莪术、土茯苓、蒲公英、白花蛇舌草等。

棉酚中毒无精子症可试用土茯苓为主治疗。土茯苓对棉酚中毒有解毒作用。给小鼠分别灌服土茯苓水煎剂，具有拮抗急性和亚急性棉酚中毒作用。

三、精室论

精室，又名精房、精宫、男子胞，是男子奇恒之腑，为生殖之精生贮之处，具有生精和主泌精液的作用，是肾主生殖的重要组成部分。《石室秘录》说：“胞胎为一脏，男女皆有”。胞居于女，名女子胞，在男则言男子胞，《类经》云“胞……在男子则为精室，在女子则为血室”。其位置为“居直肠之前，膀胱之后，当关元、气海之间”（《类经附翼》）。

（一）精室的功能

1. 主生精　精有水谷之精和生殖之精两种。《素问·六节藏象论》说：“肾者，主蛰、封藏之本，精之处也。”《难经》认为生殖之精不藏于肾，而藏于命门。“命门者，精神之所舍也，男子以藏精，女子以系胞，其气与肾通”。清代唐容川在《血证论》中说：“男子之胞，一名精室。乃藏精之处。”说明男子胞（精室）为贮精之处，“精室的贮精来自肾阳的充足，肾气足，精气盛，命门火盛，则精室贮满生盈，其满则溢，与精窍相通。”精窍，也称精关，当指射精管口。精液主要由睾丸所产生的精子和精囊腺、前列腺、尿道球腺等腺体的分泌液组成。精子虽产生于睾丸，但必经附睾及输精管才能发育成熟。因此精室具有现代解剖学上的男子睾丸、附睾、前列腺、精囊腺等器官的综合作用。《医经精义》说前阴有精窍，与溺窍相对，而各有不同，“溺窍内通膀胱，精窍内通精室”，又说：“精室，乃气血交会，化精成胎之所，最为重要”“男子藏精之所，尤为肾所司”。《医学衷中参西录》则认为精室为“生精之处”和“化精之所”。可见，精室有促成生殖之精成熟以及藏精和生育功能。

2. 主泌精液　精液由精子和精浆两部分组成。精室是男性生殖系的重要贮藏及排泌之处。精室的功能正常，有赖于肾阳的充足，肾气盛则精满。肾为水之下源，也能化水，分清泌浊。精之排泄，则需津液的滋润，肾阴有滋养阴液的作用。精液的分泌如常，与精子的活动相辅相成，如肾中阴阳和谐，则精子化生充旺，精液分泌充足。如下焦被湿热所犯，精宫受损，即使肾之阴阳和谐，精液排泌也会发生障碍。若肾之阴阳亏损，则精化不足，液少精难行，使生育功能受损。

（二）精室与经络

精室为肾所属，与奇恒之腑相类，古之无名，其经脉与肾经和督脉相通。督脉之腧穴作用可使精室功能发生改变，会阴穴可直接作用于精室。此外，邪犯精室时，膀胱经之腧穴也有治疗作用。肝统前阴，宗筋为肝所主，前阴为肝所统。肝筋结于阴器，《灵枢·经脉》曰：“足厥阴之脉，起于大指丛毛之际……上腘内廉，循阴股，入毛中，过阴器，抵少腹……”肝寄相火，具有鼓动阴器、启闭精窍、主司精液溢泻的作用。督脉损伤，肝气流经受阻，常会导致精关不固，或生精不能。

（三）精室与脏腑

1. 精室与肾　肾主生殖，精室在肾气作用下，贮排精液有常。肾阳不足，或命火衰弱，使肾阴无使，肾精不足，精室化生精子能力减弱，则会出现精冷、精清、少精之症。肾阳过旺，命火过盛，精室化生精的作用超强，则会出现精瘀、精液不液化等。肾脉损伤，波及膀胱，也会影响精关的开阖，或使邪毒内侵，引发精室的病变。

2. 精室与肝　肾藏精，贮于精室，主生长，发育与生殖，生殖之精产生于肾，男女生殖之精相合，就能孕育新的生命。而肝则是司生殖之藏。一者肝脉绕阴器，肝气行于筋，则阴茎勃起伸缩自如。二者肝主藏血，调节血量，宗筋受血则能兴奋。若肝血充盈，则宗筋得以滋养，用事之时以有形之血使阴茎胀大充盈，进而精室所贮之精得以排泄。三者肝主疏泄，具有调畅气机和情志的作用。肝失疏泄，肝脉经气运行不畅，宗筋失常，可致阳痿，射精困难。郁结日久，则使精室排泄失控，产生遗精、滑泄。四者精血同源，血不足，则精化生不足，肾衰精少，则导致不育。

3. 精室与命门　命门学说的不同观点之一，即是认为命门在女子为子宫，在男子为精室。明代张景岳就认为命门“为藏精之所，先天立命之门户。父母交会之际，男之施由此门而出，女之摄由此门而入，及胎元既足，复由此出。其出其入，皆由此门，谓非先天立命之门户乎?”“既知此处为命门，则男子之藏精，女子之系胞，皆有归着”（《景岳全书》）。《医学实在易》则认为：“命门在女性为产门，在男子为精关。”而精室所产生的精气正是命火旺盛的根基。

（四）精室病病因

精室之病，主要为精液病，涉及精室本身及阴器（阴茎、前列腺等），既有外因，又有内因，也受他脏病变的影响。

精室之病的外因多由感受湿热、寒凝筋脉、外伤损睾等引起，以致出现淋浊、滑精、子痈、子肿、囊缩、寒疝等。

精室之病的内因多由情志损伤、房劳伤肾、气血失调、机体久病（如肺痨）所及。由此引发阳痿、遗精、早泄、精液异常、子肿、子痰、狐惑、白淫等。

（五）精室病病机

寒主收引、凝滞，寒邪伤及阴器、精室，则使局部气血流通不畅，阴部经脉失常，变生寒邪致病诸证。

湿性黏滞、重浊，湿与热结，随经下注，留注精室，变生精液异常之证，或见梦遗、滑精。

藏精不足，精关失和，火衰其本，使阳虚之证迭生，导致男性不育、精液病的发生。

肾失封藏，精关不固，则生梦遗、滑精之变。

外伤脉络受阻，或迫血妄行，或瘀血阻络，均可导致血溢脉外，出现赤浊、血精。

（六）精室病发病

正气不足，气血失调，阴阳乖逆，是精室病发病的内在原因。外邪侵袭，他脏病及，是加速精室出现病变的条件。

精室病发病随年龄增长而变生病位，少时遗精、滑精；中青年男性不育、精液异常；年老癃闭、淋浊。

精室病发病常与性事有关，守其常，则病所不及；失其常，则随之应起。如早泄、遗精、精液异常。

精室发病常局部严重，周身较轻，且不同病种各有特点，如子痈、子痰、疝气等。

精室病发病多与季节气候变化关系不大，但大疫流行常需预防。

精室病发病治疗周期相对较长，且药力不足，多用则损及他脏。

（七）精室的主要病证

1. *血精*　血精是指精液中混有血液，既是病名，又是症状，常见于精囊炎患者。多与房劳过度有关，肾虚是其主要病机。其有轻重之别，轻者需借助于显微镜观察，重者肉眼可见。急性起病者多有寒战、发热等全身症状，下腹部疼痛，放射至腹股沟、会阴部，及痛性射精，日久不愈，可转为慢性。临床辨证分为阴虚火旺证、湿热蕴结证、心脾两虚证等，分别使用滋阴降火、清热利湿、健脾养心等方法治之。

2. *脓精*　是精液中混有脓液和白细胞的疾病，多因湿热下注，或他病伤及精室所致。治宜清热利湿、凉血解毒等方法治之。

3. *少精*　即精子减少症，多由先天不足，或房事不节、耗伤肾精，或五劳七情、久病及肾，下元不固；或肾阳不足、命火衰微，不能温煦脾阳，脾肾阳虚不能运化水谷精微；或气血两虚、精水匮乏，精亏血少、血少精亏，以致精子数减少。其治疗当补肾填精、温补命门、调和气血、补血填精等。

4. *精冷*　证候名，指精液清冷活动力弱。亦指排精后打冷战，多由肾虚、命火衰微而致。治宜滋阴补肾。

5. *精清*　是指精液清稀、少精。多因先天禀赋不足、命火衰微，或湿热侵及精室所致，宜滋补肾阴，或清热利湿。

6. *精瘀*　是指精子计数超过正常，甚至1~2倍，而精浆并不多见，可造成男性不育。常与肾虚湿热有关。临床辨证以肾气亏虚和湿热下注较常见，其治疗当补气益肾、清热利湿。

7. *精液不液化*　是指室温下（25 ℃）60 min 精液仍不能液化或仍含有不液化的凝块者。多因房事过度，阴虚火旺，精液受灼而黏稠难化，或素体元阳不足，阴虚及阳，精宫虚寒，阳不化阴而致精液不液化；或因湿热下注，阻滞阴道，精浊混淆难化。治法有滋阴降火、温肾散寒、清热利湿等。

（八）精室病辨证

依所见证候不同，结合精液实验室检查予以辨证，参见其他脏腑辨证。

（九）精室病的治疗

1. *治疗大法*

（1）清热解毒法：清热解毒法是用具有清热、泻火、解毒作用的药物治疗因湿郁热毒所致的各种男科疾病。如囊痈、热淋等。既有常用方黄连解毒汤、普济消毒饮等，又可在非清热解毒方剂中加入清热解毒之品。

（2）补肾填精法：精室病变常与肾精亏损有关，也与先天禀赋不足有关，因此，补肾填精法是精室疾病的常用治法。适用于肾阳虚衰而精亏者，代表方剂有右归丸、左归丸等。

2. 常用方剂

（1）清热解毒方：

1）五味消毒饮（《医宗金鉴》）

功用：清热解毒，消散疔疮。主治各种疔毒，痈疮疖肿。

处方：金银花、野菊花、蒲公英、紫花地丁、紫背天葵子各一钱二分。

用法：水二盅，煎八分，加酒半盅，再滚二三沸时热服。滓加水再煎服。被盖出汗为度。

2）五味连翘散（《外科集验方》）

功用：清热解毒，主治一切积热、结核、疬、痈疽，恶疮、肿疖。

处方：沉香、连翘（去蒂）、桑寄生、丁香（去梗）、射干、独活、乳香、升麻、人中黄、木通、羌活、甘草、麝香、青木香各等分。

用法：上（㕮）咀，每服四钱，水二盏，煮取八分，食后热服，以利下恶毒为度。

（2）补肾填精方：

1）七子散（《备急千金要方》）

功用：温肾壮阳，益气补虚。主治男子虚羸，头昏目眩，精气衰少无子。

处方：五味子、牡荆子、菟丝子、车前子、菥蓂子、石斛、薯蓣、干地黄、杜仲、鹿茸、远志各三钱，附子、蛇床子、川芎各二钱半，山茱萸、天雄、人参、茯苓、黄芪、牛膝各钱半，桂心四钱，巴戟天五钱，肉苁蓉四钱，钟乳粉二钱。

用法：上二十四味，研为细末，每服三钱，每日2次，酒调下。不知，增至五钱，以知为度。不能饮酒者，蜜和丸服亦可。

2）五子衍宗丸（《医学入门》）

功用：补肾填精、疏利肾气，用治肾虚、精子稀少。无精、死精，腰膝酸软，头晕耳鸣，阳痿、早泄、小便余沥不尽等。

处方：枸杞子、菟丝子各八两，五味子一两，覆盆子四两，车前子二两。

用法：为末，炼蜜为丸，睡前淡盐汤下二钱。或作汤剂。

3. 常用药物　入肾经药物和入命门的药物可酌情参照使用。

4. 自然疗法　精室之病可依据中医辨证论治的原则，施以针灸、气功、食疗之法。

（十）精室论的临床应用

根据《内经》“阳化气，阴成形”的理论，王琦教授提出补肾填精兼清湿热、活血化瘀的制方思想，创制男性不育主方“升精赞育汤”：生地黄15~20 g、熟地黄15~20 g、山茱萸15 g、山药15 g、牡丹皮10 g、茯苓10 g、泽泻10 g、桑椹子30 g、枸杞子30 g、紫河车10 g、淫羊藿15 g、巴戟天20 g、香附10 g。

升精赞育汤乃移植六味地黄丸加味而成。方用生地黄、桑椹子、枸杞子，合六味地黄丸中的“三补”（熟地黄、山茱萸、山药），以增强滋阴补肾益精之力；紫河车补益肾气以生精；淫羊藿、巴戟天温阳化气以求精。从3方面补肾填精，寓含“阳化气，阴成形”之意。泽泻、茯苓渗泄湿热，牡丹皮合生地黄凉血化瘀。诸药配伍，具有补肾填精兼清湿热、活血化瘀之功。适用于少精子症、弱精子症所致男性不育。

加减应用临证可在升精赞育汤的基础上，结合患者具体病症进行加减化裁。辨病加减：慢性前列腺炎及附睾炎引起精液异常者，加败酱草15 g、土茯苓15 g；精索静脉曲张者，加生黄芪30 g、当归10 g；支原体感染者，加百部15 g、蛇床子15 g；血清泌乳素增高者，麦芽50 g、白芍30 g；抗精子抗体阳性者，加黄芪30 g、知母15 g、女贞子15 g；少精子症者，酌加菟丝子15 g、鱼鳔胶20 g、鹿茸1 g；精液不液化或液化不完全者，酌加麦芽60 g、川萆薢30 g、淡豆豉10 g、水蛭6 g；精子畸形率高者，酌加车前子 15 g（包煎）、千里光 15 g、土茯苓 15 g、金钱草 15 g。

临证对于服用汤剂不方便者，可改用王琦教授研制的国家级新药“黄精赞育胶囊”。

（十一）典型病案

穆某，男，26 岁，天津市某单位建筑工人。2011 年 3 月 15 日初诊。主诉：弱精子症 2 年余。现病史：婚后 2 年，未予避孕，求嗣一直不育。2010 年 3 月在当地某医院查有弱精子症。自述婚后房事不佳，勃起不坚，平素腰酸怕冷，疲乏肢软，纳可，二便尚可，舌暗淡，苔薄白腻，脉弦滑。曾予中西药治疗，疗效欠佳。既往史：双侧睾丸鞘膜积液。2011 年 3 月 14 日北京大学男科中心精液常规检查：a 级 5.42%，b 级 19.31%，c 级 8.42%，d 级 66.83%，精液量：4 mL；液化时间：25 min，完全液化；浓度 42.86×10^6/mL；精子活力 24.7%，精子活动率 33.17%；正常精子形态 15%。西医诊断：弱精子症。中医诊断：不育症（肾虚夹湿热瘀毒）。立法：补肾填精，兼清湿热、活血化瘀。处方：淫羊藿 15 g、仙茅 10 g、熟地黄 20 g、山茱萸 20 g、山药 20 g、茯苓 10 g、牡丹皮 10 g、泽泻 10 g、桑椹子 30 g、枸杞子 30 g、香附 10 g、巴戟天 15 g。30 剂，水煎服。2011 年 4 月 13 日二诊：精液质量较前改善，2011 年 4 月 11 日北京大学男科中心精液常规检查示：a 级 8.40%，b 级 33.61%，c 级 14.71%，d 级 43.28%，精子活动率 56.72%，精子活力 42.02%，浓度 80.80×10^6/mL，液化时间：15 min，完全液化；精液量：4 mL；正常精子形态 56%。处方：熟地黄 20 g、山茱萸 20 g、山药 20 g、茯苓 10 g、牡丹皮 10 g、泽泻 10 g、桑椹子 30 g、枸杞子 20 g、香附 10 g、巴戟天 20 g、鱼鳔胶 20 g、紫河车 15 g。30 剂，水煎服。2011 年 8 月 17 日复诊：以上方加减治疗 4 个月，精液质量接近正常。2011 年 8 月 16 日北京大学男科中心精液常规检查示：a 级 16.10%，b 级 27.24%，c 级 20.74%，d 级 35.91%，精子活动率 64.09%，精子活力 43.34%，浓度 182.77×10^6/mL，液化时间：15 min，完全液化；精液量：4 mL。处方：黄芪 30 g、当归 20 g、枸杞子 30 g、桑椹子 30 g、山药 30 g、紫河车 15 g、金钱草 15 g。30 剂，水煎服。2011 年 10 月 26 日电话回访得知，患者配偶已受孕。其妻现已怀孕 2 月余。

按：患者婚后 2 年未育，精液检查提示为弱精子症。王琦教授治疗本案分 3 步进行：首先根据首诊见肾阳不足表现，去升精赞育汤中的生地黄、紫河车，加入温肾助阳之仙茅治疗 1 个月获效后，加入鹿茸、紫河车以温肾阳、益精血，待精子质量接近正常时，改从精、气、血并补，终获满意疗效。

第二十二章　阴茎疾病

第一节　概　　说

一、阴茎、尿道球腺解剖与生理

（一）阴茎、尿道球腺的解剖

1. 阴茎的解剖　阴茎是男性外生殖器之一，是重要的性器官，具有排尿和性交功能，因此阴茎兼为泌尿系统和男性生殖系统的排泄器官。成年男性的阴茎长度为 7~10cm，勃起的时候长度可以加倍。阴茎由位于背面的两个阴茎海绵体、位于腹面的一个尿道海绵体以及包绕这三个海绵体的筋膜和皮肤等构成。通常我们把阴茎分为阴茎根、阴茎体及阴茎头（亦称龟头）三部分。阴茎根部固定于尿生殖三角袋内，表面覆盖会阴皮肤及阴囊的皮肤。阴茎体呈圆柱状，上面叫阴茎背，下面叫尿道面。阴茎头为阴茎末端的蕈状膨大部分，头的尖端有尿道外口；头的底边凸隆游离，称为阴茎头冠；冠后较细部称为阴茎颈（图 22-1）。

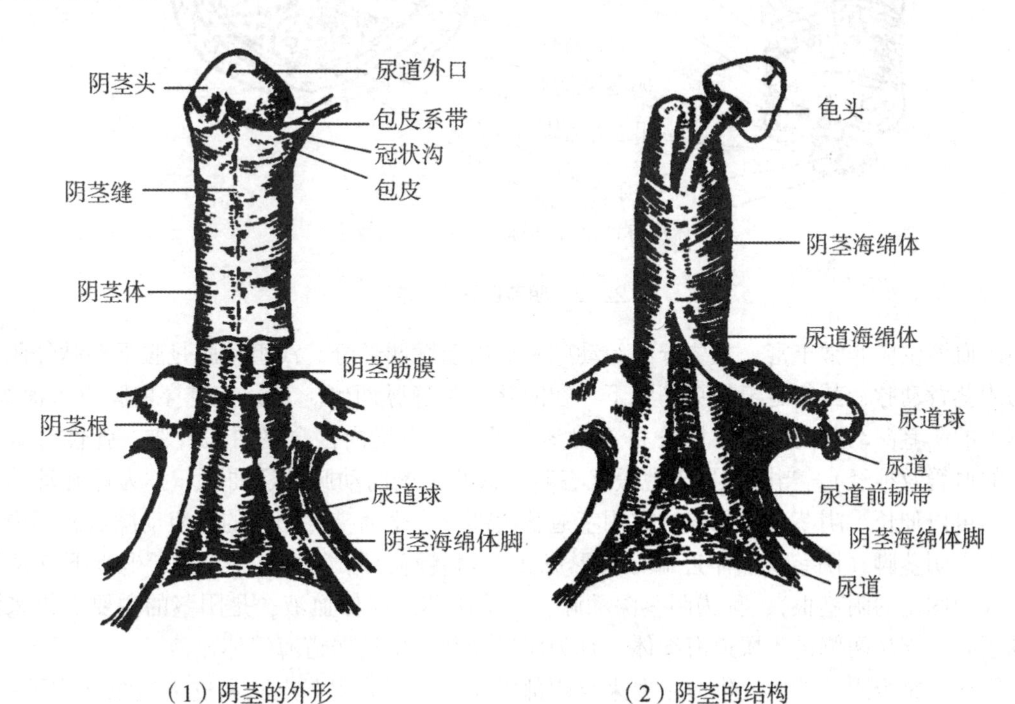

（1）阴茎的外形　　（2）阴茎的结构

图 22-1　阴茎的外形与结构

阴茎外皮薄而柔软，厚度不到 1 mm，呈暗褐色，因为极度疏松而具有显著的伸缩性及移动性。

其前端形成包皮，即包罩阴茎头的全部或大部分的一筒状双重皱襞；包皮在腹侧正中形成的皱襞称包皮系带。包皮内层与阴茎头间的狭窄腔隙叫包皮腔。包皮由内、外两层皮肤构成，内层皮肤湿润细薄，表面光滑，经阴茎颈覆盖于阴茎头，与阴茎头紧贴达尿道外口，移行于黏膜。阴茎头表皮缺乏色素，且角化现象程度很低，其上有许多敏感的乳头。包皮内面的皮肤不存在毛和汗腺，但有称为包皮腺的皮脂腺，包皮垢即由脱落的上皮及包皮腺分泌物形成。包皮垢可以积存于包皮腔内。

在阴茎皮肤和海绵体之间有阴茎的被膜，被膜由浅及深，包括阴茎的筋膜和白膜。每个海绵体的外围包着白膜，这层白膜就是所谓的勃起组织。白膜中有致密的胶原纤维、弹性纤维和平滑纤维等。阴茎海绵体的白膜在两条阴茎海绵体相结合的部位形成阴茎中隔。在两条阴茎海绵体和一条尿道海绵体表面共同包有筋膜，这层坚韧的筋膜也称勃克（Buck）筋膜。Buck 筋膜起自耻骨联合与阴茎悬韧带，前面与阴茎冠状沟融合，后面与尿生殖膈融合，下面与阴茎筋膜和两个阴茎海绵体之间的中隔发出许多小梁进入阴茎海绵体，使海绵体内形成了无数彼此相通并接续的网状腔隙，这种网状腔隙称为海绵窦。海绵窦腔隙内衬以扁平上皮，类似静脉的内膜，直接与血管相通，为血液所充盈（图 22-2）。这种结构为阴茎勃起奠定了解剖基础。

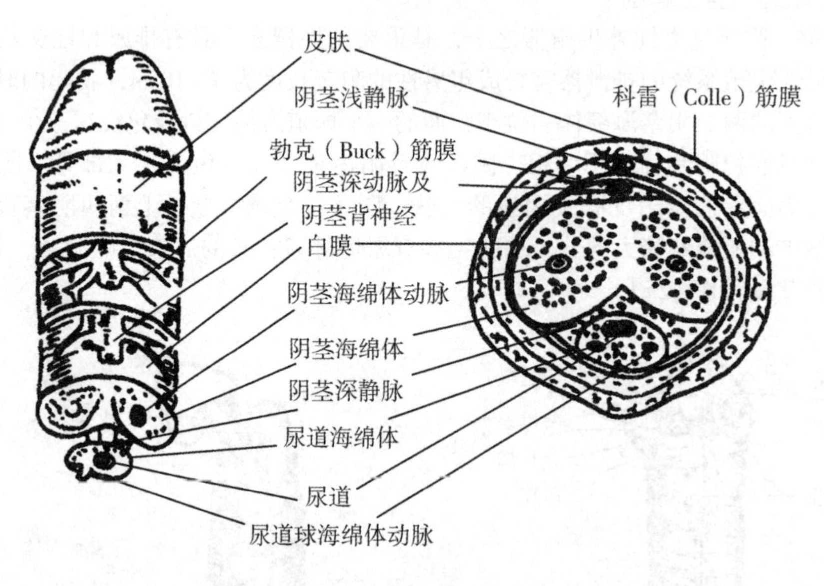

图 22-2　阴茎断面之解剖

阴茎的血液供应非常丰富，主要分浅组动脉及深组动脉两部分。浅组动脉是腹下动脉经阴部内动脉分出的阴茎背动脉，其行走于勃克筋膜下，在阴茎背深静脉两侧。其分支贯穿白膜进入海绵体内，与海绵体内的阴茎深动脉的分支共同分布于阴茎小梁内（小梁内富含平滑肌纤维、弹性纤维、胶原纤维与小的血管及神经）。当阴茎处于弛缓状态时，这些小梁内动脉呈迂曲状，称为螺旋动脉；阴茎勃起时，其可以伸长。阴茎背动脉末端在阴茎冠状沟部形成交通支。阴茎的深组动脉从阴部内动脉分出，一支进入阴茎脚（阴茎海绵体近端分叉形成 2 个阴茎脚，附着于耻骨下支、坐骨下支及尿生殖膈下层，成为固定的阴茎根），称为阴茎深动脉，供给阴茎海绵体血液，是阴茎的主要血供来源。阴部内动脉还有分支从两侧进入尿道海绵体，称为尿道动脉，供给尿道海绵体血液。

综上所述，整个阴茎的血液供应主要来自阴部内动脉，部分阴茎皮肤和皮下组织（皮下各筋膜）接受的是背侧浅组动脉的血液供应，海绵体以及龟头接受的是深组动脉的血液供应。阴茎动脉的特点是：分支多，在阴茎体中均有毛细血管分支相互吻合交流，保证了阴茎的良好血液供应（图 22-3）。

阴茎的静脉分为阴茎背浅静脉、阴茎背深静脉和旋静脉、阴茎深静脉。阴茎背浅静脉主要接受阴

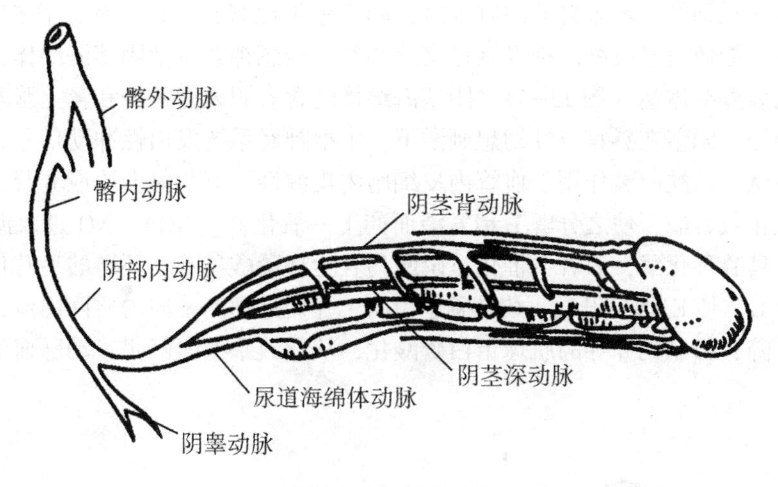

图 22-3　阴茎动脉

茎皮肤及皮下组织中的静脉血，主要注入大隐静脉。阴茎背深静脉和旋静脉主要引流来自阴茎头、尿道海绵体和部分阴茎海绵体（主要是远侧 2/3）的血液。阴茎深静脉主要引流三条海绵体的血液，处于阴茎海绵体近端 1/3 区域海绵体间隙和海绵体组织内毛细血管的血液，通过几条导静脉在阴茎脚分叉处汇合为 1-2 根海绵体主干，走行于尿道球和阴茎海绵体脚之间，然后向两侧注入阴部内静脉(图 22-4)。

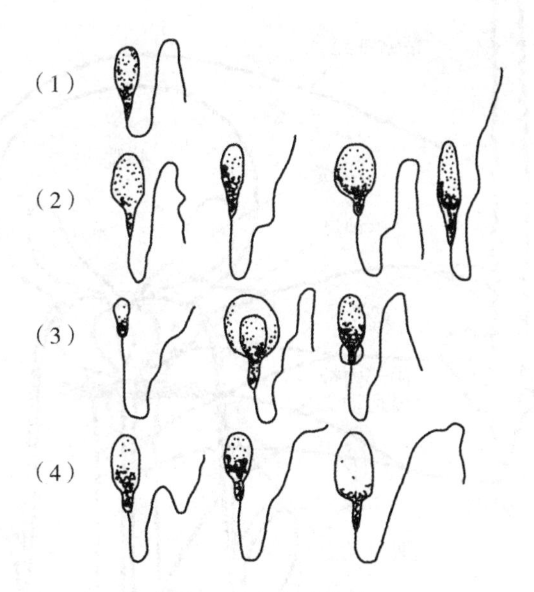

图 22-4　阴茎静脉

阴茎的淋巴回流与阴茎静脉回流相似，包括阴茎浅深淋巴管两部分。阴茎浅组淋巴管接受来自阴茎皮肤、皮下组织的淋巴液，汇合至大隐静脉终末部位的腹股沟浅淋巴结，这些淋巴结链位于腹股沟韧带下面。阴茎深组淋巴管接受来自龟头及各海绵体的淋巴液，引流至两侧腹股沟深淋巴管，这些淋巴结位于筋膜层深部，其同时接受腹股沟淋巴结的淋巴液，共同汇流到髂外淋巴结和腹股沟深淋巴结。

阴茎特别是阴茎头具有丰富的感觉神经分布。阴茎的神经有脑-脊髓神经系统和自主神经系统的共同分布。阴茎背神经属于脑-脊髓神经，它是阴茎的感觉神经，从骶神经 2、3、4 来源的阴部神经分支，走行于阴茎背动脉的两侧，分布于阴茎头及阴茎皮肤；髂腹股沟神经分支在阴茎底部也供应阴茎皮肤。自主神经分布于阴茎勃起组织，来自腹下神经丛的副交感神经与动脉伴行，到达阴茎海绵体和尿道海绵体。副交感神经主要来自盆内脏神经，副交感神经兴奋可以引起血管扩张而使阴茎勃起，故又称为勃起神经。能使血管收缩的神经则是交感神经，交感神经包括阴茎海绵体大、小神经，分布于阴茎，并形成阴茎海绵体丛（图22-5）。阴茎海绵体既含有胆碱能神经和肾上腺素能神经，又有血管活性肠多肽能神经，阴茎在感官或性幻想刺激下，中枢神经系统发出性冲动信号，传递到勃起神经末梢，释放乙酰胆碱。乙酰胆碱作用于血管内皮细胞内皮源性一氧化氮合酶或非肾上腺非胆碱能神经元的神经源性一氧化氮合酶，使之分解L精氨酸而产生一氧化氮（NO）。NO进入海绵体平滑肌细胞内后，激活可溶性鸟苷环化酶，后者再催化三磷酸鸟苷为环磷酸鸟苷。环磷酸鸟苷作为细胞内第二信使，激活蛋白激酶G，使K^+通道开放，Ca^{2+}通道关闭，并促进钙离子向内质网内流，导致平滑肌细胞质内钙离子浓度下降，抑制钙介导的肌球蛋白磷酸化，从导致平滑肌舒张，动脉血流量加大，阴茎勃起。

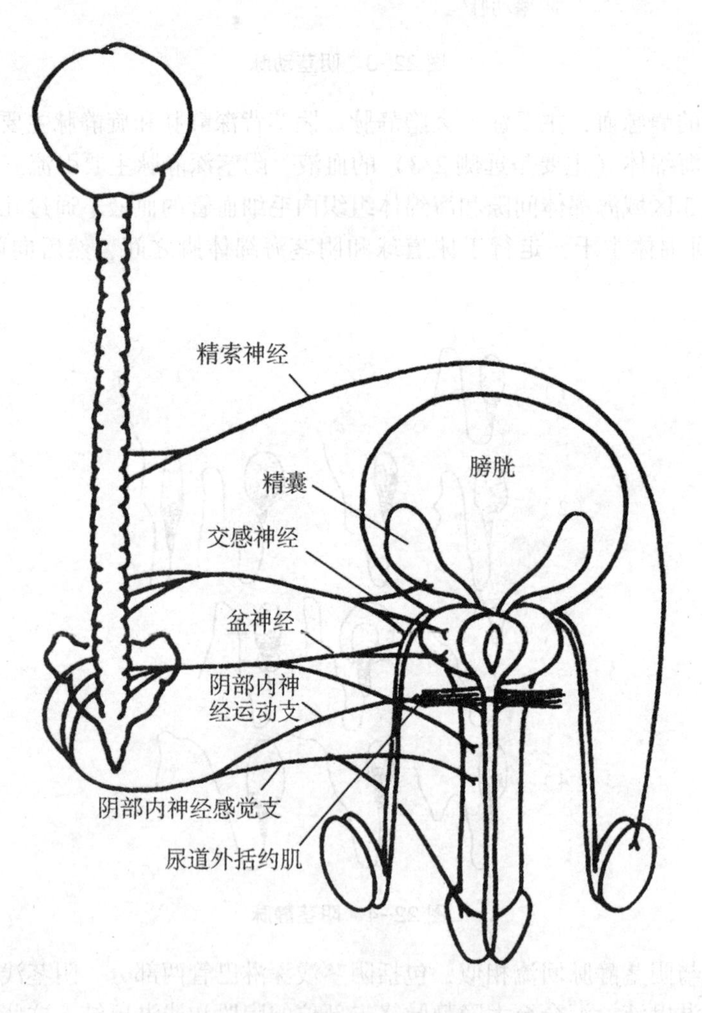

图22-5 阴茎神经

2. *尿道球腺的解剖* 尿道球腺为1对圆形腺体，约豌豆大小（老年人较小），质地坚实，呈黄褐色。位于尿生殖膈两层筋膜之间，尿道球后上方，尿道膜部后外侧，包埋在尿生殖膈内，尿道膜部括约肌肌束中。每个腺体有一根细排泄管，长约3 cm，它斜向前下方穿过尿道球，在黏膜下行于尿道壶腹的后下壁开口，孔口很小。尿道球腺是复管泡状黏液腺，每个腺体由数个被纤维结缔组织包裹的小叶组成，内含相当数量的横纹肌和平滑肌。腺泡很像黏液性腺泡，导管也具有分泌功能。

尿道球腺的动脉来自阴部内动脉，静脉与动脉伴行。淋巴管与尿道膜部淋巴管汇合流入髂内淋巴结。尿道球腺的神经来自前列腺神经丛的分支。

（二）阴茎、尿道球腺的生理

1. *阴茎的生理*　阴茎是性交器官，通过它的勃起和性交功能，精子得以送入女性生殖道，这是阴茎的重要生理功能。正常情况下，男子性功能包括性的兴奋、阴茎勃起、性交、情欲高潮和射精几个过程，均与阴茎相关。性兴奋及神经的调节作用可以使分布于海绵体的弯曲动脉扩张，使这些腔隙被血液充满，引起海绵体扩大并对海绵体的纤维鞘产生一种压力，因此使阴茎粗硬而勃起，血液因深静脉受压而被保持于海绵体内。在射精以后，性兴奋逐渐消退，动脉收缩，小静脉及小动脉分流支完全开放，动脉血经过分流支流向输出静脉，血液从海绵体排出，阴茎则重新恢复松弛。在阴茎勃起并达到性欲高潮时射精开始，精子通过附睾、输精管、精囊腺、尿道等最终从尿道口射出。

阴茎的另外一个功能是排尿。尿液经过膀胱的尿道内口、尿道前列腺部、尿道膜部、尿道海绵体部等最后从阴茎的尿道外口排出。

2. *尿道球腺的生理*　尿道球腺可以分泌清亮而黏稠的液体，参与组成精液。最初射出的精液主要是尿道球腺分泌物，它不仅有润滑尿道的功能，还有刺激精子活动的作用。

二、论治原则

阴茎在中医学中称为“玉茎”“宗筋”等，与很多脏腑相关。肾脏开窍于前、后二阴，而男性前阴即包括阴茎、阴囊和睾丸。阴茎的功能是否正常与肾精肾气的盛衰密切相关。足厥阴肝经沿大腿内侧，入阴毛，绕阴器，“前阴者，宗筋之所聚”，肝又主筋，因此肝脏与阴茎的关系也很密切。另外，足阳明之筋，聚于阴器；足太阳之筋，其直者聚于阴器；足少阳之筋，并太阴之筋上结于阴器；任脉起于中极之下，以上毛际；督脉起于少腹之下骨中央，络阴器，女子入系廷孔，男子循阴茎，下至篡；跷脉循阴股入阴，古人又有“冲脉与阳明合于宗筋”之说。由此可见，前阴疾病与肝、肾、胃、膀胱、胆、脾等脏腑、经络及任脉、督脉、跷脉、冲脉均有联系。

人体是一个复杂的整体，此章讨论的各种疾病其发病部位均在阴茎，而病因病机却各不相同，如肾气不足、肾阴虚损、肝失疏泄、肝胆湿热、脾胃虚弱、运化失职、膀胱湿热、血虚风燥、气滞痰凝等。治疗上宜从整体观念出发，通过四诊合参，辨病辨证，最后选用适当的治疗措施。

阴茎疾病往往是病现于外，而根源于内，因此要强调整体与局部，内治与外治相结合。

（一）内治

1. *扶正祛邪*　正邪消长决定着疾病的发展与转归。扶正即是运用药物扶助人体的正气，包括补气、养血、助阳、滋阴等。另外，加强营养、适当锻炼、增强体质等各种方法均可以使人体正气充足，从而达到祛除病邪、恢复健康的目的。扶正的办法适用于虚证，往往用于素体虚衰或疾病后期正气耗损者。祛邪即是指运用药物祛除致病因素，包括发汗、解表、通里攻下、清热泻火、利湿解毒、活血化瘀、化痰软坚等。另外，用手术等方法祛除病邪从而达到治愈疾病的目的也是祛邪的一种方法。祛邪的方法适应于以邪盛为主要矛盾的患者，祛邪一般要贯穿于整个治病过程。

在临症之时，应分清正虚邪实孰轻孰重，孰缓孰急，决定扶正与祛邪的主次及先后。或扶正，或祛邪，或扶正祛邪并举，但要注意扶正不碍邪，祛邪不伤正为宜。

2. *调理气血*　很多病症的发生都与气血不调有关，而气之与血，两相维附，因气病及血者先治其气，因血病及气者先活其血。气虚者补气，气滞者行气；血虚者养血，血瘀者活血。临床上宜综观全局，辨证论治。

3. *调理脏腑*　阴茎疾病与五脏六腑的功能失调相关，因此要注意调节各脏腑的功能。如阴茎处潮湿、红肿、糜烂、渗出，多与脾不健运、湿浊内停，下注阴器有关，故应健脾利湿，通过整体的调节以促进局部病变的恢复。

4. *调整阴阳*　首先应辨明病之阴阳孰盛孰衰，治疗不外损其有余，补其不足。如病属阳热为主，则宜损其有余，用清热、泻火之剂调之；若病属阳气不足，阴寒内生，则宜补其不足，用温补阳气之剂调之。

5. 治病求本　阴茎痰核主要为痰凝、气滞、血瘀为患，故治疗上宜化痰、行气、化瘀，以治本为主；狭义的本是指病原而言，如坏疽性龟头炎是由螺旋体与梭状杆菌等各种化脓性细菌感染而引起的，故临床上宜用杀灭这种病原体的药物进行治疗。

6. 贵在变通　疾病是在不断发展变化的，它可以形成不同的传变、转归。我们应以发展的观点，动态地观察疾病并处理疾病。要把握疾病发展变化的阶段性，也要重视同一阶段中疾病的某些特殊变化，随时根据病情，辨证更方，作到药证相合。另外要根据每个人体质、地域、居处、季节、新病久病等各种条件的不同灵活变通，选择合适的方药进行治疗。

（二）外治

外治是指用药物或手术等方法直接作用于病损部位以达到治疗目的的方法。临床运用时同样要辨证论治，否则，不仅疗效不佳，而且有时还会给患者带来某些不良后果。若使用得当，可立竿见影，化险为夷。

外治法包括药物外敷（膏药、油膏、散剂）、淋洗、湿敷、熏洗、擦、针、切开、掺药等。一般膏药适用于化脓性感染疾病的初期、成脓、溃后期。对未成脓者可消散吸收，已成脓者可使脓栓脱落，如拔毒膏、加味太乙膏、阳和解凝膏等。油膏主要用于局部红肿热痛或局部有感染者，如金黄膏、玉露膏等。散剂主要用于收湿止血敛疮生肌，适用于局部糜烂、出血、溃疡者，如去腐生肌散、养阴生肌散等。淋洗及熏洗药适用于急慢性感染性疾病初期和溃后，或慢性溃疡久不愈合者，如解毒洗药、溃疡洗药等。湿敷药适用于局部糜烂、继发感染，渗出较多或有水疱者，如4%硼酸溶液、0.1%依沙吖啶溶液等。掺药又称粉剂，掺布于膏药上，贴于患处，可直接发挥药力，使疮疡蕴结之毒移深居浅，肿消毒散，如阳毒内消散、阴毒内消散，及提脓祛腐之九一丹、五五丹等。

对于阴茎的各种病症，或以内治，或以外治，或内外同治，只要方法得当，会收到良好效果。

第二节　阴茎硬结症

一、概述

阴茎硬结症（Peyronie’ disease，PD），是指阴茎海绵体白膜的纤维化病变，使阴茎背侧或外侧出现单个或数个斑块或条索状硬结。又称为阴茎海绵体硬结症、阴茎纤维海绵体炎、海绵体硬化病、海绵体纤维化等，它是以阴茎海绵体白膜纤维性结节为特征的良性慢性病变。此病以阴茎背侧有单个或多个条索状硬结，按时质硬为主要表现，因斑块或硬结可引起阴茎勃起疼痛及弯曲畸形而造成性生活困难。1743 年 De-La · Peyronie 首先对其病理与诊治作了详细论述，故此病又称 Peyronie 病。本病好发于 50 岁以上的中老年人，而 40 岁以下患者约占 10%。在欧美国家 40~60 岁男性中的患病率为 3%~9%。近年有人统计成年男性发病率为 3.2%~8.9%，75%以上于 45~65 岁发病。Gelbard 等调查 97 例病程 3 个月至 8 年的阴茎硬结症的自然转归情况，病变消退自愈者 13%，病变无变化者 47%，病变进展者 40%，显示该病有一定的自限或自愈性。中医古籍中即有对该病的描述，如明 · 汪机《外科理例》记载了该病，“一弱人茎根结核，如大豆许，劳则肿痛”。因其病位在阴茎，多因痰浊与瘀血搏结而成，中医称之为“玉茎结疽”“阴茎痰核”等。临床上多采用疏肝理气、健脾化湿、温肾散寒、化痰解凝、软坚散结、活血通络等法则辨证施治。阴茎硬结症平时无明显症状，发展缓慢，但严重者则影响性生活，一般无其他不良后果及恶性变倾向。

二、病因病理

（一）中医病因病机

玉茎结疽属于前阴疾病。前阴者，宗筋之所聚，而肝主筋，阴茎内又有精道，足少阴之筋并太阴之筋而上，循阴股，结于阴器，有“肾主阴器”之说。《素问·厥论》记载“前阴者，宗筋之所聚，太阴阳明之所合”，且阳明主润宗筋。因宗筋在生理上与足厥阴肝经、足少阴肾经、足太阴脾经、足阳明胃经以及奇经八脉有着密切关系，故该病的发生主要与肝、脾胃、肾等脏腑功能失调有关。肝郁气滞、饮食不节、脾胃虚弱，或外感寒湿皆可造成气机失调，脾失健运，浊痰内生，下注宗筋，凝结而成痰核。也有久病入络，瘀血阻滞，痰瘀搏结而为病者。

1. 情志内伤，肝郁气滞　由于长期郁闷、恼怒或忧愁、思虑等，使气机郁滞，肝气失于条达。津液的正常循行及输布往往有赖于气的统帅。气机郁滞，故津液易于凝聚成痰。气滞痰凝，结于阴茎则形成玉茎结疽。

2. 外感寒湿，邪浸肌腠　居处湿冷、冒雨涉水或经常坐卧湿地，寒湿之邪浸渍肌肤，且湿邪困遏脾胃之气化功能，脾不能运又使湿从内生，津液停聚而为痰，痰凝气滞而为病。

3. 脾气虚弱，失于健运　脾主运化水湿，若长期饮食不节，如嗜酒过度、饥饱失宜、过食肥甘、生冷，以致脾胃运化传导失职，或劳倦内伤、久病缠绵、思虑过度等皆可导致脾胃虚弱，失于健运，湿浊凝聚成痰，痰阻气机，痰气搏结发为本病。

4. 瘀血阻滞，脉络不通　外伤瘀血，或气郁日久，瘀血阻滞，或因久病，气血运行不畅，脉络不通，瘀血与痰、气搏结而为病。

5. 房劳过度，宗筋损伤　纵欲过度或手淫频繁，损伤肾精，宗筋失养；或病延日久，伤及肝肾，精瘀留滞茎中而成本病。

综上所述，气滞痰凝、痰瘀互结、宗筋损伤为本病的基本病理变化。

（二）西医病因病理

1. 病因　阴茎硬结症的病因目前尚未完全清楚，目前多数学者认为与阴茎部损伤、维生素 E 缺乏、硬化性炎症、退行性病变因素有关。此外也有学者认为与遗传因素、性病、自身免疫反应、糖尿病、高血压等有一定关系。

2. 病理　本病发病部位位于阴茎海绵体的白膜与阴茎筋膜之间的疏松结缔组织中，故病变多位于阴茎背侧。显微镜下初期可以见到结缔组织层的血管周围有淋巴细胞和浆细胞浸润，形成袖口状结构，相继发生纤维化，而后在阴茎背侧海绵体隔附近有胶原蛋白及纤维蛋白的沉积、弹性纤维的减少，形成以胶原纤维为主的斑块。病变初期生长较快，随后逐渐形成增厚性组织硬结，以纤维化为主，严重病例其病变可超过海绵体白膜以外。一部分病程长的患者，局部可有钙化或骨化。

三、辨病要点

1. 症状　平时患者多无特殊感觉，阴茎体出现斑块或硬结，当阴茎勃起时可有疼痛及阴茎弯曲，可影响性生活。严重者出现勃起功能障碍，排尿疼痛及排尿困难等症。

根据阴茎硬结症的发展形成过程可分为两个阶段，第一阶段为急性进展期，又称为早期、炎症期或急性期，可有炎症表现和勃起疼痛、阴茎弯曲。第二阶段为稳定期或静止期，表现为阴茎弯曲畸形的稳定以及勃起疼痛的减轻或消失，部分伴有勃起功能障碍、性交困难。

2. 体征　于阴茎背侧冠状沟后方皮下，沿着阴茎背侧中线靠根部处（少数患者病变位于远端或侧方）可以见到或触及椭圆形、索条状或斑块状硬结，边界清晰，一个或数个不等。按之质地硬如软骨。勃起时可见阴茎发生背弯或向患侧弯曲。皮色大多正常，个别患者局部皮肤微红。皮肤一般不会发生溃烂。其病变局限，一般不累及尿道，与皮肤不相粘连。

3. 实验室检查

（1）血液及尿液的检查：一般无特殊异常。

（2）阴茎超声多普勒检查：有较好的临床优势，近年来被广泛应用于临床。通过超声检查可识别阴茎硬结大小、位置、数目及有无钙化情况。超声声像图显示在阴茎背侧近冠状沟尿道前方的白膜表现出不对称性局限性增厚。更多的是表现为硬结内的玻璃样变性、纤维化、钙化等。其肿块大小不同，形态不规则，强回声。7-10MHz高频超声具有显示浅表微小病变以及微小钙化灶的价值。多普勒超声检查可检测阴茎的血管功能，海绵体和背动脉之间的侧支循环情况。

(3) X线摄片：如已发生钙化的硬结，X线片可以显示钙化的硬结大小、位置、钙化程度。

(4) 阴茎海绵体造影：造影剂有通过受阻征象（病变处可有充盈缺损征象），还可以确定静脉关闭功能障碍。

(5) 高场强核磁共振检查：对阴茎硬结症有较高的诊断敏感性及准确性，多序列成像可检出不同性质的硬结，有助于对阴茎硬结症的早期发现。

四、类病辨别

本病应注意与阴茎骨化病、阴茎结核及阴茎癌鉴别。

1. 阴茎骨化病　是阴茎海绵体胶原纤维增生发生钙化所致，临床上罕见。虽然临床表现也有阴茎勃起时疼痛，性交困难。但阴茎局部不是一个或多个硬结，而是整个阴茎海绵体质地比较坚硬。因此，阴茎背侧的触诊是鉴别诊断的一种好方法。另外阴茎X线摄片检查可以见到阴茎海绵体骨化的征象；阴茎海绵体造影可以显示充盈缺损征象，阴茎有密度增高的阻光阴影。这些都是鉴别诊断的参考依据。

2. 阴茎结核　是结核杆菌侵犯阴茎而造成的病变。患者多有结核接触史或泌尿生殖系统结合病史，当结核在海绵体内蔓延时，局部若发生纤维化也可使阴茎发生弯曲。阴茎结核也很罕见，阴茎结核的好发部位多为阴茎头部，表现为结节或慢性溃疡，经久不愈，这些特点与阴茎硬结症不同。局部活检、结核病灶及溃疡分泌物的直接涂片或培养查出结核杆菌是鉴别诊断的重要手段。

3. 阴茎癌　若浸润阴茎海绵体时，可使海绵体出现硬结，但发病部位常为阴茎头、包皮内板、冠状沟处，患者多有包茎或包皮过长，开始为乳头状突起或扁平溃疡。局部活检发现癌细胞是鉴别诊断的有力依据。另外阴茎癌的患者可以有其他部位的转移灶，如肺部转移癌、骨转移癌等，可伴有腹股沟淋巴结肿大，且全身状况较差，预后不好。

五、辨证要点

辨证本症应细分虚实、寒热，辨明病位，解析病因。

1. 分清虚实　本病以实证居多，病久则虚实夹杂。情志内伤、外感寒湿、瘀血阻滞而致病者多为实证。脾胃虚弱或肝肾阴虚而致痰浊内停或虚火炼液为痰而造成疾病者为本虚标实或虚实夹杂证。

2. 明辨病位　本病多与肝、肾、脾三脏相关。气滞为主者责之于肝；痰凝为主者责之于脾；阴虚痰火为病者责之于脾和肾。

3. 细审寒热　居处寒冷、潮湿，或时值冬季，喜暖畏寒、舌淡苔白者以寒象居多；而阴虚火旺，或肝郁化火者则以热象居多。

4. 洞察转归　本病有一定的自限性，且一般没有恶变的倾向。如病为初发，身体壮实者预后较好，若病久失治，体虚羸弱者病程较缠绵，造成性功能障碍。

六、治疗原则

对本病的治疗应以理气化痰、软坚散结、活血通络、兼顾扶正固本为原则，注意随证施治。可选用药物有陈皮、半夏、茯苓、白术、白芥子、牡蛎、蜈蚣、全蝎、玄参、大黄、香附、当归、赤芍、丹参、红花、莪术、橘核、海藻等。

七、论治要点

本病临床上多以分证的方法进行辨证治疗，常见证型有浊痰凝结证、痰瘀互阻证、阴虚痰火证。

（一）浊痰凝结证

1. 临床表现　阴茎背侧一个或数个索条或斑块状硬结，倦怠乏力，纳呆腹胀，形体肥胖，大便溏薄，口淡无味。舌淡，苔白腻，脉濡或滑。

2. 证候分析 脾气不足，运化失司，水液不化酿生浊痰。浊痰留注于阴茎故成结疽；脾虚不能主肌肉，故倦怠乏力；脾气虚弱，中焦气机升降失常，故纳呆腹胀；形体肥胖，大便溏薄，口淡无味皆为脾虚湿浊内停之象。舌淡苔白腻，脉濡或滑，也乃脾虚湿盛之征象。

3. 治法 健脾和胃，化痰散结。

4. 方药 以二陈汤为主进行加减治疗。方中半夏、茯苓燥湿化痰；陈皮、甘草理气健脾和中。加白芥子以化皮里膜外之痰；加白僵蚕以化经络之凝痰。湿浊壅盛者再加苍术、厚朴，增强燥湿化痰作用；加橘核、海藻软坚散结。若寒象较重者加干姜、白附子等。兼有热象者加黄连、黄柏等。久病脾虚之人可加党参、白术、山药等加强益气健脾之功。

（二）痰瘀互阻证

1. 临床表现 阴茎背侧痰核结疽，按之较硬，硬结经久未消，勃起时弯曲疼痛，胸闷，纳差，性情急躁易怒，喜太息，肢体沉重。舌质暗或有瘀点，苔薄白或白腻，脉弦或涩。

2. 证候分析 气机郁滞，津凝成痰，痰气交阻，日久则血行不畅，血脉瘀滞。痰、气、瘀壅结于阴茎，故发为玉茎结疽。痰瘀搏结，故硬结经久不消，按之质硬；玉茎脉络不通则勃起时弯曲疼痛；气郁痰阻，脾失健运，故胸闷、纳差；痰湿内停，故肢体沉重；性情急躁易怒，喜太息皆为情志不舒，肝气郁滞的表现。舌质暗有瘀点，苔薄白或白腻，脉弦或涩，为内有痰湿及气滞血瘀之象。

3. 治法 化痰逐瘀，通络散结。

4. 方药 化痰逐瘀散结汤加减。本方重用当归以养血活血；牛膝、红花活血化瘀；蜈蚣活血通络；夏枯草、牡蛎化痰软坚；白芍、甘草缓急止痛。若兼有阴虚之象者加制首乌、夜交藤、鸡血藤；兼有寒象者加少量桂枝、附片；兼有脾气虚者加白术、黄芪；小便排出困难者加革薢、车前子等。

（三）阴虚痰火证

1. 临床表现 阴茎背侧痰核，硬结表面皮肤微红，微痛，头晕耳鸣，健忘，腰酸，梦遗，伴五心烦热，口干津少。舌红苔腻而黄，脉细数。

2. 证候分析 肝肾阴虚，虚火内炽，灼伤津液，炼液为痰，痰火搏结发为玉茎结疽，硬结表面皮肤微红为虚火有热之象；肝肾阴虚髓海空虚，故头晕耳鸣、健忘；腰为肾之府，肾虚，腰府失养，则腰酸；肝肾阴虚，虚火妄动，内扰精室，精关不固，故梦遗。五心烦热，口干津少，舌红苔腻而黄，脉细数，均为阴虚痰火之象。

3. 治法 滋阴清热，化痰散结。

4. 方药 以知柏地黄丸、大补阴丸或左归丸加化痰散结之品调之。熟地黄滋补肾阴，山药补脾固肾，山茱萸滋补肝肾，泽泻宣泄肾浊，茯苓淡渗利湿，牡丹皮清泻肝火，知母、黄柏滋阴清热。上药合用可以滋养肝肾之阴并能清降虚火，以防虚火进一步炼液为痰。如结节坚硬不消者可加白芥子、玄参、穿山甲、橘核、莪术、海藻等以化痰软坚散结。

八、其他治疗

（一）西药治疗

1. 常用口服药物

（1）泼尼松龙：口服 5 mg，每日 2~3 次，共 2~3 个月。

（2）维生素 E：100 mg，每日 3 次，连服 3~6 个月。或维生素 E 30 mg/d，口服，连服 6~9 个月。

（3）对氨苯甲酸钾（POTABA）：每日 12 g，分次口服，连用 6 个月至 1 年。可抑制纤维细胞糖胺聚糖分泌和稳定单胺氧化酶活动，提高组织对氧的利用。

（4）秋水仙碱：一般用量 0.6~1.2 mg. 每日 2 次．治疗 2~3 周后如果无骨髓抑制，可继续服用 3~4个月。能诱发胶原酶的活性，减少胶原的合成。

（5）他莫昔芬：20 mg，每日 1 次，疗程 3 个月。抗雌激素药物。能促进成纤维细胞释放 TGF-

B，TGF-B 通过灭活巨噬细胞和 T 淋巴细胞，对调节免疫反应、炎症和组织修复有重要作用。

（6）己酮可可碱：400 mg，每日 3 次，餐后服，最大剂量 2 200 mg/d。抗纤维化和胶原蛋白沉积。

（7）辅酶 Q10：100 mg，每日 3 次。抗氧化、消炎。

2. *局部药物注射治疗*

（1）地塞米松 2 mg 加 2%普鲁卡因 1 mL，局部注射，每周 1~2 次。4~6 周可收到效果；或醋酸氢化可的松 25 mg 加 1%普鲁卡因溶液 1 mL，每周 1 次；或曲炎舒松混悬液 50 mg+2%利多卡因 1 mL 局部封闭为主，每周 1 次，3 周为 1 个疗程。

（2）维拉帕米 10 mg（溶于 10 mL 生理盐水），局部注射。1 次/1~2 周，12 次为 1 个疗程。直至硬结完全软化或消失。

（3）曲安奈德 0~50 mg 加 2%利多卡因 1 mL，局部硬结处注射，1 次/周，6~12 次为 1 个疗程。疗程结束后 2 周可进行第 2 个疗程，直至硬结完全软化或消失。

（4）溶组织羧菌胶原酶：将溶组织羧菌胶原酶（CCH）混合物（0. 25 cc/0. 58 mg）用 0. 5 英寸（约 1. 27 cm）27 号针横向穿过可触摸斑块的宽度，但不完全通过并注射，然后将压力稳定地施加 1~3 min 以实现止血，在注射部位使用敷料压迫 2 h。CCH 阴茎硬结注射最多 4 个周期（周期间隔 6 周），每个周期 2 次，第 2 次注射在第 1 次注射之后的 24~72 h，在第 2 次注射后的 24~72 h 到诊室矫形，此后患者在家每日自我矫形（指示患者纵向拉伸阴茎 30 s，每天 3 次，持续 6~8 周，直到随后的注射循环；每个注射周期后 2 周内禁止性活动）6 周，需在病情稳定期应用。[中华男科学杂志，2017. 23（9）：771-775]

（5）干扰素：每 2 周局部注射 IFNα2b（5×10^6单位）1 次，连用 12 周。

（二）中药外治

（1）食醋磨紫金锭或万应锭，涂搽患处，每日 2~3 次。

（2）红灵丹或藤黄粉敷于硬结处，用胶布盖帖，隔日一换。

（3）阳和解凝膏剪成小块贴阴茎硬结处。

（4）化毒散软膏、甘乳膏、黄连膏、紫色消肿膏等外敷，具有一定的软坚散结作用。

（5）野菊花 60 g、生甘草 60 g。煎水外洗。（中国男科医案）

（6）当归、地龙、草乌、五灵脂、乳香、没药、白芥子各 15 g，番木鳖（炒黄后研粉）5 g。水煎存液约 300 mL，用药布浸吸缠渍阴茎，每日早晚各半小时。治疗月余后可见效。[浙江中医杂志，1986（2）：67]

（7）中药外洗浸泡消结散方：三棱、莪术各 15 g，红花、桃仁、厚朴各 12 g，白芥子、皂角刺各 10 g，土茯苓 30 g，上方中药加水 2 000 mL 浸泡 60 min 后，煎沸 30 min 取 500 mL，倒入小盆或大口杯中，局部浸泡或用药布浸吸缠渍阴茎 30 min，每日 2 次药汁可反复加热使用。（江苏连云港市中医院 2006 年会议）

（8）草乌、煨军姜各 10 g，煨南星、赤芍、白芷各 3 g，肉桂 1 g，共为细末，热酒调敷。用于寒痰凝滞之阴茎痰核。（《外科正宗》）

（三）针灸治疗

1. *针法*　取曲骨、中极、三阴交为主穴，配以关元、大赫、鱼际及局部环针刺法，手法以泻为主。或辨证配穴如选用肝经的太冲、曲泉穴；肾经的水泉、照海穴，脾经的太白、商丘穴等。留针 10~30 min，若属寒证可用灸法。

2. *隔姜灸法*　取阴茎硬结局部，先将生姜切片 0. 2~0. 3 cm，面积大于艾炷的底面，用针在姜片中央穿刺数个小孔，置于局部硬结处，上面放蚕豆大小的艾炷，连续灸 3 壮，使皮肤潮红为度，每天灸 1 次，每次 15~20 min，连续治疗 90 d。[中国针灸 . 2017，27（1）：49-50]

（四）中药单验方治疗

1. *复方软坚药酒* 药用橘络 18 g，法半夏 24 g，橘红、白芥子、炮穿山甲各 30 g，共研粗末放入白酒（用原烧酒 50~60°）300 mL，于瓶中密封浸泡 7 d，每日摇振数次，滤出酒液，另加水 500 mL 于药渣中，浸泡 1 d，滤出药液，与药酒合并放砂锅内煮沸数分钟，待冷却后加入碘化钾 5 g，溶解后装入瓶中备用。同时振摇，混匀。每次取药酒 5 mL 兑入适量开水于饭后服用，每日 2~3 次。（《千家妙方》）

2. *舒肝活血散* 由当归尾、赤芍、丹参、红花、枳实、柴胡、陈皮、香附、青皮、穿山甲、橘核、全蝎、蜈蚣、土鳖虫、僵蚕、白花蛇组成。上药共为细末，装胶囊，每次 5 g，每日服 2 次，1 月左右为 1 个疗程。适应于肝郁气滞，血瘀络阻之阴茎痰核症。(辽宁中医杂志 1988 年第 4 期)

3. *加减舒肝溃坚汤* 由夏枯草、柴胡、赤芍、白芍、当归、穿山甲、青皮、乳香、没药、桃仁、红花、牡蛎组成。水煎服，每日分两次服。适应于肝气郁结，气滞血瘀，痰核坚硬者。（浙江中医学院学报 1979 年第 4 期）

4. *丹参散结汤* 由丹参、玄参、白芥子、当归、山药、丝瓜络、橘核、生地黄、熟地黄、莪术、肉桂、金银花藤、鸡血藤组成。水煎服，每日分两次服。适应于瘀血为主兼脾肾两虚，寒痰凝结之阴茎痰核。(中医杂志 1985 年第 5 期)

5. *化瘀散结汤* 药物组成：黄芪、党参各 15 g，补骨脂、枸杞子、当归、牛膝、赤芍、莪术、荔枝核、陈皮、茯苓、川芎、桔梗、桑椹、香附、枳实各 10 g，柴胡、乳香、没药、甘草各 6 g。每日 1 剂，水煎 500 mL，分 2 次温服，3 个月为 1 个疗程。同时配合服用维生素 E 200 mg，每日 3 次。[浙江中医杂志，2013；（11）：48]

6. *疏肝化瘀散结汤* 药物组成：柴胡 10 g、当归尾 12 g、桃仁 12 g、皂角刺 10 g、鳖甲 15 g、川楝子 10 g、海藻 15 g、昆布 15 g、陈皮 10 g、茯苓 15 g、瓦楞子 15 g、炮穿山甲 6 g、夏枯草 12 g、青皮 10 g。结节质硬加三棱；疼痛明显加乳香、延胡索；消化不良加鸡内金、麦芽；痰热加浙贝母、黄芩、连翘。每日 1 剂，头两煎内服，第三煎熏洗患处 20 min，30 d 为 1 个疗程。[山东中医药杂志 2009，28（8）：578]

7. *用茎核消汤* 药物组成：丹参 15 g，赤芍、玄参各 12 g，橘核 15 g，白芥子 12 g，三棱、莪术各 15 g，穿山甲、肉桂各 6 g，鸡血藤 25 g，路路通 15 g。勃起功能障碍者加续断、仙茅、淫羊藿；小腹胀者加乌药、小茴香、制乳香、制没药；水煎服，每日 1 剂，并将药渣外敷阴茎结节处。连用 45 d。[中医学报，2013，28（3）：397-398.]

（五）理疗

1. *药物离子导入治疗* 目前常用药物为地塞米松、维拉帕米以及中药，一般每日 1 次，每次 10~15 min，20 次为 1 个疗程。

2. *体外冲击波治疗* 冲击波能量密度为 0.04~0.25 mJ/mm^2，每次冲击 2 000~3 000 次。每周 1 次，连续 4~6 周。

（六）放射治疗

硬结局部用低度 X 线放射，每次剂量控制在 1.5~2.0 Gy。每周 2 次，2 周为 1 个疗程，2 月后可重复进行。

（七）手术治疗

当患者保守治疗失败或非手术治疗、阴茎畸形超过 12 个月，正常勃起保持稳定，并导致性交困难时，可行手术治疗。此外，患者有广泛的斑块钙化也适合手术治疗。手术方式的选择主要由阴茎的硬度和畸形的严重程度来决定。目前常用的手术方式主要有 3 种，包括白膜折叠术、白膜部分切除/补片移植术和阴茎假体植入术。

（八）其他

阴茎机械牵引疗法、阴茎真空吸引法、音频电加红外线电磁波治疗等均有一定疗效，可结合病情使用。

九、转归与预后

身体一般状况较好，病程较短者预后较好；若体质较差，尤其是居处寒冷、潮湿或阴寒内盛者易造成凝痰不散，病程迁延。本病一般没有恶性变倾向。

十、预防与护理

1. 预防

（1）积极治疗动脉粥样硬化、高血压、糖尿病等。

（2）适当补充各种维生素，尤其是维生素 E。

（3）养成良好的饮食生活习惯，饮食有节，起居有常，避免酗酒和纵欲过度。

（4）注意会阴部的保护，避免阴茎的外伤。

2. 护理

（1）保持局部清洁。

（2）内裤宜宽松、柔软，并注意及时换洗。

十一、现代研究进展

阴茎硬结症近年来发现发病率远远超过以往的认识，对该病的临床报道逐渐增多，对其发病机制、治疗方法取得一定进展，下面就 PD 的研究进展综述如下。

（一）流行病学

流行病学调查主要以国外报道为主，近年来国内的病例报道也有所增多，但缺乏流行病学资料。根据朱秀波等对该病的研究进展显示 PD 在欧美国家 40~60 岁男性中的患病率为 3%~9%，而 Ralph 等发现 PD 患者的发病年龄是 55~60 岁。然而各个年龄段的男性均有可能发病，Tal 等统计了 2000~2009 年间报道的 1 280 例 PD 患者，其中青少年有 32 例，约占全部患者的 2.5%。

（二）发病机制

PD 的发病机制目前尚不完全清楚，但根据朱秀波等综述研究显示多数学者认为该病与遗传因素和阴茎外伤后的炎症反应有关，是微血管损伤及修复造成纤维蛋白沉积的结果。当遗传易感者出现阴茎微损伤使阴茎白膜形成小血肿，并出现炎症反应，使炎性细胞积聚，氧自由基生成和肿瘤生长因子（TGF-β）释放。炎症反应可使核因子 κB 激活，诱导诱生型一氧化氮活酶产生，NO 和过氧亚硝酸盐阴离子的生成增加，这些因素引起成纤维细胞和肌成纤维细胞的增殖，胶原过量的沉积，最终形成斑块硬结。此外，PD 患者的阴茎硬结可能与成骨细胞的钙化和骨化有关。研究发现抗纤维蛋白酶-金属蛋白酶类（MMPs）和它的组织抑制剂（TIMPs）在 PD 发病过程中起了重要作用。有人收集研究 PD 患者和白膜周围病变患者的白膜组织，发现 PD 患者组织中缺乏 MMP1、MMP8 和 MMP13。使用 TGF-β_1 和 IL-1 治疗后成纤维细胞被分离后在富含 MMPs 和 TIMPs 的培养基中培养，发现 IL-1 刺激 MMP1、MMP2、MMP8、MMP9、MMP10 和 MMP13 的生成。TGF-β_1 只增加 MMP10 的生成，却显著地增加了 TIMPs 的生成。这些研究结果提示成纤维细胞可能在损伤愈合的最终阶段促进瘢痕重塑。激活素受体样激酶 5 抑制剂，是 TGF-β_1 受体的小分子抑制剂，可阻断 TGF-β 信号通路，增加 smad2 和 smad3 的磷酸化，使 smad 蛋白向核内转移，可能成为一种治疗 PD 的新方法。与 PD 密切相关的纤维化因子还有内皮素 1、结缔组织生长因子、血管紧张素Ⅱ、血小板衍生生长因子等。另外 PD 还常与某些疾病和不良习惯有关，如勃起功能障碍、掌腱膜挛缩症（Dupuytren´s disease，DD）、糖尿病、高血压、高脂血症、雄激素缺乏、尿道损伤、吸烟等，但并不能明确这些疾病都会导致 PD。总之，目前多数学者认为，PD 病的发生是某些具有遗传易感性的个体在阴茎受损伤后出现的损伤-修复紊乱的结果。

（三）中医病因病机认识

中医对阴茎硬结症的病因病机认识基本仍以肝郁气滞、饮食不节、脾胃虚弱，或外感寒湿等造成气机失调，脾失健运，浊痰内生，下注宗筋，凝结而成痰核，以及久病入络，瘀血阻滞，痰瘀搏结而为病。气滞痰凝、痰瘀互结、宗筋失荣为基本病机。李海松等根据中医络病理论认为本症的病因病机主要与肝脾肾有关，三脏的络脉受损是基本病机。肝脏之经脉绕阴器，肝主疏泄，若情志不遂，或暴怒伤肝，肝郁气滞，则气血运行不畅，瘀血阻于阴茎脉络，可致本病发生。肾主前阴，肝肾不足，感受寒湿，侵入厥阴之络；或脾肾阳虚，聚湿生痰，痰瘀凝结，流注经络而发病。

（四）诊断检查

PD的诊断尚无统一标准，主要依靠病史和检查。通过病史可了解疾病是否活动或进行性发展，阴茎弯曲的程度和有无勃起功能障碍等。研究发现超过80%的PD患者存在阴茎弯曲，其中超过一半的患者有阴茎疼痛，病程超过12~18个月后进入稳定期，此时病理特征为斑块形成，临床表现为阴茎无痛性持续变形弯曲。多数研究表明勃起疼痛总是随时间而逐渐缓解，而阴茎弯曲变形则不能。对于疾病持续时间短（<12个月），有阴茎疼痛或者近期阴茎畸形有改变提示疾病处于炎症活跃期，建议采取非手术治疗。多数研究提示，PD病理过程可以分为两个阶段，急性炎症期和慢性期。急性炎症期，阴茎疼痛和弯曲进一步发展，多数患者疼痛可在发病后6~18个月内自发缓解或减轻。阴茎斑块多出现在阴茎背侧，而侧面和腹侧的斑块较少见。阴茎弯曲的角度可以通过不同角度阴茎照相，真空辅助勃起装置和海绵体内注射血管活性药物来测定。研究显示阴茎超声可发现阴茎白膜钙化斑块、血流异常和阴茎畸形，并能够明确病变位置，显示斑块大小、形态，对斑块定位、测值大小较临床触诊更为准确可靠。阴茎超声成为临床诊断、治疗、疗效判定的客观评价标准，且阴茎超声操作简便、费用低、无放射、无创伤，患者易接受，成为阴茎硬结症有价值和首选的检查方法。阴茎多普勒超声还可鉴别PD伴或不伴ED，伴有ED者常有阴茎血流动力学异常。李洪波通过高频超声阴茎检查可显示病变斑块的大小和形态，并且能确定病变的具体位置。斑块回声强弱改变与斑块病理成分及病程长短有直接的关系，大致可分为低回声型和高回声型两种。高频超声对阴茎硬结症的诊断、鉴别诊断精确度高，灵敏度高，效果好，有很好的临床价值。王焕军等认为高场强核磁共振（MRI 3.0T）检查对阴茎硬结症有较高的诊断敏感性及准确性，多序列成像可检出不同性质的硬结，有助于对阴茎硬结症的早期发现。

（五）治疗

对阴茎硬结症的治疗临床报道较多，包括口服西药、局部注射、中医及中西医结合治疗、手术等多种治疗方法，现总结如下。

1. *口服药物*　目前治疗PD的口服药物较多，如维生素E、秋水仙素、对氨基苯甲酸、己酮可可碱、他莫昔芬等，但朱秀波等对国外的研究显示到目前尚无一种治疗PD非常理想且可靠的药物。维生素E是最早用于治疗PD的药物，作为一种抗氧化剂可消除氧自由基，减少胶原蛋白的沉积和抑制纤维化。而有人通过随机、双盲、安慰剂对照实验研究发现口服维生素E对于PD无治疗作用。以前认为秋水仙素在PD早期效果确切，但近期的随机、双盲、安慰剂对照实验研究发现其效果并不优于安慰剂。另一个临床研究发现秋水仙素联合维生素E在PD早期治疗效果与单用秋水仙素没有差别，但是联合治疗对于以前保守治疗失败的患者效果更好。氨基苯甲酸钾在减小斑块的大小方面效果较好。PDE5抑制剂可减少PD氧化应激相关的炎症改变，每日低剂量的他达拉非治疗对阴茎瘢痕重塑是一种安全有效的选择。目前研究发现，维生素E、乙酰左旋肉碱和ω-3脂肪酸均不能改变PD的自然病程，治疗效果差；而抗氧化剂辅酶Q10和己酮可可碱在改善阴茎弯曲和勃起功能、延缓PD进展等均有一定的疗效。他莫昔芬是抗雌激素药物，每次20 mg，每日1次，疗程3个月，能促进成纤维细胞释放TGF - B，TGF - B通过灭活巨噬细胞和T淋巴细胞，对调节免疫反应、炎症和组织修复有重要作用。国内武志刚等采用长期给予患者每晚睡前服用西地那非 25 mg，持续治疗 2~4 个月，治疗期间不服用其他药物（包括维生素或激素类药品）。治疗结束后观察疗效，随访 4~8 个月。所治疗 5 例患者中痊愈 2 例、显效 2 例、好转 1 例。

2. *局部注射* 阴茎斑块内注射胶原酶、激素、钙通道阻滞剂、干扰素等药物有一定疗效。胶原酶参与分解胶原蛋白，可使阴茎斑块分解，弯曲得到改善。林浩成等研究显示溶组织羧菌胶原酶能够有效溶解斑块，同时并不影响血管、平滑肌、弹性组织和髓磷脂。海绵体硬结注射溶组织羧菌胶原酶是一种微创性的、安全有效的、总耐受性好的 PD 治疗方法，并且可作为具有侵入性手术治疗的替代方案。糖皮质激素可通过抗炎和免疫抑制作用缓解疼痛、阻止阴茎斑块形成和进展及改善阴茎弯曲。钙通道抑制剂，如维拉帕米和尼卡地平，可抑制细胞外基质产生，减少成纤维细胞和增加胶原酶活性，可改善阴茎弯曲和疼痛，推荐用于非钙化急性或慢性斑块，以稳定疾病或减轻阴茎畸形。张彤等用维拉帕米 10 mg（溶于 10 mL 生理盐水）局部注射，每 2 周注射一次，注射 12 次为 1 个疗程。15 例患者中，痊愈 2 例，有效 11 例，无效 2 例，总有效率 86.7%。阴茎局部注射维拉帕米是治疗阴茎硬结症的一种安全有效的方法。林燕等采用曲安奈德 20 mg 加利多卡因 1 mL 或维拉帕米 10 mg 加利多卡因 1 mL，在阴茎硬结内多点注射每周一次，曲安奈德和维拉帕米交替使用，疗程 8~12 周。结果病程 1-12 月 7 例患者，治愈 3 例，有效 3 例，无效 1 例，总有效率 85.7%；12~18 月 3 例患者，有效 2 例，无效 1 例，总有效率 66.7%；18~24 月 2 例患者，有效 1 例。无效 1 例，总有效率 50%，所有病例无明显不良反应发生。Moskovic 等报道 131 例 PD 患者接受维拉帕米斑块内注射治疗，其中 26%的患者阴茎弯曲改善，12%的患者进一步恶化，62%的患者弯曲稳定。干扰素可减少成纤维细胞的增殖和细胞外基质的产生，增加胶原酶活性，使 PD 患者阴茎弯曲和疼痛得到改善。Inal 等研究发现单用 INF-α2b、维生素 E 和 INF-α2b 联合维生素 E 在改善 PD 患者阴茎弯曲方面均没有明显的差别。Pavone 等研究发现局部注射伊洛前列素可抑制成纤维细胞产生结缔组织生长因子，使阴茎弯曲明显改善，有可能替代手术治疗。

3. *中医及中西医结合治疗* 翟照永等将 60 例阴茎硬结症随机分为治疗组 30 例，用茎核消汤（丹参 15 g，赤芍、玄参各 12 g，橘核 15 g，白芥子 12 g，三棱、莪术各 15 g，穿山甲、肉桂各 6 g，鸡血藤 25 g，路路通 15 g；勃起功能障碍者加续断、仙茅、淫羊藿；小腹胀者加乌药、小茴香、制乳香、制没药），水煎服隔日一剂，并将药渣外敷阴茎结节处；对照组 30 例口服秋水仙碱和维生素 E，连用 3 月。结果治疗组有效率 93.33%，对照组有效率 66.33%（$P<0.05$）。霍东增用疏肝化瘀散结汤药物组成：柴胡 10 g、当归尾 12 g、桃仁 12 g、皂角刺 10 g、鳖甲 15 g、川楝子 10 g、海藻 15 g、昆布 15 g、陈皮 10 g、茯苓 15 g、瓦楞子 15 g、炮穿山甲 6 g、夏枯草 12 g、青皮 10 g。结节质硬加三棱；疼痛明显加乳香、延胡索；消化不良加鸡内金、麦芽；痰热加浙贝母、黄芩、连翘。每日 1 剂，头两煎内服，第三煎熏洗患处 20 min，30 d 为 1 个疗程，取得满意疗效。王忠等用中药黄芪 15 g、党参 12 g、当归 10 g、牛膝 10 g、赤芍 10 g、柴胡 9 g、荔枝核 9 g、陈皮 10 g、补骨脂 12 g、枸杞子 12 g、茯苓 9 g、甘草 10 g、川芎 9 g、紫苏梗 9 g、桑椹 12 g、香附 10 g、枳实 9 g。上药适量加减每日 1 剂，分两次煎服，服 30~90 d，平均 45 d。共治疗阴茎硬结症 18 例，结果治愈 8 例，好转 4 例，无效 6 例。程华焱等自拟化瘀散结汤（黄芪、党参各 15g，补骨脂、枸杞子、当归、牛膝、赤芍、莪术、荔枝核、陈皮、茯苓、川芎、桔梗、桑椹、香附、枳实各 10 g，柴胡、乳香、没药、甘草各 6 g），每日 1 剂，水煎分 2 次温服，3 个月为 1 个疗程。同时配合服用维生素 E 200 mg，每日 3 次。共治疗 21 例阴茎硬结症，经治疗 1 个疗程，痊愈 6 例，显效 10 例，有效 3 例，无效 2 例，总有效率为 90.5%。赵润璞等用中成药独一味胶囊治疗 35 例阴茎硬结症，重症患者每次 4 粒，每日 3 次；轻症每次 2 粒，每日 3 次；50 岁以上酌减。对照组 31 例服用秋水仙碱，每次 0.6 mg，每日 2 次，15 d 为 1 个疗程，2 个疗程后疗效比较：治疗组痊愈 12 例，显效 11 例，有效 7 例，无效 5 例，总有效率为 85.7%；对照组分别为 6 例、6 例、8 例、11 例及 64.5%。治疗组疗效明显优于对照组（$P<0.05$）。彭明健以健脾

化痰法用二陈汤合四君子汤加减治疗肥胖患者阴茎硬结症 20 例，并与口服维生素 E 胶丸，局部注射曲安奈德注射液对照组 20 例比较，疗效优于对照组（$P<0.05$）。杨顺利等口服小金丹配合结节内注射复方倍他米松注射液，治疗阴茎硬结症 28 例，并与单纯结节内注射复方倍他米松注射液对照治疗 4 周后发现观察组总有效率 85.71%，高于对照组的 64.29%。张向辉等用散结化瘀汤合维生素 E 治疗阴茎硬结症 30 例，对照组用维生素 E 治疗，结果中西医结合组疗效明显高于对照组。

4. 其他非手术疗法

（1）阴茎体外冲击波治疗（extracorporeal shockwave therapy，ESWT）：ESWT 治疗 PD 的假说包括直接破坏斑块引起炎症反应，增加巨噬细胞活性使斑块消散，改善血供使斑块吸收，阴茎对侧瘢痕的形成造成假矫直。Palmieri 等报告了 50 例 PD 处于早期（持续时间<12 个月）并伴有 ED 的患者，接受 ESWT 和无功能的传感器对照治疗，发现治疗组勃起功能改善、疼痛减轻、生活质量提高和阴茎弯曲稳定。Chitale 等的报道却发现 ESWT 对 PD 稳定至少 6 个月的患者的阴茎弯曲和勃起功能均无显著改善。蒋鹤松等通过计算机检索 2015 年 12 月以前 Pubmed、Medline、Embase 数据库，纳入体外冲击波（ESWT）治疗阴茎硬结症的随机对照试验。按照纳入和排除标准进行文献筛选，用 Jadad 量表对纳入文献的方法学评价，并提取资料。采用 Review manager 5.3 软件进行 Meta 分析。结果共有 8 篇研究被纳入，930 例患者，其中 ESWT 组 606 例，对照组 324 例。Meta 分析结果表明：与对照组相比，体外冲击波治疗组阴茎局部疼痛人数明显减少，白膜纤维斑块缩小人数明显减少，阴茎勃起后弯曲度减小的人数也减少，性生活能力提高的人数明显增加。显示体外冲击波能减轻阴茎硬结症的疼痛，缩小白膜斑块，改善弯曲畸形，提高性生活能力，对阴茎硬结症有一定的疗效。

（2）电离子透入疗法：电离子透入疗法是利用带电荷的分子传输使药物经皮到达病变组织内的方法，并且对靶器官产生一个电压场，增强了组织对药物的通透吸收性。将地塞米松、利多卡因及维拉帕米等药物通过电离子渗入阴茎内发挥更好的治疗作用。Tuygun 等对 51 例 PD 患者进行了前瞻性研究，所有患者均用维拉帕米和地塞米松进行药物电离子透入治疗，每次 20 分钟，每 3 天 1 次，共用 20 次。结果：10 例失访，10 例（24%）斑块明显缩小，11 例（26%）阴茎弯曲程度明显改善。11 例性功能得到恢复（占有性功能障碍患者总数的 55%），16 例勃起时疼痛得到改善（占有勃起时疼痛患者总数的 80%）。Stancik 等研究显示电离子渗入疗法治疗后硬结斑块的碱性成纤维细胞生长因子的 mRNA 和蛋白表达下调，TGF-β 蛋白和受体过度表达。

（3）阴茎牵引：机械应力通过细胞内骨架和细胞外基质的动力传导激活多种信号传导通路来调节细胞功能。例如周期蛋白 D1 参与的细胞周期的增殖、通过成纤维细胞生长因子和血小板来源的生长因子激活的旁分泌途径、激活钙通道和 IP3/DAG 通路。据何宗海等报道近年来国外有关将牵引疗法用于治疗 Peyronie 病的报道逐渐增多。在治疗 PD 时，牵引疗法可以单独或者与其他治疗方法联合使用，并且可以在手术治疗前后应用。现有的研究结果显示：牵引疗法在阻止 Peyronie 病的瘢痕进展，恢复阴茎长度及周径，减少阴茎弯曲，改善性功能等方面显示出优势。Abern 等研究评估联合治疗（包括阴茎牵引、斑块内注射维拉帕米、口服左旋精氨酸和己酮可可碱）对 PD 患者阴茎拉伸长度和勃起时阴茎弯曲的效果，发现联合治疗比单独阴茎牵引治疗有更好的效果，而阴茎长度的增加与牵引治疗的持续时间有关，每日牵引治疗>3 h 者比≤3 h 的患者阴茎长度增加更明显。

（4）放射治疗：对阴茎勃起疼痛无法自行缓解、口服药物治疗或斑块内注射无效并处于 PD 早期的患者，可考虑低剂量放射治疗。低剂量放射疗法可使症状减轻，但多不能使斑块硬结消除，且治疗后部分患者出现不良反应。虽然研究发现放射治疗 PD 在缓解疼痛、减轻阴茎弯曲、减小斑块大小和改善性功能方面均有一定疗效，但 Mulhall 等认为这些研究没有使用已验证的方法来测量阴茎畸形和性功能，且放射治疗对勃起组织结构和功能存在潜在的不良反应（如造成 ED），故不推荐用于 PD 的治疗。

5. 手术治疗　当患者保守治疗失败或非手术治疗、阴茎畸形超过 12 个月，正常勃起保持稳定，并导致性交困难时，可行手术治疗。此外，患者有广泛的斑块钙化也适合手术治疗。由于手术常得不到预期的结果，因此术前应该让患者了解“功能性矫直”的目标，即术后阴茎弯曲度小于20度。手术方式的选择主要由阴茎的硬度和畸形的严重程度来决定。手术方式主要有3种，包括白膜折叠术、白膜部分切除/补片移植术和阴茎假体植入术。钟光俊等采用斑块切除加对侧白膜折叠术治疗阴茎硬结症10例，术后2~5年随访，均无阴茎硬结复发；李志刚等采用斑块切除加自体睾丸鞘膜移植术治疗阴茎硬结症10例，术后随访6~24个月，所有患者术后阴茎均能正常勃起，无手术侧睾丸萎缩、扭转或坏死，患者对阴茎外形满意。

由于目前尚没有该病公认的诊断标准，需要男科医师根据病史和性生活史，包括性心理史、阴茎勃起硬度、弯曲度，有无阴茎缩短、硬结和勃起疼痛程度等，通过详细的临床触诊，判断阴茎硬结的大小、质地、部位等，并结合超声、核磁共振、阴茎造影等检查，制定出规范的Peyronie病诊断标准。由于病因尚不完全清楚，仍未发现一种安全有效的治疗方法，还需要对其发病机制进行更深入的研究。目前认为开发新的治疗方法需要关注疾病早期的病理生理过程，联合治疗纤维化的多个靶点，抑制或反转纤维化的环境。已经发现TGFβ1、内皮血管肽、结缔组织生长因子、血管紧张素Ⅱ和血小板源性生长因子都与PD的发病机制有关。胸腺素、吡非尼酮、一氧化氮供体、PDE5抑制剂和金属蛋白酶/抗金属蛋白酶抑制剂等可减少胶原的合成，同时核心蛋白多糖、卵泡抑素、smad7等可发挥抗纤维化作用。多途径的药物研究有望发现一种治疗PD确切有效的药物或采取有效的药物联合治疗。此外，牵引治疗结合口服药物或局部注射可以产生药物和机械牵引的协同作用。对于PD慢性期的患者，补片移植术是一种较好的选择，而组织功能内皮化移植具有纤维化反应小的特点，与正常的白膜结构和功能相似，可望得到广泛的应用。由于近年来国内缺少大样本多中心研究报告，诊断、疗效和疗程不统一，结论可比性差，今后需要开展大样本、多中心、随机、双盲对照研究。近年来中医药及中西医结合治疗显示出其优势，但也存在一些不足，需要今后进一步改进和优化。任国庆等根据近年来中医药治疗及疗效存在的问题，建议规范统一中医辨证分型及疗效标准，使之达到标准化和科学性；加强对该病的中医药临床随机对照试验（RCT）研究，寻求更加有效的治疗方法和手段，进一步发挥和优化中医的治疗优势，包括中医外治法、针灸疗法等对该病治疗方面的优势。

参考文献

[1] 商学军，王忠．阴茎硬结症［M］．北京：人民卫生出版社，2015.

[2] 何梓铭．阴茎硬结症治疗现状［M］．重庆医学，2009，39（17）：2137-2138.

[3] 朱秀波．阴茎硬结症研究进展［M］．中华男科学杂志，2013，19（4）：355-359.

[4] Ralph D，Gonzalez-Cadavid N，Mirone V，et al. The managementof Peyronie´s disease：Evidence-based 2010 guidelines［J］. J Sex Med，2010，7（7）：2359-2374.

[5] Tal R，Hall MS，Alex B，et al. Peyronie´s disease in teenagers［J］. J Sex Med，2012，9（1）：302-308.

[6] 李海松．男科络病初探［J］．北京中医药大学学报，2009，32（10）：719-720.

[7] 李红波．高频超声对阴茎硬结症的临床诊断价值［J］．医药前沿，2012，（11）：214-215.

[8] 王焕军，关键，林晋华，等．高场强磁共振成像对阴茎硬结症的诊断价值［J］．中华男科学杂志，2016，22（9）：787-791.

[9] 武志刚，蔡健，李湘斌，等．长期小剂量西地那非治疗阴茎硬结症疗效观察［J］．中华泌尿外科杂志，2008，29（12）：587.

[10] 林浩成，张海涛，姜辉．溶组织羧菌胶原酶治疗阴茎硬结症：一种新的微创有效的治疗方法［J］．中华男科学杂志，2017，23（9）：771-775.

[11] 张彤，郭军，宋春生．阴茎局部注射维拉帕米治疗阴茎硬结症15例临床观察［J］．中国男科

学杂志，2009，23（3）：57-59.

[12] 林燕，肖萍，向玲，等．曲安奈德联合异搏定局部注射治疗阴茎硬结症［J］．郧阳医学院学报，2008，27（2）：153-154.

[13] Moskovic DJ，Alex B，Choi JM，et al. Defining predictors of responseto intralesional verapamil injection therapy for Peyronie´sdisease［J］. BJU Int，2011，108（9）：1485-1489.

[14] Inal T，Tokatli Z，Akand M，et al. Effect of intralesional interferon-alpha 2b combined with oral vitamin E for treatment of earlystage Peyronie ´s disease：Randomized and prospective study［J］. Urology，2006，67（5）：1038-1042.

[15] Pavone C，Napoli G，Caruana G，et al. Safety and tolerability oflocal treatment with iloprost，a prostacyclin analogue，in patientswith Peyronie´s disease：A phase I study［J］. BJU Int，2012，110（1）：117-121.

[16] 翟照永，孙自学．茎核消汤治疗治疗阴茎硬结症临床研究［J］．中医学报，2013，28（178）：397-398.

[17] 霍东增．疏肝化瘀散结汤治疗阴茎硬结症［J］．山东中医杂，2009，28（8）：578

[18] 王忠．中医治疗阴茎硬结症 18 例［J］．中医杂志，2003，44（1）：51

[19] 程华焱，徐新建，刘涛，等．化瘀散结汤合维生素 E 治疗阴茎硬结症术后复发 21 例［J］．浙江中医杂志，2013，48（11）：822

[20] 赵润璞，珺保军．独一味胶囊治疗阴茎硬结症 35 例［J］．中医杂志，2006，47（10）：772

[21] 彭明建．健脾化痰法治疗肥胖患者阴茎硬结症 20 例［J］．福建中医药，2016，47（1）：63

[22] 杨顺利，杨立杰．小金丸口服配合药物注射治疗阴茎硬结症 28 例［J］．中国药业，2016，25（4）：123-125.

[23] 张向辉，屈淼林．散结化瘀汤联合维生素 E 治疗阴茎硬结症 30 例［J］．河南中医，2009，29（2）：184.

[24] Palmieri A，Imbimbo C，Longo N，et al. A first prospective，randomized，double-blind，placebo-controlled clinical trial evaluatingextracorporeal shock wave therapy for the treatment of Peyronie´s disease［J］. Eur Urol，2009，56（2）：363-369.

[25] Chitale S，Morsey M，Swift L，et al. Limited shock wave therapyvs sham treatment in men with Peyronie´s disease：Results of aprospective randomized controlled-double- blind trial［J］. BJU Int，2010，106（9）：1352-1656.

[26] 蒋鹤松，高庆强，朱磊磊，等．体外冲击波对阴茎硬结症的临床疗效 Meta 分析［J］．国际泌尿系统杂志，2017，37（1）：97-102

[27] Tuygun C，Ozok UH，Gucuk A，et al. The effectiveness of transdermal electromotive administration withverapamil and dexamethasone in the treatment of Peyronie´s disease［J］. Int Urol Nephrol，2009，41（1）：113-118

[28] Stancik I，Schaöfer R，Andrukhova O，et al. Effect of transdermalelectromotivedrug therapy on fibrogenic cytokine expression inPeyronie´s disease［J］. Urology，2009，74（3）：566-570.

[29] 何宗海．牵引疗法在 Peyronie 病治疗中的应用现状及展望［J］．中华男科学杂志，2014，20（1）：78-82.

[30] Abern MR，Larsen S，Levine LA. Combination of penile traction，intralesional verapamil，and oral therapies for Peyronie´sdisease［J］. J Sex Med，2012，9（1）：288-295.

[31] Mulhall JP，Hall M，Broderick GA，et al. Radiation therapy inPeyronie´s Disease［J］. J Sex Med，2012，9（5）：1435-1441.

[32] 钟光俊，潘晖，呙林杰，等．斑块切除加对侧白膜折叠术治疗阴茎硬结症［J］．长江大学学报，2016，13（30）：28-29.
[33] 李志刚，臧光辉，郝林，等．斑块切除加自体睾丸鞘膜移植术治疗阴茎硬结症［J］．中华男科学杂志，2018，24（1）：55-58.
[34] 任国庆，崔云，陶方泽，等．中医药治疗阴茎硬结症临床研究进展［J］．浙江中西医结合杂志，2017，27（12）：1109-1110.

第三节　龟头包皮炎

一、概述

龟头包皮炎是龟头炎和包皮炎的统称，是指发生在阴茎龟头、包皮及冠状沟的炎性病变。疾病初起多见阴茎的龟头、包皮部位红肿、潮湿、渗出，常伴有瘙痒、疼痛，甚则出现糜烂或溃疡。是受到病原体感染或非感染性因素的刺激引起的炎症反应，可由微生物或寄生虫感染所致。中医典籍中常把此病称为阴头疮、阴蚀疱、阴头风、湿阴疱、疳疮、下疳、袖口疳等。《诸病源候论》中始将本病归为“阴肿”“阴疮”范畴；孙思邈《千金翼方》名为“阴头痈肿”“阴头生疮”。明代熊宗立在《山居便宜方》中名为“阴头疮”。该病是一种较为常见的阴茎疾病，湿热毒邪瘀滞于阴茎肌腠是本病的基本病机。又因肝脉绕阴器，故临床多责之为肝经湿热，多属于实证、热证。治疗多采用清热、除湿、泻火、解毒之法。久病不愈或年老体衰者也可见虚证或虚实夹杂证。

二、病因病理

（一）中医病因病机

1. 病因　本病主要表现为湿、热、毒邪为患，应责之于肝脾肾三脏。

（1）肝经湿热：过食鱼腥发物、茶酒辛辣、湿热蕴结；或雨后湿蒸，坐卧湿地以致湿邪外袭，郁久化热，湿热下注。

（2）脾虚湿困：饮食不节，劳倦太过，脾气虚弱，运化失司，水湿内停，留滞于阴茎肌腠。

（3）外毒乘袭：外阴不洁、性交不洁、中药毒、包皮龟头外伤、化学性刺激损伤等，均可外毒乘虚而侵及包皮和龟头而发病。外毒为其主要病因。

（4）阴虚内扰：素体肝肾亏虚或手淫及纵欲过度，阴精亏耗，或热邪留恋日久，耗伤阴精，阴虚血燥，阴头失养，发为阴疮。

2. 病机　湿、热、毒邪，内侵肝脉，下绕阴器以致脉络瘀阻，皮肤红肿，渗液；若湿热郁久，热盛内腐则局部溃烂化脓。久病体虚，或年老体衰，或邪热耗伤肝肾阴精，虚火内扰则成虚实夹杂证。

（二）西医病因病理

1. 包皮过长　阴茎头完全被包皮包裹（但能上翻露出尿道口及龟头）称为包皮过长。

2. 包茎　包皮口狭小，或包皮与龟头粘连，使包皮不能上翻而露出尿道口和龟头者称为包茎。

上述两种因素常易造成尿液、精液、包皮垢等在包皮囊内积存，并刺激龟头及包皮，造成阴茎龟头及包皮的皮肤黏膜局部抵抗力下降，加之患者由于局部刺激感到奇痒并常用手搔抓、揉搓，易造成表皮破损而发生感染。

3. 局部不洁及不洁性行为等　使致病微生物如各种细菌、寄生虫、霉菌得以滋生繁殖，垢物停留堆积龟头局部，造成局部的炎性病变。该病多由化脓球菌、大肠杆菌、淋病双球菌、霉菌、念珠菌和滴虫引起。据统计资料显示，龟头包皮炎最常见的病因为细菌与真菌感染，真菌感染所致的龟头炎是由酵母样真菌感染所致的常见生殖器感染性疾病，最常见的致病菌为念珠菌。

综上所述，包皮过长、包茎以及局部不清洁、不洁性生活等是导致该病的主要原因。其主要病理表现为龟头、包皮处皮肤黏膜发生炎性渗出反应，血管扩张、水肿、糜烂、坏死、溃疡等。近年来，龟头包皮炎患者伴发糖尿病的患者发病率逐年增高，有部分糖尿病患者是由于包皮龟头炎就医而首次确诊的，故认为糖尿病也是龟头包皮炎的易发因素。

三、辨病要点

1. 症状　包皮和龟头局部潮湿、发红、痒、痛或有灼热感，摩擦后症状加重，行走不便；可有排尿困难或尿频、尿急、尿痛。轻者无全身症状，重者则有疲劳、乏力、低热等，甚则可见寒战、高热等症。不同病原体引起的龟头包皮炎可有不同表现，如念珠菌龟头炎可见阴茎包皮和龟头潮红，初期表现为红斑或丘疹，伴白色渗出物，周围可出现小水泡、脓疱、浅表糜烂，同时伴瘙痒和烧灼感，可波及至阴茎体、阴囊、大腿内侧及腹股沟等部位，如果未得到及时系统有效的治疗，复发率高，最终导致龟头萎缩，甚至进展为龟头癌。

2. 体征　急性炎症初期包皮内板、龟头黏膜出现潮红、肿胀，继而若将包皮翻开可见龟头和包皮内面充血和糜烂，甚至有浅表小溃疡。有恶臭的乳白色脓性分泌物。若包皮过长者，包皮肿胀，包皮口缩小不能上翻，可以引起龟头水肿甚至缺血坏死。可伴有腹股沟淋巴结肿大及有压痛。后期可引起包皮龟头部粘连，包皮不能上翻，甚至造成尿道外口狭窄。

3. 实验室检查　部分患者可以有血常规异常，如白细胞总数增高，中性粒细胞比例增高，存在变态反应时表现为嗜酸性粒细胞比例增加。局部分泌物涂片或细菌培养可以发现各种致病微生物，是一项重要的检验项目。病变部位取材直接镜检、染色镜检、菌种鉴别、发酵试验、同化试验和念珠菌培养是临床常用的检查方法。

四、类病辨别

龟头包皮炎有特异性感染及非特异性感染两大类。本节叙述的是非特异性感染所致者，需与特异性感染及某些其他阴茎疾病鉴别，如软性下疳、阴茎梅毒、淋病、特异性坏疽性阴茎头炎、闭塞干燥性阴茎头炎、阴茎疱疹、阴茎结核、阴茎癌等。

1. 软性下疳　是由链锁状杆菌（杜克雷嗜血杆菌）引起的二种自传接种性疾病。患者有不洁性交史。冠状沟、包皮系带两侧之小窝内和包皮内侧、龟头、阴茎等处初起可见红色丘疹，以后变为脓疱，继而破裂形成浅表溃疡，呈穿凿状或潜蚀性，触之柔软剧痛，容易出血。其分泌物较龟头包皮炎少，臭味也较轻。腹股沟淋巴结常有肿大、疼痛或形成脓肿继而破溃。分泌物直接涂片或用培养基接种脓液检查出杜克雷杆菌是诊断本病的重要手段。

2. 阴茎梅毒　是由梅毒螺旋体引起的一种危害性严重的性传播疾病，患者有不洁性交史。于阴茎冠状沟、包皮内侧或边缘、龟头等处可见一个或多个病灶。初起时患处微红，以后成为直径1cm左右的硬结，表面糜烂，继而形成溃疡，溃疡面表浅，疮面平整，基底宽阔，边缘高起似纽扣状，局部无疼痛及瘙痒感，触之如软骨样硬。在糜烂面或浅表溃疡分泌物中含有大量螺旋体，以暗视野检查发现梅毒螺旋体即可确认为本病。

3. 淋病　是由淋球菌引起的一种泌尿生殖系统的传染病。患者多有不洁性交史，尿道外口红肿、发痒、疼痛、尿道口流脓，部分患者两侧腹股沟淋巴结肿大、疼痛，甚至化脓。尿道脓液涂片染色检查可见多形核白细胞内有革兰阴性双球菌存在，或培养有淋球菌生长是本病的特殊检查方法。

4. 特异性坏疽性阴茎头炎　为龟头的急性或慢性破坏性溃疡性病变，常常由于各种化脓性细菌等感染，或由螺旋体及梭状杆菌混合感染所致。初发时龟头及包皮黏膜有微小糜烂，表面有大量黄白色臭味渗出液，逐渐形成溃疡，严重者可发生坏死，甚至可因败血症而死亡。分泌物涂片或细菌培养可以发现螺旋体与梭状杆菌。

5. 闭塞干燥性阴茎头炎　可能是各种原因的慢性龟头炎长期不愈，反复刺激而造成。主要表现为慢性进行性硬化性病变。根据龟头萎缩、表面干燥等临床表现，必要时取局部病变活检即可作出诊断。本病临床上较少见。

6. 阴茎疱疹　为病毒引起的一种性传播疾病。于龟头、包皮、冠状沟和阴茎背侧皮肤等处见成群的水疱，破溃后形成浅表溃疡。病程较短，常有复发史。从溃疡表面分泌物中分离出特殊的疱疹病毒是重要的鉴别诊断依据。

7. 阴茎结核　是由结核杆菌侵犯阴茎皮肤而造成的，为发生于龟头或包皮的慢性暗红色丘疹或结节，其病程较长，久治不愈，无明显自觉症状。分泌物涂片或培养可以查出结核杆菌，以及结核菌素试验呈强阳性等特点可以作出该病诊断。

8. 阴茎癌　阴茎癌的发生与包茎及包皮过长密切相关，且最常发生于龟头、包皮内板及冠状沟处。初期为丘疹，继而出现溃疡；晚期呈菜花样，甚至糜烂、出血，分泌物有恶臭味。局部组织活检可以发现癌细胞。

五、辨证要点

本病主要表现为阴茎头及包皮处红、肿、热、痛、渗液、破溃等，由于体质因素等不同，临床仍需分辨病因、病位、寒热、虚实等。

1. 分清虚实　初起多表现为龟头包皮局部红、肿、热、痛、渗液、破溃等，体质尚好，病程较短，急性发病，伴有身热，便干，溲赤等，多为湿热证；若久病不愈，年老体弱，病程较长，伴有精神不振，面色少华，局部溃疡口难愈合，甚则向内陷入等则为虚证。

2. 明辨脏腑经络　局部以水肿、渗液等湿象为主，兼食纳不佳，倦怠乏力，肢体沉重，大便稀溏，主要责之于太阴脾经，多为脾虚湿盛，应以健脾利湿为主；局部发红、疼痛、灼热感，兼有口干、口苦、心烦易怒等表现时，主要责之于肝，多为厥阴肝经湿热，应以清肝泻火，解毒利湿为主。

3. 细审寒热　局部红、肿、热、痛，伴有身热目赤，口苦口干等表现，多为热证及实热证。治宜清热泻火解毒；若病久伤阴，阴虚火旺，表现五心烦热、潮热盗汗，舌红少苔则为虚热证，治宜滋阴清热。

4. 洞察转归　素体阴虚或有实火之人，易于热化，甚则表现为一派毒火炽盛之象，如过用寒凉，脾胃受伤，运化失司，湿邪更易停滞于体内，湿性黏滞，缠绵难愈。本病只要坚持治疗，大多痊愈，预后较好。

六、治疗原则

临床上对此病多采取祛风胜湿、清热消肿、利湿解毒，或健脾祛浊、托毒消肿、和营生肌之法。常用药物如：防风、蝉蜕、龙胆草、川牛膝、苦参、泽泻、萆薢、地肤子、生地黄、木通、金银花、连翘、黄芪、陈皮、白蔹、白及等。

七、论治要点

本病可根据局部病变程度分为红斑期、渗出期、溃烂期论治。

（一）红斑期

1. 临床表现　龟头或包皮处出现水肿性红斑，轻微疼痛，局部发痒或有灼热感，伴口干、心烦、小便短黄。舌尖红，苔薄微黄，脉滑数。

2. 证候分析　热邪蕴结于阴茎，热盛化火，火郁脉络，进而肌腠血瘀气滞，故龟头及包皮处灼热感并有红斑；瘀阻脉络，不通则痛，故常见阴茎疼痛；口干、心烦、舌尖红、苔黄、脉滑数均为实火之象；小便短赤为心火移热于小肠，下焦热盛之征。

3. 治法　清热泻火，兼以凉血化瘀。

4. 方药　导赤散加味。方中生地黄清热凉血；木通、竹叶降心火，利小便，给热邪以出路；生甘草梢泻火而能走达茎中以止痛。若血热之象甚者可加赤芍、牡丹皮、紫草等清热凉血之品；热邪炽盛者加栀子、芦荟等；局部痒甚者加地肤子、白鲜皮以祛风解毒止痒。

（二）渗出期

1. *临床表现*　龟头包皮局部皮肤糜烂、渗液，向周围浸润，擦之易出血，局部疼痛加重，行走不便，伴口苦、面红目赤、身热、小便黄赤。舌苔黄腻，脉弦滑数。

2. *证候分析*　火热之邪与湿邪交阻，湿热蕴结于阴茎，故局部皮肤糜烂、渗液；热迫血络故擦之易出血。此期湿热交织，病情较一期单纯火热为患更重，局部疼痛也更甚，以致行动不便。口苦、面红目赤、身热、小便黄赤、舌苔黄腻、脉弦滑数等皆为肝经湿热之征。

3. *治法*　清热利湿解毒。

4. *方药*　龙胆泻肝汤加减。方中以龙胆草泻肝经湿热；栀子、黄芩清热泻火；木通、泽泻、车前子清热利湿；生地黄清热凉血止血；柴胡疏肝理气。局部渗液较多者加黄柏、牛膝，以加强清利下焦湿热之功；热毒炽盛者可加蒲公英、紫花地丁、金银花、连翘等以清热解毒。

（三）溃烂期

1. *临床表现*　龟头包皮局部皮肤溃烂化脓，有脓性分泌物，局部肿胀加剧，重者溃烂向四周扩散，甚者波及阴茎及阴囊，疼痛加重，伴发热、口干、口苦、急躁易怒等症；或伴神疲乏力、纳差、少言懒动等症。舌边尖红，苔黄腻，脉弦滑数；或见舌淡苔腻，脉濡。

2. *证候分析*　渗出期时失于治疗调理，湿热郁阻，热盛肉腐，故局部皮肤溃烂、化脓，肿痛加剧。发热、口干、口苦、急躁易怒等为肝经湿热与实火之象，舌边尖红、苔黄腻、脉弦滑数也为肝经湿热的表现。若病人平素体虚，或久居寒冷之地，或遇秋冬季节，湿邪易于寒化，进而脾阳被湿邪困遏而出现脾气虚弱之神疲乏力、纳差、少言懒动等症，舌淡苔腻、脉濡也为脾虚有湿之象。

3. *治法*　对于体质壮实，以湿热实火为主要表现者，治宜清热利湿解毒；对于脾气虚弱者，治宜健脾醒胃、托毒消肿生肌。

4. *方药*　清热利湿解毒用龙胆泻肝汤合五味消毒饮加减。龙胆泻肝汤清热利湿；五味消毒饮中金银花、野菊花、蒲公英、紫花地丁、紫背天葵子则清热解毒。若尿赤涩痛者加滑石、通草以清热利尿；糜烂溃疡处渗出多者加茵陈、土茯苓以清热解毒除湿；大便秘结者加大黄以泻火导滞兼以凉血逐瘀。

健脾醒胃、托毒消肿生肌用复方参芪三花汤加减。方中太子参、黄芪益气托里；七叶一枝花、蜡梅花、苏花、皂角刺、土茯苓清热解毒、托脓外达；陈皮、桔梗既能健脾又能清化痰浊。诸药合用益气健脾、托毒消肿、生肌。对中、晚期龟头包皮炎伴溃疡且溃后不敛者较佳。

八、其他治疗

（一）西药治疗

1. *局部用药*　对于病因明确者，针对致病因素选择不同的外用药，或酌情选用利于消肿生肌的药物。

（1）1%~3%的克霉唑霜或1：50万单位的制霉菌素软膏，用于治疗局部有念珠菌感染者。

（2）红霉素、土霉素、金霉素等抗生素软膏外涂，用于治疗局部有细菌感染者。

（3）0.1%的依沙吖啶溶液湿敷或以5%的间苯二酚溶液湿敷。每日2次。

（4）以1：（5 000~8 000）的高锰酸钾溶液浸洗局部（轻柔地将包皮上翻，尽量暴露病变处的皮肤黏膜，但要避免发生包茎嵌顿，以上述溶液清洗局部并外治后再将包皮复位）。

（5）复方鱼肝油软膏、溃疡油等外涂溃疡面，每日1~2次。

（6）1%卢立康唑乳膏外用涂抹患处，每日1~2次，连用14 d。［中国真菌学杂志，2016，11（6）：381-384］

（7）生理盐水清洗阴茎包皮后，用长效抗菌材料（洁悠神）喷涂至阴茎龟头包皮局部，每8 h 1

次，连用1周。[皮肤病与性病，2015，37（6）：341-342]

（8）0.02%呋喃西林粉溶液清洗患处，每日2次，每次10~15 min。连用1~2周。[齐齐哈尔医学院学报，2015，36（8）：1127]

2. 全身用药 酌情使用抗菌或抗霉菌药物，如红霉素、青霉素、头孢菌素、庆大霉素、米诺环素、诺氟沙星、氧氟沙星、环丙沙星、制霉菌素、克霉唑、酮康唑、氟康唑、伊曲康唑等。品种、给药途径（口服、肌内注射、静脉注射）及用量等皆宜根据每个患者的不同情况来决定。

（二）中成药治疗

（1）小败毒膏适应于热毒壅盛，炎症初期以红肿疼痛为主者，每次10~20 g，每日2次。

（2）犀黄丸（或西黄胶囊）用于热毒壅盛，炎症初期以红肿疼痛为主者。适应证同上，每次3 g，每日2次。

（三）单验方治疗

（1）防风、艾叶、川椒各10 g，明矾5 g，煎水外洗，每日1剂，每日1~2次。适应于阴茎或包皮红赤灼热、疼痛瘙痒及肿胀等症。（《中医男科学》）

（2）大蓟根适量，捣烂敷阴茎。[江苏中医杂志，1980，（6）]

（3）五神汤由茯苓、车前子、金银花、牛膝、紫花地丁组成。水煎服，每日分两次服。适应于湿热下注所致的阴茎或包皮红肿热痛等症。（《洞天奥旨》）

（4）复方知柏三花汤：由知母、黄柏、玄参、蜡梅花、龙胆草、白芷、苏花、七叶一枝花、蝉蜕、薏苡仁、牡丹皮、赤芍、甘草组成。水煎服，每日分两次服。适应于急性龟头包皮炎或该病早期因湿热蕴结而致局部红肿疼痛甚至伴溃疡的实证患者。（《现代中医男科荟萃》）

（四）药物外治

（1）参叶三花三白汤外洗：用人参叶30 g，七叶一枝花、野菊花、蜡梅花、白蔹、紫草各20 g，白及9 g，白芷5 g，水煎取液适量，冷湿敷及洗涤局部，每日1剂，早、晚各洗1次。适应于龟头包皮炎伴肿、痛、渗液及溃疡。

（2）黄柏15 g，煎汤适量，待温后，将包皮上翻浸洗，每次15 min，每日2~3次。适用于龟头包皮炎的急性期红、肿、热、痛等症。

（3）三黄散（主要成分黄芩、黄连、黄柏、苦参、金银花、野菊花、白鲜皮、百部、徐长卿等）冲泡外洗结合皮康霜外涂治疗。[皮肤病与性病，2017，39（2）：153]

（4）五色汤洗剂（由透骨草30 g、生大黄12 g、白芷10 g、苦参20 g、野菊花20 g、生甘草15 g组成），浸洗，每日2次。（2016年中华中医药学会外科分会年会论文集）

（五）手术治疗

如果包皮或龟头炎伴有包茎或包皮过长时，待急性炎症控制后需进行包皮环切术。如果伴有尿道外口狭窄者宜行狭窄尿道外口的整复手术。

（六）悬托阴茎

以纱布带将阴茎头部悬起，纱带系于腰部，避免阴茎下垂，能减少局部摩擦，对于肿痛较明显的龟头包皮炎较为适用。

九、转归与预后

一般情况下，龟头包皮炎经中、西医各种药物的内治、外治后会逐渐好转，预后良好。但若一味以苦寒药泻火解毒，以致脾胃受伤，则对疾病调治不利，甚则迁延难愈。故苦寒药不宜过重，也不宜久用，同时要注意调理脾胃。另外，有包茎及包皮过长者，若不施行手术治疗，往往造成疾病反复发作，故宜早期手术治疗，以除后患。如果病程长，久治不愈，应注意有无阴茎癌的可能。

十、预防与护理

1. 讲究个人卫生 这是预防龟头包皮炎十分重要的措施，如能坚持经常清洗阴茎，保持阴茎的干燥及清洁，龟头包皮炎不易发生。

2. *早期手术治疗*　对于包茎及包皮过长者，应尽早手术治疗。这样局部便不易积存包皮垢等秽浊之物，这是防止本病发生的重要措施之一。

3. *勤洗澡*　经常清洗阴部，勤换内裤。内裤应柔软且不宜过紧，避免局部的刺激与摩擦。

4. *注意调整饮食*　少食油腻肥甘及辛辣刺激之品，少饮酒，以防助湿生热，患病期间尤应注意忌食生热助火之物。

5. *避免不洁性生活*　女方患有性疾病时应及时治疗，并禁止性生活，或戴避孕套防止感染性疾病。

十一、文献选录

龟头肿痛，有因肝经湿热下注者，其肿红胀，宜内服加减泻肝汤。外用鳖头煅存性，取末二钱，合上片二分，调匀，香油调刷。有因嫖妓恋童，沾染秽毒，其肿紫黯，上有黄衣，溺管必痛，小便淋沥，否则茎皮收紧，包住龟头，即成袖口疳疮，治法以散毒为主。(《外科真诠》)

十二、现代研究进展

龟头包皮炎为男科常见病，近年来对该病的中医治疗主要仍是以清热解毒、凉血化瘀、化湿利浊等方法为主，包括内治、外治和中西医结合治疗。西医在实验室检查中，通过分泌物涂片及培养等检查手段，可查出病原菌并根据病原菌有针对性进行治疗，取得较好疗效，方法也有外用及口服药物。近年来因龟头包皮炎分泌物中念珠菌检出率较高，故治疗上用抗真菌药物治疗报道较多，也有结合物理治疗的。现介绍如下：

(一) 西医研究及治疗

包振宇等对《2013年欧洲包皮龟头炎管理指南》进行解读，对不同病因的包皮龟头炎提出诊断和治疗建议。指出该病主要病因有念珠菌、葡萄球菌、链球菌和生殖器支原体、厌氧菌等感染。

念珠菌性龟头炎推荐治疗方案为克霉唑乳膏和咪康唑乳膏，每日2次，直至症状消失。厌氧菌感染的推荐治疗方案为克霉唑乳膏和咪康唑乳膏，连用1周，轻症可仅外用甲硝唑。需氧菌感染，推荐治疗方案为外用倍他米松乳膏，每日1次；红霉素500 mg，每日1次，连用1周或克拉维酸375 mg，每日3次，连用1周。

吴利军等通过回顾性分析门诊118例龟头炎患者资料，行菌株培养和鉴定以及体外药敏试验，分析菌株检出率、病原菌分布情况以及药敏试验结果。结果118例患者真菌镜检均为阳性，念珠菌阳性率为94.92%；白色念珠菌106株(94.64%)。培养菌株对制霉菌素和克霉唑敏感率100.00%；白色念珠菌对氟康唑、伊曲康唑敏感性分别为56.86%、60.78%；1株近平滑念珠菌对咪康唑中度敏感，对其他药物均敏感；光滑念珠菌对所有药物均敏感；克柔念珠菌对咪康唑耐药，其余药物均敏感。结论：白色念珠菌为真菌性龟头炎主要病原菌，其确诊依赖于真菌镜检和菌种培养鉴定，体外药敏试验为临床用药提供重要的参考依据，有利于根治龟头炎。

李芃等通过对120例包皮龟头炎患者进行病史询问，记录症状、体征，并做病原学检查，对其临床资料进行回顾性分析病原菌检查阳性82例(68.33%)，其中念珠菌感染48例(40%)，BV (bacterial vaginosis) 阳性21例(17.5%)，二者混合感染13例(10.83%)；包皮过长、包茎占42.5%，2型糖尿病占15%，配偶患阴道炎占31.7%。结论：念珠菌感染是包皮龟头炎发病的重要因素，包皮过长、包茎、性伴阴道炎、2型糖尿病是易感因素。

于志勇等通过分析总结及治疗糖尿病性包皮龟头炎43例患者，发现糖尿病性包皮龟头炎与高血糖状态导致一系列生化代谢及防御功能紊乱有关，若患者同时伴有包茎或包皮过长则更易发病。对其中27例单纯糖尿病性包皮龟头炎仅做降糖处理及清水外洗；11例真菌学镜检阳性及5例尿道炎病例均行病原菌培养加药敏试验，根据药敏结果给予对症处理，合并真菌感染及非淋菌性尿道炎病例嘱性伴同时治疗。治疗2周后43例患者治愈40例（包含11例真菌学镜检阳性及5例尿道炎病例），显效3例，总有效率为100%。并建议对就诊的包皮龟头炎患者常规检测血糖，特别是反复发作及既往糖尿病的患者更应检测血糖。

张思平等将90例念珠菌性包皮龟头炎患者随机平均分成A、B、C 3组，分别给予卢立康唑（新型唑类抗真菌药物）1周治疗，2周治疗以及酮康唑乳膏2周对照治疗，用药后1、2、4周评价临床疗效、真菌学清除率以及不良反应。结果90例患者中有86例进行了疗效评价，治疗后1周时3组的有效率分别为69%、64.3%、65.5%（$P>0.05$），3组的真菌清除率分别为82.8%、82.1%、82.8%（$P>0.05$）；治疗后2周时3组的有效率分别为42.4%、78.6%、75.9%（$P>0.05$），3组的真菌清除率分别为82.8%、85.7%、86.2%（$P>0.05$）；治疗后4周时3组的有效率分别为75.9%、85.7%和82.8%（$P>0.05$），3组真菌清除率分别为86.2%、85.7%和89.7%（$P>0.05$），治疗后第1、2、4周3组之间疗效和真菌清除率均无显著性差异（$P>0.05$）。结论：1%卢立康唑乳膏外用能有效治疗念珠菌性包皮龟头炎，1周疗程与2周疗程相比疗效无差异，短程疗法依从性更好。

高方铭等通过70例念珠菌性包皮龟头炎多中心对比观察，也得出结论认为1%卢立康唑乳膏治疗念珠菌性包皮龟头炎具有良好的疗效及安全性，值得临床推广。

吴秀全等通过对200例包皮龟头炎患者生殖器分泌物进行超高倍镜下检测，研究病原体分布规律，并观察该组年龄、病程分布情况。结果：200例包皮龟头炎患者中，G+球菌感染占42%，真菌感染占30%，支原体感染占18%，未见致病菌占2%，混合感染占8%。年龄分布中，25岁以下占18%，25~45岁占69%，45岁以上占13%。病程分布中，1周以下占52%，1~8周占39%，8周以上占9%。结论：包皮龟头炎患者生殖器分泌物超高倍镜下检测，G+球菌感染所占比例最大，真菌感染次之。发病以中青年居多，病程1周以下者居多。

保维莉等通过使用长效抗菌材料（洁悠神），对128例非感染性包皮龟头炎进行治疗，方法用0.9%NS棉球擦洗会阴部后用洁悠神喷洒于龟头、包皮，每8 h 1次，共1周。结果痊愈88例（68.8%），显效27例（21.1%），好转11例（8.6%），无效2例（1.6%），总有效率89.8%。谭清文将72例包皮龟头炎患者随机分为两组，对照组36例采取常规方法（外用达克宁、高锰酸钾液、碘伏）治疗，观察组36例在常规方法基础上，给予喜美健（皮肤医用抗菌敷料）均匀涂抹于包皮龟头处。治疗2周后，观察组痊愈24例、显效7例、有效3例、无效2例，总有效率为94.44%；对照组分别为7例、8例、9例、12例和66.67%。观察组总有效率明显高于对照组（$P<0.05$）。

王百峰等采用0.02%呋喃西林粉溶液治疗680例感染性包皮龟头炎，其中细菌性包皮龟头炎350例，真菌性包皮龟头炎235例，混合型感染95例。结果0.02%呋喃西林粉溶液清洗患处，每日2次，每次10~15 min；能使患者症状快速缓解、消失，局部无过敏反应，有效率达100%。

姜峰等通过对323例龟头炎患者进行标本采集，致病真菌镜检阳性者行真菌培养、分离、鉴定及分析。结果323例龟头炎患者中120例（37.15%）致病真菌镜检阳性；除损失的7份标本外，113份标本共成功分离7种、116株致病真菌，其中念珠菌104株，含白念珠菌92株、光滑念珠菌6株；非念珠菌12株，含卵/圆糠秕孢子菌11株、红色毛癣菌1株。结论：唐山地区龟头炎的重要病因是致病真菌感染，尤以念珠菌感染为主，其中白念珠菌为首位致病真菌，卵/圆糠秕孢子菌和光滑念珠菌分列第二位和第三位。

佟双喜将60例念珠菌性包皮龟头炎患者，随机均分为对照组与观察组，对照组给予联苯苄唑治疗，观察组在联苯苄唑治疗基础上联合微波物理治疗，治疗1周后对比两组的临床疗效。结果观察组总有效率86.7%，对照组总有效率76.7%，观察组治疗总有效率明显优于对照组；观察组真菌转阴率96.7%，对照组真菌转阴率80%，观察组真菌转阴率明显高于对照组，两组对比差异具有统计学意义（$P<0.05$）。

曹伟胜等对458例包皮龟头炎分泌物进行直接镜检、念珠菌培养、菌种鉴定及药敏试验。结果

153 例直接镜检阳性，培养分离出念珠菌共 157 株，念珠菌培养阳性率为 33.4%，其中白念珠菌 116 株，占 73.9%，非白念珠菌 41 株，占 26.1%；120 例对照组中 17 例培养出念珠菌，阳性率为 14.2%，其中白念珠菌 6 株，占 35.3%，非白念珠菌 11 株，占 64.7%。包皮龟头炎患者组念珠菌的培养阳性率和白念珠菌的比例均高于健康对照组，差异有统计学意义（$P<0.05$）。157 株致病菌株对制霉菌素和酮康唑的敏感率均>90%，分别为 97.5%和 93.0%，对氟康唑敏感率 79.6%，而对特比萘芬敏感性最低，为 33.8%。结论念珠菌感染是本地区包皮龟头炎发病的重要因素，感染致病菌种以白念珠菌为主，分离的致病性念珠菌对多烯类药物敏感率较高，对唑类抗真菌药有不同程度的交叉耐药，不同菌型其药敏谱存在差异。

许向前等采用综合疗法治疗复发性念珠菌包皮龟头炎，随机分为治疗组 46 例，给予氟康唑胶囊 200 mg，1 次/d，连服 3 d，外用曲安奈德益康唑乳膏，早、晚各 1 次，2 周为 1 个疗程，炎症控制后行包皮环切术。对照组 40 例，给予氟康唑胶囊连服 6 d，曲安奈德益康唑乳膏外用 2 周。治疗后 2 周，以及 2、4 和 6 个月时随访。结果 2 周后两组痊愈率分别为 89.13%和 85.00%，差异无统计学意义（$P>0.05$）。两组有效率分别为 100.00%和 95.00%，差异无统计学意义（$P>0.05$）。2、4、6 个月治疗组复发率分别为 4.88%、9.76%和 9.76%，对照组复发率分别为 23.53%、38.24%和 50.00%，两组比较差异均有统计学意义（$P<0.05$）。显示综合疗法治疗复发性念珠菌包皮龟头炎安全有效，并能有效减少复发。

王宇等采用 2%硝酸舍他康唑乳膏联合红蓝光照射治疗，对照组采用硝酸咪康唑乳膏治疗。结果对照组与治疗组在治疗 2 周后的有效率分别为 100.0%和 97.5%，差异无统计学（$P>0.05$）；2 个月后治疗组和对照组的复发率分别为 2.5%和 15.0%；治疗后 6 个月治疗组和对照组的复发率分别为 7.5%和 27.5%；治疗后 2 个月、6 个月，两组复发率比较差异均有统计学意义（$P<0.05$）。结论：2%硝酸舍他康唑乳膏联合红蓝光治疗防治复发性念珠菌性包皮龟头炎的效果显著，能有效防止病情复发。

张永顺等治疗包皮龟头炎 100 例，随机分为治疗组和对照组各 50 例。两组均采用口服头孢类抗生素 7 d，治疗组采用康复新液治疗，对照组采用传统的治疗方法，念珠菌感染给予常规的抗真菌药达克宁乳膏，细菌感染者用 1：5 000 高锰酸钾清洗或湿敷。结果治疗组 7 d 治愈率达 82%，14 d 治愈率 98%；对照组 7 d 治愈率 64%，14 d 治愈率 76%。两组差异有统计学意义（$P<0.05$）。显示康复新液治疗包皮龟头炎效果更显著。

李宝印等将 66 例糜烂性龟头炎患者，随机分为实验组和对照组各 33 例。实验组给予康复新液，每次患处擦拭 10~15 min，2 次/d；对照组给予莫匹罗星软膏涂抹患处，2 次/d，两组患者均用药治疗 7 d 后比较两组临床疗效、不良反应、生活质量及复发情况。结果：有效率实验组 90.91%（32/33），对照组 66.67%（22/33），差异有统计学意义（$P<0.05$）；不良反应发生率实验组 3.03%（1/33），对照组 24.24%（8/33），差异具有统计学意义（$P<0.05$）；两组生活质量评分均明显上升，实验组上升幅度更大，差异具有统计学意义（$P<0.05$）；复发率实验组 6.25%（2/32），对照组 31.82%（7/22），差异具有统计学意义（$P<0.05$）。

董兴军等将念珠菌感染包皮龟头炎 108 例，随机分为观察组 56 例和对照组 52 例。对照组只用联苯苄唑霜剂治疗；观察组用联苯苄唑霜剂外用后，每日用微波治疗仪理疗 15 min，1 周后比较两组治疗后的临床症状和真菌检出率。结果观察组的总有效率（87.5%）和真菌转阴率（98.2%），明显高于对照组的 71.1%和 78.8%（$P<0.01$）。显示微波联合联苯苄唑能有效治疗念珠菌性包皮龟头炎。

（二）中医及中西医结合治疗

刘新伟等采用中药三黄散（主要成分黄芩、黄连、黄柏、苦参、金银花、野菊花、白鲜皮、百部、徐长卿等）冲泡外洗结合西药皮康霜外涂治疗 98 例念珠菌性包皮龟头炎，结果痊愈 72 例，显效 21 例，治愈率 74.5%，总有效率 94.9%。

袁艳丽等将96例假丝酵母菌性包皮龟头炎患者，随机平均分为观察组和对照组，观察组给予蒲地蓝消炎液联合外用碘伏治疗，对照组予2%的咪唑康乳膏外涂，治疗10 d后比较两组患者的清除率、治疗有效率及瘙痒、糜烂、水疱、红斑、丘疹及浸渍的消退时间。结果显示蒲地蓝消炎液联合外用碘伏治疗能明显提高假丝酵母菌性包皮龟头炎患者的清除率及治疗有效率，并缩短该类患者病患部位水疱、红斑、丘疹的消退时间，控制局部炎症的发展，促进康复，不良反应少。

王建宏等采用中药外洗方联合氟康唑胶囊治疗念珠菌性包皮龟头炎60例，随机分为西药组30例，给予氟康唑胶囊和硝酸咪康唑乳膏治疗；中西医结合组30例，给予氟康唑胶囊和中药外洗方（蛇床子20 g、金银花15 g、苦参15 g、连翘10 g、紫花地丁10 g、赤芍10 g、黄柏15 g、白鲜皮10 g、苍术10 g）治疗。结果中西医结合组总有效率为96.67%，西药组为80.00%，差异有统计学意义（$P<0.05$）。

洪志明等对180例念珠菌性包皮龟头炎患者，根据就诊顺序分为G1、G2和G3组，每组各60例。G1组采用中药液（苦参80 g、黄柏80 g、野菊花80 g、黄芩80 g、地肤子80 g、白鲜皮80 g、白矾80 g、蛇床子80 g、萹蓄80 g、薄荷80 g、猪苓80 g、凤尾草80 g）外洗包皮龟头，每次5 min，早晚各1次；G2组采用苦参凝胶外用，早晚各1次；G3组采用克霉唑乳膏涂抹，早晚各1次，并配合伊曲康唑胶囊200 mg口服，每日1次，3组的疗程均为7 d。结果：3组患者临床症状均好转，G1组总有效率明显优于G2、G3组，差异有统计学意义（$P<0.05$）；G1、G3组念珠菌转阴率较G2组高，差异有统计学意义（$P<0.05$）；G3组不良反应发生率明显高于G1、G2组，差异有统计学意义（$P<0.05$）。与苦参凝胶、克霉唑外用+伊曲康唑口服比较，中药液外洗治疗念珠菌性包皮龟头炎在改善临床症状方面更具有优势，念珠菌转阴率高，且不良反应发生率低。

陈金龙等用青黛散（青黛、石膏、黄柏、滑石）治疗念珠菌性包皮龟头炎21例，轻症者单用青黛散干扑或麻油或冷开水调敷外用，反复不愈者合用口服抗真菌药，疗程4~11 d不等，结果表明青黛散在治疗性病性或非性病性念珠菌性包皮龟头炎方面疗效显著，有效率达95.2%。

谭育红等选择120例湿热证龟头炎患者，随机分为两组，治疗组60例用冰荷合剂（冰片、薄荷、青蒿、花椒、龙胆草、苦参等）外洗龟头，每日2次。对照组60例，细菌性龟头炎选用广谱抗生素如头孢羟氨苄等；念珠菌性龟头炎用2%酮康唑洗剂或特比萘芬软膏等。疗程均为2周。结果：冰荷合剂治疗组疗效明显优于对照组，差异有统计学意义。

王莎等将183例念珠菌性包皮龟头炎患者，随机分为甲、乙、丙3组，平均每组61例。其中甲组用中药液（凤尾草、猪苓、薄荷、萹蓄、蛇床子、白矾、白鲜皮、地肤子、黄芩、野菊花、黄柏、苦参等12味中药）外洗2次/d，5 min/次；乙组用苦参凝胶涂患处，2次/d；丙组用克霉唑乳膏涂患处，2次/d，同时口服200 mg的伊曲康唑胶囊，1次/d。均以1周为1个疗程，判定各组的疗效并对各组患者的龟头分泌物进行真菌培养和镜检。结果甲组总有效率为96.72%，均显著高于乙组和丙组的83.61%和85.25%（$P<0.05$）。甲组患者转阴率为91.80%，乙组患者转阴率为72.13%，丙组患者转阴率为93.44%，甲组和丙组患者的念珠菌转阴率均显著高于乙组患者（$P<0.05$）。显示治疗念珠菌性包皮龟头炎时采用中药液外洗比其他2种治疗方法具有更高的念珠菌转阴率，在改善临床症状方面也更具有优势，不良反应发生率更低。

（三）存在问题及展望

近年来随着分子生物学、免疫学的发展，感染性包皮龟头炎的病原菌诊断技术得到进一步提高，为疾病的治疗提供了可靠依据，临床疗效也有了较大的提高。从目前临床研究来看，该病仍以细菌感染为主，其次念珠菌检出率也较高，故西医治疗主要以抗菌、抗真菌治疗为主，包括口服、静脉给药和外用药物。从目前临床研究来看，尚缺乏统一的疗效评价标准，和规范的治疗方案，虽然一些治疗方法临床疗效较好，但尚缺乏大样本量的临床验证。今后还需要男科医师们共同努力制定出规范的龟头包皮炎诊疗方案或指南。

中医及中西医结合治疗龟头包皮炎具有较高的治愈率和良好的远期效果，同时可减轻西药的不良反应，缩短疗程。但从目前临床研究来看治疗龟头包皮炎的工作中也存在诸多不足。很多研究缺乏对照组，实验组的纳入标准中，患者的年龄、病因、病程、病情轻重等方面以及疗程长短、剂型选择、疗效评定等方面缺乏统一规范的标准。临床缺乏规范的大样本、多中心、随机对照研究，按照 GCP 规范所进行的临床研究较少，没有成熟的疗效评价指标。研究结论的真实性和可重复性不强，难以科学、客观地评价中医药治疗的疗效。所以今后要注重研究的规范化、标准化，中医辨证分型和药物选择的规范也都是急需解决的问题。

参考文献

[1] 包振宇，邹先彪．解读欧洲包皮龟头炎指南［J］．实用皮肤病学杂志，2015，8（6）：435-437.

[2] 吴利军．白色念珠菌检测在龟头炎诊断中的临床应用效果分析［J］．中国性科学，2015，24（5）：15-17.

[3] 李芃．包皮龟头炎 120 例临床分析［J］．中国性科学，2012，21（11）：17-18.

[4] 张思平．1% 卢立康唑乳膏对念珠菌性包皮龟头炎疗效观察［J］．中国真菌学杂志，2016，11（4）：226-229.

[5] 于志勇，高恩江，卢洪凯，等．糖尿病性包皮龟头炎的诊断与治疗［J］．中国性学科，2012，21（4）：17-18.

[6] 高方铭，易江华，叶兴东，等．1% 卢立康唑乳膏治疗念珠菌性包皮龟头炎多中心疗效观察［J］．中国真菌学杂志，2016，11（6）：381-384.

[7] 吴秀全，杨俊岑．包皮龟头炎患者超高倍镜下病原体分析研究［J］．中国性科学，2017，26（2）：17-18.

[8] 保维莉，太荣芬．长效抗菌材料治疗非感染性包皮龟头炎的疗效观察［J］．皮肤病与性病，2015，37（6）：341-342.

[9] 谭清文．喜美健治疗包皮龟头炎疗效观察［J］．中国医药科学，2016，6（5）：88-90.

[10] 王百峰．呋喃西林粉溶液治疗感染性包皮龟头炎的疗效研究［J］．齐齐哈尔医学院学报，2015，36（8）：1127.

[11] 姜峰，侯志宏，杨洁，等．龟头炎致病真菌感染情况分析［J］，中国煤炭工业医学杂志，2017，20（7）：782-784.

[12] 佟双喜．微波联合联苯苄唑治疗念珠菌性包皮龟头炎的疗效评价［J］．中国处方药，2015，13（12）：48-49.

[13] 曹伟胜，陈少南，韦方铨，等．458 例包皮龟头炎真菌感染检测及药敏试验［J］．中国真菌学杂志，2015，10（2）：100-103.

[14] 许向前，邓列华，张弘，等．综合疗法治疗复发性念珠菌性包皮龟头炎［J］．中国皮肤性病学杂志，2012，26（5）：419-420.

[15] 王宇．复发性念珠菌性包皮龟头炎的治疗对策［J］．中国当代医药，2017，24（15）：23-24.

[16] 张永顺．康复新液治疗包皮龟头炎 50 例疗效观察［J］．世界最新医学信息文摘，2015，15（13）：106.

[17] 李宝印，卜宏民．康复新液治疗糜烂性龟头炎的临床研究［J］．河南大学学报（医学版），2018，37（1）：46-48.

[18] 董兴军．微波联合联苯苄唑治疗 56 例念珠菌性包皮龟头炎的疗效观察［J］．湖北科技学院学报（医学版），2014，28（6）：501-502.

[19] 刘新伟，徐良才，尹大朴，等. 中西医结合治疗念珠菌性包皮龟头炎98例疗效观察 [J]. 皮肤病与性病，2017，39（2）：153.
[20] 袁艳丽，焦来文，俞晨. 蒲地蓝消炎液联合外用碘伏对假丝酵母菌性包皮龟头炎患者局部炎症的影响 [J]. 陕西中医，2018，39（1）：104-106.
[21] 王建宏，史振滏，路艺，等. 中西医联合治疗念珠菌性包皮龟头炎的效果观察 [J]. 宁夏医学杂志，2017，39（11）：1033-1034.
[22] 洪志明，陈德宁，周文杉，等. 中药液外洗治疗念珠菌性包皮龟头炎的疗效观察 [J]. 中国医院用药评价与分析，2016，16（9）：1198-1120.
[23] 陈金龙. 青黛散治疗念珠菌性包皮龟头炎21例 [J]. 中国中医药现代远程教育，2016，14（7）：91-92.
[24] 谭育红，朱湘生，尹春辉，等. 冰荷合剂治疗湿热证龟头炎临床观察 [J]. 中国医药导报，2008，5（11）：110-111.
[25] 王莎，李锐，陈小强. 不同疗法治疗念珠菌性包皮龟头炎 [J]. 吉林中医药，2018，38（3）：309-310.

第四节　药物性阴茎皮炎

一、概述

药物性阴茎皮炎又称为药疹，其发病部位在阴茎，是药物性皮炎的一种类型，也称为固定性药疹。中医学文献中常把此病归属于“中药毒”“风毒”“热毒”“湿毒疱”等范畴，大多是由于禀性不耐，邪毒内侵，发于皮肤而造成。其疾病的特点是与应用某些药物相关；病性多属风热、火毒，兼以湿浊为患；病位内而脏腑，外而皮毛。治疗上首先要停用有关药物，其次采取适当的治疗措施医治过敏反应，包括中医的辨证论治。

二、病因病理

（一）中医病因病机

多由禀性不耐，机体与某种药物有特殊的变应性关系，加之湿热内蕴，药毒与风、热、湿等邪气蕴蒸肌肤，与气血相搏而发病。若药毒侵袭机体，邪毒化热，血热生风，侵袭肌表则发生瘙痒、灼热感、风团等；热蒸皮肤则发生丘疹、红斑等；药毒与湿邪交作，蕴发皮肤则发生水疱、糜烂、渗液；药毒郁而化火，火毒炽盛，外伤皮肤，内攻脏腑，热入营血而致气血两燔，则出现高热、神昏、大汗、大渴等症；火热之邪一则燔灼营血，二则耗伤阴血，而致阴血虚损，则发生皮肤干燥、脱屑等损害。因此，本病早期以火热、湿毒、邪实为主，而后期则以气阴两伤，正虚为主。

（二）西医病因病理

变态反应是引起药物性皮炎的主要机制。药物作为半抗原进入机体后，与体内高分子载体（蛋白质或多糖类）结合形成不可逆的共价键时成为完全抗原，进而引起抗体产生。经过一段潜伏期（一般于用药后4~20 d）患者即处于敏感状态，也称为致敏状态。一旦处于敏感状态，往往保持数年至数十年不等。因此，如再给予同样的药物，机体就会在数分钟至十余小时内发生变态反应。

与变态反应相关的除了机体的因素以外，还与药物的分子结构有关，同类药物，由于有相似的化学结构，可以交叉过敏。如对磺胺甲基异噁唑过敏者，也应避免应用其他的磺胺类药物。

另外，过量反应也是引起药疹的一个原因，即短时间内用大量药物，或长期过量应用药物，引起药物蓄积而致病。一些人虽然用药量正常，但是由于其他原因，如肝肾功能障碍，对药物的解毒及排泄功能较差，而引起了相对过量反应，同样可以致病。

三、辨病要点

1. *症状*　全身症状由于药物影响的脏器、组织、器官及程度、范围等不同而有差异，因此症状多样，表现复杂，但都有一定的潜伏期。内用药引起的，第 1 次多在 4～20 d 内发生，重复用药的常在 24 h 以内发生。

局部症状多为阴茎有痒、痛感、灼热感，摩擦时更加剧烈，甚至影响正常活动。阴茎皮肤出现水肿、红斑、溃疡等。

2. *体征*　局部体征因不同类型的药疹而各异。

（1）固定性红斑：初起为 1 个或数个圆形或椭圆形红斑，直径 1～2 cm，甚至 3～4 cm，边缘水肿较明显，呈鲜红色，中央暗红或呈紫色，重者红斑上可发生大小不等的水疱，疱破后糜烂面常为暗红色，将愈时糜烂面呈鲜红色，经 1 周左右结痂，愈后不留瘢痕，但留有明显的色素沉着，呈紫黑色或灰黑色斑，可持续数月至 1 年以上不退。

阴茎药疹严重时，龟头、包皮可以重度水肿，大片糜烂伴浆液渗出。发生在包皮龟头部位时，水疱常常破溃，继发感染而形成浅表溃疡。

本病皮疹具有固定性特点，即在第一次发疹后，如再服同一药物，常于数分钟或数小时后在原处又出现同样皮疹，其他部位或可有新的皮疹出现，故又称为固定性药疹。每发一次，皮疹消失后的色素沉着更加显著。

（2）药物性大疱性表皮松解症：本病较少见，但症状典型，发病急骤，局部皮损与全身皮损同时出现，皮肤突然出现弥漫性红斑，数日内红斑上出现大疱，疱壁松弛，疱内为澄清的液体，疱壁易破裂而使表皮剥脱，尼氏征阳性，糜烂，犹如烫伤。若无感染，经 10 d 左右皮损开始回消，疱内液体渐渐吸收，而后坏死的表皮开始脱落，糜烂面的表皮可渐修复。

其他类型的药物性皮炎，侵犯阴茎的机会相对较少。

3. *实验室检查*

（1）血白细胞：可略有增高，伴感染者可明显增高；部分患者嗜酸性粒细胞有一定程度的增高，而药物性大疱性表皮松解症患者嗜酸性粒细胞绝对计数极低或者为零。

（2）用比浊计测定患者是否对某药过敏：方法是将可疑药物加于患者血清中，从低浓度测起，逐渐增加浓度，用以测定各稀释度血清的混浊度，然后画出曲线，对照组血清可逐渐澄清，而过敏血清则出现混浊。

（3）体外试验：对患者没有任何风险，有较高的特异性和敏感性。目前主要有血清 IgE 特异性检测、嗜碱性粒细胞活化试验、淋巴细胞转化试验、淋巴细胞活化试验、细胞毒性试验、细胞因子检测试验，用于诊断 IgE 介导的速发型药物变态反应和非 IgE 介导的迟发型药物变态反应。

（4）其他：由药物反应引起的各脏器受损等情况可分别查血、尿、便常规及肝、肾功能等，但仅作观察药物反应用。

四、类病辨别

本病临床中要与阴茎部位的其他伴有皮疹、皮损的疾病鉴别，如包皮龟头炎、硬下疳、软下疳、接触性皮炎等。

本病的特点为发病前有用药史，第 1 次用药者有一定的潜伏期，多在用药后 4～20 d 内发生，重复用药者常在 24 h 内迅速发生。皮肤试验（划痕和皮内）有时可呈阳性反应。

五、辨证要点

1. *分清虚实*　本病初期以风热、湿热、血热、火毒等表现为主，属实证。后期则阴血耗伤，气阴两虚，属虚证。也有个别患者虚实夹杂，正虚邪实。

2. 明辨病位 本病外而皮毛，内伤脏腑，主要与肝、脾、心有关。

3. 细审寒热 本病以热证为主，寒象不多见。

4. 洞察转归 如调理得当，病情渐愈者为顺；反之，火毒内陷，逆传心包，热扰神明而出现神昏谵语者病情危重。个别严重患者甚至会导致死亡。

六、治疗原则

治疗本病首要的是祛除致敏原，即找出过敏的药物，并及时停用，然后分初、后期论治。初期宜散热、除湿、凉血、解毒；后期当益气养阴、健脾和胃等。

七、论治要点

本病多采用分证论治的方法，常见证型有风热证、湿热证、血热证、火毒证、气阴两伤证等几种。

（一）风热证

1. 临床表现 阴茎部皮肤有红斑，来势较快，焮热作痒，伴有恶寒发热、头痛鼻塞等症。舌苔薄黄，脉浮数。

2. 证候分析 风热犯表，热郁肌腠发为红斑，来势快，焮热作痒皆为风象；卫表失和，故恶寒发热；风热上扰则头痛；风热之邪熏蒸清道，则鼻流浊涕，塞涩不通。苔薄黄、脉浮数为风热侵于肺卫之征。

3. 治法 祛风清热。

4. 方药 银翘散加减。方中金银花、连翘、薄荷疏散风热兼以清热解毒；牛蒡子、芦根、蒲公英重在清解；竹叶清热利尿，使热邪从小便而出。热重者加栀子，瘙痒较甚者加白鲜皮、地肤子。

（二）湿热证

1. 临床表现 阴茎皮肤肿胀、潮红、水疱、糜烂、渗液，伴有胸闷纳呆，大便溏薄，尿短赤。苔腻微黄，脉滑数。

2. 证候分析 湿热蕴结下注阴器，故局部肿胀、潮红、水疱、渗液；湿浊内阻，故胸闷、纳呆；大便溏薄也为脾虚有湿之表现。尿短赤、苔腻微黄、脉滑数皆为湿热内停之象。

3. 治法 清热利湿。

4. 方药 四妙丸加减。方中苍术、黄柏清热燥湿；牛膝、薏苡仁利尿祛湿。湿重者加茵陈、萆薢；热重者加蒲公英、地丁、土茯苓等。诸药合用，使下焦湿热得除。

（三）血热证

1. 临床表现 阴茎皮肤发红，颜色鲜艳，甚或有血疱、糜烂，伴口干、心烦、尿赤、便干。苔薄舌红、脉数。

2. 证候分析 血热邪毒蕴于肌肤，故皮肤红色鲜艳，与湿邪交作可见疱疹、糜烂等，热邪灼伤津液故口干；热扰心神则心烦；尿赤、便干、舌红脉数皆为热象。

3. 治法 凉血清热利湿。

4. 方药 清营汤加减。方中生地黄清营凉血；玄参、麦冬配生地黄以养阴清热；金银花、连翘、黄连清热解毒；竹叶清心利尿。湿象重者可加黄柏、苦参燥湿清热；血热证较重者可加牡丹皮、赤芍、紫草加强清热凉血之功。

（四）火毒证

1. 临床表现 阴茎肿胀、发红、有疱疹，伴有严重的全身症状，如寒战、高热、烦渴，甚至神昏谵语、便秘等。舌红绛、苔黄腻、脉弦滑洪数。

2. 证候分析 火毒炽盛，外伤皮肤故见局部肿胀、发红、疱疹等；内攻脏腑则患者病情危重，高热、烦渴为毒热内盛的表现；火毒攻心，热扰心神则神昏谵语；便秘、舌红绛，苔黄腻，脉弦滑或洪数皆为毒火内蕴之象。

3. *治法*　清营解毒，养阴泄热。

4. *方药*　清营汤加减。此证火毒较甚，宜加强泻火解毒之功效，常用黄连、黄柏、栀子通泻三焦之火，导热下行。对于瘀热发黄者可加茵陈、大黄以祛湿退黄；神昏谵语者加水牛角、羚羊角等清心泻火。

（五）气阴两伤证

1. *临床表现*　在药疹后期阴茎皮肤脱屑、黏膜剥落，伴神疲乏力、纳呆、口干唇燥。舌红少津，苔光剥，脉细数。

2. *证候分析*　热毒之邪侵扰机体，日久灼伤阴液，阴虚血燥，肌肤失于濡养故脱屑、剥落；热病后期，气阴两伤，故神疲乏力、口干唇燥；脾胃虚弱则纳呆；舌红少津、苔光剥、脉细数皆为气阴两伤之象。

3. *治法*　益气养阴、健脾和胃。

4. *方药*　竹叶石膏汤加减。方中竹叶、石膏清泄余热；人参、麦冬益气养阴生津；甘草、粳米和中养胃。若热象仍重者加黄柏、栀子等；若阴伤重者可加石斛、天冬、生地黄等清热养阴；若气虚明显者可加黄芪、白术健脾益气。

八、其他治疗

（一）西药治疗

1. *抗过敏药*　可选用苯海拉明 25 mg，每日 3 次；氯苯那敏 4 mg，每日 3 次；去氯羟嗪 50~100 mg，每日 3 次；氯雷他定 10 mg，每日 1 次；依巴斯汀 10 mg，每日 1 次。

2. *拮抗药物*　青霉素引起的药疹，可选用纯青霉素酶 80 万单位，溶于 2 mL 蒸馏水内肌内注射，连用数日可使血中青霉素消失，失去抗原性。

3. *激素类药*　严重反应或有发热及脏器损害时，可考虑用氢化可的松 200~400 mg/d，或地塞米松 5~20 mg/d。

4. *促进排泄*　静脉滴注 10%葡萄糖 1 000~2 000 mL/d，或加维生素 C 1~3 g，争取 24 h 内连续静脉滴注，通过利尿作用促进药物排泄。

5. *支持及对症治疗*　对严重的药疹，尤其是造成全身损害的宜加强支持疗法，必要时输入新鲜血液、血浆等，对于有不同病变的患者采取不同的对症治疗。

（二）药物外治

（1）局限性者适当外用皮质激素软膏。

（2）糜烂渗出多者用缓和的湿敷剂如 3%硼酸溶液，渗液不多时用复方炉甘石洗液。

（3）轻度糜烂者用凡士林油纱条或紫草油纱条包扎。

（4）三黄洗剂外搽。

（5）青黛散干扑。

（6）脱屑期用麻油或清凉油乳剂外涂保护皮肤。

（7）瘙痒明显者可外用冰黄肤乐软膏。

（8）糜烂溃疡者可外用鹅黄散（煅石膏、炒黄柏、轻粉）。清洗消毒后，将鹅黄散外涂于阴茎溃疡处，每日 3 次。具有止痛解毒收敛作用。[中国民间疗法，2010，18（11）：64]

（9）中药黄连 20 g、虎杖 30 g、马齿苋 30 g、牡丹皮 30 g，煎剂，先将阴茎用生理盐水清洗后，将阴茎纳入药液中浸泡 20 min，每天 2 次。[北京中医杂志，2003，22（2）：29-30.]

九、转归与预后

本病初期火热为患，凡阴虚内热或有实火湿热之人，治宜清热泻火解毒，以防火热久留体内灼伤阴液，对疾病康复不利。而脾胃虚弱之人宜保护胃气，一味用寒凉直折之药，恐伤人之脾胃。本病若能适时调治，大部分预后良好。

十、预防与护理

1. 预防　对患过药疹的患者，医务人员应向其交代清楚，避免再次应用致敏药物。在接待初诊患者时应详细询问病史，主要是药物过敏史，杜绝乱用药物。对易引起过敏反应的药物用前做过敏试验。一旦发现局部红斑、瘙痒等，应立即停药观察。

2. 护理

（1）皮损处勿用水浸泡，禁止搔抓。

（2）忌食鱼虾及辛辣刺激性食品。

（3）多饮水以利药物排泄。

（4）对于药物性大疱性表皮松解症宜采用暴露疗法，不宜包扎。

十一、现代研究进展

目前，国际国内对药物过敏的研究在许多方面均取得了重大的成就和突破，但是有关阴茎药物过敏的研究报道则较少，多数只停留于个别病例的症状表现及其治疗方法上，对其机理研究及流行病学的文献较为少见。

（一）诊断方法及致敏药物

姚煦研究发现近十年常见药疹类型和致敏药物谱发生一定变化。常见药疹类型依次为多形红斑型药疹、发疹型药疹、重症多形红斑型药疹。对比既往资料，多形红斑型、重症多形红斑型、大疱性表皮坏死松解型药疹在所有药疹病例中的比率升高。常见致敏药物依次是抗生素、别嘌呤醇、抗惊厥药、解热镇痛药和中药类药物。中药类多引起轻症药疹，别嘌呤醇引发的多为重症药疹。药物过敏的诊断主要包括在体诊断、体外诊断和药物激发试验，其中药物点刺/皮内试验是临床最常用的检测方法；药物特异性 IgE 检测是最常见的速发型药物过敏反应体外诊断方法；药物斑贴试验是迟发型药物过敏反应的诊断方法；一些新的体外诊断方法包括嗜碱性粒细胞活化实验、药物特异性淋巴细胞增殖/活化试验、ELISA 方法/流式细胞技术/ELISpot 方法检测药物诱导的相关细胞因子也显示出较高的特异性，但仍需大样本深入研究。药物过敏实验室诊断方法的敏感性并非 100%，必要时仍需要药物激发试验。大多数变应性药疹是由Ⅰ型或Ⅳ型变态反应引发。适用于Ⅰ型变态反应药疹的诊断方法包括药物特异性 IgE 检测、嗜碱性粒细胞活化实验（BAT）、药物皮内/点刺试验；适用于Ⅳ型变态反应药疹的诊断方法包括药物斑贴试验、淋巴细胞增殖试验（LTT）、淋巴细胞活化试验（LAT）、药物 ELISpot 试验等。药物易感基因型的检测可用于严重药物过敏反应的用药预警。药物激发试验用于帮助排除药物过敏和选择替代药物。

罗婕等总结研究提出体外试验是验证皮肤药物变态反应的有力证据，由于安全性强，敏感性和特异性较高，是皮肤试验和激发试验的有力补充。目前主要有血清特异性 IgE 检测、嗜碱性粒细胞活化试验、淋巴细胞转化试验、淋巴细胞活化试验、细胞毒性试验、细胞因子检测试验，用于诊断 IgE 介导的速发型药物变态反应和非 IgE 介导的迟发型药物变态反应。

黄宇烽在阴茎药物过敏研究进展中，从阴茎形体结构特点、药物过敏在阴茎部位引起的症状、导致阴茎药物过敏的过敏原、阴茎药物过敏机制、阴茎药物过敏的治疗等方面进行了综述性分析。在临床上轻度症状可见阴茎皮肤瘙痒、红肿、红斑；重度症状表现外阴皮肤溃烂、痛痒和渗液，此时应与性传播疾病鉴别。易导致阴茎过敏的药物有：抗生素类，如土霉素、米诺环素、罗红霉素；磺胺类，如复方磺胺甲噁唑；硝基咪唑类，如甲硝唑；镇痛药，如索米痛、对乙酰氨基酚；镇痛抗炎药，如吲哚美辛；抗癫痫药，如卡马西平；镇静、催眠药及抗惊厥药，如苯巴比妥；抗精神病药，如复方氯唑沙宗；局部麻醉药，如利多卡因、丁卡因；止泻药，如洛哌丁胺；抗组胺药，如丙卡特罗；抗肿瘤药，如顺铂；此外还有乙脑疫苗、甲肝疫苗、壮骨关节丸和输注用白蛋白等。对抗过敏的口服药物有氯苯那敏、氯雷他定、地塞米松、泼尼松、维生素 C、罗红霉素、盐酸西替利嗪、防风通圣丸、赛庚啶和阿司咪唑等，还可结合肌内注射地塞米松、转移因子、扑尔敏、肾上腺素、氯化钙溴化钠等药物。也有报道用维丁胶性钙与盐酸苯海拉明联合肌内注射治疗阴茎药物过敏。静脉推注一般是用不同浓度的葡萄糖和葡萄糖酸钙混合液，也有采用葡萄糖和地塞米松；对于严重过敏者，可采用葡萄糖和葡萄糖酸钙，外加维生素 C 与地塞米松联合静脉推注。静脉滴注一般采用氢化可的松和维生素 C 及葡萄糖（或者是青霉素、葡萄糖酸钙）混合液体，也有在混合液中添加地塞米松、异丙嗪、甲硝唑等。中药治疗阴茎过敏有一定优势，有报道用冰油针、蚯蚓液、龙胆草、大黄蒺藜汤、紫草油、月白珍珠粉、牙痛草（全草）、季德胜蛇药（也称南通蛇药）、锡类散、药物冰糕、朱砂溃疡粉、土茯苓汤、外洗苦参洗方、龙胆泻肝汤、苓连平胃散、复原活血汤等治疗阴茎药物过敏，疗效显著且不复发。

曹剑波报道瑞舒伐他汀致阴茎包皮水肿 1 例，瑞舒伐他汀 10 mg，每日 1 次，口服；2 d 后发现阴茎包皮水肿，无痛、无痒，无排尿异常。即停止用药，症状消失。本例患者服用瑞舒伐他汀后出现阴茎包皮水肿，停用后症状消失，排除其他药物引起过敏反应的可能性，考虑为瑞舒伐他汀引起的过敏反应。杨林等通过分析总结相关研究认为药物过敏是指免疫介导的药物超敏反应，其机制为 IgE 介导或非 IgE 介导。小分子药物主要通过药物原形或代谢产物与载体蛋白结合激活免疫应答，或药物直接与 T 细胞抗原受体结合激活 CD4T 细胞、CD8T 细胞等途径引起体内免疫应答。药物被免疫系统识别后可引发 I~IV 型超敏反应。目前药物过敏的检测主要包括皮肤试验、实验室检查及药物激发试验。

包振宇等在解读欧洲包皮龟头炎指南中指出固定性药疹多由四环素类、水杨酸、对乙酰氨基酚、酚酞和一些安眠药等引起。病变多为边界清楚的红斑，重者可出现溃疡或大疱。愈后可遗留棕色色素沉着。用药史、激发试验及组织病理检查有助于诊断。轻者可自行缓解，一般可外用轻、中效糖皮质激素制剂，重者可考虑系统应用糖皮质激素。

（二）临床研究

龙东凌观察 43 例阴茎糖皮质激素依赖性皮炎，由于男性生殖器部位皮肤黏膜较薄，并且潮湿、不透气，外用激素类药物更易吸收，因此也是糖皮质激素依赖性皮炎的好发部位。在治疗上轻者停用含糖皮质激素制剂，依赖程度重者以弱效皮质激素制剂如丁酸氢化可的松代替，逐渐减少用药直至停药，并且积极治疗原发病，据病情予以全身抗真菌、抗组织胺药物，局部分别给予克霉唑软膏、克林霉素利多卡因凝胶、1%丁卡因氧化锌软膏外用止痒止痛、抗真菌治疗。结果：治愈 41 例，好转 2 例。阴茎部位糖皮质激素依赖性皮炎 43 例报告。

龙东凌等观察分析男性生殖器部位固定性药疹 30 例，其中单纯解热镇痛消炎药 17 例（包括含解热镇痛药的感冒药），磺胺类 5 例，头孢类抗生素 3 例，青霉素类抗生素 3 例，（头孢及青霉素应用患者皆同时应用了解热镇痛消炎药物），别嘌醇 1 例，不明药物 1 例。治疗方法是停用一切可疑药物，多饮水或输液促进药物排泄，据病情用抗组胺药物和非特异性脱敏药物硫代硫酸钠、维生素 C、钙剂；糜烂严重者短期口服小剂量或中等剂量泼尼松，病情控制后停药；渗出分泌物为黄色黏脓性者酌用大环内酯类抗生素口服。局部处理：糜烂渗出者应用 3%硼酸液湿敷，睡前用氧化锌软膏外用保护皮损；较多黄色黏脓分泌物者选用 0.1%乳酸依沙吖啶液清洗及湿敷；大疱未穿者局部消毒后无菌注射器抽出疱液并保护疱壁完整；单纯紫红色斑外用丁酸氢化可的松乳膏。结果 30 例皆获治愈，其中单纯红斑者 6 例、红斑合并未破裂水疱者 3 例，皆在治疗后 7 d 内痊愈。渗出、糜烂、脱皮者 21 例皆在治疗后 10 d 内痊愈。

（三）个案报道

杨浩等报道服用磺胺药物致阴茎皮肤过敏伴感染 1 例，服用复方新诺明后阴茎包皮处瘙痒、红斑、皮疹、水肿等症，经停药并服用抗过敏药物异丙嗪、10%葡萄糖酸钙、地塞米松等，结合局部呋喃西林液擦洗后症状缓解。

牛德新报道服用卡马西平 3 d 后，患者突然出现阴茎红肿，呈暗红色，肿胀明显，上面有少许水疱，水疱破后会有无色、无味透明液体渗出，触痛明显停用卡马西平，予以静脉使用地塞米松、大剂量维生素 C、葡萄糖酸钙进行抗过敏治疗，局部外用红霉素软膏。治疗 1 周后痊愈。

刘旭等报道苯巴比妥致阴茎药疹 1 例。患者因行胆囊切除术，术前 30 min 肌注苯巴比妥 100 mg 后即出现龟头瘙痒，但无龟头红肿及皮疹。术后（约用药 1 h 后）龟头皮肤黏膜交界处呈环形透亮水肿带，阴茎冠状沟及龟头根部少许黏膜，皮疹呈套状，边界较清，边缘绕以红晕，全身其他皮肤及黏膜未见皮疹。予碘伏及生理盐水清洁会阴部，予地塞米松静脉推注后瘙痒缓解，继续抗生素治疗。次日包皮系带处有一约 0.5 cm×1 cm 的皮肤破溃，包皮处皮疹变为暗紫色的结节，周围绕以红晕，局部皮肤瘙痒及疼痛均较前加重。诊断为苯巴比妥所致固定性药疹。加强抗感染，予盐酸氮卓斯汀片口服，地塞米松静脉推注及 3%硼酸溶液湿敷患处等治疗。3 d 后龟头水肿明显好转，局部疼痛、瘙痒均明显好转。

王宏泽等报道罗红霉素致龟头部血管性水肿 1 例，患者因急性咽喉炎口服罗红霉素片 150 mg。服药 30 min 后因龟头部水肿、瘙痒、排尿困难而就诊。大腿内侧、会阴部位皮肤发红，整个阴茎及包皮部Ⅱ度水肿，龟头部水肿至鸡蛋大小，表面光亮，苍白，弹性好，界线清，尿道口堵塞，排尿困难。既往无药物过敏史。肌注复方甘草酸铵注射液 2 mL+地塞米松 5 mg+维丁胶性钙 1 mL，1 h 后水肿减轻。继续口服盐酸苯海拉明 25 mg，3 次/d，2 d 后痊愈。

何江等报道口服复方磺胺甲噁唑致阴茎及阴囊红肿疼痛，伴皮肤瘙痒，尿道烧灼感 2 例。2 例患者均在服药后次日出现相同症状，经停药和抗过敏、激素治疗有效，且无导致阴茎水肿的其他因素，可以认定是该药所致过敏反应。

张海华报道静脉输注利巴韦林注射液致阴茎皮肤过敏 1 例，患儿 8 岁，因上呼吸道感染给予 5%葡萄糖注射液 250 mL+利巴韦林注射液 0.15 g，输液约 10 min 后阴茎发痒，查阴茎皮肤鲜红稍肿胀，压之褪色，无水泡，无溃疡，无分泌物，除阴茎皮肤鲜红稍肿胀外，身体其他部位无红斑，考虑为利巴韦林过敏，立即停止输入利巴韦林注射液，给予肌注地塞米松 4 mg，10 min 后红斑渐渐退去，约 20 min 阴茎皮肤红斑肿胀全部消。

曲娜等报道 1 例因呕吐腹泻发烧给予静脉滴注左氧氟沙星注射液 0.3 g，1 d 后患者阴茎及阴囊周围出现水疱、大疱，并散在红斑样疹，红肿发痒，继而破溃糜烂，诊断为固定性红斑型药疹，给予地塞米松注射液 5 mg、维生素 C 注射液 200 mg、维生素 B_6 注射液 0.2 g，每日 2 次静脉滴注，同时口服西替利嗪 5 mg，用药后痊愈。

（四）中医治疗

李洪军等外用鹅黄散（煅石膏、炒黄柏、轻粉），口服解毒愈溃汤（炒苍术、黄柏、苦参、土茯苓、金银花、公英、连翘、地丁、当归）治疗阿司匹林引起的阴茎皮炎、溃烂。用药 7 d 溃疡面结痂、好转，10 d 后痊愈。

姜燕生等采用中药黄连 20 g、虎杖 30 g、马齿苋 30 g、牡丹皮 30 g，煎剂，先将阴茎用生理盐水清理后，将阴茎放入药液中浸泡 20 min，每日 2 次，共治疗 52 例。对照组 38 例采用 3%硼酸冷溶液浸泡，每次浸泡 20 min，每日 2 次。结果治疗组总有效率 94.2%，对照组总有效率 73.7%，明显优于对照组（$P<0.05$）。

（五）问题与展望

药物性阴茎皮炎离不开引起过敏的药物和阴茎皮肤的特殊性，而目前针对阴茎皮肤过敏的发病机理研究报告较少，尤其是缺乏大样本、多中心、随机双盲的临床研究。今后研究的重点应该是易引起阴茎过敏反应的药物以及阴茎皮肤易过敏的原因和阴茎药物过敏的机理。临床更有效的治疗方法也有待进一步开发研究。中药抗过敏作用具有多成分、多靶点和多途径特征，但目前缺少系统规范化治疗和作用机理的研究，今后有待进一步研究和开发中医中药抗过敏的作用机理和新的药物剂型，以便更好地发挥中医药的优势作用。

参考文献

[1] 姚煦．药物过敏的实验室检查［J］．中国医学文摘：皮肤科学，2016，33（6）：723-733.
[2] 罗婕．皮肤药物变态反应体外试验研究进展［J］．临床皮肤科杂志，2013，42（1）：59-61.
[3] 黄宇烽．阴茎药物过敏研究进展［J］．中华男科学杂志，2005，11（6）：403-405.
[4] 曹剑波．瑞舒伐他汀致阴茎包皮水肿1例报告［J］．药学与临床研究，2013，21（2）：194.
[5] 杨林．药物过敏发病机制及体内外检测［J］．中华临床免疫和变态反应杂志，2012，6（2）：152-157.
[6] 包振宇．解读欧洲包皮龟头炎指南［J］．实用皮肤病学杂志，2015，8（6）：435-437.
[7] 龙东凌．阴茎部位糖皮质激素依赖性皮炎43例报告［J］．中国男科学杂志，2010，24（5）：58，62.
[8] 龙东凌．男性生殖器部位固定性药疹30例误诊分析［J］．中国男科学杂志，2011，25（3）：52-53.
[9] 杨浩．磺胺致阴茎皮肤过敏伴感染1例［J］．中国药物经济学，2013，（2）：572.
[10] 牛德新．卡马西平致阴茎固定性药疹1例［J］．山西医药杂志，2013，42（11）1215.
[11] 刘旭．鲁米那致阴茎固定性药疹1例［J］．四川医学，2011，32（4）：608.
[12] 王宏泽．口服罗红霉素致龟头部血管性水肿1例［J］．西南国防医药，2006，16（6）：714.
[13] 何江．复方磺胺甲噁唑致包皮阴囊水肿2例［J］．中国药业，2009，18（20）：38.
[14] 张海华．静脉输注利巴韦林注射液致阴茎皮肤过敏1例［J］．右江医学，2012，40（1）：140.
[15] 曲娜．左氧氟沙星致固定性红斑型药疹1例［J］．牡丹江医学院学报，2016，37（3）：167.
[16] 李洪军．验方治过敏性阴茎溃烂［J］．中国民间疗法，2010，18（11）：64.
[17] 姜燕生．中药煎剂浸泡治疗阴茎固定性药疹90例临床观察［J］．北京中医杂志，2003，22（2）：29-30.

第五节　接触性阴茎皮炎

一、概述

接触性阴茎皮炎是由于阴茎接触动物性、植物性或化学性物质后发生的急性炎症反应，属接触性皮炎之一。中医学中的“漆疮”“马桶疮”“膏药风”等描述的是不同原因造成的接触性皮炎。本病的特点为：接触异物后局部出现红斑、肿胀、丘疹、水疱、大疱、渗出、糜烂、结痂，或皮肤增厚、苔藓样变等。祛除病因后可以自愈。

二、沿革

隋代《诸病源候论·漆疮候》中对本病有详细记载，以后诸家均有阐述，如《千金翼方》《外科启玄·漆疮》《外科正宗·漆疮》《外科大成》中皆有述及，认为此病缘“人之秉质有偏，腠理不密”，感辛热毒气而致。对于此病的临床表现、治疗方法、注意事项等历代医家也作了论述。

三、病因病理

（一）中医病因病机

1. 病因　禀性不耐为内在因素；皮毛腠理不密为发病的条件；感受或接触某些物质，邪毒侵及肌肤是外在因素。

2. 病机　邪毒侵入皮肤郁而化热，热毒炽盛，与气血相搏，加之内蕴湿热之邪，共同蕴蒸肌肤发而为病；后期耗伤阴血，血燥生风，肌肤失于濡润。

（二）西医病因病理

1. 病因

（1）原发性刺激：即接触物品对皮肤有强烈的刺激与腐蚀作用，如强酸、强碱等。余如肥皂、肥皂粉等虽不是强酸强碱，但长期接触也可以发生接触性皮炎。

（2）变态反应：即接触物本身无强烈刺激性，也不是对每个接触者都致病，而一些人由于个体因素，接触后对该物质处于致敏状态，再次接触时就发生迟发性反应性皮炎，一般属于Ⅳ型变态反应，即T细胞参与作用的细胞免疫反应。

2. 病理　原发性刺激物或机体的变态反应可以单独或同时发生作用，使皮肤毛细血管充血，皮肤水肿、渗出、糜烂，出现一系列炎症反应。

四、辨病要点

1. 症状　阴茎部有痒感及灼热感，重者可有痛感，伴有行走不便。少数患者可伴有全身反应，如畏寒、发热、头痛等症状。

2. 体征　损害局部的表现由于接触的物质种类、浓度、时间、面积以及机体对刺激物的反应程度等不同而有差异，可以从轻度的红斑到严重的坏死不等。一般分为三类。

（1）急性皮炎：轻者仅有充血性反应，表现为局部水肿性红斑，色淡红或鲜红，可有肿胀与丘疹性皮疹（属于干性皮炎）。重者则在红斑基础上发生水疱、大疱疱、渗出、糜烂、以后结痂，1～2周内干枯后可脱皮而愈，局部留有脱色斑或色素沉着斑。

（2）亚急性皮炎：由于长期接触致敏物品而致。急性皮炎也可转成亚急性皮炎，此时红肿及水疱等不甚，渗出明显减少，主要表现为鳞屑性炎性斑片。

（3）慢性皮炎：因长期反复接触某种致敏物质，皮肤发生局限性粗厚，色素沉着等，呈苔藓样变或表现为皮肤肥厚、破裂等。

接触性皮炎一般仅局限于刺激物接触的部位，皮损边界清楚，而阴茎部位因组织疏松，故局部水肿较为明显，以包皮为甚，可发亮，阴茎部甚至表现为发亮的大疱，或出现包皮嵌顿样的肿胀。

3. 实验室检查　采用斑贴试验的办法，观察24～48 h，对所试物品呈阳性反应时，证明该物质是致敏原。

五、类病辨别

本病应与阴茎的急性湿疹、龟头包皮炎等病鉴别。

1. 急性湿疹　一般无确切的病因，皮损为多形性，肿胀程度一般较轻，病程趋向慢性。

2. 龟头包皮炎　可以寻找致病菌，部位多在龟头黏膜及包皮处。整个阴茎的肿胀程度一般较轻。起病较慢。

六、辨证要点

1. 分清虚实　本病前期为热毒炽盛，中期属湿热下注，均为实证；后期血燥生风，属虚实夹杂之证。治疗实证以泻其实为主；而虚实夹杂者既应养血益气以补虚，又当祛风清热以祛其实。

2. 明辨病位　病发于阴茎，内与肝、脾相关。

3. 细审寒热　本病以热证为主，应时时注意清热解毒。遇阴虚内热、湿热内停、地域燥热、火毒内炽者，更宜清热泻火，免其耗伤阴血。

4. 了解三因　内因为禀性不耐、腠理不密、湿热内蕴；外因为感受外界毒热之邪。故应注意调其内在因素，避其外在因素。

5. 洞察转归　本病除强酸强碱造成局部坏死或继发感染后不能短期治愈外，一般预后较好。除去病因，不再接触刺激物后，1 周左右局部皮损减轻，全病程 2~4 周。有自愈性。

七、治疗原则

初中期以祛邪为主，宜清热利湿解毒；后期扶正兼以祛邪，当养血润燥祛风。

八、论治要点

（一）热毒内炽证

1. 临床表现　局部红斑、丘疹，并有烧灼、胀痛、瘙痒等，伴口干、心烦等。舌红苔薄黄，脉浮数或数。

2. 证候分析　热毒之邪侵及肌肤，与气血相搏，故发为红斑、丘疹，局部烧灼感；邪蕴肌肤，气血流通不畅，不通则胀痛。口干，心烦，舌红，苔黄，脉数，皆为火热之象。

3. 治法　清热解毒，兼凉血疏风。

4. 方药　凉血解毒汤加减。方中金银花、板蓝根清热疏风；蒲公英、连翘、野菊花清热解毒；生地、赤芍、牡丹皮、紫草清热凉血。头痛发热者加桑叶、菊花疏散风热；便秘者加大黄通腑泄热。

（二）湿热下注证

1. 临床表现　局部红斑及水疱、糜烂、渗出，局限性水肿，兼有灼热及瘙痒，伴食纳不佳、口干口苦等。舌红、苔黄腻，脉滑数。

2. 证候分析　湿热内蕴，加之外界热毒之邪入侵蕴蒸皮肤，故发为红斑、水疱；湿热下注故阴茎糜烂、渗出、水肿、灼热感；湿邪困脾，故食纳不佳；湿热灼伤阴液，津液不能布于口舌，故口干口苦。舌红、苔黄腻、脉滑数皆为湿热内蕴之象。

3. 治法　清热利湿。

4. 方药　龙胆泻肝汤加减。局部渗出多者可加茵陈、赤小豆、苦参、白鲜皮，以加强清热利湿之功。食欲不振者加陈皮、苍术、厚朴等健脾燥湿。

（三）血燥生风证

1. 临床表现　慢性炎性浸润性褐斑，或皮肤肥厚、粗糙、苔藓样变，局部瘙痒，伴疲乏，面色不华，心悸等。舌淡红、苔薄白，脉细。

2. 证候分析　热毒为患，久而耗损阴血，血虚失于濡润则皮肤肥厚、粗糙；血虚生风故局部瘙痒。疲乏、面色不华、心悸、舌淡红、脉细少力皆为血虚之象。

3. 治法　养血活血祛风。

4. 方药　四物消风饮加减。方中生地黄、当归、川芎、赤芍养血活血；荆芥、薄荷、蝉蜕、柴胡疏风清热；诸药合用共奏养血活血祛风之功。血虚甚者加阿胶、何首乌、熟地黄等养血润燥；瘙痒甚者加地肤子、白鲜皮祛风止痒。

九、其他治疗

（一）西药治疗

1. 全身治疗　可给予抗组织胺类药，如苯海拉明 12. 5~25 mg，每日 2~3 次；氯苯那敏 4 mg，每日 3 次；西替利嗪 10 mg，每晚 1 次。如渗出较明显，可口服维生素 C 0. 2 g，每日 3 次，及 10%葡萄糖酸钙加 25%的葡萄糖注射液 20 mL 缓慢静脉注射，每日 1 次，每次 1~2 g。局部情况严重者可酌情予肾上腺皮质激素类药，如强的松 30~60 mg/d（酌情调整剂量），疗程 2~3 周，逐渐减量停药。

2. *局部治疗*

（1）Burow溶液，按1∶20稀释后冷敷，每日3~4次。适用于有渗出、糜烂者。

（2）4%硼酸溶液局部湿敷。适用于急性渗出、糜烂、有水疱者。

（3）炉甘石洗剂外涂。适用于干性皮炎。

（4）皮质类固醇喷雾剂、霜剂或洗剂，适用于亚急性皮炎，或水疱消失后等情况。

（5）0.1%依沙吖啶溶液湿敷，每日3次。或新霉素溶液湿敷。这两种药适用于局部继发感染，渗出较多者。

（6）复方氟米松软膏配合复方多粘菌素B软膏，1~2次/d，连续治疗2~3周。

（7）抗生素霜膏，如金霉素软膏、红霉素软膏等，适用于局部伴感染者。

（二）中药外治

（1）楂黄汤：生山楂40 g、生大黄30 g，煎汤湿敷或外洗。红肿热甚加芒硝20 g，有水疱或糜烂渗液者加明矾15 g，伴化脓感染者加蒲公英30 g。每日1剂，每日敷洗2~3次，每次15 min。[中医杂志，1983，(8)]

（2）鲜石韦叶250 g，加水1 500 mL，煎取1 000 mL，热洗患处，每次15 min，每日3次，2~3 d可愈。[江苏中医，1966 (1)]

（3）韭菜嫩叶火烘趁热搓擦患处，每日3~4次以治疗漆疮，搓擦后症状缓解，连用3~4 d可愈。[广西赤脚医生 1977，(7)]

（4）三黄洗剂（大黄、黄柏、黄芩、苦参）外搽，每日4~5次，用于初次发病者。

（5）青黛膏外搽，每日3次。用于有糜烂、渗出、流渍未结痂者。

（6）鲜马齿苋捣烂取汁，加入2.5%冰片涂搽，每日4~6次。

（7）湿润烧伤膏（主要成分：黄连、黄柏、黄芩、地龙、罂粟壳、麻油等），先用过氧化氢溶液或生理盐水清洗阴茎，然后将湿润烧伤膏直接涂于患处，每日3~4次，连用1~2周。[浙江中西医结合杂志 2015，25 (5)]。

十、转归与预后

本病一般预后较好，避免接触致敏物质后经2~4周，病可渐愈。若结合患者体质、季节等因素及时以清热利湿解毒之剂调之，病邪可渐退，局部皮肤恢复正常。但体虚患者或合并细菌感染者，病程较长

十一、预防与护理

1. *预防* 避免再次接触致敏物质。

2. *护理*

（1）不用热水或肥皂水等洗涤或摩擦局部。

（2）禁用刺激性强的止痒药。

（3）避免随意搔抓局部，以防感染。

（4）多饮开水，食易消化食物，少食或忌食辛辣、油腻、鱼腥等物品。

（5）内裤以洁净、柔软、宽松、无色棉织品等为宜。

十二、文献选录

凡诸螳螂之类，盛夏之时多有孕育，著诸药上，必有精汁，其汁干久则有毒，人手触之……则成其疾。(《千金翼方》)

漆有毒，人有禀性畏漆，但见漆便中其毒，喜面痒，然后胸臂胫腨皆悉瘙痒，面为起肿，绕眼微赤。诸所痒处，以手搔之，随手辇展，起赤瘭。瘭消已，生细粟疹甚微，有中毒轻者，证候如此。其有重者，遍身作疮，小者如麻豆，大者如枣杏，脓焮疼痛，摘破小定或小瘥。随次更生。若火烧漆，

其毒气则厉，著人急重，亦有性自耐者，终日烧煮，竟不为害也。（《诸病源候论·漆疮候》）

凡人感生漆之毒气，则令浑身上下俱肿，起疮如痱子，如火刺，刺而痛，皮肤燥烈。三五日比风热疮或疼或痒为异。外用柳树叶煎汤洗三五遍，以蟹黄涂之。（《外科启玄·漆疮》）

漆疮由来自异，有感有弗感也。俗称木生人感之，非也。漆乃辛热有毒之物，人之皮毛腠理不密，故感其毒，先发为痒，抓之渐似瘾疹，出现皮肤，传遍肢体，皮破烂斑，流水作痛，甚者寒热交作，宜韭菜汁调三白散涂之，服化斑解毒汤。忌浴热水，兼戒口味，不然，变成顽风癣痴，愈而又发者多矣。（《外科正宗·漆疮》）

新漆辛热有毒，人之秉质有偏，腠理不密，感其气而生也。（《外科大成》）

十三、现代研究进展

接触性皮炎是指皮肤、黏膜接触某些外界物质后，主要在接触部位发生的炎症反应性皮肤病。接触性皮炎多由于变态反应，又称为变态反应性（变应性）接触性皮炎，少数由于化学物质对皮肤的直接刺激，又称为原发刺激性接触性皮炎。一般情况下接触性皮炎的患者都会出现一些皮疹的现象，这些现象包括红斑、丘疹、水疱及水肿、糜烂或溃疡坏死，症状的轻重与我们接触的物体的致敏性还有接触的时间长短是有一定的关系的。近年来接触性阴茎皮炎报道较少，多为接触性皮炎的临床报道。在治疗方面中医药有一定的优势，现总结如下。

包振宇等在解读欧洲包皮龟头炎指南中指出刺激性或过敏性龟头炎与刺激物有关，如频繁地用肥皂清洗生殖器、药物过敏史、暴露于局部药物的迟发型超敏反应史。其表现从轻度非特异性红斑到范围广泛的阴茎水肿。斑贴试验、组织病理检查和微生物培养有助于诊断。治疗上应避免使用肥皂等刺激物，勤用润肤剂，外用1%的氢化可的松软膏直至症状消失。

郑晓燕等报道用祛白酊原液涂擦阴茎及龟头部，引起阴茎接触性皮炎。祛白酊是一种中西药复方外用制剂，由补骨脂、栀子、乌梅、菟丝子和醋酸氢化可的松等药组成，用药3 d导致阴茎及龟头水肿、糜烂、疼痛、瘙痒、溃疡并且有脓性分泌物。局部采用3%过氧化氢溶液冲洗，1/5 000 PP粉坐浴和神灯理疗，并每日一次静脉给予盐酸左氧氟沙星0.4和奥硝唑0.5点滴，同时应用5%的葡萄糖100 mL+葡萄糖酸钙20 mL静脉滴注每日一次抗过敏，连续治疗25 d，但症状缓解不明显。结合创面护理，局部采用3%过氧化氢溶液、生理盐水、庆大霉素冲洗，清除创面坏死组织，然后换用0.6%小檗碱每天湿敷局部，3 d后局部肿胀减轻明显。

马虎等报道患者阴茎、龟头起红斑、溃疡、糜烂、摩擦后皮肤出血伴疼痛5月余。真菌、细菌培养和支原体、衣原体检查均阴性，诊断：非感染性包皮龟头炎（接触性皮炎）。予生理盐水湿敷，地塞米松+生理盐水冷喷。止血药物、复方甘草酸苷静滴治疗、地氯雷他定分散片口服。外用重组人表皮生长因子。治疗13 d后皮损消退。

马天娇总结王文春老中医经验认为接触性皮炎其病因多为禀赋不耐，皮肤腠理不密，接触某些物质后，使毒邪侵入皮肤，蕴郁化热，邪热与气血相搏而发病。治疗：血虚肝旺型治以清热凉血，解毒利湿。方用龙胆泻肝汤加六一散加减。湿热内蕴型治以解毒除湿，清热凉血。

唐秀江等将60例接触性皮炎随机分为两组，治疗组30例采用自拟苦参汤洗剂（苦参30~60 g，黄柏、地肤子、蛇床子、黄芩、枯矾、五倍子、赤芍、白鲜皮各15 g，薄荷10 g，野菊花30 g，金银花35 g，水煎成1 000 mL用无菌纱布湿敷创面频洗，每次20 min，每日2次）；对照组30例用1.5%过氧化氢溶液、生理盐水清洗创面后予10%硫酸镁湿敷。两者均以10 d为观察周期，结果治疗组痊愈率74.3%，总有效率100%，无药物不良反应；对照组痊愈率44.0%，总有效率92.0%。两组痊愈率比较（$P<0.05$）。

朱霞等将120例接触性皮炎患者随机分为观察组与对照组各60例，观察组给予中药方剂消风散加减治疗，对照组给予生理盐水与过氧化氢溶液清洗+硫酸镁湿敷治疗，对比两组治疗效果。结果：治疗后两组患者症状体征评分均显著低于治疗前（$P<0.01$），且观察组治疗后症状体征评分显著低于

对照组（$P<0.01$）；观察组治疗总有效率显著高于对照组（$P<0.01$）。

从目前临床研究进展来看，尚缺少多中心、大样本、随机双盲的对照观察，尤其缺少阴茎这一特殊部位的接触性皮炎的临床及机理研究。所以今后需要临床医师开展系统化、规范化的临床和实验研究，还要注重研究和开发中医中药治疗，以有助于中医中药在治疗本病方面优势的发挥。

参考文献

[1] 包振宇，等．解读欧洲包皮龟头炎指南［J］．实用皮肤病学杂志，2015，8（6）：435-437.

[2] 郑晓燕，等．生殖器接触性皮炎并感染的治疗和护理体会［J］．首都食品与医药，2015（14）：101-102.

[3] 马虎，等．男性生殖器部位接触性皮炎1例［J］．中国皮肤性病学杂志，2016，30（6）：651.

[4] 马天娇．名老中医王文春治疗接触性皮炎经验总结［J］．世界最新医学信息文摘，2016，16（65）：128-129.

[5] 唐秀江，等．自拟苦参汤洗剂治疗接触性皮炎疗效观察［J］．广西中医药，2007，30（6）：38.

[6] 朱霞等．接触性皮炎中药治疗的效果观察［J］．河北医学，2012，18（12）：1818-1820.

第六节　坏疽性龟头炎

一、概述

坏疽性龟头炎俗称崩溃性龟头炎，是指发生在龟头的急性或慢性破坏性溃疡性病变，由类疏螺旋体和短梭状弧菌混合感染而成，多见于阴部长久不洁及身体状况较差者。坏疽性龟头炎是一种崩蚀性溃疡，组织破坏广泛而严重，可伴有发热等全身症状。临床可见溃疡边缘隆起，质偏硬，基底为肉芽组织，易出血；溃疡表面有经常性的脓性分泌物，可形成脓痂。溃疡周围皮肤呈暗红色，阴茎伴有经常性水肿，继之龟头可以变硬、发红，包皮肿胀、颜色发黑。阴茎发生坏疽时，患者有寒战、高热、恶心及呕吐等症状，剧痛，局部淋巴结肿大，如病变累及尿道口，可发生尿痛或排尿困难。坏疽性龟头炎发展迅速、凶险，溃疡破坏程度严重，容易引起龟头、阴茎残毁，治疗十分困难。

二、病因病理

（一）中医病因病机

1. 病因

（1）湿热下注：平素嗜食肥甘厚味或嗜好烟酒，以致脾失健运，水湿内蕴，日久化热，湿热之邪与气血搏结于阴茎肌肤而致发病。

（2）久病体虚：大病、久病或素体虚弱之人，正气虚于内，邪气扰于外，正虚邪实，病发较重。

（3）感受毒邪：毒邪乘身体之虚入侵，毒热与气血搏结于下，则发为本病。

2. 病机　本病总由体弱之人，正气虚衰，湿热内盛，加之感受毒邪，搏于肌肤以致营卫不和，气血凝滞，终致脓成肉腐。

（二）西医病因病理

1. 病因

（1）细菌感染：本病是因螺旋体与梭状杆菌或各种化脓性细菌共同感染而引起的。

（2）局部血供障碍：炎症及各种其他因素造成局部血液供应障碍可以导致龟头坏疽。

（3）全身抵抗力低下：年老体弱、大病或久病后、免疫功能低下或应用免疫抑制剂者，以及糖尿病患者容易发生本病。

2. 病理　当机体抵抗力减弱时，细菌侵入人体，并引发一系列炎症过程，导致局部充血、水肿甚至化脓、坏死。

三、辨病要点

1. 症状　在本病早期，龟头及包皮多有烧灼感及瘙痒感，伴有臭秽难闻的炎性渗出物。当阴茎发生坏疽时，患者有寒战、高热、恶心及呕吐等全身症状。如病变累及尿道口，可发生尿痛、尿分叉或排尿困难。

2. 体征　本病初期皮损主要在龟头和包皮，随着病情的发展，皮损逐渐向阴茎体蔓延，甚至可达阴茎根、阴囊和下腹部。最早的体征为龟头或包皮内面的一个小而色红的糜烂点，同时局部有较多的渗出物，呈黄白色，有臭味。如有包茎者可引起化脓性病变。如病情继续发展而未治疗则可出现广泛的溃疡，溃疡边缘高起，质较硬，基底为肉芽组织，容易出血，溃疡表面常有脓性分泌物，也可形成脓痂。溃疡周围的皮肤呈暗红色，阴茎常有水肿，继之龟头可以变硬、发红，包皮肿胀、颜色发黑。本病破坏性很大，不易愈合，严重者龟头、部分阴茎甚至整个阴茎可以在短期内出现坏死和脱落，双侧腹股沟淋巴结肿大，压痛明显。

3. 实验室检查　分泌物涂片或细菌培养可以发现类疏螺旋体与短梭状弧菌。

四、类病辨别

本病应与龟头包皮炎、阴茎梅毒、软性下疳、阴茎癌、阴茎结核等相鉴别。

1. 龟头包皮炎　龟头包皮炎局部也有潮湿、红肿、糜烂、溃疡、臭味分泌物，腹股沟淋巴结肿大及压痛等，但一般不出现坏死性病变。分泌物涂片或细菌培养可以发现非特异性细菌，如链球菌、葡萄球菌或大肠杆菌等。

2. 阴茎梅毒　本病可有渗出物、局部溃疡，溃疡表浅，表面扁平，边缘高起发硬，底部有血清渗出，有不洁性接触史，暗视野检查可发现梅毒螺旋体。梅毒的血清学检查如康氏反应、华氏反应等呈阳性。

3. 软性下疳　本病也有龟头包皮处潮湿、红肿，有分泌物，量较少，臭味较轻，起病较缓，有不洁性接触史，分泌物直接涂片或细菌培养可检查出杜克雷杆菌。

4. 阴茎癌　本病最常发生于阴茎头及包皮内板或冠状沟处。初期为丘疹、溃疡、可有糜烂，边缘硬而不整齐，有分泌物、出血及恶臭味。发展至菜花样肿瘤时，外观即与其他病不同。本病最重要的鉴别诊断依据为组织活检可以发现癌细胞。

5. 阴茎结核　本病阴茎头处往往有慢性溃疡，但其病程较长，溃疡边缘清楚呈潜掘形，周围有浸润性硬结，基底为肉芽组织或干酪坏死组织。本病经久不愈，分泌物涂片或细菌培养可以检查出结核杆菌。

五、辨证要点

1. 分清虚实　病之初期以湿热下注为主者为实；病之后期或平素体弱，正气虚损者为虚。

2. 明辨病位　病位在阴茎，内与肝胆、脾肾相关。

3. 细审寒热　病初身热，局部红肿，流黄白色脓液等为热象；病之后期神疲乏力，局部不红，甚则形寒肢冷等为寒象。

4. 了解三因　正气虚于内，或湿热内蕴为本病发病的内因；外感毒邪为致病的外因。

5. 洞察转归　病之初期若能清热解毒，利湿去浊，并注意扶正，托邪外出则病情可以好转；若疾病失于治疗或治疗不当，邪毒内陷则最终脓成肉腐，则迁延难愈。

六、治疗原则

初期“实则泻之”，治以清热解毒，利湿去浊；后期宜扶正兼以祛邪，治以益气养营，托里生肌，消肿排脓。

七、论治要点

本病临床上常分期而治，大体上可以分为初期和后期两个阶段。

（一）初期

1. 临床表现　阴茎色红，糜烂，有臭味脓性渗出物，伴口干、口苦，或有身热不扬。舌红，苔黄腻，脉滑数。

2. 证候分析　湿热内蕴并下注于阴器，故阴茎发红糜烂，局部渗出脓性分泌物；湿热交阻故身热不扬；热邪内盛故口干口苦。舌红、苔黄腻、脉滑数皆为湿热内盛之象。

3. 治法　清热解毒，利湿去浊。

4. 方药　龙胆泻肝汤加减。毒热甚者加蒲公英、紫花地丁、板蓝根、大青叶等凉血清热解毒；分泌物较多加土茯苓、石菖蒲、薏苡仁。

（二）后期

1. 临床表现　阴茎出现广泛的溃疡，周围皮色暗红或发黑，甚则阴茎坏死并脱落，伴神疲乏力、精神萎靡，少气懒动等。舌淡红，苔薄白，脉沉细少力。

2. 证候分析　正气虚衰，邪毒乘虚内侵，与气血搏结而致脓成肉腐，故阴茎溃疡、坏死、脱落；气血暗耗则神疲乏力，精神萎靡，气虚则少气懒言。舌质淡红、苔薄白、脉沉细少力皆为气血虚弱之表现。

3. 治法　益气养营，托里生肌，消肿排脓。

4. 方药　托里消毒散加减。方中党参、黄芪、白术、茯苓补气健脾托毒；当归、川芎、白芍补血活血；桔梗、白芷、皂角刺消肿排脓散结；金银花、甘草清热解毒。若气虚甚者，增加黄芪、党参之量；热毒盛者倍用金银花，或加天花粉、蒲公英、紫花地丁等。溃后皂角刺用量宜轻。

八、其他治疗

（一）西药治疗

1. 支持疗法　加强营养，改善全身状况，包括补充各种维生素、糖及蛋白质等，必要时酌情配合输入新鲜血液。

2. 抗感染　根据病情的轻重程度给予抗生素，一般以青霉素为首选药。其他高效广谱抗生素可酌情选用。应尽早给予足量药物。还可用抗生素软膏敷包患处。

（二）药物外治

（1）双氧水湿敷患处。

（2）高锰酸钾溶液或醋酸铝稀释液湿敷。

（3）玉露膏或金黄膏外敷，适用于病初起局部以红肿为主者。

（4）2%~10%黄柏溶液洗涤后再用玉露膏外敷，适用于局部皮肤腐烂发黑者。

（5）外用生肌散或生肌白玉膏，适用于腐肉脱落新肌待生者。

（三）手术治疗

病变部位溃烂、坏死或长期不愈者，应考虑从坏疽部位的近心端作根治性切除术。某些患者可行包皮或阴茎背部切开术，以便暴露龟头，彻底引流。

九、转归与预后

本病易发于年老体弱的患者，身体越弱，预后越差。若能及时改善身体状况，积极治疗则疾病可以治愈。若失治误治，迁延日久，病情转重，可伴发全身症状，部分患者可因败血症而死亡。

十、预防与护理

1. 预防

（1）重视基础疾病并对其采用控制，更应重视诱发因素，从而提高自身机体的局部和全身免疫能力。

（2）加强个人卫生，尤其是阴茎部的卫生，经常清洗局部，勤换洗内裤。

（3）改正不良习惯。有些学者认为本病的病原体产生于人体的口腔内，其可以通过唾液而感染阴茎。

（4）如有包皮过长或包茎者应及早治疗。

2. 护理

（1）仰卧静养，减少活动，减少局部的摩擦及刺激。

（2）可将病变部位充分暴露，以减少厌氧菌的生长。

（3）饮食宜稀软、清淡，避免食用油腻、辛辣等刺激性食物。

（4）清除溃疡面上的脓液及腐烂组织，保持溃烂面的清洁和引流通畅。

（5）医疗器械使用前和使用后及时消毒，医务人员勤洗手，做好医患防护。

参考文献

丁月荷，韩芸．慢性重型肝炎合并坏疽性龟头炎 2 例报告并文献复习［J］．中国实用医药，2017，12（24）：143-144.

第七节　干燥性闭塞性龟头炎

一、概述

本病是男性外生殖器官的一种皮肤黏膜疾病，为一种慢性进行性硬化性病变，好发年龄为 30-50 岁[1]，临床较为罕见。中医学对此认识不深。

二、病因病理

1. 病因　本病致病原因目前尚未明了，一些学者认为各种原因造成的慢性龟头炎长期不愈，反复刺激可以发展成为此病。也有学者认为本病与阴茎干枯或硬化萎缩性苔藓有较为密切的关系。

2. 病理　表皮有角化过度的表现，棘层萎缩伴有基底细胞液化变性，真皮上部水肿，胶原纤维肿胀、纯一化，弹力纤维稀少，真皮下部有以淋巴细胞为主的炎症细胞浸润。

三、辨病要点

1. 症状　本病的病变部位在龟头、包皮及尿道外口处，故局部可以有不适之感，当尿道口狭窄时可有一定程度的排尿困难。

2. 体征　早期表现为慢性龟头炎，局部浸润肥厚，呈暗红色或棕红色，表面有鳞屑或出血性水疱。而后在龟头及尿道外口附近出现象牙色白斑，若病变继续发展可导致龟头组织萎缩，表面干燥、纤维化而致局部质硬，失去正常的海绵样感觉，而且还可以引起包皮萎缩、粘连、变硬，尿道口出现狭窄。

四、类病辨别

本病应与慢性龟头炎等病鉴别。根据龟头萎缩、表面干燥等特点，必要时取局部病变进行活检即可对此病作出诊断。慢性龟头炎一般无龟头萎缩、干燥。

五、其他治疗

1. *激素治疗* 本病主要应用曲安奈德尿素乳膏局部外涂，有研究报道1%吡美莫司乳膏和肝素乳膏混合外擦，临床治疗有效。也可以用可的松进行病灶内注射，以减轻临床症状。

2. *手术治疗* 包皮萎缩、狭窄明显者，应根据情况行包皮松解术；若尿道口狭窄者，可以行尿道扩张术。

六、转归与预后

本病较为少见，为慢性进行性硬化性病变，病程较长，目前尚无根治办法。预后不佳。

七、预防与护理

（1）避免龟头各种不良刺激。

（2）积极、彻底地治疗慢性龟头炎。

（3）局部保持清洁。

（4）内裤宜宽松、柔软。

参考文献

[1] 万文员，田二坡，徐和平，等．干燥性闭塞性龟头炎伴尿道外口狭窄1例报告并文献复习［J］．中华男科学杂志，2011，17（04）：368-369.

[2] 叶藤，卢彬，陆洪光．干燥性闭塞性龟头炎1例［J］．中国皮肤性病学杂志，2012，26（05）：456.

第八节　珍珠状阴茎丘疹病

一、概述

本病又称阴茎冠乳头状瘤病、冠状沟或龟头丘疹，是位于阴茎冠状沟处、环绕龟头出现的白色、黄色或淡红色小丘疹，多见于包皮过长和有卫生习惯较差的青壮年人，一般以20~60岁多见。本病属于一种良性病变，持续一定时间后可自行消退，有的人可持续数十年无变化。本病相当于中医学之阴头疮。其病与肝肾有关，皆为热致，或虚热，或湿热，治以清热、除湿为主。

二、病因病理

（一）中医病因病机

1. 病因

（1）外肾不洁　外肾不洁是本病最常见的原因。平素不清洁外阴，或包皮过长，不易清洗，导致污垢堆积，湿热蕴结于肌肤，则成丘疹。

（2）感受外邪　正气不足，感受风湿外邪，湿邪注于阴头，风湿相搏，郁而生热，则生疮疡。

（3）湿热下注　饮食辛辣，脾胃湿热内生，下注宗筋，或情志不畅，气郁而化火，肝经湿热流注阴茎，以致湿热灼伤阴头而成。

（4）欲火妄动　精气充盈，久旷房事，或心有妄想，导致相火妄动，阴精自泄，壅滞阴头为患。

（5）肾气虚弱　素体禀赋不足，肾气虚衰，或虚劳伤肾，肾精不足，虚热内生，也可引起本病。

（二）西医病因病理

1. *病因* 本病致病原因尚未明了，一些学者认为包皮过长、局部卫生状况差、冠状沟分泌物及污垢的长期刺激与本病有一定关系。或其他因素，如感染引起局部红肿等炎性反应可能是造成本病的直接原因。

2. 病理　组织病理显示被致密结缔组织包绕的血管网，并有轻度淋巴细胞浸润，表皮棘层细胞中心变薄，外围较厚。

三、辨病要点

1. 症状　本病一般无自觉症状，有炎症时可以有轻度瘙痒。

2. 体征　于龟头后缘和冠状沟处或冠状沟的边缘可以见到一些白色、皮肤色、黄色或淡红色的珍珠状半透明圆顶丘疹，或圆锥状、球状、不规则形丘疹。单个丘疹直径为1~3 mm，触之坚实，无压痛，皮疹往往沿冠状沟边缘排列成线状，一行或者数行，丘疹互不融合，有时可以部分或完全环绕整个冠状沟，偶尔也分布到龟头及系带上。一般无破溃等。

3. 实验室检查　醋酸试验阴性。病理检查可有上述组织病理表现（见病因病理部分）。

四、类病辨别

1. 尖锐湿疣　尖锐湿疣呈疣状或菜花状，红色或污灰色，而非排列规则的珍珠状丘疹。其根部常有蒂，易发生糜烂、渗液、出血等，而本病根据冠状沟部位发生的珍珠状丘疹特点可与之鉴别。醋酸试验阳性。组织病理检查见凹空细胞。

2. 龟头和包皮上的皮脂腺异位　皮脂腺异位除发于口腔黏膜外，亦可见于阴茎龟头和包皮。皮损为绿豆大小的毛囊丘疹，坚实，表面光滑，圆形，淡黄色，互不融合。病理检查可确诊。

3. 光泽苔藓　好发于阴茎、包皮、龟头、阴囊等部位，一般不见于颜面及头皮。皮损为针尖至粟粒大小微高出皮面的扁平坚实丘疹，呈圆形或多角形，正常皮色或淡红、褐黄色，表面有光泽，多数密集，但不融合，大小始终不变，周围无炎症，轻微摩擦皮损可有少量鳞屑，玻片压视显示乳白色小点。

五、辨证要点

1. 分清虚实　本病多为实证，以肝火旺盛，湿热内停为主；体虚久病之人则虚证居多，以肾精亏虚为主。

2. 明辨病位　外发于阴茎，内与心、肝、脾、肾相关。

3. 细审寒热　本病以热证为主，肝火内盛，湿热蕴结。

4. 了解三因　肝胆之火、湿热之邪内蕴是本病发生的内在因素，而外受外邪、外肾不洁为外界诱发因素。

5. 洞察转归　本病是一种自限性局部疾患，一般不发生变症，也无传染性，持续一段时间可自行消退，也有长达数十年无变化者。

六、治疗原则

本病无特殊不适，对身体无不良影响，且无传染性，西医可以作一般对症处理，如注意局部清洁卫生、保持干燥。因本病属热所致，不论虚实，均夹湿邪，故应以清热除湿为治病原则，忌用温热助火之品。

七、论治要点

（一）外感风湿证

1. 临床表现　龟头包皮红肿，病程短，来势快、奇痒，周围分泌物多，阴囊潮湿，舌淡，苔白腻，脉濡。

2. 证候分析　风湿犯表，郁而化热，壅滞肌肤发为丘疹，病程短、来势快为风象；湿邪侵袭龟头皮肤，导致局部分泌物增多，阴囊潮湿、苔白腻、脉濡皆为湿证。

3. 治法　清热除湿，祛风止痒。

4. 方药　活血祛风散加减。可加蝉蜕、川牛膝加强祛风利湿之效，白鲜皮、地肤子止痒；有热象者去川椒、小茴香，加金银花、黄芩清热解毒。

（二）湿热内蕴证

1. 临床表现　冠状沟处或环绕龟头出现红色小丘疹，周围皮肤色红，局部略热、瘙痒，伴口苦口干，面部皮肤油腻，小便短赤，大便粘腻不爽。舌红，苔黄腻，脉弦数。

2. 证候分析　湿热之邪相搏，蕴蒸于肌肤发为丘疹，局部灼热、瘙痒；湿热蕴于肝胆故口苦、口干；脾虚不能运化水湿，湿邪夹热滞于肠道，故大便黏滞。舌红、苔黄腻、脉弦数皆为火热之象。

3. 治法　清泻肝经湿热。

4. 方药　龙胆泻肝汤加减。痒甚加马齿苋、地肤子、刺蒺藜清热止痒；红肿者加连翘解毒散结。

（三）肾精亏虚证

1. 临床表现　丘疹红肿不明显，或为白色丘疹，局部微痒，或无特殊不适，伴神疲乏力，腰膝酸软，口唇干燥，舌红少津，苔少，脉沉数。

2. 证候分析　肾精虚衰，虚热内生，外发于阴茎，故为丘疹；素体虚弱，故神疲、乏力，肾精不足，不能涵养腰膝，故腰酸膝软，口干、舌红少津等皆为阴虚之证。

3. 治法　益肾填精，滋阴清热。

4. 方药　六味地黄汤加味。加党参、麦冬、五味子、石斛益气养阴生津。

八、其他治疗

（1）可以试用音频电疗。

（2）可以酌情考虑液氮冷冻法治疗。

（3）外用药物治疗。如红霉素软膏、云南白药等。

（4）必要时可以考虑手术切除。切记避免损伤过度引起瘢痕造成患者痛苦。有些患者经过上述治疗后可能复发。

九、转归与预后

本病预后一般较好，持续一定时间后可自行消退，有的人可持续数十年无变化。

十、预防与护理

1. 预防

（1）保持阴茎部的清洁卫生。

（2）尽早治疗包皮过长等病，可行包皮环切手术，避免包皮垢刺激。

2. 护理

（1）避免过度搔抓患处。

（2）内裤宜勤换洗。

第九节　阴茎带状疱疹

一、概述

带状疱疹是常见急性疱疹性皮肤病，由病毒侵犯第三骶神经根所致。其特征为沿身体一侧的周围神经呈带状分布的成群水疱（少数人也可以超过中线），皮肤起红斑及水疱，伴有神经痛和局部淋巴结肿大。因其通常好发于胸胁部及腰部，故中医称之为“缠腰火丹”“串腰龙”。其疹走形如蛇，故亦称“蛇丹”“蛇箍疱”。也有文献称之为“蜘蛛疱”“甑带疱”。除上述好发部位外，颜面、生殖器等处也可发病。本节主要讨论阴茎部位的带状疱疹。

二、沿革

本病最早见于隋朝巢元方《诸病源候论》中“甄带疮者缠腰生，状如甑带，因以为名”的记载。明代王肯堂在《疡医准绳》中有“或问绕腰生疮，累累如贯珠，何如？曰是名火带疮，疹名缠腰火丹”的描述。明代医家申斗垣所著的《外科启玄》称蜘蛛疮：“此疮生于皮肤间，与水窠相似，淡红且痛，五七个成攒，亦能荫开。”明代医家陈士铎在《外科秘录》中记载“蛇窠疮生于身体脐腹之上下左右，本无定处，其形象宛如蛇也。”清代祁坤在《外科大成》中对蛇串疮有“初生于腰，紫赤如疹，或起水疱，痛如火燎”的记载。

三、病因病理

（一）中医病因病机

1. 病因

（1）心火妄动，三焦热盛，发于肌肤所致。

（2）情志内伤，郁而化火以致肝胆火盛，发于肌肤所致。

（3）脾不健运，痰湿内停，郁而化热，湿热互结，蕴蒸肌肤。

（4）外受毒邪，与气血相搏，发于肌肤。

2. 病机　毒邪侵入机体，与心、肝火及湿热相搏，阻滞经络，气血不通，不通则痛；心、肝火与湿热蕴于内，毒邪乘之诱于外，气血瘀阻，热蒸肌肤发为水疱、红斑等。

（二）西医病因病理

1. 病因　水痘-带状疱疹病毒感染。

2. 病理　病毒经呼吸道传染，若儿童首次感染该病毒，在2~3周内临床表现为发生水痘。若不发病则成为隐性感染，病毒可长期潜伏于脊髓神经节或三叉神经节内，当机体的免疫能力减弱时，如患有某些疾病（传染病、恶性肿瘤、系统性红斑狼疮等）或放疗后及应用某些免疫抑制药物等，潜伏的病毒便在神经细胞内大量繁殖，并沿神经纤维向外扩散蔓延，移动至皮肤即发为带状疱疹。

四、辨病要点

本病好发于中老年人，多为散发，与季节无关。皮疹数日内出齐，3~4周内消退。

1. 症状　在皮疹发生前可有发烧、倦怠、全身不适、食欲减退等全身症状（因人而异，可有可无，可轻可重）。患处皮肤有瘙痒、烧灼感，伴有神经痛。疼痛的程度与年龄有关，年轻者痛轻，老年患者疼痛重。即使皮疹完全消退后，部分患者仍有疼痛感并可延续数月至半年以上。此病的特点之一为疼痛沿着神经分布发生。

2. 体征　一般疼痛与出现皮疹之间的间隔平均为3~5 d，多者达10 d。也有直接出现皮疹者。阴茎部出现不规则红斑，继而出现密集成簇的米粒至绿豆大小的丘疱疹，1~2 d内成为水疱，周围红晕，内容物透明清澈，疱壁紧张。皮疹在2~5 d内陆续不断地出现，内容物由透明发亮变为混浊，逐渐吸收，干涸结痂；或水疱破裂，形成表浅溃疡或糜烂面，最后结痂，脱落而愈。皮肤上遗留一时性的色素沉着，或淡红斑，一般不留瘢痕。部分患者水疱为出血性，即出血性带状疱疹；部分体弱、抵抗力较差的患者在水疱破溃后可形成坏疽性病变，即坏疽性带状疱疹。阴茎部皮疹较重时，局部可有明显红肿、疼痛，腹股沟淋巴结肿大、压痛。

3. 实验室检查　水疱内容物的细胞学涂片、活检及血清学方法均可确诊感染。

五、类病辨别

本病需与阴茎疱疹相鉴别。本病皮疹具有集簇性，多数发生于单侧，疱疹沿第3骶神经呈带状分布，并有神经痛等特点。而阴茎疱疹部位常为龟头、包皮、冠状沟附近，无偏侧分布的倾向，并可查到特殊的疱疹病毒，多为单纯疱疹E型病毒。

六、辨证要点

1. 分清虚实　本病初期多为实证，以肝火旺盛，湿热内蕴及瘀血阻滞为主；后期多为气阴两伤，体虚久病之人则虚证居多，多见于心气不足、脾气虚弱。

2. 明辨病位　外发于阴茎，内与心、肝、脾、肾相关。

3. 细审寒热　初期以热证为主，心火亢盛，肝火内盛，湿热内蕴；后期热势渐减。

4. 了解三因　肝胆火盛及心火亢盛，湿热邪毒内蕴为本病发生的内在因素，而外受毒邪为外界因素。

5. 洞察转归　本病是一种自限性局部疾患，一般不发生变症，数周后可痊愈。火盛、湿热内蕴及体虚者病程较长。

七、治疗原则

初期宜清火利湿，解毒除热，后期宜虚实兼顾，益心气，健脾除湿兼清余热。

八、论治要点

（一）心肝火盛证

1. 临床表现　皮疹焮红，疱疹如粟，密集成片，局部灼热、疼痛，伴口苦口干，心烦易怒。舌红，苔黄，脉弦数。

2. 证候分析　毒邪与火热之邪搏结，蕴蒸肌肤发为红斑、疱疹，局部灼热；毒热之邪阻滞经络，气血不通则局部疼痛；心、肝火盛故口干口苦、心烦易怒。舌红、苔黄、脉弦数皆为火热之象。

3. 治法　清泻肝实火，兼清心火。

4. 方药　龙胆泻肝汤合导赤散加减。心火亢盛者加黄连、灯心草、淡竹叶以清心除烦；肝胆火旺者加茵陈、牡丹皮、苦参以增清肝利胆、清热解毒之功。

（二）湿热内蕴证

1. 临床表现　局部起水疱，颜色黄白相间，易于溃破，或见糜烂、渗出，疼痛较甚，伴纳呆腹胀，肢体困倦，大便溏薄等。舌苔黄腻，脉滑数。

2. 证候分析　毒邪与湿热郁蒸皮肤发为水疱、糜烂、渗出。脾为湿邪所困，运化失职，则腹胀纳呆、肢体困倦；脾气不能分清泌浊，则大便溏薄。苔黄腻、脉滑数皆为湿热内蕴之象。

3. 治法　健脾利湿，清热解毒。

4. 方药　除湿胃苓汤或苡仁赤小豆汤加减。方中苍术、厚朴、陈皮、白术、泽泻、猪苓、茯苓健脾利湿；栀子、黄柏清热燥湿；金银花、连翘清热解毒。或选生薏苡仁、赤小豆、茯苓皮、车前子健脾利湿清热；马齿苋、地肤子、金银花清热解毒；生地黄、赤芍清热凉血，共奏清热利湿、凉血解毒之功。

（三）瘀血阻滞证

1. 临床表现　疱疹基底暗赤，疱液为血性，疼痛剧烈难忍，伴情志抑郁、夜不能寐。舌质紫暗，或有瘀点瘀斑，脉涩。

2. 证候分析　毒邪侵及肌肤，阻滞脉络，以致气滞血瘀，不通则痛；疱疹基底暗红，疱液为血性，皆属瘀血之象；气机不畅，情志抑郁，瘀血作痛，故夜不能寐。舌暗有瘀点、瘀斑及脉涩皆为气滞血瘀之象。

3. 治法　活血破瘀，清热止痛。

4. 方药　桃红四物汤合金铃子散加减。方中桃仁、红花活血化瘀；川芎、当归、生地黄、赤芍养血活血；延胡索、川楝子理气止痛。血瘀较重且疼痛明显者可加蒲黄、五灵脂、乳香、没药，以增活血止痛之功；若热象仍存者加连翘、蒲公英、白鲜皮等清热解毒止痒。

（四）心脾两虚证

1. *临床表现*　局部可见溃疡，难以愈合，或局部坏疽，伴面色不华、心悸气短、四肢无力、语声低微等。舌胖大，舌质淡红，脉沉细无力。

2. *证候分析*　久病耗伤正气，气血两虚，故局部溃疡难以愈合，甚至坏疽；脾气不足则四肢无力，心气不足则心悸气短，心脾两虚则面色无华、语声低微。舌胖大，舌质淡红，脉沉细无力皆为气虚之象。

3. *治法*　补益心脾。

4. *方药*　心气不足者以炙甘草汤加减，脾气虚弱者以补中益气汤加减。前方以党参、炙甘草、大枣益气以补心脾；干地黄、麦冬、阿胶、麻仁甘润滋阴，养心补血，诸药合用以补心气之不足。后方中以黄芪、人参、白术、炙甘草健脾益气调补中焦；陈皮理气；当归补血使气血调和；升麻、柴胡升举阳气、托毒外达，诸药合用共奏补益心脾、益气补血之功。可酌情加马齿苋、板蓝根等以祛湿解毒。

九、其他治疗

（一）西药治疗

1. *全身治疗*

（1）镇静止痛：可选奋乃静 4 mg，每日 3 次；或盐酸氟奋乃静 1 mg，每日 3 次；或硫利达嗪 25 mg，每日 3 次；阿米替林 75～100 mg/d，分 3～4 次服；或氯普噻吨 50～100 mg，必要时肌内注射，也可口服该药 50 mg，每日 4 次，共 4～10 d。

（2）神经营养药：维生素 B_{12} 0.1 mg，肌内注射，每日 1 次；维生素 B_1 100 mg，肌内注射，每日 1 次，共 4～10 d。也可口服。

（3）皮质激素类药：对于严重反应者，口服泼尼松，每日 60 mg，1 周后减至 30 mg/d，再 1 周后减至 15 mg/d。

（4）抗生素：继发感染者，可酌情选用抗生素。

2. *局部治疗*

（1）2%龙胆紫溶液局部涂搽，用于渗出、糜烂者。

（2）炉甘石洗剂，用于局部瘙痒且渗出不多者。

（3）0.1%的依沙吖啶溶液，或 0.1%的新霉素溶液局部湿敷，以预防感染。

（4）抗生素霜膏，如红霉素软膏、金霉素软膏等用于局部有感染表现者。

（5）局部封闭神经根区注射 0.5%～1%的普鲁卡因 5～10 mL。止痛效果较佳。

（6）垂体后叶素，每次 5～10 单位，肌内注射，每日 1 次或隔日 1 次，共 2～3 次，对神经痛有效（高血压者禁用）。

（二）中成药治疗

1. *全身治疗*

（1）板蓝根注射液 4 mL，肌内注射，每日 1 次，5～7 d 为 1 个疗程。

（2）龙胆泻肝丸每次 6 g，每日 2 次，5～7 d 为 1 个疗程。

2. *局部治疗*

（1）二味拔毒散调浓茶水涂敷患处，每日 5～7 次。适用于初起者。

（2）青黛散调生菜籽油搽涂患处，每日 3 次。适用于水疱破溃者。

（3）金黄散调敷患处，每日 2 次，适用于有血疱或坏死者。

（4）生肌玉红膏、生肌白玉膏或生肌散涂敷患处，每日 2 次。适用于破溃后有表浅溃疡者。

（三）针灸治疗

1. *耳针治疗*　在相应部位或寻找最痛点，间歇留捻 20 min，每日 1 次，5～7 次为 1 个疗程。另外，肝区及神门穴埋针止痛效佳。

2. *体针治疗* 原则上对疱疹所在部位循经选穴，结合皮肤感觉与神经节段性分布规律选用对应部位的夹脊穴，配合辨证取穴。

（1）取皮疹发生部位相应的夹脊穴，加同侧的太冲、太溪、侠溪、足三里、三阴交等穴，采用泻法。每日 1 次，连作 5~7 d。

（2）取内关、曲池、阳陵泉、三阴交、支沟等，采取提插捻转的手法，留针 20~30 min，每日 1 次。针刺与电针合用可以加强疗效。

（3）用三棱针砭刺患处，刺破水疱，出血为度，对水疱不破而胀痛者有效。

（四）单验方治疗

1. *马齿苋合剂* 方中以马齿苋、大青叶、当归为主药，煎汤服用。［皮肤病防治研究通讯，1977，（4）］

2. *马齿苋解毒汤* 马齿苋、大青叶、紫草、败酱草、黄连、酸枣仁、煅龙牡或磁石。内服。［北京中医学院学报，1985，（4）］

3. *大延汤* 大青叶、延胡索、板蓝根、黄芩、防己、白芷、紫草、金银花、党参、白鲜皮、甘草。内服。［中西医结合杂志，1984，（9）］

4. *半边莲* 捣烂外用。［中医杂志，1983，（3）］

5. *天胡荽* 用鲜品捣烂外用。［湖南医药杂志，1984，（2）］

6. *王不留行* 焙干研末与蛋清调搽患处。［云南中医杂志，1986，（7）］

7. *鲜韭菜根 30 g、鲜地龙 20 g* 捣烂如泥，加少量麻油和匀外涂。约每日 3 次。

8. *30%藤黄酊* 外搽，约每日 3 次。

另外，复方地榆氧化锌油、疱疹油等外涂患处，效果也较佳。

十、转归与预后

本病预后一般良好，病程为 3~4 周。60 岁以上患者病后神经痛的发生率较高。部分体弱患者及并发细菌感染者易造成病情迁延，甚至发病后数日全身出现水痘样皮疹，即泛发性皮疹，预后较差。

十一、预防与护理

1. *预防* 平素应加强身体锻炼，增强体质，调畅情志，避免过劳，增强机体的抗病能力。

2. *护理*

（1）忌食油腻肥甘及辛辣刺激之品，少饮酒以防生湿生热。

（2）内裤宜柔软、清洁，勤换洗，避免局部摩擦与刺激。

（3）勤剪指甲，防止搔抓后破溃感染。

（4）适当补充各种维生素，尤其是维生素 E。

第十节　阴茎疥疮炎性结节

一、概述

疥疮是疥螨（即疥虫）寄生在人体表皮层内引起的接触性传染性皮肤传染病。疥螨离开人体后可以存活 2~3 天，可以通过患者的衣物间接传染，在家庭或集体单位中互相传染。古代医家对该病的命名较多，如“痛疮”“湿疥”“虫疥”“疥”等。中医认为本病是由虫、毒、湿、热相搏，结聚肌肤造成。多发生于双手指逢间、手腕、肘、腋窝、腰腹部、腹股沟部、外生殖器、臀部等皮肤皱褶、薄嫩的部位。疥疮结节是指疥疮严重时候，在皮肤薄嫩地方出现黄豆大或绿豆大的质地稍硬的褐红色的结节，通常发生在阴囊、阴茎、阴唇、腹股沟等处，这种结节往往经久不消，常伴有剧烈瘙痒。本节主要讨论阴茎疥疮及阴茎疥疮结节。

二、沿革

早在商周时代，甲骨文里就有关于疥疮的卜辞。在《山海经》、帛书《五十二病方》《神农本草经》《名医别录》等书中皆有“疥”的记载。而南齐·孟庆寅的《刘涓子鬼遗方》中始用“疥疮”作病名，并一直沿用至今。明确地提出疥疮发病与疥虫关系的是东汉王充的《论衡·商虫篇》。隋代巢元方《诸病源候论·疮候》对此病描述得较为详细。到了清代，吴谦等的《医宗金鉴》则更进一步将疥分为干、湿、虫、砂、脓五种类型，并主张治以清风利湿。

三、病因病理

（一）中医病因病机

1. 病因

（1）虫毒外袭　虫毒直接侵犯肌肤，与气血相搏结于肌肤而发病。

（2）湿热壅盛　外感湿热之邪或过食肥甘厚味，脾失健运，导致湿热内生，虫毒与湿热搏结，结聚于肌肤而发病。

2. 病机

虫、风、热、湿郁于肌肤、阻滞气血经络而发病。

（二）西医病因病理

西医基本认为本病是由感染人型疥虫而致病。由于直接接触疥疮患者，或使用其未消毒的各种用具，其中以和患者同铺睡眠而被传染的最多，性生活更容易导致传染；此外，接触被疥虫寄生的动物，如鸡、鸭、兔、猪、狗、牛、羊等，也有可能被传染。疥虫是螨类寄生虫，只有针尖大，雄虫和雌虫交尾后即死亡，雌虫受精后钻入皮肤角质层内掘成隧道，在内产卵，每次产卵2~3个，2~3 d产卵1次，1~2个月排卵40~50个后便死亡。卵经过3~4 d孵成幼虫，其爬出皮肤表面藏匿于毛囊口内，经3次脱皮发育为成虫。从产卵到成虫约需15 d。疥虫不断地繁殖，造成了皮肤的一系列损害，即疥疮。

四、辨病要点

1. 症状　患处奇痒难忍，尤以夜间睡眠时最为剧烈，早期隧道瘙痒，以后则泛发性瘙痒。

2. 体征　初起时为小米粒大小的淡红色丘疹，逐渐成为水疱或脓疱。皮肤表面可以发现一些直的或S形的嵴状或点状细纹，呈灰白色或浅黑色，长3~15 mm，末端常有丘疹或水疱，这就是此病特有的“隧道”。阴茎部位感染疥疮后，还可出现绿豆至黄豆大小的结节。这种硬化的红斑样结节比稀疏的隧道更常见到，且治疗后消失也很慢。若继发细菌感染，则可发生脓疱病和疖病。由于对疥螨敏感，一些人可出现泛发性丘疹性荨麻疹、表皮剥脱、湿疹样变化等继发性皮损。疥疮有时可以引起严重的并发症，甚至导致败血症、疥疮后肾炎等。

另外，有一型叫作挪威疥疮，感染严重，多发生于体弱、免疫能力低下的患者，局部皮损干燥、结痂、感染化脓，有特殊的臭味，淋巴结也可发生肿大。

3. 实验室检查　在损害部位滴1滴液状石蜡，用小手术刀片将浅层表皮剥下置于玻片上，用显微镜检查可见到疥虫卵或椭圆形的黑褐色粪便凝块，能够帮助诊断。如果发现隧道，可用针尖刺开直达闭端，挑取肉眼刚可看到的针尖大小的灰白色小点，在低倍镜下即可看到疥虫。

五、类病辨别

近年来，由于糖皮质激素类外用药物的广泛使用，很多疥疮患者的症状已经不典型，需要与以下疾病进行鉴别诊断：阴虱病、丘疹性荨麻疹、湿疹等。虱病在衣缝处可找到虱和虱卵。荨麻疹和湿疹无传染性。而本病夜间剧烈瘙痒，可以发现隧道、并挑出疥虫或显微镜下查到虫或虫卵。

六、辨证要点

1. 分清虚实　本病多以热证居多，尤其是素有湿热内蕴者。

2. 明辨病位　外发于阴茎，内与肝、脾、肾脏腑功能失调有关。

3. 细审寒热　本病以热证为主，寒证少见。

4. 查明病因本病主要为外因致病即感染疥虫所致。

5. 洞察转归本病如能彻底治疗则可痊愈，若治疗不彻底则反复发作。

七、治疗原则

本病以外治法为主，以杀疥止痒为主要原则。争取早发现、早诊断、早治疗。家庭或集体单位的患者要同时治疗。对于素体热盛，局部皮损以热毒为主要表现者予以清热解毒。

八、论治要点

1. 临床表现　局部皮肤瘙痒、丘疹、或水疱、脓疱、结节等，伴心烦口干，便干尿黄。舌红苔黄，脉数。

2. 证候分析　湿热与虫毒相互搏结发于皮肤，故出现各类皮损；口干心烦，便干尿黄为里热盛的表现。舌红苔黄、脉数皆为热象。

3. 治法　清热解毒，兼以疏风杀虫。

4. 方剂　消风散加减。方中荆芥、防风、蝉蜕疏散风邪；当归、生地黄、胡麻仁养血祛风；苦参、苍术燥湿解毒止痒；牛蒡子、知母、石膏、木通清热、解毒；甘草解毒利湿并能调和诸药，共奏清热、解毒、疏风之功。

九、其他治疗

（一）西药治疗

疥疮结节治疗一定要一次性彻底治疗，可以外用焦油凝胶，每晚涂患处，连续使用2~3周；皮损内注射曲安奈德，复方倍他米松注射液等；液氮冷冻；曲安奈德新霉素贴膏局部外用；曲安奈德尿素霜外敷，或把肤疾宁硬膏剪成小片贴敷，每天1次，适用于阴茎的疥疮结节；也可用醋酸氢化可的松混悬液结节内注射。

（二）单验方治疗

（1）大枫子膏：大枫子去壳后，取出大枫子肉500 g，捣烂研细，加凡士林500 g调匀，每日涂搽2~3次，3~7 d可愈。［皮肤病防治研究通讯，1979，（8）］

（2）用鲜石菖蒲全草150~200 g，洗净煎水外洗患处，连用2~3 d。［四川中医，1986，（7）］

（3）苦参、百部各40 g，黄柏30 g，花椒20 g，明矾15 g，乌梅20 g，加水2 000 mL，煮沸5 min，去渣，待温度约40 ℃时，令其坐浴，每日1次，1次15 min，6 d为1个疗程。［上海中医药杂志，1983，（11）］

（三）药物外治

外用药物杀虫治疗是本病的主要治疗方法。常用药物有：25%苯甲酸苄酯霜（乳剂）、5%~20%硫黄软膏、优力肤霜、30%肤安软膏、一扫光、雄黄膏、10%百部酊、疥药膏、疥疮净。

用法：治疗前用热水及肥皂洗澡，去脓痂，然后将上述药物的任意一种（酌情选用）搽于颈项以下全身皮肤，皮损处后搽、多搽，每日早晚各1次，用药后第4日洗澡，搽药期间不洗澡，不换衣，以保持药物的浓度，增强药效。洗澡后换衣裤。皮损愈后观察1周左右，如无新的皮损，方为治愈。

十、转归与预后

绝大多数患者经彻底治疗后可痊愈，一部分体弱患者合并感染等则病程延长。

十一、预防与护理

1. 预防

（1）注意个人卫生，不与患者同居、握手，不与患者的衣服放在一起。

（2）勤晒被褥，患者用过的被褥、衣裤等应煮沸消毒或充分曝晒杀灭虫卵。

（3）接触患者后认真以肥皂等洗涤品洗手。与患者隔离，夫妻宜暂时分居。

（4）在公共澡堂洗澡时宜淋浴，不宜坐浴。

2. 护理

（1）做好床边隔离。

（2）环境整洁、安静，保证夜间患者能安静休息。

（3）及时修短指甲，避免过度搔抓患处。

（4）内衣、内裤以棉织品为宜。

（5）忌食刺激性的调味品，如辣椒、酒、浓茶、咖啡、芥菜等。

参考文献

[1] 张志明．复方苦参洗药治疗疥疮结节［J］．中国初级卫生保健，1988（4）．

[2] 周拥军，丁前列，程琦，等．曲安奈德新霉素贴膏局部外用治疗结节性疥疮 39 例［J］．人民军医，2016（7）：738-739.

第十一节　阴茎光泽苔藓

一、概述

光泽苔藓是一种慢性皮肤病，局部皮损是由多数微小的多角形平顶丘疹组成，具有特殊的光泽。外生殖器、胸、腹、背、四肢及臀部皆可发病，甚至可以播散全身。本节主要介绍阴茎光泽苔藓。

二、病因病理

（一）中医病因病机

1. 病因

（1）感受外界风、湿、热邪，邪气搏于肌肤而发病。

（2）久病之后，阴虚内热，血虚生风化燥，肌肤失于濡养而致。

（3）气血失和，气滞血瘀，肌肤失养。

2. 病机　内为阴血虚损或气滞血瘀，肌肤失于濡养，外受风、湿、热邪壅于肌肤而发病。

（二）西医病因病理

本病发病原因目前尚不明了，有些学者认为与结核有关；也有些学者认为与神经精神因素、自主神经功能失调及内分泌功能紊乱有关；另有一些学者怀疑本病是由病毒或细菌感染所致。某些医家认为本病属于扁平苔藓的一个亚型；也有一些医家将本病列为反应性网状组织增生症之一。

三、辨病要点

1. 症状　本病一般不伴有任何自觉症状。

2. 体征　于阴茎、龟头处可见针头至粟粒大小的丘疹，顶平，多角形或圆形，呈淡红色、皮肤色或稍褐色，有光泽但无鳞屑，皮疹数目较多，多成群聚集（也有散在者），但不互相融合，有时可见微小丘疹排列成线状，即同形反应。某些病例在其他部位可同时发生类似皮损。

3. 实验室检查　皮损处病理变化为每个丘疹损害处可见真皮乳头部有一团边界清楚的致密浸润

灶，上面的表皮变薄且平，钉突消失，两侧的表皮突伸延向下至浸润灶底部弯曲呈怀抱状。浸润灶内主要由淋巴细胞和组织细胞组成，另外，可以见到少数郎格汉斯多核巨细胞、成纤维细胞及嗜黑素细胞。没有干酪性坏死。

四、类病辨别

本病需与扁平苔藓、毛周角化症、瘰疬性苔藓、珍珠状阴茎丘疹等病鉴别。

上述病变的皮损特点或发病年龄及发病部位等均与本病有差别，且根据本病的皮疹形态，具有光泽等，再结合组织病理变化等特点可以与其他疾病鉴别。

五、治疗原则

本病可自愈，且无特殊症状，一般可不用治疗或根据病变部位表现及全身情况不同，分别予以祛风清热、利湿止痒、养血活血、祛风润燥及养阴清热等方法治疗。

六、论治要点

风、湿、热等外邪致病者宜祛风清热除湿，疏散外邪，用桑叶、牛蒡子、蝉衣、白僵蚕、白鲜皮、地肤子、土茯苓等药；属于血虚风燥者宜养血祛风润燥，选用生地黄、当归、白芍、何首乌、阿胶、小胡麻、炙僵蚕等药；阴虚有热者宜养阴清热，选用生地黄、玄参、天冬、麦冬、知母、黄柏、丹参、天花粉等药。气滞者加柴胡、香附等药，血瘀者加桃仁、莪术等药，兼有湿热之象者加泽泻、苦参等药。

七、其他治疗

（一）西药治疗

外用皮质激素软膏有一定效果。也有人用异烟肼治疗，但效果未肯定。

（二）药物外治

（1）1%薄荷三黄洗剂外搽，每日 2~3 次。

（2）黄柏霜外搽，每日 2~3 次。

（3）青吹口散涂于患处，每日 2~3 次。

八、转归与预后

本病为慢性皮肤疾病，病程较长，可持续数年。本病有自愈倾向，可以自行消失，有的可以再次复发。

九、预防与护理

1. 预防

（1）积极治疗某些内科疾病，如内分泌紊乱、自主神经功能失调等。

（2）保持局部清洁卫生。

（3）保持精神愉快，避免各种不良精神刺激。

2. 护理

（1）经常清洁外阴部。

（2）避免各种不良刺激，如局部潮湿、污垢等。

（3）内裤宜松软。

参考文献

[1] 秦国政．中医男科学［M］．北京：科学出版社，2017.

[2] 李宏军，黄宇烽．实用男科学［M］．北京：科学出版社，2015.

第十二节　尿道炎

一、概述

尿道炎一般指非特异性尿道炎，主要由大肠杆菌、变形杆菌、链球菌或葡萄球菌等引起。而由淋病双球菌、结核杆菌、霉菌、滴虫、沙眼衣原体、解脲支原体、生殖支原体、病毒等引起的尿道炎则称为特异性尿道炎，本节主要讨论非特异性尿道炎。

二、病因病理

（一）中医病因病机

1. 病因

（1）膀胱湿热　多食辛热肥甘之品，或嗜酒太过，酿成湿热，下注膀胱；或下阴不洁，秽浊之邪侵入膀胱，发而为病。

（2）脾肾两伤　嗜食肥甘，或贪凉饮冷以致损伤脾胃，脾失健运，湿浊内停，久而化热；或病后湿热余邪未清，蕴结下焦，致小便混浊疼痛。

2. 病机　主要为湿热蕴结下焦，导致膀胱气化不利，若病延日久，脾肾两虚，固摄无权，可致小便频多，甚至失禁。

（二）西医病因病理

1. 病因

（1）细菌感染　包皮过长、包茎、局部不洁等，病菌直接上行侵入尿道，而造成感染。也有部分患者由邻近器官感染波及尿道，如细菌性前列腺炎、精囊炎等。

（2）尿道口或尿道内梗阻　尿道先天性畸形，如尿道狭窄、包皮过长或包茎、尿道口狭窄、尿道瓣膜、尿道憩室等。

（3）其他　尿道损伤、结石、异物、肿瘤，以及尿道内器械检查、留置导尿管等可引起继发感染。

2. 病理　显微镜下表现为黏膜明显水肿，有大量白细胞、浆细胞和淋巴细胞浸润。毛细血管显著扩张，尿道球腺肿大或有脓细胞球堵塞。若为慢性尿道炎则有尿道黏膜充血，并有肉芽肿形成，显微镜下可有淋巴细胞、浆细胞和少量白细胞浸润，并有纤维化现象。

三、辨病要点

1. 症状　尿频、尿急、尿道烧灼样疼痛或尿道远端有痒感，尿道有分泌物，或有血尿，耻骨上区或会阴部钝痛。一部分患者可以无明显症状。

2. 体征　急性尿道炎的患者尿道口红肿，黏膜可以外翻，尿道处压痛，从阴茎根部向尿道口挤压，有黏液性或脓性分泌物，尤其是晨起后首次排尿之前检查尿道口，有黏液性或脓性分泌物黏着。

3. 实验室检查

（1）尿常规检查：尿中有白细胞、红细胞及脓细胞。

（2）尿道冲洗试验：于患者膀胱充盈时用3%硼酸盐水冲洗前尿道，同时指压其会阴部，以防冲洗液进入后尿道，冲洗至澄清后排尿观察，若尿中有混浊，则为后尿道炎。

（3）尿道分泌物涂片镜检或细菌培养：若涂片上每个高倍镜视野超过4个多核白细胞可以认为有尿道炎。另外革兰染色涂片可检出致病菌，如大肠杆菌、链球菌或葡萄球菌等。细菌培养可以培养出致病菌。

（4）其他：根据情况还可以作前列腺液的检查，或尿道造影、尿道镜检等，对于持续发作、反复不愈的患者可以起到追根寻源的作用，并了解有无尿道狭窄、尿道内异物等。

慢性尿道炎往往是急性尿道炎未经彻底治疗转化而成，或者是慢性前列腺炎等蔓延而来，可有排尿时尿道不适或刺痛，尿道分泌物呈稀薄浆液状，量也较少。继续发展可造成尿道狭窄，尿道口梗阻等。

四、类病辨别

本病应与急性膀胱炎、膀胱肿瘤或结石继发感染、前列腺炎、淋病、滴虫性尿道炎、肾结核、急性肾盂肾炎等病相鉴别。

1. 急性膀胱炎　可有尿频、尿急、尿痛伴会阴部或耻骨上区疼痛与压痛，但本病常有排尿不尽感，排尿终末时尿痛加重，脓尿、终末血尿或全程血尿，中段尿培养有细菌生长等可以与尿道炎相鉴别。

2. 膀胱肿瘤或结石继发感染　可有尿频、尿急、尿痛，但肿瘤患者往往有无痛性血尿，尿液脱落细胞检查可以发现癌细胞，一部分人可以有排尿中断现象，膀胱镜检、CT或磁共振、多普勒超声等可以发现肿瘤或结石等可与尿道炎鉴别。

3. 前列腺炎　虽有尿频、尿急、尿痛等症状，但该病以会阴部不适或疼痛为主，直肠指诊前列腺肿大、压痛，彩色多普勒超声可提示前列腺肿大。

4. 淋病　尿频、尿急、尿痛、尿道口红肿，有稀薄或脓性分泌物等皆与尿道炎相似；但该病有不洁性接触史，尿道分泌物涂片或培养可以查出淋病双球菌。

5. 滴虫性尿道炎　症状、体征与尿道炎相同；但尿道分泌物中可以查出滴虫则与尿道炎的致病原因不同。

6. 肾结核　尿频、尿急、尿痛一般较尿道炎严重，且呈进行性加重，伴终末血尿或米汤样脓尿，可同时有附睾结节、输精管串珠状或前列腺结节等改变，尿液呈酸性，尿中可查出抗酸杆菌，膀胱镜检可以发现结核结节或溃疡；数字影像检查可见肾小盏虫蚀状边缘不整、变形或缩小甚至消失，符合结核性疾病的表现。

7. 急性肾盂肾炎　症状、体征与尿道炎相似，但该病往往伴腰痛及全身症状，如发热、头痛、全身痛等，肾区叩击痛阳性，脊肋角压痛阳性等可与尿道炎相鉴别。

五、辨证要点

1. 分清虚实　本病初期多为实证，表现为膀胱湿热证候；后期正气耗伤，则为虚实夹杂，即脾肾两虚兼湿浊下注。实指邪气实，表现为小便滴沥刺痛，尿道口留有浊物；虚指正气虚，表现为神疲乏力、四肢倦怠、腰膝酸软等。

2. 明辨病位　病在下焦，与脾、肾两脏关系密切。

3. 细审寒热　本病多以热证为主，表现为尿道口发红、尿道灼热感等。

4. 了解三因　脾虚、肾气不足或湿热内蕴为病发之内因；下阴不洁、秽浊之邪入侵为病发之外因。

5. 洞察转归　本病若能及时施治，尤其是体质较好的患者，可以较快治愈；若遇体虚、久病等人，或治疗不当，病程迁延，发展成为慢性尿道炎，久之会造成尿道狭窄，出现排尿困难，尿流变细，排尿无力等，还可以引起急性或慢性尿潴留。

六、治疗原则

本病初期，邪实为主，治宜清利湿热。后期正虚邪未尽，治宜扶正祛邪，多以健脾益肾兼以利尿通淋。

七、论治要点

（一）膀胱湿热证（初期）

1. 临床表现　小便短数，灼热刺痛，尿色黄赤，少腹拘急胀痛，尿道口红肿，并附有秽物，伴口干口苦不思饮，食欲不振等。舌红，苔黄腻，脉濡数。

2. 证候分析　湿热蕴结下焦，膀胱气化失司，故见小便短数，灼热刺痛，尿色黄赤；湿热与气血搏结于少腹，气机不畅则拘急胀痛，尿道口红肿，有秽物泌出，皆属湿热下注之象；口干口苦不思饮，食欲不振为湿浊内停的表现。舌红、苔黄腻、脉濡数均为湿热之象。

3. 治法　清热利湿。

4. 方药　八正散加减。方中萹蓄、瞿麦、川木通、车前子、滑石以清利下焦之湿浊；大黄、山栀、甘草梢清热泻火。若大便秘结、腹胀者可重用生大黄，必要时加用枳实，以通腑泄热；若湿热伤阴者去大黄，加生地黄、知母、白茅根等以养阴清热。

（二）脾肾两虚证（后期）

1. 临床表现　小便不甚赤涩，但淋沥不已，或排尿无力，病情时轻时重，时作时止，遇劳即发，伴腰酸膝软，神疲乏力。舌质淡红，苔薄白，脉沉细弱。

2. 证候分析　病程日久，或过服寒凉之药，或久病体虚，劳伤过度以致脾肾两虚。湿浊留恋不去故小便不甚赤涩，淋沥不禁；正气虚弱，与邪气抗争无力，故时作时止，遇劳即发；肾气虚弱故腰酸膝软；脾气不足，不能运化水谷精微至周身，故神疲乏力；气血不足，脾肾两虚，故舌淡红，苔薄白，脉沉细弱。

3. 治法　健脾益肾。

4. 方药　无比山药丸加减。方中山药、茯苓、泽泻健脾利湿；熟地黄、山茱萸、巴戟天、菟丝子、杜仲、牛膝、五味子、肉苁蓉益肾固精。如脾气虚弱，证见小便点滴而出，四肢倦怠可加升麻、黄芪、党参等益气健脾；若肾阴不足，证见面色潮红、五心烦热、舌红脉数者，可加知母、黄柏、牡丹皮，减巴戟天、肉苁蓉等以滋阴降火；若肾阳虚衰者，可加用附子、肉桂以温补肾阳。

八、其他治疗

（一）西药治疗

急性期用抗生素治疗，可酌情选用喹诺酮类、红霉素等，必要时选用头孢类抗生素等，或根据细菌培养及药敏试验选用敏感度高的抗生素进行治疗。抗生素的种类、给药途径、用量及持续给药时间等皆需根据不同患者的病情决定。必要时尚可联合用药。对于一部分症状较重的患者可用抗生素溶液作尿道灌洗。对前列腺炎及精囊炎的患者宜抗感染治疗至上述炎症被控制为止。

（二）手术治疗

对于慢性尿道炎伴有尿道狭窄者可施行尿道扩张术。

九、转归与预后

本病若治疗及时、彻底，大部分患者可以在短期内治愈。对于因尿道先天畸形或尿道损伤及异物等造成的尿道炎应积极去除这些诱发因素，否则尿道炎易反复发作。一部分体虚或久病患者，加之治疗不当可使病程迁延转成慢性尿道炎，甚至对全身造成影响，表现为发热、乏力等，对于这部分患者应抗菌消炎，增强体质。对已婚患者久治不愈，应对其配偶进行检查，同时治疗，因为性生活可以互相感染。

十、预防与护理

1. 预防

（1）积极去除各种病因，如治疗包茎、包皮过长、尿道狭窄等，彻底治疗细菌性前列腺炎，精囊炎等；尽量避免尿道内器械检查及留置导尿等。

（2）保持阴部清洁，坚持经常性的局部清洗。

2. 护理

（1）注意体温变化。

（2）定期做尿常规等检查，观察病情变化。

（3）多饮白开水，忌食辛辣刺激性食物。

参考文献

[1] 秦国政．中医男科学［M］．北京：科学出版社，2017.
[2] 李宏军，黄宇烽．实用男科学［M］．北京：科学出版社，2015.
[3]《非淋菌性尿道炎病原学诊断专家共识》编写组．非淋菌性尿道炎病原学诊断专家共识［J］．中华男科学杂志，2016.

第十三节　核黄素缺乏症

一、概述

核黄素又称为维生素 B_2。核黄素缺乏症是指由于体内缺少核黄素而引起的舌炎、唇炎、口角炎、阴囊炎、外阴炎等。本节只讨论由于维生素 B_2 缺乏而引起的阴茎部位的皮损。

二、病因病理

（一）中医病因病机

1. 病因

（1）脾失健运，湿热内生：平素嗜食辛辣厚味、酒类，或过劳等导致脾胃功能失调，运化失司，湿热内生，外泛肌肤、下注阴部而发病。

（2）阴虚内热，血虚风燥：素体阴虚，或内热炽盛，日久耗伤阴血，血虚生风生燥，肌肤失养。

2. 病机　湿热之邪外泛肌肤、下注阴部而出现阴茎处红斑、丘疹，甚则肿胀、糜烂；阴血不足，血虚生风生燥，肌肤失养而致皮肤干燥、脱屑等。

（二）西医病因病理

1. 病因

（1）不正确的烹调方法及不良饮食习惯导致维生素 B_2 缺乏。

（2）纳食欠佳，或消化吸收不良，腹泻等，可以导致维生素 B_2 缺乏。

（3）需要量增大。如重体力劳动者，或患有消耗性疾病的患者对于维生素 B_2 的需要量增加而造成体内维生素 B_2 的相对不足。

2. 病理　维生素 B_2 是水溶性维生素之一，它是体内黄酶类的主要组成部分，构成体内递氢体系中的辅酶，当黄酶缺乏时，则影响细胞氧化作用，因而发生代谢障碍，表现在皮肤上则为外阴炎等。

三、辨病要点

1. 症状　局部皮肤可以有不同程度的瘙痒或疼痛。

2. 体征　皮损见于阴茎部及阴囊部，呈蚕豆到核桃大小的淡色斑片，上覆灰白色发亮的鳞屑，边缘较为明显；皮肤可肿胀或脱屑，或呈散在或群集的黄豆大小的丘疹，上面有黏着性的灰色鳞屑，融合成片时，鳞屑较厚。病情重者可以发现皮肤有广泛的裂隙，出现对称性的红斑和萎缩，这是本病的一个特征。局部还可以见到渗出、糜烂、脓疱、结痂（有时结棕黑色的痂皮）。

3. 实验室检查

（1）血维生素 B_2 水平降低（正常值 15~60 mg/dL）。

（2）24 h 尿排泄维生素 B_2 减少（正常按每克肌酐计算在 30 mg 以上）。

（3）局部组织病理显示，阴茎皮损处表皮显著角化，颗粒层减少或消失，严重时基底层色素减少或消失，真皮毛细血管扩张。

四、类病辨别

本病应与阴茎湿疹相鉴别。本病发病多呈波动性，多见于集体生活中的青壮年，或有调换地区突然改变饮食的病史及其他维生素 B_2 缺乏史，有时同单位中多人同时发病，再结合局部皮损特点、实验室检查等可以确定为本病，且用维生素 B_2 或 B 族维生素试验治疗有效，可以帮助诊断本病。

湿疹是与变态反应有关的一种皮肤病，机体的过敏性素质起着决定性作用，皮肤损害呈多形性。

五、辨证要点

1. 分清虚实　本病虚实夹杂，脾胃虚弱或素体阴虚为本虚，而湿热之邪下注为标实。

2. 明辨病位　本病外发于阴茎皮肤，内与肝、脾、肾等相关。

3. 细审寒热　本病以热邪致病为主。

4. 了解三因　脾胃虚弱，湿浊内停、阴虚内热或肝胆湿热与机体的内在因素相关；而饮食不调属人为因素。

5. 洞察转归　本病呈波动性变化，若补充维生素 B_2 后病情即好转，遇有各种因素造成维生素 B_2 缺乏时又可发病。

六、治疗原则

根据虚则补之，实则泻之的原则，分别以健脾益气、滋阴清热，或清热燥湿之法调之。

七、论治要点

本病可以采取辨证分型的方法调治。

（一）脾胃虚弱证

1. 临床表现　阴茎皮肤出现红斑、肿胀、丘疹，甚至渗出、糜烂等，伴腹泻、纳差，舌苔薄白腻，脉濡或滑。

2. 证候分析　皮肤红斑、肿胀、丘疹、渗出或糜烂等皆因脾胃虚弱，运化失司，湿热内蕴，外泛肌肤所致；脾胃虚弱，不能运化水谷精微，也不能分清泄浊，故纳差、腹泻。苔白腻、脉濡或滑皆为脾虚湿浊内停之象。

3. 治法　健脾和胃，清热燥湿。

4. 方药　六君子汤合二妙散加减。方中党参、茯苓、白术、炙甘草健脾益气和胃；陈皮、半夏健脾化湿；苍术、黄柏清热燥湿。可酌加山药、白扁豆等加强健脾利湿之功；或陈麸皮（包）、谷芽等健脾和胃；渗出明显者加苦参、土茯苓、白鲜皮、地肤子等清热燥湿解毒。

（二）阴虚内热证

1. 临床表现　阴茎皮肤红斑、丘疹、脱屑，或皮肤萎缩，局部灼热痛痒，伴口干思饮、五心烦热。舌红少苔，脉细数。

2. 证候分析　肌肤不得阴血之濡养，故阴茎皮肤脱屑或萎缩；阴虚内热，热邪搏结于肌肤，故发红斑、丘疹等；局部灼热痛痒为阴虚内热，血虚风燥之象；口干思饮、五心烦热、舌红少苔、脉细数皆因体内阴液不足，内热较盛而致。

3. 治法　滋阴润燥，养血祛风。

4. 方药　知柏地黄丸加减。方中熟地黄滋补肾阴，山药补脾固肾，山茱萸滋补肝肾，泽泻淡渗泄浊，茯苓健脾利湿，牡丹皮清肝降火，知母、黄柏滋阴清热。诸药合用，滋养肝肾之阴，并能清热，阴血得充，肌肤得养。

（三）湿热下注证

1. 临床表现　阴茎皮肤以水肿、渗出、糜烂为主，伴口干口苦不欲饮，心烦、纳差等。舌红，苔黄腻，脉滑数。

2. 证候分析　湿热内蕴且下注于阴部，故局部水肿、渗出、糜烂；口干口苦、心烦为热盛之象；不欲饮水、纳差为湿浊内停所致。舌红苔黄腻，脉滑数为湿热内蕴之征。

3. 治法　清利下焦湿热。

4. 方药　龙胆泻肝汤加减。

八、其他治疗

（一）西药治疗

（1）维生素 B_2 每日 40~50 mg，分 3~4 次服。连续服用 2~4 周或服至皮损好转为止。

（2）适当补充维生素 B_1、维生素 B_6，或复合维生素 B 及维生素 C 等，因为维生素缺乏性疾病常是多种成分的缺少所致。

（3）酵母片，每次 3 g，每日 3 次。

（二）药物外治

（1）5%硫黄煤焦油软膏外搽。

（2）黄柏霜外搽。

（3）锡类散、养阴生肌散等外用，对于局部渗出、糜烂者较适宜。

九、转归与预后

本病有自限性，随着饮食的调节多于 1 个月内痊愈，预后良好。

十、预防与护理

1. 预防

（1）摄入足量富含维生素 B_2 的食物，如豆类、绿叶蔬菜、动物内脏、瘦肉、奶类等；采用科学的烹调方法。

（2）积极治疗消化不良、腹泻等病，加强胃肠道的吸收功能。

2. 护理

（1）勤剪指甲，避免过度搔抓。

（2）局部保持清洁。

参考文献

[1] 秦国政．中医男科学［M］．北京：科学出版社，2017.
[2] 李宏军，黄宇烽．实用男科学［M］．北京：科学出版社，2015.

第十四节　阴茎白斑

一、概述

本病又称阴茎头白斑病，是由阴茎头表皮的复层鳞状上皮细胞分化异常，引起角化过度所致。可伴有口腔黏膜的类似改变。本病临床上比较少见，属于中医“白驳风”范畴。

二、病因病理

（一）中医病因病机

本病常因风邪外侵，伏于肝经，阻于前阴，腠理不固，气血失和；或素体虚弱，久病失养，肝肾阴虚，肌肤失润而成。

（二）西医病因病理

1. 病因　本病发病原因目前尚未完全阐明。一些学者认为，某些全身性因素与黏膜白斑有一定关系，如内分泌紊乱、维生素及某些营养物质的缺乏、贫血、糖尿病、精神神经因素、遗传因素等。另外，局部因素对于本病的发生起着重要作用，如局部不洁、潮湿、分泌物及慢性炎症的长期刺激（慢性阴茎头包皮炎），避孕套的使用亦与此病有关。

2. 病理　组织病理显示白斑区表皮角化过度或角化不全，棘层不规则肥厚，可有乳头状增殖；出现不典型鳞状细胞，排列紊乱，大小不一，染色不匀，并有异常核分裂象及角化不良细胞等（也称间变）；基底细胞液化变性，色素消失；真皮内有炎性细胞浸润，弹力纤维变性消失，胶原纤维变性。

三、辨病要点

1. 症状　多无特殊症状，但某些患者局部可有瘙痒或灼热感，继发感染后可有肿痛。若阴茎头病变范围广泛时，可以遮盖尿道口而妨碍排尿。

2. 体征　阴茎头及包皮内板可以见到边界清楚的稍混浊点状或条纹状灰白色区域，继而转为白或乳白色的扁平斑片，有光泽。白斑形状不定，大小不一，触之较硬，常有角化增厚，稍隆起，较粗糙，不易推动，局部可以有脱屑或大泡。某些患者局部浸润明显，甚至糜烂或发生溃疡，或局部呈乳头状增殖，也可以萎缩，或破裂。

3. 实验室检查　主要作病理检查，内容见前。

四、类病辨别

本病应与阴茎原位癌、博温病、黏膜银屑病等鉴别。

1. 阴茎原位癌　又称凯拉增殖性红斑（Queyrat's erythroplasia），表现为阴茎头及包皮部位边界明显、轻度隆起的深红色斑块，质软，如绒毯状，其上有不易剥离的灰白色鳞屑。活组织检查可见表皮棘层细胞增生明显，排列紊乱，并有异型细胞；上皮钉增长，伸入真皮之中，但真皮层正常，仅有淋巴细胞浸润。

2. 阴茎鲍温病　为阴茎头部出现暗红色脱屑性的丘疹或斑块。活组织学检查可见细胞分化不良，有不规则的多核细胞。

3. 黏膜银屑病　即龟头及包皮内面可见边界清楚的暗红色斑丘疹，表面光滑干燥，有薄层灰白色带有光泽的鳞屑，基底浸润，表面黏膜浸渍，剥离后有点状出血。此病单发者很少，常与皮肤损害并存。

对于阴茎白斑的诊断根据其病变累及以黏膜部位为主，损害表现除色素缺失外尚有角化增厚、浸润等及典型的组织病理变化几方面的特点综合分析判断。

五、治疗原则

改善全身状况及局部环境，补充各种维生素，对症处理局部皮损，并定期观察以决定是否采取手术治疗。

六、论治要点

一般不用内服中药，以燥湿清热解毒之药煎水外洗有一定的效果。较常选用的药物有：苦参、地肤子、白鲜皮、蛇床子、重楼、紫花地丁、马齿苋、蒲公英、黄柏、皂角、土槿皮等。

七、其他治疗

（一）西药治疗

适量补充各种维生素，尤其是维生素 A 与维生素 E。

（二）药物外治

（1）对于局部瘙痒者，外搽止痒药如止痒酯等。

（2）酌情选用激素类霜膏，如氢化可的松霜、曲安奈德尿素霜等外涂，用于角化增厚的皮损。

(3) 若局部继发感染者可外用0.5%的新霉素软膏、红霉素软膏等抗感染。

(三) 其他

(1) 可以试用液氮冷冻、二氧化碳激光或配合浅层X射线及5%~10%硝酸银液或20%铬酸腐蚀等局部治疗的方法。

(2) 如观察中发现有癌变迹象时，可考虑手术切除治疗，但应慎重。

八、转归与预后

本病多见于40岁以后，一些学者认为此病是癌前病变，病程迁延，少数患者可以继发溃疡甚至癌变。

九、预防与护理

1. 预防

(1) 增强体质，纠正贫血，治疗内科疾病，供给充足的维生素。

(2) 注意调整情绪，保持乐观、开朗。

(3) 注意局部清洁，避免各种刺激。

(4) 有包皮过长、包茎、阴茎头包皮炎者应彻底治疗，前两者应尽早手术。

2. 护理

(1) 坚持清洗阴部，并经常观察局部皮损变化。

(2) 内裤不宜过紧，布料应柔软，勤换洗。

第十五节　阴茎乳头状瘤

一、概述

阴茎乳头状瘤是最常见的阴茎良性肿瘤之一，多见于中、青年，常发生于阴茎头、冠状沟、包皮系带和包皮内板。易癌变，治疗宜早期手术。

二、病因病理

1. 病因　本病病因至今尚不明了。可能与包皮垢或炎症刺激有关。

2. 病理　肿瘤切面可见到白色质硬的上皮增厚区，基底部整齐，无浸润现象。镜检可见上皮呈乳头状增生，乳头之轴心为含有血管和淋巴管的纤维结缔组织，伴有淋巴细胞等浸润。表面覆盖正常的移行上皮。有时增生之上皮细胞发生间变，若间变累及皮肤全层为恶性变征。

三、辨病要点

肿瘤单发或多发，初起为体积很小的局限性乳头状隆起，随着病程进展可沿冠状沟呈环形生长或布满阴茎头和包皮。瘤体大小不一，细而长，有蒂，末端分枝，呈乳头状，淡红色。有包茎者，肿瘤从包皮口外突。包皮囊内经常潮湿、浸渍和摩擦可使肿瘤表面脱落、出血及感染而形成溃疡，产生恶臭浊液。

依据肿瘤位置、形状，诊断多无困难。若肿瘤突然增大、感染、破溃，应怀疑恶性变之可能。活体组织学检查可确诊。

四、类病辨别

1. 阴茎癌　本病主要表现为乳头状增生，而阴茎癌开始可见乳头状伴溃疡，而后发展为菜花样改变，容易鉴别。本病晚期，尤其伴有感染时鉴别比较困难，可借助活体组织学检查进行诊断。

2. 尖锐湿疣　为细长的尖乳头，上皮增生显著，间质结缔组织较少；乳头状瘤乳头较钝圆，间质结缔组织增生明显。诊断性空泡化细胞对于尖锐湿疣很重要，其形态学特点为：核大，大小不等，核染色质粗，深染，核周空晕区内见胞浆细丝，如毛虫样；乳头状瘤一般不见有空泡化细胞。尖锐湿疣见棘细胞层和基底层增生显著，上皮脚延伸呈假上皮瘤样增生；乳头状瘤上皮脚不延伸，基底部较整齐。尖锐湿疣常见不全角化。人乳头状瘤病毒核壳抗原的免疫组化标记可用于辅助诊断。

五、治疗

治疗以早期手术局部切除为宜，也可用电灼术、冰冻疗法、放射疗法和激光照射治疗。无论采取何种治疗方法，均应同时做包皮环切术，以防复发。手术切除标本应做病理检查。病理证实恶变者按阴茎癌处理。

参考文献

朱萍芳．阴茎尖锐湿疣与乳头状瘤的鉴别诊断［J］．蚌埠医学院学报，1999，24（1）：69.

第十六节　阴茎癌

一、概述

阴茎癌主要为鳞状上皮细胞癌，是男科常见的恶性肿瘤之一。中医认为，阴茎属肾，故称阴茎癌为“肾岩”；日久翻花，形似石榴，故又称“翻花下疳”。中医将此病归于“四绝症”中，并指出，若能早期治疗，“怡养保摄”，可望迁延岁月。发病早期常被忽视，就诊时多呈菜花状，有溃疡、感染及腹股沟淋巴结肿大。癌转移主要至腹股沟、髂及腹主动脉淋巴结，晚期发生血行转移。治疗以外科手术为主，淋巴结无转移癌者，手术治愈率达95%。

本病多见于中老年人，但青壮年亦有发病，其发生率与社会经济文化、宗教信仰，尤其是卫生条件有密切关系。欧洲发病率为（0.1~0.9）/10万人，美国为（0.7~0.9）/10万人。其余国家如亚洲、非洲、南美洲，阴茎癌占男性癌症的10%~20%。我国20世纪50年代本病在泌尿生殖系肿瘤中居首位，新中国成立初期北京协和医院外科病理报告阴茎癌占第一位；之后由于各方面条件的改善，其发生率逐年下降。北京医科大学第一医院阴茎癌占男性泌尿生殖系肿瘤的比例从20世纪50年代初期的26.26%降至20世纪70年代末期的7.8%。我国城市居民中阴茎癌的年发病率已降至发达国家水平［（0.5~1）/10万人口］。值得注意的是，农村和文化落后边远地区阴茎癌发病率仍高，尚须做大量卫生教育普及工作。

据统计，阴茎癌患者总的5年生存率为52%，无淋巴结转移者5年生存率为66%，有淋巴结转移者为27%。

二、沿革

本病始见于《疡科心得集·辨肾岩翻花绝证治》所载：“夫肾岩翻花者，俗名翻花下疳，此非由交合不洁、触染淫秽而生，由其人肝肾素亏，或又郁虑忧思……初起马口之内，生肉一粒，如竖肉之状，坚硬而痒，即有脂水。延至一二年或五六载，明觉疼痛应心，玉茎渐渐肿胀，其马口之竖肉处，翻花若榴子样，此肾岩已成也。渐至龟头破烂，凸出凹进，痛楚难胜，甚或鲜血流注，斯时必脾胃衰弱，不欲饮食，即食亦无味，形神困惫；或血流至两三次，则玉茎尽为烂去，如精液不能灌输，即溘然而毙矣。”阐明本病的发生由肝肾素亏及情志内伤引起，并对其症状及转归作了形象的描述。当时已认识到此病的危险，不及时治疗，百无一生。清代《外科真诠·肾岩翻花》条说：“肾岩翻花，玉茎崩溃，巉岩不堪，脓血淋漓，形如翻花……年少气盛者，可保全生；若年迈气衰之人，得此不治。”指出了本病的特征和预后。《马培之医案》则认为，本病的发生是由于“肾脏阴虚，火郁心肝，二脏之火，复会于此”而成。西医学认为该病与包皮过长和包茎关系最为密切。

三、病因病理

（一）中医病因病机

1. 病因

（1）积毒侵蚀：由于包茎或包皮过长，秽垢久蕴，积毒蚀于肌肤而成此证。或由“袖口疳”久久不愈演变而来。

（2）湿热下注：素体阳盛或久食肥甘滋腻之品，湿热内生，蕴积于足厥阴肝经，积聚龟头而生。

（3）肝肾精亏：肝肾阴虚，忧思郁虑，相火内灼，水不涵木，肝经血少，络脉空虚，虚火痰浊侵袭，导致经络阻塞，积聚阴茎而成。

2. 病机　秽垢久蕴，积毒侵蚀，相火内灼，而致湿热内生，蕴结肝经，积聚龟头，导致经络阻塞，聚而成岩。

（二）西医病因病理

1. 病因　西医学尚未将癌症的病因阐明。研究表明，阴茎癌发病与阴茎头及包皮的慢性炎症刺激有密切关系。包茎包皮垢充积及卫生条件差被证实为发病的主要因素。近年来已有越来越多的证据提示病毒感染对阴茎癌的发生有重要作用。

（1）临床发现，阴茎癌患者绝大多数均有包茎或包皮过长史。包茎、包皮过长与阴茎癌的发生可视为因果关系。如美国凡出生时做过包皮环切术者，尚无发生阴茎癌的报告。犹太男婴出生后早期做包皮环切术，绝少发生阴茎癌。伊斯兰教男孩于出生后4~10岁做包皮环切术，亦少发生。但亦有行包皮环切后发生阴茎癌者。

（2）包皮过长，从未清洗，包皮囊内积聚大量包皮垢，或存有大量包皮结石，本身便是主要的致癌因素。长期刺激、继发感染、慢性阴茎头包皮炎均为致癌因素。

（3）近年来许多学者研究显示，病毒感染与阴茎癌密切相关，尤其是人乳头瘤病毒（HPV）和疱疹病毒Ⅱ型（HSV-2）等。

此外，阴茎头的增殖性红斑、白斑亦有恶变可能，但不居重要地位。

2. 病理　阴茎癌初发部位多在阴茎头，其次为包皮、阴茎系带及冠状沟，极少数发生在阴茎体部。镜下检查为鳞状上皮癌，大部为乳头型，其次为浸润型。前者开始呈丘疹或疣状，晚期为菜花型，可穿破包皮，常有感染。乳头型浸润浅，细胞较大，多边形，角化明显，分化良好。浸润型开始为光滑、红色、坚硬、轻度隆起的病变，向内生长，有溃疡，边缘卷起。包皮下筋膜防止瘤细胞侵入海绵体，一旦侵入则发展甚快。浸润型分化不良，细胞不典型，核分裂象多。尿道有坚固尿道海绵体白膜的保护而不被侵犯，晚期有时难免受累，更易导致髂淋巴结转移。肿瘤转移有三条途径：

（1）直接蔓延侵犯阴茎体，后蔓及阴茎根部。

（2）淋巴管转移最为常见。可有三条路径：尿道淋巴管→腹股沟深淋巴结→髂内、髂外淋巴结。

（3）血行转移：可至心、肝、肺、肾等，较少见。

四、辨病要点

1. 症状　早期多无明显自觉症状，部分患者有刺痒、灼热、疼痛、少许分泌物等症。中晚期疼痛及其他症状加剧。可出现消瘦、贫血、食欲不振、精神萎靡、体力不支，以致丧失劳动力。

2. 体征

（1）阴茎头、包皮内板、系带及冠状沟附近为好发部位。

（2）包皮能翻转者，见有丘疹、疣、溃疡等病变，抗炎治疗无效，日趋增大恶化；包皮不能翻转者，包皮作痒，或有刺痛，扪之有硬韧肿块，感染，流臭脓或血液，包皮红肿，阴茎头肿大，包皮破溃，露出乳头状瘤，很快呈菜花状。

（3）腹股沟淋巴结肿大，质较软，晚期淋巴结固定，有感染时重者穿破皮肤。

（4）乳头状癌开始为丘疹或疣状，晚期呈菜花样，包皮可穿破，常有继发感染。浸润型癌开始色红、坚硬，轻度隆起，向内生长，边缘卷起。

3. 实验室检查　根据活体组织检查，可明确癌肿的组织学类型。组织学分级有助于临床分期和治疗方案的制定。目前临床常用的分期有 Jackson 分期和 UICC 的 TNM 分期。具体如下：

（1）Jackson 分期：

Ⅰ期肿瘤局限于阴茎头或包皮。

Ⅱ期肿瘤浸润阴茎体或海绵体，无淋巴结或远处转移。

Ⅲ期肿瘤局限于阴茎体，有腹股沟淋巴结转移。

Ⅳ期肿瘤超出阴茎体之外，有淋巴结转移，不可切除，或有远处转移。

（2）UICC TNM 分期：

T_x：原发肿瘤不能评估。

T_{IS}：原位癌。

T_a：没有浸润的疣状癌。

T_1：严格的外部生长癌小于 2 cm，表皮下组织浸润。

T_2：癌直径 2~5 cm 或轻微浸润，海绵体浸润。

T_3：大于 5 cm 或深浸润，尿道或前列腺浸润。

T_4：侵犯邻近组织。

N_X：局部淋巴结不能评估。

N_0：没有侵犯局部淋巴结证据。

N_1：侵犯单侧腹股沟淋巴结，转移到单个腹股沟淋巴结。

N_2：侵犯双侧腹股沟淋巴，或多数淋巴结。

N_3：腹股沟淋巴结固定，转移到深腹股沟或盆腔淋巴结。

M_X：不能评估远处转移。

M_0：没有区域淋巴结浸润的证据。

M_1：远处转移

五、类病辨别

1. 软下疳　有不洁性交史和极短的潜伏期，阴茎头、会阴部溃疡，疮面覆有脓液，边缘柔软，有轻度疼痛和触痛。腹股沟淋巴结可肿大疼痛、化脓、溃破。取脓液涂片检查约 50% 有革兰染色阴性杆菌，成对或链状排列，无鞭毛或芽孢。

2. 阴茎乳头状瘤　可发生于包皮、阴茎头及冠状沟等处。初发为一小的局部隆起，渐增大呈乳头状，有蒂或无蒂，呈红色或淡红色，质地较软，生长缓慢。继发感染者，可有恶臭分泌物。临床易误诊为阴茎癌。可由活体组织检查确诊。

3. 阴茎结核　有泌尿生殖系结核病史，病变多在龟头、系带处。初期为红色疱疹，以后呈浅溃疡，而溃疡周围硬韧，基底部为肉芽组织，有时溃疡扩大或造成龟头坏死。鉴别要点，一靠病史，二作病理检查。

4. 阴茎纤维硬结症　本症为慢性纤维组织增生，在阴茎海绵体也有形成肿块、阴茎弯曲等变化，易与阴茎肿瘤相混。应注意二者鉴别：纤维硬结症多发生于阴茎海绵体，以局部纤维结节为主，虽然肿块硬韧，境界也不清楚，但较癌肿肿块硬度差，增长也缓慢，而且表面尚光滑，有一定的活动性，一般很少形成溃疡及腹股沟淋巴结肿大。

六、辨证要点

1. 分清虚实　根据病因，结合临床表现，本病辨证早期正胜邪实属实证；后期正虚不能胜邪，出现气血两虚之虚证。

2. 明辨病位　早期肝气郁结，痰浊凝聚于阴器，龟头出现硬结或湿热火毒蕴结，循经下注，出现肿块溃烂翻花，其病变部位以肝经为主；后期肝肾阴亏，相火内炽，出现局部溃烂，灼热疼痛，或久病缠绵，耗损气血而致气血亏损。

3. 洞察转归　本病为古“四大绝症”之一，病势险恶，变化多端，如不及时治疗，预后极差。

七、治疗原则

早期正胜邪实以祛邪为主，常作为手术的辅助治疗。后期正虚明显，以扶正祛邪为主，内服、外用并举。

八、论治要点

（一）肝郁痰凝证

1. 临床表现　阴茎局部出现硬结，逐渐增大，范围较小，质硬，疼痛轻微伴痒感，郁闷不舒，小腹不适，胁肋胀痛。舌淡红，苔白腻，脉弦。

2. 证候分析　郁怒忧思，肾精暗耗，肾亏水不涵木，肝失疏泄，痰浊凝结，而肝主宗筋，阴茎为宗筋所系，故阴器局部出现硬结，渐渐增大。同时伴见肝气不舒，尤以阴茎局部症状为主。

3. 治法　清肝解郁，软坚化痰。

4. 方药　散肿溃坚汤加减。柴胡、白芍疏肝；法半夏、陈皮、瓜蒌根化痰；昆布、海藻、当归尾、三棱软坚散结；龙胆草、黄芩清泄肝热。可酌情加牡蛎、蒲公英、半枝莲等。

（二）肝经湿热证

1. 临床表现　阴茎肿块溃烂，状若翻花，时有血脓样分泌物，气味恶臭，伴腹股沟淋巴结肿大压痛，小便涩痛短赤不畅，心烦口渴。舌质红，苔黄腻，脉弦数。

2. 证候分析　湿热蕴结，聚毒化火，血脉瘀滞、皮肉腐坏，故肿块溃烂，如翻花状；湿毒浸淫，则渗流血脓样分泌物，奇臭难闻；湿热侵扰膀胱，则小便涩痛、短赤；循经上攻，则两侧小腹淋巴结肿大。舌红、苔黄、脉弦数为肝经湿热之象。

3. 治法　清利湿热，解毒消肿。

4. 方药　龙胆泻肝汤加半枝莲、白花蛇舌草、土茯苓。方中龙胆草、山栀、黄芩清泄肝火；柴胡疏肝泄热；木通、泽泻、车前子利尿泄湿；当归、生地黄养血柔肝；甘草调和诸药。半枝莲、白花蛇舌草、土茯苓既利湿解毒，又消肿散结。

（三）阴虚火旺证

1. 临床表现　局部痛如汤泼火灼，溃烂，有血样渗出物，腐臭难闻，双侧腹股沟淋巴结肿大，固定不移，伴头晕失眠，腰酸耳鸣，纳呆，咽干，乏力消瘦。舌红少苔，脉细数。

2. 证候分析　肾阴亏损，水不涵木，相火内炽，又夹湿火邪毒，壅阻经脉，化腐溃烂，外损阴器，内害脏腑，损者愈损，阴津消涸，故见一派阴虚火旺之象。

3. 治法　滋阴降火，软坚解毒。

4. 方药　大补阴丸加味。方中生地黄、玄参、女贞子、墨旱莲等，滋水涵木；知母、黄柏泻火；白芍柔肝；丹参活血；龙葵、白花蛇舌草解毒攻坚，诸药合用共奏滋补肝肾、软坚散结、泻火解毒之功。

（四）气血两虚证

1. 临床表现　肿块脱落，疮面肉色淡红，或暗红无泽；或疮色紫暗，新肉不生，或化疗放疗术后，双腹股沟淋巴结肿大，伴神疲懒言，体弱消瘦，面色㿠白。舌淡少苔，脉沉细弱。

2. 证候分析　病至晚期，气血俱虚，尤以化疗、放疗后更为显著。新肉无滋生之源，故疮面淡白，或暗红无华，甚则紫暗，新肉不生；气血不足则神疲懒言，体弱消瘦，面色㿠白，舌淡少苔，脉沉细弱等。

3. *治法*　益气养血，解毒软坚。

4. *方药*　人参养荣汤加减。方中党参、黄芪、白术、茯苓、陈皮、大枣补脾益气；当归、熟地、白芍、肉桂等养阴和营；五味子、远志养肺阴而宁心神。全方共奏益气生血之功，可加半枝莲、土茯苓、夏枯草抑其癌毒扩散。

九、其他治疗

（一）手术治疗

阴茎病灶的位置、范围、浸润深度和组织学分化程度是决定手术方式的重要因素，手术治疗的首要是保证切缘阴性，其次才是尽可能保留正常组织。包皮上小于 2 cm 的肿块，可做包皮环切术，但术后有复发可能，应严密随访。保留阴茎的手术较适合于分期≤T_2期、分级≤G_2级的鳞状细胞癌。阴茎部分切除术是于肿瘤 2 cm 以上切断阴茎，适用于Ⅰ期或Ⅱ期阴茎癌。怀疑有腹股沟淋巴结转移，做活体组织检查阳性者，于原发癌伤口愈合 3 周后，做淋巴结清除术。阴颈癌治疗的成功与否取决于淋巴结状况和治疗方法。

（二）放射治疗

对年轻患者放射治疗可保阴茎完整。一般多采用体外放疗，如正常电压、低电压、高电压 X 线，直线加速器及旋转加速器等超高电压 X 线等，^{60}Co、铱膜、镭膜等，但效果不如手术切除，而且较大的肿瘤仍需要手术切除。

（三）化学治疗

目前认为化疗能减轻阴茎癌远处转移患者痛苦。1973 年 Blum 等首先应用博来霉素治疗阴茎癌取得较好效果，单独应用有效率为 71.7%，治愈率为 17.4%。若与手术、放疗联合应用效果更好。博来霉素的使用方法为 30 mg 静脉注射或肌内注射，每周 2 次；15~30 mg 局部注射，每周 1 次，每疗程总剂量为 300~450 mg。用药期间需注意毒性反应。20 世纪 90 年代顺铂联合 5-氟尿嘧啶成为阴茎癌化疗的标准方案，后经过临床验证，发现顺铂+多西紫杉醇/多西他赛+5-氟尿嘧啶方案可缓解患者症状，减轻痛苦。

（四）激光治疗

适宜表浅肿瘤及原位癌治疗。

（五）外治法

（1）初、中期先以大豆甘草汤洗涤患处，后用鸭蛋清调凤衣散敷患处，日 1~2 次。

（2）后期用鲜山慈菇捣烂外敷；溃烂、出血者掺海浮散，盖贴生肌玉红膏，溃后可用皮癌净，肉芽新鲜可用生肌散。

十、预防与护理

（1）包茎或包皮过长者应做包皮环切术；未做包皮环切术者，应经常将包皮上翻清洗，以防积垢。

（2）开展卫生宣传积极治疗慢性阴茎头包皮炎。

（3）做到早期诊断，早期治疗，以提高治愈率，延长生存时间。

（4）保持心情舒畅，提高治愈疾病的信心。

（5）加强营养，多食高蛋白、低脂肪食物。

十一、现代研究进展

近年来中医药治疗阴茎癌的报道较少，并且多为个案报道。西医学从病因学、免疫学、诊断学等方面对阴茎癌有一定程度研究，但在治疗方面仍主张以手术为主，配合化疗、放疗等方法，缺乏无创性有效治疗方法。现将近年来有关研究进展介绍如下。

李西启等用免疫组化和原R技术位PC对78例阴茎癌组织进行检测，探讨热休克蛋白70（HSP70）表达与人乳头瘤病毒（HPV）感染的关系。结果阴茎癌组织中HSP70阳性表达率为61.5%，明显高于对照组，说明HSP70与阴茎癌的发生发展有密切关系，HSP70的表达增高可能与HSP16和HSP18的感染有关。李西启等的另外类似研究得出的结论是阴茎癌的发生与HPV感染、α-转化生长因子（TGF-2）、表皮生长因子受体（EGF-R）过表达有密切关系。

拉莱·苏祖克等应用免疫组化技术探讨阴茎癌中P53表达与HPV-DNA感染的关系。结果也说明阴茎癌发生与HPV16和HSP18感染有关。HPV在阴茎癌中的检出率大约是40%~71%，其中高危险型HPV16、HPV 18型）占81%。蒋绍仟的研究提示P53蛋白表达的阴茎癌转移率高，预后差，建议把P53蛋白表达作为阴茎鳞癌有淋巴结转移趋势和判断预后的参考指标。朱德淳等采用免疫组化法探讨阴茎癌与P21蛋白的相关性，结论认为检测P21蛋白状况可提高癌前状态或癌前病变诊断水平。另外，王祥安、王德林、王成海、侯炜等研究也都得出类似的结论。黄铜、陈宝等应用免疫组化法观察P21及Bcl-2在阴茎癌及癌旁组织表达情况，结果显示P21在阴茎癌组织及癌旁组织中阳性率76.67%、20.00%，Bcl-2阳性率为26.67%、10.00%，研究结果表明P21可作为阴茎癌、发生、发展及预后的重要指标，Bcl-2可作为阴茎癌发生、发展的早期检测指标。

关于阴茎癌的治疗，目前多数学者主张早期以手术为主，术后应结合放疗化疗及免疫疗法。术前活检对确定手术切除范围很关键，可根据癌变的部位、大小和分期来合理地选择包皮环切术、阴茎部分切除术或阴茎全切除加尿道阴部造口术等术式。原发灶的处理，目前主张在保证切除肿瘤、不增加肿瘤复发率的同时，尽可能保护器官的完整性，维持并改善患者的性功能及性生活满意度。病变仅限于包皮或阴茎头部或T_1期之前的肿瘤可行包皮环切术或局部切除术，术后需密切观察随访。T_1期局限于阴茎、无淋巴结转移的肿瘤可行阴茎部分切除术。浸润性阴茎癌或者肿瘤侵犯整个阴茎1/2长度以上的应行阴茎全切术。李权、宋宁宏通过回顾分析31例阴茎头保留术后的浅表性鳞癌患者临床资料，评估保留阴茎头手术对勃起功能的影响，结果表明该手术可以维持并能改善部分患者的勃起功能，对勃起功能的维持主要体现在术前勃起功能正常的患者，而对于术前轻度勃起功能障碍患者，手术还可以改善勃起功能，并且这种改善效果在术后3个月时明显。晏继银对8例早期阴茎癌患者，采用单纯切除阴茎头部和包皮，保留完整海绵体，观察单纯切除阴茎头治疗早期阴茎癌的远期疗效，并随访7~15年无肿瘤复发，夫妻性生活正常，阴茎头快感差，但射精有快感，尿道外口无狭窄。张嘉宜、宋乐彬对34例行阴茎癌保留术后患者的临床资料回顾总结，发现组织学分级较高和miRNA-107高表达的患者预后较差。进一步研究结果提示miRNA-107是阴茎保留术预后的独立风险因素，可作为阴茎保留术预后的重要分子标记物。

要守静等做了148例阴茎癌单纯放疗与综合疗法对比分析，说明综合疗法（包括手术）5年及10年生存率远高于单一疗法，但实际当中综合疗法的实施受医疗设备、医师技术、患者经济状况等多种因素影响，若能真正依照组织学类型等严格设计综合治疗方法，其疗效会更理想。曾向阳等探讨和总结了52例阴茎鳞癌不同临床阶段合理治疗方式，结果认为原发病灶的非手术处理应慎重选择，而以手术为最佳。姚旭东等总结对晚期阴茎鳞状细胞癌治疗体会中认为，错过手术时机的晚期阴茎癌，进行化疗、放疗可以缓解病情，放射治疗对原位癌及溃疡癌控制有显著作用，联合化疗（VBM方案）能起到缓解、控制疾病作用，但要考虑患者体质情况。彭荣章等采用CO_2激光治疗阴茎癌6例，随访1~4年无癌肿复发及转移，认为无淋巴结转移者，应采用CO_2激光治疗。另外李凌等对41例阴茎癌临床分析、毛书明等56例阴茎癌临床分析、李惠杰等71例阴茎癌临床分析、周洪革等121例阴茎癌临床分析、刁永超61例阴茎癌临床分析报告中均认为手术是阴茎癌的主要治疗方法，而放疗、化疗、激光治疗也有一定疗效。雷振伟通过对149例阴茎癌患者的临床资料回顾性分析后认为，外科手术是治疗阴茎癌的合理有效的方法，淋巴结是否转移是影响阴茎癌预后的重要因素，合理选择腹股沟淋巴结手术的时机，可改善预后并减少并发症的发生。

淋巴转移是阴茎鳞状细胞癌的主要播散途径，淋巴结有无转移和转移的程度是阴茎癌的重要预后指标，对淋巴结转移的诊断和治疗恰当与否决定了该疾病的总体疗效。所以目前主张对于有淋巴结肿大的阴茎癌患者，要先排除感染、淋巴结炎症反应，并行淋巴结活检。经病理检查证实为淋巴结转移者应及时行淋巴结清扫术。因而针对淋巴结微小转移灶的诊断很重要，但是目前临床上缺乏术前评估区域性淋巴结是否转移的最佳方法，常用的体检、CT 等影像学方法及 SPECT/CT 淋巴显影技术、B 超引导下淋巴结细针穿刺活检等方法都存在一定的假阳性和假阴性。国外同行推荐微创前哨淋巴结活组织活检的假阴性率为 7%，并发症发生率为 4.7%，但是开展此项检查需要多部门协作才能完成，要求较高。故无法开展前哨淋巴结活检时大多根据病理检查评估转移风险，以决定手术方式。因此目前临床上对于淋巴结阴性者是否有必要行淋巴结清扫术及清扫范围尚存争议。肖龙等认为腹股沟淋巴结转移是阴茎鳞癌最重要的预后因素，而髂腹股沟淋巴结清扫术是遏制淋巴转移，提高患者生存率的有效办法，前哨淋巴结活检阴性并不排除已有的深部淋巴结转移，观察及等待出现转移症状再行治疗能否出现与预防性清扫相似的结果很难预料，故主张对大多数阴茎癌患者均行预防性双侧腹股沟淋巴结清扫术。有国外研究显示预防性腹股沟淋巴结切除而术后病理确诊有淋巴结转移的患者，5 年生存率可以达到 80%~90%，而等到出现淋巴结转移再行淋巴结清扫术的患者，5 年生存率只有 30%~40%。另有大量学者主张确认有淋巴结转移证据后再行淋巴结清扫术，以减轻痛苦，减少术后并发症。王凯臣认为对老年阴茎癌患者，常规手术之外，还需行双侧腹股沟淋巴结活检以明确是否有淋巴结转移，阳性者进行髂腹股沟淋巴结清除术，以提高患者生存率，降低转移率。还有学者认为对于浅组淋巴结阳性的患者，考虑进行清扫深组淋巴结；对于深组阳性者或 Cloquet 淋巴结阳性者，应该同时进行髂淋巴结清扫术。

近年来随着内镜技术的发展，内镜下行腹股沟淋巴结清扫术可明显降低术后并发症发生率，为腹股沟淋巴结清扫术提供新的手段。Tobias-Machadc 等对内镜下腹股沟淋巴结清扫术后患者平均随访 31.9 个月，无复发和转移，未来应用前景广阔。

对于盆腔淋巴结转移的患者，目前认为当腹股沟区转移淋巴结≥2 个或存在淋巴结结外侵犯或 Cloquet 淋巴结阳性时，可行预防性盆腔淋巴结清扫术。未见盆腔淋巴结转移是否进行预防性清扫术目前存在争议，时京将 18 例阴茎癌合并腹股沟淋巴结转移，但无盆腔淋巴结转移患者分为两组，观察组行腹股沟及腹腔镜下盆腔淋巴结清扫术，对照组仅实施腹股沟淋巴结清扫术，结果提示行盆腔淋巴结清扫术后可调高患者生存率，术后并发症差异无统计学意义。但 Djajadiningrat 对 79 例阴茎癌患者回顾性分析表明常规行盆腔淋巴结清扫术后病检结果提示盆腔淋巴结阳性的比例为 24%，患者生存率并无提高。

有学者探讨阴茎癌的综合疗法，提出了术前新辅助治疗，术后放化疗方案，谭剑敏通过回顾分析 58 例阴茎鳞状细胞癌患者的临床资料，探寻阴茎癌治疗方案，发现外科手术治疗、术前新辅助治疗（热疗+博来霉素化疗）联合术后化疗是目前治疗阴茎鳞状细胞癌的有效方法。

参考文献

[1] 熊蔚，吴小候．阴茎癌的治疗进展［J］．重庆医学，2016，45（16）：2279-2282.

[2]《泌尿外科杂志》编辑部．《阴茎癌诊断治疗指南》解读［J］．泌尿外科杂志（电子版），2011，03（2）：52-53.

[3] 李西启．阴茎癌组织中热休克蛋白 70 表达与人乳头瘤病毒感染的关系［J］．中国癌症杂志，2002，12（2）：146-148.

[4] 李西启．TGF-2，EGF-R 与 HPV 在阴茎癌组织中的表达及意义［J］．中国肿瘤临床与康复，2001，8（2）：37-38.

[5] 拉莱·苏祖克．阴茎癌中 P53 表达与 HPV16、HPV18DNA 的检测［J］．临床与实验病理学杂

志，2002，18（3）：304-306.
[6] 蒋绍仟．P53 蛋白和 PCNA 在阴茎鳞癌中的表达［J］．诊断病理学杂志，1998，5（3）：152.
[7] 朱德淳．P21 蛋白对阴茎癌淋巴结肿大的诊断价值［J］．临床泌尿外科杂志，2000，15（2）：66-67.
[8] 王祥安．阴茎癌的诊断与治疗（附 30 例报告）［J］．山东医药，2000，40（18）：10-11.
[9] 王德林．以 HPV 基因通用引物行 PCR 检测阴茎肿瘤组织中 HPV、DNA［J］．重庆医科大学学报，2000，2（1）：33-34.
[10] 王成海．EGF-R 及 P16 在阴茎肿瘤中的表达及意义［J］．江苏临床医学杂志，2001，5（2）：106-108.
[11] 侯炜．阴茎癌病因中人乳头瘤病毒和疱疹病毒 II 型相关性研究［J］．武汉大学学报，2002，23（2）：125-127.
[12] 黄铜．P21、Bcl-2 联合检测在尖锐湿疣、阴茎癌和癌旁阴茎组织中的表达及意义［J］．宁夏医学杂志，2018（1）：13-16.
[13] Letendre J，Saad F，Lattouf J B. Penile cancer：what´s new？［J］．Current Opinion in Supportive & Palliative Care，2011，5（3）：185-191.
[14] 李权．保留阴茎头手术在浅表性阴茎癌治疗中的应用［J］．中华男科学杂志，2012，18（7）：619-622.
[15] 晏继银．单纯阴茎头切除治疗早期阴茎癌远期疗效［J］．中国现代医学杂志，2004，14（6）：124-125.
[16] 张嘉宜．microRNA-107 对阴茎保留的阴茎癌患者预后的影响［J］．南京医科大学学报（自然科学版），2018（1）：59-62.
[17] 要守静．148 例阴茎癌单纯放疗与综合治疗对比分析［J］．肿瘤研究与临床，1998，10（1）：39-40.
[18] 曾向阳．阴茎鳞癌（附 52 例报告）［J］．中国西医学杂志，2002，12（7）：88-89.
[19] 姚旭东．晚期阴茎鳞状细胞癌的治疗体会［J］．内蒙古医学杂志，1998，30（6）：351-352.
[20] 彭荣章．阴茎癌的 CO_2 激光治疗［J］．河南肿瘤学杂志，1999，12（3）：235-236.
[21] 李凌．阴茎癌 41 例临床分析［J］．实用医学杂志，2001，17（4）：355.
[22] 毛书明．阴茎癌 56 例临床分析［J］．河南医学研究，2001，10（1）：43-44.
[23] 李惠杰．阴茎癌 71 例临床分析［J］．河南肿瘤学杂志，2000，13（6）：438-439.
[24] 周洪革．阴茎癌 121 例临床分析［J］．沈阳医学院学报，2001，3（3）：147.
[25] 刁永超．阴茎癌 61 例临床分析［J］．重庆医学，1999，28（3）：203-204.
[26] 雷振伟．阴茎癌 149 例临床分析［J］．微创泌尿外科杂志，2016，5（1）：44-48.
[27] 载波．阴茎鳞状细胞癌区域性淋巴结转移的预测因子［J］．中华泌尿外科杂志，2006，27（3）：200-203.
[28] Horenblas S. Sentinel lymph node biopsy in penile carcinoma.［J］．Seminars in Diagnostic Pathology，2012，29（2）：90-95.
[29] 肖龙，雷永虹．腹股沟淋巴结清扫术在阴茎癌治疗中的作用［J］．临床泌尿外科杂志，2008，23（10）：788-789.
[30] Horenblas S，Lont A P，Tanis P J. Patients with penile carcinoma benefit from immediate resection of clinically occult lymph node metastases.［J］．Journal of Urology，2005，173（3）：816-819.
[31] 王凯臣．腹股沟淋巴结活检在老年阴茎癌手术中的作用［J］．中国老年学，2012，32（9）：1962-1962.

[32] 唐正严，等 . 82 例阴茎鳞状细胞癌临床诊断与治疗 [J] . 临床泌尿外科杂志，2007，22（2）：104-106.
[33] Tobias-Machado M，et al. Can video endoscopic inguinal lymphadenectomy achieve a lower morbidity than open lymph node dissection in penile cancer patients? [J] . Journal of Endourology，2008，22（8）：1687-1691.
[34] Pizzocaro G，et al. EAU penile cancer guidelines 2009. [J] . European Urology，2010，57（6）：1002-1012.
[35] 时京 . 阴茎癌腹股沟淋巴结清扫后联合盆腔淋巴结清扫的疗效 [J] . 中国老年学杂志，2013，33（18）：4586-4587.
[36] Djajadiningrat R S，Van W E，Horenblas S. Prophylactic pelvic lymph node dissection in patients with penile cancer. [J] . J Urol，2015，193（6）：1976-1980.
[37] 谭剑敏 . 58 例阴茎鳞状细胞癌治疗的临床分析 [J] . 中华男科学杂志，2010，16（9）：822-825.

第十七节　尿道肿瘤

一、概述

原发性尿道肿瘤分为良性肿瘤和恶性肿瘤，恶性肿瘤罕见。男性尿道虽然比女性尿道长，但是发生癌的机会较女性低得多。男性尿道前列腺部及膜部为复层移行上皮，球部及悬垂部为复层或假复层柱状上皮，尿道口和舟状窝为复层鳞状上皮。尿道癌常见于球部和膜球部，占 50%～75%。鳞癌占 78%；移行细胞癌次之，占 15%；腺癌占 4%。有时可有混合癌。男性尿道癌按病变部位和组织类型的相关性分类，可分为前尿道癌和后尿道癌。其中前尿道（包括球部，阴茎部和舟状窝）以鳞癌多见，后尿道以移行细胞癌多见（前列腺部多为移行细胞癌，膜部多为鳞癌或腺癌）；前尿道癌较后尿道癌更为常见。

二、病因病理

目前该病的病因尚不清楚，多数学者认为和反复尿道感染、慢性炎症刺激、尿道狭窄、尿道憩室、性病、病毒感染以及尿道的手术或放射治疗史有关。

三、辨病要点

尿道癌的临床表现常见为排尿梗阻、排尿困难、血尿和尿道分泌物，亦可表现为尿道周围脓肿、尿道瘘等。尿道部或会阴部肿块容易摸到。或表现为溃疡，痛性勃起，异常勃起。伴感染者可出现发热、消瘦、纳呆、乏力等。长期梗阻可引起肾功能不全，就诊时已有远处转移者不多见。其确诊主要依靠活检病理证实。

尿道癌目前常用 Lerine 分期：

0 期　原位癌。

A 期　局限在黏膜下层。

B 期　侵入尿道海绵体或前列腺内。

C 期　超出海绵体或前列腺包膜。

D 期　转移。

四、治疗

目前的治疗方法仍是以手术切除为主，可辅助放疗和化疗。而手术方案的选择主要根据病变的部位和分期，其次是病理分级和类型而定。

远端表浅生长缓慢的肿瘤，可以经尿道切除、电灼或行尿道部分切除（距肿瘤 2 cm）；如估计不能站立排尿应切除前尿道，行会阴尿道造口术，常需同时切除阴茎海绵体，预后尚好。腹股沟淋巴结转移者宜行淋巴结清除术。近段尿道癌即球部、球膜部尿道癌常需阴茎及膀胱全切术，预后不良。有淋巴结转移者，行根治手术也不能提高生存率。放疗和化疗效果难以肯定。中医治疗可参考“阴茎癌”节。

参考文献

[1] 朱晓斐，等．男性原发性尿道癌的临床分析［J］．中华男科学杂志，2012，18（7）：615-618.

[2] 刘岗．以会阴部“脓肿”为首发表现的男性原发性尿道癌 5 例临床分析［J］．中国医科大学学报，2014，43（9）：852-853.

[3] 马保敬，等．原发性尿道癌的诊断及治疗（附 16 例分析）［J］．山东医药，2017，57（15）：63-65.

第十八节　阴茎结核

一、概述

阴茎结核，是指结核杆菌侵蚀阴茎而引起的结核性疾病，可因直接接触感染或泌尿生殖系结核蔓延所致，是男科中极为罕见的疾病。发病率很低，而误诊率很高。病灶活检确诊后应给予抗结核药物，必要时行保守性的局部切除术治疗。中医称阴茎结核为阴茎痨，意即痨瘵病之生于阴茎者。当其未溃时表现为“结节”，属中医“痰核”范畴，发生溃疡时则多称之为“疳疮”。其病多因正气内虚，痨虫乘虚侵袭，蚀损宗筋而致。临床上以阴茎硬结破溃，流淌滋水而久不收口为特征。

二、病因病理

（一）中医病因病机

1. 病因

（1）素体肝肾阴虚，复因湿热下注，聚于阴茎。

（2）房事过度，交媾不洁，阴茎染毒所致。

（3）正气内虚，痨虫乘虚侵袭，蚀损宗筋而致。

2. 病机　肝肾阴虚，正气虚弱，复因湿热下注，交媾不洁，痨虫侵袭，而致阴茎直接染毒，蚀损宗筋而发病。

（二）西医病因病理

1. 病因

（1）直接接触感染　阴茎结核主要是阴茎直接接触结核杆菌或泌尿生殖系结核蔓延所引起，例如通过吸吮，唾液中的结核杆菌可感染阴茎；又如性交时，阴茎接触女性阴道，宫颈有结核性病变，可引起阴茎结核。

（2）血行感染　原发病灶的结核菌进入血液，随血流播散到阴茎，继发结核，主要发生在阴茎海绵体。

（3）直接蔓延　多见于尿道结核，其干酪样病变进展穿破尿道，使阴茎受累，继发阴茎结核。

2. 病理　结核菌侵入阴茎头后，于浅表出现小灰黄结节，相互融合，发生干酪性坏死，脱落形成潜行性溃疡，边缘隆起，基底有灰黄坏死组织覆盖，腹股沟淋巴结亦受侵犯。如侵犯阴茎海绵体则形成浸润性硬结、瘢痕，阴茎体扭曲。结核性尿道炎性狭窄，终必导致阴茎头或阴茎体瘘管。

陆曙炎等根据临床表现将其分为4型：①溃疡型，又分为丘疹溃疡型和结节溃疡型。前者先出现丘疹，随之出现疱疹，继之溃破成溃疡。后者是大而深的干酪样结节向表皮溃破所致。②结节型，表现为阴茎部位或浅或深的结节，发展缓慢，以干酪为主，软化倾向小。③混合型，肿块和溃疡并存，可先后或同时发生。④硬变型，见于严重的混合型后期，阴茎全部或部分增硬、变形。

三、辨病要点

1. 病史　常有阴茎直接接触结核病变的病史，或有泌尿生殖系及其他部位的结核病史。

2. 症状　龟头部有结节或慢性溃疡，不痛，分泌物较少，长期不愈。有继发感染时病情恶化，疼痛、分泌物增多。溃疡初为单发，继为多发，互相融合，可将龟头全部破坏。

3. 体征　龟头或阴茎体有单发或多发性溃疡。溃疡边缘清楚呈潜掘形，周围浸润硬结，基底为肉芽组织或干酪坏死组织，尿道外口溃疡可合并狭窄。

4. 实验室检查

（1）分泌物直接涂片、培养或动物接种，可检出结核杆菌。

（2）局部或淋巴结组织检查可以见到典型的结核结节，可有干酪样坏死。

四、类病辨别

1. 阴茎癌　龟头内板多发，多有包茎或包皮过长的病史，病程稍缓。早期常发生龟头溃疡，边缘硬而不整齐，腹股沟淋巴结肿大。肿瘤为菜花状，溃疡在肿瘤上形成，病理活检可发现癌细胞。

2. 软性下疳　龟头及冠状沟多发。有不洁性交史，阴茎头及包皮黏膜溃疡有臭味的分泌物，腹股沟淋巴结肿大，常形成脓肿。杜克雷皮肤试验阳性，分泌物直接涂片或培养可检出杜克雷杆菌。

3. 坏疽性阴茎炎　此病由螺旋体与梭状杆菌混合感染引起，病情发展快，龟头可有溃疡，其溃疡多且深，有大量黄白色味臭的渗出液，表面有假膜遮盖，疼痛较剧。严重者龟头及整个阴茎坏死。

4. 梅毒硬下疳　初起为单个暗红色斑丘疹或丘疹，很快表面糜烂为浅溃疡，典型硬下疳表面呈肉红色糜烂面，皮损边缘清楚，触之有软骨样硬度，血清梅毒抗体阳性，可与之鉴别。

5. 阴茎海绵体硬结症　无体表病损的阴茎海绵体结核，发病率低，常为血行感染所致，应与阴茎海绵体硬结症鉴别。

五、论治要点

（一）脾虚痰浊凝聚证

1. 临床表现　龟头部有小结节，单发或多发，未溃破，微痛或不痛。舌淡胖，边有齿印，苔薄白腻，脉细滑。

2. 证候分析　脾虚不能运化水湿，凝聚为痰，痰浊阻于宗筋，络脉失和，则龟头部有小结节；初起，尚未化腐成脓，故微痛或不痛。舌胖有齿印、苔白腻、脉细滑皆为痰湿不化之象。

3. 治法　健脾化湿消痰。

4. 方药　加味二陈汤。方中半夏燥湿化痰；陈皮、厚朴理气化痰；苍术、白术、山药健脾化湿；车前子、木通、灯心草利湿祛浊；甘草和中补土。

（二）肝经湿热下注证

1. 临床表现　龟头部有小结节，已溃或未溃，局部灼热隐痛，伴小便黄赤，阴囊潮湿。舌质红，苔黄腻而厚，脉弦滑。

2. 证候分析　肝经湿热下注，络脉失和，可见阴茎结节隐痛；热胜则局部灼热，肉腐则出现溃疡；湿热下注则小便黄赤，湿热上腾则舌苔黄腻而厚；肝致弦脉，滑为湿热，总皆肝经湿热下注为祟。

3. 治法　清热利湿解毒。

4. 方药　龙胆泻肝汤。方中龙胆草泻肝胆之实火，清下焦之湿热；栀子、黄芩、柴胡清热泻火；车前子、木通、泽泻清热利湿，使湿热之邪从小便而解；肝经有热，易伤阴血，故用生地、当归养血益阴；甘草调和诸药。

（三）肾阴虚火旺证

1. 临床表现　溃疡日久融合成片，周围板滞有新发小结节，伴午后心中烦热，口干，溲黄。舌红，苔少，脉细数。

2. 证候分析　阴虚火旺，肉腐日久则溃疡融合成片；肝肾络脉失和，则结节新发，疮周板滞；阴虚生内热君相火旺，则心中烦热，小便黄赤；阴津不能上承，故口中干渴，舌红苔少。脉细为阴虚，脉数为火旺。

3. 治法　滋阴降火。

4. 方药　大补阴丸。方中熟地黄滋补肾阴，龟甲育阴潜阳，二药滋阴以培本，补其阴之不足；黄柏苦寒，泻火以坚阴；知母滋阴清热；猪脊髓、蜂蜜为血肉有情之品，补益精血。诸药合用，滋阴精而泻相火，真阴得补，虚火内清，诸症自除。

六、其他治疗

（一）单方验方

（1）犀黄丸：每服2粒，每日3次，温开水送服。

（2）五味龙虎散：每服1.5 g，每日2次，温开水送服。

（二）西药治疗

（1）链霉素：0.5 g肌内注射，每日2次。

（2）异烟肼：0.3 g，每日1次，顿服。

（3）对氨基水杨酸钠：2~4 g，每日3次，口服。

（4）利福平：0.45~0.6 g，每日1次，口服。

（5）乙胺丁醇：0.25 g，每日1次，口服。

（6）吡嗪酰胺：1.5 g，每日1次，口服。

（三）局部处理

（1）白天用20%黄连水湿敷患处。

（2）夜间用下疳散撒于龟头部溃疡，外盖黄连油膏纱布。

（四）手术疗法

对阴茎结核破坏范围较大、保守疗法不易奏效者，则在抗结核药配合下保守切除或病灶清除，尽量多保留阴茎组织，术后续用抗结核药。

七、预防与护理

（1）注意休息，节制房事，避免疲劳。

（2）加强营养，以清补为主。宜吃高蛋白、高维生素、易消化食物。

（3）忌食辛辣油腻食物。

（4）同时治疗原发病灶。

参考文献

[1] 张世革，丁毅，郑世广．阴茎海绵体结核一例报告［J］．中华泌尿外科杂志，2002，23（8）：466-466.

[2] 邹逸伟，周杰．阴茎结核误诊1例［J］．中国防痨杂志，2007，29（5）：474-474.

[3] 陆曙炎，高谷深，张焕兴．阴茎结核二例报告［J］．中华外科杂志，1985，23（8）：507-507.

[4] 黄力．阴茎结核的诊治（附3例报告）[J]．中华男科学杂志，2005，11（3）：233-234.
[5] 晏滨，柯炳虎，王强，等．原发性阴茎结核1例报告并文献复习[J]．中华男科学杂志，2015，21（11）：1054-1055.

第十九节　阴茎短小

一、概述

阴茎短小尚无明确的概念。据调查，我国正常男子阴茎长度为7~10 cm，勃起后长度可增加约1倍。一般来说，凡成年期男子阴茎的长度在常温下小于我国正常男子阴茎平均长度2.5个标准差以上，且影响性生活者，即称为阴茎短小症，属于男性外生殖器官先天性发育畸形。西医治疗阴茎短小以内分泌治疗为主，内分泌治疗无效者或青春期后的患者常需手术治疗。中医又称“阳物短小”“阳物细小”，多因先天禀赋不足或后天损伤肝肾，致阴茎失养而引起，治以培补肝肾为主。

二、病因病理

（一）中医病因病机

（1）阴茎之发育，由肾、天癸所主，故阴茎短小多责之于肾虚。肾阳虚衰，命火不足，外肾失于温煦；或肾精不足，阴液亏损，外肾无所营养，而致阴茎短小。

（2）肝主宗筋，肝脉抵少腹，络阴器，肝经瘀滞，亦令宗筋不长，阴茎短小。

（二）西医病因病理

阴茎短小的病因尚不清楚。多数人认为在胚胎发育中发生异常，在妊娠4~9个月期间，由于雄激素分泌不足，造成出生后阴茎发育短小。另外，阴茎短小，多与其他疾病同时存在，如先天性垂体阙如、特发性低促性腺激素性性腺功能减退（IHH）、Prader-willi综合征、Kallmann综合征和Meckei综合征等。

蒋学武（1998）对近年来小阴茎病因方面的研究作了总结，认为主要有：①下丘脑-垂体功能障碍。大部分的小阴茎属于此类，由于下丘脑或垂体功能有缺陷，不能在孕期分泌足够的促性腺激素，从而不能有效地促进阴茎生长；②性腺缺陷。病变主要在睾丸本身，患者的促性腺激素不低，而且常常较高，故又称为高促性腺激素性性腺发育不足；③雄激素受体（AR）不敏感；④原发性小阴茎；⑤染色体异常等。

三、辨病要点

（1）阴茎短小，常温下不超过3 cm，横径小于1.9 cm，或小于我国正常男性阴茎长度平均值2.5个标准差以上者。

（2）很难有正常的性生活；或不能站立性排尿。

（3）男性第二性征发育不全或伴有其他生殖器官畸形。

四、类病辨别

1. 缩阳证　突然发病，阴茎并阴囊上缩，伴有剧痛、汗出、心悸等症状，多由寒邪直中厥阴所致。不发病时如同常人，阴茎长度正常，第二性征发育良好。

2. 隐匿阴茎　阴茎皮肤不能像正常人那样附着于阴茎体，以致看来阴茎甚小或几乎看不到阴茎，如用手后推阴茎旁皮肤时，就可露出正常大小的阴茎。常并有包茎，或伴尿道上裂。

3. 假阴茎短小症　有少部分人外观阴茎较短，但在勃起状态下却能显著延长1~2倍，且第二性征发育良好，无其他生殖器官发育缺陷，与真正的阴茎短小容易区别。

五、论治要点

（一）肾虚天癸不足证

1. 临床表现　阴茎短小，第二性征发育差，可伴有其他生殖器官发育不全。偏肾阳不足者，伴阴冷，性欲低下，阳痿，腰膝酸软，舌淡苔薄白，脉沉细；偏于肾阴不足者，欲念易动，阳事易举，五心烦热，潮热盗汗，舌红少苔，脉细数。

2. 证候分析　肾阳不足，命门火衰，温阳功能不足，故伴阳痿不举，少腹阴冷，腰膝酸软，面色㿠白，手足不温，舌质淡红，苔薄白，脉沉细无力；若肾阴亏虚，阴不制阳，而出现阴虚火旺之证，故见潮热盗汗，阳事易举，舌红，苔少，脉细数。

3. 治法　偏于肾阳虚者，宜温肾壮阳；偏于肾阴虚者，宜滋阴益肾。

4. 方药　阴茎短小偏于肾阳虚者用右归饮加减，方中熟地黄、山药、山茱萸、枸杞子培补肾阴；肉桂、附片温养肾阳；甘草补中益气；杜仲强壮益精，共奏温肾壮阳、补益天癸的作用。偏肾阴虚者用左归饮加减，方中熟地黄、枸杞子、山茱萸滋补肝肾之阴，山药、茯苓、甘草养脾胃之阴，诸药协调，补肾阴而益天癸。

（二）肝经瘀滞证

1. 临床表现　阴茎短小，第二性征不明显，或有其他生殖器官发育不全，伴少腹胀痛，胸闷不舒，心烦易怒。舌质紫暗或有瘀点，脉沉涩。

2. 证候分析　气血瘀滞于足厥阴肝经，影响外肾的正常发育，而致阴茎短小；气机不畅则胸闷不舒；肝气失于条达阻于少腹，故见少腹胀痛。舌质紫暗或有瘀点，脉沉涩皆为气滞血瘀之象。

3. 治法　活血化瘀，调补天癸。

4. 方药　血府逐瘀汤加减。方中用桃红四物汤活血化瘀，瘀去新生；生地黄滋阴养血；柴胡、枳壳理气以助活血；牛膝活血行瘀引药下行，甘草调和诸药。全方相伍，活血化瘀，理气行滞，可酌加枸杞子、鹿茸等生精补癸之品。

六、其他治疗

（一）西药治疗

一般而言，促性腺激素分泌不足者可选用 HCG、LH、GnRH、T 或 DHT 治疗；高促性性腺激素者可选用 T 或 DHT 治疗。早年多用雄激素治疗阴茎短小，而且以往认为越早效果越好。后来国外学者研究发现，早期使用雄激素补充治疗虽可暂时增长阴茎，但同时使阴茎的雄激素受体下调且加速 5α 还原酶 2 活性丧失，最终导致成年后的阴茎长度和重量都达不到正常水平。所以目前专家建议 12~13 岁青春期发育开始时再给予雄激素补充治疗。也有研究表明，在婴幼儿、青春期前及青春期补充雄激素均可获满意疗效。雄激素补充可以通过口服、肌内注射或局部应用。

睾酮 25 mg 肌内注射，每日 1 次，1 个月为 1 个疗程；婴幼儿期 10~20 mg，每周 2 次，用 1~2 周。青春前期患儿可短期口服十一酸睾酮，剂量：每日 2~3 mg/kg（体重）（最大量 120 mg/d），分 2~3 次口服，用奶送服后立即进食。连续口服 3 个月为 1 个疗程，最多 2 个疗程。另外，也可以采用 5%的睾酮乳膏外用。但小儿不能长期应用，否则会影响骨骼发育。

对于促性性激素分泌不足者，首选 HCG 肌注，一般用 HCG 2 000 单位/次，每周 2 次；也可进一步选择 LH、GnRH 治疗。LH 及 GnRH 可皮下或吸入给药，但价格昂贵。高促性性腺激素者选用 T 或 DHT 治疗。

（二）中成药治疗

1. 人参鹿茸丸　每晚睡前服 10 g。功能益肾壮阳，补血生精，用于肾阳虚阴茎短小者。

2. 大补阴丸　每服 1 丸，早晚各 1 次，功能滋补肝肾，滋阴降火，用于肾阴虚，阴茎短小者。

3. 三肾丸　每服 6~9 g，每日服 2 次，早晚饭前服，功能强阳养阴，调补天癸，肾之阴虚阳虚皆可服。

4. 大黄蟅虫丸　每服3 g，每日2次，功能活血化瘀，适用于肝经瘀滞者。

（三）手术治疗

主要有阴茎延长术和阴茎增粗术。阴茎延长术主要是在不影响阴茎勃起的稳定和上举的前提下，切除阴茎浅悬韧带和部分深悬韧带，从而增加阴茎体的长度。阴茎增粗术主要有两类：

1. 增加阴茎海绵体外周组织量，如自体真皮移植、真皮脂肪瓣移植、自体脂肪注射及埋置人工材料等。

2. 增加阴茎海绵体容积，如将大隐静脉补片或其他补片缝合于切开分离的白膜两创缘之间，以增加阴茎海绵体腔的容积，从而达到增粗阴茎的目的。

（四）针灸治疗

1. 体针

（1）取穴：气海、关元、肾俞、命门、三阴交、心俞、中极、血海、行间、归来。

（2）手法：根据阴阳虚实选择相应的补泻手法。

2. 耳穴　取外生殖器、睾丸、内分泌、精宫、肾。每次取2~4穴，留针20~30 min或埋针3~5 d。

（五）饮食疗法

可采用动物鞭及睾丸，如牛鞭、狗鞭、鹿鞭、羊肾、鸡睾等，低温干燥，研成细粉，每服6~10 g，每日1~2次，饭前服用；或新鲜者炖服；或与枸杞子、何首乌、肉苁蓉分别煲汤，长期食用，效果更佳。

七、转归与预后

婴幼儿期即开始治疗，有望获效。病情严重，有染色体病变，或青春期后开始治疗者，效果不佳。必要时可以选择手术治疗。

八、文献选录

“男子有天生阳物细小而不得子者，人以为天定之也，谁知人工亦可以造作乎。……盖人之阳物修伟者，因其肝气之有余；阳物细小者，由于肝气之不足。”“以肾为肝之母，心为肝之子，补肝而不补其肾，则肝之气无所生，补肝而不补其心，则肝之气有所耗，皆不能助肝以伸其筋，助筋以壮其势。故必三经同补，补肝壮筋，兼益心肾……”（《辨证录·种嗣门》）

参考文献

[1] 吴意光，辛钟成．阴茎短小综合征的诊断与治疗［J］．临床泌尿外科杂志，2007，22（11）：801-804.

[2] 马锋，汪洋．常见阴茎短小的诊治［J］．航空航天医学杂志，2011，22（4）：448-448.

[3] 陈佳佳，巩纯秀，曹冰燕，等．短期口服小剂量十一酸睾酮治疗青春期前46，XY男童阴茎短小自身前后对照研究［J］．中国循证儿科杂志，2012，07（3）：167-171.

[4] 李莉，柯亭羽，牛学琴．男性特发性低促性腺激素性性腺功能减退症一例［J］．云南医药，2017（6）：663-665.

第二十节　尿道下裂

一、概述

尿道下裂是男性尿路及外生殖器常见的先天性畸形，125~250个出生男婴中就会有1例，属常染色体显性遗传。目前认为本病发生与遗传、环境及内分泌等诸多因素相关，但至今还没有一种理论能够加以完整解释。一般认为，尿道下裂的形成是因胚胎睾丸产生雄激素不足，而使左右尿道褶不能正常融合所致。某些情况下，末端器官对雄激素不应答可能也是原因之一。妊娠期如用雌激素及孕激素可增加尿道下裂的发生率。尿道下裂的主要临床表现是阴茎弯曲、尿道开口异常及包皮分布异常。尿道下裂常并发腹股沟斜疝及隐睾，尿道口越位近侧，发生率较高，常合并泌尿生殖系或其他系统畸形。小儿如有尿道下裂并有不可触及的隐睾时，须检查染色体核型，以确定性别。

二、病因病理

在胚胎发育过程中，阴茎腹侧出现尿道沟，其两侧皱襞再自后向前融合，终于阴茎头，形成尿道管。如融合未毕，中途停止，便构成尿道下裂。尿道口小，背部包皮堕滞成宽裙状，尿道海绵体退化成条索，牵拉阴茎向腹侧弯曲，勃起时畸形加重。

三、辨病与类病鉴别

国内常按尿道口所在的不同部位分为：①阴茎头型或冠状沟型：最常见，尿道口位于正常舟状窝近侧或包皮系带部；②阴茎型：尿道口位于阴茎腹面，阴茎不同程度地向腹侧弯曲；③阴茎阴囊型：尿道口位于阴茎根部与阴囊交界处，阴茎发育不良并向腹侧严重弯曲；④会阴型：尿道口开于会阴部，敞开呈漏斗状。各型均有不同程度的阴茎下弯，包皮如帽状堆积于阴茎头的背面，腹侧可见未闭合的尿道呈一浅沟。

国外多采用按阴茎下弯矫正后尿道口新位置分为：前型（阴茎头型，冠状沟型及冠状沟下型），中间型（阴茎远段型，阴茎中段型和阴茎近段型），后型（阴茎阴囊型，阴囊型和会阴型）。此分型更能准确反映尿道下裂的严重程度。一般而言，严重性从前端到后端逐渐增加。

阴茎阴囊型和会阴型常见阴囊对裂，并可因前列腺囊变深似阴道，若同时伴有双侧隐睾，很难从外观上与两性畸形相区别，此时需要通过B超检查、性染色体的鉴定及内分泌检查以排除两性间体及先天性肾上腺增生。

四、治疗

手术矫形为唯一治疗方法。手术的目的是矫正阴茎下弯，使尿道口恢复或接近正常阴茎头的位置，使小儿能站立排尿，成人后有正常性生活。手术年龄以幼儿期最为合适，至少应于入学前完成。手术可一次完成，也可分两期进行。小儿阴茎发育差者，可于术前用1~2个疗程绒毛膜促性腺激素治疗。

（一）一期手术

1. 前型尿道下裂手术术式　此类手术特点是可不做复杂尿道成形，仅利用异位尿道口周围皮肤作为修复尿道的材料，手术相对简单，成功率较高。

（1）尿道板切开卷管尿道成形术（TIP术）：适用于前型及中间型尿道下裂的修复，已作为首选术式。

（2）尿道口前移阴茎头成形术：适用于阴茎无下曲或轻微下曲但不需切断尿道板可矫正的大多数阴茎和冠状沟型患者。

（3）尿道口基底皮瓣术：适用于阴茎下弯、尿道口位于冠状沟、冠状沟下及阴茎体远侧1/3（距阴茎头冠 1 cm 以内）病例。要求阴茎头发育好、阴茎腹侧皮肤充裕、松弛。

（4）加盖带蒂皮瓣尿道成形术：适用于无或轻度下曲、尿道板可保留，尿道板宽度<4 mm，不宜做 tip 术者。

2. 中间型和后型尿道下裂手术术式　若无明显下曲，或经阴茎皮肤脱套及阴茎海绵体背侧折叠术后阴茎下弯已矫正，尿道板不需切断，首先推荐采用尿道板切开尿道成形术（TIP）或加盖带蒂皮瓣尿道成形术；若矫正下曲时必须切断尿道板，则可选用以下术式。

（1）游离移植物尿道成形术：国外应用最多的是颊黏膜尿道成形，国内则多采用游离包皮尿道成形。

（2）带蒂皮瓣尿道成形术：下曲矫正后，远端尿道缺损可采用单纯阴茎或阴囊皮瓣尿道成形，若尿道缺损太长，单一皮瓣长度不足时，可取联合皮瓣尿道成形，选择阴囊中隔带蒂皮瓣尿道成型术或阴茎阴囊联合皮瓣尿道成形术。若皮源仍不充裕，则可取生殖器外皮瓣。

（二）分期手术

分期手术主要适应于近端型尿道下裂合并阴茎重度弯曲、阴茎阴囊发育差及多次尿道下裂术失败致畸者。有下曲者，第一期主要矫正阴茎下弯，无下曲者则把病变以远尿道切开，转移充裕的皮肤或黏膜于阴茎腹侧，6 个月后待局部瘢痕软化稳定，血供建立良好再行尿道成形术。

五、现代研究进展

曹永胜等采用 Snodgrass 术式治疗小儿尿道下裂 51 例，均行 Snodgrass 术式治疗。结果一次手术治愈率 90. 20%；阴茎美观满意度 92. 16%。认为 Snodgrass 术式对轻中度阴茎下弯的各型尿道下裂以及Ⅱ期手术的尿道下裂均有较好治疗效果，具有手术操作简便、适用范围广、取材容易、安全美观、治愈率高的优点。

范登信等研究发现 TIP 术修复尿道下裂，采用阴茎背侧翼状肉膜瓣双重覆盖联合尿道海绵体缝合技术是一种减少尿瘘发生的可靠方法。江志勇等探讨肉膜覆盖在尿道板纵切卷管尿道成形术（TIP）中预防尿瘘的应用。对于远端型选择腹外侧阴茎肉膜瓣覆盖，近端型选择阴囊前动脉带蒂肉膜瓣覆盖，较少出现尿瘘的并发症，是 TIP 术中较理想的覆盖方式。传统 Snodgrass 术后尿道狭窄发生率较高，为解决这一问题，刘冰等对 Snodgrass 术式进行了改良，将口腔黏膜植入尿道板纵行切开后形成的创面，然后将尿道板黏膜卷管形成尿道，治疗不伴明显阴茎弯曲的阴茎型尿道下裂患儿 55 例。结果术后 1 例发生尿道感染，并发尿瘘和再造尿道狭窄；5 例术后并发尿瘘。其余患儿均排尿通畅，未发生重建尿道和尿道外口狭窄，阴茎矫直完全。认为尿道板纵行切开后创面内移植口腔黏膜能够增加重建尿道材料，相对于传统的 Snodgrass 术式，降低了重建尿道狭窄发生的风险，并改善了术后阴茎形态。

崔笠等采用横行带蒂岛状包皮瓣（Duckett 术式）一期修复重度尿道下裂 49 例。其中单纯 Duckett 术式 8 例，Duckett 联合原位尿道板卷（Duplay）术式 18 例，Duckett 联合带蒂阴囊皮瓣转移法（Scrotal）术式 23 例。一期修复治愈 40 例。作者认为 Duckett 术式在重度尿道下裂的临床治疗中效果显著，对于尿道缺损长的患者可联合 Duplay 或 Scrotal 术式。陈嘉波等认为如果尿道缺损长度超过 Duckett 皮管和 Duplay 皮管总长度，应该选择分期手术。这样可以降低尿瘘或者尿道狭窄的高发生率。

淡明江采用分期手术治疗严重尿道下裂 84 例，手术分两期进行。一期手术阴茎下曲矫正（隐睾患者同时行睾丸下降固定；阴茎阴囊转位并行阴囊成形），术后 6～12 个月行二期手术，采用 TIP 术并包皮改形覆盖阴茎体。一期术后无皮瓣坏死、感染等发生，10 例阴茎发育不良患儿，经 hCG 治疗后，阴茎长度和直径均有明显增长，外观明显改善。二期手术时，阴茎发育形态较前改善，无阴茎下弯。二期术后手术成功率 94%。5 例术后尿瘘，6 月后再修补成功。随访 2～38 个月，84 例阴茎外观均接近正常，无残留下曲，尿道外口基本位于阴茎头部，排尿通畅，尿线有力。作者认为对于远端尿道下裂，无明显下曲畸形或伴其他畸形的近端尿道下裂，TIP 术一期尿道成形可取得良好的效果，已得到证实。但对阴茎发育偏小特别是阴茎头发育不良、阴茎重度下曲的严重尿道下裂病例更适合的分期手术。

近年来对于常规手术失败的病例的治疗也取得了一定进展。陈嘉波等应用改良 Mathieu 手术治疗尿道下裂失败病例 24 例，取得了满意疗效。认为改良 Mathieu 手术适用 3 种情况的尿道下裂失败病例，即大型的冠状沟尿瘘、尿道外口退缩和前段尿道崩裂。其中手术改良包括尿道后壁正中纵切、阴茎背侧血管神经束下方紧缩海绵体白膜、双层带血管蒂肉膜组织覆盖等技术。

陈锋等总结尿道板纵切卷管尿道成形术（TIP 术）与翻斗式皮瓣法（Mathieu 术）在尿道下裂矫形失败后再次修复中的经验和体会，认为 2 种术式均可应用在尿道下裂矫形术失败的患儿二次尿道修复中，成功率均较高，疗效可靠。对于尿道板发育好、纤维化不重的病例选用 TIP 术式成功率较高，但对于尿道板发育不佳或纤维化严重的病例则选用 Mathieu 法二次修复为好。

靳宏勇等观察发现对于多次尿道下裂手术失败的患儿，阴茎局部条件差，多次术后等，尿道狭窄段及瘘口周围较多的瘢痕及挛缩组织，阴茎皮肤破坏严重。且患儿均在 6 个月内接受过口腔黏膜（唇黏膜）代尿道成形术，术后失败，不考虑再次应用口腔黏膜重做尿道者，舌黏膜镶嵌尿道成形术为其提供了一种新的途径。

参考文献

[1] 曹永胜 . Snodgrass 术式治疗小儿尿道下裂的疗效分析［J］. 中国地方病防治杂志，2017（5）：575-576.

[2] 范登信 . 阴茎背侧翼状肉膜瓣双重覆盖联合尿道海绵体缝合技术在 TIP 术修复尿道下裂中的应用［J］. 安徽医科大学学报，2012，47（3）：349-351.

[3] 江志勇 . 肉膜瓣覆盖在尿道板纵切卷管尿道成形术中的应用［J］. 中华男科学杂志，2013，19（10）：927-930.

[4] 刘冰 . Snodgrass 术式联合口腔黏膜修复尿道下裂［J］. 中国修复重建外科杂志，2018，13.（1）：51-54.

[5] 崔笠 . 横行带蒂岛状包皮瓣一期修复重度尿道下裂的效果［J］. 江苏医药，2015，41（10）：1192-1194.

[6] 陈嘉波 . 重度尿道下裂分期手术与一期手术的疗效比较［J］. 中华实用儿科临床杂志，2012，27（20）：1613-1615.

[7] 淡明江 . 分期手术在严重尿道下裂中的应用［J］. 中华男科学杂志，2012，18（3）：278-280.

[8] 陈嘉波 . 改良 Mathieu 手术在尿道下裂再次修复中的应用［J］. 中华男科学杂志，2013，19（10）：923-926.

[9] 陈锋 . TIP 术与 Flip-flap 术在尿道下裂再次修复中的疗效比较［J］. 华中科技大学学报（医学版），2014，43（5）：577-579.

[10] 靳宏勇 . 舌黏膜镶嵌治疗多次尿道下裂失败患儿中的临床应用和体会［J］. 临床泌尿外科杂志，2017（11）：888-891.

第二十一节　尿道狭窄

一、概述

尿道狭窄系指尿道变细，失去正常扩张功能，使尿流不畅或受阻，出现一系列下尿路梗阻症状，为男科临床的常见病、多发病。其发病原因可分为先天性、外伤性和炎症性，临床上以外伤性和炎症性尿道狭窄常见。尿道狭窄患者主要有下尿路阻塞症状为主，随着疾病发展还会导致尿路反复感染、膀胱结石、尿瘘、慢性肾功能不全等并发症。治疗上一直比较棘手，尤其是对于长段、多段及多次复发的尿道狭窄或尿道闭锁，要根据不同的狭窄类型，采取不同的治疗方案。

二、病因病理

（一）中医病因病机

（1）先天不足，肾气亏损，膀胱气化失司所致。

（2）后天失调，损伤尿道，血脉瘀滞而成。

（3）湿热下注，毒流精道，浊瘀凝聚，引起本病。

（二）西医病因病理

1. *先天性*　多见于儿童，为先天性尿道畸形所致。有尿道外口狭小、先天性尿道下裂、尿道隔膜、精阜肥大及后尿道瓣膜等引起排尿困难。

2. *外伤性*　外伤性尿道狭窄是尿道外伤的后期并发症。尿道外伤后，损伤的尿道及尿道周围组织形成的瘢痕和瘢痕本身收缩，尿道管腔内径变小所致。有来自外界的尿道外损伤，如骑跨伤、踢伤、尖硬物撞击伤等，尿道黏膜连续性破坏，局部出血、尿液外渗等引发炎症反应，波及尿道黏膜下的尿道海绵体和尿道海绵体本身有损伤导致结缔组织增生和纤维化形成尿道黏膜和尿道海绵体瘢痕，瘢痕的增生收缩都可以引起尿道管腔变小引起尿道狭窄；有来自尿道内的尿道内损伤，常为医源性原因所致，如导尿术、尿道扩张术、前列腺增生切除术等，及尿道外伤手术时吻合对合差、留置尿管过粗、和局部感人未有效控制都是尿道变狭窄的发生因素。

3. *炎症性*　我国目前炎症性尿道狭窄较外伤性尿道狭窄少见。各种原因的尿道炎和尿道周围炎，均可导致炎症性尿道狭窄。常见的有淋病双球菌、结核杆菌、梅毒及非特异性炎症等侵犯尿道黏膜及黏膜下层，造成组织的充血、水肿、瘢痕形成，最终出现尿道狭窄。一般单次尿道感染如经恰当治疗一般不会损伤尿道上皮，如果反复感染又未得到恰当的治疗则可引起局部炎症，尤其是球部尿道炎及尿道周围炎，形成尿道狭窄瘢痕及尿道瘘等。这类尿道狭窄多为球部尿道的长段及多段狭窄，也可发生于尿道其他部位。

三、辨病要点

1. *尿道外伤史及临床表现*　仔细询问病史及分析临床变现，对确定尿道狭窄部位及估计狭窄程度，以及有无并发症有重要的价值。会阴骑跨伤所致的尿道损伤引起球部尿道狭窄；骨盆骨折并发后尿道损伤所致尿道狭窄多在后尿道。多次尿道扩张术治疗而效果不佳，或扩张后有过大出血、尿道热、排尿困难加重者，应考虑到假道、感染或者存在其他并发症的可能。炎症性的尿道狭窄患者大多有冶游史及急性淋病史，以后逐渐发展为排尿困难。常见症状有尿流变细，滴沥，尿浊，排尿困难。有感染时可见高热、寒战、多汗、神志不清等。可伴有尿痛症状。

2. *体征*　尿道触诊可扪及狭窄部位的尿道硬结，它的范围和尿道狭窄的长度有关，短者呈结节状，长者呈条索状。肛门直肠检查可判断前列腺部瘢痕的范围，若前列腺有明显向上移位，说明尿道狭窄缺损较长，估计手术由会阴部显露尿道近端比较困难。前列腺检查对前列腺憩室、结石、脓肿等并发症的诊断十分重要。尤其注意后尿道与直肠的关系，指检时，前壁软而有一定活动度，如果僵硬而固定，则说明前列腺与直肠粘连严重，手术中损伤直肠的机会增加。

3. 检验与检查

（1）尿道探子检查：可确定狭窄部位、程度和长度，先从大号尿道探子向小号尿道探子试探，可了解尿道狭窄的部位及程度。

（2）尿道影像学检查：尿道造影能在造影片上清晰的显示狭窄部位、程度、长度和各种并发症，是诊断尿道狭窄的首选方法。超声检查是诊断尿道狭窄最为安全，可靠的方法。MRI 具有横断面、冠状面及矢状面三维层面成像，组织对比度好，无射线等优点，对于盆骨骨折后尿道狭窄的诊断有一定参考价值。

（3）尿道膀胱镜检查：在尿道成形手术前应进行尿道膀胱镜检查观察狭窄两断端尿道，估计“灰色尿道”的长度，排除膀胱及尿道肿瘤，进一步明确尿道狭窄的诊断。

（4）尿动力学检查：对慢性尿道狭窄患者有一定诊断价值。

四、论治要点

（一）血脉瘀滞证

1. 临床表现　有尿道损伤史，排尿不畅或困难，尿线变细或分叉，尿道刺痛或涩痛，尿频、尿急、尿少或尿血。舌暗红或紫，苔薄白，脉涩。

2. 证候分析　脉络破伤，血溢于外，阻滞气机，故排尿不畅或困难，尿道疼痛；气机不利，开合失常，故尿频、尿急；血不归经则见尿血。舌暗红或紫、脉涩为血脉瘀滞之征。

3. 治法　活血通淋。

4. 方药　沉香散合失笑散加减。方中蒲黄、五灵脂、赤芍、王不留行、泽兰活血化瘀利窍；沉香、延胡索理气以助化瘀；泽泻、茯苓、灯心草泄热利尿通淋；甘草调和诸药。全方共奏行气活血、利尿通淋之功。

（二）湿热下注证

1. 临床表现　有尿道感染史，排尿困难，滴沥涩痛，尿道刺激征明显，溲黄，尿道灼热，口干而黏，大便秘结。舌质较红，苔薄白或微黄腻，脉弦滑。

2. 证候分析　外伤脉络，瘀血阻滞，故见排尿困难、滴沥涩痛等；外伤瘀血化热或外受湿热，下注膀胱，气化不利，清浊不分，则见溲黄，尿道灼热；湿热内蕴，故口干而黏，大便秘结；舌脉亦是湿热在里的表现。

3. 治法　清利湿热。

4. 方药　八正散合石韦散加减。方中萹蓄、瞿麦、木通、车前子、滑石以通淋利湿；大黄、山栀、甘草梢以清热泻火；冬葵子、石韦通淋排瘀。全方共奏清利湿热之效。

五、其他治疗

（一）西药治疗

（1）青霉素 80 万单位，肌内注射，每日 2 次；或阿米卡星 0.2 g，肌内注射，每日 2 次。

（2）环丙沙星 0.5 g/次，每日 3 次，口服。

（3）糖皮质激素局部注射能阻止肉芽组织和成纤维细胞增生，减少纤维组织形成，软化瘢痕。

（二）特殊治疗

尿道扩张术　只能对尿道狭窄不严重的病例起到较好的作用，对于外伤性尿道狭窄，尿道扩张术疗效有限，多数情况下只能起到一种辅助治疗的作用。从 F18 号开始，逐步扩大，得效后，不断延长尿扩间隔期。

（三）手术疗法

保守疗法无效或狭窄严重时，常采取手术治疗。其方法有以下几种。

1. 尿道外口切开术　适用于先天性尿道外口狭小或尿道口炎症狭窄造成的尿道下裂。

2. 尿道内切开及电切或电灼术　是指经尿道用冷刀切开狭窄瘢痕，松解瘢痕收缩以扩大尿道腔的方法。其基本原理为当冷刀切开狭窄瘢痕组织达到周围松软的正常组织后，尿道腔才扩大并显露出无尿路上皮化的区域。冷切开同时行电切尿道瘢痕组织是目前较多采用的方法，当瘢痕组织浅而少时，仅用冷刀切开即可。当瘢痕深而多时，单纯的冷刀切开效果并不理想，再狭窄的发生率高，可在冷切开后，加用电切或电灼术。

3. 尿道瘢痕切除对端吻合术　适用于球膜部尿道狭窄，将瘢痕组织彻底切除，尿道端端吻合。一期尿道狭窄瘢痕切除及对端吻合术，可以很好地恢复尿道连续性和内径，术后通畅率高并且最为持久，再狭窄率和并发症最少，因而是治疗外伤性尿道狭窄特别是单纯性尿道狭窄最好的方法。

4. 尿道拖入术　将狭窄切除远端尿道套入膀胱内固定，适用于后尿道狭窄难以吻合者，远端尿道固定于膀胱壁。

5. “会师术”　对前列腺向上后移位过多者，应切开膀胱行“会师术”，应用丝线将前列腺尖端包囊与耻骨后筋膜缝合固定，使两端接近，再用带囊导尿管向下牵拉。

6. 开放性尿道成形术　对于复杂尿道狭窄，特别是长段狭窄，其他方法不能奏效者，可采用开放性尿道成形术治疗。

7. 其他　取耻骨径路，劈开、切除一段耻骨，暴露后尿道及膀胱颈。适于多次手术失败及有严重并发症者。

六、预防与护理

（1）积极治疗与控制各类尿道及尿道周围感染。

（2）及时合理治疗各种尿道损伤。

第二十二节　包皮过长与包茎

一、概述

包皮过长是指包皮遮盖全部龟头，而包皮口并不小；包茎则是指包皮口过小使包皮不能上翻显露龟头。包皮过长、包茎都是男性生殖器的先天性发育异常。婴幼儿包皮比阴茎相对长，包皮和龟头部有上皮粘连，包皮不能上翻，亦不能显露龟头，并非异常。随年龄的增长，阴茎与包皮逐渐发育，一般 3 岁左右上皮粘连逐渐吸收，即可上翻。童年时包皮上翻，但常将尿道口盖没，其包皮长属正常现象。只有到了青春期后龟头仍不能显露，包皮不能上翻才称为“包茎”或“包皮过长”。

二、病因病理

包皮过长是一种先天性发育异常。包茎可有两种情况，一是先天性，从出生后即有阴茎头包皮粘连形成包茎；另一则为后天阴茎头包皮炎症性粘连，或包皮炎，阴茎包皮外伤，血肿机化粘连，或烧伤瘢痕等因素，以致包皮不能上翻，阴茎头不能显露。

三、辨病要点

包皮遮盖全部龟头及尿道口，尚能露出尿道口和龟头者，为包皮过长，包皮口狭窄或包皮与龟头粘连，使遮盖阴茎的包皮不能上翻露出尿道口和龟头者，为包茎；针孔式包茎，排尿困难，并影响排精。包皮垢形成后，作痒，容易发生包皮龟头炎或乳头状瘤。包皮垢长期慢性刺激，容易发生癌变。

四、辨证论治

1. 功能练习　在婴幼儿阶段，应在家长和医生指导下作功能练习，用手试行翻转包皮，以促进包皮与龟头的分离，有助于阴茎的发育。在洗澡或坐浴时，将包皮翻转，把包内板处的分泌物、污垢清洗干净，预防感染。

2. 包皮手术的适应证

（1）幼儿期以后反复发作的龟头炎，包皮粘连，非手术疗法无效者。

（2）青春期包皮仍不能上翻，龟头不能完全显露者。

（3）包皮口纤维化，影响排尿者。

（4）嵌顿性包茎。

（5）因包茎的慢性刺激，阴茎或包皮处的白斑、疣、乳头状瘤或原因不明的硬性肿块等，都应尽早手术切除，以防阴茎癌的发生。

3. 最常用的手术方式

（1）传统包皮环切术：历史悠久，早在6 000年前埃及的木乃伊和浮雕上已经记录了最早的包皮环切术的过程。临床上传统的包皮环切手术方法如下：沿阴茎背侧及腹侧剪开包皮至距冠状沟0.5~0.8 cm处，环形剪除两侧包皮，包皮内外板间断缝合，外用凡士林纱布条及干纱布包扎，显露阴茎头。该方法技术较为成熟，适合几乎所有包皮过长和包茎的患者。操作简单，手术时间较短，因此，目前临床应用较多。但该方法也有较多不足，包括：①包皮内外板切除量以及保留系带长短不易控制，对于初学者或经验不足的术者，容易导致系带过短和切缘不整齐；②术后易形成环形的瘢痕挛缩，造成包皮外口狭窄。③切除全层包皮时，由于切断了其中的阴茎背浅静脉，故术中出血较多；④包皮阴茎背浅静脉属终端静脉，切断后容易引起包皮远端回流障碍，从而导致术后出现不同程度的水肿，特别是系带处，需较长时间的消肿恢复。⑤部分患者术后，阴茎皮下可能形成缝线硬结，对局部外观及患者的心理产生不良影响。

（2）改良包皮切除术：针对传统包皮环切术的缺点，许多医师，尤其是整形外科开始思考用整形外科“精细、无创”的理念和原则来进行手术方法的改良。如改良切口的套袖式包皮环切术、保留浅静脉系统的微创包皮环切术、袖套式包皮环切术联合Z改形术、阴茎根部背侧皮肤梭形切除术等。此类手术方法根据不同包皮长度、术前设计环形或梭形切除范围，仅切除阴茎表皮，最大限度地保留了阴茎Colles筋膜、背浅静脉和淋巴回流系统的完整性。与传统包皮环切术相比，这些改良术式分别有如下优点：①手术创伤小，出血少；②由于阴茎浅静脉的分支大部分保留，术后包皮肿胀较轻，可减轻患者术后的紧张和焦虑情绪，术后切口整齐美观；③因切口远离尿道外口，排尿时切口部位不易被尿液污染，避免切口感染；④保留了内板上的神经末梢，术后不影响性兴奋。但该方法也存在一定局限性，如操作较复杂、费时，且剥离包皮要求精细，初学者往往不易掌握，若对解剖层次掌握不好，容易损伤皮下血管。另外，对于包茎、包皮外口狭窄或包皮长期感染致严重粘连的患者，不宜采用此类改良术式。

（3）包皮环套扎术：是一种创新的包皮环切技术，它的有效性、易用性和可接受性已经在中国和非洲地区进行的临床评估研究中得到证实。其原理是利用内环和外环的压榨作用，阻断过长包皮的血液循环，使其坏死脱落。临床上多采用“中国商环”方法，即术前测量阴茎体周径，选择合适的型号，首先将内环套在阴茎体上，将包皮口向外翻转内环，保留内板0.8~1 cm，适当调整位置，扣上环齿扣，用剪刀剪去多余的包皮。术后7~10 d去环。该手术方法的优点：①手术程序简单，操作方便，手术时间短，手术时及术后24 h疼痛较轻；②术后出血、感染、伤口裂开发生率低；③由内环来确定保留包皮的切缘，从客观上保证包皮和系带长短适中、对称，切缘整齐，外观较好；④术后护理方便、简单，无须换药、拆线，避免了术后拆线的痛苦和心理压力。缺点：①伤口完全愈合时间较长；②由于要使用“包皮环”这一特殊手术器材，增加了手术费用，导致部分患者难以负担。

（4）激光环切术：应用二氧化碳激光进行包皮环切术的方法与传统方法类似，即术前设计切除包皮的范围并标记，在阴茎头与包皮之间放入大小合适的保护罩，将包皮翻回，覆盖在保护罩的表面，沿标记线激光切除包皮，并彻底止血，可吸收线间断或连续缝合，纱布包扎。激光包皮环切术具有以下优点：①激光的热能能迅速凝固组织，封闭毛细血管，出血较少，避免因过多地结扎血管而导致皮下结节；②切缘整齐，愈合美观；③操作简单，手术时间较短。缺点：激光产生的高温对周围组织产生烧灼，使组织愈合时间延长，术后水肿消失所需要的时间长。

（5）包皮环切器包皮切除术：选定适合的型号，放入钟形龟头座（包皮口过小者须剪开）。系带处夹住内外板移行部位（可略偏向外板侧），其他部位略偏向内板侧夹住包皮；于系带处将龟头轻推入钟形龟头座之钟形罩内以确保系带处长度足够，其他部位以目测切割位并将此位定于器械的可切割部位，固定包皮在拉杆上。保持位置不变，套上器械，旋上调节旋钮，使得需切割部位之包皮位置相对固定，收紧旋钮至钟形龟头座拉杆尾端面与旋钮后面相平，再次确定切割部位无误。去除保险扣，切除包皮。该手术方法的优点：①手术操作简单，手术时间短；②术中术后出血少、感染、伤口裂开发生率低；③切缘整齐美观；④术后护理方便、简单。缺点：①伤口完全愈合时间较长；②手术费用较高，导致部分患者难以接受。

参考文献

[1] 程跃，彭弋峰，严泽军．包皮环切术［M］．北京：人民卫生出版社，2015：6-8.

[2] 朱晶晶，刘天一．包皮过长的研究进展及现代整形外科治疗理念［J］．中国美容整形外科杂志，2014，25（10）：598-600.

[3] 丁静波，周玉山，苏林生．包皮环切器包皮切除术与普通包皮环切术的疗效比较［J］．宁夏医学杂志，2012，34（11）：1129-1130.

第二十三节　嵌顿包茎

一、概述

各种原因造成包皮紧勒在阴茎冠状沟处不能推下，即形成嵌顿包茎。多见于包皮过长或包皮口较小的小儿及青年人，临床上新婚青年为多。在儿童多出于好奇心，上翻包皮后未及时复位，或家长给患儿洗澡时翻洗包皮后未及时复位；其原因往往由于患者自己为了露出阴茎头，把包皮上翻而发生；或因房事后，翻上的包皮未能复位所造成；也有因包皮阴茎头炎刺激致阴茎勃起而发生；或因医生检查包皮时，没有及时将上翻的过紧过长的包皮推下而发生。

二、病因病理

（一）中医病因病机

嵌顿包茎发生后，包皮络脉受阻，血行不畅，局部明显水肿疼痛，严重者包皮坏死，排尿困难。

（二）西医病因病理

包皮口紧勒于龟头嵌顿形成后龟头及包皮血液回流受阻，发生瘀血、肿大、疼痛，严重者可发生坏死、脱落。

三、辨病要点

1. 症状　多有包茎或者包皮过长伴随包皮口狭窄病史。嵌顿后局部疼痛，排尿困难，小儿则多伴哭闹不休。

2. 体征　包皮外口上退至冠状沟处不能还纳，局部肿胀，皮色光亮或色紫，或有压痛。

四、类病辨别

1. 包皮虫咬皮炎　包皮红肿、痒痛明显，但包皮未上翻，小儿多见。

2. 阴茎嵌顿　多因金属环、橡皮圈等套入阴茎发生绞窄而发生，致使阴茎肿胀、疼痛，严重者异物陷入而不易看见，阴茎远端可发生坏死。

五、辨证要点

1. 分清虚实　本症属络脉受阻，气滞血瘀，筋失营养所致，起病急，症状重，故属实证。

2. 明辨病位　病位在阴茎。

3. 细审寒热　早期寒热不明显，后期热证居多。

六、治疗原则

本症属男科急症，应尽快解除嵌顿，行手法或手术复位。复位后，可根据症状，配以内治之法，以宣畅气机、活血通络。痊愈后，择期手术，以免再发。

七、论治要点

（一）气滞证

1. 临床表现　包皮外口上翻至冠状沟，不能还纳，包皮水肿，疼痛伴少腹胀痛。舌质淡红，苔薄白，脉紧。

2. 证候分析　包皮过长，包皮口小，上翻后不能复位，脉络阻滞，气血运行不畅，故见局部水肿疼痛。

3. 治法　行气通络，消胀止痛。

4. 方药　金铃子散合活络效灵丹。方中金铃子疏肝理气，延胡索行气止痛，当归活血养血，丹参、乳香通络止痛。诸药相配，具有通络止痛、行气消肿之功，适用于嵌顿复位后水肿仍不消退的患者。

（二）血瘀证

1. 临床表现　包皮水肿，其色暗红，甚者出现小瘀点，剧痛如针刺，龟头紫红，伴排尿困难，坠胀不安。舌质暗红或有瘀点，舌苔薄黄，脉弦紧或弦涩。

2. 证候分析　包茎嵌顿，气血受阻，血脉瘀滞，经脉阻塞，血瘀为主故出现以疼痛为主的症状，伴排尿不畅。舌暗红、脉弦紧或弦涩均为血瘀之象。

3. 治法　活血化瘀，通络止痛。

4. 方药　七厘散加减。方中血竭、乳香、没药、红花活血行瘀，麝香、冰片辛散止痛，儿茶行瘀定痛，朱砂安神，加黄酒冲服，诸药相伍有祛瘀通脉、活血止痛之功。

八、其他治疗

（一）手法复位和手术治疗

先于阴茎冠状沟处涂上凡士林，用两手食指和中指夹住阴茎包皮狭窄环后方，两拇指压挤阴茎头，慢慢地使其通过狭窄的环，同时两手食指和中指将包皮从阴茎体自上往下翻推，使之复位。宜尽早施行，若嵌顿在 6 h 以内，手法复位多能成功。手法复位不成功的严重嵌顿，可先将有槽探针插入狭窄环内，然后于阴茎背侧，沿着有槽探针切断狭窄环，阴茎即刻松解。切口可不缝合，若切口较长者，可横形缝合。严重者可行一期包皮环切术治疗。

（二）浸泡或湿敷法

方用芒硝、黄柏、马齿苋、蒲公英各 30 g 水煎，煎液待温后，用纱布湿敷或将阴茎放入药液中浸泡，每次 10~15 min，每日 2~3 次。

九、预防与护理

普及卫生常识，教育儿童、青少年不要随意玩弄阴茎；新婚夫妇要进行婚前有关知识的学习，有包皮过长或包茎的患者，最好行包皮环切手术。一旦发生嵌顿包茎，马上进行手法复位，手法复位失败者及时采用手术复位，以防发生坏死。

参考文献

李占松，I期包皮环切术治疗重度包皮嵌顿20例临床报告［J］. 中国男科学杂志，2009，23（4）：65.

第二十四节　阴茎外伤

一、概述

阴茎损伤几乎占生殖器损伤的一半。阴茎的海绵体内有丰富的静脉窦，一旦破裂，可引起大量出血。阴茎横断面，从外向内依次为皮肤、会阴浅筋膜、阴茎筋膜等，包裹在3个海绵体外面。上述各部分受到致病因素损害，均可造成阴茎损伤。

二、病因病理

（一）中医病因病理

踢伤、跌仆、挤压、刀枪伤等，使脉络受损，血溢于脉外，瘀着不去，气血瘀滞，不仅肿痛，且瘀积成癥；瘀血久积不去，则可结滞成块，阻滞于经络，血脉不生而成为残疾。

（二）西医病因病理

1. 病因

（1）枪弹伤：战时多见，为开放性损伤，并常合并其他部位损伤。由于弹片进入时带入异物，故常伴有严重的感染。

（2）刺伤：伤口常小而深，引流不畅，容易发生深部感染。

（3）挤压伤：阴茎被重物长时间挤压，造成阴茎水肿、坏死。常在建筑物倒塌时发生。

（4）咬伤：动物或人嘴咬伤阴茎，因口腔细菌很多，伤口易发生感染。

（5）切割伤：阴茎被利器切割而致损伤，伤口边缘多整齐，周围组织损伤轻，但出血多。

（6）缩窄伤：阴茎被绳结或金属环套入、缩紧，局部血循环出现障碍，造成水肿甚至发生坏死。

（7）直接暴力伤：多因外力打击、骑跨、被踢等所致，阴茎以肿痛为主。

2. 病理

（1）挫伤：受伤部位皮肤与皮下组织发生水肿，有时伴瘀血、血肿，疼痛并有明显触痛。一般表皮无溃破。

（2）裂伤：皮肤、皮下组织或阴茎海绵体均被撕裂，伤口边缘不齐，周围组织损伤较重，出血多，疼痛。

（3）横断伤：切割阴茎或因阴茎勃起时遭受直接强暴力所造成，可部分或完全性横断。

（4）贯通伤：由阴茎一侧穿入，另一侧穿出，构成全层穿通。常见刺伤与枪弹伤所造成。

（5）剥裸伤：因挤压、刀割造成阴茎皮肤剥脱，仅皮肤、皮下组织受损，海绵体完整。

（6）脱位：阴茎勃起时外受暴力，把阴茎海绵体推入阴囊、会阴、耻骨下、腹股沟皮下环等处。

三、辨病要点

1. 症状　有明确会阴部外伤史，可出现阴茎疼痛、出血、肿胀畸形、缺损，排尿困难，或有尿痛。严重者可出现休克。

2. 体征　由于损伤原因不同，而有相应的局部体征，如肿胀、出血、瘀血、裂伤、横断、贯通、剥脱、缩窄、坏死、部分缺损等。同时应注意有无阴茎以外的损伤。

3. 辅助检查　B超可以确定阴茎白膜缺损处及阴茎折断者的破裂位置。阴茎海绵体造影可见阴茎海绵体白膜破损处有造影剂外渗。但是检查属于有创性，且由于造影剂外渗，可引起海绵体纤维化，以及一定的假阴性和假阳性概率，目前较少使用。

4. 分类　按皮肤损伤，可分为闭合性损伤和开放性损伤两种。

（1）闭合性损伤：①阴茎挫伤：各种暴力均可导致阴茎挫伤，一起皮下组织或海绵体损伤，皮下组织瘀血，皮肤水肿，严重时出现纺锤体血肿，多不伴有尿道损伤。②阴茎折断：又称阴茎海绵体破裂，是严重的阴茎闭合性损伤。阴茎勃起时，受到直接外力作用，造成阴茎海绵体周围白膜及阴茎海绵体破裂，可伴发尿道损伤。多见于20~40岁青壮年，在手淫、粗暴性交等情况易发生。③阴茎绞窄伤：常因好奇、性欲异常、精神失常或恶作剧等，将金属环、大号螺帽、线圈、橡皮筋等环形物套扎在阴茎上没有及时取下所致。④阴茎脱位伤：是指男性会阴部遭到挤压，阴茎在勃起时扭曲或在疲软时遭到钝性暴力打击、过度牵拉或骑跨伤时，或外力继续不停，可造成阴茎、尿道海绵体在冠状沟外与包皮发生环形撕裂，引起阴茎、耻骨韧带以及周围组织撕裂，阴茎脱离其皮肤，脱位到腹股沟、耻骨下部、大腿根部或阴囊会阴部的皮下，与存留原位的包皮分离，空虚无物。

（2）开放性损伤：多数发生于刀割伤、刺伤、枪弹伤、卷入机器、牲畜咬伤及其他意外损伤；精神病患者的自伤或他伤亦偶有发生、有时因粗暴性行为发生包皮及其系带撕裂，造成包皮裂口和出血。常见的有阴茎离断伤和阴茎皮肤损伤。

四、论治要点

（一）血络损伤证

1. *临床表现*　阴茎有外伤史，阴茎坠胀疼痛，牵引少腹，局部触痛明显，皮色青紫或有大片紫斑。舌质红有瘀点，苔薄白，脉弦涩。

2. *证候分析*　外伤脉络，血液妄行，阻塞脉道，有碍气机，瘀阻阴器，故出现局部痛胀、色青紫的瘀血征象。

3. *治法*　活血化瘀，消肿止痛。

4. *方药*　活血舒筋汤加减。本方以四物汤加味，取当归、川芎、赤芍、红花、苏木、乳香、没药入肝经，既可活血化瘀，又可行气止痛；土鳖破血逐瘀，消瘀散结；橘核、橘叶、茴香、荔枝核、青皮、乌药亦均为疏肝理气、舒筋通络止痛之品。全方共奏活血祛瘀、理气止痛、舒筋通络、消瘀散结之效。

（二）血脉瘀滞证

1. *临床表现*　阴茎有受伤史，刺痛难忍，皮色紫黯，局部肿胀，瘀血显著，触之较硬。舌质暗红、舌边紫，脉沉涩。

2. *证候分析*　瘀血不去，新血不生，经脉阻塞，气机不通，故见上述诸证。

3. *治法*　行气化瘀。

4. *方药*　活血散瘀汤合补阳还五汤加减。方中归尾、红花、赤芍、桃仁、苏木化瘀以去死血；瓜蒌、槟榔、枳壳、黄芪等行气益气，宣畅气机，气行则血行；地龙通经络。诸药合用，行气化瘀。

五、其他治疗

（一）中成药治疗

1. *跌打活血散*　舒筋活血，散瘀止痛，每次3 g，每日2次口服。

2. *活血止痛散*　活血散瘀，消肿止痛，每次3 g，每日2次口服。

（二）西医治疗

1. *挫伤*　休息，止痛，局部抬高，24 h内采用冷敷，24 h后改用热敷。有出血者结扎止血，感染者切开引流。

2. 裂伤、刺伤、横断伤　麻醉下清创，缝合，止痛及预防感染，应用抗生素、镇痛药以及雌激素药物，同时注射破伤风抗毒素。

3. 剥裸伤　清创缝合。如完全性剥脱或大片皮肤缺损，而阴茎筋膜完整无损时，可行阴囊皮肤带状移植或用其他处皮肤行中厚皮片植皮术。

4. 绞窄伤　及时解除缩窄，如有坏死应清除坏死组织，换药并控制感染。局部可注射透明质酸、肝素等，以预防血栓形成。

5. 脱位　采用阴茎复位术。伴有大血肿时应切开，清除血块。

6. 阴茎离断伤　主要包括阴茎的修复，恢复排尿功能及性功能。其治疗效果因受伤部位、程度、缺血时间和治疗方法而已，迄今尚无统一的治疗方案，但均强调吻合血管的再植术。常见的手术方式有阴茎再植术和阴茎再造术。

7. 包皮系带伤　因单纯原位系带缝合术可使原来过短的系带更加缩短，容易发生勃起后疼痛，龟头不能伸直，有再次系带断裂可能，多不主张行单纯的原位系带缝合术。而包皮系带成形术能使系带延长、阴茎完全伸直，增加局部承张能力，得到大家认可。部分患者可一并行包皮环切术。术后效果好。

六、预防与护理

（1）注意防护措施，避免骑跨、嵌顿等人为因素的损伤。

（2）抬高局部，促进血液循环。

（3）搞好卫生，防止创面感染。

参考文献

孙海青．阴茎折断的早期治疗［J］．中国中药咨询，2011，3（8）：441-442.

第二十五节　尿道损伤

一、概述

尿道损伤是临床常见疾病，占泌尿系损伤的10%~18%甚至更多。多见于15~25岁青壮年，90%以上是骨盆骨折或骑跨伤等闭合性损伤引起，开放性贯穿伤罕见，偶可见开放性枪伤损伤尿道。骨盆骨折引起的尿道损伤常伴有膀胱、肝、脾或肠道等器官的损伤，合并伤时死亡率高达30%。尿道损伤的初步处理取决于尿道损伤的程度、部位、患者的血尿动力学是否稳定和相关的损伤情况。近年来经尿道手术，特别是根治性前列腺切除术的增加，使得医源性损伤有增加趋势。

男性尿道长约20 cm，并呈“S”形，分为前尿道与后尿道。从尿道口至耻骨弓为阴茎头部与阴茎部尿道，因活动度大，很少造成损伤。从耻骨弓至尿生殖膈的下筋膜为球部尿道，骑跨伤往往损伤此部。前二者总称为前尿道（海绵体部尿道）。后尿道也分为两部分，尿生殖膈上筋膜与尿生殖膈下筋膜之间的尿道为膜部尿道，长1.5~2 cm，仅为一层黏膜部的损伤。从尿生殖膈上筋膜至尿道内口为前列腺部尿道，约5 cm长。

二、病因病理

（一）中医病因病机

外来冲击作用于机体，造成经络血脉受损，血溢脉外，经脉不通，瘀血形成，久则瘀积不去，新血难生，脏腑受损，同时也影响气机的运行，气滞血瘀互为因果。

（二）西医病因病理

1. 病因

（1）尿道内暴力损伤：多为医源性损伤，由于尿道手术或操作的增多，近年此类损伤有增加趋势。

1）器械损伤：多为医源性，常因应用器械不熟练或粗暴造成损伤。常见损伤部位为尿道口、尿道球部及前列腺部。

2）异物损伤：可因泌尿系结石排出时造成。也有因性情乖戾用各种不同物质如发针、电线、体温计等探入尿道而致者。轻者造成尿道黏膜擦伤，重者可导致尿道全层损伤。若穿通尿道，形成尿外渗感染可形成脓肿与尿瘘等。

3）尿道灼伤：由误注化学药品引起灼伤（如浓酸、酒精等）和尖锐湿疣电灼时发生的尿道损伤。尿道黏膜充血、水肿，甚至坏死。感染可造成尿道狭窄，且狭窄广泛而严重，难以扩张治疗。可有痛性勃起而影响性生活。

（2）尿道外暴力损伤：多为外伤所致。

1）前尿道损伤：开放性损伤常见于战时，偶见咬伤。闭合性损伤多发生尿道球部，常因会阴骑跨伤所致。患者由高处跌下或摔倒时，会阴骑跨于硬物上，尿道被压在硬物与耻骨联合之间被挤压致伤。如双杠、跳马等，偶见踢伤。

2）后尿道损伤：战时可见开放性损伤，平时多见闭合性损伤。后尿道膜部损伤较前列腺部为多见。常合并骨盆骨折，有时为骨折端刺伤尿道，有时为骨盆骨折时使尿生殖膈左右或前后强力移动而致膜部损伤。

（3）非暴力尿道损伤：较为少见，体外循环的心脏手术患者有出现尿道缺血和发生尿道狭窄的可能，胰腺和胰肾联合抑制胰液从尿液引流者由于胰酶的作用有出现尿道黏膜损伤甚至尿道断裂的报道。

2. 病理分类

（1）按损伤部位：包括膜部尿道损伤和前列腺部尿道损伤。可分为四型：Ⅰ型是后尿道受盆腔内血肿压迫与牵拉伸长，但黏膜完整；Ⅱ型是后尿道损伤指泌尿生殖膈上方前列腺和/或膜部尿道撕裂伤。Ⅲ型是后尿道完全裂伤伴有尿生殖膈的损伤。Ⅳ型是膀胱颈损伤累及后尿道。

（2）按损伤程度：

1）尿道挫伤：仅为尿道黏膜损伤，局部肿胀和瘀血。

2）尿道破裂：尿道部分全层裂伤，尚有部分尿道连续性未完全破坏。

3）尿道断裂：尿道伤处完全断离，连续性丧失，其发病率约为全部尿道损伤的40%~70%。

（3）病理分期：

1）损伤期：闭合性尿道损伤在72 h内为损伤期。局部病理为损伤处的组织破坏与缺损；尿道失去完整性或连续性，并伴有水肿与血肿，可引起尿血、排尿不畅和尿潴留，也有的出现尿外渗。

2）炎症期：闭合性尿道损伤已超过3 d，或开放性尿道损伤虽在3 d内，但已有感染迹象者，均为炎症期。此期持续3周左右，局部渗透增加，水肿加重，白细胞和巨噬细胞浸润，淋巴管组织为纤维蛋白所阻塞；尿外渗后易发生蜂窝组织炎，创伤组织液化坏死。重者导致败血症甚至死亡。合并骨盆骨折者，极易发生骨髓炎。组织坏死与液化于引流后可形成窦道或尿道瘘。

3）狭窄期：尿道损伤3周以后，损伤部位炎症逐渐消退，但纤维组织增生，形成瘢痕，致尿道狭窄，为狭窄期。

三、类病辨别

1. 尿道内损伤

（1）有外伤史或尿道内手术史。

（2）尿道滴血及血尿，有时伴血块。这是尿道损伤最常见的症状。

（3）尿道内疼痛，排尿时加重，伴局部压痛。

（4）有时排尿困难，发生尿潴留。

（5）严重损伤时，出现会阴血、尿外渗，甚至直肠瘘。

（6）并发感染时，出现尿道流脓或尿道周围脓肿。

2. 尿道外暴力性损伤

（1）有外伤病史，受伤时的体位、暴力性质有很大关系。

（2）出现尿道疼痛，尿道出血、排尿困难与尿潴留，甚至出现失血性休克或疼痛性休克。

（3）导尿试验：尿道挫伤或较小的裂伤，导尿管一般能通过损伤部位进入膀胱，排出清亮尿液或稍带血性尿液；尿道断裂或已大部断裂、尿道周围血肿压迫尿道移位或外括约肌痉挛，均使导尿失败。

（4）直肠指检：前尿道损伤，直肠指检正常；后尿道断裂，前列腺可向上移位而不能触到，若能触到则有浮动感，前列腺窝空虚而能触到耻骨。

（5）X线检查：以了解骨盆骨折情况。但是需轻轻搬动患者，避免加重骨盆损伤与尿道损伤的程度。

（6）尿道造影：了解尿道破损的程度、部位及有无尿外渗。应选用有机碘为对比剂。

（7）骨折大出血或脏器损伤：是严重的并发症，常常是患者致死的原因，需高度重视。

四、论治要点

（一）血络损伤证

1. 临床表现　阴茎有外伤史，阴茎坠胀疼痛，牵引少腹，局部触痛明显，皮色青紫或有大片紫斑。舌质红有瘀点，苔薄白，脉弦涩。

2. 证候分析　外伤脉络，血液妄行，阻塞脉道，有碍气机，瘀阻阴器，故出现局部痛胀、色青紫的瘀血征象。

3. 治法　活血化瘀，消肿止痛。

4. 方药　活血舒筋汤加减。本方以四物汤加味，取当归、川芎、赤芍、红花、苏木、乳香、没药入肝经，既可活血化瘀，又可行气止痛；土鳖破血逐瘀，消瘀散结；橘核、橘叶、茴香、荔枝核、青皮、乌药亦均为疏肝理气、舒筋通络止痛之品。全方共奏活血祛瘀、理气止痛、舒筋通络、消瘀散结之效。

（二）血脉瘀滞证

1. 临床表现　阴茎有受伤史，刺痛难忍，皮色紫黯，局部肿胀，瘀血显著，触之较硬。舌质暗红、舌边紫，脉沉涩。

2. 证候分析　瘀血不去，新血不生，经脉阻塞，气机不通，故见上述诸证。

3. 治法　行气化瘀。

4. 方药　活血散瘀汤合补阳还五汤加减。方中归尾、红花、赤芍、桃仁、苏木化瘀以去死血；瓜蒌、槟榔、枳壳、黄芪等行气益气，宣畅气机，气行则血行；地龙通经络。诸药合用，行气化瘀。

五、其他治疗

（一）西医治疗

尿道损伤的治疗因根据患者的全身情况，受伤时间，尿道损伤部位、严重程度以及合并伤的情况等，综合考虑制定治疗方案，对威胁生命的严重出血和脏器损伤应优于尿道损伤予以处理。在全身治疗方面，防治休克、防治感染、预防创伤后并发症。

1. 尿道内损伤

（1）轻者只需对症处理，给予止痛、止血、消炎类药物。严重损伤者，需要尿路改道，修补尿道。血肿、脓肿与尿外渗需切开引流。根据尿道损伤程度，在愈合期内行尿道扩张术。

（2）异物损伤的患者还应将异物取出，一般经尿道口取出，必要时采取尿道切开术。

（3）灼烧患者，先行尿道冲洗，同时止痛、消炎，预防感染。严重损伤时，应在耻骨上膀胱造口引流尿液。愈合期要定期扩张尿道，防止狭窄。对广泛狭窄者，行尿道重建术。

2. 尿道外暴力性损伤

（1）休克患者应积极抢救休克，快速建立良好的输液通道，输液、输血、镇静、止痛。如有其他脏器损伤与大出血者，应在抢救休克后，即进行合并腹部损伤的手术治疗。有时需同时进行。

（2）防治感染：静脉给予广谱抗生素。

（3）引流尿液：如损伤不重，尿道并未完全断裂而能放入导尿管时，应保留导尿管 2~3 周，不能放导尿管的前与后尿道损伤均需耻骨上引流膀胱尿液。

（4）恢复尿道的连续性：前尿道损伤者应急行尿道修补术或端端吻合术，术后效果良好。如损伤严重或损伤已超过 24 h 并有明确感染，则只单纯膀胱引流尿液，局部换药伤口愈合后，3~6 个月再行二期尿道修复手术。后尿道损伤诊断明确，如不能插入导尿管者，均应耻骨上膀胱造口。对尿道处理有三种方法：①尿道“会师术”；②急症尿道吻合术；③单纯性膀胱造口，3~6 个月后行尿道修复成形手术。

（5）引流尿外渗：凡有明显尿外渗及伴有感染时，应彻底切开引流。

（6）合并伤：如骨盆骨折、大出血、肝脾损伤等均应积极进行相应处理。

（7）术后均应做定期扩张尿道，预防尿道狭窄。

（8）对于一些特殊的后尿道损伤：有开放性伤口；合并有骨盆内血管损伤需要开放手术；合并的骨折或骨折引起的出血等情况需手术处理者；合并有膀胱破裂；合并直肠损伤；需要行急诊后尿道吻合术，但是术后狭窄、再缩窄、尿失禁和勃起功能障碍发生率较高，损伤时尿道周围组织血肿和水肿，组织结构层次不清，判断困难，尿道断端游离困难，影响两断端的正确对位。

（二）中成药

（1）三七伤药片：活血化瘀、消肿止痛。每次 3 片，每日 3 次。

（2）云南白药：活血止血，每次 3 g，冲服或配用其他药物服用。

（3）跌打丸：舒筋活血，通络止痛，每次 1 丸，每日 3 次。

六、预防与护理

（1）注意休息，高营养饮食。

（2）注意卫生，防止感染，对于久卧的患者防止褥疮发生。

参考文献

祝青国，史沛清．尿道狭窄的病因、病理、临床表现及其诊断［J］．医师进修杂志（外科版），2004，27（2）：4-5.

第二十六节　阴茎萎缩症

一、概述

阴茎萎缩症是指阴茎皮肤萎缩，呈进行性硬化的病变。阴茎黏膜干燥变硬，失去光泽，有时合并白斑，也有继发单纯的龟头炎。病变的早期呈现白色的丘疹，继而波及整个龟头，如干燥性栓塞性龟头炎就是萎缩症的特殊状态。本症多发于青壮年。初期，在小的红肿部位，其间有白色病变，皮肤萎缩，伴有奇痒。若硬化性病变严重时，波及整个龟头、包皮及尿道，出现尿道狭窄，导致下尿路梗阻症状——排尿困难。萎缩症的另一种病理改变是萎缩苔藓样变，包皮表面光滑，有光泽，散在性丘疹或斑点。最终，呈局限性白色鳞片脱落（皮肤过度角化所致）。病变再进一步发展，呈反复进行性萎缩，给患者的精神和肉体带来巨大的痛苦。

二、病因病理

（一）中医病因病机

中医认为内伤情志、外感湿热、劳倦色欲都能损伤内脏精气，脏气内伤，外肾失养，故而阴茎萎缩不用。

（二）西医病因病理

病理改变是萎缩苔藓样变，包皮表面光滑，有光泽，散在性丘疹或斑点。最终呈局限性白色鳞片脱落，病变进一步发展，呈反复进行性萎缩。Nasca 等发现阴茎硬化萎缩性苔藓与致癌性人类乳头瘤病毒感染的相关性，阴茎硬化萎缩性苔藓患者中的致癌性“高危”HPV 类型感染可能增强阴茎硬化萎缩性苔藓发展成阴茎癌的危险性。

三、辨病要点

1. 病史　常有青壮年男性阴茎皮肤进行萎缩，局部变硬。

2. 症状　初期，患者可有龟头皮肤感染，局部痒感，伴有阴茎皮肤脱屑，皮肤失去光泽，伴有排尿困难等。

3. 体征　阴茎可见皮肤硬化，脱屑，阴茎萎缩苔藓样变，包皮表面光滑，有光泽，散在性丘疹或斑点。

四、类病辨别

1. 隐匿性阴茎　因为肥胖等原因，阴茎皮肤不能像正常人那样附着于阴茎体，以致看来阴茎小甚至看不到阴茎，如用手向后推阴茎旁皮肤时，就可露出正常大小的阴茎，常并存包茎，也可有尿道畸形。

2. 缩阳症　是男科急症，常突然发病，阴茎、阴囊同时上缩，阴茎所剩无几，患者自觉剧痛、出冷汗、心悸等。不发病时如常人，阴茎长度正常，副性征发育良好。

五、治疗原则

治疗多从肝、肾、肺、胃着手，兼祛外邪。一般采用补益后天为治疗原则，可配合针灸、气功等综合治疗。

六、论治要点

（一）肾精不足证

1. 临床表现　外生殖器发育偏小，阴茎萎缩，表皮光滑，表面散在丘疹或斑点，伴有腰膝酸软，毛发早白，健忘耳鸣；或阳痿。

2. 证候分析　先天禀赋不足，肾精匮乏，天癸不充，则阴茎萎缩，皮肤湿冷，阴茎及睾丸发育偏小。肾精不足，阳气生发无力，可见阳痿早泄。舌淡苔白，脉虚细为肾精不足之象。

3. 治法　补肾益精。

4. 方药　还少丹加减。肾阴虚者加知母、黄柏；阳虚者加附子、肉桂。

（二）肝经瘀滞证

1. 临床表现　阴茎萎缩，局部苔藓样变，色暗黑，少腹或会阴胀痛，胸闷不舒，心烦易怒，舌紫暗，苔薄白，脉沉涩无力。

2. *证候分析* 肝经湿热，气机不畅，血行受阻，气滞于会阴少腹则局部胀痛，气滞血瘀，聚于阴茎则阴茎萎缩，局部色暗；肝气郁结则胸闷不舒，心烦易怒；舌脉均为肝经瘀滞之象。

3. *治法* 疏肝解郁，活血通精，补肾益精。

4. *方药* 柴胡疏肝散加血府逐瘀汤加减。失眠烦闷者加酸枣仁、远志。

七、针灸疗法

取气海、关元、肾俞、命门、三阴交、心俞穴。偏肾阳虚者针刺用补法，或针灸并用；偏肾阴虚者不能用灸法。

八、预防与调护

（1）阴茎萎缩一旦发生，病情缠绵，治疗比较困难，很难治愈，故应重在预防。注意用药禁忌，避免局部感染。

（2）轻度萎缩，应做好患者及家属的思想工作，尽量积极治疗并注意防范。

（3）加强营养，注意锻炼身体，增强体质，减少性生活频率。

参考文献

Nasca M. R. 周少娜，译．阴茎硬化萎缩性苔藓与致癌性人类乳头瘤病毒感染的相关性［J］．核心医学期刊文摘：皮肤病学．2006. 2（10）：52.

第二十七节　阴茎硬化性淋巴管炎

一、概述

阴茎硬化性淋巴管炎为一少见疾病，近10年来国内文献报道较少，实际发病率可能远高于此，因为本病多数无疼痛不适，而且呈自限性，所以临床上很多患者未到医院就诊治疗。常发生于20～40岁青壮年。好发于阴茎冠状沟，其次为阴茎背部，可突然发病。主要表现为环绕阴茎冠状沟或在阴茎背部出现弯曲的、硬如软骨的条索状物，似蚯蚓状，长2～3. 5 cm。其上皮肤不与索状物粘连，可自由滑动。损害可多发，并带紫色，偶发生溃疡。腹股沟淋巴结不受累。因无主观感觉，易为患者忽视。病程自限，1周或数周自愈。本病属中医学玉茎结疽病，与厥阴痰湿结聚、气滞血瘀、玉茎损伤阻络有关。

二、病因病理

（一）中医病因病机

1. *病因* 前阴为宗筋所聚，太阳阳明之所合，肝主筋，足厥阴肝经入毛际绕阴器。肝郁气滞，气机失调，饮食不节，脾胃虚弱，脾失健运，湿浊内生或外感湿热，内外合邪，下注宗筋，脉络瘀血阻滞凝结而发为本病。

2. *病机* 气滞血瘀、津液失运、湿热凝结、脉络瘀阻为本病病机。

（二）西医病因病理

1. *病因* 本病病因尚不完全清楚。局部创伤和感染是本病的两大主要致病因素。本病一般发生于局部轻度机械损伤、手淫和过频、性生活过度用力引起的局部皮肤磨损之后，局部创伤导致阴茎皮下组织内的大淋巴管堵塞，形成局部损害；阴茎局部的感染与本病也有一定的联系，已发现病毒感染如单纯疱疹病毒、衣原体和结核杆菌感染均可引起本病；近期发现尖锐湿疣可引起硬化性淋巴管炎，提示人乳头瘤病毒也可能是本病的一个病因。因无主观症状，且病程自限，故无须特殊治疗。

2. *病理*　病理改变显示淋巴管管壁因纤维组织增生而增厚，有轻度炎症改变，以淋巴管炎为主，也有人认为是发生在阴茎的 Mondor 静脉炎。

三、类病辨别

1. *阴茎海绵体硬结症（Peyronie 病）*　为海绵体间隔的慢性纤维组织增生形成的硬结，质硬，一个或多个，常位于阴茎背侧，其症状为阴茎皮下结节或斑块，勃起疼痛伴阴茎弯曲，无自限性，可以与 Dupuytran 挛缩（掌趾筋膜纤维化）并存。病理检查易鉴别。

2. *梅毒硬下疳*　表现为无痛性圆形小斑块，基底质硬如软骨样，表面糜烂或溃疡，可伴单侧或双侧腹股沟淋巴结肿大，RPR、TPPA 阳性，结合临床表现及血清学检查鉴别不难。

3. *阴茎中线囊肿*　为先天异常，发病部位常位于阴茎头及阴茎腹侧，为质软的囊性肿块，易鉴别。

4. *包皮血管性水肿*　又称阴茎 Mondor 病，为整个包皮均匀性水肿，质软，多在几天内消退，通过多普勒超声检查可鉴别。

四、治疗

多数病例无须特殊治疗，停止性生活 2~4 周后病变可自行消失，且不留后遗症。局部热敷、理疗，口服维生素 B 族、维生素 E 及抗病毒药物有助于病变消退，缩短病程。当保守治疗无效或怀疑其他病变是亦可以选择手术治疗，手术治疗仅需要将包皮及硬化淋巴管一并切除。

中医治疗以活血化瘀、软坚散结为主，疏肝理气、清热利湿为辅。以中草药内服外洗综合治疗，药用黄柏、三棱、莪术、制乳香、制没药、桃仁各 10 g，黄芪、当归、红花、橘核、土茯苓各 15 g，郁金、柴胡各 12 g，败酱草 30 g。

刘龙等（2004）研究发现本病的病因不明，但大多数认为与频繁、剧烈的性生活、频繁的手淫所造成的局部机械性损伤有关。赵家荣（2001）发现停止性生活 2~4 周，坚决停止手淫可促进本病好转。刘方，周国庆用中药（大黄、黄芩、黄连、虎杖）配合手法按摩治疗。认为联合治疗可以帮助消除淋巴管局部炎症，疏通淋巴管内的瘀滞，并改善淋巴管周围的微循环，对淋巴管炎有很好的治疗效果。张长胜等（2015）对治疗本病建议：尽量避免不良习惯；局部给予热敷及微波治疗；常规口服维生素 E 及 B 族维生素；同时根据严重程度适时适量给予激素治疗；中药治疗以活血化瘀、软坚散结为主，疏肝理气、清热利湿为辅；但少数病例可能长期不愈，如合并疼痛，可沿冠状沟下切开切除局部病灶，效果良好。白志强等（2001）用 5 号针头经皮穿刺淋巴管治愈 2 例，故认为穿破淋巴管可缩短病程，无并发症，可作为治疗方法之一。陆原，陈达灿，等（2006）认为局部热敷、理疗或服用抗病毒药物、维生素 E 等治疗，有促进索状物吸收的作用，可缩短疗程。

五、预防与护理

（1）一旦诊断明确，告知患者停止性生活，减少性兴奋及避免阴茎勃起，不喝酒及少食辛辣刺激性食物。

（2）对阴茎硬化性淋巴管炎采取中药内服与外洗相结合，可取得较好的治疗疗效。

（3）积极调整心态，避免焦虑及紧张情绪，适度活动。

参考文献

[1] 刘龙，范连慧，邱实．阴茎硬化性淋巴管炎 7 例诊治体会［J］．中华男科学杂志，2004，10（11）：873-875.

[2] 赵家荣．阴茎硬化性淋巴管炎 6 例报告［J］．中国男科学杂志，2001，15（4）：235.

[3] 刘方，周国庆．手法配合中药治疗阴茎硬化性淋巴管炎 30 例［J］．中国医学创新 .2009. 6（26）：84-85.

[4] 张长胜，孙天明，党乾元，等.8 例阴茎硬化性淋巴管炎诊治体会［J］. 中华男科学杂志. 2015. 21（7）：667-668.
[5] 陆原，陈达灿，席建元，等. 阴茎硬化性淋巴管炎 41 例分析［J］. 中国麻风皮肤病杂志，2006，22（6）：474-475.
[6] 宋嘉言，燕群峰，刘国栋. 阴茎硬化性淋巴管炎的诊断和治疗［J］. 中国男科学杂志. 2015. 29（12）：60-62.
[7] 胡青林，刘松，刁磊，等. 中药内服外洗治疗阴茎硬化性淋巴管炎［J］. 中医药临床杂志. 2011. 3（15）：221.

第二十八节　阴茎放线菌病

一、概述

阴茎放线菌病，是由牛型放线菌引起的阴茎化脓性或肉芽肿性病变。病菌可经血行进入，或自邻近组织、器官直接蔓延至阴茎，形成慢性化脓性或肉芽肿性病变。脓液中有灰黄色的菌落颗粒，称为“硫黄颗粒”。易合并其他细菌感染。中医认为该病多为感染虫毒，蔓及阴茎所致。治疗当以杀虫解毒、敛疮化脓为主。

二、病因病理

（一）中医病因病机

1. 病因

（1）接触虫毒：虫毒浸淫肌肤，结聚于阴茎。

（2）湿毒内蕴：湿毒内蕴，与虫毒气血相搏，生痈化脓。

2. 病机　虫毒、湿热、气血相互搏结于阴茎。

（二）西医病因病理

1. 病因　牛型放线菌感染。

2. 病理　阴茎多发性溃疡。溃疡较表浅，表面扁平，肉芽呈紫红色，局部组织病理学检查可见肉芽性结构，纤维组织增生明显，有颗粒状菌块。

三、辨病要点

1. 病史　常有放牧牛、马史、牧草接触史或牧区工作史或有肠袢代替泌尿器官的手术史。

2. 症状　阴茎部位疼痛，局部有血性分泌物，或伴有膀胱刺激症状、血尿，严重时有低热、盗汗、消瘦、贫血等全身症状。

3. 体征　阴茎可见多发性溃疡，溃疡较表浅，表面扁平，肉芽呈紫红色，边缘隆起，底部有血清渗出；或与尿道相连形成窦道，有血性分泌物排出。

4. 实验室检查　脓液及分泌物镜检可见有灰黄色菌落颗粒，称为“硫黄颗粒”。局部组织病理学检查可见肉芽性结构，纤维组织增生明显，有颗粒性菌块。

四、类病辨别

1. 阴茎梅毒　阴茎头溃疡表现很难和本病鉴别，但前者有性病接触史，溃疡渗出液作暗视野检查可查到梅毒螺旋体，血清荧光抗体阳性。

2. 阴茎癌　多有包茎或包皮过长，瘤体组织呈菜花样生长，溃疡多在肿瘤上形成，有分泌物及恶臭，病理学检查可见癌细胞。

3. 阴茎结核　同样可见阴茎头慢性溃疡，但结核性溃疡边缘清楚呈潜掘形，周围浸润硬结，基底为肉芽组织或干酪样坏死组织，一般无疼痛或疼痛较轻，分泌物涂片培养可检出结核杆菌。

五、辨证要点

1. 分清虚实　本病在病变的初、中期以湿热火毒为主，或兼有瘀血阻滞，此时多为实证。病变后期由于溃烂日久不愈，必耗伤气血，故临床多兼见气血亏虚，或阴虚火旺。此时多为虚证或虚实夹杂之证。

2. 辨清寒热　病变初期以湿热火毒内蕴为主；病久则耗伤气血或阴津，此时可出现阴虚火旺的虚热之象，病变后期也可阴损及阳，造成阳虚内寒之象。

3. 了解转归　该病若经及时正确的治疗，数周后溃疡可逐渐痊愈。若经治疗溃疡面液体逐渐吸收，溃疡结痂，面积缩小，则为向愈；若溃疡久不愈合，分泌物逐渐增多，甚至向邻近组织蔓延，则为病情进一步恶化。

六、治疗原则

病变初期以清热解毒、化浊利湿为主，后期则应注意虚实兼顾。气血亏虚者，兼益气养血；阴虚火旺者，则滋阴清热为法。

七、论治要点

（一）湿热火毒证

1. 临床表现　阴茎红肿疼痛、溃烂，有脓性分泌物，尿痛、尿急，或有发热口苦。舌质红，苔黄腻，脉滑数。

2. 证候分析　热毒与湿浊相互搏结，蕴结于阴部，以致阴茎红肿；湿热火毒阻于经络，肉腐血败则溃烂化脓；下焦有湿热内蕴，膀胱气化不利则尿急、尿痛；湿热内蒸则舌红苔黄，口苦发热；脉滑数为湿热内盛之象。

3. 治法　清热解毒，化浊利湿。

4. 方药　龙胆泻肝汤加减。湿盛者加苍术、陈皮、泽兰，发热者加金银花、蒲公英、石膏，有血尿者加牡丹皮、白茅根。

（二）气血亏虚证

1. 临床表现　阴茎溃疡日久不愈，身倦乏力，面色无华，心悸气短。舌质淡，苔薄白，脉沉细无力。

2. 证候分析　阴茎溃疡日久，耗伤气血，则身倦乏力，面色无华；心失血养则心悸气短；舌脉均为气血不足之象。

3. 治法　益气养血。

4. 方药　八珍汤加黄芪。心悸失眠者加酸枣仁、远志。

（三）阴虚火旺证

1. 临床表现　阴茎溃疡疼痛不堪，局部色红而嫩，口干渴，形体消瘦，潮热盗汗，五心烦热。舌质红，少苔，脉细数。

2. 证候分析　阴液亏虚不能荣养，则阴茎局部色红而嫩，口干渴；阴虚则火旺，虚火上扰则潮热盗汗，五心烦热；阴血不足，不能荣养肌肉则形体消瘦；舌红少苔、脉细数均为阴虚火旺之征。

3. 治疗　滋阴降火。

4. 方药　知柏地黄丸、大补阴丸加减。低热日久不愈者，加青蒿、胡黄连、地骨皮；口渴明显者加玄参、麦冬。

八、其他治疗

（一）抗生素治疗

本病抗生素治疗以青霉素为首选，每日 200 万~2 000 万单位肌内注射或静脉滴注，持续 6~18 个月，以避免复发。红霉素、四环素、林可霉素和磺胺也可选用。放线菌病多是与大肠杆菌，链球菌协同致病，治疗需联合应用广谱抗生素，若青霉素开始使用时无效，可能伴有其他细菌感染，可选用广谱抗生素 7~10 d 后再重新使用青霉素。

（二）手术治疗

应彻底切除瘘管，尽量切除感染组织，有脓肿时应充分切开引流，以改变厌氧菌的生长环境，手术前后都要使用抗生素。

（三）其他

口服碘化钾液有助于肉芽组织吸收和药物渗入。

九、预防与护理

（1）注意会阴部卫生，尽量少接触牛羊等动物。

（2）早期发现，早期治疗，加强体质功能锻炼。

（3）保持心理健康，加强膀胱功能锻炼。

参考文献

吴阶平．吴阶平泌尿外科学［M］，济南：山东科学技术出版社，2004. 5.

第二十九节　包皮结石

一、概述

包皮结石是指包皮囊内产生的结石。与包茎、包皮外口狭小有密切关系。包皮囊内包皮垢聚积，钙盐沉积，可形成棕褐色软结石；包皮囊内尿液滞留，导致尿盐沉淀，可形成磷酸钙及磷酸镁铵结石；部分包囊内结石是自尿道内排出滞留于包皮囊内而成。该病多见于平时阴部不洁的成年人及包皮较长者。患者常伴有阴茎头包皮炎和溃疡，腹股沟淋巴结肿大。

二、病因病理

（一）中医病因病机

本病常因阴茎不洁、秽浊聚积，日久则湿热内蕴，湿热秽浊之物日积月累，形成结石；或素患石淋，砂石由尿道排出后，沉积于包皮内引起包皮肿胀，排尿困难。

（二）西医病因病理

尿路结石经尿道口下降而停留在包皮腔内，结石可由任何尿盐形成结石核，而表面有磷酸盐沉淀；由于包皮过长或包茎，平素不注意会阴洁净，包皮垢及尿液中钙盐在包皮囊内淀积，附着于阴茎冠状沟处，形成结石，均可形成本病。其结石可由任何尿盐组成，表面有磷酸盐沉淀。

三、辨病要点

1. 症状　包皮内有一个或多个硬块，阴茎头处疼痛或红肿，常伴有阴茎头包皮炎症或溃疡。结石大或数量多者可影响排尿，出现尿线不正或洒水样。

2. 体征　包茎、包皮外口狭窄，包皮肿胀，包皮囊内可触及结石硬块并可活动。可见脓性分泌物，甚则出现溃疡。部分患者可触及腹股沟淋巴结肿大、疼痛。

四、类病辨别

1. 阴茎癌　初期阴茎头部出现硬块，但硬块不活动，多有溃疡、糜烂，边缘硬而不整齐，有出血及恶臭味，做组织活检可发现癌细胞。

2. 阴茎头包皮炎　包皮红肿、潮湿、糜烂、溃疡，但包皮囊内不能触及可活动的结石。但需注意，也有包皮结石合并有包皮炎者。

五、治疗原则

本病治疗当以清热利湿、化浊散结、活血软坚为原则。

六、论治要点

1. 临床表现　包皮内有结节硬块，可伴有红肿、疼痛、湿痒，甚则溃疡、秽臭，小便黄，大便干或黏滞不爽。舌质红，苔黄腻，脉弦数。

2. 证候分析　湿热秽浊之邪蕴积于阴茎包皮处，日久则为结石，故见包皮内结节硬块；湿热内蕴，下注于阴茎，故见局部红肿，湿痒甚则溃疡；内有湿热故小便黄，大便干或黏滞不爽。舌脉均为湿热痰浊内蕴之象。

3. 治法　清热利湿，化浊散结。

4. 方剂　萆薢分清饮加穿山甲、皂角刺、土茯苓。

七、其他治疗

本病可施行包皮环切术和摘石术，对有严重感染者，可先行包皮背侧切开摘除结石，使引流通畅。待感染控制后，再作包皮环切术。

李伟豪等研究发现对于单纯性包茎伴结石患儿不主张手术治疗。其原因为有创手术后容易出现反复感染及瘢痕等并发症，他们采用徒手分离治疗小儿包茎包皮结石，患儿配合度高，疼痛轻微，出血发生率低，治愈率满意。

八、预防与护理

（1）包皮结石因长期炎症刺激会造成阴茎局部组织病变，如阴茎乳头状瘤、阴茎白斑、增生性红斑症等，故必须明确诊断，及时处理。

（2）平时注意会阴部卫生，加强局部护理，对有感染者积极治疗。

（3）对包茎及包皮过长者要至正规医院检查治疗。

参考文献

[1] 吴阶平．吴阶平泌尿外科学［M］，济南：山东科学技术出版社，2004. 5.

[2] 李伟豪，李景涛．100 例小儿包茎包皮结石患者徒手治疗的体会［J］．当代医学，2013，19（6）：23-24.

第三十节　王琦学术经验

一、阴茎硬结症治疗经验

（一）治疗经验

阴茎硬结症属中医的“玉茎结疽”，是一种原因不明的阴茎纤维硬结性疾病，临床上不多见。本病的产生与肝郁和痰浊相关。肝经绕阴器过少腹，肝郁日久，气滞肝经，与痰浊互结，下注宗筋前阴，凝结而生硬结。轻者可无明显自觉症状，重则局部不适，阴茎勃起时疼痛或弯曲等。

本病与气滞痰瘀相关，疏肝理气、化痰祛瘀为本病的主要治则。临床上宜在疏肝理气的基础上，重用化痰祛瘀药，常用药物有柴胡、枳壳、赤芍、半夏、浙贝、昆布、夏枯草、蒲公英、路路通、丹参、王不留行、水蛭、地龙等。

（二）典型病例

赵某，男，53岁，1986年3月8日初诊。患者于3年前每于阴茎勃起时感觉局部有牵扯性疼痛，冬季天凉时感觉尤为突出，平时会阴部亦有下坠不适感，但未检查治疗。于1个月前发现阴茎左侧生一硬结。现左侧硬结如黄豆大，其状为圆形，质较硬，重压微痛，表面皮肤无异常改变，临床诊断为阴茎海绵体炎。患者面色略暗黄，诊其脉弦细、舌苔薄白。此系痰郁阻滞经络。治当疏肝通络，化瘀祛痰。处方：柴胡、枳壳各10 g，赤芍12 g，半夏12 g，浙贝母15 g，昆布10 g，夏枯草20 g，蒲公英10 g，路路通10 g，丹参15 g，王不留行12 g，炒白僵蚕12 g，穿山甲12 g，橘核15 g。水煎服，每日1剂。方中柴胡、枳壳疏肝理气；半夏、浙贝母、昆布、夏枯草化痰软坚；路路通、丹参、王不留行祛瘀通络；地龙、水蛭活血化瘀。诸药合用，肝气舒，痰浊去，瘀血通，硬结除，诸症自平。服药3个月后，患者硬结已全消，不适感已无，阴茎勃起时已如往常，而自行停药。

二、包皮炎治疗经验

（一）治疗经验

包皮炎相当于中医的“阴头疱”，王琦教授认为该病的发病原因不外外感、内伤两端：外感所致者，大凡衣着不净，或房事不洁，或坐卧湿地，湿热直犯，酿生本病。内伤所致者，多因包皮过长或包茎，以致败精浊物残留凝结；或喜食肥甘，嗜食辛辣，致湿热中生；或房事过度，扰动相火，湿热下注。

由于本病患者多有湿热内蕴的表现。因此临症宜选用清热利湿药物如浙贝母、苦参、败酱草、天花粉、金银花、蒲公英、白花蛇舌草等。同时嘱患者平素注意清洗包皮垢，必要时行包皮环切术。

（二）典型病例

陶某，男，20岁，1999年2月2日初诊。包皮痒痛3个月。患者包皮痒痛，在医务室服用抗生素无效。现包皮痒痛，尿频、尿急、尿痛，尿黄。否认冶游史。舌质红，苔黄腻，舌底脉络淡紫，脉滑。检查：阴茎大小正常，包皮长，龟头充血，包皮内有大量包皮垢。中医诊断：阴头疱（湿热蕴结）。西医诊断：包皮炎。治法：清热解毒，利湿排浊。方药：当归贝母苦参丸加味。当归、浙贝母、苦参各10 g，败酱草15 g，天花粉30 g，金银花10 g，蒲公英、白花蛇舌草、虎杖、冬瓜仁各15 g。上方7剂内服、外洗，诸症消失。

第二十三章　阴囊疾病

第一节　概　　说

一、阴囊解剖与生理

阴囊属男性外生殖器官，位于阴茎根与会阴之间，是在胚胎发育过程中，由腹壁延续部分形成的薄壁囊袋。阴囊、睾丸鞘膜及覆盖精索的提睾肌，对睾丸起着重要的保护作用。

（一）阴囊解剖结构

阴囊的皮肤极薄而柔软，呈深褐色，富含皮脂腺、汗腺及小量阴毛。阴囊皮下组织为肉膜，缺少脂肪，厚 1~2 mm。肉膜组织主要由平滑肌纤维组成，并含有致密结缔组织及弹力纤维，因而极富伸缩性。由于肉膜收缩作用，使阴囊皮肤聚成许多皱襞，且阴囊的大小也有很大变异。

阴囊壁的层次结构，自外向内可分为皮肤、肉膜、精索外筋膜（提睾筋膜）、提睾肌、精索内筋膜、睾丸固有鞘膜壁层和脏层，以及其间形成的睾丸鞘膜腔等数层。除皮肤和肉膜外，其他各层包裹着睾丸和精索。阴囊肉膜在正中线向深部分出一片状中隔，将阴囊腔分成左右两部分，分别容纳两侧的睾丸、附睾及精索的阴囊段。阴囊的层次结构如图 23-1 所示。

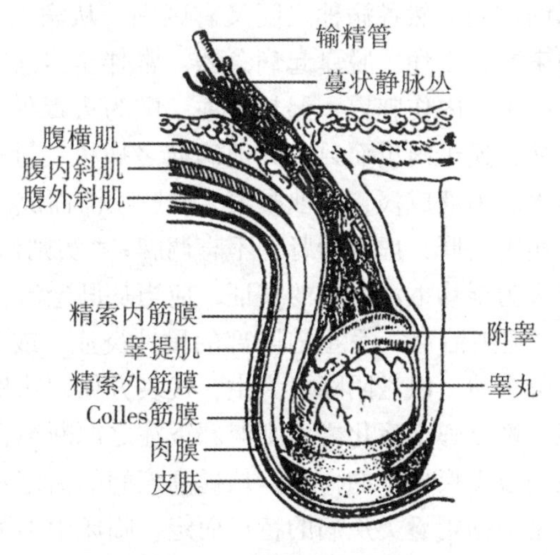

图 23-1　阴囊的层次结构

阴囊有丰富的血液供应，主要来自股动脉分支、阴部外动脉、会阴外动脉的分支阴囊后动脉和腹壁下动脉的分支精索动脉。阴囊的静脉伴随动脉呈纵向或斜向行走，流入阴部内静脉和阴茎背静脉，故阴囊部位的手术应做斜形切口，以免损伤血管。阴囊血管极为丰富，且组织松弛，因此手术切口应做褥式缝合，以利于止血。

阴囊的淋巴回流至腹股沟淋巴结和股淋巴结。如腹股沟、阴囊部有慢性炎症或丝虫病，导致该部淋巴管阻塞，日久可造成阴囊象皮肿。阴囊淋巴管与阴茎淋巴管之间有着广泛的交通，但与睾丸淋巴和各层精索鞘膜的淋巴没有联系，也不伴随血管走行。

髂腹股沟和精索外神经经过腹股沟管进入分布并支配阴囊。此外，阴部内神经会阴分支和后股皮神经的阴部分支也参与支配阴囊。

（二）阴囊的生理

阴囊的主要功能是保护睾丸、附睾和精索。阴囊的一系列形态结构特点，给睾丸等内容器官提供了适宜的温度环境，有利于睾丸温度的自身调节。阴囊的皮肤富含温度感受器，可对周围环境温度的变化积极应答，借以调节阴囊内及睾丸的温度，使之比腹腔温度低4~7 ℃，适于睾丸精子的生成和发育。

一般情况下，阴囊受到冷刺激时，由于平滑肌收缩，阴囊体积缩小，散热减少，同时睾丸上提，借助于体腔热量提供的温暖环境而受益；当受到热刺激时，平滑肌松弛，阴囊皮肤伸张，表面积增大，睾丸亦随之悬垂于体外，有利于散热。而且，阴囊有丰富的血管，随着温度增加，血流量明显增加，阴囊皮肤汗腺的排泄量亦大大增加，加速了散热。阴囊体积的大小与年龄、体质、温度高低、运动及情绪变化等因素有一定关系。

阴囊皮肤富含汗腺、皮脂腺，且阴囊部位邻近肛门，故阴囊皮肤皱襞的凹陷处常有较多的细菌藏匿，在阴囊部位手术要注意严格皮肤消毒，防止感染。而且，在肉膜下层富有疏松结缔组织，对细菌抵抗力差，手术一旦发生感染，较难控制。

二、论治原则

阴囊疾病就其病位而言，属前阴疾病，位于人体下部。对其经络所主，古人有两种说法，一说属肝，如《内经》云“厥阴病则舌卷囊缩”“厥阴气绝卵上缩而终”。《医学真传》曰：“阴囊卵核乃厥阴肝经之所属。”另一说属肾，如《外科真诠》谓：“子属肾，子之系又属肝。”因而对此类疾病的治疗，不离肝、肾两经。查原文所指，多就阴囊内容物的睾丸、精索而论，而阴囊则以皮肤包裹肌肉为主，故阴囊疾病当与脾经关系十分密切。

阴囊疾病虽发于人体下部的前阴，然各病种之间又有区别。从病因而论，湿性重浊，易伤于下，阴囊疾病多不离于湿；就病势来看，囊痈、脱囊起病急骤，常伴全身恶寒发热；癞疝则起病较缓慢，可见阴虚内热。就病机而言，或由于内伤脾胃，湿热下注，酿为火毒外袭蕴于肝经；或因坐卧湿地，感受寒湿而郁久化热，营气不从，逆于内里而致。其他病症之病机关键亦不外肝肾阴虚，湿热下注，气血凝滞；或肝肾不足，阴虚火旺炼液成痰，痰浊凝聚，血脉瘀滞而成。

阴囊病总的治疗原则是：实则治肝，虚则治肾，不忘调脾。“实则治肝”系指前阴部急性化脓性感染，特别是早期未溃之时，多为湿热下注肝经的实证，应当从肝论治，以清泄肝经湿热为主，代表方如枸橘汤、龙胆泻肝汤等。“虚则治肾”系指前阴部的慢性炎症，或急性炎症后期溃后伤及阴液，常见肾阴不足的虚证，应当从肾求治，以滋阴降火为主，代表方如六味地黄丸之类。“不忘调脾”是指脾为中焦，有运化水湿之能，恢复脾土运化之力则湿邪下注之源断绝，对于阴囊疾病有治本之效。

另外，必须注重外治法在阴囊类疾病中的作用。从提高疾病的治疗效果着眼，合理的内外兼治总会优于单纯的内治或外治。这是依据阴囊类疾病的特点而定，临床中不可不察。

第二节　阴囊湿疹

一、概述

阴囊湿疹，是以阴囊皮肤干燥、瘙痒，或起粟丘疹、水疱，搔破后浸淫脂水为特征的男科常见皮肤病。属“湿疹”的一个类型。中医学称之为“肾囊风”“绣球风”“阴湿疮”“阴疮”“胞漏疮”“阴囊风”等。本病发病与个人体质及生活习惯相关，同时与职业、居住环境等因素有密切关系，主要由肝经湿热下注、血虚风燥、肾虚、风热外侵所致。临床以湿热下注型阴囊湿疹为主，临床病理过程分急性期、亚急性期、慢性期三个阶段。其中急性期、亚急性期相当于“糜烂型”，慢性期相当于“干燥型”。治疗多采用中西医结合、内外并治等综合疗法，能收到满意疗效。

二、沿革

中医学对阴囊湿疹早有认识。隋·巢元方《诸病源候论·虚劳阴下痒湿候》中即有记载：“大虚劳损，肾气不足，故阴冷，汗液自泄，风邪乘之则瘙痒。”并指出病机为“邪客腠理，而正气不泄，邪正相干在皮肤，故痒，搔之则生疮”。

唐·孙思邈创立了本病的辨证论治，弥补了唐代以前有关该病论述详于病而略于治的不足。如《千金要方·解毒并杂治》载：“有人自少至长，阴下常有干癣者，宜依癣方主之。有五劳七伤而得阴下痒湿，搔之黄汁出者，宜用补丸散主之，仍需敷药治之。”从辨证内容来看，多以肾经虚热、五劳七伤、气虚、湿热毒等方面论治，并提出了内治与外治相结合的治疗方法。

宋、元时期，对本病论治有了进一步发展。宋代《太平圣惠方》载有外治洗药方、涂药方等八方，丰富了外治法的内容。《东垣十书·论阴疮》则认为本病病机以湿为主，称为“湿疮”，如说：“盖湿疮者，由肾经虚弱，风湿相搏，邪气乘之，瘙痒成疮，浸淫汗出，如疥癣是也。”辨证上有湿热、寒湿、湿毒之不同，分别以升阳除湿汤、温肾汤、龙胆泻肝汤治疗。至此，对本病有了比较全面的认识。

明代以后，对本病的论述更为深入。在《医学入门》《证治准绳》等书中均有记载。其中明·陈实功的《外科正宗》论及更详。该书首先提出“肾囊风”病名，谓“肾囊风，乃肝经风湿而成，其患作痒，喜浴热汤，甚者疙瘩顽麻，破流滋水”，对本病的局部形征作了详尽的描述。

清代亦有许多医家在其著作中论及本病。吴谦等著的《医宗金鉴·外科心法》中提出“绣球风”病名。沈金鳌在《杂病源流犀烛·前阴病》中说：“阴囊湿痒者，由于精血不足，内为色欲所耗，外为风冷所乘，风湿毒气乘虚而入，囊下湿痒，甚则皮脱。”指出精血不足、肾虚是发病的内在环节。此外，在治疗方法上较前更为丰富，如外治法增加了剂型，有沐浴长春散、牡矾丹等。

总之，经过历代医家的不断实践与总结，无论理论、临床治疗，都积累了丰富的经验，对本病的认识日趋完善，为后世研究本病奠定了坚实的基础。

三、病因病理

（一）中医病因病机

1. 病因　阴囊湿疹的病因不外乎外感、内伤两端。外感为时邪所袭，内伤多由饮食、情志、劳欲所致。其机制是饮食失节，如恣食辛辣厚味、多食鱼腥海味、滥服苦寒药物，而伤及脾胃，运化失常，湿邪内停，蕴久化热，循经下注前阴，蕴郁肌肤，终致阴囊潮红作痒、糜烂、滋水。

（1）感受外邪：主要与风、湿、热三邪有关。因于风者，多由风热外袭或湿热内蕴，复受风邪，内外合邪而成。因于湿者，则由气候、居处潮湿、阴冷或涉水、淋雨，或阴部不洁，汗液浸渍，湿浊之邪侵袭人体而发病。因于热者，多为炎夏之季，暑热阳邪夹风袭之。

（2）饮食不节：恣食膏粱厚味，损伤脾胃，脾失运化，湿浊内生。如过食茶、酒而致生茶湿、酒湿；多食鱼腥海味，则生湿热；多食生冷瓜果或过服苦寒药物，损伤脾阳而内生水湿。而脾阳虚损，水湿不化，又易招致外邪侵袭。若过食辛香炙爆之品，易致津伤血燥，生热生风，与湿浊合邪，蕴郁肌肤则发病。

（3）情志内伤：情志致病，主要是伤及内脏，尤其是心、肝、脾三脏，致其功能失调，气血失和，气机不畅。机体抗病力降低而成为发病的主要因素，如郁怒伤肝、思虑劳神过度，损伤心脾等。

而情志过极又可化火，伤津耗血或导致湿郁为病。

（4）房事劳损：早婚、房事过度，导致肾精耗伤，肾虚则五脏六腑俱不足，易为外邪所乘而发病。

2. *病机* 本病多由外感风湿热之邪或湿热内生，循肝经下注；或阴虚之体，复感外邪；或肾虚风乘所致。急性者，以湿热之邪为主，常夹风邪。风为阳邪，易袭皮毛腠理；湿为阴邪，其性黏滞弥漫，重浊而趋下。湿热之邪循肝经下注，蕴蓄阴囊皮肤，而见患部水疮、糜烂、滋流黄水。风湿均易夹热，蕴结经遂，气血不利，营气不从，可致皮肤潮红、灼热、肿胀、作痒、作痛，乃“热微作痒，热甚则痛”之故。

亚急性者，多由脾虚不运，湿邪留恋不除，致病程缠绵，迁延不愈，易转为慢性。

慢性者，因于血虚风燥，湿热蕴结。病情反复发作，日久不愈，阴血耗伤，生风生燥，或由湿热蕴结，气血失和，或因剧烈瘙痒而致夜眠不安，胃纳不振，生化之源不足，肌肤失养，可见皮肤干燥、粗糙、肥厚、脱屑等。

本病病机，总由禀赋不耐，在各种致病因素作用下导致脏腑失和，气血郁滞，经络阻塞，营气不从等病理变化，风、湿、热邪客于下焦，侵及阴囊肌肤而成。

（二）西医病因病理

1. *病因* 西医学认为，阴囊湿疹是一种过敏性炎症性皮肤病，属第Ⅳ型变态反应。也有认为其发病有遗传基础，属于 AD 遗传方式的多基因遗传病。

本病病因尚未明确，由多种内在因素或外界刺激诱发。外在的生活环境、气候，某些化学药品、化妆品、染料，某些食物如鱼、虾、蟹、奶等特异蛋白质，以及花粉、尘埃、羊毛、动物羽毛等，均可诱发致病。局部卫生状况不佳，汗液浸渍、污垢刺激、衣裤摩擦及搔抓等，也是发病的重要外部因素。内部因素如慢性消化系统疾病、肠道寄生虫病、体内的感染病灶，以及内分泌功能失调等，均可导致或加重病情。

阴囊湿疹患者多有过敏性、渗出性体质，据有关资料显示，过敏性体质与遗传性 IgA 缺乏有一定关系。

此外，在情绪紧张、过度劳累、情志变化、神经损伤等情况下，由于神经、内分泌变化的影响，使皮肤对各种刺激因子的应激性增高，易引发阴囊湿疹。

2. *病理*

（1）急性期：表皮细胞和细胞内明显水肿。棘细胞分离，组织间形成空腔，见有许多表皮内小水疱，表皮内水疱和海绵形成部位有单核细胞、组织细胞或巨细胞浸润，真皮层乳头毛细血管扩张、水肿，毛细血管周围有炎性细胞浸润。

（2）亚急性期：海绵形成和水疱形成减少，表皮轻度棘化，并有角化不全，真皮层炎症同急性期改变，但程度较轻。

（3）慢性期：表皮海绵形成减轻，无水疱形成，表皮棘细胞明显增生，钉突延长加宽，角化过度而呈苔藓化。真皮炎细胞浸润主要分布于血管周围，以单核细胞为主。真皮毛细血管增多，管壁增厚，乳头层呈不同的纤维化。

四、辨病要点

阴囊湿疹的皮损多样，形态各异，且有融合及渗出倾向。根据病程和皮损特点，一般分急性、亚急性、慢性三种。

1. *急性阴囊湿疹* 发病较快，初起皮肤潮红、肿胀、瘙痒，病变部位常为片状或弥漫性，无明显界线。继而出现丘疹、水疱，群集或密集成片，常因瘙痒抓挠，致水疱破裂，形成糜烂、渗液，最后逐渐结痂、脱落，露出光滑红色皮肤，并有少量糠秕状脱屑而愈。

自觉瘙痒，重者难以忍受，呈间歇性或阵发性发作，常于夜间或情志变化时增剧，影响睡眠。继发感染时，水疱成为脓疱，疱液混浊，结蜡黄色脓痂，并可引起附近臀核肿痛、发热、怕冷等，或伴有便秘、小便黄赤、阴下潮湿、心烦、苔黄腻、脉滑数等症状。

病程不定，轻者数日内消失，一般2~3周可治愈。常因用水洗或吃辛辣之品如大蒜、韭菜、生姜、辣椒或食鱼、虾、蟹、牛肉、羊肉等发物，或进食牛奶、雪里蕻、毛笋、南瓜等致病情加重。反复发作者可转为亚急性或慢性。

2. 亚急性阴囊湿疹　介于急性与慢性之间的病程阶段。患部皮损较急性者轻，潮红肿胀显著减轻，渗出减少，以小丘疹为主，结痂、鳞屑较多。仍有瘙痒，一般无全身不适，或伴胸闷、纳呆、便溏、溲赤、苔腻、脉滑等症。常有演变为慢性之倾向，也可因外界刺激而呈急性发作。

3. 慢性阴囊湿疹　由急性、亚急性湿疹长期不愈、反复发作而来，亦有少数起病即为慢性者。皮损境界明显，炎症改变不显著。主要表现为皮肤肥厚、粗糙、嵴沟明显、干燥、脱屑，呈苔藓样变，皮色呈暗红或深褐色，有抓痕，少量丘疹、血痂、色素沉着；瘙痒剧烈，不时发作，尤以夜间或情绪紧张时更甚。常伴性情急躁、失眠、头昏乏力、腰膝酸软、苔薄、脉濡细等症状。

五、类病辨别

阴囊湿疹需与以下疾病鉴别。

1. 接触性皮炎　需与急性阴囊湿疹相鉴别。

（1）病因：接触性皮炎主要为外界接触物如油漆等所致，病因较易追查；急性阴囊湿疹主要为内因，病因复杂，不易查找。

（2）部位：接触性皮炎常限于接触部位，以暴露部位多见；急性阴囊湿疹则为阴囊皮肤，或伴有其他部位如腘窝、手（脚）背、肛周等处湿疹。

（3）皮损特点：接触性皮炎皮损常为单一型，红肿显著，以大水疱多见，边缘清楚；急性阴囊湿疹的皮损常为多形性，以丘疹、小水疱为主，甚至糜烂、渗脂水，边界弥漫不清。

（4）转归：前者发病急剧，经过较短，去除病因后很快痊愈；后者病程较长，去除外界刺激后也不易很快好转，易于复发，转为慢性。

2. 神经性皮炎　需与慢性阴囊湿疹相鉴别。

（1）病史：神经性皮炎常先有瘙痒，搔抓后出现皮疹；慢性阴囊湿疹常由急性或亚急性转变而来，瘙痒与皮疹同时出现。

（2）皮损特点：前者为圆形及多角形扁平丘疹，形成苔藓样变，边缘常有散在扁平发亮的正常皮色丘疹，无水疱。后者则皮肤浸润肥厚，苔藓样变不若前者明显，有色素沉着，皮损及其边缘常有灰褐色丘疹及丘疱疹，破裂后糜烂渗出。

（3）部位：前者见于人体易受摩擦的部位，如颈、肘、膝伸侧面及股内侧等；后者在阴囊或同时有头面、耳后、手足部等处湿疹。

（4）病程：前者是慢性经过，后者是急性及慢性反复交替发作。

3. 脂溢性皮炎　其病程经过可有湿疹样改变，主要发生在头、胸、背、阴部及腋窝等皮脂分泌较多的部位，损害表面为黄红色，上覆有油腻状鳞屑或痂皮，此种表现在湿疹则少见。

4. 维生素 B_2 缺乏症　多发于阴囊部。皮损改变与湿疹相似，亦表现为边缘清楚的淡红色斑片，见有丘疹、结痂、浸润、肥厚等，常伴有口角炎、舌炎和舌萎缩，以及视物不清、目赤等，用维生素 B_2 治疗有明显效果。而阴囊湿疹一般无口、鼻、眼部表现。

六、辨证要点

1. 掌握特征　本病以阴囊皮肤瘙痒、起疙瘩，破后浸淫流水为特征。由于发病部位局限，病情较单纯，故易于诊断。

2. 辨别病性　本病初起有风热、湿热之不同，应详辨之。湿热证多见于肥胖体质，患处瘙痒浸润、潮红，破后湿烂，脂水颇多，舌质红，苔黄腻，脉滑数。风热证多见于阳盛体质，初起阴囊干燥作痒，喜浴热汤润之，甚者起疙瘩如赤粟，破后流黄水，皮肤灼热疼痛，舌质红，苔薄黄。日久不愈可转为阴虚血燥，以阴囊皮厚、皲裂、疼痛、干痒为特点。而肾虚风乘则以肾囊潮湿、冷汗出、瘙痒为主症。前二者多属实证，后二者多属虚证。

七、治疗原则

本病初期以清热祛风、除湿止痒为主，视其湿热、风热之不同，分别论治。风热者，清热疏风止痒；湿热者，清热除湿止痒。日久化燥伤阴者，宜养血润燥、清热止痒；肾虚者酌以补肾，并须与外治法相配合，以期速愈。

总之，祛风、清热、燥湿与补肾，是本病的基本治则。

八、论治要点

（一）风热外袭证

1. 临床表现　初起阴囊干燥作痒，喜浴热汤，甚则起疙瘩如赤粟，搔破后流黄水，皮肤灼热疼痛。舌质红、苔薄黄，脉弦数。

2. 证候分析　风热之邪郁于肌肤，血脉壅滞，故生疙瘩如赤粟；风胜则干，热胜则燥，故阴囊干燥作痒，喜浴热汤润之；痒极则搔抓，破后则流黄水，皮肤灼热。舌质红，苔薄黄，脉弦数，皆属风热之象。病位在肝肾，以风热之邪侵袭肝肾经脉部位为主。多属实证。

3. 治法　清热疏风止痒。血分热甚者，兼以凉血、活血。

4. 方药　消风散加减。方中当归、生地黄凉血活血；防风、蝉蜕、荆芥、牛蒡子散风清热；石膏、知母清热泻火；木通导热下行。加柴胡发散肝经郁热，龙胆草清泻肝火；减去苦参、苍术之燥烈。若局部痒甚者，加白鲜皮、地肤子以祛风止痒；糜烂、渗液多者，加黄连、苍术苦寒燥湿。

（二）湿热下注证

1. 临床表现　阴囊瘙痒、浸润潮红，破后湿烂，脂水频流，患处肿胀，伴大便不爽、小便黄赤。舌质红，苔黄腻，脉滑数。

2. 证候分析　湿热之邪循经下注前阴，蕴郁肌肤，故见阴囊潮红作痒，糜烂滋水；大便不爽、溲赤乃下焦湿热所致。舌质红，苔黄腻，脉滑数均为湿热之征。病位在肝，病性属实。

3. 治法　清热除湿止痒，佐以解毒。

4. 方药　龙胆泻肝汤加减。方中龙胆草、栀子、黄芩清热燥湿；柴胡清肝解郁；车前子、泽泻、木通导湿下行；生地黄凉血清热；当归养血活血。痒甚者，加徐长卿、蝉蜕、蛇蜕清热止痒；湿偏重者，重用车前子，加牛膝、六一散利湿；湿热久蕴成毒，局部发红肿胀者，重用生地黄，加赤芍、牡丹皮或合用黄连解毒汤泻火解毒。

（三）血虚风燥证

1. 临床表现　病情反复发作，日久不愈，阴囊肥厚、干燥，不时作痒，皲裂疼痛，伴头昏乏力、腰膝酸软。舌红，少苔，脉细数。

2. 证候分析　素体阴虚，或病久不愈，风热湿邪化燥伤阴。阴血不足，肌肤失养，故阴囊皮肤肥厚、干燥、皲裂疼痛，痒乃风行皮里之故。舌红，少苔，脉细数为阴虚内热之象。病位在肝肾，证属虚实夹杂，正虚邪恋。

3. 治法　滋阴养血，润燥除湿。

4. 方药　滋阴除湿汤加减。方中四物汤养血润燥，柴胡、黄芩疏肝清热，知母、地骨皮滋阴凉血，泽泻利湿，陈皮和中祛湿。若阴虚重者，加制何首乌、白蒺藜滋阴润燥；瘙痒甚难以入眠者，加珍珠母（先煎）、生牡蛎（先煎）、夜交藤潜镇安神；腰膝酸软，加炙狗脊、菟丝子补益肝肾；皮肤粗糙肥厚者，加丹参、鸡血藤、干地龙活血祛风。

（四）阳虚风乘证

1. *临床表现*　阴囊湿冷，汗出瘙痒，兼见肾阳虚证，如畏寒肢冷、腰膝酸软、神疲倦怠。舌质淡胖，脉沉细。

2. *证候分析*　肾虚不能温煦，卫外不固，津液外泄则阴囊湿汗；风湿搏结于肌表则瘙痒；腰膝酸软乃肾虚、腰府失养。舌淡胖，脉沉细均属肾阳虚之候。病位在脾肾，病性属虚证。

3. *治法*　温补肾阳，祛风除湿。

4. *方药*　济生肾气丸加减。方中桂附八味温补肾阳；车前子利湿；牛膝入肾经，补肾壮腰膝。肾阳虚明显者，加炒杜仲、淫羊藿加强温补肾阳作用；如湿胜则加苍术、薏苡仁健脾燥湿；风胜加防风、白芷之类祛风止痒。

九、其他治疗

（一）西药治疗

1. *全身疗法*　急性、亚急性阴囊湿疹可用10%葡萄糖酸钙或10%硫代硫酸钠，或0.25%普鲁卡因20 mL加维生素C 1~2 g静脉注射，1次/d。同时，可选用维生素B_1、维生素C及各种抗组胺药物内服。未能奏效者，可考虑应用皮质激素。伴有细菌感染、发热、淋巴结肿大者可适当选用抗生素。

2. *局部治疗*　急性期，仅有潮红、丘疹或少数小疱而无渗液，治宜缓和消炎、避免刺激，可选用湿敷或具有止痒作用的洗剂。常用的有2%~3%硼酸水，或炉甘石洗剂或2%冰片、5%明矾炉甘石洗剂等。水疱糜烂渗出明显者，宜收敛、消炎，以促进表皮修复，可选用防腐、收敛性药液作湿敷或蒸发罨包，常用者如复方硫酸铜溶液、2%~3%硼酸水、0.5%醋酸铝或马齿苋煎水。

亚急性阴囊湿疹，治疗以消炎、止痒、干燥、收敛为主。选用氧化锌油剂、泥膏或乳剂为宜。

慢性阴囊湿疹，治疗应以止痒为原则，抑制表皮细胞增生，促进真皮炎症浸润吸收。选用软膏、乳剂、泥膏为宜。如5%~10%复方松馏油软膏、2%冰片、10%~20%黑豆馏油软膏、皮质激素乳剂等。

（二）中成药治疗

1. *防风通圣丸*　1丸/次，2~3次/d，口服。适于风邪偏盛者。

2. *二妙丸*　1丸/次，2~3次/d，口服。适于湿邪偏盛者。

风湿相兼者，防风通圣丸和二妙丸同服。

（三）针灸治疗

1. *体针*　选取蠡沟、足三里、曲池、会阴，及血海、三阴交、犊鼻两组穴位，用30号1寸半毫针，进针1寸左右，行捻转补泻法，留针30 min。两组穴位交替使用，隔日针刺1次，10次1个疗程。也可在上述穴位施灸。若肾气虚者加灸中极，行针用补法；若阴虚有热，加刺太溪、太冲，行平补平泻法；若肝经湿热，加刺行间、太冲、阴陵泉，行泻法。

此外，也可取特定穴百虫窝（承山穴向上1寸处），用毫针强刺激，留针30 min，每5 min行针1次，或配合电针。

2. *耳针*　取肝、肾上腺、外生殖器、内分泌、神门、肾等穴。每次选2~3穴，用皮内针埋藏或王不留行贴压，嘱患者频频自行按压之。2~3 d更换1次，两侧交替使用。

（四）单验方治疗

1. *阴囊湿疹方*　茵陈20 g，苦参30 g，黄柏10 g，白鲜皮25 g，猪苓、茯苓、生薏苡仁各10 g，紫花地丁30 g，玄参20 g，当归10 g，六一散15 g，明矾10 g。共为粗末，每袋60 g。1袋/次，将药末装入纱布袋内扎紧，放入容器内，开水浸泡10 min（加盖保温），然后熏洗患处，1次/d，每次20 min。[江苏中医杂志，1987（5）：47]

2. *阴囊湿疹验方*　生大黄、大黄炭、生地榆、地榆炭各30 g，共为细末，以香油调为稀糊状，取4层纱布1块，将药摊于布面，敷患处，并包扎固定，卧床休息，早晚各1次，连用3 d。[四川中

医，1985（9）：40]

3. 苦参合剂　苦参、黄柏、金银花各 30 g，蛇床子 15 g，水煎，成人日服 2 次，每次服 20～40 mL。

（五）药物外治

1. 外洗法

（1）取艾叶、千里光各 30 g，加水浓煎后取药液，熏洗患处 10～15 min。1 次/d，10 次 1 个疗程。或取两面针 100 g，蛇床子、土荆皮、十大功劳叶各 30 g，加水 2 000 mL，煎至 1 000 mL，待药液温时坐浴、浸泡患处 30 min，2 次/d。或用蛇床子、威灵仙、归尾、苦参各 15 g，水煎熏洗患部，每日 2 次。

（2）用苦参 30 g、地肤子 16 g、蛇床子 12 g、花椒 10 g，水煎，熏洗患部，早晚各 1 次，每次 15～20 min，每剂药可连用 2 d。

2. 外敷法

（1）干燥型：用蛇床子、白及各 15 g，黄连 6 g，苦参、白鲜皮各 30 g，共研细末，调凡士林外敷。

（2）糜烂型：用蛇床子、白及各 15 g，黄连、紫草、白蔹各 9 g，白矾 1.5 g，共研细末调麻油外敷。或取青黛、枯矾各 30 g，川黄柏、虎杖各 20 g，煅石膏、寒水石、煅海蛤壳各 60 g，共研细末过筛，和匀备用。本病初起时，仅以上药撒患处即可，每日 5 次。

（3）糜烂渗液时，先用三黄洗剂清洗，后以麻油或菜油为基质，每 100 mL 调上药 30～50 g 拌匀涂患处，3～4 次/d。或炉甘石 6 g、真蛤粉 3 g，共为粉外撒患处，4 次/d。

3. 内外合治　取蛇床子、苦参各 30 g，苍术、苍耳子、紫草各 15 g，黄柏、地肤子各 20 g，白矾 10 g，1 剂/d，水煎，以 1/4 药汁内服，余液外洗患处，早晚各 1 次。如渗出液多者，重用苍术或加花椒 15 g；伴感染者，加千里光 30 g、蒲公英 20 g。

（六）理疗

液氮冷冻治疗、X 线或放射性同位素（^{32}P 或 ^{90}Sr）敷贴疗法等，可用于病期较久的慢性局限性者。

穴位注射法，可用异丙嗪 12.5 mg，加维生素 B_1 1 mL，取长强，每日注射 1 次。

十、转归与预后

阴囊湿疹有急性、亚急性、慢性之分。前二者发病较急，多由风热、湿热为患，病性属实，积极治疗，多能痊愈。若急性期失治、误治，则可致病程迁延，反复发作，或耗伤阴血，或损及肾阳，转化成慢性，病性以虚证居多，治疗棘手，且易复发。

十一、预防与护理

（1）尽可能查找病因，隔绝致敏原，避免再刺激。祛除病灶，治疗慢性疾患，如消化不良、肠道寄生虫病、糖尿病等。

（2）注意局部皮肤卫生，勿用热水、肥皂水、盐水、碱水等清洗患处。

（3）忌烟酒、辛辣刺激性食物，避免进食鱼、虾等易致敏和不易消化的食物，注意观察饮食与发病的关系。

（4）内裤宜用纯棉制品，不宜过紧，减少局部摩擦。

（5）切忌滥用药物及用力搔抓、揉搓等。

十二、文献选录

此证一名绣球风，系肾囊作痒，由肝经湿热、风邪外袭皮里而成。初起干燥痒极，喜浴热汤，甚起疙瘩，形如赤粟麻痒，搔破浸淫脂水，皮热痛如火燎者，此属里热。（《医宗金鉴·外科心法》）

肾囊风一症，乃肝经湿热下注，风邪外袭而成。治疗以龙胆泻肝汤清泄肝胆湿热。外用蛇床子汤，乃因蛇床子有燥湿杀虫作用，用于阴囊湿痒颇合。洗后擦狼毒膏，因狼毒膏有止痛杀虫的作用。药症相合，内外并用，收效甚捷。(《中国男科医案》)

十三、现代研究进展

近三十年来，运用中医药治疗本病的报道较多，治法或内治，或外治，或内外合治。在辨证上虽多以湿热蕴结下焦之实证为主，但也有从虚证辨证而治者，且突破传统沿用的清利之法，而有用除湿法治疗而效者，现概述如下。

(一) 分型论治

综合各地报道，临床上将本病分四型论治：①湿热型，治以清热利湿解毒为法，方用龙胆泻肝汤、六一散、萆薢渗湿汤、化湿解毒汤（金银花、连翘、黄柏、白鲜皮、海桐皮、滑石）等加减，或以野菊花、银花、连翘、土茯苓、地肤子、萆薢、车前草、决明子、甘露消毒丹等组方；②阴伤型，治以滋阴养血、除湿止痒，方用滋阴除湿汤加味，或用除湿丸（干地黄 180 g，玄参 120 g，丹参、白鲜皮各 150 g，当归、茯苓、泽泻、蛇床子、地肤子各 90 g，共为细末，水泛为丸）；③血燥型，治宜养肝生血、利湿止痒，药用当归、丹参、赤芍、红花、荆芥、威灵仙、白蒺藜、苦参组方，或以四物汤加小胡麻、白鲜皮、地肤子、萆薢、蛇床子等治疗；④阳虚型，治以温肾助阳、健脾利湿，药用温肾健脾方（吴茱萸、蛇床子、补骨脂、仙茅、益智仁、苍术、茯苓、小茴香)、温阳除湿汤（菟丝子、仙茅、补骨脂、蛇床子、小茴香、益智仁、苍术、茯苓、生薏苡仁）等加减。

(二) 外治法治疗

外治法是治疗本病常用的有效方法，或洗、或熏、或敷。疗效可靠，但应因证而选药。如用青黛、密陀僧、硫黄、滑石各等份油调外敷，45 例病案，经 3～7 d 治疗而愈。用桉树叶、麻柳树叶、艾叶各 100 g，水煎外洗，治疗急性阴囊湿疹 54 例，经 5～15 d 治疗，治愈 40 例，显效 9 例，好转 2 例，总有效率 96.3%。用“五子洗剂”煎水外洗（地肤子、蛇床子、苍耳子、五倍子、黄药子各 30 g）治疗阴囊湿疹，效果较好。用地稔、地锦草各 300 g，马缨丹辣蓼、岗松各 150 g，薄荷、葱头各 60 g，水煎外洗，治疗 12 例，均获痊愈。有用鲜黑面神 60 g、百部 60 g、苦参 30 g，水煎外洗，治疗 18 例，均获痊愈；用虎刺全身 100 g，蛇床子、土荆皮、十大功劳各 30 g，煎水外洗，治疗 12 例，其效甚佳。用蛇黄二苍汤（蛇床子 30 g、苍术 15 g，苍耳子 15 g，黄柏 20 g，苦参 30 g，地肤子 20 g，紫草 15 g，白矾 10 g）每日 1 剂水煎（渗出液较多者重用苍术或加花椒 15 g；伴感染者加千里光 30 g，蒲公英 20 g)，治疗 24 例均痊愈。用甘松、冰片各 10 g，白鲜皮、透骨草各 30 g，煎汤外洗（渗液明显加石榴皮 15 g，五倍子 20 g；红肿疼痛加蒲公英、重楼各 30 g；瘙痒明显加艾叶、花椒各 5 g。用时将煎好的药汁加入冰片 5 g）治疗 240 例，其中治愈 189 例，好转 32 例，无效 19 例，总有效率为 92%。用青黛散加味（青黛、黄柏各 50 g，煅石膏、滑石各 30 g，密陀僧、枯矾各 20 g，轻粉 10 g，冰片 5 g，各研细末）麻油调涂，治疗 24 例，治愈 16 例，好转 8 例。用川椒冰片油外搽（冰片 1.5～3 g，川椒 1.5 g，五倍子 3 g，各研为末，鸡蛋黄油 40 mL)，麻油调涂，治疗 20 例，均获良效。用煅制的苍术、马钱子末，外涂皮损部，效果良好。用燥囊牡蛎散［牡蛎（醋煅）30g，雄黄 3 g，枯矾 3 g，硫黄 6 g，苦参 6 g，蛇床子 6 g 研匀］干撒，或用麻油调涂，严重者可配服肾囊解毒汤（龙胆草 4.5 g，连翘 9 g，生地黄 12 g，泽泻 9 g，黄芩 4.5 g，川连 1.5 g，当归 9 g，甘草 1.5 g，黑山栀 9 g，车前子 9 g，木通 4.5 g，赤茯苓 9 g)。用双石粉（炉甘石、滑石各 50 g，轻粉、冰片各 10 g，研匀）外扑于患处，疗效好。用苦参 30 g，地肤子 16 g，蛇床子 12 g，花椒 10 g，煎汤外洗，配以复方滑石粉（滑石粉 15 g，枯矾 6 g，青黛 9 g)，涂擦患处。用苦参 50 g，土茯苓 50 g，黄连 30 g，黄柏 30 g，蛇床子 30 g，百部 30 g，川椒 10 g，水煎熏洗，每 7 d 1 个疗程，有效率 96.81%。用苦参汤熏洗，配合大黄 50 g，滑石 50 g，五倍子 50 g，甘草 30 g，所制粉剂每日 3～4 次外扑患处。以四物消风散配合青鹏软膏治疗血虚风燥型慢性湿疹有效率 93.33%。

（三）针灸治疗

用泻法针刺中极、血海、三阴交、大敦、会阴，治疗阴囊湿疹112例，其中2次治愈者104例，6次治愈者8例。用异丙嗪12.5 mg加维生素 B_1 1 mL注长强，治疗顽固性阴囊湿疹35例，治愈26例，好转6例，无效3例，有效率为91.4%。也有选用维生素 B_1、B_{12} 联用注射长强以营养神经，祛湿化浊。用当归注射液穴注箕门，注射后加灸5 min，治疗42例，有效24例，好转13例，无效5例。

综上所述，可以发现中药及针灸治疗阴囊湿疹，具有简便、灵验、副作用小、治愈率高、复发率低等特点，在临床上具有广泛的实用意义。

参考文献

[1] 中医研究院广安门医院．朱仁康临床经验集［M］．北京：人民卫生出版社，1979，103-104.
[2] 周庆文．清热利湿止痒汤治疗肾囊风［J］．四川中医，1986，4（7）：16.
[3] 邓朝纲．化湿解毒汤治愈阴囊湿疹98例［J］．贵阳中医学院学报，1989，（4）：22.
[4] 沈才栋．龙胆泻肝汤在皮肤科的应用［J］．黑龙江中医药，1989，（3）：40-41.
[5] 刘天骥．六一散治疗肾囊风［J］．陕西中医，1987，8（1）：35.
[6] 童太春．中医治疗阴囊皮肤病160例［J］．中西医结合杂志，1985，5（9）：569-570.
[7] 郭筱宝．三叶煎剂治疗急性阴囊湿疹54例［J］．中医杂志，1984，25（7）：26.
[8] 龚景林．“五子洗剂”治疗阴囊湿疹［J］．四川中医，1986，4（1）：封3.
[9] 邹朝深．阴囊湿疹［J］．广西中医药，1987，10（5）：2.
[10] 陈坚．阴囊湿疹［J］．广西中医药，1988，11（2）：5.
[11] 刘春华．自拟虎刺汤治疗慢性阴囊湿疹［J］．中医杂志，1987，28（9）：21.
[12] 王玉忠．蛇黄二苍汤治疗阴囊湿疹24例临床观察［J］．浙江中医学院学报，1989，（3）：22.
[13] 司在和．加味蛇床子汤治疗阴囊湿疹240例［J］．江西中医药，1990，21（6）：21.
[14] 曾冲．青黛散加味治疗阴囊湿疹［J］．黑龙江中医药，1984，（5）：53.
[15] 周丹．川椒冰片油治疗阴囊湿疹［J］．四川中医，1990，8（11）：43.
[16] 邹禹．青蛤散外用治疗阴囊湿疹［J］．江西中医药，1989，20（1）：12.
[17] 刘德选．苍马散治疗阴囊湿疹［J］．江西中医药，1990，21（6）：21.
[18] 李锦生．双石粉治疗阴囊湿疹［M］．辽宁中医杂志，1990，14（10）：37.
[19] 上海中医研究所．张赞臣临床经验选编［M］．北京：人民卫生出版社，1985，199-212.
[20] 任孝仓．针刺治疗阴囊湿疹112例［M］．贵阳中医学院学报，1991，（1）：38.
[21] 雷伦．长强穴注射治疗顽固性阴囊湿疹35例疗效观察［M］．北京中医，1984，（4）：43.
[22] 陈驰．当归箕门穴注射治疗阴囊湿疹42例［M］．陕西中医，1990，11（11）：518.
[23] 李博鉴．皮科便览［M］．北京：中医古籍出版社，1986.
[24] 梁惠敏．外洗涂药法治阴囊湿疹［M］．新中医，1984（10）：34.
[25] 黄宝忠．上海老中医经验选录［M］．上海：上海科学技术出版社，1980，593.
[26] 刘天骥．六一散治疗肾囊风［M］．陕西中医，1987（1）：35.
[27] 邓朝纲．化湿解毒汤治疗阴囊湿疹［M］．天津中医，1985（4）：14.
[28] 张登本．中医男性病学［M］．西安：陕西科学技术出版社，1990.
[29] 周丹．当归注射液穴注治疗阴囊湿疹42例［M］．新中医，1992（2）：47.
[30] 高勇，刘凤群．阴囊湿疹辨证论治169例［M］．青海医药杂志，2004，34（7）：43.
[31] 程晓春，龚一云，岳代荣，等．当归贝母苦参丸加味为主治疗阴囊湿疹60例［M］．实用中医药杂志，2004，20（4）：181-182.
[32] 吉良春．外用熏洗剂治疗急性阴囊湿疹94例［M］．中医外治杂志，2009，18（1）：37.

［33］陈勇．苦参汤和石黄粉治疗慢性湿疹［M］．吉林中医药，2008，28（3）：196.
［34］李长江．四物消风散联合青鹏软膏治疗血虚风燥型慢性阴囊湿疹疗效观察［M］．河北中医，2012，34（7）：1022-1023.
［35］萧俊贤，施建设．长强穴注射与完带汤结合治疗阴囊湿疹45例临床观察［M］．中国实用医药，2006，1（1）：126.

第三节　阴囊皮炎

一、概述

阴囊皮炎，是发生于阴囊的神经官能性皮肤病，以局部皮肤呈苔藓样变和阵发性剧痒为特征。本病在中医学中虽无专论，但就其病因病理和临床特征来看，当归属于中医学的“牛皮癣”“顽癣”范畴。牛皮癣病名，始出自元代危亦林的《世医得效方》。因其状如牛领之皮，厚而坚，故名之。后世因其顽固难治，又称为顽癣，在明代陈实功《外科正宗》及清代吴谦等的《医宗金鉴》中皆有论述。如《外科正宗·顽癣》说：“牛皮癣如牛领之皮，顽硬且坚，抓之如朽木。”这些描述类似西医学中的神经性皮炎。

二、病因病理

（一）中医病因病机

1. 病因

（1）感受外邪：以风、湿、热邪为主，多由平素体虚、生活不慎或病后失于调养，风热湿邪乘虚外客于肌肤所致。

（2）饮食内伤：恣食辛辣或嗜酒伤中，脾失健运，湿热内生并下注肾囊。

（3）情志不调：情志过激，五志化火，损伤阴液，生风化燥，肌肤失于濡养而成。

（4）搔挠擦伤：外阴不洁，污垢存留，因瘙痒而挠抓或衣裤拂擦，肌肤受损，湿毒袭之。

2. 病机　本病初起多为外感风湿热邪或饮食不节，湿热内生；或搔抓拂擦，损伤肌肤，湿毒之邪侵袭肌肤，凝聚不散，以致经络阻滞，营气不从所致。日久则系风热炽盛，耗血伤津，或五志化火，消灼阴液，血虚生风化燥，肌肤失养而发病。

（二）西医病因病理

1. 病因　西医学认为，本病的发生与精神因素有密切关系。可由于患者自主神经系统功能紊乱而引起。情绪波动、精神紧张、劳累过度，以及刺激性食物、局部衣物摩擦、搔抓等，均可促使发病或加剧病情。患者多有好发体质。

继发于其他瘙痒性皮肤病者，因病处瘙痒而经常搔抓、摩擦，以致发生苔藓样变，原始病变消退后，此苔藓样变仍不消失。

2. 病理　表皮过度角化与轻度角化不全，钉突延长加宽，棘层肥厚，表皮无水疱，真皮有慢性细胞浸润，甚至纤维化。

三、辨病要点

本病初起无皮肤损害，常首先有痒感，因搔抓、摩擦后，出现针头大小、不规则的多角形或扁平圆形丘疹，皮色正常或淡褐色，表面光滑，干燥而坚实。日久损害增厚扩大，丘疹融合成苔藓样斑片，与正常皮肤分界清楚，稍有脱屑。也可因搔抓损害而有抓伤、出血、结痂及糜烂渗出，甚至合并感染。

自觉阵发性剧烈瘙痒，尤以受热或夜间为甚。搔之不知痛楚。情绪波动时，瘙痒随之加剧。病程缠绵，常迁延数月、数年之久，症状时轻时重，治愈后易复发。

四、类病辨别

1. 慢性阴囊湿疹　常有急性水疱期，即使初起为慢性者，在组织病理上也常见水疱，损害有显著浸润和增厚，常覆以鳞屑和痂皮，苔藓样变不突出。阴囊皮炎在临床与组织病理上均无水疱，皮损多是不规则、多角形或扁平圆形的丘疹融合成片，苔藓样变明显。发病原因方面，前者以过敏为主，后者主要是精神障碍。

2. 瘙痒病　病初只是瘙痒，无任何原发性皮疹，伴灼热、虫爬、蚁走等感觉。患处常有抓痕、搓破、渗液、血痂等继发性损害。苔藓化边界不清楚。阴囊皮炎则因局部瘙痒抓破后，出现多角形的扁平丘疹融合成片，苔藓样变与正常皮肤边界清楚。

3. 扁平苔藓　为多角形皮疹或三角扁平丘疹，中央有凹陷，呈紫红或暗红色，有蜡样光泽及条状损害。颊黏膜常有灰白色扁平多角形皮疹。阴囊皮炎无这些表现。

五、辨证要点

1. 掌握特征　皮损多是不规则、多角形或扁平圆形丘疹融合成片，呈正常皮色或淡褐色，日久皮肤变肥厚，皮沟加深，皮嵴隆起，呈苇席状，极易形成苔藓化，是本病的重要特征。

2. 明辨病性　病初皮损以丘疹为主，或发红斑，瘙痒阵发，舌质红，苔腻，脉濡数等，多为风湿热邪交阻肌肤，属实证。病久不愈，或反复发作，则演变为血虚风燥，证见皮损呈苔藓样变，干燥，肥厚，脱屑，状如牛领之皮，伴舌质淡红，脉细弱等，多属虚证或虚实夹杂证。

3. 了解诱因　本病常因精神因素、刺激性食物或衣物摩擦、抓挠等诱发或加重。

六、治疗原则

根据病程的久暂、病性的虚实，以及患者的体质状况，审因论治。初起多系风湿热邪交阻肌肤所致，治宜散风清热，化湿止痒；病久则属血虚风燥，肌肤失养，治当养血润燥止痒。

七、论治要点

（一）风湿热交阻证

1. 临床表现　皮损多为丘疹，或融合成片，自觉瘙痒不止，抓后糜烂湿润或结血痂。舌质红，苔薄黄或黄腻，脉濡数或滑数。

2. 证候分析　风湿热邪蕴郁肌肤，血脉瘀滞，气血不和，故皮肤起丘疹；风热内淫，则瘙痒不止；湿胜则见抓后糜烂，湿润或滋流血水。舌红、苔黄、脉濡数乃湿热内蕴之征。

3. 治法　疏风清热，化湿止痒。

4. 方药　消风散加减。方中荆芥、防风、牛蒡子、蝉蜕疏风透表，以祛在表之风邪。配苍术散风除湿；苦参清热燥湿；木通渗利湿热；石膏、知母清热；当归、生地黄、胡麻仁养血、活血，即“治风先治血，血行风自灭”之意；甘草清热解毒，调和诸药。若因情绪波动病情加剧者，可加珍珠母（先煎）、生牡蛎（先煎）、合欢皮安神宁心；痒甚者，加地肤子、白鲜皮；偏于风热者，加浮萍；湿胜者，加生薏苡仁、威灵仙。

（二）血虚风燥证

1. 临床表现　病程较长、皮损渐呈苔藓样变，皮疹干燥、肥厚、脱屑，状若牛领之皮，痒剧，入夜尤甚。舌淡红，脉细弱。

2. 证候分析　病久不愈，反复发作，或风热炽盛，消灼阴血，血虚风燥阻于皮肤之间，肤失濡养，故见皮损干燥、肥厚、脱屑、作痒等；人卧则血归于肝，濡养肌肤之血愈显不足，故瘙痒夜间加甚。舌淡红、脉细弱是气血两虚之象。

3. 治法　养血润燥，消风止痒。

4. 方药　当归饮子加减。方中用四物汤养血活血；何首乌补益肝肾；荆芥、防风、白蒺藜疏肌祛风；黄芪益气固表；甘草调和诸药。瘙痒甚者，重用何首乌，加秦艽、钩藤增强祛风止痒作用。夜寐不安者，加五味子、茯神、柏子仁宁心安神；若病程较长，皮损泛发，浸润肥厚，瘙痒剧烈，久治不愈，可酌情选加乌蛇、蜈蚣等搜风止痒之品。

八、其他治疗

（一）西药治疗

1. *内用疗法*　可选用抗组胺类药物；钙剂；镇静安眠药，如利眠宁、安定等内服，或用1%普鲁卡因合维生素C静脉封闭。

2. *外治疗法*　根据病变干燥肥厚的程度，选用加味黄连膏、黑豆溜油软膏或20%~40%煤焦油酊剂，以及皮质激素软膏等。慢性顽固者，可用神经皮炎硬膏外贴。

（二）中成药治疗

可选用当归片、乌梢蛇片或地龙片等，每次各5片，每日2次内服。

（三）针灸治疗

1. *体针*　取曲池、血海、足三里、内关等穴。证属风湿热交阻者，加大椎，施泻法；证属血虚风燥者，加三阴交、太溪，平补平泻手法。隔日1次。亦可用艾卷施灸。

2. *耳针*　取肺、神门、肾上腺、皮质下、交感等穴，埋针或贴压王不留行。隔日1次。

（四）单验方治疗

（1）以六一散（滑石、甘草）9 g，开水冲服，每日2次。外以六一散6 g、地榆粉3 g，香油调涂患处，每日1次。（《中医临床撷英·男科》）

（2）蜈蚣油膏：蜈蚣10条，土鳖虫、地龙各6 g，烤干共研末，加香油或麻油适量，搅匀成糊状油膏，储存备用。适量外搽，搽药前先以苦参30 g，地肤子、蛇床子、白鲜皮各10 g，黄芩5 g，水煎洗患部，再以蜈蚣油膏涂搽，每日2~3次。（《中医临床撷英·男科》）

（五）药物外治

1. *外洗法*

（1）用透骨草30 g、苦参30 g、白鲜皮15~30 g、当归尾15 g，水煎熏洗患处。每日2~3次，每次20 min。

（2）用蛇床子15~30 g、艾叶15~30 g、地肤子15~30 g、威灵仙20 g、紫草15 g、枯矾15 g，水煎熏洗，待水温时坐浴。

（3）苦参30 g、川椒15 g，水煎外洗，每日2次。（《中医男科学》）

（4）干荷叶1张、蚯蚓粪15 g、蛇床子9 g、苦参15 g，水煎外洗，每日3~5次。（《马培之医案》）

2. *外敷法*

（1）炉甘石6 g、真蛤粉3 g，共为细末，外扑患处。（《中医男科临床手册》）

（2）复方滑石粉：滑石粉15 g、枯矾6 g、青黛9 g，共研细粉，用药前先用清水或中药煎剂洗患部，并用软毛巾拭干患处，外敷复方滑石粉。（《中医临床撷英·男科》）

（3）蒲黄粉外搽，每日4次。

（4）风湿热证，可用三黄洗剂或颠倒散洗剂外搽，每日3~4次。或用煅石膏、寒水石、枯矾各30 g，五倍子、黄柏各15 g，冰片6 g，研极细末，用凡士林或麻油适量调敷患处，每日1~2次。

（六）理疗

可用浅层X线放射治疗或放射性同位素^{32}P、^{90}Sr敷贴，对本病有较好疗效。亦可用冷冻疗法，用液氮喷雾在病损上喷一层薄薄的白霜，5~7 d 1次。

九、转归与预后

本病初起，病程短、皮损小者，经积极恰当的治疗，多能痊愈。若迁延失治，或伴继发感染，常使病情缠绵、时轻时重、治愈后有复发倾向。严重者，皮损扩大，可累及肛门、阴茎、股部等。

十、预防与护理

（1）及时治疗与本病发病有关的皮肤病。

（2）调畅情志，保持心情舒畅和充足睡眠。

（3）勤洗涤，保持皮肤清洁、干燥。忌用热水、肥皂烫洗患处，以及不适当的药物。

（4）忌食辛辣、肥甘、滋腻食物及鱼腥虾蟹海味，戒酒。

（5）避免局部刺激，忌抓搔、搓捏；内裤宜柔软、宽松，以减少摩擦。

第四节　阴囊毛囊炎

一、概述

阴囊毛囊炎，是化脓性球菌引起的单个毛囊及其皮脂腺的急性化脓性炎症。相当于中医中的“疖”病。明·汪机在《外科理例·疮名有三》中说：“疖者，初生突起，浮赤无根脚，肿见于皮肤，止阔一二寸，有少疼痛，数日后微软，薄皮剥起，始出青水，后自破脓出。”说明本病有色红、灼热、疼痛、突起根浅、肿势局限、脓出自愈的特点。一般症状轻而易治。中医病因病机主要是由于夏秋之季感受暑湿，或饮食不节，损伤脾胃，湿浊内生，化热下注，或前阴不洁，湿毒内侵，郁蒸于肾囊皮肤而成。发病初期，以实证为主，治当清热化湿，泻火解毒；病久有伤正者，佐以扶正。

二、病因病理

（一）中医病因病机

1. 病因

（1）外感暑湿：夏秋之季，暑湿交蒸，如若禀赋不足，卫外不固，易感受暑湿之邪而发生本病。

（2）湿热下注：恣食辛辣炙煿、膏粱厚味，致脾胃损伤，湿浊内生，蕴郁化热，湿热之邪循经下注肾囊而成。

（3）外阴不洁：平素不注意阴部卫生，污垢沉积，或内裤过紧，汗泄不畅，热不能外泄，郁蒸于皮肤而致。

2. 病机　暑为阳邪，其性开泄，最易耗气伤津。素禀赋不足或久病正虚之人，不耐夏秋炎热，腠理不密，卫外不固，暑邪夹湿乘虚侵犯人体；或皮肤不洁，汗泄不畅，湿毒之邪郁留肌肤，加之内有湿热蕴结，二者相搏，凝滞肾囊肌表，以致营卫不和，经脉阻滞而成。

（二）西医病因病理

1. 病因　西医学认为本病之发生，主要是由于金黄色葡萄球菌为主的病原菌，侵入毛囊及其所属的皮脂腺引起的化脓性炎症。由于阴囊富有毛囊、皮脂腺，且阴囊皮肤皱襞多，易使细菌存留、繁殖，如阴囊有搔伤、皮肤不洁，或夏日炎热，汗出不畅，招致病菌感染而发病。

此外，平素体弱、贫血、结核、慢性肾炎、糖尿病等，均可诱发本病。

2. 病理　毛囊口有一小的角层下脓疱，毛囊上部周围结缔组织内有大量嗜中性粒细胞及淋巴细胞浸润，毛囊细胞水肿、破碎、着色不良，皮脂腺常同时受累，有嗜中性粒细胞浸润，并引起腺体破碎和坏死。

三、辨病要点

本病是毛囊及其附属皮脂腺的化脓性感染性疾病。初起皮疹位于毛囊口部，针头至米粒大红色丘疹，顶端很快出现黄白色小脓疱，中央有毛发穿过，周围有炎性红晕；脓疱破后干燥结痂，脱落后残留色素沉着而愈。一般除自觉轻度瘙痒外，无全身不适症状。如皮疹反复发作，病程拖延数周或数月者，则演变成慢性毛囊炎。

常于瘙痒性皮肤病或慢性病如贫血、结核病、糖尿病等基础上继发。发病部位除阴囊外，亦可伴发于有毛发或易摩擦的部位，如头皮、后项以及背部。常见于经常接触油脂或沥青者。

实验室检查无特殊。若伴有继发感染者，血中白细胞总数及嗜中性粒细胞可增高，或见附近淋巴结肿大，发热，全身不适症状。

一般而论，皮薄脱壳，病较轻；皮厚且硬，病情较重。

四、类病辨别

汗腺炎与阴囊毛囊炎两病均可发生于阴囊，故应做鉴别。汗腺炎表现为初起硬结似核，漫肿无界，高出皮面，显著红肿，伴有疼痛、发热等全身症状；最后穿破排脓，愈后留有瘢痕。阴囊毛囊炎则突起根浅，肿势局限，脓出自愈，不留瘢痕；一般无全身不适症状。病程方面，前者病程缓慢，时好时发；后者病程短，轻者不治自愈。

五、辨证要点

1. *抓住特征* 本病初起见肾囊皮肤散发或簇生红色丘疹，大小如针头或米粒。顶端易化脓溃破，干燥后结痂脱落。皮损处常留有色素沉着。自觉症状不明显，或伴轻微痒痛感。可反复发作。

2. *明辨病性* 本病初发为湿热毒邪郁蒸于肾囊肌肤，交炽不解，血脉阻滞所致，病属实证。病久不愈或反复发作，邪毒不去，正气受损，以致正虚邪恋，病属虚证或虚实夹杂。

六、治疗原则

一般无须治疗。若症状重者，当辨证施治。初起之际，正气未伤，火毒炽盛，当泻火解毒；若病情反复发作，正气受损，邪恋不清，则应扶正托毒。

七、论治要点

（一）湿毒蕴结证

1. *临床表现* 初起局部皮肤潮红，继而发生散在或密集的毛囊性小脓疱，突起根浅，周围红晕明显，或伴有口干，大便不爽，尿赤。舌红、苔黄，脉滑数。

2. *证候分析* 内有湿热，外感邪毒，交炽不解，蕴蒸肌肤，故生米粒样丘疹，色红、肿痛；正气未损，邪正相搏，正胜邪聚，不复他传，故肿势局限，突起根浅；湿热毒邪滞留下焦，见大便不爽、尿赤。舌脉表现乃湿毒内蕴之象。

3. *治法* 清热化湿，活血解毒。

4. *方药* 蜂房散加减。方中蜂房、升麻、土贝母、地丁、金银花清热解毒；蒲公英、泽泻、赤茯苓利湿；赤芍活血。去羌活之升散，加川牛膝引诸药走下，加强利湿作用。暑天发病者，加鲜藿香、佩兰、六一散（包煎）、生薏苡仁；脓成溃迟加皂角刺、川芎；大便不爽，加炒枳壳、熟大黄（后下）。

（二）正虚邪恋证

1. *临床表现* 皮疹色泽暗淡、肿势不甚，或见脓疱、结痂性损害，尤多夹有小疖，多伴体弱乏力、面色少华。舌淡，苔薄，脉细。

2. *证候分析* 多见于反复发作的慢性毛囊炎。正气不足，邪恋不散，气血郁滞，故见疹色暗淡，肿势不甚，结痂性损害等。乏力、面色少华、舌淡乃气血虚弱之候。

3. *治法* 扶正托毒。

4. *方药* 透脓散合四君子汤加减。方中生黄芪益气托毒，辅以当归、川芎养血活血；穿山甲、皂角刺消散软坚；四君子汤培补正气，以助生黄芪之功；加连翘解毒。

八、其他治疗

（一）西药治疗

1. *内服药* 症状重者，可酌情给予抗生素、磺胺类制剂。同时给大量复合维生素 B。反复发作、病程迁延者，可内服异烟肼 0.1~0.2 g，每日 3 次，持续 1~2 个月，有一定疗效。亦可选用自家疫苗或多价葡萄球菌疫苗及葡萄球菌类毒素注射或自血疗法。

2. *局部用药* 以止痒、杀菌、消炎、保护皮肤为原则。常用5%~10%硫黄、1%樟脑炉甘石水粉剂、5%樟脑扑粉等。或用其他抗菌软膏，如 10%鱼石脂软膏、1%新霉素软膏或复方新霉素软膏等。

（二）针刺及放血疗法

常用身柱、灵枢、合谷、委中（放血）等穴位，施泻法。间隔 2 d 1 次。

（三）药物外治

（1）用黄柏末、红枣肉（烧炭存性）各等份，共研极细末，香油调敷患处。或用新鲜中草药如蒲公英、紫花地丁、丝瓜叶、野菊花叶等，洗净捣烂，外敷患处。

（2）亦可选用玉露散、金黄膏、化毒散软膏外贴或外敷。若脓成欲溃者，改用千捶膏外敷。

九、转归与预后

本病早期迁延不愈或反复发作，常可转成慢性。一般对身体无明显影响。预后良好。

十、预防与护理

（1）避免任何刺激，如机械性的摩擦、搔抓、挤压。

（2）不宜用肥皂水洗或涂不适当的药物。

（3）忌食辛辣炙煿、鱼腥发物，少食甜腻。

（4）经常保持局部皮肤清洁，内衣裤宜柔软、宽松，并勤更换。

（5）箍围敷药干燥时，宜随时湿润之。

（6）治疗与本病有关的疾病，如贫血、结核病、瘙痒病、糖尿病等。

第五节　阴囊急性蜂窝组织炎与脓肿

一、概述

本病属中医“囊痈”的范畴，是发生于阴囊部位的化脓性疾患。临床特征是以一侧或者两侧阴囊红、肿、热、痛、化脓，病变局限于阴囊而睾丸不肿大为特点。系湿热下注蕴滞阴囊肌腠所致，以清热利湿托毒为治则。

二、沿革

朱丹溪首立囊痈病名，并指出了囊痈基本病机，如《丹溪手镜·肺痿肺痈肠痈二十二》说：“囊痈，乃湿热下注也。浊气流入渗道，因阴道亏，水道不利而然……”明清医家对囊痈论述颇多，但对其病因病机认识多推崇朱丹溪湿热下注之说，如明·汪机《外科理例·囊痈》说：“囊痈，湿热下注也，有作脓者，此浊气顺下……”陈实功《外科正宗·囊痈》说：“夫囊痈者，乃阴虚湿热流注于囊，结而为肿……”诸多医家中对本病论述较为详尽的，当首推清·祁坤，其在《外科大成·囊痈》中指出本病的特点是“阴囊红肿热痛也”，病因病机是“肝肾阴虚，湿热下注”，治则是“以补阴为主，清热渗湿之药佐之”，并与疝症、卵子瘟、肾囊漏做了鉴别，在《医宗金鉴·外科心法要诀》中将囊痈称为肾囊痈，认为“肾囊痈此证生于肾囊，红肿焮热疼痛，身发寒热，口干饮冷，由肝肾湿热下注肾囊而成”。综上所述，可见历代医家对本病的认识是较为一致的，这些认识对现代临床仍有很高的指导意义。

三、病因病理

（一）中医病因病机

囊痈的病机皆为肝肾湿热下注所致。素体肝肾阴虚，感受湿热之邪，或过食醇酒厚味，或喜食辛辣肥甘品，酿成湿热，下注蕴结肾囊，使经络阻遏，气血不通，瘀滞日久化热，聚而成痈；久坐湿地，或水中作业，或冒雨涉水，外感湿毒，湿邪阻络化热，热郁不散，蕴积阴囊而成痈。湿热蕴滞阴囊肌腠，营气不从，故发为痈，热盛肉腐则成脓肿。

（二）西医病因病理

1. 病因　本病为阴囊皮肤、皮下组织、肉膜广泛的弥漫性化脓性炎症，病原菌多为金黄色葡萄球菌，有时为溶血性链球菌，也可由厌氧性或腐败性细菌所引起。由于阴囊皮肤皱襞多，易使细菌停留繁殖，如阴囊有搔伤，细菌即可侵入，因此感染大部分为原发性。也可为继发性，即由其他部位化脓性感染直接扩散而来，或由淋巴系统或血行感染所致。

2. 病理　皮肤、皮下组织及肉膜有广泛性化脓性炎症改变，有嗜中性白细胞、淋巴细胞浸润，毛细血管及淋巴管扩张，有时可见血管栓塞，毛囊、皮脂腺、汗腺皆被破坏。由于肉膜层内含有许多平滑肌纤维、致密的结缔组织和弹性纤维，炎症不易局限，与正常组织无明显界线。后期可见由成纤维细胞、组织细胞及巨细胞所形成的肉芽肿。

四、辨病要点

1. 症状　本病以青壮年多发，老年人相对较少。症状初期阴囊焮热疼痛，寒热交作；继则自觉阴囊坠垂，疼痛加剧，口干欲饮，小溲赤涩。

2. 体征　初期阴囊皮肤红肿，继则红肿加重，但睾丸大小正常，阴囊局部皮肤紧张光亮，形如瓢状，溃后肿痛均减，脓出黄稠者疮口易敛；溃后脓水稀薄而痛不减者，收口较慢。

3. 实验室检查　血常规中白细胞计数明显升高，血沉速度加快，分泌物镜检可见脓细胞。

五、类病辨别

1. 腮腺炎性睾丸炎　本病为流行性腮腺炎的并发症，常见于流行性腮腺炎后期5～7 d，睾丸肿痛，阴囊皮色微红或不红，一般多在7～14 d消退，不化脓。但若诊治不及时，则可破坏睾丸的生精功能而影响生育。

2. 阴囊丹毒　丹毒感染时阴囊皮肤鲜红色，中间较淡，边缘清楚，肿胀较轻，病损较浅，并且有烧灼样疼痛，较易鉴别。

3. 鞘膜积液　阴囊一侧肿大，不红不热，透光试验阳性。另有阴囊肿大，状如水晶，按之软而即起，亦发红而热者为阴囊水肿，无疼痛及全身症状，有接触过敏史。

4. 阴囊急性炎症性坏疽　发病迅速，1～2 d阴囊皮肉腐烂、湿裂，甚而睾丸外露，病势颇重。多见于平时不注意个人卫生的年老体弱者。

六、辨证要点

囊痈初起，先辨寒热。阴囊红肿，发热恶寒，为实热之证。若寒热由轻加重，为热毒炽盛；寒热由重渐轻，为邪退正复之象。囊痈成脓溃后，细察脓液，脓液稠厚色黄白、色泽新明者，气血充盛；如黄浊质稠、色泽不净为毒邪有余；如黄白质稀、色泽洁净，气血虽虚，未为败象；如脓液稀薄、腥秽恶臭者，为正气衰败、毒邪内盛之象。

七、治疗原则

急性期宜清利湿热，解毒消痈；已化脓者，宜清热解毒，兼托毒排脓。慢性期宜调补肝肾，活血散结；已溃脓液清稀者，宜补益气血兼托脓。

八、论治要点

（一）湿热蕴结证（早期）

1. *临床表现* 阴囊红肿焮热，甚则肿大如瓢，亮如水晶，伴有全身发热恶寒，口干饮冷，小便赤涩。舌红，苔黄腻，脉洪数或滑数。

2. *证候* 分析阴囊为足厥阴肝经所络，肝经湿热下注，阻滞经络，气血瘀滞不通，故见阴囊红肿焮热，甚则肿大如瓢、亮如水晶；湿邪阻气，津不得布，热邪伤津，阴液不足，故见发热、口干饮冷，小便赤涩。脉数、苔黄腻亦为湿热内盛之征。

3. *治法* 清热利湿解毒。

4. *方药* 龙胆泻肝汤加金银花、连翘。方中龙胆草苦寒，除肝经湿热；黄芩、栀子清热泻火；金银花、连翘清热解毒；木通、车前子、泽泻清利下焦湿热；柴胡疏肝；当归、生地黄养血和肝；甘草调和诸药。本方可使囊痈在湿热蕴结阶段得以消散。若化脓，或溃后脓液黄稠者，可加穿山甲、皂角刺透脓。

（二）肝肾阴亏、热毒未解证（后期）

1. *临床表现* 阴囊化脓溃破，脓液稀薄，肿痛不减，收口较慢。舌红苔薄，脉细数。

2. *证候* 分析热邪伤阴，肝肾阴亏，正气不充，热毒未解，故见溃出脓水稀薄，肿痛不减，收口较慢。脉细数、舌红苔薄亦为阴亏余邪未净之征。

3. *治法* 滋阴除湿清热。

4. *方药* 滋阴除湿汤去干姜、地骨皮、柴胡、陈皮，加天花粉、石斛、萆薢、山栀，以加强其滋阴除湿之效。若溃后脓液清稀而多，疮口迟迟不敛，舌淡脉虚细者，属气血两虚，宜十全大补汤加减治之，以补益气血，托疮生肌。

九、其他治疗

（一）西医治疗

以抗菌消炎、控制感染为治疗原则。发生阴囊感染后应采用大剂量抗生素治疗，一般选择广谱抗生素，或几种抗生素联合应用。如形成脓肿，应做多处切开引流。对于厌氧菌或腐败性细菌引起的蜂窝织炎，应早做切开引流，切除坏死组织，创口用3%过氧化氢溶液冲洗和湿敷。

（二）中成药治疗

可服用连翘败毒丸或活血消炎丸、银翘解毒丸等。

（三）外治法

（1）如意金黄散10 g，用凡士林调匀，敷于阴囊，然后用纱布包扎，每日换药1次。

（2）白矾60 g、雄黄30 g、生甘草15 g，水煎后趁热熏洗，每日1~2次。

（3）50%芒硝溶液，湿敷阴囊。

（4）鲜马齿苋洗净，砸烂，捣如糊状调敷。

（四）单方验方

（1）生薏苡仁60 g、败酱草30 g，水煎服，每日1剂。

（2）鲜车前草、鲜蒲公英各100 g，水煎服，每日1剂。

十、预防与护理

（1）卧床休息，用布带或阴囊托悬吊。

（2）忌食辛辣刺激性食物，饮食清淡，不要饮酒，多进食高蛋白、高维生素的食物。

（3）禁性交。

（4）避免阴囊局部皮肤外伤或其他部位损伤。

（5）发现有中毒症状者应及时处理，防止并发症的发生。

第六节　特发性阴囊坏疽

一、概述

特发性阴囊坏疽又称阴囊感染性坏疽性筋膜炎、Fournier 坏疽、阴囊坏疽性丹毒等，是突然发生在阴囊的急性炎性坏疽。临床以起病急，阴囊红肿紫黑，迅速溃烂，甚则可使整个阴囊皮肤腐脱，睾丸外露为特征。该病起病急、进展快、病死率高，系凶险的外科急症之一，属中医“脱囊”的范畴，又称“囊脱”“阴囊毒”“囊发”等。此病始见于清代高锦庭《疡科心得集》，在此之前脱囊与囊痈混为一病，1884 年 Fournier 首先对该病做了较完整的阐述，故亦称 Fournier 坏疽。

二、沿革

本病在《外科理例》《外科正宗》《外科大成》《医宗金鉴》等医著中均包括在“囊痈”“肾囊痈”中加以叙述，《疡科心得集·辨囊痈悬痈论》中首用脱囊之名，指出：“又有脱囊，起时寒热交作，囊红睾肿皮肤湿裂，隔日即黑，间日腐秽，不数日间，其囊尽脱，睾丸外悬，势若险重，其实不妨，皆由湿热下注所致”，在《外科证治全书》《外科证治全生集》《外科活人全书》等著作中亦有相仿的论述。至此对本病的概念、病因病机、临床症状的论述已趋全面，对本病的治疗多采用内治与外治相结合的方法，《外科理例》主张清肝经湿热之法，并指出：“若湿毒已尽者，专用托里；如脓清或敛迟者，用大补之剂……”清代祁坤《外科大成》载“……睾丸悬露者，松木灰托之，紫苏叶包之”的外治之法，另在《外科证治全书》亦详尽地记述内外结合的治疗方法。

三、病因病理

（一）中医病因病机

1. 病因

（1）外阴不洁，久坐湿地，毒邪乘虚而入。

（2）阴囊瘙痒，恣意搔抓，感染湿毒而生。

（3）气阴两虚，湿热内生，湿毒乘虚而致。

2. 病机

湿热火毒之邪下注厥阴之经，壅阻阴囊，气血凝滞，蕴结日久化热，热盛肉腐，而发囊脱。

（二）西医病因病理

1. 病因　阴囊坏疽可分为原发性（特发性或突发性）和继发性两类。原发性阴囊坏疽通常无诱因，但现代临床研究证明，大多数病例可从泌尿系或结肠、直肠方面找到原因。继发性阴囊坏疽多继发于尿外渗、阴囊损伤、尿道狭窄、全身营养失调、糖尿病等。引起阴囊坏疽的致病菌常见的革兰阳性球菌有金黄色葡萄球菌、溶血性链球菌、粪链球菌等，革兰阴性球菌有大肠埃希杆菌、克雷白杆菌属、变形杆菌属等，厌氧菌主要为类杆菌属。国外文献报道，高危患者包括糖尿病、酒精中毒、恶性肿瘤、长期服用糖皮质激素、营养不良、免疫缺陷及免疫力低下的个体，以 60 岁以上的老年人多见，儿童发病较严重，可能与两极年龄患者体质较差有关。

阴囊皮肤组织松软，皱襞多，且阴囊靠近肛门、尿道外口，细菌容易停留和繁殖。如遇局部擦破、指甲抓伤，或其他部位感染经血运而来的细菌停留于此，则引起感染，皮下小动脉血栓形成，致局部缺血，有助于感染的蔓延。下尿路感染先至尿道周围旁腺，继而侵入尿道海绵体，在此充满血液的间隙内细菌播散，疾病发展并穿透 Buck 筋膜，蔓延至 Collies 筋膜而起病。来源于直肠周围感染也经过相似的解剖途径而引起本病。

2. 病理　发病时阴囊组织呈急性蜂窝组织炎，渗出成分为含有大量的多形核粒细胞及单核细胞为主的炎性细胞浸润，并有大量的淡红色水肿液，其中尚可见有较多的小气泡形成，故组织间隙显著增宽。小血管及毛细血管均极度扩张、充血、瘀血，并见坏死组织边缘血流瘀滞及出血，部分小动脉内可见内皮细胞肿胀、脱落及混合性血栓形成。阴囊筋膜的肌纤维因蜂窝组织炎而分离，纤维亦肿胀。在病变严重及坏死区，纤维间隙内充满炎性渗出液。坏死组织的结构及胞核均已消失，有极度充血、瘀血、出血及急性炎症现象。

四、辨病要点

（1）起病急骤，初起阴囊皮肤潮红、肿胀，形成红斑、水泡，继而溃烂，渗出大量黄色稀薄分泌物，奇臭。之后阴囊皮肤坏死、潮湿，蔓延迅速，可扩展到阴茎和腹壁，甚至可达腋部。阴囊坏死严重者，可见睾丸裸露，坏死组织 2 周左右开始脱落，1 个月左右可痊愈。但病重者病死率较高。

（2）全身中毒症状严重，可有高热、寒战、恶心、呕吐，甚者神昏谵语等。

（3）实验室检查：血常规中白细胞总数可达（2~3）$\times 10^9$/L，中性多超过 80%，且有核左移。为查明致病菌可做脓液涂片镜检及培养。

（4）阴囊及下腹部皮下可触到捻发音。

（5）B 超或 CT 显示阴囊内有气体。

五、类病辨别

1. *阴囊急性丹毒*　病变比较局限，边缘为红色隆起，肿胀的表皮可有小水泡，或密集成片，一般无坏死现象，且病势相对缓和。不难与本病鉴别。

2. *阴囊发*　病势较缓，阴囊红肿光亮，触痛明显，虽中心区亦可发生坏死，然不同于阴囊特发性坏疽之囊皮尽脱、睾丸裸露，扪之有捻发音。

3. *子痈*　子痈之起病急骤，阴囊红肿灼热等与本病相似。但子痈之阴囊红肿多为一侧，睾丸明显肿大压痛。本病为全阴囊红肿焮热剧痛，不伴有睾丸肿大，可资鉴别。

4. *血疝*　其阴囊肿胀及皮肤紫暗与本病相仿，有外伤及手术史。脱囊则无外伤或手术史，可作鉴别。

5. *癞疝*　癞疝有阴囊胀大一症，但起病较缓，初起为阴囊水肿，无本病之红肿热痛，更无腐烂囊脱之特征，较易鉴别。

六、辨证要点

（1）本病辨证要明确病位，掌握特征，谨守病机，果断施治，并依据早期为毒邪炽盛、中期肝肾阴伤、晚期气阴双亏的病理特点，分别施治。

（2）临证要掌握本病来势暴急、发展迅速、病情险重的特点，宜及早诊治，以免发生邪毒内陷，造成不良后果。

七、治疗原则

本病初期应以清肝利湿、解毒消肿为主；中期应以凉血解毒，养阴托脓为主；后期则应以益气养阴为主。

八、论治要点

（一）初期（阴囊未腐烂之前）

1. *临床表现*　阴囊红肿热痛，伴全身发热、寒战、口干欲饮，大便干燥。舌质红，苔黄，脉滑数。

2. *证候分析*　过食肥甘，嗜酒无度，湿热内生，蕴于肝经，肝经湿热下注，结于阴囊，久而化毒生火则致阴囊红肿；毒邪炽盛而致发热、口干、便秘等。

3. *治法*　清肝利湿，解毒消肿。

4. *方药*　龙胆泻肝汤合仙方活命饮加减。方中龙胆草、金银花、黄芩、栀子等清肝泄热，燥湿解毒；泽泻、木通、车前子等清利下焦湿热；防风、白芷等宣发营卫，散邪消肿；当归、乳香、没药、天花粉、贝母、穿山甲等活血解毒，通络散瘀；生地黄凉血解毒，又能防苦燥伤阴；柴胡清解肝热，又能引药入肝经，直达病所。可加蒲公英、地丁、连翘、黄柏、白花蛇舌草等，以增强其清热解毒、利湿消肿之力。

（二）中期（阴囊已开始腐烂脱落）

1. *临床表现*　阴囊红肿，焮热疼痛，继之皮肤紧张湿裂，其色紫黑，继则阴囊迅速腐烂，渗出有臭味液体，腐肉大片脱落，睾丸外露，全身恶寒发热。舌红，苔黄腻，脉弦数或洪数。

2. *证候分析*　分析由于湿热大毒炽盛，热毒腐肉蚀皮，则见阴囊红肿，焮热疼痛，旋即紫黑腐烂溃脱；湿盛流滋，热盛腐肉迫津，故见渗出臭味液体；毒邪内攻，邪正交争，则见全身恶寒发热。舌红、苔黄腻、脉弦数或洪数均为湿热火毒炽盛之象。

3. *治法*　凉血解毒，养阴托脓。

4. *方药*　清瘟败毒饮加减。方中黄连、黄芩、栀子、连翘等清热解毒；水牛角、石膏、知母等清热泻火；生地黄、玄参、牡丹皮、赤芍等凉血解毒、养阴清热。再加入金银花、黄柏等治疗疮疡之要药以解毒化腐；加入当归、白芍等以养阴补血。若见烦躁不安、神昏谵语等火毒内陷之象者，当治以凉血解毒、泄热养阴、清心开窍，方用清营汤合黄连解毒汤加减，吞服紫雪丹 0.5~1.5 g，或安宫牛黄丸 1~2 粒，分 2 次服用。

（三）后期（腐脱已止，新肉始生而缓慢）

1. *临床表现*　阴囊腐脱已止，新肉生长缓慢，神疲乏力，面色不华，口干唇燥，大便秘结。舌质红，苔薄，脉数无力。

2. *证候分析*　分析湿热火毒已除，正气渐复，故见腐脱新生热退。然大病过后，正气尚未复元，故新肉生长缓慢，神疲乏力，面色无华；阴精亏损，失其濡润，则见口干唇燥，大便秘结。舌红苔薄，脉数无力，亦提示气阴两亏，尚未恢复。

3. *治法*　益气养阴。

4. *方药*　圣愈汤加减。原方去川芎加玄参、天花粉、牡丹皮、金银花。方中党参、黄芪补气，生地黄、白芍、玄参、当归滋阴养血，天花粉养阴清热，牡丹皮、金银花清热以防余毒复发。

九、其他治疗

（一）西医治疗

阴囊坏疽的治疗包括全身治疗和外科治疗，全身治疗包括营养支持、维持水电解质和酸碱平衡、抗感染治疗，由于阴囊坏疽感染一般为多重细菌感染，建议早期、足量、联合应用广谱抗生素，抗生素要在分泌物培养结果出来之前应用，否则将失去良好的治疗时机，后期可根据细菌培养和药敏检查结果调整抗生素的使用。对于合并糖尿病的患者，早期常规使用短效胰岛素控制血糖，必要时可用微量泵静脉滴注短效胰岛素，将血糖控制在正常高值，一般为 6~10 mmol/L。同时可适当予以输血、白蛋白、脂肪乳剂等，以增强机体抵抗力，以促进康复。近年来应用高压氧每日 1~2 次，可提高组织内氧含量抑制厌氧菌的生长，阻止坏疽的进展，也可提高生存率。外科治疗主要是指扩大清创术，强调及时清创、充分引流，及时清除坏死组织，一般是早期清创，广泛切开皮肤、皮下，切开范围应超过受累组织直至发现正常筋膜，切除坏死组织，敞开伤口，必要时可在 24~48 h 后再次清创；精索外筋膜以内多不受累，保护精索筋膜完整，防止感染通过腹股沟管扩散至腹膜后。若坏疽范围广，波及下腹壁，创面瘢痕挛缩者，可以采用植皮术。

（二）药物外治

1. *玉露散*　芙蓉叶（去梗茎）不拘多少，研细末外敷。

2. *金黄散*　大黄、黄柏、姜黄、白芷各 2 500 g，胆南星、陈皮、苍术、厚朴、甘草各 1 000 g，天花粉 5 000 g，共研细末外敷。

3. 七三丹　熟石膏 7 份，升丹 3 份，共研细末外敷，功能提脓祛腐。

4. 生肌散　制炉甘石 15 g、滴乳石 9 g、滑石 30 g、血琥珀 9 g、朱砂 3 g、冰片 0.3 g，研极细末，撒疮口上。

5. 去腐生肌膏　主要包含轻粉、红粉、铅丹、儿茶、冰片、乳香、没药、紫草、麻油、血竭等，具拔毒去腐生肌之效，能使创面失活组织液化和脱落，对绿脓杆菌、乙型溶血性链球菌有抑制作用。

十、预防与护理

(1) 节制房事，少食肥甘，注意个人卫生，以防湿热内生及邪毒侵入。

(2) 仰卧静养，并以阴囊托固定患处，初、中期要忌食辛辣之物，后期要加强营养，以利恢复。

第七节　阴囊癣

一、概述

阴囊癣是由浅部寄生性真菌引起阴囊浅表性感染的一种传染性皮肤病，通常会和患者其他部位的皮肤癣症有关，以多环形或地图形皮损伴奇痒为特征。本病多发生于青壮年男性，并具有春、夏发病，入冬痊愈或减轻的特点。常因炎热、汗出或环境潮湿等因素的影响而致病情加重。

中医学文献对本病无专篇论述，多归属“圆癣”“阴癣”的范畴。“圆癣”始见于隋代《诸病源候论·圆癣》，书中说：“圆癣之状，作圆文隐起，四畔赤，亦痒痛是也”，在《癣候》中又说：“癣病之状，皮肉隐疹如钱文，渐浅增长，或圆或斜，痒痛有匡，郭里生虫，搔之有汁”，并指出病因病机为“风湿邪气客于腠理，复值寒湿，与气血相搏，则血气否涩，发此疾也”，清代《外科证治全生集·卷四》亦说：“癣初起如钱，或圆或歪，有匡廓，痒痛不一”，对其病因病机、症状做了较详细的描述。清代邹存淦在《外科寿世方》中明确提出阴癣病名。

二、病因病理

（一）中医病因病机

多由肥胖痰湿之体，正气不足，外受风毒湿热之邪，或夏日炎热，阴部多汗潮湿，洗涤不勤，蕴湿化热生虫，侵袭肌肤，阻滞经络，气血失和，营气不从所致。

（二）西医病因病理

西医学认为本病是由感染真菌如红色毛癣菌、絮状表皮癣菌及石膏样癣菌而引起。多由自身手、足癣搔抓传染而来；或由患癣病的猫、狗，或通过游泳池、浴池、性接触等直接或间接传染。

此外，糖尿病、长期服用激素等可诱发本病。

病原菌具有嗜好角蛋白组织的特性，故病变基本限于表皮角质层。

三、辨病要点

本病一般无明显的全身不适症状，仅觉瘙痒。若痒甚，则可影响睡眠、行走，或伴心烦易怒，坐卧不安等症。因抓挠、摩擦致患处糜烂时可伴有疼痛。

本病常发于阴囊的一侧或双侧，严重者可累及阴茎、会阴、肛门、大腿内侧及臀部。

初起为针头大或米粒样丘疹、丘疱疹或小水疱，逐渐向四周发展，形成边界清楚的钱币形红斑，其上覆盖细薄鳞屑或痂皮，基底鲜红，日久变暗红，中央有自愈倾向，留有淡褐色色素沉着的皮面或脱屑。自觉瘙痒，可因抓挠或衣裤摩擦而有糜烂、流滋血水、结痂，甚至皮肤呈苔藓样变。

鳞屑直接镜检或水疱壁真菌培养阳性。

四、类病辨别

1. 环形红斑　好发于躯干、四肢、臀部、大腿内侧皮肤。病因可能与疱疹样皮炎、霉菌感染、癌肿、虫虱叮咬、药物过敏、免疫失调及自身免疫有关。皮损为水肿性丘疹，呈离心性扩展成环形或多环形，边缘粉红，平滑坚实。病程缓慢，易复发。

2. 银屑病　本病发生于阴部较少见。多由摩擦刺激引起。皮损呈银白色鳞屑斑片，剥脱后露出潮红湿润面及点状出血，无水疱及结痂，亦无中心自愈倾向。病程缠绵，真菌检查阴性。

3. 红癣　由细微棒状杆菌引起。皮疹多为淡红、褐红或棕红色，边界不高，表面有油腻的糠秕状鳞屑，无丘疹及水疱，无瘙痒等自觉症状及炎性变化。发展缓慢，治之不彻底则易复发。真菌检查阴性。

4. 阴囊皮炎　发病与精神因素密切相关，且常因进食刺激性食物或局部刺激诱发。皮损多为不规则或多角形扁平丘疹，呈正常肤色或淡褐色，损害增厚扩大并融合成片，皮纹加深呈苇席状，苔藓样变明显。病情可随情绪变化而加重或减轻。真菌检查无异常。

5. 阴囊湿疹　可由多种原因如食物过敏、药物过敏、蚊虫叮咬、局部摩擦刺激等诱发。以阴囊瘙痒，或起粟丘疹、水疱、搔破湿烂、浸淫滋水为特征。慢性者，皮损浸润、肥厚，融合成苔藓样斑片。常反复发作。

五、辨证要点

1. 掌握特征　本病皮损呈环状或半环状斑片，表面覆盖细薄鳞屑，有丘疹、水疱或痂皮，可向四周蔓延发展，病灶中心常自愈，并有淡褐色色素沉着或脱屑。病位局限，病情较单纯，易于诊断。

2. 谨守病机　本病由风、湿、热、虫侵袭阴囊皮肤，致经络不畅，气血涩滞而成。临证时，应把握病机特点，以提高辨证施治的针对性。

六、治疗原则

总以杀虫止痒，保护皮肤为原则。消灭传染源和切断传播途径，是防治本病的关键。

七、论治要点

一般无须内服药治疗，以外治为主。

（1）根据病情，选用1、2号癣药水，或10%土槿皮酊，或颠倒散洗剂外搽，每日2~3次。亦可用1%~3%克霉唑软膏外涂患处，每日2次。

（2）皮损肥厚，状如苔藓、脱屑者，可用枯矾、黄柏、五倍子、苦参、海螵蛸各等份，研细末外扑患处。或用5%~10%硫黄软膏、复方苯甲酸软膏涂抹患处，每日2~3次。

（3）继发感染者，可参照阴囊湿疹节辨治。待炎症消退后，再按上法治疗。

（4）合并其他部位癣病者，可选用治癣方、苦参丸、二神丸等。

八、转归与预后

本病较顽固难治，很少有自愈。如治不彻底，常易复发，周而复始，积年不瘥。故应早期诊断，及时而彻底地治疗，求得根除。

九、预防与护理

（1）彻底治疗其他部位的癣病，切断传播途径。

（2）勤换内衣裤，勤洗涤，保持阴部清洁。患病期间禁止性生活。

（3）忌用抗生素、免疫抑制剂和激素类药物，以免使皮损扩大，病情加重。

（4）外用洗、搽剂，应注意药物的浓度不宜过高，不宜使用对皮肤刺激性大的药物。

（5）为保证阴囊癣根治，必须在皮疹完全消失1周后方可停用外搽药物。

第八节　阴囊阴茎象皮肿

一、概述

阴囊阴茎象皮肿是晚期丝虫病最突出的表现，大多由班氏丝虫所引起，系淋巴管炎多次发作，皮下、皮内纤维组织增生，导致阴囊、阴茎皮肤增厚、变粗呈象皮样改变的病症。因为部位在阴囊处，体积巨大，行动不便，给患者带来很大的痛苦，临床常表现为阴囊、阴茎肿硬重坠，如升如斗，皮肤极度肥厚变硬，表面粗糙不平，麻木不知痛痒等特征。本病最早的描述始见于《内经》，属中医"㿉""阴㿉"和"子肿"范畴。

二、沿革

"㿉"之名最早见于《内经》。在《素问·骨空论》中首次提出七疝，"㿉"即为其中之一。《素问·脉解篇》指出："所谓癞癃疝肤胀者，曰阴亦盛而脉胀不通，故曰癞癃疝也"，金元时期张子和对此论述甚详，指出："㿉其状阴囊肿缒如升如斗，不痒不痛者是也，得之地气卑湿所生，故江淮之间，湫溏之处，多感此疾，宜导湿利水"，朱丹溪将此病称为"阴气"，提出宜当归四逆汤加生姜、茱萸治疗。陈念祖亦云："如麻木不痛者，恐其为㿉难治，数年后如升如斗……此症多属寒气凝滞……"道出了此病是慢性形成和顽固难效的特点，并立有外治一法，以"石灰捣如米大，入棉布中，以线缝好，包肾囊，隔夜再易之"。清代《疡医大全》曰："㿉者，阴囊肿大如升斗，不痒不痛，此因感受湿气，是以阴核气结，亦有灼痛者"。综上所述，可见中医学对此病的病因病机的认识已有一定的深度，并提出了一些行之有效的治疗方法。

三、病因病理

（一）中医病因病机

1. *痰湿瘀结*　久居潮湿之地，或以水为事，湿性重着阴沉，阻于厥阴之脉，郁久不化，导致痰凝血瘀，结滞于内，而发阴囊肿硬麻木。

2. *痰热瘀结*　痰湿久留，未能及时治疗，郁久化热，或痰湿瘀结复感外邪，痰热内阻，气滞血凝，瘀结于厥阴之脉而发。

（二）西医病因病理

阴茎阴囊象皮肿是班氏丝虫感染后的并发症，阴茎、阴囊可同时出现，亦可单独发生。班氏丝虫病的早期病理变化为淋巴管炎和淋巴结炎，晚期则为淋巴循环阻塞的后果。病变主要由成虫引起，幼虫也有一定的作用。微丝蚴虽与丝虫病主要病变关系不大，但可引起热带嗜酸粒细胞增多症，大量微丝蚴在短期内死亡时，可导致全身过敏反应和局部损伤性炎症。

幼虫和成虫的代谢产物、幼虫的蜕皮液和蜕皮、成虫子宫内的分泌物和死亡成虫的分解产物，以及成虫本身的机械性刺激，均能引起局部的淋巴管炎、淋巴结炎和全身过敏反应，如发热、嗜酸粒细胞增多等。淋巴结内虫体周围有以嗜酸粒细胞、淋巴细胞、巨噬细胞等浸润为主的肉芽肿炎症变化。炎症的反复发作导致淋巴窦纤维组织增生而造成淋巴结阻塞。丝虫寄生的淋巴管早期呈现内膜肿胀、内皮细胞增生、管壁及周围组织有炎性细胞浸润；最后由于纤维组织增生、管壁变厚而造成淋巴管阻塞。淋巴循环阻塞又为急性淋巴管炎的发作创造了条件。

淋巴循环发生阻塞后，在阻塞部位以下的淋巴管压力增高，形成淋巴管曲张甚至破裂，淋巴液流入周围组织。除机械性阻塞外，淋巴瓣膜受到丝虫破坏后形成的淋巴循环动力学改变，也可引起淋巴回流障碍和淋巴滞留。如其阻塞在腹股沟部淋巴结或淋巴管，则形成阴囊淋巴肿或阴囊象皮肿。象皮肿是淋巴肿的进一步发展。淋巴液滞留在皮下组织即形成淋巴肿，淋巴液内蛋白含量较高，滞留于皮肤和皮下组织时，刺激纤维组织增生，使皮肤及皮下组织显著增厚，皮肤粗硬有皱褶，即形成阴囊阴茎象皮肿。由于皮肤局部血循环障碍，皮肤的汗腺、皮脂腺及毛囊功能受损，因而易发细菌感染，后者又促进纤维组织的增生，使象皮肿加重，严重者阴囊可达4.5~10 kg，阴茎内陷缩入阴囊，影响患者的劳动和性生活。

四、辨病要点

（1）有丝虫病感染史或在丝虫病流行区域居住史，以及阴囊部丹毒反复发作史。

（2）典型的阴囊阴茎象皮肿表现为阴囊肿大如斗，沉重下坠，皮肤极度肥厚变硬，表面粗糙不平，状同象皮。为丝虫病晚期的临床表现，诊断较易。

（3）本病早期往往表现为反复发作的精索炎和附睾炎。患者发热，一侧自腹股沟向下蔓延的阴囊疼痛，附睾肿大、压痛，精索上有一处或数处结节，触痛明显。继之则有阴囊、阴茎皮肤反复水肿，水液外渗。

（4）本病晚期还可伴有下肢象皮肿、乳糜尿、鞘膜积糜等临床表现。

（5）对该类患者进行病原学检查十分重要。可在夜间采集周围血，直接涂片查找微丝蚴。对血中微丝蚴阴性者，可做病变淋巴结活检，寻找成虫。丝虫病的免疫学检查，均有较高的阳性率，但有假阳性结果，所以不能作为确诊的依据。

五、类病辨别

1. *附睾炎*　阴囊包块，附睾肿大，轻度压痛，与睾丸界线清，可继发鞘膜积液。皮肤肿胀但不变厚，白细胞计数升高，可有尿道分泌物及膀胱激惹征。

2. *附睾结核*　发病缓慢，输精管呈串珠样改变，无触痛，可合并轻度睾丸鞘膜积液，无菌性脓尿及结核菌浓缩液检查阳性。

3. *睾丸肿瘤*　本病为无痛性肿块，质地坚实，有沉重感，睾丸有结节，局部组织软化或波动。血浆HCG升高，AFP检查有助于确诊。

六、治疗原则

本病总由水湿阻络，痰凝血瘀而成，证属实证，治以除湿软坚消肿为要，然临证应辨其热之有无，而佐以清热之法。

七、论治要点

（一）痰湿瘀结

1. *临床表现*　初起多为阴囊、阴茎水肿，继则阴囊肿大，阴茎大多不肿大，阴茎常被肿大的阴囊覆盖，影响行动和性生活，甚者阴囊肿大如斗，有重坠感，皮肤极度肥厚变硬，表面有高低不平的结节，不红不热，不痛不痒，不酿脓。舌质淡，苔白厚，脉濡缓。

2. *证候分析*　本病多发于水湿之地，水湿之邪侵犯厥阴肝经之脉，久之，水湿积聚，故见阴囊、阴茎水肿，甚则肿大如斗；经久不愈，可致痰湿瘀结，气血瘀滞，故皮肤变厚变硬；不红不热，不痛不痒，不酿脓，说明痰湿之邪尚未化热。舌淡、苔白厚、脉濡缓为湿盛之征。

3. *治法*　行气利湿，软坚消肿。

4. *方药*　橘核丸加减。方中橘核、木香、厚朴、枳实、川楝子行厥阴气分，桃仁、延胡索行厥阴血分，木通利湿，桂心通阳，昆布、海藻软坚消肿。瘀结甚者，加三棱、莪术、赤芍、红花；痰湿重者，加苍术、土茯苓、半夏、贝母。

（二）痰热互结

1. *临床表现*　阴囊肿大粗厚，坚硬重坠，红肿痒痛。舌质红或紫暗，苔黄腻，脉滑数或弦数。

2. *证候分析*　痰湿互结不散，故见阴囊肿大粗厚，坚硬重坠；郁久化热，则见红肿痒痛等湿热之候。舌质红、苔黄腻、脉滑数或弦数均为痰热内蕴之征。

3. *治法* 清热化湿，软坚消肿。

4. *方药* 橘核丸合龙胆泻肝汤加减。橘核丸行气软坚，龙胆泻肝汤清利肝经湿热，两方合用，共奏清热化湿、软坚消肿之功。

八、其他治疗

（一）西药治疗

阴茎阴囊象皮肿急性发作期或继发感染时，应卧床休息，抬高阴囊，使用抗生素。同时治疗丝虫病，对于查到微丝蚴的患者，给予抗丝虫药物治疗。枸橼酸乙胺嗪每次 200 mg 口服，每日 3 次，连用 7 d。或枸橼酸乙胺嗪与卡巴胂合并治疗，卡巴胂每次 0.5 g，每日 2 次，并加用枸橼酸乙胺嗪每次 50 mg，每日 2 次，口服，连用 10 d 为 1 个疗程。

（二）中成药治疗

新消片（经验方）（由生雄黄、生乳香、丁香组成），每次 5 片，每日 2 次，连服 2 周，停用 2 周，继续间隔使用。有肝肾病史者慎用。

（三）单方验方

（1）小茴香 15 g、食盐 4 g，炒焦为末，再加青壳鸡蛋 1 枚，同煎为饼。睡前用酒送服，4 日为 1 个疗程，间隔 5 d 再服下个疗程，可连服 4 个疗程。

（2）新鲜刘寄奴根 120 g，水煎服，10~15 d 为 1 个疗程，总量为 200~1 800 g。

（3）通络消肿煎剂防风、牛膝、当归尾、木瓜、五加皮、紫草、茜草、苍术、桑白皮各 9 g，水煎服，每日 1 剂。

（四）药物外治

（1）威灵仙、山藿香、土牛膝、五加皮、生姜皮各等份，煎汤熏洗。

（2）局部外敷青熬膏。

（3）慢性期可用透骨草 60 g，鲜樟树叶、松针各 30 g，生姜 15 g，切碎，煎汤熏洗，每晚 1 次，每次 15 min。

（4）白果树叶适量，每天煎水熏洗局部 1~2 次。

（五）手术治疗

本病的治疗主要为手术治疗，其目的为减少功能障碍及改善外观。在原则上可分为两类：

（1）切除增生及水肿组织，保留全部或部分原有皮肤，利用原有皮肤修补所形成的缺损，这种手术适用于轻度或重度阴囊象皮肿。

（2）切除增厚的皮肤与增生及水肿组织，用皮肤移植法修补缺损。这种手术适用于重度或巨大的阴囊象皮肿。

九、预防与护理

（1）注意休息，保持阴囊清洁，减少感染机会。

（2）应用阴囊托，利于淋巴液回流。

第九节　腹股沟斜疝

一、概述

腹股沟斜疝是指腹内器官或组织通过先天或后天形成的腹壁缺损进入疝囊，腹内压增高时腹股沟处可出现一斜形包块，严重时肿块可进入阴囊，致使阴囊肿胀的疾病。中医将阴囊肿痛，时上时下，如狐之出没无常，归属于“狐疝”范畴，又名“阴狐疝”“狐疝风”“小肠气”。此病首见于《灵枢·

本脏篇》。

二、沿革

狐疝之名首见于《内经》，如《灵枢·本脏篇》谓："肾下则腰尻痛，不可以俛仰为狐疝。"又如《灵枢·五色篇》谓："男子色在于面王，为小腹痛；下为卵痛，其圜直为茎痛，高为本，下为首，狐疝㿉阴之属也。"指出了狐疝为男性病之一，并对其症状及病机做了简要的说明。

汉·张仲景《金匮要略·趺蹶手指臂肿转筋阴狐疝蛔虫病脉证第十九》中说："阴狐疝气者，偏有大小，时时上下，蜘蛛散主之。"提出了狐疝的主治方剂和治疗原则，文中又对病因病机及症状进行了阐述。隋·巢元方在《诸病源候论》中列《诸疝候》，对狐疝病的症状、治疗做了较系统的论述。

金元医家对狐疝的认识更加全面和深刻，对病因、临床表现、治法的探讨日趋完善，更具有临床指导价值，其观点和认识受到后世医家的推崇，时至今日仍有很高的临床价值。刘完素曰"少腹连卵肿急绞痛也。寒主拘缩也。寒极而土化制之，故肿满也"。他认为疝气主要病因乃因于寒，病位则以肝肾为主，如他在《黄帝素问宣明论方·卷二·诸证门》中曰："足厥阴之脉，环阴器，抵小腹，肿或痛，肾虚寒，水涸竭"。张从正总结归纳了《内经》和《诸病源候论》的认识，结合自己的临床实践，提出了更加精辟的论述，如《儒门事亲》说："狐疝者，其状如瓦，卧则入小腹，行立则出小腹入囊中。狐则昼出穴而溺，夜则入穴而不溺，此疝出入，上下往来，正与狐相类也。"并指出："肝所生病为狐疝，当用逐气流经疏导之药，外打一针环以布绵包裹如带，钩时铃之，免其出入不常，亦妙法也。"他从各方面反复论证了"厥阴肝经，环绕阴器，上入小腹，且厥阴主筋，故为疝者，必本于厥阴，诸疝皆属足厥阴肝经之疾"的观点。李东垣认为男子疝气与妇人瘕聚带下病机及病位相同，治法相似。因此其在《医学发明》列出了丁香楝实丸、天台乌药散、茴香楝实丸、川苦楝散等治疝病，尤其是他创制的天台乌药散，用治寒侵肝脉，气机阻滞的疝气为后世所沿用。朱丹溪认为疝为足厥阴肝经之疾，而对于疝的发病原因，则提出了疝不可只做寒论的观点，他认为疝是湿热郁于内，而寒气束于外所致。故他在《格致余论·疝气论》中曰："此证始于湿热在经，郁而至久，又得寒气外束，湿热之邪不得疏散，所以作痛，若只作寒论，恐为未备"。延至张景岳对此病的认识与上相同，需要指出的是：以狐狸之昼出穴而溺与夜入穴不溺类比狐疝之阴囊时大时小显然欠妥，临证只需理解其精神即可。

马王堆出土的《五十二病方》中对该病亦有所论述，该书谈到以布裹阴囊，将囊置壶中及骑于垣上纳肾之法，表明祖国医学对狐疝的治疗已积累了一定的经验，现在仍有一定的指导意义。后世医家对本病论述颇多，在辨证施治方面又有新的方法和经验。

三、病因病理

（一）中医病因病机

1. 肝郁气滞　肝本受邪，或情志伤肝，或土壅木郁，而肝气郁，失于疏泄，经脉失和而致狐疝。如李中梓《医宗必读》中指出："一切疝证，非肝木受邪，即肝木自病，此言狐疝，乃肝经自病也。"

2. 中气下陷　先天禀赋不足，肝肾亏虚或素体虚弱，年迈体衰；或内伤脾胃，或久咳、久泻，便秘努争；或强力举重，操劳过度，均可导致脾胃功能减弱，气虚下陷，筋脉弛缓，不能固摄而成狐疝。

3. 感受寒湿　久坐湿地，或冒雨雪，或寒冬涉水，感受寒湿之邪，以致寒湿凝滞，阻于厥阴，经脉失和，气滞不行，发为狐疝。

（二）西医病因病理

现有的成因学说主要有人类进化站立学说、鞘状突未闭学说（即疝囊学说）、腹横筋膜及胶原代谢学说等。但迄今，腹股沟斜疝的发病原因与机制尚未完全明晰。

1. 人类进化站立　人类腹腔内几乎所有脏器都是固定在后腹膜的，随着漫长的进化，由于人类逐渐从爬行到直立行走的原因，腹腔脏器因重力向下牵拉，使得腹壁各部位的受力不均。后腹膜的脂肪逐渐向下移动，这种移动改变了内环口在腹腔内开口的角度和结构，使得内环直接暴露在压力下，因此改变了机体原有的保护机制，从而导致腹股沟斜疝的发生。

2. 先天鞘状突未闭　胚胎第3个月时位于腰部腹膜和腹横筋膜间的睾丸开始下降，约在第5月末抵达腹环处，该处腹膜开始向外突出，成为腹膜鞘状突。第7、第8个月时睾丸进入阴囊内，远端包裹睾丸成为睾丸固有鞘膜，精索段在出生前或稍后自行闭合成为一条纤维束带。鞘状突不闭合或闭合不完全为腹股沟斜疝的发生提供了解剖基础。

有人认为发育中的睾丸会释放雄激素，雄激素通过中枢神经系统作用于生殖股神经的感觉神经核，使生殖股神经细胞增殖，之后该神经通过释放第二信号降钙素基因相关多肽（CGRP）来刺激睾丸引带生长延长，于是睾丸被定向地锚定在腹股沟深环并最终沿腹股沟管下降入阴囊。在睾丸降入阴囊后，CGRP又可引起鞘状突的闭合和消失，从而封闭因睾丸下降而产生的通道，这样腹腔内容物就不会通过它进入阴囊而形成先天性腹股沟斜疝；并且出生前CGRP水平不足会导致隐睾发生，而出生后CGRP水平下降则会使鞘状突闭合不全并形成先天性腹股沟斜疝。

3. 胶原代谢障碍　腹股沟斜疝发生的主要生化因素是胶原代谢改变，研究表明腹壁疝的发生和发展，关键在于胶原代谢障碍所致的结缔组织病理改变和筋膜的屏障功能障碍。腹横筋膜胶原是维持腹股沟区腹壁张力的最重要成分之一，腹股沟区腹横筋膜胶原蛋白对维持腹横筋膜的抗张力强度起决定作用。研究表明，由于长期受压，局部组织缺血、缺氧可以影响胶原的合成代谢；另一方面，也可能是随着年龄的增长，胶原的分解代谢增强，所致胶原含量减少。

肌肉和腱膜组织中胶原的重要氨基酸组成为羟脯氨酸。Read（1970）对有疝及无疝者测定了腹直肌鞘中羟脯氨酸的含量，在疝患者中明显下降，但与其年龄和肌肉量无关。1972年他报道的腹直肌前鞘成纤维细胞培养，疝病患者的增生较正常人少，细胞生长时间在疝病患者较正常人长1.5倍。1973年Peacock用白鼠做实验，以B-氨基丙腈阻止胶原成熟，可在不足1月的大白鼠或小白鼠诱发腹股沟疝；1974年又报道对20例40岁以上的腹股沟疝患者施行腹膜前修补术时观察双侧腹横筋膜的结构，半数以上患者的健侧腹横筋膜变弱，内环处结缔组织变薄，提示有发生疝的可能。这些作者认为胶原代谢紊乱，合成小于分解，导致肌肉腱膜变弱，乃诱发疝。

4. 长期腹压增高　早在1906年Russell就提出囊袋学说，认为疝的发生必先有先天性未闭合的腹膜鞘状突，但是鞘状突未闭不一定发生疝。Hughson在尸体解剖中发现，生前无疝的男性10%～20%有斜疝疝囊存在。这说明先天性鞘状突未闭是腹股沟斜疝的主要病因，但如囊壁各点牢度相当，则囊内压均匀分布于各点，就不易发生疝病；若一处囊壁较其他部位薄，当腹内压升高时，较薄弱的腹股沟管处则易出现疝。慢性便秘、肝硬化腹水、慢性支气管炎、前列腺肥大等患者易患疝，显然与腹内压长期升高有关。

综上所述，疝的发生多为综合因素作用共同致病的结果。不同个体及不同疝的成因所占比重各不相同，在制订个体化治疗方案时应加以考虑。

四、辨病要点

本病多见于儿童和中青年男性以及老年男性。典型的腹股沟斜疝在腹内压增高时，腹股沟部可见一圆形或梨形包块，肿块不断增大时可进入阴囊。患者平卧或用手法将包块向腹环处推挤，包块可回纳消失。此外还有坠胀感、牵扯痛等症状。当疝难以回纳，发生嵌顿，甚至绞窄时，坠胀、疼痛较为明显。具体分类如下：

1. 易复性斜疝　疝常在站立或活动时出现，平卧休息后或用手推送后可回纳腹腔。

2. 难复性疝　疝不能完全回纳，但疝内容物未发生器质性病理改变。滑动性疝属难复性疝的一种类型，因其有部分疝囊是由腹腔内脏（如盲肠）所构成。

3. *嵌顿性疝*　疝内容物在疝环处受压，不能还纳，可有某些临床症状（如腹痛和消化道梗阻的表现）但尚未发生血运障碍。

4. *绞窄性疝*　嵌顿性疝病程的延续，疝内容物出现了血运障碍，若不及时处理可发生严重的并发症，甚至因肠穿孔、腹膜炎而危及生命。

通过患者的病史、症状、查体可做出诊断。诊断不明确或有困难时可借助西医辅助检查如 B 超、MRI 和/或 CT 等建立诊断，影像学中的疝囊重建技术一般可明确诊断。

五、类病辨别

1. *腹股沟直疝*　多见于老年体弱者。疝由腹股沟三角区突出，位于精索后，不进入阴囊，呈半球形。在疝回纳后，用手指在腹壁处紧压内环，让患者起立咳嗽，仍有肿块出现。直疝极少发生嵌顿。

2. *睾丸鞘膜积液*　肿块界线清楚，其上极不与外环处相接，完全位于阴囊内；肿块不能还纳，也无可复性病史。肿块透光试验阳性是本病具有特征性的临床表现。

3. *精索鞘膜积液*　肿块位于睾丸上方腹股沟管内，肿块较小，边缘清楚，有囊性感，牵拉同侧睾丸时，可随之而上下移动，无咳嗽冲击感，无回纳史，透光试验阳性。

4. *交通性鞘膜积液*　肿块于每日起床或站立活动后缓慢出现，逐渐增大，平卧或挤压包块后逐渐缩小或消失，透光试验阳性。

5. *睾丸下降不全*　隐睾多位于腹股沟管内，肿块小，边缘清楚，用手挤压时有一种特殊的睾丸胀痛感，患侧阴囊内睾丸阙如。

6. *急性肠梗阻*　进入疝囊的肠管被嵌顿则会出现急性肠梗阻，此时易忽略疝的存在，尤以肥胖患者且疝块较小时易漏诊斜疝。

六、辨证要点

1. *辨寒热虚实*　本病在临床上以虚证常见，但外邪侵犯足厥阴肝经致病者亦有之，故寒证、实证亦可见，临证时不可不察。

寒者，以寒邪滞于肝脉，而致阴囊、睾丸疼痛，畏寒为特征。虚者，因中气下陷而致，以倦怠、畏寒、面色萎黄为主证。实者，可见阴囊皮色青紫，触压痛等症。所以辨寒、热、虚、实是辨治本病的重要环节。

2. *辨腹痛*　狐疝常见腹痛，其他疾病亦可见腹痛症，两者不可混淆，主要从病理和病位上鉴别。狐疝腹痛是以阴囊、睾丸疼痛坠胀为主牵引而致的疼痛；病理变化和病位不在腹部，而在阴囊、睾丸，临证必须详察。

七、治疗原则

对于症状明显的原则上以西医手术治疗为主。对于症状较轻的，可以选择中医保守治疗。中医则先辨寒、热、虚、实而后论治。寒实者，宜温经散寒，疏肝理气；气虚下陷者，宜补中益气举陷；若有热者，佐以清热利湿。升提气机当为治疗中始终坚持的治疗原则。

八、论治要点

（一）肝郁气滞证

1. *临床表现*　阴囊偏坠胀痛，阴囊内如有物状，时上时下，卧则入腹，立则下坠，连及少腹痛处不定，每因恼怒过度而加剧，胸闷，食少。苔白，脉弦。

2. *证候分析*　肝主疏泄，其志为怒，其脉循阴器，情志不畅，气郁囊中或经脉失和，则可阴囊胀痛，连及少腹，痛处不定，气郁甚则痛加重；气机不畅则胸闷，脾伤失运则食少。苔白、脉弦均为肝郁气滞之象。

3. *治法*　疏肝理气止痛。

4. *方药* 柴胡疏肝散加味。方用柴胡疏肝散，配香附、枳壳、陈皮理气；白芍、炙甘草缓急止痛；川芎活血消肿，引药下行；川楝子、延胡索理气止痛。全方共奏疏肝行气、消肿止痛之功。

肝失疏泄而致的狐疝，亦可用《金遗要略》方蜘蛛散治疗，方中蜘蛛入足厥阴肝经，消肿解毒，桂枝通阳宣郁。如《金匮发微》云："蜘蛛破瘀消肿，昼隐夜出，为阴类之虫，取其下入阴部；桂枝通阳宣郁，能达肝胆沦陷之气，破瘀则寒湿不凝，通阳则郁热外散，而偏坠可愈矣。"故以其主治之。

（二）中气下陷证

1. *临床表现* 阴囊一侧时有肿胀，按之柔软，无压痛，不红不热，自觉重坠，时有少腹阴囊牵引痛，肿物卧则入腹，立则复出，用手按肿物，令患者咳嗽时有冲击感。伴有全身乏力，气短懒言，面色萎黄，纳差。舌质淡，苔薄白，脉虚缓无力。

2. *证候分析* 若先天禀赋不足，劳倦内伤，肝肾虚损及脾，中气不足，甚则下陷不举，固摄失司，可见阴囊肿物出入腹类狐状；全身乏力，气短懒言，面色萎黄，纳差，舌淡，脉虚缓，均系脾气虚之故。

3. *治法* 益气举陷止痛。

4. *方药* 补中益气汤加川楝子、延胡索。方用黄芪、党参、甘草补脾益气；陈皮、白术健脾理气；当归和血养阴，补阳和阴；升麻、柴胡举陷升清；姜枣调和营卫；延胡索、川楝子理气止痛。若畏寒、肢冷，可加熟附子、干姜以温中助阳。

（三）寒湿凝滞证

1. *临床表现* 阴囊肿痛，昼出夜缩，或时大时小，遇寒加剧，畏寒喜暖，四肢不温。舌淡，苔白，脉弦紧。

2. *证候分析* 寒湿凝于厥阴，经脉失和则阴囊肿痛；寒性收引凝滞，夜属阴，寒甚，昼属阳，寒轻，故昼出夜缩，时大时小；遇寒则气滞越甚，故遇寒加剧；寒伤阳气，肌体失温，故畏寒喜暖、四肢不温。舌淡苔白、脉弦紧均为寒盛、疼痛之象。

3. *治法* 温经散寒，止痛祛湿。

4. *方药* 暖肝煎加味。方用肉桂、沉香、小茴香温经散寒，乌药散寒消肿止痛，吴茱萸入厥阴气分温肝逐寒，加生姜加强散寒之力，萆薢、茯苓健脾祛湿，当归、枸杞子养血补肝肾。全方共奏温经散寒祛湿之效。

九、其他治疗

（一）西医治疗

无症状的腹股沟斜疝，可随访观察，也可择期手术治疗；若近期发现疝囊增大明显者，建议及时手术治疗。有症状的腹股沟斜疝，应择期手术治疗。当发生嵌顿或绞窄时应急诊手术治疗。根据腹股沟斜疝的病因，通过堵塞内环口及加强腹股沟前壁或后壁强度来治疗腹股沟斜疝原理，衍生出各种各样的手术治疗方式，但没有一种所谓的"黄金术式"来适用于所有的患者。手术方法可分为常规手术和腔镜手术两大类。

1. *常规手术* 可进一步分为组织对组织的张力缝合修补（也称为经典手术），如 Bassini、Shouldice 等术式和使用疝修补材料的无张力疝修补手术。无张力疝修补术有加强腹股沟后壁的术式：如单纯平片修补（Lichten 原 stein、Trabucco 等）术式和网塞-平片修补（如 Rulkow、Millikan 等）术式，以及针对"肌耻骨孔"的腹膜前间隙的无张力疝修补术式：如 Kugel、Gilhert、Stoppa 等修补术式。

2. *腔镜手术* 经腹膜外路径的修补（TEP），因不进入腹腔，对腹腔内器官干扰较轻是其优点；经腹腔的腹膜前修补（TAPP），因进入腹腔，更易发现双侧疝、复合疝和隐匿疝，对嵌顿性疝及疝内容物不易还纳的病例，也便于观察与处理；腹腔内补片修补（IPOM），在以上两种方法实施有困难时使用，暂不推荐作为腹腔镜手术的首选方法。腔镜手术修补时，修补材料需用具有防粘连作用的材料。

以往有人认为半数的新生儿有腹膜鞘状突未闭，而成人仅20%左右未闭，所以部分未闭腹膜鞘状突可以自愈。因此，1岁以内的小儿疝可以采用纱布绷带扎紧内环部，等待自愈。但斜疝自愈的可能性极小；另一方面，小儿斜疝除先天性鞘状突未闭外，尚无继发病理改变，手术简单安全，效果良好，所以现在多主张一旦做出诊断，就安排手术，基本无病死率，复发率一般不足1%。反之，一旦发生嵌顿或绞窄，就有一定的病死率。

患有其他严重疾患的重危患者，或有前列腺肥大、慢性咳嗽、严重腹水等腹压增高的患者不适于手术。为缓解症状可用疝带，让疝还纳入腹腔后将疝带的软垫压紧内环，防止斜疝脱出。但疝带长期使用可使疝囊壁增厚，疝颈周围组织萎缩或瘢痕形成，增加以后手术的困难。

（二）针灸疗法

取大敦、太冲、气海、三阴交毫针刺，用泻法；灸关元、三角灸，灸大敦。留针10~15 min，隔日1次，10次为1个疗程。

十、预防与护理

（1）起居有常，注意保暖，不宜过劳，节制房事。

（2）均衡饮食，忌食生冷及辛辣食物，保持大便通畅。

（3）加强锻炼，增强体质，保持心情舒畅。

（4）为使肿物不脱出疝环而影响日常生活，可酌情使用疝带。

参考文献

［1］陆德铭，陆金银．实用中医外科学［M］．上海：上海科学技术出版社，2010.

［2］秦国政．中医男科学［M］．北京：中国中医药出版社，2012.

［3］唐健雄，等．成人腹股沟疝诊疗指南（2014年版）［J］．中国实用外科杂志，2014，（6）．

［4］徐世瑜，等．疝疾病证名考辨［J］．中医学报，2014，（6）．

［5］朱星，等．金元四大家对疝气的认识［J］．吉林中医药，2012，（2）．

［6］侯勇谋，等．张子和论治疝病浅析［J］．中国中医基础医学杂志，2001，（7）．

［7］丘敏梅，等．腹股沟疝的病因学研究进展［J］．现代生物医学进展，2010，（14）．

［8］陈创造，等．成人腹股沟疝手术治疗的回顾与进展［J］．中国现代普通外科进展，2015，（4）.

第十节 阴囊血肿

一、概述

阴囊血肿中医称为血疝，是指脚踢、骑跨、挤压等外伤或手术所致的阴囊瘀血。其特点为：阴囊肿大，皮色紫暗，局部疼痛，行走不便。损伤早期，受伤睾丸肿大，时有疼痛，日久则出现疼痛明显，肿胀消退。有学者将本病归入中医“血疝”范畴。“血疝”之名，首见于《诸病源候论》。

二、沿革

隋代巢元方在《诸病源候论·诸疝候》中提出了“五疝”，其一即为“血疝”，并对本病的病因及病机及临床表现进行了论述。此后文献多有论述，但所记病种混杂不一。如唐代王焘《外台秘要·血疝病》“脐下结痛，女人月事不时，名曰血疝”是指女子月经不调且伴有“脐下结痛”者；但《儒门事亲》关于血疝的记载则与前者迥然不同，即："血疝，其状如黄瓜，在少腹两旁，横骨两端约中，俗云便痈。得于重感春夏大燠，劳动使内，气血流溢，渗于脬囊，留而不去，结成肿，脓少血多，宜以和血之剂下之。"无疑是指腹股沟部化脓性病变而言，后世文献大多沿用此说。明代龚廷贤《寿世保元》另有别论，认为"外肾因仆损而伤，睾丸偏大，有时疼痛者，中有瘀血，名日血疝。"《医考方》日："外肾因扑损而伤，睾丸偏大，有时疼痛者，此中有死血，名血疝"。从而明确指出血疝病位在外肾，病因为跌扑损伤，病理为"中有死血"，症状是阴囊肿痛。本文所论之血疝即宗此说，不包括《外台秘要》及《儒门事亲》中之血疝。

三、病因病理

（一）中医病因病机

本病系外伤或手术伤，损伤外肾血络，血溢脉外，聚集外肾。

1. 跌打损伤　骑跨跌扑，或打架斗殴，或工作不慎，或撞击外伤，损伤阴囊，使血络破损，血液瘀积于阴囊，肿且痛，即可形成阴囊血肿。

2. 手术损伤　做绝育术或疝修补术等各种外生殖器部位手术时，若止血不慎，血液外渗，停聚不散，即可在术后形成阴囊血肿。

（二）西医病因病理

阴囊血肿多见于阴囊外伤或阴囊术中止血不彻底所致。分肉膜下血肿、鞘膜内血肿、阴囊中隔、血肿、鞘膜旁血肿四种，常见的为肉膜下血肿和鞘膜内血肿。鞘膜内血肿也可见于睾丸的诊断性或治疗性穿刺术后。全身性疾病如血友病、血小板减少症及凝血机制障碍致病者少见。有时见于睾丸肿瘤继发出血形成鞘膜内血肿。阴囊外伤致阴囊血肿多为直接暴力所致，战争时期阴囊枪伤和刺伤较多。和平时期偶见于运动场上，以及工农业劳动中的撞伤，亦见于玩要或斗殴时的踢伤。术中止血不彻底致阴囊血肿，常见的有输精管结扎术后或鞘膜积液行鞘膜翻转术后。因阴囊壁及其内容物血运较丰富，损伤或术后很易出血形成血种。阴囊血肿多发生在肉膜下间隙，由于肉膜下间隙内组织松，血肿可弥散性增大渗入结缔组织中，用针穿刺抽吸很难抽出。血肿一般在短时间内形成，也可缓慢出现，很容易并发感染。鞘膜内积血早期为新鲜血液，穿刺可以抽血。经过一段时间后血液凝固，附着于逐渐增厚的鞘膜壁并逐渐机化，可使囊腔完全闭塞，睾丸因受压而萎缩。

四、辨病要点

（1）有阴囊部受伤或手术史，局部肿胀、疼痛。

（2）初期阴囊肿胀明显，压痛，中期血肿逐渐稳定，阴囊外表由紫黑色变成黄褐色；经 2-3 周后，疼痛渐缓解，肿胀消退，且阴囊肿块可缩小转为硬肿块，或焮红灼热酿脓。少数病例血肿可伴发鞘膜积液而为半透明状。

（3）穿刺可获得鲜红色或暗褐色血液。阴囊透光试验阴性，B 超检查有助于血肿鉴别。早期可见体温升高，血常规检查白细胞总数及中性粒细胞均升高，中后期血常规无异常变化。

五、类病鉴别

1. 阴囊象皮肿　血肿晚期形成肿块，阴囊变厚时，需与阴囊象皮肿相鉴别。阴囊象皮肿以阴囊肿大，阴囊壁极度肥厚变硬如象皮样为特征，但无本病之外伤、术后之瘀血过程。

2. 脱囊　初起阴囊皮肤红肿焮热剧痛，一至两天后皮紧湿裂、色紫黑、迅速腐烂，甚则睾丸外露，全身恶寒发热，白细胞计数显著增高。

六、辨证要点

（1）本病起病多较急，常有外伤史。

（2）本病证主要应明确病史，不外乎出血、瘀血，查明疾病所属时期，分期治之。

（3）掌握本病是以瘀血内阻为特征。

（4）详审其热象之有无，分别从血热、血瘀治疗。

七、治疗原则

本病以化瘀消肿为总则。若病早期出血尚未停止时，当止血化瘀、消肿止痛为主；瘀久化热，当清热活血、化瘀消肿；日久肿块坚硬，当活血化瘀、软坚散结。若出血不止，应考虑手术。

八、论治要点

（一）早期（肿块及阴壁变厚之前）

1. *临床表现*　阴囊肿大坠胀疼痛，皮肤呈紫暗色或瘀斑状，自觉阴囊坠胀、疼痛。舌质紫暗或有瘀斑，苔薄黄，脉涩。

2. *证候分析*　阴囊因外伤或手术上受损，瘀血阻滞血络，脉络不通，不通则痛，瘀血内阻故有阴囊坠胀感。脉涩、舌紫暗均为瘀血之象。

3. *治法*　止血化瘀，消肿止痛。

4. *方药*　十灰散合花蕊石散加减。方中大蓟、小蓟、侧柏叶、茜草根、棕皮等，皆止血之品，可炒炭以增强其止血之功；大黄、牡丹皮、山栀活血化瘀、清热凉血；花蕊石为止血化瘀之圣药。

若有化热趋势，可加蒲公英、金银花、黄柏、生地黄以清热凉血；若身热不退，阴囊持续跳痛者，为酿脓之征，加皂角刺、连翘、生黄芪；若出血已止，可去大蓟、小蓟、侧柏叶、茜草根、棕皮等药，加当归、赤芍、川芎、红花，血竭等，以加强活血化瘀之力。

（二）晚期（肿块已形成，阴囊壁变硬）

1. *临床表现*　血肿机化，阴囊壁增厚，睾丸肿硬，疼痛不显；阴囊肿胀减轻，囊壁增厚，内有肿块形成，时有隐痛，会阴部不适。脉舌如常，或舌质紫或有瘀斑，脉涩。

2. *证候分析*　阴囊瘀血日久不消，血肿机化，便可形成肿块；出血已止，故肿胀减轻，疼痛缓和；瘀血内结，影响气血运化，故时有隐痛；瘀血不去则新血不生，阴囊失其濡养，囊壁增厚，则出现萎缩，舌质紫暗有瘀斑，脉涩为瘀血未消之象。

3. *治法*　活血化瘀、软坚散结，温通经脉。

4. *方药*　复元活血汤合活络效灵丹加木瓜，土鳖虫等。方中当归、丹参、红花、桃仁、乳香、没药等活血化瘀；大黄破瘀血；穿山甲通络消积；柴胡引药入肝，药达病所。再加水蛭破血逐瘀；加牡蛎以软坚散结。若见气虚者，可加入黄芪一味以益气，阴囊觉冷者，可加入小茴香、肉桂以温经通络。

临床上也可以以活血化瘀、消肿止痛为总则辨病治疗，方用加味桃红四物汤、抵当汤、桃仁承气汤、少腹逐瘀汤等加牛膝、丹参。瘀血轻者用桃红四物汤，伴少腹拘急疼痛可用少腹逐瘀汤，瘀血重且大便难可用抵当汤和桃仁承气汤。

九、其他治疗

（一）西医治疗

1. *轻度血肿*　一般不需手术，仅局部冷敷，休息，托起阴囊。

（1）疼痛剧烈者，可用镇痛剂，口服非甾体抗炎药（NSAIDs）；或普鲁卡因封闭。

（2）继续出血者，予止血剂。

（3）早期可应用抗生素，预防继发性感染。

2. *迅速增大的血肿*

（1）应手术探查，消除血肿，严密止血，留置引流后关闭切口。值得注意的是在处理阴囊血肿时要千万小心有无睾丸和附睾的损伤。

（2）严重出血，造成阴囊剧烈疼痛者，可切开阴囊止血及引流；如睾丸严重损害，不易止血时，可考虑切除睾丸。

（二）外治法

（1）出血未止时，用黄柏、侧柏叶、大黄煎水冷敷局部；或用云南白药适量调醋外敷。出血止后，用牛膝、乳香、没药、穿山甲、黄柏等煎水热敷。

（2）瘀血积聚，用落得打 9 g、红花 9 g、生半夏 9 g、骨碎补 9 g、甘草 6 g、葱须 1~5 g、水 100 mL 煎滚，加醋 50 g，再煎滚，熏洗患处，3~4 次/d，每次 15 min 左右。

（3）瘀久化热，阴囊红肿灼热者，醋调金黄散外敷。

（三）按摩治疗

病程久而未出血者，于夜间时自以一手托住阴囊下方，一手按住其上方，由轻至重，旋转按摩，使气行血散。（《医方考》）

（四）单方验方

（1）云南白药：每次 1 g，3 次/d，温开水调服。

（2）十宝丹：每次 2 g，2 次/d，温开水送下。

（3）跌打丸：每次 1 丸，3 次/d，温水送下。

（4）琥珀粉：1 g，2 次/d，蜂蜜调服。

（5）沈阳红药片：每次 4 片，3 次/d，温开水送下。

十、预防与护理

（1）平时避免脚踢、骑跨、挤压等直接暴力伤及阴囊。阴囊部手术时止血要彻底。

（2）患病期间不要过多活动，以免加重病情，应以卧床休息为宜。

（3）晚期可热敷，加速血肿的吸收。

参考文献

[1] 李彪，龚景林．新编中医外科学［M］．北京：人民军医出版社，1999：630-631.

[2] 秦国政．中医男科学［M］．北京：中国中医药出版社，2012：377-381.

第十一节　阴囊血管瘤

一、概述

阴囊血管瘤中医称之为“阴囊血瘤”或“阴囊血痣”，是阴囊表面的血络扩张，纵横丛集而形成的一种良性肿瘤。早在唐代《外台秘要》既有记载：“皮肉中突肿起，初如梅李，渐长大，不痒不痛，又不坚强，按之柔软，此为血瘤。不疗，乃至如盘大，则不复消，而非杀人病尔，亦慎不可破。”较早地阐述了该病的临床特点及预后、治疗禁忌。《薛氏医案·外科枢要》说：“其自肌肉肿起，久而现赤缕或皮俱赤，名曰血瘤。”明确指出了本病的特点。《医宗金鉴·外科心法要诀》中所载的“红丝瘤”，“瘤皮色红，中含血丝”，与血瘤是同一种疾病。阴囊血管痣西医称之为“阴囊血管瘤”，一般局部无明显症状，病情发展缓慢，生长缓慢，很少恶变。

二、病因病理

（一）中医病因病机

中医认为本病脏腑在心、肝，病位在血分。

（1）心主血脉，由于心火妄动，通血入络，血行失常，脉络扩张，纵横丛集而成。《医学入门》：“心主血，劳役火动，阴火沸腾，外邪所搏而为肿曰血瘤。”值得提出的是《医宗金鉴·外科心法要诀》在红丝瘤中所说的病因：“此患由先天肾中伏火，精有血丝，与气相抟生子，故有此疾。”《验方新编》中提及："此肾中伏火胎毒故也。"故此瘤常在生后即有，提出本病的病因与先天有关。

（2）肝气郁结，气郁化火，火逼肝血，血热妄行，离络溢肤而成血瘤。《薛氏医案·论瘤论》："若怒动肝火，阴血沸腾，外邪相搏而为肿者，其自肌肉肿起，久而有赤缕，或皮具赤，名为血瘤。"

（二）西医病因病理

一般认为血管瘤为先天性疾病，是由残余的中胚叶或血管细胞形成的一种良性肿瘤，多见于婴儿和儿童，血管瘤发生于阴囊部位则称为阴囊血管瘤。

三、辨病要点

本病发展缓慢，常无症状。局部可扪及带青色的较小柔软肿物。肿瘤组织学检查所见：肿瘤起自皮下组织，由扩大的血管团组成，内含血液。根据不同特征，阴囊血管瘤分为以下五型。

1. *毛细血管瘤*　皮肤上稍稍隆起，周界清楚，外形及大小不规则，色泽自鲜红到暗红不等。其形状和大小可以从细小颗粒到大片红斑，常在婴儿出生时或出生后不久就被发现。

2. *海绵状血管瘤*　常以单个成球状突起的形式出现，有的表浅，有的深在不涉及皮肤，形状大小也不规则。海绵状血管瘤常有一条或数条输出静脉，当肿瘤较浅表时，此种扩张的或曲张的静脉在邻近正常皮肤下隐约可见。

3. *血管角质瘤*　表现为1~2 mm之结节，红色或紫色，轻微损伤后易出血。组织学表现为扩始的小血管壁由单层上皮细胞和正常的或中度发育不良的上皮组成，有时上皮增生活跃。

4. *蔓状血管瘤*　是由于小动脉和小静脉相互吻合成为迂曲有搏动性的一种海绵状血管瘤，也可以说是动静脉瘘和海绵状血管瘤的混合性肿瘤。多见于皮下组织中，开始为局限性，以后可长得很大，累及阴茎、会阴部及大腿内侧，处理甚为棘手。

5. *混合型血管瘤*　为毛细血管瘤、海绵状血管瘤等，2种或2种以上同时存在的良性血管瘤。是较为常见的一种血管瘤。皮下侵犯的范围可超过表面病损面积，形成隆起的包块，形态不规则，生长迅速，富有极大的侵犯性。

四、辨证要点

本证多由火热、血瘀、气虚、肝郁气滞所致，火热又有实火、虚火之分。临床当辨其虚实，根据病情灵活选用方药。

五、治疗原则

本病总的治则应以凉血活血、解毒消肿为主。血热者当凉血活血，气滞者宜行气通络。偏于气虚者佐以补气，偏于阴虚者佐以滋阴降火。

六、论治要点

1. *临床表现*　本病除阴囊部可见外，身体任何部位均可发生。瘤体外观呈暗红色或紫蓝色，亦可为正常皮肤颜色，小如黄豆粒，大如拳头，瘤体柔软，状如海绵，压之可以缩小，运动时胀大。常在出生后即发现，随着年龄增长而长大，长到某种程度后，可停止发展。瘤易因外伤擦破而出血，或破伤感染而形成慢性溃疡。

2. *治法*　散瘀消肿、理气凉血。

3. *方药*　常用芩连二母丸、柴胡疏肝散合橘核丸或活血散瘀汤。

芩连二母丸由黄芩、黄连、知母、贝母、当归、白芍、羚羊角、生地黄、熟地黄、蒲黄、地骨皮、川芎、生甘草组成，具有抑火滋阴、养血凉血、安敛心神、调和血脉之功。柴胡疏肝散合橘核丸由柴胡、陈皮、川芎、赤芍、香附、橘核、海藻、昆布、川楝子、桃仁、当归、厚朴、通草、甘草组成，具有疏肝行气，消肿散结之功。活血散瘀汤由当归尾、赤芍、桃仁、大黄、川芎、苏木、牡丹皮、枳壳、瓜蒌仁、槟榔组成，具有较强的活血逐瘀之功。

七、其他治疗

(一)西医治疗

阴囊血管瘤的治疗方法很多，包括外科手术切除、放射疗法、硬化剂注射、冷冻、电灼、激光、激素疗法等。有时也可应用综合性治疗法。各种治疗方法均具有优缺点及适应证，根据肿瘤的类型、大小、部位以及患者的年龄和不同发展阶段等选用之。

1. *手术治疗* 适应于各种类型的血管瘤。特别对局部性的血管瘤，疗效确切可靠。阴囊海绵状血管瘤容易引起同侧睾丸萎缩，男性不育，甚至出现损伤破损、出血等并发症，因此主张手术治疗。对于蔓状血管瘤，手术更是唯一可行的方法。手术治疗的主要并发症，是难以控制的出血，因此术中的有效止血措施和补足血容量问题不可忽视。

2. *放射治疗* 婴儿和儿童的毛细血管瘤对放射线很敏感，照射后可使肿瘤缩小或消失。放射性同位素^{90}Sr、^{32}P敷贴对浅表性毛细血管瘤治疗有效。但放射疗法有一定的副作用，需持慎重态度。

3. *硬化剂注射* 血管瘤内注射硬化剂，能诱发血管内膜炎致血栓形成，使其发生萎缩、消退。主要适用于小型海绵状血管瘤，也可作为手术治疗前的一种措施，为手术切除创造条件。

4. *冷冻、激光、电烙等治疗* 适用于浅表的面积较小的血管瘤，有较好的疗效。但可遗留色素沉着或瘢痕形成。

5. *类固醇疗法* 对迅速生长的血管瘤，经类固醇皮质激素治疗后，肿瘤停止生长和萎缩，甚至完全消失，有效率达80%~90%，甚至90%以上，年龄越小越好，2岁以后效果就很差或无效。

(二)外治法

(1)出血时用煅龙骨粉外搽局部。

(2)丘疹型血痣表浅而范围小者，可以用火针灼治之。

(3)出血不止时，可用桃花散外搽，并加压止血。

(4)感染时按一般溃疡处理。

八、预防与护理

本病的防护主要应注意房事时避免挤压患部，以防其出血；注意精神调节，不可暴怒伤肝；注意休息，动静结合，积极治疗。加强阴囊破溃处皮肤护理、术后切口、呼吸道管理可减少并发症，是保证预后的关键。

参考文献

[1] 陆德铭，陆金银．实用中医外科学［M］．上海：上海科学技术出版社，2010：190-191

[2] 秦国政．中医男科学［M］．北京：中国中医药出版社，2012：377-381.

[3] 陆德铭．中医外科学［M］．北京：中国中医药出版社，2004：400-402.

[4] 杨为民，杜光辉．阴囊及其内容物疾病外科学［M］．北京：人民军医出版社，2005：85-86.

[5] 熊亮，龙焱．小儿阴囊血管瘤的护理［J］．全科护理，2017，15(32)：4041-4043.

第十二节　阴囊肿瘤

一、概述

阴囊肿瘤可分为良性肿瘤与恶性肿瘤，良性肿瘤包括囊肿、血管瘤、淋巴血管瘤、血管角化瘤和支持组织肿瘤（如脂肪瘤、黏液瘤、纤维瘤、平滑肌瘤）等。恶性肿瘤包括Puget瘤、鳞状细胞癌、黑色素瘤和基底细胞癌等。

中医学文献中无与阴囊肿瘤相关的记载。中医学认为，本病多由前阴不洁或受损，秽毒侵染，“蓄积留止，大聚乃起”；或脏腑素亏，更加情志内伤而发病。与肝肾两脏关系最为密切。

本病早期发现应以手术治疗为主，早发现早治疗，是肿瘤治愈的基础，术后及后期可辅以中药治疗。

二、病因病理

（一）中医病因病机

1. 病因

（1）痰瘀凝结：多由饮食不节或饮食偏嗜，脾胃损伤，痰湿内生；或前阴不洁，秽垢久蕴；或阴囊外伤，血脉瘀阻，痰瘀互结，凝聚于肾囊皮肤所致。

（2）肝肾不足：早婚、多育或房事过度，耗伤精血，或因忧思郁虑，相火内炽，以致肝经血燥。久之，则火愈旺而水愈亏，终至阴精消涸，大邪郁结于肾囊而发。

（3）气血两亏：素体禀赋不足，或久病不愈，病后失养，脏腑虚损，气血亏虚，抗邪不力，复为毒邪所侵所致。

2. 病机

肝肾同居下焦，乙癸同源。肝主宗筋，足厥阴经脉循行入毛中，过阴器。阴囊属肾。禀赋不足，肝肾素虚，或房劳、情志所伤，相火内炽，肝肾精血亏损，络脉空虚，痰瘀秽毒侵及肾囊皮肤，经脉阻滞所致。

（二）西医病因病理

阴囊良性肿瘤的病因尚且不清楚，恶性肿瘤大致分为三大类：

1. 鳞状细胞癌　病因可能与职业接触致癌物有关。1775 年 Pott 首先发现烟囱清扫工人此病的发生率较高，因此又称扫烟囱者癌或 Pott 癌，烟煤可能是其致癌因素。目前发现，经常接触石油、化工、沥青、石蜡及各种润滑油工作的男性阴囊鳞状细胞癌有较高的发病率。研究发现其中的致癌物为 3’4，-苯并芘。但亦有些患者与职业无关。

2. 基底细胞癌　尚未发现与此病发生有关的职业性危险因素或致癌物质。放射线、外伤及长期应用砷剂可诱发。

3. 阴囊炎性癌　发病机制还不十分清楚，目前主要有以下三种学说：①根据 Paget 病多发于汗腺区域及 Paget 细胞和汗腺细胞在组织和超微结构方面的类似性，据此推断本病为汗腺腺癌表皮内转移。②由表皮细胞直接恶变而来，是一种特殊类型的表皮原位癌，进而侵犯下方的汗腺及邻近器官。③由一种尚不清楚的癌基因突变引起，其产生多中心的上皮组织致癌效应，作用于表皮可致 Paget 病，作用于其他上皮产生汗腺癌或内脏器官肿瘤。因部分患者可伴有其他组织或器官的腺癌，目前大多倾向于第三种学说。

三、辨病要点

1. 阴囊皮肤纤维瘤　青壮年多见，病变常呈结节状，位于皮内，与深部无粘连，可移动。常为单发，直径 0.5~1.5 cm，呈半球状，也可呈扁平状或疣状，多为黑褐色，质地坚实，边界清楚，常长期存在，罕有自然消退。确诊主要依靠组织病理学检查。

2. 阴囊皮脂腺囊肿　病变为一个或数个囊性结节，一般仅蚕豆大小，亦可达鸽蛋大小或更大，位于皮肤或皮下组织，略硬或微有弹性，可被推动，表面皮肤可因囊肿的外凸而紧张。有时皮脂腺口有黑头粉刺样小栓堵塞，用力挤压时可挤出白色豆腐渣样物质。囊肿可多年存在而无自觉症状，若有继发感染，可化脓及破溃。

3. 阴囊鳞状细胞癌　多发于 50~70 岁，左侧多于右侧。有 50%~75%的患者就诊时即存在单侧腹股沟淋巴结肿大，其中 50%为癌转移。

早期病变为生长缓慢的疣状或结节状隆起，常发生于阴囊的前外侧，无痛，质地逐渐变硬，晚期中央可形成溃疡伴出血、坏死及脓性分泌物，有臭味，局部疼痛。从治疗原发病到腹股沟淋巴结转移的时间一般为6~12个月，最短4个月，最长10年以上。

阴囊癌的表现典型，根据其临床表现一般不难诊断。但应注意有的患者出现皮疹前可有数月至数年的局限性瘙痒或烧灼感。局部组织活检能明确诊断。阴囊癌侵及腹膜后淋巴结少见，但术前仍应行CT或MRI等检查，以除外这种可能性。

Lowe提出了阴囊肿瘤的分期系统：

ⅠA期：局限于阴囊壁。

ⅠB期：肿瘤局部扩散侵及邻近组织（睾丸、精索、阴茎、耻骨、会阴）。

Ⅱ期：肿瘤仅转移至腹股沟淋巴结。

Ⅲ期：肿瘤转移至盆腔淋巴结，无远处转移。

Ⅳ期：肿瘤转移至盆腔淋巴结及远处器官。

4. *阴囊基底细胞癌*　多见于老年人，发病年龄为42~82岁，平均65岁。左侧阴囊多见。临床表现为无痛性斑块或溃疡型结节。生长缓慢，极少转移。有以下几种临床类型。

（1）结节溃疡型：最常见，初期为米粒大或扁豆大小暗褐色小结节，呈蜡样光泽，皮纹消失，坚硬，上覆暗灰色痂皮，中央开始破溃，病变逐渐扩大，出现黑色坏死性结痂，中心坏死向深部组织蔓延，形成侵蚀性溃疡，基底为淡红色肉芽组织，上覆脓性薄膜，周围皮肤无炎性反应，常有黑素沉着。边缘继续扩大，可见多数浅灰白色、呈蜡样或珍珠状外观的小结节，中央可愈合结疤。

（2）局限性硬斑样病变型：初发为丘疹，逐渐变成硬斑病样的浅黄色斑片，呈蜡样光泽，边界不清，其表皮可长期保持完整。

（3）浅在型：少见，皮损浅在，表现为一或数块红斑，边界清楚，常有鳞屑，稍有浸润，逐渐向四周扩大，可自行糜烂似湿疹样癌，绕以细小珍珠状边缘，或连续成线条样堤状，最后纤维化。

（4）色素型：在上述各型中出现色素沉着，灰色至深黑色，但不均匀，边缘部分常较深，中央部分呈点状或网状分布。有时被误诊为恶性黑色素瘤。

根据其典型的临床表现及病理学改变即可以确诊。

5. *阴囊炎性癌*　局部皮肤瘙痒、糜烂、渗液、结痂，脱痂后仍有糜烂渗液，皮损范围逐渐扩大。皮肤病变均表现为红斑样皮损，微隆于正常皮肤，边界清楚，但不规则如地图状。病灶表面粗糙，可见结痂、糜烂或渗液，少数见丘疹、色素沉着。病变的周边与正常皮肤有分界。腹股沟淋巴结肿大，多为炎症性。病理学改变可以确诊。

四、类病鉴别

1. *阴囊皮肤纤维瘤*　临床上需与恶性黑色素瘤鉴别，后者发展快，易溃破。还应与皮脂腺囊肿、表皮样囊肿、瘢痕疙瘩及纤维肉瘤等鉴别。

2. *阴囊皮脂腺囊肿*　需与脂肪瘤、纤维瘤、表皮囊肿等鉴别。

3. *阴囊鳞状细胞癌*　需与阴囊表皮囊肿、湿疹、银屑病、梅毒、附睾结核和尿道周围脓肿、恶性肿瘤，如血管瘤、淋巴瘤、基底细胞癌、恶性黑色素细胞瘤、Paget病和多种肉瘤等鉴别。

4. *阴囊基底细胞癌*　需与传染性软疣、老年性皮脂腺增生鉴别。

5. *阴囊炎性癌*　需与鳞状细胞癌、基底细胞癌、恶性黑色素细胞瘤等鉴别。

五、辨证要点

1. *辨明虚实*　阴囊肿瘤早期的病机特点是痰瘀秽毒凝滞，留蓄不去，经脉不通，气血阻滞。邪盛正未衰，故病性属实证。随着病程发展，癌肿增大，癌毒侵蚀气血，则邪盛正虚，故中晚期患者以虚症或虚实夹杂证居多。

2. *分清主次*　临床上要在详细了解病史的基础上，结合年龄、职业等情况，借助于组织病理学检查等手段，分清原发或是继发的主次关系，以利于辨证施治。

六、治疗原则

遵循《黄帝内经》以“实则泻之，虚则补之，坚者削之”为原则，初起邪盛正不衰者，宜泄实为主或补泻兼施；中后期气血两虚，脾胃衰败则宜补益为主。

七、论治要点

（一）痰瘀互结证

1. *临床表现*　癌肿初起，阴囊皮肤见有丘疹、结节，疣状物逐渐增大，皮色正常，无疼痛，全身症状不明显。舌脉如常，或舌见紫气，苔薄白或白腻，脉滑。

2. *证候分析*　痰为阴邪，痰湿内停，血脉瘀阻，痰瘀互结，故见丘疹、结节、疣状物，且皮色如常；邪盛正不衰，尚能奋起抗邪，脉络未完全阻塞，故无疼痛，舌脉乃痰瘀交阻之象。

3. *治法*　化毒祛瘀，化痰消坚。

4. *方药*　桃红四物汤合二陈汤加减。方中桃红四物汤活血、养血、祛瘀；二陈汤化痰湿；加白花蛇舌草、半枝莲、莪术、蜈蚣、灵芝、桑黄等解毒抗癌。

（二）肝肾阴虚证

1. *临床表现*　癌肿中期，肿块增大破溃，创面稍红，滋流秽水或血水，腐臭难闻，自觉疼痛，或伴午后低热，面色潮红，口干溲赤，腰膝酸软。舌红少苔，脉细数。

2. *证候分析*　病程迁延，日久不愈，精血暗耗，邪盛正衰，邪毒侵蚀肌肤，酿脓外溃，故见上述诸症。

3. *治法*　滋阴降火，解毒散结。

4. *方药*　知柏地黄汤加天花粉、灵芝等。方中知母、黄柏苦寒泻火；六味地黄丸滋阴补肾。加赤芍、莪术活血、祛瘀生新；土茯苓、半枝莲解毒。若创面污秽不洁，加萆薢、凤尾草；有腹股沟淋巴结转移者，加夏枯草、海藻、僵蚕、蕲蛇等；出血不止，加仙鹤草。

（三）气血两虚证

1. *临床表现*　多为癌肿晚期。病灶久溃不敛，创面不鲜，滋流清稀血水，伴形体消瘦，面色㿠白，神疲乏力，纳差，或见咯血、胸痛。舌淡，脉细无力。

2. *证候分析*　病至晚期，气血两亏，脾胃衰败，故见诸证；正气大伤，癌毒侵蚀肺络，故见咳血、胸痛等。

3. *治法*　补益气血，扶正抗癌。

4. *方药*　人参养荣汤加灵芝等。方中黄芪补气托毒；四君子汤健脾益气；当归、白芍、熟地黄滋养心肝而生血，共奏补益气血之功。用陈皮理气醒脾，使补而不滞；少用肉桂以生少火，益生化之源；五味子敛阴；远志宁心，且能解毒。加山慈菇、连翘增强解毒作用。

八、其他治疗

（一）手术治疗

1. *阴囊皮肤纤维瘤*　可以采用手术切除，并送病理检查。如瘤体较小，无明显症状者可以不做处理，随访观察。

2. *阴囊皮脂腺囊肿*　可行外科手术摘除。若有继发感染化脓，需切开引流，并进行抗感染治疗，待感染控制后可摘除囊肿。

3. *阴囊鳞状细胞癌*　囊癌以手术切除为主，但一般保留阴囊内容物，切除范围应距肿瘤边缘2~3 cm；两侧腹股沟淋巴结应完全切除，但淋巴结切除可在原发肿瘤切除术后2~6周进行。若确定有淋巴结转移，或手术切除不彻底时，可采用深部X线照射，必要时行化疗，但敏感性较差，效果不理想。阴囊鳞癌患者预后不佳。据 Ray 和 Whitmore 报道，Ⅰ期阴囊鳞癌患者的 5 年生存率为 70%，而Ⅱ期者为 44%，Ⅲ期或Ⅳ期的患者几乎不能长期生存。

4. *阴囊基底细胞癌*　治疗以手术切除和局部放疗为主。切除的范围应超过所见到的肿瘤边缘至少 2 cm。放疗对硬化型基底细胞癌有一定的疗效。

5. *阴囊炎性癌*　手术切除病变及其周围 2 cm 的皮肤、皮下组织。阴囊内容物保留。腹股沟淋巴结的处理与阴茎癌相同。预后与淋巴结的转移与否有关。腹股沟淋巴结阳性者 5 年存活率为 25%，髂外淋巴结受累则无 5 年存活报道。

（二）单验方治疗

（1）龙葵 60 g，水煎服，每日二次。

（2）半枝莲、白花蛇舌草、白茅根、石见穿各 30 g，土茯苓 15 g，水煎服，用于术后辅助治疗。

（3）10%莪术油 20 mL，加入 5%葡萄糖盐水 500 mL 内，静脉点滴，连用 1~2 个月。

（三）药物外治

（1）鲜山慈菇适量，捣烂敷患处。

（2）已溃烂或已出血者，可掺海浮散，外敷生肌玉红膏，1~2 次/d。

九、转归与预后

阴囊良性肿瘤手术切除后预后良好，阴囊恶性肿瘤根据不同病理分型及具体分期，预后也有很大区别，应具体情况具体分析。

十、预防与护理

（1）改善工作环境，改进劳动保护，尽量避免致癌物质的浸渍。

（2）经常清洗外阴，保持局部皮肤清洁、干燥。

（3）内裤宜柔软、舒适，忌抓搔，减少局部刺激。

（4）保持心情舒畅，解除思想负担，坚定愈病信心。

（5）合理营养，增强体质，避免过劳。

（6）定期查体，早期发现，及时治疗，可提高治愈率。

参考文献

[1] 王国斌，王春友．外科诊疗常规［M］．湖北：湖北科学技术出版社，2007. 8.

[2] 许纯孝等．临床泌尿外科学［M］．济南：山东科技技术出版社，2007. 07，721 R699.

[3] 吴宏飞．现代泌尿外科诊疗指南［M］．南京：东南大学出版社，2005. 07，635 R699.

[4] John N. Eble；冯晓莉，译．泌尿系统及男性生殖器官肿瘤病理学和遗传学［M］．北京：人民卫生出版社，2006. 06，400 R737.

[5] 北京协和医院．北京协和医院医疗诊疗常规［M］．北京：人民卫生出版社，2008. 07，862 R699.

第十三节　王琦学术经验

一、阴囊湿疹治疗经验

阴囊湿疹或阴囊皮炎，中医学称为“阴囊风”“绣球风”等。因肝经绕阴器抵少腹布两胁，所以本病的产生与肝经湿热下注有密切关系，也有湿热不去而久郁化燥者。湿热下注引起者，以局部瘙痒或糜烂为主；若属湿热久郁化燥生风者，则以局部干燥瘙痒、烦躁不安为主。

本病的治疗应视其临床表现，给予辨证论治。在辨证的过程中应抓住肝经湿热下注或湿热化燥这两个主要病机，这样论治的针对性就比较强。

（1）肝经湿热下注者，宜清肝泻火、苦寒燥湿。方用龙胆泻肝汤加黄柏、苍术。若局部瘙痒甚者加白鲜皮、地肤子、蝉衣；若局部糜烂瘙痒者应遵循《内经》“诸痛痒疮，皆属于心”的理论，酌情选用黄连、莲子芯以燥湿止痛止痒。若阴囊潮湿为主，改服当归拈痛汤加土茯苓等。

（2）风燥偏盛者，宜清热养血润燥。方用龙胆泻肝汤去山栀子、泽泻，加丹参、胡麻仁、牡丹皮等以养血润燥并用。杏仁连皮煎水外洗。

典型病例

齐某，男，42 岁，工人，1987 年 11 月初诊。3 月前，患者因出汗后受风，阴囊表皮起红色丘疹，奇痒难忍，曾在单位卫生所用西药高锰酸钾溶液外洗，内服维生素 C、维生素 B_2和氯苯那敏等药，治疗 3 月，效不显。最近病情加剧，患者胸胁烦闷，心情急躁，胃脘胀闷，食欲减退，身困乏力，两腿沉重，小便时黄，阴囊潮湿如淋，表皮有十余处水泡糜烂，时流黄水，脉浮弦而数，舌红而赤，苔白厚腻。脉证合参，证属肝经湿热下注，复感风邪为患。治宜清热利湿，佐以疏风。方用龙胆泻肝汤加减：龙胆草 6 g、黄芩 10 g、生地黄 10 g、车前子（包煎）9 g、泽泻 10 g、柴胡 10 g、当归 10 g、木通 10 g、苦参 10 g、滑石（包煎）15 g、苍术 10 g、黄柏 10 g。水煎服，每日 1 剂。服至 6 剂时，胸闷心烦、瘙痒、渗液基本消失，疮面结痂；服至 12 剂时，食欲增加，精神振奋，胃胀消失，瘙痒减轻，小便转清，诸症悉除，告愈。

二、囊痈治疗经验

囊痈是指发生于阴囊部位的化脓性疾患。由于老年人合并糖尿病等多种疾病，下身不洁，抵抗力下降，可导致囊痈。抗生素的广泛应用，使本病出现高热恶寒、阴囊红肿等症状少见，多表现为阴囊肿大疼痛，溃疡难以愈合。

王琦教授认为，本病病机为湿毒内蕴，毒与血结，化为脓疡。湿毒蕴结阴囊，壅遏气血，则阴囊肿大疼痛。毒与血结，热盛内腐，则为脓疡。湿性黏滞，故缠绵难愈。治疗以清热解毒、凉血活血、排脓除湿为法，内服药用五味消毒饮加减。用金银花、蒲公英、紫花地丁、重楼、生甘草清热解毒；当归、牡丹皮、赤芍凉血活血；天花粉、防风排脓除湿。临床强调水肿、小便不利需用利湿之品，然湿性黏滞，风能胜湿，故临症祛湿喜用风药。外用药常选如意金黄散与锡类散交替外敷，清热解毒、收敛生肌。

三、囊汗治疗经验

囊汗是男科疾病中的常见病，王琦教授认为，囊汗应与阴囊湿疹相鉴别。囊汗以阴囊汗出为主要症状；阴囊湿疹也可伴阴囊潮湿，但为次要症状。阴囊湿疹以阴囊瘙痒为主要症状，皮肤有损害。囊汗需辨病、辨证、对症治疗相结合，多种疾病可伴见阴囊汗出，如糖尿病可见阴囊汗出如洗，前列腺炎、精索静脉曲张阴囊潮湿轻者可觉黏湿不舒，甚者可湿透内裤，也有患者只因囊汗单一见症而就诊，临床应仔细鉴别诊断。

王琦教授认为对囊汗的论治不应一味清肝经湿热，而要仔细分析病因，辨病辨证施治。阴囊汗出一症，王琦教授认为总不离湿，《黄帝内经》言“风能胜湿”，临床常用荆芥配防风、黄柏配车前子、苍术配茯苓、蛇床子配补骨脂。补骨脂可治阴汗，与蛇床子配可治肾虚风动；穞豆衣亦为王琦常用专药。糖尿病囊汗与全身汗出并见，令患者苦恼不已，王琦教授每嘱患者以桑叶泡水饮之，汗出常能明显减轻。桑叶，常用于外感风热，肺热咳嗽。王琦教授认为，桑叶入肺、肾经，性味甘寒，养阴清热，对糖尿病肺肾阴虚汗出尤宜。前列腺炎囊汗有热汗、凉汗之分。热汗治疗以清热利湿为主，苦参、冬瓜仁常用；凉汗多为湿遏阳气，每以桂枝通阳，附子、吴茱萸温阳，细辛、麻黄辛散治之。精索静脉曲张囊汗多与阴囊坠痛并见，为瘀热所致，以赤芍、牡丹皮、丹参等药凉血清热治之。

第二十四章　睾丸与附睾疾病

第一节　概　　说

一、睾丸和附睾的解剖与生理

（一）睾丸的解剖与生理

1. *睾丸的形态结构*　睾丸系于精索下端，包裹在阴囊内，左右各一，一般左侧比右侧低约 1 cm。其形状为两侧稍扁的卵圆体，表面光滑，呈青白色。成人睾丸长 3～4 cm，宽 2～3 cm，厚 1～2 cm，每侧重 10～15 g，体积 15～25 mL。右侧比左侧稍大，质地也稍硬。新生儿的睾丸体积相对较大，自出生后至性成熟期前体积增加较慢，青春期后迅速发育增大并成熟，到老年期则随功能的衰退而萎缩变小。睾丸的大小存在着个体差异和种族差异，如黑猩猩，睾丸相对体积较大，睾丸与身体重量之比为 0. 26%；而人的睾丸相对体积较小，睾丸与身体重量之比为 0. 079%。睾丸体积的大小取决于生精小管长度和数量。正常情况下，睾丸体积的大小与睾丸产生的精子数量密切相关，与性交频率也有一定关系。

睾丸分内外两侧面，前后两缘及上下两端。内侧面较平坦，与阴囊隔相贴附；外侧面隆突，与阴囊外侧壁贴附。前缘游离而凸隆；后缘较平直，有睾丸系膜附着，故又名系膜缘，与附睾及精索下部相接触，睾丸的血管、淋巴管及神经由此出入。上端后部被附睾头遮盖，下端游离。在睾丸上端，近附睾头的下方，常有一带柄的小体，称为睾丸附件，容易发生扭转，是胚胎期中肾旁管头端的残余（图 24-1）。

睾丸是一实质性器官，其表面由睾丸被膜所包裹。睾丸被膜包括鞘膜脏层、白膜和血管膜三部分。鞘膜脏层为睾丸被膜的最外层，很薄，与贴附于阴囊壁的鞘膜壁层构成一个潜在的囊腔，称为鞘膜腔。腔内有少量液体，起润滑作用，以减少睾丸在阴囊内活动时的摩擦。如果腔内积液过多，即称为睾丸鞘膜积液。鞘膜脏层是一层扁平的间皮，间皮细胞核稍突向鞘膜腔。在它与白膜之间有一层基膜。白膜为一层较厚（约 0. 5 mm）的致密结缔组织，其主要成分为胶原纤维和成纤维细胞，故色白而坚韧。人类白膜内还有平滑肌纤维且成层分布，表层纵行，与睾丸长轴相平行，深层呈环形。白膜在睾丸后缘处增厚形成一个垂直的隔膜，突入睾丸内部，称为睾丸纵隔。它的范围从睾丸上端达到下端附近，上部较宽，下部较窄。在纵隔中有相互吻合成网的睾网管，构成睾丸网。从睾丸网内有 8～12 条输出小管通向附睾头。睾丸的血管、淋巴管和神经就是在睾丸纵隔处出入的。从睾丸纵隔的前面和两侧发出许多薄的结缔组织隔膜，称为睾丸小隔，伸向睾丸的外周部分，与白膜相连，并把睾丸分成 200～300 个长的锥形区域，叫作睾丸小叶。每个小叶包含有 1～4 条高度盘曲的生精小管，是产生精子的地方，构成睾丸的实质。每个小叶中的生精小管在小叶尖端接近纵隔处，汇成一条短而细直的小管，叫作精直小管。精直小管汇入睾丸纵隔中的睾丸网，最后与附睾相通。在生精小管之间有少量血管丰富的疏松结缔组织，称为间质组织，其中含有分泌男性激素的内分泌细胞，称为间质细胞。

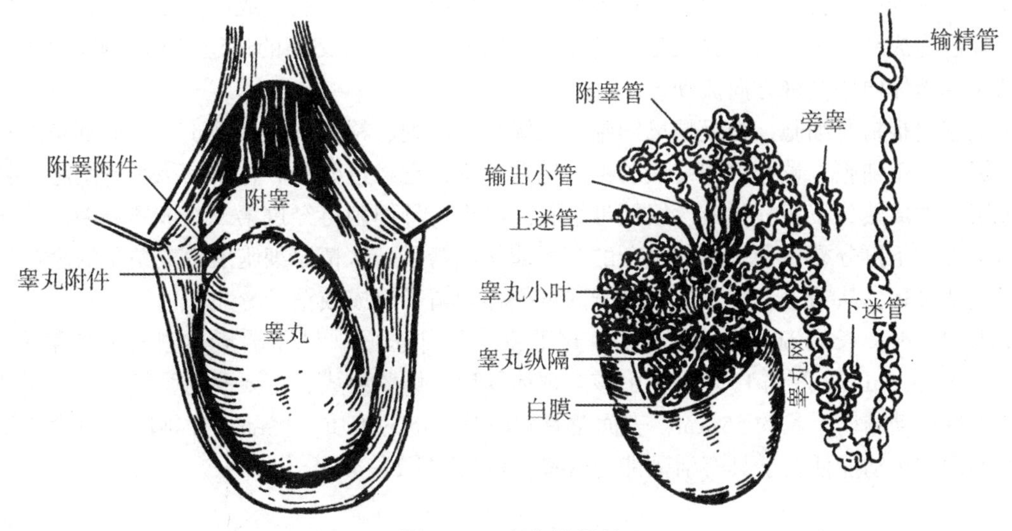

图 24-1 睾丸的解剖

血管膜是睾丸被膜的最内层，薄而疏松，与睾丸实质紧密相连，并深入到生精小管间，难以分离。其中含有管径较大的血管，是睾丸内血管的主要通路（详见睾丸的血管）。

睾丸被膜有支持和容纳睾丸实质的作用，当它收缩时，可促使睾丸产生的精子向附睾排放。

生精小管是睾丸的主要结构，为十分盘曲的上皮性管道，每条长 30~80 cm，成人两侧睾丸的生精小管总长度为 500 m 左右。生精小管由界膜围绕，管壁上皮为特殊的生精上皮，由两类形态结构和功能不同的细胞组成，一类是生精细胞，另一类是支持细胞（图 24-2）。

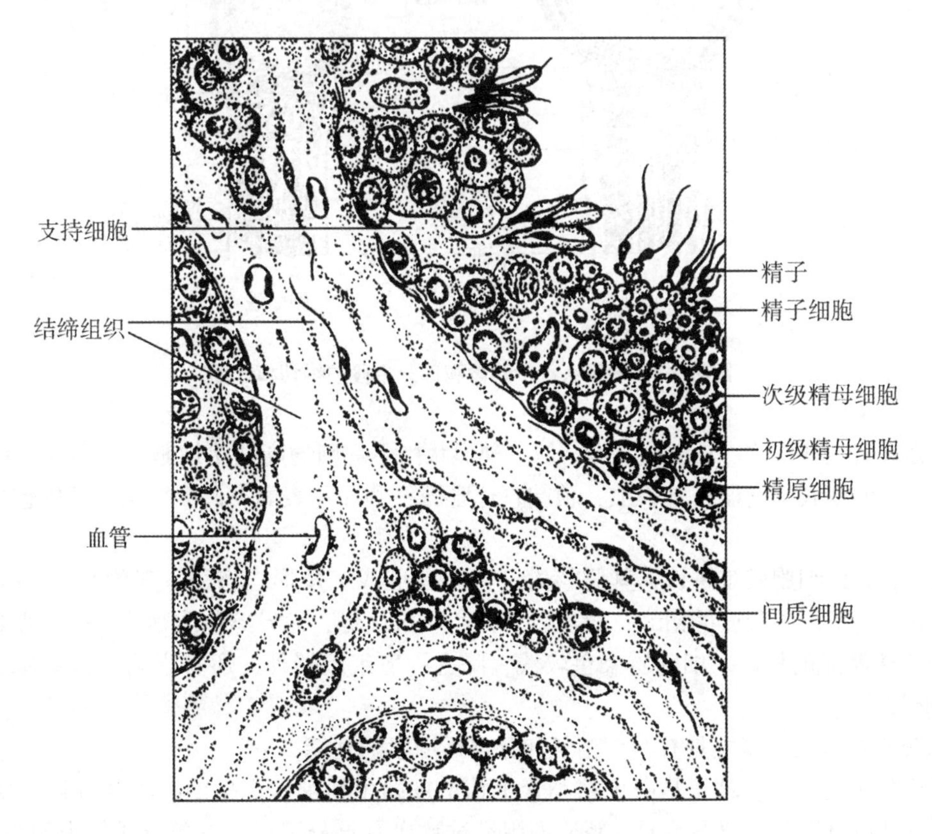

图 24-2 生精小管的微细结构

界膜，又称为固有膜、管周组织、边界组织、管周层等。由三层组成，内层为基膜，中层为肌样细胞层，外层为成纤维细胞层。界膜是生精小管和间质进行物质交换的通道，具有明显的收缩作用，能促使精子和液体向睾丸网方向流动。

生精细胞包括精原细胞、初级精母细胞、次级精母细胞、精子细胞和精子。它们都是处在不同发育阶段的男性生殖细胞。精原细胞是最幼稚的生殖细胞，它经过分裂分化成初级精母细胞。初级精母细胞经过第一次成熟分裂，分化成次级精母细胞。次级精母细胞再经过第二次成熟分裂，分化为精子细胞。精子细胞不再分裂，直接经过复杂的变形演化成精子。从精原细胞发育成精子的全过程称为精子发生或生精过程，从精子细胞变形成精子的过程称为精子形成或精子分化。

精子形似蝌蚪，长约 60 μm，可分头、尾两部。头部正面观呈卵圆形，侧面观呈梨形，长 4~5 μm，宽 2.5~3.5 μm，厚约 1.0 μm，由核、顶体及后顶体鞘组成，主要参与受精过程。尾部又称鞭毛，是精子的运动结构，长约 55 μm，表面覆有胞膜及少量的胞质。尾部可分颈段、中段、主段和末段。尾部的鞭样运动能使精子具有活动能力（图 24-3，图 24-4）。

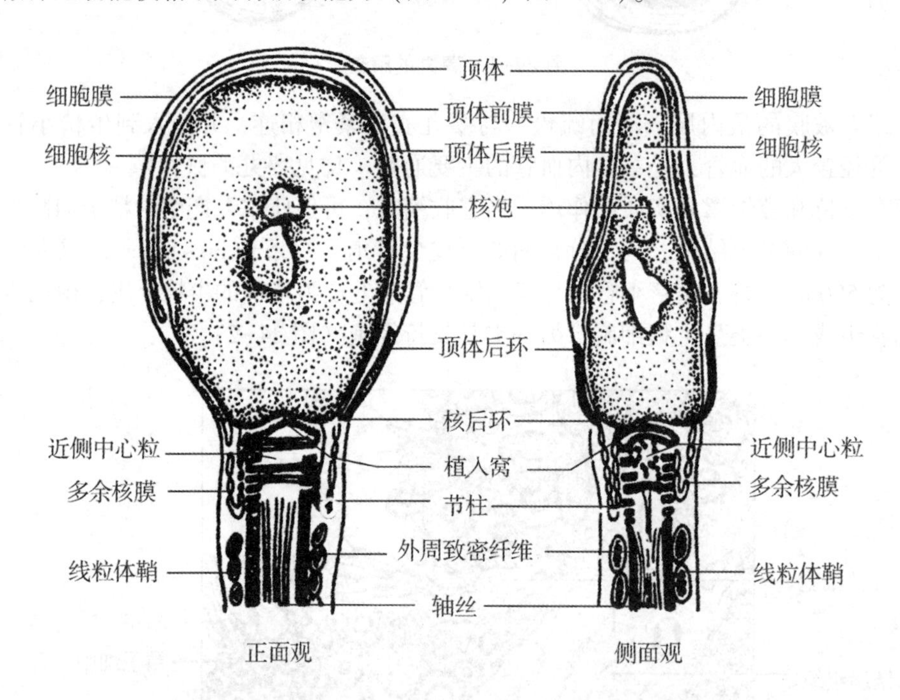

图 24-3　精子头部、颈段和部分中段的纵切模式图

支持细胞又名支柱细胞、Sertoli 细胞，是一种形状极不规则的高柱状细胞，分布在各级生殖细胞之间。支持细胞的基底部附贴在基膜上，顶端直达管腔，侧面和表面有许多凹窝，其中包裹着各级生殖细胞。

在光镜下，支持细胞较难辨认，其胞核大，为卵圆形或三角形，直径一般为 9~12 μm，表面有一至多个深凹，或呈某种程度的褶皱；核质以常染色质占优势，而异染色质则很少，故细胞核染色浅淡，具有 1~2 个明显的核仁。细胞质染色较浅，除含一般细胞器外，还有脂滴、糖原及一些类晶体（图 24-2，图 24-5）。

2. 睾丸的生理功能　睾丸具有产生精子和分泌雄激素的功能。

（1）产生精子的功能：精子是由生精小管生精上皮的生精细胞产生的。生精过程主要分三个阶段：第一阶段是精原细胞分裂增殖期。精原细胞经过数次有丝分裂后，一部分成长为初级精母细胞；另一部分仍作为干细胞，继续不断发生精子。第二阶段为精母细胞减数分裂期。初级精母细胞经第一

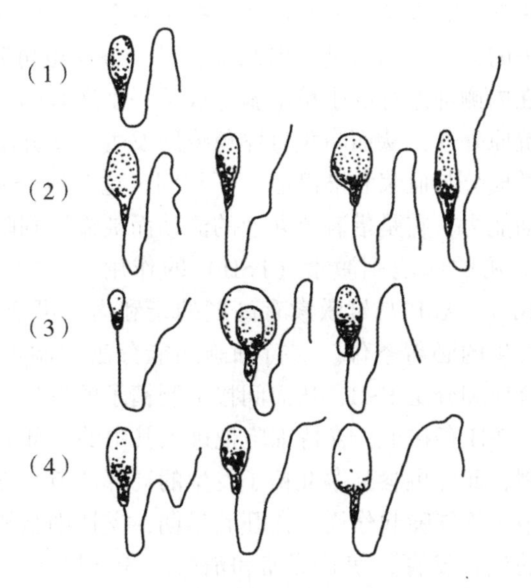

图 24-4　正常生理情况下精子形态

（1）正常精子　（2）正常精子生理变异

（3）幼稚型精子　（4）衰老型精子

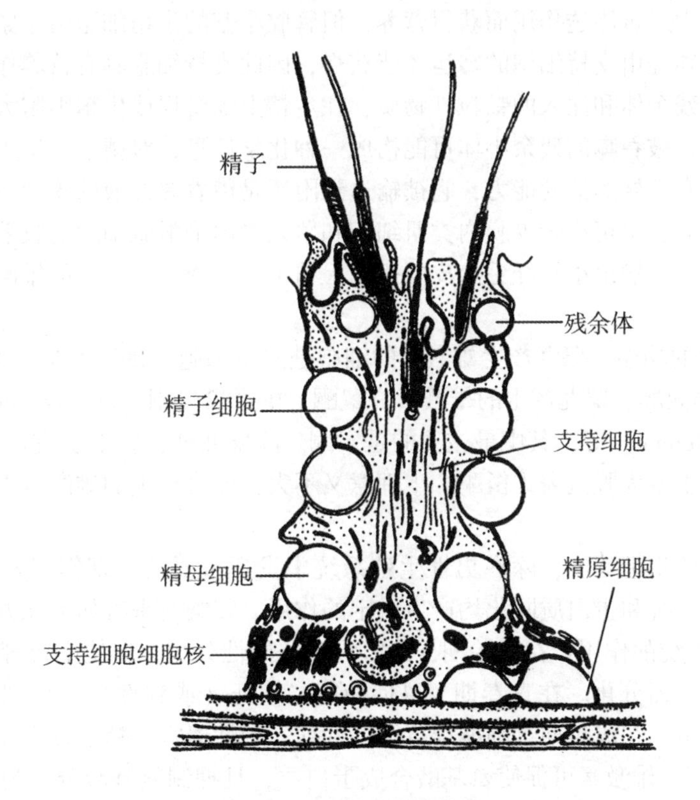

图 24-5　支持细胞模式图

次成熟分裂，形成两个次级精母细胞，随即进行第二次成熟分裂，形成两个精子细胞。第三阶段为精子细胞变态成精子期。此期精子细胞不再进行分裂，只是经过高尔基期、顶帽期、顶体期和成熟期而变态成精子。应用氚标记研究表明，从精原细胞发育到成熟的精子约需 64 d。

在精子的发生过程中，支持细胞起着重要的作用，主要表现在以下几方面：①形成血生精小管屏障：相邻支持细胞的相邻胞膜在基底部构成紧密连接，把生精上皮分成外侧部和内侧部。这种紧密连接一方面能阻止由间质血管来的大分子物质进入内侧部，另一方面也可阻止内侧部的某些物质外逸，故称血生精小管屏障。它给在内侧部发育的生精细胞造成了一个适宜的微环境，并能阻止在内侧部发育的单倍体生精细胞的自体抗原外逸，从而防止自体免疫的发生。②分泌作用：支持细胞能分泌大量液体，构成睾丸液。它的化学成分与血浆和淋巴液大不相同，这些成分对精子的正常存活是必需的。精子在睾丸内没有良好的运动能力，它是借着睾丸液的流动而被输送到附睾，所以睾丸液也是输送精子的载体。支持细胞在垂体分泌的卵泡刺激素（FSH）的作用下，能产生和分泌雄激素结合蛋白（androgen binding protein，ABP）。ABP 与雄激素有高度的亲和力，可使生精小管内的雄激素浓度增高。高浓度的雄激素是精子发生的必需条件。支持细胞还能分泌抑制素（inhibin），这是一种多肽，能选择性地抑制脑垂体前叶合成和分泌 FSH，从而间接抑制精子的发生。支持细胞也能合成和分泌少量雌激素（雌二醇），这是在 FSH 存在下，支持细胞把进入其中的一部分睾酮转变而成的。这便构成了睾丸内自身调节的反馈机制，此外也参与睾丸精子发生的局部调节。支持细胞还能分泌血纤维蛋白溶酶原激溶剂，对打开血生精小管屏障起作用。在胚胎早期，支持细胞能分泌一种蛋白质激素——抗米勒管激素，可抑制米勒管的生长发育，使其萎缩和消失。③支持和释放精子的作用：在生精上皮中，支持细胞作为一支架，对生精细胞起支持作用。支持细胞形态和位置的改变会影响生精小管生精上皮的构筑及生精细胞的规律排列。精子释放至管腔，可能是通过支持细胞顶端胞质微丝的收缩作用来实现的。④营养及吞噬作用：生精小管生精上皮中无毛细血管，基底小室中的生精细胞可直接从生精小管外的间质组织中通过渗透作用而获得营养，但管腔小室的生精细胞由于紧密连接阻挡细胞外间隙的通路，其营养必须经由支持细胞的转运才能获得，因此支持细胞具有营养作用。支持细胞还能吞噬变性的生精细胞、残余体和注入的颗粒性物质，在生精上皮受损或生精细胞大量变性后，支持细胞的吞噬功能有所增强。被吞噬的残余小体可能构成一种化学信息，对精子发生周期起局部调节作用。

精子在睾丸内没有良好的活动能力，它被输送到附睾是借着睾丸液的流动。睾丸液流动的动力主要来自液体产生的压力、生精小管界膜内类肌细胞和睾丸囊内平滑肌细胞的收缩、睾丸液在附睾头部被吸收所造成的压力差及输出小管纤毛上皮的摆动。精子发生受睾丸产生的雄激素和垂体产生的促性腺激素的调节。

（2）分泌雄激素的功能：睾丸产生雄激素的细胞是间质细胞。雄激素是一类含 19 个碳原子的甾类（steroid），也叫类固醇。睾丸产生的雄激素有睾酮、雄甾烯二酮（androstenedione）和脱氢表雄甾酮（dehydroepiandrosterone）等，其中最主要的是睾酮。除睾丸外，肾上腺皮质和卵巢也能产生雄激素，但肾上腺产生的主要为脱氢表雄甾酮，生理意义不大；卵巢产生的雄激素很少，也无重要生理意义。

雄激素具有广泛的生理效应，除在男性生殖系统中发挥重要的生理作用外，对于人体的造血系统、免疫系统、骨骼系统和蛋白质同化均产生一定的作用。归纳起来有如下几方面：

1）对男性生殖系统的作用：在胚胎期，能影响胎儿的性分化，促使中肾管、未分化的泄殖腔和外生殖器原基向男性方面分化。在青春期，可促使第二性征（或副性征）出现、副性器官发育、精子发生及性功能的产生。在成年期，则能维持第二性征、副性器官、精子发生和性功能在正常状态。

2）促进同化作用：雄激素可促使氨基酸合成蛋白质，且抑制氨基酸分解为尿素，从而促进蛋白质的合成代谢，抑制其分解代谢。导致肌肉发达，体重增加。

3）增强免疫功能：当人体内注入雄激素类制剂后，可使机体加速形成抗体，以增强对麻疹病毒、白喉毒素、伤寒沙门菌的免疫力，同时还能增强机体对外毒素和内毒素的耐受能力。此外，雄激素还可以增强血清的杀菌能力，并有类似糖皮质激素的抗炎作用和抑制成纤维细胞转化为纤维细胞的作用。临床上曾试以雄激素治疗病毒性肝炎，取得了一定的疗效。

4）促进红细胞生成：雄激素能促进内源性促红细胞生成素的生成，从而增加红细胞的生成。此外睾酮的代谢产物还可直接刺激骨髓，增加血红蛋白酶系的活性，从而加速血红蛋白的合成。

5）促进骨骼生长：雄激素具有促进骨基质合成的效应，使钙盐沉着增加，从而促进骨骼生长。

（3）睾酮的分泌与调节：睾酮的分泌及其体内水平的调节，受下丘脑-垂体-睾丸轴的反馈调节系统控制。垂体前叶分泌两种促性腺激素，一种是卵泡刺激素（FSH），或叫作促滤泡激素；另一种是促黄体生成素（LH），也称为间质细胞刺激素（ICSH）。FSH 作用于睾丸生精小管中的支持细胞，是精子发生必不可少的激素；LH 作用于睾丸内的间质细胞，促使其产生睾酮。下丘脑在脑中是同垂体紧密相连的一部分，通过垂体门脉系统把其产生的激素运送到垂体。下丘脑分泌的激素是促性腺激素释放激素（GnRH），能促进垂体释放 FSH 和 LH，从而导致睾酮分泌的增加。

当睾酮在血中浓度增高时，便能负反馈作用于下丘脑，使 GnRH 的分泌减少，从而使垂体分泌的 LH 减少，进而使睾酮分泌减少。反之，当血中睾酮浓度降低时，正反馈作用于下丘脑，使 GnRH 的分泌增加，进而使 LH 分泌增加，最后促使睾酮分泌增加。此外，生精上皮的支持细胞产生的雌二醇对睾酮的分泌也起负反馈作用，其一是直接作用于间质细胞，抑制睾酮的分泌；其二是作用于垂体，降低垂体对 GnRH 的反应性，最终导致睾酮分泌的减少。

（二）附睾的解剖与生理

1. 附睾的形态结构　附睾为一对细长扁平的器官，和睾丸一起系于精索下端。它位于睾丸的后上外方，两者借睾丸输出小管相通连，附睾内侧有输精管。附睾主要由附睾管构成，附睾管为不规则迂曲小管。附睾可分三部分：上端膨大而钝圆，名附睾头，盖于睾丸上端；下端尖细为附睾尾，凭借结缔组织和鞘膜相连，转向后上方，移行于输精管；头尾之间为附睾体，呈圆柱形，与睾丸后缘借疏松结缔组织相连。整个附睾的侧面和附睾头的上面都覆盖着鞘膜脏层，故附睾的这些部分的表面都是光滑而游离的。

在附睾头部，常有一个小的有蒂小体，称为附睾附件，通常认为这是胚胎期中肾管的残余。有时在附睾头上方，精索下端前面有游离的小体，称为旁睾。此由独立的或群集的迂曲囊状小管构成，也是胚胎期中肾小管的残余。有时在附睾头的前上方有一迂曲小管，一端是盲端，另一端与睾丸网或附睾管相通，称为上迷小管，亦为中肾小管的残余（图 24-1）。

附睾的内部结构主要由输出小管和附睾管构成，二者之间为疏松结缔组织。在附睾的表面，从外向内也覆盖着鞘膜、白膜和血管膜。在附睾的正中矢状切面上，于附睾头可见结缔组织小隔将附睾头分为 8~20 个锥形小叶，小叶的基底朝向附睾头的游离缘，尖部朝向睾丸纵隔。

输出小管位于睾丸后上方，共有 10~15 条，一端连于睾丸网，一端通入附睾管。每条小管离开睾丸后进入附睾头部，其行程初为直行，以后轻度弯曲，最后极度盘曲，由此便形成了一个锥形小体，叫作小管圆锥，它构成每个小叶的实质。输出小管的上皮为单层柱状上皮，由高柱状细胞和低柱状细胞两种细胞组成，两者成群相间排列，致使管腔内的表面高低不平。上皮细胞顶部之间有连接复合体。高柱状细胞表面有纤毛，向附睾方向摆动，有助于推动精子向附睾方向移动。低柱状细胞表面无纤毛，但有微绒毛，有吸收的功能，能将由睾丸流到输出管的液体吸收，造成输出小管内液体压力的降低，从而有利于精子由睾丸移向输出小管。输出小管上皮外为基膜，基膜外为固有膜。固有膜为薄层结缔组织，内含少量环行平滑肌，平滑肌收缩有助于精子的排出。

附睾管是一条长而弯曲的管道，近端与输出小管相连。在附睾头内开始的一段，有许多输出小管依次汇入，与输出小管共同构成附睾头的实质，其余的部分高度盘曲，构成附睾体和尾的实质，尾端与输精管相连。管壁构造可分为上皮和固有膜。附睾管的管腔整齐，上皮较厚，为假复层柱状上皮，由柱状的主细胞和球形的基细胞构成。主细胞具有分泌和重吸收睾丸液的功能。上皮外为基膜，基膜外为固有膜。固有膜由薄层结缔组织构成，内含环形平滑肌，在附睾尾端尚含有散在的纵形平滑肌（图 24-6）。

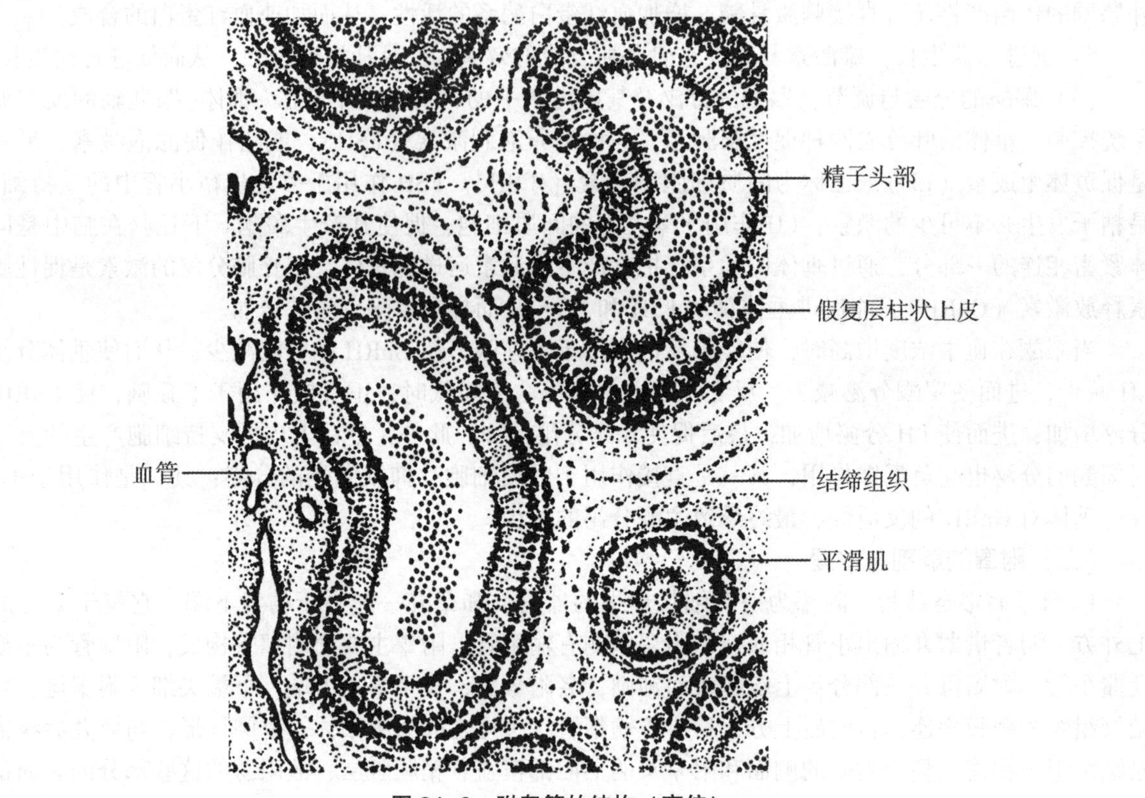

图 24-6 附睾管的结构（高倍）

2. 附睾的功能

（1）附睾上皮的功能：主要有吸收、分泌与浓缩功能。

1）吸收功能：睾丸支持细胞能产生大量睾丸液流入附睾。如一只公羊每天可产生 40 mL 睾网液流入附睾，但真正从附睾排出的只有 0.4 mL，可见 99%左右的睾网液被重吸收。

2）分泌功能：附睾上皮能分泌甘油磷酸胆碱、糖蛋白与唾液酸等，这些对于精子的代谢、运动及受精都起着重要作用。

3）浓缩功能：附睾上皮能使由血液循环转运至附睾的肉毒碱含量逐渐增加。肉毒碱能通过化学反应产生 ATP，以供应精子运动所需的能量，此外，肉毒碱还与精子运动及其调节有关。因此可以通过测定精浆中的肉毒碱含量来判断附睾的功能。

（2）附睾内环境及其对精子的作用：睾丸液进入附睾后，除水分被吸收外，其他变化有：pH 值降低，K^+/Na^+ 比例在附睾内逐渐增加，附睾尾部收集的附睾液中 Na^+ 浓度比血浆低，但 K^+ 浓度却比血浆高数倍。附睾对精子的作用主要是运送精子、使精子进一步成熟并储存精子。

1）运送精子：精子在附睾内运行 12 d 左右。睾丸内的精子尚未成熟，也无运动能力，其被输送到附睾的动力除前述的睾丸液产生的压力以及生精小管固有膜内类肌细胞和睾丸囊内平滑肌的收缩外，尚有以下三个方面的作用：输出小管上皮细胞的纤毛摆动、输出小管和附睾管近侧部上皮对睾丸液的吸收所造成的压力差和附睾管壁的自动节律性收缩。

2）使精子进一步成熟：附睾上皮有分泌附睾液的功能，使精子混悬在其中，并给精子的成熟造成一个适宜的微环境。精子在附睾内成熟的过程包括：获得了向前运动的能力、固着于透明带的能力及受精能力。由于附睾精子须在射出后转运至输卵管才发生受精作用，故在精子成熟的同时，还其表面将覆盖一些物质使之暂不发生作用，这些物质称为去能因子。

3）储存精子：附睾尾部是储存成熟精子的主要场所，约含男性生殖道全部精子的 70%。虽然附睾的环境对精子的生存是有利的，但却不能无限期地把精子保存在生存状态。精子将逐渐衰老，其表现是先丧失受精能力，再丧失运动能力，最后发生碎解。碎解后的精子可由附睾管腔内的吞噬细胞和上皮细胞所吞噬。人类精子存活的时间为1~2个月。

（3）附睾内环境的调节：主要受雄激素的调节。附睾液中雄激素的含量很高，这与精子的成熟和存活很有关系。附睾从血液循环及睾丸液中获得雄激素。此外，甲状腺素对附睾功能也有一定的作用，当甲状腺功能严重不足时，FSH、LH与睾酮的浓度均明显下降，附睾尾部储存的精子中有30%丧失活动性。有人报道，人患高泌乳素血症时会发生附睾阻塞而引起无精子症，但其机制尚不清楚。

（4）形成血-附睾屏障：实验研究证明，在附睾头部存在着通透屏障，这一屏障的基础结构是附睾上皮之间的紧密连接。血-附睾屏障的存在限制了血液与附睾管腔内液之间的分子运动，使某些物质仍保留在附睾液内，特别是使甘油磷酸胆碱与肉毒碱保持在附睾腔内，以利精子的储存。

（三）睾丸及附睾的血管、淋巴管和神经

1. 血管　营养睾丸及附睾的动脉有三条，即精索内动脉、精索外动脉和输精管动脉。

（1）精索内动脉：为睾丸的主要营养动脉，故也称睾丸动脉。它直接来自腹主动脉，穿出腹股沟管内环后，伴随精索其他组成部分进入阴囊，首先发出一分支至附睾头，然后穿过睾丸纵隔，分成许多小支进入睾丸。

（2）精索外动脉：来自腹壁下动脉，是髂外动脉的分支，主要营养提睾肌及其筋膜，在外环水平与输精管动脉吻合，共同供应睾丸下部及附睾尾。

（3）输精管动脉：主要营养输精管、附睾尾、附睾体及睾丸下部。

以上动脉在腹股沟管外环处有小的吻合支，吻合点以下都是终末动脉，因此任何一支动脉受损伤，都将影响其分布区的睾丸供血（图24-7）。进入睾丸的动脉分支，一部分进入睾丸纵隔，另一部分进入白膜内侧的血管膜。这些输精管动脉分支再发出微动脉，沿睾丸小隔进行，并沿途发出细支进入睾丸小叶，在生精小管周围形成毛细血管网，毛细血管再汇成静脉与动脉伴行离开睾丸。睾丸静脉和附睾静脉分别离开睾丸和附睾，在精索合成蔓状静脉丛。蔓状静脉丛可分为三群。

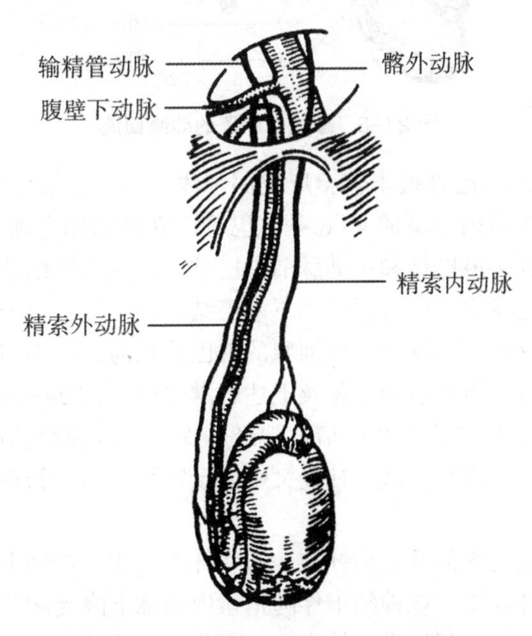

图24-7　睾丸、附睾的血液供给

1）前群由精索内静脉组成，在腹股沟管内逐渐形成一条主干达后腹壁。左侧精索内静脉回流至肾静脉，与其形成直角；右侧精索内静脉回流到下腔静脉。因此临床上精索静脉曲张多见于左侧。手术治疗静脉曲张时，可在腹膜后结扎精索内静脉之主干。

2）中群为输精管静脉，回流到膀胱静脉丛。

3）后群为精索外静脉，在腹股沟管外环处离开精索回流到腹壁下静脉。上述静脉与动脉不同，相互之间有广泛的吻合支，甚至与对侧静脉也有吻合（图 24-8）。蔓状静脉丛围绕着弯曲的睾丸动脉，这种解剖学关系使进入睾丸的动脉血被离开睾丸的静脉血所冷却。动脉和静脉紧贴睾丸表面，亦有助于睾丸的直接散热，使得睾丸温度比体温低一些。

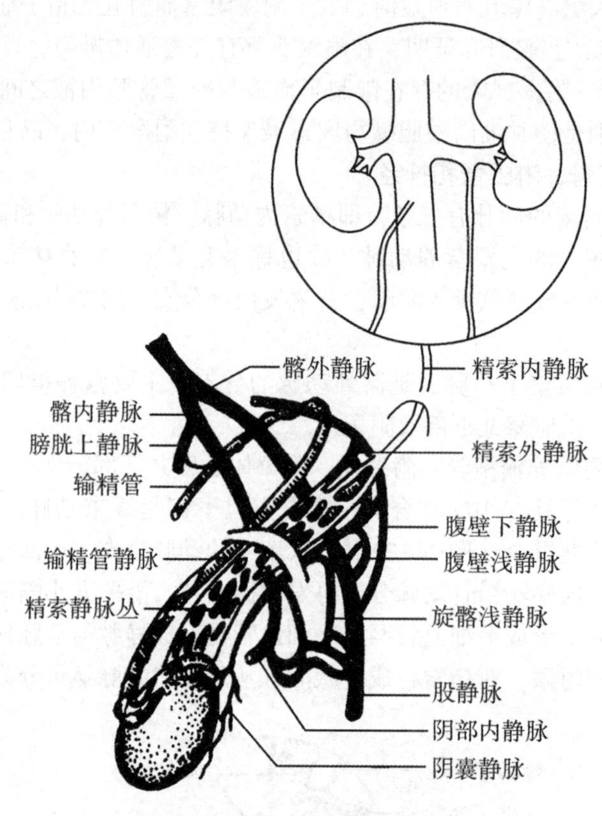

图 24-8 睾丸、附睾的静脉回流

2. 淋巴管 睾丸和附睾的淋巴管很丰富，形成深、浅二丛。浅淋巴管丛位于睾丸鞘膜脏层的内面，深丛位于睾丸和附睾的实质内，集成 4~6 条淋巴管，在精索内与血管伴行，通过腹股沟管进入腹膜后间隙，上升注入主动脉旁淋巴结和主动脉前淋巴结。这些淋巴结分布在主动脉分叉处至腹腔动脉之间靠近肾蒂处。尚可由此发出淋巴管，经膈下淋巴结到达纵隔，再经过胸导管到达左锁骨上淋巴结。个别睾丸淋巴管在小骨盆中与膀胱底、前列腺的淋巴管相通，而不与腹股沟淋巴结沟通，因而睾丸恶性肿瘤发生转移时，可直接沿精索向上延及上述各淋巴结（图 24-9）。

3. 神经 睾丸、附睾和输精管的神经由精索神经丛支配。该神经丛由三组神经构成，分别为精索上神经、精索中神经和精索下神经。这些神经又来源于肾神经丛、肠系膜神经丛、上腹下神经丛及下腹下神经丛（图 24-10）。

精索上神经来自肾神经丛的中部及下部纤维，这些纤维组成一神经干，肠系膜间神经的纤维和腰交感神经链的纤维也参与此神经干。该神经干伴随精索内动脉下降支配睾丸。精索中神经为上腹下神经丛的纤维分支，行至腹股沟管内环处进入精索，支配附睾及输精管。精索下神经由下腹下神经丛发出，参与输精管及精囊的神经支配，并有分支支配附睾及输精管。此外，还有生殖股神经的生殖支支配提睾肌及睾丸的被膜。由于以上各神经与腹部内脏、输尿管和睾丸之间有一定的联系，当睾丸损伤或发生感染时，疼痛可放射至腹部或腰部，输尿管下段结石的疼痛也可放射至同侧睾丸和股内侧。

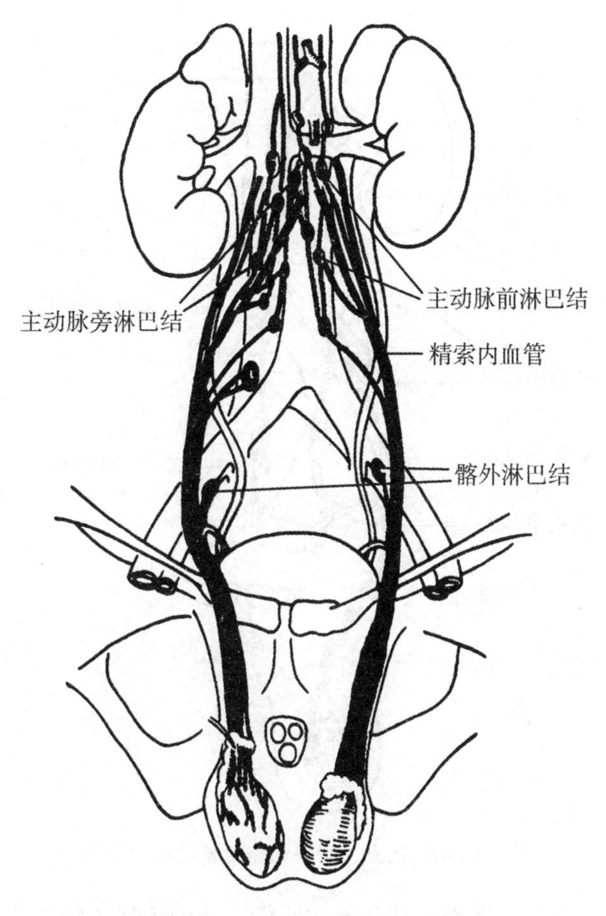

图 24-9　睾丸、附睾的淋巴回流

二、论治原则

中医将睾丸及附睾统称为“睾”“肾子”“卵子”或“阴卵”，是精室的重要组成部分，与此有关的疾病便称为“子病”，如“子痛”“子痈”“卵子瘟”“子痰”“子萎”“子岩”；或称为“疝气”，如“㿗疝”“水疝”“溃疝”等。虽然本类疾病病变部位在睾丸及附睾，但与脏腑经络的关系十分密切。睾丸归肝经和肾经所主，如《灵枢·经脉》说“肝足厥阴之脉……循股阴，入毛中，过阴器，抵少腹……肾足少阴之脉……上股内后廉，贯脊属肾，络膀胱……”，又曰“足厥阴之筋……上循阴股，结于阴器。……足少阴之筋……上循阴股，结于阴器”。故有“肾主阴器”及“肝司阴器，主疏泄”之说。此外，冲、任、督三脉同起于胞中（男子精室），一源而三歧，皆约束于带脉，借十二经脉与脏腑相通。而睾丸及附睾为精室的重要组成部分，故睾丸及附睾疾病与冲脉、任脉、督脉、带脉也有一定的关系。

睾丸及附睾疾病是以睾丸或附睾发生肿胀、疼痛、硬结或萎缩为特点的一类疾病，病因病机不外寒、湿、痰、热、瘀，以肝肾功能失调、气血亏虚或不和为主。

素体肝肾不足，或坐卧寒湿之地，或寒月涉水、雨雪袭击，感受寒湿之邪，聚于前阴，致肝肾经气不和，出现睾丸坠胀肿痛。

感受湿热邪气，或寒湿郁久化热，或饮食不节，湿热内生，壅结肝经，疏泄失常，下注睾丸，发为子痛或子痈。

平素情志不舒，肝气郁结，气郁化热，邪热郁结肝经；或外感风热之邪，侵犯肝经，致使肝脏疏泄功能失常，气机不通，热郁络阻，也可发为子痛或子痈。

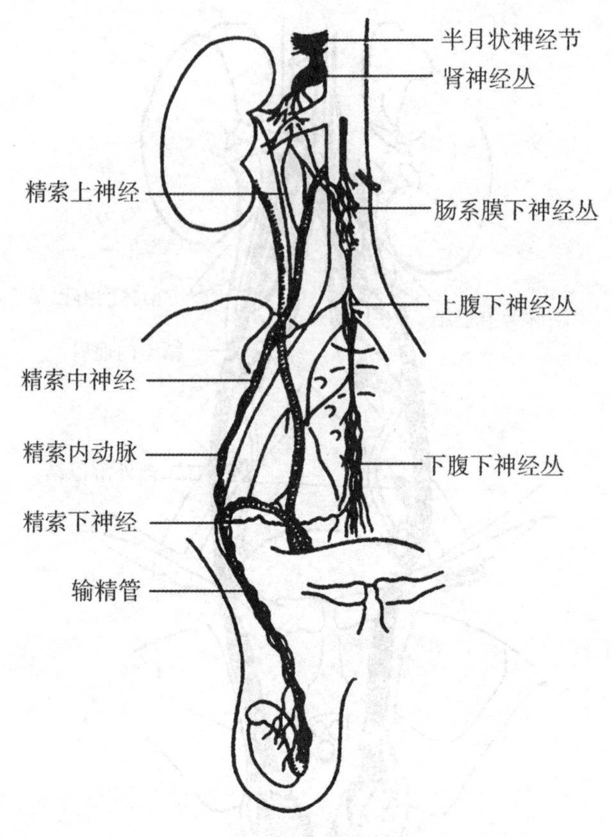

图 24-10　睾丸、附睾和输精管的神经支配

因跌仆外伤，睾丸血络受损，血瘀气滞，发为子痈；或因子痈久病不愈，肝肾二经气机不通，络脉空虚，复感邪毒而生子痈。

或因肝肾亏损，络脉空虚，痰湿之邪乘虚侵袭肝肾之经脉，下注凝结于肾子而发为子痈。

此外，体质因素与本类疾病的发生有不容忽视的联系。如先天禀赋不足，可导致生殖功能及第二性征发育不全，出现无睾、隐睾或睾丸萎缩等症；素体阳虚或痰湿体质则易生子痰，素体阴虚或湿热体质则易生子痈，瘀血体质则易患子萎或子岩，凡此种种，须详察。

在治疗上，结合体质进行辨证论治为其大要，尚可配合专方专药、针灸、外治、气功、理疗等方法。常用治法以疏肝理气、温肝散寒、利湿化浊、活血化瘀、清热解毒、补益气血、软坚散结、补肾填精等为主。

第二节　化脓性睾丸炎

一、概述

化脓性睾丸炎是由化脓性致病菌引起的睾丸炎性病变，属于睾丸炎的一种类型，又称为非特异性睾丸炎、急性化脓性睾丸炎，常与附睾炎、精索炎并发。中医称为“子痈”，又名“外肾痈”，俗名“偏坠”。临床上有急、慢性之分。急性者主要表现为睾丸红肿疼痛、发热恶寒等；慢性者则以睾丸逐渐肿大，质地硬，疼痛轻微，日久不愈等为特征。本病的发生多由感受寒湿、湿热下注或肝经郁热所致。治疗在急性期以清热解毒为主，慢性期以调补肝肾、活血散结为主。化脓性睾丸炎临床并不多见，常继发于体内化脓性细菌性败血症，一般预后尚可，少数可引起睾丸萎缩和男性不育。

二、沿革

子痈之名，最早出自清代王洪绪的《外科证治全生集·阴证门》，但根据中医古代早期文献描述的症状记载，中医对此病早就有所认识，如《灵枢·经脉》指出："是动则病……丈夫疝……足厥阴之别名曰蠡沟。……其别者，经胫上睾结于茎。其病气逆则睾肿卒疝。"

隋唐时期，人们对溃疝的症状和病因病机有了进一步认识。如隋朝巢元方《诸病源候论·卷三十四》说："溃病之状，阴核肿大。……劳冷阴雨便发，发则胀大，使人腰背挛急，身体恶寒，骨节沉重，此病由于损肾也。足少阴之经，肾之脉也，其气下通于阴。阴，宗脉之所聚积阴之气也。劳伤举重伤于少阴之经，其气不卫于阴，气胀不通，故成溃也。"唐代王焘《外台秘要·卷二十六》谓："男子卵大癞病。……男子阴肿大如斗，核痛……"

迨至元代，出现了囊痈的病名，子痈便归属于疮疡科中。由于受历史条件的限制，当时医家尚不能分清肾囊痈和子痈，因为子痈严重时阴囊也会红肿，所以子痈、囊痈一并论述。如元代朱丹溪《丹溪手镜·肺痿肺痈肠痈二十二》指出："囊痈乃湿热下注也，浊气流入渗道，因阴道亏，水道不利而然，脓尽自安。"

明清时期，中医外科发展已较成熟，对子痈的认识更加全面，由症状描述发展到确立病名，并提出了相应的治疗方法。如明代陈实功《外科正宗·囊痈论第三十三》指出："囊痈，初起寒热交作，肾子作痛，疼连小腹者，宜发散寒邪。"清代祁坤《外科大成·下部前》曰："囊内睾丸上，忽然突出一点，坚硬如筋头，疼痛异常，身发寒热者，暗疔也。"清代王洪绪在《外科证治全生集·治法·下部治法》首次确立了子痈的病名，并提出了相应的治疗方剂："子痈治法：如肾子做痛，而不升上者，外现红色，子痈也，迟则成功，溃烂致命。其未成脓时，用枸橘全个，川楝、秦艽、陈皮、赤芍、甘草、防风、泽泻等分钱半，一服即愈。"

近年来，不少医家对本病从理论到临床进行了深入全面的研究，并充分利用西医学的检查方法，采用中西医结合，内治与外治、针灸相结合的治疗方法，使该病的诊断率和治愈率都得到了明显提高。如顾伯华在《实用中医外科学·子痈》中指出："外治初用金黄膏外敷；溃后用二八丹或九一丹药线引流，以金黄膏盖贴；脓尽用生肌散，红油膏盖贴。"

三、病因病理

（一）中医病因病机

1. 病因

（1）感受寒湿：久处寒湿之地，或冒雨涉水；或过食寒凉之品，感受寒湿之邪，寒邪侵犯肝之经脉，经络气机不利，气血瘀阻，结毒而发。

（2）湿热下注：久处湿热之地，感受湿热邪气；或饮食不节，恣食肥甘辛辣炙煿之品，湿热内生，下注宗筋，发为子痈。

（3）情志不舒：长期忧思恚怒，情志不舒，肝气郁结，疏泄不利，气郁化热，邪热郁结肝经；或外感风热之邪，侵犯肝经，致疏泄功能失常，热郁络阻，发为子痈。

（4）跌仆损伤：因跌仆外伤，睾丸血络受损，血瘀气滞，络脉空虚，复感邪毒而生子痈。

（5）过度劳累：房事不节或劳累过度，正气虚弱，则外邪乘虚而入，引发子痈。

此外，素体阴虚，兼夹湿热或血瘀体质，若处南方，感受温热邪气的侵袭，内外合邪，易引发本病。

2. 病机　本病病变部位在睾丸，其病理演变过程为：在一种或多种致病因素的作用下，机体阴阳失调，脏腑功能紊乱，气血失常，邪毒下注肝经，蕴结于睾丸，郁久化热，热壅血瘀，肉腐成脓。急性期以邪盛正不衰的实热证候为主，慢性期以正虚邪恋、本虚标实的证候为主。

若急性子痈失治误治，日久不愈，导致气血不足，可转为慢性子痈；慢性子痈者若复感湿热之邪也可出现急性发作。睾丸外伤，络脉空虚，易感受邪毒，发为急性子痈；阴虚、湿热、瘀血体质者，久居气候炎热地区，生活起居失常，劳累过度等也容易导致正气亏虚，感受邪毒，引发子痈。

子痈后期，若阴津被灼，肾阴亏虚，睾丸失于涵养则易萎缩，导致不育。

（二）西医病因病理

1. 病因　急性化脓性睾丸炎不多见，主要继发于体内化脓性细菌性败血症。多种败血症，如筛窦炎、骨髓炎，甚或阑尾炎、丝虫病等，皆可并发急性睾丸炎。常见的化脓性致病菌为金黄色葡萄球菌、链球菌、大肠杆菌、肺炎球菌和铜绿假单胞菌等。细菌感染途径有以下三方面：

（1）血行感染：感染从体内某一病灶经血流传至睾丸。

（2）直接感染：后尿道的感染经输精管及附睾传入，常称为附睾睾丸炎。

（3）淋巴感染：下尿路及外生殖器的感染可通过淋巴管传至睾丸。

三种感染途径以直接感染及血行感染多见。

2. 病理　睾丸明显肿大，阴囊壁红肿，鞘膜脏层也充血红肿，鞘膜腔内有浆液性渗出。睾丸实质肿胀较重，切面有局灶性坏死，有多形核白细胞浸润，生精小管上皮细胞破坏，有时整个睾丸化脓形成脓肿。

慢性睾丸炎多由非特异性急性睾丸炎治疗不彻底所致，也可因霉菌、螺旋体、寄生虫感染造成，如睾丸梅毒较多见。既往有睾丸外伤史者，可发生肉芽肿性睾丸炎。睾丸局部或全身性放射性同位素照射，也可发生慢性炎症，破坏睾丸组织。其病理变化主要表现为睾丸肿大或硬化萎缩，鞘膜均有明显增厚，鞘膜腔闭锁，睾丸组织纤维化萎缩，生精小管的基底膜呈玻璃样变和退行性变，生精上皮细胞消失。生精小管周围可能有硬化，间质细胞形如成纤维细胞，也可形成小的增生灶。梅毒性睾丸炎时常伴发鞘膜积液。因睾丸外伤后形成肉芽肿性睾丸炎时，可见病变集中于生精小管，有上皮样细胞、多核巨细胞、淋巴细胞及浆细胞。肉芽肿性反应可能继发于精子的分解性产物。

四、辨病要点

1. 症状　多为一侧性，有化脓性细菌败血症、附睾炎病史或尿道内器械应用史及外伤史等。患者感觉阴囊内疼痛，轻者仅为钝痛不适，重者痛如刀割，并向腹股沟放射，伴有寒战、高热、全身酸痛不适、恶心呕吐等全身感染症状；慢性者则觉睾丸隐隐作痛，或有下坠感。

2. 体征　患侧阴囊皮肤发红、肿胀，有热感，明显压痛；睾丸、附睾增大，压痛明显。如同时有附睾炎，则二者界线不清，附睾变硬，输精管增粗，可触及肿大的腹股沟淋巴结。睾丸炎症严重时则可形成脓肿，阴囊皮肤按之有波动感。慢性者则睾丸呈慢性肿大，质硬而表面光滑，有轻触痛，失去正常的敏感度。有的病例睾丸逐渐萎缩，严重者几乎扪不到睾丸，附睾相对增大。多数病例炎症由附睾蔓延至睾丸，从而使二者界线不清。双侧慢性睾丸炎者常可造成不育。

3. 实验室检查

（1）血常规检查：可见白细胞总数升高及中性粒细胞明显增多，血培养可能有致病菌生长。

（2）精液分析：可见精子活动力下降，死精子增多。

五、类病辨别

本病主要应与急性附睾炎、睾丸扭转、嵌顿性斜疝及腮腺炎性睾丸炎相鉴别。

1. 急性附睾炎　以逆行途径引起感染者多见，多继发于后尿道炎、前列腺炎及精囊炎，有时做尿道器械操作或长期留置导尿管也可引起附睾炎。该病常从附睾尾部开始，局部肿痛，全身症状较轻。继续发展则可蔓延至整个附睾甚至睾丸，此时两者难以鉴别，常统称为附睾睾丸炎。病理特点为附睾管上皮出现水肿及脱屑，管腔内出现脓性分泌物，晚期瘢痕组织形成使附睾管腔闭塞，故双侧附睾炎常可造成不育。

2. 睾丸扭转　有剧烈运动或阴囊损伤的诱因。患侧精索及睾丸剧烈疼痛，甚至出现休克，体温及白细胞偶有升高。阴囊触诊检查睾丸的位置常因提睾肌痉挛及精索缩短而上移或呈横位，附睾也移位至睾丸的前面、侧面或上方，普雷恩征（Prehn´s sign）阳性，即托起阴囊可使疼痛加剧，并可扪及精索呈麻绳状扭曲。放射性核素睾丸扫描及多普勒检查显示扭转侧睾丸血流灌注减少，前者呈放射性冷区，后者血流声减弱甚至消失。

3. 嵌顿性斜疝　又称为腹股沟斜疝嵌顿。可出现阴囊肿痛，但有阴囊内睾丸上方的肿物可以还纳的病史，并伴有腹痛、腹胀、恶心呕吐、肛门停止排气等肠梗阻症状。触诊检查局部肿块张力增高，压痛明显，而睾丸无肿胀、压痛。

4. 腮腺炎性睾丸炎　可出现睾丸肿痛等症状，但多有腮腺炎病史，全身症状较轻，一般约经10 d左右症状消退，常有睾丸萎缩后遗症，有的可引起不育症。血常规检查正常，呼吸道和生殖道分泌液微生物检验可查到相应的腮腺炎病毒。

六、辨证要点

1. 分清阴阳属性　清代祁坤《外科大成·总论部》说："痈疽不论上中下，唯在阴阳二症推。"说明疮疡首重分阴阳，才能实施正确的治疗。一般而言，急性子痈多属实热证，属阳；慢性子痈为本虚标实证，属阴。

2. 明辨寒热虚实　除观察全身的情况外，辨局部的疼痛情况、察脓液之稠稀，有助于分辨寒、热、虚、实。如疼痛较剧，局限一处，伴有红肿灼热者属实证，易治；疼痛轻微，肿大缓慢，皮色不变，无热，属虚证、寒证，难愈。脓液稠厚，有腥味，说明正气充盛；脓液稀薄无味，则表明气血虚衰。

3. 洞察转归预后　判断预后的良好与否，既要观察局部症状的顺逆，又要结合全身症状的善恶加以分析。一般情况下，脓液由稀薄转稠厚、全身状况变好的为顺证，预后较佳；脓液由稠厚变稀薄，全身状况变差的为逆证，预后不良。急性子痈，若失治误治，日久不愈，导致气血不足，可转为慢性子痈；慢性子痈，若复感湿热之邪，亦可转为急性子痈；睾丸外伤，络脉空虚，易感受邪毒，发展成急性子痈。

七、治疗原则

本病以实热证候及本虚标实的证候多见，治疗原则以祛邪及扶正祛邪为主，同时必须注意因时、因地、因人制宜。急性期宜清利湿热，解毒消痈；已化脓者，宜清热解毒兼托毒排脓。慢性期宜调补肝肾，活血散结；脓液清稀者，宜补益气血兼托脓；外伤血瘀者，宜疏肝理气，活血化瘀；复感邪毒者，宜清热解毒兼活血化瘀。此外，中西医结合，内治与外治、针灸相结合，全身治疗与局部处理相结合也可以酌情选用。肿疡期以全身治疗为主，局部处理为辅；脓疡期和溃疡期，以局部处理为主，全身治疗为辅。肿疡期局部处理可外敷清热解毒、消肿止痛药；脓疡期应及时切开排脓，争取最大限度保存睾丸组织；溃疡期应保持引流通畅，依次选用提脓拔毒、生肌收口药，以期尽快愈合。

八、论治要点

本病以分期论治较符合临床实际。可分急性期和慢性期两类，但两者常常相互转化，因而治法又不可死守，当随证而变。

（一）急性期

1. 临床表现　起病急骤，睾丸肿大疼痛，并向腹股沟及下腹部放射，压痛明显，阴囊皮肤潮红，按之灼热剧痛。如脓肿形成，按之有波动感。可伴发热恶寒、恶心呕吐、头痛口渴、尿黄便干、舌红苔黄腻、脉弦滑数等全身症状。若湿热之邪侵及子系（精索）时，子系亦肿硬疼痛，有时继发睾丸鞘膜积液。溃后流出黄稠脓液，略带腥味，收口较快。

2. 证候分析　本期以肝经湿热下注证候多见。感受湿热或寒湿郁久化热，或肝气郁结，疏泄失职，湿热内生，侵犯肝经，下注睾丸，热伤血络，经络阻塞，热胜则肿，不通则痛，致使睾丸肿胀疼痛，肉腐成脓，按之有波动感；湿热蕴结睾丸，正邪相争，故发热恶寒；肝火犯胃，则恶心呕吐；头痛口渴、尿黄便干、舌红苔黄腻、脉弦滑数乃肝经湿热俱盛之象。湿热之邪侵及子系，气血瘀滞不通，则红肿疼痛；湿邪下注，聚而为水，故继发睾丸鞘膜积液。脓液黄稠，为气血充实、正气不衰、邪热炽盛之象。

3. *治法* 清利湿热，解毒消痈。已化脓者宜清热解毒兼托毒排脓。

4. *方药* 龙胆泻肝汤加减。方中龙胆草苦寒，泻肝经湿热；黄芩、山栀清热泻火；木通、车前子、泽泻清利下焦湿热；当归、生地黄益阴养血和肝；柴胡疏肝止痛；甘草解毒兼调和诸药。全方具有清热利湿、解毒消痈的作用。

若高热、睾丸疼痛较剧者，可加羚羊角、金银花、蒲公英、川楝子、延胡索、三棱、莪术等，以增强清热解毒、活血化瘀、理气止痛之功；若酿脓者，加炙穿山甲、皂角刺、黄芪等以托毒排脓消肿。

（二）慢性期

1. *临床表现* 起病缓慢，睾丸逐渐肿大，扪之坚硬，坠胀，疼痛较轻。附睾头部结节轻微压痛，痛引同侧少腹及大腿根部。亦可由急性期转变而来，发热疼痛渐减，阴囊皮肤红肿渐消，但睾丸肿硬不减，日久不愈，皮色可转为暗红，甚则形成脓肿，溃后流出清薄脓液，无味，收口较慢，舌苔薄白，脉沉细。

若外伤血瘀者，初期睾丸肿胀疼痛，但全身症状不明显。瘀血内郁化热，则睾丸灼热肿痛，甚则发热，小便赤涩，大便干，舌质红，舌有瘀点瘀斑，脉弦数。

2. *证候分析* 正气不足，痰湿素盛，感受外邪，经脉气血阻滞，痰瘀互结，故睾丸逐渐肿大坚硬，附睾头部结节，疼痛较轻，痛引少腹；正虚邪恋，故缠绵不愈；气滞血瘀日久，湿热内生，则形成脓肿；脓液清薄、舌苔薄白、脉沉细均为气血不足之象。

若睾丸外伤，血络破损，血瘀气滞，则肿胀疼痛；瘀血内郁化热，侵犯睾丸，则睾丸灼热肿痛；发热，小便赤涩，大便干，舌质红，舌有瘀点瘀斑，脉弦数，均为瘀热所致。

3. *治法* 疏肝行气，活血散结；外伤血瘀者，宜活血消瘀，清热止痛。

4. *方药* 橘核丸加生地黄、玄参治之。方中橘核、木香、枳实、厚朴、川楝子疏肝行气止痛；桃仁、延胡索活血行血；肉桂温化寒湿；昆布、海藻软坚散结；木通利湿；玄参、生地黄清热解毒，滋阴软坚。诸药合用，共奏疏肝理气、行郁活血、软坚消肿之功。

若结节不散可加王不留行、穿山甲、忍冬藤等药以通络散结；若脓肿形成，溃后流清稀脓，肝肾阴亏者，宜用六味地黄丸滋补肝肾；气血两虚者，宜用十全大补汤补益气血。

外伤血瘀以复元活血汤活血化瘀，清热止痛。方中柴胡疏调肝气；当归养血；桃仁、红花、穿山甲通络活血消瘀；天花粉清热消肿；大黄荡涤瘀血；甘草解毒兼调和诸药。若复感毒邪，发热恶寒，睾丸灼热疼痛者，可加金银花、连翘、蒲公英、黄芩、败酱草、玄参等清热解毒。

九、其他治疗

（一）西药治疗

1. *急性期* 可用支持疗法，卧床休息，托起阴囊，局部冷敷。因尿液标本细菌培养阳性率低，所以一般可采用足量的广谱抗生素治疗。目前，临床比较常用的是氟喹诺酮类药物、大环内酯类药物，以及第二代以上的头孢类药物。用药时间 1~2 周。早期有效的抗生素治疗，可减少睾丸脓肿的发生，但应警惕睾丸缺血。高热、中毒症状严重者，可用氢化可的松静脉滴注。疼痛剧烈者可用 1% 普鲁卡因 10 mL 做患侧精索封闭。

2. *慢性期* 应针对其原因进行治疗。由非特异性感染引起者，采取对症治疗，可做阴囊热敷、精索封闭、抗生素注射，或使用丙种球蛋白注射。已有脓肿形成者，可做切开引流清除病灶。对睾丸梅毒可做抗梅治疗。如治疗无效，系一侧病变，可做睾丸切除术。睾丸放线菌病所致的慢性睾丸炎，可用大剂量青霉素注射。睾丸丝虫病可做鞘膜切除外翻或全切除术。

（二）中成药治疗

1. 急性期　龙胆泻肝丸，每次6 g，每日2次；或牛黄解毒片，每次3片，每日3次；或犀黄丸，每次3 g，每日2次。

2. 慢性期　血府逐瘀丸，每次6 g，每日2次；或知柏地黄丸，每次6 g，每日2次；或十全大补丸，每次6 g，每日2次。

（三）针灸治疗

1. 针法　取穴气海、关元、三阴交、归来、曲泉、中封、合谷、三角穴（位于脐轮左右侧下方，距脐斜下约2寸，在四满穴与大巨穴之间微上方。其穴位定位方法是以细线横量患者口之长度，以口角边缘为限，将口角长度记下，以之在脐轮左右分开斜量，成为三角等度，做下标记便是）。针刺均用泻法，偏寒者针刺得气留针15~20 min；偏湿热者只针不灸，隔日1次，6次为1个疗程。

2. 灸法　绿豆大艾炷，置阳池穴上灸3炷，每日1次，连灸1周。注意保护灸泡，防止感染。

（四）单验方治疗

（1）海藻30 g、炒橘核12 g、炒小茴香10 g，水煎服，每日1剂。（王琦等主编．中医男科学）

（2）当归12 g、川芎9 g、白芷9 g、防风6 g、甘草6 g、细辛6 g、红花9 g、连翘9 g、乳香6 g、没药6 g，水煎200 mL，分3次服。适用于慢性期。（顾伯华．实用中医外科学）

（3）柴胡15 g、川楝子10 g、车前子10 g、青皮10 g、栀子10 g、龙胆草15 g、黄柏15 g、苍术15 g、法半夏15 g、荔枝核15 g、橘核15 g、小茴香6 g、红花10 g、桃仁10 g、乌药12 g、白芍60 g、枳壳10 g、甘草20 g，水煎200 mL，分2次服。适用于慢性睾丸炎。（曹开镛主编．中医男科临床手册）

（4）柴胡13 g、半夏10 g、沙参20 g、黄芩20 g、石膏25 g、知母20 g、甘草10 g、大枣5枚，生姜3片，水煎200 mL，分2次服。用治慢性睾丸炎。（曹开镛主编．中医男科临床手册）

（5）海风藤根70~120 g，加水300~900 mL，煎至150~300 mL，加鸡蛋1~3枚，加酒少许内服。用于急性睾丸炎。[张东芳，王秀红，丛秀彩．中国民间疗法，2016，24（3）：63]

（6）薏苡仁60 g、橘核15 g、荔枝核10 g、牛膝10 g、黄柏10 g、川楝子10 g，水煎服，每日1剂。用于急性睾丸炎。[兰友明，兰义明．中医杂志，2011，52（23）：2056]

（五）食疗

（1）老茄子1个，焙干研末，每次服6 g，每日2次，米汤冲服，适用于慢性期。

（2）绿豆衣10 g、金银花15 g，代茶饮，每日1剂。

（3）黑木耳适量，西红柿1个，共煮熟后服，每日2次。

（4）赤小豆煮汤，常服之。

（六）药物外治

（1）如意金黄散6 g，用适量鸡蛋清或蜂蜜、凡士林调匀，敷于阴囊，然后用纱布包扎，每日换药1次。适用于急性期。

（2）鱼腥草60 g，水煎后趁热淋洗阴囊，每日1~2次，适用于急性期。

（3）鲜马鞭草100 g，捣烂外敷于阴囊，纱布包扎，每日换药1次，适用于急性期。

（4）小茴香60 g、大青盐120 g，炒热置入布袋内热敷，用于慢性期。

（5）取桉叶、千里光各150 g，松树叶100 g，洗净入砂罐内，加水1 000 mL煎煮20 min，用消毒纱布滤渣取汁，候温湿敷患处，每次敷20~30 min，早、晚各1次。适用于急性期。

（6）取生大黄、去核大枣、去皮鲜生姜各60 g，共捣如泥，敷贴阴囊，外用布包固定，每日换药1次。适用于急性期。

（7）取紫金锭2份、参三七1份，共研细末，以醋调敷患处，外盖纱布，胶布固定，每日换药1次。适用于急性睾丸炎。

(8) 青黛合金黄散外敷，用适量鸡蛋清或蜂蜜、凡士林调匀，敷于阴囊，然后用纱布包扎，每日换药1次。适用于急性期。

(9) 如已化脓，可予穿刺抽脓或切开排脓。溃后脓多时用五五丹外敷，脓少时用九一丹药线引流，外敷生肌膏。脓水已尽，用生肌玉红膏外敷。

(七) 手术治疗

睾丸已有脓肿形成，需切开引流。如睾丸肿胀严重，也可做睾丸白膜“H”形切开，以减轻睾丸张力，鞘膜囊内放置橡皮条引流。如睾丸化脓完全被破坏时，可做病睾切除术。

(八) 理疗

1. *超短波疗法* 板状电极于患侧阴囊区前后对置，间隔1.5~2 cm，微热量10~15 min，每日1次，15~20次为1个疗程。急、慢性期均可应用。

2. *其他* 频谱治疗仪、远红外线照射、紫外线照射、直流电中药离子导入、磁疗等均可酌情使用。睾丸对热及微波敏感，理疗不要过量，否则可影响生育。

(九) 阴囊托治疗

睾丸肿胀严重，可用阴囊托将阴囊托起，局部热敷以减少患者疼痛，加快炎症的吸收。

十、转归与预后

化脓性睾丸炎如治疗及时，用药恰当，正气不虚，注意卫生，一般都能及时治愈，预后良好。但如果失治误治，或正气素虚，或为痰湿、湿热、瘀血体质，且居处潮湿，气候炎热，卫生条件差，则容易转为慢性，缠绵不愈，甚至引起整个睾丸坏死，影响生育能力。

十一、预防与护理

(1) 急性期应卧床休息，用布带或阴囊托将阴囊悬吊，炎症早期可做患侧阴囊热敷，阴囊皮肤肿胀明显者用50%硫酸镁溶液湿热敷。

(2) 急性期禁止性生活，慢性期节制性生活。

(3) 忌食辛辣油腻食物，勿劳后涉水履冰，久坐湿地。多饮开水，以加快毒物的排泄。

(4) 平时注意锻炼身体，增强体质；经常清洗外生殖器，勤换内裤，保持阴囊的清洁卫生，可预防此病的发生。

十二、文献选录

溃者，阴核气结肿大也。(《诸病源候论·卷五十》)

此毒年高者，因宿有痛气疾，及感冒寒湿气，辛勤，少壮为因房事所得。初起阴囊肿痛，身发寒热，改水道、归来二穴，痛不可忍。用手按之，皮宽不急。……倘或开刀，须待其熟，以油头绳扎住肾子，以小刀开海底穴，其脓血即流尽矣。(《疮疡经验全书·肾痈》)

子痈治法：如肾子做痛，而不升上者，外现红色，子痈也，迟则成功，溃烂致命。其未成脓时，用枸橘全个、川楝、秦艽、陈皮、赤芍、甘草、防风、泽泻等分钱半，一服即愈。(《外科证治全生集·治法·下部治法》)

子痈，又名外肾痈。……子痈之治，切不可尽用寒凉，恐气血瘀滞，不得宣通，酿成大患。唯开郁散气，俾气血宣畅，清利湿热之毒，得从小便出，则自然而愈。及至脓成以透，脓溃，调其阴阳，壮其脾胃，疮口不难愈合。(《中医外科学》)

急性睾丸炎，中医称子痈，病由湿热下注厥阴之络，以致气血凝结而成，用龙胆泻肝丸清利湿热，泻肝胆实火，方是正治。(《外科经验选》)

十三、现代研究进展

急性化脓性睾丸炎属于中医“子痈”的范畴。西医认为睾丸单独发炎颇为少见，因为睾丸富有血管及淋巴，具有较强的抗感染能力。睾丸感染的发生，一般是继发于身体其他感染灶，通过血行、淋巴传播而来，而更多的是睾丸附近的附睾、输精管、精囊、前列腺等有感染，逆行传播或蔓延所致，所以不少医学著作都将附睾炎和睾丸炎并为一谈。中医认为此病乃肝经湿热下注肾子、火毒侵袭、气血瘀滞、经络阻隔而成。历代医家常以龙胆泻肝汤加减，清利肝经湿热治之。近年来临床上常将辨证与辨病相结合，即辨证属肝经湿热蕴结，病为睾丸急性化脓性疮疡，在临床研究上取得了新的进展，主要表现在以下几方面。

（一）加用清热解毒及活血化瘀之品

许多专家学者认为，在利用传统的清热利湿法治疗子痈的同时，加用金银花、连翘、紫花地丁、蒲公英等清热解毒之品，以及制乳香、没药、赤芍、川牛膝、桃仁、红花、三棱、莪术等活血化瘀散结之品，可以明显提高疗效。如近代名医顾伯华、朱仁康、赵炳南、徐少鳌等在治疗急性化脓性睾丸炎时均采用了上述方法，收到很好的疗效。赵国敏等的解毒止痛汤，由蒲公英、紫花地丁、板蓝根、当归、川芎、土茯苓、延胡索、川楝子、茵陈蒿、穿山甲、丹参、金银花、黄柏组成，治疗慢性子痈。景洪贵则应用血府逐瘀汤加味治疗睾丸炎，方药为柴胡、赤芍、牡丹皮、当归、生地黄、川芎、牛膝、枳壳、桃仁、红花、蒲公英、青黛、甘草，取得了很好的疗效。现代药理研究和体外实验证实，清热解毒药具有广泛且较强的抗菌作用，对多种病毒也有一定的抑制作用。活血化瘀药既能改善血液循环及神经营养、促进损伤组织的修复，又能改善血液理化性质、调整凝血及抗凝血系统功能，还能改变毛细血管通透性及增强吞噬细胞的吞噬功能，从而促进炎症病灶的消退。

（二）重视内外兼治

柯桂任等用加味龙胆泻肝汤内服加自拟方湿敷治疗子痈。加味龙胆泻肝汤组成为龙胆草 15 g、木通 10 g、泽泻 10 g、柴胡 5 g、车前子 15 g、生地黄 20 g、当归 10 g、蒲公英 15 g、黄芩 15 g、栀子 15 g、甘草 5 g，每日 1 剂，煎水，早、晚温服，每次 1 袋（200 mL）。外用自拟方，组方为：大黄 30 g、黄连 30 g、黄柏 30 g、芒硝 30 g、毛冬青 30 g、苦参 30 g、当归 30 g，煎水成约 500 mL，待汁液凉后用纱布蘸药液湿敷患侧阴囊，纱布变干则再次蘸药液，保持纱布湿润。吴健放等用双柏散口服，双柏散加栀子、桃仁、三七粉调成膏药外敷阴囊。马立为将天台乌药散改成汤剂，即乌药 12 g、延胡索 12 g、茴香 10 g、荔枝核 12 g、黄柏 12 g、王不留行 10 g、丹参 15 g、莪术 15 g、牛膝 15 g，水煎 2 次，每日 1 剂，取混合煎液 400 mL，早、晚各 200 mL，同时合金黄膏外敷治疗急性睾丸炎。艾买尔江·巴克、吐送江·买买提明使用维吾尔药物内服加外敷治疗急性睾丸炎，等等。

（三）针灸透穴疗法

韩淑生取秩边穴，配以气冲、三阴交二穴，取双侧穴针刺，用快速提插捻转手法。秩边穴针感传至前阴。得气后留针 30 min，中间行针 3 次。此法每日针 1 次，针 3 次后症状消失，继续治疗 5 次痊愈。

参考文献

[1] 韩振藩，师其智．男性生殖系外科［M］．北京：人民卫生出版社，1989. 531.
[2] 谢文英，王一飞，江鱼．男性学［M］．上海：上海科学技术出版社，1991.
[3] 顾伯华．实用中医外科学［M］．上海：上海科学技术出版社，1985.
[4] 朱仁康．中医外科学［M］．北京：人民卫生出版社，1987.
[5] 北京中医医院．赵炳南临床经验集［M］．北京：人民卫生出版社，1975.
[6] 肖波．徐少鳌外科治验录［M］．合肥：安徽科学技术出版社，1982.
[7] 邹桃生．中药治疗急性附睾、睾丸炎 49 例临床小结［J］．江西中医药，1990，21（3）：23.
[8] 杨丁林．艾灸阳池穴治疗急性睾丸炎 204 例［J］．中医杂志，1983（8）：51.
[9] 辛绍岩，魏庆华．中西药内外合治急性睾丸炎 32 例［J］．实用中医药杂志，2002，18（5）：30.
[10] 陈珍凤，郭红梅．吡喹酮治疗慢性血吸虫病引起急性睾丸炎 1 例［J］．中国血吸虫病防治杂

志，2002，14（2）：108.
[11] 赵忠国．中药治疗外伤后继发睾丸炎7例的体会［J］．甘肃中医，2002，15（2）：68.
[12] 李延虎．中西药结合治疗急性睾丸炎48例［J］．中医外治杂志，2002，11（1）：52.
[13] 张治国．土茯苓治睾丸炎［J］．中医杂志，2002，43（1）：14.
[14] 刘国强．泽漆膏巧治睾丸炎［J］．浙江中医杂志，2002，37（2）：55.
[15] 刘新年．土茯苓仙人掌外敷治疗急性睾丸炎［J］．中医杂志，2001，42（11）：648-649.
[16] 章天寿，张亚辉．龙胆泻肝汤临床运用三则［J］．安徽中医学院学报，2001，20（6）：26-27.
[17] 王先进，姜洁．桃核承气汤加减治疗睾丸附睾炎36例［J］．山东中医杂志，2001，20（7）：407.
[18] 杨志辉．二妙散合橘核丸加减治疗急性附睾睾丸炎［J］．湖北中医杂志，2001，23（2）：25.
[19] 杨剑横．仙方活命饮临床应用举隅［J］．新中医，2001，33（5）：41.
[20] 李春琳．“黄荔汤”治疗睾丸炎经验介绍［J］．中国民族民间医药杂志，2000，（5）：309.
[21] 龚健夫．临床验案3则［J］．安徽中医临床杂志，2000，12（6）：564-565.
[22] 景洪贵．血府逐瘀汤加味治疗睾丸炎36例［J］．四川中医，2000，18（10）：17.
[23] 何蘐志．温阳散结汤治疗急性睾丸炎68例［J］．中国中医急症，2000，9（4）：184-185.
[24] 靳洪文，王慧平，杨秀华，等．中药外洗治疗小儿睾丸炎15例［J］．河北中医，2000，22（6）：457.
[25] 王明义．下病上取治疗流行性腮腺炎性睾丸炎［J］．中国中医急症，2000，9（2）：87-88.
[26] 秦海光，于佐文，张春光．鱼腥草注射液配合西药局部封闭治疗21例急性化脓性睾丸炎［J］．中国中医急症，2000，9（1）：18.
[27] 柯联才．夏枯草善治睾丸炎［J］．中医杂志，1999，40（7）：392.
[28] 杨庆芳．寒下法在急症中应用举隅［J］．云南中医学院学报，1999，22（2）：45+48.
[29] 刘满君，霍艳，郝晓宇．龙胆泻肝汤加减治疗急性睾丸炎58例［J］．河北中医，1999，21（1）：39.
[30] 孙卫权．中药坐浴治疗睾丸炎［J］．江西中医药，1998，29（6）：28.
[31] 姜杰，闫力．自拟银黄桃红汤治疗急性睾丸炎52例临床观察［J］．长春中医学院学报，1998，14（3）：21.
[32] 李学兴．温通散结法治疗慢性睾丸附睾炎86例［J］．江苏中医，1998，19（4）：27.
[33] 吕陉昌，刘惠斌．小柴胡加石膏汤治疗睾丸炎6例［J］．中医药信息，1998，15（2）：38.
[34] 赵润璞，屈森林．中药外敷治疗急性睾丸炎103例分析［J］．中国中西医结合外科杂志，1997，3（3）：207.
[35] 刘以智．加味三核汤治疗睾丸炎50例疗效观察［J］．光明中医，1997，12（1）：1.
[36] 张天嵩，韩镭．当归四逆加吴茱萸生姜汤新用2则［J］．国医论坛，1996，11（6）：20.
[37] 杨武功，吴启锋．急性睾丸炎中医治疗18例分析［J］．中西医结合实用临床急救，1996，3（7）：329.
[38] 谢慧明．四逆散加味治男性病3则［J］．江西中医药，1995，26（5）：19.
[39] 庄柏青．自拟消肿汤熏洗治疗慢性睾丸炎21例［J］．浙江中医杂志，1995，30（8）：351.
[40] 刘懋生，刘昌林，顾刚妹等．升清降浊汤对小鼠蛋清性睾丸炎及肾上腺的影响［J］．江西中医药，1995，26（4）：11.
[41] 吴阶平等主编．吴阶平泌尿外科学［M］．2版．济南：山东科学技术出版社，2004.
[42] 李宏军，黄宇烽．实用男科学［M］．2版．北京：科学出版社，2015.
[43] 秦国政．中医男科学［M］．北京：中国中医药出版社，2012.
[44] 秦国政．中医男科学［M］．北京：科学出版社，2017.

[45] 何清湖，秦国政．中医外科学［M］.3 版．北京：人民卫生出版社，2016.
[46] 毕焕洲主编．性医学［M］．北京：中国中医药出版社，2008.
[47] 冯雪莹，韩代书．睾丸炎［J］．中国组织化学与细胞化学杂志，2010，19（5）：503-507.
[48] 胡献国．睾丸炎的中医治疗［J］．家庭医学，2017，（8）：52.
[49] 刘冬．中西医结合治疗急性附睾睾丸炎的效果［J］．中国继续医学教育，2015，7（11）：257-258.
[50] 栗清亮．中西医结合治疗急性附睾睾丸炎 56 例［J］．中医临床研究，2014，6（23）：79-80.
[51] 翁剑飞，苏亮珍，闫保功．中西医结合分期治疗急性附睾炎 42 例［J］．福建中医药，2010，41（1）：18-19.
[52] 李志丹，裘顺安．中西医结合治疗急性附睾丸炎 40 例临床观察［J］．浙江临床医学，2007，9（12）：1586.
[53] 洪英杰，张二力，许丹，等．中西医结合治疗急性睾丸炎的疗效观察［J］．辽宁中医杂志，2009，36（11）：1948-1949.
[54] 权有国．睾丸扭转误诊为睾丸炎经验教训［J］．中国民族民间医药，2013，22（6）：75.
[55] 宫济春，高文忠，詹江华．睾丸炎致睾丸坏死一例报告［J］．中华泌尿外科杂志，2008，29（5）：349.
[56] 邓俊辉，方碧艳，李晓英．肉芽肿性睾丸炎误诊 1 例分析［J］．中国误诊学杂志，2007，7（12）：2786.
[57] 柴树花，赵卫军，王秀荣．急性睾丸炎导致睾丸坏死一例［J］．中国医药，2008，3（1）：11.
[58] 江与良．龙胆泻肝汤临床新用举隅［J］．内蒙古中医药，2017，36（5）：39.
[59] 孙彦．加味龙胆泻肝汤联合西药治疗急性睾丸炎临床观察［J］．中国中医急症，2014，23（6）：1143-1144.
[60] 王刚，曾仲意．龙胆泻肝汤加减治疗急性病毒性睾丸炎临床观察［J］．黑龙江中医药，2010，39（4）：24.
[61] 李有田，张二力，许丹．龙胆泻肝汤加味配合西药治疗急性睾丸炎 32 例［J］．陕西中医，2010，31（1）：64-65.
[62] 魏霖，翁剑飞，苏亮珍．龙胆泻肝汤联合西药抗炎防治大鼠非特异性睾丸炎实验研究［J］．福建中医药，2008，39（2）：51+58.
[63] 麻明号．龙胆泻肝汤辅助治疗急性附睾睾丸炎疗效观察［J］．社区医学杂志，2007，5（3）：24-25.
[64] 王天琪，徐文慧，王安，等．中药汤剂复方内服治疗急性睾丸炎的用药规律探讨［J］．中国中医急症，2016，25（6）：957-960+992.
[65] 景洪贵．血府逐瘀汤加味治疗睾丸炎 36 例［J］．四川中医，2000，18（10）：17.
[66] 韩淑生．秩边穴的临床应用体会［J］．甘肃中医，2009，22（4）：50.
[67] 张东芳，王秀红，丛秀彩．治疗急性睾丸炎的中药验方［J］．中国民间疗法，2016，24（3）：63.
[68] 马立为．天台乌药散口服联合金黄膏外敷治疗急性睾丸炎 36 例［J］．中国实用医药，2015，10（4）：169-170.
[69] 赵润璞，琚保军．以如意金黄膏外敷为主治疗急性睾丸炎 46 例疗效观察［J］．新中医，2005，37（1）：55-56.
[70] 兰友明，兰义明．重用薏苡仁治疗急性睾丸炎［J］．中医杂志，2011，52（23）：2056.
[71] 李鹏程，肖友平，王波．苗药大果木姜子治疗附睾睾丸炎［J］．健康必读（下旬刊），2012，（6）：331-331.

[72] 窦丹波，傅慧婷．加味傅青主利火汤治疗前列腺炎合并睾丸炎验案1则［J］．上海中医药杂志，2011，45（2）：25-26.
[73] 赵娟，张永华．青黛合金黄散外敷治疗急性附睾、睾丸炎临床观察［J］．新中医，2013，45（7）：49-50.
[74] 吴健放，蔡昌龙，刘云飞，等．双柏散加味内外兼治急性附睾睾丸炎临床研究［J］．新中医，2012，44（8）：95-96.
[75] 李军．中西医结合治疗淋菌性睾丸炎32例［J］．皮肤病与性病，2005，27（1）：41.
[76] 张雄伟，吴汉潮，陈强文，等．急性附睾炎的诊断与手术治疗探讨［J］．中华临床医师杂志（电子版），2012，6（5）：1343-1344.
[77] 骆靖华，王春娥，斯依提尼沙汗・吾满尔，等．椒蒿挥发油对小鼠自身免疫性睾丸炎的影响［J］．西安交通大学学报（医学版），2014，35（1）：124-127.
[78] 倪良玉．子痈消散汤治疗慢性附睾炎20例［J］．湖南中医杂志，2008，24（1）：45-46.
[79] 石勇，杨琴，陈兴良．子痈证治论要［J］．国医论坛，2011，26（6）：12-14.
[80] 赵国敏，姚向阳．解毒止痛汤为主治疗慢性子痈36例［J］．中国性科学，2008，17（7）：21-24.
[81] 史小田，彭建明．彭建明应用枸橘汤治疗子痈医案举隅［J］．浙江中医药大学学报，2017，41（4）：312-314.
[82] 柯桂任，卫艳娜．中药内外合治治疗子痈78例［J］．云南中医中药杂志，2014，35（6）：51-52.
[83] 艾买尔江・巴克，吐送江・买买提明．维吾尔医治疗睾丸炎的经验［J］．新疆维吾尔医学专科学校学报（维文版），2017，27（3）：57-60.

第三节　腮腺炎性睾丸炎

一、概述

腮腺炎性睾丸炎是腮腺炎病毒（mumps virus）经血行侵入睾丸而引起的睾丸感染，属于睾丸特异性感染的一种，也称病毒性睾丸炎。12%～20%腮腺炎患者并发睾丸炎，但也有无腮腺炎病史者，病程一般持续7～10 d。中医称本病为“卵子瘟”或“瘟睾”，认为系由风温病毒侵犯少阳胆经，移热于肝，下注睾丸所致。治疗以疏风散结、清热解毒、软坚消肿为主。本病全年都可发生，但以冬春多见，散发为主，亦可引起流行。发病年龄以儿童多见，患病后可获终身免疫，一般预后较好。1/3～1/2的患者发生不同程度的睾丸萎缩，如为双侧睾丸受累，则易引起生精障碍而导致不育。

二、病因病理

（一）中医病因病机

本病由风温病毒侵袭人体，病邪从口鼻而入，阻滞少阳经脉，郁而不散，结于腮部。少阳与厥阴相表里，足厥阴肝经抵少腹，绕阴器，少阳风热传至厥阴，下注肾子，引起睾丸的肿胀疼痛，发生“卵子瘟”。严重者可因阴津被灼，睾丸失于濡养而萎缩，造成不育。

（二）西医病因病理

1. 病因　腮腺炎病毒经鼻或口腔侵入人体后，在上呼吸道的上皮组织内增殖而导致病毒血症，病毒经血流到达各种腺体或中枢神经系统。常受累的腺体有腮腺颌下腺、睾丸、卵巢、胰腺、乳腺、甲状腺、胸腺等，腮腺最易受累。睾丸炎为流行性腮腺炎在生殖系统的主要并发症，12%～20%腮腺炎患者并发睾丸炎。

2. 病理 可见睾丸增大，白膜有点状出血，睾丸实质水肿，多核细胞弥漫浸润，淋巴细胞及组织细胞碎片充斥腔内及小管，少数小管坏死，生殖上皮细胞及精原细胞蜕变，附睾也可受累有炎症改变。睾酮的分泌一般不受影响。约 2/3 病例为单侧睾丸受累，也有报道仅 1/5~1/3 病例为双侧睾丸同时受累。如双侧睾丸感染，则可引起睾丸萎缩，精子生成障碍而导致不育。

三、辨病要点

1. 症状 多有急性流行性腮腺炎病史，腮腺肿大后 1 周左右并发睾丸炎，常为一侧睾丸肿痛，重者如刀割，轻者仅有不适。可伴恶寒、发热、恶心、呕吐等全身症状。

2. 体征 阴囊红肿，睾丸肿大，但质地柔韧，触痛敏感，精索、附睾均有疼痛，有时并有鞘膜积液，但睾丸不化脓。腮腺部位肿胀，腮腺管口处红肿，按压时有分泌物出现。

3. 实验室检查 白细胞计数、中性粒细胞计数可升高或不升高，血清淀粉酶升高，呼吸道病毒中和试验阳性，在呼吸道和生殖道分泌液的微生物学检验中可查到相应的腮腺炎病毒。肾功能有一定损害，尿液中可查得特种病毒。

四、类病辨别

1. 睾丸扭转 症状与腮腺炎性睾丸炎相似，但发病急骤，有剧烈运动或阴囊损伤的诱因，疼痛剧烈，无腮腺炎病史，普雷恩征阳性，即托起阴囊可使疼痛加剧。阴囊触诊检查发现睾丸位置上移或呈横位，精索呈麻绳状扭曲。放射性核素睾丸扫描显示扭转侧睾丸血流灌注减少，呈放射性冷区。

2. 急性附睾炎 发病急，附睾肿大疼痛，有放射痛并有发热等全身症状，可并发睾丸炎。但多有尿道内使用器械及留置导尿管史，无腮腺炎病史，疼痛常可沿输精管放射至腹股沟及下腹部等处，检查时常可发现附睾尾部轻度肿大有硬结。

3. 急性化脓性睾丸炎 临床表现与腮腺炎性睾丸炎相似，但无腮腺炎病史，有化脓性细菌败血症的病史或有尿道内器械应用史，阴囊触诊发现附睾、睾丸增大，附睾处有硬结，若化脓，则有波动感。血常规检查示中性粒细胞明显增多。病程较长。

4. 嵌顿性斜疝 又称腹股沟斜疝嵌顿，临床症状与本病相似，但无腮腺炎病史，既往有阴囊内肿物可以还纳入腹腔的病史。嵌顿时腹痛症状较剧，呈持续性、阵发性加重，可伴恶心、呕吐、腹胀、肛门停止排气、发热等肠梗阻症状。局部检查可见阴囊肿胀，但睾丸及附睾扪之无异常，听诊可闻及肠鸣音，血常规检查示中性粒细胞明显增多。

五、辨证要点

1. 明辨病位 本病为腮腺炎引发睾丸炎，病变部位为少阳胆经涉及厥阴肝经。足少阳之脉起于目内眦，上抵头角下耳后，绕耳而行。邪入少阳，经脉壅滞，气血流行受阻，故耳下腮颊漫肿坚硬作痛。少阳与厥阴相表里，足厥阴肝经之脉绕阴器，温毒传至足厥阴肝经，便并发睾丸肿痛。

2. 了解三因 本病为感受温热毒邪引起，且具有一定的传染性、流行性和季节性。其发病年龄以儿童多见，发病季节以冬、春为主。如春令至而太过或冬季应寒反暖天气燠热，儿童感受温热毒邪，下注肾子而发病。

3. 洞察转归 流行性腮腺炎属温病范畴，具有温病的一般特点。温热病毒由口鼻而入，侵犯少阳经脉，引起腮腺肿痛。若病情进一步发展，则可传至足厥阴肝经，并发睾丸肿痛。若失治误治，可致睾丸萎缩，肾精受损而不育。及时了解其传变规律，先安未受邪之地，采取截断疗法，就能阻止疾病向纵深发展。

六、治疗原则

本病为流行性腮腺炎的并发症，乃病毒感染所致，治疗原则以清热解毒、消肿散结为主，常用药物有金银花、连翘、板蓝根、玄参、蒲公英、黄连、龙胆草、夏枯草、川楝子、荔枝核、车前子、黄芩、僵蚕等。

七、论治要点

该病宜辨病论治，在治疗本病的同时须兼治流行性腮腺炎。

1. 临床表现　常为一侧睾丸肿痛，阴囊红肿，烦躁口渴，腮部漫肿，灼热疼痛，或伴高热头痛、咽喉红肿，恶心呕吐，食欲不振，精神倦息，大便干结，小便短赤。舌红，苔薄腻而黄，脉滑数。

2. 证候分析　外感温热邪毒，壅阻少阳、厥阴两经，气血不通，故见睾丸、腮部肿痛，温毒化火，充斥肺胃，故见高热头痛、咽喉红肿、恶心呕吐；气分热炽，津液受损，则见烦躁口渴、食欲不振、精神倦息。大便干结、小便短赤、舌红苔黄、脉滑数均为里热炽盛之象。

3. 治法　清热解毒，消肿止痛。

4. 方药　普济消毒饮或龙胆泻肝汤加减。方中重用黄芩、黄连清泄上焦热毒；升麻、柴胡、牛蒡子、连翘、薄荷、僵蚕疏散上焦风热；玄参、马勃、板蓝根、桔梗、甘草清解咽喉颊部热毒；陈皮理气疏通壅滞；龙胆草、夏枯草、车前子泻肝经实火；蒲公英、金银花增强清热解毒之力；川楝子、荔枝核、延胡索疏肝止痛。诸药合用，共奏清热解毒、消肿止痛之功。睾丸肿大，硬结不散者，加海藻、昆布、浙贝母、牡蛎；热毒壅盛、大便秘结者，加大黄、桃仁。也可选用加味逍遥散入防风、荆芥治之。

八、其他治疗

（一）西药治疗

腮腺炎性睾丸炎西医无特效治疗方法。目前治疗包括卧床休息、托起患侧阴囊、止痛、退热、使用非甾体消炎药及其他对症支持治疗等。抗病毒治疗，可用广谱抗病毒药物，亦可应用干扰素、胸腺喷丁、丙种球蛋白、腮腺炎患者康复期血清等治疗。抗生素治疗无效，但如继发细菌感染，可加用抗生素。过去国外有人在炎症早期行睾丸白膜切开来减轻睾丸内压力从而阻止睾丸萎缩，但仍有12%~30%的患者出现不育，说明白膜切开并不能有效地改善腮腺炎性睾丸炎的预后。

（二）中成药治疗

1. 龙胆泻肝丸　每次6 g，每日2次。
2. 牛黄解毒片　每次3片，每日3次。
3. 抗病毒口服液　每次1支，每日3次。
4. 清开灵口服液　每次1支，每日3次。
5. 双黄连口服液　每次1支，每日3次。
6. 苦参素　成人每日3次，每次200 mg，饭后服用。

（三）针灸治疗

其一，上取耳穴，三棱针刺血。患者取侧坐位，头部置案头枕上。医者左手持患侧耳郭，右手握空拳以拇指和示指沿耳轮、耳垂的腹背两侧来回按摩至充血、发热。常规消毒，右手持三棱针快速旋腕点刺耳尖穴（将耳轮向耳屏对折，耳郭上尖端处），挤出紫血1~2滴。消毒棉球按压。一般刺后身热渐退，重者次日重复一次。其二，点刺睾丸穴（对耳屏内侧前下方），如上法。[王明义．中国中医急症，2000，9（2）：87-88]

其他针灸治疗可参见化脓性睾丸炎，并配合治疗腮腺炎。

（四）单验方治疗

（1）夏枯草15 g、板蓝根15 g，水煎服，每日1剂，连服2~4 d。

（2）紫花地丁15 g，水煎服，每日1~2剂。

（3）鲜海金沙30 g或其干根15 g，水煎服，每日1剂。

（4）败酱草30 g，煎汤服；另用50 g煎汤熏洗患部，每日2~3次。

（5）金银花 9 g、连翘 6 g、板蓝根 9 g、玄参 12 g、蒲公英 9 g、青黛 3 g，每日煎服 1 剂，至症状消失。

（五）食疗

1. 马齿苋粥　用粳米 30 g，以常法煮粥，临熟加入马齿苋适量，再煮沸即可食用。

2. 银花茶　用金银花 15 g，煎水，加糖少许饮用。

3. 紫草根　用紫草根 10 g，煎水，加红糖少许饮用。

4. 荸藕茅根饮　用等量的荸荠、藕、茅根同水煎，饮用。

此外，“化脓性睾丸炎”一节的食疗方也可选用。

（六）药物外治

1. 疏肝解毒方　蒲公英 30 g，金银花、连翘、紫花地丁、柴胡各 15 g，龙胆草、栀子、黄芩、大青叶、延胡索、生甘草、川楝子各 10 g，每剂煎 2 次，取汁 100 mL，纱布蘸取药液外敷患处 30 min，每天 2 次。阴囊托将睾丸抬高减轻疼痛。［李雪梅，任继欣，王旭东．陕西中医，2013，34（8）：958-958］

2. 中药膏剂　广丹、大葱（连根带叶）、甲鱼盖、杨槐叶、艾叶、头发、蜂窝、铅粉、香油等辅料过滤去渣熬制成药膏。发现腮腺或睾丸肿大时即开始外敷用药，先用温毛巾热敷肿大的腮腺或睾丸待干，用制好的药膏外敷，每次使用前将中药膏加热融化，取适量均匀地涂于消毒纱布上，厚约 2 mm，范围稍超过肿胀面积，然后用胶布固定，每 3 d 换药 1 次，直至痊愈。1 次为 1 个疗程，进行 1~2 个疗程。［孙淑玲．当代护士（专科版），2013，（9）：114-115，116］

其他参见化脓性睾丸炎的外治方法。

（七）理疗

参考化脓性睾丸炎的方法。

（八）阴囊托治疗

同化脓性睾丸炎。

九、转归与预后

本病为流行性腮腺炎的主要并发症，好发于学龄前及学龄期儿童，2 岁以下较少发病。这种病毒除侵犯腮腺外，还对生殖器官、神经组织、胰腺等有一定的侵犯率。男童病毒性睾丸炎的发生率颇高，成人则发生率更高。一般在腮腺炎发病后 1 周左右，偶尔也可在腮腺肿胀前或同时发病，多侵犯一侧睾丸，也有双侧同时罹患者。病程持续 3~4 d 至 1~2 周，预后较好，不会影响生育；但如果双侧睾丸发病，则有可能影响生育能力。

十、预防与护理

（1）卧床休息，用阴囊托或丁字带托起阴囊，局部冷敷有一定效果。可用 1%普鲁卡因做患侧精索封闭。

（2）发病早期给予流行性腮腺炎康复期血清，可减少睾丸炎的发生。1 岁后用流行性腮腺炎稀释病毒疫苗是有效和安全的预防方法。

（3）忌食辛辣油腻煎炒食物。

（4）急性感染期禁止性生活。

（5）若腮腺炎未愈，应隔离患者至腮腺完全消肿为止。

（6）在腮腺炎流行期间或接触过的患者，可采用板蓝根 10 g、金银花 10 g，水煎服，每日 1 剂，连服 3 d。

十一、文献选录

外有发热，忽生痄腮，痄腮愈，睾丸胀者。耳后属胆，胆受风热生痄腮，移热于肝，故睾丸肿，

加味逍遥散入防风、荆芥治之。(《医碥》)

又有身体发热，耳后忽生痄腮，红肿胀痛，腮肿将退，而睾丸忽胀，一丸极大，一丸极小，似乎偏坠而实非，盖耳旁乃少阳胆经之分，与肝经相为表里，少阳感受风热，而遗发于肝经也。(《疡医大全》)

参考文献

[1] 熊洁，等. 重组干扰素α-2b治疗流行性腮腺炎性睾丸炎［J］. 中华医学杂志，2000，7（6）：618.

[2] 王明义. 下病上取治疗流行性腮腺炎性睾丸炎［J］. 中国中医急症，2000，9（2）：87.

[3] 曾纪斌. 内外合治流行性腮腺炎合并睾丸炎37例［J］. 新中医，2001，33（6）：61.

[4] 王琳，张平，苗雨. 中医药治疗流行性腮腺炎合并睾丸炎24例［J］. 中国民间疗法，1999，7（7）：39-40.

[5] 王健. 中药治疗流行性腮腺炎合并睾丸炎30例［J］. 湖北中医杂志，1999，21（3）：120.

[6] 崔志，刘洁彬，崔灿. 中药治疗流行性腮腺炎合并睾丸炎24例［J］. 中国药业，1998，7（7）：49.

[7] 潘东曙. 中西医结合治疗流行性腮腺炎并发睾丸炎45例疗效观察［J］. 中国校医，1997，11（4）：286.

[8] 查正鹄，叶同松，罗建明. 针药合用治疗流行性腮腺炎并发睾丸炎和附睾炎18例［J］. 内蒙古中医药，1995，14（3）：16.

[9] 吴阶平，等主编. 吴阶平泌尿外科学［M］. 2版. 济南：山东科学技术出版社，2004.

[10] 李宏军，黄宇烽. 实用男科学［M］. 2版. 北京：科学出版社，2015.

[11] 秦国政. 中医男科学［M］. 北京：中国中医药出版社，2012.

[12] 秦国政. 中医男科学［M］. 北京：科学出版社，2017.

[13] 黎媛，玉丽丽，章慧平. 腮腺炎性睾丸炎［J］. 临床外科杂志，2010，18（9）：645-646.

[14] 郜峦. 男性腮腺炎，警惕并发睾丸炎［J］. 中华养生保健，2013（2）：45-46.

[15] 梅德华，沈雪. 关于腮腺炎性睾丸炎与精液异常关系的调查分析［J］. 中国伤残医学，2014，(13)：304-305+306.

[16] 刘春华，李庆彦，刘晶晶，等. 流行性腮腺炎合并睾丸炎患者超敏C反应蛋白与白细胞介素-6联合测定的临床意义［J］. 中华传染病杂志，2015，33（3）：172-173.

[17] 杨军，张义强，吴红. 流行性腮腺炎合并睾丸炎临床分析［J］. 中国实用医药，2010，5（14）：59-60.

[18] 李彦肃. 中西医结合治疗流行性腮腺炎并睾丸炎疗效观察［J］. 大家健康（中旬版），2016，10（10）：34-35.

[19] 杨晓琳. 流行性腮腺炎合并睾丸炎治验［J］. 中国保健营养（下旬刊），2012，22（2）：110.

[20] 祁德安，高坤，鲍业忠. 胸腺五肽联合干扰素治疗急性腮腺炎并发睾丸炎临床分析［J］. 医学理论与实践，2015，28（18）：2492-2494.

[21] 唐鹏，高金星. 干扰素配合双黄连治疗流行性腮腺炎并发睾丸炎疗效观察［J］. 浙江中西医结合杂志，2010，20（10）：628.

[22] 柏圣还. 苦参素治疗流行性腮腺炎并睾丸炎临床疗效观察［J］. 实用中西医结合临床，2009，9（2）：55-56.

[23] 李雪梅，任继欣，王旭东. 疏肝解毒方配合西药治疗小儿流行性腮腺炎并睾丸炎疗效观察［J］. 陕西中医，2013，34（8）：958.

[24] 孙淑玲．自制中药膏治疗流行性腮腺炎合并睾丸炎的疗效观察及护理［J］．当代护士（专科版），2013（9）：114-115，116.
[25] 张伯鹏．肤痔清软膏辅助治疗流行性腮腺炎合并睾丸炎临床观察［J］．临床合理用药杂志，2014，7（8）：52-53.
[26] 曹建春．痰热清联合欧莱凝胶佐治流行性腮腺炎合并睾丸炎疗效观察［J］．河北医药，2012，34（3）：461.
[27] 王明义．下病上取治疗流行性腮腺炎性睾丸炎［J］．中国中医急症，2000，9（2）：87-88.
[28] 王秀玲．青少年流行性腮腺炎并发睾丸炎的护理研究［J］．国际护理学杂志，2011，30（11）：1668-1669.
[29] 王连红．26 例腮腺炎并发睾丸炎的循证护理［J］．医学理论与实践，2013，26（5）：657-659.

第四节 附睾炎

一、概述

附睾炎是细菌侵入附睾而引起的感染，又称为附睾的非特异性感染。临床以附睾肿大、阴囊疼痛并沿精索向腹股沟放射，伴精索增粗为特征，可分为急性附睾炎和慢性附睾炎两类。本病多见于20~40 岁之中青年，儿童少见。常继发于前列腺炎、精囊炎或后尿道炎，容易伴发睾丸炎。中医把此病归类于“子痈”或“子痛”的范畴，其病因病机、病位病性、治疗转归等均和睾丸炎类似。

二、病因病理

（一）中医病因病机

（1）外感寒湿或湿热之邪，蕴结肝经，阻塞络脉。

（2）肝郁不舒，气机阻滞；或器械损伤，瘀血内阻，复感邪毒。

（二）西医病因病理

1. 急性附睾炎

（1）病因：多由逆行感染所致，致病菌以大肠杆菌及葡萄球菌多见，常见的病因有三种：

1）因尿道留置导尿管和尿道内器械检查诱发；前列腺、精囊或后尿道感染，亦可并发急性附睾炎。

2）前列腺切除术后，尤其是经尿道方式的前列腺切除术后，由于射精管的开口在前列腺窝内，排尿时的尿流压力可使尿液逆流进射精管。而前列腺切除术后 8~12 周内，尿液中常含有一定数量的细菌，从而引起急性附睾炎。

3）无菌尿反流进输精管可导致化学性附睾炎。感染也可循输精管周围淋巴管进入附睾。

（2）病理：附睾感染可发生在一侧或双侧，但以一侧多见。急性附睾炎常先从附睾尾部发生，附睾管上皮出现水肿及脱屑，管腔内出现脓性分泌物。继而急性炎症经间质浸润而蔓延到附睾体部及头部，形成微小脓肿，累及附睾全部，附睾旁鞘膜也分泌多量液体或脓液，精索也随之增厚。睾丸也可出现肿胀与充血。镜下观察见附睾组织充血水肿，有大量白细胞、浆细胞和淋巴细胞的浸润以及脓肿形成，附睾的上皮细胞有坏死，晚期瘢痕组织形成，使附睾管腔闭塞，故双侧附睾炎时常造成不育症。

2. 慢性附睾炎

（1）病因：部分患者是在急性期未治愈而转为慢性，或由较轻感染逐渐演变而来，但多数患者并无急性发作史，常为慢性前列腺炎、精囊炎的并发症。

（2）病理：病变多局限在尾部，有炎性结节出现，可发生纤维样变，局部发硬，显微镜下可见附睾组织内瘢痕形成，附睾小管闭塞，有一定量的淋巴细胞和浆细胞浸润。

三、辨病要点

1. 急性附睾炎

（1）症状：附睾炎常于一次剧烈运动或性交后发生，或有下尿路手术及导尿史。突发阴囊内肿痛，疼痛剧烈，立位时加重，可放射至腹股沟、下腹部甚至腰部。附睾非常敏感，局部迅速肿大，有时在3~4 h内肿大1倍，伴寒战、发热等全身症状及膀胱刺激症状。

（2）体征：患侧阴囊皮肤红肿，附睾肿大，明显压痛，有时伴鞘膜积液，重者精索增粗、有压痛。如炎症浸润范围较广蔓延至睾丸时，睾丸与附睾边界不清，局部肿硬显著，称为附睾-睾丸炎。若有脓肿形成，则局部有波动感，可自行穿破形成瘘管。有时尿道有分泌物，前列腺有相应的炎性改变。

（3）实验室检查：血常规检查中性粒细胞计数明显增高。若有尿道分泌物，做涂片检查可发现相应的细菌，尿常规检查可异常或正常。

2. 慢性附睾炎

（1）症状：有慢性前列腺炎、精囊炎或急性附睾炎的病史，阴囊内疼痛、坠胀不适，疼痛可放射至下腹部及股部，有时可急性发作。

（2）体征：附睾轻度肿大、变硬并有硬结，局部轻压痛，同侧输精管增粗。

（3）实验室检查：并发慢性前列腺炎时，尿常规可见红、白细胞，前列腺液常规检查白细胞每高倍视野超过10个，而卵磷脂小体减少。

四、类病辨别

（一）急性附睾炎

本病应与睾丸扭转、急性淋菌性附睾炎、附睾结核、阴囊内丝虫病、睾丸肿瘤、睾丸创伤及流行性腮腺炎性睾丸炎相鉴别。

1. 睾丸扭转　多发生于儿童，有剧烈活动等诱因，疼痛剧烈，精索呈麻绳状扭曲，普雷恩征呈阳性，睾丸压痛明显，扪诊附睾不在正常位置，而在睾丸的前面、侧面或上方（正常时附睾在睾丸的后外侧）。放射性核素睾丸扫描显示扭转侧血流灌注减少。

2. 急性淋菌性附睾炎　多有不洁性交史，有急性淋病的临床表现，如尿频、尿急、尿痛及较多尿道分泌物，尿道脓液涂片染色检查可发现多核白细胞中有革兰阴性双球菌，淋菌培养阳性。

3. 附睾结核　即附睾结核，有结核病史及结核病症状，如低热、盗汗等。多为慢性，附睾逐渐增大，压痛不明显，病灶常与阴囊壁层粘连，或有脓肿、窦道形成，输精管增粗或形成串珠状结节，前列腺及精囊也有结核病灶，无菌性脓尿及结核菌浓缩检查和培养阳性均可确诊。

4. 阴囊内丝虫病　阴囊局部疼痛且附睾肿胀有结节，有丝虫病流行区居住史及丝虫感染史，精索增厚，迂曲扩张，可并发鞘膜积液，夜间采血可查到微丝蚴。

5. 睾丸肿瘤　发病突然的睾丸肿瘤亦有阴囊内疼痛，但肿瘤侧睾丸肿大，质地坚硬，沉重感明显，正常睾丸感觉消失，附睾常不易摸到，透光试验阴性。淋巴管造影术可见腹股沟淋巴结直至腹主动脉旁淋巴结出现充盈缺损，胸部X线摄片可见肺内有数目不等、大小不一的“棉花球”样阴影。

6. 睾丸外伤　有明显外伤史，局部疼痛剧烈，可放射到下腹部、腰部或上腹部，重者可发生痛性休克。检查可见阴囊肿胀，皮肤青紫瘀血，睾丸肿大坚硬，触痛明显，阴囊沉重，透光试验阴性，穿刺可见鲜血或褐色陈旧血。

7. 腮腺炎性睾丸炎　有流行性腮腺炎病史，一般无尿路症状，小便检查无脓细胞和细菌。

（二）慢性附睾炎

本病主要应与附睾结核、阴囊内丝虫病、慢性淋病性附睾炎、附睾放线菌病及附睾肿瘤相鉴别。

1. 附睾结核　附睾硬结疼痛，输精管一般增厚、变硬，有多处硬结，呈串珠样。附睾结节多从尾部开始，质硬不规则，附睾呈干酪样病变及脓肿，易与阴囊皮肤粘连，溃破形成窦道。分泌物镜检、培养或动物接种结核杆菌可为阳性。

2. 阴囊内丝虫病　有丝虫病流行区居住史及丝虫感染史，阴囊疼痛，附睾结节，结节常为数个，多在精索下端及附睾头部附近，精索常增厚、迂曲，可并发鞘膜积液，夜间采血可查到微丝蚴。

3. 慢性淋菌性附睾炎　附睾疼痛肿胀，尿道分泌物较多，尿道脓液涂片染色检查可发现多核白细胞中有革兰阴性双球菌，淋病培养阳性。

4. 附睾放线菌病　多有放牧史或有其他部位放线菌感染史。偶有阴囊部坠胀疼痛，检查附睾有浸润性硬结，轻度触痛，也可发生阴囊部位的慢性窦道或溃疡。脓液检查可发现有特征性的灰黄色的菌落颗粒——“硫黄颗粒”。

5. 附睾肿瘤　肿瘤过大时可引起阴囊坠胀疼痛，但附睾肿块多发生于附睾尾部。良性肿瘤表面光滑，边界清楚，呈球形或卵圆形，较小，有弹性感。恶性肿瘤表面不光滑，结节状，界限不清，质地硬韧。B超检查可显示睾丸上端或下端有与睾丸分界明显的回声区，有的边界整齐，中等回声，分布均匀；有的出现低回声区，有的界线不清，不均匀回声。病检可发现肿瘤细胞。淋巴管造影可见腹膜后淋巴结有充盈缺损征象。

五、辨证要点

参见化脓性睾丸炎。

六、治疗原则

急性附睾炎以清热利湿、解毒消痈为主，常用药物有龙胆草、生栀子、黄芩、车前子、泽泻、生地黄、木通、荔枝核、连翘、紫草、夏枯草、蒲公英等。慢性附睾炎以疏肝散结、行气止痛为主，常用药物有柴胡、枳壳、赤芍、橘核、浙贝母、玄参、连翘、川楝子、丹参等。

七、论治要点

本病以辨病论治为主，分急性附睾炎和慢性附睾炎两类进行论治。

（一）急性附睾炎

1. 临床表现　附睾肿胀疼痛，局部压痛，甚则形成脓肿、瘘管，或见鞘膜积液，发热、寒战。舌红，苔黄腻，脉滑数。

2. 证候分析　外感寒湿或湿热之邪，或肝气不舒，郁久化热；或器械损伤，瘀血内阻，复感邪毒，下注附睾，则见附睾肿胀疼痛；热壅血瘀，酿液成脓，形成脓肿；热盛肉腐，可出现瘘管；或津液外溢，形成鞘膜积液。发热、寒战、舌红、苔黄腻、脉滑数均为正邪相争，湿热蕴结之象。

3. 治法　清热利湿，解毒消痈。

4. 方药　龙胆泻肝汤加减，方中龙胆草、栀子、黄芩清热利湿；生地黄滋阴清热；车前子、泽泻、木通清下焦湿热；柴胡、木香、荔枝核、川楝子行气疏肝止痛；蒲公英、连翘、紫草、夏枯草解毒消痈，清热散结。

若输精管明显增粗，加海浮石、茜草；疼痛甚，加赤芍、延胡索；伴鞘膜积液，加茯苓、赤小豆、槟榔、猪苓、大腹皮、桑白皮、白术、桂枝。

（二）慢性附睾炎

1. 临床表现　附睾硬结，隐隐作痛，阴囊下坠感，会阴部不适。舌质淡红，苔薄白，脉沉滑。

2. 证候分析　急性附睾炎失治误治，久治不愈，或情志不舒，肝气郁结，郁而化热，痰热互结，蕴结附睾，则见附睾硬结，隐隐作痛，阴囊下坠，会阴不适。舌淡红、苔薄白、脉沉滑均为病久夹痰之象。

3. 治法　疏肝散结，化痰软坚。

4. 方药　四逆散合消瘰丸加减。方中柴胡、枳实、橘核、乌药疏肝行气；玄参、浙贝母、连翘、夏枯草、黄柏、知母清热化痰，软坚散结；芍药、甘草缓急止痛。诸药合用，共奏疏肝散结、化痰软坚之功。

若硬结疼痛日久不消，可加桃仁、红花、丹参、三棱、莪术等活血化瘀之品。

八、其他治疗

（一）西药治疗

1. 急性附睾炎

（1）抗生素治疗：急性附睾炎的病因是细菌感染，所以应该采用抗菌药物治疗。抗菌药物的选择应根据细菌培养及抗菌药物敏感试验结果来决定。如果对磺胺类药物敏感，可选用复方新诺明，口服，每日 2 次，每次 2 片，首次加倍，多饮水，共服用 4 周，特别是伴有细菌性前列腺炎者更为有用。若局部红肿明显，血白细胞增多，体温上升，应静脉滴注敏感抗生素，至体温正常，改口服抗生素治疗。

（2）对症治疗：疼痛剧烈可用 1%普利卡因 10 mL 做患侧精索封闭，并可口服索米痛片、地西泮等止痛镇静。

2. 慢性附睾炎　可适当使用抗生素，但效果不明显。慢性附睾炎多同时伴见慢性前列腺炎，可采用治疗慢性前列腺炎的方法治疗。如口服米诺环素，每次 0.1 g，每日 2 次；或多西环素，每次 0.1 g，每日 1 次，连服 7 d。配合热水坐浴、前列腺按摩。如果慢性附睾炎多次反复发作，可考虑做附睾及附着的输精管切除，以彻底治疗。

（二）中成药治疗

1. 急性期　龙胆泻肝丸，每次 6 g，每日 2 次；或牛黄解毒片，每次 3 片，每日 3 次。

2. 慢性期　桂枝茯苓丸，每次 6 g，每日 2 次；或复方丹参片，每次 3 片，每日 3 次。

（三）针灸治疗

选 2 组穴位，第 1 组取中极、归来、阴陵泉、三阴交，第 2 组取关元、水道、血海、太冲。操作方法：患者取仰卧位，先运用飞经走气四法中的青龙摆尾法。进针得气后，提针至穴位浅层（天部），按倒针身，以针尖指向病所，执住针柄不进不退，向左右（在 45°以内）慢慢摆动，往返摆针如扶船舵之状，摇摆九阳之数，使针刺感应逐渐扩散。间歇运针 10 min。针刺腹部穴位务使针感到达会阴部，下肢穴位针感也应有较长距离的传导，手法用毕后，加用电针疗法，接上电针仪，用连续波频率 3 Hz，强度以患者能耐受为度，留针 30 min。每隔 2 d 治疗 1 次，两组穴位交替针刺，45 d 为 1 个疗程，每疗程间隔 10 d，继续下疗程，共治疗 2 个疗程。[袁少英，黄志洪，张兆磊，刘劲梅，覃湛．时珍国医国药，2009，20（7）：1787-1788]

其他针灸治疗参考化脓性睾丸炎部分。

（四）单验方治疗

1. 活通汤　桃仁 9 g、三棱 9 g、莪术 9 g、柴胡 9 g、当归 9 g、赤芍 6 g、川芎 6 g、红花 6 g、香附 6 g、小茴香 3 g。每日 1 剂，水煎服，分 3 次服。（王琦，等．中医男科临床手册）

2. 内消连翘丸　橘核 10 g、荔枝核 10 g、夏枯草 15 g、川楝子 10 g、玄参 10 g、连翘 10 g、泽兰 10 g、白蔹 10 g、红花 9 g。水煎服，每日 1 剂。适用于慢性附睾炎。（北京市中医院．中西医结合临床外科手册）

3. 猫爪草杨桃煎剂　猫爪草 30 g、毛花杨桃 30 g、金银花 15 g、连翘 15 g、荔枝核 20 g、川楝子 15 g、青皮 10 g、吴茱萸 10 g、穿山甲 10 g、山慈菇 10 g、夏枯草 10 g、生甘草 10 g。每日 1 剂，水煎，早晚分服。[邓平荟．中国性科学，2008，17（2）：31，40]

4. *神圣代针散加减*　当归 12 g，川芎、白芷、红花、连翘各 10 g，防风、甘草、细辛、没药、乳香各 6 g。水煎 200 mL，分 3 次服。适用于急性附睾炎。[殷慕道，等．中医杂志，1960，(1)：32]

5. *加味枸橘汤*　柴胡、赤芍、川楝子、龙胆草各 10 g，荔枝核、橘核、泽泻各 12 g，茵陈 20 g，秦艽、车前子各 15 g，生甘草 6 g。急性期加知母、黄柏各 12 g，慢性期去龙胆草、车前子、泽泻，加三棱 12 g、小茴香 10 g、瓦楞子 30 g。水煎服，每日 1 剂。[祝柏芳．湖北中医杂志，1988，(6)：22]

6. *大补阴丸加味*　黄柏、熟地黄各 15 g，知母、龟甲各 12 g，猪脊髓 1 匙（蒸熟兑服），金银花 30 g，荔枝核 20 g。睾丸肿大而痛者，加玄参 30 g、海藻 15 g、丹皮 5 g，胀痛甚者加橘核 15 g，微痛者加赤芍 12 g、生甘草 6 g；少腹痛者，加川楝子、延胡索各 6 g；肿痛硬结者，加海藻 15 g、川楝子 20 g；发热者，加败酱草 30 g。疗程 5~35 d。[周剑平．浙江中医杂志，1985，11，(12)：495]

（五）食疗

参看“化脓性睾丸炎”部分。

（六）药物外治

1. *新鲜仙人掌*　取新鲜仙人掌放入冰箱冷藏室（2~4 ℃）30 min，用小刀去刺洗净，用捣锤将其捣烂成泥状。根据肿胀部位大小将其均匀涂擦在阴囊处，外敷面积大于肿胀范围 2 cm×3 cm，每天外敷 2~3 次，每次 1 h，连用 5 d，如有脱落或干燥，则重新更换仙人掌。[彭燕，李晓霞，王顺德，李美材，李行．医药前沿，2017，7（5）：363-364]

2. *三黄膏*　用三黄膏外敷于患侧阴囊，每日更换 1 次，更换药物期间注意观察敷药处皮肤情况。[喻露，朱美丽，陈迎飞．现代医药卫生，2015，(6)：909-910，931]

3. *玄明粉*　用玄明粉外敷于患侧阴囊，每天更换 1 次。[周美儿，胡静．浙江中医杂志，2017，52（1）：32]

其他药物外治可参阅“化脓性睾丸炎”部分。合并前列腺炎及精囊炎的可同时配合治疗。

（七）理疗

1. *小檗碱离子透入法*　患者大便后用 1%小檗碱 20 mL 灌肠，然后以此药浸湿纱布垫置于会阴部，并连接在直流电理疗器的阳极上，阴极敷于耻骨上，每次 20 min，每日 1 次，10 次为 1 个疗程。

2. *其他*　如超短波、频谱治疗仪、远红外线、紫外线照射、磁疗等均可酌情使用。在使用时，应注意高温及电磁波对睾丸生育的影响，对有生育意愿者，不宜治疗过久。

（八）手术治疗

绝大多数急性附睾炎经药物治疗后自行消失，但有 3%~5%病例在急性期 1 个月发生脓肿。有人主张对不能控制的急性附睾炎进行手术探查，如果没有累及睾丸，可仅做附睾切除。少数急性附睾炎（1%）发展为睾丸梗死，可行睾丸切除术。另有人主张对抗生素治疗炎症不能控制者应及时施行附睾被膜切开减压术，以迅速改善症状并预防睾丸缺血、坏死的发生。对于慢性附睾炎多次反复发作且没有生育要求的患者，可考虑做附睾切除术，以根治。

九、转归与预后

本病为男科常见疾病，若治疗正确及时，注意休息与卫生，一般都能迅速痊愈，没有后遗症；如果失治误治，或体质较差，又不注意休息与卫生，则容易由急性转为慢性，或慢性反复急性发作，或引起睾丸发炎，最终导致附睾与睾丸缺血坏死及纤维化，影响生育能力，双侧病变则有可能导致不育。

十、预防与护理

（1）急性期卧床休息，用阴囊托或布带将阴囊托起；慢性期可适当活动。

（2）急性期宜冷敷，以减轻阴囊的充血、水肿及疼痛；慢性期宜热敷，以改善局部循环，促进炎症的吸收。

(3) 忌食酒、葱、蒜、辣椒和油炸煎炒品等刺激性食物及油腻食物。

(4) 急性期禁止房事，慢性期节制房事。

(5) 注意环境与个人卫生，加强饮食营养。

十一、文献选录

囊内睾丸上，忽然突出一点，坚硬如筋头，疼痛异常，身发寒热者，暗疔也。(《外科大成·下部前》)

参考文献

[1] 卫哲，等．专方治疗慢性附睾炎13例［J］．甘肃中医学院学报，1999，16（4）：33.

[2] 胡兴立．吴茱萸膏治疗附睾肿大［J］．河南中医，1999，19（6）：9.

[3] 陈建和．中西医结合治疗急慢性附睾炎［J］．浙江中西医结合杂志，1999，9（4）：284.

[4] 陈富强．龙胆泻肝汤加减治疗附睾睾丸炎23例［J］．浙江中医杂志，1999，34（5）：197.

[5] 雷相明，王智峰．中西医结合治疗急性附睾炎37例［J］．中国民间疗法，1999，7（3）：32.

[6] 杜建文，等．老年前列腺增生切除术后继发急性附睾睾丸炎的中西医结合治疗（附26例报告）［J］．贵阳中医学院学报，1999，21（1）：29-30.

[7] 葛关庭．中西医结合治疗输精管结扎术后附睾郁积［J］．浙江中西医结合杂志，1999，9（1）：52.

[8] 卫海宁，赵玉保．利福平加罗红霉素治疗性传播附睾炎36例［J］．山西医药杂志，1998，27（4）：355-356.

[9] 顾农，朱东兴．淋菌性睾丸炎附睾炎5例治疗体会［J］．河北中西医结合杂志，1998，7（8）：1285.

[10] 彭宝坤，刘书瑰．淋菌性睾丸炎附睾炎4例诊治分析［J］．中国实用外科杂志，1996，16（7）：438.

[11] 苏全洪，张天申，严成浩．精索局部注射抗生素治疗急性附睾炎的疗效对照观察［J］．中国民政医学杂志，1997，9（6）：377-378.

[12] 赵敬华．铁马鞭汤治疗输精管结扎术后附睾郁积症［J］．实用中西医结合杂志，1997，10（9）：823.

[13] 周洪，张雪亭，刘乘波．双黄连粉针剂治疗慢性附睾炎38例［J］．实用中医药杂志，1997，13（3）：33.

[14] 韩勃．中西药注射治疗男性病概况［J］．甘肃中医，1997，10（1）：46-49.

[15] 徐永昌，常青，李卿明．龙胆泻肝汤加减为主治疗急性附睾炎53例报告［J］．贵阳中医学院学报，1996，18（4）：23-25.

[16] 郑东利．抗炎活血汤治疗慢性附睾炎54例［J］．四川中医，1996，14（6）：30.

[17] 李临刚，赵建生，黄晓军．中西医结合治疗急性非特异性附睾炎136例体会［J］．甘肃中医学院学报，1995，12（2）：21-22.

[18] 查正鹄，叶同松，罗建明．针药合用治疗流行性腮腺炎并发睾丸炎和附睾炎18例．内蒙古中医药，1995，14（3）：16.

[19] 胡军．安宫牛黄丸治疗副睾炎验案二则［J］．中成药，1995，17（8）：50.

[20] 吕尚海，张慧娟．附睾炎治验一则［J］．长春中医学院学报，1995，11（1）：39.

[21] 王如岭，等．中西医结合治疗急性附睾炎（附20例报告）［J］．临沂医专学报，1995，17（3）：259-260.

[22] 吴阶平，等主编 . 吴阶平泌尿外科学［M］. 2 版 . 济南：山东科学技术出版社，2004.

[23] 李宏军，黄宇烽 . 实用男科学［M］. 2 版 . 北京：科学出版社，2015.

[24] 秦国政 . 中医男科学［M］. 北京：中国中医药出版社，2012.

[25] 秦国政 . 中医男科学［M］. 北京：科学出版社，2017.

[26] 李军 . 理气化瘀法治疗官兵慢性附睾炎临床应用——李曰庆教授学术思想临证心悟［C］. 中华中医药学会第十六次男科学术大会论文集 . 2016：938-939.

[27] 王全，张喜玲，尹霖，等 . 陈德宁辨治附睾炎经验［J］. 中国中医药信息杂志，2013，20（5）：82-83.

[28] 周乐友，王仁顺 . 附睾炎的诊断与治疗进展［J］. 医学临床研究，2013，30（1）：153-155.

[29] 燕小朋 . 彩色多普勒超声诊断急性附睾炎价值分析［J］. 淮海医药，2013，31（4）：324-325.

[30] 成爱军 . 中西结合治疗慢性附睾炎 43 例体会［J］. 内蒙古中医药，2015，34（6）：52.

[31] 李雪源 . 中西医结合治疗急性附睾炎 40 例［J］. 河南中医，2014，34（7）：1377-1378.

[32] 王延凡 . 双珠八仙汤治疗急慢性附睾炎 30 例［J］. 浙江中医杂志，2008，43（7）：407.

[33] 朱建锋，吴猛，李临刚 . 清热散结汤治疗急性附睾炎患者的疗效观察［J］. 中国药物经济学，2015，10（S1）：40-41.

[34] 夏国守，孙大林，金保方 . 加减橘核丸联合迈之灵治疗慢性附睾炎［C］. 中国中西医结合外科杂志，2017，23（5）：471-474.

[35] 韩俊昌，孙自学 . 补肾散结兼利湿法治疗慢性附睾炎 69 例［J］. 中国民族民间医药，2011，20（18）：84+86.

[36] 王祖龙 . 桂枝茯苓丸加味治疗慢性附睾炎 68 例［J］. 河南中医，2007，27（5）：17.

[37] 王晓威，徐计秀 . 桂枝茯苓汤加味合用抗生素治疗急性附睾炎 100 例疗效观察［J］. 临床医药实践，2010，19（10）：787-788.

[38] 梁钰龙 . 复方丹参片治疗急性附睾炎的疗效及对生殖力的影响［J］. 中国中医急症，2013，22（4）：661-662.

[39] 方平 . 头孢他啶与复方丹参片联合治疗附睾炎临床观察［J］. 河北医药，2012，34（11）：1725-1726.

[40] 袁少英，覃湛，卢玉忠，等 . 针挑治疗慢性附睾炎不育症的临床疗效观察［C］. 2011 中国针灸学会年会论文集（摘要），2011：295-299.

[41] 袁少英，黄志洪，张兆磊，等 . 传统针刺手法合电针治疗慢性附睾炎及其彩超图像的对比分析［J］. 时珍国医国药，2009，20（7）：1787-1788.

[42] 邓平荟 . 猫爪草杨桃煎剂为主治疗急性附睾炎 76 例［J］. 中国性科学，2008，17（2）：31+40.

[43] 喻露，朱美丽，陈迎飞 . 三黄膏外敷治疗急性附睾炎的疗效观察与护理［J］. 现代医药卫生，2015，31（6）：909-910+931.

[44] 潘志伟，王小龙，杨成 . 金黄膏治疗慢性附睾炎 20 例［J］. 中国中医药现代远程教育，2011，9（15）：50-51.

[45] 黄三桃 . 神灯照射联合金黄膏外敷治疗急性附睾炎的临床观察［J］. 当代护士（中旬刊），2015（3）：37.

[46] 赵俊 . 如意金黄散联合抗生素治疗急性附睾炎 36 例疗效观察［J］. 内蒙古中医药，2016，35（1）：69.

[47] 彭燕，李晓霞，王顺德，等 . 仙人掌外敷配合阴囊托对急性附睾炎的观察及护理［J］. 医药前

沿，2017，7（5）：363-364.
[48] 周美儿，胡静. 玄明粉外敷为主治疗急性附睾炎 40 例［J］. 浙江中医杂志，2017，52（1）：32.
[49] 王琴，葛平玉，冷毅，等. 急性睾丸附睾炎引起阴囊坏疽围手术期的护理体会［J］. 心理医生，2016，22（13）：168-169.

第五节　睾丸与附睾结核

一、概述

睾丸与附睾结核由结核菌侵入睾丸及附睾而产生，是男性常见的生殖系统结核之一，也是全身结核的一部分。在男性生殖系中，前列腺、精囊、输精管、附睾及睾丸均可罹患结核病，前列腺和精囊的结核由于解剖位置隐蔽，无明显临床症状，早期诊断困难，容易被忽视；睾丸结核则少见；男性生殖系统结核的最早症状常由附睾结核引起，也最容易发现，故临床上以附睾结核较多见。本节讨论的重点以附睾结核为主。附睾结核常与泌尿系统结核同时存在，多发于 20~40 岁的青壮年。国外报道附睾结核有 88.3%伴发其他部位结核，另一组尸检资料发现附睾结核患者 74.8%有肺结核，几乎所有生殖系统结核患者都有肾结核。泌尿生殖系结核的发病率取决于肺结核的发病率。既往根据一般结核疗养院的统计，在肺结核病人中有 1%~4%患泌尿生殖系结核，但尸体解剖发现，死于其他疾病的肺结核患者中，约 10%患泌尿生殖系统结核，较临床统计数字为高。国外资料尸检报告泌尿生殖系统结核占全身结核的 2.1%~3.1%，附睾结核占 0.8%。在所有结核病例中，临床诊断的附睾结核占 7.3%；在泌尿生殖系统结核中，附睾结核占 63%~75%。附睾结核常伴发肾结核、前列腺结核及精囊结核。

中医称此病为“子痰”或“子痨”，认为系发生于肾子的疮痨性疾病，以睾丸尾部有缓慢发展之硬结，溃后流淌稀薄脓水，形成瘘管则经久不愈为临床特征。本病病程较长，一般预后较好，如系双侧病变，则可影响生育能力，导致不育。

二、沿革

明代医学文献中有类似子痰临床表现的描述。如明代汪机《外科理例·囊痈一百四》说：“一人年逾五十，患此疮口不敛，诊之微有湿热，治以龙胆泻肝汤，湿热悉退，乃以托里药及豆豉饼灸而愈。次年，复患湿热颇盛，仍用前汤四剂而退，又以滋阴药而消。若溃后虚而不补，少壮者成漏，老弱者不治……”古代子痈和肾囊痈没有截然分开，因为子痈病常会波及阴囊即肾囊。

明清医家将子痰溃后形成瘘管者称为“肾囊漏”，如明代申斗垣在《外科启玄·卷七》描述阴囊破裂漏疮指出：“外囊破裂漏水腥臭，久治不愈……”清代祁坤《外科大成·囊痈》也认为：“因患痔漏而串及于囊者，肾囊漏也。”此“肾囊漏”即由子痰病溃后而致。

近代医家认为瘰疬、结核病是由“流痰”“痰核”“痰火”所致，从而将痰湿流注于肾子的疮痨性疾病称为“子痰”或“子痨”。

三、病因病理

（一）中医病因病机

本病系因肝肾亏损，脉络空虚，痰湿之邪乘虚侵袭肝肾之经脉，下注凝结于肾子而成。根据疾病发展的不同阶段，其病因病机一般可分为三个方面。

1. *痰湿流结*　素体肝肾不足，或为痰湿体质，则痰湿之邪易于乘虚而入，并流结于肾子。痰湿为阴邪，寒盛伤阳，故可出现阳虚寒凝症状，其性黏滞，故往往经久不愈。

2. 痰热互结　痰湿久结不消，郁而化热，热胜则肉腐，形成脓肿，溃后流清稀脓液。久之阴液内耗，阳气易亢，则见阴虚内热之征象。

3. 气血两虚　溃后流脓，经久不愈，气血两伤，导致气血亏虚。

（二）西医病因病理

1. 病因　结核杆菌的原发病灶常在肺、肠道、淋巴结、扁桃体、肾脏、骨骼等部位，常通过以下两种途径而传播到附睾。

（1）血行传播：结核杆菌通过血行感染直接引起附睾结核，但较少见，发生这种感染时病变常在附睾头部，有别于一般的尾部感染。

（2）下行感染：结核杆菌先侵犯泌尿系，从肾脏下行到尿道，再由尿道前列腺部的前列腺导管开口逆行侵犯前列腺、精囊与附睾，三者往往同时受累。

2. 病理　附睾结核病变多由附睾尾部开始，局部质硬，增大，不规则，有局限性的结节，继续发展可蔓延至附睾体部及头部。在病变发展过程中，如免疫力较强，则纤维化较显著；如敏感性较高，则干酪样变和溃疡较为显著。干酪样变可很快蔓延到附睾之外，与阴囊粘连，破溃形成窦道。此外，附睾结核常伴有输精管结核，输精管增粗变硬，在近附睾尾部可呈串珠状改变，有多处硬干酪样坏死组织和脓液，形成瘘管，长期不愈，甚至直接侵犯睾丸，同时伴发睾丸鞘膜积液。窦道愈合后经过一段时间可再次破溃。据统计，发病早期约70%为一侧附睾病变，病程达1年时则75%为两侧病变，1年半后几乎100%两侧受累。前列腺、精囊结核，前列腺有多数大小不等发硬纤维结节，并有坏死灶。前列腺、精囊变硬变形，病变偶可自行在会阴部穿破形成瘘管。

四、辨病要点

1. 症状　本病多见于中青年，20~40岁居多，既往可有泌尿系统及其他系统的结核病史。一般无明显全身症状，病久可见低热、盗汗、腰酸及全身乏力等症。多起病缓慢，开始偶有阴囊酸胀感，疲劳时加重，继发非特异性感染时发生疼痛，可有尿频、尿急、尿痛、终末血尿、血精等。一般呈慢性过程，少数可有急性发作。

2. 体征　附睾尾部扪及大小不等、凹凸不平、压痛轻微之硬结，可与阴囊皮肤粘连，形成慢性冷脓肿，溃后脓出黏腻，渐变稀薄，夹有豆腐渣样坏死组织，时发时愈，形成窦道。有的延及整个附睾，甚至侵犯睾丸，并继发睾丸鞘膜积液。输精管增粗变硬，出现串珠状结节。前列腺和精囊触诊可能正常或变硬或有结节，精囊通常变硬、肿大、固定，往往与附睾病变同侧。

3. 实验室检查　多次24 h尿液沉渣涂片可查得抗酸杆菌，结核菌培养阳性。血白细胞总数正常，分类淋巴细胞增高，血沉加快，结核菌素试验阳性。精液检查可见精液量减少，精子计数减少，活动力降低。前列腺结核患者的前列腺液中可查到抗酸杆菌。

五、类病辨别

1. 非特异性附睾炎　常突然发生，附睾发生肿大、结节、疼痛、发热，可继发鞘膜积液，并伴有全身急性感染征象。输精管可形成串珠状硬结，阴囊皮肤无窦道形成。血常规检查中性粒细胞明显升高。

2. 淋病性附睾炎　多有不洁性交史，发病急，附睾疼痛重，无附睾硬结与窦道，尿道分泌物较多，涂片可查出革兰阴性双球菌。

3. 阴囊内丝虫病　有丝虫病流行区居住史及丝虫感染史。丝虫病结节多在附睾头及输精管附近，其结节在短期内发展或消退，变化较大，并伴有鞘膜积液或鞘膜乳糜积液、阴囊或下肢象皮肿等。夜间采血可查到微丝蚴。

4. 精液囊肿　有附睾结节，但为囊性感，边缘整齐光滑，多发生于近附睾头部，而附睾正常，诊断性穿刺可抽出乳白色含精子的液体。

六、辨证要点

1. *分清虚实* 子痰虽由肝肾损伤，痰湿之邪乘虚而入，流结于肾子所致，但仍有虚实之分。实者，本虚而标实，以化痰为主兼益肝肾之法治之；虚者，或肝肾阴虚，或气血两虚，常用滋养肝肾或补益气血法治之。

2. *细审寒热* 子痰是痰湿凝结于肾子所致的一种慢性疮痨性疾病，初期以寒证为主。随着病情的发展，逐渐出现寒热错杂、假寒真热及阴虚内热等征象。应细审寒热，把握转归，随着病情的变化及时调整治法与用药。

七、治疗原则

本病多为肝经核肾经病变，初期以补肾温经、活血散寒、化痰散结为主；用药以辛香通达为多，如阳和汤加小茴香、橘核、荔枝核、川芎等。本虚而标实证，当培补为主，佐化痰软坚、活血散寒。成脓，宜滋阴除湿，清热透脓，如滋阴除湿汤加黄芪、炙穿山甲、皂角刺等。溃后，宜补肾化痰，益气托脓，如十全大补汤加熟附子、鹿角胶等。

八、论治要点

本病宜分型论治。一般分为寒痰凝结型、肝肾阴虚型和肾虚痰湿型。寒痰凝结型相当于疾病的初期，肝肾阴虚型相当于疾病的成脓期，肾虚痰湿型相当于疾病溃后形成瘘管期。三期之间有一定的相关性和转移性，由于体质素虚或为痰湿体质或失治误治等因素，初期容易向后期发展，而后期也可呈急性发作。

（一）寒痰凝结证

1. *临床表现* 初起睾丸轻度肿胀隐痛，自觉阴囊发凉或有酸胀感，疲劳时加重，附睾尾部触及硬结，凹凸不平，大小不等，输精管增粗，常有串珠样结节，轻微压痛，附睾与睾丸分界消失，不红不热，多无全身症状。舌淡，苔薄白或白腻，脉沉缓。

2. *证候分析* 素体肝肾不足，寒痰湿邪侵犯肝、肾经，聚而不散，下注附睾及睾丸，气血运行受阻，则见附睾硬结；痰湿为患，缠绵难愈，故起病缓慢，病程较长；寒痰湿均为阴邪，伤人阳气，故自觉阴囊发凉；痰湿流结子系而见结节。舌淡、苔白腻、脉沉缓均为寒痰凝结之象。

3. *治法* 温经通络，化痰散结。

4. *方药* 阳和汤加橘核、小茴香、荔枝核、川芎，兼服小金丹。方中重用熟地黄，大补阴血为主药；鹿角胶养血助阳；肉桂、炮姜温阳散寒通血脉为辅；麻黄、白芥子助姜、桂散寒化痰行滞为佐；再加橘核、荔枝核、小茴香、川芎等药直达病所，疏肝散结，活血化痰；甘草解毒，调和诸药为使药。诸药合用，具有养血温阳，宣通血脉，散寒祛痰，化瘀散结之功效。小金丹乃治疗痰核流注之要药，可配合应用。

（二）肝肾阴虚证

1. *临床表现* 睾丸或附睾结核数月至数年后，肿大的附睾与阴囊粘连，附睾硬结坏死化脓，阴囊逐渐肿胀，肤色暗红，轻度触压痛。严重者可出现全身症状，如潮热盗汗，腰酸膝软，五心烦热，失眠，纳少乏力，大便干，小便灼热感。舌红，少苔，脉细数。

2. *证候分析* 痰湿凝结，日久不消，郁而化热，热壅血瘀，肉腐成脓；湿热蕴结，损伤肝肾之阴，阴虚则内热，故见潮热、盗汗、五心烦热、舌红少苔、脉细数等症。

3. *治法* 滋阴清热，除湿化痰，托里透脓。

4. *方药* 滋阴除湿汤加黄芪、炙穿山甲、皂角刺等药，兼服小金丹。方中川芎、当归、赤芍、生地黄为四物汤可养血滋阴；黄芩、知母、贝母、地骨皮清热凉血化痰；泽泻、陈皮利水燥湿；柴胡配黄芩则清散郁火；甘草解毒兼调诸药。诸药配合以奏滋阴除湿化痰之功。另加黄芪、炙穿山甲、皂角刺补气托里透脓，促疮疡痊愈。

（三）肾虚痰湿证

1. *临床表现*　附睾硬结化脓溃破，流出清稀脓液和豆渣样（干酪样）浊物，逐渐形成瘘管，日久不愈，伴面色萎黄，畏寒肢冷，体倦无力，少气懒言，自汗盗汗。舌质淡，苔薄白，脉细无力等。

2. *证候分析*　脓肿溃后，经久不愈，导致气血俱虚，腐肉已去，新肉不生，故见瘘管经久不愈；面色萎黄，体倦乏力，畏寒肢冷，少气懒言，低热自汗，舌淡，苔薄白，脉细无力等症均为气血不足之象。

3. *治法*　补气益血，温肾助阳，兼化痰除湿。

4. *方药*　十全大补汤加熟附子、鹿角胶，兼服小金丹。子痰日久不愈必伤气伤血，最后出现阴阳俱损。方中人参、白术、茯苓、甘草四君健脾补气；当归、生地黄、川芎、白芍四物滋阴补血；黄芪甘温生发，能补气升阳；肉桂辛温大热，入肝、肾经，能补火助阳。加熟附子、鹿角胶增强温补肝肾、益精养血之功。此外，兼服小金丹以化痰除湿。

九、其他治疗

（一）西药治疗

1. *全身支持疗法*　与其他系统结核无区别，包括适当休息、加强营养、摄入丰富的维生素与蛋白质、日光疗法等。

2. *抗结核药物联合应用*　结核菌与其他细菌相比，容易产生耐药性，单用一种药物更容易发生耐药，因此，治疗时几种抗结核药物联合用药为宜。链霉素0.5 g，肌内注射，每日2次，连续用药2周，以后每周2次，每次1 g，连用3个月；异烟肼0.1 g，每日3次口服，或每日0.3 g顿服；对氨基水杨酸钠，每日8~12 g，分3次口服。若并发神经炎，可予维生素B_6 20 mg口服，每日3次。上述药物应足量联合应用不间断，一般应用12~18个月，然后根据临床症状与体征，以及前列腺液与精液化验来判断治疗效果。如效果不佳，或对链霉素有不良反应，可改用下列药物：利福平300 mg，每日2次，饭前服；异烟肼同前；乙胺丁醇0.25 g，每日3次，联合应用。或用氨硫脲、环丝氨酸、乙硫异烟胺、吡嗪酰胺、卡那霉素等药物治疗。

（二）中成药治疗

1. *五味龙虎散*　装入空心胶囊内，每服1.5 g，每日2次，温开水送下。男性生殖系结核不论何期，均可服用。

2. *七味胎元丸*　每服2 g，每日2次，适用于男性生殖系结核溃后形成窦道者。

3. *小金丹片*　每次4片，每日2次，开水送服。适用于泌尿生殖系结核的各个阶段。

4. *知柏地黄丸或六味地黄丸*　每次1丸，每日2~3次，温开水送服。适用于成脓期兼阴虚内热证。

5. *十全大补丸或人参养荣丸*　每次1丸，每日2~3次，温开水送服。适用于脓肿溃后形成瘘管，气血两亏期。

6. *桂枝茯苓丸*　每日2次，每次1丸，温开水送服。适用于睾丸结核伴有鞘膜积液者。

（三）针灸治疗

（1）选穴三阴交、关元、照海、大敦、阿是穴。

方法：针三阴交、关元、照海，用泻法；灸大敦，隔姜灸阿是穴。适用于寒痰凝结型，每次20~30 min，每日1~2次。

（2）选穴太冲、阴陵泉、三阴交、急脉、中封、蠡沟。

方法：针上述穴位，用泻法。适用于阴虚内热型，每次20~30 min，每日1~2次。

（3）选穴关元、气海、中极、血海、三阴交、三角穴（位于脐轮左右侧下方，距脐斜下约2寸，在四满穴与大巨穴之间微上方。其穴位定位方法是以细线横量患者口之长度，以口角边缘为限，将口角长度记下，以此在脐轮左右分开斜量，成为三角等度，做下标记便是）。

方法：针关元透气海及中极、血海、三阴交，灸三角穴。适用于溃烂而附睾、睾丸仍坚肿者。每次 20~30 min，每日 1~2 次。

（四）单验方治疗

（1）狼毒枣，成人每服 10 枚，每日 3 次；2 d 后逐日递增 1 枚，至每次 20 枚为极量，饭前服。忌辛辣食物及汞剂。适用于一切泌尿生殖系结核。（徐福松，等编著．男性病治疗）

（2）荠菜 60 g，水煎约半小时，去渣加鸡蛋（去壳）一只，再煮至蛋熟，加少许食盐，吃蛋喝汤，每日 2 次，连服 3 个月。（王琦，等主编．中医男科学）

（3）白花蛇舌草 60 g、忍冬藤 30 g、野菊花 15 g，水煎服，每日 1 剂。（同上）

（4）软坚化结方：桂枝 10 g、牡蛎 30 g、红藤 15 g、夏枯草 15 g、三棱 10 g、莪术 10 g、桃仁 10 g、杏仁 10 g。水煎服，每日 1 剂。适用于寒痰凝结者。（王启明．中西医结合治疗结核病）

（5）加减散肿溃坚汤：黄芩 10 g、知母 10 g、黄柏 10 g、天花粉 30 g、桔梗 10 g、昆布 10 g、柴胡 10 g、升麻 9 g、连翘 10 g、三棱 9 g、莪术 9 g、葛根 30 g、当归尾 10 g、赤芍 10 g、黄连 6 g、甘草 3 g。水煎服，每日 1 剂。适用于湿热蕴结者。（同上）

（6）疏肝溃坚汤：当归 10 g、赤芍 10 g、香附 10 g、僵蚕 10 g、柴胡 10 g、夏枯草 15 g、川芎 9 g、穿山甲 10 g、红花 9 g、姜黄 9 g、石决明 10 g、陈皮 9 g、甘草 3 g。适用于溃烂而睾丸仍坚肿者。（同上）

（7）猫爪草 15 g，水煎服，每日 2 次；或研末敷，或鲜品捣汁敷，用于附睾睾丸结核坚肿及溃烂窦道的治疗。（南京中医药大学编著．中药大辞典）

（8）芩部丹：黄芩 19 g、丹参 10 g、百部 18 g，水煎服，用于附睾结核。[喻得海，曲志中．中国医药科学，2012，(15)：99-100.]

（五）食疗

（1）紫菜煮汤，常服之。

（2）罂粟壳和精猪肉煮汤服。

（3）用燕麦片做粥，常食之。

（六）药物外治

（1）未溃者，冲和膏外敷，每 2 日换药 1 次；或外敷紫金锭膏，每日换药 1 次；如有继发感染，外敷青敷膏或金黄膏。

（2）葱归溻肿汤，外洗，每日 2 次。

（3）附睾结核溃后形成窦道，可用拔毒药拌于纸捻上，插入窦道内，外用黄连油膏纱布盖贴，每日换药 1 次；或用五五丹药线提脓祛腐；脓尽后用桃花散或生肌散收口，或用柏椿膏盖贴亦有效。

（七）手术治疗

若上述各种疗法均无效，附睾结节增大变硬，窦道久不收敛，或已有脓肿穿破阴囊或睾丸，可考虑行附睾切除术。若有皮肤瘘管，应一并切除；穿入睾丸，则可切除病变部位，尽量保留正常睾丸组织。输精管断端应放置皮条引流。如不再生育，可结扎对侧输精管，以防止交叉感染。术前应使用抗结核药至少 2 周，术后根据病情应用抗结核药物半年至 1 年。附睾切除后，前列腺、精囊结核可自行愈合，同时应用抗结核药物可促进愈合。

（八）中西医结合治疗

中西医结合治疗附睾结核能提高疗效，促进愈合，缩短疗程。中医辨证施治，配合外治，加上西医抗结核药物联合运用，可根据病情参考上述的中医内外治疗及西药治疗。

十、转归与预后

本病起病缓慢，病程较长，一般要经过初期、成脓及溃后三个阶段。若素体强壮，正气不虚，则疾病较快痊愈；反之，则容易形成瘘管经久不愈。如为单侧病变，一般预后较好；若系双侧病变，则可影响生育能力，导致不育。

十一、预防与护理

（1）加强营养，以清补为主，宜吃高蛋白、高维生素、易消化食物。

（2）适当休息，肿胀期用阴囊托将阴囊悬吊，注意保持局部卫生清洁，节制房事，避免疲劳。

（3）忌食辛辣油腻难消化食物。

（4）如有肺结核、肾结核等，应同时治疗。

十二、文献选录

结核，火气热甚则郁结，核硬如果中核也……结核者，风痰郁结也，又云火因痰注而不散也。（《万病回春·结核》）

夫结核者，相火之所为，痰火之征兆也……愚谓结核之由，与疮疡痈毒之类大异……若夫结核则不然，盖始于真阴先竭，相火燔蒸熏迫，津液怫结凝聚，日积月累乃成，故久而不溃，此虚证也。初无痰火诸症，形体如故，而但见核者，唯在开始降火，消痰理气，核消结散则已……（《红炉点雪·卷二》）

结核即同果核形，皮里肉外结凝而成，或由风火气郁致，或因怒火湿痰生。（《医宗金鉴·外科心法要诀》）

结核生于皮里膜外，如果中之核，坚而不痛，或由火气热郁者，但令热散，其肿自消，如连翘丸。由湿痰流注者，宜行气化痰，如五香流气饮、千金指迷丸，服之而反甚者，肝火血燥也，溃而不愈者虚也，俱宜补中益气汤、六味地黄丸，以滋化源，间用芦荟丸以清肝火。（《外科大成·结核》）

大者恶核，小者痰核，与石疽初起相间，然其寒凝甚结，毒根最深，极难软熟，未溃之前忌贴凉膏，忌投凉药，唯内服阳和汤、犀黄丸可消……（《外科全生集·恶核痰核》）

附睾结核在古代医著中无此病名，近代中医将它称为慢性子痈，以区别于急性子痈。亦有根据骨、关节结核中医称为流痰，因而取名为子痰者。（《实用中医外科学》）

参考文献

［1］陈彦凡，陈少贤．附睾结核 15 例临床分析［J］．中国现代医学杂志，2002，12（1）：94.

［2］丁力，崔金花，李清民，等．化疗加猫爪草胶囊治疗附睾结核［J］．河南预防医学杂志，2001，12（2）：111-112.

［3］董守元，等．22 例附睾结核诊治体会［J］．临床内科杂志，2000，17（5）：268.

［4］张国华．少腹逐瘀汤加味治愈附睾结核 1 例［J］．安徽中医临床杂志，1999，11（6）：424.

［5］吴阶平，等主编．吴阶平泌尿外科学［M］．2 版．济南：山东科学技术出版社，2004.

［6］李宏军，黄宇烽．实用男科学［M］．2 版．北京：科学出版社，2015.

［7］秦国政．中医男科学［M］．北京：中国中医药出版社，2012.

［8］秦国政．中医男科学［M］．北京：科学出版社，2017.

［9］何清湖，秦国政．中医外科学［M］．3 版．北京：人民卫生出版社，2016.

［10］陈昌盛，于茂恒．附睾结核的诊断及治疗（42 例）［J］．医疗装备，2016，29（24）：16-17.

［11］陈兵．附睾结核 42 例诊断和治疗［J］．临床心身疾病杂志，2016，22（z1）：64.

［12］张涛，侯军丽，李敏．129 例附睾结核临床特点分析［J］．河北医科大学学报，2015，36（3）：331-333.

［13］刘建刚．附睾结核 45 例诊治分析［J］．四川医学，2014，35（5）：594-595.

［14］杨高怡，张文智，蒋慧青，等．附睾结核超声造影表现分析［J］．中国超声医学杂志，2015，31（11）：1048-1050.

[15] 孙雅丽，成瑞明．彩色多普勒超声成像在干酪样坏死性附睾结核诊断中的应用［J］．山东医药，2015，55（3）：76-77.
[16] 杨春梅．附睾结核的超声诊断价值［J］．山西职工医学院学报，2012，22（3）：28-29.
[17] 张文智，杨高怡，王大力，等．33 例睾丸结核的超声表现分析［J］．中国超声医学杂志，2013，29（12）：1133-1135.
[18] 侯民羊，苟杰．睾丸结核的 CT 诊断［J］．中国医学影像学杂志，2010，18（4）：381-383.
[19] 罗琳，何炳均，方友强，等．附睾结核的 MRI 诊断价值［J］．中华腔镜泌尿外科杂志（电子版），2012，6（4）：312-315.
[20] 李国丰，张玉泉，石长江，等．附睾非特异性炎性结节误诊为附睾结核 13 例分析［J］．中国误诊学杂志，2001，1（2）：209.
[21] 夏国守，金保方，周玉春，等．徐福松教授辨治结核性附睾炎经验［C］．2011 中国医师协会中西医结合医师大会论文集，2011：1-4.
[22] 展文国．桂枝茯苓丸临床应用举隅［J］．甘肃医药，2012，31（10）：766-768.
[23] 王磊，张振凌．猫爪草胶囊的临床应用［J］．河南中医学院学报，2008，23（1）：46-47.
[24] 陈津慧．猫爪草药理作用的研究情况［J］．内蒙古中医药，2015，34（7）：141-142.
[25] 胡瑛瑛．猫爪草药理作用研究的新进展［J］．当代医药论丛，2014，12（2）：161-162.
[26] 陈晓会，张林．单方猫爪草治疗瘰疬临床总结［C］．中华中医药学会第六次民间医药学术年会暨首批民间特色诊疗项目交流会论文集，2013：157-158.
[27] 李瑞，尹春萍．中药猫爪草的研究进展［J］．中国药师，2014，17（3）：489-492.
[28] 何柯新，吕世静．猫爪草有效成分抗结核治疗进展［J］．检验医学与临床，2008，5（6）：354-356.
[29] 熊英，陈虹，邓敏芝，等．猫爪草化学成分及抗耐药结核活性研究［J］．中药材，2016，39（4）：775-777.
[30] 陆军，叶松，邓云，等．猫爪草醇提取物对耐多药结核分枝杆菌感染小鼠细胞免疫的影响［J］．中国医院药学杂志，2011，31（20）：1673-1676.
[31] 陶钧，陆军，叶松．中药猫爪草有效成分抗结核的研究进展［J］．中外健康文摘，2011，8（11）：435-437.
[32] 王莉新，吴燕燕，王易．“芩部丹”中三种单体对结核分枝杆菌作用下 TLR2 表达的影响［J］．中国药理学通报，2011，27（9）：1284-1287.
[33] 王莉新，吴燕燕，王易．“芩部丹”有效成分对结核分枝杆菌作用下 TLR2 表达的影响作用研究［C］．第六届全国中医药免疫学术研讨会论文集，2011：24-28.
[34] 吴燕燕．芩部丹主要提取物对结核感染中固有免疫的调节作用［D］．上海：上海中医药大学，2011：1-85.
[35] 陆城华，鹿振辉，张惠勇．复方芩部丹方对气阴亏虚型耐多药肺结核患者生活质量的影响［J］．中医学报，2015，30（11）：1566-1568.
[36] 喻得海，曲志中．中西医结合治疗难治性附睾结核 7 例［J］．中国医药科学，2012，2（15）：99-100.
[37] 谭宏波．中西医结合治疗急性附睾炎合并结核 40 例［J］．湖南中医杂志，2009，25（1）：64-65.
[38] 明静，布块孟它，李佳丽，等．个性化中藏药灌注和康复护理治疗附睾结核的应用研究［J］．大家健康（上旬版），2017，11（5）：266-267.
[39] 沈尉．结核性睾丸炎行睾丸切除术的护理［J］．吉林医学，2010，31（11）：1543-1544.

[40] 贺哲淳．贺菊乔教授治疗男性病经验举隅［J］．中医药导报，2006，12（10）：24-25.
[41] 宋竖旗，李灿，马儒，等．散结法治疗泌尿系统疾病的临床体会［J］．中国中医基础医学杂志，2015，21（10）：1313-1314.
[42] 涂盛锦．强的松联合抗结核药物治疗附睾睾丸结核疗效观察［J］．中外医疗，2012，31（14）：108.

第六节　睾丸鞘膜积液

一、概述

睾丸鞘膜积液是因各种原因使睾丸鞘膜的分泌、吸收功能失常，导致鞘膜囊内积聚过量液体而形成的病症。该病为鞘膜积液中最常见的类型，也是较常见的男性疾病。鞘膜积液按其解剖部位分为睾丸鞘膜积液、精索鞘膜积液、睾丸精索鞘膜积液、交通性鞘膜积液。按病程和起病情况又可分为急性睾丸鞘膜积液和慢性睾丸鞘膜积液两种。此外，按发病时期又可分为原发性（先天性）与继发性（后天性）鞘膜积液。本节主要论述睾丸鞘膜积液。中医把此病归于"水疝"范畴，也有的中医书称之为"疝"或"偏坠"。多因脾虚肝郁，经脉不得疏利，水湿下注积聚肾囊而致，与肝、脾、肾三脏关系密切，治以除湿利水为准则。

本病多见于20~40岁的中青年，以左侧发病为多，但也可双侧发病。本病经治疗后一般预后良好，但如果积液压力高，鞘膜增厚而影响睾丸的血液供应与温度调节，则可导致睾丸缺血而萎缩，影响生育能力。

二、沿革

本病的最早记载见于《灵枢·刺节真邪》："故饮食不节，喜怒不时，津液内溢，乃下留于睾，血道不通，日大不休，俯仰不便，趋翔不能。"并提出了相应的治疗方法："铍石所取，形不可匿，常不得蔽。"铍石，即铍针，《灵枢·四时气》有关于铍针针刺放水的论述："徒㽷，先取环谷下三寸，以铍针针之，已刺而筩之，而内之，入而复之，以尽其㽷。"

金元时期，张子和在《儒门事亲·疝本肝经宜通勿塞状十九》中首次提出了水疝的概念："水疝者，其状肾囊肿痛，阴汗时出，或囊肿而状如水晶，或囊痒而搔出黄水，或少腹中按之作水声……"

明代鲁伯嗣《婴童百问》记载此病有先天而生者，多可自愈，曰："又有水疝……小儿生下亦有如此者，不痛不痒，此皆不须攻击，不治而自愈。"

明代汪机《外科理例·囊痈一百四》进一步指出了水疝的症状及病因病机："一人囊肿，状如水晶，时痛时痒，出水，小腹按之作水声，小便数，脉迟缓，此醉后饮水入房，汗出遇风寒，湿毒乘聚于囊，名水疝也。"明代陈实功《外科正宗》则提出了此病的治疗方法与药物："水疝，肾囊皮色光亮，无热无红，肿痛，有时内有聚水，宜用针从便处引出水气自安，如肿痛日久，内脓已成，胀痛者，即可针之。内服十全大补汤加山茱萸、牡丹皮、泽泻。"

清至现代，中医对水疝的认识更加全面，治疗方法也从简单的外治发展到内外治结合，针灸治疗及中西医结合治疗等，使本病的治疗效果和治愈率明显提高。

三、病因病理

（一）中医病因病机

1. *感受寒湿*　久坐湿地，或冒雨雪，或寒冬涉水，感受寒湿之邪；或为痰湿体质，复感寒湿之邪，以致寒湿凝滞，结于睾丸而成。

2. *先天不足*　素体禀赋不足，肾气亏虚，气化失司，水液不归正化，聚于睾丸，而成水疝。

3. 脾虚不运　素体脾阳虚弱，又感水湿之邪；或饮食不节，损伤脾胃，致使脾虚无力运化水湿，水湿停聚，结于睾丸而成水疝。

4. 肝气失疏　情志抑郁，肝失条达，肝经气滞，疏泄失职，复感寒湿，气滞则水湿内停，下注睾丸而发本病。

5. 外伤、染虫　睾丸外伤、丝虫感染使血瘀络阻，脉络不通，水液不能正常运行，停聚于前阴而发本病。

（二）西医病因病理

1. 病因　睾丸在胚胎形成时，位于腹腔内，胎儿在7~9个月时，睾丸开始下降，从腹腔内经腹股沟管进入阴囊。附着于睾丸的腹膜随之进入阴囊，形成腹膜鞘突。出生后精索段的鞘膜逐渐萎缩，闭合成一条纤维索带，睾丸部分形成囊状睾丸鞘膜，与腹腔不相通。附在睾丸表面的鞘膜称为脏层，外层为壁层。鞘膜分泌的液体过多或吸收过少时，积液就会增多。成人鞘膜积液有急性与慢性之分。急性鞘膜积液多为睾丸及附睾疾病的并发症，如急性炎症、外伤等。也能继发于全身性疾病，如伤寒、腮腺炎、肾功能不全等。慢性鞘膜积液多继发于慢性附睾、睾丸或精索的病变，如特异性炎症、丝虫病、结核或肿瘤，特别是睾丸的胚胎性肿瘤等。也可由急性鞘膜积液迁延而来。胎儿在出生前，如鞘突在不同部位闭合不全并产生积液，可形成各种类型鞘膜积液。部分鞘膜积液在泌尿生殖系并未发现明显病变存在，称为原发性或特发性鞘膜积液。

2. 病理　原发性非感染性鞘膜积液为渗出液，呈淡黄色，清亮透明，似血清。液体量从数毫升至数百毫升不等。相对密度为1.010~1.025；总蛋白含量少于血清，为3%~6%；白蛋白和球蛋白比值较高。液体内含有微量电解质、胆固醇、纤维蛋白原及少数淋巴细胞、多形核细胞、上皮细胞，并偶有精细胞发现。细菌培养阴性。囊壁很薄，自然退缩后仅有3~4 mm，内面呈灰黄色，有光泽，光滑而湿润。组织学表现似正常鞘膜，被覆扁平上皮细胞或较低的立方形细胞，其下有少量血管和散在的弹力纤维。有些患者的鞘膜壁上可有纤维斑块，甚至完全钙化。慢性感染性鞘膜积液的囊壁可厚达0.5~2 cm，甚至达3 cm。囊壁内面一般光滑、柔软，也有的很粗糙，高低不平呈结节状或乳头状隆起，衬附一层坏死组织。积液呈淡黄色，清亮透明似血清样，也可呈脓性混浊。组织学显示乳头层内膜消失，被覆坏死组织；囊壁为肉芽组织、纤维组织，并有浆细胞、淋巴细胞和单核细胞浸润。若病程很长，则炎性反应可消失，而由致密的玻璃样变和纤维组织所替代，并可有钙化。急性感染性鞘膜积液的液体混浊，含有大量的脓细胞、红细胞、淋巴细胞和纤维素，严重时可呈脓性，细菌培养阳性，如有出血则液体可为棕色。此时透光度减弱或不再透光。鞘膜囊内面粗糙，无光泽，附有碎屑和坏死物质，囊壁因急性炎症反应而增厚。急性感染多直接来源于附睾、睾丸或精索的炎症。原发症控制后鞘膜多逐渐变厚，成为慢性症状性鞘膜积液。原发性鞘膜积液继发感染后也出现类似过程。丝虫病引起的鞘膜积液为乳糜性，液内可找到微丝蚴。血吸虫病引起者则在鞘膜囊壁和液内可有虫卵沉着。部分鞘膜积液患者可因积液使囊内压力增高、增厚的鞘膜阻碍睾丸的血液供应或影响了睾丸温度的调节而导致睾丸萎缩。双侧或严重的鞘膜积液可降低睾丸功能，引起男性不育症。附睾亦多有改变，表现为肿大、质硬、结节、萎缩或有急慢性炎性反应。

四、辨病要点

1. 症状　有急性睾丸炎、附睾炎、精索炎、损伤、梅毒、结核等病史。起病缓慢，多为单侧发生，以青壮年多见。其症状依囊肿的大小、囊内压高低和有无急性感染而定。原发性鞘膜积液，体积小，囊内压力不高，无感染时一般无自觉症状；囊内压力增高时可出现胀痛、牵拉或下坠感。肿块大者可影响活动、排尿及性生活。急性感染性鞘膜积液可见局部剧痛，并可牵扯腹股沟区或下腹部疼痛，常伴有恶心、呕吐等症状。

2. 体征　阴囊内囊性肿块，呈球形或梨形，伴睾丸下降不全时，为腹股沟或耻骨旁的囊性肿物。表面光滑，柔软而有波动感，无压痛，阴囊皮肤多正常。有炎症时可有阴囊水肿和压痛。囊内压力大时扪之张力大有弹性。囊壁增厚、钙化时可扪及质地不均有结节感或捻发音。肿块不能还纳，与阴囊皮肤不粘连，睾丸、附睾多为积液包裹而不易扪清。阴囊部肿块透光试验阳性，穿刺可抽及液体。巨大鞘膜积液可使阴囊极度增大，阴茎内陷。

3. 实验室检查　对穿刺液体做细菌培养，血吸虫性者可查到虫卵，乳糜性者可发现微丝蚴。但诊断性穿刺要慎重，急性感染性鞘膜积液不宜穿刺；若怀疑睾丸、附睾肿瘤或伴有疝，禁忌穿刺。

会阴部X线平片可确定鞘膜囊壁有无钙化。鞘膜囊穿刺抽液注入对比剂摄片可检查囊壁是否光滑，睾丸、附睾形态是否正常；超声波和放射性核素检查等有助于确定阴囊内肿块是囊性还是实性，或睾丸、附睾有无病变。

五、类病辨别

本病主要应与睾丸鞘膜积血及积糜、精索鞘膜积液、先天性鞘膜积液、婴儿型鞘膜积液、腹股沟斜疝、精液囊肿、睾丸肿瘤、睾丸梅毒、阴囊血肿和阴囊皮肤水肿相鉴别。

1. 睾丸鞘膜积血、鞘膜积糜　有睾丸鞘膜积液一般表现，但不透光。鞘膜积血常有急性损伤史，阴囊皮肤可出现瘀斑，局部疼痛严重。鞘膜积糜常有阴囊皮肤增厚，表面粗糙，无弹性及收缩力，阴囊增大，腹股沟淋巴结肿大压痛，穿刺检查乳糜积液呈乳白色，常可找到微丝蚴。

2. 精索鞘膜积液　体积较小，可为多囊性，沿精索的走行方向生长，其下方可触及正常的睾丸及附睾。下牵睾丸或精索时，肿块随之下移。

3. 先天性鞘膜积液　亦称交通性鞘膜积液，由腹股沟管伸入阴囊所致。积液量可随体位改变而变化，平卧时或挤压积液处，积液量可不断减少乃至消失，直立后积液量又可逐渐增多。

4. 腹股沟斜疝　有阴囊内肿物，但平卧位肿块可还纳，透光试验阴性，咳嗽时有冲击感。叩诊鼓音，偶可闻及肠鸣音，能扪清睾丸及附睾，肿块上方扪不清精索，腹股沟皮下环增大松弛。

5. 精液囊肿　阴囊内有囊性肿物，常位于睾丸后上方，与附睾上极相连，一般体积较小，睾丸可清楚扪及。穿刺囊肿液呈乳白色，镜检内含有精子。

6. 睾丸肿瘤　睾丸弥漫性增大，形态可异常，触之实性感、沉重感，质地坚硬，无弹性，透光试验阴性，查血清AFP、HCG常增高。

7. 睾丸梅毒　也有阴囊内肿块，但睾丸肿大并有结节，质硬、无感觉，梅毒血清试验阳性，有冶游史。

8. 阴囊血肿　有明显外伤史，肿物迅速形成，全阴囊增大，阴囊皮肤有瘀斑，张力大，压痛明显。

9. 阴囊皮肤水肿　多重病卧床，阴囊呈弥漫性肿大，液体聚积在阴囊皮肤、皮下，睾丸、附睾正常，多有腹水及下肢水肿。

六、辨证要点

1. 分清寒热虚实　水疝，以寒湿之邪侵犯足厥阴肝经致病者居多，故寒证、实证常见，但后期则可出现本虚标实、虚实夹杂、虚证及热证。

寒者，以寒湿之邪滞于肝脉而致阴囊坠胀、腰部发冷为特征；热者，湿热下注肝经而致，以发热，阴囊、睾丸肿痛为特征；虚者，因肾阳不足，脾虚失运，以畏寒、面色萎黄、倦怠、阴囊增大状如水晶为主症；实者，因睾丸外伤、丝虫感染、肿瘤压迫、慢性炎症等导致气滞血瘀，水湿下注，聚而不散，常见阴囊肿大、皮色青紫、触压痛，积液呈米泔水样，舌质紫暗，脉涩。

2. 洞察疾病转归　在辨寒、热、虚、实的同时，洞察疾病转归。如水湿下注，郁久化热，可转为湿热疝；湿热疝反复发作，亦可发展成为血瘀疝。要把握疾病的发展变化，不失时机地辨证论治。

七、治疗原则

本病与肝、脾、肾三脏相关，多因脾虚肝郁，经脉不得疏利，水湿下注；或肾气不足，气化不利，水湿内停，积聚肾囊而致，治疗以除湿利水为总则。具体则根据寒热虚实及病机的转化而分别施治。如疏肝理气，利水化湿，方选五苓散合导气汤加减；温肾健脾，利水散结，方选水疝汤；清热利湿，方选大分清饮加金银花、连翘、蒲公英等药；补肾祛寒，理气行水，方选左归丸合荔枝核汤加减；驱虫通络，方选马鞭草汤加减等。

八、论治要点

（一）水湿内结证

1. 临床表现　阴囊逐渐肿大，状如水晶，不红不热，触之有囊性感，或伴情志不舒，阴囊隐痛，痛无定处。舌淡，苔薄白，脉弦缓。

2. 证候分析　长期情志不舒，肝气郁结，疏泄失职，水湿内结，下注阴囊，故见阴囊逐渐肿大，状如水晶，触之囊性感，阴囊隐痛，痛无定处。舌淡、苔薄白、脉弦缓均为肝气郁结之象。

3. 治法　疏肝理气，利水除湿。

4. 方药　五苓散合导气汤。方中茯苓、猪苓、泽泻利水除湿；白术健脾；桂枝通阳化气；川楝子、木香行气止痛；小茴香、吴茱萸温经散寒。气行则水行，共奏疏肝理气、利水除湿之功效。若阴囊寒冷，可加巴戟天、肉苁蓉；肿大明显，消肿缓慢，可加昆布、海藻等药。

（二）寒湿内结证

1. 临床表现　阴囊肿胀，坠感明显，或下腹部不适，活动不便，阴茎隐缩，或阴部寒冷，身重而冷。舌淡，苔白，脉沉滑。

2. 证候分析　外感寒湿或寒湿内生，结于阴囊，则见阴囊肿胀，坠感明显，影响活动；寒主收引，故见阴茎隐痛；寒湿为阴邪，易伤阳气，故见阴部寒冷或身重而冷。舌淡、苔白、脉沉滑均为寒湿内结之象。

3. 治法　温肾健脾，利水散结。

4. 方药　水疝汤。方中小茴香、乌药、肉桂温肾散寒；槟榔、橘核行气利水；炒牵牛子、车前子、猪苓、泽泻滋肾利水；茯苓健脾利水；川牛膝、当归、赤芍活血散结，共奏温肾健脾、利水散结之功。若脾虚、纳呆、面黄乏力，加生黄芪、山药、焦山楂；阴囊肿硬，加桃仁、红花；阴囊坠胀，加升麻、木香。

（三）湿热蕴结证

1. 临床表现　阴囊单侧肿大，皮肤色红、灼热、潮湿，睾丸肿痛，或伴全身发热，小便短赤。舌红，苔黄厚，脉弦数。

2. 证候分析　感受湿热之邪，或寒湿郁久化热，蕴结睾丸，则见阴囊单侧肿大，潮湿灼热，睾丸肿痛，甚至引起全身发热，小便短赤。舌红、苔黄厚、脉弦数均为湿热蕴结之象。

3. 治法　清热化湿，利水消肿。

4. 方药　大分清饮加金银花、连翘、蒲公英。方中茯苓、猪苓、泽泻利水除湿；枳壳行气利水；栀子清三焦湿热；木通、车前子通利小便，使湿热之邪从小便而出；加金银花、连翘、蒲公英，增强清热解毒之力。诸药合用，清热化湿、利水消肿之效著。若肿甚，可酌加大腹皮、桑白皮、滑石、冬瓜皮、瞿麦等；痛甚，酌加延胡索、川楝子、荔枝核、橘核等。

（四）肾虚水滞证

1. 临床表现　阴囊肿胀，日久不消，阴囊及小腹冷痛，伴腰酸膝软、溲清便溏。舌淡，苔白，脉弱无力。

2. 证候分析　素体肾虚，或久病伤肾，气化不行，水湿下注阴囊，故见阴囊肿胀，日久不消；肾气不足，温煦无力，则阴囊及小腹冷痛；腰酸膝软、溲清便溏、舌淡、苔白、脉弱无力均为肾虚之象。

3. 治法　补肾化湿，理气行水。

4. *方药*　右归丸合荔枝核汤加减。方中熟地黄、山茱萸、枸杞子、菟丝子补益肝肾；附子、鹿角胶、杜仲温肾壮阳，化气利水；茯苓、山药健脾利水；荔枝核、橘核、川楝子、延胡索理气行水；小茴香、乌药散寒止痛；海藻软坚散结；木通、萆薢化湿利水；桃仁、当归活血散结。诸药合用，共奏补肾化湿、理气行水之功效。若寒象明显，可用真武汤合荔枝核汤加减以温阳利水，理气化湿。

（五）虫积阻络证

1. *临床表现*　有丝虫感染史，或见下肢象皮肿，阴囊肿大，皮肤增厚，表面粗糙，失去弹性及收缩力，积液呈米泔水样，面唇部有虫斑。舌淡体胖，苔白稍腻，脉沉滑。

2. *证候分析*　感染丝虫，阻滞肝经脉络，津液流行受阻，故见阴囊肿大；皮肤得不到濡养，故见皮肤增厚，表面粗糙，失去弹性与收缩力；精浊不分而外溢，故见积液呈米泔水样；面唇部虫斑、舌淡体胖、苔白稍腻、脉沉滑皆为虫积阻络之象。

3. *治法*　驱虫通络，化湿利水。

4. *方药*　马鞭草汤加减。方中马鞭草清热杀虫，利水消肿，为主药；刘寄奴、穿山甲、川牛膝、赤芍活血祛瘀，通经利尿，为辅药；小茴香、槟榔行气利水，萆薢分清降浊，薏苡仁、苍术、茯苓健脾化湿，神曲、麦芽消食化积，共为佐药；甘草解毒兼调和诸药。诸药合用，共奏驱虫通络、化湿利水之功效。若血瘀症状明显，可配服大黄䗪虫丸。

九、其他治疗

（一）西医治疗

1. *急性鞘膜积液*　一般无须特殊治疗。如积液为睾丸及附睾的急性炎症所致，患者需卧床休养、抬高阴囊以减轻局部疼痛，积极治疗原发病，待原发病痊愈，积液多可逐渐吸收。

2. *慢性鞘膜积液*　2 岁内婴幼儿鞘膜积液可自行吸收，不需特殊处理，成人鞘膜积液较小、无症状又长期未增大者，不需手术治疗。对于较大、有症状的鞘膜积液，可采用穿刺抽液注入硬化剂或手术治疗。

（二）中成药治疗

1. *三层茴香丸*　每服 6 g，每日 3 次，温开水送下。

2. *加味金铃子片*　每日 3 次，每次 2~3 片。

（三）针灸治疗

（1）取大敦、太冲、气海、三阴交，毫针刺，用泻法，配灸曲泉、水道。留针 15~20 min，隔日 1 次，40 次为 1 个疗程。

（2）取蠡沟，进针 0.5~0.8 寸深，针尖顺经脉循行方向与皮肤成 15°角刺入，平补平泻法，隔日针刺 1 次。若积液吸收较慢，则加刺水道、气海，10 次为 1 个疗程。

（3）太冲配中极，关元配三阴交，两组穴位交替隔日针刺 1 次，不留针。10 次为 1 个疗程。

（4）取水道，艾灸 5~7 壮，每日 1 次，7 次为 1 个疗程。

（5）灸洗并用：取水道、气冲，交替施灸 20 min 左右，以局部皮肤红晕或温热灼手患者能耐受为度。每日 1 次，1 周为 1 个疗程。同时用肉桂 6 g、煅龙骨 15 g、五倍子 15 g、枯矾 15 g，捣碎加水约 500 mL，放药锅内煎煮，水沸后 30 min 滤出药液，待冷却至与皮肤温度相近时将阴囊放入盛药液的容器内泡洗 30 min 左右，药液过凉可酌加温。每日 1 次，每剂可用 2~3 次，连用 5~8 剂。

（四）单验方治疗

（1）小茴香 30 g、车前子 30 g、食盐 6 g，共为细末，每次 6 g，温黄酒送下，每日 2 次，口服。

（2）加味四苓散：猪苓、茯苓、泽泻、橘核、川楝子、海藻各 10 g，肉桂、吴茱萸、小茴香各 5 g，荔枝核、萆薢各 15 g。水煎服，每日 1 剂。

（3）加味苓桂术甘汤：茯苓 30 g，桂枝、白芍各 18 g，甘草、红花、桃仁各 10 g，川楝子、荔枝核各 15 g，水煎服，每日 1 剂。

(4) 三核补中汤：即补中益气汤加橘核、荔枝核、芒果核、白芍、葫芦巴、小茴香、川楝子、茯苓。水煎服，每日1剂。

(5) 金钮头汤：金钮头（又称金纽扣、小颠茄）、赤小豆、土茯苓各25 g，荔枝核8 g。体弱者加黄芪20 g，7岁以下金钮头用量为15 g，病程长且服药1个疗程后，效果不显著者，可以加甘遂末2 g冲服，6周岁以下为1 g。用时将上药洗净，加清水两碗煎至1碗，滤去渣，加入新鲜鸡肉100~250 g炖汤服（以乌鸡肉最佳）。每3日服1次，3次为1个疗程。

(6) 川楝子、青皮、陈皮、小茴香、地肤子、王不留行、滑石各10 g，白芷15 g，每日1剂，水煎分两次服，共治7例，结果服5~7剂后均痊愈。

(7) 张氏水疝汤：小茴香10 g，生槟榔5 g，乌药5 g，炒牵牛子3 g，车前子5 g，牛膝5 g，橘核3 g，猪苓、茯苓各6 g，肉桂3 g，当归5 g，泽泻5 g，赤芍5 g。水煎服，每日1剂。若脾虚，加黄芪、山药、焦山楂；阴囊肿硬胀痛者，加桃仁、红花或昆布、海藻；阴囊坠胀痛，加升麻、木香。

(8) 海藻30 g，昆布20 g，小茴香、泽泻、青皮、赤芍各15 g，附子、肉桂各10 g，茯苓20 g，川楝子6 g。水煎服，每日1剂。

(9) 巴戟天6 g、荔枝核6 g、小茴香3 g、葫芦巴3 g。水煎服，每日1剂。

(10) 小茴香5 g、青皮9 g、鱼腥草20 g、车前子9 g、乌药9 g、川楝子9 g、黄芪20 g、防己8 g。水煎服，分3次饭前服，每日1剂。适用于小儿鞘膜积液。

(11) 萹蓄、生薏苡仁各30 g，每日1剂，水煎分3次饭前服。

(五) 药物外治

(1) 生香附（捣碎）60 g、粗食盐60 g，酒醋炒热布包，频熨患处。

(2) 万应膏500 g，内加白胡椒12 g、肉桂24 g，研细末调入膏药内，摊布上外贴患处，隔3 d换药1次。

(3) 枯矾10 g、五倍子10 g，加水300 mL，煎煮30 min，待温时，将阴囊放入药液中浸泡，每日2~3次，每次20~30 min。

(4) 用回阳玉龙膏（草乌炒）、军姜（煨）各150 g，赤芍（炒）、白芷、南星（煨）各30 g，肉桂25 g，研成细末。热酒调敷，亦可掺于膏药内贴之。

(5) 带须葱一大把，水煎后外熏洗阴囊，每日2~3次。

(6) 苏叶枯矾煎：紫苏叶、蝉蜕各15 g，枯矾、五倍子各10 g。将上药用纱布包，加水1 500 mL，煎沸10 min。把药液倒入盆内，趁热先熏后洗，至微温时将阴囊放入药液中浸泡，每日2次，每次10~30 min，再次用药时，需将药液加至微温。

(7) 肉桂9 g，煅龙骨、五倍子、枯矾各15 g，上药捣碎加水700 mL煎煮30 min，滤出药液候温，将阴囊全部放入药液中浸洗30 min，每2 d 1剂。

(8) 鲜棉花籽100 g，炒熟后加水250 mL煮沸，候温浸洗患处，每日2次，7 d为1个疗程。

(9) 紫苏叶50 g，加水350 mL，煮沸15 min后过滤，放入一小容器内趁热先熏，待冷却至肤温，将睾丸放入盛药容器内浸泡10~20 min，每日1次，直至积液消失，一般用药3~10 d后可痊愈。

(10) 取肉桂、冰片各等份，共研末撒于黑膏药（不宜用橡皮膏）上，贴敷患处，1周换药1次。

(11) 炒桃仁、炒杏仁各30 g，川楝子60 g，蓖麻仁120 g，共捣如膏泥，加麝香1.5 g拌匀，分5次平摊纱布上，夜间入睡时敷贴患处，天明去之。

(12) 煅牡蛎、生石膏各等份共研细末，以鸡蛋清调成糊状，于每晚临睡前洗净阴囊后敷于患处，外以纱布绷带固定，翌日晨取下。

(六) 手术治疗

1. 穿刺注射术　可通过药物刺激使鞘膜脏层和壁层黏着而闭塞鞘膜腔或抑制鞘膜过度渗出，达到治疗目的。常用的药物有：奎宁乌拉坦溶液（盐酸奎宁 12.5 g，乌拉坦 6.25 g，盐酸普鲁卡因 0.5 g，稀盐酸适量，加注射用水至 100 mL，pH = 5）、5%鱼肝油酸钠、95%乙醇、乙醚、苯甲醇、碘、明矾、氯仿、酚、升汞、福尔马林以及高渗葡萄糖等。也有的用四环素溶液及 654-2 溶液。前两种药物刺激反应较小。适应证：①原发性鞘膜积液，积液量较少，囊壁薄者；②炎症性鞘膜积液近 1 年内无发作史者；③丝虫病或血吸虫病性鞘膜积液；④年老体弱不能耐受手术或不愿接受手术者。对交通性、疝性鞘膜积液，肿瘤、结核、梅毒引起的鞘膜积液及鞘膜血肿则为禁忌证。

穿刺注射疗法可每隔 1~2 周注射 1 次，方法简单、痛苦小和费用少为其优点，但复发率较高（6.1%~25%），且有发热、药物过敏、局部红肿、急性精索炎及睾丸炎等并发症。故注射前一定要明确积液原因，严格无菌操作，注射后严密观察。此法反应较大，粘连不完全，容易将硬化剂注入腹腔或疝，目前使用较少。

2. 鞘膜翻转术　为最常用的手术方法。对较大的鞘膜积液将大部分鞘膜切除后，翻转至睾丸和精索的后方，鞘膜浆膜面朝外予以缝合。缝合精索部鞘膜时不能过紧，以免阻碍血液循环发生睾丸萎缩。合并腹股沟疝应一并修补。

其他如鞘膜开窗术、壁层鞘膜切除术、睾丸鞘膜移置于鞘膜囊外和鞘膜折叠缝合术等也可酌情选用。手术治疗效果肯定，根治率达 99%以上，但容易引起术后并发症。常见的有切口感染、出血、阴囊水肿、精索睾丸损伤、睾丸萎缩等。故手术应精心操作，严格止血，仔细分离，尽量少损伤周围组织，保护精索和睾丸。术中若发现其他病变，应予以适当处理。

十、转归与预后

本病为男科常见疾病，多因肝、脾、肾功能失调，寒湿之气结于睾丸所致。治疗以温阳散寒，健脾利湿，理气行水为主。由于体质、地域、用药及气候等因素的不同，本病也可发生一些变化，如寒湿疝，郁久化热可转为湿热疝，湿热疝反复发作也可发展成为血瘀疝，或病久伤肾，出现肾虚水滞疝。故必须洞察疾病转归，及时调整治疗方法。

本病治疗若正确及时，大都能痊愈，没有后遗症。但如果失治误治，缠绵不愈，则容易引起积液压力增高，鞘膜增厚而影响睾丸的供血及温度调节，引起睾丸萎缩，如果为双侧病变，则可导致男性不育。

十一、预防与护理

（1）在治疗过程中，应注意休息，减少活动，防止用力负重，用阴囊托兜起阴囊，以利积液吸收。

（2）若为继发性鞘膜积液，应积极治疗原发病灶，并根据原发病灶的部位而采取相应的治疗护理措施。

（3）注意保持阴囊清洁，防止感染。

（4）注意保温，不宜过劳，保持情绪稳定，节制性交，忌食生冷及辛辣食物。

十二、文献选录

饮食不节，喜怒不时，津液内溢，乃下留于睾，血道不通，日大不休，俯仰不便，趋翔不能。此病荥然有水，不上不下……（《灵枢·刺节真邪》）

水疝，其状肾囊肿痛，阴汗时出，或囊肿而状如水晶，或囊痒而搔出黄水，或少腹中按之作水声……（《儒门事亲·疝本肝经宜通勿塞状十九》）

囊肿状如水晶，时痛时痒，出水，小腹按之作水声，小便数，脉迟缓，此醉后饮水入房，汗出遇风寒，湿毒乘聚于囊，名水疝也。（《外科理例·囊痈一百四》）

水疝，肾囊皮色光亮，无热无红，肿痛，有时内有积水，宜用针从便处引出水气自安，如肿痛日久，内脓已成，胀痛者，即可针之。内服十全大补汤加山茱萸、牡丹皮、泽泻。（《外科正宗》）

水疝者，囊肿痛，而状如水晶，阴汗时出，痒搔而出黄水，少腹按之而作水声，此必得于醉酒房劳汗出遇风，湿热乘虚流结囊中，二便胀秘不通也。(《疡医大全》)

十三、现代研究进展

睾丸鞘膜积液是鞘膜积液中最常见的类型，也是男性生殖系常见的疾病之一。近年来，中西医对本病的临床研究都取得了一定的进展，现介绍如下。

(一) 西医治疗

以往的手术治疗方法创伤大，术后并发症多，郑光天等提出了“阴囊皮下睾丸埋藏术”治疗睾丸鞘膜积液的新方法。即在患侧阴囊外上方无血管区做长 3~4 cm 的纵形切口，若为双侧病变，可在阴茎根部下方 1.5 cm 处做横切口。先在阴囊皮肤和肉膜之间分离出足够容纳睾丸之间隙，继而切开肉膜和壁层鞘膜，放尽囊内积液后将睾丸从鞘膜囊内拉出，置于肉膜外间隙，间断缝合肉膜切口，以不至压迫精索为宜，壁层鞘膜不做任何分离和切除，最后缝合阴囊皮肤。作者将新方法与常用的鞘膜外翻术相比较，发现此方法明显优于老方法。观察病例双方同为 20 例。平均手术时间，新方法 29 min，老方法 96 min；新方法没有发现术后并发症，而老方法发生 16 例术后并发症（其中阴囊水肿 12 例，阴囊血肿 3 例，伤口感染 1 例）；术后平均住院天数，新方法 7.7 d，老方法 11 d。郑光天等体会到，这种方法因未解剖分离壁层鞘膜，手术范围仅在皮肤与肉膜之间做有限的分离，组织损伤轻微，术后除手术区有轻度水肿外，未发现其他的明显并发症，缩短了手术时间及住院时间，从而减少患者的痛苦及经济负担，值得推广采用。

在穿刺注射疗法方面，宋喜坤等采用 654-2 注射液注射也取得满意疗效。具体方法是术者左手固定患侧阴囊，用 0.5%~1%普鲁卡因局部浸润麻醉。右手持空注射器，在波动感最明显处穿刺，尽量将积液抽净，然后向鞘膜腔内注入 654-2 注射液 2 mL（654-2 含量为 20 mg），迅速拔针。局部用酒精棉球压迫片刻，再以无菌敷料覆盖。注射后无须休息，可照常学习或工作。经治 20 例，治愈 17 例，好转 1 例，无效 2 例。治愈者经半年后随访无复发，局部也无瘢痕及硬结形成，患者自我感觉良好。此方法简单，费用低，在农村基层尤为适用。穿刺治疗的不良反应值得注意。张殷等总结传统两孔、单部位两孔和单孔三种操作通道下腹腔镜技术经皮腹膜外环扎术治疗儿童 950 例各种类型鞘膜积液的临床经验。患儿均采用腹腔镜下经皮腹膜外环扎术。依据操作通道的不同分组：传统两孔组 387 例，单部位两孔组 468 例，单孔组 95 例。比较各组患儿手术过程、疗效与并发症情况。结果 950 例均顺利完成手术，共关闭未闭鞘状突 1 383 个，发现对侧隐性鞘状突未闭 288 例。4 例因术中腹腔镜下未发现开放的鞘状突内口，改为经阴囊的睾丸鞘膜翻转手术。三组手术时间无明显差异。术后随访时间中位数为 16.5 个月。传统两孔组、单部位两孔组、单孔组分别发现对侧隐性鞘状突未闭 122 例、148 例、18 例，发生腹膜后血肿例数分别为 4 例、2 例、0 例，术后复发例数分别为 4 例、4 例、2 例，术后对侧异时性鞘膜积液例数分别为 0 例、0 例、2 例，脐部切口感染例数分别为 1 例、0 例、0 例。单孔组与其他两组相比，在发现对侧隐性鞘状突未闭和术后对侧异时性鞘膜积液的比例上差异有统计学意义。记录三组各 15 例患儿术后 6 小时疼痛 FLACC 评分，均在 0~2 分。随机调查 50 例患儿术后 1 年脐部伤口外观情况，单部位两孔组与单孔组术后伤口外观无差别。得出结论：腹腔镜下经皮腹膜外环扎术治疗各种类型儿童鞘膜积液操作简便，疗效确切。环脐单部位两孔法手术操作较单孔手术更加简便，术后伤口外观优于传统两孔法，并可与单孔手术伤口相媲美。在对侧隐性鞘状突未闭的探查上两孔法较单孔法更有优势。林涛、龚以榜等探讨鞘膜囊内注射药物后对睾丸生长发育的影响。方法：将 5 周龄 Wistar 大鼠 40 只，随机分成 4 组，用手术解剖出右睾丸后，分别将其浸泡于 99%乙醇、30%尿素、5%四环素、生理盐水溶液内 5 min，然后放回阴囊。喂养 2 个月，再分别切取各组睾丸进行重量、体积及组织学等检查。结果显示：乙醇、尿素、四环素溶液组的睾丸不但其重量和体积明显低于生理盐水组，而且组织学上也有明显的损害。结论：鞘膜囊内注射药物对幼鼠睾丸造成了损害。提示不宜进行鞘膜囊内注射药物治疗小儿鞘膜积液。邱树苹对睾丸鞘膜积液采用切除手术和鞘膜翻转手术治疗的临床效果进行分析研究。26例睾丸鞘膜积液患者随机分为两组，一组接受鞘膜翻转手术治疗，一组接受鞘膜切除手术治疗。术后在体温变化方面两组患者之间无差异；在局部肿胀症状方面，翻转组的肿胀直径明显大于切除组；在术后并发症发生率方面，接受切除手术治疗的患者组发生率明显低于接受翻转手术治疗的患者组。得出结论：鞘膜切除手术的操作方法较为简单，对睾丸鞘膜的剥离面较小，患者出血较少，因而术后肿胀反应和并发症较少，更适合于治疗睾丸鞘膜积液较为严重的患者。马立原评价了采用鞘膜部分切除连续锁边缝合后鞘膜原位放置术治疗鞘膜积液的效果。方法：碘伏消毒阴囊皮肤，于阴囊前无血管区切开阴囊逐层，达鞘膜壁层，沿壁层表面分离，将其挤出切口。连续分离精索部，并游离一小段精索，切开鞘膜前壁，放出积液，仔细探查睾丸、附睾、精索。在距睾丸1.5~2 cm处切除多余的鞘膜壁层，连续锁边缝合鞘膜止血，将残留的鞘膜壁层原位放置，不翻转，在睾丸后方缝合。结果：6~7 d切口拆线，均无切口感染发生，出院后55例中45例得到随访，随访病例中无远期并发症。得出结论：采用鞘膜部分切除连续锁边缝合后鞘膜原位放置术治疗鞘膜积液并发症少，治疗彻底，远期效果十分理想。雷有学用18 g PTC穿刺针，进针至囊腔中心（靠近囊腔下部1/3处，以免抽液过程液体渗出），拔出针芯，接连50 mL注射器抽液至净，根据囊腔大小及抽出囊液的体积，按囊液体积1/10~1/4的比例注入聚桂醇硬化剂并留置于囊内，总量不超过20 mL。术毕拔出PTC针，充分按摩，使聚桂醇与鞘膜充分接触，后加压包扎。治疗过程中观察患者反应。治疗后，患者住院观察一周，无不良反应，出院后每周门诊接受治疗观察及指导1、3、6个月后复查B超，测量囊肿大小并与治疗前比较，结果发现治疗一周后随访，7例患者诉患侧阴囊沿腹股沟方向呈放射样轻微胀痛，未经特殊处理自行消失。1个月后复查囊肿积液，6例缩小1/2以上，有4例患者在随访1个月时囊肿消失缓慢，按上述方法行第二次硬化治疗。3个月后复查，4例囊肿积液消失，6例缩小2/3以上。6个月后复查，10例囊肿积液完全消失，患者生活中的不适均消失，治愈率100%。

（二）中医治疗

张书林等内治用黄芪15 g，荔枝核、橘核、乌药、茯苓各25 g，小茴香、黄柏、苦参、滑石粉各15 g，红花、莪术、王不留行各9 g，水煎内服。因风寒而致者，去黄柏、苦参；因湿热所致者，去乌药、小茴香。外用八角茴香7粒、大枣7枚（去核）研细末，炼蜜去沫，加入药粉和成厚1 cm、直径5 cm大小的药饼贴于肚脐上，用胶布固定；另以小茴香、屋梁上老尘土各50 g，和匀装入长13 cm、宽10 cm的旧布袋内，熨热敷于睾丸上，每次反复热敷20 min，每日1次。共治疗36例，全部治愈。郭氏取荔枝核、橘核、桃仁、水蛭、昆布、海藻、苍术、薏苡仁、木通、车前子、小茴香、肉桂为基础方加减，水煎，每日1剂，分2次服。红肿发热者，加蒲公英、金银花、连翘、栀子；疼痛明显者，加川楝子、延胡索。外用五倍子、肉桂、蛇床子各等份，共研细末，米醋加温适度调匀敷患处，每日换药1次，治疗小儿睾丸鞘膜积液也取得很好疗效。袁氏采用艾灸和中药泡洗相结合治疗本病收到显著效果。森亮等采用中药浸泡疗法治疗儿童睾丸鞘膜积液178例，结果痊愈173例，有效5例。

郑文通等用消水汤治疗小儿鞘膜积液，观察临床疗效与疗程的关系。消水汤药物组成：黄芪8~12 g、猪苓4~8 g、茯苓4~8 g、泽泻4~6 g、桂枝3~6 g、白术4~8 g，乌药3~6 g、厚朴3~6 g、荔枝核4~8 g、橘核4~8 g、白芍5~8 g、麦芽4~8 g、野牡丹根8~15 g、汉防己2 g、沉香1 g、桔梗3 g、甘草1 g。加减：胃纳不佳者，加谷芽、鸡内金；夜寐不安常磨牙者，加钩藤、蝉蜕；体虚易感者，加防风、杏仁。所有药物共煎汁150 mL，分早、晚服用。内服治疗小儿睾丸鞘膜积液、精索鞘膜积液、混合型鞘膜积液、交通性鞘膜积液，1个月为1个疗程，1个疗程未治愈者，行2个疗程治疗，观察患儿治疗前后鞘膜积液的变化情况。结果显示消水汤治疗各型小儿鞘膜积液均有效，1个疗程后，睾丸鞘膜积液、精索鞘膜积液、混合型鞘膜积液、交通性鞘膜积液患儿总有效率分别为73.5%、75.0%、81.8%、33.3%；2个疗程后，各组患儿总有效率分别达82.4%、82.1%、81.8%、40.0%，四组患儿2个疗程的疗效与1个疗程相当。

鲁以明观察了四逆散合五苓散加减治疗睾丸鞘膜积液98例的疗效。采用四逆散合五苓散加减：柴胡12 g、白芍30 g、白术30 g、薏苡仁30 g、枳实15 g、猪苓15 g、茯苓15 g、泽泻15 g、桂枝12 g、车前子15 g、桃仁12 g、甘草6 g。若阴囊寒冷，舌淡苔白，脉沉滑，加小茴香6 g、吴茱萸6 g、荔枝核15 g；若口苦尿黄，舌红苔黄，脉弦滑，加黄连10 g、龙胆草10 g、栀子15 g；若小腹、睾丸胀痛明显，加香附15 g、延胡索15 g、郁金15 g；若伴尿频、尿不尽，加忍冬藤30 g、连翘30 g、王不留行15 g。每日1剂，水煎取汁，分2次温服，两周为1个疗程。结果：1个疗程治愈28例；2个疗程治愈35例，治愈率64.29%；2个疗程好转26例，占26.53%；无效7例，占7.14%，总有效率92.86%。

原睿采用自拟儿疝消汤口服与药渣外敷相结合的方法，治疗小儿睾丸鞘膜积液。中医诊断水疝，证属肾气亏虚型。给予儿疝消汤，药物组成：甘遂1 g、茯苓10 g、泽泻10 g、吴茱萸5 g、槟榔5 g、枳壳10 g、车前子5 g、三棱3 g、甘草3 g。6剂，水煎服，药渣外敷。效果较好。

余育承等取八角茴香50 g捣碎，将捣碎的药物加5~10 g食盐放锅内文火炒热后，用厚棉布包住加工好的药物，再以手轻试药包的温度，待其不烫手后，将患儿的阴囊包敷在药包中，直至药包变冷为止。每天用该药包敷3次，每次敷药前均将药适度加温，布包后使用。每剂药可连续使用7 d，第2周后再以该方重新配药，继续巩固治疗，直至患儿阴囊肿胀全部消退为止。李锦春观察了中药疏风消肿汤治疗小儿睾丸鞘膜积液的疗效。采用自拟疏风消肿汤：蝉蜕30 g、金银花15 g、茯苓20 g、炒白术15 g、泽泻15 g、猪苓12 g、防风10 g、羌活6 g、陈皮10 g、桂枝5 g，加水800 mL，煎20 min，每剂连煎3次，将3次所煎之药液混合，趁热用干净毛巾或纱布蘸药液外洗和湿热敷患处，每次半小时，每日3次，药液冷后可重新加热应用。每日1剂，10 d为1个疗程，休息1 d，再进行第2个疗程，共用2个疗程，治疗本病30例。结果：治愈率为83%，总有效率为100%。

参考文献

[1] 郑光天，杨常德，乔天愚．阴囊皮下睾丸埋藏术治疗睾丸鞘膜积液［J］．重庆医科大学学报，1988，13（2）：149.

[2] 宋喜坤，邓旭．睾丸鞘膜腔内注射654-2液治疗鞘膜积液20例小结［J］．中国农村医学，1988（4）：59.

[3] 张书林，阎凤艳．中药内服贴敷治疗睾丸鞘膜积液36例小结［J］．河北中医，1989，11（2）：47.

[4] 郭侃．中药治疗小儿睾丸鞘膜积液［J］．吉林中医药，1985（1）：20.

[5] 袁惠民．灸洗并用治疗睾丸鞘膜积液［J］．山东中医杂志，1988，7（1）：5.

[6] 张克尽，杨嗣星，章咏裳．鞘膜积液及附睾囊肿的硬化疗法［J］．临床泌尿外科杂志，1988，3（2）：126.

[7] 张清旺，梁李宏．中医治疗鞘膜积液的进展［J］．中医药信息，1991（5）：25.

[8] 赖明芳．消痔灵注射治疗睾丸鞘膜积液［J］．广西医科大学学报，2002，19（1）：105-106.

[9] 章叶真．石炭酸溶液鞘内注射治疗睾丸鞘膜积液［J］．河北医学，2002，8（3）：259.

[10] 陈玉成，李世华．穿刺置管注射无水酒精治疗睾丸及精索鞘膜积液61例报告［J］．中华泌尿外科杂志，2002，23（3）：187.

[11] 廖志香．补脾活血利水法治疗睾丸鞘膜积液30例［J］．中国中医药信息杂志，2002，9（2）：53.

[12] 廖振机，朱友莲．小儿睾丸鞘膜积液并发同侧腹股沟斜疝12例临床诊治体会［J］．赣南医学院学报，2001，21（4）：383.

[13] 李健林．辨证治疗小儿鞘膜积液临床体会［J］．实用中医药杂志，2002，18（2）：53.

[14] 郭楚荣．穿刺注射四环素治疗鞘膜积液58例［J］．实用医药杂志，2001，14（4）：27.

[15] 师洪亮，赵芳，史到，等．无水乙醇鞘膜内注射治疗鞘膜积液120例［J］．中国民间疗法，

2001，9（11）：12-13.
[16] 戴暕．鞘膜腔内注射复方奎宁治疗睾丸鞘膜积液40例分析［J］．中国临床医生，2001，29（11）：27-28.
[17] 兰文纲．用地塞米松注射治疗儿童睾丸鞘膜积液［J］．贵阳医学院学报，2001，26（5）：425-426.
[18] 梁将宏．完带汤加味治疗小儿睾丸鞘膜积液32例［J］．新中医，2001，33（10）：54-55.
[19] 李文伦，张明荣，付世文，等．超声引导下穿刺硬化治疗精索鞘膜积液的临床价值［J］．中华超声影像学杂志，2001，10（8）：507.
[20] 张建民．链霉素囊内注射治疗鞘膜积液80例疗效分析［J］．邯郸医学高等专科学校学报，2001，14（4）：308-309.
[21] 高明江．中西医结合治疗鞘膜积液31例［J］．中国中西医结合外科杂志，2001，7（4）：278.
[22] 杨长庆，罗洪，周治能，等．消痔灵注射治疗成人睾丸鞘膜积液26例［J］．黔南民族医专学报，2001，14（1）：21.
[23] 孙兰荣．大建中汤治疗鞘膜积液［J］．河南中医，2001，21（3）：9.
[24] 王清，五洪军．中西医结合治疗小儿鞘膜积液13例［J］．陕西中医，2001，22（5）：292.
[25] 武政喜，芦熙涛．ZT胶在鞘膜积液中的应用［J］．宁夏医学杂志，2001，23（3）：162.
[26] 邱崇怡．温化凝滞法治疗鞘膜积液128例［J］．湖南中医杂志，2000，16（6）：37.
[27] 郝俊文，张海滨，刘道祯，等．平阳霉素囊内注射治疗泌尿系统囊肿性疾病30例［J］．药学实践杂志，2000，18（6）：418.
[28] 徐振刚，赵兰凤，胡道军，等．四环素注射治疗丝虫性鞘膜积液32例观察［J］．中国血吸虫病防治杂志，2000，12（5）：317.
[29] 杨生科．当归四逆汤治疗小儿睾丸鞘膜积液举隅［J］．实用中医药杂志，2000，16（11）：46.
[30] 李强，李华，杜日荣．加味五苓散治疗睾丸鞘膜积液［J］．齐齐哈尔医学院学报，2000，21（4）：412.
[31] 吴农荣．中药外浴治疗婴幼儿鞘膜积液16例报告［J］．甘肃中医，2000（4）：23.
[32] 李笑意，连香玉．自拟水疝汤内服外敷治小儿鞘膜积液35例［J］．时珍国医国药，2000，11（7）：653.
[33] 庄炳辉．山莨菪碱治疗儿童睾丸、精索鞘膜积液临床观察［J］．职业与健康，2000，16（6）：112.
[34] 詹雪梅，胡培德．五苓散加味治疗小儿睾丸鞘膜积液7例［J］．浙江中医杂志，2000，35（6）：249.
[35] 吕翠真．穿刺抽吸加中药外用治疗儿童鞘膜积液62例［J］．现代中西医结合杂志，2000，9（10）：918.
[36] 刘传民．泼尼松龙注射治疗23例儿童鞘膜积液疗效观察［J］．中国乡村医药，2000，7（5）：26.
[37] 王奕军．交通性鞘膜积液的诊治体会［J］．淮海医药，2000，18（1）：55.
[38] 肖厥明．白芷治疗睾丸鞘膜积液［J］．中医杂志，2000，41（3）：138.
[39] 刘忠，赵丽云，潭明涛．补肾健脾利湿法治疗小儿鞘膜积液临床观察［J］．北京中医，1999，18（6）：23.
[40] 唐学刚，唐成．ZT医用胶治疗鞘膜积液34例体会［J］．中国男科学杂志，1999，13（4）：220.
[41] 黄树礼，富元祥，徐文英，等．小儿鞘膜积液囊内注射疗法报告［J］．职业与健康，1999，15（4）：56.
[42] 潘正平．疏肝渗湿汤治疗睾丸鞘膜积液36例［J］．江苏中医，1999，20（3）：29.
[43] 殷尧琴．水疝散治疗小儿原发性鞘膜积液13例［J］．中医外治杂志，1999，8（1）：42.
[44] 亓宪银，李燕．ZT胶治疗小儿鞘膜积液52例［J］．九江医学，1998，13（4）：243.

[45] 杨文清．导气汤合五苓散治疗鞘膜积液 11 例小结［J］．甘肃中医，1999，12（1）：28.
[46] 李彦科．无水乙醇治疗睾丸鞘膜积液 2 例报告［J］．中国超声医学杂志，1998，14（4）：120.
[47] 李名燕．水疝汤治疗小儿睾丸鞘膜积液［J］．中国中医药信息杂志，1998，5（10）：41.
[48] 钱家珍，刘持友．中药外用为主治疗小儿鞘膜积液 40 例疗效观察［J］．河北中医药学报，1998，13（3）：13+28.
[49] 冯峰，李颖，赵庆国，等．酒精冲洗法治疗非交通性鞘膜积液 673 例临床观察［J］．河南外科学杂志，1998，4（4）：324-325.
[50] 陈康林．无水乙醇鞘膜腔注射治疗非交通性鞘膜积液 48 例［J］．广东医学，1998，19（10）：777.
[51] 丛德弟，周长城，訾占生．川芎嗪注射疗法治疗睾丸精索鞘膜积液的临床观察［J］．中医药信息，1998，15（5）：41.
[52] 冯择，巴德玛．消痔灵鞘膜囊内注射治疗鞘膜积液 36 例疗效观察［J］．综合临床医学，1998，14（4）：380.
[53] 李国君．鱼肝油酸钠治疗睾丸、精索鞘膜积液疗效观察［J］．广西医学，1998，20（4）：729-730.
[54] 王立成．四环素硬化疗法治疗睾丸鞘膜积液 30 例［J］．河北中西医结合杂志，1998，7（8）：1213.
[55] 朱凌平，李秀琴．自拟水疝汤治疗睾丸鞘膜积液［J］．内蒙古中医药，1998，17（2）：32.
[56] 聂桂玲，赵全兵．综合治疗小儿阴囊鞘膜积液 30 例观察［J］．实用中医药杂志，1998，14（3）：19.
[57] 刘卫．加味五苓散治疗睾丸鞘膜积液 20 例［J］．湖南中医杂志，1998，14（2）：44.
[58] 刘德华，刘汝河．鞘膜腔内注射消痔灵治疗精索及睾丸鞘膜积液［J］．山东医药，1998，38（1）：48.
[59] 余广群，张帆．红霉素局部注射治疗精索囊肿、睾丸鞘膜积液［J］．河南医药信息，1998，6（2）：38.
[60] 周国荣．莲房治疗睾丸鞘膜积液 5 例［J］．中国中医药科技，1998，5（1）：62.
[61] 翟慧敏．中医中药治愈小儿睾丸鞘膜积液［J］．河北中西医结合杂志，1995，4（1）：77.
[62] 蒋永利．四环素鞘膜腔注射治疗丝虫性鞘膜积液疗效观察［J］．江苏预防医学，1996，7（1）：94.
[63] 杜双庆．中药治疗小儿原发性鞘膜积液 25 例［J］．四川中医，1997，15（12）：38.
[64] 赵云猛，王翠琴．酒精注射加加味五苓散治疗鞘膜积液 45 例临床分析［J］．实用中西医结合杂志，1997，10（21）：2067.
[65] 郭锁成．复方奎宁注射液治疗儿童非交通性鞘膜积液［J］．新疆医学，1997，27（4）：248.
[66] 李长民，孙合根．生物黏合剂治疗鞘膜积液 23 例［J］．医学理论与实践，1997，10（11）：493.
[67] 马宏民．复合奎宁腔内注射治疗鞘膜积液 316 例分析［J］．中国现代医学杂志，1997，7（10）：54+56.
[68] 秦林．四环素治疗睾丸鞘膜积液 68 例疗效观察［J］．人民军医药学专刊，1997，13（3）：155-157.
[69] 陈荣生，张士行．醋酸可的松腔内注射治疗睾丸及精索鞘膜积液 100 例［J］．浙江实用医学，1997，2（5）：42-43.
[70] 单磊，李启忠，程四国．四环素囊内注射治疗小儿睾丸和精索鞘膜积液 34 例报告［J］．中原医刊，1997，24（9）：41.
[71] 陈小平．泼尼松龙鞘膜内注射治疗小儿精索鞘膜积液 13 例［J］．人民军医，1997，40（9）：553.
[72] 罗森亮，周力勤．中西医结合治疗儿童睾丸鞘膜积液 32 例［J］．实用中西医结合杂志，1997，10（15）：1435.
[73] 徐守泰，王秀霞，曾现臻．中药熏洗治疗小儿非交通性鞘膜积液［J］．中国民间疗法，1997

（4）：9-10.
[74] 罗国林．偏方治小儿睾丸鞘膜积液［J］．新中医，1997，29（5）：57.
[75] 魏庆国，张海波，倪玲．济生肾气丸（改汤剂）加味治疗先天性水疝临床体会［J］．中医药学报，1997，15（2）：23.
[76] 林贞慧，陈功辉．21 例少儿鞘膜积液证治体会［J］．福建中医学院学报，1997，7（2）：11-12.
[77] 邹才华，徐杰军，李春桃．健脾化痰疏肝行气法治疗睾丸鞘膜积液［J］．四川中医，1997，15（3）：31.
[78] 柴天喜．治疗睾丸鞘膜积液验方［J］．山西中医，1997，13（2）：20.
[79] 崔玉宏，李凯．中西医结合治疗小儿睾丸鞘膜积液 20 例［J］．黑龙江中医药，1997（1）：21.
[80] 蔡怀明．内外兼治小儿鞘膜积液 58 例［J］．南京中医药大学学报，1997，13（2）：117-118.
[90] 袁力克，田伦，白秀军．鞘膜腔内注射红霉素治疗睾丸鞘膜积液 42 例分析［J］．吉林医学，1997，18（1）：41-42.
[91] 刘永兴．地塞米松治疗小儿睾丸鞘膜积液 30 例临床体会［J］．中国乡村医生，1997，13（1）：15-16.
[92] 栾林祥，栾志敏．穿刺注射明矾液治疗非交通性鞘膜积液 150 例［J］．泰山卫生，1995，19（1）：17-18.
[93] 林忠应，高如生，李翰城，等．四环素鞘膜内注射治疗鞘膜积液 163 例报告［J］．海峡药学，1996，8（4）：60.
[94] 陈荣生．鞘膜切除电灼止血治疗睾丸鞘膜积液［J］．男性学杂志，1996，10（4）：251.
[95] 夏时金．二妙散加味结合穿刺抽液治疗小儿鞘膜积液 36 例［J］．四川中医，1996，14（12）：43.
[96] 范崇招．黄芪水疝汤治疗睾丸鞘膜积液 72 例［J］．新中医，1996，28（11）：46.
[97] 魏树华，吴传平，董学武．消痔灵注射治疗鞘膜积液 32 例体会［J］．男性学杂志，1996，10（3）：175.
[98] 张振华．两种注射方法治疗鞘膜积液的临床观察［J］．男性学杂志，1996，10（2）：103-104.
[99] 宋忠和，段森林．蛋清红松炭末饼外敷治疗小儿非交通性鞘膜积液［J］．实用医技杂志，1996，3（5）：385.
[100] 潘柏青．暖肝化浊法治疗小儿睾丸鞘膜积液 38 例［J］．浙江中医杂志，1996，31（5）：211.
[101] 王玉龙，郭文来．鞘液洗剂治疗小儿鞘膜积液 32 例疗效观察［J］．中国中医药信息杂志，1996，3（5）：29.
[102] 李昌荣．五苓散治疗小儿睾丸鞘膜积液 15 例［J］．新中医，1996，28（4）：48.
[103] 黄志轩，马留森，郑金岑，等．ZT 胶鞘膜腔注射治疗鞘膜积液 125 例［J］．新医学，1996，27（3）：144.
[104] 楼小红．穴位艾条灸法治愈婴幼儿鞘膜积液 12 例［J］．针灸临床杂志，1996，12（2）：47.
[105] 毛协仁，毛德华，徐静，等．明矾治疗班氏丝虫性鞘膜积液 53 例［J］．山东中医杂志，1995，14（12）：549-550.
[106] 张育明，张育红，李建勤．非交通性鞘膜积液的非手术治疗［J］．山西医药杂志，1995，24（6）：384.
[107] 汪清．硬化治疗鞘膜积液及附睾囊肿 35 例疗效分析［J］．新疆医学院学报，1995，18（3）：208.
[108] 姚昌武．贴敷治疗小儿鞘膜积液 3 例［J］．中医外治杂志，1995，4（4）：48.
[109] 张燕生，施雪兰．温肾利水、活血化瘀法治疗睾丸精索鞘膜积液［J］．中国农村医学，1995，23（2）：53.
[110] 林英健，单瑞祥，魏天令，等．链霉素鞘膜内注射治疗小儿鞘膜积液 112 例临床体会［J］．

中国乡村医生杂志，1995，10（1）：48.
[111] 青格乐吐，满花．蒙医麻雀胸外包法治疗新生儿鞘膜积液［J］．中国民间疗法，1997，5（4）：14-15.
[112] 张殷，王忠荣，潮敏，等．不同操作通道下腹腔镜经皮腹膜外环扎术治疗儿童鞘膜积液-两中心950例经验总结［J］．临床小儿外科杂志，2017，16（1）：54-59.
[113] 邱树苹．睾丸鞘膜积液应用鞘膜翻转术与切除术治疗的临床效果分析［J］．齐齐哈尔医学院学报，2014，35（21）：3194-3195.
[114] 马立原．睾丸鞘膜部分切除后连续锁边缝合治疗睾丸鞘膜积液［J］．基层医学论坛，2011，15（4）：376.
[115] 雷有学．聚桂醇超声介入治疗原发性睾丸鞘膜积液10例报告［J］．微创医学，2012，7（6）：661-662.
[116] 郑文通，卢穗万，彭明建，等．消水汤治疗小儿鞘膜积液临床研究［J］．亚太传统医药，2017，13（4）：141-142.
[117] 鲁以明．四逆散合五苓散加减治疗睾丸鞘膜积液98例［J］．光明中医，2014，29（1）：63-64.
[118] 原睿．儿疝消汤治疗小儿睾丸鞘膜积液举隅［J］．中医儿科杂志．2011，7（5）：32-33.
[119] 余育承，郑秀东，吴玉兰．八角茴香外用治疗睾丸鞘膜积液［J］．新中医，2010，42（5）：107.
[120] 李锦春．疏风消肿汤外治小儿睾丸鞘膜积液30例临床观察［J］．基层医学论坛，2010，14（8）：729-730.
[121] 双卫兵，章慧平．男性生殖道疾病与生殖调节技术［M］．北京：人民卫生出版社，2015.
[122] 陈在贤．实用男科学［M］．北京：人民军医出版社，2013.

第七节　精液囊肿

一、概述

精液囊肿是睾丸或附睾部出现含有精子成分的囊性肿块，又称为附睾囊肿，为较常见的阴囊内囊性疾病。有报道显示约5%男性患有精液囊肿，曾暴露于己烯雌酚环境的男性中，约21%发生该病。常见于青壮年，大多数患病后不具有症状，有10%~20%病例可出现阴囊部轻微疼痛或坠胀不适。中医文献中没有类似病名、病证的记载，有的学者称之为阴囊内“痰包”。主要由于肝郁脾虚、痰湿内阻所致，治疗以疏肝理气、化湿消痰为主。若由于阴虚炼液成痰所致，则宜滋阴降火、化痰散结。本病一般没有并发症和后遗症，预后良好。

二、病因病理

（一）中医病因病机

（1）饮食不节，劳倦伤脾，痰湿内生；或情志不遂，郁怒伤肝，肝郁气滞，疏泄失常，则痰湿内阻，停积留著，久而则成囊肿。

（2）素体肝肾阴虚，或久病伤阴，阴虚则虚火内生，炼液成痰，痰湿留滞阴囊，久之则成囊肿。

（二）西医病因病理

1. 病因　精液囊肿形成的原因还不清楚。可能与输精管道部分阻塞、感染、性功能紊乱（如性欲旺盛、射精困难等）、附睾的慢性炎症、淋病和损伤有关。另有学者认为发生该病是因为先天性原因，如胚胎期起于旁睾、迷管、睾丸附件、附睾附件，或精液输出管潴留性囊肿，内含精子。

2. 病理　精液囊肿囊壁较薄，由两层组织构成，内层由具有渗透性与选择性吸收能力的假复层上皮构成，而外层是略厚的结缔组织，囊肿里的液体为乳白色，不透明，囊肿体小，呈球形，可单发、多发，一侧或双侧发生。镜下可发现不活动的精子、脂肪小体、上皮细胞与淋巴细胞，在室温下短期放置后，液体中原先不活动的精子会活动起来。

三、辨病要点

1. 症状　本病多发生于20~40岁的青壮年，老年人偶有发生。一般无明显症状，常因发现阴囊内肿块就诊，表现为肿块逐渐增大，伴有阴囊部位的疼痛及下坠感。

2. 体征　睾丸或附睾部可触到边缘光滑、质软而带有囊性感的圆形肿块，小的刚可扪及，大的达鸡蛋大小，酷似睾丸，多发于附睾头部，囊肿透光试验阳性。

3. 实验室检查　囊肿穿刺液中可发现不活动的精子、脂肪小体、上皮细胞及淋巴细胞。B超可见附睾头有圆形液性暗区，位于睾丸之外，大部分无后壁回声增强。

四、类病辨别

本病主要应与睾丸鞘膜积液、附睾结核、睾丸附件囊肿及旁睾囊肿、精索鞘膜积液相鉴别。

1. 睾丸鞘膜积液　肿块多呈球形或梨形，表面光滑，柔软而有波动感，无压痛，睾丸与附睾不易扪清，肿块穿刺液中不含精子，多呈透明无色液体。

2. 附睾结核　肿物呈结节状，可与皮肤粘连，甚至破溃形成慢性窦道，输精管常呈串珠状，透光试验阴性，结核菌素试验阳性，血沉常增快。肿物多位于附睾尾部。

3. 睾丸附件囊肿、旁睾囊肿　阴囊内囊性肿块，但较少见，囊肿多在睾丸上极，囊肿内容物镜检不含精子。

4. 精索鞘膜积液　阴囊内囊性肿块，位于精索部位，为卵圆形或柱形，体积较精液囊肿大。牵拉睾丸或精索时，肿块随之下移。B超探查，精索部位出现透声区。

五、辨证要点

1. 明辨病位　本病病变部位在阴囊内睾丸附睾旁，其他位置的囊性肿块则非本病。本病的发生主要与肝、脾、肾功能失调有关，其侧重不同，或以肝失疏泄为主，或以脾失健运为主，或以肾阴亏虚为主。故临证时须结合全身情况及患者体质，查明病变的主要脏腑，进行辨证论治，方能收到较好疗效。

2. 细审寒热　本病有因肝郁脾虚、痰湿内阻而致精液囊肿，也有因阴虚火旺、炼液成痰而致的精液囊肿。故在临证时须细审寒热，分清属性，用药才能有的放矢，切中病机。

六、治疗原则

本病多因肝、脾、肾功能失调，痰湿内阻，停积留着所致。治疗以化痰散结为主，根据病因病机的不同，或疏肝理气、化痰除湿，或滋阴降火、化痰散结。

七、论治要点

（一）气滞痰凝证

1. 临床表现　睾丸或附睾部可触及质地柔软的圆形肿物，边缘光滑有波动感，肿块小者可无明显不适，较大者可有阴囊坠胀感及疼痛感，多伴有情绪抑郁、胸胁胀满、纳呆腹胀、大便溏薄等症。舌质淡，苔白，脉弦。

2. 证候分析　肝郁气滞，横逆犯脾，脾虚失运，则痰湿内生，阴囊乃肝脉所系，故在此形成囊肿；痰湿阻滞，经脉不和，故阴囊坠胀而疼痛；情志抑郁，肝失疏泄，经气郁滞，气机不畅，则胸胁胀满；脾虚生痰，痰湿困脾，运化失职，故纳呆腹胀，水湿不化，流注肠间，故大便溏薄。舌淡、苔白、脉弦乃肝郁气滞之象。

3. 治法　疏肝理气，化湿消痰。

4. 方药　柴胡疏肝散合五苓散加减。取柴胡疏肝散理气；五苓散健脾燥湿，化气利水。加昆布、海藻以消痰，炮山甲、王不留行、川牛膝入肝经以通络破结。诸药合用，以达肝疏气调、脾健湿除、络通囊消之目的。

（二）阴虚痰阻证

1. 临床表现　精液囊肿，伴性欲亢进，阳强易举，交不射精，或性交疼痛。舌质红，苔薄黄，脉细数。

2. 证候分析　素体肝肾阴虚或久病伤阴，阴虚则虚火内生，炼液成痰，留于阴囊，形成囊肿；阴虚火旺，相火妄动，则性欲亢进，阳强易举；心肾不交，精关不开，则交不射精；房劳伤肾，肝肾经脉受损，经络失荣，故性交疼痛。舌质红、苔薄黄、脉细数均为阴虚痰阻之象。

3. 治法　滋阴降火，化痰散结。

4. 方药　大补阴丸合消瘰丸加减。取大补阴丸滋阴降火；消瘰丸化痰散结。加海藻、昆布、夏枯草、茯苓以增加化痰散结之力。诸药合用，共奏滋阴降火、化痰散结之功。

八、其他治疗

（一）西药治疗

一般不需内服药物，可用穿刺注射法治疗，穿刺囊肿抽出积液后注入硬化剂，如醋、奎宁乌拉坦溶液、山莨菪碱、5%鱼肝油酸钠等。适用于较小的囊肿，但复发率较高，且易感染，目前多不主张应用。

（二）药物外治

（1）用玉枢丹，拌醋调成糊状，外敷患处，每日换 1 次。

（2）苏木 40 g、皂角刺 20 g、白芷 10 g、生牡蛎 40 g。水煎，热敷患处，每次 20 min，每日 1 次。

（三）X 线照射法

X 线照射睾丸，可抑制睾丸生精小管的分泌，从而使囊肿不再出现。适宜于老年人或已有子女者。照射剂量为 6~8 Gy，每 6~8 d 1 次。不会影响性欲，偶有睾丸萎缩。

（四）手术治疗

囊肿较大影响活动时，可行囊肿切除术，这是本病较有效的治疗方法。即经阴囊切口显露游离囊肿，钳夹狭细的颈部，将其完整切除，颈部残端用肠线结扎。最好同时施行睾丸鞘膜翻转术，以防止鞘膜积液的发生。

九、转归与预后

精液囊肿病变小，症状轻，少有并发症及后遗症，预后良好，不会影响生育能力。

十、预防与护理

（1）囊肿较大，坠胀疼痛时，可用阴囊托将阴囊托起，以减轻其痛苦。

（2）注意休息，保持阴囊清洁；防止感染。

（3）心情舒畅，戒郁怒；节制房事，切忌纵欲；饮食有节，不过量饮酒，少食肥甘。

（4）积极治疗感染、慢性炎症、损伤、淋病及性功能紊乱，以减少该病的诱发因素。

十一、现代研究进展

目前该病的研究主要集中在临床诊断和治疗方面。

（一）西医临床

李镇超等分析总结了 103 例经穿刺、手术及病理证实的附睾囊肿的二维及彩色多普勒血流显像（CDFI）特征，探讨了高频彩色多普勒超声对该疾病的诊断价值。103 例附睾囊肿均位于附睾头部，声像图表现为附睾头部出现圆形或类圆形小囊肿，囊壁薄而光滑，后方回声增强。附睾单纯性囊肿，囊内为无回声；附睾精液囊肿，囊内可出现低水平回声，或少许沉淀样回声，位于囊肿底部，形成分层现象。CDFI显示肿块内部及周边无血流信号。指标显示103例附睾囊肿中，附睾单纯性囊肿26例，附睾精液囊肿77例；囊肿最小约0.4 cm×0.3 cm，最大约2.5 cm×2.1 cm。结合诊断结果对囊肿10 mm以上的22例行切除术，5~10 mm的66例行穿刺抽液治疗，5 mm以下的15例行门诊随访处理。黄小茹等探讨了核磁共振成像（MRI）用于睾丸附睾肿块诊断的临床价值，回顾性分析16例睾丸附睾肿块患者的影像学资料，分析其MRI表现。结果16例睾丸附睾肿块病灶MRI影像显示不同程度的肿大，边界清或不清。其中精原细胞瘤5例，以实质性改变为主，病灶内见均匀等T1、T2信号及大小不等片状长T1、T2信号，病灶轻度强化；混合型生殖细胞瘤2例，MRI表现T1WI、T2WI呈高混杂低信号；畸胎瘤3例，良性畸胎瘤呈椭圆形，T1WI、T2WI呈高混杂低信号及轻度强化，恶性畸胎瘤增强后呈不均匀明显强化；内胚窦瘤（卵黄囊瘤）1例，边缘欠规整，T2WI高信号及不均匀强化；附睾囊肿及附睾结核各发生1例，附睾囊肿，可单发及多发，囊肿分单房及多房，MRI表现为附睾头部类圆形囊性信号影；非特异性肿块3例。MRI的多方位、多序列扫描能清楚显示睾丸附睾病变，对早期鉴别诊断及治疗有较高的价值。瓦增成等探讨了超声引导下无水酒精治疗睾丸及附睾囊肿的疗效。对2例睾丸囊肿及27例附睾囊肿患者，在超声引导下穿刺并用医用无水酒精做硬化治疗，观察其疗效。结果：1个月后复查，29例囊肿均大于原囊腔体积的50%；3个月复查，21例囊肿囊腔消失；6月后复查时，27例囊肿囊腔消失，2例囊肿囊腔最大直径为0.3~0.5 cm，1例无明显变化。陈晨等引进阴囊镜技术成功为患者切除了附睾囊肿，既满足了患者微创治疗的要求，又完整地保留了患者的附件组织。和传统开放手术不同，阴囊镜下的附睾肿物切除不需要将患者睾丸挤出阴囊外，患者术后几无疼痛，也不会因为术中牵拉睾丸而产生严重的恶心呕吐反应。且由于阴囊镜手术利用的是睾丸鞘膜腔这样一个自然腔隙，不需要像传统开放手术那样游离整个睾丸，采用等离子电切镜，出血少，术中止血确切；同时也无须另行睾丸固定，患者术后也不会发生睾丸扭转，术后可利用小切口放置引流。

（二）中医临床

吕启让等观察了加味攻坚汤治疗附睾囊肿的临床疗效。将66例附睾囊肿患者分为两组，治疗组36例采用加味攻坚汤治疗，对照组30例采用西药对症治疗。处方：苏子10 g、夏枯草30 g、王不留行50 g、牡蛎30 g、柴胡10 g。湿热者，加黄柏10 g、白花蛇舌草20 g、石韦20 g；肝郁气滞者，加小茴香10 g、荔枝核20 g；肾阳虚者，加巴戟天20 g、锁阳10 g；肾阴虚者，加玄参20 g、女贞子10 g、墨旱莲10 g。每日1剂，水煎服，15 d为1个疗程，间隔7 d，继续下1个疗程，共治疗3个疗程。结果：总有效率治疗组为58.3%，对照组为33.3%；两组治疗后配偶受孕率、附睾体积及精液参数比较显示中药治疗效果明显。杜杰等采用埋线配合药物治疗附睾囊肿56例，中药方选半夏、茯苓、白芥子、白僵蚕、柴胡、川楝子、香附、橘核、赤芍、蜈蚣、莪术、海藻为基本方。湿浊盛者，加苍术、厚朴；瘀血重者，加桃仁、红花、当归。水煎口服，每日1剂。穴取关元、中极、曲骨、肝俞、肾俞。在利多卡因局麻下，用00号羊肠线埋线，关元、中极、曲骨用外科三棱缝皮针埋线；肝俞、肾俞用腰穿针埋线（即注线法）。穴位交替使用，15 d埋线1次，3次为1个疗程。2个疗程结束后，统计治疗效果，痊愈29例，占51.8%；好转18例；占32.1%；无效9例，占16.1%。

参考文献

[1] 李镇超，覃兴尤，唐荣德．高频彩色多普勒超声对附睾囊肿的诊断价值［J］．中国当代医药，2013，20（3）：102-103.

[2] 黄小茹，谌力群，潘海锋．核磁共振成像在诊断睾丸附睾肿块临床价值［J］．中国城乡企业卫生，2016（7）：61-63.

[3] 瓦增成．超声引导下睾丸附睾囊肿的穿刺硬化治疗的应用价值［J］．当代临床医刊，2015，28（6）：1771-1772.

[4] 陈晨，杨杰，秦远，等．阴囊镜治疗附睾囊肿症1例报道［J］．南京医科大学学报（自然科学版），2017，37（5）：647-648.
[5] 吕启让，陈永斌，黎敏姬．加味攻坚汤治疗附睾囊肿36例临床观察［J］．湖南中医杂志，2017，33（5）：70-71.
[6] DU JIE，LIU W G. Embedding plus Medication for Treating Spermatocele：A Study on 56 Cases［J］. J. Acupunct. Tuina. Sci.，2011，9（4）：245-246.
[7] 双卫兵，章慧平．男性生殖道疾病与生殖调节技术［M］．北京：人民卫生出版社，2015.
[8] 陈在贤．实用男科学［M］．北京：人民军医出版社，2013.

第八节　隐睾症

一、概述

隐睾症是睾丸下降不正常的总称。睾丸在胎儿期由腹膜后下降入阴囊，若在下降过程中停留在任何不正常部位，如腰部、腹部、腹股沟管内环、腹股沟管或外环附近，则统称为隐睾症或睾丸未降。睾丸正常下降后，腹膜鞘状突近端闭锁，远端开放，形成睾丸鞘膜，故睾丸下降不全者多半伴有先天性腹股沟疝。

隐睾的发生率很高，据报道早产儿隐睾发病率约为30%，新生儿约4%，1岁小儿约0.66%，成人约0.3%。发病率随生长发育逐渐下降，表明出生后睾丸仍然能继续下降，1岁以后继续下降机会明显减少。隐睾单侧多于双侧，左侧发生率约30%，右侧发生率约50%，双侧发生率约20%。未降睾丸约70%居于腹股沟区域，约25%位于腹腔内或腹膜后，5%位于其他部位。中医称单侧隐睾为“独肾”，双侧隐睾则没有类似的名称；有的中医文献把此病归于“天宦”的范畴，论述不多。本病主要与先天不足、肾气虚弱、天癸不充有关，治疗以补肾填精为主。

隐睾症可导致男性不育，并可引起睾丸恶变等严重后果。

二、病因病理

（一）中医病因病机

先天禀赋不足，肾气虚弱，天癸不充，致使肾子发育停滞或延迟，不能降入阴囊，形成隐睾。

（二）西医病因病理

1. 病因　隐睾症的病因至今仍未完全阐明，可能与下列因素相关。

（1）解剖因素：睾丸引带发育异常、引带缺失、引带提早退化或引带异位附着。睾丸血管发育异常、弯曲皱褶，从上方牵拉而限制睾丸下降。精索血管或输精管太短、睾丸体积过大、腹股沟管过紧或外环远端无口进入阴囊、阴囊发育异常、阴囊太小等均可导致隐睾发生。

（2）内分泌因素：睾丸下降过程与分泌的睾酮水平密切关系，睾酮、双氢睾酮与精索和阴囊表面的受体蛋白结合，可促使睾丸下降。下丘脑-垂体-睾丸轴分泌失衡导致隐睾患者睾酮水平低于正常，抗米勒管激素分泌不足等导致隐睾。此因素所致隐睾多为双侧隐睾。

（3）遗传因素：隐睾具有遗传倾向，家族发病率约14%。文献报道，与隐睾发生可能相关的基因有Bcl-2、Insl-3、Tsg23、AR基因、SRD5A2、热休克蛋白70-2基因、诱生型一氧化氮合成酶基因、雌激素和雄激素受体基因等。

（4）副中肾管（米勒管）抑制物质（MIS）不足：在胚胎性别确定前，每个胎儿同时具有副中肾管和中肾管。当胚胎决定为男性时，原始性腺发育为睾丸。睾丸内间质细胞分泌睾酮，支持细胞分泌MIS，抑制副中肾管发育。若MIS不足，副中肾管残留，会阻碍睾丸经腹移行。

（5）其他因素：睾丸本身某些缺陷，如睾丸发育不良、睾丸融合或阙如等。

2. 病理　隐睾常伴有不同程度睾丸发育不全，隐睾体积明显缩小而质软，部分患者伴有睾丸与附睾分离、附睾头或输精管缺失等。在光镜与电镜对照下发现隐睾的病儿在2~4岁时有生精小管周围纤维化、间质比例增加及生精小管退化形成的沙样瘤。从2~3岁开始隐睾的生精小管中精原细胞数量减少，退行性变突出，病变累及间质、精原细胞、支持细胞和间质细胞。5岁时更明显，并随年龄增长而加重。因此，对隐睾患儿2岁后就应该进行手术治疗，最佳年龄应是2~4岁。若为单侧隐睾，则对侧正常睾丸生精功能可代偿性增强，一般仍具备生育能力；但双侧隐睾或对侧睾丸生精小管异常，则丧失生育能力，性功能与第二性征一般不受影响。

三、辨病要点

1. 症状　一般无明显临床症状，部分患者可伴有不同程度的肾精不足症状，如发育迟缓、身材矮小、智力低下、动作迟钝、发脱齿摇、耳鸣耳聋、健忘恍惚等。

2. 体征　一侧或双侧阴囊发育不良，站立时阴囊内空虚无睾丸，在腹股沟处或可见局部隆起，触及较小的活动睾丸，有时可推入阴囊。睾丸若停留在腹膜后，则很难触及。

3. 实验室检查　B超、CT、磁共振检查，适用于体检未能发现睾丸患者。激素测定，双侧未扪及睾丸者，测定血清卵泡刺激素（FSH）、促黄体生成素（LH）、人绒毛膜促性腺激素（HCG）水平，注射前后测定血清睾酮（T）水平，注射后若T水平升高，提示有功能性睾丸组织存在；若有血清FSH、LH水平升高，但注射HCG后，T不改变，说明无功能性睾丸组织存在。

四、类病辨别

本病主要应与睾丸回缩、无睾症、腹股沟淋巴结、男性假两性畸形相鉴别。

1. 睾丸回缩　多在学龄前后发现，由于提睾反射或寒冷刺激，睾丸可回缩至腹股沟，阴囊内扪不到睾丸，但待腹部温暖，或局部热敷，睾丸可复出。隐睾则不受温度变化的影响。

2. 无睾丸　阴囊发育不良，空虚无睾丸，无生殖能力，第二性征差，呈宦官型发育，如皮下脂肪丰满，皮肤细，语调高，胡须、阴毛稀少，喉结不明显。腹部B超及手术探查均无睾丸。

3. 腹股沟淋巴结　常与位于腹股沟部的隐睾相似，但淋巴结为豆形，质地较硬，大小不一，且数目较多，不活动。阴囊内睾丸存在。

4. 男性假两性畸形　常合并有隐睾。此外生殖器官有严重畸形，如尿道下裂、阴囊分裂，似女性外阴，但性染色体检查为XY，B超及手术探查可发现睾丸。

五、辨证要点

隐睾为先天性疾患，辨证主要应依据阴囊内无睾丸，抓住先天不足的病因病机，予以及早治疗，以免恶变。

六、治疗原则

由于本病与先天禀赋不足有关，故治疗应在婴儿期开始，给予补益肾精之剂，促进睾丸及整个生殖系统与内分泌系统的生长发育，促使睾丸下降到阴囊。

七、论治要点

1. 临床表现　单侧或双侧阴囊较小，阴囊内触之无睾丸，常在腹股沟处触及隐睾。或伴有不同程度的发育迟缓、智力动作迟钝、发脱齿摇、耳鸣耳聋、健忘恍惚等肾精不足的症状。

2. 证候分析　先天禀赋不足，肾精亏虚，天癸缺乏，则阴囊和睾丸发育不良，睾丸不能及时正常下降至阴囊，形成隐睾；肾主生殖与发育，主骨生髓，其华在发，开窍于耳，肾精不足，不能化气生血，充肌长骨，充髓实脑，故见发育迟缓、智力低下、动作迟钝、耳鸣耳聋、健忘恍惚等症。

3. 治法　补肾益精。

4. 方药　补肾散。方中用熟地黄、山茱萸、枸杞子、怀牛膝滋补肝肾；紫河车为血肉有情之品，合人参、当归大补气血；鹿茸、巴戟天、仙茅、肉苁蓉、补骨脂温肾壮阳，鼓舞肾气；柴胡、蜈蚣、麝香疏肝通络，开窍醒脑，促进垂体分泌促性腺激素。诸药合用，起补肾益精、促进性激素分泌的作用。

八、其他治疗

（一）西药治疗

主要采用激素治疗。

1. 人绒毛膜促性腺激素（HCG）　HCG 可刺激间质细胞，产生睾酮。一般使用 1 个疗程，总剂量 5000~10 000 单位，分 10 次，间隔 1~3 d，肌内注射。

2. 促性腺激素释放激素（GnRH）　GnRH 作用于垂体前叶，促使垂体释放 LH 和 FSH，LH 发挥与 HCG 相同的作用。采用鼻黏膜喷雾给药，每侧鼻孔 200 μg，每日 3 次，每日总量1.2 mg，连续 28 d。

（二）针灸治疗

耳针疗法：取双侧内分泌、睾丸穴，留针 20 min，每隔 5 min 行针 1 次，7 d 为 1 个疗程，2 个疗程之间休息 5 d。可行 3 个疗程。

（三）单验方治疗

熟地黄、肉苁蓉、淫羊藿、巴戟天、沙苑子各 6 g，菟丝子 12 g，生牡蛎 15 g，肉桂 1.5 g（后下）、蛇床子 4.5 g。水煎服，每日 1 剂。顾氏以上方为基础方加减治疗一双侧隐睾的 15 个月小儿，结果服药 50 余剂，左右侧睾丸先后下降至阴囊内。

（四）手术治疗

睾丸下降固定术是治疗隐睾的主要方法。在出生 15~18 个月后，一些隐睾患者睾丸生殖细胞开始减少，3 岁以后生精细胞缺失率高达 93%，故睾丸固定术最佳手术年龄应该在 6~12 个月，最迟在 18 个月内进行手术。

1. 一期睾丸固定术　适用于可触及低位隐睾。经腹股沟入路需腹股沟斜切口游离精索，结扎未闭的鞘状突或疝囊，放置睾丸于内膜囊。

2. 分期睾丸固定术　适用于高位隐睾或少数低位隐睾精索长度仍不足以将睾丸无张力放入阴囊者。手术可先将睾丸固定于当前所能达到的最低位置，半年至一年后行二期手术将睾丸固定于阴囊内。

3. Fowler-Stephens 睾丸固定术　适用于长襻输精管、侧支循环丰富且睾丸发育良好的高位隐睾。该术在高位离断精索血管，保留足够侧支循环血管，将睾丸固定于阴囊内。

4. 腹腔镜手术　所有不可触及睾丸、可疑隐睾恶变者及腹腔内高位睾丸切除等都可以采用。

5. 睾丸移植术　是治疗腹腔内高位隐睾有效方法，分为自体睾丸移植和异体睾丸移植。自体睾丸移植应用于睾丸发育良好，但因解剖因素不能经上述手术方法降至阴囊内的患者。异体睾丸移植适用于先天睾丸发育不良、无睾症、严重睾丸萎缩、睾丸坏死者。

6. 睾丸切除并假体置入　适用于睾丸严重发育不良、可疑恶变、睾丸萎缩坏死患者，该术主要恢复阴囊正常外观，减轻患者心理障碍。

九、转归与预后

隐睾本身没有明显的临床症状，但却有较多的并发症及后遗症，以恶性病变最为严重，故应及时施行手术治疗。其并发症主要有如下几种。

1. 生精功能障碍　隐睾周围温度比阴囊高 1.5~2.5 ℃，而温度的升高可使睾丸上皮萎缩，阻碍精子发生，因此双侧隐睾是男性不育症的显著诱因。最近报道，单侧隐睾从出生后第 2 年起，对对侧正常位置的睾丸有损害作用，即所谓“交感性睾丸病”，并认为可能是单侧隐睾患者在开始阶段就有双侧睾丸发育不全，或隐睾睾丸所产生的抗体、体液因子影响了正常的睾丸，从而造成损害，并可引起不育。

2. *腹股沟疝* 隐睾并发腹股沟疝者约占50%，其中以腹股沟处隐睾最常见，这是由于睾丸下降不全而使腹膜鞘状突不能闭合所致。一部分病例因嵌顿痛就诊，经检查及手术诊断为隐睾合并嵌顿痛。因此在做隐睾手术时应仔细检查疝端的存在，以免遗漏。

3. *精索扭转* 隐睾下端失于固定，或提睾肌收缩过强、睾丸引带发育不良、睾丸的移动度过大等因素使得隐睾发生精索扭转的机会比正常睾丸大得多，国外有人统计精索扭转的患者中约50%患隐睾症。

4. *睾丸创伤* 腹股沟内睾丸位置浅表，后壁坚韧无弹性，活动度小，易受挤压、撞击等损伤。

5. *恶性变* 隐睾的恶变率较正常睾丸明显增高（高30~50倍），其中以腹内型隐睾最高，这可能与腹腔内温度高对睾丸的影响有关。据统计，8%~15%的睾丸肿瘤发生于隐睾，其发生的肿瘤以精原细胞癌最为多见，也有畸胎瘤。有人指出，年龄超过6岁的隐睾患者，其恶性变机会明显增加，所以位于腹内及较大儿童的隐睾宜行睾丸切除术，但仍有发生恶变的可能。

6. *睾丸鞘膜积液* 个别可出现，停留于腹内。

7. *心理影响* 患者因隐睾、阴囊发育不全，产生抑郁和自卑感，怕暴露，对性生殖能力和婚姻问题均有顾虑。

十、预防与护理

本病预防应从胚胎期开始。孕妇应加强营养，适当活动，保持心情舒畅，注意用药宜忌，避免接触有害物质，以免影响胎儿发育。一旦患病，应及早服药治疗，不可乱行挤按，以防损伤睾丸。服药无效时应手术治疗，不可延误时机。

十一、现代研究进展

随着现代科学技术的不断发展，对隐睾症的研究近年来也取得了一定的进展，主要表现在以下几方面。

（一）理论研究

过去一般认为至少在单侧隐睾，梗阻是睾丸不降的主要病因，但近年来多数学者认为下丘脑-垂体-性腺轴的功能紊乱是发生隐睾的重要病因。此外，有人提出了在隐睾患儿及其母亲体内存在抗促性腺激素细胞的假说，但未被实验证实，若得以证实，将大大增进对隐睾病因的认识。关于睾丸下降的机制仍是争论的热点，腹内压、睾丸引带牵引和以附睾为动力的学说在睾丸下降理论中占主导地位。但目前对此尚无一致的解释，也许各种因素在睾丸下降中均有一定作用。有些学者提出，在出生时腹内睾丸的生殖细胞数量是正常的，因此隐睾之不育属获得性疾病而非畸形或发育不良，未降睾丸最初显然并不存在先天性异常，这一点对决定治疗方案具有重要意义。

（二）基础研究

过去在6岁左右的患者，光学显微镜才能看到隐睾的病理变化，故一般认为手术治疗的适宜年龄为6岁左右。随着电子显微镜的应用，在2岁患者就已发现隐睾有实质性病变。因此许多学者认为，从隐睾的内分泌与组织学超微结构病变规律来看，应在1~2岁时隐睾的内分泌功能出现异常之前施行睾丸引降固定术，这样可以使已经轻度受损的组织结构得到恢复或改善。

贾苗苗等观察了氧化应激相关基因Nme5在隐睾中的表达变化，探讨了其在生精细胞凋亡中的作用，结果发现正常睾丸组织中Nme5在粗线期初级精母细胞、圆形精子以及长形精子中都有表达，参与了从减数分裂到精子变形的全部过程，在精子发生中起重要作用。隐睾状态下Nme5在新生圆形精子和由退行性圆形精子细胞组成的多核巨细胞中表达上调，可能通过调控氧化应激相关基因Gpx5来调控圆形精子细胞凋亡。林阳等观察了三碘甲腺原氨酸（T_3）干预对氟他胺（Flu）诱导的SD隐睾大鼠成年后生殖能力情况发现，T_3可以降低Flu诱导暴露后隐睾发生率；对Flu诱导后的雄性仔鼠的生精功能有改善作用，但并不能促进睾丸发育，不能提高精子生成率，不能显著改善生殖功能。张炜等研究了戊酸雌二醇对大鼠胎鼠睾丸与睾丸引带形态结构及功能的影响，探讨了睾丸下降不全的原因，结果发现雌激素可导致睾丸引带功能障碍，使睾丸下降发生异常而诱导隐睾发生；同时造成睾丸Sertoli细胞、睾丸Leydig细胞和生精细胞发育障碍及功能改变。瞿虎等探讨了大鼠隐睾模型的建立和胚胎干细胞睾丸内原位注射对热损伤所致的睾丸生精功能的影响时，发现短期的睾丸热损伤是可逆的，超过10 d则严重影响到睾丸的生精功能，原位注射胚胎干细胞在本实验中尚不能证实对睾丸损伤有修复作用。邱云亮等研究了未折叠蛋白反应（UPR）关键基因在氟他胺致小鼠隐睾中的表达情况，结果发现在氟他胺致小鼠隐睾模型中，UPR关键基因Grp78、Atf6、Ire1、Perk和Xbp1的表达丰度降低，推测UPR和隐睾发生有关。谢丽等研究了p53特异性抑制剂（PFT-α）对隐睾生精细胞中p53和bcl-2/bax表达的影响，结果发现PFT-α可能通过上调bcl-2，下调p53和bax的表达，抑制隐睾生精细胞的过度凋亡。曾晓等探讨了淫羊藿总黄酮对小鼠实验性隐睾复位固定术后生精功能的恢复作用，结果发现淫羊藿总黄酮能够增加模型小鼠的睾丸重量，增加精子浓度，提高精子活率，改善模型小鼠睾丸组织的病理性变化，恢复各级生精细胞百分比。

（三）临床研究

1. 隐睾的诊断与鉴别诊断　对于腹股沟区域的隐睾，一般通过体格检查即能发现，但对于腹腔内、腹膜后等不能摸到的隐睾，则必须借助一些特殊检查方能定位。目前应用的有以下一些方法：

（1）CT：采用先进的CT技术，做睾丸下降径路上的扫描，能发现隐睾。80%的病人可用此法确定睾丸位置。

（2）超声：在睾丸下降途径上探测，隐睾部位可发现呈实质性平段和伴少许微波的隐睾回声图。如用灰阶超声，则可见隐睾外形光滑和均匀细微的弱光点。

（3）睾丸静脉造影：一般采用经股睾丸静脉造影方法，将造影剂自股部静脉注入，观察造影剂显示的静脉沿途，何处出现睾丸静脉丛样的表现，该处即可能是隐睾。此外，睾丸动脉造影、腹腔或腹膜后充气造影、^{32}P扫描、腹腔镜检查、放射性核素^{99m}Tc检查等也可用于协助诊断。

10岁以上患者测定血清睾酮、卵泡刺激素（FSH）和黄体生成素（LH）可帮助查明双侧隐睾的病因。原发性睾丸功能不全的患者，FSH和LH显著增高，而睾丸酮中度降低；原发性垂体功能不全的患者（约占10%）三者均降低。若伴有性征或外生殖器异常，应检查性染色体，并注意可能为某种两性畸形。

在鉴别诊断方面，儿童患者的隐睾与无睾鉴别比较困难，可试用诊断性用药，即每日肌注HCG 2 000 U，共5 d，接着检查血清睾酮含量，无睾症患者睾酮不增高，而隐睾患者却显著增高，用此法确诊为无睾症者可免于手术探查。有些学者发现继发性隐睾症，即出生时睾丸下降而在儿童期回升的现象确实存在，其准确的百分率仍不清楚，根据1987年隐睾诊断和治疗国际讨论会议提供的会议资料，约5%回缩性睾丸可在儿童期上升。

大多数学者认为，为了估价生育能力和诊断原位癌以及维持有效的治疗，隐睾的诊断性活检是完全必要的，甚至可以作为常规手段来进行，因为活检对睾丸的生长及生育能力无不良影响。

2. 隐睾的治疗　关于隐睾的治疗意见尚不一致，目的是使睾丸下降到正常位置，以获得生精功能，预防各种并发症，消除精神负担，手术时尚可处理腹股沟斜疝等并发症。可分为激素治疗和手术治疗两类。一般先行激素治疗，如单独应用GnRH或与HCG联合应用可改善大多数隐睾的位置，有助于以后的手术治疗。

关于手术年龄，国内学者过去多主张10岁左右手术，国外主张3~6岁手术。但由于在电镜下观察到隐睾于2岁时即有病理改变，故近年来多数学者认为出生后第2年是治疗的最好时机，一般不要超过3岁，可先用内分泌治疗，观察半年，若无效即行睾丸固定术。随着显微外科技术的迅猛发展，因幼儿精索血管相对较长，内分泌治疗又可促进睾丸及精索发育，故手术操作并不十分困难，成功率也比以前大有提高。

关于手术方法，过去均为固定睾丸，但效果不理想，回缩率较高，容易发生萎缩，且有分期手术、术后牵拉疼痛、限制体位及活动之弊，现已基本淘汰。目前临床广泛应用的主要有精索固定术、肉膜囊固定法、自体睾丸移植、睾丸切除术及精索血管高位离断术。

精索固定术具有效果好、简便易行、一期完成，无术后牵拉痛、不限制体位，可早期离床活动等优点。方法是在牵引精索的情况下把精索外筋膜相间缝合于耻骨结节及两旁的肌膜上，一般两旁各固定2~3针。这样便进一步加强了向阴囊方向的牵引作用，同时使牵引力更为均衡，能有效地防止睾丸回缩，防止影响睾丸血运。该方法适应于精索长度能使睾丸降至阴囊的各年龄组、各种类型的隐睾症。

肉膜囊固定法具有与精索固定术同样的优点，而且手术更为简便、省时。方法是将睾丸引入阴囊并置于阴囊皮肤与肉膜之间。适应证与精索固定术基本相同，若精索外筋膜不完整，固定不准确，术后睾丸位于阴囊根部，可于精索固定后再将睾丸固定于阴囊底部皮肤与肉膜之间。

自体睾丸移植术适用于用各种方法不能使睾丸下降到阴囊的双侧隐睾患者。若为单侧隐睾，对侧有病变者也可行此手术。年龄宜在5岁以上，睾丸动脉增粗一些以后手术才易于施行。若为成人，睾丸萎缩不明显方可。儿童时期手术，效果会更好一些。该方法技术条件要求较高，往往需借助手术显微镜才能完成，故推广有一定困难。

睾丸切除术适用于单侧隐睾明显萎缩、发育不全、有结节和瘢痕或有恶变趋势者。在征得患者与家属同意后将隐睾切除，若同时用一硅胶睾丸放在阴囊内，可对患者起到心理安慰作用。

精索血管高位离断术适用于高位隐睾精索血管蒂较短而输精管较长及睾丸出血试验阳性者。因睾丸血液循环较丰富，有3支动脉供给血液，故结扎睾丸动脉并不影响其侧支循环，睾丸不至于缺血。方法是在内环以上尽量高的部位（要在输精管动脉与精索动脉分叉以上）切断精索血管蒂，不切断睾丸引带，保护来自腹壁下的血管，把睾丸送入阴囊内并加固定。手术时必须注意两点：一是精索血管必须在尽量高的部位切断；二是不要在远端精索内做分离，以免损伤侧支循环。该方法比较简单，疗效可靠，可补自体睾丸移植术难度大之不足，有利于在基层医院推广应用。

马立东等将100例小儿腹腔型隐睾患儿随机分为观察组和对照组，各50例。对照组采用开腹手术治疗，观察组采用腹腔镜睾丸固定术治疗，比较两组患儿的治疗效果、术中术后各项指标以及并发症发生情况。结果显示观察组手术优良率为96.00%，明显高于对照组（84.00%）；观察组术中出血量、手术时间、术后疼痛时间、下床活动时间、住院时间均好于对照组；观察组睾丸回缩、阴囊水肿、切口感染并发症发生率明显低于对照组。结论为腹腔镜睾丸固定术治疗小儿腹腔型隐睾效果更佳，能够缩短术后恢复时间，减少并发症的发生，具有积极的临床意义。敬鹏等比较了腹股沟横行小切口与腹腔镜下睾丸下降固定术在腹股沟区隐睾中应用的优缺点。选择明确诊断为腹股沟区隐睾症的患儿88例，随机分组：开放手术组采用腹股沟横行小切口经腹膜外游离下降睾丸，阴囊小切口固定；腹腔镜手术组采用腹腔镜下腹腔内游离睾丸，阴囊小切口固定。分别对两组的手术时间、睾丸下降后位置、术后并发症、手术前及术后半年双侧睾丸超声随访结果进行对比分析，得出结论：在腹股沟区隐睾患儿中，腹腔镜下睾丸下降术在手术时间及术后效果上并无明显优势。建议对于腹股沟区隐睾应严格掌握腹腔镜手术指征，对于内环口及以上部位隐睾首选腹腔镜探查及腹腔镜下隐睾下降术。刘铭等探讨了单孔腹腔镜辅助Bianchi手术在合并鞘状突未闭的滑动性隐睾或低位隐睾手术中的应用价值。通过取患侧阴囊部横行切口，逐层进入，打开鞘膜囊，暴露睾丸（了解睾丸大小、精索血管及输精管的发育情况），横断鞘状突分离至高位后用丝线双重结扎。手术时间20~45 min，平均39.9 min。出血少，1~2 mL。术后患儿疼痛症状轻，阴囊轻微肿胀，无须使用抗生素。术后6 h后开始流质饮食，术后2~3 d出院，无切口感染。33例术后随访0.5~6个月，平均4.8个月，睾丸均停留在满意位置，外观良好，左右阴囊对称，无睾丸萎缩、睾丸回缩、鞘膜积液、腹股沟斜疝等并发症。结论：单孔腹腔镜辅助Bianchi手术治疗合并鞘状突未闭的滑动性隐睾，更容易达到下降、固定睾丸及高位结扎疝囊的目的。曹顺顺等探讨了单侧隐睾对患儿血清抗苗勒管（米勒管）激素（AMH）及血清抑制素 B（INHB）水平的影响。选取单侧隐睾患儿 65 例，健康对照组 45 例，在 6 月龄和 12 月龄时分别测量患儿阴茎长度、阴茎周径及隐睾侧睾丸体积，检测血清 AMH 及 INHB 水平。结果：单侧隐睾组 12 月龄时血清 AMH 及 INHB 较健康对照组 AMH 及 INHB 明显下降；单侧隐睾组与健康对照组在 6 月龄和 12 月龄时的阴茎长度、周径和隐睾侧睾丸体积无差异，6 月龄时血清 AMH 和 INHB 水平亦无差异。得出结论：单侧隐睾影响患儿睾丸功能，应及时行睾丸下降固定术，以减轻隐睾对患儿睾丸功能的影响。唐宜莘观察了人绒毛膜促性腺激素（HCG）治疗小儿隐睾的疗效。选择隐睾患儿 60 例，均采用 HCG 治疗，观察总体疗效，比较单、双侧隐睾患儿的疗效差异及高、低位隐睾患儿的疗效差异。结果 60 例隐睾患儿经 HCG 治疗后，有效率为 75.00%。双侧隐睾患儿有效率为 79.17%，高于单侧隐睾患儿的 47.22%；低位隐睾患儿有效率为 67.31%，高于高位隐睾患儿的 12.50%。得出结论：在隐睾患儿治疗中，选择 HCG 治疗方案效果突出，用于治疗低位隐睾患儿及双侧隐睾患儿时，均可取得显著疗效，不仅不会影响患儿骨骼生长，还有助于控制不良症状出现。

参考文献

[1] 王仁顺．隐睾诊断与治疗进展［J］．湖南医学，1987，4（2）：133.

[2] Hadziselimocic F 蔡松良．1987 年隐睾诊断和治疗国际讨论会总结［J］．中华外科杂志，1988，26（4）：242-243.

[3] 赵殿荣．精索、睾丸固定术治疗隐睾（附 71 例报告）［J］．临床泌尿外科杂志，1989，4（3）：158.

[4] 周荣祥，侯成玉，孟凡学，等．隐睾症治疗的新方法——精索固定术［J］．滨州医学院学报，1989，12（2）：31.

[5] 张树言，张万铭，韩宗明．精索血管高位离断术治疗高位隐睾［J］．中华实验外科杂志，1989，6（3）：118.

[6] 高兴茂，洪声涛．隐睾治疗的改进（附 100 例报告）［J］．河北医药，1992，14（2）：72.

[7] Seppo T. Sakari. J Urol，1997，158：471-473.

[8] Canavese F，Cortese MG，IVHgro P，et al. Pediatr Surg Int，1998，14：2-5.

[9] Leissner J，Filipas D，Wolf HK，et al. BJU Iuternational，1999，83：885-892.

[10] 贾苗苗，杨梦月，尹丝璐，等．氧化应激相关基因 Nme5 在小鼠隐睾中参与生精细胞凋亡［J］．华中科技大学学报（医学版），2017，46（1）：34-39.

[11] 林阳，马超，何大维，等．T3 对 Flu 诱导隐睾大鼠生殖功能的改善研究［J］．四川医学，2017，38（3）：263-266.

[12] 张炜，林虹，王玉莲．戊酸雌二醇对大鼠胎鼠睾丸及睾丸引带的影响［J］．黑龙江医学，2017，41（8）：787-789.

[13] 瞿虎，刘贵华，袁浩锋，等．大鼠隐睾模型的建立及胚胎干细胞原位注射的治疗研究［J］．广州医科大学学报，2015，43（3）：8-12.

[14] 邱云亮，尹洪萍，阎政礼，等．未折叠蛋白反应关键基因在氟他胺致小鼠隐睾中的表达［J］．毒理学杂志，2015，29（3）：181-183+200.

[15] 谢丽，贺丽萍，杨挚鹰，等．PFT-α 对隐睾所致生精细胞凋亡的影响［J］．中南大学学报（医学版），2014，39（3）：276-281.

[16] 曾晓，袁丁，王婷，等．淫羊藿总黄酮对小鼠实验性隐睾复位固定手术后生精功能恢复的作用［J］．广东医学，2014，35（2）：188-191.

[17] 马立东，李春雷，张娟，等．腹腔镜睾丸固定术治疗小儿腹腔型隐睾的疗效分析［J］．中国实用医药，2016，11（27）：167-168.

[18] 敬鹏，邹家琼，王城，等．腹股沟小切口手术与腹腔镜手术治疗腹股沟区隐睾的对照研究［J］．临床小儿外科杂志，2017，16（3）：247-250.
[19] 刘铭，李富江，迟仁杰，等．单孔腹腔镜辅助 Bianchi 手术治疗合并鞘状突未闭的滑动性隐睾［J］．中国微创外科杂志，2018，18（1）：36-38+42.
[20] 曹顺顺，单小鸥，胡杨杨．单侧隐睾对患儿血清抗苗勒管激素及抑制素 B 水平的影响研究［J］．中华男科学杂志，2016，22（9）：805-808.
[21] 唐宜莘．激素治疗小儿隐睾 60 例临床疗效观察［J］．临床合理用药，2016，9（25）：93-94.
[22] 双卫兵，章慧平．男性生殖道疾病与生殖调节技术［M］．北京：人民卫生出版社，2015.
[23] 陈在贤．实用男科学［M］．北京：人民军医出版社，2013.
[24] 赵战魁．现代男科规范诊疗学［M］．长春：吉林科学技术出版社，2017.
[25] 白文俊，王晓峰．现代男科学临床聚焦［M］．北京：科学出版社，2017.

第九节　睾丸畸形

一、概述

睾丸畸形是由于胚胎发育异常而导致的病症，诸如多睾症、无睾症、融睾症、隐睾症、异位睾丸、游走睾丸、睾丸发育不全、睾丸增生、睾丸与附睾不连接等均属于睾丸畸形的范畴，也可称为睾丸的先天性畸形或睾丸的先天性异常。本类疾病除隐睾外发病率都很低，因同属于胚胎发育异常所致，故在本节一并讨论，隐睾已于上节讨论，不再赘述。中医文献中没有类似病名或病症的记载，有的似可归于“天宦”病的范畴。

本类疾病临床疗效不甚理想，关键在于预防。重视孕妇保健是防止睾丸先天性畸形的重要环节。

二、病因病理

（一）中医病因病机

母亲体质素虚，或过多接触有害物质，或感染邪毒，用药不当，导致胎儿先天禀赋不足，肾气亏虚，天癸不充，睾丸不能正常发育，形成畸形。

（二）西医病因病理

1. 病因　有遗传、放射线辐射、环境污染、化学性致畸物质、病毒或胎儿内分泌功能紊乱等方面。现分述如下。

（1）多睾症：多睾畸形发生可能是生殖嵴内上皮细胞群分裂的结果。

（2）无睾症：病因也不很清楚，可能与胚胎期性腺发育障碍、妊娠期或出生前后不久睾丸扭转而使睾丸萎缩、妊娠期血管栓塞致睾丸血流供应受阻等有关。

（3）融睾症：双侧睾丸在腹内或阴囊内融合成一块，多伴有融合肾、马蹄肾等重要泌尿生殖器畸形，因此有的学者认为此畸形的发生与两侧肾的融合有关。

（4）睾丸发育不全：睾丸在胚胎时期由于血液供应障碍或在睾丸下降时发生精索扭转、隐睾、垂体功能减退症、性幼稚型疾病、流行性腮腺炎以后，或幼儿睾丸受到外伤及成人受到放射线损伤均可引起睾丸发育不全。此外，遗传性疾病也可引起本病。

（5）睾丸增生：睾丸增生是指睾丸较正常大，但其硬度及局部解剖关系均正常。多由于一侧睾丸阙如或发育不全致对侧睾丸代偿性增生。

（6）异位睾丸：睾丸在下降过程中离开正常路径未入阴囊而转位于其他部位，多由于胚胎发育异常所致。

（7）游走睾丸：睾丸可由阴囊回缩到腹股沟管，亦能自行降入阴囊，系提睾反射亢进和睾丸系带未与阴囊附着所致。

（8）睾丸与附睾不连接：睾丸和形成睾丸输出管的中肾小管连接失败造成了睾丸与附睾分离，致使生殖管道连续中断，睾丸制造的精子不能通过睾丸输出管进入附睾。究其原因有：①附睾和输精管下降进入阴囊，但睾丸阙如。②睾丸未降，而附睾部分降入阴囊。③仅有输精管存在于阴囊。④睾丸与附睾均降入阴囊，但过长的睾丸系膜将两者隔离。⑤腹部或腹股沟部隐睾，又因睾丸系膜过长而使睾丸与附睾分离。

2. 病理

（1）多睾症：系指睾丸在3个以上，但罕见，目前为止，多睾畸形未见有超过3个的报道。病理解剖发现多余睾丸可能较大，也可能较小，常位于正常睾丸的附近，它可具有正常的附睾和输精管并有精子生成能力，但有的额外睾丸不附有管道也无精子生成能力。

（2）无睾症：极罕见，病理分类一般可分为三类。①单侧睾丸、附睾、输精管以及肾和输尿管全部阙如。这是由于胚胎发育第4周，单侧未形成生肾索所致。②单侧无睾丸并多无附睾，泌尿系统正常。这可能是由于胚胎发育的第6周，应由卵黄囊迁徙到左右生殖嵴的原始生殖细胞，全部迁移至一侧所致。③两侧无睾丸，泌尿系统正常。目前推测这是由于在胚胎性分化时期虽有睾丸形成和睾酮分泌，但其后可能由于某种原因造成睾丸变性被吸收所致。

（3）融睾症：极为罕见，双侧睾丸融而为一，多存于腹腔，形状不一，质地中等，边缘钝平，无正常睾丸形态，但有睾丸组织。

（4）睾丸发育不全：先天性睾丸组织发育不全发生率较高，表现为睾丸生精上皮和间质细胞发育障碍，睾丸小而柔软，睾丸组织萎缩或一部分纤维化，在进入青春期后，睾丸不具备生精功能，或极度低下，生精小管发生透明样变性。

（5）睾丸增生：睾丸体积增加，实质增多。

（6）异位睾丸：通常有以下几种。①间隙睾。睾丸移出腹股沟管皮下环后向上向外，位于腹外斜肌腱膜的前面。②会阴睾。睾丸见于会阴缝的侧方，前抵阴囊根，后抵肛门，可移动。成人的会阴睾多萎缩退化，儿童的大多正常。③耻骨阴茎睾。睾丸位于阴茎的背面或位于耻骨上阴茎的根部。④越侧异位睾。两侧睾丸从同一腹股沟管进入同一侧阴囊，也就是有一侧睾丸横向反常地从对侧下降。⑤股睾。位于股三角内。此外，还有位于小腿部、骨盆下部、直肠侧面以及肾门下部等处者。

（7）游走睾丸：无病理变化，睾丸大小、质地均正常。

（8）睾丸与附睾不连接：常合并隐睾，隐睾多停留于腹股沟管内，而隐睾多下降到阴囊。主要分为以下几种类型：①睾丸与附睾不全连接，此型患者有生殖能力。②无附睾，输出小管直接连于输精管。③附睾一部分阙如，睾丸侧输出小管形成盲端，因精子潴留而扩张，形成精液囊肿，输精管近端为盲端。④无附睾，睾丸与输精管分离，睾丸纵隔亦多形成精子囊肿，输精管近端亦呈盲端。

三、辨病要点

1. 多睾症　又称为额外睾丸，为极罕见的先天性异常，目前据文献报道不足60例，一般认为不超过3个睾丸，左侧多于右侧。多睾畸形一般无自觉症状，大部分于无意中发现阴囊或腹股沟处有一肿块，小部分患者因急性或间歇性睾丸扭转而就诊。体检可在阴囊内或腹腔内触及第三睾丸，常合并有睾丸扭转及隐睾。B超发现除正常睾丸外，阴囊内或腹腔内尚有卵圆形的低回声区，内部为均匀细光点。手术探查及活检可证实有第三睾丸。

2. 睾丸阙如　又称为无睾症，其发病率为隐睾的1%~4%，单侧无睾多发生于右侧，多伴有同侧肾及输尿管阙如，对侧睾丸也常处在腹腔内，成为隐睾。通常将无睾分为三种：单纯性睾丸阙如；睾丸连同附睾和部分输精管均阙如；全部睾丸、附睾及输精管阙如。单侧无睾若无其他并发畸形，一般无临床表现，患者很少求治。双侧无睾则有性未成熟的种种表现，如患者无生殖能力和性功能，呈宦官型发育，表现为皮肤细腻、色白，皮下脂肪丰满，语调高而尖等。检查发现阴囊内空虚无睾丸，阴茎小，阴囊发育不良，无阴毛及胡须生长。激素测定可见 FSH、LH 升高，睾酮水平低下。B 超检查腹部无睾丸，手术探查腹内无睾丸或一侧无肾及输尿管。性染色体检查结果为 XY。

3. *融睾症*　临床极为罕见，文献中仅报道过 11 例。融睾症患者往往还伴有其他严重的全身或泌尿生殖道畸形，如肋骨融合、脑积水、脊膜膨出、脊柱分裂、骨盆旋转、脊柱侧突和马蹄肾等，所以多半出生后即死亡。幸存者可触及阴囊内或腹腔内一形状不一、质地中等、边缘钝平的肿块，即无正常形态的睾丸，有轻度触痛。尿路造影术可能会发现融合肾及其他严重的发育反常。B 超检查可以发现腹腔内有边界整齐的低回声区，内部为均匀细光点。腹腔内肿块活检或手术探查可发现睾丸组织。

4. *睾丸发育不全*　有睾丸外伤史、流行性腮腺炎病史或睾丸放射线损伤史等。检查可见双侧或单侧睾丸小而软，对侧睾丸可有代偿性增大。若因遗传性疾病所致，则有相应的染色体异常或脑垂体病变所致的临床表现。睾丸活检可见生精小管退行性变、上皮细胞萎缩。

5. *睾丸增生*　一般无症状，检查可见一侧睾丸增大，质地正常，而对侧睾丸往往阙如或发育不全。

6. *异位睾丸*　检查发现一侧阴囊空虚而在腹外斜肌腱膜之前的腹壁皮下组织内扪及睾丸，或在会阴部、阴茎根部、股内侧皮下及对侧阴囊等处扪及睾丸，手术探查及活检可以证实为睾丸。

7. *游走睾丸*　多见于儿童，临床甚少见。当熟睡或肌肉松弛时睾丸位于阴囊内，活动时，尤其刺激腹壁或股内侧时，睾丸常位于腹股沟管内，其大小、质地均正常。

8. *睾丸与附睾不连接*　临床罕见，据文献报道，目前为止仅发现 43 例。本病多与睾丸未降并发，呈现无睾畸形。检查发现阴囊内只有附睾或输精管，有时睾丸、附睾皆可触及，但二者距离较远，不相连接。手术探查发现附睾内无精子；若为双侧病变，则精液化验无精子。

四、类病辨别

（一）多睾症

多睾症应与腹股沟淋巴结、精液囊肿相鉴别。

1. *腹股沟淋巴结*　腹股沟淋巴结肿大且孤立存在，似为第三睾丸，但淋巴结一般较睾丸小，质地比睾丸硬，呈扁平状，手术及活检可证实为淋巴结。

2. *精液囊肿*　当囊肿较大时与第三睾丸相似，但其质地较软而有张力，波动感明显，多位于附睾头部或精索附近，透光试验阳性，B 超显示附睾头部有圆形透声区，睾丸正常。穿刺镜检可见到不活动的精子、脂肪小体，偶见上皮细胞及淋巴细胞。

（二）无睾症

无睾症应与隐睾、异位睾丸及男性假两性畸形相鉴别。

1. *隐睾*　参看隐睾部分。

2. *异位睾丸*　参看辨病部分。

3. *男性假两性畸形*　阴囊内无睾丸，阴茎小，阴囊发育不良，有的分裂，酷似女性外阴。B 超及手术探查可在腹部或腹股沟处发现睾丸。

（三）融睾症

融睾症应与隐睾和无睾症相鉴别。

1. *隐睾*　双侧高位睾丸未降，检查时其表现同腹内并睾症相似，但腹部 B 超及手术探查均可发现双侧睾丸。

2. *无睾*　阴囊内无睾丸，与融睾症相似，但 B 超及手术探查均无睾丸发现。

（四）睾丸发育不全

睾丸发育不全主要应与克兰费尔特综合征（Klinefelter 征）、男性假两性畸形、隐睾症相鉴别。从广义上讲，上述疾病也可属于睾丸发育不全的范畴。

1. *克兰费尔特综合征*　睾丸小而软，第二性征差，乳房增大，身材高大，四肢较长，染色体检查核型常为47，XXY或46XY/47XXY嵌合体畸形。

2. 男性假两性畸形　睾丸小而软，且不在阴囊内，外生殖器官常有严重畸形，如尿道下裂，酷似女性。

3. 隐睾　睾丸小而软，阴囊发育不良，内无睾丸。B超检查及触诊或手术探查可以确定睾丸位置。

（五）异位睾丸

异位睾丸应与腹股沟淋巴结和隐睾相鉴别。

1. 腹股沟淋巴结　大小、质地均与异位睾相似，但阴囊发育正常，睾丸位于阴囊内，活检为淋巴组织。

2. 隐睾　睾丸未降入阴囊，但在腹膜后、腹股沟部、阴囊上部等正常睾丸下降的路径上的位置，并没有偏离正常下降途径，而不是在股三角、会阴部、耻骨上阴茎根部等偏离了正常下降路径的位置上。

（六）游走睾丸

游走睾丸应与腹股沟斜疝及隐睾相鉴别。

1. 腹股沟斜疝　平卧时阴囊较空虚，站立或腹压增加时阴囊肿大，主要为疝内容物，无论平卧或站立位时，睾丸位置不变。

2. 隐睾　隐睾位于腹股沟部者似游走睾丸。但隐睾侧阴囊往往发育不全，睾丸活动度很小，常需要手术松解游离精索，将其固定在阴囊内。

五、辨证要点

参看隐睾有关内容。

六、治疗原则

本类疾病均为先天性疾患，治疗以补肾益精为主，但大多难以奏效，主要以西医治疗为主。久治无效的应放弃治疗。

七、论治要点

中医论治参看隐睾部分。主要采取西医治疗。

1. 多睾症　一般无须治疗，其中如有功能状态不良的，则宜手术切除。

2. 无睾症　单侧无睾无须治疗，但如果对侧为隐睾则需矫治。双侧无睾不可能恢复生育力。为维持男性性征，在青春期可用激素替代治疗。肌内注射丙酸睾酮，每次25 mg，每周3次，直至外生殖器发育正常；随后改用维持量，每次10 mg，每周3次，长期应用。或每天舌下含化甲睾酮15～30 mg维持。有条件者也可试行异体睾丸移植术，但成功率很低。

3. 融睾症　睾丸可以存在一部分正常功能，也可完全失去功能，目前难以手术分离矫治，对无功能者应手术切除，以防恶变。术后可采用雄激素替代治疗，方法同上。

4. 睾丸增生　一般不需特殊处理。

5. 睾丸发育不全　单侧睾丸发育不全者因对侧睾丸代偿性增生，可不必治疗，由于隐睾引起的则需尽早手术矫治。若由于遗传性疾病所致，则可用激素替代治疗，如用人绒毛膜促性腺激素（HCG）肌内注射，每次2 000 IU，每周3次；或人绝经期促性腺激素（HMG）肌内注射，每次150 IU，每周3次。此外，也可使用丙酸睾酮25～50 mg，每周2～3次，肌内注射。

若条件许可，也可试行异体睾丸移植术。1978年国外曾有人报道，将孪生兄弟（已生有3个健康孩子）的右侧正常睾丸移植到无睾症孪生兄弟的阴囊内，术后2年，患者的妻子生下一个重3 100 g的正常健康男婴。对于非孪生的异体睾丸移植，到目前为止，还没有成功的报道。

6. 异位睾丸　其治疗原则与隐睾相同，主要也是手术游离睾丸，将其放入阴囊内。具体方法可参看隐睾部分。

7. 游走睾丸　一般不需治疗，若影响活动或患者要求治疗时，可行睾丸固定术，将睾丸固定在阴囊与肉膜之间。

8. 睾丸与附睾不连接 单侧不连接可不必治疗；双侧不连接，如睾丸可移，应做睾丸固定术，将其移至阴囊内；如下移困难，为防止恶变，应将睾丸切除，但必须注意不要把附睾当作退化的睾丸切除，而让睾丸仍留在腹股沟管内。若睾丸和附睾都在阴囊内，又具有先进的显微外科技术及设备，可试行睾丸输出小管与附睾管的接通、吻合，但不易成功，迄今为止还未见成功的报道。

八、转归与预后

本类疾病均为先天性病变，除多睾、睾丸增生、异位睾外，大多难以治愈，患者基本上丧失生育能力，预后多不良。

九、预防与护理

参看隐睾部分。

参考文献

[1] 双卫兵，章慧平．男性生殖道疾病与生殖调节技术［M］．北京：人民卫生出版社，2015.
[2] 陈在贤．实用男科学［M］．北京：人民军医出版社，2013.
[3] 赵战魁．现代男科规范诊疗学［M］．长春：吉林科学技术出版社，2017.
[4] 白文俊，王晓峰．现代男科学临床聚焦［M］．北京：科学出版社，2017.

第十节 睾丸外伤

一、概述

睾丸在外界因素的作用下发生损伤，称为睾丸外伤，也叫睾丸损伤。睾丸体积小，深藏于阴囊内，活动度大，表面又有坚韧的白膜保护，还受躯干、肢体保护，故损伤机会很少。近年来交通事故增多，工农业劳动中的撞击、运动场上的竞技，以及玩耍或斗殴时脚踢等直接暴力，可将睾丸挤于耻骨联合、耻骨弓或大腿内侧而造成损伤。此外，枪击及手术不慎也可造成睾丸损伤。按损伤程度分为睾丸挫伤、破裂或脱位，亦偶见睾丸刺伤、贯通伤、切伤及咬伤等。

睾丸损伤常伴有阴囊或邻近组织损伤，属中医“跌打损伤”门，具体可归于“血疝”门。

本病只要治疗及时，一般预后良好，但如果损伤严重，治疗又不及时，则容易引起睾丸萎缩，若为双侧损伤萎缩，可引起不育。

二、病因病理

（一）中医病因病机

多系跌打损伤，睾丸或阴囊之血络破损，血液郁积而成；或因手术不慎，损伤睾丸脉络，日久瘀血凝滞，络脉痹阻，睾丸失于濡养而萎缩。

（二）西医病因病理

1. 病因及分类 按病因可分为闭合性损伤、开放性损伤及医源性损伤三类。

（1）闭合性损伤：多见于平时，由直接暴力引起，如挫伤、踢伤、挤压伤、捏挤和撕拉伤等。伤时睾丸多悬空，或被挤压固定于耻骨或大腿间，轻则组织破损，重则睾丸破裂。

（2）开放性损伤：战时、平时都可发生，如子弹、弹片贯通睾丸，或刺伤、切割、车祸，或打架斗殴时被对方咬伤睾丸。此类损伤范围大，常涉及邻近组织。

（3）医源性损伤：在进行附睾切除术、腹股沟疝修补术、巨大鞘膜积液翻转术、精索内静脉高位结扎术及睾丸固定术等手术时，如分离不慎、盲目结扎，均可造成睾丸动脉损伤，导致睾丸供血不足，睾丸部分或完全性萎缩。

2. 病理　损伤不严重时，睾丸轻度水肿，有时伴少量出血。严重时可造成睾丸完全破裂，并常合并感染，最后导致睾丸萎缩，影响精子生成。睾丸出血、胀大、张力增加，可产生剧烈疼痛，甚至导致疼痛性休克。

三、辨病要点

1. 症状　有明显外伤史，其症状的轻重与损伤程度、类别及并发症等有关。局部疼痛剧烈，并可放射到下腹部、腰部或上腹部，重者可诱发疼痛性休克，又称为睾丸性休克。睾丸挫伤表现为钝痛，或伴有恶心呕吐、发热等症。

2. 体征　阴囊肿胀，皮肤青紫瘀血，睾丸肿大坚硬，边界不清，触痛明显。有时发生睾丸脱位，下腹、会阴部可扪及球形肿物，亦可见阴囊裂开，睾丸脱出。有时发生鞘膜积血，睾丸、附睾被包裹其内，不易扪到。阴囊沉重，透光试验阴性，穿刺可见鲜血或褐色陈旧血。后期可出现睾丸萎缩，此时睾丸体积变小，质地变软。一般睾丸外伤依外伤史、局部压痛、阴囊睾丸肿胀即可明确诊断，但对睾丸破裂仅依靠体格检查诊断较为困难。

3. 实验室检查　超声对阴囊急症的诊断及鉴别诊断具有重要的临床意义。有人提出直接睾丸造影法，即用76%泛影葡胺3 mL，为缓和对比剂注入时疼痛，可与利多卡因2 mL混合后向患侧睾丸实质内注入2 mL，注入时间为15 s，而后直接造影，可得100%睾丸破裂的明确诊断。国外学者报道用同位素扫描也可发现睾丸破裂。

若为开放性损伤引起感染，可见体温升高，血常规检查白细胞总数与中性粒细胞均计数升高。

四、类病辨别

本病应与精索损伤、阴囊损伤相鉴别。

1. 精索损伤　有外伤及手术史，局部疼痛剧烈，可放射到下腹部、会阴部及腰部等。仅有阴囊坠胀不适，精索增粗，触痛明显，睾丸正常，一般没有触痛，但后期可有睾丸萎缩或不育。超声显示患侧睾丸血流减少，放射性核素扫描显示伤侧睾丸血流灌注减少。

2. 阴囊损伤　也有外伤及手术史，但阴囊症状严重，皮肤青紫，胀痛伴触痛，行走时有坠痛感。阴囊迅速肿大，形成肿块，大小不一，光滑，开始为囊性感，如形成血块，则张力增大，血肿机化后可形成硬块。睾丸正常，但如果阴囊损伤严重，也可引起睾丸损伤。

五、辨证要点

本病主要应明确受伤病史，掌握受伤特征，根据患者的体质、受伤程度、受伤类别及有无并发症等情况，及时而有效地治疗。

六、治疗原则

本病早期因出血肿胀明显，故应以止血化瘀、消肿止痛为主，常用药有三七、蒲黄、花蕊石、大蓟、小蓟、侧柏叶、茜草、乳香、没药、延胡索、川楝子等。晚期因瘀血不消，血肿机化，形成肿块，故以活血化瘀、通络散结为主，常用桃仁、红花、当归、赤芍、穿山甲、积雪草、牡丹皮、刘寄奴、牡蛎等药。

七、论治要点

本病主要分早、晚两期论治。

（一）络伤血溢证（初期）

1. 临床表现　阴囊肿胀疼痛、皮肤青紫瘀血，睾丸肿大坚硬，疼痛剧烈，或伴恶心、呕吐、发热等症状。舌质紫暗或有瘀斑，脉弦涩。

2. 证候分析　阴囊、睾丸跌打损伤，脉络破损，血液外溢，瘀积于阴囊、睾丸并压迫神经，故见阴囊肿胀疼痛、皮肤青紫瘀血，睾丸肿大坚硬、疼痛剧烈等症；肝经受损，疏泄不利，横逆犯胃，胃气上逆，则见恶心、呕吐；瘀血化热，则见发热。舌质紫暗有瘀斑、脉弦涩为内有瘀血之象。

3. *治法*　止血化瘀，消肿止痛。

4. *方药*　十灰散合花蕊石散加减。方中大蓟、小蓟、侧柏叶、茜草根、血余炭等止血，炒炭增强其止血之力；大黄、牡丹皮、山栀、蒲黄活血化瘀，清热凉血；花蕊石、三七为止血化瘀之圣药；再加延胡索、川楝子、乳香、没药理气化瘀，消肿定痛。诸药合用，共奏止血化瘀、消肿止痛之功。

若有化热趋势者，可加蒲公英、金银花、黄柏、生地黄以清热凉血；若出血已止，可去大蓟、小蓟、侧柏叶、血余炭、棕榈皮等，加当归、赤芍、川芎、红花等，以增加活血化瘀之力。

（二）血脉瘀滞证（晚期）

1. *临床表现*　睾丸肿硬，疼痛不显，阴囊肿胀减轻，囊壁增厚，内有肿块形成，时有隐痛，会阴部不适。舌质紫暗或有瘀斑，脉涩。

2. *证候分析*　阴囊、睾丸瘀血日久不消，血肿机化，便可形成肿块，或睾丸肿硬；出血已止，故肿胀减轻，疼痛缓和；瘀血内结，影响气血运行，故见时有隐痛，会阴部不适，阴囊壁增厚，甚则睾丸失养而萎缩。舌质紫暗有瘀斑、脉涩为瘀血未消之象。

3. *治法*　活血化瘀，通络散结。睾丸萎缩的治疗详见本章第十一节。

4. *方药*　复元活血汤合桃红四物汤加减。方中当归、丹参、赤芍、桃仁、红花、生地黄、川芎等药活血化瘀；大黄破瘀血；穿山甲、泽兰、王不留行通络散结；柴胡、川牛膝引药入肝而下行，直达病所；加水蛭以破血逐瘀；加牡蛎以软坚散结。诸药合用，共奏活血化瘀、通络散结之效。

若气虚明显，可加黄芪、党参等益气之品；阴囊有冷感，加小茴香、肉桂、乌药等温经散寒之品。

八、其他治疗

（一）西药治疗

（1）损伤严重伴有休克者，应先抢救休克。详见有关书籍。

（2）口服止痛剂如索米痛片，每次1片，3次/d；或肌内注射镇痛剂，如罗通定，60 mg，2~3次/d。

（3）应用抗生素，以防止继发感染。如口服头孢氨苄胶囊，每次2粒，3次/d；或肌内注射青霉素，每次80万U，2次/d。

（二）中成药治疗

（1）云南白药，重者先服“保险子”1粒，以后每次1 g，3次/d，温开水调服。

（2）十宝丹，每服2 g，2次/d，用好陈酒调和，温开水送下。

（3）跌打丸，每次1丸，2~3次/d，温开水送下。

（4）沈阳红药片，每次4片，3次/d，温开水送下。

（三）单验方治疗

（1）琥珀粉1 g，2次/d，蜂蜜调服。

（2）三七伤药或治伤散，每次1.5 g，2次/d，黄酒调服。

（3）活血散瘀汤：当归尾、赤芍、桃仁、酒炒大黄各6 g，川芎、苏木各5 g，牡丹皮、炒枳壳各3 g，槟榔2 g。水煎服，每日1剂。适用于睾丸损伤晚期，血肿机化，肿硬不消。

（四）药物外治

（1）治伤散或参三七粉适量，冷开水调敷患处，每日换药2次。适用于睾丸外伤初、中期。

（2）云南白药适量，撒伤口或用冷开水调敷患处，1~2次/d。适用于睾丸损伤初期。

（3）积雪草、红花、生半夏、骨碎补各10 g，甘草6 g，葱须15 g，水1 000 mL，煮沸，加醋1 000 mL，再煎煮，熏洗患处，2~3次/d，每次10~15 min。适用于睾丸血肿机化期。

超短波、频谱治疗仪、紫外线、远红外线等均可酌情使用。

（六）手术治疗

开放性损伤需及时行清创缝合术，当有较大的阴囊血肿或鞘膜积血时，应尽早手术探查。国外学者报道，在睾丸钝性损伤中，睾丸破裂的发生率为48%，用保守疗法处理睾丸挫伤或破裂的失败率为45%。在晚期的手术探查中，有45%的患者需要做睾丸切除；而在早期做手术探查，则仅9%的患者需要做睾丸切除，并可较快地恢复睾丸的正常功能，减少术后睾丸萎缩。因此，多数学者主张，不论何种外伤所致的阴囊血肿，都应手术探查睾丸是否破裂，应尽可能保存损伤的睾丸。若不及时处理，由于血肿压迫，很容易导致睾丸萎缩，并可能成为睾丸肿瘤的诱因。手术中对坏死组织必须清除，脱出的有活力的睾丸组织要纳入睾丸内，并用3-0铬制肠线将睾丸白膜裂口缝合。如睾丸白膜部分缺损，不能直接缝合，可用游离的睾丸鞘膜予以覆盖。若睾丸血运已丧失而无法保留，则可将睾丸移植于腹直肌内。若遇睾丸脱位，则应手术复位做睾丸固定。因手法复位效果不够令人满意，故应以手术复位为主。睾丸已发生萎缩而继发男性激素分泌不足时，可应用激素治疗。

附睾损伤常与睾丸损伤合并发生，除手术探查外，很难做出正确诊断，处理与睾丸损伤基本相同。

九、转归与预后

本病的转归及预后与损伤的程度、治疗是否正确及时、护理是否得当及患者的体质等有很大的关系。若损伤不重，治疗及时正确，护理得当，患者体质较强，则可较快痊愈，不影响睾丸功能；反之，则缠绵难愈，甚至导致睾丸萎缩，引起不育。多数睾丸破裂继发于运动相关性损伤，最常见的成因是直接撞击腹股沟，其次是汽车或摩托车事故（9%~17%），跌倒和骑跨损伤相对少见。紧急评估与诊断以及阴囊探查是急性睾丸破裂治疗的重要组成部分，及时进行外科手术干预十分关键，早期干预可在一定程度上避免睾丸切除手术。

十、预防与护理

（1）损伤初期应卧床休息，局部冷敷，用阴囊托压迫抬高阴囊。晚期可热敷或理疗，以加速睾丸血肿的吸收。

（2）劳动或运动时应注意安全，防止损伤阴囊、睾丸。

（3）做腹股沟疝修补术及阴囊、睾丸等手术时，应仔细分离，谨慎结扎，彻底止血，防止损伤精索及睾丸动脉，以免影响睾丸血运。

参考文献

[1] 徐福松，高鸿程．男性病治疗［M］．南京：江苏科学技术出版社，1991.
[2] 吴谦．御纂医宗金鉴［M］．北京：人民卫生出版社，1998.

第十一节　睾丸萎缩

一、概述

睾丸萎缩，是由于先天遗传因素的影响，或某些疾病损伤睾丸，致使睾丸发育不良的病症。有先天性和继发性之分。先天性较少见，如某些遗传性疾病、先天性畸形等；后天性较多见，如睾丸外伤、扭转、炎症、肿瘤，放射线照射，流行性腮腺炎及脑垂体病变等均可引起睾丸萎缩。中医没有类似病名与病症的记载。睾丸俗称“卵子”“肾子”，睾丸萎缩既是病名，又是临床特征，故称为“子萎”。多因先天不足，肾精亏虚，或某些疾病导致气阴两伤、肝郁气滞、瘀血阻络等，使睾丸失去濡养而萎缩。此病较难治愈，大都影响生育，但性生活一般不受影响。

二、病因病理

（一）中医病因病机

（1）先天禀赋不足，肾气亏损，天癸不充，睾丸失于充养，发育不良，形成子萎。

（2）先患子痈或卵子瘟，阴津已伤，余邪未尽，阻于外肾，睾丸乏于润泽，可导致子萎。

（3）跌打损伤，或手术不慎，睾丸受损，瘀血阻络，气血不通，睾丸失于濡养，逐渐萎缩。

（4）情志不舒，肝气郁结，疏泄不利，血脉瘀滞，不能荣于肾子，睾丸日渐萎缩。

（二）西医病因病理

1. 病因

（1）遗传性疾病、先天性畸形：某些遗传性疾病如染色体异常的克兰费尔特综合征、Turner 综合征，或者是性分化异常的男性真两性畸形和假两性畸形，还有异位睾等先天性畸形都可引起睾丸发育不良而萎缩。

（2）隐睾、局部温热及放射线的影响：隐睾、长期接触热源（如高温车间、浴室工人，经常接触红外线、微波、热吹风等）或长期接触放射线都可使睾丸的生精小管受损，睾丸发生萎缩。

（3）损伤、手术及局部压迫：因睾丸肿瘤、囊肿压迫，或外力导致睾丸损伤，或阴囊、腹股沟疝手术不慎损伤睾丸血管，影响睾丸血运，引起睾丸萎缩；或因睾丸鞘膜积液、降入阴囊内的大腹股沟疝、阴囊脂肪过多症及阴囊象皮肿等长期压迫睾丸，睾丸供血不足则发生萎缩；或睾丸扭转，导致睾丸缺血而萎缩。

（4）泌尿生殖系统感染：如淋病、HIV 感染、腮腺炎性睾丸炎、睾丸附睾炎等。青春期后患腮腺炎很容易并发睾丸炎，据统计发病率为 15%~30%，腮腺炎病毒能使睾丸的生殖上皮细胞及精原细胞蜕变，最终导致睾丸萎缩。

（5）内分泌异常：主要有以下四种。

1）下丘脑功能异常：主要为 Kallman 综合征，系因下丘脑不能分泌促性腺激素所致。由于促性腺激素（GnRH）停止释放，导致垂体不分泌 LH 和 FSH，则睾丸难以发育正常。此类患者还可能伴有身体其他部分的缺陷，如隐睾、唇裂、腭裂等。

2）垂体功能异常：垂体肿瘤、缺血坏死，颅底骨折合并垂体损伤，手术或放射线治疗等皆可导致垂体功能不足，使 FSH 和 LH 分泌减少，生精小管变细，睾丸小而软。

3）甲状腺功能减退：可降低垂体促性腺激素的分泌功能，引起睾丸萎缩。

4）肾上腺功能亢进：如肾上腺皮质增生或肿瘤，分泌大量皮质醇，反馈性地抑制垂体功能，可使阴茎缩小，睾丸萎缩。

（6）营养缺乏：维生素对睾丸的正常发育很重要。缺乏维生素 A 可导致生精细胞发育不全，维生素 B 又为垂体功能所必需，维生素 E（又名生育酚）与生殖功能有关，当缺乏时可致睾丸萎缩。

（7）慢性全身性疾病：如糖尿病可引起血管病变，影响睾丸血运，使睾丸发生萎缩。慢性肾功能衰竭，可致基础的内分泌功能降低，导致睾丸萎缩。病毒性肝炎或肝硬化可影响体内女性激素的灭活，使睾丸萎缩。此外，患高热疾病或长期高热也可使睾丸萎缩。

（8）药物影响：多种抗肿瘤药物、女性激素、降血压药、棉酚等都可导致生精小管萎缩，睾丸变小，影响生精功能。

（9）精索静脉曲张：精索静脉曲张可引起睾丸局部温度升高、压力增加，毒性物质逆流进入睾丸，局部缺氧及内分泌功能紊乱等变化，严重时可导致睾丸萎缩。

（10）睾丸微石症：与睾丸萎缩有关。

2. 病理　主要表现为睾丸生精上皮和间质细胞发育障碍，睾丸本身缩小和柔软，睾丸组织萎缩或一部分纤维化，在进入青春期后，睾丸不呈现生精功能，或生精功能极度低下，生精小管发生透明样变性。

三、辨病要点

1. 症状　睾丸萎缩既为病名，又为临床体征，一般没有明显的症状，有的睾丸轻度胀痛（或性功能障碍），可同时伴见肾虚症状。

2. 体征　本病见于成年男子，可见一侧或两侧睾丸萎缩，形小质软（亦有质地偏硬），轻微压痛。或伴有阴茎短小、阴毛稀少等第二性征发育不良的体征。

3. 实验室检查　精液化验少精、弱精或无精，睾丸活检可见生精小管退行性变，上皮细胞萎缩。染色体检查、B 超检查、性激素测定或 CT 检查可见异常。

四、类病辨别

本病主要应与某些遗传性疾病相鉴别，这些疾病也是导致睾丸萎缩的原因之一，可参看其他有关章节。

五、辨证要点

本病病因复杂，种类繁多，在临证时必须根据既往史和家族史及某些实验室检查以审证求因，只有查明病因才能确定如何治疗及判断疾病的转归与预后。

六、治疗原则

本病可分先天性与后天性两大类。先天性者以补肾益精为主，常用熟地黄、山茱萸、枸杞子、紫河车、肉苁蓉、鹿茸、人参、当归等；后天性者则根据病因的不同而分别施以补气养阴、活血化瘀、疏肝解郁等方法，兼顾补益肾精。

七、论治要点

本病以审因论治为主，根据不同的病因而采取不同的治疗方法。主要分以下四型论治。

（一）肾精不足证

1. 临床表现　有遗传病史或内分泌异常病史。症见睾丸萎缩，精液稀薄或量少，身材矮小，毛发早白，或发脱齿摇，健忘恍惚，耳鸣耳聋，或阳痿，精液异常。舌质淡红，苔白，脉形短、尺弱。

2. 证候分析　先天禀赋不足，肾精匮乏，天癸不充，则睾丸发育不全，精液稀薄或量少；肾主生殖与发育，藏精生髓，其华在发，开窍于耳，肾精不足，髓海空虚，则身材矮小或高大不成比例，毛发早白或发脱齿摇，健忘恍惚，耳鸣耳聋诸症出现；肾精不足，阳气生发无力，可见阳痿。舌质淡红，苔白，脉形短、尺弱为肾虚之象。

3. 治法　补肾益精。

4. 方药　补肾散加减。

（二）气阴两伤证

1. 临床表现　有睾丸炎或腮腺炎性睾丸炎病史。症见睾丸萎缩，心悸易汗，口渴喜饮，气短懒言，不思饮食。舌质红，舌体胖、边有齿痕，苔白，脉细数无力。

2. 证候分析　患子痈或卵子瘟之后，损伤气阴，睾丸失于濡养，导致萎缩，阴津被灼，故口渴喜饮，心悸；肺气虚卫外不固，脾气虚运化无力，故易汗或不思饮食，气短懒言；舌质红，舌体胖、边有齿痕，苔白，脉细数无力皆为气阴两伤之象。

3. 治法　益气养阴，补肾填精。

4. 方药　生脉饮合玉屏风散加味。方中用生脉饮益气清热，养阴生津；玉屏风散益气固表，健脾止汗；再加枸杞子、菟丝子、淫羊藿、紫河车、山茱萸填补肾精，共奏益气养阴、补肾填精之功效。

（三）瘀血阻络证

1. 临床表现　有睾丸外伤、手术或扭转史。症见睾丸萎缩，阴囊皮肤紫暗，小腹坠痛，阴部发凉，口淡不渴。舌质紫暗或有瘀点、瘀斑，脉沉涩。

2. *证候分析*　因跌打损伤、手术不慎或睾丸扭转导致睾丸受损，瘀血内阻，气血不通，睾丸失于濡养而萎缩；阴津未伤，故口淡不渴；瘀血痹阻经脉，新血不生，故阴囊皮肤紫暗，小腹坠痛，阴部发凉；舌质紫暗或有瘀点、瘀斑，脉沉涩为内有瘀血之象。

3. *治法*　活血化瘀，温经补肾。

4. *方药*　少腹逐瘀汤合右归丸加减。方中用少腹逐瘀汤活血化瘀，温经止痛；右归丸温肾填精。两方合用，共起活血化瘀、温经补肾之作用。

（四）肝郁气滞证

1. *临床表现*　有肝病史或精索静脉曲张病史。症见睾丸萎缩，阴囊皮肤颜色晦黯，或隐痛作胀，胸闷不舒，胁肋胀痛。舌质淡红，苔薄白，脉沉弦。

2. *证候分析*　因患肝病或精索静脉曲张，气机不畅，血行受阻，有毒物质不能及时排出体外，聚积于睾丸，损害内部结构，引起睾丸萎缩；气滞则血瘀，故见阴囊皮肤颜色晦黯；肝气郁结，故见阴囊隐痛作胀，胸闷不舒，胁肋胀痛。舌质淡红、苔薄白、脉沉弦为肝郁气滞之象。

3. *治法*　疏肝解郁，活血通络，补肾益精。

4. *方药*　柴胡疏肝散合桃红四物汤加味。以柴胡疏肝散疏肝解郁，活血行气；桃红四物汤化瘀散结，养血活血；再加枸杞子、菟丝子、女贞子、淫羊藿、紫河车、山茱萸、何首乌、巴戟天填补肾精。诸药合用，共奏疏肝解郁、活血通络、补肾益精之功效。

八、其他治疗

（一）西药治疗

1. *激素治疗*

（1）人绒毛膜促性腺激素（HCG）1 000~2 000 IU，每周 1 次，肌内注射，连续 8 次。

（2）人绝经期促性腺激素（HMG）150 IU，肌内注射，每周 3 次。

（3）妊娠母马血清促性腺激素（PMSG）2 000~3 000 IU，每周 2~3 次，肌内注射，3 个月为 1 个疗程。

（4）甲睾酮 5 mg，3 次/d，口服，连续 2 周。

（5）十一酸睾酮，就餐中间口服，起始剂量为 80 mg，每日 2 次，连服 2~3 周后，改为维持剂量 40~120 mg/d，连服 2~3 周，逐渐减量为 40 mg/d，1 周后停药。

2. *维生素治疗*

（1）维生素 A 2.5 万 IU，3 次/d，口服。

（2）复合维生素 B，2 片，3 次/d，口服。

（3）维生素 C 100~200 mg，3 次/d，口服。

（4）维生素 E 50 mg，2 次/d，口服。

3. *精氨酸*　1 g，1 次/d，口服，2~3 个月为 1 个疗程。

4. *谷氨酸*　2~4 g，1 次/d，口服。

（二）中成药治疗

（1）复方胎盘片，每次 4 片，3 次/d，口服。

（2）三鞭振雄丸，每服 2~3 粒，晨起温开水送服。

（3）参茸片，3~5 片/次，3 次/d。

（4）胎盘胶囊，每次 2 粒，口服，3 次/d。

（5）加味金刚丸，每服 15 g，清晨空腹服下。

（三）针灸治疗

（1）选穴：双侧达至穴（在翳明、风池两穴连线上近风池穴 1/3 处）。

方法：毫针平补平泻，隔日 1 次，10 次为 1 个疗程。

（2）选穴：足三里、三阴交、血海。

方法：毫针平补加灸，10 次为 1 个疗程。

（四）单验方治疗

（1）米粥油，每晨空腹服 1 小碗。

（2）益精丸（黄芪、党参、何首乌、肉苁蓉、熟地黄、白术、枸杞子、山茱萸、车前子、芡实、五味子、山药、菟丝子等，共为细末，炼蜜为丸，每丸重 10 g）和强肾丸（当归、白芍、蜈蚣、阳起石、泽泻叶、韭菜子、仙茅、覆盆子、山茱萸、巴戟天、钟乳石等，共为细末，炼蜜为丸，每丸重 10 g）早、晚各服 1 丸，白开水送服。据李学方等报道，用上述药丸治疗 1 例垂体性侏儒症，第二性征阙如，阴茎、睾丸小如儿童的 23 岁男性患者，服药半年多，出现第二性征，阴茎、睾丸发育正常，精液检验各项指标也正常，2 年后其爱人怀孕。

（3）柴胡疏肝散加青皮、郁金、广木香、川楝子、枸杞子、肉苁蓉、鹿胶等。胡春秀用上方治疗 1 例 38 岁患急性睾丸炎后致睾丸萎缩的患者，经服药 8 剂而愈，随访 3 年余，睾丸大小正常。

（4）实睾冲剂（熟地黄 10 g、枸杞 10 g、山茱萸 6 g、巴戟天 10 g、肉苁蓉 10 g、淫羊藿 10 g、菟丝子 10 g、五味子 6 g、蛇床子 10 g、覆盆子 10 g）治疗流行性腮腺炎并发睾丸炎睾丸萎缩，睾丸肿痛消退时余毒未尽，加黄芩、板蓝根；气虚乏力，加人参、黄芪；纳食减少，加党参、白术；失眠，加枣仁、柏子仁；腰酸，加杜仲；畏寒加附子、肉桂。治疗 12 例，显效 6 例，显效率 50%；好转 4 例，好转率 33.35%；总有效率 83.3%，无效 2 例，无效率 16.6%。

（五）手术治疗

如经内科治疗无效，萎缩睾丸有恶变趋势者，应予以手术切除。

九、转归与预后

本病病因错综复杂，病情缠绵难愈，治疗比较困难，尤其是先天性睾丸发育不良，基本上没有治愈的希望，大多不育。

十、预防与护理

（1）睾丸萎缩一旦发生，很难治愈，故重在预防。先天性者重在孕妇的保健，优生优育，注意用药禁忌，加强营养，避免患病及接触放射线和化学性致畸物质。继发性者则重在保护睾丸，防止外伤，远离诱发睾丸萎缩的各种因素，如高温、高压、放射线、药物等，加强营养，注意锻炼身体，增强体质，防止腮腺炎病毒感染。

（2）轻度或一侧睾丸萎缩，应积极、耐心、长期地进行治疗，并注意预防，避免继续损伤的各种因素。

（3）对不可逆的睾丸萎缩，应做好患者及其家属的思想工作，尽量维持性功能，对有生育要求的夫妇，可用人工授精等方法解决生育问题。

（4）对萎缩的睾丸，不宜轻易切除，对双侧睾丸萎缩者更应慎重，以免影响患者的心理状态，但须注意随访，防止恶变。

（5）禁吃棉籽油，少吃辛辣煎炒及油腻食物，少抽烟喝酒。

参考文献

[1] 徐福松，高鸿程．男性病治疗［M］．南京：江苏科学技术出版社，1991.

[2] 李学方，陈燕平．“益精丸”“强肾丸”治疗男性不育症［J］．吉林中医药，1990（2）：14.

[3] 胡春秀．睾丸萎缩治验［J］．辽宁医学杂志，1960，（7）：28.

[4] 王彤秋．实睾冲剂治疗肋腺炎并发睾丸炎后睾丸萎缩 12 例［J］．中国医药指南，2013，11

(20)：277-278.

第十二节　睾丸肿瘤

一、概述

睾丸肿瘤较少见，大多数为恶性。其发病率约占男性所有恶性肿瘤的1%，占男性泌尿生殖系肿瘤的9.5%。从流行病学调查，睾丸肿瘤的发生有地理和种族差异，如丹麦发病率较高，为6.3/10万，美国和英国为（2.1~2.3）/10万，乌干达为0.09/10万。白种人发病率略高。我国睾丸肿瘤的发病率较低，约为1/10万左右，占男性全部恶性肿瘤的1%~2%，占泌尿生殖系统恶性肿瘤的3%~9%。发病年龄多在20~40岁，正值性功能最活跃时期，因其恶性程度高，为男性青壮年因癌致死的主要原因之一。近几十年来，睾丸肿瘤的生存率发生了很大的变化，从20世纪60年代的60%~65%到20世纪90年代的90%以上。睾丸肿瘤治愈率的提高依赖于早期诊断，正确判断临床和病理分期；早期治疗，包括化疗结合手术及放疗的综合治疗；以及严格的随访及挽救治疗。

睾丸肿瘤以单侧多见，可分为原发性和继发性两大类。原发性睾丸肿瘤包括起源于睾丸组织本身和睾丸鞘膜的肿瘤。由睾丸本身发生的肿瘤可分为睾丸生殖细胞肿瘤和睾丸非生殖细胞肿瘤两类，其中以生殖细胞肿瘤多见，约占全部睾丸肿瘤的95%以上；非生殖细胞肿瘤较少见，占全部睾丸肿瘤的5%左右。而继发性睾丸肿瘤则罕见，多数在恶性肿瘤广泛扩散而死亡患者的尸解中发现，多由恶性淋巴瘤、前列腺癌、肺癌、恶性黑色素瘤转移而来。本节主要论述原发性睾丸肿瘤。

中医没有类似病名或病证的记载，根据中医把肿瘤均称为“岩”的习惯，有的学者撰名为“子岩”，多由于睾丸隐匿，日久不下，内热积毒，或睾丸外伤，邪毒感染，血脉瘀阻，瘀热酿毒而成。

本病重在早期诊断、早期治疗，一般以手术根治为主，辅以化疗、放疗及中医治疗。只要诊断治疗及时，五年存活率可大大提高，但其预后大都不良。

二、病因病理

（一）中医病因病机

（1）先天禀赋不足，肾气亏虚，天癸不充，睾丸隐匿不下，腹腔环境温度高，日久蕴热化毒，形成子岩。

（2）跌打损伤，手术不慎，睾丸损伤，血脉瘀滞，久之瘀血化热，瘀热相煎，酿毒成子岩。

（3）饮食不节或房劳过度，或邪毒感染，损伤肾阴，相火亢盛，肾精被灼，睾丸失养，日渐萎缩，恶变形成子岩。

（二）西医病因病理

1. 病因　睾丸肿瘤的确切病因不很清楚，大多认为隐睾与睾丸肿瘤的发生有密切关系，其发生肿瘤的机会比正常睾丸高20~50倍，甚至100倍。异位睾丸发生肿瘤与局部温度高、血运障碍、隐睾位置及内分泌异常等因素有密切关系。如位于腹股沟部位的隐睾发生肿瘤的概率为1/80，而位于腹腔内的隐睾发生肿瘤的概率则提高到1/20。睾丸功能正常者，发生肿瘤的概率明显减少。

萎缩睾丸发生恶性病变的概率也较高，为1.5%~4%，可能与激素因素和萎缩过程中产生某种物质刺激其他组织恶变有关。

此外，遗传、内分泌功能紊乱、损伤、感染、放射线、化学致癌物质、环境影响及病毒等都有可能导致睾丸肿瘤的发生。

2. 病理

（1）睾丸肿瘤的分类：有关睾丸肿瘤的分类标准很多，根据目前临床应用情况，2016年世界卫生组织（WHO）更新了睾丸肿瘤的分类标准（见表24-1）。

表24-1　2016年世界卫生组织（WHO）睾丸肿瘤的分类标准

1. 来源于生殖细胞的原位生殖细胞瘤（GCNIS）
  非浸润性的生殖细胞瘤
  原位生殖细胞瘤
  生精小管内特异性生殖细胞瘤
  单一组织类型肿瘤（单纯型生殖细胞瘤）
  精原细胞瘤
  精原细胞瘤伴有合体滋养细胞
  非精原细胞生殖肿瘤
  胚胎性癌
  青春期后型卵黄囊瘤
  滋养细胞肿瘤
  绒毛膜癌
  非绒癌样滋养细胞肿瘤
  胎盘部位滋养细胞肿瘤
  上皮样滋养细胞肿瘤
  囊性滋养细胞肿瘤
  青春期后型畸胎瘤
  伴有恶性成分的畸胎瘤
  多种组织类型的非精原细胞生殖肿瘤
  混合性生殖细胞瘤
  未知类型的生殖细胞瘤
  退行性生殖细胞肿瘤
2. 与生殖细胞无关的原位生殖细胞瘤
  精母细胞瘤
  青春期后型畸胎瘤
  皮样囊肿
  上皮样囊肿
  高分化神经内分泌瘤，单色畸胎瘤
  青春期后型混合性畸胎瘤和卵黄囊瘤
  青春期后型卵黄囊瘤
3. 性索间质瘤
  单纯性肿瘤（相对混合性而言）
  间质细胞瘤
  恶性间质细胞瘤
  支持细胞瘤
  恶性支持细胞瘤
  大细胞钙化性支持细胞瘤
  生精小管内大细胞透明支持细胞瘤
  颗粒细胞瘤
  成年型颗粒细胞瘤
  幼年型颗粒细胞瘤
  纤维性或卵泡膜肿瘤

续表

混合的未分类的性索间质瘤
混合的性索间质瘤
未分类的性索间质瘤
4. 生殖细胞性索间质细胞肿瘤
男性母细胞瘤
5. 睾丸杂项肿瘤
卵巢上皮型肿瘤
浆液囊腺瘤
浆液性交界性恶性肿瘤
浆液囊腺癌
黏液囊腺瘤
黏液性交界性肿瘤
黏液囊腺癌
子宫内膜样腺癌
透明细胞腺癌
布伦纳瘤
青少年性黄色肉芽肿
血管瘤
6. 血淋巴肿瘤
弥漫大 B 细胞淋巴瘤
NOS 滤泡性淋巴瘤
结外 NK/T 细胞淋巴瘤鼻型
浆细胞瘤
髓样肉瘤
组织细胞增多症
7. 睾丸集合管和睾丸网肿瘤
腺瘤
腺癌

1）生殖细胞肿瘤：起源于原始生殖细胞，该细胞通过单性生殖形成一群全能细胞，先表现为胚胎癌；如继续向三胚叶分化，便成为畸胎瘤；如再继续向滋养细胞方向分化，便成为绒毛膜上皮癌；若原始生殖细胞直接向性细胞分化，便成为精原细胞瘤。临床上还可见上述各种肿瘤的混合型。生殖性睾丸肿瘤最常见，占全部睾丸肿瘤的95%以上。

精原细胞瘤最为常见，占睾丸生殖性肿瘤的35%～71%。农村发生率较高，尤其好发于隐睾患者或老年人，右侧稍多见于左侧。85%病变睾丸肿大，大小约为正常睾丸的10倍，15%病变睾丸大小仍正常或稍见减小。肿瘤生长较慢，呈弥漫性肿大，偶尔也可见到结节，白膜表面可以光滑和发亮，如存在鞘膜积液，表面也可粗糙、纤维化或增厚，有时表面可见扩张的静脉。肿瘤切面可见肿胀的灰白色和分叶状组织，有时伴有出血和坏死，质地软或偏硬。镜下可见成堆均匀的圆形或多角形细胞，胞浆透亮或带有颗粒，核大、分裂少，瘤细胞呈巢状或散状排列，细胞间质为纤维组织，其中含有毛细血管、数量不同的成熟淋巴细胞及肉芽肿，少数可有成纤维细胞和异物巨细胞。主要由淋巴转移，血运转移发生较晚。肿瘤恶性程度不高，对放射线敏感，预后较好。

胚胎癌发生率仅次于精原细胞瘤，占生殖性睾丸肿瘤的20%，为起源于全能分化细胞的高度恶性肿瘤，也是生殖性睾丸肿瘤中最小的一种，平均容量为49 mL，40%少于20 mL。10%～20%病例肿瘤同时侵及附睾及精索。病理检查见肿瘤切面呈灰白色，颗粒状或光滑，肿大、质软，伴有广泛的出血与坏死，可破坏睾丸白膜并向周围浸润。显微镜下见胚胎状分化不良的细胞，大小不一，多形或圆形，核大而分裂多。发病年龄以15~29岁多见，预后很差，5年生存率仅20%~30%，常有早期转移。

畸胎瘤为恶性生殖细胞或胚胎性全能细胞向胚层组织分化形成的肿瘤。发生率占生殖性睾丸肿瘤的4%~9%。这是一种细胞类型极其复杂的肿瘤，有的伴有精原细胞瘤组织，有的伴有胚胎癌或绒毛膜上皮癌组织，或者两者兼有。典型畸胎瘤生长较慢，睾丸一般都肿大，但也可以正常，白膜显得很不规则，伴有结节。瘤中含有三个胚层的组织结构，如上皮、肠、腺、骨、软骨、神经等组织。如果各种组织或部分组织有不同程度分化不良或发生恶变，便可成为恶性畸胎瘤。

绒毛膜上皮癌为睾丸的极度恶性肿瘤，类似于女性的子宫组织，具有细胞滋养层和合体细胞滋养层两类细胞，排列成胎盘的绒毛状。不多见，仅占生殖性睾丸肿瘤的0.4%左右。极早发生转移，患者常以转移灶引起的症状而就医。纯绒毛膜上皮癌很少见，常与胚胎癌、畸胎瘤、精原细胞瘤混合存在。睾丸大小正常或缩小，也可因出血、坏死而增大。肿瘤实性，表面光滑或结节状。纯绒毛膜上皮癌中央常有出血区，若伴有其他组织类型时，质地不均，间有囊性区和散在出血。合体滋养层细胞大而形态不规则，胞浆透明呈合体性，核大而深染。细胞滋养层细胞呈梭形或多角形，界线清楚，胞浆丰富，染色淡，核圆形深染，核膜清楚。这两种细胞部分混杂，而合体滋养层细胞常在外层。发病年龄以10~29岁多见，偶见于老年人，未见婴幼儿发病者。

畸胎癌为由一种以上组织学类型成分构成的肿瘤，故又称为混合性癌。发生率约占生殖性睾丸肿瘤的40%，其中77.5%由畸胎瘤、胚胎癌或绒毛膜上皮癌构成，5%由畸胎瘤及精原细胞瘤组成，15%由精原细胞瘤、畸胎瘤或绒毛膜上皮癌形成。混合性癌的恶性程度和预后主要取决于肿瘤所含各种组织学类型的多少。精原细胞瘤合并畸胎瘤时肿瘤性质无变化，合并恶性畸胎瘤或胚胎性癌则恶性程度增加，胚胎性癌合并畸胎癌可改善其预后，各种组织学类型肿瘤合并有绒毛膜上皮癌成分时其恶性程度都增加。

2）非生殖细胞肿瘤：很少见，仅占全部睾丸肿瘤的5%左右。这类肿瘤包括起源于睾丸基质组织、纤维组织、淋巴组织、肌肉组织、脂肪及血管等组织的肿瘤，分良性和恶性两类，其中良性占大多数。主要有间质细胞瘤、支持细胞瘤、淋巴瘤、类癌、鞘膜肿瘤等。

间质细胞瘤为较常见的睾丸非生殖细胞肿瘤，占全部睾丸肿瘤的0.6%~1.9%，好发于5~10岁及30~35岁两个年龄组，无特别差异。5%~9%为双侧性，多数属良性，约10%发生远处转移，常转移至肺脏、肝脏、骨骼等部位。恶性间质细胞瘤多发生于老年人。肿瘤生长缓慢，呈圆形，质硬，无结节，不痛，偶在体格检查时发现或出现内分泌紊乱症状时方查出。尿和血浆内雄激素及雌激素均可升高。镜下可见肿瘤内含有嗜伊红棒状结晶（Reinke结晶），瘤细胞中等大小，多六边形，边界清；核空泡状，呈卵圆形或不规则圆形；核仁小，嗜碱性，染色质细小而致密，有些肿瘤含有脂质和棕色脂褐质色素。

支持细胞瘤又名男性母细胞瘤等。可发生于任何年龄，成年人多见，占睾丸肿瘤的0.4%~0.6%；也有人报告学龄前儿童较多见，可占儿童睾丸肿瘤的9.5%。支持细胞瘤起源于原始性腺间叶组织，为不成熟的睾丸残余组织，好发于隐睾及假两性畸形患者的睾丸，肿块生长缓慢，呈圆形或卵圆形，质韧，多单发，也可多发。镜下可见肿块形态颇似胎儿期睾丸。其组织成分为上皮小管或间质，也可两种成分并存或伴有精原细胞瘤、绒毛膜上皮癌及畸胎瘤成分（混合型），这些组织可呈现出不同的分化阶段。未分化间质细胞体积小，呈圆形、多角形或菱形，胞浆甚少，核小而深染，可向管状形态或间质细胞分化。分化良好的管状型可见管腔。少数肿瘤细胞分裂相异常活跃，有恶性征象，偶可发生转移。

睾丸恶性淋巴瘤较少见，占全部睾丸恶性肿瘤的2.6%~7%，可以是原发性，也可以是全身性恶性淋巴瘤累及部位之一。任何年龄都可发病，但多发生于 55~75 岁。常为双侧受累，可同时发生，也可相继出现，其间隔时间为 49 d 至 5 年。肿瘤直径为 1.5~15.5 cm，剖面灰白色、浅黄色或奶油色。包膜完整，质地均匀，表面光滑或呈结节及团块状，常有坏死和出血区。后期肿瘤穿透包膜浸润附睾、精索及周围组织。镜下可见瘤细胞较小，呈圆形或多角形，胞浆较精原细胞瘤细胞明显；核深染，圆形或卵圆形，核分裂相多见。瘤细胞弥漫性浸润于间质内，生精小管分离、萎缩或完全不能辨认。生精小管周围网织纤维疏松，受累的生精小管内可见瘤细胞而无精细胞。本病恶性程度高，极易浸润血管而发生血行扩散，晚期也可局部浸润或淋巴转移，预后很差。

睾丸类癌也称嗜银细胞瘤，为一种少见的低度恶性肿瘤，主要见于胃肠道，睾丸类癌罕见。按发病部位可分为原发性和继发性；依其组织学成分又可分为单纯型和伴有畸胎瘤的混合型；根据瘤细胞有无分泌功能，还可分为功能性和非功能性两种。该病多发生于中老年人，以 40~60 岁最多见，无特别差异。病理表现和其他部位的类癌相似。肿瘤圆形或卵圆形，直径 1.5~2 cm，实性，质较韧。切面呈黄褐色，早期有完整包膜。镜下观察，瘤细胞较小，形态一致，细胞核小而圆，核仁细小，胞浆不明显。瘤细胞呈实性团巢状或交叉小梁及带状排列，少数呈管状腺泡状，分泌黏液，分裂相很少见。癌组织具有嗜银性特点。电子显微镜观察可见肿瘤由两种细胞即亮细胞和暗细胞组成，前者胞浆稀疏，后者有较多的核糖体。两种细胞内都可见神经分泌颗粒，直径 70~180 μm。分化好的细胞神经分泌颗粒数量较多，并可见线粒体、粗面内质网和光面内质网等。肿瘤多呈浸润性生长，少数发生局部淋巴结转移。

睾丸鞘膜肿瘤本病罕见。良性肿瘤包括腺瘤、纤维瘤、脂肪瘤、内皮瘤、淋巴瘤等。恶性肿瘤有肉瘤和癌。良性纤维瘤最多见。

（2）睾丸恶性肿瘤的转移：转移途径有淋巴转移、血行转移和直接浸润。淋巴转移为睾丸生殖性肿瘤重要的转移途径。最早发生淋巴转移的部位是左侧腰 1~2 椎体、右侧腰 1~3 椎体的腰淋巴结旁，可发生在同侧，也可转移至对侧。

血行转移途径：多经精索内静脉入肾静脉而扩散至全身，也可经精索外静脉、输精管静脉入髂静脉而扩散。转移部位为肺、肝、骨骼、脑、腹腔内脏等处。

睾丸肿瘤直接浸润周围组织后进一步的扩散是沿附睾或睾丸鞘膜的淋巴回流途径而进行的。

各种睾丸肿瘤的转移特点也不一样，如精原细胞瘤主要通过淋巴转移，常转至腹膜后淋巴结；胚胎性癌的转移途径为淋巴系统和血行，常转移至髂血管淋巴结，约为 96%，两肺各 84%，肝 80%，胸膜 46%，骨骼 21%，胃肠道 18%；畸胎瘤主要经淋巴系统转移，常转移部位是主动脉旁和髂血管淋巴结，为 100%，肝 83%，两肺各 72%，骨骼 30%，胸膜 35%，胃肠道 25%；绒毛膜上皮癌主要经血行早期转移，常转移至肺，各为 100%，其次是肝 86%，胃肠道 71%，肾上腺、脾、脑各约 56%，也可经淋巴系统转移至主动脉旁和髂血管淋巴结；畸胎癌的转移途径和时间决定于所含各种组织学成分及各自比例，含有绒毛膜上皮癌成分和以此为主的混合性肿瘤早期就可发生血行转移，其他组织学类型的混合性癌可经淋巴或血行转移。

睾丸非生殖细胞肿瘤的转移途径已在睾丸肿瘤的分类中述及，不再赘述。

（3）睾丸肿瘤的分期：睾丸肿瘤的分期方法很多，目前临床常用的是 TNM 分期方法。为了临床应用方便，AJCC 根据以上标准制定了简化分期。

A 期：肿瘤限于睾丸。

B 期：伴有腹膜后淋巴结转移。

B1 期：腹膜后转移淋巴结少于 5 个。

B2 期：腹膜后转移淋巴结多于 5 个。

B3 期：腹膜后淋巴结成块或肾门上淋巴结阳性。

C 期：转移超出纵隔，达肝、肺、脑、骨等脏器。

A 期、B1 期、B2 期作为早期癌处理，B3 期和 C 期作为晚期癌处理。

表 24-2　睾丸肿瘤的 TNM 分期

原发肿瘤（pT）	临床区域淋巴结（N）	病理区域淋巴结（pN）	远处转移（M）	血清肿瘤标记物（S）
pT_X 原发肿瘤无法评估	N_X 区域淋巴结无法评估	pN_X 区域淋巴结无法评估	M_X 远处转移无法评估	S_X 血清标记物无法获得
pT_0 无原发肿瘤依据	N_0 无区域淋巴结转移	pN_0 无区域淋巴结转移	M_0 无远处转移	S_0 血清标记物在正常水平
pTis 小管内的生殖细胞肿瘤（睾丸上皮瘤样变）	N_1 单个转移淋巴结<2 cm，或者最大径<2 cm的多个淋巴结转移	pN_1 单个转移淋巴结<2 cm，或者 5 个以内最大径<2 cm 的多个淋巴结转移	M_1 远处转移	S_1 LDH<1.5 倍正常值且 HCG <5 000 mIU/mL 且 AFP<1 000 ng/mL
pT_1 肿瘤局限于睾丸和附睾无血管/淋巴管侵犯；肿瘤可侵犯睾丸白膜，但无鞘膜侵犯	N_2 单个或者多个 2~5 cm的转移淋巴结	pN_2 单个转移淋巴结 2~5 cm，或者超过 5 个淋巴结阳性但均<5 cm，或者有肿瘤结外扩散证据	M_{1a} 非区域淋巴结或肺转移	S_2 LDH 1.5~10 倍正常值或 HCG 5 000~50 000 mIU/mL 或 AFP 1 000~10 000 ng/mL
pT_2 肿瘤局限于睾丸和附睾伴有血管/淋巴管侵犯，或者肿瘤超出白膜并侵犯鞘膜	N_3 转移淋巴结>5 cm	pN_3 转移淋巴结>5 cm M_{1b}	其他部位转移	S_3 LDH>10 倍正常值或 HCG >50 000 mIU/mL 或 AFP >10 000 ng/mL
pT_3 肿瘤侵犯精索，伴有或无血管/淋巴管侵犯				
pT_4 肿瘤侵犯阴囊，伴有或无血管/淋巴管侵犯				

三、辨病要点

1. 症状　睾丸肿瘤的症状千差万别，有时十分明显，有时难以察觉，有时颇为奇特，给早期诊断带来了困难。有人曾将睾丸肿瘤的临床症状归纳为四种类型。①隐匿型：肿瘤起病隐匿，发展缓慢，无明显临床症状。②急进型：起病急，进展快，迅速发展，症状明显。③缓-急型：开始起病发展缓慢，而后突然迅速发展。④不显著类型：睾丸原发灶无症状，首先发现转移灶的症状。

睾丸肿瘤主要有以下几种症状：

（1）睾丸肿大：多在洗澡或睾丸部轻度受伤后才发现，一般不伴疼痛，有的可有疼痛，多为隐痛。随着睾丸逐渐增大，患者会有阴囊坠胀感及病侧睾丸沉重感，用手托之似有托起石块般的感觉。当走路过多、站立过久或增加腹压时，坠胀和疼痛加重。发生率为 74%~91%。

（2）急性睾丸疼痛：比较少见，是由于睾丸肿瘤发生出血、坏死或缺血栓塞所致，其症状表现为阴囊、睾丸急性疼痛，睾丸增大，局部肿胀，阴囊皮肤发红，伴有寒战、发热，酷似急性附睾睾丸炎的表现，因而有 10%~20%的患者最初误诊为附睾睾丸炎。发生率为 13%~49%。

（3）急性腹痛：位于腹腔内的隐睾发生睾丸肿瘤，尤其同时伴发隐睾扭转，最初即表现为急性疼痛。

(4) 男性乳房发育症：这是由于肿瘤中分化较好的滋养层细胞产生大量人绒毛膜促性腺激素所致，据统计发生率为10%左右。

(5) 男性不育：因睾丸肿瘤造成生精小管破坏不能生精所致。发生率约为2.5%，双侧睾丸肿瘤发生率更高些。

(6) 转移症状：原发病灶无症状，首先出现转移症状。例如，转移到腹膜后淋巴结可引起腹痛、背痛；转移到骨骼会出现骨痛；转移到腹股沟淋巴结会引起该处淋巴结肿大和隐痛；转移到眼眶内容物会引起视觉障碍；转移到肝会出现肝区疼痛、肝大、压痛等症，后期出现黄疸、腹水；转移到肺和胸膜腔则会出现咳嗽、咯血、胸痛等症状；转移到脑则可出现癫痫、视力障碍、感觉运动异常及颅内压增高等症状。转移症状发生率为5%~10%。

2. 体征　较小的睾丸肿瘤外观无明显异常；肿瘤较大时可见阴囊下垂，皮肤紧张、发亮，晚期偶见皮肤水肿，鲜红或暗红。睾丸触诊往往肿大，表面可以光滑，但有时也可扪及结节或分叶状感觉，压痛不明显，质地偏硬，有时坚如“石块”。手托睾丸有明显沉重感为睾丸肿瘤的特点。病变睾丸不具囊性感觉，阴囊透光试验阴性。病变早期附睾形态多正常，当附睾被睾丸肿瘤浸润后则失去正常形态并与睾丸不能分离。输精管和精索多正常。一般不提倡对睾丸肿块做活检，宁可手术探查，以免损伤或刺激肿瘤诱发扩散与转移，影响疗效。

3. 辅助检查

(1) 一般化验：在病变晚期可出现贫血、血沉增快、肝功能异常、肾功能损害等表现。

(2) 尿促性腺激素测定：当发生睾丸肿瘤时，可引起FSH和LH的升高。

(3) 血清乳酸脱氢酶（LDH）测定：恶性肿瘤时，血清乳酸脱氢酶活动常见增加，这是由于部分肿瘤组织坏死所造成。

(4) 血清或尿癌胚抗原（CEA）测定：有学者发现，睾丸肿瘤尤其是睾丸畸胎癌患者，约有80%显示血清或尿中CEA增高，可协助睾丸肿瘤的诊断。

(5) 甲胎蛋白（AFP）测定：主要用于胚胎癌和畸胎癌的诊断，对精原细胞瘤、畸胎瘤及绒毛膜上皮癌不敏感。

(6) 放射性核素扫描：显示睾丸增大，血流丰富，也可显示腹腔等处的肿瘤转移灶，骨扫描可见骨质破坏现象。

(7) X线检查：胸部X线可以发现肺及胸廓的肿瘤转移灶，排泄性尿路造影可观察腹主动脉旁及肾周围淋巴结的转移灶，双侧足部淋巴造影可观察盆腔及腰干淋巴结的转移情况。此外，下腔静脉造影、选择性肾动脉造影和骨骼摄片等检查，也可相应判断转移情况与指导治疗。

(8) 计算机X线断层扫描（CT）：具有灵敏度高、无损害等优点。睾丸局部检查能发现临床触诊不能扪及的微小肿瘤，鉴别睾丸肿块是实性还是囊性，并能区别肿瘤中心坏死、液化与囊肿。腹部检查可识别腹膜后肝、肾、胰等有无转移及转移范围，有转移时可确定与下腔静脉、腹主动脉的关系。扫描不仅使睾丸肿瘤的分期更加准确，而且还有助于选择治疗方法。

(9) B超检查：也是一种安全可靠的检查方法，能直接而准确地测定睾丸大小、形态，正确地鉴别阴囊内肿块是实性还是囊性，确定睾丸内肿瘤与睾丸外病变，并能估计病变的性质。也能探测腹膜后肿块及肾蒂附近有无转移性淋巴结，腹腔脏器有无转移灶等情况。

四、类病辨别

本病应与急性化脓性睾丸炎、睾丸鞘膜积液、睾丸梅毒、腹股沟疝、精液囊肿、附睾炎、精索和附睾肿瘤、附睾结核、白血病、睾丸扭转、睾丸血肿等病相鉴别。

1. 急性化脓性睾丸炎　睾丸肿大并有鞘膜积液时与睾丸肿瘤甚相似，但伴有寒战、发热、阴囊内疼痛，触痛明显，血常规检查中性粒细胞明显升高。抗生素治疗有效，超声及放射性核素扫描有助于鉴别诊断。

2. 睾丸鞘膜积液　积液有囊性感，质韧，有弹性，透光试验阳性。B超和CT有助于鉴别诊断。

3. 睾丸梅毒　睾丸肿大呈球形，或有硬结，类似睾丸肿瘤，但其结节较小且较轻，尤其是睾丸感觉消失，触痛不敏感，并常有冶游史，梅毒血清试验阳性及梅毒螺旋体检查阳性。

4. 腹股沟疝　睾丸肿瘤6.4%可误诊为腹股沟疝。此病也有阴囊肿物，但平卧位肿块可还纳，咳嗽时有冲击感，透光试验阴性，能扪清睾丸及附睾，肿块上方扪不清精索，但腹股沟皮下环增大。

5. 精液囊肿　位于睾丸的精液囊肿易与睾丸肿瘤混淆。该病病史长、发展慢，肿块体积小，有囊性感，睾丸可清楚扪及，透光试验阳性，穿刺囊肿液呈乳白色，镜检时内含精子。

6. 附睾炎　可与发病突然的睾丸肿瘤混淆。但该病有高热、畏寒，局部疼痛并向周围放射，压痛明显，常累及输精管，血常规检查中性粒细胞明显升高。

7. 精索和附睾肿瘤　阴囊肿大、坠胀，也可伴有鞘膜积液，但临床十分少见，检查睾丸正常。如附睾肿瘤累及睾丸或与睾丸肿瘤同时发生，则要经活检方能证实。

8. 附睾结核　当累及睾丸，产生结节时与睾丸肿瘤相似。但结核病变常累及输精管，形成串珠状结节，附睾尾部的浸润与硬结可与阴囊粘连形成窦道，直肠指诊时可扪及前列腺、精囊有浸润与硬结，而睾丸肿瘤不会累及上述部位。

9. 白血病　异常的白细胞增生与浸润发生于睾丸组织时可引起阴囊肿大和鞘膜积液，与睾丸肿瘤相似。但该病有发热、全身疼痛、进行性贫血、显著出血倾向、淋巴结肿大及肝脾大等表现，周围血常规及骨髓检查可发现幼稚型白细胞异常增生。

10. 睾丸扭转　与急进型睾丸肿瘤相似，但本病有剧烈运动或阴囊损伤的诱因，疼痛剧烈，普雷恩征阳性，睾丸上移或呈横位，可扪及呈麻绳状扭曲的精索，超声及放射性核素扫描显示睾丸血流明显减少或消失。

11. 睾丸血肿　多有阴囊外伤史，皮肤青紫瘀血，睾丸肿大坚硬，触痛明显，阴囊沉重，穿刺可见鲜血或褐色陈旧血。

五、辨证要点

1. 分清虚实　本病早期一般以实证为主，中期则虚实夹杂，晚期多出现气血两虚证候。但也有一发现便出现转移症状，虚证或虚实夹杂证候。

2. 洞察转归　本病较少见，早期症状不明显，故容易漏诊或误诊。由于该病转移较早，疗效较差，因此必须高度重视，争取早期发现、早期治疗。

六、治疗原则

本病的基本病理变化是一个由实向虚的转化过程，治疗原则先以祛邪为主，后以扶正为主。具体治法：早期宜清热解毒，化瘀散结；中期宜滋阴降火，解毒散结；晚期则宜补益气血，柔肝止痛。西医以手术治疗为主。

七、论治要点

本病宜辨病论治与辨证论治相结合，可分热毒瘀结、阴虚火旺及气血两虚三型论治。由于受体质、地域、气候及治疗等诸多因素的影响，各型之间往往互相转化或兼夹混合，也可有新的证型出现，因此临床不可拘泥，应以辨证论治为主。

（一）热毒瘀结证

1. 临床表现　相当于肿瘤早期，有隐睾或睾丸外伤史，自觉睾丸沉重，质地坚硬如石块，局部硬结，阴囊坠胀不适，轻微疼痛。无明显全身症状，小便黄，大便干。舌红，苔薄白，脉涩。

2. 证候分析　因隐睾或睾丸外伤，热毒瘀血内结睾丸，影响气血运行，则见睾丸沉重、质地坚硬、局部硬结诸症；病变早期，其他脏器未受影响，故未见全身症状，仅感阴囊局部坠胀不适，轻微疼痛；小便黄、大便干、舌红、苔薄白、脉涩乃热毒瘀结之象。

3. *治法*　清热解毒，化瘀散结。

4. *方药*　复元活血汤加马鞭草、山慈菇、白花蛇舌草、三棱、莪术。方中当归、桃仁、红花、穿山甲活血祛瘀，散结止痛；大黄荡涤凝瘀败血；天花粉消瘀、清热生津；柴胡疏肝理气；甘草缓急止痛，调和诸药；加马鞭草、山慈菇、白花蛇舌草、三棱、莪术等抗肿瘤药物，诸药合用，共奏清热解毒、化瘀散结之功效。

（二）阴虚火旺证

1. *临床表现*　相当于睾丸肿瘤的中期。自觉睾丸沉重肿大，发展迅速，局部硬结明显，隐隐作痛，偶有睾丸急剧疼痛，局部肿胀、阴囊皮肤发红，出现全身症状，如午后低热、面色潮红、头晕耳鸣、腰酸足软。舌红，少苔，脉细数。

2. *证候分析*　热毒瘀血蕴结睾丸，日久不消，则使睾丸日渐肿大，硬结明显；若睾丸脉络破裂，血液外溢，也可出现睾丸急剧疼痛，局部肿胀，阴囊皮肤发红；热毒瘀血灼伤肾阴，则见午后低热、面色潮红、头晕耳鸣、腰酸膝软等症；舌红少苔、脉细数乃阴虚火旺之象。

3. *治法*　滋阴降火，解毒散结。

4. *方药*　知柏地黄汤加土茯苓、半枝莲、白花蛇舌草、炙鳖甲、漏芦、山慈菇、蛇毒、天葵子等药。方用知柏地黄丸滋阴补肾，清热降火；再加土茯苓、半枝莲、白花蛇舌草、炙鳖甲、漏芦、山慈菇、蛇毒、天葵子以解毒散结消肿瘤。诸药合用，以滋阴降火、解毒散结。

若睾丸疼痛剧烈，可加川楝子、延胡索、荔枝核、蒲公英以清热止痛；肿胀明显加车前子、乳香、没药、穿山甲以活血化瘀，消肿止痛。

（三）气血两虚证

1. *临床表现*　属肿瘤晚期，睾丸肿大坚硬，正常感觉消失，表面凹凸不平，并可出现全身转移症状，形体消瘦，面色㿠白，心悸少寐，神疲懒言，纳呆腹胀，或见腹痛背痛、骨痛胸痛、咳嗽咯血等症。舌淡、苔薄，脉细无力。

2. *证候分析*　肿瘤晚期，热毒瘀血凝结，痹阻经络，睾丸失于濡养，则肿大坚硬，表面凹凸不平，正常感觉消失；癌细胞向全身扩散，机体气血阴阳失调，百骸失养，则见形体消瘦、面色㿠白、心悸少寐、神疲懒言、纳呆腹胀等症；气机逆乱，不通则痛，故见腹痛背痛、骨痛胸痛、咳嗽咯血等症。舌淡苔薄、脉细无力乃气血不足之象。

3. *治法*　补益气血，柔肝止痛。

4. *方药*　人参养荣汤加味。方中用人参大补元气，生津安神，益气补血；熟地黄、白芍、五味子、鸡血藤滋阴补血；黄芪、白术、薏苡仁益气健脾；远志宁心安神；甘草配白芍缓急止痛；加山慈菇、鼠尾草、喜树、白花蛇舌草、半枝莲、炙鳖甲等药以解毒散结抗癌。诸药合用，共奏补益气血、柔肝止痛之功。

若疼痛较甚，可酌加延胡索、郁金、香附、川楝子以行气止痛；偏阳虚的加鹿角、冬虫夏草、肉苁蓉、杜仲以温肾壮阳；偏阴虚的加枸杞子、女贞子、龟甲、沙参、何首乌等以滋阴养血。

八、其他治疗

（一）西药治疗

西药治疗主要为化学治疗，目前睾丸肿瘤化学治疗常用药物有以下几种。

1. *N-甲酰溶肉瘤素*　是我国首创药物，对精原细胞瘤有较突出的疗效。成人每日 0.15~0.2 g，分 3~4 次或睡前 1 次口服，总剂量 6~8 g 为 1 个疗程。近期有效率达 80%~91.3%，约 2/3 的患者可完全缓解。

2. *溶肉瘤素*　对精原细胞瘤疗效肯定，对非精原细胞瘤无效，消化道反应较重。口服每次 25~50 mg，每周服药 1 次，总量 0.15~0.25 g 为 1 个疗程。也可静脉注射，剂量同口服。

3. 环磷酰胺　对各种类型的睾丸生殖细胞肿瘤都有一定疗效，大剂量（1.5~2.0 g/m^2）应用，同时放疗，效果较明显，但缓解期较短。

4. 普卡霉素　对胚胎癌远期疗效突出，精原细胞瘤有效率60%，绒毛膜上皮癌30%，多用于综合治疗。成人2~6 mg，溶于5%~25%葡萄糖液中静脉滴注，每日或隔日1次，10~30次为1个疗程。

5. 放线菌素　对胚胎癌、畸形瘤和绒毛膜上皮癌有效率为52%，多用于综合治疗。静脉注射或静脉滴注，每日6~8 μg/kg，溶于5%葡萄糖液500 mL中，10 d为1个疗程，两个疗程间相隔2周。

6. 长春新碱　对各种类型的睾丸肿瘤都有效，以畸胎瘤和胚胎癌效果最好。需大剂量投用，成人每日0.5~0.6 mg/kg，分2~3次静脉注射，2~3 d为1个疗程，间隔3~4周可重复应用。

7. 顺铂（PDD、DDP）　为一种新的抗肿瘤药物。有强烈的抑制肿瘤作用，对睾丸肿瘤最为敏感，尤其是胚胎癌。对晚期睾丸癌的有效率达70%，是目前治疗睾丸肿瘤较理想的药物，已成为联合化疗的主要药物之一。静脉注射，成人30 mg溶于生理盐水30 mL中，连用5 d，一般间隔3~4周可再用药。

8. 博来霉素（BLM）　抗瘤谱较广，对各种睾丸肿瘤均有效，为联合化疗方案中的常用药物之一。静脉注射，15~30 mg/次，1次/d或每周2~3次，总量0.3~0.6 g为1个疗程。

化学治疗一般在手术及放疗后进行，多采用长春花碱、博来霉素与顺铂（VBP方案）联合治疗。对精原细胞瘤主要以手术及放疗为主；对腹部有巨大肿块及伴有远处转移的C期患者，单用放疗效果不好，复发率高，可使用联合化疗以提高疗效。以前用过放疗的患者，可用无骨髓抑制的长春新碱代替长春花碱，按VBP方案联合治疗，使产生最小的毒性和提高耐受量，疗效较以往显著提高，有效率达84%。对少数反应不良、腹部仍存有肿块者，可于化疗后再进行手术或放疗。

非精原细胞性生殖细胞瘤如胚胎癌、畸胎癌、绒毛膜上皮癌等，对放疗不敏感，早期（A，B1~B2）患者可在睾丸切除术及腹膜后淋巴结清除术后定期按VBP方案治疗。具体方法是在治疗开始的第1、第2日，长春新碱0.15 mg静脉注射；第1、第8、第15日，博来霉素30 mg静脉注射；第1、第5日，顺铂20 mg/m^2静脉注射，隔3周1次，4个疗程。有人报道治愈率接近100%（Richie，1984）。对晚期即腹部已有巨大肿块的B3期及有远处转移的C期患者，也可用VBP方案联合化疗3~4个疗程，但剂量有所调整：第1、第2日，长春新碱15 mg/kg静脉注射，博来霉素15 mg/m^2，每周1次；顺铂100 mg/m^2，24 h静脉注射，每3周1次，3周为1个疗程。待肿瘤体积缩小后，再予切除。由于联合化疗使用顺铂，晚期癌的生存率明显提高。若病变仍进展者，可加用VP-16（Etoposide，EPE，表鬼臼毒甲醛糖苷）100 mg/m^2，每周1~5 d，隔周1次，共3个疗程，或与顺铂加博来霉素合用，完全缓解率达50%。

免疫治疗也很重要，已开始成为治疗恶性肿瘤的辅助疗法，可诱导或加强潜在的特异性肿瘤免疫，保护或恢复放疗、化疗、手术等引起的免疫抑制和调整某些患者的免疫反应。常用药物有卡介苗、转移因子、左旋咪唑等。卡介苗的常用方法是皮肤划痕法，在四肢5 cm×5 cm皮肤上用消毒注射针头或三棱针纵横各划痕10条，以划破表皮稍有渗血为度。向划痕处洒敷卡介苗75~150 mg，每周1~2次，10次为1个疗程。根据病情每3~4个月重复治疗。转移因子皮下注射，每次2 mL，每周1~2次，1个月后改为每2周1次。左旋咪唑，口服，每次50 mg，每日3次，连服3 d，停4 d，可重复2~3次。

若因放疗或化疗后出现白细胞减少，可用利血生、鲨肝醇、肌苷、维生素B_4、核苷酸、雌激素、雄激素和肾上腺皮质激素治疗，严重患者可输注白细胞和血小板。

（二）中成药治疗

（1）棉酚10 mg，口服，3次/d，连服1~2个月，每月复查肝功能1次。

（2）复方天仙胶囊，口服，每次2~6粒，3次/d，1个月为1个疗程。

（3）1%莪术油20 mL，加入5%葡萄糖氯化钠注射液500 mL静脉滴注，连用1~2个月。

（4）五味龙虎散，每次 1.5 g，2 次/d，温开水送下。

（5）棉花根注射液，肌内注射，每次 2~4 mL，1 次/d，15~20 d 为 1 个疗程。适用于精原细胞瘤。

（6）蟾酥注射液，肌内注射，每次 2~4 mL，1 次/d。15~20 d 为 1 个疗程。

（7）复方蟾酥片，口服，每次 3 片，3 次/d，饭后服。15~20 d 为 1 个疗程。

（8）自然饮免疫口服液，口服，每次 1 支，3 次/d。

（9）福寿仙口服液，每次 1 支，2~3 次/d。

（10）银耳多糖胶囊，口服，每次 2 粒，2~3 次/d；或糖浆口服，每次 10 mL，3 次/d。

（11）黄芪注射液，肌内注射或静脉注射，每次 4 mL，1 次/d，连用 2 个月。

（三）单验方治疗

（1）龙葵 60 g，水煎服。每日 2 次服。

（2）薏苡仁 30 g、猪苓 24 g、茯苓 24 g、土茯苓 24 g、大黄 6 g、龙葵 30 g、半枝莲 30 g、白花蛇舌草 30 g、汉防己 12 g、干蟾皮 6 g、穿山甲 15 g、黄芪 30 g。水煎服，每日 1 剂。适用于气滞血瘀、湿热蕴毒下注型。

（3）桑寄生 30 g、肉苁蓉 15 g、橘核 15 g、荔枝核 15 g、小茴香 12 g、莪术 15 g、虎杖 30 g、夏枯草 30 g、白术 24 g、半枝莲 30 g、白花蛇舌草 30 g。水煎服，每日 1 剂。适用于肝肾阴虚、肝经气滞型。

（4）八月札 20 g、石上柏 15 g、夏枯草 30 g、石见穿 30 g。水煎服，每日 1 剂。

（5）党参、三棱、莪术、荔枝核各 15 g，白术、茯苓、半夏、青皮、橘核各 12 g，陈皮 10 g，夏枯草 31 g，甘草 3 g。水煎服，每日 1 剂。适用于精原细胞瘤。

（6）麻黄 9 g，桂枝 10 g，白芍、杏仁、茯苓、白术各 12 g，石膏、防己、黄芪各 24 g，全瓜蒌 15 g，夏枯草 31 g，甘草 3 g。适用于湿热蕴结型精原细胞瘤。

（7）中等大小蟾蜍，除去五脏后洗净，清水煮烂，煎汁饮用，2 次/d，于饭后半小时口服，并用其汁涂抹肿物处。适用于睾丸胚胎癌及手术后腹腔、纵隔、肺、精索转移者。

（8）枸橘 30 g、败酱草 30 g、荔枝核 30 g、马鞭草 30 g、小茴香 10 g。肝郁痰凝者佐以疏肝化痰药，如柴胡、枳壳、郁金、浙贝母等；瘀血阻滞者加活血、化瘀、散结药，如当归、桃仁、红花、牛膝等；肝肾阴虚者应加补肾、育阴、软坚等药，如熟地黄、枸杞子、山茱萸、鳖甲、牡蛎等。水煎服，每日 1 剂。

（9）党参、三棱、莪术、荔枝核各 15 g，白术、茯苓、半夏、青皮、橘核各 12 g，陈皮 10 g，夏枯草 30 g，甘草 3 g。水煎服，每日 1 剂，适用于精原细胞瘤。

（10）制乳香 3 g、制没药 3 g、血竭 3 g、儿茶 3 g、炮穿山甲 3 g、浙贝母 3 g、麝香 3 g、牛黄 3 g、海蛤粉 3 g。共为细面，装胶囊贮瓶内备用。每日 3 次，每次 5~6 粒。

（11）棉花根 30 g、桔梗 15 g、乌药 9 g、枳壳 10 g。每日 1 剂，水煎服。主治睾丸肿瘤。

（12）胡芦巴 30 g、棉花根 30 g、补骨脂 15 g、小茴香 6 g。水煎服，每日 1 剂。主治精原细胞瘤。

（13）生地黄 15 g、熟地黄 15 g、砂仁 3 g、丹参 15 g、牡丹皮 9 g、金银花 30 g、蜈蚣 6 g、夏枯草 12 g、生牡蛎 30 g、黄柏 15 g、知母 9 g、淫羊藿 12 g、仙茅 12 g、当归 9 g、荷叶 15 g。功效：滋肾益精，清热活血，软坚散结。可用于各种细胞类型的恶性睾丸肿瘤。在此基本方基础上，根据症状变化进行辨证加减。肾阴虚者加龟甲、鳖甲、枸杞子；肾阳虚者加肉桂、菟丝子、锁阳；痰瘀甚者加桃仁、莪术、地龙、莱菔子、制南星、姜半夏；少腹拘急者加乌药、丹参、降香；小便出血者加大蓟、茜草；少腹疼痛者加川楝子、延胡索、三棱。

（14）龙葵、白英、白花蛇舌草、土茯苓各 30 g，蛇毒 15 g，海金沙、灯心草、威灵仙各 9 g。水煎，每日 1 剂，分 3 次服。治各期睾丸癌。（强刚，惟恒主编，《男科病千家妙方》，人民军医出版

社，2011）

（15）生牡蛎 60 g，昆布、海藻、僵蚕各 15 g，土木鳖 5 g，炮甲片 10 g，山慈菇 12 g，半枝莲 30 g。水煎，每日 1 剂，分 3 次服。主治各期睾丸癌。

（四）手术治疗

对睾丸肿瘤，不论是生殖性的还是非生殖性的，都应首先施行根治性睾丸切除术，控制精索血流，再分别切扎输精管和精索，并根据肿瘤性质决定是否做腹膜后淋巴结清扫，然后再选用放疗或化疗、中药等方法治疗。

（五）放射治疗

精原细胞瘤对放疗高度敏感。A 期患者，于睾丸切除术后行预防性放疗。照射范围为腹主动脉旁及腹股沟淋巴结，2~4 周内给 25~30 Gy。B1、B2 期患者，除按上法放疗外，对局部淋巴结加照 10 Gy，4 周内完成，并对纵隔及锁骨上区进行照射。通过上述治疗，临床早期患者的生存率高达 97%。C 期疗效则不理想。

九、转归与预后

睾丸肿瘤只要早期发现、早期正确治疗，一般生存率较高。其预后取决于睾丸肿瘤的性质、分期及治疗方法。精原细胞瘤采用根治性睾丸切除术和淋巴引流区放疗，总 5 年生存率为 87.5%；非精原细胞瘤性生殖细胞肿瘤采用根治性睾丸切除术加腹膜后淋巴结清除术，5 年生存率约 50%。根据临床分期，精原细胞瘤 5 年生存率约为：A 期 81.8%，B1、B2 期 41.6%，B3 和 C 期仅 20%；非精原细胞瘤性生殖细胞肿瘤 A 期仅睾丸切除 5 年治愈率为 32%，加用放疗后为 48%，而睾丸切除加腹膜后淋巴结清除术则为 82%。随着有效化疗药物的不断发现和综合治疗的广泛开展，晚期患者的疗效也在不断提高。

十、预防与护理

（1）各种放疗及化疗均有很多毒性和不良反应，在治疗过程中应密切观察，及时调整剂量，加强支持治疗，增强机体免疫力，积极治疗并发症。

（2）加强饮食营养，注意清洁卫生，保持良好的心理状态，适当运动，增强体质，树立战胜疾病的信心。

（3）及早治疗隐睾及其他异位睾，避免睾丸外伤与房事过度。对萎缩的睾丸应随时观察，若有恶变趋向，则应立即手术摘除。

参考文献

[1] 王琦．中医男科临床手册［M］．北京：华夏出版社，1991.

[2] 贾河先，王耀武．百病良方（第二集）［M］．重庆：科学技术文献出版社重庆分社，1989.

[3] 宋道儒．精原细胞瘤治验一则［J］．成都中医学院学报，1985（2）：220.

[4] 严泽承，王群红．蟾蜍煎汁治疗术后转移性睾丸胚胎癌 1 例［J］．中医杂志，1984（6）：51-52.

[5] 邵梦扬，王守章，郭秀梅．中西医结合临床肿瘤内科学［M］．天津：天津科技翻译出版公司，1994.

[6] 强刚，王惟恒．男科病千家妙方［M］．北京：人民军医出版社，2011.

[7] 赵建成．段凤舞肿瘤积验方［M］．北京：中国中医药出版社，2013.

[8] 谭厚生．中西医结合治疗平滑肌肉瘤和乏特氏壶腹周围癌各 1 例［J］．中国中西医结合杂志，1987（5）：320+287.

[9] 马彩叶．附睾错构瘤超声误诊 1 例［J］．中国临床医学影像杂志，2013，24（2）：151.

[10] 李小顺，谢飞，闫鲲．附睾精原细胞瘤 1 例诊治报告［J］．现代泌尿外科杂志，2012，17（1）：93-94.

第十三节　附睾肿瘤

一、概述

附睾肿瘤临床少见，据统计只占男性生殖系肿瘤的 2.5%。绝大多数为原发性；继发性可为精索肿瘤和睾丸及其鞘膜肿瘤的直接浸润，前列腺癌的逆行转移，恶性淋巴瘤、肝癌、肺癌、肾癌等的全身性扩散。原发性附睾肿瘤多为良性，恶性者占 20%~30%。多数为单侧性病变，好发于 20~50 岁性功能活跃时期，良性者多在 40 岁以下，恶性者多在 50 岁以上。常见的附睾良性肿瘤有间皮瘤（又称为腺样瘤）和平滑肌瘤，一般预后良好。附睾恶性肿瘤常见的有附睾癌及平滑肌肉瘤，恶性程度很高，早期即可发生转移，大多预后不良。

中医没有类似病名和病证的记载，和睾丸肿瘤一样，有的学者拟撰名为“子岩”。

二、病因病理

（一）中医病因病机

参看本章第十二节睾丸肿瘤相关部分。

（二）西医病因病理

1. 病因　附睾肿瘤的病因很不清楚，因临床少见，故对此研究较少。一般认为，与诱发肿瘤的常见因素如遗传、损伤、感染、放射线、化学致癌物质、病毒等都有一定关系，其中与附睾炎的关系较为密切。

2. 病理　附睾肿瘤多为中胚叶瘤，以腺样瘤最为常见，占 50%以上。关于其发生来源，人们意见不一，多数学者认为来自间皮、莫非管、米勒管等。镜下可见间质及腺样细胞，间质中可见网状纤维结缔组织、平滑肌细胞、毛细血管及淋巴细胞浸润。依成分不同，又被称为腺纤维瘤、腺纤维肉瘤、血管样瘤、淋巴结瘤及间皮瘤等。

平滑肌瘤也较常见，约为腺瘤的 1/10，可能系腺样瘤偏向发展而成。其他肿瘤尚有纤维瘤、脂肪瘤、浆液性腺瘤、皮样囊肿、畸胎瘤、血管瘤、神经纤维瘤、硬胆脂瘤等。

乳头状腺瘤是附睾肿瘤中唯一的上皮肿瘤，发生于附睾头部输出小管中，多为双侧性，可伴发 Hippel-Lindau 病。

原发性附睾精原细胞瘤罕见报道。由于少见且又缺乏典型症状，故术前确诊比较困难，术后依病理而明确诊断。

附睾恶性肿瘤罕见，较常见的有附睾癌、平滑肌肉瘤、横纹肌肉瘤、淋巴肉瘤、恶性黑色素瘤、恶性间皮瘤等。恶性程度很高，增长迅速，早期可发生转移，转移途径同睾丸肿瘤。

三、辨病要点

1. 症状　一般无明显临床症状，肿瘤过大可引起阴囊坠胀疼痛，晚期恶性肿瘤发生转移时则可出现腰痛、腹痛、胃肠道梗阻、咳嗽、咯血、血尿等症状。

2. 体征　附睾肿块多发生于附睾尾部，良性病变生长缓慢，肿瘤直径多在 2 cm 以下。表面光滑，界线清楚，呈球形或卵圆形，质硬，实体，有弹性，无粘连和压痛。也可质地柔软有囊性感，部分患者可伴有鞘膜积液。

恶性肿瘤可发生在附睾的任何部位，与睾丸分界不清，生长迅速，表面结节状，不光滑，质硬韧，精索多被累及，与附睾界线也不清，有半数合并鞘膜积液。积液量少，张力不高，多为血性胶冻样液体，透光试验阴性。病侧阴囊可增大下垂，皮肤可有轻度肿胀，表浅静脉扩张，附睾肿块直径多在 3 cm 以上，甚至达婴儿头大小，累及整个附睾、睾丸或精索。

3. 辅助检查

（1）附睾肿块病理组织学检查可以发现肿瘤细胞。

（2）淋巴造影可见腹膜后淋巴结有充盈缺损征象。

（3）B 超、CT、磁共振成像可以发现肿块。B 超检查具有简便迅速、无创伤、可重复等优点，可迅速辨明肿块的囊实性，准确测定肿块大小、受累范围以及睾丸情况。薄层 CT 尤其对于 B 超怀疑恶性病变而需要临床分期的患者具有重要临床应用价值，结合 MRI 可使诊断准确率进一步提高。

四、类病辨别

因附睾肿瘤很少见，又无特异表现，术前诊断非常困难，误诊率高达 96% 以上，常误诊为附睾结核、慢性附睾炎、精液囊肿、睾丸肿瘤、鞘膜积液等病，故在临证时必须详细检查，避免误诊。

1. 附睾结核　附睾肿胀结节无疼痛，但结核结节局部不规则，质硬、有触痛，输精管增厚变硬成串珠样，阴囊部也可有窦道形成，分泌物镜检、培养或动物接种结核杆菌可为阳性。

2. 慢性附睾炎　附睾增大，有硬结，伴输精管增粗，常并发慢性前列腺炎。触诊附睾尾部轻度肿大呈正常形态，尿常规及前列腺液常规检查可发现较多白细胞或脓细胞，病理检查见小管上皮肿胀，管腔内有渗出物，间质内有炎细胞浸润。

3. 精液囊肿　附睾处无痛性结节，为位于附睾头部的球形肿块，表面光滑，波动感明显。B 超检查附睾头部有圆形透声区，其直径一般为 1~2 cm，诊断性穿刺可抽出乳白色液体，镜检可见精子。

4. 睾丸鞘膜积液　阴囊内肿块，呈球形或梨形，表面光滑，囊性有波动感，透光试验阳性。诊断性穿刺后，睾丸附睾触诊正常。

五、辨证要点

参看本章第十二节“睾丸肿瘤”部分。

六、治疗原则

中医治疗原则参阅本章第十二节“睾丸肿瘤”部分。

原发性附睾肿瘤的西医治疗首选手术治疗。对转移性附睾肿瘤的治疗需综合患者全身情况，后期随访内容应包括 3 个月复查胸腹部及盆腔 CT，及时了解复发及转移情况。

七、论治要点

参看本章第十二节“睾丸肿瘤”部分。

八、其他治疗

（一）西药治疗

参看本章第十二节“睾丸肿瘤”部分。

（二）中成药治疗

参看本章第十二节“睾丸肿瘤”部分。

（三）单验方治疗

党参、白术、茯苓、薏苡仁、天花粉、莪术、大青叶、淡竹叶各 12 g，半枝莲、皂角刺、白花蛇舌草各 30 g，蜂房 10 g，甘草 3 g，蝉蜕 4~6 个（焙干研细，冲服），将上药煎水约 1 000 mL，作茶饮，1~3 d 1 剂，连续服用。适用于附睾平滑肌肉瘤。

（四）手术治疗

附睾良性肿瘤主要进行手术治疗，做单纯肿瘤切除术。边界不清楚者术中应行快速组织学检查，根据病变性质确定切除范围。组织细胞分化差者术后应定期随访。

附睾恶性肿瘤则应早期施行根治性附睾切除术，并根据组织学类型选择进一步的治疗措施。其中以淋巴转移为主的肿瘤如腺癌，应施以腹膜后淋巴结清除术，术后可辅以化疗；肉瘤以联合化疗为主，可辅以放疗；未分化癌对放疗较敏感，应以放疗为主，必要时辅以化疗。具体方法可参照睾丸肿瘤的治疗。

九、转归与预后

附睾良性肿瘤预后良好，附睾恶性肿瘤则预后很差，多数在根治性睾丸切除术后3~4个月内局部复发或发生肺、肝及腹膜转移，60%以上2年内死亡。

十、预防与护理

参看本章第十二节“睾丸肿瘤”部分。

参考文献

[1] 李小顺，谢飞，闫鲲．附睾精原细胞瘤1例诊治报告［J］．现代泌尿外科杂志，2012，17（1）：93-94.

[2] 傅强，王法成，李善军，等．原发性附睾肿瘤的诊断和治疗（附27例报告）［J］．中国肿瘤临床，2007，34（9）：519-520.

[3] 杨文增，崔振宇，张伟，等．原发性附睾肿瘤的诊断与治疗（附35例报告）［J］．中华男科学杂志，2010，16（6）：527-530.

[4] 付伟金，刘德云，杨占斌．原发性右侧附睾平滑肌肉瘤一例报告［J］．中华泌尿外科杂志，2016，37（9）：676.

[5] 宋勇波．转移性附睾肿瘤误诊为附睾炎1例并文献复习［J］．现代泌尿生殖肿瘤杂志，2016，8（4）：242-243.

[6] 胡礼炳，雷永虹，Makus Hohenfellner. 2012年欧洲泌尿外科学会睾丸肿瘤诊疗指南解读［J］．昆明医科大学学报，2012，33（7）：79-83.

第十四节　睾丸扭转

一、概述

睾丸扭转也称精索扭转，是由于剧烈运动或暴力损伤阴囊时，螺旋状附着于精索上的提睾肌强烈收缩导致睾丸、精索扭转的一种疾病。睾丸扭转是随着精索扭转而同时发生的，它是青少年阴囊急性肿痛的重要原因，也是急性阴囊症中最严重的疾病，是一种精索与睾丸的血管意外，常导致睾丸的血液循环障碍，引起睾丸缺血或坏死。发病率不高，但并非罕见，且发病率有上升趋势。睾丸扭转最早见于1776年英国医生Hunter的一个典型病例报告：18岁男孩滑冰后左侧睾丸剧烈疼痛，保守治疗数周后睾丸萎缩，次年右侧睾丸又出现同样症状。据原上海医科大学附属中山医院泌尿外科张永康1986年统计，本病约占该院泌尿外科住院患者总数（3 016例）的0. 39%，平均每251例中有1例睾丸扭转。本病多见于新生儿和青少年，在25岁之前的人群中的临床发病率为1/4 000，早期诊断有一定困难，一旦延误可发生睾丸坏死。

刘銮超通过对11例睾丸扭转的临床分析，得出睾丸扭转误诊率为54. 5%（6/11），极易误诊为睾丸、附睾炎（4/11）。他总结了睾丸扭转的四点诊断、鉴别依据：①青少年突发性阴囊或腹股沟疼痛合并睾丸下降不全、睾丸鞘膜积液或其手术史。②患侧阴囊空虚，睾丸上缩至阴囊根部或腹股沟外环口，睾丸触痛明显、质较硬、活动受限，抬高睾丸疼痛加剧，精索增粗且与睾丸、附睾解剖关系不清。③无泌尿系症状且尿常规正常。④无肠梗阻症状。他指出睾丸扭转时睾丸的存活能力与扭转时间、扭转程度呈双相关系。

中医没有类似病名和病证的记载，根据中医称睾丸为肾子，拟撰名为“子扭”。

二、病因病理

（一）病因

睾丸和精索的先天畸形是主要病因。包括：①鞘膜附着于精索末端的位置过高，使鞘膜容量增大，呈“钟铃样”畸形，睾丸可以在鞘膜腔内自由旋转。②睾丸附睾裸露部位缺乏，未能与周围组织粘连固定，远端精索完全包绕在鞘膜之内，睾丸悬挂其中失去固定而游离度增大。③睾丸和附睾之间的系膜过长，睾丸引带阙如或过长，鞘膜腔过大，也易引起睾丸扭转。④隐睾、睾丸异位及多睾症也是睾丸扭转的危险因素。此外，家族性睾丸扭转可能是遗传和环境因素所致。

后天诱因有多种，如睡眠中、性交或手淫时，提睾肌随阴茎勃起而收缩，可使睾丸扭转；各种强烈运动增加腹压时，如重体力劳动、咳嗽、各种竞技或阴囊受暴力袭击等皆可诱发睾丸扭转。

此外，年龄、温度、外伤也是导致睾丸扭转不可忽视的因素。具体说来，出生后的第一年和青春期是睾丸扭转的两个高发期，因为这两个时期是性发育的高峰期，雄激素分泌旺盛，常常有性冲动，提睾肌经常收缩，睾丸及附睾被其过度上提、旋转容易引起扭转。低温、低湿度刺激睾丸精索，会导致提睾肌剧烈收缩，从而造成睾丸扭转。据报道，经仔细询问睾丸扭转的患者，发现4%~8%的患者既往有睾丸精索外伤。

（二）病理

睾丸扭转的幅度以90°~360°最为多见，个别报道有900°，甚至1440°者。病理变化与发病时间、睾丸旋转度数呈正相关。时间越长，度数越大，则血管梗阻、组织水肿也愈严重，严重扭转4 h以上，睾丸便可出现颜色改变、缺血坏死或不可逆性睾丸萎缩。缺血10 h以上，睾丸生精和内分泌功能可完全破坏。因此应尽早明确诊断及手术复位。关于扭转方向，由于提睾肌在精索上是斜形分布，故其收缩时迫使睾丸由外向内侧旋转，左侧睾丸表现为逆时针旋转，右侧为顺时针旋转。根据扭转情况可分为两类：一类是鞘膜内扭转，主要是由于某些胚胎发育异常造成睾丸系膜过长或睾丸在鞘膜腔内活动度过大所致；另一类是鞘膜外扭转，即阴囊里的全部鞘膜连同内部的精索一起扭转，造成这种情况的原因主要是由于壁层鞘膜和阴囊壁或腹股沟管内面依附松弛。隐睾症患者尤好发，以儿童多见。

三、辨病要点

1. *症状* 常有剧烈运动或阴囊部损伤史。突发性阴囊部剧烈疼痛，可向下腹部或股内侧放射，伴恶心、呕吐等症状。

2. *体征* 阴囊肿大，皮肤红肿，睾丸肿大上移呈横位，触痛明显，精索呈麻绳状扭曲并缩短，有时伴有鞘膜积液。普雷恩征阳性，即托起阴囊或睾丸时疼痛加重；罗希征阳性，即因精索扭转而缺血，使睾丸、附睾均肿大，边界不清，难以辨别。

3. *实验室检查* 体温和白细胞偶有升高，超声显示病侧血流减少或消失，放射性核素扫描显示扭转侧睾丸血流灌注减少，呈放射性冷区。必要时可切开阴囊探查。胡强等报道睾丸扭转8例，结合文献讨论了睾丸扭转的诊断。方法：为增强对此病的认识，采用彩色多普勒和放射性核素显像检查，并分析其诊断价值。结论：应尽早手术探查和治疗。

Liu等报道，运用彩色多普勒超声进行睾丸扭转检查的影像学诊断灵敏度达到87.9%，其诊断的特异性为93.3%，这对睾丸是否发生扭转已能做出较准确的鉴别。然而，卫晶丽等报道超声造影在睾丸扭转的诊断中较常规超声更具优势（尤其在睾丸不完全扭转时），前者能完全避免产生假阳性血流，更加准确地反映睾丸组织内的血供情况，从而提高诊断准确率。因此，在睾丸扭转的诊断及鉴别诊断时，需结合临床病史、二维超声及彩色多普勒超声、超声造影、临床治疗情况及手术证实等综合因素，才能做出更为准确的结论。

四、类病辨别

睾丸扭转诊断比较困难，容易误诊为急性睾丸炎、腹股沟斜疝嵌顿、睾丸附件扭转、输尿管结石、急性阑尾炎等病。

1. *急性睾丸炎*　可有睾丸疼痛等症状，但此病多见于成年人，发病较缓，疼痛较轻，睾丸、附睾在正常位置，伴有恶寒、发热，血常规检查中性粒细胞明显升高。普雷恩征及罗希征阴性，放射性核素扫描及多普勒血流计检查显示患侧血流增加。

2. *腹股沟疝嵌顿*　也有阴囊部剧烈疼痛等症状，但一般有可复性阴囊或腹股沟部肿物的病史，伴有腹部疼痛、恶心、呕吐，以及肛门停止排气排便、肠鸣音亢进等肠梗阻的症状，触诊检查肿物与睾丸有一定界线，睾丸形态正常无触痛，普雷恩征和罗希征阴性。

3. *睾丸附件扭转*　突然发生睾丸疼痛，但不太剧烈，全身症状亦较轻，睾丸的位置及与精索的关系正常，睾丸的上极常可摸到一痛性肿块，透光试验可显示该区域带黑色的小体，附睾头增大明显，睾丸的血流量测定患侧正常或稍增多，同侧睾丸及附睾彩色血流信号也相应增多。

4. *输尿管结石*　突发性腰腹部绞痛，并可放射至股部、会阴部及阴囊，也可伴恶心、呕吐等症状，但尿常规检查可见红细胞，彩超常提示输尿管内伴声影的强回声，腹部X线摄片可见结石阴影，而阴囊及其内容物均无异常。

5. *急性阑尾炎*　阑尾炎各年龄段均可发病，一般有转移性右下腹痛，病变部位常有动态发展过程，部分患者无明显转移性腹痛，但消化道症状明显。患者可有发热，最后出现固定性右下腹痛、反跳痛，但“固定”不一定全在麦氏点。血常规检查白细胞及中性粒细胞升高，彩超对该病有诊断意义，特殊情况下可行阑尾CT检查。

五、治疗

睾丸扭转的唯一治疗方法是尽快手术复位并加以固定。一旦诊断明确，应立即手术，争取复位，挽救睾丸。如不能确诊，只要临床症状较剧，有睾丸扭转可能者，亦应按急性阴囊症对待，进行探查，不可延误时机，以免酿成睾丸坏死。手术时将扭转的精索复位，如睾丸的颜色能很快恢复正常，说明血液供应良好，可保留睾丸，并将睾丸缝合固定在阴囊后壁，以防扭转复发；同时将对侧睾丸也固定在阴囊后壁，以防扭转。若睾丸、附睾已发黑坏死，则宜切除。

方银忠等回顾性分析了59例睾丸扭转患者的临床资料。结果：1例为腹腔内恶变隐睾扭转，其余58例（59次）发病时中位年龄为18.5岁，均无发热。50例在夜间或剧烈运动后发病。4例手法复位成功。1例手法复位后再次扭转，拒行手术致睾丸萎缩。2例明确睾丸已坏死未手术治疗，患睾逐渐萎缩。接受手术探查的52例中有15例睾丸存活，其中发病超过24 d的1例，不到10 h的11例。结论：青少年夜间或运动后突发急性睾丸痛应该警惕扭转的可能，必要时紧急手术探查，手法复位可尝试应用。

Dias Filho等回顾性分析133例起病24 h内且均接受手术治疗的睾丸扭转患者，其中76名患者于术前准备期间尝试手法复位。手法复位组的复位成功率为95.1%，而成功行手法复位患者中有97.2%成功保留患侧睾丸，而未尝试手法复位或复位失败患者的睾丸切除率高达75.4%，由此可见手法复位在睾丸扭转术前的重要性。但由于对手法复位操作者的要求较高，故不做强烈推荐。有条件的医疗单位可以尝试，但无论成功与否，手术探查仍是关键。若使用手法复位，可结合超声做精索形态，有助于判断手法复位是否完全，从而提高手法复位成功率和睾丸挽救率。吴荣德等探讨儿童睾丸附件扭转保守治疗的指征。方法：回顾性总结分析1993—1997年底的25例急性阴囊疼痛患儿的诊疗情况，结合文献提出鉴别诊断及选择疗法的依据，将其应用于1998年以后收治的26例患儿中，进一步探讨诊断和治疗指征。结果：回顾性总结表明，睾丸扭转症状重，就诊早，就诊时间多在发病24 h之内。附件扭转疼痛轻，就诊晚，多有48 h以上的病史，两者比较，差异有显著性（$P<0.05$）。1998年后治疗的26例中，5例就诊时疼痛时间短于48 h，1例在睾丸上极摸到疼痛性结节，诊断为睾丸附件扭转，行保守治疗；4例行急诊手术，证实1例睾丸扭转、3例附件扭转。21例就诊时疼痛已持续48 h以上；19例症状轻，彩色多普勒检查示睾丸血流正常，行保守治疗，治疗过程中均可摸到大小不等的触痛性结节，诊断为睾丸附件扭转。2例睾丸扭转坏死而行睾丸切除。结论：睾丸附件扭转是一种自限性疾病。扪到其特有体征即阴囊内触痛性结节者，阴囊痛持续48 h以上、彩色多普勒检查睾丸血流正常者，可行保守治疗。睾丸扭转是外科急症，应急诊手术。彩色多普勒检查对鉴别诊断有重要意义。

六、转归与预后

本病的预后与正确诊断及手术时间密切相关。如在发作后4 h内做出正确诊断并手术复位的尚可保留睾丸，挽救率达90%；超过10 h，挽救率仅20%。动物实验证实，睾丸缺血4 h，生精功能停止60 d；缺血6 h，生精功能消失，内分泌功能部分丧失；缺血10 h，生精功能和内分泌功能完全丧失。

七、预防与护理

（1）注意身体保健，加强营养，避免接触有害物质。

（2）在运动或劳动时注意保护阴囊，避免外伤。

（3）动员患者及时就诊，争取时间，迅速做出诊断及处理。

（4）复位后，注意阴部卫生，减少运动适当休息。可根据睾丸的具体情况给予中药辅助治疗，防止复位后睾丸萎缩。

（5）对轻度睾丸扭转并自行复位者，平时应注意避免屏气、突然用力或阴囊局部的猛烈震荡，防止扭转再度发生，加重病情。

（6）做好患儿和（或）其家属的心理疏解工作。发生一侧睾丸扭转的患者，往往担心其对侧睾丸也会扭转，但这一点目前尚无循证医学证据支撑。

参考文献

[1] KAPOOR S. Testicular torsion：a race against time [J]. Int J Clin Pract，2008，62（5）：821.

[2] 刘銮超．睾丸扭转11例临床分析 [J]．临床医学，1999，19（3）：21.

[3] 郑传东，苟欣，胡兴平，等．睾丸扭转61例诊断与治疗的临床研究 [J]．中国性科学，2014，23（6）：8-9.

[4] 胡强，眭元庚，徐正铨，等．睾丸扭转（8例）的诊断和治疗 [J]．男科学报，1999，5（3）：144-146.

[5] LIU C C，HUANG S P，CHOU Y H，et al. Clinical presentation of acute scrotum in young males [J]. Kaohsiung J MedSci，2007，23（6）：281-285.

[6] 卫晶丽，马文琦，姜珏，等．超声造影对急性睾丸扭转的诊断价值 [J]．现代泌尿外科杂志，2014，19（4）：246-248.

[7] 刘丽君．彩色多普勒对小儿急性睾丸及附件扭转的影像学诊断分析 [J]．中国中西医结合儿科学，2015，7（6）：569-572+677.

[8] 陈勇，颜雪琴，习建冬，等．以右下腹痛为首发表现的睾丸扭转误诊为急性阑尾炎 [J]．临床误诊误治，2016，29（7）：54-55.

[9] 方银忠，张永康．睾丸扭转的诊治（附59例报告）[J]．现代泌尿外科杂志，2002，7（1）：18-19+55.

[10] DIAS FILHO A C，RODRIGUES R O，RICCETTO C L Z et al. Improving organ salvage in testicular torsion：comparative study of patients undergoing vs not undergoing preoperative manual detorsion [J]. J Urol，2017，197（3）：811-817.

[11] 张际青，张军晖，胡小鹏，等．超声精索血管检查在手法复位治疗精索扭转中的意义（附32例报告）[J]．临床泌尿外科杂志，2015，30（7）：634-637.

[12] 吴荣德，于启海，季海萍，等．儿童睾丸附件扭转的保守治疗指征 [J]．中华小儿外科杂志，2001，22（2）：98-100.

[13] 王春玲，戴新娟．护理工作中患者隐私保护的现状与展望 [J]．护理学报，2010，17（8）：15-17.

[14] 陆雪强，等．一侧睾丸扭转对侧睾丸预防性固定必要性的研究 [J]．中国男科学杂志，2008，22（2）：53-54.

第十五节　睾丸附件扭转

一、概述

睾丸附件扭转临床不多见，自 Colt 1922 年首次报告，至 1970 年共报道了 364 例。国内报告甚少，重庆医科大学儿科医院外科龚以榜等于 1983—1989 年共发现睾丸附件扭转 106 例，其发病率居小儿阴囊急症之首，说明本病在国内并非罕见。发病年龄主要在儿童时期，尤以 10~14 岁最易发生。

睾丸附件的概念并非指睾丸附件一种，而应包括睾丸附件、附睾附件、睾丸旁体或旁睾及迷管或输精管附件四种。睾丸附件是位于睾丸上端的囊状小体，为中肾管的遗迹，其内容物为胶状物或结缔组织；附睾附件位于附睾头部，为一有蒂的囊状小体，囊内含有水样液体，为中肾小管残留物；睾丸旁体为扁平的白色小体，由一些独立的或群集的迂曲小管构成，出现在精索下端前方，也是中肾小管的残迹；迷管为退化性的迂曲小管，一端是盲管，另一端与睾丸网或附睾管相通，位于附睾头或附睾尾部，为中肾管退化的残留物。据报道，在 100 例尸解中发现有附件者高达 92%，绝大多数为睾丸附件，其直径为 0.1~1 cm，临床所见扭转之附件绝大多数为睾丸附件（92%），有的占 98.1%，其次为附睾附件，后者较少见。

睾丸附件扭转对人体影响不大，经手术或抗感染治疗后，一般都能很快痊愈，没有后遗症，预后良好。

二、病因病理

睾丸附件发生扭转的机制尚不清楚，可能与外伤或剧烈活动有关，但也有在睡眠中发病者。病理检查可见睾丸附件出血、坏死、溶解或结构辨认不清，鞘膜壁层有不同程度充血增厚，少数附睾有充血肿胀，睾丸一般无明显改变。

三、辨病要点

1. 症状　起病缓慢，阴囊部疼痛，钝痛为主，偶呈绞痛，行走或下蹲时加剧，可放射至下腹部；或伴有恶心、呕吐等症状。

2. 体征　阴囊皮肤轻度红肿，睾丸位于正常位置，睾丸上极可扪及触痛性结节，或透过阴囊皮肤可见暗蓝色小结，有时并发少量睾丸鞘膜积液，多为血性液体，透光试验阳性。

3. 实验室检查　可有血白细胞增多。李明等回顾了 35 例睾丸附件扭转患者的声像图资料，从而得出结论睾丸上极与附睾头附近无血流、高回声结节是睾丸附件扭转的直接声像图特征，而患侧睾丸和附睾血流信号增多、精索增粗、鞘膜腔积液是睾丸附件扭转的间接声像图特征。彩色多普勒超声诊断睾丸附件扭转灵敏度96%，特异度100%，是诊断睾丸附件扭转的首选检查方法。若诊断明确或疑似睾丸附件扭转，应及早手术探查，以提高睾丸的获救率。

四、类病辨别

本病诊断困难，误诊率比睾丸扭转还要高，极易误诊为睾丸扭转、急性睾丸附睾炎、嵌顿性疝和急性阑尾炎等病。

1. *睾丸扭转* 多在24 h内就诊，阴囊疼痛剧烈，难以忍受，伴有下腹部绞痛，大腿根部放射性痛等，伴有恶心、呕吐等症状，但常有剧烈运动或阴囊部损伤史，全身症状较重，检查时睾丸上移或呈横位，精索呈麻绳状扭曲，普雷恩征和罗希征阳性，放射性核素阴囊扫描和多普勒测定显示患侧睾丸血流减少或消失。

2. *急性睾丸附睾炎* 儿童较少见，常有感染、尿道内应用器械或留置导尿管等病史，检查睾丸、附睾肿胀，触痛明显，但精索、睾丸位置正常，抬高阴囊后症状减轻，血常规检查中性粒细胞明显升高。超声表现为患侧附睾头尾肿大，回声不均，CDFI内部血流信号丰富，阻力指数减低，血流速度增快。

3. *嵌顿性疝* 有阴囊内肿物可以还纳的病史，出现腹部疼痛、恶心、呕吐、腹胀、肛门停止排气排便等肠梗阻症状，肠鸣音亢进，有气过水声，睾丸、附睾检查正常。

4. *急性阑尾炎* 有下腹部疼痛、恶心、呕吐等症状。但其特点为转移性右下腹痛，具有压痛、反跳痛及肌紧张等腹膜刺激征，麦氏点压痛明显，腰大肌试验阳性。而阴囊部无疼痛，内容物正常。

五、治疗

本病治疗方法主要是手术治疗，将坏死的附件切除，并做鞘膜切除或翻转术，以预防术后鞘膜积液的形成。然而，对于不愿手术的患者，贾胜琴等报道，可以运用He-Ne激光局部照射配合抗生素的方法来治疗儿童睾丸附件扭转。此外，有学者从睾丸附件扭转的发生时间来进行区别治疗。若是发病在24 h以内，应积极手术治疗；对发病时间超过24 h患者，在明确睾丸血供存在的前提下，可采取保守治疗，治疗中应积极使用抗生素预防睾丸炎的并发症。阚庆国报道了运用甲基泼尼松龙合654-2（n=13）与一般常规疗法（n=15）对睾丸附件扭转的临床观察。在抗炎的基础上分别在前三天应用甲基泼尼松龙和654-2治疗，甲基泼尼松龙5 mg/（kg·d），654-2注射液每次0.2~0.5 mg/kg静脉滴注。在保守治疗的目标前提下，应用甲基泼尼松龙合654-2治疗睾丸附件扭转能够改善症状，缩短病程，减少远期并发症。

参考文献

[1] 王东文，佟锦．睾丸扭转［J］．国外医学·泌尿系统分册，1990，10（4）：145.
[2] 张永康．睾丸及其附件扭转13例报告［J］．中华外科杂志，1987，25（5）：277-279+316.
[3] 龚以榜，李旭良，林涛，等．睾丸附件扭转106例报告［J］．中华泌尿外科杂志，1991，12（3）：222-223+201.
[4] 胡珍水．腹股沟管隐睾扭转坏死1例诊治教训［J］．四川医学，1996，17（2）：76.
[5] 贾胜琴．小儿睾丸附件扭转诊治分析［J］．河北医药，1999，21（5）：335.
[6] 陈勃华，毛向明．4例睾丸扭转的彩色多普勒流动显像和治疗体会［J］．第一军医大学学报，2000，20（2）：143+146.
[7] 魏光辉，李旭良，龚以榜．小儿阴囊急症：附526例报告［J］．中华泌尿外科杂志，2000，21（11）：50-52.
[8] 李明，李云锋，张丽丽，等．彩色多普勒超声对睾丸附件扭转的诊断价值［J］．临床超声医学杂志，2011，13（5）：346-347.

[9] 楼叶琳，胡洋，胡东来，等．超声在小儿睾丸附件扭转中的诊断价值［J］．浙江实用医学，2016，21（4）：288-290+298.
[10] 左忠明，许燕，查长松．彩色多普勒超声对睾丸附件扭转的诊断价值［J］．实用医药杂志，2014，31（9）：781-782.
[11] PARK A C，KIM H Y，YI B H. Sonography of intrascrotal appendage torsion：varying echogenicity of the torsed appendage according to the time from onset［J］．J Ultrasound Med，2011，30（10）：1391-1396.
[12] 崔春凤，王岩，卢迪，等．小儿阴囊急症的超声表现［J］．临床超声医学杂志，2010，12（3）：207-208.
[13] 贾胜琴，吉蓉．He-Ne激光治疗儿童睾丸附件扭转［J］．中国激光医学杂志，2003，12（1）：56.
[14] 林长明，齐平，谢潜山，等．小儿睾丸附件扭转手术时机的探讨［J］．现代医药卫生，2004，20（21）：2218.
[15] 阚庆国．甲基泼尼松龙和654-2治疗睾丸附件扭转的临床观察［J］．现代泌尿外科杂志，2008（5）：361.

第十六节　睾丸痉挛

一、概述

睾丸痉挛是因各种原因导致睾丸收缩甚至疼痛为主症的一种病症，也称为睾丸疼痛或子痛。本病是一个症状也是一个病名，常见于急慢性睾丸附睾炎、睾丸外伤、睾丸扭转、睾丸附件扭转、精索静脉曲张、附睾瘀积症等病中，但也有一些不明原因性疼痛。本节主要讨论不明原因性睾丸疼痛。

二、沿革

睾丸痉挛疼痛，属于中医的“疝痛”“㿗疝”等范畴。《黄帝内经》中认为“疝痛”和“疝”是由于寒邪侵犯厥阴肝经而引起的睾丸痉挛疼痛。《素问·缪刺论》明确指出：“邪客于足厥阴之络，令人卒疝暴痛。”

隋代巢元方认为睾丸痉挛疼痛的病机是劳损伤肾气，阴寒之邪乘虚客之，结聚不散所致。如《诸病源候论》曰：“㿗病之状，阴核肿大，有时小歇，歇时终大于常，劳冷阴雨后发，发则胀大，使人腰背挛急，身体恶寒，骨节沉重，此病由于损肾也。足少阴之经，肾之脉也，其气下通于阴，阴脉之所聚积阴之气也。劳伤举重，伤于少阴之经，其气不卫于阴，气胀不通，故成溃也。……溃者，阴核气肿大也……阴气下击，结聚不散所成也。”

唐代孙思邈在《备急千金要方·阴㿗》中提出用针灸治疗“子痛”病，使治疗方法更多样化：“阴肿痛，灸大敦三壮。……曲泉主㿗病，阴跳痛引茎中不得尿。”

元代张子和在《儒门事亲·疝本肝经宜通勿塞论》中则提出子痛病的病位在足阳明经和足厥阴经：“气冲二穴言㿗疝，茎中痛，两丸寒痛，足阳明脉气之所发也。……邪气客于足厥阴之经，令人卒疝，故病阴丸痛也。”

明清时代，诸多医家根据前人辨证论治的理论，并结合自己的临床实践提出了较全面的辨证论治方法。如明代张景岳《景岳全书》指出：“以受寒受湿因而成疝，或以色欲，或以劳损，或以郁怒，或以饮食酒湿之后，不知戒慎，致受寒邪，则以阴求阴，流结于冲任血气之海，而下归阴分遂成诸疝。故其为病，则有遇寒而发者；有郁久成热，遇热而发者；有郁则气逆，遇郁怒而发者；有湿因寒滞，遇湿而发者；有疲极则伤筋，遇劳苦而发者；有虚邪在少阴、厥阴，遇色欲而发者；有饮食之湿，在阳明、太阴，遇酒酪而发者……”明代虞抟《医学正传·疝气》中指出：“子和论七疝，病源至为详悉，但其处方以攻下之法为主治，不能使人无疑耳！……朱丹溪先生独断为湿热，此发古人之所未发也。夫热郁于中而寒束于外，致其有非常之痛，故治法宜驱逐本经之湿热，消导下焦之瘀血，以寒因热用之法立方处治，即邪易伏而病易退也。”清代张璐的《张氏医通·前阴诸疾》把本病的病因病机概括如下：风热客于阴经，肾虚不能宣散而肿，发歇疼痛……但肿而不痛者，是湿热……但痛而不肿者，瘀积火滞……”

近代医家在临床实践中，对本病的病因、病机、治法等进行了研究和探讨，对久病不愈者用活血化瘀法取得了较好的疗效，使其有了新的进展。

三、病因病理

1. *感受寒湿* 素体肝肾不足，或久坐久卧寒湿之地；或寒月涉水，雨雪袭击，寒湿之邪聚于前阴，寒则凝滞收引，经络拘急不通，致睾丸痉挛疼痛。

2. *饮食所伤* 喜食膏粱厚味或辛辣之物，嗜酒，饮食不节，湿热内生，复感寒湿之邪，寒热错杂，蕴结肝经，下注睾丸而出现痉挛疼痛。

3. *肝气郁结* 心情忧郁，情志不舒，或暴怒无常，以致肝气郁结，疏泄失常，气滞肝脉，结于睾丸，气机不通，睾丸痉挛疼痛。

4. *气滞血瘀* 子痛久病不愈，肝肾二经气机不通，终致血瘀；血行不畅，反过来又可加重气滞，两者互为因果，形成恶性循环，致使睾丸痉挛疼痛。

四、辨病要点

本病主要以不明原因的睾丸疼痛为主症，多为一侧疼痛，或兼阴囊、睾丸、小腹冰冷发硬，腰酸肢冷，阳痿遗精，溲清便溏等症；或表现为睾丸灼热胀痛，口干烦躁，溲黄便干等症；或为睾丸一侧坠胀痛，牵引少腹及两胁，胸闷、善太息，口苦心烦等症；或见睾丸久痛不愈，触压痛重，舌质青或有瘀点瘀斑，脉弦涩等症。睾丸大小、形态及质地一般正常，实验室检查无异常发现。

五、类病辨别

本病主要应与子痈、睾丸外伤、睾丸扭转、睾丸附件扭转、精索静脉曲张、嵌顿痛、附睾瘀积症等病相鉴别。

1. *睾丸炎* 有睾丸疼痛，但急性睾丸炎起病急，常伴发热恶寒、口渴喜饮、溲黄便干等全身症状，睾丸肿大坚硬，甚或破溃流脓；炎症波及阴囊时，则阴囊红肿，皮肤光亮，压痛明显。血常规检查中性粒细胞明显升高。慢性睾丸炎多由急性睾丸炎转变而来，也有一发即成慢性者，表现为睾丸逐渐肿大，质地较硬，疼痛轻微，坠胀不适，日久不愈，皮色可转为暗红，甚则形成脓肿，溃后流出清薄脓液，无味，收口较慢。舌苔薄白，脉沉细。

2. *睾丸外伤* 有明显外伤史，睾丸肿大疼痛，触痛明显，阴囊皮肤青紫或有瘀斑，穿刺可抽出暗褐色血液。

3. *睾丸扭转* 多有剧烈运动或外伤史，突然睾丸疼痛剧烈，并向下腹部、会阴等处放射，可伴恶心、呕吐等全身症状。检查可见阴囊、睾丸肿胀，精索呈麻绳状扭曲，普雷恩征和罗希征阳性。多普勒超声及放射性核素阴囊扫描显示患侧睾丸血流减少或消失。

4. *睾丸附件扭转* 临床少见，睾丸疼痛，多呈钝痛，偶呈绞痛，睾丸上极可扪及一痛性结节，透光试验阳性，并可见一豆大的蓝黑色小体。

5. *精索静脉曲张* 轻度精索静脉曲张一般无症状，较重者常有阴囊坠胀不适感，睾丸或少腹部抽痛，站立过久或行走时间过长可使症状加重。检查可见阴囊胀大下垂，皮肤松弛，静脉丛扩张、弯曲和伸长，或可扪及蚯蚓状曲张性静脉团。

6. *嵌顿疝*　腹股沟斜疝嵌顿时，也可出现睾丸疼痛，但有阴囊内肿物可复性病史，并可出现腹胀腹痛、恶心、呕吐、肛门停止排气排便等肠梗阻症状。

7. *附睾瘀积症*　有阴囊睾丸坠胀疼痛等症，但有输精管结扎病史，性生活及劳累后症状加重，附睾肿大、质硬、触痛明显，或可见远端和近端输精管增粗变硬。

六、辨证要点

1. *明辨病因*　六淫之邪、情志不畅虽可致本病，但病因不同，病理变化、治法亦异。所以应详细询问病因，以助及时准确地辨证论治。

2. *洞察转归*　本病在发生、发展、治疗过程中，由于体质、气候及社会环境的不同，病情可不断变化。如寒湿子痛，郁久可转化为湿热子痛，肝气郁结，日久可致血脉瘀阻，成为气滞血瘀子痛。因此要认真观察病情，把握疾病转归，以保证及时正确的治疗。

七、治疗原则

本病以睾丸痉挛疼痛为主要临床表现，故缓急止痛乃其治疗大法，常用芍药、甘草、川楝子、延胡索、橘核等药治之。根据不同的病理变化，分别施以温经散寒止痛、清利湿热止痛、疏肝理气止痛与活血化瘀止痛及补益肝肾止痛等治法。

八、论治要点

本病一般可分寒湿子痛、湿热子痛、气滞子痛、气滞血瘀子痛与肝肾亏损子痛等五型论治。各型之间具有一定的相关性和转移性，也可混合出现。

（一）寒湿子痛证

1. *临床表现*　睾丸痉挛疼痛，遇寒冷加剧，得热痛减，自觉阴囊、睾丸发冷发硬，或伴畏寒喜暖，面色苍白，四肢欠温，口淡多涎，小便清长。舌苔白润，脉迟或紧。

2. *证候分析*　外感寒湿之邪，流注肝肾两经，寒性凝滞收引，阻碍气血运行，不通则痛，故睾丸痉挛而疼痛，甚则掣引少腹；寒湿为阴邪，易伤阳气，寒胜则疼痛加重，得热经脉暂通畅，故痛减；睾丸、阴囊冰冷，畏寒喜暖，面色苍白，四肢欠温，口淡多涎，小便清长，舌苔白润，脉迟或紧，均为寒湿偏盛之象。

3. *治法*　温经散寒，缓急止痛。

4. *方药*　暖肝煎加减。本方乃治疗睾丸寒痛、疝气之常用方。方中小茴香、肉桂温阳暖肝，祛寒止痛；乌药、沉香温肾散寒，行气止痛；枸杞子、当归滋补肝肾，活血散寒；茯苓健脾补中。再加芍药、甘草缓急止痛。诸药合用，可达温经散寒、缓急止痛之功。

若睾丸痛甚，可加川楝子、橘核、荔枝核、延胡索等药；寒甚，加熟附子、干姜、巴戟天、阳起石等药。

（二）湿热子痛证

1. *临床表现*　睾丸痉挛疼痛，伴发胀灼热感，触压痛重，口干喜冷饮，小便黄赤，大便干结。舌红、苔黄腻，脉弦或弦数。

2. *证候分析*　外感湿热，或饮食不节，湿热内生，或寒湿郁久化热，侵犯肝肾二经，下注睾丸，湿热蕴结，灼伤络脉，则可出现睾丸拘急疼痛，发胀灼热，触压痛重；热伤津液，欲引水自救，故口干喜冷饮；小便黄赤，大便干结，舌红、苔黄腻，脉弦数乃湿热俱盛之候。

3. *治法*　清利湿热，缓急止痛。

4. *方药*　龙胆泻肝汤加白芍、川楝子、延胡索、橘核等。龙胆泻肝汤泻肝胆实火，除下焦湿热；加白芍配甘草益阴缓急而止痛，川楝子、延胡索、橘核疏肝理气而止痛。诸药合用，奏清泄肝经湿热、行气缓急止痛之功。

若睾丸红肿疼痛，可加金银花、野菊花、蒲公英、黄连、连翘等药以清热解毒；肿硬压痛，加桃仁、穿山甲、红花、川牛膝等药以活血化瘀消肿。

（三）气滞子痛证

1. 临床表现　睾丸痉挛，坠胀疼痛，牵引少腹及两胁，伴胸闷、善太息，口苦心烦。舌苔薄黄，脉弦或弦细。

2. 证候分析　情志不遂，郁怒伤肝，肝气郁结，气机不畅，故睾丸痉挛，坠胀疼痛；肝脉络阴器走少腹，布两胁，故其疼痛可牵引少腹及两胁；肝气郁结，久而化热，故见口苦心烦；苔黄、脉弦乃肝病之候。

3. 治法　疏肝理气，缓急止痛。

4. 方药　柴胡疏肝散加川楝子、延胡索、橘核。方用柴胡疏达肝气；香附乃治肝经气滞要药；陈皮、枳壳理气止痛；川芎活血行气；芍药、甘草缓急止痛。再加川楝子、延胡索、橘核专治睾丸疼痛。诸药合用，共奏疏肝理气、缓急止痛之功效。

若口干溲黄明显，加栀子、黄芩、车前草等药；伴畏寒肢冷，加小茴香、乌药、肉桂等药。

（四）气滞血瘀子痛证

1. 临床表现　睾丸痉挛、久痛不愈，触压痛重，或见睾丸硬结，面色焦黑，肌肤甲错。舌质紫暗或有瘀点瘀斑，脉弦涩。

2. 证候分析　睾丸疼痛，日久不愈，久病成瘀，或气滞日久，导致肝肾经脉气血瘀滞，产生睾丸疼痛；瘀血凝聚睾丸，日久不散，便可形成硬结；面色焦黑、肌肤甲错、舌质紫暗或有瘀点瘀斑、脉弦涩皆为瘀血内阻之象。

3. 治法　活血化瘀，缓急止痛。

4. 方药　复元活血汤加赤芍、川楝子、延胡索、荔枝核、橘核。方中当归入肝经和血活血；柴胡疏肝理气；桃仁、红花、穿山甲活血祛瘀通络；大黄破血化瘀；瓜蒌根消瘀生津；甘草调和诸药。配赤芍活血缓急止痛；川楝子、延胡索、荔枝核、橘核为辨病用药。

若有睾丸硬结，可加昆布、海藻、玄参、牡蛎等药以软坚散结。

（五）肝肾阴虚子痛症

1. 临床表现　睾丸痉挛，绵绵作痛，或空痛喜按，可伴头晕目眩、耳鸣健忘、失眠多梦、腰酸膝软、遗精盗汗。舌红少苔，脉细数。

2. 证候分析　睾丸疼痛，日久不愈，或房事不节，情志内伤，损伤肝肾，睾丸失养，因虚致病，故见痉挛，绵绵作痛，或空痛喜按；肾阴亏虚，水不涵木，肝阳上亢，故头晕目眩，耳鸣健忘；虚热内扰，心神不安，故失眠多梦；筋脉失养，故腰膝酸软；虚热扰动精室故梦遗；内迫营阴，则盗汗；舌红少苔、脉细数为阴虚内热之征。

3. 治法　滋补肝肾，缓急止痛。

4. 方药　多用杞菊地黄丸加川楝子、白芍、甘草、延胡索、荔枝核、橘核。方用杞菊地黄丸滋补肝肾；白芍、甘草缓急止痛；川楝子、延胡索、荔枝核、橘核乃辨病用药。诸药合用，共达滋补肝肾、缓急止痛之目的。

若肝肾亏损严重，可酌加女贞子、何首乌、黄精、紫河车、五味子、沙苑子等药；阴虚内热明显，加龟甲、鳖甲、知母、黄柏等药以增加滋阴降火之力。

九、其他治疗

（一）西药治疗

对症治疗，给予镇痛剂，如罗通定 60 mg，肌内注射或口服；索米痛片 1 片，口服，每天 2~3 次。如有炎症者则给予抗生素治疗。

（二）中成药治疗

1. 茴香橘核丸　每次 6~9 g，温开水送服，每天 2 次。适用于寒湿、气滞子痛。

2. 十香丸　每服 1 丸，温开水送下，每天 2 次。适用于寒湿、气滞子痛。

3. 偏坠疝气丸　口服，每次 2 丸，温开水送服。适用于肾寒子痛。

（三）针灸治疗

取关元、行间、三阴交、足三里、阴陵泉、曲骨，配中极、阳陵泉、悬钟、归来、大敦，毫针刺用泻法，每次取 3~5 穴，交替使用。

（四）单验方治疗

（1）鲜荔枝核 60 g，水煎后调红糖饭前服。适用于气滞性子痛。（王琦等主编．中医男科学）

（2）丝瓜叶（烧存性）10 g，鸡子壳（烧灰）5 g，温酒调服，适用于寒性、气滞性子痛。（王琦等主编．中医男科学）

（3）桂枝汤加味桂枝、白芍、生姜各 10 g，川楝子、大枣各 15 g，甘草 5 g，贯众 30~60 g，生黄芪 10~30 g。睾丸痛甚加橘核 15 g、延胡索 10 g；阴囊疼痛红肿而热，皮肤紧张光亮者，重用贯众，加龙胆草 15 g，木通、苍术各 10 g；瘀滞明显者加桃仁、木香、红花各 10 g；乏力者加党参 20 g。周氏用上法治疗睾丸疼痛 20 例，全部治愈。[周海平．桂枝汤加味治疗睾丸疼痛 20 例．浙江中医杂志，1985，（3）：109]。

（五）食疗

（1）陈小麦（愈久愈好）磨粉，炒黄取 60 g，加生姜末 10 g，胡椒粉适量，开水浸成粥状，每日 1 次服。（王琦等主编．中医男科学）

（2）山楂片 15 g、生姜片 10 g，加红糖适量，代茶饮，每日 1 剂。（王琦等主编．中医男科学）

（3）蟹壳烧炭存性为末 10 g、肉桂末 3 g，红糖适量冲服，每天 1 次。（王琦等主编．中医男科学）

（六）药物外治

（1）小茴香和大粒食盐炒热，装入布袋内，外敷阴囊、睾丸。每天 1~2 次，每次 2 h。适用于寒性子痛。

（2）生香附 100 g、食盐 100 g，炒热后加酒醋适量，布包频熨患处。适用于寒性和气滞性子痛。

（3）七叶一枝花 60 g，红花 10 g，制乳香、没药各 15 g，水煎后外熏洗患处，每日 2 次，适用于湿热子痛。

（4）老生姜用水洗净，切成约 0.2 cm 厚的片，每次用 6~10 片外敷于患侧阴囊，并盖上纱布，兜起阴囊，每日或隔日更换 1 次，直到痊愈为止。适用于各种类型子痛。

（七）理疗

超短波、蜡疗、旋磁、频谱治疗仪、远红外线等理疗方法均可酌情使用。

（八）睾丸神经切除术

手术采用外环口附近切口，可以小至 2 cm 左右，且方法简单，操作方便，易于掌握，瘢痕小，对患者身体及心理影响小。目前看来疗效明显，尚未发现并发症。该术式是否影响生精功能尚不能确定，所以临床采用手术治疗时应十分慎重，病例选择应针对那些不再要求生育，或症状很重，且为单侧者。

十、转归与预后

本病为不明原因性睾丸痉挛疼痛，治疗主要以中医为主，由于患者体质、地域、气候、用药不同，其病情也可发生变化，如寒湿子痛可转化为湿热子痛，气滞子痛可转化为血瘀子痛，实证子痛可转化为虚证子痛，但预后良好，一般不会影响性功能及生育能力。

十一、预防与护理

（1）心情舒畅，劳逸结合，避免外伤。

（2）局部热敷，保持外阴清洁卫生。

（3）饮食合理搭配，忌食油腻、寒凉食物。

（4）清心寡欲，节制房事。

十二、文献选录

“众筋会于阴器，邪客于厥阴、少阳之经，与冷气相搏，则阴痛而挛缩也。”（《外台秘要·卷二十六》）

“癞疝，少腹控卵，肿急绞痛也。寒主拘缩故也。”（《素问玄机原病式·癞疝》）

“左丸属血，诸寒收引则血泣，故左丸痛多而肿少；右丸属气，诸气郁蒸则湿聚，故右丸痛少而肿多。”（《医碥·疝》）

“刘某，男，23岁，1982年3月26日初诊。患者两侧睾丸疼痛已4月余，遇寒则痛甚，伴有腰酸遗精。检查睾丸、附睾无特殊发现。尿及前列腺液检查均正常。舌质淡、苔薄白，脉沉细。拟方：生黄芪、肉桂、川楝子、橘核、苍术、大枣、枸杞子。5剂后睾丸疼痛即止。原方加菟丝子，再进7剂，以资巩固。”［中医杂志，1983（5）：17］

参考文献

［1］王琦，曹开镛．中医男科学［M］．天津：天津科学技术出版社，1988.

［2］周海平．桂枝汤加味治疗睾丸疼痛20例［J］．浙江中医杂志，1985，12（3）：109.

［3］关宗杰，魏红星．睾丸神经切除术治疗顽固性睾丸疼痛的疗效观察（附5例报告）［J］．现代泌尿外科杂志，2008，13（6）：442.

［4］余家琦，程志清．中药治疗睾丸疼痛60例［J］．中医杂志，1983（5）：17.

第十七节　睾丸硬结

一、概述

睾丸硬结是由于各种原因导致睾丸或附睾发生硬化及结节的病症。西医认为是不明原因性疾病。中医则认为系肝郁气滞，脾虚生痰，痰瘀凝结，流注肾子所致。治疗以疏肝理气、化瘀祛痰、软坚散结为主。本病以中老年人多见，一般预后良好，不影响性功能和生育能力，若合并其他病变，则有可能影响性功能和生育能力。

二、病因病理

1. 肝郁痰结　情志不遂，或暴怒伤肝，肝气郁结，气机不畅，气滞痰凝，结于肾子，形成硬结。

2. 脾虚痰凝　饮食不节，喜食肥甘，嗜酒无度，暴饮暴食，痰湿内生，流注肾子，形成硬结。

3. 脉络瘀滞　睾丸损伤，或气滞日久，瘀血内结，脉络瘀滞，导致睾丸硬结的出现。

三、辨病要点

本病原因不明，患者可能有睾丸外伤或炎症病史，临床主要以睾丸或附睾硬度增加、表面出现结节为主症，或可伴有阴囊部不适、疼痛等。实验室检查无异常发现。

四、类病辨别

睾丸硬结既可以是一种疾病，也可以是一个症状，常见于睾丸附睾结核、睾丸梅毒、慢性睾丸附睾炎、睾丸附睾放线菌病、睾丸附睾肿瘤、阴囊内丝虫病等疾病时，故临床上须与这些疾病相鉴别。

1. 睾丸附睾结核　可出现睾丸附睾硬结，但有泌尿系或身体其他部位结核病史。硬结常与阴囊粘连，形成窦道，经久不愈，输精管增粗变硬，呈串珠样改变，可并发睾丸鞘膜积液，分泌物涂片染色或结核杆菌培养可以发现结核杆菌，血沉增快，结核菌素试验阳性。

2. 睾丸梅毒　睾丸硬化缩小或呈球状肿大，表面平滑或有硬结，触痛不敏感。有不洁性交史，急性期症状明显，表现为睾丸疼痛，从轻度不适到刀割样疼痛，可伴恶寒、发热、恶心、呕吐等全身症状，晚期症状不明显。检查除睾丸硬结外，还常伴有鞘膜积液、附睾肿大，阴囊皮肤常形成溃疡，表面有渗液，腹股沟淋巴结可肿大。梅毒血清试验阳性，渗出液做暗视野检查可以发现螺旋体。

3. 慢性睾丸附睾炎　可有睾丸附睾硬结，但多由急性睾丸附睾炎转变而来，或为慢性前列腺炎、精囊炎的并发症，常伴阴囊内坠胀不适，疼痛可向下腹部及股部放射。尿常规检查可见红白细胞，或前列腺液常规检查白细胞每高倍视野超过5~10个，而卵磷脂小体减少。

4. 睾丸附睾放线菌病　睾丸附睾浸润性硬结，有放牧史或其他部位放线菌感染史，见于牧民或农民，临床罕见。检查可见阴囊肿胀，皮肤溃疡，或有窦道形成，按压时有少量分泌物。镜检可见灰黄色的菌落颗粒，即“硫黄颗粒”。睾丸附睾轻度触痛。

5. 睾丸与附睾肿瘤　可出现睾丸或附睾硬结，但检查睾丸多呈球形肿大，质地坚硬，用手托之有沉重感，表面可不平，晚期则可出现转移症状。附睾检查肿块多发生在附睾尾部，良性者表面光滑，界线清楚，呈球形或卵圆形，较小，有弹性感；恶性肿瘤则表面不光滑，结节状，界线不清，质地硬韧。肿块病检可以发现肿瘤细胞，放射免疫检查、淋巴造影、B超、放射性核素扫描、CT、磁共振成像等检查可发现病灶。

6. 阴囊内丝虫病　可伴发睾丸附睾硬结，有丝虫病流行地区居住史。精索增厚，阴囊部钝痛、坠感，睾丸肿大、压痛，附睾与输精管附近有浸润性硬结，阴囊皮肤增厚、粗糙。外周血液嗜酸性粒细胞增多。夜间采血能找到微丝蚴。

五、辨证要点

本病为原因不明性疾病，单从局部症状很难辨证论治，故应结合全身症状来辨证。一般硬结数少、体积小、较软者为轻，数多、体大而坚硬者为重。伴见肝郁气滞症状者，病位主要在肝；伴见体胖而痰湿症状明显者，病位主要在脾；伴见瘀血症状者，则应注重活血化瘀。

六、治疗原则

睾丸硬结多属痰瘀为患，病位主要在肝、脾，总的治则应以疏肝理气、化瘀祛痰、软坚散结为主。根据不同的病理变化而有所侧重，偏于气滞者，以疏肝理气、化痰散结为主；偏于痰湿者，以健脾除湿、化痰散结为主；偏于血瘀者，又应以活血化瘀、化痰散结为主。

七、论治要点

本病以辨证论治为主，可分肝郁痰结、脾虚痰凝、脉络瘀滞三型，各型之间具有一定的相关性和转移性，也可混合出现，或出现新的证型，故临证时不必拘泥，宜观其脉证，知犯何逆，随证治之。

（一）肝郁痰结证

1. 临床表现　睾丸或附睾硬结，或局部胀痛不适，牵引少腹，痛无定处，兼见胸闷、善太息、烦躁易怒等症。舌淡、苔薄白，脉弦。

2. 证候分析　情志不遂，暴怒伤肝，肝气郁结，疏泄失常，气滞痰结，下注肾子，故见硬结；气机不畅，故见胀痛而无定处，胸闷善太息，烦躁易怒；舌淡、苔薄白、脉弦均为肝气郁结之征。

3. 治法　疏肝理气，化痰散结。

4. 方药　柴胡疏肝散去甘草加昆布、海藻、玄参、半夏、浙贝母、夏枯草、牡蛎以治之。方中柴胡、枳壳、陈皮、香附疏肝理气，川芎、赤芍活血化瘀；加昆布、海藻、玄参、半夏、浙贝母、夏枯草、牡蛎以软坚、消痰、散结。诸药合用，共奏疏肝理气、化痰散结之功。

若硬结坚硬不消，可加炮穿山甲、王不留行、橘核以通络软坚；兼寒滞厥阴者，加桂枝、附子、当归、乌药、小茴香、鸡血藤以温经散寒。

（二）脾虚痰凝证

1. 临床表现　多见形体肥胖，睾丸附睾硬结，阴囊下坠不适，或见体倦身困，纳呆食少，口中黏腻。舌淡、苔腻，脉沉滑。

2. 证候分析　饮食不节，伤脾碍胃，痰湿内生，或外感寒湿，郁而化痰，痰湿流注经络，下注肾子，形成硬结；湿性重浊，故见阴囊下坠不适，体倦身困；湿困脾胃，故见纳呆食少；口中黏腻、舌淡、苔腻、脉沉滑均为痰湿内结之象。

3. 治法　健脾除湿，化痰散结。

4. 方药　五苓散合二陈汤加减。方用五苓散健脾除湿，二陈汤祛湿化痰。再加昆布、海藻、白芥子、浙贝母以软坚、消痰、散结，加丹参、川芎、红花、川牛膝以活血化瘀。

若兼肾阳不足，形寒肢冷，可加巴戟天、淫羊藿、菟丝子、小茴香、附子等药以温肾壮阳；痰湿郁久化热者，加龙胆草、夏枯草、车前子、黄柏、玄参等药以清利湿热。

（三）脉络瘀滞证

1. 临床表现　睾丸附睾硬结，可能有多次轻度损伤史，或伴局部刺痛，痛处固定。舌质青紫或见瘀点瘀斑，脉涩。

2. 证候分析　睾丸损伤，或气滞日久，瘀血内结，脉络瘀滞，阻于肾子，形成睾丸附睾硬结；瘀血阻碍气血流通，故见局部刺痛；瘀血乃有形之物，故见痛处固定；舌质青紫或见瘀点瘀斑、脉涩乃瘀血内结之象。

3. 治法　活血化瘀，通络散结。

4. 方药　桃红四物汤加味。方用桃红四物汤滋阴养血，活血化瘀；加炮山甲、王不留行、青皮、全蝎、蜈蚣、土鳖虫等药以通络散结。

若疼痛较甚，加乳香、没药、三棱、莪术、延胡索以散结止痛；若瘀血化热，灼伤肾阴，可加龟甲、鳖甲、玄参、怀牛膝、白芍以滋阴散结。体质不虚者，可配服大黄䗪虫丸。

八、其他治疗

（一）西药治疗

西药治疗主要为对症治疗，疼痛甚者给予镇痛剂，伴发炎者给予抗生素治疗。

（二）中成药治疗

（1）散结灵片，每次4片，每天2次，温开水送服。亦可吞服小金丹片，每次4片，每天2次，开水送服。

（2）夏枯草膏，每次1汤匙，每天2次，空腹开水化服。

（3）内消瘰疬丸，每次6~9 g，每天2次，温开水送服。

（三）针灸治疗

选穴：曲骨、中极、三阴交（双）、关元、大赫、鱼际、太冲、大敦。

方法：毫针泻法，留针10 min，灸10 min，6次为1个疗程。

（四）单验方治疗

（1）夏枯草30 g，水煎或泡水当茶喝，每日1剂，连服1个月为1个疗程。（王琦等主编．中医男科学）

（2）昆布、海藻各30 g，水煎服，每日1剂。连服1个月为1个疗程。（王琦等主编．中医男科学）

（五）药物外治

（1）化核膏，温热化开，贴于患处，每隔3~5 d换药1次。

（2）红灵丹，外敷阴囊，用胶布盖贴，隔日一换。

（六）理疗

对于不再生育者，可选用中药离子导入、超短波、频谱治疗仪、磁疗等方法治疗。

九、转归与预后

本病多为良性疾患，一般无恶变倾向，不太会影响性生活及生育能力，预后良好，但病程较长。

十、预防与护理

（1）保持心情舒畅，乐观开朗，避免郁怒伤肝。

（2）饮食有节，少吃肥甘厚味，喝酒适量，不暴饮暴食，避免损伤脾胃。

（3）房事有节，避免损伤肝肾。

（4）局部热敷，促进硬结消散。

（5）一旦患病，要注意精神调节，耐心积极地配合医生治疗。

参考文献

王琦，曹开镛．中医男科学［M］．天津：天津科学技术出版社，1988.

第十八节　王琦学术经验

一、子痛治疗经验

（一）病因病机

睾丸痛，又称子痛，是以睾丸慢性疼痛为主要临床特点的一种男科常见症状。多见于慢性附睾炎、睾丸炎、精索炎及一些原因不明的睾丸、附睾疼痛等疾病，属中医学的“阴痛”“疝痛”等范畴。《灵枢·经脉》曰：“肝足厥阴之脉……循股阴入毛中，过阴器，抵少腹”“是主肝所生病者，胸满、呕逆、飧泄、狐疝……”说明阴部和少腹部的疾患与肝脉有着十分密切的联系。若情志不畅，肝气郁结，或起居不慎，或受风寒湿邪，肝脉气血凝滞，或饮食不节，过食醇酒厚味，酿生湿热，下注阴器；或局部损伤，气滞血瘀，阻痹经脉等，均可引起睾丸疼痛。

（二）治疗法则

疼痛是子痛的主要症状，疼痛性质变化很多，有冷痛、坠痛、胀痛、刺痛、隐痛等多种，反映疼痛的病机不同。冷痛、隐痛多见于阳虚患者，坠痛多为脾气亏虚所致，胀痛多见于肝郁患者，刺痛多为血瘀前阴所致。

1. *温肾通经法*　适于睾丸冷痛，遇寒疼痛加剧，得热则舒，自觉阴冷囊缩，或见腰膝酸冷，遗精，小便清长，舌淡、苔白润，脉弦紧或沉弦。考虑子痛属前阴疾患，前阴由足厥阴肝经和足少阴肾经所主。足少阴之经“并太阴之经而上，循阴股，结于阴器”（《灵枢·经脉》）。肾之阳气、精微赖此以转输、运送于阴器，并濡养、温煦之。若“肾气虚损，为风邪所侵，邪气流入肾经，与阳气相击，真邪交争，故令阴痛”。（《诸病源候论·虚劳阴痛候》）此类患者多为素体肝肾虚损，阳气亏虚，或坐卧风冷，或坐卧寒湿之地，寒湿之邪乘虚而入，寒湿之邪流注肾经，滞于肝脉，寒性凝滞，聚于前阴，阻碍气血运行，经络不通而致。治宜温肾散寒，兼以疏肝止痛。常用温阳药物有巴戟天、小茴香、丁香、乌药、桂枝等，并适当加振奋全身阳气的药物，如麻黄、附子、细辛、肉桂等。通过以上药物的选择和配伍，达到温阳通络之目的。常用方剂如麻黄附子细辛汤、暖肝煎等。

2. *健脾补气法*　适于睾丸坠胀隐隐虚痛，或可伴有纳少、乏力、气短，倦怠嗜卧，精神萎靡，面色萎黄不华，消瘦，舌质淡或淡胖、有齿痕，苔薄白，脉弱无力等症。《素问·厥论》谓：“前阴者，宗筋之所聚，太阴、阳明之所合也。”此言道出了太阴经脉与男性生殖器官之间的联系，足太阴经脉连络于阴器，足太阴之筋亦“结于膝内辅骨，上循阴股结于髀，聚于阴器”（《灵枢·经筋》）。脾居中焦，为后天之本，和胃以及所属经络构成一系统，主腐熟、受纳水谷，吸收与转输水谷精微，并借其所络属经脉、经筋与阴器建立联系，调节其功能活动。在临床观察中发现此类患者多因禀赋虚弱，劳倦内伤，渐致脾气不足，外举无力，阴气下陷，统摄乏力而致宗筋摄纳失权；或因饮食不节，损伤脾胃，宗筋松弛，固摄无权而致。治宜健脾益气，使后天化源充足。常用的益气药物有黄芪、党参、人参、山药等；健脾药物有茯苓、白术、薏苡仁、扁豆等；在中气下陷时，适当加入升麻、柴胡等升举阳气之品。通过以上药物的选择和配伍，达到健脾益气之目的。常用方剂如六君子汤、补中益气汤。

3. *疏肝理气法* 适于睾丸一侧坠胀疼痛，伴有精神抑郁，胸胁满闷或疼痛，善太息，少腹胀痛，大便失常，舌淡苔白，脉弦等症。古代医家将人体前阴的生殖器官称为“宗筋”，在男性主要指阴茎及睾丸。一般认为，前阴是全身筋肉会聚之所，睾丸、阴茎是全身筋肉会聚而成。肝主宗筋，其经筋则上循阴股，结于阴器，络诸筋，故而有“肝司阴器主疏泄”之说，说明肝脏有疏泄前阴的功能。人体全身气机的运行、升降、出入全赖肝的疏畅，如肝失条达，疏泄失职，则致前阴气血不畅，阻滞脉络。治宜疏肝理气，使肝气条达、气血疏畅、经脉通达。疏肝药有柴胡、香附、厚朴、郁金、青皮、枳壳、延胡索、川楝子、乌药等；如肝郁化火，可适当加用牡丹皮、黄芩、栀子等清肝之品；如肝郁血滞，可适当加用赤芍、归尾、川芎、桃仁等化瘀之品。通过以上药物的选择和配伍，达到疏肝理气之目的。常用方剂如四逆散、柴胡疏肝散等。

4. *活血化瘀法* 适于有外伤患者，表现为睾丸疼痛难忍，舌紫暗或有瘀斑，脉涩等症。由于前阴部位解剖、生理上的特点，损伤之后，瘀血积滞短时间内难以消散，而往往成瘀血积蓄，阻隔经脉，络阻血瘀，气滞不通。治宜活血化瘀，使经脉通达、气血流畅。常用的活血化瘀药物有桃仁、红花、赤芍、蒲黄、五灵脂、三棱、莪术等；宜适当选用枳壳、香附、延胡索、川楝子等疏肝理气之品。通过以上药物的选择和配伍，达到活血化瘀之目的。常用方剂如少腹逐瘀汤、血府逐瘀汤。

（三）用药经验

1. *气滞血瘀* 肝失疏泄条达，气机郁阻，则肝血瘀滞。治宜活血化瘀、行气散结止痛。方用四逆散合橘核丸加减：柴胡 12 g、枳实 10 g、赤芍 15 g、香附 10 g、川芎 10 g、川楝子 10 g、橘核 10 g、木香 10 g、延胡索 10 g、水蛭 10 g、桃仁 10 g、红花 6 g。

2. *湿热蕴结* 湿热下注，肝失疏泄，络脉瘀阻。治宜清热利湿、通经散结。药用：蒲公英 30 g、王不留行 10 g、炮穿山甲 10 g、续断 10 g、川牛膝 6 g、夏枯草 20 g、鹿衔草 15 g、路路通 10 g、地龙 10 g、淫羊藿 15 g、柴胡 10 g、黄柏 6 g、橘核 10 g、茯苓 10 g。

3. *寒滞肝脉* 寒凝肝络，气血瘀阻。治宜温散寒邪、疏肝止痛。方用麻黄附子细辛汤加减：麻黄 6 g、附子 6 g、细辛 3 g、赤芍 15 g、橘核 15 g、小茴香 10 g、川楝子 10 g、肉桂 6 g、延胡索 10 g、乌药 10 g、柴胡 10 g、甘草 10 g。

（四）典型病例

病例 1 方某，男性，39 岁，教师。1992 年 7 月 18 日就诊。患者平素常感少腹冷。2 个月前因受凉后当日咳嗽、流涕、头痛、恶寒，少腹部冷感，阴囊睾丸寒冷疼痛。经服用西药 2 d 后，头痛、咳嗽消失，但少腹冷感及睾丸冷痛逐渐加重。近 1 个月来阴囊收缩，寒凉作痛，遇寒更甚，热敷则减轻。舌质淡、苔白润，脉沉弦。此乃寒邪外袭、寒凝肝脉所致，治以暖肝散寒、温通经脉。处方：麻黄 6 g、附子（先煎）10 g、细辛 3 g、小茴香 10 g、川楝子 10 g、橘核 10 g、柴胡 10 g、甘草 6 g、川芎 10 g。水煎服，每日 1 剂。上方守服 7 剂后，阴囊及少腹冷感大减，唯睾丸疼痛无变化。处方：柴胡 10 g，赤芍、白芍各 10 g，枳壳 10 g，香附 10 g，川芎 10 g，川楝子 10 g，延胡索 6 g，蜈蚣 1 条。水煎服，继进 7 剂，诸症全消。

病例 2 齐某，男性，32 岁，农民。1993 年 8 月 16 日初诊。患者自述睾丸冷痛已 3 年，遇寒则疼痛加重，自觉阴囊、睾丸、小腹冰冷，畏寒肢冷，小便清长。舌淡、苔白润，脉沉弦。治宜温肾散寒、理气止痛。方用麻黄附子细辛汤加味。处方：炙麻黄 6 g、附子（先煎）10 g、细辛 3 g，川楝子 10 g。水煎服，6 剂。8 月 23 日复诊，患者服药后子痛已除，唯受冷后稍有阴部不适。为巩固疗效，嘱其服金匮肾气丸以善其后。

病例 3　张某，男性，32 岁，工人。1992 年 9 月 8 日初诊。患者左侧睾丸下坠微痛 1 年余，左侧睾丸较右侧下垂约 5 cm，伴见双侧下肢有沉重感。曾经多次用中药治疗及外用药兜，均无效。舌质淡红、苔白，脉细弱。治以健脾益气、化瘀止痛。拟补中益气汤加味，方用黄芪 15 g、党参 15 g、白术 10 g、陈皮 6 g、升麻 15 g、当归 10 g、柴胡 10 g、枳壳 20 g、益母草 15 g、巴戟天 10 g、胡芦巴 10 g、橘核 10 g、苏木 10 g。14 剂。9 月 24 日复诊，患者用药后，自觉左侧睾丸坠胀感消失，睾丸亦恢复常位，双下肢沉重感消失，唯有干重体力活时，左侧睾丸偶有下坠感，稍事休息，即可回复原位，为巩固疗效，继服上方并改黄芪为 30 g，加菟丝子 10 g，14 剂。20 d 后患者就诊时，自述症状已基本消失，唯虑其久病初愈，嘱其继服补中益气丸 1 月以巩固疗效。

病例 4　宋某，男性，38 岁，工人。1993 年 5 月 11 日初诊。患者自述左侧睾丸胀痛 1 月余，时作时止，每次持续 10~20 min，稍作休息则缓解，无明显诱因，伴有心烦易怒，舌淡、苔薄白，脉弦细数。治以疏肝理气、通络止痛。方用四逆散加味：柴胡 12 g、枳壳 10 g、白芍 15 g、炙甘草 6 g、蜈蚣 1 条、川楝子 10 g、延胡索 10 g。7 剂。5 月 18 日复诊，患者自觉睾丸阵发性胀痛明显好转，情绪亦平复，无其他不适，舌淡、苔薄白，脉弦细。效不更方，续前方 7 剂巩固疗效。

病例 5　李某，男性，25 岁，农民。1993 年 11 月 16 日初诊。患者睾丸疼痛已 6 余年，其疼痛尤以天气骤变时较甚，不影响活动，无尿血及发热等情况，舌暗、苔薄，脉沉细。既往前阴有外伤史。曾在某医院服用中药，并做“封闭”治疗，症状无缓解而来本院就诊。治以活血化瘀、通络止痛。选少腹逐瘀汤加味，方为蒲黄（包煎）10 g、五灵脂（包煎）10 g、当归 10 g、川芎 10 g、小茴香 10 g、肉桂 3 g、赤芍 10 g、川楝子 10 g、荔枝核 10 g、没药 6 g、牛膝 10 g、桃仁 10 g、丹参 10 g、乳香 3 g、蒲公英 15 g。15 剂。12 月 1 日复诊，患者睾丸疼痛已消失，唯气候变化时阴部偶有不适，余无症状。再予上方 7 剂，以固其效，嘱其慎寒温。

二、睾丸硬结症治疗经验

王琦教授认为，本病多与肝、脾关系密切，其病理产物多为痰凝。因肝喜条达恶抑郁，若肝气郁结，气滞痰结，下注肾子可成本病；若饮食不节，伤脾碍胃，痰湿内生，或外感寒湿郁而化痰，痰湿流注经络，下注肾子亦成本病。但不管哪种证型，都应加入化痰、散结祛瘀之品。二陈汤化痰；海藻、昆布、丹参软坚散结，活血通络；白芥子、浙贝母化痰散结。

病例　王某，男性，36 岁，初诊日期：2003 年 3 月 5 日。右侧睾丸内发现结节 2 年。经当地中西医治疗无效。现睾丸内硬性结节，下坠不舒，身体困倦，纳呆，食少，口黏腻。舌淡、苔厚腻，脉沉滑。检查：双侧睾丸扪及多个黄豆粒大小的结节，质硬，有压痛。辨证属脾虚痰凝证。诊断：睾丸硬结症。治法：健脾除湿，化痰散结。方药：五苓散合二陈汤加味。猪苓 15 g、白术 10 g、茯苓 10 g、泽泻 15 g、半夏 6 g、陈皮 10 g、浙贝母 10 g、海藻 20 g、昆布 20 g、白芥子 6 g、丹参 10 g。服上方 7 剂，二诊睾丸硬结稍变软，不觉阴囊下坠，食欲增加，口不黏腻，舌淡、苔白腻，脉沉滑。上方加川牛膝 10 g、红花 6 g，以增化瘀散结之力。药后睾丸结节若失，其他症状消失，来信告愈。

第二十五章　精索与输精管疾病

第一节　概　说

精索是一条柔软的条索状组织。自腹股沟内环起，向内下斜行，穿越腹股沟管和皮下环进入阴囊，终止于睾丸的后缘，是悬吊睾丸与附睾的柔软圆索组织。输精管是精索的一部分，起自附睾尾部，与附睾相连接，终止于射精管。

一、精索、输精管解剖与生理

精索是睾丸、附睾和输精管静脉血和淋巴回流的必经之路，上起腹股沟内环，向内下斜行，经腹股沟管和皮下环进入阴囊，终止于睾丸后缘。具体包括：①输精管；②精索内、外动脉和输精管动脉、睾丸动脉；③精索蔓状静脉丛；④精索神经；⑤精索淋巴；⑥鞘膜韧带；⑦包被上述组织的筋膜。精索被膜自外向内为提睾筋膜、提睾肌和睾丸精索鞘膜。通过精索提供了睾丸、附睾的血液供应、神经支配和淋巴回流。而睾丸的生精功能需较低温度（34 ℃左右）、丰富的血液供应、充分的血氧含量，同时血液中不应有损害睾丸功能的有害物质。精索调节睾丸温度的机制，主要是通过精索静脉的散热作用，以及提睾肌的热弛冷缩功能。由于睾丸的动脉管壁薄，管腔较大，因而进入睾丸动脉的血流平均压高，仅低于精索上部动脉压 2. 67 kPa（20 mmHg）；脉压小，仅 0. 27～0. 67 kPa（2～5 mmHg）；由于阴囊松弛，阴囊精索蔓状静脉丛缠绕在动脉周围，动脉的搏动正好推动静脉回流；精索动脉的血流也和精索静脉交换，以致从腹股沟到睾丸动脉血液温度下降 3 ℃左右，这样的温度正适宜睾丸的精子发生。因此精索不但在调节睾丸温度上起着重要作用，而且精索静脉的通畅回流也是非常重要的。精索的提睾肌使睾丸呈不随意运动。输精管为睾丸和附睾精子提供输出的通道。可见，精索为完成男性生殖功能提供了重要保证。

（一）精索动脉

精索动脉有三条：精索内动脉、精索外动脉和输精管动脉。精索内动脉是腹主动脉的分支，穿出腹股沟内环后沿精索下降至阴囊，供给睾丸和附睾。精索外动脉来自腹壁下动脉，是髂外动脉的分支，主要营养提睾肌及其筋膜，在外环水平和精索内动脉吻合，共同供应附睾尾及睾丸下部。输精管动脉来自膀胱下动脉，主要营养输精管、附睾尾部、体部及睾丸下部。精索动脉在腹股沟皮下环处相互吻合，在动脉吻合点的远方都是终末动脉。因此做精索或睾丸、附睾手术时，如损伤睾丸动脉，将影响睾丸血供而使睾丸萎缩。

（二）精索蔓状静脉丛

睾丸和附睾的静脉回流会合而成精索蔓状静脉丛，沿输精管之前缘上行组成精索的主体。精索蔓状静脉丛分为三群：前群主要是精索内静脉，左侧回流到肾静脉，右侧回流到下腔静脉；中群为输精管静脉，回流到膀胱下静脉；后群为精索外静脉，在腹股沟处离开精索，回流到腹壁下静脉。因双侧精索内静脉相互间有广泛的吻合等，所以临床上一侧精索静脉曲张，往往两侧睾丸功能受累。因左侧精索内静脉呈直角回流入肾静脉，血流阻力大，故临床见到的原发性精索静脉曲张亦多见于左侧。

（三）精索的淋巴回流

精索淋巴分浅深两组：浅组引流睾丸鞘膜表面，深组引流附睾和睾丸体。两组淋巴管经精索通向髂淋巴结及腹主动脉旁淋巴结，并在小骨盆中与膀胱底及前列腺的淋巴管相通，而不与腹股沟淋巴结相通。

（四）精索神经

精索神经丛由三组构成：精索上神经，来自肾神经丛中部及下部的纤维组成神经干，肠系膜的神经纤维和腹交感神经节链的纤维，组成精索上神经丛，沿精索下降，行至睾丸。精索中神经，由上腹下神经丛的纤维分支在腹股沟内环处进入供给附睾、输精管。精索下神经，自下腹下神经丛发出，此神经与支配精囊的神经密切联系，行至输精管及附睾；生殖股神经的生殖支，支配提睾肌及睾丸的被膜。

（五）输精管

输精管是附睾管的延续部分，起自附睾尾部，终止于射精管，长约45 cm，直径（2.85±0.43）mm。从组织学上可分为两部，近端约40 cm长的一段为脉管部，远端约5 cm长的一段为壶腹部。全长由三部分构成：①睾丸部，为靠近睾丸后缘的起始部分，最短，被精索静脉丛所包围。②精索部，是输精管进入精索后上行经腹股沟皮下环、腹股沟管直至内环，在腹股沟皮下环以下的部分，位置最浅，处于精索的内侧，通过阴囊壁易于触知，是输精管结扎的常用部位。③盆部，是从腹股沟内环起，沿小骨盆外侧壁行向后下，交叉过髂外动脉再转向内，跨过输尿管末端的上方至膀胱底部。输精管末端在精囊的内侧，梭形膨大，称输精管壶腹，以后向下逐渐细小，在前列腺上缘、精囊内侧处与精囊的排泄管会合而成射精管。输精管外膜含有神经、淋巴和血管。输精管是具有坚韧特性的管状结构，其内径用探针测量，在无阻力状态下为（0.85±0.7）mm；若将探针扩张而达有阻力时测得内径（1.06±0.12）mm。其内衬以假复层柱状纤毛上皮，管壁由内纵行、中环行、外纵行三层平滑肌组成，使输精管具有一定的硬度。

输精管上皮和黏膜固有层形成8~12条纵行皱褶。输精管上皮是假复层柱状上皮，主要是高而细的主细胞及小而圆的柱状基底细胞组成。主细胞从基底膜扩张至输精管腔，其管腔有细长的纤毛。电镜观察证实，柱状细胞包括主细胞、嗜锇酸的铅笔形细胞和富含线粒体细胞。输精管上皮的复杂构成提示了其对精子的重要作用。主细胞的超微结构说明了它们可能具有合成蛋白和糖蛋白的作用，可能具有利用醋酸生物合成睾酮和脱氧表雄酮的作用。黏膜细胞皱褶处及其覆盖处含有许多磷酸酶阳性物。在主细胞胞质顶部内有吸收和水解腔内物质的作用。富含线粒体细胞提示有分泌酸性物质和吸收水和盐类的功能，具有自体激素合成作用。

输精管的神经支配主要来源于下腹神经丛的肾上腺能神经元，包括短的肾上腺节后神经元。而精索下神经从腹下神经丛发出，沿输精管行走，并供应附睾。组织学和药理学研究表明输精管具有肾上腺能和胆碱能两种神经支配。胆碱能神经可能不参与传递作用。肾上腺能神经纤维在纵行和环行肌中发现，这些纤维大多数具有输精管收缩作用。

精子通过输精管输出，其主要机制是：①精子通过附睾和输精管排出是由于平滑肌收缩引起的蠕动。②射精涉及从附睾、输精管到尿道的协同收缩波。③肾上腺能神经引起输精管壁收缩，推动大量精子从输精管输出。④短暂时间内将精子推进到输精管壶腹部和后尿道，可能是受使附睾和某些输精管收缩的肾上腺能神经支配的结果。

二、病因病机

精索、输精管为阴器的一部分，中医学统称为“睾系”，与肝肾两经关系密切。足厥阴肝经，其经络“循股阴入毛中，过阴器，抵少腹，挟胃、属肝络胆”。足厥阴之筋结于阴器，故有“肝司阴器，主疏泄”之说。足少阴之筋，并太阴之筋而上循阴器，结于阴器，又有“肾主阴器，主闭藏”

之说。

精索、输精管可发生多种疾病，如精索静脉曲张、精索囊肿、输精管炎等。这类疾病临床多表现为精索、输精管部位疼痛、坠胀、局部肿物，甚至引起不育症。病因可由情志所伤导致气滞血瘀；或嗜食肥甘，酿生湿热；或房劳过度，肝肾亏虚，正气不足，感受寒湿或湿热之邪，湿热蕴结，气滞血瘀，留滞肝脉而为病。湿热日久不去，灼伤阴津，炼津为痰，痰浊血瘀凝结于肝脉（精索和输精管）部位，导致精索增粗、变硬、结节、肿物等。另外，还可因跌打损伤、手术误伤、男性绝育手术等皆可导致精索损伤瘀血肿痛之证。

三、论治原则

精索与输精管疾病的病机特点多为本虚标实，以肝肾亏虚，湿热内蕴，痰瘀互结，气滞血瘀，络脉阻滞为常见。因此，治宜“虚者补之”“实则泻之”，虚实夹杂宜补泻兼施。其具体运用法则为：肝肾亏虚者，补肝益肾；湿热内蕴者，清热利湿；痰瘀互结者，活血化痰散结；气滞血瘀者，活血祛瘀；寒凝络阻者，温阳通络。

第二节 精索静脉曲张

一、概述

精索静脉曲张是一种血管病变，由于精索静脉蔓状丛异常扩张、伸长、迂曲，呈蔓状如蚯蚓盘曲在阴囊内，继而引起一系列临床症状的疾病。可导致阴囊坠胀疼痛不适，进行性睾丸功能下降。本病在男性青春期前即可发生，青春期前的患病率为9%~26%。青春期后，随着年龄的增长，发病率逐渐增多。多见于18~30岁青年男子，发病率各家报道极不一致，占男性人群的8%~23%。而在男性不育症患者中则高达21%~42%，超过其他各种病因。

既往的观点认为，精索静脉曲张绝大多数发生在左侧，而右侧或双侧少见。经精索静脉造影证实，精索静脉曲张发生在左侧约80%~98%，双侧者可高达20%~58%。临床上本病有原发和继发之分。原发者多见于青壮年，原因不明，直立或行走时明显，平卧休息后可缓解；继发者，多由后腹膜病变，如肾肿瘤、肾积水、癌栓栓塞肾静脉等阻碍精索内静脉血液回流所致，平卧后不能缓解。

中医文献中无此病名，根据其临床表现，属中医学“筋瘤”“筋疝”的范畴。其发病机制，多因肝肾亏虚，劳损外伤、脉络不和，瘀血凝滞所致，病位与肝肾二经密切相关。

三、病因病理

（一）中医病因病机

1. 病因

（1）肝肾亏虚：先天禀赋不足，肾气不充，或房劳不节，性事过频，耗损肾精，精不生血，肝血亏虚，以致筋脉失养，脉络不和而发病。

（2）肝郁气滞：情志不遂，郁怒伤肝，肝失疏泄条达，肝气郁结，气血不畅，气滞则血瘀。

（3）饮食不节：过食醇酒厚味，损伤脾胃，生湿蕴热，湿热下注，睾系血脉扩张拉伸，瘀阻内生。

（4）感受寒湿：居处阴湿，或冒雨涉水，或啖食生冷，或房事后感寒，寒湿之邪内侵，凝滞肝脉。

（5）劳损外伤：举重担物，经久站立，锻炼过强，或阴部外伤，致筋脉受损，血络瘀滞。

2. 病机　由于男子先天禀赋不足，肝肾亏虚，房劳所伤，或情志不遂，或湿热下注等因素，导致气血运行障碍，筋脉失养而诱发本病。足厥阴经脉循阴器，肝主宗筋；足少阴之筋结于阴器，肾主二便，因此肝肾亏虚、肝郁气滞是发病的内在病理基础。日久则瘀血停滞，络道阻塞，以致脉络迂曲、显露，是本病的病机特点。

（二）西医病因病理

精索蔓状静脉丛分为三组：即精索内静脉、输精管静脉、精索外静脉。三组静脉间有广泛的侧支互相吻合，与发病最密切的为精索内静脉，但亦可累及各静脉组。

精索静脉曲张的发病原因与以下几个因素有关：

1. 解剖因素　精索静脉瓣膜先天缺陷或功能不全，并呈丛蔓状分布，静脉壁的平滑肌或弹力纤维发育不全，其周围的支持组织薄弱，静脉血液容易逆流，是静脉曲张的直接诱因。左侧精索静脉的回流路径不同于右侧，左侧精索静脉沿腹腔后上行呈垂直角度进入左肾静脉，行程长，受到阻力较大，易使静脉血回流受阻而发生静脉曲张。而右侧精索静脉斜行流入下腔静脉，行程短而回流较通畅，故发生曲张者少。

2. 年龄　青壮年性功能旺盛，生殖腺血液供应极为丰富，如生殖器官经常充血、勃起，以及性生活频繁，也易导致精索静脉瘀血而曲张。

3. 其他　亦可能因静脉上端受压，如腹膜后肿瘤、肾脏肿瘤、肾积水、便秘等，妨碍静脉血回流所致，临床称之为症状性精索静脉曲张。

由于左右睾丸的蔓状静脉丛之间互相交通，因此左侧精索静脉曲张，静脉内压升高，亦可累及右侧精索静脉而发生双侧静脉曲张。

精索静脉曲张除引起一般临床症状外，可直接影响生殖能力而导致不育症。有关机制可参考不育症章节。

三、辨病要点

1. 症状　轻度精索静脉曲张，一般无明显痛苦。病情较重者常有患侧阴囊肿大、坠胀感，或钝性隐痛，同侧睾丸、少腹有抽痛、坠胀不适感，站立过久或行走时间过长或重体力劳动可使症状加重，同时伴有情绪不稳、失眠多梦、乏力头晕等神经衰弱症状，甚者出现阳痿、早泄等性功能障碍。而真正有症状的精索静脉曲张病例不到35%，不少人存在此病但无症状，常因体检或不育就诊检查时才发现。

2. 体征　典型的精索静脉曲张病例在阴囊皮肤浅表处可见扩张并扭曲的呈浅蓝色的蔓状血管丛，触诊可感觉到这种曲张静脉呈蚯蚓团状，若平卧或按压后便消失，站立时复现。不典型病例需采用Valsalva方法检查，被检者取站立位，检查者用手按压被检者腹部以加大腹压，并请被检者屏气用力加大腹压以配合，再触摸阴囊内精索静脉，可发现轻度的精索静脉曲张。

根据以上检查，临床上将精索静脉曲张分为如下四级：

Ⅲ级精索静脉曲张：阴囊触诊容易扪及，可看见阴囊内曲张团块。

Ⅱ级精索静脉曲张：阴囊触诊可以扪及，不能看见阴囊内曲张团块。

Ⅰ级精索静脉曲张：阴囊触诊不能扪及，Valsalva 试验时可扪及。

0级无精索静脉曲张：阴囊触诊不能扪及，Valsalva 试验也不能扪及。

3. 实验室检查　应当指出，根据临床症状和体征对精索静脉曲张的诊断方法虽然简单方便，较适用于临床，但也带有一定的主观性。随着现代中医学的发展，近年来提倡借用实验室现代诊察手段，对精索静脉曲张及其危害作出科学的辅助诊断。

（1）红外线测温检查：由于精索静脉曲张时，患侧阴囊的温度尤其是静脉曲张部位的温度会升高，采用红外线照相机对被检者阴囊摄片，再分析精索静脉曲张的程度。另外，也有人采用一般测温方法，记录阴囊各部位的温度来判断精索静脉曲张是否存在。

（2）超声波检查：由于超声技术的发展，特别是采用多普勒超声听诊技术，可以判断精索内静脉中血液反流情况。按照临床及超声诊断可将精索静脉曲张分为临床型与亚临床型，其中临床型分为四度。①亚临床型精索静脉曲张：临床触诊阴性而超声平静呼吸检查：精索静脉的最大内径 1.8~2.1 mm，但无反流，在 Valsalva 动作时有反流，反流时间 1~2 s。②临床型精索静脉曲张Ⅰ度：临床触诊阳性而超声平静呼吸检查：精索静脉的最大内径 2.2~2.7 mm，在 Valsalva 动作时有反流，反流时间 2~4 s。③临床型精索静脉曲张Ⅱ度：临床触诊阳性而超声平静呼吸检查：精索静脉的最大内径 2.8~3.1 mm，在 Valsalva 动作时有反流，反流时间 4~6 s。④临床型精索静脉曲张Ⅲ度：临床触诊阳性而超声平静呼吸检查：精索静脉的最大内径≥3.1 mm，在 Valsalva 动作时有反流，反流时间≥6 s。

（3）静脉造影检查：由于精索静脉曲张时常有左肾血液逆流入左精索内静脉的特点，可进行左肾静脉或左精索内静脉造影，以观察精索静脉曲张的情况，一般采用经由大隐静脉或股静脉逆行插管通过股静脉、下腔静脉到左肾静脉或再进入左侧精索内静脉，注入对比剂。正常情况下，对比剂不应逆流充盈精索内静脉，如有精索内静脉曲张时，则发生逆流以及充盈精索内静脉，显示出静脉扩张的程度。若仅部分充盈，为轻度；若全部扩张充盈，则为重度。

（4）精液常规：可见精子计数低，活动力下降，精子形态学上不成熟，尖头精子增多，精子 DNA 碎片增多等。如检查出不成熟精子可确定睾丸功能异常。

四、类病辨别

本病应与以下疾病相鉴别。

1. 阴囊血肿　阴囊血肿之肿胀伴有皮色紫暗或有瘀斑，压痛明显，日久有阴囊皮肤增厚，多有外伤或手术史。与体位变化无关。穿刺可有血液。

2. 鞘膜积液　阴囊肿胀有波动感，与阴囊皮不粘连，睾丸不易摸到，透光试验阳性，穿刺可抽出液体。

3. 精索囊肿　一般局部症状不明显，仅限于阴囊内有圆形或半月形囊肿，界线清楚，透光试验阳性。

4. 输精管附睾结核　多有阴囊部位坠胀不适症状，触诊输精管增粗成串珠状改变，附睾尾部不规则肿大，变硬，多伴有低热、盗汗，阴囊局部可破溃，分泌物培养及涂片镜检可鉴别。

五、辨证要点

本病辨证应局部与整体相结合，察局部以分轻重，视整体以辨虚实。

1. 分清病情轻重　局部症状轻，不伴有全身症状者为轻，局部症状较重，全身症状明显者为重。一般初期较轻，久病则重。

2. 辨明标本主次　本病虽以瘀血阻滞为患，但其病机又有气虚血瘀、气滞血瘀、湿热阻滞之不同，临床应四诊合参，辨明主次，治病求本方可收到良好疗效。

六、治疗原则

本病无症状者则不需治疗，对精索静脉曲张所致精液改变而影响生育者，以局部治疗或手术治疗为主。

由于肝肾亏虚、气滞血瘀、络脉阻滞是本病的总病机，因此，中医治疗原则应以滋补肝肾、行气活血、化瘀通络为主。并结合病因及临床表现辨证论治。偏于肝郁者，佐以疏肝理气；兼命门火衰者，宜温补肾阳；有湿热瘀阻者，宜清利湿热。

七、论治要点

（一）湿热瘀阻证

1. 临床表现　阴囊坠胀，灼热疼痛或红肿，蚯蚓状团块较大，伴身重倦怠，脘腹痞闷，口中黏腻、干苦，小便赤涩，大便黏腻不爽。舌红、苔黄腻，脉弦滑。

2. 证候分析　本型患者多有酗酒史。湿热下注，客于足厥阴经脉，气血瘀滞，故见阴囊坠胀，疼痛；湿热交蒸，蕴结于外肾则阴囊灼热、红肿；湿热之邪久稽不去，夹瘀血阻滞脉络，故蚯蚓状团块较大；湿热中阻，脾胃健运无权，肠腑州督传化失司，故见身重倦怠、脘腹痞闷、口中黏腻、干苦泛呕，小便赤涩，大便黏腻不爽等。舌红，苔黄腻，脉滑主湿热，脉弦主痛。

3. 治则　清热利湿，化瘀通络。

4. 方药　防己泽兰汤加减。方用防己、萆薢利湿；茵陈清热利湿；泽兰、牛膝、赤芍、牡丹皮、丹参活血化瘀，以通血脉；荔枝核、川楝子、柴胡疏肝理气；青皮、陈皮理气健脾燥湿。若湿邪较重见干苦泛呕者加苍术、麦芽、薏苡仁；阴囊肿物明显，加乳香、夏枯草、枸橘。

（二）寒滞肝脉证

1. 临床表现　阴囊坠胀发凉，睾丸疼痛，牵及少腹、会阴，甚至缩阳，局部青筋暴露，状若蚯蚓，久行、久立加重，平卧休息减轻，腰膝酸痛，精清精冷，形寒肢冷，小便清长。舌淡、苔白，脉沉细。

2. 证候分析　足厥阴之脉绕循阴器、抵少腹，肝主宗筋，阴器乃宗筋所会。寒邪凝结肝脉，气血凝滞，故见阴囊坠胀、发凉，睾丸、会阴、少腹部疼痛，甚至缩阳；寒性收引，气滞血瘀，络脉瘀阻，故见局部青筋显露，状若蚯蚓；久行、久立耗伤气血，血运迟缓，故病情加重，平卧休息后则减轻；寒邪内盛，阳微失于温养，膀胱气化失司，见腰膝酸痛、形寒肢冷、精清精冷，小便清长。舌淡、苔白，脉沉细为寒盛之象。

3. 治则　温经散寒，益气通络。

4. 方药　当归四逆汤合良附丸加减。方用当归、芍药补血和血；桂枝辛温，合细辛、小茴香温散下焦寒邪；炙甘草、大枣甘温益气，既助当归、白芍和血，又助桂枝、细辛通阳；柴胡、橘核、高良姜疏肝理气止痛；以附子易香附，合通草以温通经脉，使经脉通，阳气振，客寒自除。气虚明显者加炙黄芪、党参、白术；痛甚加丹参、乌药、延胡索。

（三）瘀血阻络证

1. 临床表现　阴囊青筋暴露，盘曲成团，状若蚯蚓，睾丸胀痛较甚，劳累则加重，休息后减轻，伴面色晦黯，精液异常、少精。舌质暗或有瘀斑点，脉弦涩。

2. 证候分析　《医林改错》云："青筋暴露，非筋也；现于皮肤者，血管也，内有瘀血。"瘀血阻络，气血不畅，不通则痛，故见阴囊青筋暴露，盘曲成团，状若蚯蚓，睾丸胀痛较甚；劳则伤气，气虚则血运无力，瘀滞更甚，故劳累则加重，休息时减轻；瘀血积聚脉络，血运障碍，睾丸失于濡养，见精液异常、少精；瘀血内阻，气血不能上荣则见面色晦黯；舌质暗或有瘀斑，脉弦涩亦为瘀血之象。

3. 治则　活血化瘀，通络止痛。

4. 方药　少腹逐瘀汤合失笑散加减。方用当归、川芎、赤芍活血化瘀；失笑散通利血脉、祛瘀止痛；延胡索行气止痛；小茴香、干姜温通血脉。若团块状肿物较大加皂角刺、荔枝核、鳖甲；痛甚加三七、川楝子、鸡血藤。

（四）肝肾亏虚证

1. 临床表现　阴囊、睾丸坠胀不适，时有隐痛，阴囊青筋显露，状若蚯蚓，伴头晕目眩，腰膝酸软，失眠多梦，阳痿，不育。舌淡、苔白，脉沉细无力。

2. 证候分析　肝肾同源，精能化血。肾精不足，肝血亦虚，精血亏虚，则外肾失于濡养；肝为刚脏，体阴而用阳。肝体不足，肝用失能，疏泄失职，经气不利，故见阴囊、睾丸坠胀不适，时有隐痛；久病入络，气血瘀滞，脉络瘀阻，见阴囊青筋显露，状若蚯蚓。肝木失养，阳亢于上，故头晕目眩；肾精亏虚，腰府失养，则腰膝酸软；相火内扰，心神不宁，则失眠多梦；肝主宗筋，肾主生殖，肝肾亏虚，一则宗筋不用，二则生精之源不足则见阳痿、不育。舌淡苔白、脉沉细无力，为精血亏虚之象。

3. 治则　补益肝肾，佐以通络。

4. *方药* 左归丸加味。方中熟地黄、山药、菟丝子、鹿角胶、龟甲胶补肾填精；山茱萸、枸杞子补肝养筋。加乌药、小茴香、延胡索行气止痛；当归、丹参、鸡血藤养血化瘀通络。

八、其他治疗

（一）中成药治疗

（1）丹参片，每次3~4片，3次/d。

（2）元胡止痛软胶囊，每次2粒，3次/d

（3）活血通脉胶囊，每次2~4粒，3次/d

（二）单验方治疗

（1）七厘散1 g，用全枸杞6 g，煎汤送下，2次/d。适于血瘀阻络之精索静脉曲张。

（2）黄芪30 g、鸡血藤30 g、小茴香10 g、丹参30 g、红花10 g、羌活10 g，水煎，熏洗局部，每次30 min，2次/d，每剂药可用2~3 d。

（三）外治疗法

（1）轻度精索静脉曲张，可用局部冷敷治疗，或用吊带托起阴囊。

（2）药物洗浴：当归15 g、红花6 g、丹参15 g，水煎待温，用毛巾浸湿外敷。

（四）针灸疗法

选三阴交、曲泉、中封、商丘、冲门、大敦等穴位，每次3~5穴针刺，毫针平补平泻，每次20~30 min，隔日1次。

（五）按摩治疗

每晚睡前平卧，以右手示指和拇指缓慢按摩阴囊，以促进精索静脉血液回流。每次20~30 min，每晚1次。

（六）栓塞疗法

通过股静脉或颈静脉插管至精索内静脉，注射硬化剂，如50%葡萄糖或复方五倍子注射液，每次5~10 mL，使血管硬化。或用可脱离的气囊或金属丝线圈等栓塞。

（七）手术疗法

严重的精索静脉曲张并发不育者，服药及外治无效时，可考虑手术治疗。手术的目的在于阻断静脉血液向睾丸-附睾反流，促进静脉血液及淋巴回流，改善睾丸-附睾的微环境，促进生精功能的恢复。手术方式目前主要有三种：腹膜后精索静脉高位结扎术、腹腔镜精索静脉高位结扎术、显微精索静脉曲张结扎术，多项荟萃分析显示显微精索静脉曲张结扎术的疗效较佳。

九、转归与预后

轻度精索静脉曲张一般不会引起明显症状，预后良好。重度或并发不育者，经积极治疗亦可痊愈。

十、预防与护理

（1）节制房事，减少局部充血。

（2）忌食辛辣刺激食物，保持大便通畅，防止乙状结肠粪便壅滞，压迫精索静脉。

（3）避免剧烈活动及强体力劳动，防止腹压增高，加重病情。

（4）轻度或未手术者可倒立或者下肢抬高平卧15 min左右，有助于静脉血液回流。

（5）长期穿紧身裤、用阴囊托，虽能改善症状，但不利阴囊散热，有碍生精功能。对不育者宜避免穿紧身裤及禁用阴囊托治疗。

十一、现代研究进展

精索静脉曲张是男性的一种常见疾病，多发于中青年，近年来因其在男性不育症中所占比例的增高，而引起人们的关注。探索中医中药治疗本病，有着积极的临床意义，并取得了一定的效果。

（一）病因病机

根据中医基本理论，结合精索静脉曲张性不育的发病特点及临床治疗实践，提出精索静脉曲张性不育的基本病机为肾虚血瘀的病机理论，病位在肝肾二经，局部瘀滞为其病理表现。对进一步认识精索静脉曲张性不育，指导精索静脉曲张性不育的中医治疗具有一定意义。

崔云教授认为肝气郁结、经络瘀阻、肾精不足是精索静脉曲张不育症的主要病机。董襄国、郭晓辉等亦认为其病位皆在肝肾，提出其病因病机为肾虚为本，肝郁为标，血瘀其中。丁劲等报道张耀圣经验认为本病“清阳不升、浊阴不降为因，肾虚血瘀为果”，脾虚是其根本。秦国政教授指出精索静脉曲张不育症不能片面地基于肾主生殖、脾肾相生的理论而盲目认为其病因病机必然是肾虚或脾肾两虚，而更应该注意到精室血络瘀阻、血不化精，这一重要的病理变化一直贯穿于整个过程中，其间亦可因先天禀赋、居处环境、情志心态等不同兼夹其他病机。

（二）治疗方法

1. 辨证分型论治

（1）徐德伟将精索静脉曲张性不育症分为气滞血瘀、湿热血瘀、寒凝血瘀、气虚血瘀、肾阳虚血瘀及肾阴虚血瘀六型，气滞血瘀者，治以疏肝理气，活血化瘀，方选柴胡疏肝散加味；湿热血瘀者，治以清热利湿，活血化瘀，方选四妙散加味；寒凝血瘀者，治以散寒止痛，理气活血，方选导气汤加味；气虚血瘀者，治以益气活血，方选补阳还五汤加味；肾阳虚血瘀者，治以温补肾阳，活血化瘀，方选右归丸加味；肾阴虚血瘀者，治以滋阴补肾，活血化瘀，方选自拟滋阴活血汤加味（紫河车、山茱萸、牡丹皮、黄柏、知母各 10 g，丹参、桑椹子、生地黄、枸杞子、菟丝子各 15 g，水蛭 3 g）。

（2）刘保兴等认为肾虚是精索静脉曲张弱精子症的主要原因，肝郁是精索静脉曲张弱精子症的重要因素，瘀血是精索静脉曲张弱精子症的最终病理产物，辨证时分三型论治。肾阳亏虚者，治以补肾强精，化瘀通络，方选五子衍宗丸合桃红四物汤加减；肾阴不足者，治以养阴生津，清热助精，方选知柏地黄丸加减；肝郁气滞者，治以疏肝行气，通络益精，方选柴胡疏肝散加减。

（3）杜宝俊等分五型辨证，肝肾阴虚型，治以滋补肝肾，通络生精，方选左归丸合丹参饮加减；肝郁脾虚型，治以疏肝健脾，益气化瘀，方选补中益气汤合补阳还五汤加减；肝郁血瘀型，治以解郁通络，活血止痛，方选少腹逐瘀汤合桂枝茯苓丸加减；寒凝肝脉型，治以温经散寒，活血通络，方选天台乌药散加减；肝经湿热型，治以清热利湿，化瘀通络。方药四妙丸合桃核承气汤加减。

2. 针灸治疗

（1）周璇等将 70 例肾虚血瘀型精索静脉曲张患者随机均分为温针灸组及药物组，温针灸组以关元、气海、足三里、三阴交为主穴，针刺得气后于主穴处各施灸 2 壮，每日治疗 1 次；药物组口服桂枝茯苓胶囊，每次 3 粒，每日 3 次。与治疗前相比，两组患者治疗后彩色多普勒下精索静脉最大内径均变窄、反流持续时间均减少，两组超声分级均下降，（均 $P<0.01$），且温针灸组优于药物组；精液质量均较治疗前提高，且疗效相似；临床复发率温针灸组低于药物组为（$P<0.05$）。

（2）王琼梅等取穴：关元、气海、中极、水道、血海、三阴交；气血亏虚型加足三里，肾精亏虚型加太溪、肾俞，肝郁滞型加太冲、肝俞，治疗精索静脉曲张不育症 32 例，结果显示精子活率、精子浓度、精子活力、液化时间等指标均有所提高。

3. 中西医结合治疗

（1）杨文涛等对精索静脉曲张在Ⅱ度及以上且有精液异常的不育患者，分为研究组 328 例，治疗为在高位结扎术后，配合口服中药聚精汤（熟地黄 12 g、沙苑子 10 g、枸杞子 12 g、紫河车 12 g、黄芪 15 g、党参 15 g、何首乌 15 g、山茱萸 12 g、菟丝子 15 g、鹿角胶 12 g、甘草 5 g、当归 12 g、黄精 15 g；瘀血重加丹参 15 g、桃仁 12 g、红花 15 g、当归 15 g；阳虚者加川续断 15 g、鹿茸 6 g）继续治疗 3 个月，对照组 35 例仅进行精索静脉高位结扎术手术。结果显示研究组治疗效果显著，患者精液综合显效249例（75.9%），有效68例（20.7%），无效11例（3.4%），总有效率达到96.6%，明显高于对照组（85.7%）。

（2）闫立新等将精索静脉曲张患者126例随机均分成治疗组和对照组，2组均行腹腔镜精索静脉高位结扎手术治疗，术后治疗组给予疏肝、补肾以及活血功效的中药治疗3个月。中药组方为：柴胡15 g、车前子12 g、枸杞子30 g、覆盆子12 g、五味子9 g、菟丝子15 g、大黄6 g、水蛭6 g、白芍15 g、炙甘草9 g、桃仁12 g、枳实9 g。1剂/d，水煎分早晚2次服。2组治疗后精子浓度、成活率及活力均明显改善（均$P<0.05$），但治疗组改善情况明显优于对照组（均$P<0.05$）；治疗组各指标改善情况均优于对照组（均$P<0.05$）；治疗组总有效率和随访配偶妊娠率均明显高于对照组（$P<0.05$）。

第三节　精索炎

一、概述

精索炎是精索中除输精管以外的组织感染，包括血管、淋巴管和结缔组织等。绝大部分是急性发作，病原体为普通细菌或结核杆菌，常同时伴有附睾炎等疾患。另外还有丝虫、梅毒螺旋体等致病病原体感染。病原体侵入淋巴管而累及整个精索组织，表现为沿精索走向的疼痛，并向阴囊、阴茎与会阴部放射。全身可伴有发热、畏寒等。

中医文献无此病名，由于常伴有附睾炎等疾患，多归属于“子痈”“疝痛”的范畴。根据中医脏腑经络组织的生理联系和病理特点，本病多由肝经湿热引起，后期伴有气滞血瘀证，临证多以“子痈”论治。治疗则以清利肝胆湿热为主，佐以活血化瘀。

二、病因病理

（一）中医病因病机

1. 病因

（1）肝肾亏虚：平素恣情纵欲，房劳过度，耗伤肾精，肾之精气亏损，湿热之邪乘虚内侵。

（2）湿热下注：嗜食辛辣厚味，损伤脾胃，湿浊内生，蕴郁化热，循经下注。

（3）气滞血瘀：情志不畅，郁怒伤肝，肝失疏泄，气机阻滞，津液不归正化，日久变生痰浊；或跌仆损伤，瘀血内停。

2. 病机　肝主宗筋，肝脉绕行阴器；肾主下元，又主二阴。肝肾二经对维持子系器官的生理活动起着重要作用。房劳过度，饮食不节，湿热下注，痰湿互结或跌扑损伤，气血不畅，脉络瘀阻，可致精索增粗、变硬。若日久不愈，则形成精索增粗、僵硬、触痛或性功能障碍及生育障碍等。本病病位在子系，肝肾亏虚为之本，湿热下注为之标，气滞血瘀贯穿本病的全过程。

（二）西医病因病理

精索炎绝大多数是急性发作，病原体常为普通细菌或结核杆菌，多伴有附睾炎等疾患；另外还有丝虫、梅毒螺旋体等致病病原体。这些病原体大多从淋巴管侵犯精索，引起精索组织的炎症，有时还可形成脓肿、坏死、硬结、肉芽肿等病理改变。

三、辨病要点

精索炎的主要症状是沿精索走向的疼痛，并向阴囊、阴茎与会阴部放射。可伴发热、畏寒等全身症状及附睾炎的表现，日久还可见精索部位的增厚、变硬与压痛。

根据引起精索炎致病菌的不同，其临床表现又有几种颇为特殊的精索炎。

1. 地方性精索炎　有地方流行特点，是一种类似蜂窝组织炎的急性精索感染。表现为精索部位的肿胀、增厚、变硬与压痛，伴全身发热、畏寒，有时还可形成脓肿与发生坏死。有的起病并不急骤的亚急性或慢性病例，则精索部位可出现纤维结节。这种疾病的原因尚不清楚，可能是一种链球菌的流行性感染。

2. *丝虫性精索炎*　丝虫感染，除常见的侵犯下肢、阴囊、阴茎淋巴管外，有时也可侵犯精索淋巴管，引起丝虫性精索炎。通常是一种慢性病变过程，精索变粗变硬，局部出现疼痛，这是由于精索内淋巴管慢性炎症阻塞引起，病变组织内可找到活的或死亡的丝虫。

3. *性病性淋巴肉芽肿精索炎*　来自深部髂淋巴结的性病病原体，从淋巴管道逆行侵入精索淋巴管，有时也可侵入精索的血管，产生精索的疼痛和精索淋巴肉芽肿。

4. *梅毒性精索炎*　颇为少见。梅毒螺旋体可侵入精索，常是其他部位梅毒病变向精索蔓延而成。表现为精索局部的疼痛，精索变粗、变硬、压痛。

四、类病辨别

精索炎有时需与急、慢性附睾炎相鉴别。精索炎是沿精索走向的疼痛，可向阴囊、阴茎、会阴部放射，可为刺痛、灼痛、抽痛或隐痛。急性附睾炎一般急性发作，表现为阴囊部位突发性疼痛，疼痛可自精索放射到腰部，较剧烈；检查附睾明显肿胀，显著压痛，表面皮肤微红。精索炎则检查睾丸及附睾无明显增大，无压痛。慢性附睾炎可有类似精索炎的疼痛，一般为隐痛，但检查附睾一般可见附睾呈硬块状，有轻度压痛与不适，可伴有精索增粗、输精管直径增粗现象。

五、辨证要点

本病多由外感邪毒，或内伤肝肾，复感外邪而发病。病位在肝肾二经；病性则有虚有实，或虚实夹杂，后期则又兼瘀血停滞见症。

六、治疗原则

根据本病肝经湿热下注、阻滞气机的病机特点，应以清利肝胆湿热，佐以理气活血、补益肝肾为大法。

七、论治要点

（一）肝肾亏虚证

1. *临床表现*　多见于沿精索走向的慢性疼痛，并向阴囊部、阴茎与会阴部放射，伴头目眩晕，失眠多梦，腰膝酸软，性功能障碍等症。舌淡苔薄，脉沉细无力。

2. *证候分析*　精索炎病位在肝肾。肝脉绕阴器，肾主二阴。肝肾同源，肝藏血，肾藏精，精血互生，肾精不足，肝血亦虚，精血亏虚，则外肾子系失于濡养。若平素纵欲过度，伤及肝肾，肝肾精气亏损，易受外邪侵扰，或肝肾经血亏虚，络脉空虚，经脉失养，经气不利，可导致精索呈慢性疼痛，并向阴茎、阴囊及会阴部放射；肝肾亏虚，阳亢上扰，则见头目眩晕，失眠多梦；肝主筋，腰为肾之府，肝肾精气亏虚，则见腰膝酸软，宗筋不用，则见性功能障碍等症。舌淡苔薄、脉沉细无力，为肝肾精血亏虚之候。

3. *治法*　滋补肝肾，佐以理气活血通络。

4. *方药*　左归丸加当归、丹参、小茴香、柴胡、荔枝核。方中熟地黄、怀山药、山茱萸、菟丝子、枸杞子、鹿角胶、龟甲胶补肾填精，调补肝肾；当归、丹参补肾柔肝，活血化瘀；牛膝既强精补肾，又活血祛瘀；柴胡、小茴香、荔枝核疏肝理气。全方合用，共奏滋补肝肾、理气化瘀通络之效，使肝肾得补，瘀滞得行，经气通利，则病症自愈。

（二）湿热下注证

1. *临床表现*　症见沿精索走向的疼痛，并向阴囊部、阴茎及会阴部放射。起病急，伴有发热、畏寒，口苦咽干，急躁易怒，小便黄赤。舌红，苔黄腻，脉弦数或滑数。

2. *证候分析*　湿热之邪侵犯肝经，循经下注，阻遏气机，损及子系精索；或平素情志不畅，气机阻滞，肝经津液留着不去，日久化为湿热痰浊，均可导致精索肿胀疼痛，甚则向阴囊、阴茎及会阴部放射。舌红，苔黄腻，脉弦滑数均为肝经湿热内蕴之候。

3. 治法　清热利湿。

4. 方药　龙胆泻肝汤加牡丹皮、王不留行、败酱草。方中龙胆草、栀子、黄芪、败酱草清肝胆实火，泻下焦湿热为主；木通、车前子、泽泻利湿清热；当归、生地黄、王不留行凉血养阴，化瘀止痛；柴胡疏通肝气。全方合用，泻中有补，利中有滋，使热清湿去，瘀散经通，循经所发诸症自愈。

（三）气滞血瘀证

1. 临床表现　症见沿精索走向疼痛，并向阴囊阴茎及会阴部放射。伴少腹走窜样胀痛，触之痛甚，痛点固定或呈刺痛，或可触及结节包块，固定不移。舌暗或有瘀斑、瘀点，脉弦或涩。

2. 证候分析　情志不畅，肝郁气滞，气滞血瘀，经脉阻滞不利，可导致精索疼痛或向阴茎、阴囊及会阴部放射；跌仆劳损，瘀血内积，经脉阻滞，也可引起精索肿胀疼痛，甚则形成结节包块，痛点固定或呈刺痛，或精索增粗质硬等症。舌暗或有瘀斑、瘀点，脉弦或涩，为气滞血瘀之候。

3. 治法　理气活血。

4. 方药　血府逐瘀汤加川楝子、台乌药、小茴香。方中桃红四物汤活血化瘀而养血脉；四逆散行气而疏通肝经；牛膝通利血脉，引血下行直达病所；小茴香、川楝子、台乌药理少腹之气而加强理气止痛之效。全方互相协同，使血活气行，瘀化郁解，诸症自愈。

八、其他治疗

（一）西药治疗

根据不同的致病原因选用抗生素。普通细菌感染多选用青霉素、氨苄西林、庆大霉素等。结核杆菌感染，采用抗结核药物治疗。对地方性精索炎也需采用抗生素治疗，多选用青霉素。丝虫性精索炎，需用枸橼酸乙胺嗪、卡巴砷等药物做抗丝虫治疗。对性病性淋巴肉芽肿精索炎，应针对不同性病病原体，选用不同的药物治疗；梅毒性精索炎，可采用苄星青霉素（长效青霉素）、头孢菌素类（头孢曲松）等药物做抗梅毒治疗。

（二）针灸疗法

取穴行间、阴陵泉、阳陵泉、悬钟、大敦，毫针刺，用泻法；三阴交、关元、中极用补法，1次/d。

（三）外治疗法

（1）制乳香、没药各15 g，七叶一枝花60 g，羌活15 g，小茴香10 g，丹参30 g。水煎，熏洗局部，每次20 min，2次/d。

（2）鲜蒲公英100 g、鲜马鞭草100 g、鲜夏枯草100 g、鲜竹叶30 g，水煎熏洗患处，或用纱布浸湿药液敷于局部效更佳。

（四）理疗

可选用磁疗、恒频仪及热敷。

（五）食疗

（1）枸杞子30 g、三七根15 g，文火煎汤，早晚餐服。

（2）鲜鱼腥草100 g，加适量盐和酱油拌匀，配餐当菜吃。

九、转归与预后

对精索炎应积极治疗。初期绝大部分为急性发作，经过临床治疗可痊愈，一般病程1~2周。如迁延不愈转为慢性者，可见精索增粗、变硬，严重者可引起不育。

十、预防与护理

（1）预防性病，节欲健身，增强体质。

（2）病后忌房事，适当休息。

（3）忌食辛辣油腻之物。

（4）保持精神舒畅。

（5）戒除烟酒，饮食清淡而富有营养，有利于机体康复。

第四节　精索囊肿

一、概述

精索囊肿是指在精索上形成的囊性肿物，常位于睾丸的后上方，与附睾相近。

中医文献无此病名。根据中医藏象学说及经络学说理论，本病的发病主要由于肝郁脾虚、痰湿内阻所致。发病多见于青壮年。

二、病因病理

（一）中医病因病机

中医学认为精索囊肿的发病多与肝脾失调有密切关系。肝气畅达情志，又主宗筋，足厥阴筋脉循阴器而抵少腹。脾气主升，运化水湿。若情志抑郁，肝木不疏脾土，肝脾失调，津液失布，则痰湿内生，留着肝经客于下焦子系，日久则形成精索囊肿。正如《灵枢·百病始生篇》所说："若内生忧怒，则气上逆，气上逆则六疏不通，温气不行，凝血蕴里而不散，津液涩渗，著而不去，而积皆成矣。"也可由饮食不节，劳倦伤脾，湿聚酿痰，损及肝经，罹患于子系发为精索囊肿。

（二）西医病因病理

精索囊肿是精索鞘膜积液的一种。胎儿早期，睾丸在腹膜后第 2~3 腰椎旁；胎儿 7~9 个月时，其睾丸经腹股沟管下降并进入阴囊，附着于睾丸的腹膜也随之下降形成鞘状突，精索部的鞘状突会在胎儿出生前或出生后短期内自行封闭，形成纤维索。在睾丸部位的鞘突腹膜成为囊状，分壁层和脏层，围绕睾丸部分称脏层，外周称壁层，正常情况下两层间有极少量浅黄色透明浆液即正常睾丸鞘膜腔内的液体。当鞘状突的两端闭合，而中间的精索鞘状突未闭合并出现积液时，就会在精索上形成囊性肿物，即为精索囊肿。此时积液与腹腔和睾丸鞘膜腔都不相通，形成的囊肿一般较小、边缘清楚，形态规则，内部光滑，常位于阴囊上方即睾丸上方或是腹股沟管内，与睾丸及附睾界线明显。当牵拉睾丸时，囊肿可随之上下移动，囊内压力一般不高。

三、辨病要点

精索囊肿小者可无明显不适，较大者有阴囊坠胀或疼痛。或伴有胸胁胀满、纳呆腹胀、便溏等症。检查时可在睾丸后上方近附睾处精索触及质地柔软的圆形肿物，触之有波动感，肿物透光试验阳性。若做囊肿穿刺，穿刺液中可见精子。

四、类病辨别

1. 精索囊肿　是精索上形成的囊性肿物，穿刺液内多含精子。而精索鞘膜积液是由于精索鞘状突部分未闭形成囊性腔隙发为积液，穿刺液内则无精子，以资鉴别。

2. 精液囊肿　精液囊肿疾病常发病于青壮年。睾丸或附睾部发生囊肿，囊肿液内含精子。精液囊肿是囊性的、无痛或轻微疼痛、有时伴有下坠感的阴囊肿块，内含精子和液体。多见于附睾头附近，邻近或位于睾丸上极的背面，通过体检以及 B 超不难鉴别。

五、辨证要点

1. 明确属性　精索囊肿为一囊性肿物，质软，触之有波动感，透光实验阳性。若质硬，无波动感则非本病。

2. 详察整体　本病乃肝郁脾虚，痰湿阻滞，临证应结合整体见症及其体质，辨证施治，方能收到较好疗效。

六、治疗原则

本病治疗以疏肝理气、化湿消痰为原则。由于气滞常兼血瘀，无湿则无以生痰，所以临证又可根据其不同兼证，或佐以活血化瘀，或重在健脾燥湿，权在变通之中。

七、论治要点

1. 临床表现　本病主要表现为睾丸后上方近附睾处精索可触到质地柔软的囊性肿物，触之有波动感，囊肿小者可无明显不适，较大者可有阴囊坠胀及疼痛感。可伴有肝郁气滞，脾虚湿盛见证，如情志抑郁、胸胁胀满、纳呆腹胀、大便溏薄等。

2. 证候分析　精索囊肿的病机，一是肝郁，二是脾湿。脾虚则痰湿内生，肝郁则气滞；气滞则痰湿内阻，精索乃肝脉所属，故可形成囊肿；痰湿阻滞，经脉不和，故阴囊坠胀而疼痛；肝失疏泄，经气郁滞，故胸胁胀满；气机郁结不畅，故情志抑郁；脾虚生痰，痰湿困脾，运化失职，故纳呆腹胀；水湿不化，流注肠间，故大便溏薄；水湿浸淫肌肤，还可引起水肿等。

3. 治法　疏肝理气，化湿消痰。

4. 方药　柴胡疏肝散合五苓散加减。方中柴胡疏肝散疏肝理气、活血化瘀；五苓散健脾燥湿、化气利水；再加昆布、海藻以消痰，加穿山甲、王不留行、川牛膝入肝以通络破结，以达肝疏气调、脾健湿除、络通囊消之目的。

八、其他治疗

（一）单验方治疗

（1）荔枝核 30 g、小茴香 10 g、陈皮 10 g、生薏苡仁 30 g，水煎服，每 2 d 1 剂，日服 2 次。

（2）鲜车前草 100 g、鲜小茴香 100 g、海带 50 g，水煎服，每日 1 剂，日服 2 次。

（二）药物外治

马鞭草 30 g、丹参 30 g、防风 15 g、路路通 30 g、小茴香 15 g，煎水外洗或纱布煎药液热敷，每次 30 min，2~3 次/d，每 2 d 1 剂。

（三）针灸治疗

取三阴交、足三里、关元、气海，用补法。1 次/d，留针 30 min。

（四）阴囊托治疗

囊肿较大、坠胀疼痛严重者，可用阴囊托将阴囊托起，以减轻其痛苦。

（五）按摩治疗

沿精索走行，按压囊肿，均匀用力，使其达到活血消肿的目的。

（六）食疗

（1）茯苓 30 g、半夏 10 g、生薏苡仁 30 g，煮服，早晚各 1 次。

（2）鲜小茴香 50 g、昆布 20 g、海藻 10 g，煎汤，加食盐适量，早晚当菜连汤服。

（七）手术治疗

囊肿较大，服药无效时，可考虑手术治疗。

九、预防与护理

本病预防主要应注意精神调节，不可郁怒伤肝；节制房事，切忌纵欲房劳，以免劳伤肝肾；饮食有节，不过量饮酒，少食肥甘，以免伤脾生痰。一旦患病，要注意休息，耐心调治。

参考文献

[1] 洪杰，何晓清．精索囊肿的高频超声表现［J］．中国超声诊断杂志，2006（11）：866-868.

[2] 高永涛，刘贤奎．精索囊肿3例报告 [J]．山东医药，2010，50（50）：62.

第五节　精索鞘膜积液

一、概述

精索鞘膜积液是鞘膜积液的一种。正常情况下，胚胎早期睾丸位于腹膜后第2~3腰椎旁，以后逐渐下降，7~9个月时睾丸经腹股沟管下降至阴囊内。同时附着于睾丸的腹膜下移形成鞘状突。出生前后鞘状突大部分闭合，仅睾丸部分形成一鞘膜囊。如果鞘状突两端闭合，中间的精索鞘膜囊未闭合且有积液，积液和腹腔、睾丸鞘膜囊不相通，形成精索鞘膜积液，属于非交通性鞘膜积液的一种。精索部鞘状突在出生前或出生后短期内自行闭锁，形成纤维索。由于精索鞘状突部分未闭而形成囊性腔隙，当鞘膜本身或邻近器官出现病变时，形成囊性积液。

中医文献无此病名，属中医学的“诸疝候”“水疝”病症范畴。本病为有形之病，其发病原因主要是由寒或湿热之邪客居足厥阴经脉为患而形成。也可由前阴外伤或手术不慎，血瘀络阻，水湿停聚致病。

二、沿革

“水疝”，是中医学的疝气之一。早在《内经》中对本病的病因病机、症状已有较详细的描述。如《灵枢·刺节真邪》说：“饮食不节，喜怒不时，津液内溢，血道不通，曰大不休，俯仰不便，趋翔不能，此病荥然有水，不上不下……”指出饮食不节、情志不遂是发病的重要原因；病机则由于“津液内溢”“血道不通”；病位在睾，且与体位无关。

隋代巢元方在《诸病源候论》中列“诸疝候”，认为内、外合邪是发病的主要病理机制，“阴气积于内，复为寒邪所加，使营卫不调，气血虚弱，故风冷入其腹内”而成。

宋代陈言在《三因极一病证方论·卷七》中进一步指出外感风、寒、暑、湿均可致病，突破了前人只有寒邪致病的局限性。

金元时期，对本病的病因病机、症状的认识更加全面、深刻，治法亦日趋完善。如张子和在《儒门事亲·疝本肝经宜通勿塞状十九》中首先提出“水疝”病名。他说：“水疝，其状肾囊肿痛，阴汗时出，或囊肿而状如水晶，或囊痒而燥出黄水，或少腹中按之作水声。”认为本病“得于饮水醉酒，使内过劳，汗出遇风寒湿之气，聚于囊中”而成，并提出“宜以逐水之剂下之”和“漏针去水”的治疗方法。其观点和认识为后世医家推崇，至今仍有临床使用价值。

明、清时期的医家在前人的基础上，对本病有新的认识。明代鲁伯嗣的《婴童百问·阴肿疵疝气》已认识到本病发生的先天因素以及有自愈的可能。他说：“又有疝气名偏坠……小儿生下亦有如此者，不疼不痛，此皆不须攻击，不治而自愈。”汪机的《外科理例·囊痈一百四》说：“囊肿状如水晶，时痛时痒出水，小腹按之作水声，小便频数，脉迟缓，此醉后饮水入房，汗出遇风寒、湿毒乘聚于囊，名水疝也。”对本病的症状、病因病机作了论述。李梴在《医学入门》中提出了本病的治疗，初期宜用“五苓散加小茴、韭汁为丸……久者，橘核丸。”清代祁坤在《外科大成》中描述本病的特征是：“虽肿而光，虽痛有时，不红不热，按之软而即起。”

总之，尽管历代医家对本病的认识不尽一致，但已基本勾画出本病的病因病机、临床特征以及治疗的大致轮廓，为后世论治本病奠定了坚实的理论基础。

三、病因病理

（一）中医病因病机

1. 病因

（1）肾气不充：气化失司，水湿停聚前阴。

（2）寒湿凝聚：地处卑湿，或身劳汗出为风寒湿气浸淫，或素体阳弱，贪食生冷，脾虚不运，寒湿内生，客于下焦，凝聚阴器。

（3）湿热下注：素有湿热，复感外寒，湿热不得外泄，或寒湿久羁，郁而化热，湿热留恋肝经，下注阴囊而成。

（4）跌仆损伤：前阴外伤或手术不慎，血瘀络阻，隧道壅塞，水液不行，蓄积致病。

2. 病机　本病的病因虽有多端，但其病机关键是气血阻滞，水液停聚。而先天不足，外感寒湿、湿热，跌仆损伤等均是导致脉络瘀阻、气血不畅、水液停聚的间接因素。由于厥阴肝经绕阴器、络睾丸；肾为水脏，化生水液，前阴为肾所辖；太阴脾经和任脉亦经过前阴及小腹，而本病之发病部位在厥阴肝经和任脉循行之处，故与此二经关系密切，与脾肾虚弱亦有一定关系。

（二）西医病因病理

精索鞘膜积液的病因可分为原发性（即特发性）及继发性（症状性）两种。原发性无明显诱因，病程缓慢，病理检查常见鞘膜慢性炎症反应。积液为淡黄色、清亮、相对密度 1.010~1.025 的渗出液，蛋白占 3%~6%，含电解质、纤维蛋白原、上皮及淋巴细胞，可能与慢性创伤及炎症有关。继发性则有原发疾病，如精索炎、结核、肿瘤、创伤、阴囊手术以及某些全身性疾病。急性发作者，鞘膜积液多混浊，如有出血则为棕色，含大量红、白细胞。炎症严重时，积液为脓性。

鞘膜壁常有纤维斑块或钙化、增厚改变，可见扁平或乳突状隆起。慢性精索鞘膜积液因张力增大而影响睾丸血运和温度调节，引起睾丸萎缩，甚至影响生育力（图 25-1）。

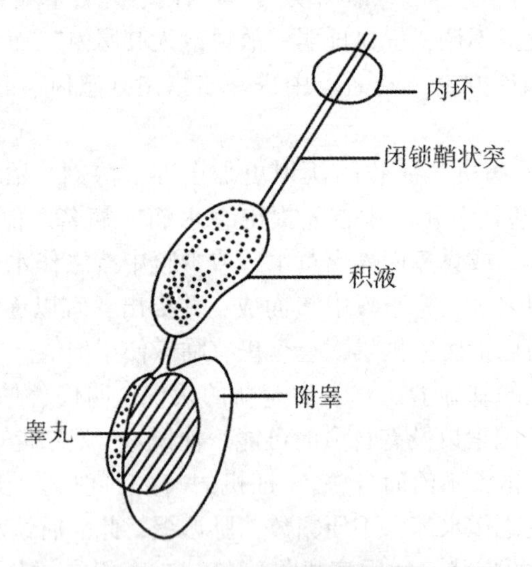

图 25-1　精索鞘膜积液示意图

婴幼儿先天性精索鞘膜积液，多与其淋巴系统发育迟缓有关，当鞘膜的淋巴系统发育完善，积液可自行吸收。

四、辨病要点

1. 症状　精索鞘膜积液一般无明显不适。当积液量多，囊肿增大，张力高时，可有阴囊坠胀感或牵扯痛，巨大的精索鞘膜积液可影响行动、排尿及性生活。

2. 体征　检查时可在精索上扪及囊性肿块，光滑、柔软，触之有波动感，牵拉睾丸或精索时肿块随之下移。可为多囊性，张力大，沿精索走向生长，其下方可触及正常的睾丸、附睾。透光试验阳性。诊断性穿刺抽液可立即诊断，但对疑为精索肿瘤或伴有疝者，禁忌穿刺。阴囊部B超有助于诊断。

五、类病辨别

本病应与精索囊肿、精索血肿、精索肿瘤，以及睾丸鞘膜积液等相鉴别。

1. *精索囊肿* 常位于睾丸后上方，与附睾头贴近，一般呈圆形，体积不大，如穿刺可获得乳白色液体，内含精子。

2. *精索血肿* 有外伤或手术史，阴囊皮肤出现瘀血，弹性感。由于凝血块常使肿物欠光滑，透光试验阴性。穿刺液为鲜血、褐色陈旧血液或血块。

3. *精索肿瘤* 起病缓慢，病程长。肿物托起时有沉重性实质感，无弹性，透光试验阴性。活组织病理学检查有助于鉴别。

4. *睾丸鞘膜积液* 本病睾丸鞘膜积液同属于鞘膜积液，但发生的部位不同。精索鞘膜积液发生在精索，睾丸鞘膜积液发生在睾丸，较容易分辨。

六、辨证要点

1. *明辨病性* 本病为有形之病，发病由寒湿或湿热之邪客居足厥阴经脉为主。病性有虚、实、寒、热之不同。虚者，见于先天肾气不足而兼见畏寒肢冷，倦怠等症；实者，因气滞血瘀，水湿停聚，常见阴囊皮色青紫，肿胀状如水晶，触压痛；寒者，以寒湿凝滞肝脉，见阴囊冷湿，睾丸冷痛；热者，以湿热下注肝脉或寒湿久郁，蕴而化热，见发热，前阴肿痛为特征。

2. *谨守病机* 本病的发病原因虽有寒湿、湿热之不同，但终归导致肝失疏泄，经气不利，气血瘀阻，水湿停聚而为患。临证时应把握病机特点，辨证施治。

七、治疗原则

“诸疝，皆归肝经”（《儒门事亲·疝本肝经宜通勿塞状十九》）；“治疝必先治气……故治疝者，必于诸证之中，俱当兼用气药”（《景岳全书·疝气》）。病位属肝，多在气分，故疏肝理气为基本治则。又当依据病性的寒热虚实之不同而论治。寒湿者，兼散寒化湿；湿热者，兼清利湿热；有肾阳虚见症者，宜温补肝肾。

八、论治要点

精索鞘膜积液如果不多且无症状者，可不做治疗。婴幼儿患者部分可自愈。

（一）寒湿证

1. *临床表现* 阴囊肿胀，重坠明显，状如水晶，或小腹部不适，按之作水声，阴部冷湿，腰际发凉。舌淡苔白，脉沉滑。

2. *证候分析* 寒湿凝聚，气机不畅，脉络不通，故阴囊肿胀、重坠，状如水晶；下焦气化失常，水气相搏，故小腹按之作水声；寒湿停聚，水湿外渗，则阴部冷湿；阳气受阻，腰府失于温养，故腰际发凉；舌淡苔白为寒湿内阻；脉沉主里，脉滑为水湿之征。

3. *治法* 温散寒湿，化气行水。

4. *方药* 五苓散合导气汤加减。方中茯苓、泽泻、猪苓利水除湿；白术健脾运湿；桂枝通阳化气；川楝子、木香行气止痛；小茴香、吴茱萸温经散寒。若腰际冷痛加狗脊、菟丝子；阴囊肿硬加桃仁、红花；坠胀明显加升麻、丝瓜络。

（二）湿热证

1. *临床表现* 阴囊肿痛灼热，甚至皮肤溃破，滋生黄水，小便短赤，大便黏腻不爽。舌苔黄腻，脉弦滑数。

2. *证候分析* 本证型多见于继发性精索鞘膜积液。为寒湿郁久化热，或素有湿热，客于肝经，流注阴囊所致。湿热蕴蒸，故阴囊肿痛灼热；溃破流黄水；湿热郁阻，下焦气化不利，故小便短赤；湿热流注大肠，腑气不利故大便不畅。舌苔黄腻，脉滑数乃湿热之征。

3. *治法*　泄热利湿，清肝理气。

4. *方药*　龙胆泻肝汤加金银花、连翘、蒲公英。方中龙胆草、栀子、黄芪以清肝热除湿邪；泽泻、木通、车前子，淡渗利湿；当归、生地黄滋阴养血，防泻火之药苦寒伤阴；加金银花、连翘、蒲公英以增强清热解毒之功。小便短赤加淡竹叶、滑石；大便黏滞不畅、肛门灼热者，加大黄、厚朴。

九、其他治疗

（一）西药治疗

对轻度的精索鞘膜积液，可先将囊液抽净，然后以奎宁乌拉坦溶液（含盐酸奎宁 12.5 g、乌拉坦 6.25 g、盐酸普鲁卡因 0.5 g、稀盐酸适量，加注射用水 100 mL，pH 值为 5）注入囊腔。剂量：婴儿 0.3~1 mL，儿童 0.5~2 mL，成人 4 mL。注射后轻轻按摩阴囊，使药液分布均匀。1 周后如积液复发可重复注射 1~2 次。注意无菌操作，防止导致感染。

（二）中成药治疗

（1）茴楝五苓散方中五苓散温阳化气行水，川楝子、小茴香疏肝理气散结。

（2）禹功散方中牵牛子逐水利湿；小茴香理气暖肝肾。

（三）针灸治疗

取穴：大敦、横骨、阴廉、曲泉、三阴交、关元、气海。每次选 2~3 穴，采用补法。还可灸关元、气海。

（四）单方验方

（1）巴戟天 6 g、荔枝核 6 g、小茴香 3 g、胡芦巴 3 g，水煎服，每日 1 剂。（《中医男科临床手册》）

（2）萹蓄草、生薏苡仁各 30 g，每日 1 剂，水煎，分 3 次饭前服。（《中医男科临床手册》）

（3）马鞭草 30 g、益母草 15 g、车前草 15 g、荔枝核 30 g，水煎服，每日 1 剂，日 3 次。

（五）按摩

沿精索走向进行局部按摩，有助于积液吸收。

（六）药物外治

（1）消肿散瘀膏大黄、干姜各 12 g，肉桂、白及、血竭、赤芍各 6 g，麻黄、红花、半夏各 3 g，赤小豆 9 g。共研细末，凡士林加温溶化，以 2∶1 比例搅拌均匀，待温外敷患处。

（2）艾叶 30 g、防风 15 g、萆薢 15 g、丹参 15 g，蜈蚣 2 条，水煎，外洗或热敷患处，每次 30 min，2 次/d，每剂药可用 2~3 d。

（七）理疗

可选用磁疗或热敷局部。

（八）手术治疗

药物治疗无效时可考虑手术切除鞘膜囊。精索鞘膜积液量较大，张力高，可影响睾丸血液循环，应积极手术治疗，传统手术方法是精索鞘膜积液切除鞘状突高位结扎术，术中解剖时易损伤精索血管、输精管及下腹部神经等，术后感染及血肿的发生率较高，腹腔镜下鞘状突高位结扎术创伤小，不需对腹股沟管进行解剖，术后恢复快，且主要优点在于对侧探查和双侧病变一起处理，避免了再次手术风险。

十、预防与护理

本病的预防应从先天做起，如加强孕妇营养，提高胎儿素质；平时要注意体质锻炼，增强抗病能力，避受寒湿浸渍。同时还应调情志、慎起居。

十一、文献选录

饮食不节，喜怒不时，津液内溢，乃下留于睾，血脉不通，日大不休，俯仰不便，趋翔不能，此病荥然有水，不上不下……（《灵枢·刺节真邪》）

诸疝者，阴气积于内，复为寒邪所加，使营卫不调，气血虚弱，故风冷入其腹内而成疝也，疝者痛也。（《诸病源候论·诸疝候》）

疝之为病，随脏气虚实，感伤外邪。寒泣，风散，暑郁，湿着。绞刺击搏，无有定处，仓促之际，痛不堪忍。（《三因极一病证方论·卷七》）

水疝，其状肾囊肿痛，阴汗时出，或囊肿而状如水晶，或囊痒而燥出黄水，或少腹中按之作水声。得于饮水醉酒，使内过劳，汗出而遇风寒湿气，聚于囊中，故水多令人为卒疝。宜以逐水之剂下之，有漏针击水者，人多不得其法。（《儒门事亲·疝本肝经宜通勿塞状十九》）

囊肿状如水晶，时痛时痒出水，小腹按之作水声，小便频数，脉迟缓，此醉后饮水入房，汗出遇风寒、湿毒乘聚于囊，名水疝也。（《外科理例·囊痈一百四》）

疝本湿热标则寒，水癞，外肾肿大，如斗如升，不痛不痒。得于卑湿。五苓散加茴、韭汁为丸……久者，橘核丸。（《医学入门·疝气》）

第六节　精索淋巴结核

一、概述

精索淋巴结核系结核杆菌侵犯精索的淋巴管引起的一种男性疾病。其特点是精索部位的硬结，严重者还可破溃流出稀薄脓水。病程缠绵难愈。

中医无精索淋巴结核这一病名，其发病及病机与“子痰”相似，故可参考“子痰”辨治。其病机多为肝、肾、脾亏虚，痰湿流注下焦所致。

二、病因病理

（一）中医病因病机

本病系因肝肾亏虚、脉络空虚、痨虫、痰湿之邪乘虚侵袭肝肾二经，下注凝结于精索而形成。本病初起多为寒湿凝结。痰湿为阴邪，其性黏滞，故缠绵不愈。痰湿之邪日久不去，蕴郁化热伤及阴液，肝肾阴虚，阴虚内热，热盛肉腐而形成脓肿。当脓肿溃破后流出清稀脓液，更耗阴液，从而形成了本虚标实之证，故本病缠绵难愈。

（二）西医病因病理

精索淋巴结核是由结核杆菌侵袭精索淋巴管引起。由于精索的淋巴回流分深浅两组，浅组引流睾丸鞘膜表面，深组引流附睾和睾丸体的淋巴，所以本病往往由睾丸或附睾结核引起精索淋巴管的感染所致。结核杆菌侵犯精索淋巴管后可引起一系列结核性病理改变，形成结核结节、干酪样坏死或冷脓肿和纤维化。

三、辨病要点

精索淋巴结核主要表现为精索部肿胀疼痛，或不疼痛，阴囊部不适坠胀，日久可出现精索与阴囊皮肤粘连或溃破流脓，并伴有低热、盗汗、消瘦、面色潮红等症。查体时可于精索部触及结节性硬结，精索往往增粗、变硬，呈串珠状。多有泌尿系统及其他系统结核病史。实验室检查，结核菌素试验强阳性，血沉增快。破溃脓液结核杆菌培养多为阳性，有助于诊断。

四、类病辨别

精索淋巴结核应与精索的其他肿物相鉴别，如肿瘤、囊肿、积液、血肿等。

1. 精索肿瘤　起病缓慢，肿物逐渐增大，易与本病相混。但精索淋巴结核者结核菌素试验强阳性，脓液培养可发现结核杆菌，病理检查为结核表现，可资鉴别。

2. 精索囊肿　囊肿表现为精索上的一囊性肿物，较柔软，穿刺抽液为乳白色液体，含有精子，可资鉴别。

3. 精索鞘膜积液　为一囊性肿物，有波动感，穿刺抽液为淡黄色液体，透光试验阳性。

4. 精索血肿　多为外伤后引起，明显疼痛，穿刺抽液为暗红色血液，可以鉴别。

5. 精索炎　由细菌感染引起的整个精索组织炎症，表现为沿精索走向的疼痛，并向阴囊、阴茎与会阴部放射；而精索淋巴结核一般疼痛轻微或无疼痛。对于一些特殊的病原体感染引起的精索炎，出现精索增粗、变硬、结节形成时，易与精索淋巴结核相混淆，临床鉴别较困难，应努力查找病原体，才能最后确诊。

五、辨证要点

1. 分清虚实　本病多由肝肾亏虚，痨虫、痰湿之邪乘虚侵袭肝脉，痰湿凝结于肝脉所致，属本虚标实之证。临床根据虚实偏重不同，进行辨证治疗，初期以化痰为主兼补益肝肾；后期虚象明显者常用滋阴或补益气血之法。分清标本缓急、虚实寒热，乃是辨证的关键。

2. 谨守病机　本病病机为正气不足，痰湿凝结于肝脉所致，病程长，病情随病程的不同阶段而变化，辨证时应谨守病机，切忌死守一法。

六、治疗原则

根据本病本虚标实的病机。始终以抗痨杀虫和培补及化痰为中心。初期宜补肾、温经化痰散结；后期当滋补肝肾，大补气血，托毒排脓。

七、论治要点

（一）初期（寒湿凝结）

1. 临床表现　精索上扪及不规则硬结，呈串珠状，隐痛伴阴囊部坠胀，阴囊湿冷。舌淡、苔白，脉濡细。

2. 证候分析　素体肝肾亏虚，痰湿之邪乘虚侵袭肝脉，凝结于精索而成肿块。寒性凝滞，湿性重浊阻滞气机，故见阴囊部坠胀隐痛；痰湿内盛，湿邪外渗可见阴囊湿冷，舌脉也为痰湿内盛，肝肾亏虚之象。

3. 治法　温阳通络，化痰散结。

4. 方剂　阳和汤加橘核、荔枝核、百部。方中重用熟地黄大补阴血为主药，鹿角胶养血助阳；肉桂、炮姜温阳散寒通血脉，均为辅药；麻黄、白芥子助姜、桂增强散寒化痰之功，为佐药；甘草调和诸药为使药。加橘核、荔枝核以增强化痰散结之力；百部抗痨杀虫。诸药配伍，具有养血温阳，宣通血脉，散寒化痰，杀虫抗痨之功效。

（二）后期

1. 肝肾阴虚，痰湿凝结

（1）临床表现：精索增粗硬结肿大化脓，与阴囊皮肤粘连，局部发红，伴低热、盗汗、消瘦、面色潮红。舌红、少苔，脉细数。

（2）证候分析：湿痰日久不散，郁积化热灼伤阴血，阴虚内热，热盛则肉腐，故见精索硬结肿大化脓；阴虚内热熏蒸，故见低热、盗汗、面色潮红。舌脉亦为阴虚内热之象。

（3）治法：滋阴清热，化痰透脓。

（4）方药：杞菊地黄丸加穿山甲、黄芪、皂角刺。方中六味地黄丸滋补肾阴，枸杞子可增强养肾之功；菊花平肝；穿山甲、黄芪、皂角刺补气托里透脓。还可选大补阴丸，方中熟地黄、龟甲、猪脊髓益精补髓，壮水之主以制阳元；黄柏、知母滋阴降火。

2. 气血亏虚、痰湿内盛

（1）临床表现：精索硬结日久化脓，脓液清稀，经久不愈，面色萎黄，畏寒肢冷。舌质淡，苔薄白，脉细或虚大。

（2）证候分析：痰湿凝结，日久化热。热胜则肉腐成脓，破溃后经久不愈，阴血大伤，气血亏虚，不能托毒外出，故见脓液清稀，经久不愈。气血不能充养肌肤，故日渐面色萎黄、消瘦，畏寒肢冷。舌脉亦为气血不足之象。

（3）治法：补益气血，托毒透脓。

（4）方药：十全大补汤加百部。方中参、苓、术、草健脾益气；芎、芍、归、地滋阴补血；黄芪甘温有升发之性，故能补气升阳；肉桂味辛大热，入肝肾二经，能补火助阳。还可加附子、鹿角胶增强温补肝肾之力。

八、其他治疗

（一）西药治疗

抗痨治疗，多采用联合用药，强化治疗 3 个月，巩固治疗 9~15 个月。异烟肼 0.3 g，顿服；链霉素 0.5 g，每天分 2 次肌内注射；乙胺丁醇 1.0 g，分 3 次口服。或用异烟肼、利福平、乙胺丁醇三药合用。治疗期间注意定期复查肝功能。

（二）中成药治疗

（1）六味地黄丸或杞菊地黄丸滋补肝肾之阴，适用于肝肾阴虚明显者。

（2）十全大补丸、十全乌鸡精大补气血，适用于气血亏虚明显者。

（三）单验方治疗

（1）白花蛇舌草 60 g、忍冬藤 30 g、野菊花 15 g，水煎服，每日 1 剂，日服 3 次。

（2）百部 15 g、党参 30 g，水煎服，每日 1 剂，日服 3 次。

（四）针灸治疗

取关元、大敦、太冲、行间、三阴交，毫针刺，用泻法。1 次/d，留针 30 min。

（五）食疗

（1）猫肉炖汤，喝汤吃肉。

（2）紫菜煮汤，常服。

（3）用燕麦面做粥，常食之。

（4）荠菜加鸡蛋汤，可常服。

（六）药物外治

（1）未溃者，冲和膏外敷，每 2 d 换药 1 次。

（2）葱归塌肿汤外洗，2 次/d。

（3）溃后先以五五丹或七三丹药线提脓祛腐，直至脓液消失，每日换药 1 次。脓液已尽，疮口肉芽新鲜者，可用生肌散收口，外盖生肌玉红膏，至伤口愈合。

九、转归与预后

精索淋巴结核治疗及时，一般可以治愈。如果治疗不当或迁延治疗而化脓者，病程往往缠绵难愈，形成破溃瘘道，影响整个精索，还可引起不育症。

十、预防与护理

（1）注意饮食，宜食高蛋白、高维生素、易消化食物。

（2）适当休息。

（3）忌食辛辣油腻之食物。

（4）节制房事。

（5）如有肺结核、肾结核等原发病灶，应同时积极治疗。

第七节　精索扭转

一、概述

精索扭转又称睾丸扭转，是一种精索与睾丸的血管意外，牵涉到阴囊内容物，最终导致睾丸梗塞或坏死的一种急症病变。发病并不少见，新生儿至70岁老年人均可发生。国内发病年龄为2~52岁，以20岁以内者多，12~18岁者占65%。发病以左侧多于右侧；扭转方向多由外侧向中线扭转，即右侧顺时针方向，左侧逆时针方向。精索扭转多由暴力所伤而致，病势急骤。若治疗不及时，往往造成睾丸萎缩而丧失功能，一旦发病应尽早治疗。对青年及小儿急性阴囊疼痛的患者，应首先考虑本病。

精索扭转一病，中医文献无此病名，因其扭转后直接对睾丸造成损害，因此，临床上可参考“子痛”“疝痛”进行辨证论治。

二、病因病理

（一）中医病因病机

肾为先天之本，肝主宗筋，肝肾同源。由于禀赋不足，肾气虚弱，肝用不及，睾系筋脉柔弱、迂长，维系无力，复因剧烈活动，体位改变，或外力所伤，导致筋脉扭转，气滞血瘀而突发本病。

（二）西医病因病理

本病多发生在睡眠中或睡醒后刚起床时，也可因运动、外力使体位突然改变，引起睾丸过度活动所致。主要由于睾丸系膜的先天性过长，造成了睾丸与精索的过分游离与活动，在睡眠中，迷走神经兴奋，提睾肌随阴茎勃起而收缩力增强，如提睾肌收缩过猛或全身突然用力时，精索、附睾及睾丸会发生360°以上的扭转，阻断睾丸的血液供应，睾丸缺血，随之发生梗死。根据扭转情况，一般分为两类：①鞘膜内扭转。正常鞘膜的脏层并非全部覆盖睾丸和附睾，作为鞘膜一部分的睾丸系膜，从睾丸的固定面上反折。正常情况下睾丸系膜在垂直方向上造成睾丸与精索扭转十分困难，但是某些胚胎发育异常可造成睾丸系膜过长，或使得睾丸在鞘膜内显得十分游离与活动，从而发生扭转。②鞘膜外扭转，儿童多见。阴囊里的鞘膜连同内部的精索一起扭转，造成这种情况的原因是壁层鞘膜和阴囊壁或腹股沟管内面依附松弛，隐睾症时尤其好发。

三、辨病要点

1. 症状　精索扭转发病急骤，来势凶猛。主要表现为睾丸疼痛，常在睡眠中突然痛醒。初起为局限在阴囊的隐痛，继之加剧并变为持续性剧烈疼痛，可向腹股沟部和下腹部放射，同时伴恶心、呕吐、发热。

2. 体征　阴囊部位会出现红肿、压痛，附睾不能清楚摸到；随着病程的发展，阴囊内容物会逐渐肿胀，并在鞘膜囊内出现积液，最终睾丸、附睾或部分精索会缺血坏死和发黑。有时不完全性的梗死和缺血，扭转几天后疼痛会逐渐消失，睾丸和附睾也会逐渐萎缩而失去功能。偶尔，有的患者会间歇发作，每次发作持续时间很短，用手推摸或体位改变后又能自行复位，可反复发作，但睾丸会逐渐变小，失去功能。

3. 实验室检查　多普勒超声血流显像（CDFI）对睾丸扭转的诊断具有特异性高、方便快捷、可重复性强、无创伤等特点，对确诊该病准确率达90%以上，成为目前睾丸扭转的首选影像学方法。CDFI在精索扭转后血流减少或消失，搏动音减弱。

对阴囊内睾丸阙如的急腹症患者，要高度怀疑有隐睾扭转的可能。

四、类病辨别

精索扭转应与急性附睾炎、嵌顿性疝、输尿管结石或急性阑尾炎相鉴别。

1. *急性附睾炎*　也表现为阴囊部位突发的疼痛，可沿精索放射到腰部，疼痛程度比较剧烈，易与精索扭转混淆。急性附睾炎多见于成年男子，精索扭转多见于青少年。前者多伴有血常规增高。急性附睾炎时能比较清楚地触及肿大的附睾轮廓；而精索扭转时，睾丸和附睾界线不清楚。做普雷恩征检查，将阴囊轻柔地托起到耻骨联合部位，如果疼痛症状消失，则是急性附睾炎；相反，如果阴囊托起后疼痛反而加剧，则提示精索扭转。

2. *嵌顿性疝*　可有突发腹痛及阴囊肿大疼痛，常发生在强力劳动或排便等腹内压力骤增时，腹股沟及阴囊突然肿大。还可伴有恶心、呕吐、便秘、腹胀等机械性肠梗阻的征象。病前多有腹股沟处疝内容物突入阴囊，用手托起或取平卧位可消失。精索扭转则无疝内容物突入阴囊。

3. *输尿管结石*　常有腰部及两侧腹部的剧烈阵发性绞痛，向外生殖器放射，易与精索扭转相混淆，但前者X线尿路平片或造影可发现结石，尿中可有红、白细胞以资鉴别。

4. *急性阑尾炎*　有转移性右下腹痛，伴恶心、呕吐、发热，检查血常规白细胞增高，同时可见腹膜刺激征。精索扭转则无。

五、辨证要点

本病的辨证要点是明辨病位在肝经、睾系；抓住临床特征早期诊断，积极治疗。

六、治疗原则

本病的病机关键是气血逆乱，血脉不通。治疗以补气行血、活血化瘀、疏通肝脉为法，重者宜手术治疗。

七、论治要点

精索扭转是男科的一种急症，早期诊断和治疗可避免睾丸坏死。扭转程度轻，血液循环障碍不严重的，可先行手法复位。复位手法一般向外侧方向复位，如果疼痛反见加重，即可试行相反方向复位。手法复位时应在精索皮下环处局部麻醉。扭转程度重者，立即实行手术复位。若复位后睾丸血液循环恢复，应将睾丸固定于阴囊壁，对侧睾丸也同时固定，做鞘膜翻转术。如复位后睾丸血液供应不良已坏死，则应切除。据报道，缺血5 h内手术纠正者，睾丸挽救率为80%；超过10 h者，仅20%可获救治。因此，本病一经确诊，应立即采取手法或手术复位以挽救受损睾丸。但睾丸萎缩仍有发生，睾丸的功能仍有损害，如何避免与预防这一严重后果，仍为中医药所要解决的问题，也是中医药具有的优势。

（一）寒凝气滞证

1. *临床表现*　阴囊部位突发剧烈疼痛，向腹股沟和下腹放射。伴有恶心、呕吐，畏寒肢冷，舌淡苔白，脉弦或弦紧。

2. *证候分析*　精索乃肝脉所主，若先天不足，阳气衰微，遇有突然用力，劳则气耗，导致肝脉气血骤停，血脉不通，故见精索突然扭转、阴囊部剧烈疼痛，并向腹股沟及下腹部放射。舌淡苔白，脉弦紧乃为寒滞肝脉、阳气不足之象。

3. *治法*　温经散寒，行气通络。

4. *方药*　暖肝煎加丹参、白芍、甘草、吴茱萸。方中吴茱萸、肉桂、小茴香暖肝散寒，台乌药、沉香助其温肝散寒；当归、丹参养血活血通络；枸杞子、白芍、甘草补益肝肾，缓急止痛。全方共奏温经散寒、祛瘀通络、行气止痛之效。

（二）气滞血瘀证

1. *临床表现*　阴囊部位突然发生剧烈疼痛，疼痛持续发作，伴小腹胀，恶心呕吐等。舌质紫暗，脉弦紧。

2. 证候分析　肝脉绕阴器走少腹，气机不畅，络阻血瘀，精索扭转，故导致阴囊部位突发剧烈疼痛，并放射腹股沟及小腹疼痛；气机阻滞，肝气横逆犯胃，致使胃失和降，则见恶心呕吐。舌紫暗，脉弦紧均为气滞血瘀之象。

3. 治法　活血化瘀、行气通络。

4. 方药　复元活血汤加川楝子、荔枝核。方中桃仁、红花、穿山甲活血祛瘀通络；大黄活血破瘀，天花粉化瘀通络；柴胡疏肝理气；当归入厥阴肝经养血活血；川楝子、荔枝核理气止痛。全方共奏活血化瘀、疏肝理气、通络缓急止痛之效。

（三）湿热瘀阻证

1. 临床表现　阴囊部发生剧烈疼痛，阴囊红肿，伴发热烦躁，口渴喜饮，大便干，小便黄。舌红苔黄，脉滑数或弦数。

2. 证候分析　本证型多见于气滞血瘀，郁热侵犯肝经，下注子系精索，热毒蕴结，灼伤络脉，则可出现阴囊红肿疼痛，并伴发热、口渴等；大便干结，小便黄赤，脉滑数均为湿热俱盛之象。

3. 治法　清利湿热，缓急止痛。

4. 方药　龙胆泻肝汤加蒲公英、川楝子、荔枝核、牡丹皮、赤芍、丹参。方中龙胆泻肝汤清肝经实火，泻下焦湿热；牡丹皮、赤芍、丹参养肝和血，活血化瘀；川楝子、荔枝核行气止痛；蒲公英清热解毒。全方共奏清肝利湿、解毒散结、化瘀行气止痛之效。

（四）中气下陷证

1. 临床表现　见于扭转发作轻者。阴囊部位突然发生疼痛，向腹股沟和下腹部放射，疼痛呈间歇性，反复发作伴神疲乏力，四肢酸软等。舌淡苔薄，脉沉细无力。

2. 证候分析　精索扭转较轻，且反复发作者多责之于中气虚弱，维系子系无力，肝肾经脉失于濡养所致。神疲乏力，四肢酸软，舌淡苔薄，脉沉细无力均为中气亏虚之征。

3. 治法　补益中气。

4. 方药　补中益气汤加丹参、王不留行、荔枝核、橘核。方中黄芪、党参、白术、炙甘草健脾益气；柴胡、升麻升举中气；陈皮、荔枝核、橘核理气通脉；丹参、王不留行、当归主入肝经活血行瘀。全方共奏补气健脾、升阳举陷、理气化瘀止痛之效。

八、其他治疗

（一）药物外治

（1）小茴香、食盐适量，炒热后装入布袋内，外熨热敷阴囊，2~3 次/d，适于寒性扭转者。

（2）吴茱萸 20 g，食盐适量炒热，装入布袋，外熨热敷阴囊，2~3 次/d，适于寒性或气虚性扭转者。

（3）香附 100 g、食盐 100 g，炒热后加酒醋适量，用布包频熨患处。

（4）七叶一枝花 60 g、红花 10 g、乳香 15 g、没药 15 g，水煎外熏患处，3 次/d。适用于湿热证扭转者。

（5）鲜蒲公英 50 g、鲜马鞭草 50 g，捣泥敷患处，每日换药 2 次，适用于湿热局部红肿者。

（二）针灸治疗

选大敦、太冲、行间、阳陵泉、足临泣、三阴交，毫针刺，用泻法。耳针：选外生殖器、肝、肾、交感、小肠，强刺激，每次 2~3 穴，留针 20~30 min。1 次/d，10 次为 1 个疗程。

（三）手术治疗

精索扭转一旦明确诊断后，应该立即手术治疗，对于扭转发病在 3~4 h 者，通过复位和精索固定术，都能解除精索绞痛症状，恢复睾丸、附睾的血液供应。相反，扭转时间超过 3~4 h，睾丸梗死或已经发生坏死，已是不可逆转，需将其切除。对于反复发作，每次时间较短或能自行复位的病例，可采用中西医结合治疗，但为了防止睾丸萎缩而丧失功能，应该尽早施行精索固定术。

九、转归与预后

本病发病急骤，一旦发病若治疗及时，尚可治愈。一旦拖延治疗，睾丸和附睾血液供应中断，将产生不可逆的损害，从而影响生育。

十、预防与护理

（1）倡导优生优育，防止先天性畸形。

（2）一旦患病，尽早治疗，注意休息。

（3）慎起居，禁房事，调畅情志。

（4）对做睾丸固定术的患者，应该长期随访，观察睾丸大小，一般随访3~6个月；观察性功能和生精功能则应该随访到青春期。

第八节　精索血肿

一、概述

精索血肿是发生于精索部位的瘀血肿块。多由外伤或手术后引起。表现为精索肿物，伴阴囊部坠胀疼痛。

中医无此病名，相当于“血疝”范畴。如《证治汇补》云：“血疝可因外伤引发。”《医方考》也指出：“外伤因仆损而伤，睾丸偏大，有时疼痛者，中有死血，名曰血疝。”中医病机主要为外伤后瘀血停滞所致；治以活血化瘀、理气疏肝。血肿较大者，行手术切除。

二、病因病理

（一）中医病因病机

由于外伤或手术创伤后，伤及子系精索血脉，血溢于脉外，瘀着不去导致血瘀，血瘀则气滞，从而形成瘀血肿块，甚者血脉不畅可致睾丸萎缩。

（二）西医病因病理

多由于钝性外伤，如踢伤、跌伤或挤压伤等伤及精索；或阴囊及精索部位的其他手术伤及精索，血液外渗而形成精索血肿。

三、辨病要点

外伤或手术后于精索部位发现一圆形或椭圆形肿物，局部有压痛，肿物质地中等，伴有阴囊部坠胀不适。病久还可因肿物阻塞导致不育症。

四、类病辨别

应与精索的其他肿物加以鉴别。

1. *精索鞘膜积液*　为一囊性肿物，有波动感，穿刺抽液为淡黄色液体。精索血肿则是外伤或手术后引起的肿块，质地中等，压痛明显，若穿刺取液则为血性液体。

2. *精索肿瘤*　精索血肿日久，肿块易与精索的肿瘤相混淆，可根据病史、体征、组织活检进行鉴别。一般精索血肿发生于外伤之后，发病较突然；精索肿瘤发病较缓。确切诊断需做病理组织活检。

3. *精索囊肿*　也易与精索血肿相混。精索囊肿穿刺抽液为乳白色液体，含精子，可资鉴别。

五、辨证要点

本病辨证主要在于询问病史，了解病因；谨守病机辨证用药，给以及时治疗。

六、治疗原则

早期应止血化瘀，疏肝理气，消肿止痛；中后期则以活血化瘀、通络散结为主。

七、论治要点

（一）血瘀脉外证

1. 临床表现　主要表现为精索的瘀血肿胀，伴阴囊坠胀疼痛，穿刺可抽出暗红色血液，症见精索血肿初期。舌淡苔薄白，脉弦细。

2. 证候分析　由于外伤或手术不当，损伤睾系脉络，血不循常道，瘀血积于精索而形成本病。瘀血阻络，蓄积于精索，气机不畅，故见阴囊坠胀疼痛，穿刺时可见暗红色血液。

3. 治法　消肿止血，化瘀通络止痛。

4. 方药　十灰散合花蕊石散加减。方中大蓟、小蓟、侧柏叶、茜草根、棕榈皮等皆为凉血止血之品，可炒炭以增强止血之力；大黄、牡丹皮、栀子活血化瘀，清热凉血；花蕊石为止血化瘀之要药，血止瘀去则肿胀自消，症状自除。还可加柴胡、牛膝以引药入肝经，加强活血之功。若血止而瘀肿不消可减大蓟、小蓟、侧柏叶、棕榈、山栀，加当归、赤芍、川芎、桃仁、红花等以加强活血化瘀之力。

（二）瘀血内结证

1. 临床表现　精索血肿形成日久，肿块变硬，疼痛减轻，仍有坠胀不适，甚则睾丸萎缩导致不育。舌质紫暗或有瘀斑，脉弦或涩。

2. 证候分析　由于血肿日久不消，气滞血瘀日甚，而肿物日渐变硬，阴囊坠胀不适；血肿日久阻塞精道可见不育症。舌紫暗或有瘀斑、脉弦或涩均为瘀血内结之象。

3. 治法　破瘀散结，活血通络。

4. 方药　复元活血汤加味。药用当归、丹参、桃仁、红花、乳香、没药等活血化瘀，大黄破瘀血，穿山甲通络消积，柴胡疏肝，牛膝引药下行；还可加水蛭破血散结，荔枝核以散结，牡蛎以软坚散结，气虚者可加黄芪补气行血。全方共奏止血消肿、化瘀通络、散结止痛之效。

（三）瘀热蕴结证

1. 临床表现　精索血肿，阴囊坠胀伴灼热疼痛，小便黄。舌质红，苔黄，脉滑数或弦数。

2. 证候分析　精索受损，瘀血内结，郁而化热，瘀热内蕴下焦子系，故见阴囊坠胀灼热，小便黄等症。舌红苔黄，脉滑数或弦数，均为湿热瘀结之象。

3. 治法　清热活血。

4. 方药　泻心汤合活络效灵丹加白茅根、生地黄。方中泻心汤清热泻火解毒；活络效灵丹活血化瘀，行气通络；白茅根、生地黄凉血化瘀。全方共奏清热解毒凉血、活血祛瘀止痛之效。

八、其他治疗

（一）单验方治疗

（1）马鞭草 30 g、败酱草 30 g、小茴香 15 g，水煎服，适于血肿日久不散者。

（2）茜草 100 g、白茅根 100 g、水煎服，3 次/d。适于血肿日久不散者。

（3）仙鹤草 30 g、蒲公英 30 g、藕节 30 g，水煎服，3 次/d。适于血肿初期者。

（二）中成药治疗

（1）跌打丸，吞服，或酒化为糊状外敷患处。

（2）金黄散醋调外敷，1 次/d，适于瘀久化热，阴囊红肿灼热者。

（三）药物外治

（1）75%乙醇外搽患处。

（2）红花、丹参、乳香、没药、大黄各等份，水煎熏洗患处。

（3）芒硝 30 g，以开水冲化，热敷患处，2 次/d，适用于日久瘀血不消散者。

（四）按摩治疗

精索血肿日久成块者，可用示指与拇指沿精索走向均匀用力推按，促其消散，4 次/d，每次 10 min。

（五）手术治疗

对精索血肿日久，肿块较大者可行手术切除。

（六）阴囊托治疗

精索血肿较大，阴囊坠胀明显，可用阴囊托抬高阴囊，减轻症状。

九、转归与预后

精索血肿较小者，一般均可吸收痊愈。如治疗不当或血肿较大，瘀血不能完全消散而成肿块者，有时可影响生育。

十、预防与护理

（1）避免外伤手术损伤精索部血管。

（2）患病早期（24 h 以内），可用冷敷以减少出血；24 h 后可用热敷以促进瘀血吸收。

（3）血肿初期或出血甚者禁止活动，忌穿紧身内裤，忌房事。

第九节　精索肿瘤

一、概述

精索肿瘤是阴囊内睾丸外肿瘤中最常见者。精索肿瘤有良性与恶性之分。精索良性肿瘤是指精索部位发生的无痛性肿块，其发病率占精索肿瘤的 70%。精索恶性肿瘤是精索部位发生的无痛性包块，其发病率较低，占精索肿瘤的 30%。精索恶性肿瘤几乎为原发性；继发性多同时伴有睾丸、附睾的转移病灶，常由前列腺、肾、肺、胃等部位的恶性肿瘤经输精管、淋巴管或血液循环转移而来。

精索肿瘤中医文献无此病名，属于中医学的“子岩”的范畴。也可参照“癥瘕”“积聚”论治。

二、病因病机

（一）中医病因病机

1. *病因*　中医历代文献中虽没有对本病的专题论述，但就中医学有关肿瘤发病的认识来看，本病的病因不外乎内外两个方面。外因多为六淫的感伤、饮食失节、局部的创伤；内因则为精神因素、脏腑气血的虚损。而外因也多是在内因的基础上致病，所谓“邪之所凑，其气必虚”。

（1）感受外邪：“四时八风之客于经络之中，为瘤病也。”（《灵枢·九针论》）六淫之中，以寒、湿、热（火）为主。外感寒湿，郁久化热，或受湿热火毒之邪侵袭，客于肝经，下注前阴，留恋不去，经脉阻滞，蕴郁酿毒发为本病。

（2）饮食失节：过餐五味、鱼腥乳酪，强食生冷果菜或酒面炙煿之品，一则致癌物质随饮食进入机体，成为诱发本病的直接诱因；二则损伤脾胃，运化失司，生湿聚痰，流注下焦，停积睾系而发病。

（3）跌仆损伤：前阴因跌仆损伤，瘀血阻滞，经脉不通，久之瘀热酿毒致病。

（4）先天因素：素禀不足，肝肾亏虚，相火内灼，炼津为痰，痰火郁结而成。

（5）情志因素：忧思抑郁，所愿不遂；或暴怒伤肝，肝失疏泄，气机不利，经脉不畅，常是瘀血、痰浊停积的病理基础。

（6）瘀浊阻滞：恣情纵欲，房事失节，忍精不射等易致败精、瘀浊阻于精道；精索自身炎症，或邻近器官炎症，日久不愈，炎性分泌物排泄不畅，长期慢性刺激，亦是诱因之一。

（7）他病转来：多由前列腺、睾丸、附睾部位的肿瘤转移所致。

2. 病机　足厥阴肝经循阴器、入毛中，精索乃肝脉所属。精索肿瘤虽为局部表现，但都是一种全身性疾病。致病因素虽多，总以内因为主，其中尤以情志内伤最为重要。情志内伤的直接结果是脏腑经络功能障碍，气血发生紊乱，以致气滞、血瘀、痰凝、湿聚、火毒结聚，而导致肿块的发生，是本病的主要发病机制。

（二）西医病因病理

精索肿瘤的确切病因，尚不十分清楚。一般认为炎症或损伤可能是诱发因素。精索的继发性肿瘤，多由邻近脏器转移而来，如前列腺癌、睾丸或附睾肿瘤的精索转移与浸润。此外，有报道胃癌、鼻咽部肿瘤转移到睾丸、附睾而影响精索者。

三、辨病要点

1. 精索良性肿瘤　一般病程较长，有的可达 10~15 年。双侧的良性肿瘤则罕见，大多数精索肿瘤，尤其是脂肪瘤以左侧发病更为多见。发病率较高的为脂肪瘤、纤维瘤、黏液瘤，而平滑肌瘤、血管瘤和皮样囊肿较少见。临床上患者主要表现为阴囊部胀闷不适，瘤体大时可有坠胀疼痛，检查可发现阴囊部肿物。脂肪瘤大部分起源于腹股沟管部位的精索脂肪组织，也有生于阴囊内的精索部位。由于脂肪瘤占据着腹股沟管，将内环或外环扩张，容易发生腹股沟疝。瘤体组织较软，无明显压痛。纤维瘤一般较小，常发生于精索的接近附睾处。肿瘤一般呈圆形、质偏硬，来源于精索的结缔组织。黏液瘤多伴有脂肪瘤、纤维瘤。平滑肌瘤罕见，多起源于精索鞘膜内层的平滑肌纤维。血管瘤可发生在精索的各个部位，触摸之有分叶状感觉。皮样囊肿发生于精索时，生长较慢，质软，有波动感，位于腹股沟区域，囊内充满着既烂又软的髓样物质。最后诊断需做病理检查。

2. 精索恶性肿瘤　发生于精索的恶性肿瘤一般起病迅速，发展很快，但偶尔也有病程较长者。双侧发病罕见。

（1）肉瘤：不仅发病率高，而且常与脂肪瘤夹杂在一起发生，一部分脂肪瘤也会恶化为肉瘤，而且脂肪瘤往往又是最为常见的精索肿瘤。精索肉瘤的种类繁多。例如纤维肉瘤、黏液肉瘤、平滑肌肉瘤、脂肪黏液纤维肉瘤、脂肪骨纤维肉瘤、淋巴肉瘤和网状肉瘤等。有不少精索恶性肿瘤，开始可以是一种良性肿瘤，病程迁延，一旦恶变，发展骤然加速，具有很高的病死率。精索恶性肿瘤的淋巴转移途径主要是沿着腹主动脉及下腔静脉进入腹膜后腰部淋巴结，也可侵及腹股沟淋巴结以及继发性地侵犯邻近的皮肤。

（2）畸胎瘤：较少见，在胚胎时与生殖上皮异常发育有关。肿瘤中伴有由三胚层衍化来的不同程度的组织及器官样结构，例如腺体、平滑肌、骨骼肌、呼吸上皮、软骨及骨组织等。

精索恶性肿瘤一般初期可无明显症状，随着病情的进展可有多种临床症状，如阴囊坠胀疼痛，严重者腹股沟及阴囊部溃烂、淋巴结肿大等。

3. 实验室检查　B 超检查可探及实质性、非匀质性（少数呈均质性）、强回声或低回声（少数呈等回声）肿块。B 超检查对明确肿瘤的大小、形态、与睾丸附睾的位置关系及血流状况等有积极意义。X 线、CT 等影像学检查可应用于评估肺、骨骼、腹腔脏器、淋巴结是否有转移灶。最后确诊需依据病理组织学检查。

四、类病辨别

精索肿瘤应与腹股沟斜疝、精索囊肿、精索鞘膜积液等相鉴别。

1. 腹股沟斜疝　疝气可见阴囊部有坠胀疼痛，阴囊肿物在站立、行走、咳嗽或劳动时出现，患者平卧位或用手可将突入阴囊内容物回纳入腹腔。肿瘤则不能。

2. 精索囊肿　易与肿瘤混淆，前者为一囊性肿物，质地柔软，触之有波动感，穿刺液体可见淡黄或乳白色液体。肿瘤多为实性肿物或肿物内有烂组织，质地硬，不规则，无压痛。可资鉴别。

3. 精索鞘膜积液 较软，穿刺液体为淡黄色液体，透光试验阳性；肿瘤多较硬或有溃烂组织，透光试验阴性。

五、辨证要点

1. 明辨病性 精索肿瘤有良性、恶性两种，临证当明辨之。精索良性肿瘤一般病程较长，有的可达10~15年，主要表现为阴囊内或精索部位发生的无痛性肿块，质地坚硬或囊性，体检肿块与精索相连，托起阴囊有沉重感。精索恶性肿瘤一般起病迅速，发展很快，主要表现为阴囊肿大，囊内精索部位或腹股沟区实性包块，质地坚硬，包块短期内增长迅速，表面不光滑，边界不清，体检包块无红肿、压痛，严重者腹股沟及阴囊部溃烂，淋巴结肿大。无论良性或恶性，强调早期治疗，根据病因、病性、病位的不同，进行辨证治疗或手术治疗。

2. 分清虚实 本病的发生虽由肝肾损伤，痰湿瘀毒乘虚客之，结于睾系所致，但有虚实之分。一般早期多属实证，或痰瘀交阻，或热毒蕴结；中、晚期则本虚标实或属虚证，由肝肾阴虚或气血亏虚所致。分清虚实是辨证的关键。

六、治疗原则

本病初期属实证，以化痰软坚，消瘀散结为主，兼疏肝理气；中、后期属本虚标实证，当以培补为主，或补益肝肾、或益气养血，并根据痰、湿、瘀的不同表现，兼顾化痰、除湿、祛瘀之法。

七、论治要点

根据本病的发病经过、临床表现，结合病因、脏腑辨证，可按早期（痰瘀交阻）、中期（热毒蕴结、阴虚火旺）和晚期（气血两虚）论治。

（一）痰瘀交阻证

1. 临床表现 精索上扪及不规则肿块，质硬，无痛或微痛，全身症状不明显，或伴胸胁痞闷不舒，少腹不适。舌淡苔白，脉弦。

2. 证候分析 精索为宗筋所系，肝主宗筋，忧思恼怒，令肝失疏泄，痰浊凝结，瘀阻脉络，故见精索肿物，质硬。胸胁痞闷、少腹不适、脉弦为肝郁气滞之象。

3. 治法 清肝解郁，软坚化痰。

4. 方药 散肿溃坚汤加减。方中柴胡、白芍疏肝解郁；法半夏、陈皮、瓜蒌化痰；昆布、海藻、归尾软坚散结；龙胆草、黄芩清泄肝热。还可酌情加入半枝莲、山豆根、土茯苓等。

（二）热毒蕴结证

1. 临床表现 精索肿块增大结硬，阴囊胀坠疼痛，无全身症状，或有低热，小便黄，大便干。舌红苔黄，脉弦数。

2. 证候分析 多见于中期患者。湿热蕴结，聚毒化火，血脉瘀滞，故见肿块胀大结硬，阴囊胀痛；湿热内蒸，见有低热；湿热侵扰膀胱，则小便黄赤；阻于肠腑，则大便干。舌脉乃热毒蕴结于内之象。

3. 治则 清热解毒，化瘀散结。

4. 方药 桃红四物汤加味。方中桃仁、红花行血逐瘀，四物汤养血活血；加马鞭草、山慈菇、白花蛇舌草清热解毒；天花粉、穿山甲软坚散结。

（三）阴虚火旺证

1. 临床表现 精索肿物硬结明显，隐隐作痛。伴午后低热，头晕耳鸣，腰膝酸软，身体消瘦，或有遗精、血精。舌红少苔，脉细数。

2. 证候分析 本证多见于晚期患者，肝肾阴虚，相火内炽，又夹湿热痰浊，阻塞经脉，络脉瘀阻，故肿物硬结，隐隐作痛，午后低热；肾精亏虚，腰府失养，髓海不充，故腰膝酸软、头晕耳鸣；

阴虚火旺，精血耗伤，故见身体消瘦；热扰精室则遗精；热伤血络则见血精。舌脉皆阴虚火旺之象。

3. 治法　滋阴降火，解毒散结。

4. 方药　知柏地黄汤加味。方中知母、黄柏清热泻火；六味地黄汤滋补肝肾，以求本。加土茯苓、半枝莲解毒；山慈菇、牡蛎软坚散结。再根据见症不同辨证加减。

(四) 气血两虚证

1. 临床表现　精索肿块硬结，伴见形体消瘦，面色苍白，神疲倦怠。舌淡苔少，脉细弱无力。

2. 证候分析　本证多见于晚期癌肿转移或经术后化疗、放疗患者。病届晚期，邪毒嚣张，耗伤气血，或化疗、放疗后，邪毒虽遏，正气亦伤，则见脏腑衰败，气血俱损之象。

3. 治法　补益气血，佐以解毒。

4. 方药　人参养荣汤加味。方中党参、黄芪、白术、茯苓、陈皮、大枣培补脾土，以资生化之源；当归、熟地黄、白芍、肉桂养阴和营以补血；五味子、远志养肺气而宁心神。加用夏枯草、半枝莲、白花蛇舌草等品以解毒，既不碍补虚之旨，又有益于抑制癌毒扩散。

八、其他治疗

(一) 西药治疗

对精索恶性肿瘤，术后辅以化学药物治疗，具体方案可参考有关专著。

(二) 中成药治疗

(1) 六味地黄丸，每次 1 丸，2 次/d。用于晚期肿瘤或放、化疗的辅助治疗。

(2) 生脉饮口服液，每次 1~2 支，2 次/d，用于辅助治疗。

(3) 败酱草、仙鹤草各 30 g，水煎服，每日 1 剂。

(4) 金荞麦 30 g，每日 1 剂，可煎水代茶饮。

(5) 臭壳虫炒黄研粉，每次服 3 g，日服 2 次。

(三) 针灸治疗

取大敦、气海、太冲、三阴交、太溪、丰隆、足三里，毫针刺用补法。耳针选外生殖器、肝、脾、肾、交感，强刺激，留针 10~20 min，10 d 为 1 个疗程。

(四) 单验方治疗

(1) 夏枯草 60 g，水煎服，每日 1 剂，连服 1~3 个月。

(2) 昆布、海藻各 30 g，水煎服，每日 1 剂。

(五) 药物外治

(1) 溃烂者可用艾叶、防风、苦参各 30 g 煎水，熏洗患部。

(2) 红灵丹或消肿散瘀膏外敷患处。

(六) 手术治疗

(1) 精索良性肿瘤如药物治疗不佳，可手术切除。

(2) 精索恶性肿瘤，早期诊断与手术切除是治疗成功的关键。精索肉瘤手术需做根治性睾丸切除术，精索在内环处切断并切除；有淋巴转移还需做经腹根治性淋巴结清扫术，并加用化疗，还可并用中药治疗。对精索内畸胎瘤也应手术切除。

九、转归与预后

精索良性肿瘤生长缓慢，一般预后较好，但脂肪瘤有一部分可恶化成脂肪肉瘤，应早期诊断、早期治疗。精索恶性肿瘤，恶性程度高，癌肿浸润，生长迅速，容易造成淋巴结或血行转移，预后不良，早期发现，尽早手术治疗。

十、预防与护理

(1) 保持情志豁达，心情舒畅。

（2）锻炼身体，增强体质，防止外伤。

（3）节制房事。

（4）少食肥甘厚味。

（5）病后早治，良性防恶变，恶性防转移。

第十节　输精管炎

一、概述

输精管炎是输精管的一种节段性感染。急性发作时表现为输精管的明显疼痛和触痛；亚急性或慢性发作者，则表现为输精管增粗变硬呈纤维化和结节般串珠状肿大。输精管炎多合并有附睾炎、睾丸炎、前列腺炎等。由于炎症改变可导致输精管阻塞，引起继发性男性不育。输精管炎可单侧发病，也可双侧同时受累，好发于青壮年。

中医文献无此病名，但其症状与“子痛”“囊痛”相似，故临床可参考“子痛”进行辨证。本病的病机特点为肝肾亏虚，湿热下注，气机阻滞，脾虚痰凝；病位在肝肾。久病入络可致气滞血瘀，痰瘀互结，从而形成本虚标实之证。

二、病因病理

（一）中医病因病机

1. 肝肾亏虚，感受湿热　素体肝肾不足或房劳过度，伤及肝肾，肝肾亏虚，易感邪毒。若感受湿热邪毒，循肝经下注，阻滞气机，壅阻肝脉而致输精管道疼痛。

2. 饮食所伤，湿热内生　平素喜食肥甘厚味或辛辣之物，嗜酒伤脾，湿热内蕴，致肝经湿热，循经下注，阻滞气机，壅阻肝脉故成本病。

3. 外伤血瘀　跌仆损伤，外伤瘀血，瘀热蕴结；或输精管结扎及相邻部位手术后继感湿热毒邪，阻滞气机，导致输精管炎。

湿热日久不去，阻遏气机，而致气滞血瘀，湿热之邪灼伤阴液，湿邪酿生痰浊而致痰凝。最后致血瘀痰凝，阻滞肝脉故形成输精管道增粗变硬等本虚标实之证。

（二）西医病因病理

急性输精管炎多为普通细菌感染所致，病程较短。亚急性或慢性感染多为特殊病原体感染，如结核性、淋病性等，一般多由邻近器官如前列腺、睾丸、附睾、精囊部位的感染蔓延所致。另外，还有一种肉芽肿性输精管炎，是由于精索受到损伤或施行输精管结扎术后发生，输精管上出现无痛性肿块。目前认为该病是一种自身免疫性疾病，当输精管损伤或结扎时，精子穿透或外渗到周围组织，引起自身免疫反应而酿成输精管肉芽肿改变。

三、辨病要点

1. 急性输精管炎　主要表现为输精管的明显疼痛和触痛，可伴有发热、白细胞增高。

2. 亚急性和慢性输精管炎　主要表现为输精管增粗变硬，呈结节样串珠状肿大，可有隐痛或触痛。往往需结合全身症状或邻近器官的病变，如睾丸、附睾、精囊、前列腺等的炎症，才能作出正确诊断。

3. 肉芽肿性输精管炎　多发生于输精管损伤和结扎术后，可见输精管无痛性肿块。

四、类病辨别

输精管炎应与急性睾丸炎、急性前列腺炎、附睾炎、精索炎、附睾结核相鉴别。

1. 急性睾丸炎　表现为睾丸疼痛伴高热，检查睾丸局部压痛、肿胀，阴囊部皮肤发红。输精管炎为输精管疼痛及触痛，无睾丸压痛及红肿。

2. 急性前列腺炎　前列腺炎一般有明显尿路刺激症状，直肠指诊前列腺有明显触痛，前列腺液检查可见大量脓细胞；输精管炎无此病变。

3. 附睾炎　急性附睾炎表现为阴囊部位突发性疼痛，沿精索放射到腰部。输精管炎表现为输精管部位的疼痛和触痛。慢性附睾炎时可见附睾呈硬块状，有轻压痛，有时可导致输精管增粗。单纯输精管炎时，无附睾压痛及变硬。

4. 精索炎　表现为沿精索走行的疼痛，并向阴囊、阴茎、会阴部放射；还可有精索的增粗，变硬。而输精管炎为输精管的疼痛，可见输精管的触痛与增粗变硬，以资鉴别。

5. 附睾结核　附睾结核时往往合并有慢性输精管炎，但附睾结核时可扪及附睾有结核结节、质硬。同时输精管上可出现串珠状结节。

五、辨证要点

1. 辨明缓急　输精管炎分急性、亚急性和慢性。辨证首先应分清是急性发作，还是亚急性或慢性。急性发病者疼痛明显，病程短；慢性发作者，起病缓，输精管隐痛，触摸可扪及输精管增粗、变硬，甚则呈串珠状肿大。急性输精管炎病机多为湿热下注，壅阻肝脉所致，慢性输精管炎多为湿热日久，阻遏气机，气滞血瘀痰凝之证。

2. 把握转归　急性输精管炎治疗不当，迁延日久可转为慢性，慢性患者复感湿热邪毒尚可急性发作。

六、论治要点

（一）湿热下注证

1. 临床表现　输精管明显疼痛和触痛，阴囊坠胀，灼热，口苦纳差，小便黄赤。舌质红，苔黄腻，脉弦滑数。

2. 证候分析　饮食劳损，湿热毒邪入侵肝经，循经下注，气滞血瘀，瘀热蕴结下焦，侵及子系，故见输精管明显疼痛和触痛；湿热毒邪灼津伤阴，故见灼热、口苦、小便赤黄等症。舌质红、苔黄腻、脉弦滑数均为湿热内蕴之象。

3. 治法　清热利湿解毒。

4. 方药　龙胆泻肝汤加蒲公英、丹参。方中龙胆草、黄芩、栀子、蒲公英清热除湿，泻火解毒；泽泻、木通、车前子清利湿热；生地黄、当归、丹参滋阴养血化瘀；柴胡引药入足厥阴经。全方共奏清热利湿、凉血化瘀解毒之效。

（二）肝肾亏虚证

1. 临床表现　输精管隐隐作痛，或阴囊坠胀闷痛，输精管增粗变硬，伴射精疼痛，早泄，遗精，头晕耳鸣，潮热盗汗。舌红苔少，脉细数。

2. 证候分析　精索由肝肾二经所主，肝肾亏虚，正气不足，气机不畅，故见输精管隐隐作痛，阴囊坠胀闷痛，增粗变硬等症；肝肾阴虚，阴虚阳亢，故见遗精、早泄，潮热盗汗，头晕耳鸣等症。舌红少苔、脉细数为肝肾阴虚之象。

3. 治法　补益肝肾。

4. 方药　知柏地黄汤加丹参、牛膝。方中熟地黄滋肾益精，山茱萸滋肾益肝，山药滋肾益脾，以达三阴并补之功；泽泻清泻肾火以助熟地黄补肾，牡丹皮泻肝火以助山茱萸滋肝，茯苓渗湿以助山药益脾。六味药相伍，补中有泻，为滋补肝肾的首选方剂。黄柏、知母滋阴泻火；牛膝、丹参活血通络。全方共奏滋补肝肾而清热通络之效。

（三）痰瘀互结证

1. 临床表现　输精管增粗变硬呈结节样串珠状肿大，可隐痛或触痛，阴囊胀闷。舌红，苔腻，脉滑或涩。

2. *证候分析*　湿热内蕴，流注下焦子系，日久炼津为痰，阻遏气机，导致气滞血瘀痰凝，故见输精管增粗变硬呈结节串珠状肿大；痰瘀气阻，故见输精管隐痛或阴囊胀闷。舌暗红苔腻、脉滑或涩为痰瘀内结之征。

3. *治法*　祛痰化瘀，软坚散结。

4. *方药*　桃红四物汤加昆布、海藻、夏枯草、白芥子。方中桃红四物汤活血祛瘀；昆布、海藻、白芥子祛痰软坚；夏枯草既能清热，又能软坚散结。全方共奏活血祛痰、软坚散结之效，使瘀化痰消，热清郁解。

七、其他治疗

（一）西药治疗

（1）急性输精管炎多为普通细菌感染，可应用一般抗生素治疗，症状可迅速消失。

（2）亚急性或慢性输精管炎多为特殊病原体感染，应根据不同病原体感染应用不同抗生素治疗，如结核性者应抗结核治疗，如为淋病者应采用大剂量青霉素或四环素类药物。

（3）肉芽肿性输精管炎多为自身免疫性疾病，可采用抗生素与激素联合应用。

（二）针灸治疗

取太冲、行间、大敦、悬钟、阳陵泉、足三里，用毫针针刺，施泻法，以清利肝经湿热。肝肾亏虚者补三阴交、太溪。还可配合耳针治疗，选取外生殖器、肝、肾、脾，强刺激，留针10~20 min。

（三）单验方治疗

（1）鲜车前草60 g，鲜蒲公英60 g，水煎服，对急性输精管炎有效。

（2）生薏苡仁60 g，败酱草30 g，夏枯草30 g，车前子15 g，水煎服。

（四）药物外治

急性期输精管明显疼痛及触痛、红肿者，可用如意金黄散外敷，以清热解毒。慢性期输精管增粗变硬者，可用消肿散瘀膏（见精索鞘膜积液）外敷患处。

（五）手术治疗

慢性输精管炎，输精管增粗变硬纤维化或结节状肿大，症状明显且肿块较大可手术切除。

八、转归与预后

本病急性期若积极治疗，早期足量使用抗生素，一般症状迅速消失，病程较短。如若治疗不及时或用药不当，可致病情迁延成为慢性。对一些特殊病原体感染的慢性输精管炎，应积极治疗原发病，防止病情蔓延。慢性输精管炎预后较差，往往影响输精管功能。

九、预防与护理

（1）锻炼身体，增强体质，避免感受外邪。

（2）忌食辛辣油腻之品；平时多饮水，保持大便通畅。

（3）急性期可做冷敷以减轻疼痛，慢性期可做热敷。

（4）患病期间戒手淫，忌房事。

第十一节　输精管异位

一、概述

输精管异位是一种先天性输精管畸形、异常，临床比较罕见。1978年Kaplan曾报道8例患者，年龄从出生到30岁，有一侧或双侧输精管异位，位置偏离精索或开口异常。其中6例伴其他泌尿生殖器官畸形；3 例伴先天性肛门闭锁。由于输精管异位，可引起不育症。

二、病因病理

当人胚第 6 周向男性分化时，中肾导管及一部分中肾小管保留下来形成精囊、输精管、射精管、附睾管及睾丸输出管。在这一过程中，输精管的分化如有异常，即可导致输精管的异位畸形。

三、辨病要点

本病常因其他泌尿生殖系统先天疾病就诊时发现，也可因婚后不育而就诊，患者无特殊临床表现，造影可发现单侧或双侧输精管异位或开口异常。

四、治疗

可考虑手术治疗。

第十二节　输精管阙如

一、概述

输精管阙如（congenital absence of the vas deferens，CAVD）是一种先天性畸形。是梗阻性因素导致男性不育的重要原因之一，常与精囊腺阙如同时存在。根据阙如部位可分为先天性双侧输精管阙如（congenital bilateral absence of the vas deferens，CBAVD），先天性单侧输精管阙如（congenital unilateral absence of the vas deferens，CUAVD）和先天性双侧节段性输精管阙如（congenital bilateral lpartia laplasia of the vas deferens，CPAVD）。CBAVD 临床上表现为无精子症，占梗阻性无精子症的 10%～20%，在男性不育症人群中占 1%～2%，因不育就诊的 CUAVD 可表现为无精子症或少弱精子症，其患病率尚不十分明确。上海第二医科大学附属第九人民医院泌尿科统计 1986～1988 年的 36 例梗阻性无精子症病例，在手术探查时发现，单侧或双侧输精管阙如者有 11 例，占 30.6%。足见国内此病发病率较高。CAVD 常无特殊临床表现，多以不育为主诉就诊，但临床上对体格检查的忽视以及超声诊断的差异使初诊时较易误诊、漏诊。患者往往同时有附睾、精囊、射精管或输尿管、肾盂、肾集合小管的畸形，因为这些器官在胚胎发育时都由中肾管萌出。双侧输精管阙如者没有生育能力。

二、病因病理

当人胚第 6 周向男性分化时，中肾导管及一部分中肾小管保留下来形成精囊、输精管、射精管、附睾管及睾丸输出管。在这一过程中，如发生分化异常，未形成输精管，即造成输精管阙如。可存在精囊腺、附睾、肾脏发育异常。此外，目前还认为先天性输精管阙如可能与囊性纤维化跨膜转运调节物基因突变有关。

三、辨病要点

输精管阙如的主要表现是无生育能力或是无精子症，患者往往因婚后不育而就诊，偶有患者感觉精液量少而就诊，诊断时需注意有无反复呼吸道感染史，排除囊性纤维病可能。约 3/4 的患者通过阴囊查体未触及相应输精管阴囊段即可作出初步诊断，但 CPAVD 患者阴囊段可能并未缺失。CAVD 患者实验室检查结果具有典型的精液“四低”特征表现，即无精子或少弱精子，精液量减少、pH 值降低、果糖阴性，因常合并精囊阙如或发育不良所致。准确的经阴囊、经腹和经直肠超声检查在 CAVD 诊断和分型上起着关键的作用。但超声不足之处是无法探及输精管全段，磁共振（MRI）检查包括经直肠线圈 MRI 对精道结构可提供更加精确的影像，被认为是生殖系统影像金标准，对于超声观察困难的盆腹段，MRI 能够从各个截面显像。术前的附睾穿刺（PESA）、睾丸穿刺（TESA）对睾丸生精功能可提供梗阻依据，同时也可直接获取精子供后续 ART。此外，以往认为经精囊或经输精管穿刺精道X线造影对精道梗阻具有确诊价值，可以明确梗阻部位，但由于增加创伤、梗阻、感染和放射暴露风险，因而在已有体格检查、实验室检验和影像检查条件下已较少采用。

四、治疗

各式取精术结合ICSI为代表的ART是治疗CAVD，尤其是CBAVD的有效手段。CUAVD不育患者多合并对侧精道梗阻或睾丸发育异常有自然妊娠要求者虽可试行输精管-附睾吻合术或交叉吻合术恢复精道通畅，但术后复通率不理想，仍有待更多的研究探索，取精结合ICSI仍为主要治疗选择。

第十三节　输精管道梗阻

一、概述

输精管道既是精子排出的管道，也是使精子成熟和获得活动力的场所。精子从睾丸生精小管产生，通过附睾、输精管、射精管和尿道，将成熟的精子送出体外。任何一处发生阻塞，都能使精子的运输发生障碍，导致输精管道梗阻性无精子症。

Jeguier等对749例男性不育研究发现，其中102例（13.6%）精子缺乏是因生殖道双侧梗阻性损害所致。由输精管道梗阻而引起的男性不育症，占男性不育病因的5%~15%。

输精管道梗阻中医文献无此病名，可参考“无子”“无嗣”“绝孕”“不育”论治。

二、病因病理

输精管道梗阻的发病原因，有先天发育异常、医源性损伤或一些慢性炎症、结核、阴囊及会阴部外伤、肿瘤侵袭压迫等疾病继发引起。

（一）中医病因病机

肾为先天之本，藏精主生殖、生长及发育。先天禀赋不足，可使输精管呈现先天性发育异常，并且常和附睾异常同时存在。由于输精管先天发育异常，可形成输精管堵塞。后天由于摄生不当，感受寒邪或湿热邪毒，毒邪久留下焦，使气血失和，瘀血内积，精道堵塞不通；或情志不畅，忧思郁怒，或因肾虚母病及子与脾病及肝等导致肝气郁结，气血失调，痰浊内生。瘀血内停，络脉瘀滞，也可导致输精管阻塞。本病病机核心为禀赋不足，气滞血瘀，痰瘀互结为患。其病理危害为输精管道阻塞，最终导致无精或精子严重稀少而影响男性的生育功能。

（二）西医病因病理

1. *先天畸形*　如双侧输精管阙如或闭锁、异位，也有一侧发育不全伴另一侧阙如者；附睾发育不全、阙如；偶有睾丸与附睾分离发育者；射精管开口异位；尿道畸形等。

2. *炎症泌尿生殖系感染*　如附睾炎、前列腺炎、精囊炎、后尿道炎或附睾、输精管结核等都可引起继发性输精管道梗阻或破坏。

附睾炎常由结核杆菌和淋病双球菌，以及非特异性细菌如大肠杆菌、葡萄球菌等感染引起。炎症破坏附睾管的黏膜下层，导致纤维结缔组织增生，使管腔狭窄或闭合而造成输精管道堵塞。

前列腺炎、精囊炎可引起射精管口水肿、阻塞，导致干性射精（即只有射精动作但无精液排出）。此外，在生殖系统感染的情况下，睾丸生精功能、性腺分泌功能受到损害，诱发的自身免疫反应和微生物本身对于精子破坏，都会引起精子发生障碍、精浆成分改变、精液参数和精子功能下降而引起男性不育。

3. *肿瘤*　常见的有附睾良性肿瘤，如腺样肿瘤、平滑肌瘤和囊肿；精囊良性肿瘤及精囊囊肿、钙化、萎缩等均可压迫输精管或射精管引起梗阻。

4. *手术或非手术创伤*　多见于生殖器和腹股沟部手术误伤输精管，非手术创伤造成输精管道断裂的也有报道。

三、辨病要点

输精管道梗阻的直接结果是生育力降低或不育，这也是部分患者就医的原因。本病的临床表现，除先天性梗阻多无症状者外，后天性梗阻者多有原发病灶所引起的相应症状。最显著的临床特征是精液检查无精子，睾丸大小正常（容积测定在正常范围），睾丸活检证实生精小管生精功能良好，内分泌测定激素水平正常。

因此，详细询问病史及体格检查，经直肠及经阴囊超声检查、磁共振、精浆生化检查，以及性激素检查、染色体检查、睾丸活检，均有助于本病的诊断及鉴别诊断。另外，在以前输精管造影是男性生殖道梗阻定位诊断的金标准，但是因为属于有创检查，造影术亦会引起新的梗阻，所以现很少使用。

四、论治要点

（一）寒凝血瘀证

1. *临床表现* 久婚不育，精液清稀，无精子或精子极稀少；伴有小腹、睾丸发凉，有时抽痛，遇寒冷疼痛加重，小便清长。苔薄白而润，脉沉弦。

2. *证候分析* 足厥阴经脉绕行阴器，肾藏精主生殖。寒为阴邪，易于凝结。寒邪侵及肝、肾经脉，导致气血运行失畅，寒凝血液，阻塞精道，使精子不能排出，故见久婚不育，精液清稀，无精子或严重精子稀少；寒主收引、又主疼痛，故见睾丸发凉疼痛，遇寒冷疼痛加重等症。舌淡苔薄，脉沉弦，均为阳气不足，寒凝血瘀之象。

3. *治法* 温经散寒，活血通络。

4. *方药* 温经汤合活络效灵丹加减。方中吴茱萸、桂枝温经散寒；当归、川芎、赤芍、丹参、乳香、没药、牡丹皮活血祛瘀，畅达精道；人参、法半夏、甘草健脾益气扶正；由于本病证的病机核心是精道堵塞，故加路路通、蜈蚣活血通络，增强通利精道的作用。全方合用，共奏温经散寒、祛瘀通络、畅达精道之效。

（二）湿热瘀阻证

1. *临床表现* 久婚不育，精液黄稠，或精液液化迟缓，精液中无精子或精子数极少；伴精道灼热，小腹坠胀，尿频黄赤，甚则涩痛，睾丸或会阴部坠痛或灼热。舌质红，苔黄腻，脉弦滑略数。

2. *证候分析* 本病症以肝经湿热下注证候为特点。感受湿热，或寒湿郁久化热，或肝郁脾虚，湿热内生，侵犯肝经，湿热阻塞精道出现无精或严重少精，精液黄稠或液化不良，导致久婚不育；湿热蕴结下焦，侵犯子系，故见精道灼热，小腹坠胀，尿频黄赤，睾丸或会阴部灼热。舌红苔黄腻，脉弦滑数，均为湿热内蕴之象。

3. *治法* 清利湿热，疏通精道。

4. *方药* 龙胆泻肝汤合桃红四物汤加败酱草、路路通。方中龙胆草、栀子、败酱草、车前子、木通清热利湿；生地黄、当归、桃仁、赤芍、红花、川芎、路路通活血祛瘀通络；柴胡疏肝理气，引药归经。全方共奏清热利湿、活血祛瘀、通利精道之效。

（三）痰瘀互结证

1. *临床表现* 久婚不育，精液黏稠或液化不良，无精子或精子极稀少；伴有形体肥胖，纳差肢困，输精管及附睾部可触及串珠样硬结，阴囊时觉坠胀不适。舌苔腻，质胖嫩，脉弦滑或弦涩。

2. *证候分析* 痰瘀之证先贤多有“久病多痰”“久病多瘀”“痰血多瘀”之说，反映了痰瘀互结为输精管阻塞的基本病理特点。血瘀气血运行不畅，痰凝经络阻塞不通，痰瘀交结日久则精道易于阻塞，故见精液黏稠不液化或液化迟缓，无精或精子极少，导致久婚不育；脾运湿，主四肢，脾阳虚则痰聚，故见形体肥胖、纳差、困倦；痰瘀互结，阻塞精道，故见输精管及附睾部可触及串珠样硬结等症。舌质胖嫩、苔腻，脉弦滑为痰瘀之征。

3. *治法*　温阳化痰，祛瘀通络。

4. *方药*　二陈汤合桃红四物汤加桂枝、香附、白芥子、路路通。方中二陈汤燥湿祛痰；桃红四物汤活血祛瘀；加桂枝温阳化气通经脉；香附为气药之主帅，理气可使痰消，行气可使瘀散，从而增强祛痰化瘀之效；白芥子能搜剔经络之顽痰；路路通活血通经，疏畅精道。全方合用，共奏温阳祛痰、活血化瘀、疏通精道之效。

五、其他治疗

（一）西医治疗

确诊为输精管梗阻的患者，首先考虑的是明确梗阻部位后恢复输精管道的通畅，男性显微外科手术的发展为输精管梗阻的患者带来自然受孕的可能。显微镜下输精管-附睾吻合术，输精管梗阻切除再吻合术，经尿道射精管切开术等成为治疗输精管梗阻的有效方法。往往需要经过术中探查明确梗阻部位和性质，根据情况选择一种或几种手术方法解除梗阻，对于梗阻无法解除患者，则需行辅助生殖技术生育亲生子代。

（二）针灸治疗

针灸治疗输精管梗阻，以通行经络为主。取气海、中极、阴包、关元、三阴交、石门、曲骨等穴位交替针刺，用补法，每日针刺 1 次，留针 30 min，每月 2 个疗程。

（三）推拿疗法

治疗输精管阻塞在服药治疗的同时可配合按摩阴囊精索部和附睾部，在其部位以摸、捏、揉为主的按摩手法，用力要适度，每晚入睡前按摩 10~15 min，每月为 1 个疗程。

（四）药物治疗

（1）黑退消和冲和膏外敷，适用于因附睾结核引起的输精管堵塞。

（2）鲜马鞭草 20 g、鲜十大功劳叶 10 g，捣细加白酒炒热外包阴囊上半部，每日换药 1 次，30 d 为 1 个疗程。

（五）单验方治疗

（1）穿山甲粉，每次 3 g，3 次/d，温开水送服。

（2）蜈蚣研粉，每次 0.5 g，3 次/d，开水送服。

（3）生三七粉，每日 3 g，3 次/d，开水送服。

（六）药膳疗法

药膳饮食疗法对输精管道堵塞的改善有一定作用。可用鲜小茴香 50 g、海带 15 g、海藻 15 g，煮服。

六、预防及护理

（1）提倡优生学，加强孕期保健，预防胎儿先天性发育不全。

（2）对外生殖系及周围组织器官外科手术时，应注意保护输精管。

（3）注意保护生殖系，尤其是外阴部，尽量避免外伤，以免造成梗阻。对输精管、附睾的各种炎症，应积极治疗。

（4）禁烟、酒，少食辛辣燥火之品。

（5）节房事，调情志，加强体能锻炼。

参考文献

[1] 郑军状，崔云，江大为. 基于肝肾同源理论探析精索静脉曲张不育症病机［J］. 中华中医药学刊，2015，33（10）：2378-2380.

[2] 王进波，郑燕，董襄国．董襄国教授治疗精索静脉曲张性不育症证治经验［J］．浙江中医药大学学报，2016，40（1）：36-37.

[3] 郭晓辉，卢运田，曹朝晖，等．疏精汤治疗Ⅰ~Ⅱ度精索静脉曲张不育症疗效观察［J］．四川中医，2015，33（4）：129-130.

[4] 丁劲，商建伟，王旭昀，等．精索静脉曲张不育症临证经验［J］．世界中西医结合杂志，2015，10（5）：694-696.

[5] 秦国政．精索静脉曲张性不育论治对策［J］．北京中医药大学学报，2016，39（4）：341-343.

[6] 徐德伟．中医辨治精索静脉曲张不育症36例［J］．四川中医，2009，27（2）：81-82.

[7] 刘保兴，李兰群．从肝肾论治精索静脉曲张所致弱精子症［J］．中医杂志，2012，53（6）：532-533.

[8] 杜宝俊，闫朋宣，郑湲璟．从调肝活血辨证论治精索静脉曲张［J］．世界中西医结合杂志，2013，8（10）：1063-1065.

[9] 周璇，王祚邦．温针灸治疗肾虚血瘀型精索静脉曲张临床观察［J］．中国性科学，2018，27（1）：58-61.

[10] 王琼梅．针灸治疗精索静脉曲张致男性不育症32例［J］．中国针灸，2010，30（3）：251-252.

[11] 杨文涛，李锡主，李群生，等．聚精汤对328例精索静脉曲张不育症术后精液参数的影响［J］．中华中医药杂志，2012，27（9）：2494-2496.

[12] 闫立新，于丽均，何光伦．中西医结合治疗精索静脉曲张不育症疗效观察［J］．现代中西医结合杂志，2017，26（27）：3012-3014.

[13] 崔新莉，杨嵘．高频超声诊断精索鞘膜积液39例体会［J］．中外健康文摘，2013，5（19）：379-380.

[14] 孙建涛，毛克敬，杨金辉，等．腹腔镜下鞘状突高位缝扎术治疗儿童鞘膜积液186例［J］．实用医学杂志，2016，32（3）：499-500.

[15] Wagenknecht LV，Lotzin CF，Sommer HJ，et al. Vas deferens aplasia：clinical and an atomical features of 90 cases［J］. Andrologia，1983，15：605 - 613. DOI：10. 1111/j. 1439 - 0272. 1983. tb00225. x.

[16] Jequier AM，Ansell ID，Bullimore NJ. Congenital absence of the vasadeferent I apresenting with infertility［J］. JAndrol，1985，6（1）：15-19.

[17] 杨黎明，李凤华，杜晶，等．经阴囊及经直肠超声对诊断先天性双侧输精管阙如价值的研究［J］．生殖与避孕，2008，28（12）：734-738.

[18] Chiang HS，Lin YH，Wu YN，et al. Advantages of magnetic resonance imaging（MRI）of the seminal vesicle sandintra-abdomi-nal vas deferens in patients with congenital absence of the vas deferens［J］. Urology，2013，82（2）：345-351.

[19] 李湘平，智二磊，陈慧兴，等．先天性输精管阙如患者的临床与遗传特点：附41例报道［J］．中华生殖与避孕杂志，2017，37（4）：276-281.

[20] 周平玉．男性生殖系统性传播感染与不育［J］．临床皮肤科杂志，2009，38（3）：198-200.

[21] 邓春华，刘蔚菁．梗阻性无精子症的诊断与治疗［J］．医学新知杂志，2006，16（2）：74-77.

[22] 涂响安，田昆．复杂性精道梗阻的综合外科治疗［J］．临床外科杂志，2018，26（2）：150-153.

第二十六章　前列腺与精囊疾病

第一节　概　　说

前列腺与精囊疾病是指前列腺、精囊先天异常、阙如及发生病理性改变，属于中医淋证、精病、浊证和癃闭范畴。前列腺和精囊是男性两个最主要的附性腺，其分泌物约占精液的90%以上，在输送精子、营养精子和激发精子活力等方面产生重要作用。因前列腺液中含精液液化因子，精囊液中含精液凝固因子，其病变易导致精液凝固与液化异常。临床上前列腺与精囊病变常互相影响，如前列腺与精囊结核多同时并见，精囊炎几乎与前列腺炎同时发生。故将前列腺与精囊疾病列入同一章节，以利于该类疾病的鉴别和认识其发病转归。由于精阜位于前列腺尿道底，其感染往往说明前列腺、精囊感染，因此亦把精阜疾病归类于本章论述。

一、前列腺、精囊解剖与生理

（一）前列腺

1. 解剖位置　前列腺为男性附属性腺中最大的不成对的组织腺，位于盆腔内。成人前列腺的大小和形状差异很大。在青壮年，前列腺的大小和形状似前后扁平的栗子（纵径 3 cm，横径 4 cm，前后径 2 cm，重约 20 g），前面凸隆，与耻骨联合相对；后面平坦，与直肠相邻，此面正中线有一浅纵沟，名前列腺中央沟，可经直肠触知前列腺后面及中央沟（图 26-1）。

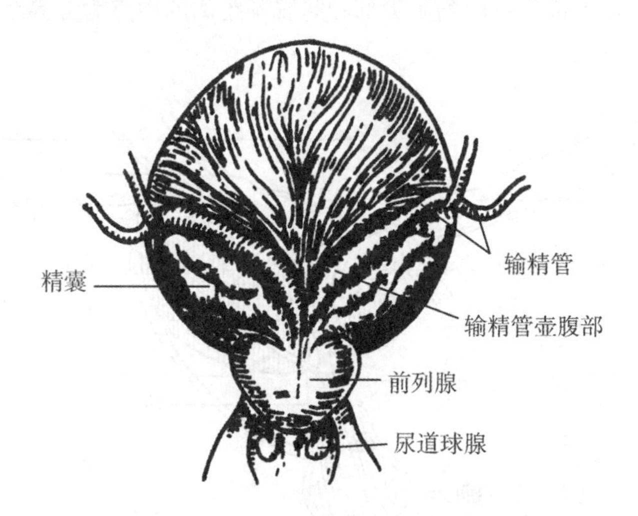

图 26-1　膀胱、前列腺与精囊（背面观）

成年男子的前列腺位于膀胱口下方和尿生殖膈上方。前列腺上端宽大，略凹陷，名前列腺底，因其大部分与膀胱壁紧贴，故又名膀胱部；下端尖细，名前列腺尖；尖与底之间为前列腺体。尿道贯穿于前列腺的全程，在略近前列腺底的中央穿入，由腺尖穿出。前列腺尿道长 3~4 cm，前列腺尿道底有许多小孔，它们是前列腺导管的开口。前列腺尿道底还有隆起的尿道嵴，即精阜和前列腺囊。两条射精管位于前列腺的中叶和后叶之间，当它们彼此靠近时，直径变小，开口于前列腺尿道底（图26-2）。

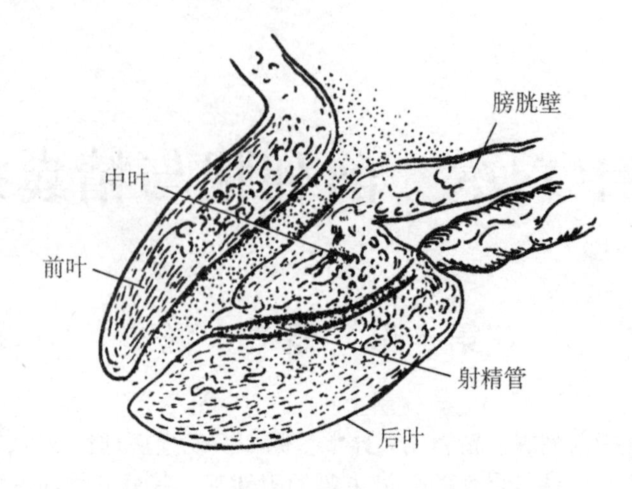

图26-2 前列腺内尿道与射精管的位置

前列腺分五叶。前叶位于尿道前面，介于两侧叶之间，此叶大多退化，含8~10个腺泡，临床意义不大；中叶位于尿道和射精管之间，左右夹有两侧叶，呈上宽下尖的楔形，又名前列腺峡，此叶老年人往往肥大，轻度向上肥大即可压迫膀胱颈部而致排尿困难；后叶位于尿道、两侧叶和射精管后面，此叶很少肥大；两侧叶位于尿道和前、中叶的两侧，含许多开口于精阜两侧的导管，两侧叶肥大时，可同时压迫尿道，致排尿困难，甚则导致尿潴留。

2. 组织结构　人类前列腺由腺性组织和非腺性组织构成，二者完善的融合在一起，以致于不能将它们剥离开，其周边被前列腺被膜包绕。前列腺的非腺性组织（以平滑肌为主）集中在前列腺的前部，腺性组织分尿道周围区、移行区、中央区、外周区四个区，均起始于不同部位的前列腺尿道部，它们从尿道部向前列腺的四周延伸，向前与非腺性组织融合并包绕它。腺性前列腺还进一步分为周围带、中央带和移行带三个带（图26-3）。因此前列腺尿道部是前列腺解剖学上的一个重要部位，它又被分为近尿道部和远尿道部，以前列腺尖部和膀胱颈距离的中点为分界线，靠近膀胱颈的为近尿道部，远离膀胱颈的为远尿道部。

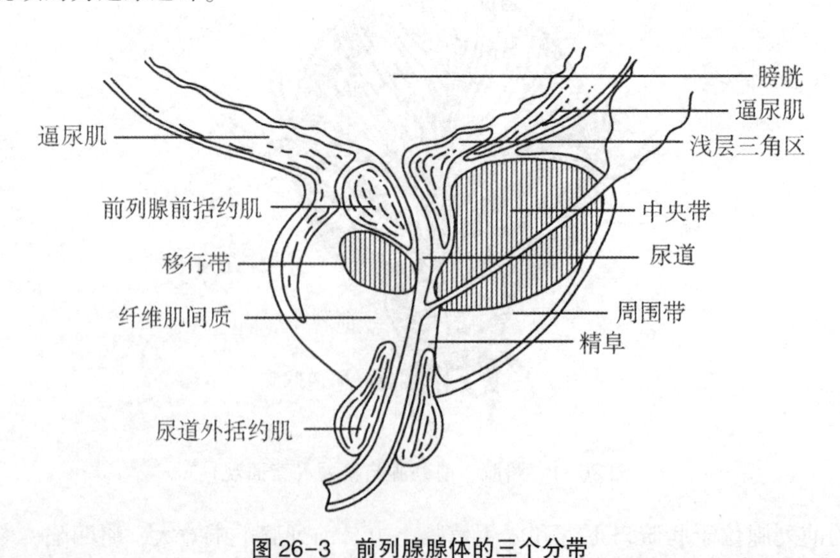

图26-3 前列腺腺体的三个分带

前列腺远尿道部是射精管和大约95%的前列腺腺体的开口处。射精管从前列腺的基底部开始几乎沿前列腺长轴方向到达远尿道部的精阜，沿射精管和远尿道部方向所做的前列腺的冠状切面可清楚显示前列腺两个主要的腺体区中心区和外周区间的解剖关系。

外周区约占正常前列腺腺体的70%，它的导管从远尿道部向前列腺的后叶、侧叶延伸，向上到达精阜的基底部，向下到前列腺的尖部。冠状面上看，它的导管主要向侧面延伸，其次是向前有分支，向后有少量的分支。中心区约占前列腺的25%。它的导管起始于精阜并围绕射精管向前列腺的基底部延伸，在冠状切面上形成以精阜为中心的锥形区，锥体的底部是前列腺基底部。中心区多数向前列腺侧面延伸的导管与外周区向侧面延伸的导管相平行，两个区之间的分界只是一条很窄的带状间质。

前列腺近尿道部可从沿精阜到膀胱颈的长轴所做的冠状斜切面看得很清楚，近尿道部约占前列腺的5%，几乎全部是前列腺的移行区。移行区由两个独立的小叶构成，其导管开口于前列腺尿道部后侧叶的隐窝，确切位置是前列腺前括约肌的下缘、远尿道部与近尿道部的交界处。括约肌由平滑肌肌束构成，像套袖一样围绕着近尿道部。移行区的主要导管围绕着括约肌扇样向前列腺的侧面和前面延伸。如树枝一样向膀胱颈和前列腺前括约肌的外侧分支，腹侧面也向前列腺尖部有分支，背侧面的分支不超出尿道平面。移行区的多数中间导管和小腺泡要穿入尿道周围括约肌内生长。

尿道周围区只是移行区的一小部分，它由小的导管和不发育的腺泡组成，分布于近尿道部，生长于尿道周围平滑肌间质中，像树枝一样分支于前列腺前括约肌内。

外周区是前列腺炎和大多数前列腺腺癌的发病部位。有一部分前列腺癌起源于前列腺的移行区，在经尿道前列腺切除（TURP）的标本可以意外发现这部分癌。中心区则不易发生前列腺癌和前列腺炎。

移行区和尿道周围区是良性前列腺增生（BPH）的主要发生部位。多数病例几乎全部是移行区增生，也叫前列腺的侧叶增生。尿道周围区发生的BPH形成明显的肿块，偶尔在前列腺尿道背侧膀胱颈处形成并突入膀胱腔内。

前列腺的非腺性组织包括前列腺前括约肌、横纹肌括约肌、前部纤维肌间质和前列腺被膜，血管和神经也包括在内。

前列腺前括约肌由相互平行的、致密的环形平滑肌纤维构成，形成圆柱体，与膀胱颈的逼尿肌相毗邻，二者间无明显的界线。逼尿肌为编织状或随机排列的平滑肌肌束，而括约肌为整齐均一排列的平滑肌。

前列腺前括约肌的功能是在射精时收缩以防止精液从远尿道部反流到膀胱内。当然它的另外一个功能就是保持近尿道部的关闭以防尿失禁。尿道背侧的括约肌较致密，而尿道两侧的括约肌因移行区的导管及腺体的长入而相对稀疏。尿道前部如腹侧其尿道括约肌没有形成封闭的环，而是与前列腺前部的纤维肌间质相融合。

前纤维肌间质像一个围裙一样在前列腺前部从膀胱颈一直延续到前列腺尖部，呈上大下小的形状。侧面与前列腺被膜相融合，后者覆盖了大部分前列腺外周区向前突出的部分。前纤维肌间质的深层与前列腺前括约肌、移行区的近端以及远处的横纹肌括约肌相连。前纤维肌间质由大的、致密的平滑肌肌束构成，与膀胱颈部的逼尿肌的肌束相似，但与膀胱颈的平滑肌比排列方式上较随机，大多数呈垂直方向排列，且常被致密的纤维束分隔。

精阜和前列腺尖部间的括约肌是由小的、均一的、致密排列的横纹肌构成，与前列腺尖部的外括约肌相移行。此括约肌在前列腺尿道的后面、侧面是不完整的，没有形成封闭的环，而在前面呈半圆形与前列腺外周区前部的腺体组织相连结。此括约肌发育的程度和确切的解剖关系因人而异。在一些前列腺的尖部，个别横纹肌纤维可以深深地伸入到前列腺外周区的腺体内。综上所述，大部分前列腺尿道都有括约肌存在，远尿道部后侧的横纹肌括约肌是不完整的，而近尿道前部的平滑肌括约肌也可能是不完整的。

前列腺被膜包被了大部分前列腺的外表面，前列腺外周区和中心区的终末腺泡均与前列腺被膜相比邻。移行区的终末腺泡与前列腺前纤维肌间质相比邻，而尿道周围区的腺体永远也到达不了前列腺的表面。前列腺尖部的前面和侧面没有前列腺被膜。在那里，前列腺前纤维肌间质和横纹肌括约肌常与前列腺腺体相融合而取代了前列腺被膜。因此，如果前列腺尖部的前列腺腺癌向前部浸润，将很难或不可能明确肿瘤的浸润是否超出了前列腺之界线。然而，前列腺尖部的大部分区域前列腺被膜是完整的。即使在很重的前列腺增生的病例，被前列腺被膜包绕的外周区组织被挤压成薄薄的一层时，前列腺尖部也常常有明确的前列腺界线，但前列腺尖部的前面和侧面到尿道处例外。

前列腺被膜由内层横向排列的平滑肌纤维和外层的胶原膜组成。在不同区域，胶原和平滑肌的相对和绝对数量以及它们的排列有所不同。被膜内层横向排列的平滑肌肌束与前列腺腺泡周围的平滑肌融合为一体，二者间无论在肉眼还是在显微镜下均无明确的界线。腺泡终末端到前列腺表面的距离不等。即使在一个腺体的不同区域间，胶原组织的比例和排列也不同。但在大多数表浅层，在前列腺的表面有一层很薄的胶原膜。所以，除前列腺的外表面外，不能认为前列腺被膜是一个有恒定特征的容易定义的解剖结构。在评价前列腺癌侵犯被膜时，对于确定被膜浸润的深度没有明确的可依赖的标志物。大家的共识是前列腺癌只有完全穿透被膜到达被膜的表面时才与前列腺癌的预后有关。因此，前列腺癌侵犯被膜而没有穿透被膜没有临床意义。

3. 血管神经　前列腺的动脉供应主要来自膀胱下动脉，此外还来自阴部内动脉和直肠下动脉。它们多在前列腺体或膀胱前列腺连接处进入腺体。动脉在前列腺内可分为两组，即外包膜组和腺内组（也称尿道组）。外包膜组动脉与年龄及前列腺增生无明显关系。腺内组随年龄增大而增多，与前列腺增生症密切相关。腺内组动脉于膀胱前列腺连接部，相当于膀胱颈后唇 5、7 点位置穿人腺体，然后在与尿道平行之平面下行至腺体内。腺内组是供应增生部分前列腺腺体血供的主要来源。施行前列腺切除手术，应于膀胱颈后唇、前列腺窝后缘 5、7 点处缝扎前列腺动脉。包膜组血管于盆侧筋膜内沿盆壁下行，经过前列腺的后外侧壁并发出分支至前列腺的腹侧及背侧，主要供应前列腺的外周部分。包膜组血管被神经网广泛包裹，因此包膜组的动静脉血管可作为识别由盆神经丛发出的至阴蒂海绵体的分支的标志。因此也有人称之为“血管神经束”。

前列腺静脉在其底部形成静脉丛，称为前列腺静脉丛。此静脉丛收集阴茎背深静脉的回血并与阴部静脉丛，膀胱静脉丛有广泛的交通，最后汇集成数支小静脉回流至髂内静脉。在经尿道前列腺切除（TURP）和前列腺根治切除中，如果损伤贴近包膜的静脉，冲洗液则易由此进入血液循环。如冲洗液消毒不严则易导致全身性感染；如冲洗液不是等渗液则易致血管内溶血；如为高压灌注则易出现中毒。由于交通支广泛，因此任何分支静脉撕脱均可造成严重的出血。

前列腺的淋巴管自前列腺底部离开腺体，大多进入髂内和髂前淋巴结，也可直接导入骶结、膀胱结和髂外淋巴结，甚至是对侧淋巴结。前列腺淋巴管的研究有重要意义，因为前列腺癌的癌细胞，以及前列腺结核的结核杆菌均可经淋巴管扩散。

前列腺的神经支配主要来自骨盆丛的副交感神经和腹下神经丛的交感神经。刺激腹下神经可引起输精管、精囊腺和前列腺节律性收缩，刺激到交感神经或给予胆碱能药物可促进前列腺液分泌。

4. 生理功能

（1）外分泌功能：前列腺是男性最大的附属性腺，亦属人体外分泌腺之一。它可分泌前列腺液，前列腺液（EPS）是一种均匀、稀落的乳状液，起液化作用的物质。正常时，EPS 呈弱酸性（pH 值 6.5 左右），随年龄增长而碱性增强，前列腺炎时变为碱性。EPS 大多通过按摩获得，此为静态液，其成分不同于射精时得到的刺激分泌物，例如，静态液的酸性磷酸酶浓度比刺激分泌物低。

前列腺液生化成分复杂，通常以枸橼酸、锌、γ-谷氨酰转肽酶和酸性磷酸酶的含量来评估前列腺的功能。

枸橼酸具有很强的缓冲能力，能使精液保持渗透压平衡，维持在适宜的 pH，以稳定细胞外环境，有利于精子的活动与机能。由于枸橼酸能与钙离子结合，形成可溶性复合物，抑制钙盐沉淀，而钙可以抑制酸性磷酸酶，故枸橼酸有防止前列腺结石，保护酸性磷酸酶的作用。正常人每次射精的精浆枸橼酸>52 μmoL/L，若含量降低，可能提示前列腺炎或严重睾酮缺乏。前列腺液中枸橼酸水平与锌浓度呈正相关，与 pH 值呈负相关。

锌含量与前列腺液杀菌能力与抗菌保护机制有关，前列腺能合成具有抗菌作用的含锌多肽。精液中锌有抗微生物的作用，能影响精子的代谢，其含量与精子的活动度、浓度呈正相关。人前列腺内含有高浓度的锌，一般认为结构锌位于细胞核内，分泌锌位于细胞顶端，这二种锌均受激素调节。服用雄激素或前列腺增生使锌含量升高，而服用雌激素、阉割以及前列腺癌则使锌含量下降。正常精浆锌含量为 5~23 mg/100 mL，或浓度 1.99 mmol/L。含量降低，常提示慢性前列腺炎。前列腺液中，锌浓度与酸性磷酸酶呈正相关，与 pH 值呈负相关。

前列腺内含有丰富的 γ-谷氨酰转肽酶。慢性前列腺炎时，前列腺液中 γ-谷氨酰转肽酶含量明显下降。Kavanagh 等（1982）报告 49 例正常人前列腺液中 γ-谷氨酰转肽酶含量为 5.21×10^{-5} IU/mL，炎症时平均为 1.25×10^{-5} IU/mL，有非常显著差异（$P<0.001$）。

酸性磷酸酶（ACP）是前列腺上皮分泌的一种磷酸水解酶，通过把磷酸胆碱水解为胆碱，直接关系到精子的营养。血清中酸性磷酸酶持续升高，常提示前列腺癌。正常血精中酸性磷酸酶含量<2.5 μg/L。

（2）内分泌功能：前列腺内含有丰富的 5α-还原酶，可将睾酮转化为更有生理活性的双氢睾酮。双氢睾酮在良性前列腺增生症的发病过程中起重要作用。通过阻断 5α-还原酶，可减少双氢睾酮的产生，从而使增生的前列腺组织萎缩。

（3）控制排尿功能：前列腺包绕尿道，与膀胱颈贴近，构成了近端尿道壁，其环状平滑肌纤维围绕尿道前列腺部，参与构成尿道内括约肌。发生排尿冲动时，伴随着逼尿肌的收缩，内括约肌则松弛，使排尿顺利进行。

（4）运输功能：前列腺实质内有尿道和两条射精管穿过，当射精时，前列腺和精囊腺的肌肉收缩，可将输精管和精囊腺中的内容物经射精管压入后尿道，进而排出体外。

（二）精囊腺

1. *解剖位置*　成人精囊腺为一对盘曲的长椭圆形腺囊，长约 6 cm、宽约 2 cm、厚约 1 cm；每个腺都很弯曲，并有许多不规则的陷窝，各个弯曲部相接处由结缔组织连接在一起。若将结缔组织除去并拉直精囊腺，精囊腺是一条长约 15 cm 的管盘曲而成。

精囊腺位于膀胱后壁的后面、输精管壶腹部的外侧、前列腺底的后上方，在膀胱与直肠之间。精囊腺上宽下窄，前后扁平。上端游离，较膨大，为精囊底；下端变细汇入输精管形成射精管。精囊腺的形状和位置，常随直肠与膀胱的充盈程度而改变。精囊与前列腺、输精管及睾丸的解剖关系如图 26-4 所示。

2. *组织结构*　精囊腺由黏膜（上皮和固有膜）、肌层和外膜构成。黏膜伸出一系列特殊的皱襞，由于区域不同，有单层或假复层柱状上皮。黏膜皱襞可有第二、第三级分支，突入腔内，皱襞分支相互交错，使管腔呈蜂窝状。黏膜中没有真正的腺泡，只在皱襞间有些小的陷窝或小腔，这些腔隙和陷窝都通入中央的大腔，但在切面上，这些腔隙和陷窝象是彼此分隔的。黏膜皱襞大大增加了腺体的分泌面积，有利于分泌物的储存和腺的扩张。

固有膜作为皱襞的支持组织，伸入皱襞中。它由致密的结缔组织构成，含少量的成纤维细胞、中等量的胶原纤维和网状纤维，并富于弹性纤维。

肌层中含 2 层平滑肌（内层和外层）、神经纤维丛和小的交感神经节。内层由环行和斜行平滑肌组成，外层为纵行平滑肌。精囊腺平滑肌的发育与功能依赖睾酮。射精时，肌层的平滑肌收缩，使精囊液进入射精管。

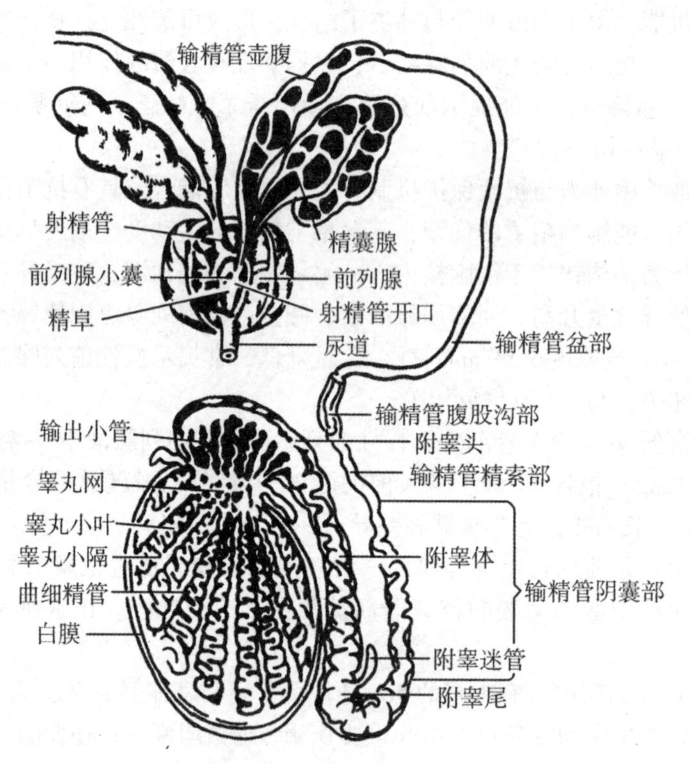

图 26-4　精囊与前列腺、输精管及睾丸的解剖关系

外膜很薄，主要由胶原纤维、弹力纤维和血管组成。

3. *血管神经*　精囊腺的动脉供血主要来源于输精管动脉、膀胱下动脉、直肠下中动脉；静脉构成精囊静脉丛，入膀胱下丛，最后通入髂内静脉；淋巴管入髂内、髂外淋巴结；神经支配来自输精管神经丛发出的分支。

4. *生理功能*　精囊腺的功能是分泌精囊液，而不是储存精子。精囊腺内有精子，这主要是由于性静止时精液流入精囊腺之故，性静止期越长，积存的精子越多。前列腺液镜检时，常可见到精子，即是按摩时压迫了精囊腺所致。泄精时，输精管内精液并不像性静止时流入精囊腺，而是通过射精管排入尿道，精囊液则是在最后射出，起到了冲出尿道精子的作用。

精囊液是一种淡黄色黏稠的碱性物，射精液约 70% 属精囊液。用手按摩精囊腺，可收集到 0.8～1.3 mL 液体。精囊液生化成分很多，果糖和前列腺素是精囊腺功能标志。

精囊腺对睾酮十分敏感，在睾酮刺激下产生并分泌果糖，为精子提供营养和能源。果糖由精子中段的线粒体代谢，释放能量供精子运动。正常人精浆果糖含量为 1.2～4.5 μg/mL，浓度为 3.5～28 mmoL/L，或不少于 13 μmoL/次射精。精囊炎、雄激素水平低下、老年性功能退化，精浆果糖含量低下。若精浆果糖定性阴性，则表明精囊腺和输精管先天发育不良、射精管阻塞，临床上常见先天性输精管阙如伴精囊腺阙如（精囊腺和输精管的胚胎起源相同）。精浆果糖测定可用于鉴定睾丸异常的无精子症和输精管阙如（双侧）的无精子症。

精浆中前列腺素（PG）主要产生于精囊，而并非前列腺，其命名是个误识。精浆 PG 至少有 17 种，其确切生理意义不甚明了。目前认为在射精时，PG 促进尿道平滑肌收缩；PG 能刺激精子活动，影响精子通过宫颈、子宫或输卵管。许多研究表明，PG 与男性生育力关系密切，临床上某些不能解释的不育及性功能低下者，精浆中 PG 常低下。

二、论治原则

前列腺和精囊是分泌和排泄腺液的腺体，其病变又常影响膀胱气化功能，故前列腺与精囊疾病的治疗以“通”为原则。临床上前列腺与精囊疾病一般分为四类：

1. *先天性异常* 有前列腺先天性异常，如前列腺囊肿、前列腺阙如；精囊腺先天异常，如精囊腺囊肿、无精囊腺或精囊腺发育不良；精阜先天异常，如精阜先天性肥大。

2. *感染* 有非特异性感染，如急性细菌性前列腺炎、慢性细菌性前列腺炎、无菌性前列腺炎、前列腺脓肿、精囊炎、精阜炎；特异性感染，如前列腺结核、精囊结核及其他病毒感染、滴虫病、念珠菌病、放线菌病、芽生菌病、球孢子虫病、隐球菌病、梅毒、淋病、肉芽肿性疾病等导致前列腺、精囊病变。

3. *肿瘤* 有前列腺癌、前列腺肉瘤及精囊肿瘤等。

4. *其他病变* 如前列腺增生、前列腺结石、精囊结石等。

上述四类疾病中，慢性前列腺炎（包括慢性细菌性前列腺炎和无菌性前列腺炎）、前列腺增生、前列腺癌、精囊炎在前列腺与精囊疾病中最常见，可谓前列腺与精囊之四大病证。

对前列腺与精囊疾病，中医没有前列腺和精囊的病名，但却有与之相似病证的记载。如“悬痈”相当于前列腺脓肿；“穿裆毒”相当于前列腺脓肿溃破；血精、尿频、尿急、尿痛、尿淋沥不尽、尿道有乳白色分泌物以及排尿困难、甚至点滴不出等症状表现，则分别归类于中医之血精、淋证、浊证、癃闭之范畴。

关于病位与脏腑经络的关系。古代医学把男子内生殖系统统属于精室之范畴，故在解剖上，前列腺与精囊疾病定位于中医之“精室”。从经络循行部位、精液的排泄与肝之疏泄密切相关、肾主藏精，以及西医学认为细菌尿道逆行感染是引起前列腺与精囊疾病的主要原因（相当于中医之膀胱湿热下注精室）来看，前列腺、精囊疾病与肝、肾、膀胱的关系密切。但由于每一具体病证之不同，各疾病又有其特殊的脏腑经络关系。如前列腺增生常引起膀胱气化不利而出现排尿困难，膀胱气化不利与肺气开阖密切相关，故前列腺增生与肺经的关系密切，治疗时见老年气虚者，常加用黄芪、党参、桔梗等益气宣提之品，取得较好疗效。

由于解剖学水平之限制，中医从临床表现对该类疾病进行辨证论治，必然会带来定位、定性之误。如血精症，精囊炎、前列腺炎、前列腺结核、精囊结核、前列腺癌以及前列腺与精囊肿瘤等均可出现；尿频、尿急、尿痛、尿淋沥不尽之尿路症状，前列腺炎、精囊炎、膀胱炎、尿路感染等皆有；尿道白色分泌物与尿浊亦常彼此混淆；排尿困难，甚则点滴全无之现象，前列腺增生、前列腺肿瘤、先天性精阜肥大症、尿路和膀胱结石、慢性肾炎等都可发生。因此，对前列腺与精囊疾病，其病因病机必须结合具体病证加以分析。其辨证必须把现代医学之辨病与传统中医之辨证结合起来，利用现代医学之检测手段，先辨病后辨证，辨证又包括宏观和微观辨证相结合；其治疗必须结合前列腺与精囊腺分泌排泄腺液之功能，遵循中医“以通为用”之原则，根据每一具体病证的病机而拟定治疗大法。

第二节 急性细菌性前列腺炎

一、概述

前列腺炎是一组临床证候群，表现为尿频、尿急、尿痛、排尿不尽、排尿困难等排尿异常症状，会阴部、下腹部、阴茎阴囊、腰骶部等部位不适或疼痛，具有各种独特形式的综合征。其临床征象类似，但发生原因和治疗方法不同。

前列腺炎有多种分类方法，临床大多采用Drach方法，即分为急性和慢性细菌性前列腺炎（ABP和CBP），慢性非细菌性前列腺炎（CNP）和前列腺痛（PD）。但此种分类方法不够精确，影响治疗计划和效果。1995年美国国立卫生研究院（NIH）制定了一种新的前列腺炎分类方法，即症状性前列腺炎和无症状性前列腺炎，前者分为Ⅰ、Ⅱ、Ⅲ型，后者为Ⅳ型。Ⅰ型为急性细菌性前列腺炎；Ⅱ

型为慢性细菌性前列腺炎，即前列腺反复感染、前列腺按摩液（EPS）及按摩后尿液（VB_3）培养容易找到病原菌；EPS 和 VB_3 不能培养出病原菌者为Ⅲ型，又称慢性无菌性前列腺炎或慢性骨盆疼痛综合征（CPPS），其中 EPS 和 VB_3，有白细胞者为ⅢA（慢性炎性骨盆疼痛综合征），无白细胞者为ⅢB（慢性非炎性骨盆疼痛综合征）。Ⅳ型是无症状性前列腺炎，因不育或常规检查行组织活检发现。临床上Ⅰ、Ⅱ型占5%~10%，Ⅲ型占90%~95%。

急性细菌性前列腺炎是由细菌引起的前列腺组织的急性炎症，如炎症进一步发展形成脓肿则称为前列腺脓肿。感染常为非特异性，由细菌本身或细菌毒素引起的急性炎症，病原微生物多为革兰阴性肠无芽孢杆菌、绿脓杆菌、革兰阳性葡萄球菌，偶尔由其他微生物如沙门菌属引起。临床表现有发热恶寒，全身酸痛，乏力，食欲不振等全身症状和会阴部、肛门胀痛不适，尿频、尿急、尿痛，排尿困难或血尿，甚至尿闭等局部症状。属中医的“淋浊”范畴。

细菌尿道逆行感染是本病的主要感染途径，其次还可通过血源性感染、淋巴感染等途径使病菌侵入前列腺，还有部分是由于泌尿系统器械操作不当、慢性前列腺炎按摩间隔时间过短或用力不当引起。

由于卫生知识的普及和抗生素的运用，临床上本病发病率较低，多见于青壮年，偶见于儿童和老年人，常与急性精囊炎同时发生，有时伴发前列腺结石和前列腺增生，一般都伴有后尿道炎。

中医认为，湿毒瘀阻是本病的病机特点。其病位在下焦“精室”，与肝、肾、膀胱经关系密切，属实证、热证。临床治疗以清热解毒为原则，辅以凉血活血、利湿排浊等法。由于发病原因、体质及治疗之不同，本病可酿生脓肿而成“悬痈”“穿裆毒”，或转为“白浊”。

二、病因病理

（一）中医病因病机

湿热毒邪为病，燔灼前列腺，瘀浊阻滞，引起前列腺肿痛。

1. *毒邪外侵* 下身不洁或房事不洁，湿热毒邪从尿道逆行侵犯前列腺。

2. *湿热下注* 嗜食肥甘辛辣炙煿之品，或烟酒太过，酿生湿热，湿热下注，蕴结于前列腺。

3. *热毒流注* 皮肤疮毒、痈疖、乳蛾、喉痈、肛痈等痈毒病变不愈，热毒循肝、肾经脉，流注于前列腺。

（二）西医病因病理

细菌感染通常有三个途径：①来源于后尿道感染的直接扩散，特别是上尿道感染时，细菌可直接扩散至前列腺；②身体其他部位的炎性病灶，如皮肤疮疔、牙龈炎、扁桃腺炎等病灶的细菌，可通过血源性感染；③来源于下尿路和直肠的感染，则可经过淋巴途径。④部分由于泌尿系统器械操作不当、慢性前列腺炎按摩间隔时间过短或用力不当引起。饮酒过度、性交频繁或不洁性交史、受寒感冒以及骑车不慎压迫或损伤会阴部常为诱发因素。

前列腺的病理变化有局灶性的，亦有弥漫性者。临床分为三型。①卡他型，腺体轻度充血水肿，腺泡及周围间质有炎性细胞浸润；②腺泡型，腺泡和腺管充血水肿及大量炎性细胞浸润，腺泡充满血性或脓性分泌物，整个腺体肿大；③实质型，炎症浸润到腺泡周围组织，常形成前列腺脓肿。

急性细菌性前列腺炎的病理过程通常有三个阶段：充血期（炎症主要侵及后尿道、前列腺管及周围组织，表现为轻度充血、水肿，腺泡及周围间质有炎性细胞浸润）、小泡期（病变组织充血、水肿加重，整个腺体增大，前列腺小管膨胀甚至形成许多小的脓肿，有大量淋巴和多核细胞浸润）、实质期（微小脓肿逐渐增大，侵入更多的实质及周围，腺泡坏死破裂，形成多个小脓肿，并逐渐融合或增大形成前列腺脓肿）。

三、辨病要点

1. *症状* 本病起病急，症状表现明显，可表现为全身和局部症状。血源性感染先表现全身症状，而经淋巴和直接扩散感染则常先出现局部症状。疲劳、感冒、过度饮酒、性欲过度、会阴损伤及痔内注射药物均能诱发急性细菌性前列腺炎。

（1）全身症状：高热寒冷，全身酸痛、乏力，食欲不振，或恶心呕吐，严重的有明显毒血症。

（2）局部症状：有膀胱刺激征，尿频、尿急、尿痛，尿有余沥，排尿困难，终末血尿或血尿，甚至出现尿闭；直肠刺激征，肛门、会阴部坠胀或疼痛，有便意或大便秘结，排便有时疼痛，疼痛常放射至腹部，剧烈者为急性阑尾炎样临床表现；生殖刺激征，性欲明显减退，有的则表现阴茎易勃起，性交射精时疼痛明显。急性细菌性前列腺炎若发病一周后而症情不缓解，易形成脓肿。

（3）并发症：急性前列腺炎容易引起的并发症主要有：

1）急性尿潴留：急性前列腺炎引起局部充血，肿胀，压迫尿道，以致排尿困难，或导致急性尿潴留。

2）急性精囊炎或附睾炎及输精管炎：前列腺的急性炎症很容易扩散至精囊，引起急性精囊炎。同时细菌可逆行经淋巴管进入输精管的壁层及外鞘导致附睾炎。

3）精索淋巴结肿大或有触痛：前列腺与精索淋巴在骨盆中有交通支，前列腺急性炎症时波及精索，引起精索淋巴结肿大且伴有触痛。

4）性功能障碍：急性炎症期，前列腺充血、水肿或有小脓肿形成，可有射精痛、疼痛性勃起、性欲减退、性交痛、勃起功能障碍、血精等。

5）其他：急性前列腺炎严重时可伴有肾绞痛。

上述症状并非所有病例均存在，有的早期只有发热、尿道灼感被误诊为感冒。

2. 体征　肛门指检，前列腺明显肿大、灼热、触痛，即“热前列腺”，整个或部分腺体坚韧不规则，若有波动感，则提示形成前列腺脓肿。

3. 实验室检查　血常规白细胞明显增高，可达 20×10^9/L 以上，尿常规见脓球、红细胞，细菌培养阳性。尿道分泌物镜检，有大量成堆白细胞。前列腺液有大量白细胞或脓细胞以及含脂肪的巨噬细胞，培养有大量细菌生长。但急性期不应做按摩，以免引起菌血症或脓毒血症。急性细菌性前列腺炎通常伴有不同程度膀胱炎，做尿培养可了解致病菌及药敏。

本病诊断特点有四，一是起病急，二是症状明显，三是“热前列腺”，四是血常规白细胞明显增高。

4. B 超检查　可正常或轻度增大，形态尚对称。包膜增厚但无中断，内部回声多呈分布不均匀的低回声。当出现脓肿时，脓肿区呈边缘不齐的厚壁的无回声区或低回声区，无回声区内可有分隔。

四、类病辨别

本病临床上常需与急性充血性前列腺炎、急性肾盂肾炎和淋病相鉴别。

1. 急性充血性前列腺炎　为非细菌性前列腺炎，主要因前列腺液排泄不畅致前列腺充血水肿，出现尿道流分泌物，会阴部、腰背及睾丸疼痛等症。与急性细菌性前列腺炎比较，无高热寒冷等全身症状和膀胱刺激征。本病前列腺肿大，有轻度压痛，按摩后有大量分泌物流出，镜检偶有脓球。本病治疗无须抗生素，以前列腺排泄通畅为原则，通过按摩促使前列腺液大量排泄，临床症状即可很快消除。

2. 急性肾盂肾炎　亦表现有寒冷高热，全身酸痛，尿频、尿急、尿痛等全身和局部症状，但其疼痛多在腰部，不似急性细菌性前列腺炎以会阴部、下背部疼痛为主。直肠指检前列腺也有助于鉴别。

3. 淋病　尿道口流脓性分泌物，尿频、尿急、尿痛，龟头红赤，严重者有寒冷发热。不似急性细菌性前列腺炎还有直肠刺激征和生殖刺激征，前列腺直肠指检多正常。脓性分泌物查革兰氏阴性淋病双球菌是诊断本病的依据。

五、辨证要点

1. *谨察病机* 由于病因不同，感染途径不同，临床症状出现次序之不同，故须审查症状、体征、实验室检查，详询病史，而明辨病因病机。毒邪外侵常先见膀胱刺激征等局部症状，热毒流注则先出现寒冷高热等全身症状，湿热下注是局部与全身症状同时并见。毒种外侵与湿热下注初起症状较轻，前列腺肿大较轻、压痛，血常规白细胞增高不似热毒流注，为湿热证，若病情进一步发展，则呈热毒证。热毒流注症状较重，前列腺肿大明显、灼热、压痛剧烈，血常规白细胞高达 20×10^9/L 以上，辨证为热毒型。

2. *把握转归* 治疗不当或不及时，本病可向两个方面转化。一是热毒蕴结不散，热盛肉腐，酝酿成脓而成前列腺脓肿，出现高热持续不退，会阴部肛门剧烈疼痛等全身局部症状加重，前列腺触诊有波动感；二是湿热毒邪未彻底清除，反复发作，转为慢性细菌性前列腺炎。

六、治疗原则

清热解毒、凉血活血是本病的治疗法则。热毒蕴结，前列腺炎症急骤、显著；正气抗邪，腺体内有大量白细胞浸润；热迫血行，灼伤血脉，血脉瘀滞不通，前列腺急性充血、肿大、灼热、疼痛。前列腺腺管开口于前列腺尿道，感染常经尿道所致，炎症亦常波及尿道，故膀胱刺激征明显者，需佐以清热利湿之品。前列腺由于炎症刺激，分泌大量腺液，但由于腺体充血水肿，腺管排泄不畅，故尿道流分泌物者，需佐以消肿排浊之品。

七、论治要点

本病临床辨证有湿热证与热毒证之不同，湿热证为轻，热毒证为重，湿热证进一步发展，可呈热毒证。

（一）湿热证

1. *临床表现* 发热、尿频、尿急、尿痛、排尿困难、尿黄，小便灼热，前列腺肿大、压痛、灼热，会阴部坠胀不适或疼痛。伴尿道流分泌物，血尿，口苦口干，易汗出，小腹胀，大便干，肛门灼热。舌红，苔黄腻，脉弦数。

2. *证候分析* 本证病变常系湿热毒邪经尿道侵袭，或饮食不节，酿生湿热，湿热下注膀胱、前列腺所致，故见尿频、尿急、尿痛，排尿困难，小便灼热等膀胱刺激征。热灼津伤，小便黄赤，口苦口干；正气抗邪，出现发热。湿热注于前列腺，阻滞血脉，前列腺肿大、灼热、压痛。若灼伤血络，可见血尿；血瘀气滞，会阴部坠胀疼痛；湿浊作用前列腺，前列腺液秽浊不清，尿道流乳白色分泌物。汗出，小腹胀，大便干，肛门灼热是湿热为病之证。舌红苔黄腻、脉弦数为湿热之象。

3. *治法* 清利湿热，祛瘀排浊。

4. *方药* 龙胆泻肝汤加减。方取龙胆草、栀子、黄芩、甘草清热解毒；车前子、木通、泽泻利水渗湿；生地黄、当归凉血活血祛瘀；柴胡退热；加天花粉清热生津、消肿排浊；生大黄清热解毒、活血祛瘀、通便排浊。若见血尿，加蒲黄、茜草。

（二）热毒证

1. *临床表现* 寒战高热，全身酸痛、乏力，会阴部、肛门坠胀疼痛，尿频、尿急、尿痛，排尿困难，尿黄赤，前列腺明显肿大、灼热、触痛明显，血象白细胞高达 20×10^9/L 以上。伴口干喜饮，易汗出，腹股沟、耻骨上疼痛，性欲减退，性交射精疼痛，血精、血尿、尿道流脓性分泌物，大便干，大便疼痛，肛门灼热，严重者出现尿闭。舌红，苔黄，脉弦滑数。

2. *证候分析* 热毒型主要为血源性感染，热毒流注前列腺所致，或湿热证进一步发展而来。热毒为病，正邪交争，营卫不和，故本型见寒战高热，全身酸痛；热毒阻滞血脉，血瘀气滞，则前列腺明显肿大、灼热、触痛，会阴部肛门坠胀疼痛；热毒经前列腺导管波及尿道及肿大前列腺压迫尿道，故可见尿频、尿急、尿痛，排尿困难，小便灼热感，尿黄赤，甚则尿闭。其他伴随症，皆是热毒伤津，灼伤血络、精道，瘀浊阻滞不畅所引起。舌红，苔黄，脉弦滑数仍热毒蕴结之象。

3. *治法* 清热解毒，凉血活血。

4. *方药* 五味消毒饮加减。方取金银花、野菊花、紫花地丁、紫背天葵、蒲公英清热解毒；加牡丹皮、赤芍凉血活血；桃仁、穿山甲、大黄活血化瘀；天花粉养阴生津，薏苡仁利湿；其中穿山甲、天花粉、薏苡仁有排浊之功。

八、其他疗法

（一）西药治疗

（1）抗菌治疗：喹诺酮抗生素，如诺氟沙星 400 mg，每日 2 次，亦可选用氧氟沙星、环丙沙星等。或磺胺类药物，如复方新诺明，首次剂量 2 g，以后每次 1 g，每日 2 次。抗菌治疗后，体温一般在 48h 内下降至正常。

（2）膀胱刺激征明显者，可用解痉剂解除，如复方莨菪碱合剂。

（3）疼痛剧烈者，适当服用解痉镇痛剂，溴丙胺太林 15m g，每日 2 次；或颠茄合剂 10 mL，每日 3 次。大便干者，可给予轻泻剂，以保证大便通畅。

（4）毒血症状明显者，应给予补液，静脉滴注氨苄西林或氯霉素。

（二）局部治疗

（1）热水坐浴，或用蒲公英 30 g、牡丹皮 30 g、黄柏 30 g、虎杖 30 g，煎汤坐浴，水混 45 ℃，每日 2 次，每次 20 min，以减少前列腺充血程度，帮助炎症消退。

（2）野菊花栓肛门栓塞，可减轻肛门灼热疼痛。

（3）中药保留灌肠：蒲公英 30 g、紫花地丁 30 g、土茯苓 30 g、红藤 30 g，煎水取 50 mL 灌肠。

（4）发生尿潴留，忌用导尿，可采用耻骨上穿刺引流。

九、转归与预后

本病预后良好，痊愈率高。症状、体征消除后，应镜检前列腺液，以防转为慢性，必要时继续给予中药治疗，或服用抗生素。若治疗无效，症状继续加重，发烧持续一周以上，血常规白细胞明显增高，应考虑有脓肿形成。急性尿潴留、前列腺有波动感往往提示脓肿形成，治疗见前列腺脓肿。

十、预防与护理

（1）必须注意慢性前列腺炎可因用力按摩或经尿道器械检查引起急性发作。

（2）尿常规有脓球，或培养阳性者，一定要在无菌后才能进行尿道器械检查。

（3）急性发作期应卧床休息，避免房事，多饮水，保证大便通畅。但若有尿潴留应适当控制水的摄入，以免由于频繁排尿加重尿道充血和激惹症状。

（4）禁食辛辣炙煿之品，戒除烟酒，预防感冒，避免诱发因素。

十一、现代研究进展

急性细菌性前列腺炎发病率不高，但起病急、症状重。临床上由于抗生素的应用，特别是喹诺酮类药物的出现，以及中药清热解毒药的运用，本病痊愈率高，预后好。

（一）抗生素为主，辅以他法

一旦确诊或怀疑本病，即应及早采用大剂量抗生素治疗。急性细菌性前列腺炎对抗菌药治疗反应良好，一些药物在正常状态下向前列腺分泌系统的弥散能力较差。急性细菌性炎症时，前列腺屏障允许药物通过，在前列腺分泌系统、间质和基质中达到治疗浓度。急性细菌性前列腺炎应采用快速有效的抗菌药物，迅速控制炎症。且不能满足体温正常、炎症消失，用药应持续一段时间，以防迁延成慢性细菌性前列腺炎和反复发作。在用药之前应先做中段尿尿细菌培养和药敏实验，复方新诺明（SMZ）进入前列腺组织和分泌物中浓度高，常作为首选药物。新喹诺酮类，如诺氟沙星、氧氟沙星等是现今认为较好的口服药，一则抗菌谱广，再则脂溶性好，易透过前列腺屏障。非口服类有头孢菌素、氨基糖苷类、四环素类，效果非常显著。给药的剂量及时间要足，必要时口服与输液同时进行。口服氧氟沙星 400 mg，2 次/d，最少不得少于 30 d。静脉给药应用庆大霉素加氨苄西林，两者隔开交替给予。庆大霉素每日 3~5 mg/kg，每日三次；氨苄西林 2 g，6 h 一次。现在第三代头孢类药物在急性前列腺炎中显示出作用迅速，效果良好的优势。目前不管怎样先进的静脉滴注药物，一般 7 d 左右方能将 EPS 或 VB_3 中的细菌完全清除。防止急性炎症转变为慢性是治疗急性前列腺炎的重要组成部分。所以静脉给药后用口服药巩固治疗，必须达到一定的剂量和持续时间。大量饮水，卧床休息，止痛退热，保证大便通畅，解痉剂及雌激素的运用，物理疗法，中草药清热解毒、祛瘀散结、利水通淋，均有助本病治愈。有急性尿潴留时，最好经耻骨造上造瘘导尿，应避免经尿道插入导尿管或进行器械操作。

（二）中药治疗，侧重苦寒

清热利湿化瘀汤（蒲公英 30 g、金银花 20 g、连翘 15 g、滑石 15 g、茯苓 15 g、车前子 15 g、连须 12 g、当归 12 g、赤芍 12 g、败酱草 15 g、丹参 20 g、穿山甲 9 g、王不留行 15 g、甘草 6 g）治疗急性前列腺炎。认为急性前列腺炎的中药治疗，应以“急则治其标”为原则，侧重于苦寒清热利湿，忌用辛温，以免助邪而伤肾阴。同时，也要注意本病急性期后，湿热之邪已解，有关症状消失，苦寒清热利湿之药，可以减量，或不用，以免寒凝助长前列腺增生。

（三）最近研究

关于急性细菌性前列腺炎的治疗，只用抗生素治疗与抗生素配合经直肠激光治疗相比较，症状消失情况，前者 87%，后者 92%。前列腺周围静脉瘀血消失各为 43.7%、89.7%。说明并用经直肠激光治疗效果显著。急性前列腺炎，在急性期前列腺特异抗原（PAS）上升，有报道认为用抗生素 14 d 以内转为正常。

十二、疗效判断参考

1. *治愈*　症状消失，局部肿胀消退，无触痛，连续 3 次以上前列腺液检查均为正常者。
2. *有效*　症状改善，但前列腺液常规检查仍达不到正常标准。
3. *无效*　治疗 1 周后，症状体征仍无改善者。

参考文献

[1] 张士杰. 急性前列腺炎 32 例分析 [J]. 广东医学，1985（8）：26.
[2] Weidner，et al. TheraPy of Prootatitis. Munich W Zucksckwert Verlag，1986：35-39.
[3] Mearas EM. Prostatitis. In：Chisholm GD，Fair WR. Scientific foundation of urology [M]. 3th. Chicgo：Year Book Medical Publishers. 1990：373-378.
[4] 邵经明. 清热利湿化瘀汤 [J]. 实用中西医结合杂志，1993（6）：178.
[5] Martino AJ et al. The efficacy of Norfloxacin in the treatment of endocavitary laser tharapy in pationts with bacteria prostatitis. Arch Ital Urol Androl，1993，65：391-396.
[6] 山本雅宏. 急性および慢性前立腺炎における前立腺特异抗原の检讨 [J]. 泌尿纪要，1993，39：445-449.
[7] Chronc prostatitis workshop. National institutes of health [J]. Bethesda Maryland，1995：7-8.
[8] 段为民. 中西医结合治疗急性细菌性前列腺炎临床观察 [J]. 河北中医，2012，34（6）：888.
[9] 崔明花. 急性细菌性前列腺炎三种药物治疗方案的成本——效果分析 [J]. 吉林医学，2007，28（13）：1480.

第三节　前列腺脓肿

一、概述

前列腺脓肿多继发于急性细菌性前列腺炎、尿道炎和附睾炎，炎症发展到腺泡周围组织，引起腺泡坏死、血管破裂，形成脓肿。其主要特征是肛指检查前列腺肿大有波动感，触痛十分明显。患者通常为40~60岁，其临床表现是较急性细菌性前列腺炎更严重，排尿梗阻症状明显，部分患者可出现发热，常发生尿潴留，有时尿道流出脓性分泌物。

由于抗生素的运用，急性细菌性前列腺炎常能及时得以治愈，因此前列腺脓肿发病率很低，多发生于成年人，且糖尿病患者更易发生。

根据其临床表现，前列腺脓肿似中医的“悬痈”和“穿裆毒”。明·汪机《外科理例·悬痈一百三》即明确指出其病位、症状和病机：“谷道前患毒，焮痛寒热，此肝经湿热所致，名曰悬痈。”明·陈实功《外科正宗·悬痈第三十四》则对该病的病位和演变做了更为详细的论述：“夫悬痈者，乃三阴亏损，湿热结聚而成。此穴生于谷道之前，阴器之后，又谓海底穴也。初生状如莲子，少痒多痛。日久渐如桃李，赤肿焮痛，欲溃为脓。”清代许克昌《外科证治全书·前阴证治》对该病的发病原因和预后做了阐述：“悬痈多由忍精提气而成，所谓欲泄不泄，化为脓血是也，最难疗治。”清代吴谦《医宗金鉴·外科心法要诀》就临床表现，指出其治疗逆顺，“穿裆毒发于会阴前，忧思劳伤湿郁源，焮痛红顺塌陷逆，腐深漏溺收敛难。”

本病主要由湿热毒邪，流注肝经，蕴结于前列腺，热盛则血瘀毒腐，肉腐则酿生脓血。治疗以清热解毒，祛瘀排脓为大法。

二、病因病理

（一）中医病因病机

性事不洁，外感毒邪，或饮食所伤，酿生湿热，或原有它疾，疮痈肿毒病变不愈，热毒流注，均可致使湿热毒邪蕴结于前列腺，酿生脓血而成本病。

（二）西医病因病理

前列腺脓肿的致病菌和感染途径与急性细菌性前列腺炎基本相同，常见致病菌为需氧革兰阴性杆菌，其次为金黄色葡萄球菌。可继发于急性细菌性前列腺炎。炎症波及腺泡周围组织，腺泡坏死破裂，血管破裂出血，形成大小不等脓肿。早期形成微脓肿，重者后期微脓肿融合或增大形成前列腺脓肿。病变可局限于一叶或整个腺体，严重者脓肿可溃破于尿道、会阴、坐骨直肠凹或直肠。

三、辨病要点

1. *症状*　症状表现与急性细菌性前列腺炎相似，但全身和局部症状更加严重。持续高热，会阴肛门剧烈胀痛，排尿梗阻更加明显，常出现尿潴留，有时尿道有脓性分泌物流出。

2. *体征*　肛指检查前列腺触诊十分疼痛，前列腺肿大明显，有波动感，但常在后期出现。

3. *实验室检查*　血白细胞多在20×10^9/L以上，尿常规有脓细胞或红细胞，尿道流出的分泌物脓细胞满视野、大量成堆，且可见红细胞，需做培养和敏感试验。

本病诊断特点有四，一是症状较急性细菌性前列腺炎更急，有明显毒血症；二是尿路刺激征更加明显，排尿梗阻症状重，常出现尿潴留；三是尿道流脓性分泌物；四是肛指检查前列腺触痛剧烈，有波动感。

4. *B超检查*　前列腺体积不同程度肿大，前列腺腺体回声内见形态不规则，边缘欠清晰或不清晰的低回声区或无回声区，病灶后方回声可轻度增强，彩色多普勒在病灶内未测及血流信号。

5. CT检查 简单易行、无创伤性，可清楚地显示前列腺的大小、形态、轮廓的变化及与其周围结构的关系。前列腺脓肿时，脓肿壁明显增强，壁厚较均匀，脓腔内密度均无强化，边界清楚，并可明确显示脓肿内的分隔及脓肿壁的厚度，还可发现脓肿向周围组织蔓延及精囊炎等继发改变的情况。

6. MRI检查 前列腺脓肿MRI表现具有特征性，容易发现小脓肿，并可以确定脓肿蔓延的范围。脓肿T1WI呈稍低信号或低信号，T2WI呈高信号或较高信号。

四、类病辨别

本病尿道可流出脓性分泌物，需与急性淋病相鉴别，参见急性细菌性前列腺炎一节。

五、辨证要点

1. 详察症情 前列腺脓肿症情较急性细菌性前列腺炎更重，其主要特征是肛指检查前列腺波动感，但常在后期出现，因此需详察症情，及时治疗。急性细菌性前列腺炎若在一周或一周以上持续高热，血白细胞明显增高，全身和局部症状继续加重，应考虑脓肿形成。急性尿潴留则往往提示前列腺脓肿形成。

2. 把握转归 本病脓肿一旦穿破或引流后，症状立即消退。但不少患者合并有附睾、睾丸炎，或脓肿破入尿道、会阴、膀胱周围组织间隙、直肠，引起结缔组织炎，尚需继续治疗。

六、治疗原则

本病临床治疗以西医外科切开引流，辅以抗生素治疗为主。中医治疗以祛邪为原则。湿热邪毒，蕴结于前列腺而酿生脓血，形成脓肿，治以清热解毒，祛瘀排脓；脓液自行溃破，溃于尿道则脓液从尿道流出，溃于会阴部则脓液从会阴部穿出，此时症状即迅速消退，治疗以排脓解毒为主；症状及体征消退后，可根据患者情况，治以养血活血、清热解毒，以促恢复，防止余毒未清。

七、论治要点

临床辨证，根据前列腺脓肿症情发展，可分成脓期、溃破期和恢复期。

（一）成脓期

1. 临床表现 持续高热，时时振寒，全身酸痛，会阴部、肛门剧烈胀痛，疼痛常波及睾丸、腹股沟、小腹部，尿频、尿急、尿痛、排尿困难，梗阻症状明显，甚则点滴全无。伴尿道灼热感，尿道流脓性分泌物，口干喜饮，易汗出，食欲不振，恶心，腹胀，大便干。肛指检查前列腺肿大灼热，触痛剧烈，有波动感。舌质红，苔黄或黄腻，脉弦滑数。

2. 证候分析 湿热毒邪蕴结于前列腺，热壅血瘀，肉腐成脓，故前列腺肿大灼热，触痛剧烈，有波动感；前列腺位于会阴部、直肠和尿道之间，热壅血瘀致经络气血不通，故会阴部、肛门剧烈胀痛，尿道灼热疼痛，甚则波及睾丸、腹股沟及小腹部。邪毒内蕴，正气与之相争，故出现持续高热，时时振寒，全身酸痛。邪热内蒸伤津，则易汗出，口干喜饮；内扰胃肠，则食欲不振，恶心，腹胀，大便干。湿热毒邪波及尿道，且肿大的前列腺压迫尿道，即见尿频、尿急、尿痛，排尿困难，梗阻症状明显，甚则点滴全无。舌质红，苔黄或黄腻，脉弦滑数为湿热毒邪内蕴之舌脉。

3. 治法 清热解毒，祛瘀排脓。

4. 方药 五味消毒饮合仙方活命饮加减。方取金银花、野菊花、紫花地丁、蒲公英、紫背天葵子清热解毒；浙贝母、天花粉清热解毒散结，且天花粉还有养阴生津排脓之功，穿山甲、皂角刺通经透脓；当归尾、赤芍、乳香、没药活血祛瘀；陈皮理气；甘草解毒和中。加土茯苓、车前子清热利湿，有利湿邪从小便去。若大便干，加生大黄通腑泄热。

（二）溃破期

1. 临床表现 突然尿道流出大量脓性分泌物，或脓性分泌物从会阴部溃出，或溃破于直肠、坐骨直肠凹，体温渐降，症状明显减轻。指肛检查前列腺肿大缩小，稍有触痛，波动感消失。舌质红，苔薄黄，脉数。

2. 证候分析　前列腺脓肿溃破，溃破于尿道则尿道流出大量脓性分泌物，溃破于会阴部则脓液从会阴部流出，脓液亦可溃破于直肠或坐骨直肠凹。脓肿溃破，湿热毒邪随脓液部则脓液从会阴部流出，脓液亦可溃破于直肠或坐骨直肠凹。脓肿溃破，湿热毒邪随脓液而去，故体温渐降，症状明显减轻；指肛检查肿大的前列腺缩小，波动感消失，稍有压痛。舌质红，苔薄黄，脉数，为余毒未清之舌脉。

3. 治法　排脓解毒。

4. 方药　排脓汤合薏苡附子败酱散加减。方取桔梗、薏苡仁排脓；败酱草清热解毒，化腐排脓；少量附片振奋元阳，防苦寒伤阳；甘草清热解毒，调和诸药。加冬瓜仁增强排脓之力，牡丹皮、赤芍凉血活血祛瘀，蒲公英、白花蛇舌草清除余毒。

（四）恢复期

1. 临床表现　诸症消失，精神渐振，食纳好转。伴神疲乏力，口干，潮热盗汗，尿道口时流分泌物，或会阴部瘘口不愈，时有分泌物流出。指肛检查前列腺大小正常，或有压痛。舌质红或淡红、苔薄黄，脉细或细数。

2. 证候分析　前列腺脓肿溃后，湿热毒邪已去，正气恢复，则诸症消失，精神渐振，食纳好转。若余毒未清，气阴两伤，则见神疲乏力，口干，潮热盗汗，尿道口时流分泌物，或会阴部瘘口不愈，时有分泌物流出。脓肿溃后，前列腺大小恢复正常，或有压痛。舌质红，苔薄黄，脉细或细数为气阴两伤之舌脉。

3. 治法　益气养阴。

4. 方药　黄芪甘草汤合知柏地黄丸加减。方取黄芪、甘草、茯苓、山药健脾益气，知母、生地黄养阴清热，牡丹皮活血祛瘀，黄柏清热解毒，另外黄芪还可托里排脓。诸药合用，益气养阴、清热解毒、祛瘀排脓，使正气复，余毒去。若尿道口时流分泌物。或会阴部瘘口不愈，时有分泌物流出，加薏苡仁、冬瓜仁、败酱草促进前列腺液排泄通畅，使脓浊去，腺液清。会阴部瘘口可用九一丹拨脓引流，待脓液尽则用生肌散收口。

八、其他治疗

（一）手术治疗

一旦脓肿形成，首先行外科切开引流，可经直肠或会阴部切开引流，若脓肿局限在腺体内，则经尿道用电切镜切开脓肿壁排脓。对在直肠彩色多普勒超声引导下经直肠穿刺引流效果不佳者，可行经尿道电切手术治疗。对60岁以下、无良性前列腺增生患者可选择经尿道电切去顶减压手术；年龄超过60岁，且合并良性前列腺增生症的患者，可选择经尿道前列腺电切术。

（二）西药治疗

参见急性细菌性前列腺炎。

（三）局部治疗

参见急性细菌性前列腺炎。

九、转归与预后

本病治疗及时得当，预后良好。若失治误治，可继发败血症。脓肿溃后，若处理不当，尿道口时流分泌物，或会阴部瘘口不愈，邪毒不清，正虚邪恋，常可转为慢性前列腺炎。脓液溃破入直肠或坐骨直肠凹，则易引起结缔组织炎。治疗后，诸症虽除，仍需复查前列腺液，防止转为慢性前列腺炎。

十、预防与护理

（1）指肛检查切忌按压前列腺，以免引起败血症。

（2）尿道器械检查忌用。

（3）卧床休息，避免房事，多饮水，保证大便通畅。

（4）忌食辛辣刺激之品，戒除烟酒。

参考文献

[1] 郭海洋. 前列腺脓肿5例诊断与治疗体会［J］. 中国医药指南，2013，11（27）：509.

[2] 熊国斌，龚百生，邱明星，等. 2000—2011年前列腺脓肿诊治文献的循证评价［J］. 中国循证医学杂志，2012，12（1）：98-103.

[3] 赵国权. CT对前列腺脓肿的诊断价值［J］. 医学理论与实践，2007，20（4）：457-458.

[4] 张伟强，朱翔，王立章. 前列腺脓肿的MRI诊断［J］. 医学影像学杂志，2010，20（4）：542-544.

[5] 杨庆荣. 经腹彩超检查在前列腺脓肿中的诊断价值［J］. 宁夏医学杂志，2006，28（12）：895.

第四节　慢性前列腺炎

一、概述

慢性前列腺炎是男性生殖系统疾病中最常见的一种疾病，是以排尿刺激症状和膀胱生殖区疼痛为主要表现的临床综合征。好发于20～40岁青壮年男子，发病率甚高，据统计35岁以上男性35%～40%患有本病，占泌尿外科男性就诊患者的1/4左右。

本病起病缓慢，临床症状复杂且无特异性，分全身和局部症状两大类，主要表现在疼痛、尿路症状、生殖系统症状、精神抑郁症等方面。根据其临床表现，中医将该病归纳在淋、浊、精病三大范畴，亦有将其归纳在肾虚腰痛、阳痿、早泄、癃闭等范畴，对本病认识极不一致，从而导致临床治疗缺乏正确的中医理论指导，影响中医对慢性前列腺炎的治疗效果。

古代医学由于解剖水平限制，把男子内生殖系统统归于精室范畴，前列腺当然亦不例外。但已清楚认识到溺窍、溺道与精窍、精道之不同，提出浊在精窍、精道。明代王肯堂《证治准绳·杂病·赤白浊门》曰："溺与精，所出之道不同。淋病在溺道，故《医学纲目》列之肝胆部；浊病在精道，故《医学纲目》列之肾膀胱部。"清代林佩琴《类证治裁·淋浊》明确指出："肾有两窍，一溺窍，一精窍，淋在溺窍，病在肝脾；浊在精窍，病在心肾。"可见，淋与浊不同，淋之病变部位在溺窍、溺道；浊之病变部位在精窍、精道。前列腺既属精室，其病变当不属淋之范畴。

从临床症状表现来看，慢性前列腺炎临床症状虽复杂且无特异性，但常见阴部疼痛和尿道有乳白色分泌物，尤在排尿终末或大便时滴出。这两个症状，中医文献早有论述。《素问·痿论篇》："思想无穷，所愿不得，意淫于外，入房太甚，宗筋弛纵，发为筋痿，及为白淫。"白淫即乳白色分泌物。王冰注曰："白物淫衍，如精之状，因溲而下。"可见白淫非精，且在排尿终末时滴出。清·吴谦《医宗金鉴·杂病心法要诀》叙述更明白："浊在精窍溺自清，秽物如脓阴内疼，赤热精竭不及化，白寒湿热败精成。"说明慢性前列腺炎当属"浊"之范畴，因其色白，故曰白浊。后世医家不解白浊之义，常把其与尿浊和精浊混淆。尿浊属溺窍、溺道病变，应区别之。而精浊与白浊虽同属精室病变，但古代医家经长期医疗实践发现，白浊与精浊之临床表现不同，因受解剖水平限制，无法解释病变为何均在精窍、精道，为区别之，故曰白浊，并未以精浊统之。

现代解剖学则证明了前列腺导管与射精管开口位置不同。前列腺导管直接开口于尿道前列腺部精阜两侧，前列腺尿道底的许多小孔，即是前列腺导管的开口；射精管开口于前列腺尿道底前列腺囊直下方，尿道底两侧各有一开口。从而支持中医的认识，白浊与精浊、尿浊和淋证之不同，慢性前列腺炎即中医之白浊。

本病青春期前很少发生，多发于青壮年。根据临床表现和青壮年多喜烟酒、生活不节与相火偏旺的特点，中医认为湿热为病，瘀浊阻滞，或伤于阴或伤于阳是本病的病机特点。其病位在下焦“精室”，与肝、肾二经关系最为密切。临床多为寒热、虚实错杂之证，瘀浊阻滞为其病理基础，治疗以祛瘀排浊为原则，或佐以清热解毒、利水渗湿，或佐以行气导滞、疏肝通络，或佐以养阴，或佐以温阳。

慢性前列腺炎由于致病原因不一，临床上一般按美国国立卫生院（NIH）的分类标准（表26-1）分为慢性细菌性前列腺炎（Ⅱ型）和慢性非细菌性前列腺炎（ⅢA型）/慢性盆腔疼痛综合征（ⅢB型），两者从临床表现上难以区分，因其具有类似的临床特征，均表现为腰骶部、会阴部等部位疼痛，伴有排尿刺激或梗阻症状，性功能不全和心理上的紧张、焦虑。其中会阴部、下腹部、睾丸、阴茎疼痛及射精痛是慢性前列腺炎最典型的特征。患者常描述这类疼痛为难以表述的酸胀痛。正因为两者临床表现相似，中医辨证论治基本相同，因此将两者归为慢性前列腺炎一起论述。但两者致病原因不一，慢性细菌性前列腺炎的前列腺液细菌培养阳性，而慢性非细菌性前列腺炎/慢性盆腔疼痛综合征有前列腺炎的盆底部疼痛症状，但前列腺液细菌培养阴性。由此在西医治疗方面还是有区别的。

表26-1　NIH四型前列腺炎的临床特点参照表

前列腺炎类型	尿路感染病史	肛诊异常	前列腺液白细胞	前列腺液培养	常见致病菌	抗生素治疗反应	对尿流率影响
Ⅰ	有	有	+	+	大肠杆菌	有	有
Ⅱ	有	±	+	+	大肠杆菌	有	±
ⅢA	无	±	+	-	无	常无效	有
ⅢB	无	无	-	-	无	无	有
Ⅳ	无	无	+	±	±	±	无

二、病因病理

（一）中医病因病机

本病的病机特点是湿热之邪久郁不清，致腺体脉络瘀阻，腺管排泄不畅，呈现瘀浊阻滞的病理改变。湿热不清，常易伤阴伤阳，出现寒热、虚实错杂之象。其湿热之因有四：

1. 饮食不节　嗜食辛辣膏粱厚味，或烟酒太过，致脾胃运化失常，酿生湿热，湿热下注而致本病。

2. 性事不洁　性生活不洁，或婚外不洁性生活史，湿毒之邪内侵前列腺而为病。

3. 忍精不泄　青壮年相火妄动，所愿不遂而又担心失精伤身，常手淫忍精不泄，腺液排泄不畅，湿浊留滞，复遇下阴不洁，如包皮过长，污垢不清等，毒邪内侵与湿浊相搏。

4. 它病不愈　急性细菌性前列腺炎不愈转为慢性，湿热之邪不去；或慢性尿道炎、膀胱炎、肾盂肾炎等膀胱湿热，流注前列腺。

（二）西医病因病理

慢性前列腺炎的病因可归纳为以下几类：

（1）微生物感染占CP中的5%~10%。种类多样，大多是革兰性阴性菌，如大肠杆菌，奈瑟菌等，也有革兰性阳性菌，如金黄色葡萄球菌，还有衣原体、支原体等。既有单一感染也有复合感染。既往认为，前列腺是有菌性器官，其内有革兰阳性菌寄生，以大肠杆菌为代表的革兰阴性菌是主要的致病菌。但在近年世界范围内，由于抗生素的滥用，导致许多耐药性条件性致病菌如金葡菌等渐渐成为主要致病菌。并且从单一感染占绝对优势，变为多重感染日渐增加，微生物种类日益扩大。其感染途径有如下几种：逆行感染、血行感染、淋巴感染。最多见的是逆行感染。

（2）不明原因造成的盆底肌张力过高或痉挛及后尿道压力过高，致使前列腺内尿液反流，造成“化学性前列腺炎”或前列腺痛。同时还可将外来病原体带入前列腺内，引发细菌性前列腺炎。

（3）全身或局部免疫力下降，前列腺内前列腺抗菌因子（PAF）的含量下降，前列腺局部微环境失调，可致异常免疫应答导致炎症。

（4）前列腺液排泄失畅，由于解剖上的关系，前列腺外周带的前列腺腺管与尿道成一定角度，不利于分泌物排出，易发生梗阻使腺体扩张，也易使微生物进入腺体内储留。

（5）紧张的工作生活或焦虑、抑郁心理，可使全身交感神经易兴奋，前列腺后尿道α-肾上腺素能受体兴奋性增高。

（6）前列腺痛患者往往容易发生心率和血压的波动，表明可能与自主神经反应有关。其疼痛具有内脏器官疼痛的特点，前列腺、尿道的局部病理刺激，通过前列腺的传入神经触发脊髓反射，激活腰、骶髓的星形胶质细胞，神经冲动通过生殖股神经和髂腹股沟神经传出冲动，交感神经末梢释放去甲肾上腺素、前列腺素、降钙素基因相关肽、P 物质等，引起膀胱尿道功能紊乱，并导致会阴、盆底肌肉异常活动，在前列腺以外的相应区域出现持续的疼痛和牵涉痛。

（7）近年研究显示免疫因素在Ⅲ型前列腺炎的发生发展和病程演变中发挥着非常重要的作用，患者的前列腺液和/或精浆和/或组织和/或血液中可出现某些细胞因子水平的变化，如：IL-2、IL-6、IL-8、IL-10、TNF-α 及 MCP-1 等，而且 IL-10 水平与Ⅲ型前列腺炎患者的疼痛症状呈正相关，应用免疫抑制剂治疗有一定效果。

（8）正常情况下，机体氧自由基的产生、利用、清除处于动态平衡状态。前列腺炎患者氧自由基的产生过多或/和自由基的清除体系作用相对降低，从而使机体抗氧化应激作用的反应能力降低、氧化应激作用产物或/和副产物增加，也可能为发病机制之一。

（9）部分前列腺炎患者常伴有前列腺外周带静脉丛扩张、痔、精索静脉曲张等，提示部分慢性前列腺炎患者的症状可能与盆腔静脉充血，血液瘀滞相关，这也可能是造成久治不愈的原因之一。

（10）性生活不节，使前列腺反复充血、肿胀，或长时间得不到排泄而使前列腺液郁积，腺体扩张，前列腺张力增加，敏感性增高。

慢性前列腺炎的病理改变主要是腺叶的纤维增生，腺管的阻塞及炎细胞浸润等。腺泡及腺管的炎症反应可使腺管梗阻，分泌物郁积，引流不畅，从而又加重局部组织的病变。有学者认为：本病不仅是局部的炎症，也是一种内分泌免疫系统发生紊乱的全身性疾病。本病起病缓慢，对膀胱颈部的影响不大，很少导致膀胱颈部的功能改变而出现梗阻。

三、辨病要点

1. *症状* 本病起病缓慢，症状复杂且无特异性，可分为局部和全身症状，主要表现在疼痛、尿路症状、生殖系统症状和精神抑郁症等方面。

（1）疼痛：主要表现为会阴部、肛门、后尿道坠胀不适或疼痛，或耻骨上、腹股沟部、腰骶部、睾丸、阴茎等处不适隐痛，或膈以下、膝以上有不同程度的反射痛。

（2）尿路症状：常见尿道口有乳白色分泌物，尤其在排便等腹压增加情况下出现，尿频、尿急、尿痛、尿有余沥、排尿困难，排尿时尿道常有烧灼感，夜尿增多。

（3）生殖系统症状：可见性欲减退、阳痿、早泄、射精疼痛、血精、遗精等性功能紊乱和精液液化不良；精子活力低下、活率减少、畸形精子增多及精子凝集等男性不育现象。

（4）精神抑郁症：出现精神不振、忧愁思虑、烦躁不安、失眠、多梦、健忘等现象；甚者焦虑、恐惧、愤怒、自卑，严重者有自杀倾向。

（5）其他症状：主要有疲倦乏力、腰膝酸软、头晕耳鸣、纳呆、大便秘或溏等症。

2. *体征* 直肠指检前列腺可有轻度压痛，大小正常或偏小或稍肿大，质地略偏硬，一般不存在结节。若经过前列腺注射或病程很长，腺体往往偏小，质地硬，有结节，但结节光滑，且前列腺液难以按出。若兼有前列腺增生者，腺体增大，中央沟常消失。

3. 实验室检查

（1）EPS镜检：前列腺液镜检是慢性前列腺炎最基本的方法，白细胞>10个/HP，或白细胞有成堆现象，即可诊断。严重者见大量成堆白细胞，或白细胞满视野。卵磷脂小体明显减少，甚者消失。若一个腺管有炎症，偶见一小堆白细胞。

（2）EPS培养：先排空小便，清洗龟头，按摩取EPS置于培养基中培养。如为慢性细菌性前列腺炎可发现培养基内有大量细菌生长，常见的有大肠杆菌、肠球菌和金黄色葡萄球菌。但要注意，阴性者可因培养方法及排菌为间歇性等因素所致，无菌性前列腺炎也并不意味没有病原体。

（3）细菌学定位检查（四段培养）：这是慢性前列腺炎较为准确的诊查方法。可将前列腺炎、尿道炎或尿路感染加以区别。饮水憋尿，清洗龟头，用无菌瓶接最先排出的10 mL尿液（VB_1）代表尿道标本；排尿200 mL弃之，用第2只无菌瓶接10 mL尿液（VB_2）代表膀胱标本；按摩前列腺取前列腺液（EPS）置消毒培养皿中代表前列腺标本；按摩后再排尿，用第3只无菌瓶接10 mL尿液（VB_3）代表前列腺及后尿道标本。然后将标本分别进行细菌培养计数检查，若VB_2菌数多，为膀胱炎，治疗后再检查；EPS或VB_3菌数>5 000个/mL，而VB_1和VB_2菌数<3 000个/mL，或EPS菌数最多，为慢性细菌性前列腺炎；若治疗过程中，VB_1、VB_2转阴，而EPS、VB_3仍阳性，进一步表明为慢性细菌性前列腺炎；VB_2无菌，VB_1中细菌数明显大于EPS和VB_3，应考虑为尿道感染；VB_1等四个标本均无菌，可考虑为无菌性前列腺炎。

（4）精液检查：前列腺炎时，精液推片染色进行细胞分类（油镜），常发现白细胞比例较高，但该检查很难作为前列腺的定位诊断，必要时，辅以EPS镜检，以明确定位。精液培养亦如此。

（5）免疫球蛋白测定：正常前列腺液中含有IgG、IgA。慢性前列腺炎时，EPS中IgG、IgA、IgE升高，且IgA升高尤为明显。治疗后，免疫球蛋白数值随治疗效果而改变，故免疫球蛋白测定可作为辅助诊断和评定疗效的1个指标。

（6）EPS的锌测定：前列腺中有1种抗菌因子（PAF），其主要成分是锌。慢性前列腺炎时，EPS—Zn含量明显降低，且细菌培养阳性较培养阴性者，降低更明显。但是，EPS—Zn含量降低与体内Zn水平无关。治疗后EPS—Zn升高正常者多痊愈，症状改善而EPS-Zn不正常者常易复发。是前列腺低Zn致慢性前列腺炎，还是慢性前列腺炎致前列腺低Zn，至今尚未揭示，但口服Zn制剂并不能补充前列腺中Zn含量。

（7）EPS的pH测定：正常人EPS的pH值为6. 3~6. 6。慢性前列腺炎时，pH值常>7。EPS的pH值有助于慢性前列腺炎的诊断和治疗评定。

（8）前列腺B超：经直肠超声检查对前列腺炎有相当高的诊断价值，高频探头能清楚显示前列腺内部整体形态，对有无结节也能正常判断，并能显示精囊甚至射精管情况。前列腺炎声像图表现为：前列腺大小正常或缩小，内部回声强弱不均，可见锥形低回声区，增强的光斑及结节回声，包膜回声增强、增厚、粗糙。

（9）尿动力学检查：自从尿流率检查应用于慢性前列腺炎诊断以来，大家就很关心慢性前列腺炎患者的尿流率会有哪些改变。早在1983年就有报道认为慢性前列腺炎可导致功能性尿道梗阻。最近国内有人报道，慢性前列腺炎患者尿流率检测发现，患者最大尿道压力明显增高，部分患者膀胱颈压力增高。最大尿道压力增高机制可能为慢性前列腺炎导致盆底及尿道外括约肌交感神经兴奋性增高，尿道外括约肌及盆底肌痉挛。膀胱颈压力增高可能为尿道内括约肌α-受体兴奋性增高，导致尿道内括约肌痉挛。尿道内外括约肌及盆底肌痉挛进而导致功能性尿流梗阻。功能性尿道梗阻又可使尿液或病原体反流入前列腺内，形成化学性前列腺炎，进一步加重临床症状。尿流率检测还表明，慢性前列腺炎患者膀胱稳定性顺应性及收缩性均有改变，逼尿肌不稳定的发生率也较高。另外尿流率检测还进一步证明了慢性前列腺炎患者的膀胱出口梗阻、尿道外括约肌痉挛及逼尿肌—尿道外括约肌协同失调，属功能性尿道梗阻而非神经源性。尿动力学录像检查时，可见在排尿时膀胱颈呈不完全漏斗形变化伴随尿道外括约肌水平尿道狭小。

四、类病辨别

慢性前列腺炎根据病史、症状、直肠指诊、前列腺液检查等，一般诊断并不困难，但对症状复杂、体征不典型者应与下列疾病相鉴别。

1. 前列腺痛　这些患者表现为持续的尿频、尿痛，排尿困难，会阴、下腹、腰骶部等部位疼痛不适，久坐、骑车后加重。直肠指诊检查两侧肛提肌压痛明显，前列腺触诊正常而无压痛。以往此症被称为梨状肌肛提肌综合征。前列腺液镜检正常，细菌培养无生长。

2. 前列腺脓肿　大多数为急性细菌性前列腺炎的并发症，多发生在50~60岁，半数患者有急性尿潴留，尿频，排尿困难，直肠不适，尿道流脓，有的伴有附睾炎。直肠指诊前列腺病侧增大，触之软，有波动感。偶尔前列腺脓肿可自发向尿道破溃，也可向直肠破溃，被误认为直肠周围脓肿。

3. 前列腺结石　指发生在前列腺腺泡内和腺管内的结石。与前列腺慢性炎症，前列腺液潴留，腺管狭窄，代谢紊乱等因素有关。无机盐如草酸钙、磷酸钙、磷酸镁等沉积在前列腺上皮细胞和炎性渗出物上形成结石，患者可表现有慢性前列腺炎的各类症状，但直肠指诊检查可扪及前列腺有结石摩擦感，骨盆X线在耻骨联合区一侧有阳性结石影，超声波检查可在前列腺结石部位出现强光带，并有声影。

4. 前列腺结核　症状与慢性前列腺炎相似，但常有泌尿系结核或其他部位结核病史，直肠指诊检查前列腺呈不规则结节状，附睾肿大变硬，输精管有串珠状硬结，前列腺液结核杆菌直接涂片检测有结核杆菌。

5. 前列腺癌　晚期可出现尿频、尿痛、排尿困难等症状，但患者常有消瘦、乏力、贫血食欲不振等全身症状，直肠指诊前列腺有坚硬如石的肿块，表面高低不平，血清前列腺特异抗原及前列腺酸性磷酸酶增高。前列腺穿刺活检可发现癌细胞，超声检查可见腺体增大，边界回声不整齐或有缺损，内部光点不均匀，癌肿部位有较亮光点或光团。CT检查可见前列腺形态不对称，若肿瘤向包膜外浸润，可见精囊和膀胱后壁的组织间隙消失。CT可确定前列腺癌的浸润程度。

6. 耻骨骨炎　临床上常表现为慢性前列腺炎的症状，但直肠指诊及前列腺液检查正常。主要特征是耻骨联合处有明显压痛，摄骨盆X线片示耻骨联合间隙增宽>10 mm，双侧耻骨上支相差>2 mm，耻骨联合边缘不规则，出现侵蚀和反应性骨硬化。

五、辨证要点

1. 抓住病机特点　慢性前列腺炎是湿热为病，腺体瘀浊阻滞，腺液排泄不畅。故治疗过程中需紧紧围绕瘀浊阻滞这一特点来辨证用药，无论何证都要选用祛瘀排浊之品，如穿山甲、皂角刺、天花粉、败酱草、薏苡仁、冬瓜仁、浙贝母、石菖蒲等。

2. 注重局部辨证　辨证过程中除全身整体辨证外，还要注重前列腺指检及各种理化检查的局部辨证。湿热证者，前列腺多肿大，可有灼热感，白细胞多有成堆；瘀血证者，前列腺质地偏硬，可有结节但结节光滑，EPS按出较困难，可见红细胞，卵磷脂小体减少明显。

3. 分清寒热虚实　湿热为病，常易阻遏阳气和伤阴、伤阳，故治疗时需分清寒热虚实。湿热阻遏阳气者，临床除见湿热证外，还有会阴、睾丸、下腹部畏寒怕风感；湿偏胜易伤阳，而见足心发凉、大便溏或全身怕冷等阳虚症状；热偏胜易伤阴，而感手足心热，潮热盗汗，口干等阴虚症状。

六、治疗原则

清利湿热，祛瘀排浊是本病的治疗原则。临床治疗，可根据辨证情况，或以清利湿热为主，或以活血祛瘀为主，或偏于排浊为主。病程日久，还可出现寒热错杂之象，或伤于阴，或伤于阳，治疗需寒热之品并投，伤阴加二至丸，伤阳加附、桂。

七、论治要点

（一）热证

1. *临床表现*　本型病程较短。尿频、尿急、尿痛、排尿困难，尿有余沥，小便有灼热感，尿黄赤，会阴部、肛门、后尿道坠胀不适或疼痛，排尿终末或大便时尿道口有乳白色分泌物，伴口苦口干，肛门灼热，大便或干或溏。前列腺略肿大，有压痛，多有热感；EPS镜检，白细胞多有成堆现象，或满视野，卵磷脂小体减少可不明显；EPS细菌培养阳性率高。舌红，苔黄腻，脉弦滑稍数。

2. *证候分析*　湿热为病，排出物及分泌物多且滞涩而不畅。故湿热之邪留滞前列腺，前列腺液分泌较多且排泄不畅，见排尿终末或大便时尿道口常有乳白色分泌物。前列腺导管直接于前列腺尿道底精阜两侧，与后尿道相通，湿热波及尿道出现尿频、尿急、尿痛、尿道灼热感及排尿不尽等尿路症状；前列腺与直肠毗邻，湿热波及直肠出现肛门坠胀不适或疼痛、灼热感等直肠刺激征；湿热入络，阻碍气血，故见前列腺略肿大、压痛，且有发热感。口苦口干，小便黄赤，大便或干或溏滞，舌苔黄腻，脉弦滑稍数，是湿热常见之象。

3. *治法*　清热解毒，祛湿排浊。

4. *方药*　程氏萆薢分清饮加减。方取黄柏清热解毒燥湿；萆薢、车前子清利湿热；石菖蒲祛湿排浊；丹参凉血活血。加虎杖、败酱草、红藤、金银花清热解毒、活血消痈之品，有助前列腺湿热清、气血通；土茯苓、瞿麦等清热解毒、利水渗湿之品，有助于尿道湿热去而不流注前列腺，且前列腺湿热亦有去路，即从尿道去之。大便干者，配大黄；刺痛明显者，加桃仁、赤芍、穿山甲等祛瘀之品；口干者，合天花粉，既可养阴生津，又可祛瘀排浊。

（二）瘀血证

1. *临床表现*　本型病程较长，前列腺注射史多见。疼痛明显，常见会阴部、后尿道刺痛，痛引睾丸、阴茎、腹股沟或小腹，尿频，排尿不适，尿有余沥，排尿时尿道刺痛，尿道口乳白色分泌物反不常见，性生活次数常因疼痛而减少（主要是射精疼痛），伴忧愁思虑、烦躁不安、失眠多梦等精神抑郁症。前列腺触摸质地偏硬，大小正常或偏小，或有结节，但结节光滑；EPS较难按出，镜检白细胞可出现成堆，但不似湿热型大量成堆，亦可见红细胞，卵磷脂小体明显减少。舌质偏暗，脉弦涩。

2. *证候分析*　前列腺湿热久郁不清，入络不散而血络不通，瘀血阻滞，故前列腺质地偏硬，甚则出现结节。瘀血阻滞，不通则痛，出现会阴部、后尿道刺痛，痛引睾丸、阴茎、腹股沟或小腹，排尿时尿道刺痛；性生活亦因前列腺瘀血阻滞，射精时收缩不利而疼痛。前列腺由于血脉瘀滞，腺液分泌减少且腺管排泄不畅，故尿道口乳白色分泌物反不常见，EPS较难按出。由于前列腺部位疼痛不解，导致患者烦躁不安、忧愁思虑、失眠多梦。瘀阻络伤，EPS镜检常可见红细胞。舌质偏暗，脉弦涩为瘀血之舌脉。

3. *治法*　祛瘀排浊，软坚散结。

4. *方药*　复元活血汤加减。大黄（多用熟大黄）、穿山甲、桃仁、红花、当归祛瘀通络、软坚散结，且穿山甲有排浊之功；为加强排浊之力，恢复腺体分泌功能，加冬瓜仁、浙贝母、红藤、败酱草，并有清热解毒的作用；柴胡引诸药入肝经，疏肝解郁通络；天花粉清瘀热、排浊。前列腺结节者，合桂枝茯苓丸加水蛭、莪术破瘀消坚；刺痛明显者，加三七粉；尿道刺痛明显者，加琥珀粉；精神抑郁症者，加龙骨、牡蛎，或与柴胡加龙骨牡蛎汤交替服用，或适当服用羚羊角粉。

（三）寒热错杂证

1. *临床表现*　本型病程长，常达数月或数年。尿道不适、尿频、尿有余沥，会阴部、睾丸不舒或疼痛，疼痛有时游走不定，或在小腹、少腹，或在腰背、骶部。伴腰膝酸软，下腹部、会阴、睾丸怕冷，足心发凉，或手足心发热，潮热盗汗，口干；遗精，性欲减退，阳痿，早泄；全身乏力，精神不振，忧愁思虑，烦躁不安，失眠多梦，健忘，甚则恐惧、自卑、愤怒，严重者有自杀倾向；大便或干或溏，小便时清时黄。前列腺触诊正常或偏大、偏小、偏硬，EPS按取时易时难；镜检卵磷脂小体明显减少，白细胞时多时少，反复不定。舌质偏暗，脉弦细或细数。

2. 证候分析　本型症状复杂，既有寒证又有热证，既有阴虚证又有阳虚证，且精神抑郁症明显。这些症状时有时无，临床辨证需抓住病机特点。湿热阻遏阳气，则见睾丸、会阴、下腹部怕冷；伤阳，则足心发凉、大便溏；伤阴，则手足心热、潮热盗汗、口干；尿频、尿有余沥、排尿不适仍湿热未清之象；疼痛游走不定是瘀阻气滞不畅之症；精神抑郁、性功能障碍皆是病程日久，前列腺炎症状未改善所带来的一系列忧郁伤神症状。舌质偏暗，脉弦细或细数是病程日久之舌脉。

3. 治法　寒热并用，祛瘀排浊。

4. 方药　薏苡附子败酱散加减。方用薏苡仁利湿排浊，附子通阳化气，败酱草清热解毒、化瘀排浊。加金银花、蒲公英、土茯苓、丹参、赤芍、当归、鸡血藤清热解毒、养血活血；冬瓜仁、穿山甲祛瘀排浊。阴虚者，合二至丸；阳虚者，加桂枝、附子温补命门、通血脉；疼痛明显者，合复元活血汤或加三七粉；精神抑郁症严重者，急则治其标，用柴胡加龙骨牡蛎汤、百合地黄汤、厚朴半夏汤、甘麦大枣汤、四逆散等辨证化裁，待精神抑郁症缓解后，再治前列腺炎。

八、其他治疗

（一）西药治疗

1. 抗生素　对慢性细菌性前列腺炎作者临床实践推荐长疗程不同药物轮番应用。根据常见细菌的敏感性，药代动力学选择下列药物：①磺胺甲噁唑，2 片片，2 次/d；②红霉素 250 mg，4 次/d；③米诺环素 0.1 g，2 次/d（或氧氟沙星 0.1 g 2 次/d）。每种 10 d 轮番使用，3 个月 1 个疗程。

当培养证明没有感染病菌，诊断慢性非细菌性前列腺炎，而脲解衣原体和支原体是可疑致病因素时，临床可试用全量米诺环素、多西环素或红霉素 2~4 周。

传统上抗生素治疗仅应用于培养阳性的细菌性前列腺炎。然而多中心临床调查显示：许多泌尿科医生给大多数前列腺炎患者行抗生素治疗并不考虑细菌培养或显微镜检的结果（即使已做了这些检查）。Nickel 等发现，慢性前列腺炎（Ⅱ型、Ⅲ型）患者经过 12 周喹诺酮类药物的治疗，有统计学意义的症状缓解率为 45%~60%。虽然这些患者在治疗前分为Ⅱ、ⅢA、ⅢB 型前列腺炎，但是经治疗后症状好转程度或症状明显改善的患者数在这 3 型之间并没有统计学上的差异。抗生素能改善所有类型前列腺炎的原因可能有三点：一是其有很强的安慰剂作用；二是较长时间的抗生素治疗可能清除入侵的那些被认为非致病性的、或传统方法不能培养的微生物，包括衣原体、支原体、凝固酶阴性葡萄球菌、类白喉杆菌、棒状杆菌或在前列腺导管内藏匿的细菌聚集物；三是抗生素可能具有除杀死细菌病原体之外的有益效应。前列腺炎和细胞因子的升高相关，提示存在一个免疫反应和/或炎症反应。抗生素特别是喹诺酮类可以影响细胞因子的效应：环丙沙星可调节 IL-6 和 IL-8 的表达，而左氧氟沙星也有独立于抗生素作用之外的对细胞因子生成的免疫调节作用。抗生素还能降低慢性前列腺炎患者 EPS 中可检测到的细胞因子水平，而且抗生素至少在动物试验中有相对的镇痛作用。磺胺类、四环素族（如米诺环素）、喹诺酮类、大环内酯类（如阿奇霉素、红霉素）等抗生素均是临床较常用的药物。因喹诺酮类药物具有良好的药代动力学性质，现为较好的治疗慢性前列腺炎的常用抗生素。有学者提出，对于ⅢA 型慢性前列腺炎患者可以先行 6 周的试验性抗生素治疗，如有效，推荐再用 6 周的抗生素，特别是对检测到衣原体或支原体的ⅢA 型慢性前列腺炎患者，应选择相应药物治疗。而对于ⅢB 型慢性前列腺炎患者可进行 4 周的抗生素治疗，如无效则患者的症状可能与前列腺的感染不相关。

2. α-受体阻滞剂　因为慢性前列腺炎和前列腺增生症的症状有重叠，研究者推测治疗前列腺增生症的药物（α-受体阻滞剂）可能有助于缓解慢性前列腺炎的症状。研究发现慢性前列腺炎是继发于功能失调性排尿异常合并（ⅢA 型）或不合并（ⅢB 型）前列腺导管内尿液反流。从理论上讲，α-受体阻滞剂阻断膀胱颈和前列腺的α-受体，能使紧张的膀胱颈和前列腺组织松弛，降低尿道闭合压，消除排尿时前列腺尿液反流，改善排尿功能，故可以缓解慢性前列腺炎的症状。对于合并有梗阻性排尿异常的慢性前列腺炎患者可使用α-受体阻滞剂，治疗时间至少6个月。这样可以减少症状复发。临床上可选用α-受体阻滞剂如酚苄明、特拉唑嗪、坦索罗辛等。其中酚苄明因不良反应过大，现已基本淘汰，特拉唑嗪（高特灵）为选择性的α_1-受体阻滞剂，对血压的影响小，用法为2 mg，每晚一次，不良反应较少，可能有时出现直立性低血压；坦索罗辛（哈乐）为高选择性的α_1-受体阻滞剂，降压的不良反应更小，药物效果更好，用法为0.2 mg，1次/d，效果良好。

3. 其他药物　①止痛剂：止痛剂被经验性地用于慢性前列腺炎的治疗，但其长期有效性还缺乏研究。有人推荐三环类抗抑郁药（例如阿米替林），有助于控制慢性前列腺炎引起的疼痛；②消炎镇痛药：非甾体消炎药，例如尼美舒利等对非特异性炎症有较好效果。还有吲哚美辛（消炎痛）25 mg，2次/d，布洛芬（芬必得）0.3 g，3次/d等。③植物药：如舍尼通、保前列（西发通）等，其有效成分为植物提取物，服用后可抑制前列腺的炎症反应，从而减轻症状，中药中类似的有前列康。用法为舍尼通0.375 g，2次/d；西发通0.25 g，2次/d临床使用有一定效果，但也有争议，认为其作用类似安慰剂。④横纹肌松弛剂，如安定、巴氯芬等；⑤对EPS中尿酸升高的慢性前列腺炎患者应用别嘌醇等。

（二）中成药治疗

1. 三金片　每次3~4片，每日3次。
2. 前列通瘀胶囊　每次5粒，每日3次。
3. 舒泌通胶囊　每次3~4粒，每日3次。
4. 双石通淋胶囊　每次3~4粒，每日3次。
5. 龙金通淋胶囊　每次2~3粒，每日3次。
6. 前列舒通胶囊　每次3~4粒，每日3次。
7. 前列解毒胶囊　每次4粒，每日2次。

（三）针灸治疗

（1）前列腺穴（位于会阴穴与肛门之中点），采用提插捻转手法，重刺激不留针。

（2）穴分2组，会阴、肾俞；次髎、关元。二组穴位交替使用，每日1次。采用捻转手法留针30 min，每隔10 min行针1次。

（四）单方验方治疗

（1）三七粉3 g，每日2次。适宜阴部刺痛的慢性前列腺炎。

（2）琥珀粉1.5 g，每日2次。适宜尿道涩痛、灼热的慢性前列腺炎。

（3）当归10 g、浙贝母10 g、苦参10 g、滑石15 g，每日1剂，煎服2次。适宜尿道灼热，易流分泌物的慢性前列腺炎。该方系《金匮要略》当归贝母苦参丸加滑石治男子小便不利。

（4）桂枝10 g、茯苓10 g、赤芍15 g、牡丹皮10 g、桃仁10 g，每日1剂，煎服2次。适宜前列腺质地偏硬的慢性前列腺炎。该方出自《金匮要略》。据日本汉方研究，该方对改善前列腺局部充血状况具有良好的作用。

（五）按摩治疗

前列腺定期按摩，每周1次。有助于因炎症腺管阻塞的腺液排泄，以利于疾病的康复。

（六）理疗

（1）热水坐浴：这是水疗与温热疗法相结合的理疗方法，不需特殊设备，操作简便，患者自己在家即可进行。其原理是水的热力透过皮肤及直肠到达前列腺，增加前列腺及周围组织的血液循环，提高抗病能力，促进炎症的消退。方法是将热水置于盆内，温度控制在40~42 ℃，将肛门及会阴部浸入水内，时间15~20 min，每日2次，长期坚持，对改善症状，促进康复有良好效果。

（2）射频治疗：据研究射频热疗在42 ℃以下时可起到增强组织的血液循环，增加酶的活性，加强代谢及免疫功能，降低肌肉组织张力的作用，亦称之为理疗作用，用于慢性前列腺炎可达到消除炎症，减轻水肿的目的。一般温度选择在41~42 ℃为宜，可经直肠或经尿道进行。治疗时间为60 min。据报道近期的效果比较明显，远期效果尚有待观察。

（3）微波治疗：也有经尿道和经直肠两种途径，一般采用微波治疗仪的频率为915 MHz，治疗温度维持在42~43 ℃，治疗时间为60 min，可反复进行。

（4）直肠内中药电离子导入。

（5）会阴穴激光针刺入照射

（七）药物外治

（1）野菊花栓1粒，塞入肛门，每日1~2次，连续2周。适宜肛门灼热之慢性前列腺炎。

（2）吲哚美辛栓1粒，塞入肛门，每日1次，连续3 d。适宜肛门胀痛之慢性前列腺炎。

（3）前列安栓1粒，塞入肛门，每晚1次，连续20 d。适宜肛门灼热疼痛之慢性前列腺炎。

（4）解毒活血栓1粒，塞入肛门，早晚各1次，连续2~4周。适宜肛门坠胀疼痛之慢性前列腺炎。

（5）蒲公英30 g、紫花地丁30 g、土茯苓30 g、红藤30 g、三棱10 g、莪术100 g、皂角刺10 g，煎汤先熏后浸洗。适宜前列腺质地偏硬之慢性前列腺炎。

（八）中西医结合治疗

临床上中西医结合治疗本病，主要是中医辨证论治与西药病因治疗、对症治疗相结合。

西药病因治疗有滴虫病所致，选用甲硝唑、硝唑吗啉等杀灭滴虫；衣原体、支原体感染，选用红霉素、四环素；淋病双球菌感染，可用头孢曲松、大观霉素或喹诺酮类抗生素；结核菌引起，选用利福平等抗结核药。

还可用镇静剂、安眠剂、解痉镇痛剂、己烯雌酚及强的松等对症治疗。

（九）手术治疗

各种药物治疗失败，且无须生育，或出现前列腺硬化导致膀胱颈部功能障碍而排尿困难者，可考虑手术治疗。手术治疗治愈率亦仅30%，且创伤性大，易并发阳痿、尿失禁等。

九、转归与预后

慢性前列腺炎本身对身体影响不大，但由于其治愈困难，容易反复而引起一系列复杂的证候群，对患者造成极大的心身损害，出现精神抑郁症及性功能障碍等。精神抑郁症和性功能障碍的发生，反过来又加剧患者对该病的忧虑、恐惧。因此，本病预后尚难满意，但及早发现、准确治疗，病情大多可控制或治愈。

十、预防与护理

（1）在治疗期间要戒酒，少抽烟，忌食辛辣刺激及肥腻之品，湿热实证患者不宜进食炖品、老火靓汤、虾蟹等温补之品，饮食宜清淡而有营养。多食冻豆腐，蜂蜜和锌制剂。既要忌口，又要保证治疗康复的营养需要。

（2）要戒除手淫等不良习惯，性生活宜节制，根据个人身体情况，治疗期间以1~2周一次性生活为宜；至于害怕传染给女方的顾虑，可以通过戴避孕套来解决。积极投身工作学习和娱乐活动，减少杂念和不良刺激，减少性兴奋。

（3）要注意改善生活和工作环境，少穿紧身厚裤，尽量使外阴温度降低，避免久坐；司机和厨师职业要尽量使工作环境温度降低，或适当进行休息，降低外阴温度；不宜太长时间骑自行车，每次骑车以不超过半小时为佳，以免压迫和刺激会阴，加重前列腺充血。

（4）要适当多饮水，增加尿量，冲洗尿道，促使前列腺分泌物的排出，尽量不憋尿。

（5）适当参加适量的体育锻炼，促进气血运行，增强体质。平时可以做提肛运动和男性保健操，但不主张剧烈的运动。

（6）注意个人卫生，避免不洁的性接触。包皮要经常外翻清洗，去除污垢。包皮过长，特别有包茎者主张行包皮环切术。

（7）平时不要熬夜和过分疲劳，要重视预防感冒和上呼吸道感染的发生。

（8）防止受凉，特别是足底受凉。

（9）适当进行会阴部按摩和用温水或中药煎水坐浴。

（10）积极治疗原发病灶，如尿道炎、膀胱炎、肾盂肾炎、牙龈炎、扁桃腺炎等；去除诱因，如尿道狭窄、膀胱颈梗阻、前列腺增生、前列腺结石等。

（11）出现精神抑郁症者，应正视病情，调理情志，积极配合治疗。

十一、现代研究进展

慢性前列腺炎属于临床常见的难治病之一。尽管中西医对本病都有一定的认识，积累了一定的诊治经验，尤其是近十年来，更是加大了对慢性前列腺炎研究的力度，但至今仍未取得突破性的进展。在目前临床上却没有一种抗菌药物能对其产生良好的治疗效果。这是由于前列腺解剖位置特殊，前列腺导管细长弯曲、开口处口径小，与尿道成直角或斜行向上进入尿道，有利于尿道菌进入腺体，不利于腺体引流，致使炎性分泌物易潴留不易排出；前列腺组织结构特殊，前列腺上皮的脂膜存在，抗菌药物不易自血浆弥散入前列腺腺泡，且受前列腺液 pH 的影响，要达到前列腺腺体内有效的杀菌、抑菌浓度，需具有脂溶性、离解常数高、与血浆蛋白结合率低、毒性低，且能较长时间服用的碱类药物，而目前临床上运用的抗菌药物尚不具备这些特点。仔细调查就不难发现，占泌尿外科四分之一的前列腺炎患者，有不少是复诊或各医院之间流动转诊的患者。造成本病患者复诊率高的原因，主要存在有以下难点：一是如何对慢性前列腺炎所致“淋浊”与非特异性泌尿系统感染的一般“淋证”进行鉴别和辨证，使药物直达病所，发挥疗效。二是前列腺炎如何解决久治不愈，或稍有好转以后又加重、反复发作的问题；三是如何正确辨治慢性前列腺炎合并不育症，这类患者往往是在精液检查时发现合并慢性前列腺炎，而本人却无明显不适，经反复用药，效果不佳，不是炎症未有控制就是精液质量有问题。由于这些难点，慢性前列腺炎久治不愈，往往使临床医生十分困惑，不知从何入手进行辨证，同时由于疗效不好，给患者及其家属也带来巨大的痛苦。所以，对于如何增进疗效、提高治愈率以及减少复发等，一直是泌尿（男）科医生共同关注的问题。因此，探讨中医治疗，是临床治疗该病的一个重要途径。

（一）病原微生物感染的研究

前列腺是一个菌盲性器官，其内寄生菌多为革兰阳性菌，以往认为，以大肠杆菌为代表的革兰阴性菌是其主要致病菌。从文献看，感染微生物多种多样，有革兰阳性球菌，如金黄色葡萄球菌、表皮葡萄球菌等；有革兰阴性菌，如大肠杆菌、肺炎克雷白杆菌、淋球菌、沙雷菌属等；也有支原体、脲原体、衣原体。既有单一感染，也有复合感染。虽然革兰阳性球菌致病性尚有争论，但是，金黄色葡萄球菌单独及混合的高检出率颇值得注意。由于金黄色葡萄球菌广泛地存在于自然界及泌尿生殖道，侵入前列腺的概率也较大。表皮葡萄球菌多表现为混合感染，致病力较金葡菌弱，常与金葡菌协同感染。条件致病性或非病原性的耐药性或多重耐药性微生物的混合感染应引起重视。要确诊为革兰阳性细菌性前列腺炎必须具备：①EPS 中革兰阳性球菌菌落计数大于尿标本；②反复出现同一细菌；③革兰阳性球菌与反复发作的尿道感染有关；④经耻骨上膀胱穿刺尿培养证实为同一致病菌。许氏等对 1 840例 CP 患者前列腺液病原微生物的检出情况进行分析，结果：金黄色葡萄球菌检出率高达 66.76%。解脲脲原体检出率 22.70%，衣原体检出率 36.38%，淋球菌检出率 1.90%，并存在一定程度混合感染。作者认为，对在未检见其他肯定致炎因素或久治不愈的前列腺炎患者，应对检出的葡萄球菌属等正常泌尿道寄生菌群的条件致病性予以考虑。吴氏等从 312 例前列腺炎患者的标本共分离出病原菌 141 株，分离阳性率为 45.2%。病原菌共有 12 种，主要为表皮葡萄球菌（52 株，16.67%）、金黄色葡萄球菌（35 株、11.2%）、大肠杆菌（32 株，10.26%），其次为粪肠球菌、肺炎克雷伯菌、淋病奈瑟菌、腐生葡萄球菌、B族链球菌等。谢氏等对CP患者EPS中检出的174例凝固酶阴性葡萄球菌（CNS）进行分析，发现其中溶血葡萄球菌98株，表皮葡萄球菌65株，两者合计占93.7%。174例CNS有163株耐苯唑西林凝固酶阴性葡萄球菌，154株产β-内酰胺酶，所有耐药菌株都具有极强的耐药性。胡氏等对132例CP患者行尿及前列腺液细菌五步培养法及前列腺液免疫球蛋白IgA和IgG测定，结果：前列腺液细菌培养阳性者74例，其中金黄色葡萄球菌32例，表皮葡萄球菌17例，大肠杆菌10例，其他细菌15例；细菌培养阳性者前列腺液中IgA和IgG显著高于细菌培养阴性者。陈氏等对150例GU和/或NGU后CP患者进行了病原体检测，结果：有53例检测到病原体，其中细菌培养阳性40例，二种病原体并存者10例，三种病原菌并存者3例；非特异性致病菌以大肠杆菌、金黄色葡萄球菌、表皮葡萄球菌等居多。其中，Ⅱ型40例，占26.67%；Ⅲa型25例，占16.67%；Ⅲb型85例，占56.67%。结论：尿道炎后慢性前列腺炎以Ⅲb型最为多见，性传播疾病病原体不是CP的主要致病因素。张氏等对1670例疑为前列腺炎患者的前列腺液进行细菌培养，共检出1196例，检出的1261株病原菌中，革兰阳性细菌占92.0%，革兰阴性细菌占8.0%。四种主要病原菌为表皮葡萄球菌502株，金黄色葡萄球菌430株，链球菌属114株，粪肠球菌74株。洪氏等对86例性传播性尿道炎后CP患者进行前列腺按摩液的病原体检测，结果：EPS细菌培养阳性57例，其中以淋球菌为主要致病菌33例（38.4%）。PCR检测淋球菌阳性37例，沙眼衣原体阳性22例，解脲脲原体阳性19例，复合病原体者12例。万氏等从1138例CP患者前列腺液中培养出真菌95例，其中白色念珠菌63株，占66.3%；热带念珠菌15株，占15.8%；其他念珠菌17株，占17.9%。董氏等采用巢式聚合酶链反应法（nPCR）检测CP患者前列腺液中5种支原体。结果：48例中31例支原体阳性，阳性率64.6%。李氏等对183例NGU后CP患者前列腺液标本进行检测，并设立30名健康人做对照。结果：以解脲支原体（UU）感染为主，占42.1%，其次是衣原体（CT）25.7%，大于细菌性23.0%。罗氏等对205例CP患者检测支原体和衣原体，发现68例（33.17%）感染支原体，43例（20.98%）感染沙眼衣原体。万氏等对412例性病性尿道炎经治疗后患者中前列腺液进行支原体及衣原体检测，结果显示，支原体及衣原体检出率共为30.8%，最常见的是UU84例，其次为CT38例。夏氏等应用传统的分离培养方法及免疫荧光法对2286例CP患者进行病原体检测，结果：淋球菌、金黄色葡萄球菌、生殖道棒状杆菌、其他细菌、沙眼衣原体（CT）、解脲支原体（UU）、人型支原体（Mh）、念珠菌（CD）的检出率分别为5.4%、20.9%、8.5%、9.8%、27.0%、30.8%、21.3%和9.2%；混合感染率为28.78%。戴氏等对380例CP患者EPS进行病原体检测，检出率为53.4%，以解脲脲原体、金黄色葡萄球菌、大肠杆菌、沙眼衣原体、淋病双球菌及表皮葡萄球菌为主。陈氏等对90例CP患者及36名正常人的前列腺液进行UU及Mh培养，结果：CP组UU阳性18例（20.00%），Mh阳性4例（4.44%），对照组均为阴性。两组UU阳性率比较有显著性差异。作者认为，UU是性病后慢性前列腺炎的主要病原体之一。王氏对169例CP患者前列液进行了微生物的分离与药物敏感试验，证实CP患者前列腺内可有多种微生物混合感染，绝大多数为条件致病性或非病原性的耐药性或多重耐药性微生物。其中细菌218株占80.4%，革兰阳性细菌92.2%，革兰阴性细菌7.8%，真菌11株占4.1%，支原体40株占14.8%，衣原体2株占0.7%。陈氏等对95例性病门诊CP患者及30名正常人的前列腺液进行CT检测，结果显示，CP组阳性18例（18.95%），对照组均为阴性，两组比较有显著性差异。并发现CP前列腺液CT阳性者，尿道上皮细胞CT检测均为阴性。作者认为，沙眼衣原体是性病后慢性前列腺炎的病因之一。凌氏等对148例慢性细菌性前列腺炎病原体分析，其中表皮葡萄球菌49株，金黄色葡萄球菌43株，大肠杆菌19株，且对常用抗菌药物耐药率高。陈氏等对605例疑为CP患者的EPS进行常规检测和病原体培养，其中109例阴茎头拭子做定性培养，34例阴茎头拭子做定量培养，274例EPS作细胞分类。结果：605例EPS培养，阳性419例（69.3%），其中3种葡萄球菌370株，占61.2%。EPS与阴茎头拭子的主要菌群相同，EPS细胞分类均以中性粒细胞为主。山氏等在300例CP中检出阴道毛滴虫15例（5%），认为阴道毛滴虫引起CP可能为细菌的协同作用。明爱民等调查568例部队官兵中Ⅲ型前列腺炎患者纳米细菌感染情况，有384例前列腺液中检测出纳米细菌，感染率为60.2%，纳米细菌被认为是Ⅲ型前列腺炎的重要病因。杨彦磊等对249例前列腺液细菌培养及药敏结果分析显示，98份细菌培养阳性，阳性率39.4%，检出细菌98株，其中革兰阳性菌92株，占93.9%，革兰阴性杆菌6株，占6.1%，78株葡萄球菌的体外药敏试验结果显示，仅对万古霉素、利奈唑胺和替考拉宁敏感，而对青霉素、阿奇霉素、红霉素和克拉霉素全部耐药，指出革兰阳性葡萄球菌及棒状杆菌可能在慢性细菌性前列腺炎病原学中占有一定比例，抗生素的耐药性应引起高度重视。吴利军等认为CPR在慢性前列腺炎的临床诊治中具有较高的应用价值，可通过检测前列腺液中CRP，了解其发病类型，确定临床治疗方案。周昕等对收治的267例慢性前列腺炎患者行支原体培养和药敏试验的临床资料进行回顾性分析。支原体阳性125例（46.8%），其中UU阳性89例，MH阳性26例，UU+MH阳性10例。全艺对门诊收治的80例患者根据是否存在慢性前列腺炎分为观察组（慢性前列腺炎患者）和对照组（非慢性前列腺炎患者），对比分析两组患者MH、UU感染率，认为大多数慢性前列腺炎患者具有较高的MH以及UU阳性检测率，但与非慢性前列腺炎患者无明显差异，提示MH以及UU感染可能与前列腺炎发生并无明显相关性。王闽辉通过对1 179例慢性前列腺炎患者检测，共发现病原微生物645株，占到52.6%，包括细菌有295株（45.7%），支原体241例（37.4%），衣原体70例（10.8%），滴虫2例（0.3%），真菌1例（0.1%），而在细菌中大多数为葡萄球菌。杨光华对40例慢性前列腺炎患者前列腺液细菌培养结果及免疫球蛋白IgA和IgG测定结果进行回顾性分析，40例患者的尿液及前列腺液细菌培养呈阳性者25例，主要为金黄色葡萄球菌，其免疫球蛋白IgA和IgG水平均高于前列腺液细菌培养呈阴性者。罗玲芳等选择临床诊断为慢性前列腺炎，前列腺液常规白细胞>10个/HP的患者120例，其中84例做普通培养药敏实验，淋菌及非淋菌病后前列腺炎36例，同时做前列腺液特殊培养及药敏实验，普通细菌培养84例，无细菌生长30例占35.7%，有细菌生长54例占64.3%，其中球菌类细菌37例，占阳性病例68.5%，杆菌类细菌17例，占阳性病例31.5%，其中的36例做特殊培养，占25%的9例为无病原体生长，而占75%的27例为有病原体生长，其中11例为淋病奈瑟菌，在阳性病例中占40.7%，16例为支原体衣原体，在阳性病例中占59.3%。韩成贤等对慢性前列腺炎致男性不育机制进行了综述，认为细菌通过细胞间的相互作用和黏附现象干扰精子的分子结构和细胞完整性，从而降低患者的生育能力，前列腺感染时的病原体可以直接对精子产生不良影响，还可以通过改变附属性腺功能，引起生殖免疫反应和影响睾丸的生精功能，间接影响男性的生育能力。

（二）瘀血理论的形成

对慢性前列腺炎的病机认识，传统中医根据其临床表现，认为其病和特点是湿热下注，属中医“淋证”范畴，治以八正散之类清热利湿，结果临床疗效并不满意。随着现代医学检查手段及观点的引入，中医微观辨证的兴起，对CP的病机认识亦不断深入。根据CP患者血液流变学指标异常，前列腺指肛检查亦常变硬或有结节，会阴部常出现刺痛的瘀血证临床表现，现代医学的前列腺由于慢性炎症刺激易出现纤维化病变认识，以及运用活血化瘀中药确能提高中医治疗CP疗效的临床实践，从而确定了CP的中医病理基础是瘀血阻滞，形成了中医治疗CP的“瘀血理论”，为活血化瘀法在CP治疗中的广泛运用奠定了理论基础。活血化瘀药物能使腺管通畅，引流排出过多的炎性分泌物，结合补肾益气药物增加前列腺组织的腺泡上皮与腺管上皮细胞的完整性与稳定性，调节腺体分泌功能，使腺体分泌与排泄保持平衡，临床研究发现中药在调节前列腺分泌功能亢进与不足两方面具有双向作用；能增强前列腺被膜平滑肌的收缩力，增加局部血液灌流，改善血液流变学（红细胞比容，全血比黏度与还原黏度）；增加药物的渗透率，有利于药物渗透入前列腺发挥作用。骆斌提出以活血祛瘀、清利湿热、温经散寒为治疗慢性前列腺炎的大法，认为临证时应灵活运用辨体-辨病-辨证诊疗模式，以活血祛瘀、清利湿热、温经散寒为CP的治疗大法。

（三）从前列腺生理、解剖及发病后病理生理改变等方面，探讨中医药的治疗机制，对指导治疗有一定的实用价值

慢性前列腺炎病理生理改变有如下四方面：①腺小管梗阻，炎性前列腺液引流不畅而潴留；②前列腺被膜中平滑肌收缩失调；③腺泡分泌腺液功能减退；④盆底肌群（提肛肌、梨状肌等）功能紊乱，而引起前列腺内逆流。中医药治疗慢性前列腺炎主要机制在于恢复前列腺生理功能，即：前列腺的分泌、排泄以及前列腺的抗菌因子。

（1）腺管阻塞：腺体饱满，质偏中，按摩腺体有轻压痛，按摩腺体流出腺液少量，前列腺液中白细胞中度升高。中医辨证为血瘀型。前列腺长期慢性充血，伴炎性反应，以致腺管相对不通畅，腺液分泌及潴留相对增加，投凉血活血、清热解毒、化瘀通络的药物治疗，如红藤、赤芍、红花、败酱草、黄柏、牛膝、王不留行等。

（2）炎性腺液潴留：腺体饱满，按摩时大量腺液流出，按后腺体松弛，腺液中白细胞含量明显升高，伴随症以膀胱刺激征为主。中医辨证为湿热型。由于炎性刺激，伴有反应性充血，腺液分泌增加，腺液排泄相对不利。投用清热利湿之品，如滑石、甘草、车前草、蒲公英等。

（3）被膜平滑肌收缩失调：腺体饱满，按出前列腺液量多，按后腺体松弛，腺液中白细胞接近正常或轻度升高。中医辨证为中虚型。投以补中益气之剂，如黄芪、升麻或补中益气丸。

（4）腺液分泌不足：按摩前列腺手感松弛，或小；按后很少有前列腺液被按出；伴随症状有性欲减退。中医辨证为肾虚型。在活血通络药物基础上加用健脾补肾之品，如党参、黄芪、枸杞、续断、淫羊藿等。补肾药似有提高睾丸激素水平的作用。

（5）盆底肌群功能紊乱：表现为腰骶痛、下腹痛、阴茎痛、会阴痛等。这可以是盆腔局部炎症而继发引起邻近肌群反射性痉挛的结果；也可以是原发性前列腺内逆流所致，逆流的原因在于后尿道压力增加。许多作者在治疗慢性前列腺炎方剂配伍上与治疗梨状肌综合征的代表方（桃红四物加牛膝、乳香、没药、制香附、青皮）有相同之处，或不同程度上选用治伤要药。或局部使用中药热敷，总的方法上与治腺管不畅时使用活血通络药有重叠之处。

上述不同的证型不是孤立的，有其内在联系。湿热有潴留的炎性分泌物，血瘀体现在前列腺长期慢性充血，是本病相当一部分患者的重要致病原因之一。充血造成腺管相当不通畅，进一步加重炎性前列腺潴留（湿热）；而炎性分泌物刺激使充血不易消退，故应从活血通络（通畅腺管）着手，兼用清热利湿之品，对于腺体分泌不足者投用补肾之剂，目的在于使分泌、排泄之间得以平衡。另一方面，活血药改善了局部血液灌流，也有助于补肾之剂促进腺体分泌功能恢复。总之，活血化瘀法在调节前列腺分泌功能亢进与分泌功能不足两方面有双向作用；活血通络药有缓解盆底肌群功能紊乱作用。因此，凉血活血，化瘀通络是中医药治疗慢性前列腺炎的基本方法之一。

（四）辨证用药的多样性

辨证论治是治疗 CP 的基本法则，但中医辨证分型并不是截然分开，而是以一型为主，各型之间常相互交叉，且由于 CP 症状复杂，临床选方用药繁杂多样。本文就 43 篇辨证治疗 CP 文献（1985年以来）的用药规律，分湿热型、瘀血型、肾虚型（包括肾阴虚、肾阳虚）做一介绍。

1. 湿热型　文献 38 篇，选药如下：

（1）利水渗湿药：车前子、车前草、萹蓄、萆薢、滑石、木通、薏苡仁、茯苓、瞿麦、灯心草、泽泻、通草、赤小豆、石苇。

（2）清热解毒药：蒲公英、败酱草、马齿苋、马鞭草、鱼腥草、凤尾草、土茯苓、虎杖、金银花、连翘、紫花地丁、野菊花、天花粉、白头翁、青黛、栀子。

（3）清热燥湿药：黄柏、龙胆草、苦参、黄芩。

（4）清热凉血药：赤芍、牡丹皮、生地黄。

（5）活血化瘀药：丹参、牛膝、泽兰、王不留行、桃仁、红花、乳香、蒲黄、延胡索、川芎。

（6）理气药：川楝子、枳壳、乌药、柴胡。

（7）其他：三七、白茅根、甘草、黄芪、白术、苍术、石菖蒲、知母、莲子心、莲毛、大黄、地龙、黑草种子。

上述药物中，选择次数最多为车前21次（车前子14次、车前草7次）；其次为黄柏18次；萆薢15次；滑石12次；萹蓄、木通、石菖蒲各11次；败酱草、蒲公英、牛膝（川牛膝7次、怀牛膝3次）、赤芍、甘草各10次；茯苓、龙胆草、丹参各8次。

2. 瘀血型　文献36篇，选药如下：

（1）活血化瘀药：丹参、王不留行、乳香、没药、穿山甲、桃仁、红花、当归尾、三棱、莪术、苏木、白芍、泽兰、牛膝、土牛膝、五灵脂、蒲黄、延胡索、皂角刺。

（2）理气药：枳壳、川楝子、橘核、青皮、乌药、香附、生麦芽、莱菔子、柴胡。

（3）软坚散结药：浙贝母、海藻、昆布、牡蛎。

（4）清热凉血药：赤芍、牡丹皮、生地黄。

（5）清热解毒药：鱼腥草、凤尾草、蒲公英、败酱草、金银花、虎杖、白花蛇舌草、马鞭草、半边莲、土茯苓、栀子。

（6）利水渗温药：薏苡仁、萆薢、车前子、泽泻、萹蓄、瞿麦、琥珀、木通、车前草、滑石、竹叶。

（7）收涩药：益智仁、桑螵蛸、煅龙骨。

（8）其他：小茴香、桂枝、当归、黄芪、党参、甘草、地龙、鹿角霜、藕节、大黄、芒硝、黄柏、苦参、小蓟。

上述药物中，选择次数最多的为王不留行、赤芍各28次；其次为丹参、桃仁各21次；红花16次；泽兰、川楝子、穿山甲各14次；乳香、没药、莪术各8次。

3. 肾虚型　文献20篇，选药如下：

（1）补阳药：淫羊藿、菟丝子、巴戟天、肉苁蓉、杜仲、续断、锁阳、仙茅、沙苑子、鹿角片、鹿角胶、鹿角霜。

（2）补阴药：枸杞子、女贞子、墨旱莲、龟甲胶、石斛、鳖甲、麦冬、天冬。

（3）补气药：人参、党参、太子参、黄芪、山药、甘草。

（4）活血化瘀药：桃仁、泽兰、丹参、王不留行、穿山甲、牛膝。

（5）利水渗湿药：萆薢、车前子、茯苓、萹蓄、泽泻、薏苡仁、琥珀、瞿麦。

（6）清热解毒药：土茯苓、白花蛇舌草、蒲公英、败酱草、玄参、地肤子。

（7）清热凉血药：赤芍、牡丹皮、生地黄。

（8）收涩药：山茱萸、五味子、覆盆子、金樱子、芡实、刺猬皮。

（9）其他：远志、龙骨、牡蛎、乌药、合欢皮、地龙、蜈蚣、柴胡、莲子心、石菖蒲、知母、黄柏。

上述药物中，选择次数最多为地黄（生地黄、干地黄）12次；其次是牡丹皮、知母、黄柏各11次；山茱萸10次；山药、茯苓、泽泻、菟丝子、枸杞子各9次；女贞子8次；淫羊藿、熟地黄、车前子各7次；丹参6次；当归5次。

（五）各种疗法的大量涌现

1. 专法专方　专法专方就是抓住CP的病机特点，湿热为病，肾虚为本，瘀血为其病理的反映，治以清热利湿、活血化瘀、益肾固精而组方用药。通过对1985年以来60篇文献基本方用药统计表明，选药次数最多为车前子26次；其次是甘草21次；黄柏、穿山甲18次；萆薢、丹参、生地黄各17次；牛膝16次；赤芍15次；茯苓、蒲公英各14次；桃仁、红花、王不留行、牡丹皮、泽泻、败酱草各13次。另有中成药复方地虎胶丸、前列康片、花粉胶囊、前列舒丸、前列通瘀胶囊、癃闭舒、泽桂癃爽胶囊、前列舒乐冲剂、前列腺1号冲剂、前列康复散，协定方“锦琥汤”，单味药大黄、田三七、甘草末、凤仙花全草治疗CP。王彬等运用通前络汤（丹参20 g、蜈蚣3 g、水蛭10 g、王不留行20 g、桃仁12 g、红花10 g、赤芍30 g、白芍30 g、甘草10 g、延胡索15 g、黄芪20 g、生白术15 g）治疗气滞血瘀证慢性前列腺炎60例（脱落1例），结果痊愈5例（8.47%），显效19例（32.20%），有效28（47.46%）总有效率88.14%。张华俊等运用清肾散瘀方（黄柏6 g、败酱草10 g、海螵蛸10 g、乌药6 g、白芷10 g、五味子10 g、山茱萸10 g、怀山药10 g、煅龙骨先煎20 g、煅牡蛎先煎20 g、柴胡10 g、枳壳6 g、制大黄6 g、槟榔10 g、苏木10 g、桃仁10 g、赤芍10 g、白芍15 g、生甘草2 g）治疗慢性前列腺炎合并精液不化35例，疗效满意。陈怀等运用用清肺利水方（桑叶20 g、菊花20 g、白僵蚕10 g、蝉蜕5 g、车前子15 g、牛膝15 g、黄芩15 g、草豆蔻10 g、炒麦芽20 g）治疗血雌二醇升高的ⅢA型前列腺炎43例疗效显著。齐作战运用自拟方固肾活血通淋汤治疗慢性前列腺炎55例，偏肾阴虚加生地黄、枸杞子；偏肾阳虚加巴戟天、淫羊藿；遗精早泄加桑螵蛸、五倍子、益智仁；小腹、阴囊胀痛加橘核、川楝子；结果治愈22例，有效29例，无效4例，总有效率92.73%。谢波运用桂枝茯苓丸加（桂枝10 g、茯苓15 g、桃仁15 g、赤芍15 g、丹参15 g、败酱草30 g、地龙15 g、水蛭10 g、甘草10 g）减治疗慢性前列腺炎，尿无力加用黄芪30 g；尿灼热涩痛加用金钱草30 g；阴虚小便不利加用白芍15 g；尿路结石加用鸡内金30 g等，共计治疗52例，取得较好疗效。李廷付等运用化浊清瘀汤治疗慢性前列腺炎60例总有效率为91.7%；李勇海等采用程氏萆薢分清饮（黄柏、苍术、王不留行、大黄、车前子、黄芪、萹蓄）口服，配合自拟化浊通淋汤灌肠治疗湿热瘀阻型慢性非细菌性前列腺炎60例，总有效率93.3%；李晓阳等运用化浊通瘀汤配合中药直肠滴入治疗湿热瘀阻型前列腺炎84例，取得较好疗效。钟磊运用自拟前列康复汤（车前子30 g、萆薢15 g、怀牛膝10 g、生蒲黄包煎10 g、王不留行10 g、荔枝核15 g、乌药10 g、蒲公英20 g、白花蛇舌草30 g、鱼腥草20 g、地龙10 g、西洋参8 g、熟地黄8 g、白术8 g。加减：湿热重者加滑石20 g、泽泻10 g；瘀血重者加泽兰10 g、益母草10 g；便秘者加大黄后下8 g；兼肝经实火、湿热下注加龙胆草10 g、川楝子炒6 g；兼气虚者加黄芪30 g；肾虚明显加枸杞10 g、杜仲10 g；纳呆者加砂仁后下10 g、焦三仙各10 g。）治疗慢性前列腺炎85例，总有效率为89.41%；文天鹰应用前列清瘀汤（要成分为甘草、柴胡、茯苓、淮山药、薏苡仁、没药、乳香、延胡索、王不留行、黄柏、败酱草、土茯苓等）治疗慢性前列腺炎39例，总有效率为94.9%；胡晓灵等应用前列爽汤（地黄、黄柏、王不留行、茯苓、车前子等）治疗慢性前列腺炎29例，结果临床痊愈7例，好转18例，总有效率82.76%；王炎采用前列腺汤加煅龙骨、煅牡蛎口服和灌肠治疗治疗ⅢB型前列腺炎98例，总有效率为91.09%，高于对照组的59.47%，差异有统计学意义（$P < 0.05$）。黄凌观察黄赤前列方（大黄、没药、乳香、土鳖虫、桃仁、红花、三棱、莪术、赤芍、丹参、甘草等）治疗ⅢB型前列腺炎的临床疗效，发现其能有效改善ⅢB型前列腺炎患者疼痛不适感及排尿异常，提高生活质量。

2. *外治疗法*　中医外治法治疗CP，多根据前列腺的解剖位置而通过肛门给药、中药灌肠、会阴熏洗，亦有通过神阙穴中药外敷。肛门给药有复方紫草膏（紫草、红花、穿山甲、乳香、没药，研末，加适量凡士林调成糊状），前列栓（白花蛇舌草、王不留行、马鞭草、田三七、穿山甲、琥珀、土鳖虫等，制成栓剂）；中药保留灌肠有自拟中药方（大黄、红花、川椒、牡丹皮、王不留行、白头翁、野菊花、黄柏），自拟五圣场（半枝莲、白花蛇舌草、黄柏、土茯苓、红藤）；直肠内中药电离子导入法，自拟前列腺1号液（赤芍、牡丹皮、穿山甲、皂角刺、三棱、莪术、紫花地丁、黄柏、败酱草、牛膝等）；中药熏洗会阴有自拟方（川乌、草乌、细辛、白芷、乳香、没药、苏木、乌药、皂角刺、艾叶、肉桂），煎汤，先薰后浸泡，早晚各1次；药物敷脐有中药（王不留行、石菖蒲、青黛、艾叶、金钱草、茜草、蒲公英、煅龙骨、煅牡蛎等9味研末，以3~5 g粉末配酒醋各半混合液并加二甲基亚砜2 mL调成稀糊状，静置半小时）外敷。王氏等取紫草、黄柏、鱼腥草、黄连、忍冬藤、桃仁、当归各等份，常规煎熬及浓缩，三层消毒纱布过滤至消毒容器中，再用直径为20 mm的双层过滤纸过滤储存备用。灌注方法：患者取仰卧位，先按摩前列腺，然后以1%利多卡因5 mL做尿道内麻醉，将双囊四腔导管蘸取灭菌液状石腊，缓慢插入膀胱，前气囊充入8~10 mL生理盐水，外牵导管至膀胱颈部，固定导管后气囊充入3 mL生理盐水，以阻住后尿道，两个气囊之间形成约3 mL密闭空腔。然后将配制好的中药加温至40 ℃左右，缓慢注入5~10 mL，以患者尿道内有较强的胀感为度，保留20 min后放出充入的生理盐水和药液。隔日灌注1次，10次为1个疗程。经1~3个疗程的治疗，21例慢性细菌性前列腺炎，治愈7例，好转10例，无效4例，总有效率80.90%；23例慢性非细菌性前列腺炎，治愈12例，好转8例，无效3例，总有效率86.95%；13例前列腺痛，症状明显缓解4例，其余变化不显著。孟氏等用复方水蛭液行前列腺段尿道内保留灌注，微电脑前列腺、精囊腺小管药物渗透，及经直肠行前列腺、精囊腺脉冲式水囊按摩，治疗慢性前列腺炎伴精液不液化症500例，临床疗效满意。李氏等将大黄、番土鳖、王不留行、水蛭各等份研末混匀密封备用。取上药60 g加入40%酒精1 000 mL中，浸泡1周，用前将药液加温至40 ℃，将纱布剪成4 cm×4 cm，叠八层浸入药液中半小时取出，纱布内面放入冰片少许，敷于会阴穴与曲骨穴，采用北京产ITD—3A型正弦调制中频电疗机，输出频率4 000 Hz，调制频率100 Hz，调制幅度75%，调幅波频交变，T1∶T2＝3∶3。一极置会阴穴，一极置曲骨穴，电流强度以耐受为限，时间30~40 min，每日1次，1个月为1个疗程。治疗128例，疗效显著。李氏取野菊花、蒲公英、丹参、土茯苓、败酱草、桃仁、黄柏、泽泻、木通、肉苁蓉水煎2次，煎成药液500 mL备用。选用江苏宜兴市丁山电讯设备厂生产的Pw型男科治疗仪，将棒形超声头消毒，将一次性输液管剪成30 cm的药物导入管，将一次性乳胶手套手指部呈条状剪下，然后套在超声头上，输液管的一端固定于声头超声波输的位置上，患者膝胸位侧卧，将涂有润滑剂的声头缓缓插入直肠内，深度相当于前列腺部位时将超声波面对准前列腺位置，然后将超声头固定。用注射器抽吸上述药液通过药物导入管缓缓推入，多次间断给药，总量150 mL，每次治疗50 min，超声波输出强度以患者能耐受为度。同时内服自拟消炎汤（蒲公英、紫花地丁、金银花、丹参、大黄、黄芪、茯苓、淫羊藿等），取得较好疗效。周氏取黄精、益智仁、枸杞、菟丝子、山药、桃仁、丹参、鸡内金、王不留行、毛冬青、败酱草、三七，共研细末，凡士林调膏备用。将调好的药膏放进TSQZ—600型前列腺治疗机（西安天隆科技有限公司研制）药物离子导入探头的凹槽里，然后在探头上套上薄胶套，探头凹槽处扎上数个孔，以便药物能渗出。把电流调节为零，将探头缓慢插入直肠7~8 cm，凹槽对着前列腺，另一电极置放于髋关节处，控制电流为5 mA左右，以患者能接受为度。每次治疗时间20 min，每日1次。周氏等自拟中药灌肠方（炮山甲、白花蛇舌草、野菊花、败酱草、乌药、虎杖、桃仁、红花、川楝子、蒲公英、乳香、没药、苦参等）直肠灌注，等待片刻后，再将涂上液状石蜡的微波探头插入肛门6~7 cm，对准前列腺部位，功率为5~15 mA，温度控制为38~40 ℃，治疗时间30~45 min。钦氏等采用轴端式棒状体腔辐射器直肠微波透入，同时，每日口服自拟前列汤（黄柏、败酱草、车前子、泽泻、牡丹皮、赤芍、山茱萸、淫羊藿、菟丝子、黄芪、淮山药），治疗216例，总有效率84.11%。王氏等用当归注射液穴位注射中极、足五里等治疗本病血瘀证47例，取得了较好的疗效。陈氏取穴次髎（双）、秩边（双）、中极、曲骨，交替注射鱼腥草注射液、复方丹参注射液，治疗36例。结果：穴位注射组的疗效优于单纯针刺组（$P<0.05$）。蒋氏等采用喜炎平注射液（主要成分为水溶性穿心莲总内酯）曲骨穴注射，以口服抗生素做对照，疗程均为1周。结果：治疗组有效率97.5%，对照组有效率66.1%，经统计学处理，差异有显著性意义（$P<0.01$）。孙氏采用前列腺内注射双黄连治疗32例，并与口服氧氟沙星片30例做对照。方法是：每次双黄连2.4 g溶于注射用水6 mL中，备用。患者取仰卧位，常规消毒，进针点在会阴中线旁开1~2 cm，距肛缘1~2 cm处，左右侧交替选用。先以2%普鲁卡因在选定的进针点做局部浸润麻醉，操作者左手戴手套，食指插入直肠触及前列腺，右手持7号长注射针头垂直刺入，在直肠内左食指引导下，继续向上进针6~7 cm即达前列腺内，此时可有刺入橡皮样的实感，回抽无回血。将药液全部缓慢注入前列腺内，注药达到一定量时腺体膨胀，可由直肠内手指感觉到，患者也有前尿道灼热感或冲

击感。注射完毕后，休息 20 min，每周 1 次，7 次为 1 个疗程。结果：治疗组治愈 13 例，好转 9 例，无效 10 例，总有效率 68.75%；对照组治愈 7 例，好转 10 例，无效 13 例，总有效率 56.67%。经 Ridit 分析，治疗组疗效优于对照组（$P<0.05$）。赵冰等采用丁桂散贴敷神阙穴、会阴穴治疗慢性非细菌性前列腺炎，临床研究表明丁桂散贴敷神阙穴及会阴穴对治疗Ⅲ型前列腺炎疼痛等症状缓解具有安全、有效的特点，对缓解患者尤其是疼痛患者具有一定的临床意义。李海松等将会阴超声引入前列腺炎的治疗中，证实了超声具有促进中药渗透吸收的功效，同时经会阴超声可显著改善前列腺炎患者疼痛不适等症状，且联合中药外用组较之单纯超声治疗效果更明显。苑海刚等将中药保留灌肠与前列腺局部按摩治疗联合应用治疗慢性非细菌性前列腺炎 120 例，认为前列腺局部按摩治疗后改善了前列腺组织的静脉回流，从而可以促进中药保留灌肠的药物更好地通过直肠与前列腺组织之间的静脉丛以及淋巴导管最大限度地被前列腺组织所充分吸收利用，取得了较好的治疗效果。杨亚璋等运用医用生物敷料栓Ⅲ型治疗慢性前列腺炎 60 例，治疗组总有效率为 76.7%，对照组总有效为 63.3%，2 组比较差异有统计学意义（$P<0.05$）。吴跃鹏用中药保留灌肠结合直肠微波治疗慢性前列腺炎 65 例，治愈 39 例，有效 22 例，无效 4 例，总有效率 93.85%。王海平采用四逆散加味直肠滴入治疗慢性前列腺炎，避免了肝脏及小肠首过清除作用，从而提高了药物的生物利用度，取得了较好的疗效。

3. 针灸治疗　针灸治疗 CP，方法众多，有针刺治疗、激光针穴位照射、电针、火针、耳针、穴位药物注射、穴位划痕点药、仿灸仪穴位施灸，以及穴位推拿按摩等。针灸治疗取穴一般都采取全身辨证取穴和局部、辨病取穴相结合，其中局部取穴多以会阴穴为主，辨病取穴为“前列腺穴”（位于任脉经肛门和会阴穴连线之中点）。贺氏腹部组取气海、会阴、双侧归来、水道、太溪、三阴交，背部组取长强、双侧肾俞、气海俞、次髎、太溪、三阴交，每日 1 次，2 组穴交替使用，10 d 为 1 个疗程。治疗 54 例，总有效率 92.6%，针刺组疗效明显优于中药组（$P<0.05$）。葛氏取主穴白环俞、配穴肾俞、中极、三阴交。白环俞刺入 3.5~4.5 寸深，当会阴部出现麻胀感后留针 30 min。每日 1 次，10 次为 1 个疗程，共治疗 220 例，总有效率 90.9%。针刺组疗效明显优于前列康对照组（$P<0.01$）。沈氏针刺关元、次髎、阴陵泉、足三里、气海穴，结合隔饼灸关元穴，每日 1 次，20 d 为 1 个疗程。结果显示：针灸组疗效优于舍尼通对照组（$P<0.01$）。马氏取秩边、气海、中极、关元、三阴交、会阴，使酸麻胀重感放射至前阴，留针 10 min，捻转 1 次，再留针 10 min，并加药艾条用雀啄法灸治会阴穴。每日 1 次，10 次为 1 个疗程。共治疗 60 例，治愈 39 例，好转 18 例，无效 3 例，总有效率 95%。吴氏等取主穴中极、秩边、肾俞、三阴交。尿道症状明显者加阴陵泉、膀胱俞；局部胀痛甚者加志室、气海；性机能障碍者加次髎、百会、关元。主穴中极、秩边采用傍针刺，并令针感扩散至会阴部，全穴得气后均采用平补平泻，每日 1 次，10 次为 1 个疗程。结果：2~3 个疗程后，107 例患者治愈 27 例，显效 50 例，好转 28 例，无效 2 例，总有效率为 98.13%，显效率优于对照组（$P<0.01$）。林氏取主穴小肠俞、膀胱俞、脾俞、次髎、关元、中极。配穴：阴陵泉、三阴交、太溪。实证加曲骨、外关，虚证加肾俞、足三里。实证进针得气后用泻法，提插、捻转 2~3 min，使针感传至腰骶部，用 G6805 治疗仪疏密波加电，留针 20~30 min。虚证得气后用平补平泻手法，小幅度捻转 2~3 min，使针感传至阴茎部，然后施温针操作（将艾条折裁成约 3 cm 长的艾段，套裹在针柄上，从艾段下部点燃）约 30 min。每日 1 次，10 d 为 1 个疗程。结果：经 2~3 个疗程的治疗，68 例有效率为 89.7%。何氏 1 组取中极、关元、大赫、尺泽、足三里、三阴交；2 组取肾俞、膀胱俞、秩边、列缺、阴陵泉、太溪。两组穴位交替使用。针刺前嘱患者排空小便，穴位皮肤常规消毒，选用 30 号 1.5 寸毫针向下斜刺关元、中极、大赫，进针 1.2 寸左右，用捻转泻法力求针感下传到阴茎或会阴部。其余腧穴用平补平泻手法，其中三阴交、阴陵泉等下肢穴位宜向上斜刺，最好使针感沿下肢内侧向上传。每日 1 次，10 次为 1 个疗程。36 例经 3 个疗程治疗，总有效率 83.3%。王氏分 4 型辨证选穴。肾阳不足型：取命门、肾俞、关元、大肠俞、足三里、三阴交、太溪，均为双侧。进针后施以提插补泻，留针 20 min。其中命门、关元、足三里加用温针灸。肾阴亏虚型：取肾俞、肝俞、关元、气

海、三阴交、阴陵泉、足三里、均为双侧。进针后施以捻转补法，留针 20 min。气滞血瘀型：取中极、气海、血海（双）、膈俞、阴廉（双）、太冲（双）、三阴交（双）。进针后施以泻法，留针 20 min。湿热下注型：取膀胱俞、中极、阴陵泉（双）、水道（双）、太白（双）、足三里（双）、三阴交（双）。进针后施以泻法。每日 1 次，20 次为 1 个疗程。2 个疗程后分析疗效，治疗组优于前列康氟哌酸对照组（$P<0.01$）。相氏等电刺加耳穴贴压治疗本病 98 例。电针取主穴：膀胱俞、脾俞、小肠俞、次髎、关元、中极；配穴：阴陵泉、三阴交、足三里、太溪、太冲。耳穴：艇角、肾、脾、内分泌、内生殖器、缘中、膀胱。结果：总有效率为 95.9%。胡丙成等通过实验研究证明参花雷火灸治疗能有效降低慢性非细菌性前列腺炎大鼠模型前列腺组织中 IL-1β、TNF-α 的表达水平，从而改善局部免疫功能，抑制炎症反应，从而达到治疗慢性非细菌性前列腺炎的目的。赵耀东等通过实验研究表明温通针法治疗慢性非细菌性前列腺炎的机理与降低 IL-2、IL-6 含量，调节机体免疫功能有关。应荐等通过电针白环俞、会阳治疗慢性非细菌性前列腺炎，认为电针加中药治疗疗效优于单纯中药治疗。石勇电针联合半导体激光刺激任脉相关穴位（关元、中极、曲骨、会阴）治疗Ⅲa 型前列腺炎 50 例，有效率为 85.42%；徐悦涛等应用电针+微波+药物治疗慢性前列腺炎 30 例，总有效率 97%。马永等通过穴位埋线治疗男性肾虚湿热瘀阻型慢性盆腔疼痛综合征的临床疗效，发现穴位埋线能够明显缓解肾虚湿热瘀阻型慢性盆腔疼痛综合征患者临床症状，改善患者焦虑抑郁状态，增加前列腺液中卵磷脂小体数目，升高 β-EP 含量、降低血浆 SP 含量。李世林等运用清浊祛毒丸联合针刺治疗慢性非细菌性前列腺炎，表明此法可改善前列腺炎症状，减轻前列腺炎症程度，是治疗慢性非细菌性前列腺炎的安全、有效方法，细胞因子在慢性前列腺炎发病及治疗中可能起重要作用。鲍毅梅等运用芒针（双秩边穴）配合天灸治疗Ⅲ型慢性前列腺炎，主穴为关元、命门，配穴取大椎、中极、双侧肾俞，药物取生白芥子，Ⅲ型慢性前列腺炎可明显改善症状、体征，优于单纯药物治疗。刘清尧等通过穴位电刺激联合栓剂治疗Ⅲ型前列腺炎气滞血瘀型 38 例，取得较好疗效。卢子杰等用研究中药穴位敷贴治疗慢性前列腺炎湿热瘀滞证，贴敷于神阙穴、关元穴、中极穴，穴位不加减，外用 4 cm×3 cm 三伏贴胶布固定。24 h 更换 1 次，10 次为 1 个疗程，连续 3 个疗程。NIH-CPSI 疗效：45 例中，治愈 4 例，显效 14 例，有效 18 例，无效 9 例，总有效率 80.0%。中医证候疗效：45 例中，痊愈 3 例，显效 12 例，有效 20 例，无效 10 例，总有效率 77.8%。

（六）实验研究取得一定进展

实验研究对探讨中医治疗 CP 的作用机理具有重要作用。近年来，中医药治疗 CP 的实验研究已从对前列腺炎主要致病菌的体外抑制作用，深入到动物实验研究的开展。戴氏等采用多种炎症动物模型，观察前列腺康栓直肠给药的抗炎作用，观察项目有对小鼠耳毛细血管通透性的影响、对白细胞游走反应的影响、对实验性肉芽肿炎症的抑制作用、对角叉菜胶引起大鼠足肿胀的影响、对蛋清引起大鼠足肿胀的影响。张氏等用消痔灵注射液成功地创建了模拟人的大鼠前列腺纤维增生性炎症病理模型，为研究慢性前列腺炎的病理变化找到一条途径，并运用光学显微镜和透镜电镜观察了前列汤对该模型的影响，说明前列腺汤有减轻消痔灵注射液引起的大鼠前列腺炎细胞浸润及纤维组织增生作用，使病理模型的前列腺上皮细胞的分泌功能恢复，增加 Zn 含量，增强前列腺的抗炎及损伤组织的修复能力。王氏等通过对实验性大鼠前列腺组织病理学和纤维连接蛋白（FN）、层粘连蛋白（LN）免疫组织化学的观察，发现丹蒲胶囊（丹参、泽兰、桃仁、红花、白芷、蒲公英、败酱草、川楝子、小茴香等）可明显抑制大鼠慢性前列腺炎组织中的炎细胞浸润和间质纤维组织增生，并促使前列腺腺腔扩大，腔内分泌物增多；戴氏等对男泌清胶囊（由大黄、水蛭、黄芪等 4 味中药组成）进行了药理研究，结果发现，男泌清胶囊在改善大鼠前列腺组织病理学、血浆内皮素、血栓素 B_2 和 6-酮-前列腺素 F1α 以及超氧化物歧化酶（SOD）、IgG、IgA 的作用优于前列康（$P<0.01$）。韦氏等采用大鼠实验性细菌性前列腺炎动物模型及实验性慢性非细菌性前列腺炎动物模型，研究发现：清浊祛毒丸（由金沙藤、大血藤、蒲公英、虎杖等药物组成）各剂量组前列腺液中白细胞数均小于模型对照组，

而大、中剂量组的卵磷脂小体密度均大于模型对照组，差异有非常显著性或显著性意义。清浊祛毒丸各剂量组的IgG含量均小于模型对照组，炎症病变程度也轻于模型对照组，中剂量组成纤维细胞增生程度与对照组差异有显著性意义。提示：本品对大鼠急性细菌性前列腺炎和慢性非细菌性前列腺炎均有一定的抑制作用。李氏等通过药理研究发现，益肾通淋胶囊（由蛤蚧、赤芍、马鞭草、韭子等六味中药组成）对大鼠无菌性前列腺炎有明显的抑制作用，使前列腺液中卵磷脂小体密度明显升高，白细胞总数明显降低；使大鼠慢性前列腺炎腺上皮增生明显好转，间质炎症细胞浸润明显减轻；抑制皮肤毛细血管通透性的增高，抑制角叉菜胶引起的大鼠踝关节肿胀及棉球肉芽肿的形成。对慢性前列腺炎大鼠全血黏度升高有明显的降低作用；对负荷大鼠有明显的利尿作用。陈氏等实验研究发现，前列清合剂（由黄柏、滑石、王不留行等组成）对金黄色葡萄球菌、乙型溶血性链球菌、丙型链球菌、卡他球菌和大肠杆菌均有抑菌作用；可降低毛细血管通透性，减少渗出，抑制纤维组织的增生而具有抗炎作用；具有改善微循环的作用。表明中医药治疗CP的实验研究取得一定进展。

（七）治疗中值得注意的问题

由于CP治疗复杂而无特异性，临床辨证也很复杂，因此治疗中需注意以下几个方面：

1. *不能丢开病理谈症状* 症状的发生有其内在的病理变化，治疗过程中需抓住基本病理这一主要矛盾，即前列腺组织有炎性细胞浸润，腺叶中纤维组织增生明显。

2. *不能丢开全身着眼于局部* “炎”的概念不是细菌，是机体对致炎刺激的反应，是免疫应答的一种表现形式。免疫功能正常者，可不出现炎症，或反应较轻，或反应快速、明显，但经过和结局良好；免疫功能低下者，易发生感染和炎症，但炎症反应不很明显、缓慢。慢性前列腺炎的炎症反应即是免疫功能低下的表现。免疫功能的低下可导致机体功能紊乱而出现一系列形态学变化，因而着眼于局部变化的同时不能丢开全身。

3. *辨证论治与分期治疗相结合* CP的病理变化因炎性细胞浸润和纤维增生、变性程度不同而分浸润期、纤维增生期、纤维变性期。因此，治疗过程中需辨证论治与分期治疗相结合，以加强治疗针对性。

4. *宏观辨证与微观辨证相结合* 现代医学的检测手段使中医的传统“四诊”触角延伸到微观世界，因而辨证需把宏观与微观结合起来，以探讨辨证分型中前列腺各种实验检测的特殊性。

5. *基本方的确定与运用* 基本方的确定与运用，需围绕CP的基本病理和中医对CP的病机认识来定，在治疗过程中针对体质、病程、并发症等辨证加减。

6. *忌一味苦寒清热解毒* 清热解毒是治疗CP的一大方法，但苦寒的同时需考虑温的因素，尤其是无菌性前列腺炎。临床上很多治疗CP的有效方剂和用药如桂枝茯苓丸之桂枝、黄柏配乌药、薏苡附子败酱散用附子、引火归原之肉桂等就是一启迪。

十二、中药新药治疗慢性前列腺炎（非特异性）临床指导原则（1997年版）

前列腺炎是以前列腺实质感染、充血、肿胀、炎细胞浸润、腺上皮坏死，甚至小脓肿形成为主要病理改变的疾病。前列腺炎有急、慢性之分，均属于中医淋浊的范畴。

（一）诊断标准

1. *西医诊断标准*

（1）症状：尿频，残尿感，尿痛，会阴、下腹部及肛门周围疼痛不适。

（2）前列腺触诊：表面不平或不对称，可触及不规则的炎性硬结，压痛，质地失去正常的均匀弹性。

（3）分段尿试验（Stamey试验）：根据EPS或VB_3和VB_1比较，至少有1个对数以上的差别者即可诊断为前列腺炎。VB_1的菌数比VB_3多时，可考虑是前尿道的感染，VB_1和VB_3菌数均少者，以EPS结果确诊。EPS取不到时，将VB_3的结果乘以100即为EPS值。

（4）前列腺液检查：WBC>1 000/mm^3，或 400 倍镜下 WBC>10 个/HP，即可确诊。前列腺液 Zn 含量降低，正常 pH 值为 6.8 左右，偏碱性者多合并感染。

（5）精液检查：由于前列腺按摩的局限性，或前列腺液不能取得时，可取精液检查，WBC>5 个/HP，即可确诊前列腺有炎症，但应以染色片为准。

（6）超声波检查：断面轻度变形，但多不扩大，被膜凹凸不整、不连续，往往伴有前列腺结石及声影。

2. 病情轻重分级

（1）轻度：仅有前列腺液 WBC>10 个/HP，卵磷脂小体基本正常，无排尿症状及反射性疼痛，前列腺指诊无变化。

（2）中度：前列腺液 WBC>10 个/HP，卵磷脂小体减少，合并排尿症状及反射性疼痛，肛诊检查前列腺表面尚光滑，可有轻度不对称，质地无变化。

（3）重度：前列腺液 WBC>10 个/HP，卵磷脂小体极少，肛诊检查前列腺表面不光滑，不对称，失去正常弹性，呈纤维化或有硬结。

3. 中医辨证

（1）湿热下注证：尿频尿急尿痛，尿道灼热，阴囊潮湿，舌红苔黄，脉滑。

（2）气滞血瘀证：会阴、少腹坠胀痛，小便赤涩，前列腺有炎性硬结，压痛，舌紫暗或有瘀斑，脉弦涩。

（3）肝肾阴虚证：会阴部坠胀，尿道口常有少量黏液，头晕眼花，腰膝酸软，失眠多梦，遗精，五心烦热，小便短赤，舌红苔少，脉沉细。

（4）肾阳虚证：小便淋漓，或大便时有前列腺液、精液自尿道流出，畏寒，腰膝酸软，精神萎靡，多寐，阳痿，早泄，舌淡，苔薄白，脉沉迟。

（二）试验病例标准

1. 纳入病例标准　符合本病诊断标准及中医辨证者，可纳入试验病例。以 EPS 检查 WBC>10 个/400倍视野者为主要观察对象。

2. 排除病例标准（包括不适应症或剔除标准）

（1）年龄在 18 岁以下或 55 岁以上，未婚者，过敏体质或对本药过敏者。

（2）合并前列腺增生、严重神经官能症、尿道狭窄、前列腺肿瘤患者。

（3）合并有心血管、脑血管、肝、肾和造血系统等严重原发性疾病，精神病患者。

（4）不符合纳入标准，未按规定用药，无法判断疗效，或资料不全等影响疗效或安全性判断者。

（三）观测指标

1. 安全性观测

（1）一般体检项目。

（2）血、尿、便常规化验。

（3）心、肝、肾功能检查。

（4）根据药物可能出现的毒性反应做相应的安全性检查。

2. 疗效性观测

（1）相关症状及体征，前列腺触诊。

（2）EPS 检查。

（3）B 超检查。

（4）分段尿试验。

（5）精液染色片观测

（6）前列腺液细菌培养，衣原体、支原体检查。

以上（1）~（3）必做，其他项目可根据病情及临床研究的需要选做。

（四）疗效判定标准

1. 临床痊愈 症状消失，EPS检查连续2次以上正常，肛诊压痛消失，质地正常或接近正常，B超检查大致正常。

2. 显效 症状基本消失，EPS检查连续2次以上WBC值较前减少1/2或<15个/HP，触诊压痛及质地均有改善，B超检查有所改善。

3. 有效 症状减轻，EPS检查较前改善。

4. 无效 症状、体征及EPS检查均无改善或加重。

（五）临床试验的有关要求

试验病例采用住院病例和门诊病例，门诊病例应严格控制可变因素。疗程为1个月，随访不少于1个月。

参考文献

[1] 程洪林．中医辨证治疗前列腺炎40例［J］．陕西中医，1986（12）：537.
[2] 徐福松．80例慢性前列腺炎的辨证论治［J］．上海中医药杂志，1987（1）：12.
[3] 鲍严钟．辨证治疗慢性前列腺炎100例观察［J］．浙江中医杂志，1987（2）：65.
[4] 郭佐尧．前列腺炎造成不育的中医治疗探讨［J］．新中医，1988（9）：13.
[5] 方伟煌．慢性前列腺炎的诊治经验［J］．安徽中医学院学报，1989（3）：52.
[6] 周祖瀚．辨证治疗前列腺炎33例分析［J］．湖北中医杂志，1989（6）：19.
[7] 王少金．慢性前列腺炎的中医治疗［J］．吉林中医药，1990（1）：3.
[8] 金必忠．辨证分型治疗前列腺炎38例疗效分析［J］．湖南中医杂志，1991（1）：20.
[9] 赵国仁．慢性前列腺炎的证治探讨［J］．四川中医，1991（1）；20.
[10] 李惠义．前列腺炎证治及其预后转归［J］．辽宁中医杂志，1991（1）：9.
[11] 陈子胜．辨证治疗慢性前列腺炎83例临床小结［J］．浙江中医学院学报，1992（3）16.
[12] 朱琪．辨证加用维吾尔药治疗男科病365例［J］．新疆中医药，1992（3）：24.
[13] 徐斌．辨证治疗慢性前列腺炎76例［J］．浙江中医学院学报，1992（6）：14.
[14] 刘春英．施汉章治疗慢性前列腺炎经验［J］．中医杂志，1992（10）：21.
[15] 麦国健．前列腺炎证治［J］．中医杂志，1987（6）：19.
[16] 王水钧．前列腺炎证治［J］．中医杂志，1987（6）：19.
[17] 李超．前列腺炎证治［J］．中医杂志，1987（6）：21.
[18] 顾兆农．慢性前列腺炎辨治［J］．中医药研究，1989（6）：3.
[19] 李曰庆．中西医结合诊治男科病讲座［J］．中国农村医学，1993（10）：8.
[20] 杜重实．中西医结合诊治慢性前列腺炎——附300例临床分析［J］．中级医刊，1988（9）：52.
[21] 戴干勇．中西医结合治疗慢性前列腺炎60例［J］．实用中西医结合杂志，1992（9）：535.
[22] 陈礼高．肥大性前列腺炎治验［J］．中医药研究，1989（1）：24.
[23] 王明浩．前列腺炎中医治疗心得［J］．云南中医杂志，1986（2）：21.
[24] 李水清．辨证治疗前列腺炎125例［J］．吉林中医药，1991（2）：13.
[25] 姜长风．复方地虎胶丸治疗慢性前列腺炎［J］．吉林中医药，1985（4）：20.
[26] 俞大毛．前列腺片治疗前列腺疾病60例［J］．中国中西医结合杂志，1988（12）：733.
[27] 倪毓生．“花粉胶囊”治疗前列腺增生、慢性前列腺炎32例临床观察［J］．江西中医药，1989（1）：10.

［28］陈克忠．前列舒丸治疗慢性前列腺炎 238 例的临床和实验研究［J］．实用中西医结合杂志，1990（5）：300.

［29］王敬善．前列舒丸治疗前列腺增生症和慢性前列腺炎 81 例［J］．山东中医杂志，1990（6）：12.

［30］宋文学．前列腺 I 号治疗前列腺病 30 例［J］．黑龙江中医药，1990（6）：55.

［31］曹恩亮．前列康复散治疗慢性前列腺炎 68 例的体会［J］．江西中医药，1992（5）：26.

［32］刁焕伟．锦琥汤治疗慢性前列腺炎 34 例［J］．新中医，1989（4）：43.

［33］邓声华．单味大黄治疗慢性前列腺炎 60 例［J］．浙江中医杂志，1992（11）：488.

［34］周正宇．田三七治疗慢性前列腺炎 2 例［J］．河南中医，1985（3）：27.

［35］赵端安．生甘草末配合提肌运动治疗慢性前列腺炎合并阳痿 22 例［J］．江西中医药，1989（6）：15.

［36］王凤华．治前列腺炎验方［J］．中医函授通讯，1992（1）：27.

［37］邵德荣．复方紫草膏治疗慢性前列腺炎疗效观察［J］．中级医刊，1988（2）：51.

［38］谷励．前列栓治疗慢性前列腺炎 35 例［J］．中医药信息，1992（2）：30.

［39］王长友．中药灌肠治疗慢性前列腺炎 30 例［J］．陕西中医，1990（5）：24.

［40］陈其华．自拟五圣汤灌肠治疗慢性前列腺炎［J］．四川中医，1992（7）：35.

［41］韩冰．直肠内中药电离子导入法治疗慢性前列腺炎的临床研究［J］．天津中医，1990（6）：7.

［42］张灵芝．中药熏洗治疗慢性前列腺炎 43 例［J］．河北中医，1992（1）：31.

［43］程可佳．慢性前列腺炎脐疗 182 例疗效分析［J］．中国针灸，1992（5）：5.

［44］张亚强．中药前列腺汤对实验性前列腺炎病理模型的影响［J］．中西医结合杂志，1991（8）：480.

［45］戴苏林．前列腺康栓的抗炎作用［J］．吉林中医药，1990（3）：33.

［46］许睿，廖春盛，陈锦文，等．1840 例慢性前列腺炎病原微生物分析［J］．中国现代医学杂志，2002，12（20）：15-17.

［47］吴勤如，杨新，李伟贤．312 例慢性前列腺炎的细菌学分析［J］．中国医师杂志，2002，4（5）：323-324.

［48］谢世营．慢性前列腺炎前列腺液中凝固酶阴性葡萄球菌的耐药性分析［J］．广州医药，2002，33（2）：30-31.

［49］胡小朋，白文俊，朱积川，等．慢性前列腺炎细菌及免疫学研究［J］．中华泌尿外科杂志，2002，23（1）：29-31.

［50］陈声利，赵天恩，李中伟，等．尿道炎后慢性前列腺炎病原体分析［J］．中国麻风皮肤病杂志，2002，18（2）：95-97.

［51］张秋桂，郭思健．1670 例前列腺液细菌培养及药敏试验结果分析［J］．中国医师杂志，2001，3（3）：219-220.

［52］洪伟平，林观平，柯水源，等．性传播性尿道炎后慢性前列腺炎［J］．中华泌尿外科杂志，2002，23（5）：299-300.

［53］万沐芬，陈映玲．95 例前列腺炎真菌培养阳性结果分析［J］．同济医科大学学报，2001，30（3）：277-278.

［54］董学君，糜祖煌．慢性前列腺炎患者 5 种支原体检测［J］．中国皮肤性病学杂志，2002，16（3）：174-176.

［55］李云，焦春梅，韩玉华，等．慢性前列腺炎患者的病原微生物学分析［J］．实用医技杂志，

2002，9（7）：484-485.
[56] 罗绍森．性病门诊慢性前列腺炎患者支原体及沙眼衣原体感染情况的研究［J］．贵州医药，2002，26（1）：31-32.
[57] 万苗坚．412 例性病性尿道炎治疗后前列腺液支原体及衣原体分析［J］．中华临床医药，2002，3（1）：43-44.
[58] 夏忠第，毛学政，罗映辉．慢性前列腺炎病原学研究［J］．实用预防医学，2000，7（1）：20-21.
[59] 戴布民，王为服，董德欣，等．慢性前列腺炎的诊治［J］．中国男科学杂志，2001，15（1）：39-41.
[60] 陈永锋，等．慢性前列腺炎患者解脲支原体及人型支原体感染的研究［J］．皮肤病与性病，1998，20（3）：53-54.
[61] 王和．慢性前列腺炎患者前列腺菌群的调查与分析［J］．中国微生态学杂志．1998，10（6）：362-364.
[62] 陈永锋，钟山，郑和平，等．慢性前列腺炎患者沙眼衣原体感染的研究［J］．临床皮肤科杂志，2000，29（6）：328-329.
[63] 凌宏忠，曹光玲．慢性细菌性前列腺炎 148 例分析［J］．实用医学杂志，1999，15（10）：793-794.
[64] 陈洁晶，黎莉，刘丽新．前列腺液常规和病原体培养结果分析［J］．临床泌尿外科杂志．2001，16（5）：205-206.
[65] 山长武，朱伟，陈廷．阴道毛滴虫与慢性前列腺炎关系的研究［J］．济宁医学院学报，1999，22（1）：54.
[66] 韩银发，徐晓峰，陈斌，等．自拟消炎冲剂治疗慢性前列腺炎［J］．男性学杂志，1999，12（1）：48-50.
[67] 刘经甫，文建国，侯晓，等．自拟前列疏解汤治疗慢性前列腺炎 128 例［J］．国医论坛，2002，17（1）：31-32.
[68] 尹胜利．浊淋汤治疗前列腺炎 63 例［J］．陕西中医，2001，22（3）：148.
[69] 张鹏．中药治疗慢性前列腺炎的临床观察［J］．男科学报，1999，5：59~60.
[70] 闫树河，黄金秀，韩振祥．中药治疗慢性前列腺炎 50 例观察［J］．实用中医药杂志，1998，14（10）：16-17.
[71] 殷再华．中药治疗慢性前列腺炎 38 例［J］．实用中医药杂志，2001，17（3）：15.
[72] 张国亭．治前汤治疗慢性前列腺炎 130 例［J］．四川中医，2001，19（5）：32.
[73] 张茂林．益前列胶囊治疗慢性细菌性前列腺炎 51 例［J］．现代中西医结合杂志，2001，10（11）：1022-1023.
[74] 姜长贵．血府逐瘀汤治疗慢性前列腺炎 86 例［J］．河北中医，2000，22（3）：201.
[75] 杨金夫，张海缨，韩银发．消炎冲剂治疗慢性前列腺炎临床观察［J］．实用中医药杂志，1999，15（5）：10-11.
[76] 张广麟．仙蛇前列舒治疗慢性前列腺炎 62 例临床观察［J］．云南中医中药杂志，1998，19（5）：18-20.
[77] 张传忠，刘志杰．五子半桂汤治疗慢性前列腺炎 30 例［J］．实用中西医结合杂志，1998，11（8）：729.
[78] 范小玲．通淋汤治疗慢性前列腺炎的临床与实验研究［J］．中国中西医结合外科杂志，1999，5（4）：223-225.

［79］杨槐，邓伟民，沈有高．祛瘀通络汤治疗慢性细菌性前列腺炎疗效观察［J］．中国男科学杂志，2001，1592）：137-138.

［80］徐丹．清前汤治疗慢性前列腺炎临床疗效观察［J］．上海中医药杂志，1998，12：21.

［81］冯仰梁，朱成彬．清化导前丸治疗精浊（湿热型）87例临床总结［J］．黑龙江中医药，2001，3：18-19.

［82］肖亚明，李松，邓雪华．乾坤宁治疗慢性前列腺炎300例观察［J］．中华男科学，2000，6（2）：136-137.

［83］谭新华，朱晓明，郭子华．前炎清颗粒剂治疗慢性前列腺炎30例临床观察［J］．湖南中医杂志，1999，15（5）：7-8.

［84］赵章华，曹鸿云，华琼，等．前列消液治疗慢性前列腺炎156例［J］．中国中医药信息杂志，2002，9（2）：56.

［85］刘春英，吴海深，张秉山，等．前列丸治疗慢性前列腺炎湿热瘀滞证320例［J］．中国临床医生，1999，27（3）：51-52.

［86］卢国频，刘灿康，刘桂滨，等．前列清颗粒治疗慢性前列腺炎200例临床观察［J］．江苏中医，2001，22（4）：28-29.

［87］蒋毅，王久源．前必治口服液治疗慢性前列腺炎45例临床观察［J］．成都中医药大学学报，1999，22（1）：19-20.

［88］王可鸿，卢笑晖，李学宏．慢前汤治疗慢性前列腺炎87例［J］．山东中医杂志，2000，19（11）：660.

［89］高兆旺，张丽，宋景贵，等．慢前颗粒治疗慢性前列腺炎50例［J］．山东中医杂志，2000，19（12）：720.

［90］尹国良，熊才良，梅梅，等．淋尔清合剂治疗慢性前列腺炎的临床研究［J］．湖北中医杂志，2001，23（12）：3-5.

［91］梅进才．桂枝茯苓丸化裁治疗慢性前列腺炎36例［J］．云南中医学院学报，1998，21（3）：23-25.

［92］黄晨昕，夏于芳．非淋清汤治疗慢性解脲支原体性前列腺炎80例［J］．中医杂志，2000，41（7）：416-417.

［93］韩振贵．导湿活血汤治疗慢性前列腺炎50例［J］．四川中医，2001，19（1）：30-31.

［94］李宏策，李宏畴．萆薢分清饮加味治疗慢性前列腺炎98例［J］．河北中医，2000，22（2）：137-138.

［95］邵卫兵，郑昌滋．泽桂地黄汤治疗慢性前列腺炎的临床观察［J］．湖北中医杂志，2002，24（4）：21.

［96］张强，王耿，吴昕．清淋祛浊汤治疗慢性前列腺炎68例［J］．陕西中医，2002，23（10）：892-893.

［97］林峰．当归六黄汤加味治疗慢性前列腺炎76例［J］．新中医，2002，34（5）：52-53.

［98］周安方，张茂林，赵映前，等．前列康泰胶囊治疗慢性前列腺炎的临床研究［J］．湖北中医杂志，2002，24（4）：19-20.

［99］孙建明．萆菟汤治疗慢性前列腺炎临床观察［J］．中华男科学，2002，8（4）：312.

［100］何世明．自拟精浊汤为主治疗慢性前列腺炎80例［J］．中国医药学报，2000，15（2）：34-35.

［101］徐东浩．清热通瘀排浊法治疗慢性前列腺炎369例［J］．新疆中医药，2001，19（1）：14-16.

[102] 蒋冬莺．前宁汤治疗慢性前列腺炎48例［J］．湖南中医杂志，2001，17（4）：37.
[103] 赵斌，王峰，王伟志．前列通散合栓剂治疗慢性前列腺炎112例［J］．中医药信息，1999，2：47.
[104] 闫庆忠，董国祥．前列汤治疗慢性前列腺炎30例［J］．山西中医，2002，18（1）：37.
[105] 彭淑莲，贾玉森，陈和亮，等．前列通瘀胶囊治疗慢性前列腺炎临床观察［J］．中国实验方剂学杂志，2000，6（4）：57-59.
[106] 刁小庆，葛根，潘正跃．癃闭舒治疗慢性前列腺炎的临床观察［J］．江西医药，2000，35（5）：309-410.
[107] 江军，靳凤烁，李黔生，等．泽桂癃爽胶囊治疗非细菌性前列腺炎［J］．临床泌尿外科杂志，2001，16（5）：239.
[108] 杨伟忠，晏继银．前列舒乐冲剂治疗慢性前列腺炎的疗效观察［J］．中国现代医学杂志，2002，12（6）：96-97.
[109] 王根会，王耕，汪建平．中药尿道内灌注治疗慢性前列腺炎57例［J］．中国中医药信息杂志，2000，7（4）：69.
[110] 孟战战，罗二平，邹永清．药物灌渗水囊按摩治疗前列腺炎伴精液不液化症［J］．中华男科学，2001，8（4）：265-266.
[111] 李振明，孙步民．中药穴位透入治疗慢性前列腺炎128例［J］．中医药信息，1998，4：43.
[112] 李永生．中药内服及直肠给药治疗慢性前列腺炎45例［J］．辽宁中医杂志，1998，25（5）：209.
[113] 周亚军．中药离子导入法治疗慢性前列腺炎64例［J］．湖南中医药导报，2000，6（12）：12-13.
[114] 周长兵．直肠微波热疗和中药灌肠治疗慢性前列腺炎228例疗效观察［J］．现代医药卫生，2001，17（1）：42-43.
[115] 钦元根，秦荣海．直肠微波加中药口服治疗慢性前列腺炎疗效分析［J］．苏州医学院学报，1999，19（9）：1021-1022.
[116] 王樟连，张光霁，杨永平．穴位注射治疗慢性前列腺炎血瘀证的临床观察［J］．浙江中医学院学报，2000，24（5）：55.
[117] 陈晓波．穴位注射治疗慢性前列腺炎36例［J］．广西中医药，2000，25（3）：37-38.
[118] 蒋运金，王江，李俊．喜炎平注射液治疗前列腺炎80例［J］．医药导报，2002，21（1）：43.
[119] 孙洁．前列腺内注射双黄连治疗慢性前列腺炎32例［J］．湖南中医药导报，1999，5（2）：24.
[120] 贺新云．针刺结合中药治疗充血性前列腺炎临床观察［J］．上海针灸杂志，2001，20（2）：19.
[121] 葛继魁．深刺白环俞为主治疗慢性前列腺炎临床观察［J］．中国针灸，2001，21（2）：73.
[122] 沈卫东．针灸治疗慢性非细菌性前列腺炎的临床观察［J］．上海中医药杂志，2000，（5）：32.
[123] 马胜．针刺药艾条治疗慢性前列腺炎疗效分析［J］．中国针灸，1999，6：339.
[124] 吴立红，刘友波．傍针刺中极、秩边穴治疗慢性前列腺炎110例临床观察［J］．针灸临床杂志，1999，15（5）：26-27.
[125] 林永平．针灸治疗慢性前列腺炎68例疗效观察［J］．中国针灸，1999，8：465-466.
[126] 何馨．针灸治疗慢性前列腺炎36例临证观察［J］．中医药学刊，2001，19（4）：387.

［127］王铠．针灸辨证治疗慢性前列腺炎 30 例［J］．四川中医，2002，20（1）：72-73.

［128］相永梅，孙学荣．针刺加耳压治疗慢性前列腺炎 98 例［J］．辽宁中医杂志，2002，29（8）：504.

［129］王勒渝．丹蒲胶囊对试验性慢性前列腺炎的病理学和免疫组织化学研究［J］．中国中西医结合外科杂志，2002，8（5）：365-368.

［130］戴春福．男泌清胶囊治疗慢性前列腺炎的临床与实验研究［J］．中华男科学，2002，8（5）：379-382.

［131］韦品清，刘成柱．清浊祛毒丸对急慢性前列腺炎抗炎作用的实验研究［J］．新中医，2002，34（5）：74-75.

［132］李小芹，周爱香，吴子伦，等．益肾通淋胶囊的药理作用研究［J］．中国实验方剂学杂志，2002，8（6）：44-47.

［133］陈志强．前列清抑菌、抗炎和改善微循环作用的实验研究［J］．广州中医药大学学报，2000，17（2）：147-151.

［134］中华人民共和国卫生部．中药新药临床研究指导原则．第 3 辑．1997. 52-53.

［135］明爱民，吕宏迪，李军，等．2010—2012 年体系部队官兵Ⅲ型前列腺炎患者纳米细菌感染情况调查［J］．实用医药杂志，2014，31（4）：342-344.

［136］李军，吕宏迪，明爱民，等．纳米细菌感染致Ⅲ型前列腺炎的临床治疗研究［J］．实用医药杂志，2014，（5）：389-391.

［137］吴利军，冯广红．C 反应蛋白（CRP）对慢性前列腺炎分型及诊断的临床意义［J］．医学信息 2014，27（11）：339-340.

［138］王闽辉，王冬旭，丛武．尿微生物检测与药敏性分析在慢性前列腺疾病患者中的应用［J］．中国保健营养，2014，24（5）：2954.

［139］罗玲芳，谢琴．慢性前列腺炎患者前列腺液培养及临床意义［J］．医学信息，2014，27（9）：493.

［140］杨光华．慢性前列腺炎细菌感染及免疫学研究［J］．中外健康文摘，2014，（7）：126-127.

［141］韩成贤，董治龙．慢性前列腺炎致男性不育机制的研究进展［J］．中国男科学杂志，2014，28（7）：69-72.

［142］杨超伟，贾德前，韩媛媛．骆斌治疗慢性前列腺炎经验［J］．安徽中医药大学学报，2014，33（3）：64-66.

［143］王彬，莫旭威，李海松，等．通前络汤治疗 60 例慢性前列腺炎随机对照临床研究［J］．中国性科学，2014，23（1）：58-61.

［144］张华俊，金保方，徐强．清肾散瘀方治疗慢性前列腺炎合并精液不化 35 例疗效观察［J］．国际中医中药杂志，2014，36（2）：166-167.

［145］陈怀，朱慧平，黄倩倩，等．清肺利水法治疗血雌二醇升高的ⅢA 型前列腺炎临床观察［J］．中医药信息，2014，31（4）：144-146.

［146］齐作战．固肾活血通淋汤治疗慢性前列腺炎 55 例［J］．光明中医，2014，29（5）：991-992.

［147］谢波．桂枝茯苓丸加减治疗慢性前列腺炎疗效观察［J］．临床合理用药，2014，7（4）：19-20.

［148］李廷付，董玉宏，张延杰，等．化浊清瘀汤治疗慢性前列腺炎 60 例［J］．中国中医药现代远程教育，2014，12（8）：51-52.

［149］李勇海，李玉春．化浊通淋汤灌肠治疗慢性前列腺炎 60 例临床分析［J］．中国现代药物应

用，2014，8（17）：208-209.
[150] 李晓阳，高旋慰．化浊通瘀汤配合直肠滴入治疗湿热瘀阻型前列腺炎84例［J］．陕西中医，2014，35（9）：1205-1206.
[151] 钟磊．前列康复汤治疗慢性前列腺炎的临床研究［J］．中医临床研究，2014，6（1）：34-36.
[152] 文天鹰．前列清瘀汤治疗慢性前列腺炎的临床效果分析［J］．当代医学，2014，20（14）：63-64.
[153] 胡晓灵，沈玉国，孙玉华．前列爽汤治疗慢性前列腺炎临床研究［J］．新疆中医药，2014，32（2）：5-7.
[154] 王炎．前列腺汤加味治疗ⅢB型前列腺炎的疗效［J］．临床医学，2014，34（9）：119-120.
[155] 黄凌．黄赤前列方治疗ⅢB型前列腺炎临床观察［J］．中国性科学，2015，24（6）：48-50.
[156] 赵冰，王彬，莫旭威，等．丁桂散贴敷神阙穴、会阴穴治疗慢性非细菌性前列腺炎随机对照临床研究［J］．中国性科学，2014，23（09）：59-62.
[157] 李海松，莫旭威，王彬，等．会阴超声联合外用中药治疗慢性前列腺炎的临床研究［J］．中国性科学，2015，24（1）：89-93.
[158] 苑海刚，赵大鹏，安立文，等．前列腺按摩加中药保留灌肠治疗慢性非细菌性前列腺炎120例［J］．中医药信息，2015，32（4）：107-108.
[159] 杨亚璋，张春和．医用生物敷料栓Ⅲ型治疗慢性前列腺炎60例疗效观察［J］．云南中医中药杂志，2015，36（4）：44-45.
[160] 吴跃鹏．中药保留灌肠结合直肠微波治疗慢性前列腺炎65例临床观察［J］．实用中医内科杂志，2015，29（07）：47-49.
[161] 胡丙成，徐莺莺，张静，等．参花雷火灸法对慢性非细菌性前列腺炎大鼠前列腺组织病理形态及+IL-1β、TNF-α的影响［J］．针灸临床杂志，2014，30（10）：77-78.
[162] 赵耀东，韩豆瑛．温通针法对慢性非细菌性前列腺炎大鼠IL-2、IL-6的影响［J］．西部中医药，2014，27（5）：114-116.
[163] 应荐，李俊贤，汪司右，等．电针白环俞、会阳治疗慢性非细菌性前列腺炎临床观察［J］．上海针灸杂志，2014，33（12）：1102-1104.
[164] 石勇．电针联合半导体激光刺激任脉相关穴位治疗Ⅲa型前列腺炎的临床观察［J］．中医药学报，2014，42（1）：93-96.
[165] 徐悦涛，吴自力，孙迎斌，等．电针联合经直肠微波治疗慢性前列腺炎疗效观察［J］．现代中西医结合杂志，2014，23（21）：2367-2368.
[166] 马永，李新元，李富强，等．穴位埋线治疗男性慢性盆腔疼痛综合征临床研究［J］．中国针灸，2015，35（6）：561-566.
[167] 李世林，唐梁，叶海霞．清浊祛毒丸联合针刺治疗慢性非细菌性前列腺炎的临床研究［J］．广州中医药大学学报，2015，32（6）：1035-1039，1046.
[168] 鲍毅梅，景福权，屠江丽，等．芒针配合天灸治疗Ⅲ型慢性前列腺炎的疗效观察［J］．针灸临床杂志，2015，31（5）：50-51.
[169] 刘清尧，韩亮，张新荣，等．穴位电刺激联合栓剂治疗Ⅲ型前列腺炎气滞血瘀型38例［J］．环球中医药，2015，8（8）：992-994，995.
[170] 卢子杰，张扬，张平，等．中药穴位敷贴治疗慢性前列腺炎湿热瘀滞证45例临床研究［J］．江苏中医药，2015，47（10）：60-61.

第五节　精囊炎

一、概述

精囊炎是男性生殖系统常见的感染性疾病之一。精囊炎与前列腺炎在病因和感染途径方面相同，几乎同时发生，可分急性和慢性两类。急性者，除与急性前列腺炎症状相似外，还可因邻近器官伴发感染，引起腹痛；慢性者，血精现象反复出现，迁延不愈，并有射精疼痛，常与慢性前列腺炎伴发，是复发性附睾炎的病因。

根据其临床表现，精囊炎属中医“血证”范畴，与中医“血精症”相类似。病位在下焦“精室”，病机为精室络脉受损。急性者清热解毒、活血止血；慢性者或滋阴降火，或活血祛瘀。

二、病因病理

（一）中医病因病机

湿热毒邪侵袭精囊腺，热迫血行，损伤精室络脉；或病程迁延，邪毒未尽，损伤阴液，阴虚火旺，灼伤精室络脉；或久病入络，气滞血瘀，精室络脉受损，均可导致精络损伤而出现血精。

（二）西医病因病理

精囊腺在解剖位置上与前列腺、膀胱、附睾相邻，且通过尿道、射精管、输精管相互交通，故尿道逆行来源的细菌，通过尿道、射精管侵入精囊腺，而来自附睾细菌则通过输精管侵入精囊腺。急性精囊炎由细菌感染所致，非特异性感染主要致病菌为葡萄球菌、链球菌、大肠杆菌和类白喉杆菌等，而特异性感染中以淋病双球菌、衣原体和支原体感染较为多见。其感染途径与急、慢性前列腺炎相同。

病理上，精囊腺黏膜充血水肿，正常精囊壁略具透明的特点消失，腺腔因炎症闭塞和脓肿形成，且脓肿亦可向邻近组织扩散，甚至破溃进入膀胱的后壁。在原有炎性基础上，性兴奋时精囊和前列腺的充血和收缩，可诱发出血。长期慢性炎症可导致精囊萎缩，功能减退，精道闭塞，从而影响生育。

精囊作为男性生殖系统的重要附属性腺，在男性生殖过程中发挥重要作用。精囊分泌多种物质，如果糖、抗坏血酸、凝集酵素和前列腺素等。前列腺素及多种蛋白质具有多种作用，包括精液凝固、调节精液的黏稠度、维护精子 DNA 的稳定性以及抗氧化作用等。因此，精囊炎有可能导致男性不育症的发生。

三、辨病要点

1. 症状　急性精囊炎与急性前列腺炎症状表现相似，表现为高热恶寒，会阴部、肛门胀痛，疼痛可放射至腹股沟、睾丸、阴茎，甚至出现腹痛，性交时由于射精剧烈疼痛而出现暂时性射精抑制，精液呈红色或带血块。慢性精囊炎主要特点为血精，精液呈粉红色、咖啡色或带血块，性交疼痛，尤以射精时疼痛明显，常因此出现性欲抑制，性欲减退。

2. 体征　指肛检查，急性者可触及肿大的精囊腺，有压痛；慢性者，有时可触及肿大、变硬的精囊腺，或有压痛。

3. 实验室检查　急性者血常规白细胞常升高。精液检查可出现许多红细胞、白细胞，急性者尤为明显。慢性精囊炎为鉴别其是否合并慢性前列腺炎，可在精液检查 2 d 后，行前列腺按摩，镜检前列腺液。果糖定性、输精管造影均有助于慢性精囊炎的诊断。

4. 影像学检查

（1）B 超检查：一般采用经直肠超声检查，主要表现为：射精管内径扩张时，于矢状面可见稍强回声的双轨状射精管壁及其间低回声的管腔，典型者呈近端扩张、远段渐细、延至尿道精阜部的鸟嘴样改变；精囊增大，边缘模糊，包膜增厚，内部回声增多、增强，部分伴钙化斑形成等。

（2）MRI 检查：对于顽固性血精症可采用 MRI 检查，表现为两侧（单侧）精囊体积增大，管状腺体管腔增宽，精囊腔内出现血性信号（T1WI 高信号、T2WI 低信号）。

（3）精囊造影：经皮输精管穿刺造影可见精囊腔增大，中间隔变小、变钝，囊壁弧度扩大。当壶腹部狭窄时，引起输精管扩张。精囊狭窄可使近底部精囊管不显影，需延摄片才能显示。慢性炎症的晚期可出现壶腹等，精囊、射精管萎缩，管腔狭小，管壁僵硬。

四、类病辨别

1. *急腹症* 急性精囊腺炎有时因邻近器官感染，可引起腹痛，需与阑尾炎、肾绞痛、胃肠道疾病等相鉴别。根据急性精囊炎局部疼痛，精液检查可出现许多红细胞，以及阑尾炎、肾绞痛、胃肠道疾病有其相应症状表现和精液检查正常，临床不难鉴别。

2. *精囊结核* 慢性精囊炎血精表现需与精囊结核相鉴别。精囊结核，精液减少，精液呈粉红色，带有血丝，严重时精液完全呈血液状；精囊腺指肛检查有时可触及局部变硬或有结节；精液查结核杆菌常能明确鉴别诊断。

3. *精囊结石* 有腹股沟疼痛及血精，但临床罕见。直肠指检时，在前列腺外上缘可触到坚硬的结石并伴有结石摩擦感，B 超可探及精囊内结石回声。

五、辨证要点

1. *分清缓急* 精囊炎有急性和慢性之分。急性者，起病急，有高热、恶寒，局部疼痛剧烈等热毒蕴结的临床表现；慢性者，病情迁延不愈，血精反复出现，有的仅见射精疼痛和血精二症，无其他不适。

2. *明辨虚实* 急性者，热毒蕴结属热证、实证。慢性者，阴虚火旺属热证、虚证；瘀血阻络属虚实夹杂证。

六、治疗原则

本病病机是精室络脉受损，治疗以活血止血为原则。急性者，热毒蕴结，灼伤精室络脉，热迫血行，治以清热解毒、活血止血；慢性者，阴虚火旺，火灼精室络脉，治以滋阴降火、活血止血；或久病入络，血瘀不畅，溢于络外，治以活血祛瘀、养血止血。

七、论治要点

精囊炎的治疗与“血精症”“急性细菌性前列腺炎”和“慢性细菌性前列腺炎”互参。急性者，热毒蕴结，治以清热解毒、活血止血，方用五味消毒饮加红藤、虎杖、败酱草、赤芍、牡丹皮、生地黄、蒲黄、滑石；精囊脓肿，治同“前列腺脓肿”。慢性者，阴虚火旺，治以滋阴降火、活血止血，方用知柏地黄丸合二至丸加减；瘀血阻络，治以活血祛瘀、养血止血，方用桃仁四物汤合蒲灰散加减。

八、其他治疗

参见急、慢性细菌性前列腺炎和前列腺脓肿。治疗期间禁忌房事，性欲强烈者，己烯雌酚 2 mg，每日 3 次，连续 3 d。定期行前列腺按摩（急性者忌用），以助精囊液排出与引流。精囊腺脓肿者，需经直肠或会阴部切开引流。

九、转归与预后

本病预后良好，经及时准确治疗多能治愈。慢性精囊炎若迁延不愈，反复发作，常因射精疼痛而抑制性欲，久则导致性功能障碍的发生，如性欲减退、阳痿、不射精症等，并伴随一系列精神症状的出现。

十、预防与护理

参见急、慢性细菌性前列腺炎和前列腺脓肿。

十一、现代研究进展

精囊炎的发病原因和感染途径与前列腺炎大体相同，多发于20~50岁的性活动较旺盛的育龄期青壮年男性，治疗周期长，治愈较为困难，严重影响了患者的生活质量。作为男性生殖系统的附属性腺，精囊在男性生殖过程中发挥着重要的作用，也会引发男性不育，对患者心身健康与家庭和谐造成了严重的危害。因此，对精囊炎的研究有着十分重要的意义。

（一）“热”“瘀”“虚”为精囊炎的基本病机

1. *肾虚是发病之本*　中医认为肾藏精，精血可相互资生、互相转化。由于先天不足，或房事失摄，或手淫遗精，导致肾精亏虚，不及化精或肾气失固，肾不藏精，而见精血俱出。《诸病源候论·虚劳精血候》云：“此劳伤肾气故也。肾藏精，精者血之所成也。虚劳则生七伤六极，气血俱损，肾家偏虚，不能藏精，故精血俱出也。”清代罗美《古今名医汇粹》云：“精者血之所化，浊气太多，精化不及，赤未变白，故成赤浊，此虚之甚也。所以少年天癸未至，强力行房，所泄半精半血；壮年施泄无度，亦多精血杂出。”陆清洁《大众万病医药顾问·性病科》云：“肾气不足每交出血症……其人平时手淫过度，或患遗精多年，或酷嗜色欲，致令肾气不足，血不及化为精液，故每逢交媾，不出精而出血”。肾虚日久，虚热内生，阴虚火旺，燔灼精室血络，血不循经也可导致血精。张锡纯《医学衷中参西录》云：“其人或纵欲太过而失于调摄，则肾脏因虚生热……以致血室中血热妄动”。清·程国彭《医学心悟·赤白浊》云“浊有赤色……此浊液流多，不及变化也，又或心火盛，亦见赤色，宜加入莲子心、灯芯、丹参等”。

2. *血热是发病之因*　中医学认为血热妄行是血精发病的重要病理因素。阴虚火旺或湿热熏蒸，均会引起血热妄行。金元时期朱丹溪云：“诸见血为热证”。明代戴元礼《证治要诀》：“见赤浊亦自热得。”《许履和外科医案医话集》：“因性交不洁，湿热乘袭，循经上炎，熏蒸精室，血热妄行所致”。

3. *瘀血是发病之变*　久病入络，气滞血瘀，精室脉络受损，也可引发血精。瘀血内停，瘀积精室，不通则痛，也是精血疼痛之因。总之，瘀血是贯穿精血始终的病理因素，是故治疗上以活血止血为原则，湿热蕴结辅以清热解毒，阴虚火旺者滋阴降火。清代唐宗海《血证论》提出的“消瘀止血”法也是治疗血精的重要方法。

徐福松认为血精虚证居多，房劳过度是血精的主要病因，肾虚是主要病机。阴虚火旺为本，湿热下注为标，气血两虚是失血失精之果。故治疗主张滋阴降火、清热化湿、补益气血、凉血止血。从气血、阴阳、虚实角度药物辨治的同时，强调生活方式调整及定期排精的重要性。

（二）治疗方法多种多样

1. *辨证分型论治*　金保方提出是凉血止血、滋阴降火以理血，清热化湿以清源，补肾固冲以固本三法，并强调定期排精的重要性，临床分为3型：阴虚火旺，血热妄行，予二至地黄汤加减；湿热下注，灼伤血络，予程氏萆薢分清饮合四妙散加减；阴液不足，正气亏损，予黄连阿胶汤合生脉散加减。常德贵将其分为4型辨治：虚火灼络，血热妄行证，予二至丸合知柏地黄汤加减；湿热蕴结，浊气归肾证，予小蓟饮子加减；脾肾两虚，精关不固证，予黄土汤加减；络破血溢，方拟瘀血内阻证逐瘀止血汤加减。吉庆治疗慢性精囊炎将其分3型进行论治：阴虚湿热，自拟地黄止血方；瘀血阻络，自拟化瘀止血方；气不摄血，自拟归脾止血方治疗，获效较为满意。并将其分为三期：早期、中期、后期，早期多见阴虚湿热，瘀血阻络多见于中后期，气不摄血多见于慢性精囊炎后期。认为临床上阴虚湿热一型最为多见。陈金荣治疗血精，分为4型论治：湿热下注证，用龙胆泻肝汤加减；阴虚火旺证，用知柏地黄丸合二至丸；瘀热互结，用桃红四物汤合蒲灰散加减；脾肾气虚，用大补元煎加减。

并在辨证论治的基础上，强调气血关系，据证情加入益气活血化瘀之品。曾庆琪将其分为肝肾阴虚、湿热蕴结、瘀血阻络、脾肾两虚4型，分别治以二至丸合六味地黄丸加止血药化裁、龙胆泻肝汤合小蓟饮子化裁、失笑散合桃红四物汤化裁、十全大补汤合鹿角胶丸加减。金保方教授临证将其分为阴虚火旺，血热妄行，治以二至地黄汤加减。王希兰等将本病分为4型诊治：阴虚火旺证，方用二至丸合六味地黄汤加减；湿热下注证，方用龙胆泻肝汤加减；脾肾气虚证，方用大补元煎加减；瘀血阻滞证，方用血府逐瘀汤加减。并认为湿热下注证和阴虚火旺证较多见，且无论何种证型，均可加入三七粉。李宝祺等将其分为两大临床类型论治：肾阴阳亏耗，湿热蕴结之证，予八味地黄丸和滋肾丸加清热利湿之品；膀胱湿热，寒热互结之证，以薏苡附子败酱散加清热解毒利湿之品治疗。两大证型都不离湿热，认为湿热之邪之多见。胡献国采用蜂蜜制膏治疗血精瘀血证，予牛膝山楂膏，以活血通淋；气滞血郁证，予桃红四物膏，以活血化瘀，行气止痛；湿热瘀阻证，予三七连贝膏，以清热利湿，活血止痛；湿热毒蕴证，予滑石公英膏，以清热解毒、利湿通淋；火热内扰证，予瞿麦萹蓄膏，以清热泻火，利水通淋；阴虚夹湿，予二苓知柏膏，养阴清热，利湿通淋；脾肾两虚证，予龟鹿二仙膏，以健脾益肾。

2. *专方专药治疗*　欧阳虹等认为单纯肾虚少见，多有湿热瘀血毒夹杂，运用姚氏猪鬃宁血饮加减以清肝益肾解毒、活血化瘀止血治疗血精30例，总有效率80.00%。王小龙认为下焦湿热、阴虚火旺是本病早期病机，故以清热利湿、滋阴清热为主；长期迁延不愈，气血亏虚，运化无力而生血瘀。采用补阳还五汤合抵当丸治疗慢性精囊炎性血精症18例，痊愈15例、显效2例、好转1例，总有效率100%。郝淑然等认为肾虚湿热是发病之机，自拟龙仙汤（鱼腥草、知母、黄柏、仙鹤草、地龙、蒲公英、牛膝、覆盆子、川楝子、猪肾）补肾清热治疗慢性精囊炎24例，共治愈12例、显效9例、无效3例。并指出慢性精囊炎往往是由于慢性前列腺炎久治不愈发展而来，所以防治慢性前列腺炎是治疗本病的重要环节。赵振起认为阴虚湿热瘀阻是致病之机，当滋阴清热化瘀为主，予三七四草汤加减（参三七粉、旱莲草、鱼腥草、白花蛇舌草、车前草）治疗50例慢性精囊炎，治愈25例、好转24例、未愈1例，总有效率为98%。张定法认为阴虚火旺或湿热下扰是致病之因，自拟仙鹤白莲汤（仙鹤草、茅根炭、白花蛇舌草、旱莲草、生地炭、山茱萸、金银花、半枝莲、女贞子、枸杞子、黄芩炭）临证加减，以养阴固精、清热利湿、收敛止血，治疗本病50例均痊愈。李伯认为本病以阴虚湿热为主，予小蓟饮子（小蓟、生薏苡仁、生地黄、石韦、生蒲黄、干藕节、生栀子、淡竹叶、木通、血余炭）加减治疗31例，总有效率90%。朱军认为本病以阴虚湿热为主，自拟血精汤（生地、熟地黄、黄柏、茯苓、牡丹皮、栀子、车前子、龟甲、墨旱莲、女贞子、山药、败酱草）滋阴清热治疗32例，总有效率96.8%。张兴会认为本病肾虚湿热为主，运用知柏地黄汤加减，滋阴清热治疗19例，显效12例、有效5例、无效2例，总有效率为89.5%。刘建国认为本病病机为肾虚，精血同源、肾虚不藏所致，自拟牛角二至地黄汤［水牛角片、女贞子、墨旱莲、生地黄、牡丹皮（炭）、泽泻、茯苓、山茱萸、山药、苎麻根、白茅根、栀子］滋阴清热治疗30例，总有效率86.7%。陈慰填等用自拟化瘀止血方（三七粉、茜草、藕节炭、小蓟、大蓟、侧柏叶、白茅根、棕榈炭、仙鹤草、丹参、牡丹皮、槐花炭、大枣）治疗本病，有效率为90%。王国华等认为本病主要由于下焦湿热引起，当清热利湿为主，自拟仙鹤饮（仙鹤草、金银花、白茅根、蒲公英、黄柏、龙胆草、香附、地榆炭、连翘、生甘草）治疗慢性精囊炎23例，治愈14例、显效7例、无效2例，总有效率为91.3%。

3. *中成药治疗*　蔡健等应用宁泌泰胶囊治疗61例，治愈13例（21.3%）、显效16例（26.2%）、有效18例（29.5%），总有效率为77.0%。彭勤使用翁沥通胶囊治疗45例不同程度的慢性精囊炎取得了93.33%的总有效率。易林桂应用血竭胶囊治疗18例，痊愈8例、显效7例、有效2例、无效1例。袁建兴治疗36例，运用云南白药胶囊与司帕沙星进行临床对比实验，结果显示，云南白药胶囊优于司帕沙星的临床效果（$P<0.01$）。蔡国芳以肛泰栓塞肛联合内服二至地黄汤治疗30例血精，总有效率为96.67%，较单纯内服中药差异显著（$P<0.05$）。何文桂应用常规治疗加前列安

栓治疗的精囊炎患者66例，有效率92.42%，与常规抗生素治疗比较，且差异具有统计学意义。

4. *外治疗法*　徐美娜等将60例患者采用中药（黄柏、茯苓、木通、王不留行、猪苓、车前子、赤芍、黄芪、生甘草、当归、龙胆草、熟地黄）保留灌肠并配合微波治疗，显效40例（占66.7%），有效17例（占28.3%）。刘晶将60例患者采用中药（猪苓、木通、黄柏、王不留行、车前子、丹参、赤芍、甘草、黄芪）保留灌肠并配合微波治疗，显效21例（66.7%），有效9例（28.9%），无效2（4.8%），总有效率95.2%。李俊采用喜炎平注射液做曲骨穴注射治疗精囊炎86例，治愈71例、显效12例、无效3例，总有效率为96.5%。

5. *中西医结合治疗*　袁海建将74例患者平分2组，分别予克拉霉素和独一味联合克拉霉素治疗，两组间有统计学差异，$P<0.05$，认为联合用药较单独使用克拉霉素效果较好。杨骁运用桃红四物汤合失笑散、加替沙星片治疗36例，均分成3组：中西医结合治疗组（A组）、中药治疗组（B组）和西药对照组（C组），每组12例，A组痊愈10例、显效1例、有效1例，总有效率100%；B组痊愈6例、显效2例、有效1例、无效3例，总有效率75.0%；C组痊愈4例、显效2例、有效2例、无效4例，总有效率66.7%。结果有显著差异（$P<0.05$），中西医结合治疗组疗效优于中药对照组和西药对照组。杨伟文等运用自拟方解炎煎（生黄芪、黄柏、栀子、车前子、墨旱莲、茜草、蒲公英、败酱草、熟地黄、龟甲、丹参、生甘草）治疗21例，显效14例、有效6例、无效1例。王继成运用左氧氟沙星胶囊合知柏地黄汤治疗38例，治愈21例，显效11例、有效4例、无效2例，有效率94.7%。叶明应用桃红四物汤加减配合口服环丙沙星片及罗红霉素片治18例，治疗1~3个月，15例患者血精症状消失，且随诊3月未见，复发；3例患者在停药后3个月内再次出现血精，后继续治疗1个月血精消失。

参考文献

[1] 徐爱民，王增军．精囊的生理功能与男性不育的关系［J］．国际生殖健康/计划生育杂志，2014，33（6）：465.

[2] 叶政．经直肠二维及彩色多普勒超声诊断慢性精囊炎的临床价值［J］．中国医疗前沿杂志，2012，7（13）：63.

[3] 徐雪峰，张迅．核磁共振成像对顽固性血精症的诊断价值［J］．中国性科学杂志，2012，21（6）：18.

[4] 徐福松．徐福松实用中医男科学［J］．2版．北京：中国中医药出版社，2009：256-259.

[5] 蔡滨，孙大林，赵红乐，等．金保方辨治血精症经验［J］．山东中医杂志，2016，35（5）：443-445.

[6] 金星，彭成华，潘俊杰，等．常德贵教授治疗血精验案［J］．光明中医，2012，27（7）：1423-1424.

[7] 吉庆．慢性精囊炎中医分型辨治体会［J］．中医药学报，2011，39（4）：140-141.

[8] 董保福，马顺海，杨莉，等．陈金荣辨治血精症临床经验［J］．云南中医中药杂志，2017，38（6）：6-8.

[9] 陈强，朱勇，郭宏志，等．曾庆琪教授辨治血精症经验［J］．湖南中医药大学学报，2016，36（5）：52-53.

[10] 王希兰，董德河．中医药治疗血精探讨［J］．中国性科学，2014，23（12）：53-54.

[11] 李宝祺，张佩青，张玉梅．中医治疗慢性前列腺炎、精囊炎举隅［J］．中医药学报，1996（2）：15.

[12] 胡献国．精囊炎蜜膏治疗方［J］．蜜蜂杂志，2016，36（9）：28.

[13] 欧阳虹，陈凤，杨希，等．姚氏猪鬃宁血饮治疗血精症的临床体会［J］．中国民族民间医药，

2016，25（20）：111-113.
［14］王小龙．补阳还五汤合抵当丸治疗慢性精囊炎性血精症 18 例［J］．中国中医药现代远程教育，2014（7）：44-45.
［15］郝淑然，王晓明，朱树亚．龙仙汤治疗慢性精囊炎 24 例临床观察［J］．河南中医，1996（4）：39.
［16］赵振起．三七四草汤治疗慢性精囊炎 50 例临床体会［J］．北京中医，2001（4）：15.
［17］张定法．仙鹤白莲汤治疗精囊炎 50 例［J］．湖北中医杂志，1999（9）：410.
［18］李伯．小蓟饮子治疗血精症 31 例［J］．安徽中医学院学报，1999（4）：31.
［19］朱军，张柱．血精汤治疗精囊炎血精症 32 例［J］．辽宁中医杂志，2009（11）：1915-1916.
［20］张兴会．滋阴降火法治疗精囊炎性血精症 19 例临床观察［J］．天津医药，1997（8）：506-507.
［21］黄向阳．滋阴清热法治疗精囊炎 50 例［J］．浙江中西医结合杂志，2003（11）：55.
［22］刘建国，魏文娟．牛角二至地黄汤治疗精囊炎血精症［J］．吉林中医药，2014（9）：903-90.
［23］陈慰填，陈德宁，古宇能，等．化瘀止血方治疗精囊炎临床研究［J］．中医学报，2015，30（4）：580-581.
［24］王国华，陈建衡，薛晓彤．仙鹤饮治疗精囊炎 23 例［J］．陕西中医，2002（8）：729.
［25］蔡健，陈熙猛，汪广兵．宁泌泰胶囊治疗精囊炎所致血精症的疗效观察［J］．中草药，2014（23）：3440-3442.
［26］彭勤．翁沥通胶囊治疗慢性精囊炎的临床分析［J］．内蒙古中医药，2013（36）：51-52.
［27］易林桂．血竭胶囊治疗精囊炎血精 18 例［J］．湖北中医杂志，1999（9）：409.
［28］袁建兴．云南白药胶囊治疗慢性精囊炎 18 例临床观察［J］．中国性科学，2010，03：23-24.
［29］蔡国芳．二至地黄汤联合肛泰栓塞肛治疗血精症 30 例［J］．中医外治杂志，2016，25（1）：10-11.
［30］何文桂，张士更．前列安栓治疗 66 例精囊炎临床疗效观察［J］．中国性科学，2015，24（2）：9-11.
［31］徐美娜，王大光．中药保留灌肠配合微波热疗治疗精囊炎疗效观察［J］．中国社区医师（医学专业），2011（1）：102.
［32］刘晶．血精症中药保留灌肠配合微波热疗疗效观察［J］．中国医药导报，2010（27）：52-53.
［33］李俊．喜炎平注射剂穴位注射治疗精囊炎 86 例［J］．湖北中医杂志，2003，9：19.
［34］袁海建．独一味治疗精囊炎的随机对照研究［J］．黑龙江医学，2014（6）：702-703.
［35］杨伟文，胡正霞，杨清源．精囊炎性血精症中西医结合治疗临床分析［J］．新中医，1994（11）：38-39.
［36］杨骁，王小龙．中西医结合治疗慢性精囊炎性血精症 12 例［J］．吉林中医药，2008（8）：589.
［37］王继成．中西医结合治疗精囊炎性血精症临床研究［J］．中医学报，2013，28（05）：717-718.
［38］叶明．中西医结合治疗慢性精囊炎［J］．湖北中医杂志，2010，32（12）：32-33.

第六节　精阜炎

一、概述

精阜位于尿道后部相当于前列腺的位置，该处神经末梢丰富，对控制射精动作有重要作用。精阜炎往往继发于尿道炎、膀胱炎或前列腺炎和精囊炎。精阜炎是精阜非特异性感染引起的急、慢性炎症。临床表现一般有不同程度的尿道激惹症状，或仅有少量的血尿或前段血尿。随着膀胱尿道镜检查技术的普及和对精阜炎认识的提高，该病发病率有所上升。

本病属中医“淋证”范畴，类似中医的“血淋”。其病位在下焦精阜，属热证、实证，为膀胱湿热下注，灼伤精阜血络所致，治疗以清利湿热、活血止血为原则。

二、病因病理

（一）中医病因病机

性事不洁，湿热邪毒内侵，或饮食不节，酿生湿热，湿热下注，灼伤精阜血络。亦有久病伤阴，阴虚火旺，虚火灼络，或久病入络，血络瘀阻而为病。

（二）西医病因病理

精阜位于前列腺尿道底，前列腺导管开口于其两侧，精阜的炎症往往是从前列腺、精阜直接蔓延和被炎性分泌物长期刺激的结果。感染途径常由尿路感染和前列腺感染而来，故其感染往往说明有前列腺炎和膀胱炎。非出血期时其症状多被掩盖和忽略。性交和阴茎长时间勃起为精阜炎出血的常见诱因，提示性冲动后尿道的强烈收缩易造成炎症的精阜表面破溃、出血，故性活动期的青壮年是其好发年龄组。其病理变化是精阜充血水肿。若长期反复发作，可有纤维组织增生瘢痕形成。

三、辨病要点

1. *症状*　少量血尿，尿频、尿急、尿痛，排尿不适，尿道有灼热感，或仅有少量尿道出血或前段血尿。

2. *实验室检查*　膀胱尿道镜检查　精阜充血水肿、长大，但表面光滑，边界清楚。

四、类病辨别

1. *后尿道肿瘤*　后尿道肿瘤也有血尿表现，必须通过活体组织切片才能鉴别诊断。

2. *尿道炎*　也表现尿频、尿急、尿痛，排尿不适，尿道有灼热感，有时也会有血尿出现。但尿道镜检查精阜无红肿、充血。

五、辨证要点

1. *详辨病征*　本病临床表现无特异性，只有通过膀胱尿道镜检查才能确诊。

2. *分清虚实*　精阜炎有急、慢性之分。急性者，起病急，尿路刺激症状明显，为湿热下注所致，属实证、热证；慢性者，病程迁延，症状不明显，少量血尿，反复发作，有阴虚火旺之虚热证，亦有虚实夹杂之出血证。

六、治疗原则

本病临床虽有急、慢性之分，然总由湿热流注精阜，精阜血络受损所致，治以清利湿热、凉血止血为原则。急性者，热毒蕴结，治以清热解毒；慢性者，湿热不清，损伤阴液，阴虚火旺，治以滋阴降火；或湿热不清，日久入络，瘀阻血脉，治以活血化瘀。

七、论治要点

（一）急性期

1. 临床表现　少量血尿或前段血尿，尿频、尿急、尿痛，排尿不适，尿道有灼热感。伴发热，口苦口干，小便黄赤，大便干。舌质红，苔黄腻，脉濡数。

2. 证候分析　前列腺或尿道湿热流注精阜，热伤血络，故见血尿，或尿液冲洗精阜而见前段血尿。尿频、尿急，排尿不适，尿道有灼热感，为膀胱湿热下注之证。湿热内蕴，邪热偏盛，可见发热，口苦口干，小便黄赤，大便干等症。舌质红，苔黄腻，脉濡数，系湿热之舌脉。

3. 治法　清热利湿，凉血止血。

4. 方药　小蓟饮子加减。滑石、通草利水通淋；栀子清热泻火解毒；小蓟、生地黄、蒲黄、藕节凉血止血，且生地黄防湿热伤阴，蒲黄有活血之功，止血而不留瘀；当归养血活血。加虎杖、败酱草、红藤以加强清热解毒之力，并有活血祛瘀之用。痛甚者，加三七粉、琥珀，活血止血，祛瘀止痛；大便干者，加生大黄通腑泄热；口干甚者，加天花粉清热解毒，养阴生津。

（二）慢性期

1. 临床表现　尿血量少，反复不愈。伴排尿不适，尿道刺痛，或有灼热感，口干咽燥，潮热盗汗，大便干，小便黄。舌质暗，苔薄黄稍腻，脉弦细或细数。

2. 证候分析　湿热不清，久病入络，瘀阻络伤，故精阜炎迁延不愈，反复发作，尿血。湿热留恋不去，可见排尿不适，尿道灼热感。尿道刺痛为气滞血瘀之症；口干咽燥，潮热盗汗为湿热伤阴，阴虚火旺之象。湿热不清则苔薄黄稍腻；瘀血阻络见舌质暗。脉弦细；脉细数为阴虚火旺之脉。

3. 治法　活血止血，祛瘀止痛。

4. 方药　桃红四物汤合蒲灰散加减。桃仁、红花祛瘀止痛；四物汤养血活血；蒲黄止血活血；滑石清利湿热。诸药合用，使湿热清，瘀血去。湿热重者，可加土茯苓、车前子；阴虚火旺明显者，可合二至丸；刺痛甚者加三七粉。

八、其他治疗

（一）西药治疗

本病西药治疗主要以抗生素治疗为主，常用的抗生素有青霉素、四环素、诺氟沙星、甲硝唑等。如患者是由于淋病引起的精阜炎，头孢曲松、大观霉素是首选药物；如患者是由于感染支原体或衣原体引起的精阜炎，阿奇霉素、米诺环素是首选的药物。治疗的周期一般需要10~20 d。

（二）局部治疗

可经膀胱尿道镜行高频电或药物烧灼，亦可行电烙切除。

（三）单方验方治疗

（1）三七粉3 g，每日2次，冲服，适合血尿反复不去者。

（2）琥珀粉1.5 g，每日2次，冲服，适合排尿涩痛者。

（3）蒲灰散（《金匮要略》）　蒲黄10 g、滑石20 g，煎汤服，早晚各1次，适合血尿，尿道涩痛有灼热感者。

九、预后与转归

精阜炎经中、西医积极治疗，预后良好。若误治失治，反复发作不愈，可致精阜纤维组织增生，形成瘢痕，阻塞射精管口，而引起不育。

十、预防与护理

（1）忌辛辣刺激之品，戒除烟酒。

（2）注意事房事卫生，保证有规律的性生活。

（3）出血期间，暂时中止房事。

（4）多饮水，保证大小便通畅。

参考文献

朱国熙．出血性精阜炎32例分析［J］．实用医技杂志，2005，12（12）：3734.

第七节　前列腺结石

一、概述

前列腺结石是指在前列腺组织、腺泡内原发性或内源性形成的真性结石。前列腺结石是由前列腺液中的钙盐和磷酸镁等钙化而成，多呈圆球状多发小结石，分布于前列腺管或腺泡内，常见于中老年人，随着人口的老龄化，前列腺结石的发病率也随之上升。一般不表现症状，结石较大、较多或伴感染，可出现尿频、尿急、尿痛、血尿、排尿困难等临床表现。

前列腺结石较小，可单个或多个发生，常常在检查前列腺疾病及泌尿生殖系其他疾病时，通过X线摄片或B超发现，或肛指检查时察觉，或前列腺液镜检发现结石物质。临床发病率较低，约占泌尿系统结石的5.3%，多见于50~70岁老人。

根据临床表现，中医传统归类把该病归纳在“淋证”范畴，临床疗效不满意。当代中医引进现代医学认识，根据本病症状发生常与其伴发感染有关，认为其病因病机系结石阻塞腺管，腺液排泄不畅，酿生湿热。治疗以解痉排石、清热利湿为法。

二、病因病理

（一）中医病因病机

前列腺结石阻塞腺管，前列腺液排泄不畅，腺液内蕴，酿生湿热，热伤血络而出现诸症。

（二）西医病因病理

对前列腺结石确切病因的认识仍有分歧，但一致认为感染是形成结石的重要因素，因感染能促进上皮细胞脱落及前列腺管阻塞而形成结石，另外和前列腺炎、前列腺增生、前列腺液潴留以及代谢紊乱等因素也有密切关系。前列腺结石常因慢性前列腺炎就诊同时发现，故认为其发生可能是前列腺炎症引起腺泡管阻塞，腺液游留于腺腔，炎性分泌物、脱落上皮细胞、无机盐结晶（如磷酸钙和碳酸钙）等，与前列腺液互相反应、沉淀、堆积而成为结石。据前列腺结石成分分析，除大量无机盐外，还有很多有机物质，如蛋白质、胆固醇、枸橼酸等。

三、辨病要点

1. 症状　前列腺结石一般不表现症状。其出现症状常与慢性前列腺炎并见（症状参见慢性细菌性前列腺炎）；结石较大或较多，压迫尿道，可出现尿路刺激征；结石排入尿道时，排入前后会出现会阴、阴茎和下背部钝痛；因结石而酿生前列腺脓肿者，则出现前列腺脓肿症状表现。

2. 体征　指肛检查前列腺常肿大，局部可触及结石感，或因推动结石移动而引起摩擦感或捻发音，或有结节感。

3. 实验室检查

（1）EPS镜检：可见红细胞或少量白细胞，若与慢性前列腺炎同见，白细胞>10个/HP，或见成堆。

（2）B超检查：①弧形结石：结石分布于内外腺交界处成弧形的强回声，无声影由2~3 mm的小结石组成。②成堆小结石：由数10个直径为4~5 mm或更大的强回声堆积而成，伴有影声。③散在性结石：散在或弥漫分布于腺体内，直径为2~5 mm。

(3) X线摄片：通常可见3种X线表现，即弥散形（多发性小结石）、环形（结石圆形）、马蹄形（结石酷似马蹄，分布前列腺两侧）。本病X线诊断常能确诊。X线摄片可观察前列腺结石数量、大小、形态。

(4) 尿道镜检查：可发现突出于尿道的前列腺结石，以区别来自泌尿系的前列腺尿道结石。

四、类病辨别

本病由于其指肛检查前列腺有结节感，B超团块状回声，与前列腺尿道结石、前列腺癌相似，故临床需注意鉴别。

1. *前列腺尿道结石* 前列腺尿道结石系泌尿系结石停滞于前列腺尿道，又称前列腺假性结石，通过尿道镜检查可发现，并可和突出于尿道的前列腺真性结石区别开来。

2. *前列腺癌* B超为不规则团块状回声，通过X线检查常可区别是否为结石。

五、辨证要点

1. *抓住发病特点* 本病发病，是因前列腺结石阻塞前列腺导管，腺液排泄不畅，酿生湿热所致，属实证、热证。

2. *谨察疾病转归* 前列腺结石易致腺液经常排泄不畅而出现慢性前列腺炎，由于结石因素不除，致使慢性前列腺炎反复不愈，而呈顽固性感染；严重者可酿生前列腺脓肿，出现高热，前列腺剧烈疼痛。

六、治疗原则

前列腺结石无症状者，一般不需治疗。若结石大或较多，压迫尿道；或酿生前列腺脓肿；或引起慢性前列腺炎顽固不愈，则常需西医泌尿外科手术治疗。

中医治疗以对症治疗为原则，治以清热利湿，解痉排石，辅以活血止血、排浊之品。

七、论治要点

（一）结石内阻证

1. *临床表现* 突然出现下腹部、会阴部疼痛，血尿，尿频、尿急、尿痛，排尿困难。伴尿道有灼热感，口苦口干，小便黄赤，大便干。指肛检查前列腺肿大，有结石感。舌质红，苔黄腻，脉弦数。

2. *证候分析* 结石内阻不通，损伤脉络，则见下腹部、会阴部疼痛，血尿。结石阻塞腺管，腺液排泄不畅，酿生湿热，波及尿道，出现尿频、尿急、尿痛，排尿困难，尿道有灼热感，小便黄赤。湿热内蕴，损伤津液，故口苦口干，大便干。结石内阻，腺液不能外排而内郁，故指肛检查前列腺肿大，有结石感。舌质红，苔黄腻，脉弦数，为结石内阻、酿生湿热之舌脉。

3. *治法* 清热利湿，解痉排石。

4. *方药* 芍药甘草汤合蒲灰散加减。白芍、甘草解痉止痛，蒲黄活血止血，滑石清热利湿排石。加琥珀粉、鸡内金、金钱草排石消坚；地榆、槐花清热解毒，凉血止血；薏苡仁、冬瓜仁、败酱草、石菖蒲排浊，有利前列腺腺液排泄通畅，小结石得以排出。

（二）湿热蕴结证

前列腺结石常与慢性细菌性前列腺炎并见，临床辨证多为湿热蕴结，治疗参见慢性细菌性前列腺炎一节。

八、其他治疗

（一）西药治疗

伴发感染者，参见急性细菌性前列腺炎西药治疗。

（二）手术治疗

多发性结石或较大的单个结石，明显影响排尿，结石合并感染，继发慢性前列腺炎，反复抗菌治疗无效者；伴有前列腺增生，引起尿路梗阻者，可通过手术摘除结石。手术方式可经尿道前列腺电切术摘除，亦可通过会阴部，或耻骨后途径进行。

九、预后与转归

前列腺结石一般不表现症状，预后良好。若出现症状，通过手术治疗常能治愈。失治误治，易致顽固性慢性细菌性前列腺炎，严重者可酿生脓肿。

十、预防与护理

（1）保证定期有规律的性生活，有助前列腺液排泄通畅，防止沉淀物在腺体内沉积。

（2）忌食辛辣刺激及肥甘厚腻之品，戒除烟酒，防止湿热内生。

参考文献

［1］郭巍，等．前列腺结石成分分析及形成原因探讨［J］．昆明医科大学学报，2014，35（7）：88-91.

［2］王飞．中西医结合治疗前列腺结石临床研究［J］．中医学报．2004，29（188）：118.

第八节　精囊结石

一、概述

精囊结石是指精囊腺腔内出现结石。临床上并不多见，可单个或多个发生，很少出现症状，偶见血精、射精疼痛或会阴部不适。精囊结石的成分多为氟磷酸钙，常多发，一般直径较小，为1～2 mm，表面光滑，质硬，呈棕呈圆形，老年人可出现。

中医因该病出现血精现象而将其归于“血精”范畴，对其认识常围绕于相火、湿热及阴虚火旺损伤血络，而临床上该病多只见局部血精、射精疼痛或会阴部不适等症，全身并无其他不适，且舌脉正常。因此，对该病认识需结合西医诊断，中医辨病与辨证相合进行施治。

二、病因病理

（一）中医病因病机

精囊结石阻塞精囊腺管，致射精时，精囊收缩，结石损伤腺络而出现血精、射精疼痛。

（二）西医病因病理

精囊结石的发生与慢性精囊炎、射精管阻塞致精囊液潴留有关。精囊液潴留致使其中的一些无机盐、脱落上皮细胞等沉积而形成结石。

三、辨病要点

1. 症状　精囊结石很少出现症状，偶可出现射精疼痛、血精、尿频、尿急或会明部不适等症。

2. 体征　指肛检查有时可扪及肿大的精囊腺，或扪及结石，推动时有摩擦感。

3. 实验室检查

（1）精液镜检：可见红细胞（无血精情况下）。

（2）X线摄片：可发现精囊结石。

（3）B超检查：经直肠B超检查精囊，可发现结石回声像。

四、类病辨别

精囊结石因其出现血精现象，常需与能引起血精症状的疾病如前列腺结石、前列腺炎、前列腺和精囊结核等病证相鉴别。临床上通过前列腺液镜检、X线、B超检查及各自特有的临床表现和特征，一般不难鉴别。

五、辨证要点

1. 详辨病证　本病偶见血精、射精疼痛，或有会阴部不适，全身无其他不适，且老年人好发，因此临证时需考虑本证，通过X线检查即能确诊。

2. 把握转归　本病很少出现症状，预后良好。若反复出现症状，其本身并无危害，而是伴随而来的精神症状和性功能障碍。

六、治疗原则

精囊结石不出现症状者无须治疗。若出现症状，中医采用对症治疗原则，解痉止痛、活血止血。伴发感染者，治疗参见精囊炎。

七、论治要点

（一）结石阻滞证

1. 临床表现　血精，射精疼痛，会阴部或肛门不适。伴射精疼痛，疼痛有时向腹股沟、会阴部或阴茎放射，疼痛剧烈，出现暂时性射精抑制，性活动减少，精神不振，烦躁。舌脉正常。

2. 证候分析　精囊结石阻塞精囊腺管，致射精时，精囊收缩，与结石相摩擦，引起腺络损伤，而出现血精、射精疼痛。若腺管因结石阻塞不通，射精时精囊收缩痉挛，疼痛可向腹股沟、会阴部或阴茎放射，疼痛剧烈，出现暂时性射精抑制。由于射精疼痛，性活动减少，并因此而出现精神不振、烦躁等精神症状。结石内阻，常可压迫会阴部、直肠而出现会阴部或肛门不适。本病症状多在射精时出现，无其他不适，舌脉一般正常。

3. 治法　解痉止痛，活血止血。

4. 方药　芍药甘草汤加减。白芍重用，合甘草解痉止痛，且白芍还有止血之功。加延胡索活血止痛；蒲黄止血活血；墨旱莲、女贞子滋阴、凉血、止血，防结石损伤血络而耗伤阴血。结石为病，易致精囊腺液排泄不畅，酿生湿热，故常加金银花、虎杖、败酱草、瞿麦清热解毒利湿，又有活血祛瘀之力。

（二）湿热内蕴证

精囊腺结石易阻滞腺管致腺液排泄不畅，酿生湿热而出现精囊炎，治疗参见精囊炎。

八、其他治疗

（一）西药治疗

伴发感染者，治疗参见精囊炎。

（二）手术治疗

精囊腺结石症状严重，或反复发作，伴有顽固性感染者，需手术治疗。手术一般经尿道、射精管开口逆行插入输尿管镜进行取石。

九、转归与预后

精囊结石预后良好，一般不出现症状，无须治疗。若出现症状，常与慢性精囊炎并见。

十、预防与护理

参见前列腺结石。

参考文献

石涛．应用输尿管镜治疗精囊结石症［J］．华西医学，2011，26（6）：925.

第九节 前列腺增生症

一、概述

前列腺增生症（BPH）是增生的前列腺压迫前列腺尿道或影响膀胱尿道口梗阻，出现尿频、排尿困难，甚则尿液无法排出的病症，是老年男性的常见疾病。其发病年龄一般在50岁左右开始，发病率为30%~50%；60~70岁发病率达75%。是老年泌尿男科常见疾病，在老年慢性病发病率中BPH位于前4位。

前列腺增生症属中医“癃闭”范畴。其排尿困难为癃，癃者，小便不利，点滴而短少，病势较缓；其急性尿潴留为闭，闭者，小便闭塞，点滴不通，病势较急。

“癃闭”首见于《灵枢·本输》：“三焦者，……实则癃闭，虚则遗溺。”后世医家对其虽有辨治探讨，然因解剖学限制，对前列腺增生所致未见论述，唯张景岳有“或以败精，或以槁血，阻塞水道而不通”之论，说明男子精室病变亦可导致小便不通。根据西医学认识，BPH发病年龄在50岁左右，发生原因与睾丸激素密切相关，以及中医对男子生理认识，《素问·上古天真论》：“丈夫……七八，肝气衰，筋不能动，天癸竭，精少，肾脏衰，形体皆极。”中医认为，本病的病因病机是，男子“七八”之年，肾气虚衰，肾之阴阳不足气化不利，血行不畅，易致前列腺阴血凝聚而增生肥大。治疗应以调补阴阳，活血化瘀为原则。

前列腺增生一词目前还没有一个被广泛接受的统一定义，其含义包括镜下BPH是指前列腺的基质和上皮成分均发生增殖，整个病理过程称为增生；大体BPH是指镜下可见的增生而致的肉眼可见的前列腺增大；临床BPH是指疾病的临床表现，与膀胱出口梗阻的程度密切相关。BPH实际上是一种重叠的临床综合征，是互相关联但又各自独立的病理过程。良性前列腺增大、下尿路症状和膀胱出口梗阻（严重者可导致急性尿潴留），三者均在其中起着一定的作用。良性前列腺增生症与膀胱出口梗阻之间关系相当密切，而症状群则是由不同的病因所致。前列腺平均体积随着年龄而不断增大。但BPH所发生的变化是一种特定的、空间受限的、高度协调的过程，不是弥漫性全面增大，而是主要包绕在尿道周围的前列腺移行带增大，与此相反，前列腺癌主要发生在外周带。患有BPH的患者，膀胱出口梗阻有两种因素：静力因素是增大的前列腺包绕尿道前列腺部引起的；动力因素是前列腺平滑肌经α-肾上腺素能受体介导发生收缩造成。尿液外流的阻力越大，症状越严重。BPH的临床表现可从排尿轻度不适直到尿潴留和肾功能衰竭。对排尿障碍症状的严重性进行定量，是选择治疗方案所必需的。

二、病因病理

（一）中医病因病机

前列腺增生症是男子进入“七八”之年，肾气虚衰，肾之阴阳不足所致。病位在膀胱、精室，但与肺、脾、肝、肾及三焦密切相关。多因年老肾元亏虚，膀胱气化无力，加之瘀血、败精、湿热等瘀阻下焦，乃成癃闭。其病以肾元亏虚为本，以气滞血瘀、痰凝湿阻为标，肾虚血瘀水阻，膀胱气化失司是其基本病机，本虚标实是本病的病机特点。其证候的出现，除与增生的前列腺压迫因素有关外，与肾之阴阳偏衰（体质因素）、病理产物的形成亦有密切关系。

1. 湿热蕴结　BPH之始，肾气虚，不能化气行水而见夜尿明显。若水湿内停，蕴而化热，或饮食不节，酿生湿热，或外阴不洁，湿热流注，致增生的前列腺充血水肿，BPH症状加重。

2. 脾肾气虚　素体气虚，年属“七八”之年，肾气虚衰，不能温阳脾土，致脾肾气虚，推动乏力，或不能运化水湿，酿生痰湿。气虚推动乏力，前列腺增生不大即可出现排尿困难，多见于肥胖之人。

3. 气滞血瘀　肾气虚衰，不能运行气血，久之气血不畅，阴血凝聚于前列腺而增生肥大。前列腺增生到一定程度，压迫尿道而出现症状。见于平素无排尿不适之人，突然出现排尿困难，前列腺增大明显且较硬。

4. 肾阴虚　素体阴虚，“七八”之年，肾之阴阳不足，阴虚却相对明显，出现阴虚内热。阴虚之人，由于阳气相对偏盛，气化有权，排尿困难症出现较晚。排尿困难症出现，多为前列腺增生较大，膀胱气化无权，而呈气阴两虚的表现。

5. 肾阳虚　肾阳是人体脏腑生理活动的源动力。“七八”之年，肾阳不足，不能化气行水，膀胱气化无力，而见排尿困难，甚则尿闭。多见于素体阳虚前列腺增生者及前列腺增生症严重者。

（二）西医病因病理

1. 病因　BPH 的发病机制至今仍未阐明。早年，BPH 的病因曾有十余种学说，仅内分泌学说被多数人接受。近 20 年来，在内分泌学说的基础上 BPH 病因研究从激素、酶、受体的细胞水平深入到生长因子、凋亡基因的分子水平，从双氢睾酮（DHT）学说到胚胎再唤醒学说，逐步深入并已取得若干重大进展。主要包括以下几个方面：

（1）雄激素与 BPH 的内分泌、DHT 学说：内分泌学说认为 BPH 的发生与老年时期男性体内性激素失衡有关。这是基于 BPH 发生有两个必要条件，一是仅见于老年男性，二是必须具有功能性睾丸。青年时去睾将不会出现 BPH；去势可使犬前列腺体积缩小，而外源性雄激素又可使去势犬已萎缩的前列腺恢复体积。但内分泌学说无法阐明性激素失衡的内在机制。20 世纪 80 年代后，内分泌学说进一步发展为双氢睾酮（DHT）学说。在前列腺中，睾酮（T）必须在 5α-还原酶的作用下变为 DHT，才能具有生物活性，发挥雄激素的生理功能。研究发现老年人血浆睾酮明显下降，但前列腺内雄激素仍然很高，其中 90% 为 DHT。Wilson（1980）提出 DHT 在前列腺组织中的异常积聚是导致 BPH 的病因。一些研究证实 BPH 组织的 DHT 含量为正常前列腺组织的 3~4 倍，尿道周围带 DHT 比外周带高 3~4 倍，细胞核中的 DHT 为胞浆内的 3~4 倍。同时发现 BPH 组织中不但有丰富的雄激素受体，而且 5α-还原酶活性明显增强。进而用 DHT 或雄烷二醇，或联合小量雌激素成功诱发犬 BPH 模型。用抗雄激素药物或去睾又可使增生的前列腺缩小。吴阶平等报告曾检查 26 例清宫太监，青少年时切除睾丸，60 岁以后无一例发生前列腺增生，前列腺均已高度萎缩。

（2）间质-上皮相互作用与 BPH 的“胚胎唤醒”学说：近年，BPH 的病因研究焦点逐渐集中到前列腺间质-上皮的相互作用上。首先 Franks（1970）在体外培养中发现上皮细胞与间质分离后就失去生长能力和对雄激素的敏感性。这引起人们对间质-上皮相互作用的重视。Cram（1987）发现间质在前列腺发生中起重要作用，将胚胎间质植入正常鼠前列腺，可诱发 BPH，且增生程度取决于植入胚胎组织量的多少。Swinner（1991）发现间质细胞具有雄激素受体，与雄激素共同培养后雄激素受体明显增多。McNed 在此方面的研究中作出重要贡献。首先，他提出了前列腺解剖分区新概念：前列腺由腺体和非腺体组织构成。①腺体组织分为四个区：外周区占腺体的 70%~75%，主体位于前列腺尖和中部，主要由上皮细胞和少量间质组成，是炎症和癌的好发部位。中央区占腺体的 25%，分布于前列腺基底部射精管周围，含较多间质细胞。移行区和尿道周围腺体区占腺体的 5%~10%，其特点是腺体与前纤维肌肉基质相互交织在一起，其是 BPH 的好发部位。移行区位于精阜近端尿道的两侧，BPH 时表现为两侧叶增生。尿道周围腺体区仅占微小部分，BPH 时可形成中叶增生。②非腺体组织分为前纤维肌肉基质、前列腺前括约肌、前列腺后括约肌、尿道纵行平滑肌四部分。McNeal（1990）发现 BPH 结节主要发生在前列腺的尿道周围区和移行区，尿道周围区的增生结节几乎均由间质构成，与胚胎间质相似，而移行区的增生结节最初为腺性组织，即从原有腺导管形成新的分支，长入附近间质内，再分支形成新的构架结构——结节，类似胚胎发育中芽突向间质内伸入形成芽管、腺管。据此，McNeal 提出了 BPH 的“胚胎再唤醒”学说，即 BPH 结节的形成是由于某个克隆的间质细胞被重新激活，逆转为胚胎状态，刺激上皮增生。在移行区，间质细胞形成诱导中心，刺激腺管上皮增生并使其向诱导中心发出分支；同时包绕新生导管的间质细胞又可在上皮细胞诱导下转化为成熟的平滑肌细胞，从而形成BPH的混合结节。在尿道周围区，由于无腺上皮参与，无新生导管的形成，间质细胞不能成熟，增生能力有限，故形成单纯胚胎化的间质结节。综上所述，“胚胎再唤醒”学说的核心内容就是间质与上皮的相互作用。McNeal认为BPH的形成分为三个阶段：40岁前后开始出现腺体或间质小结节；50~70岁主要是小结节数目逐渐增加，但生长缓慢，可使移行区弥漫性增大；70岁以后BPH结节迅速明显增大，推测与内分泌变化及对前列腺生长的抑制作用减弱有关。一些实验结果支持McNeal的假说，如早期BPH结节中有些间质细胞类似胚胎间质细胞；BPH以间质增生为主，BPH的间质、上皮比例为5∶1，远高于正常前列腺的2∶1；紧邻BPH结节的导管上皮多增生，背向结节的导管上皮则正常或萎缩，提示有诱导因子存在；移行区与前纤维肌肉基质相互交织处是BPH结节易发区，提示间质与结节的形成有关；BPH间质成分中平滑肌增生明显，且5α-还原酶活性增强，提示间质有异常代谢。

（3）生长因子的调节作用：Jacobs等（1979）首先发现前列腺中存在生长促进因子，取名为前列腺成骨细胞因子。Story（1984）将其更名为人类前列腺生长因子（PrGF）。以后发现人类BPH组织中有多种肽类生长因子及其受体的表达，并受雄激素调节，因此生长因子在BPH中的作用受到众多研究者的关注。现已知道与前列腺有关的肽类生长因子是一组强有力的细胞生长调节物质，在激素调控下通过旁分泌（分泌到细胞外，作用于邻近细胞）、自分泌（分泌到细胞外，再作用于分泌细胞自身）、内在分泌（在产生生长因子的细胞内直接发挥作用）等方式介导间质-上皮相互作用。肽类生长因子可分为刺激生长和抑制生长两类：前者包括表皮细胞生长因子（EGF）、成纤维细胞生长因子（FGF）、血小板源性生长因子（PDGF）、胰岛素样生长因子（IGF）、神经生长因子（NGF）、角化细胞生长因子（KGF）等。后者主要为转移生长因子β（TGF-β）。EGF及其受体（EGFR）在BPH组织中有很高表达。其能刺激前列腺上皮增生，并能促使睾酮向DHT转变。雄激素可促进EGF的合成并降低EGFR的表达，去势则引起相反变化。FGF可由前列腺成纤维细胞分泌，其中aFGF仅在前列腺发育、生长过程中起作用，而bFGF则主要调控成年前列腺生长，并受雄激素调控。bFGF在BPH中的表达高于正常组织2~3倍，主要刺激间质细胞有丝分裂，并以旁分泌方式刺激上皮增生，其在BPH发生过程中起重要作用。PDGF是一种较强的促细胞有丝分裂的因子，可来源于成纤维细胞、平滑肌细胞及炎细胞，能刺激间质细胞增殖，亦能调节BPH腺体细胞的生长，普遍认为其在慢性炎症的纤维变性反应中起重要作用。IGF的分泌和受体表达受雄激素调节，其与DHT、bFGF有协同作用，共同促进前列腺上皮增殖。KGF在间质合成并受雄激素调控，其受体位于上皮细胞，KGF可刺激上皮增殖。TGF-β具有刺激或抑制有丝分裂的双重效应，其效应取决于靶细胞的类型和细胞分化阶段。TGF-β可刺激间质细胞增殖，也是血管促生因子，但对上皮细胞则为生长抑制因子，具有负调控作用。TGF-β聚集在间质，尤为近端导管区的平滑肌肌动蛋白阳性细胞周围，可致该处上皮细胞死亡。去势可使TGF-β及其受体增加，前列腺萎缩，雄激素依赖性细胞死亡。TGF-β_2可刺激成纤维细胞导致BPH的间质增生，但TGF-β_1则抑制成纤维细胞增生；bFGF可拮抗TGF-β_1抑制成纤维细胞增生的作用，而TGF-β_1又可拮抗EGF的促上皮细胞增殖作用；TGF-β在有EGF存在时显示抑制细胞生长，而在有PDGF存在时显示促进细胞生长。研究发现，BPH组织中TGF-β_2、bFGF、TGF-Ⅱ含量明显高于正常前列腺组织，而EGF、TGF-α的含量并不高，故推测前者可能与BPH发病有关，后者可能无关。生长因子主要位于间质，说明其来自间质。而上皮和间质均有生长因子特异性膜受体，两者体外分离后均对生长因子有反应，说明两者均为生长因子的靶细胞。生长因子能够直接调控前列腺细胞的生长、分化，雄激素则不能直接调控，而是通过调节生长因子及其受体间接发挥调控作用。雄激素与生长因子之间存在密切关系。雄激素的直接作用部位在间质，但可通过生长因子间接影响邻近上皮细胞的增殖与分化。本质上间质-上皮相互作用的物质基础就是各种肽类生长因子及其受体。雄激素是通过间接调控生长因子及其受体来实现其对前列腺细胞生长的调节作用，而生长因子也能影响雄激素受体的表达。雄激素可诱导EGF、KGF、TGF的合成，降低EGF受体活性；可促进正常前列腺细胞分泌TGF-β，并可负调控TGF-β受体。伴随雄激素的撤退，促进生长因子EGF、TGF、FGF等减少，抑制生长因子TGF-β增加，随之前列腺萎缩。恢复雄激素水平后，EGF、TGF、FGF及TGF-β均恢复原有水平，前列腺重新生长到原来大小。

（4）前列腺细胞的凋亡及基因调控：在BPH的病因学说中，性激素、生长因子、间质-上皮相互作用等已渐被接受。但究竟为什么老年后前列腺会出现增生，仍难以圆满解释。Walsh（1992）认为增生的前列腺除对雄激素的敏感度增加，同时伴有细胞死亡率的减少。在正常前列腺中，内环境的稳定需要细胞增殖和死亡之间维持精确平衡。调节这两个过程的细胞内机制的破坏将会导致腺体的异常生长。Barrack等（1987）研究犬BPH时发现，尽管前列腺体积增加2倍，但DNA合成率与正常相同或甚至略低；而实验诱发的犬BPH体积增加4倍，DNA合成率却比对照组减少33%，同时在病理切片中观察几千个细胞也很难找到一个有丝分裂的细胞。提示BPH的发生不仅是细胞增殖的增加，细胞死亡的减少可能更为重要。采用谷氨酰胺转化酶作为细胞凋亡的标记物进行组织染色，发现前列腺增生细胞的凋亡率低；使用5α-还原酶抑制剂后，谷氨酰胺转化酶增多，细胞凋亡增强。最近普遍认为BPH体积增大及临床症状的产生与细胞数目减少密切相关。近年对前列腺导管系统的研究进一步加深了对BPH病因的认识，揭示了雄激素、间质-上皮、生长因子与细胞增殖、凋亡之间的有机联系。其中ChungLee等（1995）的研究最引人注目。成人前列腺中约有30个导管系统，均开口于后尿道，向外周分枝生长，形状如树。鼠前列腺较人类简单，多用于实验。研究发现其导管系统可分为三个区域，自尿道开口始，沿导管长轴分为三段（三区）。远段（树顶区）细胞为高柱状，有丝分裂活跃；中段（树干区）细胞亦为高柱状，具有分泌功能，但有丝分裂是静止的。这两段均无细胞死亡。近段（树基区）细胞低柱状或扁平，近似尿道细胞，有细胞死亡现象。已知间质细胞通过产生生长因子对上皮细胞发挥作用，而远段导管上皮表现为增生。近段导管上皮却表现为凋亡，说明导管周围的间质细胞不同，产生不同生长因子，导致了不同的细胞反应。最近研究发现，沿远段导管周围分布的间质细胞为Vimentin阳性细胞，在雄激素刺激下产生上皮刺激生长因子；近段导管周围的间质细胞为肌动蛋白（actin）阳性平滑肌细胞，其依赖雄激素产生抑制生长因子。正是由于具有不同生物活性的间质细胞的存在使前列腺细胞的生与死保持平衡。一旦平衡失调，则可能导致BPH。自20世纪90年代以来，分子生物学的迅速发展使人们更加深入地了解到细胞凋亡受着基因的调控。其中，细胞凋亡抑制基因主要有bcl-2基因、突变型P_{53}基因；细胞凋亡促进基因主要有bax基因和P_{53}基因。

（5）新生的血管形成：Folkman（1998）认为BPH的发生也有赖于新生的血管形成，任何实体瘤的生长与转移均有赖于新生的血管，缺乏新的血管形成，肿瘤的生长很难超过几毫米，这一有关肿瘤形成的新概念已被大家接受，在鼠的Lewis肺癌中，作者采用抗血管形成物质Angiostatin与Eadostatin进行治疗，两者对鼠中肿瘤有强大的血管形成抑制作用，占体重2%的肿瘤经治疗后，肿瘤缩小150倍，有些肿瘤则完全消失，镜下也找不到癌细胞，停药后11个月未见复发。对照组则均有肺转移，迅速死亡。新生血管的形成与VEGF、bFGF，Angiopoietin密切相关，人的胚胎前列腺成纤维细胞能制造VEGF，成年后VEGF下降。肿瘤及BPH复又增多，VEGF与其受体FLT-1结合可促进前列腺腺增生及新血管形成。BPH的患者，VEGF、bFGF及TGF-β均有增高，其中以VEGF最为重要，但VEGF在前列腺中受雄激素的控制，鼠作睾丸切除后，前列腺萎缩，给予外源性睾酮后，血管内皮细胞及血管迅速增生，第1日增长3倍，这种血管内皮细胞突发的增生要比腺上皮及腺体的增大早好几天，在人类前列腺癌细胞株（LNCaP）中去雄激素使VEGFmRNA的表达显著下降，在移植有人类前列腺癌的鼠中，睾丸切除后24 h，VEGF即迅速下降，第3日新生的血管显著减少，在第8日，肿瘤才开始缩小，说明前列腺的体积、大小受血管内皮的控制，正常器官的萎缩或肥大也可能同样受血管内皮的影响，新生的血管形成被抑制后也可引起细胞凋亡。对抗 VEGF 治疗肿瘤的工作正在全世界大力开展，可望近期应用于临床。即肿瘤消退后，隔以时日复又发生，初步认为可能与 Angioroietin 有关。如果这些现象能进一步证实，则将为 BPH 的治疗开辟新的途径。

2. *病理*　前列腺增生是基质和上皮的增生。前列腺增生时，首先在前列腺尿道段的黏膜下腺区域内出现多个中心的纤维肌肉结节，然后刺激邻近的上皮细胞增殖并侵入增生的结节内，形成基质腺瘤。增生的前列腺结节不断扩大，压迫外层的真正前列腺，形成外科包膜。前列腺切除术只切除了增生的尿道周围腺体，真正部分前列腺（后叶）并未切除，故仍有发生前列腺癌的可能。早期形成的增生结节，总是围绕尿道生长，其发展的上界为膀胱颈，下界为精阜。增生若以腺上皮成分为主，腺体的腺泡增大，上皮呈乳头状突起，伸向腺泡。增生的前列腺大小和质地，取决于腺体增生或纤维肌肉增生的比例，如以纤维肌肉增生为主，则较小而较硬；以腺体组织增生为主，则大而柔软。根据前列腺的定量图像分析，基质和上皮的比值，正常前列腺为 2∶1，前列腺增生为 5∶1。以及很多实验研究亦表明，基质和上皮都有 5α-还原酶、AR 和 ER，且主要在基质，基质细胞活动在 BPH 内分泌方面发挥重要作用。因此，BPH 主要表现为基质增生为主，基质增生是前列腺增生的重要病理特征。

前列腺增生常发生在双侧叶及中叶，很少发生在前叶。肛指检查可触及增大的侧叶，但若只中叶增生，且增大的腺体仅仅向前列腺尿道腔突出，则肛指检查很难触及。一般认为，发病最早为中叶及颈下叶，50 岁即可发病，侧叶或其他各叶同时增生之发病年龄较晚，因此肛指检查虽不大，亦不能排除增生之可能。

前列腺的增大是腺体和间质成分异常增生的结果，其发生的必需条件是有功能的睾丸和年老。过去曾把 BPH 的症状描画为增生、症状、梗阻三个圈，现已改为梗阻（排尿困难）、逼尿肌不稳定（刺激症状）、逼尿肌受损（尿潴留、尿失禁、上尿路受损）三个圈。BPH 的病理生理改变可分为三个阶段：第一阶段是 BPH 引起的膀胱出口梗阻（BOO），其是产生尿路继发性病理改变的根本原因。第二阶段是 BOO 的持续或加重所导致的继发性膀胱功能异常，其使梗阻和刺激症状明显加重。第三阶段是膀胱损伤后引发的上尿路积水及肾功能损害，此时已达 BPH 的晚期阶段，若不积极治疗则预后不良。通常膀胱受累后，输尿管间嵴向两侧延伸，输尿管口向后外方移位，三角区后方最先出现小梁或憩室形成。膀胱逼尿肌先出现代偿性肥厚，失代偿后膀胱壁则变薄，无张力性扩大。逼尿肌肥厚时，输尿管的膀胱壁间段延长、僵硬，出现排空的机械性梗阻；膀胱壁变薄后，输尿管壁间段又会缩短引起反流。膀胱的改变导致了尿液对上尿路的反压增高，最终引起肾积水及肾功能损害。

（1）膀胱出口梗阻：BPH 引起膀胱出口梗阻有两种因素，即机械性和动力性因素。前者系前列腺增大造成尿道横切面积下降和尿道延长所致；后者系前列腺的组织、包膜及尿道的张力增高所致。由于 BPH 是以间质（包括平滑肌）增生为主，故动力性梗阻是不可忽视的因素。

（2）膀胱功能异常：膀胱逼尿肌的继发性改变可导致 BPH 的激惹症状，可引起尿潴留、尿失禁，也可造成上尿路的损害，还可影响手术治疗的效果，故应予以高度重视。近年的研究，尤其是尿流动力学的发展，使我们更深刻地认识了 BPH 时继发性膀胱改变及其重要的临床意义。①不稳定膀胱（USB）：亦称逼尿肌不稳定，指逼尿肌活性亢进，在储尿期出现自发的或诱发的无抑制性收缩。50%～80%的 BPH 患者出现 USB，其是引起尿频、尿急、急迫性尿失禁等储尿期症状的主要原因，并与术后持续性尿频、尿失禁及膀胱痉挛密切相关。②低顺应性膀胱：膀胱对增加容量（液体量）的耐受性称为顺应性。低顺应性膀胱指储尿期增加较少的膀胱容量即可产生较高的膀胱内压。这是由于逼尿肌受损后僵硬或纤维化，舒张功能下降所致。BPH 时虽然膀胱壁常有增厚，但逼尿肌收缩力却下降，这与间质中胶原纤维增多有关；此外，膀胱壁内神经轴突变性，又将进一步削弱神经冲动激发的逼尿肌收缩。低顺应性膀胱的尿流动力特点是残尿少于 50～100 mL，冷热感觉正常，初尿意容量少于 150 mL，膀胱容量多小于 300 mL，膀胱充盈压大于 1.471～2.452 kPa（15～25 cmH_2O）或增加较少膀胱容量伴有较快的膀胱压力上升。低顺应性膀胱与 BOO 并存，可产生持续的膀胱内高压，成为加速上尿路损害的主要原因。③高顺应性膀胱（膀胱无力）：指在膀胱充盈过程中，即使过度充盈，膀胱内压仍始终维持在低水平状态。这是由于长期梗阻导致膀胱失代偿，逼尿肌萎缩变薄，收缩无力所致。其尿流动力学特点是残尿明显增多，多大于 500 mL，冷热感觉迟钝，尿意极晚，膀胱容量大于 1 500 mL，充盈期压力小于 0.981 kPa（10 cmH_2O），排尿期压力小于 1.961 kPa（20 cmH_2O），尿流率曲线严重低平，最大尿流率小于 3 mL/s。膀胱无力者常有无症状性慢性尿潴留，长期下去也会引发上尿路积水及肾功能受损。BPH 的排尿困难程度是由梗阻程度和膀胱功能状况共同决定的，BOO 或膀胱无力均可产生排尿困难，两者合并存在则排尿更为困难，术后恢复亦较差。膀胱无力的存在是手术解除梗阻后依旧排尿困难的重要原因。

（3）上尿路积水、肾功能受损：大量残余尿与膀胱内压持续≥3.923 kPa（40 cmH_2O）是导致 BPH 上尿路积水的两个基本原因。然而，积水发生的速度及程度与膀胱继发性改变所致尿潴留的类型有关。高压性慢性尿潴留见于低顺应性膀胱，易造成上尿路扩张积水，术后上尿路功能恢复亦较差。低压性慢性尿潴留以膀胱感觉功能受损及大量残余尿为特征，对上尿路功能的影响较高压性慢性尿潴留要缓慢些，预后稍好些。区分两者的关键在于储尿期的膀胱内压不同，前者可高于 3.923 kPa（40 cmH_2O）后者低于此值。

了解 BPH 的病理生理改变，尤其是正确认识 BPH 引起的膀胱逼尿肌功能改变，对于正确判断病情的发展阶段，合理选择治疗方案及时机，准确评估疗效和预后，均有不可忽视的重要意义。

三、辨病要点

1. *症状* BPH 的症状表现主要是前列腺尿道弯曲、延长、变窄，尿道阻力增加，膀胱逼尿肌代偿性增厚和失代偿，致下尿路梗阻症，而且症状因感染而加重。

（1）尿频：排尿次数较多，是 BPH 早期最常见的症状。开始时为夜尿次数增多，每次尿量不多。随之白天也出现尿频。原来没有夜尿的患者，出现夜尿 1~2 次，提示有早期梗阻；当夜尿次数在 3 次以上时，表示膀胱出口梗阻已达到一定程度。在膀胱出口梗阻时，有 52%~82%的患者，除尿频外还伴有尿急或急迫性尿失禁。膀胱逼尿肌代偿功能失调后，出现高顺应性的膀胱时，则每次排尿不能将膀胱内尿液排空，膀胱内的残余尿量日益增加，使膀胱的有效容量不断缩小。从而其相应的排尿间隔时间缩短，若并发膀胱结石或感染，则尿频次数更加频繁，而且有尿痛。

（2）排尿困难：前列腺增生为一种进行性发展的疾病，当增生的腺体向尿道内突出时，使后尿道延长、弯曲、变窄。增生的腺体突向膀胱内时，形成颈部后唇球状隆起，加重了梗阻程度，进一步增加排尿时的阻力。如初期有尿意时，不能及时排出，一般需等待片刻后逐渐用力才能排出，称为排尿踌躇。随着病程的进展，梗阻症状不断加重，继而出现尿线变细，无力，射程变短，甚至出现尿不成线和尿呈滴沥状。下尿路梗阻的程度，并不完全取决于增生腺体的大小，而决定于增生的部位，以及前列腺包膜、平滑肌、纤维基质的张力。由于尿道阻力的增加，膀胱逼尿肌必须加强膀胱收缩的力度，才能克服尿道阻力，使排尿得以维持，因此患者排尿起始缓慢，排尿时间延长，尿程短而无力。如果梗阻进一步加重，则患者必须增加腹压，以助排尿。如果排尿过程中需要换气时，随着腹压降低，即出现尿流中断及尿后滴沥。

（3）尿失禁：出现尿急迫感或急迫性尿失禁，患者尚未自主排尿，尿即滴沥而出。这是前列腺增生使膀胱出口梗阻（bladder outlet obstruction，BOO）加重，尿频次数不断增多，一般均是由于逼尿肌不稳定，或肾产生尿液的正常节律的改变所致；夜间迷走神经兴奋，逼尿肌张力减低导致残余尿量的增加，使膀胱内压增高至超过尿道的阻力时，尿液出现不自主的从尿道口溢出，犹如失禁，称为充溢性尿失禁。夜间熟睡时，盆底骨骼肌的松弛，更易使尿液自行溢出，出现类似"遗尿症"的临床表现。

（4）血尿：国内报道一组 212 例 BPH 并发血尿者约为 15.1%。增生的前列腺腺体表面静脉血管曲张，前列腺尿道及膀胱颈黏膜下毛细血管充血且受到增大的腺体牵拉，当膀胱收缩时，毛细血管容易破裂出血，出现肉眼或镜下血尿，但这种血尿多是一时性的。若伴有血块形成与堵塞，排尿困难及尿潴留会更加严重；出现大量鲜血，可能由于膀胱颈静脉因增大的前列腺压迫而回流受阻，在用力排尿时破裂；并发膀胱炎或膀胱结石，则血尿可常出现。

（5）急性尿潴留：BPH 产生梗阻是增生的前列腺压迫的机械因素和增生的基质平滑肌收缩的张力因素共同作用的结果。当病程发展到一定程度，尿液排出困难，若遇受凉、饮酒、疲劳、忍尿、性交等因素诱发，引起基质平滑肌组织。α_1 受体兴奋，肌肉收缩胀大压迫而致膀胱出口突然阻塞，出现急性尿潴留。机械因素是逐渐发展的，而张力因素则是与交感性刺激有关。α_1 受体兴奋的有无及强弱有关，因此患者排尿状况可时好时坏，甚至反复尿潴留。

（6）尿毒症症状：前列腺增生引起下尿路梗阻而又未经合理治疗，继发肾积水，致晚期肾功能不全，出现食欲减退、贫血、血压升高，或意识迟钝、嗜睡，甚至昏迷等一系列全身性尿毒症症状。肾积水的发生通常是进行性的，且是无痛的，因而部分患者对排尿异常毫无察觉，或以为是老年人的必然现象而不以为然，但病变却在隐匿地发展，直至尿毒症的出现。排尿时腰痛往往说明膀胱输尿管逆流，若并发感染则表现有肾盂肾炎症状。

（7）其他症状：由于长期排尿增加腹压，可导致腹压增高所引起的症状如痔核、脱肛及疝等。

2. 体征　肛指检查是前列腺增生最简便和最先察觉的检查方法，应在排空膀胱后进行检查。通过肛门直肠前壁来触摸前列腺的长度、宽度、形态、固定度、表面是否光滑、质地的软硬、中央沟的深浅等情况来了解前列腺。正常前列腺大小似栗子，重量 10~20 g，表面光滑，质地中等硬度，有坚韧弹性感，两侧叶之间有中央沟存在。前列腺增生时，腺体可在长度或宽度上增大，或二者均有增大，表面光滑，边缘清楚，质地中等硬度而有弹性，中央沟变浅或消失。通常以鸽蛋般大小为Ⅰ度增生，估重为 20~25 g；鸡蛋般大小为Ⅱ度增生，估重为 25~50 g，中央沟可能消失；鸭蛋般大小为Ⅲ度增生，估重为 50~70 g，指诊刚能触及前列腺底部，中央沟消失；鹅蛋般大小为Ⅳ度增生，估重为 75 g 以上，指诊已不能触及前列腺底部，一侧或两侧侧沟消失。其他体征有膀胱充盈时下腹正中可见圆形隆起包块，有时可扪及或叩诊有中央浊音区，或有轻压痛；肾积水时可见上腹部包块，或腰部摸到肿块。

3. 实验室检查

（1）尿常规检查：小便常规检查的改变决定于 BPH 是否合并膀胱尿路感染。

（2）肾功能检查：对了解肾功能状态，提示膀胱残余尿和肾积水，是重要和必要的。由于长期尿潴留而影响肾功能，血肌酐、尿素氮都可能升高。酚红排泄试验若下降缓慢或持平，提示可能有膀胱残余尿或肾积水；若单位时间或 2 h 酚红排泄总量减少，表示肾功能损害。

（3）前列腺特异性抗原（PSA）检查：PSA 由前列腺腺泡和导管的上皮细胞产生，是一种含有 237 个氨基酸的单链糖蛋白。具有器官特异性。是目前最常用的前列腺癌生物标记。健康男性血清 PSA<4 ng/mL，如>10 ng/mL 应高度怀疑有前列腺癌可能。直肠指诊、经尿道超声检查及前列腺按摩等操作，轻度影响 PAS 结果。经尿道前列腺电切术、前列腺穿刺活检和前列腺炎发作时，血清 PSA 明显升高，宜间隔 4~6 周后再检查血清 PSA。血清 PAS 随年龄增长而增高。测定 PSA 密度（PSAD）及游离 PSA（fPSA）与 PSA 复合物（cPSA）或总 PSA（tPSA）的比值，对良性前列腺增生症与前列腺癌的鉴别有帮助。在前列腺体积较大，有结节或较硬时，应测定血清 PSA，以排除合并前列腺癌的可能性。

（4）B 型超声检查：B 型超声检查操作简便，不但可测出增生前列腺的形态、大小、凸入膀胱的情况及膀胱内病变如肿瘤、结石或憩室等，而且较 CT 软组织分辨能力强，能清晰地区分增生的内腺与受压变薄的外腺包膜，为鉴别诊断提供依据。检查途径主要有经直肠和经腹二种，另外还有经会阴等。目前国外及国内各大医院多采用经直肠途径。这是因为前列腺位于直肠与膀胱之间，通过直肠内圆扫描可清楚地显示前列腺的声像图。经腹途径由于耻骨上探头，需经过膀胱在耻骨后才能探及前列腺，所以观察前列腺的全貌及内部结构比较困难。但该途径具有操作更为简便、可多次重复、患者又毫无不适的优点，且充盈的膀胱又为其提供一良好的声窗，因此医生积累经验后可用这种途径取得所需临床资料，很适合在一般医院进行。另外，经腹 B 型超声检查，还可用以测定残余尿量和了解有无肾积水存在。

（5）残余尿测定：排尿后即时测定膀胱内的残余尿量。可经腹 B 型超声检查测定，残余尿容积 $V=4/3\pi R^3$，R 为膀胱内残余尿之上下径和左右径的平均值（单位 cm）。亦可放置导尿管，以准确测量残余尿量。

（6）尿流动力学检查：尿流动力学检查可以判断下尿路有无梗阻及梗阻的程度和膀胱逼尿肌功能。首先采用特制的尿流率计测定尿流率各项参数，即最大尿流率（RFR）、平均尿流率（AFR）、排尿时间（T）、尿量（V）、两秒钟尿流率、到达最大尿流率的时间等，其中前四项为主要参数，而 MFR 又是最简便且比较可靠的参数。当尿量>200 mL 时，MFR 比较准确，此时 MFR<10 mL/s 则提示下尿路有梗阻。由于 BPH 患者难以每次检查时的排尿量达 200 mL 以上，因而吴阶平等根据排尿时间与排尿关系密切，与排尿阻力呈正比，MFR 与排尿阻力成反比，提出相对排尿阻力（RVR）概念，RVR=T/MFR。RVR 正常值为 49 岁以下者≤1.6，50 岁以上者≥2.20。对于尿流率不正常者，可同时进行膀胱尿道测压。膀胱尿道测压能准确反映是否梗阻、梗阻部位及膀胱功能。在最大尿流率时，如膀胱内压超过 9.81 kPa（100 $cmH_2 0$），不论 MFR 正常与否均应诊断为下尿路梗阻。通过尿动力学检查能客观地评估前列腺增生症时膀胱出口梗阻和逼尿肌功能状态，为 BPH 的诊断、治疗方法选择及疗效评价提供依据。

（7）X 线检查：泌尿系平片可发现有无肾、输尿管、膀胱及前列腺结石等；静脉尿路造影可明确是否存在下尿路梗阻引起的肾盂输尿管扩张以及肾功能情况；膀胱造影可观察膀胱颈部及底部受压变形等现象，若增生的前列腺突出于膀胱腔内，则耻骨正中前列腺区有弧形充填缺损；尿路造影可显示前列腺尿道段的狭窄；前列腺造影可确定前列腺的大小、密度及病变性质等。

（8）膀胱镜检查：观察膀胱颈部，以判断何叶增生及增生的程度。膀胱颈的形态随各叶增生的程度而改变，如两侧叶增生，颈部两侧受压，则正常凹面消失而呈“∧”形；中叶增生，膀胱底部凹陷，平坦的颈部后缘会明显隆起。并可发现膀胱继发改变，如输尿管间嵴肥厚、隆起，小梁及憩室的形成等。均为下尿路梗阻提供诊断依据。另外。膀胱镜检查时可以觉察尿道延长，正常时精阜距膀胱颈口约 2 cm，前列腺增生明显时则可达 5 cm 以上。

四、类病辨别

BPH 的主要临床症状是下尿路梗阻，因此须与尿道狭窄、神经病性膀胱尿道功能障碍、膀胱颈纤维挛缩、前列腺炎、前列腺结核、前列腺癌、前列腺肉瘤、膀胱肿瘤及膀胱结石相鉴别。

1. *尿道狭窄*　症状虽表现为排尿不畅、尿流变细、排尿无力，甚至出现急性或慢性尿潴留，但常有骨盆、会阴部、尿道外伤及尿道器械操作等损伤史，或淋病等尿道感染史，以及包茎继发包皮龟头炎所致。经尿道探查或尿路造影等检查不难鉴别。

2. *神经病性膀胱尿道功能障碍*　是因神经疾病所致的膀胱尿道功能失调，下尿路梗阻是其最常见最严重的并发症。常有脊髓或周围神经外伤史，肿瘤、糖尿病、血管疾病、脊椎疾病、神经管闭合不全、脊髓病变及多发性硬化症等病史，以及药物损伤史如长期应用降压、抗胆碱、抗组胺药。神经系统检查及脑电图、肌电图等电生理检查对鉴别诊断很有帮助，尿动力学检查则使诊断更加明确。

3. *膀胱颈纤维性痉挛*　是除前列腺增生外导致老年男性膀胱颈梗阻的较常见疾病，继发于炎症病变。此病发病较早，多在 55 岁以前。肛指检查前列腺多不大或有轻度增大。膀胱镜检查是最可靠的鉴别诊断方法。

4. *急性前列腺炎引起尿潴留*　起病急，多发于青壮年。有高热恶寒、会阴部坠胀疼痛等全身、局部症状，血常规检查白细胞明显升高。肛指检查前列腺肿大、灼热、触痛剧烈，或有波动感。

5. 前列腺结核　前列腺因结核感染而肿大，可压迫前列腺尿道引起排尿困难及尿潴留。但有血精、精液减少、射精疼痛等症状表现，甚则阴囊或会阴部结核窦道形成。肛指检查前列腺呈结节状，表现不规则，质地偏硬，轻度压痛。精液及前列腺液的结核杆菌检查能明确鉴别。

6. 前列腺癌　前列腺癌和前列腺增生多发生于老年人，这是两种不同起源的疾病，前列腺癌多发生于前列腺外周区，而 BPH 发生于前列腺移行区和尿道周围腺区。两种疾病可同时存在。两者有类似的临床症状，但在较晚期的前列腺癌，直肠指诊和 B 超检查两者有明显的不同：BPH 时腺体增大，表面光滑，富于弹性，中央沟变浅或消失；而前列腺癌则为质地坚硬、界限不清的结节或肿块。B 超检查 BPH 时包膜回声连续，内部光点均匀；前列腺癌则包膜回声不连续、界限不清。前列腺活检可做出确切鉴别。临床上应重视对较早期前列腺癌的发现，对 BPH 患者应仔细做直肠指诊，发现前列腺结节或临床怀疑前列腺癌时应做穿刺活检，以除外前列腺癌。

7. 前列腺肉瘤　主要症状表现是排尿困难、急性尿潴留等膀胱颈部梗阻症状，呈进行性加重。好发于小儿，特别是 10 岁以下儿童，亦见于青年。肉瘤生长迅速，可很快充满前列腺内并突入膀胱。肛指检查前列腺高度增大，软如囊性，有时可软硬。

8. 膀胱肿瘤　虽能引起排尿困难或尿潴留，但 3/4 以上患者以血尿为第一症状，且多为无痛性血尿，少数为镜下血尿。膀胱镜检查、CT 检查能明确鉴别本病与 BPH 所致下尿路梗阻。

9. 前列腺结石　前列腺结石时的尿频、排尿困难等症状与 BPH 相似，如结石较大或多数小结石集中在一起时，直肠指检可触及质地坚硬的结节或有结石摩擦感。这些患者常合并慢性前列腺炎反复发作，前列腺通常无明显增大。

10. 异位前列腺　可发生于不同年龄，也可在老年时出现症状。有排尿困难，但多以血尿为主诉，血尿为间歇性或仅为镜下血尿，亦可有血精。异位前列腺多位于精阜或膀胱内，呈息肉状，亦可位于膀胱三角区与直肠之内。膀胱镜确诊后可经尿道电切或手术切除。无恶变倾向但可复发。

11. 苗勒管囊肿　也可出现尿频、尿线变细而无力。大的囊肿可将膀胱底部和尿道推向前方引起急性尿潴留，直肠指诊在前列腺底部正中触及囊肿，易与位于一侧的精囊囊肿鉴别。超声波检查、CT 和 MRI 均能显示囊肿特征。

五、辨证要点

前列腺增生症发病与湿热、气血、痰浊有关，而以肾虚、膀胱气化无力为本。病位虽在精室、膀胱，但与肺、肝、脾、肾及三焦等脏腑关系密切。根据其兼夹之邪不同，或夹湿热、瘀血、痰浊，临床辨证又有所区别。因此，临床辨症又当区分虚实，实则癃闭，虚则遗溺；暴闭多实，久癃多虚。对本病的辨证应注意以下几个方面。

1. 抓住发病特点　BPH 的出现是增生的前列腺机械压迫和前列腺基质内平滑肌收缩的张力压迫致膀胱出口梗阻而引起。因此，在治疗过程中，辨证无论何型，都需注意软坚散结和缓解挛急，以保证小便排出通畅。其中急性尿潴留（“闭证”）以缓解挛急为主，排尿困难（“癃证”）以软坚散结为主。

2. 明辨寒热虚实　“七八”之年，肾气虚。但由于体质不同，可表现为肾阴偏虚、肾阳偏虚。肾气虚，不能化气行水，运行气血，导致水湿内停，酿气湿热，或气血不运，气滞血瘀。故临床辨证需根据体质及病理变化之不同，明辨寒热虚实。BPH 合并感染者。多为实热之湿热内蕴、前列腺质地较硬，但增生不太明显者，为虚实夹杂之气滞血瘀，平素伯冷，前列腺大而软者，为虚寒之肾阳虚；体质偏瘦，前列腺增生明显，小便排出困难出现较迟者，为气阴两虚之虚热证；体质丰盛，素体气虚，前列腺增生不大即排尿困难者，为脾肾气虚之虚证。

3. 详察疾病　BPH 的主要危害是下尿路梗阻。其缓者为尿频，排尿困难如排尿费力、尿有余沥、排不尽感；其急者为急性尿潴留。治疗的目的是保证小便排出通畅。小便排出较治疗前通畅，尿量增加，为下尿路梗阻缓解，病情好转；小便排出较难，尿量减少，小腹胀满，为下尿路梗阻加重，甚则小便点滴不出，出现尿潴留，病情转为严重；若失治、误治，损害肾功能，出现饮食减退、头晕目眩、恶心呕吐、嗜睡，以至昏迷等“关格”现象，需及时抢救，否则可导致死亡。

六、治疗原则

前列腺增生的病理基础是年老肾气虚衰，肾阴阳不足，气化不利，血行不畅，致前列腺阴血凝聚而增生肥大。然增生肥大的前列腺并不一定出现 BPH，一部分人前列腺增生发展到一定程度即不再发展，因而不出现症状或仅出现轻微症状；另一部分人则呈进行性发展，但由于发展方向不同，可压迫前列腺尿道而出现症状，亦可不压迫前列腺尿道而不出现症状。本节论治的即是前列腺压迫尿道出现 BPH。BPH 的出现因素有增生前列腺压迫的机械因素和基质内平滑肌收缩的张力因素，发病有急有缓。治疗本着“缓则治其本，急则治其标”的原则，“癃证”以调和阴阳，软坚散结为主，防止前列腺增生进一步发展；“闭证”以缓解挛急为主，保证尿液的排出，防止肾功能损害的产生，“关格”症状的出现。

七、论治要点

本病中医论治适用于 BPH 的“癃证”。对于“闭证”的出现，发病初期可在“癃证”辨证基础上，加用缓解挛急之品，如芍药、甘草、威灵仙、地龙、石菖蒲、薏苡仁、冬瓜仁等，及选用活血化瘀通络之品，如莪术、水蛭、路路通、王不留行、穿山甲、桂枝等，亦有缓解挛急之效，或试用针灸、中医外治等法，以尿液排出为目的；急者，应及时导尿，或行膀胱造瘘。无论“癃证”“闭证”，对于有手术指征者，均应以手术治疗为妥。

（一）湿热蕴结证

1. *临床表现* 平素夜尿症状明显，突然出现小便频数黄赤，昼夜均甚，尿急，尿线细，溺时隐痛或刺痛，尿道有灼热感，余沥不尽。伴低热，口渴欲饮，血尿，大便秘结，甚至小便不通，小腹胀满，欲解不利，呈点滴状。小便常规可见红细胞、白细胞或细菌。舌质红，苔黄腻，脉弦数或滑数。

2. *证候分析* 前列腺增生致尿道阻力增加，逼尿肌代偿而出现尿频。由于白日注意力分散，尿闭值增加，故夜尿较白日明显。若水湿蕴而化热，或饮食不节，湿热下注，或尿道逆行感染，湿热内蕴，致前列腺充血水肿，压迫尿道，则前列腺增生症加重，无论昼夜均尿频、尿急、尿线细、余沥不尽，甚至小便不通，小腹胀满，欲解不利，呈点滴状。小便黄赤，溺时隐痛或刺痛，尿道有灼热感，或见血尿、低热、口渴欲饮、大便秘结，皆湿热蕴结，耗伤津液，灼伤血络所致。小便常规见白细胞、红细胞或细菌，为泌尿系统感染。舌质红，苔黄腻，脉弦数或滑数为湿热蕴结之舌脉。

3. *治法* 清利湿热，消瘀散结。

4. *方药* 龙胆泻肝汤或猪苓汤加减。湿热盛者，用龙胆泻肝汤清热利湿；若湿热伤阴者，用猪苓汤加减，阿胶滋养阴血、调补阴阳，猪苓、茯苓、滑石、泽泻清热利湿、通小便。加莪术、牡丹皮、赤芍以消瘀散结、缓解挛急。大便秘结者，加大黄通腑泄热而取通大便、利小便之功；血尿者，加蒲黄止血活血；小便不通者，加白芍、甘草、石菖蒲、薏苡仁缓急以通利小便。

（二）脾肾气虚证

1. *临床表现* 尿频，排尿起始延长，时欲小便而量不多，排尿无力，尿程短，溺后余沥不尽。伴面色萎黄，神疲无力，全身倦怠，动则气短，纳差，甚则小便不通，或点滴而出不成线，小腹膨胀。舌质淡，苔薄白，脉弦细。

2. *证候分析* 多见素体气虚之肥胖者。年属“七八”，肾气虚不能温阳脾土，致脾肾气虚，膀胱气化无权，而见尿频，时欲小便而量不多，排尿时间长，尿程短，尿线细，溺后余沥不尽。面色萎黄，神疲乏力，全身倦怠，动则气短，纳差为脾虚之象。严重者，气虚乏力，推动无能，见小便不通，或点滴而出不成线，小腹膨胀。舌质淡，苔薄白，脉弦细为气虚之象。

3. *治法* 益气升提，化气行水。

4. 方药　补中益气汤加减。黄芪、党参、白术、甘草益气健脾，陈皮理气以助气行，桂枝、茯苓化气行水，升麻、桔梗升清降浊，当归补血活血以缓挛急。加薏苡仁、冬瓜仁散结利水、缓挛急。前列腺增大明显者，加莪术、水蛭破瘀散结，或与桂枝茯苓丸合用。

（三）气滞血瘀证

1. 临床表现　小便排出不畅，尿如细线或有分叉，每次尿需分几段排出，非常吃力，尿道涩痛，排不尽感，甚或小便阻塞不通，会阴憋胀，小腹胀满隐痛。舌质暗或有瘀斑，脉弦涩。

2. 证候分析　肾气虚，不能运行气血，阴血凝聚前列腺而增生肥大，压迫尿道，致小便排出不畅。尿道受压变窄，则尿如细线，或有分叉。尿道受压，排尿阻力增加，小便需用力排出，故每次尿需分几段排出，非常吃力，尿有余沥，排不尽感，或有尿道涩痛。若尿道受压阻塞，则小便不通，会阴憋胀，小腹胀满隐痛。舌质暗或有瘀斑，脉弦涩为气滞血瘀之舌脉。

3. 治法　活血祛瘀，散结利水。

4. 方药　桂枝茯苓丸加减。桂枝、茯苓化气行水，赤芍、牡丹皮、桃仁活血祛瘀。加莪术、水蛭破瘀散结，海藻、昆布软坚散结，薏苡仁、冬瓜仁散结利水，白芍、甘草缓解挛急。

（四）气阴两虚证

1. 临床表现　尿线细缓无力，尿程短，滴沥不畅，时欲小便而量不多，时发时止，遇劳即发，腰膝酸软，口干咽燥。伴精神倦怠，潮热盗汗，时有头昏耳鸣，全身乏力。舌质淡，苔薄白或薄黄，脉细稍数。

2. 证候分析　阴虚之人，进入“七八”之年，虽肾阴肾阳皆不足，然阴虚却相对明显而见阴虚内热症状，潮热盗汗，口干咽燥，时有头昏耳鸣，腰膝酸软。阴偏虚，则阳气相对偏盛，时助膀胱气化，故小便不利时发时止，遇劳即发。日久，气虚推动乏力，见尿线细缓无力，尿程短，滴沥不畅，时欲小便而尿不多，精神倦怠，全身乏力。舌质淡，苔薄白或薄黄，脉细稍数为气阴两虚之舌脉。

3. 治法　益气养阴，调补阴阳。

4. 方药　黄芪甘草汤合六味地黄丸加减。黄芪、甘草、山药益气以助膀胱气化；地黄、山茱萸补阴和阳；泽泻、茯苓利水通阳；牡丹皮活血化瘀以解挛急。本型患者年龄较大，症状出现较晚，前列腺增生明显，通常加用桂枝茯苓丸软坚散结，通阳化气。若见口干咽燥，潮热盗汗明显者，加用天花粉、知母、黄柏滋阴清热，养阴生律。

（五）肾阳不足证

1. 临床表现　尿意频频而量少，小便排出无力，尿线细，射程短，甚至滴沥不爽，严重者尿闭不通。伴面色㿠白，畏寒肢冷，神疲乏力，腰膝酸软，小腹发凉。舌淡体胖，苔白，脉沉细弱。

2. 证候分析　肾阳虚，不能化气行水，膀胱气化无力，见尿意频频而量少，小便排出无力。前列腺增生压迫尿道变窄，加上肾阳虚推动无力，故尿线细，射程短，甚至滴沥不爽。严重者，膀胱气化无能，小便闭而不通。面色㿠白，畏寒肢冷，神疲乏力，腰膝酸软，小腹发凉为肾阳不足之象。舌淡体胖，苔白，脉沉细弱为肾阳不足之舌脉。

3. 治法　温肾助阳，化气行水。

4. 方药　金匮肾气丸加减。附子、桂枝温阳化气，合地黄、山药、山茱萸调补阴阳；茯苓、泽泻利水通阳；牡丹皮活血化瘀，与桂枝相合温通血脉，缓解挛急。肾阳不足者，前列腺增生多大而软，加海藻、昆布、牡蛎化痰散结；若质地偏硬，加莪术、水蛭破瘀散结，或合用桂枝茯苓丸消瘀散结。

八、其他治疗

（一）西药治疗

1. α-受体阻断剂　常用的 α_1-AR 阻断剂分类：

非选择性 α 受体阻断剂　　酚苄明（苯苄胺、竹林胺）10 mg　bid

选择性 α_1-AR 阻断剂　　哌唑嗪（脉宁平）1~2 mg　bid

alfuzos（阿夫唑嗪、桑塔前列泰）2.5 mg　tid

选择性长效 α_1-AR 阻断剂　　特拉唑嗪（四喃唑嗪）商品名高特灵　1~10 mg/d　qd

doxazosin（多沙唑嗪）1~16 mg/d　qd

高选择性 α_{1A}-AR 阻断剂　　特拉唑嗪（YM617）（阿苏洛星、哈乐）0.2~0.4 mg/d　qd

酚苄明兼有 α_1 及 α_2 受体阻断作用，反应较大，化学结构类似氮芥，在鼠类诱发胃肠道肿瘤，故现已为 α_1-AR 阻断剂所取代，副作用可能与 α_2 受体阻断有关，也可能因血管壁及脑内的 α 受体被阻断所致，机理不明。常见的不良反应有头痛、头晕，乏力，直立性低血压等，一般多较轻微，继续用药多可消失，α_1-AR 阻断剂的疗效与剂量有关，个体存有差异，应予适当调整、理想的药物应该对前列腺有较强的亲和力，主要阻断 α_{1C}-AR 而对其他组织很少影响，哌唑嗪为应用得最早的 α_{1C}-AR 阻断剂，特拉唑嗪（高特灵）则应用观察时间较长，两者均可引起立位性低血压，故首次剂量应从小剂量开始，逐渐调整增加，以求获得最大效应。Tamsulosin（哈乐）对前列腺内 α_{1C}-AR 有高度选择性，临床应用不良反应最轻，782 例中无一例引起低血压，服用 0.2 mg 或 0.4 mg 时，约 3%患者有轻度反应，已成为第三代 α_1-AR 阻断剂。本类药物适用于症状较轻不需手术者或不宜手术者。

2. 5α-还原酶抑制剂　代表药物非那雄胺，商品名为保列治。其选择性抑制 5α-还原酶，阻止睾酮向双氢睾酮的转化，抑制前列腺继续增生，继之可能缩小前列腺，改善梗阻症状。因为 BPH 是一种缓慢发展的疾病，逆转这个病程需要几个月的治疗，至少需服用 6 个月才能看到疗效。由于有效反应不能马上显现，故前列腺太大、尿潴留量较多、尿流率严重降低或已有肾积水者用药物治疗来不及，故建议此时不要选用药物治疗。因其通过阻滞睾酮转化为双氢睾酮而起作用，故需终生用药。其可降低血清 PSA 水平，故有可能使临床医生忽视前列腺癌的存在。但最近研究资料显示，只要将降低的血清 PSA 值乘以 2 即可准确估计血清 PSA 的真正水平，供临床医师参考。保列治不良反应发生率极低，主要是对性功能的影响，包括阴茎勃起功能障碍（3.7%）、性欲降低（3.3%）及射精量减少（2.8%）。本品禁用于妇女和儿童。每日剂量 1 片（5 mg），饭前、饭后均可服用。尽管早期可见症状改善，然而治疗试验至少需要 6 个月，以评价是否已取得有效的效果。如有效，必须终生用药，否则已缩小的前列腺又再生长到其原来大小。老年人的剂量：尽管药物动力学研究表明保列治清除能力在 70 岁以上的老年人有所降低，但剂量不需要调整。

3. 降胆固醇药　前列腺增生的发生是由于胆固醇、雄激素、雌激素在其腺泡内沉着量增多，且增生的前列腺腺体内胆固醇为正常含量的二倍，因此改变胆固醇代谢，降低其肠道吸收，可影响前列腺增生的发生，治疗 BPH。本类药物多为抗霉菌药，副作用大，但其中益列康宁（美帕曲星，每日 3 片，1 个疗程 30~60 d）副作用很小，完全没有激素样作用。

4. 植物类药和花粉制剂　植物类药含有植物固醇，如谷固醇具有缓解前列腺增生症状的作用。其机制可能是：①干扰腺体的前列腺素合成和代谢，产生抗炎效应；②降低性激素结合球蛋白浓度；③对增生细胞有直接细胞毒作用；④减少 5α-还原酶活性，减少双氢睾酮的生成。

市场出现的通尿灵，属脂质类复合物，具有抗水肿、抗炎症活性及促进前列腺分泌作用，可抑制由生长因子导致的成纤维细胞增生，尤其对碱性促纤维细胞生长因子（bFGF）、表皮样生长因子（EGF）、角化细胞生长因子（KGF）起重要作用。剂量为 25 mg/粒，每次 2 粒，每日 2 次，6~8 周为 1 个疗程。

花粉是另一类植物药，如尿通、前列康都在临床广泛应用，由于疗效有限，只宜作为辅助药物。新近推广应用的舍尼通（普适泰）是裸麦花粉经破壳提取 EA-10 和 P5 的成分制成，其药理作用是特异性阻断雄激素双氢睾酮与前列腺雄激素受体结合，并阻断受体作为转录因子而发挥作用。剂量为每次 375 mg，每日 2 次。

（二）中成药治疗

1. 灵泽片 每次4片，每日3次，4周为1个疗程，连服1~2个疗程。
2. 癃闭舒胶囊 每次3粒，每日3次，4周为1个疗程，连服1~2个疗程。
3. 舒泌通胶囊 每次3~4粒，每日3次，4周为1个疗程，连服1~2个疗程。
4. 宁泌泰胶囊 每次3~4粒，每日3次，4周为1个疗程，连服1~2个疗程。
5. 龙金通淋胶囊 每次2~3粒，每日3次，4周为1个疗程，连服1~2个疗程。

（三）针灸治疗

（1）穴取双合谷、双三阴交，强刺激2 min，达患者较难忍受之程度，留针5 min出针。

（2）穴取关元、中极，气虚者配足三里、气海、肺俞、阴谷，湿热阻滞者配三阴交、阳陵泉虚证用补法或平补平泻手法，实证用泻法。

以上二法，适用于急性尿潴留。

（3）火针点刺曲骨、会阴穴。

（四）单验方治疗

（1）虎杖100 g，煎水服。

（2）棕榈根100 g，水煎，加红糖适量，3~8 d即可收到满意效果。《本草纲目》载："以棕榈根煎水酒内服治小便不通，屡试屡验。"

（3）番木鳖去毛，文火煨至鼓起为度，研末，每日吞服0.6 g，每日2次。注意毒性反应。

（4）新鲜垂柳嫩根500 g、小红参10 g，煎水服。

（5）蜣螂粉每日3 g，开水1次送服。气虚者加补中益气汤，湿热者加龙胆泻肝汤。

（6）笋籽（晒干）60 g，水煎2次混合，共450 mL。每日3次，每次150 mL，共服7 d。症状减轻后，改笋籽间日30 g，续服1个月。

（五）药物外治

（1）艾叶60 g、石菖蒲30 g，炒热以布包之，热敷脐部（神阙穴），冷则易之。

（2）食盐500 g，切碎生葱250 g与食盐同炒热，以布包之，待温度适宜时，熨暖小腹部，冷则易之。

（3）甘遂9 g、冰片6 g，研极细末，加适量面粉，用温水调成糊状，外敷于脐下中极穴上。

（4）白矾、生白盐各7.5 g，共研末，以纸圈围脐，填药在其中，滴冷水于药上，其小便即通。

以上诸法，均适宜于急性尿潴留者。

（六）食疗

（1）利尿王瓜汤：黄瓜30 g，萹蓄15 g，瞿麦10 g，味精、盐、香油适量。先煎萹蓄、瞿麦，去渣取汁，将药汁重新煮沸，加入黄瓜片，再加调料，置冷后即可食用。本方具有较强的清热祛湿功效。

（2）参芪冬瓜汤：党参15 g，黄芪20 g，冬瓜50 g，味精、香油、盐适量。将党参、黄芪放入砂锅内，加水煎煮15 min，去渣滤清，趁热加入冬瓜片，继续煮至冬瓜能食，加调料即成，可佐餐用。本方可健脾益气，升阳利尿。

（3）桂浆粥：肉桂5 g、车前草30 g、粳米50 g。先煎肉桂、车前草，去渣取汁，后入粳米煮粥，熟后调入红糖，空腹食用。本方可温阳利水。

（4）向日葵心30 g、猪瘦肉100 g，同煎，吃肉喝汤，每日1次。

（七）手术治疗

尽管治疗BPH的新药物及非手术介入治疗不断地相继出现，但目前手术治疗仍是治疗BPH的主要方法，尤其对有绝对或强烈手术指征的患者，首选的方法是手术治疗。BPH患者多为老年人，常常合并心、脑、肺、肾等脏器的功能损害，手术治疗有一定的危险性，故术者应根据患者病情及自己对手术的掌握程度选择适当的手术方法，以达到满意的效果。前列腺增生的治疗方法很多，而手术疗法仍是目前主要的治疗手段，尤其是对有手术指征的患者，首选的方法是手术治疗。选择何种手术，这要决定于下列三种因素：患者全身状况、设备条件及术者经验。其中术者经验或对某种手术方法的熟练程度是对选择手术方法起主导作用的因素。前列腺增生的经尿道手术包括经尿道前列腺切除术、经尿道前列腺切开术、经尿道前列腺汽化术及经尿道激光前列腺切除术。前列腺增生的开放手术包括耻骨上经膀胱切除术、耻骨后前列腺切除术和经会阴前列腺切除术。

前列腺增生症手术治疗应以临床表现、尿流动力学检查结果及患者的全身情况，尤其是重要器官的功能为依据，而不是以前列腺大小及残余尿量>50 mL 作为确定是否手术的依据。手术时机应以膀胱代偿期为佳，有利于膀胱功能迅速、完全恢复。由于手术治疗只是切除增生部，且留下受压的外层前列腺，因而不是整个前列腺切除术，而是前列腺增生部分切除术。

前列腺增生的手术适应证可归纳为：①药物治疗后经随访疾病仍在发展，最大尿流率<8 mL/s 或残余尿量>50 mL。②前列腺增生并发反复感染、膀胱结石、肾积水、脱肛、痔核者。③经尿动力学检查，尿流曲线严重低平；或属晚期，曲线低平；有断续小波者均应手术治疗。④由于梗阻所致的慢性或反复尿路感染、急性尿潴留者。⑤年龄在 50 岁以上，因前列腺增生引起膀胱颈部机械性梗阻，经保守治疗失败者。

1. 耻骨上经膀胱前列腺摘除术　手术比较简单，较易完全切除增生的前列腺组织，是泌尿外科医师必须掌握的基本手术方法，目前仍是许多医院治疗 BPH 的主要手段。适宜于前列腺向膀胱腔内凸出者，或腺体增生以中叶为主者，伴有膀胱内疾患如膀胱肿瘤、结石、憩室者更为适合，以及经过耻骨上膀胱造瘘而致耻骨后有广泛粘连不宜做耻骨后前列腺切除者。术后很少发生尿失禁，但手术损伤较大，膀胱瘘口愈合时间长，前列腺窝出血不易完全控制。术后要注意大便是否通畅，防止继发性出血，以及重视术后性功能的随访。

2. 耻骨后前列腺摘除术　手术比较复杂，但由于不切开膀胱，能直接处理前列腺窝及膀胱颈，前列腺窝出血容易控制。适合前列腺体积大，术前经膀胱镜检查无膀胱内病变者。术后恢复较快，尿瘘、尿失禁、性功能障碍很少发生，但术中前列腺周围静脉丛出血时，止血很困难，以及如有尿外渗，易导致耻骨炎。肥胖或骨盆狭窄者，耻骨后间隙暴露不太满意。

3. 经会阴前列腺摘除术　手术损伤小，对全身影响不大，术后恢复快，但会阴部解剖比较复杂，手术显露较差，不能同时处理膀胱内病变，容易损伤直肠。适合于年老体弱，有严重心肺疾患，长期膀胱造瘘者。术后易出现尿失禁、性功能障碍，甚则出现尿道直肠瘘。

4. 经尿道前列腺电切术（TURP）　国外手术治疗 BPH90%采用此种方法，国内不少大中城市已开展。由于手术安全，痛苦较小，不引起阳痿，且住院时间短，因而适合于年老体弱，有慢性尿路感染而不宜施行上述三种手术者，前列腺增生较小或纤维病变者，正中肥大而有梗阻者，前列腺切除术后有部分腺组织残留而致梗阻者，以及晚期前列腺癌不能手术者。膀胱颈外梗阻，可首选 TURP，若精阜或精阜以远梗阻，则以开放手术较好。术后可因膀胱、输尿管口、精阜及膜部尿道的损伤，而出现出血、感染、尿道狭窄、尿失禁、膀胱穿孔尿外渗、经尿道电切综合征及应激性胃肠道溃疡等，其中尤以出血及经尿道电切综合征最为严重。

上述四种手术形式，是目前临床上比较普遍的四种。前三种为开放式手术，发现癌变即可转为前列腺全切除术，远期疗效好，很少残留症状及尿道狭窄，再手术率仅为 1%。TURP 发现癌变不能转为前列腺全切除术，远期疗效不及开放手术，术后 70%~75%有症状（主要是梗阻未完全解除），尿道狭窄 1%~16%，再手术率达 10%~20%，但具有近期病死率低，并发症少，住院日程短等优点，且并发症随手术技术的提高会逐步减少。

5. 前列腺联合部切开术（TUIP）　适用于全身情况差而又必须手术者。TUIP 对于有 TURP 手术经验的医生来说是非常简单的手术。在持续灌注下，以刀、电极或激光做前列腺一处或多处切开，一般自膀胱颈部切至精阜水平，深及前列腺外科包膜，也有泌尿科医师主张切穿外科包膜直至周围组织。TUIP 的作用类似 α-受体阻滞剂，多种切开方法效果基本相同。近期疗效与 TURP 相当，一年随访有 80%患者症状改善，症状评分下降 73%，最大尿流率升高近 100%。TUIP 简单安全，少有膀胱颈部挛缩及尿失禁（约 1%），逆行射精发生率 15%~20%，适用于前列腺较小（≤50 g）或不能接受其他手术治疗、特别是须保留生育功能的患者。

6. *前列腺气化术（TVP）*　TVP 术中出血少，视野清，操作容易，尤其是水吸收的减少可有效地预防 TUR 综合征的发生。TVP 过程中组织脱水层的形成可使滚动式电极的气化作用减弱，手术时间延长，新的环状气化电极化可很好地解决这一问题，许多医生应用滚动电极加环状气化电极或 TVP 和 TURP 相结合，取得了较好的效果。

TVP 近期疗效与 TURP 相当，远期效果尚待进一步随访观察。手术并发症及副作用发生率较低，实验证明 TVP 过程中形成的脱水层不超过 2 mm。高密度电流形成的热效应仅使电极周围 0.5 mm 范围内的组织温度大于 100 ℃，距 1 cm 的组织温度升高低于 1.9 ℃。所以 TVP 一般不会导致周围组织如神经血管束及直肠等损伤。TVP 后近期排尿困难和组织脱落是比较重要的问题，有报道虽然 TVP 术中出血低于 TURP，但术后出血的机会较高。最近，8 年的长期随访报道比较了开放手术、TURP、TUIP 术后的再治疗率：开放手术 4%、TURP8%、TUIP12%。

7. *睾丸切除术*　年迈而健康情况差，不能耐受前列腺摘除术者，行双睾切除术，可使部分患者的前列腺腺体萎缩。现已很少采用。

（八）理疗

1. *微波*　利用微波对生物组织热凝固原理，使增生的腺组织凝固坏死，然后用电切镜将凝固坏死组织切除，使尿道通畅。适宜中度前列腺增生致 BPH 者，对体质差、年岁高，或伴高血压、心脏病、糖尿病等不能耐受开放性手术者及前列腺癌亦可适用。具有痛苦小、安全、副作用少、疗效可靠及操作简便等优点。

2. *射频*　利用射频的波长较微波长，穿透力强，热疗区域深，及射频特殊的衰减曲线而不需冷却装置的原理，通过导尿管前端的特殊微型电极产生热量，集中于前列腺组织中央，使腺组织以中央开始凝固、变性、坏死、软化，从而前列腺组织缩小，后尿道增宽，小便排出通畅。该治疗全部由电脑控制，每次治疗 3h。适应证同微波，但装有心脏起搏器或下肢金属假体者，不宜应用。

3. *激光*　有经尿道前列腺激光 90°组织表面照射和组织内 360°照射。90°组织表面照射，对尿道黏膜有一定损伤，且术后由于组织脱落需反复冲洗。组织内 360°照射，是将探头插入前列腺组织内，利用激光从探头圆柱表面均匀地向四周辐射入组织，使大量组织在 60 ℃激光辐射热中凝固坏死，对尿道黏膜损伤极小，适用于重度前列腺增生致 BPH 者及“电切术”禁忌证。不同的技术、不同的激光发生器及光导纤维形成了前列腺增生激光治疗的多样性。按对组织的作用可将激光治疗分为气化和凝固两大类，高能量密度的激光产生气化作用，可通过接触和非接触形式治疗前列腺增生；低能量密度的激光产生凝固作用，可用于激光前列腺切除（VLAP）和间质激光凝固（ILC）。须指出调节激光功率及脉冲频率可决定其气化或凝固作用，多种治疗方式（除 ILC）在实际应用中可通过调节而获得气化和凝固双重作用。激光治疗前列腺增生安全、止血效果突出，尤其适用于凝血功能障碍的患者。对前列腺增生症状、最大尿流率的改善，激光治疗均有较好效果，VLAP 一年随访症状评分下降 50%，最大尿流率升高 60%，ILC 与之相近，另报道高功率 KTP 激光治疗前列腺增生的短期疗效近似 TURP，治疗后一年症状评分降低超过 50%、最大尿流率提高 100%。95%的患者非常满意，另外 5%患者对这种治疗较满意。由于费用相对昂贵，治疗后排尿不适及组织脱落延迟和尿潴留比较突出，激光治疗还有一个改进和被普遍接受的过程。

（九）前列腺扩裂术及支撑物

前列腺扩裂术是利用气囊或金属器械等，将前列腺包膜扩张裂开，达到尿道减压而排尿通畅的目的，但对中叶增生者效果欠佳。

支撑物治疗 BPH 是利用形状记忆金属及定型金属做成前列腺部尿道螺旋圈，长期固定在治疗部位以支撑内压的前列腺，解除尿道梗阻，适宜于高危的 BPH 患者。

（十）中西医结合治疗

中西医结合治疗 BPH，临床上主要是中医辨证或辨病论治，配合性激素如已烯雌酚，或抗生素，或留置导尿管进行治疗；西医手术后，中医对症辨证处理。

九、转归与预后

本病的症状或尿流率在一段时间内变化很大，有一部分患者可自行好转。但是，BPH 出现膀胱出口梗阻和残余尿会使膀胱壁肌肉肥厚，膀胱出现小梁和憩室，极易导致泌尿系感染和结石形成，而输尿管的反流使肾盂积水，导致肾盂肾炎，最终造成肾功能损害，急性尿潴留的发生常需外科治疗。BPH 的主要死亡原因是肾功能衰竭，泌尿系感染致严重的肾盂肾炎和败血症，以及外科手术的并发症，10%~40%的患者在做出 BPH 诊断的 5 年之内需要进行前列腺手术，4%~50%在 5 年之内有急性尿潴留的危险。

本病开始病情较轻，以后发病逐渐加重，发病过程可能是几年或十几年，甚至更长。初中期，经过有效的治疗，有些患者病情可以控制或向愈。但若患者就诊太晚、治疗期间忽视病势的监控或缺乏有效的治疗，则由于病期太久，三焦各脏器的功能失调严重，造成肾阳衰微，浊阴不化，上犯清阳，于是出现神疲乏力，纳呆食少，恶心呕吐，面唇色淡，进而出现时时欲寐、迟钝，甚至昏迷，终因肾阳衰微而危及生命。此即为溺毒或关格。由癃的阶段进展至溺毒，是呈隐匿性的。由于此进程比较缓慢，患者又因长期耐受而痛苦不大，故常常未能引起患者及医生的注意，待出现典型的溺毒表现时，为时已晚。因此对于癃闭患者，必须定期随诊，检测病势进展及病机转化。

吴阶平教授对 BPH 的自然历史做了精辟论述：BPH 的初期在某种意义上亦可谓老年男性所共有的生理性增生，并非所有的增生腺体均不断进展，有些人就可以稳定甚至有所逆转，所以预防性前列腺摘除并无必要。可见 BPH 的预后并非一定要摘除，临床上很多患者通过内科治疗即可取得较好疗效，只有具备手术指征者才需行手术切除。手术切除亦并未完全切除前列腺组织，即使是开放性前列腺摘除术虽可完全切除增生前列腺组织，但实际上还遗留有紧贴外科包膜被压缩的前列腺组织即前列腺后叶（约重 11 g），故仍有发生前列腺癌的可能。如 BPH 未经积极合理的治疗，易出现下尿路梗阻，导致肾功能不全。

由于患前列腺增生症的是老年人，多数体质较差，合并心肺病变和高血压、糖尿病等疾患，给临床诊治带来一定困难。特别是合并有尿潴留、膀胱肿瘤、结石、憩室和梗阻性功能不全时，既不能耐受手术治疗，又不能单靠药物治疗解决问题，则往往预后欠佳。

十、预防与护理

（1）前列腺增生在一定意义上说是老年男性所共有的生理性增生，但增生的腺体内胆固醇为正常含量的 2 倍，因此改善饮食结构，防止高胆固醇类食物的摄入，对预防前列腺增生的发生具有一定意义。

（2）防止受寒。秋末至初春，天气变化无常，寒冷往往会使病情加重。因此，患者一定注意防寒，预防感冒和上呼吸道感染等。

（3）少食辛辣。辛辣刺激性食品，既可导致性器官充血，又会使痔疮、便秘症状加重，压迫前列腺，加重排尿困难。多食蔬菜、大豆制品及粗粮，适量食用鸡蛋、牛肉、种子类食物如核桃、南瓜子、葵花子等。忌酒，饮酒可使前列腺及膀胱颈充血水肿而诱发尿潴留。

（4）不可憋尿。憋尿会造成膀胱过度充盈，使膀胱逼尿肌张力减弱，排尿发生困难，容易诱发急性尿潴留，因此，一定要做到有尿就排。保持大便通畅。

（5）不可过劳。过度劳累会耗伤中气，中气不足会造成排尿无力，容易引起尿潴留。

（6）避免久坐。经常久坐会加重痔疮等病，又易使会阴部充血，引起排尿困难。保持乐观情绪，经常参加文体活动及气功锻炼等，有助于减轻症状。

（7）适量饮水。饮水过少不但会引起脱水，也不利排尿对尿路的冲洗作用，还容易导致尿液浓缩而形成不溶石。故除夜间适当减少饮水，以免睡后膀胱过度充盈，白天应多饮水。

（8）慎用药物。有些药物可加重排尿困难，剂量大时可引起急性尿潴留，其中主要有阿托品、颠茄片及麻黄素片、异丙基肾上腺素等。近年来又发现钙阻滞剂和维拉帕米，能促进泌乳素分泌，并可减弱逼尿肌的收缩力，加重排尿困难，故宜慎用或最好不用某些药物。

（9）应及时、彻底治疗前列腺炎、膀胱炎与尿道结石症等。

（10）按摩小腹，点压脐下气海关元等穴，有利于膀胱功能恢复。小便后稍加压力按摩，可促进膀胱排空，减少残余液。

（11）有些患者的 BPH 病变呈隐匿性发展，就诊时即出现尿毒症症状，因此老年男性出现排尿异常，需就诊检查。

（12）由于患者年龄大，常伴有心血管疾病、高血压、糖尿病等，因此对 BPH 进行诊断时，必须重视患者的全身状况。

十一、现代研究进展

BPH 实际上是一种重叠的临床综合征，是互相关联但又各自独立的病理过程。难治性的尿潴留、反复尿路感染、反复或持续的肉眼血尿、膀胱结石或肾功能不全等是明确的治疗指征，外科手术是最佳选择。各种治疗方案的适应证都是相对绝对的，应与患者协商。一旦患者前来治疗 BPH，医生须向其介绍每种方案及疗效。60 岁以上男性近 50%饱受前列腺症状之苦，需要进行某类治疗，但手术不作为第一选择。因此中至重度前列腺疾病患者（AUA 症状评分 12 分以上）是应用 α-受体阻断剂等药物治疗的可能候选人群。前列腺较小（≤40 g），以急性激惹症状为主的患者，应用 α-受体阻断剂可能疗效更佳；但效果不好时，不宜尝试联合应用非那雄胺，而应考虑低损伤性措施或经尿道前列腺电切术。保列治是前列腺较大（≥40 g）且不需快速治疗急性干预的患者的备选方案。手术仍是大部分 BPH 症状严重患者最有效的治疗方案；而药物治疗已证实是症状轻微至中度的前列腺疾患的一种安全有效的疗法。

对 BPH 的诊断和治疗仍存在以下难点：①对于前列腺增大到何种程度始有临床意义，无一致认识；②BPH 临床表现呈多样性，症状常发生波动；③经尿道前列腺电切术，作为近 50 年以来的金标准治疗方法，并不都适用于所有患者；④术后并发症常见，远期效果并非令人满意。

近年来，良性前列腺增生症（BPH）的治疗取得了很大进步，除已有的前列腺开放手术、经尿道电切术等在技术上日趋成熟外，药物治疗不断进展并出现许多新的、为患者容易接受的微创治疗方法。根据 BPH 治疗现状，仍有不少问题有待解决，如 BPH 治疗方法虽多，但无法预计用何种方法更好；有些治疗缺乏长期疗效观察和大样本量的随机对照及前瞻性研究；为何有些方法适于某些患者而不适于他人以及最佳和最经济的治疗方法的确定等。近一二年中，几乎未再推出新的治疗方法，而是对既往已有的有效方法做了一进步的观察研究。20 世纪 90 年代以后，BPH 治疗方法选择了变化，手术治疗数量逐年下降。以 TURP 为例，1997 年比 1987 年减少了 58%，而药物治疗的比例大大增加。

BPH 发病的基本因素是老龄和功能性睾丸，其引起排尿障碍的病理机制是由增生的前列腺压迫尿道引起尿道前列腺部梗阻（静力因素）、尿道平滑肌肌肉张力增加导致的张力因素（动力因素）以及膀胱逼尿肌功能异常等多种因素引起的。BPH 证候群包括膀胱出口梗阻、逼尿肌不稳定及逼尿肌收缩力受损三组症状，其中逼尿肌收缩力受损的程度直接影响到临床诊断、治疗方法选择、疗效评价及预后等问题。因此，从 BPH 证候群中区别出逼尿肌收缩力受损所致的症状，并通过尿动力学检查对逼尿肌收缩力进行定量分级，根据分级结果对那些西医药治疗效果欠佳的患者采用中医药治疗具有重要的临床意义。目前中医学在治疗良性前列腺增生症方面，形成了自己独特的理论认识，积累了丰富的临床经验，中医药以其可靠的疗效和低毒无毒的优越性，已引起了世人的瞩目。在全世界崇尚自然疗法的今天，积极挖掘传统医药学宝贵遗产，研究开发出针对性强、疗效确切、副作用小的中成药是有广阔前景的。特别是针对西医无有效治疗办法的患者采用中医药治疗更具有非常重要的临床意义。

（一）“肾虚瘀结”发病机理的提出及临床应用探讨

传统中医没有 BPH 这一概念，有关小便不利、闭塞不通的病证均归纳于“癃闭”的范畴，致使临床治疗没有针对性。随着现代医学关于 BPH 认识的引入，中医结合自身的理论对其发病机理进行了探讨，提出了“肾虚府结”的理论。中医认为，男子“七八”肾气虚衰，不能推动气血的运行，致前列腺阴血瘀结而增生。临床上运用补肾中药方金匮肾气丸治疗本病，即是对这一理论的证明。日人石晃桥氏认为治疗 BPH 的汉方药，首选八味地黄丸，并指出该方有改善气血水的作用。并解释说所言之气是老年人的肾气虚，水是指排尿困难，血是指骨盆底紧张和伴有的血流障碍。张守谦等则通过检测血液流变学指标发现健康人与 BPH 患者比较有显著差异，认为瘀血是前列腺增生的病理变化之一。随着中医治疗本病的不断深入，临床发现肾虚并不局限于肾阴虚、肾阳虚，还有气阴两虚、脾肾气虚等脏腑功能衰退的表现；瘀结亦并不局限于瘀血，还有痰瘀互结、湿热瘀阻及败精与瘀浊互结等病理产物互相影响的病理表现。李曰庆在临床上治疗 BPH 时强调该病的基本病机为肾虚血瘀，其认为年老肾虚为发病之本，瘀血内结为发病之标，本虚标实是本病的病机特点。且年老之人，肾阳不足，脾失健运，可致体内津液失常聚而为痰；肾阴不足，相火妄动，煎熬津血，可致使痰津瘀阻；或因肝气不舒，升降失常，三焦气机不利，聚津为痰，故 BPH 所致小便癃闭不畅难以排尽、经久不愈者，属痰浊为患者亦非少见。徐福松认为 BPH 患者因房劳过度，肾阴亏损，虚火自炎，阳无以化，水液不能下注膀胱而致小便频数、淋漓不尽，此即仲景所谓“阴虚则小便难”；又有老年患者因年老气衰、血脉瘀阻，痰、浊、败精阻塞膀胱，气化不利，水道不通而致小便滴沥不畅或尿细如线，甚则点滴不通，小腹胀满，舌紫黯脉涩；或年高肾阳不足，命门火衰，气不化水而致癃闭者，即“无阳阴无以化”。秦国政认为前列腺增生正值老年“七八”之年，肾气虚衰，不能运行气血，久之气血不畅，湿痰不运，痰、浊、败精瘀阻前列腺而增生肥大，痰瘀结于膀胱，气化不利，水道不通而致小便滴沥不畅或尿细如线，甚则点滴不通。其中脾肾亏虚是基础，气滞痰凝血瘀是结果，湿热蕴结是兼杂病机。贺菊乔认为 BPH 患者多因年老体弱，中气不足，气虚无力行血，导致血瘀，以及瘀血败精停留不去，凝结为块，阻塞尿道，小便难出，因此，气虚血瘀是构成 BPH 发病的关键。全小林认为肺、脾、肾功能的衰退是 BPH 形成的基础，痰瘀是机体衰老过程中的病理产物，同时，痰与瘀相互影响、相互作用，亦加速了前列腺增生病理过程的发展。

（二）专病专方的治疗趋势

BPH 的中医治疗方法虽然众多，有辨证论治、专病专方、单方验方、针灸治疗、外治疗法及电离子导入等，但专病专方（含基本方为主，辨证加减）近年来却大量涌现，占相关文献的 60% 以上，显示出中医药治疗 BPH 的趋势。本文就 2001 年以来 24 篇专方或基本方治疗 BPH 文献的用药规律做一探述。

温阳补阳之品　肉桂、桂枝、附片、鹿角片、肉苁蓉、山茱萸。

滋阴补血之品　女贞子、知母、生地黄、蜂蜜、熟地黄、当归。

益气之品　黄芪、党参、山药、白术、炙甘草。

升提之品　升麻、柴胡。

理气之品　枳壳、川楝子、荔枝核。

清热解毒之品　虎杖、败酱草、马鞭草、土茯苓。

利水之品　车前子、地龙、木通、茯苓、泽泻、滑石、琥珀、蜣螂。

活血化瘀之品　川牛膝、穿山甲、桃仁、王不留行、路路通、皂角刺、丹参、牡丹皮、归尾、三棱、莪术、土鳖虫、泽兰、生蒲黄、红花、赤芍、刘寄奴、制大黄、川芎、益母草、三七、百鸟不落。

软坚散结之品　牡蛎、海藻、昆布、瓦楞子、浙贝母、夏枯草、雷丸。

上述药物中，用药次数最多的是黄芪15次，其次是川牛膝12次，穿山甲10次，桃仁、肉桂（含桂枝1次）各7次，王不留行、炙甘草各6次；车前子、海藻各5次。从用药的范围及药物被选次数的多少，可以看出目前专病专方的组方原则着重于活血化瘀散结、益气温阳利水。

（三）单味中药运用的启示

单味中药治疗BPH的文献报道，在20世纪80年代初期曾一度增多，有棕榈根、制番土鳖、新鲜垂柳嫩根、橡树根、蜣螂粉等，以后报道很少，1992年曾有李钰鑫报道用笋籽治疗BPH。这些文献报道大都系个案报道、临床病例总结性质，并未从临床科研设计、实验研究角度总结、探讨其治疗效果及作用机理，以至报道后并未引起医药工作者的重视，但提示了探讨单味中药治疗BPH是切实可行的，对筛选单味有效的中药具有重要的临床价值。1997年张英杰等报道用单味穿山甲粉治疗BPH取得了很好的临床效果。

（四）临床用药探讨

1. 开上窍以通下窍　临床无论有无上窍闭塞，均可配用开上窍的药物，有利于下窍的开启。可在辨证的基础上，加1~2味开肺的药物如杏仁、桔梗、贝母、紫苑等。

2. 升清以利浊降　癃闭为湿浊停留不降之证，清阳之气的上升有利于浊湿之气的下降。因此，临床常配伍升清之品如黄芪、升麻、柴胡、枳壳等，可促使湿浊下走阴窍。

3. 通后窍以利前窍　前后二窍同由肾所主，前窍与后窍之间在解剖上互为邻近，在生理上相互配合，因此在病理上亦相互影响。生大黄活血行瘀，通下导滞，引瘀血浊热从大便而走，配合通利之品导瘀血湿热从小便而去，达到通后窍以利前窍的目的。临床上观察到，急性尿闭患者，大便一通，小便即自利。

4. 直接开前窍法　本病分窍实而闭和窍虚而闭，无论何种，临床如配合直接开启前窍的药物，如琥珀、郁金、莪术、石菖蒲、生黄芪、沉香、麝香、穿山甲等，可提高疗效。

5. 消散气血痰湿的凝聚是提高疗效的重要途径　中医外科学认为，气血痰湿的凝聚是外科疾病形成的基本病理改变，由于这些致病因素或病理产物的聚积，才形成了外科疾病。对于前列腺增生性癃闭来说，无论是脏腑功能失调（即三焦气化失司），还是感受病邪，均有滞、瘀、痰、湿的形成，这既是疾病形成的根源，又是疾病难以袪除的原因，因此，如果不消除这些病理改变，很难提高疗效。这些治则包括疏肝理气，活血散瘀，化湿利水，化痰软坚。理气药如柴胡、郁金、沉香、乌药、枳壳；袪瘀药如丹参、桃仁、生大黄、川牛膝、红花、琥珀粉、炒五灵脂、土鳖虫；利湿药如茯苓、泽泻、瞿麦、萹蓄、车前子、木通、冬葵子；化痰软坚药如夏枯草、昆布、海藻、生牡蛎、川贝母。

6. 助膀胱气化药物的应用　癃闭的病位在膀胱。膀胱主司小便，若膀胱气化功能正常，则开者小便畅快出于外，合者小便蓄积留于内。然而，膀胱气化功能的正常发挥又有赖于三焦的气化功能。若三焦气化失司，则必然导致膀胱气化不利，开合失常，于是发生癃闭。膀胱为洁净之腑，其气化功能的正常发挥亦有赖于其自身的洁净、清畅。若被湿热或/和瘀血阻塞其窍，则气化受阻，亦可致小便闭而不通。无论是三焦气化失司所致的膀胱气化不利，还是湿热瘀血闭阻所致的膀胱气化受阻，均影响了膀胱的气化功能。因此，除针对原发病因治疗外，均应同时重视恢复膀胱的气化功能。这也是无论虚实，均需加用助膀胱气化药物的原因。助膀胱气化药物的药物有：桂枝、茯苓、肉桂、补骨脂、肉苁蓉、菟丝子、乌药等，可酌情选用。

7. 注意用药剂量适度　本病形成需十几年甚至几十年，故去之亦非一日之功，需长期用药。中药绝大部分虽毒性极低，但并非绝对安全，是药就有几分毒，故遣方用药时不但要注意药味的选择，还应注意剂量要适度，应缓缓图之，不可攻伐太过。对于有小毒的药物，更应注意长期用药的不良反应。

（五）证候规律与方药研究

辨证论治是中医理论体系的精髓，证候是中医立法处方的依据，证候诊断客观化、标准化是辨证论治规范化的前提和基础。张春和等通过整理和分析118部从先秦至明清时期的中医古籍，总结出古代癃闭病的病因病机是本虚标实，本虚以肾气虚突出，肾阴虚、脾气虚、肾阳虚次之；标实以膀胱蓄热为主，湿热互结、心肺积热、气滞、瘀血次之。张春和等收集BPH患者540例，发现当今BPH的8个基本证候分别为肾阳虚证（256例）、瘀阻水道证（238例）、肾阴虚证（173例）、湿热下注证（140例）、脾气虚弱证（127例）、痰浊郁结证（92例）、肝郁气滞证（46例）、肺热气郁证（32例），每一个患者可具备一个或多个基本证候。张春和等将152例BPH患者均进行尿动力学检查，以探讨BPH中医证型与尿动力学参数的相关性。结果：152例BPH患者中，肾阳虚弱型71例（46.71%），瘀阻水道型40例（26.31%），肾阴不足型14例（9.21%）。膀胱出口梗阻为Ⅲ~Ⅵ度肾阳虚弱型有58例，瘀阻水道型有38例，其中严重梗阻（Ⅴ~Ⅵ）26例。膀胱逼尿肌收缩功能极弱中（$n=12$），肾阳虚弱型4例，占33.33%，瘀阻水道型7例，占58.33%；膀胱逼尿肌收缩功能弱者中（$n=48$），肾阳虚弱型为27例，占56.25%，瘀阻水道型17例，占35.42%。可见，膀胱收缩功能减弱时以肾阳虚弱、瘀阻水道为主。陈志强认为BPH的辨证论治应分为几个阶段：第一是代偿期，主要指下尿路症状较轻（问诊），直肠指检（切诊）及影像学检查前列腺轻至中度增大（望诊），未发生其他并发症（问诊及望诊），如泌尿系感染、梗阻性肾病、急性尿潴留等。对此类患者，中医辨证可按肺热失宣、湿热下注、中气下陷、肾阴不足、肾阳不足、气滞血瘀等进行辨证论治，可给予汤药、艾灸、中成药等综合治疗措施，改善患者生活质量；第二是失代偿期，主要指前列腺增生症状严重，或前列腺增生引起梗阻性肾功能损害，充溢性尿失禁，反复尿潴留或尿路感染，严重血尿，合并膀胱结石、憩室等。此类患者应急则治其标，及时解除下尿路梗阻。治疗方法包括导尿、手术以及辅助汤药、艾灸、中成药等综合疗法。谭新华认为BPH的核心病因病机是“肾虚气化不行，气虚瘀血阻滞”，确立了以补肾祛瘀、通关利水为主的治疗方法，基本方：熟地黄、山茱萸、菟丝子、山药、茯苓、牡丹皮、泽泻、赤芍、蒲黄、五灵脂、莪术、牛膝、益母草、丹参、穿山甲、黄芪、金钱草、地龙。上药集补肾、通经、化气、利水于一方，诸药合用补肾而不滋腻，祛瘀不伤正气，瘀去则阴窍通畅，气化则小便通利，标本同治，再依据病情变化在主体医治思路上进行加减变化。秦国政在治疗BPH时，主张虚实辨证与寒热辨证相结合，实热证喜用公英葫芦茶加减治疗，虚寒证喜用老人癃闭汤加减治疗，用药方面常用杏仁、桔梗、贝母、紫苑等开上窍以通下窍，用黄芪、升麻、柴胡、枳壳等升清以利降浊，用通利之品如大黄导瘀血湿热从大便而走旨在通后窍以利前窍，用琥珀、郁金、莪术、石菖蒲等直启前窍，用桂枝、茯苓、肉桂、补骨脂等助膀胱气化，同时在引经药、沉降药、药量、顾护脾胃方面亦均有所考究。杜宝俊治疗BPH以“腑以通为用”为原则，以疏通为主旨，强调通水道、散瘀血、消癥积，膀胱湿热证选龙胆泻肝汤加减，浊瘀阻络证选二陈丸合血府逐瘀汤加减，肺热壅盛证选苇茎汤合桂枝茯苓丸加减，肝气郁滞证选柴胡疏肝散加减，阳虚不化证选真武汤加减。陈德宁将培补中土贯穿于BPH治疗的始终，临床自拟“加味补中益气汤”（由黄芪、党参、陈皮、白术、升麻、柴胡、甘草、桃仁、红花、浙贝、乌药、枳壳、补骨脂、菟丝子组成）进行加减，兼见口干，舌红苔薄黄者，加蒲公英、黄连；疲劳，舌红苔薄黄者，加红景天；小便清长、腰膝酸冷、手足不温者，加附子、肉桂、菟丝子、淫羊藿；小便次数多而清、尿后滴沥不尽、腰膝酸软者，加蛤蚧、五味子；排尿困难、脱发齿松、耳鸣耳聋、腰膝酸软者，加紫河车、黄精、鹿角胶、龟甲胶；排尿不畅、头晕耳鸣、腰膝酸痛、潮热盗汗、五心烦热者，加生地黄、山茱萸、枸杞子、山药等；尿不畅、尿不尽等尿路梗阻症状者，多选用桔梗、桑白皮等偏行于肺经之品；尿不畅、尿不尽、小腹痛、情志不舒者，加香附、木香、乌药等疏肝理气药物；唇舌爪甲紫暗、脉涩、前列腺指检触及结节或腺体质地偏硬者，常投以路路通、穿山甲、王不留行、乳香、没药等行气活血散结之品。李晓阳等将诊断为 BPH 的患者 139 例，随机分为治疗组和对照组，治疗组给予益肾活血利水法汤药，对照组给予特拉唑嗪片。结果显示，两组在治疗后 Qmax 及 IPSS 评分均与治疗前比较存在显著性差异（$P<0.01$），但组间尚无统计学意义（$P>0.05$）；治疗组治疗后前列腺体积明显缩小（$P<0.05$），且与对照组比较有显著性差异（$P<0.05$）；两组治疗后膀胱残余尿量无明显变化（$P>0.05$）。治疗组不良反应共 5 例，无因不良反应而停药；对照组直立性低血压 8 例，其中 7 例经用药指导并调整用量后好转，1 例停用。两组均未出现有临床意义的安全性实验室指标异常。刘裔武等应用三草舒癃汤（主要药物组成：广西大火草、益母草、墨旱莲、黄芪、苍术、怀牛膝、泽兰、威灵仙、丹参、炮穿山甲、鹿含草、鹿角霜）治疗 34 例 BPH，疗程为 12 周。治疗后，总有效率达 82.4%，症状积分较治疗前显著下降，IPSS 评分、剩余尿量均显著下降，最大尿流率显著提高，疗效优于对照组（非那雄胺）。

（六）实验研究进展

中医学在长期的医疗实践中，在治疗 BPH 方面，积累了丰富的临床经验，研究出许多行之有效的方剂。在临床研究的同时，还积极开展了相关的实验研究，并取得了很多成果。实验研究证实，中药具有抑制前列腺增生，调节神经和内分泌等作用，对形成 BPH 的两个因素即动力因素（α-受体）及静力因素（增大的前列腺）均有作用，为中医药治疗 BPH 的有效性提供了确凿的理论依据。从收集的文献资料来看，有张守谦等通过对健康人和 BPH 患者的血液流变学比较分析，发现血液流变学 6 项指标（全血黏度比、血浆黏度比、全血还原黏度比、红细胞比容、血沉、K 值比）可作为 BPH 血瘀证的指标之一；陈克忠等对前列舒丸的药理研究发现，该丸能使老龄雄性大鼠的前列腺明显缩小，并使血浆中的雌二醇含量增高，但对睾酮无明显影响；杨文凯等通过小鼠灌胃给药同时皮下注射丙睾和小鼠丙睾造模后灌胃给药处理，6 d 后处死动物切片镜检前列腺发现，前列宁对丙睾所致小鼠前列腺增生有较好的预防作用，造模后的前列宁组前列腺腺泡或小皮略有增生，明显轻于丙睾加生理盐水组。李承军等对消癃通闭胶囊（山豆根、茯苓、川牛膝、桔梗、益母草、黄芪、肉桂、莪术、生薏苡仁等组成）进行了药理研究，结果表明，本品能明显抑制由丙酸睾酮诱发的大鼠前列腺增生，降低大鼠精囊腺的湿重，抑制前列腺小叶增殖及腺上皮细胞分泌前列腺液，具有雌激素样作用。贾金铭等以中药复方消癃通闭与犬大脑皮层粗制膜进行放射配体实验，发现当消癃通闭浓度为62.5 g/L 时，对犬脑 α_1-受体抑制率为 32.76±7.09%，250.0 g/L 时抑制率为 88.50±5.76%，500.0 g/L 时抑制率达 100%，表明本品对 α_1-受体具有阻滞作用。从而为消癃通闭治 BPH 药理作用提供了分子生物学作用实验依据。为进一步了解本品对前列腺上皮细胞增生的影响，阐明前列腺增生受抑制的机理，以 3H-TdR 标记，利用放射自显影技术，研究了本品对小鼠前列腺上皮细胞 DNA 合成的影响。结果表明：本品对小鼠前列腺的生长、再生、DNA 合成有抑制作用，尤其对腺体末梢抑制作用更为明显。同时，本品对前列腺增生老龄犬的胞浆及胞核中 5α-还原酶活性具有抑制作用。赵元君等通过动物实验证明，川参通注射液对丙睾所致的小鼠前列腺增生有明显的治疗作用，病理证实增生的腺体缩小。实验犬的前列腺组织治疗后主质缩小 26.8%，间质缩小 4.5%，总体积缩小 31.3%。为临床应用川参通注射液治疗 BPH 提供了可靠依据。申庆亮等进一步证实了川参通对二甲苯引起的小鼠耳郭肿胀，大鼠棉球性肉芽肿组织增生有明显的抑制作用。对老年性小鼠的前列腺重量及指数亦有明显抑制作用，并能缩小犬的前列腺组织。安军明等采用丙酸睾酮皮下注射造成的小鼠前列腺增生模型，通过针刺白环俞、会阴旁、委阴和三阴交穴，观察针刺对前列腺湿重、组织形态、血清睾酮、雌二醇、酸性磷酸酶含量的影响。实验结果表明，针刺对丙睾引起的小鼠前列腺增生有显著的抑制作用，可使增生的前列腺重量明显减轻，腺上皮细胞增生明显减少，并能降低血清睾酮的含量，抑制酸性磷酸酶活性，升高雌二醇含量。说明针刺治疗 BPH 是有效的。这些文献表明，中医药治疗良性前列腺增生症的动物实验研究已取得可喜的成绩，如贾金铭等对中药复方消癃通闭的研究已达到了分子生物学水平，并从各个相关因素进行了有价值的探讨，为我们今后对中药复方的研究树立了很好的典范。但在实验动物模型的选择、复方组方的原则，研究标准的统一，实验指标的确定等方面还未完全统一，尤其是研究方法大多重复，对一些外治方法和基础理论的研究还比较少，今后还要积极开展动物实验研究，不断提高研究质量，加强对基础理论的研究，为中医药走向世界提供确凿的实验依据。

（七）临床治疗中值得注意的问题

1. *“癃闭”不等于BPH* 对BPH的诊断一定要有客观依据，如B超、CT的测量结果，不能仅凭临床表现、指肛检查而主观臆断。

2. *辨病与辨证要结合* 辨病有助于针对BPH的发病机理进行治疗，辨证则是在辨病的基础上，通过调整机体的明阳平衡而减轻、缓解或消除BPH症状。

3. *缓解挛急药物的使用* BPH的膀胱颈出口梗阻除有增生前列腺压迫的静力因素外，还有前列腺平滑肌收缩扩张的动力因素。因此在BPH症状较重时，可选择具有缓解挛急作用的中药，使前列腺平滑肌松弛，改善BPH症状。

4. *治疗要时时顾护正气，不忘培补其本* 前列腺增生症属于男性老年常见病，一方面随着年龄增大而发病率逐渐增大，其临床症状有所加重，而另一方面到了老年阶段，随着年龄的增长，人体的正气，尤其是作为人身之本，又是与气化水液之腑的膀胱相表里的“肾”脏，其精气却逐渐衰减。不难看出，这是一对矛盾，这两者之间存在着反比的关系。从临床症状看，小便困难，尿线分叉、无力、射程短、滴沥、排尿费力，甚至尿失禁等主症，无一不属于“虚证”之范畴。尽管由于历史及解剖学等条件所限，古代中医未能明确提出前列腺增生症这一诊断，但是从另一角度观察，局部腺体增生、出现肿块并梗阻尿道这一临床特点，明显属于有形之征，类似于中医学之“癥瘕”“积聚”等痰瘀互结之实证。因此，仔细分析本病之病机特点，应当辨为本虚标实之证。其本虚者，主要系指肺脾肾之正气亏虚，尤其是肾之精气亏虚而言。肺脾肾三脏正气渐衰，推动无力，运化失常，败精瘀浊积聚于尿道，因而形成前列腺增生症。其标实者，是指局部腺体增生、出现肿块并梗阻尿道而言。正气愈虚，瘀结愈甚，症状也愈明显。同时，由于正气亏虚，气化无力，尿道梗阻，水湿不行，则易蕴成湿热、并发炎症，出现尿频、尿急、尿涩痛、小腹胀痛、小便黄浊，或结成砂石等症。临证之时要与单纯前列腺炎所导致之“淋浊”相鉴别，后者多发于人生精气正当旺盛之时，多因相火妄动所致，实证居多，治以清化为主。而本病系因本虚而见标实，因而一旦出现湿热之证，治以清热利湿的同时，不可一味清利，必须稍加温化以助膀胱之气，方可收到良效。而且一旦邪气消退，当以扶正固涩为主，辅以祛瘀散结，方为正治大法。

5. *急性尿潴留患者导尿失败时的处理* 前列腺增生症合并急性尿潴留经保守治疗未能恢复排尿者，应停留尿管以及时排出尿液，舒缓膀胱压力。改善膀胱逼尿肌的功能。但此类患者往往不容易经尿道插入尿管，以致导尿失败。其原因一是此类患者往往前列腺增生较甚，后尿道狭窄程度比较明显；再者尿潴留时由于大量尿液潴留于膀胱，压迫前列腺和后尿道，使后尿道狭窄更加厉害；加上曾经试插尿管未成功，尿道局部炎症水肿损伤以及疼痛等，给再次导尿带来一定的困难，此类情况要在再次导尿前做好充分准备，首先要取得患者和其家属的配合，尽量放松情绪，并可适当使用局部麻醉药（如1%普鲁卡因和2%利多卡因），灌入尿道内5~10 min，减少尿道黏膜受到刺激所引起的痛感（注意此时应忌用表面麻醉药物，如1%丁卡因，尤其是尿道已有损伤者，以免麻醉药吸收过快引起中枢麻醉）；二是最好选用弯头导尿管，此类尿管前端弯曲且较硬实，易于通过前列腺部尿道。但要注意插尿管时，要在提起阴茎以消灭“S”形尿道弯曲的同时，弯头尿管的方向必须指向前上方，以便和后尿道弯曲相吻合；三是强调使用足够的润滑剂（液状石蜡等）涂抹于尿管表面，甚至灌入尿道内，使尿道内润滑、尿管易于通过。插尿管时既要注意操作轻柔准确，同时又要注意动作连贯快捷，以减少尿管对尿道的刺激引起痉挛，尽快将尿管通过尿道插入膀胱，减轻患者痛苦。经过上述准备和处理，多数尿潴留患者可以导尿成功。若仍有困难者，可考虑在尿管内置入一铁线作芯，增加导尿管硬度，再顺着尿道弯曲位向内推进膀胱。亦可采用耻骨膀胱造瘘的办法。尤其是估计全身情况较差，或者尿道狭窄或炎症水肿严重、估计短期（1~2周）内仍未能拔除尿管者，以采用膀胱造瘘的办法为宜。

6. *不稳定性膀胱的综合处理*　目前一般采用胆碱能受体阻滞剂，舒缓平滑肌的办法处理，如口服普鲁苯辛、泌尿灵、维拉帕米等，但往往效果不够理想。根据笔者观察，此类患者于前列腺术后主要以小腹阵发性拘急、尿频、尿急为主症，拔除尿管后亦多数伴有尿涩及小便滴沥不清等“淋证”表现，观其实质是膀胱气化不利所致，与古人所云“肾虚膀胱热”之病机相切，如《诸病源候论·淋病诸候》云：“诸淋者，由肾虚膀胱热故也……肾虚则小便数，膀胱热则水下涩，数而且涩，则淋涩不宣。”结合现代医学，前列腺增生梗阻后膀胱逼尿肌多有代偿性肥厚改变，排尿无力，滴沥不清，属“肾虚”表现；而前列腺摘除术后，其腺窝创面需8周左右才可覆盖上皮，其间尿液将会持续有炎症白细胞存在而见尿频急涩痛等，属于湿热之征。因此，本病治疗一方面要利湿通淋，用滑石、琥珀末、金钱草、车前子等治疗，另一方面要以肉桂、黄柏、鳖甲等滋肾之源，并助膀胱气化，并加入牡蛎、金樱子等益肾固涩。还可以采用内外治结合的办法，用艾灸关元、气海及至阴穴，每日2次，每次30 min，帮助膀胱气化，往往可以收到较好的效果。

7. *治疗效果的评定*　BPH症状的本身可时轻时重，因此对其治疗效果的评定应从各个方面综合考虑。目前比较正规的疗效评定标准从五个方面进行评定，即临床症状评分、排尿症状对生活质量的影响、最大尿流率、剩余尿量、前列腺体积的测量。

十二、国际前列腺症状评分表（IPSS）

通过医生对患者的仔细询问，运用国际前列腺症状评分表（IPSS），对症状的质和量两方面进行评分，对选择适应证、观察病情进展、治疗效果等有意义。

表26-2　国际前列腺症状评分表（IPSS）

症状	无	少于1/5	少于1/2	约1/2	多于1/2	几乎总是
过去1个月排尿不尽感	0	1	2	3	4	5
过去1个月排尿后2h内又要排尿	0	1	2	3	4	5
过去1个月排尿有中断	0	1	2	3	4	5
过去1个月排尿不能等待	0	1	2	3	4	5
过去1个月感觉尿线变细	0	1	2	3	4	5
过去1个月排尿费力	0	1	2	3	4	5
过去1个月夜间睡觉起床排尿次数	0	1	2	3	4	5

IPSS总分可按照以下标准分类：IPSS在0~7为轻度症状，大都不需要做进一步检查；8~19为中度症状；20~35为重度症状。IPSS≥8需做尿流率、残余尿量等检查。

参考文献

[1] 塔娜，孙翠红，蒋玉彬，等.70岁以上军队离休干部296例患病情况调查［J］.人民军医，2008，51（12）：774-775.
[2] 蔡松良.前列腺疾病专题讨论纪要［J］.中华泌尿外科杂志，1993（5）：323.
[3] 顾方六.前列腺增生的药物治疗［J］.中华泌尿外科杂志，1992（6）：462.
[4] 石桥晃.老年人泌尿系疾病的汉方治疗［J］.国外医学中医中药分册，1992（2）：7.
[5] 张守谦.知柏坤草汤治疗前列腺肥大的探讨［J］.中西医结合杂志，1988（3）：155.
[6] 王先庆.软散通癃汤治疗老年性前列腺肥大5例［J］.中医杂志，1992（7）：18.
[7] 张宏俊.升补化利汤治疗前列腺肥大32例［J］.江苏中医，1992（4）：8.

[8] 李德俭．济生肾气丸活血化瘀药治疗老年性癃闭 159 例［J］．浙江中医杂志，1992：18.
[9] 梁跃山．自拟癃闭饮治疗癃闭 20 例［J］．辽宁中医杂志，1992（4）：7.
[10] 冯焕章．益肾通关汤治疗老年性前列腺肥大 70 例［J］．吉林中医药，1993（1）：18.
[11] 朱英普．州都丸治疗前列腺增生症 78 例临床观察［J］．河北中医，1992（6）：8.
[12] 马素娟．济川煎加味治疗前列腺肥大排尿障碍 23 例［J］．陕西中医，1992，（11）：510.
[13] 张慎斌．前列消冲剂治疗前列腺增生症［J］．云南中医杂志，1992（6）：14.
[14] 黄世铮．前列消汤［J］．广西中医药，1992（2）：29.
[15] 刘唐印．活血化瘀法治疗前列腺肥大 30 例［J］．辽宁中医杂志，1992（3）：29.
[16] 孙聿修．前列腺肥大从瘀论治五法［J］．江苏中医杂志，1995，16（9）：15-16.
[17] 陈志强．补肾祛瘀法治疗前列腺增生症 82 例［J］．新中医，1995，27（2）：19-20.
[18] 李绍轩．补肾化瘀法为主治疗老年慢性前列腺增生症 30 例［J］．新中医，1994，26（2）：63.
[19] 崔学教．补气益肾祛瘀法治疗前列腺增生 58 例［J］．中医杂志，1994，35（4）：224.
[20] 乔宗余．活血化瘀法治疗前列腺肥大 48 例临床小结［J］．江西中医药，1995，26（1）：16.
[21] 林健．补气益肾法为主治疗老年性前列腺肥大 58 例［J］．浙江中医杂志，1996，（8）：347.
[22] 陈伟刚，王浩川．黄芪甘草通癃汤治疗前列腺肥大致尿道梗阻［J］．新中医，1994（7）：30.
[23] 李建生．培元活血方治疗老年人前列腺增生临床观察［J］．中医研究，1994（6）：24.
[24] 赵良辰．重用四妙勇安汤加味治疗前列腺肥大 28 例［J］．山西中医，1991，7（5）：15.
[25] 于景献，王丽莉．济生肾气汤加味治疗前列腺肥大症［J］．云南中医杂志，1993，14（3）：39.
[26] 李继贵．前列回缩汤治疗前列腺肥大 30 例［J］．云南中医杂志，1993（3）：11-12.
[27] 张庆好．启癃汤治疗前列腺肥大 55 例［J］．新中医，1995（2）：23-24.
[28] 吴源生．“前通汤”治老年前列腺肥大 50 例小结［J］．江西中医药，1987（6）：22.
[29] 柯国华．三莪豆根汤治疗前列腺肥大 50 例［J］．湖北中医杂志，1994（2）：17.
[30] 李明正．二甲前列汤治前列腺肥大症［J］．四川中医，1990（10）：37.
[31] 刘冰．前列平汤治疗前列腺增生症 150 例［J］．辽宁中医杂志，1991（9）：19.
[32] 刘庸印．活血化瘀法治疗前列腺肥大 30 例［J］．辽宁中医杂志，1992（3）：29.
[33] 吴敬农．“补敛提汤”治疗老年性前列腺肥大症 64 例［J］．江苏中医，1996，17（1）：17.
[34] 舒光辉．前列通汤治疗前列腺肥大 54 例［J］．江西中医药，1996，27（1）：24.
[35] 章关根．化痰软坚汤治疗前列腺增生症 34 例［J］．浙江中医杂志，1994（5）：214.
[36] 张平．补肾散结汤治疗前列腺增生症 60 例［J］．南京中医药大学学报，1997，13（6）：373.
[37] 谢宝海．前列康片治疗前列腺增生症 100 例［J］．新药与临床，1988（7）：15.
[38] 王敬善．前列舒丸治疗前列腺增生症和慢性前列腺炎 81 例［J］．山东中医杂志，1990，9（6）：12.
[39] 胡劲倍．小金片治疗前列腺肥大症排尿困难 20 例［J］．浙江中医杂志，1994（8）：356.
[40] 段登志．前列回春胶囊治疗前列腺增生症 56 例［J］．云南中医杂志，1994（6）：35-36.
[41] 王国华．大黄䗪虫丸治疗前列腺增生症 42 例［J］．新中医，1998，30（10）：33-34.
[42] 曾倩一．乌鸡白凤丸治愈前列腺增生［J］．四川中医，1989（12）：26.
[43] 李明尚．滋肾通关丸治疗前列腺肥大 50 例小结［J］．湖南中医杂志，1995，11（5）：36-36.
[44] 王占忠．公英葫芦茶合补中益气丸治疗前列腺增生 98 例［J］．江苏中医，1995，16（8）：19.
[45] 宋友广．舍尼通配合六味地黄丸治疗前列腺增生 20 例疗效观察［J］．实用医学杂志，1998，14（3）：197.
[46] 张蜀武．通关胶囊治疗前列腺增生 30 例［J］．成都中医药大学学报，1997，16（1）：28.

[47] 贾玉森．前列平治疗前列腺增生症的临床观察［J］．中国医药学报，1996，11（2）：17-18.
[48] 孟元勋．尿通冲剂治疗前列腺增生症193例［J］．中国中医药科技，1996，3（5）：42-43.
[49] 马华．癃闭通治疗老年前列腺增生临床疗效观察［J］．中医药研究，1996（4）：30-31.
[50] 谢志豪．棕榈根治疗前列腺肥大尿潴留［J］．浙江中医杂志，1983（U）：494.
[51] 何懋生．木鳖子治疗癃闭20例［J］．浙江中医杂志，1984（9）：397.
[52] 陈若平．垂柳嫩根治疗癃闭［J］．浙江中医杂志，1984（9）：397.
[53] 黎建．倒换散治疗尿潴留［J］．福建中医药，1984（2）：封底.
[54] 周一样．棕树根治疗前列腺肥大症［J］．浙江中医杂志，1982（9）：415.
[55] 陈伯瑞．以蜣螂为主治疗前列腺肥大症［J］．浙江中医杂志，1981（4）：175.
[56] 李钰鑫．笋籽治疗前列腺增生症［J］．实用中西医结合杂志，1992（4）：215.
[57] 陈高材．小便癃闭的针刺急诊处理［J］．江西中医药，1984（3）：12.
[58] 钱铎．针刺治疗尿潴留45例疗效观察［J］．浙江中医学报学报，1984（6）：28.
[59] 别业峰．火针治疗前列腺肥大［J］．中国中医药报，1992.4.27.
[60] 陈克忠．前列舒治疗老年期前列腺增生症的临床和实验研究（附106例分析）［J］．中药药理与临床，1991（3）：35.
[61] 杨文凯．前列宁对前列腺增生症的影响及抗炎、免疫作用的研究［J］．中草药，1991（6）：260.
[62] 钱伯初．花粉醇的抗前列腺增生作用［J］．中华泌尿外科杂志，1992，13（6）：365-367.
[63] 李承军．消癃通闭胶囊抑制大鼠前列腺增生作用的研究［J］．中成药，1995，17（6）：31-33.
[64] 贾金铭．消癃通闭对犬大脑皮层 α_1-受体的结合作用［J］．中华泌尿外科杂志，1996，17（1）：3-4.
[65] 贾金铭．消癃通闭对小鼠前列腺上皮细胞DNA合成的影响［J］．中华泌尿外科杂志，1997，18（1）：18-20.
[66] 贾金铭．中药消癃通闭对犬前列腺组织中T. E-I. DHT. AR5α-还原酶的影响［J］．医学研究通讯，1998，27（9）：39-41.
[67] 赵元君．川参通注射液治疗前列腺增生症的临床和实验研究［J］．中国中西医结合杂志，1994，14（1）：21-23.
[68] 申庆亮．川参通注射液消炎作用的药理实验［J］．前卫医药杂志，1996，13（3）：163-164.
[69] 申庆亮．川参通注射液抗前列腺增生作用的药理研究［J］．前卫医药杂志，1996，13（4）：233-234.
[70] 张英杰，王栋，张会清，等．中药穿山甲治疗前列腺增生症42例［J］．中国中西医结合杂志，1997，17（10）：627.
[71] 安军明．针刺对小鼠实验性前列腺增生的防治作用［J］．中国中西医结合外科杂志，1998，4（6）：363-366.
[72] 牛远杰，张琚，马腾骧，等．$TGF\beta_1$、bFGF对前列腺基质细胞增殖和分化的影响［J］．中华泌尿外科杂志，1999，20：749.
[73] 唐涌志，张元芳，张先有，等．癃闭舒胶囊治疗前列腺增生症的临床观察［J］．上海中医药杂志，1999（2）：18-19.
[74] 张春和，李海松．李曰庆教授治疗前列腺增生症经验［J］．中国临床医生，2003，31（10）：56-57.
[75] 薛玉书．徐福松教授治疗前列腺增生用药经验拾零［J］．四川中医，2000，18（10）：4-5.

[76] 董保福，李奇，袁卓珺．秦国政教授治疗前列腺增生临床经验［J］．云南中医学院学报，2008，31（6）：30-32.
[77] 贺菊乔．前列腺疾病中西医诊治之我见［J］．中医药导报，2005，11（1）：22-24.
[78] 刘洪兴，逢冰，武胜平，等．仝小林教授运用枯倍散治疗前列腺增生经验［J］．世界中西医结合杂志，2013，8（2）：114-115.
[79] 张春和，杨会志．中医古籍对癃闭证候学规律的认识与探讨［J］．云南中医学院学报，2011，34（4）：55-57.
[80] 张春和，李焱风，秦国政，等．540例良性前列腺增生症患者中医证候分布规律研究［J］．中医杂志，2012，53（1）：45-47.
[81] 张春和，陈天波，秦国政，等．良性前列腺增生中医证型与尿动力学参数相关性研究［J］．中华男科学杂志，2007，13（2）：185-188.
[82] 王昭辉．陈志强教授前列腺增生临证思维拓展［J］．中国中医药现代远程教育，2012，10（14）：92，120.
[83] 孙相如，何清湖．从前列腺增生验案探析谭新华教授临证辨治思路［J］．中医药导报，2013，19（11）：24-25.
[84] 郭长青，闫朋宣．杜宝俊主任治疗良性前列腺增生经验［J］．环球中医药，2014，7（3）：217-218.
[85] 廖秀风，王全，周文彬，等．陈德宁治疗良性前列腺增生症经验介绍［J］．世界中西医结合杂志，2015，10（2）：155-157.
[86] 李晓阳，高旋慰，李海松．益肾活血利水法治疗良性前列腺增生临床研究［J］．中国性科学，2014，23（7）：47-49.
[87] 刘奝武，杨琪．三草舒癃汤治疗前列腺增生症临床观察［J］．广州中医药大学学报，2014，31（2）：194-196.

第十节　精阜增生症

一、概述

精阜增生症是指精阜增生致尿道梗阻，出现排尿困难，尿频、尿急、尿线细等表现，严重者剩余尿增多，膀胱输尿管反流，引起肾积水和肾功能损害。

本病临床少见，可发生于未成年人，亦可见于成年人。发生于未成年人者，为先天性精阜增生症，患者自幼出现症状；见于成人者，患者多是成年后出现症状。

中医没有精阜增生症这一病名，根据临床表现可归属于“淋证”“癃闭”范畴。中医认为增生性病变，多系各种因素致阴血凝结而成，精阜增生症病机亦是如此。治疗遵循《内经》“坚者削之”的原则，以西医手术切除为主。

二、病因病理

（一）中医病因病机

1. 先天因素　精阜增生症见于未成年者，与先天因素有密切关系，所谓“病以胎气而得之”。先天肾气不足，致精阜阴血凝聚而增生肥大。

2. 湿热瘀阻　性事不洁，湿热内侵，或饮食不节，酿生湿热，湿热下注，瘀滞于精阜，日久致精阜脉络不通，瘀血凝结而增生。

（二）西医病因病理

先天性精阜增生，可能与胚胎期副中肾导管结节受雌激素刺激有关；成人精阜增生，其原因大多是精阜受慢性炎症刺激而成，精阜表面充血水肿或呈橘红色，病理切片见炎症样改变。

三、辨病要点

1. 症状 先天性精阜增生症，小儿自幼出现症状，排尿困难，尿频、尿急、尿线细，甚则滴沥，发生尿潴留；成人精阜增生症还可表现有血尿，会阴部不适，射精时尿道内疼痛或射精不出，遗精。

2. 体征 残余尿量增多，可在下腹部正中央叩诊有浊音区。

3. 实验室检查

（1）尿常规：有时可见红细胞、白细胞。

（2）尿道镜检查：尿道镜检查具有确诊意义，其诊断标准为尿道裂隙小于1/2圆面积。精阜增生突起，或表面充血水肿，或呈橘红色。

（3）尿道造影：排尿期尿道造影可显示后尿道充盈缺损。

四、类病辨别

1. 前列腺囊肿 前列腺囊肿致精阜隆起，酷似精阜增生，尿道镜下难以辨别，需尿道造影鉴别之，造影片上可以看到前列腺窝如同憩室。

2. 苗勒氏管残留囊状扩大 可使精阜隆起，形似精阜增生，这种情况下尿道造影尤其重要，可看到造影片上的前列腺窝如同憩室。

五、辨证要点

1. 详辨病证 精阜增生症未成年者自幼出现症状，成年者除尿路梗阻症状外，还常伴有射精不出，但临床诊断均需通过膀胱尿道镜确诊。

2. 分清虚实 本病可发于未成年者，亦可见于成人。未成年者，为先天肾气不足所致，属虚证；成年者，为湿热瘀阻所成，属实证、热证。

六、治疗原则

本病临床治疗以西医手术切除为原则。中医治疗，先天肾气不足者，补益肾气；湿热瘀阻者，活血化瘀、清利湿热。

七、论治要点

（一）先天不足证

1. 临床表现 患者自幼排尿困难，小便不畅，尿频、尿急，无其他不适。舌脉正常。

2. 证候分析 精阜先天性增生突出，内阻尿道，致患者自幼排尿困难，出现小便排出不畅，尿频、尿急。由于局部病变，未影响全身，故无其他不适，舌脉正常。

3. 治法 补益肾气。

4. 方药 金匮肾气丸加减。方取熟地黄滋阴血，牡丹皮去瘀血，二者相合，瘀血去而阴不伤；山药健脾补肾，山茱萸滋阴补阳，合茯苓、泽泻利水而不伤阳；少量桂、附温阳以化气。诸药合用，补肾气、去瘀血、利小便。若有尿路感染者，加土茯苓、车前子清热解毒、利水通淋。

（二）湿热瘀阻证

1. 临床表现 多见于成人，尿频、尿急、尿线细，排尿困难，尿道有灼热感，小便黄赤，伴血尿，会阴部胀痛不适，腰痛，射精时尿道内疼痛或精液不出，遗精，甚则小便点滴而下，出现尿潴留。舌质红，苔黄腻，脉弦数。

2. 证候分析 精阜增生，内阻尿道，则尿频、尿急、尿线细，排尿困难；湿热内蒸，或损伤血络，致尿道灼热，小便黄赤，或出现血尿；湿热瘀阻，脉络不通，不通则痛，放见会阴部胀痛不适，腰痛，射精时尿道内疼痛；湿热扰动精室则遗精，瘀阻精道则射精时精液不出；若精阜增生较大，尿道阻塞严重，可致小便点滴而下，发生尿潴留。舌质红，苔黄腻，脉弦数为湿热内蕴之舌脉。

3. *治法* 活血祛瘀，清热利湿。

4. *方药* 当归贝母苦参丸加减。方取当归活血补血，浙贝清热散结，苦参清热燥湿利尿。诸药协同，使湿热去、血脉通、瘀结散。加滑石、土茯苓、车前子加强清热利湿之功，莪术、王不留行、路路通活血祛瘀散结。

八、其他治疗

（一）西药治疗

精阜增生症合并炎症者，行抗生素治疗，参见精阜炎。

（二）手术治疗

手术是治疗本病的根本方法，可以经尿道精阜电切术或经膀胱精阜切除。尿道电切镜切除增生精阜，切至基底部平滑，效果满意。

九、转归与预后

本病预后良好，经手术切除，多能彻底治愈。有些患者，合并有射精管阻塞，引起不射精和逆行射精，造成不育。若诊断不明，误治失治，可因尿路梗阻导致肾积水、肾损害。

十、预防与护理

（1）手术后，宜多饮水休息，防止尿路感染。

（2）术后恢复期忌房事。

第十一节 前列腺-精囊结核

一、概述

前列腺-精囊结核属男性生殖系结核，继发于泌尿系结核、肺结核或骨结核等身体其他原发性结核。男性生殖系统结核较泌尿系统结核少见，发病率依次为附睾结核、精囊结核、前列腺结核和精索结核。肾结核男性患者中有50%~70%合并生殖系统结核。感染途径主要为源自泌尿道的感染、邻近器官蔓延以及血行感染。早期前列腺结核常无症状，或类似于慢性前列腺炎的症状，仅感会阴部、直肠区不适，可伴有尿频、尿急和尿痛症状。前列腺肿大明显或形成前列腺脓肿时，可以起排尿困难或上尿路扩张积水。精囊结核可出现射精痛，血精及精液减少，或有尿急、尿痛、血尿等症状。少数严重者可形成会阴部或阴囊结核窦道，流出黄绿色脓液。

男性生殖系结核发病年龄以20~40岁青壮年为多见。临床上最常见的是附睾结核，而前列腺、精囊则因为位置深藏，常被忽视。一般认为，前列腺、精囊同时有结核的比例几乎可达100%，并多伴有附睾结核，而附睾结核则有时可不与前列腺—精囊结核同时存在。

前列腺—精囊结核属中医的“痰核”范畴，其在会阴部或阴囊形成的结核窦道则类似中医的“穿裆漏”或“阴囊漏”。本病发生系结核杆菌（“痨虫”）所致，其病机为肝肾亏虚，痰浊流结。治疗当以治痨杀虫为原则，辅以培补正气、温化痰浊，使“痨虫”去，正气复，痰核消。

二、病因病理

（一）中医病因病机

1. *痰浊下注* 正气不足，感染“痨虫”，酿生痰浊。若酒色过度，房事早伐，损伤肝肾，痰浊乘虚下注，流结于前列腺、精囊。

2. 痰热互结　痰浊不消，渐生蕴热，损伤血络，致前列腺、精囊溃疡；痰浊不去，蕴热不除，互相交结，日久酿生脓肿，严重时脓肿溃破。

3. 气血两虚　脓肿溃后，经久不愈，耗伤气血，迁延日久则可损阴及阳，致阴阳气血俱虚。

（二）西医病因病理

男性生殖系统结核是感染的尿液逆行感染引起，结核杆菌经过尿道可感染前列腺导管或射精管，进入前列腺与精囊，以后可蔓延至输精管、附睾，偶可累及睾丸，因此前列腺、精囊结核常伴附睾结核。经血行感染的生殖系统结核病较少见，若为血行感染，则可首先在黏膜下或腺体实质形成结核病灶。

结核菌生长缓慢，每20~24 h繁殖一代，抗结核药对繁殖生长的结核菌有效。结核菌能自发或经理化、生物因素诱导形成L型菌。感染L型结核菌的结核患者，其临床表现不典型，PPD试验不敏感，误诊率高，疗效差。

病理上大多数患者两侧同时或先后发病。早期在前列腺导管、精囊腺管壁或射精管部位形成结节，并逐渐向前列腺、精囊发展，形成前列腺、精囊结核结节。精囊结核结节常形成坚硬的纤维性肿块，很少发生干酪样坏死而形成空洞。前列腺结核结节可发生干酪样坏死，亦可纤维化形成坚硬的肿块，坏死物质液化后可形成冷脓肿或排出形成空洞。若脓肿溃破至前列腺周围组织则可引起会阴部或阴囊结核窦道，空洞过大时可直接与膀胱或尿道相通。

三、辨病要点

1. 症状　前列腺、精囊结核病情发展缓慢，多无明显症状，或仅有会阴部、直肠区不适感。当前列腺、精囊组织、黏膜受到破坏，可出现临床症状。

（1）血精或射精疼痛：前列腺组织或精囊黏膜受到结核破坏，引起溃疡出血，出现血精，精液呈粉红色，带有血丝，严重时精液呈血液状。射精时，由于前列腺、精囊收缩可加重溃疡出血，出现射精疼痛。二者常同时并见。

（2）精液量减少：前列腺与精囊可因结核破坏而分泌量减少，或导致前列腺导管、射精管排泄不畅，引起精液量减少。

（3）泌尿系症状：前列腺及精囊因结核感染而肿大，可压迫前列腺尿道而出现排尿困难或尿潴留。若结核感染影响膀胱、尿道，可出现尿频、尿急、尿痛、尿混浊、排尿痛或终末血尿。

（4）窦道形成：前列腺结核形成的冷脓肿可向会阴部或阴囊溃破，形成结核性窦道，经久不愈地排出黄绿色脓液。

（5）性功能障碍：前列腺、精囊结核可出现性欲减退、阳痿、早泄、痛性异常勃起等性功能障碍表现。

（6）不育：如病变引起双侧输精管梗阻，并有串珠状的硬结，患者将失去生育能力。

2. 体征　指肛检查，早期前列腺、精囊外形可正常，或有结节；病变明显时，前列腺呈不规则结节状或肿大，质地偏硬，有轻度压痛，或纤维化成为坚硬肿块，精囊下极能触及坚硬肿块。

3. 实验室检查　（1）结核菌素试验（tuberculosis test）：做法是皮下注射结核菌素纯蛋白衍生物（PPD）。在注射部位可发生炎症反应，并在注射后48~96 h达到最强程度，表现为周围带有红晕的硬结，通过测量硬结直径，可以协助诊断。PPD试验阳性支持结核菌感染的诊断，但PPD试验阴性不能完全排除结核菌感染。

（2）精液、前列腺液、尿液检查：精液、前列腺液镜检可见红细胞及白细胞。尿液检查发现蛋白、红细胞、白细胞，也要注意尿液的pH和尿比重，并要做尿细菌培养，“无菌性脓尿”是结核典型的常规尿检查和培养结果。尿液、精液或前列腺液直接涂片或结核杆菌培养可发现结核杆菌。

（3）前列腺活组织检查：镜下可见多个结核结节，有干酪样坏死及巨细胞浸润，前列腺细胞、导管上皮细胞破坏、消失。

（4）影像学检查：经直肠前列腺彩超和 X 平片上，可见前列腺钙化影。严重者在尿道造影检查时可发现有空洞状破坏。CT 可以鉴别诊断泌尿男性生殖系统的改变，发现前列腺、精囊的干酪样坏死。

四、类病辨别

前列腺结核指肛检查呈结节状，临床需与慢性细菌性前列腺炎、非特异性肉芽肿性前列腺炎、前列腺癌相鉴别。

1. 慢性细菌性前列腺炎　前列腺可出现大小不等结节，或质地变硬，但临床症状比较复杂，尿道常有乳白色分泌物滴出，EPS 镜检白细胞 10 个/HP 或成堆，尿液、精液或 EPS 涂片或培养查结核杆菌阴性。

2. 非特异性肉芽肿性前列腺炎　系瘀积在前列腺间质内的精液、前列腺液或细菌产物产生自身免疫反应或异物反应，致前列腺组织损伤、坏死，发生肉芽肿性改变而形成结节；症状亦有尿频、尿痛、血精、射精疼痛、会阴部或腰部疼痛等表现。但多发生于老年人，前列腺结节生长较快，肿大明显，呈山峰样突起，质硬不一致，有弹性，可迅速出现尿梗阻症状而发生尿潴留。

3. 前列腺癌　早期不出现症状，晚期出现尿路梗阻现象。指肛检查前列腺表面高低不平，质地坚硬如石，十分牢固。实验室检查，血清酸性磷酸酶多升高，精液或前列腺脱落细胞检查可发现癌细胞（前列腺癌一般不主张前列腺按摩），前列腺活组织检查常能明确诊断。

五、辨证要点

1. 抓住发病机理　本病病因系“痨虫”感染所致，病机是肝肾亏虚，痰浊流结于前列腺、精囊而成。

2. 分清寒热虚实　本病实质系本虚标实，然在其病变过程中，可有寒热虚实偏颇之不同。初起，痰浊凝结不散，损伤阳气，形成结节，属寒证，以实为主；久之痰浊渐蕴而化热，损伤血络而见血精、射精疼痛，属寒热错杂证，以实为主；痰浊不去，蕴热不除，痰热互结，酿生脓肿，损伤阴血，属虚热证；脓肿溃后，形成窦道，经久不愈，耗伤气血，损伤阴阳，属虚寒证。

六、治疗原则

本病治疗以西药抗结核药治痨杀虫，配以中医辨证施治为原则。初期，痰浊凝结，治以化痰软坚；溃疡期，痰浊渐蕴化热，损伤血络，治以止血活血、化痰清热；脓成期，痰热互结，酿生脓血，治以透脓托毒；溃破期，脓肿溃破，经久不愈，耗伤气血，损伤阴阳，治以气血双补，滋阴和阳。

七、论治要点

（一）初期

1. 临床表现　一般无临床表现，或仅见会阴部、直肠区不适感。指肛检查前列腺、精囊外形正常，可触及结节。舌质淡，苔白，脉弦细。

2. 证候分析　前列腺结节压迫会阴部、直肠，可见会阴部或直肠区不适感；痰浊为患，缠绵不愈，故病情发展缓慢，全身并无其他不适。痰浊流结于前列腺、精囊，阻碍气血，凝聚不散，形成结节。舌质淡，苔白，脉弦细为痰浊凝滞之舌脉。

3. 治法　温化痰浊，软坚散结。

4. 方药　阳和汤加减。方取熟地补阴血，鹿角胶养血助阳，二者合用补阴和阳，调补肝肾；肉桂、炮姜温通血脉，散瘀结；麻黄、白芥子温化痰浊；甘草调和诸药。加小金丹软坚散结。

（二）溃疡期

1. 临床表现　血精，射精疼痛，伴会阴部疼痛不适，性欲减退、阳痿、早泄或痛性阴茎勃起等性功能障碍。指肛检查前列腺压痛，呈结节状，质地偏硬，或触及精囊结节，质地较硬，有压痛。舌质暗，苔薄黄稍腻，脉弦细稍数。

2. 证候分析　痰浊凝结，阻碍气血，脉络瘀阻，日久渐蕴化热，热伤血络而见血精；射精时，前列腺、精囊收缩，则血络受损更甚，出现射精疼痛。射精疼痛，反射性抑制射精，日久则恐惧性交，导致性欲减退、阳痿、早泄。前列腺、精囊血络受损，则感会阴部疼痛不适，或阴茎勃起时疼痛加重。前列腺、精囊脉络瘀阻，故指肛检查结节质地偏硬，压痛明显。舌质暗，苔薄黄稍腻，舌弦细稍数，为脉络瘀阻，痰浊化热伤络之舌脉。

3. 治法　止血活血，化痰清热。

4. 方药　补络补管汤加减。方取三七止血活血，祛瘀止痛；牡蛎化痰软坚散结；山茱萸补益肝肾。加浙贝母化痰清热散结，海藻、昆布消痰软坚散结，茜草、蒲黄止血活血。

（三）脓成期

1. 临床表现　血精明显，射精疼痛较重，精液量少，潮热盗汗，全身乏力，腰膝酸软，会阴部疼痛加重，伴尿频、尿急、尿痛，排尿困难，甚则点滴不出。指肛检查前列腺、精囊肿大，结节呈不规则状，有压痛。舌质红、苔少，脉细数。

2. 证候分析　痰浊瘀阻，蕴而化热，酸生脓血，损伤前列腺、精囊，故血精明显，射精疼痛较重，精液量少，会阴部疼痛加重。脓血生，则伤阴耗气，出现潮热盗汗、腰膝酸软、全身乏力等阴虚内热、气阴两虚之证。前列腺、精囊脉络瘀阻，酿生脓血，故指肛检查前列腺、精囊肿大，结节呈不规则状，有压痛。若蕴热波及尿道，或肿大的前列腺压迫尿道，可出现尿频、尿急、尿痛，排尿困难，甚则点滴不出。舌质红，苔少，脉细数为阴虚内热之舌脉。

3. 治法　透脓散结，养阴清热。

4. 方药　透脓散加减。方取黄芪、当归、川芎补益气血，穿山甲、皂角刺透脓散结，二者相合，透脓不伤正，补益可托里。加夏枯草清痰郁之火，浙贝母化痰散结清热；柴胡、黄芩退虚热；生地黄、牡丹皮滋阴清热、凉血活血；甘草解毒兼调诸药。若尿路刺激症状明显者，加土茯苓、车前子清热解毒、利湿通淋。

（四）溃破期

1. 临床表现　会阴部或阴囊部出现窦道，经久不愈地流出黄绿色脓液，伴面色萎黄，体倦乏力，低热自汗，畏寒肢冷。指肛检查前列腺肿块质地坚硬。舌质淡，苔薄白，脉细无力。

2. 证候分析　前列腺结核脓肿自会阴部或阴囊部溃破，则出现窦道，黄绿色脓液从窦道流出。若经久不愈，必耗气伤血，损及阴阳，出现面色萎黄，体倦乏力，低热自汗，畏寒肢冷等阴阳气血俱虚之证。脓肿溃破，周围易纤维化，故指肛检查前列腺肿块质地坚硬。舌质淡、苔薄白，脉细无力为气血虚损之舌脉。

3. 治法　补益气血，排脓散结。

4. 方药　千金内托散加减。方取党参、黄芪、当归、川芎补益气血，配桔梗、白芷托里排脓，桂枝温通血脉。加熟地黄滋阴补血，鹿角胶益精补阳，小金丹软坚散结。

八、其他治疗

（一）西药治疗

西药治疗应遵循五项原则：早期、连用、适量、规律、全程使用敏感药物。标准化方案是6个月短程化疗。强化阶段2个月使用异烟肼+利福平+吡嗪酰胺+乙胺丁醇联合用药。巩固阶段4个月采用异烟肼+利福平或异烟肼+利福平+乙胺丁醇联合用药。整个服药过程均需在医护人员或患者家属的监管下将一日全部药量于睡前一次顿服。

（二）药物外治

会阴部、阴囊部窦道，可用千金散药线去腐生肌；或用五五丹药线提脓祛腐，脓尽用生肌散收口。

（三）手术治疗

前列腺、精囊结核一般不做手术治疗，若抗结核药无法控制，症状严重，空洞较大，窦道经久不愈，可行病灶清除术，切除病变前列腺或精囊腺，或将窦道切除。手术需在药物治疗2~4周，血沉及病情稳定后进行，术后需继续药物治疗。

九、转归与预后

结核患者需要连续不间断多种抗结核药物联合使用半年以上，治疗期间可能出现各种不良反应而影响结核病的防治。因而需要密切观察可能出现的不良反应并及时处理，使患者能够坚持完成治疗。前列腺、精囊结核经抗结核药物积极治疗，能控制病情发展，达到治愈的可能。若失治、误治，可导致病情发展，出现长时间血精、射精疼痛，除给患者带来病痛，还易造成精神压力，出现精神症状，并发性功能障碍。病情发展严重，可引起不育。对未生育者，造成严重影响。

十、预防与护理

（1）注意休息，增加营养丰富的维生素。

（2）忌食辛辣肥甘厚腻之品，戒除烟酒。

（3）房事适度，症状发作期间忌房事。

（4）前列腺、精囊结核愈后，还需注意有无全身其他结核，否则需继续积极治疗其他部位结核，防止本病再次复发。

参考文献

张元芳，孙颖浩，王忠．实用泌尿外科和男科学［M］．北京：科学出版社，2013：383-388.

第十二节　前列腺、精囊先天性异常

前列腺、精囊先天异常临床发病率极低，有先天阙如、先天发育不良及先天囊肿等。中医无这方面记载，但其中的先天阙如、先天发育不良引起男性不育，并常伴有其他泌尿生殖系异常，或出现第二性征发育不全，或外阴呈女性型，似属中医“五不男”即天、漏、犍、却、变范畴。

中医对这类疾病缺乏有效的治疗手段，但了解这些病变，有利于减少治疗的盲目性。

一、先天性前列腺异常

（一）前列腺阙如

先天性前列腺阙如，常在进入青春期后始发现，或婚后不育检查发现。指肛检查未能摸到前列腺，而在前列腺位置触及坚硬的耻骨。尿道造影，发现常态下前列腺段尿道的收缩状态会消失，这是因为该处不存在前列腺收缩所致。临床表现可由于不分泌前列腺液，射精量明显减少；有的因伴有睾丸发育不全，可致性机能紊乱，出现性功能减退；有的因5α-还原酶缺乏，致前列腺阙如，外阴呈女性型，但由于体内存有睾丸，青春期后睾酮分泌增多，第二性征发育正常，唯外阴呈女性型，阴蒂较正常稍增大。

另外，还有前列腺部分阙如，常在输精管单侧阙如时，同侧前列腺可能缺损。

（二）前列腺前叶存留

前列腺前叶为两侧叶于尿道之前的肌肉纤维组织，临床上无重要性。正常情况下前列腺前叶在胎儿期退化，仅残存少部。如前叶不退化，至成年可增生肥大，达豌豆大小或更大，压迫前列腺尿道而出现尿频、尿急、排尿困难、尿线变细等症状，依其增大程度，症状或轻或重。临床治疗可经尿道镜电凝切除。

（三）前列腺囊肿

前列腺囊又称男性子宫，是副中肾导管融合部尾端的残留，位于前列腺中央，是由上皮衬覆的囊性结构，长 4~6 mm，开口于精阜上的两射精管之间。其扩大有两种情况，一种是副中肾导管尾端残留较多的先天性囊肿，可见于尿道下裂患者；另一种是前列腺囊因受内分泌平衡失调的刺激而发生囊肿，后者稍多见。囊肿突向尿道腔，或囊肿较大压迫尿道，可出现尿频、尿急、排尿困难。较大的囊肿肛门指诊能触及，小的囊肿则不一定能触及。囊肿突向尿道腔尿道镜检查可发现。突向尿道腔的小囊肿，可采用尿道电切术切除；囊肿较大，需手术切除囊肿。

二、先天性精囊异常

（一）精囊腺阙如或发育不良

精囊、输精管、附睾是由中肾导管衍化的器官，胚胎时期中肾导管发育障碍，可致精囊阙如或发育不良，长得很小，且多与输精管阙如并见。精囊单侧发育不全发病率为 0.6%~1.0%，可伴有单侧输精管阙如及同侧肾脏异常。精囊单侧阙如或发育不良，可不出现临床表现；双侧阙如或发育不良常见于双侧先天性输精管阙如患者，60%~80%的双侧精囊阙如为囊性纤维化相关基因突变的携带者。双侧精囊阙如或发育不良可致精液量很少（<1 mL），且引起男子不育，因此本病多因婚后不育就诊时发现。

（二）精囊囊肿

精囊先天性囊肿是一种少见的疾病，与中肾导管分化有关，因而精囊囊肿伴有肾发育异常，且常与其他生殖道异常同时存在。先天性囊肿出生时即存在并逐渐发展，20~40 岁时出现临床症状，包括囊肿压迫膀胱出口及尿道，致尿路梗阻，出现尿频、尿急、尿线变细、排尿困难，甚则肾积水，引起肾功能损害。指肛检查可在精囊位置扪及囊肿。临床诊断可经输精管道造影，或通过尿道镜由射精管插管作逆行精道造影明确，超声波及 CT 检查有助本病发现。无症状的精囊囊肿一般不需要治疗，囊肿较大并引起临床症状者可在超声引导下，经皮会阴部穿刺抽液引流。因囊肿压迫引起梗阻症状，或继发感染及结石者，治疗需行精囊切除术，单纯穿刺抽液不能解决。

（三）输尿管—精囊开口异位

输尿管—精囊开口异位是指输尿管异位开口于精囊。临床可以表现为下尿路刺激症状，持续性脓尿及阴囊、睾丸和下腹部疼痛或射精痛。各种诊疗技术科应用于这一先天性异常的诊断。在行 IVP 或肾扫描时，一侧肾不显影时有必要行尿道膀胱镜检查。如果在穿刺液中发现精子，则证明囊肿与精囊相通。手术切除患侧上肾部及其所属的输尿管是唯一治疗方法。

参考文献

张元芳，孙颖浩，王忠．实用泌尿外科和男科学［M］．科学出版社，2013：927-928.

第十三节　前列腺癌

一、概述

前列腺癌是老年人疾病，50 岁前很少发生，前列腺癌患者的临床表现变化多端，其自然发展规律无法预测，多数前列腺癌发生在腺体周边，远离尿道，故早期患者很少引起症状。症状一旦出现，表示局部已属晚期或已有转移，前列腺癌侵及尿道或膀胱颈，可引起梗阻症状，如排尿慢、尿线细、排尿困难或刺激症状，如尿频、夜尿、尿急、紧迫性尿失禁等，血尿亦较常见。如肿瘤侵及射精管可引起血精症及精液量减少。阳痿的出现可能表明癌瘤已突破包膜，侵及阴茎海绵体的盆腔神经丛的分支。病变后期常出现转移症状及血尿、贫血、消瘦、乏力等慢性消耗性症状。常因体检时指肛检查而发现。前列腺质地坚硬如石，高低不平，或摸到硬性结节。其发病率在美国已占男性癌症的第一位，是欧美男性癌主要死亡原因之一，且随年龄的增长而增加。美国 1996 年报告 41 400 例患者死于前列腺癌，新发现患者为 317 000 例，1998 年为 39 200 例死于前列腺癌，新发现患者为 184 500 例，而 2013 年 29 720 例患者死于前列腺癌，新发现患者为 238 590 例。说明前列腺癌的病死率在美国已开始下降，前列腺癌的特点是潜伏癌发病率很高，50 岁为 30%，60 岁以上可达 40%～80%，而临床发病率仅 1.05%，潜伏癌（指临床上无症状、经 TURP 发现的肿瘤）被发现后，过去认为可不做处理，一般 5 年内很少发展，但 10 年后则有 10%～20%的肿瘤发展成临床前列腺癌，说明我们对前列腺癌的本质知之甚少，大量隐藏的前列腺癌未能发现，对它的生物行为，发展趋向更缺乏深入的了解，因此需要寻求更敏感的方法早期发现前列腺癌，并能预测其发展趋势。我国前列腺癌发病率随着人民生活水平提高，平均寿命的增长，近年来有所上升。1988～1992 年前列腺癌发生率为 1.96/10 万人，1993～1997 年为 3.09/10 万人，1998～2002 年为 4.36/10 万人。1988～1994 年中国前列腺癌发病率的增长率为 2.1%，1994-2002 年间发病率每年增长 13.4%。我国前列腺癌发病率城乡之间差异明显，2008 年、2009 年农村人口与城市人口前列腺癌发病率之比为 1∶3.7 和 1∶4.4，而 2009 年北京、上海的前列腺癌发病率更是达到了 19.3/10 万和 32.2/10 万。

根据前列腺癌的发病年龄多在 50 岁以上，及前列腺解剖位置特殊，前列腺导管与后尿道相通，易受湿热邪毒侵袭的特点，中医认为，前列腺癌的发生主要是正气不足，湿热邪毒侵袭，日积月累，引起机体阴阳失调、脏腑功能障碍、气血运行障碍，而致瘀血、痰浊、邪毒等互相交结，形成肿瘤。治疗遵循《素问·三部九候论篇》“虚则补之”和《素问·至真要大论篇》“坚者削之……结者散之，留者攻之”的理论，以扶正祛邪为原则。扶正即补益气血阴阳，以提高机体抗病能力，增强机体免疫功能；祛邪即攻坚破积，以消除癌肿。

二、病因病理

（一）中医病因病机

1. *邪毒蕴积* 尿道与前列腺导管相通。正常情况下，尿液中邪毒物质经小便排出体外，若正气不足，邪毒通过前列腺导管逆行蕴积，日积月累，阻碍气血，郁积成块。

2. *痰瘀互结* 积块不消，前列腺液排泄不畅，酿生痰浊，痰浊、瘀血、邪毒互结，前列腺肿块逐渐增大，坚硬难消，致正气更虚，邪气更盛，迅速扩散，流传至脏腑或骨骼。

3. *气血阴阳不足* 病程日久，邪毒嚣张，正气消残，致气、血、阴、阳皆虚。

中医学对肿瘤的病因认识不仅强调外因，而且更重视内因。特别重视脏腑功能失调、精神因素及先天不足等内因在发病中的意义，同时认为前列腺癌是内因、外因相互作用的结果。相比之下，外因是通过“邪之所凑，其气必虚”才能致病。由于病因不一，病机有异，故而临床上症情复杂，变化多端。几种病机互相关联复合在一起，大都表现虚实夹杂，这就必须审证求因，辨证施治。前列腺癌对人的危害是十分严重的，预后很差。尤其到了后期，正气极度衰竭，邪气无限蔓延，是生命不可挽救的主要原因。癌瘤破坏了人体阴阳的平衡，耗损了气血津液，降低了抗病能力，如果能有效地控制病邪发展并逐渐消灭之，正气就能保全，前列腺癌就有可能治愈。华佗在《中藏经》曾说过，肿瘤的发生，非独气血的壅滞而致，更有五脏六腑蓄毒不流这个原因。这个论断就把肿瘤和一般的气血痰食的壅滞区分开了。也就是说，只有体内气血痰食的聚结，而没有致癌的“毒”，是不会患癌症的。治疗上除了手术等方法外，药物治疗多选择毒性药物来对抗体内癌毒，道理就是以毒攻毒。前列腺癌毒不同于一般所说的致病因素，而是体内的致癌物，有先天遗传，亦有后天调养不慎体内产生癌毒，再加上一定的外部因素的诱发，致使五脏蓄毒不流，癌瘤产生。

（二）西医病因病理

1. *病因* 前列腺癌发病原因尚未清楚，根据流行病学资料报道，较明确地表明前列腺癌的影响因素有年龄、种族、遗传因素、饮食、性激素水平、环境污染、职业暴露等。前列腺癌的发病随着年龄的增长曾指数级的增加。在美国，39 岁以下男性发生前列腺癌的概率为 0.01%，40～59 岁增至

2.2%，60~79岁增至13.7%；不同种族前列腺癌的发病率的差异也很大，东方人发病率最低，而北欧斯堪的纳维亚人则很高。美国黑人种前列腺癌的发病率是美国白人种的1.7倍；本病有明显的家族性发病倾向，直系亲属患有前列腺癌的男性发病危险是普通人的2倍，2个或2个以上直系亲属患有前列腺癌的男性发病危险性会增加5~11倍；有关流行病学研究显示前列腺癌的发生与饮食密切相关。一项来自对移民的研究结果显示，移居美国的中国和日本移民前列腺癌发病危险与其在美国生活的时间与脂肪摄入量密切相关；青春期切除睾丸不会发生前列腺癌，使用雄激素能加速肿瘤发展，而雌激素则可使肿瘤生长减慢，说明与性激素平衡失调密切相关；前列腺癌患者既往多有泌尿生殖系感染史，提示慢性炎症刺激亦可能是本病的发生原因；环境因素中，镉对前列腺癌发病有影响，似与镉容易代替锌有关，而锌对前列腺癌的脂代谢和功能极为重要。

2. 病理　前列腺任何部位都可发生癌，但发生于后叶的前列腺癌占75%，侧叶10%，前叶5%，其他10%为多发性。具有早期转移特征，其最易侵犯部位是前列腺包膜，穿破包膜则预后不良；其扩散可分直接蔓延、淋巴和血行三个途径，但与淋巴及血行转移为主。淋巴转移最普遍的是盆腔淋巴结转移至闭孔—腹下淋巴结群及髂外淋巴结群；血行转移最常见的是骨转移，转移至骨盆骨骼、腰椎、近端股骨、胸椎及肋骨；晚期肿瘤可直接蔓延至尿道、膀胱颈、精囊及膀胱三角。内脏转移易至肝和肺。早期前列腺癌癌块很小，肉眼难以发现，后来可呈多个小结节或融合成鸡蛋大或更大癌结节，黄白色，十分坚硬。镜下观察，95%以上为腺癌，其余为黏液癌；鳞状细胞癌和移行细胞癌。前列腺癌细胞分级很难，常以其分化最差的细胞代表其生物学特性，预后较差；分化良好者，可长期局限在前列腺内，预后较佳。

（1）肉眼观察　约70%的前列腺腺癌位于前列腺的外周区。约25%的癌发生于移行区。癌组织一般比前列腺固有组织硬韧。这是癌组织促纤维形成性间质反应所致。小的肿瘤，瘤体不明确，应对那些与周围组织色调不一、质地偏硬的组织，做组织学检查。但较大的瘤灶，多呈结节状，境界不清，切面呈颗粒状、色浅黄。前列腺癌也见于5%~20%的良性前列腺增生的标本中，此时的瘤灶，不同于前列腺增生的结节状改变，缺乏后者特有的海绵状或网状结构。晚期肿瘤明显浸润周围组织，如膀胱颈和精囊。

（2）镜下观察　前列腺癌的分化程度差异很大，高分化者多见，低分化者少见。分化低的前列腺癌，其组织像远远偏离了正常前列腺的组织结构，异型性明显，诊断并不困难；但分化好的前列腺癌，其镜下所见非常接近前列腺的正常组织学，常引起诊断困难。前列腺癌的异型性主要表现为：腺泡结构紊乱，瘤细胞的核间变，以及浸润现象。

大多数前列腺癌的诊断主要是根据核间变。癌细胞的核常大于正常细胞的核，染色质凝集、靠边，核膜清楚。若出现直径大于1.2 μm的明显核仁，是诊断前列腺癌最重要的指标。在常规工作中，实际上并不进行测量，而是根据与同一切片中良性细胞核的比例，若出现2~3个偏位的大核仁，则更具诊断意义。若苏木精染色过深，或伊红染色过浅，染色质往往掩盖了核仁。此时，若将显微镜光圈缩小，增加光的反差，可将隐蔽的核仁显露。有时前列腺的癌细胞并不具大核仁，而增大的胞核，充满浓密、深染的染色质，胞核呈煤球样，这对癌的诊断亦有参考价值。除分化低的癌外，核分裂及瘤巨细胞少见。也有不少癌，瘤细胞核间变程度轻，核仁小，染色质不多，诊断主要依据浸润。

前列腺癌的浸润可以是神经周围、间质、淋巴管或血管，以及前列腺周围组织，特别是膀胱颈及精囊。

神经周围间隙的浸润是前列腺癌浸润的主要形式。若充分取材，神经周围浸润见于90%的小型前列腺癌。在穿刺活检或经尿道切除的标本中，其检出率虽不如那样高，但仍不失为浸润的一种常见形式。亦有人指出，神经周围间隙不是淋巴管，而是组织间隙。间隙的表面是否覆有内皮细胞是鉴别的要点。应注意正常时神经束有时也出现在靠近腺泡处，因此，瘤细胞不在神经周围做环状或半环状排列，而只是在靠近腺泡处出现神经束，不能确定为神经周围浸润。有人观察到，神经周围浸润与预后无关。

基底细胞层的缺失提示可能有间质浸润，因为这是原位癌的表现，但也不一定，因某些类型的上皮增生也可使基底细胞层不完整。关键是看癌细胞是否穿破基底膜，这是癌发生浸润的最早特征。可应用电镜或免疫组化显示组成基底膜的层黏蛋白或Ⅳ型胶原，从而证实有无基底膜的存在或破坏。但从实用角度看，病理医生确定是否有浸润是根据腺泡-间质整齐界面的消失来辨认，表现为腺泡周围的平滑肌纤维正常排列的消失，靠近腺胞处有单个的、或成团的瘤细胞向外生长、或散见于间质中，有的间质呈促纤维增生性反应。

淋巴管浸润是继间质浸润而发生的一种早期浸润现象，血管浸润则是一种后期表现。若癌瘤浸润膀胱颈或前列腺部尿道时，可见到血管浸润。小的血管和淋巴管，有时难以明确区别，因此，可统称为脉管浸润。此时，需与因组织收缩而形成的假腔鉴别，若为人工收缩，可用显示内皮细胞的CD34或第8因子抗体进行免疫组化检测，则其表面不见内皮细胞。在全切的前列腺癌中，有小血管浸润者为38%，有腺外浸润者62%，淋巴结转移者67%。

尿道周围组织及膀胱颈的浸润表现为小腺泡、或单个细胞、或细胞团出现于固有层，而与表面被覆上皮无连接。同样，精囊的浸润也可辨认出来。前列腺周围组织的浸润表现为神经组织和纤维脂肪组织中出现肿瘤性腺泡或细胞团。前列腺周围出现癌浸润，示为晚期癌。

若细胞核间变不明显，又缺乏浸润根据时，诊断前列腺癌主要依据结构的紊乱。主要表现为：①不见正常或增生时腺泡的两层上皮，基底细胞阙如，而只见一层分泌型肿瘤性上皮细胞，实际上前列腺癌就是分泌上皮的肿瘤；②不见正常或增生时较大而迂曲的腺泡，不见每个腺泡周围纤细而轮廓圆整的基底膜，而为排列紧密的小腺泡，有的腺泡周围间质很少，呈“背靠背”，有的腺泡互相融合，呈筛状结构，有的腺泡的轮廓不圆整，有成角或腺套腺现象。

三、辨病要点

1. 症状

（1）局部症状：早期前列腺癌一般不表现症状，症状的发生随肿瘤逐渐增大压迫膀胱颈及尿道而出现，主要为排尿梗阻症状，如排尿困难、排尿踌躇、尿流变细、尿流缓慢及夜尿增多等，极少发生血尿。若肿瘤较大，可出现尿潴留现象。

（2）转移症状：早期前列腺癌就可发生转移，有约5%的患者因转移症状而就诊。常见转移症状为腰骶部疼痛，并向髋部、腰部放射。骨转移引起局部骨骼疼痛；肝转移可摸到右上腹部肿块；淋巴结转移常在锁骨上触及肿块；肺转移则可出现咳嗽、胸痛、胸腔积液等。淋巴结转移最常见，其次是骨转移，但骨转移在诊断上尤具重要性。前列腺癌后期，出现全身症状，如乏力、消瘦、贫血等，以及由于肿瘤造成尿路梗阻致肾功能损害，严重者出现血尿。

2. 体征　直肠指检是诊断前列腺癌的首要步骤，可发现前列腺的大小、硬度、双侧是否对称、有无不规则硬结等。早期因肿块很小，可不发现，或触及局部性硬结节，病变发展到一定程度，可触摸到多个大小不等结节，或结节如鸡蛋大或更大，质地坚硬如石，高低不平，十分牢固。有时亦可触及变大变硬的精囊。考虑到直肠指检可以影响PSA值，应在抽血检查PSA后进行直肠指检。

3. 实验室检查

（1）前列腺特异抗原（PSA）测定：目前PSA已成为前列腺癌最敏感的瘤标，在筛选检查、临床分期、疗效检测、预后判断等方面都起到重要作用。目前国内外比较一致的观点是血清总PSA（tPSA）>4.0 ng/mL为异常，常规运用PSA测定增加了前列腺癌及尚局限在前列腺包膜内的肿瘤的早期发现。PSA测定诊断前列腺癌并不具有特异性，BPH、炎性病变、梗塞等均可使PSA增高，为了使鉴别诊断更具有实际意义，临床上推荐参考以下PSA相关变数：①游离PSA（F-PSA）：大多数PSA增高的患者（80%），tPSA在4.0~10.0 ng/mL之间，由于BPH在人群中的发病率高于前列腺癌，所以增高的患者多为BPH所引起，早期前列腺癌可直接增高PSA，前列腺体积影响较小，而

BPH 则主要通过体积的增加使 PSA 增高。目前多数学者认为，当血清 tPSA 在 4.0~10.0ng/mL 之间时，F-PSA/tPSA 对鉴别前列腺病变的良恶性、减少不必要的活检具有重要意义。国内推荐 F-PSA/tPSA>0.16 为正常参考值。②PSA 密度（PSAD）：PSA 密度指单位体积的前列腺组织的 PSA 含量，PSAD=PSA/前列腺体积，当 PSAD>0.15 时，应进行 DRE，TRUS 及活检，并认为 PSAD 比 PSA 在鉴别 BPH 与前列腺癌方面，准确性有所提高。③PSA 速度：前列腺癌患者 PSA 增加的速度明显高于前列腺良性病变者，PSA 每年增加 0.75ng/mL 是前列腺癌的特征，在前列腺癌发现之前，PSA 尚未增高时即可发现。大量的筛选资料证明如果 PSA 速度超过每年 0.75 ng/mL，应怀疑前列腺癌的可能。在两年内至少检测 3 次 PSA，PSAV 计算公式：[（PSA2-PSA1）+（PSA3-PSA2）]/2。

（2）前列腺穿刺活检：是诊断前列腺癌最可靠的检查。推荐经直肠 B 超引导下的前列腺系统穿刺。前列腺穿刺活检指正：①直肠指诊发现前列腺结节，任何 PSA 值。②B 超发现前列腺低回声结节，CT 或 MRI 发现异常影像，任何 PSA 值。③PSA>10ng/mL，任何 F-PSA/tPSA 和 PSAD 值。④PSA 为 4.0~10.0 ng/mL，F-PSA/tPSA 或 PSAD 值异常。前列腺穿刺活检针数：10 针以上穿刺的诊断阳性率明显高于 10 针以下，并不明显增加并发症。

（3）影像学检查：

1）经直肠超声检查（TRUS）：可以检查患者的前列腺及周围组织寻找可疑病灶，并能初步判断肿瘤的体积大小，但 TRUS 对前列腺癌诊断特异性较低。

2）计算机断层检查（CT）：不能显示前列腺的周边带、中央带及移行带，故诊断率明显低于 MRI，但对肿瘤邻近组织和器官的侵犯及盆腔淋巴结，其敏感度与 MRI 近似。CT 检查的目的是对肿瘤进行分期，而非对肿瘤的诊断。

3）磁共振扫描（MRI）：有很好的组织分辨率，有三维成像的特点，可以显示前列腺包膜的完整性、是否侵犯前列腺周围组织及器官，还可以显示盆腔淋巴结受侵犯的情况及骨转移的病灶，对于前列腺的检查优于其他影像学检查，在前列腺癌的临床分期上有较重要的作用。前列腺检查主要选用 T_2 加权序列，但 BPH 中央带与移行带的 MRI 信号与前列腺癌近似，而在周边带 T_2 加权出现的低信号亦非前列腺癌的特异表现。

4）全身核素骨显像检查（ECT）：可比常规 X 线片提前 3~6 个月发现骨转移病灶，敏感性较高但特异性较差。建议 PSA>20，GS 评分>7 的前列腺癌患者进行 ECT 检查，有助于判断前列腺癌临床分期。

4. 病理诊断　Gleason 评分系统是应用最广泛的前列腺癌组织学分级系统，依据镜下前列腺癌腺泡的生长形式而定，不需要细胞学特征做出诊断。前列腺癌组织分为主要分级区和次要分级区，每区的 Gleason 分值为 1-5，Gleason 评分是把主要分级区和次要分级区的 Gleason 分值相加，形成癌组织分级常数。

表 26-3　前列腺癌的 Gleason 分级的病理形态

Gleason 分级	病理形态
1	极为罕见。单个的腺体大小相对一致，形成边界清楚的、膨胀性生长的结节。
2	很少见。多发生在前列腺移行区，边界比较清楚，局部可向周围浸润；结节内腺体结构和大小较不一致，腺体保持独立，腺体之间距离增加。
3	最常见，多发生在前列腺外周区，肿瘤性腺体浸润和穿插在正常的腺体之间，癌腺泡大小不一，形状各异。
4	癌肿分化差，浸润性生长，腺体融合，形成不规则的、互相吻合的、具有筛状（及乳头状）结构的肿瘤细胞片团。

续表

Gleason 分级	病理形态
5	癌肿分化极差，生长形式为实性、片状、索状细胞型或粉刺状癌型，单个肿瘤细胞浸润，缺乏腺腔结构。

5. 分期　前列腺癌的分期目前更加精确，较常用的有 Whitmore—Jewett 分期和 AJCC 的 TNM 分期，推荐 AJCC 的 TNM 分期系统。

（1）Whitmore—Jewett 分期：

A 期　不能触及肿物，前列腺增生症手术或筛选发现。A_1 局灶癌；A_2 弥漫癌。

B 期　直肠指诊触及肿瘤。B_1 结节≤1.5 cm 或≤2.5%一叶；B_2 结节>1.5 cm。

C 期　肿瘤穿出前列腺包膜。C_1 包膜外小肿瘤；C_2 肿瘤侵及膀胱颈或精囊。

D 期　转移。D_1 骨盆淋巴结转移；D_2 骨、远处淋巴、器官、软组织转移；D_3 内分泌治疗无反应。

（2）前列腺癌的 TNM 系统（2002 年）：其中 T 代表原发瘤，N 代表淋巴结转移，M 代表远处转移。

表 26-4　前列腺癌 TNM 分期（AJCC，2002）

原发肿瘤（T）	pT3　突破前列腺
临床	pT3a　突破前列腺
Tx　原发肿瘤不能评价	pT3b　侵犯精囊
T0　无原发肿瘤证据	pT4　侵犯膀胱和直肠
T1　不能被扪及和影像发现的临床隐匿肿瘤	**区域淋巴结（N）＊＊＊**
T1a　偶发肿瘤体积<所切除组织体积的 5%	**临床**
T1b　偶发肿瘤体积>所切除组织体积的 5%	Nx　区域淋巴结不能评价
T1c　穿刺活检发现的肿瘤（如由于 PSA 升高）	N0　无区域淋巴结转移
T2　局限于前列腺内的肿瘤	N1　区域淋巴结转移
T2a　肿瘤限于单叶的 1/2（≤1/2）	**病理**
T2b　肿瘤超过单叶的 1/2 但限于该单叶	PNx　无区域淋巴结取材标本
T2c　肿瘤侵犯两叶	pN0　无区域淋巴结转移
T3　肿瘤突破前列腺包膜＊	pN1　区域淋巴结转移
T3a　肿瘤侵犯包膜（单侧或双侧）	**远处转移（M）＊＊＊＊**
T3b　肿瘤侵犯精囊	Mx　远处转移无法评估
T4　肿瘤固定或侵犯除精囊外的其他临近组织结构，如膀胱颈、尿道外括约肌、直肠、肛提肌和/或盆壁	M0　无远处转移
病理（pT）＊＊	M1
pT2＊＊　局限于前列腺	M1a　有区域淋巴结以外的淋巴结转移
pT2a　肿瘤限于单叶的 1/2	M1b　骨转移
pT2b　肿瘤超过单叶的 1/2 但限于该单叶	M1c　其他器官组织转移
pT2c　肿瘤侵犯两叶	

＊注：侵犯前列腺尖部或前列腺包膜但未突破包膜的定为 T3，非 T2。

＊＊注：穿刺活检发现的单叶或两叶肿瘤、但临床无法扪及或影像不能发现的定为 T1c。

＊＊＊注：不超过 0.2 cm 的转移定为 pN1mi。

＊＊＊＊注：当转移多于一处，为最晚的分期。

表 26-5　前列腺癌危险因素等级

	低危	中危	高危
PSA（ng/mL）	<10	10～20	>20
Gleason 评分	≤6	7	≥8
临床分期	≤T_{2a}	T_{2b}	≥T2c

分期编组

Ⅰ期	T1a	N0	M0	G1
Ⅱ期	T1a	N0	M0	G2，3-4
Ⅲ期	T1b	N0	M0	任何 G
Ⅳ期	T1c	N0	M0	任何 G
	T1	N0	M0	任何 G
	T2	N0	M0	任何 G
	T3	N0	M0	任何 G
	T4	N0	M0	任何 G
	任何 T	N1	M0	任何 G
	任何 T	任何 N	M1	任何 G

病理分级

GX	病理分级不能评价
G1	分化良好（轻度异型）（Gleason2-4）
G2	分化中等（中度异型）（Gleason5-6）
G3-4	分化差或未分化（轻度异型）（Gleason7-10）

四、类病辨别

前列腺癌早期一般无症状，指肛检查或可触及硬性结节。随病情发展，临床表现主要是排尿梗阻症状，指肛检查前列腺坚硬如石，高低不平。临床需与前列腺结核、前列腺结石、慢性细菌性前列腺炎结节、慢性肉芽肿性前列腺炎纤维结节及前列腺增生症等相鉴别（参照有关章节）。

五、辨证要点

1. 明确诊断　前列腺癌是男性生殖系统肿瘤发病率最高的肿瘤，早期一般无症状，且可发生转移，因此早期发现、早期诊断，对前列腺癌的治疗具有重要的意义。

2. 分清虚实　在明确诊断，辨病治疗的同时，还要根据患者的年龄、体质、病变程度及症状表现分清虚实，辨证用药。初期，一般不出现症状，邪气与正气均盛，辨证属实；中期，前列腺癌肿块较大，排尿梗阻症状明显，属虚实夹杂；后期，出现消瘦、贫血、乏力等全身衰弱性表现，属虚证。

六、治疗原则

恶性肿瘤的治疗原则是扶正祛邪，前列腺癌亦不例外。一般认为，癌症早期以祛邪为先，中期攻补兼施，晚期重在扶正。根据前列腺癌的病机转变及证情的虚实变化，早期邪毒蕴积，治以清热解毒为主；中期痰瘀互结，治以化痰软坚，祛瘀散结；晚期正气消残，气血阴阳皆虚，治以补益气血，滋阴和阳。

七、论治要点

（一）早期

1. 临床表现　一般不表现症状。指肛检可触及硬结。舌脉正常。

2. 证候分析　早期邪毒蕴积前列腺，日积月累，阻碍气血，郁积成块，故指肛检查可触及硬结。由于邪毒蕴积于前列腺局部，未影响全身，且正气未虚，因而一般不表现症状，舌脉正常。

3. 治法　清热解毒，活血化瘀。

4. 方药　五神汤加减。方取金银花、紫花地丁清热解毒；牛膝活血化瘀，引药下行；车前子、茯苓利水渗湿，有利于尿液邪毒物质从小便去之，而不逆行蕴积于前列腺。加白花蛇舌草（重用）、七叶一枝花清热解毒抗癌；薏苡仁、冬瓜仁排浊，有利于蕴积于前列腺之邪毒排出；莪术、桃仁、赤芍、牡丹皮活血化瘀散结，其中赤芍、牡丹皮有清瘀热之功。或可兼服六神丸，加强清热解毒之力。

（二）中期

1. 临床表现　排尿困难，小便踌躇，尿流变细，尿流缓慢，夜尿多，伴午后潮热，夜寐盗汗，口干，小便黄，或见转移症状。指肛检查前列腺大小不等结节，质地坚硬如石。舌质暗，苔薄黄，脉弦细稍数。

2. 证候分析　积块不消，前列腺液排浊不畅，酿生痰浊，痰浊、瘀血、邪毒互结，前列腺增大变硬，故指肛检查前列腺大小不等结节，质地坚硬如石。前列腺癌肿压迫尿道，则排尿困难，小便踌躇，尿流变细、缓慢，夜尿多。邪毒久蕴易伤阴液，瘀血久郁易生内热，出现午后潮热，夜寐盗汗，口干，小便黄。邪气盛，损伤正气，邪毒乘机扩散，可见转移症状。舌质暗，苔薄黄，脉弦细稍数为痰、瘀、毒互结之舌脉。

3. 治法　化痰软坚，祛瘀散结。

4. 方药　散肿溃坚汤加减。方取海藻、昆布化痰软坚；三棱、莪术祛瘀散结；黄芩、黄连、黄柏、龙胆草、连翘清热解毒；知母、天花粉养阴清热，其中天花粉有抗癌排浊之功；瘀血内积，久之必耗伤阴血，而肝又为藏血之脏，故用柴胡、白芍、当归养血柔肝，合三棱、莪术祛瘀而不伤血。若体质尚实，加服犀黄丸增强清热解毒、化痰软坚、祛瘀散结之力。

（三）后期

1. 临床表现　面色萎黄，形体消瘦，全身乏力，转移症状明显，排尿梗阻症状进一步加重，甚则出现尿潴留。伴心悸气短，畏寒怕冷，失眠多梦。指肛检查前列腺癌肿明显，质地坚硬如石，十分牢固。舌质暗淡，苔薄白，脉沉细。

2. 证候分析　病程日久，邪毒嚣张，正气消残，出现面色萎黄，形体消瘦，全身乏力，心悸气短，畏寒怕冷，失眠多梦等阴阳气血皆虚之象。邪毒嚣张，前列腺癌肿进一步增大，故排尿梗阻症状进一步加重，甚则出现尿潴留，指肛检查前列腺癌肿明显，质地坚硬如石，十分牢固。正气消残，邪毒乘机扩散至脏腑、骨骼，出现明显的转移症状。舌质暗淡，苔薄白，脉沉细为阴阳气血皆虚之舌脉。

3. 治法　补益气血阴阳。

4. 方药　人参养营汤合化癌汤加减。黄芪、党参、白术、茯苓、甘草益气，熟地黄、当归、白芍补血，五味子滋阴，肉桂温阳，陈皮理气以防益气补血之品碍脾，忍冬藤清热解毒，茜草根活血化瘀，白芥子化痰。共奏扶正祛邪之功。加鹿角胶、龟甲胶血肉有情之品，益精血、补阴阳。

八、其他治疗

（一）内分泌治疗

前列腺癌细胞代谢大多数依赖雄激素，内分泌治疗可直接去除雄激素而抑制其生长。目前临床内分泌治疗方案包括：

1. 单纯去势

（1）手术去势：双睾切除使血清睾酮浓度明显下降，抑制依赖雄激素的前列腺癌细胞代谢，使前列腺癌消退。该手术简便，副作用少，但可出现性欲减退、阳痿、潮热感、汗出、恶心呕吐、乏力等症状，患者心理上不易接受。对肾上腺分泌的雄激素不起作用，但该部分雄激素对前列腺癌细胞代谢影响极小。

（2）药物去势：黄体生成素释放激素类似物（LHRH-α）是目前雄激素剥夺治疗的主要方法。临床上常用的LHRH-α的药物主要包括亮丙瑞林、戈舍瑞林、曲普瑞林等。

（3）雌激素：雌激素有已烯雌酚、雌二醇等，以3 mg/d的剂量应用已烯雌酚21~60 d，睾酮可以达到去势水平，但长期使用易发生心血管疾病，目前已很少使用。

2. *单一抗雄激素治疗* 单一应用较高剂量的雄激素受体拮抗剂能够抑制雄激素对前列腺癌的刺激作用和生长。推荐应用非类固醇类抗雄激素类药物，如比卡鲁胺每日150 mg。

3. *雄激素生物合成抑制剂治疗* 前列腺癌患者接受去势治疗后，体内仍存在由肾上腺、前列腺癌细胞等合成的低水平雄激素，醋酸阿比特龙可以通过抑制雄激素合成途径的关键酶CYP17，从而抑制雄激素的合成。

4. *最大限度雄激素阻断治疗* 应用去势加抗雄激素药物同时去除或阻断睾丸来源和肾上腺来源的雄激素。

5. *根治术前新辅助内分泌治疗* 在根治性前列腺切除术前，为了缩小肿瘤体积、降低临床分期及前列腺切缘肿瘤阳性率而进行的一定时间的内分泌治疗。可以采用LHRH-α联合抗雄激素药物的方法，治疗时间为3~9个月。

6. *间歇内分泌治疗* 间歇内分泌治疗能够提高患者的生存质量，降低治疗成本，可能延长肿瘤对雄激素依赖的时间，以传统内分泌治疗相比可能有生存优势。

7. *前列腺癌的辅助内分泌治疗* 在前列腺癌根治术后或根治性放疗后，辅以内分泌治疗。能够治疗切缘残余病灶、残余的阳性淋巴结、微小转移灶，进而提高长期存活率。

（二）化学治疗

化学治疗常在内分泌、放射治疗失败后采用，常用的药物有紫杉类、米托蒽醌、环磷酰胺、阿霉素、表柔比星、雌莫司汀、去甲长春花甲酰胺、顺铂、氟尿嘧啶等。以上药物可以单独使用，也可联合应用。

（三）前列腺根治术

对局限性前列腺癌的治疗，目前临床上仍以前列腺癌根治术为主，其疗效虽然并非十分满意，但仍较其他治疗方法为好。根治性前列腺切除术的治疗原则是切除所有的肿瘤细胞，使患者能够长期无癌生存。德国的Kucher在1866年首先创立了经会阴前列腺癌根治的手术方式，但那时患者就诊时往往已为肿瘤晚期，因此，该手术未能得到普及。1904年，美国Young改进了这一手术方式，使其更加符合解剖原理，更实用。此后，Young的手术方法仅有很少但却是非常重要的变动：Bett主张经括约肌下径路手术；Vest提出了新的膀胱尿道吻合技术，以消除括约肌受到的紧张牵拉；Jewett进一步改进这一方法，他将Vest的简单尿道前后壁缝合法改为四针吻合法，使膀胱两侧壁与后尿道两侧壁亦吻合靠拢，这样重建的尿道不易发生漏尿，紧张性尿失禁的发生率也明显降低。如外科医师手术时操作熟练，术后尿失禁的发生率为1%~2.5%。坚持经会阴途径手术的医师往往强调该径路可直接抵达前列腺进行手术，且具有膀胱尿道吻合便利等优点，另外该途径手术失血量较经耻骨后途径手术为少。为了避免术中失血过多，手术时须紧贴前列腺包膜在包含着Santorini静脉丛的盆侧筋膜内进行操作。当时认为经会阴途径手术的主要缺点有：①手术中不能同时进行盆腔淋巴结清扫，故不利于对肿瘤进行准确的临床分期；②手术后不能保留性功能；③术中为了避免损伤Santorini静脉丛，须于盆筋膜内侧切开，使得原包裹在前列腺包膜周围的薄层结缔组织不能同时切除，可能残留癌细胞；④为了防止直肠损伤，手术中需分离 Denovillier 筋膜。1947 年 Millin 首先提出了经耻骨后径路前列腺癌根治术的手术技术，后经 1949 年 Memmelear 和 Lith、1954 年 Chute、1959 年 Campbell 和 Ansell 等人的不断改进及盆腔内手术经验的不断积累，现在国际上大多数泌尿外科医生都采用经耻骨后途径的前列腺癌根治术。该途径手术的优点是：①经耻骨后途径手术时，可及时发现已受肿瘤侵犯的淋巴结并一并切除之，也可及时中止手术；②经此手术途径暴露游离前列腺时尿道横断后，前列腺后方的手术平面正好位于直肠前壁，分离时可以保持覆盖于前列腺后表面及精囊表面的薄层胶状结缔组织的完整性，减少手术引起肿瘤组织播散或残留的机会；③经耻骨后途径手术时，手术野开阔，操作更加简便易行，利于外科医师熟练掌握；④以往不论经会阴途径还是经耻骨后途径手术，术后主要并发症均是性功能障碍（发生率达 85%～90%），经过对前列腺局部解剖及癌肿侵犯特点等的深入研究，1987 年 Walsh 等人在经耻骨后途径手术方法的基础上提出了保留性功能的根治性前列腺切除的新技术，使得绝大多数患者在手术后可保留正常性功能。1992 年 schuessler 等完成了第一例腹腔镜下根治性前列腺切除术。腹腔镜前列腺癌根治术疗效与开放性手术类似，但具有损伤小、术野及解剖结构清晰，并发症少等优点。近年来发展起来的机器人辅助腹腔镜前列腺癌根治术正逐步取代耻骨后前列腺癌根治术成为局限性前列腺癌治疗的金标准手术方案。同耻骨后前列腺癌根治术相比，机器人辅助腹腔镜前列腺癌根治术能够减少术中失血及降低输血率，在术后并发症发生率及手术切缘阳性率等方面并无显著差异。

（四）放射治疗

放射治疗是前列腺癌的根治性治疗手段，具有疗效好、适应性广、并发症少等优点，适用于各期前列腺癌的患者。对于低危患者，现代放疗技术能够达到与手术治疗相似的效果。根据治疗目的，放射性治疗可分为根治性放疗、术后放疗和转移性前列腺癌的姑息性放疗。

（五）中西医结合治疗

中西医结合治疗前列腺癌是中国特色医疗，也是优势，是今后防治肿瘤的主要途径和方法。它可以提高治疗效果，防止转移和复发，阐明发病的本质，进一步探索前列腺癌与宿主的关系，研究证型的本质，阐明中医药常用法则的机理。需要强调的是不能脱离中医理论，更不能离开中医辨证思维方法和临床实践。

1. 中医药与手术治疗的结合

（1）扶正治疗：前列腺癌根治手术前给予中药治疗，可以改善患者的一般营养状况，增加手术的切除率，增强患者的抗感染能力和细胞免疫功能。偏于气虚，选用党参、黄芪、白术、茯苓、山药、山茱萸、陈皮、白芍、甘草等药。偏于血虚者，常用黄芪、当归、熟地黄、川芎、白芍、阿胶、何首乌、鸡血藤、肉桂等药。气血（阴）两虚者，当选用黄芪、人参、白术、茯苓、当归、白芍、生地黄、制何首乌、龟甲、麦芽、沙参等药。

（2）抗癌治疗：手术前抗癌中药的应用可以有效控制癌症发展，一是使癌细胞退行性改变及坏死；二是增强宿主的免疫力。这些作用对患者术前控制病情及术后恢复均有益处。多用土茯苓、百部、蜈蚣、斑蝥、莪术、山慈菇、露蜂房、白英、龙葵、蛇莓、半枝莲、黄芪等药。

2. 中医药与放疗的结合

（1）胃肠道反应：是胃肠道最常见的放疗并发症，纳呆、腹泻、腹痛、里急后重、便秘等失调证。偏于胃阴虚者，选用沙参、麦冬、玉竹、半夏、生地黄、花粉、麦芽、山药等药。便秘者用蜂蜜送服；口干唇燥者，加石斛、天冬；恶心呃逆者，加生姜、竹茹、柿蒂。偏于胃气虚者，常用党参、白术、茯苓、山药、扁豆、神曲、麦芽等药。胃脘胀满、呕吐嗳气者，加陈皮、姜半夏；腹泻日久滑脱者，加米壳、赤石脂。

（2）血瘀证：放射性损伤早期病变包括微循环障碍、血液流变学改变；细胞聚集性增加，这些病变具有凝、聚、浓的特点，与中医瘀证相符。认为血瘀是放射损伤的一种早期病理征象，又是加重损害的重要因素。所以早期活血化瘀能改善血行障碍，以利放射损伤的修复，是治疗急性放射病的一种有效治疗。常用药物：莪术、当归、赤芍、丹参、桃仁、鸡血藤、红花、水蛭、虻虫、樟树、喜树等。现代研究表明，毛冬青、昆布具有抗凝作用；丹参、虎杖、夜交藤、鸡血藤具有抗凝和溶纤作用；桃仁、益母草、郁金、三棱等能降低血黏度，降低红细胞凝聚集性。

（3）虚损证：气虚证（白细胞下降）益气健脾，活血祛瘀。血虚证（红细胞下降，贫血）养血活血，益气生血。

九、转归与预后

早期局限在前列腺包膜内的前列腺癌，通过根治性手术切除，预后良好，可获长期生存。对于前列腺癌穿出包膜，但远处转移不明显者，经综合性治疗，5 年生存率较高，可达 50%以上；对于远处转移患者，预后不良，经综合性治疗，5 年生存率仅 30%左右。

十、预防与护理

（1）50 岁以上老年人需定期进行前列腺指肛检查，有利于前列腺癌早期发现。

（2）对于指肛检查前列腺出现异常结节者，需进一步确诊，以便早期治疗。

（3）对不能确诊者，应定期追踪，必要时早期切除。

（4）前列腺癌患者，禁止行按摩术，以免癌细胞扩散。

（5）治疗期间应注意休息，加强营养，忌食辛辣油腻之品，戒烟酒。

十一、现代研究进展

前列腺穿刺是诊断前列腺癌的金标准，传统前列腺系统穿刺存在阳性率低、重复穿刺及穿刺相关并发症等问题。前列腺特异性抗原检测是辅助诊断前列腺癌的重要指标，但 PSA 只具有组织特异性而不具有肿瘤特异性，PSA 检测存在假阳性、临床过度诊断等问题。因此，在传统检查手段的基础上引入新肿瘤标记物和新型影像分析技术，具有重要的临床意义。

1. 新肿瘤标记物

（1）Kallikrein 基因家族：由前列腺上皮细胞产生，包括总 PSA、游离 PSA、结合 PSA 与人类激肽释放酶 2（hk2）4 种形式。研究发现通过检测 4 种 KLKs 不仅可以早期预测前列腺癌发生的概率、远期转移的风险，还可以预测高级别的前列腺癌的恶性程度。在传统检查 PSA 水平或直肠指检手段的基础上联合检测 4 种 KLKs，可以提高前列腺癌诊断的准确率。

（2）前列腺癌基因 3（prostate cancer gene 3，PCA3）：是一种与前列腺癌相关的基因，PCA3 mRNA 的过表达与前列腺上皮细胞恶性转化密切相关。Hessels 等研究发现定量测定尿液中 PCA3 mRNA 能够预测前列腺活组织检查的结果。一项 Meta 分析结果提示尿液 PCA3 检测与血清 PSA 检测相结合在前列腺癌诊断中具有重要的价值，理论上可作为临床上无创诊断前列腺癌的有效方法，可作为前列腺癌诊断的生物标记物。

（3）肺腺癌转移相关性转录子 1（metastasis associated lung adenocarcinoma transcript 1. MALAT1）：被发现能监测早期非小细胞肺癌预后的一条 lncRNA，在前列腺癌和癌旁组织中表达高度差异。瞿曼等研究认为尿液中的 MALAT1 水平可以作为预测前列腺癌的独立因素，与 PSA 合用后可以降低不必要的前列腺穿刺。

（4）TMPRSS2-ERG 融合基因：主要存在于前列腺癌中，并能够在尿液中检测到。研究发现，TMPRSS2-ERG 和 PCA3 的组合检验，可将诊断的灵敏度从 37%提高至 73%，若是加上血清 PSA 检测，可将诊断的灵敏度提高到 90%。

（5）人激肽释放酶（hK）：Hk2 是人激肽释放酶的一种亚型，在前列腺癌中高表达。Hk2 联合 fPSA 检测能够提高前列腺癌诊断的特异性，以 Hk2 为主的综合指标能够对前列腺癌转移进行评估。

因此 Hk2 可作为是一种新型前列腺癌分子标志物，并有助于肿瘤预后的评估。

多种肿瘤标记物的联合检测必将是今后前列腺癌早期诊断的发展方向，目前血清 PSA 检测仍然是临床上筛查前列腺癌的主要方法。随着研究的深入，一些更敏感及更具特异性的新的肿瘤生物标记被发现，多种标记物联合检测将在前列腺癌的筛查、早期诊断、预后中起到关键作用。

2. 新型影像分析技术　传统的影响学检查 TRUS、CT、MRI 等在前列腺癌诊断的特异性方面较低，在鉴别前列腺癌与前列腺囊肿、较大的前列腺增生、前列腺钙化斑、结核等病时常常无法明确诊断。仅在判断肿瘤的临床分期时有一定的作用。一些新型影像分析技术的出现，弥补了影像学检查在前列腺癌的诊断方面的局限性。

（1）MRI 引导下的前列腺穿刺活检（MRGB）：相较于经直肠超声引导下前列腺穿刺活检术（TRUSGB），MRGB 有较大的操作空间，缩短穿刺时间的同时，提高了准确性。有报道，对经 TRUSGB 结果为判定为阴性的患者行 MRGB 穿刺，仍可获得 40%以上的阳性率。多数研究认为 MRGB 可以提高前列腺穿刺活检的精确度。

（2）动态增强磁共振成像（DCE-MRI）：是通过注射对比剂来评价肿瘤血管的一种成像方法，对比剂在 PCa 中"快进快出"，呈现一过性明显强化。Panebianco 等报道 DCE-MRI 前列腺癌检出的敏感性高达 96%、特异性高达 97%，明显高于普通 MRI。

（3）人工智能超声 CT（ANNAcTRUS）：该技术采用计算机辅助的人工神经网络式模块对传统的 TRUS 图像进行分析及标记，以评估穿刺的必要性并指导靶向穿刺。人工神经网络式分析技术能够发现人眼不能辨识的肿瘤，提高 TRUS 图像对于肿瘤的辨识度。谢立平等在 ANNAcTRUS 引导下前列腺靶向穿刺活检的阳性率为 46.2%，其中初次穿刺阳性率为 51.5%，重复穿刺阳性率为 36.8%，37.5%的患者 Gleason 评分为 6 分，50.0%的患者 Gleason 评分为 7 分，每例平均穿刺针数为（4.9±1.0）。Grabski 等的一项多中心研究结果显示，采用 ANNAcTRUS 引导下的前列腺靶向穿刺初次穿刺的阳性率为 41%，其中 58%的前列腺癌患者 Gleason 评分<7 分。ANNAcTRUS 引导下前列腺靶向穿刺能以较少的穿刺针数、获得较高的前列腺癌穿刺阳性率。

参考文献

[1] 那彦群. 中国泌尿外科疾病诊断治疗指南［M］. 北京：人民卫生出版社，2013：61-78.

[2] 郭应禄. 泌尿外科学［M］. 北京：人民卫生出版社，2015：306-330.

[3] 周桥. 前列腺癌 Gleason 分级［J］. 中华病理学杂志，2005（4）：240-243.

[4] Mcdonald M L, Parsons J K. 4-Kallikrein Test and Kallikrein Markers in Prostate Cancer Screening［J］. Urol Clin North Am, 2016, 43（1）：39-46.

[5] Stattin P, Vickers A J, Sjoberg D D, et al. Improving the Specificity of Screening for Lethal Prostate Cancer Using Prostate-specific Antigen and a Panel of Kallikrein Markers: A Nested Case - Control Study［J］. Eur Urol, 2015, 68（2）：207-213.

[6] Braun K, Sjoberg D D, Vickers A J, et al. A Four-kallikrein Panel Predicts High-grade Cancer on Biopsy: Independent Validation in a Community Cohort［J］. Eur Urol, 2016, 69（3）：505-511.

[7] 马悦，陈弋生. 前列腺癌精准诊断的新进展［J］. 中华男科学杂志，2016（11）：1030-1033.

[8] Chunhua L, Zhao H, Zhao H, et al. Clinical Significance of Peripheral Blood PCA3 Gene Expression in Early Diagnosis of Prostate Cancer［J］. Transl Oncol, 2018, 11（3）：628-632.

[9] Hessels D, Schalken J A. The use of PCA3 in the diagnosis of prostate cancer［J］. Nat Rev Urol, 2009, 6（5）：255.

[10] 高建军，韩瑞发. 尿液前列腺癌基因 3 检测诊断前列腺癌的 Meta 分析［J］. 中国全科医学，2013（6）：483-486.

[11] 瞿旻，任善成，孙颖浩．前列腺癌肿瘤标志物研究的新进展［J］．中华外科杂志，2015，53（4）：317-320.
[12] Hessels D，Smit F P，Verhaegh G W，et al. Detection of TMPRSS2-ERG fusion transcripts and prostate cancer antigen 3 in urinary sediments may improve diagnosis of prostate cancer.［J］. Clin Cancer Res，2007，7（4）：5103-5108.
[13] 刘申，吴小候．前列腺癌诊断的研究新进展［J］．重庆医学，2017（15）：2150-2152.
[14] Schoots I G，Petrides N，Giganti F，et al. Magnetic Resonance Imaging in Active Surveillance of Prostate Cancer：A Systematic Review.［J］. Eur Urol，2015，67（4）：627-636.
[15] 佟梓滨，刘爱连．前列腺癌 MRI 新技术与研究进展［J］．中国临床医学影像杂志，2016（3）：207-211.
[16] 谢立平，郑祥义，王潇，等．人工智能超声 CT 检查在前列腺癌早期诊断中的价值［J］．中华泌尿外科杂志，2015，36（11）：822-825.
[17] Grabski B，Baeurle L，Loch A，et al. Computerized transrectal ultrasound of the prostate in a multicenter setup（C-TRUS-MS）：detection of cancer after multiple negative systematic random and in primary biopsies［J］. World J Urol，2011，29（5）：573.

第十四节　前列腺肉瘤

前列腺肉瘤是一种罕见的前列腺恶性肿瘤，发病率很低，常见于小儿，亦见于青年，好发于 10 岁以下儿童。发病原因目前尚不清楚，其发病迅速，肉瘤增大很快并突入膀胱，压迫膀胱颈出口及尿道，出现尿频、尿急、尿线细，排尿困难呈进行性加重，血尿，甚则尿潴留，严重者还可压迫直肠而见排便困难。

指肛检查前列腺高度增大，呈球形，表面光滑，质地柔软有囊性感。由于指诊囊性感，需与前列腺脓肿波动感相区别。前列腺脓肿尚有高热，指诊前列腺触痛明显、灼热感，血常规白细胞明显升高，临床不难鉴别。

前列腺肉瘤如海绵状，可迅速充满前列腺内，其剖面呈“鱼肉状”。本病预后差，发病早期常无症状，症状出现时常系晚期，多经血行扩散转移至骨骼、肝及肺等部位。治疗行根治性膀胱前列腺切除术、放射治疗、化学治疗等综合治疗，参见前列腺癌。

中医根据本病好发于小儿，肉瘤迅速增大的特点，认为其病因为先天阴阳失调，正气亏虚，气血运行不畅，邪毒乘机内侵；病机是邪毒留而不去，瘀毒相搏而为病。治疗本着扶正祛邪的原则，以清热解毒、破瘀散结、调和气血，参照前列腺癌分期论治。

第十五节　精囊肿瘤

精囊肿瘤有恶性、良性之分。恶性的有精囊癌和精囊肉瘤，前者 50 岁以上多见，后者 50 岁以下为多；良性的有黏液瘤、囊腺瘤、纤维瘤等。其临床发病率很低，其中精囊肉瘤尤为罕见。

精囊癌很少见，可源于精囊本身，或源于邻近的膀胱、直肠组织，亦可由前列腺肿瘤浸润而来。源于精囊本身者，病变早期局限在精囊，质地坚硬；晚期则可经淋巴、血行和直接扩散三途径转移至区域淋巴结、骨、肝、肺及邻近的膀胱、直肠、前列腺等周围器官。

精囊癌早期无临床症状，随肿瘤发展出现下腹部、会阴部疼痛，血精，射精疼痛及压迫尿道出现尿频、尿急、尿痛，排尿困难，甚则血尿、尿潴留等尿路梗阻症状，其中血精是因肿瘤出血所致，因而症状严重而顽固，不同精囊炎之血精。临床症状的出现，多为晚期患者。

指肛检查可发现精囊增大变硬。穿刺活检常能提高精囊癌的诊断率。B 超、CT、精囊造影等有助于本病的诊断和治疗方案的选择。

治疗早期以手术切除为佳，放射治疗、化学治疗参见前列腺癌。中医治疗参照前列腺癌，在辨证用药的同时，针对血精症状严重而顽固，适当加用止血活血之品，如三七粉、蒲黄、茜草根等。

第十六节　王琦学术经验

前列腺与精囊疾病，临床上以慢性前列腺炎、前列腺增生症及精囊炎常见，其中慢性前列腺炎是青壮年男性生殖系统常见的诊断困难、治疗棘手的感染性疾患，精囊炎常与之同时并见，现代医学缺乏特异的治疗手段和药物。前列腺增生症是老年男性生殖系统多发病，目前临床治疗仍以手术效果好。

一、学术思想

（一）慢性前列腺炎

1. 提出病机三论

（1）热毒蕴结论：根据 CP 易出现尿频、尿急、尿痛、小便黄、尿道灼热感及排尿困难等尿路症状，既往中医临床一般多认为其病因特点是湿热为病，乃膀胱湿热下注所致，属中医淋证范畴，治以清热利尿通淋，其疗效并不满意。根据西医学前列腺导管与尿道、射精管所出之道不同以及 CP 并不一定合并有尿路感染等认识，王琦教授认为 CP 病因不同于湿热下注膀胱，使用清热利尿通淋之品并不能使前列腺湿去热除；其病机应为热毒之邪蕴结于前列腺，治疗应选用清热解毒之品，如黄柏、虎杖、蒲公英、败酱草、红藤、苦参之类。

（2）瘀血论：随着现代检测手段及观点的引入，中医对 CP 病因病机的认识亦不断深入。大量临床实践表明，CP 患者多有血液流变学异常，前列腺亦常变硬或有结节，会阴部常出现刺痛等瘀血证候；结合西医学关于慢性炎症刺激，CP 易出现纤维化病变的认识，用活血化瘀中药确能提高疗效，从而认为瘀血郁阻是 CP 的主要病机之一。

（3）瘀浊阻滞论：瘀不仅指血瘀，还包含瘀积不通，指前列腺导管常因炎症刺激、纤维变性而管腔狭窄，或结石阻塞，致使前列腺导管内分泌物瘀积不出；浊为秽浊之分泌物。认为：①成人的前列腺呈持续活动状态，每日分泌 0.5~2 mL 液体，这些液体由导管输送，经精阜两侧的开口进入尿道。CP 时前列腺导管常不通畅，治疗应在清热解毒杀灭病原微生物及活血化瘀改善前列腺供血环境的基础上，遵循中医"腑以通为用"的治疗原则，选用排浊之品，保证前列腺导管瘀积之物排出。前列腺虽不是中医六腑之一，然其排泄功能与六腑相似。②临床实践证明，慢性前列腺炎选用排浊中药如浙贝、天花粉、石菖蒲、薏苡仁、冬瓜仁、赤小豆等，可促使秽浊的炎性分泌物排出，保证前列腺导管排泄通畅而加速 CP 炎性病灶的愈合。

2. 确定"分期论治"的指导思想　由于疾病总是变化发展的，CP 亦是如此。临床实践中发现，大部分 CP 患者既出现热证，如小便灼热、口干口苦、阴部潮湿、烦热汗出、大便秘结等，又出现寒证，如睾丸怕冷、小腹怕凉、脚心发凉、大便稀溏等，而呈寒热夹杂证；一部分 CP 患者则以疼痛不适、精神抑郁为主要表现。并发现很多 CP 患者在发病初期都有尿道口滴白现象，而随着病情发展，滴白现象偶见，甚至消失。这些现象是湿热为病，瘀浊阻滞的病理反应。CP 症状出现缓慢，其症状的出现已不是发病初期，而是病情发展到一定阶段的病理改变结果，故不言初期而言初中期。初中期以湿热为病出现的寒热夹杂证为主，瘀浊阻滞症状为次。湿热为病，故见热证，且秽浊之物较多；

CP病久，湿易郁遏阳气，故又见寒证，而呈寒热夹杂。病情发展到后期（相当初中期而言），以瘀浊互结症状为主，湿热表现为次。血脉运行不畅，血瘀气滞故见疼痛不适、精神抑郁表现；湿浊内阻，则滴白现象偶见，甚至消失。上述CP病理发展规律的分期认识，从而确定了CP“分期论治”的指导思想。

3. *辨体论治*　以人的体质为认知对象，从体质状态及不同体质分类的特性，把握其健康与疾病的整体要素与个体差异，进而制定治疗原则，选择相应的理、法、方、药，以达到因人制宜的治疗措施。对于慢性前列腺炎的患者，在临证时，根据其体质的不同，加以温阳、或滋阴、或化痰利湿、或清热化湿、或活血化瘀、或疏肝理气等立法。其中慢性细菌性前列腺炎者，究其病因常由于平素嗜食辛辣膏粱厚味，或烟酒太过，致脾胃运化失常，酿生湿热，湿热下注为病或者性生活不洁湿毒之邪内侵前列腺而为病。久而久之形成湿热之体。在辨证的基础上顾及体质状态，加用黄柏、车前子、土茯苓等清热利湿之品。无菌性前列腺炎者前列腺液各种检查、培养未找到细菌，并能排除其他病原体。但患者经常表现为阴囊潮湿或前列腺部位的疼痛，甚或由于病情迁延出现的精神症状。究其原因主要是由于前列腺反复充血，血行不畅所致，多与相火偏盛、湿热下注有关。青壮年人，相火偏盛，色欲过度，而又担心失精伤身，意淫、手淫、性交等忍精不射，致欲火不泄，热迫血行，前列腺反复充血而成本病。或者嗜好烟酒或辛辣肥甘厚腻之品，酿生湿热，湿热循经下扰，引动相火，致前列腺反复充血。或者经常长时间压迫会阴部，如骑车、骑马、久坐等，使前列腺持续处于充血状态，久则血行不畅引发本病。加之病情迁延不愈，情怀不畅，久之气机郁滞。在疾病发生发展过程中，这些诸多因素均会贯穿在湿热、血瘀、气郁的体质状态中。病因与体质相辅相成，体质的形成和转变离不开个体的生命活动。体质因素参与并影响疾病不同证候与病机的形成。同样在辨证的基础上顾及体质状态，加用黄柏、车前子、土茯苓等清热利湿之品或穿山甲、桃仁、红花等祛瘀通络活血之品，或者加龙骨、牡蛎、柴胡等疏肝理气之品。

4. *指出CP治疗中应注意的几个方面*　根据现代医学关于CP的认识和临床实践结果，认为CP治疗中应注意以下几个方面：

（1）注意CP的基本病理：症状的发生有其内在的病理变化，治疗过程中需抓住CP基本病理这一主要矛盾，即前列腺组织有炎性细胞浸润和腺叶中纤维组织增生、变性。

（2）辨证论治与分期治疗相结合：CP的病理变化发展到不同阶段可出现；不同的症状表现，但由于CP的症状繁杂而无特异性，因此治疗过程中需辨证论治与分期治疗相结合，以加强治疗的针对性。

（3）宏观辨证与微观辨证相结合：现代医学的检测手段使中医的传统“四诊”触角延伸到微观世界，因而辨证需把宏观和微观结合起来，以探讨前列腺各种实验检测指标的临床辨证意义。

（4）基本方的确定与运用：基本方的确定与运用，应围绕CP的基本病理和中医对CP的病机认识来定，在治疗过程中针对体质、并发症等辨证加减。

（5）忌一味苦寒清热解毒：清热解毒是治疗CP的一大方法，但苦寒的同时需考虑温的因素，防止苦寒伤阳。临床上很多治疗CP的方剂和用药桂枝茯苓丸之桂枝、黄柏配乌药、薏苡附子败酱散用附子、引火归原之肉桂等就是一启迪。

（二）精囊炎

现代医学认为，“血精”为精囊炎的主要特征之一，由于精囊与输精管、前列腺等在解剖位置上非常接近，炎症容易相互继发感染，所以“血精”也常见于睾丸炎、输精管炎、前列腺炎等炎症患者。

“血精”一症，中医早有认识。隋代巢元方将其病机概括为“气血皆损，肾家偏虚”。临床发现，有性欲旺盛，强力入房，或手淫无度，努伤血络者；有房劳过度，损伤肾阴，阴虚火旺，灼伤血络者。多表现有腰腿酸软，口干咽燥，手足心热，性欲亢盛，舌红少苔，脉象细数等阴虚火旺之证。若排精时尿道灼热涩痛，小便黄赤，为兼有湿热下注之象。

（三）前列腺增生症

前列腺增生症是由于前列腺上皮与间质增生，导致以前列腺进行性增大而引起膀胱尿液排出受阻的疾病。肾气虚是前列腺增生症发病的基础病因；瘀滞造成膀胱出口梗阻，引起排尿困难或尿潴留，是前列腺增生症的局部有形病变。肾虚是前列腺腺体增生的基本条件，本病好发于50岁以上的中老年人，因肾气衰，气化失司，气血运行不畅，瘀滞日久而成癥瘕。所以，临床触诊前列腺，可见其失去正常形态，或侧叶或中叶增生，或中央沟变平或突出。老年人肾气不足，肾气虚则五脏皆弱，气血运行及水谷精微代谢与升降功能皆失常态。老年人肾虚的另一种表现为机体的调节功能紊乱，性激素平衡失调，是本病发生的决定因素。现代医学病理学也认为，前列腺增生症发病是由雌、雄激素比例失调等多种因素造成前列腺内部腺叶、腺体增生，压迫膀胱颈而致下尿路梗阻。年老肾虚为发病之本，瘀血内结为发病之标，本虚标实是本病的病机特点。

对前列腺增生症的诊治要形成开放的临床思维模式。通过B超、CT检查，能明确前列腺增生的大小、形状、凸入膀胱的情况和膀胱残余尿量；通过尿流动力学检查，可判断下尿路梗阻的情况；通过膀胱尿道测压，能准确反映梗阻部位和膀胱功能等。由于前列腺增生症的症状出现有增生前列腺压迫的机械因素和腺体平滑肌收缩的张力因素，症情有急有缓。故治疗用药，主张要结合西医认识和相关检查，考虑膀胱代偿功能。对膀胱维持代偿功能，尿路症状明显者可选用威灵仙、地龙、石菖蒲、芍药和甘草等缓解挛急之品为主，以解除腺体平滑肌收缩而排尿；尿路症状缓解者用刘寄奴、水蛭、莪术、桃仁和桂枝（肉桂）等消癥散结之品为主。西医的优势可以拿来为我所用，不要做只会看化验单的医生，但是也不要说中医就是凭着三个指头走天下，现代医学知识也要懂，要学会博采众家之长。

二、用药经验

（一）慢性前列腺炎

1. *基础方分期加减*　基础方的组方原则“清热解毒，祛瘀排浊，浊去湿清”是针对CP中医发病机理“湿热为病，瘀浊阻滞”而制定的。基础方以当归贝母苦参丸为主组成，方用苦参、黄柏、蒲公英清热解毒；浙贝、石菖蒲排浊祛湿；牡丹皮、水蛭活血祛瘀，合当归祛瘀而不伤血；乌药防苦寒伤阳，并有行气止痛之功。当归贝母苦参丸源于《金匮要略·妇人妊娠病脉证并治第二十》：“妊娠，小便难，饮食如故，当归贝母苦参丸主之。”方后注曰“男子加滑石半两”，说明该方男子小便病变亦可用之。

初中期（寒热夹杂）合用薏苡附子败酱散加减，后期（瘀浊互结）合用桂枝茯苓丸加减。薏苡附子败酱散源于《金匮要略·疮痈肠痈浸淫病脉证并治第十八》，是寒热夹杂之经典方；桂枝茯苓丸源于《金匮要略·妇人妊娠病脉证并治第二十》，用于妇人宿有症病，后期前列腺纤维增生变性而成症结，用之可谓切中病机。

当归贝母苦参丸、薏苡附子败酱散、桂枝茯苓丸治疗CP，临床验证疗效确切，说明研究经方治疗现代医学疾病，仍有其重要的价值和意义。

2. *从络论治前列腺痛*　前列腺痛是以会阴、睾丸、阴茎、肛门、小腹、耻骨上区、腰骶疼痛不适为主要表现的综合征，可伴有排尿踌躇、排尿中断、尿细无力、尿频、尿急、尿滴沥、尿不尽等排尿异常改变。王琦教授根据叶天士“病入血络，经年延绵”“久痛必入络，气血不行”等相关认识，结合前列腺痛病情缠绵难愈的特点，提出从络论治前列腺痛的见解，兹介绍于下。王老师认为，前列腺位居膀胱下部，包绕男性尿道，属男性前阴器官，与冲、任、督三经关系最为密切，也与足少阴、足太阴、足阳明等经脉相关。精微物质需通过络脉输送到前列腺以充养之；反之，前列腺疾病的相关信息也通过络脉反馈到与其相联系的脏腑，并反映于体表的相应部位。前列腺络脉中气血津液以通为顺，以阻为逆。瘀血、湿热、寒凝是前列腺络病的主要病因，络脉不通不畅是其基本病机。

（1）瘀血阻络：其成因有两个方面：一为寒凝、湿热客居络脉日久，阻滞气机，导致瘀血停滞，络脉瘀阻。前列腺痛病久必入血入络，瘀血阻络是各种外邪伤络的最终转归，瘀血是络脉阻滞不通的直接原因，只有通过活血化瘀解除络脉阻滞，才能达到治疗目的。二为肝郁气滞，瘀血阻络。因前列腺痛患者常情绪不稳定，精神紧张、压抑，比正常人对身体的不适和疼痛有更多的关注、焦虑；且肝主疏泄，调畅气机，前列腺与足厥阴肝经的关系最为密切，故认为肝郁气滞是瘀血阻络的主要成因。临床常见会阴、腰骶、睾丸胀痛或刺痛，固定不移，两胁胀痛，善太息，常伴有勃起功能障碍及尿频、尿滴沥等排尿异常，舌质暗，可见舌下静脉青紫，脉弦涩。治宜化瘀通络，佐以疏肝行气。常用复元活血汤加减治疗。以大黄荡涤留瘀败血，以桃仁、当归、红花活血祛瘀，以穿山甲破瘀通络，以天花粉消瘀散结，以甘草调和诸药，用柴胡疏肝调气，气畅则血行。若肝郁明显者，可加用香附、薄荷、青皮、枳壳以加强疏肝解郁之力；疼痛明显者，可配伍《医学衷中参西录》之活络效灵丹（当归、丹参、乳香、没药）活血通络止痛。

（2）寒邪阻络：根据“寒气客于脉中，则血泣脉急”（《素问举痛论》）的相关认识，寒凝则络脉绌急，络脉绌急则气滞，气滞日久则瘀血内生，阻于络道，导致络脉不通。常见会阴部冷感，睾丸冷痛，自觉阴冷囊缩，龟头发凉，肛门疼痛，伴有小便频数、量多，舌质淡、苔白润，脉弦紧或沉弦。若阳虚阴凝、寒痰阻络所致的肛门疼痛，常用阳和汤治疗。以熟地黄温补营血，鹿角胶填精补髓，炮姜、肉桂温通经脉，麻黄开达腠理，白芥子祛皮里膜外之痰，生甘草解毒、调和诸药。若肝肾虚寒，寒凝络阻者，常用暖肝煎、天台乌药散、橘核丸加减。常用药为吴茱萸、肉桂、丁香、小茴香、乌药、沉香、青皮、木香、高良姜、细辛、槟榔、橘核、延胡索。睾丸痛甚者重用小茴香、荔枝核、橘核、青皮；少腹及睾丸冷痛者重用肉桂、制附子、小茴香、吴茱萸；若附睾炎出现硬结疼痛者，可用海藻、昆布、桃仁软坚散结通络；偏于肝肾不足者，可加当归、枸杞子温补肝肾。

（3）湿热阻络：湿为重浊之邪，易趋下位，湿热之邪常胶结难解，壅结于前列腺，可致前列腺导管痉挛、狭窄，甚至闭阻不通，使导管内分泌物不能排出，变成秽浊之物，阻滞气机，进而导致瘀血停滞，加重络阻症状，形成“湿热为病，瘀浊阻滞”的病理状态。因前列腺毗邻肛门、直肠，临床常见会阴胀痛，以肛门为甚，伴有尿频、尿急等尿路刺激症状，甚则伴有勃起功能障碍，舌质红、苔黄腻，脉弦滑。治宜清热燥湿通络，用止痛如神汤（当归、秦艽、桃仁、皂角子、苍术、防风、泽泻、黄柏、槟榔、大黄）治疗。本方出自《医宗金鉴外科心法要诀》，治痔疮初起，风、湿、燥、热所致的肛门肿痛，其效如神。以肛门疼痛不适为主的前列腺痛且伴有湿热之象者，可用此方治疗。疼痛甚者，可加芍药甘草汤缓急止痛，解除前阴器官平滑肌痉挛；如小便涩数不通者，加赤茯苓、车前子、灯心草、萹蓄。

3. *临床辨证选药* 由于CP症状繁杂而无特异性，致使临床辨证选方用药困难，治疗中需对病对症，抓住病机进行选药。临床上，CP选药主要有三大类，即清热解毒、活血化瘀、利水渗湿。

（1）清热解毒药：主要有蒲公英、败酱草、马齿苋、马鞭草、鱼腥草、凤尾草、土茯苓、虎杖、金银花、连翘、紫花地丁、野菊花、天花粉、白头翁、穿心莲、青黛、黄柏、黄芩、龙胆草、苦参。

（2）活血化瘀药：丹参、王不留行、赤芍、牡丹皮、乳香、没药、穿山甲、桃仁、红花、归尾、三棱、莪术、苏木、川芎、泽兰、牛膝、土牛膝、五灵脂、蒲黄、元胡、皂角刺。

（3）利水渗湿药：车前子、车前草、萹蓄、萆薢、滑石、木通、薏苡仁、茯苓、瞿麦、灯心草、泽泻、通草、赤小豆、石韦。

（二）精囊炎

1. *治疗宜标本兼顾* “血精”是标，肾阴虚是本。肾阴不滋，虚火不清，欲火不息，相火不平，“血精”难愈，故治疗宜标本兼顾。方选知柏地黄汤加味，药用知母、黄柏、生地、山药、山茱萸、泽泻、茯苓、龟甲、鹿衔草、茜草。知柏地黄汤加入龟甲，含有大补阴丸之意，重在滋阴降火；加鹿衔草、茜草凉血清热解毒，且有活血之力。若肉眼血精明显，可加入小蓟、茅根等凉血止血之品；兼有湿热下注，射精时尿道涩痛灼热，加龙胆草、车前草，以清利肝胆湿热。血精长期不愈气血虚损，加党参、黄芪、当归以益气血。败精及离经之血瘀阻，可见射精刺痛，或血精紫暗，用蒲灰散加减。另外，临床上还需注意泌尿生殖系其他炎症的治疗。如有睾丸炎，加龙胆草、橘核、荔枝核；尿道炎，加车前草、土茯苓、茅根、蒲公英、牡丹皮、赤芍；前列腺炎，合当归贝母苦参丸加减。如不重视精囊周围炎症的治疗，精囊往往反复感染，精囊炎缠绵不愈。

2. *治疗血精关键在于清、化* 出血之症多因火邪，出血之后必致瘀血，血精每因湿热、瘀血及虚火等扰动精室所致。火与瘀贯穿于血精各证型之中。因此，治疗血精，关键在于清、化。清法为清湿热，导火下行；清瘀热，泄散火邪；滋阴液，以清虚热。化法为止血化瘀；化湿利窍。具体辨治方法如下。

（1）清化除实热：精室位于下焦，肝之络脉环绕阴器，精液归精室所藏，由精窍排出。若肝经湿热，扰动精室，损伤血络者，则可射出血性精液，伴口苦，目赤，小便不利，或睾丸疼痛，舌红、苔黄腻，脉滑数。治肝经湿热之血精，宜用清热化湿，消瘀止血法。常用龙胆泻肝汤合四乌鲗骨一芦茹丸加减。常选用龙胆草、栀子、黄芩、柴胡、车前子、生地黄、泽泻、当归、茜草、海螵蛸、败酱草等。

（2）利窍散瘀热：瘀热郁结，或为瘀血体质，致血不循经之血精者，症见血性精液，口渴不欲饮，面色暗滞，或有附睾结节，舌质暗有紫气，脉细或涩。瘀热积滞是血精常见证型，多因湿热伤络，血溢脉外，留而为瘀，或素有瘀热，血不循经。治宜化湿利窍散瘀热，方用蒲灰散合四乌鲗骨一芦茹丸加味。常选用生蒲黄、滑石、海螵蛸、茜草、竹茹、沉香、琥珀、仙鹤草、三七粉等。

（3）凉血清虚热：阴虚火旺之血精证，多由肾阴亏虚，相火偏亢，虚火扰精，血络受损；亦有血精日久，热邪久郁，灼伤阴津。症见精液鲜红，或有遗精，形体消瘦，心烦，失眠，小便黄，舌质红、苔薄白，脉细数。治宜滋阴凉血，清泄虚火，化瘀止血。方以大补阴丸合二至丸、四乌鲗骨一芦茹丸加减，或知柏地黄丸加减治之。常选用龟甲、熟地黄、生地黄、知母、黄柏、墨旱莲、女贞子、茜草、海螵蛸、三七粉、山茱萸、阿胶等。

（三）前列腺增生症

1. *针对本病本虚标实、虚实夹杂的特点，临床处方用药当攻补兼施*

（1）活血化瘀法：前列腺增生症患者因肾气衰，气化失司，气血运行不畅，瘀滞日久而成癥瘕。有形之邪阻碍气机，血运不畅，血滞成瘀，瘀血成结是前列腺增生症的共同病理特点。活血化瘀法为中医药辨治前列腺增生症的主要大法之一，活血化瘀必须作为前列腺增生症治疗全过程始终坚持的基本原则。人体是一有机的整体，气、血、津三者互相转化、互相影响，密不可分。前列腺增生症为各种原因造成腺体瘀血增生，影响膀胱气化而致水液代谢失常，潴留膀胱而为病。因此，临床遇见顽固性水肿，王教授常采用活血利水法而水势得消，皆因津血同源、血行则水行之意。前列腺增生症而致癃闭，亦可通过活血化瘀以缓解。临床常选用桃仁、红花、莪术、三棱、川牛膝、三七、丹参、琥珀等活血通络兼利水之品。若病势较急，则急则治标。

（2）补肾益气法：根据本病基本病机为肾虚血瘀，补肾活血法亦为治疗前列腺增生症的主要大法。多年临床实践证明，只要气行血畅，症状多可得到改善。在临床上常选用具有补肾活血功用的方药治疗，取得了较好临床效果。补肾补气常用黄芪、茯苓、白术、当归、肉苁蓉等。气虚当补气，以黄芪为首选，该药入肺、脾二经，《本经逢原》谓其尚能“补肾中之气不足”，三脏兼顾，颇切合本病病机，而且重用，力专效宏，直达下焦，鼓动真气运行，协同诸药治疗。

（3）清热利湿法：本病主要病机是肾虚血瘀，是由于气虚导致痰瘀阻结下焦，蕴积日久必内生湿热，而湿热不除，则瘀结难解，窍道难通。因此，王教授在本病湿热实证明显时，常治以清热除湿法，常用龙葵、马鞭草、白花蛇舌草、土茯苓、薏苡仁、苦参、白茅根、大黄等。其中，大黄性味苦寒，苦胜湿而寒胜热，能荡涤下焦蕴结之湿热，且具有活血通络散瘀之功，适宜用于本病治疗。

（4）消肿散结法：前列腺增生症属痰浊为患者并非少见。年老之人，肾阳不足，脾失健运，导致体内津液失常，聚而为痰；肾阴不足，相火妄动，煎熬津血，致使痰津瘀阻；前列腺增生症的临床常见证候表现之一是情志不舒，因肝气不舒，升降失常，三焦气机不利，也可聚津为痰。由此均可导致痰浊凝聚，阻碍气血运行，痰瘀互结，日久不散，自可凝结成块，滞塞尿路，溺不得出而使病症日渐加重。治疗本病要在补肾活血的基础上配合运用化痰散结法，常用药如夏枯草、海藻、昆布、炮穿山甲、皂角刺、土贝母、生牡蛎、橘核等。

（5）疏肝解郁法：情志不舒是前列腺增生症的常见证候。因前列腺疼痛，患者常情绪不稳定，精神紧张、压抑，比正常人对身体的不适和疼痛有更多的关注、焦虑。且肝主疏泄，调畅气机，前列腺与足厥阴肝经的关系最为密切，肝郁气滞是瘀血阻络的主要成因。临床常见会阴、腰骶、睾丸胀痛或刺痛，固定不移，两胁胀痛，善太息，常伴有勃起功能障碍及尿频、尿滴沥等排尿异常，舌暗、舌下静脉青紫，脉弦涩。王教授指出，临床处方用药勿忘疏肝解郁。常用药如：柴胡、赤芍、白芍、郁金、香附、萱草等。

（6）通络搜痰法：根据叶天士“病入血络，经年延绵”“久痛必入络，气血不行”等相关理论，结合前列腺增生症病情缠绵难愈的特点，提出通络搜痰法治疗前列腺增生症。从解剖上看，由于前列腺部位隐匿，前列腺包膜的存在，一般活血化瘀药药力很难通过前列腺屏障，从而影响了药物对前列腺增生症的治疗效果。常用虫类活血药，取其性行散，善于通络搜痰直达病所。常用水蛭、地龙、土鳖虫等虫类活血药。因为是血肉有情之品，活血通络作用较强，以上3药并用可加强药物的协同治疗作用，药力集中，易使药力直达病变部位，克服草本药物破血通络搜痰力之不足。现代中药药理研究认为，虫类活血化瘀药如地龙、水蛭、土鳖虫等药物有效成分如链激酶、水蛭素、纤维酶原等有溶栓、抗纤维化、抑制前列腺增生的作用。

2. *治疗前列腺增生症的用药特点*

一是开上窍以通下窍：临床无论有无上窍闭塞，均可配用开上窍的药物，有利于下窍的开启。可在辨证的基础上，加1~2味开肺的药物，如杏仁、桔梗、贝母、紫菀等。二是升清以利降浊：BPH为浊湿停留不降之证，清阳之气的上升有利于浊湿之气的下降。因此，临床常配伍升清之品，如黄芪、升麻、柴胡、枳壳等，可促使湿浊下走阴窍。三是通后窍以利前窍：前后二窍同由肾所主，在生理上相互配合，因此在病理上亦相互影响。生大黄活血行瘀，通下导滞，引瘀血浊热从大便而走，配合通利之品导瘀血湿热从小便而去，达到通后窍以利前窍的目的。临床上观察到，急性尿闭患者，大便一通，小便即自利。四是直接开前窍：本病分窍实而闭和窍虚而闭，无论何种，临床如配合直接开启前窍的药物，如琥珀、郁金、莪术、石菖蒲、生黄芪、沉香、麝香、穿山甲等，可提高疗效。五是消瘀滞以通达：对于前列腺增生导致的癃闭来说，无论是脏腑功能失调（即三焦气化失司），还是感受病邪，均有滞、瘀、痰、湿的形成，不消除这些病理改变，很难提高疗效。这些治则包括疏肝理气、活血散瘀、化湿利水、化痰软坚。理气药如柴胡、郁金、沉香、乌药、枳壳；祛瘀药如丹参、桃仁、生大黄、川牛膝、红花、琥珀粉、炒五灵脂、䗪虫；利湿药如茯苓、泽泻、瞿麦、萹蓄、车前子、木通、冬葵子；化痰软坚药如夏枯草、昆布、海藻、生牡蛎、川贝母。六是助气化以利膀胱：当BPH出现排尿困难、小便点滴而出等癃闭症状时，其病位在膀胱。膀胱主司小便，若膀胱气化功能正常，则开者小便畅快出于外，合者小便蓄积留于内。然而，膀胱的气化功能的正常发挥又有赖于三焦的气化功能。若三焦气化失司，则必然导致膀胱气化不利，开合失常，于是发生癃闭。膀胱为洁净之腑，其气化功能的正常发挥亦有赖于其自身的洁净、清畅。若被湿热和/或瘀血阻塞其窍，则气化受阻，亦可致小便闭而不通。无论是三焦气化失司所致的膀胱气化不利，还是湿热瘀血闭阻所致的膀胱气化受阻，均影响了膀胱的气化功能。因此，除针对原发病因治疗外，均应同时重视恢复膀胱的气化功能。这也是无论虚实，均需加用助膀胱气化药物的原因。助膀胱气化的药物有：桂枝、茯苓、肉桂、补骨脂、肉苁蓉、菟丝子、乌药等，可酌情选用。

三、典型病例

病例1　苗某，30岁，大学教师，初诊日期1993年5月20日。

腰酸1年余，近2月来加重。1993年3月16日在北京医科大学附属第三医院泌尿外科就诊，经EPS镜检，确诊为慢性前列腺炎，服用环丙沙星（0.5，每日2次）6周，行前列腺按摩6次（1次/周）。1993年5月11日复查EPS，结果WBC 30±5个/HP，卵磷脂小体（++）。1993年5月20日经西医泌尿外科专家建议，求治于中国中医研究院西苑医院（研究生部）中医男科专家门诊。初诊：腰酸，全身乏力，脚心怕凉，大便溏，舌质淡，苔薄黄稍腻，脉弦稍数。前列腺指诊；前列腺偏大，压痛明显。EPS检查：pH值7.0，WBC成堆/HP，卵磷脂小体（++），上皮细胞（+）。

西医诊断：慢性前列腺炎。

中医辨证：初中期（寒热夹杂）。

治法：清热解毒，散寒祛湿。

方药：当归贝母苦参丸合薏苡附子败酱散加减。当归10 g、浙贝母10 g、苦参10 g、薏苡仁15 g、败酱草15 g、制附片6 g、黄柏10 g、乌药10 g、蒲公英15 g、车前子（包煎）10 g、牡丹皮10 g，水煎服。

6月21日二诊，诉全身乏力、脚心怕凉症状消失，大便调，唯腰酸呈游走性，舌质淡，苔薄白，脉弦。前列腺指诊：大小正常，稍有压痛。EPS检查：pH值6.8，WBC 0~4个/HP，卵磷脂小体（+），上皮细胞（+）。继用上方。

7月5日三诊，诉停药1周，复出现脚心稍凉，大便不成形，腰酸较前加重，舌质淡，苔薄黄，脉弦。前列腺指诊：大小正常，压痛。EPS检查：pH值7.0，WBC 15~20个/HP，卵磷脂小体（++），上皮细胞（++）。治疗：上方加鹿衔草、红藤。

7月26日四诊，脚心稍凉症状消失，大便正常，唯略感腰酸，舌质淡，苔薄白，脉弦。前列腺指诊：正常。EPS检查：pH值6.7，WBC 1~5个/HP，卵磷脂小体（++），上皮细胞（+）。上方巩固治疗2周。

8月16日五诊，诸症消失，舌淡，苔薄白，脉缓。前列腺指诊：正常。EPS检查：pH值6.4，WBC 5~8个/HP，前列腺小体（++），上皮细胞（+）。

9月6日复查EPS：pH值6.4，WBC 0~3个/HP，前列腺小体（+），上皮细胞（+）。

病例2　陈某，男，38岁，已婚，干部。1993年8月劳动后出现溺血鲜红，但无疼痛、发热、畏寒等，病情时隐时现，进而出现性交后血精，阴部有不适感，肛门坠胀，性欲减退。未做任何治疗，10天后，经某医院直肠指检、膀胱镜检、精道造影、精液检查，诊为“精囊炎”。给予抗生素等对症治疗，效果不佳，于1993年9月来我所求治。患者述现同房精液仍为红色，腰时常隐痛，头晕，耳鸣，失眠，多梦，口干，乏力，饮食尚可，大小便均正常，舌淡有裂纹，苔薄，脉弦细数。心肺听诊、腹部及生殖器检查均无异常。肛指检：右侧精囊区有压痛而稍隆起，前列腺正常而无触痛。精液常规检查红细胞满视野，白细胞2~8个，诊断为精囊炎。本病其本是肾阴不足，以火扰精室为标，阴虚火旺，则迫血妄行，治以育阴清热凉血为主。方药：生地黄、牡丹皮、白芍各10 g，山茱萸、栀子各12 g，白茅根、当归、仙鹤草、小蓟各15 g，服10剂后，头晕、耳鸣、口干减轻，腰无隐痛，失眠，多梦好转。原方去牡丹皮，加琥珀粉3 g（分吞）。又服15剂后，同房1次，精液色白，诸症已除，精液常规检查正常。随访2年余，未复发。

病例3　魏某，男，32岁。2014年4月16日初诊。主诉：反复睾丸、会阴、腰骶部耻骨上区坠胀疼痛3年余。现病史：3年前因会阴部胀痛不适、尿频、尿急、尿不畅就诊于当地医院，诊断：慢性前列腺炎。服用中药、西药等，症状未见明显缓解，遂来就诊。刻诊：睾丸、会阴、腰骶部耻骨上区、肛门坠胀酸痛、紧缩感，尿等待、尿频、尿急、尿线细，口不干，偶口苦，易急躁紧张，纳可，夜寐欠佳，大便黏滞欠畅，每日1行，舌质红稍暗苔薄黄，脉细数。前列腺液检查：卵磷脂小体（+

+)，白细胞（-）。NIH-CPSI 积分：23 分。中医诊断：子痈。西医诊断：慢性非细菌性前列腺炎/慢性盆腔疼痛综合征。处方：柴胡 12 g、天花粉 20 g、当归 10 g、炮穿山甲粉 3 g（分两次冲服）、桃仁 10 g、红花 10 g、熟大黄 6 g、马鞭草 20 g、败酱草 20 g、三七粉 3 g（分两次冲服）。21 剂，水煎服，每日 1 剂。

2014 年 5 月 7 日二诊：服药后耻骨、会阴、尾骶疼痛消失，尿频、尿急、尿等待症状明显缓解。舌质红苔薄白，脉稍细。NIH-CPSI 积分：15 分。前列腺液检查正常。处方：柴胡 12 g、天花粉 20 g、当归 10 g、炮穿山甲粉 3 g（分两次冲服）、桃仁 10 g、红花 10 g、熟大黄 6 g、马鞭草 20 g、败酱草 20 g、三七粉 3 g（分两次冲服），虎杖 10 g。21 剂，水煎服，每日 1 剂。

2014 年 7 月 2 日三诊：尿路刺激症状已基本控制。刻诊：尚有小腹隐痛，肛门、会阴不适，舌质红苔薄白，脉稍弦。处方：柴胡 12 g、天花粉 20 g、当归 10 g、桃仁 10 g、红花 10 g、熟大黄 6 g、马鞭草 20 g、败酱草 20 g、三七粉 3 g（分两次冲服）、虎杖 10 g、苏木 10 g、刘寄奴 15 g。21 剂，水煎服，每日 1 剂。后随访，患者自述睾丸、会阴部等不适症状基本控制，排尿尚可，余无明显不适。

按本病患者绝大多数并非细菌感染引起，其病因较为复杂。体内的感染灶、精索静脉曲张或痔等盆腔静脉性疾病的影响、全身或局部的免疫功能异常、物理与化学因素刺激、不良的生活习惯等因素均可造成前列腺长期充血而诱发，故用抗菌药物疗效较差（尤其是 CP/CPPS）。目前西医在本病的微观认识上取得了较大进展，除了抗菌药物以外，临床研究开始转向行为方式、规律排精等非药物疗法。有研究者指出，当前的临床研究应改变策略，确立改善症状、提高患者生活质量为首要目标。通过全面改善患者的生活质量，包括改善症状、改善躯体及精神状态、降低治疗费用、增加治疗满意度，最终达到彻底治疗。中医药在改善 CP/CPPS 患者症状、提高生活质量等方面具有较大的优势。复元活血汤具有“活血祛瘀，疏肝通络”的作用，原治疗跌打损伤所致的瘀血滞留胁肋之症。此方有两个特点：一为升降同施，以调畅气血；二是活血破瘀而不耗伤阴血。该方治疗本病较为全面，既能活血化瘀止痛以治盆腔不适，又能清热利湿化浊疗排尿异常，并且能疏肝行气通络解精神心理之疾，所以，临证常用此方加减治疗 CNP/CPPS。复元活血汤原治跌打损伤、恶血留于胁下、痛不可忍等症，根据活血祛瘀、疏肝通络的制方思想，我临床移植用于治疗慢性盆腔疼痛综合征，常数剂痛止。对于如复元活血汤等名方的应用，我们要学习其制方思想，临证时既能执守，又能圆通，明其理而活其法。诚如清代韦协梦说：“方虽出于古人，药仍进于医手，安可抱残守缺，以某方治某病，必求几希之合而昧化裁之妙哉？”临床看病要注意药物本身功效的多样性，尤其要注意用药钩玄，从古人论著中搜索其原有的、而被遗漏的精要论述，再次应用于临床。如方中大黄，现在大家一般都用它来治疗便秘，只知道有泻下通便的作用，而遗忘了活血化瘀的功能。《神农本草经》言其：“下瘀血，血闭，寒热，破癥瘕积聚，留饮宿食，荡涤肠胃，推陈致新，通利水谷，调中化食，安和五脏。”明确指出了其活血作用。败酱草除可清热利湿解毒外，尚有活血止痛功能，专主下焦血瘀而治盆腔疼痛，我常用于治疗 CNP/CPPS。当归在《神农本草经》言“主咳逆上气”，调和气血使逆乱之气各有所归，行止有序而专于肺气上逆久咳顽喘，而不单是活血调经。所以，我们一定要留意药物临床功效的多样性，减少处方药味，用药对，才能做到药专而力宏。

病例 4　赵某，男，29 岁，2011 年 5 月 23 初诊。主诉：尿频、尿分叉、尿灼热 3 月余，伴遗精频繁 1 月余。病史：2011 年 3 月 12 日因尿频、尿分叉、尿不尽、小便灼热月余，就诊于原北京军区总医院，诊为“慢性前列腺炎、泌尿系感染”，予西药治疗，现已停药。近 1 个多月来仍有尿分叉、会阴部不适感，夜尿 1~2 次，伴见遗精频繁，平均每周 2 次，每于遗精后出现腰痛不适；行房时射精往往在插入阴道 1 min 左右发生；纳可，大便正常；舌质略暗红，苔薄；B 超示：前列腺稍增大，双附睾囊肿。处方：苦参 10 g、当归 10 g、浙贝母 10 g、黄柏 10 g、砂仁（后下）6 g、乌药 20 g、马鞭草 20 g、萆薢 20 g、地龙 10 g，共 30 剂；疏肝益阳胶囊 10 瓶。

2011 年 6 月 27 日二诊：尿路刺激症状改善，遗精减少。处方：苦参 10 g、黄柏 10 g、砂仁（后下）6 g、马鞭草 20 g、天冬 10 g、干地黄 10 g、党参 10 g、磁石（先煎）30 g、杭白芍 30 g、炙甘草 10 g、珍珠母（先煎）30 g，共 30 剂；疏肝益阳胶囊 10 瓶。

2011 年 8 月 22 日三诊：遗精 3~4 次/月，性生活每周 1 次，时间由每次 1 min 提高到每次 8~9 min。处方：苦参 10 g、黄柏 10 g、砂仁（后下）6 g、远志 10 g、茯苓 10 g、磁石（先煎）20 g、珍珠母（先煎）30 g、地龙 10 g、刺五加 15 g、杭白芍 30 g、炙甘草 10 g、金樱子 15 g、白蒺藜 10 g，共 21 付。

2011 年 10 月 24 日四诊：遗精 4~5 次/月，性生活每周 1 次，4~5 min/次，有尿频、尿急，夜尿 2~3 次/晚。处方：当归 10 g、浙贝母 10 g、苦参 10 g、虎杖 20 g、连翘 10 g、白花蛇舌草 30 g、乌药 20 g、黄柏 10 g、萆薢 15 g、菟丝子 15 g，共 30 剂。

2011 年 11 月 21 日五诊：遗精 5 次/月，性生活 10 日 1 次，每次 5~6 min，尿分叉（±），尿频（-），尿急（-），夜尿 1~2 次/晚。处方：当归 15 g、浙贝 10 g、苦参 10 g、黄柏 10 g、砂仁（后下）6 g、乌药 20 g、萆薢 15 g、菟丝子 20 g、天冬 15 g、干地黄 15 g、金樱子 20 g、芡实 20 g、白蒺藜 10 g，共 30 剂。

2012 年 1 月 9 日六诊：自服上方后共遗精 5 次，近 2 次遗精多无梦而遗；性生活 4~5 d 1 次，每次 4~5 min，阴囊潮湿；脉细弦。处方：黄柏 10 g、制苍术 20 g、砂仁（后下）3 g、天冬 10 g、干地黄 10 g、芡实 15 g、金樱子 20 g、刺猬皮 10 g、鸡内金 10 g、生龙牡各（先煎）30 g、白蒺藜 10 g，共 30 剂。

2012 年 2 月 7 日七诊：因过年期间饮用葡萄酒，前列腺炎复发，尿不尽，阴囊潮湿，遗精 3 次/周，易汗出，脉滑，苔薄。前列腺液检查示：磷脂小体：50%；白细胞：20~30 个/HP。精液分析示：精液不完全液化，精子活率低下，精液中未见白细胞。处方：当归 15 g、浙贝母 10 g、苦参 10 g、黄柏 10 g、砂仁（后下）6 g、虎杖 15 g、豆豉 10 g、鸡内金 10 g、炙水蛭 10 g、秦艽 15 g、生山楂 20 g、生麦芽 20 g，共 30 剂。

2012 年 4 月 9 日八诊：阴囊潮湿、出汗、尿不尽好转；遗精依然，近 1 月 7 次。双肾、输尿管、膀胱、前列腺、精囊腺及阴囊 B 超示：前列腺稍大，双附睾头囊肿，左侧精索静脉轻度曲张。前列腺液检查示：磷脂小体：50%；白细胞：5~10 个/HP。处方：萆薢 20 g、蚕沙（包煎）10 g、土茯苓 10 g、鸡内金 10 g、生麦芽 30 g、生山楂 20 g、豆豉 10 g、生牡蛎（先煎）30 g、刺猬皮 10 g、黄柏 10 g、砂仁（后下）6 g、天冬 10 g、白蒺藜 10 g、炙鱼鳔 20 g，共 30 剂；黄精赞育胶囊 10 瓶。

2012 年 5 月 14 日九诊：遗精减少（4~5 次/月），阴囊潮湿未见，前列腺液检查未见异常。精液分析示：精液液化时间 50 min，a 级精子百分率为 25.25%，b 级精子百分率为 18.69%，精液中未见白细胞。上方去黄柏、砂仁、天冬，共 30 剂；黄精赞育胶囊 10 瓶。

再诊患者诸证均好转，其为生育而请老师改变治疗方向，半年后随访时患者已无病理性遗精，生理性遗精约每月 2 次，而前列腺炎尿路刺激症状及会阴部不适感未再发作，且其妻已孕。

病例 5　林某，58 岁。2003 年 9 月 3 日初诊。夜尿频、尿不尽半年，伴尿分叉，尿滴沥。在北京某医院 B 超示前列腺增生。舌苔薄白，脉弦涩。证属气滞血瘀，予行气活血，软坚散结：丹参、蒲黄、昆布、海藻、莪术各 10 g，乌药、水蛭各 6 g，续断 15 g，14 剂。二诊：症状明显好转，再用上法加减而症状渐趋缓解。

按前列腺增生症的发病，与肺主通调、脾主运化、肾主气化等功能的失调有关。治疗前期应行气活血、软坚散结；晚期则宜补肾化瘀为主。本例发病时间较短，当属早期，病机为气滞血瘀，故以行气活血、软坚散结治之而获显效。

病例 6　周某，男，68 岁，2009 年 6 月 15 日首诊。主诉：前列腺增生（凸入膀胱）十余年。患者十余年前因尿无力，腹股沟坠胀感，在北京某医院诊查为前列腺增生症，前列腺特异性抗原（PSA）值 5.7。后服保列治等治疗 3 年，PSA 值有所下降，但后停药再查 PSA 达 10.0，怀疑为前列腺癌而住院治疗，检查未见异常。再查 PSA 值为 14.0，遂来求诊。诊见：排尿无力、尿细，会阴部坠胀，附睾肿胀，纳、寐均可。体检：前列腺肿大凸入膀胱。患者年迈肾气亏虚，痰瘀内阻。治宜益肾活血、化痰散结。处方：猪苓、白术、泽泻、桂枝、茯苓、牡丹皮、赤芍、桃仁、草河车、土贝母各 10 g，白花蛇舌草、肉苁蓉各 20 g，皂角刺、土茯苓、仙鹤草各 30 g，莪术 15 g。30 剂，每天 1 剂，水煎服。方以猪苓、白术、泽泻、桂枝、茯苓、牡丹皮、赤芍、桃仁、莪术、草河车、仙鹤草、肉苁蓉等补肾活血、益气利水；皂角刺、土贝母化痰散结；白花蛇舌草、土茯苓清热解毒兼有抗癌防癌作用。

病例 7　王某，男，81 岁。2009 年 2 月 8 日初诊。诉患前列腺增生症 10 年，平素有排尿困难、尿无力、尿等待等症，夜尿频多。舌淡暗苔薄，脉细涩。证属瘀血阻络，治以活血通络，软坚消癥。予自拟前列舒通汤，方含《金匮要略》桂枝茯苓丸、水蛭、莪术、泽兰、乌药等品，活血化瘀，缓消癥积，加减与之，以观进退。处方：川桂枝 12 g、茯苓 15 g、牡丹皮 10 g、赤芍 10 g、桃仁 10 g、莪术 20 g、三棱 10 g、昆布 20 g、海藻 20 g、炙水蛭 6 g、泽兰叶 15 g、乌药 20 g。21 剂，水煎服。

2009 年 3 月 2 日二诊：药后排尿困难、尿无力、尿等待等症均有所好转，但夜尿仍频。考虑患者年事已高，原方基础上加益气通络之品。处方：上方加生黄芪 30 g、炮山甲 10 g、地鳖虫 10 g、川牛膝 15 g、鸡内金 10 g。21 剂，水煎服。

2009 年 3 月 23 日三诊：服药后夜尿由 3~4 次减为 1~2 次，排尿困难等症进一步改善，继以原方加减。处方：上方减三棱、昆布、海藻，加地龙 10 g、川芎 20 g。21 剂，水煎服。同时单用琥珀粉 3 g、沉香末 3 g，以蜂蜜调服。

按桂枝茯苓丸方出自汉代名医张仲景《金匮要略·妇人妊娠病篇》，方由桂枝、茯苓、牡丹皮、桃仁、芍药组成，属于活血化瘀通经之剂。方中桂枝温通经脉而行瘀滞为君药；桃仁化瘀消癥；牡丹皮既能散血行瘀，又能消退瘀久所化之热；芍药与诸祛瘀药合用，有活血养血之功，共为臣药；茯苓利水渗湿健脾，以助消癥之力，为佐药。以白蜜为丸，取其缓和诸药破泄之力，为使药。诸药合用共奏活血化瘀，缓消癥块之效。前列舒通汤是在桂枝茯苓丸化瘀消癥的基础上加入软坚消癥、逐瘀利水之品。其中，常用的药物有炙鳖甲、炮穿山甲、炙龟甲，含三甲汤之意，用于痰瘀互结、滞于精室导致的前列腺增大有形，以活血化瘀，软坚散结，兼补肾气。琥珀、沉香也来自古方“沉香琥珀散”（《普济方》），治疗诸淋涩不通。琥珀粉疗效很好，但是因其不溶于水，所以服用起来不是很方便，要给患者交代清楚。

第二十七章　男性绝育术后并发症

男性绝育术后并发症是随着男性绝育术的开展而出现的男科疾病。男性绝育术包括输精管结扎术、输精管粘堵术等，用得最多的是前者。输精管结扎术被公认为是一种安全、可靠、简便、经济的男性绝育方法，在世界范围内被广泛推广使用。据1987年估计，全世界已有5000多万男性接受了输精管结扎术，而且每年仍有75万人接受此手术。由于这种手术仅阻断精子的排泄通道，不影响体内正常代谢，因而对健康、第二性征及性能力均无不良影响。只要术前认真做好各项准备工作（包括对受术者的心理疏导和有关手术知识的宣传），手术认真操作以及术后精心调护，一般不会发生并发症。但由于来自施术与受术双方的种种原因，仍有少数受术者发生术后并发症，如出血与血肿、感染、痛性结节、附睾瘀积、性功能障碍等。云南省对9817例受术者随访，其术后并发症的发病率分别为：血肿0.04%，感染0.08%，痛性结节0.46%。《男性学百题》一书统计的术后并发症的发病率为：出血与血肿0.53%，感染0.88%，痛性结节0.47%，附睾郁积0.63%。美国乔治·华盛顿大学医学中心统计的并发症发病率为：血肿1.58%，感染1.46%。另据资料介绍，国外痛性结节的发生率为4.9%~10%。说明国内男性绝育术后的并发症发生率非常低。尽管如此，因男性绝育术对计划生育具有重要意义，所以临床必须予以高度重视，对术后并发症进行积极有效的预防和治疗。

第一节　概　　说

一、男性绝育术与生理

男性绝育术只是阻断精子的排泄通道，并不影响睾丸的生精功能，也不干扰睾丸的激素分泌和体内代谢过程，故对性腺轴以及整个内分泌系统和性欲、勃起、射精、情欲、高潮等性生活过程的任何一个环节都不会有直接影响。绝育术后的男子仍具阳刚之气，第二性征不会改变，性生活正常。

正常精液95%以上是由精囊、前列腺的分泌物构成，精子所占比例很小。输精管结扎术后仍有精液排出，与术前相比，无论是精液的量还是外观，均不会有明显的变化，只是不再含有精子而已。输精管结扎后，睾丸仍然保持良好的生精状态，不断产生成熟的精子，但这些精子在附睾内被机体分解吸收，精子的产生与被吸收始终保持着动态平衡。实际上，在做输精管结扎以前，排出体外的精子也只是一小部分，绝大多数精子都在附睾内被机体重吸收。

精子是一种抗原物质，在附睾被吸收后会影响体内免疫系统，40%~70%的受术者会产生抗精子抗体。术后7~10 d便可在血液循环中查到抗精子凝集抗体，使精子凝集、制动，活动受限。抗精子抗体可能会影响复通术后生育能力的恢复。曾有人提出抗精子抗体可能会加剧动物模型的动脉粥样硬化，但通过研究发现，抗精子抗体对人体不会产生不良影响，并不会导致危害健康的疾病发生，也不会增加冠心病的发病率。1983年和1984年，印度医学研究委员会和美国国立卫生研究院的大量对照研究表明，许多男性在绝育术后长期存在着抗原-抗体反应，并在血液循环中发现免疫复合物，但并没有因此产生严重的临床症状，心脏病、癌症和免疫系统疾病的发生率与对照组没有差异。1984年和1986年，在饮食习惯与美国显著不同的中国和韩国进行的流行病学研究也肯定了输精管结扎术后的精子免疫反应不会对心血管系统产生危害。

除抗精子抗体的研究外，科学家们还对输精管结扎术后的生理学改变进行了广泛深入的研究。通过实验研究表明，输精管结扎术对人体的血压、血液学及血液生化指标、内分泌、凝血及心血管、睾丸及输精管道等均没有明显影响。

输精管结扎术对劳动力和健康会不会有影响，是每一个受术者极为关心的问题，医学家们对此也进行了长期的研究。英国1968—1974年对2000例输精管结扎对象进行了至少5年的随访，但没有发现有统计意义的疾病增加，也没有其他实验室异常。Petitti（1983）对美国加利福尼亚州4 385名输精管受术者进行的调查表明，结扎组与对照组比较，感染、前列腺疾病、肿瘤、精神紊乱，以及内分泌系统、造血器官、神经系统、心血管系统、呼吸系统、消化系统、泌尿生殖系统及皮肤、皮下组织和运动系统疾病的发生，两组无统计学差异。结果表明，未发现结扎对健康有不良影响。20世纪80年代初，美国国立儿童保健和人体发育研究所进行了一项男子健康流行病学调查，对4个城市中10 590例输精管结扎男性与同等数量非手术对照者中54种疾病的发病率进行了比较。输精管结扎术时男性平均年龄为36岁，调查时已术后5年者占95%，超过10年者几乎占25%。调查发现，结扎组心脏病、癌症或免疫系统疾病的发病率与对照组相似或更低。例如，结扎组每年心脏病发作或心绞痛的发生率为37/10 000，而对照组为44/10 000；癌症发病率结扎组为15/10 000，对照组为20/10 000。在研究期间，结扎者糖尿病发病率和病死率均明显低于对照组。这虽然还不能明确肯定结扎术能使受术者更健康，更少患心脏病、癌症和糖尿病，但可以肯定结扎不会对健康带来危害。可见，输精管结扎对劳动力和健康不会产生不良影响。

二、论治原则

输精管结扎术后并发症是自开展男性输精管结扎绝育术后才出现的病种，在传统中医男科文献中没有这方面的内容。从脏腑与外肾关系来看，肝、肾、脾等有经络与外肾相通，冲、任、督脉等与之直接相连。因此，这一类疾病病位或在肝、肾、脾，或在冲、任、督脉。又肝主筋，输精管结扎术主要是损伤外肾筋经，故术后并发症与肝的关系更为密切。

输精管结扎虽只损伤局部，但可因各种原因影响脏腑生理功能，如复感外邪，或调护不当，便可引起输精管结扎术后并发症。如术后情志不畅，或房事过早过频，可致性功能减退；或手术损伤脉络，离经之血流注阴囊瘀著不去而为血肿；或术后护理不当，饮食失节，过食辛辣厚味，酿生湿热，循经下注外肾，或局部不洁，感受湿热，毒邪侵袭，热毒瘀滞外肾，从而导致外肾红、肿、热、痛；或术损筋经，经脉气阻，气血不得宣通；或素体阳虚，术后感受寒湿，均可致经脉气血凝滞，经脉拘急，从而导致外肾坠胀、疼痛，痛连少腹腰股等症状；或湿热、寒湿或瘀血留着不去，而成瘀块结节；或素体阳盛，感受寒湿，或气滞血瘀，久之郁而化热，导致局部红肿热痛；或术损脉络，败精瘀滞阻塞外肾，导致肾子肿胀疼痛等。总之，输精管结扎术后并发症的基本病理是经脉阻滞，湿、热、血、精瘀阻外肾，滞留不散。

在辨证上，输精管结扎术后并发症以实证为主，若失治误治，则可由实转虚，或虚实夹杂。在寒热性质上，因体质差异，感邪不同，可为寒证，可为热证。在病位上，与肝经关系极为密切，次为肾经，再次为心、脾经。

输精管结扎术后并发症的中医治法以通法为主，疏通经脉，祛除湿、热、瘀等邪气。如病久转虚或虚实夹杂者，又当以补助通或通补齐下。临床常见证候有：①肝郁气滞：精神抑郁或烦躁易怒，胸胁满闷，阴囊胀痛牵引少腹两股，或性欲低下，阳痿，体倦食少，舌淡苔薄，脉弦细。治宜疏肝解郁，宣畅气机。②湿热蕴结，阴囊或肾子肿胀热痛，疼痛较剧，痛引两胯，或皮肤红热，甚则肉腐成脓，或肢体沉重困倦，或伴身热、口渴、口苦，小便赤涩灼痛，大便不爽或秘结，舌红苔黄腻，脉弦数或滑数。治宜清热祛湿，宣畅气机。③瘀血阻滞：阴囊肿胀，疼痛剧烈，刺痛或胀痛，痛处不移，触之痛剧，甚或阴囊皮肤青紫，舌暗或有瘀点，脉沉涩或沉弦。治宜化瘀、止血、消肿。④寒湿凝滞：睾丸子系坠胀疼痛，痛引少腹两股，或阴囊紧缩，疼痛受寒加重，得暖减轻，形寒畏冷，舌淡苔白或白滑，脉沉迟。治宜散寒除湿，宣畅气机。⑤瘀阻结节：阴囊不红不肿，囊内结节疼痛或轻或重，触痛明显，并向睾丸、腹股沟、下腹部或腰骶部放射，或见精索结节增大、疼痛及坠胀，舌淡苔白或舌暗有瘀点，脉沉弦或沉涩。治宜化瘀散结，理气止痛。⑥肝肾两虚：阴囊或睾丸坠胀，疼痛绵绵不休，或睾丸缩小，阴囊上缩，腰酸膝软，背屈肩随，头晕目眩，性欲减退，阴茎痿软或勃起不坚，舌淡苔白或舌红少苔，脉沉细或细数。治宜补益肝肾。

除内服中药外，还应根据病情的具体情况，配合西药、药物外治、理疗、针灸、手术等治疗方法。同时针对患者的心理变化，给予相应的心理治疗，对感染、血肿、痛性结节、附睾瘀积等，心理治疗能减轻患者心理负担，有利于辅助治疗，提高疗效；对性功能障碍者，心理治疗的作用至为关键。心理治疗可调动患者的主观能动性，其他方法的运用能够辅助心理治疗更好地发挥其治疗功能。

预防与护理的好坏是决定输精管结扎术后并发症发生与否的重要因素，因此，必须做好术前、术中、术后各项工作。术前要认真做好受术者的思想工作，向受术者介绍手术的过程及手术与健康的关系，解除其恐惧、疑虑的心理负担；术中要严格无菌操作，认真、仔细地按操作规程进行手术，准确无误地结扎输精管，不过多损伤周围组织；术后要留观 2h，如无阴囊出血可以返家，返家途中不骑自行车，休息 1 周，尽量减少活动，术后 2 周内禁止房事，饮食清淡而富含营养，忌食辛辣煎炒炙煿之物或生冷之品，保持局部清洁卫生。既病之后，则要根据不同病情给予相应护理，医护结合，提高疗效。

第二节　出血与血肿

一、概述

输精管结扎可引起局部出血和血肿，包括阴囊皮下出血和瘀血、阴囊内出血与血肿、精索血肿 3 种。以术后阴囊或精索渐进性肿胀、增大、疼痛，阴囊皮肤紫暗或瘀斑为特征，肿胀出现的快慢及轻重因损伤程度和出血量多少而异。如肿胀持续加重，说明出血尚未停止；如肿胀速度较快，说明出血较多；肿胀速度缓慢，说明出血量少。局部穿刺可抽吸出暗褐色血液，透光试验阴性。若出血较多，处理不当，可使病情恶化。输精管结扎引起的出血与血肿发病率很低，统计资料显示，我国云南省的发病率为 0.04%、山西省的发病率为 0.06%、四川省的发病率为 1%（另有资料报道为 0.53%）；美国的发病率为 1.58%。

本病中医文献中虽无记载，但可归为“血疝”范畴。其病因为手术损伤。病机乃血络受损，血溢脉外，瘀血积聚阴囊。病位在外肾而与肝相关。病性属实。瘀久可以化热，久积不去可凝集成块，给治疗带来困难。治疗以化瘀止血为主。若瘀而化热，当化瘀清热；凝集成块，又当化瘀软坚。

二、病因病理

（一）中医病因病机

手术不慎或先天禀赋不足（如凝血机制不良）是导致本病发生的原因。肝主筋、藏血，术损脉络，血液外溢，离经之血瘀滞不去，积于阴囊，以致阴囊肿痛。本病的基本病理乃瘀血积聚肾囊。如血溢不止，瘀留不去，又可加重出血以致血肿日渐增大。如瘀久不去，复感湿热；或阳盛之体嗜食辛辣，可化热而致瘀热互结；或血止而瘀血不散，久则凝结成坚硬肿块。

（二）西医病因病理

西医学认为，引起本症发生的原因有：①患者凝血机制不良。②手术损伤主要血管，或结扎止血不彻底。③术后活动过量，损伤血管，如术后1周内重体力劳动、长途步行、骑车或骑马等。其中任何一种原因均可导致血液外渗，出血不止，离经之血积于阴囊皮下或阴囊内、精索内，引起血肿。如血肿未及时治疗或治疗不彻底，日久机化而形成坚硬肿块。

三、辨病要点

1. 症状　有输精管结扎手术史。血肿一般发生于术后7 d之内，但绝大多数发生于术后24 h之内。初期有阴囊坠胀、疼痛，动则痛甚，或仅表现为伤口胀痛；后期表现为阴囊胀痛不适。

2. 体征　阴囊肿大，皮肤呈紫暗色或有瘀斑，局部压痛明显，肿块质软有波动感，或见伤口渗血。阴囊透光试验阴性，穿刺可抽出暗褐色血液。血肿日久机化后，可在局部触及坚硬肿块，阴囊壁增厚，局部按压有胀痛不适感。

3. 实验室检查　如凝血功能不良，实验室检查可见凝血时间延长。B超检查有助诊断。

4. 血肿分类　结扎术后出现的血肿一般分为3类：①阴囊皮下瘀血：即浅表血肿，血肿仅限于切口周围，伤口胀痛，局部青紫瘀斑。②阴囊血肿：血肿较大，波及整个阴囊，皮肤紫黯，阴囊坠胀刺痛，睾丸疼痛且难以触及，局部压痛明显。③精索鞘膜内血肿：血肿较小，沿精索走向呈条索状，胀痛或刺痛。

四、类病辨别

本病早期应与睾丸鞘膜积液和精索鞘膜积液鉴别，晚期则应与阴囊象皮肿鉴别。

1. 睾丸鞘膜积液和精索鞘膜积液　这两种疾病与输精管结扎术后血肿都有阴囊肿大、囊内物柔软而有波动感之共同点，但前者无输精管结扎手术史，疼痛不明显，透光试验阳性，穿刺物非血性，足资鉴别。B超检查有助于鉴别诊断。

2. 阴囊象皮肿　以阴囊肿大，阴囊壁极度肥厚变硬如象皮样为特征，但无手术史；本病晚期因机化形成肿块，阴囊壁变厚而与前者有相似之处，但有输精管结扎手术史。前者还可从血液或病变淋巴组织中找到微丝蚴或成虫，本病则无。

五、辨证要点

本病的病因乃手术损伤，病位在外肾而与肝相关，病性为实，瘀久可从热化或血聚成癥，瘀血不去，新血不生而使囊壁肥厚。

六、治疗原则

本病治疗宜中西结合，内外兼治。由于其病机特点为瘀血阻滞，故其治疗原则为活血化瘀。根据病情发展，在化瘀基础上佐以相应治法，如出血未止者，佐以止血；出血已止者，佐以活血；瘀积成癥者，佐以软坚。

七、论治要点

根据本病发展变化规律，临床以分期论治为妥。早期出血未止，瘀血不去，故治疗既要止血，又当化瘀，止血可以减轻瘀血的程度，化瘀可以促进止血；中期出血已止，瘀血积滞较多，故当以活血化瘀为主，若复感湿热或素体阳盛而瘀从热化者，又当化瘀清热；晚期瘀血凝聚成癥，治疗当以化瘀软坚消癥为法。如早期止血得法，出血量不多，即可阻断血肿进一步增大，瘀血留滞较少则易于消散，可以减少凝血成癥的机会。

（一）早期（出血未停止之前）

1. 临床表现　阴囊肿胀，逐渐增大，皮色紫黯或瘀斑，自感阴囊肿胀、下坠疼痛，甚则痛连少腹，行走不便，会阴不适，可伴心烦、微热等症。舌淡，苔黄，脉沉涩或弦涩。

2. 证候分析　络伤血溢，瘀积阴囊，故阴囊肿胀、青紫、重坠、疼痛，行走不便；瘀阻气机不畅，故感会阴不适，痛引少腹；出血不止，故肿胀渐增；若感湿热或素体阳盛瘀而化热，则可见心烦，微热。病在肝之宗筋，属瘀，故见脉沉涩或弦涩。舌红、苔黄则为瘀阻有热之象。

3. 治法　化瘀止血，消肿止痛。

4. 方药　十灰散合花蕊石散加减。方中大蓟、小蓟、侧柏叶、茜草根、棕榈炭止血；大黄、牡丹皮、白茅根、栀子化瘀凉血；花蕊石化瘀止血，加蒲黄、牛膝止血化瘀引药下行。如疼痛较甚，加延胡索、川楝子理气止痛；若有化热趋势，加连翘、金银花、败酱草以清热。

（二）中期（血止但血肿尚未机化）

1. 临床表现　阴囊肿胀，皮色紫黯，坠胀疼痛或刺痛，或痛引少腹两股，或局部灼热疼痛，大便秘结，小便黄少，舌红，苔黄或舌上瘀斑，脉沉涩有力或弦数。

2. 证候分析　瘀血滞留，积聚阴囊，故见阴囊色紫、胀痛或刺痛；瘀阻经脉，气机不畅，故痛引少腹两股；邪热内炽，故见便秘、溲黄、舌红苔黄，脉弦数；舌上瘀斑、脉沉涩有力乃血热瘀阻之象。

3. 治法　活血化瘀。

4. 方药　桂枝茯苓丸合抵挡汤加减。方中桂枝温通经脉以利血行；桃仁、牡丹皮、大黄活血祛瘀；芍药和血缓急；水蛭、虻虫破血消瘀；茯苓淡渗利水，共奏破血化瘀之功。如瘀热互结者，去桂枝，加蒲黄、生地黄、蒲公英、土茯苓化瘀清热；痛甚加沉香、延胡索行气止痛。

（三）晚期（血肿消退或成癥块）

1. 临床表现　阴囊肿胀渐趋消退，皮色紫褐，时有刺痛；或肿胀持续不消，变为硬块，疼痛不剧，阴囊皮肤变厚或干燥脱屑，或精索增粗变硬，会阴不适；舌黯红，少苔，脉弦涩。

2. 证候分析　血肿失治误治，瘀血不化，则肿胀不消；瘀血日久，凝集不散而成癥积，其肿块坚硬；瘀血不去，新血不生，阴囊失养，故阴囊皮肤甲错；瘀阻气机，故会阴疼痛不适。脉弦舌黯，乃肝脉瘀阻之象。

3. 治法　破瘀活血，消癥散结。

4. 方药　复元活血汤合活络效灵丹加减。方中当归、丹参、红花、桃仁、乳香、没药等活血化瘀；大黄破瘀血；穿山甲消癥活血；柴胡引药入肝，且能疏理气机。宜加水蛭以破血逐瘀，牡蛎、夏枯草软坚散结。诸药合用，功能活血破瘀，消癥散结。若有气虚见证，加黄芪以益气。如证候偏寒，阴囊冷凉者，加入小茴香、肉桂等以温经，或用少腹逐瘀汤加三棱、橘核、穿山甲。

八、其他治疗

（一）西药治疗

1. 止血　凝血功能不良者，用止血药物。

2. 预防继发感染　血肿较大者，用抗生素以防止继发感染。

3. 促进血块吸收　用α-糜蛋白酶 5 mg 肌内注射，同时注射当归、红花注射液各 2 mL，1 次/d；5 d 后用α-糜蛋白酶 10 mg 加 1%普鲁卡因 6 mL，进行血肿周围封闭注射，以后每周 1 次。

（二）手术治疗

1. 加压包扎止血　伤口处渗血或血肿较小者，可行加压包扎止血，或分离阴囊结扎出血点后再行加压包扎，但均需观察是否继续出血。

2. 手术止血　阴囊血肿较大，且有继续增大趋势，或经加压、中药止血等无效，血肿复起或继续增大，均应手术切开后清除血肿，彻底止血，必要时引流。

3. 穿刺抽吸积血　对出血停止而血肿时间较长者，术后 72 h 可行穿刺抽吸积血，并同时注入透明质酸酶 1 500 单位于阴囊内。然后给予加压包扎。

（三）外治

（1）以 8∶2 的比例用凡士林与金黄散调成膏外敷。适用于伴有继发感染的血肿。

（2）消炎散适量，调水外敷。用于防止感染或伴有感染的血肿。

（3）云南白药或七厘散，以冷开水或陈醋调敷患处。

（4）跌打丸，酒化为糊状，外敷患处。

（5）马鞭草、仙鹤草、生大黄、三七、牡丹皮、茜草根、赤芍等捣烂（鲜品）或研粉（干品），加冷开水或陈醋调敷患处。适用于血肿早、中期。

（6）积雪草、红花、生半夏、骨碎补、生甘草、葱须等，加水 500 mL 煎沸后，加醋 30 mL 再煎沸，熏洗患处，3~4 次/d，每次 10~15 min。适用于晚期机化者。

（四）单验方治疗

（1）生三七粉，每服 1.5 g，2 次/d，冷开水调服。

（2）云南白药，重者先服保险子 1 粒，以后每服 0.5~1 g，2~3 次/d，冷开水调服。

（五）理疗

血肿晚期机化者，可配合理疗方法，如音频疗法、超声波疗法等进行治疗。

九、转归与预后

本病如出血量少，血肿小者，可在短期内治愈。如出血较多，血肿较大，且治疗不及时或误治，可延长病程，导致血肿机化，给治疗带来困难。如出血量很多，血肿特大且继续出血，不及时手术治疗，则会导致失血性休克，危及生命。

十、预防与护理

（一）预防

（1）严格掌握手术适应证，对有凝血功能不良、鞘膜积液、腹股沟疝、严重精索静脉曲张、阴囊皮肤感染、精索炎、附睾炎、精索粘连者，不宜手术。

（2）术中操作认真仔细，严格操作程序。手术切口应选择在无血管区，局麻时避开血管。显露输精管时，避开精索内外静脉之间的蔓状静脉丛，固定输精管尽量做到一次固定成功，避免反复钳夹，防止挫伤。术中辨清血管走向，尽量避免损伤，注意彻底止血。凡有活动出血点都要准确、彻底止血，切忌草率压迫止血。

（3）术后必须留观 30~60 min，如有出血则要及时处理并继续留观。检查无异常后方可离去。术后 7 d 内禁止重体力劳动、长途步行、骑车、骑马以及同房。

（二）护理

（1）血肿早、中期禁止按摩。早期禁止热敷。

（2）卧床休息，用阴囊托压迫抬高阴囊。继续出血者可予局部冷敷，血止 72 h 后可予局部热敷。

（3）注意局部卫生，防止继发感染。出血较多，血肿较大者，应严密观察，防止休克。

（4）饮食有节，忌饮酒，忌食辛辣煎炒之物。

（5）血肿早、中期时严禁房事。

十一、现代研究进展

各地对本病的报道不多，均认为其病为离经之血聚积而成，瘀血之形成又必然导致气滞，形成血瘀→气滞→血瘀的恶性循环，因而治疗当以行气活血、化瘀消肿为法。如用活血消肿汤（黄芪、泽兰、全当归各 24 g，党参 15 g，制乳香、制没药各 18 g，丹参、毛冬青各 30 g，蒲黄、茜草各 12 g，五灵脂、橘核、全蝎、鹿角胶各 9 g，生甘草 10 g，三七粉 3 g）治疗 12 例，治愈 10 例，好转 2 例。用活血化瘀汤（当归尾、生地黄各 15 g，赤芍、桃仁、泽兰、牡丹皮、白芷各 10 g，红花、田三七各 6 g，川芎、甘草各 5 g）加味（胀痛甚加乳香、没药，局部热而体温高加金银花 30 g、蒲公英 20 g、黄柏 10 g、天花粉 10 g，便秘加生大黄 10 g，胃纳不佳加党参 15 g，白术、山楂、陈皮各 10 g）治疗 33 例，治愈 30 例，好转 2 例。以甲牡汤（穿山甲、牡蛎、牛膝各 20 g，延胡索 30 g）、龙胆二核桃红甘草汤（龙胆草 20 g，橘核、荔枝核、牡丹皮、桃仁各 10 g，红花、甘草各 3 g，仙鹤草、茜草、生地黄各 12 g，阿胶 6 g，三七 6 g）等治疗也获良效。还有以活血化瘀配伍利水消肿法（红花、桃仁、赤芍、当归、川芎、地龙、䗪虫、桂枝、猪苓、茯苓、荔枝核、甘草、泽泻各 10 g）治疗本病病程已五十余日，血肿大如鹅蛋者，经服 6 剂而愈。

阴囊血肿中医学认为属气滞血瘀证。离开经脉的血不能及时排出、消散或吸收而运行受阻，瘀滞于经脉或器官内，故见痞块，疼痛拒按。查体可见舌紫暗，脉弦迟，阴囊局部有青紫瘀斑、肿块。因其致病为有形之邪，故治疗上选活血化瘀法。血府逐瘀汤原为治疗妇女痛经、经闭、经行有块、乳房胀痛等而设，用于治疗阴囊血肿，亦收到满意效果。

参考文献

[1] 徐致修．输精管结扎术后并发症的辨证施治．山东中医学院学报，1980（4）：50.
[2] 廖辉林．结扎术后并发阴囊血肿 2 例．四川中医，1985（2）：53.
[3] 周京述．治疗男扎术后并发症的经验．成都中医学院学报，1986（1）：46.
[4] 汪忻吉．活血化瘀汤治疗阴囊血肿 33 例．湖南中医学院学报，1987（4）：22.
[5] 蒋宗汉．甲牡汤治疗男扎并发症．四川中医，1989（12）：23.
[6] 曹耀中．输精管结扎术后并发症 65 例治疗小结．河北中医，1990（4）：30.
[7] 吴兆玉，宋广运．血府逐瘀汤加减治疗输精管结扎术并发阴囊血肿 18 例．河南中医，1997，17（1）：30.
[8] 谢海涛，亓伟．输精管结扎术后并发症的类型及中西医结合治疗．中国民族民间医药，2009（16）：90.

第三节　术后感染

一、概述

输精管结扎术后的继发感染多发生在切口或精索、阴囊内、附睾、睾丸等邻近输精管的组织或器官。急性感染多发生于术后 2~3 d，以局部红、肿、热、痛为特征，或切口有少许分泌物；慢性感染多发生于术后数周或数月内，如输精管、附睾、睾丸等部位的继发感染多呈慢性过程，与生殖器官的慢性炎症表现相似，无特异性。但因关系到计划生育，故不应轻视。输精管结扎术后继发感染的发生率很低，据云南省的统计资料其发病率为 0.08%，另有资料介绍为 0.88%，美国的统计资料为 1.46%。

中医古代文献中无此病种。根据本病的表现，可以归为“囊痈”“子痈”范畴。病名诊断以现代病名为好。本病病因为手术损伤肌腠经筋，外感湿热之邪，或内生湿热乘虚下注外肾。病理乃湿热毒邪蕴结阴囊；病位在外肾，与肝经关系密切；病性属实、属热；若热毒炽盛或久蕴不去，可以腐肉化脓形成脓肿。其治疗以清热解毒、利湿活血为主，如已酿脓者则又当托毒排脓生肌。

二、病因病理

（一）中医病因病机

1. 病因　本病病因有湿、热、毒等，或自内生，或由外受。

（1）输精管结扎术后血肿瘀滞久，留不去，郁而化热。

（2）素体湿盛，过食肥甘，湿阻日久，蕴而化热，湿热循经下注，聚于阴囊。

（3）素体阳盛或阴虚，过食辛辣及煎炒炙煿，热邪内生，循经下注，聚于阴囊。

（4）术后经脉之气未调，或局部不洁，热毒乘虚侵袭于阴囊肌腠。

2. 病机　本病的病理变化乃湿热毒邪蕴滞阴囊，不通则痛，故红、肿、热、痛。若热毒炽盛，失治误治，则可因热盛肉腐成脓，形成脓肿，损伤气血。

（二）西医病因病理

西医学认为，导致输精管结扎术后感染的原因多为非特异性细菌侵入阴囊部组织。导致细菌感染的因素有：①未严格选择受术者，如患阴囊湿疹、皮炎或精囊炎、前列腺炎、附睾炎等生殖系感染未经治愈者，做输精管结扎术。②未严格无菌操作，如术前局部皮肤消毒不严，术中所用器械消毒不彻底或违反无菌操作规程。③术后未注意切口保护，局部清洁卫生不好，如不换干净内裤等。④术后血肿可以增加感染机会。

三、辨病要点

1. 症状　急性感染者，伤口周围或阴囊肿胀、热痛，伴发热、口苦、口渴、大便秘结、小便短黄等症；如酿脓未溃，则胀甚绷急，痛如鸡啄；破溃之后热退身静，疼痛减轻或不痛；慢性感染者自觉睾丸坠胀疼痛并牵引少腹或两股，会阴不适，可伴心烦、遗精等症。

2. 体征　急性感染者可见伤口处或整个阴囊红、肿，按之灼热，触压痛明显，切口处有少许分泌物；若致酿脓时，皮肤焮红、灼热；脓成之时则按之有波动感，或伤口处有脓液溢出。慢性感染者，可触及睾丸、附睾增大，精索增粗，局部有明显触压痛，局部皮肤颜色及体温一般正常。

3. 实验室检查　急性感染严重者，血常规显示白细胞总数增多，中性粒细胞增多尤为明显；血沉轻度加快；伤口分泌物镜检可见脓细胞，如将分泌物作细菌培养则可确定细菌的种类。

四、类病辨别

应与一般的阴囊部急性化脓性疾病及精索炎、附睾炎、睾丸炎等疾病鉴别，二者的临床表现与体征无特异差别，但前者有输精管结扎史，而后者无。

如本病已形成阴囊脓肿时还应与鞘膜积液相鉴别。二者均有阴囊肿胀，触之有波动感的体征，但前者有手术史，且伴有明显的疼痛，阴囊内液体为脓液；而后者无手术史，无疼痛，阴囊内液体为浆液。可借助实验室检查以助鉴别。

五、辨证要点

本病病因为湿热邪毒，病性为热为实，病位在外肾，与肝有关。初期当根据寒热表现分析病势的进退。初起憎寒壮热，正气未衰，治疗后寒热减轻，为邪退正盛病势减轻之佳兆；如热势弛张，乃正不胜邪，毒热渐炽，有酿脓成痈之趋；脓成之后，若身无寒热，为毒热已去；如身热仍存，则为余毒未尽之征。

肉腐成脓，又当辨脓之性质，脓液稠厚者，气血较充；脓液稀薄者，正气不足；脓液由稠变为稀薄，为气耗血伤，伤口一时难以愈合；脓液由稀薄转为稠厚，为气血渐复，疮口有收敛之象。

同时应分清湿热与热毒之偏盛。发热，身热不畅，口苦、渴不欲饮，苔黄腻，脉滑数者，为湿热偏盛；高热，口渴饮冷，舌红苔黄燥，脉数有力者，为热毒偏盛。

六、治疗原则

急性感染者，以湿热毒邪蕴滞为主，故治疗以清热利湿解毒为总则。但若早期失治或误治，则可导致毒热炽盛，腐肉酿脓。脓成又当托毒排脓。脓尽之后，若余毒未尽，当滋阴除湿排毒。毒邪去尽，予收敛生肌。慢性者则以清热化瘀散结为法。中西两法各有长处，内外分治各有优点，当各取其长，联合运用。

七、论治要点

本病有急性与慢性之分，其基本病理变化有别：急性有酿脓之势，慢性一般不会酿成痈脓；急性清热利湿解毒，灵活佐以消、托、补三法；慢性以清热化瘀散结为总则。

（一）急性术后感染

急性术后感染如治疗不及时或治不得法，可致热毒炽盛，腐肉酿脓，故分期论治较好。早期湿热毒邪蕴滞，治以清热利湿解毒并佐活血；中期热毒炽盛，肉腐酿脓，治当清热解毒、托里透脓；后期又当辨邪之有无而予不同治法，余毒未尽者，当滋阴除湿、排毒，邪去正衰者，当收敛生肌。

1. 早期（红肿期）

（1）临床表现：伤口周围或阴囊红、肿、热、痛，按之灼热，压痛明显，伴高热，口渴饮冷，小便灼热，大便干结，或身热不畅，口苦渴不欲饮，小便赤涩，大便不爽。舌红苔黄或黄腻，脉弦数有力或滑数。

（2）证候分析：湿热毒邪蕴滞肾囊，气血壅阻，故见阴囊红肿热痛、局部灼热；热毒炽盛，则见高热饮冷，便结溲热；湿热偏盛，则见身热不畅，口苦，渴不欲饮，便滞溲涩；舌红苔黄，脉数有力，为热炽毒热之象；舌红苔黄腻、脉滑数，则为湿热之征。湿热偏盛多见于素体湿盛且多食肥甘者，热毒偏盛多见于素体阳盛且多食辛辣者。

（3）治法：清热利湿解毒，佐以和血。

（4）方药：热毒偏盛者，方用五味消毒饮合四妙丸加川芎、泽泻。方中金银花、野菊花、紫花地丁、蒲公英、天葵等清热解毒；黄柏、苍术、薏苡仁、泽泻等利湿清热；川芎行气和血；牛膝活血并引药下行。诸药合用，共奏清热利湿解毒、宣畅气血之功。如大便秘结，加大黄；胀痛甚加延胡索、川楝子。

湿热偏盛者，以龙胆泻肝汤加金银花、连翘、丹参。方中黄芩、栀子清热泻火；金银花、连翘清热解毒；木通、车前子、泽泻、龙胆草清利湿热；当归、生地黄、丹参调和气血以消肿；柴胡疏理气机并引药入肝；甘草调和诸药。诸药合用，湿热清，火毒除，气血得通。

2. 中期（酿脓成脓期）

（1）临床表现：阴囊焮红、灼热，胀痛明显，痛如鸡啄，压痛明显；脓成之时按之有波动感，或切口处有脓液渗出。伴高热，恶寒，口渴，小便短黄。舌红苔黄，脉数有力。

（2）证候分析：早期失治或误治，热毒炽盛聚于外肾，故见阴囊焮红、灼热，胀痛加剧；痛如鸡啄乃热盛腐肉酿脓之征；肉腐脓成，故按之有波动感或脓液从切口外溢。热毒弛张，故见高热、口渴、溲黄、脉数有力；舌红苔黄乃瘀热内蕴之兆。

（3）治法：清热解毒，托里透脓。

（4）方药：仙方活命饮加减。方中金银花清热解毒；防风、白芷祛风除湿，排脓消肿；当归、赤芍、乳香、没药活血散瘀止痛；穿山甲、皂角刺托里透脓；贝母、天花粉清热散结；陈皮理气；生甘草解毒调和诸药。诸药合用既能清热、除湿解毒，又能活血消肿，透脓外出。

3. 后期（脓肿破溃期）

（1）临床表现：阴囊脓肿破溃流脓，或热退身凉，脓液稠厚，肿痛减轻或消失；或仍有微热，脓液稀薄，疼痛不减。舌淡少苔或舌红苔微腻，脉细或细数。

（2）证候分析：脓肿破溃，热毒随之外泄，故热退身凉，肿痛减轻或消失；正气未衰，故脓液稠厚。如毒热未尽，则见身有微热，疼痛不减；正气受损，因而脓液稀薄。舌淡少苔、脉细，为正气亏损之征；舌红苔微腻、脉细数，为正虚湿热未尽之兆。

（3）治法：扶正祛邪。气虚余热未尽，益气除湿清热；阴虚余热未尽，滋阴除湿清热。

（4）方药：气虚余毒尚盛者，方用托里消毒散加减，方中党参、黄芪、白术、茯苓、白芍、当归补益气血；金银花、白芷、桔梗、皂角刺清热排脓解毒；川芎调气血；生甘草解毒调和诸药。如脓出不畅，加穿山甲。气虚余毒轻浅者，用四妙散加白芷，方中黄芪、当归补益气血；金银花、白芷解毒排脓，甘草调和诸药。

肝肾阴亏，热毒未尽者，方用滋阴除湿汤去干姜、地骨皮、柴胡、熟地黄，加生地黄、金银花、山栀子、萆薢、天花粉。方中生地黄、当归、白芍、川芎养血活血；金银花、黄芩、知母、栀子清热解毒；泽泻、萆薢利湿；贝母消痈散结；天花粉滋阴；甘草调和诸药。诸药合用滋阴除湿、清热解毒。如脓液淋沥不尽，疮口难敛，加穿山甲、皂角刺托毒外出。

溃后脓液清稀量多，疮口迟迟不敛，舌淡脉细者，以十全大补汤合六味地黄汤加减以益气血、补肝肾，生肌收口。

（二）慢性术后感染

1. *临床表现*　多在术后数周或数月发生，患者自觉睾丸坠胀疼痛，牵引少腹或两股，或时有刺痛，睾丸及附睾增大，精索增粗，局部触痛明显，伴心烦、溲黄等症。舌红苔黄，或舌有瘀点，脉弦数或弦涩。

2. *证候分析*　湿热瘀滞肾子，经脉气阻，血行不畅，故见睾丸坠胀疼痛或刺痛，痛引少腹或两股；血瘀成块，故见睾丸及附睾增大，精索增粗。心烦、溲黄、舌红苔黄、脉弦数，为湿热内蕴之征；舌有瘀点，脉弦涩，乃肝脉瘀阻之象。

3. *治法*　清热化瘀，软坚散结。

4. *方药*　解毒散瘀汤加减。方中金银花、蒲公英、紫花地丁、土茯苓、红藤清热解毒除湿；赤芍、乳香、没药、皂角刺活血化瘀托毒。诸药合用，共奏清热解毒除湿、化瘀散结之功。疼痛甚者加延胡索、川楝子、沉香；热势较盛者加大黄、连翘以苦寒直折。

八、其他治疗

（一）西药治疗

1. *抗生素*　常用青霉素 80 万单位肌内注射，2 次/d；或以青霉素 480 万～640 万单位加入 10%葡萄糖液中静脉滴注，1 次/d。或根据药敏试验选用针对性抗生素。

2. *支持疗法*　对感染较重者，应予支持疗法治疗。

（二）外治

（1）金黄散凉开水调敷局部。

（2）马鞭草、生大黄、威灵仙各 30 g，加水 1 000 mL，浓煎为 500 mL，待温浸洗阴囊，每次 15～20 min，3～4 次/d。适用于早期。

（3）溃后邪去疮口不敛者，外敷生肌散。

（4）马齿苋、芒硝、红花、牛膝、姜黄适量，煎水候温浸洗患处，每日早晚各 1 次，每次 15～20 min。适用于慢性术后感染。

（三）单验方治疗

（1）生薏苡仁 60 g、败酱草 30 g，水煎服，每日 1 剂。

（2）鲜车前草、鲜蒲公英各 60 g，水煎服，每日 1 剂。

（3）龙胆草 20 g，橘核、荔枝核、桃仁、栀子、黄芩、黄柏、金银花各 10 g，红花 3 g，甘草3 g。水煎服，每日 1 剂。适用于慢性术后感染。[成都中医学院学报，1986（1）：46]

（4）黄芪、全当归各 24 g，党参、大黄各 15 g，制乳香、没药各 18 g，丹参、毛冬青、鱼腥草各 30 g，蒲黄、茜草各 12 g，五灵脂、橘核、全蝎、鹿角胶（烊服）各 9 g，生甘草 10 g。水煎服，每日 1 剂。适用于急性术后感染未化脓者。[河北中医，1990（4）：30]

（四）理疗

超短波或二氧化碳激光照射，每次 15～20 min，1 次/d。对炎症初发者有良效。慢性炎症者也可采用。

（五）切开引流排脓

急性术后感染经以上各种方法治疗无效或效果不好，且有加剧趋势者，应扩创引流。拆除部分缝线，放置橡皮引流条。如脓已成又不能自行破溃者，宜施行手术切开排脓并放引流条。切开排脓时切勿损伤睾丸和内膜。

九、转归与预后

急性术后感染早期正确治疗，截断热毒进一步发展，即可治愈，不致酿脓。如早期失治误治，可酿成脓肿，继而溃破，热毒随脓外泄后生肌收口。慢性者，湿热毒邪瘀阻较久，往往致气滞血瘀病情缠绵。一般预后良好。

十、预防与护理

（一）预防

（1）做好术前检查，凡有生殖器官感染性疾病者必须治愈后再手术。

（2）严格无菌操作，手术前局部皮肤严格消毒，手术器械消毒彻底，术后包扎、换药等按常规操作进行，杜绝术前、术中、术后污染。

（3）术后更换干净内裤，注意保护伤口。

（二）护理

（1）保持阴部清洁、干燥，勤换内裤。

（2）急性术后感染较重者应卧床休息，用布带或阴囊托将阴囊托起。

（3）忌食辛辣及煎炒之物。

（4）急性术后感染者，禁止房事。慢性感染者应节制房事。

参考文献

谢海涛，亓伟．输精管结扎术后并发症的类型及中西医结合治疗［J］．中国民族民间医药，2009，(16)：90.

第四节　痛性结节

一、概述

痛性结节，是指输精管结扎后在术区出现的疼痛性结节，可发生于单侧，也可发生于双侧。在结扎部位可出现组织反应性小结，但这种大小不等的结节，一般无明显症状，经一段时间后可自行吸收，属术后正常现象。若在输精管结扎术后1个月以上结节依然存在并出现疼痛者，才称为痛性结节。本病以结节有无疼痛为诊断依据，不以结节大小为诊断标准。临床表现以术区结节疼痛，并向睾丸、腹股沟、下腹、腰骶部或大腿内侧放射，结节触痛为特征。患者不仅有生理变化，而且对情志影响很大，甚则导致性功能障碍。本病的发病率未有统一结论，云南省的资料为0.46%，山东省统计为0.41%~1%，有的资料则为0.47%；国外发病率为4.9%~10%。

传统中医男科没有此病，根据本病的临床特征，可归为中医的“疝病”范畴。其病因为术损脉络，病机变化为败精、异物瘀阻，外肾经脉气机不畅，气滞血瘀，积聚成结。病位在外肾，与肝有密切联系，多属实证。治疗以化瘀散结止痛为总则。

二、病因病理

（一）中医病因病机

1. 病因

（1）术伤经脉，经脉气机不利，复感寒湿，寒湿痹着，瘀阻外肾，凝结不散；或感受湿热，瘀阻血脉肌腠，久聚成结。

（2）术后情志不畅，肝郁不舒，厥阴经脉疏泄不利，外肾经气不调，气血不畅，凝聚成积。

（3）术后败精瘀阻，或异物阻塞或血瘀不散，致外肾经气不畅，败精瘀血、异物积聚不散而成结节。

2. 病机　本病病理变化是败精、异物、寒湿、湿热与瘀血相合留滞阴囊，久著不散，积聚而成结节。无论寒热虚实，均以聚瘀成积为演变基础。

（二）西医病因病理

1. 病因

（1）操作粗糙，组织损伤过多，致术后输精管与周围组织粘连，或误将周围组织与输精管一并结扎。粘连日久形成瘢痕，继而形成粘连性结节。

（2）输精管分离不彻底，将部分精索神经纤维一并结扎，或大块结扎损伤精索神经纤维，形成瘤样结节。

（3）术中损伤组织太多，恢复时形成的结节与神经纤维粘连。

（4）术中所用结扎线过粗、过多，线结过大，引起异物反应，刺激局部形成异物反应性肉芽肿。

（5）术中分离过多，术后血肿造成瘢痕粘连，或血肿机化后与周围组织粘连形成结节，压迫神经纤维或刺激神经末梢引起疼痛。

（6）输精管残端或精索部位感染，有慢性炎症病灶存在，刺激局部组织增生，形成炎症性肉芽肿。

（7）精液从结扎处漏出，精子浸润，刺激周围组织炎性反应，形成精子肉芽肿。导致精子外溢的原因有：①结扎线过细，结扎过紧，切裂输精管。②术时输精管闭塞不全。③输精管受到完全或不完全损伤。④结扎过松，结扎线滑脱，结扎残端闭锁不严。⑤输精管结扎处感染，组织溃疡，坏死。⑥输精管内精液积蓄过多，或某种原因致输精管蠕动强度增大，输精管内压力过高，导致破裂。

以上各种原因引起的结节除直接结扎精索神经纤维所致者外，都必须要与神经纤维粘连，刺激神经末梢，压迫神经纤维等，才会引起疼痛。

2. 病理　痛性结节周围组织大多有粘连，组织松脆；硬结不大但疼痛明显者，有神经纤维与之粘连。痛性结节内容物不一，有的为混浊乳白色黏液；有的可见残留游离结扎线头；有的中心为一囊腔，囊壁呈肉芽组织样改变；有的呈束状、团块状或结节状大量神经纤维等。

三、辨病要点

1. 症状　本病多发生于输精管结扎术后1个月左右。表现为术区疼痛，疼痛以术区结节处为中心，并放射到腹股沟、下肢、下腹部及腰部；如结节较大且疼痛剧烈者，可波及整个阴囊及精索部位。疼痛可为持续性疼痛，也可间断性发作，且多在劳动或房事时加重或发作；多数为单侧疼痛，但也有双侧均痛者。可伴有精神苦闷、神情紧张、失眠、心悸、性欲低下、阴茎不能勃起等症状。

2. 体征　可于术区单侧或双侧触及大小不等的硬性结节，结节有明显的触压痛。

四、类病辨别

1. 附睾炎　二者均有阴囊内疼痛并放射到腹股沟、腰部等部位以及局部硬结触压痛等共同点，但两者的病史、结节所在部位、伴随症状等不相同。本病有输精管结扎史，结节位于输精管结扎处，阴囊皮肤无异常变化，实验室检查无异常；而附睾炎无手术史，硬结乃附睾增大变硬，还可见精索与输精管增粗，急性者可伴发热、恶寒、阴囊皮肤红肿等症状，实验室检查可有白细胞增高。

2. 附睾结核　在附睾结核未破溃之前应对二者鉴别。二者的共同点是阴囊内有硬结、疼痛。不同点：附睾结核常有肺结核和肾结核的病史，多伴输精管结核，附睾增大、质地变硬，或见输精管串珠状结节，疼痛较轻，压痛不甚明显，可伴潮热、盗汗、乏力等全身症状，实验室检查可见淋巴细胞增多，血沉加快，尿中出现红细胞等；本病以有手术史、术区结节疼痛明显并伴放射痛为特点。

3. 睾丸肿瘤　早期表现为无痛性逐渐增大的睾丸肿块，有下坠沉重感。随着病情发展，患侧睾丸失去弹性而质地坚硬，或表面结节凹凸不平，疼痛日趋明显，透光试验阴性。如肿瘤转移时可出现转移部位的相应症状。再结合病史及实验室检查，足资鉴别。

4. 阴囊血肿　阴囊内小血肿与本病都可因输精管结扎引起，其肿块都可发生于手术区，均有明显的疼痛。但血肿多在术后 24 h 内发生，发展较快，呈渐进性增大，局部坠胀，肿块质地较软；本病多在术后 1 个月左右发生，发展较慢，肿块质地坚硬且压痛非常敏感。输精管结扎术后血肿如治疗不及时或治疗不彻底有可能转化为痛性结节。

5. 丝虫病　二者均有阴囊内硬结、结节压痛的特点，但后者的病史、特点等与本病不同。丝虫病有在丝虫病流行区域的生活史，或有其他丝虫病感染的机会，不仅阴囊内有硬结或肿块，精索也多增粗，血中或局部组织淋巴液中可查到微丝蚴或成虫。随着病情的发展，阴囊可明显增大，阴囊壁变厚变硬如同象皮。

五、辨证要点

本病直接原因为术损经筋，但又有气郁所致，或寒、湿、热、感染之不同。其病位在外肾阴囊，与肝肾两经相关。病性为实，或虚实夹杂，且有寒热之不同，应结合具体表现详加辨别。如疼痛甚剧，或久治不愈，可加重患者思想负担，而情志乖违可进一步妨碍气机的疏畅而加重病情。

六、治疗原则

本病基本病理变化是寒湿热痹阻，败精异物瘀血久积不散，聚积成结，其治疗以化瘀散结止痛为原则。不论临床表现为何种证候，均可选用穿山甲、夏枯草、川贝母、延胡索、橘核等消瘀散结药治疗。如证候表现以肝郁为主者，配以疏肝解郁；以寒湿痹阻为主者，配以散寒除湿宣痹；以湿热瘀阻为主者，配以清热利湿；以气滞血瘀为主者，配以行气活血；有肝肾阴虚者，兼以养阴法。如将内服药的整体调节与中西药的局部处理相互结合，多能提高疗效。

七、论治要点

本病以辨证分型论治较符合实际。素体情志易变者，多表现为肝郁气滞证；素体阳虚湿盛者，多表现为寒湿痹阻证；素体阳盛者，多表现为湿热瘀阻证；素体阴虚者，多表现为肝肾阴亏证。不论何证，病久均致瘀积难化而表现为瘀血阻络证。在疾病发展中，各证之间可以相互影响或转化，如肝郁、湿郁等瘀久均可化热；瘀阻经脉，会加重气机不畅的程度；湿热郁久可以伤阴损阳等。因此，治疗应抓住化瘀散结止痛之原则，分型论治宜随证候表现灵活调整。

（一）肝郁气滞证

1. 临床表现　结扎处结节坠胀疼痛，向会阴部及少腹放射，精神抑郁或烦躁易怒，胸胁满闷或胀痛，体倦纳少，嗳气不舒。舌淡苔薄，脉弦紧。

2. 证候分析　此证候多发生于平素情绪不稳定之人。肝郁气滞，疏泄失常，则精神抑郁或烦躁易怒；气机不畅，则胸胁满闷或胀痛，嗳气不舒；肝气横逆犯脾，则食少体倦；肝脉气滞，外肾气机失于宣通，则结节痛引会阴、少腹。舌淡苔薄、脉弦为肝之病脉，紧脉为疼痛之候。

3. 治法　疏肝解郁，化瘀散结止痛。

4. 方药　柴胡疏肝散加穿山甲、延胡索、橘核、沉香、白术。方中柴胡、枳壳、香附疏肝解郁理气；赤芍、川芎、穿山甲化瘀散结；延胡索、橘核、沉香理气止痛；陈皮、白术、甘草健脾。诸药合用既能疏肝解郁理气，又能化瘀散结止痛。如郁久化热，见口苦、心烦、苔黄，加栀子、生地黄。

（二）瘀阻脉络证

1. 临床表现　结节坚硬，痛如针刺，牵引少腹、两股、腰骶，触之痛剧，入夜加重。舌紫暗，苔薄，脉沉涩。

2. 证候分析　本证既可出现于早期，也可因他证演变而成。瘀阻脉络，凝聚不散，则结节坚硬，固定不移，痛如针刺；肝脉循股绕阴器抵少腹，故痛引少腹、两股、腰骶；夜间阳弱阴盛，故入夜加剧；实痛拒按，故按之痛剧；舌紫脉涩，乃瘀血内阻之证。

3. *治法*　行气活血，化瘀散结止痛。

4. *方药*　复元活血汤加赤芍、水蛭、延胡索、三棱、莪术。方中当归、红花、赤芍、桃仁活血化瘀；水蛭、穿山甲、三棱、莪术、大黄破瘀散结；花粉、当归柔肝；柴胡、延胡索疏肝理气止痛；甘草调诸药。诸药合用共奏柔肝调肝、行气活血、化瘀破积、散结止痛之功。如瘀滞化热者，加姜黄、牡丹皮、夏枯草、金银花以清热化瘀。

如瘀阻夹寒者，可见会阴、阴囊冷痛，方选少腹逐瘀汤合桂枝茯苓丸，去蒲黄、牡丹皮，加水蛭、穿山甲、橘核。方中当归、赤芍、川芎、五灵脂、桃仁活血化瘀；干姜、肉桂、桂枝通阳散寒；水蛭、穿山甲破瘀散结；延胡索、小茴香、橘核行气止痛。诸药合用使阴寒得散，气机调畅，瘀结消散，脉通痛止。

（三）湿热瘀结证

1. *临床表现*　结节疼痛呈阵发性加剧，阴囊坠胀重着，或见阴囊局部灼热发红，伴身热不畅，胁痛胸闷，形体困倦，口苦而渴不喜饮，小便黄涩热痛。舌红苔黄腻，脉弦滑或濡数。

2. *证候分析*　本证多见于素体阳热较盛，术后复感湿热，或饮食不节而湿热内生者。湿热瘀滞外肾，不通则痛，故阴囊坠胀重着，结节痛剧，阴囊皮肤红、热；湿热为蕴细之热，其性黏滞，且阻滞气机，故见身热不畅，形体困倦，胁痛胸闷口苦，渴不喜饮；湿热蕴结于下，膀胱气化失常，则小便黄涩热痛；舌红、苔黄腻、脉弦滑，乃湿热瘀阻之象。

3. *治法*　清热利湿，化瘀散结止痛。

4. *方药*　龙胆泻肝汤加延胡索、夏枯草、郁金、穿山甲、乳香、没药。方中龙胆草、黄芩、栀子、泽泻、木通、车前子清热利湿；柴胡、延胡索行气止痛；郁金、穿山甲、乳香、没药活血化瘀散结；夏枯草化瘀清热散结；生地黄、当归活血柔肝止痛；生甘草清热解毒调和诸药。诸药合用共奏清热利湿、行气止痛、化瘀散结之功。

（四）寒湿凝滞证

1. *临床表现*　阴囊重坠紧缩，结节疼痛时作，其痛剧烈，痛引少腹、两股、腰脊，受寒加重，得热减轻，会阴冷凉或冷湿，形寒肢冷。舌淡，苔白滑，脉沉迟。

2. *证候分析*　本证多见于素体阳虚，术后复感寒湿，或食生冷者。寒湿下蕴，瘀阻肝脉，故见阴囊重坠，结节时发疼痛，并放射至肝经循行部位；寒主收引，故受寒加重；热则经脉得缓，故其痛减轻；寒湿下注，故会阴发凉或冷湿；寒邪内盛，则形寒肢冷。舌淡、苔白滑、脉沉迟，乃寒湿内盛之象。

3. *治法*　散寒除湿，化瘀散结止痛。

4. *方药*　暖肝煎去生姜，加干姜、吴茱萸、薏苡仁、橘核、穿山甲、水蛭、乳香、没药。方中小茴香、橘核、乌药、沉香温经散寒，行气止痛；茯苓、薏苡仁祛湿；肉桂、吴茱萸、干姜、枸杞子暖肝益肾；当归活血柔肝；穿山甲、水蛭、乳香、没药破瘀散结。诸药配伍，既能暖肝肾、温经脉、除寒湿，又能行气止痛，化瘀散结。如寒邪较甚，形寒肢冷明显者，加附子、细辛以温经祛寒。

（五）肝肾阴亏证

1. *临床表现*　结节胀痛时作时止，绵绵不休，结节不甚坚硬，触痛亦不明显，腰膝酸软，头晕目眩，失眠心悸，心烦急躁。舌红少苔，脉细或细数。

2. *证候分析*　本证多发生于素体阴亏者，或病久损伤肝肾之阴而成。肝肾阴亏，正不胜邪，瘀结不散，故见结节胀痛时作时止，绵绵不休，结节不甚坚硬；肝肾阴亏，筋骨及九窍失养，则腰膝酸软，头晕目眩；心失所滋，心神不宁，则失眠心悸、心烦易怒；舌红少苔，脉细数乃阴亏之征。

3. *治法*　滋补肝肾，化瘀散结。

4. *方药*　一贯煎合六味地黄丸去牡丹皮、泽泻，加穿山甲、水蛭、延胡索。方中沙参、麦冬、生地、山药、山茱萸、枸杞子滋补肝肾阴血；川楝子、延胡索理气止痛；穿山甲、水蛭化瘀散结。全方使阴血得滋，气滞调畅而瘀结化。如阴虚有热，加知母、夏枯草坚阴清热散结。

八、其他治疗

（一）西药治疗

将结节固定在阴囊皮下浅表位，用1%普鲁卡因溶液3~5 mL加醋酸氢化可的松12.5 mg（或地塞米松5 mg），在结节周围作浸润封闭，但切忌注入结节内，亦可加用α-糜蛋白酶5 mg局部封闭，每周1次，5次为1个疗程。若属炎性结节，加入庆大霉素4万单位或卡那霉素0.5 g作局部封闭。

（二）外治

（1）消肿止痛膏外敷，每日换1次。

（2）铁马鞭、蒲公英、芙蓉根皮、樟脑酊，共捣如泥，外敷患处，每日换1次。

（3）乳倍膏（四川济生制药厂生产）外敷固定，每日定时换药1次，7 d为1个疗程。

（三）针灸

1. *选穴* ①主穴：阿是穴（结节）、气海、血海（双）。②配穴：气滞加膻中穴，血瘀加膈俞穴；气虚加足三里（双）；阳虚加关元、肾俞。

2. *方法* 将燃烧的艾条置于所灸穴上方3~5 cm处施灸，灸至局部皮肤温热红晕为度。轻者每日1次，重者2次，连续灸10 d为1个疗程。

（四）理疗

（1）音频治疗，1次/d，每次20 min。

（2）超声波治疗，1次/d，每次15~20 min。

（3）氦氖激光局部照射，1次/d，每次3~5 min。可连用2个疗程，每疗程15 d。

（五）手术治疗

经中西药内外治疗均不奏效，疼痛剧烈，且影响工作和生活者，可考虑手术切除结节。术中宜同时在两侧输精管管腔灌注1%新霉素液，以免再次感染使痛性结节复发。

（六）心理治疗

本病疼痛较剧，往往使患者精神紧张，思想负担重，从而引起性欲减退、阳痿、失眠、烦躁等症状。应针对患者存在的心理障碍进行疏导、解释等，以解除患者的恐惧心理。这样不仅可以消除精神症状，同时也可提高其他疗法的疗效。

九、转归与预后

如能早期确诊，只要治疗得当，一般短期内即可治愈。如失治误治，病程较长，或病情较重者，患者往往会产生恐惧等心理障碍，可引起性欲减退、阳痿以及神经官能症。这些伴随症状经过心理治疗或随着痛性结节的治愈可随之消除。严重的痛性结节可影响日常生活和工作，降低工作效率。因此，对本病必须进行认真有效的治疗，这不仅可以使患者康复，同时也有利于计划生育工作的开展。

十、预防与护理

（一）预防

（1）详细询问病史，细致检查，正确掌握手术适应证。

（2）术中避免污染及止血不彻底。术后防止局部感染。

（3）结扎前输精管剥离要清楚，输精管的附睾端牢固结扎，防止精子外溢。

（4）避免不必要的损伤，不能夹带周围组织尤其是神经纤维一并结扎。

（5）在附睾较远处结扎输精管，以增加容纳精液的缓冲区。

（6）选用“0”号丝线结扎，尽量减少使用结扎线，线结不宜过大，结扎松紧适度。

（二）护理

（1）病情较重者，应卧床休息。病情较轻者，也应尽量减少体力劳动。

（2）用布带或阴囊托托起阴囊。

（3）忌食辛辣等刺激性食物。

（4）保持情志舒畅。

（5）禁止房事。

十一、现代研究进展

痛性结节是输精管结扎术后并发症中较常见也是比较重的一种，各地对此病从病因病机、诊断与治疗等方面进行了研究，以下简要介绍其研究进展。

（一）病因病机

从西医学分析，引起痛性结节的原因有：①精道原有潜伏性感染或术后感染。②手术创伤。③组织分离不清，大块结扎。④结扎线异物刺激。⑤精子浸润和精液肉芽肿。⑥神经纤维与硬结粘连。⑦手术粗糙，止血不彻底而形成血肿。从中医角度分析，本病病位在肝，因败精、异物、寒湿、湿热、瘀血等瘀阻局部久积不散，形成结节，或因肝肾两亏，气血不足，风、寒、湿三气痹阻外肾，瘀积不散而成。

（二）辨病与辨证

在病名诊断方面，认为术后感到术区仍疼痛或疼痛加重，甚至放射到睾丸、腹股沟、下腹部或腰部，对受术者的工作、生活带来一定影响，且结节压痛明显者，可考虑诊断为痛性结节。诊断的关键是结节疼痛的有无，不以结节大小为标准。根据痛性结节的具体表现，可将本病分为四种类型：①炎症型：结节可大可小，有的在结节内化脓，张力大，表面光滑，穿刺抽取物为脓液或咖啡样物。②瘢痕型：结节表面不平，较硬，与周围组织可有粘连。③神经痛型：结节不大，表面平滑，敏感性触痛。④精液肉芽肿型：结节较大，质地稍软，有触痛，穿刺无脓。

中医辨证分型有：①气滞型：结节不甚坚硬，以胀痛为主，常放射至睾丸、腹股沟、小腹甚至腰骶部，伴胸胁不舒、脘腹痞满、嗳气纳呆，脉小弦。②血瘀型：结节坚硬，以刺痛为主，其痛不移，入夜尤甚，舌有瘀斑，脉弦涩。③气虚型：多见于平素体质较弱者，结节不甚坚硬，以坠胀疼痛为主，其痛不剧，常在劳动或性交后坠痛加重，伴神疲乏力、食少纳呆，舌淡苔薄，脉虚弱。④阳虚型：结节不硬，痛处不移，阴囊冷湿，得温痛减，面色苍白，肢冷畏寒，或见阳痿、早泄，舌淡苔白润，脉沉迟或沉涩。⑤湿热型：结节不甚坚硬，坠胀疼痛，呈阵发性加剧，大便不爽，小便黄涩热痛，口苦口渴，舌红苔黄，脉弦数。

（三）治法与方药

治疗本病从肝入手，不论行气、散寒、除湿、清热、活血，都应以化瘀散结为总的治疗原则。各地报道的经验多是以专方为主随症加减治疗，虽然具体方药不同，但均取得较好疗效。如疏肝行气、化瘀散结之加减橘核丸（橘核、青皮、木香、川楝子、枳实、厚朴、桃仁、延胡索、赤芍、当归尾各 9 g，昆布、海藻各 15 g），随气滞与血瘀偏重不同调整行气药和活血药剂量，以及有湿热者加栀子、龙胆草、蒲公英、泽泻、车前子等，治疗本病 24 例，治愈 21 例；用龙胆二核桃红甘草汤（龙胆草 20 g，橘核、荔枝核、桃仁、三棱、莪术、小茴香、川芎各 10 g，红花 3 g，牡蛎 30 g，甘草 3 g）治疗痛性结节，效果满意；用独活寄生汤加味（独活、杜仲、牛膝、秦艽、防风、白芍各 9 g，桑寄生 18 g，细辛 3 g，茯苓、当归各 12 g，肉桂心 1.5 g，川芎、甘草、桃仁、红花各 6 g，党参、生地黄各 15 g，淫羊藿、枸杞子各 10 g）治疗 12 例，治愈 8 例，显效 3 例，有效 1 例；用四虫活络效灵丹（当归、䗪虫、醋炙水蛭、地龙各 15 g，蜈蚣 2 条，丹参 30 g，乳香、没药各 10 g）治疗 40 例，治愈 28 例、显效 8 例、好转 4 例；以活血消肿汤（黄芪、全当归、天花粉各 24 g，党参 15 g，制乳香、制没药、荔枝核各 18 g，丹参、毛冬青各 30 g，蒲黄、茜草各 12 g，五灵脂、橘核、全蝎、鹿角胶各

9 g，生甘草 10 g）治疗 23 例、治愈 18 例、有效 4 例；以桂枝茯苓丸加味（桂枝、桃仁、延胡索各 12 g，茯苓、牡丹皮、赤芍、泽兰、茺蔚子各 15 g，香附 10 g，红花 6 g，甘草 3 g）配合外敷乳倍膏治疗 25 例均愈；还有以少腹逐瘀汤加味治疗获效者；另有以口服复方丹参片（每次 5 片，3 次/d）配合抗生素及对症处理治疗类似痛性结节的术后创伤反应（精索结节增大、疼痛及坠胀）100 例，治愈 87 例，疗效优于单纯用抗生素及对症处理治疗者（$P<0.05$）。

基于肾的生理功能和病理变化以及肾经的循行定位与本病的发生有着密切的联系，治疗本病以补肾为主，辅以清热燥湿兼活血祛瘀，治疗 7 例，均获痊愈。

中西医结合组 48 例，中医辨证分型：湿热下注型、气滞血瘀型、肝气郁结型。结果中西医结合组 48 例，治愈率 70.8%。经统计学处理，$P<0.01$，差异有非常显著性，中西医结合组疗效明显优于西药组。

（四）外治

近年来，运用药物外敷或针灸外治痛性结节也取得较好效果。用乳倍膏（由乳香、五倍子、没药、大黄等配制而成）外敷结节处，每日换药 1 次，7 d 为 1 个疗程，经 1~3 个疗程共治疗 337 例 469 个结节，治愈 356 个结节（75.9%），好转 80 个（17.5%），总有效率 93.4%。189 例随访 6~14 个月，结果远期治愈率为 84.3%，总有效率 99.2%。动物实验表明，乳倍膏对大白鼠结扎输精管后形成的结节有明显治疗作用；可提高大白鼠的痛阈，尤以阴囊更为显著，能明显降低醋酸所致的小鼠毛细血管扩张，减少松节油与巴豆油所引起的炎性渗出，从而表现出抗炎作用。该药具有散结、镇痛、消炎作用，无明显不良反应。

针灸治疗取主穴阿是穴（结节）、气海、血海（双），随证配穴（气滞加膻中，血瘀加膈俞，气虚加双足三里，阳虚加关元、双肾俞）以艾灸治疗 146 例，经 6~12 个月随访，治愈 74 例（50.7%）、显效 35 例（24%）、有效 21 例（14.4%）。具体方法是将燃烧的艾条置于所选穴位上方 3~5 cm 处，灸至局部皮肤温热红晕为度，轻者 1 次/d，重者 2 次/d，灸 10 d 为 1 个疗程，最多 3 个疗程。

（五）内外合治

小样本的临床观察发现，采用中药复方内服外敷治疗输精管结扎术痛性结节能够收到明显效果，而且疗效优于痛性结节周围行药物浸润注射治疗（庆大霉素 4 万单位，醋酸泼尼松龙 12.5 mg、10 mL/L，盐酸普鲁卡因 3 mL、糜蛋白酶 5 mL，1 次/周，3 周为 1 个疗程。非感染型痛性结节不加抗生素）的疗效。中医治疗方法：桃仁 12 g、红花 10 g、穿山甲 15 g、川芎 12 g、丹参 30 g、当归 30 g、白芍 10 g、蒲黄 10 g、熟地黄 15 g，临床上可根据病情随证加减（湿热痰瘀者加半夏、茯苓、黄芩、陈皮各 10 g，蒲公英 30 g；寒湿患者加附子 6 g、肉桂 10 g、小茴香 15 g；阴囊肿胀者加龙胆草、川楝子、荔枝核、薏苡仁、茯苓、泽泻各 10 g；腰膝酸痛者加杜仲、桑寄生、巴戟天、狗脊、牛膝各 15 g；肝气不舒者加香附、郁金、青皮、柴胡各 10 g；脾胃虚弱者加山药、茯苓、党参、黄芪各 15 g），每天 1 剂，分 3 次服用，每次煎汁 250 mL，饭前 1 h 服用，服药期间忌食寒凉生冷之品，同时将药渣用纱布包裹熨敷患处，每天 2 次，每次 40~50 min，温度以患者能够耐受为宜，熨敷期间随时听取患者对热感的反应并观察局部情况，避免烫伤肌肤。经过 3 个疗程的治疗，中药复方组总有效率（92.5%）显著高于西药组（82.5%，$P<0.05$）。

（六）手术治疗

采用抗感染、止痛、局部激素封闭以及理疗等治疗无效的痛性结节，主张手术切除。对合并有性功能障碍或性功能减退以及神经官能症者，在手术切除痛性结节的同时作输精管复通吻合术。术中要尽量避免引起痛性结节复发的各种因素。通过手术切除，一般可以根治，有资料报道手术切除结节治疗 84 例，治愈率为 98%；另有资料报道用手术切除结节治疗 83 例，治愈为 95%。

在今后的临床实践中，对本病的治疗若能中西药联用，内外合治，可提高疗效，应根据病情适当选用。对影响劳动力的痛性结节则应以手术切除为好。

参考文献

[1] 徐致修．输精管结扎术后并发症的辨证论治．山东中医学院学报，1980（4）：50.
[2] 王玉安．治愈男扎后痛性结节1例．四川中医，1985（7）：21.
[3] 郭兰亭．84例输精管结扎术后痛性硬结的手术治疗和病理检查．中华泌尿外科杂志，1985（1）：49.
[4] 周京述．治疗男扎术后并发症的经验．成都中医学院学报，1986（1）：46.
[5] 欧之洋．独活寄生汤加味治疗输精管结扎术后的痛性结节12例．浙江中医杂志，1987（3）：111.
[6] 陈宗治．四虫活络效灵丹治疗男扎术后精索肉芽肿40例，浙江中医杂志，1987（5）：205.
[7] 曹耀中．输精管结扎术后合并症65例治疗小结．河北中医，1990（4）：30.
[8] 周述芳．乳倍膏的药理研究．中药通报，1987（1）：43.
[9] 刘超凡．输精管结扎术后痛性结节与附睾郁积症的防治．生殖与避孕，1983（1）：61.
[10] 四川省乳倍膏治疗痛性结节协作组．乳倍膏治疗输精管结扎术后痛性结节337例临床报告．中国计划生育学杂志，1984（9）：56.
[11] 邓世发．灸治痛性结节146例疗效观察．中国针灸，1987（1）：29.
[12] 孟繁起．中西医结合治疗输精管结扎术后创伤反应100例．山东中医杂志，1990（6）：33.
[13] 李武忠．桂枝茯苓丸治疗男扎术后痛性结节．四川中医，1990（12）：36.
[14] 张学廷．男科临证新探·输精管结扎术后痛性结节的手术治疗．北京：科学技术文献出版社，1993.
[15] 李奕长．补肾为主治疗痛性结节．实用医学杂志，1994，10（2）：209～230.
[16] 吕玉才，邵欣胤．中西医结合治疗输精管结扎术并发痛性结节48例．山东中医杂志，2004，23（7）：421～422.
[17] 谢海涛，亓伟．输精管结扎术后并发症的类型及中西医结合治疗．中国民族民间医药，2009（16）：90.
[18] 孟德阳，陈丽敏．中药复方制剂治疗输精管结扎术痛性结节的疗效观察．内蒙古中医药，2016（13）：4.

第五节　附睾郁积症

一、概述

附睾郁积症是输精管结扎后出现的远期并发症，输精管结扎术后在短期内可有局部不适，阴囊轻微坠痛或疼痛，一般1～2个月内症状可自行消失。若因附睾本身疾病或免疫反应，附睾管腔功能障碍，睾丸产生的精子无法在附睾内全部破坏吸收，精液郁滞阻塞于附睾内，使附睾腔扩张而导致附睾肿大、疼痛，则为附睾郁积症。临床中如术后阴囊坠胀疼痛明显，附睾肿大、变硬且触压痛者，或肿胀疼痛虽轻微但持续3个月以上者，便可诊断为附睾郁积症。本病可发生于双侧，但多为一侧发病，以阴囊坠胀疼痛并向腹股沟放射，劳累或房事后加剧，附睾肿胀、饱满、光滑及触按不适或胀痛为特征。本病的发病率从文献报道看很低，如对6 230例输精管结扎对象的随访进行统计，其发病率为0.53%；对27 188例受术者的随访统计，发病率为0.28%～1.02%；对177 559例受术者进行调查，其发病率为0.63%；据上海调查的结果，发病率为5.3%。本病对机体的影响主要在心理方面，患者往往因恐惧、疑虑等诱发精神情志方面的症状，出现性欲减退、阴茎不能勃起、早泄等性功能障碍，从而降低生活质量。因此仍应予以重视，给予积极有效治疗。

传统中医文献无此疾病记载，根据其发病机制和临床表现，似可归为“精瘀”“疝病”范畴。其病因乃手术损伤，病机主要为经脉气机不畅，气血瘀滞，湿浊内生，败精瘀阻，久积不化。病位在外肾，与肝肾经脉密切相关。病性属实，或虚实夹杂，或寒，或热。瘀久可化热，湿浊败精久积不去可阻碍气血运行而致瘀滞，瘀滞则不利湿浊败精之运化，二者互为因果，相互影响。其治疗以化瘀通精消肿为总则，随不同证候病机而佐以相应治法。

二、病因病理

（一）中医病因病机

输精管结扎术损伤经脉，精管断裂，气血运行不畅，经络壅塞，气化不利，瘀浊内滞，败精运行受阻，充斥附睾而膨大肿胀；或外感湿热，或湿热内生，以致湿热蕴滞肾子，络脉阻滞，导致湿热败精瘀积于附睾。瘀久可以化热，湿热交结，败精更难化解，湿热、湿浊、败精、瘀血四者互为因果，相互影响，蓄积附睾日久不去。

（二）西医病因病理

西医学认为，输精管结扎术后在短时间内出现的附睾轻微肿胀或微痛是正常现象，经过一定时间附睾建立起精液的瘀积、分解、吸收的小循环后，症状会随之缓解或消除，主张早期不作特殊处理。但当附睾本身有病，或其他原因导致附睾吸收功能障碍时，以上变化会逐渐加重或持续不消，给患者身心健康带来不利影响。经研究认为本病的发生有以下几方面的原因。

1. 精液郁积　结扎输精管后，精液的正常排泄通道被阻断，进入附睾的睾网液、精子以及附睾的自身分泌液在附睾腔内积蓄增多，加重附睾的分解和吸收负荷。随着时间的延长，附睾的吸收功能会因疲劳而降低，不能将全部的精子、脱落上皮细胞及液体分解、吞噬和吸收，便逐渐在附睾内积蓄而致附睾肿大。

2. 手术损伤　手术时操作粗糙，输精管剥离不完全等损伤附睾供血系统，造成附睾血液循环障碍，影响附睾吸收功能。

3. 感染　术前有生殖道隐性感染，或术后继发生殖道感染，一方面能降低附睾的吸收功能，一方面又能使附睾的分泌功能增强，从而加重附睾的吸收负荷，促使瘀积的发生。

4. 性生活不当　术后过早同房，或性生活过频，使进入附睾的精子与睾网液增多，附睾本身的分泌物也随之增多，从而增加了附睾的吸收负荷，附睾的吸收功能与附睾和睾丸的分泌功能不能平衡，分泌大于吸收，从而造成精液的郁积。

5. 其他　术后过早劳动、骑车，或原有精索静脉曲张等疾病，也可影响生殖道的血液循环，从而降低附睾吸收功能，或使生殖道分泌增加而加重附睾吸收负荷，最终导致精液在附睾内郁积。

如附睾管腔极度膨胀，在剧烈活动等因素的影响下，可导致附睾管腔破裂而致精液外溢，形成附睾精液肉芽肿，表现为附睾上有高低不平、质坚、触痛明显的硬结。

三、辨病要点

1. 症状　接受输精管结扎术后短期内阴囊坠胀疼痛明显并向腹股沟或腰骶部放射，劳累或房事后加剧；或术后阴囊坠胀不适，隐隐作痛，持续3个月以上仍不消除。阴囊坠胀疼痛可表现为双侧，但以单侧多见。发病有缓有急，如原有生殖道隐性感染或术后感染者，起病较急，症状明显；反之，则起病较缓，症状较轻。有感染史者，可伴低热。初期性欲偏亢，但因房事后多使疼痛加重，因之随后性欲又可趋于减退。因疑虑、恐惧等心理变化，情志不畅，还可伴见头晕、乏力、食少、失眠、心烦等症状。

2. 体征　两侧或一侧附睾增大，张力增高，触按饱满、光滑，患者感不适或疼痛。近附睾端输精管残段增粗，管壁薄而腔大。少部分患者可在附睾上扪及高低不平、质硬、触痛明显的硬结。

3. 实验室检查　如伴有感染，白细胞总数和中性粒细胞可升高。

四、类病辨别

本病在临床中应注意与附睾炎、附睾结核、附睾肿瘤、精液囊肿、痛性结节相区别。

1. 附睾炎　二者均有附睾肿大，疼痛向腹股沟、腰骶部放射，以及局部压痛的特点，但附睾炎多伴有精索及输精管增粗，且附睾质地较硬，局部皮肤红热，并伴发热、恶寒等全身症状，白细胞计数增高；本病肿块较软，不伴全身寒热症状，局部皮肤无明显变化，有输精管结扎史。鉴别的关键在有无手术史。

2. 附睾结核　多见于20~35岁的青壮年，附睾肿块局限，结节较硬，多伴输精管串珠状结节，往往有肺结核和肾结核病史，可伴见潮热、盗汗等症状；本病则在输精管结扎后发生，且肿块性质及表现均与前者有别，只要认真询问病史，进行局部检查，不难区别。

3. 附睾肿瘤　附睾肿瘤早期表现为无痛性渐进性增大肿块，质地逐渐变得坚硬，结节凸凹不平，疼痛明显，晚期转移后可伴见相应症状；本病表现为附睾整个肿胀，张力大，疼痛不甚明显，有手术史。应从病史、表现、体征及实验室检查等方面进行区别。

4. 精液囊肿　是位于睾丸、附睾或精索附近的含有精子的囊性物。二者都有阴囊坠胀不适或疼痛的表现，肿物内所含物均为精子等。二者的不同点为：精液囊肿的肿块不是附睾肿大，而是位于附睾附近，肿块边缘清楚，表面光滑，质软，带有波动感，多呈圆形，无输精管结扎史；附睾郁积症在输精管结扎后发生，是附睾自身的膨大肿胀，附睾张力大，饱满，但一般无波动感。附睾破裂后因精液溢出引起的精液肉芽肿，其结节多高低不平、质硬、触痛明显等，与精液囊肿也不相同。

5. 痛性结节　二者均为输精管结扎后出现的并发症，都可有阴囊坠胀疼痛并向少腹、腹股沟、腰骶等放射的表现，但二者所在的部位不一，一在结扎区，一在附睾。二者肿块的性质、疼痛的程度明显不同：痛性结节的肿块坚硬，疼痛明显，触压痛敏感；附睾郁积症的肿块是增大的附睾，质地不甚坚硬，触痛不太敏感。

五、辨证要点

本病的病机乃败精瘀滞。但因患者体质的差异以及有无寒、湿、热之不同，每一患者在疾病的不同阶段又有不同的证候表现。因此，应当仔细辨别证的性质，如伴局部肿胀热痛，舌红苔黄腻，多为湿热败精瘀阻；伴见局部肿胀沉重、冷凉而痛，舌淡苔白，多为寒湿败精凝滞；如结节肿硬触痛，痛如针刺，舌黯有瘀斑者，多为瘀血败精互结等。本病病位在外肾，与肝肾密切相关，病多实证，或虚实夹杂，罕有纯虚之证。各证型可以相互影响，或兼夹出现。

六、治疗原则

因本病的基本病理变化为败精瘀阻，故治疗以化瘀通精为总则。药如穿山甲、白芥子、牛膝、丹参、路路通等。针对不同证候又当佐以相应治疗，如清热利湿、散寒除湿、活血通络等。辨病与辨证有机结合，既针对了败精瘀阻这一基本病理变化，还能针对不同的证候变化。具体治疗可中西药联合运用，以抑制精子的产生，促进附睾的吸收功能。

七、论治要点

（一）湿热败精瘀阻证

1. 临床表现　起病较急，附睾肿胀热痛，痛引腰股，会阴、腰骶酸坠不适，或伴胸胁胀满、口苦纳呆，或见恶寒、发热，小便黄涩短少。舌红，苔黄腻，脉弦数或滑数。

2. 证候分析　本证多见于素体阳热偏盛，或术前生殖道隐性感染，或术后感染者。湿热败精瘀阻附睾，则附睾肿胀热痛并循经放射；湿性重着趋下，则会阴、腰骶酸坠不适；湿热蕴滞，肝经疏泄不利，则胸胁胀满、口苦；湿邪阻滞气机，脾不健运，则纳呆食少；正邪相争，则身发寒热；湿热蕴于膀胱，故小便黄涩短少。舌红、苔黄腻，脉弦滑数，乃湿热内蕴之象。

3. *治法* 清热利湿，化瘀通精。

4. *方药* 龙胆泻肝汤加路路通、丹参、桃仁、蜈蚣、萆薢。龙胆泻肝汤合萆薢清热利湿化浊；以路路通、丹参、桃仁、蜈蚣通络活血、化瘀通精。如湿热盛，身发寒热，加连翘、蒲公英；疼痛较剧，加延胡索、橘核；胸胁满闷，加川楝子、枳壳；纳呆食少，加山楂、厚朴、薏苡仁。

（二）寒湿败精凝滞证

1. *临床表现* 起病较缓，阴囊坠重，附睾肿胀，隐痛绵绵，痛引腰胯，受寒则甚，得热稍缓，会阴或阴囊冷凉或湿冷，或伴形寒肢冷，身倦乏力。舌淡、苔白润，脉沉紧或弦细。

2. *证候分析* 本证多见于素体阳虚湿盛之人。寒主收引，湿性重着，寒湿败精瘀滞外肾，则阴囊坠胀，附睾肿大，疼痛缠绵；感寒则寒凝更甚，故受寒则剧，得热稍缓；寒湿壅于下，则会阴、阴囊冷凉或湿冷；阳虚寒盛，则形寒肢冷，身倦乏力。舌淡、苔白润，脉沉紧或弦细，乃寒湿凝滞肝肾经脉之征。

3. *治法* 散寒除湿，化瘀通精。

4. *方药* 枸橘汤合麻黄附子细辛汤加白芥子、丹参、蜈蚣、穿山甲。方中麻黄、附子、细辛温散肝肾寒邪；枸橘、川楝子、青皮、陈皮疏肝理气；泽泻、秦艽、白芥子清利湿浊；赤芍、茜草、丹参、蜈蚣、穿山甲化瘀通精。痛甚加延胡索、吴茱萸；劳累或午后加重者，加黄芪、升麻，补气以升提。

（三）瘀血败精互结证

1. *临床表现* 阴囊坠胀，附睾肿胀或有硬结，触之痛甚，其痛绵绵，或刺痛难忍，夜间痛甚，痛引腰腹，或见阴囊皮肤紫黯，劳累及房事后病情加重。舌黯或舌边瘀斑，脉沉涩。

2. *证候分析* 此证多由病久失治误治，或因附睾管破裂精液溢出形成肉芽肿者。瘀血败精互结，聚于附睾，则肿胀结节，痛如针刺；经气瘀阻不通，则痛不休止，上引腰腹；寒性凝滞，故夜间痛甚；劳累耗气房事后精瘀更甚，故房事或劳累后病情加重。舌黯瘀斑、脉沉涩乃精血瘀阻之象。

3. *治法* 活血散结，化瘀通精。

4. *方药* 寒热之偏不明显者，方用血府逐瘀汤加荔枝核、穿山甲；瘀而化热者，用复元活血汤加路路通、忍冬藤、夏枯草；偏寒者，用少腹逐瘀汤加穿山甲、牛膝、小茴香。三方均能活血通络，化瘀通精，散结止痛。若结节坚硬难消，可加海藻、昆布、牡蛎等软坚散结；若伴腰膝酸软等肝肾亏虚证者，加杜仲、补骨脂；伴阴茎不能勃起者，加蜈蚣、淫羊藿。

八、其他治疗

（一）西药治疗

1. *局部封闭* 以1%普鲁卡因5~10 mL加醋酸氢化可的松12.5 mg或地塞米松5 mg，于郁积肿胀周围作浸润封闭，每周1次，5次为1个疗程。如属炎性者，则于普鲁卡因液中加入庆大霉素4万单位或卡那霉素0.5 g作局部浸润封闭（或直接加入以上混合液中进行封闭），1次/d，5次为1个疗程。

2. *抑制生精* 口服醋酸棉酚20 mg，1次/d，连服2个月。

（二）针灸治疗

1. *方法一（刺法）*

（1）选穴：归来、三阴交。

（2）针法：毫针刺，平补平泻，每次留针15 min，隔日针1次。

2. *方法二（灸法）*

（1）选穴：①主穴：阿是穴（附睾郁积处）、气海、血海。②配穴：气滞加膻中，血瘀加膈俞，气虚加足三里（双），阳虚加关元、肾俞。

（2）灸法：①气滞、血瘀者，泻法悬灸主穴，先泻后补法悬灸配穴。②气虚、阳虚者，补法悬灸主穴，先补后泻悬灸配穴。

（3）具体操作：①悬灸补法：将点燃之艾条置于新灸穴上 3~5 cm，任其慢慢燃烧，灸至皮肤温热红晕时，再用手按压所灸穴位，以患者自觉酸胀为度。②悬灸泻法：以燃艾置于所灸穴上 3~5 cm，用口吹其火，促其燃烧而加强火力，灸至皮肤焮热红晕为度，不按其穴。③悬灸先补后泻法：于同一穴上先用悬灸补法灸治，继用悬灸泻法灸治。④悬灸先泻后补法：于同一穴上先用悬灸泻法灸治，继用悬灸补法灸治。

（4）疗程：每日灸治 1 次，病重者日灸 2 次，10 d 为 1 个疗程，可灸 1~3 个疗程。

（三）单验方治疗

（1）加味金铃子片，每次服 5 片，2 次/d。

（2）白花蛇舌草 30 g，水煎服，每日 1 剂。

（3）川楝子、枸杞子、赤芍、泽泻、萆薢、芡实、荔枝核各 10 g，秦艽、青皮、陈皮、小茴香各 6 g，甘草 3 g。水煎服，每日 1 剂。

（四）药物外治

（1）苦参、龙胆草各 30 g，黄芩、黄柏各 15 g，白矾、土茯苓各 20 g。以水煎汤趁热熏洗阴囊，每日 1 剂，熏洗 4 次。

（2）白芥子、莱菔子、川芎各 30 g，捣烂（鲜品）或研末以陈醋调敷患处，每日一换。

（五）理疗

1. *超短波疗法*　用哈尔滨产 CL-1 型超声波治疗机治疗，每次 8 min，7 d 为 1 个疗程。

2. *穴位音频疗法*　选 1 mm×15 mm×50 mm 小电极（铅板）衬垫 60 mm×20 mm。电极放置采用对置法（在气冲、急脉、阴廉穴，左右各放一极）和并置法（取会阴穴一极，中极与大赫穴一极）交替使用。1 次/d，每次 20~30 min，10 次为 1 个疗程。或用 2 cm×4 cm 的铜质极板以 4 层温盐水纱布包裹，置于阿是穴（患侧附睾上下）。1 次/d，每次 15~20 min，7 d 为 1 个疗程。以上两法必要时均可重复使用。

3. *红外线局部照射*　1 次/d，每次 15~20 min，7 d 为 1 个疗程。

（六）手术治疗

经上述各种方法单用或联合运用治疗无效，且病情严重者，可作输精管吻合术或附睾切除术。

（七）心理治疗

本病易引起患者情志变化，产生疑虑和悲观心理，诱发精神症状、性欲降低或阳痿。因此，在采用其他方法治疗的同时，应对患者进行耐心解释和心理疏导，消除其疑虑和悲观情绪，以减轻和消除症状。

九、转归与预后

本病预后良好。但若患者对疾病没有正确认识，会产生疑虑和悲观、恐惧等心理变化，诱发神经官能症和性功能障碍，给治疗带来困难。故在运用药物治疗或其他方法治疗的同时，应做心理治疗。

十、预防与护理

（一）预防

（1）有生殖道或阴囊部等慢性感染者，不宜做输精管结扎术。

（2）避免术中过多损伤或污染而引起的血肿和术后感染。术后注意保护伤口，避免感染。

（3）结扎部位宜在离附睾较远处结扎，以使近端输精管与附睾管有较充裕的缓冲区域。

（4）术后 2 周内禁止房事。2 周以后也要节制房事。

（二）护理

（1）局部冷敷，并用布带抬高阴囊。

（2）避免重体力劳动。

（3）节制房事。

十一、现代研究进展

本病是输精管结扎术后并发症中较常见的疾病，各地对其治疗观察报道较多，为防治本病积累了宝贵经验，现简介如下。

（一）病因病机

从西医学角度分析，引起本病的主要原因有：①附睾管腔吸收负荷加重。②性生活过频，使进入附睾的睾网液增多，从而加重吸收负荷。③手术出血或术后感染，造成循环障碍，易发生炎症，降低吸收功能，并能刺激附睾分泌功能，促使瘀积的发生。④术前生殖道隐性感染或隐性附睾炎。

从中医理论探讨，有学者将本病归为“子痈”范畴。其病因为术损外肾，使局部气机不利，气滞湿阻，痰瘀互结，阻于下焦，壅塞附睾管腔，或术后感受湿热或寒湿，湿热、寒湿瘀阻于下焦，蕴于附睾，终致附睾局部气滞血瘀，寒、湿、热互阻，使管腔内精液不能正常吸收，充填附睾，形成本病。其病机关键在于瘀滞不通。人们还观察到，素体肾虚或素有痰湿宿疾者，行输精管结扎术后容易发生本病。

（二）辨病与辨证

关于本病的诊断，各地对症状与体征的看法比较统一，即诊断为附睾郁积症，必须是在输精管结扎术后阴囊坠重不适，附睾肿大疼痛。但在时间界限上不统一，有认为上述症状要持续3~6个月，才能诊断为本病；有的则认为术后6个月以上才能考虑诊断为本病；有的则认为只要持续3个月以上就可确诊。我们认为，对本病的诊断不能将症状、体征与持续时间的长短分开，而是应将二者结合起来分析，即当症状与体征明显，患者痛苦较大时，不应受持续时间长短的限制，即可作出诊断；若症状轻微，附睾增大不明显，持续时间在3个月以上便可确诊。

有的学者根据本病的不同表现，将其分为两个类型：①单纯型：无感染史及相应症状，在术后较长时间才发病，表现为阴囊疼痛，性生活和劳累后症状加重，附睾均匀肿大，质地稍硬，压痛，与周围组织不粘连，近端输精管不增粗。②附睾炎伴瘀积症型：多有术后感染史或生殖系统感染史，术后较短时间即发病；阴囊疼痛可放射至腹股沟、下腹部或下腰部；附睾肿大，质硬，表面不光滑，弹性差，或有高低不平的坚硬结节，近端输精管变硬增粗。

关于本病的证型，各家意见不一，有分为湿热、气滞两型者，有分为气滞、血瘀、气虚、阳虚四型者，有分为肾阴亏损、肾阳不足、湿热夹瘀、寒滞厥阴四型者。证具有时限性和可变性，证的诊断只能根据患者就诊时的具体表现结合整个疾病的基本病理变化而定，才能反映疾病的本质，不能死扣证型。

（三）治疗探索

1. *治则与治法*　综合各家经验，无论行气、散寒、补肾，还是清热、利湿、解毒，都以“通”为主，以活血化瘀、通络散结为治疗总则，使局部血脉宣通，寒、湿、热、毒、瘀得以消散，肿消痛除。

2. *分证论治*　将本病分为六个证型进行治疗：①湿热型：起病急，附睾肿大、疼痛，寒热口渴，小便赤涩，苔黄腻。治以清热利湿、行气活血。方用龙胆泻肝汤加行气活血药。②气滞型：起病缓慢，附睾肿痛，无寒热、口渴及溲黄等症，苔薄白或薄腻。治以清化湿浊、化瘀消肿。方用枸橘汤加桑螵蛸、萆薢、芡实。有人将本病分为上述二型论治16例，均获治愈。③肾阴亏损型：局部症状与肾阴虚症状并见。治以滋阴补肾、软坚散结。药用熟地黄、当归身、女贞子、黄芪、龟甲、鳖甲、何首乌、白芍、枸杞子、鸡血藤、怀牛膝、玄参。④肾阳不足型：局部症状与肾阳虚症状并存。治以温补肾阳、软坚散结。药用肉桂、巴戟天、熟地黄、淫羊藿、荔枝核、黄芪、菟丝子、沉香、韭菜子、橘核。⑤湿热夹瘀型：湿热与血瘀症状并见。治以清热利湿、通络散结。药用龙胆草、车前子、穿山甲、萆薢、地龙、桃仁、赤芍、牡丹皮、黄柏、牡蛎、川牛膝、五灵脂。⑥寒滞厥阴型：局部症状与寒滞肝脉见症并存。治以暖肝散寒、活络软坚。药用桂枝、附子、当归、乌药、红花、小茴香、细辛、橘核、青皮、莪术、荔枝核、鸡血藤。有人将本病分为后四型论治96例，治愈21例，显效34例，有效29例。

3. *专方专药*　针对本病的基本病机而采用专方专药治疗，是中医治疗最常用的方法，收效多良。如用桃核承气汤去芒硝佐以理气散结或温补肾阳之品，治疗38例有效。用“输精管结扎术后阴囊坠胀疼痛良方”（牛膝、川芎、赤芍各6 g，白芷、木通、泽泻、当归、小茴香各12 g，郁金、延胡索、柴胡、猪苓、麦芽各15 g，萆薢4. 5 g，煎汤加黄酒2~3 mL饮服）治疗9例皆愈。用活血消肿汤（黄芪、全当归、天花粉各24 g，党参15 g，制乳香、制没药、荔枝核各18 g，蒲黄、茜草各12 g，五灵脂、橘核、全蝎、鹿角胶各9 g，丹参、毛冬青各30 g，生甘草10 g）治疗12例，治愈10例、好转1例。还有以龙胆二核桃红甘草汤（龙胆草20 g，橘核、荔枝核、桃仁、赤芍、当归尾、苍术、黄柏、木通各10 g，滑石30 g，红花、甘草各3 g）、少腹逐瘀汤加减治疗收效者。用血府逐瘀汤随症加减（痛引少腹、腰背加乌药、荔枝核、延胡索；口苦、溲黄、阴囊湿加知母、黄柏、龙胆草；阴冷、小便清长加补骨脂、小茴香）治疗25例，治愈12例、显效6例、好转4例。采用益气活血消积饮，黄芪25 g，当归15 g，生水蛭粉0. 6 g（分2次吞服），皂角刺、王不留行、穿山甲各10 g，川楝子、延胡索各15 g，白芍30 g，生甘草6 g，泽兰、夏枯草各25 g。随证加减。治愈42例，显效5例、有效2例、无效1例，总有效率98. 0%，与对照组比较，差异有显著性（$P<0.05$）。

4. *内外合治*　有人采用中药内服与外治相结合治疗本病22例（病程2个月至6年），治愈15例，显效4例、好转2例。内服方以桃仁承气汤（桃仁、大黄各12 g，桂枝、甘草各6 g，芒硝10 g）随证加味（湿热重加栀子12 g、夏枯草20 g，白花蛇舌草30 g；少腹胀痛甚加柴胡10 g、青皮15 g；舌紫黯或瘀斑加三棱、莪术各9 g，当归12 g；附睾肿块质硬如石加皂角刺、赤芍各12 g）；外治方药用苦参、龙胆草各30 g，黄芩、黄柏各15 g，白矾、土茯苓各20 g，煎水熏洗局部。

5. *中西医结合治疗*　在口服西药醋酸棉酚基础上配合局部浸润注射及理疗，同时辨证分湿浊郁滞型、湿热郁结型、气血瘀阻型，用中药内服、坐浴治疗44例，并与单纯西医治疗44例对照观察，疗程1个月。结果：治疗组中治愈35例、有效9例，治愈率为79. 5%；对照组中治愈15例、有效29例，治愈率为34. 1%。两组比较，差异有显著性（$P<0.01$）。

6. *针灸治疗*　认为采用针灸治疗本病可以起到利气导滞、活血化瘀、消肿止痛的作用。如用辨证悬灸法（见本节“其他治疗”项）治疗本病84例，经6~12个月后随访，治愈66例，显效6例，有效5例；采用穴位音频疗法（见本节“其他治疗”项）治疗本病的总有效率为90. 9%等。用超短波、音频疗法等治疗也收效满意。

本病较重者虽可行输精管吻合术治疗，但再次手术，同样损伤，患者不易接受。因此，临床中主张中西医、内外治、药物与非药物治疗结合的综合治疗办法，尽量避免再次手术。

参考文献

[1] 陈忠杰. 活血化瘀法治疗输精管结扎术后综合征. 中医杂志，1980（2）：21.
[2] 刘超凡. 输精管结扎术后痛性结节与附睾郁积症的防治. 生殖与避孕，1983（1）：61.
[3] 刘日. 桃核承气汤加减治疗输精管结扎术后综合征. 湖南医药杂志，1983（4）：20.
[4] 陈明源. 治疗男性输精管结扎术后阴囊坠胀疼痛. 河南中医，1983（5）：35.
[5] 邓世发. 悬灸治疗附睾郁积症84例疗效观察. 中医杂志，1985（12）：39.
[6] 徐致修. 输精管结扎术后并发症的辨证论治. 山东中医学院学报，1980（4）：50.
[7] 周京述. 治疗男扎术后并发症的经验. 成都中医学院学报，1986（1）：46.
[8] 明鸣. 内外合治附睾郁积症22例临床观察. 国医论坛，1989（2）：28.

[9] 崔守尧. 穴位音频疗法治疗输精管结扎术后附睾瘀积症. 中西医结合杂志, 1986 (2): 29.
[10] 曹耀中. 输精管结扎术后合并症65例治疗小结. 河北中医, 1990 (4): 30.
[11] 胡兆满. 男性结扎术后附睾硬结的辨证治疗. 浙江中医杂志, 1990 (12): 549.
[12] 许迎来. 男科临证新探·血府逐瘀汤治疗输精管结扎术后附睾瘀积症25例. 北京: 科学技术文献出版社, 1993.
[13] 黄朝晖. 益气活血消积饮治疗附睾郁积症50例. 实用中医药杂志, 1996 (4): 12~13.
[14] 吕玉才, 邵欣胤. 中西医结合治疗男扎术后附睾郁积症44例. 山西中医, 2004, 20 (3): 26.
[15] 谢海涛, 亓伟. 输精管结扎术后并发症的类型及中西医结合治疗. 中国民族民间医药, 2009 (16): 90.

第六节　术后性功能障碍

一、概述

术后性功能障碍是指行输精管结扎术后出现的性功能异常变化，最常见的是性欲减退、阳痿、早泄，性欲亢进较少见。输精管结扎术本身对性功能不会产生直接影响而导致性功能的异常。相反，由于结扎术后不再担心妻子怀孕，从根本上消除了影响性愉悦的重要因素，还可使性快感和性交频率增强或增加，性生活质量提高。据调查，92%~99%接受输精管结扎术的男性对手术表示赞赏，性能力增强，房事增多。另据一次典型的调查提示，在接受调查的受术者中，有74.2%的人性欲维持原状，17.7%的人性欲表现为增强，只有7.9%的人性欲减退。如果由于行输精管结扎前后存在着精神因素、并发症及其他疾病等多方面的原因，做输精管结扎术后确实会出现性功能障碍。其发生率已如上述。另据对618例受术者的调查，术后性功能障碍的发生率为6.96%。相对而言，性功能障碍是输精管结扎术后并发症中最多见的，远远高于其他并发症。为了有利于计划生育工作的开展，必须对本病进行认真的防治。

性功能障碍是阳痿、早泄等疾病的总称。术后性功能障碍的病因病机及论治有其自身的特点，其病因是情志不遂和局部经气不畅，气血瘀阻。病位在肝，涉及心脾。治疗当以疏肝行滞，调理心脾为总则。

二、病因病理

（一）中医病因病机

肝为将军之官，职司疏泄，性喜条达而恶抑郁。术后情志不遂，抑郁不乐，必致气机不畅，肝失条达，疏泄不利，气血运行不畅，宗筋失于充养而致阳痿；或思虑忧郁，损伤心脾，病及冲任督带，宗筋失养而阳痿。如《景岳全书·阳痿》说："凡焦劳思虑忧郁太过者，多致阳痿，盖阳明总宗筋之会，若以忧思太过，抑损心脾，则气血亏而阳道斯不振矣。"或因术损外肾经脉，局部经气不利，气血瘀阻，阴茎血流难充而阳痿。如肝郁化火，或湿热瘀阻，引动相火，相火偏亢，每致性欲亢进、阴茎易起、早泄等病症。

（二）西医病因病理

最初认为结扎术后出现的性功能障碍只是一种情绪反应，通过认真的临床观察和研究，发现输精管结扎术后出现的性功能改变不仅与精神因素有关，术后器质性并发症也可引起性功能的异常变化。目前认为输精管结扎术后患者出现性功能障碍的原因主要有以下几方面：

1. 精神因素　不良精神刺激是术后性功能障碍的主要原因。

（1）不良自我暗示：对输精管结扎术不了解，将其与"阉割"混为一谈，误认为男扎术后将会变得像太监那样。有的有被“阉割”的内疚感，丧失了男子汉应有的气度。在这种不良的自我暗示下，术后往往导致性欲减退，同房时阴茎不能勃起。或术后不遵医嘱而过早同房，或术后疼痛导致同房失败，便自认为系手术引起，形成恶性循环，从而导致性功能障碍。

（2）缺乏性知识：错误地认为将输精管结扎后，性交时不会再有精液射出，不会再有情欲高潮的出现，从而降低性生活的质量，结果导致对性生活的淡漠，引起性欲减退或阳痿。

（3）对手术恐惧或抵触：受术者对手术有恐惧感，或对国家计划生育政策有抵触情绪，勉强接受输精管结扎，若对手术本身和性知识知之甚少或不知，更易诱发性功能障碍。

（4）配偶的影响：一是配偶对结扎后的丈夫持歧视态度；二是对丈夫术后能否满足自己的性要求表示怀疑。这两方面都会影响夫妻性生活的和谐，久之则导致性功能障碍。亦有因男方结扎后女方不再担心怀孕，性要求较强，即使男方性功能与术前一样，有时也难以满足女方的性要求，结果使男方自卑不安，女方埋怨歧视，从而影响双方感情和谐及性生活的质量，继而导致患者性功能障碍。

（5）性交过频：术后男方消除了妻子怀孕的顾虑，性欲要求强烈，房事过频。频繁性交偶尔会引起性功能的改变，如阴茎勃起不满意、早泄等，使受术者误认为是绝育术所致而心里产生阴影，久则诱发性功能障碍。

以上原因导致阳痿与手术无直接关系。只要进行针对性的心理治疗，可不药而愈。

2. *术后器质性并发症影响*　输精管结扎后发生的器质性并发症如出血与血肿、感染、精索神经痛、痛性结节、附睾郁积症等，均会在性交时症状加重影响性欲和勃起，从而产生心理压力，导致性交恐惧、忧虑，甚至厌恶性交。据文献报道，因术后器质性并发症的影响而导致的性功能障碍占术后性功能障碍的18.6%。

3. *其他疾病的影响*　一些与输精管结扎术无关的疾病如肝炎、结核、糖尿病、精神病等都可引起性功能障碍，这种性功能障碍与绝育术无任何联系。如果受术者患有上述疾病，而在术后发生性功能障碍的，患者往往误认为系结扎术所致，据文献报道，这种情况占术后出现性功能障碍的25.6%。输精管结扎术后出现的性功能障碍是否由结扎输精管所致，在诊断上必须持慎重态度，应当在术前做相应的体检，以排除以上疾病。

4. *增龄现象*　随着年龄的增加，性功能会发生不同的变化。男性到40岁以后，性功能便开始逐渐下降，这种增龄现象是一种自然规律。有的受术者做输精管结扎术时年龄较大，出现性欲减退等性功能的异常变动便认为是结扎术引起，从而焦虑、悲观，加剧了性功能的病态异常。

三、辨病要点

术后性功能障碍常见的有性欲减退、厌恶性交、阳痿、早泄等，偶见性欲亢进。术后性功能障碍发生在输精管结扎术之后，对其诊断必须持慎重态度。因导致性功能障碍的原因非常复杂，应当检查分析结扎术后出现的性功能障碍是由输精管结扎引起，还是由与输精管结扎无关的疾病或因素（如增龄现象、药物因素等）引起。

当确定结扎术后出现的性功能障碍是与输精管结扎有关时，又应分清是由精神因素所致，还是因术后器质性并发症的影响所致。

四、类病辨别

术后性功能障碍与非结扎术引起的性功能障碍相鉴别，要点在于有无结扎术病史。因术后器质性并发症引起者与非手术并发症所致的器质性阳痿除从症状、体征及病史方面进行全面分析鉴别外，还应做有关实验室检查，以资鉴别。具体内容可参阅前述有关章节。

五、辨证要点

术后性功能障碍的辨证应抓住其发病与情志不遂有关这一关键。情志不遂，肝气不舒，思虑忧郁损伤心脾，可致宗筋失养而致阳痿，这是因精神变化导致形体疾病；血肿、感染、痛性结节、附睾郁积等术后器质性并发症引起的性功能障碍又可引起情志不舒，忧郁沮丧，加重气血不畅，因形体疾病导致神志变化。二者互为因果，相互影响，形成恶性循环。术后性功能障碍病位在肝，与心脾有关；其病理以实为主，病久可出现虚证。

六、治疗原则

肝失疏泄条达是本病的基本病理变化，应以疏肝解郁为治疗总则，再根据所现的具体证候辅以相应治疗。由精神因素所致者，以心理治疗为主，有全身症状者，辅以药物治疗；因器质性并发症所致者，以药物治疗为主，辅以心理治疗。对术后并发器质性所致的性功能障碍，应积极治疗。

七、论治要点

术后性功能障碍的药物内治，应以疏肝解郁、理气活血为基础。

如报道治疗术后性欲亢进1例，症见结扎术后半月阴茎常自行勃起伴有硬痛，白天、晚上均欲与爱人交合，交则久而不衰（术前性功能正常），排精艰涩疼痛，睾丸胀痛牵引少腹。其妻对其强烈要求不堪忍受。诊见外生殖器发育正常，阴囊松弛下垂，伤口愈合良好，触之有硬结和疼痛，睾丸和附睾无异常，伴精神颓废，头昏多梦，心烦不安，腰酸，尿短赤，大便干，舌质黯红，苔薄黄，脉弦细数。证属血瘀阻窍，心肾不交，水火不济。治以活血化瘀、滋阴泻火、交通心肾。药用当归、穿山甲、黄柏、大黄、酸枣仁、桃仁各10 g，红花6 g，生地黄15 g，赤芍、知母、川楝子各12 g，路路通30 g。每日1剂，水煎服。服上方5剂后，阴茎勃起次数减少，心烦已除，大便稀软，原方中去大黄、酸枣仁，加女贞子20 g，墨旱莲15 g。服8剂后，诸症消失，性功能正常，以知柏地黄丸巩固治疗。

另有以归脾汤加味（黄芪20 g，白术、龙眼肉、当归、茯神各15 g，酸枣仁、木香、远志各12 g，大枣10枚，炙甘草6 g，人参10 g）随症加味（纳呆、腹胀、便溏，加陈皮10 g、山药25 g、砂仁9 g；心悸、失眠，加石菖蒲12 g；腰酸、畏寒，加杜仲15 g；术后局部痛甚，加延胡索15 g、乌药12 g）治疗输精管结扎术后阳痿46例，治愈（阴茎能勃起进行性交并能维持足够硬度）22例，显效（阴茎勃起能维持一定硬度并能勉强完成性交）12例，有效（阴茎虽能勃起但勃起不坚，须辅助才可进行性交）6例，无效（经治10周阴茎仍不能勃起）6例。有效病例中服药量4~35剂。

八、其他治疗

术后性功能障碍的其他治疗方法除参考本书有关章节外，还可采用以下方法。

（一）心理治疗

术后性功能障碍的患者无论是精神因素所致，还是术后器质性并发症引起，精神上的痛苦远远超过了性功能障碍本身引起的痛苦。患者的自卑、沮丧，其配偶的冷淡歧视和责难，常使症状加重，精神上更为痛苦。因此，不论术后性功能障碍表现为何种类型，都应进行必要的精神与心理治疗，从而恢复正常性兴奋。进行精神及心理治疗应遵循以下原则：

（1）医师对患者要有高度同情心，耐心倾听患者叙述病情，尽量采用交谈与讨论方式进行，通过医患之间的对话能使病人和医者建立友谊，并增强信心，也有助于医者对患者的病情全面了解，从而发现其问题的症结进行针对性治疗。

（2）接诊场所应安静，每次只接诊一个患者（必要时患者配偶可在场），接诊时间要充足。这样，可使患者在无顾虑的情况下叙述病史，使医者发现问题予以解决。

（3）进行性知识教育。对结扎输精管与男性第二性征、性功能等性生理有关方面的知识，向患者作耐心的介绍与解释，消除患者的自卑感、忧虑与烦恼，淡化患者配偶的歧视与责难。若非器质性术后并发症所致者，还应从性技巧上进行指导。

（4）术后性功能障碍的心理治疗应当深入浅出，易于被患者理解和接受，最好夫妇双方同时接受治疗，相互配合，可提高疗效。

（二）西药治疗

（1）对于焦虑、紧张，末梢神经敏感易于早泄者，口服抗焦虑抑郁药氯丙咪嗪，每次 25 mg，3 次/d；同时戴上避孕套性交，可减少摩擦刺激，延长性交时间。

（2）对性欲要求强、性欲亢进者，可服用氯丙嗪，每次 10 mg，3 次/d；口服甲基多巴，每次 250 mg，3 次/d。

（三）手术治疗

施行输精管吻合再通术是治疗术后性功能障碍的终末措施，但应慎用。诊治医师不能单独决定为患者做此手术。

九、转归与预后

结扎术后出现的性功能障碍主要在于给患者带来精神上的极大痛苦，痛苦使症状加重，二者相互影响，形成恶性循环。给予积极的精神心理和药物治疗，可以消除恶性循环，使病情逐渐好转。本病预后良好。

十、预防与护理

（一）预防

（1）对施行绝育术有抵触情绪者，要做好思想工作，使其自愿接受手术。

（2）充分掌握患者思想动态，对有思想顾虑者，要做好解释开导工作，介绍有关生理常识，使其对手术过程、术后注意事项以及输精管结扎与健康（包括性功能）的关系了解清楚。

（3）手术认真、细心，术后注意保护伤口，保持卫生，预防术后器质性并发症的发生，出现问题后及时处理。

（二）护理

（1）节制房事，发生性功能障碍后宜暂禁房事。

（2）忌烟、酒、茶。

（3）患者妻子应配合治疗，给予患者更多的温存和关心，创造良好的性生活气氛。

（4）患者要保持愉快的心情，多参加娱乐活动和进行气功等体育锻炼。

十一、现代研究进展

张宝亭等采用中西医综合疗法治疗输精管结扎术后性功能障碍 46 例取得良好效果。治疗方法包括：①心理治疗：耐心细致地做思想工作，科学地解释有关性知识及结扎后性功能的关系，解除其思想顾虑，清除精神障碍，以提高信心；②指导其适当调整性交周期、时间及姿势等；③病因治疗：治疗原发病，如抗感染，痛性结节的治疗等；④西药：胎盘组织液、维生素 E（B）、镇静剂、自主神经调节剂、血管扩张剂，部分患者使用了男性激素；⑤中药：柴胡、茯苓、当归、白芍、白术、鹿角、黄芪、枸杞、川芎、桃仁、红花，每日 1 剂，水煎分 2 次服用，连服 1 周为 1 个疗程；⑥针灸：关元、足三里、肾俞、三阴交等穴。所有 46 例患者均采用中西医结合治疗，治疗 1 个疗程后痊愈者 35 例，占 76.09%；2 个疗程痊愈者 6 例，占 13.04%；2 例在第 3 个疗程中好转，2 个月后性功能恢复正常；9 个月至 1 年后痊愈者 3 例，占 6.52%。

张玉勤将 68 例输精管结扎术后勃起功能障碍作分为西医组和中西医结合组进行对照治疗发现，中西医结合治疗的疗效优于西医治疗的疗效。西医组治疗方法：以性心理、性行为和药物治疗为主，药物治疗为口服西地那非，在性生活开始前 1 h 服用，每次 50 mg，每日 1 次，可逐渐增加使用剂量至 100 mg 或减少使用剂量至 25 mg；中西医结合组治疗方法：在西医组治疗方法的基础上，服用补肾活血方加减（淫羊藿、巴戟天、杜仲、仙茅、紫河车、菟丝子各 20 g，熟地黄、白芍、当归、川芎、丹参、桃仁各 15 g，甘草 8 g）治疗，每日 1 剂，用清水煎煮 2 次取 400 mL 药液，早晚各服 1 次，治疗 1 个月为 1 个疗程，持续 3 个疗程。疗程结束后，中西医结合组临床总有效率（91.43%）大于西医组（72.73%），差异具有统计学意义（$P<0.05$）；中西医结合组血清睾酮（T）水平较治疗前明显提高、雌二醇（E2）水平较治疗前明显降低，改善程度均显著大于西医组（$P<0.05$）；中西医结合组 IIEF-5 评分较治疗前明显提高，提高程度显著大于对照组（$P<0.05$）。

参考文献

[1] 王启全．男性绝育术引起性功能障碍病因探讨．男性学杂志，1991，(1)：46.
[2] 陈纪明．输精管结扎术后性功能异常治验．见：罗任波等．男科临证新探．北京：科学技术文献出版社，1993.
[3] 彭泽斌，归脾汤加味治疗输精管结扎术后阳痿46例简介．见：罗任波等．男科临证新探．北京：科学技术文献出版社，1993.
[4] 张宝亭，张国营．中西医结合综合治疗男性输精管结扎术后性功能障碍46例体会．大家健康，2011，5（7）：23.
[5] 张玉勤．男性输精管结扎术后性功能障碍中西医结合综合治疗的分析．中医临床研究，2017，9（32）：111.

第七节　术后其他并发症

输精管结扎术后并发症除常见的出血、血肿、感染、痛性结节、附睾郁积症及性功能障碍外，还可出现睾丸萎缩、提睾肌痉挛、精索神经痛等。

一、术后睾丸萎缩

输精管结扎术后，经过一段时间，极少数受术者可出现一侧或双侧睾丸萎缩，但双侧均萎缩者非常罕见。随着睾丸萎缩，性功能也会出现衰退现象，给受术者带来精神上的痛苦。结扎输精管本身不会影响睾丸的血供和神经支配，因而不会导致睾丸萎缩。但因睾丸萎缩发生在输精管结扎术后，受术者往往认为是手术所致，从而妨碍男性绝育术工作的顺利开展。因此，无论从患者的身心健康角度，还是从认真做好计划生育工作出发，都应对术后出现的睾丸萎缩进行积极的防治。

西医学认为，输精管结扎术后睾丸萎缩的最主要的原因是手术时不认真、粗糙等损伤睾丸动脉，使睾丸血液供给不足，而逐渐发生萎缩，若动脉损伤不严重或建立了侧支循环，可使萎缩减缓或中止在某一个水平而不继续发展。损伤支配睾丸神经也可引起睾丸萎缩。

从中医角度分析，肾主阴器，肝司阴器，如术损肝肾经脉，经脉不畅，肾气、肝血难以通过经脉濡养肾子而渐趋萎缩。

结扎术后出现的睾丸萎缩，是否由输精管结扎所致，必须持慎重态度。首先，要确定睾丸是否真正缩小，如只是一侧萎缩，可通过与健侧对比；如双侧均萎缩者，则应做睾丸体积的测量并与正常值比较。睾丸组织活检有萎缩的组织形态学改变是确诊的病理依据。其次是要分清是否是输精管结扎术后并发症，这要通过系统的病史询问、全面的体格检查以及有关的实验室检查等来进行分析，才能得出结论。如需出具“输精管结扎术后睾丸萎缩”的病情证明，必须有至少3位有关人员（如男性科、泌尿科、外科等医师）会诊并诊断意见统一的，方可出具证明，并分别签上医务人员的姓名，以示负责。

在中医辨证方面，本症虽因系肝肾经脉受损，肾子失于气血之温煦和濡养而致，但因患者体质差异和术后感邪之不同，可能表现出不同的证型。无论何种证型，都有气滞血瘀的表现。

中医治法以活血化瘀、疏理肝肾为原则。用血府逐瘀汤为主方随证加减。如见腰膝酸软、形寒肢冷、性欲低下或同房阴茎痿软等肾阳不足者，加淫羊藿、韭菜子、枸杞子、巴戟天、九香虫、蜈蚣等；伴阴囊紧缩、外肾寒冷、少腹冷痛，加吴茱萸、桂枝、细辛、枸杞子、黄芪；伴睾丸变硬、胀痛或刺痛，舌黯有瘀点，加韭菜子、蜈蚣、生牡蛎、五灵脂、穿山甲等。

治疗时还可配合艾灸关元、气海、阿是穴（睾丸），1 次/d，每次 15~20 min。

一般不用激素类药。如用时要注意其副作用。

本病病程较长，其疗程也相对较长，治疗只能缓慢收功，难取速效。

预防本病的关键在于手术操作认真，不要损伤睾丸动脉或神经。

二、提睾肌痉挛

提睾肌痉挛是指术后因某种原因导致提睾肌功能改变而致痉挛，主要表现为阴囊坠胀疼痛或冷缩，疼痛多为抽痛性质，痛引少腹，呈阵发性。

本病的病因病机乃手术损伤肝肾经脉，气滞寒凝。气滞则不通，寒凝则收引，故而疼痛。

治以温肾暖肝，理气散寒，缓急止痛。方用暖肝煎合芍药甘草汤加减。并以艾条隔生姜片灸阴囊，每日 1 次，灸至局部皮肤发红为度。

三、精索神经痛

术后精索神经痛，是指做输精管结扎术后出现的精索神经疼痛。临床表现为精索疼痛，疼痛除沿精索走向出现外，多向阴囊、阴茎及会阴部放射，疼痛比较剧烈，触诊疼痛明显，但局部无肿块、结节，精索不增粗。

本病多因术损肝筋，肝脉失养，或受寒邪，导致外肾小腹拘急疼痛。治以暖肝散寒，舒筋缓急。方用当归四逆汤合芍药甘草汤加减，去原方中木通，加橘核、荔枝核、吴茱萸、何首乌、小茴香。如局部胀感明显，加川楝子、香附；如疼痛较剧，加延胡索、桃仁、红花。

如精索神经痛系由术后感染引起者，在治疗原发症的同时加入白芍、甘草以缓急止痛，芍药、甘草用量宜大，白芍可用至 30~60 g、甘草用 20~30 g。

第二十八章　房中病

第一节　概　　说

房中病，又称房事性疾病，也称房事异常性疾病，是由于性事引起的、在房事中或房事后产生的身体不适感或病理现象。房中病有许多表现，如房事昏厥、房事眩晕、房事腹泻、房事腰痛、房事茎痛、房事尿血等20余种常见病症。临床也因症状各异，很难找出一个共同的原因，房事只能是某一症状出现的诱因。在现代临床及古代的一些医史资料中都有散在的案例记载。目前，西医对这些病症尚无确切定论。

一、男性性事与房中病

性事过于频繁或其他原因影响了性生活的协调和谐，都会出现一些与房事活动有关的疾病，即本章所指的房中病。本章将着重从中医角度讨论此类疾病的证治。房中病有其特异性，往往与个人体质因素有关，患者仅在性交时或性交后的短时间内出现，而在其他场合下则少见或根本不会发生。

二、论治原则

房中病的治疗原则是针对不同病症表现审因论治，以补虚为主，并根据病情，以急则治标、缓则治本为原则。

第二节　房事昏厥

一、概述

房事昏厥，亦称色厥、色脱，是指在性交过程中或性欲高潮时突然晕厥的病症。多见于中青年男子，性交过程中或性欲高潮时突然出现，表现为昏不识人，四肢厥冷，同时兼见小腹掣痛，阴囊、睾丸内缩，气短欲绝，冷汗淋漓等症状。可因先天禀赋不足，元气虚衰，或房事无度，纵欲耗精，房劳时精脱于下，气衰于上，精泄阳脱所致。轻者昏厥时间较短，可逐渐苏醒，清醒后无偏瘫、失语、口眼歪斜等后遗症；严重者则一厥不返而导致死亡。

此外，素体虚弱之人，或房劳过度者，在解小便时，突然昏晕仆倒，手足厥冷者，亦属色厥、色脱范畴。

二、沿革

关于厥证，早在《内经》中就有描述。至明代，对因房事致厥的认识才逐步深入。如明代王肯堂《证治准绳》云："得热厥之由，则为人必数醉，若饱以入房，气聚于脾中，肾气有衰，阳气独胜。"提出了热厥与房事损精、阴虚阳亢有关。孙志宏在《简明医彀·卷四》中对本病的病因病机和临床表现作了描述，谓："此由斫丧过度，肾水亏竭，相火独炽，不能摄精，易于轻泄，或吐泻大病后，或伤寒新瘥，交接狂纵，忽致脱厥。其证，四厥原冷，小腹急痛，外肾吊缩，短气不续，冷汗神昏。”认为其人本虚，交接过度，是导致精竭气脱之房事昏厥的主要原因。李梴《医学入门·脏厥》云：“热厥因醉饱入房，湿热郁于脾土，不能渗荣四肢，手足心热，潮汗，烦渴，昏不识人；寒厥，多欲夺精，元阳大有所损，不能渗荣经络，阳气独在，手足皆寒。”认为因体质不同而房劳之厥可有寒热之异。张景岳不但把本病命为“色厥”，而且对其病因病机，临床表现及治法作了精辟论述。《景岳全书·厥逆》指出：“色厥之证有二，一曰暴脱，一曰动血也。凡色厥之暴脱者，必以其人本虚，偶因奇遇而悉力勉为者有之，或因相慕日久而纵竭情欲者亦有之。故于事后，则气随精去而暴脱不返。”“色厥之动血者，以其血气并走于上，亦血厥之属也。但与大怒血逆者不同，而治法亦有所异。盖此因欲火上炎，故血随气上，必其情欲动极而欲不能遂者有之。或借曲柏以强遏郁火者有之。其证则忽而暴吐，或鼻血不能禁止，或厥逆，或汗出，或气喘，或咳嗽，此皆以阴火上冲而然。凡治此者，必先制火以抑其势。其有阴竭于下，火不归原，别无烦热脉证，而血厥不止垂危者，非镇肝煎（用熟地黄、牛膝、泽泻、炙甘草、桂枝、附子）必不能救，待其势定，然后因证酌治之。”张氏之论提出了3个问题：①认为色厥的形成有二，一为气随精脱；二为欲火上炎，血随气逆；②认为色厥有即发与后发之不同；③提出了救治方药，暴脱者用独参汤以益气固脱；血随气逆者用镇阴煎以滋阴潜阳，引火归原。

随着对厥证认识的不断提高和深入，对房事致厥的机制逐渐有所了解，到了明代已趋全面。

三、病因病理

（一）中医病因病机

肾主藏精，为先天之本，内寓真阴真阳，是维持人体生命活动的基础，肾阴肾阳均为肾精所化，肾精充盛，则阴阳协调，各脏腑生理功能正常，体魄健壮。若房事纵欲，肾精亏损，精气不化，则气虚神衰；精不化阴，则真阴亏虚，阴虚则阳亢为害，而成为房事昏厥的主要病理基础。其病因病机可归纳为以下3个方面：

1. 肾精暴脱，气随精脱　素体虚弱，或久病初愈、正气未复，若恣情纵欲，或房事时间过长，致肾精大泄，精不恋气，阴阳失接，元气所伤，气随精脱，气脱则神散，神散则昏不识人，即可在泄精之后，出现以气虚为主证的昏厥。多见于房事久旷，突然精液暴泄之人。

2. 欲火上炎，血随火逆　素体阴虚，虚热内扰，若纵欲房事，阴津亏耗，相火妄动，血随火逆，上冲清窍，发生昏厥。

3. 情志不遂，气机郁闭　情志不畅，肝气抑郁，或怫逆怒恼，或欲不遂愿，致气机逆乱，昏厥突发。

4. 素体虚弱，血随气脱　素体虚弱或久病失调，或劳倦思虑，或慢性吐血、便血，导致心脾气血俱不足，神不守舍，脾不统血，气不摄血，血随气脱，发生晕厥。

总之，房事昏厥主要由于精液大泄，阴精暴亏，气随精脱；或阴虚火旺，欲火上冲，血随火逆；或气机郁闭；或心脾两虚，导致阴阳失调，气机逆乱。

（二）西医病因病理

房事昏厥，西医认为与性生活没有关系。昏厥是一种突发的、可逆的、一过性的意识丧失及末梢循环障碍，而且大多由脑缺血、缺氧及低血糖所引起。按病因和发生机制，昏厥可以分为脑血流灌注压降低、血管痉挛、血液化学成分改变和神经精神因素四大类。但也不能排除患者素有严重的器质性病变，因房事而诱发，致昏厥时间较长，甚至厥而不复导致死亡。

四、辨病要点

凡是在男女同房之际或房事之后，有突然昏不识人、气促、大汗淋漓、四肢厥冷为主证之临床表现者，即可诊断为房事昏厥。

五、类病辨别

造成昏厥之病因较多，但房事昏厥主要应与眩晕、痫证、中风相鉴别。

1. 眩晕　头晕目眩如坐舟车，重者出现的四肢厥冷与房事昏厥相似，但无昏不识人，其发作多与房事无关。

2. 痫证　突然昏仆、不省人事等症状与本病相似，但无四肢厥逆，仅见四肢抽搐，更不限于房事后发病。

3. 中风　若昏厥而兼见口眼歪斜，肢体活动不利等症时，应考虑是否因房事而引发的中风。中风昏厥醒后多伴有偏瘫、口眼歪斜等后遗症，而房事昏厥醒后即如常人，易于鉴别。

六、辨证要点

1. 细审病因　本病因房事即发，故临床遇厥证时一定要详询起因。

2. 明辨虚实　房事昏厥有虚实之分，虚证者，以四肢厥逆、面色苍白、身出冷汗等为主证；实证者，以四肢厥逆、脉实有力等为主要依据。

3. 详察转归　本病为急症，病机复杂，变化迅速，急救之后，应详察转归，即张景岳所谓“待其势定，然后因证酌治之”。如气随血脱，即可转化为气脱神散以致不救；气郁内闭若治不如法，也可化火动血。如体质强壮、偶发昏厥、无器质病变者，预后较好。

七、治疗原则

应以急则治标为原则迅速促其苏醒，精泄气脱者，以益气固脱为要，可选独参汤；血随火逆者，以滋阴降火为急，可选知柏地黄汤加减；气郁内闭者，则应该以疏肝理气为先，可选四逆散加味。厥回势定之后，再视其转归，辨证施治。

八、论治要点

（一）精泄气脱证

1. 临床表现　泄精之后，突然昏仆，面色苍白，身出冷汗，四肢厥逆，呼吸微弱。脉细无力或虚大散乱。

2. 证候分析　人体元阴元阳俱藏于肾，若阴精大泄，则阳无依附，必随精脱，故突然出现意识模糊，昏不识人；阳气衰微，卫外不固，则冷汗不止、形寒肢厥；肺肾气虚，呼吸不利则声低息微。脉虚大散乱为气随精脱的危象。

3. 治法　益气固脱。

4. 方药　独参汤加减。若厥逆较重，四肢冰冷、冷汗淋漓、脉微欲绝者，可选用参附汤以回阳、益气、救脱。厥回之后，由于阴液大伤，可见气阴两虚之证，可用生脉散加紫河车，以益气生津、培补肾精。若是气虚精亏者，可用固阴煎，方中人参、黄芪大补元气；熟地黄、山药、山茱萸、黄精、炙甘草、五味子、麦冬补精养阴，以固本善后。

（二）血随火逆证

1. 临床表现　性交之际或性交之后，突然眩晕，继而昏不识人，四肢厥逆，面色潮红，甚则鼻出血。舌质红、苔少，脉细数。

2. 证候分析　由于房事精泄，阴虚阳亢，气血随肝、肾相火上冲，故突然眩晕昏仆；火炎于上则面色潮红；火伤血络则鼻出血；阴虚火旺则舌红少苔，脉弦细。

3. 治法　滋阴降火。

4. 方药　知柏地黄汤加减。方中地黄、山茱萸、山药滋补肝肾之阴；泽泻、牡丹皮、知母、黄柏滋阴降火；加安宫牛黄丸开窍醒脑；加怀牛膝以引血下行。鼻出血加地骨皮、白茅根以清肺降火；呕血加代赭石以镇肝止血。若脉虚无力，证属阴竭于下，火不归原者，可加小量肉桂以引火归原。若头晕耳鸣、脑中热痛、心中烦热，或口眼歪斜，或肢体活动不利者，证属阴虚阳亢，肝风内动，可用镇肝熄风汤，方中怀牛膝滋养肝肾、引血下行；代赭石平肝潜阳；龙骨、牡蛎、龟甲潜阳降逆，柔肝熄风；玄参、天冬、白芍滋阴降火；青蒿、川楝子、生麦芽疏畅肝气，清泄肝火；甘草缓急和中。诸药配伍，共奏滋阴潜阳、平肝息风之功。

（三）气郁内闭证

1. 临床表现　情绪抑郁，性交之际，突然神昏，肢体强直、震颤，四肢厥逆，气憋唇青，胸腹胀满。脉沉弦或结代。

2. 证候分析　肝气郁结，阳气内闭则四肢厥逆；肝郁气结、经脉不利则肢体震颤强直；肝郁不达则胸闷气憋；气壅心胸，阻塞清窍，则突然昏倒；气闭于内，则脉沉，肝郁不畅则脉弦，气闭血运不畅亦可见结脉。

3. 治法　疏肝理气。

4. 方药　四逆散加味。方中柴胡疏肝解郁、枢转气机；枳实宽中理气；白芍、甘草平肝缓急。加沉香、莱菔子以降气化痰；加麝香以开窍通气。诸药配伍，共奏疏肝解郁、畅达气机、通阳开窍之功。

（四）心脾两虚证

1. 临床表现　同房时突然昏仆，不省人事，颈项强硬，须臾自行缓解，清醒后头晕心悸，疲倦乏力，面色少华，纳少便溏，精神不振，舌淡，苔薄白，脉沉细。

2. 证候分析　由于思虑过度，劳倦伤脾，导致心血耗伤，脾气亏虚，气血生化乏源，房事时血充润于宗筋，故突然昏仆，面色少华，舌淡，脉沉细。

3. 治法　补益心脾。

4. 方药　人参归脾汤加减。方中人参补气生血、养心益脾，龙眼肉补益心脾，养血安神，黄芪、白术益气补脾，当归养血补心，茯苓、远志、酸枣仁宁心安神，木香理气醒脾，炙甘草益气补中调和诸药，稍加生姜、大枣调和脾胃，诸药配伍，共奏益气补血、健脾养心之功。

九、其他治疗

（一）西药治疗

（1）积极寻找病因，进行针对性治疗。

（2）发作时患者宜采取头低脚高的仰卧位，同时松解衣领，冬季要注意防寒。

（3）呼吸微弱及困难时给予吸氧或呼吸兴奋剂。也可采取口对口人工呼吸。

（4）血压低时应酌情使用升压药。如有心动过缓时可应用阿托品。

（5）酌情选用脑代谢促进剂，如细胞色素C、克脑速，苏醒剂如甲氯芬酯、醒脑静等。

（二）针灸治疗

1. 体针

（1）选穴：百会、神阙、关元、气海、足三里、素髎、十宣。方法：强刺激，不留针。用于血随火逆，气郁内闭的昏厥。

（2）选穴：百会、关元、气海、足三里。方法：灸5~15 min或补法针刺。用于精泄气脱者。

（3）选穴：人中、合谷、十宣。方法：强刺激，不留针。

2. 耳针

选穴：皮质下、肾上腺、内分泌、交感、心、肺、呼吸点。方法：强刺激。

（三）单方验方治疗

（1）生姜、皂荚各等份为末，取少许吹入鼻中，使之喷嚏不已。用于气郁内闭之昏厥。

（2）吴茱萸合食盐炒热，布包，熨脐下。用于精泄气脱之昏厥。

十、转归与预后

大部分房事昏厥患者可自行恢复，少数患者因体质虚弱或素有痼疾，房事昏厥可诱发病情加重，甚至不能及时苏醒而死亡，如及时正确施治，大多患者预后良好。

十一、预防与护理

节制房事，切忌恣情纵欲，以免损精伤气；注意情志调节，保持心情舒畅，不可郁怒伤肝；平时要注意体格锻炼，增强抗病能力。

十二、文献选录

男女交接过度，真气大脱，昏厥不醒，俱勿放开，须两阴交合，待气自苏。若就开合，必死难救，至慎至慎。(《原病集》)

凡男妇交感而死，在男子名曰脱阳，在女子名曰脱阴。男子虽死，阳事犹然不委；女子虽死，阴器犹然不闭。有梦中脱死者，其阳必举，阴必泄，尸容有喜笑，为可辨也。皆在不救。(《医方考》)

第三节　房事感冒

一、概述

房事感冒，又称房劳伤寒、夹阴伤寒或夹色伤寒，是指因房劳伤肾，外邪内侵而引起的以头重痛、身酸楚、恶寒或伴发热为特征的疾病。该病多见于素体虚弱、房事不注意防寒的患者，常因寒邪致病，亦有寒从热化或感受热邪者。

二、沿革

房事感冒，古人多以“夹阴伤寒”或“夹色伤寒”称之。在古医书中多以案例形式见载。认为病以感寒为主，又与一般伤寒有异，治疗时必须考虑从阳论治，也可参考一般感冒的治法。如清代汪讱庵曰：“房事饮冷患伤寒，亦有在三阳经者，当从阳症论治，不得便指为阴症也。世医不明，妄投热剂，杀人多矣。”清代叶天士曰：“房劳而患客邪，不过比常较胜，未必便是阴病。近代名贤，讹传阴症，伤人实多，余推原其故，盖病人缘房事后，自虑其虚，医者即不问所因，但知迎合为务，误温误补。以致邪无出路，辗转内攻，病虽至死，莫测其非，天下不白之冤，孰有甚于是者乎。是皆寒热虚实，辨症不清之过也。”其论述可归纳为三个方面：①传统认为夹阴伤寒以感寒为主，治疗也多投温剂；②本病并非皆由寒邪独犯，属热者，亦当清热治疗；③本病虽有异于一般感冒，但在治疗上仍可参考一般感冒的治疗用药。

三、病因病理

（一）中医病因病机

素体表虚，于房事精泄，后感受外邪，肾气亏虚，寒邪直中厥阴，或阴寒阻塞气机，而出现恶寒、发热、头重痛、身酸楚等症。或可见冷汗出、阴冷，或口渴面赤，少腹发凉。

（二）西医病因病理

认为与一般感冒相同。但从整个疾病的过程来看，可能是性交导致机体免疫力暂时低下，对寒冷等刺激的敏感性增强所致。

四、辨病要点

（1）多见于体质虚弱之人，在性交受寒后发病。

（2）可见恶寒、发热、头痛、身重、汗出、阴冷等症。

（3）实验室检查白细胞计数多无明显升高。

五、类病辨别

本病应与一般感冒相区别，一般感冒与性事无关。

六、辨证要点

1. 细审病因　本病因房事感邪而发，有别于一般感冒，因此必须细问病因。

2. 分清寒热　冬月性交，受寒着凉后，出现恶寒、发热、身重、无汗或冷汗，甚者阴冷，舌淡苔白，脉沉细者为寒邪直中。日久见口渴、面赤、小便黄，或发热汗出，脉浮数；或夏月性交感寒者，多兼杂暑热为患。

3. 明辨病位　房事感冒多于性交泄精之后，病位在肾，由寒邪直中厥阴而发，元阳亦虚。

七、治疗原则

本病的治疗原则为攻补兼施，以温肾阳、散寒邪为主。兼症视病性不同，辨证论治。

八、论治要点

（一）冬月感寒证

1. 临床表现　每于冬月性交之时，着凉受寒后，出现恶寒，发热、身重、无汗或冷汗，甚者阴冷。舌淡苔白，脉沉细。

2. 证候分析　阳虚之体，易感风寒之邪，故见恶寒重、发热轻；寒湿之邪相客为病、卫阳被遏，则见身重、无汗等症。阳虚汗出，阳气耗散，则其脉不浮反沉细。

3. 治法　温阳散寒通络。

4. 方药　麻黄附子细辛汤加味。可加肉桂、吴茱萸等，助其温阳散寒。有汗加黄芪固表。

（二）夏月感寒证

1. 临床表现　每于夏月性交之时，受风着凉之后，发热、恶寒，身重汗出，少腹发凉，口渴面赤，胸闷不舒。舌苔白腻，脉浮数。

2. 证候分析　风寒之邪客于肌表，腠理不疏，故见发热恶寒、身重汗出；夏令感冒，夹当今之暑邪为患，湿热熏蒸则口渴面赤；中阳虚寒，络脉不和则见少腹发凉。

3. 治法　清暑通络，佐以温阳。

4. 方药　新加香薷饮加味。如精神不振，胸满身重，发热汗出，心烦口渴，脉虚数，可仿东垣清暑益气汤；血虚体质者加四物汤；腹痛合芍药散。

九、转归与预后

此病乃房事后体虚复感外邪，治疗得当则病好转，诸症悉除而愈。若不问寒热，一味从寒证论治，势必导致寒者得愈，热者加剧，体质更虚。

十、预防与护理

性交时应避风寒、保暖；平时要注意节制房事，积极锻炼身体、增强抗病能力；患病期及康复期应禁忌房事。

第四节　房事眩晕

一、概述

房事眩晕，是指性交时或性交之后头晕眼花、如坐舟车的病症。该病多发生于素体阳虚、痰浊内盛之人。休息后多能自行恢复，少数患者缠绵难愈，每遇性交多易引发。临床多施以温经散寒、佐以降逆之法。本病与眩晕临床表现相同，唯由房事引起。多因素体阳虚、肝寒夹痰浊上逆所致；而一般眩晕病因较为复杂，有肝风内动、肝阳上亢，或气血虚弱、脑失所养，或痰浊中阻、清阳不升等所致。

二、病因病理

（一）中医病因病机

素体阳虚，肝寒内盛，痰浊中阻，交则阳更虚，肝寒夹痰浊上扰清窍，发为眩晕。

（二）西医病因病理

房事眩晕的病因病理尚不清楚。可能与性交时精神神经的刺激，引起自主神经系统功能失调有关。内耳毛细血管发生痉挛，局部组织缺氧，细胞受损，产生组胺致使血管扩张，管壁通透性增加，造成组织水肿所致。另外可能与一时性大脑缺血、缺氧所引起的视神经水肿及眼压增高有关。

三、辨病要点

（1）性交时或性交后发生眩晕。

（2）可伴干呕、汗出、少腹拘急、阴囊抽痛或下坠感。

（3）排除其他原因引起的眩晕。

四、类病辨别

须与房事昏厥、头痛相鉴别。

1. 房事昏厥　性交时或性交后，突发仆倒，昏不识人、四肢厥逆为主证，属急证。房事眩晕多清醒。

2. 房事头痛　性交后以头痛为主的病症，无眼花、目眩之感。

五、辨证要点

1. 细审病因　由于本病有特异性，即每逢房事引发，因而在临证时必须细问发病规律，排除非性交情况下或其他因素引起的眩晕。

2. 明辨病位　眩晕的发病与多种脏器及全身情况都有关系，而房事眩晕，病位多在肝、肾，临床要重点从肝、肾着手。

六、治疗原则

本病本虚标实，治疗原则须标本兼施，一则温其阳，二则降其上逆之寒痰。

七、论治要点

1. 临床表现　性交时或性交后，眩晕欲仆，少腹及睾丸抽痛，伴干呕、呃逆，二便正常。舌淡苔白，脉沉细无力。病位在肝，病性属阳虚，病因则为痰浊。肝寒夹痰浊上逆，则为眩晕及见其他兼变症。

2. 治法　温经散寒，佐以降逆。

3. 方药　吴茱萸汤加味，其中黄连苦降，半夏、竹茹化痰，小茴香加强温肝经之效。诸药合用，温经散寒、降逆化痰通窍。

八、转归与预后

本病如不治疗，任其自复，则有因房事加重之虞。若加以治疗，善加调理，节制房事，病多能愈，预后良好。

九、预防与护理

平时注意饮食调理；保持精神愉快，情绪稳定；不宜纵欲；注意休息，性生活可以改在清晨醒来之时进行。对于发病者，也不要过于紧张，令其平卧休息后可自行缓解，治疗期间避免同房。治疗其他疾病也很重要。

第五节　房事泄泻

一、概述

房事泄泻，又称夹色泄，是指性交后不久腹部隐痛，泄泻大便，甚者每日2~3次的病症。明显者，手淫射精后也易出现上述症状。多见于胃肠功能紊乱之人，可自愈。临床这类患者较为多见，但因泄后即止，患者多不予重视。

二、沿革

房事泄泻之名在中医文献中虽没有记载，但明代张景岳在其《景岳全书·泄泻》篇中则明确指出了泄泻的根本原因，曰："泄泻之本，无不由于脾胃，盖胃为水谷之海，而脾主运化，使脾健胃和，则水谷腐熟，而化气血，以行营卫。若饮食失节，起居不时，以致脾胃受伤，则水反为湿，谷反为滞，精华之气，不能输化，乃至合污下降而泻痢作矣。"后世医家，则从致病因素、机制到治法进行了较为全面的论述。如《谦斋医学讲稿·腹泻的临床研究》中所述："腹泻的原因不一，从本质分析不外二类：虚证属于内伤，浅者在脾，深者及肾；实证属于病邪，以湿为主，结合寒邪和热邪以及食滞等，腹泻的治疗原则同其他疾病一样，实则泻之，虚则补之，根据病因病机，分别使用化湿、分利、疏散、泄泻、消导、调气等多系泻法；健脾、温肾、益气、升提、固涩等多系补法。泻法中可以兼用补法，补法中也能兼用泻法，同时与其他治法互相结合，均须分清主次。"可见对于泄泻病的认识已经相当深刻，其中寒湿为其主因，脾肾虚弱为其根本。

临床所见房事泄泻患者，无不因为素体脾胃虚弱，房劳时腹部受寒或元阳受损，导致脾失运化，肾失温阳所致。

三、病因病理

（一）中医病因病机

泄泻的病因多种多样，但临床房事泄泻患者却多属素体脾弱，肾失温阳。素体脾弱，则脾失健运，水湿内生，复因房事则耗阴损阳，元阳亏虚，无以温化水湿，且寒邪易于侵犯中州，寒湿为患，侵袭脾胃则生泄泻。

（二）西医病因病理

西医对于该病没有明确的认识。从疾病的特征看，可能与性交后胃肠神经功能紊乱有一定关系。多发生于素有慢性肠炎、胃肠功能紊乱者。

四、辨病要点

（1）性交后腹泻，日2~3次，腹部隐痛发凉，舌淡苔薄白，或舌边有齿痕，脉沉迟无力。

（2）常可自愈，再次性交时多可复发。查体无特异性，平素多如常态。

（3）大便及血液化验无异常发现。

五、类病辨别

本病须与其他腹泻相鉴别。其他腹泻多与性事无关，均能找到其诱因及致病因素（如嗜食冷饮、瓜果、不洁食品，感染等），病情多持续数天，甚者不经治疗病情缠绵不愈或加重。腹泻物化验因病不同，各有特异性。

六、辨证要点

仔细了解病史，发病情况和特征，结合临床症状，就可确定病性、病位及治疗方案。

七、治疗原则

本病属阳虚水湿内停，并走大肠为患，治疗当祛水湿、温肾阳、健运中州为大法，总以攻补兼施为原则。

八、论治要点

1. *临床表现*　临床见性交后腹泻，甚者日行2~3次，腹部隐痛发凉，舌淡苔薄白，脉沉迟无力。病位在脾肾，以脾肾阳虚为主要见证，多见于素体脾弱之人。

2. *治法*　温中散寒，补肾固涩。

3. *方药*

（1）附子理中丸：温中散寒，饭后服1~2丸，红糖水送下，每以小腹感温为度。

（2）桂附地黄丸合四神丸：各1丸，早晚盐汤送下。

九、转归与预后

本病治疗得当多能治愈，亦有停药复发或用药效果不佳者。大多预后良好。

十、预防与护理

平素多进健脾胃、温肾阳之食品、药物，少吃生冷瓜果、冰冻食物。治疗期间暂禁房事，行房时注意防寒。

第六节　房事恐惧

一、概述

房事恐惧，又称恐异病，是指有同房要求，但又惧怕接触对方，一旦接触便惊恐不安的一种性事疾病。相似于西医学之性恐惧、性窘迫综合征。患者一般不能正常进行性活动。临床发病率很低，男女皆可发病。中医认为多因惊恐伤及心肾或心肾亏虚所致。西医则多认为与性心理创伤有关。

房事恐惧一证中医文献未见有明确记载，只在一些资料中有散在的案例，大抵从心肾治疗为其主法，且常配以心理疗法，临床多能见效。

二、病因病理

（一）中医病因病机

心主神明，主宰人之精神变化；肾主骨、生髓、通于脑，恐既是病因又是症状，恐作为病因，可影响脏腑气血的平衡，进而引起多种病症。惊恐伤及心肾或心肾本虚，则情志异常，出现惊恐不安之状。又男子性事多与心、肾、肝有关，故性事时则出现恐惧之症。

（二）西医病因病理

认为与性心理创伤有关。如同房时受到不良因素影响、幼年时期遭受过不良的性骚扰或性侵犯、性交时有异样反应或不适等，因此心理因素是致性恐惧的主要因素。

三、辨病要点

（1）有同房要求，性功能多正常，但又惧怕接触对方，且一接触便惊恐不安。

（2）可出现全身寒冷战栗、手足发凉、头晕、胸闷、心悸、汗毛竖立、阳事不举，或伴腰酸腰痛，甚则终夜不眠。

（3）体检无异常。

四、辨体要点

《灵枢·本脏》还指出了易伤于恐的体质特点：“心下则脏外，易伤于寒，易恐以言。”恐发病的体质因素可以概括为：五脏脆，心偏下和性情怯懦。

五、类病辨别

须与性欲低下、性厌恶相鉴别。

1. *性欲低下*　指体内外各种因素作用均不能引起性兴奋，也没有性交欲望，但与异性接触不出现异常恐惧反应。

2. *性厌恶*　对性活动及性活动思想有一种持续的憎恶反应，但与异性接触不会出现自身的惊恐心理变化。

六、辨证要点

1. *细审病因*　详细询问病史，找出引起性恐惧的原因，进行分析，找出其中的症结。

2. *查找规律*　房事恐惧都有一定规律，仔细查找患者在什么情况或环境中容易发作，根据这些临床所得，为患者提供有益建议，让其改变自己的习惯。亦可据此使用一些药物进行针对性的治疗。

七、治疗原则

本病以补虚为主，兼以心理治疗为原则。

本病以辨体补虚、心理治疗为主，兼以辨证治疗恐惧所致病症为原则。不仅仅需要从肾辨识，还要注意心和肝，另外还要重视体质因素的辨识和处理。

八、论治要点

1. *临床表现*　有同房要求，但与对方接触又感恐惧，甚者惊恐不安，全身寒冷战栗，汗毛竖立，手足发凉，头晕，胸闷，心悸，阳事不举，或伴腰酸背痛，甚则终夜不眠。病位在心肾，以心肾亏虚为主要见证。临床多见于有性心理创伤史之人。

2. *治法*　补益心肾。

3. *方药*　自拟方：龟甲 18 g（先煎），鹿角胶（冲）、山茱萸、枸杞子、肉苁蓉、石菖蒲、远志、莲子、桑螵蛸各 9 g，赤芍、川芎各 6 g，太子参、海螵蛸各 15 g。诸药合同，滋肾壮阳，宁心安神，补益心气。

九、其他治疗

（一）针灸并用法

选穴：关元、神门、三阴交、肾俞。方法：平补平泻关元、神门、三阴交、肾俞穴，针后加灸，共达补益心肾之目的。

（二）心理训练法

以情制情法又叫情志制约法，创始于《黄帝内经》。如《素问·阴阳应象大论》指出：怒伤肝，悲胜怒；喜伤心，恐胜喜；思伤脾，怒胜思；忧伤肺，喜胜忧；恐伤肾，思胜恐。以情制情法是根据情志及五脏间存在的阴阳五行生克原理，用互相制约、互相克制的情志，来转移和干扰原来对机体有害的情志，借以达到协调情志的目的。此为祖国医学独特的心理治疗与康复疗法。

在使用以情制情法时，最好在患者有所预感时，再进行正式的情志治疗，尽量不要在患者毫无准备之时，突然地进行，并且还要掌握患者对情志刺激的敏感强度，以便选择适当方法，避免太过或不及。

夫妻同床，妻子半裸身体，不以性交为目的，适当地进行一些身体接触，直到妻子可以用手刺激丈夫的阴茎，这一时期可能要经历较长时间。接着妻子可以在此基础上进行性语言、性感觉及性故事的描述。进行这种训练时，可用一些性生活录像之类，开始男方不太适应，但渐渐感觉当初之强烈恐惧感已经消失。此时，妻子可以试着进行一些性交活动，直至丈夫适应性生活。在进行训练之前，医生必须全面了解病史及发病情况，同时给患者进行一次有效的心理分析，针对可能病因，引导患者走出误区。对于妻子的以上配合训练法，最好单独让妻子知道。

十、转归与预后

该病任其发展可能会出现性厌恶或性欲低下、阳痿等疾病，对身体的危害并不明显，属心理疾病之一。经过认真合理、正确的治疗，多能痊愈。

十一、预防与护理

因为该病的发生与受不良心理及行为刺激有关，应减少有关方面的影响。发病期间最好的护理是给予理解和心理疏导，使之正确地认识性活动。

第七节 房事头痛

一、概述

房事头痛是指在同房过程中或房事后发生头痛的一种病症。从枕后痛至全头，数小时或2~3天后渐恢复至正常，下次性交复发为其特点。临床发病少见，多因房事过度、损伤肝肾、髓海失养而致。

二、沿革

“头痛”一词最早是作为症状出现的，见于长沙马王堆汉墓帛书中的《阴阳十一脉灸经》：“钜阳脉……目内廉。是动则病：肿，头痛……其所产病：头痛，耳聋，项痛。”《内经》时期，“头痛”仍用于症状描述，但也开始作为病名使用，如“是以头痛巅疾，下虚上实……甚则入肾”。头痛之疾，在《内经》中早有论述，如《素问·五脏生成篇》曰：“是以头痛巅疾，下虚上实，过在足少阴、巨阳，甚则入肾。”认为下虚上实是主要病机。后世医家则从外感内伤等两个方面进行了辨证分析和论治，对头痛的病因病机有了全面的认识，对房事头痛这一特殊病症进行论治，从历代所见病案中分析总结起来，大多认为与房事过久、损伤肝肾、髓海失养有关。此外，用脑过度，伤及脑髓，肝阳上亢，此时性交亦易引起头痛。

三、病因病理

（一）中医病因病机

祖国医学认为房事头痛病位多责之于肝、肾二脏。肝主疏泄，性喜调达。因情志失调导致肝气郁滞，古语云“气有余便是火”，日久肝郁化火伤阴，阴虚无以制阳，以致肝阳亢于上或肝火亢盛，日久又易耗伤肝阴；因肝肾同源，肝阴亏虚可下及肾阴，肾阴滋养一身之阴，故肾阴亏虚又可复致肝阴不足；然而肝肾阴虚日久，阴损及阳可发展为阴阳两虚，故肝肾阴虚可始终贯穿头痛病。肾藏精，精生髓，脑为髓之海；肝肾同源，肾虚则肝亦不足，肝阳易亢。若劳神过度，加之房事耗精，髓海不足，脑无所养，肝阳上亢，故于排精之时或泄精之后，头痛发作。

（二）西医病因病理

西医认为可能与血管在紧张、焦虑等因素作用下舒缩功能异常、严重肌肉痉挛，或一时性脑供血相对不足有关。

四、辨病要点

（1）每于性欲高潮时出现头痛，性交后数小时或2~3 d可自愈，但每次性交都易复发。

（2）多有特异性，不性交则不痛。

（3）理化及体格检查多无异常发现。

五、类病辨别

本病须与房事眩晕相鉴别。房事眩晕因房事引起头晕、眼花，如坐舟车，甚则恶心、呕吐，但无头痛。

六、辨证要点

抓住本病特征，明确诊断，然后结合临床表现及兼症进行辨证论治。

七、治疗原则

标本兼施为其总则，治疗时可兼取心理疏导。现代人长期恣食肥甘厚味、强食过饮，损伤脾胃，脾胃虚弱运行无力，酿生痰湿；喜逸恶劳，缺乏运动，痰浊阻遏脉道又可致血瘀，故常有痰瘀互见。提示我们中医治疗房事头痛病除了补益肝肾、潜阳息风外，常需酌情配伍活血化瘀、健脾化痰之品。

八、论治要点

1. *临床表现*　每于房事时即感头痛，由后向前痛及全头，额面潮红，腰膝酸软，精力欠佳。舌红苔薄黄，脉弦细。病位在肝、肾、脑，以肾精不足，肝阳上亢为主要见证。多见于脑力劳动者及顽固失眠的患者。

2. *治法*　滋阴补肾，潜阳止痛。

3. *方药*　镇肝熄风汤加味。方用生龙骨、生牡蛎、代赭石镇肝潜阳，并配钩藤、菊花以熄风清热；白芍、玄参、龟甲滋养肝肾之阴；牛膝辅以川楝子引气血下行。前额痛加白芷 10 g，巅顶痛加藁本 10 g。

九、其他治疗

牛髓膏空腹温酒调服 1 匙。每日 1 次。具有补精髓，壮筋骨，滋阴补血之功。

十、转归与预后

除重者影响工作和夫妻生活外，多数患者较轻微。只要积极治疗，并注意劳逸结合，病情多能治愈。

十一、预防与护理

注意劳逸结合，节制房事。注意饮食疗法和加强体质锻炼，保持情绪稳定。对屡发者应积极治疗。

第八节　房事目痛

房事目痛是指同房后出现的面红、目赤、眼睛胀痛为主要特征的病症。临床多与房事头痛共见，亦有单独出现目痛者，治疗可参看本章第七节“房事头痛”。

第九节　房事耳痛

一、概述

房事耳痛是指一经与女方交接则感耳中作痛，或奇痒难受，多为单侧，亦可见双侧者。甚至耳中流臭水。临床很少见。中医认为与肾之水火不足有关，病位在肾，治法多从肾治。

二、病因病理

（一）中医病因病机

肾藏精，为水火之脏，开窍于耳。若恣情纵欲，房事不节，克伐肾精，无以上承于耳，则耳窍失养。交接之后，肾水更虚，水不胜火，虚火妄动，上扰于耳，则耳痒痛不已，甚则耳中流臭水。

（二）西医病因病理

发病机制尚不明确，可能与神经性耳痛或慢性中耳炎及外耳道炎有关。

三、辨病要点

（1）交接后感耳中作痛或奇痒难受，甚者耳中流臭水。大多患者可在 3 d 内自行恢复。

（2）多见单侧，亦可见双侧发病。

（3）除少数检查能发现局部炎症外，大部分患者耳中无异样病变。

四、类病辨别

须与其他耳痛相鉴别。根据病史、诱因及发病特点，不难鉴别。

五、辨证要点

应详细了解病史及发病情况，结合体质等临床特征，以明确诊断，病位在肾，多属虚证。

六、治疗原则

虚则补之，以阴中求阳法；有耳疾者，可加外治法。

七、论治要点

1. *临床表现*　同房出现耳中作痛或奇痒难受，甚者耳中流臭水，伴耳鸣，面赤颧红、失眠多梦，或遗精早泄，舌质淡红、苔少，脉沉细数尺弱。病位在肾，以肾中水火不足为主要见证。多见于体形瘦高之人。

2. *治法*　滋阴补肾，温阳归火。

3. *方药*　六味地黄丸加麦冬、五味子、肉桂。方用六味地黄丸滋阴补肾；麦冬、五味子养阴生津，使肺气肃降下交于肾，金水相生；反佐肉桂以阴中求阳，引火归原。全方共达滋阴补肾、温阳归火之效。

八、转归与预后

积极治疗，病能痊愈。

九、预防与护理

平素可以六味地黄丸和金匮肾气丸交替服用，亦可采用饮食疗法；房事过度者应节制房事。患病期间积极治疗，可暂禁房事。

十、文献选录

人有……一交接妇女，耳中作痛，或痒发不已……人以为肾火之盛也，谁知是肾火之虚乎，夫肾中之火，乃龙雷之火也，火旺则难动而易息，火衰则易动而难息，其故何哉，盖火旺者水旺，火衰者水衰也，水衰则不能制火，而火易动，水衰则不能养火，而火难息耳，然而欲火之易动者而难动，必使水之既衰者而不衰也，欲火之难息者而易息，必使火之不旺者而仍旺也，故补水必须补火，而水乃生也，亦补火必须补水，而火乃盛，二者原两相制而两相成也，肾开窍于耳，肾之水虚，则肾之火亦虚矣，肾之水火两虚，则耳又安能实哉，以痒痛之所以作于交感之后，正显其肾中水火之虚也。治之法，必须补肾中之火，而火不可独补也，必须于水中补之。（《清宫秘方全书》卷三）

第十节　房事咳嗽

一、概述

房事咳嗽是指每值同房后即咳嗽频作，甚者迁延数日之病症。咳嗽以干咳少痰为主，患者多形体消瘦。临床发病极其少见。中医认为多因肾阴亏虚，阴虚火旺，灼伤肺金，肺失肃降所致。属内科咳嗽病篇中的一特殊形式。本病病位在肺肾，病性属虚。

二、病因病理

（一）中医病因病机

肺属金，肾属水，二者为母子关系，病理上相互影响。若素体肾阴亏损，虚火上炎，灼伤肺金，肺失肃降，则病咳嗽。

（二）西医病因病理

可能于性交后，内分泌功能一时紊乱，使得支气管平滑肌痉挛，减少了肺通气量，或因肺及气管正常黏液分泌不足，致使气管干燥刺激引起咳嗽。

三、辨病要点

（1）每值房事后即咳嗽频作，甚则迁延数日不愈，以干咳少痰为主，可自愈，房事后易复发。

（2）常可伴头昏目眩、耳鸣时作，腰膝酸软，五心烦热，口咽干燥，舌红少苔，脉细数。

（3）形体多消瘦。

（4）实验室检查：血、痰等多无异常。

四、类病辨别

须与一般咳嗽及肺结核引起之咳嗽相鉴别。

1. *一般咳嗽*　常有诱因，如风寒、风热、痰湿或宿疾等，无明显的发病规律，且与房事无关，以资鉴别。

2. *肺结核*　有结核接触史及家庭成员有结核病史。临床见咳嗽、咯痰，或见血丝痰，伴潮热、盗汗、形体消瘦等；X 线透视或拍片，可提示肺部病变；痰涂片或培养可发现结核杆菌。结核菌素试验阳性。以资鉴别。

五、辨证要点

1. *了解病因*　仔细询问病因，掌握发病特点：每值同房后即咳嗽频作，结合体质、症状及发病时间，确定诊断。

2. *明辨病位*　结合临床表现和发病机制，明辨病位主要在肺肾两脏。以阴虚火旺为主。

3. *洞察转归*　经治疗咳嗽少发或其他伴症减轻为病情好转；反之，则加重；上症全部消失者，为痊愈，预后良好。

六、治疗原则

肺肾同治，以滋肾润肺为主要治疗原则。

七、论治要点

1. *临床表现*　房事后即咳嗽频作，迁延数日不愈，或见头昏目眩，耳鸣时作，形体消瘦，腰膝酸软，五心烦热，口咽干燥，咳而少痰。舌红苔少，脉细数。病位在肺肾，以阴虚火旺、肺失肃降为主要见证。多发于体瘦、阴虚火旺之人。

2. *治法*　滋补肾阴，平降虚火，肃肺止咳。

3. 方药　自拟方，生地黄、熟地黄各15 g，紫河车、枸杞子、山茱萸各10 g，制何首乌15 g，知母、桑白皮、川贝母、杏仁、枇杷叶（去毛）各15 g，五味子6 g，细辛2 g。共达滋补肾阴，平降虚火，肃肺止咳之效。见牙龈出血者加牛膝10 g、黄芩10 g。

八、转归与预后

本病不经治疗，病程迁延，水亏火旺，灼伤肺金，日久则可能转化为“肺痨”。若治疗得当，多能痊愈。

九、预防与护理

积极锻炼，增强体质；合理饮食，增加营养；心情舒畅，保持情绪稳定；坚持治疗，预防疾病复发。治疗期间减少或暂禁房事。

第十一节　房事腹痛

一、概述

房事腹痛是指同房受寒后感腹部疼痛或少腹疼痛，甚者痛引阴股的病症。临床较为多见，中医认为因性交后肾虚，复感寒邪或肝肾亏损，寒邪内侵所致。病位在肝肾，病性属虚属寒。

中医对于腹痛的认识较早，也较为详细。大约分为：寒痛、热痛、虚痛、实痛。而房事腹痛多属寒痛和虚痛，治疗当从虚寒论治。

二、病因病理

（一）中医病因病机

肾为先天之本，元阳之根，若肾阳不足，则无以温阳中州，腹中空虚，寒邪乘虚而入，寒为阴邪，其性凝滞而阻滞气机，故痛。肝主筋、肝脉绕阴器入股，若肝肾同虚，肝经受寒，则疼痛可及少腹，甚或痛引阴股。

（二）西医病因病理

一般认为与房事时自主神经功能紊乱，以致胃肠痉挛有关。

三、辨病要点

（1）同房时或同房后发生腹中急痛或隐痛，或少腹疼痛，甚或痛引阴股，移时可缓解。

（2）每与房事有关。

（3）腹部触诊无明显异常。

（4）血、尿、大便及其他实验室检查无异常。

四、类病辨别

本病须与急腹症及其他腹痛症相鉴别。

五、辨证要点

本病辨证的关键是根据病因，结合临床症状，确定诊断。此外，大腹痛者，多为中焦虚寒，肾阳不足，失于温阳，致脾胃虚弱；少腹痛或痛引阴股间者，多在肝经，源亦在肾阳虚衰、肝经虚寒。

六、治疗原则

属寒者以温中为法，虚者补益为主，其原则为和中缓急止痛。

七、论治要点

（一）中焦虚寒证

1. *临床表现*　同房时或同房后腹痛隐隐或剧痛，得温则减，移时缓解，再次同房时又见复发。可伴便溏，不喜冷饮，面色无华或萎黄。舌淡边有齿痕，脉沉细。多见于素体脾胃虚弱之人。

2. *治法*　温中散寒止痛。

3. *方药*　附子理中丸。方用附子温补肾阳，理中丸温中健脾，脾肾同治。

（二）肝肾亏虚、寒邪内侵证

1. *临床表现*　同房或房后少腹疼痛，甚或痛引阴股，疼痛较急，得温得按则减。可见四肢厥冷汗出，囊缩而凉。舌灰暗、苔薄白，脉沉迟。多见于体瘦之人。

2. *治法*　温经散寒止痛。

3. *方药*　当归四逆汤加制附子、生姜、大枣。方用当归四逆温经祛寒；附子辛散走而不守，温元阳而逐阴寒，姜枣调和营卫。全方合用，共达温经散寒止痛之效。

八、其他治疗

（一）针灸治疗

食盐 250 g，炒热，加姜汁，布包熨脐及少腹部，以患者能耐受为度。适用于以上两部位腹痛。

（二）按摩治疗

（1）选穴：大敦、行间、曲泉、阴包、足五里、阴廉、急脉、章门、期门。

（2）手法：按揉、擦摩、拨搓、擦抖。

（3）操作：病者取仰卧位，医者立于患侧，先用抚摩、按揉法，从患侧胁腹并沿阴股至膝部 3~5 min；点拨患侧肝经穴，重点揉按阿是穴 4~6 min；擦、搓、揉患肢 3~5 min；最后，医者一手握拿患肢足背部做提拉抖动而告结束。适用于肝肾亏损、寒犯肝经之证。

九、转归与预后

经治疗病情皆可好转及痊愈。

十、预防与护理

治疗期间须禁房事；治愈后节制房事，同房时或房事后应注意保暖，避免寒冷侵袭，以防复发。平素亦应注意防寒保暖，积极锻炼身体。

第十二节　房事腰痛

一、概述

房事腰痛是指同房时或同房后出现以腰部疼痛为主症的一种病症。一般可见两种情况，一是行房后感受寒湿而成；二是房事劳伤、肾精亏虚所致。临床以后者多见。

二、沿革

关于腰痛与肾的关系，早在《内经》中就有了明确的记载，如《素问·脉要精微论篇》曰：“腰者，肾之府，转摇不能，肾将惫矣。”强调腰痛与肾脏的关系密切。汉代张仲景在其《金匮要略·五脏风寒积聚篇》中，则又另有认识，曰：“肾着之病，……病属下焦，身劳汗出，衣里冷湿，久久得之，腰以下冷痛”。而在《证治准绳·腰痛》中，又加上了挫闪瘀血、痰积为患，强调肾虚才是腰痛之主因。

三、病因病理

（一）中医病因病机

腰为肾之府，凡肾之病皆可牵涉到腰部。若房事肾虚，寒湿乘虚侵犯，着于肾脏，则腰重冷痛；若房劳过度，耗伤肾精，精气不足，肾气亏虚，则虚劳腰痛，每遇房事则加剧。

（二）西医病因病理

对于经检查无内脏疾病者，西医多认为是功能性的。可能与腰肌劳损或椎间盘功能紊乱有关。

四、辨病要点

（1）同房时或同房后出现腰痛，甚者延续数月不愈。

（2）检查无内脏疾病，无骨伤疾患。

（3）发病多较缓慢。

五、类病辨别

应注意与外感腰痛和其他内伤腰痛相鉴别。外感腰痛有外感致病因素及伴有外感症状；其他内伤腰痛在病史及伴随症状上亦不尽相同，特别是对于那些内脏、骨质有疾病的患者，须辨证辨病结合。

六、辨证要点

1. 细审病因　房事腰痛多因房事过度，肾精亏耗而成。在诊断该病时，应详细询问病史，如婚姻史、房事情况等。

2. 抓住病机　本病因房事劳伤所致，肾亏为其主要病机。辨证属阴者，有阴虚之症；属阳者，有阳虚之症；复感寒湿者，见寒湿症状，但总宜从肾入手治疗。

七、治疗原则

总则为“损其肾者，益其精”。兼湿者，先祛其湿。兼寒者散其寒、宜遵虚者补之，实者泻之，或补或泻，或攻补兼施，当据证而定。

八、论治要点

（一）肾气亏虚复感寒湿证

1. 临床表现　房事后感腰重冷痛，转侧不利，得温得按则减轻。伴畏寒肢冷，小便清长或便溏。舌淡白、苔白滑，脉细濡。

2. 治法　先祛其湿，再补肾气。

3. 方药

（1）轻腰汤（白术 30 g、薏苡仁 30 g、茯苓 15 g、防己 15 g），祛湿气。

（2）三圣汤（杜仲 30 g、白术 15 g、山茱萸 12 g）温阳补肾，共达治疗腰痛之目的。

（二）肾精亏耗证

1. 临床表现　房事后腰部酸软，绵绵作痛，精神疲惫，二目无神，或见形寒肢冷，腰膝无力，阳痿，早泄，遗精。舌淡苔白，脉细无力。

2. 治法　补肾益精，益气培元。

3. 方药　左归丸加味。早泄遗精者可加煅龙骨、煅牡蛎、金樱子、芡实以涩精。若阴损及阳，而呈精亏阳虚者，可用右归丸以补肾益精、温补肾阳。

九、其他治疗

五加皮、炒杜仲各等量，共研成细末，用酒和丸如梧桐子大。每次 30 丸，温酒送服。每日 2~3 次。

十、转归与预后

预后良好。

十一、预防与护理

对此病的防护，首要是节制房事，切忌恣情纵欲；有手淫者，务要戒除，保持精神内守。一旦患病，需静心调养，合理运动，并且注意腰部保暖，以利恢复。

第十三节　房事茎痛

一、概述

西医的阴茎包皮炎、龟头炎、前列腺炎、前列腺结石、阴茎纤维性海绵体炎，阴茎的动脉病变等泌尿生殖系统及血管性病变疾病，房事过程中常继发阴茎疼痛。

本节所述的房事茎痛，是指同房过程中或同房后发生以阴茎疼痛为主症的一种病症。多因情志不遂，肝郁气滞，或感受风寒，茎络失和，或房事过度、茎络损伤所致，临床较为多见。

二、沿革

房事茎痛之名在中医文献中虽无明确的论述，但有关阴茎疼痛早在《内经》中就有记载。如《灵枢·经筋篇》谓“阴器扭痛”。晋代葛洪《肘后备急方》提出“阴茎卒痛不可忍”，用“雄黄、矾石各二两，甘草一尺，水五升，取二升清”予以治疗。这是阴茎疼痛的最早外治法。

隋代巢元方《诸病源候论·虚劳阴痛候》认为本病是因“肾气虚损，为风邪所侵，邪气流入肾经与阴气相击”，提出了感受风寒之邪而致病的病因病机问题。

唐代王焘《外台秘要·卷二十六》尊巢氏之说。在治法上用“小蒜一斤，韭根一斤，杨柳根一斤，上三味合烧，以酒灌之，及热气熏之，即愈”。金代张从正《儒门事亲》则提出：“茎中痛者，先宜清剂夺之，后以淡剂甘剂分之。”以方测证，显然把茎中痛视为湿热证。

明代张锡之《医学准绳六要·前阴诸病》认为茎中痛是“足厥阴经气滞”。清代唐容川《血证论》进一步提出“前阴属肝，肝火怒动，茎中不利，甚则割痛”，明确指出了情志不遂、怒气伤肝、肝郁气滞是茎中痛的病因病机。

三、病因病理

（一）中医病因病机

1. *情志不遂，肝郁气滞*　阴茎乃宗筋所会，“肝主筋”，足厥阴肝脉“绕阴器”。若情志不遂，肝郁气滞，则足厥阴经输不利；若此时入房，宗筋用事，因肝脏郁滞而茎络受阻，不通则痛。

2. *风寒侵袭，茎络失和*　素禀体虚，若天气寒冷，入房前洗浴而水温过低，以致寒邪客于肝肾经脉，引起茎络失和，发生阴茎疼痛。

3. *纵欲房劳，茎脉损伤*　纵欲房劳，房事不节或频繁手淫，导致肾气亏虚，茎脉损伤而疼痛。

（二）西医病因病理

功能性的阴茎疼痛，西医对此尚缺乏认识。至于继发于泌尿生殖器官炎症或血管性病变的阴茎疼痛，其病因病机及治疗可参阅有关章节。

四、辨病要点

（1）同房过程中或同房后发生阴茎疼痛，其过程一般时间较短，甚者亦可数日不愈。

（2）未发病时阴茎等部位检查皆无异常。

（3）排除因炎症、外伤、附属性器官及其他病变引起的阴茎疼痛。

五、类病辨别

根据病史及发病情况和临床检查，可与其他器质性病变所致阴茎疼痛相鉴别。

六、辨证要点

(一) 细审病因

本病皆因房事引发，诊病时，必须细审病因，如婚姻史、性生活情况等，了解发病诱因是感情不和、郁怒伤肝，还是房事感寒，或由房劳过度所致。

(二) 分清虚实

本病由于病因病机不同，其入房茎痛的性质及虚实辨证也不同。肝郁气滞者，多为胀痛，为实证；寒滞肝脉者，多为冷痛，属虚寒证；房劳伤肾所致者，多为隐隐作痛，则属虚证。故临床应根据疼痛的性质，结合兼证，辨明虚实，予以施治。

七、治疗原则

本病的治疗，应视其标本虚实，谨守病机，内服外治相结合。肝郁气滞者，应以疏肝理气、通络止痛为主；寒凝肝脉者，应以温经散寒为主；房劳伤肾者，则应以滋补肝肾为要。

八、论治要点

(一) 肝郁气滞证

1. *临床表现* 临床以入房阴茎胀痛为特点，并见情志抑郁，胁肋胀痛，善太息，或急躁易怒。舌淡苔白或舌有瘀点，脉弦。

2. *治法* 疏肝解郁，理气止痛。

3. *方药* 柴胡疏肝散加减。方中柴胡疏肝；枳壳、香附理气；川芎活血通络；甘草、芍药缓急止痛。再加蜈蚣、橘核、川楝子以增强疏肝通络止痛之力。若肝郁化火而并见心烦易怒者，可加入牡丹皮、栀子以清肝热。

(二) 寒凝肝脉证

1. *临床表现* 临床以入房阴茎冷痛为特点，并见阴部发冷，小腹拘急，或伴阴茎内缩，甚则全身发冷、寒战。苔白而润，脉弦紧。病位在肝与肌表，属虚寒证，多见于入房前感受风寒之人。

2. *治法* 温经散寒。

3. *方药* 柴胡桂枝汤加减。方中桂枝汤调和营卫、温经散寒；柴胡疏肝止痛、解肌散邪。再加蜈蚣以通络止痛。若阴缩而冷者，加附子、小茴香以温阳。

(三) 肾虚茎痛证

1. *临床表现* 临床以入房阴茎隐隐作痛为特点，并见头晕耳鸣，腰膝酸软，体倦无力，甚或早泄、遗精、阳痿。苔薄白，脉沉细无力、尺弱。

2. *治法* 补益肝肾。

3. *方药* 左归丸加减。方中熟地黄、山药、山茱萸、菟丝子、牛膝、龟甲胶、枸杞子等补肾精、养肝血；鹿角胶填补肾精。若偏于肾阴虚者，加黄柏、知母以滋阴清热；偏于肾阳虚者，加附子、肉桂以温肾阳，或改用右归丸。肾亏并气虚者，可用河车大造丸，以补肾益气而固本。

九、其他治疗

(一) 西药治疗

对于只因性交才诱发阴茎疼痛，而无器质性病变的这一临床表现，尚无专题论述，但是对于病因明确的茎痛如炎症、外伤、阴茎动脉病变、畸形等，则可采取相应的措施。

(1) 对确有感染性疾病者，选用有效抗生素治疗。

(2) 采用热水坐浴及按摩法或必要时使用肌松剂，可以减轻盆底肌群、提睾肌痉挛所致的疼痛。

(3) 有些疾病的病变影响性交或持续疼痛，有时则需手术治疗。

对于疼痛较剧，一时难以缓解者，可在阴茎及其局部使用麻醉剂或镇痛剂。

（二）针灸治疗

（1）选穴：关元、气海、三阴交、肾俞、承山。方法：均用补法，留针 20 min，用于肾精亏损所致的房事茎痛。

（2）选穴：阳池、大敦。方法：各艾灸 3 壮，用于寒凝肝脉及肾精亏损所致的房事茎痛。

（三）单方验方治疗

（1）虎杖为末，每服 3 g，米汤调下，不拘时。用于肝郁气滞所致的房事茎痛。（《卫生简易方》）

（2）小茴香 15 g、艾叶 30 g、大葱 30 g，煎水熏洗局部。用于寒凝肝脉所致的房事茎痛。

十、转归与预后

此病较为复杂，因器质性病变引起者，其治疗情况多与相关疾病的治疗效果有关，相关疾病治愈，则茎痛症亦消失；反之，则会加重病情。对于功能性茎痛者，中医治疗有较好疗效，预后良好。

十一、预防与护理

（1）增强体质，避免风寒；保持心情舒畅，以免郁怒伤肝；节制房事，戒除手淫恶习。

（2）注意饮食，避免辛辣、肥甘、饮酒等。如患此病，夫妻之间互相关心、体贴，积极查找原因，对症治疗。

第十四节　房事子痛

一、概述

房事子痛是指在同房过程中或房事后出现睾丸疼痛的一种病症。其他疾病，如慢性前列腺炎、精索静脉曲张、睾丸鞘膜积液、附睾炎等引起的睾丸疼痛，则分别在有关章节中详细论述，本节只对因房事引发之子痛加以专门论述。

二、沿革

关于“子痛”的概念，早在《内经》中就有“疝痛”之认识，并认为是由于寒邪侵犯厥阴肝经而引起。后世医家认为子痛不外乎寒凝肝脉、湿热下注、肝气郁结、气滞血瘀等引起。而房事子痛，则多由房劳损伤肝肾，络脉空虚，寒客肾子，或络脉空虚、气滞血瘀所致。

三、病因病理

（一）中医病因病机

肝经气血不足，无力推动，房劳感寒，致气滞血瘀，不通则痛。

（二）西医病因病理

有关本病的病因尚不明了。

四、辨病要点

（1）同房过程中或房事后出现睾丸疼痛，移时自愈，甚则数日不愈。

（2）体检无异常发现。

（3）排除因其他器质性疾病所引起。

（4）此病多发于水上作业或工作环境阴凉且房事过频之人。

五、类病辨别

根据同房发病及临床检查结果无异常，不难与其他器质性疾病引起的子痛相鉴别。子痛与茎痛的部位不同，一在睾丸，一在阴茎，可资鉴别。

六、辨证要点

详细询问病史，了解发病的时间出现在房事后，且无其他器质性疾患，有其自愈性为辨证要点。

七、治疗原则

温经散寒化瘀。

八、论治要点

1. 临床表现　同房时或同房后出现睾丸疼痛，甚者剧痛，不可忍受，2~3 d才可恢复。多可伴腰膝酸软，面色滞黯。舌淡红或舌有瘀点，脉沉涩或沉细而紧。

2. 治法　温经散寒，行气活血。

3. 方药　少腹逐瘀汤加减。方用炮姜、五灵脂、韭菜子、蛇床子、枸杞子、肉苁蓉、巴戟天、小茴香、蒲黄、五味子，共达温经散寒，行气活血之功。若兼见遗精者，可去炮姜，加金樱子、锁阳。

九、其他治疗

橘核、乳香、没药、小茴香、川乌、草乌各20 g，煎水待温坐浴睾丸。或将上药半量研末调糊状，外敷阴囊。

十、转归与预后

经治疗，同房时疼痛减轻或疼痛次数减少，则为病情好转。反之，则病情加重，可能是治疗不得法或因诊断不明所致。本病预后较好。

十一、预防与护理

平时注意腹部特别是下腹部保暖，有发病史者，可申请调离阴凉工作环境或水上作业，同房时注意保暖及不要房事过度。患病期间，必须积极治疗，同时注意节制房事。对此，妻子亦必须给予配合，关心、体贴丈夫。

第十五节　房事湿疹

一、概述

房事湿疹是指以房事为诱因而引发的湿疹，持续数天慢慢减轻，下次房事复又引发。此病又称为房事阴痒症。检查无滴虫、霉菌等感染，一般女方亦未发现这些病菌。该病临床较少见。

二、病因病理

（一）中医病因病机

患者为过敏体质。复因房事泄精，湿热之邪乘虚直达阴器，虚再受邪，病起较速。待精复之后，则病邪渐去，同房后再发。

（二）西医病因病理

认为可能与过敏反应有关。

三、辨病要点

（1）房事诱发阴囊及其周围瘙痒、潮湿，甚者发大片丘疹，奇痒难忍，或流黏稠黄水。

（2）多能自愈，但下次房事后又复发。

（3）检查男女双方未见滴虫、霉菌及其他细菌、病毒感染。

（4）排除生殖、泌尿系统病变引起之湿疹。

（5）多发于素体湿热较盛之人。

四、类病辨别

必须与其他疾病引起的湿疹及阴部瘙痒症相鉴别。

根据疾病的不同特点，结合病史及实验室检查，不难区别。某些性病，也会引起阴部瘙痒或湿疹，但实验室检查可查出致病源，足资鉴别。

五、辨证要点

细查病因：该病的发生，是由房事引起，无冶游史，且房事后可以自愈。

六、治疗原则

以清热利湿、改善体质为主。

七、论治要点

1. *临床表现* 性交后大腿内侧奇痒难忍，搔之起大片丘疹，甚者流黏稠黄水，持续数日才慢慢减轻，屡交屡发。心烦不安，口干苦，不欲饮水，纳呆。舌红、苔黄腻，脉弦缓。甚者，可见阴部红肿，表面有黄液渗出。

2. *治法* 清热利湿为主。

3. *方药* 自拟方：生地黄、牡丹皮、萆薢、白鲜皮、土茯苓各15 g，苦参、赤芍、黄柏、车前子、木通各10 g，蝉蜕5 g，栀子10 g，晚蚕沙15 g，共达清热利湿之功。药渣熬水外洗阴部，加速治愈。

八、其他治疗

龙胆草、茜草、蛇床子、土茯苓、白鲜皮各20 g，蝉蜕5 g，煎水外洗。

九、转归与预后

该病发病较急，未发作时则如常人，如不积极治疗或治疗不当，重者易续发感染；若积极治疗，改善湿热体质，会减少或减轻发作，预后良好。

十、预防与护理

改善湿热体质，性事要注意卫生，女方亦必须注意阴部清洁。发病期间暂禁同房，并积极治疗，有其他疾病者，必须同时治疗。

第十六节 房事尿血

一、概述

房事尿血是指每次性交后小便全血或夹血而无其他不适的病症。该病临床较少见。中医认为是因房劳过度，耗伤精血，阴虚火旺，相火妄动，灼伤血络而血溢。

二、沿革

有关血尿的认识，在祖国医学典籍中不乏论述。如《素问·气厥论》中指出："胞移热于膀胱，则癃溺血。"《素问·痿论》则指出："悲哀太甚，则胞络绝，胞络绝则阳气内动，发则心下崩，数溲血也。"又《金匮要略·五脏风寒积聚病脉证篇》提到："热在下焦者则尿血。"以上所述"溺血""溲血""尿血"均指血液从小便排出这一概念。后世医家对这一病症的发病原因、治疗及预后诸方面皆有探讨，如元代朱震亨在《丹溪手镜·溺血》中说："溺血，热也，又因房劳过度，忧思气结，心肾不交。"其中论述了房劳为患之因。明代孙一奎在《赤水玄珠·小便血》中指出："小便出血，是心伏热在于小肠。”王肯堂在《证治准绳》中对此症作了较全面的分析论述，完善了对这一病症的认识。

三、病因病理

（一）中医病因病机

素体肾虚，房事过度，肾阴亏损，阴虚则火旺；或肾阴不足，虚火上炎，心火亢盛，心火移热小肠，灼伤血脉，而致血由小便出。

（二）西医病因病理

本病相当于西医所称不明原因的尿血。

四、辨病要点

（1）性交后小便全血或夹血，移时则愈，多易复发。可伴性欲亢进、面赤、盗汗、午后烦热。舌红少苔，脉弦数。

（2）非性交时尿检多无异常。

（3）排除全身疾病所致的尿血。

五、类病辨别

此病症状较为单一，临床以肉眼血尿为准，在临床上须与下列病症相鉴别。

1. *泌尿系结石*　又称“石淋”“砂淋”，严重者亦可出现尿血，而腰腹部绞痛是其主证，X 光腹部平片或 B 超等可辅助诊断。

2. *肾结核、膀胱结核*　肾结核及膀胱结核患者绝大多数可出现血尿，肾结核为全程血尿，膀胱结核为终末血尿。此类患者经特别检查，一般都易诊断。另外，这些患者多伴全身症状，如午后低热、盗汗、颧红、形体消瘦等，可资鉴别。

3. *泌尿系统肿瘤*　泌尿系统恶性肿瘤可出现持续血尿，晚期伴有全身衰竭。

六、辨证要点

血尿的原因非常复杂，是否是由房事损伤所致，必须尽早排除其他原因，特别是对无痛性血尿，必须排除肿瘤和血液病。

七、治疗原则

尿血之症，应视其血尿之多少、病程之久暂采用急则治标，缓则治本之总法则。止血之后，以补法恢复其元气。

八、论治要点

1. *临床表现*　性交后小便全血，或夹血块。可伴性欲亢进，午后烦热。舌红少苔，脉弦数。

2. *治法*　补肾泻火，凉血止血。

3. *方药*　自拟方：肉桂 0.5 g、鹿角胶（烊化）10 g、阿胶（烊化）10 g、血余炭 10 g、白茅根 15 g、黄柏 10 g、牡丹皮 10 g、生地黄 20 g、知母 10 g、生地榆 15 g，共达补肾泻火，凉血止血之功。

九、其他治疗

（1）口服维生素 C，每日 0.2~0.3 g，分 3 次服用；维生素 K_1，每天 40~60 mg，分 3 次服用。

（2）肌内注射酚磺乙胺，每次 200 mg，3 次/d。或用对羧基苄胺 0.1 g，肌内注射，3 次/d。

十、转归与预后

房事无度尿血，长期失血，易导致贫血或身体虚弱；若积极治疗多能痊愈，预后良好。

十一、预防与护理

节制房事，频发者则应尽早查明原因。发病期间禁房事。

十二、现代研究进展

若是由精囊及前列腺疾病导致的性交后血尿大多都会伴有血精，且血尿较轻。王希友对 9 例性交后无血精而仅有肉眼血尿的患者进行研究，分别在无血尿和性交后有血尿时行膀胱镜检查。镜下见所有患者在无血尿时其后尿道轻度充血，但未见出血点；有血尿时后尿道充血严重，并见多个出血点。其经过分析，考虑性交后不伴血精的肉眼血尿可能与后尿道病变有关。房事后尿血可由诸多尿道损伤引起，如尿道前列腺部的一个微血管瘤或沿精阜走行的一条异常充血静脉等。

参考文献

[1] 王希友，洪宝发．性交后无血精的肉眼血尿的临床分析［J］．科学技术与工程，2008，8（10）：2660-2662.
[2] Cattolica EV. Massive hemospermia：a new etiology and simplified treatment［J］．J Urol，1982，128（1）：151-152.

第十七节　房事痉症

一、概述

房事痉症又称房事痉狂，是指在性高潮时，突发一过性寒栗、四肢抽搐而可自行恢复的病症。这一病症临床极少见。中医多认为与心脾虚损、湿蕴痰生有关。

二、病因病理

（一）中医病因病机

劳神过度，心脾受损，脾虚失运，水湿停聚，湿蕴痰生，痰阻脉络，脉络不通，风动则发抽搐，痰阻则气血不畅，而发寒栗。

（二）西医病因病理

认为是性高潮时的一种生理现象，亦是个体差异的表现。

三、辨病要点

（1）性交高潮时，突发寒栗，四肢抽搐，甚则有吼叫声，呈一过性，可自行恢复。

（2）可有心律失常、低血压、低血糖病史。饥饿或劳累时亦可发生。

（3）平时状如常人，体检无异常发现。

四、类病辨别

抓住本病的特点，可与痫症、破伤风及中风相鉴别。特别是痫症和中风亦可在性交中引发，但痫症在其他情况下亦有发生，且症状表现不一；中风则很难在短时间内恢复，且有半身不遂、失语等后遗症；破伤风患者有外伤史，且发病急，病情凶险，预后不良。

五、辨证要点

该病的发生较为特殊，由于类似症较多，辨证要点在于细审病因。首先必须仔细询问病史，排除其他疾病，另外还须了解患者的心脏功能状况、血压、血糖及是否在劳累和饥饿情况下进行房事等。有些患者是一过性偶然发生的，属于正常生理现象；对于那些频发甚至影响性生活者，其病多为脾湿痰盛所致。

六、治疗原则

本病治疗多以治本健脾豁痰为原则。

七、论治要点

1. 临床表现　多在射精时或射精后，突然寒栗，四肢抽搐，少顷自止，伴汗出、口干。苔厚腻，脉弦滑有力。

2. 治法　健脾利湿，豁痰熄风。

3. 方药　导痰汤加减。方中半夏、陈皮理气化痰，茯苓健脾渗湿，甘草和中，枳实、制南星行气导痰。共奏健脾利湿、豁痰熄风之效。如多次抽搐加龙骨、磁石、全蝎、蜈蚣；汗出较多加五味子、山药。

八、其他治疗

本症针灸治疗有一定效果。

选穴：人中、合谷、曲泽、太冲。方法：强刺激，不留针。适合发作时用。

九、转归与预后

本病很少转为他病，但不经治疗，除发病次数增多、发作时间延长之外，亦会严重影响性生活，甚至影响夫妻感情。积极治疗，多能预防发作。

十、预防与护理

少食厚味辛辣油腻之品，避免过度劳累或饥饿状态下同房。患低血压、低血糖及严重心律失常等病应及时进行治疗。

第十八节　房事失语

一、概述

房事失语是指同房后突然失语，或见发音困难，但神志清醒，数小时后可自愈，甚者失语可达数日。临床极罕见。

二、病因病理

（一）中医病因病机

患者性欲较强，短期内频繁性交，耗伤肾水。肾水不足，上承无源，势必肺门津枯，会厌失养而失语。素体肾水不足者，亦可致同房失语。

（二）西医病因病理

数次性交，消耗体能，会厌亦疲劳，不能开合发声。

三、辨病要点

（1）失语发生在性交后，非性交则无。可伴口干、咽中不适、口渴喜饮，或伴腰酸、头晕、耳鸣、自汗等症。

（2）多为一过性。

（3）会厌检查可无异常。

（4）多发生在短时间内数次性交者。

（5）性交时中风失语不属本病。

四、类病辨别

须与性交时引发的中风失语相鉴别。中风失语多发病较急，除失语外还可见口眼歪斜，甚则偏瘫、神志不清，病程多较长，预后不良。

五、辨证要点

1. 细审病因　本病由房事过度引发，问病情时必须从妻方了解病情，以免其讳谈房事而引起误诊。

2. 明辨病位　引起会厌失养的原因有两种，有肾阴亏虚和肺阴津亏之不同，临床必须加以辨明，以利治疗选方。失语伴口干、咽中不适、口渴喜饮、舌干少苔、脉见细数者，多为肺阴津亏；失语伴性欲亢进、头晕耳鸣、自汗、腰酸、苔薄白、脉浮大而空者，则为肺肾阴亏。

六、治疗原则

本病乃房事致肾肺阴津亏虚所致，属虚证，治疗以补虚为法，滋阴增液。

七、论治要点

（一）肺阴津亏证

1. 临床表现　性交时间较长，口干，咽中不适，失语，渴喜饮水，舌干少苔，脉细数。

2. 治法　滋阴润燥。

3. 方药　沙参麦冬汤。方中沙参、麦冬、玉竹、花粉滋养肺胃津液，桑叶清透余热，扁豆、甘草和中养胃，滋阴润燥。

（二）肺肾阴亏证

1. 临床表现　性欲亢进，性交失语，伴头晕、自汗、腰酸，苔薄白，脉浮大而空。临床多见于房事过频或素体阴亏之人。

2. 治法　补肾养血。

3. 方药　杞菊地黄汤合四物汤加减。诸药合用，补肾养血利咽。

八、其他治疗

（一）单方验方治疗

资寿解语汤，适用于上述两种失语。亦可用于中风失语音。方由羚羊角 1.5 g（水磨冲服），酸枣仁、防风、何首乌、玄参、天冬各 5 g，羌活、甘草各 3 g，石菖蒲 1.5 g，枸杞子 6 g，竹沥水 10 mL，姜汁 5 mL 组成。煎汤饮服。

（二）针灸

选穴：金津、玉液、合谷、廉泉。方法：强刺激，不留针。

九、转归与预后

该病经治疗后均能痊愈。

十、预防与护理

节制房事，切忌纵欲。

第十九节　房劳复

房劳复，是指机体原患有某种病症趋向痊愈或初愈时，余邪未尽或正气未复，因同房而致原病复发或加重。其表现根据原患疾病不同而各异。临床表现和治疗方法据病情而异，可参考各种疾病之治法。但总以虚实夹杂或以虚为主，虚者多可从肾入手施治。

第二十节 房劳伤

一、概述

房劳伤又称“房劳”“色欲伤”等，是因房事过度导致的以肾精亏损为主的一类病症。其临床表现可因房劳的程度、体质的强弱、病变的性质及所累及的脏腑的不同而异，是男科的常见病之一。

二、沿革

房劳对人体的损害，早在《内经》中已有论述，如《素问·上古天真论》中指出：“以酒为浆，以妄为常，醉以入房，以欲竭其精，以耗散其真，不知持满，不时御神，务快其心，逆于生乐，起居无节，故半百而衰矣。”《素问·痿论》：“入房太甚，宗筋弛纵，发为筋痿，及为白淫。”《灵枢·邪气脏腑病形》云：“若醉入房，汗出当风，则伤脾。有所用力举重，若入房过度，汗出浴水，则伤肾。”认为房劳损伤肾、肝、脾等脏器，是导致早衰的主要原因。

汉代张仲景《金匮要略·血痹虚劳病脉证并治第六》明确提出“房室伤”一词，并对其病因病机、临床表现、治则方药等作了较全面的论述。该篇曰：“男子脉虚沉弦，无寒热，短气里急，小便不利，面色白，时目瞑，兼衄，少腹满，此为劳使之然。”提出：“……男子失精……桂枝加龙骨牡蛎汤主之。”“虚劳腰痛，少腹拘急，小便不利者，八味肾气丸主之。”为房劳病的辨证论治奠定了基础。

隋代巢元方《诸病源候论》专列“虚劳病诸候”，认为小便白浊、少精、尿精、溢精、失精、梦泄、尿血、精血俱出、偏枯、阳痿等均与房劳伤肾有密切关系。

唐代孙思邈《备急千金要方》主张对本病应以补益肝气为治，提出“肾劳病者，补肝气以益之，肝王（旺）则感于肾”之观点。

金元时期，宋代王贶《全生指迷方》：“房劳过度，或思虑过度，皆伤神耗精之由，得之心肾，其脉细促，大骨枯者不治，微弱者可治，脉大数甚、不能食者死。”明确提出“房劳”病名，朱丹溪《格致余论》指出：“心动则相火亦动，动则精自走，相火翕然而起，虽不交会亦暗流疏泄矣。”主张滋阴降火、泻火保阴，创大补阴丸、三补丸等方。

明代张景岳《景岳全书》认为“房劳”与心肾的关系密切，谓：“凡师尼失偶之辈，虽非房事之劳，而私情系恋，思想无穷，或面对千里，所愿不得，则欲念摇心，真阴日削，遂至虚损不救……”指出伤气与损精的内在联系：“或先伤其气，气伤必及于精；或先伤其精，精伤必及于气。”在治法上，提出：“其有气因精而虚者，自当补精以化气；精因气而虚者，自当补气以生精。又有阳失阴而离者，不补阴何以收散亡之气？水失火而散者，不补火何以苏垂寂之阴？此又阴阳相济之妙用也。故善补阳者，必阴中求阳，则阳得阴助而化生无穷；善补阴者，必于阳中求阴，则阴得阳升而泉源不竭。”所创左归饮、右归饮等方剂，也为后世所尊崇。

清代陈士铎《辨证录·虚损门》认为：“人有入房纵欲，不知保涩，以致形体消瘦，面色萎黄，两足乏力，膝细腿摇，皮聚毛落，不能任劳，难起床席，盗汗淋漓，此损精而成痨症也。”提出了房劳损伤而成痨的新见解。

综上所述，对房劳伤的认识源于《内经》，治疗始于仲景，经过历代医家的不断实践、认识，至明代张景岳其理法方药已趋全面。其病因不外肾精之亏耗，病机以肾虚为主，治疗以补虚为法。

三、病因病理

（一）中医病因病机

1. 精亏气衰　素体虚弱，房事不节，恣情纵欲；或年少早淫，或年老体衰而不节房事，均可导致肾精亏损。精不化气，则元气渐衰。

2. 肺肾阴虚　素体阴虚，房事过度，损伤肾精，精不化阳，肾阴亏耗，肾病及肺，肾阴不能上滋肺阴，金水不能相生。日久即可形成以肺肾阴虚为主证的房劳证。

3. 肝肾阴虚　“肝肾同源”，若房事过度，肾精亏耗，肾阴不足，不能上滋肝木，为肾病及肝，即可形成以肝肾阴虚为主证的房劳证。

4. 心肾不交　恣情纵欲，损伤肾精，精亏阴虚，肾水不能上济于心，则心火独亢。而致心肾不交。淫思邪念也可使心火不宁，相火妄动，暗耗阴精，日久亦可形成以心肾不交为主证的房劳证。

（二）西医病因病理

西医对此尚缺乏研究。

四、辨病及类病辨别

凡是因房事过度引起的以肾精亏损为主要临床表现的病变或病理现象，皆可诊断为房劳伤。此病多见于素体虚弱，房事过频之人。房劳需要与阴阳易相鉴别。本病与阴阳易都为房事损精所致，其临床表现如少气、头昏等也颇相似。但阴阳易是在伤寒或温病之后触犯房事而成，发病较快。而本病多缓慢发病，系房事过度，肾精亏耗。日久而成，结合病史不难鉴别。

五、辨证要点

1. 详询病史　房劳伤病情复杂，易与其他杂病混淆，患者往往避讳房事之情。详细询问婚姻史、房事情况、有无手淫及遗精等，以明其虚劳的原因是否与房事有关。

2. 分清主次　本病以肾亏为主，病及他脏，临床辨证应紧紧抓住肾亏这一病机，然后再根据见证，辨其属阴、属阳及所累脏腑。

3. 辨明病位　房劳以肾虚为主，然临床常表现为多脏虚损之证，应根据其见证辨明病位在肾，或在肝肾，或在心肾，方能谨守病机，施治无误。

六、治疗原则

治疗原则是补肾填精。精亏气衰者，以补肾益精、补气培元为主；肺肾阴虚者，以补肾益精、滋阴养肺为主；肝肾阴虚者，应滋补肝肾为要；心肾不交者，则应交通心肾为主。

七、论治要点

（一）精亏气衰证

1. 临床表现　精神疲惫，二目无神，头昏欲睡，少气懒言，语音低微，肢体倦怠，腰膝酸软，阳痿，早泄，遗精。舌淡苔少，脉细无力。

2. 证候分析　精不化气，元气虚衰，精气虚衰则神无所生，故精神疲惫；精亏则髓海失充，脑失所养，故头昏欲睡、腰膝酸软；气虚则少气懒言，语音低微，肢体倦怠；精亏则阳事不用，故可见阳痿；肾亏则精关不固，故见早泄、遗精等。舌淡、脉弱为精亏气衰之象。

3. 治法　补肾益精，益气培元。

4. 方药　左归丸加味。方中熟地黄、山药、枸杞子、山茱萸、牛膝、菟丝子补肾益精；鹿角胶、龟甲胶填精生髓。加人参、黄芪、紫河车以大补元气。早泄遗精者，加龙骨、牡蛎、金樱子以涩精。若阴损及阳，而呈精亏阳虚之证者，可用右归丸以补肾益精、温补肾阳。

（二）肺肾阴虚证

1. 临床表现　形体消瘦，面白颧红，五心烦热，潮热盗汗，干咳无痰，腰膝酸软，房事无精，溲短便秘。舌红无苔，脉细而数。

2. 证候分析　阴虚则虚热内生，耗伤津液，形体失养，故形体消瘦；虚热上扰则两颧发红、五心烦热；内热郁蒸，迫津外泄，故潮热盗汗；肺阴不足，肃降失令，故干咳无痰；肾精亏虚，腰府失荣，故腰膝酸软；肾精亏虚则无精可泄，而见房事无精；溲短便秘，舌红无苔，脉细而数等，均为肺肾阴虚之征。

3. *治法* 滋补肾阴，清热润肺。

4. *方药* 八仙长寿丸加味。方中六味地黄丸滋补肾阴；麦冬、五味子养肺敛阴。再加沙参、玉竹以清热润肺。潮热盗汗者，加地骨皮以清热凉血止汗；若阴虚火旺，火伤肺络，证见咳嗽带血者，可用百合固金汤滋补肺阴、润肺止咳、清热止血；若病久伤气，证属肾阴亏损、气阴两伤者，可用河车大造丸以补精益气。

（三）肝肾阴虚证

1. *临床表现* 头晕目眩，耳鸣健忘，急躁易怒，五心烦热，腰膝酸软，失眠，梦遗，或阳强不收，或血精茎痛。舌红苔少，脉弦细数。

2. *证候分析* 肾阴亏虚，水不涵木，肝阴失养，则肝阳上亢，故头晕目眩而耳鸣；肝气偏旺，故急躁易怒；阴虚则生内热，虚热内蒸，故五心烦热；肾精亏虚，腰膝失养，故腰膝酸软；脑为髓海，精亏则脑失充养，故多健忘；阴虚则相火妄动，心神被扰，故失眠多梦而遗精；肝阳偏亢，相火炜灼，则阳强不收；火伤阴络，则可见血精、茎痛等；舌红苔少，脉弦细数，为肝肾阴虚之象。

3. *治法* 滋补肝肾、育阴潜阳。

4. *方药* 六味地黄丸合一贯煎加味。方中六味地黄丸滋补肾阴，一贯煎滋养肝阴。再加龙骨、牡蛎、生龟等以潜阳。阳强者加黄柏、知母滋阴降火；血精者再加白茅根、小蓟以清热止血。

（四）心肾不交证

1. *临床表现* 心烦不寐，心悸怔忡，烦热盗汗，健忘，腰膝酸软，滑精早泄、舌红尖赤或口舌生疮，脉细数。

2. *证候分析* 肾水亏虚，不能上济于心，心阴失养，心火无制，内扰心神，故心烦不寐，心悸怔忡；肾精亏虚，髓海失充，故头昏健忘；阴虚则生内热，虚热内蒸，则潮热盗汗；肾精亏虚，腰府失荣，故腰膝酸软；阴虚火旺，相火妄动，则可见滑精、早泄；舌为心苗，心火上炎，则舌红尖赤，甚者口舌生疮；脉细数为阴虚内热之征。

3. *治法* 交通心肾。

4. *方药* 心肾两交汤化裁。方中熟地黄、山茱萸补肾益精；人参、当归益气养血；麦冬、枣仁清心宁神；白芥子祛扰心之痰涎；佐黄连、肉桂以交通心肾，使心肾交泰，水火既济。滑精早泄者，加龙骨、牡蛎、金樱子以镇摄其精。

八、其他治疗

（一）针灸治疗

选穴：肾俞、关元、气海、足三里、三阴交。

方法：用毫针用补法，并用灸法，适用于所有房劳伤证型。

（二）气功治疗

保健功，共18节。适用于任何体虚之人，对于房劳伤及病后体弱或疾病恢复期之人，有强身健体之功效。

九、转归与预后

房劳导致体质虚弱，对病邪的抵御能力下降。如不治疗，反复感邪，加重病情，终至缠绵不愈，若积极治疗，节制房事，注意调整营养，一般能较快恢复，预后良好。

十、预防与护理

首要的是节制房事，切忌恣情纵欲；手淫频繁者，务要戒除；静心调养，以利恢复。

十一、文献选录

色欲过度者，多成劳损，盖人自有生以后，唯赖后天精气以为立命之本，故精强神亦强，神强必多寿；精虚气亦虚，气虚必多夭，其有先天所禀原不甚厚者，但知自珍而培以后天则无不获寿，设禀赋本薄而且恣情纵欲再伐后天，则必成虚损，此而伤生，咎将谁委。(《景岳全书·卷十六·虚损》)

若劳色伤精之辈，更有甚焉者。先动心以伤神，即劳力以气伤，终纵情以伤精，伤精则阴亏，阴亏则易动相火，愈动愈伤，一旦精气神三者皆耗，多致不起。脉证将劳心神者更重，治法亦不外填补真阴，但久则阴虚不复，真阴不能招摄真阳，真阳则不能归附真阴；由是龙火上炎，一火兴而五火炽，满腔虚阳充塞，而且颧红、面赤、喉干、咽痛、咳喘、音哑、五心如烙，筋骨酸痛，骨痛如折，上咳下痢种种危证。(《医原》)

欲不节则精耗，精耗则气衰，神悴而病至，病至则精气尚涩，而可呈心淫荡乎。夫壮盛之年，其当谨慎色欲，不必言矣。《内经》曰：人生八八之数精髓竭，当节其欲。盖以人生五十始衰，六十则更衰，定当阴精勿泄以养天和。由是生气强固，而能长久，此人之道也。倘宜节不知节，当绝而不能绝。肾精不固，以致神气减少者，五脏皆有精，势必连及他脏。(《沈氏尊生书·卷十八》)

第二十一节　女劳疸

一、概述

女劳疸是黄疸的一种，临床以身黄、额上黑、微汗出、手足心热、薄暮即发、膀胱急、小便自利为特征。因系房劳伤肾，肾精亏损所致，故名“女劳疸”。临床较为少见。

二、沿革

女劳疸一病，首见于汉代张仲景《金匮要略·黄疸病脉证并治第十五》：“额上黑，微汗出，手足心热，薄暮即发，膀胱急，小便自利，名曰女劳疸，腹如水状，不治。”又指出：“黄家，日晡所发潮热，而反恶寒，此为女劳得之。膀胱急，少腹满，身尽黄，额上黑，足下热，因作黑疸。其腹胀如水状，大便必黑，时溏，此女劳之病，非水也。腹胀者难治。”认为女劳疸系因房劳伤肾，肾阴亏损，阴虚内热所致。

隋代巢元方《诸病源候论·女劳疸候》指出：“女劳疸之状，身目皆黄，发热恶寒，小腹满急，小便难。由大劳大热而交接，交接后，入水所致也。”认为本病是由大劳大热而触犯房事，性交后入水，水湿之气乘虚内侵，郁于肌表所致。

清代喻嘉言《医门法律》指出：“女劳疸额上黑，为身黄加以黑色也。黑为北方阴晦之色，乃加于南方离明之位，此必先有胃热脾寒之浊气，下流入肾，益以女劳无度而后成之。”认为本病之成，是先有胃热脾寒之浊气下流入肾，而后房劳伤肾所致。《医宗金鉴》对本病的病理机制作了进一步分析：“此详审女劳疸之为病，黄疸日晡所发热，乃阳明热症，当不恶寒也，而反恶寒者，非阳明热症，此或为女劳得之也。女劳得之疸证，虽膀胱急，少腹满，而小便自利；身虽尽黄，而额上则黑；黑发热，唯足下甚，此少阴热因作黑疸也。故腹胀如水状，而大便必黑，时溏。知非水胀病，知为女劳得之疸胀病也；时溏黑色者，亦脏病及血之征也。血病者，颜必变，岂有色黑而血不病者乎？女劳疸腹胀满者为难治，以其脾肾两败也。”认为女劳疸之发热属阴虚发热，而非阳明湿热所致。

自仲景提出女劳疸之病，历代医家从不同的角度，对其病因病机进行了阐发，一致认为房劳伤肾是其主要原因。

三、病因病理

（一）中医病因病机

纵欲房劳，肾阴亏损，阴虚内热；或寒湿之邪，郁于肌表；或肾病及肝，肝血瘀滞；或热与血结，血蓄下焦，致使血运受阻、肝胆疏泄失常而发生黄疸。

1. 阴虚湿郁　素体阴虚，纵欲房劳，肾阳亏耗，阴虚内热；若感受寒湿之邪，郁于肌表，阳气被遏，寒湿不化，郁而发黄。

2. 肾亏夹瘀　素体肝血瘀滞，若纵欲房劳，肾精亏损，精不化阴，则肝肾阴虚；阴虚则生内热，热耗阴血，则肝血愈瘀；或寒湿袭表，郁久不化，侵及血分，血瘀则肝胆疏泄失常，溢于肌肤而为黄疸。

3. 血蓄下焦　若女劳疸治不得法，虚热不除、血瘀不化；或热伤阴络，血不循经，留着停蓄，肝胆疏泄失常，而发为黄疸。

4. 脾虚日久，湿浊内生，湿邪郁滞气机而生热，热被湿困而无法外泄，故而入于血分而发黄。

（二）西医病因病理

西医无“女劳疸”病名，但对于黄疸发生的认识，较为系统。

（1）某些原因（先天性代谢酶和红细胞遗传性缺陷）以及理化、生物及免疫因素所致的体内红细胞破坏过多，使血内胆红素大量增加，均可造成肝前性黄疸。

（2）由于结石和肝、胆、胰肿瘤以及其他类症，致使胆道梗阻，胆汁排泄不畅，可出现肝后性黄疸。

（3）新生儿降生不久可因红细胞大量破坏，肝细胞对胆红素摄取障碍而出现生理性黄疸。还有先天性非溶血性吉尔伯特（Gilbert）病引起的黄疸和新生霉素引起的黄疸，都是肝细胞内胆红素结合障碍所造成的。另外，一些感染性疾病如败血症、肺炎及伤寒等，在少数情况下也可出现黄疸。严重心脏病患者心衰时，肝脏长期瘀血肿大，可以发生黄疸。各种原因造成的肝细胞损害，其中病毒性肝炎的肝损害占大部分，均可引起肝性黄疸。

（4）一说女劳疸，类似于西医的 CAH（艾迪生病），是一种以具有特征性的皮肤黏膜的色素沉着，同时伴有倦怠无力，消瘦失水，低血压和食欲不振、消化不良、恶心呕吐、营养障碍等胃肠功能紊乱症，夜尿频多的肾功能障碍症状，以及肺、肾、附睾等处的结核征象的病症。而肾虚正是 CAH 的病变关键。从临床来看，这种以肾虚“额上黑”为特异性的征象，有午后出现（“薄暮即发”）手足心热（“手足中热”），盗汗（“微汗出”）等症，尤与肾上腺结核型的艾迪生病表现相似。

四、类病辨别

临床由房事伤肾、肾精亏损引起，以身黄，额上黑，微汗出，手足心热，薄暮即发，膀胱急，小便自利为主证的病症，均可诊断为女劳疸。

1. 谷疸　小便不利，进食后即感头目眩晕，心中痞满，而女劳疸之头眩多发生在房事之后，甚则整日晕眩，四肢无力，与进食无关。且小便自利，足资鉴别。

2. 酒疸　多因酗酒所致，以不能吃、食后欲吐为辨证要点，其“足下热”与女劳疸同，但其“必小便不利”与女劳疸足资鉴别，无“额上黑”之特征。

五、辨证要点

1. 首要特征　女劳疸是黄疸病的一种，其重要特征一是“额上黑”；二是“小便自利”。

2. 明辨虚实　女劳疸以虚劳为本，但因有瘀血内阻，故虚实夹杂、本虚标实。具体表现为阴虚兼表或肾亏夹瘀。

六、治疗原则

以补肾为主。阴虚湿郁者，滋补肾阴、化湿解表；肾亏夹瘀者，滋补肝肾、活血化瘀；血蓄下焦者，逐瘀活血、攻补兼施。

七、论治要点

（一）阴虚湿郁证

1. 临床表现　身目色黄，额发黑色而有微汗，日晡潮热，恶寒，五心烦热，少腹拘急，小便利。

舌质红，苔少，脉细弱或浮紧。

2. 证候分析　肾阴亏损，阴虚内热，虚热内蒸，故日晡潮热、五心烦热；寒湿郁于肌表，阳气被遏，湿不得化，故身目色黄；寒湿束表，故有恶寒；虚热内蒸，迫营阴于上，故额有微汗；额发黑色，为肾色外现之象；少腹为肝肾经脉所过，肾精亏损，经脉失荣，故少腹拘急；因非湿热内阻，故小便利；舌红少苔，脉细弱，为精亏阴虚之象；脉见浮紧，为寒湿郁表之征。

3. 治法　滋补肾阴，化湿解表。

4. 方药　六味地黄丸合麻黄连翘赤小豆汤加减。方以六味地黄丸滋补肾阴；麻黄连翘赤小豆汤宣解表邪而化湿。或用六味地黄丸加麻黄一味治之。阴虚之体，麻黄用量宜轻，取其宣解透达、散湿活瘀之意，不可过剂伤阴。虚热重者，加知母、黄柏以滋阴降火；少腹急者，加鹿角胶、龟甲胶以补肾精，以冀滋阴补肾固其本，化湿解表退其黄。

（二）肾亏夹瘀证

1. 临床表现　身目色黄而晦暗，额发黑色，日晡潮热，手足心热；胁下刺痛或有癥块，皮肤可见赤纹丝缕，小便利。舌质紫或有瘀点，脉细弦或细涩。

2. 证候分析　肾精亏损，阴虚内热，虚热内蒸，故日晡潮热，手足心热；血瘀则脉络滞塞，故皮肤可见赤纹丝缕；肝血瘀滞，瘀血留着，故胁下刺痛或有癥块；血瘀则胆汁疏泄失常，故为黄疸；额发黑色，为肾色外现；舌质紫或有瘀点，脉细弦或细涩，为肾虚血瘀之征。

3. 治法　滋补肝肾，活血化瘀。

4. 方药　六味地黄丸合一贯煎、血府逐瘀汤化裁。方中六味地黄丸、一贯煎滋补肝肾而养阴；血府逐瘀汤疏肝止痛、活血化瘀，可同时送服硝石矾石散以退其黄，诸方配伍，共成补肾养肝、化瘀退黄之剂。若胁下有癥块，可将血府逐瘀汤改为鳖甲煎丸，以增强其活血退瘀、疏肝退黄之力。

（三）血蓄下焦证

1. 临床表现　身目色黄而晦暗，少腹胀满，额呈黑色，小便利，大便溏而色黑。舌质紫暗或淡紫，脉沉结。甚则腹部胀大如裹水状。

2. 证候分析　瘀血内蓄，胆汁受阻，故为黄疸；血蓄下焦，故少腹胀满；若瘀热郁蒸，可见日晡潮热；小便利，为蓄血之征；额发黑色，为肾色外现之象；舌质紫、脉沉结，为瘀血停蓄所致；舌色淡紫，为血虚夹瘀；大便色黑，为血蓄下焦之征。病至晚期，肾病及脾，脾肾双败，则可见腹部胀大而如裹水状。

3. 治法　逐瘀活血，固本退黄。

4. 方药　抵当汤送服硝石矾石散。抵当汤为破血逐瘀之峻剂，虚损之体，务须谨慎，可加入人参以顾正气，乃攻补兼施之意。抵当汤之用，中病即止，不可过剂，蓄血见消，即宜视其病机，改为扶正固本兼以活瘀退黄为治。肾精亏损者，用左归丸送服硝石矾石散；血虚兼瘀者，用当归补血汤送服硝石矾石散；心脾两虚而兼血瘀者，用归脾汤送服硝石矾石散。若失血过多，血虚不荣，虚劳里急而黄疸不迟者，可用小建中汤加人参、黄芪等，健脾温中、补养气血，亦即仲景言“男子黄，小便自利，当与补虚，小建中汤”之意。

八、其他治疗

（一）西药治疗

西医治疗应根据具体情况，结合体征、化验，甚者肝活体组织检查、B 超及 CT 等理化检查结果进行综合判断，找出黄疸的原因，针对各种情况，采用药物，或者必要时采取手术治疗。

（二）针灸治疗

（1）选穴：期门、肝俞、足三里。方法：平补平泻。适用于肾亏血瘀证。

（2）选穴：关元、心俞、肾俞。方法：灸上穴。适用于肾虚少腹里急证。

（三）单方验方治疗

熟地黄 30 g、丹参 30 g、甘草 5 g，水煎服，每日 1 剂，较适用于肾亏血瘀型。

九、转归与预后

黄疸病对肝脏的损害最明显，当发现黄疸时，要尽早明确其病因，尽快治疗，预后较好；若失治误治，肝脏长期损害，预后不良。

十、预防与护理

加强锻炼，增强体质；节制性欲，避免房事伤肾。注意休息，保持心情舒畅；加强营养，忌食生冷、油腻、辛辣及油炸、坚硬食物。

十一、文献选录

黑疸之状，苦小腹满，身体尽黄，额上反黑，足下热，大便黑色是也。凡黄疸、酒疸、女劳疸，久久变为黑疸。(《诸病源候论·卷十二·黑疸候》)

黄疸大法，古有五疸之辨，曰黄汗，曰黄疸，曰谷疸，曰酒疸，曰女劳疸。总之，汗出染衣色如柏汁者曰黄汗；身面眼目黄如金色，小便黄而无汗者曰黄疸；因饮食伤脾而得者曰谷疸；因酒后伤湿而得者曰酒疸；因色欲伤阴而得者曰女劳疸。虽其名目如此，然总不出阴阳二证，大都阳证多实，阴证多虚，虚实弗失，得其要矣。(《景岳全书·卷三十一·黄疸》)

若夫御女劳伤，则膀胱急而小便自利，微汗出而额上色黑，手足心热，发以薄暮，加味四君子汤。(《医宗必读》)

至于硝石矾石方，为治女劳疸之方，可为治内伤黄疸之总方。其方硝石、矾石等份为散，大麦粥汁和服方寸匕，日三服，病随大小便去。小便正黄色，大便正黑色是也。特是方中矾石，释者皆以白矾当之，不无遗议。考《神农本草经》矾石一名羽涅，《尔雅》又名涅石。许氏《说文》释涅字，谓黑土在水中，当系染黑之色。矾石既名为涅石，亦当为染黑色所需之物，岂非今之皂矾乎？是知皂矾、白矾，古人皆为矾石。而余临证体验以来，知以治黄疸，白矾之攻效，诚不如皂矾。

特是《金匮》治内伤黄疸，虽各有主方，而愚临证经验以来，知治女劳疸之硝石矾石散不但治女劳疸甚效，即用以治各种内伤黄疸，亦皆可随手奏效。唯用其方时，宜随证制而善为变通耳。(《医学衷中参西录》)

参考文献

[1] 赵艳明，桑希生．张仲景所论女劳疸刍议［J］．中国中医基础医学杂志，2008，14（2）：99，105.

[2] 蒋明．《金匮要略》女劳疸与慢性肾上腺皮质功能减退［N］．中国中医药报，2014-5-20.

第二十二节 阴阳易

一、概述

阴阳易是指伤寒或温病初愈，正气未复，余邪未尽，触犯房事而引起的以身重、少气、少腹里急为主证的一类病症。

二、沿革

阴阳易之名，见于汉代张仲景《伤寒论·辨阴阳易瘥后劳复病脉证并治》，该篇曰："伤寒阴阳易之为病，其人身体重，少气，少腹里急，或引阴中拘挛，热上冲胸，头重不欲举，眼中生花，膝胫拘急者，烧裈散主之。”首次对本病的临床表现及治疗方药做了论述。

隋代巢元方《诸病源候论·伤寒阴阳易候》指出：“其男子病新瘥未平复，而妇人与之交接得病者，名阳易。其妇人得病新瘥未平复，而男子与之交接得病者，名阴易。”并载有“温病阴阳易候”和“时气病后阴阳易候”。

明代陶华《全生集》称之为“女劳复”：“伤寒男子病新瘥，早犯女色而为病复发者，名曰女劳复也，其候头重不能举，目中生花，腰背痛，少腹里急绞痛，或憎寒发热；或时阴火上冲，头面烘热，心胸闷者，以竹皮烧裈散……”否定了男女相传之说，对阴阳易的理解有了新的认识。

日本人山田正珍在《伤寒论集成·卷十》指出：“阴阳易病，便是伤寒变证，故冠以伤寒二字也。阴阳二字，斥房事言之。易者，变易也。此平素好淫之人，伤寒病中，再犯房事，夺精血，以致变易者，是以谓之阴阳易。”

近代不少医家，通过临床实践，对本病的病因病机、治法方药等进行了研究和探讨，并有了新的认识。

三、病因病理

（一）中医病因病机

1. 阴虚内热　温热病中热灼津液，或误下伤阴；大病初愈，阴津未复，余热未尽，若触犯房事，肾精外泄，真阴受损，阴津愈虚则虚热益甚；肾主骨生髓，脑为髓海，肾精亏损则髓海空虚，即可形成以阴虚内热，精亏髓虚为主证的阴阳易病。

2. 阳衰寒凝　伤寒病中误汗伤阳；或大病初愈，阳气未复，寒邪未尽，若触犯房事，损精伤气；精亏则阳无以化，肾阳不足，命门火衰，寒邪乘虚内陷，即可形成以阴寒内盛、寒凝经脉为主证的阴阳易病。

（二）西医病因病理

西医对此病未有研究。

四、类病辨别

（1）大病初愈，如伤寒或温病之后，正气未复，余邪未尽之时触犯房事。

（2）出现身重、少气、少腹里急等主要见证。

本病某些症状，如头晕目花、潮热盗汗、少腹冷痛、形寒肢冷、少气懒言等，在不同病症中均可见到，但大病初愈、正气未复、余邪未尽之时，因房劳而发的特点是独有的。

五、辨证要点

1. 细查病因　本病的发生常在大病初愈而医者一般不注意，或视作新感，或视作劳复，应及时了解病史及其真原。

2. 追本溯源　在明其原因后，要进一步了解原发病的发病及治疗情况，以及传变顺逆等，结合临床表现，确定阴虚、阳衰。

3. 明辨阴阳　本病有虚无实，但有阴阳之异。阴虚为精神萎靡，潮热盗汗，头晕目花，热上冲胸，舌红少津，脉细数等；阳衰者形寒肢冷，少腹冷痛，痛引阴中，喜温喜按，舌淡苔滑，脉沉迟等。

六、治疗原则

本病总的治疗原则应以扶正固本为法，阴虚内热者，治以补肾益精、滋明清热为主；阳衰寒凝者，以温阳补肾、散寒止痛为先；精亏气衰者，以补肾填精、大补元气为要。

七、论治要点

（一）阴虚内热证

1. 临床表现　精神萎靡，形体消瘦，潮热盗汗，五心烦热，咽干颧红，头晕耳鸣，两目昏花，失眠多梦，腰膝酸软，自觉有热气从少腹上冲至胸。舌红少津，脉细数无力。

2. 证候分析　肾精亏损，髓海空虚，故精神萎靡、头晕耳鸣；肾精亏损，阴虚则生内热，热耗阴津，故形体消瘦、咽干少津；虚热内扰，故五心烦热；阴虚则阳无以制，故颧红、自觉热气冲胸；热迫津液，故潮热而盗汗；肾阴不足，心火无制，心肾不交，故失眠多梦；肾精不足，外府失荣，故腰膝酸软；精不生血，肝血不足，肾水亏耗，则肝阴不足，肝阳上亢，故目中生花。舌红少津、脉细数无力，为阴虚内热之象。

3. 治法　补肾益精，滋阴清热。

4. 方药　左归丸加减。方中熟地黄、山药、山茱萸、菟丝子、牛膝、龟甲胶、枸杞子等补肾精、养肝血、清虚热；鹿角胶填精补髓。再加地骨皮、白薇、银柴胡等，以清虚热；若以肾阴亏损、虚火上炎见证为主者，可用知柏地黄汤加减，以滋阴降火；若以肺肾阴虚为主，而见干咳少痰，潮热颧红，或咳痰带血者，可用百合固金汤加减，以滋阴养肺。小便不利者，加白茅根；盗汗者，加龙骨、牡蛎、五味子；少气者，加人参、紫河车。虚热见退，可改用河车大造丸益气养血、补肾益精、兼清余热以善其后。

（二）阳衰寒凝证

1. 临床表现　形寒肢冷，腰膝冷痛，少腹疼痛而引阴中，喜温喜按，遇热痛缓，小便不利或失禁，大便溏薄。舌质淡白、苔白滑，脉沉迟。甚者腹痛阴缩，面色青惨，额出冷汗，四肢厥逆，脉微欲绝。

2. 证候分析　肾阳虚衰，不能温阳，故形寒肢冷、腰膝冷痛；肾阳衰微，寒邪内陷，寒凝经脉，故少腹冷痛而引阴中，甚者阴缩；气化不利，水湿停留，则小便不利；精亏则肾关不固，故小便失禁；脾阳虚弱，健运失职，则大便溏薄；舌质淡白、苔白滑，脉沉迟，为虚寒之象。若肾阳衰惫，阴寒过盛，则可出现腹痛阴缩、面色青惨、额出冷汗、四肢厥逆、脉微欲绝等阴盛阳脱之危候。

3. 治法　温阳补肾，散寒止痛。

4. 方药　右归丸合扶命生火丹加减。方中熟地黄、山药、山茱萸、菟丝子、鹿角胶、杜仲、肉苁蓉等补肾精、温肾阳；肉桂、附子等温阳散寒；人参、黄芪等补气养血。痛引阴中者，加吴茱萸以暖肝温经止痛。若兼见腹痛而泻、下利清谷者，先用附子理中汤温阳健脾以止泻，继以右归丸温补肾阳；若阴寒过盛，阴极阳脱而出现面色青惨、额出冷汗、四肢厥逆、脉微欲绝者，应急选用四逆汤、四逆加人参汤等，以回阳救逆。

八、其他治疗

（一）针灸治疗

（1）选穴：阴陵泉、足三里、关元、天枢、三阴交。方法：针刺平补平泻。适用于寒凝腹痛。

（2）选穴：足三里。方法：灸足三里。适用于气虚者。

（3）选穴：关元、三阴交。方法：灸上穴。适用于寒凝腹痛。

（二）药物外治

肉桂、吴茱萸、干姜、大茴香、小茴香各 30 g，共捣碎，酒拌炒热，以绢帕包裹，熨痛处，冷则再炒热，以痛止为度。治少腹冷痛。

（三）单方验方治疗

（1）独参汤：人参 10~15 g，水煎服，每日 1~2 剂。用于阴阳易气虚欲脱或气阴两虚之候。

（2）紫河车粉每服 6 g，日服 2 次，生姜汤或人参汤送服，用于精亏气衰或阳衰寒凝。

九、转归与预后

该病如不及时治疗，或再犯房事，会加重病情，甚者阳气暴脱或气虚欲脱，出现危候。若及时治疗，症状减轻或消失，体力恢复为病转愈，预后良好。

十、预防与护理

病发时严禁房事。平素要加强体格锻炼，提高抗病能力，预防各种传染病的发生；房事要有节制，不可纵欲伤肾。

十一、文献选录

夫伤寒病新瘥，未满百日，气力未平复而以房室者，略无不死也。有得此病，愈后六十日，其人已能行射猎，因而房室，即吐涎而死。病虽云瘥，若未平复，不可交接，必小腹急痛，手足拘挛，二时之间亡。《范汪方》云：故督邮顾子献，得病已瘥未健，诣华敷视脉，敷曰：虽瘥尚虚，未平复，阳气不足，勿为劳事也，余劳尚可，女劳即死。临死当吐舌数寸。献妇闻其瘥，从百余里来省之，住数宿止，交接之间，三日死。妇人伤寒，虽瘥未满百日，气血骨髓未牢实，而合阴阳快者，当时乃未即觉恶，经时则令百节解离，经络缓弱，气血虚，骨髓空竭，便恍恍吸吸，气力不足，著床不能动摇，起居仰人，食如故，是其证也。丈夫亦然。其新瘥，虚热未除而快意交接者，皆即死。（《诸病源候论·卷八·伤寒交接劳复候》）

阴阳易病者，是男子、妇人温病新瘥未平复，而与之交接，因得病者，名为阴阳易也。其男子病新瘥未平复，而妇人与之交接得病者，名阳易。其妇人得病虽瘥未平复，男子与之交接得病者，名阴易。若二男二女，并不自相易。所以为易者，阴阳相感动，其毒疫著于人，如换易也。其病之状，身体重，少腹里急，或引阴中拘挛，热上冲胸，头重不举，眼中生蔑，四肢拘急，少腹疼痛，手足拳，皆即死。其亦有不即死者，病苦小腹里急，热上冲胸，头重不欲举，百节解离，经脉缓弱，气血虚，骨髓竭，便恍恍吸吸，气力较少，著床不能摇动，起居仰人，或引岁月方死。（《诸病源候论·卷十·温病阴阳易候》）

此论伤寒余热未尽，男女交媾，毒从前阴而入，伤奇经冲任督三脉，而为阴阳易之病也……今邪毒入子阴中，三脉受伤，故少腹里急，或引阴中拘挛也，热上冲胸，热邪遏三经而上冲于胸也。脑为髓之海，精之窠眼，膝胫者筋之会也。经云髓海不足，则脑转胫酸，眩冒，目无所见。又曰：入房太甚，宗筋弛纵，发为筋痿。今房劳失精，髓海不足，故头重不欲举也。精不贯目，故眼中生花也。精不荣筋，故膝胫拘急也。（《伤寒论直解·卷六》）

病新瘥，未平复而交接，失病之人复病者多，无病之人传染者少。（《伤寒论今释》）

第二十三节　王琦学术经验

房中病是指因性生活而导致的疾病，临床表现多端，常见者逾20种，给患者的身心健康造成较大影响。对此类疾病的诊疗及预防应注意以下几个方面：

1. *正确行房*　了解必要的性知识，营造良好的氛围，避免外界因素干扰，使房事尽量和谐完美。同时，要节制房事，切忌恣情纵欲，行房前后应适寒温，避风寒。他病初愈后更应如此，可有效预防房事腰痛、阴阳易、房劳伤等。

2. *讲究房事卫生*　注意清洁性器，积极治疗阴部感染性疾病，可以预防房事茎痛、房事湿疹等疾病。

3. *调节情志*　保持心情舒畅，愉悦性情，有利于房事和谐，避免昏厥、恐惧、痉症等房事疾病的发生。

4. 改善体质　体弱气虚者行房易致感冒、泄泻、腹痛、咳嗽等，应积极锻炼身体，或服用补益之品，增强抗病能力；湿热体质者，行房易患子痈、湿疹等疾病，宜清淡饮食，服用清热利湿之品。

5. 辨证论治　既要看到房事疾病的特殊性，又要结合具体疾病进行辨证论治，如茎痛、子痛、尿血等症，可以参照相关疾病的治疗原则施治，必要时应查明疾病的器质性原因，对症治疗。

第二十九章 男科杂病

第一节 概 说

男科杂病，是指除男性的精、痿、育及前列腺诸疾以外的其他疾患，如男性乳房发育症、男性更年期综合征、阴汗、阴冷、缩阳、遗精症、血精症、周期性鼻出血、弗勒赫利希综合征等疾病。

一、病因病机

男科杂病的病因病机，与其他男科疾病一样，既具有中医发病学的一般规律，又具有男科自身的特点。掌握男科杂病的发病及病机特点，有助于指导男科临床治疗。

（一）病因

1. 外感六淫 风、寒、暑、湿、燥、火（热）六淫之邪都可导致男科杂病的发生，其中以湿、寒、火（热）与男科杂病的发生关系最为密切。

（1）湿邪：湿邪有外湿与内湿之分。外湿多由气候、居处潮湿、涉水、冒雨、贪凉等外界湿邪侵袭人体所致；内湿则是由脾失健运，水湿停聚，或嗜食酒酪、生冷及饮料，或长期服药（以化学药物为主）而形成。

湿邪为患，最易留滞脏腑经络，阻碍气机，损伤阳气导致相应的病变，如阴冷、阴汗、缩阳等。湿为阴邪，其性重浊黏滞，常留滞不去，易变生痰浊，或蕴郁化热，而致乳疬、乳岩等病证；若湿热毒气，循经上攻或下注，则可致狐惑病。

（2）寒邪：外寒多由起居失常、生活调摄不慎，或排精后受凉、冷浴、饮冷等，寒邪乘虚侵犯而成；内寒则因素体禀赋虚弱，先天肾阳不足，或饮食失节，恣食生冷，中阳受损，肾阳亦虚，终致寒从内生。

寒为阴邪，其性凝滞、收引。凝滞则不通，收引则筋脉不舒，故致病常以冷、湿、疼痛、拘急为特征，如缩阳、阴汗、阴冷等。

（3）火（热）：热为火之渐，火为热之极，往往火热并称。热多为外感，如风热、温热之邪等；火，既可由外邪化生，如热极化火、温郁化火；亦可自内生，如机体阳气亢盛，五脏阴虚阳亢，气郁化火等。

火（热）致病具有燔灼、炎上、耗气伤津、易生风动血等特性。火热内盛，消灼阴液，炼津成痰，结于乳络则发乳疬、乳岩；耗劫阴液，阳盛阴衰，阴阳失调，脏腑气血功能紊乱则见更年期综合征、性早熟等；火热入于血分，脉流薄疾，甚则灼伤脉络，迫血妄行，可导致男性周期性鼻出血。

2. 饮食所伤 饮食所伤，是指由于饮食失节、饮食偏嗜或饮食不洁等原因导致疾病的发生，其主要影响脾胃的运化功能，易聚湿、生痰、化热或变生他病。

饮食不节、暴饮暴食、饥饱失常，或长期进食过量，超过了脾胃的运化能力，损伤脾胃，致使脾胃运化失司，痰湿内生，留滞肝经、乳络，则发乳疬、乳岩；脾胃亏虚，中气不足而陷下，可致阴吹病；脾虚则气血生化之源缺乏，气血衰少，肾精亦虚，可诱发男性更年期综合征；饮食不洁，进食有毒食物、化学药品，可诱发乳岩；五味偏嗜，偏热偏寒，或恣嗜辛辣、醇酒，以致某些营养物质缺乏而酿热生痰，或阴阳失调，均可引起多种男科杂病的发生。

3. 劳倦所伤　包括劳力、劳神、房劳三个方面，其中以劳神、房劳多见。劳神过度，即思虑太过，劳伤心脾。脾在志为思，心主血藏神，思虑劳神过度，则耗心血，损伤脾气，气血失调则可引发乳岩、男性更年期综合征、梦交等病证。房劳过度则伤肾，肾之精气亏损，阴阳失调，可发生多种男科杂病，如男性乳房发育症、男性乳癌、男性更年期综合征、阴冷、梦交等病证。

4. 情志内伤　《三因极一病证方论·三因论》说："七情，人之常性；动之，则先自脏腑郁发。"七情致病，是内伤疾病的主要致病因素之一。情志过极可导致人体脏腑的气机紊乱，气血阴阳失调和脏腑功能失调。气机紊乱，又容易影响情志，可加重病情，甚则病情迅速恶化。可见，情志因素对男科杂病的发生、发展、转归及预后有着不容忽视的影响。

（二）病机

男科杂病的病机特点是阴阳失调。主要表现在脏腑功能失调、气血失调、经络阻滞等几个方面。

1. 脏腑功能失调　男科杂病的发生与肝、脾、肾三脏的功能失调密切相关。肾藏精，主生殖，为先天之本，受五脏六腑之精气而藏之；肝主疏泄，喜条达而恶抑郁，与肾乙癸同源，其经脉"布胁肋"、"抵少腹"、"绕阴器"；脾为后天之本，主运化，为气血生化之源。肝、脾、肾三脏的生理特点，决定了男科杂病的脏腑病机特点。

（1）肾脏亏虚：常因先天肾气不足，早婚房劳，或手淫过度，或大病失养，损伤肾气，以致肾阴虚、肾阳虚，甚至肾阴阳两虚，可见于男性更年期综合征、男性乳腺癌、性早熟等病。

（2）肝郁气滞：常由情志抑郁，或怒暴伤肝，以致肝之疏泄功能失常，气郁血滞，脉络受阻，则生乳疬、乳岩、缩阳等病；气郁化火逆上，迫血妄行则见鼻出血；肝郁气滞，经脉不畅，寒、湿、痰等邪易于停聚而变生多种男科杂病。

（3）脾失健运：素体脾虚，饮食所伤，或思虑劳倦，损伤脾气，脾失健运，痰湿内生，痰浊之邪凝结于肝经、乳络则发乳疬、乳岩；湿浊毒邪循经下注，可致狐惑病。

2. 气血失调　精、气、血异名同源，精能化气，气能生血，血能化精。男子以精气为本，以血为用。故气血失调直接影响精之生成。男科杂病之气血失调，以气虚、气郁、血虚、血瘀、气血两虚、气滞血瘀多见。气虚陷下，可见阴吹；气机郁结，或气滞血瘀，脉络阻滞，可出现精神抑郁、胸胁苦满、乳疬、乳岩，以及阴冷、缩阳等病；气血亏虚，筋脉失养，可发生缩阳症。

3. 经络阻滞　经络是气血运行、周流于全身脏腑皮肉筋骨的通路，具有濡养四肢百骸和维护人体各脏器平衡协调的作用。各种致病因素侵害人体，气血不和，局部经络痹阻，郁滞不通可发生多种男科杂病。经络痹阻常与气滞血瘀互为因果。痰瘀互结，留滞经脉，结于乳络，则生乳疬、乳岩；寒湿凝滞，经脉不通，拘急收引，则发缩阳、阴冷等；湿热内蕴阻滞经络，则致狐惑病。

二、论治原则

男科杂病的治疗原则，应在遵循中医治疗学一般原则的基础上，结合男科自身的特点来制定。

（一）治病求本

"本"有广义和狭义之分，前者指病机；后者指病原。疾病是各种致病因素作用于人体后所导致的结果，本着审证求因、辨证论治的精神，积极寻求疾病发生的本源，根据其病位、病性的不同，采用寒者热之、热者寒之、实者泻之、虚者补之等治疗原则，从而达到治愈疾病的目的。

（二）调整阴阳

阴阳失调，是疾病发生的基本病机特点，调整阴阳亦是男科杂病的主要治疗原则之一，损其有余，补其不足。但由于阳根于阴，阴根于阳，故其治宜于阴中求阳，阳中求阴。

（三）调理气血

男科杂病无不与气血相关。气与血，两相维系，气为血之帅，血为气之母；故欲治血，必先调气，因气病及血者，先治其气；因血病而后及气者，先治其血。气调血和，阴平阳秘，其病自愈。

（四）调理脏腑

男科杂病与肝、脾、肾三脏的功能状态密切相关。临证应根据脏腑辨证以求其属，密切观察脏腑间的相互关系。既注重局部，更重视整体，通过整体调节，以促进局部病变的自愈。

疾病是一个动态变化的过程，在其发生、发展过程中，会呈现不同的传变、转归趋势。因此，应以发展、动态的观点来认识、观察疾病，把握住疾病发展变化的阶段性，才能及时、准确地论治，从而取得良好疗效。上述原则或间行，或并行，当视病证之不同而变通。

第二节　男性乳腺发育症

一、概述

男性乳腺发育症，又称男性乳房女性化，是男性内分泌失调的一种病症。以男性乳房肥大，单侧或双侧结块，或有胀痛为主要特征，有生理性和病理性之分，正常成年男性的乳房呈不发育状态，仅有较小的乳头和乳晕。大多数新生儿和约70%青春期男性可见乳房发育，但到成年以后便不再发展。若男子乳房增大，状若妇乳者则可称为男性乳房发育症，简称“男性女乳”，相当于中医学所称的“男子乳疬”。

本病的发生，多由先天不足，气血不和，冲任失调，气郁痰凝所致；也可因手术创伤、睾丸外伤、肿瘤病变、药物使用不当诱发。因乳头属肝，乳房属肾，故男子乳疬的发病常与肝肾功能失调有关。余听鸿在《外证医案汇编》中说：“乳中结核，虽云肝病，其本在肾。”

本病一经发现大多能明确诊断，有时也要与男子乳痈早期、男子乳岩相鉴别。早期发现，中医治疗效果较好，逐渐长大则影响外观，但正确的中医治疗仍然效果不错，亦可选择手术治疗。患有本病的男子其乳腺癌（乳岩）的发生率高于非乳腺肿大者，但只要积极治疗则可以避免。

二、沿革

乳疬病名最早见于宋·窦汉卿的《疮疡经验全书》，实指女子“乳（奶）疬。”

男子乳疬的记载自明代以后逐渐增多，但病名并不一致，多称“乳核”、“乳癖”、“乳节”，也有在乳痈门中加以论述的。明代李梃在《医学入门》中指出该病形成：“盖由怒火房欲过度，以致肝虚血燥，肾虚精怯，不得上行，痰痕凝滞，亦能结核。”明·陈实功《外科正宗》进一步阐述了该病的病因病机，其曰：“乳癖乃乳中结核，形如丸卵，或坠重作痛，或不痛，皮色不变。”又说：“男子乳节与妇人微异，女损肝胃，男损肝肾。”明代薛己《薛氏医案》中有男子乳疬的记述及治疗方法，如：“一男子因怒，左乳肿痛，肝脉弦数，以复元通气散，二服少愈；以小柴胡加青皮、川芎、当归，数剂而消。”

清代医家在临床实践中，进一步完善和加深了对男子乳疬的认识，许多医籍对此均有论述。清代顾世澄的《疡医大全》中有“男子乳房忽然壅肿如妇人之状，扪之疼痛，经年累月不消”的记载。清代高秉钧的《疡科心得集》也认为该病多由于“肝虚血燥，肾虚精怯，故结肿而痛”，强调体内阴阳失调，肝肾亏虚，痰瘀互结是本病发生的主要病因。清代林佩琴《类证治裁·乳症》认为乳核一症：“类由凝痰，男妇皆有。”清代沈金鳌《杂病源流犀烛·乳病源流》指出了该病的病因及治疗方法：“怒火房劳过度，以致肝燥血虚，亦如女子结核肿痛者，此男女所以宜而同，同而异也，当分别治之。”治疗用十六味流气饮、清肝解郁汤。清代沈元《奇症汇》引《奇病方》云：“有男子乳头忽然壅肿，和妇人乳状，扪之痛绝，经年医药不效，此乃阳明之毒气，结于乳房之间，非疮毒乃痰毒也。若疮毒经久，必然外溃，经年壅肿如故，非痰毒而何？法当消其痰，通其瘀，用化圣通滞汤煎服自愈。”

三、病因病理

（一）中医病因病机

乳疬的中医病因主要为情志不调，肝气郁结，或痰凝气滞，或房事失节，损伤肝肾；或服药不当、手术损伤、睾丸外伤、肿瘤病变等所致。以肝肾阴虚，经络气血运行不畅、痰凝、气滞、血瘀阻滞为主要病机。

气滞痰凝者多由情志不遂，或暴怒伤肝，以致肝气郁结，气滞则血瘀，气郁则化火，炼液成痰，痰气互结，血脉不畅，致脉络失和而发乳疬。

肝肾阴虚者多由房事不节，损伤肾精，或素体肾虚，肾精不能上荣肝木，肝阴不足，疏泄失常，气血瘀阻，经络痞塞，遂结为乳疬。

阴阳失调者多由外伤、手术、睾丸肿瘤、药物影响等，以体内阴阳失衡，阴精偏亢，阳气不足，天癸失衡而致乳疬。

（二）西医病因病理

西医学对男性乳房肥大的主要原因的认识归纳见表 29-1。

表 29-1 男性乳房肥大的原因

生理性
新生儿时期
青春期
内分泌疾病
睾丸功能低下（阉割、先天性睾丸发育不全、睾丸严重外伤）
睾丸肿瘤（Sertoli 细胞瘤、Leydig 细胞瘤等）
肾上腺女性化肿瘤
甲状腺功能亢进
垂体前叶肿瘤（肢端肥大症、嫌色细胞瘤、颅咽管瘤）
两性畸形
药物引起的乳房发育
促性腺激素制剂
雌激素制剂
睾酮
去氧皮质酮
洋地黄
异烟肼、α-甲基多巴、安非他明、利血平、氯丙嗪
非内分泌疾病
麻风
白血病
神经系统疾病（如脊髓损伤、脊髓空洞症、弗里德里希共济失调）
支气管癌
骨关节病、肝脏病
家族性
特发性

（杨纲，朱宜莲．内分泌学附图谱图解［M］．武汉：武汉出版社，1988. 562.）

1. 发病机制　正常情况下男性体内分泌的雌、雄激素量处于一个相对恒定的状态。若雌激素与雄激素的浓度或其在乳腺上的作用不平衡，就可使乳腺受刺激而过度增长。血浆游离睾酮水平降低，可能是原发性睾丸疾病或者由于 SHBG 增加所致。男性新生儿乳腺增生与胎儿时期的高浓度的雌激素未得到及时清除有关。青春期则与体内雌、雄激素分泌一时性失衡有关，通常患者血浆雌激素及睾酮水平正常，但雌二醇与睾酮的比值可以增高，一般数月内症状自行消失，也可持续 1~2 年之久。阉割及先天性睾丸发育不全，其结果是雄激素的分泌不足，使男性体内的雌激素浓度升高，刺激男性乳腺发育。高促性腺激素血症（如 Klinefelter 综合征及成人间质细胞功能不全）患者可能对间质细胞刺激过强，改变了间质细胞内激素生物合成途径，使雌激素及其前身物质的合成和分泌相对多于睾酮，引起血浆雄激素/雌激素的比例下降，而造成男性乳腺发育。引起女性化的肾上腺皮质肿瘤及间质细胞癌可以直接分泌大量的雌激素，均可造成雄激素/雌激素比值下降而引起男性乳腺发育。口服或外用雌激素，首先出现乳晕色素沉着，继而发生女性型乳房变化。此外，含有雌激素的洗发液和其他用品，也会出现青春期早熟，男孩出现女性型乳房。酚噻嗪、甲基多巴及利血平可通过使 PRL 增多而引起男性乳腺发育。其他药物如螺内酯、洋地黄及 Marijuana 与乳腺上的雌激素受体相互作用而引起乳腺发育。在一些非内分泌疾病中所引发的男性乳房发育中，可因病变中的某些代谢产物影响了男性体内雌激素在肝内的灭活，有些肿瘤可因瘤体本身分泌一些雌激素。营养不良和慢性病患者血清促性腺激素水平降低，在疾病恢复期促性腺激素水平上升，可使睾丸间质细胞分泌过多的雄激素，雌激素相对多于睾酮，引起男性乳腺发育。特发性和家族性男性乳腺发育，可能是由于乳腺管对正常血清雌激素水平过于敏感，或由于雌激素前身物质过多地转变为雌激素所引起的。有些男性肥胖患者的乳腺增大则与肥胖本身有关。

2. 病理改变　男性乳腺发育的病理改变有三种：①急进型：乳腺管增生，腺管上皮增殖，腺管周围水肿，基质中成纤维细胞增多；②纤维化型：乳腺管扩张，极轻度腺管上皮细胞增生，无腺管周围水肿，基质中几乎全是无细胞的纤维组织；③中间型：介于上述两型之间。

一般认为，当病程≤4 个月者，75%的患者表现为急进型；病程≥1 年者，90%是纤维化型；病程在 4 个月至 1 年者，60%为中间型。

四、辨病要点

（1）多见于男性青春期，与睾丸功能不全有关。也可发生于中老年人，可因肝病及生殖系统疾病所致。

（2）单侧或双侧乳腺组织扁圆形或椭圆形增大，质地中等，边界清楚，推之可移。25%患者有乳头或乳腺疼痛，40%患者有乳腺压痛，4%患者有乳头分泌物。乳头及乳腺疼痛可在 1 年内自行消退。慢性乳腺发育多无症状。

（3）用 HCG 的 β-亚基放射免疫法测血浆 HCG 水平可升高。血浆 PRL 及甲状腺激素测定，有助于高泌乳素血症、甲亢及甲低的诊断。

（4）X 线及红外热像仪检查有助于鉴别诊断。

五、类病辨别

1. 男性乳腺炎　多有局部外伤、感染史，局部红、肿、热、痛，且有畏寒、发热等全身症状，溃后创口容易收口。

2. 男性乳腺癌　少见，多为单侧。乳晕部可触及无痛性结节状肿块，坚硬如石，边界不清，表面高低不平，活动度差，乳头有血性溢液，腋窝淋巴结肿大。

3. 肥胖性乳房隆起　多为肥胖者，乳房呈弥漫性脂肪堆积，按之柔软、无压痛。

六、辨证要点

1. 分清虚实　本证以实证多见。凡由气滞痰凝所致，按之疼痛及有肝郁见证者多为实证；因肝肾阴虚所致，按之痛轻，兼有肝肾阴虚见证者，多属虚或虚中夹实。

2. 明辨部位　本病部位主要在足厥阴肝经循行的胸部，外部特征明显，易于识别，治疗应适当加入引经药，以利病变痊愈。

3. 洞察转归　本病大多预后良好，中药效果不佳者，可考虑手术治疗；出现癌变的则应尽早采取综合措施，以防转移。

七、治疗原则

本病缘于气滞痰凝，肝肾阴虚，阴阳失调，故治疗以疏肝解郁、化痰散结、活血通络为主；虚证滋补肝肾，调和阴阳，佐以行气散结软坚。

八、论治要点

（一）肝气郁结、痰浊凝滞证

1. 临床表现　单侧或双侧乳房的乳晕部位结有肿块、疼痛，常随情绪变化而消长，伴有胸胁郁闷不舒，乳头溢液，口干。舌淡苔白或薄黄，脉弦。

2. 证候分析　乳头乃肝经所过，肝失疏泄，气滞痰凝则脉络郁阻，故乳房结块，按之疼痛，并随喜怒而消长，气滞于胸，则胸胁郁闷不舒；肝火灼津，水液不能上承，则口干；舌质红、苔薄黄，脉弦为肝气不舒之征。

3. 治法　疏肝解郁，化痰散结。

4. 方药　男妇乳疬汤。方中香附、青皮、橘叶疏肝理气；夏枯草清肝化痰散结。也可用加味逍遥散，方中牡丹皮、栀子清肝泻火；柴胡、薄荷疏肝解郁清热；当归、白芍养血活血平肝；茯苓、白术健脾利湿散结；生姜、甘草调中解毒。

（二）肝肾阴虚、脉络失养证

1. 临床表现　单侧或双侧乳房结节成块，微痛或不痛，伴头晕、耳鸣，腰膝酸软，心烦口干。舌质红、苔薄白或少苔，脉弦细数。

2. 证候分析　房劳损肾，肝肾阴精不足，肝络失养，血脉滞涩，则乳房结块；腰为肾之府，肝肾不足则腰膝酸软；肾精亏虚，髓海不足则头晕耳鸣；阴虚生内热，虚热上扰则心烦口干。舌红，脉弦细，为肝肾阴虚之象。

3. 治法　补益肝肾，软坚散结。

4. 方药　一贯煎加减。方中沙参、麦冬益气养阴；枸杞子滋补肝肾；生地黄养阴活血，消坚散结；川楝子疏肝理气；当归养血和气。或用阳和汤加减，方中熟地黄大补阴血、鹿角胶生精补髓，养血助阳，强壮筋骨；肉桂、姜炭入营温经，散寒通滞；白芥子祛除皮里膜外之痰，麻黄宣达腠理阴寒之邪；甘草解毒排脓。

（三）肾阳不足、气滞血瘀证

1. 临床表现　单侧或双侧乳房结节成块，肤色正常或见瘀斑，微痛或刺痛，伴烦躁易怒、耳鸣，腰膝酸软，夜尿增多。舌淡红、舌体胖大边见齿痕，苔薄白，脉弦细无力。

2. 证候分析　先天不足或房劳伤肾，肾阳不足，经络失温，寒主收引，致血脉易滞，加之气滞血瘀，则乳房成块；腰为肾之府，肾阳不足则腰膝酸软，夜尿增多；肾精亏虚，髓海不足则耳鸣；气滞血瘀，则易见瘀斑，微痛或刺痛，伴烦躁易怒之症。舌淡红、舌体胖大边见齿痕，苔薄白，脉弦细无力，为肾阳不足、气滞血瘀证之象。

3. 治法　温阳补肾益精，理气活血散结。

4. 方药　（自拟）温阳消乳汤加减。方中肉桂、附子、鹿角霜温补肾阳；熟地黄、山药、山茱萸等填精益肾；赤芍、白芍、丹参、茯苓、牡丹皮、柴胡疏肝解郁，行气活血；加浙贝母、夏枯草、玄参化痰软坚散结。

九、其他治疗

（一）西医治疗

1. *特殊治疗*　寻找病因，针对病因进行治疗。若系药物引起者，应停用有关药物。抗雌激素药物如他莫昔芬及舒经酚对某些患者有解除乳腺疼痛及使乳腺发育逆转的作用。

2. *手术治疗*　病程较长，药物治疗困难，乳腺已纤维化者，应做整形切除术。

3. *放射治疗*　男子乳腺发育，不能用放疗治疗，但前列腺癌患者在应用雌激素治疗前，可予小剂量放疗。

（二）中成药治疗

1. *丹栀逍遥散*　每次6 g，3次/d。

2. *消瘰丸*　每次6 g，3次/d。

3. *小金片*　每次4片，3次/d。

4. *六味地黄丸*　每次6 g，2~3次/d。

5. *消结丸*　每次9 g，2~3次/d。

（三）饮食疗法

干海带（鲜品亦可），用水漂洗后切成丝条或条状，加调料炒熟，当菜食用，有软坚散结作用。是一种较好的辅助疗法。有甲状腺功能亢进或甲状腺功能减退者应遵医嘱服用。

（四）针灸疗法

选用期门、太冲、中都、中脘，用毫针平刺，留针15 min，1次/d，配合七星针叩击患处。

（五）外治

用阳和解凝膏加黑退消贴敷患处，一般7 d更换1次。

（六）理疗

可应用TDP或频谱治疗仪。

十、转归与预后

本病大多预后良好，青春期乳腺增生多可自愈，癌变者可手术根治。

十一、预防与护理

（1）保持心情舒畅，注意劳逸适度。

（2）戒除手淫，节制房事。

（3）忌食辛辣，以海菜及清淡食品为宜。

十二、文献选录

乳房为少阳脉络经行之所，此经气血皆少，由情怀失畅，气血郁闭，有形而痛，当治在络。（清代叶天士《临证指南医案》）

乳房属肾，乳头属肝，人不知调养，愤怒所逆，郁闷所遇，厚味所奉，以致厥阴阳气血不行，遂令窍闭不通。（清代沈金鳌《杂病源流犀烛·乳病源流》）

男子肾虚肝燥，忧思怒火郁结，乳部亦能生核，久则隐痛，用一味青皮或橘叶煎服。（秦伯未《中医临证备要》）

十三、现代研究进展

男性乳房发育症，中医称为“男子乳疬”。多见于青春期和老年前期，与内分泌改变有关。本病虽不多见，但中医治疗已有相当长的历史，近年来以中医药治疗本症的报道日趋增多，对本病的病因病理、治法方药方面的认识已进一步完善。

（一）病因病机

许多学者认为本病的发生多与肝、肾、胃经的功能失调有关。其发病病因及病机转化可由郁怒伤肝、湿热疫毒伤肝、思虑过度、肝郁脾虚、气结痰郁，发为本症；或由于郁久化热（火），炼液成痰，痰气互结，气血失调，脉络失和，痰凝集聚，阻于乳房而成本症；或激素等毒物由呼吸道、皮肤吸收引起肝气自郁本经，木失条达，气滞痰凝，络脉瘀阻而发为乳房肿核。房劳伤肾、肾阴不足、虚火自炎，也可炼液成痰，痰火郁结乳络而成本病。

（二）治则治法

本病以邪实为主，当以补虚泻实，调整阴阳为本。其治法主要是疏通经络，软坚散结，但因具体证候及体质的差异又当权宜变通。

1. 疏肝理气、软坚散结法　本法主要针对肝郁血瘀而设。药用制香附、路路通、蛇莓、炙白芍各10 g，郁金、八月扎、娑罗子、合欢皮、夏枯草各12 g，炙穿山甲、黄药子各9 g，沉香粉（冲服）1 g，蒲公英30 g，川芎6 g，炙甘草3 g。每日1剂，水煎分2次服，连用6周。如遇肿块不软化，加三棱、莪术各12 g。此法用以治疗男子乳疬，总有效率为97%。

2. 理气化痰、补益肝肾法本法　主要针对气滞痰凝而肝肾亏虚之机而设。药用香附、瓜蒌、菟丝子各12 g，柴胡、青皮、陈皮、当归、赤芍、浙贝母、三棱、莪术、白芥子、法半夏各10 g，杜仲15 g，水煎服。以此治疗男子乳疬60例，一般连用5剂即见效。

（三）分型论治

1. 肝肾阴虚型　治以补益肝肾为主，所用方药有：左归丸加浙贝母、瓜蒌；六味地黄汤加当归、白芍、川贝母、牡蛎，或服中成药六味地黄丸，或用加减地黄汤；若偏于肝阴不足者，则用一贯煎加减，或用滋水清肝饮加减。

2. 肾阳虚衰型　本型多发于老年人，治以温补肾阳为主，所用方药有：右归丸加白芥子、浙贝母等，加味右归饮，赞育丹化裁，右归饮合二仙汤加味。

3. 肝郁气滞型　本型以青壮年多见，治以疏肝行气、化痰散结为主。所用方药有：加味二皮汤（青皮、陈皮、当归、赤芍、天花粉、王不留行、瓜蒌、丹参、柴胡、川贝母）；加味乳疬方（柴胡、香附、青皮、橘叶、茯苓、半夏、夏枯草、牡蛎）；中成药逍遥丸口服，或以逍遥散加减；自制消疬丸（柴胡、白芍、青皮、陈皮、半夏、茯苓、白芥子、香附、牡蛎、瓜蒌、莪术）。

4. 气滞血瘀型　治疗以活血化瘀、散结行气为主，所用方药有：袁氏治以中成药丹七片口服，或以散结二号（莪术、三棱、郁金、当归、炙草乌）水煎服；或740-2片（生牡蛎、夏枯草、生黄芪、丹参、玄参、没药、乳香、天冬、瓜蒌、鸡内金、白术、海藻、浙贝母、三棱、莪术）；或加减疏肝溃坚汤（夏枯草、赤芍、白芍、桃仁、红花、穿山甲、牡蛎、乳香、没药、青皮、柴胡）；或消核汤（炮穿山甲、蜈蚣、生牡蛎、金银花、蒲公英、白芥子、青皮、赤芍）加减。

（四）分因论治

1. 脏腑结合病因分类　该病主要与肝肾相关，故脏腑定位在肝肾。肝气郁结者，治以疏肝解郁，方用逍遥散加味；肝郁血虚者，治以养血疏肝，方用清肝解郁汤加味；肝肾不足者，治以补益肝肾，方选六味地黄汤或八珍汤加当归、牡蛎、浙贝母等。

2. 病因分类　主要从气、血、痰三者入手，且多系实证。气滞血瘀者，治以化瘀散结，肿块较软者方用丹七片（每片含丹参1 g、三七0.1 g）；肿块较硬者方用散结二号（见前）；气滞痰凝者，治以理气化痰散结，方选加味乳疬方（香附、橘叶、夏枯草、茯苓各10 g，柴胡、青皮、陈皮、法半夏各6 g，牡蛎15 g）、散结一号（青皮、炙没药各9 g，制草乌6 g，昆布、海藻、夏枯草各12 g）；阴虚痰凝者，治以温化痰湿，方选右归饮、二仙汤加白芥子、昆布、海藻。

（五）专方专药

1. 攻消和解软坚汤　炮穿山甲、炙僵蚕、全当归、赤芍、青皮、陈皮、制乳香、制没药、连翘各9 g，炒瓜蒌18 g，花粉12 g，牡蛎、金银花、夏枯草各15 g，蒲公英30 g，生甘草3 g，金橘叶10 g。服5~10剂不效者，加壁虎9 g、马钱子1.5~1.8 g。外贴箍消膏药。治疗61例，治愈者88.5%。

2. 加味神效瓜蒌散　柴胡、延胡索、玄参、昆布、海藻各15 g，瓜蒌25 g，浙贝母10 g（捣碎），当归、连翘各20 g，乳香、没药各7.5 g，每日1剂，水煎服。同时用水调散（石膏、芒硝各50 g，黄柏100 g，共研细末），局部外敷，24 h更换1次。以此方治疗28例，全部临床治愈。

3. 柴胡槟榔散　柴胡30 g、槟榔100 g、当归20 g、白芍20 g、川芎60 g、郁金50 g、青皮15 g、枳壳25 g、乌药30 g、甘草12 g。上药10味共研细末，每日早、中、晚各服6 g，连服1个月为1个疗程。27例患者经1～3个疗程治疗后，痊愈21例（77.78%）、显效5例（18.52%）、有效1例（3.70%）；总有效率100%。

（六）针灸治疗

针刺选期门、太冲、中都、上脘，以毫针平刺，留针15 min，1次/d，配合七星针叩击患处；乳房四周拔小火罐，隔日1次。

灸法取乳中（患侧）、足三里（双）为主穴，气血双亏者加灸气海；肝肾阴亏者去足三里，加灸太溪；肝火者去足三里，加灸太冲。用艾条灸，日灸1次，10次为1个疗程。以此法治疗男子乳疬，总有效率96%。

（七）中西医结合治疗

1. 中药配合己烯雌酚　用柴胡、白术、白芍、茯苓、丹参、王不留行各15 g，香附、鸡血藤各20 g。如有混合感染者加金银花、连翘、紫花地丁、蒲公英；肿痛甚加桃仁、红花、延胡索。配合己烯雌酚1 mg口服，3次/d。用上法治疗该病119例，总有效率95%，治愈率83.6%。

2. 中药配合维生素E　中药用化积汤加减（核桃壳30 g，海藻、菝葜各20 g，丝瓜络、莪术、香附、天葵子、鸡内金各15 g，山楂、茜草根、夏枯草、穿山甲各10 g，鲜橘叶5 g）。痰浊内盛者加法半夏、川贝母、瓜蒌、制南星、石菖蒲；肝郁脾虚者加柴胡、白芍、白术、茯苓、炒麦芽、谷芽、黄精、苏叶、薄荷；肝经实热者加虎杖、龙胆草、栀子、黄芩、车前子、泽泻；津亏热结加玄参、天花粉、麦冬、女贞子、生地黄；肝郁血瘀者加延胡索、䗪虫、丹参、鳖甲、全蝎；周身瘙痒加刺蒺藜、白鲜皮、蝉蜕、白僵蚕、鸡血藤；局部红肿热痛者加蒲公英、金银花、野菊花、板蓝根、白花蛇舌草、知母。上方先用水150 mL。煎山甲珠、丝瓜络、核桃壳15 min后，加入海藻、山楂、茜草根、莪术、夏枯草、香附、天葵子、菝葜，再加水覆盖为度，并以武火煮沸后，入鲜橘叶改文火煮15 min，将药液滤出。鸡内金放瓦上用木炭火焙干研末，用煎液送服。1剂/d，分2次服，15 d为1个疗程，连用2个疗程。西药用维生素E100 mg，3次/d；谷维素20 mg，3次/d，连用1个月。以上法治疗本病有效率88.2%、治愈率70.6%。

（八）展望

男性乳房发育症是内分泌功能紊乱引起的一种疾病，诱因和致病因素甚多，应针对病因治疗。发育较大的应手术治疗。病变初起，采用中医药治疗具有较好的疗效。中医药治疗男性乳腺发育症具有独特的特点和优势，但也有需要解决的问题。如对本病统一隶属、统一诊断标准及辨证分型，制定统一的疗效标准，是进行科学化，规范化临床研究的关键。目前有关本症的中医药治疗尚处在临床观察阶段，缺乏足够的实验依据，统计学结果尚不够完善，对病因追述不够详细，病例观察有些缺乏对照，应进一步采取临床流行病学的方法进行系统研究，进一步丰富本病的治疗方法。

随着现代科学的发展，中医药对男性乳腺发育症的治疗研究不应停留在原有中医理论基础上，应使本病辨证与现代诊断相结合，不断深入探索，如此，才能发扬光大中医药对本病治疗的优势。

参考文献

[1] 杨堃．疏肝软坚法治疗男性乳房发育症［J］．中西医结合杂志，1987（2）：105.

[2] 盛德甫．男性乳疬60例治疗体会［J］．浙江中医杂志，1988，（11）：493.

[3] 姜兆俊．继发性男性乳房发育症5例［J］．山东中医学院学报，1987（4）：29.

[4] 王修环．中西医结合治疗男性乳房发育症118例临床观察［J］．中西医结合杂志，1986（1）：48.
[5] 姜宜孙．柴胡疏肝散加味治疗毒药所致男性乳房发育症［J］．上海中医药杂志，1987（8）：22.
[6] 顾伯华．中医外科学［M］．北京：人民卫生出版社，1987：162.
[7] 徐福松．许履和老中医治疗乳房病的经验［J］．中医杂志，1980，21（5）：19.
[8] 贾河先．百病良方第3集［J］．重庆：四川科学技术出版社重庆分社，1986：162.
[9] 宋新家．男性乳房发育症辨治浅探［J］．中医杂志，1988，29（9）：29.
[10] 李家振．中医男科证治［M］．重庆：科学技术文献出版社重庆分社，1986：86.
[11] 王浔生．浅谈男子乳房证治（附25例临床观察）［J］．湖北中医杂志，1990（5）：23.
[12] 胡杰峰．男性乳房发育症治验举隅［J］．江西中医药杂志，1988，19（3）：23.
[13] 袁硕等．中药治疗男性乳房发育症12例［J］．中医杂志，1992（10）：69.
[14] 谢绍安．逍遥丸治疗男子乳房发育症35例［J］．中西医结合杂志，1988，（8）2：86.
[15] 皮巨川．消疬汤治疗男性乳房增生性病变初步小结［J］．福建中医药杂志，1986，17（1）：38.
[16] 陈松旺．中药740-2片治疗乳腺增生疾病346例远期疗效观察［J］．新医学．1981，12（9）：449.
[17] 郭沈旺．加减疏肝溃坚汤治疗男子乳房发育症［J］．浙江中医学院学报，1979（4）：21.
[18] 邓朝纲．消核汤治愈乳核8例［J］．黑龙江中医杂志，1989（1）：46.
[19] 凌云鹏．治疗九例男子乳房结核的体会［J］．浙江中医杂志，1965（4）：18.
[20] 陈鸿宾．治疗男子乳核16例小结［J］．江苏中医，1965（12）：31.
[21] 秦玉杰．神效栝蒌散加味治疗男性乳房增生28例［J］．河北中医，1989（4）：36.
[22] 郑少祥．针灸治疗男性乳腺增生25例［J］．上海针灸杂志，1987（3）：30.
[23] 孟丹石．有关乳腺增生治验摘介［J］．新中医，1989（2）：25.
[24] 庄田畋．柴胡槟榔散治疗男性乳房发育症［G］//第一届全国中西医结合男科学术会议论文汇编，2001（10）：334.
[25] 陈武山．男科秘验方［M］．北京：科学技术文献出版社，2007：153.

第三节　遗　　精

一、概述

遗精是指在非人为情况下发生精液频繁遗泄之症。其中睡眠中因梦而遗的为梦遗；无梦而遗，甚则清醒时精液遗泄的为滑精。遗精为中医病名，西医虽也称遗精，但认为遗精仅是某些疾病的临床症状。此外，中医又有失精、精时自下、漏精、溢精、精漏、梦泄精、梦失精、梦泄、精滑等名称。

遗精有生理和病理之分。一般正常的未婚成年男性或婚后长期分居者，平均每月遗精1~2次且不伴有其他不适感的，均为正常的生理现象。据统计，80%以上的青春期后未婚男性或婚后长期分居者，均有遗精现象，即所谓“精满则溢”。由于青春期后的男性生理、心理迅速发育成熟，特别是性生殖系统显著变化，睾丸体积增大，体内雄激素水平明显提高，在睾丸、精囊、前列腺、尿道旁腺等组织器官作用下，不断产生精液，当积聚到一定量，处于饱和状态时，就要通过遗精方式向体外排泄，这是正常的生理现象，对人体健康无害。若成年男子遗精次数频繁在每周2次以上，或在清醒状态下有性意识活动即出现射精，并伴有头晕、耳鸣、神疲乏力、腰酸、失眠等症状，则为病理性遗精。病理性遗精可见于西医的性神经官能症、前列腺炎、阴茎包皮炎、精囊炎、精阜炎及某些全身性慢性疾病，所以也可以认为遗精只是某些疾病的临床症状。若出现病理性遗精，则应找出病因，及时医治。病理性遗精是本节讨论的主要内容。

中医认为遗精之病，以肾虚精关不固，或热扰精室为主要病机，病变可涉及五脏，其中与心、肝、肾关系尤为密切。遗精单纯属虚证者较少，尤其是病变初期，多为虚实夹杂，甚则以实证为主，故对遗精的治疗切忌一味补肾固涩，当分清虚实进行补泻。本病初期及青壮年患者以实证或虚实并杂为主，故当泻实或兼以补虚；若年老体衰，或遗精频繁，日久不愈，甚则形成滑精不固者，又当以补虚固精为主。

二、沿革

“失精”一词出自《金匮要略·血痹虚劳脉证并治》，“遗精”之病名见于《普济本事方》，其卷三就有“治遗精梦漏锁不固”的记载。关于遗精之病早在《内经》中就有记载，如《灵枢·本神》就有“恐惧而不解则伤精，精伤则骨酸痿厥，精时自下”之语，可见当时就已认识到惊恐等情志因素可致精液滑泄，但缺少治疗情况的记载。

汉代张仲景《金匮要略·血痹虚劳病脉证并治》曰：“夫失精家，少腹弦急，阴头寒，目眩发落，脉极虚芤迟，为清谷、亡血、失精。脉得诸芤动微紧，男子失精……桂枝龙骨牡蛎汤主之。”文中指出了遗精得之于阴阳失调的证候及治疗方药，较《内经》更为全面。

隋代巢元方《诸病源候论·虚劳病诸候》明确提出遗精是由于肾气亏虚所致。如《虚劳失精候》说：“肾气虚损，不能藏精，故精漏失。”《虚劳梦泄精候》又说：“肾虚为邪所乘，邪客于阴则梦交接。肾藏精，今肾虚不能制精，因梦感动而泄也。”巢氏之观点为后世遗精多属肾虚的理论奠定了基础，故其治疗多以补肾固精为主。

唐宋时期用于治疗遗精的方药已比较丰富。如《备急千金要方·卷十九》载有治遗精方 14 首。《外台秘要·中卷》载有治虚劳梦失精 15 首。《普济本事方》载有治遗精方 4 首，且正式提出了遗精和梦遗的名称，如该书卷三载有金锁丹“治遗精梦漏锁不固”。又曰：“梦遗有数种，下元虚惫，精不禁者，宜服茴香丸。”

金元时期对遗精病因病理有了更进一步的认识，如朱丹溪对遗精的病因，除承袭前人主虚之说外，进一步认识到也有实证，为湿热遗精提供了理论根据。他在《丹溪心法·遗精》强调：“精滑专主湿热，黄柏、知母降火，牡蛎粉、蛤粉燥湿。”对湿热所致遗精提出了具体治疗方法。

明代对遗精的认识渐臻完善。其中张景岳对遗精的论述尤为全面。《景岳全书·遗精》说：“遗精之证有九，凡有所注恋而梦者，此精为神动也，其因在心；有欲事不遂而梦者，此精失其位也，其因在肾；有值劳倦即遗者，此筋力不胜，肝脾之气弱也；有因心思索过度辄遗者，此中气不足，心脾之虚陷也；有因湿热下流，或相火妄动而遗者，此脾肾之火不清也；有无故滑而不禁者，此下元亏虚，肺肾之不固也；有素禀不足而精易滑者，此先天元气之单薄也；有久服冷利等剂，以致元阳失守而滑泄者，此误药之所致也；有壮年气盛，久节房欲而遗者，此满而溢者也。凡此之类，是皆遗精之病。”又说：“凡心火盛者，当清心降火；相火盛者，当壮水滋阴；气陷者当升举；滑泄者当固涩；湿热相乘者，当分利；虚寒冷利者，当温补下元；阳气不足，精气两虚者，当专培根本。”这些论述和治疗法则至今仍有积极的临床意义。另外，明代王纶在《明医杂著·梦遗滑精》中指出：“梦遗滑精，世人多作肾虚治，而为补肾涩精之剂不效，殊不知此证多由脾虚，饮食厚味、痰火湿热之人多有之。”提出了遗精由脾胃湿热所致的新观点。

清代医家在继承明代医家理论基础上有了进一步发挥。提出有梦为心病，无梦为肾病的观点。《医学心悟·遗精》篇说：“梦而遗者，谓之梦遗；不梦而遗者，谓之精滑。大抵有梦者，由于相火之强，不梦者由于心肾之虚。然今人体薄，火旺者，十中之一；虚弱者，十中之九。予因此二丸分主之，一曰清心丸，泻火止遗之法也，一曰十补丸，大补气血，俾气旺则能摄精也。”《临证指南医案·遗精》：“以有梦为心病，无梦为肾病，湿热为小肠膀胱病。夫精之藏制虽在肾，而精之主宰则在心。”这种以有梦无梦定脏腑之法，虽有一定道理，但从临床来看，不能以此作为判定脏腑部位的唯一标准，否则将形成治疗上的僵化。《张氏医通》在本病的辨证论治上有较大发挥。尤为可贵的是提倡根据年龄、体质等详辨寒热虚实，颇为切合临床实际。如“壮年火盛，多有流溢者，若以虚冷用热剂，则精愈失，滋肾丸加生地黄、茯神、枣仁、石菖蒲；梦遗而为肝热胆寒，以肝火淫于外，魂不内守，故多淫梦失精，或时心悸，肥人多此，宜清肝不必补肾，温胆汤加人参、茯神、枣仁、莲肉；遗精腰痛，六味地黄丸加杜仲、五味、菟丝、苁蓉；中年以后，还少丹；精气不足，呼吸短气，滑泄不禁，兼心脾气虚，饮食少进者，金锁玉关丸加参芪；脾肾俱虚，败精失道精滑不固者，九龙丹去当归加萆薢、五味；然不若萃仙丸尤妙。”

综上所述，早在《内经》《伤寒论》中对遗精就有了一定认识，历代医家对其病因病理有进一步深化，不断完善和补充。至明清时期，在辨证论治方面也更加具体，其治则和方药至今仍有其临床意义。

三．病因病理

（一）中医病因病机

1. 病因

（1）心肾不交：心有所慕，情动于内，意淫于外，所愿不遂，心阴暗耗，心阳独亢，寐则神不守舍，淫梦所扰，精关失固而外泄；或心火亢盛，不能下交于肾，肾水不能上济于心，心肾失交，水亏火旺，下扰精室亦令梦遗。如《金匮翼·遗精滑精》篇说：“动于心者，神摇于上，则精遗于下也。”《折肱漫录·遗精》篇说：“梦遗之证，其因不同……大半起于心肾不交。凡人用心太过则火亢而上，火亢则水不升而心肾不交矣。”即指此而言。

（2）气郁不畅：情志不遂，肝气不舒，失于条达，气机郁结，郁久化火，火邪循经下扰精室，精关失固，而致精液外泄。如《类证治裁·遗泄》篇说：“有积思不随，宜安神固气，解郁疏肝。”

（3）湿热内扰：外感湿热或过食醇酒厚味，内酿湿热，或包皮过长，外阴不洁，积垢蕴湿，湿热之邪下扰精室，精关失固而致遗精。《明医杂著·梦遗滑精》说：“梦遗滑精……饮酒厚味，痰火湿热之人多有之。”《医学入门·遗精》也说：“饮酒厚味，乃湿热内郁，故遗而滑也。”

（4）禀赋不足：先天不足，肾气素亏或久病及肾，房劳过度或年老体衰，肾气虚损，肾不能藏精，闭藏失职，以致精液遗泄。故《景岳全书·遗精》篇说：“有素禀不足而精易滑者，此先天元气之单薄也。”

（5）气不摄精：思虑过度损伤心脾，或饮食不节，脾虚气陷，失于固摄，精关不固，精液遗泄。正如《景岳全书·遗精》篇说：“有因用心思虑过度辄遗者，此中气不足，心脾之虚陷也。”

2. 病机　本病病因较多，病机复杂，但其基本病机可概括为两点。一是火热或湿热之邪循经下扰精室，开合失度，以致精液因邪扰而外泄，病变与心、肝、脾关系最为密切；二是因脾肾本身亏虚，失于封藏固摄之职，以致精关失守，精不能闭藏，因虚而精液滑脱不固，病变主要涉及脾肾。

遗精之病初起，且于青壮年患者，多为心火、肝火及湿热等邪热扰动之实证、热证，不可一遇遗精即认为是肾虚，妄施补涩，否则必致邪闭于内，湿热火邪更盛，反致遗精频作，应以清泄湿热为主。湿热火邪得清，下焦精室得宁，精关自固，遗精自止。遗精日久，甚则精液滑脱不禁或老年体质虚弱者，多为脾肾亏虚之虚证，治当以补肾涩精为主。

（二）西医病因病理

西医学对病理性遗精的确切发病机制尚不十分明确，可能有以下三个方面的原因：

（1）缺乏正确的性知识，精神过度紧张。由于男性青春期后，睾酮分泌旺盛，性器官发育迅速，对性刺激极为敏感，性行为意念时常现于脑际。思想往往过分集中在性问题上，使大脑皮质始终存在一个兴奋灶，极易随时诱发遗精。由于缺乏性知识，一旦出现遗精，精神过度紧张，致使遗精加重。

（2）可由外生殖器或下尿路疾病引起，如包茎、包皮过长的刺激作痒，频繁搔弄外生殖器；前列腺炎、尿道炎、精囊炎造成炎症刺激，膀胱充盈感等易诱发遗精。另外，患前列腺疾病时由于前列腺时常充血，脊髓射精中枢呈病理性兴奋，时常造成遗精。

(3) 剧烈的体力、脑力劳动后，身体困顿虚弱，睡眠深沉，皮质下中枢活动加强，也容易诱发遗精。

四、辨病要点

病理性遗精即指未婚成年男子遗精次数频率达到每周2次以上，或已婚男子在正常性生活情况下仍经常遗精，甚则在清醒状态下精液遗泄者，同时常伴有精神、神经症状，如失眠、多梦、记忆力减退、精神不能集中、头晕耳鸣，甚则出现阳痿、早泄等症状。

五、类病辨别

本病应注意与生理性遗精和早泄鉴别。

1. *生理性遗精*　一般未婚成年男子或婚后长期分居者，平均每月遗精1~2次或虽偶有次数稍增多，但不伴有其他症状者，均为生理性遗精。此时无须进行治疗，应多了解性知识，消除不必要的紧张、恐惧心理；病理性遗精则为每周2次以上，甚则每晚遗精数次，且伴有神经精神、症状。

2. *早泄*　是男子在性交时阴茎刚插入阴道或尚未进入阴道即泄精，以致不能完成正常性交过程。其辨证要点在于性交时过早射精。而遗精则是在非人为情况下频繁出现精液遗泄，当进行性交时，却可能是完全正常的。其辨证要点在于非人为情况下精液遗泄，且以睡眠梦中多见。有时，临床上二者可同时并存。

3. *小便尿精*　是精液随尿排出，或排尿结束后又流出精液，尿色正常而不混浊，古人将本证归于“便浊”“白浊”“白淫”“淋浊”等疾病门中。其辨证要点是精液和尿同时排出或尿后流出。多因酒色无度、阴虚阳亢、湿热扰动精室、脾肾气虚等引起。

4. *尿道球腺分泌物*　当性兴奋时尿道外口排出少量黏稠无色的分泌物，其镜下虽偶见有精子，但并非精液，故要与遗精相鉴别。

5. *前列腺溢液*　某些中青年，因纵欲、酗酒、禁欲、手淫等，诱发自主神经功能失调，前列腺充血，腺泡分泌增加，腺管松弛扩张，在搬重物、惊吓、大便用力时，腹压增加，会阴肌肉松弛时，均会有数量不等的白色分泌物流出，叫作前列腺溢液，亦称前列腺漏。

六、辨证要点

1. *抓住疾病特征*　本病以非人为情况下发生精液遗泄为主要特征，并伴有失眠多梦、记忆力减退、精神不能集中、头晕耳鸣等症状。其中因梦而遗的为梦遗，无梦或清醒时自行精液为滑精。临床以夜间梦遗为多见。

2. *审察病位*　一般来说，心有妄想，所愿不遂，劳神太过，多致淫梦而遗精，病多在心；若房劳过度，病久体虚，精关不固，无梦滑精，甚则清醒时精滑不固，病多在肾。

3. *分清虚实*　是治疗遗精的关键。病变初期及青壮年患者以实证居多；久病体虚及年老体弱者以虚证为多。实证多表现为发病时间短，遗精频作，小便短赤，口苦咽干，心烦不安，失眠多梦，舌红、苔黄，脉数。多由火盛或湿热之邪扰动精室所致。虚证特征是发病时间较长，遗精频繁，劳则加重，甚则滑精，头晕腰酸，心悸气短，舌淡，脉虚等。多为脾肾亏虚，肾虚不藏，精关不固所致。

4. *洞察转归*　遗精的发生发展与体质、病程、治疗恰当与否有密切关系。病变初期及青壮年患者多为火盛或湿热所致，此时若及时清泻则可邪退病愈；遗精日久必耗伤肾阴，甚则阴损及阳，阴阳俱虚。此时可导致阳痿、早泄、男子不育等。故对遗精日久不愈、有明显虚象或年老体衰者，治疗又当以补虚为主。若治疗后遗精次数减少，体质渐强，全身症状减轻，则为病势好转，病将痊愈之象。

七、治疗原则

遗精的基本病机包括两个方面：一是火邪或湿热之邪，扰及精室；二是正气亏虚，精关不固。该病的治疗原则邪实者以清泻为主，正虚者以补涩为主，对虚实夹杂者，又当清补兼施。

病变初期及青壮年患者，以实证为多，多见心火亢盛或肝火偏旺，或湿热下注，可分别采取清心泻火、清肝泻火、清利湿热之法，忌用固涩，以防留邪体内。即使遗精频作，已有正虚之象，也当采取清泻与补涩兼施之法。久病或年老体衰者以正虚为主，多见于脾虚不摄，肾虚不藏，治疗又当以益气健脾、补肾固精为主。在应用补涩时还要注意有无虚火或湿热，用药时予以兼顾。由于遗精往往是某些疾病的一种临床表现，所以在治疗时还要考虑到原发病，如前列腺炎、精囊炎等炎症病变，以清热解毒为主。对神经衰弱者，又当以镇静安神、疏肝解郁为主。

八、论治要点

遗精病的初期以实证为主，多见心火亢盛，肝火偏旺或湿热下注。由于热盛伤阴及久遗伤精，日久必致阴精亏虚，进一步则阴损及阳而见阴阳两虚。也有一些年老体弱或素体亏虚者，或房劳过度所致者，病变初期即表现出虚证；而一些脾肾亏虚患者由于水湿不能健运，郁而化热，表现出湿热特征。故应据具体情况进行论治。

（一）君相火旺证

1. 临床表现　心烦多梦、梦则遗精，阳物易举，伴头晕耳鸣、心悸、怔忡、面赤口苦、小便短赤。舌质红、苔薄黄或少苔，脉细数。

2. 证候分析　本证为君相火旺，心肾不交而致，病在心肾两脏。心为君火，君火亢盛不能下交于肾，肾水不能上济于心，同时君火引动下焦相火，君相火俱旺，扰及精室而致遗精。心火亢盛，神不守舍，故心悸、怔忡，心烦多梦，淫梦而遗精；心火下移于小肠、膀胱，故小便短赤，心火上炎则面赤口苦；相火妄动，阴不敛阳则阳事易举，头晕耳鸣。舌红、苔黄、脉数均为火炽之征，火盛伤阴则可见苔薄、脉细数。

3. 治法　清心安神，滋阴降火。

4. 方药　黄连清心饮合三才封髓丹加减。方中黄连清泻心火；生地黄滋阴清热；当归养阴润燥；酸枣仁、远志、茯苓宁心安神；莲子、天冬、熟地黄滋水养阴、人参、甘草宁心益气、黄柏坚阴泻火，从而使心火得清，相火得降，阴虚得润，遗精自止。若遗精频繁，心神不宁者，可加龙骨、牡蛎，既可宁心定志，又可收敛涩精。也可改用桂枝龙骨牡蛎汤或柴胡加龙骨牡蛎汤加减。若以阴虚火旺为主者，可改用知柏地黄丸或大补阴丸加减。

（二）肝火偏旺证

1. 临床表现　梦中遗精，阳物易举，烦躁易怒，伴胸胁不舒，口苦咽干，大便干燥，头晕目眩。舌质红、苔黄，脉弦数。

2. 证候分析　肝主疏泄，调畅气机，其经脉循阴器。若肝气不舒，郁而化火，火邪循经下扰，精关开合失度，则遗精频作；肝火亢盛，气机不舒，故烦躁易怒，胸胁不舒；肝火上逆则口苦咽干，头晕目眩；火热伤津，肠道失润，故大便干燥。舌脉均为肝火偏旺之象。故《张氏医通》说："梦遗为肝热胆寒，以肝热则火淫于外，魂不内守，故多淫梦失精。"

3. 治法　清肝泻火。

4. 方药　龙胆泻肝汤或化肝煎加减。龙胆草、栀子、黄芩清泻肝火；柴胡疏肝解郁；当归、生地黄滋养肝血；泽泻、车前草、木通引火下行，兼泻肝经湿热。

（三）湿热下注证

1. 临床表现　遗精频作，甚则精滑黏浊，阴囊湿痒，伴小便短赤，淋沥不尽，胸胁苦满，口苦纳呆，大便黏滞不爽。舌质红、苔黄腻，脉濡数。

2. 证候分析　中焦脾胃湿热或肝胆湿热循经下注，扰及精室，以致遗精频作。湿热下注，膀胱气化不利，故小便短赤，淋沥不尽，阴囊湿痒；湿热扰及精室，精关开合失度，故可见精滑黏浊；湿性黏滞，湿热熏蒸肝胆，脾胃运化失常，故见胸胁苦满，口苦纳呆，大便黏滞不爽。舌苔脉均为内有湿热之象。

3. 治则　清热化湿。

4. 方药　萆薢分清饮或八正散加减。萆薢、泽泻通利湿热，黄柏清热燥湿，三药善走下焦，以清下焦湿热为主；茯苓、白术健脾燥湿，以杜生湿之源。

若偏于肝胆湿热也可用龙胆泻肝汤加减。此型遗精忌用补涩之品。

（四）脾虚不摄证

1. 临床表现　遗精频作，劳则加重，甚则滑精，精液清稀，伴食少便溏，少气懒言，面色少华，身倦乏力。舌淡、苔薄白，脉虚无力。

2. 证候分析　脾气亏虚，精失固摄，而见遗精频作；劳则更伤中气，气虚不摄，精关不固，则见滑精；频繁遗滑，故精液清稀；脾气亏虚，不能化成气血，心脉失养故心悸、气短、面色无华；脾虚气陷，无力升举故食少便溏，少气懒言。舌淡、苔薄白，脉虚无力均为脾气亏虚之象。

3. 治则　益气健脾，摄精止遗。

4. 方药　妙香散合水陆二仙丹或补中益气汤加减。方中人参、黄芪益气健脾生精；山药、茯苓健脾补中，兼以安神；远志、辰砂清心调神；木香调气；桔梗升清；芡实、金樱子摄精止遗。若以中气下陷为主，可用补中益气汤加减。

（五）肾虚不固证

1. 临床表现　久遗不止，甚则滑精，腰膝酸软，伴形寒肢冷，阳痿早泄，夜尿频数或小便不利，面色黄白，发落齿摇。舌淡苔白，脉沉细无力。

2. 证候分析　肾气亏虚，精关不固，故久遗不止，甚则滑精；腰为肾之府，肾虚故见腰膝酸软；肾阳亏虚，失其温煦故形寒肢冷，阳痿早泄；肾虚膀胱气化不利，故尿频或少尿；肾主骨，其华在发，肾虚故见发落齿摇；舌淡、苔白，脉沉细无力为肾气亏虚之象。

3. 治法　温肾益精，固涩止遗。

4. 方药　右归丸合金锁固精丸加减。方中鹿角胶、肉桂、附子温肾补阳；熟地黄、山药、山茱萸、枸杞子、当归补肾益精血；菟丝子、杜仲补肾壮腰摄精；蒺藜、芡实、莲须、龙骨、牡蛎固肾涩精止遗。若虚寒症状不明显，可用斑龙丸或秘精丸。若以肾阴虚为主，可用六味地黄丸或左归饮。

（六）瘀血阻滞证

1. 临床表现　遗精日久，少腹及会阴胀痛不适。舌质暗红，或有瘀斑，脉沉细涩。

2. 证候分析　患病日久，脏腑气机郁滞，气血逆乱，血运不畅，精关不固，精道不畅，遗精迁延不愈。如《血证论》指出："遗精者，水病也。""病水者，亦未尝不病血也。"精液的调畅与血有密切关系，气滞血瘀，精道瘀阻，故可见少腹及会阴部胀痛。舌质暗红或有瘀斑为瘀血阻滞之象。

3. 治法　行气活血，化瘀通络。

4. 方药　血府逐瘀汤加减。方中生地黄、桃仁、红花、赤芍、牛膝活血化瘀；枳壳、柴胡、川芎、桔梗行气疏肝、散瘀。可酌加三棱、莪术等破瘀之品。

九、其他治疗

（一）西药治疗

（1）对严重的病理性遗精者，可用雌激素类药，如己烯雌酚每次 2 mg，3 次/d，口服。

（2）对神经衰弱、思想负担过重以致影响睡眠者，可服用镇静安眠药物。如安定每次 2.5 mg，3 次/d；谷维素每次 10 mg，3 次/d；艾司唑仑每次 1 mg，2 次/d，口服。

（3）慢性前列腺炎、精囊炎、尿路感染等引起的遗精，应积极治疗原发病，可使用抗菌药物。如庆大霉素 8 万单位，2 次/d，肌内注射，或青霉素 80 万单位，4 次/d，肌内注射，或口服复方新诺明 2 片，2 次/d，或口服诺氟沙星 100 mg，3 次/d。

（4）对包皮过长或包茎者应及早做包皮环切术。

（二）中成药治疗

1. 龙胆泻肝丸　适应于肝火旺盛和湿热下注之遗精。每次 6 g，3 次/d。

2. 安神定志丸　适应于心火亢盛、心肾不交者。每次 6 g，2 次/d。

3. 交泰丸　适应于心肾不交者。每次 6 g，2 次/d。

4. 知柏地黄丸　适应于阴虚火旺、相火妄动之遗精。每次 1 丸（9 g），2 次/d。

5. 补中益气丸　适应于脾气下陷、气虚不摄之遗精。每次 1 丸（9 g），2 次/d。

6. 猪肚丸　适应于湿热下注之遗精白浊。每次 9 g，2 次/d。

7. 三才封髓丹　适应于肾阴不足、虚火上炎之遗精。每服 50 粒，以肉苁蓉 15 g 煎汤去渣，空腹饭前送服，2 次/d。

8. 水陆二仙丹　适应于久遗者，每服 6 g，2 次/d。

9. 金锁固精丸　适应于虚证之梦遗、滑精。每次 6 g，2 次/d。

（三）针灸治疗

常用穴关元、中极、气海、肾俞。

实证用泻法、虚证用补法，隔日或 1 次/d，留针 30 min。

加减：心肾不交加心俞、神门、内关；阴虚火旺加三阴交、太溪、太冲；肾虚不固加命门、足三里、三阴交；肝火偏旺加太冲、丘墟、太溪；心脾两虚加三阴交、神门、足三里；湿热下注加太冲、阴陵泉、三阴交。

（四）单验方治疗

（1）刺猬皮 1 具，炒炭存性，研末，每服 1 匙，睡前服用，适用于久遗不禁之遗精。（《实用中医泌尿生殖学》）

（2）清心丸（黄柏 200 g、冰片 4 g，研末面糊为丸），每次 6 g，3 次/d，适应于青壮年单纯火盛者。[中医杂志，1983，(3)：48]

（3）金樱子 15 g、芡实 15 g、白莲花蕊 15 g、煅龙骨 15 g，研细末，米糊为丸，梧桐子大，每服 70 丸，盐酒汤送下，适应于肾虚之遗精。（《慈禧光绪医方选议》）

（4）泽泻 15 g，水煎服，1 次/d，适应于实证之遗精。

（5）木耳 30 g，焙干研末，白砂糖 30 g 和匀，以温水送服。

（6）荷叶 60 g，研细末，每服 9 g，酒调服。适应于湿热下注者。（《珍本医书集成》）

（五）按摩治疗

（1）点拍打法：①掐趾甲根、趾关节；②轻点下肢 3、4 条刺激线（下肢经络走行线）3~5 遍；按压腱内、三阴交、阳交、股内、沟中、坐结穴 2~3 遍；③拍打脐部及脐部以下，拍打后以下腹部、前阴及后阴部有热麻感为佳；④梦遗者掐指甲根 3~5 遍，轻点乳突、池上，颈后 5~10 遍，轻点脊柱 3~5 遍。滑精者以较重手法按压沟中、曲骨、耻旁，拍打腰髓部。

（2）砭木滚推法：取俯卧位，用砭木在第 1 腰椎至骶椎两侧用补法施推、滚基本手法，然后点腰肾俞、命门、太溪、八髎等穴。

（3）每早晚用指向后推按会阴穴百余次，即不遗泄，随用随效。

（4）仰卧位。用手掌在脐以下腹部做轻柔缓慢的逆时针摩腹操作 15 min 以上，再用拇指按揉关元穴，先轻后重，以酸胀为度，有向阴茎方向的牵拉感者佳，约 5 min。

（5）仰卧位。以双手在脐两侧，拿捏肚脐根部组织，轻轻地做挤揉动作 1~2 min。然后以双手四指腹分别置于两侧腹股沟，从上向阴茎根部作环旋按揉，反复揉推 5~10 遍。

（6）仰卧位。于大腿内侧进行拿捏 5 遍，再以掌根按揉大腿内侧，并由上向下揉推 5 次。整个手法宜轻柔缓慢进行。

（7）俯卧位。先用拇指分别按揉背骶部骨俞、八髎穴各约 1 min，力量渐加重，肾俞穴以酸胀感为准，八髎穴可加重出现酸胀痛感觉，并以向前走窜为佳。然后再以手掌分别于肾俞节段横向擦按，八髎穴斜擦，以热向里透入为准，透入越深越好。

（8）俯卧位。用拇食指对齐内外关穴挤按揉，出现较强酸胀感后持续 1 min 左右，再按揉手腕神门穴约 1 min，然后以拇指按揉三阴交 1 min 后，拿跟腱，力量稍重，反复治疗 5 遍。

（9）俯卧位。以拿法轻柔地在颈项、肩背部操作约 2 min。再在骶部八髎穴处及大腿后侧，逐渐用力拍打 2 min。

（10）以上按摩法可交叉使用，或联合使用。

（11）每晚临睡前，先将两手掌相摩令热。然后以左手紧手阴囊，右手掌摩擦小腹丹田处 100 次，右手擦毕，改用左手轮换进行。

（12）每晚临睡前，两手在腰部上下摩擦 100 次，10 次为 1 个疗程，可长期进行。

（13）每晚临睡前，温水泡洗双足后，擦双足底涌泉穴各 100 次，10 次为 1 个疗程。

（六）食疗

1. 一味秘精汤（《慈禧光绪医方选议》）　胡桃衣 15 g，加水 1 茶盅半，用文火煎至半茶盅，临睡前 1 次服下。有补肾固精之功。适用于肾虚精关不固之遗精。

2. 核桃炖蚕蛹汤（《家庭食疗手册》）　核桃肉 150 g、蚕蛹 60 g。先将蚕蛹稍炒一下，然后与核桃一起放入碗内，加水适量，隔水炖熟。随意服用。有温肾助阳之功。适应于肾虚久遗之证。

3. 羊肉粥（《饮膳正要》）　羊肉 100 g、粳米 150 g，将粳米洗净加水煮至半熟时，将羊肉切成末入锅，煮烂即可食之。有温肾助阳之功。适应于肾阳虚遗精。

4. 芡实粳米粥（《本草纲目》）　芡实粉 60 g、粳米 90 g。将芡实粉与粳米加水适量，煮熟成粥，随意服食。有健脾补肾涩精之功。适应于脾肾虚，精关不固之遗精。

5. 锁阳粳米粥（《本草求真》）　锁阳 30 g、粳米 50 g。将锁阳洗净切碎，同粳米加水适量，煮熟成粥。随意服食。有温肾助阳之功。适应于肾阳虚之遗精。

6. 煨甲鱼（《随园食单》）　甲鱼 1 只（约 500 g）。先将甲鱼杀死，用刀剖去外部衣皮，再刮去一层黑皮，去内脏，入锅加水将甲鱼煮烂，取出甲鱼，去鱼骨，切碎，用鸡汤、黄酒煨；汤 2 碗收至 1 碗起锅，用葱末、胡椒末、姜末掺之即成。有滋肾填精之功。适应于肾虚精亏之遗精。

7. 莲子煲猪肚（《古方饮食疗法》）　莲子 90 g、猪肚 200 g。先将莲子劈开，去莲子心，把猪肚洗净切成小块，同加水适量煲汤，加少许盐、味精。有补脾涩精之功。适应于脾虚之遗精。

8. 草决明海带汤（《男科病》）　海带 20 g、草决明 10 g。加水 2 碗煎至 1 碗，去渣饮汤。有清肝泻火之功。适应于肝火偏旺之遗精。

9. 荷叶粥（《男科病》）　取白米适量，煮成粥时入荷叶 1 张，再略煮即可服食。有清热化湿之功。适应于肝胆湿热之遗精。

10. 苦瓜灯芯煎（《男科病》）　鲜苦瓜 250 g、灯心草 5 扎、陈皮 3 g，煎水代茶饮。有清热利湿之功。适应于湿热下注之遗精。

11. 海带绿豆粥（《男科学》）　绿豆 50 g、海带 20 g、白米 30 g。先煮绿豆、海带，至熟再加入米煮成粥，加少量糖服食。有清肝泻火之功。适应于肝火湿热之遗精。

（七）药物外治法

1. 五倍子穴位敷贴　五倍子 15 g 研细末，醋调敷脐或敷于四满穴（脐下 2 寸旁开 0.5 寸处），外贴胶布。一般 2~3 d 换药 1 次，连用 10 d。适用于各种遗精。[新疆中医药，1986，(4)：封四]

2. 五白散敷脐　五倍子 10 g、白芷 5 g 研细末，以醋和水各等份调成面团状。睡前敷脐，外用纱布盖上，胶布固定，每日换药 1 次，连用 5 d，适于各种遗精。[四川中医，1987，(4)：38]

3. 独圣散加味敷脐　生五倍子粉 3 g，蜂蜜调匀，成稠粥状，敷脐，外盖纱布，胶布固定，早晚各换药 1 次。适于阴虚火旺者。湿热内蕴者，加用茯苓粉、生萆薢粉各 2 g，用法同上。[中药药理与

临床，1978，(2)：51]

4. 金锁固阳膏穴位敷贴　葱子、韭菜子、附子、肉桂、丝瓜子各90 g，入麻油中熬。用松香枝搅拌，再加煅龙骨6 g、麝香0.3 g搅匀，将药膏摊于狗皮上，贴于气海穴，每日1次，主治阳虚遗精。

5. 甘遂散敷脐　甘遂、甘草各3 g为末，睡前用1 g放于脐内，外用膏药贴之，晨起去之，连用5次，治相火妄动之遗精。

十、转归与预后

遗精初起，尤其是青壮年、体质强壮者，多为实证，此时一经清泻，往往邪退遗精自止，若不及时治疗或用补益固涩则邪热更盛，反致遗精频作。遗精日久不愈、肾精亏耗，可逐渐转变为虚证。在病理演变过程中还可见虚实夹杂，或阴虚兼火旺，或脾肾虚兼湿热痰火等。日久阴损及阳，造成阴阳俱损，可进一步导致阳痿、早泄等性功能障碍。遗精若能及时用药物及精神调治，多可治愈，其预后一般良好。

十一、预防与护理

1. 精神调理　首先要消除恐惧心理，保持心情舒畅，排除杂念。多参加有益的文体活动。掌握性生理卫生知识，提倡性道德。

2. 养成良好的生活起居习惯　节制性欲，戒除频繁手淫的不良习惯，忌看不健康的影像及读物，防止过度疲劳和精神紧张。睡觉时宜取侧卧位，被褥不宜过厚过暖，不宜穿紧身裤。少吃肥甘厚味及辛辣食物，忌烟、酒、咖啡等。

3. 正确对待遗精　出现遗精后，应首先分清是生理现象还是病理性遗精，不要紧张。生理性遗精则不必治疗，病理性遗精，则应及时到医院就诊，弄清疾病的原因，针对其原因进行调理，一般效果均较理想。

4. 注意阴部的清洁卫生　尤其是包皮过长更需要经常清洗包皮、龟头或行包皮环切术，防止其发炎，刺激性冲动引发遗精；包茎者则建议尽快做包皮环切术。

十二、文献选录

夫失精家，少腹弦急，阴头寒，目眩、发落，脉极虚芤迟，为清谷、亡血、失精。脉得诸芤动微紧，男子失精，女子梦交，桂枝龙骨牡蛎汤主之。(《金匮要略·血痹虚劳病脉证并治》)

肾虚为邪所乘，邪客于阴则梦交接。肾藏精，今肾虚不能制精，因梦感动而泄也。(《诸病源候论·虚劳梦泄精侯》)

梦遗有数种，下元虚惫、精不禁者，宜服茴香丸；年壮气盛，久节淫欲，经络壅滞者，宜服清心丸；有情欲动中，经所谓所愿不得，名曰白淫，宜良方茯苓散。(《普济本事方》卷三)

精滑专主湿热，黄柏、知母降火；牡蛎粉、蛤粉燥湿。(《丹溪心法·遗精》)

梦遗、滑精总皆失精之病，虽其证有不同，而所致之本则一。盖遗之始，无不由乎心，正以心为君火，肾为相火，心有所动，肾必应之，故凡以少年多欲之人，或心有妄思，或外有妄遇，以致君火摇于上，相火炽于下，则水不能藏而精随以泄，初泄者不以为意，至再至之，渐至不已。及其久而精道滑，则随触皆遗，欲遏其不能矣，斯时也，精竭则阴虚，阴虚则气无以致为劳损，云死不远，可无畏乎？盖精之藏制虽在肾，而精之主宰则在心，故精之蓄池，无非听命于心，儿少年初省人事，精清未实者，明知惜命先惜精，尚欲惜精先宜净心。但见伶俐乖巧之人，多有此病，田野愚鲁之夫，多无此病，其何故也？亦总由乎儿之动静而已……(《景岳全书·遗精》)

十三、现代研究进展

近年来对遗精的病因病理研究较少，其研究主要侧重于临床治疗方面。由于西医对此症的治疗效果不显著，也很少有特效药的报道，而运用中医中药治疗遗精则显示出其优势，取得了一定的进展，积累了一些经验。中医中药治疗遗精主要从以下几个方面入手。

（一）理论研究

1. 遗精从心论治　大部分患者尤其是早期患者是心神不足引起，心火妄动，扰动精室，渐至及肾，而致遗精。因此，梁日长等总结遗精的病机，遗精病本在心，由心及肾。梁氏临床在观察遗精的病例中，大多是年轻体壮，经历感情挫折，如失恋或者是夫妻感情不和，或者心有所慕，所欲不遂，或者以前有过性生活，久违房事后，思慕色欲，皆令心动神摇，扰精妄泄；心火旺，则相火亦旺，邪扰精室，则精不固而遗。盖精藏于肾，听命于心，精血同源，故遗精虽为肾病，治当从心。

2. 从奇经论治长期遗精　孙建峰以叶天士从奇经论治长期遗精症为基础，探讨从奇经论治本病。认为久遗与精血内枯，损及奇经，八脉受伤，引起气机失调，阴阳失和，或奇经空虚，淫邪侵袭成痹、成劳互为因果，故而缠绵难愈。因此，奇经不调，遗精不愈。叶氏医案中通以理阴气，调以和阴阳，固以摄阴精，补以填精血，升以举阳陷，是其从奇经治疗久遗的精华所在，值得我们师法。久遗大体可分为虚证和虚实夹杂证二型。虚证以补固升调相结合为主，虚实夹杂证以通补结合或通固结合为主。

3. 治遗精不可专事固涩　朱炳林认为治遗精不可专事固涩盖因为此病实证及虚实夹杂者多，纯虚证少，辨证论治在澄清其源，不在堵塞其流。此外，如因肝阳与相火交动而遗精者，或因酷嗜烟酒痰火亢炽而遗精者，或暴怒不禁肝气横逆而遗精者，或陡受惊吓神不守舍而遗精者，或所思不遂郁闷生痰，痰迷心窍而遗精者，或阴虚火旺而遗精者，皆不可专事固涩，何况还有因药物引起者。

（二）临床研究

1. 清心镇静法治疗遗精 40 例临床观察　陈和亮等以中医理论心火妄动致遗精为临床治疗的思路，探讨清心镇静法治疗遗精的有效性。治疗方法：治疗组采用清心镇静法，主要药物：黄连 6 g，麦冬 12 g，甘草 10 g，五味子 15 g，煅龙骨 25 g，珍珠母 20 g，玄参 15 g，煅牡蛎 20 g，地龙、车前子各 15 g。水煎服，每天 1 剂，7 d 为 1 个疗程，共服 2 个疗程。对照组用谷维素 10 mg，每日 3 次，服用 14 d。治疗期间停止服用其他相关药物及保健品，保证疗程顺利完成。观察指标：患者起效时间，治疗前后病情变化，临床疗效等。结果：该方法治疗遗精总有效率为 90%，轻度有效率为 100%，在起效时间，病情变化情况等方面明显改变，快速有效，均优于对照组（$P<0.01$）。清心镇静法治疗遗精，疗效显著，值得推广，其作用机理有待进一步研究。

2. 中药加穴位注射治疗遗精　自 2002 年以来，史宗强等采用中药及穴位注射方法治疗病理性遗精患者 50 例，疗效较好。治疗方法：根据证候特点，把患者分为虚实两型，其中虚型又分为肝肾阴虚型、心肾不交型、肾阳不足型；实型为湿热下注型。虚型：①肝肾阴虚型，方用知柏地黄汤加减：知母 15 g、黄柏 10 g、生地黄 15 g、玄参 15 g、牡丹皮 15 g、泽泻 9 g、淮山药 15 g、芡实 15 g、龟甲 30 g、龙牡各 20 g、金樱子 15 g、黄芪 30 g。②心肾不交型，方用天王补心丹加减：麦冬 10 g、天冬 10 g、当归 10 g、远志 15 g、五味子 15 g、玄参 15 g、生地黄 15 g、酸枣仁 9 g、芡实 15 g、柏子仁 15 g、党参 15 g、黄芪 30 g。③肾阳不足型，方用生地黄 15 g、熟地黄 15 g、补骨脂 15 g、菟丝子 15 g、肉苁蓉 15 g、龙骨 15 g、牡蛎 15 g、黄芪 30 g、党参 15 g、益智仁 9 g。以上各型均以 1 个月为 1 个疗程。实型：湿热下注，方用八正散加减：车前子 15 g、萹蓄 15 g、瞿麦 15 g、栀子 15 g、茯苓 15 g、黄柏 10 g、泽泻 12 g、白术 15 g、丹参 30 g、滑石 30 g、薏苡仁 30 g、山药 15 g、红枣 9 g。

3. 中西医结合治疗　张氏等用金锁固精丸（沙苑子 15 g、芡实 15 g、莲须 15 g、煅龙骨 30 g、煅牡蛎 30 g、莲子 15 g）随证加味，同时联合山莨菪碱（654-2）穴位注射（关元、三阴交、肾腧、命门）治疗 40 例，并以艾司唑仑片和谷维素片口服治疗 40 例作对照组。结果：观察组总有效率为 90.0%，对照组总有效率为 72.5%，两组对比差异有统计学意义（$P<0.05$）。结论：金锁固精丸加味口服联合 654-2 穴位注射治疗遗精疗效显著。叶氏等运用清心止遗汤（黄连 5 g，五味子、远志各 6 g，莲子心、黄柏、泽泻各 10 g，金樱子、芡实 12 g，牡丹皮、茯苓各 15 g），每日 1 剂，同时联合低频电脉冲治疗（每周 2 次）遗精 42 例，1 个月为 1 个疗程。结果显示有效率为 92%，优于谷维素

片和艾司唑仑片组。

4. *辨证论治* 治疗遗精是中医传统方法之一。以往对遗精的传统认识和治疗是有梦治心，无梦治肾；梦多为实证，无梦或白天滑精者多为虚证。但近年来对遗精病的辨证分型和治疗逐渐增多，疗效也有提高。如从瘀论治，吴氏等将遗精分为寒瘀和热瘀两型。寒瘀用调精Ⅰ号方：淫羊藿、肉桂、吴茱萸、乌药、泽兰、赤芍、莪术；热瘀用调精Ⅱ号方：黄柏、知母、茯苓、香附、金钱草、当归、三棱、莪术、红花、鸡血藤、益母草、丹参、女贞子。治疗43例，结果：治愈31例，好转10例，无效2例。张氏采用从肝论治法，将滑精分三型：肝气郁结型，用四逆散加味；肝经湿热型，用龙胆泻肝汤加减；肝肾阴虚型，用挹神汤加减治疗。陆氏用通因通用法，把遗精分为三型：湿热下注型，药用黄柏、薏苡仁、木通、茯苓、泽泻、萆薢、土茯苓；肝气郁结型，用逍遥散为基本方；心肝火旺型，用龙胆泻肝汤加黄连。马氏从痰辨治，投自拟涤痰坚阴散：浙贝母、白矾各30 g，青礞石 60 g，胆南星 20 g，蛇床子 15 g，远志 20 g，昆布 30 g，生龙骨 45 g，共为细末，分 30 包，每日早、晚各服1包，亦收到较好疗效。施氏对遗精则从心肝两方面论治。从心论治药用潞党参、麦冬各 30 g，五味子 4. 5 g，芡实、山药、玄参各 15 g，黄连 3 g，巴戟天、当归各 9 g，茯苓 12 g；从肝论治药用大剂量的当归、白芍、菊花、栀子、白术、茯苓等药治之，均收到理想效果。黄氏对遗精从肺论治亦收到满意的疗效，药用南沙参、北沙参各 20 g，天冬、麦冬各 20 g，山药 20 g，阿胶 15 g，山茱萸 10 g，生地黄 12 g，知母 10 g，黄柏 10 g，芡实 15 g，覆盆子 15 g，百部 10 g。姬氏从脾肾论治，药用八子黄芪汤：金樱子 15 g，莲子心、韭菜子、菟丝子、沙苑子、芡实各 12 g，女贞子、枸杞子各 15 g，黄芪20 g，取得明显疗效。

5. *单方验方* 近年来采用复方或验方治疗遗精的报道较多。如何氏用桂枝加龙骨牡蛎汤治疗遗精 50 例，结果痊愈 35 例、显效 12 例、无效 3 例。林氏用补中益气汤治疗 9 例婚后遗精者，均治愈。其中服药 1 周治愈的 3 例，2 周治愈的 2 例，3 周治愈的 2 例，4 周治愈的 2 例。何氏用知柏地黄丸合交泰丸加味治疗 52 例，治愈 13 例、好转 32 例、无效 7 例，总有效率为 86. 5%。李氏用荔枝核、橘核各 15 g，桃仁 10 g，车前子 20 g，桑螵蛸、益智仁各 30 g，共为细末，分成 15 份，取其中 1 份纳入鸡蛋内蒸熟，蛋药同食，每日早晨空腹服，连服 12 d，亦收到较好效果。朱氏用人参、金樱子、芡实、炒酸枣仁、茯苓各 30 g，远志 10 g，炒山药、五倍子各 15 g，五味子 5 g。水煎服，每日 1 剂，早、晚分服。20 剂为 1 个疗程，疗程间隔 5~7d。共治 58 例，痊愈 46 例、有效 8 例、无效 4 例，总有效率为 93. 1%。周氏用熟地黄、麦冬、枸杞子各 15 g，玄参、炒酸枣仁各 12 g、当归、远志、五倍子各 10 g，黄连、黄柏各 10 g，金樱子 30 g，煅牡蛎 50 g。水煎服，每日 1 剂，早、晚分服。10 剂为1 个疗程。共治疗 46 例，痊愈 21 例、好转 17 例、无效 8 例，总有效率为 82. 6%。

6. *外治法* 林氏用老生姜 50 g 捣烂，酒炒，乘温暖敷两膝上，每日敷 2 h 可获效。黄氏介绍邹云翔老中医以涩精丸（五倍子、海螵蛸、龙骨各等份，研末，水泛为丸如枣核大）塞脐内，敷料包扎，每晚 1 次，治疗遗精有效。

近年来人们注意到，遗精与其他性功能障碍疾病一样，受心理和精神因素影响较大，所以除药物治疗外，心理疏导也非常重要。有人主张，对患者可采用转移注意式的心理治疗，分散患者对性的注意力，同时改变患者抑郁消沉紧张的心理状态，从而明显提高临床疗效。

遗精病的临床治疗虽然取得了较大进展，但对其病因病理的认识尚欠深入。今后要从多角度深入研究探讨病因病理，为临床治疗提供可靠依据。同时还要利用现代科学手段对药物作用的机制进行研究，从中筛选疗效可靠的药物。由于遗精可出现于前列腺炎、精囊炎、神经衰弱等多种疾病之中，因此还要注意对造成遗精现象的原发病进行治疗和研究，深入探讨这些疾病中出现遗精的确切原因，从而针对其发病原因进行论治，以明显提高临床疗效。

参考文献

[1] 吴沛田．遗精从瘀论治［J］．中医杂志，1990（9）：23.
[2] 张秀文．滑精从肝论治验案［J］．内蒙古中医药，1990（4）：19.
[3] 陆建华．通因通用治遗精病一得［J］．河北中医，1988（1）：36.
[4] 马子和．男子性功能障碍从痰辨治偶得［J］．河北中医，1990（2）：33.
[5] 施洪耀．遗精阳痿从心肝论治［J］．上海中医药杂志，1990（11）：19.
[6] 黄晨昕．遗精从肺论治1例［J］，山西中医，1989（5）：42.
[7] 何克哲．桂枝加龙骨牡蛎汤治疗遗精50例［J］．陕西中医，1990（3）：129.
[8] 何邦余．梦遗25例临床观察［J］．河北中医，1988（2）：39.
[9] 李朝铭．治遗精验方［J］．四川中医，1990（1）：34.
[10] 俞昌德．针灸治疗遗精12例［J］．广西中医，1989（1）：32.
[11] 林沛湘．遗精证治［J］．广西中医，1989（3）：32.
[12] 陈武山．姬云海八子黄芪汤治遗精经验［J］．现代名中医男科绝技．北京：科学技术文献出版社，2002. 352-353.
[13] 骆斌，吴少刚．王琦治疗遗精的思路与经验［J］．北京中医药大学学报，1998，21（4）：42.
[14] 朱德梓．秘精煎治疗遗精58例［J］．山东中医杂志，1995（10）：447.
[15] 周冠华．宁心固精汤治疗遗精46例［J］．广西中医药，1994（5）：15.
[16] 梁日长，黄福立，吴林胜．浅析遗精从心论治［J］．江西中医药，2006，37（3）：15.
[17] 孙建峰．叶天士从奇经论治长期遗精症探讨［J］．中医药临床杂志，2005，17（6）：50-541.
[18] 朱炳林．治遗精不可专事固涩［J］．江西中医药，2007，38（10）：60.
[19] 陈和亮，陈通文，罗玳红．清心镇静法治疗遗精40例临床观察［J］．上海中医药大学学报，2003，17（1）：27-29.
[20] 史宗强，周国禹．中药加穴位注射治疗遗精症50例［J］．现代中西医结合杂志，2006，15（6）：777-778.
[21] 张世鹰，王万春，卢芳国，等．金锁固精丸加味联合654-2穴位注射治疗遗精40例临床观察［J］．湖南中医药大学学报，2015，35（6）：41-43.
[22] 叶勇强，刘永．清心止遗汤联合低频电脉冲治疗遗精临床研究［J］．河南中医，2014，34（4）：727-728.

第四节　血　　精

一、概述

血精是指以排出血性精液为主要表现的病症。其中有肉眼血精和镜下血精之分。肉眼血精可见排出的精液为鲜红色或淡红色，此时精液检查，显微镜下可见有大量红细胞；而镜下血精，精液外观一般无异常，仅显微镜下可发现有少量红细胞。西医学认为血精多为泌尿生殖系统疾病的主要症状，其中最常见于精囊炎患者，患者除血精症状外，还可伴有其他症状，但一些慢性疾病，患者无其他临床症状，仅以长期间断血精为唯一表现，给临床原发病的诊断带来一定困难。传统中医所指血精主要是指肉眼血精，对该病中医又有精血、精血杂出、半精半血、赤浊等名称。随着现代诊断技术的发展，现代中医所指的血精，也包括镜下血精。

中医认为血精主要为热扰精室、络破血溢，或脾肾亏虚、气不摄血所致，病变部位主要为下焦精室血络受损。对血精的治疗当根据不同的病机分别以清热凉血和益气摄血为主，对病久伴气滞血瘀者，又当以活血止血为法。由于血精的基本病机是血溢脉外，故无论何种证型均可加用止血之品。该病经及时治疗后一般可获愈，预后良好。

二、沿革

血精之病名，最早见于隋代巢元方《诸病源候论》，称为“精血”，并对血精的病因病理进行了论述，其在《诸病源候论·虚劳精血出候》说：“肾藏精，精者，血之所成也，虚劳则生七伤六极，气血俱损，肾家偏虚，不能藏精，故精血俱出也。”认为血精主要是由肾气亏虚，精血俱损所致，病变的根本为虚。

至明代，医家对血精已有较深的认识，不仅认为肾虚可致血精，还认识到火热之邪伤及血络，迫血妄行也可造成血精。如明代戴元礼《证治要诀·遗精》说：“失精梦泄……见赤浊亦自热而得。”明代皇甫中《明医指掌》说：“夫赤白二浊，其色虽殊，总归于火，火郁下焦、精化不清，故有赤白。白者属气，赤者属血，而精者实血之所化也。好色之徒，勤于御女，精出有限而欲无穷，血为火迫，不及化精，故其色赤，从乎血也。”这里所指之赤浊，显然就是指血精之症，当属于精浊（出自精窍）中之赤浊。二位医家已认识到火热之邪、迫血妄行是造成血精的主要原因。明代李中梓《医宗必读·赤白浊》亦云：“经文及细考前哲诸论，而知浊病即精病，非溺病也……其有赤白之分者何也？精者血之所化，浊去太多，血化不及，赤未变白，故成赤浊，此虚之甚也。所以少年天癸未至，强力行房，所泄半精半血，少年施泄无度，亦多精血杂出。”李氏从精血的生理关系上，对血精进行了论述，认为精由血化，精损过度，血化精不及，故血出而见赤浊。并指出这里的赤浊，即是指精病之赤浊。同时认识到少年早婚、房事不节、房劳过度则造成半精半血、精血杂出之血精症。明代张景岳认为血精之血主要来自下焦精宫，是由火热之邪伤及冲任之脉所致，具体指出了血精的病变部位，其在《景岳全书》卷三十中说：“精道之血必自精宫血海而出于命门。盖肾者主水，受五脏六腑之精而藏之，故凡劳伤五脏或五志之火，致令冲任动血者，多从精道而出……”以上论述可以看出，早在明代中医对血精的病因病理已有较深入的认识，为中医治疗血精奠定了可靠的理论基础。

对血精病的治疗，《医宗必读》《证治要诀》就列出加味清心饮、远志丸等方。《医学纲目》中又有“男服滋肾丸、女服六味地黄丸”之说。清代医家王孟英在阴阳易的治疗中载有精室的引经药，如烧裆灰、鼠矢、竹茹、花粉、薤白、滑石、甘草梢、槐米、土茯苓等，其中一些药物对治疗血精有一定的实用价值。

三、病因病理

（一）中医病因病机

1. 病因

（1）外感湿热：热毒或寒湿，郁而化热，湿热火毒之邪循经下注，扰及精室，精室血络受损，热迫血行而见精血俱出。

（2）饮食不节：损伤脾胃，脾气亏虚，气不摄血；或过食辛辣肥甘之品，湿热热毒内生，热扰精室，均可造成血精。

（3）恣情纵欲：房劳过度，以致肾虚精亏，封藏固摄失职；或肾精亏虚，阴虚火旺，虚火扰及精室，造成血精。

（4）阴部手术或外伤：精室血络受损，血不归经，溢于精室，精血夹杂而出。

（5）生殖器官疾病：日久不愈，久病入络，气血瘀滞，血行不畅，阻滞精道，精液与瘀血互结而成本病。

2. 病机

血精的病变部位在下焦精室。无论何种原因造成的精室血络受损均可出现血精。气若失固摄，血溢脉外，精血互结，性交时则血随精泄，亦见血精。其病有虚实之分，实证多为湿热火毒之邪迫血妄行；或瘀血阻滞，血不归经。虚证多为脾肾亏虚，气虚不能摄血，血溢脉外。其病机主要为火热迫血、气虚不摄和瘀血阻滞三个方面。

（二）西医病因病理

1. 病因　引起血精的病因较多，尤其是炎症引起者最为常见，其中以精囊炎、前列腺炎为主，其他一些疾病如肿瘤、结石等也可引起血精。概括起来主要有以下几个方面。

（1）炎症：精囊炎、前列腺炎、精囊结核、精阜炎等。

（2）结石：主要是精囊结石、前列腺结石等。

（3）肿瘤：如精囊肿瘤、前列腺癌、精阜乳头状瘤。

（4）血管病变：高血压病、肝硬化门脉高压症、动脉硬化症、糖尿病等。

（5）其他：如外伤、手术造成精囊或前列腺等处血管破裂，精索静脉曲张、白血病、血小板减少症、血吸虫病，药物性如阿司匹林等。

2. 病理　由炎症引起者，多表现为局部组织的水肿、充血、微小血管破裂等；而结石、肿瘤等引起者，多造成精囊、前列腺受压迫，或对局部组织的浸润，引起组织水肿、充血、血管畸形等；血管病变引起者，多造成精囊、前列腺、精阜等部位的血管纤维化，血管壁变脆变硬，压力增高。射精时，由于肌肉的节律性收缩，造成血管破裂出血。血精之病理均由多种原因所致的血管破损、出血，血液进入精液而成。

四、辨病要点

血精的诊断并不困难，主要根据临床症状、体征，结合实验室检查即可确诊。

1. 症状与体征　射精时排出的精液为血性精液，其颜色可以是鲜红色、淡红色或暗红色，有时夹有血块或血丝，射精时可伴射精疼痛等症状。由于病因不同，可伴有原发病引起的不同症状和体征，如精囊炎可伴性欲减退、性交疼痛、频繁性交后加重，甚则引起精囊脓肿等；前列腺炎可伴有排尿困难、尿频、尿急、尿痛，肛门指检可见前列腺肿大、压痛等。

2. 实验室检查　精液常规化验，可发现精液中有红细胞，若出现白细胞、脓细胞则多为炎症引起。必要时可做前列腺液、尿液检查，泌尿生殖系统的超声、X线检查，以协助对原发病的诊断。

总之，血精只要根据临床症状和精液化验即可确诊。但由于血精多为某些泌尿生殖系统疾病的主要表现，为了进一步明确病因，尚需明确引起血精的原发病变。对这些原发病的诊断标准，可参看有关章节。

五、类病辨别

血精与血尿和血淋，虽均出于尿道外口，但由于其来源不同，一是精液，一是尿液，故临床较易鉴别。需要指出的是，成年男子若较长时期（1个月以上）无性生活，也无遗精现象者，由于精液在体内储藏时间较长，排出的精液多为淡黄色。此时应注意与血精鉴别。血精一般多为持续存在，且性交频繁反而加重，精液化验有红细胞；而长期无性生活者，经几次性生活后，精液即逐渐成为灰白色，精液化验无红细胞，无须治疗。

六、辨证要点

1. 掌握特征　血精的特征是性交、手淫或遗精时射出含有血液的精液，精液颜色可为鲜红色或淡红色，或虽颜色无明显变化，但精液化验镜下有红细胞，射精时可伴有会阴、下腹部不适或隐痛，且往往在性交过频后加重。

2. 分清虚实　血精的病因较多，病机复杂，临床表现又有轻重缓急之不同，可概括为虚实两个方面，注意分清虚实论治，则可执简驭繁。实证多为湿热火毒之邪下扰精室，络破血溢而成，临床以青壮年和血精初期为主。虚证多为脾肾亏虚，气虚不摄，血不归经而成。临床以年老体衰、久病正虚者为主，症见发病较缓，病程较长。

3. 详察病因（原发病） 由于血精多为某些泌尿生殖器官病变的主要症状，故详察引起血精的病因非常重要。临床应通过了解病史和发病情况，根据各种疾病的特征进行分析。一般来说，精囊炎、前列腺炎等炎症病变在急性期除血精症状外，多伴有射精疼痛、发热、恶寒、尿频、尿急、尿痛等症状；而慢性期可除血精症状外，无其他任何症状。结核患者可伴有低热、盗汗等。肿瘤患者尤其是后期多伴有体质衰竭等表现。

4. 洞察转归 血精经对症治疗，病情多可逐渐减轻，以致痊愈，如治疗不当或不及时，也可使病情加重，转成慢性，造成血精周期性发作，难以彻底治愈。血精颜色逐渐变浅，镜检红细胞逐渐减少，伴随症状消失，为病情减轻，病将向愈。反之若血精颜色逐渐加重，镜检红细胞增多，伴随症状加重，则为病情加重。

七、治疗原则

由于血精的根本病机在于精室血络受损，血溢脉外，与精相杂，故其总的治疗原则当以止血宁络为主。但临床又应根据不同的病机变化，制定相应的治疗原则。如热灼精室、络破血溢者，当以清热泻火、凉血止血为主；脾肾亏虚、气不摄血、血溢脉外者，当以健脾补肾、益气止血为主；对肾阴亏虚、阴虚火旺者，当以滋阴清热凉血为主；对瘀血阻滞、血不归经者，当注意以活血止血为主。

八、论治要点

血精之症有虚实之不同，临床治疗当根据不同的病机变化，采取论证论治较为切合血精病情变化。由于血精多为某些疾病的主要临床症状，在论治中亦应注意结合辨病论治，辨病与辨证相结合，同时在治疗过程中不应忽略患者的体质、年龄及气候、环境等。

血精的初期多见热毒炽盛，湿热下注，进一步则以阴虚火旺、脾肾亏虚多见，病久则出现瘀血阻滞、正虚邪恋等。临床中精囊炎、前列腺炎等炎症引起的血精在急性期多表现为热毒炽盛，湿热下注；而慢性期则可见于阴虚火旺、脾肾亏虚，或瘀血阻滞。肿瘤患者初期多见热毒炽盛，而中晚期则多见阴虚火旺，瘀血阻滞。结核多出现阴虚火旺兼证；手术外伤、结石等引起者，多见于瘀血阻滞；年老体衰，久病体虚者，多见阴虚火旺、脾肾亏虚；而年少体壮、恣食辛辣醇酒者，多见湿热下注、热毒炽盛。各证型之间也可相互转化，实可转化为虚，而虚也可兼实。

（一）热毒炽盛证

1. 临床表现 发病急骤，血精突发，精色深红，性交时会阴、小腹等处疼痛，以射精时明显，伴发热，恶寒，口苦口干，大便干结，小便短赤，或兼尿频、尿急、尿痛。舌质红、苔黄，脉数。

2. 证候分析 外感火毒之邪或湿热内生，热毒内结，伤及精室血络，络破血溢，故发病急骤，血精深红；热毒内盛，经血不利，故性交时会阴、小腹疼痛；外感热毒正邪交争，故发热恶寒；热毒上扰则口苦咽干，循经下犯则便干溲赤，影响膀胱气化，则尿频、尿急、尿痛。热毒炽盛，则见舌红、苔黄，脉数。

该型可见于精囊炎、前列腺炎等泌尿生殖系统炎症的急性期。

3. 治法 清热解毒，凉血止血。

4. 方药 五味消毒饮合犀角地黄汤加减。方中犀角（水牛角代）清热解毒、凉血止血；蒲公英、紫花地丁、金银花、野菊花、天葵子清热解毒；白芍、牡丹皮、生地黄滋阴清热凉血。可加大黄、滑石、车前子，以使热毒之邪从二便排出。

（二）湿热下注证

1. 临床表现 血精，射精疼痛，伴会阴潮湿，小便短赤，或淋漓不尽，或兼尿频、尿急、尿痛。舌质红、苔黄腻，脉滑数或弦数。

2. 证候分析 湿热之邪循经下注，伤及精室血络，迫血妄行，则血随精出；湿热蕴结下焦，络破血伤，则射精疼痛；湿热下注于阴部，故会阴潮湿；湿热之邪影响膀胱气化则小便短赤，淋漓不尽。舌质红、苔黄腻，脉滑数或弦数，均为湿热内盛之象。

该型可见于精囊炎、前列腺炎的初中期及结石有湿热表现者。

3. 治法　清热利湿，凉血止血。

4. 方药　龙胆泻肝汤或八正散加减。方中龙胆草、栀子清热解毒利湿；柴胡疏肝理气，调畅气机；黄芩、黄柏清热燥湿；泽泻、车前子、滑石、木通清利湿热，通利小便；当归、生地黄养阴凉血，并防苦燥伤阴；甘草梢调和诸药，并引诸药下行至精室。还可加大蓟、小蓟等凉血止血药。若临床以湿热蕴结下焦，膀胱气化不利为主者，可改用八正散。

（三）阴虚火旺证

1. 临床表现　精液色红，或兼射精疼痛，伴五心烦热，潮热盗汗，腰膝酸软，形体消瘦，口干咽燥。舌红、少苔，脉细数。

2. 证候分析　阴虚则火旺，虚火下扰精室，伤及血络，迫血妄行，故见血精；精损络伤则射精疼痛；阴虚内热，阴不敛阳，则五心烦热，潮热盗汗；阴液亏虚，失于濡润则口干咽燥，形体消瘦；肾阴亏虚，腰失所养则腰膝酸软。舌脉均为阴虚内热之象。

该型可见于泌尿生殖系统结核及肿瘤中晚期等引起的血精。

3. 治法　滋阴泻火，凉血安络。

4. 方药　知柏地黄丸合二至丸加减。方中地黄、牡丹皮清热滋阴兼以凉血；山茱萸、山药滋补肾阴；知母、黄柏、泽泻清泻虚火；去茯苓之渗利；女贞子、墨旱莲滋阴补肾，凉血止血。还可加大蓟、小蓟量，以加强凉血止血之功。

（四）瘀血阻滞证

1. 临床表现　血精，日久不愈，精色暗红，或夹血块及血丝，射精疼痛，伴会阴或阴茎疼痛，或有外伤手术史。舌质暗红，或有瘀斑、瘀点，脉沉细涩。

2. 证候分析　久病不愈、败精瘀血阻滞，或外伤、手术，瘀血留滞；夹精而下则见精色暗红，或夹血块血丝；瘀血阻滞，故射精疼痛及会阴、阴茎疼痛不适。舌脉均为瘀血阻滞，脉络不通之征。

该型多见于手术、外伤及结石等造成的血精。也见于血精日久不愈，兼有血瘀之象者。

3. 治法　活血止血，化瘀通络。

4. 方药　桃红四物汤加减。方中地黄、当归、赤芍、川芎活血养血，使瘀血去，血归经；桃仁、红花活血祛瘀。可加茜草、三七、蒲黄活血止血；牛膝活血化瘀，引药下行。

（五）脾肾气虚证

1. 临床表现　血精反复发作，日久不愈，精色淡红，伴身倦乏力，面色无华，食少便溏，头晕腰酸，阴部坠酸不适，小便不利或清长。舌质淡胖，脉沉细无力。

2. 证候分析　患病日久，脾肾亏虚，气不摄血，血溢精室，则见血精反复发作，日久不愈；脾气亏虚，运化失健则食少便溏；化源不足则身倦乏力，面色无华；肾气亏虚，气化失司则小便不利或清长；肾虚精亏，脑失所养，腰失所充，则头晕腰酸；气虚下陷则阴部坠胀不适。舌脉均为脾肾亏虚之象。

该型多见于慢性精囊炎、前列腺炎之日久不愈者，也常见于肿瘤、结核后期之体质衰弱者。

3. 治法　补肾健脾，益气止血。

4. 方药　大补元煎加减。方中山药、人参补肾健脾益气；熟地黄、当归补肾养血；杜仲、枸杞子、山茱萸滋肾固精；甘草健脾益气。另外可加黄芪益气摄血，阿胶、侧柏炭、蒲黄养血止血。若偏于肾阳虚可用金匮肾气丸加减。对正虚邪恋者要注意扶正兼以祛邪。

九、其他治疗

（一）西药治疗

1. 止血药物　血精日久不愈，反复发作者可用止血药，常用维生素 K_3，每次 4 mg，3 次/d 口服；或 8 mg，1~2 次/d 肌内注射。10 d 为 1 个疗程。

2. 抗菌药物　对精囊炎、前列腺炎等炎症引起的血精，当使用抗菌消炎药物，可用青霉素 80 万单位，每日 4 次肌内注射，或用卡那霉素 0.5 g，2 次/d 肌内注射；或口服克拉霉素分散片 0.5 g，2 次/d，或头孢克肟分散片 0.2 g，2 次/d；或甲磺酸左氧氟沙星片 0.5 g，2 次/d。另外，也可酌情选用其他抗生素及磺胺类药物等。对结核引起者，当使用抗结核药物如异烟肼、链霉素、利福平等。

3. 其他西药　对高血压病引起者可使用降压药物；血液病引起者，可根据情况选用治疗血液病药物；肿瘤引起者，可使用抗肿瘤药物。

（二）中成药治疗

1. 龙胆泻肝丸　适于肝胆湿热和湿热下注型血精，每次 6 g，3 次/d。

2. 四妙丸　适于湿热下注之血精，每服 5 g，2 次/d。

3. 二至丸　适于阴虚火旺型血精，每服 5 g，2 次/d。

4. 知柏地黄丸　适于阴虚火旺型血精，每服 1 丸（9 g），2 次/d。

5. 十全大补丸　适于气阴两虚、脾肾亏虚者，每服 1 丸（9 g），2 次/d。

6. 四生丸　适于血热妄行之血精及各型血精之辅助治疗。每次 6 g，3 次/d。

7. 云南白药　适于各种血精，每次 3 g，3 次/d。

8. 三七片　适于瘀血阻滞型血精，每次 4 片（2 g），3 次/d。

（三）针灸治疗

1. 常用穴　中极、太溪、太冲、肾俞、上髎、次髎、血海、会阴、曲骨、行间、足临泣。

2. 治法　实证宜用泻法，虚证用补法。1 次/d，10 d 为 1 个疗程。

3. 辨证选穴　阴虚火旺者，以肝肾经穴位为主，取中极、阴陵泉、三阴交、太冲、会阴，用泻法。瘀血阻滞者，以膀胱经穴位为主，取上髎、次髎、委中、中极，用泻法或点刺放血（中极穴除外）治疗。脾肾气虚者，以脾肾经穴位为主，取肾俞、脾俞、太溪、足三里、气海，用补法。以上各型均可加会阴、血海穴。

（四）耳针疗法

1. 处方　精宫、睾丸、内分泌、肝、肾、肾上腺。

2. 方法　每次选 3~4 穴，每日或隔日一次，留针 30 min，20 次为 1 个疗程。或王不留行籽取上穴耳压，3~5 d 换一次，每日刺激耳压穴 2~3 次，合计 20~30 min。

（五）水针疗法

1. 处方　中极、三阴交、血海。

2. 药物　5%当归注射液，每穴用 0.5~1 mL。

3. 方法　常规消毒，穴位注射每日或隔日一次，10 次为 1 个疗程。

（六）梅花针疗法

1. 处方　夹背部位

2. 方法　扣刺，以出血为度，隔日 1 次，10 次为 1 个疗程。

（七）单验方治疗

（1）三七研细末，每服 2 g，冲服，2 次/d，适应于瘀血型血精。（《中医男科讲座》）

（2）琥珀研细末，每服 1 g，冲服，2 次/d，适应于瘀血型血精。（《中医男科讲座》）

（3）鲜白茅根 200 g，煎取 500 mL，代茶饮。适应于血热妄行之血精。（《中医男科讲座》）

（4）鲜小蓟根 30 g，水煎服，2 次/d，用于血精有热者。（《中医男科讲座》）

（5）大蓟、小蓟各 15 g，藕节 15 g，水煎服，用于血热妄行者。（《中医房事养生与性功能障碍》）

（6）黄芪 30 g、桂芯 6 g，共为细末，每服 3 g，3 次/d，黄酒送下，用于气虚不摄者。（《中医房事养生与性功能障碍》）

（八）饮食疗法

1. 薏米粥（《饮食辨录》） 生薏苡仁 2~3 份，白米 1 份。先将薏苡仁煮烂，后入白米煮成粥。随意服食。有清热利湿之功。用于湿热型血精。

2. 车前饮（《实用中医营养学》） 车前子 15 g，煎水代茶饮用。清热利湿，用于湿热型血精。

3. 鲤鱼汤（《实用中医营养学》） 鲤鱼 1 条，胡椒、小茴香、葱、姜适量，炖汤服食。清利湿热，用于湿热型血精。

4. 生地黄粥（《食医心鉴》） 生地黄汁 150 mL，陈仓米适量，熬成粥，然后与生地汁搅拌均匀，随意服食。滋阴降火，用于阴虚火旺型血精。

5. 鲜藕粥（《实用中医营养学》） 粳米 30~50 g，鲜藕 50 g，加水煮成粥，加适量白糖，随意服食。清热凉血，用于热迫血溢之血精。

6. 芡实粉粥（《实用中医营养学》） 芡实粉、核桃肉、红枣肉各适量，同煮成粥。随意服食。益气涩精止血，用于气虚血精。

7. 山药粥（《饮膳正要》） 羊肉 500 g，山药 500 g，白米 250 g。先煮熟羊肉研泥，山药研泥，肉汤内下米，煮成粥后加入羊肉山药泥。随意服食。益气养血，用于气血虚之血精。

8. 猪肾煮黑豆（《中医男科临床治疗学》） 猪肾 1 对，黑豆 500 g，将黑豆与猪肾同煮，黑豆熟后取出晒干，武火微炒。猪肾食之，黑豆嚼食，每天 30~60 g。补肾益精。用于肾虚精亏、虚热内扰之血精。

9. 参芪萝卜汤（自拟） 人参、黄芪各等份研成细末。鲜大萝卜 1 个，切片蜜炙，用萝卜片蘸参芪末，随意服食。或萝卜煮汤，加参芪末冲服。健脾益气补肾，用于脾肾气虚之血精。

10. 公英丹参瘦肉汤（《陈氏男性养生补阳全方》） 猪瘦肉 100 g，丹参、金银花各 15 g，赤芍、桃仁各 12 g，乳香、没药、蒲公英各 15 g。将猪瘦肉、丹参、金银花、赤芍、桃仁、乳香、没药、蒲公英分别洗净，一并放入砂锅内，加清水适量，用文火煲 2h，去渣加食盐少许调味供用。每日 1~3 次，每次 150~200 mL。清热解毒、活血止血，用于瘀血阻络、热毒内蕴下焦，扰及精室，损伤络脉而致的血精、尿血等症。

（九）手术治疗

对前列腺癌、精囊肿瘤引起的血精，可行手术治疗。

十、转归与预后

血精可发生于青春期后任何年龄的男性，以青壮年性活动旺盛时期为多见。因这段时期性欲旺盛，性活动频繁，易造成生殖器官充血水肿，一旦出现血管破裂则会引起血精。另外，春夏季性欲旺盛，性活动较强，也易诱发血精。血精患者若注意控制性活动，及时进行治疗，多可治愈，其预后良好。需查清血精原因，对老年久治不愈者尤应注意。若属泌尿生殖器官肿瘤，应及早进行手术，以防病情进一步恶化。

十一、预防与护理

（1）解除思想负担，树立治疗信心，保持心情舒畅。

（2）注意生殖器官卫生，禁忌不洁性交，节制性生活，减少阴茎勃起次数，治疗期间应停止性生活。

（3）加强营养，少食辛辣刺激性食物，戒除烟酒。

（4）加强体质，注意劳逸结合，禁忌骑自行车、骑马，减少对会阴局部的压迫。

（5）避免滥用抗菌药物，以免影响肝肾功能，或导致体内菌群失调，加重病情。

十二、现代研究进展

随着现代影像学检查和实验室检查的发展，该病可以确诊。感染是血精最常见的病因，占所有病例的40%。其他原因还包括：前列腺肿瘤；医源性因素（前列腺穿刺，前列腺手术，放疗，痔疮注射治疗等）；梗阻或囊肿（输精管囊肿，精囊囊肿，前列腺囊肿等）和血管异常（动静脉畸形，前列腺血管瘤，精囊和精索血管瘤）等。40岁以下的患者血精主要是由炎症引起的，但40岁以上的中老年人，应该警惕良恶性肿瘤的可能。

（一）病因病机

传统中医学认为邪热迫血妄行是本病之病因病机。十多年来，临床医者又有一些新的见解提出，进一步充实了中医药治疗本病的基础理论。

（1）《诸病源候论·虚劳血精出候》曰："虚劳则生七伤六极，气血俱损，肾象偏虚，不能藏精，故精血俱出也。"指出本病多由房事过度，或长期手淫，或素体阴虚，或热邪伤阴，肾精亏损，阴虚生热，灼伤血络，致精血俱出。

（2）由于过食肥甘辛辣食物或酗酒，使脾胃受损，运化不良，渐生湿热；或因肝胆湿热流注下焦，损伤血络和精室而致精血俱出。

（3）由于禀赋不足或房劳过度而致肾气不固、精关不牢，气不摄血而精血。

（4）因中气不足，气摄失司，而致血随精液下溢。

（5）外伤瘀血阻络，气血郁滞，血不归经，随精液而出精道。

（6）心火亢盛，肾水不足，心肾不交，心火下移，扰动精室，迫血妄行而致本病。

（7）因素体虚弱，或劳倦思虑过度，或病后失养，病久损伤心脾两经之阳气，使气不能摄血而致血精。

从病变部位上看，以精囊炎引起者多见，其次为前列腺炎，再次为精囊结核，偶见于精囊肿瘤。

（二）中医治疗

中医药治疗血精症，近年来已取得较大的进展。总以辨证分型施治、专方及单味药的治疗为主。

1. 辨证分型施治

（1）阴虚火旺型：血精鲜红量少，伴腰膝酸软，潮热盗汗，口干耳鸣，舌红少苔，脉细数。多见于年老或房劳无度者。治以滋阴降火、凉血止血为法。①知柏地黄汤加减；②六味地黄汤加味；③侧重于降火为主，以自拟银翘地黄二至汤治疗；④偏于凉血止血，以犀角（水牛角代）地黄汤加减治疗；⑤滋阴为主，二至丸加味；⑥以益肾滋阴降火为法，大补阴丸加味。

（2）湿热下注型：症见血精量多，尿频尿痛，会阴及睾丸胀痛，或恶寒发热，便结，头昏心烦，面红目赤，口苦咽干，胸闷等，舌红苔黄腻，脉滑数。治以清利湿热、凉血止血为法。①小蓟饮子加减；②龙胆泻肝汤加减；③膀胱湿热者以八正散加减；④石韦散加减；⑤三妙丸加味。

（3）脾肾气虚型：症见血精量少色暗，伴腰膝或少腹冷痛，畏寒肢冷，便溏，舌淡胖，脉沉细。多见于年老体虚或病久不愈者。治以温阳益气、摄血固精之法。①偏重于温补脾土，方用补中益气汤加补肾之品；②侧重于补肾固元，方用金锁固精丸加减；③偏于肾气虚损之血精，以济生肾气汤化裁治之。

（4）瘀血阻络型：血精色暗，或夹有瘀块，阴部刺痛，夜间尤甚，舌暗或有瘀斑，脉涩。多与外伤、虚寒或气滞相关。治以活血化瘀，温阳止血法。①血府逐瘀汤加减；②桃核承气汤加味；③少腹逐瘀汤加味；④以下焦逐瘀汤、桃红四物汤、十灰散、蒲灰散等主治。

（5）心肾不交型：症见血精色红量少、心悸、健忘、失眠、遗精、潮热盗汗、咽干口燥，舌红，脉细数。多伴有神经衰弱。治以滋阴降火，交通心肾法。①黄连阿胶汤加减；②知柏地黄汤合二至丸加减；③朱砂安神丸合六味地黄丸。

（6）心脾两虚型：症见血精色淡而稀，心悸失眠健忘，神疲乏力纳差，或便溏，舌淡胖，脉虚数。多见于体虚或久病之人。治以补养心脾、益气摄血法。以归脾汤或圣愈汤加减。

2. *专方专药*　治疗近30年来，本病的专方、单味药治疗已取得了长足的发展，虽然临床报道较为零散，但仍不失为有益的探索。沈氏以龙芽草根合剂治疗血精症，方由龙芽草根30 g、白茅根30 g、生地黄15 g、甘草10 g、小蓟15 g组成，临症以龙芽草根合剂为基本方，湿热型者配程氏萆薢分清饮、龙胆泻肝汤治之。脾肾两亏，用补中益气汤或无比山药丸合治。外伤性血络受损，血随精溢，拟桃红四物汤、十灰散、云南白药协同施治。肾阴亏者，合知柏地黄汤主治。蒋氏以自拟知柏小蓟饮治疗本病。治疗12例，痊愈8例，显效2例，好转1例，无效1例。施氏以云南白药治愈1例血精，方由云南白药1 g、黄柏10 g、墨旱莲10 g组成。王氏自拟方由大黄、桃仁、红花、当归、萆薢、茯苓、泽泻、牛膝各10 g，丹参、王不留行各6 g，甘草6 g，三七粉3 g（分冲），芒硝6 g（烊化），蜈蚣1条，赤小豆、白茅根各30 g组成。治疗结果：24例中，痊愈18例，好转5例，无效1例，总有效率为95. 8%。郑氏拟清精理血汤治疗本病26例，痊愈21例，有效5例。张氏等用单味中药鲜葎草100 g，日煎水代茶服用。另取鲜葎草250 g，切碎用水2 500 mL，煎取200 mL，浸泡双足，每日1~2次。治疗本病19例，一般10~20 d可痊愈。承氏自拟十子毓麟丹治血精症，药用枸杞子、莲子、生地黄、山药、白茅根各20 g，金樱子、楮实子、生白芍、墨旱莲、茯苓各15 g，菟丝子、牡丹皮、炒知母、炒黄柏各20 g。治火热逼迫、正虚不摄和瘀血阻滞之血精症者有良效。曾氏用清肝止血汤治血精症，药用白茅根30 g，龙胆草、车前子各15 g，生地黄20 g，黄柏、栀子各10 g，当归5 g，墨旱莲、女贞子各12 g。治房劳过度，肝肾亏虚之血精症者有良效。

3. *外治疗法*　刘晶以中药保留灌肠配合微波热疗治疗血精症，根据辨证加减组成方药，用文火浓煎取汁100 mL，温度39~41 ℃，保留灌肠，保留时间越长越好；灌肠后会阴部微波照射1 h，温度40~42 ℃，每日1次，7 d为1个疗程，间隔3~5 d进行下1个疗程，结果表明中药保留灌肠配合微波热疗治疗血精症疗效好，不良反应少。李凯英等应用前列安栓治疗精囊炎36例，每天1粒，放置直肠3~4 cm;；1个疗程后总有效率为88. 8%。李俊应用喜炎平注射剂穴位注射治疗精囊炎86例。先嘱患者排空小便，仰卧位，用5号注射器吸取喜炎平注射液4 mL，取曲骨穴进行穴位注射，注射深度3~5 cm（依患者胖瘦而定）。从曲骨穴进针，针管向上腹壁作60°倾斜，使针尖指向会阴部。推注前先回抽以证实无回血、无回尿后缓慢推注，每次注射4 mL，1次/d，5 d为1个疗程，治疗期间禁止性生活，禁止饮酒，总有效率为96. 5 %。

4. *其他疗法*　西医学主张进行病因学治疗。尿道息肉引起者应做摘除术；精囊囊肿可切除；生殖道感染者首选有效抗生素，以复方新诺明、利福平或几种有效抗生素的循环疗法较为有效。同时在精道造影后以抗生素溶解作精囊灌注亦方便有效。亦有人对顽固性血精症用雌激素治疗。但因血精症病因复杂，单独从某一方面进行治疗，均不能重复采用，故对血精症病因学的研究尤其重要。

参考文献

[1] 冉启华. 血精症治验［J］. 四川中医，1984（5）：40.
[2] 陈小英. 血精治验［J］. 陕西中医，1986（1）：29.
[3] 王之炳. 血精治验［J］. 四川中医，1987（5）：48.
[4] 高殿衔. 六味地黄味治愈血精症1例［J］. 四川中医，1985（3）：23.
[5] 张庆昌. 血精2例治验［J］. 黑龙江中医药，1986（5）：40.
[6] 徐福松. “血精”治验1例［J］. 新中医，1978（2）：39.
[7] 冯视祥. 血精治验1例［J］. 四川中医，1987（10）：25.

[8] 张宝兴．中药治疗精液异常等［J］．辽宁中医杂志，1987（6）：14.
[9] 戴建林．龙胆泻肝汤治疗男科病症举隅［J］．北京中医，1987（4）：38.
[10] 程为玉．血精治验［J］．中医杂志，1987（5）：33.
[11] 沈梦翘．血精症治［J］．安徽中医学院学报，1984（4）：34.
[12] 赵益人．加味三妙丸治愈血精 2 例［J］．江苏中医杂志，1983（1）：31.
[13] 郭行久．加味三妙丸治疗“血精”有效［J］．江苏中医杂志，1986（2）：37.
[14] 翟所铁．中医中药治疗血精 1 例体会［J］．新医药学杂志，1979（5）：10.
[15] 华良才．论治精八法及其临床运用［J］．甘肃中医学院学报，1987（1）：5.
[16] 曲溥泉．血精症治验 2 则［J］．四川中医，1985（6）：33.
[17] 韦俊国．血精治验［J］．江苏中医杂志，1985（7）：67.
[18] 曲锡平，等．活血化瘀法在男性生殖疾病中的应用［J］．河北中医，1987（5）：47.
[19] 衡炳芳．血精验案 1 则［J］．四川中医，1985（1）：50.
[20] 陶平．血精治验 2 例［J］．北京中医，1986（1）：45.
[21] 产炳旺．血精 1 例治验［J］．北京中医，1985（1）：44.
[22] 刘石青．圣愈汤加味治疗血精［J］．江苏中医杂志，1980（6）：35.
[23] 洪振郑．滋阴补肾法对男性不育症的应用和体会［J］．上海中医药杂志，1988（2）：26.
[24] 李思俊．血精治验［J］．新中医，1990（10）：40.
[25] 惠如鲁．同房血精血尿验案 2 则［J］．陕西中医，1987（9）：21.
[26] 安东升．血精治验［J］．中医函授通讯，1990（4）：31.
[27] 钱菁．血精论治之我见［J］．江西中医药，1990（1）：10.
[28] 李毅．血精证治［J］．上海中医药杂志，1991（2）：19.
[29] 孙志海．血精治验［J］．实用中医内科杂志，1991（2）：40.
[30] 荣加和．补中益气汤治愈血精［J］．四川中医，1990（7）：31.
[31] 李文学．血精的辨证施治［J］．四川中医 1992（5）：32.
[32] 李慎龙．血精治验［J］．湖北中医杂志，1989（1）：32.
[33] 郭智荣．少腹逐瘀汤治疗血精不育症［J］．江西中医药，1989（2）12.
[34] 汤清明．血精症治［J］．四川中医，1991（2）26.
[35] 常建林．血精治验［J］．江苏中医，1990（12）：26.
[36] 俞建新．血精治验［J］．吉林中医药，1991（2）：11.
[37] 冷方南．中医男科临床治疗学［J］．北京：人民卫生出版社，1990：85.
[38] 徐福松．实用中医泌尿生殖病［J］．济南：山东科学技术出版社．1987：256.
[39] 陈武山．陈氏男性养生补阳全方［J］．武汉：武汉出版社．2009. 181.
[40] 邓泽前．血精 8 例治验［J］．福建中医药，1992（1）：33.
[41] 王金洲．治疗血精验案 3 则［J］．河南中医，1991（2）：24.
[42] 严忠．滋阴降火法治疗血精症［J］．新中医，1991（8）：37.
[43] 郑振忠．加味黄连阿胶汤治疗血精症［J］．新中医，1991（8）：36.
[44] 段成华．血精治验 1 则［J］．辽宁中医杂志，1989（2）：44.
[45] 王建久．血精治验 3 则［J］．湖北中医杂志，1991（1）：31.
[46] 李松贤．血精治验［J］．江西中医药，1990（1）：16.
[47] 杨军．血精验案两则［J］．四川中医，1991（2）：34.
[48] 张秋才．知柏八味丸在男科疾病中的运用［J］．河北中医，1988（1）：21.
[49] 张子惠．妄补致血精治验［J］．四川中医，1993（3）：33.

[50] 王广见．血精症治验［J］．四川中医，1990（5）：32.
[51] 李思俊．血精治验［J］．新中医，1990（10）：40.
[52] 吴庆增．精囊炎临床诊治琐谈［J］．中医函授通讯；1989（6）：45.
[53] 杨传正．中药治疗血精 1 例［J］．黑龙江中医药，1993（3）：24.
[54] 施宝光．云南白药临床应用举隅［J］．福建中医药，1993（2）：46.
[55] 傅澄洲．中医药研治血精症之近况［J］．黑龙江中医药，1993（1）：52.
[56] 沈绍英．龙芽草根合剂治疗血精症［J］．江西中医药，199223（6）：22.
[57] 蒋春荣．血精治验［J］．江苏中医，1991（3）：10.
[58] 关文生．血精汤治愈血精症 4 例［J］．辽宁中医杂志，1991（2）：42.
[59] 关庆增．理血汤治疗血精症［J］．四川中医，1989（3）：22.
[60] 郑东利．清精理血汤治疗血精症 26 例［J］．江苏中医，1991（8）：18.
[61] 张宏俊．单味葎草内外合用愈血精［J］．浙江中医杂志，1991（8）：374.
[62] 吴宏飞．血精治验［J］．男性学杂志，1992，6（3）：168.
[63] Cattolica EV. MaSSive hemospermia：A new etiology and simplified treatment Jurol. 1982（128）：151.
[64] 承忠委．自拟十子毓麟丹治血精症经验［G］//陈武山．现代名中医男科绝技．北京：科学技术文献出版社，2002. 360.
[65] 曾利刚．清肝止血汤治血精症经验［G］//陈武山．现代名中医男科绝技．北京：科学技术文献出版社，2002. 362.
[66] 陈翔，陈建设．孙自学教授治疗血精经验［J］．中医研究．2011，24（4）：65-67.
[67] 高永金．徐福松教授辨治血精症经验［J］．中华中医药杂志．2012，27（3）：636-638.
[68] 陈强，朱勇，郭宏志，等．曾庆琪教授辨治血精症经验［J］．湖南中医药大学学报．2016，36（5）：52-60.
[69] 任国庆，崔云，陶方泽．崔云从肝肾论治血精经验探析［J］．浙江中医杂志．2018，53（2）：79-81.
[70] 刘涛，樊千，王浩，等．从“瘀热”论治血精症的临证思路与方法［J］．中国民族民间医药．2017，26（20）：75-76.
[71] 蔡滨，孙大林，赵红乐，等．金保方辨治血精症经验［J］．山东中医杂志．2016，35（5）：443-445.
[72] 王志勇，金冠羽，卢太坤，等．卢太坤教授辨病辨证相结合治疗血精症经验［J］. 光明中医. 2014，29（10）：2 052-2 054.
[73] 减大伟，郑连文，王小龙，等．顽固性血精症的中西医研究进展［J］．吉林医学．2017，38（09）：1 769-1 770.
[74] 刘晶．血精症中药保留灌肠配合微波热疗疗效观察［J］．中国医药导报．2010，7（27）：52-53.

第五节　男性更年期综合征

一、概述

男性更年期综合征，也有称男性更年期忧郁症、男性老年前期诸症等，是男性从中年向老年期过渡阶段时，由于机体逐渐衰老，内分泌功能尤其是性腺功能减退，男性激素调节紊乱而出现的一组临床症状群。以精神神经症状、自主神经功能紊乱、心理障碍、性功能减退为主要表现。现称为迟发性性腺功能减退症（late-onset hypogonadism in male，LOH），是影响中老年男性生活质量的主要疾病之一，近年来已成世界医学研究的热点和难点。

LOH又称为年龄相关性睾酮缺乏综合征（age-assoiated testosterone deficiency syndrome，TDS），是一种与年龄增长相关的临床和生物化学综合征，其特征具有一定临床症状和血清睾酮水平降低（低于年轻健康成年男性正常参考值范围），此种状态严重影响生活质量，并给机体多种器官、系统的功能带来不利影响。以前曾称为“男性更年期综合征”（male climacteric）、“绝雄”（andropause）、“中老年男性雄性激素部分缺乏综合征”（partial androgen deficiency of theaging male，PADAM）、“中老年男性雄激素缺乏综合征”（androgen deficiency in the aging male，ADAM）等。之所以称其为“迟发性”，是因为性腺功能减退的原因有很多，病变在性腺本身的称为“原发性性腺功能减退”，病变在垂体及下丘脑病的称为“继发性性腺功能减退”，另外还有一部分是靶器官对雄激素抵抗导致的，因此对于男性中老年时期出现的就被称为“迟发性性腺功能减退”。

本病的病因病机，多由肾精匮乏，肾气日衰，天癸渐竭，元气不充，阴阳失调，脏腑虚损所致。患有各种慢性疾病的男性可加速男性更年期综合征的出现。性格内向者发病率尤为偏高。

本病好发于55~65岁之间的男性，由于个体修养、文化素质、生活习惯、心理特征的不同，所出现的症状各有不同，轻重程度不等。轻者只微感不适，重者症状明显而影响工作、学习、生活。

二、沿革

历代中医文献无本病的专题论述，该病名是近年来随着老年病学的研究提出来的。但在大量中医古籍中有类似本病的症状、病因病机的描述。如《素问·阴阳应象大论》说：“年四十而阴气自半，起居衰矣；年五十，体重，耳目不聪明矣；年六十，阳痿，气大衰，九窍不利，下虚上实，涕泣俱出矣。”《千金翼方·卷十二·养老大例》的论述更为清晰：“人年五十以上，阳气日衰，损与日至，人力渐退，忘前失后，兴居怠惰，计授皆不称心。视听不稳，多退少进，日月不等，万事零落，心无聊赖，健忘嗔怒，情性变异，食欲无味，寝处不安。”对本症的治疗也多按内科辨证治疗，将其归入“虚劳”“眩晕”“心悸”“郁证”等范畴。

随着老年医学、男性医学的发展，对这一病症的认识及防治手段的研究不断深入，中西医综合治疗将使更多的男性顺利度过这一时期。

三、病因病理

（一）中医病因病机

男性更年期正是“七八肝气衰，筋不能动，天癸竭、精少、肾藏衰，形体皆极，八八则齿发去”的阶段，肾气逐渐衰少、精血日趋不足，导致肾的阴阳失调。由于肾阴、肾阳是各脏阴阳的根本，肾阴肾阳的失调进而导致各脏器功能紊乱，从而形成了男性更年期综合征的病理基础。

（1）肾阴虚素体阴虚，属“七八”之年，肾精渐衰，精不化阴，肾阴渐亏，当机体不能进行自身调节而保持阴阳相对平衡时，就会出现以肾阴亏损为主的更年期综合征。

（2）肾阳虚素体阳虚，“七八”之年，肾精渐衰，精不化阳，肾阳愈衰，当机体不能进行自身调节而保持阴阳相对平衡时，就会出现以肾阳亏损为主的更年期综合征。

（3）肾阴阳两虚素禀肾气不足，或久病及肾，加速了肾精衰微，精少则化精不足，真阳式微，呈肾阴肾阳虚衰之势，从而形成了肾阴阳俱虚的更年期综合征。

此外，劳心过度，心阴暗耗，阴液不足，也会出现心阴不足证候；若心阳不足，失于温煦而见心阳虚证候；肾阴不足而致肝阴不足，或肝阴不足而致肾阴不足，而致肝肾阴亏之候；脾病及肾或肾病及脾而导致脾肾两虚之候；肾阴亏损不能上济心火，心火上亢不能下交于肾，水火不济，而导致心肾不交之证。

（二）西医病因病理

LOH发病机制总的来说尚不十分清楚。发病的必要条件是男性老龄化及伴随而来的雄激素水平下降。还可能与以下因素有关：①下丘脑-垂体-性腺轴功能紊乱；②过度肥胖、不良生活方式的影响等；③其他疾病的影响等；④遗传因素：雄激素受体（AR）基因外显子中短 CAG 重复长度。

睾酮对全身各系统都有直接或间接的生理作用，睾酮缺乏将会导致骨骼、肌肉、脂肪、血液和心血管等组织器官及情绪和认知功能，性功能也会出现一系列病理生理学改变。

四、辨病要点

（一）临床诊断

1. 症状　LOH 好发年龄一般大于 40 岁，主要有性功能障碍、体能下降、精神心理障碍及血管舒缩等四个方面症状，其中最常见的临床症状是性欲减退。

（1）性功能障碍：对涉及性方面的事情失去兴趣，性欲减退，勃起功能障碍，夜间阴茎勃起次数减少及勃起硬度下降。

（2）体能下降：容易疲劳、全身乏力，不能从事重体力劳动，严重者自主生活能力下降。

（3）精神心理障碍：精神状态差，注意力不集中，健忘；情绪低落、易激惹或淡漠，烦躁、焦虑不安甚至惊恐，智力和空间技巧活动障碍；睡眠障碍、失眠以及抑郁症状等。

（4）血管舒缩症状　潮热、多汗、面红，还有心悸气短、胸闷及血压波动等。

（5）其他症状　可出现向心性肥胖、腰背部疼痛、四肢及关节疼痛。由于骨质疏松，轻微外伤可致骨折。有些患者还可以出现乳房发育。LOH 患者常常表现为胰岛素抵抗，可以出现Ⅱ型糖尿病和代谢综合征的诸多症状。

2. 体征　可出现血压升高、身高略下降、体重增加、腹围增加及皮肤萎缩等；男性第二性征减弱，毛发稀少；睾丸体积稍减小、质地稍变软等。

3. 现代仪器诊断

（1）性激素测定：包括 FSH、LH、PRL、T、E2 等。人体血液循环中睾酮以游离睾酮（FT）和蛋白结合睾酮两种形式存在，约仅有 2%为 FT，而 98%是蛋白结合型睾酮。蛋白结合型睾酮中，约 43%是与亲和力较高的性激素结合球蛋白（SHBG）结合，约 55%是与亲和力较弱的白蛋白结合。游离睾酮与白蛋白结合睾酮称为生物可利用睾酮（Bio-T 或非 SHBG 结合型睾酮）。

中老年男性随着年龄的增加出现血清 SHBG 浓度升高，导致总睾酮（TT）正常或下降，而游离睾酮的下降非常明显，其下降幅度要远远超过血清 TT。

（2）检测结果判断：目前国内外尚无统一的切点值，一般以 30～39 岁年龄组 95%可信限的下限值或以中位数的 10%位数作为切点值。推荐血清 T 水平低下的切点值为：TT≤11.5 nmol/L，TSI≤2.8 nmol/IU（TSI 睾酮分泌指数 TT/LH），cFT≤0.3 nmol/L，FTI≤0.42 nmol/nmol（FTI 游离雄激素指数，TT/SHBG）。

测定血清总睾酮目前是公认的诊断 LOH 的标准，若血清总睾酮大于 11.5 nmol/L，一般不需要睾酮补充治疗；若血清总睾酮小于 8 nmol/L 时，睾酮补充治疗患者能够获益；血清总睾酮介于 8～11.5 nmol/L之间，需要进一步检测 FT 或 Bio-T，对 LOH 的诊断和治疗有所帮助；血清总睾酮低于 5.2 nmol/L 时或怀疑继发性性腺功能低下，应检测 LH 和血清泌乳素（PRL），对下丘脑-垂体-性腺轴的功能做出综合判断。如果当临床症状怀疑存在其他内分泌紊乱时，应检测 E2、甲状腺激素、皮质醇、生长激素等。

（3）其他检查：可根据患者情况检查血清前列腺特异性抗原（PSA）、肝肾功能、生化检查等。

需要强调的是，LOH 的诊断应包括以下三方面：①症状筛选评价；②血清睾酮测定；③试验性睾酮补充治疗的反应，三者结合方能做出综合诊断。单纯有症状和/或血清睾酮降低，对睾酮补充治疗无反应不能诊断 LOH，且应停止睾酮补充治疗，应进一步检查可能引起症状的原因。

但 LOH 发病隐匿、进展缓慢及症状缺乏特异性导致诊断困难。为了筛查 LOH、提高诊断的准确性，有许多学者将 LOH 的诸多症状归纳总结、设计了多种症状筛查量表用于临床诊断，取得了较好的效果。目前，用于LOH诊断的筛查量表主要有ADAM问卷（Androgen Deficiency in the Aging Male Questionnaire）和SILOH症状调查表（Symptomatic Inventory for Screening Late Onset Hypogonadism in Males）。见表29-2、表29-3。

表29-2 Bosphorus男性更年期综合征自测表

症状	评分标准			
	4分（无相关症状）	3分（少数时间）	2分（约一半时间）	1分（半数以上时间）
体能症状				
是否感到容易疲劳？				
是否有肌肉或骨关节痛？				
精神神经症状				
是否有潮热阵汗？				
是否有烦躁易怒？				
是否有无原因的惊恐不安？				
是否有记忆力减退？				
是否失去生活的乐趣？				
性功能症状				
是否对女人失去兴趣？				
是否对性生活感到厌倦？				
是否有晨间自发勃起消失？				
是否有勃起功能障碍？				
是否有胡须或阴毛脱落？				

评分：以最近6个月的个人感受为依据，该项症状半数以上时间有记1分，半数时间有记2分，少数时间有记3分，没有记4分。总分≤18分为重度症状，18~24分为中度症状，24~36分为轻度症状，>36分为正常。有轻度症状以上的患者应该进一步做血清雄激素水平测定。

表29-3 中老年男性雄激素缺乏调查表

Questionnaire for Androgen Deficiency in Aging Male，ADAM

问题	是	否
1. 是否有性欲减退？		
2. 是否有体能下降？		
3. 是否有体力和/或耐力下降？		
4. 是否有身高降低？		
5. 是否有生活乐趣降低？		
6. 是否有忧伤和/或脾气不好？		
7. 是否有勃起不坚？		
8. 体育运动能力最近是否有下降？		
9. 餐后是否爱打瞌睡？		
10. 最近的工作表现是否不佳？		

评价：对每个问题回答“是”或“否”，问题1或问题7或任何3个其他问题回答“是”即定为阳性问卷。

有效性检验：ADAM 调查表的敏感度为 88%，特异度为 60%。

试验性睾酮补充治疗反应患者出现症状并伴有血清睾酮降低，在排除其他疾病或药物影响后，提示症状可能与血清睾酮降低有关，试验性睾酮补充治疗可以进一步确定症状与睾酮水平的关系。只有证明试验性睾酮治疗有效时，才能最后确立 LOH 的诊断。

五、类病辨别

1. 躁狂症和忧郁症　这是男性更年期精神病变的两种类型，躁狂症往往是先有乏力、烦躁、性情急躁，严重的失眠，长时间的情绪高涨，常伴有语言动作的增多和夸大的思维内容的表现。抑郁症多有感情淡漠、失眠、乏力、食欲减退、长时间的情绪低落等表现。此两种病症发病年龄较早。初发年龄多在青壮年。

2. 心脏神经官能症　心脏神经官能症是神经官能症的一种类型，以心悸、胸痛、疲乏、神经过敏为突出表现。较多见于女性及青年人、中年人，年龄 20~40 岁，可有心动过速、失眠、多梦等症状，心脏 X 线检查、心电图检查及实验室检查多正常。

3. 高血压病　高血压病可发生在任何年龄，尤以 40~50 岁的人多见。缓进型高血压病早期多在体检时发现，以头痛、头昏、失眠、记忆力减退、注意力不集中、乏力、心悸等症状为突出表现，多次检查血压，及定期胸透、心电图检查可资鉴别。

4. 糖尿病（消渴病）　有些成年型糖尿病可发生在 45 岁以后，以肥胖人多见，可有乏力、性欲减退、腰腿酸痛、外阴瘙痒等，相当多的人“三多一少”症状并不明显。可根据血糖、尿糖的检验结果判断。

5. 阳痿　可见于婚后的任何年龄，以阴茎痿软不举或举而不坚为主症，中、老年人的阳痿多与罹患某些器质性疾病有关。

六、辨证要点

1. 抓住年龄特点　本病的发病年龄以 55~65 岁为多，相当于《素问·上古天真论》的七八至八八年龄阶段。年龄较小或较大均不属于本病范畴。

2. 掌握病机要点　本病的病机表现主要为肾精亏虚，阴阳失调，脏腑气血虚损。病理变化是以虚为主，本虚标实。

3. 明辨寒热虚实　本病之寒为阳虚所致，以脾、肾阳虚多见；本病之热为虚热，以肝、肾阴虚为主。证候表现虽以虚为主，但在病机演变和转化过程中，又常虚实夹杂，如肝郁脾虚、肝血瘀滞等。

男性更年期的辨证论治，要注重年龄因素、体质因素，调整肾脏阴阳气血为主，兼以疏肝、理脾、养心、疏畅气血，以求气血流畅，经络气通，阴阳平衡。

七、治疗原则

本病以肾气虚衰为主，治疗时要根据证候表现特点。肾阴虚者，治以滋补肾阴；肾阳虚者，温肾壮阳；肾阴阳两虚者，治以调补阴阳；肝肾阴虚者，则滋补肝肾，育阴潜阳；肝郁脾虚者，则疏肝解郁，养血健脾。总之，调补阴阳，疏畅气血，是本病的基本治则。

八、论治要点

（一）肾阴虚证

1. 临床表现　形体消瘦，潮热盗汗，咽干颧红，或手足心热，溲黄便秘，常伴耳鸣、耳聋、头晕、记忆力减退、腰膝酸软、性功能减退等。舌红少苔，脉细数。

2. 证候分析　过度劳累，精血暗耗，以致肾阴虚亏，天癸衰少，阴虚生内热，虚热内蒸，故有潮热盗汗、手足心热；津不上润，故咽干；阴虚则火炎于上，故颧红；舌红苔少、脉细数等，为阴虚内热之征。肾开窍于耳，肾阴虚亏不能上荣耳窍，故耳鸣、耳聋；腰为肾之府，肾司二便，肾阴虚亏，府失所荣，故腰膝酸软，溲黄便秘；肾精亏损，则髓海失充，故记忆力减退，性功能减退。

3. 治法　滋阴补肾，清热降火。

4. 方药　知柏地黄丸加味。方中六味地黄丸滋补肾阴；知母、黄柏坚阴泻火。可酌加麦冬、五味子、沙参以滋养肺阴，借金能生水，虚则补其母之意。盗汗者，可加地骨皮、黄精。

（二）肾阳虚证

1. 临床表现　精神萎靡，畏寒肢冷，腰膝酸软，阴茎及睾丸发凉，或阴汗时出，性欲减退，阳痿、早泄，小便清长或大便稀溏。舌淡质胖，脉沉尺弱。

2. 证候分析　房事太过，色欲精竭；劳神过度，命门火衰，以肾阳虚亏。阳主动，阴主静，肾阳不足则举动无力，故性欲减退，阳事举而不坚；阳虚寒盛则封藏失职，精易外泄，故见同房早泄。肾阴渐衰，肾气不足，随着性生活的失调，故多见性欲减退。阳虚阴盛，故阴茎及睾丸发凉，天寒尤甚。阳虚不能固密肌腠，以致阴部汗多，清冷。肾司二便，肾阳虚亏，蒸化无力，体内水液代谢失常、清浊不分，故见小便清长或大便稀溏。舌淡质胖，脉沉迟弱皆为肾阳亏虚之征象。

3. 治法　补肾壮阳。

4. 方药　金匮肾气丸加味。方中六味地黄丸滋阴补肾，于阴中求阳，加桂附于滋阴剂中，旨在微生肾火，使阳气复盛。

（三）肾阴阳两虚证

1. 临床表现　头晕耳鸣，失眠健忘，悲喜无常，烘热汗出，畏寒怕冷，水肿便溏，腰膝酸软，性功能减退。舌淡、苔薄，脉细弱。

2. 证候分析　肾气虚弱，肾精渐亏，元阴不足，元阳虚衰。脑为髓海，精亏则髓海失充，故头晕耳鸣，失眠健忘；肾阴不足，虚热内生，故烘热汗出；元阳虚衰，形体失温，故畏寒怕怜；阳虚则脾土失煦，脾失健运，故见水肿便溏；肾精亏虚，则腰膝酸软，性功能减退。肾阴不足，不能上济心阴，则心火偏亢；肾阳不足、命门火衰，不能上温脾土，则脾阳虚弱，痰湿内生，若痰火互结，内扰心神，则可见悲喜无常。舌质淡白，脉细弱等，为肾阴阳俱虚之象。

3. 治法　滋阴补肾，温补肾阳。

4. 方药　二仙汤加减。方中仙茅、淫羊藿、巴戟天温补肾阳；当归补血养血；知母、黄柏滋阴泻火，共成阴阳双补之剂。

（四）肝肾阴虚证

1. 临床表现　头晕目眩，耳鸣健忘，发脱齿摇，腰膝酸软，急躁易怒，易于激动或精神紧张，五心烦热，咽干颧红，甚或遗精。舌红苔少，脉细数。

2. 证候分析　中青年时体弱多病，耗伤阴血，或房事不节，损伤肾阴。肾水不足，不能滋养肝木，肝阴亦虚，阴虚以致阳亢，则见头晕目眩耳鸣；肝为刚脏，体阴而用阳，在志为怒，阴血不足，肝失荣养，以致情志不畅，急躁易怒，或易激动，精神紧张；阴虚则生内热，虚热内扰，故五心烦热，失眠多梦；阴虚火炎于上，故颧红；热扰精室而见遗精；肝肾阴虚，外府及筋脉失养，故腰膝酸软、胫酸而痛。舌红少苔，脉弦细数，为肝肾阴虚之象。肾精亏损，精不生血，肝血不足，化燥生风，则肢体麻木，皮肤刺痒，干燥失润；肝血不足，肠枯失润，则大便干燥。

3. 治法　滋补肝肾，育阴潜阳。

4. 方药　一贯煎合六味地黄丸加减。方中一贯煎滋养肝阴，六味地黄丸滋补肾阴，共调肝肾之阴。亦可加生龙骨、生牡蛎、生龟甲等以滋阴潜阳。失眠多梦，加酸枣仁、柏子仁。

（五）脾肾阳虚证

1. 临床表现　形体肥胖。面色㿠白、精神疲倦、形寒肢冷，健忘嗜睡；或水肿便溏，或纳差腹胀，或腰膝少腹冷痛。舌体胖大，舌质淡、苔薄白或白腻，脉细弱或沉迟无力。

2. 证候分析　饮食不节，或思虑过度损伤脾阳，房事过度损伤肾阳，肥人多阳虚，故见面色㿠白、精神疲倦、形寒肢冷；脾失健运、痰湿内生，脾主肌肉，湿痰内滞，则形体虚胖，或水肿便溏；脾与胃相表里，脾虚则不运，胃虚则不纳，故纳差腹胀；痰湿久蕴，清窍壅窒，则可见表情呆钝，健忘嗜睡；肾阳不足，命门火衰，寒从中生，阴寒内盛，气机凝滞，故腰膝、少腹冷痛。舌体胖大，舌淡苔白，脉沉迟无力，皆脾肾阳虚之征。

3. *治法* 温阳补肾，健脾祛湿。

4. *方药* 温补二仙汤。方中仙茅、淫羊藿、附子、肉桂温阳补肾；党参、白术、干姜炭、陈皮炭、炙甘草温中健脾益气；五味子、制何首乌补血填精，以阴阳互济、脾肾双补。也可用右归丸合理中汤加减，方中右归丸温阳补肾，理中汤健脾温中以祛湿。随症加减运用。

（六）心肾不交证

1. *临床表现* 心烦不宁，健忘多梦，心悸怔忡，腰膝酸软，甚或遗精，五心烦热、盗汗。舌红、少苔、少津，脉沉细数。

2. *证候分析* 劳神过度，心阴暗耗，阴不制阳，心火上炎，不能下降以滋肾水，或房劳伤肾，肾阴亏损，不能上济心火，以致心肾不交，故见心烦不宁、心悸怔忡；肾精亏虚，髓海失养，故见腰膝酸软，健忘失眠而多梦；阴虚则生内热，热扰精室，心神不宁，则梦遗。舌红、少苔、少津，脉沉细数，为心肾阴虚之象。

3. *治法* 滋阴降火，交通心肾。

4. *方药* 交泰丸合天王补心丹加减。方中黄连泻心火，肉桂引火归原，天王补心丹滋养心阴，安神宁志。

九、其他治疗

（一）西药治疗

LOH 的治疗包括非特异性和特异性治疗两个部分。

1. *非特异性治疗* 主要有如下几个方面：①保持健康向上的生活方式，如适当锻炼、平衡膳食、戒烟限酒、心态平和及减轻体重等；②骨质疏松严重者，给予补充钙剂、VitD_3等，必要时给予双磷酸盐等药物治疗；③心理精神症状严重者，给予心理咨询及必要的药物治疗；④积极治疗合并的慢性疾病，许多疾病是造成或加重 LOH 的因素，控制疾病对 LOH 的康复有益。

2. *特异性治疗——睾酮补充治疗*（TST）

（1）治疗原则：主要目的是改善因雄激素缺乏引起的相关症状和体征，恢复和保持良好的生活。TST 应符合以下要求：①补充睾酮治疗应达到安全、有效的血清睾酮水平，应在正常参考值的中间水平至正常青年男性睾酮水平的低限值之间；②避免睾酮水平持续高于正常生理浓度；③不抑制自身睾丸激素分泌及生精功能；④无前列腺、脂肪代谢、心肺肝肾方面的不良反应；⑤宜选用安全有效、方便价廉的短效口服雄激素制剂；⑥试验性睾酮补充治疗，症状和体征明显改善后，再进行补充睾酮的长期治疗。要严格掌握 TST 适应证和禁忌证。

（2）TST 适应证：①LOH 明确诊断，为改善症状和体征长期治疗；②试验性睾酮补充短期诊断治疗。

（3）TST 禁忌证：①对雄激素制剂过敏者；②已经确诊或怀疑为前列腺癌或乳腺癌的患者；③未控制的良性前列腺增生伴严重下尿路梗阻患者；④未控制的严重充血性心力衰竭或肝肾功能障碍者；⑤未控制的严重睡眠呼吸暂停综合征患者；⑥明显的红细胞增多症患者（红细胞比容>50%）。

LOH 的治疗可分为试验治疗期和长期治疗期两个阶段进行。

睾酮补充治疗的初始 3 个月为试验治疗期。疗程一般为 3~6 个月（改善性欲和勃起功能，肌肉的功能，减少体内脂肪含量大约需要 3~6 个月的时间；改善骨密度需要更长的时间）。试验性治疗已成为诊断 LOH 不可缺少的一部分。

方法：十一酸睾酮软胶囊，剂量每天 80~160 mg，分 1~2 次服用，食物中含有 19 g 脂肪，如补充睾酮治疗后，患者症状和体征明显改善，提示症状与睾酮水平降低有关，应继续治疗。如症状和体征没有改善，应停止治疗，重新寻找病因。

经过3个月的试验治疗期，患者症状和体征明显改善，提示症状与睾酮水平降低有关，应继续用药。

LOH的治疗通常长期进行。在长期治疗期，应注意治疗的安全性及有效性，权衡TST的风险和收益，一旦出现不良反应应及时停药。

3. 激素长期治疗的随访

（1）随访时间：治疗后的第一年每3个月随访一次，以后每6个月随访一次。

（2）随访项目：必须检查项目：①症状筛查量表评价（建议用AMS评价）；②体格检查。应作身高、体重、腹围、体重指数（BMI）、皮肤有无痤疮、乳房有无增生、前列腺直肠指诊检查（DRE）及睾丸体积、质地检查；③血清PSA检查；④血、尿常规检查；⑤血液生化检查（包括肝肾功能、电解质、血糖及血脂全项等）；⑥血清性激素检查；⑦前列腺B超检查。LOH长期治疗期间，应重点监测有无前列腺增生病情加重和前列腺癌的发生。

可选择检查项目：①血清其他性激素测定（包括FT、Bio-T、DHT、LH、FSH、PRL及SHBG等）；②尿流动力学检查；③骨密度定量测定；④瘦体量、身体脂肪量的测定；⑤情绪与行为心理测试。

（二）中成药治疗

1. 六味地黄丸　每次1丸，2次/d，口服。适用于肾阴虚轻证。

2. 知柏地黄丸　每次1丸，2次/d，口服。适用于阴虚内热或阴虚阳亢者。

3. 延龄保肾丸　每次1丸，2次/d，口服。适用于肾阳亏虚，阴寒偏胜者。

4. 二至丸　每次1丸，2次/d，口服。适用于肝肾阴虚轻证。

5. 十全大补丸　每次1丸，2次/d，口服。适用于阴阳俱虚证。

6. 逍遥丸　每次20粒，2~3次/d，口服。适用于肝郁脾虚证。

7. 金匮肾气丸　每次1丸，2次/d，口服。适用于肾阳虚证。

（三）针灸疗法

根据临床证候表现的不同，辨证施穴。

1. 肾阴虚者　选肾俞、京门、后溪、阴郄、关元、翳风。腰酸痛者加委中、腰阳关、志室。针法宜平补平泻。

2. 肾阳虚者　选肾俞、关元、命门、大溪、阳痿（肾俞上2.5寸，督脉旁开1寸处），腰膝酸软加委中、腰阳关；肢冷加气海、关元。针法以补为主，或加灸。

3. 肝肾阴虚者　选肝俞、肾俞、太冲、太溪、神门穴。皮肤痒者可加曲池、血海、三阴交；烘热加涌泉、照海。针法平补平泻。

4. 脾肾阳虚者　选脾俞、肾俞、命门、关元、太溪、足三里。肢冷可灸气海；少腹冷痛加灸足三里穴。针法以补为主。

5. 心肾不交者　选膈俞、肾俞、心俞、内关、三阴交。潮热盗汗加后溪、阴郄，虚烦不眠加神门。针法为补泻交替。

（四）饮食疗法

（1）黄精15~30 g、山药100~200 g、鸡1只或半只。将鸡洗净切块，用上药放入盘中，隔水炖熟，调味服食。分2次食用，隔日1剂，连服数剂，适用于肾阴虚者。

（2）何首乌20 g、枸杞子20 g、大枣10枚、鸡蛋2枚。加水适量同煮，蛋熟后去壳再煮，将水煮至1碗，去药渣调味，饮汤食蛋。1次/d，连服15~30 d，适用于肝肾阴虚者。

（3）干荔枝肉50 g，山药、莲子各10 g，大米50 g。将前3味捣碎，加水适量煎至烂熟时，加大米煮粥。每晚服食，经常食用。适用于脾肾阴虚者。

（4）沙参15 g、玉竹15 g、粳米60 g。将沙参、玉竹用布包好，同粳米煮粥食。1次/d，连服数日。适用于心肾不交者。

（5）仙茅仙灵脾羊肉汤，将羊肉250 g，仙灵脾15 g，仙茅、龙眼肉各10 g，洗净，用纱布包裹备用；羊肉洗净，切小块。把全部原料一起放入炒锅内，加清水适量，武火煮沸后，文火煮3 h，去药包，加食盐调味即可。佐餐食用，2次/d，连服14 d，每次150 mL。每周做2次即可，并长期坚持食用。适用于主要适用于更年期出现性欲低下，面色晦黯，烘热汗出但常感恶寒者食用。本食疗方具有温肾壮阳之效。若长期食用后出现燥热不安者，则应停止食用。

（6）首乌黄芪乌鸡汤，将乌鸡肉200 g、制首乌20 g、黄芪20 g、红枣10枚洗净，用棉布包好；红枣洗净去核；乌鸡肉洗净并去脂肪，切成小块。把全部原料一起放入砂锅内，加清水适量，武火煮沸后，文火煮2 h，去药后，加食盐调味即可。佐餐食用，1~3次/d，每次150~200 mL。可连续食用，亦可每周食用2次。适用于男子更年期属气血虚弱，肝肾不足而致阳痿、遗精、头晕耳鸣、烘热汗出，心悸失眠、脉细弱无力者食用。本方具有补气血，滋肝肾之功。阳虚阴盛体质者（具体表现）不宜食用本方。

（7）首乌鸡蛋汤，将何首乌100 g、酸枣仁60 g洗净，鸡蛋2只煮熟去壳，一起放入砂锅内，加清水适量，武火煮沸后，改文火煲1 h即可。食鸡蛋汤，1次/d，每次200~300 mL（并可按自己的口味，适当加入冰糖，或少量胡椒粉，或少许醋）。适用于更年期出现精血亏虚而致的性冷淡、遗精、心烦失眠、头晕目眩、腰膝酸软、须发早白、脱发，面色枯槁或夜寐不宁者食用。本汤具有补益精血，养颜强身之功。阳虚阴盛体质者不宜食用本方。

十、预防与护理

调护在男性更年期综合征的防治中具有重要作用。《罗氏会约医镜·治法精要》说：“凡一切损身者戒之，益身者遵之，早为培之，后天人功，可以挽回造化。”辨证施护，可延缓更年期的出现和减轻症状。

（1）起居有常，节制房事，以保养肾精。

（2）饮食有节，顾护脾胃，戒除烟酒。

（3）调摄精神，减少忧烦，和顺气血。

（4）加强锻炼，增强身体素质，提高机体的适应能力。

十一、现代研究进展

男性更年期与更年期综合征，现已受到国内外许多专家学者的认定和重视，多数人认为本病的产生与男性激素水平下降有一定的关系。男性进入更年期后，睾丸组织最先发生退行性变化，随后相继出现脑、垂体、肾上腺及性功能低下，以精神症状、自主神经功能紊乱、性功能障碍为主要表现。中医学认为男性40岁以后，肾气渐衰，天癸将竭，阴阳失和，冲任失调而渐发本症，其治疗强调补肝肾、调阴阳、理冲任，体现了当今中医治疗本病的突出特点，对改善更年期的功能状态，增进健康，延年益寿，改善老年体质具有重要意义。

（一）病因病机

1. *肾虚为主，阴阳失衡*　庞氏认为男子进入更年期，由于肾精匮乏，肾气日衰，天癸渐竭，以致元气不充，阴阳偏颇，抗病力减弱……出现阴阳失调，脏腑虚损等病理变化。王氏认为男子进入更年期（55~65岁）之时，肾气渐衰，肾精不足，天癸将竭，阴阳不和，冲任失调，所以出现以精神、神经系统为主的一系列症状。

2. *心肝受损，气血失和*　庞氏认为人至更年期，心气渐衰，阴血渐亏，髓海空虚，而见眩晕健忘、心神不宁之候；肝血不足，目筋失养，而见视物昏花，筋肉拘挛等症；疏泄失职，气机郁闭，而见情志异常、胁肋疼痛、消化功能障碍等。

3. 脾胃失健，生化乏源　庞氏认为人到更年，若平素不善摄养，或起居无常，饮食不节；或劳倦内伤、肾气亏损，均可导致脾胃失健、化生乏源，气血不足、元气虚竭。

（二）辨证分型治疗

1. 从脏腑结合病因分类　依脏腑分类法，华良才等将本病归纳为八种证候类型论治：①心阴虚者，治以滋养心阴，安神强志，方选天王补心丹，或甘麦大枣汤、朱砂安神丸加减。②心阳虚者，治以温补心阳，宁心安神，方选桂枝甘草龙骨牡蛎汤加附子、五味子等，或以保元汤、柏子养心丸加减。③肾阴虚者，治以滋补肾阴，方选左归饮、六味地黄丸、知柏地黄丸，耳聋左慈丸等加减。④肾阳虚者，治以补肾壮阳，方选金匮肾气丸、右归饮、延龄保肾丸（淫羊藿、巴戟天、胡芦巴、覆盆子、蛇床子、阳起石、韭菜子、沙苑子、补骨脂、肉苁蓉、五味子、小茴香、肉桂）等加减。⑤肝肾阴虚者，治以滋养肝肾，方选杞菊地黄汤加当归，或以二至丸、六味地黄丸加减。⑥脾肾阳虚者，方选温补二仙汤（仙茅、淫羊藿、附子、肉桂、党参、陈皮炭、白术、干姜炭、五味子、制何首乌、炙甘草），或右归饮合理中丸、金匮肾气丸合理中丸等加减。⑦心肾不交者，治以交通心肾，方选即济汤（制首乌、熟地黄、枸杞子、女贞子、五味子、酸枣仁、柏子仁、磁石、合欢花、夜交藤）等加减。⑧心胆气虚者，治以养心益胆，安神定志，方选安神定志丸、酸枣仁汤、宁神定志丸等加减。庞氏将其分为四型：肝肾阴虚型，治以滋养肝肾，填精益髓，方用枸菊地黄汤加减；脾肾阳虚型，治宜温补脾肾，方用还少丹加减；心肾不交型，治以交通心肾，滋水济火，方用天王补心丹加减；肝郁胆热型，治以疏肝解郁，清胆安神，方用黄连温胆汤加减。

2. 从病因结合症状分类　王琦教授鉴于肾气渐衰，天癸将竭，冲任失调，阴阳不和的病因，用补肾精、理冲任、调阴阳为治疗大法。根据不同患者的不同表现，佐以疏肝、健脾、清心安神、泻火等法调理。以烦躁不安，心烦易怒为主者，治宜疏肝解郁，重镇安神，方选柴胡加龙骨牡蛎汤加减；以心悸健忘，多梦易惊，五心烦热为主者，治宜养心安神，方用甘麦大枣汤加龟甲、牡蛎、茯神、远志；主诉症状较多，伴有性欲减退等多因阴阳失调所致，治宜协调阴阳，方选二仙汤加减调治；若见情绪低落，忧郁寡欢，心虚胆怯，舌红苔腻，治宜清胆化痰，方选温胆汤加味调治。

（三）专方专药

1. 淫杞龟鹿丸　药物组成：淫羊藿、枸杞、龟甲、鹿角胶各30 g，巴戟天、盐黄柏各15 g，酸枣仁、牡蛎、山茱萸、沙苑子各25 g，党参、杜仲、山药、补骨脂各20 g，芡实50 g。诸药研细，蜜丸，每丸12 g，每次1丸，3次/d。

2. 补肾宁心汤　药物组成：熟地黄、枸杞、炒酸枣仁、朱茯神、女贞子、墨旱莲各15 g，山茱萸、淫羊藿各10 g。如伴畏寒，早泄、阳痿明显者，加鹿角胶、锁阳、仙茅、芡实各10 g；若见舌红口干、五心烦热者加石决明、生白芍、牡丹皮各10 g；血压高者加钩藤、怀牛膝、桑寄生各10 g；神志异常，喜哭笑者合以金匮甘麦大枣汤。每日1剂，水煎服。连服15剂为1个疗程。

3. 男更安颗粒　药物组成：淫阳藿、仙茅、巴戟天、知母、生地黄、熟地黄、牡丹皮、山茱萸、仙鹤草等15味。本药具有疏肝补肾、调补阴阳之功。服法：每次7.5 g，3次/d，口服6个月为1个疗程。

（四）科研与展望

王琦教授提出本病发病机制为“肝郁肾虚，阴阳失衡”，其治疗原则为“疏肝补肾，调补阴阳”，并以此设立专门科研课题进行研究。通过300多例病例对照临床观察，中药组方不仅可有效缓解症状，而且可提高游离睾酮水平。并认为如能在更年期及时调整阴阳失衡，从而减缓随年龄的增加所造成的更年期不适，有利于对由此引发的一系列疾病的及早防治，并可使患者顺利进入老年期。研究中还明确提出以自行设计的男性更年期中医阴阳失衡量化表作为评价临床疗效的方法，并以此观察中药组方对大样本人群男性更年期综合征的疗效。这一研究首次将定量化的积分表及游离睾酮测定作为男性更年期综合征治疗效果的指标，并且通过中药组方疗效验证男性更年期综合征的病因假说，具有重要的学术意义。

董乾也采用男性更年期综合征症状评分量表，给患者进行评分以确定得分情况，然后再分三步进行治疗，并提出了用生物-心理-社会医学模式全面认识男性更年期综合征的方法。对32例患者的治疗结果均令人满意。

男性更年期综合征与女性围绝经期综合征有许多不同，前者出现得晚，临床表现不明显，这与睾丸的退化萎缩过程比较缓慢有关。同时也为男性更年期综合征的诊治带来了一定的困难。中医药以其独特的治疗方法在治疗学上占有优势，在整理有关治疗方药的基础上，探索中老年保健的有效措施，将是中医学对全人类的重要贡献。因此，诊治男性更年期综合征对中老年保健具有重要意义。

参考文献

[1] 陈武山．陈氏男性养生补阳全方［M］．武汉：武汉出版社，2009：16.

[2] 华良才．老年男性前期诸证（一）［J］．甘肃中医学院学报，1988（4）：8.

[3] 华良才．老年男性前期诸证（二）［J］．甘肃中医学院学报，1989（1）：17.

[4] 冯崇环．治疗男性更年期综合征1例［J］．河北中医，1991，13（2）：34.

[5] 江鱼，戴继灿．第一届亚洲国际老年男性研究协会（ISSAM）学术会议介绍［J］．中国男科学杂志，2001，15（4）：80.

[6] 李江源．中老年男子部分雄性激素缺乏综合征的诊断与治疗［J］．中国实用内科杂志，2000，20（8）：463-465.

[7] 马建伟．男性更年期综合征的中医研究近况［J］．空军总医院学报，2000，16（3）：156.

[8] 陈武山．王琦教授对男性更年期辨治经验［J］．河北中医药学报，2000，15（1）：39.

[9] 董乾．综合论治男性更年期综合征［G］//第一届全国中西医结合男科学术会议论文汇编，2001（10）：356.

[10] 徐福松．徐福松实用中医男科学［M］．北京：中国中医药出版社，2009：705-712.

[11] 张春和，李焱风，赵华荫．从肝论治男性更年期综合征的体会［J］．云南中医学院学报，2008，31（4）：51-52.

[12] 刘强，庄国宾，张振宇，等．庄田畋治疗男性更年期综合征经验［J］．湖北中医杂志，2008，30（5）：19.

[13] 高冰，张志超．男性睾酮缺乏的多因素分析［J］．中国性科学，2013，12（9）：3-5.

[14] 张志超．男性迟发性性腺功能减退症的雄激素补充治疗［J］．国际生殖健康/计划生育杂志，2011，30（1）：33.

[15] 孙颖浩．男性迟发性性腺功能减退专家共识［M］．上海：第二军医大学出版社，2013：41-50.

[16] 耿鹏．针灸推拿配合心理疗法治疗男性更年期综合征68例［J］．中国民间疗法，2006，14（10）：52.

[17] 郑雪峰．针药结合对中老年男性部分雄激素缺乏综合征患者生殖内分泌的影响［J］．中国针灸，2007，27（5）：333-335.

第六节　男性性早熟

一、概述

性早熟是一种以性成熟的表现提前出现为特征的发育异常。性早熟在男女儿童中的发生率为0.6%左右。男性性早熟在古代中医文献中曾有医案记录，或称“早老”。

性早熟可分为真性（完全性）和假性（不完全性）两种，详见表29-4。

二、病因病理

（1）中医病因病机

《素问·上古天真论》说：“丈夫……二八肾气盛，天癸至，精气溢泻，阴阳和，故能有子。”说明人体生长、发育和生殖与肾中精气密切相关。小儿为“稚阴稚阳”之体，故在病理上易出现阴阳失衡；又小儿“阳常有余，阴常不足”，因此，本病在临床上以肾阴亏损，相火偏旺者居多。

表29-4　性早熟分类

完全性（真性）性早熟
体质性
特发性
中枢神经系统疾病
严重甲状腺功能减退
雄激素长期作用后
不完全性（假性）性早熟
男：分泌促性腺激素肿瘤
雄激素分泌过多
睾丸间质细胞增生
女：卵巢囊肿
分泌雌激素的肿瘤
促性腺激素或性激素治疗引起的性早熟
青春发育的变态
乳房过早发育症
阴毛过早发育症
少年男子乳房发育

（池芝盛编译．内分泌学基础与临床．北京：北京科学技术出版社，1992：503.）

肾为阴脏，内藏水火（真阴、真阳），生理上必须保持相对平衡。天癸是促进性发育和维持性功能（包括生殖功能）的一种精微物质，具有促进性征及生殖器官的发育和成熟、维持性功能、参与生殖之精的化生以繁衍后代的作用。天癸以肾精为物质基础，以肾阳为动力，只有肾精蓄积到一定程度，肾气充盛时才能启动，这是一个渐进的过程，若先天禀赋不足，或后天脏腑失调，久病伤肾，以致肾之阴阳失衡，天癸启动机制失调、早至而成本病。

肝肾同源，同居下焦。若肾精不足，肝血不充，阴不制阳，肝阳亢盛，相火妄动，或肝火疏泄，气机不畅，亦能导致天癸病态异常而引起本病。

（二）西医病因病理

1．中枢性性早熟（central precocious puberty，CPP）　可由中枢器质性病变引起。未发现原发病变的 CPP，称为特发性 CPP。在女孩中，80%以上 CPP 为特发性 CPP，男孩则反之，80%以上是器质性的。80%以上性早熟由中枢器质性病变引起，且发病年龄越小，发生器质性病变可能性越大。

特发性 CPP 是由于下丘脑神经内分泌调节功能异常，中枢神经系统的兴奋性因素提前占优势，使下丘脑视前内侧核、弓状核提前产生过多的促性腺激素释放激素（gonadotropin releasing hormone，GnRH），导致下丘脑-垂体-性腺轴提前发动、功能亢进所致。按病情的发展速率将特发性 CPP 分为 3 类。①特发性 CPP 快速进展型：病情重且进展较快，随病情的进展患儿骨骼成熟加速、骨骺提前融合明显，成年后身高常较矮；②特发性 CPP 缓慢变化型：病情轻且进展较慢，骨骼生长速率、成熟提前趋势缓和，对成年后身高影响较小；③特发性 CPP 相对迟缓型：患儿生殖器官及性征的发育提前，但骨骼的生长、成熟相对滞后，如未经治疗，成年后身高常较矮。

继发性 CPP 常与中枢肿瘤、感染、颅内高压、脑水肿、畸形、创伤、化疗和放疗等有关。导致继发性 CPP 的常见肿瘤为垂体微腺瘤、下丘脑异构瘤、颅咽管瘤、视交叉胶质瘤等。肿瘤导致的中枢病变刺激，使 GnRH 的释放不受正常反馈机制的抑制，尤其是下丘脑异构瘤，因其含异位分泌 GnRH 神经元，GnRH 可呈脉冲释放，而致继发性 CPP。对继发性 CPP 的病因研究表明，肿瘤占继发性性早熟病因的 5.2%，在男性继发性性早熟病因中占 15.0%。颅内肿瘤患者发病年龄小，神经系统症状不明显，因此对年龄小的性早熟患者和男性性早熟患者，应常规进行头颅影像学检查。

不完全性 CPP 是中枢性性早熟的特殊类型，指患儿有第二性征的早现，其控制机制也在于下丘脑-垂体-性腺轴的发动，但它的性征发育呈自限性；最常见的类型为单纯性乳房早发育，若发生于 2 岁内女童，可能是由于下丘脑-性腺轴处于生理性活跃状态，又称为“小青春期”。

此外，中枢性性早熟也可由外周性性早熟转化而来。

2. 外周性性早熟（peripheral precocious puberty，PPP）　是指不受控于下丘脑-垂体-性腺轴导致的性早熟，仅有部分性特征提前发育，而无性功能成熟。包括性激素分泌异常的肿瘤；外源性性甾体的接触或摄入，如摄入含性激素的蚕蛹、蜂王浆、花粉制剂等；影响性激素产生的基因突变，如先天性肾上腺皮质增生症，亦可致性早熟。

按第二性征特征分类：早现的第二性征与患儿原性别相同时称为同性性早熟，与原性别相反时称为异性性早熟。男童同性性早熟（男性第二性征）：见于先天性肾上腺皮质增生症（较常见）、肾上腺皮质肿瘤或睾丸间质细胞瘤、异位分泌 HCG 的肿瘤，以及外源性雄激素摄入等；男童异性性早熟（女性第二性征）：见于产生雌激素的肾上腺皮质肿瘤或睾丸肿瘤、异位分泌 HCG 的肿瘤以及外源性雌激素摄入等。

三、辨病要点

中枢性性早熟症的诊断要点：

（1）男性性早熟表现：男儿未满 9 岁已有睾丸、阴茎及阴囊的发育，未满 10 岁已有阴毛；未满 11 岁已有腋毛，胡须及声音变化。

（2）身长及骨成熟加速

1）身长发育加速，身长大于标准身长 3 个标准差，或身年增长率比标准增长率大 1.5 倍。

2）骨加速骨龄大于实际年龄，或年龄增长率大于 1.5 倍。

3）骨龄显著大于身长年龄（1.5 倍以上）。

（3）脑器质性病变的存在。

（4）性激素分泌亢进：垂体促性腺激素及性激素分泌亢进。

（5）排除其他因素。

此外本病的诊断尚需排除以下疾病或其他因素，如外肾上腺雄激素分泌亢进、性腺肿瘤、异位性促性腺激素肿瘤、性激素和促性激素长期使用，富含性激素食品的长期摄入等。

四、治疗原则

本病在治疗前要先审查清楚是真性性早熟，还是不完全性性早熟，并分清其类型，以免误诊。早期诊断、早期治疗是提高疗效、缩短疗程的关键。

中医药治疗以滋阴泻火为主，肝郁者佐以疏肝解郁。

五、论治要点

本病的发病部位主要在肾，与肝有一定关系，临床多见阴虚火旺、肝郁化火两型。

（一）阴虚火旺证

1. 临床表现　第二性征过早出现，性功能亢进，伴五心烦热，夜寐不安，头晕耳鸣。舌质红、苔少，脉细数。

2. 证候分析　由于肾阴不足，肾阴失滋而相火妄动，天癸早至，故见第二性征过早出现，性功能亢进；阴虚不能制阳，虚火内生，扰动心神，故五心烦热，夜寐不安；肾阴虚则髓海不充，故头晕耳鸣；舌红少苔、脉细数均为阴虚内热之征。

3. 治则　滋肾阴，泻相火。

4. 方药　大补阴丸合知柏地黄汤加减。方中熟地黄、龟甲滋阴补肾，填精益髓；山茱萸、山药滋肾养肝健脾，固敛精气；泽泻泻肾火；牡丹皮泻肝火；茯苓渗脾湿；知母、黄柏苦寒清泻相火，滋阴润燥；天冬质润而滋，能增强清热滋阴润燥之力。配五味子滋肾阴养肾水，且能涩精生津。诸药同用清源培本兼顾，壮水与制火并重。

（二）肝郁化火证

1. 临床表现　第二性征过早出现，性功能亢进，烦躁易怒，乳房触痛明显。舌质稍红或发紫，脉弦或涩。

2. 证候分析　肝肾精血同源，肾阴不足则肝血亦虚，肝用不及，疏泄失职，气机郁滞，甚则郁结化火，导致天癸的发生、启动机制失调，第二性征早现，性欲、性功能强烈；肝主疏泄，情志不畅，疏泄失职，故见烦躁易怒；乳房属肝，肝郁气结，脉络不畅，则乳房触痛；弦为肝之病脉，脉涩主气机不利，血脉不畅之征。舌质红或发紫，为肝阳（肝血）不足，血分热甚之象。

3. 治则　疏肝气，清相火。

4. 方药　丹栀逍遥散加减。方中柴胡疏肝解郁；当归、白芍养血柔肝；白术、茯苓健脾益气；牡丹皮、栀子清肝泻火。加夏枯草以增强清肝泻火的作用。乳房触痛明显，加橘叶理气通络。

六、其他治疗

（一）西药治疗

1. 完全性性早熟

（1）药物治疗：①类固醇激素，如甲羟孕酮通过负反馈作用抑制促性腺激素的分泌，使男性睾丸缩小，阴茎勃起减少。适量应用可使生长速度及骨骼成熟减慢。剂量为每次 10~20 mg，每日 2 次，口服，应用时应注意其副作用。②促性腺激素释放激素促效剂，应在内分泌科医生指导下使用。③甲状腺功能减退者，补充甲状腺素。

（2）病因治疗：如因肿瘤引起的，可考虑手术及化疗。

2. 不完全性早熟　针对病因进行治疗。

（二）中成药治疗

1. 虎潜丸　每次 1 丸，2~3 次/d。适用于肝肾阴亏有热之证。

2. 龙胆泻肝丸　每次 10 粒，2 次/d。适用于肝郁化火证。

（三）针灸治疗：

（1）取肾俞、委中、三阴交、太溪、命门、照海等穴，针用平补平泻法，1 次/d。适用于肾阴虚相火妄动证。

（2）取阳陵泉、行间、蠡沟、水泉、印堂穴，用泻法，不灸。1 次/d，留针 30 min。适宜于肝郁阳亢，相火妄动证。

七、预后与转归

部分性早熟患者，多为青春期提前发育现象，可不治自愈。医源性性早熟，在停药后常能逐渐恢复常态。由肿瘤、甲状腺功能减低等引起的性早熟，病因治疗后亦能痊愈。

八、预防与护理

（1）治疗隐睾应慎用促性腺激素。

（2）饮食有节，忌食辛辣，以防伤津燥血。

（3）尽量减少或避免不良性刺激。

参考文献

[1] 中华人民共和国卫生部．性早熟诊疗指南（试行）[J]．中国儿童保健杂志，2011，19（4）：390-391.

[2] 杜敏联．性早熟的临床研究进展 [J]．新医学，2007，38（2）：118-140.

[3] Choi JH，Shin YL，Yoo HW. Predictive factors for organic central precocious puberty and utility of simplified gonadotropin-releasing hormone tests [J]. Pediatr Int，2007，49（6）：806-810.

[4] 蔡德培．儿童性早熟的研究进展 [J]．实用儿科临床杂志，2005，20（6）：497-499.

[5] 李嫔．性早熟病因及发病机制的研究进展 [J]．实用儿科临床杂志，2006，20（6）：498-500.

[6] 郝燕，罗小平．儿童性早熟诊断治疗进展 [J]．中国实用儿科杂志，2006，21（7）：487-489.

第七节　阴　　汗

一、概述

阴汗是指外生殖器及其周围（包括大腿内侧近股阴处）部分经常汗多，且汗味臊臭的疾病。阴汗症以成年人较多见。本病多因肝郁脾湿、湿热互结，流注下焦，而致阴部汗出。

二、沿革

阴汗之名出自《兰室秘藏·阴萎阴汗门》。明代张景岳《景岳全书·杂证谟》中指出“汗证有阴阳，阳汗者热汗也，阴汗者冷汗也，人但知热能致汗而不知寒亦致汗，所谓寒者，非曰外寒，正以阳气内虚则寒生于中，而阴中无阳则阴无所主，而汗随气泄。”明代张璐认为肝郁化热导致脾经聚湿，湿热互结而流注下焦，以致阴部汗出，其在《张氏医通·前阴诸疾》中指出：“男子外肾冷，两髀枢阴汗，前阴痿弱，阴囊湿痒臊气，柴胡胜湿汤。”又说：“阴痿弱而两丸冷，阴汗若水，小便后有余滴臊气，尻臀并前阴冷，恶寒而喜热，膝亦冷，此肝经湿热，宜龙胆泻肝汤，柴胡胜湿汤选用。”此后一些医家亦有零星介绍，但总的原因不外肾阳虚衰，阴寒内胜；肝经湿热，秽浊迫汗外出所致。

三、病因病理

本病多因素体虚弱，肾阳不足，阴寒偏盛，以致内寒生湿；或肝郁化热导致脾经聚湿，湿热互结而流注下焦，以致阴部汗出；也可由湿浊滞留阴部所致。

四、辨病要点

（1）阴部汗出，汗味臊臭。

（2）多伴阴囊湿冷、前阴痿弱，小便清长，腰膝酸软，畏寒肢冷，或胁肋胀痛，目赤，小便黄。

（3）理化检查多无明显异常。

五、类病辨别

1. 生理性汗出　除阴部汗出外，多有全身性汗出，尤在天气炎热、饭后、饮酒后多见。

2. 多汗证　多由精神紧张、情绪激动、恐怖、焦虑、愤怒所引起，或某些遗传性疾病所致。多见于掌、跖、前额、腋下、外阴等处，对称发生，其中以掌、跖多汗为常见，也可局限于阴部。

六、辨证要点

本病辨证的重点在于审察病因，明辨病位，确认病机，辨证施药。

七、治疗原则

本病的治疗原则在于调整阴阳，肾阳虚衰者，则温阳补肾；肝经湿热者，则清利湿热。

七、论治要点

（一）肾阳虚证

1. 临床表现　阴部汗出，阴囊湿冷，畏寒肢凉，腰膝酸软，或伴阳痿、滑精、早泄，小便清长。舌质淡胖而润，有齿痕，脉沉迟。

2. 证候分析　肾主一身阳气，肾阳虚则一身阳气皆虚，肾阳亏虚，阴寒生湿，则阴部汗出，阴囊湿冷；腰为肾之府，肾精匮乏，故见腰膝酸软；肾阳虚损，宗筋失用，则畏寒肢冷，阳痿、滑精、早泄；肾阳虚弱，膀胱虚寒，则小便清长。舌淡胖，脉沉迟，皆阳虚之征。

3. 治法　温阳补肾。

4. 方药　金匮肾气丸加味。方中肉桂、附子辛热，温补肾阳；熟地黄滋阴补肾、补血填精；山茱萸温补肝肾，涩精止汗；山药补脾益肾，与熟地黄阴中求阳；泽泻利水；牡丹皮清虚热；茯苓淡渗脾湿，以助山药益脾。加入五味子酸涩收敛，当归养血归经，以使汗出得解。

（二）肝经湿热证

1. 临床表现　阴囊汗出，潮湿，臊臭，胁肋胀痛，伴口苦，目赤，阴茎萎弱，小便黄赤，大便不爽。舌红苔黄腻，脉弦数。

2. 证候分析　外感或内生湿热，蕴郁肝经，流注下焦，故见阴汗出，潮湿，臊臭；湿热郁结肝脉，肝失疏泄条达则胁肋胀痛；湿热熏蒸，则口苦；上炎于目则目赤。

3. 治法　清热利湿。

4. 方药　清震汤。方中柴胡、升麻、黄芩疏肝解郁，清热解毒；羌活、防风、苍术、麻黄根、藁本以祛风除湿，使湿从表除；泽泻、猪苓以利水清热；当归、红花活血养血通经以助疏肝利湿；炙甘草补中而调和诸药。

九、其他治疗

（一）中成药治疗

1. 金匮肾气丸　每次 1 丸，2 次/d。

2. 龙胆泻肝丸　每次 6 g，2 次/d。

3. 补肾强身片　每次 4 片，2 次/d。

4. 九转黄精丸　每次 1 丸，2 次/d。

（二）针灸治疗

（1）取气海、关元、中极、肾俞、命门等穴，其中气海、关元、中极用补法补下元虚损，关元可加灸以增温补之功；肾俞、命门补之，或艾灸，益肾壮阳。

（2）取肝俞、脾俞、胃俞、气海、关元、中极、三阴交、复溜、然谷。其中肝俞能疏肝理气，脾俞、胃俞理脾和胃而祛水邪；气海为生气之海，灸之能补气壮阳；关元、中极补法针刺，以补下元之虚损；三阴交滋阴养血，与复溜同用而清阴分之热，与然谷同用以补肾涩精。（《中医男科临床治疗学》）

（三）外治法

取滑石粉、五倍子粉各适量，清水洗浴后擦敷。

十、预后与转归

经内服中药及外用中药，多数患者可在短时间内取效，部分患者需要较长时间治疗。

十一、预防与护理

（1）调畅情志，避免郁怒伤肝。

（2）勤洗涤，保持阴部洁净、干燥。

（3）忌食辛辣厚味。

（4）适量运动，吃动平衡，保持健康体重。

第八节　缩　　阳

一、概述

缩阳，又称阳缩或阴缩，是以患者自感阴茎内缩，睾丸、阴囊上收，少腹拘急疼痛为主要临床表现的一种疾病，为文化精神综合征的一种。多突然发病，也有缓慢发生者。多因寒滞厥阴或湿热之邪侵犯肝经所引发，也可由阴虚火旺所诱发。与足厥阴肝经、督脉，以及肝、肾两脏关系密切。

二、沿革

《内经》最早记载了本病的症状，《素问·热论》谓之“囊缩”，《灵枢·邪气脏腑病形》谓之“阴缩”。《伤寒论》称为“阴中拘挛”。以后历代医家的著作对此多有论述，但只偏重于症状描述，且名称不一。有些并非真正缩阳，在病因病理方面，除《灵枢·经筋》说：“足厥阴之筋……伤于寒则阴缩入。”明确指出足厥阴肝脉受寒之外，尚有谓阴极阳衰者，有谓热盛阴竭者，有谓寒邪直中者，多将男科中因寒凝肝脉而致突然发病的“阴缩证”与外感热病邪至厥阴出现危重证候的“舌卷囊缩”相提并论。直到明清时期，对此病的认识才逐渐深入，明确命名为“阴缩”。如《医学心悟》中指出：“直中寒证与伤寒传至厥阴而致的舌卷囊缩之证迥然不同。”《张氏医通》也明确提出：“阴缩谓前阴受寒入腹内也。”尽管有些医家所言“卵缩”、“囊缩”者，其阴茎不一定内缩，而言“阴缩”、“阴挛缩”和“外肾缩入”者，则多是指现在的“缩阳”，一般认为这只是临床表现轻重不同而已，而其病因、病机、治疗多有相同之处，可按缩阳论治。

现代医家对本病的认识多从肝肾入手。认为本病有寒热之分，但以寒多见。因于寒者，由素体阴盛，或寒邪直中厥阴，或脾肾阳虚，复感寒邪以致寒凝肝脉，阴器失于温煦濡养而发病，治疗多采用疏肝、温里的原则。此外，也有阴虚火旺致病，并以滋阴降火法治愈本病的报道。

三、病因病理

（一）中医病因病机

根据临床观察，结合历代医家的认识，缩阳症的发病与下列因素有关：

1. *寒滞肝脉*　多因起居不慎，劳倦过度，或大病久病之人，正气不支，外感寒邪；或由于久居阴寒之地，或长期贪凉饮冷，寒邪直中入里，下客厥阴肝脉，寒性凝滞收引，筋脉拘急而发病。

2. *肾阳亏虚*　先天禀赋不足，肾阳虚弱，命门火衰，阴寒内盛；或房事不节，恣情纵欲，肾精亏损，阴损及阳，复感寒湿，凝结宗筋，前阴失于温煦而内缩。已婚之人也可见于夜间排精（如遗精、性交）后起床小便，或用冷水洗涤前阴，寒湿之邪乘虚而内袭。

3. 气滞血瘀　肝主疏泄，体阴而用阳。盛怒伤肝，疏泄失职，气机郁滞，或肝血不足，肝用不及，经脉不利，气滞血瘀，筋脉失于濡养而发病。

4. 阴虚火旺　素体肾阴不足或病后阴虚未复，劳神过度以及情志不遂，五志化火；或过服温燥药物，致使肾阴亏耗，相火炽盛，热灼宗筋，阴血不足则宗筋失于濡养，阴器内缩。

5. 湿热蕴结　过食辛辣或嗜酒无度，湿热内生；或湿邪外侵，郁积生热，湿热下注，留滞肝经所致。

总之，本病的发生与肝肾的功能失调有关，肝主宗筋，肾司二阴，故邪犯肝肾二经均会致缩阳的发生。以寒滞肝脉，肾阳亏虚，或湿热熏蒸，浸淫综筋，气血阻滞为主要病机。

（二）西医病因病理

西医学认为，“缩阳”是文化精神病变的一种，属于与文化有关的精神性疾患。缩阳症常以散在的个例发生，也可呈现局部流行。病因病理尚难肯定。推论可能与阴茎固定装置的构造及功能失常有关。阴茎借较浅的阴茎系韧带（fundiform lig）及深部的阴茎悬韧带（suspensor lig）固定于耻骨联合前方。若先天发育不良，或由局部病变使之纤维化、挛缩，均有使阴茎向上缩回的可能。临床上，患者常夹杂精神心理因素，如焦虑、恐惧、苦恼等。

四、辨病要点

（1）本病可见于儿童及成年男子。儿童患者发病前有感寒受凉史；成人有精神刺激史，或房事后受凉史。

（2）起病急骤，阴茎、阴囊及睾丸突然内缩，少腹拘急疼痛，甚则四肢厥逆，身体蜷缩，翻滚叫嚎，小便不通为主证。有的呈阵发性，每遇风冷辄发，每日或间日发作1~2次。可伴有形寒肢冷，面色晦黯，饮食减少等全身症状。轻者仅觉阴茎上缩，小腹疼痛，腰膝酸软，但不影响性生活。

（3）阴茎短小、疲软，甚至不能触及睾丸。

（4）检查阴茎海绵体勃起组织健全。

五、类病辨别

1. 生理性缩阳　在受到寒冷刺激时，阴囊随温度下降而收缩。有时可见阴囊、睾丸明显内缩，但阴茎并不内缩，亦无全身不适，温度改变后恢复正常，为正常的生理现象。

2. 隐睾症　多是由于先天发育不良而致睾丸在出生后未降入阴囊或睾丸异位。此类患者多伴阴囊发育不良，尤以单侧隐睾症多见，多无阴茎内缩及其他兼证，根据病史可资鉴别。

六、辨证要点

1. 分虚实　本病病性有虚实两端。实证者，多见少腹拘急胀痛、绞痛，拒按，或面唇青紫，气粗烦躁，二便不通等；虚证者，则伴见四肢不温，少腹绞痛喜按揉，面色苍白，小便清长等症。

2. 审寒热　由寒邪致病者，除主症外，尚伴有肢冷畏寒，少腹拘急掣痛，喜温喜按，尿清便溏等症；热邪为病者，则见口干烦渴、尿赤、便秘等症状。

3. 辨脏腑　缩阳病与肝肾密切相关，但亦可涉及脾。盛怒伤肝者，见气急面青，胸胁胀满，急躁易怒等；脾肾阳虚者，多伴面色晦黯，四肢清冷，精神萎靡，下利清谷或小便清长等症。

七、治疗原则

本病总的治疗原则，以温肝散寒为主，兼有湿热者，治以清热利湿；阴虚火旺者，治以滋阴降火；亡阴虚脱者，治以急救回阳，脾肾阳虚者，温补脾肾；兼气滞血瘀者，佐以活血化瘀法。

八、论治要点

（一）寒中厥阴证

1. 临床表现　起病急骤，睾丸、阴囊、阴茎内缩，畏寒肢冷，舌卷唇青，体静倦卧，语声低沉，口鼻气冷，小便清长或不禁。舌质淡或紫暗，脉沉迟或沉紧。

2. *证候分析*　寒邪直入厥阴，筋脉拘挛，故见阴囊、睾丸、阴茎缩入；寒主收引凝滞，气血阻滞厥阴经脉，则致少腹拘急而冷痛；阳虚寒盛，畏寒肢冷，加之外寒侵袭，故见身体重疼；厥阴之脉，环唇内，络舌本，邪在厥阴，重则唇青舌卷。舌质淡或紫暗，脉沉迟或沉紧，皆阴虚寒中之象。

3. *治法*　温经散寒，活血通络。

4. *方药*　当归四逆加吴茱萸生姜汤。方中桂枝、细辛温经散寒；当归、芍药活血养血；甘草、大枣健脾补虚，使脾胃健运，营血得以充养筋脉；吴茱萸、生姜温肝散寒，再加通草温通血脉。

（二）脾肾阳虚证

1. *临床表现*　阴缩，畏寒肢冷，腰膝酸痛，身重少气，食少、脘腹痛，小便频数或淋漓不尽，腹泻或五更肾泻。舌淡，脉细。

2. *证候分析*　肾阳虚衰，无以温煦，内寒痼结，则腰膝酸痛，身重少气；肾虚失其固摄，膀胱失约，则尿频或不禁；脾阳不足，失其健运，则食少脘痛，腹泻；阳虚不能温煦肢体，则畏寒肢冷，甚则四肢厥逆；阴寒内盛，气血阻滞，筋脉挛缩，则小腹拘急冷痛，阴器内缩。舌淡，脉沉为脾肾阳虚之候。

3. *治法*　温补脾肾，散寒除湿。

4. *方药*　苓桂逐阴汤加减，方中附子、桂枝、胡芦巴益阳逐阴而散寒；佐以茯苓、藿香梗、苍术健脾安中化湿；以芍药、甘草缓急止痛。也可用敛阳丹加减，方中丁香、砂仁、白豆蔻、红豆、高良姜温胃散寒，理气行滞；肉桂、附子、干姜散寒止痛，回阳救逆，以助肾阳。

（三）肝经湿热证

1. *临床表现*　阴器内缩，拘挛疼痛，口干苦，伴头晕、失眠、小便热赤。舌红、苔黄腻，脉弦数。

2. *证候分析*　嗜饮醇酒厚味，损伤脾胃，湿热蕴结，浸淫肝经，阻滞经脉，熏灼宗筋，以致阴器内缩，拘挛疼痛；湿热下移膀胱、小肠，则见小便热赤、舌红苔黄腻，脉弦数均为湿热之象。

3. *治法*　清热利湿。

4. *方药*　龙胆泻肝汤。方中龙胆草泻肝胆之火，清下焦湿热；黄芩、栀子苦寒，助龙胆草清热燥湿；佐以泽泻、木通、车前子清利湿热，利尿祛邪；当归、生地益阴养肝血，以使邪去而不伤正；柴胡条达肝气，引诸药入肝经。

（四）亡阳虚脱证

1. *临床表现*　阴茎、睾丸、阴囊全部内缩，少腹紧痛，鼻青身冷，甚则面色晦黯，四肢肘膝发凉，虚喘，出冷汗，甚则不省人事。脉微欲绝。

2. *证候分析*　阳气虚衰，宗筋不得温煦，则阴缩、少腹紧痛；阳气欲绝无以依附，则鼻青身冷，面晦黯，四肢厥逆，虚喘，冷汗，不省人事。

3. *治法*　回阳固脱。

4. *方药*　三仙散，方中附子回阳救逆固脱；佐肉桂温通血脉；干姜温中散寒。可加乌药、小茴香以温暖下焦，理气止痛。

（五）阴虚火旺证

1. *临床表现*　阴器内缩、少腹疼痛，伴见潮热盗汗，五心烦热，心悸心烦，头晕耳鸣。舌红苔少，脉细弦。

2. *证候分析*　肾阴亏耗，虚火炽盛，热灼阴精，筋脉失养，不得舒纵，则阴器内缩，少腹疼痛；肾阴亏耗，虚热内蒸，阴不内守，则潮热盗汗，五心烦热；心肾失交，水不济火，则心悸心烦；津不上承，清窍失濡，则头晕耳鸣。脉弦主痛，舌红苔少，脉细数为阴虚火旺之象。

3. *治法*　滋阴降火，缓急止痛。

4. 方药　知柏地黄汤加减。方中熟地黄、泽泻补肾水，泻肾浊；山茱萸、牡丹皮温涩肝经，清虚热；山药、茯苓培补脾土，益气血之源；知母、黄柏滋肾阴，泻相火。可配黄连、肉桂交通心肾，引火归原。或合二至丸以加强清热养阴之功。

九、其他治疗

（一）西药治疗

（1）患者精神紧张，恐惧不安者，给予镇静剂。如地西泮 2.5 mg，3 次/d；或丙咪嗪 25 mg，3 次/d。

（2）如阴茎短缩，有性欲改变者，以丙酸睾酮 25 mg，2 次/d，肌内注射。

（二）中成药治疗

中成药治疗多用于病情缓解后的巩固调理。

1. 逍遥丸　每次 1 袋，2 次/d。适宜于有肝郁见证者。

2. 附子理中丸　每次 1 丸，2 次/d。适宜于脾肾阳虚证者。

3. 金匮肾气丸　每次 1 丸，2 次/d。适宜于肾阳虚者。

4. 三妙丸　每次 1 丸，2 次/d。用于肝经湿热证。

5. 疏肝止痛丸　每服 6 g，2 次/d，白开水送下。疏肝理气，活血止痛。

6. 茴香橘核丸　每服 6 g，2 次/d，温开水送服。温肾散寒，理气止痛。

（三）针灸治疗

（1）选气海、三阴交、肾俞、大敦、百会，以毫针平补平泻，灸法并用。

（2）选关元、三阴交、气海、百会，用毫针对关元、三阴交急刺补法，气海、百会加灸。

（3）用指按压三阴交、阴廉、会阴、中极、行间、昆仑穴。每穴按压 10 s。

（四）单验方治疗

1. 正阳汤　附子（去皮）、皂角（炙去皮弦）各 30 g，干姜（炒）、炙甘草各 5 g，麝香 2 g。研极细末。每服 3 g，水 1 盏，不拘时，和渣温服。（《备急千金要方》）

2. 固阳汤　黄芪 30 g、白术 10 g、茯苓 12 g、干姜 10 g、白姜 6 g、厚朴 10 g、附子 10 g、高良姜 6 g。水煎服，每日 1 剂。适用于脾肾阳虚者。（《寿世保元》）

3. 回阳丹　木香 6 g、荜澄茄 10 g、附子 12 g、硫黄 6 g、干姜 6 g、全蝎 6 g、吴茱萸 10 g，水煎服。（《类证活人书》）

（五）按摩治疗

（1）揉气海、关元、肾俞穴。两手握拳，用大拇指及中指按顺、逆时针方向交替揉按上述穴位，每次 60~80 次，3~4 次/d。（《中医男科讲座》）

（2）搓涌泉、太冲。取坐位，五指并拢，以手掌搓两侧涌泉、太冲穴各 10 min，2 次/d。（《中医男科讲座》）

（3）推小腹，取平卧位，将两手搓热，自肚脐向会阴部慢推，双手交替进行。每次 5~10 min，3~4 次/d。（《中医男科讲座》）

（六）食疗

（1）核桃仁 1 枚、炒韭菜子 6 g，水煎，黄酒饮服，每日加用 1 枚，加至 20 d，周而复始，治寒疝冷缩阳。（《家庭食疗》）

（2）生姜粥：生姜 15 g，洗净切片，葱白 3 段、粳米 100 g，共煮为粥，分次食用。（《中医男科讲座》）

（3）枸杞粥：枸杞子、白米，如常法煮粥食之。（《中医男科临床治疗学》）

（4）胡桃、栗子炒去壳，共捣碎后加糖食用。

（5）麻雀肉饼麻雀肉、瘦猪肉、葱、姜、白糖为饼，随意服食。

（七）药物外治

（1）驱寒止痛砂：方用铁砂与醋混合，使之发生温热反应，熨敷气海，可以散寒、活血、止痛；再加麻黄、川乌、草乌、肉桂、丁香、小茴香温经散寒通络；乳香、没药、马钱子行瘀治血，通络止痛。（《中医男科临床治疗学》）

（2）鲜葱1大握，捣烂以酒炒热，敷于脐与少腹，复以热水杯或茶壶盛热水置其上温烫之。（《中医男科临床手册》）

（3）老生姜30 g、四季葱心30 g、净黄土120 g、大曲酒适量。先将土炒极热，加入切碎姜葱同炒，香气出加曲酒制成糊状。放布上约1.5 cm厚，对准阴囊先熏后敷，待睾丸下落，去药。（《中草药外治经验》）

（八）心理治疗

针对曾有过缩阳症流行的地区，向群众做好宣传教育工作，澄清有关缩阳症的错误观念，讲解与缩阳症有关的医学知识及心理辅导的技巧及要领，消除患者的恐惧、焦虑等心理障碍。

十、预后与转归

本病经心理和中药、针灸治疗后，大多可在短期内恢复正常，个别病程稍长些，但均无明显的并发症。

十一、预防与护理

（1）积极锻炼身体，增强体质；慎起居，避免感触四时不正之气。

（2）调畅情志，以防郁怒伤肝，五志化火而诱发本病。一旦患病，应保持情绪稳定，消除恐惧心理。

（3）节房事，保肾精；忌食生冷、油腻之品及寒凉药物。

（4）发病时，切勿用牙齿或老虎钳夹咬阴茎，以防损伤，引起感染。

十二、现代研究进展

缩阳是以阴茎内缩为主要表现的一种急性男科杂病，虽非多见，但罹患者甚为痛苦，以往仅见于零星文献记录。近年来随着中医男科学研究的进展，运用中医中药治疗本症报道有所增加，认识逐步深入，治疗方法逐渐完善，引起了学术界的重视。

（一）病因病机

本病的发生，与肝肾二经密切相关。因肝脉绕阴器，主宗筋，肾主二阴，故邪犯肝肾二经均会导致缩阳的发生，但有寒热虚实之异。

1. 寒滞肝脉　素体阳虚阴盛，外感寒湿，邪入厥阴，寒湿凝滞肝经脉络，筋脉收引拘急，故有缩阳之疾。

2. 肾阳亏虚　先天禀赋不足，或恣情纵欲，致肾阳亏虚而失温煦，火衰寒盛，凝于宗筋，故而挛缩疼痛。

3. 热邪痹阻　素体阳盛，外感邪气而从热化，或复感湿热，热邪下注，痹阻经脉，气血不能濡养宗筋，故而阳缩疼痛。但因热致者较少见。

此外，也有人报道因寒湿或湿热引起者。

（二）治法

1. 温肝缓急法　温肝散寒，缓急止痛是治疗缩阳的常用治法，此法常用于寒凝肝脉者，陈氏用暖肝煎加味（附子、肉桂、当归、枸杞子、沉香、吴茱萸、小茴香等）治愈寒邪侵袭，寒滞肝脉，而阴茎缩入2例。黄氏对寒犯厥阴所致的缩阳，用四逆吴茱萸汤加白芍，同时配合艾灸、外敷等法。蔡氏用当归四逆汤化裁：当归12 g、白芍15 g、细辛3 g、肉桂（分冲）2 g、附片（先煎）9 g、茯苓12 g、柴胡12 g、香附12 g、熟地黄15 g、小茴香9 g、甘草6 g。水煎服，每日1剂，半月而愈。

2. *温肾暖肝法* 适用于肾阳虚者。傅氏用加味右归丸加减：熟地黄 15 g、山茱萸 12 g、山药 15 g、菟丝子 15 g、附子（先煎）10 g、当归 12 g、枸杞子 12 g、肉桂 9 g、鹿角胶（另烊）18 g、巴戟天 12 g、锁阳 12 g、连服 10 剂，治愈 1 例得病 9 年的患者，随访 3 年，未见复发。此外，还有人用肾气丸、右归饮、十补丸、参茸固本丸、参附汤合涤痰汤等加减进行治疗。

3. *温散降逆法* 以公丁香 1~3 g、吴茱萸 2~6 g、川楝子 12~24 g、荔枝核 15~20 g、炙甘草 5 g 为基础方并随证加减治疗。表寒未解加荆芥、细辛；里寒甚加附片、肉桂；气虚加黄芪、党参；血虚加当归、熟地黄。

4. *泄热缓急法* 此法适用于因热而缩阳之症。湿热下注者方用龙胆泻肝汤、三仁汤等加减；湿热而偏肾阴亏虚者，用知柏地黄汤合三妙散加减；肝经实火者，用四逆散合承气、白虎汤加减，并用雄鸡 1 只，从腹部剖开，入雄黄末 1 g，喷好酒 1 口，敷于脐上（鸡头向上）30 min 除去。

5. *行气活血法* 颜氏曾治 1 例，患阴囊萎缩半载，脉细涩，舌质紫，此乃王清任谓“气血凝滞，脑气与脏气不接”所致。用血府逐瘀汤加韭菜子 9 g、蛇床子 9 g，服 28 剂痊愈。徐氏曾治 1 例，因大怒后致阴缩，唇紫，脉沉带涩，左关尺尤甚，用柴胡 15 g，枳壳、谷芽、麦芽、当归、熟地黄、山药各 12 g，白芍、淫羊藿各 20 g，杜仲 10 g，肉桂 5 g，附子（先煎）12 g，水煎服，1 剂阴茎复原，随访未复发。

（三）专方专药

温阳解挛汤组成为：制附片（先煎）、酒白芍、炒干姜各 30~60 g，吴茱萸、炙甘草各 15 g，桂枝、细辛（其用量只作参考——笔者注）、当归、小茴香各 10 g。如伴四肢厥冷，大汗淋漓、心慌气短，脉细微欲绝者，加山茱萸、乌药、肉苁蓉、生黄芪；宿有阳痿、早泄，又兼四肢厥冷、汗出心悸，脉细弱或沉迟无力者，加肉桂、菟丝子、茯苓、党参；因恼怒气郁所激发者，减附子、干姜、吴茱萸、炙甘草之用量，加柴胡、郁金、青皮。病轻者，每日服 1 剂，分 2 次服，晚上再煎第 3 次，用药汤熏洗外阴；病重者，每日进 2 剂，并熏洗 2 次。以上方（部分患者配合针灸关元、三阴交）治疗缩阳，治愈率为 90.9%。

陈占雄等用自拟归逆二妙汤加减化裁治疗为主，组方：当归 15~20 g、白芍 10~30 g、桂枝 9 g、炙甘草 10 g、木通 6 g、吴茱萸 10 g、蜀椒 3 g、小茴香 5~10 g、苍术 15~20 g、黄柏 10 g、大枣 4 枚。伴小腹拘急疼痛明显者加木瓜 10~30 g、制附片（先煎）10~15 g、台乌 10 g；每因情绪波动而诱发者加柴胡 15 g、香附 10~30 g；五心烦热，盗汗明显，腰膝酸软者加生地黄 30 g、五味子 15 g；气短乏力明显者加人参（另煎兑入）10~20 g、生黄芪 20~50 g；小便频数，淋漓不尽涩痛者加瞿麦、萹蓄各 10 g，每日 1 剂，水煎分 3 次温服，10~15 d 为 1 个疗程，一般 1~3 个疗程痊愈。每剂均煎熬 2 次，每次加凉水 300 mL，各取汁 150 mL，两煎混匀取汁共 300 mL，每次 100 mL，温服，每日 3 次。

（四）针灸治疗

针灸治疗缩阳方法简便，收效快速，效果良好，是常用的急救方法。

1. *体针疗法* 体针取穴有多组，一是取关元、长强针刺治疗；二是强刺会阴、关元、气海为主治疗；三是强刺人中、百会、命门、腰阳关、委中，足三里、三阴交等治疗。

2. *灸法* 即以艾条灸治。用艾卷直接灸三阴交、气海、关元、百会，并用艾条悬灸龟头。

3. *针灸并用法* 针刺关元、肾俞、三阴交、内关，并针后加灸关元、肾俞。

4. *电针疗法* 取穴气海、关元、蠡沟电针治疗，或电针合谷，并配针刺太冲也可收效。

（五）外治

刘氏对初诊的阴缩症，急用鲜葱捣烂，酒炒敷脐，上面覆盖炒热的盐（盛袋内）烫之，用煎服中药的第 3 煎熏洗外阴。病重者配合针刺关元、三阴交穴。查氏外敷法治疗受寒睾丸缩入腹内作痛。用老生姜 30 g、四季葱心 30 g、净黄土 120 g、大曲酒适量，先将黄酒煮至极热，加入切碎的葱姜同煮，待嗅到姜葱香气时，倒入适量大曲酒拌煮成糊状。取出放在一块厚布上摊平至 1.5 cm 厚，对准阴囊，先熏后敷，待睾丸落回阴囊后，去药。

（六）展望

缩阳虽属文化精神综合征的一种，在个别地区有小流行的趋势，需要进行有效的临床流行病学研究，切实找出一种或几种较为理想的中医治疗方法，也是中医对精神科学的一个贡献。

参考文献

[1] 许寿摘．缩阳症［J］．新中医，1977，增刊（2）：9.
[2] 李寿山．吴茱萸治疗缩阳症［J］．新中医，1986（2）：51.
[3] 施家萍．针刺治疗阴缩症2例［J］．中医杂志，1987（5）：54.
[4] 刘贵仁．温阳解挛汤治疗缩阴症22例［J］．黑龙江中医药，1987（2）：15.
[5] 黄寅生．略谈缩阴症之治疗［J］．浙江中医杂志，1985（8）：37.
[6] 赵慧敏．龙胆泻肝汤治阳痿、阴缩案例［J］．新中医，1989（6）：40.
[7] 田润芝．阴缩治验2则［J］．河北中医，1987（6）：25.
[8] 徐之昂．阴缩证治验［J］．四川中医，1986（4）：31.
[9] 蔡庆堂．治愈阴缩症2例［J］．四川中医，1986（4）：31.
[10] 王顺明．用温肾暖肝法治验阴缩症1例［J］．江苏中医，1985（3）：16.
[11] 徐朝强．缩阳治验［J］．江西中医药，1986（6）：27.
[12] 金绍远．缩阴治验1例［J］．江西中医药，1987（4）：61.
[13] 卓权．小儿缩阴治验1例［J］．新中医，1989（1）：39.
[14] 刘日．温散降逆法治验缩睾几例［J］．广西中医药，1985（5）：18.
[15] 唐嗣景．缩阴1例治验［J］．北京中医，1987（1）：61.
[16] 包高文．阴缩治验［J］．四川中医，1987（8）：25.
[17] 冷方南．误诊挽治医案评析［J］．上海中医药杂志，1984（2）：32.
[18] 徐守超．阴缩［J］．四川中医，1983（5）：30.
[19] 谢明德．针刺治愈缩阳症2例［J］．广西中医药，1982（6）：45.
[20] 杜兴润．针刺治愈阳缩症［J］．四川中医，1987（7）：43.
[21] 林树荣．艾灸治愈缩阳症1例［J］．浙江中医杂志，1966（3）：33.
[22] 陈素君．针灸治疗阴缩症2例［J］．陕西中医函授，1986（3）：53.
[23] 付行先．针灸治愈阴缩1例［J］．江西中医药，1987（3）：7.
[24] 罗飞．电针合谷穴为主治疗阴缩［J］．浙江中医杂志，1989（4）：164.
[25] 查小农．治受寒睾丸缩入腹内作痛［J］．中草药外治验方选．合肥：安徽科学技术出版社，1987. 28.
[26] 陈占雄，董调红．归逆二妙汤治疗缩阳症11例的体会［J］．中外医学研究，2012（10）：20.

第九节 男子阴吹

一、概述

男子阴吹是指男子前阴（尿道）时时有出气感，状如谷道矢气状，甚则可吹动鸡毛或棉絮为主要特征的病症。临床较少见。一般无明显兼症，偶有腰骶部酸痛或小腹闷胀者。多与便秘和膀胱气机失调有关。与西医学之“气尿”有相似之处。

本病的病因病理，多由脾肾亏虚、气虚下陷所致，也可见于泌尿生殖系术后的患者。其病位属肝、肾、膀胱，多数患者调治后可痊愈。

二、沿革

“阴吹”病名始见于汉代张仲景《金匮要略》。此指女性阴吹。男子阴吹则见于后世文献的零星记载中。

《金匮要略·妇人杂病脉证并治第二十二》中说：“有妇人阴吹，阴户中喧搏闻声，为胃气下泄，谷气实使然。用猪膏发煎导之，猪膏半斤，乱发鸡子大者三枚和煎，发消药成矣。分再服，病从小便出也。”清代尤怡《金匮要略心典》中说：“阴吹，阴中出声，如大便矢气之状，连续不断，故曰正喧。谷气实者，大便结而不通，是以阳明下行之气，不得从其故道，而乃别走窍也。”清代张璐《医学入门》中也说：“阴吹正喧，乃妇人恒有之疾，然多隐忍不言，以故方书不载。”清代吴鞠通《温病条辨》也提出了饮家阴吹，用橘半桂苓枳姜汤治疗，可见诸家所言皆妇女专有之疾，而男子阴吹甚少见之，录之仅供参考。

三、病因病理

本病病因目前尚不完全清楚。经文献研究发现其与受寒、滥服镇静药物、某些会阴部手术有关。以阳明气滞、脾肾亏损、气虚下陷为主要病机。

阳明气滞者，多与饱食劳累之后，内伤冷饮，寒滞阳明，寒气内凝小肠，横窜膀胱，以致膀胱气化异常。

脾肾亏损者，多见素体阳虚之人，外受寒邪，内伤房事，以致外寒下引膀胱，脬转囊缩，脾肾受损，导致二阴泄气而成。

气虚下陷者，多见中气素亏之人，误服药物，独窜膀胱，气泄而出。

四、辨病要点

（1）尿道口间断有气体排出，甚至吹动羽毛或棉絮。

（2）一般无明显症状。偶可有少腹痛，腰骶部酸痛，甚则缩阳。便秘时尤易发生。

五、治疗原则

本病的治疗重在查明原因，根据不同主症，采取温通散寒、补中益气、温肾助阳之法，使膀胱气化复常。

六、论治要点

（一）肾虚寒滞证

1. 临床表现　阴吹多发生在外受寒湿、乘凉行房之后。症见畏寒、小腹剧痛，甚则缩阳，溺气频频，精神萎靡，面色晦黯。舌淡苔白，脉沉。

2. 证候分析　阴部为肾所司，外阴受寒，筋脉挛缩，故见畏寒，小腹剧痛，甚则缩阳；外寒内引膀胱，膀胱气化失常，则溺气频出；肾阳虚，元阳不足，故见精神萎靡，面色晦黯等证候。

3. 治法　温阳散寒。

4. 方药　吴茱萸汤合当归四逆汤加减。方中吴茱萸汤温经散寒；当归四逆汤温阳补血，使阳得阴助，生化无穷。

（二）脾肾阳虚证

1. 临床表现　尿道泄气，排尿时尤甚，腰膝酸冷，小腹重坠，夜寐不安，饮食生冷则加重。舌淡苔白，脉沉弱。

2. 证候分析　腰为肾之府，肾阳不足，外受寒邪，内伤于肾，以致肾虚日甚，又逢房劳则使内外寒邪夹袭外阴，故见腰膝酸冷、小腹重坠；脾阳不足，饮食不能温化，则饮食生冷尤甚。

3. 治法　补中益气，温肾助阳。

4. 方药　补中益气汤合金匮肾气丸加减。方中补中益气汤温补脾阳，内驱腹寒；金匮肾气丸温肾壮阳，使脾肾之阳得复。

七、其他治疗

中成药治疗

1. 附子理中丸　每次1丸，2次/d。
2. 金匮肾气丸　每次1丸，2次/d。
3. 补中益气丸　每次1丸，2次/d。

八、预后与转归

本病一经治疗，便可及时治愈，无明显的后遗症。但要注意查明有无其他的器质性变化，以免误诊。

九、预防与护理

（1）避免阴部受寒，节制房事。
（2）饮食有节，保持大便通畅。
（3）有膀胱直肠瘘者，积极治疗。
（4）适量运动。

第十节　男子梦交

一、概述

梦交是指梦见与异性交媾，且没有排精。又称梦接纳，梦与鬼交，梦与邪交。其后伴有神经精神症状的病症。女子多见，男子偶见。本病多见于青年期热恋中的男性青年，也可见于婚后久旷的成年男性。

二、沿革

在历代医书中，女子梦交论述较多，而男子梦交的记载甚少。早在《内经》就有梦交的论述，《灵枢·淫邪发梦》说："厥气……客于阴器，则梦接纳"。并根据"有余于外，不足于内"的病机特点，提出"补之立已"的治疗原则。汉代张仲景《金匮要略·血痹虚劳》说："脉得诸芤动微紧，男子失精，女子梦交，桂枝龙骨牡蛎汤主之。"认为男子梦遗，女子与梦寐间常有所遇都是属于同类的病证。《玉女秘诀》有一节专门讨论此病的病因、证候、诊治等，并提出了"鬼交"的病名。《外台秘要》曰："男梦见女，女梦见男，交欢日久成劳，愁悲忧恚，怒喜无常。"认为梦交太过频繁，可造成精神失调。明代张景岳《景岳全书·妇人规》中有专章讨论"妇人梦与鬼交"。明代王肯堂《证治准绳·妇科》中也论述了"与鬼交通"，并提出用"茯神散""桃仁丸""妙香散""别离散""朱砂散"等方治疗妇人梦与鬼交。这些经验用方治男子梦交有一定的作用。清代喻昌《医门法律》认定"瘀积不行，就会夜梦鬼交"。

三、病因病理

梦交的主证是梦中性交，早期常无它觉，中期多有轻重不等的神志活动失常的现象，尤其是意志脆弱，梦交频发者，如卒然自笑，独喜幽静，精神恍惚，无故悲泣等，后期每因隐私难言讳疾忌医而渐趋劳损之途。在古代一些方书中，常把男子梦交与梦遗合论，实质上该病与梦遗不完全相同，但其病因病理则有相似之处，综观前人所论不外肾阴不足，心肝火旺，神不守舍，相火妄动所致。现代性医学对梦交尚缺乏系统和深入的研究，多数人认为此病与性幻觉、精神抑郁有关。

四、辨病要点

（1）多有情志抑郁或性幻觉史。

（2）于睡眠中发生，并有遗精、疲倦、汗出、头晕、心悸，甚则遗尿等症状。

（3）理化检查可无异常，偶有脑电图的异常。

五、类病辨别

梦遗　梦中排精，常不觉与异性交往；梦交时可只梦而无排精，也可排精且常自知。

六、治疗原则

本病的治疗原则在于调整阴阳，滋阴降火，养血柔肝，安神健脑。

七、论治要点

（一）阴阳失调证

证属阴阳失调者，多因禀赋不足，正气自虚，或房劳，情志所伤，耗夺真阴或患者体虚不复，阴损及阳，阳损及阴，以致阴阳失调，互不维系，神志不宁，梦交偶作。

1. 临床表现　多因禀赋不足，正气多见素体虚弱、久病阴虚火旺之人，先期多有失眠史、失恋史，梦交后周身乏力、汗出或伴遗精、心悸、头晕、脱发。舌淡红、苔薄白，脉虚弱。

2. 证候分析　阴平阳秘，精神乃治；阴阳失和，则神不守舍，幻象重生，故见失眠、梦中交媾；气血不和，心神失养，则心悸、汗出。

3. 治法　调和阴阳，重镇安神。

4. 方药　桂枝加龙骨牡蛎汤加灯心草、地榆。方中桂枝加龙骨牡蛎汤重在调整阴阳，镇静安神；灯心草善通脑髓；地榆补脑安神，兼有精气不足者加鹿角霜填精助气；阴血不足者加龟甲、冬虫夏草补血滋阴；精神恍惚者加麝香、鬼箭羽辟秽醒神。

（二）心脾两虚证

证属心脾两虚者，多因思虑过度劳伤心脾，或化源不足、心失濡养，以致意志不遂，神无所依而梦交时作。

1. 临床表现　多见脾气虚弱、神衰体倦之人。梦交后头昏，心悸，健忘失眠、睡中多梦，甚则精神恍惚，倦怠乏力。舌淡、苔薄，脉细数。

2. 证候分析　心主藏神，思虑过度，损伤心脾，心血不足，则神不安定，故见心悸失眠，或梦中性交；脾失运化，化源不足，则倦怠乏力；舌淡苔薄，脉细数则为心脾两虚之候。

3. 治法　调补心脾。

4. 方药　妙香散加减。方中人参、黄芪益气生精；山药、茯苓健脾补脑；朱砂、远志清心宁神定志；木香行气；桔梗升清；佐以牡蛎补脑填精安神，当归养血安神。

（三）肝肾阴虚证

证属肝肾阴虚者，多因寡居久旷，意动神摇，或年少气盛，情发于中，或年老精亏阴气虚衰，以致相火无制，阳不入阴，心神不能应时内舍而梦交频作。

1. 临床表现　多有情志不遂史，或见于肾阴不足，或见于手淫过度之人。梦交后常感头昏目眩，腰膝酸软，口燥咽干。舌红、少苔，脉细数。

2. 证候分析　情志不畅，肝郁气结，气郁化火伤阴风水上扰，则头昏目眩；所愿不遂，手淫过度，损伤肾精，则腰膝酸软，口燥咽干。

3. 治法　滋补肝肾，交通心肾。

4. 方药　六味地黄丸合交泰丸加味。方中六味地黄丸滋阴补肾，交泰丸交通心肾；佐以当归养血调血，配刺五加补脑安神。

八、其他治疗

（1）补脑安神液每次 1 支，2 次/d。

（2）安神定志丸每次 1 丸，2 次/d。

九、预后与转归

本病经中药治疗，大多可以治愈，个别患者需经常服药治疗，或配合食疗。

十、预防与护理

（1）调节情志，保持心情舒畅。

（2）节制房事，戒除手淫。

（3）积极参加有益于身体健康的活动，忌看色情画刊及音像制品等。

第十一节　男子阴冷

一、概述

阴冷是指自觉前阴寒冷为主症的疾病，常伴有少腹寒冷，性欲淡漠。阴冷之证以成年人多见，未婚者少有之，其性别差异不大。男子阴冷常伴阳痿、阴缩；女子阴冷多见腹内冷痛、白带异常，甚至宫寒不孕。本节只讨论男子阴冷。

男子阴冷的病因多与外感寒邪和肾阴虚衰有关，也可因肝经湿热所诱发。

本病多为自觉症状，体检时常无异常改变，中药治疗具有较好的疗效，多数患者一经治疗，不久便可治愈。

二、沿革

阴冷之名最先见于《金匮要略》，张仲景首先提出了“阴头寒”的概念，并认为与“失精”有关。如《金匮要略·血痹虚劳病脉证治第六》指出：“夫失精家，少腹弦急，阴头寒，目眩，发落，脉极虚芤迟，为清谷、亡血、失精，脉得诸微动芤紧，男子失精，女子梦交，桂枝加龙骨牡蛎汤主之。”隋代巢元方强调指出了阴冷病因是因虚劳阴阳俱虚，或外感风寒，如《诸病源候论·虚劳阴冷候》说：“阴阳俱虚弱故也。肾主精髓，开窍于阴。今阴虚阳弱，血气不能相荣，故使阴冷也，久不已，则阴萎弱。”唐代孙思邈的《备急千金要方》增加了生椒用布帛裹丸囊的外治法。明代黄武的《医学纲目》进一步丰富了阴冷的治疗学内容，如固真汤、补肝汤、清震汤等。清代张璐的《张氏医通》认为：“阴萎弱而两丸冷，阴汗如水，小便后有余滴臊气，尻臀并前阴冷，恶寒而喜热，膝亦冷，此肝经湿热。”并选龙胆泻肝汤、柴胡胜湿汤来清利肝经湿热，颇切合病机。

总之，阴冷之病位在肾与肝，其病因病理多与命门火衰、寒凝肝脉、肝经湿热有关，并逐渐形成了富有特色的治疗体系。

三、病因病理

产生阴冷的病因主要与外受寒邪，如手淫过度，坐卧当风，久坐寒湿之地，乘凉洗冷，以及过食生冷有关。其病机主要是肾阳虚衰，寒滞肝脉。外感湿热或湿热内生，致肝经湿热，亦可引起阴冷。

肾阳虚衰者，多因先天禀赋素弱，肾气不足，或房事不节，或手淫过度，斫伤肾精，使肾阳虚衰或阴阳俱虚。肾阳不足，寒自内生，气血不能相荣，故致前阴寒冷。

寒滞肝脉者，多因突遭冰雪侵袭，或久卧冰冷之地，寒邪凝滞肝脉，宗筋失于温养，亦可致阴冷。

肝经湿热者，多因感受湿热之邪，或过食肥甘，湿热内生，蕴结肝经，足厥阴肝脉被湿热所阻，而前阴失于气血之荣，以致出现前阴湿冷之症。

四、辨病要点

（1）自觉阴囊及阴茎寒冷，甚至睾丸抽痛。

（2）一般无特殊体征，个别患者可见阴囊皮肤紧缩，温度低，或伴有阳痿不举。

（3）理化检查无异常。

五、类病辨别

1. 阴缩　可因受寒引起，起病急骤前阴冷缩入内，多合并阴冷、阳痿，不能交合，阴缩好转后常留有阴冷。

2. 阳痿　部分阳痿患者可伴阴冷症状，但以性欲低下、阳痿不举、不能同房为主。

六、辨证要点

1. 抓住特征，明确病因　本病发作急骤，外阴冷痛，多由寒滞肝脉所致；肾阳虚衰与肝经湿热者，起病相对缓慢。肾阳虚衰者，以阴茎觉冷、阳痿、遗精为特征；肝经湿热者，以阴茎及阴囊湿冷、臊臭为特征；寒凝肝脉者，以阴茎、睾丸冷痛，甚则内缩为特征。因此，要注意审证求因，以便抓住特征，辨证论治。

2. 辨别兼症，以察病机　阴冷之症，病因不同，病机有别，除抓住主要特征外，还要注意辨别兼证，综合分析，以察病机。阴冷兼肾阳虚衰者，病位在肾，当属肾阴虚衰型；阴冷兼肝经湿热者，病位在肝，为湿热阻闭，阴器失荣；阴冷而痛、兼少腹冷痛等症者，病在肝，为寒邪凝滞肝脉之证。

七、治疗原则

本病的治疗，肾阳不足者，当以温阳补肾；寒滞肝脉者，当以暖肝散寒；肝经湿热者，当以清利湿热。

八、论治要点

（一）肾阳不足证

1. 临床表现　起病缓慢，阴茎、阴囊自觉寒冷，精神倦怠，腰膝无力，肢冷畏寒，五更泄泻，小便清长，阳痿，遗精。舌体胖嫩，脉沉迟。

2. 证候分析　肾主骨，开窍于二阴，肾阳虚弱、寒自内生，不能温养腰膝、骨骼及前阴，故见阴囊、阴茎寒凉，腰膝酸软；阳气不足，气衰神疲，故见精神倦怠；肾阳不足，脾阳失温，运化无权，则五更泄泻，小便清长；肾主生殖、肾阳不足，命门火衰，故见阳痿；肾精不固，则遗精。

3. 治法　温肾壮阳。

4. 方药　扶命生火丹加味。方中鹿茸、巴戟天、附子、肉桂、肉苁蓉、杜仲等温肾壮阳以补命门之火；熟地黄、山茱萸、五味子等滋补肾精以养阴血，以达阴阳相济，阳得阴助则生化无穷的目的；人参、黄芪、白术等益气健脾，补脾气以助肾阳。

（二）寒滞肝脉证

1. 临床表现　起病急骤，阴茎及睾丸寒凉，疼痛，甚至内缩，面色皖白，蜷卧，伴少腹冷痛。舌淡苔白而滑润，脉沉弦或迟。

2. 证候分析　足厥阴肝脉绕阴器、抵少腹，寒邪凝滞肝脉，则宗筋失温，故阴茎睾丸寒凉；寒凝肝脉，寒主收引，则肝脉拘急不通，故少腹及阴器疼痛，如《素问·举痛论》说："寒气入经而稽迟，泣而不行，客于脉外则血少，客于脉中则气不通，故卒然而痛。"阴寒邪盛，阳气不能外达以温煦形体，故形寒肢冷、蜷卧。舌淡苔白而滑润，脉沉弦或迟，为寒客肝脉之征。

3. 治法　补肾暖肝，温经散寒。

4. 方药　暖肝煎合椒桂汤。方中肉桂、川椒、吴茱萸、小茴香等暖肝、温经、散寒；沉香、乌药、青皮等行气止痛；柴胡疏达肝气，引诸药归经。

（三）肝经湿热证

1. *临床表现*　起病较缓，阴茎自觉湿冷，汗出，阴囊湿痒，有臊臭气，伴胁肋胀痛，腹胀，厌食，口苦而渴，大便不调，小便黄赤。舌质红、苔黄腻，脉弦数。

2. *证候分析*　湿热之邪蕴结肝经，经络被阻，血气不能外荣，故阴茎湿冷；湿被热蒸，下迫阴器，故阴部汗出，阴囊湿痒；湿热蕴蒸下焦，故阴部臊臭；湿热蕴结肝经，肝疏不利，故胁肋胀痛；肝木横逆侮土，脾胃受病，运化失司，故腹胀而厌食；胆气上泛则口苦；湿热内蒸则口渴；湿热内蕴，湿偏重则便溏，热偏重则便干，故大便不调。小便黄赤，舌质红、苔黄腻，脉弦数，皆湿热内蕴之征。

3. *治法*　清热利湿。

4. *方药*　龙胆泻肝汤。方中龙胆草、栀子、黄芩、柴胡等清泻肝热；车前子、木通、泽泻清利下焦湿热；当归、生地黄滋阴养血，以防苦燥伤阴。

九、其他治法

（一）中成药治疗

1. *金匮肾气丸*　每次1丸，2次/d。

2. *右归丸*　每次1丸，2次/d。

（二）饮食疗法

1. *桂圆红糖生姜汤*　每日用桂圆、生姜各9~15 g，加红糖25 g，水煎饮服。

2. *红烧狗肉*　每日适量餐食，连用3 d。

（三）针灸疗法

1. *体针*　取关元、气海、次髎、府舍、归来、肾俞、三阴交、复溜、命门等穴。每次取3~5个穴位，隔日1次，10次为1个疗程。手法以补法为主，部分穴位可加灸。适用于寒滞肝脉或肾阳不足者。

2. *耳针*　取肾、膀胱、皮质下、内分泌、外生殖器、神门、耳道等穴，每次取3~5个穴位，隔日1次，10次为1个疗程。

（四）单验方治疗

（1）助阳散干姜、牡蛎各30 g。共研为末，以烧酒调稠糊状，搽手上后握住阴茎。（《东医宝鉴》）

（2）小茴香30 g、大茴香30 g、川椒15 g、大葱适量。将前3味药研末，大葱切碎炒热，加药末后以绵包外敷少腹及阴茎。适于寒滞肝脉者。（《中医男科学》）

（3）川椒、艾叶各等份，煎汤熏洗外阴。另用蜂房烧灰，夜卧前敷阴茎。（《中医男科临床手册》）

（五）推拿治疗

1. *脐旁横摩法*　用手掌或食指、中指、无名指指腹附着于脐旁，有规律地横向抚摩，120次/min。

2. *下腹横摩法*　用手掌或食指指腹附着于气海、石门、关元穴，有节律地横向抚摩，120次/min。

3. *揉命门法*　用手掌大鱼际、掌根部或手指指腹吸定于命门穴，轻柔缓和的回旋揉动，120~160次/min。（《中医男科临床治疗学》）

十、预后与转归

本病经过治疗，多可痊愈。无明显变证，少数人有阳痿，经治疗可逐渐恢复。

十一、预防与护理

（1）避免感寒冒雨，防止寒湿之邪侵袭。

（2）居室注意保暖，以免房事受寒。

（3）一觉阴寒，及早治疗，防生他变。

十二、现代研究进展

阴冷是一种自觉阴茎及阴囊寒冷的病证，可因肾阳虚衰、寒滞肝脉、肝经湿热所致。因其发病较少，临床报道不多，现仅就有关文献综述如下。

（一）病因病机

男子阴冷主要与肝肾病变有关。素体阳虚，寒湿内生，或久居潮湿之地，寒湿内侵而致阴茎、阴囊寒冷；或体质虚弱、肾阳不足，或房事不节，损伤肾阳，以致命门火衰，不能温煦阴器，以致阴茎、阴囊寒冷。

（二）证候分类及治法

临床辨证论治时，若属寒湿凝滞，则用温肝散寒理气之法，方选十补丸加减；系命门火衰者则宜温补元阳，方选右归丸；若肝肾俱寒，则应温肾益火、暖肝散寒，方用加减内固丸加减。朱氏调理阴阳法，方选桂枝龙骨牡蛎汤治愈1例阴冷患者，效果显著。

参考文献

［1］陆拯．症状辨证与治疗［M］．杭州：浙江科学技术出版社．1980：36.

［2］朱进忠．桂枝龙骨牡蛎汤的临床应用［J］．山西医药杂志，1976（4）：31.

第十二节　狐惑病

一、概述

狐惑病是一种以口腔、前后二阴反复发生蚀烂溃疡，伴有眼疾及全身症状为特征的疾病，即现代医学贝赫切特综合征（白塞病）。成年人多见，男女均可罹患，治疗周期相对较长，可有自愈性，但常有反复，也可伴丘疹、红斑和关节病变。因其临床表现复杂多变，又可出现神情恍惚，惑乱多疑的精神症状，故名狐惑，前人认为蚀于阴部为狐，蚀于咽部为惑，同时发生者为狐惑，也有“射工”和“水弯”为病之说。

二、沿革

“狐惑”一名首见于汉代张仲景《金匮要略·百合狐惑阴阳毒病脉证治第三》，其文曰：“狐惑之为病，状如伤寒，默默欲眠，目不得闭，卧起不安。蚀于喉为惑，蚀于阴为狐，不欲饮食，恶闻食臭，其面乍赤、乍黑、乍白，蚀于上部则声喝嘎，甘草泻心汤主之。”“蚀于下部则咽干，苦参汤洗之。”“蚀于肛者，雄黄熏之。”“病者脉数，无热微烦，默默但欲卧，汗出，初得之三四日，目赤如鸠眼，七八日，目四眥目内眦黑。若能食者，脓已成也，赤豆当归散主之。”对本病的概念、临床表现、治疗方药等均有详尽记载。晋代王叔和《脉经》除记述本病外，另立猪苓散治疗。隋代巢元方《诸病源候论·卷八·伤寒病诸候下》指出狐惑病：“初得壮如伤寒，或因伤寒而变成斯病。”并认为“此皆湿毒气所为也”，对本病的病因病机提出了初步见解。此外，“湿匿”病临床表现，也与狐惑相似。唐代孙思邈《备急千金要方》提出本病病因是“湿毒气所为”，以黄连、薰草内服治疗。唐代王焘《外台秘要》记载与《金匮要略》相似，但附方后指出本病忌食猪肉、冷水、菘菜、海藻、羊肉汤等。宋代朱弘《类证活人书》提出“狐惑与湿匿皆虫证”的看法。元代赵以德《金匮玉函经二注》提出本病的发生“非独伤寒变是证，凡热病者得生虫也”，并指出“虫生于湿热败气瘀血之中。”认为狐惑是因湿热生虫所致，以后不少医家多尊此说。明代黄武《医学纲目》、李梴《医学入门》、张景岳《景岳全书》中对本病多有论述。清代魏念庭《金匮要略方论本义》说："狐惑者，阴虚血热之病也"，"治虫者，治其标也；治虚热者，治其本也"。提出了阴虚血热之病因。清代吴谦《医宗金鉴》则认为："狐惑、牙疳、下疳等疮之古名也。近时唯以疳呼之。下疳即狐也，蚀烂肛阴；牙疳即惑也，蚀咽、腐龈、脱牙；穿腮、破唇。"并指出："外治之法，苦参汤，雄黄散解毒杀虫，尚属有理。内用甘草泻心汤，必传写之误也。"清代唐容川《金匮要略浅注补正》认为：狐惑当改为"狐蜮"，"蜮"相传为水生小虫，有水弩、射工、短狐等称。唐氏认为："狐蜮二字为对举，狐字着实，蜮字托空，文法先不合矣。虫蚀咽喉，何惑之有？盖是惑字之误耳。'惑'字，篆文似蜮，传写滋误。"推断本病为虫毒所致，确认甘草泻心汤治狐惑病之疗效："余亲见狐惑证胸腹痞满证，投此立效。"历代医家对狐惑之名众说不一，但结合其临床表现与现代医学的贝赫切特综合征，即白塞氏病相一致。

三、病因病理

（一）中医病因病机

狐惑之病因，历代医家意见不一，有人认为系因伤寒而成，有人认为系湿热毒气所为，有人认为系虫蚀上下。但一致认为该病与湿热相关，多由感受湿热邪毒，或脾湿过盛，郁久化热，或热病之后，余毒未清；或津液耗伤，阴虚内热；或久病气虚，脾土失运，湿邪内蕴，以致湿热毒气或虚火内扰脏腑，循经上犯、下注而成。湿热熏蒸多是感受湿热邪毒，或素体湿盛，脾湿内蕴，郁久化热，以致湿热毒气蕴结脏腑，内扰外蒸，循经上攻，则口、咽、眼溃烂；下注则外阴溃烂，遂成本病。阴虚火炎多是热病后期，阴液耗伤，或吐泻日久，伤津亡液，以致阴虚而生内热，或素体阴虚，渐生虚火。虚火循经外浮，则窍生痈疡。气虚湿郁多是素体脾虚，或久病气虚，或久服苦寒，损伤中阳，以致中气虚弱，脾失健运而湿浊内生，湿郁日久，化热内扰，流注经络，伤及外窍，则发痈疡。近代医家苏晓认为病位当从心、肝、肾三脏论治，起病即湿火热毒之邪入侵机体，脏腑功能失调，气血阴阳不顾，毒邪湿气循经走窜，循肝经而上，虚火上炎而发目赤眼痹；随心火上炎见咽喉反复溃烂；下注肝、肾二经则见阴部溃疡。治宜清泻心火，滋阴疏肝，养阴清热疗法贯穿整个疾病治疗过程。苏励认为该病病机以脾失健运为本，肝经湿热瘀毒为标，治疗时辨病与辨证相结合，辨邪正盛衰，以清热利湿、化瘀解毒为先，扶正祛邪思路贯穿始终，并根据患者病情轻重缓急及证候，采用中医辨证分期而治。张鸣鹤认为该病病机为湿、热、毒、瘀、虚五类，热、毒是起病诱因也是其病机关键。湿、热亦可分为上中下三焦而论，中焦湿热是疾病之源，祛除中焦湿热是中医治疗和防范疾病起病的关键所在。其治疗上主张分期而治，辨证论治，将清湿热，祛毒邪贯彻始终，兼活血化瘀、滋阴清热，活动期加以收肌敛疮，同时兼护胃气，以防湿毒邪气入侵。综上狐惑病发病之初，多由外淫湿火热毒之邪入侵机体而致病，而后伤脾胃，耗伤肾阴，以致脏腑功能失调，故病程迁绵难愈；或素体亏虚，脏腑气血阴阳失调，湿热毒邪化生，此则本病内因。如从五脏论治，心火上炎可见咽喉溃烂，甚至声音嘶哑，脾失健运则湿热丛生，久病则伤阴耗气，必责之于肾。

（二）西医病因和发病机制

1. 流行病学　白塞氏病临床较少见，男性多于女性。1937年Behcet首先报告本病，之后世界各地均有此病报道，以日本、地中海地区和中东等地多见。我国发病情况以女性为多。

2. 病因　本病的发生原因尚不清楚，目前有以下几种学说。

（1）感染学说：有人认为与链球菌及结核杆菌感染有关。

（2）病毒学说：最早分离出病毒的是Behcet，他从患者的玻璃体视网膜下腔渗出液、血液、尿液中分离出病毒；也有人将患者的脑积液注射到兔子脊髓鞘内做动物试验，引起的兔之眼部损害与白塞氏病患者的损害相同。自1953年至1964年先后有不少学者以患者的眼、脑组织、血便中分离出病毒，因此认为本病的发生与病毒有关。

（3）自身免疫学说：有人从患者的口、眼、生殖器中，发现了抗口腔黏膜的循环抗体，同时还发现在病毒活动阶段，血清丙种球蛋白和黏蛋白水平增高；还有人报道在患者血清中有较高的抗黏膜、抗皮肤组织的自身抗体，且能和口、眼、生殖器的黏膜发生特异性的自身抗原抗体反应。用荧光抗体法能证明病变组织部位有结合的球蛋白，用病变部位的黏膜提取物和肠道大肠杆菌的菌体成分做成复合抗原，做动物实验得出的结果是患病动物有与本病患者相似的病症。最近又发现患者血中有抗口腔黏膜及抗动脉壁抗体，故认为本病的发生与免疫机制紊乱有关。

（4）纤维蛋白溶解活性缺陷学说：在患有本病的大多数患者中，特别是病变活动期患者，可发现高纤维蛋白原血症，故认为静脉内皮组织中可能有纤维蛋白溶解活化剂。

3. 病理　本病主要是以累及的血管结缔组织为主的间胚层组织发生病变，亦有人报道主要病变为小血管周围组织浸润、软化坏死、脱髓鞘神经胶瘤病，以小血管炎血管周围炎为多见。血管炎有渗出和增生两种病变，常伴血栓形成，血小板在白塞氏病中无明显变化，血小板数量与血栓的形成无关。

近年来有学者通过全基因组分析研究了土耳其 1215 例患者和 1278 名健康受试者的 311，459 单核苷酸多态性基因位点，对比发 现，HLA- B51 基因重复率在患者中为 59. 1%，在健康受试者中为 29. 3%，进一步证实了 HLA- B51 基因与 BS 有关；同时，还发现，基因 IL10 和 IL23R/IL12RB2 也与该病有关。

四、辨病要点

（1）年龄、性别：多见于青年妇女，也可在成年男子中发生。

（2）口咽蚀烂：口唇、舌、颊、龈、咽、鼻咽或鼻内，反复生有溃疡，数目不定，少则一两个，多则五七个，大小不等，小似赤豆粟粒，大如豌豆梅核。周围轮廓清楚，圆形或椭圆形，其底略平，上覆白膜，周边红晕。

（3）二阴溃疡：前后二阴蚀烂，生有溃疡，多少不定、小似蚕豆，大如梅李，周边焮赤、上生白腐，或长或圆，浸渍延蔓。

（4）胫生肿核：腿胫生有肿核，如梅似李，半在皮下，多少不定，对称生出，绕胫而发，如瓜藤所缠，四畔焮红，周边肿胀，触之痛甚。

（5）典型脉象：滑数、弦数、弦滑。

（6）1990 年国际白塞病联盟制定的 ISGBD 标准为使用最广泛的诊断标准，ISGBD 标准中，当患者具备口腔溃疡，外加生殖溃疡、眼部病变、皮肤损害、针刺反应阳性中的两项时，即可做出诊断。

五、类病辨别

1. 湿䘌　据《类证活人书 · 卷十一》记载：“上唇有疮，虫食其脏也；下唇有疮、虫食其肛也，杀人甚急，多因下利而得。”治䘌桃红汤、黄连犀角汤、雄黄锐散主之。由此可知，湿䘌可有上下蚀烂症状，但为三虫求食，上蚀口唇，下蚀肛门；狐惑之病多由湿热内蕴，上蒸口咽，下注二阴，或循经走窜，上攻于目。《诸病源候论》、《备急千金要方》已将两病分别列论，治法各异，予以鉴别。

2. 阴蚀　发病急剧，阴中生疮、溃烂不已，上覆黄脓，愈后结瘢，但不会累及口、眼等处。

3. 口舌疮　口、舌、颊、腭、唇等处反复生疮，疼痛溃烂。初起生有红斑，小如粟粒，大如赤豆，甚至长有粟疹，色黄而淡，渐则灰白，溃烂成疮，疮底色灰，触之略硬，肿胀红晕，痛如火燎。多无眼、二阴部的溃烂。

六、辨证要点

狐惑病临床表现复杂，波及面广，病程较长，易于反复。一般早期发病急者，多为实证，可有湿热阻络，湿毒下注，肝脾湿热，脾胃积热等证候。如起病较缓，或病久不愈，或妄用汗、吐、下法，过施苦寒，伤津耗液耗气，则多为虚证，常见有肝肾阴虚，脾肾阴虚，脾肾虚寒等证候。中晚期或素体虚弱者，多为湿毒下注、正虚邪恋之证，病变涉及肝、脾、肾诸脏，脏腑不足为本，湿热毒邪为标。

七、治疗原则

本病以湿热毒邪浸淫脏腑为主要病机，其治疗以清热利湿、解毒疗疮为主要治法；虚证则以扶正祛邪为主。

八、论治要点

（一）湿热阻络证

1. 临床表现　口腔、咽喉、外阴及眼部溃烂灼痛、腐臭，反复发作，胸中烦热，卧起不安，食欲不振，呕恶厌食；大便干，小便黄。舌红苔腻，边有齿痕，脉滑数或弦数。

2. 证候分析　湿热内存，上下熏蒸，阻塞经络，湿热毒邪熏蒸上下，则口腔、咽喉、外阴、眼部溃烂灼痛、腐臭、反复发作；湿热毒邪内扰心神，则胸中烦热，卧起不安；内扰脾胃，脾胃受纳运化功能受阻，则食欲不振、呕恶厌食，大便干、小便黄。舌苔腻等多为湿热毒邪致病之候。

3. 治法　辛开苦降，清湿祛湿。

4. 方药　甘草泻心汤合狐惑汤。方中黄芩、黄连苦寒，清热燥湿；干姜、半夏辛温，开通散结；甘草、大枣补脾和中；人参补虚和中；黄连配佩兰为狐惑汤，清热燥湿解毒；全方苦辛通降，寒热并施，上下得治。

（二）湿毒下注证

1. 临床表现　发病急骤，外阴溃疡较重，其上覆白腐，目赤如鸠眼，口咽部溃疡，伴发热倦怠，食欲不振，咽干口燥，便结尿赤。舌红苔白腻，脉沉数或滑数有力。

2. 证候分析　饮食不节，劳倦失时，则脾气受损，水湿不化，顺其就下之性，湿邪由生。郁久生热，热甚为毒，湿毒下注，故发病急骤，外阴溃疡深重，眼、咽略轻；湿毒蓄于膀胱，则水道不行，小溲淋涩不畅；经脉痹阻，气血不畅，则外阴红肿，溃疡痛甚，致行走不便；气机不畅，则发热倦息；虚火上炎，则咽干口燥。湿毒下注，则脉沉数，舌红苔腻。

3. 治法　清热解毒，健脾除湿。

4. 方药　黄连解毒汤加味。方中黄连、黄柏、栀子、黄芩清热解毒除湿，加藿香、佩兰、白豆蔻芳香化浊。

（三）肝脾湿热证

1. 临床表现　口腔、牙龈、舌面出现溃疡，外阴溃疡，白睛暴赤，羞明隐涩，睾丸肿痛，伴胸满胁痛、口苦咽干、小便黄浊。舌红苔腻，脉滑数或弦数。

2. 证候　分析肝经湿热下注、脾经湿热上注，湿热循络上犯耳目、口舌，下侵外阴，灼伤肌肤故而溃疡。并见肝脾湿热诸候。

3. 治法　清利湿热，疏经通络。

4. 方药　龙胆泻肝汤加味。方中龙胆泻肝汤清热燥湿；加芦荟、土茯苓清热解毒通便；加萆薢分清化浊；桔梗利咽解毒。

（四）脾肾阴虚证

1. 临床表现　口、咽、眼、外阴溃疡，反复发作，甚见双下肢出现红斑、结节，伴烦躁不安，头晕目眩，失眠多梦，手足心热，口干咽燥，大便秘结，小便短赤。舌红少苔而干，脉弦细数。

2. 证候分析　病久不愈，复因房劳而复，伤及阴液，津不上承，虚火炎灼于上，则见口、咽、眼溃烂，下迫则外阴溃烂疼痛；阴虚则生内热，内热郁蒸则午后潮热，手足心热；虚火灼结肠道则便干溲赤。

3. 治法　滋阴降火，补肾健脾。

4. 方药　知柏地黄汤加味。方中知柏地黄汤滋阴清热，加金银花利咽解毒，牡丹皮、地骨皮滋阴降火，紫草、土茯苓解毒疗疮。

（五）脾肾虚寒证

1. 临床表现　口腔、牙龈及外阴反复溃疡，目赤如鸠眼，视物昏花、外阴溃疡较甚，面色苍白，食少纳呆，腹胀便溏，小便清长，四肢不温。舌淡，苔薄白，脉沉细或濡缓。

2. 证候分析　脾阳不足，湿浊难以运化，则见面色苍白、食少纳呆，腹胀便溏，肾阳虚衰，命火不温，阴寒内盛，则四肢酸冷，小便清长。脾肾阴虚，抗邪无力，则口腔、牙龈、阴部反复溃疡。

3. 治法　温脾益肾，散寒祛湿。

4. 方药　真武汤合附子理中汤加味。方中真武汤温补脾肾虚寒，附子理中汤温中散寒，加川椒祛寒解毒。

九、其他治疗

（一）西药治疗

目前尚无特效的治疗方法，治疗的主要目的是减轻症状，减少复发，延缓病情进展，预防严重并发症的发生。药物治疗主要集中在抗炎和免疫抑制方面，糖皮质激素和多种免疫抑制剂已经被应用于治疗之中，包括秋水仙碱、沙利度胺、环磷酰胺、环孢素、硫唑嘌呤等。其中秋水仙碱能够抑制白细胞趋化，对于黏膜溃疡和皮肤病变有良好的效果，沙利度胺常用于治疗黏膜病变，如口腔和生殖器溃疡。对于难治性或预后不佳的脏器组织病变，则常选用激素与免疫抑制剂联合治疗。随着对发病机制研究的深入，尤其是与疾病密切相关炎症因子的发现，使靶向治疗成为热点，随之而来的是针对发病过程中的各种细胞因子的生物制剂药物有依那西普、英夫利昔单抗、阿达木单抗等。

（二）中成药治疗

1. 芩连理中丸　每次 1 丸，2 次/d 口服。适用于湿热阻络，以脾胃气虚为主要临床表现者。

2. 湿热痹冲剂　每次 1 袋，3 次/d，适用于湿热阻络，伴关节疼痛者尤为切合。

3. 银黄注射液　每次 2 mL，2~3 次/d。适用于湿毒下注而毒邪亢盛者。

4. 甘露消毒丹　每次 6 g，2~3 次/d。用于湿毒下注而以外阴溃疡伴脘腹痞闷，腹胀便秘者。

5. 当归龙荟丸　每次 6 g，2~3 次/d。用于狐惑病之肝脾湿热者。

6. 萆薢分清丸　每次 1 丸，2~3 次/d。尤适宜于肝脾湿热证湿浊偏盛流注外阴者。

7. 滋阴甘露丸　每次 1 丸，2~3 次/d。适用于狐惑病脾肾阴虚证。

8. 玉泉丸　每次 9 g，2 次/d。适宜于狐惑病脾肾阴虚型而以脾阴不足为主者。

9. 理中丸　每次 1 丸，2~3 次/d。适用于狐惑病脾肾虚寒型而以脾阳虚为主者。

10. 苁蓉补肾丸　每次 1 丸，2~3 次/d。适用于狐惑病脾肾虚寒以肾阳不足，命门火衰为主者。

（三）针灸疗法

（1）口腔咽喉溃疡取合谷、大椎、曲池；外阴溃疡取三阴交、肾俞、肝俞、脾俞；眼赤等加睛明、风池。

（2）实证用泻法，虚证用平补平泻，留针 10~15 min，隔日 1 次，7 次为 1 个疗程。睛明穴轻刺不留针。脾虚湿郁证可配合温灸。（《中医男科学》）

（3）取足阳明胃、足太阴脾经穴及俞募穴，针宜平补平泻法取穴：隐白、太白、足三里、中脘、上脘。隐白、太白为脾经穴，用平补法有健脾助运，除湿通络之功；足三里、中脘、上脘可用平补平泻法，意在通降胃气，清除湿热。用以治疗狐惑病湿热阻络证，以湿热内蕴、升降失职为主要表现者。（《中医男科临床治疗学》）

（4）耳针取脾、胃、交感、腹、内分泌穴，用平补平泻法。脾、胃、腹三穴，可健运脾胃，清除湿热；交感、内分泌穴，可调理脾胃，疏通经络。适用于狐惑病湿热阻络证，偏于经络阻滞者。（《中医男科临床治疗学》）

（四）饮食疗法

1. 三汁饮 冬瓜汁 30 g、扁豆汁 20 g、车前草汁 10 g，先取大米适量，煎煮取汁 200 mL 左右，放入少许白糖，加上述三汁，调服。具有清热除湿，疏通经络的作用。（《中医男科临床治疗学》）

2. 冬瓜粥 鲜冬瓜 100 g、白术 10 g、粳米 60 g、白茅根 10 g，煮粥。具有健脾助运，清利湿热之功。（《中医男科临床治疗学》）

3. 滑石粥 滑石 30 g、瞿麦 10 g、粳米 60 g。先将滑石以白布包扎，然后与瞿麦同入砂锅煎汁，去渣，入粳米煮成稀粥。可清热解毒，利水通淋。（《寿亲养老新书》）

4. 绿豆苡米粥 绿豆 30 g、生薏苡仁 30 g、车前子 10 g、粳米适量。先煮车前子，去渣，后下诸药煮成粥。具清热除湿，健脾助运之功。狐惑病肝脾湿热证偏脾湿者尤为适宜。（《中医男科临床治疗学》）

5. 银耳粥 银耳 15 g、粳米 60 g、冰糖 10 g、山药 15 g。制法：先将银耳泡好，另炖米汤状；待粳米煮成粥后，将山药切细丝纳粥内，入冰糖，待糖溶化后入银耳汤。适用于狐惑病脾肾阳虚型，见腹胀纳差、五心烦热、舌红少苔的辅助治疗。

6. 桂姜粥 肉桂粉、干姜粉各 2 g，食盐 0.5 g，粳米 30 g。制法：先煮粳米成粥，后纳入食盐，待盛出后将肉桂、干姜粉撒于粥上即成。适于脾肾虚寒证。

7. 附子粥 炮附子 6 g、干姜 3 g、粳米 60 g、葱白 2 段、红糖 10 g。制法：将附子、干姜碾成细粉，先用粳米煮粥，待粥沸后，加入葱白及药末、红糖。（《太平圣惠方》）

（五）药物外治

（1）青黛散（《中医外科临床手册》）。

（2）锡类散（《金匮翼》）。

（3）冰硼散（《医宗金鉴》）用吹药器喷入患处。

（4）银花甘草汤（《中医喉科学讲义》）口腔溃疡久不愈者可煎汤漱口。

（5）苦参汤（《疡科心得集》）阴部溃疡久不收口煎汤外洗

（6）三黄洗剂（《中医外科临床手册》）煎汤外洗或坐浴

十、现代研究进展

（一）病因病机

路志正认为湿浊内生，郁而化热，湿热熏蒸成毒、肉腐成疡是狐惑病的常见病机。朱名宸认为本病的发生主要责之于肺肾亏虚，风湿热毒之邪侵袭。范永升认为本病与饮食辛辣肥甘、感受湿邪、情绪不遂等因素有关，而湿之为患在本病发展中有着重要的作用。湿邪内蕴脾胃，浸渍肝经，郁而化热，循经上蒸，则口腔、咽部生疮，溃烂不愈；流注关节，则关节肿痛；循经下注二阴，则见生殖器、尿道口、肛周等处糜烂。庄曾渊则认为本病的病机为湿热蕴伏，循肝经而发病，主要病变部位在肝胆，波及脾肾，多因阴液亏虚，肝胆火旺，或因外感湿热毒邪引动内火而起。

（二）治法探讨

1. 专方加减治疗 甘草泻心汤为治疗狐惑病的主方，在临床中应用颇为广泛。方中生甘草清热解毒；配以黄芩、黄连苦降清热燥湿；干姜、半夏辛开，既能燥湿，又可宣畅气机；湿热毒久郁，必伤正气，故用人参、大枣补中益气。该方寒温并用、补泻兼施、辛开苦降，共奏清热燥湿之功。赫军等应用甘草泻心汤加味治疗白塞病 30 例，口腔溃疡明显者，加人中黄，眼部炎症明显者，加蝉蜕，阴部溃疡明显者，加龙胆草，总有效率为 86.67%。张鸣鹤在甘草泻心汤方基础上加炙甘草治疗白塞病，同用生甘草、炙甘草各 15 g，标本兼顾，用生甘草可治其标实，除体内蕴结之火毒，用炙甘草可治其本虚，健运脾胃，湿毒自化，疗效显著。

2. 中西医结合治疗 目前中西医结合治疗在临床中已广泛应用，充分发挥了中医的整体治疗观念，在治疗白塞病中取得了较好的临床效果。朱红军用自拟滋阴愈疡汤结合西药泼尼松、环磷酰胺治白塞病37例，结果显效22例、好转12例、未愈3例，与仅用西药泼尼松、环磷酰胺的对照组相比有明显的效果。颜美心等采用中药黄芪、白术、生地黄、玄参、防风、黄芩、蒲公英、甘草、赤芍、土茯苓、当归、薏苡仁等组方联合小剂量沙利度胺治疗白塞病30例，结果显示总有效率为97%。李冬莲等在口服西药泼尼松治疗的基础上加中药辨证施治治疗白塞病30例，本病初期主要为湿热毒蕴型，采用龙胆泻肝汤加减治疗；中期多为阴虚热毒型，服用知柏地黄汤；后期多为气阴两虚型，服用生脉饮加味治疗，治疗3个月后根据临床症状体征以及实验室检测指标发现中西结合治疗的确有明显的效果，且总有效率为93.3%。

3. 内外结合治疗　刘志伟采用自拟养阴清解汤口服加熏洗方及溃疡膏外用，治疗100例白塞病，结果显示总有效率为92%。罗忠祥教授采用黄芪建中汤加味治疗脾虚湿胜、中阳不振型白塞病，同时外用威灵仙、青黛淘米水漱口服，结果显示患者痊愈无复发，说明通过内部的辨证调理加上外部的治疗可以起到更好的效果。田玉美应用甘草泻心汤加减配合苦参汤外洗治疗白塞病，同时嘱其饮食清淡，保持心情舒畅，治疗2个疗程，症状痊愈，随访患者未再复发。

十一、预后与转归

狐惑病为一种较为难治的疾病，常反复发作。但临床上只要辨证准确，施治得法，大多可获较好疗效。

十二、预防与护理

（1）积极锻炼身体，增强体质，提高抗病能力。

（2）按时接受各种预防注射，积极治疗诱发疾病。

（3）饮食有节，忌食油腻肥甘，戒酒，少食辛辣之品。

（4）节制房事，保存肾精，以防虚热内生。

（5）调节情志，静心修养，坚持治疗。

参考文献

[1] 朱竹菁，苏励．苏励治疗白塞病经验［J］．上海中医药杂志，2017（6）：5-7.

[2] 孙亚楠，付新利．张鸣鹤治疗白塞病临床经验［J］．山东中医杂志，2017（6）：489-490，497.

[3] 成洁，董军胜．徐玲主任医师从脾胃论治白塞病的经验［J］．陕西中医，2014（4）：477-478.

[4] Remmers E F，Cosan F，Kirino Y，et al. Genome-wide association study identifies variants in the MHC class I，IL10，and IL23R-IL12RB2 regions associated with Behcet's disease［J］. Nat Genet，2010（42）：698-702.

[5] 冉青珍，路洁，路喜善．国医大师路志正治疗狐惑病经验总结［J］．国医论坛，2013，28（1）：11-12.

[6] 郑长春．朱名宸治疗白塞氏综合征的临床经验［J］．湖北中医杂志，2011，33（10）：27-28.

[7] 王中琳．王新陆治疗白塞病经验［J］．山东中医杂志，2010，29（9）：635-636.

[8] 石海军，尹国富，刘福华，等．运用补泻兼施法治疗白塞病体会［J］．中医研究，2014，27（2）：50-51.

[9] 宋群先，李建伟．冯宪章教授治疗白塞氏综合征临床经验［J］．中华中医药杂志，2012，27（8）：2104-2106.

[10] 卢昭，曾升平．曾升平治疗白塞氏病经验［J］．四川中医，2013，31（5）：9-11.

[11] 成洁，董军胜．徐玲主任医师从脾胃论治白塞病的经验［J］．陕西中医，2014，35（4）：477-478.

[12] 阳伟红，杨玥，王卫．从三焦辨证小议狐惑病［J］．中医学报，2011，26（7）：798-799.
[13] 赫军，李丽华，孙捷，等．甘草泻心汤加味辨治白塞病 30 例［J］．山东中医杂志，2013，32（7）：472.
[14] 康成辰，刘昆仑，张立亭，等．张鸣鹤教授治疗白塞病中甘草的应用［J］．四川中医，2014，32（4）：18-19.
[15] 朱红军，杜金龙．中西医结合治疗白塞氏病 37 例［J］．河南中医，2011，31（12）：1418.
[16] 颜美心，韩慧，张勤开．中药结合沙利度胺治疗白塞病临床观察［J］．长春中医药大学学报，2013，29（2）：309-310.
[17] 李冬莲，张菊香．中西医结合治疗白塞病 30 例观察［J］．浙江中医杂志，2011，46（4）：311.
[18] 罗向群，林丽，杨鹏．罗忠祥应用中医变法治验三则［J］．浙江中西医结合杂志，2010，20（12）：728-729.

第十三节　先天性睾丸发育不全综合征

一、概述

先天性睾丸发育不全综合征，又称先天性曲细精管变性、Klinefelter 综合征、生精小管发育不全症、硬化性生精小管退行性变症、原发性小睾丸症、青春期生精小管衰竭以及先天性生精不能症等。中医学未见此病名，与“干血痨”“痿证”“囊小”“子缩”有类似之处。

本综合征在原发性睾丸功能低下症中最常见，系由染色体异常引起、以睾丸曲细精管发育不良以及间质细胞功能减退为主的综合征。1942 年 Klinefelter 首先报道。1956 年 Plunkett 等根据 X 染色质试验的结果把这类病分成阳性和阴性两大类。1959 年 Jaeobs 等发现克氏综合征患者比正常男性多了 1 条 X 染色体，证实这是一种性染色体畸变疾患。以后又陆续报道了克氏综合征的嵌合体及其他变型。

二、病因病理

克氏综合征患者核型多了 1 条 X 染色体，主要为精子或卵子形成过程中减数分裂时性染色体不分离所致，但也不能排除孕卵卵裂时出现 X 染色体不分离的可能。根据 Sanger 研究，约 60% 为母亲卵子形成过程中减数分裂时不分离，40% 为精子形成过程中性染色体不分离。患儿出生时母亲高龄亦较多（平均年龄 31.3 岁，对照组 28.6 岁）。

患者染色体核型 66%~82% 为 47，XXY，其他包括 48，XXXY、48，XXYY、49，XXXYY，嵌合体以 46，XY/47，XXY 常见，47，Xi（Xq）Y、47，XX-qY 及其他嵌合体亦偶有报道。

睾丸组织在青春期后有特征性表现，生精小管萎缩，玻璃样变，随年龄增加而加剧，精细胞减少，几乎无精子形成。生精小管周围弹力纤维阙如，间质细胞（Leydig cell）增殖成团块状。

三、辨病要点

1. 临床表现　本病的发生率约为 0.1%，而且无地区、种族差别。小儿时常不引人注意，语言智商低 10~20 点，在学龄期可能有读写困难。随着年龄的增长，身材与同龄儿童比较偏高。体型呈类阉型，皮肤细白，阴毛及胡须稀少，腋毛常常没有。约有半数于青春期呈现女性化乳房，外阴部为正常男性，但阴茎较正常男性短小，两侧睾丸小而坚实，容积一般小于 2 mL。性功能低下，无生育能力，患者常因不育或性生活不正常而求医。约 20% 的患者发生原发性纵隔生殖细胞瘤，肿瘤分泌 hCG，引起非促性腺激素释放激素依赖性性早熟（大阴茎，小睾丸）。约 25% 的患者有骨质疏松。

2. 实验室检查

（1）睾丸活检：可见曲细精管纤维化或透明变性，管周的弹力纤维减少或阙如，基底膜显著肥厚，生精细胞萎缩以致消失，而仅有支持细胞，内腔多闭塞。睾丸间质中胶原纤维大量增生。间质细胞多群集，细胞内脂滴减少。

（2）血浆睾酮含量正常或偏低，雌二醇水平正常或增高，血清黄体生成素和促卵泡刺激素增高。

（3）精液检查：精子量很少或无精子。

（4）X染色质试验阳性，典型的染色体核型为47，XXY。

（5）部分患者伴有甲状腺功能异常，包括对TSH反应降低，放射碘摄入减少，以及给予甲状腺素释放因子后，血清TSH仍低于正常但出现症状的甲状腺病却不多见。部分患者有轻度糖尿病表现。

四、论治要点

目前尚未见到此病治疗成功的报道。

五、其他治疗

青春期男性可应用雄激素促进男性化，增大阴茎，增强性功能。一般采用十一酸睾酮口服剂，80~160 mg/d，分次服用。甲基睾酮长期使用可对肝脏产生严重毒性，故不宜作为长期替代治疗剂。此外，也可以使用十一酸或庚酸睾酮（T. Ocnanthate）每2周肌内注射1次，剂量为100~150 mg。对性格异常患者激素治疗无改善可予精神治疗。但应注意，长期应用睾酮有可能造成睾丸实质性萎缩和促性腺激素分泌失调。

中成药五子衍宗丸、六味地黄丸可试验性治疗之。

参考文献

郭应禄，胡礼泉，男科学，北京：人民卫生出版社，2004.

第十四节　弗勒赫利希综合征

一、概述

弗勒赫利希综合征（Frohlich syndrome）于1921年由Frohlich提出，又称肥胖生殖无能综合征，是由下丘脑、垂体及其周围的病变引起神经内分泌功能紊乱所致。也有文献称之为肥胖性生殖无能性营养不良（adiposogenital dystrophy）及脑性肥胖症。中医多从肥胖的角度进行治疗。

二、病因病理

本病的发生与丘脑下部的功能障碍和器质性破坏有关。最常见的原因是肿瘤，其次为炎症，如病毒性脑炎、梅毒、结核、脑脓肿。少数由于退行性变、血管损害或先天性缺陷所致。这些病变若累及中央隆起部到丘脑下部的腹内侧核，则影响促性腺激素的正常分泌并缺乏饱腹感从而导致促性腺激素的靶器官的生殖腺不能正常发育和产生性腺激素，使第二性征发育不完善并无生殖能力。又因缺乏饱腹感，导致食欲亢进，食量增加，再因脂肪代谢紊乱而形成肥胖。

三、辨病要点

1. 临床表现

男女均可发病，其发病率相仿，多数在青春期发病，患者多因婚后不能生育而就诊。

（1）肥胖：患者肥胖，且发展迅速，有些儿童从10岁以后即发胖，乳房、下腹部及外阴部位肥胖尤为显著，四肢相对较细，手指尖细。

（2）性发育不全或性功能减退：青春期前发病者性器官及第二性征发育迟缓，男童睾丸较小，常有隐睾，外生殖器发育较差，阴毛、腋毛及胡须稀少或阙如，声音尖细，乳房较丰满如女性。成年患者多有生育障碍。

（3）全身表现：皮肤苍白、厥冷、干燥，体温过低，血压偏低，肌力弱，状如黏液性水肿，有时也并发尿崩症、运动失调、癫痫。

（4）其他表现：如因肿瘤所引起者，偶有颅内压增高的症状，如头痛、恶心、呕吐等。

2. 实验室检查　尿促性腺激素及性激素含量减少，睾丸活检示生精小管萎缩，间质纤维化，无精子生成。有颅内肿瘤者则可用颅超声波及X线检查、CT检查，有助于发现占位性病变。

四、类病辨别

1. 单纯性肥胖　当无颅内器质性病变的体征及检查发现时，需观察到21岁，此后如无生殖器发育可考虑本病。

2. 假性弗勒赫利希综合征（肥胖兼青春期延缓综合征）　需观察到青春期后期，方能鉴别。

五、治疗原则

积极治疗肥胖，合理使用激素及补肾中药，发现颅内肿瘤则应采用中西医结合治疗及手术治疗。

六、论治要点

请参阅有关肥胖病的中医治疗。

七、其他治疗

生殖器官发育的早期，可在医生的指导下使用性激素及促性腺激素。也可服中药六味地黄丸、五子衍宗丸、金匮肾气丸等。

第十五节　性幼稚-色素性视网膜炎-多指畸形综合征

一、概述

性幼稚-色素性视网膜炎-多指畸形综合征（Hypogenitanism-retinitis pigmentosa-polydactyly Syndrome）为常染色体隐性遗传性疾病，较为罕见。本综合征由Laurence及Moon于1866年首先报道。故又称Laurence-Moon-Biedl Syndrome，目前尚未见到有关此病的中医治疗报道。

二、病因病理

本病的病因及发病机制目前尚不清楚。多数患者有家族史，染色体检查多属正常，患者的下丘脑及垂体常不能发现有器质性改变。有人推测可能为下丘脑功能异常导致促性腺激素生成及释放减少，产生继发性性腺功能低下。

三、辨病要点

1. 临床表现　本病患病人群中男性多于女性，约为2∶1，可在婴儿时即开始出现症状，病情轻重程度不一。临床表现复杂多样，具有以下特点：

（1）智力障碍：患儿常有智力发育障碍，认知读写计算能力均低于同龄人。

（2）向心性肥胖：一般无满月脸。

（3）色素性视网膜炎：视力障碍呈进行性加重，约87%的患者陷于失明，眼底检查可见色素性视网膜炎。

（4）多指（趾）畸形：可表现为手指和脚趾多指（趾）。

（5）性幼稚：性腺发育不良，阴茎小，睾丸不发育，外生殖器呈幼稚型，阴囊有时分裂，青春期不出现第二性征，男性阳痿不育。

(6) 肾脏损害：累及肾脏时常表现为肾囊肿和肾功能不全，可死于肾功能衰竭。少数患者有糖尿病和肾小球功能受损、胰岛素抵抗，但甲状腺、肾上腺一般不受累及。

(7) 部分病例有各种类型的先天性心脏病、肾脏先天性异常、神经系统先天性异常、骨骼系统先天性异常及额面先天性异常。

2. 实验室检查　血、尿中促性腺激素明显降低，睾酮亦明显低下，尿中17-酮类固醇含量亦低于正常。睾丸活检可见生精小管结构基本正常，但缺乏精子形成。间质细胞亦未见异常改变。

四、类病辨别

1. Klinefelter 综合征（男子原发性性腺减退）　多有性发育障碍、肥胖、身材较高，少见视网膜葡萄膜炎。

2. 卡尔曼综合征，或性幼稚嗅觉丧失综合征　此为一种先天性促性腺功能低下和嗅觉缺失联合出现的病征。发病率男为0.01%，女为0.02%。患者一般以青春晚期出现促性腺激素释放激素（Gn-RH）缺乏导致的性腺发育障碍和嗅球发育不全导致的嗅觉缺陷为特征。该病尚未报道眼疾。本患者性激素及促性腺激素水平正常。

3. Turner 综合征　是染色体数目异常疾病，常见核型为45/X0；男性 Turner 临床表现有身材矮小，先天性心脏病，性幼稚，智能发育延迟，颈蹼、肘外翻、第4、5掌骨变短等。染色体核型检查可予鉴别。

五、论治要点

目前尚未见到此病治疗成功的报道。

六、其他治疗

无特效治疗，有性功能不全者可用性激素治疗。

参考文献

[1] 常克，翁筑丽，肖世武. 多指畸形-性幼稚-色素性视网膜炎1例［J］. 重庆医学，1997，26（1）：42.

[2] 张瑞霞，张惠莉，战丽萍. 性幼稚-色素性视网膜炎-多指（趾）畸形综合征一例报告［J］. 青海医药杂志，2017，47（5）：88-90.

第十六节　性幼稚低张力综合征

一、概述

性幼稚低张力综合征，又称 Prader-Willi 综合征，由 Prader，Lebhart 和 Willi 等人于1956年首先报道。本综合征具有肌张力减退，智力低下，性腺功能不全以及肥胖等四大症状，故又称肌张力减退-智力减退-性腺功能减退-肥胖综合征（Syndrome of hypotonia-hypophrentia-hypogonadism-obesity，H3O Syndrome）。

二、病因病理

本病的发病原因及机制尚未完全清楚。从同一家系中有类似病例出现，推测本综合征有遗传因素，但未取得遗传学检查的证实；也有人认为本综合征和母亲在妊娠期间受某些外因侵袭，使胚胎受到异常影响，有较密切的关系。或继发于视丘下部的功能失调，均需进一步证实。

三、辨病要点

1. 临床表现　出生后均呈现明显的肌张力减退乃至肌弛缓，哺乳反射消失，外生殖器发育不全，隐睾，鱼样口唇，体温调节异常，各种反射低下及嗜睡等。由于吸吮与吞咽反射减弱，往往造成哺乳及喂食困难，常因食物误吸入肺而死亡。

自婴儿期的后半期至幼儿期，因患儿活动增加，肌弛缓逐渐改善，各种反射逐渐恢复，尤其是吞咽反射恢复后，多表现为明显的食欲亢进。一般在6个月以后由于明显贪食，导致肥胖。患者身材矮小，肢端细小，精神障碍。

本综合征随着青春期的临近而显示生殖系统发育的缺陷，如阴茎、阴囊发育不良，大多数患儿有双侧或单侧隐睾，至青春期不出现第二性征，往往不育。常出现糖尿病的显性化，高度肥胖。也可合并有中指、趾骨缺少，长颅、弯指、脊柱弯曲。另外有斜视、鞍鼻、鱼样口唇、耳郭位置异常等特殊面貌。还有高腭、过多齿等异常，少数患儿有头发、虹膜的色素异常以及手掌的纹理异常。

2. 实验室检查　血中促性腺激素含量减少，睾酮含量亦低下。睾丸活检结构基本正常，部分患者间质细胞缺乏，精子生成减少。染色体核型正常。

四、类病辨别

1. 小儿单纯性肥胖　体重超过标准体重10%以上，无肌张力减低及青春期发育障碍。

2. Laurence-Moon-Bidl 综合征（性幼稚多指畸形综合征）　主要表现为肥胖、视网膜色素变性、智力减退、性腺发育不良、多指（趾）症和遗传倾向。

五、治疗原则

本综合征目前尚无特殊治疗方法，以对症治疗为主，减轻体重，控制糖尿病，适当地做激素调整疗法或替代疗法。

六、论治要点

目前尚未见到此病治疗成功的报道。

七、其他治疗

（1）肥胖治疗可参见有关减肥书籍。

（2）有糖尿病者，可按消渴病治疗。

（3）肌张力减低者，可按痿证治疗。

（4）激素治疗及降糖治疗可在内分泌科医生指导下进行。

第十七节　嗅神经-性发育不全综合征

一、概述

嗅神经-性发育不全综合征（anosmia eunuchoidism syndrome），又叫 Kallman 综合征，由 Kallman 于1944年首次报道，Demorsier 于1954年通过尸检证实系下丘脑、嗅脑发育不全所致。本综合征系先天性促性腺激素缺乏，引起睾丸发育不全，同时伴有嗅觉丧失或减退的遗传性疾病。

二、病因病理

本综合征为常染色体显性、隐性或X-连锁三种方式遗传，具有各种表现度。其主要障碍在下丘脑完全或部分丧失合成、分泌促性腺激素释放激素（GnRH），因而卵泡刺激素（FSH）及黄体生成素（LH）分泌减少，产生继发性性腺功能减退，生精小管发育障碍，睾丸间质细胞不能生成睾酮。

下丘脑及垂体多无器质性病理改变发现，睾丸间质细胞减少或阙如，生精小管内无精子形成，部分患者因 GnRH 分泌细胞不能游走在其正常位置，影响嗅束、嗅球的形成，导致大脑嗅叶缺损或发育不全。

睾酮除能促进钙、磷沉积和骨骼生长外，还与蛋白质、糖、脂代谢有关，睾酮低下的男性发生糖尿病的风险增加，睾酮较高的男性发生 2 型糖尿病的风险可下降 40%左右，而且睾酮低下是血管内皮细胞功能紊乱的独立危险因素，血管病变的危险增高。E_2 可降低血浆胆固醇，减轻血管内皮损伤，抑制粥样斑块形成，从而减少血管病变的发生，且能促进骨骼生长。因此，HH 患儿由于青春期促性腺激素的缺乏导致性激素处于低水平，其患糖尿病、冠心病、骨质疏松等疾病的风险可能增加。

三、辨病要点

1. 临床表现　常在家族中罹患，并有群发倾向。

（1）睾丸发育不全：身材多瘦长，儿童时不明显，至青春期不出现第二性征。睾丸小和/或隐睾；睾丸亦或发育正常，但不能产生精子而不能生育。阴茎似幼童，体型呈无睾症。阳痿、精液中无精子。

（2）先天性嗅觉减退或缺失。

（3）部分患者可并发其他先天性畸形，如唇裂、腭裂、色盲、无眼球、神经性耳聋、先天性肾异常、短骨畸形、鼻中隔阙如、鼻咽腔闭塞、先天性心脏病、鱼鳞癣、痉挛性四肢麻痹等。

（4）部分患者可出现糖、脂代谢紊乱，并发糖尿病、高脂血症、肥胖等。

2. 实验室检查　血中促性腺激素 LH 与 FSH 均低下，睾酮含量明显低于正常，尿中 17-酮类固醇减少。精液中无精子或无精液。睾丸活检，生精小管呈未成熟型，口径小，生精细胞明显减少，支持细胞数相对增多，无精子形成。睾丸间质中间质细胞减少或无间质细胞，垂体分泌的其他激素均正常。临床与尸检未发现下丘脑与垂体有明确的器质性损害。部分嗅觉丧失的患者，脑部病检可发现大脑嗅叶缺损或发育不全。另外，进入青春期后血清抑制素 B 降低，血糖、血脂可能升高。

四、类病辨别

体质性生长发育延迟（constitutional delay of growth and puberty，CDGP）：男孩到 14 岁青春期发育年龄时仍未见青春期发育体征，一般延迟 2~3 年，无器质性病变，之后能正常发育。由于 CDGP 和低促性腺激素性性腺功能减退症（HH）患儿的促性腺激素、性类固醇均低下，有时难以鉴别，尤其是当 HH 患者表现为促性腺激素部分缺乏时，鉴别尤为困难。近些年来，通过检测血清基础抑制素 B 成为鉴别 CDGP 和 HH 的主要依据，随着检测技术的不断进步而逐渐显示出其独特的优势。亦有将抑制素 B 结合其他方法进行鉴别，如短期应用睾酮进行“睾酮启动”，之后间隔 2 个月测定基础抑制素 B 水平，>94.7 ng/L 者诊断为 CDGP。

五、论治要点

目前尚未见到此病治疗成功的报道。

六、其他治疗

促性腺激素或雄激素治疗：以促使第二性征发育，少数甚至可恢复生育能力，以后则需长期单独使用睾酮治疗。如绒毛膜促性腺激素（HCG），每周可注射 2 次，每次 3 000~5 000IU，连续注射可使睾酮分泌升高，促使第二性征的出现。也可用 LH-RH 每日 400 μg 静脉点滴，能使垂体促性腺激素的分泌水平恢复到正常水平。长期使用促性腺激素仍不能恢复男性化时，可使用睾酮制剂。但应注意，长期使用睾酮制剂可反馈性抑制内因性促性腺激素，造成生精小管萎缩，使病情加重。

脉冲式促性腺激素释放激素（GnRH）皮下泵入治疗：通过模拟下丘脑分泌 GnRH 的生理特点进行皮下脉冲式泵入治疗，更接近人体的生理模式。人工合成的促性腺激素释放激素（GnRH），每 90 min脉冲一次，每次泵入 100 μLGnRH（每 100 μL 含 5~10 μgGnRH）能够很好的模拟生理模式下 GnRH 的分泌而发挥生理效应，前提是垂体功能良好。该疗法不但能启动青春发育并维持第二性征，还能产生精子，另外还能改善骨密度、胰岛素抵抗以及脂代谢。

除此之外，还有使用 kisspeptin 和神经激肽 B 激动剂治疗 HH 的，但应用相对较少。

参考文献

[1] AKISHITA M，HASHIMOTO M，OHIKE Y，et al. Low testosterone level is anindependent determinant of endothelial dysfunction in men [J]. Hypertension Research，2007，30（11）：1 029-1 034.

[2] COUTANT R，BIETTE - DEMENEIX E，BOUVATTIER C，et al. Baseline inhibin B and anti - Mullerian hormone measurements for diagnosis of hypogonadotropic hypogonadism（HH）in boys with delayed puberty [J]. The Journal of Clinical Endocrinology & Metabolism，2010，95（12）：5 225-5 232.

[3] SUKUMAR S P，BHANSALI A，SACHDEVA N，et al. Diagnostic Utility of Testosterone Priming Prior to Dynamic Tests to Differentiate Constitutional Delay in Puberty From Isolated Hypogonadotropic Hypogonadism [J]. Clinical Endocrinology，2017.

[4] LI C，TANG S，ZHANG Q. Changes in bone mineral density and metabolic parameters after pulsatile gonadorelin treatment in young men with hypogonadotropic hypogonadism [J]. International journal of endocrinology，2014，2015（11）：1-5.

[5] RASTRELLI G，VIGNOZZI L，MAGGI M. Different Medications for Hypogonadotropic Hypogonadism [J]. Endocrine Development，2016：30-60.

第十八节　男性周期性鼻出血

一、概述

男性周期性鼻出血，系指男性鼻出血周期性反复发作，有一定的相对稳定的发病期限和持续期限，一般 28~30d 发病 1 次，每次发病 3~4d，出血自行停止，到下一周期又复发作。可见于任何年龄，以成年人多见。多属肝肾不足，水不涵木，肝火炎上，损伤鼻之血络而致。

二、沿革

本病目前尚未查到有关古籍记载，在中医血证及耳鼻科学中对鼻出血之证多有论述，但与本证不同。

三、病因病理

本病多由先天发育异常、药物影响，以及风燥伤肺，损伤鼻窍所致，其病机主要为毒物损伤肺络，迫血妄行，血溢络外；或肝肾不足，水不涵木，肝火炎上，损伤鼻之血络而致。

四、辨病要点

（1）本病可见于任何年龄，以成年人多见。

（2）多有先天发育异常、服用化学药物史。

（3）每 28~30 d 发病 1 次，每次发病 3~4 d，出血鲜红，可自行停止，下次周期再发。

五、类病辨别

单纯性鼻出血：为多种疾病的一个常见症状，男女老少均可发生，有虚、实之分，常与肝火、肺胃积热等有关。无周期性发作的特性。

六、治疗原则

本病治疗的重点在于清毒排毒，调理阴阳。其治法以利尿排毒、通便排毒、滋补肝肾为主。

七、论治要点

（一）毒邪内蕴证

1. 临床表现　多有服用化学药物及生物药品史，每月定时鼻出血，发作有时，或伴有多毛，出汗异常，口苦纳呆。舌红，苔黄腻或灰腻，脉沉滑。

2. 证候分析　毒物内侵，损伤肺脏，肺热火炎，迫血妄行，故见鼻出血；毒物损伤肝肾，阴阳失调，则发作有时，或多毛，出汗异常。苦寒伤胃，则口苦纳呆，舌苔黄腻或灰腻。

3. 治法　清血排毒，利尿通便。

4. 方药　黄连解毒汤合五苓散加味。方中黄连解毒汤泻火解毒，能清血中邪毒而止鼻出血，配以五苓散利尿通便排毒。

（二）肝肾阴亏证

1. 临床表现　多见于成年人，可有内分泌失调的病史。鼻出血反复发作，伴头晕头痛、口干口苦、饮食不香、性情急躁。舌红苔黄，脉弦细。

2. 证候分析　七情内伤，损及肝肾，肝不藏血，血不归经，则鼻出血；肾主天癸，肾阴亏损，天癸不调，则出血反复发作；肝失疏泄，肝郁克脾，则口干口苦，饮食不香，性情急躁。

3. 治法　柔肝补肾，凉血止血。

4. 方药　补肝汤合知柏地黄汤加味。方中补肝汤乃四物汤加味而成，在养血之中加炙甘草、木瓜、酸枣仁柔肝养血；知柏地黄汤滋阴降火，加白茅根、地榆凉血止血。

八、其他治疗

（一）西药治疗

鼻出血严重时，可用酚磺乙胺 250 mg 肌内注射，1 次/d。或用维生素 K，每次 4 mg，2~3 次/d，肌内注射。

（二）针灸治疗

1. 艾灸　百会穴。

2. 针刺　迎香、合谷、内庭。气血不足者加太渊、大都，中强刺激。

（三）中成药治疗

云南白药，每次 1 g，2~3 次/d，口服。

（四）外治法

（1）用冷湿毛巾或冰袋冷敷鼻根、前额、枕后等部位，使局部血管收缩，有利于止血。

（2）用消毒的黄连膏纱条蘸百草霜散（百草霜 80%、花蕊石 10%、禹余粮 10%）填充出血鼻腔。但在 24~48 h 应全部取出，不止者再塞。

（3）可用消毒棉片蘸云南白药填充出血鼻腔，12 h 血止后可取出。

九、预后与转归

本病经内服中药及外治，多数患者可在短时间内治愈，或间断治疗 3 个月亦可。

十、预防与护理

（1）忌抠挖鼻腔，避免灰尘、不洁空气等刺激。

（2）饮食宜清淡有节制，注意保持大便通畅。

（3）调畅情志、保持精神安静，防止郁怒伤肝。

（4）积极防治引起出血证的全身性疾患。

十一、文献选录

若鼻出血甚多，不能止者，用蒜 1 头捣成泥，做饼如钱大，厚 1 分许，贴脚心；左衄贴右，右衄

贴左；两孔俱出者左有俱贴，即止。(《景岳全书·衄血论治》)

治卒鼻出血冷淋法。用水罐1枚，钻底小窍子，盛新汲水，淋项后宛中，淋不止。一两罐即瘥。(《太平圣惠方》)

第十九节　男性乳腺癌

一、概述

男性乳腺癌，是一种较少见的疾病，约占乳腺癌的1%，在所有男性癌患中亦不足1%。中医学称其为“男子乳石痈”“男子乳岩”等。

本病的病因病理，多由乳部外伤、气滞血瘀；肝脾郁结，痰浊阻络；药物中毒，邪从内发而致。故男子乳岩多与肝脾功能失调，药物影响有关。

本病少见，常易被忽视，由于发现晚，一般预后差，病死率较高，一旦发现，就应积极治疗。近年来发病率有逐渐升高的趋势，有报道过去25年，发病率上升到26%。

二、沿革

男性乳腺癌在中医文献中明确记载不多。乳腺癌以女性多见，有关乳腺癌的论述还是较多的，尤以中医外科、妇科著作中记述甚详。男女乳腺癌虽病因有所差异，但其本质则一样。

隋代巢元方的《诸病源候论·乳石痈候》中提到“乳石痈”时说：“石痈之状，微强不甚大，不赤微痛热……但结核如石。”“乳中隐核，不痛不痒”“乳中结聚成核，微强不甚大，硬岩石状”，“肿结皮强，如牛领之皮”。巢氏的这些描述，很像乳腺癌的结节包块、外观征象，以及乳腺癌侵犯皮下组织、淋巴管后，淋巴管被癌栓堵塞使淋巴回流障碍，乳房皮肤粗糙，呈现“橘皮样变”。

宋代陈自明的《妇人大全良方》对乳痈和乳岩加以详细鉴别，认为乳痈属红肿高大之急性热症，而乳岩“若初起，内结小核，或如鳖棋子，不赤不痛，积之岁月渐大，巉岩崩破如熟石榴，或内溃深洞，此属肝脾郁怒、气血亏损，名曰乳岩。”此为阴证。宋代窦汉卿在《疮疡经验全书》叙述了乳癌病因和预后：“乳岩及阴极阳衰，血无阳安能散，致血渗于心经，即生此疾。”“若未破可疗，已破难治，捻之内如石岩，故名之，早治得生，迟则内溃肉烂见五脏而死。”

元代朱丹溪的《丹溪心法·卷五·乳痈》中对乳岩的病因和治疗又有一番见解：“忧怒郁闷，昕夕积累，脾气消阻，肝气横逆，遂成隐核，如大棋子，不痛不痒，数十年后，方为疮陷，名曰乳岩。以其疮形嵌凹似岩穴也，不可治矣。若于始生之际，便能消释病根，使心清神安，然后施之治法，亦有可安之理。”

明代王肯堂的《证治准绳·疡医·乳痈乳岩》载有乳岩乳头溢液及男子患乳岩的论述：“左乳侧疮口大如碗，恶肉紫黯，嶙峋嵌深，宛如岩穴之状，臭不可近，予问何从得此……好似手持乳头，遂时时有汁出，或曰是真液也，不可泄，因覆之膏药，汁止而乳房有核……一书吏颇知医，谓汁欲出而为膏药所沮，又不得归经，故滞为核，闻妇女血上为乳汁，今汁亦血类也。”又说：“夫男子患乳岩者少矣，其起又甚微妙，而三为盲医所误。”说明当时对男性乳岩已有一定的认识。

明代陈实功的《外科证宗·乳痈论第二十六》中对乳岩的病因病理及证候特点描述甚详：“又忧郁伤肝，思虑伤脾，积想在心，所愿不得志者，致经络痞涩，聚结成核。”“初如豆大，渐如棋子，半年一年、二载三载，不疼不痒，渐渐而大，始生疼痛，痛则无解，日后肿如堆栗，或似复碗，紫色气秽，渐渐溃烂，深者如岩穴，凸者若泛莲，疼痛连心，出血则臭，其时五脏俱衰，四大不救，名曰乳岩。”认为情志内伤是发病的主要病因，与肝、脾、心三脏关系密切。又曰：“男子乳节与妇人微异，女损肝胃，男损肝肾，盖怒火房欲过度，以此肝虚血燥，肾虚精怯，血脉不得上行，肝经无以荣养，遂结肿痛。”“乳中结核，虽之肝病，其本在肾。”可见男性乳腺癌还得重视肝肾虚损。对本病的预后，书中明确指出：“凡犯此者，百人必百死……清心静养，无罣无碍，服药调理，只可苟延岁月。”

清代吴谦等《医宗金鉴·外科心法要诀·乳岩》对乳岩的病因病理及症状以歌诀的形式做了描述：“乳岩初结核隐疼，肝脾两损气郁凝，核无红热身寒热，速灸养血免患攻，耽延续发如堆栗，坚硬岩形引腋胸，顶透紫光先腐烂，时流污水日增疼。溃后翻花怒出血，即成败证药不灵。”告诫后人乳岩晚期可转移至胸壁和腋下。

总之，无论男女患乳岩都应早发现、早诊断、早治疗，强调辨证论治。晚期重在补益气血，温补脾胃。男性还应重视补益肝肾、益肾固本。中医学对乳岩的认识与西医学的认识基本一致。

三、病因病理

（一）中医病因病机

男子乳癌的中医病因主要为情志不调，肝气郁结，或男性乳房发育，或肝肾功能失调，或服药不当、肿瘤转移等所致。以寒凝血滞、肝脾郁结、气血失调、肝肾不足，导致脏腑、乳腺的生理功能紊乱，以致经络阻塞，气血瘀滞、痰瘀互结于乳房而成乳岩。

寒凝血滞者，多为经络气虚，风寒浊毒之气内攻，以寒凝经络，气血不通，浊毒与瘀血互结而成。

肝脾郁结者，多因七情所伤，所愿不遂，肝失条达，气机不畅，气郁则血凝；肝病影响脾的健运，脾运失常，痰湿内生。肝脾两伤，经络阻塞，痰瘀互结乳房而发病。

气血失调者，多因服药不当，或肿瘤转移，以致气血运行紊乱、痰浊内生，痰瘀互结于乳房而成。

肝肾不足者，多因癌毒，或药毒（化疗）、热毒（放疗）损伤正气，肝肾虚损，阴血不足，阴虚火旺，灼津成痰，痰瘀互结乳房而成；或肾阳虚损，不能温煦推动，气滞血瘀，痰瘀互结乳房而成。

（二）西医病因病理

西医学认为男性乳腺极少发生癌的原因，与其无生理功能，缺乏卵巢激素的刺激有关。男性乳腺癌的致病因素，除了长期过量饮酒、过量应用雌激素、家族遗传、基因突变尤其是 BRCA2 等类似女性的原因外，还有服用非那雄胺，男性乳腺发育以及肝功能损害、肥胖、糖尿病、睾丸炎、附睾炎、胆石症、Klinefelter 综合征等，暴露在导致体内激素紊乱的烷基酚类化合物的环境中者，如从事油漆、家具、造纸等工作者。

病理改变：男性乳腺癌的病理形态与女性乳腺癌相似，以浸润性导管癌为主，其次为浸润性乳头状癌，黏液腺癌等较为少见，仅男性乳腺因无乳泡发育，故不见小叶癌。又因男性乳腺体积小，皮下脂肪薄，与皮肤、乳头和胸壁紧贴等解剖特点，较易侵犯胸肌筋膜、胸肌和皮肤，较早侵犯同侧腋窝淋巴结。其组织分型参见有关妇科书籍。

四、辨病要点

（1）发病年龄　较女性晚 5~10 年，可见于 5~93 岁，平均为 59.6 岁，年轻者少，国内报道平均发病年龄为 50~60 岁。可有肝病史及服大量雌激素的病史等。

（2）单侧或双侧乳晕下乳腺内无痛性肿块为突出表现。肿块质硬，边界清楚，活动，类似圆形小结节；以后逐渐增大，边界不清。严重病例常有乳头溃烂、乳头溢液、乳头回缩或皮肤粘连、腋下淋巴结肿大等。

（3）B 超检查多提示乳腺实性肿物，其准确率较高，是诊断乳腺癌的主要检查手段。乳腺钼靶多表现为不规则的肿块阴影，边缘呈毛刺状，密度不均，可见分布不均的微小钙化灶。另外，乳腺 MRI、CT、PET-CT 以及红外线热像图等可清晰显示乳腺内部结构，以及腋下淋巴结改变等，为早期诊断提供较可靠的依据。局部组织活检能够帮助确诊，如细针穿刺细胞学检查，确诊率较高，安全、快速、有效，有助于早期诊断。乳头溢液、破溃者可行分泌液细胞学检查，对尽早诊断有一定作用。

罗祖强等研究发现 $p57^{KIP2}$、cyclin D1、cyclin E 可能参与了 MBC 的发生发展过程，联合检测 $p57^{KIP2}$、cyclin D1、cyclin E 对进一步发现 MBC 的发病机制及治疗可提供重要参考。

五、类病辨别

1. 男性乳腺炎　多有局部外伤、感染史，局部红、肿、热、痛，且有畏寒、发热等全身症状，溃后创口容易收口。

2. 男性乳房发育症　详见表 29-5。

表 29-5　西医学关于男性乳腺瘤与乳腺肥大的鉴别

鉴别要点	男性乳腺癌	青春期乳腺肥大	成年期乳腺肥大	老年性乳腺肥大
发病年龄	30 岁以下少，多在 50 岁以上	10~20 岁	中年	50 岁以上
发病率	罕见	较多	为癌的 3 倍	稍多
单或双侧	多为单	常为双	双较多	单或双
病因	不明	不明	肝病，甲状腺功能受损，特异质	未明或应用雌激素过多
肿块	质硬，边界多不清，固定	质软，边界清，活动，似青春期乳腺，多半年内消失	乳晕下呈边界清楚、活动的盆状肿块；或乳腺内呈一个或多个散在活动小结	同成年期，数月后消失
疼痛	溃烂时常见	多在 2 ~ 3 个月内减轻	轻度	轻度或无
肿块与乳晕、皮肤的关系	常粘连固定、乳晕变形变色、可见卫星结节	乳晕、皮肤正常	乳晕、皮肤正常或轻度粘连	乳晕、皮肤正常或轻度粘连
肿块与基底关系	常固定	活动	活动	活动
乳头变化	多见回缩、变形、溃烂及血液溢液	正常	罕见溢液	同成年期

（《实用肿瘤学》编辑委员会．实用肿瘤学．北京：人民卫生出版社，1979：287.）

六、辨证要点

男性乳腺癌的辨证要点重在望闻问切，局部诊查与全身治疗为主，该病早期以实证为主，重在泻毒祛邪，晚期正虚邪恋，当以扶正祛邪，兼顾体质及心理治疗。

七、治疗原则

本病以寒凝血滞、肝脾郁结、气血失调为患。因系恶疮，当以早期发现、及早根除，体质较好者，首选外科手术切除；不宜手术者则应区别对待，初期以疏肝和脾，调和气血为主，后期以软坚散结、活血化瘀、补养气血、补益肝肾为主。要审体质之差异、易攻邪者先攻邪，正气虚、体质差则以扶正为主，兼以祛邪，力求疏肝脾健、气血调和。

八、论治要点

（一）肝郁气滞、脾失健运证

1. 临床表现　乳房肿块，不痛不痒，皮色不变，质地较硬，伴情绪抑郁，胃纳欠佳，胸胁闷痛不舒，时而窜痛。舌红苔薄黄，脉沉弦。

2. 证候分析　忧郁思虑，积想在心，所愿不遂，以致肝失疏泄，脾气郁结，聚湿成痰，痰饮灼毒滞留肝经络脉，出现乳房结块；两胁为肝经所过，肝气宜疏而恶结，故胸胁闷痛不舒，时而窜痛。肝郁及脾，脾运不化，则胃纳欠佳。

3. 治法　疏肝解郁，健脾利湿，化痰散结。

4. 方药　逍遥散加天南星、姜半夏、全瓜蒌。方中逍遥散疏肝解郁，调和气血，佐以天南星、姜半夏、全瓜蒌化痰散结。

（二）寒凝血滞、痰浊瘀结证

1. 临床表现　乳中结块、坚硬不平，初期如围棋子大，胀痛不舒，腋下瘰疬，全身沉重，精神不爽，面色萎黄，胸闷胁胀，饮食减少。舌质暗苔厚腻，脉弦滑。

2. 证候分析　肝郁日久，经络气血不通，肝病及脾，脾阳不振，寒从内生，以致痰浊瘀血互结变生诸证；病积不化，气血运行受阻，故精神不爽，面色萎黄；舌脉乃痰浊瘀阻之征。

3. 治法　温阳健脾，化痰利湿，消积破结。

4. 方药　十六味流气饮合阳和汤加减。方中阳和汤善于温经散寒、化痰补虚；十六味流气饮能温阳通络、消积破结，与阳和汤合用促使寒痰瘀结得散，脾阳温运，气血流通。

（三）气血失调、火毒蕴结证

1. 临床表现　乳房肿块，坚硬灼痛，皮色青紫发暗，边缘不清，周围固定，推之不移，心烦多怒，头痛失眠，面红目赤，大便干、小便赤，舌绛紫、有瘀斑，脉弦数有力。

2. 证候分析　痰浊湿毒积留日久，以致经络气血郁阻，气滞血瘀，故出现一系列的瘀血证候，气血运行失调，痰浊湿毒化火，火邪伤津耗气，以致津枯血燥，则有面红目赤、大便干、小便赤等。舌绛紫、脉弦数乃瘀血阻滞，火毒炽盛之象。

3. 治法　清火解毒，调理气血。

4. 方药　连翘金贝煎。方中野菊花、紫花地丁、蒲公英清热解毒而通解阳明热毒；金钱草、苦参清热燥湿以化浊；土贝母、夏枯草、连翘、红藤软坚散结；干蟾皮、草河车拔毒降火。

（四）气血两亏，肝肾不足证

1. 临床表现　肿块延及胸腋、锁骨下，肿块溃烂，滋流脓水腐臭，久不收口，伴有头晕目眩、心悸气短，面色㿠白，疲乏无力，腰酸脚软，失眠盗汗，大便溏，小便清。舌质淡、苔白腻，脉沉细无力。

2. 证候分析　病变日久，耗伤气血，损及肝肾，以致血不养肝，肾气渐耗，正气不支，病邪独恋，从而出现一系列虚损证候。

3. 治法　补养气血，调理肝肾。

4. 方药　归脾汤或化岩汤加蜀羊泉。化岩汤见于《疡医大全・乳岩门主论》，乳岩病至晚期，邪未去而正气日衰，身体瘦弱，大多表现为面色苍白、失眠盗汗、脉细无力等气血不足之证，故以人参、黄芪、白术、当归等益气养血，即扶正祛邪、养正邪去之意，稍佐忍冬藤、白芥子、蜀羊泉、茜草根等以解毒化痰，即抗癌祛邪之意。

九、其他治疗

（一）西医治疗

1. 手术　早期乳腺癌应以外科手术治疗为主，可视肿瘤范围、前哨淋巴结活检阳性与否选择乳腺单纯切除、根治术或改良根治术，以改良根治术为主，保乳术式一般情况下不建议采用。术后根据病理结果、肿瘤侵犯的范围、有无淋巴结转移、激素受体是否阳性等情况综合评价后，再选择辅以化疗、放疗或内分泌治疗等。

2. *放疗*　治疗根据病情加以选择。术后辅助放疗可降低局部复发率，但无提高患者生存率的报道。

3. *化疗*　常用噻替哌、氟尿嘧啶、环磷酰胺、蒽环类、紫杉醇类等。术后辅助化疗可降低局部复发率，且能提高患者的生存率。

4. *内分泌治疗*　男性乳腺癌激素受体阳性率较高，是乳腺癌术后的主要治疗方法，他莫昔芬是一线治疗药物，其他药物还有如雌激素受体拮抗剂氟维司群、第三代芳香化酶抑制剂以及抗雌激素药物如来曲唑（第一代芳香化酶抑制剂）、抗雄激素药物如比卡鲁胺、促性腺激素释放激素类似物等。

5. *靶向治疗*　男性乳腺癌患者人类表皮生长因子受体 Her2 原癌基因阳性率明显低于女性，抗 Her2 单克隆抗体曲妥株单抗治疗 Her2 阳性仅见于个案报道。

（二）中成药治疗

1. *醒消丸*　每次 1 丸，2 次/d，黄酒适量送服。

2. *小金丹*　每次 1~2 丸。2 次/d，黄酒适量送服。

（三）单验方治疗

（1）生蟹壳数十个，置瓦上焙干研末，每次 2 g，黄酒送下，2~3 次/d。（朱仁康主编．中医外科学．人民卫生出版社，1987）。

（2）狼毒 500 g，红枣 500 g，共煮，去狼毒，食红枣。每次 5 个，2~3 次/d。（朱仁康主编．中医外科学．人民卫生出版社，1987）

（3）龟甲数块，炙黄研末，黑枣肉捣烂为丸，每次 10 g，白开水送下。（朱仁康主编．中医外科学．人民卫生出版社，1987）

（4）山羊角（火煅）、川楝子（微炒）、两头尖（煅炒）、露蜂房（炙）各 90 g。共为细末。每次 6 g，陈酒送下，间日服 1 次。亦可装入空心胶囊内服之。（徐福松主编．徐福松实用中医男科学．中国中医药出版社，2009）

（5）藤梨根 30 g、野葡萄根 30 g、八角金盘 3 g、生天南星 3 g，煎服，每日 1 剂。（徐福松主编．徐福松实用中医男科学．中国中医药出版社，2009）

（6）龙葵、蜀羊泉、蒲公英各 30 g，七叶一枝花、薜荔果各 15 g，溃烂加忍冬藤、胡桃肉各 30 g；剧痛加楝子、乌药各 10 g（或延胡索 15 g）。（徐福松主编．徐福松实用中医男科学．中国中医药出版社，2009）

（四）外治法

（1）初期宜化痰散结，活血消肿，阿魏化痞膏外贴。

（2）溃后宜提毒祛腐，以海浮散或冰狮散外敷，以消毒纱布盖贴，待疮口四边裂缝，腐肉自行脱落后，改换生肌玉红膏以生肌长肉。

（3）溃烂臭秽在敷外用药前，可用半枝莲 30 g、白花蛇舌草 15 g、龙葵 15 g，水煎洗涤疮口，1 次/d。

（4）化疗反应的中医治疗

1. *乳腺癌化疗后消化道反应的治疗*　症见食欲减退，食量减少，甚则恶心呕吐，舌胖苔腻，脉细带滑，多为痰湿困于脾胃所致。治拟健脾和胃为主，用温胆汤合保和丸为主方。常用药为：法半夏 10 g，陈皮 10 g，猪苓、茯苓各 10 g，薏苡仁 30 g，姜竹茹 6 g，炒枳实 6 g，焦山楂 10 g，建神曲 10 g，炒谷、麦芽各 10 g，莱菔子 10 g，白术 10 g，多能奏效。（徐福松主编．徐福松实用中医男科学．中国中医药出版社，2009）

2. 乳腺癌化疗后的中药调理　常见白细胞减少，骨髓抑制，面色潮红，心悸少眠，口干头晕，神疲乏力，容易感冒，脉细而弱，舌红苔少。此证为肝肾亏损，气阴两虚，治拟生脉饮合杞菊地黄汤加减。常用药：生炙黄芪各 12 g，太子参 12 g，白术、白芍各 10 g，当归 10 g，茯苓、茯神各 10 g，五味子 10 g，麦冬 10 g，枸杞子 10 g，生地黄、熟地黄各 10 g，牡丹皮 10 g，炒甘菊 10 g，怀山药 10 g。（徐福松主编．徐福松实用中医男科学．中国中医药出版社，2009）

十、预后与转归

男性乳腺癌的病变表浅，容易发现，年龄较大，肿瘤发展较慢，早期发现，尽早手术，配以中药，5~10 年的生存率较高，个别患者单用中药也有一定效果。

TNM 分期、原发肿瘤大小、腋窝淋巴结是否转移是影响 MBC 患者 5 年总生存率和无病生存率的预后因素，激素受体状态是影响 MBC 患者 5 年生存率的预后因素。原癌基因人类表皮生长因子受体 Her2 阳性则提示预后不佳。术后是否行辅助性化疗包括内分泌治疗也是影响男性乳腺癌患者预后的重要因素。

十一、预防与护理

（1）保持心情舒畅，减轻精神负担，以利于治疗。

（2）病变局部忌压重、挤捏，忌艾灸、针刺及切开。

（3）饮食宜清淡而富于营养，适当参加体育锻炼，增强体质，提高抗病能力。

（4）认知行为干预：通过对男性乳腺癌患者焦虑抑郁情绪进行评估，然后对认知行为进行干预，纠正认知偏差，树立正确的认知观，消除思想顾虑，增强治疗信心，从而改善患者焦虑抑郁情绪，提高生活质量。

十二、问题与展望

目前男性乳腺癌的相关诊断治疗指南多借鉴绝经后女性乳腺癌的临床经验和研究，但从现有的临床研究来看，二者在基因方面的改变、激素受体的表达、细胞分子亚型等方面存在一定差异。因此，需要对男性乳腺癌发病的分子生物学机制以及对辅助治疗药物的敏感性等方面进行多中心、大样本的临床研究，并揭示其预后相关因素，从而制定适合男性乳腺癌的个体化和综合性的治疗方案或诊断治疗指南，并不断加以完善。

参考文献

[1] ANDERSON WF，JATOI I，TSE J，et al. Male breast cancer：a population-based comparison with female breast cancer［J］. J Clin Oncol，2010，28（2）：232-239.

[2] DOYLE S，STEEL J，PORTER G. Imaging male breast cancer［J］. Clin Radiol，2011，66（11）：1079-1085.

[3] ONAMI S，OZAKI M，MORTIMER J F，et al. Male breast cancer：An up-date in diagnosis，treatment and molecular profiling［J］. Maturitas，2010，65（4）：308-314.

[4] 吴雅媛，王彤，刘红．男性乳腺癌 125 例患者的临床病理特征与生存分析［J］．肿瘤，2012，32（10）：805-810.

[5] 罗祖强，庄志泉，董为松，等．p57KIP2、cyclin D1、cyclin E 在男性乳腺癌组织中的表达及其临床意义［J］．中国肿瘤临床，2018，45（3）：126-130.

[6] 归奕飞，廖文勇，刘媛．男性乳腺癌的临床病理特征和预后分析［J］．癌症进展，2017，15（6）：702-704，719.

[7] 姜慧萍，姜丽萍．认知行为干预对男性乳腺癌患者焦虑抑郁情绪的影响［J］．中国现代药物应用，2015，9（12）：225-226.

第二十节　王琦学术经验

一、血精

王琦教授指出，血精之病多因下焦湿热、瘀热互结及阴虚火旺等损伤精室血络所致。其论治原则，阳盛伤络者以清热凉血为主，阴虚内热者以滋阴降火为要，瘀热内扰者以祛瘀与清热并举。血精的证候表现，初期以湿热毒邪导致的实证多见，病久一则累及于肾，致使肾阴亏虚；一则久病入络，败血瘀滞内结，致使血精缠绵难愈。因此，对于顽固性血精的治疗，除针对主要病因外，任何证型均宜选用滋阴药与活血祛瘀药，更能切合病情。由于出血之症多与火邪有关，导致瘀血，因此瘀热病机可贯穿于血精病各证型之中。王琦教授善用《内经》四乌鲗骨一芦茹丸（海螵蛸、茜草）及《金匮要略》蒲灰散（蒲黄、滑石），前者以化瘀止血为主，后者以化瘀利窍泄热为要。凡出血之病，总属血络受损，不论新久，往往多夹瘀血，王琦教授强调治疗血精，理血之品当随证运用，在运用止血药时，应选用既能止血又兼化瘀之品，以防止血留瘀之患。具体分三型论治。

（一）肝经湿热

精室位于下焦，肝之络脉环绕阴器，精液归精室所藏，由阴茎窍道排出。若肝经湿热，循经下注，热血蕴结于下焦，扰动精室，损伤血络，迫血妄行，则血随精出，发为血精之病。王老师治血精属肝经湿热者除善于把握湿热病邪的主因外，也十分注重调治病机过程中出现的脉外瘀血。因此，在选用龙胆泻肝汤清肝胆之火泄下焦湿热的同时，常加四乌鲗骨一芦茹丸、三七粉等化瘀止血。三七为化瘀止血之妙品，可助当归祛瘀生新。诸药合用，湿热得清，瘀血得消，郁火得散。

病例　邓某，男，54岁，1993年11月4日就诊。房事射精呈红色2年，加重1年，劳累后症状明显。平时心烦易怒，口苦时作，尿淋沥不尽，舌红苔黄、脉弦。证属肝经湿热，下扰精室，血络受损。治宜疏肝泄热，化瘀止血，方选龙胆泻肝汤加味：龙胆草5 g、栀子10 g、黄芩10 g、柴胡10 g、车前子10 g、生地黄10 g、泽泻10 g、当归10 g、茜草10 g、紫草10 g、三七粉（冲服）3 g。连进7剂，复诊血精未见，心烦易怒等症明显好转，绻守前方再进6剂，诸症全消，嘱改服六味地黄丸半月，以资巩固。

（二）瘀热扰精

瘀热致病，历代医家多有论述。《金匮要略・肺痿肺痈咳嗽上气病脉证并治》指出："热之所过，血为之凝滞。"朱丹溪亦谓："血受湿热，久必凝浊。"王琦教授认为，久患血精之因，除瘀血阻滞外，多夹热邪内伏。其病机为湿热毒邪侵扰下焦，热迫精室，血瘀脉外未能得以及时治疗而致瘀热内伏。或精室络损血瘀，败血瘀滞经络，日久化热，瘀血与热邪互结，相互作祟，致使血精反复发作，缠绵难愈。治疗当活血祛瘀与泄热利窍并重，方用四乌鲗骨一芦茹丸合蒲灰散加牡丹皮、栀子、香附、木贼草治之。方中茜草配蒲黄、牡丹皮祛瘀，清热凉血；针对瘀热致病之主因，茜草、蒲黄为化瘀止血良药；栀子清热凉血止血，并有解郁除烦化瘀之功效，对于伏热及郁结之火均有疗效；用木贼草、滑石清利下焦湿热，《本草正义》谓木贼草具有"疏泄窒滞，升散郁热"的作用，《圣济总录》、《普济方》均载其有止血之功；海螵蛸收敛止血兼化瘀血，尤善治泌尿生殖系统的出血；香附行气解郁，畅达气血。诸药合用，使瘀血得清，精室得利，血精自愈。

病例　张某，男，40岁，患血精4年，于1994年1月13日就诊。4年前无任何诱因出现房事射粉红色精液，严重时可见少量血块，余无任何不适。曾到他院诊治，予抗生素无效。舌质淡红、苔薄黄而腻，脉细滑。证属瘀热毒邪扰精所致。治宜清利精室，凉血化瘀止血。方用四乌鲗骨一芦茹丸合蒲灰散加味：茜草10 g、海螵蛸15 g、炒蒲黄15 g、滑石10 g、木贼草10 g、牡丹皮10 g、山栀10 g、炒香附10 g、连服15剂血精痊愈。

（三）阴虚火旺

阴虚火旺血精之病机，多由肾阴亏虚，相火偏亢，虚火扰精，血络受损所致，正如《许履和外科医案医话集》所云："精血……多由肾阴不足，相火偏旺，扰动精室，迫血妄行。"亦有血精日久，热邪久郁，灼伤阴津，因此，滋养肾阴、清泻虚火、化瘀止血是其基本治疗原则。王琦教授治疗该证多选用大补阴丸与二至丸、四乌鲗骨一芦茹丸，加车前子、三七等。大补阴丸滋阴降火为主，方中龟甲为滋阴止血之妙品，生地黄炭凉血止血，与龟甲配用能加强滋阴止血的治疗效果；二至丸养肝肾之阴，并可凉血止血；茜草、海螵蛸化瘀止血；三七化瘀止血，祛瘀生新，与茜草相伍，增强化瘀止血作用；车前子清利下焦，导热下行。诸药合用，滋阴泻火，化瘀止血，祛瘀生新，以利精室康复。

病例　赵某，男，62 岁。1995 年 4 月 25 日就诊。自述血精数年屡治无效，近因劳累过度出现小便后滴咖啡色黏液，伴有神疲寐差，时觉心烦。常规显示精液红细胞 5 ~ 10 个/HP；舌质红、少津，脉细数。证属虚火内扰精室，治宜滋阴泄热，凉血化瘀止血。处方：生地黄炭 15 g、茜草 10 g、海螵蛸 10 g、三七粉 3 g（分两次兑药冲服）、女贞子 10 g、墨旱莲 15 g、知母 10 g、黄柏 10 g、炙龟甲（先煎）15 g，车前子 10 g。连服 16 剂，复诊血精已愈。为巩固疗效，前方减三七粉、海螵蛸，加山药 10 g，继服 10 剂以巩固疗效。

王琦教授指出，血精之治，要掌握"清""化"二字。清者，或清湿热，导火下行；或清郁热，泄散火邪；或清虚热，以制阳光。化者，化瘀止血而不凝滞，化湿利窍而不伤阴。

二、男性更年期综合征

根据男性更年期综合征各种病理因素导致脏腑功能失调的特点，王琦教授提出其病机为"肝郁肾虚，阴阳失衡"，治疗重在"疏肝补肾，调补阴阳"，据此治疗男性更年期综合征，取得满意疗效。肾虚包括肾阴虚、肾阳虚、肾阴阳两虚，主要表现有自主神经功能紊乱、性功能障碍、体态变化等症状；肝郁指肝血亏虚，气失宣畅，复遇情志不遂，致肝郁气结，主要表现为精神症状等。临床治疗选用"二仙汤"（淫羊藿、仙茅、当归、巴戟天、知母、黄柏）阴阳并调，适应于肾阴阳两虚表现者，用此方治疗男性更年期综合征有很好的疗效。在此基础上，肾阴虚者多选用二至丸、左归丸；肾阳虚者选用右归丸；心虚胆怯，悲伤欲哭者，加甘麦大枣汤；肝郁气结者，用柴胡加龙骨牡蛎汤等辅助治疗。另外，王琦教授研制的疏肝益阳胶囊、黄精赞育胶囊及威脑口服液，针对男性更年期综合征的不同症状表现，亦有良好的治疗作用。性功能障碍，出现性欲减退、阳痿、早泄者，用疏肝益阳胶囊可补肾疏肝、通络振痿；精力不济、精液量少、衰老明显者，用黄精赞育胶囊可益肾强精，延缓衰老；神经衰弱症状如失眠、少寐多梦、易醒、记忆力减退、健忘者，用威脑口服液，可益肾补脑、安神定志。

第三十章　性传播疾病

第一节　概　　说

一、性传播疾病的概念

性传播疾病（sexually transmitted disease，STD）是指以性行为为主要传播途径的一组传染病。常称为性病。由于现代社会人们的性行为较为复杂，特别是西方国家中性行为的种类奇特，既有皮肤接触，又有口交、肛交、器物交等性接触，使很多疾病通过性行为得以传播。这些性行为不仅可以引起生殖器官和周围淋巴结的病变，也可以引起全身疾病，甚至危及生命，故不能把性传播疾病单纯看作外生殖器官的疾病。过去民间所通称的“花柳病”，只包括梅毒、淋病、软下疳、性病性淋巴肉芽肿和腹股沟淋巴肉芽肿，现代医学将此五种疾病，统称为“经典”性病。

随着对性传播疾病研究的深入，性病的概念有所改变，其范围已经扩大。其名称也逐渐被“性传播疾病”所代替。1975 年世界卫生组织（WHO）正式决定使用“性传播疾病”这一术语，除了上述 5 种经典的性传播疾病以外，又增加了生殖器疱疹、阴道假丝酵母菌病、传染性软疣、尖锐湿疣、滴虫病、非淋病性尿道炎、阴虱、疥疮等；1981 年世界上首次报道了艾滋病，艾滋病也被归属于性传播疾病的范围。由于国际旅游业的发展，西方国家倡导的性自由，以及同性恋及性犯罪、吸毒等，使得性传播疾病在全世界广泛流行。据估计，全世界每年新发生的性病患者超过 1 亿，平均每分钟就有 1 人感染了艾滋病；艾滋病已经侵及五大洲，有“超级癌症”“20 世纪的瘟疫病”之称，至今尚无有效的治疗方法，就其危害性来说，位于性传播疾病之首。资料表明，能经过性接触传播的病原体超过 30 种，在我国重点防治与监测的性病为艾滋病、梅毒、淋病、生殖道沙眼衣原体感染、尖锐湿疣、生殖器疱疹等，其中列入我国法定报告传染病的性病为梅毒、淋病及艾滋病。2009 年和 2010 年，梅毒、淋病位居我国 37 种法定报告传染病的第 6、第 7 位，已成为我国重要的公共卫生问题之一。此外，由病毒感染所致的性传播疾病有可能诱发癌症。因此，性传播疾病是人类最常见的传染病，对人类健康的危害性很大，已经成为当前世界上最严重的社会问题和公共卫生问题。

性传播疾病具有特定的传染源，有特定的传播途径，有特殊的临床特征和流行病学规律。我们应当认真地学习和掌握这些特征和规律，从中西医两种角度认识性传播疾病，用中西医两种手段预防和治疗性传播疾病，达到最终控制和消灭性传播疾病的目的。

二、性传播疾病的发病原因

性传播疾病的病原体种类繁多，包括细菌、螺旋体、病毒、衣原体、支原体、寄生虫、原虫、真菌等，它们的致病力、毒性、侵犯人体器官及破坏组织范围程度等皆有所不同，严重的可以由于侵犯内脏而危及生命，这些病原体在自然界中广泛存在，但必须在适宜的温度、湿度条件下才能够生长、繁殖。在性病患者与他人接触时，由于双方皮肤黏膜之间，特别是生殖器、肛门、口腔等部位，密切而频繁地接触，病原体通过轻微外伤和破损的皮肤黏膜很容易传播给对方，进而引起感染。也有些病原体是通过间接途径进入体内的，例如，接触被病原体污染的内衣、被褥、毛巾、理发用具、浴盆、马桶圈、注射器针头等；还可因输血、注射血液制品而造成感染。另外，某些性传播疾病可在妊娠或分娩过程中使胎儿或新生儿受感染，如先天梅毒、新生儿淋菌性或衣原体性结膜炎、疱疹病毒、巨细胞病毒或艾滋病病毒感染等。

性传播疾病的感染部位主要是局部感染、全身感染。组织损伤主要是直接侵犯和毒素长期作用的共同结果，特别是在机体抵抗力低下的情况下，更容易被感染。由于病原体的不同，临床表现各异，治疗也有很大的差别。因此，病原学检查对性传播疾病的治疗是十分必要的。

三、性传播疾病的诊断原则

性传播疾病的诊断是一项严肃的工作，它关系到患者的道德和尊严，因此应持严肃认真的态度，有确凿的依据方可诊断。其诊断程序如下：

（一）询问病史

询问病史十分重要，确认性乱史对性病的诊断有重要价值。

1. 接触史　应当了解与性病有关的接触史，包括接触时间、接触方式、接触地点和国家。

2. 现病史　应当询问以下有关病史：最早出现的症状，症状和体征的演变，诊断史、治疗史。

3. 既往史　应当询问有关性病的既往史，如生殖器官的疾病、性功能疾病、性传播疾病等病史。

4. 家族史　父母性病史与胎传和产道感染胎儿和新生儿有关；配偶性病史与感染有关；子女性病史与父母患性病有关。

5. 药物及物质滥用史　有些患者常服用某种药物或毒品，并有戒断症状时，要考虑有性传播疾病的可能，有的患者有性接触后会产生恐艾症，并以各种睡眠障碍为首发症状。

（二）体格检查

性病不仅是生殖系统的疾病，而且常常引起全身病变，必须进行全面系统的检查。

1. 一般检查　观察全身的发育情况、营养状况、精神状态等。

2. 皮肤检查　应当注意的项目包括皮损部位、疹型、大小和面积、颜色、边缘、表面状态、对称性、数目、厚度和硬度、形态、分布和排列及病变的演变。

3. 生殖器官检查　检查生殖器官时，应检查龟头、冠状沟，充分暴露龟头和冠状沟，展开包皮腔，要注意包皮系带两侧的隆窝、包皮和阴囊有无病变。尿道检查是生殖器检查的重点，要注意观察尿道口和舟状窝有无充血、水肿、糜烂和溃疡，有无分泌物及其性状。前列腺检查主要依靠肛门指检。另外，还要检查睾丸、附睾有无肿大和压痛。

4. 非生殖器官检查　包括口腔、唇、咽喉、肛门、股间、乳头等。对肛门可以做外观检查、肛门指检和肛门镜检查。

5. 淋巴结检查　应当注意淋巴结的大小、硬度、压痛、表面状态，有无粘连和融合，是否发生脓肿、溃疡、窦道和瘘管。

6. 神经系统检查　检查神经系统时，应当注意神经器官、神经功能、脑神经、运动功能、感觉、病理反射等检查。

7. 骨关节检查　注意关节是否肿大，有无压痛。叩诊和触诊也可发现骨关节病变，X 线检查可以准确地发现关节破坏的现象。

8. 精神方面的检查　发现有精神方面的症状，应当进行心理检查，排除精神疾病。

（三）实验室检查

在性传播疾病的诊断中，实验室检查占有十分重要的地位。

1. 病原体检查　病原体检查的主要目的是证实引起性病的病原微生物。

（1）形态学检查：通过显微镜和电子显微镜观察病原体的形态来识别病原体，常用的方法有直接涂片法、涂片染色检查、暗视野检查、荧光显微镜检查、超微结构检查。

（2）培养检查：培养检查是创造病原体生长条件，人工使病原体增殖的检查方法。常用的方法是培养基培养、动物接种、组织培养等。

2. 生化检查测定　某些病原体的生化特征，常用的方法有：淋菌的氧化酶试验、糖发酵试验、同化试验。

3. 血清免疫学检查　血清学检查主要是根据免疫反应原理利用已知的抗原测定抗体，也可以利用已知的抗体测定抗原。常用的方法有梅毒血清反应、淋病血清学试验、艾滋病血清学试验。

（四）病理组织学检查

在性病的诊断中，也常常做病理组织学诊断，可对某些疾病做临床诊断；也可以做某些临床相似疾病的鉴别诊断及某些性病的并发症诊断。

四、论治原则

中医学对性传播疾病早有认识，尤其是梅毒、淋病的发病、病因和病机等方面有较多的研究。

明代李时珍《本草纲目·第十八卷》对梅毒的病因、病机及传染途径等做了描述，并提出了一些相应的治疗方法。

明代王肯堂《证治准绳》对本病不同阶段提出了治疗的适宜证和禁忌证，并主张以“破血活血调气之剂攻之”。

明代陈实功《外科正宗》对梅毒一病的病因、病程、症状、转归、治疗等均做了较为详细的论述，使对该病的认识不断提高。明·陈司成对此进行专心研究，并总结前人的经验，介绍家传技法，撰写了我国第一部系统的梅毒专著——《梅疮秘录》（1632），肯定了梅毒的传播途径有：性交或遗传，详细论述了梅毒的各种临床表现，介绍了各种治疗大法和常用的药物，其中使用的丹砂、雄黄等含有砷的药物，是世界上最早应用砷剂治疗梅毒的记录。书中还报道了29例病例，提出了如何预防梅毒等问题及隔离的措施。

1840年鸦片战争后，中国沦为半殖民地半封建的社会，受西方社会思潮的影响，国内性病猖獗，许多中医针对这种情况，融合中西医学技术，撰写了一些有关论治性病的专门著作，如秦伯未《花柳科学》、叶劲秋《花柳病治疗学》、茹十眉《性病》、恽铁樵《梅疮见垣录》等，表明中医学治疗本病已经达到一定的水平。

根据历代医家的论述，结合西医学的认识，性传播疾病在病因病机上有自身的特点，这些特点主要是：

1. 精化传染（不洁性交传染）　由于不洁性交伤及泌尿生殖器官，毒气乘虚而入，积蕴成病。因为肝脉绕阴器，肾开窍于二阴，当不洁性交时，毒气乘肝肾之虚而入里。病变初期多局限在阴部、阴部外表，邪毒浸渍入里，由精道伤及冲任督脉，并波及气血阴阳、骨髓，其病深入脏腑，导致五脏六腑功能紊乱。

2. 气化传染（非性交传染）　由于密切接触患者，如患者用过的被褥、内裤、毛巾、便器、浴池等，招致毒邪内侵脾肺而外发体表，不入骨髓，其病较轻，若深入脏腑，则导致阴阳离绝。

3. 胎传　由于母体感染毒邪之后，毒气由血液经过胎盘传给胎儿，毒气直接伤及胎儿的气血、脏腑。

综上所述，性传播疾病的病因以精化传染、气化传染、胎传为主，病位在肾与阴部。病初多在表，久病由表入里；如果表邪未尽，正气已伤，则表现为虚实夹杂的证候。

性传播疾病的中医治疗，主要着重整体调治，亦可采用局部治疗。应根据临床表现用中医辨证论治的方法调整和恢复机体的平衡，结合西医学的认识，综合进行治疗。辨证论治和辨病治疗相结合是治疗性病的一个基本原则。

随着国际交往的增加，性病再次从国外传入我国，有部分地区陆续出现一些新感染的性病患者，艾滋病在我国经过快速传播期后，已经逐步下降。通过国家有关部门及时采取有效的措施和广泛的宣传教育，性传播疾病正在呈现下降趋势，但疾病本身的后果仍是相当严重的。我国认真贯彻预防为主的方针，普及性传播疾病的防治知识，并制定出必要的法规，制止性病在我国的蔓延。应当认识到，性病防治工作是一项长期而艰巨的任务，需要社会各有关部门的协同配合，做出坚持不懈的努力，并密切注视国外性病的流行趋势，引进新技术、新方法，提高我国的性病监测和防治水平。我们坚信，今后通过中西医的通力合作，一定能将性传播疾病控制在可以控制的范围内，中医男科学在性病艾滋病的防治方面一定大有可为。

第二节　淋　病

一、概述

淋病是淋菌性尿道炎的简称，是性传播疾病的主要病种之一。它由淋病双球菌感染所致。造成泌尿生殖系统黏膜表面的感染，导致局部或者全身的病理变化，以尿路涩痛、排尿不畅及尿道分泌物为主要表现。在性传播疾病中，淋病的发病率较高，占75%以上，并常出现耐药菌株感染。本病属于中医“淋证”“尿浊”“精浊”的范畴，多因性交不洁导致湿毒内滞所致。性交伤及泌尿生殖系统，加重病情，导致局部气血壅滞，血肉腐败，决渎不畅而致。

二、沿革

中医学中关于淋病的认识很早，并包含很多内容，通过性传播而导致的“淋病”只是其中的一种。古代称为“尿白浊”（《证治要诀》1443年）、“精浊”（《证治要诀》1602年）。

汉代张仲景《金匮要略·消渴小便不利淋病脉证并治》中说：“淋之为病，小便如粟状，小腹弦急，痛引脐中”。此书所讲的“淋病”并非今日所称的“淋病”，但其治疗方法可以同样有效。

隋代巢元方《诸病源候论·淋病诸候》也说：“膀胱热则水下涩，数而且涩，则淋漓不宣，故为之淋。其状，小便出少起数，小腹弦急，痛引于脐。”这些叙述对淋证的临床表现做了概括。

此后，历代医学家在此基础上进一步分类，将淋病分为五淋，即热淋、血淋、石淋、劳淋、膏淋，这些疾病不全是性传播疾病中的淋病，也包括了其他泌尿生殖系统疾病。

明代戴思恭《证治要诀》中有：“尿道口常流出白色浊物，小便涩痛明显，但尿不浑浊”，属于“精浊”症状的记述。

明代孙一奎《赤水玄珠》又有“症见尿时阴茎痛，精浊下滴如败脓，有恶臭，治适解毒败浊”的论述，指出本病的症状与治疗原则，为后世辨证打下了坚实的基础。

清代邹岳《外科真诠》谓：“有因嫖妓娈童，沾染秽毒……溺管必痛，小便淋漓。”则进一步认清了本病的发生原因，与现代医学的认识基本一致。

性传播性的淋病与中医传统的“淋证”“淋病”的内涵并不完全一致。前者，自明代后期才开始出现，其治疗方法使用明代以后的处方则更加有效。

三、病因病理

（一）中医病因病机

1. 湿热毒邪　由于不洁性交造成湿热毒邪寄存和繁殖在前阴部，并向周围扩散、蔓延，初伤气血，使局部气血壅滞，血肉腐败，或者伤及膀胱气化功能，或者侵袭整个宗筋脉系。当湿热毒邪进一步深入，邪毒鸱张；或者正气不足，驱邪无力，或化热生火，波及脏腑，导致五脏六腑功能紊乱，其甚者，邪毒化火攻心，导致心神失常。

2. 毒邪伤及肝肾　久治不愈或者失治误治，正气渐虚，无力胜邪，邪毒内扰，病势渐缓，缠绵不愈，肝肾两伤。此时，可因劳累、饮酒、伤湿等湿热刺激而滋发内毒，出现急性发作。急性发作除了全身或局部病理变化外，其基本病机仍然同原发疾病。疾病后期，邪毒侵袭气血，导致气滞血瘀，瘀浊阻塞尿道，出现尿道狭窄、闭塞。

（二）西医病因病理

本病为淋病奈瑟菌感染所致。淋病奈瑟菌主要通过两种途径感染人体；一为直接感染，即通过不洁性交直接感染；二为间接感染，即通过被淋病奈瑟菌污染的衣物、浴巾、便盆等与尿道口接触而感染。原发性淋病奈瑟菌的感染主要在两性柱状上皮的尿道旁腺上滋生，也可以发生在结合膜及直肠黏膜。男性淋病奈瑟菌主要在尿道隐窝内繁殖，并可由上皮细胞间隙达到黏膜下，被感染的部位有大量的白细胞浸润，由于白细胞的吞噬作用及淋病奈瑟菌细胞的死亡，释放出大量的内毒素，使组织坏死，并产生大量的脓性分泌物从尿道流出，也可以积聚在腺体内阻塞腺管，使感染加重，一般主要产生尿道炎。男性发病90%为急性尿道炎，由于尿道外括约肌的屏障作用，尿道炎多局限于前尿道或者引起尿道球腺炎。但也可以向后尿道扩散，不过很少引起上尿道的感染。当全身情况差或者其他原因，淋病奈瑟菌可以经过血行扩散产生菌血症、心内膜炎、心包炎、关节炎、脑膜炎等。淋病治疗不彻底，可以变成慢性淋病性尿道炎，致使尿道黏膜水肿，肉芽组织形成，由于纤维组织形成可发生尿道狭窄。

另外，由于肛交、口交，还可以导致咽炎和直肠感染。

四、辨病要点

1. *症状与体征*　潜伏期一般为2~10 d，急性尿道炎的症状是尿频、尿急、排尿时尿道口刺痛或灼热感，尿排尽后疼痛减轻。尿道轻度刺痒，尿道口红肿，继而有稀薄的黏液从尿道口流出，逐渐成为黄色黏稠的脓性，或者脓性与血性混合分泌物。整个阴茎头常红肿，严重者尿道黏膜水肿，两侧腹股沟淋巴结红肿疼痛，甚至化脓。累及后尿道时，可有终末血尿、血精。会阴部坠胀感，夜间阴茎常有痛性勃起。全身症状一般比较轻微。急性症状于1周以后逐渐减退，2周后症状基本消失。但晨起尿道口仍有微量的黏液或尿道口黏浊，取患者的尿置于杯中可见絮状或丝状的淋丝。急性期延误治疗或者迁延不愈可以导致慢性淋病。尿道疼痛的症状较轻，常见终末血尿，尿中仍有淋丝，早晨尿道口常有“糊口”现象。在肛交感染的患者中，临床可表现出无症状性感染，或者肛门瘙痒、灼热感，严重的患者可有肛门大量的脓性分泌物，明显的刺痛和灼热感，里急后重，黏液或者脓性便，偶尔有便血。口交患者的咽部感染，约80%为无症状感染的带菌者，多数有症状也常为轻度的咽痛及咽部红斑，少数有急性渗出性咽炎及扁桃体、腭垂肿胀，或者有小脓疱。

2. *实验室检查*　是正确诊断淋病不可缺少的手段，可采取尿道分泌物的涂片及培养，也可用前列腺按摩液涂片或培养。另外，还可以对关节、直肠、皮肤、扁桃腺表面及隐窝和咽部取样涂片进行细菌学培养检查，对疾病的确诊提供依据。但除外淋病的细菌学检查不得少于2次。怀疑播散性淋病奈瑟菌感染时，应当做血液细菌学培养。

慢性淋病的诊断有时很困难，诊断仍然需要根据症状与体征及实验室检查。要分析患者有无淋病史及不规则使用抗生素史。涂片检查的阳性率较低，确诊靠前列腺按摩液的培养，有时需要反复取材培养。对于开始就是慢性表现者要根据病程和症状而定。

五、类病辨别

淋病的鉴别诊断，主要是依据症状、体征和实验室检查。医生的临床经验也很重要，查出病原体是最根本的鉴别。

1. *非特异性尿道炎*　常有明显的发病诱因，如插导尿管、泌尿生殖器或者邻近脏器的炎症等，分泌物镜检见革兰阳性球菌。

2. *非淋病性尿道炎*　临床症状类似淋病，但比较轻微，潜伏期比淋病长，达1~3周，分泌物少，呈现浆液性，极少排尿困难，无全身症状，分泌物镜检无革兰阳性球菌，实验室检查可以发现衣原体和支原体。

3. *尿道内疱疹* 局部烧灼感明显，可有间断性发作，一般在包皮、龟头、冠状沟处有疱疹，有助于鉴别诊断。

4. *软下疳* 一般在外生殖器，发生于尿道口、舟状窝者有脓性分泌物，尿道口红肿，剧烈疼痛，溃疡处可以查到杜克雷嗜血杆菌。

5. *尿混浊* 无自觉症状，尿呈现乳白色，尿液静置后有盐类结晶沉渣。

在临床上，少数患者可同时并发淋病及其他疾病，故在诊断和处理时应当考虑这种情况，不可顾此失彼。对于有些患者自觉症状多、明显，但没有客观临床表现，反复检查没有阳性发现，且可排除淋病以外的其他疾病者，特别是首次发生婚外两性关系者，应当考虑神经症。

六、辨证要点

本病的病因为感受湿热毒邪，其病位主要在下焦，直接影响膀胱的气化和决渎功能。因肾主水，膀胱气化依赖于肾；肝主筋，行阴部，此病多涉及肝肾。故病位以膀胱、肝、肾为主。

起病初期，多为湿热，邪盛正实，表现为急性病证。后期则邪衰正弱，多为虚或者虚实夹杂，病情缠绵。如果治疗及时，急性期过后可以出现邪毒虽恋，但正气已复，进一步调养则正胜邪退。

急性期初起多在腑，为实为热；慢性期、后期多涉及肝肾，为虚为寒。但慢性期又可因饮酒、劳累、性交等导致急性发作，引发内伏毒邪之气，此时的病机变化仍然同急性期，但治疗时应当注意不要伤及正气，注意肝肾之气的有余或者不足。

总之，本病病因是湿热毒邪，病位在膀胱及肝肾。初起急性期为实热，在腑在气；后期为虚为寒，在脏在血。故辨证应当抓住实热和虚寒，在脏与在腑，在气与在血三个要点。但湿热毒邪也可以致病多变，临床当灵活应用。

七、治疗原则

本病病因是湿热毒邪，无论急性或慢性都要以清热利湿解毒为基本原则。由于其有在脏在腑，伤气伤血的不同。因此，对湿热毒邪下注膀胱，壅聚水道，气化不利，清浊不分者，治疗应当以祛除病邪为主，清热利湿解毒，通腑行气化浊；对于湿热毒邪缠绵不解，正气不足，又当表里同治，在补脏气之虚的同时，利水化湿解毒。如果毒邪太盛，则又可以急泻毒邪以治标。

八、论治要点

根据本病急性、慢性和虚实不同的病机表现，可分以下两型。

（一）湿热毒邪证

1. *临床表现* 尿道口红肿，并有脓性分泌物，小便短赤，频而数急，灼热刺痛，口干苦而黏，舌红或绛、苔黄腻，脉滑数。

2. *证候分析* 湿热毒邪，下注膀胱，刺激尿道，则使尿道口红肿，并有脓性分泌物，灼热刺痛；水道不利，清浊不分，则小便短赤，频而数急，口干苦而黏。舌红或绛、苔黄腻，脉滑数，乃是湿热毒邪之证。此型主要见于淋病的初期，相当于西医学的急性淋病尿道炎。

3. *治法* 清热利湿解毒。

4. *方药* 八正散。方中木通、车前子、滑石、萹蓄清热通利；瞿麦通利水道；栀子清热利小便；生甘草泻火和中，大黄泻实火，与木通导湿热从小便而出。湿热毒邪亢盛可合用五味消毒饮。如兼血尿，可加大蓟、小蓟、白茅根凉血解毒。

（二）毒邪伤及肝肾证

1. *临床表现* 尿中有淋丝，不甚赤涩，排出无力，滴沥不尽，遇劳累加重。伴有腰酸或腰痛，阴部重坠感，小腹隐痛，自汗，遗精。舌淡红少苔，脉沉细。

2. *证候分析* 湿热毒邪久恋不退，邪气缠绵难解，正气不足，则尿中有淋丝不甚赤涩，排出无力，滴沥不尽，遇劳累加重。余毒未尽，虚不抗邪，肝肾不足，故有腰酸或腰痛，阴部重坠感，小腹隐痛，自汗，遗精。舌淡红少苔，脉沉细为毒邪伤及肝肾的表现。此型多见于淋病后期，相当于西医学的慢性淋病尿道炎。

3. *治法* 补肾化浊，清热解毒。

4. *方药* 革薢分清饮。方中革薢分清泌浊，清热利湿；石菖蒲、益智仁清心固肾；乌药理气利小便；甘草和中清热。热盛者，加栀子、木通、黄柏泻火通利膀胱；小便夹血者，加大蓟、小蓟、白茅根凉血止血；肾虚下元不固者，合用六味地黄丸滋阴补肾，固摄下元。

另外，还可以根据需要加入一些对淋病有效的药物，如土茯苓、蒲公英、姜黄等。

九、其他治疗

（一）西药治疗

西药常用大观霉素每日 4 g 或头孢曲松钠每日 2 g，双侧臀部肌内注射。急性者连续注射 3 d，慢性者连续注射 10 d 为 1 个疗程。

本病的西药治疗以青霉素为首选药，虽然出现耐药菌株，但如大剂量青霉素一次冲击疗法可杀死轻度和中度敏感的菌株，同时可减少耐药菌株的产生。

急性淋病的治疗，用苄星青霉素 480 万单位，每日 1 次，肌内注射，同时服用丙磺舒 1 g，青霉素过敏者可用四环素 0.5 g，口服，4 次/d，共 7 d。

慢性淋病的治疗，用苄星青霉素 480 万单位，1 次肌内注射；或者四环素 0.5 g，口服，4 次/d，共 10 d。对于耐药菌株所致的急性淋病治疗，可用大观霉素 2 g，1 次肌内注射；或头孢曲松 250 mg，1 次肌内注射，均同时口服丙磺舒 1 g，其后均用多西环素 0.1 g，口服，2 次/d，共 7d。

赵立红的研究发现 NG 对头孢曲松、阿奇霉素和大观霉素的敏感率分别为 98.41%、97.88%、98.94%；对环丙沙星、青霉素、四环素等几种传统抗生素的耐药率分别为 95.77%、96.3%、96.83%。检出 PPNG 75 株（39.7%），TRNG77 株（40.7%）。结论：青霉素、环丙沙星及四环素等药物已不适用于山东地区淋病的治疗，头孢曲松可作为治疗的首选药物，可同时用阿奇霉素进行联合治疗，三代头孢类药物过敏时可用大观霉素。

（二）针灸治疗

（1）淋病急性期，采用强刺激手法，取关元、气海、八髎、三阴交。

（2）针刺肾俞、中极、膀胱俞、三阴交，用平补平泻的手法，1 次/d，治疗慢性淋病性膀胱炎。

（3）穴位关元、三阴交，弱刺激补法加温针灸法，治疗慢性淋病性膀胱炎。

（三）单验方治疗

（1）猪苓 5 g、泽泻 5 g、黄柏 15 g、滑石 25 g，水煎服；或凤眼草 25 g、竹叶 15 g、灯心草 5 g，煎汤频服。治疗急性、慢性淋病。

（2）琥珀 3 g，研粉，分两次水调吞服，连续数天，治疗淋病性精囊炎。

（3）生姜 1 块，洗净横切 0.2 cm 厚的均匀薄片，外敷于患侧阴囊，盖上纱布，兜起阴囊，每日或者隔日更换 1 次，治疗淋病性附睾炎。本法禁用于有创口或溃疡者。

（四）食疗

（1）木耳 30 g、黄花菜 120 g，用水 5 碗煎成 2 碗，2 次/d 服用。

（2）冬瓜煮水饮用，或者作菜肴任意服用。

以上两种方法，均可以作为急性、慢性淋病的辅助性治疗。

十、转归与预后

淋病为湿热毒邪所致，主要发病在下焦，影响膀胱气化失常，决渎不畅，宗筋不利。急性期及时给予足量的药物治疗，症状很快消失而治愈，预后良好。如果治疗不及时或者不彻底，湿热毒邪逐渐深入，由腑入脏，由气及血，转为慢性，经常反复发作，则难以根除，有可能导致尿道狭窄，造成不育等不良后果。所以对本病应当积极治疗，防止其传变加重。

十一、预防与护理

（1）为了防止淋病的传播，对有婚外性交史者、过去或现在体表有长期不愈疮的疡者、父母有性病史者、多次婚姻者、婚后多年不育者、性伴侣有性病者，均应当引起注意或者进行预防性治疗。

（2）对于以下情况应当进行预防处理：凡与淋病患者有接触者，即使涂片或者培养阴性，也要接受抗生素治疗；淋病患者性伙伴要积极预防性接种治疗；淋病可疑者要用1/5 000高锰酸钾溶液洗涤外生殖器，保持局部清洁；患者污染的物品进行消毒。

（3）急性淋病必须禁欲。最好卧床休息，避免一切剧烈活动，保持安静。禁止食用一切刺激性食物。不要用公共毛巾、浴巾等。洗澡最好用淋浴。不要饮酒，保持情绪的稳定。

十二、现代研究进展

淋病在全世界范围内广泛流传，发病率较高。近年来，在中国的性病防治研究中，采用中医辨证论治、中西医结合治疗、单验方治疗及实验研究几个方面对淋病防治进行研究，取得了满意的效果。现简要综述如下。

（一）病因病机研究

淋病为西医病名。究其病因病机，乃因不洁性交，外感污秽之邪，初期则伤及肝脾下焦，以致气化不利，湿热蕴结；久则累及肾脏，或损肾阴，或伤真阳。或因性交不洁，秽浊毒邪侵犯阳器，复留体内，酿生湿热，与气血相搏，化为败脓而成淋病。

（二）辨证论治研究

曹氏应用中医辨证论治的原理，将淋病分为湿热下注型、气滞血瘀型与湿热并见型、肾阴虚加湿热蕴结型，用自拟“克淋灵”（龙胆草、山豆根、桃仁、地龙、苦杏仁、革薢、紫花地丁、鱼腥草、桔梗、石菖蒲、白豆蔻、生甘草）治疗384例，并配合外洗方（苦参、蛇床子、白花蛇舌草、地肤子、山豆根、紫苏叶、海螵蛸）治疗。5 d为1个疗程。1个疗程痊愈96例，占25%；7 d痊愈188例，占49%；2个疗程治愈66例，占17.1%；显效29例，占7.5%；无效5例，占1.3%，总有效率98.7%。

（三）中西医结合治疗研究

中西医结合治疗本病，克服了以前单一中医或者单一西医治疗的缺点，缩短了治疗时间，提高了治愈率。张氏用中西医结合治疗急性淋病196例，治疗方法：用氨苄西林6 g，加入5%~10%葡萄糖液500 mL，1次/d静脉点滴，同时口服丙磺舒片1 g，2次/d；或者青霉素480万单位，肌内注射。如果对青霉素过敏，可以改用红霉素1.2 g，溶于5%~10%的葡萄糖溶液中静脉点滴，1次/d，同时口服诺氟沙星0.3 g，3次/d，7 d为1个疗程。中药用自拟的“灭淋汤”加减（土茯苓、革薢、鱼腥草、益智仁、乌药、苦参、黄柏、黄芪、蜈蚣、滑石、生甘草），1剂/d，水煎服。血尿加白茅根、小蓟；小便痛和大便秘结加萹蓄、瞿麦、大黄；热重加金银花、蒲公英；脓多，革薢用量加倍。继发前列腺炎加冬葵子；继发附睾炎，加橘核、荔枝核。局部用土茯苓、金银花、白鲜皮、威灵仙、苦参、生甘草煎洗龟头、尿道口。治疗结果：痊愈181例，好转15例，总有效率100%。

王兴龙治疗62例淋病，均为症状典型并经过直接涂片及培养确诊，将其随机分为两组，每组31例，治疗组应用头孢唑啉0.5 g，2次/d，肌内注射，结合使用中药（栀子、黄柏、白花蛇舌草、车前草、金银花、连翘、石韦、冬葵子、萹蓄、当归、琥珀屑、生甘草）煎汤内服及煎汁局部清洗病灶，2次/d，连续应用7d。对照组单纯应用头孢唑啉0.5 g，2次/d，肌内注射。结果初步治愈率两者皆为100%。随访治愈患者，中西医结合组为100%，西药组为77.4%，经过统计学处理，两组疗效差异具有显著性（$P<0.05$）。

李存富应用萆薢渗湿汤加味（萆薢、黄柏、金银花、车前子、通草、甘草梢、鸦胆子）治疗，1剂/d，水煎服。西药用青霉素640万单位，加25%葡萄糖40 mL，1次/d，静脉注射，治疗7 d，28例患者，痊愈26例，好转2例。

李代全用中西医结合治疗淋病1 041例，使用中药“泻火通淋汤”（龙胆草、栀子、泽泻、黄芩、柴胡、车前草、木通、生地黄、当归、萹蓄、滑石、大黄、丹参、郁金、龙骨、牡蛎、芡实、生甘草），1剂/d，水煎服。连续应用3~15剂。西药用头孢曲松钠，0.25 g/次，肌内注射，间隔2~4d1次。用1∶5 000高锰酸钾溶液外洗，2次/d，结果治愈938例。

（四）单验方治疗研究

张华采用萆薢分清饮加味（萆薢、茯苓、乌药、益智仁、石菖蒲、甘草梢、丹参、金银花、连翘）治疗76例，1剂/d，水煎服。对照组60例，用青霉素240万单位，2次/d，肌内注射，同时口服四环素0.5 g，4次/d。结果：本组与对照组分别为痊愈57例、33例；无效19例、27例，治愈率75%、55%，两组疗效比较差异显著性（$P<0.05$）。

赵传强用酢浆克淋汤（败酱草、金钱草、败酱草、白芷、炒穿山甲、木通、车前草、蒲公英、甘草）治疗淋病200例，1剂/d，水煎服，7 d为1个疗程，治疗期间禁忌房事及辛辣酒热之品。外洗方（鲜车前草、马齿苋、败酱草），水煎，浸洗前阴，1~2次/d。结果：治愈151例，占75.5%；好转40例，占20%；无效9例，占4.5%，总有效率95.5%。

李氏用加减八正散治疗淋病48例，药物为木通、瞿麦、车前子、海金沙、茯苓、猪苓、赤芍、赤小豆、蒲公英，1剂/d，水煎服。服用药物5 d，有28例患者尿痛和尿道流脓现象消失，菌检18例转为阴性；8 d有26例症状消失，菌检25例转为阴性；另外，2例治疗10 d痊愈，菌检转阴。

（五）实验研究

吴喜光对8种影响淋病奈瑟菌的中药进行黏附体外研究：淋病奈瑟菌（NG）黏附于宿主尿道上皮细胞（VEC）是引起感染的最重要的始动因素。试验的8种中药（制大黄、车前草、木通、土茯苓、萆薢、白术、地黄、山药）通过VEC、NG和VEC-NG处理以后表现出抑制黏附效果的均是具有利湿清热作用的药物，尤其是萆薢和大黄黏附抑制作用最强。通过实验证实，只要在泌尿生殖道中有足够的药物浓度和足够的作用时间，则NG的黏附受到抑制，从而使NG不能寄居、增殖和致病，这可能是清热利湿中药治疗淋病有效的机制。进一步提示筛选治疗淋病更有效的药物，可以采用体外NG黏附试验。

周帮靖进行148种中药抗NG作用的实验观察。148种中药在试管内对NG的抗菌结果为：①抗菌力强（抑菌圈直径≥27 mm）的药物有：五倍子、黄连、大黄、诃子、黄柏、番泻叶、秦皮、石韦、明矾。②抗菌能力中等（抑菌圈直径为17~26 mm）的药物有：赤芍、黄芩、牡丹皮、红藤、余甘子、豨签草、地榆、旋覆花、败酱草、白头翁、紫苏叶、穿心莲、蛇含草、使君子、海金沙、艾叶、茵陈、丁香、栀子、紫草、虎杖、连翘、老鹳草、香薷、菊花、儿茶、射干、茶叶、苦丁茶、大青叶、蒲公英、夏枯草、花椒、乌梅、胡黄连、辛夷、没药、知母、金樱子、田基黄。③抗菌力弱（抑菌圈直径≤16 mm）的药物有：佩兰、萹蓄、侧柏叶、甘草、刘寄奴、丹参、葛根、大蓟、鸦胆子、金银花、甘遂、天葵、白鲜皮、厚朴、青蒿、白芍、三棵针、茜草、五味子、马鞭草、千里光、紫花地丁、墨旱莲、百部、白芷、芦荟、野菊花、仙鹤草、十大功劳、麻柳叶、木香、姜黄、黄芪、紫金钟、板蓝根、薄荷、蛇床子、苦参、车前草、石菖蒲、升麻、荆芥、防风、麻黄、夜交藤、白花蛇舌草。④无抗菌力（盛药小孔周围无抑菌圈）的药物有：地肤子、龙胆草等。

吴春潮进行清热解毒中药抗NG作用的实验研究，其结果：①抗菌作用初步筛选（平板打孔法）：初步筛选结果以黄柏、黄连、黄芩、虎杖、连翘、大青叶、甘草、牡丹皮、赤芍、金银花等抗菌作用较强，夏枯草、厚朴、大蓟、板蓝根、木通、萹蓄、紫花地丁、穿心莲、白茅根、车前草抑菌作用比较弱；蒲公英、败酱草、重楼、龙胆草、山豆根、栀子、滑石、海金沙、瞿麦、琥珀、赤茯苓、冬葵子、通草无抑菌作用。②最低抑制细菌浓度（MIC）测定（平板稀释法）：结果黄连70%菌株达0.5 mg/mL，21%菌株达0.1 mg/mL；黄柏10~21 mg/mL；黄芩90%左右菌株低于10 mg/mL；甘草8%左右菌株低于20 mg/mL；连翘20%左右菌株低于20 mg/mL。

综上所述，中医药治疗淋病效果满意，治疗彻底。今后临床上若能充分运用现代实验手段，选择有效的药物和方法，发挥中医的优势，本病的治疗效果可以进一步提高。

在感染传播过程中，淋球菌通过表面成分抗原变异，利用宿主成分来逃避宿主的防御机能，易产生耐药菌株，因此临床上以中西医结合治疗最为稳妥。

第三节　梅　　毒

一、概述

梅毒是由苍白螺旋体引起的一种慢性经典性传播疾病。根据病变的形状、部位、性质及地域不同，又有“杨梅疮”“花柳毒淋”“霉疮”“广疮”“时疮”“棉花疮”之称。患者受感染之后，螺旋体很快播散到全身，几乎可侵犯全身各器官，并产生多种多样的临床症状和体征。另一方面，梅毒又可以很多年无症状而呈现潜伏状态。梅毒主要通过性交感染，也可以通过胎盘传给下一代发生胎传梅毒，危害很大。

二、沿革

梅毒，最早见于金元·窦杰《疮疡经验全书》就有关于“霉疮”的论述。

明代李时珍《本草纲目·第十八卷》对本病病因病机及传染途径等做了描述，并提出一些相应的治疗方法。

明代王肯堂《证治准绳》对本病不同阶段提出了治疗宜忌，并主张应当以“破血活血调气之剂攻之”。

明代陈实功《外科正宗》对杨梅疮的病因、病程、症状、转归、治疗等均做了较为详细的论述。根据形态及病之深浅的不同，分为“下疳”“鱼口便毒”“杨霉疮”“杨梅结毒”等，并有“气化”“精化”之分：“气化者，毒在皮肤未经入里”；“精化者，毒在骨髓”。对本病的认识及治疗已逐渐全面。

明代陈司成编著了《霉疮秘录》，是我国第一部论述梅毒的专著。书中谓：“余家业医，已历八世，方脉颇有秘授，独见霉疮一证，往往处于无法……于是便涉专门，亦无灼见。细考经书，古未言及，究其根源，始于午会之末，起自岭南之地，指使蔓延通国，流祸甚广。”“一感其毒，酷烈匪常，入髓沦肌，流经走络……攻或脏腑，或循孔窍……可致形损骨枯，口鼻俱废，甚则传染妻孥，丧身绝育，移患于子女。”“王子王孙，奢游花柳，病源传染。”指出梅毒从广州开始向全国传播，并提出梅毒是性交传染，且具有遗传性，观察到隔离在预防上的意义。开创了用水银及含砷的丹砂、雄黄等药物以治疗梅毒的先例，可谓世界上最早使用砷剂治疗梅毒的记载，表明中医学治疗梅毒已经达到相当的水平。

清代吴谦《医宗金鉴》对本病做了比较系统的整理，如对其病名的分析为：“此症一名广疮，因其毒出自岭南，一名时疮，以时气乘变，邪气凑袭之故；一名棉花疮，因其缠绵不已也；一名翻花杨梅，因巢粒破烂，肉反突于外，如黄蜡色；一名天疱疮，因其夹湿而生病也；有如赤豆嵌于肉内，坚硬如铁，名杨梅痘；有形如风疹作痒，名杨梅疹；先起红晕后发斑者，名杨梅斑；色红作痒，其圈大小不一，二三相套，因食秽毒之物，入大肠而发，名杨梅圈。”在传染途径及病因病机上认为：“遇生疮之人，鼻闻其气，或误食不洁之物，或登圊受梅毒不正之气，为脾肺受毒……而精化者，由交媾不洁，精泄时，毒气乘肝肾之虚而入于里，此谓欲染。”在治疗上收集处方 20 首，使本病的理法方药日臻完备。

三、病因病理

（一）中医病因病机

梅毒的病因为感受梅疮毒气，其传染途径主要有 3 种：

1. *精化传染（不洁性交传染）*　由于不洁性交直接传染而得者。占发病的 95%。为该病的主要传染途径。当不洁交媾时，毒气乘肝肾之虚而入于里，因肝脉绕阴器，肾开窍于二阴。病初多局限在阴部外表，邪毒浸渍发为疮毒，继而毒气入里，伤及脏腑。

2. *气化传染（非性交传染）*　由于密切接触患者，或因登圊受疮毒之气，招致毒邪入体内，或因误食不洁之物，毒气内犯肺脾而外发皮毛，不入骨髓，病情较轻。

3. *胎传（母体遗传）*　母体感染梅毒之后，毒气由胎盘传入胎儿，致使毒气直伤气血脏腑。梅毒之成，总有肺脾气虚，肝肾亏虚及胎儿禀赋不足而感受霉疮毒气所致。邪毒内蕴，气势化火，内伤脏腑，外攻肌肤，发为疮疡，而成本病。

（二）西医病因病理

梅毒螺旋体从破损的皮肤黏膜进入人体以后，即在受损的部位组织中繁殖，引起局部的初疮反应。螺旋体很快沿着淋巴液进入引流区淋巴结，并在淋巴结中繁殖，引起淋巴结增殖肿大性反应。之后很快进入血液循环，使身体多处器官组织受感染，而引起二期梅毒反应，经 2~4 年后，由于机体免疫力的存在，血液中的梅毒螺旋体逐渐被清除，而梅毒螺旋体只在少数器官中生存、繁殖和致病，此时就呈现三期梅毒的表现。若梅毒螺旋体受人体免疫的影响，处于不活跃状态，则不引起机体反应，成为潜伏梅毒。胎传梅毒是孕妇血中梅毒螺旋体通过胎盘，沿着淋巴结进入胎体后，即为体液感染或全身感染，相当于成人的二期梅毒。

梅毒螺旋体从皮肤黏膜进入机体后，便在局部繁殖、致病，造成炎症变化和浸润增生，然后进入体液播散全身皮肤、黏膜和内脏。梅毒无先天免疫力，只产生局部的或有限的轻度免疫力，不能完全阻止病情的发展。

四、辨病要点

梅毒的病程长、症状复杂，可与其他疾病的表现相似。因此，必须结合症状与体征及实验室检查的结果进行综合分析，才能做出诊断。梅毒可根据传染途径的不同而分为后天梅毒与先天（胎传）梅毒，又可以根据其有无传染性而分为早期梅毒和晚期梅毒。

（一）症状与体征

1. *后天梅毒*

（1）一期梅毒：主要症状为硬下疳，发生于不洁性交后 2~4 周，见于梅毒螺旋体侵入处，大都在生殖器部位，少数发生于口唇、舌部、乳房等处。典型的损害为单个红色斑丘疹，渐而隆起之硬结，表面糜烂，或浅溃疡，有少量的分泌物，或结成黄色薄痂，边缘整齐，有软骨样硬度，无疼痛和压痛，直径 1~2 cm。下疳出现 2 周，一侧淋巴结（多为腹股沟淋巴结）出现无痛性肿大，不破溃，以后另一侧也肿大，即梅毒横痃。

（2）二期梅毒：这是梅毒螺旋体由局部淋巴结进入血液，在人体内大量播散后出现的全身表现，一般发生在感染后 7~10 周，或硬下疳出现后 6~8 周。早发二期梅毒疹，皮疹广泛而稠密，不痛不痒，边界清楚，铜红色，有浸润，皮疹不完全褪色，消退后不留瘢痕，皮疹可有斑疹（玫瑰疹）、斑丘疹、脓疱疹、鳞屑样损害等多种。在肛门、会阴潮湿、摩擦部位表现为扁平湿丘疹，融合成扁平块状损害，即扁平湿疣。口腔可以出现黏膜斑。

此外，尚有梅毒性脱发，呈现虫蚀状；梅毒白斑，有色素脱失，可以持续数月。

二期早发疹消退以后，由于治疗不彻底，或患者免疫力下降，可于感染1~2年内出现二期复发皮疹，皮疹比二期早发疹数目少，分布较局限，主要见于掌趾、四肢伸侧、皮肤黏膜交界处，皮疹呈现环状，群集倾向，破坏性大。

二期梅毒以皮肤黏膜损害为主，偶可侵犯骨、关节、眼等处。二期神经梅毒可分为无症状性神经梅毒、脑膜血管梅毒及脑血管梅毒等。

一期和二期梅毒统称为早期梅毒。

（3）三期梅毒（亦称晚期梅毒）：皮疹常局限于一处，不对称，常在四肢、头面、后背较多见，皮损无痒痛，可以自然愈合，但常导致组织破坏或缺损，愈合后留有瘢痕。

比较浅的一型为结节性梅毒疹，常为集簇成群的豆大结节，呈现古铜色，质地坚硬，有浸润，结节中心部消退，边缘续生新疹，而呈现环状和蛇形状，皮损常破溃而成为溃疡，愈合后留下浅瘢痕。

比较深的一型为树胶肿，较结节性梅毒疹大而深，初为皮下硬结，指头至胡桃大，易坏死形成肾形或马蹄形溃疡，边缘锐利，肉芽紫红色，分泌黏稠脓汁，似树胶。发生在骨膜、硬腭、软腭等黏膜部位者，可以损害骨膜和骨质，形成溃疡和穿孔。

晚期心血管梅毒，多在感染后15~20年发生，原发损害为动脉炎，此时症状、体征尚不明显。进而出现主动脉瓣关闭不全，主动脉瓣区出现吹风样杂音，主动脉扩大，左心室增大，出现周围血管征的表现，最后形成主动脉瘤，压迫邻近组织，有胸骨后的不适感或疼痛，有时呈现阵发性呼吸困难。常见搏动的瘤体，X线检查可以帮助诊断，其他心血管梅毒比较少见。

晚期神经梅毒，主要是脊髓痨和全身麻痹性痴呆，均为晚期实质性神经梅毒的病变。脊髓痨系脊髓后神经根发生梅毒性炎症，继发脊髓神经变性，表现为脊髓后神经根损伤的症状，主要是共济失调、脊髓痨步态、深浅感觉消失。脊髓根受炎症刺激，则引起闪痛、蚁行感。如波及交感神经，在其受损的部位因血管舒张，及神经支配失控，受损内脏发生剧烈疼痛，常发生于胃肠和膀胱，此脊髓痨内脏危象。如控制瞳孔的神经受到刺激则发生阿-罗瞳孔，即瞳孔小，不正形，调节反应存在，对光反射消失。还可以出现性欲减退、阳痿、膀胱肛门括约肌功能失调导致排尿困难、尿失禁、便秘及大便失禁。

2. 先天梅毒

（1）早期先天梅毒：梅毒儿出生的时候，除了身材瘦小外，外观表现基本正常，约3周时才出现症状，系因血传播，故无原发性下疳。早期损害与后天梅毒相似，但病情严重。主要表现为弥漫性丘疹、鳞屑样损害，可以发生水疱和火疱，比后天梅毒破坏性大，愈合后留有瘢痕，肛门、外生殖器常有湿疣。黏膜损害比后天梅毒严重，鼻、眼、口腔等黏膜部位发生卡他性炎症，常有流泪、鼻溢液、喉炎、咽炎等。骨病变包括骨膜炎、骨骺炎、骨软骨炎也较为常见，可有肝大、脾大。

（2）晚期先天梅毒：多发生在2岁以后，30岁以后发生较为少见。其表现可分为两组：①永久性标记，为早期病变所遗留，已经没有活动性，但有特征性，包括：前额圆突、佩刀胫、胡氏齿、桑椹齿、马鞍鼻、孔口周围放射状皲裂疤，胸锁关节骨质肥厚及视网膜炎等。②仍然具有活动性损伤所致的临床表现，包括基质性角膜炎、神经性耳聋、神经系统异常表现、脑脊液异常变化、肝脾肿大、鼻或腭树胶肿、关节积液、骨膜炎、指炎及皮肤黏膜损害。

后天及先天各期梅毒都可有潜伏梅毒的状态。梅毒感染后经过一定的活动期，由于机体抵抗力增强或治疗的影响，症状可以暂时消退，但体内仍有梅毒螺旋体存在，血清反应仍然保持阳性，梅毒处于此种状态时，成为潜伏梅毒。因机体内仍然存在梅毒螺旋体，一旦机体抵抗力降低仍然可以出现症状。感染期在两年以内的称为早期梅毒，这类患者随时有发生二期复发损害的可能，所以应当视为传染性的。病程在两年以上者，称为晚期梅毒，这类患者发生复发者少见，一般认为没有传染性，但如果有复发也可能发生严重的晚期神经梅毒和心血管梅毒。先天梅毒未经治疗，无临床症状，血清反应阳性，年龄<2 岁为早期先天潜伏梅毒，>2 岁为晚期先天潜伏梅毒。

（二）实验室检查

1. 暗视野显微镜检查　早期梅毒皮肤黏膜损害可以查到梅毒螺旋体。

2. 梅毒血清学检查　用非螺旋体抗体抗原试验［如性病研究实验室试验（VDRL）及快速血浆反应素试验（RPR）］做筛查，如果阴性，只有在怀疑患者为梅毒时才进一步做检查。如果阳性：①病史和体检符合梅毒者，可以确定诊断。②病史和体检不符合梅毒者，应当进一步做螺旋体抗原试验［如荧光螺旋体抗体吸收试验（FTA-ABS）及苍白螺旋体凝集试验（TPPA）］。一般来说，试验结果阳性，可以肯定梅毒的诊断；如果阴性，则性病研究试验室玻片试验的结果为生物学假阳性反应。非螺旋体试验抗体滴度通常与病情活动相关联，应当报告定量的结果。经过治疗以后，用同一种非螺旋体血清学试验，如果两次试验结果滴度升高 4 倍（如从 1∶8 到 1∶32），证明临床上有显著变化。同一个体应用相同试验（VDRL 或 RPR），最好在同一实验室。VDRL 与 RPR 效果相同，但两种试验的定量结果不能相比，因为 RRP 滴度比 VDRL 高。大多数螺旋体试验结果阳性者，无论治疗与否、病情活动与否，阳性将持续终生。螺旋体试验抗体滴度与病情活动相关性差，因而不能用于判断疗效。

3. 脑脊液检查　对神经梅毒（包括无症状神经梅毒）的诊断、治疗、预后的判断均有帮助。检查项目包括：细胞计数、总蛋白测定、性病研究实验室玻片试验及胶体金试验曲线。

没有一个独立的试验能够诊断神经梅毒，VDRL-CSF（脑脊液）特异性高，敏感性低，神经梅毒的诊断通常要结合血清学试验，CSF 细胞计数和蛋白异常，有/或不伴有临床表现的 VDRL-CSF 阳性。神经梅毒患者 CSF 白细胞计数通常升高（$WBC>5/mm^2$），也是判断疗效的明显指标。VDRL-CSF 是 CSF 的标准血清学实验，当 CSF 未被血液污染，VDRL-CSF 阳性，对神经梅毒有诊断意义。

五、类病辨别

梅毒各期有广泛的表现，应当注意与其他疾病相鉴别。

1. 龟头包皮炎　包皮内侧及阴茎头糜烂潮红，症状与梅毒早期的疳疮有相似之处，但病变仅仅局限于上述部位。而梅毒则发生在前后阴部、口眼等多处发病，其形状各有特征。

2. 软性下疳　为性病的一种，潜伏期 2~3 个月。常在包皮和冠状沟有数个溃疡，破坏较深，脓多，基底不硬，腹股沟淋巴结肿大破溃，均疼痛明显，梅毒一般不破溃。

3. 性病性淋巴肉芽肿　潜伏期 5 d 至 5 周，初期为不明显的小脓疱，形成多数性瘘管，经久不愈，与梅毒相似。但其生殖器疱疹发病急，有灼痛感，为群集的小水疱，1~2 周消退，可复发，本病为血清型沙眼衣原体感染，而梅毒系梅毒螺旋体感染。

4. 男性生殖器上皮癌　常见于老年人，病情缓慢，亦非性病。

此外，尚需要与药疹、玫瑰糠疹及银屑病相鉴别。

六、辨证要点

1. 辨明受染方式　梅毒一病，根据病史、症状与体征及实验室检查，诊断不难。明确其感染途径十分必要。精化传染，毒气乘肝肾之虚而入里，病多在肝肾；生化传染，毒从外入，内犯肺脾；胎传毒气由胎盘传入胎儿，致使毒气直接伤及气血脏腑。

2. 辨别形态特征　梅毒各期都有各自的临床特征和相应的变化规律，因此，辨别形态特征是治疗的主要依据。

七、治疗原则

本病总的治疗原则是清热解毒，整体与局部同治，但因各期临床症状不同，治疗方法有异。气血俱实，邪毒炽盛，以凉血解毒为主；疮发已久，气血俱虚，以扶正祛邪，解毒托毒为治。一般可以选用以下方药：加味遗粮汤、仙方活命饮、托里透脓汤、八珍汤、八正散、龙胆泻肝丸、搜风解毒丸、土茯苓合剂等。

八、论治要点

临床上一般将梅毒分为三期。中医则根据梅毒的病因、病邪的深浅、病程和形态的不同，分为疳疮、横痃、杨梅疮、杨梅结毒、小儿遗毒等5种。

（一）疳疮

1. 临床表现　多发生在男性的前后阴，如冠状沟、阴茎头、肛门等部位，亦可见于眼睑、口唇、乳房等处。初期为粟粒大丘疹或硬块，亮如水晶，皮色呈现紫红色，破后成溃疡，四肢坚硬凸起，形如缸口，中间凹陷成窝，基底平坦清洁，无痒痛感觉。常为单发，亦可多发，可见舌红苔黄，脉滑数。局部病灶约经1个月不治而消失。

2. 证候分析　热毒郁结，湿热阻于生殖器及肛门等部位，或者阻于眼睑、口唇、乳房等处。故见粟粒大丘疹或硬块；热毒壅盛，结毒外发，故四周红肿，亮如水晶，皮肤呈现紫红色，破溃后成为溃疡，四肢坚硬凸起，形如缸口。舌红苔黄，脉滑数乃湿热蕴结之象。

3. 治疗方法　清热解毒，祛风除湿。

4. 方药　加味遗粮汤。方中土茯苓为解毒除湿的圣药，《本草备要》谓其“治杨梅疮毒”；金银花、木通、苍术、薏苡仁解毒除湿；当归、川芎养血活血；白鲜皮、木瓜、威灵仙、防风疏风解毒，皂荚子散结；甘草解毒。若体质壮实，用杨梅一剂散，发汗以散邪，泻下以排毒，可收速效。若杨梅初发，服用表散药物，恐毒攻头面，可服用护局散，服用此药后毒气下攻头面。

（二）横痃

1. 临床表现　病发于疳疮3周之后，常在胯腹部一侧或两侧发生。初起形状如杏核，逐渐大如鸡卵，色白坚硬而不痛，皮核不相互粘连，极少破溃，可以存在数月或者数年，如经过治疗又可以迅速消失。舌红苔黄腻，脉弦数。

2. 证候分析　足厥阴肝经循股阴，过阴器，抵小腹。湿热郁结肝经，阻滞气机，故胯腹部一侧或两侧发生肿块。舌红苔黄腻，脉弦数，为肝经湿热之象。

3. 治法　清泄肝经实热。

4. 方药　龙胆泻肝汤。方中龙胆草善于泻肝经实火，除厥阴之热及下焦湿热，有泻火燥湿两全之性；黄芩、栀子清肺与三焦之热；黄芩清热解毒燥湿；栀子苦寒降泄，泻三焦之火，利尿除湿；泽泻除肾经之湿；木通、车前子除热利湿，使邪有之路。因肝藏血，善于疏泄条达，肝体阴而用阳，热盛则气机壅滞，易伤阴血。故用生地黄以滋阴生津；用当归、柴胡以养血疏肝。使肝气得疏，肝体得养；甘草缓中并调和诸药。

（三）杨梅疮

1. 临床表现　一般在感染梅毒以后2个月发生。相当于现代医学的二期梅毒。起病先有发热、头痛、骨节酸痛、咽痛等表现。3~4 d后，出现皮疹多见于胸、背、腹及四肢下端。皮疹出现以后，全身症状逐渐消失。皮疹形态很多，有色如黄蜡，破烂肉翻的翻花杨梅；形如赤豆，嵌于肉内，坚硬如铁的杨梅豆；形如风疹的杨梅疹；先起红晕，后起斑片的杨梅斑等。形态虽多，但均无痒痛。经过1~2个月斑疹自愈。舌苔白腻，脉濡滑。

2. 证候分析　湿热郁于肌肤，邪正相争，故发热；湿热阻滞经脉，不通则痛，故骨节酸痛；热毒上炎，则头痛、咽痛；湿重于热，湿热流窜于肌肉皮肤之间，故发杨梅疮、痘、斑、疹。苔白腻，脉濡滑系湿邪所困之象。

3. 治疗方法　健脾利湿，清热解毒。

4. 方药　土茯苓合剂。方中土茯苓清热解毒利湿；金银花清热解毒；威灵仙祛风除湿，通络止痛；白鲜皮清热解毒、化湿、止痒；苍耳子散风祛湿；生甘草清热解毒，调和诸药。若疮发多处而严重，可配合使用加味五宝丹，以增强其解毒祛腐之功。

（四）杨梅结毒

1. *临床表现*　病发于梅毒后期，相当于现代医学的三期梅毒。随处发生，发无定处，外侵皮肤，内伤脏腑。生于皮肤者，局部逐渐红肿，小如豌豆，大如胡挑，皮变为褐色，但无疼痛，少者数个，多者数十个不等。破溃后疮面凹陷，边缘整齐，溃烂面腐烂不堪，经年累月，难以收口。发于头部巅顶者，可引起头痛、眼胀，逐渐颅顶塌陷；发于口鼻者，可形成唇缺、鼻塌，硬腭穿孔与鼻腔相通，虽然可以痊愈但毁坏面容。发生于骨关节者，筋骨疼痛，日轻夜重，损筋伤骨，愈后关节仍强直弯曲；若在四肢长骨者，则不影响屈伸功能。

2. *证候分析*　久病气血不足，毒积外攻，郁火收遏疮毒而沉于骨髓，以致结毒倒发，故筋骨疼痛，随处结肿，皮色变褐，不见疼痛，或溃后腐肉臭败，难以收敛；久病虚损，气血两虚，元气受损，毒邪上攻，故头痛、眼胀等。

3. *治法*　解毒消瘀，扶正固本。

4. *方药*　芎归二术汤。方中白术健脾燥湿、和中；苍术健脾燥湿，祛风辟秽；川芎活血消瘀，行气止痛；茯苓健脾补中，利水渗湿；薏苡仁健脾利湿，清热排脓；皂角刺消坚排脓；厚朴化湿行滞；防风祛风胜湿；木瓜和胃化湿，舒筋活络；木通清心降火、利尿；穿山甲消肿排脓；独活祛风胜湿；金银花清热解毒；土茯苓清热解毒、利湿；精猪肉补肾，疏通血脉；当归养血和营；人参补气、生津、安神。

（五）小儿遗毒

1. *临床表现*　一般在婴儿出生后 3 周至 3 个月发病。相当于现代医学的早期先天性梅毒。表现为消瘦、皮肤干燥、貌似老人。口角发生放射性皲裂，愈后结瘢痕；手掌、足底可见光亮斑及大小水疱；臀部皮肤剥脱，形如烂斑；鼻孔肿胀，有脓血性鼻涕；呼吸、吮乳困难。如果不治疗，可以导致鼻骨塌陷；膝踝关节附近可发生肿胀和剧痛，运动受限。

2. *证候分析*　由于患儿在胞胎内禀受父母精血遗毒，毒气直接伤及脏腑，故消瘦、皮肤干燥、貌似老人。外部触发内毒而发于肌肉皮肤之表，故有上述一系列小儿遗毒的表现。

3. *治法*　清热解毒，滋补肝肾。

4. *方药*　土茯苓合剂合六味地黄汤。方中土茯苓清热解毒、利湿；金银花清热解毒；威灵仙祛风除湿，通络止痛；白鲜皮清热解毒、化湿止痒；苍耳子散风祛湿；生甘草清热解毒，调和诸药；六味地黄汤滋补肝肾，培补先天不足。

九、其他治疗

青霉素类是治疗各期梅毒的首选药物。剂型（如苄星青霉素、氨苄西林、普鲁卡因青霉素及青霉素 G 等）的选择、剂量及疗程应根据病期和临床表现而定。然而，联合苄星青霉素和普鲁卡因青霉素及口服青霉素不适宜梅毒的治疗。注射用青霉素 G 是目前唯一证实对妊娠梅毒有效的治疗方法。吉海反应（Jarisch-Herxheimer Reaction）是治疗后的一种急性发热反应，常伴有头痛、肌肉疼痛及其他症状，通常在治疗后第一个 24 h 内发生，最常见于早期梅毒，可给予退热药物。国内一般采用给予口服泼尼松 10 mg，3 次/d，连用 3 次，以预防其发生，但美国疾病控制中心认为现在仍然未有被证实有效的方法预防该反应。吉海反应可导致孕妇早产和胎儿窘迫综合征，但即便有这种焦虑，也不应该放弃或推迟梅毒的治疗。

1. *一期及二期梅毒*　成年人推荐方案，苄星青霉素 240 万单位，单次肌内注射。儿童推荐方案：苄星青霉素 5 万单位/kg，不超过成年人剂量 240 万单位，单次肌内注射。青霉素过敏的非孕妇梅毒推荐方案：多西环素 100 mg，口服。2 次/d，共 14 d；或四环素 500 mg，口服，4 次/d，共 14 d。

2. *潜伏梅毒*　成年无青霉素过敏且脑脊液正常的推荐方案，早期潜伏梅毒：苄星青霉素 240 万单位，肌内注射，单次给药；晚期或病期不明的潜伏梅毒：苄星青霉素 G，1 d 总量 720 万单位，分 3 次，每次 240 万单位，肌内注射，每周用药 1 d。

儿童推荐方案　早期潜伏梅毒，苄星青霉素 5 万单位/kg，剂量不超过成人 240 万单位，单次肌内注射。晚期或病期不明的潜伏梅毒：苄星青霉素 5 万单位/kg，至成年剂量 240 万单位，肌内注射，每周 1 次，共给药 3 次（总量 15 万单位/kg，不超过成年人 720 万单位的总量）。青霉素过敏的非孕妇方案：多西环素 100 mg，口服，2 次/d。或四环素 500 mg，口服，4 次/d。

3. *三期梅毒*　三期霉毒指树胶肿及心血管梅毒，但不包括所有神经梅毒。对于无青霉素过敏，亦没有神经梅毒证据的患者的推荐治疗方案：苄星青霉素 G，总量 720 万单位，分 3 次，每次 240 万单位，肌内注射，每周 1 次。

4. *神经梅毒*　中枢神经系统损害可以发生于梅毒的任何时期。推荐方案：青霉素 G，（1 800 万~2 400 万单位）/d，每次 300 万~400 万单位静脉注射，每 4 h 1 次，或者持续输入。用药 10~14 d。

替代方案：普鲁卡因青霉素 240 万单位，肌内注射，1 次/d；加丙磺舒 500 mg，口服，4 次/d，两者均用 10~14 d。

5. *HIV 感染者的梅毒*　与 HIV 阳性相比，HIV 阳性的早期梅毒患者，可能会增加神经系统并发症的危险和增加现行推荐方案的失败率。

HIV 感染的一期或者二期梅毒：苄星青霉素 240 万单位，单次肌内注射。一些专家推荐与晚期梅毒治疗一样（即苄星青霉素 240 万单位，单次肌内注射，每周 1 次，用 3 次）。

妊娠期梅毒：青霉素能够有效预防母亲传染给胎儿及治疗胎传梅毒。妊娠梅毒的治疗要根据梅毒的不同分期，采用合适的青霉素方案。

胎传梅毒推荐方案：青霉素 G（10 万~15 万单位）/（kg・d），最初 7 d，每次 5 万单位/kg，静脉注射，每 12 h 1 次，以后每 8 h 1 次，总疗程 10 d。或苄星青霉素 5 万单位/kg，肌内注射。

此外还可用中药三仙丹进行治疗。

十、转归与预后

梅毒螺旋体侵入人体之后，除了在人体侵入处大量繁殖外，于数小时便可以随着淋巴液流至淋巴结内，1~2 d 便可以进入血液而播散到全身。机体抵抗力强，其潜伏期可长。由输血引起的梅毒不发生初疮，随着梅毒螺旋体在血中的扩散而引起全身症状。由于免疫力的影响，梅毒螺旋体会逐渐减少，并局限于某些器官。在梅毒的早期进行驱梅疗法，则可以防止三期梅毒的发生。约有 50% 梅毒螺旋体感染者发生成为晚期梅毒。三期梅毒客观症状明显而主观症状轻微，良性梅毒预后比较好，恶性梅毒预后比较差，如果病变伤及重要的器官和组织，预后和转归就更差。

十一、预防与护理

（1）坚决取缔卖淫嫖娼的不良性行为。

（2）向群众宣传梅毒的危害性，发现患者应及时填写报告卡。

（3）注意公共卫生，避免接触性病污染的衣物。

（4）严守婚姻法，尽量做到婚前检查。

（5）怀疑有梅毒感染的人，应当尽早就医检查。

（6）孕妇应当做胎前检查，尤其是妊娠 4 个月以前，一旦发现患者有梅毒，应当尽早进行人工流产或引产。

（7）梅毒患者的家属应当同时进行检查。

（8）若已经患有梅毒，应当减少精神压力，积极配合医生进行治疗。

（9）夫妻之间应当相互体贴，暂时分居，一直到治疗结束。

（10）饮食应当清淡，富有营养，禁忌食用鱼虾海鲜等发物。

（11）对于出现心理和睡眠问题的患者，需要进行心理干预和辅助性药物治疗。

十二、文献选录

夫杨梅疮者，总由湿热郁火所化，但气化传染者轻，精化传染者重。气化则肺脾受毒；精化乃肝

肾受毒……（《外科正宗》）

杨梅疮一症，以其肿突红烂，状如杨梅，故而名之。其在西北人则名为天泡疮。东南人有谓之广疮。凡毒轻而小者，状类茱萸，故名茱萸疮；毒甚而大者，泛滥可畏，形如棉花，故名棉花疮。大抵此证必由淫毒传染而生，盖此淫秽之毒，由精泄之后，气从精道乘虚直透命门，以灌冲脉。所以外而皮毛，内而骨髓。凡冲脉所到之处，无所不到。此其为害，最深为恶。设或治失其宜，随之败烂损命者，概不少矣。或至二三十年之后，犹然发为疯毒，或至烂头，或至烂鼻，或四肢幽隐之处臭烂不可收拾，或遗毒儿女，其恶如此，磋呼！片刻快意，为乐几何？而受害无穷，悔之及及矣。苟非或遇之人，亦当早知畏避矣。亦有不因淫毒传染，偶中湿热而患者，此不过在毛皮、肌肉之间。清去湿热，自当痊愈，无足虑也。（《景岳全书》）

遗毒证系先天遗毒于胞胎，有禀受、染受之分。禀受者，由父母先患梅毒，而后结胎元……染受者，乃先结胎元，父母后患梅毒，毒气传于胎中……（《医宗金鉴》）

十三、现代研究进展

梅毒属于性传播疾病的一种，近年来有复燃的趋势，发病率不断上升，正在扩散蔓延。中医学具有治疗性病的悠久历史，自从16世纪梅毒传入中国以后，明代医学家就开始采用汞制剂中的轻粉治疗梅毒，对梅毒的治疗做出了贡献。中医药在阐述本病的病因病机、辨证论治、针灸等治疗方面取得了一定的进展，现将有关情况分别阐述如下。

（一）病因病机

西医学认为，本病是由苍白螺旋体引起的一种全身疾病，人体的各个器官几乎都可以被侵犯。中医学认为是性生活不洁，淫欲所惑，煎熬津液，遂致浊痰流注，发为疮肿溃烂，脓血淋漓。由于为厥阴所动，其循行于阴器及两胁中，况厥阴属风，风善行而数变，故此发病迅速，旬月间可以遍及全身。

（二）辨证论治

中国医学科学院皮肤性病研究所、北京中医学院附属医院联合组，在秦伯未的指导下，对脊髓痨进行辨证论治。认为脊髓痨系霉疮毒气乘肝肾之虚而直入，潜藏督脉，伤及命门，而成肝肾两亏，督脉阳虚、命门火衰之证。方选刘完素《宣明方论》中地黄饮子（生地黄、熟地黄、巴戟天、山茱萸、石斛、肉苁蓉、熟附子、五味子、肉桂、茯苓、麦冬、石菖蒲、远志）为主加减，治疗11例有明显临床症状的脊髓痨患者，一般治疗2~3周开始见效，2个月内明显见效，对共济失调症状疗效明显，服用药物以后没有不良反应。马宽玉对早期梅毒30例进行了临床观察，治疗基本方为：土茯苓、马齿苋、忍冬藤、半枝莲、黄柏、滑石、苦参、生甘草，每日1剂，水煎服。15 d为1个疗程。此外，Ⅰ、Ⅱ期梅毒患者给予苄星青霉素，每侧臀部各120万单位，肌内注射，每周1次，共2次；Ⅱ期复发梅毒则用3次。对苄星青霉素过敏者，改用红霉素或者四环素2 g/d，口服，连续应用15 d。附案2例，分别于治疗后第3、第4周复查，血清不加热试验（VSR）均转为阴性。取得了满意疗效。

白翎观察中医辨证治疗122例梅毒血清抵抗患者的效果，按治疗方案的不同，将其分为两组。对照组（56例）予以西药治疗，观察组（66例）行中医辨证治疗，比较两组患者的血清转阴率及血清抵抗复发。结果：观察组第12个月转阴率25.76%及总转阴率83.33%，均高于对照组的19.64%、67.86%，组间数据比较，差异具有统计学意义（$P<0.05$）；观察组随访1年的复发率4.55%，低于对照组的28.57%，组间数据比较，差异具有统计学意义（$P<0.05$）。①肝脾两虚型（余毒未清）：服用自拟扶正解毒方：太子参30 g，白芍药、何首乌、白鲜皮、生槐花各15 g，茯苓、露蜂房、苍耳子各10 g，全蝎6 g，雄黄冲剂0.3 g，水煎煮服药汁，1剂/d，分2次口服，连服10 d。②毒热深伏型：服用土茯苓汤：土茯苓60 g，生槐花、金银花各30 g，生地黄20 g，泽泻、赤芍药各15 g，黄芩、露蜂房各12 g，牡丹皮、大黄各10 g，雄黄粉0.3 g，水煎煮服药汁，1剂/d，分2次口服，连服10 d。为防止雄黄蓄积中毒，10 d后停药，停药10 d后再服用。

（三）单验方治疗

李百毙用土茯苓治疗小儿先天梅毒性口腔炎，其母每日服用土茯苓 9 g，病儿每日服用土茯苓 2 g，水煎服。共服用药物 10 d 即痊愈。还用土茯苓治愈梅毒性溃疡 3 例，梅毒性关节炎 1 例，可见土茯苓治疗梅毒是有效的。盛子章报道用秘方“清血搜毒丸”和“三仙丹”治疗梅毒 87 例，其疗效令人十分满意。

（四）针灸治疗

魏杨震报道用针灸治疗 7 例神经梅毒，3 例痊愈、2 例好转、1 例无效、1 例不明。在治疗中遵循辨证论治的整体观念，以“各补其荣，而通其虚实，和其顺逆”的治疗方法，进行选穴配方，主要采用曲池、足三里、八髎、环跳、委中、大椎等穴位，针灸治疗时间最长者 21d，最短者只有 13d。

此外，王新华通过文献整理，结合个人的临床经验，将梅毒的成因、症状及治疗作了详细的论述。又把症状分为三期，即第一期（初期）、第二期与第三期及先天梅毒，对各型特点的论述十分全面，为进一步研究提供了参考。

第四节　软下疳

软下疳是一种革兰氏阴性呈短链状的杜克雷嗜血杆菌引起的性传播疾病。中医学称为“疳疮”。主要通过性接触传染。多见于热带和亚热带地区，社会低收入人群中发病率较高。在 1949 年之前，中国有本病的患者，近几十年也有少数病例发生。生于马口之下者，名为“下疳”。以外生殖器肿痛、溃烂，并伴有腹股沟淋巴结肿大为特征，其病因可由感染湿热毒邪，交合不洁，或者淫欲过度，败精浊血瘀滞而成。

一、沿革

有关软下疳的记载最早开始于隋·巢元方《诸病源候论》。

《诸病源候论·对气阴肿候》，其曰：“此由肾脏虚所致，肾气通于阴，今肾为热邪所伤，毒气下流，故令阴肿。”指出肾虚是内在发病因素。

唐代孙思邈《备急千金要方》记载：“夫妒精疮者，男子在阴头节下。”对本病的部位作了简要的描述，可见唐以前对本病缺乏有较系统的论述。宋以后，关于软下疳的论述逐渐丰富，不但在病因病机方面有了比较明确的认识，而且创立了各种治疗方法。

宋代陈无择《三因方·妒精疮证治》说：“患妒精疮者，以妇人阴中先有宿精，男子与之交接，虚热而成。”其症状是：“初发在阴头如粟，拂之甚矣，两日出清脓，作臼孔，蚀之火痛。”认为交合不洁是本病的主要原因。

宋代窦汉卿《疮疡经验全书》明确提出：“夫阴蚀疮者，即下疳也。”指出病因有内、外两端，“皆由脏中虚怯，肾气衰少，风邪入腑，毒恶损伤荣卫，或与有毒妇人交接不曾洗净。”窦氏并指出本病应从肝论治，即“此处乃肝经之分野”。设外洗法、熏法、外敷法及内服方药，论治十分详尽。至此，对本病的病因病机认识已经比较全面，形成了较为完整的辨证论治体系。

金元时期张子和在治疗上又作了补充，《儒门事亲·下疳》记载：“夫下疳久不愈者，俗称日臊疳是也，先以导水禹功，先泻肝经，外以木香散敷之……然后服淡粥，一二日则止。”可以看出对本病不但重视药物治疗，并开始注意饮食方面的调护。

元代朱丹溪《丹溪治法心要·下疳疮》记载本病合并痢疾的危重病案，先后以当归龙荟丸，小柴胡汤加减治愈。说明当时已经注重病案的积累，标志着临床的进步。

明代陈实功《外科正宗》在继承前人理论和经验的基础上，另有发挥。补充了房中术热药所伤亦是引起下疳的病因之一，对本病的发展转归及预后均作了较为详细的论述。《外科正宗·下疳》

谓："初起不红不肿，睡不举阳，玉茎微损，小水自利者轻……初起小便淋沥，次损阳物，坚硬作痛，腐烂逐开者险。已成溃腐内攻，伤损玉茎，色紫无脓，疼如针刺者重。"明确区别了轻、中、重等不同证候的表现。

明代申斗恒《外科启玄》提出"袖口疳"病名，且认为临床上最为多见。

清代吴谦《医宗金鉴·外科心法要诀》对下疳的病名做了归纳，其谓："生于马口之下者，名下疳；声茎上者名柱疳；茎上生疮；外皮肿胀包裹者名袖口疳；疳久而偏溃者名蜡烛疳；痛引睾丸阴囊重坠者名鸡瞪疳；溃而不深，形如剥皮烂杏者名搔疳；生马口旁有孔如棕眼，眼内作痒，捻之有脓出者名旋根疳。"这一分类方法，后世在诊断上多尊之。

清代祁广《外科大成·疳疮》根据上述类型，设内服、外洗、外敷等方药。在治则上指出："以肿痛寒热为标，肝肾阴虚为本。"体现了正邪标本的辨证思想。

综上所述，可以看出对于本病的认识，从隋唐开始不断充实提高，至明清时期，从理论与临床上已经达到较为系统完善的水平。

二、病因病理

（一）中医病因病机

本病多有沾染娼妓秽毒，或素体湿盛，久郁化热，湿热下注，或欲火内炽，败精蕴结成毒，外犯前阴而成。

1. *湿热下注* 不洁性交，或外阴不洁，污垢浸渍，损及阴茎，外染毒邪；或素体湿盛，湿邪壅滞，郁久化热，以致湿热毒邪下注前阴，发为疳疮。

2. *毒热内蕴* 欲火内炽，纵欲过度或忍精不泄，败精浊血留滞茎内，蕴热成毒；或者久服热药，火郁于内，郁火成毒，循经外犯前阴而成。

（二）西医病因病理

软下疳病原菌为杜克雷嗜血杆菌，该菌为革兰氏阴性短杆菌。感染途径为性接触，病原菌经局部组织微小损伤而侵入，细菌往往存在患处巨噬细胞和嗜中性粒细胞中，引起生殖器溃烂。其发病机制目前尚不清楚。偶有非性交接触，病原菌经阴部侵入而发生阴部外软下疳。

三、辨病要点

1. *症状与体征* 多在不洁性交后 2~5 d 发病，初疮发生于外生殖器，在包皮、冠状沟、龟头或系带两侧小窝处，初起为一丘疹，以后变为脓疮，破后形成具有潜行边缘的浅溃疡，呈圆形或者椭圆形，周围有明显的炎症，触之柔软。溃疡基底不平，覆以污秽的脓液，抹去后露出血管丰富的鲜红色的肉芽，有触痛，容易出血，有剧痛。初发为单个，除由于自身接种，周围可出现数个卫星溃疡，如无并发症，溃疡经过 3~8 周自然痊愈。遗留浅瘢痕。除上述皮损典型表现外，可有若干变型，如毛囊软下疳、隆起性软下疳、巨大软下疳、崩蚀性软下疳等。

2. *实验室检查*

（1）涂片检查：从新鲜外阴溃疡潜行边缘处取浆液性分泌物，或取破溃淋巴结的脓液做涂片，革兰氏染色，大部分能找到两端钝圆多呈链状排列的革兰阴性小杆菌。

（2）细菌培养：该菌培养有一定的困难，采用巧克力血琼脂培养基，阳性者接种 24~48 h 后见灰白色平滑隆起的菌落生长，周围有溶血环。

（3）组织病理检查：镜下显示三个层带，浅层由中性白细胞、纤维蛋白、红细胞和坏死组织组成；中层有多数新生血管，内皮细胞增生，致使管腔闭锁，血栓形成；深层有致密的浆细胞与淋巴细胞浸润及纤维细胞增生。

四、类病辨别

1. *硬下疳* 为一期梅毒，潜伏期为 21 d，单发性硬结或浸润性糜烂，无疼痛。可检出梅毒螺旋体，有无痛性横痃，感染4~8周后梅毒血清反应阳性。

2. 性病性淋巴肉芽肿　一般不易发现原发病灶，感染后4~8周发病，单侧或双侧腹股沟淋巴结肿胀，软化破溃，形成多处瘘孔，病变为侵蚀性和进展性。Frei反应阳性。

3. 阴部疱疹　集簇性小疱，表浅性糜烂，有浆液性分泌物，病原菌为疱疹病毒，易复发。

4. 白塞综合征　可伴发口腔与眼部溃疡，结节性红斑，皮肤针刺反应阳性。

5. 外伤性溃疡　多沿包皮系带发生多发性糜烂或浅溃疡。无淋巴结肿大，有不同程度的包茎。

五、辨证要点

本病临床上以袖口疳最为常见，因其疮面在包皮内侧，如袖口包手而不得见，故名之。龟头红肿、溃疡，甚至茎体肿胀疼痛，《外科启玄·袖口疳》记载："此疳是龟头及茎上有疮，肿焮于内，而外则皮裹，不见起疳，如袖口包手，故名之。"掌握以上特点，即易做出诊断。

本病初起急骤，患处鲜红或紫红，肿胀灼热疼痛，溃烂脓水腐臭，小便涩痛，大便干，舌质红、苔红燥或腻，脉滑数或弦数，为实证。病久不退，反复发作，患处色泽暗淡，久不愈合，体倦神疲，午后发热，舌质红少苔或淡，脉细弱或细数，为气虚或阴虚。

六、治疗原则

本病乃湿热毒邪为患，早期应以清利湿热，清热解毒为主，中后期根据临床表现的不同，视其正邪虚实而治。阴虚火燥者，以滋阴降火为主；气虚者，以补虚为主。本病宜整体与局部同治，方能收效迅速。

七、论治要点

本病以前阴见症为主，初期多属毒热实证，日久不愈多为正虚邪恋，本虚标实之症，可分为以下四型：

（一）湿热下注证

1. 临床表现　起病较急，患处发红肿胀，灼热疼痛，或起小疱，亮如水晶，痒麻时作，糜烂浸润，或发热恶寒，小便涩痛。舌质红苔腻，脉滑数。

2. 证候分析　湿热毒下注前阴，故患处发红肿胀，灼热疼痛；热毒外犯肌肤则茎体、龟头起疱；糜烂浸润；邪气传于表而见发热恶寒；湿热下注，膀胱气化不利，故小便涩痛；舌质红苔腻，脉滑数皆湿热之象。

3. 治法　清热利湿解毒。

4. 方药　龙胆泻肝汤加减。方中龙胆草、栀子、黄芩清热解毒燥湿；车前子、木通、泽泻导湿热下行；生地黄凉血活血；当归养血祛瘀；甘草清热解毒。便秘可加大黄以通便泄热。

（二）毒热内蕴证

1. 临床表现　龟头或阴茎溃烂，脓液臊臭，茎体红紫，坚硬灼热痛，行走不便，小便淋涩疼痛，大便秘结，心烦口干。舌红苔黄，脉弦数。

2. 证候分析　火热毒邪外犯前阴，脉络壅滞，瘀则不痛，热盛则肿，故前阴坚硬肿满，溃烂成脓；火热犯下则小便淋痛；火热上扰心神则心烦，口干，便秘。舌红苔黄，脉弦数均为火热所致。

3. 治法　泻火解毒。

4. 方药　黄连解毒汤合五味消毒饮加减。方中三黄泻火解毒；栀子泄三焦之热，降火下行；金银花、野菊花、蒲公英、紫花地丁、天葵子均为清热解毒、治疗疮毒之要药。诸药合用，共奏清热、泻火、解毒之功。

（三）阴虚火燥证

1. 临床表现　患处肿痛糜烂，午后发热，口干咽燥，大便秘结，小便短赤，或茎中涩痛，舌红少苔薄黄，脉细数。

2. 证候分析　溃后久不愈合，邪热伤阴，阴虚则生内热，故午后低热，或五心烦热；虚火上炎，故口干咽燥；便秘溲赤亦为火热所致。舌红少苔薄黄，脉细数皆阴虚火盛之征。

3. 治法　滋阴降火。

4. 方药　知柏地黄丸加减。方中六味地黄丸滋阴补肾；知母、黄柏降火滋肾，黄柏又可去未尽之邪；若兼血分瘀热者加赤芍、丹参，凉血止血。

（四）脾虚气陷证

1. 临床表现　疳疮经久不愈，患处溃烂久不收口，肿痛不止，体倦乏力，食少纳呆。舌淡，脉沉细。

2. 证候分析　久病耗伤气血，或服用苦寒伤胃之剂，脾虚气陷，余邪未尽，故病情缠绵，经久不愈，患处红肿；气血不足，肌肤失养，故溃疡久不收口；脾虚运化无力，故纳呆食少；脾虚不能荣养四肢肌肉，故体倦乏力；舌淡，脉沉细为气血不足之象。

3. 治法　健脾益气升阳。

4. 方药　补中益气汤加减。方中人参、黄芪、白术健脾益气，黄芪又能托疮生肌；柴胡、升麻升举阳气、调气机；当归养血生新；陈皮、甘草调胃和中；郁火未尽者加栀子以解郁火。

八、其他治疗

（一）西医治疗

（1）复方新诺明，每次 2 片，2 次/d，至少 7 d。

（2）红霉素，500 mg，4 次/d，共 7 d。

（3）四环素，500 mg，4 次/d，共 10~20 d。

早期选用上述药物的一种，可以预防腹股沟淋巴结肿大，即“横痃”。横痃不宜切开，应反复抽取脓液，再注入有效抗菌药物等，包扎并保持清洁。

又杜克雷嗜血杆菌引起的软下疳，因杜克雷嗜血杆菌对临床常用抗生素的耐药已很普遍，由质粒介导的抗生素耐药品种有氨苄西林、磺胺、氯霉素、四环素、链霉素和卡那霉素等。因而目前常选用下列药物：

（1）阿奇霉素 1 g，一次顿服。

（2）头孢曲松 250 mg，一次肌内注射。

（3）红霉素 500 mg，4 次/d，共 7 d；

（4）阿莫西林 500 mg+棒酸 125 mg，3 次/d，共 7 d；

（5）环丙沙星 500 mg/次，2 次/d，共服 3 d。

（二）药物外洗

1. 中药熏洗

（1）绿豆约 3 kg，煮极烂，茶叶 1.5 kg，趁热倾倒在马桶中，熏洗之，待汗出。

（2）紫苏 120 g、绿矾 40 g，水煎熏洗，1 次/d。

（3）川楝子、黄连、花椒、葱根、艾叶各等份，水煎熏洗，2 次/d。

2. 患处外敷

（1）儿茶、轻粉、黄柏、冰片、橄榄核各等份，共为细末，外覆患处适量。

（2）黄连 200 g、鸡内金 3 个，猪胆汁浸炙 10 次，共为极细末，外敷患处适量。

（3）黄连末、黄柏末、没药、乳香、轻粉、宫粉、五倍子（炒）、珍珠各等份，共为极细末，外敷患处适量。

九、转归与预后

本病为外感毒邪，郁久化热，湿热下注，主要侵犯前阴而成。如治疗及时，不会引起全身各器官的病变。初期表现为湿热下注前阴，治疗及时可以在几周内好转，一般病情变化不大，但治疗不及时或者不彻底，湿热毒邪逐渐深入，致使正气虚损，毒热内蕴，腐蚀筋肉，造成阴部溃疡或继发感染，病情加重，预后不佳。因此，对该病要积极进行治疗，防止其传变。

十、预防与护理

（1）患有此病的患者禁止与任何人发生性关系，及时治疗，消灭传染源。

（2）患病期间禁忌食用鱼虾海鲜油腻之物，适宜清淡的饮食。

（3）患处避免摩擦和刺激。

（4）保持患处清洁，按时使用外用药物。

（5）治疗痊愈以后，应当注意患处卫生，经常洗涤，以避免污垢积存。

十一、文献选录

下疳治法，初起不红不肿，睡不举阳，玉茎微损，小水自利者轻。已成微热微肿，皮色光亮，更兼白浊者平，小便不疼，大便不秘者可。初起小便淋沥，次损阳物，坚硬作痛，腐烂渐开者险。已成腐烂内攻，伤损玉茎，色紫无脓，疼如针刺者重。（《外科正宗·下疳》）

肿痛或发热者，肝经湿热也。清肝除湿。肿痛发寒者，邪气传表也。发散之。肿痛小便赤涩者，肝经湿热壅滞者，疏肝导湿。（《薛己医案选·外科发挥》）

第五节　非淋病性尿道炎

一、概述

非淋病性尿道炎是指除淋病奈瑟菌以外的其他病原体感染而引起的尿道炎。以尿道不适，尿道口红肿，有黏液性分泌物为特征，但有20%~50%的感染者没有明显临床症状，是常见性传播疾病之一。最常见的病原体为沙眼衣原体和解脲支原体。尿道分泌物中含有大量脓细胞，镜检及培养均查不到淋球菌。主要通过性接触传染，多发生于青年性旺盛期，25岁以下占60%。目前，非淋病性尿道炎发病率超过淋病，成为我国检测的8种性传播疾病（STD）的首位，有时与淋菌性尿道炎同时发生。属于中医学的“淋证”“白浊”等范畴。

二、病因病理

（一）中医病因病机

本病的病因病机参见“淋病”一节的论述。

（二）西医病因病理

非淋病性尿道炎可由多种病原体引起，沙眼衣原体是最常见的病原体，生殖支原体近年来也被证实仅次于沙眼衣原体的非淋病性尿道炎病原体，还有解脲支原体、人型支原体、腺病毒、阴道毛滴虫、单纯性疱疹病毒、副流感嗜血杆菌、白色念珠菌等。衣原体通过吸附在易感细胞表面，吞噬细胞吞噬之后，就会寄生在宿主细胞内，并不断进行复制繁殖，从而诱发疾病。目前，沙眼衣原体至少有15种血清型，其中D-K8种血清型与非淋病性尿道炎有关。支原体在自然界中存在广泛，是最小的细胞型微生物，极易贴附在上皮细胞上，尤其是生殖道表面，造成细胞损伤，出现炎症。能够从人体分离出的支原体共有16种，其中包括肺炎支原体在内的7种对人体有致病性。常见的与泌尿生殖道感染有关的支原体有解脲支原体、人型支原体、生殖支原体。在性接触中，男性生殖道内柱状上皮细胞对沙眼衣原体非常敏感，衣原体为嗜细胞寄生微生物，被宿主易感细胞接触后，即在细胞内增殖，形成包涵体，同时引起炎症反应。

三、辨病要点

1. 症状与体征 感染后经1~3周发病，临床症状与淋病类似但程度较轻，开始症状为尿道不适感、烧灼感或刺痒，少数伴有尿急、尿痛；尿道口发红或有轻度红肿、湿润，尿道分泌物较稀薄，为浆液性，量较少，有时晨起排尿前可发现尿道口有薄薄的脓性痂膜，称为“糊口”现象。或内裤污染。部分患者症状不明显，甚至无任何症状而呈隐性感染。10%~20%的患者可同时有淋球菌双重感染。未经及时治疗可并发附睾炎、前列腺炎、Reiter综合征、精囊炎、男性不育等。

2. 实验室检查

（1）镜检：采用尿道分泌物涂片革兰染色镜检，在油镜（1 000倍）视野下多形核白细胞超过4个，或者晨尿前段尿15 mL沉淀在高倍（400倍）视野下多形核白细胞超过10个，镜检和培养淋球菌阴性，结合临床即可以初步确诊。

（2）培养法：病原体培养是本病确诊的重要方法，细胞培养法特异且被公认为“金标准”，但衣原体的培养方法复杂，须有专用的设备条件，一般实验室还不能做，不适用临床常规检查。

（3）免疫学检测：有直接免疫荧光抗体测定和酶联免疫法适用多种类型标本特异性及敏感性较培养法高，但操作要求高，不适合大量标本。近年发展的胶体金免疫法较传统的简易、快捷、方便，但是敏感性低。

（4）分子生物学检测：是首选的检测方法，也是目前所有检测技术中灵敏度特异性最好的。主要有DNA和RNA两类。RNA检测（SAT）取样方便，灵敏度高，特异性好，是目前沙眼衣原体、生殖支原体及解脲支原体等较好的方法。

四、类病辨别

1. 淋病 潜伏期3~5 d，发病较急，常伴明显尿道刺激征，尿道分泌物量多，呈脓性。白细胞内革兰阴性双球菌为阳性，培养为革兰阴性双球菌，可资与本病鉴别。

2. 其他原因的感染 当衣原体培养阴性时，要考虑其他病原体如真菌等感染，另外，还要排除日常多见的由一般细菌引起的尿路感染，如前列腺炎、尿道结石合并感染等。

五、辨证要点

本病与淋病的证候相似，只是轻重不同，这两种病的鉴别主要是靠查找病原体，而两种病的辨证规律是一致的。请参考淋病的辨证要点。

六、治疗原则

本病的病因病机与淋病相同，根据中医“同病异治，异病同治”的原则，其治疗原则与淋病一致。请参看淋病的辨证论治。

七、论治要点

本病与淋病的辨证分型、治法、方药一致，请参看“淋病”一节的论述。

八、其他治疗

（一）西医治疗

治疗原则应该是早期、足量、规则用药，治疗方案做到个体化，防止产生并发症和后遗症，预防传染给他人。

（1）目前治疗主要选用四环素类、大环内酯类和喹诺酮类药物，干扰细胞壁合成的抗菌药物如青霉素、头孢菌素、磺胺等对支原体不敏感，这些药物对衣原体的杀灭作用也非常弱。一般选用多西环素、阿奇霉素、红霉素等药物。

1）初发病例：阿奇霉素1 g，一次服，饭前1 h或饭后2 h服用；或多西环素100 mg，2次/d，共7~10 d。或克拉霉素500 mg，2次/d，共7~10 d；或红霉素500 mg，4次/d，共1周；或罗红霉素

150 mg，2 次/d，共 1 周；或琥乙红霉素 800 mg，4 次/d，共 1 周；或氧氟沙星 200 mg，2 次/d，共 7~10 d；或左氟沙星 500 mg，1 次/d，共 1 周；或米诺环素 100 mg，2 次/d，连服 10 d。

2）复发性或持续性病例：甲硝唑 2 g 单次口服，加红霉素 500 mg，4 次/d，共 10d；或克拉霉素 500 mg，2 次/d，共 10 d；或加琥乙红霉素 800 mg，4 次/d，共 1 周。

（2）如同时患有淋病，则先以青霉素（头孢曲松）治疗淋病，然后再阿奇霉素或红霉素治疗。

（3）青霉素对本病无效，磺胺类药物对衣原体有效，链霉素和大观霉素对衣原体作用不大。

（4）疗程结束 1 周后，患者应当重复检查各种化验项目，如仍有炎症的表现则需要检查阴道滴虫、真菌和淋病菌，如化验为阴性则宜用红霉素重新治疗。如再有症状则要追查配偶及异常性生活的情况。

（二）单验方的治疗

本病的单验方治疗见“淋病”一节。

（三）食疗

本病的食疗见“淋病”一节。

九、转归与预后

本病主要是通过与沙眼衣原体和解脲支原体感染的性接触引起。由于抗生素的广泛应用，耐药菌株增多，使本病发病增多，治疗较难，容易复发。部分患者未能及早治疗，可能引起各种严重的并发症。如果治疗及时不会留下严重的后遗症。

十、预防与护理

（1）洁身自爱，避免婚外性行为。提倡淋浴，公共浴室要严格消毒。

（2）早发现、早治疗。正规治疗，避免后遗症，坚持复查和对治疗效果的评价。

（3）对性伴侣坚持检查和治疗，未彻底治疗前避免性接触。

（4）饮食清淡，患病期间忌食鱼虾海鲜油腻之物。

（5）注意休息，避免激烈的运动。

十一、现代研究进展

非淋菌性尿道炎作为常见性传播疾病，临床治疗难度较淋病困难，特别是并发非淋菌性前列腺炎、附睾炎的患者，难有满意疗效。中医药治疗非淋菌性尿道炎具有疗效好，不良反应小，耐药不多等优势，临床治疗取得满意疗效。中医认为发病主要与房事不洁，秽浊之邪侵入下焦，湿热蕴结，下注膀胱，熏灼尿道所致。治疗当以清热解毒，利湿降浊，或以行瘀理气，或以补肾通淋，或以健脾化浊等。

1. 何清湖等以非淋清汤治疗男性解脲支原体尿道炎　何清湖等以非淋清汤治疗男性解脲支原体尿道炎患者 40 例，与阿奇霉素对照。治疗组口服非淋清汤（蒲公英、革薢、红藤、虎杖、地肤子、生黄芪各 15 g，土茯苓 30 g，黄柏、知母、薏苡仁、水蛭各 10 g，石菖蒲、川楝子各 8 g，制香附 5 g）水煎早晚分服。对照组口服阿奇霉素采用 2 个 3 日疗法，即第 1 日顿服 1 g，第 2 日、第 3 日各服 0. 25 g，第 8 日又重复用药 1 次。两组患者均 7 d 为 1 个疗程，连续观察 2 个疗程。结果非淋清汤组有效率达 87. 5%，阿奇霉素组有效率为 85. 0%，统计学处理差异无显著性，但非淋清汤在改善症状、清除浆液分泌物和防治并发症等方面明显优于对照组（$P<0.05$）。

2. 陈达灿用等尿路清合剂治疗 Uu 感染的非淋菌性尿道炎　陈达灿等将 Uu 感染的非淋菌性尿道炎 119 例患者分成 A、B、C 三组，A 组予尿路清合剂（白花蛇舌草、土茯苓、积雪草、黄柏、黄芪、地肤子、墨旱莲等组成，含生药 1 g/mL）每次 50 mL，每日 2 次，连用 2 周；B 组多西环素每日 2 次（首次加倍），连用 2 周；C 组尿路清合剂加用多西环素（服法同上）。结果三组总有效率分别为 71. 8%、48. 6%、88. 9%；培养阴转率 C 组与 A、B 组比较有差异，临床量化指标 C 组、A 组患者症状缓解程度优于B组。

3. 覃永健用清心益气饮治疗非淋菌性尿道炎　覃永健将非淋菌性尿道炎70例随机分为两组，治疗组35例以自拟清心益气饮（生黄芪45 g，生地黄30 g，党参、山药各20 g，茯苓、白茅根、麦冬各15 g，竹叶、革薢、车前子各10 g，甘草6 g，莲子心3 g）每日1剂，连服20 d；对照组35例服阿奇霉素颗粒250 mg（首次服1 g），每天1次，连服15d。结果治疗组总有效率达88.57%；对照组总有效率为65.71%。

4. 周亦农等用尿炎康颗粒剂治疗非淋菌性尿道炎　周亦农等将96例男性非淋菌性尿道炎患者随机分为治疗组和对照组，治疗组66例口服尿炎康颗粒（鱼腥草、车前子、益母草、黄精、土茯苓、蒲公英、丹参、淮山药、黄柏、延胡索、甘草）每日3次，每次2包（40 g），对照组30例口服氧氟沙星片0.2 g，每日2次，用药2周。结果治疗组有效率89.39%，对照组有效率70.00%。

5. 王章善用消灼汤治疗非淋病性尿道炎　王章善将118例非淋病性尿道炎患者随机分为治疗组60例和对照组58例，对照组根据培养结果选择敏感抗生素：或用米诺环素0.1 g，2次/d，共10 d；或克拉霉素0.5 g，1次/d，共10 d，或左旋氧氟沙星0.2 g，2次/d，共10 d；复发者或病程超过1个月者，疗程延长至15 d；治疗组在对照组基础上加用中药消灼汤（黄柏10 g，鱼腥草20 g，蒲公英20 g，土茯苓30 g，栀子15 g，紫草10 g，炒白芍10 g，赤芍10 g，泽兰10 g，木通6 g，泽泻10 g，生甘草6 g），合并脾虚便溏者减黄柏，加黄连、白术、薏苡仁；久病伤阴者加沙参、麦冬、知母；久病伤肾者加菟丝子、淮牛膝；久病伤气者，加黄芪、太子参；水煎服，1剂/d，2次/d，连用3周。结果治疗组愈显率为86.67%，对照组为63.79%，两组比较差异显著。

6. 韦东用八正散加减配合克拉霉素治疗非淋病性尿道炎　韦东将非淋病性尿道炎120例，分为治疗组60例，对照组60例，治疗组采用克拉霉素胶囊500 mg/d，每日2次，饭后1 h口服，同时服中药八正散加减（瞿麦、车前子、萹蓄各10 g，滑石30 g，山栀子、石苇、败酱草、黄芩、蒲公英各15 g，大黄9 g，甘草6 g）煎服，每日1剂，上分早晚2次。对照组单纯用克拉霉素胶囊，其剂量和用法与治疗组相同，治疗10 d停药。结果治疗组治愈35例（58.33%），总有效53例（88.33%），对照组治愈23例（38.33%），总有效48例（80%），有显著性差异。

7. 田献忠用革薢分清饮加减联合四环素族抗生素治疗非淋菌性尿道炎　田献忠运用革薢分清饮加减联合四环素族抗生素治疗非淋菌性尿道炎，随机分为治疗组和对照组，治疗组40例口服中药汤剂（革薢15 g、石菖蒲15 g、黄柏15 g、车前子15 g、泽泻15 g、萹蓄15 g、瞿麦15 g、丹参30 g、土茯苓30 g、金钱草30 g、生黄芪30 g、淮山药20 g、甘草10 g），每日1剂，并同时配服米诺环素或多西环素0.1 g，每日2次，或四环素片0.5 g，每日4次。14 d为1个疗程，不愈者间隔一周再行第2个疗程。对照组20例口服抗生素，药名、用法、用量、疗程及注意事项同治疗组。结果治疗组1个疗程治愈（临床症状消失，尿道分泌物涂片白细胞≤4个）37例，第2疗程治愈2例，未愈1例，总治愈率为97.5%（39/41例）；对照组1个疗程治愈14例，第2疗程治愈2例，未愈4例，总治愈率为80.0%（16/20例）。两组治愈率比较，差异有显著性。

8. 刘冬等用热淋清冲剂联合克拉霉素治疗阿奇霉素耐药型支原体尿道炎　刘冬等采用热淋清冲剂联合克拉霉素治疗阿奇霉素耐药型非淋菌性尿道炎患者83例，采用随机对照分组试验，其中治疗组43例，对照组40例，治疗组口服克拉霉素分散片0.25 g，2次/d，热淋清颗粒2袋，3次/d，开水冲服；对照组口服克拉霉素分散片0.25 g，2次/d，两组均连续用药2周。结果治疗组治愈率76.74%，有效率93.02%；对照组治愈率57.50%，有效率75.00%。两组治愈率、有效率差异显著。

9. 赵宇用中西医结合治疗男性解脲支原体尿道炎　赵宇将确诊解脲支原体尿道炎的80例随机分为治疗组（A组）和中西医结合治疗组（B组）各40例。A组多西环素100 mg，2次/d；阿奇霉素0.5 g，1次/d，连服14d。B组在A组的基础上加服自拟清支饮［大黄9 g、黄柏15 g、黄芩15 g、栀子12 g、板蓝根15 g、连翘15 g、赤芍9 g、白芷12 g、穿心莲15 g、木通6 g、车前子（包）9 g、泽泻 12 g、竹叶 9 g、灯心草 9 g、黄芪 30 g、薏苡仁 30 g，生甘草 6 g］水煎服，1 剂/d。治疗 1 周和 2 周时的治疗效果，及治愈患者 2 个月后的复发情况。结果治疗 1 周 A 组治愈率为 32.5%，B 组的治愈率为 52.5%；A 组总有效率为 75.0%，B 组总有效率为 92.5%。治疗 2 周 A 组的治愈率为 85.0%，B 组的治愈率为 97.5%；A 组的总有效率为 97.5%，B 组的总有效率为 100.0%。2 个月后经复查，A 组的复发率为 7 例（17.5%），B 组的复发率为 2 例（5.0%）。两组比较有统计学意义（$P<0.05$），表明配合中药后明显降低了病情的复发率。

10. 刘昌观察非淋菌性尿道炎患者行热淋清+阿奇霉素治疗的效果　方法：抽取该院 2016 年 4 月至 2017 年 7 月收治的非淋菌性尿道炎患者 87 例为研究对象，43 例行阿奇霉素治疗者作为对照组，44 例行阿奇霉素+热淋清治疗者作为实验组，观察联合用药的治疗效果及安全性。结果①实验组治疗总有效率 93.18%显著高于对照组 72.09%（$P<0.05$）；②实验组药物不良反应发生率 9.09%与对照组 11.63%，差异无统计学意义（$P>0.05$）。结论：口服西药阿奇霉素的同时，给予非淋菌性尿道炎患者中药热淋清治疗，可增强药效，解除尿路感染，且联合用药不良反应程度轻。

总之，非淋病性尿道炎的中医治疗有较好的疗效，但要注意个体差异。并且正确进行辨证论治。提倡积极预防，避免新发病例，预防旧病复发。

第六节　性病性淋巴肉芽肿

一、概述

性病性淋巴肉芽肿，又称为腹股沟淋巴肉芽肿、第四性病。中医学认为本病类似“横痃疽”“阴疽”“便毒”“鱼口”等。由沙眼衣原体引起的一种性传播疾病。表现为生殖器溃疡，腹股沟淋巴化脓、破溃，晚期发生象皮肿和直肠狭窄等。主要通过性接触传播，偶尔因接触污染物而感染。世界各地均有此病的发生。以热带和亚热带地区为最多见，我国近年偶有报道。本病发病多为青壮年，男性多，女性少见。

二、沿革

中医对“横痃疽”、“阴疽”的认识，可为本病的治疗提供参考。有关“横痃疽”、“阴疽”等最早见于晋代刘涓子《刘涓子鬼遗方》，后有宋代王怀隐《太平圣惠方》。

晋代刘涓子《刘涓子鬼遗方》载：“发于两腿合继间的横痃称为便毒”。

宋代王怀隐《太平圣惠方·治痃癖诸方》曰：“痃者，在腹内近脐左右，各有一条筋脉急痛，大者如臂，次者如指，因气而成，如弦之状，名痃气也。”

清代沈金鳌《杂病源流犀烛·积聚癥瘕痃癖痞源流》曰：“痃者，悬也，悬于腹内，近脐左右有一条筋脉杠起，大者如臂如筒，小者如指如笔管如悬，其原皆由阴阳之气不和，常多郁塞，又时愤怒，动气偏盛，或适当饮食，与气缠裹，适受寒冷，与气停留，且愤怒则肝火盛，而血随气结，痰亦缘火相附而升，遂合成形质，悬于脐之左右，故名曰：痃。”

清代吴谦《医宗金鉴·外科心法要诀》认为本病类似横痃疽与阴疽，曰：“此二证俱生股内合缝褶纹间，左为横痃疽，右为阴疽，属三阴经，由七情郁滞凝结而成，浸肿坚硬时痛……一两日方能破溃，其脓深可知……久必成漏。”《医宗金鉴·外科心法要诀·便毒》云：“发于少腹之下，腿根之上折纹缝中……初如杏核，渐如鹅卵，坚硬木痛，微热不红，令人寒热往来……斯证溃后，即名鱼口。因生于折纹缝中，其疮口溃大，身立则口必合，身屈则口必张，形如鱼口开合之状，故有鱼口之名。”

清代许克昌《外科证治全书》设“阴疽证治则例”云：“阴疽之形，皆阔大平，根盘坚硬，皮色不异，或痛或不痛，为外科最险之症。”

这些论述，对于我们研究本病提供了进一步的资料。

对于阴疽的治疗，除活血化瘀，清热解毒等原则外，《外科证治全书》沿用了《外科全生集》所创的温气血、开腠理的大法，除阳和剂外，尚载有犀黄丸、醒消丸、小金丹一类药物。

清代罗国纲《罗氏会约医镜·卷八》中说：“痃者，因气滞为积，其皮厚，在肌肉之间，有可见者也。治宜理气补气，待正气旺，用艾灶之。”从而使部分横痃疽症的治疗收到较好的效果。

三、病因病理

（一）中医病因病机

由于不洁性交，感染秽毒邪气，热毒蕴结，败精搏血，留滞精道，加之七情郁滞，痰浊内生，痰浊与秽毒邪气相合，毒势壅滞，凝聚三阴之经，经络阻塞，于股内合缝处结肿而成。后期热盛肉腐成脓，耗伤气血，迁延日久转为虚损。

初期实证居多，后期则以虚证为主，病位在肝与肾。

（二）西医病因病理

性病性淋巴肉芽肿病原体为 L1、L2、L3 血清型的沙眼衣原体，与引起非淋菌性尿道炎和沙眼的其他型沙眼衣原体相比，L 型具有更强的侵袭力，好侵犯淋巴结，人类为唯一的自然宿主。多由性交传染，在外生殖器形成初疮，衣原体并经淋巴管进入腹股沟淋巴结，引起急性或亚急性淋巴结炎。

本病病原体抵抗力较低，一般消毒剂可将其杀死。在体外存活 2~3 d，于 50 ℃，30 min 或 90~100 ℃，1 min 即可被灭活。70%乙醇，2%来苏水，2%氯胺，紫外线及干燥室温均可将其杀灭。

四、辨病要点

1. 症状与体征　潜伏期为 1~6 周，一般在 3 周左右。根据临床发展过程不同特点分为三期。

早期生殖器初疮，在包皮、冠状沟、龟头、阴茎等处发生 2~3 mm 的疱疹或丘疹称为初疮，破溃后形成溃疡，无明显自觉症状。损害多为单发，可有多个，数天后可自行痊愈而不留瘢痕。初疮出现 1~4 周后发展至第二期，表现为腹股沟淋巴结病，通常只累及单侧，亦可是双侧发炎的淋巴结肿大，开始侵犯 1~2 个淋巴结，后侵犯多个，与周围组织粘连，可融合在一起形成大的团块，质硬，疼痛并有压痛，肤色变为紫红色称为“第四性病性横痃”。肿大的淋巴结被腹股沟韧带上下分开形成“沟槽征”，有诊断意义。经 1~2 周后淋巴结软化破溃，排出黄色脓液，并形成许多瘘管，似“喷水壶状”。数周至数月愈合，愈后留有瘢痕，亦可不化脓而自然吸收消退。晚期发生阴部象皮肿和直肠狭窄。在发生淋巴结炎时，有发热、寒战、肌痛、头痛、关节炎等症状。

2. 实验室检查　主要是病原学检查，包括病原体分离培养、抗原检测及核酸检测，血清学检查等。

（1）补体结合试验：是用特异性抗原，检测患者血清中衣原体抗体。一般感染 4 周后抗体阳性，查到高水平抗体（1∶64 以上时）有诊断意义。血清补体结合试验很敏感，但试验对性病性淋巴肉芽肿并无特异性，要结合临床进行分析。

（2）微量免疫荧光试验：特异性和敏感性较上述好，可以用来鉴别性病性淋巴肉芽肿和其他衣原体感染滴度大于 1∶512 才有意义。

（3）沙眼衣原体培养：抽取有波动淋巴结内的脓液，接种到 McCov 细胞中，可培养分离出病原体，但敏感性不高。

（4）其他方法：核酸扩增技术、直接免疫荧光试验及酶联免疫吸附试验，快捷、准确。

（5）病理改变：主要病理变化是淋巴结的卫星状脓肿，是由上皮样细胞岛组成，其中心坏死，充满多形核白细胞，在上皮样细胞间可见中等量的朗汉斯巨细胞。

五、类病辨别

1. 腹股沟肉芽肿　潜伏期平均为 1 周~3 个月，初疮单发结节后形成溃疡，溃疡基底为肉红色，边缘卷曲高起呈现乳头瘤增生，无疼痛，对组织破坏性大，组织切中可见Donovan小体，腹股沟淋巴结炎少。

2. 各种性病性淋巴结炎

（1）梅毒：潜伏期为2~4周，分布两侧，拇指大小，为数个，无潮红化脓，质硬、不痛、不破溃，无槽形征及瘘管，梅毒血清反应阳性，可发现梅毒螺旋体。

（2）软下疳：病程短，潜伏期为2~5 d，分布为一侧或两侧，大小如鸡蛋，或更大，数目多发或单发，常有潮红化脓，化脓时常为单腔性，穿孔时只有单个瘘管；有疼痛，有时有发热，梅毒血清反应阴性，杜克雷嗜血杆菌检测阳性。

（3）晚期与丝虫病所致的象皮肿、皮肤肿瘤、直肠癌等相鉴别。

六、辨证要点

本病是感染秽毒，凝集于股内合缝处结肿而成，其病位相对在下。其病性初起多为实为热，后期多为虚或虚实夹杂，故在辨证时当抓住实热与虚实夹杂，实症要辨别寒热燥湿属痰属瘀，虚症当辨清气血阴阳脏腑。

七、治疗原则

本病病因是感染秽毒，初期为实为热，治疗当以解毒散结，行气除痰为主，后期为虚或虚实错杂，治疗当益气活血，托里解毒；如果晚期形成象皮肿或瘢痕狭窄者，则又当化瘀散结，解毒消肿。

八、论治要点

本病有早期、中期及晚期不同阶段，中医辨证分以下证型。

（一）湿热下注证

1. 证候　初疮期，见患处丘疹、水疱，小如针尖，不久糜烂溃疡，片小而浅，少量渗液，伴发热、倦怠、纳差，舌质淡红，苔薄黄，脉浮数。

2. 分析　房事不洁，感染秽毒，凝聚蕴结腹胯外阴，郁久化热，湿毒阻滞血络而成结肿。

3. 治法　清热祛湿，解毒散结。

4. 方药　五味消毒饮加减。方中野菊花、蒲公英、萆薢、黄柏、车前草、六一散等清热祛湿；土茯苓、金银花、紫花地丁、连翘、浙贝母解毒散结。

（二）热毒蕴结证

1. 证候　为蕴毒期，股内合缝处淋巴结肿大，疼痛，横痃肿胀明显，相互融合成块，皮色紫红，压痛明显，中心柔软波动，伴发热恶寒、倦怠身痛、胸胁胀闷、头痛纳差、口渴咽干、关节肿痛，舌红苔黄腻，脉滑数或弦数。

2. 分析　纵欲淫乱，肝火与淫毒相合，阻滞经脉，壅遏气血，毒热壅滞而成痈疽横痃。或者七情郁滞，肝经湿热下注，致使小腹合缝之间毒结不化。

3. 治法　清热解毒，散结行瘀。

4. 方药　仙方活命饮加减。方中金银花、土茯苓、野菊花、蒲公英、皂角刺等清热解毒；归尾、赤芍、蒲黄、制没药、穿山甲、贝母、紫花地丁、天花粉等活血行瘀散结。

（三）气阴亏损证

1. 证候　为溃脓期，见肿大淋巴结破溃，脓液黄白，先稠后稀，疮色暗淡，久不收口而成瘘，转为阴证，形成象皮肿，残留瘢痕狭窄。伴低热、盗汗、乏力、气短。舌暗红少苔，脉细数。

2. 分析　血瘀阻滞，余毒积聚，日久败精搏血，壅遏而成痈，脓毒外溃，腐肉伤肌，溃烂为鱼口、便毒。

3. 治法　滋阴益气，解毒托脓。

4. 方药　托里透脓散加减。方中黄芪、党参、炒白术、麦冬、生地黄、玄参等滋阴益气；皂角刺败毒；升麻、黄芪托脓；以当归、穿山甲活血化瘀；甘草解毒和中。迁延日久，损阴及阳，要温阳通脉，加炮姜炭、肉桂、鹿角胶等。如晚期形成象皮肿及瘢痕狭窄，可加入僵蚕、大黄、桃仁、全蝎等。

九、其他治疗

（一）西药治疗

1. *药物治疗*

（1）阿奇霉素 1.0 g，口服，1 次/d，共 21 d。

（2）多西环素 100 mg，口服，2 次/d，共 21 d。

（3）米诺环素 100 mg（首剂加倍），口服，2 次/d，共 14 d。

（4）红霉素 0.5 g，口服，4 次/d，共 14 d。

（5）四环素 0.5 g，口服，4 次/d，共 14 d。

患者最初 1 年内需每隔 3 个月随访 1 次，检测血清抗体滴度。如滴度上升到 4 倍以上，或临床症状反复，应及时复治。

2. *外科治疗*　淋巴结未化脓者可行冷湿敷或理疗。若有波动横痃，应当从破损的上部正常皮肤进针穿刺抽脓，禁止切开排脓，形成瘘管后难以愈合。若溃疡破坏较甚，可植皮。晚期直肠狭窄可行直肠扩张术。严重者及象皮肿可作外科手术。

（二）药物外治

未溃者，可用五倍子炒黄研末，与百草霜和匀，醋调敷，2 次/d；或四黄散或金黄散用水蜜调后热敷，2 次/d。

已溃者，用月白珍珠散掺疮面上外盖玉红膏，或用四黄膏外敷，1 次/d；横痃溃后疮口久久难收者，可用五倍石膏用时加米醋适量调膏，涂敷患处，1～2 d 换药 1 次；脓腐已尽，疮面肉芽组织新鲜者，可用生肌膏或白玉膏外敷。

成瘘者，可用红升丹药线，脓腔可用红升药捻，祛腐，提毒生肌，腐去后掺生肌散，外敷生肌。

晚期双侧腹股沟遗留瘢痕肉块，皮肤硬肿肥厚粗糙不平者，用丹参、大黄、当归、赤芍、红花等水煎外洗坐浴。

十、转归与预后

（1）本病中期可致腹股沟淋巴结肿胀及炎症，发生腹股沟横痃，晚期生殖器象皮肿和直肠狭窄。

（2）早期发现、早期治疗，预后较好。如治疗不及时或误治，溃破年久不愈合，有时可继发念珠菌感染性坏疽，生殖器象皮肿少数可继发癌变，都可导致预后不良。

（3）一般本病治愈后可终生免疫。本病无遗传性，不影响后代健康。

十一、预防与护理

（1）患者不应当与任何人发生性接触，患者必须彻底治愈，方能进行正常的性生活。对其性伴侣应当服用药物进行预防性治疗。

（2）患处应当注意卫生，经常清洗或换药。患者内裤应当注意消毒，污染物妥善处理。

（3）患病期间饮食宜清淡，忌食辛辣厚味之品。

（4）患病期间注意休息，避免剧烈的活动。

十二、现代研究进展

徐福松性病性淋巴肉芽肿中医辨治　性病性淋巴肉芽肿现在已经很少，本病的辨证治疗基本上有两种不同的方法：一是认为本病主要临床表现为“横痃”，所以临床辨证以辨痃为主，按湿热、热毒、痰血瘀滞、脾虚气陷、肝肾亏虚等不同辨证分型论治。二是辨病与辨证相结合，分早、中、晚三期或初疮期、蕴毒期、溃脓期治疗用药。其实这两种方法亦有相通之处，早期以湿热下注为主，中期

以热毒蕴结为主，后期以气阴亏虚为主，迁延日久，则损阴及阳而至虚损。

第七节　尖锐湿疣

一、概述

尖锐湿疣，又称为生殖器疣、性病疣。是由人类乳头瘤病毒（HPV）所致，以皮肤黏膜交界处，尤其是外生殖器、肛周出现淡红色或污秽色表皮赘生物为临床特征。尖锐湿疣属于中医“瘙瘊”“臊疣”“疣目”范畴，为湿浊与秽毒凝聚而成。主要通过性接触传播，也有少数通过接触污染的用具感染。尖锐湿疣是全球范围内最常见性传播疾病之一，好发于20~40岁的人，国外发病率占性病的第2位，占所有性传播疾病的16%，并呈不断增加趋势；国内2002年报道发病率为12.94/10万，仅次于非淋菌性尿道炎和淋病，占性传播疾病的第3位。本病有一定的自限性，部分病例治愈后复发，少数尖锐湿疣有癌变的可能。

二、病因病理

（一）中医病因病机

由于房事不洁，或间接接触污秽之物，感受秽浊，湿热之毒致肝经郁热，气血不和，湿热毒邪搏结而成；或因纵欲无度，肾精亏虚，相火妄动，秽浊之邪乘虚而入，循经下注阴部，壅遏成毒而生。本病内因在精气亏损，素有湿热，外因疣毒浸染而成。湿毒瘀结，凝聚阴部、肛门等部而生赘物疣疮，毒热蕴蒸腐蚀，湿热下注则糜烂、流脓。常因酗酒，或过食辛辣、肥甘之物等诱发或加重病情。

（二）西医病理

本病由人乳头瘤病毒感染致病。HPV为双链环状闭合DNA，属乳多空病毒科中的乳头瘤病毒属，具有高度的宿主性和组织特异性，只侵犯人体皮肤黏膜，不侵犯动物，唯一宿主是人，主要侵犯皮肤和黏膜。根据编码衣壳蛋白L1的基因序列的不同，目前HPV大约可分为120种亚型，约40种HPV可导致尖锐湿疣，其中以低危型HPV-6、HPV-11型最常见，约占临床尖锐湿疣的90%，高危型如HPV-16、HPV-18型也可引起尖锐湿疣。

本病主要通过性接触传播，而由生殖器部位自体接种可以传播到非生殖器部位，但身体其他部位的疣自体接种到生殖器的现象则罕见。患有本病的孕妇分娩时可以传染给新生儿而使其发生喉头疣，通过污染物的接触虽有可能，但论据尚不充分。在男性同性恋者中，疣常见于肛门周围，其发生率高于阴茎部位的5~7倍。

三、辨病要点

1. 症状与体征　本病的潜伏期通常是3个月，短者1个月，长者可达6个月以上。临床表现多种多样，皮损好发于冠状沟、龟头、包皮、系带、尿道口和阴茎体等。同性恋患者亦可发生于肛周及肠道，偶见于肛门生殖器以外的部位，如腋窝、脐窝、口腔、乳房和趾间等。基本损害为淡红色或污秽色、柔软的表皮赘生物。赘生物大小不一，单个或群集分布，表面分叶或呈棘刺状，湿润，基底较窄或有蒂，但在阴茎体部可出现基底较宽的“无蒂疣”。由于皮损排列分布不同，外观上常表现为点状、线状、重叠状、乳头瘤状、鸡冠状、菜花状、蕈状等不同形态。本病常无自觉症状，部分患者可出现局部疼痛或瘙痒。可因摩擦或浸渍而糜烂、破溃、感染、渗出、出血等，若继发感染，分泌物增多，可伴恶臭。巨大的尖锐湿疣，多见于男性，且好发于阴茎和肛门附近。偶尔可转化为鳞状细胞癌。

目前认为，肉眼可见疣状增生的尖锐湿疣仅是人乳头瘤病毒感染的一部分。亚临床型尖锐湿疣患者可无症状，成为带菌者，通过性接触感染他人。可单发或与尖锐湿疣合并存在，用醋酸白试验可证实亚临床感染的存在和范围。此外还可存在更早期的HPV感染情况，称之为HPV潜伏感染。潜伏感染既无细胞学异常，又无组织学改变，只能通过HPV-DNA检测才能鉴定。

2. 实验室检查

（1）组织病理学检查：尖锐湿疣特征性病理表现为角化不全，乳头瘤或疣状增生、角化过度、片状角化不全、表皮棘层肥厚、基底细胞增生、真皮浅层血管扩张，并有淋巴细胞为主的炎症细胞浸润。在表皮浅层（颗粒层和棘层上部）可见呈灶状、片状及散在分布的空泡化细胞；有时可在角质形成细胞内见到大小不等浓染的颗粒样物质，即病毒包涵体。未出现空泡化细胞的，也不能排除尖锐湿疣。

（2）醋酸白试验：将5%的冰醋酸涂擦于可疑处或皮损处，经数分钟后，如果检测区域变白，即为阳性。虽然醋酸白试验简单易行，在部分疾病中（如尿道炎、包皮龟头炎或糜烂破损处）可出现假阳性。

（3）免疫组织化学方法：临床采用的免疫组织化学方法包括亲和-生物素-酶复合物（ABC）法、辣根过氧化物酶-抗过氧化物酶复合物（PAP）法、碱性磷酸酶-抗碱性磷酸酶（APAAP）法。临床常采用PA法和ABC法。但在临床确诊病例中，免疫组化阳性率仅为50%。

（4）分子生物学检测：包括聚合酶链反应（PCR）和核酸杂交技术（原位杂交、杂交捕获法和反相斑点杂交等）。分子生物学检测方法可用于区分HPV感染型别（高、低危型）和HPV-DNA病毒载量。分子生物学检测HPV感染是具有特异性、高敏感性、方法简单快捷特点。

四、类病辨别

1. 生殖器鳞状细胞癌（包括疣状癌）　多见于40岁以上，皮损多向下浸润，常形成溃疡，易发生溃破感染，必要时需要活检，尖锐湿疣与鳞状细胞癌之间组织学上一般容易鉴别。

2. 扁平湿疣　为二期梅毒的特征性表现，皮损表现为扁平片状隆起，表面光滑潮湿，部分可破溃，其中含有许多梅毒螺旋体，如做梅毒螺旋体暗视野检查以及梅毒血清反应阳性等即可区别。

3. 鲍温样丘疹病　临床表现　生殖器部位多发性扁平丘疹，淡红、棕红色，发生于40岁以下性活跃人群，有自行消退的趋势，损害位于龟头、阴茎等处。组织病理呈原位癌改变。临床上是良性疾病，可持续多年。

4. 阴茎珍珠状丘疹　为发生于男性冠状沟周围针头大小、白色或淡红色小丘疹，成行排列，不融合，无任何自觉症状，无不洁性交史。

五、辨证要点

本病因不洁性交，感染秽毒，瘀结阴部及肛门而生。其病位主要在下，多为实证、热证。辨证应当局部与整体相结合：视其局部辨轻重，如乳头样瘤或疣数少，体小为轻；数多或成大团块为重；视其整体以分主次，如乳头瘤状或疣状潮湿浸软及恶臭，溲黄、苔黄腻明显者，病以肝经湿热为主，反复发作体弱者，多因脾虚毒蕴。

六、治疗原则

本病秽毒与湿浊凝聚阴部、肛门等处，瘀肿突起。治疗以清热解毒，利湿消肿，化瘀散结为基本原则。以实证多为，治疗以清热利、湿解毒消肿为主；反复发作体弱者，当健脾益气、佐以化湿解毒。

七、论治要点

（一）湿蕴毒结证

1. 证候　生殖器或肛门见疣状丘疹或增生，大小不等，或呈菜花状，或鸡冠状，表面灰白湿润，或糜烂，或溃烂积脓，小便黄，大便干，口苦咽干，舌红，苔黄腻，脉滑数。

2. 分析　房事不洁、触及污秽，湿热淫毒从外侵入外阴皮肤黏膜，导致肝经郁热，循经下注于阴部，湿热毒邪蕴遏搏结而成。

3. *治法* 清热利湿，解毒除疣。

4. *方药* 龙胆泻肝汤或黄连解毒汤加减。方中黄芩、栀子、黄连、苍术、生薏苡仁、木通、车前草、萆薢等清热利湿，土茯苓、败酱草、龙胆草、大青叶、蛇床子、夏枯草、蚤休、生牡蛎等解毒除疣。瘀积明显者可加莪术、夏枯草、皂角刺、生牡蛎软坚散结。

（二）脾虚毒蕴证

1. *证候* 湿疣反复不愈，疣体淡红，伴肢体神疲乏力，腹胀纳少，形体消瘦，大便稀溏，小便清长，舌质淡，苔白，脉沉。

2. *分析* 素体虚弱，或劳伤过度，致脾虚毒蕴，疣体反复发作，不易治愈。

3. *治法* 健脾化湿，解毒消疣。

4. *方药* 除湿胃苓汤或参苓白术散加减。方中陈皮、茯苓、苍术、白术、党参、生黄芪、山药、炒扁豆等健脾化湿，大青叶、土茯苓、薏苡仁、板蓝根、败酱草等解毒消疣。

八、其他治疗

（一）西医治疗

西医治疗以去除疣体为主要目的，尽可能消除疣体周围亚临床感染和潜伏感染，减少复发。但一般去疣疗法仍有20%~30%的复发率，同时应对其性伴进行检查及治疗；患者治疗和随访期间应避免性行为，任何外用药物治疗都可能发生皮肤黏膜反应，包括瘙痒、灼热、糜烂以及疼痛，故应定期复诊；即使疣体脱落、皮损恢复也应观察3~6个月。

1. *物理疗法* 有激光、冷冻、微波、电灼及光动力等方法，根据病情选择。激光疗法适用于广泛和特殊部位损害如尿道口和肛门。冷冻疗法利用液氮冷冻通过低温使细胞溶解从而破坏疣体，不需麻醉相对价廉，禁用于腔道内疣体的治疗。微波近期疗效较好，可产生凝固、热效应与非热效应三重作用。电灼治疗利用电刀及电针对疣体进行烧灼和切割，单极电凝创伤较少，适合于较大的外生性疣。光动力疗法是目前较好的治疗方法，但价格昂贵。

2. *手术切除* 主要适用于体积较大的疣体，采用浅表剪除、切除、刮除和切削等方法，但术中注意止血。伴有包皮过长或包茎的尖锐湿疣可采用包皮环切术，术后复发率低。疣外科切除痛苦大并易形成瘢痕，且瘢痕下存留亚临床感染病灶，易复发，不作为推荐治疗方法。

3. *局部药物治疗* 局部用药一般不单独使用，常配合其他方法联合治疗以达到最佳治疗目的，一般推荐2~3联疗法。

（1）30%~50%三氯醋酸单次外用。如有必要，隔1~2周重复1次，最多6次；适宜治疗小的皮损或丘疹样皮损，不能用于角化过度或疣体较大的、多发性的以及面积较大的疣体。注意保护周围正常皮肤和黏膜。

（2）0.5%鬼臼毒素酊（或0.15%鬼臼毒素乳膏）每日外用2次，连续3 d，停药4 d，7 d为1个疗程。如有必要，可重复治疗，不超过3个疗程。

（3）5%咪喹莫特乳膏涂药于疣体上，隔夜1次，每周3次，用药10 h后以肥皂和水清洗用药部位，最长可用至16周。

（4）25%足叶草酯酊外用，每周1次，搽药后1~4 h洗去，每次用量不超过0.5 mL，注意保护周围皮肤，避免其全身吸收和防止毒性。如用药6次未愈，改用其他方法。

（5）5-氟尿嘧啶软膏外用，每周1~3次，搽药后3~10 h洗去，可持续数周。每日外搽2次，特别适合于治疗着色性扁平损害。使用时注意保护正常的皮肤黏膜。

（6）3%酞丁胺搽剂外涂皮损处，每日2次。

4. *免疫治疗* 免疫调节剂：卡介苗、自体疫苗、胸腺素、白细胞介素、聚肌胞、咪喹莫特等，根据病情选用。

（1）干扰素有抗病毒、抗增殖及免疫调节作用，可配合其他疗法治疗尖锐湿疣。多采用皮损内注射，每次100万~300万IU，1周3次，连续4周。

（2）转移因子每次1~2单位，皮损内注射，每周2次，6~8次为1个疗程。

（二）药物外治

1. *中药熏洗*　马齿苋30 g，板蓝根30 g，白芷10 g，木贼15 g，细辛12 g，桃仁、露蜂房、生甘草各10 g。每日煎水熏洗患处1次，每次15~20 min，连续10~15次。

2. *中药坐浴*　土茯苓30 g，大青叶15 g，明矾10 g，黄柏、苦参、川椒、香附各20 g，板蓝根30 g水煎坐浴，每日1~2次。

（三）单验方治疗

（1）鸦胆子、五倍子各5 g，白矾、乌梅各20 g，冰片1 g，研泥和醋外涂。

（2）鸦胆子捣烂如泥，包敷疣体之上，3~5 d换1次。

九、转归与预后

（1）尖锐湿疣一般预后较好，经过治疗大多可以治愈，不留后遗症。但可以通过性接触传播给他人。

（2）部分患者皮损生长较快形成巨大型尖锐湿疣，可发生坏死和感染。

（3）本病极易复发，部分患者可呈亚临床感染。

十、预防与护理

（1）要洁身自爱，杜绝婚外性行为及多个性伴侣。

（2）应避免性生活，必要时采用避孕套。患者应当避免性生活，与其发生性关系者应当到医院进行检查，并且注意是否存在亚临床感染。

（3）注意个人生殖器卫生，经常清洗外阴，单用浴盆、浴巾，经常对卫生用品进行高温消毒。保持局部干燥。

（4）及时发现及早治疗，同时对性伴侣进行检查和治疗。

（5）患病期间，适宜清淡的饮食，禁忌辛辣油腻之品。

（6）注意随访。治疗后最初3个月，至少每2周随诊1次，如有特殊情况（如发现有新发皮损或创面出血等）应随时就诊，以便及时得到恰当的临床处理。

（7）对患者分泌物污染用具必须要严格消毒，消毒前应避免直接接触。

十一、现代研究进展

尖锐湿疣近年来发病率呈现上升的趋势，是当前作为重点防治的性病之一，中医治疗本病已经积累了一定经验。单纯中药治疗尖锐湿疣较为少见，内服多以利湿化浊，清热解毒，健脾益气，滋养肝肾等；外治多采用清热解毒、祛湿散结、活血化瘀、杀虫蚀赘之药浸洗、涂擦。治疗复发性尖锐湿疣的原则以益气养血为主，清热解毒，活血化瘀为辅。

1. *尤春霞等尖锐湿疣主要用药特点*　尤春霞等认为尖锐湿疣主要发病因机在于湿、毒、瘀，中医药治疗方法颇多，选用药物较为集中，大体上归纳为：①清热解毒燥湿类：大青叶、板蓝根、土茯苓、金银花、紫草、虎杖、木贼、蒲公英、马齿苋、黄柏、苦参、苍术、玄参、地肤子等；②活血化瘀类：桃仁、莪术、红花、香附、三棱、牛膝、赤芍等；③散结消疣类：珍珠母、牡蛎、夏枯草、磁石、土贝母、山豆根等；④杀虫蚀疣收敛类：百部、蛇床子、川椒、露蜂房、补骨脂、苦参、鸦胆子、马钱子、枯矾、明矾、乌梅等；⑤益气健脾类：黄芪、白术、薏苡仁、茯苓等；⑥益肝肾类：地黄、枸杞子、何首乌、龟甲等。

2. *林巩三妙汤加味外洗治疗尖锐湿疣*　林巩运用三妙汤加味外洗治疗尖锐湿疣。治疗组用三妙汤加味（用苍术、黄柏、槟榔各6 g，苦参、蛇床子、百部、皂矾、雄黄、薏苡仁各10 g），水煎早晚外洗、坐浴，每次约 30 min，7 d 为 1 个疗程。对照组用疣必治（加拿大博爱药厂生产）外涂，取小棉签蘸疣必治分涂于疣体表面及根部致疣体表面颜色改变，24 h 方可洗浴，必要时于 48 h 后重复 1 次，7 d 为 1 个疗程。结果治疗组总有效率 96. 88%、对照组为 95. 31%，两组比较无明显差异（$P>0.05$）；半年复发率治疗组 10. 41%、对照组 32. 00%，两组比较有显著性差异（$P<0.05$）。

3. *张兵等中药擦抹治疗尖锐湿疣* 张兵等使用中药复方制剂 1 000 mL（由黄连、黄柏各 200 g，苍术 100 g，露蜂房 50 g 等生药），采用水煎醇沉等方法提取，将以上诸药用直火法煎煮 3 次，药液浓缩后用 99. 7%乙醇配制成含醇药液，冷冻醇沉过滤取上清液，弃沉淀，再次低温浓缩。本药擦抹病变部位，每日 3 次。结果 40 例中显效 38 例，其疗程（开始治疗至显效）最短 3 d、最长 40 d，平均疗程为（15. 39±1. 40）d，显效患者中未见复发。

4. *杨玉峰茵陈祛疣汤内服外洗治疗尖锐湿疣* 杨玉峰自拟茵陈祛疣汤（茵陈 30 g、苍术 15 g、黄柏 15 g、牛膝 15 g、茯苓 30 g、薏苡仁 30 g、板蓝根 30 g、木贼 20 g、香附 15 g、红花 15 g、甘草 10 g）第一煎内服，第二煎温洗患部，20 d 为 1 个疗程。共治疗 35 例，1 个疗程后 13 例痊愈，16 例好转，6 例无效。

5. *宫少波托里消毒散加减合微波治疗尖锐湿疣* 宫少波等将 120 例尖锐湿疣患随机分成 3 组，均先用微波治疗，去除肉眼可见到的疣体及亚临床感染皮损，再给予治疗。治疗组 30 例托里消毒散加减（党参 15 g、白术 10 g、茯苓 12 g、甘草 6 g、川芎 10 g、红花 10 g、金银花 20 g、白花蛇舌草 20 g、黄芪 20 g、板蓝根 20 g、紫草 10 g、香附 10 g、土茯苓 20 g、白芷 10 g、皂角刺 10 g、薏苡仁 30 g），水煎服，每日 1 剂，分早晚内服。对照Ⅰ组 31 例除服上方外，再用中药外洗（紫草 10 g、虎杖 15 g、苦参 20 g、枯矾 10 g、甘草 10 g、木贼草 15 g、土茯苓 30 g），水煎浓缩成 200 mL，用时加 2 倍温水外洗患处，每日 2 次，每次 15 min。于微波治疗后第 3 天疮面结痂后开始。对照Ⅱ组 32 例左旋咪唑，每次 50 mg，每日 3 次，连服 3 d，11 d 后再服 3 d。治疗 4 周。结果中药内服组痊愈率 73. 33%，复发率 26. 67%，与加用中药外洗组疗效相当；西药组痊愈率 56. 25%，复发率 43. 75%。中药组痊愈率、复发率优于西药组。

6. *黄新平疣净液与参芪扶正汤联合应用治疗尖锐湿疣* 黄新平外用疣净液（鸦胆 30 g，捣碎与 75%酒精混合浸泡 1 周），2~3 次/d，用药 1~2 周；同时内服参芪扶正汤（黄芪 20 g、党参 15 g、白术 15 g、茯苓 15 g、板蓝根 15 g、虎杖 15 g、薏苡仁 10 g、甘草 5 g），每日 1 剂，水煎服，10 d 为 1 个疗程。结果 60 例 中治愈 48 例，显效 5 例，有效 4 例，无效 3 例，总有效率为 95%，所有病例治疗过程中均未发现不良反应。

7. *赵东滨等综合方法治疗复发性尖锐湿疣* 赵东滨先用多功能治疗机将疣体灼掉，疣体大的用高频电刀切除；接着煎服祛疣汤内服剂（马齿苋 30 g、板蓝根 30 g、大青叶 30 g、生薏苡仁 30 g、萆薢 15 g、黄柏 12 g、苍术 12 g、红花 12 g、炮穿山甲 10 g、紫草根 15 g、香附 12 g、生牡蛎 30 g、生甘草 10 g），每日 1 剂；同时用祛疣汤外洗剂（板蓝根 30 g、太青叶 30 g、木贼 30 g、香附 30 g、生薏苡 30 g、蛇床子 30 g、鸡血藤 30 g、黄柏 20 g、花椒 15 g）每日 1 次，先熏 10 min 后坐浴 15 min 熏洗，15 d 为 1 个疗程。结果 42 例中用药 1 个疗程者 8 例；用药 2 个疗程者 24 例，用药 3 个疗程者 10 例，其中治愈 24 例，有效 11 例，无效 7 例，总有效率达 83. 33%。

8. *眭道顺等中药内服外洗治疗复发性尖锐湿疣* 眭道顺等采用半随机单盲法将 128 例患者分为两组，治疗组 65 例在微波除疣治疗的基础上给予口服薏苡仁甘草汤煎剂（薏苡仁 30 g、生甘草 6 g、丹参 12 g、马齿苋 30 g、金刚头 30 g、八月札 10 g、女贞子 12 g、墨旱莲 12 g、紫草 18 g、板蓝根 30 g、大青叶 15 g、露蜂房 10 g），并加自拟消疣汤煎剂（木贼 30 g、香附 30 g、大青叶 30 g、虎杖30 g、土茯苓 30 g、黄柏 30 g、败酱草 30 g、马齿苋 30 g）外洗患处皮损，每日 1 次；对照组 63 例给予单纯微波除疣治疗，均以 1 个月为 1 个疗程，观察两组治疗 3 个疗程内及随访 6 个月内临床复发情况。结果治疗 1、2、3 个月内治疗组临床复发例数分别为 37 例（56. 92%）、25 例（38. 46%）、11 例

(16.92%)，对照组分别为 52 例（82.54%）、47 例（74.60%）、36 例（57.14%），治疗组复发率明显低于对照组（$P<0.05$）。

9. 吴琼中药配合微波治疗尖锐湿疣　吴琼用中药配合微波治疗尖锐湿疣。皮下注射盐酸利多卡因进行局麻，利用微波电凝固方法除去肉眼可见皮损。用马齿苋、土茯苓、香附、木贼、白矾、白鲜皮各 30 g，皂角刺、连翘、鸦胆子（包）、苏木、乌梅、柴胡各 15 g，煎好后先趁热局部熏蒸 5 min，待温度稍微冷却后浸泡患处 15~20 min，每日 1 剂，早晚各煎煮熏洗 1 次，10 d 为 1 个疗程。另外口服中药（龙胆草 12 g、白头翁 12 g、马齿苋 15 g、薏苡仁 21 g、荆芥 12 g、柴胡 12 g、白术 15 g、醋香附 15 g、木贼 12 g、白花蛇舌草 15 g、牡丹皮 15 g、紫草 15 g、大青叶 15 g、甘草 9 g），每日 1 剂，水煎早晚口服，10 d 为 1 个疗程。治疗 2 个疗程后痊愈 18 例、显效 6 例、有效 12 例、无效 1 例，总有效率为 97.3%。

10. 刘畅疣必治治疗尖锐湿疣疗效及对血清 IL-2 影响　刘畅等探讨了中药治疗尖锐湿疣机制。将尖锐湿疣患者 60 例分为观察组和对照组，观察组 31 例口服中药疣必治（黄芪 40 g、薏苡仁 30 g、大青叶 15 g、板蓝根 15 g、马齿苋 30 g、土茯苓 40 g、黄柏 15 g、夏枯草 30 g、鸡血藤 30 g），每日 1 剂，同时外用咪喹莫特乳膏每周 3 次，对照组 29 例肌内注射卡介茵多糖核酸注射液，每次 2 支肌内注射，隔日 1 次。外用咪喹莫特乳膏（方法同上），疗程 2 个月。观察 2 组疗效、复发情况及对 IL-2 的影响。结果观察组 31 例痊愈 20 例，显效 8 例、有效 2 例、无效 1 例，总有效率 90.3%；对照组 29 例痊愈 11 例，显效 7 例、有效 8 例、无效 3 例，总有效率 62.1%。观察组总有效率优于对照组、复发率低于对照组（P 均<0.05）；在改善 IL-2 水平方面效果亦优于对照组（$P<0.05$）。

11. 徐华香等人对 CO_2 激光联合中药治疗尖锐湿疣与 T 淋巴细胞的相关性研究　尖锐湿疣初诊患者 80 例，按照随机数字表法分为两组，一组为联合治疗组，40 例，采用 CO_2 激光加口服中药（苍术 30 g、黄柏 15 g、茵陈 15 g、薏苡米 30 g、赤芍 15 g、板蓝根 15 g、皂角刺 15 g、大青叶 15 g、蒲公英 15 g、重楼 15 g、夏枯草 15 g、蜂房 15 g；湿重者：加猪苓 15g、茯苓 15g；气虚者加黄芪 30 g，每日 1 剂，每天 3 次，10 d 为 1 个疗程，连续口服 3 个疗程。）治疗；另一组为对照组，40 例，单一用 CO_2 激光治疗，同时招募 20 名正常志愿者作为基线对照。比较尖锐湿疣患者与正常志愿者之间，联合治疗组与对照组之间、复发组与治愈组之间的细胞免疫因子是否存在统计学差异。结果：80 例尖锐湿疣患者与 20 例正常志愿者比较，尖锐湿疣患者 $CD4^+$ T 淋巴细胞（简称 CD4 细胞）百分比降低、CD4/CD8 细胞比例降低，$CD8^+$T 淋巴细胞（简称 CD8 细胞）百分比升高（P 均<0.05）；联合治疗组复发率低于对照组（$P<0.05$）。治疗前两组各项免疫因子指标没有统计学差异（P 均>0.05），治疗后 3 个月，联合治疗组 CD4 细胞高于对照组（$P<0.05$），CD8 细胞、CD4/CD8 细胞差异均无统计学意义（$P>0.05$）；治愈组 CD4 细胞、CD4/CD8 细胞高于复发组，CD8 细胞低于复发组（P 均<0.05）。结论：中药联合 CO_2 激光能降低尖锐湿疣的复发率，同时伴有外周血 T 淋巴细胞亚群的相应变化，其机制可能与细胞免疫有关。

12. 陈管升等人对龙胆泻肝汤加味联合艾拉光动力治疗外阴部尖锐湿疣临床疗效观察　46 例尖锐湿疣初诊患者，使用数字表法随机将患者分为实验组与对照组，治疗组龙胆泻肝汤加味（龙胆草 6 g、黄芩 9 g、栀子 9 g、泽泻 12 g、木通 9 g、车前子 9 g、当归 9 g、生地黄 10 g、马齿苋 30 g、土茯苓 30 g、萆薢 10 g、生薏苡仁 30 g。服法：温水冲服，每日 1 剂，早晚分服，服用时间为 3 周）+艾拉光动力法照射，对照组单独使用艾拉光动力照射，照射时间等均与治疗组相同。两组治疗疗程均为 5 周，每 2 周观察一次患者治疗疗效和不良反应情况。结果：疗效比较：联合治疗组治疗 1 周有效率为 86.95%，3 周为 95.65%，5 周为 100%，与对照组治疗 1 周和 5 周有效率比较差异有统计学意义（$t=3.11$，$P<0.05$）。复发率：两组患者治疗后 1 个月随访无复发，两个月后对照组两例复发，实验组无复发病例，3 个月后实验组 1 例复发，对照组 3 例复发。

第八节 传染性软疣

一、概述

传染性软疣是由痘病毒中的传染性软疣病毒引起的性传播疾病。中医学称此病为“鼠乳”。俗称“水瘊子”。临床上以散在多发的半球状、蜡样光泽的丘疹或结节，中央呈脐窝，可挤出乳酪状软疣小体为特征。多见于于儿童及青少年，可直接接触传染，也可自体接种，成人还可通过性接触传染。近年来发病率明显增高，尤以成年男女性活跃人群中外阴部及肛门区皮肤发病增多。

《诸病源候论》说：“如鼠乳之状，谓之鼠乳也”。是由秽毒与肝经湿热相搏而成。

二、病因病理

（一）中医病因病机

本病是由于外感秽毒，与肝经湿热，相搏于肌肤腠理而成。故《诸病源候论》云：“风邪搏于肌肉而变生”。

（二）西医病因病理

本病由传染性软疣病毒所致。传染性软疣病毒系痘病毒科的一种 DNA 病毒。呈“砖形”，大小为 300 nm×310 nm。在普通显微镜下可看到。结构类似于天花病毒，核酸为 DNA，衣壳完全对称，外包以囊膜。病毒形成与胞质有密切关系，胞质基质浓缩，出现嗜酸性颗粒，集聚成大颗粒，称颗粒组合型病毒（初期型病毒），继而形成细颗粒型病毒（中期型），最后形成一层砌样外壳和哑铃状 DNA 内核，整个胞质基质变成病毒包涵体，又称软疣小体。形态学上与痘疮、牛痘、羊痘及其他动物病毒相似。目前培养及动物试验均尚未成功。

传染性软疣病毒因不能在组织培养细胞中繁殖而妨碍了对其 DNA 的分析，有限的报道表明本病毒 G+C 含量高于痘苗病毒，它至少有两个亚型。自生殖器分离的病毒定名为Ⅱ型，自身体其他部位分离的定名为Ⅰ型，但两个型病毒的病灶不一定局限于某个部位。临床标本中的传染性软疣病毒颗粒形态与正痘病毒相似，但其 M 颗粒表面有似雅塔痘病毒之突起管状结构，有别于天花、猴痘及痘苗病毒。此外软疣病毒无囊膜，有别于塔那痘病毒。

病理变化特征性的是表皮细胞内出现多数细胞质内包涵体，称为软疣小体。其小体挤压每个受损细胞的细胞核，使胞核呈弯月状，位于细胞的边缘；软疣小体由嗜伊红变成嗜碱性，在角质层可见多数 35 um 直径大小的嗜碱性软疣小体，若中心的角质层破裂，排出软疣小体，中心形成火山口样。在所有免疫功能正常的感染者中，传染性软疣能够自限性痊愈，愈后一般不留瘢痕。

本病通常通过皮肤接触而传染，也可自体接种，儿童多半在集体生活中与患儿接触而被传染，但年轻人传染与性交有关，皮损多限于生殖器及其附近。此外本病毒还可以通过摔跤、按摩、浴室或游泳池等传播。

三、辨病要点

1. *症状与体征*　本病的潜伏期为 2~7 周，典型的皮疹为半球状丘疹，正常皮色或珍珠白色，散在，有蜡样光泽，质软韧，通常直径为 0.1~0.5 cm，很少大于 1 cm，中央有脐窝，成熟的皮损中央可以挤出凝乳状物质，这是本病的特点。皮损数目不等，单个散在或群集，极少数患者可达数百个。皮损可发生于除掌跖外的任何接触部位。儿童通过皮肤直接接触或经传染媒介受感染，好发于躯干、面部、四肢、眼睑等处；通过性传播的软疣多见于外生殖器、臀部、下腹部、耻骨部及大腿内侧区，也可发生于唇、舌、颊黏膜及结膜等部，肛交者发生于肛门周围。除免疫缺陷或免疫抑制患者外，一般不侵犯黏膜。皮损有时呈现条状或片状排列，这是由于患者搔抓后自体接种所致。少数损害异常巨大，称为巨型软疣；有的可角化而像小的皮角，则称为角化性软疣。本病属自限性，一般持续数月至数年。

2. 实验室检查

（1）直接涂片：挤压损害可自凹窝内排出乳酪样物，涂于载玻片，做吉姆萨染色或瑞特染色，光镜下观察，可见软疣小体。

（2）病理检查：皮损组织病理学检查提示表皮角质形成，细胞胞浆内可见特征性的包涵体，即软疣小体。有诊断价值。

四、类病辨别

需要与本病鉴别的疾病有扁平疣、水痘、疣、乳头瘤、上皮瘤等。必要时可做组织病理学检查。

五、辨证要点

本病为外感秽毒与湿热相搏于肌肤腠理，致气血失和而发。其病位相对稳定在二阴部，其病性为实为热，邪盛正实，病情缠绵。一般病损数少、体小者为轻，数多或体大者为重。临床需认真观察，可助辨证论治。

六、治疗原则

本病多因不洁性交传染所致。其症属实属热，治疗以利湿清热解毒为基本原则。为了提高疗效，在局部治疗的基础上，可结合病情，给予整体治疗。

七、论治要点

根据本病秽毒与湿热相搏于肌肤腠理的病机表现，中医辨证以肝经湿热证为主。

1. 临床表现　前后阴部等处出现米粒至绿豆大半丘疹，呈现白色、乳白、嫩红或正常皮肤颜色，表面有蜡样光泽，中心呈脐凹状，从中可挤出乳白色奶酪样物质，伴有痒感、口干苦、尿黄。舌苔黄腻，脉弦滑数。

2. 证候分析　由于秽毒与湿热相搏于肌肤腠理，湿热毒邪下注，则前后阴部等处出现米粒大至绿豆大半丘疹；热毒外侵肌肤则有痒感。口干苦、尿黄、舌苔黄腻、脉弦滑数乃是湿热之象。

3. 治法　清热利湿，解毒消疹。

4. 方药　萆薢分清饮合龙胆泻肝汤加减。方中萆薢、石菖蒲、车前子、生薏苡仁清利下焦湿热；加板蓝根、败酱草、龙胆草、大青叶、土茯苓清热解毒；痒甚者加白鲜皮、苦参、蝉蜕、白蒺藜以疏风止痒；如皮损严重者可加生薏苡仁、百合等。

八、其他治疗

（一）西医治疗

治疗首选刮除，将皮损中软疣小体完全挤出为目的。在无菌条件下用针头刺破疣体顶端，将软疣小体挤出或挑除；或以齿镊、弯血管钳夹住软疣小体将之清除。然后涂2%碘酊或苯酚或33.3%三氯醋酸，压迫止血，可有效去除皮损。

再外搽：0.1%维A酸乙醇或0.05%~0.1%维胺酯霜治疗2次/d，共用2周；3%酞丁胺软膏或搽剂外用2~3次/d，共用2周；5%咪喹莫特乳膏1次/d，共用4~6周。

其他如冷冻疗法、激光疗法、电灼疗法、外用足叶草酯液、3%酞丁胺软膏或0.9%斑蝥液等外擦均有效。单个巨大皮损，可手术切除。继发性感染的传染性软疣，常可自行消退。在未自行消退前，避免搔抓以防扩散，感染严重者可选用抗生素治疗。

（二）单验方治疗

（1）皮损较少而数目较多者，可用板蓝根或大青叶30~60 g，煎汤洗擦。

（2）单个少数软疣用碘酒消毒后，用镊子夹去软疣小体，然后用桃花散掺入，或敷千金散，或雄黄散。

(3) 外洗方：板蓝根、木贼、香附、白鲜皮、苦参、生薏苡仁、黄柏、大青叶、败酱草等水煎外洗患处，每日2次。

九、转归与预后

本病病程与皮损无关。通常有自限性，一般无自觉症状，但应积极治疗，以缩短病程，消除病毒传播，如及时治疗可以痊愈，愈后一般不留瘢痕。如治疗不当，或因搔抓可以继发感染。

十、预防与护理

(1) 杜绝不洁性交和其他性乱行为。患者不得与任何人性交，及时治疗消灭传染源。

(2) 防止本病继续传播，不宜去游泳池及公共浴室，不使用公共浴巾，以免传染他人。

(3) 患病期间饮食清淡，禁忌鱼虾海鲜油腻等物。

(4) 宜勤洗澡，勤换衣服，衣物应用沸水蒸煮消毒。

(5) 保持患处清洁，避免搔抓，以防扩散。

十一、现代研究进展

传染性软疣夹疣后配合中医药治疗，在临床上有一定特色和优势，现代药理研究表明清热解毒等中药对诱导干扰素、调节人体免疫功能等方面有一定作用。

1. *舒友廉等冲泡野菊花治疗传染性软疣*　舒友廉等将91例患者随机分为两组，治疗组49例，对照组42例。91例患者均常规以镊子夹除全部皮损的白色酪状软疣小体，外涂碘酊。治疗组野菊花每日5 g，用250~300 mL开水冲泡后代茶饮；对照组只进行常规夹除治疗，不服用任何药物；所有观察病例均在夹除治疗5d后复诊，观察记录新发皮损情况。结果治疗组痊愈8例、显效13例、有效22例、无效6例，总有效率87.76%；对照组痊愈4例、显效7例、有效13例、无效18例，总有效率57.14%；两组比较有显著差异（$P<0.01$）。

2. *孔岩复方鸭胆子液外用治疗传染性软疣*　孔岩将治疗组46例给予患者复方鸭胆子液10 mL，要求患者和患者家长对疣体按以下方法处理：针头大小用牙签蘸取药液点于疣体，绿豆大小用小棉签蘸取药液点于疣体，每次停留1 min，数分钟后穿衣，以免药液触及正常皮肤。18岁以上（含18岁）2次/d，18岁以下1次/d，直至疣体出现炎症反应和溃疡或疣体脱落为止，每周复诊1次，观察皮肤消退情况及不良反应发生情况。两组患者分别治疗最长疗程是3周，无效改用刮除术，随访3个月。对照组42例除用0.5%肽丁胺擦剂点于疣体外，其余同治疗组。结果治疗组治愈46例、好转5例、未愈1例，总有效率97.83%；对照组治愈16例、好转11例、未愈15例，总有效率64.6%，两组比较有显著差异（$P<0.01$）。

3. *蒲和平自拟消疣方治疗传染性软疣（鼠乳）*　蒲和平将166例传染性软疣（鼠乳）采用“消疣方”治疗。消疣方（金银花10~20 g、黄芩5~15 g、大青叶10~20 g、板蓝根20~30 g、木贼草5~15 g、香附5~10 g、薏苡仁10~30 g、马齿苋10~30 g、垂盆草5~20 g、黄芪10~30 g）1剂/d，水煎服，3次/d；药渣涂擦患部，早、晚各1次。结果：治愈148例，占89.1%；好转13例，占7.8%；未愈5例，占3.1%，总有效率96.9%。

4. *纪家贵解毒消疣汤内服外洗治疗传染性软疣*　纪家贵将36例患者均采用自拟解毒消疣汤内服外洗治疗，药物组成：板蓝根30 g，土贝母15 g，薏苡仁30 g，苍术15 g，夏枯草、木贼草、香附各12 g。1剂/d，水煎服；再将药渣水煎后趁热外洗，一般连用1~3周。结果36例患者中24例治愈，9例好转，2例无效，有效率94.44%。

5. *彭诗宇牛蒡解肌汤加减治疗传染性软疣58例临床观察*　观察牛蒡解肌汤加减治疗传染性软疣的临床疗效。方法：选取传染性软疣患者116例，按治疗方法不同分成观察组、对照组各58例。对照组用小镊子或止血钳将软疣夹破，挤出其内容物，然后涂以2%碘酊外擦治疗；观察组采用牛蒡解肌汤加减治疗。治疗 2 个疗程后观察对比两组的临床疗效。结果：观察组总有效率为 81.03%，对照组总有效率为 51.72%，观察组优于对照组，差异具有统计学意义（$P< 0.05$）。结论：牛蒡解肌汤加减治疗传染性软疣的临床疗效较好，且患者易于接受，值得临床推广应用。

6. *李云峰自拟除疣酊外涂治疗传染性软疣的临床观察*　研究自拟除疣酊对传染性软疣的临床疗效。方法：将 72 例传染性软疣患者按照随机对照原则分为 2 组，治疗组 36 例给予自拟除疣酊（鸦胆子、骨碎补、马齿苋、大风子、乌梅、生薏苡仁、香附、生大黄、桃仁、紫草等入 75% 乙醇中浸泡）外涂，对照组 36 例给予 5% 咪喹莫特乳膏外涂，每周复诊 1 次，共 8 周，观察疣体脱落情况。结果：两组疣体均明显脱落且治疗组疗效显著优于对照组，差异均有统计学意义（$P <0.05$）。结论：自拟除疣酊外涂治疗传染性软疣疗效确切，值得临床推广应用。

总之，传染性软疣中医治疗有较好的疗效，与西医学治疗方法配合，加之使用外用药物，临床疗效可能会更好。

第九节　滴虫病

一、概述

滴虫病是由鞭毛原虫——阴道毛滴虫感染引起的疾病，主要侵犯女性阴道，也可以因性交而使男性泌尿道受感染。本病是目前世界范围内十分常见的性病之一，其发病率估计女性为 10%~25%，男性约为女性的 1/5。本病分布于世界各地，各种气候带和不同的社会人群中，中医学称此为“阴痒”，明代陈实功《外科正宗·阴疮论》认为本病“乃七情郁火伤损肝脾，湿热下注为患。”

二、沿革

本病古称“阴痒”“阴䘌”。

隋代巢元方《诸病源候论·阴痒》认为乃“虫食所为。”

明代龚廷贤《寿世保元》指出：“阴户中有细虫，其痒不可当。”且“其虫作热，微则为痒，重则为痛也。”

清代林佩琴《类证治裁·阴蚀》描述：“阴中生虫如小蛆，名曰䘌，痛痒如虫行。”

清代吴谦《医宗金鉴·外科心法要诀·妇人阴疮》记载道：“如阴器外生疙瘩，内生小虫，作痒者……又名䘌疮。”

由此可见，历代医家早已提出本病的病名。并对此病的病因和证候作了详细的论述。

三、病因病理

（一）中医病因病机

本病为不洁性交和无视卫生，阴部不洁，感染病虫，病虫侵犯阴部所致。

（二）西医病因病理

阴道毛滴虫的虫体呈梨形或球形，长 10~20 μm，宽 5~15 μm，虫体前部有一个椭圆形的核，顶端有四根鞭毛，体部有一波动膜，轴柱贯穿虫体，并从尾部伸出，凭借这些结构滴虫可以自由活动，滴虫只有滋养体期，并以纵向分裂繁殖，没有包囊期。但滴虫滋养体对不同环境的适应力相当强，能在 25~42 ℃中生长繁殖，在 3~5 ℃低温中存活 21 d，在半干燥状态中可存活 6 h，故滴虫脱离人体后仍有感染性。滴虫的侵入并在细胞间移动损伤了上皮组织，虫体释放的毒素能刺激组织发生炎症反应。另外，滴虫消耗上皮细胞内的糖原，妨碍乳酸杆菌酵解，产生乳酸减少，仅阴道内的 pH 值增高，有利于其他致病菌的生长繁殖，而引起阴道炎。

滴虫传播方式有两种，一种是直接传染，与患病妇女有性接触的男性大多数有泌尿道滴虫病，常在精液中查到阴道毛滴虫，他们又可能成为滴虫的传播者。另一种为间接传染，主要通过浴池、脚盆、毛巾、公用游泳衣、便盆及污染的医疗器械传播，在我国间接传播是滴虫病传播的主要途径。

四、辨病要点

1. 症状与体征　患者症状很轻微，甚至无症状，仅表现为尿道内轻度痒感和不适，排尿时较明显，少数严重者可引起尿道炎、膀胱炎、前列腺炎、附睾炎，出现脓性分泌物，有排尿困难等症状。

2. 实验室检查

（1）悬滴检查法：可取尿道口分泌物检查，尿液标本离心后检查沉淀，此法快速简便，常作为门诊检查的手段。

（2）涂片染色法：取分泌物在载玻片上涂成薄片，用瑞特或吉姆萨染色，油镜检查，检出率比悬滴法高。

（3）培养法：取分泌物放入肝浸液或蛋黄浸液培养基中，在 37 ℃的培养箱里培养 48 h 后镜检，检出率达 93%，有助于轻症，带虫者或慢性患者的诊断，及作为疗效观察依据。

五、类病辨别

男性感染毛滴虫病时症状常较轻微，类似非淋病性尿道炎和前列腺炎的症状，故需要与其他疾病相鉴别。

1. 非淋病性尿道炎　尿道刺痒，尿痛，排尿困难，尿道口外可溢出水性黏液分泌物，病原体多为沙眼衣原体。

2. 前列腺炎　尿频、尿急、尿痛，尿道滴白，会阴部坠胀不适。肛门指检：前列腺肿大，触痛，表面不规则，出现结节，硬度增加，腺体大小不一。前列腺检查可见脓细胞，卵磷脂小体减少或消失。

六、辨证要点

本病为七情郁火，脾虚失职，湿热生虫所致。其病位在下，波及肝、脾、肾，其病初起多见实证，以湿热下注为主要病机，虚证多见于本病的中、后期，以病情缠绵，经久不愈为特点，病久脾肾两虚。本病可由于治疗不当、体质情况、起居失常等因素的影响，常常反复发作，标本虚实互相转化。因此，需要详细审查病情，方能准确辨证。

七、治疗原则

本病为滴虫感染，病位在下，当以清热利湿杀虫为其基本治疗原则；病久多为虚证，表现为脾肾两亏，治疗以清热利湿、疏肝和脾、补肾滋阴为基本原则。

八、论治要点

本病根据初、中、后期及实热、虚损等不同，将其分为以下几型。

（一）湿热下注证

1. 临床表现　阴部丘疹潮红，破溃流黄水，瘙痒，伴有心烦少寐，口苦干。舌苔黄腻，脉弦滑数。

2. 证候分析　由于感染病虫，虫蚀阴中，湿热蕴积，湿热下注，则阴部丘疹潮红，破溃流黄水，瘙痒。心烦少寐，口苦干。舌苔黄腻、脉弦滑数乃肝经湿热俱盛之象。

3. 治法　清热利湿杀虫。

4. 方药　龙胆泻肝汤。方中龙胆草、栀子、黄芩清热燥湿泻火；柴胡清肝解郁；车前草、泽泻、木通导湿下行；生地黄凉血清热；当归养血活血；加鹤虱、芜荑杀虫。如小便黄赤，溲时刺痛，加黄柏、琥珀清热利湿通淋。

（二）肝郁脾虚证

1. 临床表现　阴内痒如虫行，或有灼热感，或有脓性分泌物，伴有心烦少寐，沉默寡言，多愁易怒，脘闷不适，纳差。舌红、苔黄腻，脉细数。

2. 证候分析 脾虚有湿，郁久化热，注于下焦，以致虫蚀阴内剧痒如虫行，或有灼热感，或有脓性分泌物；肝郁化火，脾虚失职，则心烦少寐，沉默寡言，多愁易怒，脘闷不适，纳差。舌红苔黄腻、脉细数乃肝郁脾虚之证。

3. 治法 清热利湿，疏肝和脾。

4. 方药 逍遥散。方中柴胡、当归、白芍疏肝解郁而养血；白术、茯苓、炙甘草健脾以除湿；生姜、薄荷合用，既能疏肝，又能温中。如夜不安寐者，加五味子、灯心草等。

（三）肾阴亏虚证

1. 临床表现 阴部溃烂如腐，自行收干，干痒，阴毛脱落。伴有头晕、耳鸣、腰酸腰痛，腿软无力，手足心热，口干。舌红少苔，脉数无力或尺沉。

2. 证候分析 湿热下注，脾虚日久，逐渐水土不和，则阴部溃烂如腐，自行收干，干痒，阴毛脱落；肝肾亏则髓海失充，头晕、耳鸣；腰为肾之府，肾精亏虚，则腰酸腰痛，腿软无力；虚热内生，故手足心热，口干。舌红少苔，脉数无力尺沉为肾阴虚之证。

3. 治法 清热利湿，补肾滋阴。

4. 方药 知柏地黄汤加味。方中六味地黄汤滋补肾阴，黄柏、知母泻火益阴，加入车前草、白花蛇舌草清热利湿；气机郁滞疼痛者加柴胡、延胡索。

九、其他治疗

（一）药物治疗

口服杀虫药，首选甲硝唑，常规用量为250 mg，2次/d，连用10 d。顽固者可以重复使用。

（二）针灸治疗

穴位：太溪、三阴交、蠡沟、太冲、百虫窝，用提插法。也可以在无名指掌面中节横纹处放血，以暂时止痒。

（三）药物外治

（1）常用苦参、蛇床子、黄柏煎剂冲洗外阴。

（2）明矾、野菊花各20 g，泡水冲洗外阴。

（3）大蒜头煎水熏洗，有止痒杀虫的效果。

（4）黄柏（研末）1 g，用雪花膏50 g，调匀外涂擦，有收涩止痒的效果。

十、转归与预后

本病为七情郁火，湿热下注，滴虫感染，主要发病于下，有其局限性，治疗及时彻底，均可以痊愈。如果治疗不及时，可以造成不育症等。

十一、预防与护理

（1）治疗期间应保持阴部清洁，避免性交。为了根治，应当夫妻同治。

（2）改进公共卫生设施，注意个人卫生。

（3）患病期间，禁食辛辣油腻之品，饮食适宜清淡。

第十节 腹股沟肉芽肿

腹股沟肉芽肿，又称杜诺凡菌病或性病性肉芽肿。是由肉芽肿杆菌引起的生殖器及其附近部位皮肤黏膜的一种慢性进行性肉芽肿性溃疡。其感染途径为性接触，属于性传播疾病之一。中医历代文献中未见此病的记述。

一、病因病理

(一) 中医病因病机

本病为不洁性交感染秽毒，聚集在阴部，蔓延至口、唇、咽、鼻，久则火热之毒炽盛，肉腐成脓，耗伤气血，缠绵难愈。

(二) 西医病因病理

此病的病原菌是 Donovan 菌。它是不能活动的多形性革兰阴性短杆菌，能在受精的鸡胚中生长，在受损的单核细胞内为一卵圆形小体。主要通过性交传染，也可以通过其他途径传播。

损害中心部表面缺损，边缘部表皮变薄，但多显示棘皮层肥厚和假上皮瘤样增生状态，真皮内显示肉芽肿性炎症，浸润细胞主要为组织细胞和浆细胞，另见有由多核白细胞组成的播散性小脓肿和小血管增生。病原体为浆细胞内包涵体，主要存在于组织细胞内，少数见于中性白细胞内，亦可见于细胞外。

二、辨病要点

1. *症状与体征* 潜伏期为 8~80 d，损害之初为柔软的暗红色丘疹，湿润，多无疼痛感，逐渐发展形成圆形的结节，直径约 0.5 cm，可破溃形成肉芽肿性溃疡。附近可有散在性损害，相互融合而成斑块。初发部位多为包皮、冠状沟、系带、龟头、阴茎和肛门周围（尤其是同性恋的患者）。病变扩延程度有自身接种，连续扩延、淋巴和血液循环，所以，本病可发生在外生殖器以外的部位，如唇、咽喉、鼻、口腔、手指等。病原菌经过淋巴系统扩散，腹股沟可发生皮下肉芽肿结节，结节破溃后形成溃疡。溃疡增大、变深，可导致生殖器、尿道、肛门的残损。由于瘢痕形成，往往引起淋巴管的阻塞，造成外生殖器假象皮病以及永久性瘘管、肥厚性瘢痕和色素的脱失。

2. *实验室检查* 组织病理：用 HE 染色可见损害中心部表皮缺乏，溃疡活动性边缘上皮为假性上皮瘤样增生、真皮组织细胞、单核细胞、浆细胞及少数淋巴细胞，用吉姆萨染色可在肿大的组织细胞内见到多囊性分隔空间，其中有 1~20 个 Donovan 小体。

三、类病辨别

1. *性病性淋巴肉芽肿* 潜伏期平均为 10 d，初疮为丘疹、疱疹，很少见到溃疡，溃疡基底不定，有疼痛，破坏性小，病原体为衣原体，血清型 L1、L2、L3；腹股沟淋巴结为痛性炎性横痃。

2. *软下疳* 潜伏期为 2~5 d，溃疡常多发，呈现表浅性，溃疡基底软，污秽，溃疡边缘参差不齐，下陷，疼痛严重，病程短，有包茎、嵌顿包茎、尿道瘘；病原体为杜克雷嗜血杆菌。

四、辨证要点

本病多由湿热下注，邪毒蕴络，气血凝滞而成，其病位相对在下，属热属实。

五、治疗原则

本病主要为秽毒壅滞所致。治疗上应当局部治疗与整体治疗相结合。初期以清热利湿，解毒通络为基本原则；秽毒内蕴以泻火解毒为治疗原则。

六、论治要点

根据本病秽毒壅滞的病机表现，中医辨证分为湿热下注、秽毒内蕴二型。

(一) 湿热下注证

1. *临床表现* 阴部皮损为柔软的暗红色丘疹，湿润，多无疼痛，逐渐发展为单个或多个皮下结节，或肉红色溃疡，有臭的分泌物。伴有大便干、小便黄、口干苦。舌红苔黄，脉滑数。

2. *证候分析* 湿热蕴结于下，则化火生毒，气血凝滞，则生阴部皮损。大便干、小便黄、口干苦、舌红苔黄腻，脉滑数为湿热俱盛之象。

3. *治法* 清热利湿，解毒通络。

4. 方药　龙胆泻肝汤加味。方中龙胆泻肝汤清热利湿解毒；加川芎、赤芍活血通络。

（二）秽毒内蕴证

1. 临床表现　阴部结节形成溃疡，残留瘢痕狭窄，至晚期形成淋巴管阻塞，瘘管等。伴有大便秘结，溲黄，心烦口干。舌红苔黄，脉弦数。

2. 证候分析　余毒内蕴，气血凝滞则阴部结节形成溃疡，至晚期形成淋巴管阻塞，瘘管等。火热下犯，则溲黄。大便秘结，心烦口干。舌红苔黄，脉弦数则为火热燔灼之象。

3. 治法　泻火解毒通络。

4. 方药　黄连解毒汤加味。方中三黄泻火解毒，栀子降火；川芎、丹参活血通络。

七、其他治疗

（一）药物治疗

（1）复方新诺明，每次2片，2次/d，共10~15 d。为首选药物。

（2）四环素0.5 g，每6 h 1次，连用3周，总需要量为25~40 g。

（3）氯霉素0.5 g，3次/d，连续应用3周。

（二）中药外治

（1）如意金黄散外敷患处。

（2）用1∶8 000高锰酸钾溶液冲洗。

（3）黄连、黄柏、乳香、没药、儿茶、轻粉、五倍子、珍珠各等份，共研细末，撒患处适量。

八、转归与预后

本病为秽毒壅盛，主要影响生殖器及其附近的部位及皮肤黏膜。如果治疗及时，不会留下瘢痕；如果治疗不及时或不彻底，可导致尿道、直肠、肛门等处的狭窄与久不愈合的损害，瘢痕组织内可重叠发生鳞状细胞癌，预后不佳。

九、预防与护理

（1）患者未治愈，不能进行性生活，防止继续传播。

（2）保持局部干燥，注意休息，避免因活动致局部摩擦损伤。

（3）患病期间，禁食辛辣油腻之品，饮食宜清淡。

第十一节　生殖器假丝酵母菌病

生殖器假丝酵母菌病主要包括生殖器假丝酵母菌性阴道炎和男性生殖器假丝酵母菌性龟头炎，两者可以通过性接触的方式互相传播。已经发现男性生殖器假丝酵母菌性龟头炎日益增多，可能与不洁性交有关。有报告与假丝酵母菌性阴道炎接触的男性，其生殖器感染者达69.4%。中医文献中未见相关疾病名称。

一、病因病理

（一）中医病因病机

本病由于不洁性交，外染秽毒而下注阴部。

（二）西医病因病理

假丝酵母菌（俗称念珠菌）广泛存在于自然界，可从水果、蔬菜、乳制品、土壤和腐物中检出，也可以存在于健康人的皮肤、阴道、口腔和消化道部位，假丝酵母菌是双相型单细胞酵母菌，在人体中，无症状时常表现为酵母细胞型；在侵犯组织和出现症状时，常表现为菌丝型，从阴道中分离得到的假丝酵母菌85%~90%是白假丝酵母菌。白假丝酵母菌是致病性较强的假丝酵母菌。

一旦机体抵抗力降低，或阴道环境发生改变时，假丝酵母菌就会大量繁殖，导致病变。所以，假丝酵母菌是一种条件致病菌。有资料足以说明，性接触可感染和传播假丝酵母菌病。

二、辨病要点

1. *症状与体征* 带菌者一般可无症状和体征。仅在冠状沟处发现假丝酵母菌。常见的症状是阴茎包皮及龟头轻度潮红，干燥光滑，包皮内板及龟头冠状沟处伴有白色奶酪样斑片，阴囊受累时，在与阴茎接触面上可见鳞屑红斑性皮疹，刺痒明显，累及尿道时，可出现尿频、尿急；少数可出现急性水肿型包皮龟头炎，包皮水肿伴有明显的刺痒，可出现小溃疡，多见于糖尿病患者。

2. *实验室检查*

（1）直接镜检法：可刮取患者病损处皮屑少许镜检。在高倍显微镜下可找到成群的卵圆形的孢子和假菌丝，折光性较强，阳性检出率为60%。

（2）染色法：以同样的方式取材，镜下观察，可以找到成群的革兰阳性的卵圆形孢子，也可以见到假菌丝。此法阳性检出率为80%。

（3）培养法：如临床怀疑本病，而涂片检查阴性时可用培养法。

三、类病辨别

股癣 本病好发于股内侧，多为对称性。病变边缘活动而中心部是消退状态。真菌检查多为皮肤丝状菌。

四、辨证要点

本病为湿热秽毒下注，其病位在下，病性属实属热。

五、治疗原则

本病为湿热秽毒下注阴部，治疗以局部为主，以清热利湿解毒为基本原则。

六、论治要点

根据本病为实为热的病机变化，中医辨证以湿热下注为主。

1. *临床表现* 阴部皮肤黏膜潮红、湿润、刺痒，或尿频、尿急、尿痛，伴大便不畅、尿黄，舌红苔腻、脉滑数或弦数。

2. *证候分析* 湿热秽毒下注阴部，相搏于肌肤腠理，则阴部皮肤黏膜潮红，湿润；湿热生虫，则刺痒；湿热下注，则尿频、尿急、尿痛，伴大便不畅，尿黄。舌红苔腻，脉滑数或弦数为湿热之象。

3. *治法* 清热利湿解毒。

4. *方药* 龙胆泻肝汤。方中龙胆草、栀子、黄芩清热燥湿泻火；柴胡清肝解郁；车前草、泽泻、木通导湿下行；生地黄凉血清热；当归养血活血；甘草调和诸药，解毒。便秘加大黄。

七、其他治疗

（一）药物治疗

曲古霉素 10 万~20 万单位，口服，共服用 5~7 d。如果效果不佳，或产生烧灼感，疼痛时，可以口服酮康唑片，每日 400 mg，共服用 5 d，疗效甚佳。

（二）药物外治

1. 蛇床子 30 g、苦参 6 g、黄柏 30 g、白鲜皮 30 g、苍术 30 g、花椒 20 粒，共煎水外洗，1~2 次/d，10 d 为 1 个疗程。

2. 黄连、青黛、芒硝各等份，共研细末，加甘油少许，搅匀，涂于外阴，早、晚各 1 次。

八、转归与预后

本病为湿热秽毒下注阴部，主要导致阴部的皮损，治疗及时，病情可以痊愈；如果治疗不及时，可以继发感染。

九、预防与护理

1. 治疗期间避免性生活；包皮过长者，应当进行包皮环切；应当经常清洗，保持局部干燥。

2. 患病期间，禁食辛辣油腻之品，饮食适宜清淡，减少活动。

十、现代研究进展

袁艳丽蒲地蓝消炎液联合外用碘伏对假丝酵母菌性包皮龟头炎患者局部炎症的影响　临床收集96例假丝酵母菌性包皮龟头炎患者，随机平均分为观察组和对照组，前者予2%的咪唑康乳膏外涂，后者予蒲地蓝消炎液联合外用碘伏治疗，比较两组患者的清除率、治疗有效率及瘙痒、糜烂、水疱、红斑、丘疹及浸渍的消退时间。结果：与对照组相比，观察组的清除率和治疗有效率更高（χ^2=4.800，4.909，P<0.05），分别为91.67%和97.92%，瘙痒（1.27±0.14）d、糜烂（4.52±0.55）d、水疱（3.32±0.41）d、红斑（1.36±0.31）d、丘疹（5.58±0.56）d及浸渍的消退时间更早，差异均有统计学意义（t=−12.055，−15.370，−11.957，−13.504，−13.327，−12.093，P<0.01）。结论：蒲地蓝消炎液联合外用碘伏治疗能明显提高假丝酵母菌性包皮龟头炎患者的清除率及治疗有效率，并且缩短该类患者病患部位水疱、红斑、丘疹的消退时间，控制局部炎症的发生发展，促进病情的康复，不良反应少，安全有效。

第十二节　股　　癣

股癣是男性最常见的一种浅表皮肤真菌感染。因其发生在阴股部，通过性接触，尤其是频繁、密切的性接触可造成性伴侣的相互感染。近年来，由于人们喜欢使用紧身裤，使股癣的感染率有所上升。中医学称此病为“阴癣”，认为是虫毒侵袭皮肤所致。

一、沿革

股癣最早见于宋代苏东坡《苏沈良方》。

宋代苏东坡《苏沈良方》中有“治阴癣”的记载。

清代魏之琇《续名医类案》谓：“两股间湿癣，长之时，下至膝，发痒时爬搔，汤火俱不解，痒定黄赤水出，有痛不可耐。”

清代陈梦蕾《医部全录》在“病案”中记载了针灸疗法，为后人研究该病提供了资料。

二、病因病理

（一）中医病因病机

本病多因性行为而相互传染，其病变部位在下，侵害体表为主。

（二）西医病因病理

股癣的病原体属于真菌属，主要为絮状表皮癣菌、红色癣菌、麦格癣菌，致病的病菌虽然不同，但所产生的皮肤病变基本相似。本病容易复发，促进发病和复发的因素有多种，而且都与性接触有密切关系。

三、辨病要点

1. *症状与体征*　病发于阴囊的相对股部皮肤，可见点状或片状红斑或斑块，轻度的脱屑，自觉瘙痒，后逐渐扩大成环形、小盘形，向下或向阴囊部蔓延，边缘隆起呈现花边状，偶见点状小疱，皮疹像葡萄状向外蔓延。发病以后的部分微有色素沉着与脱屑，中心部可能出现同样的环形、半环形皮疹向外扩展，外观呈现波纹状。本病发生在阴囊甚至阴茎根部者称为“阴囊癣”。

2. 实验室检查　真菌镜检和培养均可见阳性。

四、类病辨别

1. 阴囊慢性湿疹　此病阴囊先发，然后延及阴股和会阴，初为红斑丘疹，而后结厚痂。

2. 擦烂红斑　表现为红斑，流脂和燥裂，局部有热痛感。

五、辨证要点

本病是湿热毒邪客于皮肤所致。其病位在下，病性属热属实。

六、治疗原则

本病是湿热毒邪客于皮肤发病，病变范围局限，其治疗以局部为主，以燥湿止痒杀虫为基本治疗原则。

七、论治要点

本病为湿热毒邪交互感染侵袭肌肤而发病，辨证以湿热蕴结为主。

1. 临床表现　阴股瘙痒，可见点状或片状红斑或斑块，或大便不爽，小便发黄。舌质红、苔黄腻，脉滑数。

2. 证候分析　湿热之邪下注阴股，而阴股瘙痒。

3. 治疗方法　以局部治疗为主。可用黄柏、黄芩、苦参、蛇床子、马齿苋、生地榆等煎汤温洗，洗后涂药。如湿痒较重，加服二妙丸。

八、其他治疗

（一）药物治疗

以局部外用抗真菌药物为主，常用克霉唑、咪康唑霜。

（二）单验方治疗

（1）枯矾、黄柏、五味子、海螵蛸共研细末，外撒用。

（2）硫黄、吴茱萸各等份，共研细末，用食油调成稠糊，外擦。

（3）冰片 3 g，硫黄 3 g，醋调外用。

九、转归与预后

本病为致病的真菌感染，多由于相互传染而生。如果及时治疗，可痊愈。如果治疗不及时、不彻底，时常会复发，积年不瘥，甚至可以继发细菌感染。

十、预防与护理

（1）经常换洗内裤，并保持外阴部清洁。

（2）积极治疗手癣和足癣，以防沾染。

（3）患病期间，禁食辛辣油腻之品，饮食适宜清淡。

第十三节　疥　　疮

疥疮是由于疥螨寄生于人体皮肤表层所引起的一种慢性传染性皮肤病，具有社会性，易在人群中传播和流行。人类疥疮是通过密切接触而传染，成人疥疮可以通过性接触传染。我国在 20 世纪 50 年代基本消灭疥疮，近 20 年又有流行。疥疮病名中西医学相同，俗称为“虫疥”“干疤疥”，主要由风湿热虫郁于皮肤而发。

一、沿革

本病的记载较早，公元前 14 世纪的甲骨文中，已经有“疥”的象形文字。

晋代葛洪《肘后救卒方》中就提出了治疗疥疮的药物。

隋代巢元方《诸病源候论·疥候》中对此病进行了详细的描述。谓："疥者……多生手足，乃至遍体。大疥者，作疮，有脓汁，焮赤痒痛是也……湿疥者，小疮，皮薄，常有汁出，并皆有虫，人往往以针头挑得，状如水内瘑虫。"

明代陈实功《外科正宗·疥疮论》记载道："夫疥者……潜隐皮肤，辗转功行，发痒钻刺。"

明代薛己《外科枢要》："疥疮属脾经湿毒积热，或肝经血热、风热，或肾经阴虚发热。其体倦食少，为脾经湿热，用散。搔痒作痛，为风热，用当归饮子。便秘作痛，为热毒，用升麻和气饮。热渴便利，为脾肺虚热，用竹叶黄汤。内热晡热，或时寒热，属肝经血虚风热，用加味逍遥散、六味丸。体倦少食，或盗汗少寝，为脾气郁结，用加味归脾汤、逍遥散、地黄丸。若发热盗汗，或吐痰口干者，为肾经虚热，用六味丸料煎服。"

清代朱世杰《外科十法》："疥疮，有细小不足脓者，多属风热。有肥大灌脓者，多属湿热。俱用麻黄膏搽之，十日可愈，而不隐疮。仍多服金银花为妙。更有天疱疮，肿起白疱，小者如绿豆大，大者如蚕豆大，连片而生。或生头顶，或生耳前后，宜用黄柏散敷之立瘥。"

清马培之《外科传薪集》："二味拔毒散，治风湿诸肿。痛痒疥疮。""追疮散，用治一切疮痍疥癞。""截疮散，治一切疥癞脓窠诸疮。""蛇床子散，治湿毒脓滚疥疮。""一扫光，小儿头疮等。治一切疮疥。破皮者不用。"

历代医家从风热、湿毒等角度进行论治，并列出了很多有效的方剂，为今天的治疗提供借鉴。

二、病因病理

（一）中医病因病机

本病是通过与疥疮患者接触传染，虫毒内陷。生毒生热，火热日久，火热内郁，消耗营血，血虚生风，肌肤失养以致经久不除。

（二）西医病因病理

本病由疥螨引起．主要由密切接触传染。疥螨在皮肤上生存，雌虫受精后钻入皮肤的角质层，边行进边排卵，使皮肤出现特殊的隧道。患者对疥螨的分泌物和排泄物敏感而发生瘙痒，白天疥瘙静伏不动，夜间在温暖的环境下开始活动，刺激皮肤而产生剧痒。

三、辨病要点

1. 症状与体征　本病多发于手指、指缝、腕屈、肘内、小腹、股内、臀下等处，一般不累及头面颈项部。本病常从手指缝开始，1~2 周内可以广泛传布于上述部位。当被疥螨沾染后，经过 4~6 周才出现剧烈的瘙痒，尤其在遇热或夜间时更加明显。皮损主要表现为黑线、丘疹和水疱。疥虫黑线又称隧道，多位于指腕、外阴和皮肤较薄的部位。黑线长短弯曲不等，时隐时现，盲端又称为疥螨小点，此为疥螨隐居之处。同时患者身上可发生针头大小的水疱，常为皮色或淡红色，疱液少，壁稍厚，可结痂而成"干疥"，俗称"干疤疥"。抓破后可流脂水，甚至抓烂，可呈"湿疥"，俗称"湿痒疥"。若抓破感染后形成脓疱，常伴有红浅或焮核，称为"脓疥"，俗称为"脓疤疥"。若阴囊、阴茎发生褐色的结节，俗称"颗颗疥"。

2. 实验室检查　在指侧、掌腕等处找到隧道末端的白色虫点，选用 6 号注射针头，持针与皮肤表面成 10°~20°角，针口斜面向上。在隧道末端的虫点处，距离虫点 1 mm，垂直隧道长轴进针，直插虫头底部并绕过虫体；然后放平针体，稍微加以转动，疥虫即落入针口孔槽内，缓慢挑破皮肤出针，移至有油或多在 10%氢氧化钾溶液的载玻片上，在显微镜下查到疥螨。

四、类病辨别

1. 湿疹　任何年龄均可以发病，但无传染性，也无一定的好发部位。急性者多以皮肤焮红作痒，甚至滋水淋漓；慢性者皮肤多变厚增粗，呈现织席状。

2. 皮肤瘙痒症　初期皮肤正常，好发于四肢伸侧，重者可以延及全身，日久可见搔痕及血痂，自感作痒，走窜不定。

3. 虱病　由虱子引起，临床表现为局部瘙痒和血痂，常可以找到虱子和虱卵。

五、辨证要点

本病为接触传染，多发于手指、指缝、腕屈、肘内、小腹、股内、臀上等处，主要表现为黑线、丘疹和水疱，以遇热或夜间出现难以忍耐的剧烈的瘙痒为特征。

六、治疗原则

本病治疗以局部治疗为主，初期为实为热，以利湿杀虫为治疗原则；后者为虚实夹杂，以滋阴养血，润燥除湿为治疗原则。

七、论治要点

根据本病为实为热，或虚实夹杂的病机表现，中医辨证分为虫郁皮肤和血虚风燥两型。

（一）虫郁皮肤证

1. 临床表现　瘙痒发于手指、指缝、腕屈、肘内、小腹、股内、臀上等处，尤其遇热或夜间更加明显。主要表现为黑线、丘疹和水疱，伴大便不爽、小便发黄。舌红苔黄，脉弦数。

2. 证候分析　虫郁肌肤，故瘙痒剧烈。疥螨容易在温暖环境下活动，故遇热或夜间瘙痒更加明显。大便不爽、小便发黄、舌红苔黄、脉弦数乃湿热之证。

3. 治法　散风清热，利湿杀虫。

4. 方药　消风散加减。方中当归、生地黄凉血活血；防风、蝉蜕、荆芥、牛蒡子散风清热；石膏、知母清热泻火；木通导热泻火。剧痒者加蛇床子、地肤子、白鲜皮；热甚者加黄连、牡丹皮。

（二）血虚风燥证

1. 临床表现　病情反复发作，日久不愈，手指、指缝、腕屈、肘内、小腹、股内、臀上等处干痒，抓破出血，舌红少苔，脉细数。

2. 证候分析　素体阴虚，或日久不愈，风湿热浊之邪化燥伤阴，阴血不足，肌肤失养，故有干痒。舌红少苔、脉细数为阴虚内热之象。

3. 治法　滋阴养血，润燥除湿。

4. 方药　滋阴除湿汤加减。方中以四物汤养血润燥；柴胡、黄芩清热疏肝；知母、地骨皮滋阴凉血；泽泻清热利湿；陈皮和中祛湿。血热盛加丹参、赤芍养血活血；阴虚重加何首乌、白蒺藜以滋阴润燥。

八、其他治疗

（一）药物治疗

（1）用1%γ-666霜，从颈部以下全身涂擦，24 h以后全部洗去，药物不要接触眼睛和黏膜。重复传染或有药物依赖时，可以重复用1%γ-666霜1次，以相隔1周为宜。

（2）10%优力肤爽，颈部以下全身涂药，每晚1次，连续2次。第2次应用后24 h洗去药物。

（3）10%硫黄软膏，外用。

（二）单验方治疗

（1）先用花椒9 g、枯矾15 g、地肤子30 g，煎汤熏洗，再用硫黄10 g、熟猪油调膏外擦。

（2）苦参、蛇床子、白矾、荆芥穗各20 g，煎汤外洗。

（3）丹参、苦参、蛇床子各30 g，煎洗。

（4）百部50 g、白酒500 mL，浸泡7 d去渣外用。

（5）黄连10 g、苍耳子15 g，研成细粉，入冰片2. 5 g，再研匀，以凡士林调成药膏，擦患处。

九、转归与预后

本病是疥螨引起的皮肤病，如果治疗及时、彻底，可以治疗痊愈。如不及时治疗，反复发作，搔抓出血，可续发感染。

十、预防与护理

（1）积极治疗患者，发现患病者及时进行隔离，以免沾染他人。

（2）患病期间应当避免性生活。

（3）加强个人卫生，患者的衣服、被褥、毛巾等用具，应当煮沸杀虫，或放在干燥处2周以上，以消灭疥螨。

（4）患病期间，禁食辛辣油腻之品，饮食适宜清淡，减少活动。

第十四节　阴虱病

阴虱病是由阴虱引起的皮肤病，世界各国均有。本病俗称“虱痒病”“虱疮”。人虱的繁殖和传播与人群的卫生状况和社会动乱（贫困、灾荒、移民、战争等）有关。阴虱病是虱病的一种，多见于青年，常因性接触而传染。内裤、床垫或厕所座板等用具也可以间接传播阴虱病。

一、沿革

本病最早见于隋·巢元方《诸病源候论》。

隋代巢元方《诸病源候论·头多虱生疮候》中说：“虱者，按九虫论云：而小儿头栉沐不时，则虱生。滋长偏多，啮头，遂至生疮，疮处虱聚也。谓之虱巢。”

明代陈实功《外科正宗·阴虱》中说：“阴虱，又名八脚虫也。”

清代林佩琴《类证治裁》又说：“阴毛生虱。”

清代顾世澄《疡医大全》进一步强调：“此虫最易传染，得此者，勿近好人，即生此虫，不可不慎。”这是对虱病具有传染性及如何预防的生动描述。

清代吴谦《医宗金鉴·阴虱疮》又记载：“瘙痒难忍，抓破色红，中含紫点。”这对虱病的表现，作了细致的描述。

二、病因病理

（一）中医病因病机

本病常因洗浴、换衣不勤，互相沾染而得。虫毒内陷，刺激皮肤，内生毒热。

（二）西医病因病理

阴虱寄生于阴毛部，叮咬吸血时，其唾液中有毒性分泌物，加之口器等机械性刺激，形成咬伤，可引起瘙痒和继发感染。

三、辨病要点

本病主要的发病部位在阴毛区和肛周附近，也可见于腋毛、胸毛区。常见的自觉症状为剧烈瘙痒。瘙痒处经搔抓后引起抓痕，血痂，或者继发脓疱疮以及毛囊炎等感染，偶尔可见青斑，其直径约0.5 cm，不痒，指压不褪色，常见于股内侧、腹部及腰部，可能由于阴虱吸血时唾液进入血液而使血红蛋白变性。虱咬处有微量出血，该处变为青斑。杀灭阴虱后，青斑可以持续几个月。在耻股部皮肤或阴毛上可以查到阴虱或虱卵。

四、类病辨别

阴虱病应主要与疥疮相鉴别。

疥疮可以发病在任何年龄，为接触传染，多发于手指、指缝、腕屈、肘内、小腹、股内、臀上等处，主要表现为黑线、丘疹和水疱，以遇热或夜间出现难以忍耐的剧烈的瘙痒为特征。镜检可以查到疥螨及虫卵。

五、辨证要点

本病为不讲卫生，由传染而致。其病位在下，病变范围局限，病情属实属热。

六、治疗原则

消灭虱虫，清除感染。早期诊断，及时治疗；治疗方案须个体化；规则治疗并随访；追查传染源，进行检查和治疗；性伴侣应同时进行检查和治疗。

七、论治要点

本病的论治要点为有效杀灭阴虱成虫和虫卵。

（一）一般疗法

本病一般疗法为剃除阴毛，内衣、内裤、月经带及洗浴用具应煮沸消毒，用生石菖蒲、百部等水煎温洗。保持清洁卫生。患者应避免性生活，以免传染他人。

（二）药物治疗

1. 林旦（1%）（γ-六氯苯，γ-666） 剂型有洗剂、香波和霜剂。该药有杀灭阴虱成虫和虫卵的作用。使用方法是将该药涂于患处，8 h 后洗净药物，观察 3~5 d，如未愈，可重复治疗 1 次。因该药过度吸收后可引起神经系统不良反应，甚至有报道林旦（γ-666）对人造血干细胞有毒性，故该药应禁用于孕妇、儿童、患处大片表皮脱落和阴囊上有多个皮损者。

2. 扑灭司林（1%） 使用该药对感染部位充分洗涤后 10 min 再用温水慢慢洗净，观察 7~10 d，如未愈，可重复治疗 1 次。

3. 马拉硫磷洗剂（78%乙醇中加 0.5%马拉硫磷） 该药有杀灭阴虱成虫和虫卵的作用。使用方法是将该药涂于患处，8~12 h 后洗净。要注意的是该药由于水解释放巯基而有恶臭味，且在乙醇挥发完全之前易燃，故应小心使用。

4. 硫黄软膏（6%） 局部涂搽，2 次/d，连用 10 d 为 1 个疗程。该药适用于婴儿。

5. 10%克罗米通（优力肤）霜 局部外用。若疗效不显著，3 d 后应复治 1 次。

6. 25%苯甲酸苄酯乳剂 外用，应隔天洗浴，并于 1 周后重复 1 次。

7. 中药 外用 25%~50%百部酊。

8. 其他的治疗药物 如 50%百部酊、1%升汞乙醇、25%苯甲酸苄酯乳等。也可口服伊维菌素（ivermectin）200 μg/kg，2 周后重复 1 次。

（三）对症疗法

若瘙痒剧烈者可用抗组胺剂以缓解瘙痒。如继发细菌感染者则应用抗生素。

（四）性伴侣的治疗

患者的性伴侣也应接受检查，必要时进行治疗，以防再感染。

（五）治愈标准

患者在首次治疗后 4~7 d 应作随访，症状消失、体检无虱及虫卵，即可判愈。有时瘙痒可持续一段时间，主要是由于变态反应所致，可予以对症处理，但不影响判愈。

八、转归与预后

本病病变范围局限，主要由性接触传染所致。如果治疗及时，可以痊愈，不留后遗症。如治疗不及时，反复搔抓导致皮损，可引起感染。

九、预防与护理

（1）控制传染源，如发现阴虱患者除及时治疗外，还应追踪传染来源，特别是对其性伴侣，应予以检查治疗。

（2）注意清洁卫生，经常沐浴，勤换衣、被褥。一旦发现患病就应当彻底治愈。对患者使用的衣物、床上用品和污染物应煮沸灭虱或用熨斗熨烫。夫妻双方若有一人染病，通常会传染给另一个，患病后夫妻二人同时治疗检查。要同时检查有否其他性传播性疾病的存在，以便同时治疗。

（3）切断传播途径：本病由性接触直接传染，应当检查接触者。预防阴虱病首先是要杜绝卖淫嫖娼和性乱，还要搞好个人卫生，首先要避免不洁性交。因为本病的主要传播途径是由于不洁性交引起的。出差旅行时，不用公用浴巾，不穿他人内裤，不与他人共用卧具。讲究卫生，勤洗浴。

第十五节　生殖器疱疹

生殖器疱疹是单纯疱疹病毒所引起的一种性病，多由性接触传染，常常可以反复发作。它类似于中医学的“天疱疮”“火赤疱”“登豆疱”“蜘蛛疱”，是由于湿热与秽毒相合而成。初发症状较重，患者颇为痛苦。本病多于青春期后发病，并与性接触有密切的关系。两性关系混乱者发病率较高。

一、沿革

本病最早见于隋代巢元方《诸病源候论》。

隋代巢元方《诸病源候论·热病疱疮候》谓：“夫热病疱疮者，此由表虚里实，热气登豆疮。”

明代申斗垣《外科启玄·蜘蛛疮》谓：“此疮生于皮肤间，与水窠相似，淡红且痛，五七个成攒，亦能萌开。”

清代吴谦《医宗金鉴·外科心法要诀·火赤疮》曰：“初起小如苋实，大如棋子，燎浆水疱，色赭为火赤疮；若顶白根赤，名天疱疮。俱延及遍身，焮热疼痛，未破不坚，疱破毒水津烂不臭……”

二、病因病理

（一）中医病因病机

本病由于不洁性交感染秽毒，侵袭阴部及肛门等处而成。如湿热毒邪侵袭日久，热毒伤阴可以导致阴虚内热。

（二）西医病因病理

生殖器疱疹的病原体是单纯疱疹病毒（HSA），属于疱疹病毒的一种。由于抗原的性质不同，可分为 HSV-1 和 HSV-2 两型，前者 99% 发生在口、咽、鼻、眼和皮肤等部位，即单纯疱疹；后者常见于生殖器疱疹中。根据统计，生殖器疱疹的病原体 90% 为 HSV-2，10% 为 HSV-1，患者无症状，带毒者可以通过性接触传染他人。一般在 HSV 原发感染引起的疱疹消退以后，病毒进入神经末梢之中，并经周围神经上升到后根神经节，以一种潜伏状态长期存在于神经节中，不引起临床症状。HSV-2 主要潜伏于骶尾神经节中，以后如果遇到发热、受凉、神经创伤、机械性刺激、食物、药物等激发因素，可使处于潜伏状态的病毒激活，经周围神经到达皮肤黏膜表面，而出现复发性疱疹。

三、辨病要点

1. 症状与体征

（1）原发性生殖器疱疹：其潜伏期为 2~7 d，通常为 3~5 d，患部先有烧灼感，原发损害是一个或多个小而瘙痒的红丘疹，迅速变成小疱，3~5d 后，小疱糜烂或溃疡，结痂，有疼痛。发病时及发病前，又有全身症状，包括发热、全身不适、颈项强直、头痛，在骶 2~4 节段出现感觉异常，皮损单发或融合，位于龟头、冠状沟及阴囊、尿道口、阴茎体。肛门直接损害可无自觉症状，或伴有痒感，排脓及里急后重的感觉。一般原发性生殖器疱疹均伴有淋巴结肿大、压痛，经 1~2 个月才缓慢消退。

（2）复发性生殖器疱疹：首次感染 1 年以内，半数患者有复发。如反复发作，每次发作的病程较原发感染短，全身症状较轻，损害较小，结痂愈合较快。

（3）男性同性恋者：临床表现为较为严重的肛门直肠疼痛，其他症状为便秘、肛门有分泌物，里急后重、发热等。部分患者肛周有水疱或溃疡。

2. 实验室检查

（1）病毒培养：病毒分离培养阳性是 HSV 感染的"金标准"。将病毒接种于敏感细胞系，培养细胞出现气球样变等特征即可判定为阳性，可进一步作病毒株的鉴定和分型。病毒培养的优点是敏感性和特异性好，标准方法需 2~14 d，改良法也需要 16~48 h，实验室条件要求较高。

（2）抗原检测：用免疫学方法检测抗原是目前最常用的快速诊断方法。以抗 HSV 单克隆抗体为基础，包括直接免疫荧光试验、免疫酶染色和 ELISA，其敏感性是病毒培养法的 70%~90%。

（3）细胞学方法：取水疱或溃疡基底刮片或印片做吉姆萨染色、Tzanck 试验，或用巴氏染色法检查，HSV 感染细胞呈气球样变，可融合成多核细胞，有时见核内包涵体。敏感性只有抗原检测法、病毒培养检测法的 50%~70%。

（4）血清学检查：方法很多，包括中和试验、间接免疫荧光试验、免疫印迹试验、ELISA、补体结合试验和被动血凝试验等。近年来发展的 HSV 型特异性血清学诊断方法采用 HSV 型特异性的糖蛋白 G（gG，包括 HSV-1 的 gG-1 和 HSV-2 的 gG-2）为抗原，检测并区分血清中的抗 HSV-1 和抗 HSV-2 抗体。

（5）组织病理：基本损害为局部坏死，细胞内水肿，表皮内水疱形成，气球状变性，核染色质边移，核内有嗜酸性包涵体，周围可见多核巨细胞；有溃疡时可见角质形成、细胞坏死及明显溶解；水疱形成时主要为单一核细胞浸润，水疱破溃时有多形核细胞浸润。

四、类病辨别

本病应与外阴固定性药疹相鉴别。外阴部固定的药物性皮疹为圆形或椭圆形鲜红斑和紫红斑，大小不等，单个或多个，每次服用同样的药物都发生在此部位，也可在新的部位发生，龟头部位可发生糜烂、溃疡，多数无全身症状，通常在 1~10 d 皮疹消退，消退后色素沉着。

五、辨证要点

本病由于秽毒感染，侵袭阴肛等处。其病位在下，病性属热属实。但病情日久反复发作，则邪衰正虚，多为虚证或虚实夹杂。因此，辨证当抓住病机变化。

六、治疗原则

本病以整体和局部治疗相结合，初起邪毒亢盛，治疗宜清热利湿，泻火解毒；病情日久，反复发作，可导致邪热伤阴、伏毒外发，治疗以滋阴除热，清解余毒为基本治疗原则。

七、论治要点

根据本病为实、热、虚等不同病机表现，中医辨证分为秽毒积聚证和邪热伤阴证两型。

（一）秽毒积聚证

1. 临床表现　疱疹红赤，灼热感，溲黄，大便干。舌红苔黄腻，脉弦滑数。

2. 证候分析　由于秽毒积聚外阴，则疱疹红赤，灼热感，溲黄，大便干，舌红苔黄腻，脉弦滑数。

3. 治法　清热利湿，泻火解毒。

4. 方药　龙胆泻肝汤加减。方中龙胆草、栀子、黄芩清热燥湿泻火；柴胡清肝解郁；车前草、泽泻、木通导湿下行；生地黄凉血清热；当归养血活血；甘草调和诸药、解毒；加板蓝根、败酱草清热解毒。

（二）邪热伤阴证

1. 临床表现　疱疹暗红，咽干口燥，口渴喜热饮。舌光剥，脉细数。

2. 证候分析　由于邪热伤阴，伏毒外发，故疱疹暗红，咽干口燥，口渴喜热饮。舌光剥，脉细数乃阴虚火盛之征。

3. 治法　滋阴清热，清解余毒。

4. 方药　知柏地黄丸加减。方中知母、黄柏滋阴清热，六味地黄丸滋阴补肾。加入板蓝根、马齿苋清解余热。

八、其他治疗

（一）药物治疗

1. 抗病毒治疗　阿昔洛韦选择性地抑制病毒复制，病情严重者静脉注射效果比口服及局部外用更好，剂量2.5~7.5 mg/kg，每8 h 1次，目前推荐量为5 mg/（kg·d），共5~7 d，注射3 d可以减少皮疹内病毒，使疼痛减轻，皮损变干、愈合。腹股沟淋巴结肿大消退。一般患者用口服法，每次20 mg，5次/d，连续7~10 d，病毒数量迅速减少，症状减轻，愈合时间缩短。对复发患者最好在前驱期或发作2 d以内治疗，口服阿昔洛韦，每次20 mg，5次/d，平均可以缩短1 d，一般不静脉注射。

2. 对症治疗　①为了防止继发感染，应当保持疱壁完整与清洁，尽可能保持干燥，每天用等渗盐水浸泡坐浴。②如果有继发的细菌感染，则适当使用抗生素。③局部止痛可以应用局麻药物，如5%盐酸利多卡因软膏，也可口服止痛药物。

另外，干扰素、左旋咪唑等可以试用。

（二）单验方治疗

（1）板蓝根、马齿苋各2 g，紫草、薏苡仁各9 g，水煎服。适用于反复发作者。

（2）板蓝根注射液反复涂于阴部疱疹局部，涂擦3~4次/d以上。

（3）地龙白糖浸液，将蚯蚓用清水洗净放置在瓶中，将白糖适量，1~2 h即化为液体，弃去残渣，储存备用。2~3次/d，外涂患处。

（三）药物外治

（1）用如意金黄散和油调敷。

（2）雄黄解毒散外敷。

九、转归与预后

本病如治疗及时，可以痊愈，不会留下瘢痕；如治疗不及时，病情反复发作，可以导致其他病变，如腰骶部神经炎和脊神经炎等。

十、预防与护理

（1）避免在复发前驱症状或皮损出现时发生性接触，或更好地采用屏障式避孕措施，以减少HSV传染给性伴的危险性，但避孕套不能防止病毒的传播。

（2）保持病变部位的清洁和干燥，防止感染，减少活动，预防行走时疱疹摩擦而破溃。

（3）患病期间，禁食辛辣油腻之品，饮食宜清淡，减少活动。

（4）改变性行为方式，避免非婚性行为，杜绝多性伴，是预防生殖器疱疹的根本措施。

十一、现代研究进展

1. 覃国祥固本除湿汤联合阿昔洛韦治疗复发性生殖器疱疹疗效及对外周血细胞因子的影响　将60例复发性生殖器疱疹患者随机分为2组，对照组30例给予阿昔洛韦治疗，观察组30例在此基础上加用固本除湿汤（生黄芪30 g、土茯苓15 g、金银花30 g、茵陈15 g、薏苡仁30 g、虎杖15 g、紫草15 g、当归15 g、贯众15 g、大青叶15 g、苍术9 g、马齿苋12 g、黄柏9 g、香附9 g、生甘草6 g，1剂/d，水煎分早晚2次服。2组均治疗3个月）治疗，观察2组治疗前后外周血细胞因子IL-2、

IL-10 水平，中医症状积分变化情况，统计治疗效果及不良反应。结果：治疗后，观察组总有效率、IL-2 水平高于对照组（$P<0.05$），各项中医症状积分、IL-10 水平均低于对照组（P 均<0.05）；2 组不良反应发生率比较差异无统计学意义（$P>0.05$）。结论：固本除湿汤联合阿昔洛韦治疗复发性生殖器疱疹疗效确切，可有效调节外周血 IL-2、IL-10 水平，从而调节机体免疫功能，且安全。

2. *方润平加味益气祛湿汤对复发性生殖器疱疹患者机体免疫状态的相关性影响研究* 将 100 例复发性生殖器疱疹患者按照随机数表法随机分为对照组和观察组各 50 例，对照组给予常规治疗，观察组给予加味益气祛湿汤治疗。观察两组患者。结果：治疗后两组患者 $CD4^+$、$CD8^+$水平和 $CD4^+/CD8^+$值均明显优于治疗前（$P<0.05$），差异有统计学意义；观察组 $CD4^+$、$CD8^+$水平和 $CD4^+/CD8^+$值均明显优于对照组（$P<0.05$），差异有统计学意义。观察组总有效率为 96.00%（48 /50），远高于对照组的 76.00%（38/50），差异有统计学意义（$P<0.05$）。观察组不良反应总发生率为 10.00%（5/50），远低于对照组的 28.00%（14 /50），差异有统计学意义（$P<0.05$）。结论：加味益气祛湿汤不仅可提高复发性生殖器疱疹患者的免疫功能，还可有效提高治疗效果、降低不良反应总发生率。

3. *候亚林参芪止疱颗粒抗 HSV-2 的体外实验研究* 利用 HFF 感染 HSV-2，用参芪止疱颗粒（太子参、知母、黄柏各 12 g，黄芪、白花蛇舌草、大青叶、板蓝根、鱼腥草、丝瓜络、薏苡仁各 30 g，柴胡 8 g，甘草 3 g）予以干预，以 ACV 做对照药，采用 CPE 法和 MTT 法进行实验。结果：实验发现 HSV-2 的 TCID50 为 10^4；参芪止疱颗粒对 HFF 的 CC50 值大于 10 mg/mL，表明其对 HFF 的毒性作用小；在药物直接抗病毒复制实验中，参芪止疱颗粒对感染细胞 EC50 值为 0.30 mg/mL，TI>36 表明其对 HSV-2 感染 HFF 具有一定保护作用；在 HSV-2 感染 HFF 的治疗实验中，参芪止疱颗粒 EC50 值为 0.60 mg/mL，TI>25，提示其对病毒感染后复制有一定的抑制作用；其对 HSV-2 复制的抑制作用时相主要在感染后 0 h、2 h、4 h。但是，其对 HSV-2 感染细胞无预防作用。结论：参芪止疱颗粒在体外试验中具有较好的抗 HSV-2 的作用，值得临床进一步推广。

第十六节　艾滋病

艾滋病是获得性免疫缺陷综合征（acquired immuno deficiency syndrome，AIDS）的简称。1982 年由美国疾病预防控制中心（CDC）正式命名。我国 1986 年以前命名为“爱滋病”，后来国家相关机构统一命名为艾滋病。

根据艾滋病的发病过程和临床特征，艾滋病可列入中医学的“疫病”的范畴。与“伏期瘟病”“虚劳”“五劳损伤”有相似的证候特征，但本病既不是单独的“疫毒瘟病”，也不是单纯的虚证，而是一种正虚邪恋，虚实错杂的本虚标实证。

一、沿革

艾滋病是由人类免疫缺陷病毒（human immuno deficiency virus，HIV）感染而引起，导致感染者免疫功能部分或全部丧失，CD4 细胞数量减少，功能降低，继而发生多系统、多器官、多病原体的复合感染（机会性感染）和肿瘤等，临床表现形式多种多样。早期的艾滋病是在美国的纽约和洛杉矶被发现的。

从 20 世纪 80 年代中期至今，艾滋病已经成为一种在全世界广泛传播的性传播疾病，现在在发达国家，艾滋病的发病率逐年下降，而在发展中国家，尤其是非洲和亚洲国家艾滋病的发病率仍然呈现上升趋势。尽管我国的 HIV 感染者绝对数并不多，但由于我国每年 HIV 感染人数不断上升，目前已被联合国艾滋病规划署列为艾滋病快速增长的国家之一。

二、病因病理

（一）中医病因病机

艾滋病病毒属于一种“疫毒”。中医历代医学文献中没有相关疾病的描述，对艾滋病的病因病机认识属于探索阶段。

（1）艾滋病的起病，主要是感受疫毒之邪，邪毒不经过皮毛，而是经过黏膜、血液进入体内。正气强者不及时发现，待正气虚时，伏邪发作，耗伤人体真阴真阳。此疫毒具有毒性强、潜伏期长、传染性强的特点外，在人体能消灼五脏的阴精，侵蚀三焦，并能化火成毒，灼液成痰，闭塞致瘀，阳从上脱，则汗多而气夺，阴从下脱则泻多而液亡。所谓内闭外脱，因而形成中晚期全身性五脏皆虚的临床表现为主。最终阴阳衰竭而死亡。

（2）患者多为长期性乱、静脉吸毒、有偿供血等，精气血耗损多于常人。故其发病机制必有正气虚之证。

（3）本病的病程演变过程：本病属于温病伏邪导致疾病的范畴。正虚邪盛是本病辨证的关键。清代王世雄《温热经纬》中说：“伏气温病，自里出表，乃先从血分而达气分，不比外感温邪，由卫及气，自营而出血。”由于病邪除疫毒外，尚有多元性的特点，伤害的部位与层次均有差异，临床表现不能用现有的辨证方法进行概括，一般多根据患者的临床表现，选择卫气营血辨证、三焦辨证、脏腑辨证等不同的辨证方法。

（二）西医病因病理

1. *感染因素及途径*　HIV是导致艾滋病的根源。其传播方式主要分为性接触传播、血液传播和母婴传播。

2. *HIV感染后的发病机制*　体内CD4淋巴细胞是HIV侵犯的主要靶细胞，最近研究发现，靶细胞表达HIV辅助受体如CXCR4、CCR5，也是HIV感染靶细胞的主要环节。

HIV与靶细胞特异结合后，HIV毒粒包膜上的gp120蛋白与靶细胞膜融合而进入细胞。在反转录酶的作用下，病毒的RNA转变为DNA。当细胞分裂时，病毒DNA整合到宿主细胞的基因组中，这种前病毒DNA，一般没有病毒蛋白合成，是潜伏状态，也可以免受宿主免疫细胞的攻击，患者长期带毒生存。当细胞一旦被激活，如受到丝裂原、抗原或者同种异体基因、多种感染因子的刺激，前病毒DNA复制，在蛋白酶的作用下，进行有丝分裂转录为RNA，产生了新一代病毒遗传物质，另一些RNA成为mRNA，然后产生新的病毒和酶，最终形成新的病毒颗粒，从细胞膜芽生排出时获得包膜，成为成熟的病毒再感染新的细胞。随着HIV大量复制和迅速增殖，通常造成被感染的细胞死亡，致使高亲嗜性的CD4淋巴细胞急剧减少而引起免疫功能障碍。

CD4受体首先在淋巴细胞上被发现，也见于B淋巴细胞、巨噬细胞、单核细胞、树突状细胞、骨髓细胞、胶质细胞、脑的毛细血管内皮细胞、表皮朗格汉斯细胞、肾小球细胞、肠上皮嗜铬细胞等，因而临床上可引起广泛的免疫缺陷和广泛的机体损坏。如HIV感染上皮细胞则出现顽固性腹泻；侵犯神经系统造成艾滋病脑病、痴呆、周围神经病变；骨髓细胞受到HIV感染导致造血细胞和免疫细胞分化成熟障碍；以及皮肤、肺、肾、淋巴结、胸腺、脾脏等病毒感染的原发病变，构成免疫系统障碍的基础。

CD4淋巴细胞的耗竭，并不是影响疾病进程的唯一因素。HIV感染或机会性感染导致免疫活化的结果是产生大量的细胞因子。虽然免疫系统活化是免疫系统行使其正常功能的表现，对于病毒感染起重要的调节作用。如IFN-α、IFN-BB、IFN-RR的分泌具有限制HIV病毒生长、抑制复制的作用。相反，一些细胞因子如IFN-α、IL-1、IL-6等则增加了靶细胞中病毒的复制，并进一步导致免疫系统的功能活化及损伤。

此外，带有病毒包膜蛋白的细胞与未受HIV感染的T淋巴细胞CD4受体融合，形成巨形多核胞体，造成大量未感染的T淋巴细胞死亡；HIV感染T淋巴细胞后，启动程序性细胞凋亡，则造成T淋巴细胞数急剧下降；被HIVgp120蛋白包裹的T淋巴细胞被免疫系统识别为病毒感染而被清除，或者刺激机体产生自身抗体，阻断和损伤T淋巴细胞的正常免疫功能。

三、辨病要点

本病的诊断根据流行病调查、临床症状及实验室检测（特别是血清病原学的检测）进行。

本病的确诊应根据卫计委疾病控制司提出、国家技术监督局1995年12月批准并于1996年7月实施的中华人民共和国标准。

（一）急性HIV感染

1. 流行病学史

（1）不安全的性生活史：同性恋或异性恋患者，有多个性伴侣，配偶或性伴侣HIV抗体阳性。

（2）静脉吸毒史：是否与他人合用未消毒的器械。

（3）输血或血制品史：是否输入未经HIV检测的血液或血制品。

（4）手术史：有无接受过器官移植、人工授精、血液透析。

（5）旅游史：是否去过艾滋病严重流行的地区，在当地的活动情况，特别是性接触、输血、吸毒的情况。

（6）家族史：了解配偶、性伴侣及其子女的健康情况。如为儿童病例，应当详细询问母亲HIV感染及发病情况、分娩和哺乳的方式。

（7）个人史：近期有无接触过免疫抑制剂治疗，在HIV高危暴露环境中从事医护工作，有无外伤史。

（8）既往病史：是否患有梅毒、淋病、非淋病性尿道炎、结核、病毒性肝炎、带状疱疹、真菌病、肿瘤等。

2. 临床表现　有发热、乏力、咽痛、全身不适等上呼吸道感染症状，有头痛、皮疹、脑膜炎或急性多发性神经炎，颈、腋下、枕部的淋巴结肿大，肝大、脾大。

3. 实验室检查

（1）HIV抗体由阴性转阳性（经确认试验证实）：在感染早期HIV抗体阴性，但多在2~6周抗体转阳性。极少数可能在3~6个月后才出现抗体。

（2）患者血浆中HIVRNA（+）。

确诊标准患者近期内有流行病学史和临床表现中的现象，加实验室检查中任何一项即可以确诊；仅具备HIV抗体由阴性转阳性一项也可以确诊。

（二）无症状HIV感染

1. 流行病学史　同“急性HIV感染”。

2. 临床表现　常无任何症状，但可有全身淋巴结肿大。

3. 实验室检查

（1）HIV抗体阳性，经确认试验证实者。

（2）患者血浆中HIVRNA（+）。

确诊标准：患者有流行病学史和临床表现中的现象，并有实验室检查中任何一项可以确诊。

（三）艾滋病期

1. 流行病史　同“急性HIV感染”。

2. 临床表现

（1）原因不明的持续不规则低热>1个月。

（2）原因不明的持续的全身淋巴结肿大>1个月（淋巴结直径>1 cm）。

（3）慢性腹泻3~5次/d，且3个月内体重下降>10%。

（4）口腔或内脏白假丝酵母菌病变。

（5）卡氏肺孢子虫肺炎。

（6）巨细胞病毒感染。

（7）弓形虫脑病。

（8）新型隐球菌脑膜炎或隐球菌肺炎。

（9）青霉菌感染。

（10）败血症。

（11）反复发生性细菌性肺炎。

（12）皮肤黏膜或内脏的 Kaposi 肉瘤。

（13）淋巴瘤。

（14）活动性结核病或非结核分歧杆菌病。

（15）反复发作的疱疹病毒感染。

（16）中青年患者出现痴呆病。

3. 实验室检查

（1）HIV 抗体阳性经确认试验证实，P24 抗原阳性或 HIV 核酸拷贝数 HIV 培养阳性。

（2）患者血浆中 HIVRNA（+）。

（3）$CD4^+$淋巴细胞数<200/mm^3。

确诊标准：有实验室检查（1）和（2）中任何一项即可确诊为 AIDS 患者，或有（1）和（2）中任何一项阳性加实验室检查（3）也可以确诊为 AIDS 患者。

（四）按临床过程分类

本病潜伏期为 6~10 年。HIV 侵入人体后可分为四期。

1. Ⅰ期急性感染　原发的 HIV 感染后部分患者发热、头痛、咽痛、肌痛、关节痛，面、颈及躯干等处有皮疹，呈现麻疹、斑丘疹或荨麻疹，并有颈、腋、枕部淋巴结肿大。可有抗 HIV 阳性，症状持续 3~14 d。

2. Ⅱ期无症状感染　原发 HIV 感染，血中可检出 HIV 及 HIV 核心和包膜蛋白抗体，具有传染性。此类患者称为“HIV 携带者”。此期可持续 6~10 年或者更长。

3. Ⅲ期体质性疾病　即发热、盗汗、乏力、体重下降，慢性腹泻及容易感冒等，被称为艾滋病相关综合征（ARC）。

4. Ⅳ期艾滋病期　可出现癫痫、痴呆及下肢瘫痪等神经系统症状和各种机会性感染。

（1）卡氏肺囊虫（penumocystis carinii）：为艾滋病患者常见的机会性感染，也是艾滋病的主要死亡原因之一。多表现为低热、干咳、或少量黏痰、呼吸困难、体重减轻等。如未经治疗，数周或数月内体温逐渐升高，出现持续性高热，气短和呼吸困难，唇甲发绀，低氧血症，常因呼吸衰竭而死亡。

（2）隐孢子虫病：隐孢子虫感染在原虫感染中最为重要。其在肠道的感染主要发生在近端小肠，主要表现为严重的腹泻。患者主诉为大量的非血性水样泻和严重痉挛性腹泻。实验室检查：隐孢子虫病的诊断主要是检查出病原虫。

（3）弓形虫：弓形虫脑炎最为常见，临床多呈现隐匿性起病的亚急性过程。长期低热、头痛、疲乏，逐渐表现出神经功能障碍，如局灶性或全身性癫痫发作、偏瘫、偏盲、失语、共济失调，或有意识混乱、注意力不集中、定向力差、冷漠等精神异常。严重者出现颅压增高，神志昏迷，甚至发生脑疝而危及生命。

（4）真菌感染：①隐球菌：常见的感染部位是中枢神经系统、皮肤黏膜和肺部等。隐球菌脑膜炎是艾滋病患者最常见的中枢神经系统机会性真菌感染。②假丝酵母菌：艾滋病患者由于细胞免疫功能低下，可出现比较严重的白假丝酵母菌病。常侵犯皮肤、口咽、消化道和阴道，还可以引起血源传播，导致心、肺、中枢神经系统的损害。③曲霉菌感染：曲霉菌是艾滋病最常见的真菌感染，常见于艾滋病的晚期。常见曲霉菌病，可以经血源传播至肺、心、肝、肾等。

（5）分歧杆菌：

1）结核杆菌感染：HIV 感染者感染结核杆菌后发生结核菌病的可能性较正常人高出 25~30 倍。结核病为艾滋病患者的首发疾病，是目前 HIV 感染者最常见的并发症和艾滋病患者的死亡原因之一。艾滋病患者发生结核病的主要特点有：①肺外结核较多；②淋巴细胞常发生结核病变；③全身播散性结核的发生率高；④胸部 X 线表现不典型，下肺野多见，空洞少见；⑤OT 或 PTT 阴性者多；⑥及时合理的诊断可不影响患者的生存期，但由于艾滋病患者细胞免疫功能低下，结核病往往因临床表现不典型而难以诊断。

2）鸟分枝杆菌：该病多发生在晚期的艾滋病患者，是晚期艾滋病患者最常见的细菌感染和主要死亡原因之一。鸟分枝杆菌感染常呈现全身传播，可侵犯肺、胃肠道、肝、脾、骨髓及中枢神经系统。患者有持续性发热、消瘦、无力、盗汗、腹泻、肝大及肝功能异常。

（6）病毒感染：

1）巨细胞病毒（CMV）：是艾滋病患者相当常见的严重感染之一。常呈全身性播散，引起眼、胃肠道、肝、肺及中枢神经系统等部位感染，其中视网膜炎、食管炎及结肠炎是最常见的表现。

2）单纯疱疹病毒（HSV）：主要临床表现为皮肤黏膜的多个痛性水疱并伴有局部淋巴结肿大，水疱融合破溃后形成溃疡。艾滋病除溃疡经久不愈（大于 1 个月）外，还可出现支气管炎、肺炎、食管炎、直肠肛门炎以及脑炎。

3）带状疱疹病毒（VZV）：其复发性感染多表现为成簇状水疱，沿体表一侧的皮肤周围神经呈带状。神经痛为本病的特征之一。VZV 可累及三叉神经的眼支、面神经、听神经以及引起中枢神经性脑炎。

（五）继发肿瘤

卡波西肉瘤（Kaposi's sarcoma，KS）临床主要表现为皮肤上紫色至褐黑色的坚实斑疹、丘疹、斑块和结节；皮肤任何部位，特别是脸、胸、生殖器、口腔黏膜上多见，常累及内脏和淋巴管。

（六）实验室检查

实验室诊断方法包括：①抗体检测；②抗原检测；③病毒分离培养；④病毒核酸检测（包括 PCR 扩增法和基因探针等）。

1. 免疫学指标

（1）CD4 淋巴细胞减少。

（2）CD4：CD8<1。

2. 条件性致病菌感染病原体检查

（1）原虫及蠕虫感染：卡氏肺囊虫肺炎，根据组织学或可疑的感染物的印片或支气管渗出物做镜检；弓形虫病，根据组织学或可疑的感染物的印片做检查；隐球菌病，根据组织学或粪便检查；类圆线虫病，根据组织学检查。

（2）真菌感染：白假丝酵母菌病，根据组织学、食管组织印片镜检或用内窥镜观察到的红斑性黏膜基底上的斑块；隐球菌病，根据培养、抗原测定、组织学或脑脊液印片墨汁染色。

（3）细菌感染：鸟分枝杆菌病，根据培养。

（4）病毒感染：巨细胞病毒感染，根据组织学；α-疱疹病毒 1 或明或暗型，根据培养组织学或细胞学；进行性多灶性脑白质病，可能是由乳多空病毒引起。

3. 艾滋病病毒检测检测　有细胞培养分离病毒、检测病毒抗原、检测病毒核酸、检测逆转录酶四种方法。

4. 艾滋病抗体检测　检测抗体有以下两种方法。

（1）筛查试验：酶联免疫吸附试验（ELISA）是目前 HIV-1 最常用的方法之一，具体又分为竞争ELISA法和间接ELISA法。后者应用更广泛，如间接免疫荧光试验、明胶凝集试验。

（2）确证试验：放射免疫沉淀试验、蛋白印迹法。这两种试验因为是测定病毒结构蛋白，因而特异性较强。

艾滋病病毒抗体测定是确定是否有HIV感染最简便的方法，通常先用ELISA等方法检测，由于ELISA法测定抗体还有一小部分是非特异性，重复两次阳性者才能确定为阳性，阳性者还必须做确证试验，方可确诊。

四、类病辨别

本病应当与下列疾病相鉴别。

1. *其他免疫缺陷病* 皮质类固醇、化疗、放疗或原先已经存在恶性肿瘤及严重的蛋白质-热能性营养不良引起的继发性免疫缺陷病；原发性免疫缺陷病。

2. *血液病* 由于艾滋病患者有发热、肝大、脾大、淋巴结肿大，个别白细胞降低、淋巴细胞减少。因此，临床上注意鉴别。

3. *中枢神经系统病变* 应注意与其他原因引起的中枢神经系统疾病相鉴别。

4. *传染性单核细胞增多症* 艾滋病患者的高危人群出现传染性单核细胞增多症时应进行HIV抗体检测。

五、辨证要点

艾滋病的中医治疗应当从中医体质辨证、辨证论治、辨症论治三方面加以考量。

辨体论治是决定预后的关键，辨体论治在于提高患者的生存质量；辨证论治是中医治疗的关键，辨证论治是提高临床疗效的重要手段；辨症论治是治疗的基础，在于减少患者的并发症。

探索从中药中提取抗艾滋病的有效药物是许多研究机构都在追求的目标，但并未找到能与西药相对应的中药或其提取物。经过近20年中药治疗艾滋病的临床观测，只有采用辨证论治，才是对付艾滋病最有效的方法。

艾滋病的中医辨证论治，要突出一个“辨”字，即辨明疾病的主要矛盾和矛盾的主要方面，辨明艾滋病的分期，不同分期的病位深浅，不同机会性感染的中医证候特点与规律。

艾滋病病情的发展过程中可出现许多组织器官的各种感染，有的被称为机会性感染，如口腔假丝酵母菌病、卡氏肺囊虫肺炎、肠道的隐孢子虫感染以及肿瘤（如卡波西肉瘤等）。艾滋病发展过程中的许多症状，如乏力、发热、咳嗽、盗汗、胸痛、消瘦、腹泻、皮疹等都是非特异性的，但往往是判断病情的重要标志，也是病者前来求治的主要原因。根据中医理论（八纲、脏腑、经络、气血等），将一些有内在联系的症状进行概括，形成中医的证候，可反映出疾病的病位、病性、病势和病机等方面的基本情况，并直接为用药治疗奠定基础。不同的证候可以出现于同一种病的不同阶段，如并发于艾滋病的带状疱疹一般可分为心肝火旺、湿热内蕴、脾气虚弱、湿浊阻滞四型论治；相同的证也可出现于不同病的某一发展阶段，如湿热蕴结可见于艾滋病的肺部感染、肠道感染、神经系统病变等。因此，中医的“同病异治”“异病同治”原则，同样适用于像艾滋病这种复杂多变、虚实夹杂、诸病（证）迭起、证候多端之综合征。本病宜先确定分期，然后明确虚实侧重。

（1）以正虚为主，当辨气虚、阴虚、气血两虚、气阴两虚、阴阳两虚等不同，以及肺、脾、肾、心、肝虚损的偏颇。

（2）以邪实为主，首辨邪实性质。本病疫邪性质多为湿浊蕴热，亦有湿浊偏盛、或风、热、毒、燥、寒等邪偏盛者。同时辨继发产生的中间病理产物，即内生之气滞、血瘀、痰饮、食滞等。

（3）继辨病位，如疫邪流布上、中、下三焦以及卫气营血不同层面。

总体来看，艾滋病早期以邪实为主，因实致虚是其发展趋势；中晚期以脏腑虚衰为主，因虚致实是其病理结果，从而形成虚中夹实、错综复杂的证候。

六、治疗原则

根据艾滋病的临床表现特点和中医证候的特征，早期治疗以清热解毒为主；中期根据不同脏腑的损伤，分别采取补肺、补脾、滋肾等方法；晚期则以补虚泻实为主，增强机体的抵抗力。

七、论治要点

（一）HIV 急性感染

1. 临床表现　发热疲乏，咽痛红肿，或乳蛾肿大，多发瘰疬，头痛身痛。舌红、苔白而燥，脉细滑数。

2. 证候分析　邪毒内染，正气不支，邪不外达，痰毒内蕴，则发热疲乏，咽痛红肿，或乳蛾肿大，多发瘰疬；痰毒上扰，清窍不通，则头痛；毒邪深入，则周身疼痛；舌红、苔白而燥，脉细滑数是邪毒内犯的表现。

3. 治法　清解透热，凉血解毒。

4. 方药　柴葛解肌汤合升降散加减。柴胡 12 g，葛根 12 g，石膏 24 g（先煎），知母、黄芩、白芍、牡丹皮各 10 g，蝉蜕 6 g，僵蚕 12 g，姜黄 10 g，焦大黄 6 g，升麻 10 g。

（二）无症状感染

1. 临床表现　患者一般无明显临床症状，可出现易于感冒，或并发其他病原感染，多有舌脉象变化，如舌红苔薄腻或舌淡暗苔白厚，脉细滑弱。

2. 证候分析　邪毒内侵，不能外排，营阴受损，营卫不和，则患者一般无明显临床症状，可出现易于感冒或并发其他病原感染，多有舌脉象变化，如舌红苔薄腻或舌淡暗苔白厚，脉细滑弱。

3. 治法　益气培元，解毒逐邪。

4. 方药　保元汤合升降散、达原饮加减。党参 10 g，黄芪 15 g，知母 10 g，天花粉 15 g，黄芩 10 g，草果 6 g，苍术、白术各 10 g，生薏苡仁 30 g，僵蚕 10 g，蝉蜕 6 g，青黛 6 g，赤芍、白芍各 10 g，生地黄、熟地黄各 12 g，当归 10 g，枸杞子 15 g，淫羊藿 10 g。

（三）艾滋病前期

该期已具备细胞免疫缺陷，主要表现为淋巴结病及相关综合征。中医临床见邪气留恋、正气已虚，其证候表现广泛，如：消瘦乏力，少气懒言，间断或持续低热，自汗盗汗，多发瘰疬，或腹痛腹泻，呈水样便或大便溏薄、黏滞不爽；或咳嗽，咯吐白黏痰，伴胸闷气喘；或心悸气短；或头痛头晕，肢体疼痛或麻木；或多发性皮疹；多伴有情绪抑郁、忧虑、恐惧等。舌质红或暗红、苔白而干，或舌质淡暗，苔白厚腻，脉多弦细濡滑，按之无力，尺部尤弱。

1. 标实为主

（1）热毒内蕴、新感引发，兼肺卫表证：

1）临床表现：发热重、恶寒轻，咽痛红肿，口腔糜烂，或咳嗽咯痰，口干尿黄。舌红苔薄黄或薄白而干，脉寸部滑数。

2）证候分析：热毒内蕴，积久不散，引发新感，进而出现肺卫表证，故发热重、恶寒轻，咽痛红肿，口腔糜烂，或咳嗽咯痰，口干尿黄，舌红苔薄黄或薄白而干，脉寸部滑数。

3）治法：疏风解表，解毒逐邪。

4）方药：银翘散合升降散加减。金银花 25 g、连翘 12 g、牛蒡子 12 g、薄荷 6 g、荆芥 6 g、豆豉 10 g、桔梗 10 g、芦根 15 g、竹叶 10 g、僵蚕 12 g、蝉蜕 8 g、姜黄 10 g、焦大黄 5 g、大青叶 15 g。

（2）湿热疫毒、侵犯少阳、伏于膜原证：

1）临床表现：寒热往来，胸脘痞满，纳呆恶心，或肠鸣腹泻，头身酸困，多发瘰疬，舌苔白厚，脉弦细濡。

2）证候分析：邪毒内蕴，郁积日久而发，湿热与疫毒交融，伏期而发，则寒热往来，胸脘痞满，纳呆恶心，或肠鸣腹泻，头身酸困；湿热邪毒与痰郁互结，则多发瘰疬，舌苔白厚，脉弦细濡。

3）治法：疏达膜原，化浊解毒。

4）方药：小柴胡汤合草果知母汤、升降散加减。柴胡 10 g、黄芩 12 g、半夏 10 g、草果 6 g、厚朴 10 g、知母 10 g、天花粉 12 g、乌梅 8 g、僵蚕 12 g、蝉蜕 6 g、姜黄 10 g、生薏苡仁 30 g、茯苓12 g、党参 10 g、生甘草 6 g。

（3）湿热浊毒，壅遏三焦证：

1）临床表现：午后发热，或朝轻暮重，头身困重，纳呆脘痞，肠鸣腹痛、大便溏泄，黏滞不爽，或咳吐黏痰，舌苔黄白厚腻，脉弦细濡滑，重按无力。

2）证候分析：湿热浊毒壅遏三焦，邪不得发，郁积于内，留滞经络，则午后发热，或朝轻暮重，头身困重；湿浊困脾，则头身困重，纳呆脘痞，肠鸣腹痛、大便溏泄，黏滞不爽，或咳吐黏痰；舌苔黄白厚腻，脉弦细濡滑、重按无力是湿热浊毒壅遏三焦的表现特征。

3）治法：清热解毒，化浊利湿，升清降浊。

4）方药：三仁汤合黄芩滑石汤加减。杏仁 10 g，白蔻仁（后下）6 g，生薏苡仁、炒薏苡仁各 30 g，半夏 10 g，厚朴 10 g，通草 6 g，滑石 10 g，竹叶 8 g，黄芩 10 g，炒黄连 6 g，藿香 10 g，佩兰 10 g，石菖蒲 10 g，荷叶 10 g，甘草 6 g。

（4）热郁气营，气阴液亏证：

1）临床表现：发热夜甚，皮肤斑疹，口干心烦，腹泻不爽，面色少华，心悸气短。舌红边有齿痕、有裂纹，苔黄或腻，脉细滑。

2）证候分析：热郁气营，气属于卫，营属于阴，气阴液亏，则虚火内生，则发热夜甚，皮肤斑疹，口干心烦，腹泻不爽，面色少华，心悸气短，舌红边有齿痕、有裂纹，苔黄或腻，脉细滑、尺细弱。

3）治法：透热凉营，滋阴护正。

4）方药：栀子豉汤合清营汤加减。淡豆豉 9 g，炒栀子 9 g，连翘 9 g，牡丹皮 12 g，黄芩10 g，黄连 3 g，天花粉 12 g，玄参 10 g，紫草 9 g，女贞子 9 g，墨旱莲 12 g，葛根 10 g，莲子 12 g，生薏苡仁、炒薏苡仁各 15 g。

加减　血小板低者可加熟地黄、灵芝、阿胶、花生衣。

（5）热毒阻遏、痰结血瘀证：

1）临床表现：多发瘰疬（持续性全身性淋巴结肿大）。舌质暗红，苔白或黄，脉细滑数。

2）证候分析：热毒阻遏，痰结血瘀，脉络不通，久而化火内燔，炼液成痰，痰火上升，结于颈腋和身体其他部位，则多发瘰疬（持续性全身性淋巴结肿大），舌质暗红，苔白或黄，脉细滑数。

3）治法：清热解毒，软坚散结。

4）方药：消瘰汤（经验方）。白花蛇舌草 15 g、土茯苓 15 g、半枝莲 10 g、半边莲 10 g、赤芍 10 g、桔梗 10 g、玄参 10 g、黄药子 10 g、蜂房 10 g、海藻 10 g、昆布 10 g、紫花地丁 12 g、夏枯草 12 g、贝母 12 g。

加减　抗结核菌的中药有百部、大蒜、十大功劳、青黛等。

2. 正虚邪恋

（1）热伏阴分，元阴损伤证：

1）临床表现：发热夜甚，或夜热早凉，五心烦热，骨蒸盗汗，消瘦乏力，口咽干燥，舌质暗红、无苔或花剥苔，脉细数。

2）证候分析：热伏阴分，元阴损伤，正气不固，则有上述表现。

3）治法：养阴清热，透邪外出。

4）方药：青蒿鳖甲汤合小柴胡汤加减。黄青蒿 12 g、鳖甲 15 g、知母 10 g、生地黄 15 g、牡丹皮

1 g、柴胡 10 g、黄芩 10 g、玄参 15 g、蝉蜕 8 g、人参 5 g、天冬 10 g、龟甲 10 g、甘草 6 g。

（2）邪恋于肺，肺气阴两虚证：

1）临床表现：午后低热，消瘦乏力，夜间盗汗，干咳少痰，或咯吐白黏痰，或少量黄痰，胸闷胸痛，口干溲黄，五心烦热，语声低微，少气懒言。舌质暗红、少苔或无苔，脉弦细滑。

2）证候分析：外邪侵犯于肺，肺阴受伤，则有上述表现。

3）治法：养阴润肺，清肺化痰。

4）方药：百合固金汤加减。百合 15 g，生地黄、熟地黄各 15 g，赤芍、白芍各 10 g，天冬、麦冬各 10 g，玄参 10 g，川贝母 10 g，百部 10 g，桔梗 10 g，桑白皮 10 g，黛蛤散 9 g，旋覆花 10 g，太子参 10 g，五味子 6 g，甘草 6 g。

加减　久咳不止加诃子 10 g、苦杏仁 10 g。

（3）热毒侵心，气阴两虚证：

1）临床表现：间断发热，消瘦乏力，心悸气短，胸闷胸痛，头晕自汗，口干而烦，舌质红或暗红、苔薄腻，脉细弱或结代。

2）证候分析：热毒侵犯心经，经久不能驱除，致使心经气阴两虚，或使心血郁积，则有上述表现。

3）治法：清热解毒化湿，益气养阴复脉。

4）方药：生脉饮合五参汤加减。生黄芪 15 g、天花粉 15 g、太子参 12 g、麦冬 10 g、五味子 6 g、沙参 12 g、丹参 15 g、苦参 10 g、板蓝根 15 g、金银花 15 g、生薏苡仁 30 g、石菖蒲 10 g、远志 10 g、酸枣仁 15 g、炙甘草 10 g。

（4）肺脾气虚，痰湿内阻证：

1）临床表现：肠鸣腹泻，恶心呕吐，胸闷咳嗽，咳吐白痰，形瘦无力，气短懒言，口腔溃疡，舌淡胖有齿痕、苔薄腻，脉细弱滑。

2）证候分析：脾主运化，脾气不足，则运化失常，肠鸣腹泻，恶心呕吐；伤及肺阴，则胸闷咳嗽，咳吐白痰，形瘦无力，气短懒言；虚火上炎，则口腔溃疡；舌淡胖有齿痕、苔薄腻，脉细弱滑是脾肺所伤之症。

3）治法：健脾益气，化痰和胃。

4）方药：六君子汤加味。党参 10 g、炙黄芪 15 g、炒白术 10 g、陈皮 10 g、清半夏 10 g、茯苓 12 g、甘草 6 g、木香 6 g、炒紫苏子 12 g、炒莱菔子 10 g、前胡 10 g、生薏苡仁 30 g。

（5）湿热留恋，肝郁脾虚证：

1）临床表现：午后发热，消瘦乏力，纳呆脘闷，胁胀或痛，腹痛则泻，水样便或大便黏滞不爽，面色青黄，心烦急躁，或抑郁不舒，口苦而黏，小便黄。舌质暗红或淡暗、苔白腻，脉弦滑而弱。

2）证候分析：湿热毒邪，侵犯人体，致使肝郁脾虚，脾气不足，运化不及，则有上述表现。

3）治法：清化湿热，疏肝健脾。

4）方药：逍遥散加味。柴胡 10 g，赤芍、白芍各 10 g，当归 10 g，党参 10 g，炒白术 10 g，茯苓 12 g，生薏苡仁 30 g，清半夏 9 g，厚朴 9 g，青皮、陈皮各 9 g，虎杖 15 g，白花蛇舌草 30 g，紫花地丁 15 g，防风 6 g。

（6）邪毒未清，气血两亏证：

1）临床表现：身热少汗，面色无华，眼窝深陷，头晕眼花，心悸气短，少气懒言，语音低微。舌质瘀暗，脉细无力。

2）证候分析：邪毒未清，长期滞留人体，损伤体液，伤及元阴，气血两亏，则身热少汗，面色无华，眼窝深陷，头晕眼花，心悸气短，少气懒言，语音低微，舌质瘀暗，脉细无力。

3）治法：气血双补，兼清热毒。

4）方药：人参养荣汤合升降散。人参 6 g，黄芪 15 g，白术 10 g，茯苓 10 g，甘草 10 g，生地黄、熟地黄各 15 g，赤芍、白芍各 10 g，当归 10 g，枸杞子 15 g，紫河车 10 g，肉桂 3 g，五味子 6 g，僵蚕 12 g，蝉蜕 8 g。

（四）艾滋病期

患者免疫功能显著下降，诸脏精气衰竭，病及元阴元阳，同时邪毒鸱张，弥漫三焦上下内外，或深入营血、阻止血络，实者愈实，虚者愈虚，终致命元败亡、阴阳离绝而死。

1. 正虚为主

（1）脾肾阳虚，失于固脱证：

1）临床表现：暴泻如注，畏寒肢冷，神倦疲惫，气短懒言，消瘦干枯，眼窝深陷，食欲不振，舌苔白腻，脉沉细弱。

2）证候分析：久病之后，邪毒损伤气血，阴伤至极，脾气不固，肾阳大亏，肾阴亦损，暴泻如注，畏寒肢冷，神倦疲惫，气短懒言，消瘦干枯，眼窝深陷，食欲不振，舌苔白腻，脉沉细弱。

3）治法：温阳固脱，健脾泄肝。

4）方药：四神丸合补中益气汤、痛泻要方加减。补骨脂 10 g、肉豆蔻 10 g、吴茱萸 10 g、黄连 6 g、诃子 10 g、乌梅 10 g、党参 12 g、黄芪 15 g、白术 10 g、防风 10 g、白芍 10 g、陈皮 10 g、升麻 6 g、柴胡 6 g、羌活 6 g、荷叶 10 g、马齿苋 30 g。

（2）肾精不足，元阴亏虚证：

1）临床表现：头晕耳鸣，口干咽燥，腰膝酸软，五心烦热，低热盗汗，两颧暗红，发齿脱落，消瘦乏力。舌瘦暗红少苔，脉细数尺弱。

2）证候分析：毒邪耗伤肾精，不能上荣则头晕耳鸣、发齿脱落，不养外府则腰膝酸软；肾阴亏耗，虚火内炽，则见消瘦、口干咽燥、五心烦热、低热盗汗等症；舌瘦暗红少苔，脉细数尺弱，均为肾精不足、元阴亏虚的表现。

3）治法：补阴填精。

4）方药：大补阴丸合左归丸加减。熟地黄 15 g，龟甲 10 g，山茱萸 10 g，山药 15 g，枸杞子 15 g，菟丝子 15 g，知母 10 g，黄柏 10 g，女贞子 12 g，墨旱莲 12 g，赤芍、白芍各 10 g，当归 10 g，玄参 12 g，黄芪 15 g，蝉蜕 8 g。

（3）肾精耗竭，阴阳两虚证：

1）临床表现：低热盗汗，畏寒肢冷，五更泄泻，腰膝酸痛，健忘耳鸣，发脱齿落，遗精阳痿，倦怠嗜卧，动则气喘。舌淡暗少苔，脉沉细尺部尤弱。

2）证候分析：邪毒伤阴，肾精亏损，水亏其源，则阴虚之证而发，故低热盗汗，畏寒肢冷，五更泄泻，动则气喘。舌淡暗少苔，脉沉细尺部尤弱是肾阴阳两虚的表现。

3）治法：补肾填精，育阴壮阳。

4）方药：熟地黄 15 g、山茱萸 10 g、山药 15 g、制何首乌 15 g、骨碎补 12 g、肉苁蓉 12 g、巴戟天 12 g、淫羊藿 12 g、黄精 12 g、黄芪 15 g、玄参 12 g、紫草 9 g、蝉蜕 6 g、人参 5 g、五味子 6 g。

2. 邪实为主

（1）秽浊内蕴，心脾积热证：

1）临床表现：恶心呕吐，不思饮食，口腔吞咽疼痛，口气腐臭，口腔、舌体、咽喉白糜附着，舌苔白厚如积粉，脉濡数。

2）证候分析：有些患者虽然外表未伤，而内伤已久，秽浊内蕴，心脾积热，热不得散，则恶心呕吐，不思饮食，口腔吞咽疼痛，口气腐臭，口腔、舌体、咽喉白糜附着，舌苔白厚如积粉，脉濡数。

3）治法：清泄心脾，去腐化浊。

4）方药：土茯苓25 g，马齿苋25 g，黄连6 g，升麻10 g，竹叶6 g，炒栀子10 g，藿香10 g，佩兰10 g，赤芍、白芍各10 g，青黛6 g，莲子12 g。

（2）热毒炽盛，痰蒙清窍证：

1）临床表现：高热，头痛剧烈，恶心呕吐，神昏谵语，惊厥抽搐。舌质红苔腻，脉弦细滑数。

2）证候分析：正气不支，热毒内盛，久而不散，炼液成痰，痰浊上蒙清窍，神明失用，则高热，头痛剧烈，恶心呕吐，神昏谵语，惊厥抽搐，舌质红苔腻，脉弦细滑数。

3）治法：清热解毒，凉营熄风，化痰开窍，佐以扶正。

4）方药：羚角钩藤汤加减。羚羊角粉（冲）2 g、钩藤12 g、菊花10 g、淡竹茹10 g、黄连5 g、牡丹皮10 g、山药12 g、茯苓10 g、清半夏10 g、白术15 g、西洋参10 g。另送服安宫牛黄丸1丸，2次/d。

（3）邪毒阻络、气虚血瘀证：

1）临床表现：皮肤黏膜紫红色结节，发热，消瘦，无力。舌紫蓝，脉细涩。

2）证候分析：邪毒内发，弥漫肌肉皮肤，久病伤气，气血运血，血流不畅，则皮肤黏膜出现紫红色结节，发热，消瘦，无力。舌紫蓝，脉细涩。

3）治法：清热解毒，凉血消瘀，佐以顾护正气。

4）方药：清营汤加减。青黛9 g、紫草9 g、牡丹皮9 g、赤芍12 g、莪术9 g、生薏苡仁45 g、土茯苓30 g、山慈菇30 g、女贞子12 g、黄芪15 g、当归10 g、人参6 g。

（4）痰浊上蒙清窍证：

1）临床表现：神志痴呆，喃喃自语，行为举止失常，面色晦黯。舌苔厚腻，脉滑。

2）证候分析：病久伤及脾肺，水液运化不利，加之火热毒邪不散，痰随气升，蒙蔽清窍，则神志痴呆，喃喃自语，行为举止失常，面色晦暗，舌苔厚腻，脉滑。

3）治法：清气化痰，开窍解毒。

4）方药：涤痰汤加减。制半夏10 g、制天南星10 g、陈皮10 g、枳实10 g、茯苓10 g、人参10 g、石菖蒲10 g、竹茹10 g、甘草6 g、生姜3片。

八、其他治疗

1. *高效抗反转录病毒疗法（HAART）* 这是目前抑制HIV病毒复制、促进免疫功能重建、延缓病程进展及延长患者寿命、降低抗药毒株产生等较好的化学治疗方案。其内容为三种或三种以上抗反转录病毒药物联合使用，包括两种核苷类反转录酶抑制剂，再加上一种或两种蛋白酶抑制剂；或两种蛋白酶抑制剂和一种非核苷类反转录酶抑制剂。如齐多夫定（ZDV）+拉米夫定（3TC）+茚地那韦（IDV）。用法：ZDV 200 mg/d，3TC 2 mg/d，IDV 800 mg，每8 h 1次，饭前1 h或饭后2 h服，1个疗程为6个月。目前进入中国市场的有美国生产的赛瑞特（d4T）和惠妥滋（ddI），赛瑞特的使用剂量为40 mg，2次/d；惠妥滋的使用剂量为400 mg，1次/d，或200 mg，2次/d。HIV/AIDS确诊患者的抗病毒治疗通常是：赛瑞特+惠妥滋+NNRTI（非核苷类反转录酶抑制剂）；赛瑞特+惠妥滋+另一个NRTI（核苷类反转录酶抑制剂）；赛瑞特+惠妥滋+PI（蛋白酶抑制剂）。

2. *免疫疗法* 免疫疗法是通过免疫调节剂达到调整、增强和重建患者的免疫功能，从而减轻病情、延缓病程进展的疗法。如干扰素（INF-α），每次$36\times10^6 \sim 54\times10^6$单位，1次/d，肌内注射，4周后改为每周3次，疗程为8周；白细胞介素2（IL-2）（0.25~2.5）$\times10^6$单位/d，静脉滴注，每周治疗5 d，共8周；胸腺素α 11.6 mg/d，皮下注射，每周2次，持续6~12个月。

3. *基因治疗* 目前艾滋病基因治疗的主要原理是：以HIV能感染的细胞为靶细胞，引入抗HIV基因。由于这些外源基因的引入和表达，降低了病毒基因表达或者抑制病毒蛋白的功能，从而阻止病毒的复制。这种方法也常称为“细胞内免疫”。基因治疗有三要素：①基于HIV生活周期而决定治疗策略及靶细胞；②选择适合载体，用以有效、准确地将治疗基因载入靶细胞中；③选择适当的治疗基因。目前多种抗 HIV 基因治疗的方案正在试验阶段，尚无足够数据表明其实际治疗效果。

4. *对症治疗* 主要是针对各种机会性感染与肿瘤的治疗。

（1）卡氏肺囊虫肺炎：复方新诺明（SMZ-TMP）、戊烷米、克林霉素。

（2）隐球菌病：两性霉素、酮康唑、氟康唑。

（3）弓形虫病：乙胺嘧啶。

（4）隐孢子虫肠炎：螺旋霉素、二氟甲基鸟氨酸。

（5）鸟分枝杆菌感染：环丙沙星、氯法齐明。

（6）结核杆菌感染：异烟肼、利福喷汀、吡嗪酰胺、乙胺丁醇。对于 HIV 合并结核杆菌感染，抗结核化疗的原则应早期、联合、适量、规律和全程用药，每个疗程至少半年，甚至长达 1 年。具体治疗方案请参阅有关专著。

（7）单纯疱疹病毒及带状疱疹病毒感染：阿昔洛韦、单磷酸阿糖腺苷。

（8）卡波肉瘤（KS）：艾滋病合并 KS 通常需要抗肿瘤、增强免疫和抗乳头状瘤病毒（CMV）联合治疗。常选用 α-干扰素、博来霉素、阿霉素、长春新碱。

此外，营养支持疗法对延缓病情进程也是非常重要的。未来的基因治疗将在 HIV 感染的预防、缓解病情和延长生存期等方面发挥显著作用。

九、转归与预后

1. *主要死亡原因* 由于机体的免疫功能严重受损和缺陷，不仅各种外来微生物致病，而且体内潜在的阴性感染也被激发，甚至正常情况下与机体共生的微生物也会致病，被称为机会性感染。从而产生危及生命的多系统、多脏器、多病原体的复合感染，或并发恶性肿瘤，成为艾滋病致死的主要原因。

2. *精神因素对本病的影响* 患者首次知道 HIV 检测结果或诊断为 AIDS 后，面临亲朋好友的疏远，他们通常产生焦虑或剧烈的情绪反应。如果患者在社会上继续被孤立，就会产生抑郁、压抑和过度的悲伤，有孤独感、被抛弃感，精神的折磨和躯体的病痛会使之极为痛苦，看不到生活的希望而自杀。因此，建立良好的精神和心理咨询机构，以及营造一种宽松和理解的环境，可以防止他们的过激的行为（如自杀、故意传播他人等。）

十、预防与护理

1. *健康教育* 普及宣传艾滋病的预防知识，了解传播途径和临床表现及预防方法。

2. *道德教育* 禁止滥交，尤其与外籍人员性乱行为，取缔暗娼。

3. *避免与 HIV 感染者、艾滋病患者及高危人群发生性接触* 禁止静脉药瘾者共用注射器、针头；使用进口血液、血液成分及血液制品时，必须经 HIV 检测；国内供血者严格挑选，应逐步做到检测 HIV 阴性方能供血，严防 HIV 传播；献血、献器官、组织及精液者应做 HIV 检测；建立艾滋病检测中心；提倡使用避孕套和避免肛交；艾滋病或 HIV 感染者应避免妊娠，出生婴儿应避免母乳喂养；不共有剃须刀、牙刷等；医务人员重视疫情，警惕艾滋病，防治漏诊；医疗人员接触 HIV/AIDS 者的血液、体液时应注意防护；加强入境检疫，严防艾滋病传入。

4. *社会心理支持* 对艾滋病患者应注重加强心理指导和社会支持，加强患者的营养，忌生冷或过于温热性食品，慎避风寒，在充分休息的基础上适当采用被动或主动锻炼。因本病为进行性消耗、衰竭性疾病，所以饮食营养尤为重要。首先，要保证摄入足够的高蛋白、高热量的平衡饮食，清淡而易消化；对食欲不振者，可采用少量多餐；忌油腻、辛辣、生冷或温热性食物。避免过度劳累，可以在充分休息的基础上，根据病情参加一些力所能及的工作，并配合一些体育锻炼，如太极拳、气功、散步等，这些将会有助于脏腑功能活动和气血运行。

十一、现代研究进展

（一）病因病机研究

关于 HIV/AIDS 的中医病因病机，黄炳山认为，从中医学理论分析 AIDS 之因，不外“正虚”与“邪侵”两端。多因恣情纵欲，耗伤真阳，致正气亏虚，易为“疫毒”所伤。本病的病理机制包括两大方面的变化：一为外感疾病的演变过程，实际上是由于病体感受“疫毒”之邪，以致卫气营血功能失常，而使三焦所属脏腑产生病理变化的具体反映；一为内伤疾病的病理变化过程，是指气血阴阳虚衰或后期虚实夹杂的转变，但又不同于单纯脏腑亏损而致虚劳者。认为虚劳及感疫毒是病机的关键。吴伯平认为，各种原因的耗伤肾精，造成“肾不藏精”的正虚状态，于是病毒循五液等体液途径乘虚而入，伏于血络，内舍于营，成为艾滋病发生的根本原因。由于本病过程中始终有不同程度、不同类型发热，当推断为“温热病”范畴，其病毒可称为“温邪热毒”。鉴于本病的发病过程与临床表现，属“伏气温病”，其证可归为温邪热毒炽盛，犯于营血所致。认为伏气温病有兼症、本症、变症、后遗症，本病的诸种表现，应从伏气伤阴、阴虚火燥的病机去认识。本病发生起于“肾不藏精”，肾阴亏损，肾阴虚久则五脏之阴俱不足，且以与肾关系最大的肺、脾、胃为要冲。其证情可归为温邪热毒炽盛，犯于营血所致。蒋心悦从“辨证求因”的观点分析 HIV 的性质，除认为 HIV 为疫疠之气外，并根据其临床来看，艾滋病病程较长，潜伏期长达 8~9 年，即使发病也多为迁延日久，反复发作；主要表现有发热、乏力、淋巴结肿大、腹泻、免疫功能低下和继发各种机会性感染与恶性肿瘤等。其临床表现、病情演变比较符合湿邪为病的特点：湿性黏滞，易阻气机损伤阳气。此外 HIV 还兼有热邪为病的特点，并消灼阴液炼津为痰，形成痰核，火热灼伤脉络，气血运行不畅，而凝滞为瘀，瘀血与痰饮互结，久聚不散形成的癥积肿块。由此分析认为 HIV 系属湿热之性。

苏姣对艾滋病无症状期中医热毒蕴结证蛋白组学标志物的验证研究，从蛋白质组学角度观察艾滋病无症状期中医热毒蕴结证的特异性蛋白标志物，阐释艾滋病中医证候的本质。方法：基于前期 iTRAQ 技术研究，纳入健康人及艾滋病无症状期中医热毒蕴结证患者各 9 例，用蛋白质印迹法技术，分别对用药前、艾复康胶囊+HARRT 治疗 48 周后、健康对照组的血清标本行差异蛋白检测，运用 imageJ 软件分析灰度值，将所得灰度值导入 Graphpad Prism5 软件，得 mean+/-SD 的图表。结果：用药 48 周后，$CD4^+$趋于稳定升高，差异具有统计学意义（$P<0.05$），模型组患者病毒载量明显下降，且病毒载量差异具有统计学意义（$P<0.05$），C5 蛋白在艾滋病无症状期中医热毒蕴结证用药前表达下调，差异有统计学意义（$P<0.05$），同前期 iTRAQ 技术筛选结果一致，用药 48 周后，C5 蛋白表达呈上调趋势，差异有统计学意义（$P<0.05$）。结论：C5 可作为艾滋病无症状期中医热毒蕴结证的特异性表达蛋白。

（二）辨证思路的研究

（1）在 HIV/AIDS 的中医辨证治疗中，多数学者提倡辨病分期与辨证论治结合。如吴伯平认为艾滋病的急性感染期，分风热型和风寒型。无症状期，分气血亏虚、肝郁气滞、肺气阴两虚、往来寒热型。艾滋病中期（ARC），以瘰疬结核为主者，分气郁痰阻、阴虚痰凝型；以形削乏力为主，分气血双亏、阴虚内热型；以高热不退为主，分外感发热、阳明高热、阴虚发热、气虚发热型；以腹泻便溏为主，分寒湿侵里、湿热蕴滞、脾虚泻泄，滑泻不禁型。艾滋病期（AIDS），分肺型、脾型、肾型、心型。每一型中包含规范的证候。

（2）薛伯寿治疗艾滋病按邪正的盛衰分为三个时期：①无症状艾滋病病毒感染者（AC），治疗分消逐邪，解毒扶正，药用升麻葛根汤合升降散加苍术防风等制成分消合剂。②艾滋病相关综合征（ARC）前期：治法同前，药用雄黄、青黛、豆豉等制以成毒散。③ARC 后期及 AIDS 期：治疗培元扶脾肾为主，药用保元汤合龟鹿二仙胶加菟丝子、女贞子等制成扶正合剂。

（3）余娟等治疗 1 例艾滋病，按病程前后分为三个阶段：第一阶段治疗以清热凉血、祛湿解毒为主，方用甘露消毒丹化裁。第二阶段以补元气益阴津为主，方用生脉散加玄参、生地黄、女贞子、墨旱莲等。第三阶段治以扶正补益固本为主，方用归脾汤加菟丝子、淫羊藿、女贞子等。

（4）苏诚炼等在非洲等治疗艾滋病30例，具体辨证治疗方法：脾肾阴虚型（11例），多见于已出现呼吸系统症状为主或早、中期的患者，治则为益气养阴、清热化痰，处方选用参苓白术散，百合固金汤加减或用自拟扶正合剂加减。脾胃虚损型（7例），多见于出现以消化系统症状为主者，治则为健脾益气、和胃止泻，处方选用补中益气汤、小柴胡汤、温胆汤加减，并可加用香砂六君子丸、人参归脾丸。脾肾两亏型（10例），多见于晚期患者，治则为益气健脾，温肾止泻，处方选用四君子汤、四神丸加减，或用自拟扶正合剂加减。热盛痰蒙型（2例），多见于HIV侵及中枢神经系统的晚期重危者，治则为清热化普，息风开窍，处方选用安宫牛黄丸、钩藤饮等加减。治疗结果在改善症状及患者一般情况上显示出一定的疗效。

（5）李国勤临床辨治方法分为肺气阴两虚型、肺脾两虚型、心气阴两虚型、脾肾两虚型、热毒炽盛痰蒙清窍型。赵树珍等辨证分为气阴两虚、气血亏损、脾胃虚弱、肝肾阴虚、肺肾阴虚、热毒炽盛、痰浊血瘀等证型。王树将CD4细胞数也作为辨证施治的依据，初步体会：CD4细胞稍低于200/mm^{3}者，相当于“肺脾气虚，气阴两虚”证期，养阴润肺，补气健脾俱可奏效，苦寒之药尚可承受。若CD4细胞低于100/mm^{3}者，拟可视为“脾肾阳虚，命门火衰”，临证除补中健脾尤以温肾为要。传统的“养阴润肺”法多劳而无功。

一旦CD4细胞低于10/mm^{3}以下，即可看成“肾阳衰微，阳气欲脱”之证，尽可以放手温阳、大补元气。不必顾虑补药温燥，助火伤阴。本虚标实者，须慎用苦寒、泻下等峻猛之药。

（6）在侧重HIV/AIDS主要证候或并发症治疗方面，赵晓梅曾对38例女性HIV感染者月经紊乱进行治疗观察，认为其主要表现为闭经和月经不调，治则上应虚则补而通之，实则泻而通之，兼用补肾益脾、理气活血化瘀、化痰利湿等法，常用十全大补丸、六味地黄丸、当归补血汤等，配合少腹逐瘀汤、大黄䗪虫丸。治疗后症状均有改善。赵晓梅还治疗了11例艾滋病并发皮肤黏膜感染者，扶正以补气养阴、健脾益肾为原则，药用黄芪、人参、黄精等；祛邪法用清热解毒、凉血止血、燥湿止痒、敛疮生肌的牡丹皮、苦参、紫花地丁、土茯苓等。

（7）王健分析了AIDS“病”“证”“症”之间的关系，提出辨证遵循的三个原则：以病为先、先分期再分型、证型结合的中医辨证思路。他治疗HIV/AIDS口腔假丝酵母菌病患者，辨证分为湿邪困脾、脾胃衰败轻重两型，治疗采用辨证论治加入清热解毒利湿而具有抗白假丝酵母菌作用的药物如黄连、山豆根、大黄、牡丹皮、田基黄等，使患者能保持正常进食，防止病情恶化。

（8）于智敏在非洲用中医药治疗艾滋病相关综合征，对其中发热、咳嗽、腹泻、胸痛、淋巴结肿大等积累了一定的经验和体会。认为发热以阴虚发热为最常见，治疗以养阴清热为主，可选青蒿鳖甲煎合小柴胡汤加减；若以气虚发热为主，治以补中益气、甘温除热为主，可选补中益气汤加味；若属气血双亏，治当气血双补兼以清热，可选人参养营汤加味。外感寒湿者治以解表化湿、理气和中，可选藿香正气散加减。咳嗽也是艾滋病患者常见的症状，临床以气阴两虚为多见，治当养阴润肺、化痰止咳，可选用百合固金汤加味。腹泻以晚期患者表现突出，以痛泻要方合四神丸、补中益气汤加减。淋巴结肿大者，按照中医“瘰疬”治以清热解毒、软坚散结，方用自拟清瘰汤。

（三）治法探讨

徐志明认为，常规治疗原则为扶正祛邪，初期以祛邪之力大于扶正，中期扶正祛邪并重，后期扶正为主，祛邪为辅。

尤松鑫认为，艾滋病患者的免疫功能严重缺陷，临床表现为正气亏虚，治疗应以扶正培本为主，同时又要“急则治标”。早期患者，多为正虚而感邪，应扶正祛邪兼施；中期多夹热毒痰瘀，此时如正气尚任攻伐，宜用清热解毒、化痰行瘀、软坚散结诸法，并适当配以扶正；后期因病延日久，正气大虚，并多发痰核、肿瘤等，故应扶正为主，适当配用祛邪之品。常用治法有疏肝解郁法、疏肝培脾法、益气健脾法、益气固表法、益气养血法、滋阴解表法、清泻阳明法、化湿解毒法、凉血解毒法、清肺养阴法、熄风化痰法、滋养肝肾法、补肾益精法。

田氏将传统中医疗法“以毒攻毒”引入艾滋病的治疗中，认为疾病的发生意味着机体受损，即阴阳气血之间失去协调平衡，治疗时应当设法纠正这种不平衡。以邪为矛盾主要方面的一类病症，中医称为实证。治疗时应以毒攻毒，祛除邪气，使机体恢复平衡。现代毒理学认为，“毒”是对机体生理功能状态有不良影响的物质。如细菌、病毒等外来之毒，机体新陈代谢过程中产生的废物称内生之毒。在“以毒攻毒”治疗艾滋病研究中，1999 年发明了抗病毒中药制剂安体维康（一种蟾毒复方制剂），经临床治疗艾滋病 5 例，服药 3 个月时 3 例 HIV 载量下降，1 例症状明显改善。研究表明，这种含有蟾毒的制剂安体维康可改善患者症状，降低部分患者血浆中 HIV 的 RNA 载量。

国外有报道运用蜂毒治疗艾滋病。蜂毒是从工蜂的毒腺分泌出的毒素，内含磷酸酯酶 A、密里酊等。最近，德国 Balac. wilonad 在艾滋病研究方面提出采用蜂毒破坏患者体内 HIV，从而根除病毒扩散的设想。他在对 HIV 的研究中发现 HIV 的化学结构类似于蜂毒的结构，由此萌生出以毒攻毒、利用蜂毒对付艾滋病的设想。Wilona 的实验确认，蜂毒可以通过破坏 HIV 促进剂的方式，从而阻止病毒的扩散。促进剂是沟通基因转录过程的一种物质，它根据基因信息制造活性蛋白质，当促进剂被蜂毒破坏后，就无法制造携带 HIV 信息的蛋白质，HIV 就无法复制、扩散。研究表明，蜂毒可以减少 70%的基因转录，使 HIV 的产生减少 99%。Wilona 认为，同其他抗艾滋病药相比，蜂毒的优势是直接从内部抑制了 HIV 的产生。因此，用蜂毒和其他药相结合，有望治愈艾滋病。

（四）方药研究

目前国内开展了很多抗 HIV 和免疫调节中药的筛选和临床评价试验。主要通过三种途径：①根据中医药理论和经验，从临床入手，采用古方，或对患者辨证施治，处方治疗；或从艾滋病症状和免疫缺陷病情以及中药性能出发，配伍组方，提供临床试验。多年来发现有些中药复方对一些病例有改善症状、提高免疫功能和减少 HIV 的效果，积累了一些资料。②吸取抗 HIV 西药研究开发的成功经验，采用现代病毒学和免疫学技术，筛选中草药、复方或民间验方制剂，经动物实验验证和临床评价，现已有不少报道或试验证明中草药和中药复方确有抑制 HIV 复制酶，HIV 细胞病变，病毒抗原和核酸复制的作用，有的已在小鼠、猴或黑猩猩体内证明有效。③从抗 HIV 中草药分离有效成分，并从有效化合物中进行结构改造，筛选新的抗 HIV 化合物。或以有效成分组成配方，发展新的抗 HIV 天然药物。

1. 单味中药　目前公认的具有抗 HIV 作用的单味药有甘草、天花粉、黄芩、虎杖、黄连、紫花地丁等。藻类、麝香、连翘、五味子、菟丝子、大蒜、百合、天冬、枸杞子、熟地黄、麦冬、白术、茯苓、姜黄、白屈菜、田基黄、刺五加、红枣、白花蛇舌草、当归、生姜、茵陈、山豆根、党参、西洋参、山茱萸、薏苡仁、三七、马兜铃、白芷、食用菌、澳大利亚栗树果等，都被报道在实验中观察到有抑制 HIV 作用。

2. 复方

（1）小柴胡汤提取剂由日本和美国分别研究，通过对 40 例艾滋病患者，44 例 ARC 患者的治疗试验和实验室研究，发现对 HIV 反转录酶的活性具有抑制作用，并确认对淋巴细胞有免疫调节作用。

（2）中研Ⅰ号方由抑制 HIV 的紫花地丁和增强免疫的黄芪等 8 味中药组成，吕维柏等曾对坦桑尼亚临床确诊的 52 例艾滋病患者进行临床观察，结果显示有效率达 51.9%。

（3）王健等运用益气养阴的复方中研 2 号方治疗 29 例 HIV/AIDS 患者，从病毒学、免疫学和临床症状方面进行评价，有效率为 47%。

（4）吕维柏等用抗癌中药金龙胶囊（鲜蛤蚧，鲜白花金钱蛇，鲜蝰蛇）对 20 例 HIV 感染者的免疫增强作用进行临床观察，分为小剂量组（15 例，每日 9 个胶囊）和大剂量组（5 例，每日 12 个胶囊），连续服用 3 个月，治疗前后测定患者的病毒载量和 CD4 淋巴细胞计数。治疗后，病毒载量除 3 例减少>0.5 log，8 例上升>0.5 log 以外，其余均加减小于 0.5 log，无明显变化；CD4 细胞计数：治疗后80%的小剂量组的CD4细胞计数明显升高［自（186.4±110.95）个/mm³升为（300.73±164.57）个/mm³，平均升高（114.33±154.7）个/mm³］，大剂量组则自（257.17±127.57）个/mm³降为（242.37±161.26）个/mm³，平均下降（14.8±120.40）个/mm³。经临床验证，金龙胶囊对艾滋病毒感染者具有较好的免疫增强作用。

（5）黎明等用复方三黄散（黄芪、黄柏、蒲公英、柴胡等）治疗艾滋病和艾滋病相关综合征41例，对照组39例用安慰剂，两组皆给予西药对症治疗及营养支持。治疗前3个月末和6个月末，经体检、CD4细胞计数及病毒载量等检测，发现部分病例症状消失或明显改善，机会性感染被控制，CD4淋巴细胞增加≥20%，病毒载量下降≥0.5 log。治疗组有效率60.98%，对照组给予对症治疗及营养支持，有效率35.90%。两组相比，差异有明显统计学意义（$P=0.029$，$P<0.05$）。临床验证，本方具有清热解毒，祛邪扶正之功效，即通过清热解毒抑制病毒复制，通过扶正调节免疫功能的作用。

（6）张可等报道了运用金黄胶囊（中药复方制剂）治疗10例HIV/AIDS患者，进行为期1~3年的临床观察，免疫功能检测显示，CD4细胞数不但没有下降，而且稳中有升，最高的上升达455个/mm³，说明长时间服用该药后，HIV/AIDS患者的免疫功能能得到改善，这样实际上就延长了HIV感染者进入艾滋病期的时间。同时发现中药作用时间较为缓慢，只有在治疗较长的时间后才能看出变化。

（7）刘国等以健脾益肾为主的基本方：黄芪、枸杞子、菟丝子、甘草各10 g，随症加减，治疗晚期艾滋病38例，有一定延长生存期及改善贫血的作用。

（8）张研玲等采用双黄连粉针剂治疗艾滋病，结果显示症状缓解率高达93.33%，CD4细胞明显增加。

此外，人参汤、小柴胡汤、补中益气汤、十全大补汤、人参养荣汤、当归补血汤、归脾汤、清营汤、三黄解毒汤、三甲养荣汤、牛黄解毒汤、清宫汤、八味地黄汤、六味地黄汤、补阴汤、消炎解毒汤、龙胆泻肝汤、白虎人参汤、羚羊钩藤汤、银黄注射液、小檗碱注射液、复方大青叶注射液、牛黄醒脑注射液、唐草片、乾坤宁、喘可治、艾灵冲剂Ⅰ号（AI-Ⅰ）等也有抗艾滋病病毒的作用。

（五）中西医学结合治疗研究

我国具有多种医学资源，这是长期以来我国防治疾病的医疗优势。中医与西医学结合治疗艾滋病是将来我国的主要治疗模式，目前尚未起步。可以将中医与西医的各自优势结合起来，如西药抗病毒靶点清楚，疗效肯定，起效快；但易产生耐药性，毒性和不良反应明显。中药起效慢，但作用时间长，不易产生耐药性，毒性和不良反应相对较小。运用抗HIV的药物先将体内病毒快速降低到血浆中测不出的水平，然后用中医进行免疫重建，维持疗效；或者中药与西药合用，增加西药的效果，降低西药的用药剂量；或者用中药降低西药的毒性和不良反应；或用中药对用西药后的剩余病毒进行清除等。

张可、王健认为运用中药治疗艾滋病应结合患者的病毒载量和免疫功能状况，提出中药治疗艾滋病的时机在CD4细胞大于200个/mm³且病毒载量并不太高的患者，对于CD4细胞数小于200个/mm³的患者，不论病毒载量如何，均应选择抗病毒治疗，同时中药进行辅助治疗，增效减毒；当CD4大于350个/mm³使用中药治疗比较安全，但对于CD4细胞在200~350个/mm³的患者使用中药治疗，最好能经常监测病毒载量。一旦患者处于高病毒载量阶段或合并机会性感染，最好改用西药治疗。当CD4细胞小于200个/mm³，意味着患者已经发病，随时有可能出现机会性感染并且死亡，中药由于抗病毒作用较弱，这时候仍坚持单用中药治疗，有一定风险，因此不建议单纯中药治疗，需联合西药进行治疗。

由于中医与西医学分属于不同的医学体系，中药与西药在作用方式、作用部位、作用机制等方面都不同，故完全按照西医学的评价标准来衡量中药是否妥当，需要进一步探讨。中药多为复方制剂，作用位点不明确，需要很长时间才出现实验室变化，因此，在观察指标的选择、观察时间的长短、病程病期的选择等方面都需要认真研究，制定统一标准。

陈梅中西药联合治疗艾滋病的临床观察。其从医院 2015 年 2 月至 2017 年 2 月收治的艾滋病患者中以随机抽签模式抽出 60 例作为研究对象，并将其随机分为观察组和对照组各 30 例。对照组给予抗病原及相关对症治疗，观察组在对照组基础上加以中医辨证治疗，比较 2 组患者治疗后的临床效果及其 $CD4^+$ T 细胞计数、中医证候评分以及并发症发生情况。结果：观察组治疗总有效率为 90.00%，明显高于对照组的 66.67%，差异有统计学意义（$\chi^2=4.81$，$P<0.05$）。2 组患者治疗前的 $CD4^+$ T 细胞计数及中医证候评分组间比较差异均无统计学意义（$P>0.05$）；治疗后，2 组 $CD4^+$ T 细胞计数均升高，中医证候评分均降低，且观察组变化幅度均大于对照组，差异均有统计学意义（$P<0.05$）。观察组并发症发生率为 10.00%，低于对照组的 36.67%，差异有统计学意义（$\chi^2=5.92$，$P<0.05$）。结论：针对艾滋病患者采用中西药联合治疗，可有效提高患者治疗效果，改善患者临床症状，并发症少，安全性高，对稳定患者病情具有较高的临床价值，值得推广。

魏叶叶太芪培元颗粒治疗 HIV 感染者临床疗效观察。其采取前瞻性队列研究的方法，纳入 HIV 感染者 81 例，给予太芪培元颗粒口服 180d，按照 $CD4^+$ T 淋巴细胞计数上升> 50 个和上升< 5 个分为治疗有效组和治疗无效组，并按照性别、民族匹配选取 10 个样本进行病例观察。观察指标包括 $CD4^+$ T 淋巴细胞、$CD8^+$ T 淋巴细胞、中医症状体征积分、HIV-RNA 病毒载量的差异。结果：治疗有效组 $CD4^+$ T 淋巴细胞显著升高（$P<0.05$），中医症状体征总积分显著降低（$P<0.05$），治疗无效组 $CD4^+$ T 淋巴细胞显著降低（$P<0.05$）。且总样本前后比较，中医症状体征总积分降低，差异有统计学意义（$P<0.05$）；对 $CD4^+$T 淋巴细胞和中医症状总积分进行 Pearson 相关分析得出，治疗有效组、治疗无效组以及总样本中这种相关性均无统计学意义。结论：太芪培元颗粒可有效改善气阴两虚肺肾不足型 HIV 感染者中医症状总积分，且这种改善与 $CD4^+$T 淋巴细胞计数的升高不具有相关性。

（六）针灸治疗研究

针灸治疗艾滋病在国外应用较早，美国林肯医院 N. Rabinowitz 自 1982 年以来，用针刺治疗 200 例艾滋病和 ARC 患者，发现针刺足三里、膏肓、外关、列缺、合谷、曲池、大椎等增强卫气的穴位，用平补平泻手法，能减轻症状，促进戒毒，使病人情绪安定集中，并能改善极度衰弱状况。

黄炳山在美国与布莱恩医生合作，从事针灸治疗艾滋病、ARC 及 HIV 阳性患者 162 例临床观察。认为艾滋病已属虚证，治疗以补法为主，并多用灸法，选穴以足三里、关元、大椎、膏肓、肾俞为主，再结合分期辨证取穴。经过数疗程治疗，患者症状改善较明显，如腹泻、头痛、视物昏花等症减轻或消失，体力、食欲明显增加，部分患者淋巴结缩小，并恢复工作。总有效率达 75.5%。

香港谢永光也认为艾滋病属虚证，虚则补之，应针刺与灸法相结合，重用灸法，是治疗本病的原则。其具体治疗方案：①选穴：选用调整免疫功能，提高机体抗病能力的穴位，如足三里、肺俞、膏肓、膈俞、神曲、关元、气海、肾俞、命门、三阴交；驱邪解毒，取筑宾等穴；结合针对艾滋病证候辨证取穴，如发热取大椎、曲池；消化道症状取脾俞；皮肤损害取血海等。②禁忌放血及化脓灸等。③应采用综合治疗。

（七）实验研究

近十余年来国内外大量研究报道了有关中药或植物药抗 HIV 的筛选实验研究的成果。美国张似满和香港杨显荣用煎煮回流的方法提取中药，然后在 H9 细胞系培养中，用对 H9 细胞生长的非毒性剂量来观察该药对 HIV 的抑制作用。以特异性病毒抗原阳性细胞百分比在连续 3 次试验中都显著减少（>平均数 3s）者作为对 HIV 有抑制活性。结果发现 11 种中药（蟛蜞菊、穿心莲、牛蒡子、黄连、淫羊藿、紫草、金银花、夏枯草、紫花地丁、狗脊、贯众和苦参）有抑制 HIV 的作用。日本小野发现小柴胡汤对 70%艾滋病患者的反转录酶（RT）活性有抑制作用。关崇芬用猴艾滋病毒（SIV）作体外筛选时，发现甘草提取物、紫花地丁、天花粉等对 HIV 阳性细胞抑制率大于 50%，而柴胡、青黛、金银花则大于30%。李泽琳等体外细胞培养发现12种中药有抑制HIV-1复制作用，如黄连、紫花地丁、连翘、天花粉等。罗世德等进行体外抗HIV试验，筛选出50种中药显示有抗HIV活性，如紫草、漏芦、巴豆、槟榔、白头翁、防风等。美国哈佛医学院的研究者采用一种新的筛选抗艾滋病药物的方法，发现了姜黄素具有抑制HIV的作用。日本山本直树等发现硫酸多糖有强力的抑制HIV活性。此外，还有云芝多糖、香菇多糖、大豆皂苷、钩藤、薏苡仁等药对HIV的抑制作用已有报道。

杨文雄等进行了中药制剂QX-9302对艾滋病疗效的初步研究，显示该药不但能延缓艾滋病病情的发展，提高机体免疫功能，而且能抑制HIV在机体内的复制。Sankary用Anginlyc（当归、人参、枸杞子的提取物）治疗18例血清抗体阳性的患者，发现该药使70%患者的CD4淋巴细胞增加，抗P24上升。朱炳德等曾报道中药复方的抗AIDS-Ⅰ号的免疫调控作用。徐淑玲、李平等在进行中研Ⅱ号方抗HIVmac感染机制研究中，发现该方通过对细胞功能紊乱的调节达到免疫保护作用。

十二、疗效判定标准

HIV感染和艾滋病目前尚无满意和有效的治疗，治疗目标在于控制HIV复制，维持或重建免疫功能，延缓病情进程，延长患者的生存期。目前尚无统一的疗效评定标准。

我国中医研究院艾滋病课题组经过多年临床实践，治疗了大量的患者，并制定了中医药治疗艾滋病疗效判定标准，现列如下，仅供参考。

（一）艾滋病临床疗效判定

1. 显效　病毒载量降至检测不出的水平，CD4、CD4，5细胞数上升>50%，症状积分下降≥70%，细胞因子数值上升3倍以上。

2. 有效　病毒载量降低0.5 log拷贝/mL以上的水平，CD4、CD4，5细胞数上升>30%而<50%，症状积分下降≥30%而<70%；细胞因子上升2~3倍。

3. 无效　病毒载量、CD4、CD4，5细胞数均无明显变化，症状积分下降<30%。

对于中晚期的艾滋病患者，其生命质量可参照人体功能状况评分法（Karnovsky评分法）进行综合评估。

（二）中医证候疗效判定

根据积分法判定中医证候治疗效果。

疗效指数（TI）=［（疗前积分-疗后积分）÷疗前积分］×100%

1. 临床控制　TI≥90%。

2. 显效　TI≥30%，而<90%。

3. 有效　TI≥30%，而<70%。

4. 无效　TI<30%。

（三）单项症状疗效判定标准

1. 临床控制　症状消失。

2. 显效　症状明显好转，由（+++）到（+）。

3. 有效　症状好转，由（+++）到（++），或（++）到（+）。

4. 无效　症状无改变，或减轻不明显。

总之，艾滋病的中医药治疗尚在探索之中，从以辨证论治为主到以改善体质，进行辨体论治；在体质状态改善以后，进行辨证论治；然后结合突出症状进行辨症论治是今后的一个发展方向，寻找有效药物仍然是今后持续探索的途径之一。我们坚信人类战胜艾滋病的仍然需要通过多种途径加以解决，还需要不断加以努力。

第十七节　王琦学术经验

一、非淋病性尿道炎治疗经验

王琦教授认为，非淋病性尿道炎属中医“淋病”范畴，其病机为“虫毒蕴于尿道”，不同于膀胱湿热下注，治疗应以清热解毒杀虫为主。由于尿道局部炎症充血，可加用解毒凉血的药物。久病迁延，血络瘀阻，则应兼以活血通络。对于无衣原体或无支原体感染的尿道症状，王琦教授认为是尿液对尿道局部化学刺激的结果，这也是中医用通淋之品可缓解症状的依据。清热解毒药多选用红藤、败酱草、马齿苋、虎杖等，既清热解毒，又凉血活血；杀虫药多用百部、土茯苓、苦参、地肤子、蛇床子、贯众。支原体、衣原体感染，是引起男性不育、生殖道炎症的常见病因，临床可以适当选用杀虫中药治疗。其中土茯苓、苦参、地肤子清热通淋，有利于尿道排泄通畅，缓解尿道疼痛不适症状。

病例　谷某，男，37岁，初诊日期：1998年10月6日。尿道刺痛3年，时轻时重，伴见尿等待，排尿不畅，尿有余沥，大便时尿道有稀薄黏液排出，小腹胀痛，会阴部疼痛，睾丸有下坠感，阴囊潮湿。情绪低沉，时有焦虑。舌质淡、苔薄白，舌底脉络青紫。脉弦涩。理化检查：①精液解脲支原体（-），衣原体（+）。②前列腺液常规：pH值6.4，卵磷脂小体（++），白细胞2~6/HP。中医诊断：淋证（瘀浊阻滞，湿毒未清）。西医诊断：非淋病性尿道炎。治法：活血通络止痛，解毒祛湿排浊。方药：少腹逐瘀汤加减，当归10 g，浙贝母10 g，苦参10 g，乌药10 g，黄柏10 g，丹参15 g，赤芍、白芍各10 g，鸡内金10 g，熟大黄6 g，炙甘草6 g，三七粉（冲）3 g，服上方14剂。二诊患者尿道刺痛、小腹胀痛、睾丸有下坠感、阴囊潮湿等症状明显减轻，尿等待、排尿不畅、尿有余沥、大便时尿道有稀薄黏液排出症状缓解，但有时反复，症情轻微。舌质淡、苔薄白，脉弦。药证相符，治同前法，前后加减出入，调治2个月余，终获痊愈。

二、生殖器疱疹治疗经验

王琦教授认为，本病病机是风湿毒内蕴阴部，风遏湿阻于黏膜，出现集簇性小水疱。湿性黏滞，故易反复；痒为风之征，毒为热之甚，故水疱易糜烂、烧灼疼痛。临床治疗以清热解毒燥湿、祛风止痒为法，方用二妙散加味。二妙散由苍术、黄柏组成，苍术祛风燥湿，黄柏清热解毒燥湿，二者相合，治疗风湿热毒下注之证颇为适宜。

病例　毛某，男，33岁。患者阴茎龟头满布小水疱，刺痒半个月，反复发作。肌内注射头孢曲松钠无效。检查：阴茎龟头满布小水疱及黏液。治以二妙散清热解毒，祛风燥湿，加蒲公英、白花蛇舌草、虎杖、金银花、生甘草以增强清热解毒之力，枳壳、生石膏、蛇床子祛风、清热、止痒。枳壳，《证类本草》曰“主风痒麻痹”；生石膏，《医学衷中参西录》言其“凉而能散，有透表解肌之力”；蛇床子，《本经》谓之“主男子阴痿湿痒”。王教授常三药合用抗变态反应以止痒。服药7剂，龟头小水疱消失，遗留皮屑。为防复发，原方加防风再进7剂。2个月后诸症已愈。

参考文献

[1] 宾彬，郑泽棠．中西医结合男科学［M］．广东高等教育出版社．2012.
[2] 黄炳山．中医治疗艾滋病［M］．哈尔滨：黑龙江科学技术出版社．1990.
[3] 吕维柏．艾滋病人的希望［M］．北京：中国中医药出版社．2000.
[4] 王宝玺．性病防治培训手册［M］．北京：人民卫生出版社．2011.
[5] 徐福松．实用中医男科学［M］．北京：中国中医药出版社．2009.
[6] 张学军．皮肤性病学［M］．北京：人民卫生出版社．2013.

[7] 赵辨．中国临床皮肤病学［M］．南京：江苏省科学技术出版社．2009.

[8] 中华医学会男科分会．中国男科疾病诊断治疗指南与专家共识［M］．北京：人民卫生出版社．2017.

[9] Chndramohan D，Greenwood BM. Is there animteracion between human immune deficiency virus and plas modium falciparum ? Int J Epidemiol，1998，27：296-301.

[10] LuoS D，et al. IXInternatConf. on［J］. AIDS，1993，40-A25-0556.

[11] Ono K，et al. VInternatConf. on［J］. AIDS，1989，245.

[12] Rabinowitan. 美国针灸杂志，1987，15（1）：35.

[13] 白翎．梅毒血清抵抗患者经中医辨证治疗的临床效果观察［J］．中国继续医学教育，2017，9（19）：171-173.

[14] 曹艺．辨证论治 56 例淋病的报告［J］．中医杂志，1990（8）：41.

[15] 曹艺．再谈淋病的辨证论治——附 384 例临床总结［J］．新中医，1993（3）：42.

[16] 陈达灿，陆原，池凤好，等．尿路清合剂治疗 Uu 感染的非淋菌性尿道炎的临床研究［J］．上海中医药大学学报，2002，16（1）：24-25.

[17] 陈桂升，管志强，张翠侠，等．46 例龙胆泻肝汤加味联合艾拉光动力治疗外阴部尖锐湿疣临床疗效观察［J］．中国艾滋病性病，2018，24（5）：520-521.

[18] 陈梅．中西药联合治疗艾滋病的临床观察［J］．临床合理用药杂志，2018，11（16）：72-73，75.

[19] 董天祥，刘景桢，刘淮．美国疾病控制中心最新性传播疾病诊断标准与治疗方法介绍［J］．皮肤病与性病．2003（2）：14.

[20] 方润平．加味益气祛湿汤对复发性生殖器疱疹患者机体免疫状态的相关性影响研究［J］．江西中医药大学学报，2018，30（3）：34-36.

[21] 高明明．汪机治疗梅毒的成就［J］．上海中医药杂志，1991（2）：22.

[22] 宫少波，杜锡贤．托里消毒散加减合微波治疗尖锐湿疣临床研究［J］．山东中医药大学学报，2007，31（2）：124-125.

[23] 关崇芬．中研 I 号方治疗猴艾滋病模型的实验研究［J］．中国中医药信息杂志，1995，2（5）：42.

[24] 韩晶，金慧心，蒋志坚，等．黑龙江省梅毒防治现状及对策探讨［J］．中国公共卫生，2011，27（3）：312-313.

[25] 何清湖，郑毅春，李国菁，等．非淋清汤治疗男性解脲支原体尿道炎 40 例［J］．湖南中医学院学报，2001，24（4）：48-49.

[26] 黄炳山．针灸治疗 AIDS 和 ARC 及 HIV 阳性患者 162 例临床观察［J］．中医药信息，1990，1（7）：39-44.

[27] 黄新平，聂俊军．疣净液与参芪扶正汤联合应用治疗尖锐湿疣 60 例［J］．江西中医药，2009，40（10）：54.

[28] 候亚林，杜立行，欧柏生，等．参芪止疱颗粒抗 HSV-2 的体外实验研究［J］．陕西中医，2018，39（1）：10-13.

[29] 纪家贵．解毒消疣汤治疗传染性软疣 36 例［J］．河南中医，2001，21（4）：44.

[30] 蒋心悦．浅谈艾滋病的病因病机［J］．中国医药学报，2001，16（6）：41.

[31] 孔岩．复方鸭胆子液治疗传染性软疣疗效观察实用临床医学［J］．2004（3）：65-66.

[32] 李存富．中西医结合治疗淋病 28 例临床观察［J］．实用中西医结合杂志，1993（1）：10.

[33] 李代全．中西医结合治疗淋病 1041 例［J］．云南中医杂志，1993（3）：18.

[34] 李国勤．艾滋病中医辨治体会［J］．江苏中医学院学报，1994（2）：5.
[35] 李平．中研2号抗SIVmac感染机理的初步研究［J］．北京中医药大学学报，2000（1）：25.
[36] 李四福．加减八正散治疗淋病48例［J］．辽宁中医杂志，1993（2）：37.
[37] 李英富．抗HIV中药的研究［J］．中国药学杂志．1994，29（12）：707.
[38] 李云峰，刘青云，王晶晶，等．自拟除疣酊外涂治疗传染性软疣的临床观察［J］．内蒙古中医药，2017，36（19）：107.
[39] 林巩．三妙汤加味外洗治疗尖锐湿疣64例观察［J］．实用中医药杂志，2006，22（8）：495.
[40] 刘畅，张莹莹，王宇，等．疣必治治疗尖锐湿疣的疗效观察及对患者血清IL-2的影响［J］．中国中医药科技，2016，23（2）：208-209.
[41] 刘冬，邵晋凯，吕永安，等．热淋清冲剂联合克拉霉素治疗阿奇霉素耐药型支原体尿道炎疗效观察［J］．临床泌尿外科杂志，2011，26（8）：626-627.
[42] 刘国．健脾益肾为主治疗晚期艾滋病38例［J］．JTCM，2000，41（3）．
[43] 刘昌．热淋清联合阿奇霉素治疗非淋菌性尿道炎的临床研究［J］．现代医学与健康研究电子杂志，2018，2（8）：70.
[44] 马宽玉，朱国平，李治牢．早期梅毒30例临床报道［J］．陕西中医学院学报，1991（2）：23
[45] 蒲和平．自拟消疣方治疗传染性软疣（鼠乳）166例［J］．中国现代药物应用，2009，3（7）：125-126.
[46] 彭诗宇，何云长．牛蒡解肌汤加减治疗传染性软疣58例临床观察［J］．中国民族民间医药，2016，25（24）：105-106.
[47] 覃国祥，张敏，成改霞，等．固本除湿汤联合阿昔洛韦治疗复发性生殖器疱疹疗效及对外周血细胞因子的影响［J］．现代中西医结合杂志，2018，27（18）：1989-1991.
[48] 盛子章．中医治疗梅毒秘方："清血搜毒丸和三仙丹"［J］．中医杂志，1958（10）：697
[49] 舒友廉，娄卫海，孙桂莲．冲泡野菊花治疗传染性软疣91例分析［J］．实用中医内科杂志，2003，17（4）：320.
[50] 苏诚炼．中医药试治艾滋病30例临床报告［J］．中医杂志，1990（3）：27.
[51] 苏姣，王方，闫迪，等．艾滋病无症状期中医热毒蕴结证蛋白组学标志物的验证研究［J］．湖北中医杂志，2018，40（04）：6-9.
[52] 眭道顺，何敏．中药煎剂内服外洗治疗复发性尖锐湿疣的临床研究［J］．广州中医药大学学报，2009，26（2）：131-132.
[53] 孙莹，张洪生，刘盟传．染性软疣的诊治分析［J］．世界最新医学信息文摘，2014，14（15）：94.
[54] 覃永健．清心益气饮治疗非淋菌性尿道炎疗效观察［J］．辽宁中医杂志，2003，30（2）：2-11.
[55] 田献忠．革薢分清饮加减联合四环素族抗生素治疗非淋菌性尿道炎40例［J］．中国中西医结合杂志，2002，22（12）：945.
[56] 王健．艾滋病的中医辨证论治初探［J］．贵阳中医学院学报，1995（4）：1.
[57] 王健．艾滋病人口腔念珠菌病的辨治体会［J］．北京中医，1996（1）：19.
[58] 王健，于智敏，张永祥，等．中研2号治疗艾滋病病毒感染及艾滋病患者29例临床观察［J］．中医杂志，2001，42（7）：418.
[59] 王树．在澳大利亚用中医药治疗艾滋病的体会与研讨［J］．天津中医，2000，（1）：1.
[60] 王新华．祖国医学对梅毒的认识［J］．新中医．1956（9）：42.
[61] 王兴龙．中西医结合治疗淋病62例对照观察［J］．中医杂志，1992（9）：48.

[62] 王英，倪大新 . 2004—2007 年中国法定报告性传播疾病流行病学特征分析 [J] . 疾病监测，2008，23（8）：481-483.
[63] 王章善 . 消灼汤治疗非淋病性尿道炎疗效观察 [J] . 浙江中医药大学学报 2009，33（4）：513-514.
[64] 韦东以 . 八正散加减配合克拉霉素治疗非淋病性尿道炎 [J] . 四川中医，2002，20（4）：37-38.
[65] 魏杨震 . 针灸治疗 7 例神经梅毒的报道 [J] . 中医杂志 . 1959（7）：31.
[66] 魏叶叶，马建萍 . 太芪培元颗粒治疗 HIV 感染者临床疗效观察 [J] . 中国医药导刊，2017，19（12）：1378-1381.
[67] 吴伯平 . 中医对艾滋病的认识 [J] . 中西医结合杂志，1991（3）：37.
[68] 吴春潮 . 清热解毒利湿中药抗淋球菌作用的实验研究 [J] . 浙江中医杂志，1993（1）：36
[69] 吴琼 . 中药配合微波治疗尖锐湿疣 37 例 [J] . 实用中医药杂志，2015，31（8）：726.
[70] 吴喜光 . 8 种中药影响淋病奈瑟菌黏附的体外研究 [J] . 中国皮肤科杂志，1992（6）：372
[71] 徐前田，马建民，李玉兰，等 . 安体维康抗艾滋病病毒实验研究 [J]，中国性病艾滋病防治，1999，5（增刊）：70.
[72] 徐淑玲，王慧，关崇芬，等 . 中研 2 号对猴感染 SIVmac251T 细胞亚群及 P2-微球蛋白的变化的实验研究 [J] . 中国中医基础医学杂志，2000，（1）：33.
[73] 徐志明，李铭，和丽生，等 . 对艾滋病的探讨 [J] . 云南中医学院学报，2000，23（4）：12.
[74] 徐华香，刁长青，王莉丽 . CO_2 激光联合中药治疗尖锐湿疣与 T 淋巴细胞的相关性研究 [J] . 中国艾滋病性病，2018，24（5）：491-494.
[75] 薛伯寿 . 从中医理论谈对艾滋病的认识 [J] . 中医杂志，1991（1）：20.
[76] 杨文雄，康来仪，潘孝彰，等 . XQ-9302 中药制剂对艾滋病疗效的初步研究 [J] . 上海中医药杂志，1999（1）：4.
[77] 杨玉峰 . 茵陈祛疣汤治疗尖锐湿疣 35 例 [J] . 吉林中医药，2000，20（4）：31.
[78] 尤春霞，何贵翔 . 中医药治疗尖锐湿疣的国内研究近况 [J] . 实用医药杂志 2006，24（1）：95-97.
[79] 尤松鑫 . 艾滋病中医证治概述 [J] . 江苏中医，1999，20（3）：3
[80] 于智敏 . 中医药治疗艾滋病相关综合征初探 [J] . 中级医刊，2001，36（2）：46.
[81] 余娟 . 中医药治疗艾滋病的临床观察 [J] . 中西医结合杂志，1988（2）：71.
[82] 袁艳丽，焦来文，俞晨 . 蒲地蓝消炎液联合外用碘伏对假丝酵母菌性包皮龟头炎患者局部炎症的影响 [J] . 陕西中医，2018，39（1）：104-106.
[83] 张兵，邹萍，徐艳红，等 . 中药治疗尖锐湿疣 40 例临床观察 [J] . 辽宁中医 2003. 30（7）：542-543.
[84] 张华 . 龙胆泻肝汤治疗淋病 76 例小结 [J] . 湖南中医杂志，1991（1）：11.
[85] 张素 . 中药对艾滋病病毒的抑制作用 [J] . 中医药信息，1994，12（4）：30.
[86] 张妍玲，张涛源，陈集双 . 双黄连粉针剂治疗艾滋病的临床观察 [J] . 山西医学科大学学报，1999，30（2）：177.
[87] 张志学 . 小柴胡汤提取剂对 HIV 感染细胞吞噬作用 [J] . 国外医学・中医中药分册，1995，17（1）：23.
[88] 张志英 . 萆薢分清饮加味治疗淋病 62 例 [J] . 吉林中医药 . 1990（2）：16.
[89] 张志英 . 中西医结合治疗急性淋病 196 例临床观察 [J] . 中西医结合杂志，1990（7）：442
[90] 赵传强 . 酢浆克淋汤治疗淋病 200 例 [J] . 新中医，1993（3）：41.

[91] 赵东滨，陈进生．自拟祛疣汤治疗复发性尖锐湿疣 42 例［J］．广西中医药，2001，24（3）：25.
[92] 赵树珍．艾滋病中医证治探讨［J］．浙江中医杂志，1989（10）：435.
[93] 赵晓梅．311 例艾滋病并发皮肤黏膜感染分析及中药治疗［J］．中国医药学报，1996（2）：55.
[94] 赵晓梅．38 例 HIV 感染妇女并发月经病的临床报告［J］．中国中医药信息杂志，1998（5）：32.
[95] 赵宇．中西医结合治疗男性解脲支原体尿道炎 80 例疗效观察［J］．中医临床研究，2015，7（13）：116-117.
[96] 赵志广．地黄饮子加减对梅毒的治疗［J］．湖北中医杂志，1981（2）：22.
[97] 赵立红．山东地区淋病奈瑟菌临床菌株常用抗生素的耐药性分析［J］．泰山医学院学报，2017，38（1）：30-31.
[98] 赵静媛，袁红，方翠艳，等．软下疳疾病的临床治疗分析［J］．世界最新医学信息文摘，2014，14（7）：81，90.
[99] 周邦靖．148 种中药对淋病球菌作用的实验观察［J］．浙江中医杂志，1992（8）：370.
[100] 周亦农，骆伟雄，李前宁．尿炎康颗粒剂治疗非淋菌性尿道炎疗效观察［J］．中医药学刊，2005，23（5）：93-931.
[101] 朱炳德．中药复方-抗 AIDS Ⅰ号的免疫调控作用［J］．中国实验临床与免疫杂志，1993（4）：40.
[102] 黎明．复方三黄散治疗艾滋病和艾滋病相关综合征 41 例报告［G］//第一届全国中西医结合防治艾滋病学术研讨会论文汇编，2003：68.
[103] 张可．金黄胶囊治疗 HIV/AIDS10 例分析［G］//第一届全国中西医结合防治艾滋病学术研讨会论文汇编，2003.
[104] 张可，王健．对我国中西医结合治疗艾滋病的建议［G］//第一届全国中西医结合防治艾滋病学术研讨会论文汇编，2003.
[105] 吕维柏．金龙胶囊治疗艾滋病毒感染者 20 例初步报告［G］//第一届全国中西医结合防治艾滋病学术研讨会论文汇编，2003：47.
[106] 李泽琳．国际传统医药大会论文集，1991：167.

药物气功篇

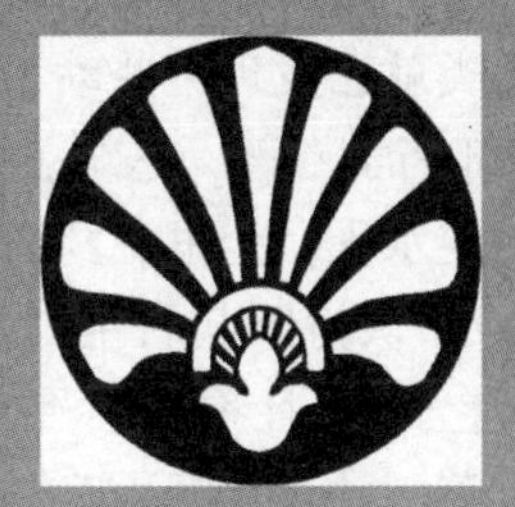

第三十一章 男科药论

第一节 男科药物的形成与发展

我国古代文献曾记载某些物质可以提高生育能力，有助于人类繁衍；而某些物质则会降低生育能力。如《山海经》中记载了一些动植物食之对不育症有治疗作用，或食之有节育作用，书中有谓："青中之山……其中有鸟焉，名曰鴢，其状如凫，青身而朱目赤尾，食之宜子"，"圆叶而白附，赤华而黑理，其实如枳，食之宜子孙"，"嶓众之山……有草焉，其叶如蕙，其本如桔梗，黑华而不实，名曰菁蓉，食之使人无子"，书中还谓鹿蜀"其状如马而白首……佩之宜子孙"等。所述究系何物，现虽难以考证，但从中可以看到在当时人类就已发现某些动、植物可以影响人类的生育能力。

《神农本草经》是我国现存最早的一部药学专著，总结了西汉以前治病用药的经验，同时也反映了当时人类男科用药的认识已发展到了一定水平。全书载药365味，与男科相关者有百余种左右，明确提出能治男科疾病的药物则有数十种，如认为阳起石主"无子，阴痿不起"，淫羊藿"主阴痿阳绝，茎中痛"，桑螵蛸"主阴痿，益精，生子"，牡狗阴茎治"阴痿不起"，肉苁蓉"强阴，益精气，多子"，螺壳治"阴浊""阴肿痛"，白石英"主阴痿不足"，核桃仁治"无子"，藁本"主阴中寒"，杜仲除"阴下湿痒"，蛇床子疗"男子阴痿湿痒"等。从主治病症来看，能治疗阳痿的有近20种，如白石英、巴戟天、桑螵蛸、石斛、肉苁蓉、五味子、蛇床子、阳起石、淫羊藿、白马茎、牡狗阴茎、羚羊角、樗鸡、虎掌、陆英、腐婢、泽漆、覆盆子、葛根；能益精、助生育的有钟乳石、覆盆子、云母、五味子、杜仲、女贞子、桑螵蛸、肉苁蓉、连翘根、樗鸡、蜚蠊、白胶、菟丝子等10余种。治疗男性外阴疾病的药物也有很多，如独活之治疝痛、重楼之治痈疮阴蚀、蛤蟆之治痈肿阴疮、海螵蛸治阴蚀肿痛等。总之，该书所载男科治疗药物不仅有动物药、植物药，还有矿物药；药物功用不仅能提高生育能力，而且还能改善性功能和治疗男性前阴肿、痛、痒等多种疾病，从而为后世男科用药的发展打下了基础。

马王堆汉墓出土的医书《养生方》是古代房中养生专著，所载性药方剂46首中涉及的药物共约70种，其中以植物药为最多，其次为动物药，再次为食物类和矿物类，这些方药用以治疗阳痿、男性外生殖器疾病和提高性功能。其中用以治疗阳痿的就有24种，如天冬、芦苇、高粱、乌喙、黄米、稻米、醋、酒、麦、薤、苇、酱、鸡蛋、菟丝子、雀卵、梓实、蜂毒、赤蛾、斑蝥、楮、椅桐等。

历代本草方书如《小品方》《备急千金要方》《开宝本草》《外台秘要》《肘后备急方》《极要方》《本草通玄》《名医别录》《大明本草》《本草拾遗》《本草图解》《本草图经拾遗》《本草衍义》《本草备要》《食疗本草》《本草从新》《本草纲目》《滇南本草》《蜀本草》等都记载了一些男科用药。在这些本草方书中，尤以《本草纲目》收载男科用药最多，认识更趋完善。据有的学者统计，该书除火部以外的其余15部之中均有大量的男科用药，仅改善与纠正性功能障碍的药物就达193种，并载附方78首，其中不仅有前人的经验，也有作者本人的认识。用药范围已扩大到滋肾、养心、泻火、利湿、涩精等多个方面。在辨证用药的基础上，主张选平和药物，并重视食物在治疗性疾患中的作用，如小麦、山药、核桃、虾、狗肉、淡菜、乌骨鸡等被广泛应用。此外，李氏还创制了一系列食用方便且有性治疗作用的药酒与药粥，如鹿茸酒、枸杞酒、芡实粥、山药粥等。

历代本草方书虽记载了大量具有治疗男科疾病功效的药物，但临床很少用单味药物治病，而是根据不同的组方规律将某些药物配伍成复方应用。有学者对《备急千金要方》《辨证录》《景岳全书》等30余部古籍所载男科方256首进行统计，以期探讨古代男科方组方用药规律。结果显示：在256首男科方中使用率最高的中药是肉苁蓉（44.6%）、菟丝子（39.3%）、熟地黄（37.5%）、远志（35.7%），其次是五味子、山药、牛膝、肉桂、山茱萸、茯苓等。以上诸药的使用次数均在80次以上，且大多性温、沉降，归肾经。在使用的231味药物中，植物药最多（79%），矿物药次之（12%），动物药最少（9%）。在256方中，最大方用药为32味，最小方用药为2味，平均每方用药6.2味。古代男科组方用药规律有三：①以植物类药为主，适当佐以血肉有情之动物药；②补肾之品多选甘、温、润者，善用补肾填精药，慎用辛温燥烈之味；③多数方药以蜜为丸，黄酒送服。

随着现代中医男科研究的深入，对男科用药的认识发展到了一个新的水平。一是男科用药有了新的发展，如用蜈蚣治疗阳痿，路路通、石菖蒲、远志、桔梗、麻黄等治疗不射精，琥珀、穿山甲治疗前列腺炎、前列腺肥大，白芥子、僵蚕治疗阴茎痰核，麦冬、玄参治疗精液不液化，白芍、细辛治疗睾丸疼痛，夏枯草、川贝母治疗前列腺肥大、阴茎痰核、男子乳疬等；二是随着男科临床不断从情志、湿热、痰浊、血瘀、精瘀、热毒等方面探讨男性疾患的病因病理，男科用药范围不断扩大，从最初单纯的以温热壮阳药为主，发展到疏肝解郁、清热利湿、祛痰化浊、活血化瘀、滋补肝肾、开窍通精、清热解毒等多个方面；三是纠正古代对某些男科用药的认识，如羚羊角之治阳痿等；四是对某些治疗性功能障碍与不育的药物进行了药理研究，如蛇床子具有性激素样作用，淫羊藿具有雄性激素样作用，人参能兴奋垂体性腺激素作用，蛤蚧具有双向性激素样作用等。有学者根据近年来的研究将治疗性功能障碍常用中药发挥疗效的机制总结概括为五方面：①提高机体的免疫功能；②改善内分泌调节功能；③改善骨髓造血功能；④改善机体的物质代谢；⑤增强抗应激能力，调整阴阳平衡。

第二节　男科常用中药

疾病的治疗，原则上都是因证立法、因法组方、依法遣药，有是证用是药。但在临床中发现，同一证型的同一疾病选用相同或相似功效的不同药物治疗，其疗效往往不一样，有的疗效较好，有的疗效较差。这就说明某些药对某种疾病有特殊的疗效，如能掌握这种规律，做到有是病用是药，将辨病与辨证治疗结合起来灵活运用，往往能提高临床疗效。本节即根据这一规律将某些对男科疾病有较好疗效的中药分为植物、动物、矿物三类，从别名、来源、性味归经、功效、男科临床运用、用法用量、注意事项以及现代药理研究等方面并结合我们的临床经验，进行扼要介绍，以期对男科临床组方遣药有所裨益。

一、植物类

（一）淫羊藿

本品又名仙灵脾，为小檗科草本植物淫羊藿或箭叶淫羊藿或心叶淫羊藿的全草，春秋两季割收，晒干，切碎。生用或酥炒用。

本品辛、甘，温，归肝、肾经。具有温补肾阳、益气强精之功。古代本草对于本品多有记载，《神农本草经》曰："主阴痿绝伤，茎中痛，利小便，益气力，强志。"《名医别录》有"丈夫久服，令人有子"之载。《本草备要》言："补命门，益精气，坚筋骨。"《日华子本草》称其："补腰膝，强心力，丈夫绝阳不起。”《本草正义》认为本品“专壮肾阳，故主阴痿”；《本草纲目》则曰：“能益精气，及手足阳明三焦命门药也，真阳不足者宜之。”临床上用于肾阳不足、精气亏虚之性欲低下、阳痿，以及因少精、精子成活率低、精子活力低下等所致的不育症。

本品用量 10~15 g/d，水煎服。也可浸酒、熬膏或入丸散。但阴虚火旺者不宜服。

现代研究其叶和茎中主要含淫羊藿苷、去氧甲基淫羊藿苷、p-去氢淫羊藿素；根下部分含黄酮化合物，去氧甲基-p-去氢淫羊藿素及淫羊藿新苷 A、淫羊藿新苷 B、淫羊藿新苷 C、淫羊藿新苷 D 和 4 种木脂素。药理实验证明，淫羊藿具有雄性激素样作用。淫羊藿对犬精液分泌有促进作用，其叶及根部作用最强，果实次之，茎部最弱；以小鼠前列腺、精囊、肛提肌增重法证实，淫羊藿提取液具有雄性激素样作用。老年慢性支气管炎患者用淫羊藿后尿中 17-酮类固醇 24 h 排泄量平均值较给药前明显升高，说明淫羊藿有性激素样作用。这种作用是由于精液分泌亢进，精囊充满后，刺激感觉神经，间接兴奋性欲而起。

（二）肉苁蓉

本品别名淡大芸，是列当科一年生寄生植物肉苁蓉的带鳞叶的干燥肉质茎。春季采挖，晒干，切纵片入药。

本品甘、咸，温，归肾、大肠经，功能补肾助阳，润肠通便。《神农本草经》言本品“主五劳七伤，补中，除茎中寒热痛，养五藏，益精气，多子”；《药性论》称其能“大补壮阳”；《日华子本草》云其“主男子绝阳不兴”；《本草汇言》又曰其“养命门，滋肾气，补精血之药也”。临床用于肾精亏虚、肾阳不足而致的阳痿、遗精、早泄、不育、阴冷、更年期综合征等。

本品用量 10~20 g/d。因本品补阳不燥，药力缓和，入药少则不效，故用量宜大。但本品助阳、滑肠，故阴虚火旺及大便泄泻者忌服。肠胃有实热之大便秘结者也不宜用。

现代药理实验证明，肉苁蓉的稀乙醇提取物加入饲养幼大鼠的饮水中，其体重较对照组增长快。肉苁蓉还可纠正“阳虚”动物 DNA 的合成率。

（三）巴戟天

本品又名巴戟，为茜草科植物巴戟天的根。春天和冬天都可采挖，除去须根，略晒，压扁晒干。防霉坏、泛油与虫蛀，用时润透或蒸过，除去木质芯，切片或盐水炒用。

本品味辛、甘，性微温，归肾经，功能补肾助阳，祛风除湿。《神农本草经》称本品“主大风邪气，阳痿不举，强筋骨，安五脏，补中，增志益气”。《名医别录》曰：“补五劳，益精，利男子。”《药性论》则言其“治男子夜梦鬼交精泄”。在临床可用于阳痿、遗精、不育等属肾阳亏虚兼夹寒湿所致者。

本品用量 10~15 g/d。本品补肾助阳，性质柔弱，不若淫羊藿之燥散，但只适用于阳虚有寒湿之证，如阴虚火旺或有湿热者均不宜服。

巴戟天中含植物甾醇、糖类及树脂等。药理实验证明巴戟天具有类肾上腺皮质激素样作用，并可调节机体免疫功能，可增强肾虚患者 T 淋巴细胞的比值，促进淋巴细胞转化，提高 T 淋巴细胞的数量及其功能，提高机体免疫功能等。

（四）锁阳

本品为锁阳科肉质寄生植物锁阳的肉质茎。春秋两季都可采收，而以春季采者为佳。除去花序，置沙土中半埋半露，连晒带烫，使之干燥，防霉，切片生用。

本品味甘，性温，归肝、肾、大肠经，功能补肾助阳，润肠通便。《本草衍义补遗》称本品“大补阴气，益精血”。《本草从新》曰：“益精兴阳，润燥养筋，治痿弱。”可用于阳痿、遗精、早泄、不育等属肾阳不足、精气亏虚所致者。

本品用量 10~15 g/d。对于阴虚阳旺、脾虚泄泻、实热便秘者忌服，阳易举而精不固者也忌之。

锁阳中含有花色苷、三萜皂苷、鞣质及多种维生素。药理实验证实其可提高雄性大鼠血浆睾酮水平。

(五) 补骨脂

本品亦名胡韭子、破故纸、黑故子，为豆科植物补骨脂的种子。秋季果实成熟时采收，晒干。生用、炒或盐水炒用。

补骨脂味苦、辛，性大温，归肾、脾经，功能补肾壮阳，固精缩尿，温脾止泻。古代本草对本品多有记载，如《药性论》言其“治男子腰疼膝冷囊湿，逐诸冷痹，止小便利，腹中冷”；《开宝本草》载其能“治五劳七伤，风虚冷，骨髓伤败，肾冷精流”；《本草纲目》载其“治肾泄，通命门，暖丹田”；而《本草备要》则曰其“壮元阳，缩小便，膝冷痛，肾虚泄泻”。临床用于阳痿、遗精、早泄、阴汗、阴冷等属脾肾阳虚所致之病症。

用量5~10 g/d。因本品伤阴助火，故阴虚火旺、大便秘结者忌服。

本品含补骨脂乙素等香豆精类物质、挥发油、黄酮类、树脂及豆甾醇等物质。现代药理研究证明，其具雌激素样作用。补骨脂种子干粉0. 359 g或0. 175 g混于饮食中，喂饲切除卵巢的雌鼠，可促使其阴道上皮角化，且此作用可逆。0. 25 g可使未成熟雌鼠阴道开放，呈现雌激素样作用。补骨脂素无此作用。以0. 359 g种子粉剂喂饲37~77 d，能伤害成年雌鼠生育能力，但改为正常饮食后1周可恢复；喂饲雄鼠46 d，则无影响。

(六) 韭菜子

本品别名韭子、韭菜仁，为百合科植物韭的种子。秋季果实成熟时采收，将果实摘下，晒干，搓出种子。生用或炒用。

本品辛、甘，温，归肝、肾经，具有补肝肾、暖腰膝、壮阳固精的功能。《名医别录》中言本品“主梦中泄精”；《滇南本草》称其能“补肝肾，暖腰膝，兴阳道，治阳痿”；《本草纲目》则曰：“治小便频数，遗尿。”用于肾阳虚衰，肝肾不足引起的阳痿、遗精、早泄、不育、睾丸疼痛、阴冷、阴汗等病症。

用量5~10 g/d，水煎服或入丸散。本品阴虚火旺者忌服。

(七) 菟丝子

本品别名菟丝实、吐丝子、黄腾子，为旋花科一年生寄生性蔓草菟丝子或大菟丝子的成熟种子。秋季种子成熟时割取地上部分，晒干，打下种子。生用或煮熟捣烂作饼用。

本品辛、甘，平，归肝、肾经，功能补阳益阴，固精缩尿。《神农本草经》载其“主续绝阳，补不足，益气力，肥健”；《药性论》称本品能“治男女虚冷，添精益髓，去腰疼膝冷”；《名医别录》则云“养肌强阴，坚筋骨，主茎中寒，精自出，溺有余沥，口苦燥渴，寒白为积”；《日华子本草》又曰其“补五劳七伤，治泄精，尿血，润心肺”。现代男科临床用于肝肾亏虚所致阳痿、滑精、不育等病症。

用量10~15 g/d。阴虚火旺、大便燥结、小便短赤者不宜服。

(八) 蛇床子

本品别名蛇米、蛇床仁、野茴香，为伞形科一年生草本植物蛇床的果实。夏秋季果实成熟时割取全株，晒干，打下果实，筛净。

本品辛、苦，温，归肾经，功能温肾壮阳，散寒祛风，燥湿杀虫。《神农本草经》称其“主男子阴痿，湿痒”；《名医别录》谓其“温中下气，令妇人脏热，男子阴强”；《日华子本草》载其能“去阴汗，湿癣”；《本草经疏》则曰：“蛇床子苦能除湿，温能散寒，辛能润肾，甘能益脾，故能除妇人男子一切虚寒湿所生病，寒湿既除，则病去身轻。性能益阳，故能已疾又有补益也。”男科临床用于阳痿、遗精、阴冷、阴汗、阴痒、睾丸冷痛、癞疝、水疝等属肾阳不足、寒湿壅滞之病症。

本品内服3~10 g/d，煎汤或入丸散。外用15~30 g/d，水煎洗或研末敷，也可研末做成栓剂。现代研究认为蛇床子有体外杀精子作用，如果要想生育者，女方应忌用蛇床子或含蛇床子的配方的煎液坐浴，外阴及阴道忌用含蛇床子的粉剂、栓剂、药膏等，以免杀伤精子引起医源性不育。另外，有阴虚火旺或下焦湿热者不宜内服蛇床子。

蛇床子含有挥发油、甲氧基欧芹酚、哥伦比亚绿草素等。现代药理研究证明，其具性激素样作用。用蛇床子乙醇提取物给小白鼠皮下注射连续32d，能延长小鼠动情期，缩短动情间期，并可使去势小鼠出现动情期，有类似性激素样作用。且其作用强于淫羊藿。据药理研究蛇床子浸膏粉有体外杀精子作用，杀精子效果随药液浓度增加而提高。每毫升精液与不同剂量的浸膏粉混合，其抑制精子活动的最低有效剂量是250~300 mg/d。

（九）胡芦巴

本品别名芦巴子。为豆科一年生草本植物胡卢巴的成熟种子，主要为人工栽培。夏秋种子成熟时采收，晒干，搓下或打下种子，除去杂质。生用、炒用或盐水炒用。

胡卢巴味苦，性温，归肝、肾经，有温肾阳、逐寒湿的功效。《嘉祐本草》中记载本品："主元脏虚冷气；得附子、硫黄，治肾虚冷，腹胁胀满，面色青黑；得怀香子，桃仁，治膀胱气，甚效。"《本草纲目》云："治冷气疝瘕，寒湿脚气，益右肾，暖丹田。"又云："葫芦巴，右肾命门药也，元阳不足，冷气潜伏，不能归元者宜之。"《本草从新》谓其"苦温纯阳，入右肾命门，暖丹田，壮元阳，治肾脏虚冷，阳气不能归元。"男科临床适用于肾阳不足而有寒湿的睾丸冷痛、阳痿、遗精、早泄、疝气等症。

本品用量3~10 g/d，煎服或入丸散。由于本品性温，故阴虚火旺或有湿热者忌服。

（十）杜仲

本品为杜仲科落叶乔木植物杜仲的树皮。一般夏秋季采收，去外表粗皮，晒干。生用或盐水炒用。

本品味甘，性温，归肝、肾经，具有补肝肾、强筋骨之功。《神农本草经》曰其能"补中，益精气，坚筋骨，强志，除阴下痒湿，小便余沥"；《日华子本草》载："治肾劳，腰脊挛。"《本草疏正》言其可"止小水梦遗"；《玉楸药解》称其"益肝肾，养筋骨"；《本草从新》则曰："充筋力，强阳道。"男科临床用于肝肾虚寒之阳痿、遗精、阴冷、阴汗、睾丸冷痛等。

本品用量10~15 g/d。炒品疗效较生品为佳。阴虚火旺者慎用。

（十一）沙苑子

本品又名沙苑蒺藜、潼蒺藜，为豆科一年生植物扁茎黄芪的成熟种子。秋末冬初种子成熟时割取或连根拔出，晒干，打下种子，除去杂质。生用或盐水炒用。

本品甘、温，归肝、肾经，功能补肾固精，养肝明目。《本草从新》称其"补肾强阴，益精明目"；又"性能固精"；《本草衍义》谓其能"补肾"；《本草纲目》言其"补肾，治腰痛泄精，虚损劳乏"；《本草汇言》则称本品"补肾固精，强阳有子，不烈不燥，兼止小便遗沥，乃和平柔顺之剂也"。临床用于阳痿、遗精、不育等症。

本品入煎剂用量10~20 g/d。因本品为温补固涩之品，阴虚火旺及小便不利者忌服。

（十二）仙茅

本品别名独茅、婆罗门参，为石蒜科多年生草本植物仙茅的根茎。春初发芽前及秋末地上部分枯萎时采挖，除去须根，晒干，防蛀。切片生用或经米泔水浸泡切片用。

本品辛，热，有毒，归肾经，功能温肾壮阳，祛寒除湿。《海药本草》载其"主风，补暖腰脚""强筋骨""益阳"；《开宝本草》谓其"主心腹冷气不能食，腰脚风冷挛痹不能行，丈夫虚劳，老人失溺。男子益阳道"；《本草纲目》则云："仙茅性热，补三焦命门之药也。惟阳弱精寒，禀赋素怯者宜之。若体壮相火炽盛者，服之反能动火。"临床用于阳痿、精冷、阴寒、阴汗、睾丸疼痛等。

本品用量3~10 g/d，煎服或浸酒服，也可入丸散。因本品性热兼燥，有伤阴之弊，阴虚火旺者忌服。

仙茅的水提液有兴奋性功能的功效。仙茅煎剂给大鼠灌胃，按10 g/kg，2次/d，5 d使大鼠垂体前叶重量、卵巢重量、子宫重量明显增加，卵巢HCG/LH受体特异结合力增加，血浆LH无变化，可见仙茅能提高对LRH的反应性，提高卵巢对LH的反应性，改善性功能。

（十三）山茱萸

本品又名山萸肉、枣皮，为山茱萸科落叶小乔木山茱萸除去果核的果肉。于每年10~11月果实成熟时采收，用文火烘焙或置沸水中略烫，及时挤除果核，晒干或烘干备用。

本品味酸，性微温，归肝、肾经，具补益肝肾、收敛固涩之功。《名医别录》言其“强阴，益精，安五脏，通九窍”；《雷公炮炙论》称其能“壮元气，秘精”；《药性论》曰其能“补肾气，兴阳道”；《日华子本草》称其“暖腰膝，助水脏”；《汤液本草》曰：“滑则气脱，涩剂之所以收之，山茱萸止小便利，秘精气，取其味酸涩以收滑也。”临床用于治肝肾亏虚所致的阳痿、遗精、早泄、阴汗不止、更年期综合征等。

本品用量5~10 g/d。煎汤服或入丸散，大剂量可用至30 g。本品温补收敛，故命门火炽、素有湿热及小便不利者不宜用。

（十四）五加皮

本品为五加科落叶小灌木细柱五加的根皮。于夏秋二季采挖根部，剥取根皮，晒干，生用。作五加皮用的五加科植物药有无梗五加、刺五加、糙叶五加等。

本品辛、苦，温，归肝、肾经，功能温补肝肾，益气除湿。《名医别录》称其“主男子阴痿，囊下湿，小便余沥，女人阴痒及腰脊痛，两脚疼痹风弱，五缓虚羸，补中益精，坚筋骨，强志意”；《本草求真》曰：“湿胜则筋脉为之缓纵，男子阴痿，囊湿……服此辛苦而温……苦则坚骨而益精，温则祛风而胜湿。”男科临床用于肝肾不足、寒湿内蕴所致之阳痿、阴冷、阴汗、睾丸冷痛、癞疝、水疝等病症。

本品煎汤5~10 g/d。阴虚火旺者不宜服本品。

近代药理学实验中，取性成熟的雄性大鼠于去势手术后第8日分组，按20 g/kg每日以刺五加灌胃1次，连续13 d。于末次给药后第2天处死大鼠。结果刺五加组精囊与前列腺增加重量与对照组比较差异显著。刺五加还有促进和调节内分泌功能。刺五加根提取物及刺五加苷均有促性腺作用。雄性幼鼠服用其根提取物和叶中所分离到的总苷或者刺五加B、刺五加B_1和刺五加E均增加了体重及精囊与前列腺重量和RNA含量。刺五加苷在去势雄性动物身上有预防精囊和前列腺萎缩的作用。刺五加叶的制剂能防止家兔进食氧化的葵花籽油所造成的性功能、精子浓度和活动能力降低。

（十五）何首乌

本品为蓼科多年生草本植物何首乌的块根。秋后茎叶枯萎时或次年未萌芽前掘取其块根，洗净，切片，晒干或微烘干，称为生何首乌；若以黑豆拌蒸，晒后变成黑色，称为制何首乌。

本品味苦、甘、涩，性微温，归肝、肾经，功能补益精血，解毒，润肠通便。《开宝本草》称其曰：“久服长筋骨，益精髓，延年不老。”《本草备要》言其能“补肝肾，涩精”；《本草从新》载其“强阳事，令人有子”；《本草纲目》则谓：“此物气温味苦涩，苦补肾，温补肝，涩能收敛精气，所从能养血益肝，固精益肾，健筋骨。”现代男科临床将其用于精血亏虚之遗精、滑精、不育以及热毒壅滞肝肾之囊痈、子痈、卵子瘟等症。

本品内服10~30 g/d，外用30~60 g/d煎水浸洗。补益精血当制用，清热解毒宜生用。但大便溏泻及痰湿较重者不宜服。

（十六）熟地黄

本品为玄参科多年生草本植物地黄的根，经加工炮制而成。通常以酒、砂仁、陈皮为辅料，经反复蒸晒，至内外色黑，油润，质地柔软黏腻。切片用。

本品味甘，性微温，归肝、肾经，功能养血滋阴，补精益髓。关于熟地黄，《珍珠囊》谓其“主补血气，滋肾水，益真阴”；《本草纲目》载能“填骨髓，长肌肉，生精血，补五脏内伤不足，通血脉，利耳目，黑须发”；《本草从新》称本品“滋肾水”，“利血脉，补益真阴”。临床用于肾阴不足之遗精、滑精、早泄、子痿、血精等病症。

本品用量10~30 g/d，最好与健脾胃药如陈皮、砂仁等同用。因熟地黄性黏腻，有碍消化，故凡气滞多痰、脘腹胀痛、食少便溏者忌服。

（十七）枸杞子

枸杞子又名枸杞，为茄科落叶灌木植物枸杞的成熟果实。以产于宁夏、河北、甘肃、青海等地者为佳。于夏季果实成熟时采摘，晾晒干燥，生用。

本品味甘，性平，归肝、肾、肺经，有滋补肝肾、益气养精等功效。《本草经集注》载其能“补益精气，强盛阴道”；《食疗本草》称其“能益人，去虚劳”；《本草经疏》则云：“专于补肾，润肺，生津，益气，为肝肾真阴不足，劳乏内热补益之要药。”《本草纲目》谓之“滋肾、滋肺、明目”。现代男科临床用其治疗肝肾阴亏、气精不足所致之阳痿、遗精、少精、精子活率降低、精子活力低下、更年期综合征等病症。有报道单用枸杞子30 g嚼服，连用3个月治疗不育症数例而愈者。

枸杞子可入丸散，但多入汤剂煎服，10~15 g/d。因本品滋阴润燥，故脾肾阳虚便溏者不宜服用。

（十八）五味子

本品为木兰科多年生落叶木质藤本植物北五味子和南五味子（华中五味子）的成熟果实。北五味子为传统使用的正品，主产于东北、内蒙古、河北、山西等地。南五味子在西南及长江流域以南地区均有出产。秋季果实成熟时采收，除去果枝，晒干。生用或经醋、蜜拌蒸晒干用。

五味子味酸，性温，归肺、肾、心经。有补肾涩精、收敛止泻的功效。《神农本草经》载能“补不足，强阴，益男子精”；《本草通玄》称之“固精，敛汗”；《本草备要》则谓其“性温，五味俱备，酸咸为多，故专收敛肺气而滋肾水，益气生津，补虚明目，强阴涩精”；另外《饮膳正要》言本品能“益气，补精”，又“强阴”。现代男科临床用于阳痿、遗精、滑精、不育、更年期综合征等。

本品用量2~6 g/d，研末服1~3 g/次。因本品酸涩收敛，凡表邪未解、内有实热、咳嗽初起均不宜用。

现代药理研究证明，五味子能兴奋中枢神经，促进新陈代谢，提高机体防御能力。用于体质虚弱的补养。同时还能加强睾丸RNA和PAS的合成，改善组织细胞的代谢功能，促进生殖细胞的生长。

（十九）石斛

本品为兰科多年生草本植物金钗石斛及同属多种植物的茎。多于夏秋季间采收，晒干，切段生用。

本品味甘，性微寒，归胃、肾经，具有滋肾阴、清虚热之功。《神农本草经》言能“补五脏虚劳羸瘦，强阴”；《药性论》谓其“主治男子腰脚软弱……补肾积精，腰痛，养肾气，益力”。男科临床用治肾阴亏虚所致的阳痿、早泄、遗精伴见胃阴不足、舌干口渴、热病伤津等证效果好。

本品用量6~15 g/d，入汤剂宜先煎。因本品能敛邪，故温热病不宜早用；又能助湿，故湿温尚未化燥者忌服。

（二十）女贞子

本品为木樨科常绿乔木女贞的成熟果实。冬季果实成熟时采收，蒸熟晒干用。

女贞子味甘、苦，性凉。归肝、肾经。用于男科有补益肝肾、清热滋阴的功效。《神农本草经》载其“味苦平，主补中，安五脏，养精神，除百病”；《本草纲目》谓能“强阴健腰膝”；《本草经疏》则云：“此药气味俱阴，正入肾除热补精之要品。”《本草备要》又曰：“益肝肾，安五脏，强腰膝，明耳目，乌须发，补风虚，除百病。”适用于肝肾阴虚所致的阳痿、遗精、早泄、血精等病症。

本品用量10~15 g/d。因本品性凉，故脾胃虚寒泄泻及阳虚者忌服。

（二十一）楮实子

本品为桑科落叶乔木植物构树的果实。秋季采集成熟果实，浸水中，洗去皮瓤，取出种子，晒干或烘干用。

本品味甘，性寒，入肝、肾、脾经，有补肝肾，强筋骨，明目，利尿之功。《日华子本草》谓本品能“壮筋骨，助阳气，补虚劳，助腰膝”。男科临床用治肝肾虚损的阳痿、早泄。

本品用量 9~15 g/d。因本品性寒，故素体脾胃虚寒者不宜用。

（二十二）金樱子

本品又名刺梨子，为蔷薇科攀缘灌木金樱子成熟的假果或除去瘦果的成熟花托（金樱子肉）。9~10 月果实成熟时采收，擦去刺，剥去核，洗净晒干。

金樱子味酸、涩，性平，归肾、膀胱、大肠经，有固精、涩精之功。《名医别录》谓其“主遗泄”；《蜀本草》载能“主治脾泄下痢，止小便利，涩精气”；《本草备要》言其“酸涩，入脾肺肾三经，固精秘气，治梦泄遗精，泻痢便数”；《本草求真》则称其：“生者酸涩，熟者甘涩，用当用其将熟之际，得微酸甘涩之妙，取其涩可止脱，甘可补中，酸可收阴，故能善理梦遗崩带遗尿。”男科用治梦遗、滑精、早泄、遗尿、尿频等症。

本品煎汤、熬膏或入丸服均可，用量 6~18 g/d。因本品功专收敛，故有实火、实邪者不宜用。

（二十三）益智仁

本品为姜科多年生草本植物益智的成熟果实。夏秋果实由绿转红时采收，晒干。砂炒后去壳取仁，盐水微炒用。

本品味辛，性温，归脾、肾经，于男科有暖精、固精、缩尿的功效。据《本草拾遗》记载，益智仁能“治遗精病漏，小便余沥”；《本草备要》称其能“涩精固气”，又治“泄精”；《本草纲目》则云其能治“心气不足，梦泄兼浊”。可用于治疗肾气虚寒之遗精、早泄、遗尿、尿有余沥、夜尿增多等症。

本品用量 3~6 g/d。因本品燥热，能伤阴助火，故阴虚火旺或因热而患遗精、尿频等证均忌服。

现代药理研究证实，以益智仁为主药的清宫寿桃丸具有抗衰老作用，其对疲倦、畏寒肢冷、性欲减退、夜尿增多等衰老症状的改善显著优于维生素 E。

（二十四）覆盆子

本品为蔷薇科落叶灌木掌叶覆盆子的未成熟果实。于每年 6~8 月果实尚青时采摘，入沸水中略浸过，晒干。

覆盆子味甘、酸，性微温，归肝、肾经，具有益肾，固精，缩尿的功能。《药性论》载：“男子肾精虚竭阴痿，能令坚长。”《本草衍义》谓能“益肾脏，缩小便”；《本草图经》称之“强肾无燥热之偏，固精无凝涩之害”；《本草备要》则云：“益肾脏而固精，补肝虚而明目，起阳痿，缩小便。”现代男科以治肾虚阳痿及肾虚不固之遗精、滑精、遗尿、尿频等症。常与枸杞子、五味子、沙苑子、芡实等为伍。

本品用量 3~10 g/d。肾虚有火、小便短涩者不宜服。

（二十五）芡实

本品别名鸡头实，为睡莲科一年生水生草本植物芡的成熟种仁。8~9 月采收。烂去其外之刺皮，压碎硬壳，取仁晒干；或再去掉红棕色内种皮后晒干。用时捣碎。

芡实味甘、涩，性平，归脾、肾经，功能益肾固精，补脾去湿。《神农本草经》载能“补中，除暴疾，益精气，强志，令耳目聪明”；《本草纲目》言其“止渴益肾，治小便不禁、遗精”。男科临床用治肾虚遗精、滑精、早泄、小便不禁等症。

本品煎汤或入丸散服均可，用量 10~15 g/d。但外感前后、痢疾痞痔、气郁痞胀、溺赤便秘、食不运化者皆忌之。

（二十六）人参

本品为五加科多年生草本植物人参的根。野生者称为野山参，人工栽培者名园参，主产东北各省，以吉林抚松县产量最大，质量最好。根据炮制方法不同，又有生晒参、红参、白参等品种。

人参甘、苦，温，入脾、肺经，功能大补元气，补脾益肺，生津止渴，安神增智。关于人参，古代本草记载非常详尽，对于男性病的治疗，《神农本草经》曰："房后困倦：人参七钱，陈皮一钱，水一盏半，煎八分，食前温服，日再服，千金不传。赵永庵方。"《药性论》载能"治五劳七伤，虚损瘦弱，补五脏六腑，保中守神"；《本草汇言》谓"人参，补气生血，助精养神之药也"；《本草蒙筌》认为其"通畅血脉、泄阴火，滋补元阳"。男科临床用于治疗脾肺心气虚弱，性欲减退，房后疲惫，并且对麻痹型、早泄型阳痿有显著疗效。另对于老年性继发性阳痿和性交次数减少、勃起困难、射精不足或丧失性欲者也均有一定疗效。还可用于精子活率低、活动力差所致的不育症。

本品用量1~10 g/次。宜文火另煎，将参汁兑入其他药物内服。若有实证、实热证及湿热壅滞等证，不宜服人参。服人参的同时，不宜再用藜芦、皂角、莱菔子等药。

现代药理研究证明，人参可促进和加强雄性大鼠的交配行为，使去势大鼠出现交尾现象；使雄性鳑鲏在冬季出现交尾；使家兔睾丸中精子数增多，且活动力加强，体外生存期延长。人参组分GN4可使体外培养的大鼠睾丸组织的DNA和蛋白质的合成增加，此效应在预先用蛋白质合成抑制剂环已酰亚胺后消失。据此推测人参系作用于睾丸DNA和蛋白质合成有关的酶蛋白的生物合成。另有资料认为人参能调节内分泌系统，尤其是性腺的功能，人参喹酮能兴奋垂体，使之分泌促性腺激素，加速大鼠性成熟过程或使性已成熟的大鼠动情期延长。

（二十七）远志

本品别名远志肉、关远志，为远志科植物远志的干燥根。于春季出苗前或秋季地上部分枯萎后挖取根部，除去残基及泥土，阴干或晒干。生用或炙用。

远志苦、辛，温，入心、脾、肾经，功能宁心安神益智，祛痰开窍。《名医别录》言其能"利丈夫，定心气，止惊悸，益精"；甄权则认为本品可"治健忘，安魂魄，令人不迷，坚壮阳道"；又《本草正义》称其能"壮阳益精，强志助力"；《本草求真》谓其"强志益精，凡梦遗善忘，喉痹失音，小便赤涩，因于肾水衰弱而至者，宜用是药以补"。男科临床用治阳痿、遗精、早泄等属心气不足者。此外，用之配伍桔梗、石菖蒲、路路通等治疗不射精、射精迟缓等有显著疗效。

本品用量3~10 g/d。因远志性温助火，味苦辛败胃，凡心肾有火、阴虚阳亢和胃病患者忌用。

（二十八）肉桂

本品为樟科植物肉桂的干皮及粗枝皮。于大暑节前将树皮割裂，立秋后剥离，阴干，加工成不同的规格。

本品辛、甘，热，入肾、脾、心、肝、膀胱经，具有温补心肾脾肺，温经通脉散寒的功能。《日华子本草》称其"治一切风气，补五劳七伤，通九窍，利关节，益精，明目，暖腰膝"；《本草从新》则谓其"气厚纯阳，入肝肾血火。补命门相火之不足"。在男科临床上常用治脾肾阳虚的阳痿、早泄、滑精以及寒滞厥少二经之睾丸疼痛、阴冷、阴汗等。

本品入汤剂煎服，2~5 g/d；研末冲服，1~2 g/次，或入丸散。入汤剂时，因含挥发油，应后下且不宜久煎。本品性大热，阴虚火旺者忌服。一般不与赤石脂为伍，以免降低疗效。

现代药理研究认为肉桂治疗男性病的机制在于调节性激素水平，兴奋垂体-肾上腺皮质系统。

（二十九）续断

本品又名川断、接骨草，为川续断科多年生草本植物续断或川续断的根。于7~8月采根，去芦茎、细须，切片，晒干。生用、酒炒或盐水炒用。

本品苦、辛，微温，入肝、肾经，功能补益肝肾，续筋骨，调血脉。《日华子本草》有："助气补五劳七伤……止泄精尿血"的记载。《本草正义》言其能"缩小便，止遗精"；《药品化义》载其

"可疗精滑梦遗，腰酸背痛"；《本草正义》又称其"通痹起痿，尤有特长"。现代男科临床治疗伴有腰酸背痛、足膝无力的阳痿、遗精效果较好，也可用于慢性前列腺炎。另外，本品生用尚有清热解毒之功，用以治疗子痈、囊痈、急性前列腺炎、阴囊湿疹、卵子瘟等热毒壅滞之病症，可以入汤煎服，也可煎汤外洗或坐浴。

用量10~20 g/d。水煎或入丸散或煎汤外用。

（三十）天冬

本品又名天门冬、门冬，是百合科多年生攀缘草本植物天门冬的块根，以贵州产者为佳。在秋冬两季采挖，洗净，除去茎基和须根，置沸水中煮或蒸至透心，趁热除去外皮，洗净干燥。

本品甘、苦，大寒，入肺、肾经，可滋阴润燥，清肺降火。古代本草对此药的记载，《名医别录》有"利小便，冷而能补"之说；《大明本草》谓能"补五劳七伤"；《药性本草》载能"通肾气"；《备急千金要方》云其"治虚劳绝伤……阳痿、耳聋、目暗"；《本草蒙筌》则称其"滋肾助元"。临床用治肺肾阴虚的阳痿、遗精。

本品用量6~20 g/d，煎汤、熬膏或入丸散均可。但其性寒滋腻，不宜久服。虚寒泄泻和外感风寒感冒者忌服。

（三十一）山药

本品亦名薯蓣，为薯蓣科多年生蔓生草本植物薯蓣的块根。以产于河南新乡地区者为佳，习称怀山药。可炮制加工成毛山药或光山药。生用或炒用。

山药味甘，性平，归脾、肺、肾经，具有平补脾肺肾三阴之功，固精益气之功。对于本品，《大明本草》言其能"强筋骨，主泄精健忘"；《神农本草经》谓其"主伤中，补虚羸"；《本草纲目》认为本品可"益肾气"；《医学衷中参西录》云："山药，色白入肺，味甘归脾，液浓益肾，能滋润血脉，固摄气化，强志育神。"《本草正义》称其"滋肾固精，治诸虚百损，疗五劳七伤"；《药品化义》记载："山药……故乃知六味丸中用之治肾虚腰痛，滑精梦遗，虚怯阳痿。"而《本草经读》则又称："山药，能补肾填精，精足则阴强，目明，耳聪。"现代男科临床用于治疗肺肾阴虚所致的阳痿、早泄、遗精、不育，也可用治前列腺炎、精囊炎等。

本品用量30~60 g/d，煎服；若研末吞服，每次6~10 g。有湿热实邪者不宜用，且使用本品时勿与甘遂同用。

（三十二）白果

本品别名银杏、公孙果，为银杏科落叶乔木银杏的成熟种子。秋季种子成熟时采收，除去肉质的外种皮，洗净晒干。用时去壳捣碎，生用或蒸（煮）熟以后用。

白果味甘、苦，性平，有小毒，归肺经；具有滋阴补肾固肺之功。《本草从新》谓能"补气养心，益肾滋阴"。因本品长于收敛除湿，临床多用于遗精、早泄、慢性前列腺炎等。

本品内服煎汤6~10 g，也可捣汁或入丸散。本品大量生食易引起中毒，宜多加注意；咳嗽痰稠不利者慎用。

（三十三）砂仁

本品又名缩砂仁、春砂仁，为姜科多年生草本植物阳春砂或缩砂的干燥果实。夏秋果实成熟时采收，晒干或低温干燥。

本品辛，温，归脾、胃经，功能温暖脾胃，下气止痛，补命门火。《本草纲目》谓其能"补肺醒脾，养胃益肾，理元气，通滞气，散寒饮胀痞，噎膈呕吐"；《饮膳正要》称其"主虚劳，冷泄，宿食不消，下气"；《医林纂要》则曰其"润肾，补肝，补命门，和脾胃，开郁结"。临床可用于治疗因脾胃虚寒、健运失常所致之阳痿、遗精以及寒滞厥阴之阴冷、睾丸冷痛等症。

本品用量5~6 g/d，煎汤服不宜久煎，也可入丸散服。

(三十四) 丹参

本品亦名赤参、紫丹参，为唇形科多年生草本植物丹参的干燥根及根茎。可于春秋二季采挖，除去茎叶，洗净泥土，润透后切片，晒干。生用或酒炒用。

丹参味苦，性微寒，归心、心包、肝经，功能活血祛瘀，凉血消痈，养血安神。《本草纲目》言其可“治疝痛”；《名医别录》载其能“去心腹痼疾结气，腰脊强，脚痹，除风邪留热。”男科临床可用于治疗前列腺肥大、慢性前列腺炎、阴茎痰核、阴茎异常勃起、血精、痛性结节、男子乳疬、阴茎及阴囊与睾丸外伤、阳痿等属瘀血阻滞之病症。

本品煎汤服用量10~20 g/d，也可入丸散。酒炙可增强活血之功。服本品时忌盐水、忌醋，反藜芦。另外无瘀血者慎用。

(三十五) 白芥子

本品为十字花科植物白芥或黄芥的成熟种子，前者习称白芥子，后者习称黄芥子。于夏秋果实成熟时采收，取出种子晒干。生用或炒用。

本品味辛性温，归肺经，功能温肺祛痰，利气散结，通络止痛。《名医别录》言本品“主除肾邪气”；《本草纲目》谓其能“散肿止痛，治筋骨腰节诸痛”。临床用于不射精、阳痿、阴茎痰核、阴茎异常勃起、子痰、子痈、附睾郁积、男子乳疬、痛性结节、慢性前列腺炎、前列腺肥大等属痰湿阻络之男科病症，常与僵蚕、穿山甲配伍同用，以取痰瘀同治之功。

本品入汤剂、入丸散均可，用量10~15 g/d。入汤剂不宜久煎。因本品辛散，每易耗气助火，故肺虚久咳、阴虚火旺及胃火炽盛者忌用。

(三十六) 牛膝

本品为苋科多年生草本植物牛膝、头花杯苋（麻牛膝）及川牛膝的根。前者习称怀牛膝，后两种习称川牛膝。冬季苗枯时挖根，干燥或经硫黄熏后保存。切片生用或酒炒用。

牛膝味苦、酸，性干，归肝、肾经，具有补益肝肾、活血祛瘀、利尿通淋之功。《名医别录》载能“疗伤中少气，男肾阴消……益精，利阴气，止发白”；《医学衷中参西录》言其“善治肾虚腰疼腿疼或膝疼不能屈伸”；甄权亦言本品“治阴萎补肾”。男科临床用治阳痿、血精、不射精、阳强、阴茎痰核、慢性子痈、阴茎阴囊及睾丸外伤、精索静脉曲张、前列腺炎、前列腺肥大、精液不液化、痛性结节、附睾郁积等。属肾虚血瘀者，宜用怀牛膝，并多与益肾之品配伍；属血瘀阻络者，宜用川牛膝，并多与活血化瘀之品如丹参、穿山甲等配伍。另，牛膝药性下行，力能直达厥少二经，故凡治男科病，均可稍佐之以为引药，以期药力直达病所，更好发挥疗效。

本品内服入汤剂，一般15~30 g/d；外用适量（以鲜品为佳）捣烂以醋调敷。

现代研究认为牛膝所含的昆虫变态甾体激素具有很强的蛋白质合成促进作用。给小鼠灌服或腹腔注射一次促脱皮甾酮2 h后，即见小鼠肝脏细胞中细胞核、线粒体及微粒体中氨基酸前体渗入增多，4 h作用更强，其作用强度与4-氯睾酮效果相似。

(三十七) 土茯苓

本品别名土萆薢、过冈龙、山牛，为百合科多年生常绿藤本植物土茯苓的块茎。秋末冬初时采挖，除去残茎及须根，洗净泥土，晒干；或新鲜时切成薄片，晒干。

土茯苓味甘、淡，性平，归肝、胃经，具有清热除湿解毒、健脾胃强筋骨之功。《滇南本草》言能“治五淋白浊，兼治杨梅疮毒、丹毒”；《本草汇编》谓：“病杨梅毒疮……惟锉土萆薢三两，或加皂荚、牵牛各一钱，水六碗，煎三碗。分三服，不数剂多瘥。”《本草纲目》言其“强筋骨，利关节，治拘挛骨痛”。男科临床中本品为治淋病、梅毒、尖锐湿疣等性传播疾病之要药，但用量宜大，一般每日30~60 g。此外，还常用以治疗湿热下注所致之遗精、血精、前列腺炎、阴囊湿疹、龟头包皮炎、死精或畸形精子过多等病症。

本品煎汤服15~60 g/d，或者30~60 g煎汤坐浴或浸洗局部。服本品期间忌饮茶，肾阴亏者也不宜用本品。另外本品长期使用有伤胃之弊，故内服当中病即止，不可多用，或于方中加入山药等一二味健运脾胃之品，以防其弊。

现代研究证实该药对小儿先天性梅毒和现症梅毒均有疗效。另外本品能明显拮抗棉酚毒性，而对棉酚抑制精子活性的作用则无显著影响。

（三十八）柏子仁

本品为柏科常绿乔木侧柏的种仁。秋后种子成熟后采收，晒干。除去外壳，阴干。用时打碎。

本品味甘，性平，归心、肾、大肠经，功能养心安神，润肠通便。《药性论》称其“能治腰肾中冷，膀胱中冷脓缩水，兴阳道”；《本草纲目》言能“养心气，润肾燥，益智宁神”；《药品化义》曰其“主治肾阴亏损，腰背重痛，阴虚盗汗，皆滋肾燥之力也”。男科临床用治心气亏虚、心肾不宁所致之夜梦遗精、阳痿、男性更年期综合征等病症，可与熟地黄、龟甲、枸杞子、牛膝、黄芪、杏仁配伍使用。

本品用量 10~18 g/d。便溏及多痰者慎用。

（三十九）车前子

本品为车前科多年生草本植物车前或平车前的成熟种子。夏秋二季种子成熟时采收果穗，晒干，搓出种子，除去杂质。炒用或盐水炒用。

本品味甘，性寒，归肾、肝、肺经，具有利水通淋，清肺化痰之功。《名医别录》称其能“养肺强阴益精，令人有子”；《药性论》言其可“去心胸烦热”。男科临床多用于治疗痰湿壅滞所致之阳痿、水疝、遗精、不射精、前列腺炎、前列腺肥大、尿潴留等病症。

本品用量一般为 15~30 g/d，入汤煎服，包煎。本品利水之功较强，不可过量和长期使用，以免过伤阴津。素体阴虚者慎用。

（四十）甘草

本品又名国老，为豆科植物甘草的根及根茎。春季采挖，除去残茎及须根，或去外皮，切片晒干。生用或蜜炙用。

本品味甘，性平，归心、肺、脾、胃经，具有补脾益气、润肺止咳、缓急止痛、缓和药性的功能。甄权言本品能“补益五脏肾气内伤，令人阴不痿”；《大明本草》载能“益精养气，壮筋骨”。男科临床用其缓急止痛之功而治疗睾丸疼痛、阳强等男科疼痛性疾病，并多与白芍、延胡索配伍运用。

本品用于缓急止痛时，量宜大，一般可用至 15~30 g。由于甘草具有调和诸药之功，故男科临床治方大多用之。但根据现代药理研究证实，甘草提取物有雌激素样作用，并能对雄激素产生拮抗作用，从而降低性功能。大量服用，不仅不能“壮阳”，“令人阴不痿”，反能使宗筋弛纵，阴茎不举。因此，治疗性欲低下、阳痿、性功能障碍属雄性激素水平低下者应当慎用甘草。

（四十一）茯苓

本品又名白茯苓，以产云南者为佳。为多孔菌科真菌茯苓的菌核，多寄生于松科植物赤松或马尾松等树根上。7~9 月采挖，除去泥沙，堆置“发汗”后，摊开晾至表面干燥，再“发汗”，反复多次，出现皱纹，内部水分大部分散失后，阴干；或将鲜茯苓切制阴干。带有松根的白色部分，切成方形薄片，即为茯神，亦称抱木神。

茯苓味甘、淡，性平，归心、脾、肾经，功能健脾安神、利水渗湿。《名医别录》载能“调脏气，伐肾邪，长阴益气力，保神气”。男科临床常用其治疗心肾不宁所致的阳痿、遗精、更年期综合征、恐异病、房劳心悸以及水湿阻滞之阴肿、水疝、精液囊肿等病症。

属心肾不宁所致者，用茯神为佳，一般用量 5~10 g；属水湿阻滞者，则宜用白茯苓，用量一般为 10~30 g。

（四十二）泽泻

本品为泽泻科多年生沼泽植物泽泻的块茎。冬季茎叶开始枯萎时采挖，洗净，用微火烘干，再除去须根及粗皮，以水润透切片，晒干。麸炒或盐水炒用。

本品味甘、淡，性寒，归肾、膀胱经，功能利水渗湿，泄热。《名医别录》曰其能“补虚损五脏痞满，走阴气，止泄精”；甄权亦有“主肾虚，精自出”。男科临床多用其治疗湿热下注所致的阳痿、阳强、性欲亢进、遗精、射精疼痛、血精等病症。多与知母、龙胆草配伍运用。

本品多入汤剂煎服，用量15~30 g；也可煎水外洗或坐浴，用量30~60 g。素体阳虚或精亏气弱者慎用本品。

（四十三）知母

本品为百合科多年生草本植物知母的根茎。春秋二季均可采收，除去地上部分及须根，洗净，晒干，润软刮去皮，切片，盐炒用。

知母味苦、甘，性寒，归肺、胃、肾经，功能清热泻火、滋阴润燥。《本草纲目》云：“知母之辛苦寒凉，下则润肾燥而滋阴。”《日华子本草》言其能“安心止惊悸”；王好古认为本品可“泻肺火，滋肾水，治命门相火有余”。男科临床常用于阴虚火旺所致之遗精、早泄、性欲亢进、阳强、血精、阴囊湿疹、子痈、精液不液化等病症，多与黄柏配伍应用。

本品入汤煎服，用量6~10 g。本品苦寒，有伤胃之弊，故不宜过量，不可久服，或于方中配伍白术、山药等健脾之品。另据现代药理研究证实，本品能抑制性功能，故不仅阳虚之体当慎用，且相火偏旺之人也当中病即止，不可久用，以免影响性功能。

（四十四）黄柏

本品为芸香科落叶乔木植物黄檗（关黄柏）和黄皮树（川黄柏）除去栓皮的树皮。清明前后剥取树皮，刮去粗皮，晒干压平。切片生用或盐炒用。

本品味苦，性寒，归肾、膀胱、大肠经，功能清热燥湿，泻火解毒，退虚热。张元素认为本品可“泻膀胱相火，补肾水不足，坚肾壮骨髓，疗下焦虚”；《本草衍义补遗》言本品“得知母滋阴降火，得苍术除湿清热，为治痿要药”。男科常用以治湿热壅盛所致之遗精、早泄、性欲亢进、阳强、血精、阴囊湿疹、子痈、急性前列腺炎、囊痈等病症，多与知母、泽泻等配伍运用。

本品入汤煎服用6~10 g；煎水外洗或坐浴用20~30 g。本品苦寒，有伤脾胃之虞，因此不可过量，不可久服，脾胃虚弱之人慎用。另外，本品能抑制性功能，故阳虚、老弱之体也当慎用。

（四十五）麦冬

本品又名麦门冬、寸冬，为百合科多年生草本植物沿阶草或大叶麦冬的须根上的小块根。通常夏季采挖，除去须根，洗净，晒干生用。

本品味甘微苦，性微寒，归肺、心、胃经，功能润肺养阴，益胃生津，清心除烦。《名医别录》谓其能“强阴益精”；《大观本草》称其“治五劳七伤，安魂定魄”。男科临床多用其治疗心肺阴虚所致之遗精、精液不液化、更年期综合征等病症。

本品用量一般为10~15 g。感冒风寒或有痰饮湿浊的咳嗽以及脾胃虚寒泄泻者均忌服。

（四十六）玄参

本品别名元参，为玄参科多年生草本植物玄参的根。立冬前后采挖，反复堆、晒，至内部色黑，晒干，切片。生用。

玄参味苦、甘、咸，性寒，入肺、胃、肾经，具有清热、解毒、滋阴之功。《神农本草经》有“补肾气，令人明目”的记载。《名医别录》称其“久服补虚明目，强阴益精”；《大观本草》载其能“补虚劳”。男科用其治疗肺肾阴虚所致之遗精、精液不液化、血精，以及热毒壅滞所致之子痈、囊痈、急性前列腺炎等病症。

本品入汤煎服用15~30 g；煎水外洗或坐浴用30~60 g。

（四十七）石菖蒲

本品为天南星科多年生草本植物石菖蒲的根茎。早春采挖，去叶，洗净，晒干。鲜品夏末采挖。

生用或鲜用。

本品味辛，性温，归心、胃经，功能开窍宁神，化湿和胃。古代本草尚未见有治疗男科病的确切记载，但近年在男科临床实践中，用其治疗心肾不宁所致之阳痿、早泄、遗精以及精窍瘀阻所致之不射精、射精不爽等病症，有较好疗效。治疗阳痿、早泄、遗精时，多与柏子仁、杏仁、蜈蚣配伍；治疗不射精常与路路通、桔梗、牛膝配伍。

本品用量5~8 g，鲜品加倍。

（四十八）沉香

本品别名沉水香，为瑞香科常绿乔木沉香及白木香含有黑色树脂的木材。采取含有黑色树脂的木部或根部，阴干。锉末或磨粉服。

沉香味辛、苦，性温，归脾、胃、肾经，具行气止痛、温肾纳气、降逆调中之功。《大观本草》曰其“调中补五脏，益精壮阳，暖腰膝”；《本草纲目》认为可治“男子精冷”。男科临床可用其治疗气滞厥少二阴之睾丸疼痛、阴囊胀痛、阴冷、输精管结扎后提睾肌痉挛以及气逆精出不循常道之逆行射精等病症。

本品打碎入汤煎服，用6~10 g；或为末吞服，每次2~3 g。因本品辛温助热，故阴虚火旺者慎用。

（四十九）附子

本品为毛茛科多年生草本植物乌头的子根加工品。6月下旬至8月上旬采挖，除去须根及泥沙，然后加工成盐附子、黑附片及白附片。

附子辛、热，有毒，归心、肾、脾经，功能回阳救逆、补火助阳、散寒止痛。关于本品，古代本草记载治疗男科病者甚少，但对与之功能相似之天雄的记载却较多，如《名医别录》云：“长阴气，强志，令人武勇，力作不倦”；《大观本草》说其“助阳道，暖水脏，补腰膝，益精明目”。不过，附子之功不及天雄，如《本经逢原》说天雄“补命门三焦，壮阳精强肾元，过于附子”。附子在男科疾病中的运用较广，凡属寒证，不论内外，均可运用。尤善治寒凝厥少二阴之疾，如阳痿、精子成活率低下、不射精、缩阳、色厥、夹阴伤寒、阴冷、睾丸冷痛等病症。常与细辛、干姜、台乌药、蜈蚣等配伍运用。

本品为有毒之品，无论用于何病，均须先煎解毒为宜。其用量因地域、气候与人之体质差异而不同，南北悬殊较大。一般而言，机体多寒湿者，用量宜大；气候干燥，机体性刚燥者，宜小量。为了避免过量使用附片，可从小量开始，逐渐加量。常规用量3~30 g。如属湿热壅滞、相火偏旺以及阴虚之体当忌用本品。

（五十）黄芪

本品为豆科多年生草本植物黄芪和内蒙古黄芪的根。一般生长4年以上者采收，秋季采较好。除去地上部分及须根，晒干，润透切片。

本品味甘，性微温，归脾、肺经，功能补气升阳、益卫固表、托毒生肌、利水退肿。《名医别录》言能“补丈夫虚损、五劳羸瘦”。男科临床常用其治疗肺脾气虚之遗精、不射精、阳痿、房劳伤、精子成活率低、精子活动力低下以及子痈、囊痈、子痰等破溃久不收口等病症，常与党参、当归等配伍运用。

本品入汤煎服，用20~30 g。湿热毒邪壅滞或素体阴虚火旺者忌用本品。

（五十一）薏苡仁

本品亦名米仁、薏仁、薏米，为禾本科多年生草本植物薏苡的成熟种仁。秋季果实成熟时采割植株，晒干，打下果实，除去外壳及黄褐色外皮，扬净晒干。生用或文火微炒黄用。

本品味甘、淡，性微寒，归脾、胃、肺经，具有健脾利湿除痹、清热排脓之功。《本草正义》有“利关节，除脚气，治痿弱拘挛湿痹”的记载；《后汉书》云：“薏苡实，云能轻身省欲，以胜瘴所也。”男科临床上常用于治疗湿热下注引起的遗精、阳痿、子痈、子痰、血精、阴囊湿疹、水疝、癞疝、附睾瘀积等男科病症，多与苍术、黄柏、牛膝配伍使用。

本品力缓，用量须大，一般10~30 g，并久服。健脾炒用，余生用。除入汤剂、丸散外，亦可做羹、煮粥饭食用，为食疗佳品。

二、动物类

（一）黄狗肾

本品亦名狗鞭、牡狗阴茎，为哺乳纲动物犬科黄狗的阴茎和睾丸。全年均可采收。多在冬季将雄狗杀死，取出阴茎和睾丸，去掉周围的肉和脂肪，撑直挂起，晾干或烘干。用砂炒至松泡，研末用。

本品咸，温，归肾经，功能补肾壮阳。《神农本草经》言其“主伤中，阴痿不起，令强热大，生子”；《食疗本草》载能“补精髓”；《本草经疏》称其“性专补右肾命门真火”；《大明本草》则曰：“补中益肾气，暖腰膝，助阳气。”男科临床主要用于肾虚阳衰所致的阳痿、早泄、滑精、精冷无子、性欲减退等病症。可入丸散服，5~10 g/d。也可加枸杞子同煮服食，或泡酒服用。但内热多火之人忌服。

黄狗肾因含雄性激素、蛋白质、脂肪、钙、磷、铁等，故临床可用于性功能疾病与不育症等。

（二）穿山甲

本品又名鲮鲤、山甲、甲片，为脊椎动物鲮鲤科穿山甲（食蚁鲮鲤）的鳞片。动物全年均可捕捉，捕得后杀死置沸水中略烫，取下鳞甲，洗净、晒干即得。生用或炙用。

本品味咸，微寒，归肝、胃经，功能活血化瘀，导滞通精，消肿排脓。《滇南本草》云：“治疥癞痈毒，破气行血，胸膈胀逆气，治膀胱疝气疼痛。”《医学衷中参西录》载其“并能治癥瘕积聚，周身麻痹，二便闭塞，心腹疼痛”；《本草纲目》称之能“通窍”。男科临床常用其治疗血瘀阻络、精道瘀阻所致之阳痿、不射精、阳强、阴茎痰核、慢性子痈、血疝、精索静脉曲张、前列腺肥大、前列腺炎、痛性结节、男子乳疬、附睾郁积等。瘀痰互阻者，多与白芥子配伍运用。

本品入汤剂，一般5~10 g/d；研末吞服，一般每次用1~1.5 g。气血不足、痈疽已溃者忌服。

（三）地龙

本品又名蚯蚓、曲坛，为巨蚓科环节动物参环毛蚓和缟蚯蚓的干燥体。前者习称“广地龙”，后者习称“土地龙”。夏秋时捕捉，广地龙及时剖开腹部，洗去内脏及泥沙，晒干或低温干燥；土地龙用草木灰呛死后，去灰晒干或低温干燥。

本品味咸性寒，入肝、脾、膀胱经，传统认为具有清热息风、平喘、通络利尿之功。如《本草衍义》说：“治肾脏风下疰病”；《滇南本草》曰：“祛风，治小儿瘛疭惊风，口眼歪邪，强筋治痿。”于男科临床中具有通筋络开精窍之功，常用于治疗阳痿、不射精、阴茎痰核、阳强、子痈、前列腺炎、精液不液化等病症。常与桔梗，石菖蒲、穿山甲、路路通等配伍使用。

本品内服10~15 g/d，鲜品加倍，煎服或入丸散。外用捣烂，化水或研末调敷。脾胃素弱或无实热之证者忌用。又因本品性寒，寒能伤精，故不育者忌用或慎用。

现代研究证明其提取物有杀精子作用。以蚯蚓水煎剂的乙醇提取物（蚯蚓粉）及其成分之一的琥珀酸，对小鼠附睾尾和人精子进行试验，发现蚯蚓粉使小鼠精子在1 min内全部失去活力的最低浓度为2.5%；蚯蚓粉使人精子瞬间失活的最低浓度为5%，琥珀酸为0.5%。蚯蚓对人精子的杀精作用表现在能使精子迅速制动、特殊的凝集以及破坏其结构。由于琥珀酸杀精作用较蚯蚓粉强10倍，因而琥珀酸可能是蚯蚓杀精作用的主要有效成分之一。

（四）刺猬皮

本品别名猬皮，为刺猬科动物刺猬的皮。全年均可捕捉，捕得后，用刀纵剖腹部，将皮剥下，翻开，撒上一层石灰，于通风处阴干。

本品味苦，性平，归胃、大肠、肾经，具有收敛止血、固精缩尿之功。《神农本草经》曰：“主五痔阴浊下血，赤白五色血汁不止，阴肿痛引腰背，酒煮杀之。”《名医别录》载能“疗腹痛疝积，烧为灰，酒服之”。临床上用治肾虚不固的遗精、早泄等。单用本品研末服即有效，亦可配伍益智仁、金樱子、沙苑子等固精收涩之品同用。

本品煎服 3~10 g/d；散剂，1.5~3 g/次。湿热壅滞等实证忌用本品。

（五）僵蚕

本品别名白僵蚕、天虫，为蚕科昆虫家蚕蛾的幼虫感染白僵菌而僵死的干燥全虫。晒干生用，或炒用。

僵蚕味咸、辛，入肝、肺、胃经，功能化痰散结，活络通经，尤擅开痰浊壅遏之络道，畅阴浊闭阻之阳气。《神农本草经》曰其“去三虫，灭黑鼾，令人面色好，疗男子阴疡病”；《本草求真》称“僵蚕……燥湿化痰，温行血脉之品”；《本草思辨录》谓其可疗“痰湿所痼而阳不得伸”。男科临床用于治疗痰浊阻滞宗筋脉道所致的阳痿、阴茎痰核、子痰、慢性子痈、不射精等。若与白芥子同用，疗效更佳。

本品入汤煎服可用 3~10 g；若散剂则 1~1.5 g/次。以姜汁炙用疗效尤佳。

（六）九香虫

本品为蝽科昆虫九香虫的干燥全虫。冬季从河滩石下捕捉，沸水烫死后，晒干即得。也可春冬两季捕捉，捕得后置罐内，加酒盖紧，将其闷死，取出晒干或烘干。

九香虫味咸，性温，入脾、肾、肝经，具温补脾胃、行滞止痛之功。《本草纲目》载能“治膈脘滞气，脾肾亏损，壮元阳”；《本草新编》曰：“入丸散中，以扶衰弱最宜”，又“兴阳益精”。男科临床用于治疗肾阳亏虚、寒滞肝脉而致的阳痿、阴冷、子痈、缩阳、阴茎痰核等病症。

本品内服煎汤用量 3~6 g；也可入丸散服。

（七）蜂房

本品为胡蜂科昆虫大黄蜂或同属近缘昆虫的巢。于耐火容器内中火煅透，用时掰碎或研细入药。

本品味甘，性平，有小毒。归肝、胃经。功能温运脾阳，调肝通络，祛风止痒。《唐本草》称：“灰之，酒服，主阴痿”；《本草纲目》言其“入阳明经”。男科临床用于阳明虚弱或肝郁络阻而致之阳痿、不射精等。治阳痿与蜈蚣配伍，治不射精与路路通配伍，可提高疗效。又因其能祛风止痒，故外用可治阴囊湿疹、下疳等。

本品外用适量，研末调敷或煎水浸洗。内服煎汤用量 6~12 g；散剂 1.5~3 g/次。气虚血弱者不宜服本品。

（八）水蛭

本品别名蚂蟥。为水蛭科动物蚂蟥、柳叶蚂蟥或水蛭的干燥全体。于夏季 5~6 月或秋季捕捉。晒干，放在石灰缸中或与花椒同放干燥处防蛀。

水蛭味咸，性平，有毒，入肝、膀胱经，功能活血化瘀、通经破滞。《神农本草经百种录》言：“水蛭最喜食人血，而性又迟缓善入，迟缓则生血不伤，善入则坚积易破。借其力以攻积久之滞，自有利而无害也。”《本草经疏》谓其可治“恶血、瘀血……因而无子者”。男科临床用于血瘀络阻所致之阳痿、前列腺肥大、慢性前列腺炎、阴茎痰核、精索静脉曲张以及睾丸、阴囊、阴茎等部位之外伤血肿、瘀阻等病症。

本品内服宜微火炒黄装入胶囊后吞服，每次 1~2 g，2~3 次/d。外用以生者为佳，取适量研末，以醋调敷患处。本品活血之功甚强，凡气血亏虚者慎内服。另若入煎剂，味甚腥秽，服之易致呕吐，故一般不入煎剂。

水蛭所含的水蛭素，是特效凝血酶抑制剂，既能阻止纤维蛋白原凝固，又能阻止凝血酶催化的进一步血瘀，同时还能抑制凝血酶对血小板的作用，因而具有活血化瘀的功效。另外，水蛭中所含的大量铁元素和各种氨基酸，对活血化瘀也起着重要的作用。

（九）蜻蜓

本品又名蜻婷、蜻灯，为蜓科昆虫蜻蜓的原虫。夏季捕捉，去翅足炒用。入药以青大者为佳。

本品性微温，无毒，入肾经、督脉，具补肾兴阳、强养阴器之功。《名医别录》言其能“强阴止精”；《日华子本草》称其可“壮阳，暖水脏”；《陆川本草》则曰能“治肾虚阳痿”。临床用治肾虚阳痿、遗精、早泄、性欲低下等。

（十）蚕蛾

本品又名晚蚕蛾、原蚕蛾，为蚕蛾科昆虫家蚕蛾的雄性全虫。夏季捕捉，沸水烫死、晒干入药。

蚕蛾味咸，性温，有小毒，归肾、肝经，功能补益肝肾、强养宗筋、温阳固精。《名医别录》称其“主益精气，强阴道，止精”；《日华子本草》谓其能“壮阳事，止泄精”；《本草纲目》则曰“益精气，强阴道，交接不倦，亦止精”；《备急千金要方》又有“主益精气，强男子阳道，交接不倦，甚治泄精”的记载。临床用于阴器痿弱、阳道难兴而源于肝肾亏虚者，并多与蜻蜓合用；还可用于早泄、梦遗、滑精、白浊等症。

本品一般只入丸、散剂，用量4~6 g/d。凡阴虚火旺、阳强易举、心烦口干、大便秘结及外感实热者忌用。

蚕蛾含蛋白质和20种游离氨基酸，又含脂肪油、细胞色素C、变态激素、α-脱皮素及β-脱皮素等。从蛾翅曾分离出三种荧光物质，其中主要为荧光青。蚕蛾临床可用于性功能疾病与不育症、慢性前列腺疾病、肾结核、慢性尿道炎等病症。

（十一）大蚂蚁

本品别名玄驹、蚍蜉，为蚁总科蚁科大黑蚂蚁的全虫。春、夏、秋三季皆可捕捉，水烫，晒干或微火炒干后研末备用。入药以黑大者为佳。本品不仅入药，还是珍贵的食品。

大蚂蚁味咸、酸，性温，入肝、肾经，功能益肾壮阳、养血荣筋、祛瘀通络。《本草纲目》言“蚁能举起等身锐，吾人食之能益气力、泽颜色”。男科临床用治老年性功能低下、无精、遗精等肾阳虚证候。

本品富含多种氨基酸及锰、锌、硒、镁、磷、铁等28种人体必需元素；还含有多种三萜类化合物、甾族类化合物以及类似性激素和肾上腺皮质激素样物质，可直接作用于下丘脑，增强垂体-性腺轴和垂体-肾上腺皮质轴功能，有直接促皮质激素和性激素作用。有资料表明，蚂蚁制剂可促使生殖器官重量增加和使生殖细胞增生，提高性功能，为一种性功能增强剂。

（十二）紫河车

本品别名胎盘、人胞、胞衣、混元丹、胎衣、混沌衣，为人的胎盘。将健康产妇娩出的新鲜胎盘剪去脐带，洗净附着的血液，反复浸漂；置砂锅内煮至漂浮水面为度；撑开烘干，或研制成粉，于干燥处保存，防蛀。

本品味甘、咸，性温，归肺、肝、肾经，功能益气养血，补肾填精。《诸证辨疑录》称其“治虚损劳极，癫痫，失志恍惚，安心养血，益气补精”；《本草图经》谓其能治“男女虚损劳极，不能生育，下元衰惫”；《日用本草》则曰其“安心养血，益气补精”。男科临床用于肾气不足、精血衰少所致的阳痿、遗精、性欲低下、不育等症。

本品可研末装胶囊吞服，每次1.5~3 g，2~3次/d，重证用量加倍；也可入丸散。如用鲜胎盘，每次半个至一个，水煮服食。因本品性温，又补阳气，故阴虚火旺者不宜单独应用。

紫河车含多种蛋白质、甾醇类激素等，具有激素样作用，能促进身体发育，增强机体免疫能力。因而临床可用于治疗性功能障碍、不育等男科病症。

（十三）蜈蚣

本品又名百足、百足虫，为大蜈蚣科动物少棘巨蜈蚣或近缘动物的干燥全虫。不去头足，酒润，烘干后研末入药，或全虫入药。以形体肥大者为佳。

本品味辛性温，有毒，入肝经，能疏达血脉、振阳起痿。通达走窜之力甚速，《医学衷中参西录》说："蜈蚣，走窜之力最速，内而脏腑，外而经络，凡气血凝聚之处皆能开之。"古代本草虽尚未见有本品能治男科病的记载，但现代男科临床中用其治疗阳痿却每收良效，乃至成为治疗该病的要药，不仅用于肝郁、血瘀所致之阳痿，其他原因所致者若在方药中加用之也能提高疗效。同时，用治不射精、阴茎痰核、慢性子痈、精索静脉曲张等也有良效。

本品用量1~3 g/d；若研末吞服，每次0.6~1 g；若入汤剂，每剂可用5~10 g；外用适量，研末以陈醋调敷患处，或以陈醋或酒浸泡7d后取汁涂抹患处。

传统认为本品有毒，入药当去头足，且用量不可过大。但临床中观察到若去头足入药或用量过小，则效果较差。治男科疾病时若入汤剂，一般可用5~10 g，体质强壮者曾用至15 g也尚未见到不良反应。但若年老、体弱者，用量当适量减少；或从小量开始试用，逐渐加大用量。

（十四）蝼蛄

本品为蝼蛄科昆虫蝼蛄的干燥全虫，多于夏、秋季捕捉后，以沸水烫死，晒干或烘干后入药。

本品性微温。入膀胱、肾经。具有利水通闭之功。《玉楸药解》言其"入足太阳经"。男科临床用其治疗阴湿阻遏阳道所致的阳痿及前列腺肥大、慢性前列腺炎所致的排尿不畅、尿潴留。

本品入煎剂以生用者为佳，3~6 g/次；也可炒至微黄研末吞服，1 g/次。

（十五）蟋蟀

本品别名促织、蛐蛐，为蟋蟀科昆虫蟋蟀的干燥全虫。于夏、秋季捕捉后，用沸水烫死，晒干或烘干入药。

本品味辛、咸，性温，入膀胱、肾经，功能利尿通阳。《本草纲目拾遗》言其"性通利，治小便闭"。临床用于治疗阴湿之邪阻遏阳道之阳痿，以及前列腺肥大、前列腺炎等所致之排尿不畅和尿潴留等，多与蝼蛄合用。

本品用法用量与蝼蛄同。

（十六）鹿茸

本品为鹿科动物梅花鹿或马鹿的雄鹿未骨化的密生茸毛的幼角。前者习称花鹿茸（黄毛茸），后者习称马鹿茸（青毛茸）。夏秋两季雄鹿长出新角尚未角化时，将角锯下或用刀砍下，称为锯茸或砍茸。在沸水中略微烫过，晾干，再烫，再晾，至积血排尽为度。置密闭容器中，放阴凉、干燥处保存，防蛀。用时燎去毛，以瓷片或玻璃片刮净后，用黄酒润或湿布包润使稍软，切片烘干。

本品味甘、咸，性温，归肾、肝经，具温壮肾阳、补益精血之功。《神农本草经》言其"益气强志，生齿不老"；《名医别录》载能疗"泄精溺白"；《日华子本草》称其可"补男子腰肾虚冷，脚膝无力，夜梦鬼交，精溢自出"；《御院药方》曰："主男子腰肾虚冷，脚膝无力，夜多异梦，精溢自出，助阳。"《本草纲目》则言其"生精补髓，养血益阳，强筋健骨，治一切虚损"。临床上用于治疗肾阳不足、精血亏虚的性欲低下、阳痿、遗精、房劳腰痛、精少不育等病症。于素体阳气亏虚、体质衰弱之老年男性，乃保健佳品。

本品用量1~3 g/d，研细末，分3次服。或入丸散，随方配剂。如为强壮体质保健之用，宜在初冬时节，取鹿茸1 g与枸杞子20 g同煎服食，隔日1次，连用7次。服用本品宜从小量开始，缓缓增加，不宜骤用大量，以免阳升风动，头晕目赤，或伤阴动血。凡阴虚阳亢、血分有热、胃火盛或肺有痰热以及外感热病者均忌服。

鹿茸含有鹿茸精（内含脯氨酸、赖氨酸、丙氨酸等25种氨基酸）、硫酸软骨素A、雌酮、大量的骨胶原、蛋白质，以及钙、磷、镁等28种微量元素。药理实验证明，鹿茸具有强壮作用，能提高机体工作能力，改善睡眠和饮食，有明显的抗疲劳作用，且能增强肾脏的利尿功能和胃肠道的运动与分泌功能，因此，于老年性保健之用甚佳。鹿茸还有性激素样作用，能促进未成熟大鼠副性器官的发育，皮下注射鹿茸精能使幼鼠前列腺与精囊增重。故又可用于治疗性功能障碍与不育症、肾上腺皮质功能减退、甲状腺功能减退等病症。

（十七）鹿角

本品为鹿科动物梅花鹿或马鹿已骨化的角。

本品味咸性温，归肝肾经，具补肾壮阳之功。《日华子本草》曰："水磨汁服，治脱精、尿血、夜梦鬼交。"《本草纲目》言其"熟用则益肾补虚，强精活血"；《食疗本草》则又曰："角，令人轻身益力，强骨髓，补阳道。"本品可作为鹿茸的代用品，用于肾阳不足、精血亏虚的阳痿、遗精，但药力薄弱。

本品用量5~10 g/d，水煎服或研末服。外用磨汁涂或研末敷。素体阴虚火旺者忌服本品。

（十八）鹿角胶

本品又名白胶、鹿胶，为鹿角加水煎熬，浓缩制成的固体胶。

鹿角胶味甘、咸，性温，归肝、肾经，功能补肝肾，益精血，止血。《神农本草经》称其主"伤中劳绝，腰痛羸瘦"；《药性论》言其"主男子肾藏气衰虚劳损"；《本草纲目》载能"治劳嗽、尿精、尿血"；《玉楸药解》又曰"温肝补肾，滋精益血，治阳痿滑精"；《本草汇言》则曰："壮元阳，补血气，生精髓，暖腰膝之药也。"临床用于肾阳不足、精血亏虚之虚劳羸弱、阳痿、遗精、早泄、不育、血精等症。

本品用量一般6~12 g/d，用开水或黄酒加温烊化服。或入丸、散、膏剂。但素体阴虚火旺者忌用。

鹿角胶中含胶质、磷酸钙、氮化物等成分。药理实验证明其有强壮作用。临床上用于性功能障碍、肾上腺皮质功能减退等病症。

（十九）鹿肾

本品别名鹿鞭、鹿茎筋、鹿冲、鹿冲肾，为鹿科动物梅花鹿或马鹿的雄性外生殖器。

本品味甘、咸，性温，归肝、肾、膀胱经，具有补肾强腰、壮阳益精之功。《名医别录》称其"主补肾气"。临床用治肾阳虚弱所致性欲低下、阳痿、早泄、精少不育、睾丸坠胀疼痛等病症。

本品用量6~15 g/d。凡阴虚火旺、阳强易举、出血、便秘、心烦、咽喉干痛及外感实热者均忌服。

现代研究证实鹿肾中含有蛋白质、脂肪、雄性激素等。临床可用于性功能疾病与不育症、慢性睾丸炎等病症。

（二十）冬虫夏草

本品又名虫草，为麦角菌科植物冬虫夏草菌的子座及其寄主鳞翅目蝙蝠蛾科昆虫绿蝙蝠蛾幼虫的干尸。夏至前后挖取，去泥，晒干或烘干。

冬虫夏草味甘，性温，归肾、肺经，功能益肾补肺，止血化痰。《药性考》称其能"秘精益气，专补命门"；《本草从新》言其能"保肺益肾"；《本草纲目拾遗》载："以酒浸虫草数枚啖之，有益肾之功"；《四川通志》又曰"补精益髓"。男科临床用治肺肾阴亏、心肾不交之阳痿、遗精、早泄、不育等。本品虽温，但润而不燥，于素体阴亏、体质衰弱之老年男性，乃保健佳品。

本品用量3~15 g/d，煎汤服，或与鸡、鸭、猪肉等炖服；也可入丸散。如为保健之用，可于夏末秋初取本品3 g与猪骨髓30 g炖汤服食，每日1次，连用7d。有表邪未解者不宜用。

本品含粗蛋白约25%，水解产物为多种氨基酸的混合物，尚含维生素B_{12}、尿嘧啶、腺嘌呤、腺嘌呤核苷、蕈糖、麦角甾醇等。药理实验证明，冬虫夏草制剂除具有增强免疫、抗缺氧、镇静、抗肿瘤、祛痰平喘等作用外，还具有雄性激素样作用和增强肾上腺功能的作用，能使摘除睾丸的雄性大鼠精囊重量、小鼠的血浆皮质醇含量明显增加，并增加大鼠肾上腺的重量和肾上腺内胆固醇的含量。因此临床既可用之治疗性功能障碍、不育、肺结核、慢性支气管炎、支气管扩张、肺气肿、肺癌、神经衰弱等病症，又可作为男性老年保健之佳品而服食。

（二十一）海马

本品又名龙落子、水马、马头鱼，为海龙科动物克氏海马、刺海马或三斑海马的干燥体。全年皆产。捕捉后除去内脏晒干，或除去外部灰黑色皮膜和内脏后，将尾部盘卷，晒干。

本品味甘，性温，入肝、肾经，功能温肾壮阳、散结消肿。《本草纲目》称其能“暖水脏，壮阳道”；《本草新编》载：“入肾经命门，专善兴阳，功不亚于海狗……皆能勃兴阳道。”《本经逢原》曰：“阳虚多用之，可代蛤蚧。”男科用治肺肾阳虚气弱之性欲减退、阳痿、早泄等症。

本品煎汤服可用1~10 g/d；若入散剂，每次1~3 g。素体阴虚火旺者忌服。

药理实验证明，克氏海马的乙醇提取物，可延长正常雌性小鼠的动情期，对去势鼠则可出现动情期，并使子宫及卵巢重量增加。以小鼠前列腺、精囊、肛提肌的重量作为指标，海马提取液表现出雄性激素样作用，其效力较蛇床子、淫羊藿弱，但比蛤蚧强。

（二十二）海龙

本品又名水雁、海蛇，为海龙科动物刁海龙或拟海龙的干燥体。夏秋二季捕捞，除去皮膜及内脏，洗净，晒干。

本品味甘、咸，性温，归肾、肝经，具补肾壮阳之功。《本草纲目拾遗》谓其“功倍海马，益房箔。催生尤捷效”。男科临床主要用于阳痿、房劳腰痛等症。

若煎汤服，可用1~5 g/d；或入散剂，用1~2 g。素体阴虚火旺者忌服。

（二十三）龟甲

本品又名龟板、龟版、元武板，为龟科动物乌龟的腹甲。全年均可捕捉，杀死剔去筋肉，取其腹甲，洗净晒干，称为“血板”；如煮死后取出的腹甲，称为“烫板”。以砂炒后用，或醋炙用。

龟甲味甘、咸，性寒，归肝、肾、心经，功能滋阴潜阳，养血补心，坚阴软坚。《本草蒙筌》言其“专补阴衰，善治肾损”；《本草衍义补遗》称其“下甲补阴……治劳倦四肢无力”；《本草纲目》曰“其甲以补心，补肾，补血，皆以养阴也”；《本草备要》则称具“滋阴益智”之功。临床可用于治疗心肝肾阴血亏虚之阳痿、遗精、早泄、血精以及虚热炼液成痰而阻滞脉络之阴茎痰核、子痰、前列腺肥大等。

本品用量10~30 g/d，煎汤服以先煎为宜。脾胃虚寒者忌服本品。另龟甲恶沙参，畏狗胆，不宜同用。

龟甲中含动物胶质，骨胶原中含多种氨基酸；氯仿提取液预试有甾类化合物反应；灰分中含磷、钙等。药理实验证明，龟甲具有增强免疫系统的作用，具有双向调节DNA合成率效应，能促进红细胞、白细胞、血红蛋白及网织红细胞的再生。龟甲能提高机体对内外环境的适应能力，增强工作能力和耐疲劳能力，改善食欲和睡眠。

（二十四）鳖甲

本品为鳖科动物鳖的背甲。全年皆可捕捉，去头置沸水中煮1~2 h，取出背甲，去净残肉，晒干。以砂炒炮用，或醋炙用。

本品味咸性寒，归肝经，具滋阴潜阳、软坚散结之功。《本草衍义补遗》称其能“补阴补气”；《本草汇言》载能“除阴虚热疟”。男科临床用于治疗相火妄动之遗精、滑精、早泄以及痰瘀互结之阴茎痰核、前列腺炎、前列腺肥大、子痰、子痈等。

本品一般入汤剂服，用量10~30 g/d，打碎先煎。素体脾胃虚寒、食少便溏者忌服。

（二十五）牡蛎

本品别名蛎蛤、牡蛤、蠔壳，为牡蛎科动物长牡蛎和大连湾牡蛎或近江牡蛎等的贝壳，于冬、春采集，去肉留壳，淘净晒干。火煅、粉碎用。

味咸，性微寒，归肝、肾经，具有平肝潜阳、软坚散结、收敛固涩的功效。《海药本草》言其“主男子遗精，虚劳乏损”；《名医别录》称其“涩大小肠，止大小便，疗泄精”。煅用长于收涩，用于治疗遗精、滑精、早泄等；生用长于软坚，用于阴茎痰核、前列腺肥大、慢性前列腺炎、痛节性节等。

本品可入汤剂煎服，用量15~30 g/d，先煎。脾胃虚弱者不宜使用。

（二十六）蛤蚧

本品别名角蟾、蛤蟹、仙蟾，为壁虎科动物蛤蚧已除去内脏的干燥体。常在夏季捕捉，剖开除去内脏，拭去血液（不经水洗），切开眼睛放出汁液。然后用竹片撑开，烘干保存于干燥处，防蛀。用时去头、足和鳞片，黄酒浸渍后微火焙干。也有单用其尾者。

本品味咸，性平，归肺、肾经，功能补肺气，助肾阳，定喘咳，益精血。《本草纲目》称其能“补肺气，益精血……助阳道”；《本草备要》言其能“补肺润肾，益精助阳”；《本草从新》载能“温中益肾，固精助阳”；《本草求真》则曰本品能“大补命门相火，为房术要药”。临床可用于肾阳不足，精血亏虚之性欲低下、阳痿、遗精、早泄、精少不育等病症。

本品入汤剂煎服，可用3~7 g/d；研末服每次1~2 g，3次/d；浸酒服用1~2对。但风寒或实热喘咳的患者忌服本品。

蛤蚧中含肌肽、胆碱、鸟嘌呤、蛋白质等。乙醇提取物含赖氨酸、精氨酸、组氨酸等17种氨基酸，水提取物含钙、磷、镁、铁等17种元素。近代药理研究证实，蛤蚧的乙醇提取液可使雄性小鼠的前列腺、精囊、肛提肌增重而表现出雄性激素样作用，但其效力不及蛇床子、淫羊藿、海马。现代研究还证实了古人“蛤蚧药力在于尾”的经验，的确蛤蚧尾的性激素样作用较蛤蚧体为强。

（二十七）桑螵蛸

本品别名蜱蛸、桑蛸、螳螂子，为螳螂科昆虫大刀螂和小刀螂，或薄翅螳螂和巨斧螳螂的卵鞘。深秋至第二年春季均可采收，除去树枝和泥土，置沸水中浸杀其卵，或蒸透，晒干。

本品味甘、咸，性平，归肝、肾经，具补肾助阳、固精缩尿的功效。《神农本草经》称本品“主伤中，疝瘕，阴痿，益精生子”；《名医别录》言能“疗男子虚损，五脏气微，梦寐失精，失溺”；《药性论》载：“男子身衰精自出及虚而小便利者，加而用之。”《本草纲目》曰：“桑螵蛸，肝肾命门药也，古方盛用之。”《本经逢原》则谓其为“肝肾命门药也，功专收涩，故男子虚损，肾衰阳痿，梦中失精，遗溺白浊方多用之”。故男科临床用之治疗肾虚阳衰引起的遗精、滑精、遗尿、尿频、阳痿等症。

本品一般用量3~10 g/d。本品助阳固涩，故阴虚多火、膀胱有热而小便频数者忌服。

（二十八）海螵蛸

本品又名乌贼骨，为乌贼科曼氏无针乌贼或金乌贼的内贝壳。每年4~8月捕捞，取其内壳洗净，日晒夜露至无腥味，生用。

本品味咸、涩，性微温，归肝、肾经，功能收敛止血，固精止带，制酸止痛，收湿敛疮。《神农本草经》载其主“无子”；《名医别录》称其治“丈夫阴中肿疼”，又“令人有子”。男科临床用于治疗早泄、遗精、血精等症。

本品煎服，可用6~12 g/d；研末吞服，每次1.5~3 g。外用适量，研末撒或调敷。本品性微温，能伤阴助热，故阴虚多热者不宜服。

（二十九）海狗肾

本品又名腽肭脐，为海狗科动物海狗或海豹科动物海豹的雄性外生殖器。

本品味咸，性大热，归肝、肾经，具温肾壮阳、益精填髓之功。《本草拾遗》言其可“治男子宿症气块，积冷劳气，肾精衰损，多色成劳，瘦悴”；《日华子本草》称其“补中，益肾气，暖腰膝，助阳气”；《海药本草》有谓“五劳七伤，阴痿少力，肾虚，背膊劳闷，面黑精冷，最良”；《和剂局方》曰：“治诸虚损，有腽肭脐酒，良方也。”《本草纲目》则曰：“精不足者，补之以味也，亦用效方海马同糯米，法曲酿酒。”用于治疗肾阳虚弱之阳痿、早泄、滑精、精冷无子，伴见畏寒、腰膝痿弱、小便频数清长之症。

本品用量为 3~10 g/d。凡阴虚火旺、阳强易举者忌服。

海狗肾含雄性激素、蛋白质、脂肪、维生素 E 等，故临床可用于性功能疾病与不育症等。

（三十）鸡内金

本品又名鸡肫皮、鸡食皮，为雉科动物鸡的砂囊的角质内壁。剥离后，洗净晒干。研末生用或炒用。

本品味甘，性平。归脾、胃、小肠、膀胱经。功能运脾消食，固精止遗。《日华子本草》谓能“止泄精，并尿血”；《名医别录》言其“主小便利，遗溺”。男科可用于遗精、遗尿等症。

本品入煎剂，3~10 g/d；研末服，每次 1.5~3 g，效果强于煎剂。

（三十一）麻雀肉

本品又名家雀肉、雀肉，为文鸟科动物麻雀的肉。

本品味甘、咸，性温，入肾经，具壮阳益精、暖腰膝、缩小便之功。《食疗本草》称其“续五脏不足气，助阳道，益精髓”；《日华子本草》曰其能“壮阳益气，暖腰膝，缩小便”；《本草纲目》称“冬三月食之，起阳道，令人有子”；《雷公炮制药性解》也有“雄雀，主益气壮阳”之载。男科临床用于治疗肾阳虚弱之性欲低下、阳痿、早泄、不育。且本品药性较平和，为男性性保健食疗佳品。

因本品性温，素体阳热亢盛或阴虚火旺者忌用；据文献记载，也不能与白术、李子、酱同食。

（三十二）雀卵

本品为文鸟科动物麻雀的蛋。

本品味甘、咸，性温，入肾经，具益精血、补肾阳之功。《名医别录》言其“主下气，男子阴痿不起”；《医林纂要》称其能“补心，明目，充髓”；《罗氏会约医镜》谓之“补阳滋阴”；《本草从新》则曰：“益精血，治男子阴痿不起。”临床可用于精血亏虚所致的阳痿、早泄、遗精。素体阴虚火旺，内热盛者忌食之。

三、矿物类

（一）滑石

本品为单斜晶系滑石的矿石。采挖后，去净泥土、杂石。打碎用，或用粉碎机粉碎，过筛成滑石粉。

本品味甘、淡，性寒，归胃、膀胱经，具有利水通淋、清解暑热之功。《神农本草经》言其“主身热泄游……利小便”；《医学衷中参西录》曰：“因热而小便不利者，滑石最为要药。”男科临床用于肝经湿热下注所致的遗精、梦泄、阳痿、早泄、血精、不射精、阳强、性欲亢进等多种性功能疾患。

本品用量 10~15 g/d；外用适量。

（二）阳起石

本品别名白石、羊起石、石生，为硅酸盐类矿物阳起石或阳起石石棉的矿石。全年可采，挖出后去净泥土及夹杂石块。煅用。

本品味咸，性微温，归肾经，功能温肾壮阳。《神农本草经》称其主“无子，阴痿不起”；《名医别录》言其能“疗男子茎头寒……令人有子”；《药性论》谓其可“补肾气精乏，腰痛膝冷湿痹”；《本草纲目》则曰：“阳起石右肾命门气分药也，下焦虚寒者宜用之，然亦非久服之物。”临床用于治疗肾阳虚衰之性欲低下、阳痿、遗精、不育、阴冷等病症。

阳起石宜入丸、散服，每次 3~6 g。素体阴虚火旺者忌用，且不宜久服。

（三）龙骨

本品为古代哺乳动物如三趾马、犀类、鹿类、牛类、象类等的骨骼化石。煅用或生用。

本品味甘、涩，性微寒，归心、肝经，具有平肝潜阳、镇静安神、收敛固涩之功。《名医别录》

言："阴浊，止汗，小便利，溺血，养精神，安五脏。"《本草求真》曰；"龙骨功与牡蛎相同……甘涩入肝，有收敛止脱，镇惊安魄之妙。"煅用可用于治疗遗精、精浊、阴汗等证。

本品内服入煎剂应先煎，用量15~30 g/d；外用适量；收敛固涩煅用。

（四）琥珀

本品为古代松科松属植物的树脂，埋藏于地层中经多年转化而成。从煤层中挖出者，特称煤珀。采得后，除杂质，研末用。

本品味甘，性平，归心、肝、膀胱经，具定惊安神、活血散瘀、利尿通淋之功。《名医别录》称能"安五脏，定魂魄"。临床可用于心气不足或热邪内炽、心火亢盛而致的遗精、早泄、阳痿以及瘀血阻滞之前列腺肥大、前列腺炎、不射精等。

本品一般可研末冲服，不入煎剂，用量每次1.5~3 g。

（五）硫黄

本品又名石硫黄、昆仑磺、黄硇砂，为天然硫黄矿的提炼加工品。供内服的硫黄，须与豆腐共煮至豆腐呈黑绿色为度，然后除去豆腐，阴干。用时研末。

硫黄味酸，性温，有毒，归肾、大肠经，内服壮阳通便，外用杀虫止痒。《药性论》言其"能下气，治脚弱腰肾久冷"；《海药本草》称其"主风冷虚惫，肾冷上气，腿膝虚羸，长肌肤，益气力，遗精痔漏，老人风秘等，并宜烧炼服"；《本草图经》则曰："主命门火衰，阳气暴绝，阴证伤寒，阳道痿弱。"内服用治命门火衰之阳痿、性欲减退；外用治疗阴痒、阴汗、阴虱、肾囊风等。

本品内服可用1~3 g，入丸、散服；外用适量，煎水熏洗或研末粉扑患处。素体阴虚火旺者忌服本品。本品畏细辛、飞廉、朴硝、铁、醋。本品不可久服，久服易伤阴，大肠受伤，多致便血。

（六）石钟乳

本品别名钟乳石，为主含碳酸钙的钟乳状石块。煅用。

本品味甘，性温，归肺、肾、胃经，具有温肺气、壮肾阳之功。《名医别录》谓其能"益气补虚烦，疗脚弱疼冷，下焦伤竭，强阴"；《药性论》载能"主泄精寒嗽，壮元气、益阳事，通声"。临床可用于遗精、阳痿伴有腰膝冷痛无力、劳热久咳、寒嗽之症者。

（七）赤石脂

本品又名红高岭、赤石土，为硅酸盐类矿物多水高岭石族多水高岭石，主要成分为含水硅酸铝[$Al_4(Si_4O_{10})(OH)_8 \cdot 4H_2O$]。全年均可采挖，拣去杂石即可。

本品味甘、酸、涩，性温，归大肠、胃经，具收涩固脱、收敛止血之功。《日华子本草》言其能"涩精淋沥，安心，镇五脏"；《本草求真》有"止血固下"之说；《神农本草经》载能"明目益精"；《本经逢原》则曰："赤石脂功专止血固下……以其开泄无度日久不止，故取涩以固之也。"男科临床用于治疗下焦失于固摄而致的遗精、早泄、血精等病症，多与金樱子、芡实等配伍运用。

本品内服煎汤可用9~12 g/d，也可入丸、散；外用研末撒或调敷。凡有湿热积滞者忌服。

（八）花蕊石

本品又名花乳石，为变质岩类岩石含蛇纹大理岩之石块。采挖后除去杂石及泥沙，选取有淡黄色或黄绿色彩晕的小块。

本品味酸、涩，性平，归肝经，具有化瘀止血、收湿敛疮之功。《本草纲目》言："花蕊石，其功专止血，能使血化为水，酸以收之也。"又："治一切失血伤损，内漏，目翳。"《本草经疏》曰其"以酸收敛之气，复能化瘀血，故敷金疮即合，仍不作脓也"。男科临床上用以治疗血精、阴茎阴囊睾丸外伤、阴汗，以及囊痈、脱囊、子痈、子痰等溃后久不收口者。可内服，也可外用。

本品内服若入汤剂，用量10~15 g/d；若研末吞服，每次1~1.5 g。外用适量，研末外撒或调敷。

（九）磁石

本品又名生磁石、灵磁石，为氧化物类矿物尖晶石族磁铁矿的矿石，主含Fe_3O_4。随时可采。开采后，除去杂石，选择吸铁能力强者入药。

本品味辛、咸，性寒，归肝、肾、心经，功能潜阳安神、纳气平喘、聪耳明目。对于本品，古代本草多有记载，如《本草衍义》曰："肾虚耳聋目昏者皆用之。"《名医别录》有"养肾藏，强骨气，益精除烦"之说；《药性论》称能"补男子肾虚风虚"；《本草纲目》谓其能"镇养真精，使神水不外移"；《玉楸药解》说其"治阳痿"；《本草经疏》则曰："久秘固而精气盈溢，故能令人有子。"男科临床上用于肾虚精亏、心胆气怯所致之性欲低下、阳痿、遗精、早泄等病症。

本品煎汤内服宜打碎先煎，用量 15～30 g；入丸、散，每次 1～3 g。因吞服后不易消化，如入丸散，不可多服。素体脾胃虚弱者应慎用。

第三节　男科常用西药

男科用西药种类很多，如抗生素、抗结核药等。但因这些药物的应用与其他各科用药相似，并为人们所熟悉，因此本书不再介绍。本书只从男性生殖功能与性功能的特点出发，对一些常用的能增强生殖功能和性功能的药物进行扼要介绍，以供临床参考。临床中应用这些药物时要严格掌握适应证，不可滥用，以免引起不良反应。

（一）西地非那

本品商品名为 Viagra、中国名为"万艾可"，是一种高度选择性Ⅴ型磷酸二酯酶抑制剂，只作用于阴茎，可抑制 cGMP 降解，提高 cGMP 水平，使阴茎平滑肌松弛，产生阴茎勃起。是一种用于治疗心理性和器质性病因所致勃起功能障碍的理想药物，因其安全性和有效性已得到肯定，因而是当前治疗勃起功能障碍的首选药物。

本品推荐治疗剂量为 50 mg。用量在 25～100 mg 时，疗效提高依赖于剂量。具体用量可根据个体情况进行调节，以便选用最佳剂量。对于年龄超过 65 岁、肝肾功能不全及服用细胞色素抑制剂（红霉素、酮康唑、伊曲康唑等）的患者，起始剂量应为 25 mg。一般在性交前 1 h 服用，也可在性交前 0. 5～4 h 内服用，每天仅可服用 1 次。服用该药后要在有性刺激的情况下，药物才会发生效用。

本品主要不良反应有头痛、面部潮红、消化不良，少数患者可有血压下降、蓝视、鼻塞、皮疹等。因能增强硝酸酯的降压作用，故服用任何剂型的接受有机硝酸盐药物的患者，均应禁用，对该药中任何成分有过敏者禁用。

（二）士的宁

本品又名番木鳖碱或士的年，是由植物番木鳖或云南马钱子的种子中提出的一种主要生物碱。临床常用其硝酸盐，为无色针状结晶，味极苦，能溶于水。

临床常用士的宁治疗阳痿和不射精。因其能够选择性地提高脊髓兴奋功能，治疗剂量 1 mg 可使脊髓反射的应激性提高，反射时间缩短，神经冲动容易传导，骨骼肌紧张度增加。这种提高兴奋的原因在于"解除抑制"，即通过阻断抑制性介质——甘氨酸，从而阻断脊髓闰绍细胞（一种抑制性神经元）的返回抑制和交互抑制活动，且兴奋可在脊髓内泛发传播。士的宁治疗阳痿和不射精的机制可能在于兴奋脊髓节段的 2 个影响勃起的中枢。

本品用量一般为每次 1～3 mg，口服 3 次/d；皮下或穴位注射 1 次/d，每次 1～2 mg。服用应严格按照剂量服，否则易发生中毒。其中毒的早期特征是枕部肌肉张力提高，牙关紧闭，呼吸运动困难。严重中毒时，可有阵发性强直性痉挛发作，角弓反张，呼吸停止，因而出现窒息现象。轻度中毒时可用 0. 1%的高锰酸钾液洗胃。若发生惊厥，则忌洗胃，可用戊巴比妥钠 0. 3～0. 4 mg 对抗或用较大量水合氯醛灌肠，辅以人工呼吸。另外，患有高血压、动脉硬化、肝肾功能不全、癫痫、破伤风、突眼性甲状腺肿的患者忌用。

（三）左旋多巴

本品又名左多巴，可由人工合成，亦可从一种豆科植物的种子中提取。本品为白色针状结晶或结晶性粉末，略溶于水（1∶600）。

左旋多巴是体内合成去甲肾上腺素、多巴胺等的前体物质，能通过血-脑脊液屏障进入脑中，经多巴脱羧酶转化为多巴胺而发挥作用。它可增强患者的性功能，临床可用于治疗不射精症和射精障碍症。

男性的射精活动受脑内儿茶酚胺系统和5-羟色胺系统的调节，前者为射精的激活系统，后者为射精的抑制系统，正常时有赖于两系统的协调和统一。现已证明脑内特别是下丘脑下部的多巴胺对射精起着促进作用。而给予儿茶酚胺前体左旋多巴正是提高了脑内多巴胺的水平，从而提高射精激活系统的活动，对射精起着促进作用，达到治疗的目的。

口服左旋多巴片剂，开始0.25~0.5 g/d，每隔3~4d增加0.125~0.5 g；维持量3~6 g/d，分4~6次饭后服。

服用本品可见恶心、呕吐、食欲不振、运动障碍、失眠、多种精神症状、消化性溃疡恶化等不良反应。左旋多巴与维生素 B_6 或氯丙嗪合用，可引起疗效降低。也不能与单胺氧化酶抑制剂、麻黄碱、利血平以及拟肾上腺素等合用。此外，糖尿病、消化性溃疡、高血压、精神病、心律失常及闭角型青光眼患者禁用。

（四）麻黄碱

麻黄碱是从中药麻黄中提取的生物碱，现也可由人工合成获得。临床上常用其盐酸盐，为白色棱柱状结晶，无臭，味苦，能溶于水（1∶4）及醇（1∶5），化学性质稳定，其结构类似于肾上腺素。

麻黄碱与肾上腺素作用相似，对α-受体、β-受体均有兴奋作用。既可直接作用于受体，发挥拟肾上腺素作用，也可促进肾上腺素能神经末梢释放递质，间接发挥肾上腺素作用。其中枢兴奋作用较为显著，对性功能有一定促进作用。临床上用于治疗性欲减退症和射精障碍症。

由于情欲高潮是大脑皮质的一种感觉经验，而麻黄碱于睡前服用后可使部分性欲减退者性欲增强，可能与其具有中枢兴奋作用有关。泄精、射精和射精时尿道内口闭锁均由交感神经，特别是α-肾上腺素能受体机制所调节，由于麻黄碱是肾上腺素能受体兴奋剂，可使交感神经节后纤维释放儿茶酚胺，能增强精道平滑肌的收缩，对射精有促进作用。

本品口服有效，对于性欲减退者，可于睡前口服50 mg；或每次25 mg，3次/d。本品用量过大或长期连续服用，可引起震颤、焦虑、失眠、心悸等反应；长期反复使用，可引起病态嗜好及耐受性。甲状腺功能亢进、高血压、动脉硬化、心绞痛等患者忌用。

（五）氯米芬

本品又名氯蔗酚胺、舒经芬、克罗米芬。其枸橼酸盐为白色或类白色粉末，微溶于水、氯仿，略溶于乙醇，易溶于甲醇，不溶于乙醚。

本品低剂量能促进垂体前叶分泌促性腺激素，对男性有促进精子生成的作用，用于治疗精子缺乏的男性不育症。对合并有精索静脉曲张的患者，静脉切除术后1年仍不生育，可用本品治疗。

本品一般用量每日每次25 mg，不超过100 mg/d，连服25 d为1个疗程。停药5 d后，重复使用，直至精子数达正常标准。一般3~12个月疗效较好。

治疗男性不育症时，服药前必须进行精液检查、内分泌检查以及睾丸活检，以确定不育原因主要在于精子数量减少，方能应用本品；用药期间要定期检查精液常规、卵泡刺激素和睾酮水平；服药2~3个月始能生效。用药原则是低剂量、长疗程。要注意高剂量会抑制精子的发生。对于男性无精子患者，除睾丸活检证明尚有精子发生外，一律不得使用。另外肝、肾病患者忌用。服药后严重过敏者停用。

（六）甲睾酮

本品又名甲基睾丸素、甲基酮。本品即17α-甲基睾酮，为白色结晶性粉末，不溶于水。

甲基睾酮作用与天然睾丸素相同，能促进男性性器官及副性征发育、成熟，促进蛋白质的合成及骨质的形成。临床用于男性性功能减退症、无睾症、隐睾症及男性更年期综合征。

本品口服或舌下含服均可，开始时30~100 mg/d，维持量20~60 mg/d。但口服后一部分药物被肝脏破坏，故剂量应为舌下剂量的2倍。服本品有过敏反应者应及时停药。肝炎、肾炎、前列腺病患者忌用。

（七）丙酸睾酮

本品又名丙酸睾酮，为白色或淡黄色结晶性粉末，不溶于水，能溶于油内。

本品为人工合成的雄激素，能抑制垂体前叶促性腺激素的分泌，促进蛋白质的合成，能促进男性性器官和第二性征的发育、成熟。临床适用于无睾症、隐睾症、男性性功能减退症和男性更年期综合征等。

本品肌内注射作用时间较持久，每2~3 d注射1次即可。每次用量10~50 mg。用药后偶见丙氨酸氨基转移酶上升，停药后可恢复正常。肝肾功能不全、前列腺癌、前列腺肥大者忌用本品。

（八）绒促性素

本品又名绒膜激素、普罗兰。由妊娠初期尿中提出的一种水溶性促性腺激素。为白色或灰白色粉末。一般多以其无菌干燥粉末固封于安瓿中，临用时溶解于注射用水中。其注射溶液应无色澄明或仅显微黄色。

本品能刺激性腺活动，对雄性可促进其生精小管功能及间质细胞的活动，增加雄性素的产生，促使性器官和第二性征发育、成熟，促使睾丸下降，并促进精子生成。临床常用于隐睾症、男性性功能减退症、不育症。

本品用法：①用于隐睾症，10岁以下，每次肌内注射500~1 000单位；10~14岁，每次1 500单位。每周2~3次，连续4~8周。②用于男性性功能减退症和不育，1次肌内注射4 000单位，每周3次。本品不宜长期使用，以免抑制垂体促性腺功能。用药后出现性欲亢进与性早熟者应停药。生殖系统有炎症者应忌用。

（九）盐酸精氨酸

本品又名阿及宁，为白色结晶性粉末，水溶液呈酸性反应，易溶于水，极微溶于乙醇，235 ℃分解。

精氨酸是精子蛋白的主要成分，能促进精子形成，提供精子运动的能量。用于精液分泌不足和精子缺乏引起的男性不育症。

本品用法：4 g/d，分次口服，3个月为1个疗程。国外已见报道治疗178例，其中111例（62.36%）精子数及活力明显增加，38例（21.35%）获生育力。

本品因含氯离子，大量应用可致高氯性酸血症，肾功能减退时更易发生酸中毒、无尿，故肾功能减退、肝硬化者慎用或禁用。

（十）维生素E

本品又名生育酚醋酸酯、生育酚、产妊酚。常用其醋酸盐，为微黄或黄色透明黏稠液体，几乎无臭，遇光色渐加深，易溶于无水乙醇、丙酮、乙醚或石油醚，不溶于水。

本品对生殖功能、脂质代谢均有影响，可使垂体前叶促性腺分泌细胞亢进，分泌增加，促进精子生成和活动。缺乏时动物生殖器官受损，不易受精。

男科临床常用以治疗不育症、性功能减退、更年期综合征等。一般用量为口服100 mg/次，3次/d；或肌内注射10 mg/d，1次/d。

长期（6个月以上）使用本品，易引起血小板聚集和血栓形成。大剂量长期使用，部分患者会产生恶心、头痛、眩晕、视力模糊等。大剂量使用，还可使免疫功能下降。遇有因维生素 K 缺乏引起的低凝血酶原症以及缺铁性贫血等情况，应慎用。

（十一）吲哚美辛

本品又名消炎痛，系吲哚乙酸衍生物，属非甾体抗炎药，是最强的前列腺素合成酶抑制剂之一。近年用其治疗以下三种男性病，收到较好效果，可供临床参考。

1. *少精子症* 可增加卵泡刺激素和黄体生成素及精浆环磷腺苷（前两者在精子发生、发育及成熟过程中起重要作用），从而促进睾丸上皮的发育，使精子浓度增加。而精浆中环磷腺苷浓度的增加，能增强精子活动，提高精子活率，因而可用于治疗不育症。

其用法为，口服 25 mg/次，3 次/d，饭后服，2~3 个月为 1 个疗程。据报道有效率为 81%，临床治愈率为 52.4%，妊娠率 28.6%。经 2~3 个疗程，可获满意效果。

2. *频繁遗精* 遗精是一种射精过程，不仅与神经内分泌有关，还与体内前列腺素多量分泌有关。而本品能通过抑制前列腺素的合成达到治疗目的。

本品用法为口服 25 mg/次，3 次/d，连用 7~10 d；或睡前顿服 50 mg。

3. *前列腺增生* 通过抑制前列腺素合成，发挥其抗炎及消除组织充血、水肿的作用，从而缓解尿路梗阻。

本品用量为口服 25 mg/次，3 次/d；或每次肌内注射 50 mg，1 次/d。

（十二）硫酸锌

本品为锌制剂之一。锌与男性生殖生理关系极为密切，能维持男性性腺的发育和正常功能。缺锌会减少睾酮的合成和精子生成。通过补锌，可改善性功能，促进性器官发育，增加精子数量与活力。

男科临床用其治疗因精子计数降低、活力低下等精子数量质量低下所致的不育症。一般用量为 30~100 mg/d，分次口服。

本品虽安全，但长期服用可致恶心、呕吐、上腹不适等消化道反应，甚者可致胃出血、溃疡或穿孔。也可致贫血。服锌期间注意补充铁、铜，避免食用含植物酸盐多的粗粮，忌与四环素同服。

（十三）尿促性素

本品又名人尿经期促性腺激素，是由绝经期妇女尿中提取制得的一种白色无定形粉末。

该药具有卵泡刺激素的作用，能促使男性睾丸生精小管发育，促进生精细胞分裂和精子成熟。因此临床用其治疗男性精子缺乏引起的不育。

本品用量为每周 200~1 200 单位，分 3 次肌内注射，总量为 3 200~19 200 单位。临床多与绒促性素或氯米芬合用。

（十四）罂粟碱

本品系血管活性药，能扩张周围血管，尤其是对阴茎海绵体的动脉血管有明显的扩张作用，而对静脉的作用是使其阻力增加，血液回流减慢。临床上用其治疗血管性阳痿，并能作为血管性阳痿的一种有效的鉴别诊断方法。

其用量为 30 mg，加入 20 mL 生理盐水中做阴茎海绵体注射。

（十五）酚妥拉明

本品亦属血管活性药，能扩张周围血管。临床上酚妥拉明常与罂粟碱联合应用，主要用以治疗血管性阳痿和鉴别诊断血管性阳痿。

本品用量与用法为：罂粟碱 30 mg 加酚妥拉明 10 mg 稀释 10 倍，取稀释液 1/10 即 1 mg 酚妥拉明；也可用罂粟碱 60 mg 加酚妥拉明 2 mg，再加入 20 mL 生理盐水中做阴茎海绵体注射，需要性交时可注射 1 次。

使用罂粟碱与酚妥拉明要严格掌握适应证及剂量，不可多用，以免引起阴茎异常勃起等不良反应。

（十六）酚苄明

本品系长效肾上腺素能受体阻滞剂，能消除输精管、精囊及射精管的蠕动，使支配射精的副交感神经刺激延迟，从而延长性交时间。临床常用其治疗阳痿、早泄。

本品常用量为口服 10 mg，3 次/d，7~10 d 为 1 个疗程。也可做阴茎海绵体注射。

（十七）对氨苯丙氨酸

本品为色氨酸羟化酶的强有力的阻断剂，而色氨酸羟化酶与脑内神经介质血清紧张素关系密切，从而有比较明显的催欲作用。临床上用其治疗性欲低下和阳痿。如与丙酸睾酮合用，可增强效果。

本品常用量为口服 1 g/d，4 周为 1 个疗程。

（十八）阿扑吗啡

本品可以兴奋脑中多巴胺受体，有增强勃起和射精的功能，如与丙酸睾酮合用，则有明显的催欲作用。国外有人用此治疗性欲低下和阳痿。

用法及用量为性交前 30 min 皮下注射 3 mg。

（十九）育亨宾

育亨宾是从产于西非洲的一种植物的树皮中提出的一种生物碱，为结晶性物质，不溶于水。其盐酸盐溶于水。本品原植物在非洲被土人用作催欲药，用以增强男性性功能和治疗阳痿。

现已证明人的阴茎海绵体有高浓度的去甲肾上腺素和高密度的 α-肾上腺素能受体。海绵体的血管外膜有肾上腺素能受体，当海绵体暴露于去甲肾上腺素液中时，可产生与剂量有关的收缩。而近代药理研究证实，育亨宾为 α_2-肾上腺素能受体选择性拮抗剂。它选择性地阻滞了突触前膜 α_2 受体，但不干扰突触后膜血管 α_1 受体。因而使海绵体神经末梢释放较多的去甲肾上腺素，减少阴茎静脉回流，利于勃起，从而达到治疗阳痿的作用。

用育亨宾治疗阳痿，可采用口服 6 mg/次，3 次/d。若发生胃或神经症状不能耐受，剂量减少至 2 mg，3 次/d，并逐渐增加（每周加倍），直至达到 18 mg/d，持续至少 1 周。

本品为 α 受体阻断药，有“肾上腺素作用的翻转”现象，故在临床实际应用时应注意观察患者血压的变化。应用本药时偶可见心悸、失眠、眩晕等症状出现，这是类似可卡因的局部麻醉作用所致。

（二十）溴隐亭

本品为多巴胺受体激活剂，能促进下丘脑催乳素抑制激素释放而使血浆催乳素水平下降，同时也可直接作用于垂体，抑制催乳素释放，故可用于高催乳素血症所致的勃起功能障碍、精子减少等疾病。

本品口服开始时 1.25 mg/次，2~3 次/d，如效果不显著，可增加剂量为 2.5 mg/次，2~3 次/d。

本品主要不良反应有恶心、呕吐、头痛、眩晕等，偶有低血压。

（二十一）他达拉非片

本商品名为“希爱力”，是环磷酸鸟苷（cGMP）特异性磷酸二酯酶 5（PDE_5）的选择性、可逆性抑制剂。当性刺激导致局部释放一氧化氮，PDE_5受到他达拉非抑制，使阴茎海绵体内 cGMP 水平提高。这导致平滑肌松弛，血液流入阴茎组织，产生勃起。经性刺激以使本品生效。是治疗男性勃起功能障碍的常用药物。

本品的推荐剂量为 20 mg，在进行性生活之前服用，不受进食的影响，在性生活前 0.5~1 h 服用，最大服药频率为每日一次。针对老年人无须调整剂量。对于轻至中度肾功能不全的患者无须调整剂量。对于重度肾功能不全的患者，最大推荐剂量为 10 mg。用于肝功能不全的男性本品的推荐剂量为 10 mg，在进行性生活之前服用，不受进食的影响。关于重度肝功能不全（Child-Pugh 分级 C）患者使用他达拉非的临床安全性信息有限；如果对此类患者开处方，需要处方医生对每位患者进行认真的利益/风险评估。尚无肝功能不全的患者服用高于 10 mg 剂量的数据。糖尿病患者无须调整剂量。服用该药后要在有性刺激的情况下，药物才会发生效用。

本品较常见的不良反应是头痛、消化不良，以及面色潮红，少数患者可有血压下降、突发视力缺陷、皮疹等。因能增强硝酸盐类的降压作用，故服用任何剂型的硝酸盐类药物的患者应禁用。如果正在使用强效的细胞色素抑制剂（如利托那韦、沙奎那韦、酮康唑、伊曲康唑、均红霉素）的患者开他达拉非处方，应特别注意。因为已经发现他达拉非与此类药物联合使用，可以增加他达拉非的暴露量。对该药中任何成分有过敏者禁用。

（二十二）十一酸睾酮胶丸

本品为雄激素类药，为睾酮的十一酸酯，是睾酮的衍生物。可促进男性生长、男性第二性征和睾丸、副性腺结构的发育。促进蛋白质合成和减少分解，增强免疫功能，促进骨骼生长。促进红细胞生成，反馈性抑制促性腺激素分泌，抑制雌激素分泌。主要用于男性性激素分泌不足的替代治疗，如男性性功能低下症、睾丸切除术后、无睾症、垂体功能低下、精子生成障碍等。

本品口服必须在专科医生指导下使用。开始剂量按120~160 mg，用药2周后，用40~120 mg的剂量维持。本品应在用餐时或饭后立即服用，如有需要可用少量水吞服，必须将整个胶丸吞服，不可咬嚼。可将每日的剂量分成两等份，早晨服一份，晚间服一份。若每日服用的胶囊成单数，可在早上多服1粒。为提高疗效，可同时服用适量蛋白质、糖和维生素等。

本品主要不良反应有多毛、痤疮、阴茎异常勃起、精子减少、精液量减少、水钠潴留。青春期前男孩性早熟或骨骺早闭。偶见胃肠不适或过敏反应。发生严重不良反应时，应立即停止治疗，待症状消失后，再从较低的剂量重新开始。患者如有心力衰竭（包括无症状型）、肾功能衰竭、前列腺肥大、高血压、癫痫或三叉神经痛（或有上述疾病史者）慎用，应严密观察，因雄激素可能引起水、钠潴留。青春期前男孩应慎用，以免骨骺早闭或性早熟。有水肿倾向的肾脏病、心脏病患者慎用。前列腺癌，睾丸癌，乳腺癌等患者禁用。

（二十三）琥珀酸索利那新片

本品商品名为“卫喜康”，是高选择性毒蕈碱受体（M_3）拮抗剂，对膀胱的选择性高于唾液腺，通过阻滞膀胱平滑肌的M_3受体来抑制逼尿肌的收缩，从而缓解膀胱过度活动症伴随的急迫性尿失禁、尿急和尿频症状。

本品推荐剂量为1次/d，每次5 mg，必要时可增至1次/d，每次10 mg。本品必须整片用水送服，餐前或餐后均可服用。与其他具有抗胆碱能药品合用可能引起更明显的治疗作用和副作用。在停止本品治疗开始使用其他抗胆碱药物之前，应至少间隔1周。同时使用胆碱能受体激动剂可能降低索利那新的疗效。索利那新能降低甲氧氯普胺和西沙必利等刺激胃肠蠕动的药品的作用。

本品常见不良反应有口干、便秘、恶心、消化不良、腹痛、视觉模糊，不常见不良反应有尿道感染、膀胱炎、嗜睡、味觉障碍、干眼、鼻干、胃-食管反流、咽干、皮肤干燥、疲劳、外周水肿，幻觉、眩晕、头痛、呕吐、瘙痒、皮疹、荨麻疹、尿潴留罕见。针对尿潴留、严重胃肠道疾病（包括中毒性巨结肠）、重症肌无力或未控制的闭角性青光眼患者，对本品过敏，进行血液透析，严重肝功能障碍，正在使用酮康唑等强力CYP3A4抑制剂的重度肾功能障碍或中度肝功能障碍患者禁用。有QT间期延长病史，肝、肾功能损害，未控制的闭角性青光眼，膀胱出口梗阻，胃肠道梗阻性疾病患者慎用。妊娠期应慎用本品，哺乳妇女用药时建议停止哺乳。服用本品可能引起视力模糊，用药期间驾驶车辆、操作机器和进行危险作业者应当注意。

（二十四）盐酸达泊西汀片

本品商品名为“必利劲”，其作用机制与其抑制神经元对5-羟色胺的再吸收，从而影响神经递质作用于细胞突触前后受体的电位差有关。适用于治疗18~64岁男性早泄（PE）患者即阴茎在插入阴道之前、过程当中或者插入后不久，以及未获性满足之前仅仅由于极小的性刺激即发生持续的或反复的射精；或因早泄（PE）而导致的显著性个人苦恼或人际交往障碍；或射精控制能力不佳。

本品对于所有 18~64 岁成年男性患者推荐的首次剂量为 30 mg，需要在性生活之前 1~3 h 服用。如果服用 30 mg 后效果不够满意且不良反应尚在可接受范围以内，可以将用药剂量增加至最大推荐剂量的 60 mg。推荐的最大用药剂量使用频率为每 24 h 一次。可以在餐前或餐后服用。如果医生选用该药品治疗早泄，应当在使用该药品治疗后首个 4 周评价风险与患者报告的受益，或者在使用 6 次治疗剂量以后评估患者的风险-利益平衡并决定是否继续使用本品治疗。药片应完整片吞下。建议患者至少用一满杯水送服药物。患者应尽量避免晕厥或头晕等前驱症状所引起的受伤。轻度或中度肾脏损伤患者服用药品时不需要进行剂量调整，但是应谨慎服用。不推荐用于重度肾脏损伤患者，轻度肝损伤患者服用药品时不需要进行剂量调整；禁止用于中度和重度肝损伤患者。同时服用中度细胞色素 P4503A4 抑制剂，像红霉素、克拉霉素、氟康唑、氨普那韦、呋山那韦、阿瑞吡坦、维拉帕米和地尔硫卓，本品服用剂量仅限于 30 mg，并且建议慎用。

本品不良反应主要是口干、头痛、恶心等，不过这些副作用都是暂时的，很快会消失。高血压、心脏病患者可服用。和其他选择性 5-羟色胺再摄取抑制剂一样，本品的使用和一些眼部反应有关联，例如瞳孔扩大和眼部疼痛。眼内压升高或有闭角型青光眼风险的患者应慎用本品。本品不得用于有躁狂/轻躁狂或双相情感障碍病史的患者，同时，出现上述疾病症状的任何患者均应停用本品。由于选择性 5-羟色胺再摄取抑制剂可能会降低癫痫的阈值，出现癫痫发作的任何患者均应停用本品，同时，患有不稳定癫痫的患者应避免使用本品。并建议患者服药期间避免服用酒精。

（二十五）左卡尼汀口服液

左卡尼汀口服液商品名为“东维力”，是哺乳动物能量代谢中必需的一种天然存在的物质。左卡尼汀又称左旋肉碱、维生素 BT，是脂肪酸 β 氧化过程中必不可少的一种重要物质，其对细胞中能量的产生和转运其重要作用。附睾组织、精浆和精子中含有体内最高浓度的游离左卡尼汀，其中附睾是精浆中游离左卡尼汀的主要来源，而附睾又是精子完全成熟与储存的场所，附睾中左卡尼汀的浓度直接影响着精子的成熟和代谢过程，与精子运动及受精能力直接相关。现左卡尼汀已用于临床治疗少弱精子症、畸形精子症、精子 DNA 结构与功能异常所致不育、精索静脉曲张所致不育、生殖道炎症所致不育等，并认为使用左卡尼汀能够提高辅助生殖技术（ ART）中受精率、卵裂率、优胚率和妊娠率。

推荐剂量为成人 1~3 g（1~3 支）/d，分 2~3 次服用；治疗男性不育时常用剂量为每次 1 支，3 次/d，儿童起始剂量 50 mg/kg（体重），根据需要和耐受性缓慢加大剂量，通常剂量为 50~100 mg/kg（体重）（最大剂量一天不超过 3 g）。

不良反应偶见口干、胃肠道轻度不适，停药后可自行消失。用胰岛素或口服降糖药物治疗的糖尿病患者，由于改善葡萄糖的利用，在服用本品时，可能引起低血糖现象，因此，这些患者在接受治疗中血糖应当保持在经常控制的数值以内。本品含有少量乙醇，对乙醇过敏的患者慎用。

（二十六）盐酸坦索罗辛缓释胶囊

本品商品名为“哈乐”，是一种高选择性 α_1 受体阻断剂，主要应用于前列腺增生症引起的排尿障碍，有实践证明，盐酸坦索罗辛缓释胶囊对前列腺体积并没有缩小的作用，它主要是在尿道、前列腺平滑肌及膀胱颈进行选择性阻断，从而让患者轻松排尿。因此亦可应用于前列腺炎引起的排尿障碍及泌尿系结石的保守治疗上。

本品推荐剂量为成人 1 次/d，每次 1 粒（0.2 mg），饭后口服。根据症状、年龄的不同可适量增减。应用于泌尿系结石治疗中，应 2 次/d，每次 1 粒，并嘱患者多饮水。

本品不良反应为头晕、胃肠道反应、血压下降、心率加快、心悸等。严重不良反应失神、意识丧失（发生频率不明）：因为有可能出现与血压下降相伴随的一过性意识丧失，所以用药过程中应充分观察，出现异常情况时，应停药并采取适当的处置措施。偶尔可出现瘙痒、皮疹、荨麻疹，出现这种症状时应停止服药。偶见恶心、呕吐、胃部不适、腹痛、食欲不振、腹泻、便秘、吞咽困难等。偶见

GOT、GPT、LDH 升高。有报道，对于正在服用或服用过 α_1 受体拮抗剂的患者，有出现由于 α_1 受体拮抗作用引起手术中虹膜松弛综合征（IntraoperativeFloppyIrisSyndrome）的现象。眼科医生在进行白内障手术时要注意手术中虹膜松弛综合征的发生。偶见鼻塞、水肿、倦怠感、阴茎异常勃起症等。在使用中应注意在排除前列腺癌诊断之后者可使用本品。合用降压药时应密切注意血压变化。注意不要嚼碎胶囊内的颗粒。直立性低血压患者和肾功能不全患者慎重使用。

（二十七）盐酸特拉唑嗪片

本品是选择性 α_1 肾上腺受体阻断剂，可减低外周血管总阻力，降低收缩和舒张血压，且舒张压降低更为显著。通常并不伴随反射性心动过速。本药通过阻断前列腺及膀胱出口平滑肌上的肾上腺素受体，改善良性前列腺肥大患者的尿流动力和临床症状。本品适用于良性前列腺增生引起的症状治疗。也可适用于轻度或中度高血压治疗，可与噻嗪类利尿剂或其他抗高血压药物合用，还可以在其他药物不适用或无效时单独使用。

本品用于治疗良性前列腺增生的剂量应根据患者的反应来调整给药剂量。初使剂量为睡前服用 1 mg，且不应超过，以尽量减小首剂低血压事件的发生。一周或两周后每日剂量可加倍以达预期效应。常用维持剂量为 1 次/d，每次 5~10 mg。给药两周后症状明显改善。到目前为止，还没有足够的数据表明剂量超过 1 次/d，每次 10 mg 会引起进一步的症状缓解。应当采用初始剂量开始治疗并在四周后进行疗效总结。每次调整剂量都可能发生暂时的不良反应。如果不良反应持续存在，应考虑减少给药剂量。

本品最常见的不良反应有体虚无力、心悸、恶心、外周水肿、眩晕、嗜睡、鼻充血、鼻炎、视觉模糊、弱视。另外，下列不良反应亦有报道：背痛、头痛、心动过速、直立性低血压、晕厥、水肿、体重增加、肢端疼痛、性欲降低、抑郁、神经质、感觉异常、呼吸困难、鼻窦炎、阳痿。

（二十八）盐酸托特罗定片

本品为高选择性 M 胆碱受体拮抗剂，对膀胱的选择性明显强于对唾液腺的选择性，其对膀胱收缩的抑制约为对唾液腺的 20 倍。口服后经肝脏代谢成起主要药理作用的活性代谢产物 5-羟甲基衍生物。对其他神经递质的受体和潜在的细胞靶点（如钙通道）的作用或亲和力很弱。用于治疗膀胱过度活动引起的尿频、尿急和急迫性尿失禁症状。

本品推荐剂量片剂（酒石酸盐）2 mg/片。初始的推荐剂量为每次 2 mg，每日二次。根据患者的反应和耐受程度，剂量可下调到每次 1 mg，2 次/d。对于肝功能不全患者，推荐剂量是每次 1 mg，2 次/d。

本品的不良反应一般可以耐受，停药后即可消失。可引起轻、中度抗胆碱能作用，包括口干、消化不良、便秘、腹痛、胀气、呕吐、头痛、眼干燥症、皮肤干燥、嗜睡、神经质、感觉异常等。自主神经调节失调、胸痛、过敏反应、尿闭、精神错乱少见。尿潴留、胃滞纳、未经控制的闭角型青光眼患者禁用；对本品过敏者禁用；重症肌无力、严重的溃疡性结肠炎、中毒性巨结肠患者禁用。膀胱出口梗阻、肾功能低下、自主神经疾病、裂孔疝患者慎用；孕妇慎用，哺乳期妇女服用本品期间应停止哺乳；服用本品可能引起视力模糊，用药期间驾驶车辆、操作机器和进行危险作业者应当注意。用药过量引起的症状处理：严重的中枢抗胆碱能作用（如幻觉，严重的兴奋），用毒扁豆碱治疗；抽搐或显著的兴奋，用安定类药物治疗；呼吸功能不全，用人工呼吸进行治疗；心动过速：用 β-受体阻滞剂进行治疗；尿闭，用插导尿管进行治疗；散瞳，毛果芸香碱滴眼或将患者置于暗室。

（二十九）盐酸莫西沙星片

本品商品名为“拜复乐”，为第四代氟喹诺酮类抗菌药，是一种新型 8-甲氧-氟喹诺酮类药物，干扰Ⅱ、Ⅳ拓扑异构酶，通过与酶-DNA 复合体相结合从而抑制 DNA 复制导致细菌细胞的死亡。具有广谱抗 G^+菌、G^-菌、抗酸菌、厌氧菌、支原体、衣原体和军团菌活性。是通过双通道代谢或排泄的药物，对有肝脏或肾脏损害的患者有较大的优势。用于治疗男性生殖系统感染及呼吸道感染。

本品推荐剂量每次 0.4 g，1 次/d。注射剂：400 mg/250 mL，静脉滴注。

本品常见胃肠道反应（恶心、腹泻、呕吐）和中枢神经系统反应（失眠、视觉症状、噩梦、眩晕和头痛），QT 间期延长。肝脏副作用主要为轻微肝功能紊乱。多轻微可逆。对本品或其他喹诺酮类药物过敏者、18 岁以下者、孕妇和哺乳期妇女、有 QT 间期延长的患者禁用。严重心动过缓、急性心肌缺血、有心律失常病史、癫痫病史者慎用。

（三十）非那雄胺片

本品商品名，为“保列治”，属于 5α 还原酶抑制剂，机制为通过抑制 5α 还原酶来抑制睾酮转变为活性更强的二轻睾酮，从而缩小前列腺的体积、增加尿流的速率、预防良性前列腺增生的进展。本品用于治疗前列腺增生，也可用于治疗男性型脱发的药物。用于治疗前列腺增生推荐剂量：口服，5 mg/次，1 次/d，早晚、饭前、饭后均可服用，建议长期服用。如患者对性功能要求较高时慎重选用此药。

临床研究表明，接受本品治疗的男性患者有 1%的人出现下列与用药有关的不良反应：性欲减退、阳痿、射精量减少；据报道，不良事件还有乳房触痛或肿大、过敏反应（包括皮疹、瘙痒、荨麻疹和口唇肿胀）和睾丸疼痛。

（三十一）他莫昔芬片

本品是合成的抗雌激素药物，结构类似雌激素，能与雌二醇竞争雌激素受体，与雌激素受体形成稳定的复合物，并转运入核内，阻止染色体基因开放，从而使癌细胞的生长和发育受到抑制。本品通过占据下丘脑胞浆内的雌激素受体，消除血循环中雌二醇的负反馈抑制，增加下丘脑 GnRH 的脉冲释放，使 LH 和 FSH 分泌增加，从而增加睾酮、降低雌二醇水平，进而刺激睾丸精子的生成，用于改善精液质量。动物及人的实验表明，他莫昔芬内源性雌激素效应很小，因此更适合用于男性少弱精子症的治疗。

本品治疗乳腺癌的推荐剂量：对雌激素受体阳性的乳腺癌患者效果较好。口服每次 10~20 mg，2 次/d；治疗子宫内膜癌的推荐剂量：本品有促使孕激素受体水平升高作用。孕激素受体水平低者可先用本品使受体水平升高后，再用孕激素治疗，或两者同时应用，以提高疗效。一般剂量口服每次 10~20 mg，2 次/d。用于男性少弱精子症的治疗时推荐剂量为 10 mg/次，2 次/d。

本品不良反应：胃肠道反应有食欲减退、恶心、呕吐、腹泻；继发性抗雌激素作用有面部潮红、外阴瘙痒、月经失调、闭经、白带增多、阴道出血等；神经精神症状有头痛、眩晕、抑郁等；大剂量长期应用可导致视力障碍，如白内障；骨髓抑制方面有少数患者可有一过性白细胞和血小板减少；其他有皮疹、脱发、体重增加、肝功异常等。

（三十二）米拉贝隆缓释片

本品商品名为“贝坦利”，是一种 β_3受体激动剂，它可以选择性地激动膀胱 β_3肾上腺素能受体，使逼尿肌舒张，促进膀胱充盈，增加储尿量，从而减少排尿次数，改善尿频、尿急和尿失禁等主要症状。本品用于成年膀胱过度活动症患者尿急、尿频和/或急迫性尿失禁的对症治疗，且相对于目前临床主要采用的选择性 M 受体拮抗剂，β 受体激动剂用于治疗膀胱过度活动症安全性更高。

本品成年患者（包括老年患者）的推荐剂量为 50 mg，每日 1 次，餐后服用。由于本品是缓释片，应整片吞服，不得咀嚼、掰开或压碎。对于有肝肾损伤的特殊人群剂量应减少，针对在终末期肾病或重度肝损伤患者中未进行过本品研究，因此不推荐上述患者使用本品。

用米拉贝隆 50 mg 治疗的患者最常见的不良反应为尿路感染、心动过速、恶心，少数有膀胱炎、房颤、皮疹、血压升高等。

（三十三）胰激肽原酶肠溶片

本品商品名为“怡开”，是一种蛋白水解酶，由多种氨基酸和糖组成，广泛存在于哺乳动物的血浆和组织中，在胰腺中含量最高。为血管扩张药，有改善微循环作用，主要用于微循环障碍性疾病，如糖尿病引起的肾病，周围神经病，视网膜病，眼底病及缺血性脑血管病，也可用于高血压的辅助治疗。本品能扩张血管改善微循环，增加睾丸血流，激活纤溶酶，降低血黏度，抑制磷脂酶 A_2，防止血小板聚集，防止血栓形成，有促进男性生殖细胞增生修复、为生精细胞提供理想的微循环环境，促进精子的生成和排放，刺激精子活动，改善精子活动力的作用。

本品推荐剂量为每次（120~240 单位）2~4 片，3 次/d，空腹服用。

本品不良反应偶有皮疹、皮肤瘙痒等过敏现象，以及胃部不适和倦怠等感觉，停药后消失。脑出血及其他出血性疾病的急性期禁用，且不能与蛋白酶抑制剂同时使用，与血管紧张素转换酶抑制剂有协同作用。

（三十五）其他

用以治疗男性生殖功能与性功能障碍的药物还很多。如下述几种提取物或动物制剂也多用于临床。

1. 激诺蒙　是从哺乳动物新鲜雄性全生殖器中提取的一种性激素，用于男性性功能障碍。肌内注射 1 mL/d。

2. 英男完萌　是从健康青年男性尿中提取的一种物质，用于男性性功能障碍。肌内注射 0. 5~1 mL/d。

3. 玉置尤　亦是从健康青年男性尿中提取的一种物质，用于治疗男性性功能障碍。肌内注射1 mL/d。

4. 干燥垂体粉　取动物垂体焙干研粉即成。内含生殖腺刺激素，故对性功能有促进作用。临床用以治疗性功能不全的各种病变，如性欲减退、阳痿、早泄等。

5. 干燥睾丸粉　取动物睾丸焙干研粉即成。内含性激素。临床用其治疗因内分泌功能障碍而致的生殖器发育不良以及性功能障碍。

第三十二章 王琦男科方药思想与学术经验

王琦教授男科临床经验丰富，治疗效果显著，在长期的临床实践中，形成了具有多元性、开放式特点的用方思想，用药思路独特，学术经验丰富。本章扼要总结，以供参考。

第一节 用方思想

一、辨体用方

王琦教授曾指出："患者的体质类型是辨证施治、立法处方的重要依据。"临床上，他常根据患者的体质差异指导男科用方。阳虚体质者，多体胖，形盛气衰，精神萎靡，易受外邪致病，小便清长，大便溏薄，畏寒怕冷，肢冷身凉。此类体质易患性欲淡漠、性欲低下、精液清冷、阴冷、龟头寒等。临床治以益肾温阳，选方如金匮肾气丸、右归饮等。阴虚体质者，多形体消瘦，口干口苦，小便短少或黄，大便干燥或秘结。易患性欲亢进、早泄、遗精等病症，治以滋阴清热，选方如知柏地黄丸、左归饮、一贯煎等。瘀血体质者，多形体偏瘦，面色黧黑，舌质青紫或暗，舌边有点片状瘀点，脉涩。易患阴茎异常勃起、房事茎痛、精索静脉曲张等病。临床治以活血化瘀，选方如血府逐瘀汤、失笑散等。湿热体质者，多急躁易怒、口干微苦、大便燥结或黏滞、小便短滞、舌质红、苔黄腻、脉滑数。易患阴囊潮湿、龟头炎、睾丸炎、急慢性前列腺炎等症。临床治以清热利湿，选方如龙胆泻肝汤、当归贝母苦参丸、二妙散等。辨体用方体现了不仅要治人的"病"，更要重视患病的"人"，以体质为背景，研究用方调治，治病求本的思想。

二、辨病用方

对男科疾病进行准确的病名诊断，根据疾病的总体规律制定贯穿疾病始终的治疗原则，即辨病论治。其中针对某一疾病贯穿始终的基本病理变化进行治疗用方，即选用有针对性的方剂进行专病专方的治疗，称为辨病用方。如早泄是男科常见的一种性功能障碍疾病，既往人们多认为其病机为肾失封藏，多用固肾涩精之方，疗效常不理想。而王琦教授认为本病与精神心理因素关系密切。"肾藏志"，心神不安导致肾失封藏为本病之病机，治疗当安神定志固肾，心肾同治。临床上多用自拟加味三才封髓丹进行专病专方治疗。方药：茯苓、远志、五味子、龙骨、牡蛎、磁石、天冬、生地黄、党参、黄柏、砂仁。方中茯苓、远志、五味子、龙骨、牡蛎、磁石安神定志，"三才"（天冬、生地黄、党参）益气养阴补肾，黄柏苦寒坚阴，砂仁达津，纳五脏六腑之精归于肾，诸药共奏安志固肾之功。由上亦可见大凡安神药多有固肾涩精之用。又如高泌乳素血症，本病为多种原因所致的血浆泌乳素过高，临床上男性患者多以男性乳腺发育异常、阳痿、不育等为主要表现。西医认为本病为下丘脑-垂体-性腺轴功能紊乱所致。王琦教授则通过辨西医之病，扬中医之长，运用芍药甘草汤合二仙汤（仙茅、淫羊藿、巴戟天、当归、知母、黄柏）并加用麦芽治疗。现代药理研究证明芍药甘草汤、二仙汤均有调节下丘脑-垂体-性腺轴之功用。药理试验亦证明麦芽有降低泌乳素的作用。辨病用方是从整体上把握疾病的病理变化，采取针对性的专方进行治疗。

三、辨证用方

证是疾病在发生发展过程中某一阶段主要矛盾的具体表现。疾病在不同的发展阶段，因其主要矛盾不同，可以表现出不同的证。这就要求在临床实践中，即使是同一疾病，也要根据患者就诊时的病情变化进行辨证分析。其中抓病机为辨证用方之关键。如治疗睾丸疼痛，寒滞肝脉者，治以温散寒邪、疏肝止痛之麻黄附子细辛汤；湿热下注者，治以清热利湿、通经散结之龙胆泻肝汤；脾肾亏虚者，治以健脾益气、温阳补肾之补中益气汤合金匮肾气丸；气滞血瘀者，治以活血行气之少腹逐瘀汤合橘核丸。又如治疗阴囊瘙痒，风热外袭者，治以祛风清热止痒之消风散；湿热下注者，治以清热利湿止痒之龙胆泻肝汤；血虚风燥者，治以养血滋阴、祛风止痒之滋水清肝饮。辨证用方是从阶段上把握疾病的动态变化，做到方证相对。

四、辨症用方

症状是审察疾病的重要组成部分。针对症状进行选择用方，即辨症用方。临床上根据症状的不同特点、不同性质，辨症用方又可分为：①辨特异症状用方。如阴茎勃起弯曲疼痛是阴茎硬结症（阴茎痰核）的特异症状。王琦教授认为阴茎痰核的病机不外气滞血瘀痰凝，每以自拟方化瘀解凝，药用柴胡、枳壳、橘核、赤芍、半夏、浙贝母、昆布、夏枯草、路路通、王不留行等常获效机。②辨共性症状用方。临床上凡因阴血亏虚、血不养筋、筋肉挛急所致疼痛为主的病症，如阳强、阴茎胀痛、阴茎抽痛、精索痉痛等，均可用芍药甘草汤除血痹、缓挛急。③辨主要症状用方。如慢性前列腺炎患者常有腰酸、尿道口滴白、精神抑郁等症状。王琦教授认为“湿热为病，瘀浊阻滞”是本病的总病机，临床上多以当归贝母苦参丸为基础方，以活血润燥，行气解郁，清热利湿。方中贝母，用浙贝。考《神农本草》记载浙贝母有“排脓”之功，同时这也与外科仙方活命饮等方中用浙贝母有异曲同工之妙。

辨症用方是通过分析症状的特点，根据特异、共性或主要表现，寻求对症治疗，以获效机。

五、辨经络用方

经络内属脏腑，外连肢节，具有联系内外、沟通表里、贯穿上下等重要功能。针对经络进行选择用方，即辨经络用方。如阳痿的治疗，王琦教授根据《灵枢·经脉》关于足厥阴肝之脉“循股阴，入毛际，环阴器，抵少腹”，足厥阴之别“循胫上睾，结于茎”，以及《灵枢·经筋》云足厥阴之筋“上循阴股，结于阴器，络诸经”的论述，认为肝气郁结、瘀血阻络是阳痿常见之病理基础，提出了“阳痿从肝论治”之说。用方多选用针对肝经之四逆散加味，方用柴胡、枳壳、芍药、甘草加蜈蚣、水蛭、地龙、僵蚕等。其中，蜈蚣善治阳痿，通达瘀脉，辛温入肝经，其“走窜之力最速，内而脏腑，外而经络，凡气血凝聚之处皆能开之”（《医学衷中参西录》）。辨经络用方的关键在于注重局部与整体的兼顾。

第二节　用药思路

“理、法、方、药”即依理立法、以法选方、据方议药，其根本在“理”，具体体现在“药”。无论是辨证论治、辨病论治，还是对症论治、辨时论治、辨体质论治等各种论治体系，其本质均是求“理”，即求“病机”。王琦教授认为，虽然男科和中医内、外、妇、儿等各科一样，都是以中医理论为指导，但由于各科有其自身的病机特点，从而决定了各科用药既有共性，亦有特殊性。在这一思想指导下，王琦教授男科用药，以《内经》理论为指导，以男科病机为依据，注重局部、微观辨证，兼收各科用药经验，吸收现代药理成果。

一、源于实践，提出新说

《内经》是中医各学科的理论基础。王琦教授认为，《内经》对男科虽未提出具体的方药，但其理论特别是对男性生理、病理及一些疾病的论述，对临证论治男科疾病具有重要的指导作用。

（一）辨体用药，慎用壮阳

中医论治阳痿，历代医家都以补肾为主要治法，如《景岳全书》曰："凡男子阳痿不起，多由命门火衰，精气清冷，或以七情劳倦，损伤生阳之气，多致此证。"又曰："火衰者，十居七八，而火盛者，仅有之耳。"王琦教授根据《素问·上古天真论》关于男子肾气从八岁至五八经历了充实、盈盛、平均、衰退的变化，及标志着性功能的"天癸"，从二八而至，至七八而竭的论述，结合临床认为，青壮年时期是肾气、天癸最为充盛的年龄，临床就诊阳痿，亏虚并不多见，因此不能滥用补肾壮阳之品。对于年老而有子者，《素问·上古天真论》认为，"此其天寿过度，气脉常通，而肾气有余也。此虽有子，男不过尽八八……而天地之精气皆竭也。"同时又指出，"夫道者能却老而全形，身年虽寿，能生子也。"即通过养生可防止衰老而延长生育年龄。说明老年人亦不可概之肾气虚，特别是在生活水平提高的今天，人的寿命已经大为提高。王琦教授临证指出，老年男性求子在现今临床少见，但求治阳痿，就诊率较高，不能照搬"男不过尽八八……而天地之精气皆竭也"。临床发现，老年阳痿者，性激素低于正常值者少有，而阴茎血管病变者常见，即"气脉不通"。因此，王琦教授治疗老年阳痿喜用理气活血通络之品，如桃仁、红花、当归、川芎、赤芍、香附、刺蒺藜、水蛭、蜈蚣等；对有精气亏虚表现者，依症用药，如大便不通用肉苁蓉，阴囊湿冷用蛇床子、蜂房，身体"福态"（皮下脂肪增多，西医学认为是雄激素减少，雌激素相对增多所致）用淫羊藿等。

（二）提出宗筋其用在血，治疗应充润宗筋

王琦教授认为，《内经》关于宗筋的论述，对指导中医治疗阴茎疾病，特别是阳痿，值得重视。《内经》认为，阴茎由筋组成，亦称"阴筋"。足太阴、阳明之筋聚于阴器，足少阴、足厥阴之筋亦结于阴器，如《素问·厥论》："前阴者，宗筋之所聚，太阴、阳明之合也。"《灵枢·经筋》"足少阴之筋……结于阴器……足厥阴之筋……结于阴器，络诸筋。""宗筋"，宗，即是综合之意。①前阴是诸筋之综合，故曰宗筋。张景岳在《类经》中说："阴器者，合太阳、厥阴、阳明、少阴及冲、任、督、带之脉皆聚于此，故曰宗筋。""前阴者，众筋之所聚也，始足之三阴、阳明、少阳及冲、任、督、跷九脉皆聚于此，故曰宗筋。"宗筋在《内经》中，泛指外生殖器，②有时和睾丸互称，如《灵枢·五音五味》"黄帝曰：士人有伤于阴，阴气绝而不起，阴不用，然其须不去，其故何也？岐伯曰：宦者，去其宗筋，伤其冲脉，血泄不复，皮肤内结，唇口不荣，故须不生。"丹波元简注曰："士人壮而伤及宗筋者，其须犹不去，宦者少小时去其势，故须不生。势，阴丸也，此言宗筋亦指睾丸而言。"③有时即指为"阴茎"，如《素问·痿论》"宗筋弛纵，发为筋痿"，指阴茎疲软不举而成阳痿。

从宗筋的生理表现来看，《素问·痿论》"岐伯曰：阳明者，五脏六腑之海，主润宗筋，宗筋主束骨而利机关也。冲脉者，经脉之海也，主渗灌溪谷，与阳明合于宗筋，阴阳揔宗筋之会，会于气街，而阳明为之长，皆属于带脉，而络于督脉。故阳明虚则宗筋纵，带脉不引，故足痿而不用。"王琦教授认为，此文论述了宗筋的功能，即前阴是依靠宗筋束缚于骨，依靠宗筋而充血勃起，犹如机关之开合。宗筋的润养，有赖于阳明水谷气血，阳明虚则宗筋失润，导致痿而不用。冲脉、督脉、带脉亦会于宗筋。"足"，在《内经》中应根据前后文理解，有"足以""使之"之意，如"高梁之变，足生大丁"。《素问·痿论》言五脏所伤，可发生痿、脉痿、筋痿、肉痿、骨痿，未言足痿。后人因文中"故足痿而不用"，而将此文作为治足痿而独取阳明的依据，多有附会。但阳明作为水谷之海，化生气血，有营养五脏六腑的作用，故痿证出现营养不良，皆可治阳明，健脾胃。男性性器官解剖表明，阴茎通过悬韧带与耻骨弓相连，通过阴茎海绵体充血勃起，亦说明了宗筋主束骨而利机关的功能。

从宗筋的病理表现来看，其病主要表现在阴茎的勃起功能异常。《灵枢·经筋》足厥阴之筋，其病“阴器不用，伤于内则不起，伤于寒则阴缩入，伤于热则纵挺不收”。又曰，经筋之病，“热则筋纵弛不收，阴痿不用”。《灵枢·邪气脏腑病形》谓“肾脉大甚为阴痿”。《素问·五常政大论》谓“太阴司天，湿气下临，肾气上从，胸中不利，阴痿气大衰，而不起不用”。《素问·痿论》谓“阳明虚则宗筋纵”，此说明足三阴、足阳明病可致筋痿。《素问·痿论》“思想无穷，所愿不得，意淫于外，入房太甚，宗筋弛纵，发为筋痿，及为白淫。故《下经》曰：筋痿者，生于肝，使内也。”此表明情志伤肝，可导致筋痿；“筋痿”即阳痿。“使内”，杨上善注曰：“使内者，亦入房也。”

在上述理论的指导下，王琦教授提出“宗筋其用在血，治疗充润宗筋”的阳痿治疗思路，并运用这一治疗思路，结合阴茎彩超检查，指导血管性阳痿的中医治疗用药，起到了较好的效果，弥补了既往没有中医治疗血管性阳痿的报道，是中医治疗血管性阳痿的起点。王琦教授认为，充润宗筋的法则就是调肝气，通血脉。《灵枢·经脉篇》曰：“肝厥阴之脉，入毛中，过阴器，抵少腹。”说明阴器之血脉为肝脉所主。肝藏血，主疏泄，调节血液的运行。前阴作为诸筋之综合，有赖于血的濡养，其性事功能需依赖于血的充盈，才能得以发挥，而这一功能的体现，则在于肝调节血液的运行。动脉性阳痿和静脉性阳痿都是肝经气血失调所致，立法用方当注重调和肝脉的气血。动脉性阳痿以“瘀”为着重点，治疗以活血药物为主，改善阴茎的供血。现代药理研究亦证实，活血化瘀中药能扩张动脉血管，改善微循环，降低实验性胆甾醇动脉粥样硬化动物的血清胆甾醇。如当归、赤芍养血活血，穿山甲、苏木、地龙、蜈蚣活血通络，桃仁、红花、川芎、益母草、山楂、三七粉、血竭粉、水蛭活血化瘀。静脉性阳痿注重“气”，其病机是气血不和、气的摄血功能失常，因其血液的运行需靠气的调节，也就是说静脉的关闭有赖于气的维系，治疗宜气血双顾，以协调血液在阴茎动、静脉中的运行。治疗或用理气药物理气以和血，如柴胡、枳壳、香附、丁香，或用补气药物益气以摄血，如重用黄芪，认为其能补肝气，如王清任《医林改错》补阳还五汤重用之，张锡纯治肝气虚弱不能条达亦重用之。

二、着眼病机，寻求病因

王琦教授认为，男科疾病主要是生殖系统疾病，而中医认为男性生殖系统从属于五脏，如“肾为先天，脾为后天”，“肾藏精、主生殖”，“前阴为宗筋所聚，足太阴、阳明、少阴、厥阴之筋结于阴器”，“心为君火、肝肾为相火”等。另外，生殖系统疾病有其自身的病理表现，如情欲、房事对生殖系统的影响，及生殖系统位于下焦，通过尿道与外界相通，易受湿热虫毒侵害。因此，王琦教授治疗男科疾病，常以脏腑病机和生殖病理为依据。

（一）以心、肝、肾为主的脏腑病机

王琦教授认为，男科疾病虽然种类繁多，证候复杂，但由于中医认识疾病是以五脏为中心，故其发病机制亦从属于五脏，是脏腑功能失常的表现，男科疾病与心、肝、肾关系更为密切。

1. 心　心藏神，主血脉。男科临床发现，早泄、遗精、滑精等精液排泄异常的病症，以及冠心病、高血压等心血管异常的阳痿，与心的关系密切。王琦教授认为，早泄、遗精、滑精，是心神不宁、扰动肾精所致。《灵枢·本神》曰：“肾藏精，精舍志。”志是心意所存，《灵枢·本神》曰：“心有所忆谓之意，意之所存谓之志。”故《临证指南医案·遗精》认为“夫精之藏制虽在肾，而精之主宰则在心”。治疗当安神定志为先，重者用龙骨、牡蛎、磁石等重镇安神之品，轻者用茯苓、远志、五味子、酸枣仁等养心安神之品。血管性阳痿为肝调理宗筋血脉运行异常所致，但与心主血脉亦有关，特别是冠心病、高血压病见阳痿者，王琦教授多用生山楂、水蛭活血通脉。现代药理证实生山楂能降低血脂，改善冠状动脉血流量；水蛭所含水蛭素，能抑制血小板凝集，有溶纤维蛋白原的作用。

2. 肝　肝藏血，主疏泄。肝藏血，如《素问·五脏生成篇》所说：“人卧血归于肝，肝受血而能视，足受血而能步，掌受血而能握，指受血而能摄。”此指以宗筋受血而能起。性事活动中，若宗

筋不受血或受血而不存则出现阳痿；宗筋受血而不去则起而不消，出现阳强。因此，阴茎勃起功能障碍，与肝藏血的关系密切。王琦教授主张吸收西医关于勃起的认识，辨病和辨证相结合，运用中医的理论思维，指导治疗用药，如药物性阳痿常见的有抗精神病药物、抗高血压药物所致，病机是“药毒内蕴，肝郁血瘀”，治疗在疏理气血基础上，加羚羊粉凉血解毒；抗精神病药物所致者，加用茯苓、远志、磁石、生龙骨、生牡蛎等安神定志之品；抗高血压药物所致者，加用葛根、水蛭、地龙、益母草等活血降压之品。

肝主疏泄，王琦教授认为在男科疾病中，主要是调畅情志，疏理气血，指出“男子有曲情，非女子独有”。功能性阳痿多为情志不畅，肝失疏泄，导致宗筋受血功能失常，治疗以疏肝解郁为主，常用柴胡、枳壳、香附、刺蒺藜疏肝理气，其中香附、刺蒺藜为气中之血药，能理气活血。肝肾同源，由于肾精亏虚影响肝的疏泄功能，出现男子更年期综合征，亦需顾及疏肝解郁。

肝经过阴器，布胁肋，男科杂病常与肝经气血失调、肝经湿热有关。如寒凝肝脉的子痛，用麻黄、附子、细辛、吴茱萸、乌药温通肝脉；肝经血瘀气滞的精索静脉曲张，用桃仁、红花、水蛭、穿山甲、香附、乌药等活血通络行气；乳头痛、乳房发育异常，多为肝经郁火所致，用柴胡、黄芩、栀子、夏枯草、龙胆草、郁金、麦芽清肝疏肝之品，以散火郁。

3. 肾 肾藏精，主生殖。王琦教授认为，肾藏精之“精”，包含有肾之精气和生殖之精。肾之精气，又称肾气、元气，是人体生命活动的根本，其生理功能就是促进机体的生长、发育与生殖。生殖之精是肾气盛的产物，在男子为精液，标志有生殖能力，《素问·上古天真论》中“二八，肾气盛，天癸至，精气溢泻，阴阳和，故能有子”，就是对这一现象的描述。

（1）肾之精气：中医所说肾之精气包括禀受父母之精和受藏五脏六腑之精。如《灵枢·决气篇》曰：“两神相搏，合而成形，常先身生，是谓精。”《素问·上古天真论》曰：“肾者，主水，受五脏六腑之精而藏之，故五脏盛，乃能泻。”并认识到男性生殖器畸形现象，如《广嗣纪要》五不男“天、漏、犍、怯、变”之“天”（天宦，先天睾丸阙如致第二性征不全）和“变”（两性畸形），但对很多宏观无异常的先天不育无法揭示，如唯支持细胞综合征、先天输精管阙如、输精管阻塞等。因此，王琦教授认为，需结合西医的相关认识来充实中医关于肾气的认识。男性疾病中，西医的下丘脑-垂体-睾丸性腺轴功能紊乱，以及一些内分泌疾病如肾上腺疾病、糖尿病、甲状腺疾病引起的不育和性功能障碍，运用药物能治疗或缓解病情的病症，可用中医肾气理论指导用药。

（2）生殖之精：王琦教授认为，中医关于生殖之精的病症，常缺乏客观依据，只有一些“精清”“精冷”“少精”的描述，精清是精液液化的正常现象；精冷是一种主观感觉，不能说明精液是否异常；精少，如精囊腺阙如、射精管阻塞常见，药物无治。在男科疾病中，与生殖之精有关的病症，精液异常（如精子异常之少精子症、弱精子症、畸精子症、无精子症、精液不液化、免疫性不育等）和精液的排泄异常（如不射精、逆行射精、早泄、遗精等）最常见。治疗少精子症、弱精子症、无精子症，益肾的同时，常用黄芪、党参、山药、当归、熟地黄、何首乌等健脾益气养血之品，是以“肾为先天，脾为后天”“精血同源”理论为指导；治疗不射精，肝肾同治，是以“肾主封藏，肝主疏泄”为指导，用淫羊藿、肉苁蓉、蛇床子补肾生精，使“精满自溢”，增强射精感觉，用麻黄、郁金、石菖蒲、穿山甲、王不留行、路路通疏肝活血通络，增强肝的疏泄功能，以通精窍；治疗早泄、遗精，心肾同治，是以“精之肾藏，其主宰在心”为指导。

（二）注重精室病理，清化湿瘀热毒

王琦教授认为，古代医学由于解剖水平限制，把男子内生殖系统属于精室范畴，如张景岳《类经》曰：“胞，子宫也。在男子则为精室，在女子则为血室。”唐容川《血证论》曰：“男子之胞，一名精室，乃藏精之所。”而对精室的位置不明确，但已认识到溺窍、溺道与精窍、精道之不同，如王肯堂《证治准绳·杂病·赤白浊门》称：“溺与精，所出之道不同，淋病在溺道，故《医学纲目》列之肝胆部；浊病在精道，故《医学纲目》列之肾膀胱部。”林佩琴《类证治裁·淋浊》明确指出：

肾有两窍，一溺窍，一精窍，淋在溺窍，病在肝脾；浊在精窍，病在心肾。历代医家关于“精室”的争议，实际上就是对这些生殖器官认识的不一。五脏六腑功能失常虽可导致“精室”功能失常，但临床“精室”疾病，主要是受湿、热、虫、毒的侵袭，或气血不畅，出现局部的病理改变。因此，王琦教授用药治疗“精室”疾病，从中医病机角度多概括为“湿”“热”“瘀”三个方面，三者又常相互并见。

1. 湿　湿性趋下，易袭阴位。湿有水湿、湿浊、痰湿之分，常与热合，而见湿热表现。如前列腺是男性生殖系统重要附属性腺之一，其导管与尿道、射精管所出之道不同，其感染并不一定合并尿路感染，因而慢性前列腺炎不同于膀胱湿热，是湿浊热毒蕴结于前列腺，用清热利湿通淋之品难使前列腺湿去热清，而应选用祛湿排浊和清热解毒之品。瘀浊互结是慢性前列腺炎病机另一特点，瘀不仅指瘀血，还包含有瘀积不通，即前列腺导管常因炎症刺激纤维变性而管腔狭窄，致使前列腺导管内秽浊分泌物瘀积不出。根据这一病机特点，王琦教授提出慢性前列腺炎的基本治则：清热解毒、排浊祛湿、活血化瘀。慢性前列腺炎热毒与湿、与血互结，清热解毒应选用清热解毒祛湿之品，如黄柏、蒲公英、土茯苓、苦参之类；清热解毒活血之品，如虎杖、红藤、败酱草、马齿苋、马鞭草之类。慢性前列腺炎时前列腺导管内秽浊分泌物瘀积不同，应按“腑以通为用”的治疗原则，选用排浊祛湿之品，如天花粉、浙贝母、石菖蒲、薏苡仁、冬瓜仁等。可促进秽浊的炎性分泌物的排出，保证前列腺导管排泄通畅，加速炎性病灶的愈合。慢性前列腺炎患者血液流变学多有异常，前列腺腺体亦常变硬或有结节，出现纤维化，应用活血化瘀药确能提高疗效，除选用牡丹皮、赤芍、桃仁、红花等活血化瘀之品外，还应选用穿山甲、皂角刺、三棱、莪术等通络消癥之品。湿为阴邪，易阻遏气机，损伤阳气，慢性前列腺炎由于病程较长，可出现寒凉的症状，如睾丸怕冷、小腹怕凉、脚心发凉等症，可佐以桂枝、乌药、吴茱萸或少量附子，温阳散寒，防湿遏伤阳。

2. 瘀　有血瘀、精瘀之别。由于性事活动的影响，男性生殖系统除阴茎充血外，内生殖器官亦充血，同时腺体分泌腺液。王琦教授认为，性事过度或不洁，内生殖器官反复充血可致血瘀，精室疾病久病入络可致血瘀，主要表现为疼痛症状，如充血性前列腺痛、慢性附睾炎、睾丸痛等。腺体分泌腺液异常则可导致精瘀，主要表现为精液排泄异常、精液表现异常，如慢性前列腺炎的滴白、射精异常、精液不液化、血精等。精瘀之瘀，包括血瘀、瘀阻和影响精液异常的其他因素，如精液不液化与酶的因素有关，因此对精瘀既与血瘀有别，又与血瘀有关。王琦教授从病症角度，抓住病理特点用药，如对内生殖器官反复充血疼痛轻者，用桃仁、红花、川芎、延胡索等活血行血之品；对久病入络疼痛重者，用丹参、乳香、苏木、穿山甲、三七粉等活血化瘀止痛之品；对射精异常者，用王不留行、路路通、穿山甲、蜈蚣等活血通络之品；对精液不液化者，用水蛭、山楂、地龙化瘀以助液化；对血精者，用茜草、三七粉活血止血。

3. 热（毒）　有虚热和实热之别。在男科疾病中，虚热表现主要为肾阴虚、气阴两虚，如遗精日久，可见少气、神疲乏力、口干、手足心热或全身烧灼感等气阴两虚表现，用党参、天冬、生地黄、百合、天花粉等益气养阴；血精常有肾阴虚表现，用知母、黄柏、龟甲、生地黄、熟地黄、女贞子、墨旱莲等养阴清热。实热为病，在男科多表现为毒，毒有热毒、虫毒、药毒、酒毒及各种有害化学物质、辐射等。热毒为病，有急性前列腺炎、急性睾丸炎、急性附睾炎、生殖器疱疹、囊痈等，用蒲公英、马齿苋、土茯苓、苦参、金银花、龙胆草、生大黄等清热解毒，发热者加柴胡、黄芩、生石膏、羚羊粉清解退热。虫毒表现为生殖系统感染日久不愈，或见生殖系统支原体、衣原体感染。上述虫毒、药毒、酒毒及各种有害化学物质、辐射等，皆可损伤精子或影响精子的生成。王琦教授认为，“肾藏精、主生殖”，肾虚、湿热、瘀、毒、虫作为男性不育五个要素，可单独作用，亦可互相夹杂为害。治疗除补肾填精外，应对其他四个要素进行把握。清热解毒利湿可选用蒲公英、红藤、薏苡仁等；病原微生物感染者，可选用百部、贯众等杀虫之品。活血化瘀具有改善男性生殖系统血液循环作用，促进炎症吸收，排出有毒物质，选药有水蛭、地龙、当归、赤芍、丹参、川牛膝等。接触有毒物质，如化学物质，铅毒、辐射等，应脱离有毒环境。

三、延伸四诊，结合西医诊断

王琦教授认为，男性生殖器有其独立的生理、病理特性，很多男科病症仅表现局部症状、体征，如包皮炎、龟头炎、阴茎结节、附睾结节等，甚至无症状、体征，如男性不育患者常因婚后不育而精液检查发现异常，西医学的检测手段使中医的传统“四诊”手段延伸至微观世界。因此，王琦教授临床诊疗男科疾病，主张结合西医诊断，为临床用药提供依据。

（一）诊察局部

王琦教授在临床实践中，吸收西医触诊认识，通过对男性生殖器局部“望、闻、问、触”四诊察微，总结了一些行之有效的方法和用药经验。

1. 望诊　主要望阴毛、阴茎、阴囊、分泌物。阴毛稀疏者第二性征发育不全多见，用熟地、制何首乌、肉苁蓉、淫羊藿、鹿角胶等补益精血。阴茎有下裂、弯曲等畸形，非药物所能，需手术治疗。阴囊在天热时应下垂而反收缩者为寒，天寒时应收缩而反下垂者多热。感受外寒者用麻黄、细辛以散寒，内寒者用附片、肉桂、吴茱萸以温通，虚寒者用仙茅、淫羊藿、巴戟天、补骨脂以温肾补阳；热有湿热、瘀热之分，湿热者用苍术、黄柏清热燥湿，瘀热者用牡丹皮、赤芍凉血活血。分泌物包括病理性分泌物、精液、前列腺液。病理性分泌物：脓性分泌物以淋病奈瑟菌感染多见，急性淋病奈瑟菌感染者抗生素疗效优于中药，慢性者，可重用土茯苓；疱疹病毒感染可见大量黏液，治疗可用板蓝根、土茯苓、贯众、黄柏以抗病毒。精液 30 min 后仍拉丝，为精液不液化。前列腺液中肉眼看到白点，此白点为前列腺导管挤压出的脓液，在显微镜下为成堆的白细胞，可选用排脓之品，如白花蛇舌草、冬瓜仁、皂角刺。

2. 闻诊　主要是气味，生殖器清洗后仍有臊臭味者多湿热内蕴，用苍术、黄柏、车前子、土茯苓清利湿热。

3. 问诊　主要是问患者生殖器自觉症状。子痛（睾丸痛）剧者有寒、热之分，寒痛者用麻黄、附子、细辛辛温发散；热毒者用金银花、蒲公英、重楼等清热解毒、凉血活血。子痛缓者有冷、热、胀、刺、抽痛之分，冷痛者用乌药、吴茱萸温通，热痛者用蒲公英、连翘解毒散结，胀痛者用川楝子、延胡索行气止痛，刺痛或坠痛用刘寄奴、五灵脂、蒲黄活血化瘀；抽痛或痉挛性疼痛用白芍、甘草解痉止痛。囊汗有冷、热、痒、痛之分，冷汗用补骨脂、吴茱萸温涩，热汗用苍术、黄柏清热燥湿，痒汗用荆芥、防风、苦参祛风除湿，痛汗用水蛭、牡丹皮、赤芍活血以消瘀热。

4. 触诊　是四诊中重要的方法。输精管阙如、前列腺阙如、小睾症可通过触诊发现。精索静脉曲张，严重者静脉曲张成团如蚯蚓，手术治之；轻者或术后胀痛者为气滞，用香附、延胡索、川芎行气活血；刺痛者血瘀，用穿山甲、皂角刺活血通络。附睾结节压之胀者，用蒲公英、橘核、荔枝核行气散结；坚硬者用三棱、莪术消瘀散结；软者用夏枯草、海藻、昆布、牡蛎化痰散结。前列腺热灼感用蒲公英、金银花清热解毒；有结节者用三棱、莪术消瘀散结；前列腺饱满、前列腺液易出者，用冬瓜仁、浙贝母排浊祛湿；前列腺液难出、压痛者，用炮穿山甲、皂角刺通络排浊。

（二）结合西医诊断，融会中医理论

吸收西医各种物理诊断和实验检测方法，已成为中医男科临床发展的延伸手段。为此，王琦教授认为，要在实践中转换思维模式，运用中医理论思维，探讨各种物理诊断和实验检测的中医临床意义，以指导男科临床用药。

1. 物理诊断　王琦教授认为，X 线、B 超、CT、磁共振、放射性核素等影像学诊断，以及内镜、尿流动力学、膀胱尿道测压、肌电图等诊断，不仅能明确诊断一些男科疾病，而且能为中医治疗用药提供思路。如阴茎彩超可反映阴茎深动脉和阴茎背深静脉病变，故王琦教授治疗血管性阳痿，每以阴茎彩超检查结果为依据，运用中医“气主行之，血主濡之；气为血之帅，血为气之母；气行则血行，气滞则血瘀”的气血理论为指导，无论阴茎动脉供血不足，还是阴茎静脉关闭不全，都可导致气血

不和。宗筋充盈之血，为肝脉所主，故血管性阳痿应以调和肝脉之气血为法则，充润宗筋，维持阴茎勃起的血液运行。前列腺增生症，通过B超、CT检查，能明确前列腺增生的大小、形状、凸入膀胱的情况和膀胱残余尿量；通过尿流动力学检查，可判断下尿路梗阻的情况；通过膀胱尿道测压，能准确反映梗阻部位和膀胱功能等。由于前列腺增生症的症状出现有增生前列腺压迫的机械因素和腺体平滑肌收缩的张力因素，症情有急有缓。故其治疗用药，王琦教授主张要结合西医认识和相关检查，考虑膀胱代偿功能。对膀胱维持代偿功能，尿路症状明显者可选用威灵仙、地龙、石菖蒲、芍药和甘草等缓解挛急之品为主，以解除腺体平滑肌收缩而排尿；尿路症状缓解者用刘寄奴、水蛭、莪术、桃仁和桂枝（肉桂）等消癥散结之品为主。物理检查，还可明确一些药物不能治疗的男科疾病，如输精管造影诊断的输精管阻塞、输精管阙如等。

2. 实验检测　实验检测技术的发展，丰富了生殖医学的认识。光镜、电镜的运用，生化、微生物、染色体检测和免疫学检查等，使人们的感知进入了一个全新的微观世界。王琦教授认为，实验检测技术的发展，也为中医论治疾病提供了新的依据和思路。如慢性前列腺炎，前列腺液镜检可观察白细胞情况，白细胞可见分散无序、排列成线、成小堆、成大堆。白细胞分散无序说明前列腺导管通畅；排列成线、成小堆、成大堆则说明前列腺导管因炎性分泌物阻塞，只是程度不同。对于前列腺导管阻塞，王琦教授认为当选用具有排脓作用的中药，促使炎性分泌物排出。精液镜检，可观察精子的数目、活率、活力、畸形、生精细胞、白细胞等。精子、生精细胞的数目反映睾丸的生精功能，精子数少、生精细胞脱落多，可选用补益气血、益肾生精之品，以促睾生精，盖“精之藏在肾，有赖气血的滋养”；活率、活力、畸形三者，常相互影响，需考虑附属性腺感染、精索静脉曲张、物理化学等因素；精液显微摄像检查、电镜检查，可观察有无病原微生物感染。精液不液化，主要是因为使精液液化的酶缺乏，如类糜蛋白酶、纤维酶原活化因子等，这些酶主要来自前列腺。王琦教授根据其黏稠不化“痰”的特点和“脾为生痰之源”“脾主运化”的中医理论，治疗用药多用化痰利湿之品如薏苡仁、地龙、浙贝母等，及有助“脾主运化”的中药如麦芽、山楂、鸡内金、乌梅等，现代药理亦证明这些药物含有丰富的酶。免疫性不育，血清抗精子抗体滴度增高，既可见男性不育患者自身血清抗精子抗体阳性，亦可见配偶血清抗精子抗体阳性。临床发现，配偶血清抗精子抗体阳性，多有人工流产史，可能与人流使女性生殖屏障受损有关。王琦教授认为，对女性血清抗精子抗体阳性，运用避孕套防止精子进入体内是有效的手段，但不是治疗的关键，特别是对自身血清抗精子抗体阳性男性无效，而运用激素冲击致无精子以达到降低滴度的方法，疗效低且不良反应大。用药治疗可结合中医体质学认识，通过改善、纠正过敏体质，调节机体免疫功能，以真正降低血清抗精子抗体滴度。

四、兼纳各科用药经验

中医古籍浩如烟海，虽见有“男科”著述，但不是有名无书，如《男科证治全编》；就是名不副实，如《傅青主男科》《济阳纲目》等。王琦教授认为，古之医籍系统所论男科病症较少，但有关男科生理病理及一些病症的治疗方药，对指导今日男科临床仍有意义，如《神农本草经》载“蛇床子主男子阴痿湿痒，淫羊藿主阴痿绝伤、茎中痛”，且医理相通，内、外、妇、儿等各科用药，对男科用药常有启迪。

（一）揣摩前贤用药经验

王琦教授临证之余，对前贤医论用药经验常多揣摩。诸如对《神农本草经》的男科用药进行梳理，而用水蛭“利水道”，用浙贝母治“淋沥邪气”；对《备急千金要方》《外台秘要》男科病证刻意钻研，而知磁石重镇安神益精擅治阳痿，天冬能补益肾精治阳痿耳鸣耳聋，龙骨、牡蛎、白蔹固涩治失精，车前子、地肤子清利以强阴，石韦清热利湿以治茎中痛、囊下痒、汗出；于丹溪医籍中领悟燥热壮阳之弊，“梦遗，专主乎热”；于《慎斋遗书》刺蒺藜散而知治阳痿用疏肝活血之品；于清末韩善徵《阳痿论》所论阳痿“因于阳虚者少，因于阴虚者多”及用通瘀利窍治痿，又于临证中多一法门。王琦教授常言“医之所病病道少”，要得其道，必须多读书，《医心方》《御院药方》《杂病源流犀烛》《类证治裁》《医学衷中参西录》等均多含蕴奥，常习而用之，底蕴则深。

（二）博采众方，探索用药规律

博采众方，探索用药规律，是王琦教授挖掘男科用药经验又一源头。王琦教授认为，中医内、外、妇、儿各科，都以中医理论为指导，但又有各自的理论体系，从而指导治法组方用药，可出现不同的法、不同的方，但同一种中药，在不同的方剂中，通过配伍可发挥相同或不同的作用。因此，从方中认识用药规律，可以挖掘其在各科治疗功效的共性和个性，更全面地把握药物运用。如桂枝加龙骨、牡蛎汤治失精家，以龙骨、牡蛎固精止遗；封髓丹治遗精用黄柏，大补阴丸用黄柏，说明黄柏有坚肾阴之功；当归四逆加吴茱萸、生姜汤，治内有久寒、腹中痛，温经汤温经通脉亦用吴茱萸，吴茱萸汤治厥阴头痛，表明吴茱萸能温通冲脉、肝经血脉以止痛，故睾丸冷痛、慢性前列腺炎小腹、少腹冷痛可用之。桃核承气汤、桂枝茯苓丸用桂枝通阳散结，滋肾通关丸用肉桂通阳化气利水，知桂枝、肉桂通小便之功在于散结。四逆散、柴胡疏肝散、逍遥散、血府逐瘀汤用柴胡疏肝解郁，知柴胡振痿之功在调肝木通肝阳；天台乌药散、暖肝煎用乌药，知乌药能温肝肾二经，治小腹痛、少腹痛、睾丸痛。《伤寒论》麻黄汤之八个证候中痛症竟占其半（头痛、身痛、腰痛、骨节疼痛）。《金匮要略》麻黄加术汤治外感寒湿，一身烦痛，说明麻黄止痛；麻黄连翘赤小豆汤治黄疸瘀热在里，阳和汤治阴疽疼痛用麻黄，说明麻黄入血分，其止痛之功为化瘀滞、活血，可用于治疗子痛寒凉日久，透血分阴寒于外。黄芪桂枝五物汤治血痹虚劳，补阳还五汤重用黄芪治中风偏瘫之气虚血瘀，说明黄芪不仅补气，亦能活血行痹，对指导用黄芪治阳痿有重要意义。

五、吸收现代中药药理成果

现代中药药理研究，有单味中药有效成分的研究，亦有中药复方的药理研究。王琦教授认为，虽然目前中药药理研究成果主要是单味中药有效成分的研究，其研究不考虑中医理论依据，但其研究成果对验证和扩大中药功效仍具有一定的作用。如葛根发表解肌、升阳透疹、解热生津，传统中医多作为解表药运用，现代药理研究则扩大了其用药范围，葛根酮能增加脑及冠状动脉血流量，临床用其治疗高血压病颈项强痛、冠心病心绞痛，均取得一定的疗效。中医男科用药同样可从现代中药药理研究成果中得到启发。如现代药理发现，补肾药中淫羊藿能促进精液分泌，精囊充满后，刺激感觉神经，起到间接兴奋性欲的作用，王琦教授治疗性欲低下、不射精或精液少者用之；淫羊藿有雄性激素样作用，其提取液对家兔有降压作用，王琦教授治疗抗高血压病药物所致阳痿时用之，既降压，又起到雄性激素样的作用，因为抗高血压病药物有直接拮抗雄性激素而致血中浓度降低的作用；蛇床子有雄性激素样作用；肉苁蓉有降血压作用；现代药理实验表明丁香、细辛对中枢神经系统有抑制作用，王琦教授治早泄每多用之，认为有调节性神经作用。肉桂，据最近研究该药所含苯丙烯酸类化合物对前列腺增生有明显抑制作用，可促进局部血运改善及病理改善，说明王琦教授用桂枝（桂枝茯苓丸）治前列腺增生的中医理论有其科学依据。麻黄素为肾上腺素能受体兴奋剂，可促使精道平滑肌收缩，有助精液排泄，故王琦教授治疗不射精常用麻黄。

第三节 用药特色

王琦教授男科用药特色，主要体现在三个方面，即善用药对、善用专药、善用经方名方。王琦教授认为，虽然传统中医没有形成系统的男科疾病治疗用药体系，但中医的组方用药原则对中医男科依然有指导作用，中医经典方剂，只要符合男科疾病的基本病理机制，同样可以发挥其治疗效应。清代名医徐灵胎《兰台轨范》曰：“一病必有一主方，一方必有一主药。”说明“病有专方”“病有专药”，符合中医临床用药实际，其实质就是抓住疾病的本质，确定主要治则，选择主方、主药。

一、善用药对

王琦教授认为，两种中药作为药对固定搭配运用，历代医家都比较重视，它不仅反映了医家独有的用药风格，并且扩大了药物的运用范围，发挥了药物的最佳功效，如金铃子散（川楝子配延胡索）、失笑散（五灵脂配蒲黄）等许多药对，由于历经临床验证，疗效显著，为临床各科所运用。现将王琦教授常用男科药对介绍如下：

1. 柴胡配赤芍　柴胡，《药品化义》称其“性轻清，主升散，味微苦，主疏肝”。逍遥散、柴胡疏肝散，用柴胡疏肝达郁，白芍养血柔肝，二药相配，柴胡得白芍之酸收而不升散太过。王琦教授治疗阳痿，每以赤芍代白芍，认为赤芍其味酸同白芍，但有活血之功，故《本经》言“除血痹”，与柴胡相合，能疏肝活血，畅达宗筋。

2. 香附配川芎　香附，《本草纲目》曰：“其味多辛能散，微苦能降，微甘能和。乃足厥阴肝、手少阳三焦气分之主药，而兼通十二经气分。”川芎，《本草纲目》曰：“血中之气药也，肝苦急以辛补之，故血虚者宜之；辛以散之，故气郁者宜之。”越鞠丸用香附治气郁、川芎治血郁；柴胡疏肝散亦用香附、川芎疏理气血。王琦教授认为，香附为气中之血药，川芎为血中之气药，二药相伍，行气以活血，气行则血行，用治气机不畅之阳痿。

3. 桃仁配红花　桃仁，《本草思辨录》载“主攻瘀血而为肝药，兼疏肤腠之瘀。”蒲辅周亦谓“桃仁通肝脉瘀滞。”红花，《药品化义》载“善通利经脉，为血中之气药，能泻而又能补，各有妙义。”王清任《医林改错》五个逐瘀汤皆用桃仁、红花，治血中瘀滞。王琦教授认为，桃仁配红花，化瘀滞以行气血，即血行气亦行，用治血管性阳痿。

4. 葛根配羚羊粉　葛根解肌止痛，现代药理研究有降低血压的作用，《备急千金要方》用葛根汁解酒毒。羚羊粉凉血、平肝、解毒，现代药理研究亦有降低血压的作用。王琦教授治疗高血压病阳痿、乙醇性阳痿、各种药毒致痿，每用葛根配羚羊粉。

5. 黄芪配当归　黄芪配当归见于李东垣《内外伤辨惑论》当归补血汤。王琦教授治静脉性阳痿、动静脉混合性阳痿患者每多用之，认为黄芪能大补肺脾之气，亦能补肝气，张锡纯治肝气虚弱不能条达皆重用之，合辛香温润活血养血之当归，能补肝气、调肝血，使阴茎动脉气壮血旺，阴茎静脉气固血摄。现代药理研究表明，当归补血汤能扩张动脉血管以降血压，增加组织器官灌流量。

6. 磁石配丁香　磁石潜阳纳气，重镇安神，《备急千金要方》治阳不起，用清酒渍。丁香辛温，《医林纂要》称其“补肝，润命门”。王琦教授治阳痿、早泄常配对用之，认为磁石重镇，丁香香窜，有调理性神经的作用。早泄为主，重用磁石；阳痿为主，重用丁香。因为泄精过程主要受交感神经控制，早泄就是性交时交感神经极易兴奋达到泄精阈值。由于交感神经经常兴奋，久之抑制副交感神经，出现阳痿现象，这是因为阴茎海绵体的勃起，受副交感神经支配。

7. 蜈蚣配蒺藜　蜈蚣辛温走窜，活血通络。《医学衷中参西录》称：“蜈蚣，走窜之力最速，内而脏腑，外而经络，凡气血凝聚之处皆能开之。”蒺藜疏理气血，疏中有通，《慎斋遗书》用单味蒺藜散治阳痿，《临证指南》用以开郁。王琦教授治疗阳痿，每将蜈蚣与蒺藜配伍。认为蜈蚣得蒺藜，能直入肝经，除辛温走窜兴奋性神经外，其活血通络之力更强，以改善阴茎供血。

8. 远志配茯苓　远志，《本草纲目》曰：“入足少阴肾经，非心经药也。其功专于强志益精，治善忘。盖精与志，皆肾经之所藏也。”茯苓入心、肾二经，除宁心安神外，还能利湿益肾，如《和剂局方》威喜丸用茯苓治丈夫元阳虚惫，精气不固。王琦教授治疗遗精、早泄，用远志必配茯苓，交通心肾。认为中医男科之神志不安，易见遗精、早泄，实仍心肾不交所致，盖心藏神，肾藏志，神安则志定。

9. 龙骨配牡蛎　龙骨镇静安神，敛汗固精，《药性论》称其“逐邪气，安心神……止梦泄精，梦交。”牡蛎敛阴潜阳、止汗涩精，《海药本草》曰：“主男子遗精，虚劳乏损，补肾正气，止盗汗，去烦热。”王琦教授认为，二药皆有镇静安神、固涩之功，龙骨固涩见长，牡蛎则兼有养阴之功，二药相合，涩中有补，镇静安神、固涩之功更强，男科临床多用于治疗遗精、早泄和药毒致痿（抗精神病药物）、高血压病阳痿。

10. 黄柏配砂仁　见于《卫生宝鉴》封髓丹，治疗遗精。王琦教授治疗遗精每多用之。认为青少年胃气、肾气旺盛，胃热下扰（《内经》称“胃为肾之关”）、相火妄动，可致精室不固而遗精。黄柏清相火、燥湿热、坚肾阴。砂仁辛温芳香，能行胃气、消滞除胀。砂仁得黄柏而不温，黄柏得砂仁而不苦寒伤胃，二药相合，可安胃固肾而止遗。

11. 黄连配肉桂　见于《四科简效方》交泰丸，治心肾不交、怔忡不寐。王琦教授治疗早泄、遗精而见寐不安者，常习而用之。认为心神浮越，心火亢盛，君相火动，可扰动精室。黄连清心火，肉桂引火归原，二药相合，可交通心肾而安神止遗。

12. 苦参配牡蛎　见于《积德堂经验方》猪肚丸，治赤白带下。苦参性味苦寒，清热燥湿杀虫，《本草从新》称其“燥湿胜热，治梦遗滑精”。牡蛎性凉味咸涩，敛阴潜阳、止汗涩精、化痰软坚，《海药本草》谓“主男子遗精”。王琦教授治疗慢性前列腺炎所致遗精、早泄常用二药相伍。认为苦参味苦清心，有镇静安神之功，合牡蛎清热燥湿，镇静安神之力倍增。

13. 五味子配鸡内金　五味子，《本草备要》言其“五味皆备，酸咸为多，故专收敛肺气而滋肾水，益气生精，补虚明目，强阴涩精。”鸡内金，治遗精、遗尿，古医籍亦多有记载，如《日华子本草》谓“止泄精”；《别录》谓“主小便不利、遗溺”。王琦教授治遗精日久、精气亏虚者，常用五味子配鸡内金，固精益精，涩中有通。

14. 麻黄配石菖蒲　麻黄，《日华子本草》称其“通九窍，调血脉。”现代药理研究表明，麻黄素能促使精道平滑肌收缩，有助精液排泄。石菖蒲，《本经》言其“通九窍”，《重庆堂随笔》言其“舒心气、畅心神、怡心情、益心志”。王琦教授治疗不射精、逆行射精，常用麻黄配石菖蒲，畅心神、通精窍。

15. 穿山甲配王不留行　穿山甲，《本草纲目》曰：“通经脉，下乳汁，消痈肿，排脓血，通窍杀虫。”王不留行，《本草述》称：“但此味应入肝，肝固血脏，更司小水，故治淋不可少，且风脏即血脏，绎甄权治风毒、通血脉二语，乃见此味于厥阴尤切。”王琦教授治疗不射精、逆行射精、慢性前列腺炎滴白，常用穿山甲配王不留行，通血脉、通精窍。认为“精之藏在肾，精之泄在肝”，二药为通肝经血脉之要药。

16. 虎杖配牛膝　虎杖，叶天士治败精阻窍，用其宣窍通腐。川牛膝，《本草通玄》言其“性主下行，且能滑窍。梦遗失精者，在当所禁”。王琦教授治疗射精疼痛、慢性前列腺炎滴白、不射精等精窍不通利之病症，每用虎杖配牛膝，通利精窍，清热解毒，活血化瘀。

17. 淫羊藿配肉苁蓉　淫羊藿，《神农本草经》称其“主阴痿绝伤，茎中痛，利小便，益气，强志。”现代药理研究，其能促进精液分泌，有雄性激素样作用和降血压作用。肉苁蓉，质润而油腻，《神农本草经》称其“除茎中寒热痛，补五脏，强阴，益精气，多子”，《本草经疏》“滋肾补精血之要药”，能润肠通便，现代药理研究有降血压作用。王琦教授治疗阳痿、不育、更年期综合征而见有肾虚症状者，喜加用二药，认为二药相配，有补肾生精的作用，对合并高血压病患者尤宜。

18. 蒲黄配滑石　见于《金匮要略·消渴小便不利淋病脉证并治第十三》蒲灰散，治小便不利。王琦教授治疗血精、前列腺增生尿血见湿热表现者多用之，认为蒲黄不仅活血止血，还能清热利湿，如《神农本草经》言其“利小便，止血，消瘀血”，《备急千金要方》治丈夫阴下湿痒，用蒲黄末敷之；滑石不仅清尿窍之湿热，亦能清精窍之湿热，如《本草纲目》曰：“滑石利窍，不独小便也，上能利毛腠之窍，下能利精溺之窍。”

19. 海螵蛸配茜草　见于《内经》四乌鲗骨一芦茹丸。王琦教授治疗血精、前列腺增生尿血等血证常用之，认为海螵蛸长于止血功能外，还能活血，如《本草经疏》言海螵蛸“咸温入肝肾，通血脉而祛寒湿”，《本草纲目》“乌贼骨，厥阴血分药也，其味咸而走血也”。茜草活血止血，而以活血为主，祛瘀以止血。二药合用，止血不留瘀。

20. 血竭粉配琥珀粉　王琦教授治疗尿血、血精、前列腺液镜检红细胞等，常用血竭粉配琥珀粉。认为二药虽皆为树脂，但均有散瘀、止血、生肌之功，其中血竭直入血分，散瘀定痛，刘河间言其“为和血之圣药”；得琥珀可入溺窍、精窍，盖琥珀利水通淋，又除湿浊，故《玉楸药解》言其“除遗精白浊”。

21. 黄芪配甘草　见于《医林改错》黄芪甘草汤（黄芪四两、甘草八钱），治老年人溺窍玉茎痛如刀割，不论年月深久，立效。王琦教授治疗前列腺增生症见气虚证者，每用二药相配。认为前列腺增生作为老年男性的一种生理性增生，其尿路症状的出现，多见有元气虚弱，用黄芪可补五脏气，如补肺气固表、补脾以生血、补心气降压、补肝气助升发、补肾气定喘，故《名医别录》言“补虚”。黄芪补气利尿，《金匮要略》防己黄芪汤治风水，《小儿卫生总微论方》服黄芪末治小儿小便不通，现代药理亦证明黄芪有利尿作用。甘草助黄芪补气，同时有缓急解痉挛的作用，能缓解前列腺肌肉收缩而利尿。

22. 桃仁配桂枝　《伤寒论》治少腹急结之桃核承气汤用之，《金匮要略》治妇人癥瘕之桂枝茯苓丸亦用之。王琦教授认为，桃仁活血化瘀，得桂枝之温通，有散结之功，临床每用于治疗前列腺增生、前列腺硬结及睾丸、附睾结节等病症。

23. 莪术配刘寄奴　莪术破血消积，长于行气，能利水，如《汇约医镜》有“治气滞膨胀，气肿，水肿”，《医学入门》有“能逐水”之记载。刘寄奴破血通经，能利小便，如《本草从新》曰：“寄奴性善走，迅入膀胱，专能逐水，凡白浊之症，用数钱同车前、茯苓利水之药服之立时通快，是走而不守可知。”王琦教授认为二药相配，能消积散结，行气血以利水，临床可用于治疗前列腺增生症小便不畅。

24. 浙贝母配苦参　见于《金匮要略》治妊娠小便难之当归贝母苦参丸，王琦教授治疗慢性前列腺炎常用之。认为浙贝母除清热化痰、利小便功效外，还有排脓散结之功，故《伤寒论》治寒实结胸之泻白散用之，《妇人良方》治疮疡肿毒之仙方活命饮亦用之；苦参清热通淋，燥湿杀虫，现代药理研究有利尿作用。二药相配，有清热解毒、祛湿排浊之功。

25. 乌药配黄柏　乌药温通肝脉、理气止痛，故《医学发明》天台乌药散用乌药为君，治气滞寒凝之寒疝；黄柏清下焦湿热，有泻火坚阴之功，《长沙药解》谓“黄柏苦寒迅利，疏肝脾而泄湿热，清膀胱而排瘀浊，殊有捷效”。王琦教授治疗慢性前列腺炎见小腹、少腹、睾丸或阴部发凉，每用乌药配黄柏，一温一寒，通阳而不助热，泻火而不伤阳。

26. 薏苡仁配冬瓜仁　见于《备急千金要方》治肺痈之苇茎汤，王琦教授治疗慢性前列腺炎常用之。认为薏苡仁健脾利湿外，长于排脓，故《金匮要略》麻杏苡甘汤治风湿用之除湿，薏苡附子败酱散治肠痈脓已成用之排脓；冬瓜仁清热利湿外，长于散结消痈，故《金匮要略》大黄牡丹汤肠痈脓未成用之。二药相配，可排湿浊，有利于前列腺导管之炎性分泌物排出。

27. 马齿苋配虎杖　马齿苋清热解毒、散结消肿，《本草正义》言其“最善解痈肿热毒”；虎杖，清热解毒、祛瘀排浊，叶天士治败精阻窍，用其宣窍通腐。现代中医临床常用其治疗冠心病、肝炎、支气管炎。王琦教授治疗慢性前列腺炎常二药相配，认为能消前列腺肿痛，促进秽浊分泌物排出。

28. 川楝子配延胡索　见于《素问·病机气宜保命集》金铃子散。川楝子泄肝胆湿热，理气止痛，张锡纯谓“其性虽凉，治疝气者恒以之为向导药，因其下行之力能引诸药至患处”。延胡索行气活血，有良好的止痛功效，《本草纲目》称其能行血中之气滞，气中之血滞，故专治一身上下诸痛。王琦教授治睾丸胀痛或阴囊潮湿，常用二药，理肝经之气血，清肝经之湿热。

29. 蒲黄配五灵脂　见于《太平惠民和剂局方》失笑散。五灵脂，活血祛瘀，治心腹血气诸痛，《本草纲目》曰：“五灵脂，足厥阴肝经之药也，气味皆厚，阴中之阴，故入血分。”蒲黄凉血活血，兼清湿热，如《本草汇言》曰：“蒲黄，性凉而利，能洁膀胱之源，清小肠之气，故小便不通，前人所必用也。”王琦教授认为，二药一温一凉，相须为用，活血定痛，可用于治疗性腺、附属性腺各种感染，及精索静脉曲张所致睾丸、少腹刺痛或坠痛、精索静脉曲张所致囊汗。

30. 白芍配甘草　见于《伤寒论》芍药甘草汤。芍药味酸入肝，能调肝经血脉以止痛；甘草味甘，能缓急止痛。二药相配，能缓挛急，治疗各种痉挛性疼痛，为历代医家赞赏。如程钟龄《医学心悟》称“芍药甘草汤治腹痛如神”。王琦教授临床治疗睾丸、少腹痉挛性疼痛常用之。

31. 乌药配吴茱萸　王琦教授治疗睾丸、少腹冷痛，喜用乌药配吴茱萸。认为乌药、吴茱萸性味温热，皆能温肝脉、理气以止痛，其中乌药长于理气，还入肾经，天台乌药散、暖肝煎用之；吴茱萸长于温通散寒，能降肝逆，引药下行，吴茱萸汤、温经汤、当归四逆加吴茱萸、生姜汤用之。

32. 麻黄配细辛　见于《伤寒论》麻黄附子细辛汤，王琦教授用于治疗外感寒邪、寒凝肝脉之睾丸冷痛。认为麻黄除辛温发散外，还有蠲痹止痛、破血滞化痰凝之功，如《日华子诸家本草》云麻黄能“调血脉、开毛孔皮肤”，《外科证治全生集》之阳和汤，用之温阳化痰、散寒通滞；细辛止痛尤良，能入阴经以散寒，如《药品化义》曰：“细辛，若寒邪入里，而在阴经者，以此从内托出。”

33. 麦芽配淡豆豉　王琦教授每用于治疗精液不液化。精液不液化是酶缺乏所致，麦芽、淡豆豉富含消化酶，《本草求源》“凡麦、谷、大豆浸之发芽，皆得生升之性，达肝以制化脾土，故能消导。”淡豆豉是黑大豆加工发酵所得。王琦教授认为，麦芽、淡豆豉，临床皆用于回乳，说明二药入肝、胃（脾）经，能助脾胃运化以化痰浊，不液化的精液属中医痰浊范畴。

34. 蒲公英配夏枯草　亦是王琦教授治疗精液不液化的常用对药。精液液化因子主要在前列腺，前列腺炎易致精液不液化，中医病机是湿与热胶结成痰（浊）。王琦教授认为，蒲公英清热解毒，能散热结，是中医临床治疗各种疮痈热毒的常用药；夏枯草清火化痰，破癥散结，是中医临床治疗瘿瘤、瘰疬、癥瘕的常用药，二药相合，能散热结、化痰浊，助精液液化。

35. 水蛭配地龙　为王琦教授治疗精液不液化亦常用的一对动物药。精液电子显微镜扫描发现，不液化的精液有许多纤维形成致密的网状结构。王琦教授认为，这种纤维化的表现，属中医血凝不化，血不化水。现代药理研究，活血化瘀中药大多具溶解纤维蛋白的作用。水蛭破血散结，地龙活血通络，现代中医临床常用于治疗心脑血管疾病，以其能抗凝血、溶血栓。

二、善用专药

“一味单方，气死名医”，说明专药专病有时亦能取得显著的疗效，如治头痛名方都梁丸，即为一味白芷。王琦教授认为，从西医学角度来看，专药有其治疗专病的特殊成分，但由于中药有性味归经、升降浮沉的不同，不同科有不同病，决定了专药临床运用仍需用中医各科理论为指导，合理用之。用专药，不仅指用单味药治疗专病，而且包括通过合理选择专药进行配伍，以使组方治疗更具有针对性。因此，王琦教授从男科专病角度，将药物的具体作用归纳为十个方面。

1. 调肝药　男性性事活动有赖于肝血的充盈，肝气的疏畅条达，故王琦教授认为调理肝脏气血，对改善阴茎供血具有重要的作用。川芎、香附、蒺藜，行气与活血各有偏重，香附为气中之血药，川芎为血中之气药，蒺藜疏理气血，活血通络，《慎斋遗书》用单味蒺藜散治阳痿。血瘀气滞，活血有助行气，故治疗阳痿，王琦教授每选用桃仁、王不留行、路路通、当归、丹参、川牛膝、蜈蚣、炙水蛭、地龙等活血之品，所选之品皆入肝经，盖“宗筋为肝所主”，其中当归、丹参能养血，王不留行、路路通、蜈蚣、地龙能通血络，川牛膝能引血下行以增加阴茎供血，《药性论》谓牛膝“治阴痿”。心脑血管疾病，瘀滞日久，则用水蛭，《医学衷中参西录》谓水蛭“破瘀血而不伤新血”。肝之疏泄，有赖肝气疏畅，肝气郁选用柴胡、枳实、青蒿、麦芽。

2. 益肾药　治疗不育，王琦教授以益肾有助生精为原则。补肾阴药选用女贞子、龟甲、五味子、熟地黄、何首乌、黄精等，其中熟地黄、何首乌补精血；补肾阳药选用温润之品，如菟丝子、紫河车、肉苁蓉、淫羊藿、巴戟天、鹿角片、枸杞子等，认为温润之品有益肾气生精之功，如肉苁蓉，质润而油腻，《神农本草经》称其“补五脏，补精血之要药”。治疗阳痿，王琦教授除选用上述湿润补肾之品外，还常选用磁石、蛇床子、蜂房，磁石纳肾气以振阳道，蛇床子、蜂房温肾阳，有类雄激素样作用，是历代医家治疗阳痿的专药。

3. 调志药　遗精、早泄、不射精等精液排泄异常，为志失调节所致。王琦教授认为，调志药不仅指安神镇静之品，还包括醒神兴奋之品，因为镇静和兴奋是相辅相成的两个方面。安神镇静之品可选用磁石、生龙骨、生牡蛎、羚羊角粉、琥珀粉等重镇安神，茯苓、酸枣仁、五味子、小麦等养心安神；醒神兴奋之品可选用丁香、石菖蒲、远志、细辛、麻黄、附片等。临床上，王琦教授常把重镇安神之品与醒神兴奋之品合用，重镇药物可控制辛温药物的浮越之性，兴奋药物可防止重镇药物对性神经的抑制。丁香，王琦教授不仅用于治疗早泄，而且常用于治疗阳痿，认为能振奋性神经，《医林纂要》谓丁香“补肝、润命门”。

4. 解毒药　王琦教授认为，清热解毒药物对生殖系统感染的治疗作用，不仅在于杀灭病原微生物，而且很多清热解毒药物具有凉血活血功效，可以改善炎性病灶的血液循环。临床选药有蒲公英、败酱草、红藤、马齿苋、马鞭草、鱼腥草、白花蛇舌草、金银花、连翘、紫花地丁、野菊花、白头翁、龙胆草、苦参、虎杖、升麻等，其中败酱草、红藤、马齿苋、马鞭草、虎杖具有良好的凉血活血功效。

另外，王琦教授在中医清热解毒认识的基础上，吸收西医对于抗高血压类、抗精神病类药物所致阳痿的认识，认为属中医药毒范畴，治疗常用羚羊角粉、葛根治疗。认为羚羊角粉为解肝经热毒之妙品，其解毒又能清热，凉血又能散瘀。葛根解毒，医书每有记载，如《药品化义》治“酒毒呕吐”，《本草经注》“杀野葛、巴豆、百药毒”。葛根、羚羊角粉药理研究均有降压作用。

5. 杀虫药　百部、黄柏、土茯苓、苦参、地肤子、蛇床子、贯众，作为中药杀虫药，被中医各科所应用，其中百部作为抗结核杆菌药，土茯苓作为治疗梅毒药，已为临床所证实。王琦教授认为，支原体、衣原体感染，是引起男性不育、生殖道炎症常见病因，抗生素由于生殖屏障的存在及精液、前列腺液 pH 值的改变，难以发挥其作用，临床可以适当选用杀虫中药进行治疗。小便淋沥者，可选用土茯苓、苦参清热通淋；阴囊瘙痒汗出湿热者，可选用黄柏、苦参清热燥湿；阴冷者可用蛇床子温阳燥湿；血精者，可用贯众凉血止血。

6. 排浊药　王琦教授在外科透脓认识的基础上，结合前列腺的生理病理认识，选用排浊药治疗慢性前列腺炎，疗效确切。认为其机制是促进炎性分泌物排出，保证前列腺导管通畅。排浊药的选用，有排浊去湿的冬瓜仁、天花粉、浙贝母、石菖蒲、薏苡仁、赤小豆，有活血排浊的穿山甲、王不留行、皂角刺。

7. 理气药　川楝子、乌药、小茴香、荔枝核等，是王琦教授治疗小腹、少腹、睾丸不舒，或胀或痛的理气药物。血瘀固可气滞，其病可用调气血药治之。另外，寒凝气滞、热郁气遏亦是男科常见病机。寒凝气滞，可选乌药、小茴香、荔枝核、吴茱萸，乌药治小腹，小茴香治少腹，荔枝核治睾丸，久痛不止用吴茱萸；热郁气遏，用川楝子行气、清肝。

8. 散结药　慢性炎症、纤维变性和组织增生，常可导致外生殖器官、性腺和附属性腺出现结节、增生。中医认为是痰瘀互结所致，治疗选用散结药物。王琦教授用药，结节坚硬者，以瘀为主，选用三棱、莪术、鳖甲破血散结，结节光滑饱满或软者，以痰为主，选用海藻、昆布、牡蛎、浙贝母化痰散结；结节胀痛者，用橘核、荔枝核行气散结。

9. 通窍药　通窍药，在男科是通精窍，用于治疗不射精症。麻黄、穿山甲、王不留行、路路通、虎杖、川牛膝、滑石，是王琦教授常用的通精窍药。王琦教授认为，不射精症主要在于性技巧，不能达到射精阈值，运用通精中药辅助治疗，可以帮助患者达到治疗目的。麻黄能闭溺窍、通精窍，临床常用治遗尿，在男科既可治不射精，又可治逆行射精。穿山甲、王不留行、路路通通血络通精窍。川牛膝引血下行通精，叶天士谓川牛膝能滑利精窍。虎杖、滑石清热利湿通精窍。

10. 固涩药　固涩药在男科用于固精以治遗精、早泄，止血化瘀以治血精。王琦教授用固精之品常选鸡内金、砂仁、刺猬皮、海螵蛸、荷叶、鱼鳔胶、五味子、五倍子、生龙骨、生牡蛎。鸡内金、砂仁益胃固肾涩精，刺猬皮、海螵蛸涩精止血，荷叶清肝胆热止遗，鱼鳔胶补肾精止遗，五味子、五倍子酸涩固精，生龙骨、生牡蛎镇静固涩。止血精之品常用海螵蛸、茜草、地榆炭、蒲黄炭、三七粉、血竭粉、琥珀粉。海螵蛸、茜草活血止血，治血精色淡红；地榆炭、蒲黄炭清热止血，治精色鲜红；三七粉、血竭粉化瘀止血，治血精褐色；琥珀粉止血通淋，治血精淋痛。

上述药物依男科临床实际应用而划分，反映了王琦教授男科专药的主要方面。有的药物没有归纳其中，如桂枝、肉桂，王琦教授治疗前列腺增生必用之，在前面章节已论述；有的药物具有双重作用，或只列入其用药的一个方面，或列入几个方面，如天花粉有养阴、清热解毒、排脓浊作用，穿山甲、王不留行有活血通络、通精窍、排脓浊作用，虎杖有解毒、通络、排浊作用，蒲公英有通淋、解毒、散结作用，红藤、败酱草有清热解毒、活血化瘀作用等。

三、善用经方

善用经方是王琦教授用药特色的另一方面。王琦教授指出，汉代张仲景《伤寒杂病论》方剂，之所以能流传至今，并作为经典方剂为中医各流派所遵从，就在于其用药配伍合理，临床验之有效。合理运用经方，其实际就是抓住病机，从整体上把握药物的运用，要继承，但不要墨守成规。临床上，王琦教授运用经方治疗男科疾病，主要体现在以下七个方面。

1. 疏肝解郁　四逆散乃疏肝解郁之祖方，逍遥散、柴胡疏肝散等名方均从此方化裁。临床运用此方治疗肝气郁滞、肝失疏泄之阳痿、不射精、乳房异常发育病症。

2. 活血化瘀　抵当汤（丸）、桃核承气汤、桂枝茯苓丸、温经汤、当归芍药散，是仲景治疗下焦血瘀的方剂，抵当汤（丸）破血，桃核承气汤逐瘀，桂枝茯苓丸化瘀，力量不同。王琦教授临床治疗前列腺增生、前列腺结节、附睾结节，用桂枝茯苓丸化瘀散结；结节日久，或增生症状明显，加水蛭破血化瘀，寓抵挡方意；便秘不通，加熟大黄活血通便，寓桃核承气汤之意。温经汤温经活血，用于治疗慢性前列腺炎、慢性附睾炎、精索静脉曲张，见睾丸疼痛发凉。当归芍药散活血利水，用于治疗慢性前列腺炎、精索静脉曲张，见阴囊汗出。

3. 安神定志　栀子豉汤、黄连阿胶汤、百合地黄汤、甘麦大枣汤、柴胡加龙骨牡蛎汤，皆为安神之剂，王琦教授临床多用于治疗男性更年期综合征、慢性前列腺炎经久不愈出现精神抑郁症、抗精神病药物性阳痿等。栀子豉汤清热除烦，黄连阿胶汤清心养阴，百合地黄汤滋阴凉血，甘麦大枣汤补心气缓急，柴胡加龙骨牡蛎汤调和肝胆、重镇安神。

4. 缓急止痛　麻黄附子细辛汤、芍药甘草汤、芍药甘草附子汤、枳实芍药散、当归四逆汤、当归四逆加吴茱萸、生姜汤，王琦教授临床用于治疗肝脉不和出现睾丸疼痛，或引小腹、少腹，拘急不解。麻黄附子细辛汤辛温散寒，治寒凝肝脉；芍药甘草汤、芍药甘草附子汤解痉，临床还可用于解前列腺增生小便不通之挛急；枳实芍药散理气血止痛；当归四逆汤养血活血、温通肝脉，腹部、阴部寒凉甚者，加吴茱萸、生姜。

5. 调和阴阳　桂枝加龙骨牡蛎汤，仲景治“失精家”，调和阴阳，固精摄精。王琦教授临床每用于治疗遗精、滑精、手淫不节出现乏力、汗出及神经性尿频。

6. 清热解毒　薏苡附子败酱散、大黄牡丹汤、当归贝母苦参丸、蒲灰散、白头翁加甘草阿胶汤、甘草泻心汤、赤小豆当归散皆为清热解毒之剂。临床治疗慢性前列腺炎，王琦教授常用薏苡附子败酱散、大黄牡丹汤、当归贝母苦参丸，寒热错杂者用薏苡附子败酱散，瘀浊阻滞用大黄牡丹汤，湿热内蕴用当归贝母苦参丸。蒲灰散、白头翁加甘草阿胶汤治血精，蒲灰散偏于利湿，白头翁加甘草阿胶汤偏于解毒。甘草泻心汤、赤小豆当归散治疗狐惑病，王琦教授治疗顽固性口腔溃疡用甘草泻心汤，外阴溃疡用赤小豆当归散。

7. 通利小便　五苓散、猪苓汤、牡蛎泽泻散、瓜蒌瞿麦丸及肾气丸，皆有通利小便之功，王琦教授临床常于治疗前列腺增生小便不利。五苓散通阳利水，猪苓汤养阴利水，牡蛎泽泻散化痰散结逐水，瓜蒌瞿麦丸生津温阳以利水，肾气丸温肾阳化气以利水。

第四节 药效勾玄

王琦教授临证用药首重正确认识病证的病因、病机，注重据“理”选“药”，因为有“理”，才有“法、方、药”，“理”错了，再好的方药亦属徒然；二是强调多读书，集思广益，博采众家，开拓用药思路；三是主张融汇古今，中西贯通，既强调秉古代制方用药原则，又注重现代药理研究成果，辨证用药，专病专药，对症选药，相行不悖；四是注重筛选具有一药多用且符合病机病理的药物，做到用药精练，方小效良。因此，其用药往往独树一帜，异军突起。

一、枸杞子滋阴助阳、生精种子

枸杞子，甘平，归肝、肾经。功长补肾益精、养肝明目。如石斛夜光丸用治肝肾不足之瞳神散大、视物昏花、内障等症。然王琦教授则多取其滋阴助阳、生精种子之功，用治男性不育症。

不育之虚证，多责于肾。盖因肾藏精，主生殖，肾之精气盛衰关系到人的生殖功能和生长发育。正如《秘本种子丹·种子总论》所言：“生人之道，始于求子。而求子之法，不越乎男养精、女养血两大关键。”故补肾填精当为治疗男性不育症的基本大法。

《药性论》有言：“精不足者，补之以味，枸杞子是也。又《本草正义》云：枸杞，味重而纯，故能补阴，阴中有阳，故能补气。所以滋阴而不致阴衰，助阳而能使阳旺……添精固髓，多用神效。”王琦教授指出：现代药理研究表明，枸杞子具有增强非特异性免疫功能、造血功能、刺激排卵等作用。其既补肝血，又滋肾精，诚为补肾生精种子之良药。临床常与菟丝子、何首乌、淫羊藿等配伍，或枸杞子单味泡水代饮。常用量为约 15 g/d，泡水代饮则 30~50 g/d。

二、樗根白皮清湿热、涩精止遗

樗根白皮，苦涩、性寒，为固涩良药。临床常用治湿热带下、久漏、久痢。如《摄生众妙方》之樗树根丸治带下，《妇人良方》之固便丸治崩漏，《苏沈良方》之樗根散治水泻。古之效方，不胜枚举。

既为固涩之要药，又擅入肾经，承治遗精，亦当同效。王琦教授验之，得心应手。此非虚言，上古亦有先验。如《罗氏会约医镜》有云：“樗根白皮治湿热为病，久痢、带漏崩中、肠风精滑，便数虚泄，有断下之功。”《万氏家抄方》亦载樗树根丸，药仅樗根白皮一味，谓治湿热下注之遗精。

王琦教授指出，遗精一病，有虚有实，治宜细辨，樗根白皮，苦涩性寒，虚损之证，则非此药所宜，不可不识。常用量为 15~20 g/d。

三、菟丝子生精助阳、温而不燥

菟丝子，味甘辛，性平。功能补肾益阴、养肝明目。因其补而不峻，温而不燥，被广泛运用于各科。如《扁鹊心书》之菟丝子丸补肾气、壮阳道，《和剂局方》之茯菟丸治心气不足、思虑太过之小便白浊、梦遗，《全生指迷方》之菟丝子丸治消渴，《太平圣惠方》之用菟丝子治劳伤肝气、目暗。然王琦教授谓其用于男科，多取其生精种子之功。

考其种嗣之功，古籍多有详言。如《圣济总录》之菟丝子丸（菟丝子、甘菊花）益精、壮下元；《杂病源流犀烛》之菟丝子丸治血虚精少；《饲鹤亭集方》延龄广嗣丸之用菟丝子治男女下元虚损，久无子嗣。诸此验方，比比皆是。《罗氏会约医镜》尤谓：“菟丝子，温而不燥，不助相火，诚补肾中精髓之圣药也。”可见，古代对其种嗣之功认识颇深。现代药理研究更谓：菟丝子醇提取物能明显促进小鼠睾丸及附睾的发育，还能促进体外培养的大鼠睾丸间质细胞 TS 的基础分泌和绒毛膜促性腺激素的刺激分泌，揭示菟丝子具促性腺激素样作用。王琦教授指出：菟丝子，性平、质润、温而不燥、滋而不腻，参合古今之验，实乃治疗弱、少精子等不育症之上品。临床常与枸杞子、何首乌等配伍。常用量为15~25 g/d。

四、秦皮化湿毒、益精种子

白头翁汤之用秦皮，清热解毒疗下痢，尽人皆知。然其生精种子之功，却不被今人所道。《名医别录》谓："秦皮，主治男子少精，妇人带下。"《本草纲目》云："治男子少精，益精有子，皆取其涩而补也。"

男性不育症的传统认识多责乎肾之阴阳精气不足，虽不止于肾，亦不离于肾。而王教授据多年临床实践和认识，明确提出现代男性不育症的主要病机为"肾虚夹湿热瘀毒虫"，病性属"实多虚少"。认为环境污染、生殖系统感染及饮食结构等生活方式的变化，使湿热、痰湿、瘀血的产生机会大大增加。现代药理研究证明，秦皮有抗菌、抗炎和抗过敏作用。故王教授认为，感染性、免疫性等湿热瘀毒内蕴之不育症，选用秦皮最为中的。临床常与车前子、丹参等配伍使用，疗效显著。常用量为10~15 g/d。虚证忌之。

病例　于某，男，35岁，结婚10年。山东人。2000年9月22日就诊，诉新婚后不久妻子曾怀孕49d后自然流产，此后9年一直未能受孕。女方妇科检查正常。曾在当地多家医院诊断为：免疫性不育症。屡服滋阴降火之中药或糖皮质激素免疫抑制治疗未效。刻诊：身体无任何不适，无嗜烟酒等不良习惯，无有害理化因子接触史。精浆抗体检测示：IgA（+）。精液常规示：精子浓度、液化时间均正常，精子活率：51.04%，A级精子18.06%，B级13.08%，C级33.03%，D级25.83%。前列腺液常规：卵磷脂小体（++）白细胞10~20个/HP。舌淡红，苔黄腻脉细滑。诊断：①免疫性不育症。②慢性前列腺炎。证属：肾阴不足，湿热内蕴。处方：黄精15 g、枸杞子20 g、制何首乌15 g、蛇床子10 g、秦皮15 g、败酱草15 g、鹿衔草20 g、茜草10 g、丹参15 g、蒲公英10 g、菟丝子15 g，共20剂。另服过敏康Ⅱ号。嘱忌酒、性生活时用避孕套。

二诊：1个月后当地复查，前列腺液常规已恢复正常。血清、精浆抗精子抗体（-）。嘱改服黄精赞育胶囊2个月，巩固疗效。

三诊（2001年3月15日）：复查血清、精浆抗精子抗体（-）、精液常规均恢复正常，高兴而返。1年后邮儿子满月照报喜。

五、白芍解痉止痛、利尿抑乳

白芍，味苦酸、性微寒，能养血和营、缓急止痛、敛阴平肝。古代擅用白芍者，当推仲景。如桂枝汤、小建中汤、芍药甘草汤、真武汤等，皆精于配伍、出神入化。王教授用于男科，更多有发挥。

1. 慢性前列腺炎　慢性前列腺炎，复发率高，疗程长，是男科常见难治病之一。王教授运用白芍治疗慢性前列腺炎，常举一反三，匠心独运。

一曰：解痉止痛。炎症等因素致盆腔肌群功能紊乱、痉挛是前列腺炎出现多种痛证的主要原因。白芍功擅解痉止痛，能有效松弛和调节盆腔肌群。

二曰：利小便。疗慢性前列腺炎之排尿不畅、尿滴沥等症。白芍利小便之功，常被忽略。然古代则多有明言。如《神农本草经》曰："白芍，止痛、利小便。"《名医别录》谓："去水气、利膀胱、主腹痛。"滋阴之品，何以能利小便？《医学衷中参西录》阐发最明："白芍能收敛上焦浮越之热下行自小便泻出，为阴虚有热小便不利之要药。"

三曰：其质润，敛阴滋阴。慢性前列腺炎医者见其"湿热"，而长久用苦寒伤其阴，淡渗利湿伤其津。殊不知此病亦见于中壮年人素禀阴虚火旺者，况求诊之人多迁延不愈有时，有余于火，不足于水，唯以滋水泻火为要务。白芍一药三用，实乃上选。常用量为15~20 g/d。

2. 治疗高催乳素血症　日本曾发表《芍药甘草汤对高催乳素血症性无排卵大鼠的作用》一文。其实验研究证明：芍药甘草汤可能有拟多巴胺样作用，能有效降低催乳素。同时，亦证明白芍能使催乳素分泌正常化，甘草次之。其疗效大抵是：芍药甘草汤>白芍>甘草。

男子高催乳素血症临床表现多以乳房发育女性化、溢乳、烦躁易怒、郁郁寡欢、性欲减退、阳痿等肝气不舒或肝郁化火之证为常见。故王教授针对病机，临床常用芍药甘草汤合四逆散、麦芽等以疏肝理气抑乳，收到明显效果。

用法用量：强调用清白芍，制白芍则效减。用量宜中等，一般为20~30 g/d，剂量过小或过大疗效亦减。

病例　胡某，男，22岁，学生，2001年3月13日就诊。腰骶、会阴部酸痛、尿频、尿急不适2年余，伴烦躁易怒、失眠，无尿痛、尿滴白、血尿及心悸、汗出、手颤、肢体麻木感等。既往有“甲亢”史4年，目前，服用“丙硫氧嘧啶0.1 g，qd”维持治疗，但谓血清游离T3、T4仍高（具体数值不详）。体格检查：无眼突，双手无细震颤，双侧甲状腺无肿大。前列腺直肠指征：无肿大，质地中等，压痛（+）。前列腺液常规：卵磷脂小体（++），白细胞15~20个/HP。舌尖红，苔厚腻，脉弦数。诊断：①慢性前列腺炎。②甲亢。证属：湿热瘀阻精窍，伴肝郁化火。处方：当归10 g、浙贝母10 g、苦参10 g、丹参15 g、牡丹皮10 g、柴胡10 g、黄芩10 g、法半夏10 g、生甘草3 g、夏枯草15 g、蒲公英15 g、栀子10 g，14剂。嘱忌饮酒、辛辣炙烤及久坐。

二诊（2001年4月1日）：诉尿频、尿急消失，腰骶、会阴部酸痛亦减轻，但觉口干、大便稍干、睡眠及心烦无明显改善，舌尖红，苔薄腻不润，脉弦细数。王教授谓患者身体偏瘦，素体阴虚，肝之阴血不足，肝阳偏亢，上方过用苦寒，有伤阴之兆，故去黄芩、法半夏、栀子，加白芍20 g、生地黄15 g、佛手10 g，以观后效。

三诊（2001年4月20日）：腰骶、会阴部酸痛已近消失，睡眠好转，每晚约能睡6 h，无烦躁易怒及口干等，胃纳及二便正常。舌淡红，苔薄腻，脉稍弦。效不更方，嘱原方再服20剂。

四诊（2001年5月20日）：患者精神、情绪均好，睡眠、胃纳、二便正常。腰骶、会阴部不适已消失。复查前列腺液常规示：卵磷脂小体（++++），白细胞0~2个/HP。他院复查甲状腺功能测定亦趋正常。

六、枳实理气起痿

枳实，辛、苦、微酸，性凉。功能破气消积，化痰除痞。一般多用于食积痰滞、便秘、胸痹、胸腹胀满痞痛。如常用之枳术丸、大承气汤、枳实薤白桂枝汤等，皆为此意。今人畏其过于破气，多慎而用之。然其非独破气，实亦有举陷之功。如当代妇科名医罗元恺擅宗傅青主两收汤（枳实、益母草）用枳壳内服、外用，治疗子宫脱垂。而上古枳实、枳壳用药实无分别（见《本草纲目》枳实条下），现代药理研究亦证实两者药效基本一致。可见，枳实药用不可偏执其破气。王教授谓其实乃理气要品，有理气起痿之功，习治气机阻滞之阳痿。

《本草纲目》云：“枳实，苦寒无毒。解伤寒结胸，主上气喘咳，肾内伤冷，阴痿而有气，加而用之。”可见，上古枳实已有理气解郁起痿之验。西医学认为功能性阳痿多属精神心理性。王教授根据多年实践亦明确提出“阳痿从肝论治”之说，方选四逆散加味治疗功能性阳痿。西医学研究发现，阴茎的勃起并非海绵体平滑肌舒张程度越大越好。例如不少阳痿患者阴茎海绵体肌纤维由于过度扩张充血而变性、断裂，失去正常的舒张、收缩功能。另外，白膜的适度收缩、剪切机制以维持阴茎的勃起等，足以证明，阴茎勃起时，海绵体平滑肌、白膜的舒缩功能协调才是正常的作用机制。四逆散中白芍、枳实，一柔一刚，一舒张平滑肌、一收缩平滑肌，一入血分滋阴养血活血、一入气分理气导滞，得柴胡之引，直入肝经，肝气得舒，肝血得养，气血流畅，直抵前阴，故阳痿可起，四逆散作用机制与现代海绵体病理生理学研究发现不谋而合。

王琦教授的用药经验是，此方中白芍、枳实药量配伍尤为重要。一般用量之比为2∶1，常用量为白芍30 g、枳实15 g。

病例　罗某，男，38岁，已婚10年。2001年4月6日就诊，诉近4个月来阴茎勃起硬度不够，勃起角度<70°，用手帮助亦不能置入阴道，伴左侧腹、少腹及腰部胀痛，性欲较前下降。并诉近年来工作压力较大，情绪易激动。既往性功能正常。目前，间有晨勃。无尿频、尿急、尿道滴白等。无高血压病、糖尿病及服精神类药物史等。体格检查正常。多普勒、前列腺液常规、内分泌等检查未见异常。舌淡红，苔薄黄，脉弦有力。诊断：功能性勃起障碍。证属：肝气郁结，宗筋脉络不通。处方：柴胡10 g，赤芍、白芍各10 g，蜈蚣1条，炙甘草3 g，蒺藜30 g，当归10 g，川芎10 g，路路通10 g，香白芷10 g，香附10 g，7剂。嘱保持心情舒畅。

二诊（2001年4月15日）：复诊诉心情较前舒畅，腰痛消失。阴茎勃起硬度似有改善，有一次用手帮助能置入阴道，但尚未达到满意状态。另腹胀尚明显，矢气后觉畅快。原方赤芍、白芍各加至15 g，另加入枳实15 g，再服14剂。

三诊（2001年4月30日）：喜诉阴茎勃起硬度明显改善，勃起角度>90°，似已恢复以前常态，腹胀明显减轻。病趋向愈，嘱改服疏肝通络胶囊1个月以巩固疗效。

约半年后带一朋友来咨询，诉已完全康复。

七、秦艽活血祛湿、利小便

秦艽，苦辛、平，归肺、胃、肝胆经。临床以其祛风利湿、舒筋活络、清热除蒸为长，多用治痹证、虚热证、黄疸等。如常用之身痛逐瘀汤、秦艽鳖甲散、《太平圣惠方》之秦艽散。然其又为活血祛湿、利小便佳品。王琦教授临证常用其治疗慢性前列腺炎、前列腺增生症之小便不利。

《医学启源》谓："秦艽……下水，利小便，疗骨蒸，治口噤及肠风泻血。"《药性论》曰："利大小便，差五种黄病，解酒毒，去头风。"《本草纲目》更载："小便艰难或转胞，腹满闷，不急疗，杀人。用秦艽一两，水一盏，煎六分，分作二服"。又方："加冬葵子等分，为末，酒一匕。圣惠方。"可见，其活血祛湿、利小便之功，颇为显著。王教授谓，秦艽，功擅走窜搜络利窍，入治表之剂，则引伏热外透；合逐痹之汤，则祛风利湿舒筋活络疗痹痛；配利湿之品，则导邪从下窍泄。况其味辛气平降肺，肺气行则水道通，水道通则小便自利。前列腺疾患多为湿热瘀阻下焦，秦艽功擅活血祛湿，利小便，投之多效。常用量为15 g以上。

病例　王某，男，60岁，机械工程师。2001年7月24日就诊，诉2年来反复出现尿频、尿痛、尿等待不适，尿分叉、尿线细，甚时呈滴沥而下，伴腰骶双膝关节酸痛、夜尿增多。服用"癃必舒"病情可缓解，但停药即复发，甚为烦恼。既往无高血压、冠心病、糖尿病等。曾吸烟15年，10支/d，现已戒除，偶尔饮少量白酒。前列腺直肠指诊：Ⅱ度肿大，质中等，表面光滑。前列腺直肠B超示：前列腺大小为4.8 cm×3.1 cm×3.67 cm。舌淡红，苔薄腻，舌下静脉青紫，脉弦滑。诊断：前列腺增生症。证属：肾虚痰瘀互结。处方：桂枝6 g，肉桂3 g（后下），茯苓15 g，赤、白芍各10 g，桃仁10 g，炮穿山甲5 g，桑螵蛸10 g，黄柏10 g，7剂。嘱忌酒、辛辣及油腻。

二诊（2001年8月3日）：复诊诉尿频、尿痛明显减轻，尿线亦较前增粗，但尚有尿后滴沥，腰膝关节疼痛无明显改善。原方加秦艽15 g，续断10 g，桑寄生15 g，再进14剂。

三诊（2001年8月23日）：诉已无尿频、尿痛及夜尿频多等，尿线明显增粗，无尿后滴沥，腰膝关节疼痛亦明显减轻。嘱原方再进7剂，另加服前列舒通胶囊2个月巩固疗效。

四诊（2002年1月10日）：诉诸症消失，复查前列腺直肠B超示：前列腺大小为4.56 cm×2.53 cm×3.42 cm。经治半年，终收全功。

八、远志安神定志、兴阳起痿

古人治疗阳痿虽多从补肾入手，但亦注重安神定志、从心论治之法。王教授曾统计《男科病实用方》阳痿病方118首，发现兼用安神之药者，超越半数，远志更是众中之选，多达80%。又西医学认为阳痿多为精神心理性，故认识到安神定志实乃阳痿一大治法，远志更是安神定志、兴阳起痿之要品。《伤寒瘟疫条辨·本草类辨》谓："远志，镇心安神、壮阳益精、强志助力。"《雷公炮制药性解》直言："定惊悸、壮阳道、益精气。"所以远志安神定志、兴阳起痿之功不容忽视。临床常与蛇床子、肉苁蓉、五味子、菟丝子配伍，组成秃鸡散（洞玄子方）合四逆散用治功能性阳痿。常用量为10 g。

病例　王某，男，37岁，婚后7年。2000年10月17日就诊，诉半年来，阴茎常不能勃起或勃起维持时间短，性欲下降，伴腰膝酸软、耳鸣、记忆力减退。有晨勃，既往性功能正常，体查及各种相关检查均正常。舌淡红、苔薄，脉弦。诊断：功能性阳痿。证属肝气郁结、阳气不达。处方：柴胡10 g、枳壳10 g、赤芍10 g、炙甘草3 g、肉苁蓉20 g、蒺藜30 g、蜈蚣1条、川芎10 g、香附10 g，14剂。

二诊（2001年3月15日）：诉勃起有所改善，现每个月1次性生活，能自行插入阴道。腰膝酸软、耳鸣等症状减轻。但性欲仍低下。处方：上方去蒺藜，加远志10 g、蛇床子10 g、丁香6 g、续断10 g。

三诊（2001年4月19日）：诉服上药1周后，阴茎勃起明显改善。现每周2次性生活，均能自行插入阴道10~20 min射精，有性高潮，性欲较前好转，腰膝酸软、耳鸣等症状消失，嘱改服疏肝通络胶囊1个月，以巩固疗效。1年后随访，诉痊愈无复发。

按：本例实乃仕途坎坷，久郁而致阳痿。《医述·阳痿》有云："少年阳痿，有因于失志者，但宜舒郁，不宜补阳。夫志从士从心，志主决定，心主思维，此作强之验也。苟志意不遂，则阳气不舒。宣其抑郁，通其志意，则阳气舒而痿自起。"故本例柴胡疏肝汤合秃鸡散加减，志定郁解、阳气兴而阳痿可起也。

九、桑螵蛸既涩且通、缩尿利尿、祛瘀散结、补肾固精

今人皆谓桑螵蛸，固涩之品，功擅固精、缩尿、止带。岂知《神农本草经》有载："桑螵蛸、味咸平。主伤中、疝瘕、阴痿，益精生子，女子血闭腰痛，通五淋，利小便水道。"可见，其当有利小便、祛瘀散结之功。

固涩之品，何言通利？王琦教授谓：桑螵蛸，既涩且通，看似二用，其理则一。肾主水，如肾中精气虚衰，膀胱气化功能失常，开合失调，则既可出现尿少、尿闭，又可出现小便清长、尿量增多之现象。桑螵蛸功擅补肾固精，遇肾阳不足、膀胱气化不能之尿闭则通，遇肾虚失摄之尿频则涩。

西医学认为前列腺增生症属老年退行性变之一，其主要原因是老年人体内双氢睾酮降低，雌、雄激素比例失调，促进前列腺生长所致。其中医病机则为肾虚痰瘀交阻。故王琦教授认为：桑螵蛸既补肾固精，又具利尿、祛瘀散结之功，用之于前列腺增生症，莫不相宜。临床投之，无不效验。常用量为10 g/d。

十、何首乌补肾生精种子

何首乌之名字由来及其生精种子之功，古代有一传说，耐人寻味。昔有老人何姓氏，五十有八尚无子女，神衰体虚，倦卧山野间，忽见藤夜交，分而良久又缠，甚奇，掘而服之，须发尽黑，故名首乌。后体力倍增，阳事大举，屡生男子，改名能嗣。度百余岁乃终。此说虽年代久远，无以印证。然现代药理研究证明其确有延缓衰老作用。七宝乌髯丹治疗肝肾不足之须发早白亦经久不衰。可见其补益之功，无可置疑。

《药鉴》有云："何首乌，久服添精，令人有子。"《罗氏会药医镜》亦曰："填补真阴，增长阳气，广嗣续。"王琦教授谓其补阴而不滞不寒，强阳而不燥不热，禀中和之性，得天地之纯气，能养血益肝，固精益肾。肝肾得养，精血俱足，何患无嗣？临床常与枸杞子、菟丝子、车前子等配伍，治疗男性不育症。但若遇湿热瘀结不育症则当辨证加入清热祛湿、活血通络之品，常用量为15 g/d左右。

十一、吴茱萸温中止痛、下气散结

王琦教授擅用吴茱萸治慢性前列腺炎，其立意有三：

一曰止痛。吴茱萸治痛证，古代记载颇丰。如《伤寒论》之吴茱萸汤治厥阴头痛，《饮膳正要》之吴茱萸粥治心腹冷气冲胁肋痛，《和剂局方》之夺命丹治小肠疝气绞痛。现代药理更是证实其有镇痛之功。慢性前列腺炎以痛证居多，故其亦常被王琦教授习用。

二曰下气散郁、通窍利尿。慢性前列腺炎本质属“瘀浊阻滞”。《本草便读》谓：“吴茱萸，其性下气最速，极能宣散郁结，故治肝气郁结，寒浊下踞，以致腹痛疝瘕等疾。”药鉴则载：“更杀寸白三虫，煎服即出。枝疗二便关格，衔口立通。”现代药理亦证明：吴茱萸具有改善微循环、抗缺氧、解聚、纤溶和抗菌、抗病毒作用。故王琦教授认为吴茱萸既能入气，又能入血，是下气散郁、活血化瘀、通窍利尿良药，可有效改善前列腺微循环和松解前列腺小管的粘连，促进药物渗入和有利于炎症物质排出。

三曰温中。前列腺炎之用苦参、蒲公英、败酱草等药苦寒败胃。此为王琦教授论治前列腺炎之寒温并用又一范例。

另外，王琦教授临证喜用具有复合作用药物，亦为一大特色。谓药者，以性味之偏纠正病性之偏，皆有毒，能少则简，故注意筛选具有多重相关作用药物。

用法用量：用量不宜过大，一般 5 g/d 左右，多用则助火。

十二、蒲公英利尿通淋、清肝达郁、消肿散结

今人习用蒲公英多取其清热解毒、消肿散结之义，如治消化道溃疡、疔疮等，皆用其杀菌消痈、清热解毒之功。而王琦教授之用于男科，则既取其清热解毒祛湿、消痈散结之意，又取其利尿通淋、清肝达郁之长。常用治前列腺炎。

蒲公英，通淋、达郁、散结之用，古籍皆有记载。如《本草求真》谓：“蒲公英、味甘性平。能入阳明胃、厥阴肝凉血解热，故乳痈、乳岩为首重焉，且能通淋。”又《罗氏会约医镜》曰：“蒲公英，化热毒、散滞气、消肿核，专治乳痈，亦为通淋妙品。”王琦教授指出：前列腺炎病机为：湿热瘀浊阻滞，病位虽属精室，但亦为肝经所络，且临床多伴精神抑郁症。公英善入肝经，一药三用，最合病理，故临床用之，效如桴鼓。

十三、车前子能滑能涩、涩精生精

今人多谓车前子滑利，岂知其亦为涩精止遗之良药。如《和剂局方》之清心莲子饮，《医宗说约》之固真汤，《太平圣惠方》之菟丝子散等选用车前子，皆为此意。可见，其涩精止遗之功不菲。王琦教授临证见心肾不交或湿热蕴结扰动相火之遗精患者，投之甚效。

车前子之另一殊功为益精生精。《名医别录》有载：“车前子，养肺强阴益精，令人有子。”利水之品，何以能益精？《删补颐生微论》道之甚妙：“车前子，利水之品乃云益精，何也？男女阴中，各有二窍，一窍通精，乃命门真阳之火，一窍通水，乃膀胱湿热之水。二窍不并开，水窍开，则湿热外泄，相火常宁，精窍常闭，久久精足目明。”此论可谓一语破的。素有古今第一种子方美称之五子衍宗丸，则更是例证。

王琦教授认为，车前子不独用于湿热蕴结之不育症，随症配伍，可广施各种类型不育症，但以前者为最验。常用量为约 20 g/d，虚证则宜酌减。

十四、九香虫理气解郁、兴阳起痿

九香虫，又名打屁虫，微炒有香气。当代名医施今墨，称颂它为：理气解郁，调达气机之要品。王琦教授发古，谓其兴阳起痿之功更妙。

《本草纲目》有言：九香虫，补脾胃，壮元阳。治阴痿。《摄生众妙方》治阳痿之乌龙丸更谓：“理膈间滞气，助肝肾之亏损，妙在九香虫一物。”功能性阳痿，以抑郁失志、情志所伤为多见，予

补肾之品，益补益壅，百害而无一利。王琦教授谓九香虫，芳香走窜，通经达络，理气解郁，而又擅兴阳起痿，实为治疗心因性阳痿上品。故临证但遇肝气郁结之阳痿患者，投之无不应验。常用量为10 g/d。

十五、柏子仁养心安神、兴阳起痿

王琦教授临证常痛切今人之论治阳痿，误入补肾歧途。谓：唐宋以前，认识阳道奋起，皆曰“气至”；交接之道，乃言安神和志。奈何今人皆宗“肾虚”，若非今人皆衰于古人？

《玄女经》载：“黄帝曰：何谓四至？玄女曰：玉茎不怒，和气不至；怒而不大，肌气不至；大而不坚，骨气不至；坚而不热，神气不至。”《素女经》云：“黄帝曰：夫阴阳交接节度，为之奈何？素女曰：交接之道，故有形状。……在于定气、安心、和志。三气皆至，神明统归，不寒不热，不饥不饱，亭身定体，性必舒迟浅内徐动，出入欲希，女快意，男盛不衰，以此为节。”可见，阳痿论治当从调节气机，安神定志着手，方为正道。

柏子仁，功擅养心安神而起痿。如甄权曰：兴阳道。《删补颐生微论》云：“柏子仁，养心益智、安神定悸、益血兴阳。疗阴痿。”

王琦教授谓：柏子仁，性平而不寒不燥，味甘能补，辛而能润，其气清香，能透心肾，益脾胃，服之神安志定，心神得养，肾志作强，伎巧出焉，故阳痿立起矣！安神起痿法岂容忽视！临证常与远志合用，治疗功能性阳痿。常用量为10~15 g/d。

十六、马鞭草解毒、利水渗湿

马鞭草，味苦辛、性微寒，入肝、脾、膀胱经，具活血散瘀、利水渗湿、清热解毒、截疟、杀虫等多种功效。临床多用于治疗肝炎、肝硬化或伤科，而王琦教授的用验更为独特。

1. *治慢性前列腺炎、子痈*　王琦教授谓此效，实得于先人之验，如《仙拈集》之马鞭酒，仅马鞭草一味浸酒，治血淋不止。《分类本草》载：“马鞭草，去小便血淋肿痛。”《集验方》曰：“治男子阴肿大如升，核痛，人所不能治者，马鞭草捣涂之。”可见其清热解毒、利水渗湿、活血止痛之功甚宏。治疗慢性前列腺炎、子痈，岂有不效！

2. *治梅毒*　王琦教授谓其治梅疮之功不逊于土茯苓。《本草蒙筌》有载：“治杨梅恶疮、马鞭草煎汤，先熏后洗，气到便爽，痛肿随减。”《罗氏会约医镜》亦谓：“治一切杨梅痈疽恶毒、杀诸虫。”其理《神农本草经疏》道之甚明：“本是凉血破血之药。下部䘌疮者，血热之极，兼之湿热，故污浊成疮，且有虫也。血凉热解，污浊者破而行之，靡不差矣。”现代药理更证实其水煎剂体外可杀死钩端螺旋体，故其治梅毒螺旋体感染，绝非虚言。

十七、败酱草止痛、破瘀排浊

慢性前列腺炎，临床表现以会阴、腰骶、后尿道、少腹等部位酸胀疼痛最为多见，亦为病家最苦。此皆因湿热瘀毒内蕴，气血壅阻不通所致。故王琦教授临证强调：在辨证论治基础上，加用止痛之品当为最要。临床常喜用败酱草、马鞭草等。

败酱草一药，今人多不知其有止痛祛瘀之功。然《本草纲目》言之颇详：“败酱乃手足阳明、厥阴药也。”治产后腹痛如锥刺者：败酱草五两，水四升，煮二升，每服二合，日三服。《卫生简易方》治产后腰痛，乃血气流入腰腿，痛不可转者。败酱草、当归各八分，川芎、芍药、桂心各六分。水二升，煮八合，分二服。忌葱。《广济方》可见其止痛、破瘀、清热解毒之力不凡。故王琦教授认为，败酱草既止痛、破瘀排浊，又擅清热解毒祛湿，与慢性前列腺炎“湿热瘀浊阻滞”之病机甚合，用之多获大功。临证与薏苡仁、附子配伍组成“薏苡附子败酱散”，用治慢性前列腺炎初中期之寒热夹杂证，则立意尤深。常用量为10~15 g/d。

十八、丁香醒神兴奋、助阳起痿

自古以来，阳痿的治疗多从暖肾入手，补命门助阳气，气行则血行，阴茎血液充盈，则阳事可行也。然用丁香者少，殊不知其治阳痿效用奇佳。《本草求真》“丁香辛温纯阳，力直下达暖肾”。《医林改错》又云“补肝，润命门”。

王琦教授认为丁香香窜，具有调节性神经的作用，在治疗阳痿时常与磁石配伍应用，而且重用丁香，兴奋副交感神经，从而达到阴茎海绵体勃起的目的。现代研究证实，丁香中含有丁香油酚，其药理作用具有降压、抗惊厥等抑制交感神经作用，同时具有增加胃肠蠕动和子宫收缩等兴奋副交感神经的作用。同理，丁香油酚有促使阴茎海绵体勃起的作用。

十九、细辛辛香利窍、温经起痿

细辛为辛香通经之品，具有温经通脉、益肝胆、通精气的作用，尤其治疗寒凝肝脉睾丸冷痛，阴痿不起效果显著。《本草经》：细辛利九窍轻身。《本草求真》云：“细辛入肾经，兼入肝经，味辛而厚，气温而烈，为足少阴肾温经之主药，通关利窍，入肾润燥。肾苦燥，急食辛以润之。”《雷公药性赋》：“止少阴合病之首痛，破结气，利水道，通血闭”。《药品化义》：“细辛，若寒邪入里，而在阴经者，以此从内托出”。

王琦教授在临床中治疗寒凝肝脉的子痛，常用麻黄配细辛，是利用细辛能入阴经以散寒止痛的作用。现代研究细辛的主要成分是甲基丁香油，有明显的镇痛、抗惊厥、镇静的作用。细辛有改善血液循环的作用，降低毛细血管的通透性，改善阴茎血供状况。另外，用10%的细辛液进行穴位注射治疗阳痿亦具有较好的疗效。

二十、蜈蚣通经疏瘀、兴阳起痿

蜈蚣辛温，主入肝经，性善走窜，通经疏瘀。《本草求真》称其“去瘀血”。《景岳全书》称其“节节有脑，乃物类之至异者，是以性能入脑，善理脑髓神经，使不失所司”。《医学衷中参西录》曰：“蜈蚣，走窜之力最速，内而脏腑，外而经络，凡气血凝聚之处皆能开之。”阳事亦脑之所司，本品辛温纯阳，所以能兴阳事疗阳痿。

王琦教授提出“阳痿从肝论治”的理论，肝络瘀阻，宗筋失养，难以充盈而痿。蜈蚣专入肝经，具有通络疏瘀之功，改善肝经气血运行，当有治痿之功。王琦教授治疗阳痿，每与蒺藜配伍，直入肝经，除辛温走窜兴奋性神经外，其活血通络之力更强，以改善阴茎供血。

二十一、川椒纯阳补火、暖肾起痿

川椒辛温，入肺、脾、肾经，温中散寒，补命门之火。《神农本草经》称其“主寒湿痹痛，下气”。《本草求真》称其“辛温纯阳，无处不达，下入命门，补火，治气上逆”。《雷公药性赋》称其“大热，阳中之阳，用于下，除六腑之沉寒”。《备急千金要方》治阴冷，用生椒外敷，立效。

二十二、琥珀活血散瘀、利尿通淋

琥珀性甘平，功能活血散瘀利尿通淋。《雷公药性赋》称其“安五脏，消瘀血，利水道，通五淋，破癥结”。《玉楸药解》称其“除遗精白浊”。《医宗金鉴》称琥珀散治痰淋。王琦教授治疗尿血、血精常用之，并常配伍血竭粉，认为此二药虽皆为树脂，但均有散瘀、止血、生肌之功，血竭得琥珀可以直入溺窍、精窍，散瘀止痛，琥珀又利水通淋以除湿浊，故临床疗效明显。现代研究琥珀含树脂、挥发油、琥珀氧松香酸等，其药理作用为定惊、镇静、安神、利尿、活血祛瘀等功效。与王琦教授用药可互为印证。

二十三、蒲黄清热利湿、活血通淋

蒲黄味苦，性平，主入肝经，止血又化瘀，《雷公药性赋》称其“入肝经，生用主行血。通经消瘀，利小便，祛心腹膀胱热。炒用止精泄”。《神农本草经》称其“主治心腹膀胱寒热，利小便，消瘀血”。《本草求真》称“溺闭不解，服之立能宣泄解除”。《金匮要略·消渴小便不利淋病脉证并治第十一》以蒲灰散治小便不利。王琦教授常以此经方治疗血精、前列腺增生血尿见湿热表现者，认为蒲黄不仅活血止血，还可清利湿热，实为治疗血精、尿血之要药。

现代研究认为蒲黄的有效成分如黄酮苷类等具有强心、降脂、防治动脉硬化和抗凝的作用。

二十四、石菖蒲宣气通窍、化浊健脾

石菖蒲味辛温，具有开窍宁神，化湿和胃之功。《神农本草经》称其“辛温，除湿，补五脏，通九窍”。《本草求真》称其“入心兼入膀胱经，开心九窍”。《雷公药性赋》称其“益心志，通神明”。《重庆堂随笔》称其“舒心气，畅心神，怡心情，益心志”。腑以通为用，王琦教授治疗不射精、逆行射精常用之，认为石菖蒲疏肝活血通络，能增强肝的疏泄功能，以通精窍。在临床上常与麻黄配伍，以畅心神、通精窍。现代药理研究表明，麻黄素能使精道平滑肌收缩，有助于精液的排泄。石菖蒲能迅速消除患者的意识障碍和精神神经症状；有明显的降脂作用。

二十五、王不留行活血通窍、利尿通淋

王琦教授在临证治疗过程中，对不射精的治疗每加王不留行，王琦教授认为不射精的病机主要为肝经郁结，精室窍道瘀滞不通所致，并与性知识缺乏有一定关系。王不留行，《神农本草经》称“逐痛，除风痹内寒”，《本草求真》称“通血脉”，《本草述》称“此味入肝，肝固血脏，更司小水，故治淋不可少，且风脏即血脏，绎甄权治风毒、通血脉二语，乃见此味于厥阴尤切”。所以王琦教授治疗不射精、逆行射精、慢性前列腺炎滴白，常用穿山甲配伍王不留行，以通血脉，通精窍。现代药理研究，王不留行具有增强平滑肌收缩的功能。用治泌尿系结石、前列腺炎等。

二十六、五味子生津敛汗、涩精止遗

五味子味酸，性温，入肾经，具有敛肺滋肾、生津敛汗、涩精止遗、宁心安神的作用。《神农本草经》谓“主益气，补不足，强阴，益男子精”。《备急千金要方》谓“以治阳不起，其愈早泄，实非他药所能及也”。《本草备要》谓“五味皆备，酸咸为多，故专收敛肺气而滋肾水，益气生津，补虚明目，强阴涩精”。《雷公药性赋》谓“入肺肾二经，滋肾经不足之水，补虚痨，益气强阴”。所以王琦教授用治早泄、遗精、精虚者，认为五味子在强阴涩精的同时，酸以入肝，以敛木气归根，则相火因之不妄动，精室得以宁，是五味子益气强阴中具开阖升降之妙也。在临证过程中，王琦教授常配伍鸡内金以固精益精，涩中有通，且鸡内金亦“止泄精”（《日华子本草》）。现代药理研究五味子具有强壮作用，能增强中枢神经兴奋-抑制过程的灵活性，促进兴奋和抑制的平衡，具有极强的调节能力。另外五味子具有较好的保肝作用，可以促进基础代谢，消除疲劳。

二十七、刘寄奴破血通经、散瘀止痛

刘寄奴味苦，性温，主下气，《雷公药性赋》：“除癥破血通经”。《本草求真》：“入肝经，能破瘀通经，能使滞者破而即通，而通者破而即收也。又治大小便血，即其义也”。《本草从新》“寄奴性善走，迅入膀胱，转能逐水，凡白浊之证，用数钱同车前、茯苓利水之药服之立时通快，是走而不守可知”。

王琦教授认为，刘寄奴性善走而不守，具有破瘀通经之功，“不通则痛，通则不痛”，所以其止痛效果明显，在临床上常与莪术配伍使用，能消积散结，行气以利水；子痛者在疏理肝气的基础上用刘寄奴配伍蒲公英，疗效奇佳；刺痛或坠痛者用刘寄奴、五灵脂止痛而通瘀，可用于治疗前列腺炎之血尿、小便不通、小便不畅之证。现代药理研究认为刘寄奴能解除平滑肌痉挛，同时具有加速血液循环和促进凝血的双重作用。

二十八、威灵仙祛风逐湿、通络止痛

威灵仙辛散宣导，走而不守，通行十二经。《雷公药性赋》称其“主诸风，宣通五脏，去腹内冷

气，久积癥癖，膀胱恶水”。《药品化义》曰：“威灵仙性猛烈，盖走而不守，宣通十二经。”王琦教授认为本品咸能走血并入膀胱，性猛烈，走而不守，宣通五脏，故治疗膀胱宿脓恶水气化不利力宏。现代药理研究认为威灵仙有降血压、镇痛作用。

二十九、水蛭破血散结、溶纤化液

水蛭味咸苦，主入肝、膀胱二经，具有破血逐瘀通经的作用。近人用以通小便、治肿瘤，殊不知王琦教授用治男性之精液不液化，取其破血散结、溶纤化液亦有奇功。《本草求真》称其“通利水道，积聚无子”。积聚有血瘀、痰凝之分，而男性的精瘀应是机体血瘀、痰凝共同作用的结果，不通则瘀，炼液为痰。所以精液不液化究其根源，乃为血瘀，其表现则为痰凝，聚积成块，水蛭恰有破血逐瘀、溶纤化痰之功。《神农本草经》“主逐恶血、瘀血、月闭、破血癥积聚，无子，利水道”。《医学衷中参西录》称其“破瘀血而不伤新血，专入血分而不损气分”。不液化的精液电镜下发现，有许多纤维形成致密的网状结构，王琦教授认为，这种纤维化的表现，即是中医的血凝不化、血不化水。现代药理研究表明：水蛭含有水蛭素、肝素、抗血栓素，具有抑制血小板凝集，有溶解纤维蛋白原的作用；可以扩张毛细血管，减低血液黏着力；清除血管阻塞，使血细胞解聚，血栓消散；能显著降低血细胞比容、全血比黏度和红细胞电泳时间，进一步改善血液的浓、黏、聚等情况。水蛭有明显的降脂作用，能使血管壁的脂质沉积减少，增加血流量，降低血液黏稠度，可以使动脉粥样硬化斑块明显消退。现代药理的研究印证了王琦教授的临床用药的正确性。

三十、麦芽消导化积、健脾化液

麦芽味甘，平，主入脾、胃、肝经，善消食健脾，回乳消胀。然王琦教授用其健脾化液，治疗男性之精液不液化有殊功，世人少知，兹述于后。《雷公药性赋》称之“破癥结”。《本草求真》“凡麦、谷、大豆之发芽，皆得生升之性，达肝以制化脾土，故能消导”。王琦教授认为精液不液化源于酶的缺乏，又责之脾的运化失常，使精液出现痰凝，治疗当以助脾化运、消积导滞，则痰凝、痰浊可除。在治疗过程中王琦教授常配伍淡豆豉，认为二药均入肝、胃、脾经，能助脾胃运化以化痰浊。现代药理研究表明；麦芽富含多种酶类，如消化酶、纤维溶解酶，具有健脾化液之功。

三十一、土茯苓清热利湿、解毒杀虫

土茯苓味甘淡，主肝、胃经，功善清热解毒，尤善治梅毒。王琦教授在此基础上进一步发挥，认为土茯苓具有清热解毒、杀灭病原微生物的功效，又具有凉血活血的功能，可以改善炎性病灶的血液循环，提高机体的抗病能力。同时，其杀虫之力并不完全局限于梅毒，而且还可以治疗由支原体、衣原体、淋病奈瑟菌感染引起的男性不育、生殖系炎症，王琦教授常配伍苦参同用，疗效显著。现代药理研究表明土茯苓具有杀灭病原微生物的作用，对药物引起的中毒亦有较好的解毒作用。

三十二、牡蛎益阴潜阳、化痰散结

牡蛎味咸涩，性寒，主入肾、肝二经，具有平肝潜阳、软坚散结、收敛固涩、制酸止痛之功。临床多用于治疗高血压、遗精、带下、崩漏等，用于治疗前列腺炎之肿大者少，然王琦教授用之效佳，何也？配伍精当故也。《神农本草经》谓“主治惊恚怒气、鼠瘘，强骨节”。《本草求真》谓“功主入肾，软坚化痰散结，治瘰疬痰核”。《雷公药性赋》谓“牡蛎咸水结成，故专归肾部，软坚收敛之剂也”。王琦教授认为肝风内动，横克脾土，致脾失健运，运化失司，亦可储湿成痰，所以在治疗前列腺炎肿大时常用，取其滋阴潜阳、软坚散结之功，并配伍海藻、昆布化痰散结。现代药理研究表明牡蛎的主要成分为碳酸钙，有软坚化痰的作用。

三十三、穿山甲活血通经、软坚散结

穿山甲入肝、肺、胃经，咸寒性窜，善走散。主治癥瘕积聚，善消毒排脓。王琦教授用治前列腺脓肿、前列腺炎肿胀者每获奇效。王琦教授认为，前列腺炎是湿浊热毒蕴结于前列腺而成，所以瘀浊

互结是慢性前列腺炎的病机特点，前列腺导管常因炎症刺激致纤维变性，导致管腔狭窄，从而使前列腺内的秽浊分泌物瘀积不出。“腑以通为用”，治疗时用以活血通精窍，消肿排脓，配伍皂角刺相须为用，疗效明显。

三十四、白茯苓秘真元、助阳止遗

白茯苓，甘，淡。素为利水渗湿、健脾宁心之品，常用治水肿尿少、痰饮眩晕、脾虚便溏。方如五苓散、苓桂术甘汤、参苓白术散等。若取其安神宁心，亦可治惊悸失眠，方如酸枣仁汤等。王琦教授用茯苓于男科则认为其有“秘真元，助阳止遗”之功。分述如下：

1. 补虚助阳　王琦教授常说：晋唐以前，古人恒用茯苓以补虚助阳，早在《素女方》中即有更生丸（更生者，茯苓也）疗男子五劳七伤，阴衰消小；补肾茯苓丸治男子内虚；茯苓散长生延年，老而益壮。《素女经·四季补益方七首》皆用茯苓，既除房中之疾，又可强身延年。《备急千金要方》房中补益亦常用茯苓。历代医家对此尤多发挥，如李东垣述其“淡以利窍，甘以助阳”；王好古称其“小便多能止之，小便少能利之，酒浸与光明朱砂同用，能秘真元”；张石顽亦称“茯苓得松之余气而成，甘淡而平，能守五脏真气”。王琦教授认为，古人用茯苓助阳皆因其宁神之效，而男女交接必需神畅、气和、志定而施，故以茯苓为男科补虚助阳之主要药物之一。

2. 固精止遗　茯苓有固精止遗之效，古人亦常用之，如《直指方》用“白茯苓末二钱，米汤调之，日二服”治心虚梦遗；《普济方》用“白茯苓二两，缩砂仁一两，为末”治虚滑遗精；《局方》威喜丸用“茯苓四两，制蜡丸”治疗“丈夫元阳虚惫，精气不固，小便不浊，余沥常流，梦寐多惊，频频遗泄”者。现代研究证明：茯苓有中枢神经抑制作用。王琦教授认为：遗精、早泄，心肾不交者多，即西医所谓交感神经兴奋阈值降低，副交感神经兴奋功能减退，出现极易泄精等神经调节紊乱状态，而茯苓有调节性神经功能的作用，从而达到“秘真元，固精止遗”之功。

3. 临床应用　王琦教授常于临床中用茯苓配远志，以茯苓宁心，远志入肾，二者配合则心肾交通，真元固秘，用于治疗男科阳痿、早泄、遗精诸证。另外，男子脱发，亦可用茯苓饮，即茯苓500~1 000 g为细末，每服10 g，2次/d，2个月左右可使再生。

三十五、灵磁石养肾脏、益精兴阳

磁石，咸，寒。为平肝潜阳、聪耳明目、镇惊安神、纳气平喘之药，用于头晕目眩，视物昏花，耳鸣耳聋，惊悸失眠，肾虚气喘等，方如磁朱丸、耳聋左慈丸等。王教授认为，磁石用于男科，有“养肾脏，益精兴阳”之功。

王琦教授常说：古人善用矿石兴阳，多受炼丹术影响，明代以后常用磁石以重镇潜阳，而磁石之用本有益精兴阳之效。如《名医别录》云其“养肾脏，强骨气，益精除烦”。李时珍亦称“磁石入肾，镇养真精”。《备急千金要方》用“磁石5斤，清酒渍二七日”，治“阳事不起”。现代研究证明：磁石主要含四氧化三铁（Fe_3O_4）及其他20多种元素，其药理作用为强壮补血和镇静。王琦教授认为，铁是人体所必需的元素，古人称磁石益精，盖因对精血亏损确有补益作用，加之镇静，用于男科治疗阳痿、早泄、遗精诸证，亦能调节性神经功能。

临床应用：王琦教授用磁石治阳痿、早泄、遗精等，常用磁石配丁香，以磁石益真精能守，丁香纯阳走窜善行，二者配伍则精充气畅，阳兴神秘。但临床用之得效即可，不宜久服，因其碍胃，脾胃素虚者慎用。

三十六、马钱子壮阳、善通精窍

马钱子，苦，寒，有大毒。自古用于风湿顽痹，有通络止痛、消肿散结之功，今人多因其“虎狼之性”弃而不用。王教授认为，马钱子用于男科有较强的“壮阳，通精窍”作用。

王琦教授常说：马钱子壮阳，主要是因其有效成分士的宁对脊髓、延髓及大脑皮层等中枢神经系统的较强兴奋作用。因而对脊髓勃起中枢兴奋性减退致阳痿者，有很好的疗效。而古人用马钱子多取其搜风通络，治疗顽痹。教授据此结合于男科，则认为其能通精窍，用于治疗不射精症。西医学认为：不射精症与大脑皮层抑制过度，低级性中枢功能不能正常发挥作用有关。而功能性不射精为临床顽症，王琦教授常用麻黄、细辛、王不留行等通窍之品治之，若效果不显者，非“虎狼之品”不能愈，即加用马钱子。

临床应用：王琦教授用马钱子，主张以砂烫或脱脂酸牛奶煮制者为好，一般用量每日控制在0.4 g以内。治疗阳痿亦可用士的宁注射液，每日0.001~0.002 g，肌内注射；治疗不射精症可用马钱通关散，即马钱子0.3 g、蜈蚣0.5 g、冰片0.1 g，共研末，每晚睡前1 h，用麻黄、石菖蒲、虎杖、甘草各6 g，煎汤送服，1次/d，30 d为1个疗程。应该注意的是，马钱子过量可引起强直性肌痉挛，导致窒息缺氧或延髓麻痹致死，使用时应告之患者用量、服法，若出现中毒应即时抢救。

三十七、黄精填精生髓、擅种子

黄精，甘，平。为补气养阴、健脾润肺之品。用于脾胃虚弱，体倦乏力，口干食少，肺虚燥咳等证，然今人多用黄芪补气，用黄精者少。王教授认为，黄精用于男科，尤有“填精生髓”之功。

王琦教授常说：黄精得坤土之粹，土为万物之母，母得其养，则水火相济，木金交合，而精髓自充。故古人多将其视为延年益寿上品，常将其载于神仙方中，如《太平圣惠方》中即有“神仙服黄精十一法”。而《道藏》中关于黄精的用法则更多。因为古人将黄精视为神仙保健之品，在治病时用之并不多，今人常以为其效不如黄芪。现代研究证明：黄精含糖类及赖氨酸等11种氨基酸，还含有人体必需的8种微量元素及类黄酮等有效成分，具有促进机体蛋白及能量合成、提高免疫功能、改善微循环、抗衰老等多种功效。据此，王琦教授认为黄精用于男科治疗精亏髓少之“少精子症”“弱精子症”等最为有效，临床常与枸杞子、何首乌等配伍使用，常用量为10~15 g/d。

三十八、浙贝母解郁散结、通淋沥

浙贝母，苦，寒。有清热化痰、消肿散结之功。用于风热咳嗽、痈肿瘰疬之证。王教授认为，男科之用浙贝母，多取其“解郁散结，利水通淋”之功。

王琦教授常说：贝母之于明代以前尚无浙、川之分，而其应用亦非今日之比。如《神农本草经》称其“主淋沥邪气”，《金匮》治妊娠小便难用当归贝母苦参丸，李时珍称其“治心中气郁不快”，清代医家傅青主，用贝母于保产无忧散中治漏胎或难产，说明古人用贝母范围较广。现代研究证明：浙贝母对腺体分泌有抑制作用。因而王琦教授常用浙贝母治疗前列腺炎、前列腺肥大等。他认为，前列腺疾病常出现前列腺导管阻塞或不畅，其病因与瘀、湿、虫、毒、郁结有关，而贝母能散郁结，通淋沥，用之尤当。临床常与苦参等配伍使用，治前列腺肥大，常见效于3~5剂。

三十九、延胡索活血行气止痛、利小便

延胡索又称元胡、玄胡等，辛苦、性温。临床多取其行气、活血、止痛之功，治疗胸痹、痹证、跌仆损伤等。如常用之元胡散、少腹逐瘀汤、手拈散等。然王琦教授谓其亦有通利小便之功，常用治慢性前列腺炎、前列腺痛、前列腺增生诸症。

《本草纲目》云：“元胡，活血利气，止痛，通小便……附方：小便不通，捻头散：治小儿小便不通。用元胡、川苦楝子等分，为末，每服半钱或一钱，白汤滴油数点调下。”此外，《普济方》之参苓琥珀汤治小便淋沥，茎中痛不可忍，相引胁下痛；《永类钤方》治妇人肿满，小便不通，由经血不通、遂化为水之椒仁丸，皆使用延胡索，取其通利小便之功。由此可见，延胡索用治瘀血阻滞，气机不畅之小便不利，确有殊功。王琦教授谓，慢性前列腺炎、前列腺痛、前列腺增生症，皆存在不同程度之瘀阻病机。临床多有痛证、小便不利之表现。延胡索辛散、苦降、温通，行血中气滞，气中血滞，而又擅止痛，利小便，用之于上述诸病症，可谓最合相宜！临证可用大剂量，20~30 g。若虚象明显者，酌减，以免耗伤气血。

四十、紫菀活血化痰散结、利小便

紫菀，苦辛，微温，功能温肺下气，化痰止咳。然其非独治肺。如今之妇科，常取其活血、化痰散结之功，用治部分经闭、子宫肌瘤等症，亦获良效。王琦教授移用于男科，则取其活血化痰散结，又具通利小便之长，习治前列腺增生症。

《删补颐生微论》言："紫菀，入至高之脏，使气化及于州都，小便自利，人所不知。"《备急千金要方》亦载："治妇人卒不得小便，紫菀末，以井华水服三指撮，立通。血出四、五度服之。"王琦教授谓癃闭一证，有肾之开合失常，脾之湿热下注，更有肺之治节失司。肺为水之上源，主治节，通调水道，制约膀胱。紫菀，辛开、苦降、温通，入肺经，复肺之宣发肃降、治节之功，则水道通调，小便自利矣！况其色紫，又入血分，为理气活血之良药，故用治于痰瘀互结之前列腺增生症，多获全效。王琦教授临证见合并慢性支气管、肺心病或诸法久治不愈之前列腺增生症患者，多投而用之，皆取上述之意，谓其有提壶揭盖之妙！但用量宜大，小量则不效。常用量为 20 g/d 以上。

四十一、原蚕蛾健脾补肾、止遗起痿

传统认为，原蚕蛾味甘、性平，归脾、肺经。功能健脾益气，补肺生津。然其实又为健脾补肾、止遗起痿之要品。王琦教授临证见脾肾亏损之遗精、阳痿患者，常喜投之。

《本草纲目》云："原蚕蛾，咸温，有小毒。益精气，强阴道，交精不倦，亦止精（别录）。壮阳事，止泄精，尿血，暖水脏……时珍曰：蚕蛾性淫，出茧即媾，至于枯槁乃已，故强阴溢精用之……遗精白浊，晚蚕蛾焙干，去翅、足，为末，饭丸绿豆大。每服四十丸，淡盐汤下。"又《神农本草经疏》曰："丈夫阴痿不起，未连蚕蛾二升，去头翅、足，炒为末，蜜丸梧子大，每夜服一丸，可御十室，以菖蒲酒止之。"王琦教授谓，遗精、阳痿患者虽多从心、肝论治，然亦有十之一二患者乃属脾肾不足之证。如手淫、房事过度之伤精或部分高龄患者，可有此候。原蚕蛾，体阴用阳，既强阴，又壮阳，既健脾又补肾，填先天补后天，实为虚损患者之要品！常用量为：5 g/d 左右。体盛、气血郁滞或阴虚火旺者忌用。

四十二、海蛤壳化痰利水起痿

海蛤壳，咸寒，功能清热化痰、软坚散结、制酸止痛。其化痰逐湿之功甚著，为顽痰、久咳之要药。颇具史载传奇色彩之黛蛤散（治宋徽宗之爱妃久咳）就是一例证。然其功效亦非止此。如《本草纲目》载："海蛤，疗阴痿（别录），治水气浮肿，下水便，治嗽逆上气，项下瘤瘿（甄权）。"《太平圣惠方》卷五十八之海蛤丸治小便不通，脐间窘急，三焦积热，气不宣通。故王琦教授临证见痰湿瘀阻之前列腺增生症、阳痿，多投于海蛤壳一味。

王琦教授谓，今之城市人，生活安逸，甚少劳力，气运缓慢，水湿易滞，加之平日多膏粱厚味，更有甚者，烟酒无度，故临证痰湿患者并非少见。海蛤壳，功擅化痰利水、软坚散结，质重味厚，性善下趋，能导痰湿从下窍泄，故用治痰湿瘀阻之前列腺增生症、阳痿，甚为相合。临证常合桂枝茯苓丸或苍砂导痰丸加减治疗。常用量为 20 g/d 左右。

四十三、钩藤定惊安神、止遗泄

钩藤，甘苦、凉，归肝、心经。功能清热平肝、熄风定惊。为平息内风之要药，临床常用治中风、痫证等。然王琦教授谓其实又为安神之良药，移治遗精、早泄，获明显疗效。

今人之治遗精、早泄，多从补肾入手，实为误入歧途。王琦教授谓，遗精、早泄之证，无论古今实多倡从心论治。如《傅青主男科·虚痨门·心肾不交》曰："如人惊惕不安，梦遗精泄，皆心肾不交之故。人以惊惕为心之病，我以为肾之病；人以梦泄为肾之病，我以为心之病，非颠倒也，实有至理焉。人果细心思之，自然明白。"又《养生四要》云："又有交接之时，其精易泄，流而不射，散而不聚，冷而不热者，此神内乱，心气不足也。"现代流行病学统计则更是发现其发病原因多为精神心理性。可见，从心论治，实有广泛的理论和实践基础。王琦教授谓，木为火之母，心神不安则肝魂不定，魂动则挟肝风上扰，风火相搏，君、相火动，则精随之泄。钩藤，径走心、肝两经，苦能泻火，凉能熄风，风静火熄则肝心自宁，君、相火亦各司其位，故遗精、早泄之证愈矣！况现代药理研究表明，钩藤制剂及其提取物有镇静作用，能使大脑皮层兴奋性降低，可治疗某些与5-HT代谢紊乱所引起的疾病，如抑郁症、更年期综合征等。西医学运用抗抑郁剂帕罗西汀治疗早泄获得一定疗效，则更是佐证。临证常合三才封髓丹或安神定志之品联用，治疗遗精、早泄之证。常用量为10~15 g（后下）。

四十四、桑叶止汗

桑叶，苦甘寒，功能疏风清热，凉血明目。然王琦教授谓其实又为止汗良药，何也？《本草撮要》言："桑叶……以之代茶，取经霜者，常服治盗汗。"《删补颐生微论》亦云："桑白皮……叶可止汗，去风。"再如《辨证录》之敛汗汤，以桑叶、五味子、黄芪、麦冬用治大病后，气虚不固，遍体汗出淋漓。《傅青主男科·虚痨门·血虚面色黄瘦》篇亦取桑叶补阴生血之妙，用治血虚之出汗、盗汗，夜卧常醒证。可见，桑叶，止汗之功甚奇！王琦教授谓，桑叶止汗，非独治虚汗。桑叶，苦寒降火，气味清香，既有疏风之力，又有燥湿胜湿之性，故疗湿汗、热盛汗出亦为其所长。临证湿热蕴蒸之部分慢性前列腺炎或阴虚火旺之糖尿病性阳痿患者，可见阴囊潮湿，甚至阴汗淋漓，常可辨证加入桑叶止汗。常用量为15 g左右。

第五节　经方效用经验举隅

一、当归贝母苦参丸治疗前列腺肥大

前列腺肥大，属中医的淋病、癃闭范畴，临床以老年最为多见，多为肾虚、气结有热、痰瘀阻滞、膀胱气化失司所致。中医治疗多以清热散结、利小便为法。当归贝母苦参丸原为《金匮要略》治疗妇人小便难之方，其病机主要为膀胱热郁、气结成燥，病变重点在下焦，故用当归补血活血润燥，苦参清热结、利湿热，浙贝母化痰散结、清解郁热。现代研究浙贝母还有较好的解痉作用，可解除因前列腺肥大压迫尿道括约肌之痉挛。原文还曰："男子加滑石。"滑石有清热利水通淋之功。方与证符，故将此方用于前列腺肥大症，取得满意效果。气虚明显者，加党参、黄芪；湿热明显者，加蒲公英、萆薢、败酱草；兼瘀血者，加水蛭、川芎、赤芍、牛膝，还可选加三棱、莪术、海藻、昆布等软坚破瘀之品。

病例　续某，男，55岁，1990年12月25日初诊，主诉小便淋漓不尽，夜尿频（每晚7~8次），尿细如线、余沥不尽，小便时有憋胀感，甚则小便点滴而出，身倦乏力，病已3年。前列腺指检：中央沟变浅；B超诊断：前列腺肥大（3.9 cm×4.3 cm）。曾服前列康片，外用野菊花栓等药，未见明显效果。舌质红、苔厚腻、脉沉。治以益气活血散结、清热利湿为法，方用当归贝母苦参丸加味。处方：党参10 g、黄芪15 g、当归10 g、浙贝母20 g、苦参10 g、滑石15 g、三棱10 g、川牛膝10 g、蒲公英15 g、穿山甲6 g、王不留行10 g。服上方2周后，夜尿减成每晚2~3次，排尿较前明显通畅有力，憋胀感消失，但仍有余沥不尽，舌淡红、苔白厚，脉沉弦。上方加琥珀粉3 g冲服，又进7剂后，诸症悉除，经继续调治月余，多次复查B超，前列腺均正常。

二、四逆散治疗阳痿

阳痿是男科常见病之一，多由肝郁气滞、肝胆湿热、惊恐伤肾、命门火衰等原因所致，王教授发现，肾阳虚衰者有之，但肝气郁结、肝胆湿热、脉络痹阻者临床更为多见，由情志不遂、肝气郁结所致，证见阳事不举、胸胁胀满、善太息；或由肝胆湿热下注、湿阻气机所致，表现为阴茎痿软、阴囊潮湿、肢体困倦、心烦口苦、便溏、溲赤；或由脉络痹阻、宗筋失养所致，证见阳事不举，或举而不

坚，阴茎紫暗；或由惊恐，“惊则气乱，恐则气下”，气机逆乱，而见阳痿不举，伴有心悸、夜多噩梦、胆怯等。以上种种皆不离乎肝，治用四逆散，取其伸达、疏利、宣通之功，方中柴胡、枳实、芍药、甘草共成疏肝解郁、行气活血之方。肝气郁结较重者，可加郁金、香附、九香虫；肝气横逆者，加石决明、牡蛎、羚羊角粉；肝经湿热者，加龙胆草、泽泻、车前子、蛇床子；瘀血阻络者，加丹参、蜈蚣、水蛭、地龙、赤芍；痰郁阻络者，加僵蚕、蜂房；命门火衰者，加菟丝子、肉苁蓉、淫羊藿；肝肾阴虚者，加生地黄、山茱萸、枸杞子；寒滞肝脉者，加吴茱萸、丁香、肉桂；惊恐伤肾者，加石菖蒲、远志、茯神、琥珀；肝血虚者，加熟地黄、紫河车。

病例　黄某，29岁，1990年12月14日初诊。主诉阳痿3年，伴睾丸阴茎冷痛，时有滑精，失眠多梦，善太息，情志抑郁，自卑，舌淡、苔薄白，脉弦细，治以疏肝解郁、行气通络，佐以暖肝散寒。处方：柴胡10 g、枳实10 g、白芍15 g、蜈蚣1条、蒺藜20 g、吴茱萸10 g、甘草3 g。方进10剂，阴茎睾丸冷痛消失，精神舒畅。守方再进7剂，阴茎已能勃起，同房正常。

三、芍药甘草汤治疗阴茎抽痛

阴茎抽痛症，可由多种原因引起，临床常见邪热伤阴或寒邪外袭，以致筋脉收缩、挛急而痛。芍药甘草汤，立意在于缓急止痛，对阴血亏虚、筋脉失养的阴茎抽痛症，单用本方即可奏效，但芍药用量要大，一般要在30 g以上。临床上对于寒凝气滞所致的阴茎抽痛，治当加细辛伸达阳气，吴茱萸暖肝散寒；兼血瘀者还可加水蛭、丹参、川牛膝活血化瘀。

病例　张某，27岁，1990年3月15日初诊，热病初愈，阴津本已亏虚，又持强同房，以致出现阴茎抽痛，伴神疲乏力、口干、视物昏花、双手麻木，舌质淡红、少苔、脉弦细，治以养阴柔筋，缓急止痛，方用芍药甘草汤，处方：白芍45 g，炙甘草10 g，服7剂而病告痊愈。

四、麻黄附子细辛汤治疗睾丸冷痛

睾丸冷痛，古称子痛，多因素体肝肾不足，阳气亏虚，或感受寒邪，聚结前阴，或肝气不舒，气滞肝脉，阳气郁闭而成。临床表现为睾丸冷痛，或掣引少腹，遇寒加重，得热痛减，自觉阴囊、睾丸、小腹冰冷，畏寒肢冷，腰酸、遗精，小便清长，舌质淡，苔白滑，脉紧或沉弦。取麻黄附子细辛汤辛温走窜、助阳散寒之功，直祛下焦肝肾之寒邪，宗筋得温，疼痛得缓。临床上若兼瘀血者可加水蛭、桃仁、川牛膝；兼气滞者加川楝子、沉香、香附、木香、枳实；寒甚者加桂枝、乌药、干姜；兼痰结者加橘核、海藻、昆布、僵蚕。

病例　牟某，27岁，1991年11月8日初诊。主诉睾丸疼痛，右侧为甚，痛引少腹，遇寒加剧，自觉阴囊、睾丸发冷发硬，每以TDP灯照小腹部则舒。伴腰酸、遗精、小便清，舌质淡、苔薄白，脉沉紧。治以助阳散寒、温经止痛，方用麻黄附子细辛汤加味。处方：麻黄6 g、熟附子10 g、细辛3 g、桂枝10 g、乌药10 g、干姜10 g、橘核10 g，1剂痛减，再2剂诸症悉除。嘱进金匮肾气丸半个月，以固疗效。

五、柴胡龙骨牡蛎汤治疗遗精

遗精患者初起多为阴虚火旺、心肾不交，或湿热下注、扰动精室，或劳伤心脾、气不摄精。遗精日久，则精亏液耗过多，阴损及阳、阴阳并虚。多证见少寐多梦、头晕目眩、心烦、心悸怔忡、健忘、身倦乏力，或脘腹痞满、食少便溏、小便赤涩或混浊、腰膝酸软，久则形寒肢冷、面色枯槁、精冷或见阳痿。治疗以柴胡加龙骨牡蛎汤潜阳入阴、交通心肾，收敛浮越之阳，固涩遗泄之精。该方组合有度、结构严谨、寒温并用、攻补兼施，用之则错杂之证可除。

病例　张某，37岁，1990年11月6日初诊，主诉遗精伴性功能减退7年，加重2个月。7年来遗精频繁，性功能减退，严重时每晚必遗精，全身乏力，气短懒言，头晕，失眠多梦，健忘，食欲减退，舌质淡红有齿痕、苔薄黄，脉沉细。治以柴胡加龙骨牡蛎汤，方中铅丹易磁石。处方：柴胡15 g、黄芩9 g、生姜9 g、磁石20 g、党参10 g、桂枝10 g、茯苓9 g、半夏10 g、大黄6 g、龙骨20 g、牡蛎 20 g、大枣 6 枚。经服 14 剂，7 年之顽疾获愈。

六、蒲灰散治疗血精

血精症亦为男科常见病之一，多见于前列腺炎、精囊炎等，中医认为多由下焦湿热，或阴虚火旺，灼伤精室血络；或脾肾亏虚，气虚不能摄血，肾虚不能藏精，以致精血俱出而成血精。本病特点为排出的精液为红色，镜下有红细胞，可兼有射精疼痛，或小便不利，该病的治疗常以蒲灰散加减，取得较好效果。蒲灰散由蒲黄、滑石两味药组成。方中蒲黄止血消瘀，滑石清热利尿，在男科病中用于血精症的治疗，取其止血消瘀、通利清热之效。对下焦湿热明显者可与龙胆泻肝汤合用，阴虚火旺者可与大补阴丸合用，气虚明显者可加黄芪、党参、白术。另外本方还可加仙鹤草、三七粉、茜草、海螵蛸等以增加止血之作用。

病例　蒋某，34 岁，1992 年 4 月 8 日初诊，主诉间断血精 5 年，其色时淡时深，伴腰酸、乏力、消瘦、五心烦热、口渴，舌质红、苔薄白，脉沉细数。查前列腺液：红细胞 8～10 个/HP，白细胞2～3 个/HP，卵磷脂小体（++）；精液常规：红细胞 15～20 个/HP，精子数目、活力均正常。诊断为精囊炎、前列腺炎。治以滋阴补肾、凉血止血为法。处方：生地黄 20 g、知母 10 g、黄柏 10 g、炙龟甲 30 g、炒蒲黄 10 g、滑石 12 g、海螵蛸 10 g、茜草 10 g。经调治月余，诸症悉除，复查前列腺液、精液常规均正常。

七、四逆散与麻黄细辛甘草汤治精闭

精闭，西医学称之为“不射精”。中医对其病机传统上多认为因肾精亏虚、阳气不足所致。西医学认为不射精症与大脑皮质抑制过度、低级性中枢功能不能正常发挥作用有关。王琦教授认为临床上大部分不射精症多与精神情志有关，其病机主要为肝经之络脉郁结，精室窍道瘀滞不通所致，并与性知识缺乏有一定关系。而“肾亏”表现比较少见。因此，强调通络通窍为其治疗大法。通络主要通肝经之络，通窍主要通精窍与通水窍并行，配合适当的心理行为疗法，其治疗效果较为明显。肾之精，藏与泄，靠肝之疏泄。肝之络脉绕阴器，精水二窍殊途同归，射精之时，精液通过精道和尿道排出体外，精水二窍通畅，有利于精液的正常排泄。在方药运用上，王琦教授善用四逆散与麻黄细辛甘草汤加王不留行、车前子、路路通。四逆散疏肝解郁、理气通络，现代广泛用于治疗精神神经系统疾病，配以王不留行、路路通，二药均入肝经，具有化瘀通络、通行精窍的功效，并有利尿通行水窍的作用。四逆散与王不留行、路路通配用，既能疏肝通络，又能通行精水窍道。麻黄细辛虽为解表药，但细辛具有良好的解痉作用，《神农本草经》谓其“利九窍”，《别录》谓其“通精气”，与路路通配用，通精窍的功效尤佳。麻黄能宣通肺气，通利关窍，为通窍疏经之妙品。麻黄的通利精窍作用主要是所含麻黄碱的药理作用，通过兴奋大脑皮质和皮层下中枢，改善患者的精神紧张状态；通过减缓胃肠肌蠕动，增强膀胱括约肌的张力，收缩输精道平滑肌，从而间接地促进精液的排出。此外，麻黄为膀胱经药，具有宣肺气通调水道的作用。车前子通水窍，《神农本草经》谓“主气隆，止痛，利水道小便”，与麻黄相伍有协同利水作用，提高膀胱括约肌的张力，促进膀胱颈口正常的闭合。全方合用，共奏通络通窍之功，以发挥正常的射精功能。

病例　李某，男，30 岁，因婚后 6 年不育就诊。每周性生活 1～2 次，性交时间 30～60 min，无高潮、无射精，阴茎抽出后未疲软，夜间有遗精。治以疏肝通络，通利窍道。处方：柴胡、枳壳、白芍、麻黄、王不留行、路路通、车前子、石菖蒲各 10 g，炙甘草 6 g，细辛 3 g。每日 1 剂，配合行为指导。服药 2 周后，偶有性交 8～10 min 出现性高潮及射精。继守前方治疗 1 个月，每次房事均有射精和快感，之后阴茎逐渐疲软。时延 4 个月，欣喜告其妻来院妇科检查已有孕 2 个月。

八、四乌鲗骨一芦茹丸治血精

中医对血精认识多从湿热、瘀阻、虚火立论。王琦教授指出，出血之症多因于火，血精之病多因下焦湿热、瘀热互结及阴虚火旺等损伤精室血络所致。论治原则阳盛伤络者以凉血清热主为，瘀血阻滞者以化瘀清热为要，阴虚内热者以滋阴降火为妙。对顽固性血精的治疗，应根据出血之症可与火邪有关，出血之病必导致瘀血，瘀血可贯穿于血精病各证型之中的病机特点。因此，王琦教授提出，血精之治，关键在掌握“清”“化”二字。清者有三：或清湿热，导火下行；或清郁热，泄散火邪；或清虚热，以制阳光。化者有二：止血化瘀而不凝滞，化湿利窍而不伤阴，如是则大法概矣。《内经》四乌鲗骨一芦茹丸为海螵蛸、茜草相伍，海螵蛸收敛止血兼化瘀血，尤善治泌尿生殖系统器官的出血证，茜草活血化瘀止血，二药合用化瘀止血作用更捷。滑石与蒲黄相配，为《金匮要略》之蒲灰散，蒲黄为化瘀止血之良药，滑石清利下焦湿热，二药合用化瘀利窍泄热尤妙。两方合用，使热邪得清，瘀滞得行，精室得利，则血精自愈。

病例 任某，男，32岁，教师。1995年4月22日就诊。患者肉眼血精2年，西医诊为精囊炎，抗菌药物治疗无效，后服中药龙胆泻肝汤、知柏地黄丸效果不明显，经好友介绍前来就诊。症见房事射精呈粉红色，伴有左下腹及会阴部有轻微胀痛。平时偶有心烦易怒，时觉口苦，小便黄，舌红苔微黄，脉细弦。证属肝经湿热下扰、瘀血阻络之血精。治宜疏肝泄热，化瘀止血。仍用龙胆泻肝汤加茜草、海螵蛸、滑石、蒲黄治之。处方：龙胆草6 g，柴胡、栀子、黄芩、泽泻、生地黄、当归各10 g，滑石30 g，蒲黄、茜草、海螵蛸各15 g。每日1剂，连进14剂。复诊自述服药2周后血精消除，连续3次房事未再见血精，下腹及会阴部亦未有胀痛感，偶有心烦寐差。改用六味地黄汤加香附、川楝、五味子调养肝肾，连服10服而愈。

第六节 用药效用经验举隅

一、以药为纲效用举例

1. *固精药在男科的运用* 固精药在男科用于治遗精、早泄。王琦教授认为，遗精、早泄无论虚实皆肾精不藏，虚为肾虚不固，实为邪扰不藏。固精之品，性味归经各不相同，故其功效，除固精外，亦各有所长，临床运用当辨之。王琦教授临证，固精之品常用鸡内金、砂仁、刺猬皮、海螵蛸、鱼鳔胶、五味子、五倍子、生龙骨、生牡蛎。鸡内金、砂仁益胃固肾涩精，常用于治疗饮食不节、胃热下扰遗精，需加用清胃之品；刺猬皮、海螵蛸涩精止血，不仅治遗精，亦治血精，刺猬皮性凉，能清湿热血热；海螵蛸性温，能除寒湿；鱼鳔胶补肾精止遗，对遗精日久伤肾，有强壮作用；五味子、五倍子酸涩固精，五味子长于养肝肾之阴，五倍子固涩力强，邪扰肾精者慎用；生龙骨、生牡蛎镇静固涩，龙骨固涩见长，牡蛎兼有养阴之功，临床常二药相合，涩中有补，镇静安神，用于治疗遗精、早泄。

2. *黄芪在男科的运用* 黄芪补气，补肺脾之气，张锡纯又言能补肝气，治肝气虚弱不能条达皆重用之。王琦教授在总结前人认识的基础上，认为黄芪不仅补气，同活血药同用有良好的活血通脉之功，如黄芪桂枝五物汤治血痹虚劳，补阳还五汤重用黄芪治中风偏瘫之气虚血瘀，现代药理研究证明黄芪有扩血管降压之作用。

（1）治阳痿：黄芪治阳痿，中医少有阐述。王琦教授把西医将血管性阳痿分动脉性阳痿和静脉性阳痿的认识，纳入中医的气血理论之中。认为静脉性阳痿阴茎静脉关闭不全，是气的功能失调，不能维系静脉血液，致血的功能失调，表现为阴茎静脉血流失于常态。治疗当注重“气”，常重用黄芪，因气有防止血液在人体内无故流失的作用，包括控制血液在脉道中的正常循行，合辛香温润活血养血之当归，能补肝气、调肝血，使阴茎动脉气壮血旺，阴茎静脉气固血摄。黄芪配当归见于李东垣《内外伤辨惑论》当归补血汤。现代药理研究表明，当归补血汤能扩张动脉血管以降血压，增加组织器官灌流量。

（2）治前列腺增生症：王琦教授治前列腺增生症见气虚证者，常用黄芪配甘草。黄芪配甘草，见于《医林改错》黄芪甘草汤（黄芪四两、甘草八钱），治老年人溺窍玉茎痛如刀割，不论年月深久，立效。认为前列腺增生症常因小便费劲而耗气，气虚则小便更难。用黄芪可补五脏气，如补肺气固表、补脾以生血、补心气降压、补肝气助升发、补肾气定喘，故《别录》言“补虚”。黄芪补气利尿，《金匮要略》防己黄芪汤治风水，《小儿卫生总微论》服黄芪末治小儿小便不通，现代药理亦证明黄芪有利尿作用。甘草助黄芪补气，同时有缓急解痉挛的作用，能缓解前列腺肌肉收缩而利尿。同活血药同用，则有活血通脉之功，能改善前列腺血液循环。

3. *止痛药在男科的运用*　男性生殖器，由于性事作用，常充血用血，若外感内伤，易致气滞血瘀，或血瘀气滞，而见各种痛证。王琦教授临床治疗，针对疼痛性质，或散寒止痛，或理气止痛，或活血止痛。

（1）散寒止痛：寒有外寒、内伤之别。外感寒邪，寒凝血脉，疼痛拘急，可用麻黄、附子、细辛、桂枝散寒通脉止痛；内伤阳气，阳虚不温，疼痛悠悠，感发凉，可用吴茱萸、干姜、肉桂、附子、补骨脂、巴戟天、葫芦巴等温阳止痛。

（2）理气止痛：气滞疼痛，以酸胀不适，胀痛、坠痛为主要表现。川楝子、乌药、小茴香、荔枝核、香附等，是王琦教授治疗小腹、少腹、睾丸不舒，或胀或痛的理气药物。血瘀固可气滞，其病可用活血药治之。另外，寒凝气滞、热郁气遏亦是男科常见病机。寒凝气滞，可选乌药、小茴香、橘核、荔枝核、吴茱萸，乌药治小腹，小茴香治少腹，橘核、荔枝核治睾丸，久痛不止用吴茱萸；热郁气遏，用川楝子行气、清肝。

（3）活血止痛：血瘀疼痛，以痛有定处，刺痛、跳痛为主要表现。尿道涩痛者，用琥珀、蒲黄；睾丸、附睾刺痛者，用乳香、没药、王不留行、路路通、穿山甲、苏木、皂角刺；痛有结节者，用三棱、莪术、水蛭破血散结止痛；刺痛、胀痛并见者，可用红花、延胡索、川芎、蒺藜，活血行气止痛。疼痛日久，可用血竭、三七活血化瘀定痛。

（4）特定部位疼痛用药：淫羊藿主茎中痛（《神农本草经》）、补骨脂治“男子腰痛”，（《药性论》），“少腹疝痛，须加青皮，川楝子；茎中刺痛，生甘草梢”（《本草纲目》）。

（5）辨证止痛：“腰为肾之府，肾虚则腰痛，苁蓉益肾，足以治之”（《本草正义》）。

（6）归经止痛：天台乌药散主治寒凝气滞之小肠疝气、少腹痛引睾丸痛。

二、以病为纲效用举例

1. *不射精症用药经验*　不射精症是性交不能在阴道射精的一种射精功能障碍，临床上有功能性和器质性之分。功能性不射精常有遗精史和手淫射精史治疗不射精史，药物治疗主要是用于治疗功能性不射精。功能性不射精主要是射精阈值过高，往往通过性行为指导或物理刺激（如电振动取精）增加刺激强度可以治愈，但有部分患者运用各种手段，包括服西药，如麻黄素、左旋多巴，难以治愈，求治于中医。王琦教授认为，肾主封藏，肝主疏泄，说明精液的排泄有赖于肝肾的协调。肾藏精，精满则遗，可用淫羊藿、肉苁蓉、蛇床子补肾生精，使“精满自溢”，增强射精感觉；精血同源，肝主疏泄，不仅能疏理血脉，亦能疏理精道，可用麻黄、郁金、石菖蒲、穿山甲、王不留行、路路通、虎杖、川牛膝，疏肝活血通络，增强肝的疏泄功能，以通精窍。麻黄、虎杖、川牛膝是王琦教授常用通精窍药。麻黄能闭溺窍通精窍，临床常用治遗尿，故既可治不射精，又可治逆行射精。川牛膝引血下行通精，叶天士谓川牛膝能滑利精窍。虎杖活血、清热、利湿通精窍。

临床上，王琦教授常针对不射精症的症状表现，配对用药。如麻黄配石菖蒲，畅心神、通精窍，治疗心神抑郁者；穿山甲配王不留行，通血脉、通精窍，二药为通肝经血脉之要药，治疗睾丸、少腹疼痛不适者；淫羊藿配肉苁蓉，补肾生精，促进精液分泌，治疗肾精亏虚，第二性征低下者；湿热瘀阻，尿道滴白，有慢性前列腺炎表现者，瘀阻偏重则虎杖配牛膝，湿热偏重则虎杖配滑石。

2. *精液不液化用药经验*　精液不液化是男性不育常见原因之一，主要是因为使精液液化的酶缺乏，如类糜蛋白酶、纤维酶原活化因子等，这些酶主要来自前列腺。临床发现，慢性前列腺炎可导致精液不液化，但许多慢性前列腺炎患者并不存在精液不液化现象，说明酶的缺乏不一定是炎症所致。王琦教授根据其黏稠不化“痰”的特点和“脾为生痰之源”“脾主运化”的中医理论，认为西医关于酶的认识统属于中医“脾主运化”的功能，治疗用药可选用化痰利湿之品如薏苡仁、地龙、浙贝母等，及有助“脾主运化”的中药如谷芽、麦芽、山楂、鸡内金、乌梅等，现代药理亦证明这些药物含有丰富的酶。并结合中医的理论认识，如“热灼阴为痰”，“酸甘化阴”，临床选用清热化痰散结之品、酸甘之品配成药对，治疗精液不液化，临床验证有效。如乌梅配生甘草，乌梅酸温生津增唾液，生甘草甘凉解毒化痰，二药相配，酸甘化阴，有养阴化痰解毒之功；麦芽配淡豆豉，《本草求源》称：“凡麦、谷、大豆浸之发芽，皆得生升之性，达肝以制化脾土，故能消导。”淡豆豉是黑大豆加工发酵所得，二药富含消化酶，能助脾胃运化以化痰浊；蒲公英配夏枯草，蒲公英清热解毒，能散热结，是临床中医治疗各种疮痈热毒的常用药，夏枯草清火化痰，破症散结，是中医临床治疗瘿瘤、瘰疬、癥瘕的常用药，二药相合，能散热结、化痰浊。

另外，精液电子显微镜扫描发现，不液化的精液有许多纤维形成致密的网状结构。王琦教授认为，这种纤维不化的表现，属中医血凝不化，血不化水。现代药理研究，活血化瘀中药大多具溶解纤维蛋白的作用。王琦教授治疗精液不液化亦常用化瘀之品，如水蛭配地龙，水蛭破血散结，地龙活血通络，二药中医临床常用于治疗心脑血管疾病，以其能抗凝血、溶血栓。

3. 血精用药经验　血精是男科临床常见病症之一，部分患者可见于精囊炎、精囊结核，但大部分患者无其他症状体征，只是精液排出时发现，临床以老年、青少年多见。王琦教授认为，血精不明原因者，在老年可能是血管硬化，精囊毛细血管脆弱，精囊收缩引起毛细血管破裂而致；青少年亦可由于精囊收缩有力而见血精，多见于手淫或遗精频繁，精囊持续充血所致。这类血精，王琦教授认为其基本病机是“阴虚内热”“络伤血瘀”，治疗以止血活血为原则，用药常选用海螵蛸、茜草、地榆炭、蒲黄炭、三七粉、血竭粉、琥珀粉。海螵蛸、茜草活血止血，治血精色淡红；地榆炭、蒲黄炭清热止血，治精色鲜红；三七粉、血竭粉化瘀止血，治血精褐色；琥珀粉止血通淋，治血精淋痛。并在中医“精血同源”理论指导下，认为老年人精血渐亏，青少年手淫或遗精频繁，耗伤精血。精血亏损，虚火灼伤血络，出现血精，故王琦教授临床常用知母、黄柏、龟甲、生地黄、女贞子、墨旱莲等养阴清热，熟地黄、阿胶补血止血，盖熟地黄、阿胶质黏腻，故能止血。

临床上，王琦教授治疗血精喜用对药，如黄柏配龟甲，黄柏清相火坚肾阴，龟甲潜阳入阴，清阴分血热，二药相合，治虚火伤络；蒲黄配滑石，见于《金匮要略》蒲灰散，蒲黄不仅活血止血，还能清热利湿，滑石不仅清尿窍之湿热，亦能清精窍之湿热，如《本草纲目》曰：“滑石利窍，不独小便也，上能利毛腠之窍，下能利精溺之窍。”王琦教授用二药相配治湿热伤络；海螵蛸配茜草，见于《内经》四乌鲗骨一芦茹丸，海螵蛸长于止血功能外，还能活血，如《本草经疏》言海螵蛸“咸温入肝肾，通血脉而祛寒湿”，茜草则以活血为主，祛瘀以止血，二药合用，止血不留瘀；血竭粉配琥珀粉，有散瘀、止血、生肌之功，其中血竭直入血分，散瘀定痛，刘河间言其“为和血之圣药”，得琥珀可入溺窍、精窍。

4. 慢性前列腺炎擅用温药　慢性前列腺炎作为男性生殖系统常见的感染性疾病之一，临床治疗常用清热解毒法，认为可以消除炎症，杀灭病原微生物。王琦教授认为，炎症不等于热证，清热解毒法是治疗慢性前列腺炎方法之一，但不排除用温通的药物。温通之品不仅可以温通血脉，改善前列腺的血液循环，减轻前列腺局部充血，缓解疼痛，有利于炎症的消除，而且可以防苦寒清热之品伤阳。临床上，王琦教授治疗慢性前列腺炎擅用温药，如附子、桂枝、乌药、吴茱萸、小茴香、鹿衔草等，通过配伍，每获显效。慢性前列腺炎病久，湿遏伤阳，可见寒热错杂的表现，即既见热证，又见寒证，如睾丸怕冷，小腹怕凉、脚心发凉、大便稀薄等，王琦教授每用附子温阳散寒，认为非附子不能入前列腺以温阳化湿。薏苡附子败酱散见于《金匮要略》，用治肠痈，是寒热并用之经典方，王琦教授师其意，在苦寒清热药中，用少量附子温振阳气。慢性前列腺炎后期，常见前列腺结节，是瘀结的表现，王琦教授用桂枝温通经络以活血散结，常与桃仁配伍。桂枝配桃仁，见于仲景之桃核承气汤、桂枝茯苓丸，用治血结、癥瘕。慢性前列腺炎小腹胀痛不适，王琦教授喜用乌药配黄柏，一温一寒，通阳而不助热，泻火而不伤阳；少腹疼痛不适，则常用吴茱萸，吴茱萸入肝经，善温通以止痛；睾丸疼痛，寒凝气滞者，每以小茴香散寒理气；肾虚脚心发凉，多用鹿衔草，补中有通，补肾阳，通血脉。

第三十三章　男科常用中药药理药效学研究进展

中药药理学是在中医药理论指导下，用现代科学方法研究中药对机体的作用和作用机制的科学。通过现代药理的研究方法和指标回答了中药的有效性、作用规律、性质、强度和作用范围的问题。就男科而言，其研究领域主要集中于对男性生殖系统、内分泌系统、神经系统、免疫系统和对机体代谢的影响上，其涉及的疾病主要包括勃起功能障碍、男性不育、前列腺炎和早泄等。这些研究成果分别从功能和形态两方面阐明了中药治疗男科疾病的有效成药也包含着多种化学成分，因此其作用呈多环节和多靶点。近年来，已经基本明确了补肾药具有雄性激素类作用，并能抗衰老、抗疲劳、提高免疫力及调节下丘脑-垂体-性腺轴功能；养阴药具有延缓衰老、抗疲劳、提高免疫力、抗辐射、抗病原微生物作用；活血化瘀药具有改善微循环、抗凝血、抗血栓和溶栓的作用；清热解毒药具有抗炎止痛、抗病原微生物的作用；安神药具有镇静、催眠、镇痛和抗惊厥作用。本章列举了 37 种男科常用中药近年来药理药效学的研究进展。

第一节　补益药

一、淫羊藿

淫羊藿为小檗科多年生草本植物淫羊藿 Epimedium brevicornum Maxim.、箭叶淫羊藿 Epimedium sagittatum (Sieb. Et Zucc.) Maxim.、柔毛淫羊藿 Epimedium pubescens Maxim.、巫山淫羊藿 Epimedium wushanense T. S. Ying 或朝鲜淫羊藿 Epimedium koreanum Nakai 的干燥地上部分。性味辛、甘、温，归肝、肾经，功效补肝肾、助阳益精、祛风湿。《神农本草经》："主阴痿绝伤，茎中痛。利小便，益气力，强志。"在男科临床中用于肾阳不足、精气亏虚所致性欲低下、阳痿以及少精、弱精所致的不育症。其主要化学成分包括淫羊藿苷、去氧甲基淫羊藿苷、淫羊藿多糖等。

（一）促进阴茎勃起

淫羊藿苷（ICA）是从淫羊藿中提取分离的单体，研究表明：淫羊藿苷对阴茎勃起的作用机制是淫羊藿苷通过对磷酸二酯酶抑制剂（PDEs）的抑制作用，提高海绵体平滑肌 cGMP 浓度，从而松弛阴茎海绵体平滑肌作用。在体外实验条件下，淫羊藿苷对去氯肾上腺素诱发收缩的阴茎海绵体平滑肌具有较强的松弛作用（$IC^{50}=4.67\times10^{-4}$ mol/L）。淫羊藿苷对阴茎海绵体平滑肌的松弛作用，可被一氧化氮清除剂 L-NNA（10^{-4}mol/L）、鸟苷酸环化酶拮抗剂亚甲蓝（10^{-4}mol/L）、鸟苷酸环化酶抑制剂连苯三酚（10^{-4}mol/L）和可溶性鸟苷酸环化酶抑制剂 ODQ 所抑制（10^{-4}mol/L）。淫羊藿苷在硝普钠的刺激下，从 10^{-6}mol/L 开始，能显著升高阴茎海绵体组织内 cGMP 的浓度，并具有浓度依赖性。其半数有效浓度（EC_{50}）为 5.13 μmol/L，而西地那非为 0.31 μmol/L，罂粟碱为 3.15 μmol/L。

（二）修复生殖损伤功能

淫羊藿苷（ICA）可以修复大鼠生殖损伤。有实验表明，先用腺嘌呤 25mg/100 g 制备雄性大鼠生殖损伤模型，再采用淫羊藿苷干预。结果显示高剂量组（3.6 g/kg）淫羊藿苷既可以提高精子活力，也可以增加精核蛋白（TNBP）含量。淫羊藿苷对酒精导致少弱精子症也有治疗效果，研究显示淫羊藿苷可以提高酒精制备的少弱精子症模型大鼠的精子浓度、精子活力、精子活率，降低精子畸形率和细胞凋亡。采用链脲佐菌素（STZ）制备糖尿病大鼠模型，经淫羊藿多苷（20 mg/kg、40 mg/kg、80 mg/kg）干预后发现，糖尿病大鼠附睾中乳酸脱氢酶（LDH）、酸性磷酸酶（ACP）、果糖含量均有提高，同时附睾 HE 染色结果显示，淫羊藿苷能改变附睾管中精子数目极少、未成熟精子集聚成团状的现象。淫羊藿苷有助于大鼠睾丸间质（Leydig）、细胞中睾酮（Ts）的分泌及 cAMP 的生成，从而提高雄性生殖功能。

（三）调节神经内分泌免疫功能

体外细胞培养和测定 3H-TdR 参与细胞 DNA 的方法，研究淫羊藿多糖对羟基脲所致“阳虚”小鼠骨髓细胞增殖和 DNA 合成率的影响，结果 1×10^6 个细胞经 100 μg 淫羊藿多糖处理后，细胞增殖率提高 72%，DNA 合成率提高 68%。

用皮质酮造成大鼠下丘脑-垂体-肾上腺-胸腺（HPAT）轴抑制模型，观察淫羊藿对受抑大鼠的调节作用。结果表明，淫羊藿灌胃能有效改善皮质酮对 HPAT 轴形态与功能的抑制，提示淫羊藿对神经内分泌免疫的调节起了重要作用。用化疗药物环磷酰胺制备免疫抑制小鼠，淫羊藿苷干预后发现小鼠脾淋巴细胞中 $CD3^+T$、NKT 有显著提升（$P<0.01$），提高自然杀伤细胞（NK）、细胞毒性 T 淋巴细胞（CTL）对肿瘤细胞的杀伤，促进淋巴细胞增殖反应，达到修复化疗后小鼠免疫抑制的状态。

（四）增强免疫、抗衰老、增加脑血流量

淫羊藿多糖对巨噬细胞和淋巴细胞免疫功能具增强作用。淫羊藿苷可协同植物血凝素（PHA）诱导扁桃体单核细胞产生白介素-2、白介素-3、白介素-6（IL-2、IL-3、IL-6）呈剂量关系。淫羊藿多糖多相脂质体（EPSL）能明显提高老龄动物红细胞及肝组织中超氧化物歧化酶（SOD）的活性，提高老龄小鼠红细胞谷胱甘肽过氧化氢酶（GSH-PX）的活性；能明显降低老龄动物血清及肝组织中过氧化脂（LPO）的含量，降低老龄小鼠心肌脂褐质的含量。淫羊藿苷也可以通过提高衰老大鼠血清中 SOD 含量，抑制睾丸组织中 P16 基因表达，达到抗衰老的作用。淫羊藿能改善自然衰老大鼠海马组织中脑源性神经营养因子（BDNF）和酪氨酸激酶 B mRNA（TrkB mRNA）的表达，改善海马组织 HE 染色，实现抗衰老作用。淫羊藿苷能显著增加脑血流量，降低脑血管阻力，其作用强度弱于罂粟碱，但作用时间较罂粟碱长。

淫羊藿醇提取物能够降低血清总胆固醇（TC）、三酰甘油（TG）、低密度脂蛋白胆固醇（LDL-C）、高密度脂蛋白胆固醇（HDL-C），具有降血脂功效。

二、肉苁蓉

肉苁蓉为列当科植物肉苁蓉的带鳞片的肉质茎。性甘、咸、温，归肾、大肠经。具有补肾壮阳、强肝肾、益精气等作用。《新修本草》：“主五劳七伤，补中，除茎中寒热痛，养五脏，强阴，益精气，多子，疗妇人癥瘕，除膀胱邪气、腰痛，止痢。”肉苁蓉具有较好的补肾壮阳作用，呈现雄性激素和促性腺激素样作用，以及调节内分泌腺轴的功能。目前认为甜菜碱和麦角甾苷可能是肉苁蓉雄性激素样作用的主要活性成分。

（一）激素样作用

肉苁蓉中含有甜菜碱和麦角甾苷。肉苁蓉粗提物 1 g/kg、3 g/kg 和甜菜碱 0.2 g/kg、0.6 g/kg 均可增加精囊、前列腺重量，但甜菜碱的作用更明显，与肉苁蓉小剂量组比有显著差异；甜菜碱 0.6 g/kg 有使肛提肌增重的趋势。麦角甾苷大剂量可显著增加精囊、前列腺、包皮腺、肛提肌重量，小剂量作用不明显。甜菜碱 0.2 g/kg、0.4 g/kg 仍保持精囊、前列腺增重的作用，0.4 g/kg 有使包皮腺和肛提肌增重的趋势。表明两者均可增加精囊、前列腺等附属性腺的重量，显示了雄激素样作用，且无使胸腺萎缩的不良反应，与肉苁蓉粗提物的结果一致。

（二）促进睾丸生精、改善附睾的微环境、提升生殖功能

雄性小鼠30只，随机分为用药Ⅰ、Ⅱ组与对照组。用药组分别用肉苁蓉水煎液［4 g/（kg·d）和8 g/（kg·d）］灌胃，对照组用生理盐水灌胃。3周后处死小鼠，测定精液中精子数量、活率、运行速度及精浆中果糖含量，并观察睾丸和附睾琥珀酸脱氢酶（SDH）和非特异性酯酶反应。结果显示：用药组小鼠精子数量、活率明显增多，精子运行速度增快，而精子畸形率有所下降。睾丸生精功能增强，附睾管的微环境得到改善，果糖含量增加。组织化学研究表明SDH、NSE反应呈强阳性，用药组上述指标均高于对照组。实验结果表明肉苁蓉确能促进睾丸生精功能、改善附睾的微环境。肉苁蓉苯乙醇苷可以提高环磷酰胺所造模的少弱精子症小鼠精子浓度、精子活力及活率，提升睾酮含量。肉苁蓉可以修复雷公藤多苷所致的生殖损伤，肉苁蓉干预后雌鼠受孕率从15%增长至35%。

（三）抗衰老、抗疲劳作用

肉苁蓉苯乙醇苷可以提高衰老小鼠血清中SDO活力，降低肝脏中MDA活力，降低衰老小鼠学习和记忆的错误次数，缩短学习反应期，延长记忆潜伏期等。肉苁蓉多糖对衰老大鼠肝脏线粒体具有一定保护作用，其机制可能是通过肝脏Ca^{2+}-ATP酶活性、肝脏线粒体膜流动性。肉苁蓉多苷可以提升衰老小鼠肺组织中SOD含量，降低肺一氧化氮及细胞凋亡百分率。

三、巴戟天

巴戟天为茜草科多年生藤本植物巴戟天（Morinda officinalis How）。性甘、辛，微温，归肾、肝经。《本草备要》："入肾经血分，强阴益精，治五劳七伤。"具有补肾助阳、祛风除湿的功能。巴戟天有增强机体运动功能、强壮身体、抗疲劳作用。

（一）对于生殖功能的保护

巴戟天萃取物既对大鼠睾丸支持细胞有保护作用，也可以改善生精小管结构、提高睾丸活检评分，以此修复大鼠生精功能的损伤。巴戟天能降低手机辐射导致的精子畸形率，改善睾丸超微结构，调节下丘脑-垂体-性腺轴，改善由于手机辐射导致的激素紊乱，包括卵泡刺激素（FSH）、黄体生成素（LH）、血清睾酮（T）等。巴戟天也可以促进T分泌，修复上皮生精细胞，提高性欲，治疗微波辐射导致少弱精大鼠。

（二）抗疲劳作用、增加运动能力

巴戟天提取液1 mL/20 g和0.5 mL/20 g，能明显延长小鼠在水中持续游泳时间及提高在吊网上的运动能力，而且能降低在缺氧状态下的氧耗量，增加耐缺氧持续时间。

（三）抗抑郁作用

巴戟天寡糖可以提高慢性抑郁大鼠海马中脑源性神经营养因子（BDNF）、糖原合成酶激酶3β（GSK-3β）及突触蛋白包括谷氨酸受体亚单-1（GluR1）、突触后致密物-95（PSD95）、突触蛋白-1（Synapsin1），从而对抗慢性应激所引起的抑郁行为。巴戟天寡糖也可以促进大鼠神经元再生，增加神经元突出，推测这可能是巴戟天寡糖对抗抑郁症的机制之一。

四、蛇床子

蛇床子（fructus cnidii）为伞形科植物蛇床的干燥成熟的果实，性苦味温，具有补肾助阳、祛风燥湿、杀虫功效。《本草求真》："蛇床子专入命门，功能入肾补命，祛风燥湿。"其主要化学成分为蛇床子素。蛇床子醇提物和水提物能增加阳虚小鼠胸腺和脾脏重量，表明对氢化可的松引起的免疫抑制作用具有拮抗作用，醇提物能够增加阳虚小鼠总SOD水平，提示醇提物中可能含有与体内自由基代谢密切相关的物质，从而影响血清中SOD活性。

（一）对精子的影响

放射免疫法测定蛇床子醇提物中含有的睾酮和雌二醇分别为159.79 pg/g和51.09 pg/g。体外实验表明，蛇床子浸膏液对离体人精子具有明显的制动作用，该作用随药物浓度增高、时间延长而增

加，当时间超过 60 min 时制动精子不能复活，转为杀精作用。研究表明，蛇床子素可以提升由环磷酰胺所致少弱精子症小鼠的睾酮含量、睾丸雄激素受体（AR）含量，修复睾丸和附睾的组织形态改变。

（二）壮阳作用

蛇床子醇提物和水提物能增加阳虚小鼠胸腺和脾脏重量，表明对氢化可的松引起的免疫抑制作用具有拮抗作用，醇提物能够增加阳虚小鼠总 SOD 水平，提示醇提物中可能含有与体内自由基代谢密切相关的物质，从而影响血清中 SOD 活性。

（三）对阿尔茨海默病（AD）的改善

蛇床子素可以改变 AD 大鼠海马内细胞凋亡，通过调节 Bcl-2/Bax 的比值从而保护海马神经元，改善学习记忆障碍。

五、菟丝子

菟丝子为旋花科一年生寄生性蔓草植物菟丝子 Cuscuta chinensis Lam. 的干燥成熟种子。味甘、性温，归肝、肾、脾经。为常用补益中药，具有滋补肝肾、固精缩尿、安胎、明目等功效。菟丝子的药理研究主要集中在补肾壮阳、免疫、心血管、抗氧化、抗衰老等方面。黄酮类是菟丝子中研究较多且具特征性的成分，其中的槲皮素、金丝桃苷等具有多种药理活性。

（一）壮阳作用

中国菟丝子、南方菟丝子和日本菟丝子均有壮阳作用，可增强果蝇性活力；增强小鼠游泳抗疲劳和常压耐缺氧等非特异性抵抗力；改善氢化可的松所致小鼠“阳虚”症状。前两者的补肾壮阳作用强于日本菟丝子，而南方菟丝子并不亚于中国菟丝子。

（二）提高精子质量

通过精子毛细管穿透试验，测定精子运动速度和活力指数，发现菟丝子水煎液可明显提高人精子体外活动，而对精子的膜功能无明显不良影响。菟丝子可以提高精子数、精子质量及活力，以此修复热应激导致的睾丸和附睾损伤，也可以通过提高 B 淋巴细胞瘤-2（Bcl-2）蛋白表达和减少 Bax 蛋白表达，改善雷公藤苷对幼鼠睾丸组织细胞凋亡。雷公藤苷对大鼠睾丸组织有显著损伤，使曲细胞精管狭窄，精原细胞减少，雄激素受体（AR）mRNA 下降，菟丝子黄酮可以修复这样的损伤。菟丝子也可以提高 SOD 并降低 MDA，改善 ROS 对精子膜的脂质过氧化。在菟丝子干预肾阳虚大鼠时，发现菟丝子可以提高大鼠卵泡刺激素（FSH）、孕激素（LH）、睾酮（T）的水平。

六、蜂房

蜂房是胡蜂科昆虫果马蜂 Polistes O；ivaceous（Degeer）、日本长脚胡蜂 Polistes juponicus Saussure 或异腹胡蜂 Parapolybia varia Fabricius 的巢。其主要功能是祛风攻毒、杀虫止痛、补肾壮阳。

蜂房水提液、醇提液均可明显增加去势小鼠的精囊、前列腺、包皮腺的重量，醇提液的低剂量作用更加明显，且不使胸腺、肾上腺萎缩。蜂房水煎液、水煎醇沉液、水提液（6 g/kg）和醇提液可使去势大鼠的阴茎勃起潜伏期的时间较阴性对照明显缩短。上述壮阳实验表明，蜂房水提液、醇提液成分具有雄性激素样作用，且呈剂量依赖关系。

七、女贞子

女贞子为木樨科常绿乔木植物女贞 Ligusrum Ait. 的成熟果实。味甘、苦，性凉，归肝、肾经。具有补肝肾、退虚热的功效。齐墩果酸、女贞子多糖是主要活性成分。

（一）增强机体免疫作用

女贞子的水煎剂在体外能明显增加由适量 PHA、ConA 和 PWM 引起的淋巴细胞增殖，还可明显地增加异种（人）淋巴细胞引起的大鼠局部移植物抗宿主反应。这种增强免疫的作用至少部分是通过消除或削弱抑制性 T 细胞的作用实现。女贞子 70%乙醇提液也可促进淋巴细胞对 PHA 的应答，是通过调节机制对T淋巴细胞产生促进作用的。女贞子水煎剂对体液免疫及细胞免疫均有增强作用，而对网状内皮系统吞噬功能呈抑制作用。女贞子多糖具有显著的免疫增强作用。

（二）抗炎抑菌作用

用50%女贞子水煎剂以平板挖洞法进行抑菌试验，结果表明其对金黄色葡萄球菌等有抑制作用。女贞子对Ⅰ、Ⅱ、Ⅲ型变态反应具明显抑制作用。同时表明：女贞子对二甲苯、乙酸角叉菜酸等致炎物引起的毛细管通透性增加、炎症渗出增加和组织水肿以及甲醛所致慢性损伤均有抑制作用。

（三）延缓衰老作用

女贞子多糖能提高衰老小鼠胸腺指数和脾脏指数，提升心肝肾组织中SOD、谷胱甘肽过氧化物酶（GSH-Px）含量，降低丙二醛（MDA）、脑中脂褐质（LF）含量，以提升抗氧化能力以及抗氧化酶活力。女贞子能明显降低高龄鼠脑、肝MDA含量，提高SOD活性，具有一定抗衰老应用价值。

八、枸杞子

枸杞子为茄科落叶植物灌木植物宁夏枸杞 Lycium barbarum L. 的干燥成熟果实。味甘、性平，归肝、肾、肺经。具有滋补肝肾、润肺的功效。《本经逢原》："古谚有云，去家千里，勿食枸杞。甚言补益精气之速耳。然无阳气衰，阴虚精滑，及妇人失合，劳嗽蒸热之人慎用；以能益精血，精旺则思偶，理固然也。"

（一）增强免疫功能

1. 对红细胞免疫功能的影响　采用100%枸杞子煎剂，按0.2 mL/10 g给小鼠灌胃，证实对小鼠红细胞、C3b受体花环率及红细胞免疫复合物花环率均有显著的增强作用，对小鼠红细胞免疫有促进作用。化疗后小鼠红细胞Band-3蛋白、NKEF-A、NEEF-B、NK水平均降低，枸杞多糖可以恢复上述表达水平，以修复化疗后红细胞免疫功能减退。

2. 对免疫细胞和细胞因子的调节　实验证实枸杞多糖能明显调节T、B、CTL、NK、Mϕ等细胞的功能，对IL-2和IL-3具有双向调节作用，并促进IL-2R的表达，诱导IL-6、TNF的产生，在肿瘤免疫和神经内分泌免疫调节中具有免疫增强功能。

3. 抑制小鼠胸腺细胞凋亡　采用电镜、DNA琼脂糖电泳和FACS分析的方法，对枸杞多糖对小鼠胸腺细胞凋亡的效应进行了研究，结果100 μg/mL和400 μg/mL可明显抑制小鼠胸腺培养7 h和24 h自发出现的细胞凋亡。

4. 对小鼠淋巴细胞信号系统的效应　50~400 μg/mL枸杞多糖可剂量依赖性升高小鼠淋巴细胞内cAMP和cGMP的水平。

（二）延缓衰老的作用

枸杞子醇提取物对半乳糖所致的衰老小鼠学习记忆能力下降有明显的改善作用，并减少心、肝、脑组织脂褐素浓度，提高RBC、SOD活力。

（三）提高精子质量

枸杞多糖（LBP）可对化疗后小鼠睾丸生精细胞有修复功能，研究发现LBP通过上调睾丸c-kit基因修复睾丸生精细胞。同样，LBP也可以通过调节P53和HSP70mRNA蛋白表达，改善电离辐射所致睾丸细胞凋亡。对于糖尿病损伤大鼠生殖系统，PBL也可以修复，PBL干预糖尿病大鼠模型后发现大鼠睾丸和附睾重量提高，精子活力和计数同样提升。

（四）抗辐射的作用

枸杞子煎液具有明显的抗X线辐射的作用，此外还具有保肝、降糖、降脂的作用。使用5 gy的X射线制备辐射模型，黑果枸杞干预后小鼠血常规有回升［红细胞数（RBC）、白细胞数（WBC）、血小板数（PLT）、血红蛋白数（HGB）］，过氧化氢酶（CAT）、谷胱甘肽过氧化氢酶（GSH-PX）、总抗氧化能力（T-AOC）下降。结果显示，黑果枸杞对X射线损伤小鼠具有修复功能。枸杞多糖可以通过增加小鼠精子活力、精子浓度及生精小管结构达到保护 X 射线制备的睾丸组织损伤小鼠的目的。^{60}Co γ 射线治疗机制备辐射模型，枸杞多糖干预 4 周后发现，治疗各组阴茎勃起潜伏期、扑捉潜伏期、射精潜伏期明显增长，血清中睾酮含量上升。

九、五味子

五味子为木兰科植物五味子 Schisandra chinensis（Turcz.）Baill. 的干燥成熟果实，味酸、甘，性温，归肺、心、肾经。功能敛肺滋肾、生津敛汗、涩精止泻、宁心安神、养肝明目。《神农本草经》记载五味子“主益气，咳逆上气，劳伤羸瘦。补不足，强阴，益男子精”。

（一）对中枢神经系统的作用

五味子醇提物及五味子醇甲对中枢神经系统不但有安定作用，而且还有抗惊厥作用，腹腔注射明显延长小鼠的睡眠时间，减少小鼠自主活动，并加强利血平及戊巴比妥钠对自主活动的抑制作用。

（二）对免疫功能的影响

五味子多糖通过提高肝癌小鼠 T 细胞免疫水平、免疫球蛋白水平对抗肝癌，低、中、高剂量抑瘤率分别为 18.7%、41.1%、61.4%。五味子木脂素促进小鼠淋巴细胞增殖、提高淋巴细胞亚群水平（$CD3^+$、$CD4^+/CD8^+$、NK），具有增强酒精性肝损伤小鼠免疫功能的作用。五味子粗多糖可提高机体的免疫力，增加机体对有害刺激的抵抗力，减轻机体的损伤。用五味子粗多糖给小鼠按 100 mg/kg、200 mg/kg 多次灌胃，能明显提高小鼠的耐缺氧能力，具有抗疲劳作用，能使正常小鼠胸腺和脾脏的重量增加，并增强小鼠静脉注射胶体碳粒的廓清速率。

（三）延缓衰老作用

五味子的三种成分五味子酮、五味子乙素、五味子二醇对维生素 C-NADPH 系统或由 Fe^{2+} 半胱氨酸诱发的大鼠脑、肝、肾微粒体的脂质过氧化有抑制作用。五味子纳米微粒水提液可以对抗衰老对脑线粒体损伤，其机制是通过提高衰老大鼠锰超氧化物歧化酶（Mn-SOD）、NADH 脱氢酶、H^+-ATP 活性，降低 MDA 活性，以此保护脑线粒体。五味子-淫羊藿混合提取物可以提升衰老小鼠脑组织中 p19、p53、p21mRNA 含量，在避暗实验和跳台实验中，衰老鼠错误次数降低、记忆能力提升。五味子喂养老年大鼠 2 个月，能显著提高心肌 cAMP 含量、cAMP/cGMP 比值，降低 cAMP 磷酸二酯酶活性；五味子浸出液能延长小鼠大脑皮质毛细胞基膜增厚，降低毛细血管月增长率，改善大脑皮质内的血液供应，显著延长生存时间。

此外，五味子还具有保肝、降低转氨酶、抗肿瘤、血管舒张、呼吸兴奋的作用。

十、覆盆子

本品是一种常用的平补肝肾中药，具有补肾固精、补肝明目的功效。《本草崇原》：“主安五脏，益精气，长阴，令人坚，强志倍力，有子。久服轻身不老。”

（一）调控激素水平

覆盆子水提液能降低下丘脑促黄体激素释放激素（LHRH），垂体 FSH、LH 的水平，升高睾酮水平。覆盆子水提液对性腺轴的调控作用可能是其“补肾涩精”的药理基础。

（二）对阿尔茨海默病的改善

通过 Morris 水迷宫实验发现，覆盆子可以提示阿尔茨海默病大鼠学习记忆力，包括空间探索能力增强、逃避潜伏期时间缩短等。进一步研究表明，覆盆子能降低大脑皮质乙酰胆碱酶（AchE）、提高胆碱乙酰转移酶（ChAT），保护海马神经元 CA1 区细胞数量。

十一、何首乌

何首乌为蓼科多年生草本植物何首乌 Polygonum multiflorum Thunb. 的块根。苦、甘、涩，微温，归肝、肾经。其功能为补肝肾，益精血，截疟解毒，润肠通便。《本草易读》：“益肾补肝，养血祛风。黑髭发而悦颜色，长筋骨而益精髓，治瘰而消痈肿，止崩带而除疟疾。”

（一）延缓衰老，增强老年大鼠DNA损伤的修复能力

对照组为24月龄老年大鼠和5月龄青年大鼠，喂一般饲料；用药组老年大鼠加喂乙醇提取何首乌浸膏，高剂量组3.2 g/kg，中剂量组0.8 g/kg，低剂量组0.2 g/kg。何首乌水浸膏组的喂药量为2 g/kg。给药4个月后，在两种剂量（180×10^{-7} J/mm^2 和 720×10^{-7} J/mm^2）紫外线损伤下，对照组老年大鼠外周淋巴细胞DNA的复制合成指数（PRDS）值分别为0.51±0.07和0.17±0.03；青年大鼠PRDS值分别为0.75±0.06和0.39±0.04（$P<0.05$）；乙醇浸膏中剂量组为0.75±0.06和0.34±0.05，达到或接近对照组青年大鼠的水平。其他各组喂药大鼠的PRDS值也高于对照组老年大鼠。因此可见，何首乌能明显提高大鼠PRDS水平，即何首乌能提高大鼠的DNA修复能力。

（二）保护超氧化歧化酶（SOD），降低血浆中过氧化脂质（LPO）

小鼠血中SOD含量随着年龄增加而有所下降，11个月龄小白鼠血中SOD含量为（218.1±63.9）mg/L，而2月龄小鼠为（393.0±109.3）mg/L（$P<0.001$）。当间日连续给予何首乌7个月的11月龄小鼠时，其血中SOD含量为（348.2±107.4）mg/L，表明何首乌能对抗随着年龄增长而引起的SOD下降，使其保持或接近2月龄小鼠的SOD水平。

何首乌能降低小鼠血浆中的过氧化脂质含量，对照组为（6.1±1.74）μmol/L，大剂量何首乌组为（4.7±0.58）μmol/L（$P<0.01$），小剂量何首乌组为（2.99±0.35）μmol/L（$P<0.001$）。何首乌多糖与枸杞多糖合用，具有明显抗衰老作用，其机制是提升肝肾组织中SOD、谷胱甘肽过氧化氢酶（GSH-Px）水平，降低肝肾组织中MDA含量、脑组织脂褐质（LF）含量。何首乌能降低衰老大鼠卵巢中p53、p16、Rb基因表达和蛋白水平，从而对抗衰老对大鼠卵巢的损伤。

（三）抗菌作用

何首乌不同炮制品水煎液对金黄色葡萄球菌、白色葡萄球菌、福氏痢疾杆菌、志贺痢疾杆菌、伤寒杆菌、副伤寒杆菌、白喉杆菌、乙型溶血链球菌、奈氏卡他菌（酒蒸何首乌除外）均有不同程度抑制作用，其中生何首乌水煎液抗金黄色葡萄球菌作用均比其他炮制品强，而制何首乌水煎液对白色葡萄球菌的抑制能力，以及酒蒸首乌水煎液和地黄汁蒸首乌水煎液对白喉杆菌的抑制能力均优于生品及其他炮制。

（四）增强机体免疫功能

1. 促使老龄小鼠胸腺呈逆转作用　何首乌煎剂可使小鼠胸腺重量和体积明显增大，光镜下皮质显著增厚，皮质、髓质分界清楚，细胞密度明显增大，其胸腺细胞一般呈圆形或卵圆形，并多见有丝分裂相，而在明型上皮性网状细胞、巨噬细胞和交错突细胞内，线粒体嵴部分或全部清晰可见，粗面内质网或轻度扩张或呈扁平囊状，上皮性网状细胞、巨噬细胞和交错突细胞各自与胸腺细胞紧贴形成的花环也较常见。因此，何首乌有促进老龄小鼠胸腺呈明显逆转变化的作用。何首乌多糖干预环磷酰胺制备的免疫功能低下小鼠，何首乌多糖可以提升小鼠巨噬细胞的吞噬率及吞噬指数，增加脾淋巴细胞增殖率、B淋巴细胞增殖等，以提升小鼠免疫力。

2. 提高老年大鼠胸腺核酸和蛋白质含量　何首乌醇提液和何首乌水提液均可明显提高老年大鼠下降的胸腺重/体重比值，提高老年大鼠下降的肝胞浆蛋白和核RNA含量，降低肝核DNA含量，提示首乌能通过提高胸腺核酸和蛋白质含量，促进胸腺细胞增生，保护胸腺组织，延缓大鼠胸腺年龄性退化作用，从而提高老年机体胸腺依赖性免疫功能。

十二、地黄

地黄为玄参科植物地黄新鲜或干燥块根，分为鲜地黄、生地黄、熟地黄，三者均有滋阴生津的功效，但各有侧重。鲜地黄性寒，味甘苦，能清热生津，凉血止血；生地黄性寒，味甘，能清热凉血，养阴生津。《本草详节》："生地黄，禀仲冬之气，故凉血有功，阴血赖养，新生瘀去，血受补则筋受荣，肾得之而骨强力壮矣。"熟地黄性微温，味甘，能滋阴补血，益髓。《本草备要》："滋肾水，补真阴，填骨髓，生精血，聪耳明目，黑发乌髭。"现代药理研究表明：地黄具有免疫调节作用，影响

心血管系统、造血系统、内分泌系统、中枢神经系统，并具有抗肿瘤、延缓衰老及降血糖等方面的功效。

（一）对免疫系统的调节

生地黄水提取液可使阴虚小鼠腹腔巨噬细胞 Ia 抗原表达活性明显降低，抑制小鼠免疫功能的亢进。注射地黄多糖 1 次/d，连续 6 周，并可明显增强老年小鼠脾脏 T、B 淋巴细胞有丝分裂原的增殖反应，并能增强其腹腔巨噬细胞吞噬功能，及对 S180 的瘤细胞、TNF 敏感细胞株 WEHI164 的细胞毒作用。地黄多糖可拮抗衰老模型小鼠免疫器官如胸腺、脾脏的萎缩，使胸腺皮质增厚，细胞数、脾小结数、淋巴细胞数等达到甚至超过正常。地黄多糖可以促进正常小鼠免疫功能，采用 200 mg/kg、400 mg/kg、800 mg/kg 地黄多糖灌胃，持续 10 d 后发现，小鼠 $CD8^+$ 比例增加，T 淋巴细胞增殖明显，巨噬细胞活力上升。马钱子配伍生地黄，可以防治佐剂性关节炎（AA），研究表明马钱子配伍生地黄，可以降低大鼠血清中一氧化氮（NO）、MDA 含量及脾系数，提高 SOD 水平和胸腺系数，以达到抗氧化、提升免疫力的作用。

（二）对中枢神经系统的作用

地黄对中枢神经系统具有明显的抑制作用。生地黄水提液给小鼠腹腔注射，40 min 后小鼠自主活动次数明显降低。生地黄有明显的镇静作用，作用的部位可能是脑干网状结构上行激动系统及大脑皮质。

（三）对心血管的影响

研究显示，生地黄与熟地黄均显著可以缩短小鼠出血时间和凝血时间，煅生地黄炭与煅熟地黄炭改善出血时间和凝血时间均优于生地黄、熟地黄。生地黄可以通过降低血浆内皮素（ET）达到中医“活血化瘀”的功效。

（四）抗肿瘤作用

熟地黄多糖可以促进肿瘤组织细胞色素（Cyt-C）、Caspase-3 的基因和蛋白的表达，诱导肿瘤细胞凋亡，达到抗肿瘤的目的。

十三、黄精

黄精是百合科黄精属 Polygonatum Mill 多年生草本植物，药用其根茎。性平、味甘，归脾、肺、肾经。具有补气养阴、健脾、润肺、益肾的功效。其中含有的主要成分为多糖、甾体皂苷、黄酮、蒽醌类化合物、氨基酸等活性成分。《本草经集注》：“主补中益气，除风湿，安五脏。久服轻身，延年，不饥。”

（一）增强免疫功能

体外实验表明黄精粗多糖对正常人外周血淋巴细胞具有中度免疫激发作用，对免疫功能低下患者的淋巴细胞有高度的激发作用。用黄精多糖按 400 mg/kg 给小鼠灌胃，连续 7 d，结果显示可明显促进正常小鼠胸腺和脾脏的重量增加，明显增强网状内皮系统对印度墨汁的吞噬能力。黄精多糖具有提高免疫抑制小鼠免疫的功能，机制可能是促进溶血素生成，提高巨噬细胞吞噬率、吞噬指数以及提升免疫抑制小鼠脾系数和胸腺系数。以 100 mg/kg、400 mg/kg、800 mg/kg 黄精多糖给药，能提高环磷酰胺导致的免疫抑制小鼠血清中的 SOD 含量，降低 MDA 含量。黄精粗多糖可以提升二硝基氟苯诱导的免疫抑制小鼠耳肿胀程度、血溶素水平及碳粒廓清能力。

（二）抗辐射

口服黄精可拮抗环磷酰胺引起的白细胞下降，同时使中性粒细胞吞噬作用增强，溶血空斑计数升高。对小鼠进行 ^{60}Co 照射（90%致死量）后，给黄精多糖的小鼠脾重在 10 d 左右增重明显，造血灶也增多，使肝脾及 DNA 的含量增加。黄精多糖能明显对抗 ^{60}Co 所致小鼠外周血白细胞及血小板总数的减少。

（三）延缓衰老

以黄精水提液饲养果蝇，测定果蝇飞行能力、抗高温能力和平均寿命，结果表明，黄精水提液可使果蝇的平均寿命延长8%～9%，其中对雌性果蝇有显著提高。黄精煎剂20%浓度浸泡桑叶喂养家蚕，有延长家蚕幼虫期作用。目前认为，黄精的抗衰老作用可能与促进蛋白质的合成、减少细胞内代谢废物的含量、对抗自由基的损伤、促进能量生成有关。黄精可缓解氧化应激对衰老AD大鼠脑海马的损伤，通过提升海马组织中SOD活力和降低MDA含量，可提升衰老小鼠脑海马中谷胱甘肽过氧化氢酶、Na^{+}-K^{+}-ATP酶、Ca^{2+}-ATP酶，具有明显延缓衰老的功能。

（四）抗病原微生物

1. 抗菌　黄精煎剂对伤寒杆菌、金黄色葡萄球菌有抑制作用。黄精煎剂对豚鼠实验性结核病有治疗作用。黄精多糖对大肠杆菌、副伤寒杆菌、金黄色葡萄球菌均有抑制作用。

2. 抗真菌　黄精对毛发癣菌（石膏型）、表皮癣菌（柯氏型）有抑制作用。

3. 抗病毒　黄精多糖0.2%眼液滴眼，或加服黄精多糖10 mg/kg，2次/d，对兔实验性单纯疱疹病毒性角膜炎均有治疗作用。

十四、黄芪

黄芪为豆科多年生草本植物蒙古黄芪的干燥根。性微温，味甘，归脾、肺经。功效为补气升阳，益卫固表，托毒生肌，利水退肿。《本草便读》："（黄芪）之补，善达表益卫，温分肉，肥腠理，使阳气和利，充满流行，自然生津生血，故为外科家圣药，以营卫气血太和，自无瘀滞耳。"主要化学成分有黄芪多糖、黄芪皂苷、黄芪总黄酮等。

（一）对免疫功能的影响

黄芪多糖可以降低免疫抑制小鼠脾脏$CD4^{+}$T细胞比例、提高$CD4^{+}$/$CD25^{+}$Treg细胞比例，降低免疫抑制小鼠IL-17水平，以此对抗免疫抑制小鼠免疫力下降，推测这可能是黄芪多糖调节免疫的机制。同样，黄芪总黄酮可以通过抑制迟发型超敏反应，促进淋巴细胞增殖，达到增强免疫功能的效果。

（二）延缓衰老作用

黄芪对生命周期和细胞代谢有明显的促进作用。用人胎肾细胞、地鼠及小鼠细胞培养成单层细胞后，在其营养液中加入0.5%黄芪提取液，可使成活细胞数明显增加，光镜下可见细胞生长旺盛，生长寿命明显延长；在电镜下观察可见人胎肾细胞内的糖原颗粒、酸性磷酸酶、琥珀酸脱氢酶明显增加。

（三）抗疲劳作用

黄芪多糖灌胃后，进行负重游泳实验发现，黄芪多糖高低剂量组小鼠游泳时间增长，其中高剂量黄芪多糖肌糖原储备增多，低剂量黄芪多糖乳酸显著降低。

（四）对机体代谢的影响

1. 对核酸的影响　黄芪煎液对体外培养的肝细胞、骨髓造血细胞DNA的合成均有促进作用，黄芪多糖可使肝、脾细胞DNA含量增加，并不是RNA的合成增加，而是黄芪多糖增强碱性RN-ase抑制因子的活性，而使RN-ase活性降低、RNA代谢减少所致。

2. 对蛋白的影响　黄芪可促进小鼠血清和肝脏蛋白的更新，其中黄芪多糖可能是促进蛋白质代谢有效成分之一。

3. 对核苷酸的影响　黄芪煎液可明显提高小鼠血浆和组织中的cAMP、cGMP的含量；正常人服用黄芪干浸膏后，血浆cAMP亦明显增加，黄芪及其提取物对cAMP、cGMP的调节作用与其抑制环磷腺苷-磷酸二酯酶活性有关。

（五）对血糖的调节

在研究黄芪不同成分对血糖的影响时发现，黄芪多糖、黄芪皂苷及黄芪总黄酮均可改善糖尿病大鼠血糖，其中以黄芪总黄酮效果最为显著，黄芪多糖、黄芪总皂苷对血糖的改善无统计学意义。黄芪皂苷提取物干预糖尿病大鼠发现，黄芪总苷提取物可以降低大鼠 24 h 代谢值、各项生化指标（U-TP、BUN、Scr、UA、TG），减轻肾脏病理变化。

此外，黄芪还可增加心脏收缩力，扩张外周血管，降低血压，对造血功能有保护和促进作用，利尿，保护肝脏，抗菌，抗病毒，抗肿瘤，镇静镇痛，加强记忆和学习。

十五、人参

人参是五加科多年生草本植物人参 Panax ginseng C. A. Mey 的根。性微温，味甘苦，归脾、肺经。人参的化学成分包括人参皂苷、挥发油、糖类、生物碱、氨基酸、低聚肽、多肽、微量元素、维生素及酶类等。人参的作用可概括为大补元气，补脾益肺，生津止渴，安神益智，补气生血，摄血。

（一）延缓衰老作用

人参茎叶皂苷（GSL）的延缓衰老作用：人参茎叶皂苷可明显抑制脑和肝中过氧化脂质形成，降低大脑皮质和肝中脂褐素的含量，同时也能增加超氧化物歧化酶和过氧化氢酶在血液中的含量。在延缓衰老方面，人参皂苷 Rb1 和 Rg1 是主要的活性化合。人参皂苷 Rg1 在干预衰老小鼠脑海马的研究发现，人参皂苷 Rg1 使得小鼠空间记忆能力增强，马齿状回 Nestin 荧光强度增高，海马组织中，白细胞介素 1β（IL-1β）、肿瘤坏死因子 α（TNF-α）下降。通过 t-BHP 制备神经干细胞（NSC）体外衰老模型，人参皂苷 Rg1 干预后发现，人参皂苷 Rg1 能使 NSC 增殖和分化能力增强，并且增加 SA-β-Gal阳性染色神经球增加，$p16^{ink4\alpha}$mRNA 表达下降，推测这是人参皂苷 Rg1 调控神经干细胞衰老的机制。

人参皂苷 Rb1 和 Rg1 的益智功能：人参皂苷 Rb1 和 Rg1 均可促进幼鼠身体发育，并易化小鼠成年后跳台法和避暗法记忆获得过程，用突出定量技术发现 Rb1 和 Rg1 明显增加小鼠海马 CA3 区细胞突触数目。

（二）改善心血管

通过研究人参三七川芎醇提物对改善血管外膜重构的效果发现，人参三七川芎醇提物能使血管外膜厚度/管径数值减小，中剂量组 I 型胶原蛋白减少，血管外膜中 AT_1R、AT_2R 蛋白表达增加。在比较黄芪、人参、西洋参治疗心肌缺血犬心脏的影响发现，三味药均可以改善心脏泵血功能，西洋参偏于改善心脏舒张功能，黄芪和人参偏于改善心脏收缩功能。人参多糖可以下降大鼠心脏全心质量指数（HMI）、左心质量指数（LVMI）、心肌组织中乳酸（LCA）、游离脂肪酸（FFA），提升心肌细胞 MMP，从而达到抑制 ACC 大鼠心肌肥厚。

人参的药理作用十分广泛，它对机体功能和代谢具有双向调节作用，这种调节作用主要是向着有利于机体功能恢复和加强的方向进行，即主要是改善内部和外部因素引起的机体功能低下，而对正常机体影响很小。

第二节　安神药

一、龙骨

龙骨为古代哺乳动物三趾马、犀牛、鹿类、牛类、象类等的骨骼化石。味甘、涩，性微寒，归心、肝经。功效：镇惊安神，收敛固涩，平肝潜阳。

镇静催眠采用行为药理学方法观察龙骨水煎剂对小鼠镇静催眠作用，并测定龙骨对小鼠最大耐受量，对小鼠自发活动及对阈下剂量和阈剂量戊巴比妥钠催眠作用的影响。结果显示：腹腔注射龙骨水煎剂 200 g/kg 小鼠最大耐受量倍数为 667，龙骨水煎剂 50 g/kg 及 25 g/kg 等均可显著减少小鼠自发活动，能明显增加阈下剂量戊巴比妥钠小鼠的入睡率，显著缩短戊巴比妥钠小鼠的入睡时间并能延长其睡眠时间。

二、茯苓

茯苓为多孔菌科真菌茯苓 Poria cocos（Schw.）Wolf 的干燥菌核。味甘、淡，性平，归心、肺、脾、肾经。功能：利水渗湿，健脾补中，宁心安神。《本草易读》："健脾理胃，袪风除湿。强筋骨而利关节，舒拘挛而止泄泻。"主要化学成分是β-茯苓聚糖、茯苓素、茯苓醇等。

（一）免疫调节作用

茯苓多糖可以增强免疫功能，对抗环磷酰胺导致的 $CD3^+$T 细胞比例上升，$CD19^+$T 细胞比例下降。研究表明，茯苓多糖可以提升干扰素γ水平，降低白介素-10 水平，抑制 Th2 细胞，提高机体免疫力。茯苓水提物可以促进 T 淋巴细胞增殖，促进表达白介素-2。茯苓多糖可以提升外周血免疫球蛋白 IgA、IgG、IgM 合成水平，提高免疫。

（二）宁心安神作用

茯苓水煎液腹腔注射 5 g/kg、10 g/kg、20 g/kg，可对抗咖啡因（皮下注射 50 mg/kg）所致小鼠的过度兴奋，灌胃 10 g/kg、20 g/kg、40 g/kg 则无此作用，但可以增加戊巴比妥（腹腔注射 60 mg/kg）的麻醉时间。茯苓总三萜可以延长癫痫发作潜伏期，减轻发作程度，减少癫痫脑电波的发放，降低放电最高波幅，从而达到抗癫痫作用。

（三）改善肠道功能

茯苓可以使得肠道松弛，收缩幅度减少，张力降低。高剂量茯苓可以抑制肠道双歧杆菌的水平。茯苓可以抑制大肠埃希菌、粪肠球菌，扶持肠道菌群，调节肠道 pH 值。

（四）保肝作用

茯苓总三萜对 CCL4 所致肝损伤有明显保护作用，降低丙氨酸氨基转移酶活性，防止肝细胞坏死。

三、酸枣仁

本品为鼠李科落叶灌木或乔木酸枣 Ziziphus jujuba Mill. Var. spinosa（Bunge）Huex H . F. Chou 的成熟种子。味甘、酸，性平，归心、肝、胆经。具有补肝宁心、敛汗生津的功效。《本草新编》："宁心志，益肝胆，补中，敛虚汗，袪烦止渴，安五脏，止手足酸痛，且健筋骨，久服多寿。"酸枣仁的药理作用主要有镇静、催眠、镇痛、抗惊厥、降温、降压、降脂、抗缺氧、增强免疫功能以及对心脏的保护作用等。酸枣仁油、酸枣仁总黄酮可能是酸枣仁镇静催眠作用的有效成分。

（一）抑制中枢神经系统

酸枣仁可明显减少小鼠自发活动，协同戊巴比妥钠的中枢抑制作用，拮抗苯丙胺的中枢兴奋作用，其中枢抑制作用呈一定的剂量依赖性。酸枣仁总皂苷也能减少小鼠自发活动，协同苯丙胺的中枢兴奋作用，其中枢抑制作用也呈剂量依赖性。酸枣根具有与酸枣仁类似的镇静、催眠、镇痛和抗惊厥作用，且比同剂量的酸枣仁的作用较强，酸枣仁可降低多巴胺和 3，4-二羟基苯乙酸的含量。降低单胺类神经递质起到使中枢镇静的作用，为酸枣仁的药理作用提供了坚实的理论基础。

（二）改善睡眠

酸枣仁可以显著延长戊巴比妥钠阈剂量小鼠睡眠时间，以及增加戊巴比妥钠阈下催眠剂量的入睡动物只数。酸枣仁煎可以延长大鼠慢波睡眠时间，增加深睡眠次数，延长每次持续时间。

（三）抗抑郁、抗焦虑

酸枣仁通过降低大鼠前额叶中 DA、5-HT 含量，达到治疗大鼠慢性应激抑郁症，具有一定抗抑郁作用。采用高架十字迷宫（EPM），诱发焦虑。通过酸枣仁干预后焦虑情况好转，其机制涉及对中枢神经递质、神经调质、免疫细胞因子等调控。

四、远志

远志是远志科多年生草本植物细叶远志 Polygala tenuifolia Willd，或卵叶远志 Polygala sibirica L. 的根。味辛、苦，性微温，归肺、心、肾经。具有安神益智、散瘀化痰、消肿止痛的功效。化学成分为远志皂苷（水解后成远志皂苷元 A、B、C）、远志醇、生物碱和糖类等。主要活性成分为 3，4，5-三甲氧基肉桂酸和甲基 3，4，5-三甲氧基肉桂酸。

（一）镇静、抗惊厥、抗抑郁

远志根皮、未去木心的远志全根和根部木心对巴比妥类药物均有协同作用。大鼠口服远志提取物后，在血和胆汁中发现了能延长小鼠睡眠时间的活性物质 3，4，5-三甲氧基肉桂酸（TMCA）、甲基 3，4，5-三甲氧基肉桂酸（M-TMCA）和对甲氧基肉桂酸（PMCA），提示远志水提物中含有 TMCA 的天然前体药物。远志提纯物可以促进海马区表达脑源性神经营养因子及其受体，降低血清中促肾上腺皮质激素释放激素、促肾上腺皮质激素、皮质醇水平等，以达到抗抑郁的作用。

（二）延缓衰老

采用 D-半乳糖致衰小鼠，观察远志水煎剂对衰老小鼠红细胞中超氧化物歧化酶（SOD）、肝组织 GSH-Px 活性的影响。结果表明，远志水煎剂可使衰老小鼠红细胞中 SOD、肝组织 GSH-Px 活性明显升高，提示远志水煎剂对衰老小鼠具有延缓衰老作用。

（三）促进体力和智力

给大鼠口服远志 4.28 g/kg，研究对穿梭行为及脑区域性代谢的影响。结果表明服药后 5~9 d，条件反射和非条件反射次数均增多，间脑中辅酶（NAD）浓度显著增高，海马、尾状核和脑干内的辅酶和还原型辅酶（NADH）浓度均增高，表明远志具有促进动物体力和智力作用。远志提取物 BT-11、远志皂苷类、远志糖酯类，均可以促进神经干细胞增殖，神经细胞轴突生长，减少神经细胞凋亡，清除氧自由基，促进脑源性神经营养因子（BDNF）。远志皂苷通过降低快速老化小鼠脑组织中乙酰胆碱水平，达到提升小鼠学习记忆能力的效果。

（四）对心血管的作用

远志皂苷、远志提取物可以减少心肌中致病性一氧化氮，提高 SOD 酶活性，抗缺血再灌注损伤，减少心肌梗死范围，降低高血压。大鼠麻醉后左颈总动脉记录平均动脉压（MAP），以及尾袖法测定清醒大鼠和肾性高血压大鼠收缩压的方法，研究远志皂苷对血压的影响，结果证明远志有降压作用，此作用与迷走神经兴奋、神经节阻断，以及外周 α-肾上腺能、M-碱能和 H1 受体无关。

第三节　清热药

一、白花蛇舌草

白花蛇舌草为茜草科植物白花蛇的干燥或新鲜全草。具有清热解毒、利尿消肿、活血止痛之功效。

（一）增强免疫

白花蛇舌草能明显促进刀豆蛋白（ConA）和脂多糖（LPS）对小鼠脾细胞的增殖反应，药物本身对脾细胞具有有丝裂原样作用，能明显增加小鼠脾细胞对羊红细胞的特异抗体分泌细胞数，增强异型小鼠脾细胞诱导的迟发型超敏反应及毒性 T 淋巴细胞的杀伤功能。白花蛇舌草总黄酮可以提高环磷酰胺所致的小鼠白细胞减少，通过提高免疫球蛋白 M（IgM）抗体提高免疫抑制小鼠免疫力，并且提高小鼠血清中 IL-2 和 γ 干扰素（IFN-γ）含量。高剂量白花蛇舌草多糖（200 mg/kg）可以提高自然杀害（NK）细胞活性并诱导脾淋巴细胞增殖，高、中、低剂量组（200 mg/kg、100 mg/kg、

50 mg/kg）可以提高小鼠 IL-2、IL-6、肿瘤坏死因子（TNF-α）含量。

（二）抗感染作用

白花蛇舌草对兔实验性阑尾炎的治疗显著，使兔体温稳定或下降，白细胞明显下降，炎症基本吸收。本品抗感染作用是通过调动机体内部积极因素，如刺激网状内皮细胞增生、增强吞噬细胞活力等机体非特异性免疫功能提高所致。白花蛇舌草能明显降低胸腺重量，有增强肾上腺皮质功能作用。

（三）抗癌

白花蛇舌草可以抑制宫颈癌（Hela）细胞增殖，增强其凋亡，凋亡与药物浓度成正比。并且可以抑制 Hela 细胞中 Ki-67mRNA 的基因表达。白花蛇舌草乙醇提取物对肿瘤组织中微血管密度有抑制作用，并减少肿瘤体积，达到抑制结肠癌小鼠肿瘤的作用。白花蛇舌草总黄酮对人体肝癌细胞 HepG-2 有显著抑制作用，其抑制作用于 48 h 后最明显。

（四）抗诱变活性

实验显示，白花蛇舌草具有明显抗诱变活性。对黄曲霉素 B1（AFB1）及苯并芘（BaP）引起的沙门菌属 TA100 的染色体突变的回复有明显抑制作用，并能抑制 AFB1 与 DNA 结合，抑制 AFB1 及 BaP 的生物转化，并且其抗诱变作用有一定量效关系。

（五）抗菌

白花蛇舌草煎剂对金黄色葡萄球菌、福氏痢疾杆菌、伤寒杆菌、绿脓杆菌有抑制作用，其所含化学成分乌索酸和齐墩果酸为抑菌主要成分。动物实验表明，白花蛇舌草冲剂对大鼠急性肾盂肾炎模型有治疗作用，能有效控制热势，迅速改善炎性病理状态，抑制体内细菌生长。此外，白花蛇舌草可在体外明显抑制解脲支原体的生长，其敏感浓度为 150 mg/mL，且与药物浓度呈正相关。白花蛇舌草还能抑制精子生长。白花蛇舌草总黄酮可以抑制二甲苯诱导的小鼠耳朵肿胀、醋酸诱导的毛细血管通透性增加，并且白花蛇舌草总黄酮可以对抗球菌和杆菌。通过打孔法和点滴法研究发现，白花蛇舌草提取物对绿脓杆菌抑制性最强，其次是大肠杆菌，对金黄色葡萄球菌抑制力最弱。

二、野菊花

野菊花为菊科多年生草本植物。其性微寒、味苦，归肺、肝二经。具有清热解毒、疏风消肿之功效。在男科临床中常用于治疗慢性前列腺炎。

（一）止痛

野菊花挥发油对二甲苯所致的小鼠耳郭肿胀具有明显的抑制作用，水提物能明显抑制蛋清所致的小鼠足跖肿胀。以野菊花栓原药材浸膏（每克浸膏含原药材 12.5 g）直肠给药，对角叉菜胶所致大鼠足肿胀、醋酸所致小鼠腹膜炎性渗出、大鼠异物性子宫炎、大鼠急性细菌性前列腺炎均有一定的抑制作用；对小鼠腹膜醋酸致痛及热板致痛的均有一定的镇痛作用。

（二）抗病原微生物

野菊花水剂可抑制金黄色葡萄球菌、大肠杆菌、痢疾杆菌、变形杆菌、绿脓杆菌等一般致病菌，且对异烟肼、链霉素和氨基水杨酸钠耐药或敏感的结核杆菌以及卡介苗也均有明显的抑菌作用。野菊花水剂还能抑制金黄色葡萄球菌血浆凝固酶的形成，并有抑制金黄色葡萄球菌溶血素溶解绵羊红细胞的作用。

（三）增强机体免疫功能

给小白鼠静脉注射 0.2 mL 野菊花水剂，取其腹腔液计算巨噬细胞吞噬鸡红细胞数，与对照组相比，发现野菊花水剂能明显增强吞噬细胞的吞噬功能。环磷酰胺制备免疫制作小鼠后，野菊花干预后发现，野菊花可以提高小鼠碳廓清指数、吞噬指数、血清溶血素等。

（四）解热、抑制血小板聚集作用

通过对家兔进行解热作用的研究，表明野菊花注射液具有良好的解热效果和抑制血小板聚集作用。野菊花水剂在试管内对 ADP、金黄色葡萄球菌和胶原诱导的大鼠血小板聚集均有明显的抑制作用。

三、苦参

苦参为豆科槐属植物苦参 Sophora flavescens Ait. 的根。味苦、性寒，归心、肝、胃、大肠、膀胱经。功能清热燥湿，杀虫，利尿。用于热痢、便血、黄疸尿闭、赤白带下、阴肿阴痒、湿疹、湿疮、皮肤瘙痒，外治滴虫性阴道炎。其主要成分为生物碱和黄酮类成分，包括苦参碱、氧化苦参碱、羟基苦参碱、脱氢苦参碱等多种生物碱，以及苦参啶醇、苦参醇、新苦参醇、异苦参酮等多种黄酮类成分。男科中常用于治疗慢性前列腺炎、生殖系统感染。

（一）抗病原微生物

1. 抗菌　苦参碱、氧化苦参碱对金黄色葡萄球菌、结核杆菌、阿米巴原虫、麻风杆菌有抑制作用，苦参碱对痢疾杆菌、大肠杆菌、变形杆菌、乙型链球菌有较强的抑制作用，在体内外均有抗菌作用。与其他药物配伍，均能取得一定疗效。体外实验证明，苦参碱对痢疾杆菌、大肠杆菌、变形杆菌、乙型链球菌及金黄色葡萄球菌有明显抑制作用，对常见的皮肤真菌亦有不同程度的抑制作用；醇浸膏在体外有抗滴虫的作用，其强度与蛇床子相近。体外实验表明，苦参水煎液对金黄色葡萄球菌、溶血性链球菌、大肠杆菌等均有一定抑制作用，苦参碱对常见浅表致病性真菌如白色念珠菌有一定抑制效果。

2. 抗菌、抗病毒　当苦参总碱浓度在 3.125~200 μg/mL 时，产生明显的抗柯萨奇 B 病毒活性，使受感染的 Hela 细胞在 3HTd R 掺入、MTT 比色、结晶紫染色等指标评价下，加苦参总碱的病毒感染组明显好于感染对照组，且该保护作用与药物浓度存在剂量依赖关系。

（二）抗炎

氧化苦参碱具有非甾体类药物的特性，对红细胞有稳定作用，也对溶酶体膜有稳定作用，从而减少炎症介质释放，达到直接抗炎的目的。

苦参注射液、氧化苦参碱可抑制炎症肿胀，抑制炎症渗出。苦参注射液能抑制形成肉芽肿。

（三）调节免疫功能

氧化苦参碱是一种免疫调节剂，即在低浓度时可刺激淋巴细胞增殖，高浓度时则抑制之。对淋巴细胞增殖的影响和细胞状态密切相关。采用苦参水煎剂给小鼠灌胃，观察全身免疫功能的影响。结果表明苦参在小鼠体内对 T 细胞、B 细胞和腹腔巨噬细胞的免疫功能活性均有抑制作用。用微量细胞病变抑制法对苦参总碱在体外诱生小鼠脾细胞产生干扰素的作用进行研究，结果表明苦参浓度在 50~200 μg/mL 能明显诱导脾细胞产生干扰素。

（四）抑制精子活性作用

苦参碱体外实验有抑制精子活性作用，存在明显的量效关系，低浓度时可使精子运动受抑制，随着其浓度的提高，抑制作用逐渐增强。形态学观察发现其对精子有致死作用。苦参碱进行体外杀精子效力研究，结果使精子瞬间失活的最低有效浓度为 0.85~3.15 g/L 。

（五）对心脏的影响

苦参碱可以减少心肌细胞凋亡，心肌细胞内 GSH-Px、SOD 明显上升，MDA 有显著下降。苦参碱可以降低高胆固醇大鼠甘油三酯（TG）、血清胆固醇（TC），减少乳酸脱氢酶（LDH）、乳酸激酶（CK）。

四、黄柏

黄柏为芸香科植物黄檗和除去栓皮的树皮。味苦，性寒，归肾、膀胱、大肠经。具有清热燥湿、解毒疗疖、泻相火、清虚热之作用。《本经逢原》：“黄柏，生用降实火，酒制治阴火上炎，盐制治下焦之火，姜制治中焦痰火，姜汁炒黑治湿热，盐酒炒黑制虚火，阴虚火盛面赤戴阳，附子汁制。”

（一）抗病原微生物的作用

黄柏水煎液、乙醇浸剂体外对金黄色葡萄球菌、溶血性链球菌、肺炎双球菌、炭疽杆菌、霍乱弧菌、白喉杆菌、枯草杆菌、大肠埃希菌、铜绿假单胞菌、伤寒杆菌、副伤寒杆菌、脑膜炎双球菌等均有不同程度的抑制作用。试验证明，黄柏对福氏痢疾杆菌、宋内痢疾杆菌、志贺痢疾杆菌、施氏痢疾杆菌具有较强的抑制作用。黄柏的抗菌作用与其对细菌呼吸及 RNA 合成的强烈抑制有关。

（二）抗炎抗菌作用

黄柏煎剂、水浸液对多种致病真菌有抑制作用。对絮状表皮癣菌、大小芽孢子菌有一定的抑制作用，对阴道滴虫也有一定的抑制作用。黄柏水煎剂、黄柏苷 A/B、黄柏醇等，均可以抑制金黄色葡萄球菌、白色葡萄球菌、甲性链球菌、柠檬色葡萄球菌、变性杆菌等。黄柏能抑制细菌代谢，抑制细菌合成 DNA。黄柏煎剂可以降低小鼠肉芽肿质量，也可以降低感染小鼠死亡率，高、中、低剂量组死亡率分别是 50%、40%、20%。

（三）保护心脏作用

黄柏有效成分小檗碱可兴奋心肌，增强心肌收缩力，具有正性肌力作用。小檗碱可用于治疗心衰，其机制可能是减少脂质过氧化物对心肌细胞的损伤。小檗碱可通过抑制心肌细胞 NF-κB 活化、降低非心梗区心肌间质胶原沉积、抗心肌细胞凋亡加强心室重塑和心功能。黄柏提取液对心肌损伤大鼠具有保护作用，其机制可能是减少乳酸脱氢酶（LDH）、乳酸激酶（CK）、MDA，提高 SOD 水平。

五、土茯苓

土茯苓是百合科植物光叶菝葜 Smilax glabra Roxb. 的干燥根茎。味甘、淡，性平，归胃、肝经。土茯苓具有除湿、解毒、通利关节之功效，男科用于治疗前列腺炎和性传播疾病。

（一）抑制细胞免疫

土茯苓水提取物在抗原致敏后及攻击后给药均明显地抑制 2，4，6-三硝基氯苯所致的小鼠接触性皮炎和绵羊红细胞所致的足反应，其中攻击后给药时作用较强；土茯苓水提取物还明显地抑制了二甲苯所致的耳壳及蛋清所致的小鼠足炎症反应。土茯苓作用特点为选择性地抑制致敏 T 淋巴细胞释放淋巴因子以后的炎症过程，即选择性地抑制细胞免疫反应，而不抑制体液免疫反应，这一特点对于临床治疗细胞免疫性疾病具有重要意义。

（二）对棉酚的解毒

土茯苓煎剂、烯醇提取物和粗黄酮制剂可缓解棉酚中毒所致的肝脏病理损伤，拮抗小鼠急性和亚急性棉酚中毒。土茯苓烯醇提取物在拮抗棉酚毒性的同时不影响棉酚对雄性大鼠的抑精作用。

此外土茯苓还具有一定抗炎、镇痛、保护急性汞中毒、调节血压的作用。

六、蒺藜

蒺藜为蒺藜科蒺藜属植物，生理活性成分为皂苷、黄酮和生物碱。其生物碱有哈尔满、哈尔明、哈尔酚。

（一）改善生精

蒺藜可显著增加精原细胞、初级精母细胞和精子细胞的数量。精子生存能力试验显示：用药组精子失活时间比对照组长 67%，并且对动物的性欲缺乏和动作迟缓有不同程度的疗效。在健康人体实验表明，蒺藜提取物能提高男性 LH 和睾丸激素水平。蒺藜皂苷可能通过改善氧化应激从而提高小鼠睾丸生精功能，蒺藜皂苷可以提高小鼠血清中过氧化氢酶（CAT）、GSH-Px 活力，以此提高衰老小鼠附睾中精子浓度、精子活率。蒺藜皂苷也可以修复热损伤导致小鼠睾丸钠泵异常，在蒺藜皂苷的干预下，小鼠睾丸中蒺藜皂苷钠泵表达提高，精子浓度、精子浓度均明显提升。

（二）改善心血管功能

蒺藜提取物有明显的降压作用，还能增强心肌收缩力，减缓心率，改善瘀血证候，改善血液流变性，减少血小板聚集。刺蒺藜可以降低血管紧张素 1（AT1）、转化生长因子 β（TGF-β）、改善血管内壁及血管内皮细胞，达到降低老年 SHR 血压、抑制主动脉血管重塑的作用。蒺藜皂苷可以降低血浆内皮素-1（ET-1），提高血清 NO 和动脉壁组织（NOS），具有一定抗动脉粥样硬化的作用。

（三）改善中枢神经系统功能

药理学实验显示蒺藜提取物对惊厥有中度抑制作用，降低其持续反射作用，减轻步态失调。

第四节　活血化瘀药

一、丹参

丹参为唇形科鼠尾草属植物（Salvia miltior-rhiza Bunge）的干燥根部。味苦，性微寒，归心、心包、肝经。功能活血化瘀，凉血消痈，养血安神。《云南中草药选》：“活血散瘀，镇静止痛。治月经不调，痛经，风湿痹痛，子宫出血，吐血，乳腺炎，痈肿。”丹参水溶性提取物丹参注射液已广泛应用于临床治疗心脑血管疾病20余年。从丹参水溶性部位分离到的有效成分——丹参素（danshensu），即D（+）-β-（3，4-二羟基苯基）乳酸。

（一）对心肌的作用

丹参具有缩小心肌梗死范围和减轻病程，对大鼠心肌缺血/再灌注损伤、心肌线粒体膜的保护作用。丹参多酚酸盐通过减少 Bcl-2、Bax 蛋白量，增加心肌 SOD、MDA，从而可以改善扩张性心肌病，提高心肌功能。丹参对缺血心肌能保护其线粒体。

（二）改善微循环及抗凝作用

丹参具有改善微循环障碍及降低血浆乳酸含量，提高机体抗凝和纤溶活性，以及抑制体外血栓形成的作用。丹参能扩张微动脉，毛细血管网，加快血流循环，抑制产生过氧化物，抑制白细胞与血管内皮黏附，升高血浆生理性一氧化氮水平，以此改善微循环。

（三）对血管的作用

丹参素有抑制血小板合成与释放 TXA_2 等前列腺素类血管物质的能力，拮抗低氧性肺血管收缩作用。丹参素是钙通道阻断剂，能降低高血压。丹参水溶性提取物，可以减少内皮细胞释放血栓素，内皮素1、致病性一氧化氮，保护血管内皮。丹参可以通过保护血管缝隙连接蛋白（Cx43、Cx40），以此保护血管。

（四）抗动脉粥样硬化的作用

本品可抑制胆固醇内源性合成，保护血管屏障，防止动脉粥样硬化斑块形成，具有抗脂蛋白氧化作用。

（五）抗炎作用

对单核细胞分泌炎性细胞因子的调节，提示丹参素可能具有抗炎及增强机体免疫力这两方面的调节作用，能显著抑制大鼠腹腔巨噬细胞产生 PGE_2 及 TXB_2，具有显著延长小鼠耐缺氧时间的作用。

二、赤芍

赤芍为毛茛科植物芍药 Paeonia veitchii Lynch 的根。味苦，性微寒，归肝经。功能清热凉血，祛瘀止痛。

（一）对心血管的影响

赤芍苷有增加犬冠脉流量和股动脉流量的作用，对急性心肌缺血有明显的保护作用，可扩张肺血管，降低肺动脉压，增加心排出量。赤芍总苷可缩小局灶性脑缺血大鼠脑梗死面积，有保护脑缺血损伤的作用。

（二）抗凝抗血栓形成

赤芍水提液、赤芍苷等成分对 ADP、胶原、花生四烯酸等诱导的血小板聚集有显著抑制作用；

赤芍煎剂给大鼠灌胃，明显延长血栓体外形成时间，减轻血栓干重，延长凝血酶原形成时间，缩短优球蛋白溶解时间。赤芍总苷可以降低血小板聚集、红细胞聚集，延长 PT、APTT 时间，减少血栓生成。

三、川芎

川芎为伞形科蒿木属植物的根茎，含挥发油、生物碱、酚性成分、内酯类、阿魏酸等。性温，入肝、胆经，活血行气，散风止痛。《日华子本草》："治一切风，一切气，一切劳损，一切血，补五劳，壮筋骨，调众脉，破癥结宿血，养新血，长肉，鼻洪，吐血及溺血，痔瘘，脑痈发背，瘰疬瘿赘，疮疥，及排脓消瘀血。"川芎嗪，化学名为四甲基吡嗪，是从川芎的生物碱中分离得到的有效单体，具有抗血小板凝集、扩张血管等多种作用。

（一）改善心血管的作用

川芎嗪能扩张微血管，增加血流量，有利于血管内皮细胞释放血管活性物质。给麻醉犬滴注川芎嗪，可引起心率增快，心肌收缩力增强，血管扩张。此作用随剂量增加而增大。此外，左心室舒张末期压、心肌氧耗和脑血流增加，冠状动脉和脑血管阻力及总外周阻力下降。川芎、川芎提取物均可以改善血管收缩，改善脑循环、微循环，增加心肌血流量，并且可以对抗内皮素-1（ET-1）引起的冠状动脉收缩。川芎嗪可明显抑制小鼠子宫 Ca^{2+} 内流，提高子宫中 NO 含量，以此治疗痛经。川芎可降低血浆纤维蛋白（FIB），延长凝血酶原时间（PT）。川芎提取物可增加小鼠耳微动脉循环、微静脉血流速度，扩张微静脉。

（二）修复内皮细胞损伤

在大鼠浸水应激性溃疡模型上发现，浸水应激后大鼠胃黏膜中一氧化氮合成酶（NOS）的活力和 NO 含量明显下降，川芎嗪可抑制应激导致的 NOS 活力和 NO 含量的降低。同时观察了 53 例健康人血液中的内皮细胞数，细胞的数量为（4.3±1.76）个/0.9 μL，用药后为（2.43±0.87）个/0.9 μL，二者有显著性差异（$P<0.01$），平均为（1.53±0.42）个/0.9 μL，可见川芎嗪对内皮细胞的损伤有较好的治疗作用。川芎内脂 A 可以增加 NO 和 NOS 活性，降低 ET 活性，减轻内皮细胞损伤，川芎通过调节 Bcl-2、Caspase-3 的基因表达，抑制内皮细胞凋亡。川芎可以降低降钙素基因相关肽（CGRP）和内皮素，改善血管痉挛，达到缓解疼痛的效果。

（三）抑制血小板

川芎嗪可抑制血小板聚集，故可改善微循环，有利于疾病的痊愈。肺心病急性加重期患者测定了血小板聚集率、血栓素 B_2（TXB_2）、6-酮-前列腺素 $F_{1\alpha}$（6-Keto-$PGF_{1\alpha}$）等指标，用川芎嗪治疗后，上述指标均明显下降。TXB_2 与 6-Keto-$PGF_{1\alpha}$ 升高，可促进血小板发生聚集。此外，川芎嗪可抑制 ADP、胶原和凝血酶诱导的血小板聚集。由于川芎嗪有抑制血小板聚集和降低血黏稠度的作用，故用来活血化瘀。川芎具有抗血栓形成的作用，能缩短血栓长度，减轻血栓干重和湿重。川芎嗪在体外对 ADP、胶原、凝血酶所致的血小板聚集有抑制作用，对已聚集的血小板有疏散作用。

（四）抗自由基的作用

自由基是具有不成对电子的分子或原子团。由于电子不配对，故很不稳定，反应性很强，在体内容易伤害细胞成分。在某些疾病，如慢性肝病患者的血脂质过氧化物增多，而脂质过氧化作用产生自由基。川芎嗪可降低患者的血脂质过氧化物，故有抗自由基作用。体内存在可消除自由基的抗氧化酶与抗氧化剂，使体内不致有多余的自由基。

四、三棱

三棱为黑三棱科植物黑三棱 Sparganium stoloniferum Buch. - Ham. 的干燥块茎。味辛、苦，性平，归肝、脾经。具破血散瘀止痛功效。《本草纲目》："通肝经积血，女人月水，产后恶血。"临床常用于治疗肿瘤、肝脾肿大、胁肋疼痛、产后瘀血、盆腔炎等症。其主要成分有挥发油、黄酮类等。

（一）镇痛作用

采用小鼠扭体法、热板法对三棱总黄酮进行镇痛作用研究。结果发现：三棱总黄酮能明显降低小鼠因醋酸刺激引起的扭体反应次数，能明显提高小鼠因热刺激引起的疼痛反应的痛阈值。提示三棱中总黄酮具有显著的镇痛作用。

（二）抗血栓形成作用

采用血小板聚集功能测定法，小鼠体内血栓形成法对三棱总黄酮进行血小板聚集和抗血栓作用研究，结果显示：三棱总黄酮具有较强的抗血小板聚集和抗血栓作用，提示三棱总黄酮是活血化瘀的有效活性部位。三棱水煎液、三棱总黄酮、三棱乙酸乙酯、三棱正醇均有一定抗凝血、抗血栓作用，其中三棱总黄酮是活血化瘀止痛的主要物质基础。

五、莪术

莪术为姜科植物蓬莪术 Curcuma Valeton、广西莪术 Curcuma Kwangsiensis S . G. Lee et C. F. liang 或温郁金 Cyrcuna wenyujin Y. H. Chen et C. Ling 的干燥根茎。味辛、苦，性温，归肝、脾经。功能行气破血，消积止痛。

（一）抗血栓形成作用

莪术具有一定的抗血栓形成作用，莪术煎剂能使 ADP 和肾上腺素诱导的血小板聚集时间延长，积聚指数明显下降，能明显促进家兔体内自身血液和血块的吸收作用。实验表明，莪术二酮可以通过延长小鼠凝血时间（CT）、部分活化凝血活酶时间（APTT）、凝血酶时间（TT）等达到抗血凝、抗血栓的效果。莪术 50%乙醇大孔树脂洗脱部位可以提高 NO/ET1、6-keto-$PGF_{1\alpha}$/TXB_2 比值，抑制血小板聚集，具有明显抗血栓功效。

（二）抗病原体作用

莪术挥发油试管内可抑制金黄色葡萄球菌、乙型溶血性链球菌、大肠杆菌、伤寒杆菌、霍乱弧菌等的生长。用莪术油注射液治疗上呼吸道感染，用单克隆抗体桥联酶标试剂盒测定病原体 AdV7、AdV3 及柯萨奇病毒 B、流感病毒 A、副流感病毒、呼吸道合胞病毒，结果显示在退热时间、症状消除时间方面莪术油组明显优于对照组（利巴韦林加青霉素），差异具有显著性（$P<0.05$）。

（三）增强免疫作用

用给小白鼠腹腔注射莪术浓缩液，与生理盐水对照，实验组鼠胸腺及脾脏重量、淋巴细胞绝对值、巨噬细胞吞噬功能、溶菌酶活性、血清抗体滴度、Ea 和 Et 花环形成率、细胞内 DNA 和 RNA 吖啶橙荧光染色阳性率均高于对照组，显示莪术油对小鼠有免疫增强作用。莪术可对抗由环磷酰胺导致的小鼠脾萎缩、白细胞数量减少，高剂量莪术可以提高小鼠碳粒廓清指数，促进血清血溶素生成，生、醋莪术均可以抑制 HSC-T6 的增殖，对抗免疫性肝纤维化，其中醋莪术更为显著。

（四）抗炎作用

动物实验显示，莪术挥发油对醋酸腹膜炎小鼠、烫伤小鼠局部水肿及巴豆油引起的小鼠耳部炎症、大鼠棉球肉芽肿均有明显的治疗作用。有实验表明，莪术油能拮抗实验性盆腔粘连形成，有效成分主要在莪术油部分。在探讨不同炮制方法对莪术抗炎效果的影响时发现，不同炮制方法的莪术姜黄素含量从高到低依次为生药、醋炙品、醋煮品，其中醋炙后抗炎作用最强。

六、牛膝

牛膝为苋科植物牛膝 Achyranthes Bidentata Blume. 的根。原植物为多年生草本。味甘、苦、酸，性平，入肝、肾经。有补肝肾、强筋骨、逐瘀通经、利尿通淋、引血下行等作用。《本草新编》："善走十二经络，宽筋骨，补中绝续，益阴壮阳，除腰膝酸疼，最能通尿管涩痛，引诸药下走。"化学成分有多糖类、牛膝多糖、氨基酸与蛋白质（从牛膝中分离得到了精氨酸、甘氨酸、酪氨酸等 12 种氨基酸）、皂苷类（怀牛膝中含有怀牛膝皂苷）、寡糖类成分、多糖类成分、植物甾酮类、黄酮等。

（一）抗凝血作用

怀牛膝具有降低大鼠全血黏度、血细胞压积、红细胞聚集指数的作用，并能延长大鼠凝血酶原时间和血浆复钙时间。牛膝总皂苷可以明显减低血瘀大鼠全血黏度、血浆黏度、纤维蛋白含量、血细胞比容、血小板黏附率等指标，发挥抗凝血作用。

（二）抗炎和镇痛作用

用小鼠甲醛致痛模型对不同产地牛膝的镇痛作用进行实验，结果表明河南怀牛膝起效时间快，大部分小鼠在注射甲醛后 10 min 内脚趾着地、接触地面，而其他产地样品均在 20 min 后出现作用，说明河南怀牛膝镇痛作用起效最快。牛膝根提取液有较强的抗炎消肿作用，肾上腺皮质功能试验证明牛膝无肾上腺皮质激素样作用，牛膝的抗炎作用并非通过肾上腺皮质释放皮质激素所致；牛膝的抗炎消肿机制在于牛膝可提高机体免疫功能，激活小鼠巨噬细胞对细菌的吞噬能力及扩张血管、改善循环、促进炎性病变吸收等作用。

（三）延缓衰老作用

牛膝煎剂口服给药组家蚕身长、体重较同龄蒸馏水组增加缓慢，且生长发育正常，食桑量亦减少，龄期明显延长。牛膝多糖可以改善 2BS 诱导 ZBS 细胞衰老模型。川牛膝提取物可以降低 MDA，提高 SOD 和谷胱甘肽。

怀牛膝有显著的延缓衰老作用和提高机体免疫功能作用，可扩张动物下肢血管，改善血液流变学指标，与古人对其补肝肾、强筋骨、活血化瘀的论述相吻合。怀牛膝总皂苷抗生育、抗早孕、兴奋子宫平滑肌，则为其引血下行、堕胎的临床实践找到了依据。此外，牛膝尚有降压、降血糖、镇痛、抗炎、抗肿瘤等多种药理活性。

七、水蛭

水蛭为水蛭科动物蚂蟥 Whitmania pigra Whitman、水蛭 Hirude nipponica Whitman 或柳叶蚂蟥 Whitmania acranulata Whitman 等的干燥虫体。味甘、苦，性平，有毒，归肝经。具有破血、逐瘀、消癥作用。《本草经集注》："主逐恶血，瘀血，月闭，破血瘕，积聚，无子。利水道，又堕胎。"其主要活性成分为水蛭素。在男科中常用于治疗勃起功能障碍。

水蛭素能活血祛瘀，活化纤溶系统，能阻止凝血酶对纤维蛋白原激活作用，阻碍血液凝固，促进已形成血栓溶解。水蛭还可分泌一种组胺样物质，扩张毛细血管。静脉或肌内注射水蛭素 0.1 mg/kg，60 min 内血液中的浓度升高，5 h 后下降，消除半衰期大约 60 min，皮下吸收稳定，水蛭素大多数以活性形式通过肾脏排出。研究显示，水蛭配虻虫明显延长 APTT、PT，具有抗血凝的作用，最佳比例是 4∶3。水蛭有降低低密度脂蛋白（LDL-C）和胆固醇（TC）的作用，可减慢动脉硬化的发展。

八、地龙

地龙为巨蚓科两种动物的干燥全体。味咸，性寒，归肝、脾、膀胱经。具有平肝熄风、清热止痉、平喘、通经活络等作用。《本草征要》："清热定惊，平喘通络。火症高烧，神昏抽搐。半身不遂，肢体麻木。风阳上扰、蒙蔽头目。小便欠利。时发喘促。"其主要药理作用为抗心律失常、溶栓、解热、抗癌、增强免疫、杀精子及阴道毛滴虫、促进伤口愈合。

（一）溶栓作用

从蚯蚓中纯化出的一种纤溶酶原激活剂（t-PA）可以切割碱性氨基酸、小的中性氨基酸及 Met 的羧基端，同时 t-PA 确能将纤溶酶原切割为纤溶酶，从而使 t-PA 有可能成为新型溶栓药物。地龙煎剂可明显使体外血栓长度、湿重、干重减少，抑制红细胞聚集，降低血浆纤维蛋白原含量，降低各切变率下的全血黏度，改善红细胞的变形能力。蚯蚓纤溶酶不仅有强烈的直接溶解血栓及人纤维蛋白活性的作用，而且还有纤溶酶原激活作用；动物实验表明此酶的毒性及不良反应很小。

（二）对心脑血管的影响

地龙蛋白可明显降低自发性高血压大鼠血压，以及血浆和肾中血管紧张素 Ang Ⅱ，提示这可能与地龙蛋白降血压的机制有关。研究地龙水提物干预大脑中动脉再灌注模型时发现，地龙水提物可以缩小脑梗死面积，提高脑组织中 SDO、GSH-Px 活力，降低 MDA、TNF-α 含量，地龙水提物对大鼠大脑再灌注损伤有改善作用。

（三）增强免疫作用

地龙能显著地提高巨噬细胞活化率，细胞表面 Fc 受体功能增强，增强巨噬细胞的免疫活性；地龙制剂能提高小鼠运动耐力，降低体内丙二醛含量，从而增强小鼠运动耐力。通过抽提、离心、超滤等，提取相对小分子质量免疫活性地龙肽，在进行体外实验中发现，小相对分子质量免疫活性地龙肽可有效促进巨噬细胞的吞噬活性，有提高免疫的作用。地龙活性蛋白可以提高巨噬细胞吞噬功能、淋巴细胞转化、提高 B 细胞反应，而且还可以促进骨髓造血祖细胞的功能。

（四）杀精子及阴道毛滴虫作用

蚯蚓提取物对人精子及阴道毛滴虫进行体外杀灭试验，证明其对人精子具有快速杀灭的作用，当浓度在 1.2%时，可使精子在 20 s 内全部失活。抗阴道毛滴虫试验结果表明，该提取物亦具有较强的抗阴道毛滴虫作用，0.2%及其以上浓度在用药后 8 h 和 24 h 滴虫死亡率均达 100%，且经转种培养后均无滴虫生长。

九、穿山甲

穿山甲为哺乳纲穿山甲科动物穿山甲（食蚁鲮鲤）Mainspentadactyla Linnaeus 的鳞甲。味咸，微寒，入肝、胃经。其性善走窜，能祛瘀散结、攻坚排脓、搜风通络，能消痈疽于将成之际，又能托疮痈于将溃之时，且可通经下乳、通络利痹，功效显著，多用于经闭、乳汁不通、痈疮肿毒、关节痹痛、麻木拘挛等。《本草择要纲目》：“通经脉。下乳汁。消痈肿。排脓血。通窍杀虫。疗蚁瘘疮癞及诸疰疾疥癣恶疮。”其主要的化学成分有多种氨基酸、锌、钾等微量元素及 L-丝-L-酪环二肽、D-丝-L-酪环二肽。

（一）对心血管的影响

穿山甲有降低血液黏度及延长凝血时间的作用。给大鼠分别以穿山甲片水煎液及等量生理盐水灌胃，1 h 后再次给药，然后注射戊巴比妥钠麻醉，鼠尾取血比较玻片凝血时间、毛细血管凝血时间及毛细血管高度，结果显示穿山甲能显著降低大鼠血液黏度及延长凝血时间。给小鼠分别以穿山甲片水煎液及等量生理盐水灌胃给药，3 d 后眼眶静脉丛取血，用毛细血管法测定，结果表明穿山甲片水煎液对小鼠亦有降低血液黏度及延长凝血时间的作用。穿山甲可改善骨髓微循环障碍，其机制可能是通过提高骨髓血蛋白，升高 PGI_2，降低 TBX_2。

（二）抗炎

给小鼠分别以穿山甲醇提液、水提液和等量的生理盐水灌胃，1 周后将小鼠左耳正反面涂以巴豆油，使其发炎肿胀，4 h 后将小鼠处死，迅速剪下两耳，计算两耳重量之差异及肿胀百分率。实验结果表明，穿山甲醇提液、水提液均有明显抗巴豆油引起的小鼠耳部炎症的作用。复方穿山甲口服液临床治疗男性慢性前列腺炎疗效显著。药理研究表明，复方穿山甲口服液（穿山甲、五味子、枸杞子、茯苓、泽泻等）对二甲苯所致的小鼠耳肿胀度及大鼠松节油气囊肉芽增生的急慢性炎症反应均有明显的抑制作用，表明其具有一定的抗炎作用，热板法及扭体法镇痛实验也表明其具有一定的镇痛作用。

（三）壮阳

用复方穿山甲对去势大鼠进行壮阳实验，结果表明复方穿山甲 100 mg/kg、200 mg/kg、400 mg/kg 可明显提高去势大鼠生殖器（如前列腺、精囊等）的脏器指数，并且可以缩短电刺激去势大鼠阴茎勃起的潜伏期。

十、血竭

血竭为棕榈科植物麒麟竭 Daemonorops draco BI 果实及树干中的树脂。此外，尚有龙舌兰科植物龙血树 Dracaena ombetkatschy 的树脂。我国云南省生长的一种山铁树，又称柬埔寨龙血树，其树脂与上述品种作用相同。血竭性味甘咸、平，入心、肝经。《雷公炮制药性解 》："主五脏邪气，心腹卒痛，除带下，破积血，疗疥癣恶疮及金疮，生肌止痛，得密陀僧良。"研究发现，血竭具有止血、活血、化瘀、收敛、止痛、生肌等功能。现代研究证实，血竭具有抗炎止痛、抗真菌、抗心律失常、增强机体免疫功能等多种药理作用。广西血竭和云南血竭均含有挥发油、黄酮、酚类、强心苷、多糖等成分，但没有棕榈科血竭的血竭素和血竭红素的特征反应。

（一）对心血管系统的影响

动物实验显示，血竭注射液能明显减慢离体豚鼠心脏的心率，减弱收缩力，增加冠脉流量，并使缺氧心肌细胞的乳酸脱氢酶释放减少，降低心律失常发生率。龙血竭总黄酮可缩小心肌缺血导致的心脏梗死面积，降低心电图 ST 段抬高，降低血清中 CK、LDH、LD 的水平。

（二）对代谢的影响

广西血竭总黄酮对用葡聚糖造成的家兔"急性血瘀"模型可明显降低其全血黏度和血细胞比容，缩短红细胞电泳时间，还能明显抑制大白鼠的血小板聚集和实验性血栓形成。

（三）抗炎止痛作用

广西血竭外搽，能明显抑制巴豆油诱发小鼠耳壳炎症、大鼠角叉菜胶性足踝关节肿胀及醋酸诱发大鼠腹腔毛细血管通透性；静脉给药，能明显减少小鼠扭动次数，抑制在体大鼠子宫平滑肌收缩作用，表明其具有抗炎、解痉、镇痛作用。对金黄色葡萄球菌、白色葡萄球菌、柠檬色葡萄球菌、奈瑟菌、白喉杆菌、福氏痢疾杆菌有一定的抑制作用。血竭总黄酮可以提高热刺激小鼠疼痛阈值，降低二甲苯所致的耳肿胀程度，其镇痛机制与阿片受体无关。在比较传统工艺提取血竭与免加热工艺提取的血竭对抗炎镇痛止血作用的实验中发现，免加热工艺提取地龙药效作用优于传统工艺提取血竭，具有镇痛、抗炎、止血的作用。采用热板法、光热辐射甩尾法以及冰醋酸扭体法发现，龙血竭有显著镇痛作用，其机制可能是降低神经干动作电位幅值、延长不应期及减慢传导速度。

（四）抗真菌作用

血竭水浸剂在试管内对堇色毛癣菌、石膏样毛癣菌、许兰毛癣菌等多种致病真菌有不同程度的抑制作用。

（五）止血作用

广西血竭能缩短小鼠凝血时间、家兔血浆复钙时间及优球蛋白溶解时间（ELT）。对家兔凝血酶原时间无明显影响。

十一、蒲黄

蒲黄，别名蒲棒花粉、蒲草黄，系香蒲科 Typhaceae 香蒲属 Typha L. 植物的干燥花粉，可生用或炒用。性甘、平，归肝、心包经。功能收敛止血，活血祛瘀。《神农本草经》："主心腹、膀胱寒热，利小便，止血，消瘀血。"黄酮类化合物是蒲黄中主要的有效成分，还有甾类、长链脂肪烃类化合物、酸性成分、氨基酸类、无机成分及其他成分。

（一）降血脂及抗动脉粥样硬化作用

蒲黄能防止喂饲高脂饲料动物的血清胆固醇水平增高，并能增加喂饲高脂家兔的粪便胆固醇含量。其降血脂作用除抑制肠道吸收胆固醇、增加粪便胆固醇外，可能还与其影响体内胆固醇代谢有关。临床对照试验发现，蒲黄具有良好的降总胆固醇、升高 DHL-C、降低血小板黏附及聚集性的作用，同时对血管内皮细胞有保护作用，并能抑制粥样硬化斑块的形成。在蒲黄悬浮液干预高脂大鼠实验中发现，蒲黄不仅可降低血清总胆固醇、三酰甘油等指标，也可提升血清中 NO、并降低血清中 MDA 水平，提示蒲黄通过调节脂代谢、NO 合成和抗氧化多种途径对抗动脉粥样硬化。蒲黄对血管内皮细胞 HUVE-12 有保护作用。

（二）对凝血过程的影响

早期研究认为，蒲黄能使家兔血小板数增加，有明显缩短血液凝固时间的作用。蒲黄熟用炒炭，可增强止血作用。但也有报道认为，蒲黄炒炭后，其止血作用与生用相比无显著性差异。蒲黄能抑制血液凝固过程。在比较蒲黄与蒲黄炭活血化瘀止血功能的实验中发现，蒲黄和蒲黄炭均可以改善大鼠血沉、血沉方程 K、红细胞指数。在止血方面，蒲黄炭可以明显缩短大鼠凝血酶原时间，生品蒲黄可有效降低纤维蛋白含量。研究发现蒲黄经炮制后可以通过多个环节影响动物凝血系统，蒲黄炭品正丁醇部位对凝血部分环节有改善作用，蒲黄生品对凝血无影响。

（三）其他作用

蒲黄水溶部分体外对金黄色葡萄球菌、弗氏痢疾杆菌、绿脓杆菌、大肠杆菌、伤寒杆菌、史密痢疾杆菌及Ⅱ型副伤寒杆菌均有较强抑制作用；槲皮素也有抗菌、抗过敏、解痉等作用。蒲黄醇提取物能延长小鼠游泳和爬杆时间，有抗疲劳作用。

十二、石菖蒲

石菖蒲为天南星科植物石菖蒲 Acorus tatarinowii Schott. 的根茎。性味辛、苦、温，入心、胃经。功能化痰开窍，化湿和胃。《本草新编》：“能开心窍，善通气，止遗尿，安胎除烦闷，能治善忘。”可用于痰厥、癫痫、神昏，痰湿壅阻所致健忘、耳聋，湿阻中焦所致胸腹胀闷、湿疮等。现代药理研究认为，石菖蒲能镇静催眠，抗惊厥，镇咳平喘，抗肿瘤等。近年来在男科临床实践中，用其治疗心肾不交所致的阳痿、早泄、遗精以及精窍瘀阻所致的不射精等病症。石菖蒲含挥发油、糖类、有机酸、氨基酸等。挥发油中含 β-细辛醚和 α-细辛醚等 34 种成分。

（一）对中枢神经系统作用

石菖蒲对中枢神经系统具有兴奋和抑制双向调节作用。分别采用石菖蒲提取液（水提液、醇提液、挥发油）NIH 小鼠腹腔注射给药 3 次，观察睡眠实验和中枢兴奋实验。结果显示：石菖蒲水提液和醇提液有协同戊巴比妥钠睡眠作用，醇提液和挥发油有协同士的宁兴奋脊髓的作用，水提液和醇提液有协同苦味毒兴奋中枢神经系统的作用，使抽搐次数和死亡率增加；而挥发油则有对抗苦味毒兴奋作用，起镇静抗惊厥作用。结论：石菖蒲醇提液有兴奋脊髓、中脑和大脑的作用，水提液主要兴奋中脑和大脑，而挥发油既兴奋脊髓，又有抑制中脑和大脑的作用。石菖蒲提取液可以缩短小鼠和大鼠悬尾试验和强迫游泳实验中小鼠、大鼠的不动时间，增加小鼠 5-HTP 实验中甩头反复次数，提示石菖蒲具有明显抗抑郁的作用。

（二）益智作用

石菖蒲水提醇沉液对正常小鼠的学习记忆有促进作用。还能明显改善东莨菪碱、亚硝酸钠所致小鼠记忆获得和记忆巩固障碍；能明显改善亚硝酸钠、氰化钾和结扎两侧颈总动脉所致小鼠的缺氧状态，从而改善小鼠因大脑缺氧造成的记忆巩固障碍。

参考文献

[1] 方文贤，宋崇顺，周立孝．医用中药药理学［M］．北京：人民卫生出版社，1998：555-576，184-185.

[2] 付杰，乔梁，金泰乙，等．淫羊藿苷对家兔阴茎海绵体 cGMP 浓度的效果［J］．中国药理学通报，2002，18（4）：430-433.

[3] 蒋亚生，吴浩．淫羊藿药理研究进展［J］．时珍国药研究，1998，9（3）：581-582.

[4] 葛斌，石燕，王露娟．淫羊藿苷对大鼠精子质量和精核蛋白作用的影响［J］．现代医药卫生，2018，34（3）：366-368.

[5] 刘忠平，李质馨，田洪艳，等．淫羊藿苷对酒精致雄性小鼠生殖损伤的影响［J］．中国男科学杂志，2014，28（12）：3-6.

[6] 宫燕，史杰，谢高宇，等．淫羊藿苷对链脲佐菌素致糖尿病大鼠附睾功能的干预作用［J］．中国应用生理学杂志，2013，29（1）：47-50.
[7] 赵连梅，纪昕，潘晓明，等．淫羊藿苷（ICA）对化疗后免疫抑制小鼠的免疫促进作用［J］．中国免疫学杂志，2009，25（12）：1092-1095，1099.
[8] 章振保，田生平，杨镜秋，等．淫羊藿苷与睾酮治疗亚急性衰老雄性大鼠的实验研究［J］．中国男科学杂志，2006（8）：13-18.
[9] 吴芹，陆远富，张锋，等．淫羊藿苷对自然衰老大鼠海马组织 BDNF 和 TrkB mRNA 表达的影响［J］．中国新药与临床杂志，2013，32（7）：548-551.
[10] 赵岩，韩玲玲，侯莹莹，等．淫羊藿醇提物对高脂血症模型小鼠的降血脂作用及其抗氧化活性［J］．吉林大学学报（医学版），2017，43（1）：1-5.
[11] 何伟．肉苁蓉中雄性激素样作用活性成分的初探［J］．中国中药杂志，1996，21（9）：564-565.
[12] 王德俊，盛树青，梁虹．肉苁蓉对小鼠睾丸和附睾形态学及组织化学的影响［J］．解剖学研究，2000，22（2）：101-103.
[13] 董飞侠，李颉，黄迪，等．雷公藤多苷对小鼠生殖功能的影响及肉苁蓉的干预作用［J］．上海中医药杂志，2009，43（8）：64-66.
[14] 赵东海，张磊，张艳，等．肉苁蓉苯乙醇苷对环磷酰胺致小鼠生精障碍的治疗作用及其机制［J］．吉林大学学报（医学版），2014，40（3）：612-615.
[15] 徐辉，魏晓东，张鹏霞，等．肉苁蓉多糖对衰老大鼠肝线粒体保护作用的研究［J］．中国老年学杂志，2008（9）：866-867.
[16] 玄国东，刘春泉．肉苁蓉苯乙醇苷对 D-半乳糖致衰老模型小鼠的抗衰老作用研究［J］．中药材，2008（9）：1385-1388.
[17] 孙云，徐峰，杨轩璇，等．肉苁蓉多糖对衰老小鼠肺一氧化氮及细胞凋亡的影响［J］．中国药理学通报，2003（6）：683-686.
[18] 林健．巴戟天对小鼠精子畸形的影响［J］．海峡药学，1995，7（1）：83-84.
[19] 夏桂兰，赵宝东，赵春玉．巴戟天对小鼠抗疲劳的实验研究［J］．中国病理生理杂志，1998，14（2）：182-186.
[20] 邹连勇，马远林，宓为峰，等．巴戟天寡糖对海马神经细胞再生及神经元生长的影响［J］．中国新药杂志，2012，21（22）：2623-2626.
[21] 徐德峰，宓为峰，张素贞，等．巴戟天寡糖抗抑郁作用机制研究［J］．中国临床药理学杂志，2015，31（15）：1539-1542.
[22] 皮荣标，皮水秀．中药蛇床子的药理研究新进展［J］．赣南医学院学报，1995，12（4）：328-331.
[23] 董晓华，孟宪勇，张力，等．蛇床子素对 AD 大鼠神经元凋亡及细胞周期的影响［J］．神经药理学报，2012，29（3）：7-14.
[24] 袁娟丽，谢金鲜．蛇床子素对生殖系统损伤小鼠睾丸和附睾组织形态的影响［J］．江西医学院学报，2008（2）：23-25.
[25] 谢金鲜，王乃平，李萍，等．蛇床子素对生殖系统损伤小鼠血清睾酮和 AR 表达的影响［J］．辽宁中医杂志，2007（11）：1650-1651.
[26] 叶敏，阎玉凝．菟丝子药理研究进展［J］．北京中医药大学学报，2000，23（5）：52-53.
[27] 景晓平，崔瑞琴，程伟伟，等．菟丝子黄酮干预雷公藤多苷所致雄性幼鼠生殖损伤［J］．中国实验方剂学杂志，2016，22（10）：113-117.
[28] 孙晶晶，吴秀娟，鲍军，等．菟丝子总黄酮对氢化可的松致大鼠少弱精子症的治疗作用及其机制［J］．华西药学杂志，2016，31（1）：14-17.

[29] 韩洪军，金玉姬，王光慧，等．菟丝子对热应激小鼠精子生成数量及活力的影响［J］．中华临床医师杂志（电子版），2012，6（16）：4909-4911.
[30] 南亚昀，王宗仁，卢兹凡，等．菟丝子提取物对肾阳虚大鼠睾丸 P450arom、CYP19 表达及性激素和精子的影响［J］．辽宁中医药大学学报，2012，14（2）：20-25.
[31] 马腾，丁樱．菟丝子黄酮对雷公藤多苷损伤雄性幼鼠睾丸组织凋亡相关蛋白 Bcl-2 和蛋白 Bax 表达的影响［J］．中医学报，2011，26（11）：1342-1344.
[32] 杨欣，丁彩飞，张永华，等．菟丝子水提物对人精子膜结构和功能氧化损伤的干预作用［J］．中国药学杂志，2006（7）：515-518.
[33] 颜志中，杨欣，丁彩飞，等．菟丝子对人精子顶体和超微结构氧化损伤的干预作用［J］．中医药学刊，2006（2）：266-268.
[34] 王身艳．蜂房提取液对小鼠副性器官的影响［J］．中成药，2002，24（3）：233-235.
[35] 陈红卫．女贞子的研究进展［J］．时珍国药研究，1997，8（4）：376-377.
[36] 张振明，葛斌，许爱霞，等．女贞子多糖的抗衰老作用［J］．中国药理学与毒理学杂志，2006（2）：108-111.
[37] 张振明，蔡曦光，葛斌，等．女贞子多糖和菟丝子多糖的协同抗衰老作用及其机制［J］．中国药理学通报，2005（05）：587-590.
[38] 黄振华，邓向亮，张凯敏，等．枸杞多糖对免疫抑制小鼠红细胞免疫功能的影响［J］．中国免疫学杂志，2018，34（02）：214-217.
[39] 张帆，于惊蛰，马文智，等．枸杞多糖对大剂量化疗后小鼠睾丸 c-kit 基因表达的影响［J］．宁夏医科大学学报，2013，35（7）：729-732，737，724.
[40] 刘宏婧，李宏辉，张焱，等．枸杞多糖对糖尿病雄性大鼠生殖损伤的保护作用［J］．时珍国医国药，2011，22（9）：2166-2168.
[41] 马良宏，邱志军，闫圣男，等．枸杞多糖对精原干细胞体外增殖的影响［J］．中国组织工程研究与临床康复，2011，15（23）：4277-4281.
[42] 段雅彬，姚星辰，王财，等．黑果枸杞对 X 射线辐射小鼠的保护作用研究［J］．天然产物研究与开发，2015，27（1）：148-152.
[43] 唐霖，吴立新，汪俊，等．枸杞多糖对电离辐射小鼠睾丸组织损伤的保护作用［J］．中成药，2015，37（8）：1846-1848.
[44] 李菁菁，罗琼，闫俊，等．枸杞多糖对低剂量辐照雄性大鼠性功能损伤恢复的影响［J］．营养学报，2014，36（4）：356-360.
[45] 刘莜虹，王佛华．五味子的药理［J］．河北中医药学报，1999，14（2）：35-37.
[46] 甘露．五味子多糖对肝癌小鼠肿瘤生长及免疫功能的调节作用［J］．免疫学杂志，2013，29（10）：867-870.
[47] 张媛，李淑波，陈建光，等．北五味子木脂素对酒精性肝损伤小鼠免疫功能的影响［J］．北华大学学报（自然科学版），2016，17（2）：181-185.
[48] 李尽贺，张涛，王明富，等．五味子纳米微粒水提液对衰老小鼠脑线粒体能量代谢的影响［J］．中国老年学杂志，2008（07）：667-668.
[49] 刘聪，李宁，敬舒，等．五味子-淫羊藿混合提取物对 D-半乳糖致脑衰老小鼠学习记忆能力的改善作用［J］．中国实验方剂学杂志，2017，23（21）：147-152.
[50] 陈坤华．覆盆子水提取液对大鼠下丘脑-垂体-性腺轴功能的作用［J］．中国中药杂志，1996，21（9）：560-562.
[51] 黄丽萍，熊玉洁，赵梦岚，等．覆盆子对肾阳虚型 AD 大鼠学习记忆的影响［J］．中药药理与

临床，2013，29（4）：111-113.
[52] 黄丽萍，熊玉洁，赵梦岚，等．覆盆子有效部位改善肾阳虚型痴呆大鼠学习记忆作用机制研究［J］．中国实验方剂学杂志，2013，19（19）：192-196.
[53] 李玉芳，何玄华．何首乌药理研究进展［J］．江西中医学院学报，1998，10（2）：92-93.
[54] 苗明三，方晓艳．制何首乌多糖对衰老模型小鼠抗氧化作用的研究［J］．中药药理与临床，2002（05）：23-24.
[55] 张娜，李亚丽，牛嗣云，等．中药何首乌饮抗大鼠卵巢组织衰老的机理［J］．解剖学报，2008（02）：187-192.
[56] 胡锡琴，李娅琳，林飞．何首乌、制何首乌对大鼠免疫球蛋白影响的实验研究［J］．天津中医药，2009，26（2）：139-141.
[57] 葛朝亮，刘颖．何首乌多糖对免疫功能低下小鼠的免疫保护作用［J］．中国新药杂志，2007（24）：2040-2042.
[58] 王汀，陈礼明，刘青云．地黄药理研究进展［J］．基层中药杂志，2001，15（2）：41-43.
[59] 赵素容，卢兖伟，袁丽珍，等．地黄多糖对小鼠免疫功能的影响［J］．军事医学科学院院刊，2006（03）：217-219.
[60] 梁晓东，唐迎雪，樊凯芳．马钱子配伍生地黄对大鼠抗炎免疫的影响及其机理研究［J］．四川中医，2011，29（1）：47-49.
[61] 李娴，卫向龙，石延榜，等．煅生地黄炭、熟地黄炭对小鼠出、凝血时间的影响［J］．中华中医药学刊，2012，30（05）：984-986.
[62] 许红，宋长春，张一昕，等．生地黄对血瘀证模型大鼠血浆内皮素水平的影响［J］．河北中医药学报，2008（2）：5-6.
[63] 吴勃岩，车艳新，孙阳，等．熟地黄多糖对 H22 荷瘤小鼠细胞色素 C 和 Caspase-3 蛋白的影响［J］．中医药学报，2015，43（6）：34-36.
[64] 梁颖，李冀，郭盛磊，等．熟地黄多糖对荷瘤小鼠肿瘤组织 Cyt-C 及 Caspase-3 基因表达的影响［J］．中医药信息，2017，34（3）：24-27.
[65] 黄瑶，石林．黄精的药理研究及其开发利用［J］．华西药学杂志，2002，17（4）：278-279.
[66] 沈建利，刘利萍，钱建鸿．黄精多糖对免疫抑制小鼠的免疫功能的影响［J］．药物评价研究，2012，35（5）：328-331.
[67] 傅圣斌，钱建鸿，陈乐意，等．黄精多糖的提取及其对小鼠免疫活性的影响［J］．中国食品学报，2013，13（1）：68-72.
[68] 石娟，邓兴安，周玲，等．黄精粗多糖对正常小鼠免疫功能的影响［J］．中国现代应用药学，2011，28（1）：18-21.
[69] 陈兴荣．滇黄精的化学成分及药理研究进展［J］．时珍国医国药，2002，13（9）：560-561.
[70] 王爱梅，周建辉，欧阳静萍．黄精对 D-半乳糖所致衰老小鼠的抗衰老作用研究［J］．长春中医药大学学报，2008（2）：137-138.
[71] 马凤巧，王爱梅，欧阳静萍．黄精对衰老大鼠海马组织 SOD 活性及 MDA 含量影响的研究［J］．中国现代药物应用，2010，4（2）：149-150.
[72] 郑春艳，汪好芬，张庭廷．黄精多糖的抑菌和抗炎作用研究［J］．北京理工师范大学学报（自然科学版），2010，33（3）：272-275.
[73] 张芮琪，陈正礼，罗启慧．黄芪多糖干预环磷酰胺所致免疫抑制小鼠的免疫功能［J］．中国实验动物学报，2015，23（4）：389-394.
[74] 王雪梅，贾天玉，管彬，等．黄芪多糖对免疫抑制模型小鼠 Treg 细胞及 Th17 细胞亚群的影响

[J]．天然产物研究与开发，2015，27（1）：153-157.
[75] 冯毅翀，许金叶，赵自明，等．黄芪总皂苷对运动性疲劳大鼠海马功能和形态的影响［J］．中医杂志，2014，55（5）：420-423.
[76] 徐璐，李艳明，刘婧陶，等．黄芪总黄酮对小鼠免疫功能的影响［J］．动物医学进展，2013，34（11）：36-39.
[77] 栾家杰．黄芪总苷对实验性糖尿病动物肾脏保护作用及其机制研究［D］．安徽医科大学，2012.
[78] 李楠，范颖，贾旭鸣，等．黄芪不同有效部位对糖尿病模型大鼠血清胰岛素、脂联素的影响［J］．中国实验方剂学杂志，2011，17（5）：144-146.
[79] 高传忠．结合现代药理研究对人参的认识［J］．时珍国医国药，1999，10（2）：172-173.
[80] 向玥，陈鄰波，姚辉，等．人参皂苷 Rg1 对 D-半乳糖所致衰老小鼠海马的保护机制［J］．中草药，2017，48（18）：3789-3795.
[81] 彭彬，王朝丽，冯丽，等．人参皂苷 Rg1 调控神经干细胞衰老作用及机制探讨［J］．中国细胞生物学学报，2011，33（10）：1116-1122.
[82] 王洋，雷燕，杨静，等．人参三七川芎提取物对自然衰老大鼠血管外膜重构的干预机制［J］．中国中西医结合杂志，2015，35（12）：1474-1481.
[83] 姜水莲，吕圭源，陈素红，等．黄芪、人参、西洋参提取物对心肌缺血犬心脏血流动力学的影响［J］．上海中医药大学学报，2011，25（03）：80-84.
[84] 张东莲，王洪新，梁灵君，等．人参多糖对腹主动脉缩窄大鼠心肌肥厚及心肌能量代谢的影响［J］．中国现代应用药学，2013，30（06）：571-575.
[85] 李光华，周旭，贺弋．龙骨、磁石对小鼠镇静催眠作用的研究［J］．宁夏医学院学报，2001，23（2）：82-83，87.
[86] 冯文茹，孙向军，胡人杰．中药茯苓的药理研究及临床应用［J］．天津医科大学学报，1995，1（2）：95-97.
[87] 王青，胡明华，董燕，等．茯苓多糖对免疫抑制小鼠黏膜淋巴组织及脾脏中 $CD3^+$ 和 $CD19^+$ 细胞变化的影响［J］．中国免疫学杂志，2011，27（03）：228-231.
[88] 谢健航，林嘉，雷林生，等．茯苓总三萜抑制小鼠免疫反应及治疗大鼠佐剂性关节炎的实验研究［J］．中药药理与临床，2016，32（6）：89-92.
[89] 张志军，冯霞，蒋娟，等．茯苓多糖对小鼠血清 IgA、IgG 和 IgM 生物合成水平的影响［J］．中国免疫学杂志，2013，29（11）：1213-1215.
[90] 张琴琴，王明正，王华坤，等．茯苓总三萜抗惊厥作用的实验研究［J］．中西医结合心脑血管病杂志，2009，7（06）：712-714.
[91] 宋克玉，江振友，严群超，等．党参及茯苓对小鼠肠道菌群调节作用的实验研究［J］．中国临床药理学杂志，2011，27（2）：142-145.
[92] 曹俊敏，杨雪静，张伟珍．茯苓等 4 种中药扶植实验小鼠肠道正常菌群生长及其机理的初步研究［J］．中华中医药学刊，2012，30（2）：393-395.
[93] 张先淑，饶志刚，胡先明，等．茯苓总三萜对小鼠肝损伤的预防作用［J］．食品科学，2012，33（15）：270-273.
[94] 彭智聪，朱建军．酸枣仁化学成分及药理研究进展［J］．时珍国医国药，2001，12（1）：86-87.
[95] 李廷利．生、炒酸枣仁催眠作用的实验研究［J］．中医药学报，2001，29（5）：35-36.
[96] 张峰，曹仲伟，张学杰，等．酸枣仁对慢性应激抑郁大鼠的治疗作用及作用机制探讨［J］．山

东师范大学学报（自然科学版），2005（2）：88-90.
[97] 荣春蕾，代永霞，崔瑛．酸枣仁对阴虚小鼠焦虑行为的影响［J］．中药材，2008（11）：1703-1705.
[98] 姜勇，屠鹏飞．远志研究进展［J］．中草药，2001，32（8）：759-761.
[99] 谢婷婷，孙艳，王东晓，等．远志 YZ-50 对慢性应激抑郁模型大鼠行为学及血清 CRH ACTH 和 COR 的影响［J］．解放军药学学报，2008（2）：95-98.
[100] 吴平，杜青云．远志的化学、药理和临床研究［J］．海峡药学，1999，11（2）：108-109.
[101] 郭新明．远志皂苷对快速老化小鼠学习记忆功能及脑组织乙酰胆碱酯酶水平的影响［J］．中华实用诊断与治疗杂志，2016，30（6）：578-580.
[102] 钟立敏，周宏霞，刘丹．白花蛇舌草的药理和临床应用进展［J］．中医药信息，2001，18（4）：14-15.
[103] 何敏．白花蛇舌草的研究与应用概况［J］．中医药学报，1994，22（5）：36-39.
[104] 王宇翎，张艳，方明，等．白花蛇舌草总黄酮的免疫调节作用［J］．中国药理学通报，2005（4）：444-447.
[105] 肖云，伍治平，金从国，等．白花蛇舌草提取物抗小鼠结直肠癌血管生成的实验研究［J］．昆明医科大学学报，2013，34（10）：53-57.
[106] 文雪梅，陈瑛，李婷，等．白花蛇舌草对宫颈癌细胞增殖、凋亡及 Ki-67 表达的影响［J］．中国老年学杂志，2017，37（3）：561-563.
[107] 吴杨，周忆新，吴银生．白花蛇舌草总黄酮的提取以及体外对肝癌细胞的作用［J］．抗感染药学，2008（3）：150-152.
[108] 王宇翎，张艳，方明，等．白花蛇舌草总黄酮的抗炎及抗菌作用［J］．中国药理学通报，2005（3）：348-350.
[109] 边才苗．白花蛇舌草提取物的抑菌作用研究［J］．时珍国医国药，2005（10）：991-992.
[110] 王志刚．野菊花抗炎和免疫作用的实验研究．中国中医药［J］，2000，7（2）：92-93.
[111] 周志敏，汤祖青，陈邦树．野菊花栓药效学的实验研究［J］．医学文选［J］，2001，20（4）：450-452.
[112] 周丽萍，董海艳．王乐丹．野菊花等中草药对 71 株解脲支原体体外抑菌研究［J］．中华微生物学和免疫学杂志，2002，22（3）：205.
[113] 李厚兵，任爱农，彭蕴茹，等．野菊花多糖对小鼠免疫功能低下的保护作用［J］．中国实验方剂学杂志，2012，18（13）：223-226.
[114] 李道中，程村贵．野菊花提取液的药理及临床应用［J］．药学进展，1999，23（6）：344-345.
[115] 张萍，陈伟忠．苦参碱基础研究与临床应用进展［J］．人民军医，2002，45（3）：66-167.
[116] 刘芬，刘洁，陈霞，等．氧化苦参碱的抗炎作用及其机制［J］．吉林大学学报（医学版），2005（05）：728-730.
[117] 杜思邈，马丽强，孙俊杰，等．苦参提取物体外抗菌实验研究［J］．中医药学报，2010，38（03）：74-76.
[118] 钱利武，戴五好，周国勤，等．苦参及山豆根主要生物碱镇痛抗炎作用研究［J］．中成药，2012，34（8）：1593-1596.
[119] 蒋莲芳，蒋亚生．苦参药理研究进展［J］．时珍国医国药［J］，2000，11（3）：278-279.
[120] 牛奎之．苦参的药理作用与临床研究［J］．中国中西医结合杂志，1995，15（11）：698-699.
[121] 王燕琴，初而复，李欣，等．注射用苦参碱对阿霉素致大鼠心脏重构的影响［J］．药物评价研究，2016，39（2）：193-197.
[122] 杜志敏，陈兴兴，魏辉．土茯苓的药理作用及临床应用新进展［J］．基层中药杂志［J］，

2000，14（1）：56-58.
[123] 江年琼，梁吉春，赵艳红．土茯苓的药理作用及临床应用研究概况［J］．湖南中医药导报［J］，1996，2（4）：37.
[124] 梁莹．黄柏抑菌效果的实验研究［J］．现代医药卫生，2005（20）：2746-2747.
[125] 杨磊，张延英，李卉，等．黄柏煎剂的抗炎、抗菌作用研究［J］．实验动物科学，2014，31（4）：14-17.
[126] 齐梁煜，黄月维，黄莹，等．黄柏提取物对大鼠心肌损伤的保护作用［J］．中国药师，2016，19（7）：1259-1262.
[127] 晋金兰，韦建瑞，尹海燕，等．盐酸小檗碱对大鼠心肌梗死模型心室重塑的作用研究［J］．中国循环杂志，2015，30（8）：795-799.
[128] 洪缨，解欣然，谢俊大，等．小檗碱对压力超负荷致心肌肥厚模型大鼠心脏结构的影响［J］．北京中医药大学学报，2006（7）：465-467，505.
[129] 韦贤，王金妮，潘勇，等．土茯苓叶提取物镇痛抗炎作用的实验研究［J］．右江民族医学院学报，2015，37（2）：177-179.
[130] 郑捷，郑宇翔，肖凤霞，等．土茯苓对急性汞中毒大鼠的保护作用研究［J］．中国实验方剂学杂志，2014，20（4）：163-166.
[131] 张健．蒺藜提取物的药理研究进展［J］．中医药研究，1998，14（5）：56-57.
[132] 朱辛为，田洪艳，李质馨，等．蒺藜皂苷对衰老小鼠睾丸生精功能影响［J］．中国公共卫生，2012，28（5）：636-637.
[133] 候爽，孟雨，崔晓莉，等．蒺藜皂苷对热损伤小鼠睾丸钠泵表达的影响［J］．吉林医药学院学报，2016，37（5）：324-326.
[134] 郭金昊，姜月华，杨传华，等．刺蒺藜对老年自发性高血压大鼠胸主动脉血管重塑的影响［J］．中医杂志，2016，57（11）：957-961.
[135] 殷惠军，张波，史大卓，等．蒺藜总皂苷对家兔动脉粥样硬化 ET/NO 和 NOS 影响的研究［J］．中西医结合心脑血管病杂志，2005（9）：771-773.
[136] 杨春欣．丹参素的药理研究进展［J］．中国药理学通报，1997，13（4）：298-301.
[137] 王曦烨，单晓彤，王伊林，等．丹参多酚酸盐改善扩张性心肌病心肌功能的作用机制［J］．高等学校化学学报，2016，37（5）：844-851.
[138] 王靖，甄江涛，田志辉，等．丹参多酚酸对大鼠缺血心肌线粒体酶的影响［J］．天津医科大学学报，2012，18（3）：295-298.
[139] 汪旻晖，单娇娇，李浣钧，等．丹参素对异丙肾上腺素损伤大鼠内皮血管活性的保护作用及机制研究［J］．中草药，2013，44（1）：59-64.
[140] 王静，吴时达，闫亚非，等．复方丹参注射液对冠心病患者血管内皮功能及内皮素和一氧化氮合酶基因表达的影响［J］．中国动脉硬化杂志，2004（05）：585-588.
[141] 徐红梅．赤芍总苷抗血栓作用研究［J］．安徽中医学院学报，2000，19（1）：46-47.
[142] 邓翠娥．川芎嗪的药理作用及临床应用［J］．时珍国医国药，2001，12（7）：656-657.
[143] 陈芳，朱敏，唐于平．川芎、白芍及配伍对痛经小鼠子宫组织中一氧化氮和钙离子的影响［J］．时珍国医国药，2011，22（4）：788-789.
[144] 唐丽燕，李利民，黄利，等．川芎提取物对大鼠主动脉环及小鼠微循环障碍的影响研究［J］．中药药理与临床，2013，29（1）：105-108.
[145] 郑琴，魏韶锋，伍振峰，等．大川芎方对偏头痛大鼠模型血浆中 CGRP 及 ET 的影响［J］．中药药理与临床，2011，27（4）：3-5.

[146] 接传红，高健生，柴立民．川芎对血管内皮细胞 Bcl-2、Caspase-3 基因表达的影响［J］．中国中医眼科杂志，2007（2）：90-92.
[147] 熊耀坤，林晓，梁爽，等．HPLC 法测定小鼠血浆中洋川芎内酯Ⅰ的浓度及药动学研究［J］．药物分析杂志，2013，33（3）：371-375.
[148] 孟宪生，姜民，罗国安，等．基于代谢组学的中药川芎对寒凝血瘀证大鼠作用机制研究［J］．辽宁中医杂志，2012，39（2）：218-221.
[149] 邱鲁婴，毛春芹，陆兔林．三棱总黄酮镇痛作用研究［J］．时珍国医国药，2000，11（4）：291-292.
[150] 胡旭光，邓小慧，李淑贤，等．不同三棱提取物药理活性的比较研究［J］．陕西中医，2009，30（8）：1091-1093.
[151] 陆兔林．三棱总黄酮抗血小板聚集及抗血栓作用研究［J］．中草药，1999，30（5）：439-440.
[152] 满伟．莪术油的药理研究及临床应用进展［J］．时珍国医国药，2000，11（7）：46-47.
[153] 陈晓军，蒋珍藕，韦洁，等．莪术 50%乙醇大孔树脂洗脱部位抗血栓作用及其机制研究［J］．中药药理与临床，2017，33（4）：82-85.
[154] 王秀，夏泉，许杜娟，等．莪术中莪术二酮抗凝血和抗血栓作用的实验研究［J］．中成药，2012，34（3）：550-553.
[155] 张季，宋嫣，王巧晗，等．生、醋莪术对大鼠免疫性肝纤维化及 HSC-T6 增殖和 α-SMA，ProcollagenⅠ表达的影响［J］．中国中药杂志，2017，42（13）：2538-2545.
[156] 覃葆，谢金鲜，杨海玲，等．不同炮制方法对广西莪术姜黄素成分及镇痛抗炎的影响［J］．中国实验方剂学杂志，2011，17（10）：35-38.
[157] 李宗锴，李电东．牛膝的化学成分与药理作用研究进展．中国中西医结合杂志［J］．1998，18（3）：756-758.
[158] 毛平，夏卉莉，袁秀荣，等．怀牛膝多糖抗凝血作用实验研究［J］．时珍国医国药，2000（12）：1075-1076.
[159] 孟宪群，梁珊珊，赵奕，等．川牛膝不同组分体内抗凝血活性研究［J］．中医药信息，2018，35（2）：6-9.
[160] 张培全，刘盈萍，张超．川牛膝提取物清除自由基作用的研究［J］．中药材，2013，36（3）：458-461.
[161] 陈世昆，马君涛，王文兰．水蛭的药理研究及其临床应用［J］．中国医院药学杂志，1997，17（10）：472.
[162] 梁进权，宓穗卿，王宁生．水蛭、虻虫配伍的抗凝血和抗血小板聚集的作用［J］．中药材，2009，32（9）：1347-1350.
[163] 李洋洋，杨乔，胡耀红．水蛭粉对动脉粥样硬化大鼠血管平滑肌细胞的影响［J］．中成药，2016，38（4）：894-898.
[164] 耿晖．地龙药理作用研究概况［J］．时珍国医国药，2000，11（10）：952.
[165] 肖移生，侯吉华，伍庆华，等．地龙对大鼠大脑局灶性脑缺血损伤保护作用研究［J］．中药药理与临床，2009，25（6）：62-64.
[166] 李承德，毛淑梅，康白，等．地龙降压蛋白对自发性高血压大鼠血压及血管紧张素Ⅱ含量的影响［J］．中国实用医药，2008（22）：1-3.
[167] 傅炜昕，李建华，董占双，等．免疫活性地龙肽的制备及其对小鼠巨噬细胞活性的影响［J］．微生物学杂志，2008（1）：36-40.
[168] 郭建，高福云，靳耀英，等．地龙活性蛋白对免疫造血功能的影响及其抗肿瘤作用［J］．中

华中医药杂志，2009，24（5）：670-672.
[169] 马丽．穿山甲的药理与临床研究［J］．中医药研究，2002，18（2）：46.
[170] 张东伟，付敏，彭贤文，等．猪蹄甲与穿山甲抗小鼠骨髓微循环障碍作用的实验研究［J］．中草药，2005（9）：88-91.
[171] 陈林芳等．血竭的药效学研究．云南中医中药杂志［J］.1999，20（1）：31-33.
[172] 邓嘉元，李运曼，方伟蓉．龙血竭总黄酮对乳鼠损伤心肌细胞的保护作用［J］．中国天然药物，2006（5）：373-376.
[173] 陈素，吴水才，曾毅，等．龙血竭总黄酮抗炎镇痛作用及其镇痛机制探讨［J］．时珍国医国药，2013，24（5）：1030-1032.
[174] 曹广军，张静泽，胡迎庆，等．不同工艺提取龙血竭的抗炎镇痛止血作用的比较［J］．天津药学，2005（3）：3-4，34.
[175] 陈玉立，陈素，刘向明．龙血竭镇痛和阻滞神经传导作用的实验研究［J］．时珍国医国药，2010，21（10）：2446-2447.
[176] 向金莲，程睿，张路晗．血竭的活血和止血作用研究．华西药学杂志［J］，2000，15（6）：430-434.
[177] 齐玉歌．生蒲黄与炒蒲黄止血作用的药理实验研究［J］．山西职工医学院学报，2000，10（2）：7-8.
[178] 姜利鲲，黄文权．蒲黄对高脂血症致动脉粥样硬化大鼠作用的实验研究［J］．中国中医急症，2009，18（5）：770-773.
[179] 林洁，贾春燕，王若光，等．蒲黄黄酮对缺氧损伤血管内皮细胞的保护作用［J］．湖南中医药大学学报，2011，31（5）：10-12，19.
[180] 孔祥鹏，陈佩东，张丽，等．蒲黄与蒲黄炭对血瘀大鼠血液流变性及凝血时间的影响［J］．中国实验方剂学杂志，2011，17（6）：129-132.
[181] 马长振，陈佩东，张丽，等．蒲黄炭对大鼠凝血系统影响的实验研究［J］．南京中医药大学学报，2010，26（1）：42-43.
[182] 朱英，来平凡．石菖蒲的研究近况．浙江中医学院学报［J］，2001，25（3）：80-81.
[183] 季宁东，李娟好，李明亚，等．石菖蒲提取液的抗抑郁作用及柴胡皂苷对其作用的影响［J］．南京医科大学学报（自然科学版），2006（12）：1203-1206.

第三十四章 中医男科学与气功

在临床实践中发现，鉴于气功方法在调神、调意等方面对治疗男科疾病尤其是与性有关的疾病的积极意义，某些男性疾病通过气功锻炼便可达到治疗目的。恢复本书第一版气功与中医男科学的相关内容。同时，开展气功与中医男科学的相关研究，必将丰富中医男科临床治疗方法。

第一节 气功与男性性保健

在中国古代，认为气功术可以保养阴精和外肾。如《十问》称："人气莫如竣（朘）精，竣气宛（菀）闭，百脉生疾；竣气不成，不能繁生，故寿尽在竣。竣之葆爱，兼与成菇（嗟）。是故道者发明垂手、循臂、摩腹，从阴从阳。必先吐陈，乃翕竣气。与竣通息，与竣饮食，饮食完竣，如养赤子。赤子骄焊数起，慎勿出入，以情（修）美涅（理），轱白内成，何病有之？"强调男性最重要的是生殖功能，只要采用气功导引、饮食等保养阴精和外肾，人体就能健康无病。古人还认为性生活本身也是一种导引之术。如《素女经》"黄帝问素女曰：今欲长不交接，为之奈何？素女曰：不可。天地有开阖，阴阳有施化；人法阴阳，随四时。今欲不交接，神气不宣布，阴阳闭隔，何以自补？练气数行，吐故纳新，以自助也。玉茎不动，则辟死其舍。所以常行以当导引也。"即是说阴阳交合乃天地之理，同房引动玉茎，辅以吐纳练气，可以宣布神气、交通阴阳而能自补。

古代养生尤其是房中养生专著中，记载了许多将房中术与气功炼丹术融为一体的修炼方法，但其中有相当一部分不仅荒诞不可信，而且以摧残女性身心健康为其修炼基础，因此不仅不宜提倡，且应加以批判。但是其中一些功法对于现代治疗性功能障碍却有启迪之处，如固精之法、养精之法、抑阳之法等。

古代房中养生家尤重固精之法，认为若能做到交而不泄或少泄，对身体就会有更大的好处，因而就有了不同的固精功法。行房固精之法一是在临欲泄精之时，采用呼吸吐纳配合身体局部运动，降低性的兴奋性，控制精液外泄。如《玉房秘诀》说："临欲施动时，闭气大呼，嗔目左右视，缩腹，还精气令入百脉中也。""临欲施泄，大咽气，合齿闭气，令耳中萧萧声，复缩腹合气，流布至坚。""临施，张腹，以意内气，缩后（收缩会阴肛门），精散而归还百脉也。"《玉房指要》中也有类似论述："若欲御女取益，而精大动者，疾仰头张目，左右上下视，缩下部，闭气，精自止。"《洞玄子》所载固精法更为仔细，但其所云固精不专为精液不泄，而且还在于候女快时泄精，如书中道："凡欲泄精之时，必须候女快，与精一时同泄。男须浅拔游于琴弦、麦齿之间，阳锋深浅如孩子含乳，即闭目内想，舌柱上腭，局背引头，张鼻歙肩，闭口吸气，精便自上节限，多少莫不由人，十分之中只得泄二三分矣。"二是在欲泄精时采用按压穴位配合导引之法，以阻止精液外泄。如《玉房指要》引《仙经》云："还精补脑之道，交接精大动欲出，急以左手中央两指却抑阴囊后、大孔（肛门）前，壮事抑之，长吐气，并啄齿数十过，勿闭气也，便施其精，精亦不得出。"《千金要方·房中补益》对此叙述更细："凡人习交合之时，常以鼻多内气，口微吐气，自然益矣……凡欲施泄者，当闭口，张目，闭气，握固两手，左右上下缩鼻取气，又缩下部（会阴、肛门）及吸腹，小偃脊膂，急以左手中两指抑屏翳穴（即会阴穴），长吐气并啄齿千遍。”古人认为以上这些固精之法，其功用有三：①治疗疾病；②提高性生活质量；③养生健身。在今天看来，固精之法虽可致精液逆流膀胱引起刺激症状，但仍不失其现实意义。首先，男女性欲的差异是男性容易启动并很快达到高潮，女性兴奋较慢且要有一定的时间才能达到高潮，如男性能有意识地将射精时间后延，等待女性性欲高潮到来时再射精，则可提高性生活的质量，有利于增进夫妻感情，而高质量的性生活往往有利于身心健康；其次，固精之法对于治疗早泄有效，西医男性学中治疗早泄的捏挤法等与此如出一辙。

炼精保精是房中养生极重视的养生方法。炼精方法种类繁多，但多不可取。唯《医学正印种子编》所载炼精之法较有参考价值：“炼精之法，全在肾家下手。内肾一窍，名玄关；外肾一窍，名牝户。真精未泄，乾体未破，则外肾阳气至子时而兴，人身之气与天地之气两相吻合。精泄体破，而吾身阳生之候渐晚，有丑而生者，次则寅而生者，又次则卯而生者，有终不生者，始与天地不相应矣。炼精之诀，须半夜子时，即披衣起坐，两手搓极热，以右手将外肾兜住，以左手掩脐而凝神于内肾约半个时，久久习之，而精自旺矣。”此炼精之诀，即道家气功之兜肾功。今之人亦倡此功炼精，用以增强性功能和治疗性功能障碍。

抑阳之法即抑制性功能过亢的导引功法，但古籍所载不多。《万病回春》载有一法，并云：“此法不惟速去泄精之疾，久则水火既济，永无疾病。”具体方法是：“夜半子时分，阳正兴时，仰卧，瞑目闭口，舌顶上腭，将腰拱起，用左手中指顶住尾闾穴，用右手大指顶住无名指根拳着。又将两腿俱伸，两脚十指俱抠，提起一口气，心中存想脊背脑后，上贯至顶门，慢慢直下至丹阳，方将腰腿手脚放下。如再行照前，而阳衰矣。如阳未衰，再行两三遍。”此法临床中可以用来治疗性欲亢进，成年未婚或已婚分居的男性也可习此功法。

古医籍中还有闭精功法，即用以治疗遗精的导引方法。《修龄要旨》载治遗精法：“寝寐时调息神思，以左手搓脐二七，右手亦然。复以两手搓胁，摆摇七夕。咽气纳于丹田，握固，良久乃止。”《医学入门》所述治遗精之法则与此稍有所异：“治遗精，以手兜托外肾，一手摩擦脐轮。左右轮换，久久擦之。不惟可以止精，且可以补下元。更擦肾俞、胸前、胁下、涌泉，但心窝忌擦。”

从上讨论可知，古代早就将气功与男性生殖与性功能结合在一起，根据男性特有的生理特点，编制了既能保健防病、增强性功能，又能治疗疾病的男性专用导引功法。从以上所举男性气功功法来看，其练功的基本要求是行吐纳以练气，动身体以练形，去杂念以练神。但因男性生理有其特殊性，在修炼男性导引法时，练形应以外肾为主；练气则应用意念引导将气引行到下部直至会阴；练神不仅要意念清虚，恬淡虚无，摒除杂念，聚精会神，更重要的还在于存想外肾。

通过修炼男性导引功法的练气、练形、练神，不仅可以对男性的生殖与性功能进行调节、保健及治疗，同时亦能增强体质。但要达到预期目的，还要掌握修炼功法中应注意的问题：①练功宜于睡前和早晨起床前进行。②过饥过饱时不宜练功。③练功要持之以恒，坚持不懈，慢慢求效，不能操之过急，不能半途而废。④练功期间既要节制房事，但也不宜禁止房事，既不能因练功而过度抑制性欲，也不能过度房事而影响功法的修炼。⑤不能随便更换功法。所练功法必须根据所患疾病而定，一旦功法选定后就不要轻易更换。⑥认真按照所选功法要求的步骤和要领进行修炼，不能轻易增损功法内容。

第二节　男科常用功法介绍

男科气功功法古今甚多，本节择其疗效较明显且易于学习掌握者加以介绍。

一、坐式内养功

1. 适应证　阳痿、性欲减退。

2. 功法一　正坐凳上，两腿自然分开，平行而垂直于地面，脚底踏实于地，双手自然放大腿上，全身放松，呼吸自然。然后分以下四步进行。

（1）意守丹田：排除杂念，两眼微闭，内视丹田（肚脐内），双耳听力移至丹田，呼气时将丹田轻轻向内吸，意想丹田与腰部相贴，吸气时再将丹田慢慢放松。稍停，再反复2~3次后，静守丹田。

（2）意守命门：待丹田部有跳动或发热感后，将其热气用意念一直引向命门（与丹田相对，位于第二腰椎下），静守命门。

（3）意守会阴：待命门处有跳动或热感后，将此热感一直引向会阴，反复几次后，静守会阴。

（4）练精化气：守以上各窍，可出现举阳及射精感（守会阴时更易发生），有此感觉即可练精化气，不必依次守完各窍。方法是先意守丹田，然后用意念将龟头之气吸向会阴，由会阴提至尾闾，同时闭口咬牙，舌抵上腭，提紧手脚，缩紧肛门，再用意引气由尾闾上提，经夹脊、玉枕，过泥丸，到达上丹田（两眼之间），守住片刻，连同口中津液，送于中丹田（肚脐内）。如此3次，一般阴茎即可痿软，则在中丹田收功，否则仍可再做数次。

（5）收功：用意围绕丹田转圈，先从小到大（从内向外），从左向右上方转36圈，然后反过来从大到小（从外向里），从右向左上方转24圈。

以上功法每天练2~3次，每次1 h，可在2个月内见效。故应保证练功时间。

3. 功法二　升阳法，其姿势、呼吸同功法一。待入静后，意达命门，吸气时以意引气一直催向睾丸，再由睾丸返上来催向阴茎直达龟头，反复进行36次后仍静守命门。

此法每天练1~2次，每次1 h。

二、铁裆功

1. 适应证　阳痿、早泄、遗精、不射精。

2. 功法

（1）推腹：仰卧，全身自然放松，调匀呼吸，排除杂念。将左手在下右手在上重叠，轻柔均匀地从胃脘（剑突下）部向下推摩至耻骨联合毛际下，反复36次。下推时慢慢呼气并用意将真气送入丹田，手上移时慢慢吸气。

（2）分阴阳：体位同上，用两手掌自剑突下向腹部两侧分推36次。分推路线由高渐低，至小腹两侧为止。分推时慢慢呼气，手上移回至剑突时吸气。

（3）揉腹：体位同上，两手掌重叠（右上左下）放于脐下气海穴，先逆时针方向揉50次，再反向揉50次。自然呼吸，意守气海。

（4）捻精索：取坐位，全身放松，自然呼吸。用双手拇、食、中指分别捻动阴茎基部两侧精索各50次，动作先轻渐重，以捻动时舒适不痛、有轻微酸胀感为度。

（5）抖睾丸：取站位，左手托住阴囊下部，右手护住上部，自然呼吸，上下抖动50次，结束时慢慢离手，深吸气，慢慢呼气。

（6）揉捻睾丸：取坐位，自然呼吸，用双手拇、食、中指分别持托同侧睾丸，各轻轻揉捻50次，意念集中于双手。

（7）揉搓阴茎：取坐位，自然呼吸。先将两手搓热后，再揉搓阴茎80~100次，用力先轻后重，先慢渐快，意守丹田。

（8）通背：取站立位，两脚分开与肩平，自然呼吸。两手握空拳，用轻揉的力量以右手按捏左肩及上胸部左侧，以左手同时捶击右侧肩胛骨下方及肾俞、大肠俞、命门、长强等穴20~30次，然后换手，以左手按捏右肩及上胸部右侧，右手同时捶击左侧肩胛骨下方及上述穴位20~30次。

(9) 转膝：站立，双脚并齐，两手掌分别按同侧膝上，双膝靠紧，微屈，身体微向前弯，膝向左、右摇转各50次。自然呼吸。

(10) 滚圆：坐位，全身自然放松，自然呼吸。两脚并拢，脚底踩一约10 cm直径的圆形木或酒瓶，前后滚动50次，意守丹田。

(11) 捶揉腰背：站位或坐位，两脚分开与肩平宽，双手半握拳，同时捶击肾俞、大肠俞、命门等穴位，自上至下，反复10次，然后两手叉腰，以手指和掌力揉按整个腰部，尤以命门穴为主。自然呼吸，意守丹田。

(12) 收功：两手同时放于同侧大腿上，意守丹田，自然呼吸，静坐2~3 min，然后搓揉面部、头颈部及手，站起自由活动3~5 min。

3. 注意事项

(1) 练功时要心情舒畅开朗，思想集中，切忌急于求成。

(2) 每个动作的操作次数及强度，宜由少、轻逐渐增加、增强，以练后无任何痛苦为宜。

(3) 练功前应解完大小便，洗净双手，剪短指甲。

(4) 练功前宜少量进食。

(5) 练功过程中或功后感到不适，宜暂停练功。

(6) 每日早晚各练1次为宜。

三、固精功

1. 适应证　遗精、早泄。

2. 功法一　自然仰卧，枕略高，两目内视，闭口，舌抵上腭，呼吸自然，意守丹田。双手掌相叠（右上左下），以左手心按在肚脐上，先顺时针转圈按摩36次，在逆时针转圈按摩36次。然后双手指并拢，斜立，以丹田为中心，从剑突下推摩到耻骨联合，一上一下为1次，共36次。最后用双手将睾丸兜起，推入阴囊上部耻骨旁之腹股沟内，在其外皮上摩擦，上下左右为1次，共做81次。每天早晚各练1次。

3. 功法二　取坐式，面向低处，两腿伸直，脚尖朝上，自腰部以上身体挺直，两手掌置于两膝上。稍静片刻，先两手轻轻握拳，两臂缓缓回收，两肘尽量背伸，两前臂紧贴胁下；然后两拳松开，掌心朝天，由头顶向上直托，如举重物，两臂尽量伸直，双眼仰视手背，最后头渐渐低下，弯腰，两臂向前向下伸，使手指尖伸向脚趾尖，即为1遍，再按原法练习。开始每次练10遍，然后逐步增加，每日增练1遍。每次练完后，宜在床上静卧或静坐20~30 min。以上动作必须按顺序进行。

四、小炼形

1. 适应证　血精。

2. 功法

(1) 姿势：仰卧于床，枕高13 cm，两腿屈膝，小腿内翻，两脚心相合；左手中指轻抵会阴穴，右掌心劳宫穴贴在神阙穴（肚脐）上。

(2) 吐纳："单吸不呼"吸提法。即鼻吸气时要深、长、柔、缓，将气从丹田提至膻中处，最高不过玉堂处，同时提吸前后阴，但不可用力去提，只依靠吸气时的自然收缩为准；鼻呼气时要自然呼，将气沉下，送至丹田，同时放松前后阴。以练36次为度。

注意，吐纳时不可用顺呼吸法，否则会将气息逼紧在丹田，而引起胸闷、气短、头胀的弊病。

(3) 意念：意守会阴穴。

(4) 功后导引：双掌摩擦贴丹田或腰眼50~300次，以多为胜。

五、放松功

1. 适应证　阳痿、早泄。

2. *功法一* 先取坐或卧式，后改站式。放松，入静，摒除杂念，意守命门。全身放松后默念良性词句，如“松静自然”“身体健康”等。初练时用自然呼吸，以后采取自然形成的腹式呼吸，不过分强调调息。结束时作搓手、抹面梳头、擦耳轮、擦腰动作各数次。

3. *功法二* 于清晨安静处，面朝东方，松衣，准备练功。

(1) 姿势 站立在平地上，两脚自然分开与肩平，两膝微屈，呈坐马式。两手心向下，向外伸直，两臂慢慢抬至胸前，十指分开做握球状，肩、肘、膝自然放松。

(2) 意念 排除一切杂念，放松精神，怀抱战胜病魔及治愈阳痿、早泄的信念。

(3) 放松肌肉 自然呼吸，意念由头部开始，吸气时思想集头（脑）部，呼气时默念“大脑松”，然后按顺序颈部、两肩、胸部、背部、腰部、小腹、臀部、大腿、小腿、脚，依次呼吸放松，每一部位呼吸默念 2~3 遍，然后停顿一下，接着往下，全身放松完毕，意守耻骨周围，放松几次，呼吸几分钟，慢慢收回两手放松，稍作休息，重复 2~3 次，改作意守命门穴 3~5 min 后停止。每日 1 轮，每轮 2~3 次。

六、五线放松功

1. *适应证* 阴茎异常勃起、不射精。

2. *功法* 取仰卧位、坐式、站式均可，一般采用仰卧、靠坐或平坐。自然呼吸，吸气时注意部位，呼气时默念“松软”“松沉”“松垂”或“放松，放松”等。依次意念放松全身五条线，并配合呼气默念上述词句，同时意想肌肉随地心的引力在骨骼上松垂着、耷拉着。

第一条线（前面）：面部—颈部—胸部—腹部—两大腿—两膝部—两小腿一两足背一两足十趾，然后意守大趾 1~2 min。

第二条线（后面）：后脑部—枕项部—背部—腰部—两大腿—腘窝部—两小腿—两足底，然后意守涌泉穴 3~5 min。

第三、四条线（两侧）：头部两侧—颈部两侧—两肩—两上臂—两肘—两前臂—两腕—两手十指，意守中指 1~2 min；两腋—腰部两侧—两大腿外侧—两足—两足十趾，意守大敦穴 3~5 min。

第五条线（中央）：自百会—会阴，纵贯五脏六腑（体腕中轴），直达涌泉，意守涌泉穴 3~5 min。

练功 20~30 min 后，在五条线放松的基础上，再从头到足，笼统地像流水般地向下默想放松，然后缓缓收功。

七、返还功

1. *适应证* 性欲减退、阳痿、遗精、早泄。

2. *功法*

(1) 练功时间：清晨或晚上，最好在夜间子时（夜 11 时至凌晨 1 时）。每次练功 30~60 min。

(2) 练功方向：早晨面向东方，晚上面向西方，夜间面向北方，中午面向南方。

(3) 练功地点与衣着：地点要环境安静、空气清新。衣裤宜宽松，鞋子以平底柔软为佳。

(4) 姿势：站立，头正，两脚分开与肩宽，双手自然下垂于身体两侧。两眼微闭，舌抵上腭。全身放松，排除杂念。

(5) 方法：采用逆腹式呼吸，即吸气时，当胸腔吸到大部分气时，收缩睾丸和肛门，同时吸气到不能再吸为止，呼出废气，随之放松睾丸和肛门。重复 2~3 次。然后慢慢睁开眼睛，轻柔活动各个关节，两手搓热后擦头、脸、耳数下即行。

练此功时：①呼吸要自然，宜缓慢深长；②缩肛及提睾动作要柔和，不能猛提；③全身放松、宁静；④练功开始两月内禁房事。

八、火炼法功

1. *适应证* 阳痿。

2. *功法*　端身正坐，平定呼吸，意念两肾中间一点真气犹如一轮红日，精神意识集中于此，神与火红日轮相会为一。良久，肾水上升，心火下移，水火既济，口腔满口津液渐缓咽下。渐至神与日轮上升绛宫，日轮发出灿灿流金之火，烧遍全身，自觉全身温暖，遍体温暖舒适。存想良久，意引绛宫之火，过泥丸宫，透出顶门，光灿如日，顿觉遍体火光灼灼，无身无我，唯觉一团热流，光彩照耀。

练功约40 min后，缓缓回目下视，导向精神意识向下，安静良久，自觉口中津液满口，分次咽下，休息片刻收功。

九、摩睾丸功

1. *适应证*　性功能减退、阳痿。

2. *功法*　睡前或清晨起床前，仰卧于床上，两腿自然分开、伸直。搓热双手，一手按于丹田；一手拇、食二指将阴茎托握于虎口，两指靠拢固定阴茎，余下的三指轻轻揉捏睾丸，默数81下。然后左右换手操作，数同。手法宜轻柔、缓匀，要有舒适感，思想要集中，排除杂念。如出现阴茎勃起，必须克制。最后改原捏阴茎揉睾的手，兜托阴囊；按丹田的手先逆时针方向搓揉脐周81次，再顺时针方向搓揉81次，同时默念："一兜一搓，左右换手，九九之数，其阳不走"。功完，自然放松，休息片刻，安睡或起床。

十、拓拽推揉捻法

1. *适应证*　阳痿、性欲减退。

2. *功法*

（1）拓：仰卧，双脚微屈，呼吸自然，不强调意守，只求摒除杂念、放松、入静（以下各法要求同此）。拓的部位是腹股沟，先用左手食、中二指沿阴茎根部左侧轻轻向腹内伸进，慢慢向四周探索、拓宽。使沟的宽度能并排放2~3指，深度齐中指的第二节弯曲处，拓4~8次。接着如此再拓右侧。熟练后双手可以同时进行。注意勤剪指甲，指力宜适中。

（2）拽：用单手（左右轮换）握住阴茎（可连带拉住部分阴囊，但不能触及睾丸）向上拽。开始时手劲要轻，以后逐步加力。一拽一放为1次，做8~16次。拽时吸气，松时呼气。意念集中，不得想入非非，以免勃起。

（3）推：上两步的目的，是使睾丸能顺利地推入腹股沟，从而使睾丸、精索得到锻炼。推时，宜先左后右、先单后双。单推时，右手握住慢慢向上拽，这时阴囊已接近腹股沟，左手顺势推睾入沟，此时要谨慎，防止手指重击睾丸。同时要反复练习"推推令睾进入，松松令睾滑下"的动作，做6~10次。然后再练右侧推，方法同上。单推熟练后可练双推，反复练习，达到进出自如。

（4）揉：双睾推入沟后，顺势用双掌掌心（或四指）捂出沟的通道，并轻轻在睾丸上面皮层揉动8~16次，使其得到充分按摩。

（5）捻：包括二捻。①捻精索：先捻阴囊内精索，用拇、中指捏住精索，轻轻捻动，要逐段捻，每段反复数次，由少到多，但不超过32次。捻时用力不可过大，以有酸胀感而不感痛楚为宜。后捻沟内精索，方法相同，但次数减半。②捻阴茎根部：用拇、示指捏住阴茎根部后轻轻捻动，同样以略感酸胀为宜。

本功法适宜于中老年男性修炼。本法不强调以意提睾，练时应顺应自然。若推睾入沟后不能使其暂时滑下时，绝不可用蛮劲硬推或吸气提睾，以免出现偏差，尤当注意。

十一、五龙盘体功

1. *适应证*　阳痿。

2. *功法*

（1）端身正坐，叩齿36次，搅舌后鼓漱口腔，吞咽津液，轻搓涌泉穴左右各99次，继而松宽衣带，放松形体。

（2）取东首卧位，面向右侧，枕头高低适中，口唇轻闭，舌抵上腭，闭目或微闭目养神，右上肢外展，曲肘仰掌于枕上，手指微曲。左上肢屈肘，左掌心劳宫穴正对脐心。右下肢放松，保持自然弯曲，左下肢屈膝为45°，双足趾内收（不用力，用意念调整），含胸，躯干内弯，形如弓状。

（3）自然呼吸，调匀为宜。以后调神时，呼吸任其自然。即要求心静神宁，排除杂念，内视生殖器，意念高度集中于会阴部。

十二、壮阳固精功

1. 适应证　阳痿、早泄、遗精、滑精。

2. 功法

（1）搓涌泉：盘膝而坐，双手对搓发热后紧握两足面，从趾根处开始，经踝关节至三阴交（内踝关节端上3寸，胫骨内侧缘后方凹陷处）一线，用力来回摩擦20~30次，然后左右手分别搓涌泉穴81次。搓动时意守涌泉，动作宜不缓不急而稍带节奏。

（2）摩肾俞：两手掌贴于肾俞穴，两手中指对命门，双手同时按从上到下、从外向里的方向做环形转动按摩36次，并意守命门。

（3）抖阴囊：背靠实物取半仰卧位，两腿伸直分开，意守丹田。一手扶持阴茎，另一手食、中、无名三指托住阴囊下部，上下抖动100~200次，换手再抖动100~200次。开始时手法要轻，逐渐加力，待有一定基础后，改为单掌上下拍打阴囊100~200次。

（4）疏任督：一手置于会阴穴，另一手侧放于曲骨穴，然后两手同时用力摩擦睾丸、阴茎100次，换手再擦100次。初练时力度要轻，以后逐渐增加。操作时意守丹田，自然呼吸，不急不躁。

（5）提阳根：一手以劳宫穴紧贴丹田穴，另一手握阴茎（龟头外露）用力上、下、左、右各提拉100次。操作时放松意守部位，不思不念，自然呼吸，全身放松，不要紧张。

（6）壮神鞭：两手掌夹持阴茎（露出龟头）逐渐加力来回搓动100~200次。操作时自然呼吸，不要憋气。如出现性快感或射精感时，以一手持阴茎，另一手食、中二指从输精管根部点压会阴穴，同时收腹提肛，用意念控制，待性快感或射精感完全消失后，侧卧休息数分钟或重做提阳根与壮神鞭两节功法。随着练功时间的延长，冲动感就会自行消失。

（7）固精体：此功法是在前6节功修炼百日以后才能进行的功法。其法是在房事过程中即将要射精时，即停止摩动（阴茎不退出），同时缩肛收腹并用意念控制射精，待冲动停止后继续摩擦片刻，视情况结束房事。初次不能控制属正常现象，修炼3~5次后即可控制射精。

3. 注意事项

（1）练功次数要逐步增加，初练时每日1次，以后可每日增加至3~4次。

（2）不要随意改变意守部位。

（3）练功前不喝冷水或冰凉饮料。

（4）练功时小腹不能坦露，寒冷时节要注意保暖，避免受凉。

（5）饭后、过劳、发热以及心情不畅时不练。

（6）初婚、未婚青年以及无主治病症者，不宜随便修炼此功。

十三、吐纳固精功

1. 适应证　遗精、早泄。

2. 功法　站立，全身放松，以意引气吞之，如咽甚硬物，送入脐丹田，至腹部有饱满感，然后徐徐呼出；接着第二次吞气，过中丹田，直入海底（会阴），再循督脉上升，至昆仑（百会），然后呼气，同时意引降入海底。如此3遍后，把气收稳于丹田，收功。

在练功过程中，气升昆仑时会阴穴有凹进的感觉，意降海底时会阴穴有鼓突的感觉，并有一股热流或好像有一道白光在中宫上下升降的感觉，这属正常现象。

十四、保精益神功

1. *适应证*　遗精、早泄。

2. *功法*　平身仰卧，解衣赤身，直手舒脚，头安枕，足着床。目不远视，耳不旁听，凝神静心，调息渐入静境。慢慢将腰部悬空，闭气，摆身10余次；面颜觉热时为精气上至泥丸，即用双手沐浴样搓面15次；接着舌搅口腔，待津生满口后慢慢咽下，用意送达丹田。如此3次后稍停片刻，用一手兜外肾囊，一手摩擦丹田，左右换手各81次，而后用意提阴茎如忍小便状，意想身中元真、精气自尾闾上至泥丸，复下过鹊桥降至丹田。如此为第一遍功毕。可续行第二遍，然后安稳入睡。

十五、提睾功

1. *适应证*　阳痿、早泄、遗精。

2. *功法*　取站立位，两脚分开与肩宽，两膝微屈。排除杂念。两手由下往上提，掌心向上，两中指相对如托物状。缓缓吸气，舌抵上腭，两手随势上托提气。意念由涌泉拔气上提，经两足内侧至会阴，将会阴之气上提入腹，至气海、下脘即可。

由涌泉至下脘，吸1/2的气，接着缓缓呼气，同时将舌放平，两手翻转，掌心朝下，随降气下推，只呼出1/4。足趾着地，以逆式呼吸法。吸气时收腹，提会阴，用意将气由涌泉经足内踝直提至会阴入腹，由会阴上至中脘穴，入膻中穴。两手掌亦随之提到膻中。身体向前倾30°，再反掌，渐渐下推，将气由膻中经中脘、下脘、气海、内踝送至涌泉。意念之气由涌泉穴入地3尺，每入1尺，吐一口气，吐气时足趾放松。

练此功时要注意两点：①提腹，除按上述功法外，呼吸要均匀，通过腹部的收缩、提吸，同时使会阴随吸上提，阴囊、睾丸以及生殖器上提，使整个会阴部处于紧张状态。②要辅以搓擦阴囊，即完成上述功法后，以双手心轻轻搓擦阴囊5~10 min。

十六、内养功

1. *适应证*　早泄、不射精、遗精。

2. *功法*

（1）练功姿势：一般先由卧式开始，卧式的侧左、侧右及仰卧的选择，应根据病情及个人习惯而定。仰卧式与侧卧式可互相配合，也可单独运用。体力已恢复者，可采用端坐式。

（2）呼吸法

1）第一种呼吸法：轻合其口，以鼻呼吸，先行吸气，同时用意领气下达小腹；吸气后，不行呼气而行呼吸停顿，片刻后再把气徐徐呼出。此法的呼吸运动为吸—停+呼。在呼吸的同时，默念字句，一般先由3字句开始，以后逐渐增加字数，但字数不宜超过9个。要选择“静”“松”“美好”“健康”等内容的词句。此呼吸法适用于青壮年及实证者。

2）第二种呼吸法：以鼻呼吸或口鼻兼用。先吸气，不停顿随之徐徐呼气，呼毕再停顿。此法的呼吸运动为吸+呼—停。同时默念字句，内容同上。此呼吸法适用于中老年和虚证者。

（3）意守法

1）意守丹田：意守时不必精求一点，或拘泥过分，可想象一个球形体设在小腹内。宜于虚证者。

2）意守膻中：意念默默回忆两乳之间以膻中穴为中心的一个圆形体，或意守剑突之下心窝区域。

3）意守脚趾：两眼轻闭，微露一线之光，意识随视线注意脚大趾。此法适用于实证者。

练此功需注意，在胃张力低下、蠕动波较弱及胃黏膜脱垂症者，不宜选择右侧卧位。

十七、吸舐摄闭功

1. 适应证　逆行射精。

2. 功法　取坐位、卧位、站式均可。全身放松，将臀及大腿夹紧，吸气时腹部臌气，呼气时腹部凹陷。一呼一吸为1次，反复15~20次。舌舐上腭，同时肛门向上提收，提肛后稍闭气5~10 s，然后再呼气，全身放松。如此反复做20~30遍。

每晚睡前练功，练功前用水洗净会阴部。

十八、提擦摩搓颠法

1. 适应证　慢性前列腺炎、阳痿、早泄、遗精。

2. 功法

（1）提　将肛门与睾丸往上提。以提肛带动提睾，每次提24次。提时吸气，松时呼气。

（2）擦　将阴囊上翻于小腹，双睾分放于左右，双掌轮番从会阴处向上轻轻摩擦阴囊，每次擦36个来回。左手上擦时吸气，右手上擦时呼气。

（3）摩　用右手托住阴囊、阴茎，右手食、中指在会阴处轻轻按摩36圈；以后双指沿着阴茎慢慢向上轻轻按摩，一上一下为1次，做8次。上摩时吸气，下摩时呼气。

（4）搓　双掌心相对，轻轻搓动阴茎和阴囊，分别搓36个来回。搓2次呼气，搓2次吸气。

（5）颠　将右手掌托住阴囊，向上轻轻颠动，使睾丸跳动。开始练功颠24次，练一段时间后可颠36次。呼吸方法同上。

3. 注意事项

（1）意守会阴，全身放松，完全入静，不得想入非非，避免阳举。

（2）初练时手势要轻，以不感痛苦为准。“摩”“擦”时注意不要碰击睾丸。

（3）本功最宜仰卧于床上进行，早晚醒后睡前各1遍，有条件时在中午前后增做1遍。如发病期，小便后可单做“搓法”，用力要轻。

十九、抑火制阳功

1. 适应证　性欲亢进、阴茎异常勃起。

2. 功法　当欲火来潮时，全身放松，内视龟头，深吸气，以意领气经会阴，提一下肛门，入长强穴，沿督脉直上百会穴，下颏内收，呼气入脑，内视百会穴，反复呼吸运动。

要求呼吸平静，做到缓、慢、细、长，一般呼吸3~5次即可平息欲火。练功姿势不限。

二十、振阳起痿功（阳痿导引功）

1. 适应证　性欲低下、阳痿。

2. 功法　取仰卧位，宽衣松带，枕平肢展，全身放松，安心宁神。待入静后神注下丹田，以内听、内视帮助放松入静。呼吸自然，待肢体放松后呼吸逐渐加深放慢、匀细，运到小腹胀麻，有温热得气感。一旦得气，意气加强，采用升降、开合功以调动全身气机增强下丹田气感。每次练30 min，早晚各练1次。

练完上功后，双掌重叠（左手在下）贴于小腹按摩，先逆时针36周，后顺时针36周。继而双手合掌托握阴囊、睾丸、阴茎，进行搓挤揉（力度适宜均匀）15 min，频率为每分钟100次，以外肾诸器发热为度。

二十一、简易壮阳功

1. 适应证　阳痿、性欲减退。

2. 功法　先解大、小便，取站式或坐式均可。然后交替练习以下两法。

（1）提肛法　排除杂念，全身放松，呼吸细柔深长，舌抵上腭，入静。缓缓吸气，以意引气从鼻入，经膻中下降，纳于丹田。同时慢慢收提肛门，使气由肛门上行，与下行之气交会于丹田。然后徐徐将气由丹田、经膻中，从鼻孔呼出，同时逐渐放松肛门，并以意引气，从丹田下达于肛门。

（2）意守法　入静后，意守丹田。有基础后，会出现丹田发热、跳动感。此时便可意守命门，即以意引气，由丹田达命门。当命门产生发热和跳动感后，再意守会阴。收功时再将气引回丹田，自然呼吸 3~5 min，搓搓手和脸，然后缓缓起立，活动四肢。

以上两法交替进行，每日早晚练功 1 次。每天练功时间提肛法以百息之内为宜，意守法可稍长。过饥过饱不宜练功。

二十二、红砂功

1. 适应证　前列腺炎。

2. 功法　直立，两脚与肩同宽，含胸收腹，全身放松，舌抵上腭，排除杂念，鼻吸鼻呼。接着按顺序做以下练习。

（1）两臂下垂，掌心向下，手指朝前方。吸气时要缓慢并以意引气入丹田，同时两臂上收。呼气时，脚趾抓紧，提肛，少腹外挺，以意领气自丹田贯至双手掌，两手掌慢慢下按复原。如此反复做 49 次。

（2）两臂朝前平行伸直，掌与肩平齐，手心向上，呼吸要求同前。吸气时两臂收缩，意想贯气到手掌慢慢向前推回原处。反复做 49 次。

（3）两臂向上直举，手掌托天，呼吸要求同前。吸气时两臂收缩，意想贯气到手掌后，手掌慢慢推回原处。如此做 49 次。

（4）两臂左右平行伸出，手心朝外，手指向上，呼吸要求同前。吸气时两臂收缩，意想贯气到手掌后，手掌慢慢向外，左右推回原处。如此做 49 次。

（5）两臂下垂，掌心向下，手指向前。吸气时，以腰为轴，先向左转，脚不动；左转时，双手向里交叉贴身向上画圆弧；当上身完全朝左时，双手向上画弧，交叉在头顶，然后左右分开，掌心向外，同时吸气变呼气。呼气要求同前，意想气从丹田贯到手掌后，手掌向外按，慢慢下落，身体逐渐转回原势。然后再向右转，动作呼吸同左转。如此做 49 次。

二十三、炼精提肾法

1. 适应证　性欲低下、阳痿、精子异常。

2. 功法　面向南，双脚平行站立与肩同宽。下颏微抬，全身放松。宁神静气，上虚下实。吸气时意念收提外肾与内肾合一，呼气时全身放松，外肾降回原位。如此反复吸呼若干次。

意念及作用：以心行气，宜徐徐行之，介于有意无意之间。练功纯熟后，亦可变行气法为意守法，意守丹田和命门，可感知“腹内松静气腾然”“肾间动气精气微”。似守非守，练养相兼，使精旺气充。最好早晨（太阳未出前）在树丛中练习。

二十四、卧式内养功

1. 适应证　遗精。

2. 功法　仰卧于床上，枕略高，两目内视，闭口，舌抵上腭。入静后呼一口气，将肛门一缩一提，同时小腹内收；吸气时，用意引气由尾闾沿督脉上达脑后玉枕，用目向上一瞟，令气经头顶下溜至印堂；少停片刻再呼气，用意引气，连同口中津液下沉于丹田。此为一周，反复练习。此外，在肛门提气上行，直至下沉丹田前，还须手指脚趾稍稍用力往上勾，即脚趾向小腹方向翘，手指呈半握拳形，至气沉丹田后，再恢复原来状态。

二十五、闭精止遗功

1. 适应证　遗精、早泄、性欲亢进。

2. 功法一　解小便时，咬牙卷舌，含胸拔背，膝微弯曲，排尿 1/4 左右时，急切刹住，下身向后略移，外阴内缩，脚趾抓紧，同时吸气至腹闭住，肛门、会阴上提，意念将似泄而未泄出的尿回至膀胱，心中默念 1、2、3 后，再将尿排出。同时轻轻吐气，脚趾松开，下身缓缓向前，全身放松。当尿排出 1/2 左右时，又急切刹住，重复上述做法。如此 4、5 次。排完尿后再做一遍，然后收功。同房欲射精时，可用此法迅速抑制射精。

3. *功法二* 每次小便前闭目，稍作入静放松，顺式呼吸，缓慢地吸气，解小便与收阴提肛三者同步进行，并意念引下阴之精气经会阴、长强、命门沿脊髓进入大脑。小便完后慢慢吐气，吐气时内视下丹田，将大脑的精气以意念引存于下丹田。

4. *功法三* 欲解小便之前，解开裤带，欲作小便态，先将体内浊气分三口吐出，鼻吸口呼，身体随之放松，然后深吸一口气纳入丹田，而后闭息，以意引此气从丹田至会阴，沿督脉上百会，即意守百会穴，始行小便。小便将完时，微微用力缩肛提阴 3 或 4 次，将尿道内余留小便排尽。在此小便解完时，意念有一股绿色之水从天而降注入百会，随着呼气，又以意引此绿水缓缓从百会下行流入丹田，意想丹田为一无色立体圆球，在呼气将尽时，绿水正好注满丹田，两者最好同步完成。不可憋足尿再练功。

以上三种功法只宜单选一种修炼，不宜交叉进行。

二十六、冲任督带导引功

1. *适应证* 男性更年期综合征。

2. *功法* 本功法包括晨功（坐式）和晚功（卧式）。

（1）晨功：端坐于床上，两足盘屈，两脚底相对中间隔一拳之距。两手交叉胸前，分别以双手扶按双乳，两目微开视鼻端，调息，入静，意守丹田。舌舐上腭，叩齿 36 遍，令华池之水（口中津液）充满口中，以意引华池之水循冲任二脉之途径下入丹田，片刻以意领气导丹田之气循带脉经路（从左向后）绕行一周，贯气入血海，复出会阴，稍顿，导气绕肛穿尾骶，循脊上行，沿督脉经路过往上巅，于百会穴稍顿。此时复以意领气从巅入口，化为阴津（华池之水）。如此为一周，行 16 周。功毕，以手抚摩双乳 4 min，接着以左手抚丹田，右手抚腰，分别向横向相反方向揉摩 50 次，换手再揉摩 50 次。之后，左手食指揉按右足涌泉穴，右手食指揉按左足涌泉穴，各揉按 80 圈。至此收功、起床。

（2）晚功：仰卧于床上，两手抚乳，两大腿稍分开伸直，两大拇趾靠近。双眼微开平视鼻端，调息，入静。舌舐上腭，叩齿 36 遍，咽津，以意念送华池之水循腹正中线冲任经脉至脐丹田，稍顿，复领气入口化津。至此为一周，行 16 周。功毕，双手交叉抚摩双乳 4 min，然后双手上下轻轻摩擦小腹至发热为上。至此收功，可入睡。

二十七、自我按摩法

1. *适应证* 遗精。

2. *功法*

（1）擦丹田：先将两手掌相摩令热，然后以左手紧托阴囊，右手掌摩擦丹田 100 次，右手擦毕改为左手，轮换进行。

（2）摩内肾：两手在腰部上下摩擦 100 次。

（3）按会阴：以中指端按压会阴穴，同时收缩肛门，提吸小腹，一松一紧地按压 50 次。提缩时，指端在穴位上可以感到有软肉的松动。

（4）擦涌泉：左右各擦 100 次。

3. *操作要领*

（1）操作时呼吸自然，全身放松，舌抵上腭，且要不时搅动，口中津液稍多时，缩腹提肛如忍大便状，同时用力咽下津液，其咽数以多为妙。

（2）按摩时除指压会阴穴外，其他地方以擦到发热为度，不宜用力过猛。

（3）练功时间以早晨起床后、晚上临睡前为宜。

二十八、遗精导引功

1. 适应证　遗精。

2. 功法　23时至凌晨1时时练功。仰卧于床上，闭目闭口，舌抵上腭，将腰拱起，用左手中指顶住尾闾穴，用右手大指顶住无名指根握拳，又将两腿伸直，两脚趾抠起，提起一口气，以意引气从脊背脑后上贯至顶门，又慢慢直下至丹田，然后将腰腿手脚从容放下。如此反复做2~3遍。接着以一手兜阴囊，一手摩擦脐周，左右轮换，各擦49次后，再摩擦肾俞、胸前、胁下（心窝部忌摩擦）、涌泉各1~2 min。功毕，侧身屈腿而睡。

二十九、提肛缩阴功

1. 适应证　遗精、早泄、性欲减退。

2. 功法　此法不受时间、地点限制，何时何地只要有空余时间即可修炼。练其法时调匀呼吸，舌抵上腭，意守会阴，缩阴提肛，深吸气时提缩，呼气时放松，一收一松为1次，可反复30~50次。每天练功1~3次。

三十、保健功

1. 适应证　遗精、阳痿、早泄、性欲减退、房劳诸症。

2. 功法

（1）静坐：两腿盘膝而坐，两眼微闭，含胸，舌尖轻抵上腭，全身肌肉关节放松，排除杂念。以两手四指轻握拇指置于两腿膝部，拳眼向上，意守丹田。用鼻自然呼吸50次。静坐后深呼吸50次。

（2）耳功：先以双手指按摩耳轮各18次，然后将两手小鱼际置于两耳屏处。掌心压向耳轮以堵塞耳道，手指放后脑部，用食指紧紧压在中指上面并迅速下滑，用力弹击后脑部24次。

（3）叩齿：思想集中，上下牙齿叩击36次，力量由小加大，发出响声。

（4）舌功：用舌头在口腔内搅动，依次在牙齿的外上、外下、里上、里下轻轻搅擦，内外运转49次。

（5）漱津：闭嘴，将舌功搅舌时所生之津液鼓漱36次，分3次慢慢下咽，同时以意引津下达丹田。

（6）擦鼻：用两手拇指指背擦热后轻擦鼻翼两侧各18次。

（7）目功：轻闭双眼，双手拇指微屈，用拇指关节处轻擦两眼皮各18次，再擦眼眶上部眉毛处各18次。擦完后眼珠左右旋转各18次。

（8）擦面：将两手掌互相搓热后，沿前额经鼻柱两侧往下擦，直至下颌，再由下颌反向上至耳前回前额，如此一上一下共做36次。

（9）颈功：两手指相互交叉抱住后颈部，仰视，两手与颈争力9次。

（10）肩功：以左掌揉右肩18次，再以右掌揉左肩18次。

（11）夹脊功：两手轻握拳，两上肢弯曲，肘关节成90°角，两上肢左右交替前后摆动各18次。

（12）搓腰：先将两手掌相对搓热后，搓腰部各18次。

（13）搓尾闾：以双手食指、中指搓擦尾骨底两侧，各搓36次。

（14）擦丹田：两手搓热，先用左手掌沿大肠蠕动方向绕脐作圆圈式搓擦按摩，即由右下腹至右上腹，再往左上腹至左下腹，再返回右下腹，共按摩100圈。再将两手搓热后搓擦丹田穴100次。

（15）揉膝：用两手掌同时搓揉两侧膝关节，各揉100次。

（16）擦涌泉：用左手食指、中指擦右涌泉，用右手食指、中指擦左涌泉，各擦100次。

(17) 织布式：两腿伸直并拢，坐定，足尖向上；手掌向外置于胸前，两手由屈变伸，掌心向脚尖方向推去，尽量靠近足尖，躯干向前俯曲以辅助之，同时缓缓呼气。掌心推至极限时即返回，此时掌心向里，配以吸气。如此往返36次。

(18) 和带脉：盘腿坐定，双手叉腰，拇指在后，余四指在前，双手沿带脉（即系腰带之一圈）滑动摩擦，如此往返10次。然后两手握紧置于胸前，上身旋转，自左而右和自右而左各转16圈。旋转速度宜缓，呼吸均匀。最好在旋转至身体前倾时吸气，后仰时呼气。

此功法对各种性功能减退和障碍都有明显的辅助治疗作用，可以选择部分节段修炼，也可以全部练习。

三十一、吊裆功

1. 适应证　不射精。

2. 功法　两脚分开与肩等宽，两膝微屈，两足尖内扣，双足成倒八字，虚弄顶劲，含胸拔背，沉肩坠肘，两手自然下垂，周身放松，舌抵上腭，两目微闭视鼻端，意守丹田。守丹田5 min后，重心左移，以右脚跟为轴，向右外撇45°，踏平，重心移到右脚上；同时左脚提起向左前方跨出一脚半，脚跟着地，然后踏平，成高左弓步，两手掌平放在左腿上，右手放在左手上，重心在两腿之间，腿股内收，身正项直，气沉丹田。吸气时收缩下腹及会阴，以意引气上走命门、大椎、百会，下印堂、人中，然后呼气意引人中之气下走龈交、中脘、丹田。此时觉睾丸往下降。如此反复36次后，重心移在右脚上，以左脚跟为轴，向左外撇45°，踏平，重心移在左脚上；同时右脚提起，向右前方跨出三脚，脚跟着地踏平，成右弓步，两手掌平放在右腿上，掌心朝上，右手在下，左手在上，重心移在两腿之间，腿股内收，身正项直，气沉丹田，呼吸要求同前。接着重心右移，左脚提起向前踏平，恢复站式，唯左手拇指按在脐上，继之右手拇指放在左拇指上，静守丹田3 min。最后两手握空拳，交替捶打同侧睾丸81次，用力要柔和，以酸胀不痛为宜。

求嗣节育篇

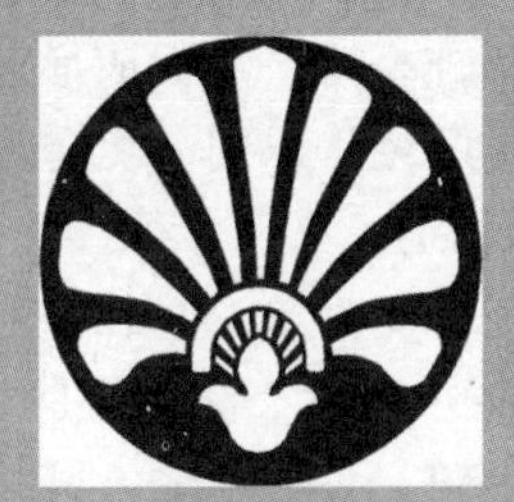

第三十五章　中医求嗣论述

第一节　源流概述

中医学对人类生育繁衍的认识源远流长。《易传》曰：“天地氤氲，万物化醇；男女媾精，万物化生。”《内经》则较全面地阐述了人类生长、发育、生殖及生殖能力衰竭的现象和机制。如《素问·上古天真论》谓：“丈夫……二八，肾气盛，天癸至，精气溢泻，阴阳和，故能有子。……七八，肝气衰，筋不能动，天癸竭，精少……八八……天癸尽矣……而无子耳。”“女子……二七而天癸至，任脉通，太冲脉盛，月事以时下，故有子。……七七任脉虚，太冲脉衰少，天癸竭，地道不通，故形坏而无子也。”并明确指出生育与男女双方均有关系。《灵枢·天年》中谓：“人之始生……以母为基，以父为楯”；《灵枢·决气》谓：“两神相搏，合而成形。”南齐褚澄的《褚氏遗书》有关求嗣的论述，内容更加广泛。尤其可贵的是当时已经认识到了晚婚晚育、少生少育对保证优生优育的重要意义。如：“合男女必当其年，男虽十六而精通，必三十而娶；女虽十四而天癸至，必二十而嫁，皆欲阴阳完实而后交合，则交而孕，孕而育，育而为子，坚壮强寿。”说明适龄婚育对下一代体质的强健有重要作用。唐代孙思邈的《备急千金要方》卷二首篇即是“求子”，谓：“凡人无子，当为夫妻俱有五劳七伤，虚羸百病所致，故有绝嗣之殃。夫治之法，男服七子散，女服紫石门冬丸，及坐药荡胞汤，无不有子也。”孙氏不仅指出了夫妻无子的原因，而且拟定了夫妻应服的药物。宋代陈自明在《妇人大全良方》卷九“求嗣”门中谓：“凡欲求子，当先察夫妇有无劳伤痼疾，而依方调治，使内外和平，则有子矣。”书中指出了提倡婚前体检的意义，而且还记录了治疗男性不育症的“七子散”“庆云散”。明代万全所著的《广嗣纪要》是一部专论生育的妇科书，书中谓：“一曰修德，以积其庆；二曰寡欲，以全其真；三曰择配，以昌其后；四曰调元，以却其疾；五曰协期，以会其神。遵而行之，有子之道也。”该书在“寡欲篇”中谓：“男女配匹，所以广胤嗣，续纲常也，厥系匪轻。求子之方，不可不讲。夫男子以精为主，女子以血为主，阴精溢泻而不竭，阴血时下而不愆，阴阳交畅，精血合凝，胚胎结而生育蕃矣，不然，阳衰不能下应乎阴，阴亏不能上从于阳，阴阳抵牾，精血乖离，是以无子。”在“调元篇”里引丹溪谓：“无子之因，多起于父气之不足，岂可归罪于母血之虚寒。”强调了男方因素导致不育的重要性。男女健康是生育的基础。若体质不健康，则应通过调养补益而后生育。否则交而不孕，孕而不育，育而不健。在该篇中设有因男子有病而致不育的治疗方剂，如螽斯丸、壮阳丹、养精种子方、血余固本九阳丹、乌发种子、补阴丸等。该书的“协期篇”指出最宜受孕的时间是月经前半期；还介绍了性医学知识，认为和谐的性生活更容易受孕生子。并指出受孕之后男子别寝不再交合，严遵胎教之法。明代王肯堂的《妇科证治准绳》求子篇强调：“欲求子者，必男女同治。”进一步指出女子“求子之法莫先调经。每见妇人之无子者，其经必或前或后或多或少，或将行作痛，或行后作痛，或紫或黑或淡，或凝而不调，不调则气血乖争，不能成孕矣。”并附有许多调经种子之方剂。指出男欲求子者，宜重视聚精之法，一曰寡欲，二曰节劳，三曰息怒，四曰戒酒，五曰慎味。并附有男子无子的治疗专用方，如葆真丸、千金种子丹、聚精丸、五子衍宗丸、十子丸等。明代岳甫嘉在其《医学正印种子编》中，专门研究男人种子，对养精的方法、炼精的手段、交合时间的选择、服药的忌宜等都做了专门论述，将影响种子的多种因素，都做了分析。种子的内服药包括心肾种子丸、中和种子丸、滋阴种子丸、生精种子丸、河车种子丸、壮阳种子丸、补阴种子丸、千金种子丸、斑龙种子丸、通真延龄种子丸、固本健阳种子丸、柏鹿种子丸、种子延龄酒、补肾健脾益气种子煎方、熏脐延龄种子方等 34 方，匠心独运。清代叶天士的《秘本种子金丹》是一部内容十分丰富的生育专著。他在种子总论中指出："种子之法，男当益其精，而节其欲，使阳道之常健，女当养其血，而平其气，使月事以时下，交相培养，有子之道也。""种子之法，男子必先养精，女子必先养血。今人之无子者，往往勤于色欲，岂知施泄无度，阳精必薄，纵欲适情，真气乃伤，妄欲得子，其能孕乎？"并介绍袁了凡先生的养精五法，指出五者之中，寡欲第一，"寡欲则不妄交合，聚精会神，待时而动，亦何求而不得欤？"所谓待时而动，就是掌握"真机""的候"之时（相当于女子的排卵期）。书中设有许多种子之方。男子服方有无比山药丸、梦熊丸、种子丹、固本健阳丹、还少丹、赞育丹、补阴丸、壮阳汤、毓麟珠等。治女子无子的方药更多。

生育专著还有俞桥的《广嗣要语》、徐春甫的《螽斯广育》、蔡龙阳的《螽斯集》（百家名书所刻改名为《广嗣须知》）、李盛春的《胤嗣全书》、钱大义的《求嗣秘书》、袁黄的《祈嗣真诠》、胡孝的《种子类纂》、程云鹏的《种嗣玄机》、包诚的《广生编》等，对于毓麟种子均有重要参考价值。

第二节　求嗣的生理基础

中医学认为，"精"是构成人体的基本物质，也是人体生长发育及各种功能活动的物质基础。《素问·金匮真言论》谓："夫精者，生之本也。"父母的生殖之精，是构成胚胎的原始物质。男女交媾成胎，男则主要是精气的作用，女则主要是阴血的作用。正如明代医家万全所说之"精血合凝，而胎元成矣"。因此，父母精血旺盛与否，精血质量的高低，都对精卵细胞的质量及胎儿的健康状况产生重要的影响。所谓男子以精为主，是指男子生殖器官正常，无精清、精冷、精稀、精少等症。所谓女子以血为主，是指女子血脉正常，经水如期，血量适中。根据现代医学研究，求子的生理基础包括：①男方能排含正常数量、形态和活动能力的精子；②女方能排出正常的卵子；③精子、卵子能够结合以及受精卵能够着床。中医学论生育，特别强调女方月经正常与否。一般月经正常者，14 岁即可初潮，月经周期一般为 28 d 左右（1 月 1 行），经期 3~5 d，血量适中，颜色正常。相当于月经周期的中间（严格地讲是下次月经前 14 d 左右）即是排卵期。如在排卵期性交，即可以精卵结合而成孕。经水如期，则是有规律的排卵。月经不调，经行不定，则可能是无排卵性月经；或虽有排卵，但无排卵规律，受孕机会也会减少。故月经是否正常，是排卵功能正常与否的表现。男子之阴精，西医学称为精液，为白色或灰白色不透明的液体。男子每次排精量应不少于 1.5 mL，排出体外不超过 60 min 即可自行液化，每毫升含精子数应不小于为 0.15 亿，活动精子占 40%或以上，正常形态不低于 4%。

第三节　影响求嗣的因素

影响求嗣的因素多而且杂。概言之，可归纳为以下几个方面。

一、肾气的强弱因素

肾藏精，是主宰人体生长发育和生殖的主要脏器。人体出生之后，身体逐渐发育，肾的精气逐渐充盛，从而产生一系列的生理变化。发育到了青春期，肾的精气进一步充盛，产生了一种促进生殖功能的物质，即“天癸”。于是，男子就产生了精子，女子月经按期来潮，具有生殖能力。《素问·上古天真论》早有精辟论述。《女科经纶》亦明确指出：“男女有子，本于天癸至而肾气盛实之候也。”说明了肾气的强弱是影响求嗣的一个重要因素。

二、体质的健康状况

《备急千金要方》谓：“凡人无子，当为夫妻俱有五劳七伤，虚羸百病所致。”此说明了夫妇双方身体健康状况与生育有密切关系。慢性疾病如血液病、慢性肾炎等均可引起不孕。内分泌系统的疾病如脑垂体、甲状腺、肾上腺等各方面的腺体功能紊乱也可引起不孕。另外，职业性中毒病、营养不良、慢性酒精中毒也可以成为不孕症的原因。所有这些因素造成不孕不育，往往是先通过影响卵巢或睾丸的功能，而使月经失调或睾丸的生精障碍导致不育。

三、精血的盛衰状况

男女交合，精血合凝，胎元即成。精血质量高，则胚胎的形成及质量也高。因此，古人认为，男贵养精，女贵养血。男女精血旺盛，则能促进胚胎的形成和发育。明代万全《广嗣纪要》谓：“夫男子以精为主，女子以血为主，阴精溢泻而不竭，阴血时下而不愆，阴阳交畅，精血合凝，胚胎结而生育蕃矣，不然，阳衰不能下应乎阴，阴亏不能上从乎阳，阴阳抵牾，精血乖离，是以无子。”说明精血旺盛，是成胎生育的保证。否则可致不育。节制房事，养精蓄锐，对胎元的形成具有重要的意义。

适度的性生活可以调节情志，调和气血，对身体有益。如性生活无度，则肾中阴阳戕伐，使精卵质量降低，对男女双方的体质和胎元形成均无益处。《广嗣纪要》谓：“纵欲无度则精竭……精竭于内则阳衰于外，痿而不举，举而不坚，坚而不久。”“尝见男子近女，一宿数度，初则精，次则清水。……女子之血……上为乳汁，下为月经，交合浸淫之水与夫漏浊、崩中、带下之物，皆身中之血也。”其说明纵欲无度，能耗伤体力和生殖之精，使机体失养，性功能减退，产生多种疾病，如男子阳痿、遗精，女子漏浊、崩中、带下等，甚至因精液质量降低而导致不育。如《证治准绳》谓：“房劳过度，施泄过多，精清如水，或冷如冰……皆难有子。”反之，若能节制房事，保养精气，则夫妇体健，精血充盈，有利于胎元形成。如《大生要旨》指出；“葆精汇神，静养日久，及至阴阳交媾，两神相搏，其一点先天元真之气，勃勃生育之机，即寓于情欲大动之时”。这样怀孕受胎“得子定然贤智，无病而寿”。即说明，节制房事，保养精气，促使精血旺盛，保证胎元形成，而且所生子女贤智聪敏、健康长寿。所以，《广嗣纪要》指出：“男当益其精而节其欲，使阳道常健；女当养其血而平其气，使月事以时下，交相培养，有子之道矣。”

保养精气，不仅要节制房事，还应控制性的欲念，不使过多、过烈。因心属君火，肾藏相火，欲念动心，君火也动，相火也随之而动，君火相火，暗耗精血，易使精血亏损。如朱丹溪说：“虽不交会，亦暗流而疏泄矣。”明代医家王文禄在《医先》中说：“欲火炙烈，每日暗损一分，不觉积久损多矣。”

精成于血，不但房劳、性欲过度能耗伤精气，凡是日常过于劳累，均可损伤气血，进而影响精液的化生。如目劳于视，则血因用眼过度而耗伤；耳劳于听，则血因过于用耳而耗伤；心劳于思，则血因思虑过度而耗伤等。目为肝窍，肝主藏血，过于劳目，必损伤肝血；耳为肾窍，肾主藏精，用耳过度，精血自然暗耗。脾志为思，心主神志，思虑过度，劳伤心脾，脾伤则气血生化不足，先天之肾精得不到补充和濡养，心伤则主血的功能受到影响，也不能化而为精。因此，要注意避免过度劳累，《医学正印种子编》谓：“随事而节之，则血得其养，而与日俱积矣。”血充精旺，为胎元形成创造了良好的物质基础。

酒性属热，能伤精动血。《医学正印种子编》谓：“血气虚弱之人，数月无房事，精始厚而可用，然使一夜大醉，精随酒耗，且多热毒，是故宜戒醉。”此说明一次醉酒，即可使精气损伤，影响受孕。西医学研究证实，饮酒可使血中睾酮水平降低。尤其是一个平时不饮酒的男性，即使喝一次烈性酒，也能引起睾酮水平降低，24 h 以后才能恢复正常。临床常见一些男性不育患者，精液中死精子多、畸形精子多者，多数都有饮酒的嗜好。丰富的营养，能促使精血旺盛，有益于受孕。如过食肥甘炙煿食物，反而不利于养精。《医学正印种子编》谓："世间之物，唯五谷得味之正，若能淡食谷味，少佐以滋味，最能养精，是故当慎味。"肥腻厚味，多能助湿生热，湿热下注，伤人精血，常见精子畸形、死精子多等。因此，慎食、淡味是养精所不可忽视的内容。

四、情志的调畅状况

人的精神状态与脏腑功能密切相关。受孕必须以脏腑功能正常为前提，故情志的调畅与孕育有十分密切的关系。凡夫妇双方精神过度紧张或盼子心切，过度焦虑或所欲不得，脑力劳动过度等，皆可引起不孕。这种不孕症，有的书中称之为"精神性不孕症"。因为人的精神状态好坏可直接影响精子的产生和排卵功能，而且精神因素往往会影响性感。这种情况在男子最为明显。不少男子因精神因素而患阳痿、早泄或无性欲，以致无法交合而不孕。女方也会因性感异常（性欲低下）而阴道酸性较高，不利于精子的存活而不孕。相反，精神愉快，情绪高涨，则容易受孕。中医学还特别强调男女交合时的情绪。如《沈氏女科辑要》中谓："大约两情欢畅，百脉齐到，天癸与男女之精偕至，斯入任脉而成胎。"《秘本种子金丹》也说："男女和悦，彼此情动，而后行之，则阳施阴受而胚胎成，是以有子。"这是非常符合科学道理的。因为男女和悦，彼此情动属于和谐的性生活，夫妇双方能同时达到性欲高潮，女方阴道内碱性分泌物增多，有利于精子的活动，所以容易受孕。

西医学研究证实，情绪异常，可通过促肾上腺皮质激素的产生，而增加肾上腺激素或诱发血中催乳素增高而影响排卵，或引起中枢性儿茶酚胺的改变，影响输卵管的功能或受精卵的输送，引起女性不孕；又可使男子精子能量降低，并出现阳痿、不射精等。

因此，同房前及同房时，都要注意调畅情志，避免因忧思悲怒影响受孕的过程及受精卵的质量，而达不到受孕的目的。

五、季节、气候、环境的影响

中医学认为，人体是一个有机整体。人生活在自然界之中，自然界与人体又构成了一个有机的整体。这种整体观念，是中医学的一大特色。人体各脏腑、经络、组织、器官的功能正常与否，与自然界的影响有着十分密切的关系。

不同的季节有不同的气候特点，对人体产生不同的影响。受孕必须重视季节对人体的影响。既要考虑受孕季节能否获得高质量的男精女血，还应考虑到受孕以后是否有利于胎儿的发育等。因此，选择适宜的受孕季节是非常重要的。

气候包括不同季节、不同地域的不同气候及平时的气候变化。一般说，交合受孕应选择天气晴朗、风和气爽的天气。这时人的情绪稳定，精神饱满，体力充足，精气旺盛。所以，宋代医家陈自明《妇人良方》谓："凡求子宜吉良日交会，当避丙丁及弦望晦朔、大风雨雾、寒暑雷电霹雳、天地昏冥、日月无光、虹霓地动、日月薄蚀……"说明夫妇交合媾精，应避忌恶劣的气候。若能避忌恶劣的气候，选择气候适宜的吉日良辰，可提高生殖质量，促进受孕。

环境包括自然环境和社会环境诸方面。环境的好坏，可以影响人的精神情志，进而影响受孕。以地理环境而言，《妇人良方》中谓，"日月火光，星辰神庙，井灶圊厕家，墓尸柩之旁，若交会，受胎多损……"因为这些恶劣的环境，多使人产生厌恶、恐惧之感，使情志不畅，影响受孕。居住环境的好坏，对受孕亦有影响。社会环境也直接对受孕产生影响，因此，必须兼顾自然与社会环境因素，以利受孕。

第四节 求嗣有道

夫妇同房的时间，是受孕的一个重要方面。如明代万全的《万氏妇人科》中谓："欲种子，贵当其时。"《医宗金鉴》一书中也谓："交接女子，必乘其时，不可失之迟早。"如果能把握时机，适时同房，就容易受精怀孕。这主要是因为不同的时机，男女精血有盛衰盈亏之异，若能在精血旺盛时同房，则生殖之精充满生机，对受孕大有益处。

一、氤氲之时

《医宗金鉴》谓："妇人一月经行一度之后，必有一日氤氲之时，气蒸而热，如醉如痴，有欲交接不可忍之状，乃天然节候，是成胎生化之真机也。"就是讲妇女每次月经之后，必有一天，性欲特别强，这时，是受孕成胎的最好时机。今天看来，实际上就是西医学所谓的排卵期。排卵期对于月经周期正常的妇女，一般在两次月经中间的 1 周时间内。这时正是女方气血旺盛之时，如果平时能节制性欲，葆精汇神，到了排卵期适时交合，则有利于怀孕。对于月经周期不规则的妇女则不一定。

二、性欲高潮

中医学认为，性生活的谐调与否，对优孕有很大影响。性交之前，首先要"神交"。即夫妇双方在思想上都要有强烈的欲望，然后双方配合协调，交合受孕。一般而言，男方的性欲比较容易激动，而女方性欲激动较慢，如果一方没有强烈的性欲，都易导致性生活的不和谐，而性生活不和谐，夫妇双方的精血就不容易集中受孕。《广嗣纪要》一书中说："男女情动，彼此神交，然后行之，则阴阳和畅，精血合凝，有子之道也。"若"男性已至，而女情未动，则精早泄，谓之孤阳；女性已至，而男精未动，女兴已过，谓之寡阴"，均不利受孕。而和谐的性生活，对于促使双方的愉快心情，获得高质量的男精女血，保证受孕，是必不可少的。因此，夫妇双方在交合受孕时，必须注意把握性欲高潮，使性生活和谐。

三、夜半交合

除以上两方面外，中医还认为交合受孕时间应在半夜之时。一方面，因为社会活动、家务劳动的繁重，一天紧张工作的劳累，势必消耗一定的气血。而人们经过几个小时的休息后，疲乏得以解除，精气得以恢复，加上夜深人静，外界干扰较少，更利于性生活的谐调，保证生殖之精的质量。另一方面，半夜是阴尽阳生之时，是新的一天的开始，对自然界来说，万物开始生化，就人体而言，也是"生气乘旺之时"。万全谓："夜半生气乘旺之时，依上三至五至、三虚四忌行之，自然交而必孕，孕而必成矣。"这种理论是否有科学性，尚待研究。

四、晚婚晚育

中医学认为，肾中精气的盛衰，可以影响人体的生长和发育。因此，夫妇双方必须保持肾中精气的充实旺盛。虽然男子到了 16 岁，女子到了 14 岁，就已经具有生殖能力，但并不是结婚生育的最佳年龄，不宜过早婚配，生育后代，以免精气开始趋向旺盛之际，就予以损伤戕伐，影响父母和其后代的健康。因为，男子以精为主，女子以血为本。如果"男子破阳太早，则伤其精气；女子破阴太早，则伤其血脉。"（《寿世保元》）说明过早结婚，在女子易损伤血脉，在男子易损精气。《养生医药浅说》指出："未及成年即为婚……戕伐元阳……而使精衰……阳痿、劳瘵，其乏嗣者居多。"说明早婚易伤精气，导致阳痿、劳瘵、不育。《万氏家传养生四要》一书中更明确地指出："少之时，血气未定，戒之在色……少之时，气方盛而易溢。当此血气盛，加以少艾之慕，欲动情胜，交接无度，譬如园中之花，蚤发必先萎也。况禀受怯弱乎。"以上均已说明，无论男女，具备了生殖能力并不等于到了结婚生育的最佳年龄。如果过早地结婚生育，会耗伤人体精气、血脉，不能有高质量的精卵，影响生育能力。《褚氏遗书》中说："今未笄之女，天癸始至，已近男色，阴气早泄，未完而伤，未实而动。是以交而不孕，孕而不育，育而子脆不寿。"可见早婚早育会引起不孕，即使受孕，胎也难保，或者后代体质脆弱，易于过早夭折。所以，中医提倡晚婚晚育，以保受孕及优生。如《褚氏遗书》谓："男虽十六而精通，必三十而娶，女虽十四而天癸至，必二十而嫁。皆欲阴阳完实而后交合，则交而孕，孕而育，育而为子，坚壮强寿。"

第五节　古代求嗣名方简介

中医古代有关求嗣方药较多，临床效果显著。下面仅介绍一些有代表性的方药（为使读者领略名方原貌，剂量单位未做改动）。

1. 五子衍宗丸（《丹溪心法》）

主治　男人精虚无子，阳事不举。

方药　菟丝子八两，枸杞子、覆盆子各四两，五味子、车前子各三两。炼蜜为丸，如梧桐子大，每早米汤送下三钱。

2. 七子散（《备急千金要方》）

主治　丈夫风虚目暗，精气衰少无子。

方药　五味子、牡荆子、菟丝子、车前子、菥蓂子、石斛、薯蓣、干地黄、杜仲、鹿茸、远志各八铢，附子、蛇床子、川芎各六铢，山茱萸、天雄、人参、茯苓、黄芪、牛膝各三铢，桂心十铢，巴戟天十二铢，苁蓉十铢，钟乳粉八铢。上二十四味，治下筛，酒服方寸匕，日二。不知增至二匕。以知为度。禁如药法，不能酒者，蜜和丸服亦得。一方加覆盆子八铢。

3. 十子丸（《证治准绳·女科》）

主治肾虚精少无子。

方药槐角子、覆盆子、枸杞子、桑椹子、冬青子、菟丝子、柏子仁、没食子、蛇床子、北五味子各二两，上为末，炼蜜丸，如梧子大，每服五六十丸，淡盐汤下。干点心压之。

4. 庆云散（《备急千金要方》）

主治　丈夫阳气不足，不能施化，施化无成。

方药　覆盆子、五味子各一升，天雄一两，石斛、白术各三两，桑寄生四两，天门冬九两，菟丝子一升，紫石英二两。上九味治下筛，酒服方寸匕，先食，日三服。素不耐冷者，去桑寄生加细辛四两。阳气不少而无子者，去石斛加槟榔十五枚。

5. 阳起石丸（《世医得效方》）

主治　丈夫真精气不浓，不能施化，是以无子。

方药　阳起石（火煅红、研极细），鹿茸（燎去毛、酒煮、焙），菟丝子（水洗净、酒浸、蒸焙、别研），天雄（炮、去皮），韭菜子（炒），肉苁蓉（酒浸），以上各一两；覆盆子（酒浸），石斛（去根），桑寄生，沉香（别研），原蚕蛾（酒炙），五味子，以上半两。上为末，酒煮糯米糊丸，梧桐子大，每服七十丸。空心，盐汤或盐酒下。

6. 赞育丹（《景岳全书》）

主治　阳痿精衰，虚寒无子等证。

方药　熟地黄八两（蒸、捣），白术（用冬术）八两，当归、枸杞各六两，杜仲（酒炒）、仙茅（酒蒸一日）、巴戟肉（甘草汤炒）、山茱萸、淫羊藿（羊脂拌炒）、肉苁蓉（酒洗、去甲）、韭子（炒黄）各四两，蛇床子（微炒），制附子、肉桂各二两。炼蜜为丸，或加人参、鹿茸亦炒。

7. 葆真丸（《证治准绳·女科》）

主治　专治九丑之疾。言茎弱而不振，振而不丰，丰而不循，循而不实，实而不坚，坚而不久，久而无精，精而无子。此药补十二经络，起阴发阳，能令阳气入胸安魂定魄，开三焦积聚，消五谷进食，强阴益子，精安五脏，除心中伏热，强筋骨轻身，明目去冷除风，无所不治。此药平补，多服、常服最妙。七十岁老人尚能育子，非常之力，及治五劳七伤无子嗣者。

方药　鹿角胶半斤，炒杜仲三两，干山药、白茯苓、熟地黄、菟丝子、山茱萸各一两半，北五味子、川牛膝、益智仁、远志、小茴香、川楝子、川巴戟各一两，补骨脂、葫芦巴各一两，柏子仁半两，穿山甲、沉香各三钱，全蝎一钱半。上为极细末，蜜丸如桐子大，每服五十丸。

8. 聚精丸（《大生要旨·种子》）

主治　精薄无子。

方药　黄鱼鳔胶一斤，沙苑蒺藜八两。上为末，炼蜜丸，如梧子大，每服八十丸，空心温酒白汤任下。忌食鱼及牛肉。

9. 续嗣丸（《妇科玉尺》）

主治　丈夫无子。

方药　山茱萸、天冬、麦冬、补骨脂、菟丝子、枸杞子、覆盆子、蛇床子、韭菜子、熟地黄各二两半，龙骨、牡蛎、黄芪、当归、锁阳、山药各一两，人参、杜仲各七钱半，陈皮、白术各五钱。黄狗外肾（酥炙）二对为末，用紫河车一具（蒸制），同门冬、地黄捣为丸，每百丸，早晚各以盐汤酒任下。

10. 温肾丸（《妇科玉尺》）

主治　无子宜服。

方药　熟地黄、山茱萸各三两，巴戟二两，当归、菟丝子、鹿茸、益智仁、生地黄、杜仲、茯神、山药、远志、续断、蛇床子各一两。蜜丸酒下。精不固倍鹿茸，加龙骨、牡蛎。

11. 玉霜丸（《奇效良方》）

主治　治男子元阳虚损，五脏气衰，阳事不举，久无子息。

方药　大川乌（用蚌粉半斤同炒，候裂，去蚌粉不用），川楝子（取肉、麸炒），各八两，补骨脂（炒），巴戟（去心）各四两，茴香（焙）六两。上为细末，酒煮麦糊和丸，如梧桐子大，每服三五十丸，空心用温酒或盐汤送下。

12. 心肾丸（《奇效良方》）

主治　心肾不足，精少血燥。

方药　菟丝子（淘、酒蒸、擂），麦冬（去心）各二两。上为细末，炼蜜为丸，如梧桐子大，每服七十丸，空心食前用盐汤送下。

13. 七宝美髯丹（《医方集解》引邵应节方）

主治　气血不足，羸弱，肾虚无子。

方药　何首乌（大者赤白各一斤、去皮、切片、黑豆拌、九晒），白茯苓（乳拌），牛膝（酒浸，同首乌第七次蒸至第九次），当归（酒洗），枸杞子（酒浸），菟丝子（酒浸、蒸）各半斤，补骨脂（黑芝麻拌、炒）四两。蜜丸，盐汤或酒下，并忌铁器。

14. 螽斯丸（《广嗣纪要》）

主治　因肝肾不足而精少、精冷、阳事不举等所致的不孕。

方药　当归、牛膝、续断、巴戟、肉苁蓉、杜仲、柏子仁、山药、熟地黄、菟丝子、枸杞子、山茱萸、芡实、益智仁、补骨脂、五味子。

15. 壮阳丹（《广嗣纪要》）

主治　命门火衰而无子者。

方药　熟地黄、巴戟、补骨脂、淫羊藿、桑螵蛸、阳起石。

16. 养精种子方（《广嗣纪要》）

主治　肾虚无子。

方药　枸杞子、菟丝子、熟地黄、干山药、白茯苓、当归、川芎、苍术、肉苁蓉、小茴香、何首乌、川椒、甘草。

17. 血余固本九阳丹（《广嗣纪要》）

主治　肾虚精亏不孕。

方药　血余、何首乌、怀山药、赤茯苓、白茯苓、补骨脂、菟丝子、枸杞子、生地黄、苍术、熟地黄、龟甲、当归、牛膝。

18. 乌发种子方（《广嗣纪要》）

主治　一切虚损。男子壮筋骨，生心血，乌须发，明目固精。

方药　白茯苓、黄芪、肉苁蓉、人参、枸杞黄、补骨脂、何首乌。

19. 补阴丸（《广嗣纪要》）

主治　命门火旺，纵欲无度，真水渐涸，而无子者。

方药　黄柏、知母、熟地黄、天冬。

20. 生精种子奇方（《医学正印种子编》）

主治　凡梦遗滑泄，真精亏损者，服之神效。有火者相宜。

方药　沙苑蒺藜八两（微焙），四两为末入药，四两为膏入蜜；川续断（酒蒸）二两；菟丝子三两（酒煮见丝），山茱萸、芡实粉、莲须各四两；覆盆子、枸杞子各二两。上末以蒺藜膏同炼蜜为丸，如梧桐大，每服四五钱，空腹淡盐汤下。

21. 十精丸（《医学正印种子编》）

主治　精寒阳痿无子者。

方药　枸杞子、甘菊花、菟丝子（酒煮，捣成饼）各二两；山茱萸（去核），天门冬、白茯苓各三两，淮生地黄（酒蒸九次）四两，肉苁蓉（酒洗去鳞膜，浸一宿）两半；肉桂、汉椒去目各一两。上为末，红铅丸桐子大。每服三十丸，空心盐酒下。

22. 九品扶阳散（《医学正印种子编》）

主治　男子阳痿，每逢不举，不能得子。

方药　黑附子、蛇床子、紫梢花、远志、石菖蒲、海螵蛸、番木鳖、丁香各二钱，潮脑一钱五分。上为末用五钱，水三碗煎至一碗半，温洗阴囊、阴茎，日洗二三次，留水温洗更好。

23. 柏鹿种子仙方（《医学正印种子编》）

主治　心肾不交，阳虚精薄者。

方药　柏子仁（去油，好酒浸一宿，砂锅上蒸，捣烂如泥），鲜鹿茸（火燎去毛，净酥炙透，如带血者，须慢火防其皮破血走也，切片为末），等份，和柏子仁泥捣极匀，加炼蜜丸如梧桐子大。每服空心三钱，淡盐汤下，服至一个月后，敛虚汗，兴阳道，宁神益髓，功难尽述，真仙方也。

24. 宝精丸（《医学正印种子编》）

主治　专能种子。

方药　白亮鱼胶、牡蛎各八两，熟地黄四两，山药三两，人参二两，沙苑蒺藜八两，白茯苓四两，牛膝三两，枸杞四两，鹿胶二两，菟丝子三两，山茱萸四两，当归二两。以上十三味药共为末，炼蜜为丸，如梧桐子大。每服三钱，早晚淡盐汤送下。

25. 滋阴种子丸（《医学正印种子编》）

主治　男子精亏无子。

方药　知母、天冬、麦冬、黄柏、熟地黄、桑椹子、菟丝子、生地黄、何首乌、牛膝、黄精各二两，枸杞子一两五钱，干山药一两，辽五味五钱，白茯苓、柏子仁各一两。以上十六味为细末，炼蜜丸桐子大。每早七八十丸淡盐汤下。

26. 金锁思仙丹（《医学正印种子编》）

主治　男子色欲过多，精气不固，梦遗滑脱无子。

方药　莲花蕊、石莲子、鸡头实各十两。上以金樱子三斤（取霜后半黄者，木臼中杵却刺，擘为片，去子，水淘净捣烂，入砂锅水煎不绝火，约水耗半，取出滤过，重煎如稀汤）入前药末，和丸桐子大。每服五十丸，空心盐汤下。一个月不走泄，候女人月信住，取车前子一合水煎，空心服之，一交感即孕，平时忌葵菜、车前子。

27. 固本丸（《秘本种子金丹》）

主治　男子精少艰嗣。

方药　菟丝子、熟地黄、干地黄、天冬、麦冬、五味子、茯神、怀山药、莲肉、人参、枸杞子。

28. 无比山药丸（《秘本种子金丹》）

主治　男子瘦弱艰嗣。

方药　山药、菟丝子、五味子、肉苁蓉、杜仲、牛膝、熟地黄、泽泻、山茱萸、茯苓、巴戟天、赤石脂。

29. 梦熊丸（《秘本种子金丹》）

主治　男子精薄艰嗣。

方药　黄芪、黄鱼鳔胶、沙苑蒺藜。

30. 种子丹（《秘本种子金丹》）

主治　男子精滑艰嗣。

方药　莲须、山茱萸、覆盆子、龙骨、芡实米、沙苑蒺藜。

31. 固本健阳丹（《秘本种子金丹》）

主治　男子精清艰嗣。

方药　熟地黄、山茱萸、巴戟肉、菟丝子、川续断、远志肉、蛇床子、茯神、山药、牛膝、杜仲、当归身、肉苁蓉、五味子、益智仁、鹿茸、枸杞子、人参。

32. 毓麟珠（《秘本种子金丹》）

主治　男子精寒艰嗣。

方药　熟地黄、当归、菟丝子、淮山药、枸杞子、胡桃肉、巴戟天、鹿角胶、鹿角霜、杜仲、山茱萸、川椒、人参、白术、茯苓、白芍、川芎、炙甘草。

33. 还少丹（《秘本种子金丹》）

主治　男子虚寒艰嗣。

方药　熟地黄、山药、山茱萸、杜仲、枸杞子、牛膝、远志、肉苁蓉、北五味、川续断、楮实子、舶茴香、菟丝子、巴戟天。

34. 补阴丸（《秘本种子金丹》）

主治　男子火盛艰嗣。

方药　黄柏、知母、熟地黄、龟甲。

35. 壮阳丹（《秘本种子金丹》）

主治　男子鸡精艰嗣。

方药　蛇床子、地骨皮各等份，煎汤熏洗，并用手擦，但洗时必合其举方妙，一日洗数次。

36. 菟丝子丸（《沈氏尊生书》）

主治　肾虚精少。

方药　菟丝子、山药、莲肉、茯苓、枸杞子。上为细末，水泛为丸。如梧桐子大，每服三四钱。用热汤送下。

37. 菟丝子丸（《验方新编》）

主治　肾气虚损，阳物不兴，久无子嗣。

方药　菟丝子、肉苁蓉、鹿茸各二两，香附（制）、五味子各一两，桑螵蛸、鸡内金各五钱。共为细末，酒糊为丸，如梧桐子大，每服四钱，盐汤送下。

38. 滋肾丸（《东垣十书》）

主治　下焦伏火，阴虚无力，阴痿无子。

方药　黄柏（酒洗、焙），知母（酒洗、焙）各一两，肉桂二钱。上为末，水丸，如梧桐子大，每服七八十丸至百丸，食前白沸汤下。

第三十六章　中医与男性节育

第一节　中医男性节育的发展

人类发展史揭示，世界人口数经历了数万年，至1800年才增长到10亿。嗣后百余年间迅猛递增，人口由1974年的40亿到1987年的50亿仅经过13年。面对人口增长、资源匮乏、环境污染等棘手问题，人类最终认识到，需要从全球范围改善生存的环境，享受人类文明。为了全人类的幸福，人类必须计划生育。因此，广泛开展人类生育调节研究工作具有重大意义。

在很早以前中医药典籍就有节育的记载，并详细论述了具体的方药及措施。在《备急千金要方》中，称节育为“断产”“绝产”或“绝子”。从字面分析，“断产”的意思是中断一个时期的产育，意味着是暂时性的，不影响以后的再孕；“绝产”“绝子”则应当属于永久性的，和西医所称的绝育意思相同。现将中医男性节育的发展概况做一介绍。

一、源流概述

在中医学中，没有专题讨论节育的书籍及专门章节。在我国《山海经·西山经》中有这样的记载：“嶓冢之山……有草焉……名曰蓇蓉，食之使人无子。”“黄棘服之不孕。”（孕，作生育解）虽因年代久远，无法知道蓇蓉、黄棘是什么药物，但看出在夏、商、周时代就已发现了节育的药物。

至唐代，开始对节育进行了较为全面的研究。如《备急千金要方》中，不仅记载了断产的药物方剂，还介绍了用针灸节育的方法。该书卷三妇人方中有“妇人断产方：蚕子故纸方一尺，烧为末，酒服之，终身不产”的记载。又方：“油煎水银一日勿息，空腹服枣大一枚，永断，不损人。”在同卷中还有：“妇人欲断产，灸右踝上一寸三壮，即断。”《千金翼方》《外台秘要》等也有关于节育方法的记载。在以后的历代妇科著作中，又陆续增补了内容。如丹溪断子方，用白面曲一斤，好酒五升，调和做糊状，煮至二升半，滤去渣，分作三服，候月经将来之前日晚间、次早五更及天明时各吃一剂，月经即行，终身无子。《医林集要方》载有：“零陵香研末，于月经后每天酒冲服二钱，连服五天能节育一年。”以上“断产”“绝子”方多为女方用药，而男方用药极少。这是因为在相当长的一个历史时期内，受“多福多寿多男子”“儿女满堂福如海”等习惯势力的影响，甚至视断产、绝子之术为大逆不道，因此，有关男子节育的内容很少。

二、常用的节育措施

（一）交而不泄法

交而不泄法即男女交合而不排精。古人认为精液是人体之精华，由肾产生。肾为先天之本，生命之根，若男女交合失精过多，则会缩短寿命。因而提出一种交而不泄延长寿命的办法，因为只进行性生活而不使精液排出，故可以节制生育，此法至今仍有不少中年人使用。

（二）精液回流法

精液回流法亦称尿道压迫法。即性交进入高潮时，男子在即将射精之前立即用手指压迫会阴部尿道（即阴茎根部），阻止精液自尿道排出而回流到膀胱。因精液未排出故可节育。创造此法者最早也是从养生学观点出发，后被用来节制生育。此法虽可达到节育的目的，但其缺点是可能导致后尿道和膀胱颈部充血而产生刺激症状。

（三）体外排精法

体外排精法在性交进入高潮时，男子在即将射精之前立即将阴茎自阴道内抽出，使精液排在女方体外，此法的优点是简便易行，不用任何器具及药物。其缺点是在正式射精之前，往往已有少许精子随尿道旁腺液一同进入阴道，仍有受孕的可能，而且稍有迟缓就可有部分精液泄入阴道，故此法并不是绝对有效。

（四）避忌“真机”“的候”法

古人所说的“真机”“的候”即指女性的排卵期。届时阴道分泌物突增，性欲增强。往往女方有主动交合之欲望（古人云欲交而不可忍之状）。月经周期规律的妇女，“真机”“的候”适在月经中期，此时杜绝房事，即可达到避孕目的，西医称之为安全期避孕。安全期的计算方法：自下次月经前1d倒数14d即为排卵期（即便有差别，亦仅在一两天范围之内）。在此时间前5d至后4d的10d内，避免性生活，其余的时间即为安全期。此法简便易行，但有的妇女“真机”“的候”征象并不明显，而且排卵期可因生活环境、精神因素以及健康状况而发生变化，以致影响避孕效果。

三、现代研究进展

近20多年来，使用中草药节育的研究工作取得了可喜的成绩。动物实验证明，马蔺子、茜草、紫草、莪术、柿蒂、天花粉、金果榄均有明显的抗着床或抗早孕作用。采用天花粉、芫花、甘遂等单味药制成针剂，用于中期妊娠引产，获得成功。在男用避孕药中，棉酚的研究尤为突出，其次是近年来我国科技人员继棉酚之后发掘出的另一个男性节育药雷公藤。

科研工作者通过对男性不育症的民间调查，发现山东棉区男性不育患者精液中无精子占80.5%，严重者甚至出现睾丸体积缩小，质地柔软，睾丸活组织检查发现其生精小管明显萎缩变窄，各级生精细胞消失，而间质细胞无明显改变，患者仍健康，工作正常。这一事实说明了睾丸生精上皮对粗制棉籽油的易感性。之后，通过棉籽油抗生育有效成分的提取及大量动物实验的研究证明，棉籽中的棉酚是抗生育的有效成分，并从棉酚衍生物中筛选出效果较好、毒性较低的醋酸棉酚和甲酸棉酚供临床使用。从1972年开始应用棉酚做男性口服避孕药在临床逐步使用，服用者8 000余人，统计4 000例。健康男性服用半年以上者，以精液常规作为判断标准，有效率达99.8%，其中半数以上已服药3年，最长者达5年。

但研究者们随后发现用棉酚后有相当一部分服药者，其抗生育作用持续存在，即使停药很长时间以后也不能恢复生育力。还有少数服药者出现乏力、食欲减退、胃部嘈杂或恶心等消化道反应。低血钾及不可逆性作用是棉酚临床试验中的两大障碍。近10年来，随着男性激素避孕的发展人们尝试将低剂量棉酚［12.5 mg/(kg·d)］与十一酸睾酮（100 mg/kg）联合对成熟雄性大鼠给药，降低两者剂量，减少不良反应，从而发展一种复合的避孕药。这种复合避孕药的药效可以持续8周，并可以通过单独给予棉酚［12.5 mg/(kg·d)］继续维持避孕。停药后在8周内恢复生殖能力。这使得棉酚作为男性避孕药的研究又出现了转机。

2 000年，前中医学已将雷公藤作为药用。近年来雷公藤被广泛用于治疗一些免疫性疾病，有一定效果。有人将雷公藤根木质部经水、氯仿提取和柱层析分离获得的混合物雷公藤多苷（GTW）应用于临床，也同样有效，而不良反应明显较少。研究表明，无毒性剂量GTW可致雄性Wister及SD大鼠可逆性不育，其主要作用环节为精子变态期及附睾精子；1/4临床常用量的GTW治疗银屑病男患者时，能可逆地使精液中精子浓度、特别是精子活力降至不育水平，未见明显不良反应，且对血常规，以及血中FSH、LH及睾酮水平、有关遗传及免疫指标亦无明显影响。经分离和筛选雷公藤有效成分，获得并确证了5个口服雄性抗生育化合物（T4，T7，T9，T13，T15）和2个体外杀精高效化合物（ST8 及 OTR3），均鉴定了结构。对前者进行了初步毒性评价，表明 T13 有遗传毒性作用，而其余 4 个则无。T4 为新化合物，结构为雷公藤氯内酯醇。当前，国际上尚无可供实用的男用节育药，雷公藤的研究提供了一条开发男用节育药的新途径。

此外，我国科研人员还研究出一些杀精子中草药，如蚯蚓、大蒜、土贝母、蛇床子、苦参、七叶一枝花、苦瓜等。

四、展望

目前，临床试用例数最多，而且仍在继续临床研究的男性节育中草药有两种：①低剂量棉酚口服方法；②探索将雷公藤用于男性节育的药理学研究。前者的研究工作虽然在中国处于低潮，但是在国外，尤其美国仍热衷于棉酚研究，不惜资金向我国购买棉酚，在基础与临床方面的研究深度和广度均是前所未有的。我国既往的研究工作所得到的两个认识，即减低棉酚剂量可以减少低血钾发生和棉酚对睾丸的破坏作用有很明显的个体差异，是个值得探讨的苗头，若通过监测服药者的血药浓度，给不同人控制不同剂量，可能有希望解除低血钾作用。雷公藤对雄性大鼠、小鼠及男子虽有明确的抗生育作用，且是可逆的，但对其抗生育原理、远期效果观察、不良反应等还有待于进一步研究。

第二节　杀精中草药

为了避免各种化学合成的杀精子剂所存在的不良反应，国内外都着重于从天然药物中寻找新的杀精子药。近年来国内从中草药中发掘出一些杀精子药，如能加强药理和临床的密切配合，可望从中筛选出有效的男性节育药。

一、棉酚

本品系锦葵科植物草棉 Gossypium Herbaceum L. 等种子中的有效成分，是我国科技人员首先证明的抗生精药，虽因不良反应问题而未能实际应用，但在促进我国男科学的发展上，曾经而且将继续起重要作用。

棉酚是存在于棉籽中的一种黄色酚类色素。从它的结构式可以看到，它是一个十分活跃的化合物，主要因为它具有酚性醛基。棉酚的醛基可以与蛋白质的氨基反应而形成结合棉酚，这样其毒性就比游离棉酚为小。棉酚对许多试验动物和家畜的共同毒性表现为食欲减退、体重减轻、不能利用蛋白质。许多研究均表明，棉酚的耐受水平与动物种属、给药途径、饮食中的矿物质和蛋白质含量及游离棉酚的累积量有关。该药的毒性作用与其阻断铁代谢及氨基酸利用有关。然而还不能肯定它的毒性作用是否与致不育有关。现已证实，不育的起效快慢及毒性反应均与所用棉酚的剂量有关，同时恢复生育所需时间也与用药持续时间长短成比例。

我国科技人员也观察了^{14}C-棉酚的代谢。大鼠一次口服^{14}C-棉酚 13 d 后，77.4%从粪便排出，12.1%从肺呼出，3.1%经尿排泄。给药后 1 d，组织积存总量为投入剂量的 12.5%，此时除胃肠道内容物所含放射性最高外，各组织的活性依次为：胃、肠道、肝、心、肾、脾、肺、血、肌肉、脂肪、睾丸和脑。此后，组织内放射性均逐渐减少；于第 13 日，组织积存仅占投入量的 0.28%。棉酚在肾小管的非离子重吸收作用可解释尿排量低的现象。相当多的放射性从肺呼出表明，脱羧作用是棉酚在大鼠体内生物降解的一个重要途径。棉酚分子中的联二萘核不被降解，仅甲酰炭代谢为 CO_2。标记棉酚的生物半衰期为 48 h。但另有报道，棉酚半衰期达 60 h，心、脾、肾上腺、垂体、肌肉和睾丸等组织的放射性高峰见于给药后 4~9 d，而垂体、肾上腺和甲状腺的比活性也很高，甚至可超过肝脏。猪单次投与^{14}C-棉酚后 1d，组织积存的总放射性为投与量的 32.9%（大鼠为 12.5%）；在 20d 实验中，$^{14}CO_2$ 总放射性为 2.1%（大鼠 13 d 内为 12.1%）。CO_2 中活性较低表明，对于猪，脱羧作用并非降解棉酚的重要途径。棉酚对猪毒性比大鼠高，可能与组织积存和降解不同有关。近年来，用高效液相色谱测定血棉酚的研究表明，口服20 mg/kg棉酚5~8 h（大鼠）或0.5~1 h（仓鼠）后，血浓度达峰值（均4~6 mg/L）；男子口服20 mg棉酚4~6h后，血浓度达峰值（1 mg/L），而终末半衰期为（9.7±1.7）d。在家犬，（+）棉酚的终末半衰期为106 h，血浆浓度符合于二室模型；（-）棉酚的终末半衰期仅13.1 h，血浆浓度符合三室模型。

初步临床试用；含棉酚食品早已为人们所应用，食物含棉酚的允许量美国为400 mg/kg，而国际上一般为600 mg/kg。棉酚作为药物，也已试用于治疗肿瘤及慢性支气管炎。1972年研究者在进行初步临床试用时，即参照这些资料确定剂量为60~70 mg/d。结果表明，服35~42 d后，所有20名受试者精液中活精率逐渐下降，接着有死精子症、少精子症和无精子症。在服药第2周末，精子活力显著降低，提示棉酚可能对附睾或睾丸精子也有一定作用。停药后3个月左右，精子数据均恢复。不良反应主要为食欲减少、易疲劳、口干、腹泻、思睡，个别者有眼睑水肿、SGPT轻度升高、性欲减低等，一般不严重，停药后即恢复，但个别较显著，需中途停药。另5例试服24~35 mg/d，连服50~55 d，抗生育作用有所减轻。停药1年后随访，25例中3人仍诉轻度乏力，其余健康状况良好。据此，研究者认为，棉酚为有效的节育药，但不应忽视其不良反应，建议进行深入的毒理学研究。

进一步的临床试用：经一系列毒性研究后，全国不少单位开展了进一步临床试用，至1980年，受试者已达8 804多人。确定了最适或常规起效量（20 mg/d，连服60~70 d）和维持量（每周50 mg）。此剂量的抗生育效率为99.07%。常见不良反应同前，对血睾酮一般无明显影响，但可使睾酮与LH比例降低和FSH升高，尤以在曾发生低血钾性瘫痪者为甚。此外，部分服药者可发生低血钾症。

停服棉酚后，大部分人的精子数据能恢复，但10%左右试验者停药后6个月乃至四五年仍无精子。对少数停药后长期无精子者进行了睾丸活检，其中约30%生精小管仅见Sertoli细胞，表明已无生精的可能。精子数据的恢复率在下述对象明显较低：40岁以上者、服药超过2年者及有精索静脉曲张者。

低血钾症在试服棉酚一定时间后，血清钾常有不同程度的下降；大多仍在正常范围内，部分可发生低血钾症（血清钾低于3.50 mmol/L），少数（1%左右）则血清钾严重降低而出现低血钾性瘫痪。早已表明，棉酚所致低血钾症的直接原因为肾性失钾，其机能可能为抑制Na^{+}-K^{+}-ATP酶。最近有人指出，部分服药者尿中β_2微球蛋白和N-己酰-B-D氨基葡萄糖苷酶（NAG）增加，提示可损伤肾功能。大多数瘫痪者经补钾治疗后迅速恢复，但少数可发展为慢性，即在数月至数年的期间内血钾常降至正常水平以下（多不伴瘫痪），这些患者需间歇补充钾盐。初步表明，慢性低血钾症患者尿中PGE_2类似物显著增加，用吲哚美辛辅佐钾盐治疗效果良好，提示PGE_2参与棉酚所致慢性低血钾症的发生。动物实验表明，在低钾饲养的大鼠中，棉酚可引起其骨骼肌细胞内失钾，但在常钾饲养者中，则未见此现象，人类观察和动物实验的结果提示，棉酚对钾代谢的作用受机体本身钾平衡状况的影响。有趣的是，棉酚的抗生精作用也受钾平衡状况的影响：在低钾饲养大鼠，棉酚所造成的睾丸生精上皮损伤比常钾饲养者要严重得多。摄入钾低下是否与服棉酚后生精过程不可逆有关，值得进一步探讨。因此，低血钾及不可逆性作用是棉酚临床试验中的两大障碍。

二、雷公藤

本品系卫茅科植物雷公藤 Tripterygium wilfordii Hook. f. 的全株。味苦、性寒，有大毒。具有消炎、解毒之功。它是我国科技人员从祖国医药宝库中发掘出来的一种颇有希望的男性节育药。原用于治疗类风湿性关节炎等疾病。临床一般用水煎剂，20世纪70年代后期有人将雷公藤根木质部先用水及氯仿提取，然后用柱层分离得到一种治疗类风湿性关节炎等病有效的混合物，因其含有一些苷类，故名雷公藤多苷。常用治疗量每日60~90 mg。其主要不良反应为胃肠道反应，此外，2.1%的服药者

白细胞可降至 30×10^{9}/L 以下；0.7%可有血小板下降，但停药后不久均可恢复；其他不良反应包括月经紊乱、少精子、无精子等。

1. 雷公藤多苷对大鼠生育力的影响　研究者用雄性 Wister 大鼠和 SD 大鼠分别进行研究，给予多苷灌胃，剂量每日 10 mg/kg，每周 6 次。生育力于用药 4 周后开始下降，而于 8 周后降至零。此时附睾尾部精子浓度，特别是精子活率与对照组比较下降非常显著（$P<0.001$）。给药鼠的体重、性行为、血睾酮，以及心、肝、肾、肺、骨髓、脾、胃、小肠、垂体等组织的光镜形态学检查，均与对照组无异；睾丸、前列腺、精囊的重量亦无明显改变。光镜下绝大多数鼠睾丸无明显改变，个别有生精小管损伤，电镜观察半数鼠无异常发现，其余半数的改变无特异性。停药后 4~5 周生育力及附睾精子完全恢复。根据现有资料推测，雷公藤多苷主要作用于精子变态及附睾精子，也可干扰生精过程，但其确切作用部位尚不明确。已表明雷公藤多苷对小鼠也有抗生育作用。

2. 雷公藤多苷对男子生育力的影响　研究者们系统地观察了雷公藤多苷对男子生殖系统的影响。在 26 例轻型银屑病患者，每日用雷公藤多苷 20 mg 治疗 4~6 个月；服药前以及服药时和停药后每个月查精液常规、血液睾酮、FSH 和 LH、血常规、肝功，并定期查外周血淋巴细胞微核率、姐妹染色体互换率、染色体畸变率、有丝分裂指数、T 细胞亚群、玫瑰花环试验以及精浆肉毒碱及果糖水平。结果表明，服药 1 个月后精子活率（$P<0.01$）及浓度（$P<0.05$）均已明显低于服药前水平，2 个月后活率及浓度降低非常显著（$P<0.01$），且已基本无前向运动精子，意味着失去受精能力。停药 1 个月后精子数据达生育标准，2 个月后完全恢复。值得指出的是，服药后精浆中肉毒碱明显降低（$P<0.05$）。停药后迅速恢复，提示雷公藤多苷作用于附睾。其他观察指标，包括性功能，均无显著改变，唯一的不良反应为少数人暂时性上腹不适，均可自行消失。因此认为，所用小剂量雷公藤多苷可引起男子不育，而且是可逆的，在所用剂量下无显著不育反应。

实验表明，雷公藤多苷对雄性大鼠、小鼠及男子有明确的抗生育作用，且是可逆的。不过雷公藤多苷是一个具有复杂成分的中药，临床已证明它对多种疾病治疗有效，因而其作用机制也必然十分复杂，在得到它的单一有效成分之前，完全阐明它的药理作用机制，包括它对男性生殖内分泌的作用机制是有一定困难的。

三、大蒜

本品为百合科植物大蒜 Allium Sativum L. 的鳞茎。性温、味辛平。具有行滞气、暖脾胃、消癥积、解毒、杀虫之功。是我国科技人员首次报道的体外杀精子中草药，其制剂可迅速杀死大鼠或豚鼠的精子，被杀死的精子未发现形态学上的变化，但未见详细的数据资料。研究人员通过两种体外试验方法，证明有效成分是大蒜素（二烯丙基化三硫，Allitricin），0.75%浓度能使人和大鼠、田鼠的精子在 20 s 内全部失去活动能力，0.093 7%~0.15%浓度时，3~5 min 内精子失活。抑精作用的强弱与药物浓度及动物种属有关，动物比人的精子更敏感。0.75%药液对兔阴道无刺激性，0.093%~0.75%不抑制乳酸杆菌的生长、繁殖，可能不会影响阴道的正常细菌生长与繁殖。

四、蚯蚓

本品系钜蚓科动物参环毛蚓 Pheretima aspergillum（E. Perrier）的全体。性味咸、寒。具有清热、镇痉、平喘、通络、利尿、降压之功。研究者们用其水煎剂的乙醇提取物及其成分之一琥珀酸，对小鼠附睾尾和人精子进行试验，发现蚯蚓制剂使小白鼠精子在 1min 内全部失去活动能力的最低浓度为 2.5%，使人精子失活的最低浓度为 5%，琥珀酸为 0.5%的蚯蚓制剂对人精子的作用表现为使精子迅速制动、特殊的凝集以及破坏其结构。初步认为，琥珀酸可能是蚯蚓杀精作用的有效成分之一。

五、重楼

本品为百合科植物华重楼 Chinese Manyleaf Paris Rhizome 或七叶一枝花（P. Polyphylla Smith）的根茎。味苦、性寒，有小毒。具有清热解毒、消肿、定惊、止咳之功。研究人员用提取物对大鼠精子，在 20 s 内抑制的最低有效浓度为 0.6%，对人精子为 1.2%。家兔阴道给药 100 mg/只，从交配后动物的卵子分裂观察杀精效果，抑制受精率为60%。

六、土贝母

本品为葫芦科植物假贝母 Bulbus Bolbostemmatis 的块茎。味苦、性凉。具有清热解毒、散结消肿之功。所含总皂苷及其分离出的皂苷 A，使人精子瞬间失活的最低浓度为 0.0375%±0.013%，皂苷 D 为 0.0304%±0.016%，对精子的损伤作用是不可逆的。三种成分降低精子顶体酶活性，作用最强的是皂苷 D，皂苷 A 次之，总皂苷最弱。均能使精子的质膜残缺不全或缺失，顶体有不同程度的损伤，中段线粒体内膜和嵴模糊或消失，基质电子密度明显降低。浓度为 1%时，核膜也有损伤。各浓度药液的作用没有本质上的差别，只是程度不同而已。在观察药物对精子作用的动力学变化时发现，核后环及精子尾部主段和末段的质膜，对土贝母皂苷所致的损伤作用抵抗力较强。这已是科研人员证实的。

七、番木瓜

本品为葫芦科植物南瓜 Cucurbita moschata Duch. 的果实。性味甘、平。具有消炎止痛、解毒、杀虫之功。新近报道，雄性大鼠每日肌内注射番木瓜子提取物，6~7d 后生育力明显降低。初步表明，本品主要通过干扰精子代谢而起作用。

八、猪胆汁

本品为猪科动物猪 Sus Scrofa Domestica Brisson 的胆汁。味苦、性寒。具有清热、解毒之功。研究者们已证实猪胆汁的成分有胆酸和去氧胆酸等。5%胆汁提取物、1%胆酸钠和 0.1%去氧胆酸钠，能使人精子瞬间失去活动能力，开始出现精子碎解。用电镜分别观察 0.5%猪胆汁提取物及去氧胆酸钠对人精子的作用时，两者破坏精子的方式相同：细胞膜破损，外形不整齐，表面粗糙，头部变形，并出现大小不同的孔洞，顶体脱落，颈部断裂，中段线粒体鞘肿胀或缺损，甚至全部缺失。后者的作用强于前者 10 倍。猪胆汁提取物给小鼠，LD_{50}（ip）＝（697.43±86.91）mg/kg；LD_{50}（po）＝（3 600 ±40.0）mg/kg；皮下注射量 4 000 mg/kg 时未见死亡，但有一定刺激性。对兔眼结膜也有一过性刺激，无溶血及凝血作用。含 4 mg 提取物的药膜，给大鼠每日 1 次，共 10 d，或每周 2 次共 43 周后，所有动物的尿道口、阴道及宫颈黏膜均未见充血、水肿或溃疡等炎性病变，也无癌变。各种酶活性未见异常，卵巢结构和黄体正常，111 例房事后检测中，后穹隆处的精子失去活力或未见精子者为总例数的 90.6%，在宫颈管内未见者为 97.3%。第一期临床试用 1 340 例，避孕有效率，按例数计为 90.6%，按周期计为 97.95%；改进药物后的第二期临床 414 例，避孕有效率 99.76%，按周期计为 99.98%。不影响男女双方的身体健康，对阴道黏膜无刺激，少数病例不良反应轻微，不干扰阴道内环境，且能清洁阴道，治疗宫颈糜烂有明显疗效。

九、蛇床子

蛇床子为伞形科植物蛇床 Cnidium monnieri（L.）Cuss. 的果实。味苦、性辛温。具有温肾助阳、燥湿、杀虫之功。本品含挥发油，其主要成分为左旋蒎烯、左旋莰烯、异戊酸龙脑酯等；又含甲氧基欧芹酚、食用当归素、异茴芹香豆素、欧芹属素乙、佛手柑内酯、二氢山芹醇及其当归酸酯等。乙醇提取物对小鼠有类似性激素的作用。体外有抗病毒作用。蛇床子浸膏液的杀精效果随药液浓度增加而增强。于 20 s 内抑制人精子的有效浓度是 30%。每毫升精液与不同剂量的蛇床子浸膏粉混合，其抑制精子活动的最低有效剂量是 250~300 mg。经过试验，初步认为蛇床子很有希望成为一种阴道避孕药。有关蛇床子的杀精机制有待进一步研究。

十、油茶籽

油茶籽又名茶籽心，为山茶科植物油茶 Camellia Oleifera 的种子，据文献记载有利湿杀虫、治阴囊湿疹等作用。油茶为我国特有木本油科植物，在南方诸省山地有大面积种植。从油茶籽中提取的皂苷，具有较强的杀精子作用。研究人员将本品与阴道用杀精子药烷苯醇醚（741）做了对比研究，观察到本品浓度为0.06 mg/mL时，即具有烷苯醇醚0.5 mg/mL的作用。本品对动物阴道无刺激性，对乳酸杆菌无抑制作用，资源极其丰富。

十一、桃叶

桃叶为蔷薇科植物桃树Prunuspersica（L.）Batsch的叶，其成分含有糖苷、柚皮素、奎宁酸及少量氰苷等成分。应用桃叶杀虫，治疗某些阴道疾患，早在《本草纲目》中就有记载："桃叶除尸虫，出疮中小虫，女人阴痒者，生捣桃叶，棉裹纳之，日三四易。"现代中医药已认识到其能杀蚊虫、阴道滴虫等。研究人员应用桃叶提取成分的水解产物——扁桃酸做体外杀精子实验，结果表明，扁桃酸具有较强的杀精效应，它使精子瞬间失活的最低有效浓度为0.8~3.3 mg/mL。并且应用弱酸杀精剂硼酸做比较，证明扁桃酸的杀精效力比硼酸高40倍。如果对其杀精子机制、在体杀精效果及在体内应用的安全性问题得到答案以后，它有望成为一种较满意的阴道杀精剂而应用于临床。

十二、苦参

苦参为豆科植物苦参Sophora flavescens Ait.的根。性味苦、寒。具有清热燥湿、杀虫之功。近年研究证明，10%的苦参液可在90 s内使精子全部失活，15%的苦参液可使精子在瞬间失活。其原理可能是苦参碱引起精子生物膜结构中的脂蛋白产生降解作用，使精子碎解所致。

十三、山海棠

山海棠为秋海棠科植物云南秋海棠Rhizoma Begoniae Evansianae的全草。味微苦酸涩、性平。具有行气止痛，活血祛瘀之功。动物实验证明，本品可使附睾的精子成活率及浓度明显下降，畸形精子数明显增高，部分大鼠睾丸曲细精管受损。用50%乙醇液给雄性大鼠灌胃［2.0 g/（kg·d）］，每周6次，5周后，雄鼠均丧失生育力。

十四、苦瓜

苦瓜为葫芦科植物苦瓜Momordica charantia L.的果实，味苦、性寒。具有清热明目、解毒之功。实验证明，鲜苦瓜汁灌胃，能使小鼠睾丸重量减轻，体积缩小，生精小管管径变小，生精上皮细胞呈不同程度的损害，能阻碍精子正常发育。

十五、佛顶珠

佛顶珠为报春花科点地梅属植物点地梅Androsace umbellata（Lour）Merr.的全草，又名喉咙草。具有祛风、清热、消肿、解毒之功。实验证明，它有明显杀精子作用的有效部位主要成分为皂苷，对人精子立即杀死的最低浓度为0.02%，更低浓度的药液可使未被杀死的精子失去或降低穿透去透明带金黄地鼠卵子的能力。它优于目前我国已发现的杀精子中草药和阴道避孕药烷苯聚醇醚，及其他精囊灌注杀精子药。

十六、慈姑

慈姑为泽泻科植物慈姑Sagittaria Trifolia l. Var. Sinensis（Sims）Makino的球茎。味苦甘、性微寒。具有行血通淋之功。实验证明，提取液含有多功能的蛋白酶抑制剂。它能抑制蛋白酶、胰凝乳蛋白酶及舒缓激肽释放酶。在330 μg/mL以上浓度时，能全部抑制兔精子的体外受精。对兔精子顶体酶的抑制，呈典型的抑制反应曲线，说明能抑制兔精子的顶体酶，从而影响获能后的兔精子，阻碍兔卵受精，起到避孕效果。

杀精子中草药有它自身的独特优点，才会被国内外学者所重视。我国有丰富的中草药资源，有前人积累的宝贵经验，近年来又进行了一些研究。我们完全有信心和能力从中草药中发掘出高效而不良反应少的杀精子剂，从而丰富祖国的医药宝库，为控制人口发展起到积极的作用。

参考文献

[1] 全国男用节育药（棉酚）科研协作组．一种新的男性节育药——棉酚［J］．科学通报，1977(12)：542.

[2] 褚云鸿．生殖药理学［M］．北京：人民卫生出版社，1992，263.

[3] 钱绍祯，许烨，王薏，等．雷公藤中雄性抗生育化合物的筛选和药效研究［J］．男性学杂志，1989，3（4）：207-210.

[4] 曹坚．男性生育调节的回顾与展望［J］．中华泌尿外科杂志，1992，13（1）：73-74.

[5] 张晓伟，杨丹．男性避孕方法的研究概况和可行性分析［J］．中国新药与临床杂志，2014，33(2)：97-104.

[6] 褚云鸿．生殖药理学［M］．北京：人民卫生出版社，1992：260-268.

[7] 上海第二医学院第三人民医院药剂科中草药小组．大蒜的药理实验及临床应用概况［J］．中草药通讯，1976（10）：29.

[8] 钱耀贤，沈佩娟，徐瑞英，等．大蒜素的杀精作用［J］．药学通报，1986，21（12）：708.

[9] 张复夏，郭宝珠，王惠云，等．蚯蚓杀精作用的实验研究［J］．陕西中医，1987，8（1）：45.

[10] 曹霖，沈淑人，刘承权．七叶一枝花（Ⅱ）等4种化合物抑制精子活性的研究［J］．中草药，1987，18（10）：19.

[11] 苏华，郭仁舆．土贝母皂苷作为阴道杀精子剂的实验研究［J］．西安交通大学学报（医学版），1986，7（3）：225.

[12] 胡卿发，郭仁舆．猪胆汁杀灭精子作用的体外实验研究［J］．陕西新医药，1986，15（8）：3.

[13] 郭仁舆，邱曙东．猪胆汁提取物及去氧胆酸钠对人精子作用的电镜观［J］察．西安交通大学学报（医学版），1985，6（1）：6-16.

[14] 邱曙东，郭仁舆．猪胆汁提取物避孕药膜对大白鼠阴道及宫颈黏膜影响的组织学及组织化学观察［J］．西安交通大学学报（医学版），1985，6（1）：17-22.

[15] 朱淑英，韩向阳，任淑君，等．中药蛇床子杀精作用的实验研究［J］．哈尔滨医科大学学报，1992，26（2）：155-156.

[16] 芦金清，张辛，周志祥，等．油茶籽杀精子活性的研究［J］．湖北中医杂志，1988，10（3）：50-52.

[17] 王民，郭仁舆．扁桃酸的体外杀精子研究［J］．西安交通大学学报（医学版），1988，9（4）：313-316.

[18] 王士民，王薏，许烨，等．昆明山海棠对雄性大鼠抗生育作用的研究［J］．江苏医药，1987，13（12）：659.

[19] 周继铭，吴德光，马天根，等．佛顶珠对人精子直接作用的观察［J］．中草药，1989，20(11)：24.

[20] 张燕林，谢衷明，顾锡根，等．慈姑蛋白酶抑制剂对家兔精子体外受精的影响［J］．生殖与避孕，1984，4（3）：9.

第三十七章　男性避孕与绝育

第一节　男性避孕方法

一、男性节育药

在男性节育的可能途径中，精子发生与成熟这两个环节实属关键，因此，研究最多的是抗精子发生与抗精子成熟的避孕方法。但由于精子发生与成熟的机制尚未完全阐明，而且这些过程均为持续性的，不易受内、外因素所干扰。当前，寻找安全、有效、可逆、简单的男性节育药物，实为生育调节研究的重大课题。这些药物一般可分为主要作用于生精过程及主要作用于精子成熟两大类；干扰激素平衡药物虽非完全直接作用于生精，但其终末效果为抑制生精过程，故亦属前一类。有人将作用于精子生成及精子成熟的药物合称“减数分裂后”药物，但目前似尚无主要作用于精子生成药，因此，我们仍按上述的一般分类。另有少数药物主要作用于睾后环节的抗生育药物。本节仅介绍一些曾经研究过或正在进行研究的药物。

（一）激素类干扰生精药物

精子发生似乎是一个较为强劲的过程，常不能被人为造成的激素失衡所抑制。人类精子发生受卵泡刺激素及黄体生成素（LH）控制，一般认为，FSH 主司生精而 LH 促进睾酮合成。有人试图单独抑制 FSH 来抑制精子发生，结果只使精子数量有所减少而未能导致不育。在去垂体猴身上已表明，单独应用睾酮即能维持和再发动（生精抑制后再发动）生精过程；在青春前期去垂体动物，睾酮能有生精过程。为达到节育目的，看来需同时抑制 FSH 及 LH（或睾酮）。虽然睾丸内睾酮浓度下降使生精受阻，但血睾酮水平降低还可影响其他一些生理功能，如第二性征、性功能（性欲与勃起）、蛋白同化、骨骼代谢与造血机制等，故应用此类药时，必须同时补充适量雄性激素以维持血睾水平。因此，上述讨论得出一个概念，即干扰激素平衡的男性抗生育药原则上应具有双重效应：抗促性腺激素作用及雄激素作用。下面分别介绍这些药物。

1. *雄激素类*　许多事实表明，睾丸局部需高浓度雄激素，方可维持生精过程，而一定血液浓度的雄激素即足以抑制垂体促性腺激素（从而抑制生精）及保持其他雄激素依赖性靶组织的功能。因此，单独应用雄激素有可能成为男性节育方法。20 世纪 50 年代开始了这方面的临床研究，至今已试用过下述药物。

（1）丙酸睾酮：在 7 例志愿者中，用丙酸睾酮每日肌内注射 25 mg，60 d 后 7 例均达到无精子，停药后 5 个月均恢复。对性功能未见明显影响，但偶见体重增加、睾丸缩小、痤疮、血红蛋白增加、皮脂增多等。此法虽甚有效，但须每日注射，不便于推广使用。

（2）庚酸睾酮：为一长效制剂，已用各种给药途径（每周 2 次至每 3 周 1 次，每次 200~500 mg，肌内注射）试用 100 余例志愿者。结果表明，每周肌内注射 250 mg，10 周后可使大多数男子产生无精子症或严重少精子症，停药一定时间后精子数均可恢复，不良反应同前。如将注射间隔延长至 10~12 d 及以上，用加倍剂量效果也不理想。药代动力学研究表明，本品注射后当即产生一个超生理水平的血高峰，此后血浓度迅速下降，说明每周给药的必要；此项血高峰有可能直接刺激生精，故部分志愿者未能达到明显少精子症，少数志愿者精子浓度下降后可再次上升。庚酸睾酮只需每周注射 1 次，似比丙酸睾酮优越；但即使如此，也甚难为多数人所接受。其他两种睾酮制剂，即环戊丙酸睾酮及环己烷羧酸睾酮，亦需每周注射 1 次。

（3）十一酸睾酮：口服有效，240 mg/d，分 3 次口服（此剂量为治疗性腺功能低下之 3 倍），10~12 周后 7 例志愿者中只 1 例达到无精子症，其余 6 例精子减少，但未达不育水平。本品效果欠佳乃由于其药代动力学特点所决定。口服后血浓度持续时间较短，不能有效地抑制垂体；此外，口服后也会出现短期血浓度高峰，如上述，此项高峰能直接刺激生精过程。今后，睾酮类药物的研究方向，重点在于开发一种能维持恒定血浓度，特别是要避免产生超生理峰值的制品。目前，已从几方面着手进行，包括合成新的睾酮脂类和制备睾酮微囊等。

（4）达那唑：本药乃己炔基睾酮衍生物，具有弱雄激素活性而无明显雌激素或孕激素活性，能抑制垂体分泌 FSH 及 LH。本品每日口服 600~800 mg，再每月肌内注射庚酸睾酮 200 mg，可使 85% 的志愿者产生无精子症或严重少精子症，而性功能无明显影响，亦无严重不良反应。停药后精子可恢复。

2. *孕激素类*

（1）黄体酮类：各种黄体酮类药物，如醋炔诺酮、醋甲羟孕酮、储存型醋甲羟孕酮等孕素与睾酮合用，已进行了不少探索，但任何一种复方均不能使所有志愿者产生无精子症或严重少精子症。其中储存型醋甲羟孕酮和庚醋睾酮各 200 mg，每月肌内注射 1 次似较为理想，精子抑制比较完全，对性功能无明显影响，但仍有少数志愿者精子浓度超过 5×10^6/mL。有人联合应用储存型醋甲羟孕酮与 19-去甲睾酮，所有 12 位志愿者均出现无精子症或严重少精子症。有人试用醋甲羟孕酮每日口服 20 mg 或炔诺酮每日口服 5~10 mg，加睾酮以冷霜方式经皮透入，每日 250 mg。结果见 FSH 及 LH 明显抑制，而血睾酮维持于生理水平。大部分受试者可达无精子症，少数少精子症，停药后 6 月均恢复。本法可自行用药。其缺点为志愿者的配偶有可能吸收睾酮而产生如多毛症相应不良反应。

（2）醋酸赛普特隆：本品是一种具有强烈孕激素活性的抗雄激素，可抑制垂体分泌促性腺激素。每日给 5~20 mg，16 周后精子数及精子活率即大幅度降低，但同时血睾酮也降低，有人出现疲劳、倦怠和性功能减退等低雄激素症状，因此，认为本品应与睾酮合用。然而，将一个抗雄激素与睾酮合用，似乎有些矛盾，故未见这方面的报道。

（3）19-去甲睾酮：单独应用睾酮控制男性生育似较简便，但抑制垂体所需的睾酮量多少会刺激生精，故未能一致地引起无精子症或严重少精子症。而复合用药则有一个共同缺点，即含有药代动力学各异的两种药物不可能始终如一地维持相对效应。因此，不同研究者致力于寻找一种既具有孕激素也具有雄激素活性的化合物，19-去甲睾酮（19-NT）为此类药物之一。受体特异性试验表明，19-NT 的雄激素活性为睾酮的 1.5 倍，而孕激素活性为其 20 倍。市场上售有两种 19-NT 脂类，即 19-NT 环己苯基丙酸（19-NT-C）及 19-NT 癸酸（19-NT-D）。药代动力学研究表明，19-NT-C 的半衰期高于 19-NT-D，分别为（21±12）d 及（8±5）d，初始峰值也较低。因此，进行了 19-NT-C 的临床试用。于 17 位志愿者，每周肌内注射 200 mg，25 周后血清 FSH 及 LH 降至极低，以至不能测得，睾酮也降至去势水平，血清 19-NT-C 浓度为 5~200 nmol/L。对性欲、勃起无明显影响。17 人中 11 人出现无精子症，2 人严重少精子症；另 2 人精子数下降，但未降至 5×10^6/mL 以下，而血清 19-NT-C 水平却与他人相似。所有受试者均无明显不良反应，血脂，特别是高密度脂蛋白，亦无明显改变；血红蛋白及血细胞比容略有增加，但均在正常范围内。停药 12 周后精子开始恢复。在上述药物中，19-NT-C 似乎较为理想，每 3 周肌内注射 1 次即有明显效果，但距实际应用尚有一段距离。

3. *促性腺素分泌刺激剂*　雄性大鼠给以 LH-RH（促性腺激素释放激素）高效类似物后可使睾丸失重。这些类似物对睾丸的作用机制还未完全阐明，这种类似物继发于垂体效应后引致 LH 持续升高以及它对睾丸的直接作用可能抑制试验动物的精子发生。这些多肽已被推荐作为男用避孕药，并已开始临床试验。

（二）非激素类干扰生精药物

1. 棉酚　棉酚作为男性避孕药的研究受到了广泛的重视（详见第三十六章第二节，杀精中草药）。

2. 雷公藤　雷公藤是近年来我国科技人员发掘出的另一个潜在男性避孕药（详见第三十六章第二节，杀精中草药）。

3. 作用于Sertoli细胞的药物

（1）DL-6-CN-2-Pipecolinomethyl-5-hydroxyindane maleate（PMHI，哌可酸羟甲基茚满类）：大鼠口服PMHI（每日>1.5 mg/kg，21d）可使睾丸明显减轻，剂量增大时（>12.5 mg/kg）可使精囊及前列腺减轻。在兔、狗、猴子、小鼠、地鼠及豚鼠均可见到类似的作用。每日口服剂量6.25 mg/kg或1次口服150 mg/kg可引致终生不育。由于它能抑制附属性腺，这说明它的作用机制可能还包括抑制雄激素产生或促性腺素分泌。同时使用睾酮或促性腺素不能防止睾丸萎缩。但可增加附属性腺重量，这表明PMHI可直接作用于睾丸。成年大鼠1次口服60 mg/kg或120 mg/kg可使睾酮减少，但此剂量及此种用药途径几乎使一半实验动物死亡。对PMHI处理后的大鼠做超微结构研究，发现用药6 h后，Sertoli细胞广泛空泡化，并有精子发生明显改变。电子显微镜下可见许多Sertoli细胞内有空泡状的内质网及肿胀的线粒体，细胞之间的紧密连合仍然存在。Sertoli细胞之间的细胞间隙扩大，并出现多核细胞。PMHI的作用机制仍然不明。然而有趣的是，饮用水中加入氯化锌可防止PMHI引起的大鼠睾丸萎缩。给以大鼠氯化锌50mg（口服）及PMHI60 mg/kg，其睾丸重量为对照组的96%，但组织学上仍有抗精子发生的征象。用^{14}C标记的PMHI作为代谢研究，发现药物并不在睾丸与精囊中积聚，在体内六氢吡啶基消失并至多可形成一个活性代谢产物。24 h尿中含有50%的放射性。总之，该药可引致不可逆的不育，能否成为避孕药，尚待研究。

（2）Lonidamine：成年大鼠每日口服AFl312/TS 200 mg/kg，5 d后睾丸减轻，对附属性腺无影响。超微结构分析发现，用药后Sertoli细胞中有许多改变，但也不能排除对生精细胞的直接作用。在Sertoli细胞的基部及顶区有许多空泡，线粒体肿胀并有大量吞噬物质。从结构活性研究中发现2个强效的类似物——Lonidamine及Tolnidamine可使未成熟的生精上皮剥脱并使睾丸减轻。对前列腺及精囊无作用，但在附睾头部可见上皮空泡化及骨细胞浸润。Lonidamine对大鼠和小鼠的LD_{50}>1.8 g/kg。口服50 mg/kg，每月1次，可使12个大鼠中有10个不育；若以同样剂量改为每周1次，则10个大鼠全部不育。每周或每月给以50 mg/kg，有60%大鼠的抗生育作用是可逆的，而给以500 mg/kg则为不可逆。1次用50 mg/kg后2 d，FSH升高，并在第3日与第7日时保持升高的水平。对LH及睾酮未见影响，Lonidamine的作用机制不明。许多研究表明它作用于Sertoli细胞而不是Leydig细胞。将同位素标记的Lonidamine注入雄性大鼠作放射自显术，表明药物集中于Sertoil细胞中。此药物不干扰ABP的正常分泌。Lonidamine的作用是增加血清ABP浓度，这是由于它阻止ABP分泌入生精小管传送入附睾，从而增加了向血液的内分泌。恒河猴使用中等或大剂量（每周50 mg/kg及500 mg/kg）可部分或完全地抑制精子发生。如同大鼠一样，此药也可使未成熟的生精上皮剥脱而具持久的抗生育作用。与大鼠不同的是它不使猴的FSH升高。虽然此药对大鼠很少有不良反应，但500 mg/kg对猴有肾脏毒性，停药以后可恢复。Tolnidmine的抗生育作用与Lonidamine相似，但对猴肾脏的毒性较小。尽管尚未仔细研究，看来Tolnidamine也有同样的抗精子发生效应。有一个区别是引起大鼠FSH显著升高的剂量，Tolnidamine为500 mg/kg，而Lonidamine仅为50 mg/kg。

总之，Lonidamine及其类似物可诱致未成熟生精细胞剥脱，因而具有持久的抗生育作用，此类化合物作用于Sertoli细胞并使附睾有形态学改变。对睾丸及对肾脏的作用显然可以分离，这就有可能选择一个有用的类似物，从而得到一些经过改造过的Indazole化合物作男性避孕药。

（三）作用部位尚不明确的药物

1. 5-硫代-D-葡萄糖（5-TG） 5-TG是一种葡萄糖的类似物，其吡喃环中的氧被硫取代。此物有类似葡萄糖的甜味，并相对无毒（LD_{50}为14 g/kg，大鼠）。小鼠口服5-TG可致不育。最早的组织学改变是2周时生精小管腔内出现巨细胞。持续用药到21 d时，生精上皮逐步萎缩，并伴有睾丸减轻。第7周时，生精小管内有许多嗜酸性团块与多核巨细胞。在巨细胞中，核常排成花环状位于边缘或成堆分布。有些生精小管萎缩并充满了钙化的碎片。停药5～8周后生育力恢复。5-TG（每日50 mg/kg）用47 d后，可产生不育，停药后生育力不能恢复正常。5-TG的作用机制仍然未明。体外实验中用5-TG 20 mmol/L培养，发现未成熟及成熟的精子细胞与精母细胞中蛋白质合成被抑制，但对Sertoli细胞及Leydig细胞无影响。5-TG还可作用于糖代谢途径。在己糖激酶作用下，5-TG可磷酸化为5-硫代-D-葡萄糖-6-磷酸，它可使睾丸内葡萄糖-6-磷酸及游离肌醇浓度升高。硫代葡萄糖-磷酸也可作为肌醇-l-磷酸合成酶的竞争抑制剂。这些实验均支持这样一种假设，即认为5-TG的主要生化作用是干扰睾丸的己糖代谢及能量产生。由于精子需要大量糖作为能源，故曾推测5-TG可作用于睾后环节。然而未见到此药影响精子活力，用药5周后动物仍可生精，故也不是功能性不育药。曾假设此药的抗生育作用机制是抑制睾丸细胞摄入葡萄糖，但睾丸中ATP及葡萄糖-6-磷酸含量正常，故此假设未得到证实。有鉴如此，5-TG对糖代谢的作用并不直接与其抗生育活性有关。此外，其作用也不能与卤代糖相比拟。

2. Bis（dichloroacetyl）diamine（双二胺类）双二氯乙酰 双胺对猴、人、大鼠、犬、小鼠、豚鼠均有可逆的抗精子发生相同。此类化合物中研究得最多的是Winl8446。该药可使晚期精子细胞核形及顶体形状变异，其他的早期变化为Sertoli细胞内出现众多的大而清亮的空泡以及精母细胞变性。大鼠用药后，当早期精子细胞消失时血清FSH升高，部分大鼠LH也升高。随精子发生的恢复，FSH浓度也回复正常。其作用机制仍然未明，Winl8446可抑制精母细胞及精子细胞的透明质酸酶及肝脏乙醇脱氢酶。此外，该药还可抑制利用乳酸、糖原及碳酸氢盐。用心肌线粒体及亚线粒体颗粒研究发现Winl8446抑制电子传递及氧化磷酸化。由于具有这些生化效应，故假设二氯乙酰双胺类可能的作用机制是造成组织缺氧或能量缺乏。正如上述所讨论的那样，许多干扰糖代谢或生精细胞能量产生的精子均有抗生育作用。奇怪的是，其中一些物质（例如5-硫代-D-葡萄糖及Winl8446）对啮齿类动物并无很大毒性。很明显，精子发生及精子成熟的动力学特征使性腺对这类因子十分敏感。

（四）作用于睾后环节的抗生育药物

1. α-氯化甘油 α-氯化甘油被发现不久，研究者们很快就确认其为一个十分令人感兴趣的功能性不育剂，它可使多种动物（大鼠、地鼠、猪、羊及猴）不育。至今仍未确知其作用机制，尽管已知它可改变多种酶的活性及代谢途径。因为α-氯化甘油本身并不能抑制这些酶，故研究了其有效的代谢产物。1-氯-1-脱氧甘油-3-磷酸（CDGP）已被假定为是一个活性代谢产物，以后发现用5 mg/kg即有效。初步研究表明，CDGP是3-磷酸甘油醛脱氢酶的强效抑制剂。然而至今仍未证实CDGP是α-氯化甘油的代谢产物。

α-氯化甘油的另一个可能的代谢产物——glycidol也有抗生育作用，其有效剂量为每日100 mg/kg，服5 d，此剂量高于α-氯化甘油的有效剂量。glycidol腹腔内注射5 mg/kg，不能致不育，但可使精子活力下降，并使附睾增大。由于它不能作用于β-磷酸甘油醛脱氢酶就排除了作为α-氯化甘油活性代谢产物的可能性。α-氯化甘油的其他一些代谢产物，如β-ehlorol-actic acid，β-chloro-laetaldohyde及oxalicacid都不具有假定的β-氯化甘油活性代谢产物所应具备的生物活性。

α-氯化甘油引起的动物精子活力下降可能由于糖酵解被抑制、氧耗减低或ATP下降。至于α-氯化甘油引起功能性不育的确切机制仍有待阐明。也有一种看法认为由于糖酵解或其他酶的抑制所引起的能源缺乏进而引起功能性不育。α-氯化甘油的一个有趣的特点是用高剂量（>30 mg/kg）时可使附睾起始段上皮脱落，形成精液囊肿与阻塞性纤维化。这种作用仅出现于大鼠，它也并非单纯由于其烷化作用所致，因为一些更强的烷化剂（如1，2-二溴-3-氯丙烷）并不能产生这类病灶。另外一些α-氯化甘油的类似物和代谢产生以及某些ethyleneglycerol衍生物都被报道有形成精液囊肿的作用。精液囊肿可使输精管道不可逆阻塞而造成绝育。但α-氯化甘油的绝育作用与精液囊肿无关，因为在不形成精液囊肿的动物中也有此作用。α-氯化甘油也可作用于睾丸。用药80 mg/kg时，可使血清FSH、LH及催乳素上升。此外，给成年雌性大鼠以产生囊肿的高剂量时，血清、睾丸及附睾中的ABP也有改变。血清ABP改变发生于囊肿产生之前，这可使睾丸增重及FSH升高。由于仅在高剂量时才引起FSH及LH改变，故其对睾丸的任何直接作用均被形成囊肿的效应所遮盖。用高剂量8 h后，血清ABP上升，这发生于囊肿引起的睾丸肿胀与萎缩之前，它表明。α-氯化甘油对大鼠睾丸有直接作用，因为ABP是Sertoli细胞的一种标志蛋白质。此外，也有报道该药可对狗、猴、豪猪等动物有抗睾丸作用，这些动物均无囊肿形成。因此，低剂量时，α-氯化甘油看来是一个真正的功能性不育剂，而高剂量时可使大鼠产生精液囊肿，并对其他一些动物有抗睾丸作用。

2. 氯化糖　由于发现α-氯化甘油及其他氯化三碳化合物，有抑制糖酵解作用就激起人们试验其他氯化糖。至少有九种这类糖是大鼠的口服的雄性抗生育剂。这类化合物中最有代表性的是6-氯-6-脱氧葡萄糖（6CDG）。6CDG的有效剂量是1次服24~48 mg/kg，1次/d，7 d后可达不育。给以12 mg/kg时，4%~20%的交配可有生育，但胎儿的数目明显减少。停药1周后生育力可恢复。Warren及其同事认为它所以需要较高的剂量是由于6CDG的生物半衰期较短之故。将每日12 mg/kg的剂量分成3次给药也有效，这就支持了上述假设。从这些不育大鼠附睾尾取出的精子比对照组精子氧化葡萄糖缓慢，ATP也下降。将大鼠精子与6CDG（直至50 mg）体外培养并不能抑制葡萄糖氧化，这表明6CDG在发挥其抗生育作用之前可能先经过代谢转换。从用过6CDG动物附睾尾刚冲洗出来的精子中ATP含量比对照组高1.53%，但在含有葡萄糖的缓冲液中在体外培养20 min以后，实验组的ATP量反为对照组的35%，葡萄糖转换为CO_2的量也只及对照组的90%。6CDG处理过的大鼠精子活力下降得比对照组快得多。6CDG处理后，动物附睾精子中ATP水平与生育力之间高度相关（R=0.97）。用6CDG处理后，精子活力与ATP下降先于生育力障碍。综合这些研究，Warren及其同事们认为6CDG具有多种生化作用，抗生育效应是这些生化改变的综合结果。将6Cl-D′-氯-6-脱氧蔗糖（6-CDS）给大鼠口服，血中6-CDS水平上升持续5 d，然后下降。第7日时，91%的量从尿中排出。没有一个组织中的6-CDS量大于血中的量。然而值得注意的是脑脊液中6-CDS量比血中高，并且为睾丸中的2倍。这是有趣的，因为6CDG可以穿过大鼠的血-脑脊液屏障，并抑制D-葡萄糖的运输。这种抑制葡萄糖运输，可能有意义的是用氯化糖后动物并不形成像α-氯化甘油所致的精液囊肿。如果这两个药具有同样的作用机制的话，两者都会产生这种囊肿。因此，应进一步研究高剂量6CDG的作用。

最后，功能性不育剂的作用机制还需要进一步明确。还不知这些因子的作用是阻止精子穿过透明带及（或）是阻止精子与卵子的膜结合。一些阴道给药的蛋白酶抑制剂，可能由于封闭顶体酶的作用而抑制生育。然而还无人研究过功能性不育剂自身用药后顶体酶的活性。

3. 胚胎杀死因子　抗精子活性的药物具有两种类型：一大类药物影响精子，使之不能受精；还有一类药物可使精子发生改变，虽然受精，但胚胎不能存活。后一类化合物称为胚胎杀死因子。

胚胎杀死因子有一个用途是作为精子的标志物分析其他因子的作用。其方法为将一部分精液分成两部分，一部分用TEPA处理，另一部分用第二个因子处理。经过各种处理的精子经过洗涤，合并用于人工授精或体外受精，用胚胎的存活率来比较药物的作用。已经用TEPA来分析各种因子受精前处理对猪及兔精子功能的影响。胚胎杀死因子还有一个重要的活性是，雄性大鼠用药后可将胚胎杀死活性转移到雌体而影响子代。转移活性的机制可能是通过阴道吸收精浆，也可能通过虽受损但仍有受精能力的精子转移。这类化合物十分活跃，还可能具有致癌、致突变及杀死细胞的作用。故而即使用相对无毒性化合物也不可能在人体使用。但用其进行动物实验可有助于睾后环节抗生育剂作用的进一步了解。

二、其他男性避孕法

目前常用的男性避孕方法主要是使用避孕套。在一时无避孕工具时，也有采用体外排精和会阴尿道压迫法，近来应用外用避孕杀精子药取得良好效果。前三种方法是根据男女生殖器官的生理特征，用物理方法阻止精子与卵子结合；后者则是用外用药物中的化学物质，使排到阴道内的精子立即被杀死，达到避孕。

（一）避孕套

避孕套是男性采用最早的避孕措施之一，直至今日，这项避孕措施仍被广泛采用。避孕套在性交时套在阴茎上，使射精时精液排在套内，阻止精液流到女性的阴道内，达到避孕的目的。

避孕套使用前应选用大小适宜的型号，太大容易滑脱，落在阴道内；太小则产生不适感觉。一般以中号试用，如不适合再换成大号或小号。使用前先吹气检查，观察有无破损，发现有漏气就不能使用。每次性交开始前就戴上，不要等到射精前才用，因为射精前常有少量精子随分泌物排出，有时同样可以致孕。戴前先用手捏瘪套子前端小囊，挤出囊内空气，同时将卷好的避孕套放在阴茎头上，边推边套，直到阴茎根部为止。戴套后，再在避孕套外涂上避孕药膏，以增加润滑。射精后，在阴茎尚未完全软缩时，按住套子上口与阴茎一起从阴道拔出，以免精子外溢或套子滑落在阴道内。如不小心把套子滑落在阴道内，只要捏住套口轻轻拉出即可，并立即把避孕药膏挤入阴道杀死漏在阴道内的精子。

避孕套使用方法简单，效果良好，而且可以减少阴茎神经对性刺激的敏感性，延长性交时间，因此，对早泄的对象更为适宜。对男女性器官有感染性疾病者，还能防止交叉感染。因此，这种用具是目前常用的男子避孕方法之一。

（二）体外排精法

以体外排精法控制生育，是指射精前将阴茎抽出阴道、将精液排于女方体外。许多民族仍将这种方法作为常用的避孕方法。在欧洲有些民族约有 2/3 采用这种方法进行避孕，1965 年在澳大利亚尚有 1/5 采用这种方法。在美国只有在少数人群中应用体外排精法。体外排精法避孕能自身控制，夫妇双方的性生活能取得性协调。但也有少数精液流入阴道内而造成避孕失败。由于这种避孕方法没有随访分析资料，因此，其避孕成功率不明确。虽然认为体外排精法避孕是一种无害的避孕方法，但由于这种方法不能使女方达到性欲高潮，这是值得研究的。在某些男性，由于这种方法引起精神压力可导致阳痿，特别是在早泄对象中易发生阳痿。许多男性从生理或心理上不能接受体外排精法，由于射精的暴发紧迫感不能恰到好处地控制阴茎抽出的时间。因此，体外排精法不能认为是一种易于掌握的避孕方法。

（三）会阴尿道压迫避孕法

会阴尿道压迫避孕法是指射精前立即用手指强力压迫会阴部尿道，阻止精液从尿道排出达到避孕目的。

根据男子生殖器官的结构，由输精管壶腹和精囊汇合而成的射精管，最后开口到前列腺部尿道，而男性尿道又可分为前列腺部尿道、膜部尿道、球部尿道及阴茎部尿道四部分。球膜部尿道是在耻骨和会阴部之间，因此，就利用这个解剖特点，掌握好性交即将射精时刻，用手指在会阴部向耻骨方向紧压球膜部尿道，使尿道闭合，使精液逆行排入膀胱，性交后排尿，进入膀胱内的精液就连同尿液一起排出体外。这种避孕方法应用得当，也有一定避孕效果。但若没有正确掌握方法，未能及时压迫住尿道而使精液排入女方阴道内，即使立即在阴道内注入避孕药膏或放入外用避孕药片补救，仍会造成避孕失败。由于精液逆流入膀胱，可能刺激膀胱颈部，发生性交后尿频现象，而且在一定程度上不符合正常生理，造成精神方面的负担，因此，这一方法只作为暂时无避孕工具时临时采用。

（四）外用避孕药膜

外用避孕药膜是以一种具有强力杀死精子作用的药物（盖苯醇醚或壬苯醇醚）作为主药，配伍水溶性成膜材料（聚乙烯醇）为赋形剂，制成5 cm×5 cm的半透明片形薄膜，重（220±20）mg，膜厚0.06~0.07 mm，含主药盖苯醇醚或壬醇醚50~60 mg。盖苯醇醚是一种非离子型表面活性剂，化学名为盖基苯聚乙二醇（8）醚。上海地区研制了以上药物，通过药膜的动物药理、毒理试验、临床药理试验以及临床应用，该药已于1975年在上海鉴定，近年来广泛临床应用证明该药膜确实具有安全有效、经济、简单等优点，深受广大群众的欢迎。

外用避孕药膜以非离子型表面活性剂作为杀精子主药。其作用方式可能是通过改变精子的渗透压使精子失去活动能力，达到避孕的目的，而且药膜的剂型新颖，保存和携带方便，用法简单，效果可靠，只要使用方法正确，避孕效果按国际妇女年计算达95%。此外，药膜的毒性极低，对全身无毒，对局部刺激很轻微。通过药理研究，外用避孕药膜具备不干扰妇女内分泌、不影响男女双方生理健康、不影响性交快感、不良反应小、对阴道内正常存在的杆菌无害、没有致癌作用等优点，这种药膜不仅可以为一般育龄妇女采用，对于部分不宜服药、打针以及对避孕套和放环不适应的对象尤为适宜。

外用避孕药膜避孕失败的原因，主要由于用药方法的错误，男用时如果外阴干燥，阴茎强行推入，造成机械性药膜穿孔，使药膜碎片黏附于阴道外口或阴道壁上，或是错误地将药膜折成小块，不是整张药膜包在阴茎头上，以致滑落在外阴壁上。男女两种用法失败受孕的比例平均为1：2，这是由于男方用药，由阴茎将药膜送入阴道，位置较深，药物在子宫颈口弥散面大，效果确切；而女性用药，由于药膜位置不深，黏附于阴道壁，或是药膜折叠方法不对，折叠过小或是搓成团状或线条状，以致使药膜溶解不全；此外，药膜在搅动情况下需要2 min以上才能溶解，因此，对男方泄精较快而女方阴道分泌物又较少者，不能使药膜很好地溶解成液状，也不能很好地分布于子宫颈周围，都可造成避孕失败。

当然，在今后的临床实践中对药膜的认识及继续积累长期临床观察的资料还很必要，以对药膜的剂型进一步改进，开发出溶解快、使用简便、效果更好的外用避孕药物。

第二节　男性绝育方法

绝育技术问世已一个多世纪，它在临床实践中不断发展，如今已成为人类节育的主要方法之一。输精管结扎术的实验工作始于19世纪初，至19世纪30年代，欧洲人曾一度认为输精管结扎术具有“返老还童”的妙用，因而风靡一时。最近60年来，这一既不影响正常性生活、又能一劳永逸的节育方法迅速在临床上推广应用，现在全世界每年有75万人施行该手术，它仍不失为当前计划生育的主要措施之一。

近30年来，输精管结扎绝育术研究的目标已不在手术方法的本身，而在对不同结扎方法的比较研究和结扎绝育术的远期安全性研究上。本节所阐述的正是这两个方面的现代研究成果。

一、输精管结扎绝育术及其失败因素

目前常用输精管结扎术有钳穿输精管结扎、直视钳穿法、注射针头固定法、穿针引线法、针挑结扎法等，这些方法各具特色，所憾的是未见这方面的比较研究资料。然而所有这些方法都离不开手法的精巧配合，只要熟练掌握，都能达到固定输精管可靠、损伤小、易于分离和提取输精管的目的。

由于技术操作的不断进步，我国因输精管结扎失败而再孕的发生率，已从20世纪60年代后期的4%降低到目前的1%。结扎失败原因如下：

1. 重新形成管道使输精管再通　涉及再通的因素有：①输精管切除过短；②结扎过紧造成输精

管壁破损，或结扎过松而致结扎线脱落；③近附睾端开放，又未做包埋，易形成精液肉芽肿与另一端沟通；④两断端的交错结扎法也能为再通创造条件。只有充分注意以上几点，并用精索内筋膜做断端包埋，输精管结扎后的再管道化就很少发生了。

2. *误扎*　手术时候误扎其他组织，而输精管却没有切断。为避免误扎，术者必须熟悉精索、输精管的解剖位置，手术时为了鉴别切除的组织是不是输精管，可用针头穿过切断的输精管内腔来证实，同时还应避免两侧结扎在同一输精管上。若疑有误扎，应术后 1 个月做精液检查。

3. *输精管畸形*　除正常输精管外还存在迷走管，偶尔有先天性多重输精管，虽然已结扎了一条输精管，精子仍可以通过迷走管而引起生育。

4. *输精管断端阻塞不当*　当结扎或夹子太松，精子便会继续通过输精管；如太紧，又会夹断管壁使精子漏出。

5. *术后残余精子未排空*　术后输精管中的残余精子一般可继续存活 1 个月以上，或经 6 次排精后方可排尽。为防止术后因残余精子而致孕，可在术中采取精囊灌注法，否则必须体外排精 6 次以上或术后避孕 2 个月。最好在术后 2 个月时作 1 次精液检查，确定无活动精子后才可放弃避孕。

二、输精管结扎的远期安全性研究

为了研究男性结扎绝育的远期安全性问题，学者们较系统地进行了大量的实验研究和临床研究。目前的研究结果可归纳如下：

（1）输精管结扎对血压、血液学的各项指标、血液生化组分与容量均无影响。

（2）术后 2~3 年的一系列生殖激素的测定，表明输精管结扎不影响下丘脑-垂体-睾丸的正常内分泌。

（3）通过对结扎人群的 2 年随访和对结扎猴的 11 年实验研究，表明输精管结扎不会导致血凝特性的变化和血栓形成。

（4）输精管结扎后，血清中可出现抗精子抗体，有一组 114 例男性，部分对象术后已随访 54 个月。50%以上的对象发生了精子凝集试验阳性。约 1/3 发生精子制动试验阳性，血清中免疫球蛋白及淋巴细胞毒抗体发生率也有所增高。

临床研究者曾对 41 例年龄 20~50 岁的对象在输精管结扎术前及结扎后 2 年进行追踪观察，分别在术后 6 周及 3、6、12、24 个月进行以下方面的检测：①体液免疫，包括为风湿病测定的乳胶试验及致敏的羊红细胞凝集试验等；②免疫复合物检测；③生殖道抗体试验，琼脂免疫扩散测定精子和精液抗原，精子和精液抗原的血凝试验，对精子抗体的间接免疫荧光试验（包括精子头部肿胀技术）；④细胞免疫系统，包括迅速的敏感性增高的皮肤试验、白细胞移动抑制试验等。通过以上检测，发现术后 2 年没有自身免疫的临床证据或其他免疫性疾病发生，体液和细胞免疫系统也未发现异常。

输精管结扎对象的前瞻性研究已在美国 4 个中心开展。这些研究包括术前临床及实验室检查以及术后间隔一定时间的检查。412 例志愿者参加这一研究，342 例至少随访 2 年，1/4 至少随访 3 年。研究结果表明：输精管结扎没有临床影响，只有一种明显的实验室阳性表现，即发生抗精子抗原的循环抗体。没有证据表明输精管结扎后抗精子抗体的发生率及滴度下降。血清免疫球蛋白的水平没有持续改变，许多细胞免疫反应测定有很大差异，没有证据表明输精管结扎后有免疫抑制。

5. 输精管结扎不会导致受术者性欲减退。性功能减退主要与年龄增长有关，在 45 岁以后表现得更为明显。上海地区对 6 203 例结扎者进行了远期随访，观察到性功能减退的主要原因是年龄的增长，而与输精管结扎似无直接关系。

三、输精管注射药物绝育术

输精管内注射药物绝育是向输精管内注射黏堵药物，阻止精子排出体外的一种绝育方法。我国重庆市自 1971 年开始，对经皮肤直接穿刺输精管的器械和操作技术，以及输精管注射药物进行了研究，并于1972年应用于人体，累计约5万例，根据一组6 789例随访研究表明，精液检查1 629例，节育有效率在90%以上，精子消失率为92.04%，实践证明，此法是一种安全、有效、简便、并发症少、便于推广的男性绝育方法。

输精管阻塞药物由我国首创。输精管黏堵剂是75%的α-氰基丙烯酸丁酯（俗称“504”）与25%的石炭酸混合而成。本品注入输精管后，凝集成固体，与输精管壁紧密粘连，输精管上皮因受压而变性脱落，结缔组织增生并长入聚合物内，使输精管堵塞而导致绝育，临床试验证实，本品的黏堵效果良好。最近，曾采用同位素示踪技术对3H-α-氰基烯酸正丁酯的体内吸收、分布、排泄进行了实验研究，结果证实，它在体内并无长期蓄积的作用，从而提示了本品具有安全性。自1975年以来，研究者对621例受术者进行10年的长期随访，有55例怀孕（失败率约为8.9%）。成功率与术者的经验和操作规程有十分密切的关系。该方法的不良反应轻微，其主要并发症同输精管结扎术。曾对这些黏堵绝育术者做精子抗原的细胞免疫与体液免疫检测，发现52.1%出现精子凝集抗体，27.4%出现精子制动抗体。其阳性率与输精管结扎术相似。

参考文献

[1] Dizerega G S, Sherins R J. In. The Testis. Burger H, De Kretser D (eds) [J]. Raven Press, New York, 1980: 127.
[2] 谢文英，江鱼，王一飞．男性学［M］．上海：上海科学技术出版社，1991：166.
[3] 褚云鸿．生殖药理学［M］．北京：人民卫生出版社，1992：263.
[4] 王一飞．生殖医学［M］．北京：人民卫生出版社，1991：155.

保健优生篇

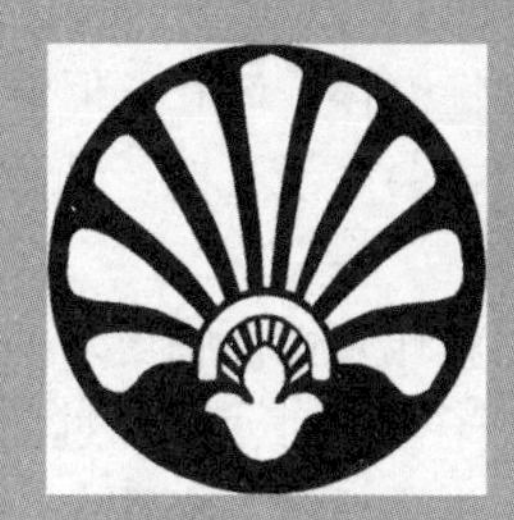

第三十八章　男性健康与衰老

古往今来，人类总是努力追求健康和长寿。健康者多长寿。保持机体的健康，是养生保健学的主要任务。由于男性的体质特点及其他因素的影响，男性患病的机会远比女性为多，寿命也较女性为短，因此，必须加强男性养生保健的研究。

第一节　男性养生的必要性

人体男女形态分化是生物进化到高级阶段的产物。男女在外形、解剖、功能等生理方面的差异，自古以来为人们所注意，即所谓“男女有别”之论。一般看来，男子较女子身高肩宽、力壮气足、肌肉结实，因此，不少人认为，男性比女性剽悍、健壮。但随着医学的不断发展，越来越多的资料表明，男性不但不比女性健壮，而且患病的机会多于女性，寿命普遍短于女性。这就决定了男性养生不仅有其必要性，更有现实性。

从生理角度来看，男性从生命的开始就比女性面临更多的磨难。男性受精卵没有女性受精卵易于成活。由于遗传的因素，男性胎儿存在于子宫中时，要经过比女性胎儿更为复杂的转化过程，所以，男性胎儿的自然流产率高于女性胎儿。在出生后第1个月中，男婴的死亡率比女婴高30%，且男婴残疾、畸形率也比女婴多33%。由此可见，男性的先天条件并不比女性优越，男性的素质并不是天生强健的。

男性的耐受力和抗病力也比女性差。男性不及女性耐寒、耐饥、耐疲劳、耐受精神压力。男人在工作中遇到阻力时，往往心跳加快，血压升高，肾上腺分泌增加，而女性却少有这类反应，因而男性心血管疾病的发病率高于女性。女性有双重的免疫基因，有双倍于男性的免疫物质，因而许多疾病女性少发，而男性多发，且病死率也高。有人做过统计，有30多种疾病，诸如心脏病、糖尿病、血友病、胃溃疡、色盲、秃顶、疥疮等，都是男性多发。

许多人以为女子情绪善变，精神脆弱。其实，男人没有女人情绪稳定，男性对精神压力的耐受力远远低于女性。有资料表明，男性癔症患者多于女性，自杀者男性多于女性，癫痫患者的男女之比为8∶1。许多国家精神病院的男性患者比女性患者多得多。口吃的男女之比为5∶1。

从长寿角度来看，也为男子敲响了警钟——男性短寿。在我国，男子的平均寿命比女性短5岁。

随着医学科学的不断发展，人们对男性科学的认识不断深化。男性较女性强健的观念已经开始动摇，男性保健问题愈来愈引起人们的广泛关注。探求男性养生之道，已经成为许多男子尤其是老年男性的热门话题。倘若我们稍加回顾一下历史的话，就不难看出：早在2 000多年前的《黄帝内经》中，我们的先人就把男性保健问题放在高于女性保健的突出位置上。且不说论述男子的各种养生方法，仅《黄帝内经》一书记载的男性病症就有20多种，计有精少、遗精、早泄、阳痿、阳强、梦交、性厌恶、缩阳、不射精、房事茎痛、睾丸肿痛、不育、淋证、癃闭、下疳、疝气、绣球风、白淫、房劳等。而记载的女性病症仅仅只有石瘕等四五种。显然，《黄帝内经》时代尤为重视男性保健。

令人遗憾的是，直到2 000年后的今天，还有不少男性以“健壮的男子汉”自居，以父母给其一个先天较女性为优的身体条件而盲目乐观，因而不珍惜保养自己的身体。更令人担忧的是，不少非健康男性拖着病态的身子，却昧然不觉，我行我素，依然酗酒、嗜烟、暴饮暴食、通宵玩牌，自残其身，“以妄为常”。一些男子对其自身很不了解，男性科学知识及养生之道知之甚少，以致患病失治，丧失生育能力者有之，不知不觉地给妻子带来疾病者有之，明明自己不育，却责怪妻子不孕者有之，如此等等。可见，不论医者，或是一般男性，均应懂点男性养生保健知识，这不仅有益于自己，也有益于家庭和社会。

第二节　男性健康的标准

在讨论男性健康的标准之前，首先必须了解西医学与中医学两种医学对人体健康的认识。只有对男性健康的标准和特征充分认识，才能指导保健养生。

一、西医学对健康的认识

健康是人类的共同愿望。虽然人人都希望健康，但未必人人都知道什么是健康。况且，随着医学科学的不断发展，人们对健康这一概念的认识不断深化，对健康标准和特征的认识逐渐明了。近年来，世界卫生组织（WHO）提出的健康新概念是：所谓健康，并不仅仅是不得病，还应包括心理健康及社会交往方面的健康。也就是说，健康是在精神上、身体上和社会交往上保持健全的状态。

怎样准确描述人体的健康状况，日本有的学者提出了健康条件的“四快”。所谓“四快”，即“吃得快、便得快、睡得快、说得快”。“四快”虽有概括上的简单片面之嫌，却有认识上的明快形象之感。就是说一个人食欲好，消化能力好，思维敏捷，反应能力强，神经系统功能好，即可基本反映出他的身体是健康的。

为了进一步使人们完整和准确地理解健康的概念，世界卫生组织又规定了衡量一个人是否健康的十大准则，这就是：

（1）有充沛的精力，能从容不迫地担负日常生活和繁重工作，而且不感到过分紧张与疲劳。

（2）处事乐观，态度积极，乐于承担责任，事无大小，不挑剔。

（3）善于休息，睡眠好。

（4）应变能力强，能适应外界环境的各种变化。

（5）能够抵抗一般性感冒和传染病。

（6）体重适当，身体匀称，站立时，头、肩、臂位置协调。

（7）眼睛明亮，反应敏捷，眼睑不易发炎。

（8）牙齿清洁，无龋齿，不疼痛；牙龈颜色正常，无出血现象。

（9）头发有光泽，无头屑。

（10）肌肉丰满，皮肤有弹性。

二、中医学对健康的认识

早在2 000多年前，《黄帝内经》这一最古老的中医学经典著作中就明确提出了“平人”即健康之人的概念，并对人体健康的标准做了深刻的研究，把“阴阳平衡”和“形神并俱”视为人体健康的条件。

1. 阴阳平衡　中医学认为，人体是由阴阳二气构成的。阴阳为生命之本。人身脏腑、经络、营卫、气血均可用阴阳来划分。正如《素问·生气通天论》所云“生之本，本于阴阳”。

正常人体的阴阳二气，经常处于一种动态平衡的状态之中。《素问·调经论》说："阴阳匀平，以充其形，九候若一，名曰平人。"

"平人"阴阳之气，不仅处于一种动态的平衡状态中，而且阴阳二气的消长变化与四时的阴阳消长相适应，使得九候脉象一致，形肉和气血协调，脏腑经络和谐，从而维持了正常的健康状态。因此，《灵枢·终始》说："平人者，不病。不病者，脉口、人迎应四时也。上下相应，而俱往也，六经之脉不结动也。本末之寒温之相守司也，形肉血气必相称也，是谓平人。"

由此可知，健康之人的阴阳平衡，则气血充盛，脏腑功能协调，能适应四时寒暑变化，发挥精神意识及运动功能。人体生则阴阳匀平，老则阴阳皆衰，病则阴阳偏盛偏衰，死则阴阳离绝。

2. 形神并俱　"形"指形体，即身体。"神"有广义和狭义之分。广义的"神"，为人体生命活动功能的总称。此处所说的"神"，乃狭义之"神"，主要指精神、意识、思维活动而言。

形神统一是生命活动的重要保证。一方面，神寓于形，形可载神。形的存灭，决定神的存灭，神只能依形而存，决不能离形而生。"形体不敝，精神不散"（《素问·上古天真论》）。正如范缜的《神灭论》所言："形存则神存，形谢而神灭。"另一方面，在形体基础上产生的"神"，又给形体以巨大的作用。神的旺盛与否，也直接影响着形的盛衰存亡，所谓"得神者昌，失神者亡"（《素问·移情变气论》）。

中医学的这种"阴阳平衡""形神并俱"的健康观，千百年来一直有效地指导着人们养生保健、祛病延年。直到今天，仍显示着其强大的生命力和闪光的科学性。

三、男性健康的标准和特征

近年来，男性学的研究飞速发展。男性学作为独立的学科在国内虽起步较晚，但已取得了显著成绩。尤其是男性病学的研究较为广泛和深入。但是，由于历史的原因和人们的偏见，男性生理学及男性养生之道并未引起医学界和人们的足够重视和精心研究，直到今天，国内外尚无关于男性健康标准和特征的统一认识，不能不说是男性学领域中的一大缺憾。有鉴于此，为了指导男性养生，我们从中医学角度，对男性健康的标准和特征作了以下几点概括：

1. 力壮气足，不易感冒　男性富有阳刚之气，力壮气足，是脾肺阳气旺盛的表现。因为肺主一身之气，"脾主身之肌肉"（《素问·痿论》）。阳气充足，则卫外抗邪有力，故不易感冒。

2. 骨坚牙固，腰腿灵便　肾为先天之本，藏精主骨；齿为骨之余，腰为肾之府。故骨坚牙固、腰腿灵便是男性精气充沛的健康征象。

3. 耳目聪明，面发润泽　耳、目、面、发皆是脏腑精气上注汇集的重要部位。耳、目、面虽分别为肾、肝、心所主，然五脏六腑之精气皆可上注之；发虽为肾之华，但亦为血之余，而血又与各脏相关。故耳目聪明、面发泽润是男性五脏气血旺盛的表现。

4. 呼吸均匀，语声洪亮　呼吸是健康的重要标志，虽与五脏密切相关，"呼出心与肺，吸入肝与肾"（《难经》），但呼主要由肺管，吸主要由肾管，故呼吸均匀、语声洪亮主要反映了肺肾的功能正常。

5. 纳化正常，二便通调　饮食纳化正常，大小便通畅，不仅主要反映了肾及脾胃的功能旺盛，而且说明了其他脏腑资助、协调作用的健全。

6. 不胖不瘦，脉象缓匀　胖瘦乃人体外在形体的直观表现，不胖不瘦反映了脏腑功能及机体代谢活动的正常。脉象为人体内在气血运行状态的反映，脉象从容和缓是男性健康的重要标志。

7. 情绪稳定，记忆良好　人有五脏化五志，以生喜怒忧思恐。七情和调、情绪稳定、思维敏捷、记忆良好，是脏腑器官精气旺盛、功能协调的反映，是精神心理健康的重要特征。

8. 良好的性功能　良好的性功能是男子身体健康的重要标志之一。男子16岁左右，性欲逐渐旺盛，已婚后交媾和调，功能正常，未到性欲衰退期，仍保持良好的性欲要求和性生活能力，是五脏精气旺盛的表现。

以上8条，是健康男子的生理特征。其中前7条可以视为健康状态的一般征象，第8条则是男子性健康的特有征象。

第三节　男性健康的影响因素

健康是机体内在环境与外界环境整体统一的表现。凡是能够影响机体内外环境改变的因素，都将会对健康产生一定程度的影响。影响男性健康的因素，以内外环境分，则有内因和外因之不同；以先后天分，则有先天禀赋因素和后天调养因素之不同；以其性质分，又可分为精神因素和生物因素以及外伤、房劳因素等。总之，影响男性健康的因素多种多样，既可单独为病，也可联合致病，损害健康。兹简要探讨于下。

一、先天因素

男子自身的健康，与父母先天禀赋关系极大。父母的禀赋在很大程度上决定了新生儿的强健乃至一生的健康水平。对此，祖国医学早有认识。《灵枢·寿夭刚柔》明确指出："人之生也，有刚有柔，有弱有强，有短有长，有阴有阳。"一般来说，父母先天精血旺盛，禀赋充实，其子身体多强健；父母先天精血亏虚、禀赋不足，其子身体多较虚弱。具体来说，影响男性健康的先天禀赋因素主要有以下几点。

1. 早婚早育　过早婚育，精血不旺。孙思邈早就指出："孕育太早，或童幼擅气，生子愚痴或短寿。"因此，主张父母"皆欲阴阳充实，然后交而孕，孕而育，育而子坚壮、强寿"。当然，父母年龄过大，亦精血不旺。

2. 酒醉入房　《医心方》指出："醉饱之子，必为病癫、疽、痔、有疮。"西医学认为酒精能危害生殖细胞和胚胎。父母饮酒后受孕的胎儿，易流产、早产、发育不良、畸形或低智能，或易患高血压、心脏病等。

3. 情绪过极　父母情绪激烈波动，常会影响脏腑气血失和，进而损及胎儿。如《内经》认为癫疾等多种疾病与父母七情不节有关。《叶氏竹林女科》提出"宁静即养胎"的主张，旨在强调父母情志对优生优育的影响。

4. 气候剧变　《万氏妇人科》说："地震土陷、山崩水溢……则交而不孕，孕而不育。"现代调查研究发现，暴风骤雨、电闪雷击、大寒大暑等天气异常变化，会对受孕胎儿出生后的性格、精神类型、抗病能力等产生不良影响。

此外，父母劳累、疲乏无力，或体质虚弱、患病同房，都是影响男性健康的先天不良因素。

二、后天因素

对于一个男子来说，其先天禀赋是自身无法选择的，因而养生全在后天调理。然而，影响男性健康的后天因素很多，这里只做概要说明。

1. 社会因素　社会因素主要指社会形态、社会的政治制度和经济制度、社会道德、社会生产力发展水平、社会分工及社会生活等。任何人都是社会的一个分子，社会的各种矛盾和问题都会在一定程度上作用和影响着人。由于历史、社会及自身的原因，男人较多地参与社会生活的各个领域，因而必然更多地受到社会诸多因素的影响。在科学飞速发展的今天，虽然许多威胁男性健康的传染病得到控制，但由于激烈的社会竞争，男人们工作紧张、思想负担重，致使精神疾患、心血管疾病以及阳痿、遗精、性功能低下明显增多。由于男子外出工作机会较多，且从事危险性较大工作的男性较女性多得多，因而更多地成为车祸等不幸事件的牺牲品。

2. 情志因素　情绪对健康的影响，中医学早在2 000多年前就有认识，如喜伤心、怒伤肝、思伤脾、悲伤肺、恐伤肾等。男子常因七情不节，内伤脏腑，导致高血压、冠心病、溃疡病、神经官能症、偏头痛、甲状腺功能亢进、糖尿病以及癌症等。史书上记载伍子胥过昭关，一夜间须发全白，就是由于极度焦虑所致。还有“笑煞程咬金，哭死程铁牛”的记载，都说明情绪对健康的危害之大。西医学发现，当男子的大脑皮质处于正常工作的情况下，全身的神经、内分泌功能稳定，睾丸的生精功能以及性功能都很正常。如果精神处于长期压抑、悲观、忧愁状态，大脑皮质以及全身神经、内分泌功能便会失调，睾丸的生精功能以及性功能也会发生障碍，不育的可能性就会增加。

3. *地理环境因素* 早在2 000多年前，人们就发现“轻水所，多秃与瘿人；重水所，多尰与躄人；甘水所，多好与美人；辛水所，多疽与痤人；苦水所，多尪与伛人”（《吕氏春秋·尽数》）。说明地理环境直接或间接地影响人的健康。什么样的地方对健康最为有益？唐代孙思邈提出：“山林深远，固是佳境……背山临水，气候高爽，土地良沃，泉水清美……若得左右映带岗阜形胜最为上地，地势好，亦居者安。”寿星孙思邈的这个见解，实践证明是完全正确的。有人统计，世界上许多百岁健康老人，往往都居住在青山绿水、环境优美的山区。

现代研究认为：海拔1 500~2 000 m的山区，阴离子密集，的确有利于健康。而大城市的环境污染，使得呼吸道疾病、冠心病和癌症的发病率持续上升。另外，就家庭居室的小环境来说，诸如居室坐向、位置和大小，以及宁静程度、光线和色彩等都对男性健康有一定的影响。

4. *气候因素* 作为男子，处在天地气交之中，时时刻刻都不能脱离气候环境。当然气候变化与地理有着密切的关系，但为了讨论问题的方便，这里分别加以阐述。

在气候因素中，诸如气温、气压、湿度、风速、日照、大气电磁场等，都可通过下丘脑对机体代谢功能和内分泌产生不同程度的影响。如气温只有在18~20 ℃时人感到最为舒适，气温过高则易中暑，气温过低则易诱发冠心病、关节炎等许多疾病。

中医学认为，四时气候对健康的不利影响，主要表现为风、寒、暑、湿、燥、火六淫邪气和疫疠之气侵袭机体而为病。如春天多风，常发风温；夏天炎热，多发热病、中暑。实际上，一定的地理环境会导致一定的气候变化。如居西北之地，气候多风多寒；江南沿海，气候湿热，因而对健康的影响有所不同。

5. *饮食因素* 胎儿离开母体后，就靠饮食维持生命。所谓“得谷者昌，失谷者亡”，明确说明了饮食是生命和健康的重要保证。饮食因素对男性健康的影响，主要表现为：①饮食不节，饥饱无常，尤其是暴饮暴食，在当今男子更为多见。岂不知“不饥强食则脾劳，不渴强饮则胃胀”（《遵生八笺》）。②任凭喜好，饮食偏嗜，影响健康。清代程国彭说：“过食肥甘则病生，过嗜醇酿则饮积；瓜果乳酥，湿以内生，发为肿满泻利。五味偏嗜，久而增生，皆令夭殃，可不慎哉。”特别是过嗜烟酒，对健康影响更大。③不知食物偏胜与体相宜与否。有些男子不明饮食的性能是否于体有益，常不加选择，随便乱吃，明明是阳虚之体，却常食寒凉之品；明明性功能低下，却误食对性功能不利的食品，等等。

6. *起居因素* 起居因素是影响男性健康的重要原因之一。主要表现为：不按时起卧、生活不规律，过劳和过逸等。睡眠对于健康十分重要。7 d不进食，人还可维持生命。如果七昼夜不让睡觉，就难以生存。但不少男子由于种种原因，不能保证足够的睡眠时间，更有喜欢“开夜车”、睡懒觉者。结果，久而久之，破坏了人体生物钟的昼夜节律，影响健康。还有些男子视行住坐卧为区区小事，不加重视，结果或久视伤血，头晕目眩，两目干涩；或久立伤骨，出现腰肌劳损、腰酸背痛、下肢静脉曲张等病症。因此，为了自己的健康，必须养成良好的生活习惯。

7. *性生活因素* 对于男子来说，性生活既不可无，更不可过。性生活受到遏阻，则会影响身心健康，出现生理和心理的不平衡而发生病变。这在《素女经》中早有记载：“素女曰：阴阳不交，则生壅瘀之疾。”然而，房中之事，能生人，亦能杀人。过度而无节制的房事生活，势必损伤肾精，耗气伤神。有人给雄性猴子注射性激素，催发猴子动情而频繁性交，结果1周后，猴子体重明显减轻，

24 h 尿 17-羟和 17-酮皮质类固醇含量发生了明显升高或降低的异常变化。现代免疫学也认为，频繁性交，反复而高度的全身性兴奋，必然促使能量的高度消耗，器官功能的适应性减弱，从而使机体免疫系统的调节功能减退。临床发现，房事不节的精亏肾虚男子，常常出现思维迟钝、两目无光、腰膝酸软、头晕耳鸣、健忘乏力、阳痿早泄、遗精滑精、易于感冒等症状。古时的封建皇帝虽然每天山珍海味、美酒佳肴，但大多体弱多病，过早夭折，其原因与其设有三宫六院七十二妃，嫔妃成群，恣情纵欲有关，可见房事不节是损身折命的重要原因。

如果绝欲，除影响夫妻的感情外，对健康亦有害。具体表现在心理与生理两方面。绝欲大多是性欲的压抑，并非性欲的自然消失，这就要产生心理压抑与宣泄的挣扎，心理平衡就受到破坏，产生一种病态心理，影响精神的集中，对于工作、学习都有害。当然，在身体虚弱或泌尿生殖系炎症等情况下，暂时停止性生活亦是必要的。由于精液是天天产生，也存在新陈代谢、新老更替的问题。绝欲日久，精液充盈于精系不能排放，精子蛋白分解并被吸收，就会产生精子中毒症状，如烦躁、情绪不稳定、阴囊有胀感、失眠、健忘等。由于绝欲使前列腺液不能被排出，亦易发生前列腺炎与前列腺增生。从中医学角度分析，绝欲的后果是导致心神不能潜藏与精瘀症，亦使人衰老感增强。由于性的宣泄对心神安定与肝疏泄气血的功能有促进作用，而心神驱使下产生的欲火与肝疏泄气血的功能对阴茎勃起有决定性作用，所以较长时间的绝欲亦会导致性功能障碍。

手淫过频，对身体的损害基本上与性交过频相一致，但常又徒增心理的恐惧。

所以，只有适度的性生活才于身心健康有益。临床中常见精力充沛、貌显年轻之人，常是具有良好性生活之人。

第三十九章　男性养生原则

男性的养生原则，是建立在男性生理心理特点基础上的。概括起来，主要有以下十个方面：①补肾保精；②养阳益气；③调养神情；④调理脏腑；⑤慎避六淫；⑥不妄作劳；⑦合理饮食；⑧摒除恶习；⑨居处适宜；⑩注意防护。现分别简述于下。

第一节　补肾保精

一、肾精与男性健康

肾所藏之精，包括先天之精和后天之精。肾精在男性健康中占据十分重要的地位。具体体现在：

1. 精足则气充、神旺　中医学认为，精可化气，精足则气盛；精可益神，精满则神旺。正如《东医宝鉴·内景篇》说：“先宝其精，精满则气壮，气壮则神旺，神旺则身健，身健而少病。内则五藏敷华，外则肌肤润泽，容颜光彩，耳目聪明，老当益壮矣。”若人不能积精保精，使精妄泄，则难免神气失聪，“欲竭其精，以耗散其真……故半百而衰也”（《素问·上古天真论》）。

2. 精可助阳，精满则思欲　《寿世保元》：“男子以精为主，女子以血为主，精盛则思室，血盛则怀胎。”精是性欲产生的物质基础，男子性欲的旺盛与否，以及阴茎的勃起，除了阳气的激发、命门之火的温煦之外，肾精充足具有很重要的作用。肾精匮乏，则火衰阳虚、性欲淡漠、阳痿无子，接踵而来。

3. 肾精充盛是男子排精的先决条件　排精是男子特有的生理现象。它不仅是男子自身性欲望的发泄，关乎其生理和心理平衡，而且对后代的繁殖也有重大影响。因此，《养生辨疑诀》说：“精留于身则身生，精施于人则生人。移此精气，结彼元气，彼即成于形。”如果肾精不足，不仅危害自身，而且影响后代的产生和禀赋强壮。

西医学认为，精液中含有前列腺素、蛋白质和微量元素（如锌）等重要物质。前列腺素存在于人体许多重要器官和组织中，如脑、胸腺、骨髓、肾、肺、虹膜、胃、肠、神经等，它能帮助控制炎症，调节血压、平滑肌的活动以及神经冲动传递等，对心血管系统、呼吸系统、神经系统以及消化系统的功能，有着广泛的影响。前列腺素不足，就会促成上述器官系统发生病理变化而加速衰老。锌是构成人体多种蛋白质所必需的，而蛋白质则是构成人体组织的重要成分。过于频繁地失精，则可使脑垂体前叶功能降低，反馈性导致睾丸萎缩。睾丸萎缩又会促进早衰。

二、补肾保精的法则

1. 节欲保精法　肾精的亏失，多由房事不节所致。因此，节欲保精至关重要。少年男子应晚近女色，“待壮而婚”，不可“破阳太早”，耗伤肾精。“精未通而御女以通其精，则五体有不满之处，异日有难言之疾。”（《寿世保元》）婚后男子应节制房事，行房有度，不可终日纵欲。及至老年，纵使阳事辄盛，必当慎而抑之，不可纵心恣意，倍力行房，“火将灭更去其油”，“其人衰者，更宜慎之”。

2. 饮食生精法　饮食是精液生成的原料。《内经》认为“精生于谷”。肾所藏之精，只有得到后天饮食的水谷精微不断化生，方能泉源不竭。数千年来，人们积累了大量的饮食生精的经验。诸如龙凤球、金鱼大虾等美味佳肴和龙马童子鸡、红枣鱼肚、熘核桃肉等风味小吃，以及一些生精强精饮料，深受男士的喜爱。明代医家龚廷贤，对男子精亏诸症，主张拣小雌鸡两三只，每日用人参煮米喂养，待鸡生蛋，每日食蛋三五枚，不过百日，立见功效。可谓饮食生精的良好方法。

3. 调神益精法　中医学非常重视精与神之间的关系，认为精与神密切相关，互为影响。精可养神，神可益精。积精可以全神，宁神可以保精。因此，男子只有思想清静，少思寡欲，戒除杂念，调神畅志，方能精气内守，不易外泄。“若人恬淡，则神安魄清，意安魄宁，精不走失；若人躁兢，则神疲魄浊，意乱魄散，精遂溃耗。”（《食色绅言·男女绅言》）“所以圣贤只是教人收心养心，其旨深矣……心动则相火亦动，动则精自走，相火翕然而起，虽不交会，亦暗流而疏泄矣。”（《格致余论·阳有余阴不足论》）充分说明了保精养精必须养心安神的道理。

4. 秋冬养精法　自然界有春生、夏长、秋收、冬藏的规律，人体与之适应，才能生生不息。秋冬之时，万物敛藏，男子此时顺应时令收藏之势，养精蓄锐，收藏精气，不使外泄，是谓秋冬养精，尤以冬节房事最为重要。只有秋冬固护阴精，才能为春夏生长奠定良好的基础。否则，正如《内经》所云：“冬不藏精，春必病温。”

5. 药物补精法　历史上的许多养生学家和医药学家发现，许多中草药能够直接补充肾精，增进健康。明代大医家张景岳尤其推崇熟地黄，认为其“以至静之性，以至甘至厚之味，实精血形质中第一品纯厚之药”（《景岳全书·痘疹诠》）。清代著名医家叶天士则主张用血肉有情之品补精，并常用鹿角胶、龟甲胶、牛骨髓、紫河车、鱼鳔等以填精补精。当前临床应用的补精药物更为广泛。

需要强调的是，肾精不可过寒，摄养必当温暖。正如《女宗双修宝筏》所说：“男子以精为本，女子以血为本。精以暖旺，血以凉生。知此，则知所以养矣。”实际上，精血之性均喜温，但精与血比，其性更加喜温恶寒，故男性养精补精当以温法。

第二节　养阳益气

一、阳气与男性健康

1. 阳气是生命活动的动力　“天之大宝，只此一丸红日；人之大宝，只此一息真阳。”（《景岳全书·大宝论》）《素问》也说：“阳气者，若天与日，失其所则折寿而不彰。”可见，阳气是生命活动的动力，对人的寿夭具有重要作用。所以，男性的强健与否，在很大程度上取决于阳气是否旺盛。

2. 阳气维持男性特征　按照阴阳学说的基本观点，男性禀赋着自然界的阳气，女性禀赋着自然界的阴气。男性特征的形成和发育，正是阳气作用的结果。现代实验研究发现，肾阳虚时，男性的睾丸重量下降、组织退化、功能低下，通过运用温阳益气的药物可恢复正常。这就说明阳气具有维持男性性腺、性征正常水平的能力。

3. 阳气激发阴茎勃起　阴茎勃起是男子性功能的重要标志。影响阴茎勃起的因素固然很多，但阳气具有决定性的温煦、推动、激发和促进作用。阳气旺盛，则阳物发育成熟，阴茎勃起迅速持久，举而有力；反之，阳气衰弱，则阳物发育不良，阴茎痿软无力；即使勉强挺举，也难免房事短暂。倘若阳气亢盛，相火妄动，失去制节，则阴茎持久不倒，反为强中。可见，阳气正常与否，直接决定着阴茎是否正常勃起。

4. 阳气激发排精　阳气在男性精液的生成与排泄过程中起着重要的作用。阳气旺盛，既能化生精液，使精液充盛；又能温煦精液，使其不寒；更能统摄精液，归于精道，以免早泄、滑精。男子射精，则赖阳气激发、推动，方能实现。若阳气不足，则临事不射精或射精无力，精难射远。如清代陈士铎《辨证录》："交感之时，妇人正在兴浓而男子先萎，阳事不坚，精难射远，人以为命门之火衰也，谁知阳气之大衰乎？"

5. 阳气卫外抗邪　《素问》云"阳者卫外而为固也"。由于阳气的温煦作用，才维持了正常的体温，调动了机体的活力；更由于阳气抗外邪的作用，人体才免遭邪气的危害，保持与四时气候变化相适应的协调关系，维持动态的生理平衡机制。所以，阳气旺盛，固护肌表，抵抗六淫，"虽有大风苛毒，弗之能害"（《素问》）。若阳气虚弱，则邪气外侵，百病丛生。

二、养阳益气的法则

1. 防寒护阳法　寒为阴邪，最易伤人阳气。对此，历代医学家莫不重视。宋代医家庞安时指出："严寒冬令为杀戾之气也。"（《伤寒总病论》）教人防御寒邪，摄护阳气。"君子善知摄生，当严寒之时，周密居室，而不犯寒毒。"（《伤寒总病论》）男性之体属阳，养生贵在养阳；易失者也为阳气，故尤当特别重视防寒护阳。

2. 春夏养阳法　春夏之时，自然之阳气生发，万物生机盎然。此时顺时养阳，衣着宜捂，不可顿减，并要防止过度地贪凉饮冷，损伤阳气。正如《老老恒言·燕息》所云："春冻未泮，下体宁过于暖，上体无妨略减，所以养阳之生气。"

3. 饮食生阳法　在日常生活中，人们不难发现，饮食中的辛甘温热之品，大都具有生阳助阳之功。正如《素问》所说"辛甘发散为阳"，诸如葱、姜、荽、蒜、枣、花生、羊肉之类食品，皆能助人阳气，发散阴寒，许多民间传统的小吃和菜肴，都是饮食生阳法的具体应用。如生姜粥、羊肉粥、当归炖鸡、核桃仁炒韭菜等，男子若能经常食用，当会资助阳气，增进健康。

4. 气功按摩法　中医学中的气功和按摩术，许多具有明显的益气养阳作用。例如：气功中的内养功、铁裆功、大力功、提肾功、回春功、壮腰健肾功等功法，经常坚持锻炼，都能收到良好的效果。各种按摩术中也有不少益气壮阳者，深受男性青睐。如提高性功能的按摩术、益肾固本按摩法、吊精架等，值得推广和研究。

5. 药物补助法　补气壮阳药物在男性保健中发挥着重要的作用，诸如人参、黄芪、白术、山药、甘草、蜂蜜补气药，以及鹿茸、巴戟天、仙茅、淫羊藿、杜仲、菟丝子等壮阳药，其作用可靠，经受了历史的考验。许多益气壮阳的中成药，如金匮肾气丸、龟龄集等，颇受海内外男士的赞誉。

今举秃鸡丸一例，以阐明中药壮阳益气的神奇之功。《卫生编》中记载："昔老人七十无子，服此方，连生三子。房事频多，其妻难受，将丸撒之于地，一公鸡抢食之，每日赶母鸡百余次，将母鸡头上毛尽嘬去，故为秃鸡丸。"其药物组成如下：人参、丁香、莲花、益智仁、干山药、沉香、甘草、远志、五味子、穿山甲、蛇床子、地黄、肉苁蓉、大附子（炮制方法与药量略），以上俱为细末，炼蜜为丸，如梧桐子大，每日空腹温开水或酒送下10丸。

第三节　调养神情

一、神情与男性健康

1. 神情分属五脏，统主于心　神，包括神（心神）、魂、魄、意、志、思、虑、智。情，即喜、怒、忧、思、悲、恐、惊七种情绪表现。中医学认为："人有五脏化五气，以生喜怒悲忧恐。"（《素问·阴阳应象大论》）神与情志分属于五脏的对应关系是：心藏神，在志为喜；肝藏魂，在志为怒；肺藏魄，在志为忧；脾藏意，在志为思；肾藏智，在志为恐。神情虽分别由五脏所产生，但总主于心，因心为五脏六腑之大主，精神之所舍。因此，正常神情的维持，是五脏尤其是心的功能体现。

2. 神情偏激，伤害五脏　五脏功能正常虽有助于调谐神情，但神情偏激也会伤害五脏。《内经》早有思则伤脾、怒则伤肝、喜则伤心、悲则伤肺、恐则伤肾之明训，说明神情不调又常是五脏疾病的病因。

3. 神情不调，男病蜂起　神情在男性发病中具有重要意义。诸如阳痿、遗精、早泄、房厥、睾丸疼痛、疝气、肾岩（阴茎癌），以及乳疬、乳癖、乳衄、乳岩（乳腺癌）等病症，都与神情失调有关。如《灵枢·本神》云："怵惕思虑则伤神，神伤则恐惧，流淫而不止……恐惧而不解则伤精，精伤则骨酸痿厥，精时自下"。说明过度的恐惧思虑可致遗精。

二、调养神情的法则

古人云"太上养神，其次养形"（《艺文类聚·养生》），指出了调养神情在养生中的极端重要性。调养神情的方法很多，概而言之，主要有四个方面。

1. 修身养心法　修身养心是指自身调养，增强心神的安定性和耐受任物的能力，达到神清情静的目的，其核心是清心、静神。所谓清心，即清除各种不良的嗜欲杂念和不良情绪。"嗜欲不能劳其目……淫邪不能惑其心。"（《素问·上古天真论》）应该像《抱朴子·内篇·至理》所说，不受"荣华势利""素颜玉肤""爱恶利害""功名声誉"这些"外邪"的干扰，保持心神清静，恬淡无邪。所谓静神，是指让心神宁静安守，而不驰于外。在日常生活中，既要用神，又要爱神。因为"精神不用则废，多用则疲"（《汉书·司马迁传·第三十二》），应尽量避免损神伤神。养生之要在于"啬神"，这在孙思邈的《备急千金要方》中多有研究，孙氏不仅指出养生之"十要"，而且指出了劳神伤神的"十二多"为"丧生之本"。

2. 生活调养法　生活调养神情的内容和方法很多，包括顺四时、节饮食、炼形体、节房事、戒恶习等。许多观察表明，不仅男子，而且女子的许多神情变化，亦常与天气变化和季节有关。故《素问》有"四气调神"专篇，后世莫不信奉。起居处所也常影响神情，《素问》云："起居如惊，神气乃浮。"说明足够的睡眠对男性健康的重要性。过度的劳力常可引起精神困顿，男子切莫凭借肌肉有力而劳力耗气伤神，要做到量力而行，劳逸结合。《素问·生气通天论》云："味过于辛，筋脉沮弛，精神乃央。"说明了饮食不当可致神伤。至于"胃不和则卧不安"，显然是饮食伤神，不能成寐之明证。"形与神俱"，各种锻炼形体的运动，调节神情，胜似良药。过度地压抑性生活显然对精神是不利的，但频繁过度的性生活，必然会致精损神伤；因此，男子要节制房事，以养精神。其他如经常手淫，或酗酒、嗜茶、吸烟，均对男子神情造成不利影响，应当加以摒除。

3. 移情易性法　除了修身养心、生活调养外，移情易性的方法常可达到逸神调情的目的。诸如欣赏音乐、舞蹈游戏、与友谈吐等。男子可根据实际情况，选择应用。

4. 药物调养法　药物调养神情的具体方法很多，当视神情不同而有不同法则，诸如清心开窍法、疏肝理气法、化痰解郁法、养血安神法等。除酸枣仁、柏子仁、合欢皮、远志等安神药外，还有其他许多药物也有调养神情的作用。朱砂安神丸、柏子养心丸、逍遥散、柴胡疏肝散、归脾汤、天王补心丹等都为调神之名方。

第四节　调理脏腑

一、脏腑与男性健康

1. 脏腑正常，精气神旺　人体复杂的生命活动是脏腑功能活动的综合反映，男性健康则有赖于五脏功能的正常与协调。肾主藏精、心主神志、肺主气、脾生气、肝调气，五脏相互协调，共同生成了男子生命活动的重要物资——精气神，保证了阴阳平衡，身体机能正常。反之，脏腑虚弱，精气神不足，健康无由保证。

2. 脏腑协调，性器强健　足少阴肾之筋“并太阴之经而上，循阴股，结于阴器”（《灵枢·经筋》）；足厥阴肝之脉“循阴股，入毛际，环阴器、抵少腹……（足厥阴之别）循胫上睾，结于茎”；足太阴之筋“上循阴股结于髀，聚于阴器”（《灵枢·经脉》）；足阳明之筋“聚于阴器”（《灵枢·经筋》）。可见，脏腑通过其经脉联系，将精气运送至阴器，从而促进其发育和功能活动。

3. 脏腑配合，性事和谐　清代医家沈金鳌在《妇科玉尺》中指出：“未交之际，男有三至，女有五至。男子三至者，谓阳道奋昂而振者，肝气至也；壮大而热者，心气至也；物坚而久者，肾气至也。三至俱足，女心之所悦也。若痿而不举，肝气未至也，肝气未至而强合，则伤其筋，其精流滴而不射；壮而不热者，心气未至也，心气未至而强合，则伤其血，其精清冷而不暖；坚而不久者，肾气未至也，肾气未至而强合，则伤其骨，其精不出，虽出亦少矣。”充分说明脏腑协调配合是健康而又和谐的性生活的保证。

4. 脏腑失常，男病丛生　男性的多种病症都是脏腑功能失常所导致的。一定的病症，主要责之一定的脏腑。如明代方隅说：“若论梦遗滑精，此肾病也；便尿赤白，此膀胱之病也；尿管痛闭，此小肠之病也；凡遇阴子之病，当从乎肝治；阴茎之病，当从乎肝治；阴囊之病，当从乎脾治；精道有病，当从乎肾治。”（《医林绳墨》卷四“疝痛”）至于“男子乳节与妇人微异，女损肝胃，男损肝肾”（《外科正宗·乳痈证》）。因此，男性病症必当调治脏腑。

二、调理脏腑的法则

1. 调本脏　所谓调本脏，就是通过饮食起居、运动锻炼、药物调理等，使本脏的阴阳精气充盛平衡，不偏不倚，从而发挥其正常的生理功能。以肝脏为例，饮食中的酸味养肝法、四季中的春季养肝法、气功六字诀中的“嘘”字调肝法、五禽戏中的虎势强肝法，以及许多药物调肝理肝法，都可调整肝脏阴阳精气、寒热虚实，使其处于一种动态的平衡状态之中。

2. 调他脏　中医学认为，五脏六腑是一个有机的整体，脏腑之间相互联系，互为影响。一脏不平，必然波及他脏。仍以肝为例，若肝气郁结，气郁化火，不仅本脏失调，也可影响他脏。如其横克中焦，乘脾犯胃；上冲心胸，犯及于肺；下劫于肾，夺其阴津，脏腑上下，均受累于肝。因此，调理脏腑，在调本脏的同时，必须注意调理其他脏腑，方为完善。五脏之间有着生克制化关系及经络联系，其病变影响也有规律可循。如木能克土，故“见肝之病，当先实脾”。他脏皆然。

值得注意的是，男性是以肾为中心的脏腑经络整体联系，调他脏必当顾及于肾。

3. 调神　中医学历来认为形与神俱，不可分割，必须高度统一，机体才可协调。因此，调脏腑之形与调神紧密联系，调脏必当调神。而一定的脏腑主宰一定的神情，一定的神情变化又反作用于一定的脏腑。如七情之中正常怒气的产生，是外界事物作用于肝所产生的，它反映了肝的正常功能。但若外界不良刺激量大而持久，导致暴怒、大怒不止，则会损伤于肝。可见调神对于调脏十分重要。因此，明代医家绮石指出“节忿怒以养肝”“节思虑以养心”“节悲哀以养肺”等，为我们提供了调神以养脏调脏的良好方法。当然，调神的具体方法很多，这里不一一尽举。

第五节　慎避六淫

一、六淫与男性健康

风、寒、暑、湿、燥、火在异常情况下称为“六淫”，是有害于人体的。六淫邪气之中，尤以寒、湿、热邪最易导致男性病症的发生。兹分别简述于下。

1. 寒邪　寒为阴邪，其性收引凝滞，最易损人阳气，而阳气之于男性至为重要。阴寒所伤，阳先受之，督脉首当其冲，故易发为腰痛、寒疝、水疝、睾丸疼痛、阳痿、阴缩等病，甚至导致不育。如陈士铎《辨证录》所说："过寒则阴凝，而胞胎不纳。"又指出："泄精之时，寒气逼人，自难得子。"可见寒邪对男性健康危害之大。

2. 湿邪　湿邪最易侵袭男性生殖器官，导致疾病。这是因为男性生殖器位于人体下部，且经常暴露于外之故。湿为阴邪，其性黏滞，重浊趋下，易袭阴位。正如《灵枢·邪气脏腑病形》说："伤于湿者，下先受之。"《灵枢·百病始生》也说："清湿袭虚，则病起于下。"临床上，男性水疸、绣球风、阴肿甚至不育等病多为邪所致。西医学中的睾丸鞘膜积液，也多系湿邪壅滞下焦为患，临床上有人采用健脾渗湿、温化水气之苓桂术甘汤，疗效显著。

3. 热邪　热为阳邪，其性炎上，易耗气伤津，生风动血，导致男性淋证、癃闭、子痈等病发生，亦可引起阳痿不用。如《灵枢》云："经脉之病，热则筋弛纵不收，阴痿不用。"

此外，其他邪气亦可危害男性健康。《素问·至真要大论》："阳明司天，燥淫所胜广……丈夫癞疝。"说明燥邪为病的道理。至于六淫合而致病，临床更为多见。

二、慎避六淫的法则

1. 避免邪害　要避免自然界六淫邪气的侵袭，一方面要通晓天人相应之理，顺应四时气候变化，如《灵枢·本神》所云："故智者之养生也，必顺四时而适寒暑。"六淫致病多与季节气候有关，如春多风病，夏多暑病，长夏多湿病，秋多燥病，冬多寒病。因此，必须"避之有时"；尤其在季节交替之时，如冬至、夏至，或气候突变之时，机体尚未适应其气候变化，更当谨慎防邪。另一方面就是平时要注意保养正气，使"正气存内，邪不可干"。阳气旺盛，则抗邪有力，虽有邪侵，不致为病。

2. 医药祛邪　倘若六淫邪气侵犯人体，务在及时祛邪外出，必当求助于医药。正如金元之际张子和所言："邪气加诸身，速攻之可也，速去之可也，揽而留之可乎？虽愚夫愚妇，皆知其不可也。"（《儒门事亲·汗下吐三法该尽治病诠》）中医药祛邪方法多样，针灸、按摩、导引、吐纳、外治、内治，各有特色。仅以医门八法汗、吐、下、和、温、清、消、补而言，除补法之外，其他七法均为祛邪而设，至于祛邪方药，更是不胜枚举。

值得注意的是，有些男子认为自己身强力壮，感受邪气后，在病邪轻浅阶段，往往不以为然，以为"小恙无关紧要"，结果邪气羁留，酿成顽疾。还有一些男子畏惧针药之苦，迟迟不去就医，以至失去治疗良机，邪陷病进，悔之晚矣。如此等等，应当引起注意。

中医的养生扶正观和祛邪祛病观是辩证的统一。无病则要防病健身，既病则要尽早祛邪治病，只有这样，才可谓明晓养生之道。

第六节　不妄劳作

一、劳作与男性健康

这里所讲的劳作，包括体力劳动、脑力劳动及房事生活等。劳作是一个"动"的过程。因此，跑步、爬山、游泳、做体操、练拳术等体育运动属体力活动，也可视为劳作。

1. 体力劳动　体力劳动即形体劳动，包括多种体育锻炼，均是以炼形为特征，通过运动筋骨、肌肉、四肢，使内外和谐、气血流通、形神合一，对男性健康十分有益。因过度贪逸，使气血运行不畅，就会损害健康。《内经》早就指出"久卧伤气""久坐伤肉"。美国著名健美专家认为：人们若长时间坐而不动，简直无异于"坐以待毙"。深明养生之道的孔子，曾经对大白天睡懒觉的宰予，严厉地训斥道："朽木不可雕也。"这些都说明长时间地过度休息，减少体力活动，会致"逸病"而不利于健康。当然，长时间的体力劳动，或短时间的剧烈运动，也会损伤人的体力而为病。所谓“阳气者，烦劳则张”，“失其所，则折寿而不彰”。男子较女子多从事劳动强度较大的工作，须知男子的冲击力虽较强，但耐力不如女性，因此，男性不宜长时间地从事超负荷的重体力劳动，以免耗伤气血。

2. *脑力劳动* 不少人以为看书学习会增加大脑负担，费脑伤神，其实不然。人的大脑经常锻炼才能强健。如果说体力劳动主要练形的话，那么，脑力劳动则是练神。我国著名数学家苏步青的养生之道，可谓坚持脑力劳动的健脑养生之道。事实上，合理而科学地用脑，对大脑是十分有益的，它不仅不会伤神，而且会推迟大脑老化。唐代著名大医药家孙思邈，活到老，学到老，“白首之年，未尝释卷”；年过百岁，仍能亲自著书立说，就是很好的例证。然而，过度思虑，贪欲无穷，不仅可致心神损伤，而且会诱发遗精、阳痿等病。如《素问·痿论》认为“思想无穷，所愿不得”可致阳痿。《景岳全书》卷二十九“遗精”指出“有因用心思索过度彻遗者”，说明脑力不节则为病的道理。

3. *房劳* 房事生活是人生的一大需要。《礼记·礼运》说：“饮食男女，人之大欲存焉。”房事生活顺乎自然之道，如同饮食一样，是养生延寿不可缺少的内容。倘若“阴阳不交，则伤也”（《抱朴子》）。但房劳过度则损害健康。正如古人所云：房中之事，能生人，能杀人。譬如水火，知用之者，可以养生；不能用之者，立可损矣。

二、不妄劳作的法则

1. *节辛勤以养力* 我国第一部虚劳病专著《理虚元鉴》指出“节辛勤以养力”，把劳动适度、劳逸结合作为养生保健、预防虚劳的重要内容。男性个体的身体状况不同，体质有差异，年龄亦有别。因此，各人要根据自己的实际情况，适当地参加体力劳动和体育锻炼，做到量力而行，有劳有逸，形体活动以不感到疲劳为原则。倘若大汗淋漓、气喘吁吁、肢体倦怠，则是阳气张弛、劳力伤气的明证，必须适当休息，以达到节辛勤以养力、节劳力以养气的目的。

2. *节烦恼以养神* “人之性情最喜畅快，形神最宜焕发，如此刻刻有长春之性，时时有生长之情，不惟却病，可以永年。”（《证治百问》）不妄劳作，除形体外，重要的是心神舒畅宁静，创造良好的心境和情绪，避免外界不良环境因素的刺激和干扰，少思寡欲，戒除烦恼，合理用脑，爱养神明。如《摄生要录·思虑》所说：“凡人不能无思……但能不思衣食，不思声色，不思胜负，不思得失，不思荣辱；心不劳，神不极，但尔可以延年。”

3. *节房事以养精* 正常的房事生活，有益于精。正如清代医家徐大椿所说：“故精之为物，欲动为生，不动则不生，故自然不动者有益，强制者有害，过用衰竭，任其自然而无勉强，则自然之法也。”但纵欲过度、房事不节或方法不当，都会损耗伤精，影响健康。一般说来，在房事过程中，男性处于主动的地位，要消耗很大的精力。在劳力、劳心、房劳三者之中，由于精是立身之本，故房劳伤精，对男性健康影响很大。所以，行房要有度，合房要有术，要视其身体情况，谨慎从事，以少为佳，切勿放纵，这对于男性养生尤为重要。

第七节　合理饮食

一、饮食与男性健康

1. *饮食与精气神* 精气神是男子的“三宝”，是脏腑功能活动的物质基础，而饮食则是供给机体营养物质、化生精气神的来源。故《素问·平人气象论》云：“人以水谷为本，故人绝水谷则死。”人的先天之精，为父母禀赋；而后天之精，则赖于水谷化生。所谓“精生于谷”，即指此道理。另外，“人之所受气者，谷也……饮食入胃，阳气上行。”（《脾胃论》卷上）饮食不仅化精、生气，也可益神。正如《素问·六节脏象论》所说："五味入口，藏于肠胃，味有所藏，以养五气，气和而生，津液相成，神乃自生。"这就说明饮食正常是精足、气充、神旺的保证。

2. *饮食与男性性功能*　先民们在漫长的生活实践中发现，一些饮料、食品具有影响男性性功能的作用，诸如鸽肉、雀肉、核桃仁、牡蛎、虾等食品，有着明显增强性功能的作用，颇受男性青睐；尚有一些食品，如芹菜、荠苊等则会降低男性性功能，值得进一步研究，食用时要加以注意。

二、合理饮食的法则

1. *知饮食宜忌*　饮食的种类多种多样。食品有谷粮、肉蛋、蔬菜、果品等几大类，饮料也有不同的类别。它们各自所含的营养成分各不相同，所以要根据自身的需要，选择适当的食品。要做到合理饮食，首先要懂得各种饮食的性能及其在人体作用的原理。否则，见啥吃啥，无异于盲人夜行。中医营养学认为，食物有酸、苦、甘、辛、咸五种味道，对脏腑的作用各不相同。"五味入胃，各归所喜，故酸先入肝，苦先入心，甘先入脾，辛先入肺，咸先入肾。"（《素问·至真要大论》）由于五味入五脏，各有其亲和性，所以，五味调和适当，则有利于健康，否则偏嗜五味，则伤及五脏。正如《素问·生气通天论》所说："阴之所生，本在五味；阴之五宫，伤在五味。"应该看到，男性个体的体质不同，年龄有所差异，所处的地理环境不同、气候变化有别，因此，更要区别对待，因人因时因地而异，不可墨守成规，千篇一律。

2. *明饮食有节*　饮食有节，是指饮食有所节制，即定时、定量。按时有规律地饮食对于健康是十分重要的，它可以保证脾胃和肠道的消化、吸收功能有节奏地活动，使消化器官有张有弛，有劳有逸。我国人民传统的进食方法是一日三餐，实践证明是科学的。不少长寿老人一生坚持一日三餐，按时进食。倘若不分时间，随意进食，必然会破坏正常的消化规律，久而久之，影响脾胃，有损健康。再者，饮食以适度为宜，过饥过饱都有害于身体。饮食不足，过饥则身体营养无源，"半日不食则少气"，暴饮暴食则损脾伤胃，"饮食自倍，脾胃乃伤"。所以，饮食并非多多益善，合理节制饮食乃是保证健康的重要法则。

3. *懂进食科学*　在进食过程中，还有许多学问，例如专心进食、保持乐观、激发食欲、听听音乐、细嚼慢咽、切勿高声大笑、力戒忧愁恼怒等，至于食后漱口、摩腹、散步等对养生保健，亦很有益。

第八节　摒除恶习

男性的一些恶习，如吸烟、酗酒、手淫等，直接危害健康。因此，摒除这些恶劣习惯，是男性养生中颇为困难又十分重要的问题。

一、戒吸烟

1. *烟与男性健康*　一提起烟，不少人认为其与健康关系不大，更有人认为"饭后一支烟，赛过活神仙"。因此，当今社会，香烟成了疏导人际关系的媒介，一些男子把吸烟认为是男子汉一种不可缺少的风度。然而，吸烟对健康的危害愈来愈清楚地被科学研究所证实。吸烟可以干扰下丘脑-垂体-性腺轴功能，降低男子精液质量，导致少精子症和弱精子症，使精子数目减少22%，严重者可减少57%，还可诱发精索静脉曲张，导致不育。有人研究报道，烟草中的尼古丁和多环芳香烃化合物对多种实验动物均可造成睾丸萎缩、精子生成障碍或形态改变。有人认为，男性多发肝癌［男女之比为（3~5）：1］的原因之一就是吸烟。《滇南本草》《本草正》《本草纲目》都一致指出烟草"辛温，有大毒"，将它作为行气止痛、解毒杀虫的药物。

2. *戒烟的方法*　目前，全世界都掀起了戒烟运动，我国在珠海也成立了第一家戒烟中心。不少吸烟者开始认识到吸烟的危害，并暗下戒烟决心，但多苦于戒烟无方，兹特介绍中药戒烟处方如下。

（1）戒烟药酒：鱼腥草根 60 g，远志 20 g，地龙 15 g，甘草 20 g，广藿香 15 g，薄荷 15 g，共切碎后用 60°高粱白酒 1 000 mL 浸泡 7~15 d。每天服 8~12 次，每次服 10~15 mL。

（2）戒烟药糖：广藿香 60 g，薄荷 30 g，甘草 30 g，分别粉碎后过 120 目筛，然后与口服葡萄糖混合，烟瘾来时吃 10 g 药糖即可。

（3）戒烟药水：地龙 15 g，远志 15 g，则耳草根 30 g，藿香 10 g，薄荷 10 g，甘草 10 g，人参5 g，共煮水，分 8~10 次服用，每日 1 剂。

（4）戒烟药茶：单用鱼腥草根 250 g 煎水当茶喝，每天早晨、晚上各煎 1 剂。

二、戒酗酒

1. 酒与男性健康　对于酒的功过，历代毁誉参半。《养生要集》言其“能益人，亦能损人”。酒为水谷之精气，五味之精华，对于健体强身甚为有益。故历代养生学家、医药家以及文人墨客，对酒大加赞誉，许多药酒更是祛病延年的佳品。如《寿世保元》云：“夫酒者，祭天享地，顺世和人，行人气血，乃可陶性情，世人能饮者，固不可缺，凡遇天寒冒雾，或入病家，则饮三五盏，壮精神，避疫疠。”而龚廷贤有“嗜酒丧身”论，罗天益有“饮伤脾胃”论。罗天益认为，酒“伤冲和，损精神，涸荣卫，竭天癸，夭人寿”。《名医杂著》云：“梦遗滑精，饮酒厚味，痰湿之人多得之。”《医学入门》也说：“饮酒厚味乃湿热内郁，故遗而滑也。”现代研究证明，酒能破坏精子膜结构，使精子发生畸变或活力减弱，可见酒对男性危害之大。

2. 饮酒科学　酒有白酒、果酒、黄酒和啤酒之别，其乙醇含量不同，饮酒时要注意含量，适量少饮为佳，这是其一。适量饮酒能防止动脉粥样硬化和心脏病猝死等，但长期酗酒则会加速心脏病患者的死亡。英国皇家医院曾以啤酒为标准，在 24 个城市对 7 735 例 40~59 岁被确诊为冠心病的男性患者进行随访，结果表明，大量饮酒者死亡率最高，中度饮酒者死亡率较低。因此，必须戒除嗜酒酗酒之恶习。其二，应当注意饮酒时间，起床和临睡时都不宜饮酒。诚如《寿世保元》卷二“嗜酒伤身”所指出：“早酒伤胃，宿酒伤脾。”最近，美国加利福尼亚医疗中心的研究人员发现，人们在临睡前喝酒会有呼吸暂停的危险，呼吸中断 10 s，甚至更久。其三，长期大量饮酒不可骤然戒酒或大减酒量，否则会使身体不能及时适应，导致患病或加重病情，甚至猝死，尤当格外注意。

三、戒手淫过频

1. 手淫与男性健康　男子手淫就是用手刺激、摩擦阴茎，以引起性快感或达到射精。大多数男子都有手淫的行为，偶然发生，一般不会影响健康，但个别男子经常手淫，则会危害健康。西医学认为，长期手淫会使性兴奋中枢经常处于紧张状态，导致性中枢的衰竭，使性功能早衰，出现阳痿、早泄。也会使大脑疲劳，心理紧张，导致神经衰弱等症。因此，如王孟英所说：手淫的危害，较之实有其事，确有其人者，尤为甚焉矣。

2. 克服手淫的方法　首先，要养心怡性，立志修身，树立正确的人生观，增强事业心和工作责任感，不沉湎于色情；其次，要移情易性，积极参加各种有益于身心健康的文娱体育活动，丰富生活内容，从单纯追求本能快感中解脱出来；再次，要保持性器官的卫生，避免穿紧身裤，被子不宜过暖、过厚，睡时不要俯卧。总之，要避免对性器官的局部刺激而诱发阴茎勃起，当然其他黄色书刊和色情较浓的诱惑，则在禁除之例。

第九节　居处适宜

居住环境和生活习惯与男性健康有着密切的关系。临床发现，一些患性功能障碍等疾病的男性患者，其发病诱因与居处环境和生活习惯有关。

人有一半时间是在居室中度过的，安静而卫生的居室，有益于人的身心健康。居室要有良好的通风和适宜的温度、湿度，避免有害气体污染及辐射损伤，采光照明要合理，色彩要协调柔和，宜安静而忌喧噪。夫妻居室更要避免外界干扰。若居室环境不佳，干扰较大，往往影响性生活的正常进行，久则可致性功能障碍。

长期穿紧身裤、骑车等往往影响男性生殖器官的血液循环以及阴囊的散热，导致前列腺等生殖器充血和睾丸生精功能障碍。经常洗热水浴，睾丸受高温刺激，生精功能也往往发生障碍。因此，从男性养生角度出发，不宜穿紧身裤，不宜经常骑车和洗热水浴。

不注意外生殖器官清洁卫生的不良习惯也是影响男性健康的因素之一。若长期不清洗外阴，可以造成包皮垢堆积和外生殖器局部不卫生，而因包皮垢的刺激和局部不清洁又可引起包皮龟头炎、阴囊感染、尿道感染、遗精等疾病。因此，应经常清洁外阴，保持外生殖器卫生。

第十节　注意防护

这里所说的防护是指防止外在各种有害物质对机体的损伤，以保护身体健康。随着对男科学的深入研究，发现许多外在因素可以直接影响男性的身心健康，如接触放射线、有毒化学物质以及高温作业等，可以影响男性体内性激素的分泌以及睾丸的生精功能，导致性功能障碍、不育等疾病；某些刺激性物质污染外生殖器后可引起过敏反应或直接损伤局部组织。而生活放纵、不洁性交或婚外乱交，不仅容易染上性传播疾病，而且还可因此而导致不育、性功能障碍等多种疾病。

因此，男性养生尤当注意防护，一是搞好职业防护，凡从事有毒、有害和危险工作时，一定要严格执行有关规定，加强防护，切勿粗心大意或存侥幸心理；二是养成良好的生活作风，检点自身行为，切忌不洁性交或婚外乱交。

第四十章　男性体质与养生

体质，是指人体由于先天禀赋因素和后天诸多因素影响，形成的个体在形态和功能上相对稳定的特殊性。很早以前，人们已经认识到体质的个体差异。如古希腊名医希波克拉底曾认为人体内有4种不同的体液，按其比例不同而分为多血质、胆汁质、黏液质、忧郁质四型。这是世界公认最早的体质分类。至今已有三十多种体质类型。中医学亦十分重视体质的差异性。在2 000多年前的《黄帝内经》一书中，对体质便有详细的研究，不仅注意到个体的差异性，并将体质划分为肥瘦、勇怯、阴阳五态等若干类型。体质学说贯穿于生理、病理、诊断、治疗、养生等方面，对后世产生了极大的影响。

男性由于在禀赋和后天生活因素上有别于女性，便形成了以阳气为重而有别于女性以阴血为重的特殊体质，表现为剽悍、强壮、刚健、果断、好胜、易怒等男子汉特征。与女性相比，男性虽有其共同的体质特点，但就男性个体来说，仍有差异性。因此，研究男性体质类型，可根据不同的体质类型制订不同的摄生方案，采用更为适应男性个体的养生方法，是男性摄生保健研究的重要内容。由于体质通常反映男性体内阴阳气血运动形式的特殊性，决定个体对某些病因的易感性及其病机演变的倾向性，甚至影响个体的寿夭，因此，男性体质的研究，不仅对男性疾病的诊治有重大意义，而且对男性养生保健亦有指导作用。体质分类现多采用王琦教授倡导的中医九种体质类型分类方法。

第一节　肥、瘦体质男性的养生

体质肥瘦分类法，最早见于《灵枢》，是以身材胖瘦作为标准来划分体质的。一提到胖瘦，常常使我们想到身体臃肿、大腹便便、行动笨拙的胖者和身材瘦小、肌肉薄弱、行动灵活的瘦者。胖瘦的客观标准，除了形体外观上的肥胖与消瘦之别外，体重是划分肥瘦度的重要指标。那么，男子的理想体重是多少呢？什么样的体质才算作胖或瘦呢？

过去我们常用一个简易公式来推算男子理想体重，即理想体重（kg）=身高（cm）-110。最近国内学者在深入调查研究的基础上，提出了更为准确的理想体重计算公式。

北方：理想体重（kg）=［身高（cm）-150］×0.6+50

南方：理想体重（kg）=［身高（cm）-150］×0.6+48

北方公式适合长江以北的省份；南方公式适合于长江流域以南的省份。

根据理想体重，可以算出每个男性的肥胖度。

肥胖度（%）=（实际体重-理想体重）/理想体重×100%

医学家们依实际调查情况，规定了肥胖度的界线。肥胖度在±10%范围内为正常，肥胖度大于正常体重10%属肥胖，肥胖度小于正常体重10%属瘦者。

一、瘦质男子

1. 体质特征　骨骼较小，肌肉瘦薄，体重较轻，外观以身材瘦弱为显著特征。

2. 摄生之道　瘦质男子，多精气不足，阴阳亏虚，而以阴精亏虚为主。阴精不足，常致阴虚火旺，故有“瘦人多火”之说。因此，补形同时当兼以清泻虚火。其摄生首在注重饮食调理，加强营养，搭配合理，多食富含蛋白质、脂肪的食物，如肉类、乳类、鸡蛋、豆制品及新鲜蔬菜水果。常食八宝粥、银耳粥、桂圆粥、枸杞粥等补益之品，以养阴阳精气，改善体质。其次，要调摄精神，“心宽则体胖”，当保持开朗的性格，宽阔的胸怀，乐观愉快的心情。再次，参加适合自身体质特点的不甚剧烈的体育锻炼，如散步、慢跑、日光浴等。气功锻炼以强壮功、内养功为宜。常自我按摩足三里、涌泉、上脘、中脘、下脘等穴，或饭后摩腹。婚后男子，当节制房事以保精气。药物调理应依自身情况适当服用补益之品，如人参蜂王浆、十全大补丸等。

二、肥质男子

1. 体质特征　形宽体臃，骨骼粗大，肌肉丰满，大腹背宽，懒于活动，行动迟缓，痰多气短，体重超常，外观以形体臃肿为显著特征。

2. 摄生之道　“胖人多痰”，可见该型男子多属痰湿过盛之体，易患阳虚湿盛之症，摄生当遵守“实者虚之”原则。

（1）饮食调理。首先，严格限制摄食量，进食不能过饱，以七八分饱为适，戒除吃零食习惯。其次，食宜清淡，忌肥甘厚腻之物。主食选用米、面、杂粮；副食用豆制品、瘦肉、鱼类、蔬菜、水果等，常食扁豆粥、薏苡仁粥、荷叶粥、山楂粥。尤其是要经常食用减肥食品，如冬瓜、海带、山楂、黄瓜、萝卜等。唐代《食疗本草》记载冬瓜：“欲得肥者，勿食之，为下气；欲瘦小轻健者，食之甚健人。”再次，改变饮食习惯，一日三餐宜“早饭吃饱，中饭吃好，晚饭吃少”。进餐前饮少量矿泉水或茶水。适当提前每餐进食时间，养成细嚼慢咽的进食习惯，以减少饥饿感。此外，饮茶对该型男子亦大有益处。如唐代本草学家陈藏器认为茶叶“久食令人瘦，去人脂”，以普陀茶、乌龙茶效果最好，素有“减肥茶”之美称。

（2）经常参加较大运动量的体育锻炼和体力劳动，如跑步、爬山、打球、游泳和减肥操、健美操。

（3）药物调理。宜用防风通圣散等。此外，尚应加强精神调理。

值得重视的是，随着生活水平的提高，男子“发福”者越来越多。然而不少男子以自己的“将军肚”为荣，岂不知“将军肚”内藏“杀机”，给健康带来了极大威胁。因为肥胖是多种疾病的危险因素，可加速衰老和死亡。脂肪组织的堆积，不仅可使循环血量增加，氧耗量增大，而且血脂过高，易招致高血压、冠心病、动脉硬化。正可谓：“衣带变长，寿命变短。”国外统计表明：40～50岁，体重增加0.45 kg，死亡率增加1%。一般来说，男子耐胖性较女子为差，肥胖的男子死亡率比正常体重男子要高80%。我国百岁以上的老寿星，没有一个是“大腹便便”者。因此，肥胖应当引起男子，尤其是中老年男子养生的重视，勿忘“有钱难买老来瘦”的忠告。

三、胖瘦适中男子

1. 体质特征　身材匀称，不胖不瘦，行动敏捷，精神饱满，呼吸匀畅，体重适中。

2. 摄生之道　该类男性，体内阴阳平衡，形神相随。摄生当以内外兼养、气血两调、综合运用为原则。应科学饮食，调畅情志，顺应四时，坚持锻炼，劳逸结合，远离各种不良生活习惯，养成良好的生活规律。

第二节　勇、怯体质男性的养生

勇、怯，在心理学中属人格概念。勇，一般是指英勇果断，知难而进，无所畏避。“力拔山兮气盖世”便是楚霸王项羽对勇士的刻画。怯，指畏缩惧怕，畏难而退。但中医体质学勇怯的概念除了心理学人格上的一般意义外，还注意到身体构造特点、体魄的健壮与否、脏腑气血刚柔等方面。凡体魄健壮、刚暴果断、知难而进、阳气偏旺者属勇士，凡体魄虚弱、懦弱优柔寡断、知难而退、阴血偏盛者属怯士。

一、勇质男子

1. 体质特征　体魄健壮，皮肤粗糙，眼眶高耸，眼球深凹，视物牢固，反应敏捷，动作有力，声高多语，性情急躁，刚暴易怒，主观武断，敢于冒险，性格开朗。能忍痛。

2. 摄生之道　《类经》：“勇者，刚之气。”勇质男子心肝阳气偏旺。“勇者，气行则已。”故不易患病。摄生以滋水涵木、养心安神、育阴济阳为原则。重在调理心肝。首先，培养高雅广泛的兴趣，提高修养，宁神息怒。平居无事，宜闭目养神，做到心平气和。山林怡养，读书作画，种花养鸟都是陶冶情操的良方。根据“悲胜怒”原则，故可观看悲剧或欣赏音调低沉悲哀的乐曲。其次，体育锻炼以增强耐力的项目为主，如散步、太极拳、钓鱼、棋类等，可收澄神定志之效。气功以静功、放松功为适，加强入静、意守功法的锻炼。再次，饮食宜清淡之品，远辛辣肥厚温热之物。可常食菊花粥、佛手粥、莲子粥，饮绿茶、矿泉水，戒除烟酒刺激。药物调理可酌情服用养心安神丸、逍遥丸等。

二、怯质男子

1. 体质特征　形体瘦弱，肌肉松弛，动作无力，面色皖白，皮肤纹理细腻，神怯气弱，语少声低，怒难持久，优柔寡断，依赖性强，性格内向。不耐疼痛。

2. 摄生之道　《类经》：“怯者，懦之质。”怯质男子阳气不足，阴血偏旺，易被邪侵，常患抑郁症，因“怯者，乃着而为患”。摄生以补气壮阳、充精调神为主。重在调理心脾。

(1) 多读名人传记等激励上进书籍，经常参加社交、辩论、演讲和文艺演出等活动，以提高自信心，培养坚毅果敢精神，增强自我意识。

(2) 饮食宜营养丰富，食物多样化，多吃温热补气之品，如八宝粥、山药粥、羊肉粥、狗肉粥、黄芪粥。少量饮酒，尤其是饮用人参酒、黄芪酒等，饭后效果更佳。

(3) 慢跑、五禽戏、武术等体育锻炼，是其适宜的方法，应逐渐增加运动量。气功宜内养功、保健功和各种壮阳益气功，如铁裆功等。肾经与督脉循行部位的按摩和睾丸按摩也很有益。

(4) 节制房事，保精养神，精力充沛，体质自强。药物可服用男宝、十全大补丸等。

第三节　阴阳五态男子的养生

阴阳五态人分类法，最早见于《灵枢》。是以整体观念和阴阳五行学说为理论指导，通过长期生活观察和医疗实践而总结出来的。根据男子体内阴阳二气的含量多少和比例关系不尽相同，体质尚可分为木、火、土、金、水五类，对辨证治疗和辨形养生都具有指导意义。《灵枢·通天》：“凡五人者，其态不同，其筋骨气血各不等。”

一、火形男子

1. 体质特征　形体瘦小，肌肤薄弱，面色较红，抬头挺胸，步履疾速，行动敏捷，好与人争，急躁易怒，胆量过人，喜爱冒险，神情豁达。

2. 摄生之道　火形男子，体内多阳少阴，耐春夏不耐秋冬，秋冬易感外邪，多患急病、暴病而寿短。养生重在滋阴抑阳，调养心肾，以水济火。首先，须宁心安神，加强自身涵养，养成遇事冷静、沉着、心平气和的习惯。少与人争，平素宜闭目养神，多思己过。衣着和室内环境装饰，常使用蓝、绿、黑等冷色。常种花养鸟以悦心，钓鱼作画以静神。其次，坚持散步、下棋、游泳等体育活动。常做放松功、静功等气功锻炼，以清心宁神。再次，饮食以清淡阴柔之品为宜，如莲子粥、麦冬粥等，多食蔬菜、水果。必要时，可酌用柏子养心丸、天王补心丸等药物调理。

二、木形男子

1. 体质特征　身材瘦长，喜静少动，动作无力，步态犹豫，语少声低，多愁善感，心胸狭窄，办事拖拉，怕与人争，多嫉妒。

2. 摄生之道　木形男子，体内多阴少阳，肝气偏旺，耐春夏不耐秋冬，易于气滞，常感精神抑郁。养生贵在理阴助阳，调理心肝二脏。①要注意精神调理，以开胸畅怀，愉悦神情为务，培养豁达、开朗、豪爽的性格。广交朋友，倾吐情怀。常观赏喜剧、滑稽剧、相声等幽默文艺节目，做到笑口常开。多参加集体性活动，以避免抑郁孤独感。②坚持气功体育锻炼，气功锻炼着意呼吸吐纳功法，以开导郁滞。游览名山大川或观赏激越奔腾的江河，以开胸畅怀。③饮食调理，宜以辛通偏温之品为主，如葱、蒜、姜等。常食梅花粥、菊花粥、陈皮粥。少量饮酒，尤其是当归酒，可舒通血脉，提高情趣。④药物调理选用逍遥丸、舒肝丸等，以疏肝畅胸。此外，随身携带香袋、香囊，常枕丁公香枕睡觉，居室环境种植香花，以收爽神快志之功。

三、金形男子

1. 体质特征　形瘦背宽，头小面方，四肢清瘦，动作敏快，肤色白，少气多汗，寡言急躁，为人敦厚，做事认真。

2. 摄生之道　金形男子，体内多阳少阴，易发痛症和肺系疾病。耐秋冬不耐春夏。养生重在滋水生金，调理肺肾。首先，饮食调理以阴柔淡养之品为主，宜食乳类、蔬菜、水果等，常食百合粥、枸杞粥等。平素慎起居，避风寒，戒除生活恶习，尤其是吸烟。其次，药物调理选用六味地黄丸、百合固金丸等，以生水养金。精神调养重在静心安神。此外，尚应节欲保精，滋水润肺。参加气功锻炼，宜于做各类动功，尤应加强呼吸功法的学习。体育锻炼，常举杠铃、练拉力器、长跑，以宽胸健肺，增大肺活量。

四、水形男子

1. 体质特征　体胖腹大，步履不稳，摇肩晃背，行动迟缓，沉默寡言，肤色黑，神情不定，多疑嫉妒，心胸狭窄。

2. 养生之道　水形男子，体内阴盛阳少，卫阳不足，御邪力低，易患感冒、水湿内停之病。耐秋冬不耐春夏。养生重在温阳益气。首先，加强饮食调理，宜食壮阳温补之品，尤其是狗肉（素有“男子之宝”的美称），还有羊肉、鸡肉、韭菜等，常食附子粥、羊肉粥、杜仲粥等食物。戒生冷饮食。其次，精神调理务在怡养。经常欣赏节奏明快、热情奔放的乐曲，参加集体性活动，多做有益他人之事。室内布置应以红色等暖色为主，可使人激情奔放，心旷神怡。常跳交际舞、霹雳舞，积极参加各种球类运动和跑步锻炼，适当参加体力劳动。“动则阳气生”，以达生阳祛阴之效。气功锻炼以壮阳补气功法为宜，可练回春功等，常按摩睾丸和涌泉穴。另外，适当选服金匮肾气丸、至宝三鞭丸、男宝等，以温阳补气。平时，还当慎避风寒，节制房事，以保精生阳。

五、土形男子

1. 体质特征　体格健壮，身材匀称，肌肉丰满，步态稳定，肌色黄，多智少愁，性情温和，谨慎镇静，忠厚笃诚，适应性强。

2. 摄生之道　土形男子，体内阴阳气和，脾气易损，湿邪常著。养生当阴阳并重，形神兼养，综合调理。重在调理脾胃。应饮食有节，食不过饱，戒除生冷之物，忌食肥甘厚腻，宜多食辛香清轻、健脾益气之品，以培补脾胃后天之本。平时起居有时，精神愉快，顺应四时，积极锻炼，节制房事，戒除恶习，维持机体阴阳平衡，以防病保健延年。

第四节　中医九种体质类型男性的养生

在中医理论指导下，经过大量临床观察分析，借鉴各家之长，结合男性身心特点，将男性分为平和质、阳虚质、阴虚质、湿热质、痰湿质、气虚质、瘀血质、气郁质、特禀质等九类。这里结合各类体质的特征，将其摄生要点论述如下。

一、平和质男子

1. 体质特征　身材匀称，不胖不瘦，动作矫健，皮肤明润、红黄隐隐，嗅觉灵敏，目光有神，发黑有泽，性格开朗平和，舌淡红，苔薄白，脉从容和缓，节律一致。

2. 摄生之道　该型男性体内阴阳平衡，气血调和，五脏协调。因此，养生重在生活方式合理化、规律化。即慎起居，适寒温，节房事，劳逸有度，饮食有节，戒除恶习，坚持适度的体育锻炼，以便保持机体内外环境之平衡，从而达到祛病延年之目的。

二、阳虚质男子

1. 体质特征　形体白胖，面色淡白无华，形寒喜暖，四肢清冷，唇淡口和，精神不振，大便多溏，夜尿清长，时有自汗，毛发易落，眼睛清澈貌，舌淡胖，苔白，喜热食，性格内向，沉静，脉沉细无力。

2. 摄生之道　该型质男性体内阳虚，易感寒邪，多患阳痿、疼痛症。养生重在养阳培气。首先，要慎起居，顺四时，避寒邪，护阳气，尤要注意背部、足部和下腹丹田部位的保健防寒。其次，宜多食温热壮阳之品，温补阳气，如常食羊肉、狗肉、鸡肉、核桃以及附子粥、韭菜粥等，忌生冷寒凉之品。宜饮少量白酒，尤其是鹿茸酒、至宝三鞭酒等。坚持跑步、武术、体操等体育锻炼，促进机体新陈代谢，促进气化功能。气功锻炼以壮阳功法为宜，如回春功、铁裆功等。经常按摩腰背部和睾丸，以刺激雄性激素的产生。另外，节制房事、戒除手淫及意淫恶习尤为重要。药物调理宜选用养阳之品，如金匮肾气丸、男宝、五子衍宗丸等。

三、阴虚质男子

1. 体质特征　形体瘦长而面色潮红，咽干口燥，手足心热，不耐热，性格多急躁易怒，常失眠多梦。由于“阴”包括精、血、津、液，因此真阴不足，易为阴亏燥热。并可涉及精、血、津、液虚亏之象。

2. 摄生之道　阴虚质男性易发生性欲亢进、阴茎异常勃起、早泄、遗精、不育、男性更年期综合征等疾病。阴虚质者应保证充足的睡眠时间，以藏养阴气。工作紧张、熬夜、剧烈运动、高温酷暑的工作生活环境等由于能加重阴虚倾向，应尽量避免。特别是冬季，更要注意保护阴精。肾阴是一身阴气之本，偏于阴虚质者要节制房事，惜阴保精。阴虚质者应该多食一些滋补肾阴的食物，以滋阴潜阳为法。宜选择的食物如芝麻、糯米、绿豆、乌贼、龟、鳖、海参、鲍鱼、螃蟹、牛奶、牡蛎、蛤蜊、海蜇、鸭肉、猪皮、豆腐、甘蔗、银耳、蔬菜、水果等。这些食品性味多甘寒性凉，有滋补机体阴气的功效。也可适当配合补阴药膳有针对性地调养。阴虚火旺之人，应少吃辛辣之品。药物调理常选六味地黄丸、大补阴丸等。

四、瘀血质男子

1. 体质特征　形瘦，面色肌肤晦滞，皮肌甲错，眼眶暗黑，口干，但欲漱口不欲咽，易脱发，性情急躁，舌暗紫，舌下静脉曲张，脉弦涩。

2. 摄生之道　该型男子体内有瘀血倾向，易患鼻出血、齿衄、疼痛等病，养生宜内外兼养、畅气行血为务。①参加各种体育锻炼和适当体力劳动，特别是平时坚持打太极拳，练五禽戏，进行长跑、游泳锻炼，增强心肺功能，促进血液循环。可做各类气功导引，注意加强呼吸吐纳的锻炼。②饮食调理以轻清灵动之品为佳。常食山楂粥、花生粥、陈皮粥等理气活血养血之物。坚持每天饮用少量酒，尤其是丹参酒、川芎酒、牛膝酒等，以温经和血通络。③保持心情舒畅，做到虚怀若谷，切莫患得患失、曲运神机，则神清气行血畅。药物调理宜选丹参片、三七片等祛瘀生新。

五、湿热质男子

1. 体质特征　或胖或瘦，面垢滞或油亮，肤色稍黄，鼻有油泽，口干微苦，烦闷懈怠，急躁易怒，喜食肥甘，小便短赤，舌红苔黄腻，脉滑数。

2. 摄生之道　该型男子体内阳偏盛，易湿热为患。养生重在饮食调理。宜清淡饮食，多食水果蔬菜，夏季尤当多食西瓜，以清热利湿；绿豆粥、荷叶粥、扁豆粥、薏苡仁粥均可作为主食；少食辛温燥烈厚腻生痰之物，如辣椒、葱、羊肉、狗肉等食物当慎用；可适量饮茶，但必须戒除烟酒；荷叶泡茶饮或人参叶代茶饮均方便适宜。其次，闲暇之时，种植花草，随身携带香囊，以芳香辟秽。另外，空气浴、冷水浴是该体质良好的锻炼方法。注意精神调摄。

六、气虚质男子

1. 体质特征　面色皖白无华，目光少泽，鼻色萎黄，唇淡少泽，疲乏无力，声低语少，喜静懒动，多汗气短，不耐寒热，精神不振，性格内向，舌淡，脉虚。

2. 摄生之道　该型质男性体内气虚，抵抗力低，外邪易侵，易患感冒、劳伤等。养生重在补气。①加强饮食营养，宜食温热补气之品，如八宝粥、薯蓣粥、大枣粥、山药粥、黄芪粥等，以补气扶正，增强体质。忌寒凉伤气之品。②“久卧伤气”，故宜适当劳动，劳逸结合，促进阳气生发。积极参加适合自身特点的体育锻炼，气功宜习内养功、强壮功。③药物调理宜选用人参蜂王浆、人参养荣丸等补气之品。此外，尚应节制房事，保持乐观愉快的心理状态。

七、痰湿质男子

1. 体质特征　肥胖丰溢，面白滑，口黏腻而甜，身重如裹，肢体不爽，神倦嗜卧，喜食肥甘，舌肥大，苔滑腻，脉濡滑。

2. 摄生之道　该型质男性偏于脾虚湿盛，易患水肿、咳嗽等病。养生重在健脾除湿，理气化痰。首先应注意饮食调理，宜食辛香祛湿之品，如藿香粥、莱菔子粥等，辛温芳香以祛痰湿。尤其是多食生姜制品，其祛湿健脾之效更佳。忌肥甘厚腻之物，控制食量，尤宜严格限制饮水量，以防助湿为患。其次，加强体育锻炼，增强机体阳气，以温阳利水。坚持经常自我按摩足三里、丰隆、上脘、中脘、下脘等穴或食后摩腹。此外，常用香砂养胃丸、附子理中丸等药物调理。注意保持良好的心理状态。

八、气郁质男子

1. 体质特征　形体瘦弱，性格内向脆弱，精神应激能力差，常忧郁不乐，易惊悸，失眠多梦，食欲不振，喜太息，或咽中异物感等；或伴甲紫舌暗；或时时烦躁易怒，坐卧不安。

2. 摄生之道　气郁质男性易发生阳痿、慢性前列腺炎、子痛、男性更年期综合征等疾病。气郁质者性格内向不稳定，忧郁脆弱，敏感多疑。可导致孤独的不良心态，有时不能参与正常的人际交往。在情志调摄上，应培养乐观、欢乐的情绪，精神愉快则气血和畅，营卫流通，有益于气郁质的改善。偏于好动易怒者，要加强心性修养和意志的锻炼，树立科学的人生观，大度处世，宽以待人，合理安排自己的工作、学习，培养广泛的兴趣爱好，培养良好的性格，理性地克服情感上的冲动。做到“发之于情，止乎于理”。应选用具有理气解郁、调理脾胃功能的食物，如大麦、荞麦、高粱、刀豆子、蘑菇、豆豉、柑橘、萝卜、洋葱、苦瓜、丝瓜、菊花、玫瑰花等。此外，可辅以逍遥散、柴胡疏肝散、越鞠丸等药物调治。

九、特禀质男子

1. 体质特征　特禀质者是由于先天性或遗传因素所形成的一种特殊体质状态。如先天性、遗传性的生理缺陷，先天性、遗传性疾病，变态反应，原发性免疫缺陷等。其中过敏体质者对季节气候适应能力差，易患花粉症，易引发宿疾，易药物过敏。

2. 摄生之道　特禀质男性易发生免疫性不育、腮腺炎性睾丸炎、阴囊湿疹等疾病。多数特禀质者因对外界环境适应能力差，会出现出不同程度的内向、敏感、多疑、焦虑、抑郁等心理反应，可酌情采取相应的心理保健措施。特禀质者应根据个体的实际情况制定不同的保健食谱。其中，过敏体质者要做好日常预防和保养工作，避免食用各种致敏食物，避免接触到敏物质，在季节更替之时，要及时增减衣被，增强机体对环境的适应能力，减少发作机会。一般而言，饮食宜清淡，忌生冷、辛辣、肥甘油腻及各种“发物”，如酒、鱼、虾、蟹、辣椒、肥肉、浓茶、咖啡等，以免引动宿疾。可适当服用如玉屏风散、消风散、过敏煎等预防性药物。

第四十一章　男性分期养生法

男性的一生，是机体生长、发展、壮盛、衰亡的一个连续的生命过程，在生命各阶段有其不同的身心特点，因而各时期的养生方法亦有差异。从临床实际出发，本章将男性一生分为少儿期、青年期、壮年期、更年期、老年期，并对各期养生方法加以介绍。

第一节　少儿期男性的养生

少儿期是指出生后到“二八”这一时期。这一时期的心身特点是从脏腑娇嫩、形气未充，到脏腑渐盛，体质增强，生机勃勃，发育迅速，大脑智力发育最快，运动功能发展旺盛。在脏腑功能特点上，多有脾肾不足、肾气不充。因此，保健养生当从以下三方面入手。

一、合理饮食，扶脾益智

小儿饮食不知自节，常过食过饱，且易挑食、偏食而损伤脾胃。故首先在饮食上要合理搭配，饥饱适宜，做到按时、定量，不挑食、偏食。此期男孩阳生阴长十分迅速，其养生应顺应蓬勃生机，及时供给各种营养物质，主要是蛋白质和脂肪，其次是各种维生素和矿物质。冻豆腐、豆腐皮、木松鱼、奶粉、大豆、花生、核桃、芝麻、蚕豆、奶酪等食物富含蛋白质组成成分谷氨酸，经常食用，对健脑益智有积极作用。

二、勿滥用药，固护肾气

小儿乃稚阴稚阳之体，脏腑柔弱，不耐药力。因此，此期即使患病，用药也当谨慎，无病之时则切忌用药。在此期用药上要注意两点：一是不宜随便服用滋补药品。当代家庭多独生一个孩子，家长多恐其发育不佳而自购滋补品给其服用。但往往因服用过量而导致某些疾病的发生，如肥胖、性早熟等。因此，对于生长期的小儿即使体质较弱，也不宜自购滋补品治疗，而应在医生指导下以调补脾胃为主。二是用药不宜苦寒攻伐太过，此期小儿脾常不足，肾气未充，若苦寒攻伐太过，往往损伤脾肾，影响机体发育。

三、有病早治，防微杜渐

此期男性易患隐睾、疝气、卵子瘟、阴肿等男性疾病：一旦发现患有这些疾病，应积极诊治。如失治误治，不仅影响小儿身心的正常发展，而且会给小儿成年后带来隐患，如因痄腮并发的卵子瘟、先天异常的隐睾等如不及早治疗，可导致成年后不育症的发生。临床中发现，某些成年男性病患者的发病往往与少儿期所患疾病有关。因此，此期所患疾病尤当做到早诊断、早治疗，以免留下后患。

第二节 青年期男性的养生

青年期是从童年向中年的过渡阶段，是机体生长发育的高峰期，男性从16岁起，以性成熟为突出特征，标志着身体的发育从童年步入成年。此期的生理特点是肾气已充，气血始盛，身强力壮，出现排精现象，性功能成熟，性欲旺盛；在人格发展上，多富于想象，积极进取，自尊自大，攻击性强。由于这一时期的男子在生理和心理上都发生了巨大的变化，因而养生保健尤为重要。根据这一时期男性的身心特点和易患性事疾病以及多七情为病的趋势，其养生保健又有新的要求。

一、立志进取，正视人生

青年男子应该把立志成才、树立远大理想放在首位，把改造世界、创造未来作为己任。不应该仅仅把吃好、穿好、玩好，或找一个理想的伴侣看作生活幸福的全部内容。而要把全部的热情和精力投入到学习、工作上来，这样就不会为许多琐事而忧愁烦恼，斤斤计较，也不会感到生活无味，精神空虚。即使受到挫折，也不会悲观失望，心灰意懒，甚至轻生。生活中常有一些男子因一次失恋而情绪低落，意志消沉，影响健康；也有些男子因婚后阳痿不举而失去生活信心，消极度世乃至轻生。相反，不少身患绝症或身残志坚的青年男子，却扬起了生活的风帆，成为生活中的强者，谱写出生命与健康的乐章。

二、晚近女色，适龄婚娶

“男大当婚，女大当嫁”，这是人之常情，古之常理。但何时嫁娶为宜？古人根据男女的生理差异，经过长期的实践观察提出了最佳婚娶年龄的主张，即：“男子宜三十而娶，女子宜二十而嫁。”其理何在？《妇人大全良方》说得好：“合男女必当其年，男虽十六而精通，必三十而娶；女虽十四而天癸至，必二十而嫁。皆欲阴阳充实，然后交而孕，孕而育，育而子坚壮，强寿。”可见男子晚婚意在保精强身，育子强寿。由于结婚意味着性生活的开始，而性交毕竟是一个排精的过程，要消耗相当数量的精液。因此，《养生医药浅说》指出：“未及成年即为婚……戕伐元阳……而使精衰、气弱、神散，而其结果则患遗精、阳痿、劳瘵，其乏嗣者居多。”青年人往往不知道这个奥秘，即使懂得也往往不去奉行，及至老年，为时已晚。

三、行房有度，性事有术

关于男子性事与养生的关系，在以后有专章详细论述，这里就青年男子性事中的注意要点概要述之。

男子进入青春期，性发育成熟。由于雄激素的作用，性欲逐渐旺盛，而有的又无性交的条件，性紧张使得无数青年烦躁不安、失眠、注意力不集中。所以，寻找性出路就成为青年男子的本能。而手淫既不影响社会安定，又能缓解性紧张，遂成为绝大多数男性青年性宣泄的主要手段。十天半月进行一次手淫，能给人带来身心的静谧，亦不影响身体健康。若手淫过频，就会让人精神萎靡不振，导致肾精亏损，影响身心健康。

青年期男子性欲旺盛，性要求强烈，结婚后常易纵欲。有的每日房事，或一日几次，严重消耗体力精力，亦会导致肾精不足。青年纵欲，使人身体消瘦，精神不能集中于工作学习，亦常腰酸腿乏，健忘多梦。《养生保命录》：“人之精力有限，淫欲无穷，以有限之精力，供无穷之色欲，无怪乎年方少而遂夭，人未老而先衰也。”

更有甚者，有的贪求性事的欢乐，在精力、体力不足，且性欲不强烈的情况下进行房事，这种情况造成的身体虚损更加严重。这是古代房中养生者所忌讳的。《素问》曰：“因而强力，肾气乃伤，高骨乃坏。”注云：“强力，入房也。强力入房则精耗，精耗则肾伤，肾伤则髓气内枯，腰痛不可俯仰……强勉房劳者，成精极，体瘦尪羸、惊悸、梦泄、遗沥、便浊、阴痿、小腹里急、面黑、耳聋……才不逮，强思之，力不胜，强举之，伤甚矣。”（《养生三要・卫生精义》）

通常青年男子每周房事 2~3 次即可，当然还要根据体质强弱而定。体强可稍过，体弱可稍减。总之，以性事后第二天精力充沛、没有倦意为度。

性事过程有一定的法度。先要彼此“神交”，即双方俱有强烈的性欲望，先达到精神上的交通，然后才可交合行房。如《广嗣纪要・卷一》云：“男女动情，彼此神交，然后行之，则阴阳和畅，精血和凝，有子之道。若男性已至而女情未动，则精早泄，谓之孤阳；女子已至而男情未动，女兴已过，谓之寡阴。”要达到“神交”，平日要加深夫妻的恩爱，性事前要相互“嬉戏”，即做好性事前的触摸接吻等。性事时不可抽动过速，以免发生早泄。性事后，要用清水将阴茎洗净，以免阴道内的病菌造成感染，亦要休息 1~2 h 后，方可再做其他工作。

第三节　壮年期男性的养生

壮年期是指 30~50 岁这一年龄阶段，是男性从生命的兴旺时期向衰老时期过渡的阶段，是男性一生的一个重要转折点。男子壮年期的生理特点是壮极而衰。30 岁左右时是男子生殖的盛极和顶峰，天癸充，肾气实。但随着年龄的逐渐增加，天癸渐少，肾气渐衰，生机由旺盛至极向衰退趋向发展。在心理社会方面，壮年期男性以思想更为成熟为标志。中年男性在事业与家庭等方面要付出更多的精力和心血，他们上有老，下有小，社会、家庭、子女等许多重担和矛盾都集中在他们身上。另一方面，他们不满足于既往取得的成就和所处的生活环境，更具有紧迫感和精神压力，与青年期比较，他们更注意功名，更具有责任感和竞争意识。这种生理上的由盛渐衰和心理上的更加进取，构成了此期男性突出的心身特点。也正因为如此，使得此期男性“病机四伏”，多“积劳成疾”，以致未老先衰，或不寿而终。因此，这一时期的养生保健必须致力于抗衰防老。

一、减思虑

清代医学家徐大椿认为思虑、过劳、嗜欲是导致中年男子早衰的三大原因。由于种种原因，中年男子多处于一种紧张状态，其情绪以忧愁思虑为多。因此，养生首要节思虑，少忧愁，戒烦恼，除郁闷，清心寡欲，养心安神。《寿世青编》主张“未事不可先迎，遇事不可过忧，既事不可留住，听其自来，应以自然，任其自去”。在工作学习之余，也可听听音乐，看看电影、电视，嬉笑谈心，浇花养鱼，以放松紧张情绪，做到情绪稳定，随遇而安，思想开朗，精神乐观。

二、勿过劳

中年男子往往承受着过重的负担，工作上由于年富力强，精力充沛而被委以种种重任；生活上则是里里外外一把手，买菜做饭、柴米油盐、老人孩子全需照管，既劳心又劳力，在此超负荷运转下，更应注意不可过分劳累，要量力而行，合理安排工作和家务，保持适当的生活节律，有张有弛，有劳有逸，充分休息。

三、节房事

人到中年，体力下降，这是不可违逆的自然法则。若仍同年轻时一样，房事频繁，势必损伤肾精，导致早衰。中年男子应根据各人的实际情况，节制性欲，减少房事次数。元代的《泰定养生主论》指出：“三十者，八日一施泄；四十者，十六日一施泄，其人弱者，更宜慎之。”又云：“人年五十者，二十日一次施泄……能保始终者，祛疾延年，老当益壮。”实践证明，如此节欲保精，对于中年男子养生尤为重要。

四、常锻炼

运动是中年男子良好的健身抗衰防老剂。儿童和青年期，机体处于阳气渐盛、生机渐旺的状态，童年男子活泼好动，青年男子身坚力壮，都喜欢体育运动。人到中年，阳气渐衰，生机衰退，体力下降，生活追求安静舒适，求稳好静，这些多方面的原因，导致中年男子放松体育锻炼，容易加速衰老进程，导致多种慢性病缠身。因此，加强锻炼十分重要。壮年男子的运动锻炼，应以运动量小，锻炼时间短，轻松愉快为原则，可侧重以下几点：

（1）选择增强心肺功能的运动项目：如慢跑、健身、步行、骑自行车、游泳等，改善血液循环，促进新陈代谢，以推迟衰老。

（2）选择改善神经系统功能的运动项目：如练太极拳、做健身操和气功锻炼等，以使身心放松，得到积极性休息。

（3）参加各种文娱活动和轻微运动：如旅游、垂钓、跳交谊舞、练五禽戏、打乒乓球等。

五、重补养

壮年期男子在40岁以后，阴阳精气开始亏虚，养生侧重在扶正补虚以强体健身。为此，张景岳提出了“中年求复，再振根基”的养生原则，主张填补真精，注意养形。这一思想颇受后世养生家和医学家的赞许。

中年男子的补养重在食补，辅以药补。食补宜食血肉有情之品，如牛乳、羊肾等。注意多吃含蛋白质、维生素、纤维素较丰富的食物，少食糖类及动物脂肪。要多食含钙食品，如乳类、蛋、海带、紫菜、虾等，以防缺钙。多吃蔬菜、水果，以防肥胖。防止肥胖与畅胸开怀是中年男子养生应该十分注意的两大问题。

除食补外，药物补养对抗老防衰也很有意义，各人可根据自己的体质状况而分别选用不同药物。如阳虚怕冷之体宜用金匮肾气丸，阴虚内热宜服六味地黄丸，肾虚腰痛可用壮腰健肾丸等。

第四节　更年期男性的养生

男性更年期是指55岁前后这一段时期，一般指50~60岁这一年龄段。这一时期的男性往往会发生机体内环境的剧烈变化，出现情绪抑郁或易波动起伏，神倦乏力，烦躁不安或急躁易怒，睡眠不佳，心慌心悸，或五心烦热，多梦健忘，性欲减退，阳痿，或性欲亢进等一系列心、肝、肾等脏腑功能失调的症状。更年期出现的早晚，维持时间的久暂，症状的轻重等，与个人的文化修养、心理素质、社会经历、生活体验等多种因素有关。此期是向老年期过渡的关键时期，因此又有人把更年期称为老年前期。此期的生理特点是肾气开始明显衰退，阴阳失调，心、肝、肾等脏腑功能失常。在社会心理方面，因面临退休而有失落感，情绪多低下，常有“万事皆休”的感慨，对生活多信心不足。因此，生理上和心理上的衰退是这一时期男性突出的身心特点。若在此期加强养生保健，顺利度过这多事之秋，往往能给老年期的生活打下良好的基础。这一时期的养生，重在补益肾气肾精，调摄心肝功能。

一、房事有度

更年期的性功能往往不稳定，多表现为减退，但也有表现为增强者。性欲较低下者，多为精神压力大所致，因此应消除顾虑，不要绝对禁止房事；如性欲减退明显者，可常服食仙茅炖猪尾（仙茅29 g，猪尾1条，炖服，每1~2 d分2次服完）；如表现为阳痿者，当及时予以调治。如性欲增强者，当加以适当控制，切忌房事过频，使肾气更衰。更年期的房事以每月2~4次为宜。如此期为性事忧思过度，往往导致各种神经精神症状的出现，促使衰老，出现未老先衰。

二、调畅情志

此期必须保持情绪的舒畅与稳定，切忌忧愁、思虑、烦恼、郁闷、患得患失、斤斤计较，要对未来充满信心，保持开朗乐观的情绪，随遇而安。多参加一些文娱活动，如琴棋书画、花草鸟鱼等均能开心畅意。还可进行适当的气功与体育锻炼，如练太极拳、太极剑等。

三、饮食有节

这一时期因脏腑功能多有失调，脾胃功能减退，因此，合理饮食尤为重要。应适当限制脂肪及糖类食物，多食富含蛋白质和维生素类的食物，如鱼类、蔬菜、水果等。饮食以清淡、易于消化者为主，少食辛辣炙煿之品。

四、适时用药

如更年期出现各种错综复杂的症状时，当适当予以药物调理。

（1）出现失眠多梦，心烦易怒，头晕耳鸣，五心（即手心、足心、胸部）烦热，口干，大便秘结，舌苔少、舌质红，脉细数者，可服六味地黄汤加味：熟地黄 12 g、茯苓 12 g、泽泻 9 g、怀山药 9 g、牡丹皮9 g、山茱萸 9 g、冬虫夏草 9 g、龟甲 9 g，水煎服，1 剂/d；或成药六味地黄丸，3 次/d，每次 10 g（若为大丸，每次 1 丸）。

（2）出现精神疲倦、失眠、情绪抑郁、性欲淡漠、阳痿、大便频数为主，苔薄白，舌质淡，脉细弱者，用肾气丸加味：熟地黄 12 g、茯苓 12 g、怀山药 9 g、泽泻 9 g、牡丹皮 9 g、山茱萸 9 g、熟附子 6 g、肉桂 3 g、仙茅 12 g、淫羊藿 9 g、鹿角胶 9 g，用法同上。或成药肾气丸（附桂八味丸），3 次/d，每次 1 丸，淡盐水送服。

（3）出现以烦躁不安、心慌心悸、失眠、头晕为主，苔少舌红、脉细者，用归脾汤加减：黄芪 12 g、白术 12 g、党参 12 g、茯苓 9 g、桂圆肉 9 g、远志 3 g、冬虫夏草 12 g。用法同上。或天王补心丹加减：生地黄 12 g、熟地黄 12 g、当归 6 g、麦冬 9 g、天冬 9 g、党参 12 g、丹参 9 g、茯苓 9 g、远志3 g、五味子 6 g、柏子仁 6 g。或用成药归脾丸、天王补心丸，用法同上。

第五节　老年期男性的养生

老年期是生命的衰老阶段，也是人生历程的最后一个时期。男性进入老年期后，脏腑功能明显衰退，形体老态，天癸减少，精气亏虚，性器官明显萎缩，机体勉强维持着低水平的阴阳平衡。这种低水平的平衡稳定性较差，易被破坏而发病。衰老虽然是生命过程中不可抗拒的必然规律，但若能掌握抗衰延年之道，却可享以高龄，老而不衰，寿至天年。

一、调摄精神

老年男子的精神保养重在养心安神，精神乐观。孙思邈《千金翼方》说：“养老之要，耳无妄听，口无妄言，心不妄念，此皆有益老人也。”俗话说：“笑一笑，少一少；恼一恼，老一老。”老年男子平时闲居无事，无妨闭目养神，做到清心寡欲，排除杂念，戒忧愁，少思虑，节愤怒。凡事不可强求，随遇而安，使情绪稳定，乐观开朗。尤当注意的是，脑用则健，不用则废，老年男子不可心理老化，平时应坚持看书学习，活到老，学到老，以健脑益寿。

二、慎于起居

老年男子应顺四时，避寒暑，慎起居，勿过劳，生活规律，不嗜烟酒，同时还应注意以下几点：

1. 保证睡眠　少寐乃老年男子之大患。所以保证足够睡眠时间，睡得香甜舒适是其养生保健的重要内容。“华山处士如容见，不觅仙方觅睡方”就是寻求科学睡眠方法的著名诗句。睡眠的学问很多，老年男子则以睡眠时间相对长些为要。最好采取右侧卧位，注意床应宽大，床铺软硬适中，枕头偏低稍长，松软适度，睡眠环境安静，光线幽暗，睡时不可多言、恼怒或饱食、饥饿，切勿蒙头、张口。此外，也要讲究睡眠方向等。

2. 常晒太阳　中医学认为天人相应，自然界的阳光能够资助人身阳气。英国专家也认为裸体晒太阳可延年益寿，提高人体激素水平，增强性功能，又能治疗许多慢性疾病。因此，老年男子要经常晒太阳，以补阳壮身。

3. 睡前洗脚　老年男子多阴虚阳亢，上盛下虚，上热下寒，睡前热水洗脚，补下抑上，从而保持阴阳平衡。另外，热水洗脚还有多方面的作用。日本专家柴田和德观察到五脏六腑在脚下都有相应的投影，洗脚时按摩脚，能防治许多老年慢性病，抗衰延年。

三、不可纵欲

男子50岁以后，睾丸逐渐萎缩，然仍有一定的性欲要求。有人调查发现，在60~69岁老年男子中，有性要求者占73.63%。但老年男子精气衰亏，不可放纵性欲。诚如《寿世保元》说："年高之人，血气既弱，阳事辄盛，必慎而抑之……若不制纵欲，火将灭而更其油。"

现代研究认为，过频射精，必然会增加睾丸的负担，反馈性地抑制腺垂体激素的分泌，导致睾丸萎缩。睾丸萎缩会加速衰老。有人做过动物实验，摘除动物的睾丸，动物便很快老化。所以，老年人应当节欲保精。但是，节欲不等于禁欲，适当的性生活对身体健康亦是有益的。

另外，老年男子多呈上盛下虚、上热下寒之象。如阴虚阳亢，血压过高，或心力衰弱，而激烈性交，多易发生意外。因此，老年男子千万不可纵欲贪欢。当然，对那些精气超人的壮实男子，虽届老年，也不可绝对禁欲。

四、合理饮食

《养老奉亲书》说："高年之人，真气耗竭，五脏衰弱，全仰饮食，以资气血。"因此，老年男子的饮食宜多样化。在食谱上要以米、谷、豆类为主食，以各种肉类和蔬菜为副食，再助之以各种水果。由于年老之后，脾胃虚弱，消化功能差，尤其要注意食用易于消化的食物。以清淡素食为主，不可过咸和过于滋腻。

老年男子宜多食粥。《老老恒言》："粥能益人，老年尤宜。"因此，经常食用桂圆粥、栗子粥、核桃粥、肉苁蓉粥等，可强精益气，益寿延年。

此外，要注意定时定量、少吃多餐，做到"食不过饱""饥不多饮"，饮食皆以温热为要，切忌生冷，平时戒烟节酒，少饮茶，注意食后摩腹、散步，以促进消化吸收，增进健康。

五、坚持锻炼

老年男子平时应采取多种方式，坚持一定量的运动锻炼。要着重注意以下几点：

1. 椎体锻炼　每天有规律地活动颈、胸、腰、尾椎，尤其是颈椎、腰椎。可依次做前后、左右屈，左右转动，顺、逆时针方向旋转。由于椎体腔内含脊髓，是中枢神经系统的重要组成部分。脊柱部位也是督脉所在之处，督脉总督一身之阳，坚持锻炼，可使生机旺盛，推迟衰老。

2. 心血管系统锻炼　老年男子心脑血管疾病居各种死因之首。最好的预防办法是慢跑和步行。每天坚持半小时的慢跑或快走。

3. 腿部和关节锻炼　"人老腿先老"，故宜进行下蹲、打太极拳等运动锻炼。

4. 睾丸锻炼　花甲之年，睾酮等雄性激素的分泌逐渐减少，故宜常抖阴囊，按摩睾丸，或做铁裆功，用温热水洗会阴部及睾丸，可使睾丸血液循环加速，延迟睾丸衰老，促进内分泌功能，从而延年益寿。

5. 叩齿咽津　每日坚持叩齿咽津锻炼。叩齿即把牙齿上下叩合。咽津是将舌伸出齿外唇内，上下左右搅动，津液满口后，鼓漱5~10次，然后用意念分次把唾液徐徐送入下丹田。古人对唾液极为重视，称之为琼浆玉液，人身之宝。日本还发现唾液具有将致癌物质转为无害的功能，足见其神奇作用。

六、药物补养

药物对老年男子的养生保健颇为重要。老年男子药物调补应以补形为要。补肾填精，健脾益气，调补阴阳，兼顾五脏。明代太医院院判薛己常采取朝补脾、夕补肾之法养生，即早晨用补中益气丸等，晚上用六味地黄丸、金匮肾气丸等。当然，还要根据个人体质的具体情况，掌握时令变化。然药宜平和，药量宜小，多以丸剂，补勿过偏，阴中求阳，是老年男子药物调补的要点。

第四十二章　性问题与男性养生

人类的性除具有社会属性外，也是自然属性，是一种人的本能。《孟子》中说："食、色，性也。"人到成年后，性在人的生活中就占有了重要的地位。因此，怎样才能既领略到性的欢悦，又不带来身心的损害，就成了医学家尤其是性医学工作者的重要研究内容。

男人与性的关系，是一个不能脱离与回避的问题。男性进入青春期后，首次出现遗精，是男性生殖系统逐渐发育成熟的标志，自此，性将伴随男性度过一生。

虽然男性只是参与人类性活动的一个方面，但由于受传统文化和传统道德的影响，古今医学家对性问题的研究都把重点放在男性方面，男性自身亦更容易在性问题上产生困惑与不安，从而影响身心健康。因此，本章将结合古今医学家们对性研究的认识和临床实践，对男性性事与养生中常见的问题进行讨论。

第一节　欲不可绝

元代李鹏飞《三元延寿参赞书》首先明确提出"欲不可绝"，并设专篇进行讨论。但纵观整个医学的历史，有的医家却持"绝欲"的养生观点。

在古代，由于有的医家过分强调"精"的强身、养身作用，提出了"绝欲"的观点。其指导思想亦是从养生着眼。

性事过程中要消耗"精液"，这种"精液"由"阴血"所化生，不排出，对人有濡养强壮作用；过于消耗，则会造成身体虚亏，甚至致虚劳性疾患。古代医学认为，"精""气""神"是人身三宝，是人体组织结构与功能活动产生的根本。如清末《养生三要·卫生精义》说："象川翁曰：精能生气，气能生神，荣卫一身，莫大于此。养生之事，先实其精，精满则气壮，气壮则神旺，神旺则身健，身健则少病；内则五脏敷华，外则肌肤润泽，容颜光彩，耳目聪明，老当益壮矣。"而"精"是"气"与"神"产生的物质基础；精虚则气不足，气不足则神衰。所以，精是人体健康的根本。

既然精是人体健康的根本，部分医家就提出了"善摄生者，先除欲念"（《男女绅言》）的主张。明代《类修要诀》卷上更有诗云："精养身兮气养神，此真之外别无真，丹田幸有菩提子，不与人间种子孙。"有的还根据善摄生而长寿的片面经验，宣扬禁欲。如元代吴莱《三朝野史》载："宏斋先生包恢，年八十有八，为枢密陪祀，登拜效台，精神康健。一日，贾似道忽问曰：'包宏斋高寿，步履不艰，必有卫养之术，愿问其略。'恢答曰：'有一服丸子药，乃是不传之秘方。'似道欣然欲受其方，恢徐徐笑曰：'恢吃五十年独睡丸。'满座皆笑。"服"独睡丸"，即禁欲，其目的在于保精。"夫人之生，禀父精母血成其躯壳。及乎年壮，与嗜欲俱，却将所受之精流于爱河欲。丧之早者，不满下寿；丧之迟者，不满中寿；丧之晚者，不满上寿。若欲身安寿永，唯当绝欲保精。神之寿命主乎精气，犹灯之有油，如鱼之有水。油枯灯灭，水涸鱼亡。奈何愚人以苦为乐，见色弃生，岂知精竭命亦随逝！"（《男女绅言》）

绝欲观带有片面性。人的健康包括由心理、生理与社会适应诸方面，而心理、生理的健康都需要有正常性活动的参与。绝欲观忽略了“精”有日日生发这个过程。如明代《性命圭旨·利集》说：“阳精日日发生。”若“精久不泄则盈，盈则易倾。”所以，维持适当的性事并不会造成精亏，对身体亦无害。另外，绝欲观的提出者亦忽略了“性”是一种“欲”。现代心理学将欲归纳于人的需要范畴之内，即自然需要、社会需要、精神需要等。“欲”的基本概念是指人为了生存，并为了实现一定的社会、精神需要，自觉地反映自己的动机、行动、需要、情感体验和行为方式的一种心理过程。欲，人人皆有，并紧密地与人的精神情感相联系。所以，古代许多人将性欲视如衣、食一样重要，是人类的一种重要活动，有了这种渴望与行动，人才能身心健康，才能算作是一个真正的人。如《吕氏春秋·贵生》说：“所谓全生者，六欲皆得其宜。”古今在强调“性”的重要性时，大都要引用《孟子·告子》中“食、色，性也”这句名言。既然性欲是人的一种生理与精神需要，那么追求性的满足也就是正当的。古代大部分医家，特别是性保健研究造诣较深者都赞同这种观点。如西晋玄学家向秀在《难养生论》中说：“生之为乐，以恩爱相接；天理人伦，燕婉娱心……以宣五情，纳御声色，以达性。此天理自然，人之所宜。”得出了“去滋味，窒情欲，未之敢许也”的结论。《玉房秘诀》说：“男女相成，犹天地相生。天地得交会之道，故无终竟之限；人失交接之道，故有夭折之渐。”所以，绝欲的观点既碍人情，亦于养生有害。正确的性养生观念应是“节欲”，即规定性事在一定的法度内。所以，清《杂病源流犀烛》卷十八谓：“男女居室，虽生人之大欲所存，为圣王所不能禁。然使行之有节，保之有方，阴阳交接之间亦何至受伤？”当然，在老年体弱，身体虚亏时，适当“禁欲”，亦是身体健康所必需。

绝欲对人体的害处主要表现在心理与生理方面。霭理士在《性心理学》“绝欲问题”中谈道：“绝欲的结果，即使对于生命的安全与神识的清明不发生威胁，就许多健康与活动的人来说，还是可以引起不少很实在的困难的。在生理方面，它可以引起小范围的扰乱，使人感觉到不舒适；在心理方面，对性冲动既不能不驱遣，而又驱遣不去，结果是不断来复的挣扎与焦虑。而越是驱遣不成，精神上性的意象越是纷然杂陈，那种不健全的性感觉过敏状态越是发展，这两种倾向更会转变而为一种虚伪的贞静的表现。”霭理士同时亦指出，真正绝欲的人极为少见，他们大多通过这样或那样的性释放方式来缓解自己的性紧张。他说：“还有一桩事实可以警告我们，对于这问题不要轻易听从许多近乎道学家的老生常谈，我们可以撇开古代禁欲主义者的经验不论，而就目前的情形说话，研究证明，真正能绝欲而历久不懈的人，即真正没有任何方式的性活动的人，即使我们把从事于医业的人包括在内，事实上是很少很少的。除非我们把这些方式都除开不算，例如向异性搭讪一类虽正常而不完全的性满足的方式；又如种种歧变的性活动；又如自恋的种种表现等，那数量是自然比较的大了。”罗雷德是德国在性学研究方面很有经验的一位医学家，他曾说过：绝欲或绝对童贞的现象是根本没有的，少数真正能绝欲或真正毫无性的表现的人无非是一些性能力或性感觉缺乏的例子罢了。至于表面上好像是性操贞洁的例子比较多，那大体上是因为各国传统的风气不同，而这种风气又不外两途：一是宿娼的一途，二是手淫的一途。

中医认为，人的肾精受到后天水谷的充养而不断发生，逐渐充实。当肾精充足，能上济心火，则“欲火中烧”，产生性的要求。西医学认为，性欲的要求与雄激素有关。当性欲长期不得发泄的情况下，即产生“性紧张”。性紧张对男性的影响常常比女性大，表现出烦躁不安、注意力不集中、失眠、焦虑，甚至患神经官能症。这种情况是精液充盈胀满于精系引起的神经反射性不适与性神经紧张。如果不通过手淫、遗精、性交等性出路，就难于缓解这些精神神经症状。日本有一位著名的医生曾经谈起他的一个病例。患者自述说，自从5年前妻子去世后，一直患头痛，表示希望尽早了此残生。此人当时67岁，患有神经官能症。这位医生治疗花了半年工夫，对他施行了各种精神疗法，毫不见效。可是3个月以后，这位患者容光焕发地来到医院，对医生说：“大夫，自从上次分手后，我交上了一个女朋友……”这句话对这位医生的触动很大，因为他的知识、经验竟不如一个普通女性的作用大。

绝欲对生理的影响，主要是造成机体升降失常，形成“郁阻”状态。由于性事能宣五情，使肝气疏畅，绝欲则肝气失调，气机遏制，血行不畅，并不能达到养生的目的。所以，晋代葛洪在《抱朴子》中说：“阴阳不交，伤也。”过于晚婚，或性生活太少之人，由于前列腺液排流不畅，易于发生前列腺增生症，这就是瘀阻体质的表现。久无性事的男性，由于精液排放不畅，精液瘀滞，对精系产生充盈刺激，故其阴囊根部有“胀”的不适感。当手淫或性交后，这种感觉即减轻或消失。

由于性欲是产生于一定生理基础的正常需求，是不以人们的意志为转移的存在，所以心中真正无这种欲望的人是极为罕见的。即使行动上是禁欲的，或是主观意志亦朝禁欲方面发展，但是脑子里总会有“性”的阴影存在，使人不能摆脱。这样，人就会忧思在心，伤神劳心。唐代名医孙思邈在《千金要方·旷房中补益论》中曾说过：“男不可无女，女不可无男。无女则意动，意动则神劳，神劳则损寿。”我国性心理学家潘光旦在译注《性心理学》时，将这种禁欲的心理状态称为“性的假撇清”“性的寒酸”，又比喻成“爱吃梅子假嫌酸”。他说：“有的穷人见了阔人或阔绰的场面，不免有寒酸之气；绝欲的男女见了健全的异性，也不免有一种内在羡慕而外若不屑的情态，这种情态也可以叫‘性的寒酸’。”

男子性的敏感区具有“组织记忆”的功能。假如这些部分不常受到刺激，这种记忆功能就会受到抑制、减弱，或改变。清代《冯氏锦囊秘录·卷十四》说：“阳痿有因于久旷，脉道闭绝。盖流水不污，户枢不朽，物之常也……犹道路之愈亲愈近，日远日疏也。”长期禁欲，致精血瘀阻，宗筋失养，从而痿弱不用。因此，《素女经》谓：“玉茎不动，则辟死其舍，应常行以导引。”现代性医学专家玛斯特斯与约翰逊的研究亦证实了这一点。他们揭示出一种长期禁欲所致的精神性阳痿，即“鳏夫综合征”。此征一般发生在50岁以上男性，妻子长期患病，最后死亡，在很长时期内没有性活动。在妻子长期患病（以癌症最为常见）期间，女方越来越衰弱，对丈夫依赖性越来越大，男方成为其妻子的看护人，给予越来越多的身体与精神上的照顾。丈夫因缺乏性欲对象，心理上受到挫折，除偶尔以外都避免与病妻的性接触。病妻去世后，与后妻重新开始的性生活常因勃起困难而失败，从而出现焦虑。不管后妻如何吸引他，不管她合作得怎么好，患者的思想压力仍然很大，把自己置于旁观者的地位，结果造成勃起不坚。另有一些鳏夫综合征患者其病史与上述并不完全相同，他们往往在离婚或配偶突然死亡后出现阳痿。

禁欲的另一不良后果是影响生育，即使是长时间内有稀少的性生活，亦大大减少了受孕机会。

现代调查研究亦证实，长时间缺少性生活于健康长寿不利。苏联对长寿村的调查和日本对百岁以上老人的调查表明，长寿的人到晚年其配偶大多还健在。相反，未婚、丧偶者中短命或体弱多病的人很多。各种老年性精神障碍调查的结果表明，离婚者或配偶一方死亡者患病率高。美国一项调查表明，单身男女和鳏寡孤独者死亡率是夫妻关系美满者的2~10倍；70岁以下离婚男子与婚姻美满的同龄男子相比，心脏病、肺癌、胃癌的发生率高出2倍，肝硬化高7倍，高血压高3倍。而离婚或分居的妇女比婚姻美满的妇女更易罹患疾病。日本东京大学朝长正德医学博士在《防止脑老化》一书中认为，没有性生活的人，会发生“脑萎缩”。他明确指出，适当的性生活，有助于保持脑年轻，防止脑老化。他的理由是：人的丘脑下部和脑下垂体，专司分泌性激素，性活动刺激这个部分，使激素分泌良好，有促进血液循环和各方面新陈代谢的作用。他做了一个试验，对已经没有生殖功能的老年人进行性刺激，可以见到同样的反应。

第二节　欲不可纵

欲不可纵，即性生活不可过频。纵，即放纵，不加节制。性生活过频，就将美好的东西变成了痛苦；这即“水能浮舟，亦能覆舟”。人之情欲无涯，精力有限；“淫声美色，破骨之斧锯也。世之人若不能秉灵烛以照幽情，持慧剑以割爱欲，则流浪生死之海，害生于思也……乐色不节则耗精，轻用不止则精散，圣人爱精重施，髓满骨坚。”（《三元参赞延寿书》卷一）

怎样才能判定男子性事过频，这首先要了解男子适度性生活的表现形式，即男子性事的法度。

一、男子性事法度

《素女经》对男子性事的法度做了如下阐述：“黄帝曰：夫阴阳之道，交接奈何？素女曰：交接之道，固有形状。男以致气，女以除病，心意娱乐，气力益壮。不知道者，则侵以衰。欲知其道，在安心、和志、精神统归。不寒不暑，不饱不饥，定身正意，性必舒迟。深内徐动，出入欲稀，以是为节。慎无敢违，女即欢喜，男则不衰。”男子性事的目的，既要领略到精神肉体上的快感，亦要有益于养生保健，即“男以致气……心意娱乐，气力益壮”，要达到这个目的，首先就要考虑性频率，其次是环境、体质、年龄、性行为方式等问题。

男子性交的频率没有一定的标准数据，要视每个人的具体情况而定。一般地说，身体健康，发育、营养良好，性激素分泌正常，性生活就比较频繁。发育营养不良，健康欠佳，性激素水平低下，性生活则应减少。但性生活常常受自然环境、季节气候、居住条件、夫妻感情、健康状况、文化程度、科学知识、生活习惯和心理因素的影响而变化。对性生活的频率虽不能得出一个科学论据，但它有一定限度。一般认为，男子性交后感到心情愉快，精力充沛，不感疲劳，不影响次日工作和学习，就表明这样的性频率是适度的。但不能将性事后精神与肉体上的松弛感误认为是疲劳。

性生活虽然可以解除性的压抑状态，带来欢快和幸福，但毕竟要消耗一定的体力和精力。迷恋色情，纵欲无度，不加约束，任其发展，性中枢难以承受这种反射必致衰竭，性腺分泌物亦可枯竭，使肾精亏虚，表现为精神萎靡不振、倦困乏力、头昏健忘、腰酸腿软。这不仅影响健康，而且会使人意志消沉，缺乏信心和蓬勃向上的雄心壮志，影响工作和学习。这就表明性生活超过了身体负荷，性交次数过频，即“纵欲”，应当节制。

古代性医学关于性频率有多种主张。明代《摄生要义·房中篇》谓：“二十以前二日复，二十以后三日复，三十以后十日复，四十以后月复，五十以后三月复，六十以后七月复。”元代《三元参赞延寿书》卷一：“素女曰：人年二十者，四日一泄；三十者，八日一泄；四十者，十六日一泄；五十者，二十日一泄。此法语也。所禀者厚，食饮多，精力健，或少过其度。譬之井焉，源深流长，虽随放随满，犹惧其竭也。若所禀者薄，元气本弱，又食减精耗，顾（故）强而为之，是怯夫而试冯妇之术，适以刺虎牙耳。”我国古代性医学由于片面重视“精”的养生作用，所以性频率次数较少，而且说法较多，莫衷一是。但其倡导性频率应同个体结合起来，与体质、营养、日常生活有关的观点，是性事养生的精髓所在。

美国著名的性研究者金赛对性频率做了仔细的调查研究，发现现代人的性交次数与年龄基本成反比，即年龄越大，性生活次数越少。20~30岁的夫妇，周性生活平均次数为3；31~40岁的夫妇，周平均次数为2；41~50岁的夫妇，周平均次数为1~2；51~55岁的夫妇，周平均次数为1。60岁左右的男子每月应有2次左右。这种频率对于养生保健来说既不低，亦不高，可以作为标准性频率。但是，体质强壮、营养丰富、工作轻松者，性交次数可适当增加。体质较差、瘦弱者、营养不足、工作劳累者，性交次数可适当减少。老年男性若无衰弱性疾病，亦应保持一定的性生活。

如果某段时间工作太劳累，就应暂时停止几天性交，待工作轻松时再进行房事。否则，易使体质衰弱而难于恢复。

关于性生活的时间，通常在晚上入睡前性交最好。性生活需要付出体力，性交后如果不能得到充分的休息，势必会影响来日的工作和学习。性事后精神和肉体都得到松弛，易于入睡，保证了体力的恢复。如果生活节奏很快，白日较疲劳，精神尤为紧张，晚间又有丰富的娱乐活动，睡觉较晚，在这种情况下过性生活，身体和精神都没有放松下来，难得和谐满意。最好能先休息一下，睡至半夜再行房事，则体力充沛，精神饱满。如果男子体质较弱，或性能力较差，最好在清晨性交。因为清晨人体生气旺盛，性激素的浓度最高，从而能保障理想的性能动性。这个时候过性生活，最容易进入兴奋期。人们可根据自己的具体情况选择性交时间。但是，若总是在一固定的时间里性交，就会感到这样的性生活单调呆板；如果适当变换一下性交时间，则会增添性爱的兴趣，增强快感。

性事的环境亦非常重要。首先，性事环境必须具有密闭性，以免外界干扰造成性事中断或性功能障碍。有一对夫妇，因住房紧张，与父母同住一室，中间以布帘隔开。其夫性生活时因惧怕其父母闻见，以图快速完事而致早泄。在古代及现在偏僻的山区，存在着一种在新婚之夜“听房”的恶习，“听房”者隐藏在床下，当新婚夫妇两情正浓时，即忍不住嬉笑，或突然爬出，这突然的意外，使新郎惊恐，随之出现阴茎不能勃起。如果男子对性交环境有受外界干扰的疑虑，就会影响性能力的发挥。譬如午休时，有的夫妇欲行房事，但丈夫因存有外人可能闯入的想法，往往不能完成性交。

注意力集中于性爱之中是男子顺利完成性事的条件之一，如果一旦受到干扰，注意力就很难再集中起来。假如你正在性生活之际，电话铃突然响了，或孩子叫你，或火车汽笛长鸣……这些都会使你分散注意力，降低你激动不已的情绪。所以，性事前，要让你的孩子熟睡，门要扣上，电话暂时挂上。当然，环境的安静时常是不由你的个人意志为转移的。比如战争期间（这种时候人类也没有停止过性生活），正好在你与妻子温存到了极点之际，突然敌机进犯轰炸，会使你突受惊恐，情绪从山巅降到低谷。在第二次世界大战中，有不少人因为受了这种惊吓得了阳痿。相类似的例子还有，在新婚之夜，新郎新娘亲热之时，有的人恶作剧，将爆竹点燃扔到洞房中，如果正好赶上新郎新娘注意力高度集中之时，就有可能造成不良后果。

二、纵欲的危害

中医学非常重视纵欲对身体的危害。元代《三元参赞延寿书》设“欲不可纵”篇专述纵欲之害：“乐色不节则耗精，轻用不止则精散。圣人爱情重施，髓满骨坚……《玄枢》曰：‘元气者，肾间动气也。右肾为命门，精神之所舍，爱惜保重，荣卫周流，神气不竭，可与天地同寿。’《元气论》曰：‘嗜欲之性固无穷也，以有极之性命，遂无涯之欲，亦自毙之甚矣。’《仙经》云：‘无劳尔形，无摇尔精，归心静默，可以长生。’《理颂》云：‘遂以精为宝，宝持宜秘密，施人则生人，留已则生已。结缨尚未可，何况空废弃，损不觉多，衰老而命坠。……书云：‘欲多则损精。人可保者命，可惜在身，可重才精，肝精不固，目眩无光；肺精不交，肌肉消瘦；肾精不固，神气减少；脾精不坚，齿发摇落。若耗散真精不已，疾病随生，死亡随至。’”

精液由精浆与精子两部分组成。精液中所含的果糖、蛋白质、维生素、激素和微量元素中的锌都要由体内营养物质代谢提供。超限排液可以发生内分泌失调、免疫防御功能减退、人体抵抗力减弱、疾病增多而致代谢功能反常，寿命缩短。

中医学认为，精来源于血，血源于脾胃水谷精微。“血者，五谷之津液所充；精者，又人身之血所由。”（《杂病源流犀烛》卷十八）精虽属阴，但精中含气，才具有生育生发的功效。如纯属阴，则无升发之性，亦就不具有激发生育胎始的功用。明代《摄生众妙方》卷十一谓：“夫精者，血也，水也，阴也。盖以有形言之也。有形而能射者，则又为气为火为阳所使然也……是精兼气血。”

纵欲之害，是致精亏，兼以气伤；由于精气生神，故纵欲致维持人体生活活动的基本物质——精、气、神俱伤。纵欲之始，肾精亏虚；又肝肾同源，故使肝肾精亏、元气不足。表现为腰膝酸软、头晕目眩、视力减弱、阳痿早泄、脱发体弱；或五心烦热、咽干盗汗；或形寒肢冷。肝肾精亏，则水不济火，心肾不交，而心神不安其宅；又脑为髓海，精亏则脑髓空虚，故神思不敏，反应迟钝，影响工作和学习。心火不足，不能生土，使脾胃气衰，纳食无味，食减，一日比一日消瘦。肾精不能润肺，土不生金，则肺气不足，呼吸气短，易发感冒咳嗽气喘。故纵欲日久者，五脏俱亏；各脏腑功能衰退，身体早衰，更易遭病邪侵袭。所以《杂病源流犀烛》说：“肾精耗则诸脏之精亦耗，肾精竭则诸脏之精亦竭。”《备急千金要方》卷二十七说：“人年四十以下，多有放恣，四十以上即顿觉气力一时衰退。衰退即至，众病蜂起。久而不治，遂至不救。”

纵欲的治疗，以滋补肾精为主。常用枸杞子、菟丝子、熟地黄、山茱萸、龟甲胶、山药、益智仁等药。成药可用五子衍宗丸、龟龄集等。

久无性事、精满而溢的遗精，属于生理现象，不会给身体带来伤害。如明代《济世全书》卷三：“梦泄……年少气盛，鳏旷矜持，制情欲不自觉知，此泄如瓶之满而溢者也。人或有之，是为无病，勿药可矣。”但是，若遗精次数较多，每日1次，就会造成与房劳同样的身体虚亏。常常表现出腰酸腿软、头晕耳鸣等以肾精不足为主的临床证候群。当然，正常的中青年每周性交1~3次对身体是无影响，为什么每周遗精1次以上就会导致身体虚亏呢？因为遗精是发生在身体阴阳失衡、脏腑功能紊乱的基础上，而正常性交是精室充盈，释放精液，缓解性紧张。古代医家对此亦做了探索，《济世全书》卷三：“梦泄……脏腑积弱，真元久亏，心不摄念，肾不摄精，此泄如瓶之缺而漏者也。人少有之，其病是最重，须当大作补汤。或为梦泄，尤甚于房劳，此世欲习闻其说也。”

清代史主庚著的《养生保命录》“远色编”，是专论纵欲之害的重要文献，现选录于下：

“好色必不寿：

乐圃朱善曰：闺房之乐，本非邪淫；夫妇之欢，亦无伤碍。然而乐不可极，欲不可纵；纵欲成患，乐极生悲。古人已言之矣。人之精力有限，淫欲无穷；以有限之精力，供无穷之色欲，无怪乎年方少而遂夭，人未老而先衰也。况人之一身，上承父母，下抚妻子，大之有功名富贵之期，小之有产业家私之授，关系匪浅，乃皆付之不问，而贪一时之晏乐，不顾日后之忧危，何丧心病狂至于此极也。

色是少年第一关。此关打不过，任他高才绝学，都不得力。盖万事以身为本，血肉之躯所以能长久者，曰精，曰气，曰血，血为阴，气为阳，阴阳之所凝结为精。精含乎骨髓，上通髓海，下贯尾闾，人身之至宝也。故天一之水不竭，则耳目聪明，肢体强健，如水之润物而百物皆毓。又如油之养灯，油不竭而灯不灭。故先儒以心肾相交为既济。盖心君火也，火性炎上，常乘血气之未定，炽为淫思。君火一动，则肝木之相火皆动，肾水遭烁，泄于外而竭于内矣。男子十六而精通，古者必三十而后娶。盖以坚其筋骨，保其元气。近世子弟婚期过早，筋骨未坚，元神耗散。甚至非法之淫，损伤尤剧。是未娶而先拔其根本，既婚而益伐其萌蘖。不数年而精血消亡，奄奄不振，虽具人形，旋登鬼录。此固子弟之不才，亦由父兄之失教。今为立三大则，一曰劝职业以劳其心；二曰别男女以杜其渐；三曰慎交游以绝其诱。诚如此，则内外交修，德业日进，而父兄之道尽矣。

好色则精神衰弱，必不能办事：

周思敏曰：人生天地间，圣贤豪杰在乎自然，然须有十分精神，方做得十分事业。苟不先于年富力强之时，除去欲心，节省欲事，以保守精神，筑好根基，则虽有绝大志愿，绝大事业，往往形空质朽，神昏力倦，必至半途而废，一无所成矣。

浮薄少年，好掩其恶，外强中干，至精尽力亏而始悔。然追悔已无及矣。可叹……不知心无二用，色欲情深，必致抛荒正事。盖心力既分，则精神必短，气血必弱，事业必不成。求名者，因好色欲而名必败；求利者，因好色欲而利必丧；居家者，因好色欲而家业必荒；为官者，因好色欲而官业必坠。考之往古，验之当今，有历历不爽者。且淫心即众恶之因也。恶因日积，罪孽日深。显则倾家荡产，一家之衣食无依。阴则削禄减年，一生之荣华尽丧，甚至精枯，神昏血尽，百病丛起，一事无成。皆因好色一念害之也。可不畏哉！可不惧哉！

色念尤足伤身：

欲火焚烧，精神易竭。遂至窒其聪明，短其思虑。有用之人，不数年而废为无用，皆色念欲火伤身之病也。

……

好色必多疾病：

夫妻正也，然贵有节，不节必病。少年尤须谨慎。大抵疾病，皆因年少时不能节欲而起。年轻兴高力旺，自谓不甚要紧。色欲过度，遂至气血亏，精神弱，神昏力倦，易于感受风寒，渐酿大病，甚至夭亡。是向来以为不要紧而取乐者，因以伏病根，种祸胎而自取困苦也。前辈每遇子孙知识开时，必谆谆以戒之。

好色则子孙必不蕃昌：

好色之人，子孙必多夭折，后嗣必不蕃昌。何则，我之子孙，我之精神所种也。今以有限精神，供无穷色欲，譬诸以斧伐木，脂液既竭，实必消脱。故好色者，所生子女每多单弱。子每像父，虽单弱而亦好淫。再传而后薄之；又薄弱之，又弱，以致覆宗绝祀者，不可胜数。曾见富贵之家，祖父并无失德，子孙每致夭亡。即有存者，亦多体气单薄，性质愚钝，不能务正，遂至败家。皆由于其祖父好色纵欲，有以自取也。呜呼！人即昏迷，不知自爱，未有不念及子孙，谋及血食者……

好色必死：

盖人全恃气血，纵欲耗精，即伤气血。伤气甚者，多死于秋冬之感；盖秋冬以敛藏为令，气伤而无可敛藏，所以死矣。伤血甚者，多死于春夏之盛。盖春夏以透发为令，血伤而无可透发，所以死也。好色者，持药以恣欲，此亡身之本也。草根树皮之品，力难益髓填精。其能滋补者，不过偏阴偏阳、藉以流通气血。及气既亏，虽药石亦无从补救。古云：服药百颗，不如一宵独卧。

得意时不可不节欲：

得意之时，事事称心，既无忧患，每贪安逸。因此，恣情色欲不能自节者多矣……若不能节欲，则精神一散，事业即空，将又要不得意矣。

失意时不可不节欲：

失意时，忧闷无聊，以色欲自娱者甚多。不知所以失意者，皆因精神疏忽不及防，心思笨拙不及虑，才至机缘阻、事业败而成失意。推其所以疏忽笨拙之原，无不由多欲而起。今既失意，肝水已郁，郁极生火，易动欲心。速宜竭力防检，强持硬守，庶可清心寡欲。保养日久，则气血强，精神足，心思灵，而机缘可以复得，事业可以复兴，将又可得意矣。否则，始而藉以自娱，继即因以自杀，不但事业无成，而多病身亡，终成失意矣。”

第三节　健康性生活的益处

适度而愉快的性活动对人的身心健康有益无弊。性活动是精神健康的必需品，在当今文明社会中，性欲不再仅仅是种族延续的神奇力量，而且能给驾驭它的人带来欢乐和幸福。性，往往潜藏着一种无形的力量，它可使人的生活充满生机，可让人类充满活力。性生活后，由于性紧张得到缓解，故心情安定。从中医角度看，愉快的性生活使心肾相交、水火相济、肝气疏达，则心神潜藏，情绪安定。同时，心神潜藏，则神思敏捷，人的才能可得到最大限度的发挥，于工作、学习都大有裨益。愉快有益的性生活亦是联系夫妻关系的纽带，它具有激发夫妻感情升华与交流，促使夫妻白头到老的重要作用。

恰当的性生活亦是健康长寿所必需的。清代《寿世传真·十要》说：“人之阳物，百脉贯通。”《女科仙方》卷一：“肝气不开则精不能泄，肾经不泄则肝气亦不能开。”性生活使肝气疏畅，气行则血达，周身血脉通泰，这是肝主疏泄的功能体现。一个长时间没有性生活的男子，由于精液失去了正常的排泄，常感睾丸与会阴胀而不适；如果恢复了正常的性生活，这种感觉很快就会消失或减轻。这就是通调气血功能的体现。一个性生活愉快的男子，临床上往往见其面部红润，容光满面，皱纹较少，与同龄性生活差的人相比，显得较年轻。许多阳痿患者，就诊时面容憔悴，精神萎靡；阳痿治愈后，其常显得容光焕发，精神振作。世界上许多国家的长寿调查资料表明，长寿男子的妻子多健在。

所以说，性生活的恰当，无疑等于常服一种健康长寿的滋补剂。

肺主气、心藏神、肝主疏泄及藏血、肾藏精及主蛰、脾运化精微等五脏功能都参与了性生活，气血阴阳及情志在性活动中均各自发挥其作用，肢节筋骨肉的伸缩亦是性活动的重要内容。所以说性活动是调动了脏腑经络、气血阴阳、四肢百骸的整体性运动，促发了脏腑间的相互协调，使气机升降出入有序，气血周流畅通。故性事亦是一种高级的运动保健，这也许是性生活愉快者显得“年轻”的奥妙所在。所以古代性医学经典《素女经》倡性事“应常行以导引”。

人的性敏感区及性神经有一种“组织记忆”功能，如果经常接受良好的性刺激，则性敏感区及神经的性反应亦敏捷。一个男子能在年轻时保持经常愉快的性活动，到老年时亦大多能维持良好的性能力。

第四节　老年与性

男子跨入老年期是由更年期始。更年期一般是指人体由成熟向衰老过渡的一段时期。男子一般常发生在50~60岁，有的人还要晚一些。衰老是自然界一切生物的共同特征，表现为生物形态结构与生理功能都在发生退行性变。男子到了50岁左右，睾丸会慢慢地发生退行性萎缩，这种退行性变化随年龄增长而加重。在睾丸内部，生精小管的固有膜和基底膜增厚，以后生精上皮变薄，生精小管直径变小，管腔闭塞。生精小管周围间质逐渐发生局部纤维性变。睾丸的萎缩变化常伴有血液供应减少。男性附属性器官也出现一系列变化：精囊黏膜皱襞数目减少，管壁肌层为结缔组织所取代，分泌量减少；前列腺上皮细胞由柱状渐变为立方形，基质组织肌纤维消失，代之以致密的胶原纤维，某些小叶出现明显的萎缩性变化，腺泡肥大，腺上皮失去分泌活性。所以，老年男子射精量、精子浓度、精子总数、精子活动率减少，异常精子增多。

男子到50~60岁时，阴茎海绵体小梁发生纤维性变并萎缩，动、静脉逐渐硬化。老年时的阳痿，一部分是阴茎动、静脉退行性变所致。也有人报道，由于海绵体白膜弹力纤维减少，致使勃起硬度降低。老年人全身衰弱，活力下降，阴茎及盆底肌肉收缩力减弱，这亦是老年男子性能力降低的原因之一。

在男性，雄激素与性欲和性唤起有关，与阴茎勃起能力无关。老年男子睾丸间质细胞分泌的睾酮减少，精索静脉血和外周血中雄激素水平均下降，而睾酮与蛋白的结合力增高，从而使老年人血浆中游离的睾酮减少。后者使老年男子自发性欲及性唤起能力降低，不得不较少地依赖雄激素，而更多地依赖精神力量来唤起自己的性欲，保持性兴奋状态。男子越老，这种性唤起的精神作用就越为明显，尽管到年近花甲时雄激素的分泌已显著衰减，但仍可以随心所欲地达到性兴奋。到75岁时，雄激素的分泌水平已和9岁男孩的水平不相上下。

老年男性性反应的特征是，年龄越大，阴茎勃起所需要的时间越长，与年轻时比较，更多地依赖于对阴茎的直接刺激，或许人们会认为这不是衰老而是更老练了，大部分人也还能把勃起状态保持一定时间。但勃起的阴茎若不能及时向性反应的下一阶段发展，会自然疲软。疲软后要达到再度勃起就比较困难，这种现象称为“第二不应期”。老年人阴茎勃起的体积、硬度有所下降，性交持续时间可能较中青年人长，在勃起速度上的损失，在这一点上得到了补偿；但射精强度也降低了，达不到年轻人30~50 cm的射程，有时精液呈渗溢现象。年轻人身上那种在性高潮到来前的射精不可避免感，在许多老人身上完全消失。射精后老年男性的阴茎迅速疲软，不应期延长到数十小时以上。

维持老年男性实际性行为最重要的因素是积极性表达的连贯性。当男性在他性格形成时期受刺激产生强烈的性输出时，就为31~40岁年龄范围确立了一个基本的性生活模式，当他进入中年或衰老时期时，通常是这种性活动方式的类似重现，并以其生理反应为标志。简而言之，如果从年轻时一直维持较高的性活动水平，而且既无急性也无慢性身体缺陷的干扰，老年男性通常能继续某种形式的、主动的性表达，直到70岁，甚至80岁。即使性交活动已经中止了很长一段时间，如果进行足够的性刺激，并且能得到有兴趣的伴侣支持的话，这些男性亦能恢复有效的性功能。

除了雄激素水平下降，性与生殖系统的结构、功能呈退行性变化外，还有一些因素造成老年男性的性反应下降，包括千篇一律的、重复的性关系（通常转变成对性伴侣的厌烦）；专注于事业或经济追求；精神或肉体的疲倦，饮食或饮酒过度；本人或其配偶身体与精神的疾病；害怕性行为的心理。1975年，美国有个叫威尔逊的科学家进行了一次2 000人的大调查。结果表明：人们在40~60岁，性活动的频率是逐渐减少的；超过60岁，下降就突然加快。但是，在60岁以上的人中间，只有25%的男子不性交，女子则有50%的不性交。

根据樊民胜《性心理学》的研究，老年人性生活应注意以下几个问题：

第一，要树立老年人亦有性能力的信心，同时亦要认识到性生活也是老年人的正常需要，并不是什么羞耻的事情。这样，才有助于性功能的正常发挥。

第二，端正对性生活的态度。因为人的观念对性生活的演化有很大的影响。如果老年人把性活动仅仅看作是一种欲望的发泄，那么他性生活的水平就会很快降低。反之，如果把它建立在夫妻之间相亲相爱的基础上，看成是双方的一种娱乐和交流，让它在相互爱抚中自然地发生，那么性生活就有可能以各种形式保持下去。到了晚年，夫妻性生活较少依赖于强烈的性高潮，老年人性生活中的趣味，更多地来自性生活的娱乐性质，而不是一种强烈的生理需要的发泄。如果老年人期望在每一次性交时都达到性高潮，反而会抑制双方在性生活中获得快乐。

第三，夫妻要在性生活问题上加强交流，这样才有利于性生活的协调。许多夫妻在青年、中年时期可能已经建立起性生活方式的某种配合和默契。夫妻可以在五六十岁时重建他们的性表达，这种性表达可促进老年性生活的欢乐。

第四，妻子要加强主动性。当男子年高以后，勃起反应速度变慢，其性兴奋就在更大程度上依赖于妻子在性生活中采取主动的能力。

第五，老年夫妻的性生活可以远不止于性交，它可以包括由于越来越意识到双方不可能永远不分离而感到愈加珍贵的热爱和柔情。老年夫妻往往可以通过爱抚、拥抱而达到性满足。

第五节　性禁忌

性禁忌，即指在某些情况下不宜性交。否则，易致疾病，亦不利于优生。本节主要讲男性性禁忌。当然，性事离不开女性，男子性禁忌的内容大多亦适合于女性。

一、古代“房中家”箴言

性禁忌是古代性保健的主要内容，亦是中医性医学的精髓。古代性医学研究者做了许多阐发，为我们今天研究性禁忌提供了方便。古代所总结性禁忌的内容较广，大多具有临床指导意义。如《广嗣纪要·协期篇》说：“男女交媾之际，更有避忌，切须慎之。若使犯之，天地夺其寿，鬼神殃其身，又恐生子不肖不寿之类。谨守戒禁，可以长生。所忌之要，备述于后：天地震动，卒风暴雨，雷电交作，晦朔弦望，月煞日破，大寒大暑，日月薄蚀，神佛生辰，庚申甲子，本命之日，三元八节，五月五日；名山大川，神祠庙社，僧舍道观，圣贤像前，井灶前后，火光闹哄。已上时地禁忌，切须慎之，不可交合。犯之者，令人寿夭；小则生病，或若生男，令其丑貌怪相，形体不全，灾疾夭寿。神力劳倦，愁闷恐惧，悲忧思怒，疾病走移，发赤面黄，酒醉食饱，病体方痊，女子行经，以上交合禁忌，不可犯之，令人虚损，耗散元气。诸所禁忌，敷奏于前。复有五月十八日，生天地牝牛之日，阴阳交会之期，世人须避，慎不可行房。犯之重则夺命，轻则减寿，若于此时受胎孕，子母难保。夫妇交合之时，三虚四忌不可讲。三虚者，谓冬至阳生，真火正伏；夏至阴生，真水尚微，此一年之虚也；上弦前，下弦后，月廓空，此一月之虚也；天地晦冥日月，此一日之虚也。遇此三虚，须谨避之。四忌者，一忌本命正冲，甲子庚申，晦朔之日；二忌大寒大暑，大醉大饱之时；三忌日月星辰、寺观坛庙灶墓之处；四忌触忤恼怒、骂詈击搏之事。犯此三虚四忌者，非惟无子，令人夭寿。”

古代性医学研究者普遍认为在禁忌的情况下性交，不仅不利于养生，亦易染疾病，更不利优生。在多数禁忌的情况下，多是身体内环境的不稳定，这样易使卵子、精子及精浆的质量下降，故不利于优生。

古代有的学者将性禁忌内容概括为三忌，即天忌、人忌、地忌。天忌，指大自然气候的变化；人忌，指人体内环境的不稳定状态；地忌，指影响人体内环境稳定及易造成不卫生性交的环境。如《玉房秘诀》认为性事“当避大寒大热，大风大雨，日月蚀，地动雷电，此天忌也。醉饱、喜怒、忧怨、恐惧，此人忌也。山川神祇、社稷井灶之处，此地忌也。即避三忌，犯此忌者，既致疾病，子必短寿……服药虚劣及诸病未平复，合阴阳并损人”。

明代《万寿丹书·采补篇》对性禁忌内容有大的发挥，总结了性禁忌的十大主要方面。

“戒忌十段锦：

大戒：忍尿行房要作淋，尿头（即刚小便后）行房大损神，水火行时（指性交）须且待，徐徐插入力须均。

防伤：莫令玉女抚腰堂，吞下男精忌女伤……

戒急：女意未动休急欢，四肢皆硬内门干，更兼悲喜忧惊后，犯者男伤女不安。

忌饥：肚饥交感百神悲，气出神昏五脏衰，此是仙家名百福，一交胜似百交疲。

忌饱：大醉大饱俱独宿，免教五脏皆反覆，喘呕神昏吐血涎，未免疮痍生手足。

忌交：休依瘦病生新疾，产后之炉损丈夫，少年若教亲老妇，阳衰阴盛是危途。

交感：十分只可入三分，来往时时把乳吞，出入往来将百步，急须着力送连根。

两伤：女垂男仰两相伤，大怕浓精入肾肠，女病成劳难救治，男伤渐渐觉痿黄。

指迷：意懒莫强战，强战生百损……

感毕：战罢须当便养神，就床端坐咽津频，瞑目看心耳听贤，自然神气复调匀。”

上述禁忌中“交感”与“两伤”两项，从西医学来看尚缺乏理论依据，有待于进行大样本的临床观察，以证实其是否科学。

二、身体状况与性禁忌

男子体力劳动后，不应立即性交，否则易造成身体虚损及性功能障碍。体力劳动后，消耗了人体的体力，气血一时难复，若此时性交，使虚者更虚。只有待体力恢复后再行房事。

紧张的脑力劳动亦消耗人的能量，并使气机郁结，注意力不能集中于性感上，易使性交失败，久之则会造成性功能障碍。故脑力劳动后应休息一段时间，转移注意力，使精神放松，然后才能性交。

远行归来亦应休息一二天，待体力恢复后方可性交。否则，易使体力难于恢复。

不能忍着大小便行房。膀胱充盈即欲小便，这时不先排小便而行房事，充盈的尿液易于渗漏到开口的射精总管及前列腺排泄管，尿液的化学刺激易致后尿道的无菌性炎症，造成尿意不尽、尿频等症状。故古代医家说“忍尿行房得淋”。欲大便而先行房事，使肠道郁滞，气血运行不畅，造成肛门常有坠胀感。所以，古代医家说“忍大便行房欲得痔”。

饱食后不能行房。脾胃为人体之中洲，它的功能状态影响着五脏六腑，脾胃气机的升降有序促进了脏腑气机的通畅。饮食在脾胃的消化需要一段时间。饱食后，脾胃一时为食物壅滞，此时行房，妨碍了脾胃的消化功能，使食物难化，表现出腹胀纳呆、食少等症状。同时也使五脏气机郁滞，五脏功能减弱，日久则抵抗力下降，消瘦，精神不振。

饥饿状态下亦不能行房。人体饥饿时，气血需要供给，血糖低下，此时行房，更加消耗体力，易致房事眩晕、房事昏厥。

人体处于急剧的情绪变化状态下亦不能行房。情绪急剧变化时，心神不安，性功能大多低下。但有的男子为了转移注意力，为了超脱和发泄，亦行房事。情绪急剧变化时，人体气机紊乱，阴阳不相顺结，此时行房，易发眩晕。忧愁、恐惧时，气血运行缓滞，此时行房，因虚而眩晕。郁怒时，气血横逆，此时行房，气血上冲，因实而眩晕。特别是有高血压及心脏病者，更应注意。

过量饮酒后亦不宜行房。饮酒后，前列腺、精囊、精阜及输精管道充血，特别是前列腺与精阜。性交时，上述器官亦充血，故过量饮酒后性交，易诱发前列腺与精阜的炎症。

出汗及身体液体丢失过多亦不宜行房，否则，易造成眩晕。

此外，身体突然感到不适或乏力时，亦不宜进行房事，否则，易染疾患及使体力下降。

三、环境和气候变化与性禁忌

在性禁忌方面，环境变化主要影响性心理与性事卫生；气候变化主要影响体质。

性交环境要求隐秘、干净、舒适、防干扰，这样不仅能充分感受性的欢快，亦符合性事卫生的原则。张景岳《妇人规·子嗣类》说："如寝室交会之所，亦最当知宜忌。凡神前庙社之侧，井灶冢柩之旁，及日月火光照临，沉阴危险之地，但觉神魂不安之处，皆不可犯。"比如，有的男子在卧室内性交其性功能正常，但午间休息在工作休息室内则不能勃起。更有甚者，突受惊恐而致阳痿。在室外性交，因环境不卫生，亦易致感染病菌。

《妇人规·子嗣类》又说："犯天地之晦冥，则受愚蠢迷蒙之气；犯日月星辰之薄蚀，则受残缺刑克之气；犯雷霆风雨之残暴，则受狠恶惊狂之气；犯不阴不阳、倏热倏寒之变幻，则受奸险诡诈之气。故气盈则盈，乘之则多寿；气缩则缩，犯之则多夭。"不能在气候突然发生变化，或大寒大热之时性交。气候突然变化时，身体要调节自身的内环境以适应外界变化，此时性交，降低了身体适应外界变化的能力，易受病邪侵袭。大寒时性交，使人阳气亏虚，易患虚寒性疾病；大热时性交，更耗阴精，易患虚热性疾病。雷霆风雨之时，心神不安其宅，影响性的感受，且易致性功能障碍。

第六节 手淫与性

手淫是一种自慰性性行为。广义上，任何方式的自我与相互间的抚摸，以求自慰和满足的行为均可称为手淫，且男女老幼皆可有。就男性而言，狭义的手淫是男子用手抚摸刺激外生殖器，使之射精达到性高潮，以求自慰和满足的行为。

大多数男性对手淫是比较熟悉的；或者有的不知其词，但曾有过这样的经历。手淫行为古今皆有，早在元代王实甫所著的《西厢记》中，红娘就嘲笑张生不要因过急思念与莺莺的幽会而"指头儿告了消乏"（"消乏"一词指非常法出精，意即手淫）。有学者对石家庄地区某校 162 名男学生进行调查，就有 82 名承认有手淫的经历；另外 80 名中，亦可能包括许多羞于启齿者。美国著名性学专家金赛调查发现，92%的男性在一生中曾数次以手淫达到性高潮；受过良好教育的人更可能手淫，宗教意识浓厚的男性手淫率较低，最高的手淫率出现于宗教活动不甚活跃的新教徒中。

到了青春期，由于生殖器和性腺逐渐发育成熟，性激素分泌增加，从生理上产生了性的冲动，而实际生活中又缺乏性对象。这种需要与缺乏的矛盾日趋剧烈，人的本能就自然开始了性满足方式的探索。开始，往往是无意中玩弄生殖器或衣裤太紧刺激生殖器后发现这样可以带来性的满足，渐渐地有意识用手刺激生殖器来达到性兴奋。于是，手淫就成为性交的一种替代物，并为性释放和性满足提供了初步的手段。

成年人中，手淫最普遍的功能是一种对性交或其他社群性活动的替代。缓和性紧张是成年人最常提到的手淫原因。对这种发泄的需要通常是补偿性交伴侣的缺乏，或对性伴侣因疾病、外出及其他原因而暂时不能性交的补偿。在所有婚姻之外的性行为中，手淫对婚姻关系的威胁最小。有无数的人由于个性、身体原因、健康条件、年龄、社会地位和其他原因，使其似乎不能与那些吸引他们的人发生性关系，手淫对他们来说是一个可依赖的发泄手段。

在手淫中，可以更自由地进行性幻想和使用色情资料，一个人在任何时候、由于任何原因想要达到性高潮都可以，而无须等待一个动作缓慢的伙伴或者害怕被动作快的伙伴拉下；无须努力去做到妩媚，不必担心可能由性交带来疾病和妊娠，这或许是手淫的另一个原因。

适当的手淫，比如说10 d左右1次，还能解除前列腺液的瘀滞状态，有利于前列腺炎症代谢产物、白细胞、脓细胞等的排出。所以，长期分居或单身男子又不手淫者，由于前列腺液排流不畅，容易患前列腺炎及前列腺增生症。性敏感区对性刺激具有组织记忆功能，长期没有性生活的男子，保持适当的手淫，有利于维护其性器官对性刺激的敏感反映。反之，性器官对性刺激的反应则会减弱甚至发生性功能障碍。

但是，当前许多学者甚至包括一些医学界人士，缺乏对手淫的正确认识，受某些“一滴精、十滴血”等说法的影响，过分夸大了手淫害处，给手淫罗列了一系列“罪名”，甚至把许多疾病的发生亦归结在偶尔为之的手淫上。

当前手淫对人的主要危害不在于手淫本身，而在于社会上不正确宣传造成手淫者焦虑与恐惧的病态心理反应。因为社会上对手淫看法的误解和错误观念，首先在心里埋下阴影，一旦发生手淫，有些人会产生内疚和自责心理。虽然他再三立志痛改，可是性冲动的驱使又让他不能自制而再犯。终于令他的向善之心随成随毁，旧忏悔的热诚犹未冷却，而新忏悔的要求接踵已至。这种不断的内心的交战挣扎，与挣扎失败后的创伤，产生了各种病态心理异常症状。

男性过度手淫可造成慢性盆腔充血、前列腺炎、精囊炎、精阜炎、膀胱颈部炎症等，亦常常表现有意志消沉、记忆力减退、注意力不集中、失眠、多梦、头昏等神经衰弱症状。从中医角度看，即产生肾精不足的病理表现。有节制的手淫一般是不会带来上述病症。

由于手淫不是完美自然的性行为，且与传统意识相抵牾，这就使几千年封建思想影响下培植出来的自尊心受到蔑视。为了自尊，常常为平时“仁义道德”的口头禅掩护下为在夜里进行的手淫忏悔，总有“虽无谁见，似有人来”的恐怖心理。

所以说，手淫对身体的影响要比正常的性交大。这也许就是古代性医学研究者所言“非法出精，百倍胜于房事”的道理。

第四十三章　男子保精养生

保精是男子养生保健的首要措施，历来受医学家们的重视。故设此专章加以讨论。

精即阴精，包括所有脏腑之精在内，这里主要指肾精而言。精是繁衍人类的生命之源，又是人体生命活动的重要物质基础，施之于人则生人，留之于己则养生。道家所谓“顺则成人，逆则成丹”是也。精足则生命力强而寿，精亏则生命力弱而夭；精足生人则健而聪、壮而寿，精亏生人则弱而愚、病而夭。故精贵在充盈。现将保精以养生的有关问题论述如下。

第一节　保精养生的历史沿革

传说中的寿星彭祖很重视保精，倡“独卧”的保精法。《管子》是最早明确提出保精养生的文献。《吕氏春秋》认为保精当节欲，主张对精要“早涩”。马王堆出土帛书中《天下至道谈》和《养生方》认为房事必须遵循一定的法度，不可过泄。《内经》主张“保精全神”以养生。《伤寒杂病论》指出“房室勿令竭乏”以固精。葛洪《抱朴子》倡导房事“唯有得其节宣之和，可以不损”的保精思想。陶弘景《养性延命录》言养生重点在于“务实其精”。孙思邈《备急千金要方》列出了节欲以保精的具体方法。王焘《外台秘要》之“众人同有阴阳为身，各皆由妇人夭年损寿。男性节操，故不能专，心贪女色，犯之竭力，七伤之情，不可不思，常能审慎，长生之道也”，强调了男子保精养生的重要性。

自唐代以来，养生以保精为要之风更甚。刘元素《素问病机气宜保命集》认为：精是体之元，故“精不欲竭”。保精“可以固形，可以全生”。朱丹溪认为阴精难成易亏，故宜收心养心，远帏节欲以保精。王珪《泰定养生论》强调，保精的关键是晚婚勿早泄。张景岳《类经》直接提出“善养生者，必宝其精”的论点。高谦《遵生八笺》也认为养生以精为宝，故精宜固密勿泄。龚廷贤《寿世保元》除汇集前人节欲保精的部分论述，犹言老人要节欲。万全《养生四要》认为男子泄精过早，房事过度，会导致多病早夭，故养生当保精。袁黄《摄生三要》将“聚精”列为三要之首，并提出“实精之要，莫如经年独宿”“聚精之道，一曰寡欲，二曰节劳，三曰息怒，四曰戒酒，五曰慎味”的保精方法。曹庭栋《老老恒言》也倡保精养生之法，尤倡老年绝欲固精，以免损年。

从上可见，保精在男子养生中占有重要位置。

第二节　保精养生的生理病理基础

精是人体生命形成和活动的物质基础。《素问·金匮真言论》说：“精者，身之本也。”生命的形成必从精始，生命既成又赖其充以为养。精的盛衰直接影响人体生命力的强弱及生命过程的长短。中医所说之精，除生殖精液外，尚包含有多种物质。所以，精充完实，则生命力旺盛，身健少病，寿增年延。精难成易亏，精既要作为生命活动的物质基础而被消耗，又要被房事不节、七情内伤、劳倦损伤、饮食不慎、烟酒所害、疾病所损等而消耗，故精最忌耗乏太过，而宜充盈。又精性流动不静，易泄难秘，偶或心有所动，虽不交亦使精难固秘，故固秘为首要。

精不固秘，其原因有多种，除房事太过，直接耗伤之外，凡先天禀赋不足，以及饮食失调、病后失养、久病不愈、脾胃功能不足而致后天失养也可使精之来源不足；长期频繁手淫，自身戕害，及思虑太过、悲哀不节、惊恐不定等情志内伤，以及劳倦内伤、邪毒伤害等，使精之消耗太过；过剂温补、房中热药，或素食辛辣炙煿、醇酒厚味，或热毒内侵，或苦寒太过等，使精受灼伤克伐；心神不宁，或外肾不洁，引动相火，扰乱精室，使精暗流；漏遗滑泄年久不愈，使精泄过度等，均可导致精的不足或匮乏。精不足则生命力减弱，体质衰弱而易染疾病，早衰寿短。故《内经》指出，“不知持满，不时御神”可致“半百而衰”。《素问·玄机原病式》指出，精衰则“诸疾易染”。《备急千金要方》指出：“精少则病，精尽则死”。历史上一些沉湎酒色、荒淫无度的帝王往往早夭，也说明不重保精，使精亏不盈是早夭的关键。

第三节　男子保精的意义

保精所以能够养生。是因保精可使精盈不亏，增强生命力，延长生命活动过程，从而使身健少病，寿增延年。《素问·上古天真论》将不妄作劳以养其精作为“尽终其天年，度百岁乃去”的重要措施之一。《医医偶录》认为固精可以“延年益寿”。《素问玄机原病式》则认为，益精可以使“形体充固”“众邪难伤”。《类经》则进一步认为，“益精能生气，气能生神”，“故善养生者，必宝其精，精盈则气盛，气盛则神全，神全则身健，身健则病少，神气坚强，老而益壮，皆本乎精也”。道家养生学说对于保精尤为重视，所谓“炼精化气，炼气化神”成为导引气功的重要手段。可见保精对人体健康而言所占有的地位。

保精养生何以独言男子？因男子以肾为先天，以精为根本。故男子养生，以保精为要。男子保精，其意不唯使体壮无病，至老未衰，还在于能生育健壮的后代。后代素质的优劣、体质的壮弱、智力的慧愚等都直接受精之质量的影响，精充液足、质量优良，所育后代多体质强壮、少病体康、聪慧贤明；反之则不育，或育而质弱多病，或夭而不寿，或愚笨迟钝。因此，男子保精，不仅养生，还可优生。

第四节　男子保精的具体措施

保精，即保护肾精不受损伤。保精之法，历代多重节欲，但唯节欲实不足以尽保精之意，除节欲外，如宁心神、慎手淫、和七情、适劳逸、疗疾病、药培养、除不良嗜好、洁外肾、慎药石等，都与保精有间接关系。

一、节情欲

节欲是男子保精的首要措施。《吕氏春秋·情欲》说：“圣人修节以止欲。”节欲保精，非言禁欲保精。欲之道，贵在节、少、和，当节不当绝。节欲之法，有以下数端。

一曰晚婚勿早泄。适龄结婚，勿早施泄，是节欲措施之一。《褚氏遗书》说：“男子十六而精通，必三十而聚。”《寿世保元》说：“男子破阳太早，则伤其精气”，“弱男则节色，待壮而婚”。《养生四要》所说之“今之男子，方其少也，未及二八，而御女也通其精，则精未满而泄，五脏有不满之处，他日有难形壮之疾”，则进一步指出早婚的危害性。

二曰婚后无过泄。初婚不能恃身体壮盛而纵欲，漫无节制。入房施泄的次数应随体质强弱、年岁多少来考虑。《备急千金要方》所倡导的“人年二十者，四日一泄；三十者，八日一泄；四十者，十六日一泄；五十者，二十日一泄”的入房次数可供参考。但人弱者，入房次数更应减少。古代养生家还指出，婚后在某些时候勿入房的节欲措施，但其说不一。《内经》主张“冬应藏精”。《真人养生铭》主张“春夏少施泄”“秋冬固阳事”。《格致余论》主张“夏必独卧”。总之，房事冬宜戒，春宜少，夏秋勿过。从时辰看，子时为精气生长之时，不可入房。

三曰年老慎施泄。随着年龄的增长，精气渐亏，尤当慎房事，到了老年，一般应断欲。《备急千金要方》说：“六十者，当闭精勿泄”。《老老恒言》也认为：“老年断欲，亦盛衰自然之道。”若年老纵欲，必致损年。《寿世保元》说：“年高之人，气血既弱，阳事辄盛，必慎而抑之，不可纵心恣意。一度一泄，一度火灭，一度增油，若不制而纵欲，火将灭，更去其油。”但老而体质尚壮者，有欲望也不可强忍。《遵生八笺》引素女曰：“人年六十，当秘精勿泄。若气力尚壮，不可强忍。”《备急千金要方》也说：“六十者，当闭精忽泄。若体力犹壮者，一月一泄。”所以老年当断欲，但体壮无病者，又不可强忍，不过以少为贵。

四曰独卧远房帏。人之情欲，见色而起，独卧可以耳目不染女色，君相不动，易于控制情欲，所以独卧远帏又是节欲措施之一。传说中的彭祖最先提倡“别床”“独卧”的主张，他说：“上士别床，中士易被，服药百裹，不如独卧。”

五曰自然无过涩。人之欲必顺自然，但可节不可绝。长沙马王堆汉墓竹简《养生方》和《天下至道谈》认为：房事是天下至道，可以养生，但房事必须遵循一定法度才能达到“虚者可使充盈，壮者可使久荣，老者可使长生”的目的，如违法度，则败精损寿。葛洪虽强调节欲，但反对绝欲。孙思邈认为房事有度，可以养生，过涩无泄，反可伤生。《备急千金要方》指出男不可无女，“无女则意动，意动则神劳，神劳则损寿，若念真正无可思者，则大佳长生也，然而万无一有。强抑郁闭之，难持易失，使人漏精尿浊，以致鬼交之病，损一而当百也”。过涩不泄，不仅损寿，还可致病。《寿世保元》认为男子以精为主，精盛则思室，若孤阳绝阴，欲火炽而不遂，则“阴阳交争，乍寒乍热，久则成劳”。唯有“得其节宣之和，可以不损”。（《抱朴子·释滞》）

六曰入房慎禁忌。入房禁忌时，必远而避之，若不禁所忌，恣意入房，则伤精更甚。孙思邈认为，凡新沐、远行及疲劳、饱食醉酒、大喜、大悲、热病未愈之时，均不可入房。龚廷贤对此做了进一步阐述，认为饱食入房，劳损气血；大醉入房，气竭伤肝，精气衰少，阳痿不举；忿怒入房，精虚气竭；恐惧中入房，阴阳偏虚，自汗盗汗，积而成劳；远行及疲劳入房，为五劳；忍小便入房，得淋病，茎中疼痛；时疾未愈入房，舌出数寸而死。若不守禁忌，勉强入房，多病或死。

二、宁心神

心为君主之官，主神明，具有接受和处理事物的能力。心静则一身皆静，心动则五脏六腑也动。心一旦被色所扰，则情欲易动，心动欲念起，扰动相火，引动精室，则使肾精暗流，故保精又当宁心神。《格致余论》说：“主闭藏者肾也，司疏泄者肝也，二者皆有相火，而其系上属于心。心，君火也，为物所感则易动，心动则相火亦动，动则精自走，相火翕然而起，虽不交会，亦暗流而疏泄矣。所以圣贤只是教人收心养心，其旨深矣。”说明收心养心可保精。《类经》说：“今之人，但知禁欲可以养生，殊不知心有妄动，气随心散，气散不聚，精随气亡。释氏有戒欲者曰：断阴不如断心，心为功曹，从者都息，邪心不止，断阴何益？此言深得制欲之要，又足为入门之一助也。”其将收心、断心作为固精第一要务。《养生肤语》说：“心为精主，意为气马，心驰意动，则精气随之行，固正心诚为中心柱子。”则认为收心正心是固精的关键。静心宁神，收心养心，不仅可防相火妄动，暗耗肾精，还可不为色扰，克制情欲，减少入房次数。

如何收心宁神，转移对性的注意力？古代医家的经验值得借鉴。如《养生保命录·远色篇》说：“一有正念，而色念即消，此为上等治法。其次则赶紧背诵经文，以正其心；另虑别事以分其心，亦可除却色念。始虽勉强，久则自然。若欲心不能除，以致欲火亦动，阳举不衰，此如贼已入家，尤须速为堵御，急急驱贼出门，方能安静。赶紧披衣端坐，俨然如对神明，若有鬼神在旁临鉴，令自心有所畏惧，自能遏灭矣。以清静为基，恬淡为本，坚忍为守，持之以不动养之以湛。如不看淫书，不萌色念，不交狎友，不说邪谈，始由勉强，久则自然。色欲之心既能摆脱净尽，方能聚精会神，图为有益。”

三、慎手淫

男子青壮未婚或婚后分居，精气充盛，情欲易动，若神思不宁，所愿不遂，每以手淫取乐，以泄为快，以致自身戕害。偶尔为之，不足为害，若习以为常，则耗伤肾精。

四、和七情

七情不和，可以伤精。《灵枢·本神》曰：“恐惧而不解则伤情。”《素问·举痛论》曰：“恐则精怯。”说明恐惧不宁则伤肾，肾伤则精关不固而耗精。《摄生三要》曰：“怒则伤肝而相火动，动则疏泄者，用事而闭藏，不得其职，虽不交合，亦暗流而潜耗矣，是故当息怒。”说明怒伤肝而疏泄太过，使肾失闭藏而精暗耗。可见古人重视防恐息怒以保精。另外，悲哀不节、思虑太过、忧愁不解也可暗伤肾精。故调和情志可保精。

五、适劳逸

古人保精还强调适劳逸。过度的操劳，可伤阴血，致精源匮乏而精不足，因精血互化，血为精源，血充则精足。《摄生三要·聚精》云：“精成于血，不独房室之交，损吾之精，凡日用损血之事，皆当深戒。如目劳于视，则血以视耗，耳劳于听，则血以听耗，心劳于思则血以思耗，随事而节之，则血得其养而与日俱积矣，是故贵节劳。”可见，勿使过劳可以保精。

六、疗疾病

梦遗、滑精、漏精、精脱等均可使精泄过度，故凡失精之病，宜早治以保精勿失。此外，凡虚损劳疾、大病久病，也可暗耗肾精，故病宜早治，防精暗耗。这是保精之一法。

七、药培补

先天禀赋不足或后天消耗过度，使精不充盈者，可以用药培补。《万氏妇人科》说：保精之道“如或先天不足，则用药培之”。在培补肾精时，可根据不同情况选用何首乌、黄精、枸杞子、淫羊藿、鹿茸、肉苁蓉、巴戟天、海狗肾、紫河车、核桃仁、熟地黄、阿胶等。具体用法可参考本书“男科药论”章有关内容。

八、除不良嗜好

素嗜辛辣炙煿、醇酒厚味，可使湿热内生，灼伤肾精；或素嗜生冷寒凉，寒邪内盛，克伐肾精。《医原》指出欲保精者，“更须调其饮食，凡煎煿辛燥之物，最易生热，不宜多食”。吸烟酗酒，也可积毒耗伤肾精，《景岳全书》说：“酒性淫热，非惟乱性，亦且乱精。精为酒乱，则湿热其半，真精其半矣。”故《摄生三要》云：“聚精之道，又宜戒酒。”所以欲保精者，又当节饮食，除不良嗜好。有关烟酒对男性健康的影响可参阅本书“男性养生原则”和“男性与优生”两章相关内容。

九、洁外肾

古代论保精养生未言洁外肾之事，但此又实为保精之一法。外肾不洁，湿热聚于阴头，可引动相火，扰动精室，耗伤肾精，故外肾宜常洗，清除其垢物。另外，内裤过于紧小，既可损伤外肾，又可引动欲火，使精受损，故内裤宜宽紧适度。

十、慎药石

凡病用药，不可过剂。男子以精为本，精恶寒忌燥，故对大苦大寒、大辛大热之品尤要慎用，房中热药更为禁忌。寒凉太过克伐肾精；辛燥过极，灼伤肾精。即使服补肾填精之品，也以和平为贵，不能滋腻太过，当谨守病机，随证填补。若“不究本原，但图腻补”，则“无病致有病，轻病而致重病，参、茸、胶、地，亦杀人之品”（《医学求是》）。另外，《王氏医存》认为牛膝、山茱萸核、冬瓜仁等可以导致滑精，应慎用。对于当今充斥市场的各种壮阳补品等切忌滥用，以免产生不良作用。

第四十四章　疾病与性保健

中医对疾病的认识是正虚邪凑，阴阳失调。而正气虚弱是致病之本，所谓“邪之所凑，其气必虚”。当人体患病时，就应顾护正气，祛除邪气，调和阴阳，使身体早日康复。因此，病中能否行房事，就成了男性患者关心的问题。本章拟对男性患者的性保健原则和常见慢性疾病的性保健两大问题做一讨论。

第一节　男性患病时的性保健原则

一、急危病症禁忌行房

急性病时，人体正邪抗争剧烈，正邪力量的对比决定着疾病的发展方向。所以，患急性病者，一般都要禁忌性生活。如患感冒时行房事，不仅会使症状加重，更使感冒难愈。患“热病”时，性事能使热象加重，持久不退，阴津亏损加重。当然，患急性病时，大多性欲淡漠，性功能减退（当疾病康复后、大多性功能逐渐恢复）。亦有一些患者，急性期亦难忍欢乐之诱惑，蠢蠢欲动。这时就应考虑到一时之乐，会带来长时间的痛苦。对某些疾病的严重阶段或急性发作阶段，如重症高血压、心肌梗死等心脑血管疾病的发病期，当禁行房事，否则易使病情加重或恶化。梅毒、淋病、软下疳、尖锐湿疣等性传播疾病以及病毒性肝炎、肺结核等传染性疾病的活动期，应禁止房事。如行房事，不仅不利于疾病的恢复，而且有可能将疾病传染给对方。

二、慢性疾病谨慎行房

患慢性病者最好也禁止房事，清心寡欲以调养。但因慢性病患病时间较长，不可能长期禁欲。故慢性病患者的房事应根据病情的轻重、恢复好转的情况，谨慎行房。如慢性疾病的恢复期，或经治疗渐趋康复，临床征象不显著、体力精神较好者，可以行房。只是应当有节制，以顾护肾精，决不可过频、过度。尤其是患虚劳性疾病如气虚、血虚、阴虚、阳虚、肾精亏损等，更应减少同房次数，以利于虚损的康复。这些虚损性疾病的常见症状为：肢软乏力、头晕目眩、视物昏花、心悸眠差、多汗盗汗、纳差便溏、腰膝酸软、畏寒肢冷或五心烦热、阳痿、早泄、性欲淡漠、形体消瘦、精神萎靡不振等。

三、情志致病适度行房

对于悲哀、忧郁、思虑、愤怒、惊恐等情志因素引起的疾病，或以忧郁胆怯为主要临床表现的神经精神疾病，如神经官能症、癔症、忧郁症等，可以进行适度的性生活。正常性生活不仅能密切夫妻感情，融洽夫妻关系，使之心情愉悦，精神振奋，而且能舒达肝气，畅通气机，有利于病体的康复。情志致病的患者同样不可纵欲。纵欲与禁欲均对患者产生不利的影响，会加重病情。此外，情志致病者在行房时有可能失败，这是正常现象，切不可因此而焦灼忧虑。

四、病中行房不能求嗣

从优生角度讲，无论患何种疾病，不仅身体的精力和体力下降，精液精子质量也有所下降。因此，病中同房切忌求嗣。否则，对后代有害无益。关于这一点，古人早就有认识，如唐代孙思邈指出："疾病而媾精，精气薄恶，血脉不充，既出胞脏……胎伤孩病而脆。"所以，病中同房，当做好避孕措施，以免受孕。

第二节　男性常见慢性疾病的性保健

一、慢性消耗性疾病的性保健

结核病、糖尿病、甲状腺功能亢进、肾病综合征、慢性肾炎、慢性肝炎等慢性消耗性疾病，性欲一般不会减退，有的反而亢进。但这类疾病多体质虚弱，因此在疾病活动期不宜房事，病情稳定后房事亦应适度，其频度应根据体质情况严格掌握，一般以每月1~2次为宜。体位宜采取男下女上位，以减少体力的消耗。若性生活过频，体力消耗太大，会使病情加重或旧病复发；对性欲亢进者，尤应节制房事。

二、心血管疾病的性保健

高血压、冠心病、心肌梗死等心血管疾病是中老年男性的常见病。这类患者往往担心性生活会使病情加重或复发，因而违心地停止性生活。其实这种担心不完全正确。性生活是人类生活的一部分，是人的正常生理需要，病情稳定、自觉症状好转而处于恢复期的心血管病患者，仍然可以继续享受性生活。适度的性生活不仅可以避免因长期禁欲而导致"失用性阳痿"及性紧张，而且有助于患者树立生活的信心，对血压的稳定和心脏病的康复也有益处。

与此同时也应认识到，心血管病患者同房亦有一定的危险性。如由于性兴奋时体内儿茶酚胺分泌增加，呼吸和心跳加快，心肌耗氧量增加，可能使冠心病患者诱发心肌梗死甚至死亡；性高潮时，男性收缩压增高5.3~13.3 kPa（40~100 mmHg），舒张压增高2.7~6.7 kPa（20~50 mmHg），高血压患者可因血压骤然升高导致脑血管破裂发生"卒中"而死亡。因此，患有心血管病者，既不宜禁欲，又不应纵欲，对性生活要适度。患心脏病急性发作者，应在病情好转后4周以上时间才能恢复性生活，但体质较差者，禁欲时间要长一些。一般而言，患有心血管疾病者，如果能够胜任日常家务劳动或中等强度体力活动和行走一段路程，或者能快速爬上两层楼梯而不感觉胸闷、心悸、气短的情况下，即可恢复性生活。房事宜在情绪稳定、精力充沛、饥饱适时的时候进行，疲劳、生气、情绪不稳定时不宜同房。不宜在不舒服的条件下性交，尤其是在严寒或酷暑时；在同房前不宜用很热的水或冷水洗澡；饱食暴饮后不宜同房。房事后要注意休息，不宜马上从事其他活动。如在同房时发生胸痛、胸部紧束感或呼吸困难，应终止性交，可含服1片硝酸甘油，并平卧休息片刻。为避免同房时血压过度升高或心脏病发作，房事时宜采用女上位，避免体力过用和时间延长，房事前服1次降压药或含服1片硝酸甘油。房事频度应根据具体情况而定，一般以每周1次为宜。

长期服用降压药的高血压病患者，可能发生药源性阳痿，因此，宜采用中药或中西医结合治疗，以保护性功能。

三、贫血类疾病的性保健

患有营养性贫血、再生障碍性贫血、溶血性贫血等贫血类疾病者，营养状况较差，骨髓造血功能减退，贫血症状较重，体质较差。根据中医肾藏精、主骨生髓的理论，精血可以互化互生。因此，在疾病的急性发作期不宜同房，以免房劳伤肾，致使肾精更加匮乏，不利于疾病康复。在病情得以控制或恢复阶段，可以适度行房。同房次数以每月1~2次为宜。

四、男性外生殖器疾病的性保健

男性患龟头炎、尿道炎、急性睾丸炎、阴囊感染等外生殖器官感染性疾病时，同房不但会引起疼痛，而且还会使炎症扩散，加重病情，并有传染给对方的可能，因此应暂时停止房事，待病治愈后方可同房。对外生殖器官的慢性炎症，在病情稳定时可以适度房事，但尤应注意房事前后生殖器官的清洁卫生。患有包茎者，若房事时用力过猛，容易损伤包皮及造成嵌顿、撕裂，因此，房事时不可用力过度，或婚前行包皮环切术。

五、肿瘤类疾病的性保健

许多原因会造成肿瘤患者的性生活障碍，如恶性肿瘤本身病变、贫血、食欲不振、身体衰竭、神经损害等，造成性困难或无法同房；化学药物治疗、放射线治疗和手术治疗有可能加重性功能障碍；害怕通过性生活将疾病传染给配偶，或担心房事有伤身体，因而中断性生活；得知患恶性肿瘤后产生忧郁、悲观、绝望的情绪，从而抑制性功能，加之药物治疗（如化疗、放疗）出现脱发、恶心、呕吐、食欲减退等不良反应，更会加重患者的恐惧和性欲淡漠程度；或因担忧肿瘤复发及婚姻家庭问题等，精神更加忧郁、苦闷。以上这些因素都会对性功能产生极为不利的影响。

肿瘤患者能否同房，应根据具体情况而定。一般来说，良性肿瘤和恶性肿瘤经过治疗，健康状况良好，精力和体力较佳者，可以适度房事，但切忌房事过频，以免加重病情，每月1~2次为宜。

肿瘤患者的性保健，首先是要解除思想上的顾虑，树立战胜疾病的信心，在健康状况允许的条件下，有节制的性生活不会对身体造成伤害，也不会传染。为了保护性功能，在不引起身体疲倦的前提下，可增加一些性交以外的性活动，以增加生活乐趣。通过性生活和性交以外的性活动，可以使患者得到感情上和精神上的满足，能够增强战胜疾病的信心。

此外，为了保护性功能，在治疗肿瘤时，临床上应尽量遵守医疗保护制度，进行必要的心理治疗。在采用化疗或放疗等方法治疗时，配合中药辨证施治，不论是对疾病本身还是改善性功能都十分有益。同时，还应保证足够的营养，亦可服食一些对性功能有保护作用的食物或药膳。

六、疼痛性疾病的性保健

疼痛性疾病是指以疼痛为主要表现的某些疾病。如胃肠痉挛、偏头痛、泌尿系结石、风湿性关节炎、类风湿性关节炎、静脉炎、腰肌劳损、慢性腰腿痛等。这类疾病患者往往因同房使疼痛加重，因而不敢过性生活或尽量减少同房次数。

疼痛性疾病的性保健，除应积极治疗原发疾病外，应根据不同情况有节制地同房。胃肠痉挛、泌尿系结石、偏头痛等在疼痛未缓解时，以及静脉炎的急性期，不宜同房，待症状缓解，病情稳定后，可恢复性生活。慢性腰腿痛、风湿性关节炎、类风湿性关节炎、腰肌劳损等慢性疼痛类疾病，不必禁欲，可根据身体状况进行适度的性生活，宜采取男下女上位式同房，这样可减少腰腿部运动量，以免导致房事时疼痛加重而影响性功能。因精神因素诱发的偏头痛，适度的性生活对防止头痛发作或缓解病情有一定作用，但切忌纵欲。

七、慢性酒精中毒的性保健

酒能在短时间内提高人的性欲，但过量饮酒反会抑制性欲。据统计，男性因过度饮酒而致性功能障碍者占50%。男性慢性酒精中毒不仅能破坏精子膜结构，使精子发生畸变或活力减弱，导致不育或后代素质低下，而且还能降低睾酮的分泌，导致内分泌功能紊乱，从而引起性功能障碍。酒精中毒引起的性功能障碍有性欲低下、阳痿、射精抑制等。据报道，男性慢性酒精中毒发展到肝硬化时，出现性欲减退和性活力低下者，约占70%，其中阳痿占40%，5%~10%的人射精受到抑制。更为严重的是，即使戒了酒数月甚至更长时间的人，其性功能恢复者仅占一半。

慢性酒精中毒的性保健，首要措施是戒酒，如继续饮酒将会进一步损害性功能。戒酒之后要加强营养，以改善酒精中毒所带来的不健康状况。若已造成肝功能损害者，应予及时有效的治疗，以恢复肝功能。其次，不能放弃性生活成功的机会，适度同房。有的患者因出现性功能障碍，性交不成功，从而自动放弃以致性功能出现失用性变化。因此，不能放弃性事可能成功的机会。性生活一旦成功，将有利于患者树立自信心和恢复健康，从而形成良性循环。但房事应有所节制，青壮年男性以每周2次左右为宜，中老年男子以每周1次为妥。再次是做好戒酒后的性功能恢复。慢性酒精中毒一旦导致性功能障碍，即使戒酒后，在一段时间内也难以恢复正常。分析其原因，与酒精的损伤作用以及性交恐惧、缺乏自信、内疚、抑郁、配偶歧视等有关。对戒酒后的性功能恢复，一要积极有效地治疗酒精中毒造成的脏腑功能失调，二要针对存在的心理障碍给予必要的心理治疗，妻子在精神上的抚慰尤为重要。当然，为了避免饮酒对性功能的损害，必须做到科学饮酒，以少饮和饮低度酒为佳，切忌狂饮滥饮，忌酒后同房。

八、前列腺炎的性保健

前列腺炎是中青年男性常见的疾病之一，其对性功能的影响来自两个方面：一是疾病本身，二是精神心理障碍。前列腺炎有急性与慢性之分，有感染与非感染之别。慢性前列腺炎和非感染性前列腺炎发病原因极为复杂，但纵欲和禁欲都是其诱发原因之一。因此，必须根据不同情况而掌握适度。

急性前列腺炎常有发热、寒战、会阴部疼痛及尿频、尿急、尿痛等尿道刺激症状，少数患者还伴有性欲丧失、血精、阴茎勃起疼痛或射精疼痛，因此，此时应严禁房事，以免引起前列腺充血而加重病情，而应积极地治疗和休息。慢性前列腺炎者，前列腺往往有感染灶存在或慢性炎症反应，若长期禁欲，可使前列腺进一步充血，引流不畅，适当的性生活，可引流前列腺液，减轻充血。慢性前列腺炎患者性生活要有节制，以房事后身体感到舒适为度。如果恣情纵欲，房事过频，用力过度，在性高潮时易引起前列腺的痉挛性、疼痛性收缩，从而导致直肠、睾丸或阴茎的疼痛。由于过频的性生活，可因前列腺充血、痉挛而引起剧烈难忍的疼痛，长此以往，会导致性交恐惧、忧郁而终止性生活或继发性欲减退和阳痿；同时还会使前列腺经常处于紧张、充血状态，不利于炎症的消散。一般来说，每周1次性生活比较适宜，这样既可起到前列腺按摩的作用，又可缓解性紧张并得到精神心理上的满足。

临床中发现一些前列腺炎症并不严重的患者，却出现了一系列的性功能障碍和精神神经症状，分析其原因主要是情绪紧张或忧郁悲观等心理因素所致。因此，患者应当了解一些性生活常识，认识到前列腺炎一般不会影响或妨碍性功能，解除不必要的思想负担；医者亦应根据患者的心理状况给予针对性的心理治疗，以消除其思想上的疑虑。

此外，应积极治疗前列腺炎。同时做到生活起居有规律，禁食辛辣刺激性食物，戒饮酒吸烟，多饮水保持尿道清洁。每日清洗会阴部，保持性器官卫生。

九、男性绝育术后的性保健

男性绝育术包括输精管结扎术、输精管黏堵术等，这种手术除了阻断精子向体外排泄的通道之外，并不影响机体的内分泌功能，对性功能不会有影响，性欲、性高潮、射精以及精液量等不会发生改变。

但临床中发现少数受术者行男性绝育术后发生性功能障碍。分析其原因有二：一是术后并发症的影响，如痛性结节、附睾郁积、感染等；二是社会精神因素的影响。后者是男性绝育术后发生性功能障碍的主要原因，如对绝育术常识不了解，误为与阉割等同，或把男性性征与生殖能力混为一谈，以为行绝育术后便失去了男性的本质特征，从而导致绝育术后阴茎难以勃起或不射精；担心绝育术对性生活有影响，情绪抑郁或精神紧张；绝育术后对自己的性能力缺乏自信，形成不良的自我暗示，尤其是术前曾发生过性生活障碍者，这种心理障碍更为明显，从而导致性能力下降；或术前夫妻意见不统一，术后受到妻子的歧视，从而抑制性功能。社会精神因素对术后性功能的影响，在一些勉强接受绝育术的受术者身上表现尤为突出。

因此，男性绝育术后的性保健首先是对绝育术要有正确的认识，解除思想负担。医生在术前应当向受术者解释有关绝育术的问题，消除其不必要的思想顾虑，使之愉快地接受手术。术后，受术者要调畅情志，不要自卑，不能有不良的自我暗示。术后发生性功能障碍者，如其原因系患者自我精神因素引起者，应给予必要的心理治疗；系因妻子歧视引起者，应对其妻子进行必要的解释，妻子对受术者态度的好坏，直接关系到性功能恢复的成败。其次如性功能障碍系因手术并发症而引起者，应积极治疗并发症，同时给予必要的心理疏导。术后出血、急性感染未治愈前，应禁止同房；痛性结节、附睾郁积急性期也应避免房事，待病情缓解和稳定后，可适度房事，否则，会加重病情，甚至诱发性功能障碍。

预防术后并发症的发生，也是行男性绝育术中保护性功能的重要环节。预防术后并发症要医患相互配合。医者方面，必须做到术前向患者解释有关问题，认真做好术前准备；术中严格无菌操作，手术仔细轻柔，结扎准确，止血彻底；术后认真向受术者交代注意事项。受术者方面，术前要解除思想顾虑，去掉不良意识；术中主动配合；术后认真执行医嘱，术后1周内应注意休息，避免骑车及从事重体力劳动，术后2周内禁止同房，经常清洗会阴，保持外生殖器清洁干燥以避免感染。术后一旦发生不良反应，则应积极予以诊治。

十、男子更年期综合征的性保健

男性更年期综合征是指男性由中年向老年过渡时期所表现的一系列特殊证候群。在这一时期内，主要由于男性性腺发生退行性改变，使下丘脑-垂体-性腺轴之间平衡制约关系失调，内分泌功能紊乱，进而产生一系列全身性的生理病理变化。男性更年期综合征常以自主神经功能紊乱、性功能障碍为主，以神经精神症状和性功能改变为主要临床表现，如头晕失眠，周身不适，神倦乏力，心慌心悸，五心烦热，忧郁，焦虑，猜疑，情绪易波动，性欲减退，阳痿，早泄，或性欲亢进等。由于更年期是向老年过渡的关键时期，因此，这一时期性保健的好坏，直接与老年期性活动的正常与否有关。

传统观念认为，男性进入更年期后，不应再有性要求和性生活。以为更年期后的性生活有伤身体，应该减少和停止。许多男性因受这种传统意识的束缚，自我压抑性要求，从而使性功能过早地衰退。这一时期因体内环境的变化，加上精神因素的刺激，也可能使性功能发生变化，往往出现不稳定性，多表现为性功能的减退，有少数表现为增强者，且极易受情绪因素所左右。因此，如何进行更年期性保健便成了中老年男性关心的问题。

首先，要消除传统的不正确认识，更年期身体虽发生了一系列生理病理变化，机体开始走向衰老，但不意味着性功能也完全丧失。这一时期，性的欲望和需求仍然存在，仍然是生活中不可缺少的重要组成部分。更年期的性活动除受体内内分泌功能尤其是雄激素的影响外，还与以往的性经验、性感受以及自身的生活经历、文化素质等有关。所以，即使这一时期生殖腺发生退行性改变，睾酮分泌减少，也同样具有良好的性功能。因此，更年期不应禁欲，而应有适度的房事。更年期以后和谐、适度的性生活，不但不会给机体造成伤害，而且还有助于保持夫妻之间的感情，有助于延缓老年人大脑老化，使老人身心俱健。但是，由于这一时期脏腑功能已开始衰退，因此房事又当有所节制，切忌纵欲，以每月2~4次为宜。此外，对自身的性能力、性兴趣要有一个正确的认识，不要把性活动与性交等同起来，性交以外的性活动，同样可以得到精神和感情上的满足，对保护性功能可起到积极的作用。

更年期一旦出现各种不适或精神心理变化，表现为更年期综合征者，应积极予以诊治，以纠正体内失调之阴阳变化。值得注意的是，即使是更年期综合征，也不应禁欲，禁欲往往会加重精神心理方面的不良反应，而适当的性生活可以畅达情志，有利于疾病的治疗和机体的康复。此外，起居有常，饮食有节，劳逸适度，注意营养等，不仅有利于疾病的康复，同样有利于保护性功能。

男性进入更年期后，很快过渡到老年。老年期能否有性生活也是男性养生保健中极为关心的问题。对此问题，在本书“性问题与男性养生”章中已讨论过，原则是老年男性的性生活当节不当绝，老年男性的性生活次数应相应减少，60~64 岁以每月 2~3 次为宜，65~74 岁以每月 1~2 次为宜，75 岁以上以每月 1 次为宜。当然，这不是绝对的标准，实际上还应根据自身身体状况进行调整，要以性生活后精神饱满、身体无不适感为度。此外，老年男性多患有各种不同的疾病，有些常常影响性活动，不适当的性交还可能使病情加重，因此，老年男性在同房时，切忌用力过度，以缓和平稳为佳，最好根据具体情况采用最省力的性交体位。同时，在房事前后服食一些有助于身体健康的药膳，对性功能可起到保护作用。

第四十五章　男性与优生

优生学的概念于1883年由高尔登提出，其学说虽不可取，然而对后人研究人类优生以极大启迪。现代优生学是一门研究如何改进人类遗传性的科学，其研究的基本内容包括研究影响后代素质的各种因素，预防和发现先天性异常，阻断遗传疾病的延续，从体力、智力等各方面改进人类的遗传素质，从而提高人口的质量。其研究有两大任务，一是研究如何避免和减少生育患遗传病、先天性疾病的后代，其方法和措施有禁止近亲结婚、禁止有遗传病者之间配偶或生育、产前诊断等；二是研究如何生育健康、聪慧的后代，但这方面多处于设想和探索阶段，如人工授精、胚胎移植、体外孕育、单性繁殖等。中国传统医学对有关优生的认识，远比西方的认识要早（有关内容可参阅本书《中医求嗣论述》等章节）。

过去一谈到优生，人们往往只是想到妇女，认为与男性无关。然而，优生不只是妇女的事，生出体质差、智力弱、有先天性或遗传性疾病的后代，其责任也不完全在妇女。在同等条件下，男性提供的精子可以决定胎儿素质的强弱与优劣，高质量的精子可使后代的智力和体质都能得到更好的发展。因此，在人类生育中，男性负有更多的责任。加强男性优生方法的研究，采取措施提高男性精子质量，对生育身体强壮、智商更高的后代具有十分重要的作用。中医学早就认为，欲要后代健康聪慧，男子优生是一个关键，并提出了一些方法和措施。

综合中西医对男性优生的认识，男性优生的方法和措施主要包括以下诸方面。

第一节　婚育年龄适当

这里所讲的婚育年龄并非《中华人民共和国民法典》和有关政策中规定的婚育年龄，而是指优生学上的适宜婚育年龄。

男性生育必须以生殖器官的发育成熟为根本条件，生育的最佳年龄也就是生殖能力最旺盛的时期。法定婚龄并不是最佳生育年龄。最佳生育年龄当从生理学角度来考虑，在这一时期，生殖能力最旺盛，精子质量最高，为生育体质强、智力高的后代打下良好的基础。

一般而言，男性生殖功能从15岁左右时开始，即始于睾丸发育成熟，便有精子产生而初具生育能力；至睾丸功能完全停止时，才会中止生育能力，这时的年龄在55岁左右，但少数男性的生育能力可以延迟到更大的年龄，据文献报道，有在百岁之后仍有生育能力的男性。男性睾丸的生精过程是一个连续的过程，每一个生精周期约持续74 d，彼此交替发育，直到睾丸功能减退时，精子的质和量才会出现下降趋势，最后至睾丸功能停止时才不再生精。

从男性睾丸生精功能的自然规律看，虽然在15岁左右便开始有成熟精子，但生精功能尚未完全成熟；到25岁左右时，生精功能健全并已臻成熟；到40~55岁时，睾丸功能开始衰退，生精功能趋于下降，但有报道男性在35岁时睾丸便有萎缩，其功能已开始衰退。因此，男性生殖功能最旺盛时期即最佳生育时期为25~35岁。这一时期身体各方面的发育已很成熟，精子数量和质量最高。过早或过晚生育，都有可能降低后代的素质。《易经》说："男子三十而娶"，《褚氏遗书》也指出："男虽十六而精通，必三十而娶……育而子坚长寿。"这是指男子开始生育的适宜年龄。但年龄过大，则又不宜生育，即"母壮父衰，生男必弱"，现代研究也认为，男性生育年龄若过大，则死产率、新生儿死亡率及畸形率有上升趋势，尤其是内脏转位、软骨发育不良及先天性心脏病发病的机会增多。

第二节　进行婚前检查

古代中医对此早有认识，如《妇人大全良方》说："凡欲求子，当先察夫妇，有无劳伤痼疾，而依方调治，使内外和平，则有子矣。"古人还认为如男性患有某种疾病则不宜结婚或暂缓结婚，如"五不男"等。

进行婚前检查可以及时查出不宜结婚、不宜生育或暂时不宜结婚生育的疾病。从优生学角度讲应着重探讨患有哪些疾病的人不宜生育或暂缓生育。《中华人民共和国民法典》中规定，患有医学上认为不应当结婚的疾病，应禁止结婚。此处所指医学上认为不应当结婚的疾病，包括范围很广，没有肯定的界限。不宜结婚的疾病当然包括不宜生育的疾病，因此，对不宜生育的疾病也尚未有统一的标准。对不宜生育者，从优生角度出发，或者禁止结婚，或对其施行绝育术后再结婚，即施行强制性绝育。施行强制性绝育必须通过立法才能实施，目前我国尚无此项立法。有的国家如日本，便以立法的形式（优生保护法）规定患有不宜生育的疾病者如果要求结婚，婚前必须施行强制性绝育。

男性婚前检查包括询问生长发育史、既往史、家族史与体格检查两部分，遇到特殊情况需要明确诊断者，必要时做实验室检查及其他特殊检查。患有以下疾病者不宜生育：①遗传性精神疾病，如精神分裂症、躁狂抑郁性精神病、癫痫。②遗传性智能极度低下，如严重先天性愚型。③显著的遗传性精神病素质，如显著的性欲异常、显著的犯罪倾向。④显著的遗传性躯体疾患，如汉亭顿舞蹈症、遗传性脊髓共济失调、遗传性小脑共济失调、神经性进行性肌萎缩症、进行性肌营养不良、肌肉强直、视网膜色素变性、全色盲、先天性眼球震颤、蓝巩膜、遗传性重听或耳聋、血友病等。⑤严重的遗传性畸形，如手足畸形、先天性骨缺损症等。

关于其他不准或暂时不宜结婚的疾病还有麻风、各种性传播疾病及某些传染性疾病如肝炎、肺结核等。这些疾病均有可能影响后代的质量，因此不准或暂缓结婚生育，这不仅仅是从优生学角度考虑，而且从结婚者的身心健康与家庭幸福来考虑，故必须按照有关法律、法规认真执行。

第三节　杜绝近亲结婚

几千年以前，华夏祖先就认识到近亲结婚生育，会降低所育后代的素质。据《中国通史简编》记载，我国早在公元前12世纪便规定了同姓不婚的制度。这里所指的同姓，就是血缘较近的亲属。在春秋战国时代的文献《左传·僖公二十三年》中有"男女同姓，其生不蕃"的记载，即指血缘亲近的男女结婚，所育后代会出现畸形等各种遗传性和先天性疾病，降低人口素质。

在一个群体中，如果两个人有一个或几个共同祖先，就是有亲缘关系。如果亲缘关系很近的人通婚，即为近亲结婚。《中华人民共和国民法典》中规定，直系血亲和三代以内的旁系血亲禁止结婚。直接血亲是指有直接血缘关系者，也就是自己所生的和自己所从属的亲属，如父母与子女、祖父母与孙子女、外祖父母与外孙子女。旁系血亲是指在血缘上和自己同出一源的亲属，如兄弟姐妹、堂兄弟姐妹、表兄弟姐妹、叔、伯、姑、姨、舅等。三代以内的旁系血亲，包括同出一父母、同出一祖父母、同出一外祖父母的旁系亲属。在三代以内的旁系血亲（表45-1），无论同辈与否，都不能结婚。

若从优生学角度考虑，从表兄弟（四代旁系血亲）甚至表兄妹也不宜结婚。

禁止近亲结婚，是从提高人口素质考虑而采取的措施。避免近亲结婚，可使后代纯合体的比例减少，隐性遗传病的发病率降低，从而减少遗传性疾病的扩散。人类通过精子与卵子的结合，将上代的特征和性状遗传给下一代，上代的遗传病也可通过基因传给下一代，甚至可以隔代相传。遗传学研究表明，父母和子女之间的遗传物质有 1/2 是相同的，表兄妹之间也有 1/8 的遗传物质相同。如果近亲结婚，两个相同的致病基因结合在一起的可能性增大，下一代遗传病的发生率必然增加。根据医学科学调查，近亲结婚的危害主要有：①使常染色体隐性遗传病发病率升高：常染色体隐性遗传病已发现有1 232种之多，但在自然人群中的发病率并不高，而在近亲结婚生育的人群中其发病率则成几倍、几十倍地增加，如苯丙酮尿症、色素性干皮症、白化病、全色盲、小头症、黑蒙性痴呆、先天性鱼鳞病等几种常染色体隐性遗传病的出生危险率，表兄妹婚配比随机婚配分别高 8. 5 倍、10. 5 倍、13. 33 倍、17. 8 倍、18. 3 倍、36. 0 倍、62. 5 倍。②使子代死亡率升高：如果婚配双方都有隐性致死基因则形成纯合体的机会大大增加，从而增加胚胎死亡或婴幼儿死亡的概率。因此，近亲结婚所育子代之死胎及婴儿死亡率均比随机婚配所育子代的死胎及婴儿死亡率高，即近亲结婚与所育后代的死胎率和早死率之间存在着高度的相关性。法国曾统计 1919~1950 年间死产与新生儿死亡率，在非近亲婚配的子女中为 3. 9%，而同期表（堂）亲婚配的子女中则为 9. 3%。据世界卫生组织调查，随机婚配婴儿死亡率为 8‰，近亲婚配婴儿死亡率则为 24‰。上海的调查资料显示，近亲婚配子女 20 岁以内死亡率为 13. 9%，而非近亲结婚者子女 20 岁以内的死亡率仅有 1. 9%。③使多基因遗传病发病率升高：调查表明，一些多基因遗传病的发病率在近亲婚配的子女中也明显高于非近亲婚配的子女，如智力低下、先天性心脏病、无脑儿、脊柱裂、唇裂等。调查发现，腭裂、脑积水、合并畸形等几种畸形，近亲结婚子女的发病率分别为非近亲结婚子女的 4. 2 倍、3. 5 倍、2. 9 倍。在社会人群中，配偶双方有同样的遗传基因的机会非常少，但同一祖先的后代婚配，有病基因的双亲不仅可将遗传病传给子女，还可代代相传，在一些通婚范围狭小的地区遗传性疾病多发的关键就在于近亲结婚。

表 45-1　《中华人民共和国民法典》规定的三代旁系血亲（以本人为中心上下各推数三代）禁婚表

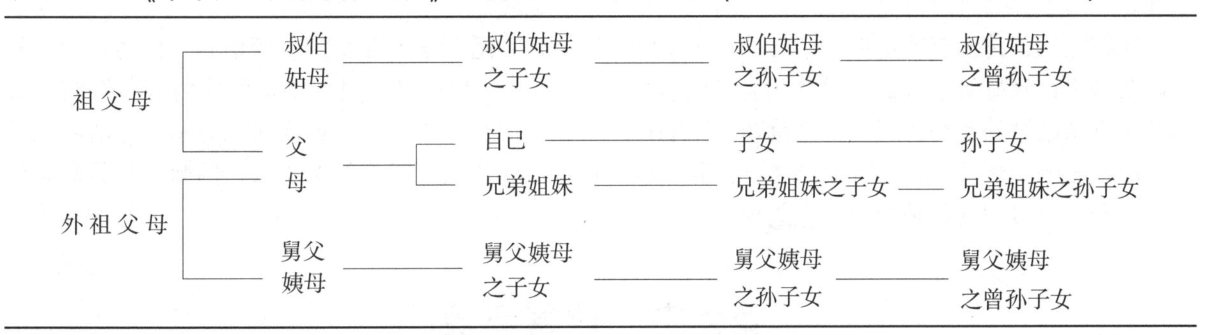

因此，为了减少遗传性疾病的发生，为了后代人口素质的提高，男性必须禁止与三代旁系血亲的女性结婚。与血缘关系最远的女性结婚，更有利于优生。当然，女性也不应与血缘关系亲近的男性结婚。这就是法律规定禁止近亲结婚的依据和目的所在。

第四节　种子贵在适时

中医学认为，选择适宜的受孕时机是生育高质量后代的因素之一。《万氏妇人科 · 种子》说："欲种子，贵在其时""不失其候者，结孕易，生子多寿……失其期者，胎难结，生子多夭"。这里的"时""候""期"都是指同房后容易怀孕的时间。男性要选择什么时候与女性交合才容易受孕呢？

古人认为选择妇女行经之后的“氤氲”之日（一般位于两次月经之间），《景岳全书·妇人规》说：“但于后半月为之，自可无他虑矣。”此说与现代认为在排卵期同房易于受孕的看法相一致。从优生学角度考虑，选择适宜的受孕时机，还应包括选择最佳的生育年龄、最佳的身体状况和最佳的受孕环境。

健康的身体、充沛的精力是生育健壮后代的条件之一。病中、大病之后等身体健康欠佳、形体过劳、脑力过劳等形志劳伤而精力欠充沛时，不宜受孕。因患病、疲劳等时极易降低精子质量，如此时受孕，其后代可能质弱不慧。现代研究发现，当人的大脑皮质处于兴奋状态时，则激素分泌正常，身心健康，易产生高质量的精子。因此当于身体健康、精力充沛时受孕。

古代中医认为，房事时环境的好坏亦与优生有关。《万氏妇人科·种子》有“三虚四忌”之说。《景岳全书·妇人规》则指出，凡交会下种之时，“惟天日晴明，光风霁月，时和气爽，及情思安宁，精神闲裕之况，则随行随止，不待择而从可辨。于斯得子，非惟少疾，而必且聪慧贤明”，“但觉神魂不安之处，皆不可犯”。可见，古人认为天地晦冥、日月薄蚀、雷电风雨、晦朔弦望、地震土陷、山崩水溢、忧怒悲恐、醉饱劳倦、大寒大暑，以及居处嘈杂，怀抱抑郁等时，不宜同房孕育后代，育则生子有疾、不健不聪，或虽孕难育；必待天晴月皓，风和温暖，时和气爽，居室安静，神思安宁，七情顺和等时同房，所育后代才能禀赋强盛，身体健康，聪颖慧达。古人之说虽难免牵强附会，但其强调选择天时、地利、人和的最佳时机同房受孕，有极重要的参考价值。

第五节　注意养生保精

胎儿素质的优劣与精子质量的高低有密切的关系，即后代素质的优劣、体质的壮弱、智力的慧愚等都直接受精子质量的影响。精充液足，质量优良，所育后代多体质强壮、智力聪慧；反之则不育，或育而体弱多病，或夭而不寿，或愚笨迟钝，素质较差。因此，养生保精又是男子优生极为关键的一环。

保精之法，传统有节情欲、宁心神、戒手淫、和七情、适劳逸、疗疾病、药培养、慎药石、洁外肾以及除不良嗜好等十方面（具体内容参阅本书有关章节）。从广义上讲，本章所述内容除婚前查疾和禁止近亲结婚外，均属保精措施范畴。影响精子质量的原因非常复杂，如疾病、劳累、生活习惯不良、职业影响、环境污染、乱用药物、营养不良、情绪变化等均可降低精子质量。因此，凡是妨碍精子生发和成熟过程的种种原因都应避免。

第六节　改善环境

工作和生活环境与人类生殖生育过程有密切联系，因此，改善工作与生活环境，有利于男性优生。长期从事高温作业或水下作业，或长期接触放射线工作的男性，因高温或低温可影响精子的生成，放射线能杀伤精子，从而使精子数量减少、质量下降。长期接触某些化学物质或有毒物质，也会影响精子的生长和质量。因此，从事某些特殊职业的男性，应尽量改善工作环境，做好防护工作，把因工作环境对身体的损害减少到最低程度或消除。

随着社会的进步，一方面带来了人类文明和工业的发达，但也造成了严重的环境污染，人类生存的空间很少有不被有害物质污染者，如家用电器的电离辐射、居室装饰品和家具释放的化学物质、食物的农药污染、大气的“三废”污染等，这些污染或多或少造成机体的损害。环境污染同样会影响精子的生成和质量。芬兰医学家对欧洲、美洲、远东和澳大利亚的 62 项精液调查报告进行了分析，发现男性的精液量平均减少20%，精液里的精子数目自1940年以来几乎减少一半，认为这种短时期内精液质量发生如此显著的变化很可能是由于环境的因素而不是遗传因素所造成的。

第七节　加强营养

男性生育的关键是要有足够发育成熟的精子，加强营养、提高身体素质则有利于精子的发育和成熟。而加强营养只能从饮食入手，饮食不仅可以影响人体的生命活动，同时也影响男性精子的质量。若择食、偏食，或久病消化吸收功能障碍，可导致一些与精子发育关系极为密切的营养物质如维生素A、维生素E及微量元素锌等的缺乏，从而影响精子的质量。因此，应避免择食、偏食，对消化道疾病应进行积极有效的治疗。

处于生育期的男性，在准备生育之前，可以有选择性地吃一些有利于提高精子质量的食物。蛋白质是生成精子的主要原料。精氨酸是精子生成的主要成分，山药、鳝鱼、墨鱼、核桃、花生、紫菜等均含有较多的精氨酸。维生素对于提供精子和精液的原料、促进精子的合成化生、增强附属性腺的抗感染能力、维持精子的代谢过程等都有重要作用，尤其是维生素E、维生素A能调节睾丸功能，增强精子活力，更有利于男性优生。动物肝、植物油、胡萝卜、西红柿、南瓜、扁豆、大枣等均含有丰富的维生素。

注意摄入微量元素。微量元素锌和镁等与男性生殖功能关系密切，能影响精子的生成与活力。当体内微量元素缺乏或含量不足时，就会影响精子的生成与活力，如长期缺锌，可引起睾丸萎缩，降低精子质量。应多吃鱼、虾、牡蛎、蛤、蚌、海带、蛋类以及木耳、核桃、蜂蜜、大豆、红糖等含有较多微量元素的食品。

动物外生殖器、人胎盘以及鸡蛋等因富含性激素及能合成激素的胆固醇、卵磷脂等，能促进精原细胞的分裂和成熟，对提高精子质量有利，因此也可以适当进食。

第八节　戒除烟酒

吸烟能降低血中睾酮水平和使阴茎动脉发生粥样硬化，从而引起男性性功能障碍。香烟中还含有许多能损害精子的有害物质，因此吸烟可影响后代的健康和发育，受损害的精子受精，则会造成胎儿畸形等。有人检查了120名吸烟超过1年的男性精液，其中畸形精子超过20%，且吸烟历史越长，畸形精子量越多。每天吸烟31支以上者，其精子存活率仅为49%。通过电镜观察，长期大量吸烟者，其精子表面膜会发生糜烂，降低精子活动力及存活率。可见，男性吸烟主要是通过引起精子的生理改变而影响胎儿。

吸烟能导致后代畸形率的增加已被医学调查资料所证实。据日本的调查表明，父亲每日吸烟1～10支者，子女体表畸形发生率为0.5%；11～20支者为0.7%，21支以上者竟达1.7%。可见子女体表畸形发生率与父亲抽烟数量有相关关系。此外，有人对5 200次妊娠的调查发现，孕妇丈夫每天吸烟10支以上者，其胎儿死亡率大为增加，吸烟量越大，死亡率越高。同时还表明，婴儿严重先天性畸形的频率随父亲吸烟量的增多而增加；丈夫不吸烟的2 563次分娩先天性严重畸形儿童的只有21例，占0.8%；每日吸1～10支的1 089例，严重先天性畸形儿的出生率为1.4%；每日吸10支以上的1 509例，严重先天性畸形儿的出生率则高达2.1%。

医学家们通过研究还发现，尼古丁会使精子透明带的能力降低12%～16%；每天吸20支以上香烟的男性，精子数显著减少，精子的运动姿势和形态也产生障碍；男性吸烟会使怀孕伴侣的流产率提高至60%，婴儿体重减轻等。

酒的产生给人类带来了欢乐，给人体带来了健康。但物极必反，大量饮酒或经常饮酒又给生活增添了不少烦恼、疾病和痛苦，如对男性性功能及优生就带来了极为不利的影响。

偶尔少量饮酒，可以降低大脑皮质的性抑制，一部分人可增强性欲、性快感，但长期过量饮酒而致慢性酒精中毒的男性患者，有50%的人发生性功能障碍，伴有慢性肝损害的患者，性功能障碍者可达75%，主要表现为阳痿和不射精。酒精抑制性功能的主要机制是抑制了中枢神经系统，干扰了正常性兴奋的神经通路，无法建立正常的性反射。有关调查资料表明，酒精能损害男性生殖系统，慢性酒精中毒发生睾丸萎缩者达65%，前列腺萎缩达58%，有15%~17%的人出现抗精子抗原和抗睾丸抗原的自身抗原，17%~38%的人发生阳痿，34%~65%的人有不同程度的性功能减退，55%的人胡须减少，50%的人阴毛呈女性分布。研究表明，酒精能对性腺产生直接作用，降低睾酮的生成速度，同时可使肝脏5-α-睾酮还原酶活性增强，使大量睾酮降解，从而导致血中睾酮水平降低。在非酒精中毒的男性中，每日饮酒量达200 mL，就能测到血中睾酮水平降低，久之将出现酒精中毒性生殖腺功能低下。

男性嗜酒、大量饮酒和过度饮酒不仅会导致性功能障碍，而且因酒精能使睾丸萎缩和体内睾酮水平降低，从而影响精子的生成，导致不育。同时，酒精对生殖细胞的正常发育有毒害作用，大量饮酒会直接损伤精子，受毒害的精子若与卵子结合，则可致受精卵发育不健康或产生畸胎。古代中医对饮酒会影响精子质量从而降低后代素质这一问题也有所认识，《景岳全书·妇人规》说："酒性淫热，非惟乱性，亦且乱精。精为酒乱，则湿热其半，真精其半耳。精不充实，则胎元不固，精多湿热，则他日豆疹、惊风、脾败之类，率已受造于此矣。故凡欲择期布种者，必宜先有所慎，与其多饮，不如少饮；与其少饮，犹不如不饮，此亦胎元之一大机也。"现代研究表明，在大量饮酒后的男性精液中有70%的精子发育不健全或活动力不强。

嗜酒是优生的大敌，已被历史上的例证和现代研究所证实。中国历史上的陶渊明、李白、杜甫等均为聪明过人者，但皆以酒伴终生，所育后代智力极度低下，真可谓酒误后人。德国曾对2 550例患有各种疾病的儿童进行调查，发现其中有928名（36.4%）儿童的父母有酗酒习惯。"星期六胎儿"的出现进一步说明了饮酒对后代的害处。所谓"星期六胎儿"，是指西方人在周末晚上，夫妇双方或一方在大量饮酒后进行性生活而怀孕的胎儿，这样的胎儿发育往往不正常，出生后多有先天性发育不健全，体力和智力较一般孩子低下，胎儿畸形率高，身体矮小，貌丑。这种胎儿出生后常见的表现有：小头，小眼裂，小下颌，心脏畸形，皮纹异常，关节发育异常，生长发育迟滞，体小，智力低下，甚则痴呆等。可见，嗜酒既能导致生殖腺功能降低，损伤生殖细胞，抑制精子生成，又能直接损害精子，影响受精卵的正常发育。

从以上分析可以看出，烟酒对生殖生育过程的危害很大，直接影响到后代的素质。从优生学角度考虑，必须在准备生育之前戒除烟酒。根据生精周期的时间至少应在准备生育前半年戒烟；结婚生育之前切忌嗜酒，尤其不能在新婚之宴、两地分居夫妻团圆、节日、假日等时大量饮酒后同房怀孕。不然，不仅给家庭带来痛苦，更重要的还在于影响人类素质的提高。

第九节　纠正不良习惯

温度与精子生成之间有一定关系。阴囊内的正常温度应为32~33 ℃，比体温和腹腔温度要低，这说明精子要正常生成，必须保持一个相对恒定的阴囊内温度。一旦阴囊内的温度因某种原因发生改变，尤其是温度升高，都可使精子发生出现障碍。

实验表明，给睾丸每天局部加温30 min，15~20 d内即对生精过程产生不利影响，短期内加温会出现可逆性精子生成障碍，长时间的温热效应将导致生精作用的不可逆反应。临床观察到，经常穿紧身裤的男性，患不育症的比例大于穿非紧身裤者。长期热水浴、蒸气浴的男性，亦存在同样情况。睾丸局部温度升高时睾丸组织的形态学、生物化学、组织化学、免疫学等方面都可造成损害，损害生精细胞，抑制精子生成，妨碍精子的正常发育，从而降低精子质量。

从优生学角度出发，日常生活中能使阴囊内温度增高的不良习惯，如长期穿紧身裤、长期长时间洗热水盆浴或蒸汽浴、长期骑硬座自行车、将笔记本电脑长时间置于双膝上操作等都应避免。

第十节　勿滥用药物

临床上许多常用的化学治疗药物能影响睾丸的精子发生，或抑制精子成熟，从而降低精子质量。如利血平、胍乙啶等中枢性降压药和甾体类药物能影响下丘脑和垂体的功能而抑制精子的发生；癌宁、白消安、氨甲蝶呤、秋水仙碱、环磷酰胺、长春新碱等抗肿瘤药，可抑制精原细胞的分裂，使精子生成减少；呋喃妥因、阿司匹林等可抑制前列腺分泌，影响精子活动等。还有某些性激素可抑制精子发生，某些抗生素会影响生精细胞的糖代谢过程，某些麻醉剂对生精作用也有不利影响。可见，从优生学考虑，对未生育的男性应慎用对生殖生育有影响的药物。

此外，用于治疗各种疾病的药物中，有相当一部分可影响男性性功能，从而对男性优生产生不良影响。因此，不论是从保护性功能出发，还是从优生学考虑，均应慎用有关药物，切忌滥用能影响男性性功能的药物。目前临床上已确认的最常引起性功能障碍的药物有以下几类。

1. 抗高血压药　如可乐定、甲基多巴、喷托铵、六甲双铵、美卡拉明、咪噻芬、利血平、胍乙啶、肼屈嗪、普萘洛尔、氢氯噻嗪、三氯噻嗪、环戊噻嗪、苄氟噻嗪、甲氯噻嗪、呋塞米、依他尼酸、螺内酯等。

2. 抗精神失常药　如氯丙嗪、甲硫哒嗪、奋乃静、氟奋乃静、三氟拉嗪、氟哌啶醇、碳酸锂、丙咪嗪、氯丙咪嗪、阿米替林、多塞平、苯乙肼、异卡波肼、尼拉米、苯环丙胺等。

3. 抗焦虑和失眠药　如氯氮卓、地西泮、巴比妥、苯巴比妥、司可巴比妥、格鲁米特等。

4. 皮质激素　如可的松、泼尼松等。

5. 组胺拮抗剂　如苯海拉明、多西拉敏、氯苯那、异丙嗪、敏克氯、去氢嗪、赛庚啶、西咪替丁等。

6. 其他类药　如地高辛、氯贝丁酯、苯妥英钠、氯普噻吨、阿托品、盐酸双环维林、苯海索、甲磺酸苯扎托品、甲氧氯普胺、舒必利、乙硫异烟胺、二甲麦角新碱、苯丙胺等。

附 录

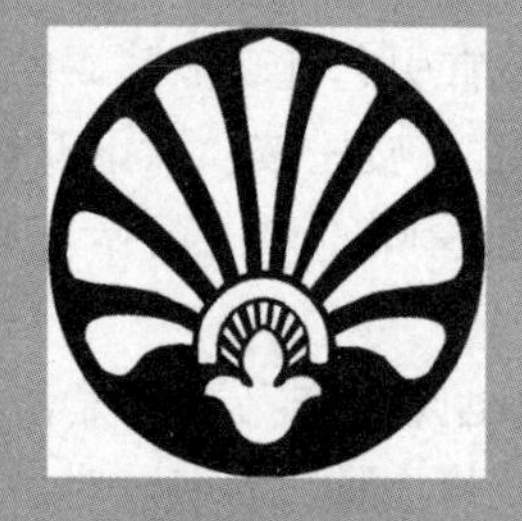

男科检查正常值

（一）正常阴茎、睾丸测量值

附表1　2 411例汉族成年男性生殖器测量值

16~40岁	最小值（cm）	最大值（cm）	$\bar{x}\pm s$	正常范围（95%）
阴茎长度	4.10	12.10	7.43±1.04	5.39~9.47
阴茎牵长	8.50	18.00	13.33±1.19	11.00~15.66
勃起长度	8.60	17.43	13.07±1.12	10.87~15.27
阴茎周径	5.80	11.60	8.17±0.64	6.92~9.42
勃起周径	7.08	15.27	10.76±0.89	9.02~12.50
右睾丸容积（mL）	6.00	30.00	17.91±4.09	9.89~25.93
左睾丸容积（mL）	3.00	30.00	17.83±4.05	9.82~25.85

（二）精液分析正常值

附表2　WHO精液分析正常值（第4版）

项目	正常值
量	未排精5~7 d后，一次排精量2.0~6.0 mL
色	灰白或乳白，久未排精者可呈淡黄色
气味	强烈刺激性似栗树花特殊腥味
黏稠度	刚排出时稠厚胶水状，30 min后拉丝度<2 cm
液化时间	25℃室温下，30 min内完全液化
pH值	7.2~7.8
相对密度（比重）	1.025~1.029
精浆渗透压	（333.3±38.3）mmol/L
精子凝集度	头-头、中段-中段、尾-尾、混合型 ≤5%
精子浓度	$\geqslant 20\times10^6$/mL
精子总数	$\geqslant 40\times10^6$/mL
未成熟精子	2%~3%
精子活动率	≥60%

续表

活力分级	
a 级 快速向前运动	
b 级 慢速向前运动	
c 级 非前向运动	
d 级 不动	
精子活力 a、b 级	≥50%
精子存活率	≥75%
低渗肿胀试验（HOS）	≥70%
精子畸形率	≥60%
白细胞	<5 个/HP
红细胞	无或偶见
免疫珠试验	<20%
MAR 试验	<10%
抗精子抗体（AsAb）	阴性
α-葡萄糖苷酶（α-GLU）	（42.7±21.0）IU/L
锌	1.99 mmol/L
酸性磷酸酶	470 ~1 300 IU/L
柠檬酸	36 ~76 mg/L
果糖	850 ~5 730 mg/L
生物培养	
细菌	阴性
解脲支原体	阴性
衣原体抗体	阴性

附表 3　WHO 精液分析正常值（第 5 版）

精液体积	≥1.5（1.4 ~1.7）mL
pH 值	≥7.2
外观	灰白色、均质、半流体状液体
气味	罂粟碱味
液化时间	≤60 min
黏稠度	精液液化后的拉丝≤2 cm
精子浓度	$\geq 15\times10^6$/mL
前向运动（PR）	≥32%（31%~34%）
总活力（PR+NP）	≥40%（38%~42%）
存活率（活精子）	≥58%（55%~63%）
精子总数	$\geq 39\times10^6$/一次射精

续表

精子形态学（正常形态）	≥4%（3.0%~4.0%）
过氧化物酶阳性白细胞（10^6个/mL）	<1.0
免疫磁珠试验（%）	<50
MAR试验（%）	<50
葡萄糖苷酶（中性）	≥20 mU/一次射精
精浆锌（μmol/L/一次射精）	≥2.4
精浆果糖（μmol/L/一次射精）	≥13

（三）精子形态分类标准值

附表4　精子形态分类标准值*（WHO）

分类	平均值	低	高	*SD*
正常	80.5	48.0	98.0	9.7
大卵圆头	0.3	0.0	5.2	0.6
小卵圆头	1.4	0.0	13.5	1.8
尖头	0.4	0.0	6.2	0.9
梨形头	2.0	0.0	21.8	2.8
双头	1.5	0.0	8.3	1.5
无定形头	6.5	0.0	24.9	4.0
尾部缺陷	5.2	0.0	37.4	4.7
胞浆小滴	2.2	0.0	14.5	2.1

* 表中所列数据为一次正常射精中的出现率（%）

（四）生精细胞分类参考值

精原细胞　2.09%±3.05%

初级精母细胞　8.75%±5.90%

次级精母细胞　7.33%±5.45%

精干子细胞　81.70%±10.96%

（五）精液微量元素测定值

附表5　76例健康成人精液微量元素测定值（$\bar{x}$ ±*SD*）

元素	生育组（*n*=23）		不育组（*n*=53）	
	精浆	精子	精浆	精子
Zn（μg/mL）	186.3±78.8	49.2±5.7	158.1±68.1	49.8±4.7
Mg（μg/mL）	50.8±15.9	84.6±9.3	42.8±10.9	84.7±6.4
Fe（μg/mL）	2.26±0.74	1.69±0.96	2.36±1.42	1.65±0.73

续表

元素	生育组（n=23）		不育组（n=53）	
	精浆	精子	精浆	精子
Ca（μg/mL）	324.8±321.5	100.0±83.0	285.0±123.8	372.5±69.9
Cu（μg/mL）	0.96±0.26	0.41±0.29	0.96±0.33	0.43±0.27
Mn（μg/mL）	1.09±0.34	1.38±0.42	1.07±0.27	1.28±11.04
Se（μg/mL）	13.9±5.77	3.5±2.25	13.1±3.2	5.94±2.5

（六）精子功能性指标正常参考值

精子运动速度　显微摄像监视（25.09±4.36）μm/s 或激光光散射测量（33.87±4.26）μm/s

精子尾鞭打频率（相差显微镜）（7.85±1.29）Hz

精子尾部低渗膨胀试验（HOS）畸形精子　>30%

精子穿透仓鼠卵试验（SPA）卵子受精率　≥10%

精子丫叮橙染色法绿色精子　>60%

性交后试验（PCT）前向运动精子　≥10 个

精子毛细管穿透试验分值　≥4

精子宫颈黏液玻片穿透试验　F_1>15 个/HP

F_2>10 个/HP

精子顶体酶活力测定　（36.72±21.43）mU/mL

（七）精浆免疫抑制物质正常参考值

精浆免疫抑制物质活性（抗补体法）（430±62）U/mL

男性抑制物质（单向免疫扩散法）（3.0±0.3）mg/mL

精浆免疫抑制因子 DF2　（1.32±0.72）mg/mL（0.20 ~3.45 mg/mL）

（八）前列腺液常规正常值

乳白色，稀薄液体

卵磷脂小体　满布视野

上皮细胞　少量

红细胞　<5 个/HP

白细胞　<10 个/HP

淀粉样体　少量，老年人易见到

精子　少量

细菌　阴性

滴虫　阴性

（九）前列腺液生化测定正常参考值

附表 6　前列腺液主要成分正常参考值

成分	含量	作者（年份）
锌（μg/mL）	48±18	Fair and Cordonnier（1979）
亮氨酸氨肽酶（$\times10^{-5}$，IU/mL）	5.21	Kavanagh（1982）
枸橼酸（mg/mL）	18.82±0.72	Tomisek（1975）
酸性磷酸酶（$\times10^{-2}$，IU/mL）	1.43	Foti（1977）

（十）前列腺大小正常值

纵径 3 cm，横径 4 cm，前后径 2 cm，重约 20 g

内腺<2 cm

（十一）正常尿流率各项参数标准

2 s 尿流率　29 mL/s

最大尿流率（MFR）　38. 5 mL/s

到达最大尿流率时间　8 s

总排尿量（V）　400 mL

总排尿时间（T）　17 s

平均尿流率（AFR）　25 ~30 mL/s

（十二）性功能检查正常参数

球海绵体肌反射潜伏时间　28 ~42 s

夜间勃起周径增值量　1. 5 ~4. 1 cm

阴茎收缩压与肱动脉收缩压比值　>0. 75

阴茎勃起所需流入量（OOE）　（136±24. 5）mL

维持勃起所需流入量（OME）　（66±10. 6）mL

罂粟碱试验　5 min 内充分勃起，维持时间>30 min

阴茎海绵体造影 造影剂排空时间　≥90 min

盆腔窃血试验　<0. 1

（十三）血液生化检查（男科有关部分）

血清钾　4. 1~5. 6 mmol/L（4. 1 ~5. 6 mEq/L）

血清钠　135~145 mmol/L（135 ~145 mEq/L）

血清氯化物（以氯化钠计）　98 ~106 mmol/L（570 ~620 mg/dL）

血清钙　2. 25~2. 75 mmol/L（9 ~11 mg/dL）

无机磷　0. 97~1. 61 mmol/L（3 ~5 mg/dL）

血清镁　0. 8~1. 2 mmol/L（2 ~3 mg/dL）

血清铁　14. 3~26. 9 μmol/L（80 ~150 μg/dL）

血清硒　1. 90~3. 17 μmol/L（15 ~25 μg/dL）

血清钴　0. 13~0. 51 μmol/L（1 ~3 μg/dL）

血清铜　14. 2~22. 0 μmol/L（90 ~140 μg/dL）

血清锌　（109. 5±9. 2）μmol/L［（716±60）pg/dL］

血清锰　728 μmol/L（4 mg/dL）

血糖（空腹）　全血（Folin –吴法）：4. 4 ~6. 7 mmol/L（80 ~120 mg/dL）

血清或血浆（邻甲苯胺法）：3. 9 ~6. 1 mmol/L（70 ~110 mg/dL）

总胆固醇　2. 82 ~5. 95 mmol/L（110 ~230 mg/dL）

胆固醇脂　2. 24 ~3. 38 mmol/L（90 ~130 mg/dL）

胆固醇脂/总胆固醇　0. 60~0. 80（60%~80%）

三酰甘油　0. 22 ~1. 21 mmol/L（20 ~110 mg/dL）

脂蛋白电泳　乳糜微粒　阴性

高密度脂蛋白　0. 30 ~0. 40（30%~40%）

低密度脂蛋白　0. 50 ~0. 60（50%~60%）

极低密度脂蛋白　0. 13 ~0. 25（13%~25%）

亮氨酸氨基肽酶（LCHA 法） 18.3 ~36.7 单位
谷草转氨酶（Karmen 法） 8 ~28 单位
乳酸脱氢酶总活性 150 ~450 单位
碱性磷酸酶 Bodansky 法 0 ~1.1 单位
King-Armstrong 法 1 ~4 单位

（十四）血浆（清）性激素正常值（放免法）

睾酮 青春期前 0 ~1.56 nmol/L（0 ~45 ng/L）
成人 9.01 ~45.75 nmol/L（260 ~1 320 ng/L）
双氢睾酮 （43.5±11.5）ng/L
雌二醇 青春期前 0 ~11 pg/mL
成人 0 ~70 pg/mL
雌酮 （58.4±22.5）pg/mL
雌三醇 （0.58±0.04）ng/mL
黄体酮 青春期前 0 ~0.5 ng/mL
成人 0 ~0.75 ng/mL
促卵泡生成素（FSH） 0.9 ~9.8 mIU/mL;
酶联免疫法：儿童<5 mIU/mL；青春期<2 mIU/mL；
成人 3.84 ~4.54 mIU/mL
黄体生成素（LH） 5 ~28 mIU/mL
酶联免疫法：儿童<2 mIU/mL；青春期 3.4 ~5.0 mIU/mL；
成人 2.6 ~12.6 mIU/mL
垂体泌乳素（PRI） 0 ~20 ng/mL
酶联免疫法：儿童 0 ~11 ng/mL；成人 1 ~12 ng/mL
生长激素（hGH） （0.34±0.30）ng/mL

（十五）内分泌功能检查（男科有关部分）

尿 17-酮类固醇（尿 17-KS） 34.7 ~69.4 μmol/24 h（10 ~20 mg/24 h）
尿 17-羟类固醇（尿 17-OHS） 13.8 ~41.4 μmol/24 h（5 ~15 mg/24 h）
血浆 17-OHS 193 ~524 nmol/L（7 ~19 μg/dL）
尿 17-生酮类固醇（尿 17-KGS） （52.1±24.3）μmol/24 h［（15±7）mg/24 h］
尿游离皮质醇 28 ~276 nmol/24 h（10 ~100 μg/24 h）
血皮质醇 248.4 ~662.4 nmol/L（9 ~24 μg/24 h）
尿儿茶酚胺 以去甲肾上腺素为标准<1.06 μmol/24 h（180 μg/24 h）
以肾上腺素为标准<0.27 μmol/24 h（50 μg/24 h）
尿儿茶酚胺代谢产物（VMA） 5.05 ~25.25 μmol/24 h（1 ~5 mg/24 h）
尿醛固酮（普通饮食） <27.44 nmol/24 h（10 μg/dL）
血浆醛固酮 立位 138 ~415 pmol/L（5 ~15 ng/dL）
卧位 27.7 ~138.5 pmol/L（1 ~5 ng/dL）
血浆促肾上腺皮质激素（ACTH） 1.1 ~11.0 pmol/L（5 ~50 pg/mL）（上午 8 时）
血促甲状腺素（TSH） 0 ~6 mU/L（0 ~6 μU/mL）
血浆血清素（5-羟色胺） 0.22 ~2.06 μmol/L（39 ~361 pg/mL）

方剂索引

一　画

二　画

猪牙皂

三　画

三仙散（《寿世保元》）　肉桂　附子　干姜

三肾丸（《全国中药成药处方集》）　熟地黄　牡丹皮　广砂仁　锁阳　肉苁蓉　车前子　茯苓　补骨脂　枸杞子　续断　白术　附子　川芎　山茱萸　牛膝　炙甘草　山药　杜仲　泽泻　当归　淫羊藿　丝瓜　白芍　肉桂　广木香　何首乌　黑驴肾　黄狗肾

三才封髓丹（《卫生宝鉴》）　天冬　熟地黄　人参　黄柏　砂仁　甘草

三黄洗剂（经验方）　大黄　黄柏　黄芩　苦参片

三层茴香丸（《证治准绳》）　一层：大茴香　川楝子　沙参　木香　食盐
二层：前方加荜茇　槟榔
三层：第二层方加附子　茯苓

三鞭振雄丸（《实用中成药手册》）　人参　鹿茸　杜仲　海狗肾　熟地黄　枸杞子　肉苁蓉　蚕蛾　鹿鞭　牛鞭　驴鞭

三妙丸（《医学正传》）　黄柏　苍术　川牛膝

三圣汤（经验方）　杜仲　白术　山茱萸

大黄䗪虫丸（《金匮要略》）　䗪虫　干漆　干地黄　甘草　水蛭　白芍　杏仁　黄芩　桃仁　虻虫　蛴螬　大黄

大分清饮（《景岳全书》）　茯苓　泽泻　木通　猪苓　栀子　枳壳　车前子

大补阴丸（《丹溪心法》）　知母　黄柏　熟地黄　龟甲　猪脊髓　蜂蜜

大补元煎（《景岳全书》）　人参　炒山药　熟地黄　杜仲　枸杞子　当归　山茱萸　炙甘草

小建中汤（《伤寒论》）　桂枝　白芍　甘草　生姜　大枣　饴糖

小败毒膏（经验方）　蒲公英　金银花　大黄　白芷　乳香　赤芍

小金丹（《外科证治全生集》）　白胶　香草乌　五灵脂　地龙　番木鳖　乳香　没药　当归　麝香　墨炭

小蓟饮子（《济生方》）　生地黄　小蓟　滑石　通草　炒蒲黄　淡竹叶　藕节　当归　栀子　甘草

小柴胡汤（《伤寒论》）　柴胡　黄芩　人参　半夏　炙甘草　生姜　大枣

千金内托散（《万病回春》）　人参　当归　黄芪　川芎　防风　桔梗　厚朴　桂枝　白芷　甘草

千金散（《实用中医外科学》）　制乳香　制没药　轻粉　飞朱砂　煅白砒　赤石脂　五倍子　煅雄黄　醋制蛇含石

土茯苓合剂（经验方）　土茯苓　金银花　威灵仙　白鲜皮　甘草　苍耳子

马鞭草汤（《实用中医泌尿生殖病学》）　马鞭草　槟榔　虎杖　丹参　土茯苓　熟大黄　柴胡

四　画

五苓散（《伤寒论》）　桂枝　白术　茯苓　猪苓　泽泻

五子衍宗丸（《丹溪心法》）　枸杞子　覆盆子　菟丝子　五味子　车前子

五磨饮子（《医方集解》）　乌药　沉香　槟榔　枳实　木香

五味消毒饮（《医宗金鉴》）　金银花　野菊花　蒲公英　紫花地丁　紫背天葵

五味龙虎散（《男性病治疗》）　炙全蝎　炙蜈蚣　炙䗪虫　参三七　血竭

五神汤（《洞天奥旨》）　茯苓　车前子　金银花　牛膝　紫花地丁

五参汤（经验方）　党参　玄参　沙参　丹参　苦参

天王补心丹（《摄生秘剖》）　人参　玄参　丹参　茯苓　五味子　远志　桔梗　当归身　天冬

五　画

甘草泻心汤（《伤寒论》） 炙甘草 黄芩 大枣 干姜 半夏 黄连 人参
加味黄连膏（《实用中医皮肤病学》） 黄连 枯矾 青黛 轻粉 冰片
加味金刚丸（尤学周方） 萆薢 杜仲 肉苁蓉 菟丝子 海狗肾
加味二陈汤（《珍本医书集成》） 白术 制半夏 小茴香 陈皮 泽泻 猪苓 茯苓 木通 肉桂 川楝子 炙甘草
加味遗粮汤（《外科正宗》） 茯苓 金银花 木通 苍术 薏苡仁 当归 川芎 白鲜皮 木瓜 威灵仙 防风 皂角子 甘草 人参 仙遗粮
石韦散（《证治汇补》）石韦 冬葵子 瞿麦 滑石 车前子
失笑散（《太平惠民和剂局方》） 五灵脂 蒲黄
玉屏风散（《世医得效方》） 黄芪 白术 防风
四妙丸（《成方便读》） 苍术 黄柏 牛膝 薏苡仁
四炒散（《外科精要》） 金银花 生黄芪 当归 甘草
四物消风饮（《外科证治全书》） 生地黄 当归 赤芍 荆芥 薄荷 蝉蜕 柴胡 川芎 黄芩 甘草
四逆散（《伤寒论》） 炙甘草 枳实 柴胡 芍药
四物汤（《太平惠民和剂局方》） 当归 白芍 川芎 熟地黄
四逆汤（《伤寒论》） 附子 干姜 甘草
四逆加人参汤（《伤寒论》） 附子 干姜 甘草 人参
四君子汤（《太平惠民和剂局方》） 党参 白术 茯苓 甘草
四生丸（《妇人良方》） 生荷叶 生艾叶 生柏叶 生地黄
四神丸（《证治准绳》） 补骨脂 肉豆蔻 吴茱萸 五味子 生姜 大枣
仙方活命饮（《校注妇人良方》） 白芷 贝母 防风 赤芍 生归尾 甘草 皂角刺 穿山甲 天花粉 乳香 没药 金银花 陈皮
半夏厚朴汤（《金匮要略》） 半夏 厚朴 茯苓 生姜 苏叶
甘麦大枣汤（《金匮要略》） 甘草 浮小麦 大枣
圣愈汤（《医宗金鉴》） 熟地黄 白芍 川芎 人参 当归 黄芪
古方神力补口服液（《中华进补大全》） 白参 鹿茸 龟甲 熟地黄 枸杞子 牛膝 丹参 菟丝子 黄芪 五味子等
达原饮（《瘟疫论》） 槟榔 厚朴 草果仁 知母 芍药 黄芩 甘草

六 画

交泰丸（《韩氏医通》） 黄连 肉桂
当归四逆汤（《伤寒论》） 当归 桂枝 芍药 细辛 甘草 通草 大枣
当归补血汤（《内外伤辨惑论》） 当归 黄芪
当归贝母苦参丸（《金匮要略》） 当归 贝母 苦参
当归龙荟丸（《丹溪心法》） 全当归 龙胆草 栀子 黄连 黄柏 黄芩 大黄 芦荟 木香 麝香
当归饮子（《医宗金鉴》） 当归 生地黄 白芍 川芎 何首乌 荆芥 防风 蒺藜 黄芪 生甘草
阳和汤（《外科全生集》） 熟地黄 肉桂 麻黄 鹿角胶 白芥子 姜炭 生甘草
冲和膏（《外科正宗》） 紫金皮 独活 赤芍 白芷 石菖蒲
竹叶石膏汤（《伤寒论》） 竹叶 石膏 麦冬 人参 半夏 粳米 炙甘草
导赤散（《小儿药证直诀》） 生地黄 木通 竹叶 甘草

七 画

补络补管汤（《医学衷中参西录》） 牡蛎 龙骨 山茱萸 三七
吴茱萸汤（《伤寒论》） 吴茱萸 人参 生姜 大枣
吴茱萸生姜汤（《卫生宝鉴》） 吴茱萸 生姜
男妇乳疬汤（《种福堂公选良方》） 香附 青皮 橘叶 夏枯草
男宝（《中华进补大全》） 人参 鹿茸 海马 驴肾 狗肾 阿胶等
龟龄集（《集验良方》） 鹿茸 生地黄 补骨脂 人参 石燕 熟地黄 急性子 青盐 细辛 砂仁 杜仲 麻雀脑 丁香 蚕蛾 硫黄 蜻蜓 朱砂 肉苁蓉 地骨皮 淫羊藿 生附子 天冬 甘草 穿山甲 枸杞子 锁阳 牛膝 菟丝子 海马
妙香散（《太平惠民和剂局方》） 麝香 煨木香 山药 茯苓 茯神 黄芪 远志 人参 桔梗 炙甘草
沉香散（《金匮翼》） 沉香 石韦 滑石 当归 橘皮 白芍 冬葵子 甘草 王不留行
杞菊地黄丸（《医级》） 枸杞子 菊花 熟地黄 山茱萸 山药 泽泻 牡丹皮 茯苓
花蕊石散（《十药神书》） 花蕊石
附子理中丸（《太平惠民和剂局方》） 炮附子 人参 炮姜 白术 炙甘草
沙参麦冬汤（《温病条辨》） 沙参 麦冬 玉竹 桑叶 甘草 天花粉 生扁豆
启阳娱心丹（《辨证录》） 人参 远志 茯神 甘草 橘红 砂仁 柴胡 菟丝子 白术 枣仁 当归 白芍 山药 石菖蒲
杨梅一剂散（《外科正宗》） 麻黄 大黄 威灵仙 金银花 羌活 白芷 蝉蜕 皂角刺 穿山甲 防风
护面散（《外科大成》） 人发 雄黄 麻油 黄酒
连翘金贝煎（经验方） 野菊花 紫花地丁 蒲公英 金钱草 苦参 土贝母 夏枯草 连翘 红藤 干蟾皮 草河车
芩连二母丸（《医宗金鉴》） 黄芩 黄连 知母 贝母 当归 白芍 羚羊角 生地黄 熟地黄 蒲黄 地骨皮 川芎 生甘草
抗病毒口服液（广州市萝岗制药厂） 板蓝根 藿香 连翘 芦根 生地黄 郁金
纯一丸（《辨证录》） 白术 山药 芡实 薏苡仁 肉桂 砂仁
利湿益肾汤（经验方） 萆薢 薏苡仁 土茯苓 车前子 山药 白术 肉苁蓉 牛膝
苡仁赤小豆汤（《疡医大全》） 赤小豆 薏苡仁 防己 甘草

八 画

知柏地黄丸（《医宗金鉴》） 知母 黄柏 熟地黄 山茱萸 山药 茯苓 牡丹皮 泽泻
金匮肾气丸（《金匮要略》） 桂枝 附子 熟地黄 山茱萸 山药 茯苓 牡丹皮 泽泻
狐惑汤（《备急千金要方》） 黄连 佩兰
苓桂逐阴汤（《医门奇验》） 附子 桂枝 胡卢巴 茯苓 藿梗 苍术 芍药 甘草
金铃子散（《素问病机气宜保命集》） 金铃子 延胡索
金锁固精丸（《医方集解》） 沙苑子 蒺藜 芡实 莲须 龙骨 牡蛎 莲肉
金黄散（《医宗金鉴》） 大黄 黄柏 姜黄 白芷 南星 陈皮 苍术 厚朴 甘草 天花粉
炙甘草汤（《伤寒论》） 炙甘草 人参 桂枝 生姜 阿胶 生地黄 麦冬 火麻仁 大枣
禹功散（《儒门事案》） 黑牵牛 茴香
抵当汤（《伤寒论》） 水蛭 虻虫 桃仁 大黄
青娥丸（《太平惠民和剂局方》） 补骨脂 杜仲 核桃肉 大蒜头
青黛膏（经验方） 青黛 石膏 滑石 黄柏 凡士林
青蒿鳖甲汤（《温病条辨》） 青蒿 鳖甲 知母 生地黄 牡丹皮

九　画

木香 枳实 小茴香
荔枝核汤(《实用中医泌尿生殖病学》) 荔枝核 橘核 木通 海藻 川楝子 厚朴 小茴香 乌药 枸橘 昆布 延胡索 木香
枸橘汤（《外科全生集》） 枸橘 川楝子 秦艽 陈皮 防风 泽泻 赤芍 甘草
轻腰汤（经验方） 白术 薏苡仁 茯苓 防己
草果知母汤（《温病条辨》） 草果 知母 半夏 厚朴 黄芩 乌梅 花粉 姜汁
栀子豉汤（《伤寒论》） 栀子 香豉

十画

桂枝汤（《伤寒论》） 桂枝 芍药 生姜 炙甘草 大枣
桂枝加龙骨牡蛎汤（《金匮要略》） 桂枝 芍药 生姜 炙甘草 大枣 龙骨 牡蛎
桂枝茯苓丸（《金匮要略》） 桂枝 茯苓 牡丹皮 桃仁 芍药
逍遥散（《太平惠民和剂局方》） 柴胡 白术 白芍 当归 茯苓 炙甘草 薄荷 煨生姜
消风散（《外科正宗》） 当归 生地黄 防风 蝉蜕 知母 苦参 胡麻仁 荆芥 苍术 牛蒡子 甘草 木通
消肿散瘀膏（《经验方》） 大黄 干姜 肉桂 白及 血竭 赤芍 麻黄 红花 半夏 赤小豆 凡士林
消瘰丸（《医学心悟》） 玄参 牡蛎 贝母
消瘰汤（经验方） 白花蛇舌草 土茯苓 半枝莲 半边莲 赤芍 桔梗 玄参 黄药子 蜂房 海藻 昆布 紫花地丁 夏枯草 贝母
消炎散（《男科证治指南》） 大黄 栀子 黄柏 赤芍 牡丹皮 当归尾 姜黄 乳香 没药 白芷 红花 香附
消肿止痛膏（《外伤科学》） 姜黄 羌活 干姜 栀子 乳香 没药
海马补肾丸（《中华进补大全》） 海马 人参 鹿茸 花鹿肾 黑驴肾 海狗肾 鹿筋 龙骨 蛤蚧 鲜对虾 核桃等
海参丸（《中华进补大全》） 海参 当归 巴戟天 杜仲 菟丝子 枸杞子 补骨脂 龟甲 牛膝 核桃仁 羊肾 狗脊髓
海浮散（《外科摘要》） 制乳香 制没药
柴胡疏肝散（《景岳全书》） 柴胡 枳壳 芍药 甘草 香附 川芎
柴胡桂枝汤（《伤寒论》） 桂枝 芍药 黄芩 人参 炙甘草 半夏 大枣 生姜 柴胡
柴胡加龙骨牡蛎汤（《伤寒论》） 柴胡 龙骨 生姜 铅丹 人参 桂枝 茯苓 半夏 大黄 牡蛎 大枣
桃核承气汤（《伤寒论》） 桃仁 大黄 桂枝 甘草 芒硝
桃红四物汤（《医宗金鉴》） 熟地黄 川芎 白芍 当归 桃仁 红花
透脓散（《外科正宗》） 生黄芪 当归 穿山甲 皂角刺 川芎
秘精丸（《医学心悟》） 白术 山药 茯神 茯苓 莲子肉 芡实 牡蛎 黄柏 金樱子 车前子 莲须
资寿解语丹（《杂病源流犀烛》） 羚羊角 桂枝 羌活 甘草 防风 附子 酸枣仁 天麻 竹沥 姜汁
夏枯草膏(《实用中成药手册》) 夏枯草 香附 当归 白芍 玄参 贝母 乌药 甘草 桔梗 陈皮 川芎 昆布 红花 僵蚕
真武汤（《伤寒论》） 炮附子 白术 茯苓 芍药 生姜
凉血解毒汤（经验方） 金银花 板蓝根 蒲公英 连翘 野菊花 生地黄 赤芍 牡丹皮

十一画

十二画

温胆汤（《备急千金要方》） 半夏 橘皮 甘草 枳实 竹茹 生姜 茯苓
温经汤（《金匮要略》） 吴茱萸 当归 川芎 芍药 人参 阿胶 牡丹皮 生姜 甘草 法半夏 桂枝 麦冬
温补二仙汤（经验方） 仙茅 淫羊藿 附子 肉桂 党参 白术 干姜炭 陈皮炭 炙甘草 五味子 制何首乌
滋阴除湿汤（《外科正宗》） 川芎 当归 白芍 熟地黄 柴胡 黄芩 陈皮 知母 贝母 泽泻 地骨皮 甘草 生姜
滋水清肝饮（《医宗已任篇》） 生地黄 山茱萸 茯苓 归身 山药 牡丹皮 泽泻 白芍 柴胡 栀子 酸枣仁
椒桂汤（《温病条辨》） 川椒 桂枝 柴胡 小茴香 吴茱萸 陈皮 高良姜 青皮
跌打活血散（《新编中成药》） 红花 当归 血竭 三七 骨碎补 续断 没药 儿茶 大黄 冰片 䗪虫
跌打丸（《圣济总录纂要》） 当归 川芎 䗪虫 血竭 没药 乳香 麻黄 麝香 自然铜 马钱子
黑退消（《实用中医外科学》） 生川乌 生南星 生半夏 生磁石 公丁香 肉桂 炙没药 炙乳香 甘松 硇砂 冰片 麝香
散肿溃坚汤（《薛氏医案》） 柴胡 龙胆草 黄芩 甘草 桔梗 昆布 当归尾 白芍 黄柏 葛根 黄连 三棱 广木香 天花粉
散结灵片(《实用中成药手册》) 制草乌 白胶香 地龙 番木鳖 五灵脂 当归 乳香 没药 石菖蒲 香墨
犀角地黄汤（《备急千金要方》） 水牛角（原方为犀角） 生地黄 芍药 牡丹皮
程氏萆薢分清饮（《医学心悟》） 萆薢 车前子 茯苓 莲子心 石菖蒲 黄柏 丹参 白术
斑龙丸（《医统方》） 熟地黄 菟丝子 补骨脂 柏子仁 茯神 鹿角胶
硝石矾石散（《金匮要略》） 硝石 矾石
温阳消乳汤（经验方） 肉桂 附子 鹿角霜 熟地黄 山药 山茱萸 赤芍 白芍 丹参 茯苓 牡丹皮 柴胡 浙贝母 夏枯草 玄参
痛泻要方（《丹溪心法》） 陈皮 白术 白芍 防风

十三画

暖肝煎（《景岳全书》） 肉桂 小茴香 茯苓 乌药 枸杞子 当归 沉香 生姜
新加香薷饮（《温病条辨》） 香薷 鲜扁豆花 厚朴 金银花 连翘
蜈蚣达络汤（《中医男科学》） 蜈蚣 牛膝 柴胡 黄芪 紫霄花 当归 川芎 丹参 赤芍 水蛭 九香虫 僵蚕
蒲灰散（《金匮要略》） 蒲黄 滑石
解毒散瘀汤（《男科证治指南》） 金银花 蒲公英 紫花地丁 土茯苓 红藤 赤芍 没药 乳香 皂角刺
蜂房散（《中医皮肤科诊疗学》） 蜂房 泽泻 紫花地丁 赤茯苓 赤芍 金银花 蒲公英 羌活 土贝母 升麻

十四画

缩泉丸（《妇人良方》） 乌药 益智仁
聚精汤（经验方） 鱼鳔 胎盘 鹿茸 地黄 沙苑子 何首乌 山茱萸 当归 白芍 甘草梢

十五画

十六画

古今中医性医学和男科学著作一览表

公元前3世纪以后，我国性医学（以房中术为主要研究内容）著述不断出现，后有以“男科”命名的著作，新中国成立后，尤其是近30年来男科专著不断涌现。为便于查考，特将查阅到的古今中医性医学和男科学之主要著述列于附表7。

附表7　古今中医性医学和男科学著作一览表

朝代	著述名称	作者	出处	备注
秦汉至宋	《十问》	佚名	马王堆出土医书	
	《合阴阳》	佚名	马王堆出土医书	
	《天下至道谈》	佚名	马王堆出土医书	
	《养生方》	佚名	马王堆出土医书	
	《杂疗方》	佚名	马王堆出土医书	
	《容成阴道》	佚名	《汉书·艺文志·方技略·房中》	已佚
	《务成子阴道》	佚名	《汉书·艺文志·方技略·房中》	已佚
	《尧舜阴道》	佚名	《汉书·艺文志·方技略·房中》	已佚
	《汤盘庚阴道》	佚名	《汉书·艺文志·方技略·房中》	已佚
	《天老杂子阴道》	佚名	《汉书·艺文志·方技略·房中》	已佚
	《天一阴道》	佚名	《汉书·艺文志·方技略·房中》	已佚
	《黄帝三王养阳方》	佚名	《汉书·艺文志·方技略·房中》	已佚
	《三家内房有子方》	佚名	《汉书·艺文志·方技略·房中》	已佚
	《华佗结毒科秘传》	华佗	《华佗神医秘传》	
	《太清经》	佚名	《抱朴子内篇·遐览》	
	《元阳子经》	佚名	《抱朴子内篇·遐览》	已佚
	《玄女经》	佚名	《抱朴子内篇·遐览》	
	《素女经》	佚名	《抱朴子内篇·遐览》	
	《彭祖经》	佚名	《抱朴子内篇·遐览》	已佚
	《子都经》	佚名	《抱朴子内篇·遐览》	已佚
	《容成经》	佚名	《抱朴子内篇·遐览》	已佚
	《玉策记》	佚名	《抱朴子内篇·遐览》	已佚
	《入室经》	佚名	《抱朴子内篇·遐览》	已佚
	《六阴玉女经》	佚名	《抱朴子内篇·遐览》	已佚

续表

朝代	著述名称	作者	出处	备注
秦汉至宋	《玉房秘诀》	佚名	《隋书·经籍志》	
	《新撰玉房秘诀》	佚名	《隋书·经籍志》	已佚
	《素女秘道经》	佚名	《隋书·经籍志》	
	《素女方》	佚名	《隋书·经籍志》	
	《郯子说阴阳经》	佚名	《隋书·经籍志》	已佚
	《序房内秘术》	葛氏	《隋书·经籍志》	已佚
	《除太山房内秘术》	佚名	《隋书·经籍志》	已佚
	《杂嫁娶房内秘术》	佚名	《隋书·经籍志》	已佚
	《玉房秘录诀》	冲和子	《旧唐书经籍志》	
	《素女论》	佚名	《日本国见在书目录》	
	《房内经》	佚名	《和名抄引用汉籍》	
	《京女论》	佚名	《观古堂本百川书志》	
	《祁男种子书》	佚名	《万卷堂书目》	
	《房中经》	佚名	《丛书举要》	
	《玉房子要》	佚名	《丛书举要》	
	《女丹经》	佚名	《也是园藏书目》	
	《洞玄子》	佚名	《医心方》	
	《天地阴阳交欢大乐赋》	白行简	敦煌鸣沙山崖	
	《御女损益篇》	陶弘景	《养性延命录》	
	《房中补益》	孙思邈	《备急千金要方·养性》	
	《延寿第一绅言》	愚谷老人	《丛书集成》	
	《房内》	丹波康赖	《医心方》	
明清至民国	《房中补益》	金礼蒙	《医方类聚》	
	《养生四要》	万全	《万密斋医学全书》	
	《广嗣纪要》	万全	《万密斋医学全书》	
	《色欲当之所戒论》	高濂	《遵生八笺》	
	《摄生秘剖总要》	洪基	《摄生总要》	
	《种子秘剖》	洪基	《摄生总要》	
	《种子方剖》	洪基	《摄生总要》	
	《房术奇书》	洪基	《摄生总要》	
	《房术玄机中萃纂要》	陈希夷	《摄生总要》	
	《房中炼己捷要》	朱权	《摄生总要》	
	《宜麟策》	张景岳	《景岳全书》	
	《医学正印种子编·男科》	岳甫嘉	《医学正印种子编》	

续表

朝代	著述名称	作者	出处	备注
明清至民国	《男科证治全编》	岳甫嘉	《医学正印种子编》	
	《广嗣要语》	俞子木	《珍本医书集成》	
	《广嗣须知》	胡文焕	《格致丛书》	
	《霉疮秘录》	陈司成	明崇祯刻本	
	《傅青主男科》	傅山	《傅青主男女科》	
	《种子要方》	徐大椿	《徐灵胎医书三十二种》	
	《玄女房中经》	程永培	《程刻秘传医书四种》	
	《种子心法》	王实颖	《广嗣五种备要》	
	《叶氏秘本种子金丹》	佚名	《全国中医图书联合目录》	
	《阳痿论》	韩善徵	《韩式医书六种》	
	《生育辑要》	张熙樵	《全国中医图书联合目录》	
	《求嗣指源》	永福氏	《全国中医图书联合目录》	
	《广嗣金丹》	何守愚	《全国中医图书联合目录》	
	《种子奇方》	康强	《全国中医图书联合目录》	
	《葆精大论》	王建善	《全国中医图书联合目录》	
	《广嗣要方》	松柏老人	《全国中医图书联合目录》	
	《育麟秘术》	知新	《全国中医图书联合目录》	
	《男病治效》	郑重光	《素圃医案》	
	《花柳易知》	李公彦	《医学捷径文书》	
	《梅疮见垣录》	恽铁樵	《药庵医学丛书》	
	《花柳病》	刘崇熙	《全国中医图书联合目录》	
	《种子第一奇书》	卢方	《全国中医图书联合目录》	
	《花柳科》	管炎威	《全国中医图书联合目录》	
	《花柳症讲义》	王振华	《全国中医图书联合目录》	
	《广嗣新书》	魏兆良	《全国中医图书联合目录》	
	《遗精病指述》	袁国荣	《全国中医图书联合目录》	
	《中西花柳病讲义》	汪洋	《全国中医图书联合目录》	
	《种子秘方》	乐思才	《全国中医图书联合目录》	
	《花柳学讲义》	管霈民	《全国中医图书联合目录》	
	《遗精广论》	陈存仁	《全国中医图书联合目录》	
	《续嗣珍宝》	白云居士	《全国中医图书联合目录》	
	《种子第一金丹》	万波居士	《全国中医图书联合目录》	
	《淋浊自疗法》	傅辟支	《全国中医图书联合目录》	
	《性理疗病征验录》	阎德润	《全国中医图书联合目录》	

续表

朝代	著述名称	作者	出处	备注
明清至民国	《花柳科学》	秦伯未	《全国中医图书联合目录》	
	《育嗣宝筏》	蒋琳荫	《全国中医图书联合目录》	
	《房中八段功》	金倜庵	《全国中医图书联合目录》	
	《花柳病摘要讲义》	都少伯	《全国中医图书联合目录》	
	《种子秘方》	魏丕基	《全国中医图书联合目录》	
	《种子仙方》	佚名	《全国中医图书联合目录》	
	《花柳病救护法》	陈邦贤	《全国中医图书联合目录》	
	《轩辕黄帝后嗣论》	陈养吾	《全国中医图书联合目录》	
	《种子金丹全集》	周子春	《全国中医图书联合目录》	
	《广嗣秘要方》	佚名	《全国中医图书联合目录》	
	《广嗣秘诀验方》	汪启贤	《全国中医图书联合目录》	
	《广嗣编》	方允淳	《全国中医图书联合目录》	
	《种子心法》	石成金	《全国中医图书联合目录》	
	《神效育子方》	赵冬郎	《全国中医图书联合目录》	
	《广嗣全诀》	陈文治	《全国中医图书联合目录》	
	《延龄种子方》	黎民化	《全国中医图书联合目录》	
	《祈嗣真诠》	袁黄	《全国中医图书联合目录》	
	《嗣育》	丁其誉	《寿世秘典》	
	《性原广嗣》	王洪翰	《全国中医图书联合目录》	
	《百发百中》	佚名	《全国中医图书联合目录》	
	《继嗣秘本》	佚名	《全国中医图书联合目录》	
	《梅疮秘录总论》	佚名	《全国中医图书联合目录》	
	《求嗣得孕法》	佚名	《全国中医图书联合目录》	
中华人民共和国	《毓麟验方》	佚名	《全国中医图书联合目录》	
	《生殖疾病的中医治疗》	王自立	甘肃人民出版社	
	《中医男科集举》	张景祥	吉林化学工业公司第一职工医学院	
	《男子不育》	李曰庆	人民卫生出版社	
	《中医男科证治》	李家振	科学技术文献出版社重庆分社	
	《遗精阳痿证治》	胡龙才	中医古籍出版社	
	《实用中医泌尿生殖病学》	徐福松	山东科学技术出版社	
	《中医男科学》	王琦	天津科学技术出版社	
	《中医优生秘诀》	张达旭	广西科学技术出版社	
	《中医男性病荟萃》	安崇辰	重庆市中医研究所	
	《中国古代房事养生学》	周一谋	中外文化出版公司	

续表

朝代	著述名称	作者	出处	备注
中华人民共和国	《男性科古今名医秘方》	杨光和	学术期刊出版社	
	《男性性功能障碍防治大全》	赵琦	科学出版社	
	《性功能障碍与中医自我康复》	赵家琪	天津大学出版社	
	《阳痿早泄证治及验方》	孙文奇	湖南大学出版社	
	《食物与性保健》	林孟良	人民卫生出版社	
	《中医诊治男性不育与性功能障碍》	王玉英	中国医药科技出版社	
	《中医男科辑要》	张敏建	上海中医学院出版社	
	《中医男性病学》	张登本	陕西科学技术出版社	
	《马王堆汉墓出土房中养生著作释译》	周一谋	海峰出版社 今日中国出版社	
	《男性不孕不育症的中医诊治》	张淑亭	河北科学技术出版社	
	《男科证治指南》	李彪	湖南科学技术出版社	
	《男性性功能障碍与不育》	樊中州	科学普及出版社	
	《中医男科各方选议》	刘采倩	华夏出版社	
	《古今男科医案选按》	戴西湖	华夏出版社	
	《现代中医男科荟萃》	王琦	华夏出版社	
	《医心方男科奇览》	陈和亮	华夏出版社	
	《中医男科临床手册》	王琦	华夏出版社	
	《临床撷英·男科》	王琪	中国中医研究院研究生部	
	《男女不育症的中医治疗》	薛光耀	甘肃科学技术出版社	
	《中医男科百问》	吴银根	上海科学技术出版社	
	《男性病治疗》	徐福松	江苏科学技术出版社	
	《中医男科临床治疗学》	冷方南	人民卫生出版社	
	《男女科病千首妙方》	樊中州	科学普及出版社	
	《男女科千首妙方（续集）》	樊中州	科学普及出版社	
	《男性不育与性功能障碍》	金刚之	学苑出版社	
	《性科病症中医治疗良方》	曹庆荣	广西科学技术出版社	
	《男女病秘验良方》	杜杰慧	北京科学技术出版社	
	《男性病》	黄吉棠	广东科学技术出版社	
	《男科妙方》	江玉文	科学普及出版社	
	《男科医论》	安崇辰	中国医药科技出版社	
	《男女性功能中医保养》	林中昌	广西科学技术出版社	
	《中国古代事养生集要》	宋书功	中国医药科技出版社	
	《中西医治疗男性病》	张宝兴	河南科学技术出版社	
	《古今不育症验方精选》	陆平	上海中医学院出版社	

续表

朝代	著述名称	作者	出处	备注
中华人民共和国	《男女病奇效良方》	庞国明	中国医药科技出版社	
	《男性病的诊断治疗》	王小平	科学技术文献出版社重庆分社	
	《实用男科大全》	张有寓	天津人民出版社	
	《男科药食方萃》	李兴广	北京科学技术出版社	
	《阳痿治疗集锦》	肖相如	山西科学技术出版社	
	《中医传统性医学》	王旭东	江苏科学技术出版社	
	《中医男科证治备要》	安崇辰	科学技术文献出版社	
	《当代名医临证精华·男科专辑》	史宇广	中医古籍出版社	
	《中国性科学》	张有寓	山西人民出版社	
	《中医性诊疗学》	王明辉	湖北科学技术出版社	
	《古今性病验方选萃》	马汴梁	人民军医出版社	
	《中医男科讲座》	江海身	中国医药科技出版社	
	《传统房中保健》	周祖贻	湖南科学技术出版社	
	《实用中西医结合男性学手册》	李曰庆	华夏出版社	
	《中医房事养生与性功能障碍调治》	曹洪欣	山东科学技术出版社	
	《男子性功能障碍防治大全》	杜敬	中国医药科技出版社	
	《壮阳疗法》	郑大坤	中国医药科技出版社	
	《中医房事验方集成》	石志超	大连出版社	
	《男科病自我诊治200妙例》	柴国钊	长春出版社	
	《中国男科医案》	张有寓	天津科技翻译出版公司	
	《男科临证新探》	罗任波	科学技术文献出版社	
	《中国古今男性良方集成》	郑大坤	济南出版社	
	《实用中医性病学》	杨殿兴	四川科学技术出版社	
	《男女更年期综合征的中医治疗》	陈家杨	甘肃科学技术出版社	
	《男女奇效良方》	杜杰慧	中国医药科技出版社	
	《男女求子效方》	潘瑞贞	中国医药科技出版社	
	《男子病证治》	张根藤	吉林科学技术出版社	
	《男女性疾病与不孕症》	李广文	山东科学技术出版社	
	《性病证治》	杨建葆	中国妇科出版社	
	《男科证治心法》	程绍恩	北京科学技术出版社	
	《中医性医学》	王明辉	湖北科学技术出版社	
	《针灸男科秘验集》	王大生	中国科学技术出版社	
	《实用中国男性学》	金之刚	学苑出版社	
	《中国男科学》	安崇辰	贵州科学技术出版社	

续表

朝代	著述名称	作者	出处	备注
中华人民共和国	《中医性病学》	张志礼	江西科学技术出版社	
	《阳痿的自我诊断与治疗》	张敏建	上海医科大学出版社	
	《男女科5000金方》	王旭东	安徽科学技术出版社	
	《中西医结合不育与不孕研究新进展》	李曰庆	中国中医药出版社	
	《性事保健与壮阳秘方》	许士凯	吉林科学技术出版社	
	《中华古代房中养生集萃》	安贵平	福建美术出版社	
	《男女不育诊治荟萃》	李佺	中国中医药出版社	
	《夫妻双修功》	杨林	内蒙古人民出版社	
	《玉房秘典》	太平真人	中国医药科技出版社	
	《阳痿病》	尹文娴	新疆科技卫生出版社	
	《玉房按摩养生》	松佑君	中国医药科技出版社	
	《男科中成药便览》	许国振	学苑出版社	
	《男科病奇效良方》	韩臣子	学苑出版社	
	《古今性病论治》	高丹枫	学苑出版社	
	《男女病针灸推拿疗法与按摩保健》	戴居六	学苑出版社	
	《中国古代摄生养性秘诀（房事医论）》	钟怡	学苑出版社	
	《阳痿论治与效方三百首》	石志超	大连出版社	
	《男性养生保健揭秘》	陈和亮	华夏出版社	
	《中国古代性典诠释》	王凯	沈阳出版社	
	《前列腺疾病临床荟萃》	李曰庆	华夏出版社	
	《中医性医学研究与临床》	戚广崇	上海科技文献出版社	
	《男科纲目》	徐福松	南京大学出版社	
	《中国传统性医学》	康力升	中国医药科技出版社	
	《实用中医男科学》	秦国政	中国工人出版社	
	《实用中西医结合泌尿男科学》	李曰庆	人民卫生出版社	
	《性功能障碍的中医治疗》	王仲举	科学技术文献出版社重庆分社	
	《中国传统性治疗学》	李彪	三环出版社	
	《中医男科必读》	沈舫钦	山西科学技术出版社	
	《男科最新诊疗方法精要》	北京中西医药新技术研究所	中国医药科技出版社	
	《中国传统性医学》	王立	中医古籍出版社	
	《中华性学观止——中华性医学珍籍集成》	樊友平	广东人民出版社	
	《现代性医学》	薛兆英	人民军医出版社	
	《实用男科临床手册》	李彪	人民军医出版社	

续表

朝代	著述名称	作者	出处	备注
中华人民共和国	《中西医结合治疗难治男科及并的良方妙法》	吴大真	中国医药科技出版社	
	《中西医结合专科专病诊疗大系·男科病学》	苏勋庄	山西科学技术出版社	
	《男科理论与临床》	秦国政	中国医药科技出版社	
	《男科病良方 1500 首》	李郑生	中国中医药出版社	
	《男科诊治精要》	梁勇才	人民军医出版社	
	《男科病调养与护理》	陈武山	中国中医药出版社	
	《古今名医临证金鉴·男科卷》	单书健	中国中医药出版社	
	《男科常见病的诊断与治疗》	孔令青	中国医药科技出版社	
	《老中医坐堂·男科病诊治绝招》	李桂	河北科学技术出版社	
	《中国男科秘方全书》	曾宪进	科学技术文献出版社	
	《男科疾病中西医防治》	王国忠	金盾出版社	
	《现代名中医男科绝技》	陈武山	科学技术文献出版社	
	《男科病证治精要》	柯清林	科学技术文献出版社	
	《男科中医论治》	余明哲	东大图书股份有限公司	
	《男科病效验良方》	杨英豪	北京科学技术出版社	
	《现代名中医不孕不育诊治绝技》	陈武山	科学技术文献出版社	
	《教你对症下药·男科》	刘莹	河北科学技术出版社	
	《当代男科妙方》	李世文	人民军医出版社	
	《新编男科验方荟萃》	周祯祥	广东世界图书出版公司	
	《男科悬壶笔记》	曹开镛	天津科学技术出版社	
	《实用偏方秘方经典·男科》	张家林	中医古籍出版社	
	《老年男科疾病防治与调养》	李卫真	金盾出版社	
	《男科疾病中西医汇通》	王琦	辽宁科学技术出版社	
	《中西医结合男科治疗学》	郭军	人民军医出版社	
	《二十世纪中医药最佳处方·男科卷》	漆浩	学苑出版社	
	《饮食男女》	陈武山	科学技术文献出版社	
	《男性性功能障碍的自测与防治》	戚广崇	上海科技教育出版社	
	《王琦谈男科病》	王琦	上海科技教育出版社	
	《男科常见疾病食疗方》	董继开	中国医药科技出版社	
	《男科病奇难顽症特效疗法》	黄祥武	科学技术文献出版社	
	《老中医坐堂·男科》	张昭原	河北科学技术出版社	
	《男科医生与患者的对话》	陈武山	科学技术文献出版社	
	《实用中医男科临床手册》	陈和亮	上海中医药大学出版社	

续表

朝代	著述名称	作者	出处	备注
中华人民共和国	《男科疾病防治百问》	陈武山	中国人口出版社	
	《男科病早治疗手册》	陈武山	中国人口出版社	
	《男科病针灸推拿疗法与按摩保健》	戴居云	学苑出版社	
	《男科常见病防治300问》	郭军	中国中医药出版社	
	《实用中医男科学》	高兆旺	山东科学技术出版社	
	《男性养生保健指南》	高新彦	人民军医出版社	
	《曹开镛谈男性健康新理念》	曹开镛	北京出版社	
	《男科病验方》	区向阳	广东科学技术出版社	
	《百草治男科病秘方》	程晓英	长虹出版公司	
	《男科专病中医临床诊治（第2版）》	陈志强	人民卫生出版社	
	《男科证治心法》	程绍恩	北京科学技术出版社	
	《男科病调养与护理（第5版）》	陈武山	中国中医药出版社	
	《中国中西医结合男科学》	贾金铭	中国医药科技出版社	
	《中西医临床男科学》	戴春福	中国医药科技出版社	
	《中西医结合男科学》	何清湖	人民卫生出版社	
	《中国男科秘方全书》	普宪进	科学技术文献出版社	
	《男科病临床诊治》	王富春	科学技术文献出版社	
	《男科疑难顽症特色疗法》	周幸来	金盾出版社	
	《精选妙用中草药治疗男科疾病》	敏涛	江西科学技术出版社	
	《男科良方大全》	何清湖	山西科学技术出版社	
	《实用中医男科临床手册》	陈和亮	上海中医药大学出版社	
	《王琦临床方药应用十讲》	盖海山	中国中医药出版社	
	《男性病临床验方荟萃》	姜洪志	人民军医出版社	
	《男科秘验方》	陈武山	科学技术文献出版社	
	《男科常见病推拿》	吴潜智	四川科学技术出版社	
	《中医男科诊断治疗学》	曹开镛	中国医药科技出版社	
	《秘验单方集锦·男科、妇科篇》	刘道清	河南科学技术出版社	
	《男科辨病专方专药治疗学》	戴西湖	军事医学科学出版社	
	《中医辨证施治男科疑难病》	王玉良	科学技术文献出版社	
	《男科病特色专科实用手册》	秦国政	中国中医药出版社	
	《男科病名家医案·妙方解析》	何清湖	人民军医出版社	
	《中西医结合泌尿男科疾病诊疗手册》	王伊光	中国中医药出版社	
	《中华泌尿男科学古典集成》	樊友平	中医古籍出版社	
	《中西医结合泌尿男性疾病诊疗手册》	王伊光	中国中医药出版社	

续表

朝代	著述名称	作者	出处	备注
中华人民共和国	《王琦男科学（第 2 版）》	王琦	河南科学技术出版社	
	《做个“性”福男人》	梅红	中国中医药出版社	
	《男科诊治指南》	崔云	宁波出版社	
	《男科专家临床随笔》	王劲松	中国矿业大学出版社	
	《男科中西方药辑要》	戴西湖	军事医学科学出版社	
	《男科病实用偏方》	赵建新	人民军医出版社	
	《男科病防治与康复》	杨瑾	中医古籍出版社	
	《男科临证指要》	徐福松	人民卫生出版社	
	《中医男科、妇科及儿科治疗》	刘炎	世界图书出版公司	
	《傅山男科临证运用》	尤舒彻	山西科学技术出版社	
	《古今名医男科医案赏析》	高新彦	人民军医出版社	
	《男科病食疗本草》	蔡鸣	化学工业出版社	
	《妇科及男性病的中西医诊疗与护理》	郑祖峰	中医古籍出版社	
	《当代男科妙方（第 2 版）》	李世文	人民军医出版社	
	《中医男科方药手册》	宋代平	人民军医出版社	
	《男科常见病中医诊治》	李志文	金盾出版社	
	《名中医男科绝技良方》	吴大真	科学技术文献出版社	
	《新编男科疾病防治问答》	陈武山	中国人口出版社	
	《中华名医名方薪传・男科病》	崔应珉	郑州大学出版社	
	《男科疾病古今名家验案全析》	陈武山	科学技术文献出版社	
	《妇科男科疾病按摩治疗图解》	郭长青	人民卫生出版社	
	《徐福松实用中医男科学》	徐福松	中国中医药出版社	
	《泌尿男性生殖疾病循证问方》	黄以政	浙江工商大学出版社	
	《男性食疗》	黄学宽	西南师范大学出版社	
	《图解男性中医养生》	高鹏翔	吉林科学技术出版社	
	《男性病实效经典》	贾双喜	人民军医出版社	
	《男性不育妙手医・专家教你如何防治男性不育》	皇甫予苏	人民卫生出版社	
	《施慧中医男科专集》	施慧	云南人民出版社	
	《男科病常用药酒》	李志文	金盾出版社	
	《杨东中医男科论》	杨东	阳光出版社	
	《男科病防治小验方》	段守锋	金盾出版社	
	《中医男科名家验案精选》	孙在典	人民军医出版社	
	《男科病用药宜忌与日常调养》	关晓萍	黑龙江科学技术出版社	
	《男科病中医验案点评与误案分析》	尹国有	人民军医出版社	

续表

朝代	著述名称	作者	出处	备注
中华人民共和国	《图说中医按摩·卷5·妇科男科常见病卷》	郭长青	西安交通大学出版社	
	《男科病治疗调养全书》	郭军	化学工业出版社	
	《“名医指路”大众健康馆·男科病防治》	邹德威	人民军医出版社	
	《按摩·卷5·妇科男科常见病卷》	郭长青	西安交通大学出版社	
	《中国丸散膏丹方药全书·男科病》	程爵棠	学苑出版社	
	《前列腺疾病治疗特效方》	郭军	化学工业出版社	
	《男科病千家妙方》	强刚	人民军医出版社	
	《妇科男科病按摩》	郭长青	上海科学技术出版社	
	《徐福松男科医案选》	徐福松	人民卫生出版社	
	《男科疾病患者宜吃食物》	姚海杨	金盾出版社	
	《中医男科临床治疗学 修订版》	冷方南	人民军医出版社	
	《古今名医临证金鉴·男科卷》	单书健	中国中医药出版社	
	《男科疑难病选方用药技巧》	王付	人民军医出版社	
	《男科病效验秘方》	张敏建	化学工业出版社	
	《男科病调治与生活宜忌》	单良	上海科学技术文献出版社	
	《男女科奇效良方》	杜婕惠	人民军医出版社	
	《中西医结合男科学》	张敏建	科学出版社	
	《当代男科妙方（第3版）》	李世文	人民军医出版社	
	《男科心悟》	谢作钢	湖北科学技术出版社	
	《男科专家医话》	曹开镛	哈尔滨出版社	
	《男科医生答疑》	曹开镛	哈尔滨出版社	
	《当代男科名医名方》	刘兰芳	金盾出版社	
	《名老中医话男科疾病》	沈元良	金盾出版社	
	《国医精华药膳·防治男科疾病药膳大全》	朱红霞	中国医药科技出版社	
	《王琦男科》	王琦	中国中医药出版社	
	《徐福松男科纲目》	徐福松	科学出版社	
	《中西医结合男科学》	宾彬	广东高等教育出版社	
	《男人保健方药》	曹开镛	哈尔滨出版社	
	《曹开镛谈男人养生丛书·男人有性才幸福》	曹开镛	哈尔滨出版社	
	《男性健康之道》	庞保珍	中医古籍出版社	
	《中医男科学》	秦国政	中国中医药出版社	
	《男科病》	袁少英	中国医药科技出版社	
	《男科常见病中医自助手册》	张亚强	人民军医出版社	
	《泌尿男科中西医诊疗套餐》	刘朝圣	人民军医出版社	

续表

朝代	著述名称	作者	出处	备注
中华人民共和国	《男科病如何用药与食物疗法》	康成	黑龙江科学技术出版社	
	《武当道医男科临证灵方妙法》	尚儒彪	山西科学技术出版社	
	《读经典学名方系列·男科病名方》	朱晓光	中国医药科技出版社	
	《男科疾病验方荟萃》	任豪	中国医药科技出版社	
	《男科专病中医临床诊治（第3版）》	陈志强	人民卫生出版社	
	《中医男科病证诊断与疗效评价标准》	曹开镛	人民卫生出版社	
	《精选男性药酒1200例》	张保国	中国医药科技出版社	
	《中医男科学史》	樊友平	中医古籍出版社	
	《男性健康养生宝典》	兰政文	中国医药科技出版社	
	《男科疾病效验秘方》	任豪	中国医药科技出版社	
	《男科病针灸特色疗法》	喻喜春	人民军医出版社	
	《男科病名家经验集》	贾玉森	中国中医药出版社	
	《实用男科病临床手册》	秦国政	中国中医药出版社	
	《男科诊治精要》	李湛民	天津科学技术出版社	
	《徐福松男科临证实践录》	徐福松	人民卫生出版社	
	《男性养生药膳大全》	尤优	北京联合出版公司	
	《男科经方手册》	谢作钢	湖北科学技术出版社	
	《男科病的自我调养》	胡维勤	安徽科学技术出版社	
	《男科病防治150则》	马汴梁	金盾出版社	
	《男科中医特效药膳精粹》	侯晓强	华中科技大学出版社	
	《常见病中成药临床合理使用丛书·男科分册》	张伯礼	华夏出版社	
	《360度家庭自疗全方案丛书·男科疾病》	王惠娟	中国医药科技出版社	
	《门成福妇男科临证良方经验录》	门波	中原农民出版社	
	《阳痿中医特色疗法》	徐福松	人民军医出版社	
	《阳痿中医特色疗法·第2辑》	徐福松	人民军医出版社	
	《当代男科妙方（第4版）》	李世文	人民军医出版社	
	《男科病自我诊疗与调养》	范晓清	广西科学技术出版社	
	《临床实用男科疾病诊疗精要》	黄新飞	吉林科学技术出版社	
	《大国医经典医案诠解·病症篇·男科病》	覃湛	中国医药科技出版社	
	《男科病妙法良方》	王昕	化学工业出版社	
	《中医名家男科病辨治实录》	尹国有	学苑出版社	
	《男科病自诊自疗食疗》	范晓清	广西科学技术出版社	
	《王劲松中医精室论》	王劲松	东南大学出版社	
	《名医解惑·前列腺炎》	宋春生	中国科学技术出版社	

续表

朝代	著述名称	作者	出处	备注
中华人民共和国	《名医解惑·男性不育症》	郭军	中国科学技术出版社	
	《名医解惑·阳痿》	郭军	中国科学技术出版社	
	《男性不育》	刘朝圣	湖南科学技术出版社	
	《前列腺炎·前列腺增生》	何清湖	湖南科学技术出版社	
	《名医解惑·良性前列腺增生症》	宋春生	中国科学技术出版社	
	《家庭必备偏验方系列·男科疾病偏验方》	张胜杰	中国医药科技出版社	
	《养生有道话男科》	谢作钢	上海科学技术出版社	
	《男科疾病针灸治疗撷萃》	袁少英	人民卫生出版社	
	《中西医结合男科学（第2版）》	张敏建	科学出版社	
	《刘志明谈不育不孕·刘氏种子生殖秘术》	刘志明	中国中医药出版社	
	《当代男科妙方（第5版）》	李世文	河南科学技术出版社	
	《中医男科学》	秦国政	科学出版社	
	《实用中医男科学》	戚广崇	上海科学技术出版社	
	《中医男科学》	秦国政	科学出版社	

本书第一版书评选录

中医男科学的奠基石

——专家纵谈《王琦男科学》

由王琦教授任主编、秦国政博士任副主编的《王琦男科学》于 1997 年 11 月由河南科学技术出版社出版发行。一年多来，该书受到国内外医家好评，现摘录部分著名专家对该书的评论，以飨读者。

中日友好医院焦树德教授：

王琦教授主编的《王琦男科学》是继他主编的《中医男科学》问世之后，又历时 3 年主编出版的一部新的医学巨著。洋洋 160 万言，体现出中国医药学的勃勃生机，茸茸新意。

中国医药学在《黄帝内经》这部经典著作中，就非常重视男女形体、发育、生理、病理的异同，有许多宏论名言，指导后世。历代医家又通过长期大量的临床实践，不断总结，根据男女不同的生理、疾病特点，不断进行总结，逐渐形成了临床实用的医学理论和诊治方药。从而在医学论著中相继出现了妇科、女科、产科、胎产等专论和专书，如《妇人良方大全》《济阴纲目》《胎产全书》《女科要旨》《达生篇》等。至于有关男性生理、病理方面的论述，虽然也有关于“求嗣”“广嗣”“育麟”“阳痿”“遗精”“男阴病”等记述，甚至还有一些叫作《济阳纲目》《傅青主男科》等名称的书，但细观其内容，均非专门论述男子独立疾病和生理障碍的专著。实际上，中国医药学中，尚没有“男科学”专著，也就是说男科病还包括在内外各科之中，而没有形成专门学科。《王琦男科学》的出版则填补了这一空白。并在多年继承、发扬祖国医学的实践过程中，不断总结，整理升华而创立、构建了“男科学”这一专门学科。该书系统全面地从多角度、多层次论述了男性性功能障碍、不育症、阴茎疾病、阴囊疾病、睾丸疾病、附睾疾病、精索与输精管疾病、前列腺与精囊疾病、男性绝育术后并发症、房中病、男科杂病、性传播疾病等 160 多种病症。并详列各种鉴别诊断与治疗方药，还吸收了一部分西医内容。在诊断标准化方面，提出了不少新观点；在治疗方面，介绍了许多新经验。本书具有科学性、先进性、实用性、创新性。

王琦教授在书中有理有据地提出了对于“阳痿”一病，切忌一味地“温补肾阳”，而明确地提出应“从肝论治”。还提出诊治男性不育以“邪实居多，正虚为少”的学术思想和“阴阳并补，补中有通，补中有清”的用药经验。这些论点，不仅起到了继往开来的作用，丰富了医学内容，而且体现出敢于创新的时代精神。

该书内容丰富，系统全面，立论有据，观念新颖，是一项巨大的系统工程和科研成果，学术价值很高，达到了本学科的国际先进水平。该书的问世，对中医药学的发展，具有启发和推动作用。

中国中医研究院余瀛鳌研究员：

详见本书第 1 271 页所附全文。

北京中医药大学东直门医院王沛教授：

详见本书第 1 272 页所附全文。

北京中医药大学颜正华教授：

《王琦男科学》是在王琦教授编著《中医男科学》《中华中医男科学丛书》的基础上，总结十余年来中医男科医疗实践经验和研究的新成果，大量补充、修订而成，内容丰富、系统、全面、新颖，为中医男科的完善做出了新贡献。

本书的编写体例是根据中医男科实际需要，采用传统医学与现代医学相结合的方法，既有继承，又有创新。全书在“导论篇”中详细论述中医男科的概念和研究范围，起源和发展概况，进一步阐述了中国医科的解剖生理、病因病理、诊断辨证、治法护理、病症论治等。“病症论治”共分 11 类，165 个病症，并详列了 17 种男科常见病症的鉴别诊断与治疗。每个病症分别阐明其概念、沿革、病因病理、辨病、类病辨别、辨证要点、论治、其他治疗、转归与预后等。此外还对求嗣与节欲，男性保健与优生，以及古代医学、性药学等理论问题做了探讨。全书内容充实，资料丰富，系统全面地反映了我国现阶段中医男科理论与临床实践发展的全貌。

特别值得提出的是，本书对中医男科的病名进行了整理，基本采用现代医学的名称，传统名称与现代名称相应者则加以对比；易混淆病名，如“淋病”“淋症”等则加以区分，对一病多名或一名多病者则加以整理，使中医男科病名逐步规范。

病因病理阐述，既有传统理论，又有现代研究新内容，诊断方面、辨证结合辨病，以例正确治疗。治法方面，中西兼顾，防治结合药物、心理、行为疗法等综合运用，参考资料十分丰富。

本书可供中西医临床参考，又可作为工具书查阅，故具有很大的实用价值。

人民卫生出版社副总编、编审白永波：

《王琦男科学》一书由河南科学技术出版社于 1997 年 11 月推出，全书分 9 篇 43 章，约 160 万字。阅读之后，感到本书有以下几个特点：

一、本书作者创作思维具有开拓性。把男子性功能不全、男性不育和男阴疾患等男性特有的病进一步分化出一个专科，这是在科学研究和临床经验基础上的升华。

二、本书所构建的学科框架全局合理，具有实用性。本书所收病种 11 类 165 病症，详列 17 种男科常见症状的鉴别诊断与治疗，对每一病证，分别从概述、沿革、病因病理、辨病、类病辨别、辨证要点、治疗要点与原则、论治、其他治疗、转归与预后、预防与护理、文献选录、现代研究进展、诊疗标准参考等方面进行阐述，不仅汇集了现代中西医有关男科疾病的最新理论和诊疗方法，还收集了古今中医男科在医疗实践中行之有效的单方、验方、秘方、食疗方、中成药及按摩、气功、针灸等临床经验，系统全面地反映了现阶段中医男科临床理论与临床实践的全貌，对男科临床工作具有指导作用和重要的参考价值。

三、本书引用资料丰富，条缕分析清楚，加之作者的临床经验，所提出的学术新见解言而有据，是文献与临床最佳结合的典范，也是发展中医学术的必由之路，值得赞佩，值得提倡。

总之，本书从临床学术研究的角度，或从近年来中医出版物的角度审视，都可称得上佳品之作。

（原载《科技潮》1999 年第 7 期）

一部成功的临床新学科专著

——荐阅《王琦男科学》

余瀛鳌（中国中医研究院研究员）

由王琦教授领衔主编的《王琦男科学》（河南科学技术出版社出版）已于一年前刊行问世。此处所标示的“男科”与历史上《傅青主男科》等医著中的“男科”含义绝不相同。后者主要是指男性患者所患的内科杂病。王教授于20世纪80年代中期参阅数以百计的古今中医药文献、著作，融合现代医学理论，编写出版了我国第一部《中医男科学》，将男科疾病的范畴予以斟酌界定。而在新编的《王琦男科学》中，则予以进一步充实、完善，其“病症论治篇”将男科疾病归纳为：男性性功能障碍、不育症、阴茎疾病、阴囊疾病、睾丸附睾疾病、精索与输精管疾病、前列腺与精囊疾病、男性绝育术后并发症、房中病、男科杂病、性传染疾病等11类165种病症，使这门新开辟的中医临床学科，在学术内涵和概括病症等方面较为系统、全面，可谓是对这门新学科的积极贡献。全书列述导论、解剖生理、病因病理、诊断辨证、治法护理、病症论治、药物气功、求嗣节育、保健优生共9篇43章，内容相当丰富。我在多次泛阅全书的过程中，深感此书在以下几个方面贡献尤为卓著。

一、中医男科的学科创建性

多年来王琦教授从事中医药临床、研究与教学，在创建新的学科方面多所致意，并开拓与加强其学术临床的深广度。就男科而言，我国一些经典医学名著（如《黄帝内经》《神农本草经》《金匮要略》等书）中虽已有所记述，嗣后历代医著也不断地有所补阐或发明，但基本上属于散在性的载述，没有真正形成专著，当然更谈不上建立现今医学概念中所说的“男科学”。王琦教授在广收博览古今中西医学文献的基础上，于1988年撰著、刊行了《中医男科学》，初步构建了中医男科的学术临床体系。一年前他所主编的《王琦男科学》，使中医男科的框架结构益趋完整，分篇内容更为充盈，呈现了“学验俱富、粲然可观”的学术风貌。在学术上，善于撷取前贤之精要，并以求实的治学态度汲取现代医学有关内容；临床方面在继承的基础上，颇多主编者个人的诊疗心得与经验。特别是对于先贤诸论，每能熟玩精思，疏其阃奥，体现了较高的学术品位。

二、中医男科学术临床的充实与提高

我们从全书诸篇的阐论予以综合分析，作者在学术上重视穷源溯流，并在构筑新学科方面力求全面、系统。其中的学术理论与临床诊疗，则运用科学的思维方法去粗取精，去伪存真。并在弘扬轩岐精粹的前提下，适当地融贯现代医学知识，将男科疾病的病因、病机、病理、诊法、方药治疗与心理调控等予以综合分析、思考，紧扣诊疗实际，并试图将中西异说之异同，归于一统。阐述学理圆融变化，不滞于一隅。论述详不至冗、简不至略，体现了主编者于男科之术验多有超励前贤之处。使男科学的创建在学术与临床，以及在医理、医意方面均有明显的提高。在此，我不禁想起明代吴恩为《续医说》所写的序言中“理言治，意言识。得理与意，料理于未见，曰‘医’”的名言。作为一名医者，必当对此有所心悟，这也是对“医为吾儒格物致物”一说最好的诠释。我十分赞同国家中医药管理局原副局长诸国本同志在本书序言中所说“王琦教授在中医男科学方面的成就，是中医男科临床实践与学术研究的深化，是历代中医男科知识经验的继承与发展”的见解。

三、重视学科导论，突出诊疗中的方治

创建中医男科学欲获得医界之认可，导论的撰述和完整的学术体系至关重要。王教授于该书首列

"导论篇"，对男科学之概念、研究范畴、古今有关男科论述的发展，直至当前产生新的学科以及研究的思维方法等予以一一阐论，并分析中医男科学所具备独特的优势与今后发展前景的展望。主编者能以上述导论内容附以已见阐述发挥，意在让读者对男科学有一个明晰和整体性的认识。对于学科内涵而言，颇能烛其幽隐，发其微义，这是学科今后发展的重要理论基础。

对于男科多种病症的诊断，此书收罗广博，特别是治法与方药的内容尤为丰富。我比较注意针对多种男科疾病治疗中的选方。该书古方所占的比例较大，而选方精审可取。作者施治时又不拘执古方，多能根据实际病情予以损益变化，但又不失立法、遣方、用药之规矩。同时也体现了辨证与辨病论治相结合，恰当地采用中西医结合，力图发挥各自的诊疗优势。对于若干男科病症的治疗，选择性地采用中医治疗学中的多种治法（包括经方、时方、验方、针灸、气功、导引、按摩、外治、浴洗、心理疗法等），使中医男科治疗学特色鲜明，丰富多彩，有利于提高男科疾病的治效。

值得提出的是，对于男科最常见的阳痿病症，王琦教授在治疗方面能逾越前人"温阳补肾"等法的藩篱，明确提出"从肝论治"，堪称是男科治疗学中新的创建性理论，这也是"治病求本"的生动体现。又如在经治医案中，王教授曾用四逆散加减治疗肝郁不舒所致之阳痿。从某种意义上说，方治扩大了对古方临床应用的范畴。

综上所述，此书在学术撰论中的研精覃思和临床治疗方面的丰富翔实，以及作者在勤求古训、突出中医药诊疗特色的基础上，科学地融合新知，体现了继承、弘扬、开拓和创新的撰述思路，为男科今后的发展奠定了坚实的基础。因此不难看出《王琦男科学》是一部具有学科建设性和撰论内涵十分丰硕、切于临床实用的学术临床专著，它对广大读者（特别是从事男科诊疗的医师）具有重要的借鉴参考价值。故归纳个人浅识向读者们荐阅此书。

（原载《中国中医药报》1999年6月30日）

发展中医男科　丰富中医临床

——评《王琦男科学》

王　沛（北京中医药大学东直门医院　北京100700）

由王琦教授任主编、秦国政博士任副主编的《王琦男科学》一书，历经5年编纂，目前已由河南科学技术出版社出版。从王琦等主编第一部男科学专著《中医男科学》出版至今，时间已跨越10年。10年来，中医男科学由学科的建立，至学科体系的不断完善，取得了可喜发展。与中医男科学奠基作《中医男科学》相比较，《王琦男科学》既全面总结了男科学发展至今的研究成果，又反映了主编的学术思想与经验。诚如卫生部张文康部长为该书的出版题写的贺词所言"发展中医男科，丰富中医临床"。国家中医药管理局原副局长诸国本为该书所作序言，亦对该书给予了很高的评价，认为"王琦教授对中医学的贡献之一，在于把男科这样一个专科发展了，深入了，发育成独立的临床学科，并有不少理论上的探索和创见"。

该著作分导论篇、解剖生理篇、病因病理篇、诊断辨证篇、治法护理篇、病症论治篇、药物气功篇、求嗣节育篇、保健优生篇9个方面，在继承传统理论认识的基础上，引入现代研究最新成果和观点，系统地反映了现阶段男科学理论与实践发展的全貌。全书160余万字，共涉及165个病症，是一部大型、全面、实用、创新的男科临床参考工具书。笔者认为该书至少具有以下特色：

（1）编写体系中西互补。全书编写在占有丰富翔实资料的基础上，结合编者自身学习、研究的认识及临床经验，从中医男科学、西医男科学两个学科体系进行了系统论述，既弥补了两个学科的各自不足，又体现了每一学科的各自独立性。

（2）中西诊断病名规范。针对中医男科病症名称的混乱情况，本书以现代医学病名为主，对中医男科学中一病多名、一名多病的状况进行了初步整理，并保留了现代医学未经论述的病症，如房中病等。

（3）诊疗思路紧扣临床。本书从临床实际出发，就男性疾病的自身特点，提出诊疗模式。如男性不育既是一个独立的疾病，又是其他疾病或因素的结果，故针对不同情况做出相应诊断，如免疫性不育、特发性不育等“突破辨证模式，拓宽治疗思路”。针对不同疾病，或辨病，或辨证，或宏观与微观、辨病与辨证相结合等，采取多种思维结构，反映疾病的复杂状态，产生新的知识系统，以构架一个新的论治体系。帮助读者根据疾病的基本病理变化，以及依据疾病在不同施加因素作用下产生不同证的相关性和转移性，真正把握疾病的动态变化，突出疾病论治的特异性，从而有利于提高诊疗水平。

（4）学术思想承古创新。本书既继承了古代男科诊疗经验，又从诸多方面对王琦教授的男科学术思想进行了阐述。如对男科三大疾病之一阳痿的认识，主张“阳痿从肝论治”，宗筋为肝所主，疏肝通络是其关键，而肝肾乙癸同源，治宜兼顾，慎用温补壮阳之品。

（5）辨病用药经验独特。书中选方用药既体现了一般施治规律，又反映了编者丰富的临床经验，如白蒺藜善治肝郁之阳痿，羚羊角粉治高血压及药物中毒之阳痿，血府逐瘀汤主治肝脉瘀滞之阳痿等；治男性不育以育肾阴填精之黄精、枸杞子、五味子、熟地黄等，益肾气以生精之菟丝子、紫河车、淫羊藿等，调气血以化精之当归、党参等。

由于参加该书编写人员大多数是师从于王琦教授并从事男科临床的硕士、博士生，具有较高的理论与临床水平，从而能够更好地贯彻本书“遵循实用性、科学性、先进性原则，力求体现出大型、全面、实用、创新的特点”的编写指导思想，使得本书具有较高的学术价值和临床实用价值。当然某些章节尚未能很好地反映古今研究成果和体现王琦教授的学术思想与经验，相信此书再版时，当会更加丰富全面。

（原载《北京中医药大学学报》1999 年 7 月第 22 卷第 4 期）

参考文献

[1] 黄帝内经素问［M］. 影印本. 北京：人民卫生出版社，1956.
[2] 张景岳. 景岳全书［M］. 上海：上海科学技术出版社，1959.
[3] 上海第一医学院. 人体解剖生理学［M］. 北京：人民卫生出版社，1979.
[4] 中国医科大学. 局部解剖学［M］. 北京：人民卫生出版社，1979.
[5] 上海第一医学院华山医院皮肤科. 皮肤科手册［M］. 2 版. 上海：上海科学技术出版社，1979.
[6] 顾伯华. 中医外科临床手册［M］. 2 版. 上海：上海科学技术出版社，1980.
[7] 中医研究院，广州中医学院. 中医大辞典.（中药分册）［M］. 北京：人民卫生出版社，1982.
[8] 郭子英. 实用皮肤病学［M］. 济南：山东科学技术出版社，1983.
[9] 吴德昌，等. 人体机能解剖学［M］. 北京：科学出版社，1983.
[10] 赵辨. 临床皮肤病学［M］. 2 版. 南京：江苏科学技术出版社，1983.
[11] 江鱼. 泌尿外科手册［M］. 2 版. 上海：上海科学技术出版社，1984.
[12] 印会河. 中医基础理论［M］. 上海：上海学技术出版社，1984.
[13] 王健本，张昌贤，袁琏. 实用解剖学与解剖方法［M］. 北京：人民卫生出版社，1985.
[14] E. S. E. 哈费兹. 人类生殖——受孕与避孕［M］. 袁其晓，孙芸田译. 北京：人民卫生出版社，1985.
[15] 顾伯华. 实用中医外科学［M］. 上海：上海科学技术出版社，1985.
[16] 傅志宜. 皮肤病症状鉴别诊断［M］. 天津：天津科学技术出版社，1985.
[17] 王少金. 男性生殖系疾病［M］. 长春：吉林科学技术出版社，1986.
[18] 尚德俊. 实用中医外科学［M］. 济南：山东科学技术出版社，1986.
[19] 顾伯康. 中医外科学［M］. 上海：上海科学技术出版社，1986.
[20] 徐宜厚. 中医皮肤科诊疗学［M］. 武汉：湖北科学技术出版社，1986.
[21] 张慰祖. 皮肤病诊疗手册［M］. 兰州：甘肃科学技术出版社，1986.
[22] 孙一奎. 赤水玄珠全集［M］. 北京：人民卫生出版社，1986.
[23] 王以敬，熊汝成，曹裕丰，等. 泌尿生殖外科学［M］. 上海：上海科学技术出版社，1987.
[24] 王继生. 实用皮肤病学［M］. 天津：天津科学技术出版社，1987.
[25] 边天羽，俞锡纯. 中西医结合皮肤病学［M］. 天津：天津科学技术出版社，1987.
[26] 朱仁康. 中医外科学［M］. 北京：人民卫生出版社，1987.
[27] 霭理士. 性心理学［M］. 潘光旦译注. 北京：生活·读书·新知三联书店，1987.
[28] 王琦，曹开镛. 中医男科学［M］. 天津：天津科学技术出版社，1988.
[29] 天津科学技术出版社. 实用男性学［M］. 天津：天津科学技术出版社，1988.
[30] 金之刚，周异群. 中医外科学［M］. 长沙：湖南科学技术出版社，1988.
[31] 金保纯，王根本. 临床解剖学［M］. 北京：人民卫生出版社，1988.
[32] 周一谋，萧佐桃. 马王堆医书考注［M］. 天津：天津科学技术出版社，1988.
[33] 葛宏发，李慎勤. 泌尿外科疾病诊断和鉴别诊断［M］. 北京：人民卫生出版社，1988.

[34] 艾儒棣. 中医外科学 [M]. 成都：四川科学技术出版社，1989.
[35] 吴阶平，等. 性医学 [M]. 北京：科学技术文献出版社，1989.
[36] 罗汉超，楼有益. 性病与性器官皮肤病 [M]. 成都：四川科学技术出版社，1989.
[37] 赵琦. 男性性功能障碍防治大全 [M]. 北京：科学出版社，1989.
[38] 韩振藩，师其智. 男性生殖系外科 [M]. 北京：人民卫生出版社，1989.
[39] 焦素英，冷方南，苏诚练. 中医用药护理指南 [M]. 北京：人民卫生出版社，1989.
[40] 麻致中. 现代皮肤病学提要 [M]. 北京：人民卫生出版社，1989.
[41] 谭升顺. 皮肤黏膜症状鉴别诊断 [M]. 西安：陕西科学技术出版社，1989.
[42] 潘伯平，陆惠生. 皮肤病理诊断指南 [M]. 南京：江苏科学技术出版社，1989.
[43] 贾河先，王辉武. 百病良方：第二集 [M]. 重庆：科学技术文献出版社重庆分社，1989.
[44] 刘采倩. 中医男科名方选议 [M]. 北京：华夏出版社，1990.
[45] 戴西湖，刘建华. 古今男科医案选按 [M]. 北京：华夏出版社，1990.
[46] 王琦，秦国政. 现代中医男科荟萃 [M]. 北京：华夏出版社，1990.
[47] 王玉英. 中医诊治男性不育与性功能障碍 [M]. 北京：中国医药科技出版社，1990.
[48] 李顺强，刘小章. 男性避孕节育 [M]. 北京：中国人口出版社，1990.
[49] 李彪，何耀荣. 男科证治指南 [M]. 长沙：湖南科学技术出版社，1990.
[50] 张登本，周志杰. 中医男性病学 [M]. 西安：陕西科学技术出版社，1990.
[51] 张有寯. 中国男科医案 [M]. 天津：天津科技翻译出版公司，1990.
[52] 秦万章. 皮肤病研究 [M]. 上海：上海科学技术出版社，1990.
[53] 徐斌，王效道. 心身医学——心理生理医学的基础与临床 [M]. 北京：中国医药科技出版社，1990.
[54] 曹开镛. 中医男科临床手册 [M]. 北京：中国医药科技出版社，1990.
[55] 王琦，刘艳骄，余晓丹. 中医男科临床手册 [M]. 北京：华夏出版社，1991.
[56] 于德春，郑启云. 临床疾病诊断标准与国家体检标准 [M]. 沈阳：辽宁科学技术出版社，1991.
[57] 王一飞. 生殖医学——人类的生育、不育与节育 [M]. 北京：人民卫生出版社，1991.
[58] 叶干运，徐文严，邵长庚，等. 实用性病学 [M]. 2 版. 北京：人民卫生出版社，1991.
[59] 李志文，叶顺章，余淞. 现代性传播疾病 [M]. 北京：人民卫生出版社，1991.
[60] 李彪. 中国传统性治疗学 [M]. 北京：三环出版社，1991.
[61] 陈贵廷，杨思澍. 实用中西医结合诊断治疗学 [M]. 北京：中国医药科技出版社，1991.
[62] 吴阶平，马永江. 实用泌尿外科学 [M]. 北京：人民军医出版社，1991.
[63] 冷方南. 中医男科临床治疗学 [M]. 北京：人民卫生出版社，1991.
[64] 林中昌，王振熹，麻能评，等. 男女性功能中医保养 [M]. 南宁：广西科学技术出版社，1991.
[65] 周乐年，蒋卫周. 中医优生学 [M]. 北京：科学技术文献出版社，1991.
[66] 徐福松，高鸿程. 男性病治疗 [M]. 南京：江苏科学技术出版社，1991.
[67] 黄吉棠. 男科病 [M]. 广州：广东科学技术出版社，1991.
[68] 谢文英，王一飞，江鱼. 男性学 [M]. 上海：上海科学技术出版社，1991.
[69] 戚仁铎. 诊断学 [M]. 3 版. 北京：人民卫生出版社，1991.
[70] 金之刚，陈文伯. 男性不育与性功能障碍 [M]. 北京：学苑出版社，1991.
[71] 王旭东. 中国传统性医学 [M]. 南京：江苏科学技术出版社，启业书局有限公司，1992.
[72] 王少伯. 男性学百题 [M]. 哈尔滨：黑龙江科学技术出版社，1992.
[73] 王敬，杜杰慧. 男子性功能障碍治疗大全 [M]. 北京：中国医药科技出版社，1992.
[74] 石美鑫，熊汝成，李鸿儒，等. 实用外科学 [M]. 北京：人民卫生出版社，1992.

[75] 李兢. 中国疡科大全［M］. 天津：天津科学技术出版社，1992.
[76] 李兴广，连增林. 男科药食方萃［M］. 北京：北京科学技术出版社，1992.
[77] 李曰庆. 实用中西医结合男性学手册［M］. 北京：华夏出版社，1992.
[78] 江海身，康力升. 中医男科讲座［M］. 北京：中国医药科技出版社，1992.
[79] 陈新谦，金有豫. 新编药物学［M］. 13版. 北京：人民卫生出版社，1992.
[80] 吴阶平，裘法祖. 黄家驷外科学［M］. 5版. 北京：人民卫生出版社，1992.
[81] 周喜民. 男科学入门［M］. 北京：科学普及出版社，1992.
[82] 黄平治，李永海. 男性性功能障碍［M］. 北京：科学技术文献出版社，1992.
[83] 褚云鸿. 生殖药理学［M］. 北京：人民卫生出版社，1992.
[84] 史宇广，单书健. 当代名医临证精华·男科专辑［M］. 北京：中医古籍出版社，1992.
[85] 王国忠. 男性性功能障碍防治240问［M］. 北京：金盾出版社，1993.
[86] 刘瑞杰，李玉春. 药物新用千题［M］. 郑州：河南科学技术出版社，1993.
[87] 罗任波，安崇辰，安浚. 男科临证新探［M］. 北京：科学技术文献出版社，1993.
[88] 黄宇烽. 男性病实验诊断手册［M］. 2版. 南京：东南大学出版社，1993.
[89] 胡廷瑞，吴宗朗. 男性学诊疗检验技术方法［M］. 成都：四川科学技术出版社，1993.
[90] 安崇辰. 中国男科学［M］. 贵阳：贵州科学技术出版社，1993.
[91] 秦国政. 实用中医男科学［M］. 北京：中国工人出版社，1994.
[92] 邵梦扬，王守章，郭秀梅. 中西医结合临床肿瘤内科学［M］. 天津：天津科技翻译出版公司，1994.
[93] 谷现恩，潘柏年. 现代前列腺疾病［M］. 北京：北京医科大学、中国协和医科大学联合出版社，1996.
[94] 秦国政. 男科理论与临床［M］. 北京：中国医药科技出版社，1997.
[95] 王肯堂. 证治准绳［M］. 北京：中国中医药出版社，1997.
[96] 王琦. 王琦男科学［M］. 郑州：河南科学技术出版社，1997.
[97] 吴谦，等. 御纂医宗金鉴［M］. 北京：人民卫生出版社，1998.
[98] 方文贤，宋崇顺，周立孝. 医用中药药理学［M］. 北京：人民卫生出版社，1998.
[99] 郭应禄. 前列腺增生及前列腺癌［M］. 北京：人民卫生出版社，1998.
[100] 夏同礼. 前列腺癌的基础与临床［M］. 北京：科学出版社，2000.
[101] 张玉梅，邵强. 前列腺外科［M］. 北京：人民卫生出版社，2001.
[102] 顾方六. 现代前列腺病学［M］. 北京：人民军医出版社，2002.
[103] 曾庆琪. 常见病内治小方［M］. 南京：江苏科学技术出版社，2002.
[104] 李曰庆. 中医外科学［M］. 北京：中国中医药出版社，2002.
[105] 郭应禄，李宏军. 前列腺炎［M］. 北京：人民军医出版社，2002.
[106] 曾庆琪. 不孕不育症中医治疗［M］. 南京：江苏科学技术出版社，2003.
[107] 王琦. 男科疾病中西医汇通［M］. 沈阳：辽宁科学技术出版社，2003.
[108] 郭应禄，胡礼泉. 男科学［M］. 北京：人民卫生出版社，2004.
[109] 吴阶平. 吴阶平泌尿外科学［M］. 济南：山东科学技术出版社，2005.
[110] 贾金铭. 中国中西医结合男科学［M］. 北京：中国医药科技出版社，2005.
[111] 孙自学. 泌尿男科学［M］. 北京. 人民军医出版社，2005.
[112] 戴西湖. 男科中西方药辑要［M］. 北京：军事医学科学出版社，2007.
[113] 秦国政. 男科病特色专科实用手册［M］. 北京：中国中医药出版社，2007.
[114] 曹开镛. 中医男科诊断治疗学［M］. 北京：中国医药科技出版社，2007.

[115] 王琦. 王琦男科学［M］. 2 版. 郑州：河南科学技术出版社，2007.
[116] 毕焕洲. 性医学［M］. 北京：中国中医药出版社，2008.
[117] 曾庆琪. 求子助孕万事通［M］. 南京：江苏科学技术出版社，2008.
[118] 曾庆琪. 奇效偏方治顽疾［M］. 南京：江苏科学技术出版社，2008.
[119] 傅强，王法成，管理英. 临床前列腺病学［M］. 济南：山东科学技术出版社，2008.
[120] Fouad R. Kandeel. 男性性功能障碍病理生理与治疗学［M］. 王明晓，钟伟译. 北京：人民军医出版社，2009.
[121] 那彦群，郭振华. 实用泌尿外科学［M］. 北京：人民卫生出版社，2009.
[122] 徐福松. 徐福松实用中医男科学［M］. 北京：中国中医药出版社，2009.
[123] 黄宇烽，李宏军. 实用男科学［M］. 北京：科学出版社，2009.
[124] 那彦群，叶章群，孙光. 中国泌尿外科疾病诊断治疗指南 2011 版［M］. 北京：人民卫生出版社，2011.
[125] 世界卫生组织. 世界卫生组织人类精液检查与处理实验室手册［M］. 国家人口和计划生育委员会科学技术研究所，中华医学会男科学分会，中华医学会生殖医学分会精子库管理学组译. 5 版. 北京：人民卫生出版社，2011.
[126] 强刚，王惟恒. 男科病千家妙方［M］. 北京：人民军医出版社，2011.
[127] 秦国政. 中医男科学［M］. 北京. 中国中医药出版社，2012.
[128] 宾彬，郑泽棠. 中西医结合男科学［M］. 广东：广东高等教育出版社，2012.
[129] 胡海翔，童英. 飞行人员生殖疾病诊疗指南［M］. 北京：人民军医出版社，2012.
[130] 张元芳，孙颖浩，王忠. 实用泌尿外科和男科学［M］. 北京：科学出版社，2013.
[131] 赵建成. 段凤舞肿瘤积验方［M］. 北京：中国中医药出版社，2013.
[132] 陈在贤. 实用男科学［M］. 2 版. 北京：人民军医出版社，2013.
[133] 商学军，王忠. 阴茎硬结症［M］. 北京：人民卫生出版社，2015.
[134] 程跃，彭弋峰，严泽军. 包皮环切术［M］. 北京：人民卫生出版社，2015.
[135] 李宏军，黄宇烽. 实用男科学［M］. 2 版. 北京：科学出版社，2015.
[136] 何清湖，秦国政. 中医外科学［M］. 3 版. 北京：人民卫生出版社，2016.
[137] 赵战魁，赵小东，魏森鑫. 现代男科规范诊疗学［M］. 长春：吉林科学技术出版社，2016.
[138] 郭应禄，辛钟成，金杰. 男性生殖医学［M］. 北京：北京大学医学出版社，2016.
[139] 孙自学，门波. 一本书读懂男人健康［M］. 郑州：中原农民出版社，2016.
[140] 张春和，秦国政. 中医男科学［M］. 北京：科学出版社，2017.
[141] 张敏建. 中西医结合男科学［M］. 2 版. 北京：科学出版社，2017.
[142] 连方. 中西医结合生殖医学［M］. 北京. 人民卫生出版社，2017.
[143] 孙自学，庞保珍. 中医生殖医学［M］. 北京：人民卫生出版社，2017.